U0359280

肾脏病学

第 4 版

下册

主　编　王海燕
　　　　赵明辉
副主编　张　宏
　　　　左　力

人民卫生出版社
·北　京·

图书在版编目（CIP）数据

肾脏病学 / 王海燕，赵明辉主编．—4 版．—北京：
人民卫生出版社，2020.12（2023.8 重印）
ISBN 978-7-117-30643-0

Ⅰ. ①肾…　Ⅱ. ①王…　②赵…　Ⅲ. ①肾疾病 – 诊疗
Ⅳ. ①R692

中国版本图书馆 CIP 数据核字（2020）第 196687 号

肾脏病学
Shenzangbingxue
（上、下册）
第 4 版

主　　编　王海燕　赵明辉
出版发行　人民卫生出版社（中继线 010-59780011）
地　　址　北京市朝阳区潘家园南里 19 号
邮　　编　100021
印　　刷　北京盛通印刷股份有限公司
经　　销　新华书店
开　　本　889 × 1194　1/16　总印张：152.5
总 字 数　4616 千字
版　　次　1987 年 8 月第 1 版　2020 年 12 月第 4 版
印　　次　2023 年 8 月第 2 次印刷
标准书号　ISBN 978-7-117-30643-0
定价（上、下册）　798.00 元

E - mail　pmph @ pmph.com
购书热线　010-59787592　010-59787584　010-65264830

打击盗版举报电话：010-59787491　E-mail：WQ @ pmph.com
质量问题联系电话：010-59787234　E-mail：zhiliang @ pmph.com

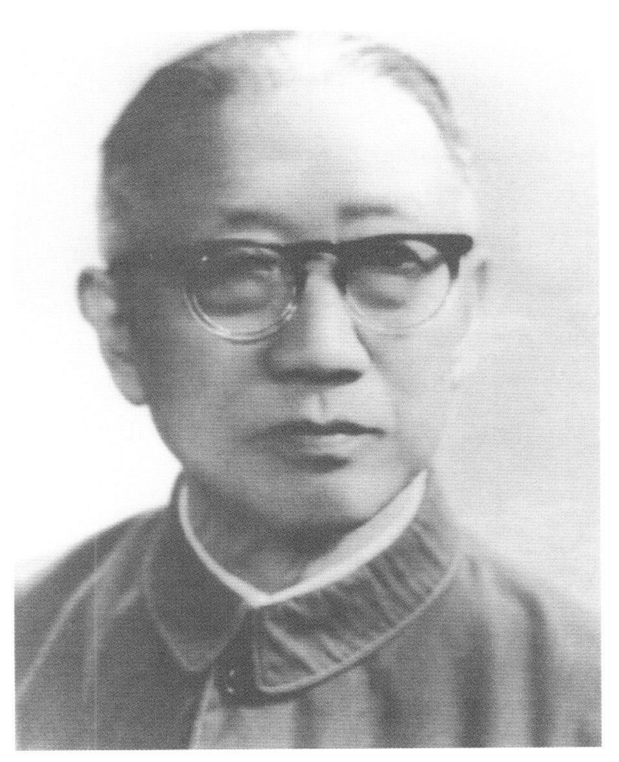

谨以此书纪念我国肾脏病学的奠基人，

《肾脏病学》首版主编

我们敬爱的老师——王叔咸大夫

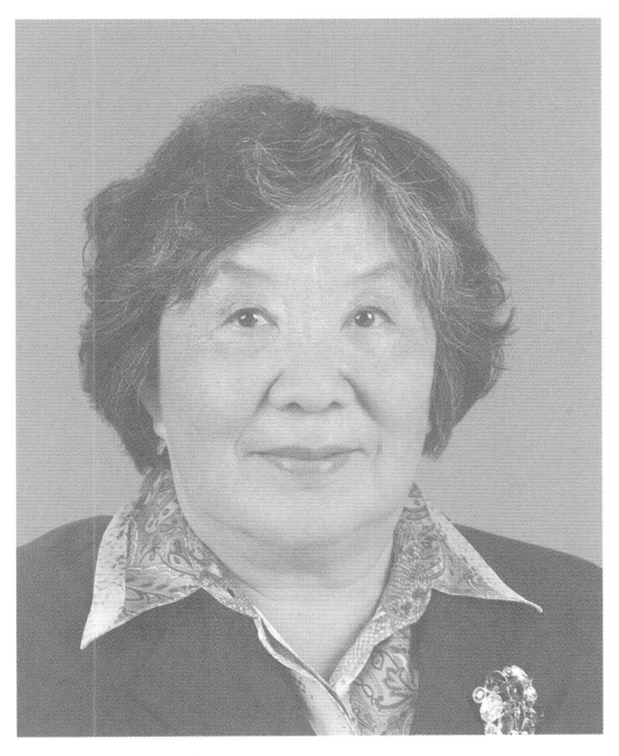

谨以此书纪念《肾脏病学》主编
我们敬爱的老师——王海燕大夫

肾脏病学

吴阶平题

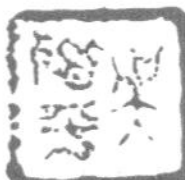

厚積薄發天道酬勤
承前啓後學科永新

為《腎臟病學》（第三版）題 韓啓德

第1版前言

《肾脏病学》是一本详细介绍肾脏疾病的参考书。从本书的目录即可看出它涉及的范围较广，既有临床，又有基础医学；既包括肾脏疾病，也涉及心血管、血液、内分泌代谢等系统疾病的肾损害；有内科的问题，也有儿科、泌尿外科的问题。有人说:“几乎所有全身性疾病都可以累及肾脏，反过来，肾脏疾病也都能影响全身。”甚至说:“没有肾脏病学就没有内科学。”这话似乎也不算太夸大。所以本书实际上既是一本肾脏病学，也是一本内科学或临床工作的补充参考书。

肾脏病学是一门新兴的学科，进展很快，就在本书编写的这几年间，国内外都有不少新的成就，我们虽尽可能予以介绍，但仍难免挂一漏万。

被邀请参加本书编写工作的 40 多人，都是本医科大学基础和临床各科的专业人员，对各自的专业都有专长，但对肾脏或肾脏疾病并不一定都很有经验，因而所撰稿材不一定能完全符合肾脏病专业的需求。因此，本书在内容方面的遗漏、错误、重复、章节之间缺乏联系等更是在所难免，请读者同志们随时提出批评和指正，以便再版时修正。但在此也愿指出：对某些矛盾着的相反意见，是有意识地给以保留的；对某些名词也不强求一致，以便贯彻学术上的双百方针，而又有利于开展学术性讨论。

在本书的编写过程中，北京医科大学所属有关医院和出版社都给予了很大的鼓舞和大力的支持，在此一并致谢。

王叔咸

1984 年 9 月

第2版 前言

自1987年由我国著名医学专家王叔咸、吴阶平教授主编的《肾脏病学》出版以来，得到了同行专家们的高度评价，并深获广大读者的赞誉。在过去的十年中，生命科学发生了重大的变革，特别是分子生物学的突飞猛进及其技术的不断成熟，并迅速渗透到包括肾脏病学在内的医学科学各个领域，使之面貌日新月异，例如基因重组红细胞生成素、心房肽、内皮素及诸多生长因子，使得对许多肾脏病的认识和治疗起了根本性的变化；其他如细胞生物学、免疫学、医学工程学的发展，强大冲击着肾脏病学的许多传统观点，同时又赋予它新的博大内容。肾脏病学是一门基础医学与临床医学密切融合的学科，上述基础医学的发展，使本书第一版对于肾脏的血管活性物质、肾炎的发病机理、肾脏疾病的影像诊断、遗传性肾脏病的分子遗传背景、肾功能衰竭的治疗，以及肾移植的免疫抑制治疗等方面的内容已显然与时代的进展不相适应。为使王叔咸教授等前辈学者开创的我国肾脏病事业继往开来，重新编写第二版已是势在必行。这也是我们作为卫生部肾脏疾病重点实验室责无旁贷的职责。在对本书第一版认真剖析的基础上，我们重新组织了第二版的编写工作。本版比第一版增加了4篇，14章节，占全书25%，如水电解质代谢紊乱、分子生物学技术在肾脏病学中的应用、老年肾脏与肾脏疾病等重要的篇章等，另外，几乎每一个章节的内容都根据90年代以来最新的知识进行了更新。

本书作者以北京医科大学肾脏病研究所的骨干为主体，邀请了部分校内外知名的专家，共50人，与第一版相比有半数以上的作者更换。为了求得内容的更新与全面，虽然第二版的正、副主编和作者比第一版相对地年轻，经验不足，但是，这个奋斗的集体的写作态度是十分严谨、认真的，每一稿件都经过多次修改及正、副主编三次以上的审改。为了保证本书的严谨性与准确性，我们在国内率先实行了文献直接标注，大部分章、节均附有数十至百余篇参考文献，极大地增加了本书编写和出版的工作量。全书洋洋数万条文献经过逐一地严格校对、认真复核后再进行排列组合，由于经验不足，文献的直接标注中还有不尽如人意之处，但毕竟实现了与国际专著的接轨。在此，我要向本书的副主编谌贻璞、章友康、刘平、潘缉圣、张鸣和及全体作者致以衷心的谢意，三年来他们夜以继日的艰辛劳动为本书的出版作出了奉献。同时，也要感谢他们的亲人们的默默无闻的协作与奉献。此外，邹万忠教授为本版的病理插图作了精细的挑选和安排；我科的年轻医生张宏、陈昂、王二军等同志为本版参考文献作了大量细致、繁重的校对工作。没有这个集体的奋斗本版的完成是不可能的。

谨以本书献给国内肾脏病和内科学界的同道们，我们恭候着大家的评议和指正。

王海燕

1995年4月于北京

第3版 前言

现代科学技术的迅猛发展，推动着临床医学日新月异、令人目不暇接的变化。本书三代编、作者秉承着共同的唯一心愿：给中国肾脏病学界奉献一本以整合现代医学科学和临床各专业学科学术进展为特色的大型临床肾脏病学参考书。

《肾脏病学》第3版进行了大范围的内容更新。全书共32篇142章，其中有1/5是新添加的篇章，如“肾脏发育生物学”、“细胞生物学基础”、“慢性肾脏病进展及其防治”、“慢性间质性肾炎”、“循证医学在肾脏病领域的应用”等均是当前研究十分活跃、发展迅速的领域；并按照国际共识对原发性肾小球疾病的章节按照临床－病理诊断进行了重新编排。全书86%的篇章由新更换的作者进行了重新撰写；即使11位原参加第2版撰写的作者也对所撰写的篇章进行了大幅度的更新与修改。因此，本书的再版是一项艰巨的再创作过程。

本书共邀请74位高级职称专家担任各章节主要撰稿人。他们都是在各自撰写领域卓有成就的知名专家，包括居住在美国、英国的华人专家及中国港台地区的专家共14位；国内撰稿专家中国家级及省部级成果奖获得者占60%，45岁以下的中青年高级职称作者近40%。作者们在各自丰富的实践基础上广泛参考国内外重要文献，全书引用9千余篇文献中40%以上为新世纪以来发表的论著，从而保证了本书的先进性和科学性。优秀而多源的作者队伍为本书博览各家之长创造了机会，各家观点不尽相同，甚至临床处置的方法也不尽一致、见仁见智，体现了本书的开放性和包容性，为读者提供了较广泛的思考空间。同时，本书又继承了严谨、认真的著书传统：主编、副主编共同对每一文稿进行了两次以上的审改，通过与作者之间的反复沟通、推敲、修改、定稿；又组织优秀的青年博士们对每一篇文稿的内容、参考文献尾注和索引词进行了反复的校对、核对。从而保证了本书的准确性、可靠性。

《肾脏病学》第3版是一批有志于做学问、做实事的肾脏病学者们三年来共同努力的结晶。在此，我特别要衷心地感谢本书的全体作者，副主编李晓玫、赵明辉、章友康教授，特别感谢张宏、左力教授，刘刚、董捷副教授协助主编进行文稿审、改工作；感谢邹万忠教授为全书51幅病理图进行了精心的选择及质控；感谢李惊子研究员和她所带领的优秀青年骨干：毛微波、吕继成、王芳、苏涛、于峰、孟立强、陈旻、张欣、杨瑞博士和曲贞硕士为本书学术和参考文献的校对所做的大量认真、细致的工作；感谢数十位青年医师参加了本书的撰稿和翻译，他们的名字均署在各相应章、节之下。感谢所有昼夜兼程为本书作出贡献的同事们和他们的家人。他们出世俗而不染的崇高学术精神和严谨治学的态度会留在本书的字里行间，为本书增光添色。本书的出版体现了北京大学肾脏疾病研究所、北大医院肾内科德、医双馨的人才资源的强劲优势；体现了老一代专家们甘为人梯的崇高气节；体现了中青年一代蓬勃成长的可喜、可敬之势。这应是在本书文字版本后面所看到的更深层次的光辉。

献上这本迟到的《肾脏病学》第3版。读者的喜爱就是对我们最大的褒奖，也期待着大家的评议和指正。

王海燕

2008年新春于北京

第4版前言

本书第 3 版出版迄今已 10 年了，随着科学技术的迅猛发展，推动着临床医学的巨大变化，在此期间，肾脏病学领域也发生了日新月异的变化，社会经济发展、生活方式和环境因素改变等均影响着疾病谱的变迁。本书第 4 版的编者们秉承着一个共同心愿：给中国肾脏病学界再奉献一本以整合现代医学科学和临床各专业学术进展为特色的大型临床肾脏病学参考书。因主编王海燕教授在第 4 版编写期间不幸离世，我接手了本书的主编工作，致使本书出版工作有所拖延，在此对文稿作者和广大读者致以诚挚的歉意。

《肾脏病学》第 4 版进行了适当的内容更新。全书共 32 篇 165 章，其中新添加的篇章为当前研究十分活跃、发展迅速的领域，肾小球疾病相关章节参照国际共识临床 – 病理诊断进行了重新编排。因此，本书的再版是一项艰巨的再创作过程。

本书共邀请 50 余位高级职称专家担任各篇章的主要撰稿人。他们都是在各自领域有所成就的国内外知名华人专家，其中包括 6 位来自美国和中国香港的专家，优秀的编写团队，保证了本书的先进性和科学性。本书的另一个特点是大量启用了活跃在临床和研究一线的中青年专家，优秀而多源的编者队伍为本书博览各家之长创造了机会，体现了本书的开放性和包容性，也为读者提供了较广泛的思考空间。同时，本书又继承了严谨、认真的著书传统：主编们认真对文稿进行了审改和定稿；组织了优秀的青年博士们对每一篇文稿的内容、参考文献和索引词进行了反复的校对、核对。从而保证了本书的准确性、可靠性。

《肾脏病学》第 4 版是我国肾脏病学领域的学者们共同努力的成果。在此，我特别要衷心地感谢本书的全体作者，副主编张宏教授、左力教授，特别是陈育青教授协助主编主持了文稿的审改工作；感谢邹万忠教授和王素霞教授为全书病理图进行了精心的选择及把关；感谢研究生队伍为本书学术和参考文献的校对所做的认真、细致、大量的工作。感谢所有的昼夜兼程为本书做出贡献的同事们和他们的家人。他们出世俗而不染的崇高的学术精神和严谨的治学态度会留在本书的字里行间、为本书增光添色。本书的出版体现了北京大学肾脏病研究所、北京大学第一医院肾内科德医双馨的人才优势和中青年蓬勃成长的可喜之势。

我愿意把这本迟到的《肾脏病学》第 4 版献给我们敬爱的老师王海燕教授。同时也献给我们的读者，读者的喜爱就是对我们最大的褒奖。

本书的不足之处期待大家的评议和指正。

赵明辉

2020 年 9 月于北京

编者

（以姓氏拼音为序）

蔡广研 中国人民解放军总医院

陈 旻 北京大学第一医院

陈 楠 上海交通大学医学院附属瑞金医院

陈 真 北京大学第一医院

陈江华 浙江大学医学院附属第一医院

陈香美 中国人民解放军总医院第一医学中心

陈以平 上海中医药大学附属龙华医院

陈育青 北京大学第一医院

程 虹 首都医科大学附属北京安贞医院

程庆砾 中国人民解放军总医院

程叙扬 北京大学第一医院

崔 昭 北京大学第一医院

崔一民 北京大学第一医院

戴 兵 上海长征医院

邓跃毅 上海中医药大学附属龙华医院

丁 洁 北京大学第一医院

董 捷 北京大学第一医院

董 政 中南大学湘雅二医院

甘良英 北京大学人民医院

管又飞 大连医科大学

韩庆烽 北京大学第三医院

郝传明 复旦大学附属华山医院

何慈江 美国西奈山医学院

谌贻璞 首都医科大学附属北京安贞医院

侯凡凡 南方医科大学南方医院

黄锋先 中山大学附属第一医院

黄洪锋 浙江大学医学院附属第一医院

蒋红利 西安交通大学第一附属医院

金其庄 北京大学第一医院

蓝辉耀 香港中文大学医学院

李锦滔 香港中文大学威尔斯亲王医院

李惊子 北京大学第一医院

李晓玫 北京大学第一医院

梁 雁 北京大学第一医院

刘 刚 北京大学第一医院

刘华锋 广东医科大学附属医院

刘立军 北京大学第一医院

刘友华 南方医科大学南方医院

吕继成 北京大学第一医院

梅长林 上海长征医院

孟立强　北京大学第一医院
那彦群　北京大学首钢医院
钱　琪　美国梅奥医学中心
阮雄中　重庆医科大学
师素芳　北京大学第一医院
苏　涛　北京大学第一医院
隋　准　北京大学人民医院
孙雪峰　中国人民解放军总医院
田爱辉　北京大学第一医院
王　芳　北京大学第一医院
王　莉　四川省人民医院
王　梅　北京大学人民医院
王　玉　北京大学第一医院
王海燕　北京大学第一医院
王晋伟　北京大学第一医院
王荣福　北京大学第一医院
王素霞　北京大学第一医院
王霄英　北京大学第一医院
王依满　香港大学玛丽医院
徐大民　北京大学第一医院
许　戎　北京大学第一医院
杨　莉　北京大学第一医院
杨天新　中山大学医学院
于　峰　北京大学第一医院
余学清　广东省人民医院
郁胜强　上海长征医院
张　宏　北京大学第一医院
张爱华　南京医科大学附属南京儿童医院
张路霞　北京大学第一医院
张晓春　北京大学第一医院
张晓燕　大连医科大学
赵慧萍　北京大学人民医院
赵明辉　北京大学第一医院
钟逸斐　上海中医药大学附属龙华医院
周福德　北京大学第一医院
周新津　美国贝勒大学
周绪杰　北京大学第一医院
庄守纲　上海同济大学附属东方医院
邹万忠　北京大学第一医院
左　力　北京大学人民医院

主编简介

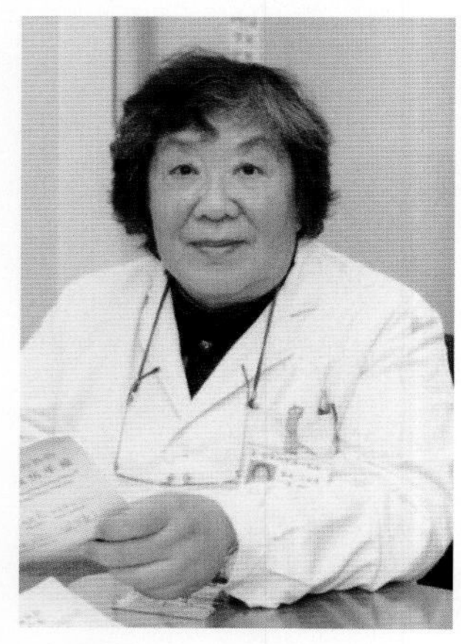

王海燕

北京大学教授、主任医师。中国现代肾脏病领域的开拓者和国际著名肾脏病学专家。在《肾脏病学》第 4 版编写期间，不幸因病于 2014 年 12 月 11 日逝世。

1959 年毕业于北京医学院，先后师从我国肾脏病学的奠基人王叔咸教授和国际著名肾小球疾病专家 Richard J. Glassock 教授，一直活跃在国内外肾脏病学术舞台。历任国际肾脏病学会（ISN）常务理事、ISN 全球发展委员会东亚地区主席；中华医学会副会长、中华医学会内科学分会主任委员、中华医学会肾脏病学分会主任委员和北京大学肾脏病研究所所长。

肾脏病学领域著名医学家、科学家和教育家。培养了我国肾脏病学第一个学术型和临床型博士；培养上千名肾脏病医生遍布全国，成为学科带头人和学术骨干；主编的《肾脏病学》是我国肾脏病学领域最权威学术专著。先后获得了 ISN 的教育家奖（Roscoe R. Robinson Award）、先驱者奖（ISN Pioneers in Nephrology Awards）、美国国家肾脏病基金会“国际卓越成就奖章”和北京大学国华杰出学者奖。

在肾脏病流行病学、分子遗传学、自身免疫性疾病肾损害、急性肾损伤、慢性肾脏病防治、肾脏病替代治疗及中西医结合研究等诸多领域卓有建树。发表论著 400 余篇，作为主要获奖人，研究成果两次获得国家科技进步奖。

主编简介

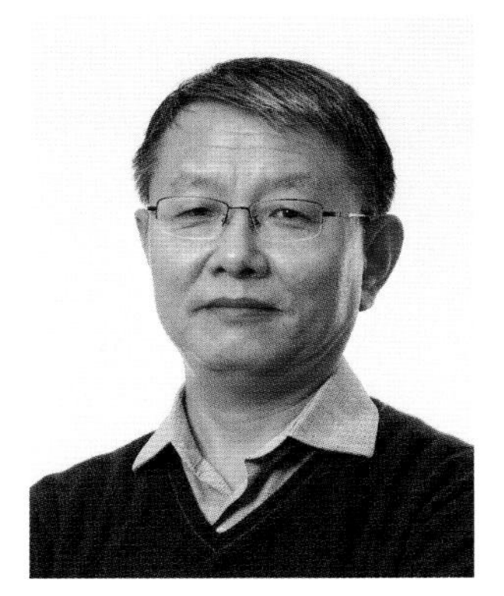

赵明辉

北京大学教授、主任医师。北京大学肾脏病研究所所长，北京大学－清华大学生命科学联合中心（CLS）研究员。曾任国际肾脏病学会（ISN）东北亚地区委员会主席；现任亚太肾脏病学会（APSN）常务理事、中华医学会内科学分会副主任委员、中华医学会肾脏病学分会副主任委员和北京免疫学会理事长。

1987年毕业于北京医科大学，毕业留校后师从王海燕教授，在北京大学第一医院肾内科开始了肾脏病的学术生涯。在临床医疗和教学领域，分别获得“国之名医－卓越建树”称号和北京大学教学卓越奖。主要研究领域为慢性肾脏病防治和肾脏疾病免疫炎症发病机制，特别是ANCA相关小血管炎、抗肾小球基底膜病、狼疮肾炎和补体相关肾脏病等疑难和危重肾脏病。

先后担任第一届国家临床研究中心专家咨询委员会专家、国家自然科学基金委创新研究群体首席专家，国家重点研发计划重点专项首席专家。是国家杰出青年科学基金获得者。发表SCI收录论文400余篇，H指数48。连续多年入选Elsevier国内高被引学者榜单。作为主要获奖人，两次获得国家科技进步奖；先后获得法国国家医学科学院赛维雅奖、吴阶平－杨森医学药学奖和中国青年科技奖。入选“新世纪百千万人才工程”国家级人选和科技北京百名领军人才培养工程。

目录

第一篇 正常肾脏结构与功能

第二篇 肾脏疾病的病理生理基础

第三篇 肾脏疾病的遗传学基础

第四篇 肾脏疾病的临床流行病学研究

第五篇 肾脏病的实验室检查

第六篇　肾脏病理学检查

第七篇　肾脏影像学及核素检查

第八篇　水、电解质、酸碱代谢紊乱与肾脏

第九篇 常见肾脏病的临床表现与诊断思路

第十篇 急性肾损伤 / 急性肾衰竭

第十一篇 肾小球疾病

第十二篇 肾小管疾病

第十三篇　肾间质疾病

第十四篇　肾脏血管疾病

第十五篇　自身免疫性疾病及结缔组织疾病肾损害

第十六篇　代谢性疾病肾损害

第十七篇　肾脏与高血压

第十八篇　单克隆球蛋白血症肾损害

第十九篇　恶性肿瘤相关的肾损害

第二十篇　心脏、肝脏及肺疾病时肾损害

第二十一篇　囊肿性肾脏病

第二十二篇 肾结石和肾梗阻性疾病

第二十三篇 泌尿系统感染及反流性肾病

第二十四篇 肾毒性物质相关肾损害

第二十五篇 感染性疾病导致的肾损害

第二十六篇 遗传性与先天性肾脏病

第二十七篇　慢性肾脏病

第二十八篇　慢性肾脏病的非透析治疗

第二十九篇　慢性肾脏病肾脏替代治疗

第三十二篇　老年肾与老年肾脏疾病

第十五篇

自身免疫性疾病及结缔组织疾病肾损害

第一章
狼疮性肾炎

系统性红斑狼疮是一种多因素参与的自身免疫性疾病，患者突出的表现为全身多系统受累。约50%以上的系统性红斑狼疮患者临床上有肾脏受累[1]，称为“狼疮性肾炎”。狼疮性肾炎是系统性红斑狼疮常见且严重的并发症，对于患者的长期预后影响很大。狼疮性肾炎既可与系统性红斑狼疮的其他临床表现同时出现，也可以作为首发表现起病[2]。深入了解狼疮性肾炎的发病机制、病理特点、临床表现、实验室检查及治疗方案对于改善系统性红斑狼疮患者的生存质量具有显著的临床意义。

一、发病率、人口学及遗传学特点

虽然存在地域与人种的差异，系统性红斑狼疮的发病率和患病率在不同地区会有所区别[3-6]，如美国黑种人特别是女性患病率高于白种人约3 ~ 4倍；而美国夏威夷的调查发现亚洲血统发生该病的患病率远较白种人为高，每10万人的发病率从1.8 ~ 200人均有报道[3-5]，但其最容易受累的人群是育龄期女性，即男女发病率为1∶10左右。值得注意的是，对于狼疮性肾炎的发生比例，男女之间差异并不大[3,5-8]。进一步的研究发现，非洲裔、亚洲裔、西班牙裔均有更高的狼疮性肾炎的发病率。

有多种现象提示系统性红斑狼疮存在遗传易感性：如狼疮患者的同卵双生双胞胎同患系统性红斑狼疮或者其他和系统性红斑狼疮相关的自身免疫性疾病的比率（25%）远比异卵双生双胞胎（<5%）要高；系统性红斑狼疮发病和HLA基因型（如：HLA-B8、DR2和DR3）、遗传性的补体缺乏（如：C1q、C2和C4的缺乏）、Fc受体的多样性相关等[3,9]。而从表观遗传学的角度来看，多个基因与系统性红斑狼疮及狼疮性肾炎的发病相关，约有20个遗传位点可以增加狼疮的患病概率，包括涉及参与B淋巴细胞传导信号、中性粒细胞功能和Toll样受体的基因[3,10,11]。随着全基因组关联性研究（GWAS）和高通量测序的应用，现在多认为系统性红斑狼疮的易感基因集中在三条通路上：免疫物质的清除（如C1、C2、C4、CRP等）、TLR和IFN Ⅰ型通路（如：TNFAIP3、TREX1等），以及免疫信号的传导（如BLK、STAT4等）[12,13]。而基于狼疮性肾炎患者做出的大规模GWAS研究和候选基因分析同样提示多个基因位点是潜在的易感位点，这些位点和系统性红斑狼疮有所重叠却不尽相同，而这些位点多与调节免疫应答相关，如*MHC*、*FDGFRA*、*FcGR3A*、*PTPN22*、*PD-1*、*IL-10*等基因位点均是目前研究的热点，上述位点和狼疮性肾炎易感性的联系在后续的验证实验和荟萃分析中得到不同程度的证实[14-16]。

二、发病机制

（一）系统性红斑狼疮及狼疮性肾炎自身抗原的来源——凋亡细胞

尽管系统性红斑狼疮及狼疮性肾炎的发病机制尚未明确，但“凋亡细胞可能是系统性红斑狼疮患者体内自身抗原来源”的这一观点近年来被广泛关注[17]。

作为程序性死亡的一种方式，体内每天有大量的细胞发生凋亡以完成新旧更替并维持机体内环境的稳定。在凋亡过程中，由于Caspases等酶的激活，细胞会发生一系列变化包括核质浓缩、DNA片段化、凋亡小体的形成等，同时细胞表面“自我”信号（don't“eat me”signal）如唾液酸等表达下调，“非我”信号（“eat me”signal）如磷脂酰丝氨酸等表达上调，继而被周围组织细胞或专职吞噬细胞快速识别并吞噬清除[18]。凋亡细胞表面多个分子及吞噬细胞表面的多种受体参与吞噬过程，血清中的一些蛋白组分亦起到了非常重要的调理作用，如补体成分C1q、C3、C4、C反应蛋白（C-reactive protein，CRP）、血清淀粉样P成分（serum amyloidosis P，SAP）及磷脂酶A_2等。

原发性坏死细胞释放的核酸、多种蛋白质、代谢中间产物、炎性细胞因子均可损伤周围组织诱发炎症反应[19]，而凋亡细胞中的有害物质相对较少，原因可能是由于细胞在凋亡的过程中这些物质都已经被代谢处理掉：如ATP耗竭、细胞内蛋白酶解、RNA降解及DNA酶解等[20]。目前较为肯定的凋亡细胞内的有害物质主要为含高迁移率族蛋白1（high mobility group box-1 protein，HMGB1）、DNA或RNA的核小体[21]，Caspases或颗粒酶B酶解产生的新抗原[22]及尿酸[23]等。早期凋亡细胞胞膜完整避免胞内物质外漏，其被吞噬细胞的快速清除及吞噬后的抗炎特性是防止自身免疫炎症反应发生的重要机制[24]。如果早期凋亡细胞未被及时清除，将会进一步发展为继发性坏死细胞，细胞膜破损，胞内有害物质释放至胞外。这些具有免疫原性的核小体或新生抗原暴露于机体的免疫系统，打破“免疫耐受”，即会导致“自身免疫”的发生[25,26]。此外如果凋亡细胞被吞噬后，正常的免疫耐受机制被破坏，具有免疫原性的核小体或新生抗原被提呈给特异性淋巴细胞亦有可能是诱发自身抗体产生的重要机制。

在正常生理情况下，由于被快速清除，凋亡细胞主要见于淋巴结内一种专职清除凋亡细胞的巨噬细胞中（被称为“tingible body”），在其他组织中基本不可见。但部分系统性红斑狼疮患者骨髓组织中可出现凋亡细胞堆积[27]，皮肤型狼疮患者经紫外线照射后皮肤组织内亦出现凋亡细胞聚集[28]。这些研究均提示系统性红斑狼疮患者存在凋亡细胞的代谢异常，系统性红斑狼疮的发生与凋亡相关。但系统性红斑狼疮患者凋亡细胞的堆积是因为清除能力下降还是由于凋亡细胞生成过多所致目前仍无定论。部分系统性红斑狼疮患者淋巴结中含“tingible body”巨噬细胞的数量减少，细胞体积变小，且形态不典型，而在这些患者淋巴结组织生发中心的滤泡树突状细胞周围可见凋亡细胞碎片[29]。同正常人比较，系统性红斑狼疮患者单核细胞在体外培养并被诱导分化为巨噬细胞的过程中，细胞形态变小，细胞外核酸碎片较为常见[30]，黏附能力下降[31]，且吞噬凋亡细胞的能力亦下降[32]。这些研究均提示部分系统性红斑狼疮患者巨噬细胞可能存在原发性吞噬能力缺陷；也有研究表明部分系统性红斑狼疮患者外周淋巴细胞在体外凋亡速率增快[33]。因此系统性红斑狼疮的发生可能是凋亡细胞生成和清除之间平衡打破的结果。

（二）免疫复合物沉积

免疫复合物在肾脏沉积是狼疮性肾炎患者的特征性表现，也是肾脏损伤的启动因素。目前认为狼疮性肾炎患者肾脏沉积的免疫复合物主要有以下两个来源：

1. 循环免疫复合物　如前所述，系统性红斑狼疮患者因凋亡细胞代谢及自身免疫耐受异常生成大量以抗核抗体为主的自身抗体，系统性红斑狼疮患者尤其是狼疮性肾炎患者血清免疫复合物水平亦明显升高[34,35]。

正常情况下循环中一旦有免疫复合物形成，C1q即与免疫复合物中Fc段结合并激活补体经典途径，生成C3b共价结合于免疫复合物上。沉积的C3b可以阻止抗原抗体相互交联作用，阻止大分子不可溶的免疫复合物的生成[36-38]。C3b与免疫复合物结合的位点较为隐蔽，不利于I因子进一步裂解C3b，因此补体旁路途径得以大量激活[39]，补体旁路途径的激活生成更多的C3b，可将经典途径激活形成的可溶性免疫复合物的进一步降解为更小分子[40]。免疫复合物上无下游补体分子（C5 ~ C9）沉积，可能系免疫复合物上没有这些分子的结合位点所致[40]。

经过C3b调理的免疫复合物与红细胞表面补体受体1（complement receptor 1，CR1）结合并随红细胞运送到肝脾单核巨噬系统是循环免疫复合物清除的主要手段[41]。免疫复合物与红细胞表面

CR1亲和力的大小主要与免疫复合物表面结合的C3b的数量有关[42]。免疫复合物分子越大，结合的C3b越多，越容易黏附在红细胞上被清除。通常认为免疫复合物上经典途径的激活对免疫复合物与红细胞的结合是具有促进作用的，而旁路途径的激活可能使免疫复合物降解成较小分子，反而不易被红细胞黏附[43,44]。另外抗原抗体的性质及二者之间的比例亦是决定免疫复合物分子大小的重要因素。在系统性红斑狼疮患者中，dsDNA与抗dsDNA抗体形成的免疫复合物相互交联形成大分子不溶性的免疫沉淀的能力很弱[45]，在抗体过量的情况下，免疫复合物的大小主要与dsDNA片段大小有关，而其与红细胞的黏附能力亦与dsDNA片段大小呈线性相关[46]。小片段dsDNA形成的免疫复合物可能不易被红细胞携带清除而沉积于组织致病。

Mjelle J E等人发现核小体中的染色质成分与肾小球基底膜或系膜基质中的层粘连蛋白及Ⅳ型胶原有很高的亲和力[47]，系统性红斑狼疮患者循环中富含染色质的免疫复合物如果未被及时清除则很可能沉积在肾脏引发狼疮性肾炎。

2. 原位免疫复合物　既往研究报道狼疮性肾炎患者自身抗体可直接识别肾小球内的固有抗原形成原位免疫复合物。Chan TM 等人发现狼疮性肾炎患者抗 dsDNA 抗体可直接结合肾小球系膜细胞，他们在实验中用聚乙烯乙二醇沉淀去除了血清中的免疫复合物，而且用 Dnase 处理抗 dsDNA 抗体或者系膜细胞后均不抑制二者的结合，因此他们认为抗 dsDNA 抗体与系膜细胞的结合不依赖 dsDNA，系膜细胞膜表面可能存在抗 dsDNA 抗体的其他靶抗原[48]。最近他们的研究进一步发现狼疮性肾炎患者抗 dsDNA 抗体识别系膜细胞表面的 Annexin Ⅱ[49]。北京大学第一医院的研究不但证明狼疮性肾炎患者血清抗 dsDNA 抗体可以与人系膜细胞的膜蛋白直接结合[50]，还发现狼疮性肾炎患者非抗 dsDNA 的 IgG 也可以与肾小球系膜细胞膜蛋白直接结合[51]；亦有研究表明抗 dsDNA 抗体可交叉识别肾小球其他固有抗原（如 α- 肌动蛋白或层粘连蛋白），且抗 dsDNA 抗体是否具有致肾病作用与其是否交叉识别这些抗原有关[52]。

但自身抗体交叉识别肾脏固有抗原的这一说法被近期的一些研究结果所质疑。多组学者运用免疫电镜的方法发现狼疮性肾炎患者中沉积于肾脏的电子致密物为TUNEL阳性的凋亡细胞来源的寡聚核小体，而IgG成分仅局限的分布在这些电子致密物沉积的部位，并不识别肾脏其他固有成分[53,54]。

另外，肾脏本身对免疫复合物的清除能力很可能也是决定免疫复合物是否能在肾脏沉积的重要因素。如前所述凋亡细胞来源的染色质成分与肾小球基底膜或系膜基质中的层粘连蛋白及Ⅳ型胶原结合是免疫复合物沉积于肾脏的重要机制。肾脏本身可以合成核酸酶降解这些染色质成分抑制其在肾脏沉积，其中Dnase1是肾脏主要的核酸酶成分，占总体核酸酶活性的80%[55]。动物实验及系统性红斑狼疮患者中均证实肾脏Dnase1先天性或获得性缺乏均与狼疮性肾炎的发生相关[56-59]。另外肾脏沉积的免疫复合物可通过结合Fcγ受体或补体受体被肾脏固有细胞及浸润的单核巨噬细胞吞噬清除。而部分系统性红斑狼疮患者存在补体受体或Fcγ受体原发性或继发性功能缺陷而可能致肾脏局部清除免疫复合物的能力亦有所下降使沉积的免疫复合物不易被快速有效清除。以上研究提示部分系统性红斑狼疮患者可能存在肾脏对免疫复合物清除能力的缺陷导致免疫复合物易在肾脏沉积而诱发狼疮性肾炎。

（三）补体激活与肾脏损伤

狼疮性肾炎患者肾脏存在大量补体成分的沉积，如C1q、C3等，故一直以来广大学者们认为免疫复合物介导的补体过度激活生成的大量膜攻击复合物（membrane attack complex，MAC）以及C3a、C5a等趋化因子在肾组织损伤及炎症反应中起重要作用。补体经典途径早期成分C1q、C2、C4的缺乏可致系统性红斑狼疮及狼疮性肾炎的发生[60]，提示对于系统性红斑狼疮的患者补体早期成分的激活安全清除凋亡细胞和免疫复合物的重要性可能远远超过其激活带来的损伤作用，或者说补体经典途径的激活造成的组织损伤并不是狼疮性肾炎不可或缺的损伤机制。近年来，补体旁路途径的过度活化或调控异常在狼疮性肾炎组织损伤中的地位受到越来越多的重视。在狼疮鼠模型中，抑制补体旁路途径的激活可以明显减轻肾脏损伤程度[61-63]，敲除旁路途径主要的抑制因子——H因子可以显著加重狼疮肾脏损伤的程度[64]等。补体旁路途径的过度激活除了生成大量膜攻击复合物造成周围组织损伤外，还可以生成C3a、C5a等趋化因子介导炎症。狼疮鼠模型中敲除C3a及C5a受体均能明显减轻肾脏损伤的程度，进一步提示其在肾脏炎症反应中的重要性[65]。

由于C1q具有结合免疫复合物的能力，20世纪70—80年代常用液相或固相的C1q来定量检测系统性红斑狼疮患者血清中的免疫复合物。1971年，Agnello V等人在系统性红斑狼疮患者血清中发现能与固相C1q结合且沉降系数与单体IgG相似的物质，推测此物质可能是C1q自身抗体[66]。随后在多个研究中证实系统性红斑狼疮患者血清中存在抗C1q自身抗体[67-69]，且发现抗C1q抗体与狼疮性肾炎的发生密切相关：早在1991年，Siegert C等人即从88例系统性红斑狼疮患者分析中发现抗C1q抗体滴度与全身疾病活动度指标无明显相关，但与狼疮性肾炎的发生、低补体血症、循环免疫复合物水平等密切相关[70]。在此后的研究中因检测方法、样本量等方面的差异抗C1q抗体在系统性红斑狼疮中的阳性率各家报道差别较大，约为20% ~ 40%，但在狼疮性肾炎中的阳性率则为50% ~ 97.2%，均显著高于系统性红斑狼疮患者[71-73]。北京大学第一医院2009年检测了150例狼疮性肾炎患者及30例系统性红斑狼疮患者，发现系统性红斑狼疮患者抗C1q抗体阳性率为20%，而狼疮性肾炎患者阳性率为56%[74]。Marto N等人对33例抗C1q抗体阳性但无肾脏受累的系统性红斑狼疮患者进行了随访，发现在随访10个月时即有9例患者发展为狼疮性肾炎，1例发生了低补体血症性荨麻疹性血管炎综合征（hypocomplementemic urticarial vasculitis syndrome，HUVS）[72]。Sinico RA等人亦发现狼疮性肾炎病情缓解后，抗C1q抗体即转阴[73]。更有意义的是，Coremans IE等人研究表明17例抗C1q抗体阳性的狼疮性肾炎患者中14例在复发时抗C1q抗体滴度升高，而无肾脏受累抗C1q抗体阳性的系统性红斑狼疮患者在复发时仅有50%抗C1q抗体滴度升高[75]。Moroni G等人评价了多个免疫学指标与肾脏复发的关系，在单因素分析中抗C1q抗体预测复发的价值最高，多因素分析发现抗C1q抗体联合C3、C4的下降能更为准确地预测复发[76]。

虽然既往大量研究表明抗C1q抗体与狼疮性肾炎的发生相关，其是否参与疾病的发病过程抑或仅仅是一个生物学标志物一直是研究的热点问题。

1. 抗C1q抗体的免疫学特性提示抗C1q抗体可能具有潜在的致病性　既往报道抗C1q抗体主要识别C1q分子的胶原区[77]，而C1q分子的胶原区是C1q分子与配体结合后的效应区域，具有C1r、C1s的结合位点，且是C1q受体的识别区域，因此抗C1q抗体可能影响C1q胶原区与其他分子的结合继而影响C1q的功能。近期的研究发现狼疮性肾炎患者血清中存在识别C1q头状区的抗C1q抗体，这些抗体与C1q头状区不同多肽链ghA、ghB、ghC的结合能力也有所不同[78,79]。最近Radanova M等人从狼疮性肾炎患者中纯化出了抗C1q头状区的抗体，并发现抗头状区C1qB链的抗体可以抑制C1q与IgG及CRP的结合，为抗C1q抗体具有致病性的假设提供了有力证据[80]。但北京大学第一医院的研究发现：83例狼疮性肾炎患者血清抗C1qGR抗体的阳性率仅为1.2%，且与正常对照组无显著性差别，而抗C1q胶原区抗体的阳性率达50%以上[81]，提示我国狼疮性肾炎患者中的抗C1q抗体主要以识别C1q胶原区为主。

抗C1q抗体几乎不识别游离的C1q，提示抗C1q抗体识别的可能是C1q与配体结合后结构改变而暴露出的新的抗原表位。C1q分子与ELISA板、免疫复合物或其他配体结合后均可暴露新的抗原表位[82-84]，然而近期有项研究表明，系统性红斑狼疮患者抗C1q自身抗体识别表位的暴露是配体依赖性的，即抗C1q自身抗体并不识别结合在免疫球蛋白或免疫复合物上的C1q，而特异性识别结合在早期凋亡细胞上的C1q，他们认为这可能是由于早期凋亡细胞上C1q的配体引起C1q分子特殊的结构改变所致[85]。

既往报道抗C1q抗体的IgG亚型主要为IgG1型和IgG2型[86-88]，北京大学第一医院针对142例狼疮性肾炎患者的研究也证实以IgG2型为主[74]。Wu J等人认为这一现象可能与IgG2的受体FcgRⅡa-H131基因突变导致IgG2型抗C1q抗体不能被有效清除有关[89]。

2. 动物实验证实抗C1q抗体的致病性　关于抗C1q抗体具有致病性的最有力的证据来自Trouw LA等人的一系列动物实验。首先他们向野生鼠注射兔抗鼠C1q IgG型多抗，发现24小时后小鼠肾小球基底膜及系膜区即出现C1q及兔IgG的沉积，且肾小球内出现补体沉积、白细胞浸润，但无明显蛋白尿，肾小球内的沉积物可以持续存在2周[90]。他们的实验结果说明C1q和抗C1q抗体组成的免疫复合物可以沉积在肾脏，并引起补体激活及白细胞浸润。此项试验中抗C1q抗体为异种来源的蛋白，不能排除异种蛋白导致免疫反应发生的可能，因此可能并不能完全模拟系统性红斑狼疮患者抗C1q抗体的作用。继而他们观察了自发性狼疮鼠-MRL/lpr鼠抗C1q抗体的水平及与肾脏损伤的关系。他们发现在出现明显的肾脏损伤之前，所有的MRL/lpr小鼠体内即出现抗C1q抗体，且在肾组织沉积的免疫复合物中亦存在抗C1q抗体，提示抗C1q抗体可能参与狼疮性肾炎的发生[91]。2004年他们给C1q基因敲除的小鼠注射同种小鼠的C1q分子，并分离出鼠抗鼠C1q胶原区的单抗。将此种单抗注射给野生型小鼠，观察到与第一个动物实验类似的结果，即肾小球出现C1q/抗C1q抗体组成的免疫复合物的沉积，伴轻度的粒细胞浸润，但并未引起明显的肾脏损伤。把此C1q胶原区单抗与亚致病剂量的C1q固定的抗GBM抗体共同注射时即出现明显肾脏粒细胞浸润、炎症损伤及蛋白尿，且这种损伤是补体C1q、C3、C4或Fcγ受体依赖的。因此他们认为抗C1q抗体只有在与能够沉积到肾小球并被C1q识别的免疫复合物同时存在的情况下才能致病，同时也可以解释抗C1q抗体在富含免疫复合物的疾病–系统性红斑狼疮中的重要性[92]。虽然此项试验中他们使用的是鼠抗鼠C1q胶原区的单抗，更为接近人类系统性红斑狼疮的发病情况，但他们所使用单抗的亚型或其他免疫学特性很有可能不同于人类抗C1q抗体，因此其激活补体的能力或其他生物学功能可能并不能完全等同于狼疮性肾炎患者中的抗C1q抗体。

3. 虽然动物实验的结果表明抗C1q抗体的致病作用，系统性红斑狼疮/狼疮性肾炎患者中抗C1q抗体的抗原表位及抗体亚型亦提示其可能在一定程度上影响C1q分子的功能进而参与疾病的发生，但尚需人类抗C1q抗体特别是抗C1q胶原区抗体是否参与系统性红斑狼疮/狼疮性肾炎发生的直接证据。基于此，北京大学第一医院利用亲和层析和酶联免疫吸附的方法分别从活动性狼疮性肾炎患者的血清中提纯了抗C1q抗体，体外的功能试验证明：这些纯化的自身抗体可以识别结合在早期凋亡细胞上的C1q分子，与正常IgG相比，其可以显著减少巨噬细胞清除凋亡细胞的能力；而这些抗体还可以通过抑制红细胞结合免疫复合物的能力从而抑制免疫复合物介导被补体经典途径的清除，首次在体外证明了抗C1q抗体可能会通过影响部分C1q的生物学功能而参与了狼疮性肾炎的发病，为今后的相关研究打下了重要的基础[93]。

（四）系膜细胞及系膜基质

系膜基质及系膜细胞是狼疮性肾炎免疫复合物沉积的主要部位。Yung S等人研究发现抗dsDNA抗体结合于肾小球系膜细胞上的Annexin V等膜蛋白后诱导其合成IL-6等促炎因子[49]；Pawar RD等人发现抗DNA抗体可以诱导系膜细胞合成中性粒细胞明胶酶相关载脂蛋白（NGAL），而NGAL可以激活caspase-3诱导肾内细胞凋亡及上调炎症基因的表达，*NGAL*基因敲除的小鼠蛋白尿水平、肾脏病理损伤程度均减轻，提示系膜细胞分泌的NGAL可能是狼疮性肾炎中诱发肾脏炎症的重要介质[94]。抗DNA抗体还能促肾小球系膜细胞分泌细胞基质透明质烷，可能是狼疮性肾炎系膜增生的重要机制之一[95]。另外，肾小球系膜细胞表达Fcγ受体，可通过识别沉积于肾脏的自身抗体的Fc段而吞噬系膜区沉积的免疫复合物，并诱导炎症反应的发生。综上所述，免疫复合物沉积导致系膜细胞合成细胞因子、趋化因子等炎性介质及系膜基质可能是狼疮性肾炎肾脏受累的早期事件。

（五）T细胞

已有许多研究提示，无论是狼疮鼠动物模型还是狼疮性肾炎患者的T细胞都是介导肾脏损伤的重要介质。如：去除免疫球蛋白的MRL/lpr狼疮鼠仍可出现肾炎表现[96]；在NZB/W F1狼疮鼠中，用细胞毒T淋巴细胞相关抗原4（CTLA-4）Ig阻断T细胞活化并给予小剂量的环磷酰胺后，肾小球免疫复合物的沉积无明显减少，但肾脏炎症减轻，小鼠的生存时间明显延长[97]；给予NZB/W F1狼疮鼠抗T细胞抗体治疗可以减轻肾小球炎症，减少尿蛋白量及降低早期死亡率；系统性红斑狼疮患者T细胞表面肾脏归巢分子表达增加[98,99]；狼疮性肾炎患者肾脏可见活化的$CD4^+$、$CD8^+$、分泌IL-17的$CD4^-/CD8^-$ T细胞的浸润，这些T细胞可分泌大量的炎性因子进而活化抗体特异性B细胞，募集巨噬细胞和树突状细胞参与肾脏损伤过程[100,101]。

（六）趋化因子及细胞因子

狼疮性肾炎的发生是肾脏多种细胞相互作用的结果，涉及错综复杂的细胞因子网络。MRL/lpr狼疮鼠模型中肾脏趋化因子表达早于肾脏炎症细胞的浸润和蛋白尿的出现[102,103]，在蛋白尿及明显的肾脏损伤出现之前，单核细胞趋化因子（MCP-1/CCL2）、巨噬细胞炎症蛋白1-B（CCL4）、RANTES（CCL5）、巨噬细胞集落刺激因子（M-CSF）及IFN-γ诱导蛋白-10（CXCL10）等即在肾脏表达增高，继而出现单核细胞浸润及其细胞膜表面相应受体上调（CCR1、CCR2、CCR5）等[104]。其中单核细胞趋化因子又与肾脏损伤密切相关，MRL/lpr狼疮鼠敲除MCP-1后可见肾脏巨噬细胞、T细胞浸润减少，蛋白尿水平下降、肾脏损伤减轻、生存率升高等表现[105]。另外，在肾脏损伤发生后，阻断MCP-1可改善肾脏损伤情况，延长动物的生存时间[106,107]；CXCL10/CXCL12及其对应的受体CXCR3/CXCR4在募集浆细胞样树突细胞（plasmacytoid dendritic cell，pDC）至肾组织中发挥重要作用[108]。

狼疮性肾炎患者肾脏以Th1相关细胞因子表达为主，包括IL-12、IL-18及IFN-γ等[109,110]。系统性红斑狼疮尤其是狼疮性肾炎患者血清中这三种细胞因子的水平明显升高[111]，且尿中IL-12的水平与狼疮性肾炎的发生及严重程度密切相关[112]。MRL/lpr狼疮鼠模型中过表达IL-18可致尚未出现肾脏受累的小鼠肾脏白细胞聚集、蛋白尿增多[113]，同样过表达IL-12的MRL/lpr狼疮鼠肾脏T细胞尤其是分泌IFN-γ的T细胞浸润增多，肾脏损伤进程加快[114]；而敲除IL-12的MRL/lpr狼疮鼠血清中IFN-γ的水平下降，狼疮性肾炎的发生延迟[115]。

综上所述，狼疮性肾炎是因凋亡细胞来源的染色质和抗核抗体形成的免疫复合物在肾脏沉积，活化肾脏固有细胞生成大量的炎症介质，继而趋化循环巨噬细胞、树突细胞、中性粒细胞、T/B淋巴细胞浸润而引起的免疫炎症反应。免疫复合物中抗原的性质可能决定其是否容易在肾脏沉积，抗体的性质（如抗体的亚型）可能决定其诱发炎症反应的能力[116]，而机体或者肾脏局部对整个免疫过程的调控能力可能决定其肾脏损伤的类型及严重程度。

三、狼疮性肾炎的临床表现和实验室检查

狼疮性肾炎的年龄和性别分布与系统性红斑狼疮基本一致。不同种族的遗传因素及社会经济因素在肾脏的长期预后方面所起的作用仍需研究。

狼疮性肾炎既可以是系统性红斑狼疮多系统受累的临床表现之一，也可以作为首发表现起病，甚至在一些患者中可见到尽管临床上达不到ACR关于系统性红斑狼疮的诊断标准时，受累肾脏已出现典型的狼疮性肾炎的病理表现，有学者将之称为“前狼疮”或“不典型狼疮”。在临床上，狼疮性肾炎可以以多种肾脏疾病表型出现，如肾炎综合征、肾病综合征、急性肾损伤等，部分患者还可以以远端和近端肾小管功能异常，如肾小管酸中毒的特点起病[117,118]。

在实验室检查方面，尿液分析及血清肌酐检查是发现系统性红斑狼疮肾脏受累的简单方法，可出现程度不等的血尿和蛋白尿，红细胞管型常见于严重的增生型狼疮性肾炎，大量蛋白尿常见于重度增生型和/或膜型狼疮性肾炎。关于尿蛋白及血清肌酐的准确评估可参见相关章节。

对于该病诊断及判断治疗反应的无创性血清学指标主要包括抗ds-DNA抗体和补体水平。抗ds-DNA抗体和疾病的活动性相关，75%的增生型狼疮性肾炎的患者的血中可检测到抗ds-DNA抗体。补体的活性及补体下降的程度与病变的活动也相关，既往的研究显示反映病变活动的最特异的指标是C3下降，其次是溶血性总补体（CH5O），然后是C4。当患者病情复发时，通常先表现为抗ds-DNA抗体升高，然后出现C3水平的下降。

四、狼疮性肾炎的诊断及病理分型

（一）临床诊断

在诊断狼疮性肾炎之前，临床上必须作出系统性红斑狼疮的诊断。目前在国际上普遍采用的是基于1982年美国风湿病学会（ACR）制定的系统性红斑狼疮分类诊断标准[119]在1997年进行的修订

版本[120]，即在原有的第10条关于自身抗体的标准中，删除了狼疮细胞阳性一项，而增加了抗磷脂抗体阳性一项。符合11项中4项或其以上者即可诊断系统性红斑狼疮（表15-1-0-1）。

表15-1-0-1 美国风湿病学会1997年修订的系统性红斑狼疮分类标准

标准	定义
（1）颊部红斑	固定红斑，扁平或高起，在两颧突出部位
（2）盘状红斑	片状高起于皮肤的红斑，黏附有角质脱屑和毛囊栓；陈旧病变可发生萎缩性瘢痕
（3）光过敏	对日光有明显的反应，引起皮疹，从病史中得知或医生观察到
（4）口腔溃疡	经医生观察到的口腔或鼻咽部溃疡，一般为无痛性
（5）关节炎	非侵蚀性关节炎，累及2个或更多的外周关节，有压痛、肿胀或积液
（6）浆膜炎	胸膜炎或心包炎
（7）肾脏病变	24小时尿蛋白定量>0.5g或+++，或管型（红细胞、血红蛋白、颗粒或混合管型）
（8）神经病变	癫痫发作或精神病，除外药物或已知的代谢紊乱
（9）血液学病变	溶血性贫血伴网织红细胞增多，或白细胞减少（至少2次测定少于$4\times10^9/L$），或淋巴细胞减少（至少2次测定少于$1.5\times10^9/L$），或血小板减少（少于$100\times10^9/L$，除外药物影响）
（10）免疫学异常	抗ds-DNA抗体阳性，或抗Sm抗体阳性，或抗磷脂抗体阳性（后者包括抗心磷脂抗体，或狼疮抗凝物阳性，或至少持续6个月的梅毒血清试验假阳性三者之一）
（11）抗核抗体	在任何时候和未用药物诱发“药物性狼疮”的情况下，抗核抗体滴度异常

2009年ACR会议上系统性狼疮国际合作组（SLICC）对于ACR-系统性红斑狼疮分类标准又提出了如下修订[121]：

临床标准：① 急性或亚急性皮肤狼疮表现；② 慢性皮肤狼疮表现；③ 口腔或鼻咽部溃疡；④ 非瘢痕性秃发；⑤ 炎性滑膜炎，并可观察到2个或更多的外周关节有肿胀或压痛，伴有晨僵；⑥ 浆膜炎；⑦ 肾脏病变：24小时尿蛋白定量>0.5g或出现红细胞管型；⑧ 神经病变：癫痫发作或精神病，多发性单神经炎，脊髓炎，外周或脑神经病变，脑炎；⑨ 溶血性贫血；⑩ 白细胞减少（至少1次细胞计数<4 000/mm^3）或淋巴细胞减少（至少1次细胞计数<1 000/mm^3）；或血小板减少（至少1次细胞计数<100 000/mm^3）。

免疫学标准：① ANA滴度高于实验室参照标准（LRR）；② 抗ds-DNA抗体滴度高于LRR（如非ELISA法测定，需2次高于LRR）；③ 抗Sm抗体阳性；④ 抗磷脂抗体：狼疮抗凝物阳性/梅毒血清试验假阳性/抗心磷脂抗体是正常水平的2倍以上或抗β_2糖蛋白Ⅰ中度以上滴度升高）；⑤ 补体减低：主要指C3/C4/CH50；⑥ 无溶血性贫血但Coombs试验阳性。

确诊条件：① 肾脏病理证实为狼疮性肾炎并伴有ANA或抗ds-DNA抗体阳性；② 以上临床及免疫指标中有4条以上标准符合（其中至少包含1个临床指标和1个免疫学指标）。该标准较ACR标准有更好的敏感性（94% vs 86%），并与ACR标准有大致相同的特异性（92% vs 93%），同时明显减少误分类（P=0.0 082）。但此标准是否能被广泛应用，还需要临床应用后的验证。

如果系统性红斑狼疮诊断成立，并且临床上出现持续性蛋白尿>0.5g/d或多次尿蛋白≥（+++），和/或细胞管型尿（可为红细胞、血红蛋白、颗粒管型或混合性管型），临床上即可以诊断为狼疮性肾炎。而临床上符合狼疮性肾炎诊断标准的患者应进行肾活检，其目的在于进一步明确病理类型并判断病变的活动性和慢性化指标以指导治疗方案的制订和对长期预后的评估[122]。

需要注意的是ACR关于系统性红斑狼疮的分类诊断标准仅是一种人为制订的标准，任何疾病都有不典型、轻型或早期病例。因此，疾病早期尚不足以满足分类诊断标准4项时，仍需进一步动态观察，不要轻率地排除系统性红斑狼疮的可能。有时会出现肾脏病理符合典型的狼疮性肾炎，但临床上不能满足分类诊断标准，如能够除外其他可能的继发性疾病，则也应密切观察，随着病情的进展部分患者可能发展为典型的系统性红斑狼疮。另一方面，一些其他免疫性疾病的患者在某个时期也可能出现上述11项中的4项表现，但并非系统性红斑狼疮；因此临床诊断不能完全机械地拘泥于上述分类诊断标准，而应对临床资料进行综合分析和判断。

（二）病理分型

对于狼疮性肾炎的病理分型过程历经了三次较大的修订，即ISKDC（International Study of Kidney in Children）分型[70]、WHO分型[71]及国际肾脏病学会（ISN）和肾脏病理学会（PRS）2003年分型[78]。虽然WHO关于狼疮性肾炎的分型，综合了光镜、免疫荧光和电镜的表现，曾经广泛应用，但该分类方案仍存在着一些不足，其分型方法仅根据肾小球病变的严重程度，对于指导临床同样重要的肾小管、肾间质和肾血管病变的分析却显得不够。因此，ISN/PRS结合多年的临床和病理经验重新修订了狼疮性肾炎的病理组织学分类，针对以往病理学分类的不足，在2003年公布了新的标准（表15-1-0-2），是截至目前最为被国际认可的狼疮性肾炎的分型体系[123]。

表 15-1-0-2　狼疮性肾炎的病理学分型（ISN/RPS，2003）

分型	病理学改变
Ⅰ型：轻微系膜性 LN（Class Ⅰ，minimal mesangial LN） 光镜下肾小球正常，但荧光和/或电镜显示免疫复合物存在	
Ⅱ型：系膜增生性 LN（Class Ⅱ，mesangial proliferative LN） 光镜下可见单纯系膜细胞不同程度的增生或伴有系膜基质增宽及系膜区免疫复合物沉积，无上皮侧及内皮下免疫复合物，荧光和电镜下可有少量孤立性上皮下或内皮下免疫复合物沉积	
Ⅲ型：局灶性 LN（Class Ⅲ，focal LN） 活动性或非活动性病变，受累肾小球少于 50%。病变呈局灶、节段或球性分布，毛细血管内或毛细血管外增生性病变均可出现，伴节段内皮下沉积物，伴或不伴系膜增生性病变 Ⅲ（A）：活动性病变：局灶增生性 LN Ⅲ（A/C）：活动性和慢性病变：局灶增生和硬化性 LN Ⅲ（C）：慢性非活动性病变：局灶硬化性 LN • 应注明活动性和硬化性病变的肾小球的比例 • 应注明肾小管萎缩、肾间质细胞浸润和纤维化、肾血管硬化和其他血管病变的严重程度（轻度、中度和重度）及比例	
Ⅳ型：弥漫性 LN（Class Ⅳ，diffuse LN） 活动性或非活动性病变，呈弥漫性（受累肾小球等于或大于 50%）节段性或球性分布。毛细血管内或毛细血管外增生性病变均可出现，伴弥漫性内皮下免疫复合物沉积，伴或不伴系膜增生性病变。又分两种亚型： （Ⅳ-S）LN：即受累肾小球少于 50%，并呈节段性病变 （Ⅳ-G）LN：即受累肾小球等于或大于 50%，并呈球性病变 出现弥漫性白金耳样病变时，即使轻度或无细胞增生的 LN，也归入Ⅳ型弥漫性 LN Ⅳ-S（A）：活动性病变：弥漫性节段性增生性 LN Ⅳ-G（A）：活动性病变：弥漫性球性增生性 LN Ⅳ-S（A/C）：活动性和慢性病变：弥漫性节段性增生和硬化性 LN Ⅳ-G（A/C）：活动性和慢性病变：弥漫性球性增生和硬化性 LN Ⅳ-S（C）：慢性非活动性病变伴有硬化：弥漫性节段性硬化性 LN Ⅳ-G（C）：慢性非活动性病变伴有硬化：弥漫性球性硬化性 LN • 应注明活动性和硬化性病变的肾小球的比例 • 应注明肾小管萎缩、肾间质细胞浸润和纤维化、肾血管硬化和其他血管病变的严重程度（轻度、中度和重度）及比例	
Ⅴ型：膜性 LN（Class Ⅴ，membranous LN） 肾小球基底膜弥漫增厚，可见球性或节段性上皮下免疫复合物沉积，伴有或无系膜病变 Ⅴ型膜性 LN 可合并Ⅲ型或Ⅳ型病变，则应做出复合性诊断，如Ⅲ+Ⅴ，Ⅳ+Ⅴ等，并可进展为Ⅵ型硬化型 LN	
Ⅵ型：严重硬化型 LN（Class Ⅵ，advanced sclerosing LN） 超过 90% 的肾小球呈现球性硬化，不再有活动性病变	

新分类方法主要变更如下：① Ⅰ型删除了光镜、免疫荧光和电镜检查均为正常的病例。② Ⅱ型仅限于轻度系膜病变。③ Ⅲ型和Ⅳ型都是以肾小球毛细血管袢内、外增生、免疫复合物沉积为特点，特别强调了活动性病变（A）、非活动性和硬化性病变（C）及混合型病变（A/C）；在Ⅳ型狼疮性肾炎中，除了弥漫球性病变（G），尚有弥漫节段性病变（S）。④ Ⅴ型狼疮性肾炎中，可明确列出混合的类型，如Ⅱ+Ⅴ，Ⅲ+Ⅴ，Ⅳ+Ⅴ等。⑤ Ⅵ型狼疮性肾炎中，球性硬化的肾小球

必须超过全部的90%，显示炎症引致的组织破坏已不能逆转。

除了分型外，狼疮性肾炎患者的病理结果还需要列出病变活动性和慢性的评分，因为这对于患者临床治疗方案的确定以及判断预后非常重要。目前在临床及科研中应用较为广泛的是NIH评分系统（表15-1-0-3），活动度评分越高，提示临床需要积极进行免疫抑制治疗，而慢性化评分越高，提示预后较差。

表 15-1-0-3 狼疮性肾炎肾活检标本活动性和慢性化评分

活动指标（AI）	慢性指标（CI）
细胞增生	肾小球硬化
核碎裂和坏死	肾小管萎缩
细胞（细胞纤维）性新月体	纤维性新月体
铁丝圈（白金耳）/ 透明血栓	间质纤维化
白细胞浸润	
间质炎症细胞浸润	

每项的评分 0 ~ 3。“核碎裂和坏死”和“细胞性新月体”每项 ×2。活动度的最高分是 24，慢性化的最高分是 12

值得一提的是，狼疮性肾炎不但不同的病理类型可以互相重叠，狼疮性肾炎的组织病理类型也可随着疾病活动性和治疗效果的变化互相转变。例如，病变相对较轻的类型（Ⅱ型），如果不治疗，可转化为严重的Ⅳ型；而严重的增生型病变，经过治疗或随着病程的延长可转化为系膜型病变或膜型病变，而病理类型的转化往往会伴随相应的血清学和临床表现的变化。

虽然近10年来，ISN/RPS分型体系已广泛被国际肾脏病、风湿病及病理学领域所接受，对其合理性验证的文章也多是肯定性的结果，但仍存部分争议，特别是对一些特殊的病理表现如将Ⅳ型分为球性（G）和节段性（S）2个亚型是否合理、Ⅳ型中的新月体性肾炎有何特点、肾小球的足细胞病变的临床意义、肾小管-间质损伤及血管病变是否得到重视及其对整体预后有何影响等都值得进一步探讨。

1. Ⅳ -G 和Ⅳ -S 一类病变的不同阶段还是两类病变？ ISN/RPS 体系中较大的一个改变就是把Ⅳ型（弥漫性）又分为两种亚型：Ⅳ -S（segmental）：即受累肾小球超过 50%，但呈节段性病变；Ⅳ -G（global）：即受累肾小球超过 50%，并呈球性病变。这一改变主要源于 Najafi CC 等人为代表的“狼疮性肾炎协作组”（The Lupus Nephritis Collaborative Study Group）在 2001 年所发表的工作[124]：他们对 2 组有肾脏病理资料的狼疮性肾炎患者进行了 10 年的随访，第一组 24 人为 WHO 旧分型的Ⅲ型（局灶节段性肾炎，但受累肾小球 >50%，即相当于 ISN/RPS 分型的Ⅳ -S 型），第二组 35 人为真正的Ⅳ型（弥漫增生性肾炎，即相当于 ISN/RPS 分型的Ⅳ -G 型），经过了类似的免疫抑制治疗后，5 年肾病缓解率分别为 48% vs 73%（$P<0.05$），而 10 年的肾脏存活率分别为 52% vs 75%（$P<0.05$），结合相关的一些病理现象的区别，他们提出：首先，既然是受累肾小球 >50%，尽管是节段性病变，Ⅳ -S 也应该从旧的Ⅲ型中分离；其次，虽然都是受累肾小球 >50%，无论从病理表现还是临床治疗效果及预后，Ⅳ -S 与Ⅳ -G 都有显著性差异，可能并不仅仅是同一类病变的不同阶段，而更可能存在各自不同的发病机制：Ⅳ -S 更接近于“少免疫复合物”的局灶节段血管炎的特点，而Ⅳ -G 则可能会是经典的免疫复合物致病。尽管在 ISN/RPS 颁布后的几年内，接连有 Mittal B[125]、Yokoyama H[126]、Hill GS[127]、Kim YG[128] 等多组学者均在努力验证这一改变的合理性，但遗憾的是其结果并不一致，虽然大部分学者均支持这 2 组亚型的病理改变确有区别，但远期预后差别并不大，且受到样本量的限制，均未做进一步发病机制的研究。鉴于以上研究的局限性，北京大学第一医院肾内科于 2009 年回顾性总结了 2000—2008 年在本科肾活检、并按 ISN/RPS 新分型诊断为Ⅳ型狼疮性肾炎患者的临床 - 病理 - 随访资料，其中Ⅳ -G 型 152 例，Ⅳ -S 型 20 例，两组患者在临床及病理表现方面均各有一些特点，如Ⅳ -G 组表现为更严重的贫血、尿蛋白量更多，血肌酐更高、血浆 C3 水平更低；而Ⅳ -S 组在肾脏病理指标上表现为更高比例的纤维素样坏死，但两组5年的肾脏存活率无统计学差异。较为重要的一点在于：对其与发病机制可能相关的自身抗体谱进行了进一步的检测，发现代表“少免疫复合物”致病的血管炎特点的抗中性粒细胞胞质抗体（ANCA）在Ⅳ-S组显著高于Ⅳ-G组，而代表狼疮经典免疫复合物致病的抗C1q-IgG1和IgG3抗体亚型在Ⅳ-G组则显著高于Ⅳ-S组，提出了Ⅳ-S和Ⅳ-G可能具有不同的致病机制，而不仅仅是同一类病变的不同阶段[129]。然而，以上的研究均为单中心的结果，缺乏验证，结果的解读会存在一定的局限性，基于此，2011年Haring CM等人进行了相关的荟萃分析后发现[130]二组肾脏的终点事件并无差别（HR 1.08，95%CI 0.68 ~ 1.70），因此提出是否需要在新的分型体系里把两组细分值得进一步探讨。

2. 狼疮性肾炎中的新月体性肾炎 急进性肾炎综合征是肾内科的急重症之一，常见于ANCA相关小血管炎、抗肾小球基底膜病、紫癜性肾炎、IgA肾病等疾病，诊治不及时患者往往会迅速进入尿毒症期，并有生命危险，其肾脏病理表现主要为“新月体性肾小球肾炎”。狼疮肾损害病理中的“新月体”并不少见，但按国际病理界标准（即大新月体的比例>肾小球的50%）真正能够诊断为“新月体肾炎”的比例在狼疮性肾炎中研究尚少，且多为个例报道[131]。

北京大学第一医院肾内科对本院327例有肾脏病理诊断的狼疮性肾炎患者重新阅片，最后确定符合新月体性狼疮性肾炎诊断的患者共33例，与非新月体的Ⅳ-G型相比，“新月体组”临床上更易出现急性肾衰竭、肾脏病理中的急性和慢性指数更高。尽管经过积极的强化免疫抑制治疗，“新月体组”的临床缓解率仍更低、复发率更高、肾脏远期预后更差，更有意义的是，ANCA的阳性率在“新月体组”要高于“非新月体组”（30.3% vs 2.5%，P=0.008），提示了在发病机制上，新月体性狼疮性肾炎与ANCA相关小血管炎可能有相近之处，在众多狼疮性肾炎的类型中可能有其“独特”的地位[132]。

3. 肾小管－间质病变在狼疮性肾炎中的地位 肾小管-间质病变的轻重程度在很多原发的肾小球疾病，如IgA肾病中，都对预后起到了决定性的作用，尽管在ISN/RPS的分型体系中也特别提到了应该描述肾小管-间质损害的情况，但该分型毕竟是建立在以肾小球损害为核心的基础之上，肾小管-间质病变在狼疮性肾炎中的地位还需要进一步明确，另外临床当中确有部分狼疮性肾炎病例出现了肾小球与肾小管-间质损害不平行的现象也提示了狼疮性肾炎中肾小管-间质病变可能有其特殊之处。

北京大学第一医院肾内科分析了自2003—2007年在我国北方地区5家医院诊治的狼疮性肾炎患者的临床-病理资料，分型遵循ISN/RPS体系，针对肾小管-间质评估分为：肾间质炎症细胞浸润、肾小管萎缩及肾间质纤维化三部分，每部分评分等级按：0，无病变；+，轻度病变；++，中度病变；+++，重度病变。根据肾小球-肾小管/间质病变相关程度的不同将本样本人群分为4组（①：肾小球、肾小管-间质病变均轻；②：肾小球、肾小管-间质病变均重；③：肾小球病变重而肾小管-间质病变轻；④：肾小球病变轻而肾小管-间质病变重），进一步比较该4组患者资料后发现：第1组中急性肾损伤比例最低，肾脏预后最好；第3组中自临床出现肾炎症状至肾活检的间隔时间最短；第4组中出现血尿的比例最低，但是贫血发生率高且严重。经过log-rank检测和Kaplan-Meier曲线的单因素分析后发现：以上3个肾小管-间质指标均为肾脏进入ESRD的危险因素，而进一步的Cox多元危险因素分析证实以上3个指标依然为判断肾脏预后的独立危险因素。因此我们认为，ISN/RPS狼疮性肾炎分型体系在一定程度上可以反映肾小管-间质病变的损伤程度，且肾小管-间质损害指数是判断肾脏预后的独立危险因素，但额外对肾小管-间质损害进行描述对该分型体系的完善会是一个较好的补充[133]。

4. 肾血管病变在狼疮性肾炎中是否得到了重视 狼疮肾损害中的血管受累也很常见，可以涉及大、中、小等不同管径的血管，肾脏病理切片能看到的血管损害往往指的是小血管或是微血管受累，一般来讲分为以下5种病变：免疫复合物沉积型（ICD），动脉硬化型（AS），血栓性微血管病型（TMA），非炎症性坏死性血管病变型（NNV），及血管炎型（VAS）[134]。ISN/RPS的分型体系虽然也强调了应该描述肾血管损害的严重程度，但由于其表现复杂，分布往往不均匀，故目前仍缺乏对其临床意义的全面评估。

鉴于以上的不足，北京大学第一医院近期回顾性分析了341例狼疮性肾炎患者的临床及病理资料，发现其中279例患者（81.8%）存在肾血管病变，具体分型如下：253例（74.2%）为免疫复合物沉积型，82例（24.0%）为动脉硬化型，60例（17.6%）为血栓性微血管病型，13例（3.8%）为NNV，2例（0.6%）为血管炎型，其中TMA临床表现最重，预后最差。另外，其中105例（37.6%）患者合并存在2种或2种以上的肾血管病变。值得一提的是，该研究提示肾血管病变的存在与肾脏病理的活动度和慢性化程度相关，狼疮性肾炎血管病变评分是患者肾脏预后不良的独立危险因素，提示临床需要针对血管病变制定相应的治疗方案[135-138]。

5. 狼疮性肾炎中的足细胞病变　近年来，有越来越多的报道发现在狼疮性肾炎患者中，有一组特殊的病理表型，即临床上表现为大量蛋白尿，狼疮全身活动指标较低，而肾脏病理仅表现为系膜增生性病变（即Ⅱ型狼疮性肾炎），免疫复合物沉积不明显，但电镜却提示足突广泛融合，非常像原发性微小病变型肾病或局灶节段硬化性肾小球病。对于这组患者是狼疮性肾炎中一组特殊的亚群，即“狼疮足细胞病”，还是仅仅为两种疾病的同时表现，一直有很大争议。在ISN/RPS的分型体系中并未提及足细胞的损伤。基于此，北京大学第一医院对202例狼疮性肾炎患者肾脏电镜标本的肾小球的足突宽度（FPW）逐一进行了测量，结果显示：这些患者平均的足突宽度为1397.39nm，显著高于本中心的正常范围（553nm ± 34nm，P<0.001），但其中真正符合“狼疮足细胞病”诊断的患者仅有13例。进一步的分析发现，FPW与尿蛋白定量显著相关（r=0.509，P<0.001），且当FPW数值大于1240nm时，其鉴别肾病综合征水平蛋白尿及非肾病综合征水平蛋白尿的敏感性（81.5%）及特异性（62.7%）最佳。随着病理类型的加重，其足突损害程度也更为突出，Ⅲ + Ⅴ或Ⅳ + Ⅴ型是最重的。更有意义的是，对于足突宽度大于1240nm的患者而言，他/她们对钙调蛋白抑制剂的治疗反应要显著好于传统的免疫抑制剂。以上结果提示，足突损害在狼疮性肾炎患者中是较为普遍的，既往由于更关注增生病变或是基底膜病变，可能掩盖了同样重要的足细胞病变，而如能够通过病理较好的描述足细胞损害的程度，很有可能会对临床决策提供必要的参考价值[139]。

五、狼疮性肾炎的治疗

狼疮性肾炎的治疗应包括免疫抑制治疗和针对相关表现和并发症的支持治疗。

免疫抑制治疗的强度应根据临床表现、血清学检查结果及肾脏病变的组织学活动度确定。除免疫抑制治疗的效果外，仍然有一些因素对肾脏的最终预后产生重要的影响，包括治疗前后肾实质损伤的不可逆的程度、肾脏病变复发以及全身其他脏器受累的情况等。所以评价一个免疫抑制治疗方案的效果应该包括两方面，活动期的诱导缓解率和对肾功能远期预后的影响。本文将主要针对此部分进行介绍。

由于狼疮性肾炎属于慢性肾脏病，故对其的支持治疗也应遵循“一体化”的原则，如严格控制高血压、高脂血症，调整钙磷代谢等，其中，特别要重视心血管疾病危险因素的控制。另外，如无禁忌证，所有患者均应加用羟氯喹治疗，因其可以预防系统性红斑狼疮患者肾脏受累的发生，并能减少狼疮性肾炎复发、延缓进入ESRD、减少血管栓塞事件的发生，还可以改善血脂水平[140-143]。

对于狼疮性肾炎治疗理想方案应建立在清晰的发病机制理论基础之上，同时结合特异的临床-病理表型。近年来，作为国际上最权威的风湿病及肾脏病专业组织，改善全球肾脏病预后组织（KDIGO）及美国风湿病学会（ACR）分别于2012年于《国际肾脏》杂志（增刊）（以下简称“KDIGO指南”）及《关节炎护理与研究》杂志发表了对于狼疮性肾炎的相关指南。KDIGO指南和ACR指南均基于2003年国际肾脏病学会/肾脏病理学会（ISN/RPS）狼疮性肾炎病理分型体系，强调不同的病理类型的狼疮性肾炎的治疗原则及方案。需要指出的是，KDIGO指南作为全球的肾小球肾炎临床实践指南，是在全球不同地区研究数据的基础上制定，更大范围考虑到了人种的差异，更具有普遍性及适合推广，故下文主要以此指南为基础进行介绍。

（一）不同病理类型的狼疮性肾炎患者的治疗策略

1. Ⅰ型狼疮性肾炎（轻微系膜性狼疮性肾炎） 由于本型患者临床上无肾脏受累的表现，且与患者肾功能的长期预后不相关，故对其的治疗主要是根据肾外狼疮的临床表现决定是否用糖皮质激素和免疫抑制剂。

2. Ⅱ型狼疮性肾炎（系膜增生性狼疮性肾炎） 对Ⅱ型狼疮性肾炎伴尿蛋白<3g/d的患者需根据狼疮的肾外临床表现程度决定糖皮质激素和免疫抑制剂的治疗；对Ⅱ型狼疮性肾炎伴尿蛋白>3g/d的患者，电镜检查多提示其合并足细胞病，故应使用糖皮质激素或者钙调磷酸酶抑制剂治疗，具体用药方案同微小病变的治疗。

3. Ⅲ型狼疮性肾炎（局灶性狼疮性肾炎）和Ⅳ型狼疮（弥漫性狼疮性肾炎） 对于此两型的治疗原则类似，即均应包括初始治疗（诱导治疗）及维持治疗两部分。

（1）初始治疗：原则上应使用糖皮质激素联合环磷酰胺或霉酚酸酯。如果患者在初始治疗阶段有病情恶化的趋势（如血肌酐升高、蛋白尿增多等）应该考虑换用其他治疗措施。

常用的治疗方案总结参见表15-1-0-4，具体解释如下：

表15-1-0-4 Ⅲ/Ⅳ型狼疮性肾炎初始治疗方案

方案	A.NIH	B. 欧洲-狼疮	C. 口服环磷酰胺	D. 吗替麦考酚酯
环磷酰胺	静脉注射环磷酰胺0.5～1g/m^2；每月1次，持续6个月	静脉注射环磷酰胺500mg，每2周1次，共3个月	口服环磷酰胺1.0～1.5mg/（kg·d）（最大剂量150mg/d）使用2～4个月	—
吗替麦考酚酯	—	—	—	吗替麦考酚酯最大剂量3g/d，共6个月
随机对照研究表明在增生性狼疮性肾炎治疗中有获益	是	是	是	是
随机对照试验表明在重度增生性狼疮性肾炎治疗中有获益	是	无相关研究	无相关研究	无相关研究
评论	在白种人、黑种人、西班牙人、中国人人群有效	在白种人人群有效，无黑种人、西班牙人、中国人群结果	在白种人、黑种人及中国人群有效；较静脉注射环磷酰胺使用方便、价格便宜	白种人、黑种人、西班牙人、中国人人群有效；价格昂贵

注：所有治疗方案均联合使用糖皮质激素［口服泼尼松，起始剂量0.5～1mg/（kg·d），根据临床情况使用6～12周后逐渐减量；重度病情者初始治疗时常加用静脉注射甲泼尼龙冲击治疗］

1）糖皮质激素：所有治疗方案中糖皮质激素的使用方法相似：起始剂量口服泼尼松最大量为1mg/kg，根据患者临床情况在使用6～12周内逐渐减量。但是到目前为止，尚无对糖皮质激素使用剂量及疗程进行评价的随机对照研究。

2）环磷酰胺：使用环磷酰胺（0.5～1g/m^2）静脉滴注，每月1次，共6个月（治疗方案A，也叫"NIH方案"），该方案是第一个显示优于单用糖皮质激素治疗的免疫抑制治疗随机对照研究[144-147]。

值得注意的是，一项在白种人中的随机对照研究表明低剂量环磷酰胺方案，即环磷酰胺静脉滴注500mg，每2周1次，共3个月（治疗方案B，也叫"欧洲-狼疮方案"），与方案A的疗效相同[148,149]。但是由于此项研究并未包括重度狼疮性肾炎患者，因此，目前尚不清楚在重度Ⅲ/Ⅳ型狼疮性肾炎或者在其他种族患者中B方案是否与A方案的疗效相同。

口服环磷酰胺1.0～1.5mg/（kg·d）（最大剂量150mg/d）使用2～4个月（治疗方案C）可作为静脉注射环磷酰胺的替代治疗方案[150,151]，前瞻性观察研究显示其与静脉注射环磷酰胺效果相同[144,152-155]，在中国人群中研究表明其与吗替麦考酚酯疗效亦相同[156,157]，但这一结果在其他种族人群中尚未得到证实。关于口服环磷酰胺是否较静脉注射副作用大，目前尚无一致结论。

3）吗替麦考酚酯（mycophenolate mofetil，MMF）：中国人群的一项随机对照研究显示：MMF（最大剂量3g/d）使用6个月（治疗方案D）与方案C可获得相同的缓解率，但此项研究未包括重度狼疮性肾炎患者[157]。

随机对照研究ALMS[158]纳入了370例狼疮性肾炎患者，包括Ⅲ型、Ⅳ型和Ⅴ型，比较了MMF和治疗方案A的疗效，其结果显示在6个月时患者对MMF和静脉注射环磷酰胺的治疗反应率相似，两组之间出现严重感染和死亡等副作用的比例也相同[158]。

初始治疗的另外三种治疗方案的随机对照试验的证据比较有限：糖皮质激素联合：① 硫唑嘌呤，或② 环孢素，或③ 他克莫司和霉酚酸酯联合使用（也叫“多靶点”治疗）。

4）硫唑嘌呤：欧洲的一项随机对照研究比较了使用硫唑嘌呤联合静脉注射甲泼尼龙随后口服糖皮质激素与静脉注射环磷酰胺加口服糖皮质激素的疗效[159]。经过两年的临床观察后发现，两组疗效相似，但应用硫唑嘌呤组副作用更少。之后的后续观察却发现：硫唑嘌呤组肾脏远期复发率以及血肌酐翻倍的风险都要高，且复查肾活检的慢性化程度更重[160]。

5）环孢素：一项小样本（n=40）开放性随机对照试验比较了环孢素和环磷酰胺分别作为初始阶段药物联合糖皮质激素治疗增生性狼疮性肾炎的疗效[161]。环孢素使用方法为4 ~ 5mg/（kg·d）连用9个月，在随后的9个月内逐渐减量。环磷酰胺的使用不同于以上介绍的大部分临床试验的方案，在最初9个月内静脉注射环磷酰胺（10mg/kg）8次，随后的9个月口服环磷酰胺（10mg/kg）4 ~ 5次。在治疗9个月和18个月时，两组患者在对治疗的反应或疾病缓解率方面无差别，在随访至40个月时两组复发率亦无差别。两组患者感染和白细胞减少的发生率相似。

6）他克莫司和霉酚酸酯联合应用：中国人群一项小规模的随机对照研究比较了对Ⅳ型合并Ⅴ型狼疮性肾炎患者联合使用他克莫司（4mg/d）、MMF（1g/d）及口服糖皮质激素治疗（又称为“多靶点”治疗）与静脉注射环磷酰胺（0.75g/m^2，每月1次，持续6个月）加口服糖皮质激素治疗的疗效。在6个月时，接受多靶点治疗的患者90%达到完全或部分缓解，而使用环磷酰胺组的该比例为45%（P=0.002）[162]，最近的多中心研究进一步验证了此项结果[163]。但需要指出的是，该方案在其他种族人群中尚无评价；另外，多数临床试验中中国人群狼疮性肾炎患者对环磷酰胺治疗的反应一般较好，但此项试验中该反应却较差，因此多靶点治疗的效果尚需更多的临床试验进行验证。

补充说明：由于前瞻性随机对照试验表明糖皮质激素联合环磷酰胺可以降低ESRD的发生，因此环磷酰胺已常规应用于Ⅲ/Ⅳ型狼疮性肾炎的治疗[144]。另外一些研究亦显示糖皮质激素联合环磷酰胺可以减少狼疮性肾炎的复发，提高缓解率，降低CKD的进展速度[145-147]。对参加NIH试验部分患者重复肾活检结果进行回顾性的分析显示：单用糖皮质激素者慢性化指数随时间呈线性升高（中位随访时间为治疗后44个月），而糖皮质激素联合环磷酰胺（或其他免疫抑制剂）者慢性化指数无明显变化[164]。这一结果提示免疫抑制剂可以阻止肾脏瘢痕化的进展。但这些研究的不足之处在于样本量均较小，尤其是具有长期随访资料的患者少。

随机对照研究结果表明口服和静脉注射环磷酰胺患者预后无明显差别，因此治疗方案A被广泛应用[144]。但由于环磷酰胺的膀胱毒性（化学性膀胱炎）只发生在口服给药患者中，因此静脉注射环磷酰胺成为标准治疗方案[144]。考虑到长期使用可能会发生血液系统恶性肿瘤的风险，应该避免较大累积剂量的使用环磷酰胺。我们建议对于系统性红斑狼疮的患者，一生中环磷酰胺最大累计剂量为36g[165,166]。

另外需要注意的是，使用环磷酰胺时要尽可能减少毒副作用的发生。对于肌酐清除率在25 ~ 50ml/min的患者，环磷酰胺要减量20%；而对于肌酐清除率在10 ~ 25ml/min的患者，环磷酰胺要减量30%[167]。使用环磷酰胺时，需要定期监测外周血白细胞计数，根据白细胞计数调整静脉或口服环磷酰胺剂量，须保持白细胞计数≥3 000/μl。当出现白细胞减少时，要鉴别其是狼疮本病还是环磷酰胺所致骨髓抑制引起。

口服环磷酰胺时，为了减少膀胱毒性的发生，我们建议患者晨起服用，并且在每餐时和睡前保证摄入足够的水。当静脉使用环磷酰胺时，给予巯乙磺酸钠（美司钠）可以减少出血性膀胱炎的发生。

为了保护生育能力，当使用环磷酰胺时，女性需要预防性的应用leuprolide（亮丙瑞林），男性需要预防性的应用睾酮[168,169]。为了最大限度的获益，leuprolide（亮丙瑞林）的使用要及时。卵巢组织低温储存可以作为备选方案，但成本较高。睾酮在保护男性生殖系统方面，效果不确切，所以可以考虑精子储存。

为减少环磷酰胺的毒副作用，很多研究力图改进环磷酰胺的剂量和剂型使用。一项RCT在白种人中验证了低剂量短疗程环磷酰胺（方案B）的效果[148,149]。与方案A相比，其结果显示了更高的缓解率和更低的严重感染发生率，尽管差别并未达到统计上的显著水平[148]。更重要的是，在长期预后方面（平均随访10年），这种低剂量的环磷酰胺方案和方案A相似[149]。但由于在这个临床试验中，大多数患者是白种人，且大部分患者临床表现较轻，因此该方案能否推广到其他人群以及更为严重的Ⅲ/Ⅳ型狼疮性肾炎尚需进一步验证。

不含环磷酰胺的方案D已经提出，MMF可以替代环磷酰胺用于狼疮性肾炎前6个月的初始治疗。该方案的理论基础源自亚洲的3个小型研究和1个来自美国的大型研究（纳入病人140例）[156,170-172]。亚洲的临床研究认为MMF的治疗效果和环磷酰胺相当，而美国的研究认为MMF优于静脉环磷酰胺，但需要注意的是在后者中许多病人的环磷酰胺量并未达到目标剂量值。另外一项RCT研究称之为ALMS[158]，该试验入组了370例狼疮性肾炎患者（病理类型包括了Ⅲ ~ Ⅴ型）。具体方案如下：两组患者均予口服糖皮质激素，一组为每日口服MMF 3g，另一组则为6次每个月的静脉环磷酰胺（0.5 ~ 1g/m^2）治疗。结果显示：两组在6个月时的治疗反应相当，副作用发生率、严重感染发生率以及死亡率也相似[158]。进一步的对ALMS试验的亚组分析指出：对于黑种人、西班牙裔、混合种族的病人（通常这些种群中难治性狼疮的比例会高一些），环磷酰胺的效果要比MMF差，但是对于亚洲人而言，MMF的疗效并不如环磷酰胺[173]。

由于对Ⅲ和Ⅳ型狼疮性肾炎而言，无论使用哪种初始治疗方案，在6 ~ 12个月时的肾脏缓解率只有60%左右，一项RCT在使用MMF和糖皮质激素治疗的基础之上，比较了加用利妥昔单抗或安慰剂的治疗效果，即缓解率是否会增加[174]。这项RCT的设计来源主要基于之前的一些小型、开放性、非对照研究的结果，即利妥昔单抗对于增生性狼疮性肾炎，无论是难治性病例还是一般的初始治疗，是有效的[175-181]。但遗憾的是，经过12个月的治疗后，两组之间的完全缓解及部分缓解率均无统计学差异，因此目前尚不推荐利妥昔单抗作为初始治疗的协同方案。

虽然利妥昔单抗对于狼疮性肾炎的治疗目前尚无证据推荐为一线，然而对于一些难治性病变或对传统免疫抑制剂有禁忌证的患者而言，该药还是可以考虑作为“挽救”方案的。表15-1-0-5列举了目前全球正在进行的各种生物制剂治疗狼疮性肾炎的研究概况[182]。

对于初始治疗的个体化选择：通过评估入组病人的蛋白尿及肾功能可以发现，MMF与环磷酰胺比较疗效的这两个大型的临床试验[158,172]，与其他一些环磷酰胺的随机对照试验相比[146,182]，重型狼疮性肾炎纳入的比例要低。因此，对于重症Ⅲ/Ⅳ型狼疮性肾炎患者，应以包含环磷酰胺的初始治疗作为首选。

另外，环磷酰胺对于肾功能的保护作用只有在随访3 ~ 5年后才会体现出来，因此在评价不包括环磷酰胺的初始治疗方案对Ⅲ/Ⅳ型狼疮性肾炎，长期肾脏预后的时候，随访的时间要足够的长，这样才能显示出该方案和环磷酰胺之间究竟有无差别[144,146,147]。例如，荷兰狼疮工作组发现硫唑嘌呤在初始治疗Ⅲ和Ⅳ型狼疮性肾炎时具有类似的效果。但是经过长期的随访后发现，硫唑嘌呤组重复肾活检具有更高的慢性化评分，肾病复发率及肌酐倍增的比率也是高的[159,160]。但在一些经济条件欠发达及药品可及性差的地区，硫唑嘌呤可以作为Ⅲ和Ⅳ型狼疮性肾炎初始治疗的首选。

在一项长期的MMF治疗随访中（随访中位数为64个月），与环磷酰胺起始之后序贯硫唑嘌呤治疗相比，两组在肾功能保护方面差异不大[157]。但在MMF组有更多的复发率，蛋白尿>1g/d的持续时间更长，更多的患者血肌酐持续>2mg/dl（176μmol/L）。这些特点在其他临床试验中也已经证

表 15-1-0-5 生物制剂治疗狼疮性肾炎的临床研究一览表

药物	类型	治疗靶点	临床试验阶段	临床试验编号
利妥昔单抗	单克隆抗体	CD20（B 细胞）	临床 3 期试验已完成	NCT00282347
贝利单抗	单克隆抗体	BLyS（B 细胞）	临床 3 期试验正在进行中，FAD 已批准用于非肾受累的系统性红斑狼疮	NCT01639339
依帕珠单抗	单克隆抗体	CD22（B 细胞）	临床 3 期正在进行中，针对非肾受累的系统性红斑狼疮	NCT01262365
阿巴西普	CTLA4-Ig	CTLA4-Ig 相互作用	临床 3 期试验：1 已完成；2 正在进行中	NCT06430677 NCT00774852
抗 CD40 受体	单克隆抗体	CD40 受体	狼疮性肾炎临床 2 期试验，早已停止，由于血栓栓塞事件发生	NCT00001789
Fresolimumab	单克隆抗体	TGFβ1	FSGS 临床 2 期试验正在进行中，无 LN 研究	NCT01665391
抗 TWEAK	单克隆抗体	TWEAK	临床 2 期试验正在进行中	NCT01499355
Laquianamab	小分子	炎症	系统性红斑狼疮临床 2 期已完成	NCT01085097
托珠单抗	单克隆抗体	IL-6 受体	临床 1 期试验已完成	Ⅲ ei et al
Sirukumab	单克隆抗体	IL-6	临床 2 期试验正在进行中	NCT01273389
他米巴罗丁	小分子	维 A 酸 α/β	临床 2 期试验正在进行中	NCT01226147
硼替佐米	蛋白酶抑制剂	浆细胞	临床 4 期试验已停止	NCT01169857
Sifalimumab	单克隆抗体	INF-α	系统性红斑狼疮临床 2 期试验已完成	NCT01283139
Medi-546	单克隆抗体	INF-α 受体	系统性红斑狼疮临床 2 期试验已完成	NCT01559090
Rontaziliumab	单克隆抗体	INF-α	临床 2 期试验正在进行中	NCT00962832
依库珠单抗	单克隆抗体	补体 C5	临床 1 期试验已完成	Barillia-Labarca et al

摘自 Rovin BH 等 Am J Kidney Dis. 2014，63（4）:677-690[182]

实和肾功能的恶化有关。

（2）维持缓解治疗：原则：对于成功完成初始治疗后的患者而言，应使用硫唑嘌呤［1.5 ~ 2.5mg/（kg·d）］或MMF（1 ~ 2g/d分次服用），同时合并使用小剂量口服糖皮质激素（等剂量于≤10mg/d泼尼松）进行维持缓解治疗。而对于不能耐受MMF和硫唑嘌呤的患者，可使用钙调素拮抗剂和小剂量的糖皮质激素。获得完全缓解后，应至少进行1年维持缓解期后再考虑将免疫抑制剂减量。如果经过12个月的维持缓解治疗，病情仍未达到完全缓解，应该考虑重复肾活检，以决定是否改变治疗方案。当维持缓解治疗减量时，如果肾功能恶化和/或蛋白尿加重，为了控制病情，免疫抑制剂的治疗需要增强至原有的水平。

维持缓解治疗方案的具体选择：目前对于增生性狼疮性肾炎的患者，经过初始治疗后有一些方案可供维持缓解治疗选择，但其建议并不固定，特别是要考虑患者的一些特殊因素，如妊娠或其他副作用的发生等。

在一项主要由黑种人和西班牙裔组成的Ⅲ/Ⅳ型狼疮性肾炎患者的队列研究中，将患者分为两组，一组为每月静脉应用环磷酰胺治疗持续7个疗程，之后换用硫唑嘌呤或MMF维持治疗；另一组为每月静脉环磷酰胺治疗6个月，之后为每3个月一次静脉环磷酰胺治疗直到达到缓解后一年[183]。这项研究显示，在超过72个月的随访中，使用硫唑嘌呤或MMF维持治疗的患者，达到死亡或慢性肾脏病的混合终点的比例显著少于环磷酰胺组，且副作用更少。

MAINTAIN肾炎研究的对象主要为白种人，在应用低剂量环磷酰胺后（前文中提到的B方案），其比较了使用MMF或硫唑嘌呤进行维持治疗的效果[184]，其结果显示：在至少3年以上的随访中，二者疗效相当。

ALMS[185]扩展试验比较了在6个月的初始治疗后（D方案），应用MMF或硫唑嘌呤作为维持治疗的效果。与MAINTAIN研究不同，患者必须在初始治疗后，达到完全或者部分缓解，才能入组。经过3年的治疗后，MMF组达到治疗失败的混合终点（包括死亡、ESRD、肾病复发、血肌酐翻倍或者需要进行抢救治疗）的比例为16%，而硫唑嘌呤组为32%（P=0.003）。进一步的分析发现，MMF的这一优势并不依赖于初始治疗或病人人种的影响。

一项由69例Ⅲ/Ⅳ型狼疮性肾炎患者入组的随机对照试验表明，在使用泼尼松或口服环磷酰胺进行初始治疗后，持续2年使用环孢素A与硫唑嘌呤进行维持治疗进行比较后发现，两组在预防病情复发及减少蛋白尿方面的效果是相当的[186]。另一项随机对照试验显示，在重度系统性红斑狼疮患者中，其中29%的患者为肾炎，环孢素和硫唑嘌呤在协助减少糖皮质激素方面效果类似[187]。

治疗疗程：维持治疗到底要多长时间目前尚无定论。来自7个随机对照试验的数据显示，平均疗程为3.5年[144,147-149,154,157,159,183]。目前国际上建议至少在患者获得完全缓解的1年之后，再考虑逐渐减少免疫抑制剂的使用剂量。当然如果患者此前有过肾病复发的病史，维持治疗的疗程要相应延长。

对于仅获得部分缓解的患者，免疫抑制治疗要持续进行直到完全缓解。但遗憾的是，到目前为止尚没有充分的证据来协助制定如何将部分缓解的患者转为完全缓解的治疗策略，无论是通过增加激素的使用量或调整免疫抑制剂的种类。

4. Ⅴ型狼疮性肾炎　原则：对于Ⅴ型狼疮性肾炎并且表现为非肾病水平蛋白尿的患者，应主要使用降蛋白尿及抗高血压药物的治疗，需要根据系统性红斑狼疮肾外表现的程度来决定糖皮质激素和免疫抑制剂的治疗。对于表现为肾病水平蛋白尿的患者，应联合使用糖皮质激素及免疫抑制剂治疗，如：环磷酰胺、钙调神经蛋白抑制剂、霉酚酸酯或硫唑嘌呤。

应用免疫抑制剂治疗肾病性蛋白尿的Ⅴ型狼疮性肾炎患者证据如下：目前仅有一项小型随机对照试验（每种治疗方案入组15例患者）就对Ⅴ型狼疮性肾炎患者使用激素联合免疫抑制剂治疗进行了比较[188]。该项队列研究包括了黑种人、西班牙裔及白种人的美国人群，比较了在使用泼尼松的基础上分别加用环磷酰胺或环孢素的效果。研究证实两组均能显著提高治疗反应（12个月时的完全缓解率分别为40% ~ 50%及14%）。但应用环孢素治疗的患者（1年中40%复发）较应用环磷酰胺的患者（48个月中无复发）相比更容易在治疗停止后出现复发。进一步的多因素分析表明，初始蛋白尿大于5g/d为不能获得缓解的唯一独立预测因素，而不能获得持续缓解则为肾功能下降的危险因素。

目前仅有一些在Ⅴ型狼疮性肾炎患者中使用MMF及硫唑嘌呤合用/不合用糖皮质激素治疗的小型、非对照、回顾性研究或开放性研究[189-192]。总的来看，这些研究显示6 ~ 12个月时的完全缓解率为40% ~ 60%。一项小型开放性研究在Ⅴ型狼疮中使用他克莫司，显示在6个月内的完全缓解率为39%。以上这些治疗方法尚需更多的随机对照试验验证后方可予以推荐。

Ⅴ型合并Ⅲ型或Ⅳ型狼疮性肾炎的患者预后可能更差，应选择与增生性病变同样的治疗方案[193]。

5. Ⅵ型狼疮性肾炎（进展硬化型狼疮性肾炎）　此型患者应根据狼疮肾外表现的程度决定是否使用糖皮质激素及免疫抑制治疗。

最后，以上内容中涉及的各种免疫抑制剂的药效和副作用总结如表15-1-0-6。

（二）对于狼疮性肾炎复发的处理

原则：在完全缓解或部分缓解后的狼疮性肾炎复发，应重新开始初始治疗及维持治疗，可参考之前有效的方案。若重新应用原治疗方案将使患者面临环磷酰胺累积过量的风险时，建议换用非环磷酰胺的初始治疗方案。狼疮性肾炎复发时若考虑病理分型有所改变，或不能确定血肌酐升高和/或蛋白尿的加重是由于疾病活动还是慢性病变导致时，可重复肾活检。

狼疮性肾炎可能会自发地从一种类型转变成另一种类型，最常见的转变是从Ⅲ型转为Ⅳ型[194]。特别是最近的一项回顾性研究显示，与临床相关的转型更多见于由非增生性病变转为增生性病变，反之则少见[195]。以下是提示可能出现转型的一些线索如：进展为肾病范围内的蛋白尿、尿沉渣镜检出现活动性改变等，当然，最后的确诊仍需肾活检。

表 15-1-0-6 治疗狼疮性肾炎的免疫抑制剂的作用及主要副作用

免疫抑制剂	作用	主要副作用
泼尼松龙	高效	免疫力低下，高血压，糖尿病，高血脂，库欣综合征，骨质疏松，股骨头缺血性坏死，消化性溃疡，情绪易波动，青光眼，肌病，体重增加
环磷酰胺	高效	免疫力低下，脱发，肝功能损伤，骨髓抑制，性腺毒性，出血性膀胱炎，致畸，肿瘤发生率增加
硫唑嘌呤	有效，耐受性好	免疫力下降，骨髓抑制，胃肠道不适，肝功能异常
MMF	高效，耐受性好	免疫力低下，胃肠道不适，贫血
环孢素	对蛋白尿较有效	免疫力低下，高血压，肾毒性，神经毒性，上肢震颤，牙龈增生，高血钾，高脂血症

对某一患者个体而言，狼疮性肾炎复发的诊断需要依靠以下一些临床标准如：尿沉渣的改变，尿蛋白排泄率的变化，血肌酐值相对于基线的改变等。目前尚无对狼疮性肾炎复发的统一定义；表 15-1-0-7[196-200] 列出的是来自数个已发表研究中所用到的标准。血清补体成分水平的下降及抗双链 DNA 抗体滴度的升高同样支持复发的诊断，但不是必要条件。

表 15-1-0-7 狼疮性肾炎复发的诊断和分类标准

肾脏病轻度复发	肾脏病中度复发	肾脏病严重复发
肾小球源性血尿增加，每个高倍镜视野从 <5 个红细胞上升到 >15 个红细胞； 同时伴有 每个高倍镜视野≥ 2 个棘形红细胞； 和 / 或 再次出现≥ 1 个红细胞管型，白细胞管型（非感染），或两者都有	如果肌酐基线值： <2.0mg/dl，则增加量为 0.20 ～ 1.0mg/dl； ≥ 2.0mg/dl，则增加量为 0.40 ～ 1.5mg/dl； 和 / 或 如果尿蛋白 / 肌酐基线值： <0.5，则增加量为≥ 1.0； 0.5 ～ 1.0，则增加量为≥ 2.0，但绝对增加量 <5.0； >1.0，则增加量≥ 2 倍，但绝对增加量 <5.0	如果肌酐基线值： <2mg/dl，则增加量 >1.0mg/dl； ≥ 2mg/dl，则增加量 >1.5mg/dl； 和 / 或 尿蛋白 / 肌酐的绝对增加量 >5.0

（三）对于难治性狼疮性肾炎的处理

原则：在完成初始治疗后，对血肌酐和/或蛋白尿仍持续恶化者，应考虑重复肾活检来区分是活动性病变还是瘢痕性（慢性）损伤。对血肌酐和/或蛋白尿持续恶化、且肾活检显示仍有活动性病变者，应使用初始诱导治疗的替代方案。对于那些用了不止一种的推荐的初始诱导治疗方案但仍然没有效果的耐药患者，建议考虑用静脉注射丙种球蛋白、钙调素抑制剂或者利妥昔单抗等方法治疗。难治性病例约占总人数的10% ～ 20%。需要指出的是，对于那些真正难治的病例，如前所述，需要仔细结合病理评估是否存在新月体性肾炎、血栓性微血管病、足细胞病或肾小管间质性肾病，而制定合理的治疗方案。

目前对于难治性狼疮性肾炎尚无统一的定义。如果使用传统的环磷酰胺治疗没有成功，且非环磷酰胺疗法也无效，那么该患者就考虑为难治性病例。如果重复肾活检证实了活动性病变是引起临床指标持续性异常的原因，则没有更确切的信息来指导治疗。而下面介绍“挽救性”治疗仅为小样本观察性研究，仅能提供有限的帮助。

应用静脉输注丙种球蛋白治疗难治型病例的证据质量并不高。这种治疗方法仅被应用于一小部分增生性狼疮性肾炎的患者，且其结果显示与环磷酰胺相似[201]。而静脉输入的丙种球蛋白的一些成分（含有蔗糖的）有肾毒性，因此，这种方法最好应该避免应用于已有肾损害的患者。

有关使用小剂量的环孢素［2.5mg/（kg・d）］治疗难治性狼疮性肾炎的证据有限，多来自于小样本的前瞻性、开放性研究[202,203]。他们发现，尽管未能改善患者的肾功能，但是大部分患者的蛋白尿减少，血尿缓解，并可减少糖皮质激素的剂量。同样地，一项针对依赖糖皮质激素的狼疮性肾炎患者中使用他克莫司（3mg/d）的前瞻性研究显示，蛋白尿和C3的水平都有所改善[204]。

对难治性狼疮性肾炎患者使用利妥昔单抗治疗的证据仅来源于一些小样本、开放性研究。其纳入的大部分患者均是对以上提到的多种传统治疗抵抗。因此，利妥昔单抗应被视为常规疗法无效时的一种“挽救性”的治疗，即其不推荐其作为对增生性狼疮性肾炎患者的初始治疗的补充。

六、狼疮性肾炎和怀孕

原则：KDIGO指南指出，建议本病女性患者应该延迟妊娠，直到狼疮性肾炎完全缓解。在怀孕期间，不使用环磷酰胺、MMF、ACEI和ARB，而可以继续使用羟氯喹。狼疮性肾炎患者如在妊娠期间复发，应该接受糖皮质激素的治疗，同时根据复发的严重程度，必要时可考虑使用硫唑嘌呤治疗。如果患者在妊娠期间正在接受糖皮质激素或者硫唑嘌呤的治疗，在妊娠期间以及分娩后的至少3个月内不应将药物减量。在妊娠期间可使用小剂量的阿司匹林以降低胎儿流产的风险。

以下的几个回顾性研究评估了狼疮性肾炎患者的胎儿流产风险。在一个包含78例孕妇的对照研究中，有或没有狼疮性肾炎病史孕妇组间流产发生率没有差异[205]。狼疮性肾炎已经缓解的孕妇，流产率约为8% ~ 13%[206-208]。但是如果肾炎有活动，则其流产率可显著增高至35%[208]。除了狼疮性肾炎的临床活动度之外，低补体血症也是流产的危险因素，而应用小剂量的阿司匹林可能具有保护作用。在另一项包含了113例有狼疮和狼疮性肾炎的孕妇的回顾性研究中，低补体血症预测流产的相对危险度是19，而应用了阿司匹林以后则可把相对危险度降至0.11[206]。但由于这个研究中的患者都是白种人，因此其结果并不能推广至其他人种。

在妊娠中应继续使用羟氯喹，因为一旦撤药，往往会导致狼疮，包括狼疮性肾炎的复发[209]。

对于狼疮性肾炎并且怀孕的患者，其肾脏可能还面临有其他的风险，但是目前的研究结果并不完全一致。一项研究显示，无论狼疮性肾炎患者怀孕与否，其肾脏病的复发和肾功能的进行性恶化程度均没有差异[205]。而其他研究则显示，如果狼疮性肾炎仅达到部分缓解，或者尿蛋白多于1g/d，或者有肾损害，其一旦怀孕，其肾脏病的复发则更加常见[206,208]。有研究显示，狼疮性肾炎患者在妊娠或妊娠后肾脏病的总复发率约为10% ~ 69%[205-208]。

七、儿童中的狼疮性肾炎

原则：KDIGO指南指出，对儿童狼疮性肾炎患者的治疗同成人，但需根据体表面积和肾小球滤过率调整用药剂量。

八、小结与展望

过去几十年以来，狼疮性肾炎患者的预后已得到显著改善：20世纪60年代报告的5年生存率只有70%，而近年报告的10年生存率超过90%，这主要得益于人们对于该病发病机制的深入了解、对于病理表型的合理分类以及药物的合理使用。然而，随着该病生存率的提高，对于其长期并发症以及患者生活质量的改善就变得十分重要了，尤其是感染以及心脑血管事件的预防。如何利用新型的无创“生物学标记物”对于该病进行早期诊断、预测疗效？如何基于循证对于患者实施个体化的治疗方案？即以不同的发病机制为理论基础，参考不同的肾脏病理分型的形态学特点，给予“精准”的靶点治疗，以最大限度发挥药物的正向作用，将副作用的风险降到最低等仍然是未来需要回答的问题。

（于　峰　赵明辉）

参考文献

1. CAMERON JS. Lupus nephritis. J Am Soc Nephrol, 1999, 10(2):413-424.
2. 王海燕 . 肾脏病学 . 3 版 . 北京:人民卫生出版社 , 2008 :1321-1342.
3. JOHNSON R, FLOEGE J, FEEHALY J. Comprehensive Clinical Nephrology. St. Louis:Elsevier, 2010.
4. RAHMAN A, ISENBERG DA. Systemic lupus erythematosus. N Engl J Med, 2008, 358:929-939.
5. WALLACE DJ, HAHN BH. Dubois'Lupus Erythematosus. 7th ed. Philadelphia:Lippincott Williams& Wilkins, 2007:34-43.
6. WALDMAN M, APPEL GB. Update on the treatment of lupus nephritis. Kidney Int, 2006, 70:1403-1412.
7. WALLACE DJ, HAHN BH. Dubois'Lupus Erythematosus. 7th ed. Philadelphia: Lippincott Williams& Wilkins, 2007:1094-1112.
8. MASSARY S, GLASSOCK R. Text of Kidney Disease. St. Louis: Williams &Wilkins, 2000:787-797.
9. SALMON J, MILLARD S, SCHACTER L, et al. Fcgamma RIIA alleles are heritable risk factors for lupus nephritis in African-Americans. J clin Invest, 1996, 97:1348-1354.
10. WALLACE DJ, HAHN BH. Dubois'Lupus Erythematosus. 7th ed. Philadelphia: Lippincott Williams & Wilkins, 2007:46-53.
11. WALDMAN M, MADAIO MP. Pathogenic autoantibodies in lupus nephritis. Lupus, 2005, 14(1):19-24.
12. HARLEY IT, KAUFMAN KM, LANGEFELD CD, et al. Genetic susceptibility to SLE: new insights from fine mapping and genome-wide association studies. Nat Rev Genet, 2009, 10(5):285-290.
13. Harley IT, KAUFMAN KM, LANGEFELD CD, et al. Pathogenesis of kidney disease in systemic lupus erythematosus. Curr Opin Rheumatol, 2009, (21):489-494.
14. CHUNG SA, BROWN EE, ADRIENNE H. Lupus nephritis susceptibility loci in women with systemic lupus erythematosus. J Am Soc Nephrol, 2014, 25(12):2859-2870.
15. LAURENCE MOREL. Genetics of human lupus nephritis. Semin Nephrol, 2007, 27(1):2-11.
16. PAN CF, WU CJ, CHEN HH, et al. Molecular analysis of HLA-DRB1 allelic associations with systemic lupus erythematous and lupus nephritis in Taiwan. Lupus, 2009, 18(8): 698-704.
17. MUNOZ LE, LAUBER K, SCHILLER M, et al. The role of defective clearance of apoptotic cells in systemic autoimmunity. Nat Rev Rheumatol, 2010, 6(5): 280-289.
18. RAVICHANDRAN KS, LORENZ U. Engulfment of apoptotic cells: signals for a good meal. Nat Rev Immunol, 2007, 7(12): 964-974.
19. ZHANG X, MOSSER DM. Macrophage activation by endogenous danger signals. J Pathol, 2008, 214(2): 161-178.
20. GALLUZZI L, AARONSON SA, ABRAMS J, et al. Guidelines for the use and interpretation of assays for monitoring cell death in higher eukaryotes. Cell Death Differ, 2009, 16(8): 1093-1107.
21. URBONAVICIUTE V, FURNROHR BG, MEISTER S, et al. Induction of inflammatory and immune responses by HMGB1-nucleosome complexes: implications for the pathogenesis of SLE. J Exp Med, 2008, 205(13): 3007-3018.
22. ROSEN A, CASCIOLA-ROSEN L. Autoantigens as substrates for apoptotic proteases: implications for the pathogenesis of systemic autoimmune disease. Cell Death Differ, 1999, 6(1): 6-12.
23. KONO H, ROCK KL. How dying cells alert the immune system to danger. Nat Rev Immunol, 2008, 8(4): 279-289.
24. SAVILL J, DRANSFIELD I, GREGORY C, et al. A blast from the past: clearance of apoptotic cells regulates immune responses. Nat Rev Immunol, 2002, 2(12): 965-975.
25. SILVA MT, DO VA, DOS SN. Secondary necrosis in multicellular animals: an outcome of apoptosis with pathogenic implications. Apoptosis, 2008, 13(4): 463-482.
26. MATZINGER P. The danger model: a renewed sense of self. Science, 2002, 296(5566): 301-305.
27. HEPBURN AL, LAMPERT IA, BOYLE JJ, et al. In vivo evidence for apoptosis in the bone marrow in systemic lupus erythematosus. Ann Rheum Dis, 2007, 66(8): 1106-1109.

28. KUHN A, HERRMANN M, KLEBER S, et al. Accumulation of apoptotic cells in the epidermis of patients with cutaneous lupus erythematosus after ultraviolet irradiation. Arthritis Rheum, 2006, 54(3): 939-950.
29. BAUMANN I, KOLOWOS W, VOLL RE, et al. Impaired uptake of apoptotic cells into tingible body macrophages in germinal centers of patients with systemic lupus erythematosus. Arthritis Rheum, 2002, 46(1): 191-201.
30. HERRMANN M, VOLL RE, ZOLLER OM, et al. Impaired phagocytosis of apoptotic cell material by monocyte-derived macrophages from patients with systemic lupus erythematosus. Arthritis Rheum, 1998, 41(7): 1241-1250.
31. MUNOZ LE, CHAURIO RA, GAIPL US, et al. MoMa from patients with systemic lupus erythematosus show altered adhesive activity. Autoimmunity, 2009, 42(4): 269-271.
32. TAS S W, QUARTIER P, BOTTO M, et al. Macrophages from patients with SLE and rheumatoid arthritis have defective adhesion in vitro, while only SLE macrophages have impaired uptake of apoptotic cells. Ann Rheum Dis, 2006, 65(2): 216-221.
33. LORENZ HM, GRUNKE M, HIERONYMUS T, et al. In vitro apoptosis and expression of apoptosis-related molecules in lymphocytes from patients with systemic lupus erythematosus and other autoimmune diseases. Arthritis Rheum, 1997, 40(2):306-317.
34. FUST G, KAVAI M, SZEGEDI G, et al. Evaluation of different methods for detecting circulating immune complexes. An inter-laboratory study. J Immunol Methods, 1980, 38(3-4): 281-289.
35. STANILOVA SA, SLAVOV ES. Comparative study of circulating immune complexes quantity detection by three assays–CIF-ELISA, C1q-ELISA and anti-C3 ELISA. J Immunol Methods, 2001, 253(1-2):13-21.
36. HEIDELBERGER M. Quantitative chemical studies on complement or Alexin: I. A method. J Exp Med, 1941, 73(6):681-694.
37. LAW SK, MINICH TM, LEVINE RP. Binding reaction between the third human complement protein and small molecules. Biochemistry, 1981, 20(26): 7457-7463.
38. HONG K, TAKATA Y, SAYAMA K, et al. Inhibition of immune precipitation by complement. J Immunol, 1984, 133(3):1464-1470.
39. FRIES LF, GAITHER TA, HAMMER CH, et al. C3b covalently bound to IgG demonstrates a reduced rate of inactivation by factors H and I. J Exp Med, 1984, 160(6): 1640-1655.
40. SCHIFFERLI JA, PETERS DK. Complement-mediated inhibition of immune precipitation Ⅱ. Analysis by sucrose density gradient ultracentrifugation. Clin Exp Immunol, 1982, 47(3): 563-569.
41. CORNACOFF JB, HEBERT LA, SMEAD WL, et al. Primate erythrocyte-immune complex-clearing mechanism. J Clin Invest, 1983, 71(2): 236-247.
42. EDBERG JC, TOSIC L, WRIGHT EL, et al. Quantitative analyses of the relationship between C3 consumption, C3b capture, and immune adherence of complement-fixing antibody/DNA immune complexes. J Immunol, 1988, 141(12): 4258-4265.
43. TAYLOR RP, BURGE J, HORGAN C, et al. The complement-mediated binding of soluble antibody/dsDNA immune complexes to human neutrophils. J Immunol, 1983, 130(6): 2656-2662.
44. PACCAUD JP, STEIGER G, SJOHOLM AG, et al. Tetanus toxoid-anti-tetanus toxoid complexes: a potential model to study the complement transport system for immune complex in humans. Clin Exp Immunol, 1987, 69(2): 468-476.
45. AARDEN LA, DE GROOT ER, LAKMAKER F. Immunology of DNA. V. Analysis of DNA/anti-DNA complexes. J Immunol Methods, 1976, 13(3-4): 241-252.
46. LENNEK R, BALDWIN AJ, WALLER SJ, et al. Studies of the physical biochemistry and complement-fixing properties of DNA/anti-DNA immune complexes. J Immunol, 1981, 127(2): 602-608.
47. MJELLE JE, REKVIG OP, FENTON KA. Nucleosomes possess a high affinity for glomerular laminin and collagen Ⅳ and bind nephritogenic antibodies in murine lupus-like nephritis. Ann Rheum Dis, 2007, 66(12): 1661-1668.
48. CHAN TM, LEUNG JK, HO SK, et al. Mesangial cell-binding anti-DNA antibodies in patients with systemic

lupus erythematosus. J Am Soc Nephrol, 2002, 13(5): 1219-1229.

49. YUNG S, CHEUNG KF, ZHANG Q, et al. Anti-dsDNA antibodies bind to mesangial annexin Ⅱ in lupus nephritis. J Am Soc Nephrol, 2010, 21(11): 1912-1927.

50. DU H, CHEN M, ZHANG Y, et al. Cross-reaction of anti-DNA autoantibodies with membrane proteins of human glomerular mesangial cells in sera from patients with lupus nephritis. Clin Exp Immunol, 2006, 145(1): 21-27.

51. DU H, CHEN M, ZHANG Y, et al. Non-DNA-binding antibodies in patients with lupus nephritis could recognize membrane proteins of glomerular mesangial cells. J Clin Immunol, 2006, 26(2): 138-144.

52. DEOCHARAN B, QING X, LICHAUCO J, et al. Alpha-actinin is a cross-reactive renal target for pathogenic anti-DNA antibodies. J Immunol, 2002, 168(6): 3072-3078.

53. ZYKOVA SN, SEREDKINA N, BENJAMINSEN J, et al. Reduced fragmentation of apoptotic chromatin is associated with nephritis in lupus-prone (NZB x NZW)F(1) mice. Arthritis Rheum, 2008, 58(3): 813-825.

54. MORTENSEN ES, FENTON KA, REKVIG OP. Lupus nephritis: the central role of nucleosomes revealed. Am J Pathol, 2008, 172(2): 275-283.

55. BASNAKIAN AG, APOSTOLOV EO, YIN X, et al. Cisplatin nephrotoxicity is mediated by deoxyribonuclease I. J Am Soc Nephrol, 2005, 16(3): 697-702.

56. AL-MAYOUF SM, SUNKER A, ABDWANI R, et al. Loss-of-function variant in DNASE1L3 causes a familial form of systemic lupus erythematosus. Nat Genet, 2011, 43(12): 1186-1188.

57. SEREDKINA N, ZYKOVA SN, REKVIG OP. Progression of murine lupus nephritis is linked to acquired renal Dnase1 deficiency and not to up-regulated apoptosis. Am J Pathol, 2009, 175(1): 97-106.

58. MARTINEZ-VALLE F, BALADA E, ORDI-ROS J, et al. DNase1 activity in systemic lupus erythematosus patients with and without nephropathy. Rheumatol Int, 2010, 30(12): 1601-1604.

59. FENTON K, FISMEN S, HEDBERG A, et al. Anti-dsDNA antibodies promote initiation, and acquired loss of renal Dnase1 promotes progression of lupus nephritis in autoimmune (NZBxNZW)F1 mice. PLoS One, 2009, 4(12): e8474.

60. TRUEDSSON L, BENGTSSON AA, STURFELT G. Complement deficiencies and systemic lupus erythematosus. Autoimmunity, 2007, 40(8): 560-566.

61. ELLIOTT MK, JARMI T, RUIZ P, et al. Effects of complement factor D deficiency on the renal disease of MRL/lpr mice. Kidney Int, 2004, 65(1): 129-138.

62. SEKINE H, KINSER TT, QIAO F, et al. The benefit of targeted and selective inhibition of the alternative complement pathway for modulating autoimmunity and renal disease in MRL/lpr mice. Arthritis Rheum, 2011, 63(4): 1076-1085.

63. SEKINE H, RUIZ P, GILKESON GS, et al. The dual role of complement in the progression of renal disease in NZB/W F(1) mice and alternative pathway inhibition. Mol Immunol, 2011, 49(1-2): 317-323.

64. BAO L, HAAS M, QUIGG RJ. Complement factor H deficiency accelerates development of lupus nephritis. J Am Soc Nephrol, 2011, 22(2): 285-295.

65. WENDERFER SE, KE B, HOLLMANN TJ, et al. C5a receptor deficiency attenuates T cell function and renal disease in MRLlpr mice. J Am Soc Nephrol, 2005, 16(12): 3572-3582.

66. AGNELLO V, KOFFLER D, EISENBERG JW, et al. C1q precipitins in the sera of patients with systemic lupus erythematosus and other hypocomplementemic states: characterization of high and low molecular weight types. J Exp Med, 1971, 134(3): 228-241.

67. ANTES U, HEINZ HP, LOOS M. Evidence for the presence of autoantibodies to the collagen-like portion of C1q in systemic lupus erythematosus. Arthritis Rheum, 1988, 31(4): 457-464.

68. UWATOKO S, MANNIK M. Low-molecular weight C1q-binding immunoglobulin G in patients with systemic lupus erythematosus consists of autoantibodies to the collagen-like region of C1q. J Clin Invest, 1988, 82(3): 816-824.

69. UWATOKO S, AOTSUKA S, OKAWA M, et al. Characterization of C1q-binding IgG complexes in systemic lupus erythematosus. Clin Immunol Immunopathol, 1984, 30(1): 104-116.

70. SIEGERT C, DAHA M, WESTEDT ML, Et al. IgG autoantibodies against C1q are correlated with nephritis, hypocomplementemia, and dsDNA antibodies in systemic lupus erythematosus. J Rheumatol, 1991, 18(2): 230-234.

71. TRENDELENBURG M, LOPEZ-TRASCASA M, POTLUKOVA E, et al. High prevalence of anti-C1q antibodies in biopsy-proven active lupus nephritis. Nephrol Dial Transplant, 2006, 21(11): 3115-3121.

72. MARTO N, BERTOLACCINI ML, CALABUIG E, et al. Anti-C1q antibodies in nephritis: correlation between titres and renal disease activity and positive predictive value in systemic lupus erythematosus. Ann Rheum Dis, 2005, 64(3): 444-448.

73. SINICO RA, RADICE A, IKEHATA M, et al. Anti-C1q autoantibodies in lupus nephritis: prevalence and clinical significance. Ann N Y Acad Sci, 2005, 1050: 193-200.

74. FANG QY, YU F, TAN Y, et al. Anti-C1q antibodies and IgG subclass distribution in sera from Chinese patients with lupus nephritis. Nephrol Dial Transplant, 2009, 24(1): 172-178.

75. COREMANS IE, SPRONK PE, BOOTSMA H, et al. Changes in antibodies to C1q predict renal relapses in systemic lupus erythematosus. Am J Kidney Dis, 1995, 26(4): 595-601.

76. MORONI G, RADICE A, GIAMMARRESI G, et al. Are laboratory tests useful for monitoring the activity of lupus nephritis? A 6-year prospective study in a cohort of 228 patients with lupus nephritis. Ann Rheum Dis, 2009, 68(2): 234-237.

77. UWATOKO S, AOTSUKA S, OKAWA M, et al. C1q solid-phase radioimmunoassay: evidence for detection of antibody directed against the collagen-like region of C1q in sera from patients with systemic lupus erythematosus. Clin Exp Immunol, 1987, 69(1): 98-106.

78. DELIYSKA B, TSACHEVA I, RADANOVA M, et al. Lupus nephritis sera contain autoantibodies that recognize epitopes within the globular fragment of C1q. Med Pregl, 2007, 60 Suppl 2: 25-27.

79. TSACHEVA I, RADANOVA M, TODOROVA N, et al. Detection of autoantibodies against the globular domain of human C1q in the sera of systemic lupus erythematosus patients. Mol Immunol, 2007, 44(8): 2147-2151.

80. RADANOVA M, VASILEV V, DELIYSKA B, et al. Anti-C1q autoantibodies specific against the globular domain of the C1qB-chain from patient with lupus nephritis inhibit C1q binding to IgG and CRP. Immunobiology, 2012, 217(7):684-691.

81. TAN Y, ZHOU W, YU F, et al. Detection of anti-C1q antibodies and anti-C1q globular head domain antibodies in sera from Chinese patients with lupus nephritis. Mol Immunol, 2009, 46(11-12): 2178-2182.

82. SCHALLER M, BIGLER C, DANNER D, et al. Autoantibodies against C1q in systemic lupus erythematosus are antigen-driven. J Immunol, 2009, 183(12): 8225-8231.

83. GOLAN MD, BURGER R, LOOS M. Conformational changes in C1q after binding to immune complexes: detection of neoantigens with monoclonal antibodies. J Immunol, 1982, 129(2):445-447.

84. GABORIAUD C, THIELENS NM, GREGORY LA, et al. Structure and activation of the C1 complex of complement: unraveling the puzzle. Trends Immunol, 2004, 25(7): 368-373.

85. BIGLER C, SCHALLER M, PERAHUD I, et al. Autoantibodies against complement C1q specifically target C1q bound on early apoptotic cells. J Immunol, 2009, 183(5): 3512-3521.

86. SIEGERT CE, DAHA MR, HALMA C, et al. IgG and IgA autoantibodies to C1q in systemic and renal diseases. Clin Exp Rheumatol, 1992, 10(1): 19-23.

87. HASELEY LA, WISNIESKI JJ, DENBURG MR, et al. Antibodies to C1q in systemic lupus erythematosus: characteristics and relation to Fc gamma RIIA alleles. Kidney Int, 1997, 52(5): 1375-1380.

88. SIEGERT CE, DAHA MR, VAN DER VOORT EA, et al. IgG and IgA antibodies to the collagen-like region of C1q in rheumatoid vasculitis. Arthritis Rheum, 1990, 33(11): 1646-1654.

89. WU J, EDBERG JC, REDECHA PB, et al. A novel polymorphism of FcgammaRIIIa (CD16) alters receptor function and predisposes to autoimmune disease. J Clin Invest, 1997, 100(5): 1059-1070.

90. TROUW LA, SEELEN MA, DUIJS JM, et al. Glomerular deposition of C1q and anti-C1q antibodies in mice following injection of antimouse C1q antibodies. Clin Exp Immunol, 2003, 132(1): 32-39.

91. TROUW LA, SEELEN MA, VISSEREN R, et al. Anti-C1q autoantibodies in murine lupus nephritis. Clin Exp Immunol, 2004, 135(1): 41-48.

92. TROUW LA, GROENEVELD TW, SEELEN MA, et al. Anti-C1q autoantibodies deposit in glomeruli but are only pathogenic in combination with glomerular C1q-containing immune complexes. J Clin Invest, 2004, 114(5): 679-688.

93. PANG Y, YANG XW, SONG Y, et al. Anti-C1q autoantibodies from active lupus nephritis patients could inhibit the clearance of apoptotic cells and complement classical pathway activation mediated by C1q in vitro. Immunobiology, 2014, 219(12):980-989.

94. PAWAR RD, PITASHNY M, GINDEA S, et al. Neutrophil gelatinase associated lipocalin is instrumental in the pathogenesis of antibody-mediated nephritis. Arthritis Rheum, 2012, 64(5):1620-1631.

95. YUNG S, TSANG RC, LEUNG JK, et al. Increased mesangial cell hyaluronan expression in lupus nephritis is mediated by anti-DNA antibody-induced IL-1beta. Kidney Int, 2006, 69(2): 272-280.

96. CHAN OT, HANNUM LG, HABERMAN AM, et al. A novel mouse with B cells but lacking serum antibody reveals an antibody-independent role for B cells in murine lupus. J Exp Med, 1999, 189(10): 1639-1648.

97. SCHIFFER L, SINHA J, WANG X, et al. Short term administration of costimulatory blockade and cyclophosphamide induces remission of systemic lupus erythematosus nephritis in NZB/W F1 mice by a mechanism downstream of renal immune complex deposition. J Immunol, 2003, 171(1): 489-497.

98. HASE K, TANI K, SHIMIZU T, et al. Increased CCR4 expression in active systemic lupus erythematosus. J Leukoc Biol, 2001, 70(5): 749-755.

99. LI Y, HARADA T, JUANG YT, et al. Phosphorylated ERM is responsible for increased T cell polarization, adhesion, and migration in patients with systemic lupus erythematosus. J Immunol, 2007, 178(3): 1938-1947.

100. CRISPIN JC, KEENAN BT, FINNELL MD, et al. Expression of CD44 variant isoforms CD44v3 and CD44v6 is increased on T cells from patients with systemic lupus erythematosus and is correlated with disease activity. Arthritis Rheum, 2010, 62(5): 1431-1437.

101. CRISPIN JC, OUKKA M, BAYLISS G, et al. Expanded double negative T cells in patients with systemic lupus erythematosus produce IL-17 and infiltrate the kidneys. J Immunol, 2008, 181(12): 8761-8766.

102. FAN X, OERTLI B, WUTHRICH RP. Up-regulation of tubular epithelial interleukin-12 in autoimmune MRL-Fas(lpr) mice with renal injury. Kidney Int, 1997, 51(1): 79-86.

103. FAN X, WUTHRICH RP. Upregulation of lymphoid and renal interferon-gamma mRNA in autoimmune MRL-Fas(lpr) mice with lupus nephritis. Inflammation, 1997, 21(1): 105-112.

104. PEREZ DLG, MAIER H, NIETO E, et al. Chemokine expression precedes inflammatory cell infiltration and chemokine receptor and cytokine expression during the initiation of murine lupus nephritis. J Am Soc Nephrol, 2001, 12(7): 1369-1382.

105. TESCH G H, MAIFERT S, SCHWARTING A, et al. Monocyte chemoattractant protein 1-dependent leukocytic infiltrates are responsible for autoimmune disease in MRL-Fas(lpr) mice. J Exp Med, 1999, 190(12): 1813-1824.

106. SHIMIZU S, NAKASHIMA H, MASUTANI K, et al. Anti-monocyte chemoattractant protein-1 gene therapy attenuates nephritis in MRL/lpr mice. Rheumatology (Oxford), 2004, 43(9): 1121-1128.

107. KULKARNI O, PAWAR RD, PURSCHKE W, et al. Spiegelmer inhibition of CCL2/MCP-1 ameliorates lupus nephritis in MRL-(Fas)lpr mice. J Am Soc Nephrol, 2007, 18(8): 2350-2358.

108. COLONNA M, TRINCHIERI G, LIU YJ. Plasmacytoid dendritic cells in immunity. Nat Immunol, 2004, 5(12): 1219-1226.

109. CHAN RW, LAI FM, LI EK, et al. Imbalance of Th1/Th2 transcription factors in patients with lupus nephritis. Rheumatology (Oxford), 2006, 45(8): 951-957.

110. CHAN RW, LAI FM, LI EK, et al. Intrarenal cytokine gene expression in lupus nephritis. Ann Rheum Dis, 2007, 66(7): 886-892.

111. TUCCI M, QUATRARO C, LOMBARDI L, et al. Glomerular accumulation of plasmacytoid dendritic cells in active lupus nephritis: role of interleukin-18. Arthritis Rheum, 2008, 58(1): 251-262.

112. TUCCI M, LOMBARDI L, RICHARDS HB, et al. Overexpression of interleukin-12 and T helper 1 predominance in lupus nephritis. Clin Exp Immunol, 2008, 154(2): 247-254.
113. MENKE J, BORK T, KUTSKA B, et al. Targeting transcription factor Stat4 uncovers a role for interleukin-18 in the pathogenesis of severe lupus nephritis in mice. Kidney Int, 2011, 79(4): 452-463.
114. SCHWARTING A, TESCH G, KINOSHITA K, et al. IL-12 drives IFN-gamma-dependent autoimmune kidney disease in MRL-Fas(lpr) mice. J Immunol, 1999, 163(12): 6884-6891.
115. KIKAWADA E, LENDA DM, KELLEY VR. IL-12 deficiency in MRL-Fas(lpr) mice delays nephritis and intrarenal IFN-gamma expression, and diminishes systemic pathology. J Immunol, 2003, 170(7): 3915-3925.
116. MJELLE JE, KALAAJI M, REKVIG OP. Exposure of chromatin and not high affinity for dsDNA determines the nephritogenic impact of anti-dsDNA antibodies in (NZBxNZW)F1 mice. Autoimmunity, 2009, 42(2): 104-111.
117. MORI Y, KISHIMOTO N, YAMAHARA H, Et al. Predominant tubulointerstitial nephritis in a patient with systemic lupus nephritis. Clin Exp Nephrol, 2005, 9(1):79-84.
118. HAYAKAWA S, NAKABAYASHI K, KARUBE M, et al. Tubulointerstitial immune complex nephritis in a patient with systemic lupus erythematosus: role of peritubular capillaritis with immune complex deposits in the pathogenesis of the tubulointerstitial nephritis. Clin Exp Nephrol, 2006, 10(2):146-151.
119. TAN EM, COHEN AS, FRIES JF, et al. The 1982 revised criteria for the classification of systemic lupus erythematosus. Arthritis Rheum, 1982, 25(11):1271-1277.
120. HOCHBERG MC. Updating the American College of Rheumatology revised criteria for the classification of systemic lupus erythematosus. Arthritis Rheum, 1997, 40(9):1725.
121. PETRI M. Systemic Lupus International Collaborating Clinic (SLICC): SLICC Revision of the ACR Classification Criteria for SLE. Arthritis Rheum, 2009, 60:895.
122. 于峰，赵明辉．狼疮性肾炎的诊断治疗与研究进展．中国实用内科杂志，2006, 26(12):956-960.
123. WEENING JJ, D'AGATI VD, SCHWARTZ MM, et al. The classification of glomerulonephritis in systemic lupus erythematosus revisited. J Am Soc Nephrol, 2004, 15(2):241-250.
124. NAJAFI CC, KORBET SM, LEWIS EJ, et al. Significance of histologic patterns of glomerular injury upon long-term prognosis in severe lupus glomerulonephritis. Kidney Int, 2001, 59(6):2156-2163.
125. MITTAL B, HURWITZ S, RENNKE H, et al. New subcategories of class Ⅳ lupus nephritis: are there clinical, histologic, and outcome differences? Am J Kidney Dis, 2004, 44(6): 1050-1059.
126. YOKOYAMA H, WADA T, HARA A, et al. The outcome and a new ISN/RPS 2003 classification of lupus nephritis in Japanese. Kidney Int, 2004, 66(6): 2382-2388.
127. HILL GS, DELAHOUSSE M, NOCHY D, et al. Class Ⅳ-S versus class Ⅳ-G lupus nephritis: clinical and morphologic differences suggesting different pathogenesis. Kidney Int, 2005, 68(5): 2288-2297.
128. KIM YG, KIM HW, CHO YM, et al. The difference between lupus nephritis class Ⅳ-G and Ⅳ-S in Koreans: focus on the response to cyclophosphamide induction treatment. Rheumatology (Oxford), 2008, 47(3):311-314.
129. YU F, TAN Y, WU LH, et al. Class Ⅳ-G and Ⅳ-S lupus nephritis in Chinese patients: a large cohort study from a single center. Lupus, 2009, 18(12):1073-1081.
130. HARING CM, RIETVELD A, VAN DEN BRAND JA, et al. Segmental and global subclasses of class Ⅳ lupus nephritis have similar renal outcomes. J Am Soc Nephrol, 2012, 23(1):149-154.
131. NASR SH, D'AGATI VD, PARK HR, et al. Necrotizing and crescentic lupus nephritis with antineutrophil cytoplasmic antibody seropositivity. Clin J Am Soc Nephrol, 2008, 3(3):682-690.
132. YU F, TAN Y, LIU G, et al. Clinicopathological characteristics and outcomes of patients with crescentic lupus nephritis. Kidney Int, 2009, 76(3):307-317.
133. YU F, WU LH, TAN Y, et al. Tubulointerstitial lesions of patients with lupus nephritis classified by the 2003 International Society of Nephrology and Renal Pathology Society system. Kidney Int, 2010, 77(9): 820-829.
134. APPEL GB, PIRANI CL, D'AGATI V. Renal vascular complications of systemic lupus erythematosus. J Am Soc Nephrol, 1994, 4(8): 1499-1515.
135. WU LH, YU F, TAN Y, et al. Inclusion of renal vascular lesions in the 2003 ISN/RPS system for classifying

lupus nephritis improves renal outcome predictions. Kidney Int, 2013, 83(4):715-723.

136. SONG DI, WU LH, WANG FM, et al. The Spectrum of Renal Thrombotic Microangiopathy in Lupus Nephritis. Arthritis Res Ther, 2013, 15(1):R12.

137. YU F, TAN Y, ZHAO MH. Lupus nephritis combined with renal injury due to thrombotic thrombocytopaenic purpura-haemolytic uraemic syndrome. Nephrol Dial Transplant, 2010, 25(1):145-152.

138. CHU H, WU LH, SONG D, et al. Noninflammatory Necrotizing Vasculopathy in Lupus Nephritis: A Single Center Experience. Lupus, 2014, 23(1):20-30.

139. WANG Y, YU F, SONG D, et al. Podocyte involvement in lupus nephritis aased on the 2003 ISN/RPS system: a large cohort study from a single center. Rheumatology, 2014, 53(7):1235-1244.

140. TSAKONAS E, JOSEPH L, ESDAILE JM, et al. A long-term study of hydroxychloroquine withdrawal on exacerbations in systemic lupus erythematosus. The Canadian hydroxychloroquine study group. Lupus, 1998, 7(2): 80-85.

141. SISO A, RAMOS-CASALS M, BOVE A, et al. Previous antimalarial therapy in patients diagnosed with lupus nephritis: influence on outcomes and survival. Lupus, 2008, 17(4): 281-288.

142. KAISER R, CLEVELAND CM, CRISWELL LA. Risk and protective factors for thrombosis in systemic lupus erythematosus: results from a large, multi-ethnic cohort. Ann Rheum Dis, 2009, 68(2): 238-241.

143. PONS-ESTEL GJ, ALARCON GS, MCGWIN G, et al. Protective effect of hydroxychloroquine on renal damage in patients with lupus nephritis: LXV, data from a multiethnic US cohort. Arthritis Rheum, 2009, 61(6): 830-839.

144. AUSTIN HAR, KLIPPEL JH, BALOW JE, et al. Therapy of lupus nephritis. Controlled trial of prednisone and cytotoxic drugs. N Eng J Med, 1986, 314(10): 614-619.

145. GOURLEY MF, AUSTIN HA 3RD, SCOTT D, et al. Methylprednisolone and cyclophosphamide, alone or in combination, in patients with lupus nephritis. A randomized, controlled trial. Ann Intern Med, 1996, 125(7): 549-557.

146. DONADIO JV, HOLLEY KE, FERGUSON RH, et al. Treatment of diffuse proliferative lupus nephritis with prednisone and combined prednisone and cyclophosphamide. N Engl J Med, 1978, 299(21): 1151-1155.

147. BOUMPAS DT, AUSTIN HAR, VAUGHN EM, et al. Controlled trial of pulse methylprenisolone versus two regimens of pulse cyclophosphamide in severe lupus nephritis. Lancet, 1992, 340(8822): 741-745.

148. HOUSSIAU FA, VASCONCELOS C, D'CRUZ D, et al. Immunosuppressive therapy in lupus nephritis: the Euro-Lupus Nephritis Trial, a randomized trial of low-dose versus high-dose intravenous cyclophosphamide. Arthritis Rheum, 2002, 46(8): 2121-2131.

149. HOUSSIAU FA, VASCONCELOS C, D'CRUZ D, et al. The 10-year follow-up data of the Euro-Lupus Nephritis Trial comparing low-dose versus high-dose intravenous cyclophosphamide. Ann Rheum Dis, 2010, 69(1): 61-64.

150. MORONI G, DORIA A, MOSCA M, et al. A randomized pilot trial comparing cyclosporine and azathioprine for maintenance in diffuse lupus nephritis over four years. Clin J Am Soc Nephrol, 2006, 1(5): 925-932.

151. MCKINLEY A, PARK E, SPETIE DN, et al. Oral cyclophosphamide for lupus glomerulonephritis: An under-utilized therapeutic option. Clin J Am Soc Nephrol, 2009, 4(11):1754-1760.

152. CHAN TM, TSE KC, TANG CSO, et al. Long-term outcome of patients with diffuse proliferative lupus nephritis treated with prednisolone and oral cyclophosphamide followed by azathioprine. Lupus, 2005, 14(4): 265-272.

153. MORONI G, QUAGLINI S, GALLELLI B, et al. The long-term outcome of 93 patients with proliferative lupus nephritis. Nephrol Dial Transplant, 2007, 22(9): 2531-2539.

154. MOK CC, HO CTK, SIU YP, et al. Treatment of diffuse proliferative lupus glomerulonephritis: a comparison of two cyclophosphamide-containing regimens. Am J Kidney Dis, 2001, 38(2): 256-264.

155. MOK CC, HO CTK, CHAN KW, et al. Outcome and prognostic indicators of diffuse proliferative lupus glomerulonephritis treated with sequential oral cyclophosphamide and azathioprine. Arthritis Rheum, 2002, 46(4): 1003-1013.

156. CHAN TM, LI FK, TANG CSO, et al. Efficacy of mycophenolate mofetil in patients with diffuse proliferative lupus nephritis. N Eng J Med, 2000, 343(16): 1156-1162.
157. CHAN TM, TSE KC, TANG CSO, et al. Long-term study of mycophenolate mofetil as continuous induction and maintenance treatment for diffuse proliferative lupus nephritis. J Am Soc Nephrol, 2005, 16(4): 1076-1084.
158. APPEL GB, CONTRERAS G, DOOLEY MA, et al. Mycophenolate mofetil versus cyclophosphamide for induction treatment of lupus nephritis. J Am Soc Nephrol, 2009, 20(5): 1103-1112.
159. GROOTSCHOLTEN C, LIGTENBERG G, HAGEN EC, et al. Azathioprine/methylprednisolone versus cyclophosphamide in proliferative lupus nephritis. A randomized, controlled trial. Kidney Int, 2006, 70(4): 732-742.
160. GROOTSCHOLTEN C, BAJEMA IM, FLORQUIN S, et al. Treatment with cyclophosphamide delays the progression of chronic lesions more effectively than does treatment with azathioprine plus methylprednisolone in patients with proliferative lupus nephritis. Arthritis Rheum, 2007, 56(3): 924-937.
161. ZAVADA J, PESICKOVA SS, RYSAVA R, et al. Cyclosproine A or intravenous cyclophosphamide for lupus nephritis: The Cyclopfa-Lune Study. Lupus, 2010, 19(11):1281-1289.
162. BAO H, LIU ZH, XIE HL, et al. Successful treatment of class V+IV lupus nephritis with multitarget therapy. J Am Soc Nephrol, 2008, 19(10): 2001-2010.
163. LIU Z, ZHANG H, LIU Z, et al. Multitarget Therapy for Induction Treatment of Lupus Nephritis: A Randomized, Controlled Trial. Ann Intern Med, 2015, 162(1):18-26.
164. BALOW JE, AUSTIN HA, MUENZ LR, et al. Effect of treatment on the evolution of renal abnormalities in lupus nephritis. N Engl J Med, 1984, 311(8): 491-495.
165. PHILIBERT D, CATTRAN D. Remission of proteinuria in primary glomerulonephritis: we know the goal but do we know the price? Nat Clin Pract Nephrol, 2008, 4(10): 550-559.
166. FAURSCHOU M, SORENSEN IJ, MELIEMKJAER L, et al. Malignancies in Wegener's granulomatosis: incidence and realtion to cyclophosphamide therapy in a cohort of 293 patients. J Rheumatol, 2008, 35(1): 100-105.
167. HAUBITZ M, BOHNENSTENGEL F, BRUNKHORST R, et al. Cyclophosphamide pharmacokinetics and dose requirements in patients with renal insufficiency. Kidney Int, 2002, 61(4): 1495-1501.
168. PENDSE S, GINSBURG E, SINGH AK. Strategies for preservation of ovarian and testicular function after immunosuppression. Am J Kidney Dis, 2004, 43(5): 772-781.
169. SOMMERS EC, MARDER W, CHRISTMAN GM, et al. Use of a gonadotropin-releasing hormone analog for protection against premature ovarian failure during cyclophosphamide therapy in women with severe lupus. Arthritis Rheum, 2005, 52(9): 2761-2767.
170. ONG LM, HOOI LS, LIM TO, et al. Randomized controlled trial of pulse intravenous cyclophosphamide versus mycophenolate mofetil in the induction therapy of proliferative lupus nephritis. Nephrology (Carlton), 2005, 10(5): 504-510.
171. HU W, LIU Z, CHEN H, et al. Mycophenolate mofetil vs cyclophosphamide therapy for patients with diffuse proliferative lupus nephritis. Chin Med J(Engl), 2002, 115(5): 705-709.
172. GINZLER EM, DOOLEY MA, ARANOW C, et al. Mycophenolate mofetil or intravenous cyclophosphamide for lupus nephritis. N Eng J Med, 2005, 353(21): 2219-2228.
173. KORBET SM, SCHWARTZ MM, EVANS J, et al. Severe lupus nephritis: Racial differences in presentation and outcome. J Am Soc Nephrol, 2007, 18(1): 244-254.
174. ROVIN BH, APPEL GB, FURIE RA, et al. Efficacy and safety of rituximab in subjects with proliferative lupus nephritis: results from he randomized, double-blind, phase Ⅲ LUNAR study. J Am Soc Nephrol, 2009, 20:77A.
175. TIENG AT, PEEVA E. B-Cell-directed therapies in systemic lupus erythematosus. Semin Arthritis Rheum, 2008, 38(3): 218-227.
176. KARIM MY, PISONI CN, KHAMASHTA MA. Update on immunotherapy for systemic lupus erythematosus-what's hot and what's not! Rheumatology (Oxford), 2009, 48(4): 332-341.
177. SOUSA E, ISENBERG D. Treating lupus: from serendipity to sense, the rise of the new biologicals and other

emerging therapies. Best Pract Res Clin Rheumatol, 2009, 23(4): 563-574.
178. RAMOS-CASALS M, SOTO MJ, CUADRADO MJ, et al. Rituximab in systemic lupus erythematosus: a systematic review of off-label use in 188 cases. Lupus, 2009, 18(9): 767-776.
179. LU TY, NG KP, CAMBRIDGE G, et al. A retrospective seven-year analysis of the use of B cell depletion therapy in systemic lupus erythematosus at University College London Hospital: the first fifty patients. Arthritis Rheum, 2009, 61(4): 482-487.
180. LI EK, TAM LS, ZHU TY, et al. Is combination rituximab with cyclophosphamide better than rituximab alone in the treatment of lupus nephritis? Rheumatology (Oxford), 2009, 48(8): 892-898.
181. GUNNARSSON I, SUNDELIN B, JONSDOTTIR T, et al. Histopathologic and clinical outcome of rituximab treatment in patients with cyclophosphamide-resistant proliferative lupus nephritis. Arthritis Rheum, 2007, 56(4): 1263-1272.
182. ROVIN BH, PARIKH SV. Lupus nephritis: the evolving role of novel therapeutics. Am J Kidney Dis, 2014, 63(4):677-690.
183. CONTRERAS G, PARDO V, LECLERCQ B, et al. Sequential therapies for proliferative lupus nephritis. N Eng J Med, 2004, 350(10): 971-980.
184. HOUSSIAU FA, D'CRUZ D, SANGLE S, et al. Azathioprine versus mycopheolate mofetil for long-term immunosuppression in lupus nephritis : results from the MAINTAIN Nephritis Trial. Ann Rheum Dis, 2010, 69(12):2083-2089.
185. DOOLEY MA, JAYNE D, GINZLER EM, et al. Mycophenolate versus azathioprine as maintenance therapy for lupus nephritis. N Engl J Med, 2011, 365(20):1886-1895.
186. MORONI G, DORIA A, MOSCA M, et al. A randomized pilot trial comparing cyclosporine and azathioprine for maintenance in diffuse lupus nephritis over four years. Clin J Am Soc Nephrol, 2006, 1(5): 925-932.
187. GRIFFITHS B, EMERY P, RYAN V, et al. The BILAG multicentre open randomized controlled trial comparing ciclosporin vs azathioprine in patients with severe SLE. Rheumatology (Oxford), 2010, 49(4):723-732.
188. AUSTIN HAR, ILLEI GG, BRAUN MJ, et al. Randomized, controlled trial of prednisone, cyclophosphamide, and cyclosporine in lupus membranous nephropathy. J Am Soc Nephrol, 2009, 20(4): 901-911.
189. MOK C, YING K, YIM C, et al. Very long-term outcome of pure membranous nephropathy treated with glucocorticoid and azathioprine. Lupus, 2009, 18(12): 1091-1095.
190. MOK CC, YING KY, LAU CS, et al. Treatment of pure membranous lupus nephropathy with prednisone and azathioprine: an open-label trial. Am J Kidney Dis, 2004, 43(2): 269-276.
191. KASITANON N, PETRI M, HAAS M, et al. Mycophenolate mofetil as the primary treatment of membranous lupus nephritis with and without concurrent proliferative disease: a retrospective study of 29 cases. Lupus, 2008, 17(1): 40-45.
192. SPETIE DN, TANG Y, ROVIN BH, et al. Mycophenolate therapy of SLE membranous nephropathy. Kidney Int, 2004, 66(6): 2411-2415.
193. PASQUALI S, BANFI G, ZUCCHELLI A, et al. Lupus membranous nephropathy: long-term outcome. Clin Nephrol, 1993, 39(4): 175-182.
194. MORONI G, PASQUALI S, QUAGLINI S, et al. Clinical and prognostic value of serial renal biopsies in lupus nephritis. Am J Kidney Dis, 1999, 34(3): 530-539.
195. DALEBOUDT GMN, BAJEMA IM, GOEMAERE NNT, et al. The clinical relevance of a repeat biopsy in lupus nephritis flares. Nephrol Dial Transplant, 2009, 24(12):3712-3717.
196. ROVIN BH, SONG H, BIRMINGHAM DJ, et al. Urine chemokines as biomarkers of human systemic lupus erythematosus activity. J Am Soc Nephrol, 2005, 16(2): 467-473.
197. ROVIN BH, NADASDY G, NUOVO GJ, et al. Expression of adiponectin and its receptors in the kidney during SLE nephritis. J Am Soc Nephrol, 2006, 17: 256A.
198. BIRMINGHAM DJ, NAGARAJA HN, ROVIN BH, et al. Fluctuation in self-perceived stress increases risk of flare in patients with lupus nephritis patients carrying the serotonin receptor1A-1019G allele. Arthritis Rheum, 2006, 54(10): 3291-3299.

199. CLOUGH JD, LEWIS EJ, LACHIN JM. Treatment protocols of the lupus nephritis collaborative study of plasmapheresis in severe lupus nephritis. The Lupus Nephritis Collaborative Study Group. Prog Clin Biol Res, 1990, 337:301-307.

200. LINNIK MD, HU JZ, HEILBRUNN KR, et al. Relationship between anti-double-stranded DNA antibodies and exacerbation of renal disease in patients with systemic lupus erythematosus. Arthritis Rheum, 2005, 52(4): 1129-1137.

201. RAUOVA L, LUKAC J, LEVY Y, et al. High-dose intravenous immunoglobulins for lupus nephritis-a salvage immunomodulation. Lupus, 2001, 10(3): 209-213.

202. OGAWA H, KAMEDA H, NAGASAWA H, et al. Prospective study of low-dose cyclosporine A in patients with refractory lupus nephritis. Mod Rheumatol, 2007, 17(2): 92-97.

203. OGAWA H, KAMEDA H, AMANO K, et al. Efficacy and safety of cyclosporine A in patients with refractory systemic lupus erythematosus in a daily clinical practice. Lupus, 2010, 19(2): 162-169.

204. MIYASAKA N, KAWAI S, HASHIMOTO H. Efficacy and safety of tacrolimus for lupus nephritis: a placebo controlled double-blind multicenter study. Mod Rheumatol, 2009, 19(6): 606-615.

205. TANDON A, IBANEZ D, GLADMAN D, et al. The effect of pregnancy on lupus nephritis. Arthritis Rheum, 2004, 50(12): 3941-3946.

206. IMBASCIATI E, TINCANI A, GREGORINI G, et al. Pregnancy in women with pre-existing lupus nephritis:predictors of fetal and maternal outcome. Nephrol Dial Transplant, 2009, 24(2): 519-525.

207. CARVALHEIRAS G, VITA P, MARTA S, et al. Pregnancy and systemic lupus erythematosus: review of clinical features and outcome of 51 pregnancies at a single institution. Clin Rev Allergy Immunol, 2010, 38(2-3):302-306. .

208. WAGNER SJ, CRAICI I, REED D, et al. Maternal and foetal outcomes in pregnant patients with activelupus nephritis. Lupus, 2009, 18(4): 342-347.

209. LEVY RA, VILELA VS, CATALDO MJ, et al. Hydroxychloroquine (HCQ) in lupus pregnancy: double-blind and placebo-controlled study. Lupus, 2001, 10(6):401-404.

第二章

原发性小血管炎肾损害

系统性血管炎是指以血管壁的炎症和纤维素样坏死为病理特征的一组系统性疾病，可分为原发性和继发性，继发性是指继发于其他疾病如感染、冷球蛋白血症、系统性红斑狼疮等；原发性则主要指目前病因不明者。

人们自100多年前就开始认识不同类型的血管炎。经典的结节性多动脉炎于1866年由Kussmahl和Maier报道。直到1930年和1931年，Arkin和Spiegel又分别报道了一种小血管炎，称之为显微镜下型多动脉炎（microscopic polyarteritis），现在则改称为显微镜下型多血管炎（microscopic polyangiitis，MPA），原因为MPA不仅侵犯小动脉，也可以侵犯小静脉和毛细血管，如引起坏死性肾小球肾炎。另一重要的血管炎综合征是1936年由韦格纳博士报道的鼻源性肉芽肿病，并由此称之为韦格纳肉芽肿病（Wegener's granulomatosis，WG）。1951年Churg和Strauss则描述了一种血管炎，可伴随哮喘和嗜酸性粒细胞增多，并从此称之为Churg-Strauss综合征（CSS），也称之为过敏性肉芽肿性血管炎。为统一血管炎的分类标准，1994年在美国的Chapel Hill召开了有关系统性血管炎命名的国际会议[1]，会议根据受累血管的大小将系统性血管炎分为三类，即大血管炎、中等血管炎和小血管炎。在原发性小血管炎中，部分疾病与抗中性粒细胞胞质抗体（anti-neutrophil cytoplasmic antibodies，ANCA）密切相关，后者是其特异性的血清学诊断工具，因而称之为ANCA相关小血管炎（ANCA-associated vasculitis，AAV），是本章讲述的重点，包括韦格纳肉芽肿病、显微镜下型多血管炎、变应性肉芽肿性血管炎和肾脏局限型血管炎（renal-limited vasculitis，RLV）。

2012年在美国的Chapel Hill召开的血管炎国际大会上，又将这一沿用了近20年之久的分类命名标准进行了一些修订（表15-2-0-1），并将其中的韦格纳肉芽肿病更名为肉芽肿性多血管炎（granulomatosis with polyangiitis，GPA），将Churg-Strauss综合征更名为嗜酸细胞性肉芽肿性多血管炎（eosinophilic granulomatosis with polyangiitis，EGPA）[2]。

ANCA是一种以中性粒细胞和单核细胞胞质成分为靶抗原的自身抗体。ANCA的主要检测方法

表15-2-0-1　2012年Chapel Hill系统性血管炎命名国际会议所制定的血管炎名称

大血管炎
巨细胞动脉炎
Takayasu（高安）动脉炎
中等血管炎
结节性多动脉炎
Kawasaki（川崎）病
小血管炎
ANCA相关小血管炎

续表

显微镜下性多血管炎
肉芽肿性多血管炎
嗜酸细胞性肉芽肿性多血管炎
免疫复合物性小血管炎
抗肾小球基底膜病
冷球蛋白血症性血管炎
IgA（过敏性紫癜）性血管炎
低补体血症性荨麻疹性血管炎（抗C1q性血管炎）
变异性血管炎
白塞病
Cogan 综合征
单器官性血管炎（SOV）
皮肤白细胞碎裂性血管炎
皮肤动脉炎
原发性中枢神经系统血管炎
孤立性主动脉炎
其他
与全身系统性疾病相关的血管炎
狼疮性血管炎
类风湿性血管炎
结节病性血管炎
其他
与以下疾病可能相关的血管炎
丙肝病毒相关的冷球蛋白血症性血管炎
乙肝病毒相关性血管炎
梅毒相关性主动脉炎
药物引起的免疫复合物性血管炎
药物引起的ANCA相关性血管炎
肿瘤相关性血管炎
其他

包括间接免疫荧光（IIF）和酶联免疫吸附法（ELISA）。间接免疫荧光法可呈胞质型（cANCA）和环核型（pANCA）；cANCA的主要靶抗原是蛋白酶3（proteinase 3，PR3），pANCA的主要靶抗原之一是髓过氧化物酶（myeloperoxidase，MPO）。

一、病因

AAV的病因尚不清楚。目前认为该类疾病的发生是多因素的，有可能是在某些遗传背景下由某些环境因素诱发的，后者包括感染、药物以及职业接触史等。

（一）遗传

AAV的发生有一定的家族聚集倾向，有几项家族性的病例报告提示遗传因素可能是其病因之一；但主要组织相容性复合物与AAV的关系还不明确。Heckmann等针对德国患者的研究发现，HLA-DPB1*0401等位基因与发生GPA相关[3]；而来自荷兰的研究发现HLA-DR4和DR13（6）与发生GPA相关[4]。对于EGPA，HLA-DRB4可能是个危险的遗传因素[5]。来自日本的研究显示，HLA-DRB1*0901与发生MPA相关[6]。最近，来自欧洲血管炎研究组（European Vasculitis Study Group，EUVAS）的全基因组关联研究（GWAS）显示，*HLA-DP*基因和编码α1-抗胰蛋白酶的基因*SERPINA1*与发生PR3-ANCA阳性血管炎密切相关，而HLA-DQ基因与发生MPO-ANCA阳性血管炎密切相关[7]。

（二）感染

很多研究表明细菌感染和GPA的发病以及复发均有关系，其机制目前尚不明确，在这些细菌中，金黄色葡萄球菌与GPA的关系是最紧密的[8]。很多GPA患者的上呼吸道中可以分离出金黄色葡萄球菌，而鼻腔长期携带金黄色葡萄球菌是GPA复发的重要危险因素[9]。最近的研究发现鼻腔金黄色葡萄球菌可以表达超抗原金黄色葡萄球菌毒性休克综合征毒素1，这种抗原可能是GPA患者复发的危险因素[10]。GPA患者外周血$CD4^+$ T淋巴细胞对于金黄色葡萄球菌有记忆，而且其中一些可以识别PR3，这就提示金黄色葡萄球菌特异性$CD4^+$细胞可能是免疫反应的触发因素之一[11]。但是在动物模型中，金黄色葡萄球菌感染的小鼠中却没有发现这种特异的T淋巴细胞[12]。

对于金黄色葡萄球菌引起GPA发病的机制目前尚不明确，但是有一些假说：① 金黄色葡萄球菌可能刺激B细胞和T细胞，导致GPA发生[10]；② 金黄色葡萄球菌的细胞壁成分可以多克隆激活B细胞导致ANCA持续产生；③ 金黄色葡萄球菌可能直接刺激中性粒细胞使其细胞膜表面表达PR3增加，后者与PR3-ANCA相互作用导致中性粒细胞呼吸爆发和脱颗粒[13]；④ 金黄色葡萄球菌产生的一种酸性磷脂酶可能通过其与内皮细胞的相互作用产生肾损伤[14]。

近来，Kain等发现在AAV肾损害的患者中大多可以检测出另一种ANCA，其靶抗原是人类溶酶体膜蛋白2（LAMP-2）。LAMP-2与许多革兰阴性杆菌的成分具有很强的交叉抗原性，而且抗LAMP-2抗体具有直接的导致寡免疫沉积性新月体肾炎的作用[15]，这进一步说明感染和AAV之间的潜在联系。但该研究结果没有能够被其他许多研究组所重复，因此有待进一步证实[16,17]。

（三）药物

药物可以诱发ANCA阳性小血管炎，其中以丙基硫氧嘧啶（PTU）和肼屈嗪研究最为深入。

在服用PTU的患者中，血清ANCA的阳性率在4% ~ 46%，其中大约1/4的患者临床发生血管炎[18-20]。相对于不发生小血管炎的患者，发生小血管炎的患者血清抗MPO抗体阳性率高、滴度高以及亲和力高；发生血管炎的其他危险因素包括：长期应用PTU以及血清ANCA识别多种靶抗原者[21]。

PTU诱发的ANCA相关小血管炎与原发性小血管炎有很多相似之处，但以下一些特点可以协助鉴别。原发性小血管炎血清ANCA多只识别一种靶抗原，即PR3或MPO；而PTU诱发的ANCA可以识别多种靶抗原，除了PR3和MPO之外，还可以识别多种其他的靶抗原，包括弹力蛋白酶、组蛋白酶G、乳铁蛋白、天青杀素等，提示PTU诱发的ANCA是B细胞多克隆活化的结果[22]。此外，PTU诱发的抗MPO抗体在免疫学特性与原发性小血管炎患者的血清抗MPO抗体之间存在较大差别。相对于原发性小血管炎患者的抗MPO抗体，PTU诱发的抗MPO抗体缺少IgG3亚型、滴度高而亲和力低、识别的抗原决定簇位点局限[23,24]；PTU诱发的抗MPO抗体更易于识别MPO分子的P肽段和H4肽段[25]。由于IgG3有较强的固定和激活补体的能力，因此推测PTU诱发的MPO抗体致病能力较弱。在PTU诱发的小血管炎临床缓解后，抗MPO抗体可以长期保持阳性，然而抗MPO抗体的IgG4亚型却迅速下降[26]，这与原发性小血管炎缓解期抗MPO抗体IgG4亚型长期保持阳性是不同的。由于IgG4亚型的产生是由于抗原的长期慢性刺激，因此推测PTU诱发的MPO抗体的产生可能是由于长期应用PTU的结果，而停用PTU之后，抗MPO抗体的滴度就迅速下降。以上研究均提示PTU诱发的ANCA与原发性小血管炎的ANCA在产生机制上存在差异。

PTU诱发AAV的机制尚不清楚，国外曾有研究认为PTU在进入体内后可能成为MPO的酶的作用底物[27]，也有人认为MPO与PTU反应后可能改变了MPO的部分结构并使之成为一种可以诱发自身免疫反应的半抗原[28]。

（四）硅

AAV的发生与吸入或接触某些特殊的过敏原或化学物质有关，各种变态反应如过敏性鼻炎及哮喘等在GPA和EGPA患者中很常见。流行病学调查显示AAV的发生与接触或吸入含硅的物质密切相关。接触或吸入含硅物质引发ANCA相关小血管炎可能的机制主要包括两个方面：① 硅颗粒是T、B淋巴细胞的激活剂，可导致自身免疫反应和自身抗体的产生如ANA、ANCA以及类风湿因子；② 硅颗粒可激活单核细胞和巨噬细胞使它们释放IL-1、IL-12、TNF-α、氧自由基和中性粒细胞脱颗粒而释放如PR3、MPO等，引起血管内皮细胞的损伤。但该机制不能解释为何接触硅物质与ANCA相关小血管炎的发生关系密切，而与其他自身免疫病如SLE的发生无明显相关性。

接触二氧化硅的粉尘与很多自身免疫性疾病的发生有关，特别是AAV。病例对照研究显示，在发生AAV的患者中，22% ~ 46%在发病之前接触过二氧化硅。二氧化硅可以通过T细胞受体刺激淋巴细胞并吸引中性粒细胞，导致自身免疫反应和ANCA的产生；硅可以诱导单核细胞、巨噬细胞甚或中性粒细胞凋亡，中性粒细胞凋亡的过程中表面可以表达MPO，ANCA与凋亡细胞表面的MPO结合，导致细胞因子、氧自由基和溶酶体酶的释放，从而导致血管炎的发生[29]。

二、发病机制

AAV的发病机制至今虽然尚未完全阐明，但主要与以下因素有关。

（一）ANCA

来自临床研究、体内实验以及体外实验的研究均表明，ANCA本身具有致病作用。

1. 临床证据　Schlieben报道了一个罕见病例[30]，母亲循环中的MPO-ANCA通过胎盘进入胎儿体内，出生48小时后，新生儿即出现肺肾综合征。这为ANCA的致病性提供了最直接的证据。

一些临床观察也提示ANCA具有致病作用。最近，欧洲血管炎研究组（EUVAS）的随机对照研究肯定了血浆置换在AAV中的治疗作用[31]。该研究入选了137名发生急性肾损伤的AAV（SCr>500μmol/L）患者，将这些患者随机分入血浆置换治疗组或甲泼尼龙冲击治疗组（两组均接受标准的口服泼尼松和环磷酰胺治疗），血浆置换较甲泼尼龙静脉冲击疗法更有利于患者摆脱透析。目前认为血浆置换对AAV的治疗作用可能与致病性抗体特别是ANCA的清除有关。

2. 体外实验的证据

（1）ANCA可激活中性粒细胞：许多体外实验都证实：在细胞因子例如肿瘤坏死因子（TNF-α）或IL-8的预激活下，中性粒细胞可以被ANCA进一步激活，导致中性粒细胞发生呼吸爆发和脱颗粒，释放活性氧自由基和各种蛋白酶等[32,33]，损伤血管内皮细胞[34]，从而造成血管炎的发生。

TNF-α的预激活使中性粒细胞将嗜天青颗粒中ANCA的靶抗原转移到细胞膜表面[35]，使ANCA能够与其靶抗原接触。ANCA的F（ab'）$_2$段与MPO或PR3结合，其Fc段通过Fcγ受体与同一细胞或邻近细胞结合，由此转导中性粒细胞活化信号。在这个过程中，ANCA的Fab段对中性粒细胞表面靶抗原的识别和Fc段与Fcγ受体的结合均是必需的。ANCA的Fc段主要通过中性粒细胞表面FcγⅡa受体[32]和FcγⅢb受体[36]实现信号转导。中性粒细胞表面的靶抗原密度较低时，ANCA倾向于与FcγⅢb受体结合；当接触时间延长时ANCA可同时与FcγⅡa受体结合。研究发现也存在不依赖Fcγ受体的活化途径：ANCA的F（ab'）$_2$片段可能通过靶抗原的交联活化中性粒细胞；单独的Fab片段不能活化中性粒细胞，通过抗IgG抗体将Fab片段交联后也可达到活化作用[37]。

（2）ANCA靶抗原在细胞膜的表达：细胞膜上表达ANCA的靶抗原，是ANCA发挥作用的先决条件。静息状态下，部分中性粒细胞表面即可表达PR3。表达膜型PR3（membrane PR3，mPR3）的中性粒细胞的比率是遗传决定的[38]。在同一患者，这个比率是固定的，不受感染、病情活动度及免疫抑制治疗的影响[39]。中性粒细胞mPR3的比率增高是AAV发病的危险因素[39]，并且与疾病复发[40]、严重肾损伤[41]有关。PR3-ANCA可通过β2-整合素（CD18/CD11b）介导的细胞间黏附和Fcγ受体增加膜型PR3的表达[42]，为其与靶抗原接触提供了更多机会。近期的研究发现，PR3与CD177在中性粒细胞表面共表达，CD177是mPR3的受体[43,44]。GPA患者mPR3的增加可能与

CD177的表达有关；但Hu等的最新研究发现，部分CD177阴性的中性粒细胞亦表达mPR3，这些细胞对PR3-ANCA诱导的中性粒细胞活化十分敏感[45]，故PR3在中性粒细胞膜的表达是多途径介导的。目前还无法肯定，中性粒细胞是否通过将胞质颗粒中的MPO转移至细胞膜表面，从而为MPO-ANCA提供可接触的靶抗原。Hess等研究发现，将静息的中性粒细胞置于活化的中性粒细胞的上清液中，中性粒细胞脱颗粒的产物MPO可能通过电荷作用黏附在细胞表面，为MPO-ANCA提供了作用的靶点。这种黏附作用仅发生在MPO，而非PR3。可能与前者在细胞表面的黏附是电荷依赖的有关，后者则是一种共价结合[46]。

（3）ANCA与其靶抗原的相互作用：ANCA可以通过影响其靶抗原的生理活性参与AAV的发病机制。Guilpain等发现，在原发性AAV中，MPO-ANCA能够激活MPO的氧化活性，产生次氯酸等氧化产物，损伤内皮细胞，并且该过程能够被抗氧化剂N-乙酰半胱氨酸阻断[47]；然而在PTU诱发的AAV中，血清MPO-ANCA可抑制MPO的氧化活性[48]，这提示PTU诱发的AAV与原发性AAV的发病机制不同。

PR3-ANCA与PR3的结合，能影响PR3的蛋白酶活性，也干扰了PR3与α1-抗胰蛋白酶的结合。PR3-ANCA对PR3生理功能的影响与病情的活动有关[49]。

（4）ANCA介导中性粒细胞与内皮细胞的黏附：如前所述，ANCA能够激活中性粒细胞发生呼吸爆发、脱颗粒，释放有毒性的氧自由基和各种蛋白水解酶，直接损伤血管内皮细胞。ANCA可改变β2-整合素的空间构象，促进中性粒细胞和血管内皮细胞之间稳定的黏附[38]；ANCA也可刺激中性粒细胞产生多种细胞因子，如IL-1β[50]和IL-8[51]，而IL-8则通过中性粒细胞表面B型IL-8受体，促进中性粒细胞穿透血管，向炎症部位聚集[52]。PR3-ANCA可上调血管内皮细胞表面的E选择素、细胞间黏附分子-1（ICAM-1，是β2-整合素的配体），促进中性粒细胞与内皮细胞的黏附。尽管这一过程不依赖细胞因子，但细胞因子的协助可能延长并加强细胞间的黏附[53]。Yang等的研究证明，中性粒细胞脱颗粒后的产物MPO和PR3可被血管内皮细胞黏附并摄入胞质，最后与染色质结合。PR3的摄入可加速内皮细胞凋亡，这种促凋亡作用主要由靠近羧基端的区域介导，与PR3的蛋白酶活性无关；不同的是，MPO的摄入不影响细胞凋亡，却可赋予内皮细胞释放氧自由基的能力[54]。除了扮演“受害者”的角色，内皮细胞也积极参与致病过程，它与ANCA、中性粒细胞一同形成炎症的恶性循环。经细胞因子（TNF-α、IL-1）激发后，PR3-ANCA可诱导内皮细胞分泌具有强大趋化能力的IL-8参与促炎症过程[55]。在ANCA、中性粒细胞和内皮细胞形成的微环境中，中性粒细胞活化后释放的PR3也可促进内皮细胞合成并释放IL-8[56]。炎症状态下，内皮细胞表面可表达ANCA的靶抗原[57]，亦可能黏附中性粒细胞脱颗粒及呼吸爆发后释放的物质，因此成为ANCA直接作用的对象。

3. 体内实验的证据　很长的一段时间里，关于ANCA致病性的证据主要来源于体外实验。直到相应的动物模型出现，才使ANCA的致病性更为确定。Xiao等[58]用小鼠MPO免疫MPO基因敲除的小鼠（$MPO^{-/-}$），产生抗小鼠MPO的抗体。将此抗体注射到野生型小鼠或T、B淋巴细胞功能缺失的Rag2（$^{-/-}$）小鼠，可观察到与人类AAV类似的寡免疫沉积性坏死性新月体肾炎、肺泡小血管炎。随后的动物实验证实细菌脂多糖（LPS）与MPO-ANCA的协同作用可加重肾脏损伤。LPS引起的循环中TNF-α水平短暂的升高，可能与肾损伤加重有关，抗TNF-α治疗可部分拮抗LPS的负面作用[59]。

Little等用人的MPO免疫WKY大鼠，可产生与大鼠MPO有交叉反应的多克隆MPO-ANCA，免疫后的大鼠可出现少免疫沉积型坏死性新月体肾炎和肺出血。应用在体显微镜发现MPO-ANCA可促进中性粒细胞与血管内皮的紧密黏附。在IL-8的辅助下，MPO-ANCA还可促进中性粒细胞穿透血管内皮，增加微血管出血[60]。另一项研究采用小鼠模型也提示，MPO-ANCA可促进中性粒细胞黏附并穿透血管内皮，导致远隔脏器中性粒细胞的浸润、小血管的出血和坏死；并证实：MPO-ANCA的这一作用需要细胞因子（如IL-8、TNF-α、IL-1β）的辅助、β2-整合素和Fcγ受体的参与[61]。

Schreiber等用MPO免疫MPO基因敲除（$MPO^{-/-}$）的小鼠，待MPO-ANCA水平稳定，对小鼠进行放射清髓后，植入野生型小鼠（$MPO^{+/+}$）或者基因敲除小鼠（$MPO^{-/-}$）的骨髓细胞。8周后，前者出现了系统性血管炎表现，而后者则全部幸免；疾病的严重程度与循环中表达MPO的中性粒细胞数量直接相关。将MPO-ANCA被动转移至嵌合型小鼠体内，接受野生型小鼠（$MPO^{+/+}$）骨髓的$MPO^{-/-}$小鼠可出现坏死性新月体肾炎，而接受$MPO^{-/-}$型骨髓的野生型小鼠全部幸免。因此可以推断：骨髓来源的细胞，尤其是表达MPO的中性粒细胞是MPO-ANCA诱发AAV的必备条件[62]。

然而，用类似的方法并不能对小鼠模拟出类似PR3-ANCA阳性小血管炎的表现[63]，提示PR3-ANCA与MPO-ANCA阳性血管炎的发病机制存在差异。

（二）中性粒细胞

由于ANCA的靶抗原主要贮存于中性粒细胞的嗜天青颗粒中，且AAV典型的病理表现包括大量的中性粒细胞在病变部位如肾小球浸润[64]，故中性粒细胞一直就是众多研究者关注的焦点。

如前所述，体外实验证明，ANCA能够激活中性粒细胞，导致中性粒细胞发生呼吸爆发和脱颗粒，释放活性氧自由基和各种蛋白酶等，损伤血管内皮细胞，从而造成血管炎的发生。来自北京大学第一医院的研究发现，作为中性粒细胞脱颗粒标志物之一的血清中性粒细胞明胶酶相关脂质转运蛋白（NGAL）与疾病的活动性密切相关，可以作为判定疾病的活动性和复发的生物标志物[65]。

Xiao等的实验动物模型中，在病变的肾小球可以见到大量中性粒细胞浸润，尤其是毛细血管袢纤维素样坏死处。用抗小鼠中性粒细胞抗体NIMP-R14清除循环中的中性粒细胞后，MPO-ANCA则不能诱发小鼠出现坏死性新月体肾炎[66]。

最近，Kessenbrock等发现了中性粒细胞参与AAV发生的新的致病机制。ANCA介导的中性粒细胞活化可以产生“中性粒细胞细胞外罗网”（NETs），后者包含PR3和MPO；NETs可以黏附和损伤内皮细胞，还可以激活浆细胞样树突状细胞，后者可以产生干扰素α并激活B细胞产生ANCA[67,68]。

（三）补体

由于AAV典型的病理特点是寡免疫沉积型炎症，故在很长的一段时间里补体在本病发生中的作用都被忽略。然而，最近的研究发现补体的旁路活化途径在AAV的发病机制中起了非常重要的作用。

Xiao等运用基因敲除的小鼠确证了补体的旁路激活途径参与了AAV的致病过程。首先，在上述MPO-ANCA的大鼠模型中耗竭补体之后可以完全阻断抗MPO抗体诱发的坏死性新月体性肾炎；其次，基因敲除补体C4（C4是补体经典途径和凝集素活化途径所必需的因子）并不影响上述坏死性新月体性肾炎动物模型的建立，而基因敲除补体C5（C5是三条补体活化途径所必需的共同因子）或B因子（B因子是补体旁路活化所必需的因子）者则不发生肾脏病变，说明补体旁路途径的活化参与了本病的发病机制[69]。在人类AAV的研究中，来自北大医院肾内科的研究也证实，补体旁路途经活化参与了AAV的发病机制，且旁路途经活化的程度与疾病的活动性密切相关[70-72]。

进一步的研究发现过敏毒素C5a是补体参与AAV发病机制的关键因子之一，C5a可以刺激中性粒细胞表面上调ANCA靶抗原的表达，随后在ANCA的作用下，中性粒细胞发生呼吸爆发和脱颗粒反应，释放大量过氧化物和蛋白水解酶，同时还释放补体旁路途径活化所必需的因子（P因子等），进一步活化补体旁路途经，因此，C5a及其在中性粒细胞上的C5a受体所形成的正反馈环路在ANCA介导的中性粒细胞活化中发挥了重要作用[73-79]。

总之，ANCA、中性粒细胞和补体三者之间的相互作用，是AAV发病机制中最为关键的部分，如图15-2-0-1所示。

（四）抗内皮细胞抗体

抗内皮细胞抗体（AECA）是一种针对血管内皮细胞的自身抗体，可在多种自身免疫病中检出，包括AAV[81]。AECA与血管内皮细胞的相互作用，可上调内皮细胞表面的黏附分子水平，如E-选择素、ICAM-1和VCAM-1；促进内皮细胞分泌IL-1β、IL-6、IL-8及单核细胞趋化蛋白（MCP-1）[82]。AECA通过以上作用促进炎症细胞的聚集、细胞间的黏附，并通过抗体依赖的细胞毒作用杀伤

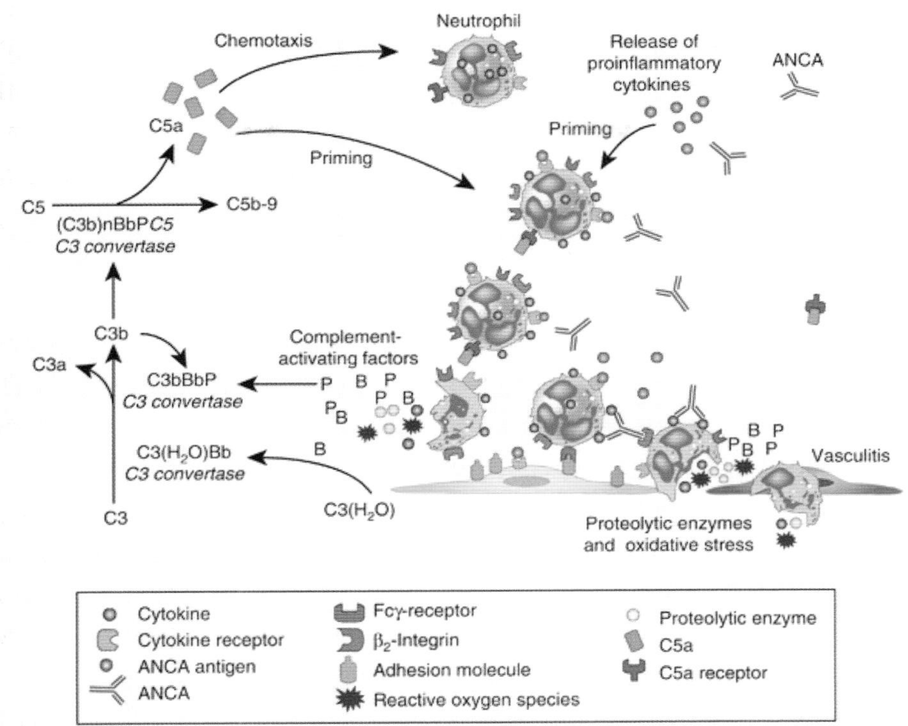

图 15-2-0-1 ANCA、中性粒细胞、补体在 AAV 中的致病作用
注：在细胞因子的激发下，原本储存在中性粒细胞胞质内的 PR3 和 MPO 可转移至细胞膜表面。ANCA 的 $F(ab)_2$ 与细胞膜表面的靶抗原结合、Fc 片段与中性粒细胞表面的 Fcγ 受体结合，① 促使中性粒细胞脱颗粒释放超氧化物等有毒物质，杀伤血管内皮细胞；② 使中性粒细胞表面的黏附分子表达增加，进而增加中性粒细胞对血管内皮细胞的黏附和穿透；③ 中性粒细胞的活化过程中释放的某些物质，通过旁路途径活化补体，形成攻膜复合物杀伤血管内皮细胞。补体活化后产生的 C3a 和 C5a 可趋化更多的中性粒细胞聚集到炎症局部。中性粒细胞脱颗粒的产物可黏附在内皮细胞表面，使内皮细胞成为 ANCA 直接作用的对象（本图摘自参考文献[80]）

血管内皮细胞[83]。由于检测方法和样本大小存在差异，活动的AAV患者中，AECA的检出率为20% ~ 100%不等[84-87]，AECA滴度与病情活动度有关[85,86]。Göbel等检测了32例活动期GPA患者的血清，并对其中的24人进行了长达4年的随访，他们发现：所有活动期患者血清AECA均为阳性；病情缓解后，大多数患者血清AECA水平降至正常；病情复发时，伴有血清AECA滴度的升高[86]。由于不同器官的血管内皮细胞在表型和功能上存在差异，有学者推荐采用器官特异的血管内皮细胞进行AECA的检测。AAV患者的血清AECA主要针对肾脏、鼻部和肺微血管内皮细胞，与器官受累情况匹配；而针对脐静脉内皮细胞的AECA（最常用的AECA检出方法）较少[87]。AAV的临床表现可能与AECA的器官选择性有关。

（五）淋巴细胞

AAV中可见到大量T淋巴细胞浸润肾间质[64]，肉芽肿形成部位也有T淋巴细胞浸润[88]。患者血清中T淋巴细胞活化的标志物可溶性IL-2受体、可溶性CD30是升高的。在临床缓解期，T淋巴细胞的活化状态依然存在[88,89]。Xiao等的动物模型也显示：与注射MPO-ANCA相比，注射能产生MPO-ANCA的淋巴细胞可导致更严重的血管炎表现[58]。AAV患者循环中的B淋巴细胞在缺乏抗原刺激的条件下即能产生ANCA，与T淋巴细胞的辅助作用有关[90]。同时，ANCA向IgG4亚型的转化受T淋巴细胞分泌的细胞因子调节（如IL-4）[91,92]。

AAV患者中T细胞受体的功能是紊乱的。AAV自身抗原PR3的刺激使GPA患者的T淋巴细胞呈现出高于健康对照的增殖能力，即便在缓解期，这种差别依然存在。自身抗原MPO的刺激并未使AAV患者的T淋巴细胞呈现显著和一致的增殖反应[93]。GPA患者中，随着疾病范围的扩大，$CD4^+$ T辅助细胞（T help cell，Th）的功能从侧重于细胞免疫的Th1转向侧重于体液免疫的Th2，这种功能

的转换伴随着PR3-ANCA的出现、细胞因子网络的变化；EGPA患者则以Th2型为主[94]。但Th1向Th2的转换并不是绝对的：在部分全身型GPA患者鼻腔的肉芽肿中发现了Th1特异细胞因子IFN-γ，而Th2特异细胞因子IL-4的表达却不多。结合细胞因子表达、细胞表面标志、可溶性细胞表面标志有助于更全面评价Th的功能状态[94]。GPA患者中，终末分化的$CD4^+CD28^-$ T淋巴细胞是增多的，与病变范围相关。尽管缺乏活化所需的共刺激信号，$CD4^+CD28^-$ T淋巴细胞却是IFN-γ和TNF-α的主要来源[35]；它们的胞质内表达穿孔素，可能具有细胞毒作用[88]。调节T淋巴细胞（Treg）是$CD4^+$ T细胞的一个亚群，以细胞膜的CD25高表达和细胞内转录因子叉形盒P3（FoxP3）的表达为标志物，对自身免疫反应具有抑制作用。GPA患者缓解期外周血$CD25^+CD4^+$ Treg虽然呈现数量上的扩增，但有明显的功能障碍，无法抑制自身或健康人效应T细胞发挥功能[95]。这是AAV患者自身免疫耐受打破的可能机制。近来发现第三种T辅助细胞即Th17细胞在自身免疫性疾病中也是重要的效应细胞[96]。Abdulahad等发现体外刺激GPA患者的T淋巴细胞，Th17细胞的比例是增加的；此外，PR3特异性的Th17细胞比例在ANCA阳性GPA患者中的比例较ANCA阴性者高[95]。

长久以来，人们认为：B细胞的分化增殖主要发生在外周次级淋巴结，通过分泌抗体发挥远程调节作用。然而，越来越多的研究提示：局部浸润的B淋巴细胞对免疫介导的疾病有着不可忽视的作用。Steinmetz等在AAV患者的肾脏组织中检测到B细胞的浸润。从B细胞点灶状浸润到以滤泡状树突细胞为中心形成具有完整分隔的T、B淋巴细胞区带，B淋巴细胞的浸润呈现出4个等级的微解剖结构。趋化因子SLC/CCL21可能通过淋巴细胞归巢受体CCR7引导B淋巴细胞进入肾脏，而细胞因子BCA-1/CXCL13则趋化B淋巴细胞在肾脏内局部聚集。这些B淋巴细胞表面几乎无法检测到B1淋巴细胞的标志CD5，故它们不具有B1淋巴细胞的作用，不能自主分泌抗体。它们可能发挥成熟B2淋巴细胞的作用，即通过MHC-Ⅱ分子向$CD4^+$的辅助T细胞呈递自身抗原[97]。

三、临床表现

ANCA相关小血管炎可见于各年龄组，尤以老年人多见，50 ~ 60岁为高发病年龄[98]。患者常有不规则发热、疲乏、关节肌肉疼痛和体重下降等非特异性症状。

肾脏活动性的突出表现为血尿，可见红细胞管型，缓解期患者血尿可消失，因此血尿是判断肾脏血管炎是否活动的重要标志物。可伴有蛋白尿，但AAV肾脏受累蛋白尿量一般不大，少数人可以表现为大量蛋白尿甚至肾病综合征，表现为大量蛋白尿者肾脏免疫荧光病理及电镜检查多非典型的“寡免疫沉积型”，而是常伴有免疫复合物以及电子致密物的沉积[99,100]。肾功能受累常见，半数以上表现为急进性肾小球肾炎（RPGN），少数患者可以有少尿和高血压。患者起病急性或隐匿性，通常从局部开始发病，如GPA多首先累及上呼吸道，逐渐进展成伴有肾受累的系统性疾病，肾脏病变可轻重不等。相比较而言，MPA的肾脏受累发生率较高，而且可以呈肾脏为唯一受累器官。肾脏病变不经治疗病情可急剧恶化。EGPA国内发病率低，只有个例报道。

除肾脏外，本病几乎可以累及任何一个系统器官，肾外器官中最常受累的是肺脏，临床症状有咳嗽、痰中带血甚至咯血，严重者因肺泡广泛出血发生呼吸衰竭而危及生命；EGPA患者可以表现为哮喘。MPA患者胸片可以表现为弥漫性肺泡出血呈密集的细小粉末状阴影，由肺门向肺野呈蝶形分布，可以有肺泡浸润和肺间质浸润影、支气管扩张，也可以表现为肺间质纤维化。GPA常累及上、下呼吸道，肺部可见空洞、结节和非特异性炎症浸润；其他可有眼、耳鼻咽喉部、消化道、神经系统等的受累。

四、肾脏病理表现及病理分型

无论是MPA、GPA或EGPA，其肾脏病理变化基本相同，即以寡免疫沉积性坏死性新月体肾炎为特征。免疫荧光和电镜检查一般无免疫复合物或电子致密物发现，或仅呈微量沉着。光学显微镜检查绝大多数患者表现为局灶节段性肾小球毛细血管袢坏死和新月体形成（≥90%患者），约有40%患者表现新月体肾炎。肾小球内细胞增殖不明显。肾小球毛细血管袢坏死区域肾小球基底膜（GBM）

断裂，肾小囊壁粘连、破裂，肾小球周围可伴有多核巨细胞。肾活检标本内经常具有多种不同病变和/或病变的不同阶段，如细胞性和纤维性新月体、肾小球节段坏死和球性硬化同时存在等。

约20% ~ 50%肾活检标本显示肾小动脉呈纤维素样坏死，甚至可以伴有中等动脉受累。与经典的累及小血管的AAV受累者所不同的是，累及中等动脉者，其受累的下游肾小球常呈现缺血性病变而非炎症性和增殖性病变，病情进展更为凶险和迅速，但早期的免疫强化治疗往往可以使肾功能更快好转[101]。

肾间质常有不同程度、范围不一的炎症细胞浸润，通常为淋巴细胞、单核细胞和浆细胞，偶可较为丰富的嗜酸性粒细胞（尤其在EGPA病例）。肾间质病变程度、范围与肾小球病变严重性和受累肾小球的比例相关。病变后期肾间质常呈现多灶性纤维化伴肾小管萎缩。肾间质还能偶见以血管为中心的、上皮样细胞及巨细胞形成的肉芽肿样病变。需要指出的是，肾脏病理中的肉芽肿性病变（无论是肾小球周围的肉芽肿还是肾间质以血管为中心的肉芽肿）对于区分MPA与GPA/EGPA是没有帮助的，而需要的是呼吸道的肉芽肿性病变。

关于AAV肾损害，长久以来一直缺乏统一的肾脏病理分型体系。针对这一问题，欧洲血管炎研究组在2010年提出一种关于AAV肾损害的病理分型的方法，该分型包括局灶型、新月体型、硬化型以及混合型四类：① 局灶型：即活检组织中正常肾小球比例≥50%；② 新月体型：即活检组织中细胞性新月体比例≥50%；③ 硬化型：即活检组织中硬化性肾小球比例≥50%；④ 混合型：即正常肾小球比例、新月体肾小球比例以及硬化肾小球比例均<50%。该组研究者又选取了100例ANCA相关性肾小球肾炎患者进行了至少1年的随访，在随访中发现患者进入终末期肾脏病的概率是按照局灶型、新月体型、混合型以及硬化型的顺序而逐渐升高，且患者初始肾功能与随访至第12个月的肾功能也是按照上述顺序逐渐变差的；但是肾间质小管的病变如间质炎症细胞浸润、间质纤维化和小管萎缩等并不是肾脏预后的独立预测因素[102]。北京大学第一医院肾的研究者对该病理分型方法进行了外部验证，发现本分型方法可以反映患者的初始肾功能，并在一定程度上预测出肾脏对治疗的反应；更为重要的是，该分型方法是患者进入终末期肾脏病的独立预测因素。与欧洲研究结果不同的是，我国的患者按照局灶型、混合型、新月体型以及硬化型的肾脏病理分型顺序，进入终末期肾脏病的概率而逐渐升高。造成这一差异的原因可能是由于国人的AAV患者中，MPO-ANCA阳性患者占绝大多数，其肾脏的慢性病变比PR3-ANCA阳性者突出，因而对强化免疫抑制治疗反应欠佳[103]。

值得一提的是，这种肾脏病理的分类方法仅仅是根据病理形态学的差异进行的，虽然临床简便实用、也有助于预测患者的肾脏预后，但并不能够反映不同类型之间发病机制的差异。

五、诊断

目前对于ANCA相关小血管炎的分类诊断标准仍然是一个困扰临床的问题，国际上尚无统一、公认的临床诊断标准。美国风湿病学会1990年已经分别制定了WG（即GPA）、MPA和CSS（即EGPA）的诊断标准，虽然应用较为广泛，但该分类诊断标准把MPA和经典的结节性多动脉炎混为一谈，还需要进一步加以区分；对WG（即GPA）的诊断标准则过于宽松，在欧洲并未得到广泛认同，还需进一步修订。1994年Chapel Hill系统性血管炎命名国际会议所制定的血管炎名称和定义（以及之后的2012年修订版）无疑是目前应用最为广泛的分类诊断标准，但由于GPA与MPA在临床和病理表现存在很大的重叠性，有时难以截然界定是GPA抑或MPA；传统理论认为血清ANCA的类型对于界定GPA和MPA有一定帮助，例如cANCA/抗PR3抗体与GPA密切相关，pANCA/抗MPO抗体与MPA密切相关，但国人的GPA是以pANCA/抗MPO抗体阳性者为主，提示不同种族、不同环境的AAV患者的血清学标志可能存在很大的差异。因此也有作者认为AAV的分类应根据血清ANCA类型而非临床病理分类，即不用GPA、MPA和EGPA的分类命名方法，代之以抗PR3阳性小血管炎、抗MPO阳性小血管炎及ANCA阴性小血管炎的分类命名方法，且关于全基因组关联研究也显示，易感基因位点与血清ANCA类型（即PR3-ANCA和MPO-ANCA）的相关性较与疾病的临床病理分类（即GPA、MPA和EGPA）更为密切，这似乎更支持应该用血清ANCA类型替代疾病的临床病理分类，但这一观点尚未得到广泛认同，其原因是一些尚未累及内脏系统的AAV患者，ANCA阳性率比较低，以血清ANCA的类型对患者进行分类势必会遗漏这部分ANCA阴性的患者。

2007年，欧洲医学管理局（European Medicines Agency，EMA）对AAV和结节性多动脉炎提出了新的分类诊断流程[104]（图15-2-0-2）。北京大学第一医院对这一分类诊断流程进行了验证，结果表明，该分类诊断流程优点是减少了未分类诊断的病人数，同时可以减少病人的重叠诊断[105]。然而，这一分类诊断流程更加适合应用于流行病学研究而非具体某个病人的诊断。

ANCA是国际通用的原发性小血管炎的特异性血清学诊断工具，cANCA合并抗PR3抗体阳性和pANCA合并抗MPO抗体阳性用于诊断AAV的特异性均可以达到99%。

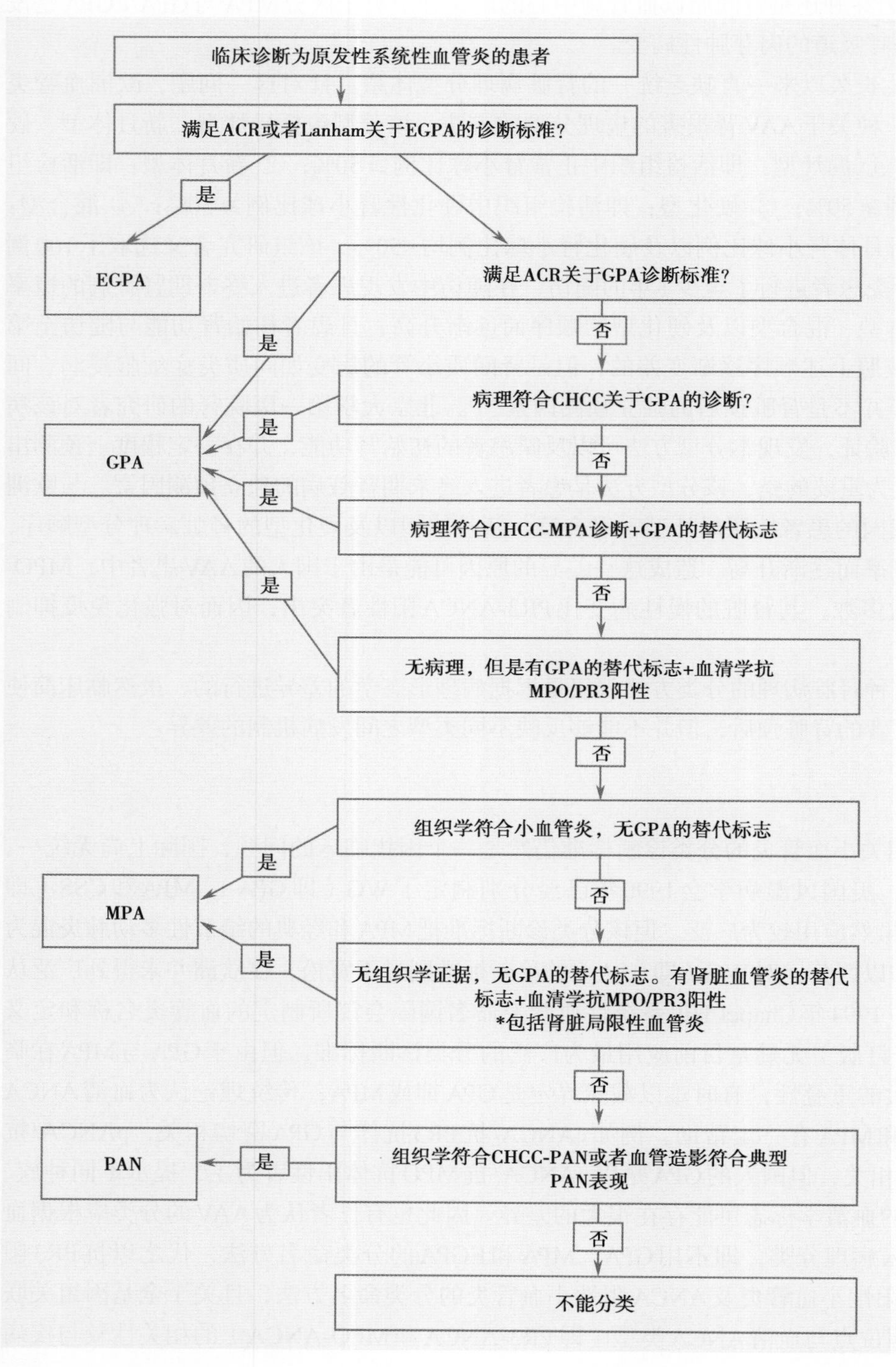

图15-2-0-2 EMA提出的血管炎的分类法则

六、AAV的临床活动和慢性化的指标

AAV一旦全身多系统受累则进展迅速，及时给予免疫抑制治疗可以明确地改善患者的预后。但是临床上目前面临的一个重要问题是长期应用糖皮质激素和细胞毒药物如环磷酰胺也可以引起严重的副作用。因此从临床上需要有明确的指标来判断病情的活动以指导治疗方案的选择。

实验室指标中ANCA主要用于疾病的诊断，ANCA的滴度与病情相关，但ANCA并不能作为判断病情的主要指标，一是部分ANCA阳性的患者在疾病进入缓解期后ANCA滴度虽有下降，但仍然长期维持阳性。二是ANCA仅在部分原发性小血管炎中阳性，还有相当一部分患者在疾病的活动期ANCA也是阴性。ANCA对于判断病情的活动性和复发的价值目前还存在广泛争议，最近一项针对156名GPA患者的多中心前瞻性研究发现，PR3-ANCA水平的变化与病情缓解或复发无关[106]。ESR和CRP作为反映急性炎症性病变的指标和小血管炎的临床病情密切相关，但是二者并不特异，也不能准确提供临床病情活动情况。

目前临床上国际公认的用来判断血管炎全身病情活动的是伯明翰血管炎活动性评分（BVAS）系统[107]。BVAS于1994年由Luqmani等提出。该评分系统主要基于近4周内与小血管炎相关的新出现的临床症状和体征，涉及小血管炎可以累及到的9个主要脏器，共计59个指标。在临床验证中证实该系统可以准确判断脏器的受累程度，可以用来指导临床治疗。BVAS分值越高，临床疾病越为活动，同时也提示临床预后越差。表15-2-0-2中列举了BVAS的详细内容。目前临床上也已经提出了血管炎损伤指数（VDI）[108]用来判断全身多系统的脏器损伤或慢性化程度。VDI包括10个脏器的64项指标，同时还有长期用药造成的副作用的指标。关于VDI的应用价值，尚有待进一步评价。

表15-2-0-2　系统性小血管炎BVAS评分系统

受累脏器和指标	权重分数	受累脏器和指标	权重分数
1. 全身表现	最多3分	4. 耳鼻喉	最多6分
无	0	无	0
乏力/不适	1	鼻分泌物/鼻塞	2
肌痛	1	鼻窦炎	2
关节痛/关节炎	1	鼻出血	4
发热（<38.5℃）	1	鼻痂	4
发热（>38.5℃）	2	外耳道溢液	4
1个月内体重下降1～2kg	2	中耳炎	4
1个月内体重下降>2kg	3	新发生的听力下降/耳聋	6
2. 皮肤	最多6分	声嘶/喉炎	2
无	0	声门下受累	6
梗死	2	5. 胸	最多6分
紫癜	2	无	0
其他皮肤血管炎	2	呼吸困难/喘鸣	2
溃疡	4	结节/纤维化	2
坏疽	6	胸腔积液/胸膜炎	4
多发性指（趾）坏疽	6	肺浸润	4
3. 皮肤黏膜	最多6分	咯血	4
无	0	大咯血	6
口腔溃疡	1	6. 心血管	最多6分
会阴部溃疡	1	无	0
结膜炎	1	杂音	2
巩膜外层炎	2	新近的脉搏丧失	4
眼色素膜炎/葡萄膜炎	6	主动脉瓣关闭不全	4
视网膜渗出	6	心包炎	4
视网膜出血	6	新发生的心肌梗死	6
		心肌病	6

续表

受累脏器和指标	权重分数	受累脏器和指标	权重分数
7. 腹部	最多 9 分	9. 神经系统	最多 9 分
无	0	无	0
腹痛	3	器质性精神错乱 / 痴呆	3
血性腹泻	6	癫痫发作（非高血压性）	9
胆囊穿孔	9	脑卒中	9
肠梗死	9	脊髓病变	9
胰腺炎	9	外周神经病变	6
8. 肾脏	最多 12 分	多发性运动性单神经炎	9
无	0	理论上最大积分	63
高血压（舒张压 >90mmHg）	4		
蛋白尿（>+ 或 >0.2g/24h）	4		
血尿（>+ 或 >10 个 RBC/HPF）	8		
血肌酐 12 ～ 249μmol/L	8		
血肌酐 250 ～ 499μmol/L	10		
血肌酐≥ 500μmol/L	12		
血肌酐升高 >10%	12		

AAV受累脏器的硬化或纤维化是判断器官功能损伤、疾病的严重程度和预后最为重要的指标。如肾脏受累的小血管炎患者，纤维性新月体、肾小球硬化和肾间质纤维化提示病变处于慢性期，这些病变可以用来判断肾功能损伤情况和预后。

七、治疗

近十余年来许多前瞻性多中心的随机对照临床研究（RCT）积累了大量有价值的治疗经验和方法，特别是欧洲血管炎研究组（EUVAS）为此作出了重要贡献。AAV的治疗分为诱导缓解、维持缓解的治疗。诱导缓解期治疗是应用糖皮质激素联合细胞毒性药物，对于重症患者可采取大剂量甲泼尼龙（MP）冲击和血浆置换。维持缓解期主要是长期应用免疫抑制药物伴或不伴小剂量激素治疗。

（一）诱导缓解期的治疗

1. 糖皮质激素联合环磷酰胺 目前，糖皮质激素联合环磷酰胺仍然是治疗 AAV 的标准方案，能够使 90% 以上的患者临床显著缓解。泼尼松（龙）初期治疗为 1mg/（kg · d），4 ～ 6 周，病情控制后可逐步减量。环磷酰胺口服剂量一般为 2mg/（kg · d），持续 3 ～ 6 个月。近年来环磷酰胺静脉冲击疗法越来越受到推崇，常用方法为 0.75g/m^2，每月 1 次，连续 6 个月。环磷酰胺静脉冲击与口服治疗的诱导缓解率和复发率均相似，但由于静脉冲击疗法的环磷酰胺累积剂量小，因此感染等不良反应的发生率显著偏低，但对于静脉应用环磷酰胺诱导缓解效果不佳者，改为每日口服的环磷酰胺仍然可以使部分患者达到缓解 [109]。对于老年患者和肾功能不全者，环磷酰胺应酌情减量。有重要脏器活动性受损的重症患者（如存在小血管纤维素样坏死、细胞新月体和肺出血者）诱导治疗初期可以应用 MP 冲击治疗，1 次 / 天或隔日一次，0.5 ～ 1g/ 次，3 次为一个疗程，继之以口服糖皮质激素治疗。

在应用糖皮质激素与免疫抑制剂治疗的过程中，有学者主张应用磺胺类药物预防卡氏肺囊虫的感染。

2. 糖皮质激素联合利妥昔单抗 糖皮质激素联合利妥昔单抗可以作为非重症 AAV 或应用环磷酰胺有禁忌的患者的另一可选择的方案，其循证医学证据来源于欧洲血管炎研究组的两个大型随机对照研究，分别称之为 RITUXIVAS 研究和 RAVE 研究 [110,111]。在 RITUXIVAS 研究中，44 名新发的 AAV 患者按照 3 : 1 的比例随机分配到利妥昔单抗（375mg/m^2，每周一次共 4 次）加环磷酰胺（15mg/kg，共 2 次，分别在第 1 次和第 3 次给予利妥昔单抗时应用）治疗组和环磷酰胺治疗组

（15mg/kg，每2周一次共3次，继之以每3周一次，最多10次），两组患者均接受甲泼尼龙的冲击治疗继之以口服糖皮质激素，两组的缓解率和严重不良事件的发生率均相仿。在RAVE研究中，入组了197名AAV患者，随机分配到糖皮质激素联合利妥昔单抗（375mg/m^2，每周一次共4次）和糖皮质激素联合环磷酰胺［2mg/（kg·d）］治疗组，利妥昔单抗组的缓解率不逊于环磷酰胺组。

3. 血浆置换　主要适应证为合并抗GBM抗体、严重肺出血和严重急性肾衰竭者。在EUVAS进行的RCT研究（MEPEX研究）中，针对严重急性肾衰竭（起病时SCr>500μmol/L）的AAV患者，在给予口服泼尼松和环磷酰胺的基础上，随机分为两组，分别接受血浆置换和MP冲击治疗，结果发现，血浆置换较MP冲击治疗更有利于患者肾功能的恢复（3个月时两组病人摆脱透析的比例分别为69%和49%，1年时进入终末期肾脏病（ESRD）的患者比例分别为19%和43%）[31]。但对这些患者的长期随访研究（随访的中位数时间为3.95年）发现，两组患者的远期预后（以ESRD和死亡作为联合终点）并没有显著差异，因此血浆置换治疗在重症肾脏血管炎中的作用还需要进一步的研究来评价[112]。

（二）维持缓解期的治疗

诱导缓解结束之后就进入维持缓解治疗，其目的是减少患者的复发。鉴于长期应用环磷酰胺的副作用，在进入维持缓解治疗之后，应选用其他副作用较小的免疫抑制剂来替代环磷酰胺。维持缓解治疗可供选择的免疫抑制剂较多，列举如下。

（1）硫唑嘌呤（AZA）：硫唑嘌呤［2mg/（kg·d）］是在维持缓解治疗阶段能够替代环磷酰胺证据最强的药物，其证据主要来自EUVAS的CYCAZAREM研究[113]，应用硫唑嘌呤可以替代环磷酰胺用于系统性小血管炎的维持缓解治疗。该研究入组了144名经过糖皮质激素和环磷酰胺诱导缓解的AAV患者，随机分为两组，一组接受环磷酰胺［1.5mg/（kg·d）］，另一组改为硫唑嘌呤［2mg/（kg·d）］，随访18个月，两组病人的复发率没有显著性差别。这项RCT研究的重要意义在于，当AAV病人达到诱导缓解之后，应及时将环磷酰胺替换为硫唑嘌呤，后者可以达到与环磷酰胺相仿的维持缓解的功效，同时可以减少环磷酰胺的累积剂量，避免长期应用环磷酰胺所造成的副作用。在应用硫唑嘌呤期间应密切监测外周血白细胞计数，警惕其骨髓抑制作用。

（2）甲氨蝶呤：甲氨蝶呤是AAV维持缓解治疗的又一重要的可选方案。来自法国的一项RCT研究入组了126名达到诱导缓解的AAV患者，随机接受甲氨蝶呤［起始剂量0.3mg/（kg·w），之后逐渐增加到25mg/w］或硫唑嘌呤用于维持缓解［2mg/（kg·d）］治疗，平均随访时间为29个月，两组的疗效与安全性相仿[114]。目前推荐甲氨蝶呤治疗仅限于SCr<177μmol/L者，且治疗期间应注意补充叶酸。但正是由于甲氨蝶呤的应用受到肾功能的限制（严重肾功能不全者应用甲氨蝶呤容易蓄积中毒），极大地限制了该药物在小血管炎肾损害患者中的应用。

（3）吗替麦考酚酯：吗替麦考酚酯用与维持缓解治疗具有副作用较小的优点，早年间的一些非对照研究提示吗替麦考酚酯可以用于AAV的维持缓解治疗。但来自欧洲血管炎研究组的IMPROVE研究中，共入组156名达到诱导缓解的AAV患者，随机入组接受吗替麦考酚酯（起始剂量2g/d）或硫唑嘌呤［起始剂量2mg/（kg·d）］治疗，结果显示吗替麦考酚酯对于防止复发的疗效不及硫唑嘌呤[115]。因此目前吗替麦考酚酯多作为二线方案使用，尤其适用于不能够应用硫唑嘌呤的患者。

（4）来氟米特：来氟米特用于AAV维持缓解治疗的研究始于2004年，Metzler等报道20例GPA病人用来氟米特（30 ~ 50mg/d）进行维持缓解治疗获得成功。但该组的RCT研究对比了来氟米特（30mg/d）与甲氨蝶呤（20mg/w）用于进行维持缓解治疗的疗效与安全性，结果表明，来氟米特组复发较少但副作用较多，包括高血压、白细胞减少等[116]。

此外，研究证实GPA患者鼻部携带金黄色葡萄球菌是GPA复发的重要原因，RCT研究显示应用复方新诺明清除金黄色葡萄球菌可显著减少GPA的复发。应用剂量为磺胺甲噁唑800mg和甲氧苄啶160mg，每周3次。鼻部局部应用莫匹罗星（mupirocin）也有较好的清除金黄色葡萄球菌的作用，还可以用于肾脏受损和无法应用复方新诺明的GPA病人。

（三）复发的治疗

尽管初始的诱导治疗可以使多数患者获得完全缓解或部分缓解，但这些患者大多面临疾病复发的风险，有队列研究的结果表明，疾病复发是进展到ESRD的独立危险因素。

根据其严重程度，复发可以分为严重复发和轻微复发，前者是指危及生命或重要脏器的复发，此时应根据初始治疗的方案进行诱导缓解治疗；包括应用糖皮质激素、环磷酰胺，必要时应用血浆置换治疗。关于环磷酰胺的累积剂量问题，目前还没有一个确切的“安全”界值。最近有回顾性研究表明，环磷酰胺累积剂量在36g以上时，恶性肿瘤的发生风险会增高，所以一般认为，当环磷酰胺的累积剂量达到或者接近36g时，可以换用利妥昔单抗的治疗方案。对于轻微的复发，增加免疫抑制治疗的强度，包括增加激素、硫唑嘌呤或吗替麦考酚酯的剂量，但需要尽可能避免过多使用环磷酰胺，这也是为了尽可能降低环磷酰胺的累积使用剂量。

八、预后

由于AAV肾脏受累常迅速进展至ESRD、肺脏受累可发生大量肺出血而危及生命，因此本病未经治疗者预后极差，90%患者在1年内死亡。应用糖皮质激素和环磷酰胺治疗有确切疗效，可以使患者的5年生存率达到80%[117]。影响患者预后的独立危险因素包括：高龄、继发感染特别是肺部感染及肾功能不全。这里值得引起注意的是，随着糖皮质激素和免疫抑制剂的广泛应用，AAV的活动性往往能够得到很有效的控制，但治疗所带来的副作用不容忽视，继发感染特别是肺部感染已经成为患者重要的死亡原因之一；而进一步分析发现，肺脏存在基础病变特别是肺间质纤维化是继发肺部感染的独立危险因素[117]，因此对于这类患者，在治疗时应加强监测，例如外周血淋巴细胞计数（不宜<600/μl）及$CD4^+$淋巴细胞计数（不宜<200/μl）等，以减少治疗所造成的不良反应。

如前所述，部分患者对传统的糖皮质激素联合环磷酰胺治疗无效，其独立危险因素包括：高龄、女性、黑种人、抗MPO抗体阳性者以及肾功能不全[118-120]。

虽然糖皮质激素联合环磷酰胺治疗能够使多数患者获得缓解，但即使给予积极的维持缓解治疗，也有至少15%的患者会在诱导缓解成功后的2年内复发，复发是造成器官损害和进展到ESRD的独立危险因素；严重的复发（例如肺出血）可以危及患者生命。复发的独立危险因素包括：PR3-ANCA阳性、上呼吸道以及肺脏受累者[118-120]。

九、关于治疗与预后的展望

目前在AAV的治疗和预后领域还存在一些亟待探索的热点问题。

首先是关于维持缓解期治疗所需要持续的时间。如前所述，对于AAV维持缓解期治疗主要应用免疫抑制剂（硫唑嘌呤等）或同时联合小剂量的糖皮质激素。由于AAV是一组易于复发的疾病，即或在应用硫唑嘌呤或环磷酰胺维持治疗期间，每年的复发率至少在15%以上，因此停用免疫抑制治疗后的复发是临床上关注的焦点；而另一方面，如果延长应用免疫抑制剂的时间势必会增加不良反应的发生，后者包括肝功能损害、骨髓抑制等等，因此决定维持缓解期治疗的时间必须权衡利弊。一般认为应在诱导缓解完成后维持至少2年，但也有作者认为应延长到4年。EUVAS正在进行一项RCT研究以确定是否需要将维持治疗延长到4年，后者称为REMAIN研究。

其次是诱导缓解期治疗能否应用环磷酰胺以外的免疫抑制剂。众所周知，糖皮质激素和环磷酰胺的联合应用从根本上改变了本病的预后，但大剂量应用环磷酰胺所造成的副作用成为临床医生最为担忧的问题之一。多年来研究者们一直在探索是否有其他的免疫抑制剂能够在诱导缓解治疗中替代环磷酰胺，但现有的循证医学证据表明，除了价格昂贵的利妥昔单抗可以替代环磷酰胺作为一线用药，仅仅对于非致命性的疾病且肾功能接近正常者可以应用甲氨蝶呤联合糖皮质激素的治疗方案，然而后者还存在高复发率之虞。随着近年来多种新型免疫抑制剂（诸如吗替麦考酚酯、来氟米特、FK506等等）在肾移植领域和其他自身免疫疾病（如系统性红斑狼疮等）中的成功应用，国外已有学者开始探索这些免疫抑制剂应用于ANCA相关小血管炎诱导缓解期治疗的疗效和安全性。

第三是关于AAV患者远期预后的关注。如前所述，糖皮质激素联合免疫抑制剂的治疗使大多数患者得以缓解，虽然仍有少部分病人死于活动性血管炎、一些患者在血管炎急性期的强化免疫抑制治疗中死于治疗的合并症（特别是继发性感染），多数病人能够获得较长时间的生存。越来越多的研究显示，心血管事件和恶性肿瘤（特别是长时间大剂量使用环磷酰胺者）这些患者远期死亡原因，针对发生心血管事件和肿瘤的危险因素、以及如何减少这两类事件发生的研究将是本领域未来几年的热点问题。

（陈　旻）

参考文献

1. JENNETTE JC, FALK RJ, ANDRASSY K, et al. Nomenclature of systemic vasculitides: the proposal of an international consensus conference. Arthritis Rheum, 1994, 37(2): 187-192.
2. JENNETTE JC, FALK RJ, BACON PA, et al. 2012 revised International Chapel Hill Consensus Conference Nomenclature of Vasculitides. Arthritis Rheum, 2013, 65(1): 1-11.
3. HECKMANN M, HOLLE JU, ARNING L, et al. The Wegener's granulomatosis quantitative trait locus on chromosome 6p21.3 as characterised by tagSNP genotyping. Ann Rheum Dis, 2008, 67(7): 972-979.
4. STASSEN PM, COHEN-TERVAERT JW, LEMS SP, et al. HLA-DR4, DR13(6) and the ancestral haplotype A1B8DR3 are associated with ANCA-associated vasculitis and Wegener's granulomatosis. Rheumatology (Oxford), 2009, 48(6): 622-625.
5. VAGLIO A, MARTORANA D, MAGGIORE U, et al. HLA-DRB4 as a genetic risk factor for Churg-Strauss syndrome. Arthritis Rheum, 2007, 56(9): 3159-3166.
6. TSUCHIYA N, KOBAYASHI S, KAWASAKI A, et al. Genetic background of Japanese patients with antineutrophil cytoplasmic antibody-associated vasculitis: association of HLA-DRB1*0901 with microscopic polyangiitis. J Rheumatol, 2003, 30(7): 1534-1540.
7. LYONS PA, RAYNER TF, TRIVEDI S, et al. Genetically distinct subsets within ANCA-associated vasculitis. N Engl J Med, 2012, 367(3): 214-223.
8. STEGEMAN CA, TERVAERT JW, DE JONG PE, et al. Trimethoprim-sulfamethoxazole (co-trimoxazole) for the prevention of relapses of Wegener's granulomatosis. Dutch Co-Trimoxazole Wegener Study Group. N Engl J Med, 1996, 335(1): 16-20.
9. STEGEMAN CA, TERVAERT JW, SLUITER WJ, et al. Association of chronic nasal carriage of Staphylococcus aureus and higher relapse rates in Wegener granulomatosis. Ann Intern Med, 1994, 120(1): 12-17.
10. POPA ER, STEGEMAN CA, ABDULAHAD WH, et al. Staphylococcal toxic-shock-syndrome-toxin-1 as a risk factor for disease relapse in Wegener's granulomatosis. Rheumatology (Oxford), 2007, 46(6): 1029-1033.
11. MAYET WJ, MARKER-HERMANN E, SCHLAAK J, et al. Irregular cytokine pattern of CD4+ T lymphocytes in response to Staphylococcus aureus in patients with Wegener's granulomatosis. Scand J Immunol, 1999, 49(6): 585-594.
12. SAVIGE J, NASSIS L, COOPER T, et al. Antineutrophil cytoplasmic antibody (ANCA)-associated systemic vasculitis after immunisation with bacterial proteins. Clin Exp Rheumatol, 2002, 20(6): 783-789.
13. KALLENBERG CG, HEERINGA P, STEGEMAN CA. Mechanisms of disease: pathogenesis and treatment of ANCA-associated vasculitides. Nat Clin Pract Rheumatol, 2006, 2(12): 661-670.
14. Brons Rh, Bakker Hi, Van Wijk Rt, et al. Staphylococcal acid phosphatase binds to endothelial cells via charge interaction; a pathogenic role in Wegener's granulomatosis? Clin Exp Immunol, 2000, 119(3): 566-573.
15. KAIN R, EXNER M, BRANDES R, et al. Molecular mimicry in pauci-immune focal necrotizing

glomerulonephritis. Nat Med. 2008, 14(10): 1088-1096.

16. ROTH AJ, BROWN MC, SMITH RN, et al. Anti-LAMP-2 antibodies are not prevalent in patients with antineutrophil cytoplasmic autoantibody glomerulonephritis. J Am Soc Nephrol, 2012, 23(3): 545-555.
17. KAIN R, TADEMA H, MCKINNEY EF, et al. High prevalence of autoantibodies to hLAMP-2 in anti-neutrophil cytoplasmic antibody-associated vasculitis. J Am Soc Nephrol, 2012, 23(3): 556-566.
18. CHEN M, GAO Y, GUO XH, et al. Propylthiouracil-induced antineutrophil cytoplasmic antibody-associated vasculitis. Nat Rev Nephrol, 2012, 8(8): 476-483.
19. ZHAO MH, CHEN M, GAO Y, et al. Propylthiouracil-induced anti-neutrophil cytoplasmic antibody-associated vasculitis. Kidney Int, 2006, 69(8): 1477-1481.
20. SLOT MC, LINKS TP, STEGEMAN CA, et al. Occurrence of antineutrophil cytoplasmic antibodies and associated vasculitis in patients with hyperthyroidism treated with antithyroid drugs: A long-term followup study. Arthritis Rheum, 2005, 53(1): 108-113.
21. GAO Y, CHEN M, YE H, et al. The target antigens of antineutrophil cytoplasmic antibodies (ANCA) induced by propylthiouracil. Int Immunopharmacol, 2007, 7(1): 55-60.
22. GAO Y, ZHAO MH, GUO XH, et al. The prevalence and target antigens of antithyroid drugs induced antineutrophil cytoplasmic antibodies (ANCA) in Chinese patients with hyperthyroidism. Endocr Res, 2004, 30(2): 205-213.
23. YE H, GAO Y, GUO XH, et al. Titre and affinity of propylthiouracil-induced anti-myeloperoxidase antibodies are closely associated with the development of clinical vasculitis. Clin Exp Immunol, 2005, 142(1): 116-119.
24. YE H, ZHAO MH, GAO Y, et al. Anti-myeloperoxidase antibodies in sera from patients with propylthiouracil-induced vasculitis might recognize restricted epitopes on myeloperoxidase molecule. Clin Exp Immunol, 2004, 138(1): 179-182.
25. WANG C, GOU SJ, XU PC, et al. Epitope analysis of anti-myeloperoxidase antibodies in propylthiouracil-induced antineutrophil cytoplasmic antibody-associated vasculitis. Arthritis Res Ther, 2013, 15(6): R196.
26. GAO Y, YE H, YU F, et al. Anti-myeloperoxidase IgG subclass distribution and avidity in sera from patients with propylthiouracil-induced antineutrophil cytoplasmic antibodies associated vasculitis. Clin Immunol, 2005, 117(1): 87-93.
27. JIANG X, KHURSIGARA G, RUBIN RL. Transformation of lupus-inducing drugs to cytotoxic products by activated neutrophils. Science, 1994, 266(5186): 810-813.
28. VON SCHMIEDEBERG S, GOEBEL C, GLEICHMANN E, et al. Neutrophils and drug metabolism. Science, 1995, 268(5210): 585-586.
29. DE LIND VAN WIJNGAARDEN RA, VAN RIJN L, HAGEN EC, et al. Hypotheses on the etiology of antineutrophil cytoplasmic autoantibody associated vasculitis: the cause is hidden, but the result is known. Clin J Am Soc Nephrol, 2008, 3(1): 237-252.
30. SCHLIEBEN DJ, KORBET SM, KIMURA RE, et al. Pulmonary-renal syndrome in a newborn with placental transmission of ANCAs. Am J Kidney Dis, 2005, 45(4): 758-761.
31. JAYNE DR, GASKIN G, RASMUSSEN N, et al. Randomized trial of plasma exchange or high-dosage methylprednisolone as adjunctive therapy for severe renal vasculitis. J Am Soc Nephrol, 2007, 18(7): 2180-2188.
32. MULDER AH, HEERINGA P, BROUWER E, et al. Activation of granulocytes by anti-neutrophil cytoplasmic antibodies (ANCA): a Fc gamma RII-dependent process. Clin Exp Immunol, 1994, 98(2): 270-278.
33. FALK RJ, TERRELL RS, CHARLES LA, et al. Anti-neutrophil cytoplasmic autoantibodies induce neutrophils to degranulate and produce oxygen radicals in vitro. Proc Natl Acad Sci U S A, 1990, 87(11): 4115-4119.
34. EWERT BH, JENNETTE JC, FALK RJ. Anti-myeloperoxidase antibodies stimulate neutrophils to damage human endothelial cells. Kidney Int, 1992, 41(2): 375-383.
35. KOMOCSI A, LAMPRECHT P, CSERNOK E, et al. Peripheral blood and granuloma CD4(+)CD28(−) T cells are a major source of interferon-gamma and tumor necrosis factor-alpha in Wegener's granulomatosis. Am J Pathol, 2002, 160(5): 1717-1724.

36. KOCHER M, EDBERG JC, FLEIT HB, et al. Antineutrophil cytoplasmic antibodies preferentially engage Fc gammaRIIIb on human neutrophils. J Immunol, 1998, 161(12): 6909-6914.

37. KETTRITZ R, JENNETTE JC, FALK RJ. Crosslinking of ANCA-antigens stimulates superoxide release by human neutrophils. J Am Soc Nephrol, 1997, 8(3): 386-394.

38. SCHREIBER A, BUSJAHN A, LUFT FC, et al. Membrane expression of proteinase 3 is genetically determined. J Am Soc Nephrol, 2003, 14(1): 68-75.

39. WITKO-SARSAT V, LESAVRE P, LOPEZ S, et al. A large subset of neutrophils expressing membrane proteinase 3 is a risk factor for vasculitis and rheumatoid arthritis. J Am Soc Nephrol, 1999, 10(6): 1224-1233.

40. RAROK AA, STEGEMAN CA, LIMBURG PC, et al. Neutrophil membrane expression of proteinase 3 (PR3) is related to relapse in PR3-ANCA-associated vasculitis. J Am Soc Nephrol, 2002, 13(9): 2232-2238.

41. SCHREIBER A, OTTO B, JU X, et al. Membrane proteinase 3 expression in patients with Wegener's granulomatosis and in human hematopoietic stem cell-derived neutrophils. J Am Soc Nephrol, 2005, 16(7): 2216-2224.

42. BRACHEMI S, MAMBOLE A, FAKHOURI F, et al. Increased membrane expression of proteinase 3 during neutrophil adhesion in the presence of anti proteinase 3 antibodies. J Am Soc Nephrol, 2007, 18(8): 2330-2339.

43. BAUER S, ABDGAWAD M, GUNNARSSON L, et al. Proteinase 3 and CD177 are expressed on the plasma membrane of the same subset of neutrophils. J Leukoc Biol, 2007, 81(2): 458-464.

44. VON VIETINGHOFF S, TUNNEMANN G, EULENBERG C, et al. NB1 mediates surface expression of the ANCA antigen proteinase 3 on human neutrophils. Blood, 2007, 109(10): 4487-4493.

45. HU N, WESTRA J, HUITEMA MG, et al. Coexpression of CD177 and membrane proteinase 3 on neutrophils in antineutrophil cytoplasmic autoantibody-associated systemic vasculitis: anti-proteinase 3-mediated neutrophil activation is independent of the role of CD177-expressing neutrophils. Arthritis Rheum, 2009, 60(5): 1548-1557.

46. HESS C, SADALLAH S, SCHIFFERLI JA. Induction of neutrophil responsiveness to myeloperoxidase antibodies by their exposure to supernatant of degranulated autologous neutrophils. Blood, 2000, 96(8): 2822-2827.

47. GRIFFIN SV, CHAPMAN PT, LIANOS EA, et al. The inhibition of myeloperoxidase by ceruloplasmin can be reversed by anti-myeloperoxidase antibodies. Kidney Int, 1999, 55(3): 917-925.

48. ZHANG AH, CHEN M, GAO Y, et al. Inhibition of oxidation activity of myeloperoxidase (MPO) by propylthiouracil (PTU) and anti-MPO antibodies from patients with PTU-induced vasculitis. Clin Immunol, 2007, 122(2): 187-193.

49. VAN DER GELD YM, STEGEMAN CA, KALLENBERG CG. B cell epitope specificity in ANCA-associated vasculitis: does it matter? Clin Exp Immunol, 2004, 137(3): 451-459.

50. BROOKS CJ, KING WJ, RADFORD DJ, et al. IL-1 beta production by human polymorphonuclear leucocytes stimulated by anti-neutrophil cytoplasmic autoantibodies: relevance to systemic vasculitis. Clin Exp Immunol, 1996, 106(2): 273-279.

51. COCKWELL P, BROOKS CJ, ADU D, et al. Interleukin-8: A pathogenetic role in antineutrophil cytoplasmic autoantibody-associated glomerulonephritis. Kidney Int, 1999, 55(3): 852-863.

52. CALDERWOOD JW, WILLIAMS JM, MORGAN MD, et al. ANCA induces beta2 integrin and CXC chemokine-dependent neutrophil-endothelial cell interactions that mimic those of highly cytokine-activated endothelium. J Leukoc Biol, 2005, 77(1): 33-43.

53. DE BANDT M, MEYER O, HAKIM J, et al. Antibodies to proteinase-3 mediate expression of intercellular adhesion molecule-1 (ICAM-1, CD 54). Br J Rheumatol, 1997, 36(8): 839-846.

54. YANG JJ, PRESTON GA, PENDERGRAFT WF, et al. Internalization of proteinase 3 is concomitant with endothelial cell apoptosis and internalization of myeloperoxidase with generation of intracellular oxidants. Am J Pathol, 2001, 158(2): 581-592.

55. MAYET W, SCHWARTING A, BARREIROS AP, et al. Anti-PR-3 antibodies induce endothelial IL-8 release. Eur J Clin Invest, 1999, 29(11): 973-979.

56. BERGER SP, SEELEN MA, HIEMSTRA PS, et al. Proteinase 3, the major autoantigen of Wegener's granulomatosis, enhances IL-8 production by endothelial cells in vitro. J Am Soc Nephrol, 1996, 7(5): 694-701.
57. MAYET WJ, CSERNOK E, SZYMKOWIAK C, et al. Human endothelial cells express proteinase 3, the target antigen of anticytoplasmic antibodies in Wegener's granulomatosis. Blood, 1993, 82(4): 1221-1229.
58. XIAO H, HEERINGA P, HU P, et al. Antineutrophil cytoplasmic autoantibodies specific for myeloperoxidase cause glomerulonephritis and vasculitis in mice. J Clin Invest, 2002, 110(7): 955-963.
59. HUUGEN D, XIAO H, VAN ESCH A, et al. Aggravation of anti-myeloperoxidase antibody-induced glomerulonephritis by bacterial lipopolysaccharide: role of tumor necrosis factor-alpha. Am J Pathol, 2005, 167(1): 47-58.
60. LITTLE MA, SMYTH CL, YADAV R, et al. Antineutrophil cytoplasm antibodies directed against myeloperoxidase augment leukocyte-microvascular interactions in vivo. Blood, 2005, 106(6): 2050-2058.
61. NOLAN SL, KALIA N, NASH GB, et al. Mechanisms of ANCA-mediated leukocyte-endothelial cell interactions in vivo. J Am Soc Nephrol, 2008, 19(5): 973-984.
62. SCHREIBER A, XIAO H, FALK RJ, et al. Bone marrow-derived cells are sufficient and necessary targets to mediate glomerulonephritis and vasculitis induced by anti-myeloperoxidase antibodies. J Am Soc Nephrol, 2006, 17(12): 3355-3364.
63. PFISTER H, OLLERT M, FROHLICH LF, et al. Antineutrophil cytoplasmic autoantibodies against the murine homolog of proteinase 3 (Wegener autoantigen) are pathogenic in vivo. Blood, 2004, 104(5): 1411-1418.
64. WEIDNER S, CARL M, RIESS R, et al. Histologic analysis of renal leukocyte infiltration in antineutrophil cytoplasmic antibody-associated vasculitis: importance of monocyte and neutrophil infiltration in tissue damage. Arthritis Rheum, 2004, 50(11): 3651-3657.
65. CHEN M, WANG F, ZHAO MH. Circulating neutrophil gelatinase-associated lipocalin: a useful biomarker for assessing disease activity of ANCA-associated vasculitis. Rheumatology (Oxford), 2009, 48(4): 355-358.
66. XIAO H, HEERINGA P, LIU Z, et al. The role of neutrophils in the induction of glomerulonephritis by anti-myeloperoxidase antibodies. Am J Pathol, 2005, 167(1): 39-45.
67. KESSENBROCK K, KRUMBHOLZ M, SCHONERMARCK U, et al. Netting neutrophils in autoimmune small-vessel vasculitis. Nat Med, 2009, 15(6): 623-625.
68. CHEN M, KALLENBERG CG. Novel territory for neutrophils in the pathogenesis of ANCA-associated vasculitides. Nephrol Dial Transplant, 2009, 24(12): 3618-3620.
69. XIAO H, SCHREIBER A, HEERINGA P, et al. Alternative complement pathway in the pathogenesis of disease mediated by anti-neutrophil cytoplasmic autoantibodies. Am J Pathol, 2007, 170(1): 52-64.
70. GOU SJ, YUAN J, CHEN M, et al. Circulating complement activation in patients with anti-neutrophil cytoplasmic antibody-associated vasculitis. Kidney Int, 2013, 83(1): 129-137.
71. GOU SJ, YUAN J, WANG C, et al. Alternative complement pathway activation products in urine and kidneys of patients with ANCA-associated GN. Clin J Am Soc Nephrol, 2013, 8(11): 1884-1891.
72. XING GQ, CHEN M, LIU G, et al. Complement activation is involved in renal damage in human antineutrophil cytoplasmic autoantibody associated pauci-immune vasculitis. Journal of clinical immunology, 2009, 29(3): 282-291.
73. HAO J, WANG C, YUAN J, et al. A pro-inflammatory role of C5L2 in C5a-primed neutrophils for ANCA-induced activation. PLoS One, 2013, 8(6): e66305.
74. HAO J, CHEN M, ZHAO MH. Involvement of protein kinase C in C5a-primed neutrophils for ANCA-mediated activation. Mol Immunol, 2013, 54(1): 68-73.
75. CAMOUS L, ROUMENINA L, BIGOT S, et al. Complement alternative pathway acts as a positive feedback amplification of neutrophil activation. Blood, 2011, 117(4): 1340-1349.
76. SCHREIBER A, XIAO H, JENNETTE JC, et al. C5a receptor mediates neutrophil activation and ANCA-induced glomerulonephritis. J Am Soc Nephrol, 2009, 20(2): 289-298.
77. XIAO H, DAIRAGHI DJ, POWERS JP, et al. C5a receptor (CD88) blockade protects against MPO-ANCA GN. J Am Soc Nephrol, 2014, 25(2): 225-231.

78. YUAN J, GOU SJ, HUANG J, et al. C5a and its receptors in human anti-neutrophil cytoplasmic antibody (ANCA)-associated vasculitis. Arthritis Res Ther, 2012, 14(3): R140.

79. HAO J, MENG LQ, XU PC, et al. p38MAPK, ERK and PI3K signaling pathways are involved in C5a-primed neutrophils for ANCA-mediated activation. PLoS One, 2012, 7(5):e38317.

80. KALLENBERG CG, HEERINGA P. Complement is crucial in the pathogenesis of ANCA-associated vasculitis. Kidney Int, 2013, 83(1): 16-18.

81. GUILPAIN P, MOUTHON L. Antiendothelial cells autoantibodies in vasculitis-associated systemic diseases. Clin Rev Allergy Immunol, 2008, 35(1-2): 59-65.

82. DEL PAPA N, GUIDALI L, SIRONI M, et al. Anti-endothelial cell IgG antibodies from patients with Wegener's granulomatosis bind to human endothelial cells in vitro and induce adhesion molecule expression and cytokine secretion. Arthritis Rheum, 1996, 39(5): 758-766.

83. SAVAGE CO, POTTINGER BE, GASKIN G, et al. Vascular damage in Wegener's granulomatosis and microscopic polyarteritis: presence of anti-endothelial cell antibodies and their relation to anti-neutrophil cytoplasm antibodies. Clin Exp Immunol, 1991, 85(1): 14-19.

84. SEBASTIAN JK, MAHR AD, AHMED SS, et al. Antiendothelial cell antibodies in patients with Wegener's granulomatosis: prevalence and correlation with disease activity and manifestations. J Rheumatol, 2007, 34(5): 1027-1031.

85. YU F, ZHAO MH, ZHANG YK, et al. Anti-endothelial cell antibodies (AECA) in patients with propylthiouracil (PTU)-induced ANCA positive vasculitis are associated with disease activity. Clin Exp Immunol, 2005, 139(3): 569-574.

86. GOBEL U, EICHHORN J, KETTRITZ R, et al. Disease activity and autoantibodies to endothelial cells in patients with Wegener's granulomatosis. Am J Kidney Dis, 1996, 28(2): 186-194.

87. HOLMEN C, CHRISTENSSON M, PETTERSSON E, et al. Wegener's granulomatosis is associated with organ-specific antiendothelial cell antibodies. Kidney Int, 2004, 66(3): 1049-1060.

88. LAMPRECHT P. Off balance: T-cells in antineutrophil cytoplasmic antibody (ANCA)-associated vasculitides. Clin Exp Immunol, 2005, 141(2): 201-210.

89. GISCOMBE R, NITYANAND S, LEWIN N, et al. Expanded T cell populations in patients with Wegener's granulomatosis: characteristics and correlates with disease activity. J Clin Immunol, 1998, 18(6): 404-413.

90. CLAYTON AR, SAVAGE CO. Production of antineutrophil cytoplasm antibodies derived from circulating B cells in patients with systemic vasculitis. Clin Exp Immunol, 2003, 132(1): 174-179.

91. SPIEGELBERG HL. Fc receptors for IgE and interleukin-4 induced IgE and IgG4 secretion. J Invest Dermatol, 1990, 94(6 Suppl): 49s-52s.

92. VERCELLI D. One cytokine, two isotypes: a trojan horse, pandora's box, and an evolving paradigm. Am J Respir Crit Care Med, 2000, 162(3 Pt 2): S86-S90.

93. KING WJ, BROOKS CJ, HOLDER R, et al. T lymphocyte responses to anti-neutrophil cytoplasmic autoantibody (ANCA) antigens are present in patients with ANCA-associated systemic vasculitis and persist during disease remission. Clin Exp Immunol, 1998, 112(3): 539-546.

94. SANDERS JS, STEGEMAN CA, KALLENBERG CG. The Th1 and Th2 paradigm in ANCA-associated vasculitis. Kidney Blood Press Res, 2003, 26(4): 215-220.

95. ABDULAHAD WH, STEGEMAN CA, LIMBURG PC, et al. Skewed distribution of Th17 lymphocytes in patients with Wegener's granulomatosis in remission. Arthritis Rheum, 2008, 58(7): 2196-2205.

96. JIN D, ZHANG L, ZHENG J, et al. The inflammatory Th 17 subset in immunity against self and non-self antigens. Autoimmunity, 2008, 41(2): 154-162.

97. STEINMETZ OM, VELDEN J, KNEISSLER U, et al. Analysis and classification of B-cell infiltrates in lupus and ANCA-associated nephritis. Kidney Int, 2008, 74(4): 448-457.

98. CHEN M, YU F, ZHANG Y, et al. Clinical[corrected] and pathological characteristics of Chinese patients with antineutrophil cytoplasmic autoantibody associated systemic vasculitides: a study of 426 patients from a single centre. Postgrad Med J, 2005, 81(961): 723-727.

99. HAAS M, EUSTACE JA. Immune complex deposits in ANCA-associated crescentic glomerulonephritis: a study of 126 cases. Kidney Int, 2004, 65(6): 2145-2152.

100. YU F, CHEN M, WANG SX, et al. Clinical and pathological characteristics and outcomes of Chinese patients with primary anti-neutrophil cytoplasmic antibodies-associated systemic vasculitis with immune complex deposition in kidney. Nephrology (Carlton), 2007, 12(1): 74-80.

101. ZHAO MH, SUN QZ, WANG HY. Clinical and pathological characterization of patients with microscopic polyangiitis with medium artery involvement. Ren Fail, 2003, 25(6): 989-995.

102. BERDEN AE, FERRARIO F, HAGEN EC, et al. Histopathologic classification of ANCA-associated glomerulonephritis. J Am Soc Nephrol, 2010, 21(10): 1628-1636.

103. CHANG DY, WU LH, LIU G, et al. Re-evaluation of the histopathologic classification of ANCA-associated glomerulonephritis: a study of 121 patients in a single center. Nephrol Dial Transplant, 2012, 27(6): 2343-2349.

104. WATTS R, LANE S, HANSLIK T, et al. Development and validation of a consensus methodology for the classification of the ANCA-associated vasculitides and polyarteritis nodosa for epidemiological studies. Ann Rheum Dis, 2007, 66(2): 222-227.

105. LIU LJ, CHEN M, YU F, et al. Evaluation of a new algorithm in classification of systemic vasculitis. Rheumatology (Oxford), 2008, 47(5): 708-712.

106. FINKIELMAN JD, MERKEL PA, SCHROEDER D, et al. Antiproteinase 3 antineutrophil cytoplasmic antibodies and disease activity in Wegener granulomatosis. Ann Intern Med, 2007, 147(9): 611-619.

107. LUQMANI RA, BACON PA, MOOTS RJ, et al. Birmingham Vasculitis Activity Score (BVAS) in systemic necrotizing vasculitis. QJM, 1994, 87(11): 671-678.

108. EXLEY AR, BACON PA, LUQMANI RA, et al. Development and initial validation of the Vasculitis Damage Index for the standardized clinical assessment of damage in the systemic vasculitides. Arthritis Rheum, 1997, 40(2): 371-380.

109. DE GROOT K, HARPER L, JAYNE DR, et al. Pulse versus daily oral cyclophosphamide for induction of remission in antineutrophil cytoplasmic antibody-associated vasculitis: a randomized trial. Ann Intern Med, 2009, 150(10): 670-680.

110. STONE JH, MERKEL PA, SPIERA R, et al. Rituximab versus cyclophosphamide for ANCA-associated vasculitis. N Engl J Med, 2010, 363(3): 221-232.

111. JONES RB, TERVAERT JW, HAUSER T, et al. Rituximab versus cyclophosphamide in ANCA-associated renal vasculitis. N Engl J Med, 2010, 363(6): 211-220.

112. WALSH M, CASIAN A, FLOSSMANN O, et al. Long-term follow-up of patients with severe ANCA-associated vasculitis comparing plasma exchange to intravenous methylprednisolone treatment is unclear. Kidney Int, 2013, 84(2): 397-402.

113. JAYNE D, RASMUSSEN N, ANDRASSY K, et al. A randomized trial of maintenance therapy for vasculitis associated with antineutrophil cytoplasmic autoantibodies. N Engl J Med, 2003, 349(1): 36-44.

114. PAGNOUX C, MAHR A, HAMIDOU MA, et al. Azathioprine or methotrexate maintenance for ANCA-associated vasculitis. N Engl J Med, 2008, 359(26): 2790-2803.

115. HIEMSTRA TF, WALSH M, MAHR A, et al. Mycophenolate mofetil vs azathioprine for remission maintenance in antineutrophil cytoplasmic antibody-associated vasculitis: a randomized controlled trial. JAMA, 2010, 304(21): 2381-2388.

116. METZLER C, MIEHLE N, MANGER K, et al. Elevated relapse rate under oral methotrexate versus leflunomide for maintenance of remission in Wegener's granulomatosis. Rheumatology (Oxford), 2007, 46(7): 1087-1091.

117. CHEN M, YU F, ZHANG Y, et al. Antineutrophil cytoplasmic autoantibody-associated vasculitis in older patients. Medicine (Baltimore), 2008, 87(4): 203-209.

118. HOGAN SL, FALK RJ, CHIN H, et al. Predictors of relapse and treatment resistance in antineutrophil cytoplasmic antibody-associated small-vessel vasculitis. Ann Intern Med, 2005, 143(9): 621-631.

119. PAGNOUX C, HOGAN SL, CHIN H, et al. Predictors of treatment resistance and relapse in antineutrophil

cytoplasmic antibody-associated small-vessel vasculitis: comparison of two independent cohorts. Arthritis Rheum, 2008, 58(9): 2908-2918.

120. LI ZY, CHANG DY, ZHAO MH, et al. Predictors of treatment resistance and relapse in antineutrophil cytoplasmic antibody-associated vasculitis: a study of 439 cases in a single Chinese center. Arthritis Rheumatol, 2014, 66(7): 1920-1926.

第三章

抗肾小球基底膜病

抗肾小球基底膜病（glomerular basement membrane，GBM）病是指循环中的抗GBM抗体在脏器中沉积所引起的一组自身免疫性疾病[1,2]。其特点是外周血中可以检测到抗GBM抗体和/或肾活检肾小球基底膜上见到抗GBM抗体呈线样沉积[1-16]。

该病最早是由Ernest Goodpasture于1919年报道的。在第一次世界大战的流感大流行中，他报道了1例18岁的男性患者，有类似流感样症状，死于肺出血和增殖性肾小球肾炎[17]。1967年，Lerner等人将患Goodpasture综合征的患者肾组织中洗脱下来的抗体注射到猴子体内，后者出现了急进性肾小球肾炎、肺出血和沿肾小球基底膜的IgG沉积。这一经典的被动转移试验证实了这种“肾毒性”抗体（抗GBM抗体）是特异性针对GBM的，且在发病过程中起了重要作用[3]。肾组织中洗脱的抗体与同一病人循环中的抗体所识别的抗原决定簇是相同的，均为基底膜Ⅳ型胶原α3链的非胶原区1[α3（Ⅳ）NC1]，该抗原主要分布在肺泡和肾脏的基底膜中，也称为Goodpasture抗原[18]。鉴于抗GBM抗体在疾病发生和进展中的重要作用，抗GBM病的诊断需要依据肾活检观察到自身抗体沿肾小球基底膜的线条样沉积或者血清学检测到循环中的抗GBM抗体。

抗GBM病包括一组临床疾病群，主要受累的脏器是肺脏和肾脏，根据累及脏器的范围和严重程度不同而表现出不同的临床特点。肺脏和肾脏可以单独受累，也可以同时或先后受累。病变局限在肾脏时称为抗GBM肾炎，临床表现为急进性肾炎综合征，但也有少数患者肾功能正常而仅表现为急性肾炎综合征或轻度血尿、蛋白尿[1,19-25]。肺肾同时受累时临床表现为Goodpasture综合征（肺出血-肾炎综合征）[1-16,26,27]。实际上，有多种疾病会导致患者临床出现Goodpasture综合征，其中最为常见的是ANCA相关性小血管炎。关于Goodpasture综合征的鉴别诊断，将在下文详述。Goodpasture病的诊断与Goodpasture综合征不同，应包括以下三个特征：① 增生性肾小球肾炎，通常是新月体肾炎；② 肺出血；③ 抗GBM抗体阳性。为减少临床上的混淆，现在将抗GBM肾炎和Goodpasture病统称为抗GBM病[2,28]。

一、流行病学

抗GBM病是一组少见的自身免疫性疾病。人群发病率约为0.5 ~ 1例/百万人口[29-32]，各人种均有发病，但黑色人种较为少见。该病占肾活检病例的1% ~ 5%[2,44,33,34]，占新月体性肾炎的10% ~ 20%[2,42,44,35-37]，占终末期肾脏病（ESRD）的2%。在亚洲人群中，尚缺乏大规模的发病率调查。日本的报道在715例急进性肾炎（RPGN）的患者中有47例诊断为抗GBM病。中国报道了221例抗GBM病的病例，占新月体肾炎的16%。中国香港在11年间有10例患者确诊为抗GBM病，其发病率为0.6例/百万人口。80年代北京大学第一医院诊断的20例新月体肾炎中抗GBM病仅占1例（5%）[38]，而近年来诊断的病例数逐年上升，近10年共新诊断400余例，在新月体肾炎中的比例上升到21%[39]，与国外报告基本一致。这种变化可能与疾病谱的改变有关，但更为重要的原因应归于血清学检测抗GBM抗体方法的改进和普及，从而提高了抗体的检出率，使临床医师提高了对该病的认识[40]。

抗GBM病的患者年龄分布广泛，有报道的年龄最小的患者只有11个月，而年龄最长的患者则有90多岁。该病有两个发病年龄高峰。第一个高峰在20 ~ 40岁之间，男性多见，肺出血的发生率较高。第二个高峰在60 ~ 80岁，男女比例相当，多为肾脏局限型[1,2,18,37,41-44]。在抗GBM病的老年患者中，合并ANCA阳性的比率明显高于年轻患者，这些患者可以表现出血管炎的多系统受累的临床表现，ANCA的特异性靶抗原多为髓过氧化物酶（MPO）[1,18]。与年轻患者相比，抗GBM病的老年患者在确诊时，肾脏受累比较轻，但是预后不佳，患者的生存率则更低。老年患者的抗GBM抗体和ANCA的水平，以及肺脏受累的程度，则与年轻患者相似。

抗GBM病男女均可发病，男女比例为1.4∶1。肺出血常见于男性患者，可能和吸烟有关。在肺出血合并肾炎的患者中，男女比例为3∶1。单纯抗GBM肾炎常见于女性患者，男女比例为0.9∶1。

二、病因

抗GBM病的遗传易感性与HLA-DR2密切相关，该等位基因编码HLA Ⅱ类分子的第二个多肽结合部位上的氨基酸序列，并可能影响HLA Ⅱ类分子结合和呈递抗原给辅助性T细胞的过程，从而影响疾病的发生和进展。荟萃分析的结果显示，HLA DRB1与疾病的发生有着最为密切的关联，其中HLA-DRB1*1501是疾病的易感性等位基因（优势比可达8.5），63.9% ~ 92%的抗GBM病患者携带有DRB1*1501等位基因[42,45,46]；此外，DRB1*0401和DRB1*0301有较弱的易感性；而DRB1*0101和DRB1*0701则是疾病的保护性等位基因（优势比分别为0.6和0.3）[40,47-51]。HLA与疾病相关性的精确分子基础近年来有了较大进展。在HLA人源化的转基因小鼠中，使用α3（Ⅳ）NC1抗原上的肽段免疫小鼠后，DRB1*1501纯合子的小鼠能够产生识别该抗原的效应性T细胞，DRB1*0101纯合子的小鼠则产生识别该抗原的调节性T细胞，而在DRB1*1501和DRB1*0101杂合子的小鼠中，调节性T细胞能够抑制效应性T细胞的功能。这一现象的分子机制在于，DRB1*1501与α3（Ⅳ）NC1抗原上的肽段的亲和力较弱，而DRB1*0101与抗原的亲和力则较强，在杂合子的抗原递呈细胞中，抗原更倾向于和DRB1*0101结合，从而发挥调节性T细胞的效应。

环境因素是影响抗GBM病发病的另一个重要因素。抗GBM病的患者中有20% ~ 60%在起病时有上呼吸道感染的前驱病史，但是疾病的发生并没有群体聚集性或季节多发性[52,53]。在感染的致病源中，有较多报道提及流感病毒感染与疾病有关，其中就包括Goodpasture最初报道的那个病例[54]。但是在后续的大宗病例的研究中，并没能在抗GBM病的患者中检测到流感病毒的抗体，也没能从流感病人的体内检测到抗GBM抗体。在105例HIV感染的患者中，17%有抗GBM抗体，但是该抗体被证实是患者体内的B细胞多克隆活化的结果，并不能导致临床抗GBM病的发生。在细菌感染方面，动物实验发现肉毒杆菌的抗原与抗GBM的自身反应性T细胞识别的抗原决定簇在氨基酸序列上有相似之处，能够通过分子模拟机制导致WKY大鼠出现抗GBM肾炎。但是，在人类的抗GBM病患者中，没能检测出肉毒杆菌的感染。

肺出血和吸烟的关系非常密切，在抗GBM病的患者中，几乎所有吸烟的患者均发生了肺出血，而在不吸烟的患者中，肺出血的发生率显著下降。吸烟与病情的恶化及复发也有一定关系[53,60,55,56]。吸入碳氢化合物可能与疾病的发生有关，但是仅有约6%的抗GBM病患者有吸入碳氢化合物的历史，这些患者的抗GBM抗体水平高于没有吸入史的患者[57-61]。在正常情况下，循环中的抗GBM抗体不能通过肺泡毛细血管，因为肺泡毛细血管的内皮细胞通透性显著低于肾小球毛细血管袢的内皮细胞。但是在疾病状态下，吸烟、吸入碳氢化合物、以及其他非特异性损伤（如汽油、强氧化剂、青霉胺、可卡因、金属粉尘等）作为初始损伤，可以使肺泡毛细血管壁受损，内皮细胞破坏，因此循环中的抗GBM抗体能够到达肺泡基底膜，从而导致自身免疫反应，引起肺出血[58]。

抗GBM病可以继发于其他疾病或者与其他疾病同时发生，包括自身免疫病、肾小球肾炎和其他疾病。约1/4 ~ 1/3的抗GBM病患者合并ANCA阳性，同样在ANCA相关小血管炎的患者中约有10%合并抗GBM抗体阳性，这两种自身抗体的高合并率提示两种自身抗体的共存并非是偶然现象。抗GBM病和ANCA相关小血管炎可以先后发生，也可以同时发生。两种自身抗体之间并不存在交叉反应，两种抗体的滴度之间也没有相关性。虽然在B细胞水平，两种自身抗体之间没有关联，但是，在T细胞水平上，抗GBM病和ANCA相关小血管炎这两种自身免疫病之间却存在着关联，具体的机制还有待进一步阐明。

抗GBM病也可以继发于其他肾小球肾炎或与之同时发生，其中最为常见的是膜性肾病，此外还有IgA肾病、膜增殖性肾小球肾炎、FSGS、糖尿病肾病等。这些原有的肾小球肾炎可以使肾小球基底膜结构损伤，使原本处于遮蔽状态的Goodpasture抗原暴露，诱导自身免疫反应产生自身抗体，导致抗GBM肾炎的发生[62-64]。反之，在抗GBM病中，由自身抗体介导的基底膜损伤也会导致抗原释放进入循环中，与抗体结合形成免疫复合物，再沉积到肾脏形成免疫复合物介导的肾脏损伤[26-32]。近年来，抗GBM病合并膜性肾病的发生机制有了深入的研究进展。研究发现合并膜性肾病的抗GBM病患者，与单纯的抗GBM病患者相比，就诊时的血肌酐水平低较，少尿/无尿的发生率较低、肉眼血尿的发生率较低，尿蛋白的水平较高。肾穿刺活检病理可见，合并膜性肾病的患者，肾小球的新月体比例较低。在接受了相同的治疗后，合并膜性肾病的抗GBM病患者的肾脏预后较好，仅有少数（37.5%）病人在1年时进入ESRD。这些合并膜性肾病的患者中，血清抗GBM抗体识别的抗原谱较窄，对α3（Ⅳ）NC1上的抗原决定簇E_B的识别水平较低，循环中识别α3（Ⅳ）NC1的IgG1和IgG3的水平也较低。同时，原发性膜性肾病的特征性抗体，抗磷脂酶A2受体（PLA2R）抗体，在这些病人中不能够检出。以上这些发现均提示，膜性肾病和抗GBM病共同存在的现象，在发病机制上可能存在着特殊之处，据推测，α3（Ⅳ）NC1上的抗原成分可能通过不同的机制同时或先后介导了膜性肾病和抗GBM病的产生，确切机制还有待进一步研究。

Alport遗传性肾炎的患者可先天缺乏GBM的抗原成分，因此接受正常人肾移植的患者中有5% ~ 10%会产生抗GBM抗体而诱发抗GBM病[33-35,37]。

三、发病机制

抗GBM病是自身免疫性肾脏病的经典模型。体液免疫及细胞免疫在该病的发病过程中均起了重要作用。

抗GBM抗体的直接致病作用在动物实验及临床观察中都得到了充分证明。① 经典的被动转移试验证实，患者的肾脏中洗脱下来的抗GBM抗体，注射入松鼠猴体内，会导致猴出现肺出血和急进性肾炎[3]。② 临床观察发现抗GBM抗体的水平与肾脏损伤的严重程度和预后有高度的相关性[42,65]；通过血浆置换清除循环中的抗体，对于肺出血和肾功能的恢复具有良好的效果。③ 如果在抗体未转阴的情况下进行肾移植，则移植肾会再次发生抗GBM肾炎[45]。

抗GBM抗体通常为IgG，以IgG1亚型为主，也有IgG4亚型[2,66-97]。抗体与α3（Ⅳ）NC1的解离系数（Kd）可以达到6.5×10^{-11}M到52.07×10^{-10}M，这种高亲和力与抗体的强致病性是一致的[67-73]。在正常人体内也存在抗GBM抗体，这种天然抗体可以从正常人血清或血浆中的IgG组分中提纯出来，但在常规的检测中无法检出。这些天然抗体也能够特异性的识别α3（Ⅳ）NC1，包括其中的E_A和E_B抗原决定簇，但是天然抗体的含量、滴度和亲和力都显著低于患者体内的抗GBM抗体，且为IgG2和IgG4亚型，说明抗体的免疫学特性对其致病性起了决定性作用[74]。

抗GBM抗体的免疫学特性在疾病的发生和进展中逐步变化，该变化与肾脏损伤的形成和加重密切相关。在从肾功能正常到轻度肾功能受损直至肾衰竭的患者中，抗GBM抗体的滴度逐渐升高，从1∶60升到1∶800；抗体的亲和力越高，肾小球中新月体的比例越高，肾脏损害越重[92]；抗体的IgG1亚型逐渐出现（8%）并增多，直至在肾衰竭的患者中IgG1亚型的抗体检出率达到94%；抗体识别的靶抗原也从局限于α3（Ⅳ）NC1和α5（Ⅳ）NC1发展到α1 ~ α5（Ⅳ）NC1五种靶抗原均可识别。在抗体的免疫学特性的变化过程中，最为关键的在于抗GBM抗体识别的抗原决定簇，经历了分子内和分子间的抗原表位扩展过程，随着抗体识别的抗原表位逐步扩展，肾脏损伤的程度逐步加重。抗原表位扩展的后期，抗体识别的空间构象的靶抗原与疾病的严重程度密切相关；而疾病早期，抗体识别的线性抗原表位，尤其是抗原决定簇扩展过程的初始抗原表位，则可能是疾病发生的启动因素。对于初始抗原表位及其与致病微生物之间的关联进行研究，对于阐明抗GBM病的发病原因具有重要意义。

抗GBM抗体的靶抗原也称为Goodpasture抗原。在正常情况下，该抗原隐蔽在基底膜Ⅳ型胶原的非胶原区中。在环境因素或其他因素的作用下，一旦该抗原决定簇暴露，就可以诱发自身免疫反应。这是抗GBM病发病的一个关键的启动因素。目前，抗GBM病的发病机制被认为是一种“构象病”，是Ⅳ型胶原α345NC1六聚体的四级结构发生了改变。正常情况下，相邻两个α345NC1六聚体通过第221位的羟赖氨酸和第93位的蛋氨酸之间的炔基硫亚胺键相互连接，通过空间位相保护α3（Ⅳ）NC1上的抗原决定簇处于遮蔽状态。在一定的诱因（如变性、氧化、或抗体本身）的作用下，炔基硫亚胺键被破坏，使α345NC1六聚体的四级结构发生改变，导致自身抗原暴露，并与抗体结合。实验证明GBM中Ⅳ型胶原的天然六聚体结构几乎没有抗原性，不与抗体结合。但是，当六聚体被变性解离成单体和双体后，抗原活性增加了10 ~ 15倍[75]。反之，当抗原被还原或烷基化后，与抗体的结合几乎消失[76]。

人的Ⅳ型胶原包括6种α链（α1 ~ α6），GBM中只有5种，缺乏α6链[2,37]。抗GBM抗体的主要靶抗原位于Ⅳ型胶原α3链的非胶原区1［α3（Ⅳ）NC1］中[78,79]。应用蛋白重组技术进一步确定为氨基端的2个主要抗原决定簇，E_A（第17 ~ 31位氨基酸）和E_B（第127 ~ 141位氨基酸）。E_A位于α3（Ⅳ）NC1的氨基端1/3区域内。E_B位于中间1/3区域内。E_A和E_B在空间构象上紧密相连，共同构成了针对α3（Ⅳ）NC1的单克隆抗体Mab3的抗原决定簇。E_A和E_B通过其内的疏水性氨基酸分别与单体中的α5NC1和α4NC1相互作用，使抗原决定簇处于遮蔽位置[80,81]。E_A，尤其是其中的第28位脯氨酸，在抗原识别和发病机制中非常重要[82]。识别E_A的抗体占患者血清抗体总量的60% ~ 65%，且对抗原有很强的亲和力[83]，该抗体的滴度越高，患者预后越差[77]。最新的研究发现，识别E_B的抗体与肾脏损伤也有密切的关系，抗E_B抗体阳性的患者，肾脏损伤更为严重，肾小球的新月体比例更高，血肌酐水平也随之升高，更为重要的是，识别E_B的抗体还是预测肾脏预后的危险因素。

抗GBM抗体除识别α3（Ⅳ）NC1，还有部分识别α1、α4和α5NC1链，但这部分抗体的致病力远比抗α3（Ⅳ）NC1抗体低，且病变往往局限在肾脏[77,84-87]。其中α5NC1区域中的抗原决定簇也位于E_A。Alport综合征患者移植后产生的抗体，结合部位是完整的α345NC1六聚体上α5NC1的E_A区域，而不是抗GBM病中抗体识别的变性的六聚体。

尽管抗GBM病是经典的自身抗体介导的疾病，但是近年来越来越多的证据证实，细胞免疫，尤其是自身反应性T细胞，在疾病的发生和进展中也是不可或缺的。HLA Ⅱ类分子与疾病易感性的密切关系[72]，抗GBM抗体免疫学特性的转换[93]以及肾活检病理中$CD4^+$和$CD8^+$ T细胞在肾组织中的浸润[88,89]，均说明自身反应性T细胞在抗GBM病的发病机制中起了重要作用。在动物模型中，α3（Ⅳ）NC1上的一段T细胞的抗原决定簇，pCol（28 ~ 40），能够诱导WKY大鼠出现严重的肾小球肾炎，并能够启动B细胞完成后续的抗原决定簇扩展的过程。$CD4^+$和$CD8^+$敲除的动物模型不能产生抗GBM病[90,91]。$CD4^+$ T细胞的被动转移能够诱导抗GBM病的产生，这种致病作用不需依赖抗GBM抗体就可存在[92]。使用CD4、CD8的单克隆抗体，或者阻断T细胞的共刺激因子都可以抑制疾病的发生[93-97]。在制模前口服或经鼻黏膜能够诱导针对GBM的免疫耐受，从而减轻T细胞对GBM的反应以及病情的严重程度[98]。临床研究发现GBM的单体成分以及合成的短肽均能够刺激循环中的T细胞增殖，进一步证明T细胞活化在机体对α3（Ⅳ）NC的自身免疫反应中起作用[99,100]。这种α3（Ⅳ）NC特异性的T细胞在起病时明显高于正常对照，随着时间延长而逐渐减少直至几年后恢复至正常水平[101]。在疾病的发生过程中，T细胞的反应经历了从Th2向Th1为主的转变。此外，Th17细胞也参与了T细胞的致病作用。与其他自身免疫病不同，抗GBM病一旦缓解，几乎不会复发。在疾病的缓解过程中，α3（Ⅳ）NC1特异性的辅助性T细胞向调节性T细胞转变，重新建立了对自身抗原的免疫耐受，这些α3（Ⅳ）NC1特异性的调节性T细胞的持续存在，使得疾病的复发极为罕见。而在动物模型中，如果在造模前转移调节性T细胞进入大鼠体内，将会使抗GBM肾炎大为减轻。

对于自身反应性T细胞所识别的抗原决定簇的研究，因需要大量患者的外周血，开展起来较为困难。目前已经明确的抗GBM病患者的自身反应性T细胞识别的靶抗原在α3（Ⅳ）NC1上的第71 ~ 90位和第131 ~ 150位氨基酸，但是其中精细的抗原决定簇以及关键氨基酸基序还有待进一步研究明确。

受累肾组织中补体C3合并免疫球蛋白沿GBM的沉积很常见，最近的研究发现，补体系统的激活参与了抗GBM病的肾脏损伤机制。在动物模型中，C3和C4缺乏对大鼠肾脏具有保护作用。但是随着抗GBM抗体剂量的增加，这种保护作用逐渐消失[102]。临床研究发现，补体活化的终末产物，膜攻击复合物（MAC），在抗GBM病患者的循环和尿液中显著升高，且MAC升高的水平与肾脏损伤的程度呈正相关，说明在抗GBM病中补体系统充分活化，且参与了肾脏损伤的形成机制。补体系统可以通过经典途径活化，但该途径的活化产物与肾脏损伤并无相关性；同时补体系统还通过旁路途径活化，此途径的补体活化产物与肾脏损伤程度密切相关，是补体系统参与肾脏损伤的主要途径。

Fc受体在介导抗GBM肾炎中的作用存在争议。有研究显示FcγRⅡB抑制物缺陷的肾毒肾炎大鼠模型会出现严重的肾小球肾炎，而FcγRⅠ和FcγRⅢ缺陷的大鼠则病情很轻，提示抗体与白细胞表面FcR的相互作用是介导肾损伤的重要一环[103,104]，但有待进一步证实。基因敲除的动物模型还发现Th-1反应相关的细胞因子，如IL-12和干扰素γ能够促进肾毒肾炎大鼠模型的产生，而Th-2反应相关的细胞因子如IL-4和IL-10则有保护作用[105-107]。此外，单核细胞趋化蛋白-1（MCP-1）及其他一些趋化因子的共同作用可以介导巨噬细胞的趋化和激活[108,109]。

抗GBM病有多种动物模型，主要分为两类[40]。在实验性自身免疫性肾炎模型中，通过给宿主注入GBM或α3（Ⅳ）NC1来诱导自身免疫反应产生。在肾毒血清肾炎模型中，通过给宿主注入异种的抗GBM抗体来诱导免疫反应，产生两个时期的损伤。第一期（异种期），在注射后24小时内发生，是异种抗GBM抗体直接沉积在宿主GBM上而产生的一过性损伤；此后是第二期（同种期），宿主将沉积在GBM上的异种免疫球蛋白视为植入的抗原而产生免疫反应。这些动物模型的建立为进一步探索抗GBM病的发病机制提供了良好的条件。但值得注意的是，通过动物模型得出结论应非常慎重，因为动物模型并不能完全替代人类疾病的发病过程。

四、临床表现

由于肺泡和肾小球的基底膜具有共同的抗原，且Ⅳ型胶原的含量最为丰富，因此该病主要的受累脏器是肾脏和肺脏。两者同时受累，称为Goodpasture病，也可以各自单独受累。病程中可有发热、乏力、消瘦等全身表现，但并不常见，且程度较轻。贫血是常见的临床表现，即使在没有肺出血的患者中，贫血也是很常见的。对于临床表现为急性肾衰竭合并中到重度贫血的患者，应该考虑到抗GBM病的可能。贫血多数为小细胞低色素性，少数情况下也可见到微血管病性贫血。铁缺乏对于亚临床的肺出血有一定的提示意义。

肾脏是最主要的受累器官且程度轻重不等。血尿多为镜下血尿，红细胞多数是变形的，可有红细胞管型，病情严重时可出现肉眼血尿和正常形态红细胞。蛋白尿通常为轻到中度（<3.5g/24h），但有些患者可以出现大量蛋白尿甚至肾病综合征。随着病情进展，患者出现少尿和/或无尿，提示预后不良，但需排除合并急性肾小管坏死的情况。肾脏严重的炎症反应可以使患者出现腰痛症状。水肿和高血压出现时间较晚，多数是伴随疾病后期严重的肾衰竭和水钠潴留而出现。肾脏体积正常或增大。

抗GBM肾炎典型的临床表现是急进性肾炎综合征（RPGN），患者有水肿、少尿和/或无尿，明显的血尿和蛋白尿，肾功能进行性下降，起病后数天或数月内即可达到尿毒症水平。如果早期未予适当治疗，大部分患者进入终末期肾脏病。

随着血清学诊断方法的普及以及临床医师对抗GBM病认识的提高，近年来，肾脏受累较轻的患者也常有报道[19-25]。国外资料显示，有15% ~ 36%的抗GBM病患者始终保持肾功能正常，或者只有轻度的肾功能不全，伴随轻度的肾脏病理损伤，预后相对较好[23]。这部分患者的比例不一，取决于临床定义"肾脏正常"的标准不同。患者多数都有肺出血的表现，伴随不同程度的血尿和蛋白尿，但是肉眼血尿和肾病水平的蛋白尿非常少见。在这些患者中，中到重度的贫血是提示疾病的临床线索。在随访中，多数患者保持肾功能正常，但也有少数患者病情缓慢进展直至肾衰竭。国内近年的资料也发现确有部分抗GBM病患者肾功能正常，肾活检仅为轻度系膜增生性肾小球肾炎，或伴有少量（<50%）细胞性新月体形成。

肺受累主要表现为轻重不等的肺出血，患者出现咳嗽、气短、呼吸困难、痰中带血或血丝、也可以为大咯血，严重者可以发生窒息而危及生命。肺出血的发生率约为50% ~ 90%，由于肺出血的诊断方法不同，其发生率也有较大差异。咯血的血量并不能反映肺出血的严重程度，有些患者虽然有肺出血，但是并无咯血的临床表现。部分患者肺出血为首发症状，经过及时治疗可以防止肾脏病的进展；但也有不少患者在肾脏受累后发生。在轻、中度肺出血的患者中，呼吸系统的体格检查可以基本正常。但在严重肺出血的患者中，可以出现呼吸急促和发绀，听诊在下肺野可以闻及吸气相细湿啰音，部分伴有支气管呼吸音。多数肺出血的患者都表现有胸片的异常，为双侧或单侧肺部阴影或渗出影，病变轻者为小点片状，严重者可表现为双肺满布棉絮样渗出。值得注意的是，少量肺泡出血不能到达支气管而在肺泡内吸收，常表现为亚临床的肺出血，此部分病人的诊断较为困难。不明原因的贫血、胸部CT发现肺出血或肺间质病变、痰找含铁血黄素细胞、连续监测肺泡-动脉氧分压差有助于发现早期肺出血。肺功能检查中一氧化碳的摄取率（KCO）的上升常先于影像学改变发生，有助于肺出血的早期发现[68,110,111]。

肺脏的病理表现为肺泡毛细血管炎和肺泡出血，肺泡壁可以出现水肿、纤维素样坏死和炎症细胞浸润，主要是多形核细胞和淋巴细胞，常可见到含铁血黄素巨噬细胞和肺泡细胞的增生肥大。免疫荧光的检查较为困难，部分患者也可见到免疫球蛋白的线条样沉积，但分布零散，很难协助诊断。电镜可见肺泡基底膜增厚伴断裂。

与肾脏损伤不同，肺脏的病变与抗GBM自身抗体的滴度并无关联，可能原因是循环中的抗体并不能直接攻击肺泡基底膜结构。在肺泡基底膜中，易于与抗体结合的M型α345NC1六聚体含量较少；同时，肺泡毛细血管的内皮细胞的通透性显著低于肾小球毛细血管的内皮细胞，循环中的抗体很难接触到肺泡基底膜成分。只有在感染、吸烟、吸毒、吸入碳氢化合物（如汽油及其衍生物）、水钠潴留、吸入高浓度氧或正压通气等诱因下，肺泡毛细血管出现损伤，循环中的抗GBM抗体才能与肺泡基底膜结合，导致肺脏的炎症反应和肺出血的发生。

10% ~ 38%的抗GBM病患者合并ANCA阳性，多数识别的靶抗原为MPO，这些病人又称为"双阳性"患者。双阳性患者主要见于老年人，平均发病年龄为55 ~ 66岁，男女比例相当，男性略多。患者可以出现ANCA相关小血管炎的多系统受累的临床表现，包括肌肉痛、关节痛、皮疹、眼、耳、鼻等上呼吸道受累、肺脏、消化系统和神经系统受累。大约一半的患者出现肺出血，表现为弥漫性肺泡出血，其发生率和临床表现与抗GBM病和ANCA相关小血管炎相同。肾脏受累的表现常见急进性肾炎（RPGN），起病急、进展快、预后差，更接近于抗GBM病。与ANCA相关小血管炎相比，双阳性的患者在就诊时的血肌酐水平更高，出现少尿/无尿的比例更高，肾穿刺活检见到肾小球新月体的比例更高，多数患者还可见到免疫球蛋白IgG沿肾小球基底膜的线条样沉积，这些肾脏受累的特点均与抗GBM肾炎更为相似。但是，在双阳性的部分患者的肾脏病理中可以偶见肾小球周的炎症性肉芽肿性病变，是不同于抗GBM肾炎的特征。双阳性患者的肾脏预后比ANCA相关小血管炎的患者更差，类似于抗GBM病的患者，1年时多数患者（70% ~ 90%）进入ESRD。双阳性患者的患者生存率比抗GBM病的患者差，1年时约有30%患者死亡，类似于ANCA相关小血管炎。因此，双阳性的患者在新月体肾炎中属于最为严重的一型，肾脏预后和患者生存率均很差，需要早期强化血浆置换联合免疫抑制治疗，继以维持缓解的治疗，才能改善预后。

五、病理表现

（一）直接免疫荧光检查

免疫球蛋白IgG沿GBM的线样沉积是抗GBM病的特征性表现，也是确诊该病的依据（图15-3-0-1）。沉积的抗体以IgG为主，也有少数IgA型的报道[112,113]。60% ~ 70%的患者伴有C3沿毛细血管壁呈线样或颗粒样沉积，少数也可以不伴C3沉积。病变严重者，由于毛细血管袢严重断裂、皱缩，可以仅见IgG和C3呈间断线样似细颗粒样沉积[1,51]。疾病的后期由于IgG被吸收，则只有C3呈细颗粒样沉积。此外，20% ~ 35%的患者可以合并其他免疫复合物性肾小球疾病，因此也可呈各自疾病的免疫荧光特点[26-32]。部分患者沿肾小管基底膜也可见IgG的线样沉积[16]。在新月体内部和节段坏死性病变的部位可以见到纤维蛋白相关抗原的沉积。

部分病人的直接免疫荧光检查发现，IgG除了沿GBM的线条样沉积，还同时合并颗粒样沉积。如果在超微病理检查如电镜中证实有基底膜内或上皮下的电子致密物沉积，则支持膜性肾病合并抗GBM病的诊断。

由于血浆成分在血管壁的渗出，沿GBM的IgG线样沉积也见于糖尿病肾小球硬化症。老年人有高血压血管病变的患者也可见到沿GBM的轻度IgG线样沉积，GBM上是否有白蛋白沉积可资鉴别。

（二）光镜

病变早期表现为局灶节段性肾小球系膜细胞和系膜基质增生，伴有白细胞浸润和节段性坏死，坏死部位可见基底膜的断裂。此时，临床的肾功能检查可以基本正常。此后肾小球出现弥漫的肾小球肾炎，伴随典型的纤维素样坏死性病变和大新月体形成。抗GBM病病情进展很快，在进行肾活检时，已有95%的患者有不同程度的新月体形成，81%的患者新月体所占的比例超过50%[1,18]。平均说来，77%的肾小球有新月体形成。早期的新月体的主要成分是增生的上皮细胞、浸润的T细胞、单核细胞和多形核白细胞，新月体的形成部位常可见到纤维素样坏死病变和断裂的基底膜结构；晚期的新月体的主要成分是胶原纤维和成纤维细胞样细胞，很少见到浸润的白细胞了。抗GBM肾炎的新月体大多处于同一时期，这种病变的均一性是抗GBM肾炎区别于其他新月体肾炎，尤其是ANCA相关肾炎的重要特征。最严重的肾小球损伤表现为肾小球球性坏死、环状细胞性新月体形成和严重的包曼氏囊断裂（图15-3-0-2）。慢性期表现为肾小球硬化和纤维性新月体形成。没有新月体形成的肾小球毛细血管袢基本正常，或仅有少量中性粒细胞或单核细胞的浸润，肾小球系膜细胞和内皮细胞增生不明显，基底膜不厚，无明显嗜复红蛋白沉积。这是区别于免疫复合物性新月体肾

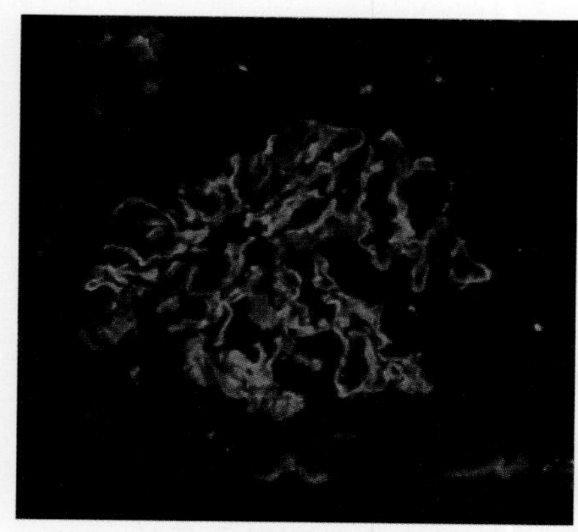

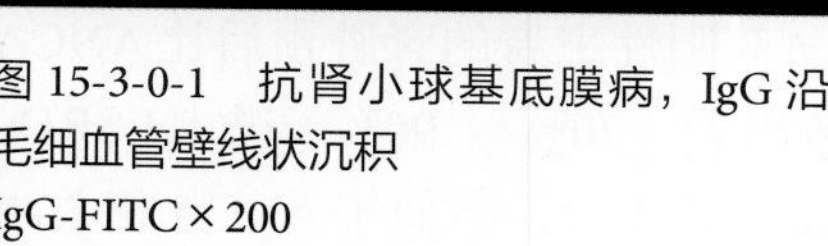

图15-3-0-1　抗肾小球基底膜病，IgG沿毛细血管壁线状沉积
IgG-FITC × 200

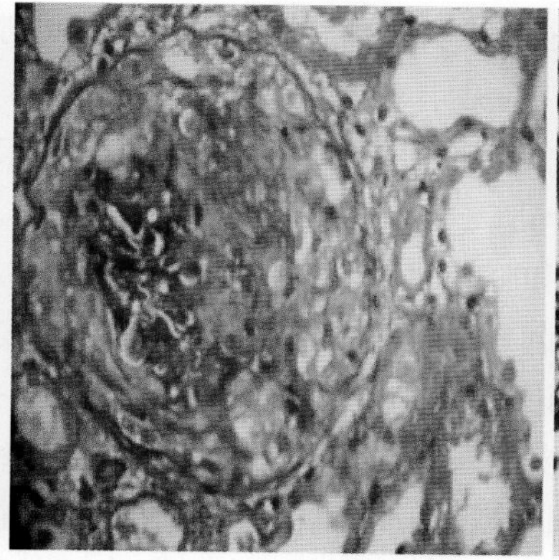

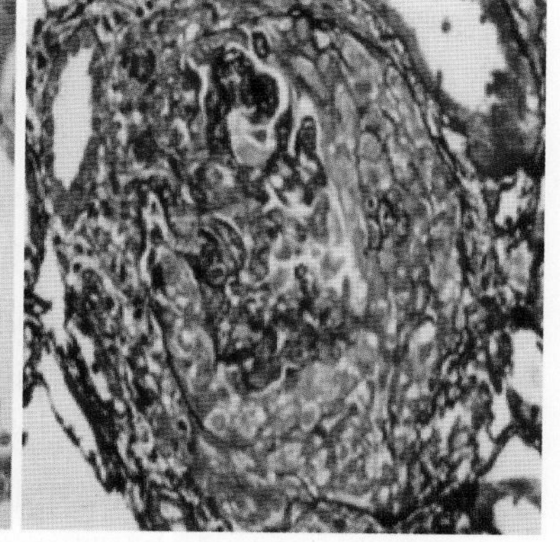

图15-3-0-2　抗肾小球基底膜病，肾小球细胞性新月体形成
左图：马松三色染色（Masson）× 200
右图：六胺银套马松三色染色（PASM+Masson）× 200

炎的特点。在其他肾小球疾病基础上发生的抗GBM病则可以同时具有其他肾小球病的特点。

肾小管和肾间质的改变与肾小球病变程度一致。有严重坏死病变和包曼氏囊断裂的肾小球周围往往有明显的炎症反应，有时可见多核巨细胞的浸润。肾小管可以有灶状上皮细胞变性、萎缩甚至坏死，肾间质灶状单核淋巴细胞浸润，水肿和纤维化。小动脉和小静脉没有特殊改变。如果在小动脉上发现坏死性炎症改变，应考虑合并ANCA相关小血管炎的可能。

（三）电镜

电镜表现与光镜相同。急性期，有局灶的肾小球坏死和毛细血管壁断裂，内皮细胞和上皮细胞肿胀，可见局灶的上皮细胞足突融合和轻度的内疏松层增宽，但没有特征性。包曼氏囊也可有局灶的断裂。坏死部位可以发现中性粒细胞、淋巴和单核细胞浸润。细胞性新月体的成分主要是巨噬细胞和上皮细胞。无免疫复合物性质的电子致密物沉积是一个重要的阴性结果。只有在抗GBM病合并免疫复合物性肾小球肾炎的时候，才可以见到电子致密物的沉积。没有坏死病变的肾小球基本正常。慢性病变中，纤维化的组织取代了正常肾组织。

六、实验室检查

目前，应用酶联免疫吸附法（ELISA）或放射免疫法（RIA）检测循环中的抗GBM抗体是国内外通用和公认的方法。检测方法的敏感性和特异性取决于检测所使用的固相抗原。使用牛或羊的可溶性基底膜蛋白［其中富含α3（Ⅳ）NC1］的商品化试剂盒，敏感性可达>90%，特异性可达>95%[114-116]。ELISA和RIA法均简便易行，结果客观，并可以进行定量检测，因此，在疾病的明确诊断和判断疗效上有很大的应用价值。在个别检测中心，如北京大学第一医院肾内科，同时使用重组的人类α3（Ⅳ）NC1抗原进行ELISA检测，可以使循环的抗GBM抗体检测的特异性达到100%[52]。以正常人肾组织冷冻切片为底物的间接免疫荧光法（IIF）特异性较高，但敏感性低，且组织来源困难，需要有经验的病理学家判定，不宜作为血清学的常规检测方法。

10% ~ 38%的抗GBM病患者同时合并血清ANCA阳性[1,2,18,47,117-120]，多为pANCA，且识别髓过氧化物酶（MPO）（88%），少数为cANCA并识别蛋白酶3（PR3）[1,18,132]。合并不同ANCA的抗GBM抗体其抗原特异性并无差异[92,121-123]。同时，ANCA阳性小血管炎的患者中也有5% ~ 10%合并抗GBM抗体阳性[124,125,132,137,138]。

其他血清学检测指标，如抗链O、抗核抗体、血清免疫球蛋白水平、补体水平、类风湿因子、冷球蛋白和循环免疫复合物等，多为阴性或在正常范围内。

七、诊断与鉴别诊断

循环或肾组织中检出抗GBM抗体可以确诊此病。

超过90%的病人通过酶联免疫吸附法（ELISA）或放射免疫分析法（RIA）可以检出循环中的抗GBM抗体，从而确定诊断。少数假阴性的病例多见于单纯肺脏受累或者肾脏受累较轻的患者，这些患者通过肾活检直接免疫荧光检查可以见到抗体呈线条样沉积在肾小球基底膜上，从而明确诊断。而血清中的抗体则可以通过更为敏感的检测方法检出，如生物传感器或免疫印迹法。

由于抗GBM病病情进展急骤，预后差，因此，早期诊断和积极治疗对于改善病人的预后是至关重要的。根据典型的临床表现（如血肌酐进行性升高、血尿、蛋白尿、合并或不合并肺出血）和可靠的血清学检测结果就可以进行诊断并立即开始治疗。同时应创造条件尽早行肾活检，对于明确诊断、判断病情及估计预后均有重要意义。尤其是对于个别血清学检测为阴性的患者，其确诊需依靠肾活检直接免疫荧光检查见到抗体沿肾小球基底膜的线条样沉积。

肾活检直接免疫荧光检查见到抗体沿肾小球基底膜的线条样沉积也是确诊的依据。值得注意的是，并非所有抗GBM病患者的肾组织中均可见到这种特征性改变。在肾小球毛细血管袢严重损伤的患者中，沿基底膜的线条样沉积往往表现为节段性或者完全缺失。在少数病例中，如糖尿病肾病和移植肾，也可见到沿肾小球基底膜的免疫球蛋白线条样沉积，此为假阳性结果，需注意鉴别。肾组织中沉积的抗体不易清除，经过治疗后，即使循环中的抗体消失、临床疾病缓解的病人，在重复肾活检中仍可见到免疫球蛋白在GBM中的沉积。

肺出血合并肾小球肾炎的临床表现即肺出血-肾炎综合征（Goodpasture综合征）可以发生在多种疾病中，需要进一步鉴别诊断，明确病因。Goodpasture综合征的病因主要有两大类疾病（表15-3-0-1）：一类为系统性疾病，包括ANCA相关小血管炎、系统性红斑狼疮、过敏性紫癜性肾炎、抗磷脂综合征、血栓性微血管病等等；一类为肾脏病合并呼吸或循环系统疾病，包括急性肾衰竭合并心力衰竭、肾病综合征合并肺栓塞、重度肺炎合并急性肾小管坏死、肾小球肾炎合并肺结核、细菌性心内膜炎等等，应注意鉴别（表15-3-0-1）。

表15-3-0-1 Goodpasture综合征的鉴别诊断

自身免疫性疾病	心肺疾病合并肾炎
抗肾小球基底膜病	急性肾衰竭合并心衰
ANCA相关小血管炎	肾病综合征合并肺栓塞
系统性红斑狼疮	重度肺炎（包括军团菌肺炎）合并急性肾小管坏死
抗磷脂综合征	肾小球肾炎合并肺结核
过敏性紫癜	肾小球肾炎合并特发性肺含铁血黄素沉着症
白塞病	细菌性心内膜炎
冷球蛋白血症	百草枯中毒
类风湿关节炎相关血管炎	

八、治疗和预后

抗GBM病的标准治疗方案包括强化血浆置换治疗同时给予糖皮质激素和环磷酰胺治疗[126]。由于循环中的抗GBM抗体具有直接致病性，因此治疗的原则是尽早尽快清除循环中的自身抗体，同时抑制抗体的产生。血浆置换治疗的主要目的是清除循环中已经存在的抗GBM抗体以及其他的炎症介质；环磷酰胺的治疗可以抑制抗体的进一步产生；而激素的主要作用则是抑制抗GBM抗体在肾脏所产生的严重的炎症性损伤。

由于抗GBM病的发病率低、病情重、预后凶险，因此在此类疾病中不能够开展大规模的随机对照临床试验（RCT）。大样本的回顾性研究可以给临床诊治提供依据。英国Hammersmith医院的研究回顾了过去25年中85例抗GBM病患者的诊治情况。其中71例接受了血浆置换联合足量激素和口服环磷酰胺的治疗。研究发现肾脏的预后取决于接受治疗时患者的肾功能水平。在接受治疗时血肌酐水平<500μmol/L的患者中，1年的肾脏生存率是95%；血肌酐>500μmol/L但是尚未接受透析的患者，1年的肾脏生存率是82%；而那些开始治疗时已经依赖透析的患者，1年的肾脏存活率仅有8%。从该研究中可以看出，对于尚未依赖透析的患者，血浆置换联合足量激素和口服环磷酰胺的治疗方案能够显著改善肾脏预后。大宗研究来自于中国，回顾了11年间221例抗GBM病患者的诊治情况，研究发现我国的抗GBM病患者，1年的病人存活率为73%，肾脏存活率为25%。与国外报道相比，我国患者的预后相对较差[2,127-133]，造成这一差异的主要原因可能是未能做到早期诊断和及时给予充分的血浆置换治疗[1,18]。患者就诊时，抗GBM抗体的水平高、血肌酐水平高以及合并ANCA阳性，是提示预后不良的独立危险因素。血浆置换联合激素和环磷酰胺的治疗方案能够显著改善预后，使肺出血停止，提高病人的生存率；同时改善肾脏预后，甚至在那些接受治疗时血肌酐水平已经>600μmol/L的患者中，也有部分患者经过治疗能够脱离透析。但是单纯的激素联合环磷酰胺的治疗，如果未能接受血浆置换治疗，则不能改善预后。

血浆置换能够快速清除循环中的抗GBM抗体，显著改善预后。其方案是：每次置换量50ml/kg（最多4L/次）；每天置换1次，直至抗体转阴，或者连续置换14次；采用5%的白蛋白作为置换液，每次置换结束后静脉输注200 ~ 400ml新鲜冷冻血浆，对于有肺出血的患者，或者近期拟接受肾活检或手术的患者，可应用新鲜冷冻血浆作为置换液以改善凝血功能。使用蛋白A进行免疫吸附治疗也能够清除循环中的IgG抗体，但由于其操作复杂，耗时较长，尚未广泛开展。

环磷酰胺应早期应用，并尽快达到累积剂量，以阻止抗体的持续产生。环磷酰胺可以口服，2mg/（kg・d），也可静脉注射，起始量0.5g/m^2体表面积。持续应用2 ~ 3个月，累积剂量6 ~ 8g。对于老年、肾功能不全或白细胞减少的患者，可酌情调整用量。近年来有个例报道尝试使用硫唑嘌呤、环孢素、霉酚酸酯或利妥昔单抗替代环磷酰胺的治疗，但均起效较慢且疗效不佳。

糖皮质激素：足量泼尼松1mg/（kg・d）（最多80mg/d），至少4周，之后逐渐减量，至6个月左右停药。在初始治疗时，根据病情可以给予甲泼尼龙7 ~ 15mg/（kg・d）（最大量不超过每天1g）静脉滴注的冲击治疗，连续3天，但需权衡治疗效果与大剂量激素所带来的感染等副作用。

抗GBM病的总体预后不佳，1年的病人存活率67% ~ 94%，肾脏存活率15% ~ 58%。我国的研究显示1年的患者存活率为73%，肾脏存活率为25%。在血浆置换治疗普及后，肺出血已经不是本病的主要死因。血清中抗GBM抗体的水平高以及合并ANCA阳性是患者死亡的独立危险因素。决定肾脏预后的独立危险因素是确诊时的血肌酐水平。

临床上出现依赖透析、血肌酐>600μmol/L及肾活检中100%的肾小球有大新月体形成是肾脏预后不好的指标[1,2,18,53,66,134,135]。对于这部分患者不再建议应用血浆置换治疗，除非出现肺出血时用于挽救生命[141]。如果仍然接受强化血浆置换联合激素和环磷酰胺的治疗，建议强化治疗的时间不超过8周，若肾功能没有恢复，应停止免疫抑制治疗。

对于肾功能受损较轻或肾功能正常的抗GBM病患者，如果接受与肾功能异常的患者同样的强化血浆置换联合激素和环磷酰胺治疗，通常预后较好。有少数肾功能正常的患者仅接受低强度治疗，病情也有缓解并维持肾功能稳定。但是，鉴于抗GBM病的病情进展快且预后差的特点，并不推荐此种治疗方案。

合并ANCA阳性并不能改善预后，仍应按抗GBM病的治疗方案早期给予积极的血浆置换及强化免疫抑制治疗。

经过治疗，一旦抗GBM病达到缓解，几乎不会复发[136-139]。仅有的个例报道的复发患者多数表现为肺出血，肾脏损害较轻。也有个例患者的抗体再次出现阳性，但没有明显的靶器官损害。对于复发的患者，建议给予与初始治疗相同的治疗方案。

即使未接受治疗，循环中的抗GBM抗体大约在12 ~ 18个月可以自行消失。进入终末期肾脏病的患者可采用肾脏替代治疗，包括透析和肾移植。对于准备肾移植的患者，一般建议在抗体转阴半年后进行移植，以确保移植肾免受残留抗GBM抗体的攻击。肾移植之后的复发也极少，尤其是等抗体转阴半年之后再移植，几乎不会复发[140]。

（崔　昭）

参考文献

1. 赵明辉，丁焦生，刘玉春，等．41 例抗肾小球基底膜抗体相关疾病的临床和病理分析．中华内科杂志，2001, 40 :316-320.
2. NACHMAN PH, JENNETTE JC, FALK RJ. Primary glomerular diseases. //Brenner and Rector's The Kidney. 9th ed. Philadelphia: Saunders, 2012:1100-1191.
3. LERNER RA, GLASSOCK RJ, DIXON FJ. The role of anti-glomerular basement membrane antibody in the pathogenesis of human glomerulonephritis. J Exp Med, 1967, 126(6): 989-1004.
4. GERMUTH FG, CHOI IJ, TAYLOR JJ, et al. Antibasement membrane disease. I. The glomerular lesions of

Goodpasture's disease and experimental disease in sheep. Johns Hopkins Med J, 1972, 131(5): 367-384.

5. MCPHAUL JJ JR, MULLINS JD. Glomerulonephritis mediated by antibody to glomerular basement membrane. Immunological, clinical, and histopathological characteristics. J Clin Invest, 1976, 57(2): 351-361.
6. GLASSOCK RJ. A clinical and immunopathologic dissection of rapidly progressive glomerulonephritis. Nephron, 1978, 22(1-3): 253-264.
7. BRIGGS WA, JOHNSON JP, TEICHMAN S, et al. Antiglomerular basement membrane antibody-mediated glomerulonephritis and Goodpasture's syndrome. Medicine (Baltimore), 1979, 58(5): 348-361.
8. SENEKJIAN HO, KNIGHT TF, WEINMAN EJ. The spectrum of renal diseases associated with anti-basement membrane antibodies. Arch Intern Med, 1980, 140(1): 79-81.
9. COUSER WG. Idiopathic rapidly progressive glomerulonephritis. Am J Nephrol, 1982, 2(2): 57-69.
10. NEILD GH, CAMERON JS, OGG CS, et al. Rapidly progressive glomerulonephritis with extensive glomerular crescent formation. Q J Med, 1983, 52(207): 395-416.
11. WALKER RG, SCHEINKESTEL C, BECKER GJ, et al. Clinical and morphological aspects of the management of crescentic anti-glomerular basement membrane antibody (anti-GBM) nephritis/Goodpasture's syndrome. Q J Med, 1985, 54(213): 75-89.
12. SALANT DJ. Immunopathogenesis of crescentic glomerulonephritis and lung purpura. Kidney Int, 1987, 32(3): 408-425.
13. SAVIGE JA, KINCAID-SMITH P. Antiglomerular basement membrane (GBM) antibody-mediated disease. Am J Kidney Dis, 1989, 13(4): 355-356.
14. FERRARIO F, TADROS MT, NAPODANO P, et al. Critical re-evaluation of 41 cases of "idiopathic" crescentic glomerulonephritis. Clin Nephrol, 1994, 41(1): 1-9.
15. ANGANGCO R, THIRU S, ESNAULT VL, et al. Does truly "idiopathic" crescentic glomerulonephritis exist? Nephrol Dial Transplant, 1994, 9(6): 630-636.
16. CONLON PJ JR, WALSHE JJ, DALY C, et al. Antiglomerular basement membrane disease: The long-term pulmonary outcome. Am J Kidney Dis, 1994, 23(6): 794-796.
17. GOODPASTURE EW. Landmark publication from The American Journal of the Medical Sciences: The significance of certain pulmonary lesions in relation to the etiology of influenza. Am J Med Sci, 2009, 338(2): 148-151.
18. KALLURI R, MELENDEZ E, RUMPF KW, et al. Specificity of circulating and tissue-bound autoantibodies in Goodpasture syndrome. Proc Assoc Am Physicians, 1996, 108(2): 134-139.
19. MATHEW TH, HOBBS JB, KALOWSKI S, et al. Goodpasture's syndrome: normal renal diagnostic findings. Ann Internal Med, 1975, 82(2): 215-218.
20. ZIMMERMAN SW, VARANASI UR, HOFF B. Goodpasture's syndrome with normal renal function. Am J Med, 1979, 66(1): 163-171.
21. BELL DD, MOFFATT SL, SINGER M, et al. Antibasement membrane antibody disease without clinical evidence of renal disease. Am Rev Respir Dis, 1990, 142(1): 234-237.
22. KNOLL G, BABIN E, BURNS BF. Antiglomerular basement membrane antibody-mediated nephritis with normal pulmonary and renal function. Am J Nephrol, 1993, 13(6): 494-496.
23. ANG C, SAVIGE J, DAWBORN J, et al. Anti-glomerular basement membrane(GBM)-antibody-mediated disease with normal renal function. Nephrol Dial Transplant, 1998, 13(4): 935-939.
24. 孙艳霞，程庆砾，陈香美．表现为系膜增殖性肾炎的抗肾小球基底膜病一例．中华肾脏病杂志，2000, 16(3)：151.
25. 崔昭，赵明辉，辛岗，等．肾功能正常的抗肾小球基膜抗体相关疾病——附3例报道．肾脏病与透析肾移植杂志，2003, 12(3)：211-214.
26. KELLY PT, HAPONIK EF. Goodpasture syndrome: Molecular and clinical advances. Medicine (Baltimore), 1994, 73(4): 171-185.
27. CUI Z, ZHAO MH, XIN G, et al. Characteristics and prognosis of Chinese patients with anti-glomerular basement membrane disease. Nephron Clin Pract, 2005, 99(2): 49-55.

28. PUSEY CD. Anti-glomerular basement membrane disease. Kidney Int, 2003, 64(4): 1535-1550.
29. DAVISON AM, CAMERON JS, GRUNFELD JP, et al. Oxford Textbook of Nephrology. 2nd ed. Oxford University Press, 1998:645-666.
30. SALAMA AD, LEVY JB, LIGHTSTONE L, et al. Goodpasture's disease. Lancet, 2001, 358(9285): 917-920.
31. SALAMA AD, LEVY JB. Tolerance and autoimmunity in anti-GBM disease. J Am Soc Nephrol, 2003, 14(11): 2988-2989.
32. KLUTH DC, REES AJ. Anti-glomerular basement membrane disease. J Am Soc Nephrol, 1999, 10(11): 2446-2453.
33. Wilson CB, Dixon FJ. Anti-glomerular basement membrane antibody-induced glomerulonephritis. Kidney Int, 1973, 3(2): 74-89.
34. REES AJ, LOCKWOOD CM. Anti-glomerular basement membrane antibody-mediated nephritis. In: Schrier RW, Gonschalk GW, eds. Diseases of the Kidney. Boston: Little Brown and Co, 1998, 2091-2126.
35. COUSER WG. Rapidly progressive glomerulonephritis: Classification, pathogenetic mechanisms, and therapy. Am J Kidney Dis, 1988, 11(6): 449-464.
36. ANDRASSY K, KUSTER S, WALDHERR R, et al. Rapidly progressive glomerulonephritis: Analysis of prevalence and clinical course. Nephron, 1991, 59(2): 206-212.
37. JENNETTE JC, FALK RJ. The pathology of vasculitis involving the kidney. Am J Kidney Dis, 1994, 24(1): 130-141.
38. 程蕙芳 . 急进性肾小球肾炎的诊断及治疗进展 20 例临床病理分析 . 中国社区医师 , 1993, 9 :42.
39. 赵明辉, 于净, 刘玉春, 等 . 100 例新月体肾炎的免疫病理分型及临床病理分析 . 中华肾脏病杂志 , 2001, 17(5):294-297.
40. 刘娜, 赵明辉, 章友康, 等 . 急进性肾炎中抗肾小球基底膜抗体的检测及其临床意义 . 中华肾脏病杂志 , 1998, 14(5):292-295.
41. DALY C, CONLON PJ, MEDWAR W, et al. Characteristics and outcome of anti-glomerular basement membrane disease: a single-center experience. Ren Fail, 1996, 18(1): 105-112.
42. SAVAGE CO, PUSEY CD, BOWMAN C, et al. Anti-glomerular basement membrane antibody-mediated disease in the British Isles 1980-1984. Br Med J (Clin Res Ed), 1986, 292(6516): 301-304.
43. SHAH MK, HUGGHINS SY. Characteristics and outcomes of patients with Goodpasture's syndrome. South Med J, 2002, 95(12): 1411-1418.
44. MERKEL F, PULLIG O, MARX M, et al. Course and prognosis of anti-basement membrane antibody (anti-BM-Ab)-mediated disease: Report of 35 cases. Nephrol Dial Transplant, 1994, 9(4): 372-376.
45. REES AJ, PETERS DK, COMPSTON DA, et al. Strong association between HLA-DRW2 and antibody-mediated Goodpasture's syndrome. Lancet, 1978, 1(8071): 966-968.
46. BURNS AP, FISHER M, LI P, et al. Molecular analysis of HLA class Ⅱ genes in Goodpasture's disease. QJM, 1995, 88(2): 93-100.
47. FISHER M, PUSEY CD, VAUGHAN RW, et al. Susceptibility to anti-glomerular basement membrane disease is strongly associated with HLA-DRB1 genes. Kidney Int, 1997, 51(1): 222-229.
48. KALLURI R, DANOFF TM, OKADA H, et al. Susceptibility to anti-glomerular basement membrane disease and Goodpasture syndrome is linked to MHC class Ⅱ genes and the emergence of T cell-mediated immunity in mice. J Clin Invest, 1997, 100(9): 2263-2275.
49. PHELPS RG, REES AJ. The HLA complex in Goodpasture's disease: a model for analyzing susceptibility to autoimmunity. Kidney Int, 1999, 56(5): 1638-1653.
50. PHELPS RG, JONES V, TURNER AN, et al. Properties of HLA class Ⅱ molecules divergently associated with Goodpasture's disease. Int Immunol, 2000, 12(8): 1135-1143.
51. SALAMA AD, PUSEY CD. Immunology of anti-glomerular basement membrane disease. Curr Opin Nephrol Hypertens, 2002, 11(3): 279-286.
52. REES AJ, LOCKWOOD CM, PETERS DK. Enhanced allergic tissue injury in Goodpasture's syndrome by intercurrent bacterial infection. Br Med J, 1977, 2(6089): 723-726.

53. KALLURI R, CANTLEY LG, KERJASCHKI D, et al. Reactive oxygen species expose cryptic epitopes associated with autoimmune Goodpasture syndrome. J Biol Chem, 2000, 275(26): 20027-20032.
54. WILSON CB, SMITH RC. Goodpasture's syndrome associated with influenza A2 virus infection. Ann Intern Med, 1972, 76(1): 91-94.
55. DONAGHY M, REES AJ. Cigarette smoking and lung haemorrhage in glomerulonephritis caused by autoantibodies to glomerular basement membrane. Lancet, 1983, 2(8364): 1390-1393.
56. HERODY M, BOBRIE G, GOUARIN C, et al. Anti-GBM disease: predictive value of clinical, histological and serological data. Clin Nephrol, 1993, 40(5): 249-255.
57. ZIMMERMAN SW, GROEHLER K, BEIRNE GJ. Hydrocarbon exposure and chronic glomerulonephritis. Lancet, 1975, 2(7927): 199-201.
58. RAVNSKOV U, LUNDSTROM S, NORDEN A. Hydrocarbon exposure and glomerulonephritis: Evidence from patients' occupations. Lancet, 1983, 2(8361): 1214-1216.
59. DANIELL WE, COUSER WG, ROSENSTOCK L. Occupational solvent exposure and glomerulonephritis. A case report and review of the literature. JAMA, 1988, 259(15): 2280-2283.
60. STEVENSON AJ, MASON HJ, PAI P, et al. Antibodies to collagen Ⅳ in the serum of workers exposed to hydrocarbons and volatile organic chemicals. Biomarkers, 1997, 2(1): 63-65.
61. SHAH MK. Outcome in patients with Goodpasture's syndrome and hydrocarbon exposure. Renal Failure, 2002, 24(5): 545-555.
62. GUERIN V, RABIAN C, NOEL LH, et al. Anti-glomerular-basement-membrane disease after lithotripsy. Lancet, 1990, 335(8693): 856-857.
63. UMEKAWA T, KOHRI K, IGUCHI M, et al. Glomerular-basement-membrane antibody and extracorporeal shock wave lithotripsy. Lancet, 1993, 341(8844): 556.
64. XENOCOSTAS A, JOTHY S, COLLINS B, et al. Antiglomerular basement membrane glomerulonephritis after extracorporeal shock wave lithotripsy. Am J Kidney Dis, 1999, 33(1): 128-132.
65. HELLMARK T, SEGELMARK M, UNGER C, et al. Identification of a clinically relevant immunodominant region of collagen Ⅳ in Goodpasture disease. Kidney Int, 1999, 55(3): 936-944.
66. SEGELMARK M, BUTKOWSKI R, WIESLANDER J. Antigen restriction and IgG subclasses among anti-GBM autoantibodies. Nephrol Dial Transplant, 1990, 5(12): 991-996.
67. UNANUE ER, DIXON FJ, LEES S. Experimental glomerulonephritis. Ⅷ. The in vivo fixation of heterologous nephrotoxic antibodies to, and their exchange among, tissues of the rat. Int Arch Allergy Appl Immunol, 1966, 29(2): 140-150.
68. RUTGERS A, MEYERS KEC, CANZIANI G, et al. High affinity of anti-GBM antibodies from Goodpasture and transplanted Alport patients to α3(IV)NC1 collagen. Kidney Int, 2000, 58(1): 115-122.
69. DOUGAN T, LEVY JB, SALAMA A, et al. Characterization of autoantibodies from patients with Goodpasture's disease using a resonant mirror biosensor. Clin Exp Immunol, 2002, 128(3): 555-561.
70. SEGELMARK M, HELLMARK T, WIESLANDER J. The prognostic significance in Goodpasture's disease of specificity, titer and affinity of anti-glomerular-basement-membrane antibodies. Nephron Clin Pract, 2003, 94(3): c59-68.
71. BOWMAN C, AMBRUS K, LOCKWOOD CM. Restriction of human IgG subclass expression in the population of autoantibodies to glomerular basement membrane. Clin Exp Immunol, 1987, 69(2): 341-349.
72. WEBER M, LOHSE AM, MANNS M, et al. IgG subclass distribution of autoantibodies to glomerular basement membrane in Goodpasture's syndrome compared to other autoantibodies. Nephron, 1988, 49(1): 54-57.
73. NOÄL LH, AUCOUTURIER P, MONTEIRO RC, et al. Glomerular and serum immunoglobulin G subclasses in membranous nephropathy and anti-glomerular basement membrane nephritis. Clin Immunol Immunopathol, 1988, 46(2): 186-194.
74. CUI Z, WANG HY, ZHAO MH. Natural autoantibodies against glomerular basement membrane exist in normal human sera. Kidney Int, 2006, 69(5): 894-899.

75. HELLMARK T, SEGELMARK M, WIESLANDER J. Anti-GBM antibodies in Goodpasture syndrome: Anatomy of an epitope. Nephrol Dial Transplant, 1997, 12(4): 646-648.

76. HELLMARK T, BRUNMARK C, TROJNAR J, et al. Epitope mapping of anti-glomerular basement membrane (GBM) antibodies with synthetic peptides. Clin Exp Immunol, 1996, 105(3): 504-510.

77. WIESLANDER J, BYGREN P, HEINEGARD D. Isolation of the specific glomerular basement membrane antigen involved in Goodpasture syndrome. Proc Natl Acad Sci U S A, 1984, 81(5): 1544-1548.

78. WIESLANDER J, BARR JF, BUTKOWSKI RJ, et al. Goodpasture antigen of the glomerular basement membrane: Localization to noncollagenous regions of type IV collagen. Proc Natl Acad Sci U S A, 1984, 81(12): 3838-3842.

79. WIESLANDER J, LANGEVELD J, BUTKOWSKI R, et al. Physical and immunochemical studies of the globular domain of type IV collagen. Cryptic properties of the Goodpasture antigen. J Biol Chem, 1985, 260(14): 8564-8570.

80. NETZER KO, LEINONEN A, BOUTAUD A, et al. The Goodpasture Autoantigen: Mapping the major conformation epitope(s) of α3(Ⅳ) collagen to residues 17-31 and 127-141 of the NC1 domain. J Biol Chem, 1999, 274(16): 11267-11274.

81. BORZA DB, NETZER KO, LEINONEN A, et al. The Goodpasture Autoantigen: Identification of multiple cryptic epitopes on the NC1 domain of the α3(Ⅳ) collagen. J Biol Chem, 2000, 275(8): 6030-6037.

82. CHEN L, HELLMARK T, WIESLANDER J, et al. Immunodominant epitopes of α3 (Ⅳ) NC1 induce autoimmune glomerulonephritis in rats. Kidney Int, 2003, 64(6): 2108-2120.

83. BORZA DB, HUDSON BG. Molecular characterization of the target antigens of anti-glomerular basement membrane antibody disease. Springer Semin Immunopathol, 2003, 24(4): 345-361.

84. KALLURI R, WILSON CB, WEBER M, et al. Identification of the alpha 3 chain of type Ⅳ collagen as the common autoantigen in antibasement membrane disease and Goodpasture syndrome. J Am Soc Nephrol, 1995, 6(4): 1178-1185.

85. SADO Y, KAGAWA M, KISHIRO Y, et al. Purification and characterization of human nephritogenic antigen that induces anti-GBM nephritis in rats. J Pathol, 1997, 182(2): 225-232.

86. 丁焦生,赵明辉,王海燕．抗肾小球基底膜抗体的抗原决定簇的研究．中华医学杂志，2001, 81(14):863-865.

87. 崔昭,辛岗,丁焦生,等．抗肾小球基底膜抗体的抗原决定簇与患者肾脏损伤程度相关．基础医学与临床，2005, 25(11):1033-1036.

88. NOLASCO FE, CAMERON JS, HARTLEY B, et al. Intraglomerular T cells and monocytes in nephritis: study with monoclonal antibodies. Kidney Int, 1987, 31(5): 1160-1166.

89. BOLTON WK, INNES DJ, STURGILL BC, et al. T-cells and macrophages in rapidly progressive glomerulonephritis: clinicopathologic correlations. Kidney Int, 1987, 32(6): 869-876.

90. HOPFER H, NIELSON EG, KALLURI R. The role of T cell differentiation on the pathogenesis of anti-GBM disease and Goodpasture syndrome [abstract]. J Am Soc Nephrol, 1999, 10: 512A

91. HOPFER H, NIELSON EG, KALLURI R. Goodpasture disease/anti-GBM disease is dependent on both B and T cell-mediated immunity [abstract]. J Am Soc Nephrol, 1999, 10: 512A

92. WU J, HICKS J, BORILLO J, et al. CD4(+) T cells specific to a glomerular basement membrane antigen mediate glomerulonephritis. J Clin Invest, 2002, 109(4): 517-524.

93. REYNOLDS J, PUSEY CD. In vivo treatment with a monoclonal antibody to T helper cells in experimental autoimmune glomerulonephritis in the BN rat. Clin Exp Immunol, 1994, 95(1): 122-127.

94. REYNOLDS J, NORGAN VA, BHAMBRAU, et al. Anti-CD8 monoclonal antibody therapy is effective in the prevention and treatment of experimental autoimmune glomerulonephritis. J Am Soc Nephrol, 2002, 13(2): 359-369.

95. REYNOLDS J, CASHMAN SJ, EVANS DJ, et al. Cyclosporin A in the prevention and treatment of experimental autoimmune glomerulonephritis in the Brown Norway rat. Clin Exp Immunol, 1991, 85(1): 28-32.

96. NISHIKAWA K, LINSLEY PS, COLLINS AB, et al. Effect of CTLA-4 chimeric protein on rat autoimmune anti-glomerular basement membrane glomerulonephritis. Eur J Immunol, 1994, 24(6): 1249-1254.

97. REYNOLDS J, TAM FW, CHANDRAKER A, et al. CD28-B7 blockade prevents the development of experimental autoimmune glomerulonephritis. J Clin Invest, 2000, 105(5): 643-651.

98. REYNOLDS J, PUSEY CD. Oral administration of glomerular basement membrane prevents the development of experimental autoimmune glomerulonephritis in the WKY rat. J Am Soc Nephrol, 2001, 12(1): 61-70.

99. MERKEL F, KALLURI R, MARX M, et al. Autoreactive T-cells in Goodpasture's syndrome recognise the N-terminal NC1 domain on a3 type IV collagen. Kidney Int, 1996, 49(4): 1127-1133.

100. DERRY CJ, ROSS CN, LOMBARDI G, et al. Analysis of T cell responses to the autoantigen in Goodpasture's disease. Clin Exp Immunol, 1995, 100(2): 262-268.

101. SALAMA AD, CHAUDHRY AN, RYAN JJ, et al. In Goodpasture's disease, CD4(+) T cells escape thymic deletion and are reactive with the autoantigen alpha3(IV)NC1. J Am Soc Nephrol, 2001, 12(9): 1908-1915.

102. SHEERIN NS, SPRINGALL T, CARROLL MC, et al. Protection against anti-glomerular basement membrane (GBM)-mediated nephritis in C3-and C4-deficient mice. Clin Exp Immunol, 1997, 110(3): 403-409.

103. WAKAYAMA H, HASEGAWA Y, KAWABE T, et al. Abolition of antiglomerular basement membrane antibody-mediated glomerulonephritis in FcRgamma-deficient mice. Eur J Immunol, 2000, 30(4): 1182-1190.

104. SUZUKI Y, SHIRATO I, OKUMURA K, et al. Distinct contribution of Fc receptors and angiotensin Ⅱ-dependent pathways in anti-GBM glomerulonephritis. Kidney Int, 1998, 54(4): 1166-1174.

105. KITCHING AR, HOLDSWORTH SR, TIPPING PG. IFN-gamma mediates crescent formation and cell-mediated immune injury in murine glomerulonephritis. J Am Soc Nephrol, 1999, 10(4): 752-759.

106. KITCHING AR, TIPPING PG, HOLDSWORTH SR. IL-12 directs severe renal injury, crescent formation and Th1 responses in murine glomerulonephritis. Eur J Immunol, 1999, 29(1): 1-10.

107. TIPPING PG, KITCHING AR, HUANG XR, et al. Immune modulation with interleukin-4 and interleukin-10 prevents crescent formation and glomerular injury in experimental glomerulonephritis. Eur J Immunol, 1997, 27(2): 530-537.

108. LLOYD CM, MINTO AW, DORF ME, et al. RANTES and monocyte chemoattractant protein-1 (MCP-1) play an important role in the inflammatory phase of crescentic nephritis, but only MCP-1 is involved in crescent formation and interstitial fibrosis. J Exp Med, 1997, 185(7): 1371-1380.

109. TOPHAM PS, CSIZMADIA V, SOLER D, et al. Lack of chemokine receptor CCR1 enhances Th1 responses and glomerular injury during nephrotoxic nephritis. J Clin Invest, 1999, 104(11): 1549-1557.

110. EWAN PW, JONES HA, RHODES CG, et al. Detection of intrapulmonary hemorrhage with carbon monoxide uptake: Application in Goodpasture's syndrome. N Engl J Med, 1976, 295(25): 1391-1396.

111. BOWLEY NB, HUGHES JM, STEINER RE. The chest X-ray in pulmonary capillary haemorrhage: Correlation with carbon monoxide uptake. Clin Radiol, 1979, 30(4): 413-417.

112. BORDER WA, BAEHLER RW, BHATHENA D, et al. IgA antibasement membrane nephritis with pulmonary hemorrhage. Ann Intern Med, 1979, 91(1): 21-25.

113. FIVUSH B, MELVIN T, SOLEZ K, et al. Idiopathic linear glomerular IgA deposition. Arch Pathol Lab Med, 1986, 110(12): 1189-1191.

114. 辛岗,赵明辉,丁焦生,等．牛肾小球基底膜Ⅳ型胶原 α 链非胶原区 1 的分离纯化及其在抗肾小球基底膜相关疾病中的应用(英文). 北京大学学报(医学版), 2003, 35(5):494-498.

115. JASKOWSKI TD, MARTINS TB, THOMAS B, et al. Comparison of four enzyme immunoassays for the detection of immunoglobulin G antibody against glomerular basement membrane. J Clin Lag Anal, 2002, 16(3): 143-145.

116. SALAMA AD, DOUGAN T, LEVY JB, et al. Goodpasture's disease in the absence of circulating anti-glomerular basement membrane antibodies as detected by standard techniques. Am J Kidney Dis, 2002, 39(6): 1162-1167.

117. LIU N, ZHAO MH, ZHANG YK, et al. Anti-glomerular basement membrane autoantibodies and anti-neutrophil cytoplasmic autoantibodies in Chinese patients with rapidly progressive glomerulonephritis and their

clinical implication. Clin Nephro, 1999, 3: 1-5.

118. SHORT AK, ESNAULT VL, LOCKWOOD CM. Anti-neutrophil cytoplasm antibodies and anti-glomerular basement membrane antibodies: Two coexisting distinct autoreactivities detectable in patients with rapidly progressive glomerulonephritis. Am J Kidney Dis, 1995, 26 (3): 439-44.
119. HELLMARK T, NILES JL, COLLINS AB, et al. Comparison of anti-GBM antibodies in sera with or without ANCA. J Am Soc Nephrol, 1997, 8(3): 376-385.
120. LEVY JB, HAMMAD T, COULTHART A, et al. Clinical features and outcome of patients with both ANCA and anti-GBM antibodies. Kidney Int, 2004, 66(4): 1535-1540.
121. PUSEY CD, TURNER AN, GASKIN G, et al. Specificity of anti-GBM antibodies found in patients with ANCA. Am J Kidney Dis, 1991, 18: 210-211.
122. RELMAN AS, DVORAK HF, COLVIN RB. Case records of the Massachusetts General Hospital. Weekly clinicopathological exercises. Case 46-1971. N Engl J Med, 1971, 285: 1187-1196.
123. WAHLS TL, BONSIB SM, SCHUSTER VL. Coexistent Wegener's granulomatosis and anti-glomerular basement membrane disease. Hum Pathol, 1987, 18(2): 202-205.
124. JAYNE DR, MARSHALL PD, JONES SJ, et al. Autoantibodies to GBM and neutrophil cytoplasm in rapidly progressive glomerulonephritis. Kidney Int, 1990, 37(3): 965-970.
125. WEBER MF, ANDRASSY K, PULLIG O, et al. Antineutrophil-cytoplasmic antibodies and antiglomerular basement membrane antibodies in Goodpasture's syndrome and in Wegener's granulomatosis. J Am Soc Nephrol, 1992, 2(7): 1227-1234.
126. JINDAL KK. Management of idiopathic crescentic and diffuse proliferative glomerulonephritis: evidence-based recommendation. Kidney Int (Suppl), 1999, 70: S33-S40.
127. LOCKWOOD CM, BOULTON-JONES JM, LOWENTHAL RM, et al. Recovery from Goodpasture's syndrome after immunosuppressive treatment and plasmapheresis. Br Med J, 1975, 2(5965): 252-254.
128. LOCKWOOD CM, REES AJ, PEARSON TA, et al. Immunosuppression and plasma-exchange in the treatment of Goodpasture's syndrome. Lancet, 1976, 1(7962): 711-715.
129. PETERS DK, REES AJ, LOCKWOOD CM, et al. Treatment and prognosis in antibasement membrane antibody-mediated nephritis. Transplant Proc, 1982, 14(3): 513-521.
130. PUSEY CD, LOCKWOOD CM, PETERS DK. Plasma exchange and immunosuppressive drugs in the treatment of glomerulonephritis due to antibodies to the glomerular basement membrane. Int J Artif Organs, 1983, 6 (Suppl 1): 15-18.
131. PUSEY CD. Plasma exchange in immunological disease. Prog Clin Biol Res, 1990, 337: 419-424.
132. MADORE RF, LAZARUS JM, BRADY HR. Therapeutic plasma exchange in renal diseases. J Am Soc Nephrol, 1996, 7(3): 367-386.
133. LEVY JB, TURNER AN, REES AJ, et al. Long-term outcome of anti-glomerular basement membrane antibody disease treated with plasma exchange and immunosuppression. Ann Intern Med, 2001, 134(11): 1033-1042.
134. WALKER RG, SCHEINKESTEL C, BECKER GJ, et al. Clinical and morphrological aspects of the management of crescentic anti-glomerular basement membrane antibody (anti-GBM) nephritis/Goodpasture's syndrome. Q J Med, 1985, 54(213): 75-89.
135. BOUGET J, LE POGAMP P, PERRIER G, et al. Anti-basement-membrane antibody mediated, rapidly progressive, glomerulonephritis. Diagnostic and therapeutic strategy based on a retrospective study of 14 cases. Ann Med Interne (Paris), 1990, 141(5): 409-415.
136. DAHLBERG PJ, KURTZ SB, DONADIO JV, et al. Recurrent Goodpasture's syndrome. Mayo Clin Proc, 1978, 53(8): 533-537.
137. MEHLER PS, BRUNVAND MW, Hutt MP, et al. Chronic recurrent Goodpasture's syndrome. Am J Med, 1987, 82(4): 833-835.
138. HIND CR, BOWMAN C, WINEARLS CG, et al. Recurrence of circulating anti-glomerular basement membrane antibody three years after immunosuppressive treatment and plasma exchange. Clin Nephrol, 1984, 21(4): 244-246.

139. LEVY JB, LACHMANN RH, PUSEY CD. Recurrent Goodpasture's disease. Am J Kidney Dis, 1996, 27(4): 573-578.

140. NETZER KO, MERKEL F, WEBER M. Goodpasture syndrome and end-stage renal failure—to transplant or not to transplant? Nephrol Dial Transplant, 1998, 13(6): 1346-1348.

第四章
过敏性紫癜性肾炎

过敏性紫癜（Henoch-Schönlein purpura，HSP）是一种系统性小血管炎，可以表现为皮肤紫癜、出血性胃肠炎、关节炎和肾脏损害等临床表现[1-4]，病理特点为含有IgA的免疫复合物沉积于受累脏器的小血管壁，引起炎症反应，可引起弥漫性坏死性小血管炎/白细胞碎裂性血管炎，皮肤受损表现为出血点和紫癜；胃肠道受累可发生溃疡，表现为腹痛和消化道出血；而肾脏受累为免疫复合物性肾小球肾炎[2-5]。按照2012年修订的国际Chapel Hill共识，过敏性紫癜命名为IgA血管炎，属于以IgA免疫复合物沉积为主，主要累及小血管，尤其是毛细血管、小静脉和小动脉为主的血管炎[5]。过敏性紫癜患者绝大多数均有皮肤受损，伴有肾脏损害者称为过敏性紫癜性肾炎（Henoch-Schönlein purpura nephritis，HSPN）。

一、流行病学特征

过敏性紫癜可发生于任何年龄，儿童发病多见，好发年龄为3 ~ 15岁。来自英国的人群资料显示17岁以下儿童HSP的年发病率为20/100 000，且发病高峰在4 ~ 6岁，大约为70/100 000[6]，可占儿童肾小球肾炎患者的15%[7]。但无论儿童还是成人，男性发病率略高[4,5]，而成人肾脏受累较为严重[6]。肾小球肾炎为过敏性紫癜主要的并发症，肾脏受累临床可以表现为镜下或肉眼血尿、蛋白尿、肾病综合征和肾功能减退。一项系统综述显示，儿童HSP约有34%肾脏受累，80%表现为单纯血尿或/和蛋白尿，20%表现为急性肾炎综合征和肾病综合征[8]。持续的肾脏受累表现（包括高血压、肾功能下降、肾炎或肾病综合征）占全部儿童患者的1.8%，但发生率因患者起病时肾脏病的严重性而异。总体来说，儿童过敏性紫癜单纯镜下血尿或肉眼血尿的患者肾脏功能的长期预后很好，但是表现为肾病综合征和肾功能下降的患者常表现为进展性的病程，最终到终末期肾脏病（ESKD）[9]。

约25%的过敏性紫癜患者有过敏史，但病情加重不一定与特异性过敏原相关[10]。部分患者再次接触过敏原后可复发，多发于冬季[11]。约1/3患者有前驱感染史，但未能证明与特殊菌感染相关。我国的一项针对385例儿童过敏性紫癜的研究发现：诱因为感染者占61.0%，发病前进食特殊食物者占20.5%，接触油漆者占5.2%[12]。

过敏性紫癜发病可能有种族的差异，美国黑种人较少发生[13,14]。该病家族聚集发病罕见，但部分患者HLA-Bw35阳性率升高[15,16]。

二、发病机制

由于紫癜性肾炎和IgA肾病两者均是以IgA为主的免疫复合物在肾小球沉积和肾小球系膜增生为特征性的病变，两者被认为由相同的病理生理机制所致[17]。过敏性紫癜肾炎为免疫复合物性系统性小血管炎（IgA血管炎），患者血清中可检测到含有IgA的循环免疫复合物。免疫复合物中的IgA

主要为多聚IgA而且以IgA1亚型为主，同时也有补体旁路活化的成分。但补体的活化是否由IgA免疫复合物所致，以及补体在该病中的作用还不十分清楚。近年的研究发现血清IgA1分子铰链区糖基化异常可能在IgA肾病和紫癜性肾炎中发挥了同样的作用，而且观察性研究显示仅在有肾炎的患者血清中存在IgA1分子的糖基化异常，提示糖基化异常的IgA1分子在肾脏病变的病理生理作用[18]（详见IgA肾病的有关章节）。过敏性紫癜性肾炎患者小肠黏膜的通透性增高[19]，而IgA肾病患者对外来抗原的黏膜免疫反应减弱[20]，提示两种疾病均存在对抗黏膜抗原的抵御功能的受损。此外，补体和血小板活化、抗凝、细胞因子和生长因子等都可能在过敏性紫癜的发病机制中起了一定作用。

三、临床表现

过敏性紫癜患者33% ~ 66%有近期或同步发生的感染史[21]。经典的四联征包括皮疹、关节痛、胃肠道症状和肾脏病，但临床上四联症并非同时出现[2-5]，肾脏受累很少为首发症状。患者还可有非特异性症状包括发热、不适和乏力。皮疹多发生于四肢，但也可以发生于臀部和躯干。多为略高于皮面的出血性斑点。皮疹可成批出现，也可融合成片。约25% ~ 90%的患者存在胃肠道受累，可表现为腹部绞痛，恶心、呕吐、黑便和便鲜血[1,5,22]。内镜检查可见胃肠道紫癜样病变[16]。曾有发生肠穿孔和肠套叠者。关节受累多发生于踝关节和膝关节，肘和腕关节少见，可发生关节炎，表现为关节积液和压痛[4,5]。一般不发生关节变形。偶有累及其他脏器，如肺、中枢神经系统和泌尿道[1,4,5]。

本病肾脏受累率各家报道不同。一项荷兰的人群问卷调查，包括了0 ~ 18岁（平均6岁）的232过敏性紫癜患者中，29%在发病一个月内出现肾脏病症状，大多数症状轻微（如血尿和/或轻微蛋白尿），3%的患者尿蛋白>1g/d，2%出现肾病综合征，3%血压升高，1%的患者出现肾功能不全[23]。常规检测尿液，发现其肾脏受累率多在40% ~ 60%，尿检正常者肾活检往往也能发现肾小球炎症病变。肾脏受累的程度与皮肤、胃肠道和关节受累的严重程度无关[1]。

四、实验室检查

过敏性紫癜患者血常规基本正常，尿检异常及不同程度的血尿和蛋白尿，不同程度的肾功能指标异常。急性期部分患者血清IgA升高，但与临床表现的严重程度和病程无关[24]。部分患者血清中可出现异常的IgA抗体，包括IgA类风湿因子、含有IgA和IgG的循环免疫复合物、IgA型抗心磷脂抗体、IgA与纤连蛋白聚合物、IgA抗α-galactosyl抗体和IgA型ANCA[25-28]，但上述抗体与本病的关系尚有待进一步证实。此外，部分患者还存在冷球蛋白[29]。患者的血清补体C3和C4水平正常。

五、肾脏病理

肾活检免疫荧光或免疫组化表现为IgA（主要为IgA1亚型）在肾小球沉积，与IgA肾病类似。典型的免疫荧光特点为IgA1在肾小球系膜区和毛细血管袢沉积，IgG和/或IgM及纤维素相关抗原可以在65% ~ 75%的肾活检标本中检测到。补体B因子、C3和C5b ~ 9复合物也常见于紫癜性肾炎的肾活检标本。凝集素途径的补体成分［mannose-binding protein C，ficolin-2，mannan-binding lectin serum protease（MASP-1）and C4d］可见于50%的患者[30]，但一般不伴有C1q沉积[31]。

肾活检：光镜检查表现为系膜增生性肾小球肾炎，并可伴不同程度的新月体形成，肾小球系膜细胞增生，系膜基质扩张；病变既可为局灶性也可为弥漫性，与IgA肾病相似，但紫癜肾炎的肾小球急性炎症性病变比较明显，尤其是儿童发病早期，内皮细胞增生及多形核白细胞和单个核细胞在肾小球毛细血管袢浸润比IgA肾病更为突出。袢坏死常见于新月体病变的小球。肾小管萎缩和肾间质纤维化程度一般与肾小球病变平行。

新月体形成是紫癜肾炎非常突出的病理学表现并与预后密切相关，国际儿童肾脏病研究组（International Study of Kidney Disease of Childhood，ISKDC）制定过敏性紫癜的肾脏组织病理分型的关键指标为新月体形成[32]，ISKDC根据新月体的比例，将紫癜性肾炎分为Ⅰ ~ Ⅵ型，Ⅰ型为肾小球轻微病变；Ⅱ型为仅有系膜增生；Ⅲa型为系膜局灶增生、Ⅲb型为弥漫增生，同时新月体在50%以下；Ⅳa型为系膜局灶增生、Ⅳb型为弥漫增生，但新月体在50%至75%；Ⅴa型为系膜局灶增生、Ⅴb型为弥漫增生，而新月体在75%以上；Ⅵ型为膜增生样肾小球肾炎。

电镜检查可见系膜细胞和基质增生，免疫复合物样电子致密物沉积，主要为IgA和IgG。部分患者其电子致密物可沉积于副系膜区。偶见上皮下电子致密物沉积。伴新月体形成者，可见GBM断裂、管腔内中性粒细胞浸润。值得一提的是虽然紫癜性肾炎和IgA肾病肾活检病理相似，但目前在IgA肾病中较为普遍应用的牛津病理分型[33,34]及近期的包含了新月体病变在内的2016牛津分型更新版[35]并不建议用于紫癜肾炎，因为牛津分型的研究人群已经排除了紫癜性肾炎患者[36]。

皮肤皮疹的活检病理为白细胞碎裂性血管炎，免疫荧光检查可见血管壁上有含IgA的免疫复合物沉积，也可有IgG和C3，但没有C4和C1q沉积[37]。

六、诊断和鉴别诊断

过敏性紫癜性肾炎的诊断依赖于典型的临床表现，如皮肤、关节、胃肠道和肾脏受累，以及病理以IgA沉积为主的系膜增生性肾小球肾炎。对于有典型皮疹的过敏性紫癜患者，需要反复细致的尿常规检查以发现肾脏受累的患者。

鉴别诊断主要需要与IgA肾病相区别。二者肾脏病理相似，主要的鉴别点取决于临床表现，如典型的皮疹，伴有或不伴有胃肠道和关节受累的表现。紫癜性肾炎和IgA肾病的主要临床和病理特点比较见表15-4-0-1[17]。

表15-4-0-1 过敏性紫癜肾炎与IgA肾病临床病理特点比较

临床和病理特点	检测方法	IgA肾病	过敏性紫癜肾炎
肾组织			
新月体	光学显微镜	+/–	++
肾小球血管袢坏死		+/–	++
中性粒细胞浸润		+/–	++
系膜区IgA沉积	免疫荧光	+++	+++
沿微血管壁IgA沉积		–	++
内皮下沉积物	电镜	+/–	++
临床表现			
肾外症状	NA	+/–	+++
起病年龄	NA	通常 >15岁	通常 <15岁
肾炎综合征	NA	+/–	++
肾病综合征	NA	+/–	++
病程	NA	持续中度活动伴加重	反复急性发作
肾脏预后			
临床缓解	NA	30% ~ 50%	98%
在明显完全缓解后发生CKD	NA	–	+
ESRD	NA	20年后20% ~ 40%	在儿童中1% ~ 3%，在成人中30%
肾移植预后			
再发生IgA沉积	免疫荧光	频繁	频繁
移植后5年移植物失活	NA	极少	极少
移植后10年移植物失活	NA	9.7%	7.5%

注：–，+/–，+，++和+++表示直接比较在IgA肾病和过敏性紫癜性肾炎中每种临床和病理学特点的相对可能性。

缩写词：CKD，慢性肾脏病；ESRD，终末期肾脏病；HSP，过敏性紫癜；NA，不适用其次，紫癜肾炎也称为IgA血管炎肾损害，需要与ANCA相关小血管炎的肾损害相鉴别。ANCA相关小血管炎患者除血清ANCA阳性外，临床可有更多脏器受累如肺、眼、耳和鼻等，其肾脏病理多表现为寡免疫沉积性局灶纤维素样坏死或新月体性肾小球肾炎（详见本书相关章节）。而紫癜肾炎除了肾脏以外，其他受累器官比较局限，而且皮肤以及肾脏IgA血管炎以IgA沉积为主。

其他还应与狼疮肾炎和冷球蛋白血症肾损害相鉴别（详见相关章节），狼疮肾炎的诊断首先应满足临床诊断标准，其肾脏病理可见多种免疫球蛋白和补体成分沉积而表现为典型的"满堂亮"现象；冷球蛋白血症性血管炎可在血清中发现冷球蛋白，肾脏病理特别是电镜检查常可见典型的冷球蛋白结晶。

七、治疗

在紫癜肾炎中开展的临床RCT相对较少，提供的临床证据有限，因此目前的治疗原则主要是基于当前对于病理生理机制的理解和一些重要的临床观察研究。2012年KDIGO发表了紫癜肾炎的治疗指南[38]。建议对于持续蛋白尿>0.5 ~ 1g/（d·1.73m^2）的过敏性紫癜性肾炎的患儿，应使用ACEI或ARBs进行治疗（2D）；若经过应用ACEI或ARBs治疗后，蛋白尿持续>1g/（d·1.73m^2）而肾功能GFR>50 ml/（d·1.73m^2）的过敏性紫癜性肾炎的患儿，应与治疗IgA肾病患者相同，即给予糖皮质激素治疗6个月（2D）；建议对于表现为肾病综合征和/或肾功能持续恶化的新月体性紫癜性肾炎患儿，治疗方案与新月体性IgA肾病相同（2D），应用糖皮质激素联合环磷酰胺、硫唑嘌呤等细胞毒药物或免疫抑制剂，必要时也可以进行血浆置换治疗（详见相关章节）。目前尚罕有关于成人过敏性紫癜性肾炎的随机对照试验研究。2012年KDIGO指南建议成人过敏性紫癜性肾炎的治疗应与儿童相同[38]。

终末期肾脏病患者可行透析或肾移植，但有报告移植肾本病易复发。与IgA肾病一样，肾脏病理发现的复发比例远高于临床症状的复发[39]。特别是当皮肤和胃肠道呈活动性病变时容易出现移植后肾炎复发[40]。因此，有人建议在病变静止后再行肾移植。

八、预后

儿童患者多数预后较好，属自限性疾病。95%的儿童患者可获得完全缓解[6]。从起病到最长20年的长期随访发现，15%无肾病综合征但有大量蛋白尿的患者、40%肾病综合征的患者和>50%既有肾病综合征又有肾炎综合征的患者最终发展为慢性肾脏病[41]，但仍少数患者起病症状很轻最终也进展为慢性肾脏病[15,42]，甚至有些患者没有明显的尿检异常也在后期出现高血压，还有一些快速进展为终末期肾脏病[15]。

对成年患者的预后结论不一。一般认为成年人出现终末期肾脏病的危险性较儿童为高[43]。特别是年龄大、以急性肾炎综合征起病或表现为持续性肾病综合征者预后较差。肾脏病理改变的程度往往是决定预后的关键因素。值得注意的是，超过1/3女性患者妊娠后可有高血压和蛋白尿[15]。因此，一般认为女性患者病后短期内不宜妊娠，妊娠后期应密切追踪血压和肾功能[41-43]。

（张　宏）

参考文献

1. 赵明辉. 过敏性紫癜肾炎 // 王海燕. 肾脏病学. 3版. 北京：人民卫生出版社, 2008：1379-1384.
2. APPEL GB, RADHAKRISHNAN J, D'AGATI VD. Secondary glomerular disease. In: Brenner BM ed. The Kidney. 9th ed. Philadelphia: Elsevier/Saunders, 2012: 1221-1224.

3. TIZARD EJ. Henoch-Schönlein purpura. Arch Dis Child, 1999, 80(4): 380-383.
4. SAULSBURY FT. Henoch-Schönlein Purpura in children. Report of 100 patients and review of the literature. Medicine, 1999, 78(6): 395-409.
5. JENNETTE JC, FALK RJ, BACON PA, et al. 2012 revised International Chapel Hill Consensus Conference Nomenclature of Vasculitides. Arthritis Rheum, 2013, 65(1): 1-11.
6. GARNER-MEDWIN JM, DOLEZALOVA P, CUMMINS C, Et al. Incidence of Henoch-Schönlein purpura, Kawasaki disease, and rare vasculitides in children of different ethnic origins. Lancet, 2002, 360(9341): 1197-1202.
7. BLANCO R, MARTINEZ-TABOADA VK, RODRIGUEZ-VALVERDE V, et al. Henoch-Schonlein purpura in adulthood and childhood: Two different expressions of the same syndrome. Arthritis Rheum, 1997, 40(5): 859-864.
8. NARCHI H. Risk of long term renal impairment and duration of follow up recommended for Henoch-Schönlein purpura with normal or minimal urinary findings: a systematic review. Arch Dis Child, 2005, 90(9): 916-920.
9. GOLDSTEIN AR, WHITE RH, AKUSE R, et al. Long-term follow-up of childhood Henoch-Schönlein nephritis. Lancet, 1992, 339(8788):280-282.
10. HABIB R, LEVY M. Anaphylactoid prupura nephritis: observations with 60 childhood cases. Clin Pediatr, 1973, 12(7): 445-446.
11. ROGERS PW, BUNN SM JR, KURTZMAN NA, et al. Schönlein-Henoch syndrome associated with exposure to cold. Arch Intern Med, 1971, 128(5): 782-786.
12. 朱国际,魏燕．儿童过敏性紫癜 385 例临床特点分析．苏州大学学报，2004, 24(6)：956-957.
13. GALLA J, KOHAUT E, ALEXANDER R, et al. Racial differences in the prevalence of IgA-associated nephropathies. Lancet, 1984, 2(8401): 522.
14. LEVY M. Do genetic factors play a role in Berger's disease? Pediatr Nephrol, 1987, 1(3): 447-454.
15. OSTERGAARD JR, STORM K, LAMM L. Lack of association between HLA and Henoch-Schönlein purpura. Tissue Antigens, 1990, 35(5): 234-235.
16. FARELY TA, GILLESPIE S, RASOULPOUR M, et al. Epidemiology of a cluster of Henoch-Schonlein purpura. Am J Dis Child, 1989, 143(7): 798-803.
17. DAVIN JC, COPPO R. Henoch-Schönlein purpura nephritis in children. Nat Rev Nephrol, 2014, 10(10): 563, 573.
18. ALLEN AC, WILLIS FR, BEATTIE TJ, et al. Abnormal IgA glycosylation in Henoch-Schönlein purpura restricted to patients with clinical nephritis. Nephrol Dial Transplant, 1998, 13(4): 930-934.
19. DAVIN JC, FORGET P, MAHIEU PR. Increased intestinal permeability to 51Cr EDTA is correlated with IgA immune complex-plasma levels in children with IgA-associated nephropathies. Acta Paediatr. Scand, 1988, 77(1): 118, 124.
20. DE FIJTER JW, EIJGENRAAM JW, BRAAM CA, et al. Deficient IgA1 immune response to nasal cholera toxin subunit B in primary IgA nephropathy. Kidney Int, 1996, 50(3): 952, 961.
21. HAYCOCK GB. Oxford Textbook of Clinical Nephrology. Oxford: Oxford University Press, 1992.
22. NATHAN K, GUNASEKARAN TS, BERMAN JH. Recurrent gastrointestinal Henoch-Schönlein purpura. J Clin Gastroenterol, 1999, 29(1): 86-89.
23. OZEN S, RUPERTO N, DILLON MJ, et al. EULAR/PRES endorsed consensus criteria for the classification of childhood vasculitides. Ann Rheum Dis, 2006, 65(7): 936-941.
24. SIMILÄ S, KOUVALAINEN K, LANNING M. Serum immunoglobulin levels in the course of anaphylactoid purpura in children. Acta Paediatr Scand, 1977, 66(5): 537-540.
25. SHAW G, RONDA N, BEVAN JS, et al. ANCA of IgA class correlate with disease activity in adult Henoch-Schönlein purpura. Nephrol Dial Transplant, 1992, 7(12): 1238-1241.
26. DARVIN JC, MALAISE M, FOIDART J. Anti-α-galactosyl antibodies and immune complexes in children with Henoch-Schönlein purpura or IgA nephropathy. Kidney Int, 1987, 31(5): 1132-1139.

27. BURDEN A, GIBSON I, ROGER R, et al. IgA anticardiolipin antibodies associated with Henoch-Schonlein purpura. Am Acta Dermatol, 1994, 31(5 Pt 2): 857-860.

28. JENNETTE JC, WIESLANDER J, TUTTLE R, et al. Serum IgA fibronectin aggregates in patients with IgA nephropathy and Henoch-Schönlein purpura. Am J Kidney Dis, 1991, 18(4): 466-471.

29. GARCIA-FUENTES M, CHANTLER C, WILLIAMS DG. Cryoglobulinaemia in Henoch-Schönlein purpura. Br Med J, 1977, 2(6080): 163-165.

30. HISANO S, MATSUSHITA M, FUJITA T, et al. Activation of the lectin complement pathway in Henoch-Schönlein purpura nephritis. Am J Kidney Dis, 2005, 45(2): 295-302.

31. EMANCIPATOR SN. Pathology of the Kidney. 4th ed. London: Little Brown, 1993.

32. HAAS M. Pathology of the Kidney. 6th ed. Philadelphia: Lippincott, Williams & Wilkins, 2007.

33. Working Group of the International IgA Nephropathy Network and the Renal Pathology Society, Cattran DC, Coppo R, et al. The Oxford classification of IgA nephropathy: rationale, clinicopathological correlations, and classification. Kidney Int, 2009, 76(5): 534-545.

34. Working Group of the International IgA Nephropathy Network and the Renal Pathology Society, Coppo R, Troyanov S, et al. The Oxford IgA nephropathy clinicopathological classification is valid for children as well as adults. Kidney Int, 2010, 77(10): 921-927.

35. TRIMARCHI H, BARRATT J, CATTRAN DC, et al. Oxford Classification of IgA nephropathy 2016: an update from the IgA Nephropathy Classification Working Group . Kidney Int, 2017, 91(5): 1014-1021.

36. HAAS M, VERHAVE JC, LIU ZH, et al. A multicenter study of the predictive value of crescents in IgA nephropathy. J Am Soc Nephrol. 2017, 28(2): 691-701.

37. ALLEN DM, DIAMOND LK, HOWELL PA. Anaphylactoid purpura in children (Henoch-Schonlein purpura). AMA J Dis Child, 1960, 99: 833-854.

38. Kidney Disease: Improving Global Outcomes. Chapter 11: Henoch-Schönlein purpura nephritis. Kidney Int Suppl, 2012, 2(2): 218-220.

39. MEULDERS Q, PIRSON Y, COSYNS JP, et al. Course of Henoch-Schonlein nephritis after renal transplantation. Report on ten patients and review of the literature. Transplantation, 1994, 58(11): 1179-1186.

40. WEISS JH, BHATHENA DB, CURTIS JJ, et al. A possible relationship between Henoch-Schonlein syndrome and IgA nephropathy. Nephron, 1978, 22(4-6): 582-591.

41. GOLDSTEIN AR, WHITE RH, AKUSE R, et al. Long-term follow-up of childhood Henoch-Schönlein nephritis. Lancet, 1992, 339(8788): 280-282.

42. RONKAINEN J, NUUTINEN M, KOSKIMIES O. The adult kidney 24 years after childhood Henoch-Schönlein purpura: a retrospective cohort study. Lancet, 2002, 360(9334): 666-670.

43. FOGAZZI GB, PASQUALI S, MORIGGI M, et al. Long-term outcome of Henoch-Schönlein nephritis in the adult. Clin Nephrol, 1989, 31(2): 60-66.

第五章

原发性干燥综合征肾损害

干燥综合征（Sjögren's syndrome，SS）是以侵犯唾液腺、泪腺等外分泌腺体为主的自身免疫性疾病，也可累及多种内脏器官，如肾脏[1]。

干燥综合征分为原发性和继发性两类。原发性干燥综合征（primary Sjögren's syndrome，pSS）是指单纯干燥综合征，不伴有任何一种已分类的结缔组织病者，继发性干燥综合征（secondary Sjögren's syndrome）是指其发病可能源于其他结缔组织病，最常见为系统性红斑狼疮者，本章主要介绍原发性干燥综合征肾损害。

原发性干燥综合征多见于女性，男女比例为1∶9 ~ 1∶20，发病年龄多在40 ~ 50岁。近期研究应用AECG（美国–欧洲）标准，估算巴黎地区本病患病率为0.01% ~ 0.09%[2]，而美国则为0.0 042%[3]。在老年人群中患病率为3% ~ 4%。北京郊区原发性干燥综合征患病率分别为0.77%（哥本哈根标准）和0.29%（圣地亚哥标准）[4]。原发性干燥综合征的肾损害较为常见，发生率为2% ~ 67%[5]，不同的研究结果报告因对于肾脏受累的定义不同而有所差异。

一、原发性干燥综合征肾脏损害的发病机制

原发性干燥综合征肾脏损伤的主要部位在肾小管-肾间质部分，其发病机制主要涉及细胞免疫及体液免疫。由于肾小管是内脏器官中具有外分泌腺体结构的组织，故其发病机制也类似于干燥综合征其他外分泌腺的受累。

另外，原发性干燥综合征也可累及肾小球，由于该病患者肾脏免疫荧光病理可见免疫球蛋白沿肾小球基底膜及系膜区呈颗粒样沉积，主要成分为单克隆IgM k型类风湿因子，以及多克隆的IgG和IgA，故推测可能与循环免疫复合物沉积有关。原发性干燥综合征肾小球肾炎患者往往会出现低补体血症，提示补体消耗可能也参与了其发病[6]。

二、原发性干燥综合征肾脏损害的临床表现

既往对于原发性干燥综合征肾脏损害临床表现的描述多来源于个案报道及回顾性研究，而且该病肾脏受累临床起病往往比较隐匿，故各家受累比例的报道差别较大。最新的一项来自梅奥医学中心的大型回顾性研究纳入了自1967—2007年在该中心确诊为原发性干燥综合征的7 276例患者，其中有24例经肾活检确诊存在肾脏受累[7]。在这24例患者中，17例（71%）表现为急性或慢性的间质性肾炎，2例为冷球蛋白血症性肾小球肾炎，2例为局灶节段性肾小球硬化。而另一项纳入了715例原发性干燥综合征患者的研究提示，经肾活检证实有35例肾脏受累（5%），其中18例为间质性肾炎，22例为肾小球肾炎（有5例同时有肾间质和肾小球的受累）[8]。总体来讲，原发性干燥综合征肾损害有以下几方面表现：

1. 肾小管-间质损害

（1）肾小管酸中毒（renal tubular acidosis，RTA）：是干燥综合征肾损害最常见的临床表现，占干燥综合征肾损害的66%[9]，其中又以远端肾小管酸中毒更为常见。

（2）肾脏稀释-浓缩功能障碍：肾脏稀释-浓缩功能受损也是干燥综合征患者最早期出现的症状之一，可以表现为多饮、多尿和夜尿增多，严重者还可发生肾性尿崩症。

（3）范可尼综合征：少部分干燥综合征的患者主要累及近端肾小管，除了可以表现为碳酸氢盐尿、低碳酸氢钠血症（酸中毒）外，还可伴有糖尿、磷酸盐尿、尿酸尿、氨基酸尿等异常，即范可尼综合征。

（4）无肾小管酸中毒的低钾血症：部分患者肾小管功能受损可导致钾丢失及严重的低钾血症，而低钾血症还可以进一步损伤肾脏。

2. 肾小球损害　原发性干燥综合征表现为肾小球肾炎者约占肾损害的22%[9]。临床主要表现为高血压、蛋白尿和镜下血尿，部分患者甚至可出现肾病综合征，但很少出现肉眼血尿。主要的病理类型包括膜性肾病、系膜增生性肾小球肾炎[10]、膜增生性肾小球肾炎、局灶节段性肾小球硬化[7]。国外也有原发性干燥综合征合并新月体肾炎、微小病变[11]的个案报告。

3. 合并其他肾脏病　除上述病变外，部分患者还可合并有其他肾脏病。Saugar等人的研究发现，有17%（4/24）的患者患有肾结石，13%（3/24）的合并冷球蛋白血症，17%（4/24）的患者在随访过程中被确诊为淋巴瘤[7]。

三、实验室检查

1. 血液系统　可出现三系减低。

2. 免疫系统　较多患者血沉及CRP增高，可伴有高丙球蛋白血症，为多克隆性，但如出现单克隆球蛋白血症，应警惕发生浆细胞病的可能。

患者体内可有多种自身抗体，阳性率较高的是抗SS-A（Ro）抗体和抗SS-B（La）抗体，尤以后者对该病诊断的特异性更高，但抗SS-A、抗SS-B抗体与肾脏受累程度并无直接相关。近期研究发现抗碳酸酐酶Ⅱ抗体与远端肾小管酸中毒具有相关性。碳酸酐酶Ⅱ的遗传缺陷可导致远端肾小管酸中毒，诱导产生抗碳酸酐酶Ⅱ抗体可导致小鼠远端肾小管酸中毒[12]。

四、肾脏病理表现

干燥综合征肾脏受累的病理表现主要包括：肾脏小管-间质病变、肾小球损害和血管损害，其中最常见的是肾间质淋巴细胞及浆细胞的浸润、纤维化及肾小管萎缩。免疫荧光检查下肾小管基底膜可见IgG及C3的沉积。

肾小球受累可以表现为各种原发性肾小球病理类型，如膜性肾病、局灶节段性肾小球硬化、膜增生性肾炎和系膜增生性肾炎等[7,10,11]，但这些改变是干燥综合征直接导致的还是伴发现象尚有争议。

肾脏还出现血管炎的表现，可以有中性粒细胞或单核细胞的浸润，病理表现非常类似于白细胞碎裂型血管炎或结节性多动脉炎，如可以出现坏死、肉芽肿等表现。

五、疾病活动度的评价

近期EULAR工作组推出了EULAR-SS疾病活动度评分（ESSDAI）。ESSDAI给出了原发性干燥综合征各系统受累的定义[13,14]，目前被广泛应用于临床研究。

Moerman等人研究发现ESSDAI是评价利妥昔单抗治疗的敏感指标[15]。研究表明ESSDAI同与疾病活动度相关的B细胞生物学标记物如β_2微球蛋白、血清免疫球蛋白游离轻链[16]及细胞因子BAFF[17]、FMS样酪氨酸激酶3受体水平[18]具有较好的相关性。近期研究还发现ESSDAI与生活质量评分、功能状态具有相关性，且可作为健康状态的预测因子。

六、诊断

2003年中华医学会风湿病学分会制定的干燥综合征诊治指南（草案）中推荐使用干燥综合征国际分类（诊断）标准（2002年修订版）作为原发性干燥综合征的诊断标准[19,20]（表15-5-0-1和表15-5-0-2）。

表15-5-0-1　干燥综合征分类标准

Ⅰ. 口腔症状：3项中有1项或1项以上
1. 每日感到口干持续3个月以上
2. 成年后腮腺反复或持续肿大
3. 吞咽干性食物时需用水帮助
Ⅱ. 眼部症状：3项中有1项或1项以上
1. 每日感到不能忍受的眼干持续3个月以上
2. 有反复的沙子进眼或砂磨感觉
3. 每日需用人工泪液3次或3次以上
Ⅲ. 眼部体征：下述检查任1项或1项以上阳性
1. Schirmer Ⅰ试验（+）（≤ 5mm/5min）（不采用角膜麻醉方法）
2. 角膜染色（+）（≥ 4 van Bijsterveld 计分法）
Ⅳ. 组织学检查：下唇腺病理示淋巴细胞灶≥ 1（指 $4mm^2$ 组织内至少有50个淋巴细胞聚集于唇腺间质者为一灶）
Ⅴ. 唾液腺受损：下述检查任1项或1项以上阳性
1. 唾液流率（+）（≤ 1.5ml/15min）（不刺激法）
2. 腮腺造影（+）
3. 唾液腺放射性核素检查（+）
Ⅵ. 自身抗体：抗SSA或抗SSB（+）（双扩散法）

表15-5-0-2　上述标准的具体分类

1. 原发性干燥综合征：无任何潜在疾病的情况下，有下述2条则可诊断：
a. 符合表15-5-0-1条目中4条或4条以上，但必须含有条目Ⅳ（组织学检查）和条目Ⅵ（自身抗体）
b. 条目Ⅲ、Ⅳ、Ⅴ、Ⅵ 4条中任3条阳性
2. 继发性干燥综合征　患者有潜在的疾病（如任一结缔组织病，符合表15-5-0-1条目Ⅰ和Ⅱ中任1条，同时符合条目Ⅲ、Ⅳ、Ⅴ中任2条
3. 必须除外　颈、头面部放疗史，丙型肝炎病毒感染，艾滋病，淋巴瘤，结节病，移植物抗宿主反应病，抗乙酰胆碱药的应用（如阿托品、莨菪碱、溴丙胺太林、颠茄等）

当原发性干燥综合征患者出现以肾小管-间质损害为主的临床表现时，如与肾功能不平行的贫血、夜尿增多、低钾血症、代谢性酸中毒等或出现肾小球损害的表现如大量蛋白尿及肾小球源性的血尿时，均应考虑干燥综合征肾损害。如患者条件允许，应进行肾活检病理检查，其目的为明确肾损伤的部位、评价急慢性病变的比例以及为临床制定合理的治疗方案，还可以与其他免疫系统疾病所致的肾脏损害相鉴别。

七、治疗

对于原发干燥综合征肾损害患者的治疗除了进行涎液和泪液的替代治疗以改善症状以及增强外分泌腺的残余功能，刺激涎液和泪液分泌的一般对症外，还应关注以下几点：

1. 若患者临床表现为单纯的肾小管酸中毒或/和肾性尿崩症时，可给予口服碳酸盐及对症治疗。如果患者有条件进行肾活检，而肾脏病理以肾间质淋巴细胞浸润表现为主时，可考虑给予小剂量糖皮质激素治疗。

2. 对于表现为肾小球损害为主的原发性干燥综合征患者，尚无统一治疗指南，可参考相应的原发性肾小球病的治疗原则[8]。

3. 从发病机制的理论上来讲，直接或间接阻断B细胞的治疗对于原发性干燥综合征应是最为

有效的，故在临床上已有应用利妥昔单抗治疗原发性干燥综合征患者表现为系膜增生性肾小球肾炎后达到完全缓解的成功报道[8]，但其远期效果还需要进一步观察。

（于　峰）

参考文献

1. 王海燕 . 肾脏病学 3 版 . 北京 : 人民卫生出版社 , 2008 : 1389-1399.
2. MALDINI C, SEROR R, FAIN O, et al. Epidemiology of primary Sjogren's syndrome in a French multiracial/multiethnic area. Arthritis Care Res (Hoboken), 2014, 66(3): 454-463.
3. NANNINI C, JEBAKUMAR AJ, CROWSON CS, et al. Primary Sjogren's syndrome 1976-2005 and associated interstitial lung disease: a population-based study of incidence and mortality. BMJ Open, 2013, 3(11): e003569.
4. 张乃峥 , 曾庆馀 , 张凤山 , 等 . 中国风湿性疾病流行情况的调查研究 . 中华风湿病学杂志 , 1997, 1(1) : 31-35.
5. VITALI C, BOMBARDIERI S, MOUTSOPOULOS HM, et al. Preliminary criteria for the classification of Sjogren's syndrome. Results of a prospective concerted action supported by the European Community. Arthritis Rheum, 1993, 36(3): 340-347.
6. DAGHESTANI L, POMEROY C. Renal manifestations of hepatitis C infection. Am J Med, 1999, 106(3): 347-354.
7. MARIPURI S, GRANDE JP, OSBORN TG, et al. Renal involvement in primary Sjogren's syndrome: a clinicopathologic study. Clin J Am Soc Nephrol, 2009, 4(9): 1423-1431.
8. GOULES AV, TATOULI IP, MOUTSOPOULOS HM, et al. Clinically significant renal involvement in primary Sjogren's syndrome: clinical presentation and outcome. Arthritis Rheum, 2013, 65(11): 2945-2953.
9. PRAKASH EB, FERNANDO ME, SATHIYASEKARAN M, et al. Primary Sjo-gren's syndrome presenting with distal, renal tubular acidosis and rhabdomyolysis. J Assoc Physicians India, 2006, 54:949-950.
10. GOULES A, MASOURIDI S, TZIOUFAS AG, et al. Clinically significant and biopsy-documented renal involvement in primary Sjogren syndrome. Medicine (Baltimore), 2000, 79(4): 241-249.
11. YANG ML, KUO MC, OU TT, et al. Primary Sjogren's syndrome with minimal change disease–a case report. Kaohsiung J Med Sci, 2011, 27(5): 190-194.
12. BOURNIA VK, VLACHOYIANNOPOULOS PG. Subgroups of Sjogren syndrome patients according to serological profiles. J Autoimmun, 2012, 39(1-2): 15-26.
13. SEROR R, THEANDER E, BOOTSMA H, et al. Outcome measures for primary Sjogren's syndrome: a comprehensive review. J Autoimmun, 2014, 51: 51-56.
14. SEROR R, BOWMAN SJ, BRITO-ZERON P, et al. EULAR Sjögren's syndrome disease activity index (ESSDAI): a user guide. RMD Open, 2015, 1(1): e000022.
15. MOERMAN RV, ARENDS S, MEINERS PM, et al. EULAR Sjogren's Syndrome Disease Activity Index (ESSDAI) is sensitive to show efficacy of rituximab treatment in a randomised controlled trial. Ann Rheum Dis, 2014, 73(2): 472-474.
16. GOTTENBERG JE, SEROR R, MICELI-RICHARD C, et al. Serum levels of beta2-microglobulin and free light chains of immunoglobulins are associated with systemic disease activity in primary Sjogren's syndrome. Data at enrollment in the prospective ASSESS cohort. PLoS One, 2013, 8(5): e59868.
17. QUARTUCCIO L, SALVIN S, FABRIS M, et al. BLyS upregulation in Sjogren's syndrome associated with lymphoproliferative disorders, higher ESSDAI score and B-cell clonal expansion in the salivary glands. Rheumatology (Oxford), 2013, 52(2): 276-281.
18. TOBON GJ, RENAUDINEAU Y, HILLION S, et al. The Fms-like tyrosine kinase 3 ligand, a mediator of B cell survival, is also a marker of lymphoma in primary Sjogren's syndrome. Arthritis Rheum, 2010, 62(11): 3447-3456.

19. 中华医学会风湿病学分会．干燥综合征诊治指南（草案）．中华风湿病学杂志，2003, 7(7): 446-448.

20. VITALI C, BOMBARDIERI S, JONSSON R, et al. Classification criteria for Sjogren's syndrome: a revised version of the European criteria proposed by the American-European Consensus Group. Ann Rheum Dis, 2002, 61(6): 554-558.

第六章
硬皮病的肾脏损害

硬皮病（scleroderma）是一种以局限性或弥漫性皮肤增厚和纤维化为特征的，可影响多系统的自身免疫性疾病。根据临床表现不同，本病可分为局限性硬皮病、系统性硬化症、全身化硬皮病、肢端型硬皮病、CREST（calcinosis，Raynaud's phenomenon，esophagus hypomotility，sclerodactyly，telangiectasis）综合征及嗜酸性筋膜炎等类型。既往的尸检研究发现约有60% ~ 80%的系统性硬化症患者存在肾损害，约有50%的患者有临床表现。其临床上可分为急性和慢性两种表现[1]：急性者往往早期突然起病，迅速进展至恶性高血压和进行性肾功能不全，称为"硬皮病性肾危象（scleroderma renal crisis，SRC）；慢性表现者则可在系统性硬化症起病2 ~ 3年后逐渐出现血尿、蛋白尿、高血压及肾功能不全等。

一、系统性硬化症肾损害的发病机制

系统性硬化症肾损害的发病机制目前尚不明确，免疫激活、血管损伤及细胞外基质的过度合成及胶原大量沉积是致病的主要原因[1]。

与系统性硬化症皮肤及其他脏器损害相似，硬皮病患者肾内血管壁的增厚可诱发局部血小板聚集，并释放血小板因子增加血管通透性并加速胶原和纤维蛋白的产生和沉积，进一步加剧血管腔的狭窄，后者可直接引起肾脏血流灌注的下降。由于肾脏血流灌注的减少，可刺激肾小球旁器的球旁细胞释放大量肾素，从而进一步激活肾素-血管紧张素-醛固酮系统，引起系统的高血压及肾脏局部的高压状态，发展迅速的高血压可造成永久的不可逆转的肾皮质缺血和坏死。一旦出现寒冷、感染及有效血容量不足等应激情况，则会出现广泛的肾缺血，引起临床上的"硬皮病性肾危象"。

二、系统性硬化症肾损害的病理特点

本病肾脏损害典型的病理表现即血栓性微血管病，与恶性高血压、溶血尿毒综合征/血栓性血小板减少性紫癜，慢性移植后排斥及抗磷脂综合征等的病理表现相似，对其的详细描述可参见血栓性微血管病一章。临床上表现为硬皮病性肾危象患者的血管病变较为严重，常见血管腔闭塞。最新的一项纳入了17例接受肾活检的硬皮病性肾危象患者的研究发现出现血栓的血管及严重缺血的肾小球数量与肾功能损伤持续时间或死亡具有一定的相关性[2]。

三、系统性硬化症肾损害的临床特点

系统性硬化症肾损害的患者临床可以表现为蛋白尿、血肌酐升高及/或高血压。另外，部分患者的肾损害还与用药（如非甾体类消炎药、青霉胺等）及病程中其他脏器受累（如充血性心力衰竭、消化道受累引起的腹泻和脱水等）有关，故还应该结合这些因素进行全面分析。

由于硬皮病性肾危象是硬皮病患者肾脏受累的危重症，故以下将就此作重点介绍。

四、硬皮病性肾危象

（一）硬皮病肾危象

是指在系统性硬化症病程中突然出现的进行性加重的肾功能不全及与其相关的中重度高血压，尿检常正常或仅有轻度蛋白尿及少量细胞管型。约10%的系统性硬化症患者可发生硬皮病肾危象，约5% ~ 20%的弥漫性硬皮病患者可发生硬皮病肾危象，而在局限性硬皮病患者中则较为少见，但此发生率也会随着地域、人种及诊断标准不同而有较大的范围波动。如在最近一项纳入了50例硬皮病肾危象患者的研究中，86%的患者为弥漫性硬皮病患者，仅10%为局限性硬皮病患者[3]。在另一项纳入了110例硬皮病肾危象患者的研究中也有类似发现，弥漫性硬皮病患者占78%[4]。硬皮病肾危象多在硬皮病发病的最初5年内发病。在一项纳入了110例患者的研究中发现患者约在出现非雷诺现象的临床表现后7.5个月左右出现硬皮病肾危象[4]。

（二）硬皮病肾危象的临床表现

1. 硬皮病肾危象发作时的临床症状　主要包括突然加重的明显的疲劳感、胸闷、严重的头痛、视物模糊，个别患者甚至表现为癫痫发作。进一步的检查往往发现中到重度的血压增高，通常伴有恶性高血压的临床表现，如高血压视网膜病变（出血及渗出）及高血压脑病[5]。研究表明，85%的患者为新发的舒张性高血压，平均在178/102mmHg左右[6]。有10%左右的患者血压在正常范围，但其血压也较其过去的水平明显升高。更为重要的是，血压升高与患者的长期预后不良密切相关，如死亡及进展至终末期肾脏病[7]。

2. 肾脏表现　尿沉渣镜检多正常，可有少量细胞管型。蛋白尿多较轻，血肌酐增高往往较为明显。

3. 其他　血液系统检查方面多提示有微血管性溶血性贫血和血小板减少。心脏损害可表现为充血性心力衰竭、心包积液，或恶性心律失常。硬皮病肾危象发作时患者可以有血浆肾素水平的明显升高，往往可以是正常值的30 ~ 40倍[4]，而这也是临床使用RAS抑制剂的重要理论依据。

（三）硬皮病肾危象的诊断及危险因素

结合系统性硬皮病的临床诊断标准，硬皮病肾危象的临床诊断并不困难，其诊断标准包括[3,4]

1. 新近发生的血压升高 ~ 150/85mmHg，间隔24小时至少测量2次。但血压正常不能除外硬皮病肾危象，特别对于基线水平血压低的患者，需关注血压上升的情况，如有20mmHg的增高应视为显著增高。

2. 血肌酐进行性升高，可出现少尿与无尿。

3. 可包括以下一项或以上：

（1）微血管病性溶血性贫血及血小板减少。

（2）恶性高血压的急性视网膜病变，包括视网膜出血及渗出、视盘水肿，合并或不合并高血压脑病。

（3）新发的蛋白尿或血尿（除外其他病因）。

（4）肺水肿。

（5）特征性肾活检病理表现。

对于该病诊断最为重要的是如何在早期识别好发该病的危险人群，做到早防范、早处理。硬皮病肾危象预测硬皮病肾危象发生的危险因素，主要包括以下几点：弥漫性皮肤受累[3]、应用糖皮质激素[3,4]、环孢素[8]及患者体内存在某种特异性的自身抗体[9,10]。有研究提示血清中存在抗RNA聚合酶Ⅲ自身抗体的患者发生硬皮病肾危象的风险显著增高[4]。其他的危险因素还包括大关节挛缩、新发贫血、新发心脏事件如心力衰竭、心包积液等[11-13]。

（四）治疗及预后

本病如不治疗，患者可在1 ~ 2个月内发展为终末期肾脏病，在1年内死亡。对于硬皮病肾危象的治疗主要是积极有效的控制血压，抑制激活的RAS系统，尤其强调在肾脏发生不可逆损害前。

硬皮病肾危象的降压治疗推荐应用ACEI，目前证据较多的是卡托普利，研究表明而在ACEI使用之后1年的存活率已由过去的15%提高到目前的76%，几乎与未发生硬皮病肾危象的弥漫性硬皮病患者的存活率相当[6]。

系统性硬化症的患者一旦新出现高血压，应马上考虑硬皮病肾危象，在着手进一步检查以确诊的同时，就应立即使用短效的ACEI控制血压，力争在72小时内使血压降至正常范围，也有一些研究推荐，每日血压下降不超过20mmHg。以下的降压策略可供参考[4]：① 在无神经系统受累的高血压患者中，推荐卡托普利的起始剂量为6.25 ~ 12.5mg。每4 ~ 8小时可加量12.5 ~ 25mg，直到达到目标血压。卡托普利的最大剂量为每日300 ~ 450mg。② 在有神经系统受累的高血压患者中，推荐应用相同剂量的卡托普利，同时应加用静脉硝普钠治疗，可根据血压情况随时停用硝普钠。目标是在72小时内使患者恢复基线水平血压值。③ 对于血压正常的硬皮病肾危象患者，卡托普利的起始剂量为6.25mg，如可耐受，第二次可予12.5mg。需根据血压情况谨慎加量。对于一些患者，尽管血压在正常范围内，但仍较其基线水平升高，治疗目标是使血压降至基线水平。

如患者的急性期平稳度过，还应予以低剂量AECI维持治疗，可选择长效ACEI，如依那普利或雷米普利。同时避免应用肾毒性药物，特别是影响肾脏灌注的药物如非甾体抗炎药及对比剂。如ACEI加至极量也无法达到血压目标值时，也可联合应用其他降压药物，如钙通道阻滞剂及α受体阻滞剂，但通常不推荐应用利尿剂及β受体阻滞剂，因为前者可能加重肾脏缺血，后者可能加重血管痉挛。ARBs与ACEI联合应用发生不良事件的风险较高，单独应用ARBs的证据尚不充分。近期，也有使用内皮素-1受体拮抗剂（如波沙坦）或肾素拮抗剂治疗难治性高血压，但长期应用的安全性尚不明确[14]。

如患者起病时即有肾功能损害，使用ACEI要小心，其注意事项请参考相关章节。但是，对于硬皮病肾危象患者，推荐应尽量坚持使用ACEI，甚至对于部分已经接受透析的患者，坚持使用ACEI仍有机会部分恢复肾功能，逐渐恢复的过程可持续至18个月[4]。

（于　峰）

参考文献

1. STEEN VD. Scleroderma renal crisis. Rheum Dis Clin North Am, 1996, 22(4): 861-878.
2. BATAL I, DOMSIC RT, SHAFER A, et al. Renal biopsy findings predicting outcome in scleroderma renal crisis. Hum Pathol, 2009, 40(3): 332-340.
3. TEIXEIRA L, MOUTHON L, MAHR A, et al. Mortality and risk factors of scleroderma renal crisis: a French retrospective study of 50 patients. Ann Rheum Dis, 2008, 67(1): 110-116.
4. PENN H, HOWIE AJ, KINGDON EJ, et al. Scleroderma renal crisis: patient characteristics and long-term outcomes. QJM, 2007, 100(8): 485-494.
5. GUILLEVIN L, BEREZNE A, SEROR R, et al. Scleroderma renal crisis: a retrospective multicentre study on 91 patients and 427 controls. Rheumatology (Oxford), 2012, 51(3): 460-467.
6. STEEN VD, MEDSGER TA JR. Long-term outcomes of scleroderma renal crisis. Ann Intern Med, 2000, 133(8): 600-603.
7. HELFRICH DJ, BANNER B, STEEN VD, et al. Normotensive renal failure in systemic sclerosis. Arthritis Rheum, 1989, 32(9): 1128-1134.
8. DENTON CP, SWENY P, ABDULLA A, et al. Acute renal failure occurring in scleroderma treated with cyclosporin A: a report of three cases. Br J Rheumatol, 1994, 33(1): 90-92.
9. STEEN VD. Autoantibodies in systemic sclerosis. Semin Arthritis Rheum, 2005, 35(1): 35-42.
10. NGUYEN B, ASSASSI S, ARNETT FC, et al. Association of RNA polymerase Ⅲ antibodies with scleroderma

renal crisis. J Rheumatol, 2010, 37(5): 1068-1069.

11. STEEN VD, MEDSGER TA JR, OSIAL TA JR, et al. Factors predicting development of renal involvement in progressive systemic sclerosis. Am J Med, 1984, 76(5): 779-786.

12. DEMARCO PJ, WEISMAN MH, SEIBOLD JR, et al. Predictors and outcomes of scleroderma renal crisis: the high-dose versus low-dose D-penicillamine in early diffuse systemic sclerosis trial. Arthritis Rheum, 2002, 46(11): 2983-2989.

13. PHAM PT, PHAM PC, DANOVITCH GM, et al. Predictors and risk factors for recurrent scleroderma renal crisis in the kidney allograft: case report and review of the literature. Am J Transplant, 2005, 5(10): 2565-2569.

14. PENN H, QUILLINAN N, KHAN K, et al. Targeting the endothelin axis in scleroderma renal crisis: rationale and feasibility. QJM, 2013, 106(9): 839-848.

第七章 IgG4相关肾病

IgG4相关性疾病（IgG4-related disease，IgG4-RD）是最近开始认识的一类新的疾病，这是一类慢性炎症性疾病，其特点是在病变组织中，分泌IgG4的浆细胞大量浸润、器官纤维化，常伴有血清IgG4水平的增高[1]。最早认为本病的特点是自身免疫性胰腺炎，但目前认为它是一组多器官多系统受累的疾病。IgG4相关性疾病累及肾脏则称之为IgG4相关肾病（IgG4-related kidney disease，IgG4-RKD），其主要特征是肾小管间质肾炎（tubulointerstitial nephritis，TIN），故又有学者称之为IgG4相关肾小管间质性肾炎（IgG4-related tubulointerstitial nephritis，IgG4- TIN）。但近年来，越来越多的报道提示本病可以合并肾小球的病变，常见的是膜性肾病。此后，又相继报道了该疾病影像学上可表现为肾盂、输尿管的肥厚及肿瘤样病变[2-7]。

一、IgG4相关性疾病的历史简介

IgG4相关性疾病的典型特征是IgG4相关的泪腺炎、涎腺炎（称之为Mikulicz病）和Ⅰ型自身免疫性胰腺炎。Mikulicz病最早于1888年由Jan Mikulicz-Radecki在波兰报告，是一种原因不明的双侧慢性泪腺炎，同时伴有双侧腮腺肿大的疾病，多见于青壮年，之后曾有学者认为它是原发性干燥综合征的一部分，但近年来认为这是两类不同的疾病[8,9]。1961年，Sarles报告了一例伴有高丙种球蛋白血症的胰腺炎的患者[10]，到20世纪90年代，Yoshida等提出自身免疫性胰腺炎的概念[11]；21世纪初，Hamano等确定了这种自身免疫性胰腺炎（称之为Ⅰ型自身免疫性胰腺炎，以区别于中性粒细胞相关性胰腺炎即Ⅱ型）与IgG4之间存在着联系，称之为IgG4相关性自身免疫性胰腺炎[12,13]。之后，陆续有报道发现其他脏器有类似Mikulicz病和Ⅰ型自身免疫性胰腺炎的临床病理改变，即大量淋巴细胞和浆细胞浸润、高IgG4血症、对糖皮质激素治疗反应好，因此学者们提出了IgG4相关性疾病的概念[1,14,15]。IgG4相关性疾病的器官受累见表15-7-0-1。

表15-7-0-1　IgG4相关性疾病的主要表现

胰腺	Ⅰ型自身免疫性胰腺炎
唾液腺	涎腺炎
眼/泪腺	眶周炎症/假瘤/泪腺炎
大动脉/动脉/后腹膜	大动脉周围炎/动脉周围炎/后腹膜纤维化
肾脏	肾小管间质性肾炎/肾盂肾炎
淋巴结	淋巴结肿大
肺脏	炎性假瘤，肺泡/间质疾病，胸膜炎
胆管	硬化性胆管炎，胆囊炎

续表

肝	假瘤或肝病
神经系统	硬脑膜炎和眶下神经肿胀
内分泌系统	垂体炎和甲状腺炎
其他	前列腺炎，乳腺炎，纵隔炎，心包炎，皮肤（结节和丘疹）

二、病因

（一）易感基因

在一些小样本的研究中发现，与IgG4相关性疾病特别是Ⅰ型自身免疫性胰腺炎相关的易感基因位点包括HLA-DRB1*0405、HLA-DQB1*0401[16]、HLA-DRB1*0701和HLA-DQB1*0202[17]等。在相似规模的亚裔人群的研究中发现，ATP结合盒家族F成员1编码基因（ATP-binding cassette subfamily F member 1，ABCF1，它调节肿瘤坏死因子信号的功能）[18]，编码Fc受体样蛋白3（FCRL3）的-110A /A的等位基因[19]和CTLA-4的单倍型-318C/49 A/CT60G[20]和6230/G[21]与Ⅰ型自身免疫性胰腺炎相关。这些相关性提示与免疫反应有关的基因与Ⅰ型自身免疫性胰腺炎相关。此外，KCNA3中的rs2840381、rs1058184、rs2640480和rs1319782单核苷酸多态性（SNPs），它们编码钾电压门控通道亚家族成员，与日本人群Ⅰ型自身免疫性胰腺炎相关[22]，这种蛋白质是已知的导致神经性肌强直的自身免疫反应的靶点，虽然其在IgG4相关性疾病的作用仍然不清楚。

（二）可能的致病微生物

感染可能是IgG4相关性疾病自身免疫反应的一个潜在的触发因素。近年来，在自身免疫性胰腺炎患者中检出幽门螺杆菌纤溶酶原结合蛋白（plasminogen binding protein，PBP）；有趣的是，PBP与人类E3泛素蛋白连接酶UBR2有相似的氨基酸序列，后者表达于胰腺腺泡中[23]。然而，PBP并非幽门螺杆菌所特异的，它在其他一些胃肠道细菌中也有表达，因此，PBP与IgG4相关性疾病的确切关系有待于进一步的研究。

三、发病机制

（一）天然免疫

天然免疫在IgG4相关性疾病发病机制中的作用日益受到重视，其中病原相关分子模式（PAMP）和损伤相关分子模式（DAMP）可能是IgG4相关性疾病的始作俑者。最近有研究发现，从IgG4相关性疾病患者外周血中提出单个核细胞，应用各种Toll样受体的配体和NOD样受体（NLR）的配体进行刺激，可以使前者产生大量的IgG4；刺激正常人外周血单个核细胞的NOD2也可以产生大量IgG4[24]。CD14阳性单核细胞NOD2的活化可以激活NFκB，导致CD19阳性B细胞通过B细胞活化因子（BAFF）依赖的方式产生IgG4[24]。此外，嗜碱性粒细胞可以通过TLR的信号途径产生BAFF和IL-13以维持Th2细胞的免疫反应[25]；有几项研究发现IgG4相关性疾病患者血清BAFF水平增高，这也支持TLR和/或NLR信号途径在本病发病机制中的作用[26,27]。

（二）IgG4相关性疾病

是以Th2的免疫反应为主导，以及大量的调节性T细胞（Treg）浸润，后者可以产生IL-10[28,29]。Tanaka等分析干燥综合征患者和IgG4相关性疾病泪腺炎和唾液腺炎患者唾液腺中的细胞因子和趋化因子的表达，与Th1细胞、Th2细胞和Th17细胞的免疫反应占优势的干燥综合征患者组织相比较，患者的组织中主要是与Th2细胞的调节性T细胞的免疫反应占优势。事实上，在IgG4相关性疾病的泪腺炎和唾液腺炎中，IL-4和IL-10表达水平与IgG4/IgG阳性细胞的比值密切相关[29]。此外，Treg产生的IL-10和转化生长因子（TGF-β）的水平与血清中IgG4的水平以及纤维化的程度相关[30]，这一现象可能反映了机体的负反馈机制，IgG4和Treg在出现炎症反应后水平都上调，从而过度放大组织炎症反应导致的免疫损伤。Nakashima等在IgG4相关肾小管间质性肾炎病变中也观察到类似的结果[31]。

此外，据Tsuboi等的研究报道，相对于干燥综合征患者和正常对照，IgG4相关疾病患者唇腺组织中单链DNA的胞嘧啶脱氨酶的表达水平是增高的，有趣的是，该蛋白可以导致免疫球蛋白类别转换[27]。关于IgG4相关性疾病中免疫球蛋白的类别转换，目前研究的重点是IL-21对淋巴滤泡形成的作用，该细胞因子在IgG4相关泪腺炎和唾液腺炎的组织表达水平与生发中心的数目、IgG4/IgG阳性细胞比例密切关联[30]。Th2细胞和Treg的细胞因子的异常反应可能促使了IgG4的产生和IgG4相关性疾病的发生，但这种细胞因子的平衡被打破的起源尚不得而知。

（三）IgG4

IgG4相关性疾病患者大多存在血清IgG4水平的增高，因此，人们很关心IgG4是否是发病机制中的重要环节。但鉴于IgG4活化补体和活化FcrR的能力都比较弱，IgG4缺乏其他IgG亚型的许多功能，因此，不少学者认为IgG4充当抗炎性抗体[32-34]。有证据表明，反复暴露于抗原可引起由IgG1转变为IgG4，可能防止抗体介导的过度损伤[35]。目前，在IgG4相关性疾病中，IgG4是否具有直接的致病性，抑或高浓度的IgG4是由于过度的炎症刺激所产生，从而发挥抗炎症的作用仍不清楚。

IgG4的另一个特质是，它可以通过其Fc段与其他IgG亚型相互作用（Fc-Fc结合）[36]，这一点类似类风湿因子。所不同的是，类风湿因子通常通过其Fab段结合的其他抗体的Fc段，保留其Fc段的功能和形成免疫复合物的能力，而IgG4则能阻断Fc介导的效应功能，并可能通过Fc-Fc作用抑制炎症反应。因此，对于这些复合物在IgG4相关性疾病的发病机制中的作用尚需要进一步研究。

（四）自身抗体

IgG4相关性疾病患者大多存在高γ球蛋白血症，一些患者血清中可以检出自身抗体，包括抗核抗体、类风湿因子等。有报道显示，ANA在IgG4相关性疾病中的检出率为15.7%，类风湿因子在IgG4相关性疾病中的检出率为20.0%[37]，甚至可以有低滴度的抗双链DNA抗体，但这些抗体与疾病的活动性并不相关，尚未发现本病的特异性致病性自身抗体。其他自身抗体，包括抗碳酸酐酶Ⅱ型抗体[38]、抗乳铁蛋白抗体[39]以及抗胰腺分泌胰蛋白酶抑制剂的抗体[40]。在已有的报告中，特别是在表现为Ⅰ型自身免疫性胰腺炎的IgG4相关性疾病患者中，但这些自身抗体也并非特异性的，也没有直接证据表明这些自身抗体在IgG4相关性疾病的发病机制中发挥作用。

四、流行病学

在日本，罹患IgG4相关性疾病者约8 000例，包括4 300例IgG4相关泪腺炎和唾液腺炎，2 700例Ⅰ型自身免疫性胰腺炎[41]。IgG4相关性疾病的报道大多数来源于亚洲，但来自欧洲和美国的报道也日益增多，本病的流行病学是否存在种族间差异现在尚不清楚。本病的发病年龄在60 ~ 70岁之间，男性多见，但IgG4相关泪腺炎和唾液腺炎男女比例大致相仿[42]。IgG4相关肾病主要见于中老年人，平均发病年龄约65岁，男性多见[2-6]。

五、临床表现

IgG4相关肾病男性居多，可占73% ~ 87%，中老年人多见，平均年龄约65岁，患者常常没有明显的临床症状，直至出现肾功能不全或是体检时发现肾脏影像学的异常，或因本病的肾外表现而发现[2-6]。IgG4相关肾病中有肾小球受累者或由于腹膜后纤维化而出现肾积水者可以出现水肿。大多数IgG4相关肾病的患者同时还有肾外受累的表现，包括唾液腺、泪腺、淋巴结以及胰腺等。IgG4相关肾病患者蛋白水平大多较轻，肾病水平的蛋白尿少见，除非合并肾小球病如膜性肾病者；可有血尿；肾功能水平及其进展速度不一[2-6]。

六、辅助检查

IgG4相关肾病的特征性表现之一是多克隆的高γ球蛋白血症，大多数IgG4相关肾病的患者都有血清IgG4的升高，约90%的患者有血清总IgG的升高[2,4]。一项研究发现，IgG4相关肾病的患者血清总IgG4的平均水平达到990mg/dl（正常值为105mg/dl以下），半数IgG4相关肾病的患者血清总IgG4超过3 000mg/dl[4]。IgG4相关肾病的其他实验室检查的特点包括低补体血症和血清IgE水平升高，分别见于50% ~ 70%和70%的患者[2-6]。多数病人白细胞计数和血小板计数正常，但嗜酸性粒细胞增高可见于33% ~ 48%的患者。抗核抗体和类风湿因子阳性者常见，但抗双链DNA抗体、抗Sm抗体、抗SSA抗体、抗SSB抗体、抗RNP抗体、冷球蛋白和抗中性粒细胞胞质抗体通常是阴性[2,4]。

影像学检查对于IgG4相关肾病的诊断至关重要。IgG4相关肾病常常有肾脏影像学的异常，这也是区别于其他肾小管间质病的特征之一，尽管对比剂的使用可能会造成肾脏损伤，但增强CT仍然是IgG4相关肾病的重要诊断手段之一，其影像学特征是多发低密度损害，大约见于65%的IgG4相关肾病患者，双肾体积通常增大，占位性病变较为少见（3% ~ 27%），需要和肾脏肿瘤相鉴别。IgG4相关肾病肾盂损伤的特点是肾盂壁的弥漫增厚，但腔内表面光滑。镓显像和氟正电子发射断层扫描有助于发现肾脏和肾外的病变。由于肾外病变的发现有助于IgG4相关肾病的诊断，对于怀疑IgG4相关肾病的患者，除了全身CT扫描之外，也建议进行此类检查[2-6]。

七、肾脏病理表现

（一）肾小管间质病

在IgG4相关性疾病中，最具特征性的病理表现是大量淋巴浆细胞浸润，伴有大量IgG4阳性的浆细胞以及纤维化[43]。在IgG4相关肾病中，可以见到富含浆细胞浸润的肾小管间质性肾炎，伴有肾间质纤维化[2-6]。席纹状纤维化是一种不规则的纤维化的形式，似车轮的轮辐，以梭形细胞为中心形成发射状的形态，这是IgG4相关肾病常见和特征性的形态，具有诊断意义[43]；但急性肾小管间质病变时，肾间质纤维化会比较轻[44,45]。IgG4相关肾小管间质性肾炎的另一个特征是炎症细胞呈巢状浸润，周围伴有不规则的纤维，这通常见于过碘酸六胺银染色，Yamaguchi等称之为“鸟眼状纤维化”[45]。除了这些特征性的纤维化之外，嗜酸性粒细胞浸润、损伤延展至肾小囊、间质小管损伤边界清晰以及纤维化明显，这些都对IgG4相关肾病的诊断具有提示意义[44,45]。相反，坏死性血管炎、肉芽肿性病变、中性粒细胞浸润和弥漫性的肾小管炎症在IgG4相关性肾小管间质病变中则非常罕见，可以作为排除本病诊断的线索[44]。以上阳性提示和阴性提示在其他器官的病变中也经常适用[43]。闭塞性静脉炎在IgG4相关性疾病的一种特征性病变，但是IgG4相关性肾小管间质病变中非常罕见[45]，这可能是由于肾穿刺活检的取材量比较小因而不易检出的原因。

在免疫荧光检查中常常可以见到免疫复合物在肾小管基底膜的沉积，这对于IgG4相关肾小管间质病变的诊断也有帮助[3,6,45]。在Raissian等的报道中，免疫复合物在肾小管基底膜局灶性或弥漫性的沉积见于80%以上的IgG4相关肾小管间质病变的患者[3]，其中主要是IgG和/或C3的颗粒状沉积，有时伴有C1q的沉积，电镜下电子致密物的沉积见于80%以上的患者[3,45,46]。免疫复合物在肾小管基底膜的沉积常见于间质纤维化和间质炎症浸润的部位，很少见于正常组织周围[3,45]。IgG亚型的染色显示，在肾小管基底膜沉积的IgG是以IgG4为主，也可以见到IgG其他亚型的沉积，后者以IgG1和IgG3为主[46]。

（二）肾小球病变

如前所述，IgG4相关肾病主要特征是肾小管间质肾炎，但近年来，越来越多的报道提示本病可以合并肾小球的病变，常见的是膜性肾病。大约7% ~ 10%的IgG4相关性肾小管间质肾病会合并膜性肾病[5,6]。虽然目前认为，单独以肾小球病变为表现而不伴有肾小管间质病变者不能诊断为IgG4相关肾病[4,47]，但近年来已有不少IgG4相关性疾病肾脏损害表现为膜性肾病而不伴有肾小管间质病变者的报道[48,49]。Alexander等报道，IgG4相关性疾病可出现膜性肾病，与是否出现肾小管间质损伤无关，这一发现提示膜性肾病作为IgG4相关肾病的一部分，其发病机制可能不同于IgG4相关性疾病中经典的纤维化-炎症的发病机制[49]。在IgG4相关的膜性肾病中，无论是否伴有肾小管间质病变，肾小球基底膜的IgG沉积大多以IgG4为主[7,48,49]。尽管70%左右的特发性膜性肾病患者循环中可以检出抗M型磷脂酶A2受体的抗体，但在IgG4疾病相关的膜性肾病中，该抗体大多为阴性[48,49]，且IgG4疾病相关的膜性肾病与特发性膜性肾病的临床和病理表现也有许多差异[1,50]。

在IgG4相关性肾小管间质性肾病的患者中，还有报道合并过敏性紫癜性肾炎者[51,52]。IgG4相关性疾病常有过敏的表现，且IgG4的产生也是由于对抗原的慢性反复刺激[43]，这种过敏的体质或抗原的反复刺激可能是过敏性紫癜性肾炎和IgG4相关性肾小管间质性肾病共同的发病机制。

除了膜性肾病和过敏性紫癜性肾炎，还有报道在IgG4相关性肾小管间质性肾病中可伴发IgA肾病、毛细血管内增生性肾小球肾炎、膜增生性肾小球肾炎和系膜增生性肾小球肾炎[2-4]。这些肾小球病与IgG4相关性疾病的关系还有待于进一步研究。

八、肾外受累的表现

（一）泪腺和唾液腺

患者可以有容貌的改变，例如如持续无痛性的上眼睑、腮腺和下颌肿胀，它们往往是诊断线索[53]。严格来讲，IgG4相关泪腺和唾液腺炎（即所谓Mikulicz病）指的是泪腺和唾液腺的双侧对称肿大，但是，患者也可以仅有泪腺或单侧颌下腺受累者[54,55]，以前称为Küttner肿瘤，现在被称为IgG4相关颌下腺病）。干燥症状并不明显，然而，超声检查往往可见泪腺和颌下腺内较多的低回声病变[56]。

（二）胰腺和胆管

胰腺（Ⅰ型自身免疫性胰腺炎，也称为IgG4相关性胰腺炎）和胆管（IgG4相关硬化性胆管炎）受累是IgG4相关性疾病的特征性表现。这些病人的主诉常常是上腹部不适和梗阻性黄疸。然而，由于胰腺外分泌和内分泌功能的异常，病人有时伴有腹泻和糖耐量异常[57]。临床需要将此类疾病与胰腺癌、胆管癌和原发性硬化性胆管炎相鉴别。

在Ⅰ型自身免疫性胰腺炎中，超声检查可见胰腺肿大和低回声区，有时伴随有高回声区。增强CT成像可以显示胰腺弥漫性或局部肿大，这种病变在延迟相具有低的密度，特别是可见胶囊状边沿，在早期增强相，带状结构围绕低密度的病变[58]。此外，内镜逆行胰胆管造影术可用于评估主胰管中的胆总管的病变和狭窄的状况。这些表现有助于鉴别对IgG4相关性疾病和胰腺癌、胆管癌。

（三）垂体和硬膜病变

IgG4相关性病患者可以有中枢神经系统受累，表现为垂体炎[59]和硬脑膜炎[60]。事实上，目前许多被诊断为自身免疫性垂体炎的患者可能就是IgG4相关性垂体炎。IgG4相关性垂体炎的典型表现类似于前垂体炎，表现为头痛，视野缺陷和泌乳，然而，患者的具体表现与垂体受累后受影响的激素分泌有关。另一方面，在IgG4相关性疾病累及神经垂体往往可以出现尿崩症。MRI可显示垂体肿大的患者应注意除外IgG4相关性垂体炎。关于IgG4相关性硬脑膜炎，患者通常呈现慢性头痛和颅神经病变，如视力丧失、面神经麻痹。临床应注意与肥厚性硬脑膜炎、类风湿血管炎，结核和真菌感染相鉴别，血清IgG4水平的升高和组织病理学检查有助于鉴别诊断。

（四）眼部受累

IgG4相关性疾病可以有眼部的炎症，称之为“IgG4相关眼病”[61]。除了泪腺炎，眶区的炎症反应可表现为眼肌炎、视神经和三叉神经束膜炎，以及眼眶炎性假瘤。这些病变可导致眼运动障碍甚至视力丧失。此外，视觉异常还可以由于三叉神经的炎症造成。眶下神经肿大（infraorbital nerve enlargement，IONE）是IgG4相关眼病的特征性病变，磁共振检查可以发现[62]。

（五）甲状腺受累

某些甲状腺炎IgG4相关性疾病的系统性受累的表现之一，例如Riedel甲状腺炎和桥本甲状腺炎，其表现为甲状腺组织部分或全部以及周围组织的纤维炎症，是IgG4相关性甲状腺炎典型表现[63,64]。由于淋巴细胞浸润，IgG4相关甲状腺炎常合并甲状腺肿大，因此部分患者需要手术治疗。

（六）肺和呼吸道受累

IgG4相关性疾病的肺和呼吸道受累包括支气管和肺泡病变，患者支气管病变表现为哮喘，CT成像显示支气管壁和细支气管增厚。患者肺泡病变通常无症状，但CT成像可以显示各种炎症性病变，包括间质性肺炎或机化性肺炎。因此，仅仅依靠影像学检查来诊断IgG4相关性疾病的肺和呼吸道受累是比较困难的[65,66]。

（七）腹膜后受累

引起腹膜后纤维化的原因可以是药物、恶性肿瘤以及特发性者[67]。相当一部分特发性腹膜后纤维化的病例实际是IgG4相关性疾病所致[68,69]，IgG4相关腹膜后纤维化影响部位主要是胸椎、腰椎、腹主动脉及其主要分支动脉以及输尿管周围。实验室检查包括显示的C反应蛋白（CRP）水平增高[70]，提示腹膜后纤维化的炎症反应。重要的是，动脉周围炎和炎症性腹主动脉瘤之间存在相关性[71]，对IgG4相关腹膜后纤维化患者进行抗炎治疗以防止动脉瘤的进展是必要的。

（八）前列腺受累

IgG4相关性疾病患者可以有良性前列腺增生症，症状包括尿频和残余尿感。CT成像显示前列腺肿大，患者常常被诊断为慢性前列腺炎。IgG4相关性前列腺炎的组织学特征类似于其他器官的表现，包括淋巴细胞和浆细胞浸润伴致密的组织纤维化[72]。

（九）淋巴结受累

IgG4相关性疾病患者常有双侧肺门淋巴结肿大，伴有其他器官周围淋巴结的肿大，这需要与Castleman病相鉴别，这一点可以通过临床症状和血清学炎症标志的检测而实现，如C反应蛋白水平显著升高。事实上，当其他病变典型的IgG4相关性疾病的存在时，IgG4相关性淋巴结病的诊断并不困难，然而，仅淋巴结病变时则需要进行淋巴结活检[73]。

九、诊断

2011年，北美和日本肾脏病学会分别提出了IgG4相关肾小管间质性肾病的诊断标准和诊断流程[3,4]。这两套系统均纳入了血清学、肾脏影像学、组织学和器官受累等内容。

在IgG4相关肾小管间质性肾病的诊断标准中[3]，必须具备的条件是肾脏病理中富含浆细胞的肾小管间质性肾病以及IgG4阳性浆细胞数量增加，加上影像学异常或血清学异常（血清IgG4水平增高或总IgG水平增高）或相应的肾外器官受累。除外寡免疫沉积性坏死性新月体肾炎后，IgG4免疫组化染色对本病的敏感性和特异性可以分别高达100%和92%[3]。

在日本的IgG4相关肾病的诊断流程中[4]，疑诊本病的线索包括尿检异常、影像学检查的异常、肾功能减退，伴有血清总IgG水平增高、低补体血症和血清IgE水平增高等，在排除其他疾病例如系统性红斑狼疮后，需化验血IgG4水平；之后需进行组织学和影像学的检查。在肾脏组织学检查中，最重要的特征是大量淋巴样浆细胞浸润［IgG4阳性的浆细胞数量>10个/高倍视野和/或IgG4/IgG阳性浆细胞比例>40%］；此外，肾间质纤维化也是诊断的重要标准之一。如果没有组织病理学的证据，IgG4相关肾病的诊断则是基于本病的肾脏影像学特征和IgG4相关性疾病的肾外受累（图15-7-0-1）。

十、鉴别诊断

诊断IgG4相关肾小管间质病时需要注意鉴别其他原因引起的肾小管间质病，包括自身免疫病、感染、恶性肿瘤等。IgG4相关肾小管间质病的临床特征包括高丙种球蛋白血症、低补体血症以及肾外受累，这些特征在一定程度上与系统性红斑狼疮、干燥综合征、冷球蛋白血症或结节病相似，测定血清IgG4的水平以及在组织上进行IgG4的染色可以帮助鉴别。然而，IgG4阳性的浆细胞水平增高也可以见于ANCA相关小血管炎、多中心型Castleman病、淋巴增殖性疾病包括淋巴瘤、甚至炎症性疾病等[14,74]。更有甚者，Houghton等曾报道，肾组织中IgG4阳性的浆细胞浸润可以见于糖尿病肾病、狼疮性肾炎、特发性间质性肾炎[75]。因此，在诊断中不能过度依赖IgG4的染色。关于影

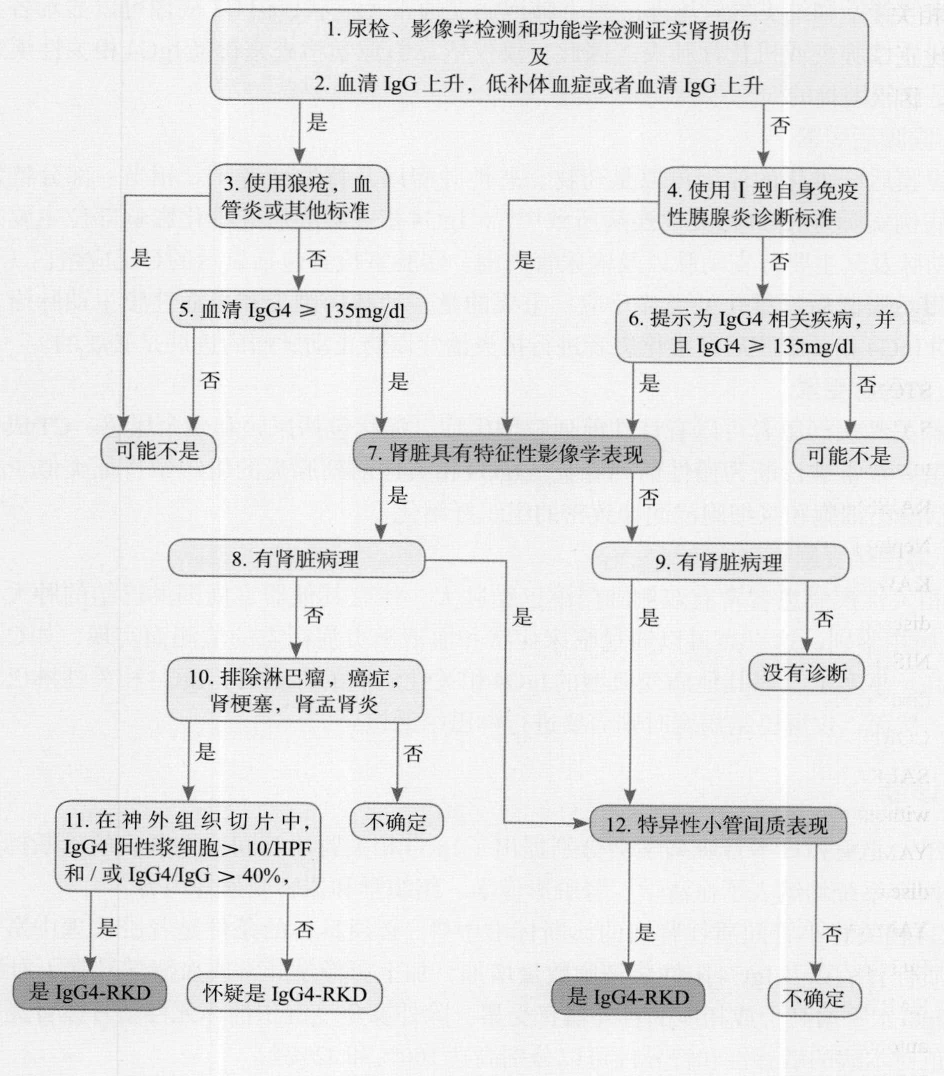

图 15-7-0-1 IgG4 相关肾病的诊断流程

像学的检查，还应注意除外恶性肿瘤和肾盂肾炎等疾病。

十一、治疗和预后

虽然没有随机对照研究的支持，但是由于本病对糖皮质激素（以下简称激素）治疗反应通常很好，因此激素是一线治疗药物[1,14]。对于IgG4相关性疾病的肾外受累，有报道应用免疫抑制剂或利妥昔单抗对复发性或激素抵抗者有效[1,76]。口服激素的剂量通常是泼尼松0.6mg/（kg·d），2～4周后逐渐减量，并应用小剂量维持治疗[77]。在一项来自日本的19例IgG4相关肾小管间质性肾病的研究中，这一方案使其中18例患者在治疗开始后的1个月内肾功能、低补体血症和肾脏影像学都有了显著改善[2]。而另一项研究则发现，肾功能的恢复需要较长的时间，中位数时间为34个月[78]。然而，患者的肾功能往往不能完全恢复，特别对于已经达到慢性肾脏病后期的患者，维持性肾替代治疗是不可避免的，因此，早期诊断和及时治疗对于改善患者预后尤为重要[2,78]。此外，IgG4相关性疾病（包括肾脏受累和肾外受累）的复发见于约20%的患者[78]，因此，需要更大规模的前瞻性研究来确定维持治疗的方案。有研究发现，在治疗前有低补体血症的IgG4相关性疾病的患者，血清补体水平再度降低通常预示着疾病的复发[78]。

IgG4相关肾病发生肿瘤的风险是本病的另一个需要关注问题。在IgG4相关性疾病中，发生肿瘤的风险比正常人群高3.5倍[79]。在一项43名患者的研究中，有7例患者在诊断IgG4相关肾病后发生肿瘤[76]。因此，对于IgG4相关性疾病的患者应长期监测肿瘤的发生。

（陈 旻）

参考文献

1. STONE JH, ZEN Y, DESHPANDE V. IgG4-related disease. N Engl J Med, 2012, 366(6):539-551.
2. SAEKI T, NISHI S, IMAI N, et al. Clinicopathological characteristics of patients with IgG4-related tubulointerstitial nephritis. Kidney Int, 2010, 78(10):1016-1023.
3. RAISSIAN Y, NASR SH, LARSEN CP, et al. Diagnosis of IgG4-related tubulointerstitial nephritis. J Am Soc Nephrol, 2011, 22(7):1343-1352.
4. KAWANO M, SAEKI T, NAKASHIMA H, et al. Proposal for diagnostic criteria for IgG4-related kidney disease. Clin Exp Nephrol, 2011, 15(5):615-626.
5. NISHI S, IMAI N, YOSHIDA K, et al. Clinicopathological findings of immunoglobulin G4-related kidney disease. Clin Exp Nephrol, 2011, 15(6):810-819.
6. CORNELL LD. IgG4-related kidney disease. Semin Diagn Pathol, 2012, 29(4):245-250.
7. SAEKI T, IMAI N, ITO T, et al. Membranous nephropathy associated with IgG4-related systemic disease and without autoimmune pancreatitis. Clin Nephrol, 2009, 71(2):173-178.
8. YAMAMOTO M, HARADA S, OHARA M, et al. Clinical and pathological differences between Mikulicz's disease and Sjogren's syndrome. Rheumatology (Oxford), 2005, 44(2):227-234.
9. YAMAMOTO M, TAKAHASHI H, OHARA M, et al. A new conceptualization for Mikulicz's disease as an IgG4-related plasmacytic disease. Mod Rheumatol, 2006, 16(6):335-340.
10. SARLES H, SARLES JC, MURATORE R, et al. Chronic inflammatory sclerosis of the pancreas–an autonomous pancreatic disease? Am J Dig Dis, 1961, 6:688-698.
11. YOSHIDA K, TOKI F, TAKEUCHI T, et al. Chronic pancreatitis caused by an autoimmune abnormality. Proposal of the concept of autoimmune pancreatitis. Dig Dis Sci, 1995, 40(7):1561-1568.
12. HAMANO H, KAWA S, HORIUCHI A, et al. High serum IgG4 concentrations in patients with sclerosing pancreatitis. N Engl J Med, 2001, 344(10):732-738.
13. HAMANO H, KAWA S, OCHI Y, et al. Hydronephrosis associated with retroperitoneal fibrosis and sclerosing pancreatitis. Lancet, 2002, 359(9315):1403-1404.
14. UMEHARA H, OKAZAKI K, MASAKI Y, et al. A novel clinical entity, IgG4-related disease (IgG4RD): general concept and details. Mod Rheumatol, 2012, 22(1):1-14.
15. UMEHARA H, OKAZAKI K, MASAKI Y, et al. Comprehensive diagnostic criteria for IgG4-related disease (IgG4-RD), 2011. Mod Rheumatol, 2012, 22(1):21-30.
16. KAWA S, OTA M, YOSHIZAWA K, et al. HLA DRB10405-DQB10401 haplotype is associated with autoimmune pancreatitis in the Japanese population. Gastroenterology, 2002, 122(5):1264-1269.
17. PARK DO H, KIM MH, OH HB, et al. Substitution of aspartic acid at position 57 of the DQbeta1 affects relapse of autoimmune pancreatitis. Gastroenterology, 2008, 134(2):440-446.
18. OTA M, KATSUYAMA Y, HAMANO H, et al. Two critical genes (HLA-DRB1 and ABCF1)in the HLA region are associated with the susceptibility to autoimmune pancreatitis. Immunogenetics, 2007, 59(1):45-52.
19. UMEMURA T, OTA M, HAMANO H, et al. Genetic association of Fc receptor-like 3 polymorphisms with autoimmune pancreatitis in Japanese patients. Gut, 2006, 55(9):1367-1368.

20. CHANG MC, CHANG YT, TIEN YW, et al. T-cell regulatory gene CTLA-4 polymorphism/haplotype association with autoimmune pancreatitis. Clin Chem, 2007, 53(9):1700-1705.
21. UMEMURA T, OTA M, HAMANO H, et al. Association of autoimmune pancreatitis with cytotoxic T-lymphocyte antigen 4 gene polymorphisms in Japanese patients. Am J Gastroenterol, 2008, 103(3):588-594.
22. OTA M, ITO T, UMEMURA T, et al. Polymorphism in the KCNA3 gene is associated with susceptibility to autoimmune pancreatitis in the Japanese population. Dis Markers, 2011, 31(4):223-229.
23. FRULLONI L, LUNARDI C, SIMONE R, et al. Identification of a novel antibody associated with autoimmune pancreatitis. N Engl J Med, 2009, 361(22):2135-2142.
24. WATANABE T, YAMASHITA K, FUJIKAWA S, et al. Involvement of activation of toll-like receptors and nucleotide-binding oligomerization domain-like receptors in enhanced IgG4 responses in autoimmune pancreatitis. Arthritis Rheum, 2012, 64(3):914-924.
25. WATANABE T, YAMASHITA K, SAKURAI T, et al. Toll-like receptor activation in basophils contributes to the development of IgG4-related disease. J Gastroenterol, 2013, 48(2):247-253.
26. KIYAMA K, KAWABATA D, HOSONO Y, et al. Serum BAFF and APRIL levels in patients with IgG4-related disease and their clinical significance. Arthritis Res Ther, 2012, 14(2):R86.
27. TSUBOI H, MATSUO N, IIZUKA M, et al. Analysis of IgG4 class switch-related molecules in IgG4-related disease. Arthritis Res Ther, 2012, 14(4):R171.
28. ZEN Y, FUJII T, HARADA K, et al. Th2 and regulatory immune reactions are increased in immunoglobin G4-related sclerosing pancreatitis and cholangitis. Hepatology, 2007, 45(6):1538-1546.
29. TANAKA A, MORIYAMA M, NAKASHIMA H, et al. Th2 and regulatory immune reactions contribute to IgG4 production and the initiation of Mikulicz disease. Arthritis Rheum, 2012, 64(1):254-263.
30. MAEHARA T, MORIYAMA M, NAKASHIMA H, et al. Interleukin-21 contributes to germinal centre formation and immunoglobulin G4 production in IgG4-related dacryoadenitis and sialoadenitis, so-called Mikulicz's disease. Ann Rheum Dis, 2012, 71(12):2011-2019.
31. NAKASHIMA H, MIYAKE K, MORIYAMA M, et al. An amplification of IL-10 and TGF-beta in patients with IgG4-related tubulointerstitial nephritis. Clin Nephrol, 2010, 73(5):385-391.
32. AALBERSE RC, SCHUURMAN J. IgG4 breaking the rules. Immunology, 2002, 105(1):9-19.
33. AALBERSE RC, STAPEL SO, SCHUURMAN J, et al. Immunoglobulin G4: an odd antibody. Clin Exp Allergy, 2009, 39(4):469-477.
34. VAN DER NEUT KOLFSCHOTEN M, SCHUURMAN J, LOSEN M, et al. Anti-inflammatory activity of human IgG4 antibodies by dynamic Fab arm exchange. Science, 2007, 317(5844):1554-1557.
35. VAN DER ZEE JS, VAN SWIETEN P, AALBERSE RC. Inhibition of complement activation by IgG4 antibodies. Clin Exp Immunol, 1986, 64(2):415-422.
36. KAWA S, KITAHARA K, HAMANO H, et al. A novel immunoglobulin-immunoglobulin interaction in autoimmunity. PLoS One, 2008, 3(2):e1637.
37. TAKAHASHI H, YAMAMOTO M, TABEYA T, et al. The immunobiology and clinical characteristics of IgG4 related diseases. J Autoimmun, 2012, 39(1-2):93-96.
38. APARISI L, FARRE A, GOMEZ-CAMBRONERO L, et al. Antibodies to carbonic anhydrase and IgG4 levels in idiopathic chronic pancreatitis: relevance for diagnosis of autoimmune pancreatitis. Gut, 2005, 54(5):703-709.
39. OKAZAKI K, UCHIDA K, OHANA M, et al. Autoimmune-related pancreatitis is associated with autoantibodies and a Th1/Th2-type cellular immune response. Gastroenterology, 2000, 118(3):573-581.
40. ASADA M, NISHIO A, UCHIDA K, et al. Identification of a novel autoantibody against pancreatic secretory trypsin inhibitor in patients with autoimmune pancreatitis. Pancreas, 2006, 33(1):20-26.
41. KANNO A, NISHIMORI I, MASAMUNE A, et al. Nationwide epidemiological survey of autoimmune pancreatitis in Japan. Pancreas, 2012, 41(6):835-839.
42. YAMAMOTO M, TAKAHASHI H, SHINOMURA Y. Mikulicz's disease and its extraglandular lesions. Curr Immunol Rev, 2011, 7(2):162-171.

43. DESHPANDE V, ZEN Y, CHAN JK, et al. Consensus statement on the pathology of IgG4-related disease. Mod Pathol, 2012, 25(9):1181-1192.
44. YOSHITA K, KAWANO M, MIZUSHIMA I, et al. Light-microscopic characteristics of IgG4-related tubulointerstitial nephritis: distinction from non-IgG4-related tubulointerstitial nephritis. Nephrol Dial Transplant, 2012, 27(7):2755-2761.
45. YAMAGUCHI Y, KANETSUNA Y, HONDA K, et al. Characteristic tubulointerstitial nephritis in IgG4-related disease. Hum Pathol, 2012, 43(4):536-549.
46. KAWANO M, MIZUSHIMA I, YAMAGUCHI Y, et al. Immunohistochemical Characteristics of IgG4-Related Tubulointerstitial Nephritis: Detailed Analysis of 20 Japanese Cases. Int J Rheumatol, 2012, 2012:609795.
47. STONE JH, KHOSROSHAHI A, DESHPANDE V, et al. Recommendations for the nomenclature of IgG4-related disease and its individual organ system manifestations. Arthritis Rheum, 2012, 64(10):3061-3067.
48. CRAVEDI P, ABBATE M, GAGLIARDINI E, et al. Membranous nephropathy associated with IgG4-related disease. Am J Kidney Dis, 2011, 58(2):272-275.
49. ALEXANDER MP, LARSEN CP, GIBSON IW, et al. Membranous glomerulonephritis is a manifestation of IgG4-related disease. Kidney Int, 2013, 83(3):455-462.
50. KUROKI A, IYODA M, SHIBATA T, et al. Th2 cytokines increase and stimulate B cells to produce IgG4 in idiopathic membranous nephropathy. Kidney Int, 2005, 68(1):302-310.
51. TAMAI R, HASEGAWA Y, HISANO S, et al. A case of IgG4-related tubulointerstitial nephritis concurrent with Henoch-Schonlein purpura nephritis. Allergy Asthma Clin Immunol, 2011, 7:5.
52. ITO K, YAMADA K, MIZUSHIMA I, et al. Henoch-Schonlein purpura nephritis in a patient with IgG4-related disease: a possible association. Clin Nephrol, 2013, 79(3):246-252.
53. YAMAMOTO M, OHARA M, SUZUKI C, et al. Elevated IgG4 concentrations in serum of patients with Mikulicz's disease. Scand J Rheumatol, 2004, 33(6):432-433.
54. CHEUK W, YUEN HK, CHAN JK. Chronic sclerosing dacryoadenitis: part of the spectrum of IgG4-related Sclerosing disease? Am J Surg Pathol, 2007, 31(4):643-645.
55. KITAGAWA S, ZEN Y, HARADA K, et al. Abundant IgG4-positive plasma cell infiltration characterizes chronic sclerosing sialadenitis (Kuttner's tumor). Am J Surg Pathol, 2005, 29(6):783-791.
56. SHIMIZU M, MORIYAMA M, OKAMURA K, et al. Sonographic diagnosis for Mikulicz disease. Oral Surg Oral Med Oral Pathol Oral Radiol Endod, 2009, 108(1):105-113.
57. ITO T, NAKAMURA T, FUJIMORI N, et al. Characteristics of pancreatic diabetes in patients with autoimmune pancreatitis. J Dig Dis, 2011, 12(3):210-216.
58. IRIE H, HONDA H, BABA S, et al. Autoimmune pancreatitis: CT and MR characteristics. AJR Am J Roentgenol, 1998, 170(5):1323-1327.
59. YAMAMOTO M, TAKAHASHI H, OHARA M, et al. A case of Mikulicz's disease (IgG4-related plasmacytic disease) complicated by autoimmune hypophysitis. Scand J Rheumatol, 2006, 35(5):410-411.
60. CHAN SK, CHEUK W, CHAN KT, et al. IgG4-related sclerosing pachymeningitis: a previously unrecognized form of central nervous system involvement in IgG4-related sclerosing disease. Am J Surg Pathol, 2009, 33(8):1249-1252.
61. PASQUALI T, SCHOENFIELD L, SPALDING SJ, et al. Orbital inflammation in IgG4-related sclerosing disease. Orbit, 2011, 30(5):258-260.
62. SOGABE Y, MIYATANI K, GOTO R, et al. Pathological findings of infraorbital nerve enlargement in IgG4-related ophthalmic disease. Jpn J Ophthalmol, 2012, 56(5):511-514.
63. DAHLGREN M, KHOSROSHAHI A, NIELSEN GP, et al. Riedel's thyroiditis and multifocal fibrosclerosis are part of the IgG4-related systemic disease spectrum. Arthritis Care Res (Hoboken), 2010, 62(9):1312-1318.
64. WATANABE T, MARUYAMA M, ITO T, et al. Clinical features of a new disease concept, IgG4-related thyroiditis. Scand J Rheumatol, 2013, 42(4):325-330.
65. TSUSHIMA K, TANABE T, YAMAMOTO H, et al. Pulmonary involvement of autoimmune pancreatitis. Eur J Clin Invest, 2009, 39(8):714-722.

66. MATSUI S, HEBISAWA A, SAKAI F, et al. Immunoglobulin G4-related lung disease: clinicoradiological and pathological features. Respirology, 2013, 18(3):480-487.
67. VAGLIO A, SALVARANI C, BUZIO C. Retroperitoneal fibrosis. Lancet, 2006, 367(9506):241-251.
68. ZEN Y, ONODERA M, INOUE D, et al. Retroperitoneal fibrosis: a clinicopathologic study with respect to immunoglobulin G4. Am J Surg Pathol, 2009, 33(12):1833-1839.
69. KASASHIMA S, ZEN Y. IgG4-related inflammatory abdominal aortic aneurysm. Curr Opin Rheumatol, 2011, 23(1):18-23.
70. CHIBA K, KAMISAWA T, TABATA T, et al. Clinical features of 10 patients with IgG4-related retroperitoneal fibrosis. Intern Med, 2013, 52(14):1545-1551.
71. QIAN Q, KASHANI KB, MILLER DV. Ruptured abdominal aortic aneurysm related to IgG4 periaortitis. N Engl J Med, 2009, 361(11):1121-1123.
72. YOSHIMURA Y, TAKEDA S, IEKI Y, et al. IgG4-associated prostatitis complicating autoimmune pancreatitis. Intern Med, 2006, 45(15):897-901.
73. SATO Y, KOJIMA M, TAKATA K, et al. Systemic IgG4-related lymphadenopathy: a clinical and pathologic comparison to multicentric Castleman's disease. Mod Pathol, 2009, 22(4):589-599.
74. KAMISAWA T, FUNATA N, HAYASHI Y, et al. A new clinicopathological entity of IgG4-related autoimmune disease. J Gastroenterol, 2003, 38(10):982-984.
75. HOUGHTON DC, TROXELL ML. An abundance of IgG4+ plasma cells is not specific for IgG4-related tubulointerstitial nephritis. Mod Pathol, 2011, 24(11):1480-1487.
76. KHOSROSHAHI A, CARRUTHERS MN, DESHPANDE V, et al. Rituximab for the treatment of IgG4-related disease: lessons from 10 consecutive patients. Medicine (Baltimore), 2012, 91(1):57-66.
77. KAMISAWA T, OKAZAKI K, KAWA S, et al. Japanese consensus guidelines for management of autoimmune pancreatitis: Ⅲ. Treatment and prognosis of AIP. J Gastroenterol, 2010, 45(5):471-477.
78. SAEKI T, KAWANO M, MIZUSHIMA I, et al. The clinical course of patients with IgG4-related kidney disease. Kidney Int, 2013, 84(4):826-833.
79. YAMAMOTO M, TAKAHASHI H, TABEYA T, et al. Risk of malignancies in IgG4-related disease. Mod Rheumatol, 2012, 22(3):414-418.

第八章 多发性肌炎、皮肌炎肾损害

炎性肌病（inflammatory myopathies，IM）是由于各种原因引起的某一组或多组肌群内肌纤维、纤维间质和肌纤维内炎症细胞浸润性疾病，其特点是髋周、肩周、颈、咽部肌群进行性无力、肌肉疼痛，可继发肌肉萎缩。与此相关的临床综合征称为多发性肌炎（polymyositis，PM），当此综合征与特征性的皮肤损害同时发生时则称为皮肌炎（dermatomyositis，DM）。多发性肌炎受累肌群包括四肢近端肌肉、颈部屈肌、脊柱旁肌肉、咽部肌肉等。肌无力是主要症状，可有肌力低下，25%患者肌肉有压痛，晚期可出现肌萎缩。罕见的爆发型表现为横纹肌溶解、肌红蛋白尿。除肌肉外、内脏系统亦可受累，临床表现心律失常、心力衰竭等。皮肌炎除肌炎表现外，尚有皮疹，可在肌炎之前、同时，或以后出现。皮疹可为多样性，但典型皮疹为面、颈、前胸上部弥漫性红斑（又称红皮病）以及关节伸侧的红斑性鱼鳞屑性疹，疹中间可以萎缩。如发生在掌指关节及近端指间关节伸侧，则称Gottron斑丘疹，颇具特征性。上眼睑可有特殊淡紫色肿胀，称为向阳性皮疹，也是本病的特征之一。还可出现指甲基底和指甲双侧充血以及腱结节。

多发性肌炎和皮肌炎患者抗合成酶抗体可呈阳性，其中抗Jo-1抗体阳性率最高。

多发性肌炎和皮肌炎的诊断标准有以下五条：① 典型对称性近端肌无力表现；② 肌酶谱升高；③ 肌电图示肌源性损害；④ 肌活检异常；⑤ 典型皮疹。具备上述前4条可确诊为多发性肌炎，如同时具备第5条则诊断为皮肌炎。

关于多发性肌炎和皮肌炎的分类，目前沿用最多的仍然是1975年Bohan等提出的分类方法[1]（表15-8-0-1）。

表 15-8-0-1　多发性肌炎和皮肌炎的分类

Ⅰ型	原发性原因不明性多发性肌炎
Ⅱ型	原发性原因不明性皮肌炎
Ⅲ型	伴恶性肿瘤的皮肌炎或多发性肌炎
Ⅳ型	幼年型皮肌炎或多发性肌炎，常与血管炎相关
Ⅴ型	皮肌炎或多发性肌炎与其他结缔组织病共存的重叠综合征

多发性肌炎和皮肌炎引起的肾损害报道相对较少。最大宗的报道来自法国Couvrat-Desvergnes等的研究[2]，后者报道了来自法国三个中心的150例炎症性肌病的患者，其中35例（23.3%）有肾脏受累，包括16例（16.7%）发生急性肾损伤（AKI），导致AKI的主要原因是药物和/或肌红蛋白引起的急性肾小管坏死。在这16例AKI的患者中，6例为药物引起者，引起AKI的药物包括静脉注射丙种球蛋白、他克莫司等；3例为肌红蛋白引起的急性肾小管坏死；其他引起AKI的原因包括：1例为血栓性微血管病，1例为新月体性肾炎。相对于没有发生AKI的患者，发生AKI者男性比例较高、年龄

较大，有高血压、糖尿病和心脏受累等基础病的比例较高，且肌肉损伤严重更为程度。31例患者发生慢性肾脏病（CKD），估算肾小球滤过率（eGFR）的平均水平为（44.1 ± 15.8）ml/(min · 1.73m^2)，其中慢性肾脏病Ⅲa、Ⅲb、Ⅳ和Ⅴ期的患者分别为20（64.5%）、4（12.9%）、5（16.1%）和2（6.5%）人。多因素分析显示，发生慢性肾脏病的独立危险因素包括：男性、高龄、既往有心血管事件和发生过急性肾损伤者。

多发性肌炎和皮肌炎肾损害的肾脏病理表现，这组来自法国的病例分析显示[2]，其中5例为免疫复合物相关的肾小球肾炎（包括IgA肾病和膜性肾病各2例，另1例为新月体肾炎），5例以血管病变为主，包括小叶间动脉内膜的增厚和水肿，甚或有弓状动脉内膜的增厚和水肿，伴有肾小球缺血性病变和肾间质纤维化；其余几例肾脏病理分别表现为局灶节段性肾小球硬化症、肾小球微小病变和慢性肾小管间质性肾炎等。既往文献一共报道过14例肾穿刺活检证实的多发性肌炎和皮肌炎继发的肾小球病，其中7例为IgA肾病、2例为肾小球微小病变、2例为寡免疫沉积性新月体肾炎、1例为膜增生性肾小球肾炎、1例为膜性肾病、1例为局灶节段性肾小球硬化症[3-17]。

多发性肌炎和皮肌炎的治疗需要使用糖皮质激素。对于皮肌炎肾损害，可以应用糖皮质激素联合免疫抑制剂包括环磷酰胺、硫唑嘌呤以及抗疟疾药物；对于多发性肌炎肾损害，有证据表明应用糖皮质激素联合甲氨蝶呤、环磷酰胺或丙种球蛋白可以改善肾脏的预后[16-19]。

（陈　旻）

参考文献

1. BOHAN A, PETER JB. Polymyositis and dermatomyositis (first of two parts). N Engl J Med, 1975, 292(7): 344-347.
2. COUVRAT-DESVERGNES G, MASSEAU A, BENVENISTE O, et al. The spectrum of renal involvement in patients with inflammatory myopathies. Medicine (Baltimore), 2014, 93(1): 33-41.
3. AKASHI Y, INOH M, GAMO N, et al. Dermatomyositis associated with membranous nephropathy in a 43-year-old female. Am J Nephrol, 2002, 22(4):385-388.
4. CHIU KC, TSAI TC, LIN WT, et al. Paraneoplastic polymyositis associated with crescentic glomerulonephritis. Ren Fail, 2008, 30(9):939-942.
5. CIVILIBAL M, SELCUK DURU N, OZAGARI A, et al. Immunoglobulin A nephropathy associated with juvenile dermatomyositis. Pediatr Nephrol, 2009, 24(10):2073-2075.
6. DAS J, GEORGE P, PAWAR B, et al. Acute interstitial nephritis in association with polymyositis. J Postgrad Med, 2008, 54(2):170-171.
7. FROST NA, MORAND EF, HALL CL, et al. Idiopathic polymyositis complicated by arthritis and mesangial proliferative glomerulonephritis: case report and review of the literature. Br J Rheumatol, 1993, 32(10):929-931.
8. KAMATA K, KOBAYASHI Y, SHIGEMATSU H, et al. Childhood type polymyositis and rapidly progressive glomerulonephritis. Acta Pathol Jpn, 1982, 32(5):801-806.
9. KANEOKA H, SASATOMI Y, MIYAGI K, et al. A rare case of dermatomyositis associated with immune-complex type glomerulonephritis, idiopathic thrombopenic purpura, pulmonary fibrosis and lung cancer. Clin Exp Rheumatol, 2003, 21(6):801-802.
10. MOUTSOPOULOS H, FYE KH. Letter: lipoid nephrosis and focal glomerulosclerosis in a patient with polymyositis. Lancet, 1975, 1(7914):1039.
11. NICKAVAR A, MEHR AZMA M. Nephrotic syndrome and juvenile dermatomyositis. Rheumatol Int, 2012, 32(9):2933-2935.
12. TAKIZAWA Y, KANDA H, SATO K, et al. Polymyositis associated with focal mesangial proliferative

glomerulonephritis with depositions of immune complexes. Clin Rheumatol, 2007, 26(5):792-796.

13. TSUNEMI M, ISHIMURA E, TSUMURA K, et al. A case of crescentic glomerulonephritis associated with polymyositis. Nephron, 1993, 64(3):488-489.
14. VALENZUELA OF, REISER IW, PORUSH JG. Idiopathic polymyositis and glomerulonephritis. J Nephrol, 2001, 14(2):120-124.
15. VILPPULA AH, AINE RA. Polymyositis associated with several immunological disorders. Clin Rheumatol, 1984, 3(4):533-539.
16. XIE Q, LIU Y, LIU G, et al. Diffuse proliferative glomerulonephritis associated with dermatomyositis with nephritic syndrome. Rheumatol Int, 2010, 30(6):821-825.
17. YEN TH, HUANG JY, CHEN CY. Unexpected IgA nephropathy during the treatment of a young woman with idiopathic dermatomyositis: case report and review of the literature. J Nephrol, 2003, 16(1):148-153.
18. YEN TH, LAI PC, CHEN CC, et al. Renal involvement in patients with polymyositis and dermatomyositis. Int J Clin Pract, 2005, 59(2):188-193.
19. MAKINO H, HIRATA K, MATSUDA M, et al. Membranous nephropathy developing during the course of dermatomyositis. J Rheumatol, 1994, 21(7):1377-1378.

第九章

白塞病的肾损害

白塞病（Behcet's disease，BD）是一组累及全身多个系统的慢性、复发性疾病，其典型特征是反复发作的口腔溃疡、生殖器溃疡和眼色素膜炎，其他临床症状包括皮肤病变、胃肠道病变、血管病变、肺部病变、关节炎、肾脏病变和神经系统病变等。

早在1963年，Oshima等第一次报道了白塞病肾脏损害，该作者在65名白塞病患者中，发现13例有轻度的血尿和蛋白尿[1]。其后Rosenthal等人陆续报道白塞病肾损害，但这些报道中的肾损害大多比较轻微[2]。自1982年起，Herreman开始对白塞病肾损害进行了组织病理学的研究[3]。有统计资料显示，截至2002年，在PUBMED上共报道了159例白塞病肾损害的患者[4]；截至2008年，这一数字上升至253例[5]。在各家报道中，白塞病发生肾损害的比例从1%到29%不等[5-8]（表15-9-0-1）。

表 15-9-0-1　白塞病发生肾损害的比例

作者	国家（地区）	白塞病人数	发生肾损害的比例（%）	评价指标
Kiraz	土耳其	122	10	血尿
			1	蛋白尿
Ergin	土耳其	211	16	蛋白尿 / 微量白蛋白尿
Altiparmak	土耳其	674	11	血尿 / 蛋白尿
		4212	<1	肾小球肾炎
Shahram	伊朗	5059	10	血尿 / 蛋白尿 / 白细胞尿 / 管型尿
		5059	<1	肾小球肾炎
Wang	中国台湾	67	5	
Papoutsis	德国	590	2	肾脏血管炎
Karci	土耳其	500	1	慢性肾衰竭 / 肾小球病
Hamdan	黎巴嫩	90	2	
Sahin	土耳其	28	29	微量白蛋白尿
Tursen	土耳其	2353	<1	淀粉样变性病

白塞病肾损害常见的类型主要有以下四种：肾脏淀粉样变性病、肾小球肾炎、血管病变以及间质性肾炎。

一、肾脏淀粉样变性病

肾脏淀粉样变性病是白塞病肾损害最常见的类型[5]，占33% ~ 43%，也是白塞病引起的肾病综合征最常见的原因，其中男性多见，且在中东地区和地中海地区报道较多，出现肾脏淀粉样变性病的白塞病肾损害预后不佳，诊断时患者多已出现肾功能不全，5年生存率为46%[4]。Utku等的研究发现SAA1α/α基因型是白塞病合并淀粉样变性病的危险因素。白塞病引起的淀粉样变性病主要是AA型，确诊除了通过肾活检之外，直肠活检也是一个很好的选择。应用秋水仙碱治疗白塞病引起的肾脏淀粉样变性病有一定的效果。

二、肾小球肾炎

肾小球肾炎是白塞病肾损害中第二常见的类型，在两篇大宗报告中，占白塞病患者的比例均<1%（7/4212和13/5059）[6,8]，这一比例明显低于其他血管炎引起的肾小球肾炎。白塞病合并肾小球肾炎的肾脏病理类型不一，且没有一种是白塞病所特异的肾小球病。免疫荧光显微镜检查显示，主要是IgA、IgM以及C3沉积在肾小球，电镜检查一般没有特异性的发现[9,10]。2008年，Akpolat等曾对各家关于白塞病合并肾小球病的报道进行小结，见表15-9-0-2[5]。

表 15-9-0-2 白塞病合并肾小球病的病理类型

肾小球病的类型	例数
弥漫增生性肾炎	7
局灶节段性肾小球硬化症	7
局灶增生性肾炎	5
系膜增生性肾炎	4
IgA 肾病	4
膜增生性肾炎	3
新月体性肾炎	2
轻微病变	2
膜性肾病	2
其他	2
合计	38

关于白塞病继发肾小球病的治疗，可以使用糖皮质激素、硫唑嘌呤以及环孢素等。白塞病继发肾小球病的预后一般较好，只有少数进展到终末期肾脏病的报道[8,11]。

三、肾脏血管病变

血管病变是白塞病肾损害的第三大常见的病因，也是白塞病的主要死亡原因之一。常见的血管病变类型包括静脉闭塞、动脉闭塞和动脉瘤。虽然血管病变在白塞病中发生率可以高达9% ~ 37%，但肾脏血管病变相对少见[12-14]。肾动脉受累发生狭窄、闭塞或者动脉瘤时，患者可以出现高血压，肾动脉发生动脉瘤时，患者可以出现腹痛。当白塞病患者出现肾内微动脉瘤的时候，临床有时难以和结节性多动脉炎相鉴别。

白塞病肾脏血管病变还可以出现微血管的受累[15]，肾脏病理特点为微血栓形成。此外，部分患者可以合并抗中性粒细胞胞浆抗体（ANCA）阳性，病理表现为坏死性小血管炎和新月体性肾炎，糖皮质激素联合环磷酰胺治疗有效[16]。

四、间质性肾炎

Akpolat等[4]曾报道了4例白塞病引起的间质性肾炎的患者，可以表现为急性肾损伤和Fanconi综合征，临床需注意和TINU综合征相鉴别。

（陈 旻）

参考文献

1. OSHIMA Y, SHIMIZU T, YOKOHARI R. Clinical studies on Behcet's syndrome. Ann Rheum Dis, 1963, 22: 36-45.
2. ROSENTHAL T, WEISS P, GAFNI J. Renal involvement in Behcet's syndrome. Arch Intern Med, 1978, 138(7): 1122-1124.
3. HERREMAN G, BEAUFILS H, GODEAU P, et al. Behcet's syndrome and renal involvement: a histologic and immunofluorescent study of eleven biopsies. Am J Med Sci, 1982, 284(1):10-17.
4. AKPOLAT T, AKKOYUNLU M, AKPOLAT I, et al. Renal Behcet's disease: a cumulative analysis. Semin Arthritis Rheum, 2002, 31(5):317-337.
5. AKPOLAT T, DILEK M, AKSU K, et al. Renal Behçet's disease: an update. Semin Arthritis Rheum, 2008, 38, (3): 241-248.
6. SHAHRAM F, NADJI A, JAMSHIDI A, et al. Behcet's disease in Iran analysis of 5,059 cases. Arch Iranian Med, 2004, 7(1):9-14.
7. TURSEN U, GURLER A, BOYVAT A. Evaluation of clinical findings according to sex in 2313 Turkish patients with Behcet's disease. Int J Dermatol, 2003, 42(5):346-351.
8. ALTIPARMAK MR, TANVERDI M, PAMUK N, et al. Glomerulonephritis in Behcet's disease: report of seven cases and review of the literature. Clin Rheumatol, 2002, 21(1):14-18.
9. ZAHIRI K, HACHIM K, ZAMD A, et al. Renal involvement in Behcet's disease. About six cases. Rev Med Interne, 2003, 24(1):4-10.
10. FERNANDES PF, JUNIOR GB, BARROS FA, et al. Behcet's disease and IgA nephropathy: report of this association in a patient from Brazil and literature review. Invest Clin, 2006, 47(4):405-411.
11. MOISES J, TORREGROSA JV, YBARRA J, et al. Renal transplantation in a C-ANCA(+) patient with Behcet disease and rapidly progressive glomerulonephritis. Clin Nephrol, 2004, 61(5):357-359.
12. KAKLAMANI VG, VAIOPOULOS G, KAKLAMANIS PG. Behçet's disease. Semin Arthritis Rheum, 1998, 27(4):197-217.
13. KOÇ Y, GÜLLÜ I, AKPEK G, et al. Vascular involvement in Behçet's disease. J Rheumatol, 1992, 19(3):402-410.
14. YAZICI H, FRESKO I, YURDAKUL S. Behcet's syndrome: disease manifestations, management, and advances in treatment. Nat Clin Pract Rheumatol, 2007, 3(3):148-155.
15. ANGOTTI C, D'CRUZ DP, ABBS IC, et al. Renal microinfraction in Behcet's disease. Rheumatology (Oxford), 2003, 42(11):1416-1417.
16. BEN HMIDA M, HACHICHA J, KADDOUR N, et al. ANCA in Behçet's disease. Nephrol Dial Transplant, 1997, 12(11): 2465-2466.

第十章
混合性结缔组织病肾损害

20世纪70年代，Sharp等首先提出一种同时或不同时具有系统性红斑狼疮（SLE）、多发性肌炎（PM）、硬皮病（SSc）、类风湿关节炎（RA）等疾病的混合表现，血中有高滴度效价的斑点型ANA和高滴度抗RNP抗体的疾病，命名为混合性结缔组织病（mixed connective tissue disease，MCTD）[1,2]。混合性结缔组织病主要表现为雷诺现象、手指肿胀、皮疹、关节及肺部损害等病变，血中可检测到高滴度ANA及抗U1-RNP抗体。由于具有混合性结缔组织病特征的一些患者最终可以发展成系统性红斑狼疮、硬皮病或类风湿关节炎，因此混合性结缔组织病也可能只是某种结缔组织病的中间过程。多年来，尽管对混合性结缔组织病是上述某个病的早期表现或为某病的亚型，还是一个独立的病种尚存争议，但多数学者仍接受了这一命名[3-5]。

混合性结缔组织病可以见于各个年龄段，但是更多见于30 ~ 40岁的女性（约占80% ~ 90%）[6]。混合性结缔组织病可以在起病时或者疾病的各个阶段出现类似系统性红斑狼疮、硬皮病、皮肌炎或类风湿关节炎的表现。大多为隐袭起病，起病时最常见的表现是雷诺现象、关节痛、手肿胀以及肌无力等[7]，其他非特异性症状包括发热、乏力、肌痛等。混合性结缔组织病可以出现严重的肺动脉高压、消化道出血以及严重的中枢神经系统表现，出现这些表现的患者预后不良。

抗U1-RNP抗体是混合性结缔组织病的标志性抗体，其中IgG型的抗U1-RNP抗体对于本病更具有特异性。患者有高滴度抗U1-RNP抗体者，即便当时不满足混合性结缔组织病的诊断标准，通常也会在2年内发展成混合性结缔组织病[8]。其他自身抗体，包括抗Ro/SS-A抗体、抗单链DNA抗体、抗Sm抗体、抗心磷脂抗体、抗双链DNA抗体和抗内皮细胞抗体[9]等也可见于混合性结缔组织病，但并非本病所特有。近来有学者发现，抗血管紧张素转化酶2（angiotensin-converting enzyme 2，ACE2）抗体可见于本病，并与肺出血和血管病变有关[10]。

既往一直认为混合性结缔组织病预后较好，且对糖皮质激素很敏感[1,2]，然而，之后的一些长期随访研究显示，并非所有患者均呈现一个良性的病程，也并非所有的临床表现都对糖皮质激素敏感，一些患者可以出现致命性的器官受累[11-14]。对于混合性结缔组织病，目前尚缺乏随机对照研究的结果，所以其治疗方案大多根据其相应的临床表现、分别参考系统性红斑狼疮、硬皮病以及皮肌炎的治疗[15,16]，针对不同的患者给予个体化的治疗方案。对于炎症性的表现，例如发热、浆膜炎、肌炎、关节炎和皮疹等，糖皮质激素治疗效果通常较好，而对于硬皮病的相应表现例如指端硬化、食管病变、雷诺现象、硬皮病肠道受累以及肺间质病变等，则需要用免疫抑制剂治疗[15]。在免疫抑制剂中，最常用的是环磷酰胺，抗疟药、甲氨蝶呤以及各种血管扩张剂也有不同程度的疗效[13,17]。

混合性结缔组织病肾损害者大约占混合性结缔组织病患者的25%，可以表现为肾小球肾炎、肾病综合征、硬皮病肾危象、淀粉样变性病和肾梗死。许多患者临床表现轻微或无症状，大约1/3的患者表现为大量蛋白尿和肾病综合征，一些患者甚至可以出现严重高血压和急性肾损伤[18]。

混合性结缔组织病的肾脏病理表现多种多样，其中膜性肾病和系膜增生性肾小球肾炎是最常见的病理表现[19]。Kitridou等总结了30例混合性结缔组织病患者，其中11例有肾损害，在接受肾脏病理检查的患者中，5例为膜性肾病，2例为系膜增生性肾小球肾炎，1例为类似硬皮病肾损害的表现，1例为混合性病变[18]。另一项研究纳入了25例尸检的混合性结缔组织病患者，其中40%的患者为膜性肾病、7%的患者为膜增生性肾小球肾炎，这些患者有动脉内膜的增厚，类似硬皮病肾损害的表现[20]。电镜检查可见电子致密物在肾小球的沉积，类似免疫复合物性肾小球肾炎[21]。对于混合性结缔组织病所致的肾小球病，糖皮质激素治疗通常疗效较好，免疫抑制剂的疗效尚无定论[8,22]。

表现为抗磷脂抗体综合征者可以出现肾梗死。Perinbasekar等曾于1995年报道过一例这样的混合性结缔组织病患者，应用小剂量阿司匹林治疗有效[23]。表现为硬皮病肾危象者在混合性结缔组织病中少见，可以出现血栓性微血管病的表现，后者可以应用血管紧张素转化酶抑制剂治疗[24]。

（陈 旻）

参考文献

1. SHARP GC, IRVIN WS, TAN EM, et al. Mixed connective tissue disease-an apparently distinct rheumatic disease syndrome associated with a specific antibody to an extractable nuclear antigen (ENA). American Journal of Medicine, 1972, 52(2):148-159.
2. MINKIN W, RABHAN N. Mixed connective tissue disease. Archives of Dermatology, 1976, 112(11):1535-1538.
3. MOSCA M, TANI C, TALARICO R, et al. Undifferentiated connective tissue diseases (UCTD): simplified systemic autoimmune diseases. Autoimmunity Reviews, 2011, 10(5): 256-258.
4. MOSCA M, TANI C, BOMBARDIERI S. Undifferentiated connective tissue diseases (UCTD): a new frontier for rheumatology. Best Practice and Research Clinical Rheumatology, 2007, 21(6):1011-1023.
5. CAPPELLI S, BELLANDO RANDONE S, MARTINOVIC D, et al. "To Be or Not To Be," ten years after: evidence for mixed connective tissue disease as a distinct entity. Semin Arthritis Rheum, 2012, 41(4):589-598.
6. SULLIVAN WD, HURST DJ, HARMON CE, et al. A prospective evaluation emphasizing pulmonary involvement in patients with mixed connective tissue disease. Medicine (Baltimore), 1984, 63(2):92-107.
7. BENNETT RM, O'CONNELL DJ. The arthritis of mixed connective tissue disease. Ann Rheum Dis, 1987, 37(5): 397-403.
8. ORTEGA-HERNANDEZ OD, SHOENFELD Y. Mixed connective tissue disease: an overview of clinical manifestations, diagnosis and treatment. Best Pract Res Clin Rheumatol, 2012, 26(1):61-72.
9. BODOLAY E, CSIPO I, GÁL I, et al. Anti-endothelial cell antibodies in mixed connective tissue disease: frequency and association with clinical symptoms. Clin Exp Rheumatol, 2004, 22(4):409-415.
10. TAKAHASHI Y, HAGA S, ISHIZAKA Y, et al. Autoantibodies to angiotensin-converting enzyme 2 in patients with connective tissue diseases. Arthritis Res Ther, 2010, 12(3):R85.
11. LUNDBERG I, HEDFORS E. Clinical course of patients with anti-RNP antibodies. A prospective study of 32 patients. J Rheumatol, 1991, 18(10):1511-1519.
12. NIMELSTEIN SH, BRODY S, MCSHANE D, et al. Mixed connective tissue disease: a subsequent evaluation of the original 25 patients. Medicine (Baltimore), 1980, 59(4):239-248.
13. BURDT MA, HOFFMAN RW, DEUTSCHER SL, et al. Long-term outcome in mixed connective tissue disease: longitudinal clinical and serologic findings. Arthritis Rheum, 1999, 42(5):899-909.
14. LÁZARO MA, MALDONADO COCCO JA, CATOGGIO LJ, et al. Clinical and serologic characteristics of patients with overlap syndrome: is mixed connective tissue disease a distinct clinical entity? Medicine (Baltimore), 1989, 68(1):58-65.
15. LUNDBERG IE. The prognosis of mixed connective tissue disease. Rheum Dis Clin North Am, 2005, 31(3): 535-547.

16. KIM P, GROSSMAN JM. Treatment of mixed connective tissue disease. Rheum Dis Clin North Am, 2005, 31(3): 549-565.
17. KOWAL-BIELECKA O, DISTLER O. Use of methotrexate in patients with scleroderma and mixed connective tissue disease. Clin Exp Rheumatol, 2010, 28 (5 Suppl 61):S160-S163.
18. KITRIDOU RC, AKMAL M, TURKEL SB, et al. Renal involvement in mixed connective tissue disease: a longitudinal clinicopathologic study. Seminar Arthritis and Rheumatism, 1986, 16(2):135-145.
19. ITO S, NAKAMURA T, KUROSAWA R, et al. Glomerulonephritis in children with mixed connective tissue disease. Clin Nephrol, 2006, 66(3):160-165.
20. SAWAI T, MURAKAMI K, KURASONO Y. Morphometric analysis of the kidney lesions in mixed connective tissue disease (MCTD). Tohoku J Exp Med, 1994, 174(2):141-154.
21. KOBAYASHI S, NAGASE M, KIMURA M, et al. Renal involvement in mixed connective tissue disease: Report of 5 cases. Am J Nephrol, 1985, 5(4):282-289.
22. POPE JE. Other manifestations of mixed connective tissue disease. Rheum Dis Clin North Am, 2005, 31(3):519-533.
23. PERINBASEKAR S, CHAWLA K, ROSNER F, et al. Complete recovery from renal infarcts in a patient with mixed connective tissue disease. Am J Kidney Dis, 1995, 26(4):649-653.
24. SATOH K, IMAI H, YASUDA T, et al. Scleroderma renal crisis in a patient with mixed connective tissue disease. Am J Kidney Dis, 1994, 24(2):215-218.

第十一章 其他血管炎肾损害

血管炎是指以血管壁的炎症和纤维素样坏死为病理特征的一组系统性疾病，可分为原发性和继发性，继发性是指继发于其他疾病如感染、冷球蛋白血症、系统性红斑狼疮等；原发性则主要指目前病因不明者。根据受累血管的大小将系统性血管炎分为三类，即大血管炎、中等血管炎和小血管炎。常见的引起肾损害的血管炎包括ANCA相关小血管炎、过敏性紫癜、冷球蛋白血症性血管炎等，已在相应的章节中论述，本章主要介绍川崎病和结节性多动脉炎引起的肾损害。

一、川崎病引起的肾损害

川崎病（Kawasaki disease）又称小儿皮肤黏膜淋巴结综合征，是1967年日本川崎富作医师首先报道，并以他的名字命名的疾病。川崎病是一类急性发热性的血管炎，多见于5岁以下的小儿，临床表现为发热、皮疹、颈部非脓性淋巴结肿大、眼结合膜充血、口腔黏膜弥漫充血、杨梅舌、掌跖红斑、手足硬性水肿等。在发达国家例如美国和日本，川崎病是获得性心脏病的重要病因[1]，川崎病主要累及中等动脉、特别是冠状动脉。川崎病的肾脏及尿路受累包括白细胞尿、肾前性氮质血症、肾性急性肾损伤（后者包括急性肾小管间质性肾炎、溶血尿毒综合征以及急性肾小管坏死等），此外，还可以出现肾小球肾炎、肾小管功能异常以及肾动脉病变等。

（一）白细胞尿

川崎病的患者常有尿检的异常，包括血尿、蛋白尿和白细胞尿，其中以白细胞尿最为常见，见于33% ~ 70%以上的患者，以至于常被误诊成肾盂肾炎。尿中的白细胞是以单个核细胞为主[2-6]。

（二）急性肾损伤

川崎病患者发生肾前性氮质血症的原因通常是由于心力衰竭，后者造成心输出量不足和肾脏灌注不足[7]。

急性肾小管间质性肾炎是川崎病急性肾损伤的常见原因，肾间质可见炎症细胞的浸润，其中包括辅助性T淋巴细胞和抑制性T淋巴细胞，它们可能参与了发病机制[8]。

Ferriero等和Heldrich等分别报道了1例川崎病合并溶血尿毒综合征的患儿，后者出现非免疫性溶血性贫血、血小板减少和急性肾损伤，其发病机制尚不清楚，推测可能是与川崎病引起肾小球内皮细胞损伤有关[9,10]。

川崎病休克综合征（Kawasaki disease shock syndrome，KDSS）是川崎病的一种严重形式，特点是出现低血压和器官灌注不足。Gatterre等报道了11例KDSS的患者，其中10例发生急性肾损伤，而且这些病人还发生多器官功能障碍综合征（MODS），肾脏病理表现多为急性肾小管坏死[11]。

（三）肾小球肾炎

文献上共报道过7例发生急性肾炎综合征的患儿[12]，其中6例为婴儿，平均年龄5个月，从发生川崎病到出现急性肾炎综合征的时间间隔为2 ~ 30天不等，临床特点包括血尿、蛋白尿、水肿和高血压，4例患儿有血浆补体水平的下降，2例患儿出现肾功能不全。这些患儿中有一例接受了肾穿刺活检，免疫荧光检查显示IgM和C3在系膜区呈粗颗粒状沉积，光镜检查提示为膜增生性肾小球肾炎，电镜检查显示系膜区和内皮下电子致密物的沉积。虽然川崎病患者出现蛋白尿者不少见，但发生肾病综合征者不多见。

（四）其他

川崎病可以出现肾小管功能的异常，包括尿溶菌酶、β_2微球蛋白（β_2-MG）水平以及尿N-乙酰基-β-D-氨基葡萄糖苷酶（NAG）水平增高等[13]。患者可以出现肾脏血管炎，主要累及叶间动脉；相对于冠状动脉炎，肾脏的血管炎通常较轻[14,15]，血管病变的其他表现包括动脉瘤和肾动脉狭窄等[16]。

二、结节性多动脉炎引起的肾损害

结节性多动脉炎（polyarteritis nodosa，PAN）是一类累及中等动脉或小动脉的血管炎。虽然结节性多动脉炎归属原发性血管炎，但它与乙肝病毒、丙肝病毒以及HIV的关系十分密切[17,18]。在1990年美国风湿病学会制定的分类诊断标准中并没有将“经典型”结节性多动脉炎和显微镜下型多血管炎相区分，直至1994年美国Chapel Hill会议制定的血管炎分类标准才将二者分开。按照Chapel Hill会议制定的标准，“经典型”结节性多动脉炎所累及的血管是中等动脉或小动脉，而没有微动脉、微静脉以及毛细血管的受累，也没有肾小球毛细血管的受累；而显微镜下型多血管炎受累的血管是以微动脉、微静脉以及毛细血管为主。

结节性多动脉炎是一类少见的疾病，患病率约30.7/百万人[19]，常见于40 ~ 60岁，男女比例相仿，各个种族的人群均可以发病。

多数结节性多动脉炎患者可有全身症状，如全身乏力、体重减轻、发热等。除了肾脏，皮肤、关节、神经系统和内脏往往受累。皮肤受累包括紫癜、网状青斑、局部缺血和溃疡。约50%结节性多动脉炎病人有关节炎或关节痛，50% ~ 70%的患者可具有周围神经病变，表现为多发性单神经炎，但中枢神经系统受累少见。胃肠道受累是结节性多动脉炎比较严重的表现之一，可有腹部疼痛，局部缺血或穿孔、胃肠道出血、胆囊炎、阑尾炎等。睾丸炎是结节性多动脉炎的诊断标准之一。其他器官如心脏、乳腺、子宫和眼睛较少见[20]。

关于结节性多动脉炎肾损害，其发病机制是肾脏中等动脉受累后导致肾脏缺血性病变，严重者可以导致肾梗死。患者可以出现腰痛，肉眼血尿或镜下血尿，伴少量或中等量的蛋白尿，肾功能不全。急性起病者可以出现少尿、无尿和急性肾损伤。有少数报道可以发生自发性肾破裂、肾乳头坏死以及肾动脉夹层[21]。高血压常见，通常是肾素介导的。

糖皮质激素是治疗本病的首选药物，病情较轻，无严重内脏损害者，以糖皮质激素单独治疗，合并肾脏受累者可联合选用细胞毒药物，首推环磷酰胺。本病常有血栓形成，可加用非甾体消炎药、抗凝药物如肠溶阿司匹林、双嘧达莫等对症治疗；如出现动脉狭窄或血管瘤，可考虑血管介入疗法。

（陈　旻）

参考文献

1. BURNS JC, GLODE MP. Kawasaki syndrome. Lancet, 2004, 364 (9433):533-544.
2. RISTOSKA-BOJKOVSKA N, STAVRIC K, TASIC V. Kawasaki disease misdiagnosed as acute pyelonephritis. Pediatr Nephrol, 2003, 18(8):851-852.
3. WU CY, HSIEH KS, CHIOU YH, et al. Prolonged fever and pyuria: a urinary tract infection presentation of

incomplete Kawasaki disease. Acta Paediatr, 2005, 94(3):375-377.

4. WIROJANAN J, SOPONTAMMARAK S, VACHVANICHSANONG P. Sterile pyuria in Kawasaki disease. Pediatr Nephrol, 2004, 19(3):363.
5. BARONE SR, PONTRELLI LR, KRILOV LR. The differentiation of classic Kawasaki disease, atypical Kawasaki disease, and acute adenoviral infection: use of clinical features and a rapid direct fluorescent antigen test. Arch Pediatr Adolesc Med, 2000, 154(5):453-456.
6. SHIKE H, KANEGAYE JT, BEST BM, et al. Pyuria associated with acute Kawasaki disease and fever from other causes. Pediatr Infect Dis J, 2009, 28(5):440-443.
7. KHALIL P, MURTY P, PALEVSKY PM. The patient with acute kidney injury. Prim Care, 2008, 35(2):239-264.
8. ULINSKI T, SELLIER-LECLERC AL, TUDORACHE E, et al. Acute tubulointerstitial nephritis. Pediatr Nephrol, 2012, 27(7):1051-1057.
9. FERRIERO DM, WOLFSDORF JI. Hemolytic uremic syndrome associated with Kawasaki disease. Pediatrics, 1981, 68(3):405-406.
10. HELDRICH FJ, JODORKOVSKY RA, LAKE AM, et al. Kawasaki syndrome: HUS and HSP complicating its course and management. Md Med J, 1987, 36(9):764-766.
11. GATTERRE P, OUALHA M, DUPIC L, et al. Kawasaki disease: an unexpected etiology of shock and multiple organ dysfunction syndrome. Intensive Care Med, 2012, 38(5):872-878.
12. WATANABE T. Kidney and urinary tract involvement in kawasaki disease. Int J Pediatr, 2013, 2013:831834.
13. WATANABE T, ABE Y, SATO S, et al. Sterile pyuria in patients with Kawasaki disease originates from both the urethra and the kidney. Pediatr Nephrol, 2007, 22(7):987-991.
14. WU JM, CHIOU YY, HUNG WP, et al. Urinary cytokines and renal Doppler study in Kawasaki disease. J Pediatr, 2010, 156(5):792-797.
15. TAKAHASHI K, OHARASEKI T, YOKOUCHI Y, et al. Kawasaki disease as a systemic vasculitis in childhood. Ann Vasc Dis, 2010, 3(3):173-181.
16. FOSTER BJ, BERNARD C, DRUMMOND KN. Kawasaki disease complicated by renal artery stenosis. Arch Dis Child, 2000, 83(3):253-255.
17. GUILLEVIN L, LHOTE F, COHEN P, et al. Polyarteritis nodosa related to hepatitis B virus. A prospective study with long-term observation of 41 patients. Medicine (Baltimore), 1995, 74(5):238-253.
18. FONT C, MIRO O, PEDROL E, et al. Polyarteritis nodosa in human immunodeficiency virus infection: report of four cases and review of the literature. Br J Rheumatol, 1996, 35(8):796-799.
19. MAHR A, GUILLEVIN L, POISSONNET M, et al. Prevalences of polyarteritis nodosa, microscopic polyangiitis, Wegener's granulomatosis, and Churg-Strauss syndrome in a French urban multiethnic population in 2000: a capture-recapture estimate. Arthritis Rheum, 2004, 51(1):92-99.
20. SAMARKOS M, LOIZOU S, VAIOPOULOS G, et al. The clinical spectrum of primary renal vasculitis. Semin Arthritis Rheum, 2005, 35(2):95-111.
21. ROMIJN JA, BLAAUWGEERS JL, VAN LIESHOUT JJ, et al. Bilateral kidney rupture with severe retroperitoneal bleeding in polyarteritis nodosa. Neth J Med, 1989, 35(5-6):260-266.

第十二章 其他风湿性疾病肾损害

一、类风湿关节炎肾损害

类风湿关节炎（rheumatoid arthritis，RA）是一种病因未明的慢性、以炎性滑膜炎为主的系统性疾病。其特征是手、足小关节的多关节、对称性、侵袭性关节炎症，经常伴有关节外器官受累及血清类风湿因子阳性，可以导致关节畸形及功能丧失。

类风湿关节炎患者肾脏损害多种多样，可以与类风湿关节炎相关，也可以是由于治疗类风湿关节炎的药物所致。肾小球肾炎是最常见的类型，大约占类风湿关节炎肾损害的60%，继发性肾脏淀粉样变性为其次常见的类型，大约占25%，其他类型的肾损害还包括小血管炎、间质性肾炎等[1]。

在类风湿关节炎相关的肾小球肾炎中，系膜增生性肾小球肾炎是最常见的病理类型，免疫荧光检查可见IgA和IgM为主的免疫球蛋白的沉积，患者多表现为镜下血尿，伴或不伴有蛋白尿，肾功能不全较为少见[1]。系膜增生性肾小球肾炎的发生是与高滴度的类风湿相关因子（RF）相关。系膜区IgA的沉积与类风湿关节炎病程的长短以及血清IgA水平升高相关，而系膜区IgM沉积与血清IgM型RF的水平相关[1]。另一类常见的肾小球病为是膜性肾病，但膜性肾病通常为治疗类风湿的药物副作用所致，可以引起膜性肾病的药物包括：金制剂、D-青霉胺和布西拉明（bucillamine）等[2]，此外，抗肿瘤坏死因子 α 的制剂，如依那西普和阿达木单抗[3,4]，非甾体消炎药等也有引起膜性肾病的报道[5]。个别少数情况下是由于类风湿关节炎本身所引起[6]。针对治疗类风湿关节炎的药物引起的膜性肾病，停药后多数患者蛋白尿可以获得好转，必要时可以加用免疫抑制治疗[7,8]。其他少见的病理类型包括局灶增生性肾小球肾炎、微小病变肾病以及急性间质性肾炎等[9]。

继发性淀粉样变性病者多表现为大量蛋白尿或肾病综合征，它严重影响了患者的预后[10]。继发性淀粉样变性病并非类风湿关节炎所特异的，它也可以见于其他慢性炎症性疾病（如自身炎症性疾病，Crohn氏病，肺结核等）。类风湿关节炎导致的继发性淀粉样变性病的主要危险因素包括：病程长（7 ~ 10年）和对抗类风湿关节炎治疗的反应较差[11]，其淀粉样物质主要是淀粉样蛋白A（AA）的纤维，后者从血清淀粉样蛋白A（SAA）降解而来。SAA是炎症过程中由肝脏产生的一种急性期血清蛋白。它通常在病情控制不良的患者血清中高表达[12]。目前治疗类风湿关节炎继发肾脏淀粉样变性病的药物主要是基于秋水仙碱、苯丁酸氮芥[13]，或糖皮质激素联合环磷酰胺[14]。抗细胞因子疗法可减轻炎症和改善肾功能[15-17]。此外，对类风湿关节炎本身的有效治疗也有助于淀粉样物质的消退和蛋白尿的缓解[18]。

类风湿关节炎患者可以出现类风湿性血管炎引起的肾损害[19]，肾脏病理表现为寡免疫沉积性坏死性新月体肾炎，血清可以有P-ANCA/MPO-ANCA阳性[20-22]，临床可表现为血尿、蛋白尿和急性肾损伤。Kurita等总结了在日本所报道的共8例MPO-ANCA阳性的类风湿关节炎患者，相对于原发性的ANCA相关小血管炎患者，前者发病年龄较轻，这可能与类风湿关节炎好发于中青年有关，肾脏既可以表现为急性肾损伤，也可以相对隐袭起病[23]。类风湿性血管炎引起的肾损害的治疗方案可以参考原发性小血管炎的治疗原则，包括应用糖皮质激素联合环磷酰胺，甚至血浆置换治疗，也有个例报道应用抗IL-6抗体治疗获得完全缓解者[24]。

二、复发性多软骨炎肾损害

复发性多软骨炎（relapsing polychondritis，RP）这一疾病最早由Jaksch-Wartenhorst于1923年首先报告，1960年Pearson等人证实命名。这是一种少见的累及全身多系统的疾病，具有反复发作和缓解的进展性炎性破坏性病变，累及软骨和其他全身结缔组织，包括耳、鼻、眼、关节、呼吸道和心血管系统等。本病可以单独发生，也可以与其他系统性疾病例如系统性红斑狼疮、系统性血管炎、炎症性肠病以及血液系统恶性肿瘤等共存。

复发性多软骨炎的发病机制尚不清楚。和正常人群相比，复发性多软骨炎患者的HLA-DR4阳性率显著增加，而HLA-DR6的阳性率显著降低[25,26]。将HLA-DQ6/8转基因小鼠用Ⅱ型胶原进行免疫可以诱发耳廓软骨炎[27]。复发性多软骨炎患者有循环抗Ⅱ型、Ⅸ型和Ⅺ型胶原抗体，但缺乏特异性。细胞免疫是复发性多软骨炎重要的发病机制。

本病可发生于各个年龄段，而以40 ~ 50岁为发病高峰。男女均可受累。耳廓软骨炎是最常见的症状，以外耳轮突发的疼痛、肿胀、发红、发烫为特征，炎症可以自行消退或经治疗消退。听觉及前庭功能受累包括咽鼓管的狭窄或闭塞，听觉及/或前庭功能损伤，病变累及中耳和内耳，可表现为合并的血管炎累及内听动脉分支时，也可出现听觉异常和前庭功能损伤。发生鼻软骨炎时表现为疼痛和红肿，反复发作可引起鼻软骨局限性塌陷，形成鞍鼻畸形，病人常伴有鼻塞、鼻分泌物增多等。眼部病变常见为结膜炎、角膜炎、虹膜睫状体炎、巩膜炎和色素膜炎。上述症状的严重程度与其他处炎症常相平行。视网膜病变包括网膜微小动脉瘤、出血和渗出、网膜静脉闭塞、动脉栓塞、视网膜剥离、视神经炎及缺血性视神经炎等。关节病变常见，包括游走性、非对称性、非变形性关节炎。主动脉炎、胸和腹主动脉瘤、主动脉瓣和/或二尖瓣关闭不全、心脏传导系统障碍、心包炎、血管炎（包括冠状动脉）、血栓性静脉炎和动脉血栓形成等[28]。可有中枢和周围神经系统受累，包括脑神经的病变、癫痫发作、脑功能障碍、精神错乱、头痛，颅内动脉瘤等。此外，还可以出现咽喉、气管支气管等系统的受累。

大约22%的复发性多软骨炎患者会出现不同程度的肾损害，包括血尿、蛋白尿以及组织学的异常[29]。肾脏受累与肾外血管炎、关节炎的发生以及预后不良相关。复发性多软骨炎肾损害的病理类型包括系膜增生性肾小球肾炎、IgA肾病、肾小管间质性肾炎以及节段性坏死性新月体肾炎等[30]，其中轻度系膜增生性肾小球肾炎是最常见的病理类型。肾功能不全见于约10%的患者[31,32]。肾脏损害可以由其他与复发性多软骨炎并存的疾病所引起，例如系统性红斑狼疮等，当系统性红斑狼疮与复发性多软骨炎并存的时候，狼疮性肾炎的各种类型在其中均可以见到。

由于本病比较少见，所以关于本病的治疗尚缺乏大规模的前瞻性临床实验的结果。非甾体类消炎药可以用于关节痛和轻度的关节炎，秋水仙碱可以用于治疗耳软骨炎，小剂量的糖皮质激素（泼尼松10 ~ 20mg/d）可以用于轻中度的耳鼻软骨炎以及关节炎，当出现重要的内脏受累，例如出现血管炎或肺脏、肾脏受累时，泼尼松的剂量一般是1mg/（kg·d），病情严重者可以给予大剂量甲泼尼龙冲击治疗。对于有内脏受累（包括肾脏）的复发性多软骨炎需要联合使用免疫抑制剂，后者有助于减少糖皮质激素的使用，常用的免疫抑制剂包括环磷酰胺口服［1 ~ 2mg/（kg·d）］或每月静脉注射（0.6g/m^2），其他药物包括甲氨蝶呤、硫唑嘌呤[33-36]。有报道环孢素［5 ~ 15mg/(kg·d)］可以用于难治性疾病[37,38]。目前已有生物疗法已经开始应用于复发性多软骨炎的治疗，包括抗CD4嵌合单克隆抗体、英夫利昔单抗等，还有应用自体干细胞移植可诱导复发性多软骨炎完全缓解的报道[39-42]。

三、银屑病肾损害

银屑病俗称“牛皮癣”，是一种慢性炎症性皮肤病。临床表现以红斑、鳞屑为主，全身均可发病，以头皮、四肢伸侧较为常见。

在最新的一项大型队列研究中[43]，Wan等纳入了143 883名年龄在18 ~ 90岁的银屑病患者，在充分校正慢性肾脏病的其他危险因素之后，相对于正常人群，发生慢性肾脏病的危险比在轻症银屑病患者为0.99（95%置信区间为0.97 ~ 1.02），而在重症银屑病患者则上升至1.93（95%置信区间为1.79 ~ 2.08）。在进一步的巢式分析中纳入了8 731名银屑病的患者，轻度、中度和重度银屑病患者发生慢性肾脏病患者的危险比（95%置信区间）分别是0.89(0.72 ~ 1.10)、1.36(1.06 ~ 1.74)和1.58（1.07 ~ 2.34）。这一研究提示，中重度银屑病是发生慢性肾脏病的独立危险因素[44]。

Dervisoglu等的一项研究纳入了45例银屑病患者，其中8例患者出现尿检异常，其中4例患者接受肾穿刺活检，一例为IgA肾病、一例为系膜增生性肾小球肾炎，另两例肾脏病理未见明显异常，该研究还发现，银屑病的皮肤受累面积和严重指数（psoriasis area and severity index，PASI）与患者蛋白尿的水平呈正相关[45]。

银屑病肾损害的病理类型包括IgA肾病、膜性肾病、局灶节段性肾小球硬化症和膜增生性肾炎等；甚至有伴发抗肾小球基底膜病和寡免疫沉积性新月体肾炎的报道。长期慢性病变可以继发肾脏淀粉样变性病，此外，治疗银屑病的药物包括甲氨蝶呤和环孢素也可以引起药物性肾损害[46-51]。

（陈　旻）

参考文献

1. KORPELA M, MUSTONEN J, TEPPO AM, et al. Mesangial glomerulonephritis as an extra-articular manifestation of rheumatoid arthritis. Br J Rheumatol, 1997, 36(11):1189-1195.
2. KURODA T, TANABE N, KOBAYASHI D, et al. Significant association between renal function and area of amyloid deposition in kidney biopsy specimens in reactive amyloidosis associated with rheumatoid arthritis. Rheumatol Int, 2012, 32(10):3155-3162.
3. GIORDANO A, CENCIONI L, SALVO DP, et al. Membranous nephropathy secondary to rheumatoid arthritis occurring during anti-TNFalpha therapy and responsive to second-line treatment with rituximab. G Ital Nefrol, 2011, 28(2):214-218.
4. MARUOTTI N, CORRADO A, GAUDIO A, et al. Membranous nephropathy in rheumatoid arthritis: a case report. Clin Exp Rheumatol, 2009, 27(5):840-842.
5. RADFORD MG JR, HOLLEY KE, GRANDE JP, et al. Reversible membranous nephropathy associated with the use of nonsteroidal anti-inflammatory drugs. Jama, 1996, 276(6):466-469.
6. HONKANEN E, TORNROTH T, PETTERSSON E, et al. Membranous glomerulonephritis in rheumatoid arthritis not related to gold or D-penicillamine therapy: a report of four cases and review of the literature. Clin Nephrol, 1987, 27(2):87-93.
7. STOKES MB, FOSTER K, MARKOWITZ GS, et al. Development of glomerulonephritis during anti-TNF-alpha therapy for rheumatoid arthritis. Nephrol Dial Transplant, 2005, 20(7):1400-1406.
8. SCHIFF MH, WHELTON A. Renal toxicity associated with disease-modifying antirheumatic drugs used for the treatment of rheumatoid arthritis. Semin Arthritis Rheum, 2000, 30(3):196-208.
9. HELIN HJ, KORPELA MM, MUSTONEN JT, et al. Renal biopsy findings and clinicopathologic correlations in rheumatoid arthritis. Arthritis Rheum, 1995, 38(2):242-247.
10. KOIVUNIEMI R, PAIMELA L, SUOMALAINEN R, et al. Amyloidosis as a cause of death in patients with rheumatoid arthritis. Clin Exp Rheumatol, 2008, 26(3):408-413.
11. YOUNES M, KORBAA W, MOUSSA A, et al. Prevalence of subclinical amyloidosis in Tunisian patients with rheumatoid arthritis. Joint Bone Spine, 2009, 76(3):254-259.
12. CUNNANE G. Amyloid precursors and amyloidosis in inflammatory arthritis. Curr Opin Rheumatol, 2001,

13(1):67-73.

13. ORTIZ-SANTAMARIA V, OLIVE A, VALLS-ROC M, et al. Treatment of AA amyloid with chlorambucil. Rheumatology (Oxford), 2002, 41(7):833.
14. NAKAMURA T, YAMAMURA Y, TOMODA K, et al. Efficacy of cyclophosphamide combined with prednisolone in patients with AA amyloidosis secondary to rheumatoid arthritis. Clin Rheumatol, 2003, 22(6):371-375.
15. NAKAMURA T, HIGASHI S, TOMODA K, et al. Efficacy of etanercept in patients with AA amyloidosis secondary to rheumatoid arthritis. Clin Exp Rheumatol, 2007, 25(4):518-522.
16. NISHIDA S, HAGIHARA K, SHIMA Y, et al. Rapid improvement of AA amyloidosis with humanised anti-interleukin 6 receptor antibody treatment. Ann Rheum Dis, 2009, 68(7):1235-1236.
17. INOUE D, ARIMA H, KAWANAMI C, et al. Excellent therapeutic effect of tocilizumab on intestinal amyloid a deposition secondary to active rheumatoid arthritis. Clin Rheumatol, 2010, 29(10):1195-1197.
18. GERTZ MA, KYLE RA. Secondary systemic amyloidosis: response and survival in 64 patients. Medicine (Baltimore), 1991, 70(4):246-256.
19. SCOTT DG, BACON PA, TRIBE CR. Systemic rheumatoid vasculitis: a clinical and laboratory study of 50 cases. Medicine (Baltimore), 1981, 60(4):288-297.
20. GOTO A, MUKAI M, NOTOYA A, et al. Rheumatoid arthritis complicated with myeloperoxidase antineutrophil cytoplasmic antibody (MPO-ANCA)-associated vasculitis: a case report. Mod Rheumatol, 2005, 15(2):118-122.
21. MESSIAEN T, M'BAPPE P, BOFFA JJ, et al. MPO-ANCA necrotizing glomerulonephritis related to rheumatoid arthritis. Am J Kidney Dis, 1998, 32(5):E6.
22. YORIOKA N, TANIGUCHI Y, AMIMOTO D, et al. Chronic rheumatoid arthritis complicated by myeloperoxidase antineutrophil cytoplasmic antibody-associated nephritis. Am J Nephrol, 1999, 19(4):527-529.
23. KURITA N, MISE N, FUJII A, et al. Myeloperoxidase-antineutrophil cytoplasmic antibody-associated crescentic glomerulonephritis with rheumatoid arthritis: a comparison of patients without rheumatoid arthritis. Clin Exp Nephrol, 2010, 14(4):325-332.
24. SUMIDA K, UBARA Y, SUWABE T, et al. Complete remission of myeloperoxidase-anti-neutrophil cytoplasmic antibody-associated crescentic glomerulonephritis complicated with rheumatoid arthritis using a humanized anti-interleukin 6 receptor antibody. Rheumatology (Oxford), 2011, 50(10):1928-1930.
25. ZEUNER M, STRAUB RH, RAUH G, et al. Relapsing polychondritis: clinical and immunogenetic analysis of 62 patients. J Rheumatol, 1997, 24(1):96-101.
26. LANG B, ROTHENFUSSER A, LANCHBURY JS, et al. Susceptibility to relapsing polychondritis is associated with HLA-DR4. Arthritis Rheum, 1993, 36(5):660-664.
27. BRADLEY DS, DAS P, GRIFFITHS MM, et al. HLA-DQ6/8 double transgenic mice develop auricular chondritis following type Ⅱ collagen immunization: a model for human relapsing polychondritis. J Immunol, 1998, 161(9):5046-5053.
28. BARRETTO SN, OLIVEIRA GH, MICHET CJ JR, et al. Multiple cardiovascular complications in a patient with relapsing polychondritis. Mayo Clin Proc, 2002, 77(9):971-974.
29. CHANG-MILLER A, OKAMURA M, TORRES VE, et al. Renal involvement in relapsing polychondritis. Medicine (Baltimore), 1987, 66(3):202-217.
30. DALAL BI, WALLACE AC, SLINGER RP. IgA nephropathy in relapsing polychondritis. Pathology, 1988, 20(1):85-89.
31. KENT PD, MICHET CJ, JR, LUTHRA HS. Relapsing polychondritis. Curr Opin Rheumatol, 2004, 16(1):56-61.
32. LETKO E, ZAFIRAKIS P, BALTATZIS S, et al. Relapsing polychondritis: a clinical review. Semin Arthritis Rheum, 2002, 31(6):384-395.
33. TRENTHAM DE, LE CH. Relapsing polychondritis. Ann Intern Med, 1998, 129(2):114-122.
34. PARK J, GOWIN KM, SCHUMACHER HR JR. Steroid sparing effect of methotrexate in relapsing polychondritis. J Rheumatol, 1996, 23(5):937-938.

35. STEWART KA, MAZANEC DJ. Pulse intravenous cyclophosphamide for kidney disease in relapsing polychondritis. J Rheumatol, 1992, 19(3):498-500.
36. RUHLEN JL, HUSTON KA, WOOD WG. Relapsing polychondritis with glomerulonephritis. Improvement with prednisone and cyclophosphamide. JAMA, 1981, 245(8):847-848.
37. SVENSON KL, HOLMDAHL R, KLARESKOG L, et al. Cyclosporin A treatment in a case of relapsing polychondritis. Scand J Rheumatol, 1984, 13(4):329-333.
38. PRIORI R, PAROLI MP, LUAN FL, et al. Cyclosporin A in the treatment of relapsing polychondritis with severe recurrent eye involvement. Br J Rheumatol, 1993, 32(4):352.
39. CHOY EH, CHIKANZA IC, KINGSLEY GH, et al. Chimaeric anti-CD4 monoclonal antibody for relapsing polychondritis. Lancet, 1991, 338(8764):450.
40. GARCIA-EGIDO A, GUTIERREZ C, DE LA FUENTE C, et al. Relapsing polychondritis-associated meningitis and encephalitis: response to infliximab. Rheumatology (Oxford), 2011, 50(9):1721-1723.
41. MATZKIES FG, MANGER B, SCHMITT-HAENDLE M, et al. Severe septicaemia in a patient with polychondritis and Sweet's syndrome after initiation of treatment with infliximab. Ann Rheum Dis, 2003, 62(1):81-82.
42. ROSEN O, THIEL A, MASSENKEIL G, et al. Autologous stem-cell transplantation in refractory autoimmune diseases after in vivo immunoablation and ex vivo depletion of mononuclear cells. Arthritis Res, 2000, 2(4):327-336.
43. WAN J, WANG S, HAYNES K, et al. Risk of moderate to advanced kidney disease in patients with psoriasis: population based cohort study. BMJ, 2013, 347:f5961.
44. FARMER CK, STEVENS PE. Chronic kidney disease: psoriasis–a risk factor for chronic kidney disease? Nat Rev Nephrol, 2014, 10(1):12-13.
45. DERVISOGLU E, AKTURK AS, YILDIZ K, et al. The spectrum of renal abnormalities in patients with psoriasis. Int Urol Nephrol, 2012, 44(2):509-514.
46. JIAO Y, XU H, LI H, et al. Mesangial proliferative glomerulonephritis with or without IgA deposits: the morphological characters in psoriasis vulgaris. Nephron Clin Pract, 2008, 108(3):c221-c225.
47. WASILEWSKA A, ZOCH-ZWIERZ WM, Tenderenda E, et al. IgA nephropathy in a girl with psoriasis and seronegative arthritis. Pediatr Dermatol, 2008, 25(3):408-409.
48. AKOGLU H, DEDE F, AKOGLU G, et al. Membranoproliferative glomerulonephritis associated with psoriasis vulgaris. Ren Fail, 2009, 31(9):858-861.
49. PRASAD N, AGARWAL N, BHADURIA D, et al. A case of psoriasis with ANCA-negative pauci-immune crescentic glomerulonephritis in children. Pediatr Nephrol, 2011, 26(7):1173-1174.
50. MACHADO NP, CAMARGO CZ, OLIVEIRA AC, et al. Association of anti-glomerular basement membrane antibody disease with dermatomyositis and psoriasis: case report. Sao Paulo Med J, 2010, 128(5):306-308.
51. MAZA A, MONTAUDIE H, SBIDIAN E, et al. Oral cyclosporin in psoriasis: a systematic review on treatment modalities, risk of kidney toxicity and evidence for use in non-plaque psoriasis. J Eur Acad Dermatol Venereol, 2011, 25(Suppl 2):19-27.

第十三章
移植相关肾脏疾病

一、造血干细胞移植后肾脏疾病

造血干细胞移植（hematopoietic cell transplantation，HCT）目前已广泛用于治疗各种血液系统疾病和肿瘤疾病，然而，随着其成功率及患者存活率的提高，其相关并发症，特别是肾脏疾病的发生也逐渐受到重视[1]。虽然HCT后肾损害需要进行替代治疗的比例较低（2% ~ 5%），但它仍然是提示患者预后不良的危险因素之一。HCT后肾损伤的发生比例与其治疗方案密切相关，因为后者是造成肾损害的直接危险因素：如传统骨髓同种异体和自体HCT都需要高剂量预处理方案，经常需要结合高剂量放疗。骨髓同种异体HCT还需要应用免疫抑制剂，特别是钙调磷酸酶抑制剂，但在自体HCT后则不需要；而新形式的HCT，称为非骨髓抑制或低强度的同种异体HCT，通常用于老年患者，这个过程需要进行放化疗的剂量较低（通常是常规剂量的1/3 ~ 1/6），但术后还是需要使用免疫抑制剂的。

（一）急性肾损伤

在同种异体HCT后3周，有超过50%的患者会出现血肌酐升高至少一倍[2-5]。此期间的急性肾损伤通常是由于药物毒性、败血症、低血压、急性肾小管坏死或发生与肝静脉阻塞相关的疾病导致的。其中，与急性肾小管坏死发生相关的危险因素包括：两性霉素B、氨基糖苷类抗生素、阿昔洛韦、肿瘤溶解综合征、血栓性微血管病、钙调磷酸酶抑制剂和移植物抗宿主病（GVHD）等[6]。需要注意的是，与HCT相关的急性肾损伤出现的风险在一定程度上取决于所应用的具体操作步骤，包括骨髓自体、骨髓同种异体，和非骨髓同种异体HCT。一项来自华盛顿大学的多因素分析提示：不同的骨髓移植方案术后急性肾损伤的发生有将近5倍的差别[7]。有文献报道，对于接受骨髓同种异体HCT，非骨髓同种异体HCT，和骨髓自体HCT发生急性肾损伤（定义为肾小球滤过率减少>50%）的比例分别是75%，40%和20%[6]；经历非骨髓HCT的患者发生急性肾损伤的时间比骨髓移植方案的患者时间要长[8]。在预后方面，最新的一项荟萃分析指出，骨髓同种异体移植后出现急性肾损伤（定义为血清肌酐浓度升高两倍）患者的相对死亡风险增加2.2倍，而伴有急性肾损伤并需要透析的患者相对风险为则升高至6.8倍[9]。

下面介绍两种特殊类型的急性肾损伤。

1. 肝窦阻塞综合征　由肝窦阻塞综合征（SOS）引起的肝肾综合征是HCT后较为常见的造成急性肾损伤的原因[10,11]，且仅在HCT条件下出现。本病与骨髓同种异体HCT的相关性强于骨髓自体HCT，而非骨髓移植方案下不会发生。

本病的肾损害往往是在肝脏疾病（如进展的高胆红素血症）的基础之上，在一些应激因素如败血症的刺激下发生[3]。有研究提示，若患者血浆胆红素浓度超过7mg/dl（120μmol/L）时，其出现急性肾损伤的风险较高，且常需要血液透析治疗[3]。

本病的发病机制不清，多数学者认为其与肝肾综合征的发病类似，即不能被肝脏有效清除的内毒素可能发挥作用[10]。

2. ABO不合移植　本病的发生主要与溶血相关的血红蛋白尿的毒性有关，发病机制同急性肾小管坏死。

（二）亚急性或慢性肾脏病

HCT后慢性肾脏疾病（CKD）的发病率差别很大（0% ~ 60%），这主要与对CKD的定义、随访的时间以及HCT的种类差别有关[12-14]。

围术期的放疗与CKD的发生发展密切相关[15-20]，因为CKD的发生与辐射剂量有关[21]：一项研究提示，当全身照射剂量低于17Gy时，很少发生CKD，而大多数发展为CKD的患者接受照射超过20Gy[13]。此类CKD患者长期的肾脏预后尚可[19,20]。

除了放疗，是否出现急性肾损伤，之前是否行过自体HCT，是否长期使用钙调磷酸酶抑制剂和慢性移植物抗宿主病也是发生CKD的独立危险因素。

下面介绍一类特殊的HCT相关的亚急性/慢性肾脏病，即血栓性微血管病（TMA）。

HCT相关的血栓性微血管病的病因常常是由于多种因素造成的血管内皮细胞损伤，包括钙调磷酸酶抑制剂、化疗、移植物抗宿主病和/或全身照射治疗[6,22]，发病率为0% ~ 75%[3,6,23-25]。由钙调磷酸酶抑制剂引起的急性血栓性血小板减少性紫癜-溶血尿毒综合征（TTP-HUS）是一种HCT后急性TMA，发生率较低[3,11,26,27]；而更常见的亚急性或慢性血栓性微血管病，即发生在HCT后20 ~ 100天[3,6,23,26,28-32]，临床上可表现为逐渐出现微血管病性溶血性贫血和血小板减少，尿液分析可能有相对正常或轻度蛋白尿或血尿，血肌酐浓度升高等。肾脏组织学检查可出现肾小球系膜溶解及小动脉的微血栓[3,23,28,30,32]。较多研究提示，全身放射治疗是引起该病的重要危险因素[24,33,34]。另外，感染也是一个重要的促进因素，特别是霉菌和巨细胞病毒[32]。在治疗方面，传统的血浆置换效果较差[3,24,32,35,36]，祛除诱因如调整放疗，中止环孢素或他克莫司的治疗则较为重要。当然，如果患者本身存在补体系统异常或vWF剪切酶缺乏，治疗方案仍可参考经典的TTP或HUS。本病预后不佳，很多患者进展为终末期肾脏病[16,37]，且死亡率较高。最新的研究提示，血清LDH增高，蛋白尿及高血压是该病的最早期表现，而显性蛋白尿及血清补体膜攻击复合物浓度增高则是提示预后不良的独立危险因素[38]。

尽管如此，近年来，关于HCT相关TMA的临床-机制研究进展较快，如补体旁路活化在发病机制中的重要地位[39,40]、中性粒细胞外罗网（NETs）[41]及循环内皮细胞计数[42]可用于早期诊断等。随着对发病机制的进一步阐明，有望做到早期诊断和个体化治疗，从而改善患者的整体预后。

（三）治疗

综上所述，无论是AKI还是CKD，HCT相关的肾脏疾病目前还缺乏有效的治疗手段，更强调是预防为主，如在高危人群中，调整放疗方案[19,28]，避免使用肾毒性药物，减少钙调磷酸酶抑制剂的剂量，充分水化，使用血管紧张素转换酶（ACE）抑制剂等[43-45]。另外，由于HCT相关肾损害病因复杂，条件允许时进行肾活检会为临床提供更好的诊治依据[46]。

需要提到的是，对于HCT后表现为肾病综合征的患者[12,47-53]，其最常见的病理类型为膜性肾病及微小病变，治疗方案可参考原发性肾小球病。

二、其他器官移植相关肾脏疾病

除了前面介绍过的干细胞移植相关的肾损害特点，其他器官移植相关的肾损害主要表现为移植术后慢性肾脏病（CKD）的发生[54,55]，其发生率大约为15%，并与患者预后直接相关[56]。另外，需要肾脏替代治疗的终末期肾脏病的累计发生率，在肝脏移植患者中为3% ~ 10%，在心脏移植患者中为0 ~ 20%，在肺移植患者中为5% ~ 15%，在心-肺联合移植患者中为3%。

实际上，术前对于患者肾脏病及肾功能的准确评估才是预测术后肾脏病的重要依据，甚至对那些有可能在术后进展至CKD 5期或需要依赖透析者还要考虑联合肾移植。需要注意的是，如果术前患者本身患有严重的心、肝疾病者，血清肌酐水平并不能准确反映患者的肾功能，而需要结合临床及实验室其他指标综合判断[57]。以下这些指标影响了器官移植术后CKD发生的可能性：术前CKD的程度、器官移植本身的特性、术后免疫抑制剂的种类（特别是钙调素抑制剂）以及患者个体的差异性（如是否合并糖尿病，高血压及HCV感染等）[56]。另外，BK病毒感染所致肾病也应引起注意[58-61]。以上这些因素的判定主要来源于以下的一项大规模器官移植人群队列研究[56]：这项研究共纳入了1990—2000年在美国接受非肾移植（心、肺、肝、肠）的69 321名患者。有60%和28%的患者分别接受环孢素和他克莫司的治疗。据此研究报道，在随访至中位数36个月时，11 426名患者（16.5%）发展至4或5期CKD。在进展为4期或5期的CKD患者中，有29%的患者需要接受维持性透析或进行肾移植。对于发生4期或5期CKD患者的5年累计发病率为：接受心脏移植患者的6.9%（最低）-接受肠移植患者的21.3%（最高）。慢性肾衰竭的独立危险因素包括接受钙调蛋白抑制剂治疗、糖尿病、高血压以及丙型肝炎病毒感染。在接受肝脏移植的患者中，使用环孢素治疗比使用他克莫司治疗更容易导致慢性肾衰竭。但这种差异，在接受心脏、心-肺或者肺脏移植的患者中并没有显著的统计学意义。进一步的研究发现，CKD的发生显著地增加患者死亡率，在进展为终末期肾脏病的患者中，随后进行肾移植的患者比持续进行透析患者的死亡率要相对低一些，虽然其死亡率在围术期会暂时增加，而在随后死亡率会逐渐下降。

有关对于实体器官移植后肾损害发生的预防及治疗策略如下：应特别关注可逆转的危险因素，既包括对于一般慢性肾脏病患者通用的因素，也包括对接受移植患者所特有的因素，例如：尽量减少围术期的低血压的发生；避免使用肾毒性药物；合理控制高血压（因缺乏移植患者的降压指南，目前多参考非肾移植患者的指南）；适时使用RASI以减少蛋白尿[62-66]；严格控制糖尿病和高脂血症；建议使用钙通道阻滞剂以抵消环孢素对入球小动脉的血流动力学的副作用等[67-69]。

（于　峰）

参考文献

1. COHEN EP. Renal failure after bone-marrow transplantation. Lancet, 2001, 357(9249):6-7.
2. ZAGER RA, O'QUIGLEY J, ZAGER BK, et al. Acute renal failure following bone marrow transplantation: a retrospective study of 272 patients. Am J Kidney Dis, 1989, 13(3):210-216.
3. ZAGER RA. Acute renal failure in the setting of bone marrow transplantation. Kidney Int, 1994, 46(5):1443-1458.
4. PARIKH CR, MCSWEENEY PA, KORULAR D, et al. Renal dysfunction in allogeneic hematopoietic cell transplantation. Kidney Int, 2002, 62(2):566-573.
5. HINGORANI SR, GUTHRIE K, BATCHELDER A, et al. Acute renal failure after myeloablative hematopoietic cell transplant: incidence and risk factors. Kidney Int, 2005, 67(1):272-277.
6. PARIKH CR, COCA SG. Acute renal failure in hematopoietic cell transplantation. Kidney Int, 2006, 69(3):430-435.
7. PARIKH CR, SCHRIER RW, STORER B, et al. Comparison of ARF after myeloablative and nonmyeloablative hematopoietic cell transplantation. Am J Kidney Dis, 2005, 45(3):502-509.
8. PARIKH CR, SANDMAIER BM, STORB RF, et al. Acute renal failure after nonmyeloablative hematopoietic cell transplantation. J Am Soc Nephrol, 2004, 15(7):1868-1876.
9. PARIKH CR, MCSWEENEY P, SCHRIER RW. Acute renal failure independently predicts mortality after myeloablative allogeneic hematopoietic cell transplant. Kidney Int, 2005, 67(5):1999-2005.
10. MCDONALD GB, HINDS MS, FISHER LD, et al. Veno-occlusive disease of the liver and multiorgan failure after bone marrow transplantation: a cohort study of 355 patients. Ann Intern Med, 1993, 118(4):255-267.
11. FINK JC, COOPER MA, BURKHART KM, et al. Marked enzymuria after bone marrow transplantation: a correlate of veno-occlusive disease-induced "hepatorenal syndrome". J Am Soc Nephrol, 1995, 6(6):1655-1660.

12. HINGORANI S. Chronic kidney disease in long-term survivors of hematopoietic cell transplantation: epidemiology, pathogenesis, and treatment. J Am Soc Nephrol, 2006, 17(7):1995-2005.
13. KAL HB, VAN KEMPEN-HARTEVELD ML. Renal dysfunction after total body irradiation: dose-effect relationship. Int J Radiat Oncol Biol Phys, 2006, 65(4):1228-1232.
14. ELLIS MJ, PARIKH CR, INRIG JK, et al. Chronic kidney disease after hematopoietic cell transplantation: a systematic review. Am J Transplant, 2008, 8(11):2378-2390.
15. GUINAN EC, TARBELL NJ, NIEMEYER CM, et al. Intravascular hemolysis and renal insufficiency after bone marrow transplantation. Blood, 1988, 72(2):451-455.
16. COHEN EP, LAWTON CA, MOULDER JE, et al. Clinical course of late-onset bone marrow transplant nephropathy. Nephron, 1993, 64(4):626-635.
17. COHEN EP, LAWTON CA, MOULDER JE. Bone marrow transplant nephropathy: radiation nephritis revisited. Nephron, 1995, 70(2):217-222.
18. LAWTON CA, COHEN EP, BARBER-DERUS SW, et al. Late renal dysfunction in adult survivors of bone marrow transplantation. Cancer, 1991, 67(11):2795-2800.
19. LEBLOND V, SUTTON L, JACQUIAUD C, et al. Evaluation of renal function in 60 long-term survivors of bone marrow transplantation. J Am Soc Nephrol, 1995, 6(6):1661-1665.
20. BORG M, HUGHES T, HORVATH N, et al. Renal toxicity after total body irradiation. Int J Radiat Oncol Biol Phys, 2002, 54(4):1165-1673.
21. CHENG JC, SCHULTHEISS TE, WONG JY. Impact of drug therapy, radiation dose, and dose rate on renal toxicity following bone marrow transplantation. Int J Radiat Oncol Biol Phys, 2008, 71(5):1436-1443.
22. CHANGSIRIKULCHAI S, MYERSON D, GUTHRIE KA, et al. Renal thrombotic microangiopathy after hematopoietic cell transplant: role of GVHD in pathogenesis. Clin J Am Soc Nephrol, 2009, 4(2):345-353.
23. LOOMIS LJ, ARONSON AJ, RUDINSKY R, et al. Hemolytic uremic syndrome following bone marrow transplantation: a case report and review of the literature. Am J Kidney Dis, 1989, 14(4):324-328.
24. FUGE R, BIRD JM, FRASER A, et al. The clinical features, risk factors and outcome of thrombotic thrombocytopenic purpura occurring after bone marrow transplantation. Br J Haematol, 2001, 113(1): 58-64.
25. IMAI H, OYAMA Y, MIURA AB, et al. Hematopoietic cell transplantation-related nephropathy in Japan. Am J Kidney Dis, 2000, 36(3):474-480.
26. HUMPHREYS BD, SOIFFER RJ, MAGEE CC. Renal failure associated with cancer and its treatment: an update. J Am Soc Nephrol, 2005, 16(1):151-161.
27. PAQUETTE RL, TRAN L, LANDAW EM. Thrombotic microangiopathy following allogeneic bone marrow transplantation is associated with intensive graft-versus-host disease prophylaxis. Bone Marrow Transplant, 1998, 22(4):351-357.
28. ANTIGNAC C, GUBLER MC, LEVERGER G, et al. Delayed renal failure with extensive mesangiolysis following bone marrow transplantation. Kidney Int, 1989, 35(6):1336-1344.
29. RABINOWE SN, SOIFFER RJ, TARBELL NJ, et al. Hemolytic-uremic syndrome following bone marrow transplantation in adults for hematologic malignancies. Blood, 1991, 77(8):1837-1844.
30. CRUZ DN, PERAZELLA MA, MAHNENSMITH RL. Bone marrow transplant nephropathy: a case report and review of the literature. J Am Soc Nephrol, 1997, 8(1):166-173.
31. RUUTU T, HERMANS J, NIEDERWIESER D, et al. Thrombotic thrombocytopenic purpura after allogeneic stem cell transplantation: a survey of the European Group for Blood and Marrow Transplantation (EBMT). Br J Haematol, 2002, 118(4):1112-1119.
32. GEORGE JN, LI X, MCMINN JR, et al. Thrombotic thrombocytopenic purpura-hemolytic uremic syndrome following allogeneic HPC transplantation: a diagnostic dilemma. Transfusion, 2004, 44(2):294-304.
33. LAWTON CA, BARBER-DERUS SW, MURRAY KJ, et al. Influence of renal shielding on the incidence of late renal dysfunction associated with T-lymphocyte deplete bone marrow transplantation in adult patients. Int J Radiat Oncol Biol Phys, 1992, 23(3):681-686.

34. COHEN EP, ROBBINS ME. Radiation nephropathy. Semin Nephrol, 2003, 23(5):486-499.
35. ELLIOTT MA, NICHOLS WL JR, PLUMHOFF EA, et al. Posttransplantation thrombotic thrombocytopenic purpura: a single-center experience and a contemporary review. Mayo Clin Proc, 2003, 78(4):421-430.
36. MOULDER JE, FISH BL. Influence of nephrotoxic drugs on the late renal toxicity associated with bone marrow transplant conditioning regimens. Int J Radiat Oncol Biol Phys, 1991, 20(2):333-337.
37. ATKINSON K, BIGGS JC, HAYES J, et al. Cyclosporin A associated nephrotoxicity in the first 100 days after allogeneic bone marrow transplantation: three distinct syndromes. Br J Haematol, 1983, 54(1):59-67.
38. JODELE S, DAVIES SM, LANE A, et al. Diagnostic and risk criteria for HSCT-associated thrombotic microangiopathy: a study in children and young adults. Blood, 2014, 124(4):645-653.
39. JODELE S, LICHT C, GOEBEL J, et al. Abnormalities in the alternative pathway of complement in children with hematopoietic stem cell transplant-associated thrombotic microangiopathy. Blood, 2013, 122(2):2003-2007.
40. JODELE S, FUKUDA T, VINKS A, et al. Eculizumab therapy in children with severe hematopoietic stem cell transplantation-associated thrombotic microangiopathy. Biol Blood Marrow Transplant, 2014, 20(4):518-525.
41. ARAI Y, YAMASHITA K, MIZUGISHI K, et al. Serum neutrophil extracellular trap levels predict thrombotic microangiopathy after allogeneic stem cell transplantation. Biol Blood Marrow Transplant, 2013, 19(12):1683-1689.
42. KIM SS, PATEL M, YUM K, et al. Hematopoietic stem cell transplant-associated thrombotic microangiopathy: review of pharmacologic treatment options. Transfusion, 2015, 55(2):452-458.
43. COHEN EP. Radiation nephropathy after bone marrow transplantation. Kidney Int, 2000, 58(2):903-918.
44. MOULDER JE, FISH BL, COHEN EP. Treatment of radiation nephropathy with ACE inhibitors. Int J Radiat Oncol Biol Phys, 1993, 27(1):93-99.
45. COHEN EP, MOULDER JE, FISH BL, et al. Prophylaxis of experimental bone marrow transplant nephropathy. J Lab Clin Med, 1994, 124(3):371-380.
46. TROXELL ML, HIGGINS JP, KAMBHAM N. Renal pathology associated with hematopoietic stem cell transplantation. Adv Anat Pathol, 2014, 21(5):330-340.
47. RUIZ-ARGUELLES GJ, GOMEZ-ALMAGUER D. Nephrotic syndrome after non-myeloablative stem cell transplantation. Br J Haematol, 2006, 132(6):801-802.
48. SRINIVASAN R, BALOW JE, SABNIS S, et al. Nephrotic syndrome: an under-recognised immune-mediated complication of non-myeloablative allogeneic haematopoietic cell transplantation. Br J Haematol, 2005, 131(1):74-79.
49. BRUKAMP K, DOYLE AM, BLOOM RD, et al. Nephrotic syndrome after hematopoietic cell transplantation: do glomerular lesions represent renal graft-versus-host disease? Clin J Am Soc Nephrol, 2006, 1(4):685-694.
50. REDDY P, JOHNSON K, UBERTI JP, et al. Nephrotic syndrome associated with chronic graft-versus-host disease after allogeneic hematopoietic stem cell transplantation. Bone Marrow Transplant, 2006, 38(5):351-357.
51. KAWAKAMI K, WATANABE Y, MUKAI K, et al. Nephrotic syndrome with extensive mesangiolysis as a clinical manifestation of chronic graft-versus-host disease (GVHD). Int J Hematol, 2005, 82(3):270-272.
52. SUEHIRO T, MASUTANI K, YOKOYAMA M, et al. Diffuse proliferative glomerulonephritis after bone marrow transplantation. Clin Nephrol, 2002, 58(3):231-237.
53. KEMPER MJ, GÜNGÖR T, HALTER J, et al. Favorable long-term outcome of nephrotic syndrome after allogeneic hematopoietic stem cell transplantation. Clin Nephrol, 2007, 67(1):5-11.
54. MILLER BW. Chronic kidney disease in solid-organ transplantation. Adv Chronic Kidney Dis, 2006, 13(1):29-34.
55. CHANDRAKANTAN A, DE MATTOS AM, NAFTEL D, et al. Increasing referral for renal transplant evaluation in recipients of nonrenal solid-organ transplants: a single-center experience. Clin J Am Soc Nephrol, 2006, 1(4):832-836.
56. OJO AO, HELD PJ, PORT FK, et al. Chronic renal failure after transplantation of a nonrenal organ. N Engl J Med, 2003, 349(10):931-940.

57. BLOOM RD, REESE PP. Chronic kidney disease after nonrenal solid-organ transplantation. J Am Soc Nephrol, 2007, 18(12):3031-3041.

58. BARTON TD, BLUMBERG EA, DOYLE A, et al. A prospective cross-sectional study of BK virus infection in non-renal solid organ transplant recipients with chronic renal dysfunction. Transpl Infect Dis, 2006, 8(2):102-107.

59. SCHMID H, BURG M, KRETZLER M, et al. BK virus associated nephropathy in native kidneys of a heart allograft recipient. Am J Transplant, 2005, 5(6):1562-1568.

60. LIMAYE AP, SMITH KD, COOK L, et al. Polyomavirus nephropathy in native kidneys of non-renal transplant recipients. Am J Transplant, 2005, 5(3):614-620.

61. BARBER CE, HEWLETT TJ, GELDENHUYS L, et al. BK virus nephropathy in a heart transplant recipient: case report and review of the literature. Transpl Infect Dis, 2006, 8(2):113-121.

62. STIGANT CE, COHEN J, VIVERA M, et al. ACE inhibitors and angiotensin Ⅱ antagonists in renal transplantation: an analysis of safety and efficacy. Am J Kidney Dis, 2000, 35(1):58-63.

63. HAUSBERG M, BARENBROCK M, HOHAGE H, et al. ACE inhibitor versus beta-blocker for the treatment of hypertension in renal allograft recipients. Hypertension, 1999, 33(3):862-868.

64. BORCHHARDT K, HAAS N, YILMAZ N, et al. Low dose angiotensin converting enzyme inhibition and glomerular permselectivity in renal transplant recipients. Kidney Int, 1997, 52(6):1622-1625.

65. TRAINDL O, FALGER S, READING S, et al. The effects of lisinopril on renal function in proteinuric renal transplant recipients. Transplantation, 1993, 55(6):1309-1313.

66. BOCHICCHIO T, SANDOVAL G, RON O, et al. Fosinopril prevents hyperfiltration and decreases proteinuria in post-transplant hypertensives. Kidney Int, 1990, 38(5):873-879.

67. BUNKE M, GANZEL B. Effect of calcium channel antagonists on renal function in hypertensive heart transplant recipients. J Heart Lung Transplant, 1992, 11(6):1194-1199.

68. CHAN C, MAURER J, CARDELLA C, et al. A randomized controlled trial of verapamil on cyclosporine nephrotoxicity in heart and lung transplant recipients. Transplantation, 1997, 63(10):1435-1440.

69. FASSI A, SANGALLI F, COLOMBI F, et al. Beneficial effects of calcium channel blockade on acute glomerular hemodynamic changes induced by cyclosporine. Am J Kidney Dis, 1999, 33(2):267-275.

第十六篇

代谢性疾病肾损害

第一章
糖尿病肾脏疾病

糖尿病肾脏疾病（diabetic kidney disease，DKD）是世界上导致终末期肾脏病（end stage renal disease，ESRD）最常见的原因。尽管近年因加强管理，发病率有所下降，但患病率仍高。在过去的十年里，中国DKD的发病率及患病率均大大上升。DKD的发病机制复杂，包括遗传因素、血流动力学改变、代谢因素和环境因素。氧化应激和炎症是DKD的主要发病机制。肾素-血管紧张素-醛固酮系统（RAS）、内皮素、转化生长因子β、结缔组织生长因子和胰岛素/胰岛素样生长因子通路在糖尿病状态下被激活，导致足细胞脱落，血管内皮损伤，系膜激活，肾小管上皮细胞表型转分化。组织学上，DKD主要表现为肾小球基底膜增厚、肾小球系膜区增宽和小动脉透明变性；临床上，DKD病人在早期阶段表现为肾小球高滤过，然后在数十年内逐渐发展为微量蛋白尿、大量蛋白尿，以至ESRD。然而，新的治疗包括严格的血糖控制和RAS抑制剂，如血管紧张素转换酶抑制剂（ACEI）和血管紧张素受体拮抗剂（ARBs）的运用改变了这种典型的发展模式。除了微量蛋白尿，我们需要开发更好的和早期的生物标志物，预测从DKD到ESRD的进展。DKD的诊断主要依靠临床表现，但是，如果患者（特别是2型糖尿病患者）的表现不典型，需要肾活检以明确病理诊断。其主要治疗包括控制血糖和血压以及ACEI或ARBs类药物的运用。ACEI或ARBs类药物有部分肾脏保护作用，联合ACEI和ARBs或ACEI和肾素阻滞剂类药物虽然能够更完全地阻断RAS，但未能显示额外的益处且有明显的副作用。因此，开发DKD治疗的新手段迫在眉睫。大量的证据表明，在DKD动物模型中，针对糖基化终末产物、ROS、炎症和生长因子的药物有肾脏保护作用，并且早期临床研究显示这些药物能够减少DKD患者的蛋白尿。然而，大型临床试验或失败或还在进行中。因此，我们需要更多的研究来更好地明确DKD的发病机制并研发这种严重危害大众健康疾病的新疗法。

第一节　DKD的流行病学

DKD是世界上导致ESRD最常见的原因，在过去的数十年里由于糖尿病患者的增加，其发病率和患病率也随之大大上升。严格的血糖控制以及ACEI/ARBs的应用降低了DKD的发病率和疾病进展，但DKD患病率仍然居高不下。在中国由于人们生活方式的改变，2型糖尿病发病率增加导致了DKD的发病率及患病率均大大上升。

一、DKD的发病率和患病率

近年来，美国和中国糖尿病患病率分别达到总人口的8.3%和9%[1]，全球的患病人口为3.47亿人。在美国，DKD是ESRD最常见的原因（占44%）[2,3]。在欧洲、亚洲的一些国家，DKD同样也是ESRD病人最常见的原因（30% ~ 50%不等）[2]。最近的研究表明，中国DKD的发病率和患病率一直在上升，但具体数据仍不明确[4,5]。图16-1-1-1比较了美国和中国ESRD新发病例的病因。

1型糖尿病患者DKD的流行病学研究已非常成熟，其临床发病时间已知晓。大约有20% ~ 30%的糖尿病患者在平均15年后会出现微量蛋白尿[6]。这些患者中不到一半将进展为有明显临床症状的肾病。有研究表明，25% ~ 45%的糖尿病患者将发展为临床症状明显的DKD[6,7]。糖尿病患者ESRD的总体发生率也非常可观。有报道称，在初步诊断之后的20年期间其发生率为4% ~ 17%，30年大约为16%[8]。图16-1-1-2显示了糖尿病发展成不同期CKD的比例。

糖尿病CKD的患病率在很大程度上取决于确立DKD的诊断标准。在美国，DKD患病率的最佳流行病学调查可能来自全国健康和营养调查报告（NHANES）[9]。1999—2006年，有8 188名参与者接受调查，提供糖尿病调查问卷的相关数据，并提供样品以分析空腹血糖、血清肌酐、尿白蛋白/肌酐比值（ACR）。在被诊断为糖尿病的826个人中，通过美国肾脏基金会分类（CKD 1 ~ 4期）定义的CKD达到39.6%，而且糖尿病前期的CKD患者达到41.7%。使用CKD的严格定义即肾小球滤过率（eGFR）为15 ~ 59ml/（min · 1.73m^2），或ACR>30mg/g，糖尿病患者中CKD的患病率为38.5%。如果采用CKD分期，3期或4期CKD的患病率为13.8%。在中国，由于糖尿病患者增多，DKD的发病率和患病率已经大大增加。基于上海的一个研究中心数据表明，糖尿病患者微量

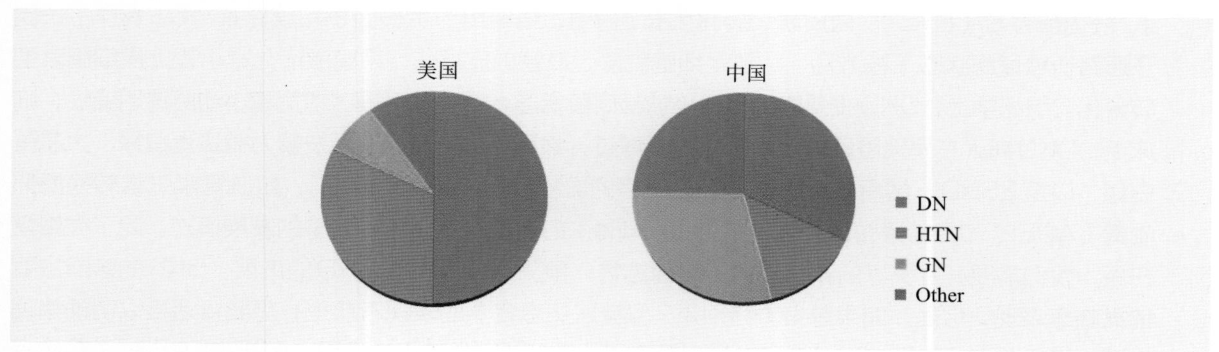

图 16-1-1-1　美国和中国 ESRD 新发病例的病因

新发 ESRD 的病因构成在中美之间的比较：美国的数据来自 2013 年 USRDS，中国的数据来自 Zuo L. Current status of maintenance hemodialysis in Beijing，China. Kidney Int，2013，3:167-169.

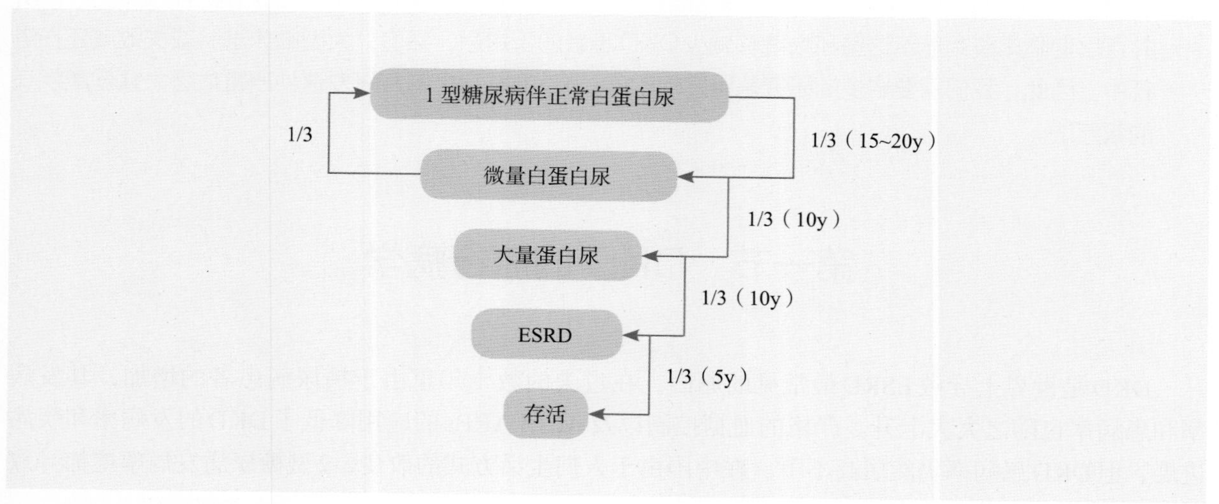

图 16-1-1-2　显示了糖尿病发展成不同期 CKD 的比例

1 型糖尿病患者的 DKD 进展示意图。据估计，1 型糖尿病患者中约 1/3 在 15 ~ 20 年发展至微量白蛋白尿，这些患者中又有 1/3 在 10 年内进展为大量蛋白尿，后者中又有 1/3 通过 10 年进展为 ESRD，这部分病人的 5 年存活率为 1/3。此外，1/3 的微量白蛋白尿患者病情可以逆转

蛋白尿、大量蛋白尿和CKD的患病率分别为22.8%、3.4%和29.6%[4]。中国人口DKD的总发病率保持相对较低的原因可能是因为许多患者新诊断为糖尿病，他们将在未来的几年逐步发展为DKD。因此，预计中国DKD的发病率和患病率将在未来10年显著增加。

二、ACEI使用前后的发病率和患病率

虽然由糖尿病引起的ESRD不断升高，但近来由DKD引起的ESRD的总体发生率有所下降，这表明DKD患者寿命延长[2]。几项研究证实了新的治疗方案在最近20年对DKD的发病率和患病率的影响，这些治疗方案包括严格的血糖控制和RAS阻断剂的应用。

芬兰的一项研究评估了在1965—1999年期间对20 005名糖尿病患者长期观察的结果[10]。在17年的随访期间，只有632例患者发展为ESRD，其中20年和30年的累计发病率分别为2.2%和7.8%。DCCT/EDIC试验的1型糖尿病人群中，接受强化治疗组的受试者，平均30年中只有不到2%（10/711）发展为肾功能不全（血清肌酐>2.0mg/dl或肾脏替代治疗）[7]。

除了控制血糖，更积极的降压和RAS阻断剂的运用虽然不能阻止却可以延缓DKD的进展速度。1型糖尿病患者出现明显肾病表现通常是在糖尿病发病的10 ～ 15年之后。那些在没有蛋白尿时即开始使用RAS阻滞剂的患者、经过20到25年进展为明显的肾脏疾病的风险每年仅1%左右[11]。对Joslin诊所里[12]伴有大量蛋白尿的1型糖尿病患者的评估表明，在1991—1995年、1996—2000年和2000—2004年三个时期ESRD的发病率没有变化，但是进入ESRD的时间明显延迟。这些数据表明，早期干预可以防止进入DKD和显著减缓病情发展。然而，当1型糖尿病发展到大量蛋白尿阶段，目前的治疗成效不大。

运用现代疗法同样可以降低2型糖尿病患者发展至ESRD的概率，甚至在风险极高的人群（如Pima印第安人）也是这样。例如，糖尿病ESRD的发病率从1991—1994年到1999—2002年期间出现了大幅下降［从32例/（1 000患者·年）降到15例/（1 000患者·年）］[13]。一项英国糖尿病患者的前瞻性研究（UKPDS）提供了一些关于主要来源于白种人2型糖尿病患者DKD发展的可靠数据[14]。UKPDS旨在比较不同治疗方案对新诊断的2型糖尿病患者血糖的控制和糖尿病并发症的疗效。结果证实DKD的改善与控制血糖有关。在另一项研究中，观察1982—1988年和2001—1988年两个时期Pima印度安人群蛋白尿和CKD的患病率[15]。尽管控制高血压药物和RAS阻断剂使用增加，ACR>30mg/g患者的患病率仅略有下降，从27.6%降至22%。此外延缓CKD［eGFR<60ml/（min·1.73m^2）］的进展也并不显著（47.9% vs 43.6%）。这可能与这两个阶段的血糖控制不佳和肥胖增加有关，因为糖化血红蛋白（HbA1C）几乎没有变化（8.3% vs 8.4%），而身体质量指数（BMI）从32.9增加到37.0（P<0.0 001）。在国际上提出DKD新的诊治方法的前后，中国尚无DKD发病率和患病率的数据。

第二节　DKD的发病机制

DKD的发病机制复杂，包括遗传因素、代谢因素、流动力学改变等多方面因素（图16-1-2-1）。

一、DKD的遗传学研究

某些种族比其他种族更易发展为DKD。美国肾脏数据系统显示，2010年糖尿病ESRD在美国的发病率在白种人为117.8/百万，拉美裔310/百万，印第安人333/百万，非洲裔美国人425/百万[16]。中国人口DKD的精确发病率仍不知晓。我们一直在努力确定遗传风险变异，并以此来推算糖尿病患者中出现肾病的比例。通常有三种方法（遗传学关联分析、遗传连锁和全基因组关联分析），然而大部分的研究都有待进一步证实[16]。

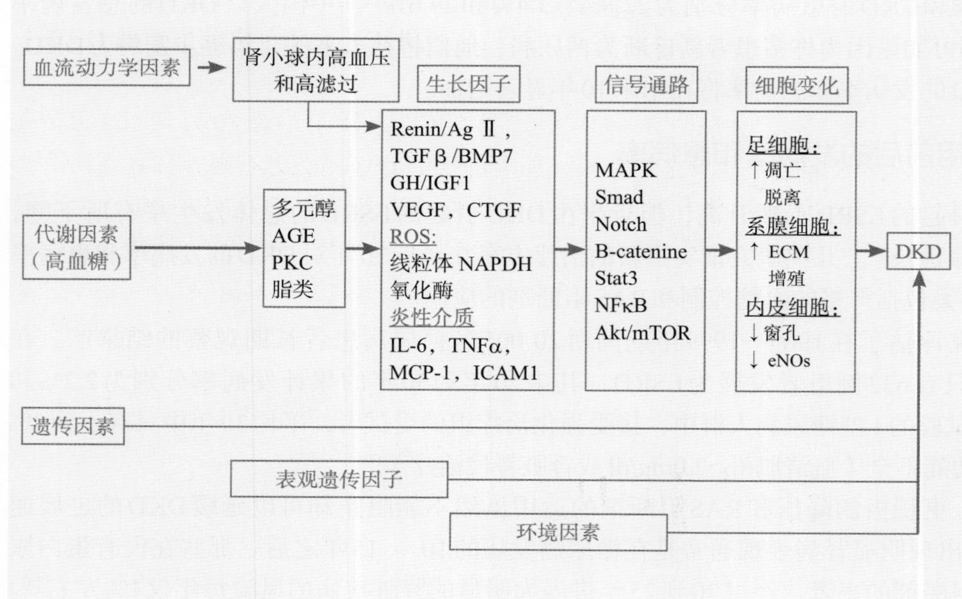

图 16-1-2-1 DKD 的发病机制

DKD 的发病机制可归纳为包括血流动力学、基因、表观遗传、代谢、环境因素等

1. 全基因组连锁研究　全基因组连锁研究已经证实了 DKD 易感基因的染色体位点，包括 3q，7q，10p，14q 和 18q。美国 NIH 资助的糖尿病肾病遗传（FIND）研究最近报道了糖尿病肾病患者从非洲裔美国人、美国印第安人、欧裔美国人到墨西哥裔美国人的最大全基因组的关联调查[17]。样本包含 1235 个家系的 2616 名 DKD 或非 DKD 和 3089 名检测了 ACR 的人。在普通人群中没有发现与 DKD 相关的易感基因。欧裔美国人家庭 6 号染色体的变异，美国印第安人家庭的 7 号染色体变异与 DKD 的发病相关。而非洲裔美国人的 3p 和 16q 染色体，欧裔美国人的 7q 染色体，和墨西哥裔美国人的 22q 染色体变异与尿 ACR 的出现相关。然而，FIND 研究发现了墨西哥裔美国人染色体 20q11 上控制数量性状的基因位点（QTL），欧裔美国人 15q21 和混血民族 10p12 上 QTL 的位置与 eGFR 相关。在这些连锁和关联位点中，找到与 eGFR 相关的位点，将为 DKD 患者的肾功能分析和发现新的诊断标记物提供新的途径[18]。有趣的是，最相关的 22 号染色体与 *APOL1* 基因区域相重叠，而 *APOL1* 基因与非裔美国人的非糖尿病性肾病有关[19,20]。最近的研究表明，非洲裔美国人 APOL1 与 DKD 无关[21]。DKD 低水平的遗传关联性也许是因为糖尿病患者缺乏肾组织活检以明确诊断，因为受试者中可能有高达 25% 的患者为非糖尿病性肾脏疾病。

2. 候选基因的研究　有大量寻找候选基因的研究，*ACE* 基因被认为与 CKD 的发病和进展以及与 ACEI 和 ARBs 的疗效密切相关。ACE I/I 基因型可以防止 1 型和 2 型糖尿病肾病的发展和恶化，并且可以延缓非糖尿病性肾病的蛋白尿进展。对表现为 I/I 基因型的 1 型和 2 型糖尿病患者，ACEI 对于正常蛋白尿或微量白蛋白尿期的患者均有显著疗效；而对 D/D 基因型的 2 型糖尿病肾病临床期的患者，ARB 的治疗效果更明显。此外，一组颇具说服力的数据显示吞噬和细胞运动 1（*ELMO1*）基因是另一个候选基因。*ELMO1*，位于染色体 7p14，2005 年在日本的 2 型糖尿病患者中筛选 80 000 单核苷酸多态性（SNPs）后，第一次发现其与糖尿病肾病（OR 2.67）的相关性[22]，并在对非洲裔美国人 2 型糖尿病患者的一份独立报告中得到证实[23]。最近，虽然 OR 减少到 1.24，但在 1 型糖尿病患者糖尿病肾脏的基因病学（GoKinD）研究中还是发现了 *ELMO1* 的这种相关性[24]。对 Pima 印度人口的研究也显示了 *ELMO1* 中 SNPs 的相关性[25]；然而，这些相关性在非裔美国人中得到了相反的结果，表明这个基因的复杂作用。GENIE 研究了 1 型糖尿病发生糖尿病肾病的关联基因。GENIE 观察了 6366 例拥有相近的欧洲血统的 1 型糖尿病患者（有或没有糖尿病肾病），这些病例来自英国和爱尔兰共和国（U.K.-R.O.I）所有糖尿病肾脏遗传病学研究，芬兰糖尿病肾病研究（FinnDiane），以及美国糖尿病肾脏的基因研究（U.S.GoKinD）再分析的数据。他们发现 EPO 启动子 rs161740 多态性与增生性视网膜病变和 ESRD 的联合表现关联甚少：（U.K.-R.O.I OR

1.14, P=0.19；FinnDiane OR 1.06, P=1.06）。在美国的扩大研究证明 *ELMO1* 位点和基因区域与糖尿病肾病相关联，但 GoKinD 仅显示微小的统计学意义。总结这些研究，大部分之前报道的 DKD 关联基因无法得到重复 [26]。

3. 全基因组关联研究　全基因组关联研究（GWAS）是在整个基因组中对 10 万到 100 万密集 SNPs 进行的检测分析。GWAS 的主要缺点是对疗效不显著的疾病的检测能力有限，并且需要大样本。GoKinD 研究收集了一大组伴或不伴有肾脏疾病的 1 型糖尿病患者和具有 360 000 个 SNP 基因分型的 1700 名对照者。虽然由于研究病例数的不足，没有发现有意义的 SNPs，但是在 DCCT/EDIC 队列四个区域进行了再评估，其中发现了两个区域（9q 和 11p）有意义。9q 区域与几个公认的基因相近，包括 ezrin radixin，moesin（FERM）domain-containing 3。11p 位于 cysteinyl-tRNA 合成酶基因的内显子。为了判断这些区域是否与 2 型糖尿病 DKD 有关联，最近在日本运用候选基因 SNP 的方法对四个独立研究人群进行评估。经过多次测试仍没有发现有意义的区域。然而，运用荟萃分析的方法，在最初的 GWAS 研究后，发现 13 号染色体与 2 型糖尿病的肾损伤相关 [27]。一些基因研究小组提出，基因罕见变异比基因频繁变异更具意义（1% ~ 5% 的微小等位基因频率）。最近的一项研究报告称，他们在 GoKinD 收集的数据中发现染色体 11p15.4（CARS 附近的基因）和 13q33.3（在 MYO16 和 IRS2 之间的一个基因间区域）是 1 和 2 型糖尿病导致肾脏疾病的易感基因位点 [28]。总的来说，尽管有些基因对发病具有一定的影响，但是大多数专家认为，遗传学对 DKD 发病的贡献有限 [29]。

二、血流动力学因素——肾小球高滤过和肥大

在1型和2型早期糖尿病患者的亚组中，患者表现为肾脏肥大以及肾小球滤过率（GFR）异常增加[30]，称为高滤过。报告中指出早期1型糖尿病发生高滤过比2型糖尿病多，并且随GFR测量方法的不同而发生变化。特别是，以肌酐为主的估算GFR（eGFR）低估了早期糖尿病的GFR，并且不适用于检测高滤过发生的基线[31]或在高血糖钳夹试验期间发现GFR的升高[32]。因此，在目前的常规医疗工作中尚不能准确确定糖尿病患者是否进入肾小球高滤过状态。

在糖尿病早期出现肾脏肥大和肾小球高滤过可能增加进入ESRD的风险[33]。即使糖尿病患者肾小球高滤过转为GFR下降，糖尿病肾脏仍存在高滤过，这可以解释为什么eGFR<60ml/（min・1.73m^2）的糖尿病患者，如果其肾脏仍然肥大，在未来5年内更容易进展为ESRD[33]。因此，糖尿病肾脏早期的肥大和高滤过可能被视为在多年后导致DKD的信号。为何糖尿病引起肾脏的早期快速肥大、体重却下降还缺乏一个完整的解释。在实验性糖尿病模型，高血糖是引发肾脏肥大的必要条件，可能通过一个或多个生长因子如IGF-1、TGF-β、VEGF、血管紧张素Ⅱ等的短暂增多导致[34]。糖尿病后期的肾脏肥大可能是蛋白质分解减少、合成增加的结果[35-37]。糖尿病激活蛋白激酶C（PKC）也可以影响肾脏肥大[38]。糖尿病肾脏肥大也与能量传感器，即腺苷活化蛋白激酶（AMPK）的磷酸化表达下降有关，AMPK协调监管消耗或产生ATP的途径。在链脲霉素引起的糖尿病动物模型中，二甲双胍和AICAR（AMPK激动剂）减轻肾脏肥大的作用独立于血糖水平的控制[39]。哺乳动物AMPK下游因子是雷帕霉素和S6激酶的靶目标，两者均可以控制糖尿病的肾脏肥大[40]。

三、代谢紊乱

1. 高血糖　高血糖在 DKD 发病机制中的作用在大量临床试验包括针对 1 型 DM 的 DCCT 和 EDIC 试验，和 2 型 DM 的 UKPDS 和 ADVANCE 试验中得到证实 [7,41-44]。高血糖引起 DKD 的机制在细胞水平和动物模型中得广泛研究。诸多机制试图解释高血糖和 DKD 以及其他血管并发症之间的关系 [45,46]，见图 16-1-2-2。众所周知，高血糖激活多元醇（或醛糖还原酶）途径。醛糖还原酶活性增加导致 NADPH 的损耗，细胞谷胱甘肽水平降低，以及氧化应激增加。然而，在 DKD 状态下醛糖途径的作用仍不确定。高血糖也增加己糖胺通路活性，这可能在 DKD 中发挥作用。众所周知，高血糖在细胞内和细胞外均增加氧化应激的产生和糖基化终末产物（AGEs）的形成。最后，

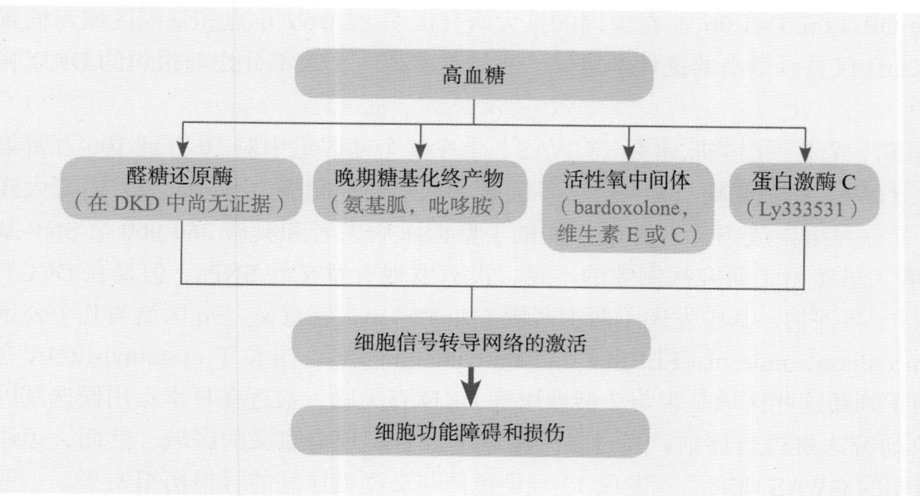

图 16-1-2-2 高血糖诱发的信号通路
糖尿病肾病中高血糖诱导肾小球细胞损伤的途径，包括足细胞凋亡、肾小球系膜细胞增殖和血管内皮细胞损伤。这些途径的抑制剂以红色显示

高血糖可以增加蛋白激酶 C（PKC）亚型的活性。大量活性氧（ROS）导致 AGE 的形成，反过来 AGE 刺激更多的活性氧生成。ROS 和 AGE 均可激活 PKC。因此，所有这些通路相互串扰，导致糖尿病并发症的恶性循环[45,46]。

2. 糖基化终末产物的作用　高糖导致的众多不可逆转的变化之一是糖基化终末产物（AGEs）的生成和积累。AGEs 是由一系列复杂的平行和继发因素所产生，这些反应统称为 Maillard 反应。被广泛研究的重要 AGEs 有 *N*-carboxymethyl-lysine（CML）N-carboxyethyl-lysine（CEL）和 pentosidine。含 AGE 饮食是循环和组织中 AGEs 的一个主要来源。来源于食物的 AGEs 可以被吸收，进一步与组织蛋白反应[47]。糖尿病小鼠的低 AGE 饮食可以改善肾病疾病[48]。由内源性细胞蛋白质水解和外源性食物中摄入的水解蛋白产生的糖基化自由加合物在血浆中被发现，并主要由尿液排出[49]。糖基化自由加合物和 AGE 修饰蛋白在糖尿病合并肾衰竭患者中明显增加。

高血糖能引起由线粒体产生的活性自由基分子超氧化物的生产过剩，反过来，又可激活其他过氧化物包括AGE的产生[46]。氧化应激的结果之一是谷胱甘肽的减少，这可能是通过降低乙二醛酶活性，导致MG和MG来源的AGEs的过度积累[50]而完成。同时，有证据表明，在糖尿病状态下ROS的生成增加[51]，并且AGE本身就可产生ROS。AGE与RAGE的相互作用通过NADPH氧化酶和线粒体通路的激活导致氧化应激[52]。此外，甲基乙二醛抗氧化蛋白的变性可能削弱其功能，从而进一步增加ROS的生成[53]。因此，在高血糖状态下ROS和AGE（MG）之间形成恶性循环，从而导致糖尿病患者的组织损伤。

在糖尿病患者中，循环和组织中的AGE均增加。非糖尿病动物注入了AGE后发生了类似于DN的组织学变化，包括GBM增厚，肾小球体积增加，肾小球硬化，蛋白尿产生[54]。通过减少AGE饮食或利用药物抑制AGE的形成（氨基胍）以减少AGE的沉积，已被证明在动物模型中可以改善微血管疾病和糖尿病肾病[55]。这些发现提供了强有力的证据，表明AGEs在DN的发病机制起着至关重要的作用。AGE在DN的广泛影响可以大致分为两类：基质蛋白的受体非依赖性效应和细胞功能的受体介导效应。通过观察早期与晚期DN患者局部AGE的变化来研究肾小球开始损伤的时间点，Horie和他的同事们[56]发现增强的CML沉积在有早期结节病变增宽的系膜基质和增厚的肾小球毛细血管壁上，但在非糖尿病的肾脏没有被发现。通过基质金属蛋白酶抑制了AGE修饰的ECM蛋白质的降解，从而导致细胞外基质清除异常[57]。AGE修饰对病理的影响不仅局限于容易产生循环氧化或羰基应激的细胞外蛋白质，细胞内AGE前体的产生也通过几种机制破坏细胞。第一个机制是包括生长因子的细胞内蛋白质的修饰[58]。第二个机制是这些AGE前体可以分散在细胞外并修饰附近的细胞外基质分子如层粘连蛋白[59]，从而改变基质和细胞之间的信号传导最终导致细胞功能紊乱。

AGEs可通过细胞表面受体相互作用转换信号，诱导产生一系列炎症因子和其他引起组织损伤的因子。这导致糖尿病患者动脉粥样硬化加速和微血管并发症如肾病等的进展[60]。AGE受体（RAGE），是免疫球蛋白中的一员，被描述为AGE的一个细胞表面受体[60]。RAGE的配体包括内生形成的AGE、来自食物的AGE以及一些炎性配体（S100/ calgranulins amphoterin）。AGE前体可以分散在细胞外并修饰循环血液中的蛋白质如白蛋白。上述修饰过的循环血液中的蛋白质和配体与RAGE结合导致炎性细胞因子和生长因子的产生[60]。虽然已经表明RAGE介导MAPK（ERK1.2）、PKC和可能激活Stat3，目前尚不清楚RAGE如何直接与下游信号转导分子相互作用。糖尿病RAGE纯合子的裸鼠不发展为DN[61]。RAGE裸鼠也能免受多柔比星诱导的ROS介导的足细胞损伤[62]。虽然体外研究表明系膜细胞表达RAGE，但体内研究表明RAGE主要由足细胞表达，并且其在糖尿病肾脏的足细胞表达增加[60]。AGE在DKD中的作用总结在图16-1-2-3。

3. 蛋白激酶C（PKC） 高糖环境下，重新合成的甘油二酯（DAG），一个主要的内源性PKC激活剂很可能导致了PKC活性的增强。在高糖状态下，DAG前体即glycerol-3-phosphate的增加导致了甘油二酯（DAG）水平逐渐增加[63]。活性氧、游离脂肪酸和生长因子在糖尿病患者也可能导致PKC激活[64]。多个PKC亚型可能由高血糖激活[63]。PKC的激活引发了一个复杂的可能改变结合到相应基因启动子区域的转录因子的胞内信号转导网络系统，这可改变基因表达。血管通透性、血管生成、细胞生长和凋亡，血管扩张，细胞因子激活，基底膜增厚和细胞外基质扩张等改变都与PKC活性增加有关[63]。PKC抑制剂减少了动物模型的肾小球高滤过和蛋白尿。多个PKC同种型与糖尿病肾病的发病相关。除外特殊亚型的小鼠实验表明PKCα的活化导致了蛋白尿的发展、PKCβ导致肾小球肥大和系膜扩张[65,66]。两种亚型均可能导致ROS的生成，在糖尿病肾病的进展中起着实质性的致病作用[65]。典型的PKCα和PKCβ亚型的双重抑制剂可预防实验小鼠的糖尿病肾病进展[66]。

PKCβ1单核苷酸多态性（SNPs）与DN相关性研究发现[67]，增加PKC亚型活性的突变可提高人类DN易感性。在动物实验研究中，旨在降低PKC表达的方法可能有利于减缓糖尿病肾病的进展；然而，在迄今为止的人类研究中这方面的结果相当不确定[68]。被最广泛研究的PKC特殊亚型抑制剂是鲁伯斯塔（ruboxistaurin）甲磺酸盐，这是PKCβ高度特异亚型抑制剂。人类研究表明，在早期糖尿病肾病，ruboxistaurin能够延缓2型糖尿病肾病的进展[69]。ruboxistaurin长期使用对肾功能的影响在三个糖尿病视网膜病变试验的二次分析中进行评估[70]。结果在平均33 ~ 39个月的随访中，没有观察到ruboxistaurin和安慰剂对肾功能影响的差异。图16-1-2-4总结了PKCβ的作用途径。

四、ROS、线粒体功能障碍、内质网应激和自体吞噬在DKD中的作用

1. ROS和线粒体功能障碍 在糖尿病肾病的发生和发展中已确定的病理生理机制中，氧化应激非常重要。ROS的增加是由于其产生的增加以及抗氧化功能的不足和/或减少。ROS可通过

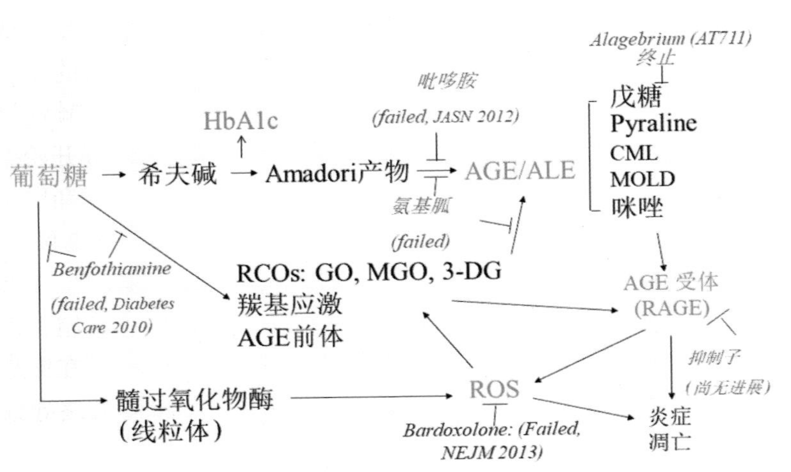

图16-1-2-3 糖基化（AGE）和氧化（ROS）通路的Crosstalk

概述AGE与ROS之间的关系。AGE通过Maillard反应生成。高血糖诱导的细胞内ROS和AGE的形成。在糖尿病肾脏中，AGE可诱导ROS的产生，ROS又能促进AGE生成，形成恶性循环。图中同时列出抑制这些通路的潜在药物及其参考临床试验

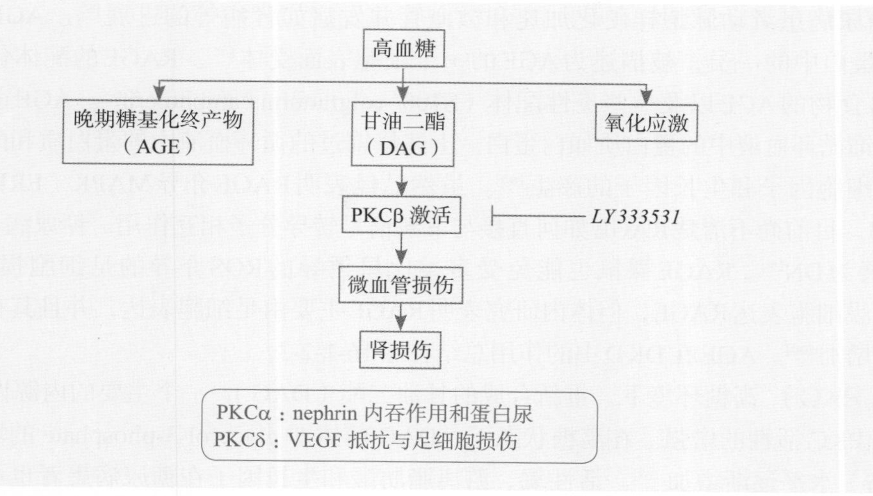

图 16-1-2-4 DKD 中 PKC b 活化的作用
概述 DKD 中 PKC b 活化的作用途径

线粒体功能障碍或 NOX4 的活化产生。在糖尿病并发症中，由高血糖导致的线粒体超氧化物的产生过盛是激活组织损伤的所有其他途径的主要引发事件[45]。此外，复合物Ⅲ活性的下降和对线粒体通透性转换（mPT）的敏感性增强在糖尿病肾脏中已被证实[71]。在高糖环境下，由于复合物Ⅰ的缺陷，AGEs 与 RAGE 会导致 NADH 依赖性的线粒体超氧阴离子自由基过度产生[72]。在啮齿类动物的肾脏表达 NADPH 氧化酶的催化亚基的 3 种亚型（Nox1，Nox2 和 Nox4）。Jha JC 等报道了 NOX4 是 DKD 小鼠肾脏 ROS 的主要来源[73]。敲除 Nox4 基因或抑制 Nox4 的活性可保护肾脏免受糖尿病造成的损伤。相比之下，Nox2 主要由巨噬细胞产生，敲除 Nox2 使巨噬细胞浸润减少却不能防止 1 型糖尿病小鼠 DKD 的发生[74]。有研究比较了 DKD 患者与无 DKD 糖尿病患者以及健康对照组的尿液代谢产物。13 种代谢产物在对照组显著降低。许多差异表达的代谢物与线粒体代谢有关联[75]，提示线粒体功能障碍是人类 DKD 的一个关键机制。最近的研究表明，ROCK1 通过促进线粒体的动力素相关蛋白 1（DRP1）进入线粒体介导高血糖诱导的线粒体分裂[76]。迄今为止，抗氧化剂还没有经人体临床试验证明其有效性。最近以 Nrf 2 为靶目标的 Bardoxolone 试验也已失败[77]。这可能部分是由于目前的药物缺乏特异性导致。针对通过调节 ROS 水平来治疗一种或多种糖尿病引起的病变的治疗，将有可能成为阻止糖尿病肾脏疾病发生和发展的有效治疗方法。

2. DKD 的自噬 自噬是一个主要的代谢途径，通过这个途径哺乳动物细胞降解大分子和细胞器并对其再利用。它对蛋白聚集体以及损坏或过量的细胞器的清除，以维持细胞内稳态和保持细胞的健康起到了关键性的作用。由高血糖及其他代谢改变诱发的受损的蛋白质和细胞器的积累与糖尿病肾病的进展有很大关联[78]。细胞自噬在热量限制和环境应激的条件下（如氧化应激）和缺氧的肾小管上皮细胞的条件下促发，甚至在足细胞正常情况下也可发生。即使在无负荷条件下足细胞展示了高自噬率，提示基础条件下足细胞需要通过自噬作用来维持细胞内环境稳定[79]。与此相反，近端肾小管细胞可增生并在基础条件下维持较低的自噬率[80]。近日有报道称，足细胞特异性自噬消耗（Atg5 基因的耗竭）导致小鼠衰老性肾小球疾病，并伴有氧化和泛素化蛋白的积累、内质网应激和蛋白尿的产生[79]。其他的研究表明，高糖刺激培养的足细胞通过抑制 Beclin-1、ATG12-5、LC3 的表达，阻止高水平的吞噬，以及抑制基底自噬，导致足细胞的滤过屏障功能损害[81]。此外，该研究报告指出，在链脲佐菌素（STZ）诱导的 1 型糖尿病条件下足细胞的自噬活性降低[81]。这些结果表明，高血糖降低足细胞的自噬活性，这可能导致糖尿病相关的足细胞损伤。自噬活性与 mTORC1 的活性紧密相关[82]。有趣的是，糖尿病小鼠和患者 mTORC1 高度激活可能与糖尿病相关的足细胞自噬抑制相关[83]。此外，足细胞肥大是糖尿病患者肾脏病变进展的前兆，高血糖环境下 mTORC1 的过度激活可能介导了足细胞肥大和变性、蛋白尿的进展和肾小球硬化[84]。这些结果表明，mTORC1 的自噬轴可能是糖尿病肾病未来的治疗靶点。有研究报道称，AMPK 的活化减轻了 STZ 诱导的糖尿病小鼠足细胞穿透性增加和足细胞功能障碍[85]。虽然仍需要进一步的证据，但是似乎自噬活化参与AMPK介导的足细胞的保护作用。不过，目前仍不清楚自噬在DKD不同分期的作用，以及是否可以开发针对自噬的药物以治疗DKD。

3. 内质网应激对DKD的作用　内质网（ER）的正常功能是折叠、修饰和降解分泌跨膜蛋白。与营养缺乏、营养过剩、改变蛋白质的糖基化、还原剂以及改变ER钙含量与氧化应激，干扰正常蛋白质折叠均具有相关性。错误折叠和未折叠蛋白的积累导致其聚集和随后的细胞毒性[86]。异常代谢状态如高血脂、高血糖、过量细胞因子和活性氧（ROS）能根据细胞类型不同来影响ER应激。足细胞中，许多因素可诱发内质网应激反应[87]。CHOP是ER应激的一个典型的标志物，而且Pavenstadt研究小组[88]第一次表明，足细胞活性氧诱导CHOP的表达。一些研究小组已经证实了肾脏内质网存在应激反应[89]。糖尿病小鼠BiP、CHOP、P-PERK和p-eIF2α的表达增加，*CHOP*基因敲除的糖尿病小鼠与野生型对比，可通过减少蛋白尿的排除而使肾脏得到保护[90]。而且，从糖尿病患者肾活检的微阵列研究发现确诊的糖尿病患者与轻度临界型糖尿病患者相比，内质网应激的相关蛋白表达明显增高[91]。在ER应激领域最重要的问题是，太多或太少ER应激均不好，因此，它使我们很难开发出药物来针对ER应激以治疗DKD。自噬和ER应激在DKD的作用总结于图16-1-2-5中。

五、生长因子

1. 肾素-血管紧张素　肾素-血管紧张素在血压（BP）和水、电解质平衡调节中的重要性已得到广泛认可[92]。血管收缩剂和血管扩张剂作用之间的平衡是由血管紧张素Ⅱ和血管紧张素1～7决定。血管紧张素Ⅱ的形成依赖于AGT、血管紧张素Ⅰ和肾素活性、血管紧张素转化酶（ACE）、ACE2和ACE无关的酶促途径（包括丝氨酸蛋白酶，如胰凝乳蛋白酶的底物）。血管紧张素1～7可以直接从血管紧张素Ⅱ通过ACE2水解形成，或间接地从血管紧张素Ⅰ经过血管紧张素1～9通过ACE2和ACE顺序水解的中间步骤而形成。血管紧张素Ⅱ的作用是通过血管紧张素Ⅱ 1型（AT1）和2型（AT2）受体和血管紧张素1～7受体来实现[93]。肾脏局部肾素-血管紧张素是独一无二的，其浓度远高于循环中的浓度[92]。

有可靠数据表明，RAS是DKD肾损伤的重要介质。传统观点认为，血管紧张素Ⅱ在肾小球血流动力学的适应和损伤中起到了核心作用，目前认为其也发挥致炎作用，从而导致趋化因子、黏附分

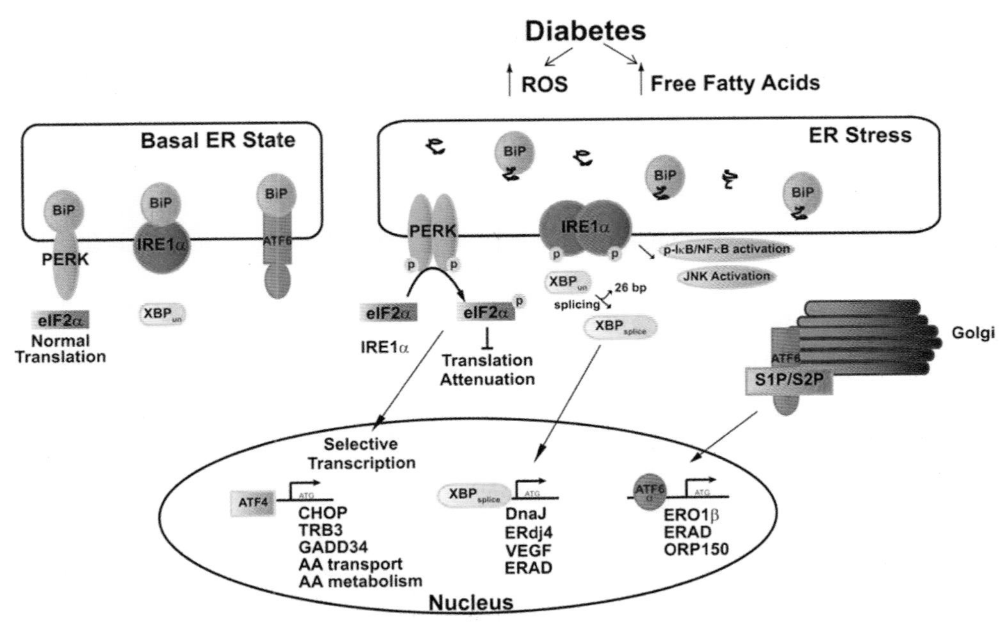

图16-1-2-5　DKD中内质网应激的作用
内质网应激在糖尿病导致的肾小球细胞损伤的机制

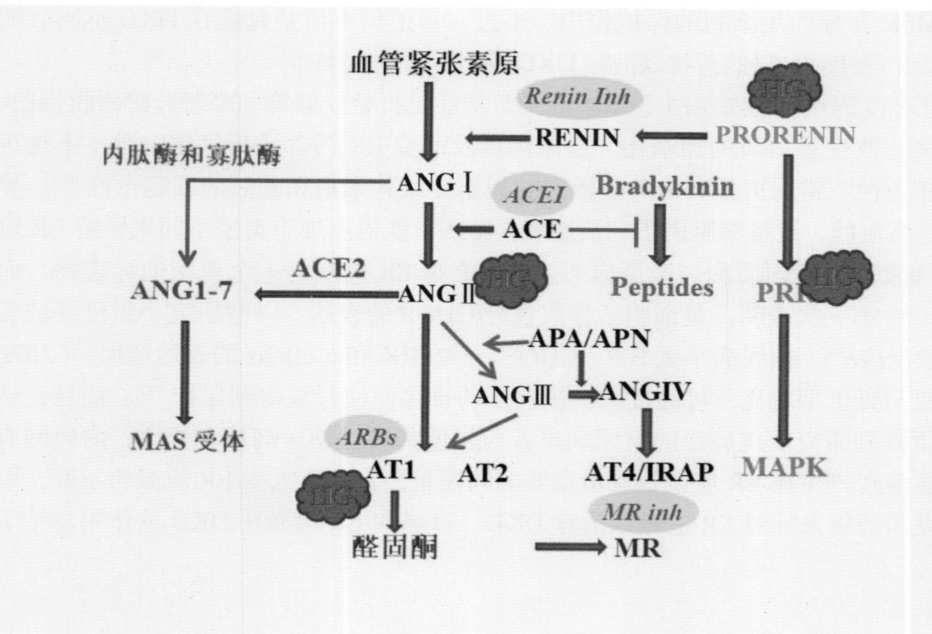

图 16-1-2-6 DKD 的肾素血管紧张素系统 RAS 系统及其在糖尿病中被高血糖激活的机制及 RAS 的潜在抑制剂

子、纤维化生长因子的上调，最终引起肾功能下降[94]。然而，直接测量都未能证实糖尿病肾内血管紧张素Ⅱ的持续升高[95]。在正常生理条件下，足细胞在维持肾小球内肾素-血管紧张素与酶活性的平衡中发挥特定的作用，这种平衡主要是促进ANG 1 ~ 7和ANG 1 ~ 9的形成，以及血管紧张素Ⅱ的降解。ANG1 ~ 7抵抗血管紧张素Ⅱ的促炎作用。在非生理环境如模拟糖尿病肾病的高血糖状态下，这些酶的活性发生改变。对局部肾小球内肾素-血管紧张素的分析将帮助我们理解DN早期发病机制[96]。最近的证据表明，直接抑制肾素能够改善DKD，表明了肾素在DKD发病机制中的直接作用。此外，功能性肾素受体能在肾小球系膜细胞中表达[97]。醛固酮逃逸已被认为是导致DKD进展的一个机制[98]。最近的动物研究也发现在肾脏疾病进展中醛固酮及其与Rac1相互作用的分子机制[99]。RAS阻断剂的临床结果将在治疗部分进行讨论。RAS在DKD中的作用总结于图16-1-2-6中。

2. 内皮素　证据表明，ET-1 的缩血管作用在 DKD 中被放大[100-102]。ET-1 的血浆浓度在肾功能下降时进一步增加并导致高血压。此外，CKD 患者尿液 ET-1 的排泄增加。CKD 研究表明，选择性 ET_AR 拮抗作用可能比混合拮抗剂更好[103]。在一些研究中，ET_AR 阻断相关的血管扩张 / 血流动力学变化降低了高达 10mmHg 的血压，但这种降压作用在伴随 ET_BR 阻断的情况下减弱[103]。此外，有报道称在糖尿病和非糖尿病情况下内皮素受体阻断能减少蛋白尿。在一项由萨利赫等人开展的研究中[104]，选择性 ET_AR 拮抗剂 atresantan（ABT-627）显著降低链脲佐菌素（STZ）糖尿病大鼠的蛋白尿和降低肾小球和血浆可溶性 ICAM-1 和 MCP-1 的浓度。此外，atresantan 防止高血糖大鼠糖尿病相关的肾小球肾病蛋白流失。atresantan 治疗与糖尿病大鼠肾脏巨噬细胞浸润减少有关[105]。在应用更先进的糖尿病肾病模型（STZ 糖尿病的 $apoE^{-/-}$ 小鼠）的研究中，选择性 ET_AR 拮抗剂 avosentan 使 10 ~ 20 周的糖尿病小鼠蛋白尿显著降低。糖尿病相关的肾小球硬化，肾小球系膜基质积聚，肾小球基质蛋白积聚和促炎和促纤维化介质基因的表达等随着 avosentan 治疗均显著减弱。这些作用不受血压的影响。avosentan 的肾脏保护作用相当于 ACEI 的作用[106]。是否此抗蛋白尿作用主要是由于 ET_AR 阻断的血流动力学作用或者抗炎、抑制活性氧簇（ROS）产生等非血流动力学因素也起到一定的作用，这仍有待确定。此外，大多数研究使用 ACEI 治疗基础上合并使用内皮素受体（ETR）拮抗剂，作为糖尿病肾病蛋白尿标准治法。这两种治疗方法均有降蛋白尿作用，但 ET_AR 阻断剂和 ACE 抑制剂之间似乎存在协同作用。这两种治疗策略均导致 ET_BR 内皮素介导效应的增加，这可能会导致血管扩张和排钠。临床研究提示在使用 ACEI 的患者身上 ET_AR 阻断也有降蛋白尿的作用[101,102]。

3. 转化生长因子 -β　转化生长因子 -β（TGF-β）是一种多功能的调节器，调节细胞增殖、分化、凋亡、黏附和各种细胞类型的迁移，并诱导产生细胞外基质蛋白（ECM）。大多数细胞类型，包括未成熟的造血细胞，活化的T细胞、B细胞、巨噬细胞、中性粒细胞和树突状细胞，均产生TGF-β和/或对其效应敏感[107]。TGF-β通过结合到含有两个远亲跨膜丝氨酸/苏氨酸激酶受体称为Ⅰ型和Ⅱ型（TβR-Ⅰ和TβR-Ⅱ）受体，形成复合物以启动细胞内信号传导。TGF-β已被视为导致DKD肾小球硬化的一个关键分子。在DKD的病理过程中，TGF-β作为关键因素通过糖尿病肾病的实验模型以及DN患者的大量研究得到证实[108]。1型和2型糖尿病患者在该疾病的早期和晚期显示出肾小管和肾小球TGF-β的表达增加，并且已经证实，这种表达与这些患者血糖控制的程度紧密相关。在糖尿病肾病的早期阶段，TGF-β1是由高血糖症和肾小球的肥大刺激产生，而在其后期阶段TGF-β的持续产生可能是受糖基化蛋白（如AGEs）和生长因子（AngⅡ，PDGF）的刺激。TGF-β通过刺激MCs产生Ⅰ、Ⅲ和Ⅳ型胶原、层粘连蛋白、纤连蛋白和硫酸乙酰肝素蛋白多糖以及通过抑制基质降解导致肾小球ECM的积聚[109]。TGF-β1转基因小鼠通过增加循环中TGF-β1的表达导致肾病的进展，足细胞在肾小球硬化过程早期阶段即发生凋亡，并在糖尿病肾病中介导足细胞去分化[110]。TGF-β还调控许多血管内皮功能[111]。在CKD的进展中TGF-β1也介导相应的肾小管病理事件，如间质纤维化、EMT样变、上皮细胞凋亡和增殖[111]。

TGF-β在肾脏疾病的复杂作用　提供了大量分子靶点的治疗手段。用抗体直接阻断TGF-β或抑制TβR-Ⅱ的疗法显著降低细胞外基质的过度沉积，并可改善CKD肾纤维化[112]。BMP-7可以抑制TGF-β的作用。在慢性肾损伤的小鼠模型中，重组人BMP-7全身用药可逆转TGF-β诱导的EMT产生，并促进严重受损的肾小管上皮细胞修复，也可逆转慢性肾损伤[113]。一项有趣的研究表明，ACEI治疗可降低糖尿病肾病患者血清中TGF-β的水平。经过治疗的患者往往能够更好地维持肾功能，这意味着ACEI治疗部分通过抑制TGF-β产生来保护肾脏[114]。然而，人类肾脏疾病与TGF-β的临床试验仍相当有限[115]。其中一个问题是TGF-β的免疫调节效应使抗TGF-β治疗可能会加重炎症。TGF-β对DKD的作用总结于图16-1-2-7。

4. 结缔组织生长因子　许多肾小球，肾小管间质和血管细胞可以产生结缔组织生长因子（CTGF），并且与糖尿病相关的许多因素可以刺激CTGF表达，包括高血压、高血糖、高脂血症[116]。CTGF是细胞外基质积聚的一个关键介质，并且是协调纤维化的最后共同通路[117]。CTGF已被证实可增强TGF-β的纤维化活性[118]和抑制抗纤维化和再生因素BMP-7的作用[119]。在1型糖尿病患者，血浆和尿CTGF水平与蛋白尿程度和肾功能不全的进展有关[120]，血浆CTGF水平是血管疾病以及ESRD死亡率和进展的独立危险因素[119]。在糖尿病患者肾活检标本中，CTGF mRNA表达水平升高与慢性肾小管间质损伤、蛋白尿和肾功能不全的进展有关[121]。FG-3019是重组人抗CTGF单克隆IgG1抗体，在啮齿类动物1型和2型糖尿病模型中能减轻肾功能损害。最近总结了第一阶段临床试验的结果，用FG-3019治疗DKD，观察患者微量白蛋白尿的情况，显示FG-3019治疗具有良好的耐受性，并能减少蛋白尿[122]。

5. 胰岛素/胰岛素样生长因子（insulin/IGF-1）　胰岛素信号传导在DKD中发挥了一个重要

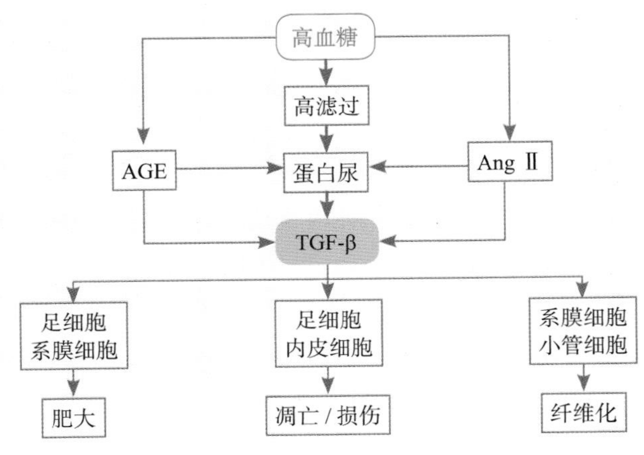

图16-1-2-7　DKD中TGF β的作用

作用[123]。Thameem 等人[124]已经发现，胰岛素受体底物 1（*IRS1*）基因 2 号染色体上的一个遗传多态性［Gly（972）Arg］与 GFR 降低有关。胰岛素先前已被证明是通过激活胰岛素受体或 IGF-IR 来刺激肾小球系膜细胞增殖[125]。最近的研究已经证实，1 型糖尿病肾小球内皮细胞暴露于高糖环境下，将会刺激 IRS1 泛素化的表达，产生过多 PKC 并导致胰岛素信号的阻断和 eNOS 的产生[126]。研究还表明，足细胞的胰岛素反应能力取决于它的成熟分化形式[127]，并需要肾脏跨膜蛋白的表达[128]。目前已知足细胞对胰岛素应答敏感。餐后胰岛素激活导致一系列的细胞应答，使其能快速适应这种变化。足细胞对胰岛素反应的累计数据表明，当足细胞受到胰岛素刺激，它迅速摄取葡萄糖，转位细胞膜离子通道以允许钙和钾进入细胞，并重组其肌动蛋白细胞骨架以允许其收缩。这使得在生物学意义上允许这个细胞应对餐后增加的 GFR[129]。为了扩展对完整肾小球足细胞胰岛素抵抗作用的认识，开发了一种转基因小鼠模型，在这个模型中使用 CRE-LOX 技术可指定敲除足细胞胰岛素受体[127]。使用膜片钳方法发现，胰岛素导致 TRPC6 迅速增加并整合到足细胞膜，同时降低 TRPC5 的表达[130]。Fornoni 团队进行的一个开创性研究[131]比较了 12 周的 db/db 小鼠与同窝出生年龄匹配的对照组，分离出的足细胞已经在这个时候显著减少对胰岛素的应答，伴有胰岛素受体消耗和 PI3K 信号通路（PKB）失活。这支持了 2 型糖尿病相关肾脏疾病与足细胞胰岛素反应减弱相关的假设。

6. 血管内皮生长因子 / 血管生成素 肾小球 VEGF-A 的活性受到在成熟肾小球毛细血管表达的可溶性抑制形式 VEGFR-1（sFlt-1）的调节。血管生成素 1（Ang-1）和 2（Ang-2 的）是参与血管生成的血管生长因子家族成员。Ang-1 的作用包括促进内皮细胞存活，维持血管周围细胞稳定性和抑制内皮通透性。Ang-1 和 Ang-2 均为 Tie-2 受体配体，主要在内皮细胞和足细胞表达；Ang-2 与 Ang-1 竞争性结合 Tie-2 受体而被认为是 Ang-1 的天然内源性拮抗剂[132]。

VEGF 和血管生成素（Ang-1/Ang-2）系统的改变在糖尿病肾小球疾病的病理中发挥重要作用[132,133]。在糖尿病的实验动物模型中肾小球 VEGF-A 及其受体上调。STZ 糖尿病大鼠，足细胞特异性 VEGF-A 的过度表达能导致糖尿病肾病的进展[134]。糖尿病患者 VEGF/VEGFR 系统的抑制与蛋白尿的改善相关[135]。然而，在糖尿病患者的发展阶段，VEGF-A 则下调[136]，提示在糖尿病的不同阶段（早期/晚期）需要对 VEGF-A 进行不同的调节。类似于 VEGF-A 的 Ang-1/Ang-2 水平的微调对肾小球滤过屏障的正常运转非常重要。在 DKD 实验动物模型中，Ang-2 表达较 Ang-1 增加[133]。具体地说，在疾病的早期阶段，存在 Ang-1 和 Ang-2 的平行上调，但随着病情的进展，Ang-1 表达逐渐下调[133]。在糖尿病的实验动物模型中 Tie-2 的表达也在肾小球上调[137]。在诱导的特异性足细胞 Ang-2 过度表达的动物模型中发现 Ang-2 增加与蛋白尿之间存在因果关系[138]。2 型糖尿病患者组与正常对照组相比，Ang-2 循环水平增加[139]，似乎指出在人类也出现类似的 Ang-2 表达失调。诱导足细胞特异性 Ang-1 缺失的动物实验表明，在糖尿病的实验模型中 Ang-1 的缺乏更易出现肾小球病变和蛋白尿漏出[140]，提示 Ang-1 具有肾脏保护作用。

血管内皮生长因子/血管生成素系统的复杂性要求对生长因子表达进行精细的治疗以达到平衡。治疗应因人而异以避免产生副作用，如一个特定的血管生长因子“过多或过少”均可导致损害。例如肿瘤性疾病的抗-VEGF 治疗导致蛋白尿和肾小球血栓性微血管病[141]。最近在糖尿病动物中进行的一项研究显示，抗 VEGF 治疗可导致高血压和 RAS 激活，因此抗 VEGF 治疗将会对维持血管内皮完整性带来不利影响。这可能提示，VEGF 的信号传导对肾脏应激具有保护作用[142]。关于血管生成素，COMP-Ang-1 的腺病毒转染（Ang-1 的修饰形式）能减少 2 型糖尿病小鼠模型（db/db 小鼠）的蛋白尿和肾损伤[143]。应该通过进一步的实验来证实调节这个途径是否对糖尿病肾病患者具有潜在治疗作用。VEGF 和血管生成素在 DKD 的作用总结于图 16-1-2-8 中。

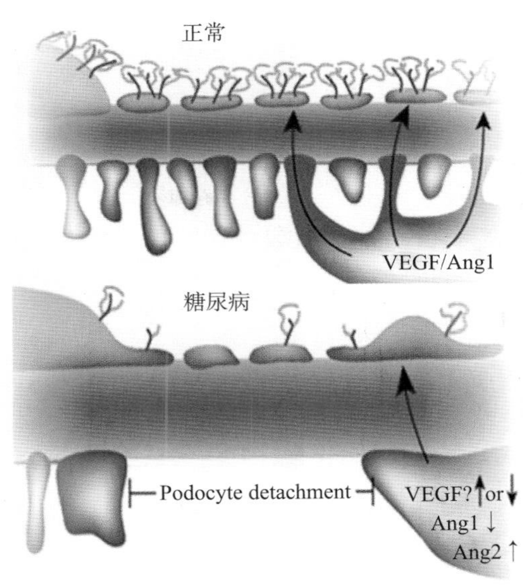

图 16-1-2-8 DKD 中肾小球内皮细胞损伤
DKD的内皮细胞损伤，在糖尿病肾脏，VEGF水平早期升高、中晚期降低。Angiopoetin-1的减少，Angiopoetin-2的增加诱发心血管生成。

第三节 DKD 的病理学

DKD的主要病理变化是肾脏细胞外基质的积累，其特点是GBM和肾小管基底膜增厚、系膜增宽和动脉硬化。现在认识到，DKD的结构变化发生在微量白蛋白尿之前，并且可作为生物标志物来预测肾脏疾病的进展。DKD的肾脏病理在1型和2型糖尿病患者之间的差异较大。 DKD肾脏病理的新分类和2型糖尿病DKD患者的非典型病理变化已汇总。

一、DKD 病理的经典表现

在光学显微镜、免疫荧光法、电子显微镜观察到的DKD病理的经典改变在表16-1-3-1进行了总结。

表 16-1-3-1 DKD 病理的经典表现

检查方法	分期	表现
光镜检查	微量蛋白尿期	肾小球的毛细血管袢肥大，基底膜轻度增厚，系膜轻度增生，肾小管上皮细胞显示空泡和颗粒变性，肾间质和小动脉无明显病变
	大量蛋白尿期	1. 肾小球毛细血管基底膜弥漫增厚，系膜基质增生，少量系膜细胞增生，肾小球的系膜基质重度增生，形成结节状硬化，该结节在PAS染色下称Kimmelstiel-Wilson结节，主要位于肾小球毛细血管襻中心区，常与微血管瘤相邻，并挤压毛细血管腔，称为结节性糖尿病肾小球硬化症
		2. 可出现肾小囊基底膜与壁层上皮细胞间出现均质蜡样或玻璃样蛋白滴，位于肾小球毛细血管基底膜和内皮细胞之间的肾小球毛细血管襻纤维素样帽状病变属于渗出性病变，严重时可导致毛细血管腔狭窄或肾小囊粘连
		3. 肾小动脉和细动脉硬化的发生率极高，最终出现球性硬化和荒废
		4. 肾小管上皮细胞空泡变性，肾小管萎缩，肾间质单个核细胞浸润和纤维化
免疫病理检查		IgG沿肾小球毛细血管基底膜细线状沉积，尤以1型糖尿病患者常见。同时，用白蛋白对照检查，也见沿毛细血管基底膜细线状沉积，说明这时沉积的IgG并非真正的免疫复合物沉积，而是因血管通透性增加所致的非特异性沉积。此外亦可见IgM沉积
电镜检查		主要表现为肾小球毛细血管基底膜（GBM）均质性增厚和系膜基质增多；无电子致密物沉积，可见足细胞足突广泛融合

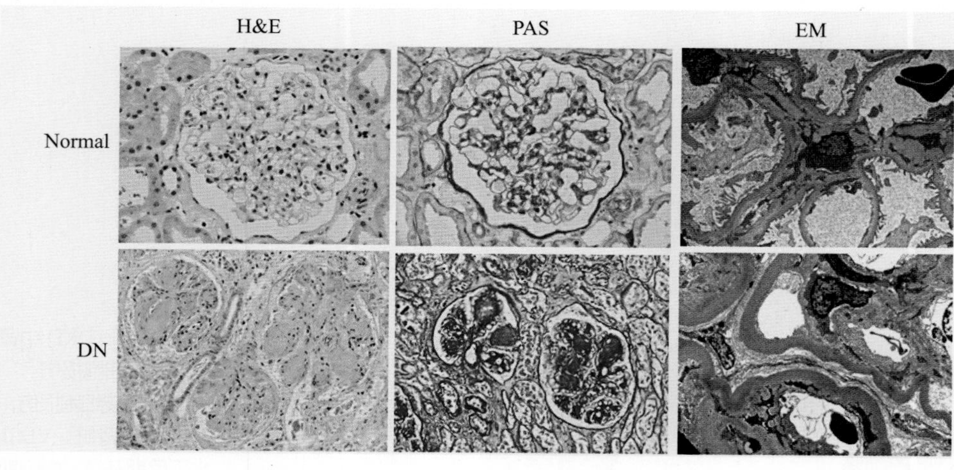

图 16-1-3-1 糖尿病肾病的病理
糖尿病肾病在光镜和电镜的典型特征。肾小球出现结节性硬化和基底膜增厚。

1型糖尿病DKD的特征表现包括三个主要的病变：弥漫性系膜扩张，GBM弥漫性增厚和入球、出球小动脉的透明变性[144,145]。可能发生相对较早（2 ~ 5年的糖尿病）的突出改变是GBM增厚和系膜基质积累，通常是全球和弥漫性的，并以类似的方式影响肾小球髓质和皮质。系膜增生可能出现在疾病早期，但通常不是晚期的主要特征。经典的弥漫性系膜（毛细血管间）硬化或结节性硬化症病变在1936年首次被Kimmelstiel和Wilson描述[144]。25%左右的晚期糖尿病肾病患者发展有结节状系膜基质的积聚。K-W结节往往伴有细胞数减少，并在系膜细胞外围有一个边缘[145]。系膜溶解和毛细微血管瘤是结节性硬化症发展的一个重要组成部分。小动脉透明变性是因为血浆蛋白的蓄积，并伴有玻璃样或透明样变性。透明变性出现在GBM和壁层上皮之间称为肾小囊玻璃滴状病变；当它存在毛细管内循环，它是一种纤维蛋白帽。透明变性也发生在FSGS并且被认为是由内皮损伤造成的。典型的组织学变化的照片如图16-1-3-1所示。

二、DKD 的新分类

2010年，肾脏病理学会做出了以下分类进一步定义1和2型糖尿病DKD的不同阶段[146]。肾小球病变的四级定义见表16-1-3-2。

表 16-1-3-2 **肾小球病变的四级定义**

分级	表现
Ⅰ级	孤立性肾小球基底膜增厚。基底膜在超过 9 岁的男性 >430nm 和女性 >395nm。没有系膜扩张、系膜基质增加，或全球硬化（>50% 肾小球）的证据
Ⅱ级	轻微（Ⅱ a 类 <25%）或重度（Ⅱ b 类 >25%）系膜扩张。如果扩张区域大于毛细管腔的平均面积，即 >25% 的肾小球膜，病变被认为较严重
Ⅲ级	在肾组织活检切片中观察到至少一个 Kimmelstiel-Wilson 病变（毛细血管间的肾小球硬化结节），和 <50% 的全球硬化
Ⅳ级	晚期糖尿病硬化。归因于糖尿病肾病的 >50% 的全肾小球硬化
间质和血管病变积分：	如果间质没有区域性纤维化和肾小管萎缩（IFTA），得分为 0；IFTA 区域 <25%，25% ~ 50%，或 >50% 得分分别为 1、2、3
	如果没有T淋巴细胞或巨噬细胞浸润，得分为0。如果浸润仅限于萎缩小管周围，或浸润区域不限，得分分别为 1、2
	如果没有小动脉的透明变性，一个小动脉，或一个以上的小动脉透明变性，得分分别为 0、1、2。此外，受影响最严重的小动脉如果没有内膜的增厚，内膜的增厚 < 血管中层，或内膜的增厚 > 血管中层，得分分别为 0、1、2

一个试点研究中，5个病理学家独立分类的25个肾活检组织显示出良好的可重复性（组内相关系数k为0.84）。虽然这个分类方案有利于病理学家，但是其临床实用性仍然未知。

三、病理结果的预测价值

病理特征对预测疾病进展有不同的影响。因为DKD的特征变化集中在肾小球，所以这部分的改变拥有最大的数据支持。大部分的数据是由Mauer等人的研究提供[144,147]，他们对1型糖尿病患者进行连续肾活检，并与临床表现相关联。

1. 肾小球肥大，GBM 增厚，系膜扩张先于微量白蛋白尿发生并预示 DKD 的进展　DKD 似乎在人类和动物模型中有一定的发展规律。糖尿病发病后不久，肾小球通常表现为孤立性的肥大[144,145]。毛细血管循环可能被拉长和增宽而且可能有肾小球细胞增多。肾小球的大小和肾小球数量可能会影响肾脏功能下降的速度。1 型糖尿病明确诊断后的 2 年内，由于Ⅳ型胶原蛋白和其他 GBM 分子的积累出现 GBM 增厚，并经常进展至持续的糖尿病病程[145]。预测肾脏疾病进展的主要肾小球特征是系膜基质扩张[147]，这是最早的光镜病理变化。一般来说，这个病理过程是全球的和弥漫的，影响所有的肾小球，早在青少年 1 型糖尿病发病 5 年后就可能出现[144,145]。糖尿病 15 年后系膜基质的扩张可能会加速。系膜基质扩张的程度与毛细血管滤过表面积的降低相关，而后者与 GFR 从高滤过转变为降低有关。1 型糖尿病患者微量白蛋白尿和蛋白尿的出现均与 GBM 增厚和系膜基质扩张有关。有趣的是，正常蛋白尿期即可出现系膜基质增加和 GBM 增宽[148]，这表明两个进程可以相关联，但也可以分离。

2. DKD 足细胞密度和内皮孔的减少　近日，在人类 1 型和 2 型糖尿病肾病患者中已确定存在足细胞脱落和足细胞肥大[149,150]。在最近的一项基于 1 型糖尿病患者肾组织活检的研究中[149]，足突宽度与 GFR 呈负相关，并直接与尿白蛋白排泄率、GBM 及系膜参数呈正相关。与对照组相比，蛋白尿组患者覆盖完整足突（IFPs）的 GBM 部分减少，并与肾脏结构和功能参数包括尿白蛋白排泄率相关。DKD 蛋白尿患者只有 78% 的 GBM 被 IFP 覆盖，20% 的 GBM 裸露。肾小球内皮细胞窗孔的程度也与疾病有关。将正常白蛋白尿、微量白蛋白尿、蛋白尿患者与对照组相比，肾小球毛细血管腔表面覆盖有内皮孔的部分减少。足细胞通常表现为足突广泛融合，GBM 区域经常裸露。足突增宽甚至在蛋白尿出现之前就被观察到，但足突增宽的程度的确与蛋白尿有很强的相关性[151]。足细胞也可从 GBM 分离或凋亡。在有蛋白尿的糖尿病患者，足细胞的数量和密度降低[146]。因此，GBM、肾小球系膜、足细胞和内皮细胞水平的变化与临床肾病的特征密切相关，特别是在 GFR 逐渐下降之前的早期阶段。

3. 结节性肾小球硬化和玻璃样变性　随着糖尿病时间延长，系膜硬化增加。中晚期糖尿病肾病患者有 25% 会发生结节性肾小球硬化，患病 15 年的患者也可发生[145]。结节性硬化症的发展可能是由于肾小球膜溶解和毛细血管微血管瘤形成。肾小球膜溶解是由于肾小球系膜基质和毛细血管微血管瘤的局灶性溶解缘，于肾小球毛细血管的膨胀和透明变性的积累。玻璃样变是糖尿病肾病的特征，但不如 K-W 结节典型。玻璃样变性是由于血浆蛋白蓄积带有“玻璃样”的外观，并且可以在入球或出球小动脉，在肾小囊的基底膜之间（球囊滴），或毛细管管腔内（纤维蛋白帽）观察到。小动脉的三维分析显示了一个复杂的树枝状细动脉，这可能代表在血管极异常的血管生成。

4. DKD 肾小管病变　肾小管病变在糖尿病肾病中描述的较少。肾小管基底膜在受影响和表现为正常的肾小管均增厚。间质纤维化与肾小管萎缩成正比，并且是 GFR 从中度到重度下降速度的可靠预测指标[145,152]。无小管的肾小球可能源于足细胞脱落和球管结的粘连和硬化[153]。对蛋白尿患者和 1 型糖尿病患者的研究显示，17% 的无小管的肾小球可能导致这些患者肾脏功能迅速下降[153]。

四、2 型 DM 的 DKD 特定病理变化

2型糖尿病病变与1型糖尿病相似。但是，由于病变的差异性和缺乏规范的肾活检，2型糖尿病肾病进展的连续病理表现很难确定。由Fioretto等人针对2型糖尿病和尿异常白蛋白排泄患者提出分类方案[154]。第一类肾活检实际上肾小球形态正常，尽管35%的病人有微量白蛋白尿和10%有明显的临床蛋白尿。第二类有经典糖尿病肾病特征，30%有微量白蛋白尿和55%有临床蛋白尿。第二

类患者几乎均有视网膜病变。第三类包括小管间质性纤维化、小动脉透明变性或全球硬化症等糖尿病肾病特征。因此，2型糖尿病肾病患者的病理特征多变，而且可能并不总是与蛋白尿的程度相关。此外，2型糖尿病肾损伤中非DKD的发病率在25% ~ 50%之间[152]，需要肾活检鉴别。在中国，对糖尿病患者肾活检后的6年间进行回顾性分析。研究结果显示，52.2%被诊断为非DKD，47.8%为DKD。局灶节段性肾小球硬化症是非DKD患者最常见的病变[155]。

五、DKD与糖尿病肾病

糖尿病肾病（DN）常用来形容与弥漫性系膜扩张相关的弥漫性GBM增厚的经典病理特征，伴或不伴结节性硬化症。如果仅有GBM增厚和轻度系膜基质扩张，DKD是常用的术语。在缺乏GBM增厚和系膜基质扩张时，肾脏疾病的原因很可能不是主要由于糖尿病引起的。尽管人们通常认为DKD在1型糖尿病发病10年左右不会出现，但是最近的一项研究表明，在1型糖尿病发病的最初几年就有明显基质积聚的组织学证据[144]。此外，早在非糖尿病供体肾脏移植到糖尿病受体的2年后就可见糖尿病肾病的特征性改变[156]。

六、结节性肾小球硬化症的其他原因

结节性肾小球硬化症除了糖尿病肾病的原因还包括[157]：

1. 异常脂蛋白血症　如淀粉样变和单克隆免疫球蛋白沉积疾病（MIDD），主要是kappa轻链沉积病。

2. 组织肾小球沉积病、肌原纤维性和免疫触须样肾小球肾炎，纤连蛋白肾小球疾病和胶原蛋白Ⅲ肾小球疾病。

3. 慢性缺氧、缺血性疾病，例如发绀型先天性心脏病、多发性大动脉炎肾动脉狭窄或囊性纤维化[158]。

4. 慢性膜增生性肾小球肾炎（Ⅰ型）。

5. 特发性结节性肾小球硬化症，经常与吸烟、高血压和代谢综合征有关，但没有明显的糖尿病[157,159,160]。

上述疾病可根据免疫荧光或电子显微镜的特点做出鉴别诊断。

第四节　临床表现

DKD典型临床表现包括微量白蛋白尿或蛋白尿合并肾功能缓慢下降和高血压病（HTN）。然而，DKD的自然病程由于严格的血糖控制、ACEI/ARB的应用和控制血压而发生改变。在本章，我们将讨论DKD的典型临床表现以及新时期DKD的自然病程。我们还将讨论潜在的生物标记物以帮助我们预测DKD的进展。

一、DKD的传统分期

DKD是有特征性结构和功能改变的一种肾小球疾病。大多数患者主要的临床表现为蛋白尿，较少出现血尿，和缓慢进展性的慢性肾脏疾病。在现有DKD治理方案引进之前1型糖尿病DKD的自然病程传统上分为5个阶段（表16-1-4-1）。1期和2期是临床前期，其特征在于GFR升高，2期的蛋白尿正常或出现间歇性蛋白尿，血压正常。结构性变化包括GBM增厚和轻度系膜扩张，这可能先于临床前期微量白蛋白尿的发生。3期也被称为DN临床期，表现为持续性微量白蛋白尿，轻度高血压和GFR正常或略有下降。微量白蛋白尿，也称为适度增加的蛋白尿，为尿蛋白排泄率介于30 ~ 300mg/d，或随机尿白蛋白/肌酐在30 ~ 300mg/g之间。持续性微量白蛋白尿定义为在6个月

的重复测量中存在2/3的阳性率。在这个阶段，GBM增厚和系膜扩张程度增加。4期的特征是大量白蛋白尿，也称为显著蛋白尿增加期（定义为尿蛋白排泄>300mg/d或随机尿蛋白/肌酐>300mg/g）。在这个阶段，患者有持续性高血压和GFR进一步下降并缓慢进展至ESRD，即5期。在这一期组织学显示更多的肾小球硬化伴或不伴K-W结节，小动脉玻璃样变性，肾小管和间质纤维化。

表 16-1-4-1 临床表现和进展

阶段	表现
第一阶段	肾小球高滤过和高压力，GFR 升高，不伴微量白蛋白尿，血压正常。结构正常
第二阶段	GFR 轻度升高，正常或间断的微量白蛋白尿，血压正常。GBM 及系膜区逐渐增厚
第三阶段	持续微量白蛋白尿，GFR 开始下降，血压升高，更多 GBM 及系膜区增厚，部分小球硬化
第四阶段	显著蛋白尿，血压显著升高，GFR 下降，更多肾小球硬化
第五阶段	ESRD、尿毒症、GFR 0 ～ 10ml/min。大部分肾小球硬化

二、血尿

糖尿病性肾病尿液沉渣检查通常无明显变化，但任何形式的肾小球疾病包括DN均可发生镜下血尿。这是DN的一个重要问题，因为非糖尿病肾脏疾病，单独或合并DN，在糖尿病患者并非罕见。已有一些研究评估糖尿病肾病患者血尿的发病率，以及血尿与糖尿病肾病或并发其他肾病的相关性[161-163]。来自日本的一项154例糖尿病患者的研究报告显示，肾小球源性血尿患者有26例（17%），其中10例有IgA肾病和1例有膜性肾病[161]。其余15例血尿患者，与128例无血尿患者相比，肾穿刺活检显示有更严重的DN，如表现为晚期弥漫性肾小球病变和间质病变，以及血清肌酐显著升高。红细胞管型也可出现在糖尿病肾病患者[162,163]。对8例有血尿、红细胞管型和已知患有6 ～ 18年糖尿病的患者的一项研究得出了相同的结论[162]。肾穿刺活检，包括免疫荧光和电子显微镜检查，发现3例肾小球肾炎（2例感染相关和1例IgA肾病）。另外5例病人仅有DN。

三、新时期 DKD 自然病程

1. 高滤过期　1 型糖尿病 DKD 的自然病程在常规使用 RAS 阻断剂之前已被描述。在诊断初期，病人可出现高滤过。但 GFR 最初的增加可以因血糖的控制而降低。在最近的研究中，用菊粉清除率来衡量 10 例高滤过的 1 型糖尿病患者和 8 例正常滤过患者的 GFR[32]。6 年后，重复 GFR 的研究，只有高滤过患者的 GFR 下降。在 Sochett 等人一项有趣的研究中，GFR 随着血管紧张素Ⅱ灌注和 ACEI 的应用而下降，但仅限于高滤过的 1 型糖尿病患者，而不是那些正常滤过的患者。然而，ACEI 不能使升高的 GFR 恢复正常[164]。更大的组群已经由 Joslin Clinic（*N*=426 例）[165] 和 FinnDiane 群组（*N*=2168 例）进行评估，对患者的长期随访表明 eGFR 水平与随后的微量白蛋白尿无关[29]。应当指出，基于血清肌酐水平的 eGFR 的研究可能不能准确地反映真实的 GFR。因为患者在参加研究之前已有 >10 年的糖尿病病史，而且很多患者已服用 ACEI 治疗，所以很难明确初始 GFR 的增加是否是决定多年后 GFR 是否下降的一个重要因素。目前正常白蛋白尿患者测量绝对 GFR 或使用 eGFR，对判断是否发展至蛋白尿和 GFR 渐进性下降没有益处。

Pima印第安人的研究采用连续碘酞酸盐分析方法评估糖耐量正常和糖耐量受损患者的GFR[166]。在基线水平，糖耐量受损的参与者平均GFR为（133 ± 8）ml/min，糖耐量正常者为（123 ± 5）ml/min。在由糖耐量异常进展为2型（非胰岛素依赖性）糖尿病患者的随访期间，平均GFR增加了30%。所以这个问题在2型糖尿病患者中难以解决。

肥胖症患者可能有GFR升高，并且动物模型研究显示啮齿类动物GFR在高脂饮食的几个星期后就升高。但是GFR升高的原因是否由肥胖引起、与肥胖相关的炎性变化、全身性或肾脏的胰岛素抵抗，或低水平高血糖，目前仍不清楚。因为类似问题的出现使GFR早期增加与肾功能最终下降的相关性变得复杂（由于低血糖、降血脂、降血压药物的干预），所以精确的测量2型糖尿病早期阶段的绝对GFR可能也无临床价值。

2. 微量白蛋白尿期 肾功能正常，尿白蛋白的程度<10mg/24h或10mg/g肌酐。最近的研究表明，轻度蛋白尿（即10～20mg/24h或10～120mg/g肌酐）因与心血管疾病发病率相关而受到关注[167]。轻度蛋白尿和心血管疾病风险之间的潜在联系与全身脂联素水平有关。堆积的脂肪，尤其是内脏型肥胖，与胰岛素抵抗和循环脂联素减少紧密联系。在BMI>25kg/m^{2}的患者，循环脂联素水平与轻度蛋白尿之间具有非常密切的负相关性[168]。类似的发现似乎在糖尿病患者中也存在。在对71例2型糖尿病患者的研究中，仅在BMI>25kg/m^{2}的患者中发现脂联素和尿蛋白质排泄率呈负相关[169]。脂联素导致蛋白尿和足细胞功能障碍的致病作用也通过对脂联素基因敲除小鼠的研究中得到证实[168]。1型糖尿病（>5年）或2型糖尿病任何阶段的患者，持续微量白蛋白尿（30～300mg/g肌酐）与心血管疾病发病率和死亡率增加以及肾衰竭相关联[170]。有趣的是，有研究表明脂联素水平与微量白蛋白尿和大量白蛋白尿的增加[171]以及与1型糖尿病患者的死亡率[150]呈正相关。尿中存在的白蛋白尿和其他更大分子蛋白质，出现ESRD的风险更高。通常情况下，在微量白蛋白尿持续出现10年后才会出现DN。应用RAS阻断剂之前，持续性微量白蛋白尿的患者会增加进展至临床蛋白尿和肾衰竭的风险[148]。临床蛋白尿之后，GFR快速下降，估计在每年2～20ml/min之间，20年后>75%将出现肾衰竭[172]。然而，在一项报告中指出：即使没有应用ACEI类药物，蛋白尿也可能会恢复到正常范围，在这之后，持续性微量白蛋白尿将导致明显蛋白尿和1型糖尿病患者肾功能进行性下降的假设被质疑[173]。随后的糖尿病控制和并发症研究试验、糖尿病干预和并发症流行病学（DCCT/EDIC）分析也证实了这一结论[42]。在DCCT/EDIC研究中蛋白尿的改善与血糖、血脂和血压控制有关[42]。因此，用持续性微量白蛋白尿作为出现临床蛋白尿或GFR降低的可靠危险因素有一定的合理性并且得到进一步证实（图16-1-4-1）[174]。但是没有从微量白蛋白尿到显性蛋白尿的过度，也可能会直接出现肾功能下降的进展[175]。另外微量白蛋白尿甚至在无基质积聚的组织学证据时也可发生，这些新的发现提示我们去发现疾病活动时期的更灵敏和更具特异性的新的动态性生物标志物[176]。然而，在发现改进的生物标志物之前，仍建议重复测量尿ACR或至少一年一次，以确定糖尿病肾功能恶化风险增加的患者。如果第一次发现ACR增加，在反复测试确定持续性蛋白尿之前，我们需要对临床参数（即血糖控制、血压、血容量状态、并发感染等）进行评估。

3. 临床蛋白尿或大量蛋白尿期 临床蛋白尿的定义是尿蛋白/肌酐>300mg/g、试纸尿蛋白阳性、或者24小时尿蛋白>300mg/d。使用Kaiser Permanente数据库的一项研究评估了1966～1970

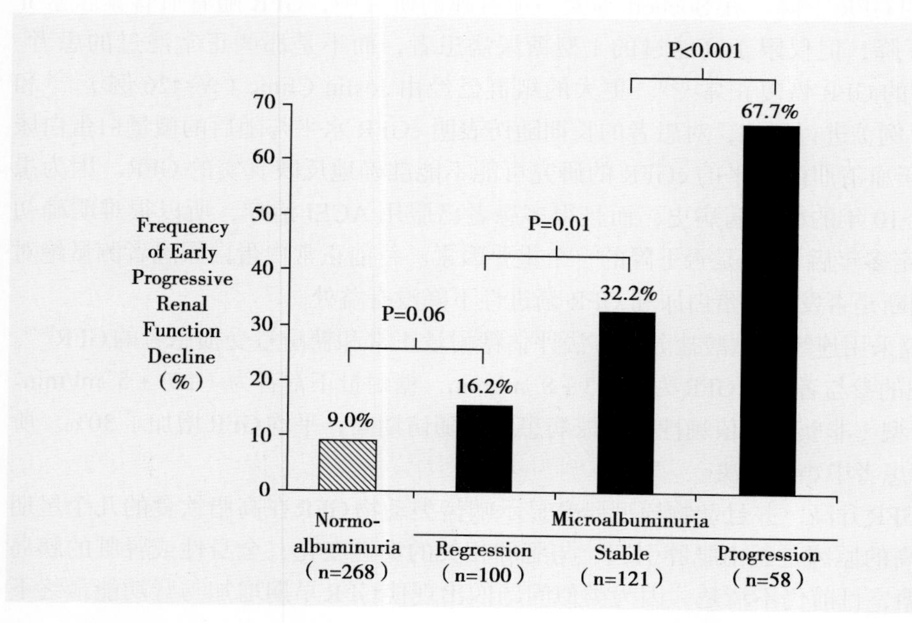

图16-1-4-1 DKD的进展与微量白蛋白尿改变的相关性
DKD患者微量白蛋白尿的转归包括逆转到正常、维持在稳定的水平或进展至大量蛋白尿。微量白蛋白尿随时间的变化决定了患者的进展风险（Perkins et al JASN 2007）

年被录入数据库的所有患者的危险因素[177]。在对177 000名患者的评估和26年的随访中，尿试纸+++ ~ ++++和尿试纸+ ~ ++的患者发生ESRD的*HR*值分别为7.90（95%*CI* 5.35 ~ 11.67）和3.59（95%*CI* 2.82 ~ 4.57）。即使糖尿病和高血压得到控制这种风险仍然存在。1型糖尿病患者的明显蛋白尿与进展至ESRD和死亡率密切相关[170]。干预糖尿病肾病病程研究的一个主要混杂问题是自然病程的变化。在20世纪70年代，从1型糖尿病明显蛋白尿（试纸阳性）发展至ESRD的平均时间是7年[178]。现在是14年[42]。在芬兰，1型糖尿病经过30年发展后出现ESRD的概率只有7.8%[10]。DCCT/EDIC群组最近的数据显示在研究过程中伴随微量蛋白尿的325例患者中，ESKD 10年发病率为3%[42]。因此，对微量蛋白尿或大量蛋白尿进行干预以改善CKD主要终点事件的研究可能需要多年的观察，并且费时费力。然而，现有数据明确表明，蛋白尿的降低可以作为ARBs类药物治疗2型糖尿病患者研究的疗效判定指标[179]。在临床实践中，即使没有确凿证据显示蛋白尿的变化精确地预测糖尿病肾脏疾病临床进展，我们仍建议将其与其他临床参数（eGFR，BP）结合以监测肾脏状态。

四、DN的进展

1993卡托普利协作研究组的数据显示，没有应用ACEI的1型糖尿病患者肌酐清除率每年下降17%，而ACEI的应用使这个速率下降到每年11%[180]。2型糖尿病患者，没有应用RAS阻断剂的患者肌酐清除率的下降率约每年6ml/min。在血管紧张素Ⅱ受体拮抗剂氯沙坦以及厄贝沙坦的糖尿病肾病试验中，ARB通过降低肌酐清除率的下降速率至每年4ml/min，来降低NIDDM患者终点事件的发生率[181,182]。然而，随着更严格的血压和血糖控制，下降速率可能会大幅降低。在三项最近的随机临床研究中，eGFR的下降速率在每年0 ~ 4ml/min范围内变化[183,184]。因此很明显，许多经过正规治疗的患者可能会肾功能相对稳定或进展速度较慢。AKI可能是导致糖尿病患者进展至ESRD的一个主要因素。最近的一项研究对3 679例糖尿病患者进行随访，随访时间从1999年1月到2008年12月[185]。在多变量Cox比例风险模型中，任何AKI的发生是4期CKD的危险因素（危险比3.56；95%可信区间2.76 ~ 4.61）；每个AKI事件增加了一倍的风险（危险比2.02；95%可信区间1.78 ~ 2.30）。但仍需要更多的研究包括前瞻性研究来进一步评估AKI的作用。使用肾素-血管紧张素阻断剂积极的降压可能将导致AKI发生[186]和促进CKD进展。

五、与进展相关的生物标志物

尿蛋白是主要的诊断性生物标志物，用以识别糖尿病对肾脏的影响。白蛋白/肌酐比值的增加（>30mg/g肌酐）可作为一个信号，即判断1型或2型糖尿病患者肾脏是否存在进展的风险。最近的研究认为，蛋白尿可能不能反映糖尿病患者进展型肾脏结构损伤。对正常白蛋白尿患者、正常血压患者和1型糖尿病患者经过5年时间的间隔重复肾活检显示了系膜基质的进展，尽管蛋白尿持续正常[187]。正常白蛋白尿或新近发现的微量白蛋白尿的糖尿病患者，也可出现肾功能下降[176]。虽然增加的微量白蛋白尿和临床蛋白尿（>300mg/mg肌酐）仍是1型和2型糖尿病患者肾脏和心血管并发症的可靠预测指标[188]，但是目前公认患者可能会从微量蛋白尿转化为正常蛋白尿，但仍存在肾脏疾病的进展[173]。为DN寻找新的生物标志物具有挑战性，最近的一些评论已经确定了几个问题，用统计分析方法以证实一种新的生物标志物在临床应用值得采用[189]。主要的问题是缺乏一个公认的金标准用于预估DKD的诊断和进展。然而，最近用候选假设的方法或非偏移方法寻找出的新的糖尿病肾脏疾病标志物，虽然它们不可能成为DKD的最佳替代标记物，但是鉴于它们对肾脏疾病不同阶段对病理学判断的潜在作用，被认为具有价值。对DKD进展的标记物总结于表16-1-4-2。

1. 细胞因子和受体　在肾功能正常或受损，正常白蛋白尿或微量白蛋白尿的1型糖尿病患者横断面研究中，检测了循环标志物的候选名单。多元统计分析发现，只有TNF受体和sFas与胱抑素C相关的肾小球滤过率（eGFR）有关，并且可溶性TNF-α受体浓度比尿白蛋白排泄率对GFR有更大的影响[190]。随后的一项总计有628例肾功能正常、无蛋白尿的1型糖尿病患者的研究显

表 16-1-4-2　DKD 进展的生物标志物

标志物种类	生物标志物
传统标志物	微量白蛋白尿、白蛋白尿及血清肌酐
候选新标志物	1. 细胞因子和受体　可溶性 TNF-α 受体（sTNFR1 和 sTNFR2） 2. 生长因子　尿液及血浆 TGF-β 和 CTGF 水平 3. 尿足细胞计数及足细胞特异性基因 mRNA 水平 4. AKI 标志物　尿 NGAL 和 KIM1 5. 晚期糖基化终产物 6. 尿液胶原Ⅳ水平
蛋白组学	1. 尿液蛋白组学研究 2. 尿液 miRNA
基因学生物标志物	需要进一步确定

示，sTNFR1 和 sTNFR2 均与肾功能下降有关[191]。同一研究团队的相似的数据也在 2 型糖尿病患者中发现[192]。一个单独研究小组也发现了参与研究的糖尿病肾脏疾病患者与 sTNFR1 浓度具有相关性[184]；然而，在较短的随访时间（1 年）内，血清 sTNFR1 水平与疾病进展不相关。sTNFR1 和 sTNFR2 的基线水平被发现与日本无明显蛋白尿的 2 型糖尿病患者 eGFR 相关[193]。总的来说，有可靠证据表明，可溶性 TNF-α 受体与糖尿病肾脏疾相关联，并可能比蛋白尿有更好的远期预测性。

2. 生长因子　先前的研究已经证实纤维化生长因子的作用，如 TGF-β、CTGF。有可靠证据表明，TGF-β1 在糖尿病患者中产生增多，因为当用同一患者的主动脉、肾静脉和尿液样本测量时单纯肾脏产生的 TGF-β1 增加。血清 TGF-β 水平受采血后血小板脱颗粒影响，并且在血清测量时很难充分控制这种影响。在一些研究中尿 TGF-β 水平在 2 ~ 4 期 CKD 患者中增加[80]。在迄今为止也许是最大样本的研究中，526 例患者参与了 Atascosa 糖尿病研究。控制不佳的糖尿病患者比控制有效或正常对照者尿 TGF-β1（空腹尿标本）高 5 倍以上，并且尿 TGF-β1 与 HbA1c 呈显著正相关[194]。

对糖尿病及肾脏病患者也评估了尿和血浆 CTGF 水平。在两个独立的 1 型糖尿病患者横断面研究中，尿 CTGF 水平与蛋白尿的程度相关[120]。血浆 CTGF 对 ESRD 的预测作用具有 73% 的敏感性和 63% 的特异性并与较快的 GFR 下降率相关。

3. 足细胞标记物　在肾小球损伤的大鼠模型中，足细胞尿先于蛋白尿发生，然后随着蛋白尿的持续存在，尿中足细胞逐渐减少[195]。在 5/6 肾切除模型中，足细胞尿持续存在并与蛋白尿和高血压进展平行，而正常老龄化人群没有检测到足细胞尿。值得注意的是，所有模型足细胞尿的发生和肾小球足细胞数量无关[195]。另一个潜在的方法是测量尿足细胞特异性蛋白或 mRNA 转录作为糖尿病肾小球疾病的一个标记物[196]。在一项研究中，检测了 21 例经肾活检证实糖尿病肾病患者的肾组织、肾小球足细胞数以及尿足细胞基因的表达，尿 synaptopodin mRNA 水平与肾小球足细胞数相关[197]。然而，尿中足细胞特异性蛋白基因表达与肾功能或间质纤维化程度没有相关性。

4. AKI 标记物　AKI 研究发现一些新的 AKI 敏感标志物，包括中性粒细胞凝胶相关载脂蛋白（NGAL）和肾脏损伤标记物 1（KIM 1）。最近的分析表明，这些标记也可用于标记早期 DKD。在最近的一项 101 例 2 型糖尿病患者横断面研究中，尿 NGAL 与 eGFR 有关；然而，尿 KIM1 却与 eGFR 无关[198]。在一项研究中，尿 NGAL 与总死亡率和 ESRD 相关，但是没有调整已知危险因素[199]。在另一项单独的研究中，尿 NGAL 和 KIM1 与肾功能不全的进展相关，肾功能减退定义为在 3 年的随访期中 eGFR 有变化，但仍不是在已知风险因素调整之后[199]。尿 NGAL 和 KIM1 可能是早期肾损伤很好的标记物[198]，因为它与 2 型糖尿病患者的高滤过及 eGFR>60ml/（min・1.73m^2）患者的蛋白尿有关[200]。这些研究表明，肾小管损伤可能在糖尿病发病后不久即出现，并且监测这些标记物可能对未来疾病最终进展有重要的生物学和临床意义。

5. 晚期糖基化蛋白质　糖基化终产物（AGEs）已被证明在 DKD 患者中表达增加，并且受 GFR 的影响。皮肤自发荧光技术是无创性评估患者 AGEs 积累的一个相对较新的方法，来自糖尿病控制和并发症试验的随访分析和英国前瞻性糖尿病研究的结果表明，AGE 的积累可能是代谢记忆和氧化应激的重要载体[201]。几种已经确定的特定 AGE 部分（羧甲基赖氨酸和甲基乙二醛）在糖尿病和肾脏病患者的血液中表达增加[202]。在最近的对 1 型和 2 型糖尿病患者的一个详细描述研究中，测定了血清和尿液 AGEs，蛋白尿的程度和尿 AGE 修饰蛋白之间有明显的关联[203]；然而，血清水平之间不存在相关性。循环可溶性 RAGE 水平似乎有保护作用，正如两个研究发现，1 型和 2 型糖尿病患者的可溶性 RAGE 的升高可能有助于保护血管和神经[204]。其他研究发现，可溶性 RAGE 水平在糖尿病患者更低（与健康对照组）且与氧化损伤标记物呈负相关[205]。

6. 基质分子　因为糖尿病肾病的特点是细胞外基质积聚，尿基质分子的测量可作为持续的肾功能活动指数。尿Ⅳ型胶原被发现在 DKD 动物模型中增加[206]，可能与肾小球和肾小管基底膜增厚相关。在最近的一项对 1 型糖尿病且正常白蛋白尿（n=231）患者的研究中，超过 7 年随访时间里发现Ⅳ型胶原与 eGFR 的变化率显著相关，而不是尿白蛋白 / 肌酐比值[207]。这在日本一个独立的研究中得到证实[208]。

7. 蛋白组学　蛋白质组学的方法有很大的不同，技术上存在很多挑战，如获得足量的尿蛋白的处理方法、去除大量滤过蛋白和尿蛋白（Tamm-Horsfall 蛋白）、翻译后修饰和定量分析等。一项最近被很好贯彻的研究中采用监督的统计方法，通过分析患者的尿蛋白以区分非糖尿病和糖尿病患者中经肾活检证实的 DN 与其他类型的 CKD[209]。该尿蛋白分类模型能准确的区分出，75% 的正常白蛋白尿患者，87.5% 的微量白蛋白尿患者，和 87.5% 的 DN 患者。分析还确定并验证了两种蛋白质即泛素和 β_2 微球蛋白在 DN 患者尿中表达增加，β_2- 微球蛋白在另一项研究得到验证[210]。另一项研究发现，在糖尿病患者中，甲状腺素、α1- 微球蛋白、bikunin 前体和结合珠蛋白前体表达减少，而白蛋白、锌 A2 蛋白、视黄醇结合蛋白 4 和 E-cadherin 水平增加[211]。先前的研究发现抗胰蛋白酶 α1 在 2 型糖尿病和 CKD 患者中表达增加[212]。一项迄今为止规模最大的研究中，一个毛细管电泳质谱方法被用来描绘来自 10 个不同中心的 902 名参与者（315 例对照，299 例 1 型糖尿病患者和 288 例 2 型糖尿病患者）的蛋白质组特征[213]。结果发现肾脏疾病患者蛋白的主要类别为胶原片段，这种胶原片段表明了在本病中胶原代谢和细胞外基质的变化。总体而言，尽管人们对蛋白质组学方法抱有很大希望，但该方法还没有给我们带来重大发现，许多介导 DKD 进展的蛋白（细胞因子、白介素、趋化因子），它们在尿中的含量较尿白蛋白少很多。

第五节　诊断

DKD的诊断主要基于临床表现。然而，非典型表现的糖尿病患者往往需要肾活检。2型糖尿病患者中有相当数量的CKD患者有非DKD肾脏疾病或DKD合并非DKD肾脏疾病。此外，一些2型糖尿病患者呈现非典型DKD表现。通过肾活检对这些患者进行鉴别诊断非常重要，因此我们可以制订对这些患者合适的诊疗计划。

一、临床诊断

当考虑任何诊断时，考虑疾病及其进展的常见危险因素非常重要。DKD的危险因素包括持续时间较长，血糖控制不佳，高血压，蛋白尿持续存在[214]。其他因素包括种族，遗传易感性（家族史）和年龄偏大[215]。此外，现在有证据表明，DKD患者尿酸升高可以预测其更快进展[214,215]。表16-1-5-1上的建议是基于肾脏疾病预后质量（KDOQI）概述的DKD临床实践指南，于2007年更新［KDOQI 2012］。

虽然诊断DKD的金标准是肾活检，但是大部分时间仍然依据临床表现。基于对其自然病程的了解，建议1型糖尿病患者发病5年和2型糖尿病患者诊断时开始筛查蛋白尿。早期筛查

表 16-1-5-1 DKD 的筛查与诊断

筛查	诊断
糖尿病患者应每年进行 DKD 筛查。初步筛选应开始：	1 型糖尿病诊断 5 年后；（A）或从 2 型糖尿病诊断时。（B） 筛查应包括： ○ 一个新鲜尿样中尿 ACR 的测量（B） ○ 血清肌酐的测量和 GFR 的估算（B）
升高的 ACR 应在无尿路感染、在接下来的 3 至 6 个月收集 2 个额外的晨尿标本进行确认（B）	• 微量白蛋白尿定义为 ACR 30 ～ 300mg/g • 大量蛋白尿定义为 ACR>300mg/g • 2/3 的样品应在微量白蛋白尿或大量蛋白尿范围内，以确认分类
在大多数糖尿病患者，CKD 应归因于糖尿病如果：	大量蛋白尿存在；（B）或微量蛋白尿出现合并 ○ 糖尿病性视网膜病的存在（B） ○ 1 型糖尿病病程至少 10 年（A）
CKD 其他原因应考虑以下任何情况的存在：（B）	• 无糖尿病视网膜病变 • GFR 降低或迅速减少 • 迅速增加的蛋白尿或肾病综合征 • 难治性高血压 • 活性尿沉渣的存在 • 其他全身性疾病的症状；或 • ACEI 或 ARB 开始应用后 2 ～ 3 个月内 GFR 降低 >30%

试验的指标应是新鲜晨尿标本的白蛋白/肌酐比值（ACR）。选用这个比值的原因是尿白蛋白浓度是高度可变的，并且可能会导致错误的关注。有研究已经确认与24小时尿蛋白相比，ACR的敏感性和特异性>85%。但在低肌肉量或肥胖患者时，ACR的精确性会受到质疑[216,217]。如果获得阳性结果，应该在6个月内连续2/3重复测量阳性以确诊。1型糖尿病伴有微量白蛋白尿（ACR 30 ～ 300mg/g）患者，糖尿病病程>10年患者，以及1型或2型糖尿病伴有大量蛋白尿（ACR>300mg/g）患者均应考虑DKD的存在。测试蛋白尿对DKD的诊断很重要。但不应单独测试。KDOQI委员会认为将肾功能和蛋白尿一起考虑进行患者风险分层。肾功能应通过测定血清肌酐或eGFR进行评估。基于自然病程，早期糖尿病肾病患者可能有肾小球高滤过的证据，但GFR可能是正常或升高的。支持糖尿病肾病的其他线索，除了蛋白尿和肾功能损害的证据外，还包括超声显示的肾脏增大和糖尿病视网膜病变、神经病变的存在；然而，没有这些病变的2型糖尿病患者并不能排除肾病。因为糖尿病影响微血管循环，可由常规眼科检查评估视网膜病变的出现，这被认为是可预测肾病。研究表明，视网膜病变与临床肾病显著相关；然而，这种关联在早期DKD不明显。丹麦一项研究指出，增殖性视网膜病变可预测1型糖尿病患者肾病的发生[218]。Pedro等人在西班牙对微血管病变患病率的眼科观点进行了一项流行病学研究，发现微量白蛋白尿与1型而不是2型糖尿病患者的糖尿病视网膜病变风险有关[219]。澳大利亚的一项研究表明，1型糖尿病患者（924例，26%）出现肾功能不全（低水平的蛋白尿）较视网膜病变（924例，9%）多。美国的一项研究估计，30%的2型糖尿病合并肾功能不全的患者无视网膜病变或蛋白尿[220]。

二、肾活检

1型糖尿病患者中，大多数患者基于临床表现就可以诊断。然而，2型糖尿病DKD的诊断往往需要额外的检测，包括肾活检。因为糖尿病是一种常见疾病，与其他非糖尿病CKD合并较为频繁。非典型临床表现的患者应通过进行额外的诊断性测试及时评价是否合并非DKD肾损伤。DKD非典型临床表现总结在表16-1-5-2。这些包括肾功能迅速下降，尿蛋白迅速增加，尿红细胞沉渣，难治性高血压，正常GFR肾病范围内蛋白尿，或ACEI或ARB开始使用后GFR大幅度降低。由于广义的血管疾病在糖尿病中常见，使用RAS阻断剂后难治性高血压和/或肾功能明显降低应及时考虑肾动脉狭窄。肾病综合征但肾功能正常患者，也与DKD的诊断不一致，需要肾活检以排除膜性病变或微小病变。这些疾病的鉴别诊断很重要，因为这些患者需要糖皮质激素和免疫抑制剂治疗而DKD患者不应该运用这些治疗。也有调查显示血尿的患病率与DKD相关，因为常常认为血尿也是诊断指标之一。马竺柯等人发现经活检证实的62%的DKD患者尿检有血尿；但是，这部分人群中只有4%有红细胞变形的证据，而这更多的时候是在肾小球肾炎中观察到的[221]。DKD与其他肾脏疾病的鉴别诊断可能需要无创性试验如血清学检测和影像检查，和创伤性操作如肾活检。造影剂对糖尿病和CKD患者可能比其他人有更大的危害。非典型临床表现患者肾活检是必需的，以确定肾脏疾病的根本原因。DKD患者经皮肾脏穿刺活检相关并发症的风险不大于大多数其他原因的CKD患者所面临的风险。主要并发症是出血，包括镜下血尿，血红蛋白水平下降，肉眼血尿，肾周血肿以及动静脉瘘。女性比男性更容易出血，其他常见的出血危险因素包括年轻患者，GFR下降，收缩压和舒张压升高，和出血时间和部分凝血活酶时间延长。肾活检时穿刺的次数增多也会增加出血的风险，尤其是超过4或5次。使用实时成像似乎提高了穿刺的成功率和安全性。为了减少出血并发症的风险，应在活检之前停止使用抗凝药物，控制血压，如果出血时间延长可考虑手术前及时应用1-deamino-8-D-arginine（ddAVP）。

三、糖尿病患者中的非DKD肾脏疾病

DKD和非DKD肾脏病之间的鉴别诊断有重要的临床意义，因为二者的治疗是不同的。尤其是2型糖尿病患者，因为合并非DKD的患病率高达25% ~ 50%[152]。此外，病理特点和肾脏疾病都是多变的，而且可能并不总是与蛋白尿的程度相关。因此，2型糖尿病患者需要进行肾活检。Parving等人[222]描述了丹麦进行肾活检的有蛋白尿的2型糖尿病患者，其中非糖尿病性肾小球疾病患病率较高；23%合并有各种肾小球疾病包括“微小病变性肾病”，慢性肾小球肾炎，单独或叠加到糖尿病结构异常的系膜增生性肾小球肾炎。甘巴拉等人[223]发现33%有蛋白尿的2型糖尿病患者有糖尿病性肾小球硬化症和其他肾小球疾病的叠加。虽然最近该组报道，只有18%有蛋白尿的2型糖尿病患者存在非糖尿病性肾小球疾病[224]。在Olsen的研究中[225]，只有12%的蛋白尿患者有非糖尿病性肾脏疾病。Chong等人对2型糖尿病患者肾活检的回顾性分析显示，62.7%是糖尿病肾脏疾病，18.2%是非糖尿病肾脏疾病，19.1%为混合性病变[226]。因此，2型糖尿病有蛋白尿患者非糖尿病性肾脏疾病的准确发生率，在只有部分患者进行肾活检的研究中很难评估；上述其发生率的变异性很可能与采用不同的肾活检政策相关，这在Mazzucco等人的讨论中被提到[221]。在中国，对肾活检的糖尿病患者6年回顾性分析显示，52.2%被诊为非DKD和47.8%为DKD。有趣的是，局灶节段性肾小球硬化在非DKD患者中最为常见[155]。

四、DKD非典型表现

非蛋白尿性DKD难以分层。一个来自意大利的团体研究GFR<60ml/（min·1.73m^2）的2型糖尿病患者非蛋白尿疾病的临床意义。他们发现其临床表现和血糖控制之间没有关联，与高血压和视网膜病变的相关性也较低。最好的相关性是心血管疾病，作者推测非蛋白尿DKD的肾脏病理学可能代表着大血管病变[227]。Fioretta等人进行肾功能研究并分析微量白蛋白尿和蛋白尿的2型糖尿病患者不同组群的肾活检结果，描述了这些患者肾脏病变的明显差异；事实上，只有少数有T1DM患者有典型的DN表现；其余有轻度或无糖尿病肾病伴或不伴肾小管间质、小动脉和全球硬化的改变。低于10%的蛋白尿患者是非糖尿病肾脏疾病。基于这些观察，他们提出了一个分类系统，包括上述病理学部分的3大类[228]。这些研究表明，2型糖尿病伴CKD患者可能有典型DKD、非典型DKD和非DKD肾脏疾病，需要进行肾活检以作出鉴别诊断。这些患者的治疗应根据其病理诊断。如果非DKD排除，有DKD的糖尿病和CKD患者，应被视为典型或非典型类型进行治疗。表16-1-5-2和图16-1-5-1显示KDOQI指南建议的糖尿病肾病的筛选和诊断过程。

表 16-1-5-2　DKD 的诊断思路和非典型临床表现

分类	表现
1 型糖尿病：根据临床证据（94%）	糖尿病病史超过 10 年 微量白蛋白尿或是蛋白尿 肾脏长大且进展缓慢 90% 出现糖尿病视网膜病变
2 型糖尿病：根据临床证据结合肾活检	病程？ 非糖尿病肾病的发病率：25% ~ 50%
缺乏典型表现：需肾活检	快速进展的肾衰竭 尿沉渣活动性指标：血尿；5% 的患者出现血尿，但仅有 4% 出现异性红细胞 1 型糖尿病病程短；无糖尿病视网膜病变 早期 DKD 和 2 型糖尿病（30%）可能没有糖尿病视网膜改变 肾功能正常合并突然出现的肾病综合征或是肾病范围的蛋白尿 系统性疾病的症状或体征

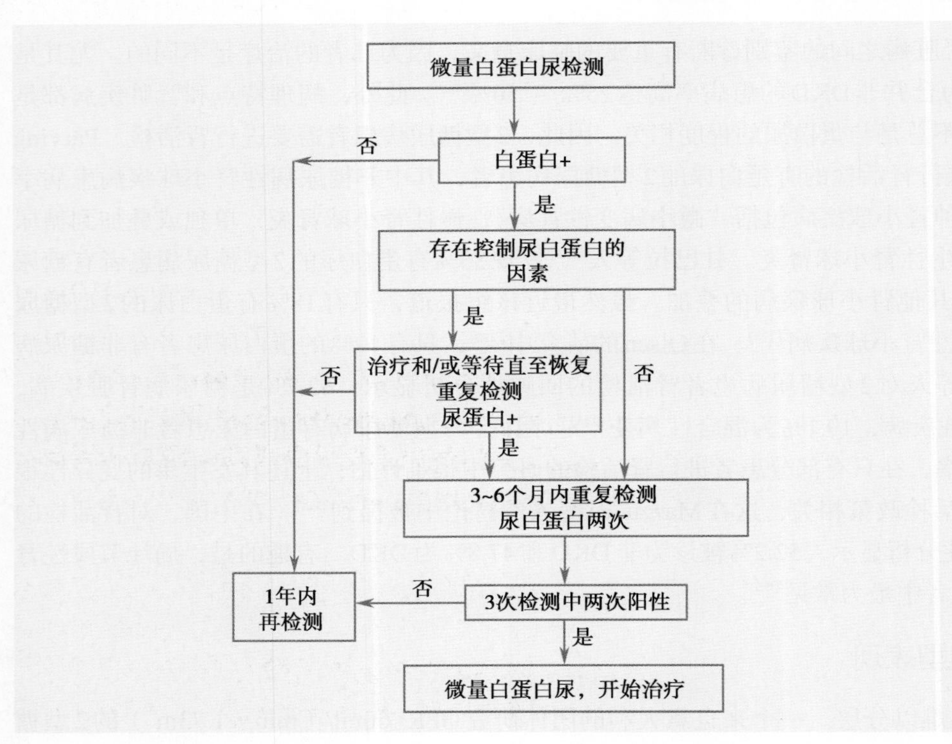

图 16-1-5-1　微量白蛋白尿的筛查
KDOQI 指南推荐的 DKD 患者微量白蛋白尿筛选流程

第六节　治疗

因为DKD是一个有许多危险因素和致病因素涉及的复杂疾病，治疗需要多种方法。目前DKD的标准治疗方法包括控制血糖，控制血压，ACEI/ARB的应用，抗脂质治疗，饮食干预，戒烟。此外，我们需要多学科之间的密切合作，包括肾病医师、糖尿病医师、营养师和护士来治疗患者的复杂疾病。众所周知，目前的治疗是不够的，迫切需要开发这种疾病新的治疗方案。个体化治疗和潜在的新治疗方案的细节将在下面讨论。

一、高血糖的治疗

1. 严格的血糖控制　达到约7%水平的糖化血红蛋白（HbA1C）可以减少糖尿病肾脏并发症，这主要是源于糖尿病控制及并发症试验（DCCT）和糖尿病干预及并发症的流行病学（EDIC）研究[42,229]。在DCCT研究中，1441例1型糖尿病患者随机分为两个层次，即严格的血糖控制（A1C<8%）或常规控制（9% ~ 10%），并进行了6.5年积极治疗的随访。在EDIC研究中，这两个群组被不间断随访和定期报告。数据显示，一个时期严格血糖控制能延迟或防止了白蛋白尿和临床蛋白尿的发生和发展（图16-1-6-1）。最近的数据表明，肾功能的下降也可通过高血糖的初始强化控制而得到减轻。在平均22年的随访期间，患者肾功能降低［eGFR 60ml/（min・1.73m^2）］的相对危险性在接受强化治疗组比常规治疗组降低了50%，其中强化治疗组24例（2%），常规治疗组46例（5.5%）。在1型糖尿病早期严格控制血糖也促进强化治疗组以及长期随访期间糖尿病视网膜病变与神经病变发病率的降低[41,230]。重要的是，心血管疾病（定义为非致死性心肌梗死，脑卒中，心血管疾病导致的死亡，证实的心绞痛，或冠状动脉血运重建）的发病率也在长期随访观察期间得到降低[229]。人们已经注意到，即使在随访期间血糖控制变得不那么严格，强化控制血糖组的益处依然存在。两组在随访期间的血糖控制相同的，但强化控制的早期影响持续存在，这个现象被称为代谢记忆[231]。但代谢记忆的机制仍未可知。

血糖控制也可降低2型糖尿病患者微量白蛋白尿的发展。Kumamoto研究[232]，英国前瞻性糖尿病研究[233]，和对血糖控制及2型糖尿病并发症的退伍军人事务部合作研究[44]表明，血糖控制程度的改善与微量白蛋白尿发生率的降低相关。然而，这些研究并没有显示出对减少蛋白尿或肾功能恶化的益处。最近在一项评估严格血糖控制（A1C在6%和7%之间）的研究中，没有发现总体心血管疾病或死亡（主要终点）事件的减少，但都表现出肾功能参数的改善[234,235]。在糖尿病和心血管疾病研究中，严格的血糖控制（6.5%的HbA1C）与良好的血糖控制（7.3%的HbA1C）相比，尽管主要心血管事件没有减少，但肾脏终点事件的发生率降低了21%。有趣的是，肾病得到改善而视网膜病变却没有。同样，在退伍军人糖尿病试验和控制糖尿病患者心血管风险的研究同样表明了更严格的控制，HbA1C分别达到6.9%或6.3%，与控制标准（HbA1C为8.4%或7.6%）相比，微量白蛋白尿和大量白蛋白尿的发生率降低了32%。然而，这些研究并没有显示出更严格的血糖控制对eGFR或大血管并发症的发生有显著的益处。

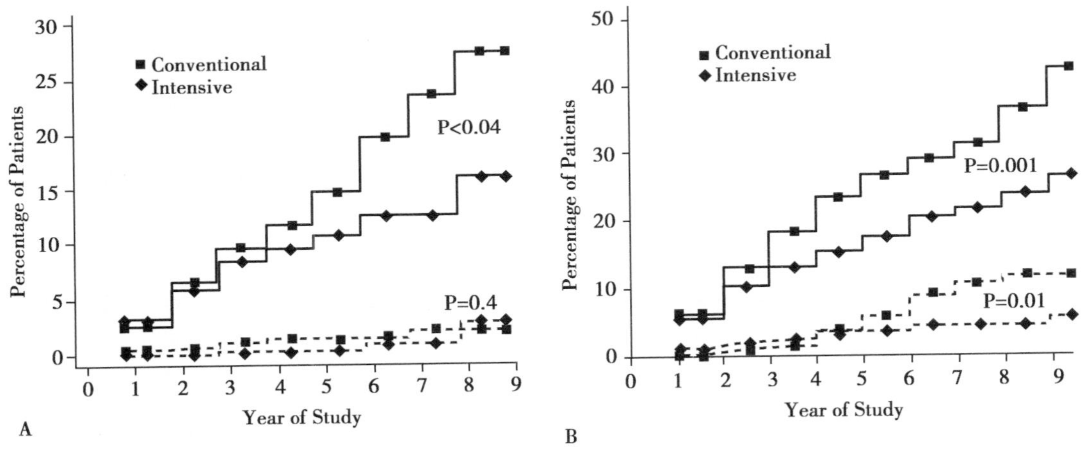

图16-1-6-1　胰岛素强化治疗可改善1 DM患者改善DKD的发生
1型糖尿病患者强化或常规治疗的UAE（尿白蛋白排泄率）≥ 300mg/24h和≥ 40mg/24h的累积发生率（DCCT试验）。（A）在一级预防队列中，接受胰岛素强化治疗者微量白蛋白尿发生率减少34%。（B）在二级干预队列中，为了评价微量白蛋白尿的进展，在基线排除UAE ≥ 40mg/24h的患者。与常规治疗相比，强化治疗减少了56%的白蛋白尿风险（$P<0.01$）和43%的微量白蛋白尿的风险（$P<0.001$）

在上述研究的基础上，似乎改善血糖控制的程度有广义的肾脏保护作用，特别是在1型糖尿病的初始阶段和2型糖尿病。尽管严格控制血糖有利于降低1型糖尿病患者心血管事件的发生，但严格的血糖控制对2型糖尿病的整体效益并不明显。也没有足够的数据建议3 ~ 5期CKD患者A1C应达到的目标值。

在达到透析指征时，仅有少数前瞻性研究确定血糖控制的作用和管理的最佳方案。大型数据库的分析揭示了双峰型的风险，指出HbA1C水平升高（>10%）以及降低（<6%）会导致死亡率的增加[236]。因此，如果症状性和临床意义的低血糖症可以避免，尝试追求HbA1C适度控制在6% ~ 8%范围内是合理的。

2. 血糖控制的评估 在糖尿病和CKD患者，反应环境葡萄糖浓度的HbA1c测定的精确性，可能会因为红细胞的寿命、输血和溶血而改变。总体来说，大多数研究发现，HbA1c在血液透析患者低于预期值[237,238]。与肾功能正常患者相比，维持血液透析的糖尿病患者的血糖水平与HbA1c水平的相关性较低。果糖胺（糖化白蛋白）已经被认为是CKD及透析患者更好地监控血糖的标记；然而，不同研究发现，CKD患者[238]果糖胺水平与血糖的相关性较HbA1c可能更好[237,239]或更糟。另外，CKD患者血糖测量的次数和间隔还没有标准化，因此可能无法准确反映整体血糖控制水平。最近，一个研究对25例DKD患者进行连续血糖监测，并将结果与25例糖尿病和正常肾功能患者进行比较。研究人员发现，糖化白蛋白在CKD患者比以前的关联性更好[240]。有趣的是，对透析患者糖化白蛋白比HbA1c或血糖水平能更好地预测死亡率和短期住院率[239]。糖化白蛋白可能是预测糖尿病伴CKD患者结果的一个重要标志。

3. 糖尿病和CKD的低血糖处理 随着正常肾单位的减少，肾脏在应激情况下保证适当血糖水平能力受损[236]。有趣的是，低血糖似乎在ESRD患者很常见，即使没有明显的肝脏疾病。糖尿病患者肾糖异生的作用仍有待确定。肾脏也被普遍认为对胰岛素的调节发挥重要作用；1/3胰岛素降解是由肾脏进行[241]，胰岛素半衰期延长与肾功能下降有关。长期糖尿病伴进行性肾功能不全患者，因为肾糖异生作用降低和胰岛素降解受损的联合作用，可能不再需要降糖药物，这被称为“烧毁糖尿病”[242]。因此，在治疗糖尿病和晚期CKD患者时需要考虑到他们对药物代谢、食欲以及维持血糖水平能力的降低。第一代磺脲类药物（例如，氯磺丙脲，甲磺吖庚脲，和甲苯磺丁脲）应避免在3期及其以上CKD糖尿病患者使用。这些药物作为母体药物半衰期增加，而且其代谢产物可因肾清除率的降低而积聚。因为第二代磺脲类药物主要是由肝脏清除，所以其代谢产物不具有活性，并且低血糖的风险较低，第二代磺脲类药物首选格列吡嗪[236]。噻唑烷二酮类药物，吡格列酮和罗格列酮，是PPAR-G的活化剂并主要由肝脏代谢。这类药物最初被认为可减少许多与糖尿病和心血管疾病相关的炎症通路，也可适度减少蛋白尿[243]。在最近的一项荟萃分析中，15项研究（5项罗格列酮研究和10项吡格列酮研究）对2860例患者进行评估，作者认为使用噻唑烷二酮类使白蛋白肌酐比值总体减少了224.8%（95%*CI* 239.6 ~ 210）[244]。然而，这类药物有显著的副作用，包括严重水潴留[245,246]和骨折风险[247]。此外，最近FDA限制使用罗格列酮因为其增加心血管事件的发生。噻唑烷二酮类药物在CKD患者中的使用，除了液体潴留和骨疾病的风险增加，没有得到很好的研究，但可能应谨慎使用，而且应该在其他降糖药无效的情况下使用。二甲双胍是由肾脏清除，在CKD患者中限制使用。由于对线粒体功能有损害作用，其毒性水平已与严重的、危及生命的代谢性酸中毒相关联[236]。FDA指南表明，二甲双胍不应该被用在血清肌酐>1.5mg/dl的男性或>1.4mg/dl的女性[248]。然而，由于血清肌酐可以根据不同的体重、种族、年龄而转化为不同的eGFR水平，故是否使用二甲双胍应首先考虑eGFR水平。虽然当GFR在30 ~ 60ml/（min·1.73m^2）之间时二甲双胍的清除降低了75%，但其浓度只达到二甲双胍引起的乳酸性酸中毒的3%。另外，不是所有二甲双胍导致乳酸性酸中毒患者二甲双胍浓度都升高。由于二甲双胍有减少肝脏糖异生的良好作用，故它会有利于控制体重，并且与癌症无关，所以它的使用可能需要更放开[248]。最近，英国国家药典建议重新评估GFR<45ml/（min·1.73m^2）时二甲双胍的使用，如果GFR下降到<30ml/（min·1.73m^2）则应停止使用。一些新的降糖药物最近已被批准用于糖尿病。二肽基肽酶（DPP）4抑制剂降低胰

高血糖素样肽 1（GLP-1）的分解以改善空腹和餐后血糖水平。这类药物包括西他列汀，沙格列汀和利拉利汀，可以用于 CKD 患者，尽管需要调整西他列汀和沙格列汀剂量。最近的一项研究证实了肾脏中存在 GLP-1 受体，表明这些药物对肾脏可能有直接影响[249]。艾塞那肽和利拉鲁肽是注射肠促胰岛素类似物，具有类似于 GLP-1 的生物学特性。艾塞那肽与胰腺炎的发生有关。然而，在一些大型研究中胰腺炎的整体发病率似乎没有增加[250]。由于艾塞那肽是由肾脏排出体外，当 GFR 低至 30ml/（min・1.73m^2）时其清除率降低[251]，所以不推荐用于 GFR<30ml/（min・1.73m^2）的患者。目前对阻断钠 - 葡萄糖转运子（SGLT2）这一类药物有很大的兴趣，因为它可降低血糖水平，减轻体重，并降低胰岛素需要量[252,253]。该 SGLT2 异构体是一种高容量的转运体，主要定位于近端小管的 S1 节段，是肾小管调节葡萄糖重吸收的主要位点[253]。SGLT2 抑制剂导致每天大约 80g 葡萄糖从尿中丢失[254]。已经发现几个 SGLT2 转运体抑制剂可降低血糖，诱导体重减轻，因为它显著地增加葡萄糖排泄[254]。由于 SGLT2 抑制剂可降低血糖水平，目前还不清楚 SGLT2 抑制剂是否会对肾脏有直接或间接的有益影响，但它与泌尿生殖系统感染风险增加有关，目前正在等待 FDA 的分析结果[252,254]。

二、肾素 - 血管紧张素抑制剂

1. 肾素 - 血管紧张素抑制剂的初级预防　大量的临床试验试图评估 ACEI 或 ARB 对 1 型糖尿病患者微量白蛋白尿初级预防的疗效。对 256 ~ 3326 例 1 型糖尿病和正常白蛋白尿患者的三个随机、安慰剂对照试验（肾素 - 血管紧张素，EUCLID，和 DIRECT）的结果无法证实 RAS 抑制的益处[187,255,256]。因此初级预防不建议使用这些药物。糖尿病视网膜病变坎地沙坦试验（DIRECT）的研究结果说明这类药物疗效不确定，这个试验包括 3326 例 1 型糖尿病患者随机分配到坎地沙坦组（16 ~ 32mg/d）或安慰剂组[256]。DIRECT 的研究目的是评估坎地沙坦对预防糖尿病性视网膜病变的发生或进展的疗效。患者在基线时尿蛋白正常，所以可以评估坎地沙坦对尿白蛋白排泄的效果。入选糖尿病患者到预防出现白蛋白尿的平均时间为 6.7 年，防止进展的平均时间为 11 年。在约 4.7 年的平均随访期间，坎地沙坦组和安慰剂组无论是在发展到适度增加的蛋白尿的速率或在尿白蛋白排泄量年增长率都没有明显差别（6% vs 5% 和 16% vs 16%，危险比 1.08 和 1.03）分别在预防期和进展期。缺乏对适度增加的蛋白尿的预防也在肾素 - 血管紧张素系统的研究中被证实，其中包括 285 例正常血压、正常白蛋白尿的 1 型糖尿病患者（平均 11 年病程）[187]。此外，有 90% 患者在研究开始时及五年后重复进行肾活检。氯沙坦或依那普利治疗组与安慰剂组相比，肾小球体积被系膜细胞占据部分（主要研究终点），或在糖尿病肾病中看到的其他组织学表现没有明显差异。总之，没有证据表明，ACEI 或 ARBs 对 1 型糖尿病正常白蛋白尿和正常血压患者适度增加蛋白尿的初级预防有效。这些患者在糖尿病五年后应每年筛选蛋白尿增加的速度，如果记录有适度蛋白尿持续增加，则应启用 RAS 抑制。

2. 肾素 - 血管紧张素抑制剂治疗 DKD　ACEI 对 CKD 的治疗总结于图 16-1-6-2。在病程的早期，当微量白蛋白尿是唯一的临床表现时，ACEI 治疗 1 型糖尿病患者的好处已得到证实。与安慰剂组患者相比，ACEI 的应用对于血压正常且伴有微量白蛋白尿的 1 型糖尿病患者能够降低白蛋白排泄，以及两年后进展至显性糖尿病肾病的发病率[257]。一个更明显的益处在大型的有明显白蛋白尿的 1 型糖尿病患者的试验中得到证实[180]。在血压控制几乎相当的 4 年里，卡托普利治疗的患者血浆肌酐浓度的增加较缓慢，进展至 ESRD 或死亡的可能性也较低。这种好处仅限于初始血浆肌酐浓度≥ 1.5mg/dl（132μmol/L）的患者，这些患者血浆肌酐浓度上升的概率降低超过 50%，从在安慰剂组每年 1.4mg/dl（123μmol/L）到卡托普利组每年 0.6mg/dl（53μmol/L）。一些 1 型糖尿病患者应用 ACEI 有明显的降蛋白尿作用，肾病和 / 或肾病综合征可能会长期持续缓解或恢复；这样的患者似乎有良好的肾脏预后[258]。

目前 ACEI 对 2 型糖尿病肾病患者的效果数据较少，尽管类似的益处似乎存在。ARBs 的疗效有更多数据。两个主要的试验已经证实 ARBs 对 2 型 DN 患者的肾脏保护作用。这些试验将 ARBs 而不

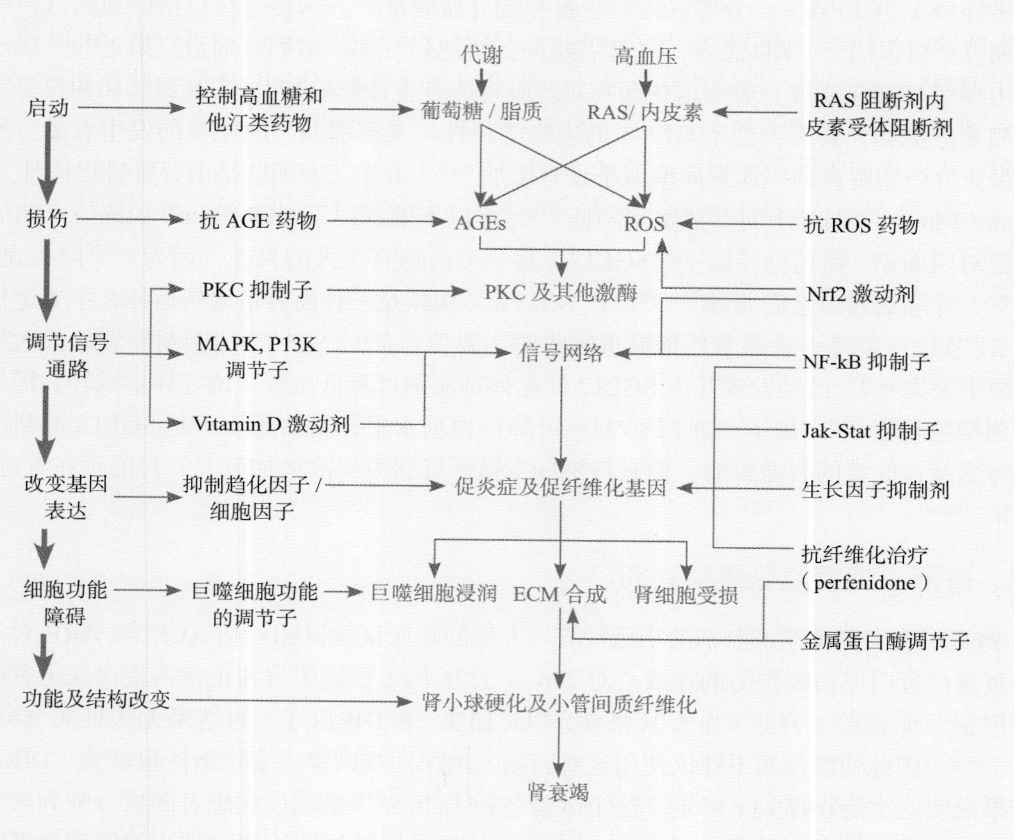

图16-1-6-2　DKD的发病机制及潜在治疗位点

是ACEI与安慰剂或其他药物比较[259]。在厄贝沙坦糖尿病肾病试验中（IDNT），1 715例2型DN伴高血压［平均血清肌酐1.7mg/dl（150μmol/L）］患者随机分为厄贝沙坦组（300mg/d），氨氯地平组（10mg/d），安慰剂组[182,260]。2.6年后，厄贝沙坦能降低联合终点（血浆肌酐翻倍，终末期肾脏疾病的发展，或者任何原因的死亡）发生风险，低于氨氯地平组和安慰剂组分别为23%和20%；血浆肌酐倍增率降低37%和30%。这些益处独立于组间血压降低幅度的差异，收缩压低于134mmHg时肾脏预后最好。在RENAAL试验中，1 513例2型糖尿病肾病患者［平均血清肌酐1.9mg/dl（168μmol/L）］随机分为氯沙坦（50 ~ 100mg/d）组和安慰剂组，均除外常规降压治疗（不用ACEI）[181]。与安慰剂相比，氯沙坦使血浆肌酐翻倍的发生率降低25%，ESRD的发生率降低28%；其平均随访时间为3.4年。这些益处仍然与组间血压水平差异无关。RENAAL试验的后续分析发现肾脏疾病进展的最重要危险因素是最初和6个月治疗后蛋白尿的程度[261]。RENAAL额外的事后评估揭示了以下内容：在基线水平收缩压每升高10mmHg，ESRD或死亡的风险增加6.7%[262]。尿白蛋白排泄率每下降50%，心血管事件的风险降低18%。在所有类别的获得性高血压，减少蛋白尿排泄与ESRD进展减慢相关[263]。基线视网膜病变与肾脏预后差（蛋白尿的增加，GFR下降，与肾ESRD的发生）和较高的死亡风险相关[264]。

3. ACEI与ARB　ACEI已与安慰剂和ARBs在针对2型糖尿病患者的两个试验中（ADVANCE和DETAIL）进行比较。ADVANCE试验比较了超过11 000例2型糖尿病患者培哚普利-吲达帕胺固定组合与安慰剂的差异[265]。平均4.3年后，积极治疗患者与安慰剂组相比，肾功能参数有如下差异：平均血压显著下降（5.6/2.2mmHg），中度增加蛋白尿的发生率显著下降（19.6%和23.6%），以及复合终点其中包括新发的中度增加白蛋白尿，中度增加的蛋白尿加重，或新发或加重大的量白蛋白尿[266]。DETAIL是一个随机对照试验，在250例被定义为存在蛋白尿的早期糖尿病肾病患者中比较了依那普利与ARB替米沙坦[267]。两组的疾病进展速度或次要终点的调查结果相似，其中包括 GFR 的年度变化，血压，血清肌酐，尿白蛋白排泄，ESRD，心血管事件和死亡率。结果与结论一致：在微量白蛋白尿的糖尿病患者，ACEI 与 ARBs 疗效相当。鉴于这些证据，ACEI 或 ARBs 似乎提供了 DKD 患者的肾脏保护作用。然而，尽管应用 ACEI 或 ARBs 治疗，疾病进展变慢，但 2 型糖尿病和肾脏疾病晚期的患者仍可能不断地进展至 ESRD。因此，ACEI 或 ARBs 对肾脏的保护作用有限。所以人们考虑两药联合运用的治疗方案。

4. ACEI 和 ARBs 的联合治疗　ACEI 和 ARB 的联合治疗与两者单独治疗相比，能进一步减少 1 型和 2 型糖尿病患者的蛋白尿[268]。然而，联合治疗并没有阻止肾脏疾病进展或死亡，并增加严重不良事件的发生率。因此，ACEI 与 ARB 联合治疗不应使用于 DKD 患者。最佳的数据来自于糖尿病研究的退伍军人事务部（VA NEPHRON-D），一项随机安慰剂对照的双盲试验观察了 1448 例多为男性的糖尿病肾病患者［平均 eGFR：54ml/（min・1.73m^2）；平均尿白蛋白 / 肌酐比值：852mg/g］[269]。所有患者均接受氯沙坦 100mg/d 治疗，然后被随机分配接受安慰剂或赖诺普利（10 ～ 40mg/d 以可耐受为主）；主要终点是 eGFR 下降 50%［或 >30ml/（min・1.73m^2）］、ESRD 或死亡的综合。试验在早期（平均 2.2 年）因安全问题被终止。联合治疗与单药治疗组的主要不良事件发生率类似（18.2% vs 21%）。然而，需要住院治疗或住院期间发生的急性肾损伤（18% vs 11%）及严重高钾血症（9.9% vs 4.4%）在联合治疗组更常见。另外的数据来自 ONTARGET 试验糖尿病亚组。ONTARGET 试验比较了 25 620 例血管疾病或糖尿病患者雷米普利 - 替米沙坦联合治疗与雷米普利单独治疗[270]。来自其中 3163 例 DKD 患者的亚组中，与单药治疗相比，联合治疗增高慢性透析或血清肌酐加倍（5.3% vs 4.8%）的发病率和死亡率（2.3% vs 2.2%），尽管无统计学差异[270,271]。此外，接受联合治疗的 DKD 患者需要透析的急性肾损伤（1.4% 和 0.8%），高钾血症（11.3% 和 7.8%）和低血压（2.8% 和 1.9%）的发生率均较高。

5. 阿利吉仑联合血管紧张素抑制剂　在 AVOID 试验中，与氯沙坦单独用药相比，6 个月后阿利吉仑联合氯沙坦使蛋白尿显著减少 20%，而对血压没有显著效果[272]。而大量人群和长期的研究表明，阿利吉仑联合 ACEI 或 ARBs 似乎没有肾功能保护作用，而且增加不良事件的风险。这在将心肾作为靶点的 2 型糖尿病国际阿利吉仑试验中（ALTITUDE 试验）已经显示，在这个试验中随机分配 8561 例先前就存在肾或心血管疾病的糖尿病患者，给予 300mg/d 阿利吉仑或安慰剂[273]。在基线水平，多数患者有肾病［59% 的患者白蛋白 / 肌酐比值为 200mg/g 或更大，26% 白蛋白 / 肌酐比值在 20 ～ 199mg/g；平均 eGFR 为 57ml/（min・1.73m^2）］；所有患者均在基线水平接受 ACEI 或 ARBs 治疗。平均随访 32.9 个月后，在阿利吉仑组更多的患者达到 ESRD 的主要复合终点，包括血清肌酐加倍，肾死亡，心血管死亡，心脏骤停，心力衰竭，非致命性心肌梗死，或者非致命性脑卒中（18.3% vs 17.1%）。肾脏事件（ESRD，肾死亡，或血清肌酐加倍）的发生率在阿利吉仑组和安慰剂组相似（6% vs 5.9%）。要求停止随机治疗的不良事件（通常是高钾血症）在阿利吉仑组更频繁发生（13.2% vs 10.2%）。由于没有明显的好处以及副作用的风险更高，该试验被提前终止。

6. 醛固酮拮抗剂　醛固酮拮抗剂单独使用时可减少蛋白尿[274]，无论是在 1 型还是 2 型糖尿病患者，当与 ACEI 或 ARB 联合使用时对蛋白尿有累加效应[275]。进一步降低血压并不能完全解释这个有益作用。这在一个安慰剂对照试验中证实，这个试验包括 81 例糖尿病、高血压和蛋白尿患者，给予高剂量赖诺普利治疗（80mg/d）[276]。除了赖诺普利，患者被随机分为螺内酯（25mg/d）组，氯沙坦（100mg/d）组，以及安慰剂组。在 48 周，螺内酯治疗的患者与安慰剂组相比，尿白蛋白 / 肌酐比值减少了 34%。而氯沙坦治疗的患者，白蛋白 / 肌酐比值仅减少了 17%，与安慰剂组无明显差异。组间临床动态血压，肌酐清除率，与血糖控制无显著差异。血清钾在螺内酯或氯沙坦患者组与安慰剂组比较明显增高。依普利酮（醛固酮拮抗剂）的疗效和安全性也已在 268 例已经接受 ACEI 治疗的 2 型糖尿病患者的随机临床试验中进行研究[277]。与安慰剂相比，剂量为 50 或 100mg/d 的依普利酮能显著降低尿白蛋白排泄率（40% ～ 50% vs<10%）。然而，在接受 50 和 100mg/d 依普利酮治疗的患者分别有 9% 和 23% 发生严重的高钾血症（血钾 >6mEq/L）（与对照组 12% 的发生率比较）。作者的结论是，50mg/d 的依普利酮联合 ACEI 提供了叠加的降蛋白尿作用，而高钾血症的发生率与安慰剂相似。应当指出的是，在这项研究中患者的平均 eGFR 为 74ml/（min・1.73m^2）。在临床实践中，对 GFR 下降的患者药物的联合使用应同时限制含钾饮食的摄入、避免 NSAIDs 和 COX-2 抑制剂的使用，尽可能使用排钾利尿剂。而使用 ARB 引起高钾血症的风险可能较低[278]。没有长期的关于 ACEI 或 ARB 与醛固酮拮抗剂联合应用延缓肾小球滤过率下降方面的数据。易诱发或加重长期糖尿病肾病患者高钾血症的风险可能会限制醛固酮拮抗剂的使用。

三、高血压的治疗

1. 糖尿病和 CKD 患者的血压控制目标 美国糖尿病协会［ADA 2012］和全国肾脏基金会建议，糖尿病和 CKD 患者的目标血压是收缩压 <130mmHg，舒张压 <80mmHg［KDOQI 2007］。有可靠证据表明，收缩压与糖尿病患者肾功能的进展密切相关。英国前瞻性糖尿病研究（UKPDS）显示，收缩压每下降 10mmHg，微血管并发症的发生率降低 13%[279]。事后分析的厄贝沙坦糖尿病肾病试验（IDNT）的数据表明，肾脏预后因收缩压降低而得到改善[280,281]。收缩压每下降 10mmHg，就能降低肾功能进行性下降的发生率。然而，仍然应注意收缩压降低不应低于 120mmHg。在 IDNT 研究中，收缩压 <120mmHg 患者的全因死亡率增加[281]。特别是，收缩压 <120mmHg 的患者心血管事件和充血性心力衰竭的发生率增加。在控制糖尿病心血管风险方案（ACCORD）的研究中，4733 例 2 型糖尿病患者随机分为强化治疗组（目标收缩压 <120mmHg）或标准治疗组（目标收缩压 <140mmHg）。主要复合终点是非致死性心肌梗死，非致命性脑卒中或心血管原因的死亡。经过平均 4.7 年的随访，强化血压控制组的主要复合终点没有显著降低，而且死亡和不良事件的年增长率略有增加[282]。强化血压控制也可能导致在正常或早期 DKD 患者血清肌酐升高[283]。在这个大型、随机试验数据的基础上，达成一个共识，即在糖尿病和 CKD 患者理想的收缩压应在 120 ～ 130mmHg 之间。然而，在糖尿病无 CKD 的患者中，收缩压应在 120 ～ 140mmHg 之间。糖尿病和 CKD 患者治疗后收缩压 <120mmHg，会导致心血管事件的增加，应该加以避免。

2. 肾素 - 血管紧张素抑制剂作为 DKD 降压药 目前对于糖尿病和肾脏疾病患者的标准治疗是以 RAS 阻断剂为主的治疗方案。RAS 阻断剂的治疗使进展至肾衰竭的速度减慢了 16% ～ 30%，因此大多数患者将继续进展到 ESRD。人们普遍认同 ACEI 或 ARB 对 1 型或 2 型糖尿病伴 CKD 患者可提供等效肾脏保护作用。

3. CCBs 作为 DKD 降压药 最初的研究评估了各种钙通道阻滞剂类药物单独治疗糖尿病蛋白尿患者的效果[284,285]。小型研究表明，硝苯地平、氨氯地平增加了蛋白尿，而非二氢吡啶类钙通道阻滞剂（地尔硫䓬、维拉帕米）减少蛋白尿[284,285]。然而，支持选择 CCB 单药治疗的证据受到贝加莫肾脏糖尿病并发症试验结果的限制[286]。维拉帕米单药治疗与安慰剂比较在降低正常进展至微量白蛋白尿上疗效相当。在同一研究中，ACEI 显著降低微量白蛋白尿的发生率。ACEI 联合二氢吡啶类 CCB（氨氯地平）或非二氢吡啶类 CCB（维拉帕米）并没有减少非 DKD 患者的蛋白尿[287]。然而，人们普遍认为 ACEI 或 ARB 与 CCB 的联合应用优于安慰剂，而且等同于或优于单独 ACEI 对 DKD 进展的控制。这种联合应用的好处被认为是由于 CCB 对全身血压的降低[288]，以及 ACEI 对出球小动脉的扩张作用，以减少肾小球毛细血管压力。在地拉普利和马尼地平对糖尿病的肾脏保护（DEMAND）试验中，2 型糖尿病高血压患者，马尼地平（三代 CCB）和地拉普利的联合治疗未能延缓 GFR 下降但安全地改善了心血管疾病，视网膜病变和神经病变，稳定了胰岛素敏感性[289]。在实践中固定剂量组合的 ACEI 和利尿剂或 ACEI 和 CCBs 被经常运用。这些固定剂量组合很难在临床试验中研究，尽管因为固定剂量组合比连续单独用药能够使患者的目标血压更快达标[290]。最近观察联合治疗预防收缩期高血压患者心血管事件疗效试验中，比较了 11 506 例心血管事件高风险患者 ACEI 联合氨氯地平与 ACEI 联合利尿剂[291]。CKD 进展事件在贝那普利加氨氯地平组有 113 例（2%），而在贝那普利加氢氯噻嗪组有 215 例（3.7%）。因此 ACEI 和 CCB 的联合应用优于 ACEI 和利尿剂的联合应用。但是各期 DKD 患者 ACEI 联合利尿剂对肾脏的保护优于安慰剂[292]。

四、DKD 患者的降脂治疗

ADA建议如果有一个或多个心血管疾病的危险因素，无论血脂水平高低，糖尿病患者均应加用他汀类药物。然而，一些试验未能显示对心血管或整体死亡率的显著疗效，导致广泛使用他汀类药物初级预防糖尿病患者心脏疾病的作用遭到质疑。他汀类药物对DKD患者心血管事件的作用因心肾保护研究结果在某种程度上得到了澄清[293]。一项研究随机给予9 438例CKD患者（其中1/3透析）每天20mg辛伐他汀加10mg依泽替米贝与安慰剂比较，主要研究终点是动脉粥样硬化事件（非致死性心肌梗死或冠心病死亡，脑卒中，或任何动脉血管重建术）的发生。经过5年的随访，初步临床结果显示他汀类药联合依泽替米贝治疗与安慰剂相比，对主要动脉粥样硬化事件的相对危险度降低17%。对非致死性心肌梗死，脑卒中以及任何动脉血管重建术均有益处。然而，全因死亡的风险并没有降低。糖尿病亚组两组的治疗效果相似。在加入时未透析的CKD患者（*n*=6 247）没有表现出能减缓进展至ESRD速度的作用。来自CARDS的研究数据支持他汀类药物对糖尿病和CKD患者的保护作用[294]。970例肾小球滤过率（eGFR）中度降低即30～60ml/（min·1.73m^2）的患者，治疗后主要心血管事件减少42%，包括脑卒中的发生率减少61%。因此，在现有证据的基础上，支持他汀类药物或他汀类药物/依泽替米贝联合治疗。晚期DKD患者，通常建议减少他汀类药物和纤维酸衍生物的剂量。在对546例先前存在冠状动脉疾病的糖尿病和CKD患者超过5年的随访观察中，明确了阿托伐他汀对主要心血管事件二级预防的益处（80mg/d与10mg/d相比）[295]。高剂量时脑卒中的发生率为4.8%（13/273），而低剂量为7.3%（20/271）。在整组中，CKD患者（有或无糖尿病）的主要心血管事件的相对风险降低了32%。然而，全因死亡率并没有下降。最近引起人们关注的是，即他汀类药物与发展为糖尿病的风险增加相关。一项研究纳入了1993—1998年招募的161 808例绝经后妇女，并进行随访观察[296]。他汀类药物使用与糖尿病风险增加相关，调整了潜在的混杂因素后该结果仍然显著。他汀类药物作为一种肾脏保护剂尚未得到明确评估。作为CARDS研究的一部分，评估了2 838例无心血管疾病的糖尿病患者肾脏疾病的进展。然而，阿托伐他汀没有影响蛋白尿或回归到正常蛋白尿的发生率。但可能对eGFR保护有益处，因为阿托伐他汀治疗能改善蛋白尿患者eGFR的年度变化。目前，有数据支持他汀类药物在糖尿病和肾脏疾病患者的二级预防作用。在没有一个已知的心血管事件存在时，有数据支持他汀类药物对心血管事件的一级预防作用。在糖尿病伴或不伴有CKD患者中能否降低总死亡率仍不明了。

五、DKD 患者的非药物干预

1. 限制蛋白质摄入　仍然不确定限制蛋白质饮食可以延缓 DKD 的 GFR 的下降。小的对照试验（分别是 35 和 19 例 1 型糖尿病患者）表明，限制蛋白质（和磷）[0.6g/（kg·d）]可延缓60%～75%的 GFR 下降率，例如，下降速度从约 12ml/（min·年）降至 3ml/（min·年）[297]。82 例 1 型糖尿病肾病的前瞻性随机试验指出不同的结果：GFR 下降速率在低蛋白[0.6g/（kg·d）]或正常蛋白饮食的患者中相似[分别是 3.8 和 3.9ml/（min·年）][298]。然而，虽然事件的发生率很低，但结果显示限制蛋白质能显著减少死亡或 ESRD 的发生率。这种显著作用的潜在机制尚不清楚。

相比先前两个试验，最近的一次研究发现低蛋白饮食对GFR的效益相对缺乏，这至少有两种解释。首先，蛋白质摄入在最近的一次研究中比先前两组大幅减少[0.89与1.02g/（kg·d）]。第二，血压，蛋白尿，血糖在两组均得到积极、类似的控制。考虑到这些因素对GFR恶化是重要的独立危险因素，可能会掩盖仅由于限制蛋白摄入导致下降速度的细微差别。

此外，还存在与低蛋白饮食相关的一些潜在问题。伴随着限制摄入脂肪和简单碳水化合物，糖尿病患者因蛋白质营养失衡导致风险增加，因为摄入的减少可能会增强胰岛素缺乏诱导的蛋白质分解[299]。

2. 控制体重 肥胖的糖尿病患者通过减肥可明显减少蛋白尿[300]。这在一个30例超重（BMI>27kg/m^2）的患者的随机试验中得到证实，其中14人患有2型糖尿病；节食组与非节食对照组随访5个月，蛋白尿明显降低（节食组减少31%，非节食对照组则轻度增加）[300]。在节食组平均体重减轻4%。肾功能改善在两组之间无明显差异，这可能是因为随访时间太短。

3. 吸烟 有研究发现吸烟是导致伴有高血压的1型糖尿病患者肾病进展的重要因素[301]。应强烈建议DKD患者戒烟。

第七节 糖尿病和ESRD

一、糖尿病患者ESRD的流行病学

在有数据统计的大多数国家糖尿病是ESRD的首要原因。根据2011年美国肾脏病数据系统（USRDS）的报告，归因于糖尿病的ESRD事件的百分比在整个欧洲是15%至30%之间，在美国和发达的亚洲国家大约是45%，墨西哥是60%[2]。DKD导致的ESRD在中国的发病率仍然相对较低（10% ~ 15%），但很可能增加。1980—2000年，糖尿病患者ESRD的发病率迅速增加。其中一个主要因素归因于心血管疾病的死亡率降低，这使得患者能够生存足够长的时间发展为肾衰竭[302]。在过去的十年，美国糖尿病导致ESRD的年发病率稳定在每百万155例左右[2]。超过90%的糖尿病伴ESRD患者是2型糖尿病[303]。然而，只有60%进展至ESRD的2型糖尿病患者表现出糖尿病肾病的典型症状（大量蛋白尿、肾脏增大与糖尿病视网膜病变），而40%表现出缺血性肾病或其他原发性肾病合并糖尿病肾病[303]。20世纪70年代糖尿病透析患者的长期生存前景并不乐观。5年生存率在80年代中期提高到20%，90年代中期30%[280]，这是因为进展至ESRD的速度延缓。但与其他主要病因引起的ESRD患者相比，糖尿病引起的ESRD的死亡率仍然较高。在2004年USRDS研究中，5年生存率在开始透析的糖尿病患者群组为31%，高血压引起的ESRD组为38%，GN引起的ESRD组为45%[2]。类似的模式也被英格兰和威尔士报告[304]。尽管由于心血管疾病造成的超额负担可能起到了显著作用，透析糖尿病患者死亡率增加的原因仍不清楚。日本最近的一项研究调查了贫血对透析患者死亡率的促进作用[305]。透析患者血糖控制的程度似乎也发挥了作用，因为血糖没有很好控制［糖化血红蛋白（HbA1C）>10%］或很低的血糖水平（HbA1C<5%）导致全因死亡率和心血管疾病死亡率的风险增加，这基于使用透析登记的几个大型研究分析[235,306]。然而，并非所有的研究都表明糖化血红蛋白和总体死亡率之间有显著相关性[307]。德国糖尿病透析研究纳入1 255例血透糖尿病患者，发现使用他仃类药物并没有表现出整体的益处[308]。有趣的是，最近的一项研究评估了血液透析的糖尿病患者的心电图[309]。非窦性心律和左心室肥厚均与心血管事件的增加和协变量调整后的全因死亡率相关[309]。总体来说，进行血液透析的糖尿病患者降低死亡风险的最佳治疗仍不清楚，因为血糖的控制，他汀类药物的使用，以及贫血的纠正似乎并没有提供预期的收益。

二、糖尿病ESRD患者的治疗方式

糖尿病ESRD患者血液透析，腹膜透析（PD）和肾移植都适合。其中美国的ESRD人群中，糖尿病患者与非糖尿病患者相比，更多的患者通过血液透析维持而不是肾脏移植。由PD维持的比例较小，而且糖尿病和非糖尿病个体间的比例相似。在中国DKD患者不同治疗模式的比例没有开展研究。从美国联邦医疗保险注册数据表明，年龄>45岁的糖尿病患者中，血液透析较PD有10% ~ 20%的生存优势。但在最近的一次分析中，对六个大型注册研究和在美国、加拿大、丹麦和荷兰进行的三项前瞻性群组研究进行的综述比较了血液透析和PD的死亡率。九个研究结果之间的差异可以归因于病例组合调整的程度，以及使用了不同的亚组。当这些病例组合的差异得到校正后，血液透析对美国年龄>45岁的糖尿病患者具有更好的生存率。血液透析的优势在合并心血管疾病的老年患者最明显。相反，在年龄<45岁、无心血管合并症的糖尿病患者PD优于血液透析[310]。汇集参与欧洲肾脏协会、欧洲透析和移植协会注册的7个欧洲国家16 000例ESRD患者的数据也在2011年被报道[311]。参与国之间接受PD的ESRD患者的比例有很大的差异，平均为20%。美国的透析人口，接受PD患者的比例不受是否患有糖尿病的影响。而USRDS研究中，老年糖尿病患者中与PD相关的预期寿命缩短仅在女性患者中较为明显。年龄、糖尿病和PD/血液透析的相对风险之间的相互作用仍不清楚。亚临床心肌缺血在血液透析期间经常发生，并且复发的亚临床缺血是长期血液透析患者心血管疾病死亡率的主要决定因素[312]。与血液透析相比，PD被普遍认为是患有复杂性心血管疾病的ESRD患者治疗风险更小的肾脏替代治疗方式。但是不同的是，亚组研究表明伴有心血管疾病的老年糖尿病ESRD患者采用血液透析的预后优于PD。最近有人指出，PD不是完全缺乏血流动力学效应，有PD充排周期的短期血流动力学的影响，包括增加的收缩期扩张指数和由于透析液腹压升高的总外周阻力[313]。然而，这种在PD病人中发生的心脏收缩扩张的增加所引起的心内膜下血流量的减少，不足以引起类似在血液透析中发生的心肌顿抑[314]；因此，很难想象，进行PD的老年糖尿病患者预后较差是由于PD的血流动力学影响。很有可能PD相关的代谢紊乱及使用葡萄糖溶液，加上糖基化终末产物血管沉积，促使PD的老年糖尿病患者死亡率增加[315]。同样，腹膜透析的糖尿病患者比非糖尿病患者更早出现腹膜纤维化，腹膜高通透性以及超滤的损失；有研究显示腹膜透析、血液透析相关死亡的相对危险度只在治疗24个月后出现[316]。最终，由于存在PD是温和疗法的看法，可能使更多血流动力学不稳定的患者被不成比例分配给予PD。糖尿病患者在夜间居家血液透析模式中不具代表性，而且与非糖尿病居家血液透析患者相比表现不佳。1994—2006年在加拿大多中心夜间居家血液透析群组的247例患者中，只有30例（12%）患有糖尿病。然而，这个小样本足以确立糖尿病作为死亡或治疗失败的可靠预测指标。年龄是死亡和治疗失败的唯一其他独立预测因素，糖尿病引起的风险相当于增加14.5年的年龄[317]。

三、糖尿病患者的肾移植

无论伴或不伴有胰腺移植（对1型糖尿病而言），糖尿病和ESRD患者的生存和医疗康复在肾移植术后都能得到改善[318,319]。在糖尿病患者中，首选透析开始前的活体器官移植，虽然不常进行[320]。心血管疾病的风险是糖尿病患者考虑移植的一个主要问题。糖尿病导致ESRD患者其心血管事件死亡率远较糖尿病作为一个合并症的ESRD患者高[318]。

第八节 DKD的新疗法和新观点

尽管血糖控制，以及RAS阻滞剂是有效的治疗手段，但是糖尿病ESKD的持续增加仍迫切需要额外的治疗新手段。最近一些潜在的新疗法引起了广泛兴趣，主要作用靶点是炎症和纤维化。然而，这些药物对DKD患者的3期临床试验均未得到证实。因此，需要更多的研究来推进这一领域进展。

一、肾素－血管紧张素阻断剂的联合治疗

因为RAS阻断剂应用有效，有人认为，更完全的RAS阻断将对DKD的进展有更大的效益。然而，ONTARGET研究[235]和最近的VA NEPHRON-D研究[269]未能证明联合治疗的有益影响，反而导致更多的副作用的发生。调查阿利吉仑和RAS阻断剂对肾脏和心血管终点事件的随机试

验（ALTITUDE）在接受阿利吉仑联合RAS治疗组因非致死性卒中、肾脏并发症、高钾血症和低血压发病率更高也被过早的终止[273]。醛固酮受体阻滞剂似乎较有前途，但需要大量的临床研究来证实。而且需要经常监测ACEI（或ARB类药物）和醛固酮受体阻滞剂联合治疗患者的血钾水平。

二、内皮素受体阻断剂

内皮素受体阻断剂被认为可能是将来DKD的一种辅助治疗。使用拮抗剂的早期研究表明，当2型糖尿病肾病患者运用标准治疗的同时应用内皮素受体阻断剂可以进一步减少蛋白尿，但可诱导显著的水钠潴留和充血性心力衰竭[101]。使用新的选择性内皮素受体阻断剂（阿曲生坦）可降低已经应用ACEI治疗患者的蛋白尿并且无明显的水钠潴留[102]。然而，高剂量的ET受体阻滞剂的使用可引起水肿。正在进行的评估内皮素受体阻断剂对肾脏疾病预后的研究值得期待。临床试验的详细结果其他综述[321]。

三、SGLT2 抑制剂

阻断近端小管的钠葡萄糖转运子2的新药已经作为一个新的方法用来控制血糖[322]。超过10种这类药物陆续开发。这些药物对降低显著增加的尿糖，有效控制血糖和糖化血红蛋白水平。一项荟萃分析纳入了3项大型RCT研究，共34 322例患者，发现SGLT2抑制剂可减少11%的主要心血管事件，并减少45%的肾脏病进展事件[323]，但能增加泌尿系统感染风险[324]。

四、糖基化 /AGEs

早期和晚期蛋白质的糖基化被认为在糖尿病微血管和大血管并发症的发展过程中发挥重要作用[325]。阻断AGEs形成的氨基胍的早期研究并没有证实其安全性，以及对肾脏终点的益处优于ACEI[326]。更多最近的研究确定的新一代AGE抑制剂，已被认为对糖尿病诱导的肾脏疾病小鼠模型有益[327]，目前正在开展人体临床试验。同时学者们开始关注AGE受体（RAGE），而且临床前研究证实在DKD和心血管疾病中其具有AGE拮抗剂或RAGE可溶性受体阻断剂的作用[328]。然而，目前仍然缺乏RAGE抑制剂的临床研究。吡哆胺可阻断AGEs的形成并清除活性羰基类物质。虽然最近的一项临床试验在一个早期DKD患者亚组中，发现吡哆胺对延缓基于血清肌酐水平的肾功能衰退有显著益处[329,330]，但未发现其整体有效性。

最近的研究表明，低AGE饮食或抑制肠道吸收AGE可以成为DKD患者潜在的干预手段[331]。AGE的交联断裂剂alagebrium已在体外研究中证明可以切割AGE交联。这种药物已经在糖尿病并发症的各种模型中开展研究，可减轻糖尿病肾病、心脏功能障碍以及动脉粥样硬化。alagebrium除了能降低组织AGEs水平，似乎还可以抑制某些蛋白激酶C亚型的活化。然而，没有任何临床研究发表[332]。

五、AMPK、mTOR 和 SIRT1 途径

脂联素是一个关键的脂肪细胞源性的激素。脂联素通过激活能量传感酶即AMPK似乎对肾脏和心血管系统有保护作用。AMPK通过部分抑制NFkB和NADPH氧化酶产生来抑制炎症反应[85,333]。激活AMPK已被发现有利于糖尿病、衰老以及肥胖相关的心血管和肾脏疾病，包括直接AMPK激活剂（AICAR，黄连素）[39,334,335]。二甲双胍最近已被确定可防止许多糖尿病并发症，并已被发现是AMPK的强效激动剂。最近的一项研究使用国家退伍军人管理局数据库，分析了93 577名eGFR为60ml/min的糖尿病患者群组，发现在2型糖尿病患者中，两种AMPK激动剂即二甲双胍和罗格列酮较磺脲类药物能更显著的延缓进行性肾功能下降速率[336]。哺乳动物的雷帕霉素蛋白（mTOR）和S6K的作用靶点在AMPK的下游，并且似乎在控制糖尿病肾脏肥大中发挥重要作用[40,83]。去乙酰化酶（sirtuins）属于一个古老家族的进化保守的NAD（NAD）（1）依赖性酶，具有脱乙酰酶活性，

调节DNA修复和重组，染色体稳定性和基因转录的作用。SIRT1在DKD中发挥重要作用[337][338,339]。因此，调节AMPK，mTOR和去乙酰化酶的新靶点很可能在不久的将来对糖尿病并发症和肾脏疾病的治疗发挥重要作用。

六、炎症

巨噬细胞浸润，先天免疫和许多炎性细胞因子已被证实与DKD相关。研究显示，MCP-1或趋化因子（CC）基序的配体2（CCL2）在实验性DKD动物模型中对动员巨噬细胞发挥了作用[340]。对MCP-1或其受体CCR2的阻断能够影响DKD的进展[341]。与炎症相关的一些细胞因子包括TNF-α、IL-6、IL-1β和IL-18在DKD动物模型中表达上调。对人类肾脏组织的最近研究已经证实糖尿病肾病中细胞因子刺激活化的JAK-STAT途径的潜在作用，目前临床试验正在进行之中[342]。使用免疫抑制剂吗替麦考酚酯和己酮可可碱可抑制细胞因子表达和降低临床前DKD模型的各种参数[343]。

七、氧化应激

Bardoxolone是一种三萜类，能够激活核呼吸因子2（nrf2），并上调各种抗氧化分子（SOD，GPX，过氧化氢酶）[344,345]。尽管临床前研究较少[344]，但临床试验发现，从25 ~ 150mg/d剂量的bardoxolone显著降低糖尿病和CKD患者血清肌酐并增加其eGFR[183]。这种益处早在开始治疗2周后就可观察到，表明这种药物可能存在血流动力学效应。除了潜在的阻止氧化损伤作用外，这种药物也显示出激活AMPK，改善模型小鼠血糖水平的作用[346]。值得注意的是，bardoxolone不能减少蛋白尿。三期试验入选2 185例2型糖尿病合并CKD4期的患者［矫正的肾小球滤过率（GFR）为15至<30ml/（min・1.73m^2）体表面积］，给予日剂量为20mg的bardoxolone甲基或安慰剂。主要复合终点为ESRD或心血管原因的死亡。1 088例随机分配到bardoxolone甲基组中有69例（6%），1 097例随机分配到安慰剂组中有69例（6%）发生一个主要复合终点事件（bardoxolone甲基组对比安慰剂组危险比0.98；95%*CI* 0.70 ~ 1.37，*P*=0.92）。在bardoxolone甲基组，43例发展为ESRD，27例死于心血管疾病；在安慰剂组，51例发展为ESRD，19例死于心血管疾病。在bardoxolone甲基组共有96名患者因心力衰竭住院治疗或死亡，而安慰剂组只有55例（危险比1.83，95%*CI* 1.32 ~ 2.55，*P*<0.001）。与安慰剂组相比，bardoxolone甲基组矫正的GFR、血压和尿白蛋白与肌酐比率显著增加，体重显著下降。这项研究的结论是，在2型糖尿病合并CKD4期患者中，bardoxolone甲基并未减少ESRD或心血管原因死亡的风险。bardoxolone甲基组心血管事件的比率高于安慰剂组迫使试验终止[77]。

八、纤维化

吡非尼酮，一种口服小分子已在一些肾脏疾病的动物模型短期研究中证实有效[347]，包括db/db小鼠的DKD[348]和STZ诱导的1型糖尿病大鼠[349]。吡非尼酮的主要作用是抗纤维化以及抗炎。在随机试验中，与安慰剂相比，使用低剂量的吡非尼酮可改善肾功能（基于肌酐为基础的eGFR）[350]。这项研究引起了对口服抗纤维化制剂及其改善肾功能潜在作用的热情，但是高剂量效果不明显。有趣的是，我们注意到，吡非尼酮的疗效并不包括降低蛋白尿。

第九节 代谢综合征与肾脏疾病

一、代谢综合征的定义与流行病学

代谢综合征（MetS），或X综合征，作为心血管疾病组群（CVD）的危险因素于1988年首次由Reaven描述[351]。美国国家胆固醇教育计划（NCEP）专家小组对成人高血脂检测、评估以及治疗的第三号报告（成人治疗组Ⅲ；ATP Ⅲ）将MetS定义为五个特征中任意存在的三个即可：腹型肥胖，高血压，甘油三酯和高密度脂蛋白胆固醇（HDL-C）水平异常，空腹血糖升高[352]。不过，也有代谢综合征的其他分类。国际糖尿病联合会（IDF）的定义重视向心性肥胖对代谢综合征和心血管疾病的重要作用。然而，大多数的流行病学研究已经使用了NCEP-ATP Ⅲ标准，因为它们在临床上操作简单。代谢综合征与冠状动脉性心脏病、脑卒中、糖尿病、非酒精性脂肪肝，痛风与心血管相关死亡的风险相关[353,354]。代谢综合征影响西方人群20%以上的成人，但由于西方饮食在发展中国家越来越普通，代谢综合征引起的负担正在世界范围内增加[355]。代谢综合征的患病率根据地理位置、种族、性别和城市化进程的不同差异很大。在过去的几年里肥胖和代谢综合征的患病率急剧增加[356]。

二、代谢综合征和 CKD 的流行病学

肥胖和CKD的关联已经被广泛报道[357]。典型的病态肥胖患者会发展为肾活检上表现的肾小球肥大[358,359]。近来有一些研究代谢综合征与CKD关联的报道[360-362]。其中研究MetS-CKD相关性的流行病学调查的一个挑战就是代谢综合征的所有组成部分都单独与CKD的发病和进展相关[363,360]。事实上，高血压和CKD与糖尿病和CKD之间的关联已经被广泛报道。大量的研究[364,365]也报道了CKD和肥胖之间的关联。因此，代谢综合征与CKD相关并不奇怪。代谢综合征与CKD的关系已被调查研究。在全国健康和营养调查（NHANES）Ⅲ组群中，包括了7 800名基线肾功能正常和随访21年的参与者。Chen等人[363]研究了随着时间推移的CKD进展风险。他们发现，代谢综合征个体与无代谢综合征个体相比，CKD的多变量调整后的比值比（OR）为2.6。随着代谢综合征特征的增加，OR从1.89增加到5.85。重要的是，排除糖尿病患者后这种关系仍然存在。他们还发现与代谢综合征相关的微量白蛋白尿的风险增加了两倍。Kurella等人[360]在可比较的组群中报道了类似的结果，并报道了甚至在糖尿病和高血压持续稳定后CKD的风险仍然很高。在一项对NHANES Ⅲ数据库的研究中，Palaniappan等人[366]证明了与那些没有代谢综合征患者相比，代谢综合征的女性［*OR* 2.2，95%*CI* 1.44 ~ 3.34］和男性（*OR* 4.1，95%*CI* 2.45 ~ 6.74）出现微量白蛋白尿的风险更高。同时，有微量白蛋白尿的34%女性和42%男性也伴有代谢综合征。研究MetS是否与CKD相关的最全面的流行病学调查最近由Thomas等人发表[367]。荟萃分析了1966—2010年的11项前瞻性观察性研究，共纳入有30 146参与者。Thomas等人使用代谢综合征的所有主要定义：NCEP-ATP Ⅲ标准，修订过的NCEP-ATP Ⅲ标准，IDF定义和WHO标准。该荟萃分析显示代谢综合征和肾小球滤过率（eGFR）低于60ml/（min·1.73m^2）肾病的进展显著关联（*OR* 1.55，95%*CI* 1.34 ~ 1.80）。随着代谢综合征组评分的增加，所观察到的关联强度也增加（P=0.02）。对于代谢综合征的各个组成部分中，MetS患者eGFR<60ml/(min·1.73m^2）的进展*OR*值相对于血压升高是1.61(95%*CI* 1.29 ~ 2.01)，甘油三酯升高为1.27（95%*CI* 1.11 ~ 1.46），低HDL-C水平为1.23（95%*CI* 1.12 ~ 1.36），腹型肥胖为1.19（95%*CI* 1.05 ~ 1.34）和空腹血糖升高为1.14（95%*CI* 1.03 ~ 1.26）。有三个研究显示，MetS与微量白蛋白尿或明显蛋白尿发展的风险增加有关。因此，总体上有充足的观测数据来支持MetS和CKD之间的相关性，即使没有高血糖或糖尿病且独立于高血压。该数据表明，MetS患者的肾功能损伤在高血压或糖尿病出现之前就非常明显。为了进一步认识MetS与CDK的潜在关联，作者回顾性分析了2005年1月到2007年3月之间在布里格姆妇女医院的146例肾细胞癌行选择性肾切

除术的记录[367]。在组织病理学检查上，他们发现与健康对照组相比，MetS患者肾小管萎缩，间质纤维化和动脉硬化的发病率更高。MetS患者全球性肾小球硬化和节段性肾小球硬化的发病率更高，但肾小球体积和表面积差异不显著。MetS患者比健康对照组发生肾小管萎缩的合并终点事件多5%，间质纤维化也在5%以上，动脉硬化的存在更普遍（*OR* 33，95%*CI* 2.9 ~ 374.3）。肾切除后1年eGFR在MetS组患者较对照组显著降低。这项研究似乎是MetS和CKD之间关联的相当有力的证据，但这些结果均来自观察性研究，不能说明因果关系。

三、MetS和CKD之间机制的关系

许多机制已经被提出以解释MetS的发病基础。已经确定的因素是高血压和高血糖；然而，其他因素也发挥了重要作用。这些因素包括胰岛素抵抗，炎症，氧化应激，内皮功能障碍，果糖摄入增加和交感神经系统（SNS）的异常。这些因素的重要性在其他领域被广泛研究[368,369]。一个关键的问题是，是否MetS的病理生理机制也可被认为造成患CKD的风险增加。一个有吸引力的假说是，胰岛素抵抗、高血压、血脂异常和炎症导致脂肪细胞因子、血管紧张素和炎性细胞因子如IL-6和TNF-α的高度表达，这些都可引起肾脏纤维化[370]。脂肪细胞衍生的脂肪因子瘦素对肾脏有多重功效[371,372]。在肾小球内皮细胞中瘦素可刺激细胞增殖，TGF-β1的合成和Ⅳ型胶原产生[371]。与此相反，在肾小球系膜细胞，瘦素通过激活磷脂酰肌醇3-激酶信号转导通路，上调TGF-βⅡ型受体的合成并刺激葡萄糖转运和Ⅰ型胶原的生成。此外，TNF-α水平的增加促进肾小球细胞和近端肾小管上皮细胞产生ROS。提高的ROS的活性可能会造成肾损伤，包括增加肾血管内皮功能障碍及微量白蛋白的排泄，基质积聚，系膜扩张和纤维化[373]。与MetS相关的胰岛素抵抗和高胰岛素血症也被认为是导致肾脏炎症和纤维化的原因。胰岛素的作用被认为是多方面的，通过肾小球系膜细胞和近端肾小管上皮细胞的刺激产生TGF-β[374]，并通过刺激血管平滑肌细胞和其他类型细胞生成胰岛素样生长因子1（IGF-1）[375]。反过来，IGF-1可增加CTGF的活性，其对肾小管细胞和间质成纤维细胞具有促纤维化作用[376]。此外，IGF-1能降低引起细胞外基质降解的基质金属蛋白酶-2的活性，从而促进细胞外基质的扩张和肾纤维化。有证据表明，胰岛素抵抗触发炎症细胞因子在肾脏中的释放，诱导肾小球系膜扩张，基底膜增厚，足细胞病和狭裂孔隔膜完整性损伤。这些机制主要是基于“肥胖相关性肾病”研究[377]。这种疾病以肾小球肥大的特定组织病理表现为特征（100%的情况），经常伴有局灶节段性肾小球硬化（80%的情况），而不是其他类型的原发性或继发性肾小球疾病（包括糖尿病肾病，高血压性肾硬化和继发局灶节段性肾小球硬化），并已在肥胖患者中反复得到证明。MetS和CKD之间机制的关系概括在图16-1-9-1中。

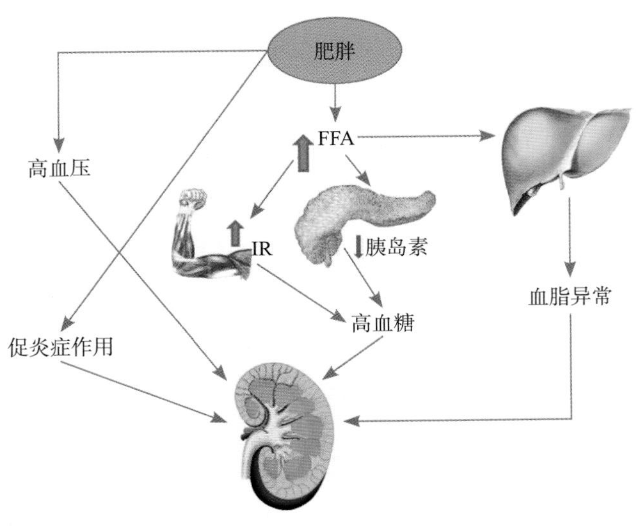

图16-1-9-1 代谢综合征患者的肾损伤机制

四、肥胖相关性肾病

肥胖相关性肾病形态上定义为局灶节段性肾小球硬化和肾小球肥大[378]。肥胖相关性肾病可能伴随IgA肾病，尿酸性肾病，以及糖尿病肾病。最近的数据显示，肥胖相关性肾病的发病率增加了10倍，似乎与一般人群中肥胖症的发病率增加同步[378]。肾小球高滤过和肾小球肥大被认为是肥胖相关性肾病的主要发病机制。肥胖的Zucker鼠，由于大脑中缺乏瘦素受体而食欲过盛，发展为肥胖症及相关的高血糖症，高胰岛素血症，胰岛素抵抗，血脂异常以及高血压[379]。这种模型有肾小球高滤过和蛋白尿的出现，且会进展到肾小球肥大乃至局灶节段性肾小球硬化和肾衰竭[379]。一些因素参与介导肥胖相关性肾病[380]。氧化应激很大程度上是通过脂质过氧化和肾小球系膜细胞氧化低密度脂蛋白的积累影响肾脏。脂质过氧化反应被认为是通过血管内皮损伤和诱发炎症反应，损害血管扩张，激活巨噬细胞而引起肾损伤[381]。该主题在综述中被详尽且广泛的讨论[382]。

（何慈江）

参考文献

1. YANG W, LU J, WENG J, et al. Prevalence of diabetes among men and women in China. N Engl J Med, 2010, 362(12):1090-1101.
2. COLLINS AJ, FOLEY RN, CHAVERS B, et al. United States Renal Data System 2011 Annual Data Report: Atlas of chronic kidney disease & end-stage renal disease in the United States. Am J Kidney Dis, 2012, 59(1 Suppl 1):A7, e1-e4203.
3. Centers for Disease Control and Prevention (CDC). Incidence of end-stage renal disease attributed to diabetes among persons with diagnosed diabetes–United States and Puerto Rico, 1996-2007. MMWR Morb Mortal Wkly Rep, 2010, 59(42):1361-1366.
4. JIA W, GAO X, PANG C, et al. Prevalence and risk factors of albuminuria and chronic kidney disease in Chinese population with type 2 diabetes and impaired glucose regulation: Shanghai diabetic complications study (SHDCS). Nephrol Dial Transplant, 2009, 24(12): 3724-3731.
5. ZUO L, WANG M. Current status of maintenance hemodialysis in Beijing, China. Kidney Int Suppl (2011), 2013, 3(2):167-169.
6. ORCHARD TJ, DORMAN JS, MASER RE, et al. Prevalence of complications in IDDM by sex and duration. Pittsburgh Epidemiology of Diabetes Complications Study Ⅱ. Diabetes, 1990, 39(9):1116-1124.
7. Diabetes Control and Complications Trial/Epidemiology of Diabetes Interventions and Complications (DCCT/EDIC) Research Group, Nathan DM, Zinman B, et al. Modern-day clinical course of type 1 diabetes mellitus after 30 years' duration: the diabetes control and complications trial/epidemiology of diabetes interventions and complications and Pittsburgh epidemiology of diabetes complications experience (1983-2005). Arch Intern Med, 2009, 169(14):1307-1316.
8. KROLEWSKI AS, WARRAM JH, FREIRE MB. Epidemiology of late diabetic complications. A basis for the development and evaluation of preventive programs. Endocrinol Metab Clin North Am, 1996, 25(2):217-242.
9. PLANTINGA LC, CREWS DC, CORESH J, et al. Prevalence of chronic kidney disease in US adults with undiagnosed diabetes or prediabetes. Clin J Am Soc Nephrol, 2010, 5(4): 673-682.
10. FINNE P, REUNANEN A, STENMAN S. Incidence of end-stage renal disease in patients with type 1 diabetes. JAMA, 2005, 294(14):1782-1787.
11. COSTACOU T, ELLIS D, FRIED L, et al. Sequence of progression of albuminuria and decreased GFR in persons with type 1 diabetes: a cohort study. Am J Kidney Dis, 2007, 50(5):721-732.
12. ROSOLOWSKY ET, SKUPIEN J, SMILES AM, et al. Risk for ESRD in type 1 diabetes remains high despite

renoprotection. J Am Soc Nephrol, 2011, 22(3):545-553.

13. PAVKOV ME, KNOWLER WC, BENNETT PH, et al. Increasing incidence of proteinuria and declining incidence of end-stage renal disease in diabetic Pima Indians. Kidney Int, 2006, 70(10):1840-1846.
14. ADLER AI, STEVENS RJ, MANLEY SE, et al. Development and progression of nephropathy in type 2 diabetes: the United Kingdom Prospective Diabetes Study (UKPDS 64). Kidney Int, 2003, 63(1):225-232.
15. PAVKOV ME, MASON CC, BENNETT PH, et al. Change in the distribution of albuminuria according to estimated glomerular filtration rate in Pima Indians with type 2 diabetes. Diabetes Care, 2009, 32(10): 1845-1850.
16. BRORSSON C, POCIOT F. Genetics of diabetic nephropathy in diverse ethnic groups. Contrib Nephrol, 2011, 170:8-18.
17. IGO RP JR, IYENGAR SK, NICHOLAS SB, et al. Genomewide linkage scan for diabetic renal failure and albuminuria: the FIND study. Am J Nephrol, 2011, 33(5), 381-389.
18. THAMEEM F, IGO RP JR, FREEDMAN BI, et al. A genome-wide search for linkage of estimated glomerular filtration rate (eGFR) in the Family Investigation of Nephropathy and Diabetes (FIND). PLoS One, 2013, 8(12):e81888.
19. GENOVESE G, FRIEDMAN DJ, ROSS MD, et al. Association of trypanolytic ApoL1 variants with kidney disease in African Americans. Science, 2010, 329(5993):841-845.
20. FREEDMAN BI, LANGEFELD CD, MUREA M, et al. Apolipoprotein L1 nephropathy risk variants associate with HDL subfraction concentration in African Americans. Nephrol Dial Transplant, 2011, 26(11):3805-3810.
21. FREEDMAN BI, LANGEFELD CD, LU L, et al. Differential effects of MYH9 and APOL1 risk variants on FRMD3 Association with Diabetic ESRD in African Americans. PLoS Genet, 2011, 7(6):e1002150.
22. SHIMAZAKI A, KAWAMURA Y, KANAZAWA A, et al. Genetic variations in the gene encoding ELMO1 are associated with susceptibility to diabetic nephropathy. Diabetes, 2005, 54(4):1171-1178.
23. LEAK TS, PERLEGAS PS, SMITH SG, et al. Variants in intron 13 of the ELMO1 gene are associated with diabetic nephropathy in African Americans. Ann Hum Genet, 2009, 73(2):152-159.
24. PEZZOLESI MG, KATAVETIN P, KURE M, et al. Confirmation of genetic associations at ELMO1 in the GoKinD collection supports its role as a susceptibility gene in diabetic nephropathy. Diabetes, 2009, 58(11):2698-2702.
25. HANSON RL, MILLIS MP, YOUNG NJ, et al. ELMO1 variants and susceptibility to diabetic nephropathy in American Indians. Mol Genet Metab, 2010, 101(4):383-390.
26. WILLIAMS WW, SALEM RM, MCKNIGHT AJ, et al. Association testing of previously reported variants in a large case-control meta-analysis of diabetic nephropathy. Diabetes, 2012, 61(8):2187-2194.
27. MAEDA S, ARAKI S, BABAZONO T, et al. Replication study for the association between four Loci identified by a genome-wide association study on European American subjects with type 1 diabetes and susceptibility to diabetic nephropathy in Japanese subjects with type 2 diabetes. Diabetes, 2010, 59(8):2075-2079.
28. PEZZOLESI MG, POZNIK GD, SKUPIEN J, et al. An intergenic region on chromosome 13q33. 3 is associated with the susceptibility to kidney disease in type 1 and 2 diabetes. Kidney Int, 2011, 80(1):105-111.
29. THOMAS MC, MORAN JL, HARJUTSALO V, et al. Hyperfiltration in type 1 diabetes: does it exist and does it matter for nephropathy? Diabetologia, 2012, 55(5):1505-1513.
30. PREMARATNE E, MACISAAC RJ, TSALAMANDRIS C, et al. Renal hyperfiltration in type 2 diabetes: effect of age-related decline in glomerular filtration rate. Diabetologia, 2005, 48(12):2486-2493.
31. CHUDLEIGH RA, DUNSEATH G, EVANS W, et al. How reliable is estimation of glomerular filtration rate at diagnosis of type 2 diabetes? Diabetes Care, 2007, 30(2):300-305.
32. CHERNEY DZ, SOCHETT EB, LAI V, et al. Renal hyperfiltration and arterial stiffness in humans with uncomplicated type 1 diabetes. Diabetes Care, 2010, 33(9):2068-2070.
33. RIGALLEAU V, GARCIA M, LASSEUR C, et al. Large kidneys predict poor renal outcome in subjects with diabetes and chronic kidney disease. BMC Nephrol, 2010, 11:3.
34. WOLF G, ZIYADEH FN. Molecular mechanisms of diabetic renal hypertrophy. Kidney Int, 1999, 56(2):393-405.

35. SOOPARB S, PRICE SR, SHAOGUANG J, et al. Suppression of chaperone-mediated autophagy in the renal cortex during acute diabetes mellitus. Kidney Int, 2004, 65(6):2135-2144.
36. EREMINA V, BAELDE HJ, QUAGGIN SE. Role of the VEGF–a signaling pathway in the glomerulus: evidence for crosstalk between components of the glomerular filtration barrier. Nephron Physiol, 2007, 106(2):32-37.
37. CHEN S, ZIYADEH FN. Vascular endothelial growth factor and diabetic nephropathy. Curr Diab Rep, 2008, 8(6):470-476.
38. VALLON V, ROSE M, GERASIMOVA M, et al. Knockout of Na-glucose transporter SGLT2 attenuates hyperglycemia and glomerular hyperfiltration but not kidney growth or injury in diabetes mellitus. Am J Physiol Renal Physiol, 2013, 304(2):F156-F167.
39. LEE MJ, FELIERS D, MARIAPPAN MM, et al. A role for AMP-activated protein kinase in diabetes-induced renal hypertrophy. Am J Physiol Renal Physiol, 2007, 292(2):F617-627.
40. CHEN JK, CHEN J, THOMAS G, et al. S6 kinase 1 knockout inhibits uninephrectomy-or diabetes-induced renal hypertrophy. Am J Physiol Renal Physiol, 2009, 297(3): F585-F593.
41. WHITE NH, CHASE HP, ARSLANIAN S, et al. Comparison of glycemic variability associated with insulin glargine and intermediate-acting insulin when used as the basal component of multiple daily injections for adolescents with type 1 diabetes. Diabetes Care, 2009, 32(3):387-393.
42. DCCT/EDIC Research Group, de Boer IH, Sun W, et al. Intensive diabetes therapy and glomerular filtration rate in type 1 diabetes. N Engl J Med, 2011, 365(25):2366-2376.
43. UK Prospective Diabetes Study (UKPDS) Group. Intensive blood-glucose control with sulphonylureas or insulin compared with conventional treatment and risk of complications in patients with type 2 diabetes (UKPDS 33). UK Prospective Diabetes Study (UKPDS) Group. Lancet, 1998, 35(9131), 2:837-853.
44. ADVANCE Collaborative Group, Patel A, MacMahon S, et al. Intensive blood glucose control and vascular outcomes in patients with type 2 diabetes. N Engl J Med, 2008, 358(24):2560-2572.
45. NISHIKAWA T, EDELSTEIN D, BROWNLEE M. The missing link: a single unifying mechanism for diabetic complications. Kidney Int Suppl, 2000, 77:S26-S30.
46. BROWNLEE M. Biochemistry and molecular cell biology of diabetic complications. Nature, 2001, 414(6865):813-820.
47. VLASSARA H. Advanced glycation in health and disease: role of the modern environment. Ann N Y Acad Sci, 2005, 1043:452-460.
48. ZHENG F, FORNONI A, ELLIOT SJ, et al. Upregulation of type I collagen by TGF-beta in mesangial cells is blocked by PPARgamma activation. Am J Physiol Renal Physiol, 2002, 282(4):F639-648.
49. VLASSARA H, PALACE MR. Diabetes and advanced glycation end products. J Intern Med, 2002, 251(2): 87-101.
50. THORNALLEY PJ. The glyoxalase system in health and disease. Mol Aspects Med, 1993, 14(4): 287-371.
51. BROWNLEE M. The pathobiology of diabetic complications: a unifying mechanism. Diabetes, 2005, 54(6):1615-1625.
52. KISLINGER T, FU C, HUBER B, et al. N(epsilon)-(carboxymethyl)lysine adducts of proteins are ligands for receptor for advanced glycation end products that activate cell signaling pathways and modulate gene expression. J Biol Chem, 1999, 274(44):31740-31749.
53. DERUBERTIS FR, CRAVEN PA, MELHEM MF, et al. Attenuation of renal injury in db/db mice overexpressing superoxide dismutase: evidence for reduced superoxide-nitric oxide interaction. Diabetes, 2004, 53(3):762-768.
54. VLASSARA H, STRIKER LJ, TEICHBERG S, et al. Advanced glycation end products induce glomerular sclerosis and albuminuria in normal rats. Proc Natl Acad Sci U S A, 1994, 91(24):11704-11708.
55. ZHENG F, HE C, CAI W, et al. Prevention of diabetic nephropathy in mice by a diet low in glycoxidation products. Diabetes Metab Res Rev, 2002, 18(3):224-237.
56. HORIE K, MIYATA T, MAEDA K, et al. Immunohistochemical colocalization of glycoxidation products and

lipid peroxidation products in diabetic renal glomerular lesions. Implication for glycoxidative stress in the pathogenesis of diabetic nephropathy. J Clin Invest, 1997, 100(12):2995-3004.

57. MOTT JD, KHALIFAH RG, NAGASE H, et al. Nonenzymatic glycation of type Ⅳ collagen and matrix metalloproteinase susceptibility. Kidney Int, 1997, 52(5):1302-1312.

58. GIARDINO I, EDELSTEIN D, BROWNLEE M. Nonenzymatic glycosylation in vitro and in bovine endothelial cells alters basic fibroblast growth factor activity. A model for intracellular glycosylation in diabetes. J Clin Invest, 1994, 94(1):110-117.

59. CHARONIS AS, REGER LA, DEGE JE, et al. Laminin alterations after in vitro nonenzymatic glycosylation. Diabetes, 1990, 39(7):807-814.

60. RAMASAMY R, VANNUCCI SJ, YAN SS, et al. Advanced glycation end products and RAGE: a common thread in aging, diabetes, neurodegeneration, and inflammation. Glycobiology, 2005, 15(7):16R-28R.

61. WENDT TM, TANJI N, GUO J, et al. RAGE drives the development of glomerulosclerosis and implicates podocyte activation in the pathogenesis of diabetic nephropathy. Am J Pathol, 2003, 162(4):1123-1137.

62. GUO J, ANANTHAKRISHNAN R, QU W, et al. RAGE mediates podocyte injury in adriamycin-induced glomerulosclerosis. J Am Soc Nephrol, 2008, 19(5):961-972.

63. GERALDES P, KING GL. Activation of protein kinase C isoforms and its impact on diabetic complications. Circ Res, 2010, 106(8):1319-1331.

64. MEIER M, MENNE J, HALLER H. Targeting the protein kinase C family in the diabetic kidney: lessons from analysis of mutant mice. Diabetologia, 2009, 52(5):765-775.

65. MENNE J, MEIER M, PARK JK, et al. Inhibition of protein kinase C in diabetic nephropathy–where do we stand? Nephrol Dial Transplant, 2009, 24(7):2021-2023.

66. MENNE J, SHUSHAKOVA N, BARTELS J, et al. Dual inhibition of classical protein kinase C-α and protein kinase C-β isoforms protects against experimental murine diabetic nephropathy. Diabetes, 2013, 62(4):1167-1174.

67. MA RC, TAM CH, WANG Y, et al. Genetic variants of the protein kinase C-beta 1 gene and development of end-stage renal disease in patients with type 2 diabetes. JAMA, 2010, 304(8):881-889.

68. WILLIAMS ME, TUTTLE KR. The next generation of diabetic nephropathy therapies: an update. Adv Chronic Kidney Dis, 2005, 12(2):212-222.

69. TUTTLE KR, BAKRIS GL, TOTO RD, et al. The effect of ruboxistaurin on nephropathy in type 2 diabetes. Diabetes Care, 2005, 28(11):2686-2690.

70. TUTTLE KR, MCGILL JB, HANEY DJ, et al. Kidney outcomes in long-term studies of ruboxistaurin for diabetic eye disease. Clin J Am Soc Nephrol, 2007, 2(4):631-636.

71. ROSCA MG, MUSTATA TG, KINTER MT, et al. Glycation of mitochondrial proteins from diabetic rat kidney is associated with excess superoxide formation. Am J Physiol Renal Physiol, 2005, 289(2):F420-430.

72. COUGHLAN MT, THORBURN DR, PENFOLD SA, et al. RAGE-induced cytosolic ROS promote mitochondrial superoxide generation in diabetes. J Am Soc Nephro, 2009, 20(4):742-752.

73. JHA JC, GRAY SP, BARIT D, et al. Genetic targeting or pharmacologic inhibition of NADPH oxidase nox4 provides renoprotection in long-term diabetic nephropathy. J Am Soc Nephro, 2014, 25(6):1237-1254.

74. YOU YH, OKADA S, LY S, et al. Role of Nox2 in diabetic kidney disease. Am J Physiol Renal Physiol, 2013, 304(7):F840-848.

75. SHARMA K, KARL B, MATHEW AV, et al. Metabolomics reveals signature of mitochondrial dysfunction in diabetic kidney disease. J Am Soc Nephrol, 2013, 24(11):1901-1912.

76. WANG W, WANG Y, LONG J, et al. Mitochondrial fission triggered by hyperglycemia is mediated by ROCK1 activation in podocytes and endothelial cells. Cell Metab, 2012, 15(2):186-200.

77. DE ZEEUW D, AKIZAWA T, AUDHYA P, et al. Bardoxolone methyl in type 2 diabetes and stage 4 chronic kidney disease. N Engl J Med, 2013, 369(26):2492-2503.

78. YAMAHARA K, YASUDA M, KUME S, et al. The role of autophagy in the pathogenesis of diabetic nephropathy. J Diabetes Res, 2013, 2013:193757.

79. HARTLEBEN B, GÖDEL M, MEYER-SCHWESINGER C, et al. Autophagy influences glomerular disease

susceptibility and maintains podocyte homeostasis in aging mice. J Clin Invest, 2010, 120(4):1084-1096.

80. KIMURA T, TAKABATAKE Y, TAKAHASHI A, et al. Autophagy protects the proximal tubule from degeneration and acute ischemic injury. J Am Soc Nephrol, 2011, 22(5):902-913.

81. FANG L, ZHOU Y, CAO H, et al. Autophagy attenuates diabetic glomerular damage through protection of hyperglycemia-induced podocyte injury. PLoS One, 2013, 8(4): e60546.

82. CINÀ DP, ONAY T, PALTOO A, et al. Inhibition of MTOR disrupts autophagic flux in podocytes. J Am Soc Nephrol, 2012, 23(3):412-420.

83. GÖDEL M, HARTLEBEN B, HERBACH N, et al. Role of mTOR in podocyte function and diabetic nephropathy in humans and mice. J Clin Invest, 2011, 121(6):2197-2209.

84. WEIDE T, HUBER TB. Implications of autophagy for glomerular aging and disease. Cell Tissue Res, 2011, 343(3):467-473.

85. SHARMA K, RAMACHANDRARAO S, QIU G, et al. Adiponectin regulates albuminuria and podocyte function in mice. J Clin Invest, 2008, 118(5):1645-1656.

86. SOMMER T, JAROSCH E. BiP binding keeps ATF6 at bay. Dev Cell, 2002, 3(1):1-2.

87. CUNARD R, SHARMA K. The endoplasmic reticulum stress response and diabetic kidney disease. Am J Physiol Renal Physiol, 2011, 300(5):F1054-1061.

88. BEK MF, BAYER M, MÜLLER B, et al. Expression and function of C/EBP homology protein (GADD153) in podocytes. Am J Pathol, 2006, 168(1):20-32.

89. FILIPPAKOPOULOS P, QI J, PICAUD S, et al. Selective inhibition of BET bromodomains. Nature, 2010, 468(7327)1067-1073.

90. WU YT, WU SB, LEE WY, et al. Mitochondrial respiratory dysfunction-elicited oxidative stress and posttranslational protein modification in mitochondrial diseases. Ann N Y Acad Sci, 2010, 1201:147-156.

91. LINDENMEYER MT, RASTALDI MP, IKEHATA M, et al. Proteinuria and hyperglycemia induce endoplasmic reticulum stress. J Am Soc Nephrol, 2008, 19(11):2225-2236.

92. KOBORI H, NANGAKU M, NAVAR LG, et al. The intrarenal renin-angiotensin system: from physiology to the pathobiology of hypertension and kidney disease. Pharmacol Rev, 2007, 59(3):251-287.

93. SANTOS RA, SIMOES E SILVA AC, et al. Angiotensin-(1-7) is an endogenous ligand for the G protein-coupled receptor Mas. Proc Natl Acad Sci U S A, 2003, 100(14):8258-8263.

94. ABDI R, BRENNER BM. Impact of renin angiotensin system blockade on renal function in health and disease: an end or a beginning? Semin Nephrol, 2004, 24(2):141-146.

95. CAREY RM, SIRAGY HM. The intrarenal renin-angiotensin system and diabetic nephropathy. Trends Endocrinol Metab, 2003, 14(6):274-281.

96. WENNMANN DO, HSU HH, PAVENSTÄDT H. The renin-angiotensin-aldosterone system in podocytes. Semin Nephrol, 2012, 32(4):377-384.

97. HUANG Y, BORDER WA, NOBLE NA. Functional renin receptors in renal mesangial cells. Curr Hypertens Rep, 2007, 9(2):133-139.

98. SCHRIER RW. Blood pressure control in type 2 diabetes. N Engl J Med, 2010, 363(7):696-697.

99. SHIBATA S, NAGASE M, YOSHIDA S, et al. Modification of mineralocorticoid receptor function by Rac1 GTPase: implication in proteinuric kidney disease. Nat Med, 2008, 14(12):1370-1376.

100. BENZ K, AMANN K. Endothelin in diabetic renal disease. Contrib Nephrol, 2011, 172:139-148.

101. MANN JF, GREEN D, JAMERSON K, et al. Avosentan for overt diabetic nephropathy. J Am Soc Nephrol, 2010, 21(3):527-535.

102. KOHAN DE, PRITCHETT Y, MOLITCH M, et al. Addition of atrasentan to renin-angiotensin system blockade reduces albuminuria in diabetic nephropathy. J Am Soc Nephrol, 2011, 22(4):763-772.

103. GODDARD J, ECKHART C, JOHNSTON NR, et al. Endothelin A receptor antagonism and angiotensin-converting enzyme inhibition are synergistic via an endothelin B receptor-mediated and nitric oxide-dependent mechanism. J Am Soc Nephrol, 2004, 15(10):2601-2610.

104. SALEH MA, POLLOCK JS, POLLOCK DM. Distinct actions of endothelin A-selective versus combined

endothelin A/B receptor antagonists in early diabetic kidney disease. J Pharmacol Exp Ther, 2011, 338(1):263-270.

105. SASSER JM, SULLIVAN JC, HOBBS JL, et al. Endothelin A receptor blockade reduces diabetic renal injury via an anti-inflammatory mechanism. J Am Soc Nephrol, 2007, 18(1):143-154.

106. WATSON AM, LI J, SCHUMACHER C, et al. The endothelin receptor antagonist avosentan ameliorates nephropathy and atherosclerosis in diabetic apolipoprotein E knockout mice. Diabetologia, 2010, 53(1):192-203.

107. DENNLER S, GOUMANS MJ, TEN DIJKE P. Transforming growth factor beta signal transduction. J Leukoc Biol, 2002, 71(5):731-740.

108. SHARMA K, MCGOWAN TA. TGF-beta in diabetic kidney disease: role of novel signaling pathways. Cytokine Growth Factor Rev, 2000, 11(1-2):115-123.

109. GRUDEN G, PERIN PC, CAMUSSI G. Insight on the pathogenesis of diabetic nephropathy from the study of podocyte and mesangial cell biology. Curr Diabetes Rev, 2005, 1(1):27-40.

110. SCHIFFER M, BITZER M, ROBERTS IS, et al. Apoptosis in podocytes induced by TGF-beta and Smad7. J Clin Invest, 2001, 108(6):807-816.

111. BÖTTINGER EP, BITZER M. TGF-beta signaling in renal disease. J Am Soc Nephrol, 2002, 13(10)2600-2610.

112. GEWIN L, ZENT R. How does TGF-beta mediate tubulointerstitial fibrosis? Semin Nephrol, 2012, 32(3):228-235.

113. ZEISBERG M, HANAI J, SUGIMOTO H, et al. BMP-7 counteracts TGF-beta1-induced epithelial-to-mesenchymal transition and reverses chronic renal injury. Nat Med, 2003, 9(7):964-968.

114. POHLERS D, BRENMOEHL J, LÖFFLER I, et al. TGF-beta and fibrosis in different organs-molecular pathway imprints. Biochim Biophys Acta, 2009, 1792(8):746-756.

115. LOEFFLER I, WOLF G. Transforming growth factor-beta and the progression of renal disease. Nephrol Dial Transplant, 2014, 29(Suppl 1):i37-i45.

116. BURNS WC, TWIGG SM, FORBES JM, et al. Connective tissue growth factor plays an important role in advanced glycation end product-induced tubular epithelial-to-mesenchymal transition: implications for diabetic renal disease. J Am Soc Nephrol, 2006, 17(9):2484-2494.

117. VAN NIEUWENHOVEN FA, JENSEN LJ, FLYVBJERG A, et al. Imbalance of growth factor signalling in diabetic kidney disease: is connective tissue growth factor (CTGF, CCN2) the perfect intervention point? Nephrol Dial Transplant, 2005, 20(1):6-10.

118. ABREU JG, KETPURA NI, REVERSADE B, et al. Connective-tissue growth factor (CTGF) modulates cell signalling by BMP and TGF-beta. Nat Cell Biol, 2002, 4(8):599-604.

119. NGUYEN TQ, ROESTENBERG P, VAN NIEUWENHOVEN FA, et al. CTGF inhibits BMP-7 signaling in diabetic nephropathy. J Am Soc Nephrol, 2008, 19(11):2098-2107.

120. NGUYEN TQ, TARNOW L, ANDERSEN S, et al. Urinary connective tissue growth factor excretion correlates with clinical markers of renal disease in a large population of type 1 diabetic patients with diabetic nephropathy. Diabetes Care, 2006, 29(1):83-88.

121. ADLER SG, KANG SW, FELD S, et al. Can glomerular mRNAs in human type 1 diabetes be used to predict transition from normoalbuminuria to microalbuminuria? Am J Kidney Dis, 2002, 40(1):184-188.

122. ADLER SG, SCHWARTZ S, WILLIAMS ME, et al. Phase 1 study of anti-CTGF monoclonal antibody in patients with diabetes and microalbuminuria. Clin J Am Soc Nephrol, 2010, 5(8):1420-1428.

123. HALE LJ, COWARD RJ. The insulin receptor and the kidney. Curr Opin Nephrol Hypertens, 2013, 22(1):100-106.

124. THAMEEM F, PUPPALA S, SCHNEIDER J, et al. The Gly(972)Arg variant of human IRS1 gene is associated with variation in glomerular filtration rate likely through impaired insulin receptor signaling. Diabetes, 2012, 61(9):2385-2393.

125. KNIGHT SF, IMIG JD. Obesity, insulin resistance, and renal function. Microcirculation, 2007, 14(4-5):349-

362.

126. MIMA A, OHSHIRO Y, KITADA M, et al. Glomerular-specific protein kinase C-β-induced insulin receptor substrate-1 dysfunction and insulin resistance in rat models of diabetes and obesity. Kidney Int, 2011, 79(8):883-896.

127. WELSH GI, HALE LJ, EREMINA V, et al. Insulin signaling to the glomerular podocyte is critical for normal kidney function. Cell Metab, 2010, 12(4):329-340.

128. COWARD RJ, WELSH GI, KOZIELL A, et al. Nephrin is critical for the action of insulin on human glomerular podocytes. Diabetes, 2007, 56(4):1127-1135.

129. FORNONI A, JEON J, VARONA SANTOS J, et al. Nephrin is expressed on the surface of insulin vesicles and facilitates glucose-stimulated insulin release. Diabetes, 2010, 59(1):190-199.

130. KIM EY, ANDERSON M, DRYER SE. Insulin increases surface expression of TRPC6 channels in podocytes: role of NADPH oxidases and reactive oxygen species. Am J Physiol Renal Physiol, 2012, 302(3):F298-F307.

131. TEJADA T, CATANUTO P, IJAZ A, et al. Failure to phosphorylate AKT in podocytes from mice with early diabetic nephropathy promotes cell death. Kidney Int, 2008, 73(12):1385-1393.

132. WOOLF AS, GNUDI L, LONG DA. Roles of angiopoietins in kidney development and disease. J Am Soc Nephrol, 2009, 20(2):239-244.

133. RIZKALLA B, FORBES JM, CAO Z. Temporal renal expression of angiogenic growth factors and their receptors in experimental diabetes: role of the renin-angiotensin system. J Hypertens, 2005, 23(1):153-164.

134. VERON D, BERTUCCIO CA, MARLIER A, et al. Podocyte vascular endothelial growth factor ($Vegf_{164}$) overexpression causes severe nodular glomerulosclerosis in a mouse model of type 1 diabetes. Diabetologia, 2011, 54(5):1227-1241.

135. FLYVBJERG A, DAGNAES-HANSEN F, DE VRIESE AS, et al. Amelioration of long-term renal changes in obese type 2 diabetic mice by a neutralizing vascular endothelial growth factor antibody. Diabetes, 2002, 51(10):3090-3094.

136. LINDENMEYER MT, KRETZLER M, BOUCHEROT A, et al. Interstitial vascular rarefaction and reduced VEGF-A expression in human diabetic nephropathy. J Am Soc Nephrol, 2007, 18(6):1765-1776.

137. YAMAMOTO Y, MAESHIMA Y, KITAYAMA H, et al. Tumstatin peptide, an inhibitor of angiogenesis, prevents glomerular hypertrophy in the early stage of diabetic nephropathy. Diabetes, 2004, 53(7):1831-1840.

138. DAVIS B, DEI CAS A, LONG DA, et al. Podocyte-specific expression of angiopoietin-2 causes proteinuria and apoptosis of glomerular endothelia. J Am Soc Nephrol, 2007, 18(8):2320-2329.

139. LIM HS, LIP GY, BLANN AD. Angiopoietin-1 and angiopoietin-2 in diabetes mellitus: relationship to VEGF, glycaemic control, endothelial damage/dysfunction and atherosclerosis. Atherosclerosis, 2005, 180(1):113-118.

140. JEANSSON M, GAWLIK A, ANDERSON G, et al. Angiopoietin-1 is essential in mouse vasculature during development and in response to injury. J Clin Invest, 2011, 121(6):2278-2289.

141. EREMINA V, JEFFERSON JA, KOWALEWSKA J, et al. VEGF inhibition and renal thrombotic microangiopathy. N Engl J Med, 2008, 358(11):1129-1136.

142. ADVANI A, KELLY DJ, ADVANI SL, et al. Role of VEGF in maintaining renal structure and function under normotensive and hypertensive conditions. Proc Natl Acad Sci U S A, 2007, 104(36):14448-14453.

143. LEE SW, MOSKOWITZ MA, SIMS JR. Sonic hedgehog inversely regulates the expression of angiopoietin-1 and angiopoietin-2 in fibroblasts. Int J Mol Med, 2007, 19(3):445-451.

144. NAJAFIAN B, MAUER M. Progression of diabetic nephropathy in type 1 diabetic patients. Diabetes Res Clin Pract, 2009, 8391:1-8.

145. NAJAFIAN B, MASOOD A, MALLOY PC, et al. Glomerulopathy in spontaneously obese rhesus monkeys with type 2 diabetes: a stereological study. Diabetes Metab Res Rev, 2011, 27(4):341-347.

146. TERVAERT TW, MOOYAART AL, AMANN K, et al. Pathologic classification of diabetic nephropathy. J Am Soc Nephrol, 2010, 21(4):556-563.

147. DALLA VESTRA M, SALLER A, MAUER M, et al. Role of mesangial expansion in the pathogenesis of diabetic nephropathy. J Nephrol, 2001, 14(Suppl 4):S51-S57.

148. CARAMORI ML, KIM Y, HUANG C, et al. Cellular basis of diabetic nephropathy: 1. Study design and renal structural-functional relationships in patients with long-standing type 1 diabetes. Diabetes, 2002, 51(2):506-513.
149. TOYODA M, NAJAFIAN B, KIM Y, et al. Podocyte detachment and reduced glomerular capillary endothelial fenestration in human type 1 diabetic nephropathy. Diabetes, 2007, 56(8):2155-2160.
150. FORSBLOM C, HARJUTSALO V, THORN LM, et al. Competing-risk analysis of ESRD and death among patients with type 1 diabetes and macroalbuminuria. J Am Soc Nephrol, 2011, 22(3):537-544.
151. STEFFES MW, SCHMIDT D, MCCRERY R, et al. Glomerular cell number in normal subjects and in type 1 diabetic patients. Kidney Int, 2001, 59(6):2104-2113.
152. FIORETTO P, MAUER M. Histopathology of diabetic nephropathy. Semin Nephrol, 2007, 27(2):195-207.
153. NAJAFIAN B, CROSSON JT, KIM Y, et al. Glomerulotubular junction abnormalities are associated with proteinuria in type 1 diabetes. J Am Soc Nephrol, 2006, 17(4 Suppl 2):S53-S60.
154. FIORETTO P, CARAMORI ML, MAUER M. The kidney in diabetes: dynamic pathways of injury and repair. The Camillo Golgi Lecture 2007. Diabetologia, 2008, 51(8):1347-1355.
155. MOU S, WANG Q, LIU J, et al. Prevalence of non-diabetic renal disease in patients with type 2 diabetes. Diabetes Res Clin Pract, 2010, 87(3):354-359.
156. BOMBACK AS, KSHIRSAGAR AV, AMAMOO MA, et al. Change in proteinuria after adding aldosterone blockers to ACE inhibitors or angiotensin receptor blockers in CKD: a systematic review. Am J Kidney Dis, 2008, 51(2):199-211.
157. NASR SH, SNYDER RW, BHAGAT G, et al. Chronic lymphocytic leukemia and cryoglobulinemic glomerulonephritis. Kidney Int, 2007, 71(2):93.
158. WESTALL GP, BINDER J, KOTSIMBOS T, et al. Nodular glomerulosclerosis in cystic fibrosis mimics diabetic nephropathy. Nephron Clin Pract, 2004, 96(3):c70-c75.
159. SOURATY P, NAST CC, MEHROTRA R, et al. Nodular glomerulosclerosis in a patient with metabolic syndrome without diabetes. Nat Clin Pract Nephrol, 2008, 4(11):639-642.
160. SUNEJA M, KHAN A, KATZ DA, et al. Nodular glomerulosclerosis in a kidney transplant recipient who smokes. Am J Kidney Dis, 2007, 50(5):830-833.
161. MATSUMURA N, HANATANI M, NISHINO T, et al. The clinico-pathological significance of hematuria in diabetics. Nihon Jinzo Gakkai Shi, 1994, 36(9): 1036-1045.
162. O'NEILL WM JR, WALLIN JD, WALKER PD. Hematuria and red cell casts in typical diabetic nephropathy. Am J Med, 1983, 74(3):389-395.
163. LOPES DE FARIA JB, MOURA LA, LOPES DE FARIA SR, et al. Glomerular hematuria in diabetics. Clin Nephrol, 1988, 30(3):117-121.
164. SOCHETT EB, CHERNEY DZ, CURTIS JR, et al. Impact of renin angiotensin system modulation on the hyperfiltration state in type 1 diabetes. J Am Soc Nephrol, 2006, 17(6):1703-1709.
165. FICOCIELLO LH, PERKINS BA, ROSHAN B, et al. Renal hyperfiltration and the development of microalbuminuria in type 1 diabetes. Diabetes Care, 2009, 32(5):889-893.
166. NELSON RG, TAN M, BECK GJ, BENNETT PH, et al. Changing glomerular filtration with progression from impaired glucose tolerance to Type Ⅱ diabetes mellitus. Diabetologia, 1999, 42(1):90-93.
167. SOLBU MD, KRONBORG J, JENSSEN TG, et al. Albuminuria, metabolic syndrome and the risk of mortality and cardiovascular events. Atherosclerosis, 2009, 204(2):503-508.
168. YANO Y, HOSHIDE S, ISHIKAWA J, et al. Differential impacts of adiponectin on low-grade albuminuria between obese and nonobese persons without diabetes. J Clin Hypertens (Greenwich), 2007, 9(10):775-782.
169. BARLOVIC DP, ZALETEL J, PREZELJ J. Association between adiponectin and low-grade albuminuria is BMI-dependent in type 2 diabetes. Kidney Blood Press Res, 2010, 33(5):405-410.
170. GROOP PH, THOMAS MC, MORAN JL, et al. The presence and severity of chronic kidney disease predicts all-cause mortality in type 1 diabetes. Diabetes, 2009, 58(7):1651-1658.
171. SARAHEIMO M, FORSBLOM C, THORN L, et al. Serum adiponectin and progression of diabetic

nephropathy in patients with type 1 diabetes. Diabetes Care, 2008, 31(6):1165-1169.

172. MOLITCH ME, DEFRONZO RA, FRANZ MJ, et al. Nephropathy in diabetes. Diabetes Care, 2004, 27(Suppl 1):S79-S83.
173. PERKINS BA, FICOCIELLO LH, SILVA KH, et al. Regression of microalbuminuria in type 1 diabetes. N Engl J Med, 2003, 348(23):2285-2293.
174. PERKINS BA, FICOCIELLO LH, OSTRANDER BE, et al. Microalbuminuria and the risk for early progressive renal function decline in type 1 diabetes. J Am Soc Nephrol, 2007, 18(4):1353-1361.
175. PERKINS BA, FICOCIELLO LH, ROSHAN B, et al. In patients with type 1 diabetes and new-onset microalbuminuria the development of advanced chronic kidney disease may not require progression to proteinuria. Kidney Int, 2010, 77(1):57-64.
176. CARAMORI ML, FIORETTO P, MAUER M. Low glomerular filtration rate in normoalbuminuric type 1 diabetic patients: an indicator of more advanced glomerular lesions. Diabetes, 2003, 52(4):1036-1040.
177. HSU CY, IRIBARREN C, MCCULLOCH CE, et al. Risk factors for end-stage renal disease: 25-year follow-up. Arch Intern Med, 2009, 169(4):342-350.
178. WATKINS PJ, PARSONS V, BEWICK M. The prognosis and management of diabetic nephropathy. Clin Nephrol, 1977, 7(6):243-249.
179. EIJKELKAMP WB, ZHANG Z, REMUZZI G, et al. Albuminuria is a target for renoprotective therapy independent from blood pressure in patients with type 2 diabetic nephropathy: post hoc analysis from the Reduction of Endpoints in NIDDM with the Angiotensin Ⅱ Antagonist Losartan (RENAAL) trial. J Am Soc Nephrol, 2007, 18(5):1540-1546.
180. LEWIS EJ, HUNSICKER LG, BAIN RP, et al. The effect of angiotensin-converting-enzyme inhibition on diabetic nephropathy. The Collaborative Study Group. N Engl J Med, 1993, 329(20): 1456-1462.
181. BRENNER BM, COOPER ME, DE ZEEUW D, et al. Effects of losartan on renal and cardiovascular outcomes in patients with type 2 diabetes and nephropathy. N Engl J Med, 2001, 345(12):861-869.
182. LEWIS EJ, HUNSICKER LG, CLARKE WR, et al. Renoprotective effect of the angiotensin-receptor antagonist irbesartan in patients with nephropathy due to type 2 diabetes. N Engl J Med, 2001, 345(12):851-860.
183. PERGOLA PE, RASKIN P, TOTO RD, et al. Bardoxolone methyl and kidney function in CKD with type 2 diabetes. N Engl J Med, 2011, 365(4):327-336.
184. SHARMA P, BLACKBURN RC, PARKE CL, et al. Angiotensin-converting enzyme inhibitors and angiotensin receptor blockers for adults with early (stage 1 to 3) non-diabetic chronic kidney disease. Cochrane Database Syst Rev, 2011, 5(10):CD007751.
185. THAKAR CV, CHRISTIANSON A, HIMMELFARB J, et al. Acute kidney injury episodes and chronic kidney disease risk in diabetes mellitus. Clin J Am Soc Nephrol, 2011, 6(11):2567-2572.
186. ONUIGBO MA. Can ACE inhibitors and angiotensin receptor blockers be detrimental in CKD patients? Nephron Clin Pract, 2011, 118(4):c407-c419.
187. MAUER M, ZINMAN B, GARDINER R, et al. Renal and retinal effects of enalapril and losartan in type 1 diabetes. N Engl J Med, 2009, 361(1):40-51.
188. BERHANE AM, WEIL EJ, KNOWLER WC, et al. Albuminuria and estimated glomerular filtration rate as predictors of diabetic end-stage renal disease and death. Clin J Am Soc Nephrol, 2011, 6(10):2444-2451.
189. RALIB AM, PICKERING JW, SHAW GM, et al. Test characteristics of urinary biomarkers depend on quantitation method in acute kidney injury. J Am Soc Nephrol, 2012, 23(2):322-333.
190. NIEWCZAS MA, FICOCIELLO LH, JOHNSON AC, et al. Serum concentrations of markers of TNFalpha and Fas-mediated pathways and renal function in nonproteinuric patients with type 1 diabetes. Clin J Am Soc Nephrol, 2009, 4(1):62-70.
191. GOHDA T, NIEWCZAS MA, FICOCIELLO LH, et al. Circulating TNF receptors 1 and 2 predict stage 3 CKD in type 1 diabetes. J Am Soc Nephrol, 2012, 23(3):516-524.
192. NIEWCZAS MA, GOHDA T, SKUPIEN J, et al. Circulating TNF receptors 1 and 2 predict ESRD in type 2

diabetes. J Am Soc Nephrol, 2012, 23(3):507-515.

193. MIYAZAWA I, ARAKI S, OBATA T, et al. Association between serum soluble TNFα receptors and renal dysfunction in type 2 diabetic patients without proteinuria. Diabetes Res Clin Pract, 2011, 92(2):174-180.

194. RIOJAS MA, VILLANUEVA-VEDIA RE, ZAMILPA R, et al. Prevalence of diabetes mellitus and correlation of urinary transforming growth factor-beta1 with blood hemoglobin A1C in the Atascosa Diabetes Study. Ethn Dis, 2008, 18(2 Suppl 2):S2-54-59.

195. YU D, PETERMANN A, KUNTER U, et al. Urinary podocyte loss is a more specific marker of ongoing glomerular damage than proteinuria. J Am Soc Nephrol, 2005, 16(6):1733-1741.

196. ZHENG M, LV LL, NI J, et al. Urinary podocyte-associated mRNA profile in various stages of diabetic nephropathy. PLoS One, 2011, 6(5):e20431.

197. WANG Q, ZHANG Y, YANG C, et al. Acetylation of metabolic enzymes coordinates carbon source utilization and metabolic flux. Science, 2010, 327(5968):1004-1007.

198. FU WJ, XIONG SL, FANG YG, et al. Urinary tubular biomarkers in short-term type 2 diabetes mellitus patients: a cross-sectional study. Endocrine, 2012, 41(1):82-88.

199. NIELSEN SE, ANDERSEN S, ZDUNEK D, et al. Tubular markers do not predict the decline in glomerular filtration rate in type 1 diabetic patients with overt nephropathy. Kidney Int, 2011, 79(10):1113-1118.

200. KIM SS, SONG SH, KIM IJ, et al. Clinical implication of urinary tubular markers in the early stage of nephropathy with type 2 diabetic patients. Diabetes Res Clin Pract, 2012, 97(2):251-257.

201. SMIT AJ, GERRITS EG. Skin autofluorescence as a measure of advanced glycation endproduct deposition: a novel risk marker in chronic kidney disease. Curr Opin Nephrol Hypertens, 2010, 19(6):527-533.

202. VLASSARA H, URIBARRI J, CAI W, et al. Effects of sevelamer on HbA1c, inflammation, and advanced glycation end products in diabetic kidney disease. Clin J Am Soc Nephrol, 2012, 7(6):934-942.

203. COUGHLAN MT, PATEL SK, JERUMS G, et al. Advanced glycation urinary protein-bound biomarkers and severity of diabetic nephropathy in man. Am J Nephrol, 2011, 34(4):347-355.

204. EL-MESALLAMY HO, HAMDY NM, EZZAT OA, et al. Levels of soluble advanced glycation end product-receptors and other soluble serum markers as indicators of diabetic neuropathy in the foot. J Investig Med, 2011, 59(8):1233-1238.

205. DEVANGELIO E, SANTILLI F, FORMOSO G, et al. Soluble RAGE in type 2 diabetes: association with oxidative stress. Free Radic Biol Med, 2007, 43(4):511-518.

206. COHEN MP, LAUTENSLAGER GT, SHEARMAN CW. Increased collagen IV excretion in diabetes. A marker of compromised filtration function. Diabetes Care, 2001, 24(5):914-918.

207. MORITA M, UCHIGATA Y, HANAI K, et al. Association of urinary type IV collagen with GFR decline in young patients with type 1 diabetes. Am J Kidney Dis, 2011, 58(6):915-920.

208. ARAKI S, HANEDA M, KOYA D, et al. Association between urinary type IV collagen level and deterioration of renal function in type 2 diabetic patients without overt proteinuria. Diabetes Care, 2010, 33(8):1805-1810.

209. PAPALE M, DI PAOLO S, MAGISTRONI R, et al. Urine proteome analysis may allow noninvasive differential diagnosis of diabetic nephropathy. Diabetes Care, 2010, 33(11):2409-2415.

210. DIHAZI H, MÜLLER GA, LINDNER S, et al. Characterization of diabetic nephropathy by urinary proteomic analysis: identification of a processed ubiquitin form as a differentially excreted protein in diabetic nephropathy patients. Clin Chem, 2007, 53(9):1636-1645.

211. RIAZ S, ALAM SS, AKHTAR MW. Proteomic identification of human serum biomarkers in diabetes mellitus type 2. J Pharm Biomed Anal, 2010, 51(5):1103-1107.

212. SHARMA K, LEE S, HAN S, et al. Two-dimensional fluorescence difference gel electrophoresis analysis of the urine proteome in human diabetic nephropathy. Proteomics, 2005, 5(10): 2648-2655.

213. MAAHS DM, SIWY J, ARGILÉS A, et al. Urinary collagen fragments are significantly altered in diabetes: a link to pathophysiology. PLoS One, 2010, 5(9):e13051.

214. ALTEMTAM N, RUSSELL J, El Nahas M. A study of the natural history of diabetic kidney disease (DKD). Nephrol Dial Transplant, 2012, 27(5):1847-1854.

215. AYODELE OE, ALEBIOSU CO, SALAKO BL. Diabetic nephropathy–a review of the natural history, burden, risk factors and treatment. J Natl Med Assoc, 2004, 96(11):1445-1454.

216. ELLAM TJ. Albumin:creatinine ratio–a flawed measure? The merits of estimated albuminuria reporting. Nephron Clin Pract, 2011, 118(4):c324-c330.

217. GUIDONE C, GNIULI D, CASTAGNETO-GISSEY L, et al. Underestimation of urinary albumin to creatinine ratio in morbidly obese subjects due to high urinary creatinine excretion. Clin Nutr, 2012, 31(2):212-216.

218. KARLBERG C, FALK C, GREEN A, et al. Proliferative retinopathy predicts nephropathy: a 25-year follow-up study of type 1 diabetic patients. Acta Diabetol, 2012, 49(4):263-268.

219. PEDRO RA, RAMON SA, MARC BB, et al. Prevalence and relationship between diabetic retinopathy and nephropathy, and its risk factors in the North-East of Spain, a population-based study. Ophthalmic Epidemiol, 2010, 17(4):251-265.

220. KRAMER HJ, NGUYEN QD, CURHAN G, et al. Renal insufficiency in the absence of albuminuria and retinopathy among adults with type 2 diabetes mellitus. JAMA, 2003, 289(24):3273-3277.

221. MAZZUCCO G, BERTANI T, FORTUNATO M, et al. Different patterns of renal damage in type 2 diabetes mellitus: a multicentric study on 393 biopsies. Am J Kidney Dis, 2002, 39(4):713-720.

222. OSTERBY R, GALL MA, SCHMITZ A, et al. Glomerular structure and function in proteinuric type 2 (non-insulin-dependent) diabetic patients. Diabetologia, 1993, 36(10):1064-1070.

223. GAMBARA V, MECCA G, REMUZZI G, et al. Heterogeneous nature of renal lesions in type II diabetes. J Am Soc Nephrol, 1993, 3(8):1458-1466.

224. RUGGENENTI P, GAMBARA V, PERNA A, et al. The nephropathy of non-insulin-dependent diabetes: predictors of outcome relative to diverse patterns of renal injury. J Am Soc Nephrol, 1998, 9(12):2336-2343.

225. OLSEN S, MOGENSEN CE. How often is NIDDM complicated with non-diabetic renal disease? An analysis of renal biopsies and the literature. Diabetologia, 1996, 39(12):1638-1645.

226. CHONG YB, KENG TC, TAN LP, et al. Clinical predictors of non-diabetic renal disease and role of renal biopsy in diabetic patients with renal involvement: a single centre review. Ren Fail, 2012, 34(3):323-328.

227. PENNO G, SOLINI A, BONORA E, et al. Clinical significance of nonalbuminuric renal impairment in type 2 diabetes. J Hypertens, 2011, 29(9):1802-1809.

228. FIORETTO P, MAUER M, BROCCO E, et al. Patterns of renal injury in NIDDM patients with microalbuminuria. Diabetologia, 1996, 39(12):1569-1576.

229. NATHAN DM, CLEARY PA, BACKLUND JY, et al. Intensive diabetes treatment and cardiovascular disease in patients with type 1 diabetes. N Engl J Med, 2005, 353(25):2643-2653.

230. ALBERS JW, HERMAN WH, POP-BUSUI R, et al. Effect of prior intensive insulin treatment during the Diabetes Control and Complications Trial (DCCT) on peripheral neuropathy in type 1 diabetes during the Epidemiology of Diabetes Interventions and Complications (EDIC) Study. Diabetes Care, 2010, 33(5):1090-1096.

231. IHNAT MA, THORPE JE, CERIELLO A A. Hypothesis: the ‘metabolic memory’, the new challenge of diabetes. Diabet Med, 2007, 24(6):582-586.

232. TURNER RC. The U. K. Prospective Diabetes Study. A review. Diabetes Care, 1998, 21(Suppl 3):C35-C38.

233. LEVIN SR, COBURN JW, ABRAIRA C, et al. Effect of intensive glycemic control on microalbuminuria in type 2 diabetes. Veterans Affairs Cooperative Study on Glycemic Control and Complications in Type 2 Diabetes Feasibility Trial Investigators. Diabetes Care, 2000, 23(10):1478-1485.

234. DUCKWORTH W, ABRAIRA C, MORITZ T, et al. Glucose control and vascular complications in veterans with type 2 diabetes. N Engl J Med, 2009, 360(2):129-139.

235. KALANTAR-ZADEH K, KOPPLE JD, REGIDOR DL, et al. A1C and survival in maintenance hemodialysis patients. Diabetes Care, 2007, 30(5):1049-1055.

236. KOVESDY CP, SHARMA K, KALANTAR-ZADEH K. Glycemic control in diabetic CKD patients: where do we stand? Am J Kidney Dis, 2008, 52(4):766-777.

237. INABA M, OKUNO S, KUMEDA Y, et al. Glycated albumin is a better glycemic indicator than glycated

hemoglobin values in hemodialysis patients with diabetes: effect of anemia and erythropoietin injection. J Am Soc Nephrol, 2007, 18(3):896-903.

238. RIVELINE JP, HADJADJ S. Assessing glycemic control in maintenance hemodialysis patients with type 2 diabetes: response to Kazempour-Ardebili, et al. Diabetes Care, 2009, 32(12):e155.

239. FREEDMAN BI, SHIHABI ZK, ANDRIES L, et al. Relationship between assays of glycemia in diabetic subjects with advanced chronic kidney disease. Am J Nephrol, 2010, 31(5):375-379.

240. VOS FE, SCHOLLUM JB, COULTER CV, et al. Assessment of markers of glycaemic control in diabetic patients with chronic kidney disease using continuous glucose monitoring. Nephrology (Carlton), 2012, 17(2):182-188.

241. RABKIN R, RYAN MP, DUCKWORTH WC. The renal metabolism of insulin. Diabetologia, 1984, 27(3):351-357.

242. KALANTAR-ZADEH K, DEROSE SF, NICHOLAS S, et al. Burnt-out diabetes: impact of chronic kidney disease progression on the natural course of diabetes mellitus. J Ren Nutr, 2009, 19(1):33-37.

243. BAKRIS GL, RUILOPE LM, MCMORN SO, et al. Rosiglitazone reduces microalbuminuria and blood pressure independently of glycemia in type 2 diabetes patients with microalbuminuria. J Hypertens, 2006, 24(10):2047-2055.

244. SARAFIDIS PA, STAFYLAS PC, GEORGIANOS PI, et al. Effect of thiazolidinediones on albuminuria and proteinuria in diabetes: a meta-analysis. Am J Kidney Dis, 2010, 55(5):835-847.

245. KIRYLUK K, ISOM R. Thiazolidinediones and fluid retention. Kidney Int, 2007, 72(6)762-768.

246. GUAN Y, HAO C, CHA DR, et al. Thiazolidinediones expand body fluid volume through PPARgamma stimulation of ENaC-mediated renal salt absorption. Nat Med, 2005, 11(8):861-866.

247. DORMUTH CR, CARNEY G, CARLETON B. Thiazolidinediones and fractures in men and women. Arch Intern Med, 2009, 169(15):1395-1402.

248. LIPSKA KJ, BAILEY CJ, INZUCCHI SE. Use of metformin in the setting of mild-to-moderate renal insufficiency. Diabetes Care, 2011, 34(6):1431-1437.

249. PARK CW, KIM HW, KO SH, et al. Long-term treatment of glucagon-like peptide-1 analog exendin-4 ameliorates diabetic nephropathy through improving metabolic anomalies in db/db mice. J Am Soc Nephrol, 2007, 18(4):1227-1238.

250. MACCONELL L, BROWN C, GURNEY K, et al. Safety and tolerability of exenatide twice daily in patients with type 2 diabetes: integrated analysis of 5594 patients from 19 placebo-controlled and comparator-controlled clinical trials. Diabetes Metab Syndr Obes, 2012, 5:29-41.

251. LINNEBJERG H, KOTHARE PA, PARK S, et al. Effect of renal impairment on the pharmacokinetics of exenatide. Br J Clin Pharmacol, 2007, 64(3):317-327.

252. WILDING JP, WOO V, SOLER NG, et al. Long-term efficacy of dapagliflozin in patients with type 2 diabetes mellitus receiving high doses of insulin: a randomized trial. Ann Intern Med, 2012, 156(6):405-415.

253. VALLON V, THOMSON SC. Anomalous role for dietary salt in diabetes mellitus? Nat Rev Endocrinol, 2011, 7(7):377-378.

254. NEUMILLER JJ, WHITE JR JR, CAMPBELL RK. Sodium-glucose co-transport inhibitors: progress and therapeutic potential in type 2 diabetes mellitus. Drugs, 2010, 70(4):377-385.

255. NISH C. The EUCLID study group. Randomised placebo-controlled trial of lisinopril in normotensive patients with insulin-dependent diabetes and normoalbuminuria or microalbuminuria. The EUCLID Study Group. Lancet, 1997, 349(9068):1787-1792.

256. BILOUS R, CHATURVEDI N, SJØLIE AK, et al. Effect of candesartan on microalbuminuria and albumin excretion rate in diabetes: three randomized trials. Ann Intern Med, 2009, 151(1):11-20.

257. VIBERTI G, MOGENSEN CE, GROOP LC, et al. Effect of captopril on progression to clinical proteinuria in patients with insulin-dependent diabetes mellitus and microalbuminuria. European Microalbuminuria Captopril Study Group. JAMA, 1994, 271(4):275-279.

258. HOVIND P, TARNOW L, ROSSING P, et al. Improved survival in patients obtaining remission of nephrotic

range albuminuria in diabetic nephropathy. Kidney Int, 2004, 66(3):1180-1186.

259. HOSTETTER TH. Prevention of end-stage renal disease due to type 2 diabetes. N Engl J Med, 2001, 345(12):910-912.

260. ATKINS RC, BRIGANTI EM, LEWIS JB, et al. Proteinuria reduction and progression to renal failure in patients with type 2 diabetes mellitus and overt nephropathy. Am J Kidney Dis, 2005, 45(2):281-287.

261. ZHANG Z, SHAHINFAR S, KEANE WF, et al. Importance of baseline distribution of proteinuria in renal outcomes trials: lessons from the reduction of endpoints in NIDDM with the angiotensin Ⅱ antagonist losartan (RENAAL) study. J Am Soc Nephrol, 2005, 16(6):1775-1780.

262. BAKRIS GL, WEIR MR, SHANIFAR S, et al. Effects of blood pressure level on progression of diabetic nephropathy: results from the RENAAL study. Arch Intern Med, 2003, 163(13):1555-1565.

263. DE ZEEUW D, REMUZZI G, PARVING HH, et al. Albuminuria, a therapeutic target for cardiovascular protection in type 2 diabetic patients with nephropathy. Circulation, 2004, 110(8):921-927.

264. PARVING HH, MOGENSEN CE, THOMAS MC, et al. Poor prognosis in proteinuric type 2 diabetic patients with retinopathy: insights from the RENAAL study. QJM, 2005, 98(2):119-126.

265. PATEL A, ADVANCE COLLABORATIVE GROUP, MACMAHON S, et al. Effects of a fixed combination of perindopril and indapamide on macrovascular and microvascular outcomes in patients with type 2 diabetes mellitus (the ADVANCE trial): a randomised controlled trial. Lancet, 2007, 370(9590):829-840.

266. KAPLAN NM. Vascular outcome in type 2 diabetes: an ADVANCE? Lancet, 2007, 370(9590):804-805.

267. BARNETT A. Preventing renal complications in type 2 diabetes: results of the diabetics exposed to telmisartan and enalapril trial. J Am Soc Nephrol, 2006, 17(4 Suppl 2):S132-S135.

268. MOGENSEN CE, NELDAM S, TIKKANEN I, et al. Randomised controlled trial of dual blockade of renin-angiotensin system in patients with hypertension, microalbuminuria, and non-insulin dependent diabetes: the candesartan and lisinopril microalbuminuria (CALM) study. BMJ, 2000, 321(7274):1440-1444.

269. FRIED LF, EMANUELE N, ZHANG JH, et al. Combined angiotensin inhibition for the treatment of diabetic nephropathy. N Engl J Med, 2013, 369(20):1892-1903.

270. MANN JF, SCHMIEDER RE, MCQUEEN M, et al. Renal outcomes with telmisartan, ramipril, or both, in people at high vascular risk (the ONTARGET study): a multicentre, randomised, double-blind, controlled trial. Lancet, 2008, 372(9638):547-553.

271. MANN JF, ANDERSON C, GAO P, et al. Dual inhibition of the renin-angiotensin system in high-risk diabetes and risk for stroke and other outcomes: results of the ONTARGET trial. J Hypertens, 2013, 31(2):414-421.

272. PARVING HH, PERSSON F, LEWIS JB, et al. Aliskiren combined with losartan in type 2 diabetes and nephropathy. N Engl J Med, 2008, 358(23):2433-2446.

273. PARVING HH, BRENNER BM, MCMURRAY JJ, et al. Cardiorenal end points in a trial of aliskiren for type 2 diabetes. N Engl J Med, 2012, 367(23):2204-2213.

274. RACHMANI R, SLAVACHEVSKY I, AMIT M, et al. The effect of spironolactone, cilazapril and their combination on albuminuria in patients with hypertension and diabetic nephropathy is independent of blood pressure reduction: a randomized controlled study. Diabet Med, 2004, 21(5):471-475.

275. VAN DEN MEIRACKER AH, BAGGEN RG, PAULI S, et al. Spironolactone in type 2 diabetic nephropathy: Effects on proteinuria, blood pressure and renal function. J Hypertens, 2006, 24(11):2285-2292.

276. MEHDI UF, ADAMS-HUET B, RASKIN P, et al. Addition of angiotensin receptor blockade or mineralocorticoid antagonism to maximal angiotensin-converting enzyme inhibition in diabetic nephropathy. J Am Soc Nephrol, 2009, 20(12):2641-2650.

277. EPSTEIN M, WILLIAMS GH, WEINBERGER M, et al. Selective aldosterone blockade with eplerenone reduces albuminuria in patients with type 2 diabetes. Clin J Am Soc Nephrol, 2006, 1(5):940-951.

278. BAKRIS GL, SIOMOS M, RICHARDSON D, et al. ACE inhibition or angiotensin receptor blockade: impact on potassium in renal failure. VAL-K Study Group. Kidney Int, 2000, 58(5):2084-2092.

279. BRETZEL RG, VOIGT K, SCHATZ H. The United Kingdom Prospective Diabetes Study (UKPDS) implications for the pharmacotherapy of type 2 diabetes mellitus. Exp Clin Endocrinol Diabetes, 1998,

106(5):369-372.

280. BERL T, HUNSICKER LG, LEWIS JB, et al. Impact of achieved blood pressure on cardiovascular outcomes in the Irbesartan Diabetic Nephropathy Trial. J Am Soc Nephrol, 2005, 16(7):2170-2179.

281. POHL MA, BLUMENTHAL S, CORDONNIER DJ, et al. Independent and additive impact of blood pressure control and angiotensin Ⅱ receptor blockade on renal outcomes in the irbesartan diabetic nephropathy trial: clinical implications and limitations. J Am Soc Nephrol, 2005, 16(10):3027-3037.

282. ACCORD STUDY GROUP, CUSHMAN WC, EVANS GW, et al. Effects of intensive blood-pressure control in type 2 diabetes mellitus. N Engl J Med, 2010, 362: 1575-1585.

283. ISMAIL-BEIGI F, et al. Combined intensive blood pressure and glycemic control does not produce an additive benefit on microvascular outcomes in type 2 diabetic patients. Kidney Int, 2012, 81(17):586-594.

284. BAKRIS GL, COPLEY JB, VICKNAIR N, et al. Calcium channel blockers versus other antihypertensive therapies on progression of NIDDM associated nephropathy. Kidney Int, 1996, 50(5):1641-1650.

285. ABBOTT K, SMITH A, BAKRIS GL. Effects of dihydropyridine calcium antagonists on albuminuria in patients with diabetes. J Clin Pharmaco, 1996, 36(3):274-279.

286. RUGGENENTI P, FASSI A, ILIEVA AP, et al. Preventing microalbuminuria in type 2 diabetes. N Engl J Med, 2004, 351(19):1941-1951.

287. BOERO R, PRODI E, ELIA F, et al. How well are hypertension and albuminuria treated in type Ⅱ diabetic patients? J Hum Hypertens, 2003, 17(6):413-418.

288. RUGGENENTI P, PERNA A, GANEVA M, et al. Impact of blood pressure control and angiotensin-converting enzyme inhibitor therapy on new-onset microalbuminuria in type 2 diabetes: a post hoc analysis of the BENEDICT trial. J Am Soc Nephrol, 2006, 17(12):3472-3481.

289. RUGGENENTI P, LAURIA G, ILIEV IP, et al. Effects of manidipine and delapril in hypertensive patients with type 2 diabetes mellitus: the delapril and manidipine for nephroprotection in diabetes (DEMAND) randomized clinical trial. Hypertension, 2011, 58(5):776-783.

290. HOPKINS KA, BAKRIS GL. Lower blood pressure goals in high-risk cardiovascular patients: are they defensible? Cardiol Clin, 2010, 28(3):447-452.

291. BAKRIS GL, IYENGAR M, LUKAS MA, et al. Effect of combining extended-release carvedilol and lisinopril in hypertension: results of the COSMOS study. J Clin Hypertens (Greenwich), 2010, 12(9):678-686.

292. HEERSPINK HJ, NINOMIYA T, PERKOVIC V, et al. Effects of a fixed combination of perindopril and indapamide in patients with type 2 diabetes and chronic kidney disease. Eur Heart J, 2010, 31(23):2888-2896.

293. BAIGENT C, LANDRAY MJ, REITH C, et al. The effects of lowering LDL cholesterol with simvastatin plus ezetimibe in patients with chronic kidney disease (Study of Heart and Renal Protection): a randomised placebo-controlled trial. Lancet, 2011, 377(9784):2181-2192.

294. COLHOUN HM, BETTERIDGE DJ, DURRINGTON PN, et al. Effects of atorvastatin on kidney outcomes and cardiovascular disease in patients with diabetes: an analysis from the Collaborative Atorvastatin Diabetes Study (CARDS). Am J Kidney Dis, 2009, 54(5):810-819.

295. SHEPHERD J, KASTELEIN JP, BITTNER VA, et al. Intensive lipid lowering with atorvastatin in patients with coronary artery disease, diabetes, and chronic kidney disease. Mayo Clin Proc, 2008, 83(8):870-879.

296. CULVER AL, OCKENE IS, BALASUBRAMANIAN R, et al. Statin use and risk of diabetes mellitus in postmenopausal women in the Women's Health Initiative. Arch Intern Med, 2012, 172(2):144-152.

297. ZELLER K, WHITTAKER E, SULLIVAN L, et al. Effect of restricting dietary protein on the progression of renal failure in patients with insulin-dependent diabetes mellitus. N Engl J Med, 1991, 324(2):78-84.

298. HANSEN HP, TAUBER-LASSEN E, JENSEN BR, et al. Effect of dietary protein restriction on prognosis in patients with diabetic nephropathy. Kidney Int, 2002, 62(2):220-228.

299. BRODSKY IG, ROBBINS DC, HISER E, et al. Effects of low-protein diets on protein metabolism in insulin-dependent diabetes mellitus patients with early nephropathy. J Clin Endocrinol Metab, 1992, 75(2):351-357.

300. MORALES E, VALERO MA, LEÓN M, et al. Beneficial effects of weight loss in overweight patients with chronic proteinuric nephropathies. Am J Kidney Dis, 2003, 41(2):319-327.

301. HOVIND P, ROSSING P, TARNOW L, et al. Smoking is associated with progression of diabetic nephropathy. Diabetes Care, 1994, 17(3):126-131.

302. RITZ E, ORTH SR. Nephropathy in patients with type 2 diabetes mellitus. N Engl J Med, 1999, 341(15):1127-1133.

303. SCHWENGER V, MÜSSIG C, HERGESELL O, et al. Incidence and clinical characteristics of renal insufficiency in diabetic patients. Dtsch Med Wochenschr, 2001, 126(47):1322-1326.

304. NITSCH D, BURDEN R, STEENKAMP R, et al. Patients with diabetic nephropathy on renal replacement therapy in England and Wales. QJM, 2007, 100(9):551-560.

305. INABA M, HAYASHINO Y, SHOJI T, et al. Disappearance of association in diabetic patients on hemodialysis between anemia and mortality risk: the Japan dialysis outcomes and practice pattern study. Nephron Clin Pract, 2012, 120(2):c91-c100.

306. RICKS J, MOLNAR MZ, KOVESDY CP, et al. Glycemic control and cardiovascular mortality in hemodialysis patients with diabetes: a 6-year cohort study. Diabetes, 2012, 61(3):708-715.

307. SHURRAW S, MAJUMDAR SR, THADHANI R, et al. Glycemic control and the risk of death in 1,484 patients receiving maintenance hemodialysis. Am J Kidney Dis, 2010, 55(5):875-884.

308. WANNER C, KRANE V, MÄRZ W, et al. Atorvastatin in patients with type 2 diabetes mellitus undergoing hemodialysis. N Engl J Med, 2005, 353(3):238-248.

309. KRANE V, HEINRICH F, MEESMANN M, et al. Electrocardiography and outcome in patients with diabetes mellitus on maintenance hemodialysis. Clin J Am Soc Nephrol, 2009, 4(2):394-400.

310. VONESH EF, SNYDER JJ, FOLEY RN, et al. Mortality studies comparing peritoneal dialysis and hemodialysis: what do they tell us? Kidney Int Suppl, 2006, 103:S3-S11.

311. VAN DE LUIJTGAARDEN MW, NOORDZIJ M, STEL VS, et al. Effects of comorbid and demographic factors on dialysis modality choice and related patient survival in Europe. Nephrol Dial Transplant, 2011, 26(9):2940-2947.

312. BURTON JO, JEFFERIES HJ, SELBY NM, et al. Hemodialysis-induced repetitive myocardial injury results in global and segmental reduction in systolic cardiac function. Clin J Am Soc Nephrol, 2009, 4(12):1925-1931.

313. VERBEKE F, VAN BIESEN W, PLETINCK A, et al. Acute central hemodynamic effects of a volume exchange in peritoneal dialysis. Perit Dial Int, 2008, 28(2):142-148.

314. SELBY NM, MCINTYRE CW. Peritoneal dialysis is not associated with myocardial stunning. Perit Dial Int, 2011, 31(1):27-33.

315. MCINTYRE CW. Hemodynamic effects of peritoneal dialysis. Perit Dial Int, 2011, 31(Suppl 2): S73-S76.

316. TERMORSHUIZEN F, KOREVAAR JC, DEKKER FW, et al. Hemodialysis and peritoneal dialysis: comparison of adjusted mortality rates according to the duration of dialysis: analysis of The Netherlands Cooperative Study on the Adequacy of Dialysis 2. J Am Soc Nephrol, 2003, 14(11):2851-2860.

317. PAULY RP, MAXIMOVA K, COPPENS J, et al. Patient and technique survival among a Canadian multicenter nocturnal home hemodialysis cohort. Clin J Am Soc Nephrol, 2010, 5(10):1815-1820.

318. GIRI M. Choice of renal replacement therapy in patients with diabetic end stage renal disease. EDTNA ERCA J, 2004, 30(3):138-142.

319. LOCATELLI F, POZZONI P, DEL VECCHIO L. Renal replacement therapy in patients with diabetes and end-stage renal disease. J Am Soc Nephrol, 2004, 15(Suppl 1):S25-S29.

320. LOCATELLI F, DEL VECCHIO L, POZZONI P, et al. Nephrology: main advances in the last 40 years. J Nephrol, 2006, 19(1):6-11.

321. RITZ E, WENZEL RR. Endothelin antagonist as add-on treatment for proteinuria in diabetic nephropathy: is there light at the end of the tunnel? J Am Soc Nephrol, 2011, 22(4):593-595.

322. GHOSH RK, GHOSH SM, CHAWLA S, et al. SGLT2 inhibitors: a new emerging therapeutic class in the treatment of type 2 diabetes mellitus. J Clin Pharmacol, 2012, 52(4):457-463.

323. ZELNIKER TA, WIVIOTT SD, RAZI, et al. SGLT2 inhibitors for primary and secondary prevention of cardiovascular and renal outcomes in type 2 diabetes: a systematic review and meta-analysis of cardiovascular

outcome trials [J]. The Lancet, 2019, 393(10166): 31-39.
324. STROJEK K, YOON KH, HRUBA V, et al. Effect of dapagliflozin in patients with type 2 diabetes who have inadequate glycaemic control with glimepiride: a randomized, 24-week, double-blind, placebo-controlled trial. Diabetes Obes Metab, 2011, 13(10):928-938.
325. MAKITA Z, RADOFF S, RAYFIELD EJ, et al. Advanced glycosylation end products in patients with diabetic nephropathy. N Engl J Med, 1991, 325(12):836-842.
326. BROWNLEE M, VLASSARA H, KOONEY A, et al. Aminoguanidine prevents diabetes-induced arterial wall protein cross-linking. Science, 1986, 232(4758):1629-1632.
327. HARCOURT BE, SOURRIS KC, COUGHLAN MT, et al. Targeted reduction of advanced glycation improves renal function in obesity. Kidney Int, 2011, 80(2):190-198.
328. RAMASAMY R, SCHMIDT AM. Receptor for advanced glycation end products (RAGE) and implications for the pathophysiology of heart failure. Curr Heart Fail Rep, 2012, 9(2):107-116.
329. CHEN JL, FRANCIS J. Pyridoxamine, advanced glycation inhibition, and diabetic nephropathy. J Am Soc Nephrol, 2012, 23(1):6-8.
330. LEWIS EJ, GREENE T, SPITALEWIZ S, et al. Pyridorin in type 2 diabetic nephropathy. J Am Soc Nephrol, 2012, 23(1):131-136.
331. VLASSARA H, STRIKER GE. Advanced glycation endproducts in diabetes and diabetic complications. Endocrinol Metab Clin North Am, 2013, 42(4):697-719.
332. COUGHLAN MT, FORBES JM, COOPER ME. Role of the AGE crosslink breaker, alagebrium, as a renoprotective agent in diabetes. Kidney IntSuppl, 2007, 106:S54-S60.
333. IX JH, SHARMA K. Mechanisms linking obesity, chronic kidney disease, and fatty liver disease: the roles of fetuin-A, adiponectin, and AMPK. J Am Soc Nephrol, 2010, 21(3):406-412.
334. DECLÈVES AE, MATHEW AV, CUNARD R, et al. AMPK mediates the initiation of kidney disease induced by a high-fat diet. J Am Soc Nephrol, 2011, 22(10):1846-1855.
335. EID AA, FORD BM, BLOCK K, et al. AMP-activated protein kinase (AMPK) negatively regulates Nox4-dependent activation of p53 and epithelial cell apoptosis in diabetes. J Biol Chem, 2010, 285(48):37503-37512.
336. HUNG AM, ROUMIE CL, GREEVY RA, et al. Comparative effectiveness of incident oral antidiabetic drugs on kidney function. Kidney Int, 2012, 81(7):698-706.
337. LIU R, ZHONG Y, LI X, et al. Role of transcription factor acetylation in diabetic kidney disease. Diabetes, 2014, 63(7):2440-2453.
338. BIBLE E. Diabetic nephropathy: Sirt1 attenuates diabetic albuminuria. Nat Rev Nephrol, 2013, 9(12):696.
339. HASEGAWA K, WAKINO S, SIMIC P, et al. Renal tubular Sirt1 attenuates diabetic albuminuria by epigenetically suppressing Claudin-1 overexpression in podocytes. Nat Med, 2013, 19(11):1496-1504.
340. DARISIPUDI MN, KULKARNI OP, SAYYED SG, et al. Dual blockade of the homeostatic chemokine CXCL12 and the proinflammatory chemokine CCL2 has additive protective effects on diabetic kidney disease. Am J Pathol, 2011, 179(1):116-124.
341. RUSTER C, WOLF G. The role of chemokines and chemokine receptors in diabetic nephropathy. Front Biosci, 2008, 13:944-955.
342. BROSIUS FC 3RD, ALPERS CE. New targets for treatment of diabetic nephropathy: what we have learned from animal models. Curr Opin Nephrol Hypertens, 2013, 22(1):17-25.
343. ORTIZ-MUÑOZ G, LOPEZ-PARRA V, LOPEZ-FRANCO O, et al. Suppressors of cytokine signaling abrogate diabetic nephropathy. J Am Soc Nephrol, 2010, 21(5):763-772.
344. WU QQ, WANG Y, SENITKO M, et al. Bardoxolone methyl (BARD) ameliorates ischemic AKI and increases expression of protective genes Nrf2, PPARgamma, and HO-1. Am J Physiol Renal Physiol, 2011, 300(5):F1180-F1192.
345. PAREEK TK, BELKADI A, KESAVAPANY S, et al. Triterpenoid modulation of IL-17 and Nrf-2 expression ameliorates neuroinflammation and promotes remyelination in autoimmune encephalomyelitis. Sci Rep, 2011, 1:201.

346. SAHA PK, REDDY VT, KONOPLEVA M, et al. The triterpenoid 2-cyano-3, 12-dioxooleana-1, 9-dien-28-oic-acid methyl ester has potent anti-diabetic effects in diet-induced diabetic mice and Lepr(db/db) mice. J Biol Chem, 2010, 285(52):40581-40592.

347. AL-BAYATI MA, XIE Y, MOHR FC, et al. Effect of pirfenidone against vanadate-induced kidney fibrosis in rats. Biochem Pharmacol, 2002, 64(3):517-525.

348. RAMACHANDRARAO SP, ZHU Y, RAVASI T, et al. Pirfenidone is renoprotective in diabetic kidney disease. J Am Soc Nephrol, 2009, 20(8):1765-1775.

349. MIRIC G, DALLEMAGNE C, ENDRE Z, et al. Reversal of cardiac and renal fibrosis by pirfenidone and spironolactone in streptozotocin-diabetic rats. Br J Pharmacol, 2001, 133(5):687-694.

350. SHARMA K, IX JH, MATHEW AV, et al. Pirfenidone for diabetic nephropathy. J Am Soc Nephrol, 2011, 22(6):1144-1151.

351. ALBERTI KG, ZIMMET P, SHAW J, et al The metabolic syndrome–a new worldwide definition. Lancet, 2005, 366(9491):1059-1062.

352. GRUNDY SM, CLEEMAN JI, DANIELS SR, et al. Diagnosis and management of the metabolic syndrome: an American Heart Association/National Heart, Lung, and Blood Institute Scientific Statement. Circulation, 2005, 112(17):2735-2752.

353. FORD ES. Risks for all-cause mortality, cardiovascular disease, and diabetes associated with the metabolic syndrome: a summary of the evidence. Diabetes Care, 2005, 28(7):1769-1778.

354. RESNICK HE, JONES K, RUOTOLO G, et al. Insulin resistance, the metabolic syndrome, and risk of incident cardiovascular disease in nondiabetic american indians: the Strong Heart Study. Diabetes Care, 2003, 26(3):861-867.

355. FORD ES, GILES WH, MOKDAD AH. Increasing prevalence of the metabolic syndrome among u. s. Adults. Diabetes Care, 2004, 27(10):2444-2449.

356. JIA WP, WANG C, JIANG S, et al. Characteristics of obesity and its related disorders in China. Biomed Environ Sci, 2010, 2(1): 4-11.

357. HOLLENBERG NK. Obesity and the kidney: why is the kidney at risk? Kidney Int, 2007, 71(3):187-188.

358. REA DJ, HEIMBACH JK, GRANDE JP, et al. Glomerular volume and renal histology in obese and non-obese living kidney donors. Kidney Int, 2006, 70(9):1636-1641.

359. NAVARRO-DÍAZ M, SERRA A, LÓPEZ D, et al. Obesity, inflammation, and kidney disease. Kidney Int Suppl, 2008, 111:S15-S18.

360. KURELLA M, LO JC, CHERTOW GM. Metabolic syndrome and the risk for chronic kidney disease among nondiabetic adults. J Am Soc Nephrol, 2005, 16(7):2134-2140.

361. KANAUCHI M, KANAUCHI K, KIMURA K, et al. Associations of chronic kidney disease with the metabolic syndrome in non-diabetic elderly. Nephrol Dial Transplant, 2006, 21(12):3608-3609.

362. TANAKA H, SHIOHIRA Y, UEZU Y, et al. Metabolic syndrome and chronic kidney disease in Okinawa, Japan. Kidney Int, 2006, 69(2):369-374.

363. CHEN J, MUNTNER P, HAMM LL, et al. The metabolic syndrome and chronic kidney disease in U. S. adults. Ann Intern Med, 2004, 140(3):167-174.

364. KRAMER H, LUKE A, BIDANI A, et al. Obesity and prevalent and incident CKD: the Hypertension Detection and Follow-Up Program. Am J Kidney Dis, 2005, 46(4):587-594.

365. GELBER RP, KURTH T, KAUSZ AT, et al. Association between body mass index and CKD in apparently healthy men. Am J Kidney Dis, 2005, 46(5):871-880.

366. PALANIAPPAN L, CARNETHON M, FORTMANN SP. Association between microalbuminuria and the metabolic syndrome: NHANES III. Am J Hypertens, 2003, 16(11 Pt 1):952-958.

367. THOMAS G, SEHGAL AR, KASHYAP SR, et al. Metabolic syndrome and kidney disease: a systematic review and meta-analysis. Clin J Am Soc Nephrol, 2011, 6(10):2364-2373.

368. LTEIF AA, HAN K, MATHER KJ. Obesity, insulin resistance, and the metabolic syndrome: determinants of endothelial dysfunction in whites and blacks. Circulation, 2005, 112(1):32-38.

369. GRUNDY SM. Cardiovascular and metabolic risk factors: how can we improve outcomes in the high-risk patient? Am J Med, 2007, 120(9 Suppl 1):S3-S8.

370. BHOWMIK D, TIWARI SC. Renal consequences of metabolic syndrome. J Assoc Physicians Indi, 2008, 56:131-132.

371. WOLF G, CHEN S, HAN DC, et al. Leptin and renal disease. Am J Kidney Dis, 2002, 39(1):1-11.

372. HAN DC, ISONO M, CHEN S, et al. Leptin stimulates type Ⅰ collagen production in db/db mesangial cells: glucose uptake and TGF-beta type Ⅱ receptor expression. Kidney Int, 2001, 59(4):1315-1323.

373. MORENO-MANZANO V, ISHIKAWA Y, LUCIO-CAZANA J, et al. Selective involvement of superoxide anion, but not downstream compounds hydrogen peroxide and peroxynitrite, in tumor necrosis factor-alpha-induced apoptosis of rat mesangial cells. J Biol Chem, 2000, 275(17):12684-12691.

374. PERLSTEIN TS, GERHARD-HERMAN M, HOLLENBERG NK, et al. Insulin induces renal vasodilation, increases plasma renin activity, and sensitizes the renal vasculature to angiotensin receptor blockade in healthy subjects. J Am Soc Nephrol, 2007, 18(3):944-951.

375. KHAMAISI M, FLYVBJERG A, HARAMATI Z, et al. Effect of mild hypoinsulinemia on renal hypertrophy: growth hormone/insulin-like growth factor Ⅰ system in mild streptozotocin diabetes. Int J Exp Diabetes Res, 2002, 3(4):257-264.

376. WANG S, DENICHILO M, BRUBAKER C, et al. Connective tissue growth factor in tubulointerstitial injury of diabetic nephropathy. Kidney Int, 2001, 60(1):96-105.

377. COHEN AH. Massive obesity and the kidney. A morphologic and statistical study. Am J Patho, 1975, 81(1):117-130.

378. KAMBHAM N, MARKOWITZ GS, VALERI AM. Obesity-related glomerulopathy: an emerging epidemic. Kidney Int, 2001, 59(4):1498-1509.

379. KASISKE BL, O'DONNELL MP, KEANE WF. The Zucker rat model of obesity, insulin resistance, hyperlipidemia, and renal injury. Hypertension, 1992, 19(1 Suppl):I110-I115.

380. RAIMUNDO M, LOPES JA. Metabolic syndrome, chronic kidney disease, and cardiovascular disease: a dynamic and life-threatening triad. Cardiol Res Pract, 2011, 2011:747861.

381. RUAN XZ, VARGHESE Z, MOORHEAD JF. Inflammation modifies lipid-mediated renal injury. Nephrol Dial Transplant, 2003, 18(1):27-32.

382. RUAN X, GUAN Y. Metabolic syndrome and chronic kidney disease. J Diabetes, 2009, 1(4):236-245.

第二章
高尿酸血症相关肾损害

一、概述

尿酸是一种存在生物体内的有机弱酸，pKa约为5.75。在生理状态下，人体内的尿酸是以尿酸单钠盐的形式存在。尿酸是嘌呤代谢的产物，大部分的生物体内的尿酸会进一步在尿酸酶（uricase）的作用下，分解为尿囊素（allantoin）。人类和高级灵长类的尿酸酶发生基因突变，导致尿酸酶功能缺失，尿酸成为嘌呤代谢的终产物[1]，因此人类和高级灵长类的血尿酸水平远高于其他动物体内血尿酸水平。有学者认为血尿酸水平的升高对人类的进化有一定意义，尿酸的升高可能和人类储存钠的能力提升有关，帮助人类适应干旱的陆地生存环境；尿酸是人类体内类似维生素C的抗氧化剂，可能和人类的寿命有关[2]；尿酸对神经系统的发育有重要意义，研究发现多发硬化症的患者尿酸水平低于健康对照，经治疗缓解后，血尿酸水平恢复，复发时再次下降[3]，临床上补充嘌呤碱，提高血尿酸水平，可减少复发[4]。另一方面高尿酸血症又和人类的许多慢性疾病有关。

二、肾脏在血尿酸水平调节中的作用

人体内尿酸的稳态取决于产生和排出过程的平衡。人体尿酸来源于食物中嘌呤和人体组织内细胞核蛋白的分解[5]。尿酸的合成过程需要一系列的酶的参与。其中黄嘌呤氧化酶是关键的限速酶。肾脏是排泄尿酸最主要的器官。人体每日产生尿酸的20% ~ 30%由肠道排出，70% ~ 80%由肾脏排出（图16-2-0-1）。肠道尿酸的清除机制仍不十分清楚。肾脏的排泄对血尿酸水平的稳定起着至关重要的作用。大多数成年人的无症状高尿酸血症和痛风患者存在肾脏尿酸排泄的绝对或相对的减少[6]。

尿酸在肾脏的排泄过程十分复杂，至今并未完全清楚。尿酸可以100%经肾小球滤过，随后发生一系列复杂的重吸收及再分泌的过程。不同的物种之间存在尿酸肾小管重吸收和再分泌过程的差异。在人类该过程主要发生在近端肾小管，而鼠类在近端和远曲小管均有发生。人类和鼠类以重吸收为主，猪、兔子、爬行类和鸟类则以分泌为主，因此通过研究肾小管对尿酸的排泄过程，对于了解高尿酸血症的原因有重要的意义。

人类尿酸重吸收和再分泌的过程经典假说模型主要分为以下几个阶段：① 滤过尿酸的99% ~ 100%经近端肾小管重吸收。② 紧接着是近端肾小管对尿酸的分泌过程，使得近端肾小管的管腔里仍保持滤过量50%的尿酸。③ 最后一个阶段是分泌后的再吸收，最终滤过量的10%留在管腔中，最终排出体外。从20世纪初医学家们只考虑尿酸从肾小球滤过，到逐步发现重吸收，分泌，再吸收，这个假说模型的完成历经约100年的时间，主要通过给患者或健康志愿者，组合使用不同的促尿酸排泄药物，检测尿酸的排泄情况而建立起来的[7-9]。

通过这些临床研究，人们初步了解到成年人每日尿酸排出的总量约在620mg ± 75mg[10]，尿酸的清除通常用尿酸排泄分数（FEVA）表示，正常范围大致在7.25% ± 2.98%[11]。尿酸的排泄分

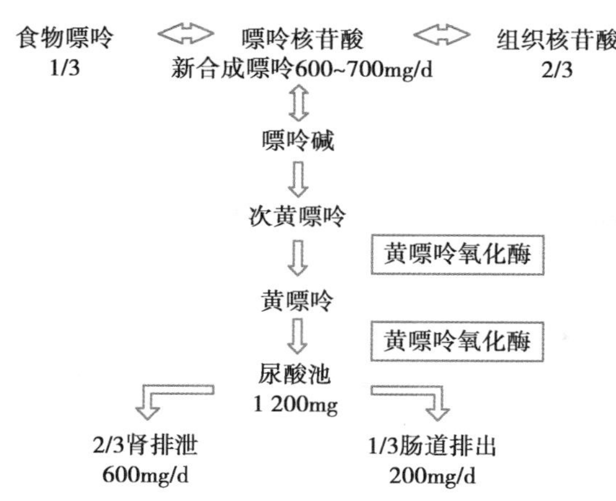

图 16-2-0-1 人体尿酸代谢

数和年龄及性别有关，由于雌激素有促进尿酸排泄的作用，育龄期女性的血尿酸水平低于同年龄的男性，通常男性血尿酸的正常上限为420μmol/L（7mg/dl），女性血尿酸的正常上限360μmol/L（6mg/dl）。女性停经后这种差异基本消失。儿童的尿酸排泄分数明显高于成年人，但是没有性别差异。除了性别和年龄，还有一些因素可以影响肾脏对于尿酸的排泄，如有效血容量、尿的流速、尿pH（影响尿酸的溶解度）。尿pH的变化对尿中尿酸的溶解度有很大影响，尿pH从5到6时尿酸的溶解度可以增加6倍。许多药物也可以减少肾脏对尿酸的排泄。如吡嗪酰胺、丙磺舒、保泰松和水杨酸盐在低剂量时主要是抑制尿酸的分泌从而升高血尿酸水平，噻嗪类利尿剂长期应用时慢性给药时，减少肾脏对于尿酸的排泄，环孢素和一些环氧化酶抑制剂，以及胰岛素，都可以减少肾脏对于尿酸的排泄。在临床用药中应引起注意[12]。

近些年来随着分子生物学技术的发展，位于肾小管的尿酸转运子陆续被发现，进一步阐明了尿酸的排泄机制，目前确定的尿酸转运相关蛋白主要包括3大类：

（一）有机阴离子转运子家族（organic anion transporters，SLC22A家族）

1. URAT1（urate/anion exchanger） 位于近端肾小管上皮细胞的管腔面，是尿酸重吸收的重要转运子[13]，由 SLC22A12（URAT1）基因编码，属于有机阴离子转运子家族，细胞内的阴离子如 Cl^-，乳酸，烟酸等需要通过 URAT1 排出细胞外，尿酸则由 URAT1 由管腔转运到细胞内。氯沙坦和苯溴马隆通过抑制 URAT1 对尿酸的重吸收促尿酸排泄[14]。而吡嗪酰胺则促进 URAT1 对尿酸的重吸收。*SLC22A12* 的基因突变，可导致家族性的低尿酸血症[15-18]，这些患者的血尿酸水平可低至 60μmol/L，尿酸排泄分数达到 100%，通常没有临床症状，但是容易发生运动相关的急性肾衰竭[19]。也有一些研究发现 *SLC22A12* 的某些单核苷酸多态性和人群中的高尿酸血症有关[20]。

在研究尿酸重吸收的过程中，学者们发现，尿酸在近端肾小管的重吸收和钠离子的转运存在关联[21]。2004年发现SLC5A8，Na^+-单羧酸转运子，负责转运单羧酸，如乳酸，β羟丁酸和乙酸的单羧酸阴离子。SLC5A8和URAT1之间有协同作用[22,23]。尿酸的重吸收和钠的重吸收之间的关联，部分解释了糖尿病酮症酸中毒，乙醇中毒，吡嗪酰胺治疗和代谢综合征时出现高尿酸血症的机制[24-27]。血清内这些离子升高时，滤过增加，近端肾小管的重吸收增加，促进钠的重吸收，同时引起尿酸的重吸收增加。

2. OAT4 和 OAT10 OAT4（organic anion transporter 4）由 *SLC22A11* 基因编码，位于近端肾小管管腔侧膜，是多种阴离子的转运子，将阴离子转运到肾小管管腔内，尿酸作为交换重吸收入细胞内。肾小管上皮细胞内的二甲酸亚己基酯可促进尿酸重吸收[28]，噻嗪类利尿剂对该转运子也有促进作用[29]。OAT10（organic anion transporter 10）由 *SLC22A13* 基因编码，位于近端肾小管管腔侧膜刷状缘，同样是将阴离子转运到肾小管管腔内，尿酸作为交换重吸收入细胞内，但是OAT10 和烟酸的亲和力较高。

3. OAT1 和 OAT3 OAT1（organic anion transporter 1），由 *SLC22A6* 基因编码；OAT3（organic anion transporter 3)，由 *SLC22A8* 基因编码，位于近端肾小管基底侧膜，和 OAT4 表达在同一个细胞[28]，是二甲酸亚己基酯和尿酸的转运子，将尿酸转运到肾小管细胞内，二甲酸亚己基酯分泌到肾间质内[30,31]。基因敲除小鼠的研究提示 OAT1 和 OAT3 和尿酸的分泌有关[32]。

（二）葡萄糖转运子SLC2A9（glucose transporter family member SLC2A9）

SLC2A9是另一个和尿酸转运有关的蛋白[33,34]，也被称为GLUT9。和果糖和葡萄糖重吸收有关的蛋白家族的成员。GLUT9有2类异构体，GLUT9a和GLUT9b[35]。人类GLUT9表达于近端肾小管上皮细胞，GLUT9a位于近端肾小管上皮细胞的基底侧，GLUT9b特异的表达于管腔侧[35]。尽管属于葡萄糖转运家族，大量的研究显示，GLUT9对糖的转运作用并不明显，却与尿酸的转运关系密切。SLC2A9和尿酸的重吸收有关，研究显示*SLC2A9*基因多态性影响人群的血尿酸水平，氯沙坦和苯溴马隆可抑制SLC2A9重吸收尿酸的作用[33,34,36,37]。

（三）多重药物抵抗蛋白（multidrug resistance proteins）

1. MRP4（multidrug resistance protein 4） 位于近端肾小管上皮细胞管腔侧，负责尿酸从细胞向管腔内分泌。

2. ABCG2 表达于近端肾小管上皮细胞管腔侧，同样负责尿酸从细胞向管腔内分泌。

（四）其他相关的转运子

经过基因组学的研究，位于近端肾小管细胞的钠/磷共转运子（sodium/phosphate cotransporter NPT4）和近端肾小管对尿酸的排泄有关。

还有更多与尿酸转运相关的转运子在不断被发现，这里就不再一一赘述。这些发现提示尿酸可能在肾小管的重吸收和分泌过程中起重要的调节作用，对尿酸转运子的研究不仅可以深入了解高尿酸血症的发病机制，同时可以研发更多类型的降尿酸治疗的药物，同时有些研究发现尿酸的转运子同时存在于肾脏之外的细胞，提示这些转运子可能和痛风的机制及细胞代谢有关。

三、高尿酸血症和肾脏病

（一）急性高尿酸血症肾病

急性高尿酸血症肾病（acute uric acid nephropathy）是由于肾小管内大量的尿酸盐结晶沉积导致的急性少尿型肾损伤。

1. 发病机制 血中高浓度的尿酸经肾小球滤过，超过了近端肾小管的重吸收能力，留存在肾小管腔内，随着尿液的进一步浓缩，尿液 pH 的降低，大量的尿酸盐将从尿液中析出，形成结晶，梗阻在肾小管内，特别是集合管，严重时可累及肾盂和输尿管。沉积在肾小管内的晶体使肾小管内压力增高，使得肾内血管阻力增加，肾血流量下降，最终导致肾小球滤过率下降，出现急性肾损伤。

2. 临床表现 急性高尿酸血症性肾病最常见于恶性肿瘤患者。大多数急性高尿酸血症肾病发生在急性白血病或淋巴瘤，也有发生在乳腺癌，支气管癌的报道，肾移植使用环孢素 A 的患者有时也可见到该病。细胞增殖旺盛或者接受放化疗后的细胞大量坏死时，会有大量的尿酸进入血液，发生严重的高尿酸血症。

急性高尿酸血症肾病通常发生在化疗的1 ~ 2天之内。最常见的临床症状为恶心呕吐、昏睡，甚至惊厥。由于输尿管内形成大量的尿酸盐结晶导致梗阻，有时会引起严重的腰痛、腹痛、少尿甚至无尿。随着少尿时间的延长，出现水肿和心力衰竭。同时伴有溶瘤综合征的特点，如同时出现高尿酸血症、氮质血症、高钾血症、高磷血症、乳酸酸中毒。

3. 诊断和鉴别诊断 典型患者在白血病和淋巴瘤开始放疗或化疗后，出现急性少尿型肾损伤，同时有严重的高尿酸血症，肿瘤破坏导致的高尿酸血症通常会高于 893μmol/L，而其他急性肾损伤一般不高于 714μmol/L。尿液呈明显的酸性尿，尿中没有有形成分，尿蛋白通常阴性。通常不需要肾穿刺活检，但是当无法和药物引起的急性间质肾炎区别时，可考虑肾活检。光镜下可见管腔内尿酸结晶的沉积，形成晶体或呈雪泥样沉积物。可阻塞肾小管，近端肾小管扩张，而肾小球结构正常。

4. 预防和治疗 急性高尿酸血症肾病以预防为主，发生急性高尿酸血症肾病后及时治疗，预后较好。治疗的目的是降低血尿酸水平和肾小管内尿酸的浓度。

为了预防急性高尿酸血症肾病，别嘌醇至少应该在肿瘤放化疗之前48 ~ 72小时服用，最好提前5天服用。患者如果肾功能正常，别嘌醇的初始剂量可至300 ~ 600mg/d，肾功能不正常时，需要按照肾小球滤过率减量，如果肌酐清除率在50 ~ 90ml/min，剂量200mg/d，肌酐清除率10 ~ 50ml/min，剂量是每2天100mg。肌酐清除率小于10ml/min，剂量是每3天100mg。

发生高尿酸血症时，降低血尿酸的方法为药物和血液透析。首选的降尿酸药物仍然是别嘌醇。尿酸酶（rasburicase，Elitek），可以将尿酸分解为尿囊素，是新型的降尿酸药物。但是该药物比较昂贵，没有很多的证据显示它的作用优于传统的别嘌醇和碳酸氢钠的治疗。目前在欧洲使用较广，但是美国仅用于治疗儿童的溶瘤综合征。

除了降低血尿酸和尿尿酸水平外，需要通过水化，来增加尿量和尿流率，减少尿酸的沉积。通常水化的剂量是4 ~ 5L生理盐水/24小时。水化时要注意尿量，如果尿量没有明显增加，需要使用利尿剂，如果利尿剂利尿作用不明显，应减少水化剂量。碱化尿液理论上可以提高尿酸的溶解度，但是碳酸氢钠可以引起碱中毒，低血钙和磷酸钙的沉积，因此高尿酸血症时，可使用碳酸氢钠使尿液pH控制在7.0左右，血尿酸正常后应停止使用。

药物使用效果不佳或无效时，可考虑透析治疗。透析是清除血尿酸的有效方法。血液透析对尿酸的清除效率远高于腹膜透析（血液透析尿酸的清除约90 ~ 150ml/min，腹膜透析的清除效率约10 ~ 20ml/min）。每透析4 ~ 6小时，血尿酸降低50%，通常在1 ~ 4次透析后，血尿酸可降至正常，逐渐出现多尿，肾功能开始恢复。

（二）肾结石

1. 发病机制 肾脏尿酸结石大约占所有肾结石的5% ~ 10%，由于尿酸在尿中溶解度不够，尿酸在集合管析出，形成结石。高尿酸血症的人容易发生尿酸肾结石。尿酸肾结石的形成和尿液的pH密切相关，在酸性尿的情况下，尿酸容易析出，沉积。

2. 临床表现 有痛风史的患者，如果出现侧腰疼痛和少尿要考虑有尿酸结石导致的梗阻和肾积水。尿酸结石的患者容易合并血尿，尿酸肾结石的发作有时早于痛风性关节炎。体格检查可以发现皮下痛风石或典型的痛风关节炎。

3. 诊断 单纯的尿酸结石腹部普通X线检查不能发现，需要超声或静脉肾盂造影诊断。

4. 预防和治疗 尿酸肾结石的治疗目的是减小已形成结石的体积，防止新的结石形成。因此治疗的方向是降低血尿酸水平和提高尿酸在尿中的溶解度。

1）低嘌呤饮食：主要减少动物性蛋白的摄入量。多饮水，使每天的尿量到2 ~ 3L。碱化尿液，可使用碳酸氢钠0.5 ~ 1.5mmol/（kg·d），使尿液pH在6.0 ~ 6.5之间。

2）降低血尿酸水平：尿酸肾结石合并痛风，或尿尿酸的排泄大于1 000mg/d，或尿酸结石体积过大不能排出时，考虑减少结石体积，都应该使用别嘌醇。该类患者不宜使用促尿酸排泄药物。

3）体外超声碎石对单纯尿酸结石效果不佳，如果考虑为含钙的混合结石，可试用体外碎石。

（三）慢性高尿酸血症肾病

尽管急性高尿酸血症肾病十分确定，但是慢性高尿酸血症是否会导致肾间质纤维化和进展性的慢性肾脏病仍然有争议。早期的研究在慢性高尿酸血症和痛风患者肾间质内发现尿酸钠结晶沉积，结晶周围还包绕巨噬细胞。当时的理论认为尿酸盐作为外来异物，沉积于肾间质，导致了炎症反应和纤维化。因此长期的痛风患者，出现慢性肾功能不全，除外其他原因应考虑慢性高尿酸血症肾病。但是在瑞士的一项11 408例尸检报告中，只有37例肾内有尿酸盐的沉积，而其中仅3例除外了其他原因的肾衰竭[38]。研究者同时发现，没有痛风的人肾内也可见到尿酸结晶。另一项524例痛风患者的长期追踪研究也发现，这些人的肾功能逐渐下降，通常有其他的原因，如其他肾病，高血压或者肾结石等。随着研究进展，既往被认为是慢性高尿酸血症的肾病的病例逐渐发现真正的致病机制。如家族性青少年型高尿酸血症肾病（familial juvenile hyperuricemia nephropathy，FJHN）临床表现为家族性高尿酸血症，高血压和进展性的肾衰竭，肾脏病理表现为慢性肾小管间质肾病和肾髓质部位的小囊肿。最新的研究发现该类疾病尿酸从肾脏的排出明显减少，由于编码Tamm Horsfall蛋白的基因突变导致慢性肾间质小管病，同时尿酸的排出明显减少，而并不是以往认为的高尿酸血症引起尿酸排出增多，尿酸进入肾间质引起的尿酸肾病。另外铅中毒的肾脏表现为高尿酸血症，高血压和慢性肾脏病，目前认为是铅中毒导致慢性肾损伤，肾脏尿酸排泄减少导致高尿酸血症。

在少数患者，长期高尿酸血症，尿酸排出增多，的确可以发生慢性高尿酸血症肾病。如一种罕见的遗传性疾病，次黄嘌呤-鸟嘌呤磷酸核糖转移酶（hypoxanthine guanine phosphoribosyltransferase，HGPRT）缺乏症，或者称为Lesch-Nyhan综合征，是个X-连锁的遗传性疾病，表现为神经发育迟缓、不自主运动、痛风和慢性肾衰竭。这些患者尿酸产生增加，血尿酸升高，尿酸排出增多，通常合并痛风，慢性肾脏病的发生率在这些患者明显增加，而且肾病患者肾小管和肾间质有尿酸结晶的沉积。

1. 发病机制 慢性高尿酸血症引起肾损伤的机制，除了尿酸排泄增加引起肾小管间质损伤，或形成肾结石，更主要的可能是尿酸结晶引起了一系列炎症反应，导致肾小球前动脉病变、肾脏炎症以及使肾素-血管紧张素系统和环氧化酶-2活化等。

2. 临床表现 患者通常存在长期的高尿酸血症，常合并痛风的反复发作，有的患者合并肾结石。肾脏早期表现隐匿，多为尿浓缩功能下降，尿常规检查通常无明显的有形成分，尿蛋白阴性或微量，患者逐渐出现肾衰竭。早期肾小球滤过功能尚正常时，尿酸的排泄分数明显增加，与其他原因引起肾脏病继发高尿酸血症不同。

3. 诊断和鉴别诊断 结合典型的病史，可诊断慢性高尿酸血症肾病。但是对于大多数高尿酸血症合并慢性肾脏病（CKD）的患者，诊断比较困难。首先要分析是否有其他原因，特别是铅中毒。其次要分析是否肾脏病在先，仔细询问病史的及既往的体检情况将有所帮助，病史不详的，可根据尿酸的排泄分数进行判断，肾脏病引起血尿酸升高的，通常尿酸排泄分数下降，血尿酸水平升高在前的，肾功能如果正常，尿酸排泄分数增加，但是由于肾脏既是高尿酸血症的受累器官，又是尿酸的排泄器官，尿酸排泄不仅和肾小球滤过率有关，还和肾小管的重吸收再分泌有关，尿酸排泄分数的鉴别诊断价值有限。

该病的肾脏典型病理表现是在光镜下见到尿酸和单钠尿酸盐在肾实质内沉积。间质尿酸结晶来源于集合管。这些结晶体形成核心，周围有白细胞、巨噬细胞浸润及纤维物质包裹。经典的痛风性肾病，痛风石在皮髓交界处及髓质深部沉积，肾穿刺活检不易见到。因此该病通常为临床诊断，和其他CKD鉴别不清的时候，可肾穿刺活检来除外其他原因的肾脏疾病。

4. 预防和治疗 明确的慢性高尿酸血症肾病需要降尿酸治疗，减少尿酸肾脏的排出，防止尿酸结晶在肾脏沉积。对于CKD合并高尿酸血症时，如果同时有痛风发生，则按照痛风的治疗原则进行治疗，如果属于无症状高尿酸血症，是否需要降尿酸治疗目前仍有争议。

（1）首先应控制饮食嘌呤的摄入，一般认为动物内脏、肉汤、啤酒等嘌呤含量最高，其次包括大部分鱼类、贝类、肉食及禽类。蔬菜中以芦笋、菜花、四季豆、菜豆、菠菜、蘑菇、花生等含量较多。而奶、蛋、米及面制品和其他大部分蔬菜嘌呤含量较低。

（2）使用降低血尿酸的药物

1）抑制尿酸生成的药物：黄嘌呤氧化酶抑制剂，如别嘌醇和非布索坦。别嘌醇代谢产物羟基嘌呤醇有生物活性，干扰嘧啶代谢半衰期为15 ~ 24小时，主要由肾脏排出体外，常用剂量300mg/d，肾功能下降时参照GFR减量。副作用多，重症药疹是别嘌醇最严重不良反应，死亡率20% ~ 25%，HLA-B*5801是引起过敏反应的高风险基因（*OR*=3.94），汉族人携带该基因型频率高。非布索坦通过肝脏代谢为非活性物质，49%通过肾脏排泄、45%经过粪便排泄，常用剂量40 ~ 80mg/d，最常见不良反应为腹泻、恶心、皮疹及肝功能异常，偶见房室传导阻滞和心房颤动。

2）促尿酸排泄药物，该类药物通过促进尿酸的排出，降低血尿酸水平，在使用过程中一定要保持足够的尿量和使尿液碱化，防止尿酸结晶和结石形成。真正的高尿酸血症肾病，早期尿酸排泄分数是增加的，促尿酸排泄的药物不宜使用。尿酸排泄分数明显下降的患者可考虑使用。苯溴马隆是其中的代表，其代谢产物6-羟基苯溴马隆有生物活性，半衰期为30小时，主要由肾脏排出体外。

3）促进尿酸分解的药物——尿酸氧化酶。可催化尿酸氧化为更易溶解的尿囊素，降低血尿酸水平。

（3）CKD的一体化治疗，包括纠正高血压，治疗肾性贫血，纠正电解质代谢紊乱等一般治疗。

四、高尿酸血症和慢性病

流行病学的研究显示近年来高尿酸血症的患病率在全球范围内逐渐升高。尽管高尿酸血症患者并非100%发生痛风，血尿酸升高和痛风发作之间的因果关系已经被证实[39]。随着高尿酸血症患病率的增加，人们开始逐渐关注高尿酸血症和其他慢性疾病，如心血管疾病，代谢性疾病，肾病之间的关系。

高尿酸血症是代谢综合征的一部分[40]，代谢综合征的重要特点是胰岛素抵抗，而胰岛素抵抗的患者尿酸排泄减少[41]。肥胖患者通常合并高尿酸血症，通过减肥，血尿酸水平可下降[42-44]。高尿酸血症和高血压关系密切，许多研究报告高尿酸血症是高血压发生的高危因素[45]。肾功能正常的儿童的高尿酸血症和高血压密切相关[46]，并且黄嘌呤氧化酶抑制剂别嘌醇的治疗可以显著降低这些儿童患者的血压[47]。

流行病学的队列研究显示，高尿酸血症是心血管事件，或与心血管导致死亡相关的危险因素。高尿酸血症增加了心血管死亡的风险，但是OR或HR值在1.2 ~ 1.4[48-52]也有研究显示，高尿酸血症先于硬化斑块形成和内皮功能障碍[53-55]。啮齿类动物模型提示尿酸可导致血管收缩，引起内皮细胞功能障碍，并激活肾素血管紧张素系统，导致高血压[56]。另一方观点认为尿酸升高和心血管疾病相关的标志物，引起尿酸升高的肾功能异常等因素才是导致心血管问题的直接原因。由于动物实验的局限性，需要大样本的临床对照研究，探讨降低血尿酸水平是否可以降低心血管事件的发生率，才能直接证实尿酸和心血管疾的因果关系。

同样，高尿酸血症和CKD密切相关，它们之间的真正关系也引起大家的争论[57]。一些前瞻性的队列研究发现，在基线肾功能正常的情况下，经过随访，基线时的高尿酸血症是新发CKD的高危因素[58-63]，也可能是CKD进展的高危因素[60,64-66]。有学者提出高尿酸血症可以导致肾脏的自动调节异常，可导致高血压，微量白蛋白尿和肾功能下降[56]。尽管大量的非随机研究提示血尿酸水平和CKD及ESRD相关。降尿酸治疗是否能改善肾脏病的预后仍缺乏证据，和安慰剂组相比，别嘌醇对延缓eGFR效果微弱，对减少蛋白尿和控制血压无效，但是目前现有的临床对照研究样本量较小，且多为单中心研究[67-71]，因此到目前为止，是否需要在CKD患者使用常规的降尿酸治疗，仍无定论。

五、低尿酸血症

血清尿酸低于120μmol/L（2.0mg/dl）可诊断低尿酸血症[72]。有报道显示普通人群低尿酸血症的患病率0.2%，住院人群为0.8%[73]。住院患者的低尿酸血症较少引起临床关注，通常作为其他疾病的并发症诊断，如Fanconi综合征或肝豆状核变性。

低尿酸血症仅是一个临床诊断，进一步的病因诊断可结合尿酸排泄分数（FEUA）。低尿酸血症合并FEUA下降，多见于尿酸的合成受抑制，如遗传性黄嘌呤尿症，肝功能异常，使用黄嘌呤氧化酶抑制剂或重组尿酸酶治疗高尿酸血症时。遗传性黄嘌呤尿症，是常染色体隐性遗传的黄嘌呤氧化酶功能下降，患者尿酸的合成受阻，血尿酸明显下降，尿尿酸排泄分数下降，同时尿中黄嘌呤明显增加，明确诊断需检测黄嘌呤氧化酶活性，可通过肝穿刺或小肠活检获得组织进行黄嘌呤氧化酶活性的检测。

低尿酸血症合并FEUA升高时，提示血尿酸的下降是肾脏丢失引起的，常见于肾小管，特别是近端肾小管损伤，如各种原因引起的Fanconi综合征；或者尿酸转运子出现基因突变，尿酸的重吸收减少，如遗传性的肾性低尿酸血症（familial renal hypouricemia）。遗传性的肾性低尿酸血症，是指和肾小管尿酸转运相关的转运子发生突变，功能丧失或下降，导致肾脏尿酸排出明显增加。目前报道最多的是URAT1[74]，突变之后使得近端肾小管对尿酸的重吸收明显下降。大部分患者没有临床症状，但是有报道认为和运动导致的急性肾损伤有关[17,75]。

（陈育青）

参考文献

1. ODA M, SATTA Y, TAKENAKA O, et al. Loss of urate oxidase activity in hominoids and its evolutionary implications. Mol Biol Evol, 2002, 19(5): 640-653.
2. CUTLER RG. Urate and ascorbate: their possible roles as antioxidants in determining longevity of mammalian species. Arch Gerontol Geriatr, 1984, 3(4): 321-348.
3. TONCEV G, MILICIC B, TONCEV S, et al. Serum uric acid levels in multiple sclerosis patients correlate with activity of disease and blood-brain barrier dysfunction. Eur J Neurol, 2002, 9(3): 221-226.
4. TONCEV G. Therapeutic value of serum uric acid levels increasing in the treatment of multiple sclerosis. Vojnosanit Pregl, 2006, 63(10): 879-882.
5. GRIEBSCH A, ZOLLNER N. Effect of ribomononucleotides given orally on uric acid production in man. Adv Exp Med Biol, 1974, 41: 443-449.
6. PASCUAL E, PERDIGUERO M. Gout, diuretics and the kidney. Ann Rheum Dis, 2006, 65(8): 981-982.
7. DIAMOND HS, PAOLINO JS. Evidence for a postsecretory reabsorptive site for uric acid in man. J Clin Invest, 1973, 52(6): 1491-1499.
8. GUTMAN AB, YU TF. Renal function in gout; with a commentary on the renal regulation of urate excretion, and the role of the kidney in the pathogenesis of gout. Am J Med, 1957, 23(4): 600-622.
9. GUTMAN AB, YU TF. A three-component system for regulation of renal excretion of uric acid in man. Trans Assoc Am Physicians, 1961, 74: 353-365.
10. SHICHIRI M, IWAMOTO H, SHIIGAI T. Diabetic renal hypouricemia. Arch Intern Med, 1987, 147(2): 225-228.
11. RIESELBACH RE, STEELE TH. Influence of the kidney upon urate homeostasis in health and disease. Am J Med, 1974, 56(5): 665-675.
12. 王海燕 . 肾脏病学 . 3 版 . 北京：人民卫生出版社 , 2008: 1440-1441.
13. ENOMOTO A, KIMURA H, CHAIROUNGDUA A, et al. Molecular identification of a renal urate anion exchanger that regulates blood urate levels. Nature, 2002, 417(6887): 447-452.
14. NINDITA Y, HAMADA T, BAHRUDIN U, et al. Effect of losartan and benzbromarone on the level of human urate transporter 1 mRNA. Arzneimittelforschung, 2010, 60(4): 186-188.
15. CHEONG HI, KANG JH, LEE JH, et al. Mutational analysis of idiopathic renal hypouricemia in Korea. Pediatr Nephrol, 2005, 20(7): 886-890.
16. ICHIDA K, HOSOYAMADA M, HISATOME I, et al. Clinical and molecular analysis of patients with renal hypouricemia in Japan-influence of URAT1 gene on urinary urate excretion. J Am Soc Nephrol, 2004, 15(1): 164-173.
17. ICHIDA K, HOSOYAMADA M, KAMATANI N, et al. Age and origin of the G774A mutation in SLC22A12 causing renal hypouricemia in Japanese. Clin Genet, 2008, 74(3): 243-251.
18. KOMODA F, SEKINE T, INATOMI J, et al. The W258X mutation in SLC22A12 is the predominant cause of Japanese renal hypouricemia. Pediatr Nephrol, 2004, 19(7): 728-733.
19. KANEKO K, TANIGUCHI N, TANABE Y, et al. Oxidative imbalance in idiopathic renal hypouricemia. Pediatr Nephrol, 2009, 24(4): 869-871.
20. GRAESSLER J, GRAESSLER A, UNGER S, et al. Association of the human urate transporter 1 with reduced

renal uric acid excretion and hyperuricemia in a German Caucasian population. Arthritis Rheum, 2006, 54(1): 292-300.

21. KAHN AM. Indirect coupling between sodium and urate transport in the proximal tubule. Kidney Int, 1989, 36(3): 378-384.
22. COADY MJ, CHANG MH, CHARRON FM, et al. The human tumour suppressor gene SLC5A8 expresses a Na+-monocarboxylate cotransporter. J Physiol, 2004, 557(Pt 3): 719-731.
23. GOPAL E, FEI YJ, MIYAUCHI S, et al. Sodium-coupled and electrogenic transport of B-complex vitamin nicotinic acid by slc5a8, a member of the Na/glucose co-transporter gene family. Biochem J, 2005, 388(Pt 1): 309-316.
24. CAPPUCCIO FP, STRAZZULLO P, FARINARO E, et al. Uric acid metabolism and tubular sodium handling. Results from a population-based study. JAMA, 1993, 270(3): 354-359.
25. CULLEN JH, LEVINE M, FIORE JM. Studies of hyperuricemia produced by pyrazinamide. Am J Med, 1957, 23(4): 587-595.
26. LIEBER CS, JONES DP, LOSOWSKY MS, et al. Interrelation of uric acid and ethanol metabolism in man. J Clin Invest, 1962, 41: 1863-1870.
27. PADOVA J, BENDERSKY G. Hyperuricemia in diabetic ketoacidosis. N Engl J Med, 1962, 267: 530-534.
28. EKARATANAWONG S, ANZAI N, JUTABHA P, et al. Human organic anion transporter 4 is a renal apical organic anion/dicarboxylate exchanger in the proximal tubules. J Pharmacol Sci, 2004, 94(3): 297-304.
29. HAGOS Y, STEIN D, UGELE B, et al. Human renal organic anion transporter 4 operates as an asymmetric urate transporter. J Am Soc Nephrol, 2007, 18(2): 430-439.
30. BAKHIYA A, BAHN A, BURCKHARDT G, et al. Human organic anion transporter 3 (hOAT3) can operate as an exchanger and mediate secretory urate flux. Cell Physiol Biochem, 2003, 13(5): 249-256.
31. SEKINE T, WATANABE N, HOSOYAMADA M, et al. Expression cloning and characterization of a novel multispecific organic anion transporter. J Biol Chem, 1997, 272(30): 18526-18529.
32. ERALY SA, VALLON V, RIEG T, et al. Multiple organic anion transporters contribute to net renal excretion of uric acid. Physiol Genomics, 2008, 33(2): 180-192.
33. DORING A, GIEGER C, MEHTA D, et al. SLC2A9 influences uric acid concentrations with pronounced sex-specific effects. Nat Genet, 2008, 40(4): 430-436.
34. VITART V, RUDAN I, HAYWARD C, et al. SLC2A9 is a newly identified urate transporter influencing serum urate concentration, urate excretion and gout. Nat Genet, 2008, 40(4): 437-442.
35. AUGUSTIN R, CARAYANNOPOULOS MO, DOWD LO, et al. Identification and characterization of human glucose transporter-like protein-9 (GLUT9): alternative splicing alters trafficking. J Biol Chem, 2004, 279(16): 16229-16236.
36. CAULFIELD MJ, MUNROE PB, O'NEILL D, et al. SLC2A9 is a high-capacity urate transporter in humans. PLoS Med, 2008, 5(10): e197.
37. WALLACE C, NEWHOUSE SJ, BRAUND P, et al. Genome-wide association study identifies genes for biomarkers of cardiovascular disease: serum urate and dyslipidemia. Am J Hum Genet, 2008, 82(1): 139-149.
38. NICKELEIT V, MIHATSCH MJ. Uric acid nephropathy and end-stage renal disease–review of a non-disease. Nephrol Dial Transplant, 1997, 12(9): 1832-1838.
39. CAMPION EW, GLYNN RJ, DELABRY LO. Asymptomatic hyperuricemia. Risks and consequences in the Normative Aging Study. Am J Med, 1987, 82(3): 421-426.
40. REAVEN GM. Role of insulin resistance in human disease (syndrome X): an expanded definition. Annu Rev Med, 1993, 44: 121-131.
41. FACCHINI F, CHEN YD, HOLLENBECK CB, et al. Relationship between resistance to insulin-mediated glucose uptake, urinary uric acid clearance, and plasma uric acid concentration. JAMA, 1991, 266(21): 3008-3011.
42. CHOI HK, ATKINSON K, KARLSON EW. Obesity, weight change, hypertension, diuretic use, and risk of gout in men: the health professionals follow-up study. Arch Intern Med, 2005, 165(7): 742-748.

43. RATHMANN W, FUNKHOUSER E, DYER AR, et al. Relations of hyperuricemia with the various components of the insulin resistance syndrome in young black and white adults: the CARDIA study. Coronary Artery Risk Development in Young Adults. Ann Epidemiol, 1998, 8(4): 250-261.
44. TAKAHASHI S, YAMAMOTO T, TSUTSUMI Z, et al. Close correlation between visceral fat accumulation and uric acid metabolism in healthy men. Metabolism, 1997, 46(10): 1162-1165.
45. FEIG DI, KANG DH, JOHNSON RJ. Uric acid and cardiovascular risk. N Engl J Med, 2008, 359(17): 1811-1821.
46. FEIG DI, JOHNSON RJ. Hyperuricemia in childhood primary hypertension. Hypertension, 2003, 42(3): 247-252.
47. FEIG DI, SOLETSKY B, JOHNSON RJ. Effect of allopurinol on blood pressure of adolescents with newly diagnosed essential hypertension: a randomized trial. JAMA, 2008, 300(8): 924-932.
48. CHOI HK, CURHAN G. Independent impact of gout on mortality and risk for coronary heart disease. Circulation, 2007, 116(8): 894-900.
49. CULLETON BF, LARSON MG, KANNEL WB, et al. Serum uric acid and risk for cardiovascular disease and death: the Framingham Heart Study. Ann Intern Med, 1999, 131(1): 7-13.
50. KIM SY, GUEVARA JP, KIM KM, et al. Hyperuricemia and risk of stroke: a systematic review and meta-analysis. Arthritis Rheum, 2009, 61(7): 885-892.
51. KRISHNAN E, SVENDSEN K, NEATON JD, et al. Long-term cardiovascular mortality among middle-aged men with gout. Arch Intern Med, 2008, 168(10): 1104-1110.
52. OKURA T, HIGAKI J, KURATA M, et al. Elevated serum uric acid is an independent predictor for cardiovascular events in patients with severe coronary artery stenosis: subanalysis of the Japanese Coronary Artery Disease (JCAD) Study. Circ J, 2009, 73(5): 885-891.
53. NEOGI T, ELLISON RC, HUNT S, et al. Serum uric acid is associated with carotid plaques: the National Heart, Lung, and Blood Institute Family Heart Study. J Rheumatol, 2009, 36(2): 378-384.
54. PACIFICO L, CANTISANI V, ANANIA C, et al. Serum uric acid and its association with metabolic syndrome and carotid atherosclerosis in obese children. Eur J Endocrinol, 2009, 160(1): 45-52.
55. TAVIL Y, KAYA MG, OKTAR SO, et al. Uric acid level and its association with carotid intima-media thickness in patients with hypertension. Atherosclerosis, 2008, 197(1): 159-163.
56. JOHNSON RJ, SEGAL MS, SRINIVAS T, et al. Essential hypertension, progressive renal disease, and uric acid: a pathogenetic link? J Am Soc Nephrol, 2005, 16(7): 1909-1919.
57. MENE P, PUNZO G. Uric acid: bystander or culprit in hypertension and progressive renal disease? J Hypertens, 2008, 26(11): 2085-2092.
58. BELLOMO G, VENANZI S, VERDURA C, et al. Association of uric acid with change in kidney function in healthy normotensive individuals. Am J Kidney Dis, 2010, 56(2): 264-272.
59. BEN-DOV IZ, KARK JD. Serum uric acid is a GFR-independent long-term predictor of acute and chronic renal insufficiency: the Jerusalem Lipid Research Clinic cohort study. Nephrol Dial Transplant, 2011, 26(8): 2558-2566.
60. CHONCHOL M, SHLIPAK MG, KATZ R, et al. Relationship of uric acid with progression of kidney disease. Am J Kidney Dis, 2007, 50(2): 239-247.
61. DOMRONGKITCHAIPORN S, SRITARA P, KITIYAKARA C, et al. Risk factors for development of decreased kidney function in a southeast Asian population: a 12-year cohort study. J Am Soc Nephrol, 2005, 16(3): 791-799.
62. OBERMAYR RP, TEMML C, GUTJAHR G, et al. Elevated uric acid increases the risk for kidney disease. J Am Soc Nephrol, 2008, 19(12): 2407-2413.
63. WEINER DE, TIGHIOUART H, ELSAYED EF, et al. Uric acid and incident kidney disease in the community. J Am Soc Nephrol, 2008, 19(6): 1204-1211.
64. CHEN SC, SU HM, HUNG CC, et al. Echocardiographic parameters are independently associated with rate of renal function decline and progression to dialysis in patients with chronic kidney disease. Clin J Am Soc

Nephrol, 2011, 6(12): 2750-2758.

65. STURM G, KOLLERITS B, NEYER U, et al. Uric acid as a risk factor for progression of non-diabetic chronic kidney disease? The Mild to Moderate Kidney Disease (MMKD) Study. Exp Gerontol, 2008, 43(4): 347-352.
66. SYRJANEN J, MUSTONEN J, PASTERNACK A. Hypertriglyceridaemia and hyperuricaemia are risk factors for progression of IgA nephropathy. Nephrol Dial Transplant, 2000, 15(1): 34-42.
67. GIBSON T, RODGERS V, POTTER C, et al. Allopurinol treatment and its effect on renal function in gout: a controlled study. Ann Rheum Dis, 1982, 41(1): 59-65.
68. GOICOECHEA M, DE VINUESA SG, VERDALLES U, et al. Effect of allopurinol in chronic kidney disease progression and cardiovascular risk. Clin J Am Soc Nephrol, 2010, 5(8): 1388-1393.
69. KANBAY M, HUDDAM B, AZAK A, et al. A randomized study of allopurinol on endothelial function and estimated glomular filtration rate in asymptomatic hyperuricemic subjects with normal renal function. Clin J Am Soc Nephrol, 2011, 6(8): 1887-1894.
70. KAO MP, ANG DS, GANDY SJ, et al. Allopurinol benefits left ventricular mass and endothelial dysfunction in chronic kidney disease. J Am Soc Nephrol, 2011, 22(7): 1382-1389.
71. SIU YP, LEUNG KT, TONG MK, et al. Use of allopurinol in slowing the progression of renal disease through its ability to lower serum uric acid level. Am J Kidney Dis, 2006, 47(1): 51-59.
72. RAMSDELL CM, KELLEY WN. The clinical significance of hypouricemia. Ann Intern Med, 1973, 78(2): 239-242.
73. YANASE M, NAKAHAMA H, MIKAMI H, et al. Prevalence of hypouricemia in apparently normal population. Nephron, 1988, 48(1): 80.
74. MATSUO H, CHIBA T, NAGAMORI S, et al. Mutations in glucose transporter 9 gene SLC2A9 cause renal hypouricemia. Am J Hum Genet, 2008, 83(6): 744-751.
75. TAKAHASHI T, TSUCHIDA S, OYAMADA T, et al. Recurrent URAT1 gene mutations and prevalence of renal hypouricemia in Japanese. Pediatr Nephrol, 2005, 20(5): 576-578.

第十七篇

肾脏与高血压

第一章
肾脏在维持人体血压中的重要性

血压的形成依赖血液循环容量和外周血管压力。肾脏通过调节机体水盐排泄，参与体内容量的调控；并可通过分泌血管活性物质，以及作用于交感神经中枢，影响血管结构和张力，从而全面参与血压的调控。

一、肾脏对血液循环容量的调控

机体循环容量主要靠水和氯化钠（盐）维持。机体每天的水盐摄入量可以有很大差别，但正常肾脏可根据机体摄入量进行排出量的相应调节，从而维持机体内循环容量的稳定。其中，肾脏对钠离子的滤过和重吸收起关键调节作用。血液中的钠离子经过肾小球滤过，在肾小管各段中经过各种钠离子转运蛋白或通道进行重吸收，最终多余的钠离子排出体外，保持了机体钠含量的稳定。水的滤过和重吸收则基本上伴随着钠离子的滤过和重吸收同时进行。

钠离子在肾小球的滤过受肾小球滤过率（GFR）调控，主要取决于肾小球毛细血管的超滤系数（Kf）和有效滤过压（EFP）。Kf由毛细血管通透性和滤过面积决定，在各种引起肾小球毛细血管结构变化的病理情况下会导致Kf的降低。而EFP取决于肾小球毛细血管静水压和血浆胶体渗透压、包曼囊内静水压以及胶体渗透压。肾小球毛细血管静水压及包曼囊内胶体渗透压促进钠离子从肾小球滤过，而包曼囊内压以及肾小球内的血浆胶体渗透压则起反向调控作用。因包曼囊内原尿基本上不含蛋白质，所以包曼囊内胶体渗透压近似于零。而不同阶段的肾小管上皮细胞腔面侧和基底膜侧分布有不同的钠离子转运蛋白和/或通道。其中研究较为明确的腔面侧钠离子转运蛋白包括近曲小管的3型钠氢交换蛋白（NHE3），髓袢升支粗段的Na^+-K^+-$2Cl^-$同向转运体（NKCC2），以及远曲小管的Na^+-Cl^-同向转运子及集合管上皮细胞的ENaC（钠离子通道）。而基底膜侧的钠离子转运蛋白则主要为钠-钾-ATP酶（Na^+-K^+-ATPase，NKA），即经典的钠泵，负责将腔面侧吸收的钠离子转运至肾间质，进而回吸收入血液。

许多神经、体液因子，以及一些药物均可以通过影响钠离子的滤过和/或影响肾小管对钠离子的重吸收，影响到机体的循环容量，进而对血压调控产生影响。这些激素或体液类因子，既可以是肾外产生，通过血循环到达肾脏发挥作用，也可以由肾脏局部合成，或肾内肾外同时合成，通过自分泌和/或旁分泌的方式，影响肾脏对钠离子的调控，进而影响到机体的血压调控。下面就研究较为明确的一些神经、体液因素作简要介绍。

1. 肾素－血管紧张素－醛固酮系统（renin-angiotensin-aldosterone，RAAS） RAAS是影响机体血压调控的一个重要系统。以血管紧张素Ⅱ（Ang Ⅱ）为主要作用成员，通过与Ang Ⅱ的受体，主要是1型受体（AT1-R）结合，起到血压调控的作用。AT1-R广泛存在于肾脏血管系统，包括入球、出球小动脉及肾小球系膜细胞。当机体循环容量下降时，Ang Ⅱ生成增加，可以导致肾小球入球及出球小动脉收缩，从而影响肾脏血流量及GFR，使钠离子的滤过减少；并可以作用于近曲肾小管的 NHE3 及 NKA，使钠的重吸收增加。从而有利于保持机体循环容量平衡，维持血压。醛固酮由肾上腺合成，是该系统激活后的终末产物，在 Ang Ⅱ的刺激下分泌增加。醛固酮可以与远曲小管和集合管上皮细胞的醛固酮受体结合，促进 ENaC 的合成和装备，并增加基底膜侧的 NKA 活性，使钠离子重吸收增加，从而减少肾脏对钠水的排出，有利于恢复维持机体的循环血容量。当机体循环血容量增加时，肾脏血流量增加，入球小动脉壁的压力感受器感受到压力升高，以及滤过增加后进入远端肾小管的钠离子浓度增高，为致密斑所感受，从而抑制球旁细胞分泌肾素，进而使血管紧张素和醛固酮分泌减少，有利于肾脏排钠利尿，保持体内容量稳定。

2. 内皮素（ET） ET 为全身内皮系统分泌的一类强大的缩血管物质，有 ET-1、ET-2、ET-3 三种异构体，以 ET-1 的生物学作用最强。ET 有 ETRA 和 ETRB 两种受体，其中 ETRA 分布于血管平滑肌上，当与 ET-1 结合后，可引起强烈的血管收缩。肾脏血管上分布有丰富的 ETRA。当 ET-1 与肾血管的 ETRA 结合后，可引起肾血管的收缩，使肾脏血流量和 GFR 发生改变，影响了肾脏对钠离子的滤过。同时，ET-1 还可以刺激肾小管对钠的重吸收。近年来的研究还揭示，内皮素系统和 RAAS 之间还存在相互促进生成的作用，并且发现了一个能够识别血管紧张素Ⅱ和 ET-1 的双重受体。

3. 内源性洋地黄素（Endogenous digitalis-like substances，EDLS） 1991 年，Hamlyn 研究小组运用原子轰击质谱高效液相色谱法（HPLC）以及生物免疫学技术证明体内存在一种与外源性洋地黄素结构类似的物质，命名为 EDLS。EDLS 是一类分子结构、理化特性及生物学作用与外源性洋地黄素类似的甾体激素，包括内源性强心苷（endogenous cardenolides）和内源性蟾蜍二烯内酯（endogenous bufadienolides）两类，分别以内源性哇巴因（endogenous ouabain，EO）和内源性海蟾蜍毒素（endogenous marinobufagenin，MBG）为主要代表。

EDLS 通过特异性结合其细胞膜上的受体 NKA 发挥作用。研究显示，EDLS 可通过与血管平滑肌细胞的 NKA 结合，抑制钠钙交换，从而引起血管平滑肌细胞收缩；同时，EDLS，尤其是 MBG 对肾小管上皮细胞基底膜侧的 NKA 表现为抑制作用，抑制腔膜侧重吸收的钠离子通过 NKA 转运至肾间质，减少钠的重吸收，是一种明确的利钠因子。研究提示，EDLS 受到交感神经系统、RAAS 以及盐摄入量等多种因素调节。

4. 心房利钠肽（ANP） 当机体循环容量增多时，心房压力升高，ANP 分泌增加。ANP 与其受体结合后，一方面可以直接扩张血管，增加肾脏血流量，促进钠离子的滤过；同时，作用于内髓集合管的 ANP 的受体，抑制肾小管对钠离子的重吸收。从而起到利钠排水，降低循环血容量，改善血压的作用。

5. 前列腺素（PG） PG 是花生四烯酸的代谢产物，一些产物如 PGE2 和 PGI2 可以扩张血管，而另一些产物如 TXA2 则可使血管收缩，通过调节血管张力，影响肾小球的血流量和 GFR。其中，PGE2 还可以作用于髓袢升支粗段，抑制钠离子的重吸收。环氧化酶（COX）是影响 PG 合成的限速酶。

6. 一氧化氮（NO） NO 是由血管内皮细胞产生的具有舒血管作用的物质。主要由位于血管内皮细胞的一氧化氮合成酶（eNOS）合成。它可以制约缩血管物质的作用，参与肾脏血流量的调节。

二、肾脏分泌的血管活性物质

肾脏可作为内分泌器官，分泌许多血管活性物质，通过进入血液循环对远隔器官发挥作用，或者直接作用于邻近组织或自身，参与血压的调控。

1. RAAS 系统 前已述及，RAAS 可通过调节机体水盐代谢，血管张力和结构，参与血压调控。肾素由肾小球旁器细胞分泌入血，转化为有活性的肾素，催化血管紧张素原转化为血管紧张素Ⅰ（Ang Ⅰ）；后者在血管紧张素转换酶（ACE）或糜蛋白酶等的作用下，转化为 Ang Ⅱ。除循环 RAAS 外，现已证明某些组织器官具有 RAAS 的全部组分，能在器官组织局部生成 Ang Ⅱ，发挥作用，被称作组织 RAAS。肾脏本身就有一套完整的 RAAS 系统。因此，肾脏既可以通过循环

RAAS，又可以通过局部 RAAS，在肾脏生理及病理条件下发挥重要作用。

2. ET　肾脏多种细胞，如血管平滑肌细胞、内皮细胞、肾小球系膜细胞、肾小囊脏层上皮细胞、肾小管及集合管上皮细胞，均能合成分泌 ET-1，并具有 ET-1 的受体。因此，肾脏通过产生 ET-1，不但起到全身血管收缩的作用，还可通过自分泌和旁分泌的方式直接发挥自身调节效应[1]。

3. PG　肾脏血管内皮细胞、肾小球系膜细胞、肾小管上皮细胞能产生 PGI2、PGE2 及少量 TXA2。而且，肾脏血管平滑肌细胞、肾小球和肾小管上也存在着它们相应的受体。

4. NO　肾血管内皮细胞有丰富的 eNOS，可以生成 NO。

三、肾脏与交感神经系统活性调控

交感神经系统是参与血压调控的重要一环。肾脏与交感神经中枢形成了一个完整的反应环。肾脏可以通过交感传入神经纤维向交感神经中枢发放信号，促进交感神经中枢的激活；同时，交感神经中枢通过传出神经纤维，将信号传递到肾脏，引起一系列效应[2]。

当肾血管收缩引起肾脏缺血、肾脏局部腺苷堆积、二甲基精氨酸（ADMA）产生过量等情况下，可以通过交感神经传入纤维向交感神经中枢传递信号，使交感神经中枢活化，释放NE等交感神经递质。这些递质可以与分布在心脏、血管平滑肌上的肾上腺素能受体结合，引起心搏量和心率的增加，血管的收缩，从而导致血压升高[3,4]。

而肾脏有丰富的交感神经分布。当交感中枢激活后，其释放的信号也可通过肾脏交感传出纤维作用于肾脏，通过一系列反应，参与血压调控。譬如，肾小球入球小动脉、出球小动脉血管壁均有交感神经递质的α受体，与去甲肾上腺素（NE）等交感神经递质结合后，可引起血管收缩，引起 RBF和GFR的改变，影响钠离子的滤过；而肾小管上皮细胞基底膜侧也分布有 α 受体，与交感神经递质结合后可以使NKA活性升高，促进肾小管对钠离子的重吸收。因此，交感神经激活可通过调节肾脏的水盐代谢，影响血压调控。同时，肾小球旁器细胞膜表面有交感神经递质的β受体，与交感神经递质结合后可促进肾素的分泌，激活RAAS系统。因此，交感神经系统与RAAS系统是相互作用、密切相关的两个影响血压调控的重要系统。

近年来的研究发现，肾脏分泌的一种黄素腺嘌呤二核苷酸依赖的单胺氧化酶——renalase可代谢交感神经递质的儿茶酚胺类物质，并能循环入血。该酶的调控和代谢异常可能参与了交感神经激活在高血压中的作用。

第二章
慢性肾脏病与高血压

一、流行病学资料

1. 高血压是引起 CKD 的常见病因　高血压虽然不是唯一，但是是最常见的引起 CKD 的病因。我国完成的 CKD 流行病学调查显示，高血压是发生蛋白尿的独立危险因素[5]。而在 ESRD 患者中对原发病的病因分析显示，高血压肾损害占据了重要的位置。来自美国 2013 年 USRDS 的数据显示，高血压肾损害是美国透析患者第二位的病因，仅次于糖尿病肾病[6]。我国的透析登记显示，高血压肾损害现在是引起我国 ESRD 的第三位病因[7]。值得关注的是，曲线分析显示，虽然目前排位显示引起我国患者 ESRD 的首要病因仍然是慢性肾小球肾炎，但呈现逐年下降趋势，而高血压肾损害则呈上升趋势。

高血压性肾损害通常是指由原发性高血压所导致的肾脏小动脉或肾实质损害。未能有效控制血压的患者，随着时间的推移，40%可出现蛋白尿。大部分表现为微量白蛋白尿（30 ~ 150mg/d），少数表现为非肾病范围的蛋白尿，除非伴有急剧进展的高血压，罕有肾病范围的蛋白尿。高血压患者出现微量白蛋白尿提示肾小球毛细血管选择通透性受损，是肾小球高滤过的一个临床标志物，同时代表全身内皮系统功能受损，也是高血压患者心脑血管预后不良的标志之一。临床显性蛋白尿的出现提示肾小球毛细血管对大分子物质通透性的增加，常常由于继发了肾小球的损伤所致。近年来的研究显示，高血压可导致肾小球脏层上皮细胞的损伤，使肾脏滤过屏障受损。此外，轻到中度原发性高血压患者已经存在肾血管阻力增加，肾脏血流量（renal blood flow，RBF）减少，而肾小球滤过率（glomerular filtration rate，GFR）可以正常或不正常（表现为GFR的升高）。严重的高血压或原发性高血压的晚期阶段则可出现GFR的下降，这预示着出现了功能肾单位的丢失及不可逆的组织学损伤（局灶肾小球硬化）。在高血压的晚期常常有远端肾小管浓缩功能（对抗利尿激素反应）受损，表现为夜尿增多，并可出现尿浓缩试验检查异常。

原发性高血压引起的肾脏病理损害通常称为良性肾硬化（Benign nephrosclerosis）。首先影响肾小球前的动脉血管，主要是入球小动脉和小叶间动脉。表现为小动脉中层的血管平滑肌细胞被结缔组织取代，还常有透明样物质（血浆蛋白）在内膜下的蓄积（玻璃样变性）。作为与小动脉病变相关的肾小球和肾间质小管则出现缺血，表现为肾小球毛细血管基底膜缺血性皱缩，肾小管上皮细胞空泡及颗粒变性，灶状萎缩，间质多灶状淋巴和单核细胞浸润，可伴纤维化。病变晚期可见到肾小球硬化和严重的间质小管损伤，即肾小管多灶状和片状萎缩，部分代偿肥大，肾间质纤维化。免疫荧光无特异表现，一般无免疫球蛋白及补体的沉积，有时在肾小球和小动脉壁上可见较弱的IgM沉积。电镜检查与光镜所见一致。

临床上患者符合以下几条表现时，考虑高血压肾损害的诊断：① 有高血压家族史（一级直系亲属）；② 有其他高血压靶器官损害的证据：超声心动图或心电图检查证实的左心室肥厚；③ 蛋白尿（<500mg/24h或试纸条法检测≤ ++）；④ 在出现肾脏病表现（蛋白尿或血肌酐升高）前已经

有高血压；⑤ 无肾毒性物质暴露史，遗传或先天性肾脏病，或其他系统疾病可能导致的肾损害。需指出的是，高血压肾损害的诊断主要基于临床表现做出，通常并不常规进行肾穿刺活检进行病理证实。但如怀疑有其他肾小球疾病继发的高血压及导致的肾损害，必要时仍应行肾穿刺活检或其他系统检查以帮助作出正确诊断。

2. 高血压是 CKD 的常见并发症　如前所述，肾脏在血压调控中起重要的作用。不难理解，当肾脏出现损伤时，很容易就引起血压调控的异常。CKD 患者在疾病早期即可出现血压升高。以 2008 年美国 KEEP 研究的结果为例[8]，高血压的患病率在 eGFR>90ml/（min・1.73m^2）时已经达到 61%。随着 eGFR 的进一步下降，患者高血压的患病率逐渐升高。CKD3 期患者的高血压患病率达到 90%，而进入 4 ～ 5 期的患者基本上都合并高血压。来自 2013 年我国 PATRIOTIC 的研究结果显示[9]，在 8927 名非透析的 CKD 患者中，高血压的患病率达到 78.8%，也呈现出随着 eGFR 的下降，患病率增高的趋势。因此，高血压又是 CKD 的常见并发症。

二、高血压对慢性肾脏病患者心肾预后的影响

高血压可使慢性肾脏病肾功能进展风险增加早已在学界得到共识。早在1996年，新英格兰杂志就发表了一篇研究，针对不同血压水平对发生ESRD的影响进行了观察。结果显示，与正常血压相比，随着高血压分级的升高，各种原因导致的ESRD百分比显著增加[10]。我国于1991—2000年进行的CHEFS研究给出了类似的结果[11]。在158 365名观察对象中，与正常血压相比，1期和2期高血压发生ESRD的风险分别增加47%和160%。最近来自亚太地区35个队列[12]，56万名研究对象，中位随访时间6.8年的荟萃研究结果显示，血压水平与肾脏死亡显著相关：收缩压每增加19mmHg，肾脏死亡风险增加84%；舒张压每增加11mmHg，肾脏死亡风险增加57%。而Bakris的荟萃分析显示[13]，随着血压控制水平的改善，年化eGFR的下降率降低。另一项荟萃分析显示，血压降低可显著减少ESRD的发生率：收缩压每降低16 ～ 20mmHg，ESRD发生率降低40%；而收缩压降低大于20mmHg时，ESRD的发生率可降低60%。

同时，学界就CKD患者是心血管高危人群也很早就达成共识。2003年循环杂志上发表的一篇文章显示[14]，与普通人群相比，当肾小球滤过功能下降时，各期CKD患者发生心血管合并症的风险均显著增高。来自北京地区的人群研究显示[15]，与不合并白蛋白尿的人群相比，有白蛋白尿的人群CVD的患病率显著增高；同样的趋势也体现在eGFR的分析中，随着eGFR的下降，CVD的患病率显著增高。而且，绝大多数CKD患者死于心血管合并症，而不是肾衰竭本身。2004年新英格兰杂志上发表的一篇文章中，对1 120 295名尚未接受透析的CKD患者长达4年的随访观察显示，以GFR>60ml/（min・1.73m^2）为参照组，随着GFR的降低，心血管事件的发生率明显增加：GFR 45 ～ 59ml/（min・1.73m^2）、30 ～ 44ml/（min・1.73m^2）、15 ～ 29ml/（min・1.73m^2）及<15ml/（min・1.73m^2）组校正后的心血管事件危险度依次增加40%、100%、180%及240%。同时，死亡风险和住院率表现出同样的随GFR的降低呈现增加的趋势。这一观察结果证实了肾功能变化与心血管转归是密切相关的，强调了预防和延缓心血管事件和死亡在CKD患者中的重要性。另一项在美国进行的更长随访时间的观察性队列研究共招募了11 060名CKD患者，患者平均年龄62.8岁，经过中位随访时间11.2年的观察随访后，结果显示，eGFR<70ml/（min・1.73m^2）的人群中，无论老年还是非老年，男性还是女性，心血管风险比和发生率均显著增加。2011年*Kidney Int*发表了一篇荟萃分析[16]，对10项队列研究中共266 975例CKD高危患者进行的荟萃分析结果显示，在校正了年龄、性别、种族、既往CVD史、收缩压、糖尿病、吸烟和总胆固醇等危险因素后，这些患者的心血管死亡率随eGFR的下降和ACR的增加而升高。而荟萃分析显示，降压治疗可使CKD患者发生CVD事件的风险显著下降[17]。

三、慢性肾脏病患者血压控制目标

在2004年发表的KDOQI指南中，首次对CKD患者的降压靶目标值给出了建议，强调对CKD

患者应强化降压至<130/80mmHg，并对蛋白尿大于1g/d的患者应进一步降至<125/75mmHg[18]。但其后的一些研究结果未观察到强化降压对CKD患者预后的明确益处。如发表在2010年新英格兰杂志上的一项研究分析显示[19]，在1 094名黑种人CKD患者中进行的强化降压（平均动脉压<92mmHg）治疗与常规降压治疗（平均动脉压102 ~ 107mmHg）相比，未对肌酐翻倍、进入ESRD或死亡的复合终点带来益处。但亚组分析显示，对那些基线合并蛋白尿（PCR>0.22）的患者，强化降压显著降低了终点事件发生的风险。2013年发表的一篇荟萃分析进一步验证了这一结果[20]。该荟萃分析对1950—2011年间发表的关于CKD患者降压治疗的随机对照研究结果进行的分析显示，强化降压能够使合并蛋白尿的CKD患者进入肾衰竭的风险降低27%，但对于不合并蛋白尿的CKD患者未观察到对于进入肾衰竭风险的影响。而且未观察到强化降压对心血管预后的益处。这些结果提示，虽然临床诊断都是CKD，但对原发病因以及临床表型不同的CKD患者，血压控制对其预后的影响可能并不相同。在2012年发布的KDIGO CKD患者血压管理指南中[21]，建议根据患者是否合并蛋白尿进行分层管理：对不合并蛋白尿的患者，降压目标值为<140/90mmHg；合并蛋白尿者，降压目标值为<130/80mmHg。而2013年公布的JNC8指南中[22]，统一将CKD患者的降压目标定为<140/90mmHg。需要指出的是，由于目前尚未有关于降压不同靶目标值对CKD预后的大型随机对照研究的结果，因此，强化降压可以改善CKD患者预后的结论主要是基于队列研究及荟萃分析得出的，证据强度还有待提高。目前正在进行的SPRINT研究是针对不同降压靶目标值对CKD患者心肾预后影响设计的一项大型临床随机对照研究，其结果有望对这一问题给出直接证据，值得期待[23]。

此外，关于血压水平与患者预后之间关系是否存在U型/J型曲线近年来也越来越引起关注。其中最值得关注的是老年患者。2014年*JACC*杂志发表了一篇回顾性队列研究的结果[24]。在对涵盖了多种族、多种基础合并症的398 419例高血压患者以死亡及ESRD为联合终点的分析显示，以SBP 130 ~ 139/DBP 60 ~ 79mmHg一组风险比为1做比较，随着血压的下降和升高，HR均逐渐升高。风险比最低的血压值为137/71mmHg。其中30%的患者基础合并糖尿病。即或这一亚组的分析也显示，血压与发生终点事件之间的风险比分布也呈现同样的趋势，只不过其最佳界值降低至131/69mmHg；而对于70岁以上的老年人群而言，同样的风险分布曲线，最佳血压值为140/70mmHg。有趣的是，如果将死亡与ESRD分开来单独分析，血压与死亡的风险仍呈现U型曲线；而对ESRD而言，未观察到血压降低导致的风险升高。来自651 749例平均年龄73.8岁的美国退伍老兵的研究显示[25]，SBP 130 ~ 159mmHg及DBP 70 ~ 89mmHg时这些老年CKD患者的死亡率最低，BP与全因死亡的关系呈现U型曲线。而对这些患者中77 765例的随访数据显示[26]，与那些血压控制在120 ~ 139mmHg的患者相比，随访血压控制在120mmHg患者死亡风险增加70%。因此，在对如老年等特殊人群进行降压治疗时，除了关注肾脏保护外，应综合考虑各方面因素，制定出合理的降压目标，以最终改善死亡率。如同KDIGO指南编写组所写[27]，虽然指南根据患者尿蛋白情况进行了血压控制水平的推荐，但在具体管理患者的工作中，应根据患者的具体情况，如年龄、脉压、心血管和其他合并症，CKD进展的风险，是否有视网膜病变（有糖尿病的CKD病人），以及对治疗的耐受情况，进行个体化的血压目标值设定。

四、慢性肾脏病高血压治疗

1. 非药物治疗

（1）限盐：CKD患者盐敏性显著增加，这意味着为了维持体内的钠平衡，机体需要更高的血压来排除过多的钠摄入。因此，高盐摄入时CKD患者更易发生血压显著升高。而饮食限盐可以起到降压作用。发表在2013年美国肾脏病杂志上的一项研究[28]，通过随机交叉设计，观察了饮食限盐在CKD患者降压中的作用，并通过动态血压监测证实，低盐饮食较高盐饮食可以在全天各个时段都使血压显著下降。而且，高盐摄入可以使血压更难控制，为了达到同样的血压水平，需要接受更多的降压药物治疗，使患者的经济负担增加[29]。蛋白尿是CKD患者降压治疗中的另一个关注重点。研究显示，为了使RASI的降压及降尿蛋白的效果最大程度的发挥，饮食限盐很重要。在一项观察氯沙坦钾降压、降尿蛋白的研究中，同样接受药物治疗，低盐饮食组较高盐饮食组血压及尿蛋白下降幅度均明显增强[30]。而荟萃分析也显示，限盐可以延缓CKD患者肾功能的进展[31]。因此，在各个血压指南中，都将饮食限盐定为生活方式调整降压的一项重要措施。目前推荐的摄盐量为每天不超过6g。我们自己的研究显示[32]，在国人CKD患者中，饮食盐摄入超标是一个普遍存在的问题。在调查人群中，仅有不到1/3的患者饮食摄盐量在6g/d之下。而且，随着盐摄入的增加，患者血压控制率下降、降压药物DDD指数均增高。多因素分析显示，每天多摄入1g盐，血压得不到控制的危险增加26%。因此，在CKD患者血压管理中，应重视对患者盐摄入的监测及教育，以帮助血压的控制。

在关于限盐获益的讨论中，同样存在关于摄入目标值的争论。盐摄入到底降到多低是安全的，还是可以无限制降低，都可以使患者获益，近期的一些研究发表了截然相反的结论。有研究显示，低盐摄入可使患者死亡率增加，而高盐摄入的人群死亡率反而降低。近期的一项荟萃分析显示，低盐摄入者心血管死亡率及总死亡率均升高。但这些研究也引起了一些批评。首先，过低的盐摄入人群往往是基础情况差的患者，低盐摄入是这些患者整体状态不佳的表现，而不是刻意控制的结果。而这些患者更差的预后混淆了低盐与预后的关系分析。其次，这些分析中纳入的一些研究中所谓的低盐摄入往往是现实生活中很少能够达到的。目前，各个指南基本都推荐盐的摄入量控制在小于6g/d。

（2）减重：肥胖者高血压的患病率要比普通人群高3倍，可能与交感神经的过度活化以及高胰岛素血症增加了肾脏钠的重吸收有关。对于肥胖的高血压患者或血压处于正常高限的患者，减少体重可使血压显著下降。2009年发表的一项荟萃分析[33]，对在CKD患者中进行的有关减重与血压控制的研究进行了分析。减重措施既包括非手术干预（包括饮食调整、锻炼、使用减重药物等），也包括手术干预（包括胃旁路术、胃塑形术、胆胰分流术）。结果显示，减重可使CKD患者血压获得显著下降。因此，推荐CKD患者保持合理的体重以帮助血压控制。目前推荐的减重目标为体重指数控制在20 ~ 25kg/m^2。

（3）运动：规律的体力活动可以改善心血管的适应性，有助于体重的下降，改进胰岛素的敏感性，并且降低血压。目前没有针对CKD人群运动与血压控制的RCT研究结果。基于普通人群从运动中获得的血压收益，推荐CKD患者进行与心血管健康要求相符并可耐受的锻炼，目标为每周至少5次，每次30分钟。运动计划的制订需个体化，并且要长期的坚持。

（4）控制酒精摄入：饮酒与血压增高相关，并且增加脑卒中的危险。与酒精相关的血压升高是交感神经系统介导的。酒精对血压有双重作用，少量饮酒可使血压轻度降低；饮酒量大可出现剂量依赖性的血压升高。个体对摄入酒精的易感性依种族、性别、体重等的不同存在差异。在普通人群中进行的4项随机对照研究结果显示，控制酒精摄入可使SBP和DBP平均下降3.8mmHg（95%*CI* 1.4 ~ 6.1）和3.2mmHg（95%*CI* 1.4 ~ 5.0）。虽没有CKD人群的研究结果，但基于上述普通人群的结果，建议CKD患者也应限制酒精摄入：每天饮酒量男性不超过2个标准量，女性不超过1个标准量（标准量在不同国家有不同的定义，相当于酒精6 ~ 19g）。

2. 药物治疗　临床上目前常用的五大类降压药物分别为RAS系统阻滞剂（RASI），包括血管紧张素转换酶抑制剂（ACEI）和血管紧张素受体拮抗剂（ARB）；钙离子拮抗剂（CCB）；利尿剂；β-阻滞剂；以及α-阻滞剂。它们通过作用于血压调控的不同环节起到降压作用，都可以用于CKD患者的高血压治疗。同时，研究提示，有的降压药物还可以通过非血压依赖的机制，起到对肾脏的保护作用。

（1）RAS系统阻滞剂（RASI）：在CKD患者降压药物治疗选择中首先要谈到的就是RASI。研究认为，RASI可以通过广泛的扩血管作用产生降压效应，降低系统血压对肾小球内压的影响；而且，RASI可以通过扩张肾小球入球和出球小动脉，尤其是出球小动脉，从而降低肾小球内压，使GFR和尿白蛋白下降，实现对CKD患者，尤其是合并白蛋白尿的患者的长期肾保护；而且，RASI

可以减少肾上腺对醛固酮的分泌。同时，基础研究还提示，RASI治疗还可以通过影响肾脏局部致纤维化因子及炎症因子的分泌、调节局部细胞外基质降解、改变肾小球滤过屏障等作用机制，起到肾脏保护作用。大型RCT研究结果显示，RASI除了降低血压的作用外，可有效延缓肾脏病的进展。其中ACEI的相关研究主要在非糖尿病肾病的CKD患者中进行。AIPRI研究在584例基线肌酐1.5 ～ 4.0mg/dl的CKD患者中，观察了使用贝那普利对患者肌酐增倍和/或进入ESRD的影响。结果显示，接受贝那普利治疗组终点事件下降53%。其后，我国侯凡凡等在2006年新英格兰杂志发表了ESPERI研究的结果[34]。该研究共纳入了基线肌酐1.5 ～ 5.1mg/dl的422例患者，通过随机分配到接受贝那普利或安慰剂治疗组，观察这些患者出现肌酐增倍和/或进入ESRD的终点事件的差别。结果显示，即或对于中晚期CKD患者，使用贝那普利治疗仍可使终点事件下降43%，并同时观察到尿蛋白下降52%。ARB是较ACEI晚上市的一类RASI。关于ARB降压外的肾脏保护作用的研究主要集中在糖尿病肾病人群。最早完成的RENNAL研究[35]，在1 553例2型糖尿病肾病患者中，观察到在同样水平血压控制的基础上，使用氯沙坦钾治疗较接受安慰剂治疗显著降低了患者出现肌酐倍增、进入终末期肾病及发生死亡的终点事件的风险。IDNT则在1 715例2型糖尿病肾病患者中随机观察了厄贝沙坦治疗与氨氯地平治疗相比，对患者发生肌酐倍增、进入终末期肾病及发生死亡的影响[36]。结果显示，在同等血压控制水平下，厄贝沙坦可较氨氯地平更多的降低终点事件的发生。同时，ARB亦积累了证据显示，在糖尿病肾病微量白蛋白尿期使用ARB治疗，可有效减少患者由微量白蛋白尿期向显性蛋白尿的进展。其中有代表性的研究分别为MARVAL[37]和IRMA2[38]。前者在332例糖尿病微量白蛋白尿患者中观察了缬沙坦与氨氯地平相比在减少尿蛋白进展中的作用，结果显示，在同等降压水平情况下，缬沙坦较氨氯地平治疗更好的降低了尿白蛋白排泄率（UAER）。而IRMA2研究则观察了不同剂量厄贝沙坦治疗与安慰剂相比，在降低蛋白尿进展中的作用。结果显示，接受厄贝沙坦治疗可显著减少进入显性蛋白尿，并呈剂量依赖性。2005年*Lancet*发表了一篇纳入12项随机对照研究的荟萃分析[39]，结果显示，无论患者是否合并糖尿病，接受ACEI或ARB治疗都可以较其他降压药物治疗更好的降低发生ESRD的风险，从而奠定了RASI在CKD高血压患者中治疗的主导地位。而最近发表的一项针对141 413例非透析CKD患者的队列研究显示，使用RASI治疗可有效降低患者死亡率的风险[40]。在2012年KDIGO CKD血压管理指南中，推荐对合并蛋白尿的患者降压治疗首选RASI。

研究显示，RASI的肾脏保护作用除了血流动力学的降压效应外，很大程度上是通过降低蛋白尿来实现的。蛋白尿是CKD患者肾功能进展，发生ESRD的重要原因。对CKD队列共21 688例患者的荟萃分析显示，无论是以PCR还是ACR为分析因素，在校正了包括eGFR在内的多项危险因素后，蛋白尿仍是患者发生ESRD的强危险因素[41]。而且，患者治疗过程中残余蛋白尿水平较基线蛋白尿水平对患者肾功能进展影响更著。基线蛋白尿较高、治疗后残留蛋白尿较低的患者肾脏终点事件风险即相应降低；而基线蛋白尿较低、但治疗后残留蛋白尿相对较高的患者肾脏终点事件风险仍较高[42]。因此，CKD患者使用RASI治疗时，除了关注血压控制水平外，应关注对蛋白尿的控制。而研究显示，CKD患者降压和降低尿蛋白治疗对RASI剂量的需求往往并不一致[43]。如前所述，人体存在循环RAS及组织局部RAS，而二者的活化水平不同。循环RAS更多地作用于系统血压的调控，作用持续时间短；而局部RAS的激活往往强于循环RAS，而且持续时间长，是最终引起靶器官损伤的主要原因。肾脏有一套独立的RAS。一项研究分别测定了猪血循环中及肾脏局部的AII的浓度。结果显示，肾脏局部AII的浓度是血循环浓度的约100倍[44]。因此，为了达到有效的RAS阻滞作用，尤其是组织局部的有效阻滞，常需使用超过阻断循环RAS，即降压的RASI剂量。以IRMA-2研究为例，在2型糖尿病合并微量白蛋白尿患者中，应用300mg厄贝沙坦治疗微量白蛋白尿恢复正常的患者较对照组显著增高，而应用150mg剂量治疗组则与对照组无显著差异。在两年研究结束时，应用300mg厄贝沙坦治疗组肾病进展至临床显性蛋白尿的比例较对照组下降70%，而应用150mg剂量治疗组下降44%。而其后进行的分析显示[45]，在研究结束后，停用厄贝沙坦治疗1个月，原来使用150mg剂量治疗的患者，UAER恢复至基线水平，与对照组无显著差异；而原使用300mg剂量治疗的患者，UAER仍较基线下降47%。该结果提示，大剂量RASI治疗，确有通过非血压依赖的机制，改善肾小球的滤过屏障，从而改善蛋白尿的功效。我国完成的ROAD研究[46]，通过滴定氯沙坦钾和苯那普利的剂量，观察不同剂量治疗CKD患者肾脏获益的不同。结果显示，双倍剂量的氯沙坦钾和贝那普利治疗较基础剂量治疗带来了更多的肾脏获益。因此，在CKD患者的降压治疗中，应在血压耐受的前提下逐步滴定RASI的剂量，以使患者最大程度的减少蛋白尿，获得远期肾脏收益。

除了在肾脏保护方面的明显收益，RASI治疗在CKD患者的心血管保护方面也给出了很好的结果。来自一项针对透析患者（包括血液透析和腹膜透析）左心室肥厚的荟萃分析研究显示，无论是血液透析还是腹膜透析的患者，接受ARB治疗的患者，其左室肥厚均较未使用者明显扭转[47]。一项纳入25项RCT，共45 758例CKD/蛋白尿患者的荟萃分析显示，对所有CKD患者，无论基础病是否糖尿病肾病，接受RASI治疗与安慰剂或其他降压药物治疗相比，均可使总心血管终点，以及心肌梗死、心力衰竭的终点风险显著降低[48]。

对RASI使用的另一关注焦点是对其安全性的探讨，尤其是基础合并肾功能受损的CKD患者的治疗。临床经常可以见到这些CKD患者使用RASI后出现肌酐水平升高以及血钾水平的变化。这与RASI可以降低肾小球内压，从而降低了肾小球滤过率有关。来自Bakris对12项RCT研究进行的回顾性荟萃分析显示[49]，CKD患者接受RASI后，血肌酐通常会在2周内升高，于4周左右达到稳定，而那些出现肌酐水平波动的患者往往远期肾功能获益最大。而对于基础肾功能达到什么水平的患者不能再接受RASI治疗一直存有争议。在ESPERI研究里，患者的肌酐值已经扩展到5mg/dl。而中国台湾地区对RASI治疗对晚期CKD患者（肌酐水平大于等于6mg/dl）进入维持透析或死亡的影响分析显示[50]，在28 497例晚期CKD患者中，接受RASI治疗的14 117例患者进入维持透析或死亡的风险显著下降［危险比0.94，95%可信区间（0.92 ~ 0.97）］。因此，从目前的证据来看，RASI治疗受益的人群谱基本涵盖了从CKD早期到非透析晚期CKD患者。但不可否认的是，随着基础肾功能的下降，接受RASI治疗出现肌酐显著升高的风险显著增加。因此，临床上患者加用RASI后，应密切监测血肌酐变化并进行继续用药安全性的评估。目前基本依据的仍是KDOQI指南推荐的监测建议：当肌酐升高水平在基线水平的30%之内时，可继续原量使用；当肌酐水平升高30% ~ 50%时，应减量使用并继续监测到患者血肌酐回落至基线水平升高30%之内；而对那些肌酐水平升高超过50%的患者则应停药，并监测血肌酐变化值回落至基线水平升高15%之内。同时，对后两种情况，应进行详细排查，明确引起患者出现血肌酐不耐受的原因，如患者是否存在绝对或相对血容量不足，有无肾动脉狭窄，是否同时使用了NSAID等，并判断这些原因是否可纠正。同时，除了肌酐水平的变化，还需要关注RASI治疗引起高钾血症的风险。目前，尚无方法可以预估患者可能出现高钾血症的机率。因此，指导患者合理饮食，尤其是注意钾的摄入，并在用药后进行血钾水平的密切监测，尤其是在治疗初期就尤为重要。关于联合使用ACEI和ARB是否可使治疗收益最大化，目前已经完成的临床试验质量参差不齐，大多数研究为小样本的短期研究。荟萃分析结果表明ACEI和ARB联合治疗较单药治疗，对于降低蛋白尿水平具有明显疗效，但对于肾功能的保护目前结果尚无法作出回答[51]。而且，大多数研究对于ACEI和ARB联合治疗的安全性也无法作出准确回答。因此，指南明确指出，目前无足够证据支持联合使用ACEI和ARB以延缓肾脏病进展。

作为RASI，ACEI和ARB还是有一些不同之处（表17-2-0-1）。

（2）CCB：CCB通过抑制细胞的钙离子内流，扩张血管，对动脉的平滑肌舒张作用更明显，从而使总外周血管阻力下降，起到降压效果。根据化学结构成分，目前临床上常用的CCB分为双氢吡啶及非双氢吡啶两大类。前者包括硝苯地平、氨氯地平、拉西地平等；后者有苯烷基胺类的维拉帕米和苯噻氮唑类的地尔硫䓬。根据其作用时效长短，CCB又可以分为短效制剂和长效制剂。CCB在许多原发高血压治疗的研究中，都给出了靶器官保护的证据。而且临床使用不良反应少见并轻微，因此是临床降压治疗常用的药物。目前尚无关于单用CCB在CKD患者靶器官保护中的研究证据。临床多用于CKD患者的降压联合治疗或非蛋白尿患者的单药治疗。

表 17-2-0-1 ACEI 和 ARB 的不同点

ACEI	ARB
阻滞 ACE 途径中 Ang Ⅱ的生成	阻滞 Ang Ⅱ与受体的结合
抑制所有 AT 受体效应	只抑制 AT1 受体
影响激肽系统	不影响激肽系统
咳嗽常见	咳嗽较少
存在 Ang Ⅱ逃逸	不存在 Ang Ⅱ逃逸

（3）β-受体阻滞剂：β-受体阻滞剂通过下述几条机制起到降压作用：① 抑制窦房结和房室结 β_1-受体、抑制心肌 β_1-受体，从而减慢心率、减弱心肌收缩力；② 阻断肾小球旁器细胞上 β_1-受体，抑制肾素分泌；③ 抑制支配血管的去甲肾上腺素能神经突触前的β-受体，降低外周交感神经活性；④ 阻断中枢β-受体，减少交感神经纤维的神经传导。目前已经有3代β-阻滞剂先后进入临床使用。其中第一代为非选择性β-受体阻滞剂，如普萘洛尔，现在基本不用了；第二代为选择性 β_1-受体阻滞剂，包括目前常用的阿替洛尔、美托洛尔、比索洛尔等；第三代为兼具α、β-受体阻滞作用的阿罗洛尔、卡维地洛等，由于有不同比例的抑制α-受体的作用，可拮抗部分β-受体阻滞后带来的副作用，现在在临床上应用越来越多，并积累了不少脏器保护证据。其中，卡维地洛在慢性心力衰竭方面积累了不少证据[52]。

β-受体阻滞剂在应用过程中应注意其副作用及禁忌证。重度房室传阻滞、严重心动过缓、未纠正的心衰以及哮喘患者应避免使用β-受体阻滞剂。而由于β-受体阻滞剂可带来糖、脂代谢紊乱，因此糖尿病、脂代谢紊乱患者慎用，应密切监测。同时，β-受体阻滞剂的个体差异很大，临床应用时应从小量开始，逐渐滴定。如需要停用时，也需要逐渐减量至停用，而不能突然停用，以免引起交感系统兴奋性反弹，带来心血管系统不良影响。

（4）利尿剂：利尿剂主要通过促进肾脏排出水分和钠盐，降低细胞外容量，来起到降压作用。不同种类的利尿剂作用于肾小管不同阶段的钠转运离子（表17-2-0-2）。其中噻嗪类利尿剂还被发现长期使用可使动脉平滑肌细胞 Na^+/Ca^{2+} 交换下降，起到直接降低血管阻力的作用。

表 17-2-0-2 不同类型利尿剂的作用特点

类别	作用位点	作用机制	代表药物	尿钠排出	尿钾排出	尿碳酸氢根排出	利尿效果
碳酸酐酶抑制剂	近曲小管	抑制氢离子的形成，使 $NaHCO_3$ 排泄增多	乙酰唑胺	+	++	+++	弱
袢利尿剂	亨利氏袢升支粗段	结合 Na/K/2Cl 共转运子，阻碍 NaCl 的重吸收	呋塞米，布美他尼，托拉塞米	++++	+	+	强
噻嗪类利尿剂	远曲小管和集合管	阻断 Na/Cl 共转运子，阻碍 NaCl 的重吸收	氢氯噻嗪，吲达帕胺	++	+	–	中
保钾利尿剂	远曲小管和集合管	直接阻碍钠离子和钾离子、氢离子的交换	阿米洛利，氨苯蝶啶	+	–	–	弱
		阻断肾上腺皮质激素受体，使醛固酮失去调节作用	螺内酯				

ALLHAT的研究结果表明，小剂量噻嗪类利尿剂较氨氯地平显著降低心力衰竭风险达38%，较赖诺普利显著降低心力衰竭风险达19%，较赖诺普利显著降低复合心血管事件率达10%。20世纪90年代初期的3项大规模老年降压研究，包括医学研究委员会研究（Medical Research Council，MRC），收缩期高血压老年患者研究计划（SHEP），以及STOP-Hypertension试验，结果均显示利

尿剂可显著降低心血管并发症风险。HYVET试验是一项评估80岁以上高龄高血压患者降压治疗的大规模临床研究[53]。该研究共纳入3 845例高龄高血压患者，平均年龄84 ± 3岁，平均血压基线为（173 ± 9）/（91 ± 8）mmHg，其中收缩压选入的标准为160 ～ 199mmHg。其中治疗组患者每日口服吲达帕胺缓释片1.5mg必要时加培哚普利2 ～ 4mg，使目标血压值达到150/80mmHg，观察主要终点事件及卒中的发生。该试验入选患者平均随访超过2年，结果表明，积极降压组较安慰剂组脑卒中风险降低了30%。

利尿剂最常带来的副作用就是电解质紊乱：低钾血症、高钙血症（噻嗪类）。其次可以导致胰岛素抵抗、脂代谢紊乱以及痛风等。临床应用中应注意密切监测。同时，还应该根据患者的肾功能进行利尿剂的选择。eGFR ≥ 30ml/（min · 1.73m^2）时，可首先选用噻嗪类利尿剂；当eGFR<30ml/（min · 1.73m^2）时，噻嗪类利尿剂通常已经无效，应选用袢利尿剂治疗。

（5）α-受体阻断剂：α-受体阻断剂通过扩张小动脉，降低外周血管阻力，起到降压的作用。临床常用的有哌唑嗪、特拉唑嗪、以及多沙唑嗪等。但其副作用较突出，如扩张小静脉引起直立性低血压；血压下降反射性引起心脏兴奋，使心肌收缩力加强、心率加快、心排出量增加。因此，临床常用作血压难控制时的联合用药。

（6）联合治疗：血压的下降比药物的选择更重要。降压药物的选择、应用剂量、配伍及其服用方法对于充分控制血压都是十分必要的。研究显示，CKD患者往往需要联合治疗以达到血压控制[54]。绝大多数患者需要2种或更多种的降压药物来使血压达标。但目前没有足够的证据来给出恰当的药物联合的建议。而且除了ACEI和ARB外作为合并蛋白尿的患者首选制剂外，目前亦无临床证据支持所谓的二线或三线用药选择[55]。临床应根据患者的个体情况，进行药物联合治疗的方案的设定。联合用药选择药物的原则是：与当前用药联合更有效，减轻当前用药的副作用，对合并症有益，同时考虑对生活质量、费用及依从性的影响。

五、难治性高血压

1. 定义　难治性高血压（resistant hypertension，RHT）是指经过足剂量联合应用至少 3 种不同种类降压药物（其中至少一种是利尿剂）血压仍未控制到 <140/90mmHg 的高血压患者。如使用 4 种及以上降压药物患者血压可控制在 <140/90mmHg，也称为 RHT。对那些经过 4 种及以上最大剂量降压药物治疗，血压仍不能控制者又称为顽固性高血压（refractory hypertension）[56,57]。

2. 流行病学　RHT 在合并高血压的 CKD 患者中所占比例尚不清楚。目前的数据主要来自于基于人群的流行病学调查。各个研究报告的患病率 10% ～ 40%。由于合并蛋白尿或肾功能不全是许多研究中患者发生 RHT 的危险因素，因此虽然缺乏具体数据，学界公认 RHT 在 CKD 患者中较原发性高血压患者中更为常见。

3. 预后　研究报告显示，与血压控制者相比，合并 RHT 的 CKD 患者发生肾脏及心血管不良预后的风险均显著增加；其肾脏预后不良的风险较血压未控制的非难治性高血压患者相比更高[58]。

4. 危险因素　研究显示，CKD 患者由于肾脏损伤，其发生 RHT 的危险因素显著增加。首先，肾脏对钠调控能力受损，使患者血压的盐敏性反应明显增强。其次，CKD 时 RAAS 系统及交感神经的过度激活，亦参与 RHT 的发生。氧化应激、NO 系统异常、以及 CKD 患者特有的矿物质骨代谢异常对心血管系统的影响和一些肾脏病患者的特殊用药，如钙调磷酸酶抑制剂、促红细胞生成素等，均可对 CKD 患者血压调控造成不良影响。

5. 诊断流程　主要是与假性难治性高血压进行鉴别，但目前尚无公认的 CKD 患者的 RHT 的鉴别流程。最常见的引起假性 RHT 的原因包括血压测量不正确，患者服药依从性差，以及白大衣效应。当血管钙化严重或有动脉狭窄时，由于测压时无法充分压闭血管，可使血压读数升高，这常见于 70 岁以上的老年人。而对治疗依从性差则是引起所谓的 RHT 的另一个重要原因。患者可能由于药物的副作用、经济因素、服药方法烦琐、记忆力或精神因素、以及对血压控制重要性缺乏认识，而导致不能按要求进行治疗。并且，目前尚缺乏简便、可靠的评判患者治疗依从性的方法。而对那些自述平常家庭自测血压正常的患者，动态血压监测可以帮助发现白大衣现象造成的假性难治性高血压。据报道，白大衣现象引起的 RHT 可占到 RHT 患者的 25%。其次，需注意进行一些继发因素的筛查，如是否有各种原因导致的肾动脉狭窄、是否合并睡眠呼吸暂停综合征，以及是否合并内分泌性的高血压等，以除外由于这些继发因素导致的 RHT。对有明确继发因素的患者，建议转诊至相应专科进行治疗处理后，再评价患者血压控制水平。对没有上述继发因素的患者，要进一步细致评估患者自身是否存在影响血压控制的相关危险因素。如患者盐的摄入情况。过量的盐摄入可导致血管内容量增加，并使许多降压药物的效果降低，从而导致血压升高难控制。对 CKD 患者，尤其是由肾实质性疾病引起者，由于其排钠能力下降，压力利钠曲线右移，需要更高的动脉内压力来维持钠平衡，因此，其血压水平对盐摄入量的敏感度是显著增高的。测定患者 24 小时尿钠排泄水平可以帮助评估患者的盐摄入量。同时，从治疗者的角度，是否进行了合理的利尿剂治疗也是影响患者水钠潴留，进而血压控制的重要影响因素。治疗者应对患者的降压治疗方案，包括药物联合方式、剂量调整、服药时间分布是否合理等进行具体评估，以除外由于治疗方案不合理导致的血压呈现难以控制的表象。在这里需要强调的是，除了关注患者降压药物方案外，还需要对患者整体的药物治疗方案进行了解。如前所述，CKD 患者因为其本病和 / 或并发症的原因，需要同时服用多种药物，如糖皮质激素、钙调磷酸酶抑制剂等，有可能对血压控制造成影响。

6. 治疗[59]

（1）生活方式调整：强调对患者进行摄盐量的管理。严格限盐在RHT的治疗中一样发挥了重要的作用。一项来自原发性RHT患者限盐的研究中，当患者的饮食钠摄入从250mmol/d降到50mmol/d时，患者的收缩压和舒张压分别下降了22.7和9.1mmHg。

（2）药物：对RHT患者的降压药物治疗无特殊推荐。在控制摄盐量的基础上，调整利尿剂的应用，以达到容量控制。RASI作为合并蛋白尿的CKD患者的治疗首选推荐，应根据患者的肾功能及血钾耐受水平进行剂量滴定。强调根据患者具体情况选择药物联合方案。近年来，药物时间治疗学在高血压治疗中的作用得到关注。根据每种降压药物的药代动力学特点，调整患者一天之中服药时间，常可有效帮助患者血压的控制。醛固酮拮抗剂 - 螺内酯、eplerenone等，在原发难治性高血压患者中进行的小样本研究均给出了不错的降压效果。但在CKD患者，尤其是中晚期CKD患者中应用时需格外注意监测血钾水平。

（3）肾脏交感射频消融：对那些经过反复降压药物方案调整，仍然无法得到血压满意控制的患者，可以考虑肾脏交感射频消融治疗。该项有创性操作通过射频消融技术，将肾动脉外膜分布的交感神经进行环形切断，可有效降低肾脏局部交感神经的过度激活[60]。该技术在原发性难治性高血压患者中前期的一系列研究中给出了不错的治疗效果[61]，但在最近的RCT研究初步分析中得到了阴性结果[62]，即与对照组药物治疗比较，未见到射频消融组获得更大的血压收益。对此结果，学界尚存争议，包括如何判断技术成功性对结果可能造成的影响等。澳大利亚的一个课题组曾在中晚期CKD合并RHT患者中进行了初步研究，结果显示，该组患者可从该操作中得到血压获益，而且未观察到明显的不良反应[63]。但是作为一项有创性操作，肾脏交感射频消融术作为合并RHT的CKD患者的临床治疗手段，其长期疗效及安全性在临床推广之前还需要更多的研究数据明确。

（王　玉）

参考文献

1. BARTON M, SOROKIN A. Endothelin and the glomerulus in chronic kidney disease. Semin Nephrol, 2015, 35(2): 156-167.
2. GOLDSMITH SR, SOBOTKA PA, BART BA. The sympathorenal axis in hypertension and heart failure. J

Cardiac Fail, 2010, 16: 369-373.

3. YE S, NOSRATI S, CAMPESE VM. Nitric oxide (NO) modulates the neurogenic control of blood pressure in rats with chronic renal failure (CRF). J Clin Invest, 1997, 99(3): 540-548.
4. ZOCCALI C. Traditional and emerging cardiovascular and renal risk factors: an epidemiologic perspective. Kidney Int, 2006, 70(1): 26-33.
5. ZHANG L, WANG F, WANG L, et al. Prevalence of chronic kidney disease in China: a cross-sectional survey. Lancet, 2012, 379(9818): 815-822.
6. 2013 Atlas of CKD & ESRD. http: //www. usrds. org/atlas. aspx
7. ZUO L, WANG M, Beijing Hemodialysis Quality Control and Improvement Center. Current status of hemodialysis treatment in Beijing, China. Ethn Dis, 2006, 16(2 Suppl 2): S2, 31-34.
8. SARAFIDIS PA, LI S, CHEN SC, et al. Hypertension awareness, treatment, and control in chronic kidney disease. Am J Med, 2008, 121(4): 332-340.
9. ZHENG Y, CAI GY, CHEN XM, et al. Prevalence, awareness, treatment, and control of hypertension in the non-dialysis chronic kidney disease patients. Chin Med J(Engl), 2013, 126(12): 2276-2280.
10. KLAG MJ, WHELTON PK, RANDALL BL, et al. Blood pressure and end-stage renal disease in men. N Engl J Med, 1996, 334(1): 13-18.
11. REYNOLDS K, GU D, MUNTNER P, et al. A population-based, prospective study of blood pressure and risk for end-stage renal disease in China. J Am Soc Nephrol, 2007, 18(6): 1928-1935.
12. O'SEAGHDHA CM, PERKOVIC V, LAM TH, et al. Blood pressure is a major risk factor for renal death: an analysis of 560 352 participants from the Asia-Pacific region. Hypertension, 2009, 54(3): 509-515.
13. BAKRIS GL, WILLIAMS M, DWORKIN L, et al. Preserving renal function in adults with hypertension and diabetes: a consensus approach. National Kidney Foundation Hypertension and Diabetes Executive Committees Working Group. Am J Kidney Dis, 2000, 36(3): 646-661.
14. SARNAK MJ, LEVEY AS, SCHOOLWERTH AC, et al. Kidney disease as a risk factor for development of cardiovascular disease: a statement from the American Heart Association Councils on Kidney in Cardiovascular Disease, High Blood Pressure Research, Clinical Cardiology, and Epidemiology and Prevention. Circulation, 2003, 108(17): 2154-2169.
15. ZHANG L, ZUO L, WANG F, et al. Cardiovascular disease in early stages of chronic kidney disease in a Chinese population. J Am Soc Nephrol, 2006, 17(9): 2617-2621.
16. VAN DER VELDE M, MATSUSHITA K, CORESH J, et al. Lower estimated glomerular filtration rate and higher albuminuria are associated with all-cause and cardiovascular mortality. A collaborative meta-analysis of high-risk population cohorts. Kidney Int, 2011, 79(12): 1341-1352.
17. Blood Pressure Lowering Treatment Trialists' Collaboration, Ninomiya T, Perkovic V, et al. Blood pressure lowering and major cardiovascular events in people with and without chronic kidney disease: meta-analysis of randomised controlled trials. BMJ, 2013, 347: f5680.
18. Kidney Disease Outcomes Quality initiative(K/DOQI). Am J Kidney Dis, 2004, 43(5 suppl 1): S1-S290.
19. APPEL LJ, WRIGHT JT JR, GREENE T, et al. Intensive blood-pressure control in hypertensive chronic kidney disease. N Engl J Med, 2010, 363(10): 918-929.
20. LV J, EHTESHAMI P, SARNAK MJ, et al. Effects of intensive blood pressure lowering on the progression of chronic kidney disease: a systematic review and meta-analysis. CMAJ, 2013, 185(11): 949-957.
21. G SCHERNTHANER. Kidney disease: Improving global outcomes(KDIGO) Blood Pressure Work Group. KDIGO clinical practice guideline for the management of blood pressure in chronic kidney disease. Nephrology, 2012, 19(1): 53-55.
22. JAMES PA, OPARIL S, CARTER BL, et al. 2014 evidence-based guideline for the management of high blood pressure in adults: report from the panel members appointed to the Eighth Joint National Committee (JNC 8). JAMA, 2014, 311(5): 507-520.
23. SPRINT Research Group, Wright JT Jr, Williamson JD, et al. A Randomized Trial of Intensive versus Standard Blood-Pressure Control. N Engl J Med, 2015, 373(22): 2103-2016.

24. SIM JJ, SHI J, KOVESDY CP, et al. Impact of achieved blood pressures on mortality risk and end-stage renal disease among a large, diverse hypertension population. J Am Coll Cardiol, 2014, 64(6): 588-597.
25. KOVESDY CP, BLEYER AJ, MOLNAR MZ, et al. Blood pressure and mortality in U. S. veterans with chronic kidney disease: a cohort study. Ann Intern Med, 2013, 159(4): 233-242.
26. KOVESDY CP, LU JL, MOLNAR MZ, et al. Observational modeling of strict vs conventional blood pressure control in patients with chronic kidney disease. JAMA Intern Med, 2014, 174(9): 1442-1449.
27. WHEELER DC, BECKER GJ. Summary of KDIGO guideline. What do we really know about management of blood pressure in patients with chronic kidney disease? Kidney Int, 2013, 83(3): 377-383.
28. MCMAHON EJ, BAUER JD, HAWLEY CM, et al. A randomized trial of dietary sodium restriction in CKD. J Am Soc Nephrol, 2013, 24(12): 2096-2103.
29. BOUDVILLE N, WARD S, BENAROIA M, et al. Increased sodium intake correlates with greater use of antihypertensive agents by subjects with chronic kidney disease. Am J Hypertens, 2005, 18(10): 1300-1305.
30. VOGT L, WAANDERS F, BOOMSMA F, et al. Effects of dietary sodium and hydrochlorothiazide on the antiproteinuric efficacy of losartan. J Am Soc Nephol, 2008, 19(5): 999-1007.
31. SMYTH A, O'DONNELL MJ, YUSUF S, et al. Sodium intake and renal outcomes: a systematic review. Am J Hypertens, 2014, 27(10): 1277-1284.
32. YU W, LUYING S, HAIYAN W, et al. Importance and benefits of dietary sodium restriction in the management of chronic kidney disease patients: experience from a single Chinese center. Int Urol Nephrol, 2012, 44(2): 549-556.
33. NAVANEETHAN SD, YEHNERT H, MOUSTARAH F, et al. Weight loss interventions in chronic kidney disease: a systematic review and meta-analysis. Clin J Am Soc Nephrol, 2009, 4(10): 1565-1574.
34. HOU FF, ZHANG X, ZHANG GH, et al. Efficacy and safety of benazepril for advanced chronic renal insufficiency. N Engl J Med, 2006, 354(2): 131-140.
35. BRENNER BM, COOPER ME, DE ZEEUW D, et al. Effects of losartan on renal and cardiovascular outcomes in patients with type 2 diabetes and nephropathy. N Engl J Med, 2001, 345(12): 861-869.
36. LEWIS EJ, HUNSICKER LG, CLARKE WR, et al. Renoprotective effect of the angiotensin-receptor antagonist irbesartan in patients with nephropathy due to type 2 diabetes. N Engl J Med, 2001, 345(12): 851-860.
37. VIBERTI G, WHEELDON NM. MicroAlbuminuria Reduction With VALsartan (MARVAL) Study Investigators. Microalbuminuria reduction with valsartan in patients with type 2 diabetes mellitus: a blood pressure-independent effect. Circulation, 2002, 106(6): 672-678.
38. PARVING HH, LEHNERT H, BRÖCHNER-MORTENSEN J, et al. The effect of irbesartan on the development of diabetic nephropathy in patients with type 2 diabetes. N Engl J Med, 2001, 345(12): 870-878.
39. CASAS JP, CHUA W, LOUKOGEORGAKIS S, et al. Effect of inhibitors of the renin-angiotensin system and other antihypertensive drugs on renal outcomes: systematic review and meta-analysis. Lancet, 2005, 366(9502): 2026-2033.
40. MOLNAR MZ, KALANTAR-ZADEH K, LOTT EH, et al. Angiotensin-converting enzyme inhibitor, angiotensin receptor blocker use, and mortality in patients with chronic kidney disease. J Am Coll Cardiol, 2014, 63(7): 650-658.
41. ASTOR BC, MATSUSHITA K, GANSEVOORT RT, et al. Lower estimated glomerular filtration rate and higher albuminuria are associated with mortality and end-stage renal disease. A collaborative meta-analysis of kidney disease population cohorts. Kidney Int, 2011, 79(12): 1331-1340.
42. XIE D, HOU FF, FU BL, et al. High level of proteinuria during treatment with renin-angiotensin inhibitors is a strong predictor of renal outcome in nondiabetic kidney disease. J Clin Pharmacol, 2011, 51(7): 1025-1034.
43. HOU FF, ZHOU QG. Optimal dose of angiotensin-converting enzyme inhibitor or angiotensin Ⅱ receptor blocker for renoprotection. Nephrology (Carlton), 2010, 15(Suppl 2): 57-60.
44. VAN KATS JP, SCHALEKAMP MA, VERDOUW PD, et al. Intrarenal angiotensin Ⅱ: interstitial and cellular levels and site of production. Kidney Int, 2001, 60(6): 2311-2317.

45. ANDERSEN S, BRÖCHNER-MORTENSEN J, PARVING HH. Irbesartan in Patients With Type 2 Diabetes and Microalbuminuria Study Group. Kidney function during and after withdrawal of long-term irbesartan treatment in patients with type 2 diabetes and microalbuminuria. Diabetes Care, 2003, 26(12): 3296-3302.
46. HOU FF, XIE D, ZHANG X, et al. Renoprotection of Optimal Antiproteinuric Doses (ROAD) Study: a randomized controlled study of benazepril and losartan in chronic renal insufficiency. J Am Soc Nephrol, 2007, 18(6): 1889-1998.
47. YANG LY, GE X, WANG YL, et al. Angiotensin receptor blockers reduce left ventricular hypertrophy in dialysis patients: a meta-analysis. Am J Med Sci, 2013, 345(1): 1-9.
48. BALAMUTHUSAMY S, SRINIVASAN L, VERMA M, et al. Renin angiotensin system blockade and cardiovascular outcomes in patients with chronic kidney disease and proteinuria: a meta-analysis. Am Heart J, 2008, 155(5): 791-805.
49. BAKRIS GL, WEIR MR. Angiotensin-converting enzyme inhibitor-associated elevations in serum creatinine: is this a cause for concern? Arch Intern Med, 2000, 160(5): 685-693.
50. HSU TW, LIU JS, HUNG SC, et al. Renoprotective effect of renin-angiotensin-aldosterone system blockade in patients with predialysis advanced chronic kidney disease, hypertension, and anemia. JAMA Intern Med, 2014, 174(3): 347-354.
51. MANN JF, BÖHM M. Dual renin-angiotensin system blockade and outcome benefits in hypertension: a narrative review. Curr Opin Cardiol, 2015, 30(4): 373-377.
52. BADVE SV, ROBERTS MA, HAWLEY CM, et al. Effects of beta-adrenergic antagonists in patients with chronic kidney disease: a systematic review and meta-analysis. J Am Coll Cardiol, 2011, 58(11): 1152-1161.
53. BECKETT NS, PETERS R, FLETCHER AE, et al. Treatment of hypertension in patients 80 years of age or older. N Engl J Med, 2008, 358(18): 1887-1898.
54. BAKRIS GL, WILLIAMS M, DWORKIN L, et al. Preserving renal function in adults with hypertension and diabetes: a consensus approach. National Kidney Foundation Hypertension and Diabetes Executive Committees Working Group. Am J Kidney Dis, 2000, 36(3): 646-661.
55. MANCIA G, FAGARD R, NARKIEWICZ K, et al. 2013 ESH/ESC guidelines for the management of arterial hypertension: the Task Force for the Management of Arterial Hypertension of the European Society of Hypertension (ESH) and of the European Society of Cardiology (ESC). Eur Heart J, 2013, 34(28): 2159-2219.
56. CALHOUN DA, JONES D, TEXTOR S, et al. Resistant hypertension: diagnosis, evaluation, and treatment. A scientific statement from the American Heart Association Professional Education Committee of the Council for High Blood Pressure Research. Hypertension, 2008, 51(6): 1403-1419.
57. DREXLER YR, BOMBACK AS. Definition, identification and treatment of resistant hypertension in chronic kidney disease patients. Nephrol Dial Transplant, 2014, 29(7): 1327-1335.
58. DE NICOLA L, GABBAI FB, AGARWAL R, et al. Prevalence and prognostic role of resistant hypertension in chronic kidney disease patients. J Am Coll Cardiol, 2013, 61(24): 2461-2467.
59. ROSSIGNOL P, MASSY ZA, AZIZI M, et al. The double challenge of resistant hypertension and chronic kidney disease. Lancet, 2015, 386(10003): 1588-1598.
60. SCHLAICH MP, KRUM H, SOBOTKA PA. Renal sympathetic nerve ablation: the new frontier in the treatment of hypertension. Curr Hypertens Rep, 2010, 12(1): 39-46.
61. SCHLAICH MP, SOBOTKA PA, KRUM H, et al. Renal sympathetic-nerve ablation for uncontrolled hypertension. N Engl J Med, 2009, 361(9): 932-934.
62. BHATT DL, KANDZARI DE, O'NEILL WW, et al. A controlled trial of renal denervation for resistant hypertension. N Engl J Med, 2014, 370(15): 1393-1401.
63. HERING D, MAHFOUD F, WALTON AS, et al. Renal denervation in moderate to severe CKD. J Am Soc Nephrol, 2012, 23(7): 1250-1257.

第三章

肾血管性高血压与缺血性肾脏病

肾血管性高血压和缺血性肾脏病的最主要病因为肾动脉狭窄，它们也是肾动脉狭窄的最主要的临床后果。动脉粥样硬化是导致肾动脉狭窄最主要的病因，本章主要介绍动脉粥样性肾动脉狭窄导致的肾血管性高血压与缺血性肾脏病。

一、肾血管性高血压

肾血管性高血压（renovascular hypertension，RVH）指由于肾血管的损伤造成肾脏血流灌注的下降而导致的高血压，RVH是最常见的继发性高血压的原因，约占高血压病例的2%[1]，可通过手术或介入进行的血管成形术治疗。

（一）病因

引起RVH的病因主要包括：动脉粥样硬化性肾动脉狭窄（ARAS）、多发性大动脉炎、纤维肌性发育不良、结节性多动脉炎、肾动脉瘤、肾动脉栓塞、先天或创伤性肾动-静脉瘘、创伤性肾动脉狭窄，肾动脉受压（如嗜铬细胞瘤、转移瘤、主动脉旁增生淋巴结、肾动脉周围组织慢性炎症）、主动脉缩窄等。病变可以为单侧，也可以累及双侧肾动脉。在西方国家，引起肾血管性高血压的最主要的病因为动脉粥样硬化性肾动脉狭窄，占到全部病例的90%，其次为纤维肌性发育不良。在我国，多发性大动脉炎曾是最主要的病因。但近年来的资料显示动脉粥样硬化性肾动脉狭窄已取代其成为首位病因，其次为大动脉炎和纤维肌性发育不良[2]。有关肾动脉狭窄的流行病学研究，请参阅第十四篇第二章第一节。

（二）病理生理机制

肾动脉狭窄达到一定程度后，引起肾血流量的降低，产生肾血管性高血压。肾素-血管紧张素-醛固酮系统（RAAS）激活是肾血管高血压的使动机制。肾动脉管腔狭窄程度达到50%时，开始产生局部的压力阶差。一般在狭窄程度达到70% ~ 80%，出现明显的压力阶差，灌注压显著降低。狭窄程度进一步加重后，压力差的上升幅度更大。

通过肾动脉内测压，显示主动脉与狭窄后的局部压力阶差达到10 ~ 20mmHg，开始刺激肾小球球旁器释放肾素。导致RAAS激活。二肾一钳模型是解释肾动脉狭窄导致的肾血管性高血压的经典模型。单侧肾动脉狭窄时，系统血压的升高使得健侧肾脏灌注压升高，肾脏髓质血流量增加，肾间质静水压升高，破坏肾小管周围正常的渗透梯度，从而产生排钠、利尿作用。这一机制有利于缓解高血压，但同时加重患侧肾脏灌注不足，加重RAAS活化。血浆肾素水平明显增高[3]，为典型肾素依赖型高血压。而双侧肾动脉狭窄或孤立肾的肾动脉狭窄，狭窄侧肾脏血流量降低，RAAS活化，由于无对侧健康肾脏的代偿机制，因而出现水、钠潴留，容量扩张，从而抑制RAAS系统的活化。此时血浆肾素水平无明显增高，此时发生的高血压不是肾素依赖型的。肾素使血管紧张素原转化为血管紧张素Ⅰ（Ang Ⅰ），后者在肺脏及外周的血管紧张素转换酶的作用下生成血管紧张素Ⅱ

（Ang Ⅱ）。Ang Ⅱ是强缩血管物质。Ang Ⅱ与血管平滑肌上的特异性受体结合，激活细胞内传导通路的级联反应，使细胞外Ca^{2+}内流，引起平滑肌细胞快速收缩。除了直接收缩血管，Ang Ⅱ还同时与肾上腺皮质上的Ang Ⅰ特异性受体结合，使皮质酮转化为醛固酮，增加远曲小管和集合管对水、钠的重吸收。水钠潴留与外周血管阻力增高共同参与肾血管性高血压的形成[3,4]。

此外，采用测量肌肉交感神经活性（muscle sympathetic nerve activity，MSNA）的方法，发现RVH患者的交感神经活性较正常对照及原发性高血压患者升高，提示RVH中存在明显的交感活化[5,6]。增加的交感神经系统活性刺激肾素释放，使RAAS活化。还通过促进钠吸收，增加容量。而Ang Ⅱ可通过中枢及其促进交感神经末梢肾上腺素的神经传递进一步刺激交感神经的活性，促进高血压的进展。

在肾血管性高血压中存在内皮功能的损伤和氧化应激的增加。研究发现在肾血管性高血压的模型中，氧自由基增加[7]，有证据表明，肾血管性高血压患者内皮源性因子生成的紊乱，其中包含调节血管舒缩功能的内皮素、一氧化氮、前列环素等，这可能是血管损伤的后果，并且这种紊乱在介入治疗后得到减轻[8]。

（三）临床表现及诊断

与原发性高血压及其他继发性高血压相比，肾血管性高血压的特点有：

1. 30岁以前发生的高血压。
2. 55岁以后发生的高血压，特别是没有高血压家族史者。
3. 既往控制良好的高血压出现突然或逐渐不易控制。
4. 难治性高血压（指使用含利尿剂在内的3种及3种以上的足量降压药物仍不能达标的高血压）；或恶性高血压。
5. 高血压患者应用利尿剂后血压反而升高。
6. 高血压伴腹部/脐周血管杂音。
7. 高血压伴不能解释的肾功能下降。
8. 高血压伴双侧肾脏大小不对称（直径相差1.5cm以上）。

具有以上高血压特点，并有肾动脉狭窄证据的患者可诊断为肾血管性高血压。肾动脉狭窄的检查包括无创性检查如多普勒超声、CTA和MRA，而肾动脉造影仍然是公认的金标准（检查手段的介绍详见第十四篇第二章第一节）。在几种无创性检查方法的比较中，CTA和增强MRA诊断价值最高（诊断试验的ROC曲线下面积均为0.99），明显好于其他（$P<0.05$），而这两种方法间差别无显著性（$P>0.2$）。其次为非增强MRA（诊断试验的ROC曲线下面积均为0.97），非增强MRA优于彩色超声多普勒（$P=0.022$），卡托普利肾图和CDS间无显著差异（诊断试验的ROC曲线下面积分别为0.93和0.92，$P>0.2$）[9]。

肾血管性高血压应与原发性高血压和其他继发性高血压鉴别，如肾实质性高血压、内分泌性高血压等。需要注意的是部分患者，特别是ARAS患者，高血压的成因既有肾血管性高血压也有原发性高血压因素，不能完全分离。

二、缺血性肾脏病

由于肾动脉的梗阻引起肾脏血流动力学改变，并造成肾小球滤过率的降低，称为缺血性肾脏病（ischemic renal disease，IRD）。缺血性肾病尚无统一的定义。多数学者仍主张沿用美国学者Jacobson1988年首先提出的缺血性肾病的定义，即IRD是指双侧肾动脉狭窄>60%或闭塞或孤立肾动脉狭窄致严重肾血流动力学改变引起肾小球滤过率降低、肾功能不全的慢性肾脏疾病。

IRD是终末期肾病（ESRD）重要病因之一。据估计，由肾动脉狭窄引起的IRD占50岁以上ESRD患者的5% ~ 14%[10]。1998年Mailloux回顾从20世纪90年代开始，20年来透析患者的资料，以肾动脉造影或临床表现作为RAS的诊断标准，诊断RAS为ESRD病因的比例为12%[11]。美国USRDS报告的数据显示1998年28%的ESRD患者的病因为高血压和大血管疾病，其中的6.3%为ARAS，1.4%为胆固醇结晶栓塞。缺血性肾脏病的发生率呈增加趋势，在美国，由于RAS造成的

ESRD的年增幅（12.4%）超过糖尿病（8.3%），成为增长速度最快的ESRD病因[12]。

IRD预后不良。在ESRD的所有病因中，IRD的病死率最高。平均生存期仅约27个月。5年生存率约18%，10年生存率仅约5%。但如能及早发现病因，及时处理，可改善预后。

（一）病因

肾动脉主干及其分支的狭窄是引起IRD的重要病因，但并非唯一原因。除了肾动脉狭窄，缺血性肾脏病的主要病因还包括高血压导致的肾小动脉硬化（良性肾硬化）、胆固醇结晶栓塞、肾动脉的血栓等。成年人IRD最常见的病因为肾动脉狭窄，又以动脉粥样硬化性肾动脉狭最为多见，占到全部病例的70%左右。有关肾动脉狭窄的流行病学资料，请参阅第十四篇第二章第一节。本节主要介绍由动脉粥样硬化性肾动脉狭窄引起的IRD。

（二）病理生理机制

缺血性肾脏病的病理生理机制尚不完全清楚。由于慢性缺血导致的肾组织缺氧以及肾脏对缺血、缺氧的反应性调节的损伤可能与疾病发生有关。肾脏的代谢仅需要10%肾血流的供应即可，因此IRD的产生不仅仅源于缺血[13]。

1. 肾灌注降低及适应性改变　肾动脉狭窄时，肾脏呈慢性、进行性灌注减少状态，肾脏血流重新分配，保证对缺氧敏感的肾髓质的灌注及供氧。通过降低滤过的代谢需求和肾小管对溶质再吸收减少等途径，使氧耗相应减少（但同时也堆积了还原型代谢产物，导致细胞易于坏死和凋亡）[14]。此时髓质处于缺氧的边缘。对血流灌注的急性变化异常敏感。肾动脉狭窄程度在70%以下时，肾脏通过自调节维持肾脏灌注。如果肾动脉管腔狭窄程度≥70%，肾脏灌注压的下降超过自动调节的代偿低限（60～70mmHg），肾脏呈缺血性损伤，肾血流降低，肾小球滤过率降低。病理上早期可见肾小球基底膜缺血性皱缩，肾小管萎缩，如果导致缺血的病因能够很快解除，这一过程是可逆的。但如果缺血持续存在，则出现不可逆的损伤。肾小球缺血性硬化，肾小管结构丧失，肾间质纤维化，局部炎症细胞浸润，最终肾功能丧失，肾脏萎缩。如果患者伴有长期的高血压，还可见到肾小动脉硬化，表现为弓状动脉及小叶间动脉玻璃样变。

2. 缺血后的组织损伤　肾血流量的降低激活多条血管和组织损伤途径，如血管紧张素Ⅱ（AngⅡ）、内皮素、氧化应激等，进而激发炎症细胞因子和促纤维化机制导致肾组织的纤维化。

缺血导致肾脏低灌注，肾素分泌增加，RAAS激活。AngⅡ对肾脏具有多重作用。AngⅡ通过收缩出球小动脉提高肾小球灌注压，维持肾小球的滤过功能。除此以外，AngⅡ水平升高还参与多种病理生理反应，造成肾脏损伤。AngⅡ直接刺激局部的激素生成和离子转运，还可引起多种细胞增生、肥大。在灌注AngⅡ的动物模型中观察到，肾脏细胞外基质合成增加，局灶节段肾小球硬化和灶状肾小管间质损伤；灌注ACEI或AngⅡ拮抗剂可减轻动物模型肾脏组织的细胞增生，抑制单核细胞浸润，而单核细胞是激发细胞外基质蛋白的表达和肾脏硬化的因素之一。ATⅡ参与血管平滑肌细胞的增殖、血小板聚集、超氧自由基的生成，黏附分子和巨噬细胞的活化等[15,16]。另外，研究发现，AngⅡ促进内皮素（ET）的释放，促进TGF-β基因和间质血小板衍生生长因子-B（PDGF-B）mRNA的表达，导致血管收缩；细胞外基质和肾间质Ⅳ型胶原的增生[17]。

内皮源性一氧化氮（NO）不仅与AngⅡ共同作用，在调节肾脏血流量方面有重要作用，还抑制血管平滑肌细胞增殖、系膜细胞增生肥大和细胞外机制的生成。动物模型中观察到肾动脉狭窄改变了血流的剪切力，导致NO合成减少，使得狭窄侧肾内的缩血管物质比例相应增加，加重肾脏缺血，并使其抗增殖作用减弱。外源性输注内皮祖细胞可观察到GFR和血管功能恢复[18,19]。

在肾脏缺血时AngⅡ增加，刺激内皮细胞生成EI-1。其他损伤血管内皮的因素，如凝血酶、TGF-β、IL-1、TNF等细胞因子，也导致内皮细胞生成ET-1增加。肾脏缺血刺激EI-1基因表达，这种变化即使在缺血解除后的一段时间内仍然存在。内皮源性ET是强缩血管物质，加重肾脏缺血，并刺激系膜细胞增生，使Ⅳ型胶原、层粘连蛋白等表达增加，引起细胞外基质堆积。同时ET-1还可与其他细胞因子协同作用，加速肾脏纤维化[20]。

前列腺素（PG）是调节肾脏血流及滤过功能的重要物质，肾组织缺血缺氧后，扩血管的PGI_2、

$PGIE_2$合成增加，这在一定程度上减轻了缺氧损伤。但肾动脉狭窄后Ang的增加和氧化物质的活化刺激缩血管的血栓素（TXA_2）生成，使血流减少、GFR下降，并加速组织损伤。此外，TXA_2调节内皮素对血管通透性的作用，参与组织损伤[21]。

氧化应激产生氧化中间产物，促进ET-1、白三烯、前列腺素F2α、异前列烷等的合成，产生缩血管、改变肾小球毛细血管滤过和通透性等作用。氧化中间产物还通过导致细胞和细胞器的脂质过氧化加重缺血。一些细胞因子途径均在其中产生作用。

有一些实验表明，高胆固醇血症可能是缺血性肾脏病的一个独立因素。动物实验表明，胆固醇改变肾血管对乙酰胆碱（内皮素依赖的扩血管物质）的反应并改变肾小管功能。在此模型中，氧化的低密度脂蛋白水平升高，氧化应激标志物增加，NF-κB、TGF-β和NO合成酶增加。在存在肾动脉狭窄时，这些促纤维化的变化更加明显。内皮素抑制剂、他汀类药物可以减轻以上病变[22,23]。

以上提到的肾损伤的机制相互作用，使肾脏受到多种缩血管物质和炎症介质的打击，激活组织损伤和促纤维化的多条通路，最终导致肾脏的不可逆损伤。

（三）临床表现及诊断

IRD的临床表现以慢性进行性肾功能减退为特征。FMD很少出现IRD，而ARAS患者比较容易发生IRD。临床表现为夜尿增多，尿检有形成分不多，可伴有少量蛋白尿，尿比重降低。肾小管浓缩功能减退。肾脏体积进行性缩小，双肾大小不对称，听诊可闻及脐周血管杂音。一般情况下，IRD患者的蛋白尿为微量蛋白尿，但也可见到较多蛋白尿，特别是在血压未控制的情况下，甚至可以出现肾病范围的蛋白尿。另外，若由于肾动脉狭窄导致继发性局灶节段性肾小球硬化（FSGS），蛋白尿量也较明显。

下列情况提示可能存在IRD：

1. 高血压患者（特别是难治性高血压，恶性高血压，以前稳定的高血压突然恶化）伴原因不明的肾功能进行性减退。
2. 高血压伴有肾功能损害，同时伴反复发作的肺水肿或不明原因的顽固性心力衰竭。
3. 肾功能减退伴有其他部位动脉粥样硬化性疾病，如冠心病、下肢动脉疾病。
4. 老年患者无诱因出现的肾功能不全。
5. 应用ACEI或ARB后出现的急性肾损伤。
6. 腹部/脐周血管杂音。
7. 不能解释的双肾不对称（直径相差1.5cm以上）或萎缩，一侧或双侧肾血流减少。

大部分缺血性肾病患者表现为慢性肾损伤，但是在应用ACEI或ARB后可出现急性肾损伤。急性肾损伤多发生在服用ACEI类药物的1 ~ 14天后，也见于使用利尿剂等其他降压药、手术后或肾动脉狭窄自发进展至闭塞等情况。ARAS患者服用ACEI后出现ARF的概率为6% ~ 38%[24]。曾有学者对单中心的530例ARF病人分析发现，由RAS引起的占16%，其中1/4因服用ACEI类药物而诱发[25]。及时停用ACEI或ARB急性肾损伤可自行恢复。

典型的复发性肺水肿发作时血压明显升高，而患者无左心室收缩功能减退的依据。有学者发现191例行肾血管重建术的病人中8.9%曾发生过复发性肺水肿[26]。肾动脉狭窄导致的反复发作的肺水肿病因尚不明确，双侧ARAS导致的容量负荷加重被认为是产生肺水肿的主要原因，但也可发生在12%单侧肾动脉狭窄患者中。

考虑IRD诊断的患者需明确IRD的病因。肾动脉狭窄的诊断详见第十四篇第二章第一节，可采用无创性检查，如彩色多普勒超声、螺旋CT和MRA等明确，而肾动脉造影仍然是肾动脉狭窄诊断的金标准。若IRD由于胆固醇结晶栓塞引起，则需与造影剂肾病、原发性小血管炎、急性过敏性间质性肾炎等鉴别。组织活检是胆固醇栓塞综合征最可靠的方法，若肾活检有困难，皮肤或肌肉活检也有一定的协助诊断的作用。

三、肾血管性高血压和缺血性肾脏病的治疗

肾血管性高血压和缺血性肾脏病常常具有共同病因，治疗也是相辅相成的。控制肾血管性高血压有助于延缓IRD的进展，对IRD的治疗也包含降压手段。合理的饮食和生活方式的调整是治疗的基础。肾血管性高血压和缺血性肾脏病的治疗手段包括药物治疗、血管内介入治疗和手术治疗。治疗的目的主要为控制高血压、保护肾功能，最终改善患者的心血管预后与总体预后。

（一）药物治疗

肾血管性高血压和缺血性肾脏病的药物治疗是指包括降压、降糖、调脂、抗血小板聚集等在内的综合治疗。

1. 降压治疗　对于肾血管性高血压的降压目标，2012 年 KDIGO 慢性肾脏病高血压指南中，肾血管性高血压的降压目标与其他 CKD 患者的降压目标相同，建议应至少控制在 140/90mmHg 以下，如果尿白蛋白 / 肌酐比值 >30mg/g，则应控制在 130/80mmHg 以下[27]。

在降压药物的种类方面，由于肾素-血管紧张素-醛固酮系统（RAAS）激活是肾血管高血压的主要病理生理基础，并且ACEI或ARB已被证实具有改善心血管预后的作用，因此ACEI或ARB是最受关注的降压药物种类。早在20世纪80年代，Hollenberg NK总结了269例使用卡托普利治疗的肾血管性高血压患者，总体有效率达82%[28]。在降压的同时，人们更关注其对患者肾功能的影响。在双侧肾动脉狭窄以及孤立肾肾动脉狭窄患者，因应用ACEI而引起急性肾衰竭的报道并不少见。而在单侧ARAS患者，一部分学者观察到用药后的肾功能损害，但也有相反观点[29,30]。有学者认为单侧RAS患者应用ACEI后总体肾功能的变化取决于对侧肾脏功能。如果对侧肾脏完全正常，则可通过代偿机制使整体肾功能保持稳定；若对侧肾脏已存在肾实质的损害，由于代偿狭窄侧肾脏GFR下降，则整体肾功能可能会出现下降。这一观点得到一些证据支持。研究ACEI对单侧肾动脉狭窄分肾功能的影响的研究中，发现用药后患侧肾功能下降，伴对侧肾功能改善，总肾功能保持基本稳定[31]。新近发表的肾动脉粥样硬化心血管预后研究（CORAL）将ARB作为控制血压的一线降压药物[32]，其治疗的有效性和耐受性得到了证实。总体来说，单侧ARAS患者应用ACEI/ARB可能存在一定风险，但并非禁忌。在应用时应密切监测肾功能、血钾，避免与利尿剂同时服用。如果用药后肌酐上升超过30%，应停药。对于双侧肾动脉狭窄，尽管有一些使用的报道，但是其诱发急性肾损伤的风险较高，仍应被视为禁忌证。ACC/AHA指南关于肾血管性高血压药物治疗的推荐中[28]，推荐ACEI和ARB是治疗单侧肾动脉狭窄高血压的有效药物（Ⅰ级推荐，证据级别A）。对于ACEI或ARB降压效果不理想，有用药禁忌或者不耐受的患者，可加用其他药物。ACC/AHA指南推荐：钙离子拮抗剂是治疗单侧肾动脉狭窄高血压的有效药物，β受体阻断剂是治疗肾动脉狭窄高血压的有效药物（Ⅰ级推荐，证据级别A）。

2. 抗血小板聚集　血小板的黏附与聚集是动脉粥样硬化发生和发展中的重要环节。抗血小板治疗是防治动脉粥样硬化性疾病的重要措施之一。抗血小板药物主要包括环氧化酶抑制剂、ADP-受体拮抗剂及 GP Ⅱ b/ Ⅲ a 受体拮抗剂三大类。其中环氧化酶抑制剂类的阿司匹林应用最为广泛。阿司匹林通过干扰 TXA_2 及多种前列腺素的合成发挥抗炎、抗血小板效应。在 2035 例冠心病人群中进行的平均随访时间 4 年的 RCT 研究显示，与安慰剂相比，服用阿司匹林 75mg/d 的患者出现初级终点事件（猝死或心肌梗死）的风险降低达 34%[33]。来自荟萃分析的资料显示，小剂量阿司匹林（75 ~ 150mg/d）在降低心血管事件方面与更高剂量组疗效相当，而出血等副作用减少，故此将其作为治疗动脉粥样硬化的推荐剂量[34]。

ADP-受体拮抗剂通过抑制ADP与其受体结合影响ADP依赖的GP Ⅱ b/ Ⅲ a受体活性，从而抑制GP Ⅱ b/ Ⅲ a受体与其配体-纤维蛋白原的结合，达到抑制血栓形成的作用。在动物实验中，氯吡格雷被证明可显著降低ADP诱导的CD40配体的表达，从而发挥减轻炎症反应和抑制动脉粥样硬化斑块生成的作用[35]。与阿司匹林相比，ADP-受体拮抗剂起效更快，出血、胃肠不适等副作用较少，心血管保护作用更强。特别适用于有出血倾向，适用阿司匹林有禁忌的病人。CAPRIE试验入选了

19 185名动脉粥样硬化疾病患者，与阿司匹林相比，氯吡格雷可使严重心血管事件减少10%（P＝0.003）[36]。

GPⅡb/Ⅲa受体拮抗剂作用于血小板聚集的最终通路，即抑制血小板与纤维蛋白原的结合，具有最强的抗血小板作用。GPⅡb/Ⅲa受体拮抗剂的静脉剂型已被用于急性冠脉综合征患者的治疗。其口服剂型的长期应用的效果和安全性，需要更多循证医学证据。

3. 调脂治疗　高胆固醇血症是动脉硬化的重要危险因素。在ARAS患者中，高胆固醇血症的发生率可达63%。他汀类药物，除了通过竞争性抑制胆固醇生物合成限速酶（HMG-CoA）阻断胆固醇的合成，从而降低血浆总胆固醇和低密度脂蛋白外，他汀类药物还有改善血管内皮、抑制血管平滑肌细胞增殖和迁移、减少泡沫细胞形成、减轻炎症反应、抑制单核-巨噬细胞等多种作用。已被大量基础研究和循证医学证据证实是稳定动脉斑块、延缓动脉粥样硬化进展、改善患者心血管预后的有效治疗手段。在REVERSAL研究，冠心病患者每日服用阿托伐他汀80mg可完全阻止冠脉内粥样硬化斑块的进展。对于ARAS，一项回顾性研究分析了79例ARAS患者，使用他汀类药物的患者3年后肾动脉狭窄度进展的比例为6%，而未使用的患者为30%，并且在12例患者中观察到肾动脉狭窄程度的减轻[37]。Khong亦报道通过积极降脂治疗可使ARAS患者肾动脉狭窄程度减轻[38]。在近年有关ARAS的大型随机对照研究中，如CORAL研究和ASTRAL研究[32,39]，均包含有他汀类药物的应用。需要注意的一点是，在缺血性肾脏病的治疗中，他汀类药物的种类和剂量应根据肾功能进行相应调整。

4. 控制血糖　糖尿病是动脉粥样硬化的重要危险因素，是冠心病的等危症。已有多项临床试验证实积极控制血糖有助于延缓动脉粥样硬化病变进展，改善心血管预后和总体预后。糖尿病与ARAS也有密切的关系。一项研究表明，糖尿病患者发生ARAS的比例为8.3%，其患病的相对危险度是非糖尿病患者的3.5倍。双侧肾动脉狭窄病变比例较高，达到43%[40]。此外糖尿病患者由于血管内皮功能失调、生长因子分泌失衡、血小板聚集及血栓作用增强，会使ARAS患者血管重建术出血及术后再狭窄并发症的风险增加。因此对合并糖尿病的患者给予血糖控制，是药物治疗必须包含的措施。根据KDIGO 2012慢性肾脏病评价及管理临床实践指南推荐糖化血红蛋白（HbA_1C）的目标值为7.0%[41]。对于IRD患者，在选择降糖药物种类和剂量时，应根据肾功能进行相应调整。

（二）手术治疗

肾动脉血管重建的手术治疗始自20世纪60年代。肾动脉血管重建的手术方式有肾动脉旁路移植术、肾动脉内膜剥脱术、自体肾移植术、肾切除术等。多数研究表示手术治疗RAS在控制肾血管性高血压有很好疗效，高血压治愈率7%～15%，好转率65%～95%。在保存肾功能方面，50%的患者术后肾功能改善，术后肾功能恶化的比例为16%[42]。影响术后肾功能的主要因素是术前的基础肾功能[43]。手术治疗虽然对解除肾动脉狭窄有较好的疗效，但手术并发症及围术期死亡率较高。根据手术方式不同，死亡率约1%～4.7%。

探讨手术治疗与介入治疗ARAS的RCT研究显示，在2年的随访中，两组患者血压改善或治愈率，肾功能改善或稳定率以及肾动脉再通的比例均无明显差异，而介入治疗严重并发症的发生率明显低于手术治疗组（17% vs 31%，P<0.05）[44]。随着介入技术的不断成熟，手术治疗的比例逐渐减少。美国的统计数字显示，RAS手术治疗的例数自1988年的1.3/100 000逐步下降到2009年的0.3/100 000[45]，介入治疗成为肾动脉重建最主要的手段。ACC/AHA外周动脉疾病管理指南推荐ARAS手术治疗用于[46]：有介入治疗指征、且合并多发小动脉或肾动脉分支较早的ARAS患者（Ⅰ级推荐，证据级别B）；合并邻近部位主动脉疾病并有血管重建指征的ARAS患者，如腹主动脉瘤，主-髂动脉闭塞性疾病（Ⅰ级推荐，证据级别C）。

（三）介入治疗

20世纪80—90年代，血管介入治疗逐渐应用于肾血管性疾病。通过开通狭窄的血管，改善血管灌注，以期达到控制肾血管性高血压、保护肾功能的作用。随着介入技术的成熟，近20、30年来，肾血管重建主要以介入治疗为主，根据美国Medicare的资料显示，肾动脉介入治疗增加2.4倍[45]。对于ARAS病变特别是肾动脉开口部位的病变，单独使用经皮肾动脉球囊扩张术（PTRA），其再狭窄率高达10% ~ 47%。肾动脉支架置入术（PTRAS）更好地解决了病变部位的弹性回缩、撕裂、残余狭窄等问题。比较PTRA和PTRAS的RCT研究中[47]，PTRAS的初次血管开通率、6个月血管开通率均明显高于PTRA，而再狭窄率低于后者（13% vs 48%，95%*CI* 12% ~ 50%）。ACC/AHA关于肾动脉狭窄介入治疗的指南推荐[47]对动脉粥样硬化引起的开口部位的病变，介入治疗时推荐置入支架（Ⅰ级推荐，证据级别B），FMD患者如有必要，可置入支架（Ⅰ级推荐，证据级别B）。

对于FMD引起的RAS，介入治疗具有比较满意的效果。meta分析显示介入治疗治愈高血压的比例为36%，一些研究中高血压治愈的比例达到50%。介入治疗后FMD患者血压总体获益率（治愈＋改善）可达90%以上。年龄小于40岁，高血压病史小于5年，收缩压小于160mmHg的患者介入治疗效果较好[48]。ARAS患者介入治疗后高血压的治愈率远远低于FMD患者，为0 ~ 20%。多数研究表明介入治疗可以在一定程度内降低血压，减少降压药种类。EMMA研究中[49]（介入与药物治疗动脉粥样硬化性肾动脉狭窄的多中心研究），介入治疗后6个月血压由术前165/98mmHg降至140/81mmHg，服用的降压药物剂量（以国际标准的药物剂量单位—DDD表示）由术前1.33减至1.0。在DRASTIC研究中[50]（荷兰肾动脉狭窄介入治疗合作研究组），术后3个月时患者血压即由179/100mmHg降至152/84mmHg，所需降压药物剂量由3.3DDD降至2.1DDD。

通过血管重建，有望“治愈”肾血管性高血压，对于FMD，高血压“治愈”见于约35% ~ 50%患者[51,52]，治愈及好转的总和占全部患者的80% ~ 90%[53]。球囊扩张通常有较好的效果。技术成功率96%，再狭窄率10%[54]。美国心脏病学会基金会/美国心脏协会（ACC/AHA）颁布的外周动脉疾病管理指南中[46]，推荐FMD的介入治疗首先考虑单纯球囊扩张。当合并小动脉瘤、单纯球囊扩张后仍然存在明显压力阶差时可考虑置入支架[53]。而ARAS的患者，大多数病人高血压可以“好转”，表现为减少降压药的种类或数量。“治愈”的比例低于20%。ACC/AHA外周动脉疾病管理指南关于使用介入手段治疗肾血管性高血压的指征为：高血压恶化、难治性高血压、恶性高血压、高血压伴有不能解释的单侧肾萎缩、药物无效的高血压（Ⅱa推荐，证据级别B）。

对于肾功能的保护作用，多数的非对照前瞻性研究认为介入治疗对肾功能具有一定的改善或稳定作用。Beutler等前瞻性观察63名行PTRAS的ARAS患者，在服用降压药物数目不变的情况下，血压由180/100mmHg降至150/80mmHg[55]。Isles总结10个有关PTRAS的研究，共359例病人，肾功能改善率26%，稳定率48%，26%肾功能恶化[56]。一项荟萃分析显示PTRAS术后肾功能改善率30%，稳定率38%。双侧肾动脉病变是影响疗效的一个因素。单侧病变的患者，术后肾功能的好转率为38%，22%的病人肾功能稳定不变，肾功能恶化的比率为41%。而在双侧病变中，肾功能好转率为57%，14%的病人肾功能稳定不变，肾功能恶化的为29%[57]。

介入治疗的短期并发症主要包括穿刺部位出血、肾动脉撕裂、肾动脉血栓形成、动脉瘤、造影剂肾病以及胆固醇结晶栓塞等；远期并发症则主要是指再狭窄。随着介入技术的不断提高和成熟，由于操作引起的出血、动脉撕裂等并发症逐渐减少。然而在ARAS这一老龄化群体，造影剂肾病及胆固醇结晶栓塞的发生率却有增加趋势，应特别注意防治。

（四）比较药物治疗与介入治疗的RCT研究

对于ARAS的治疗，是选择药物还是介入手段重建血管，一直是争论的焦点。迄今为止，已经全文发表的关于ARAS药物治疗与介入治疗的RCT共有6个[32,39,49,50,58-60]。血压和肾功能的变化是观察的主要终点。在早期的EMMA研究和DRASTIC研究中，介入治疗组的血压和药物治疗组无论在血压还是服用降压药物剂量方面均无明显改善。EMMA研究介入组与药物组术前CCr均为1.22ml/s，术后6个月时的CCr分别为1.23与1.28ml/s（P=0.73）。DRASTIC研究中，两种治疗组在术前的SCr分别为1.2mg/dl与1.3mg/dl，在术后12个月时两组SCr均未发生变化。ASTRAL研究（肾动脉狭窄支架置入研究）[39]是2009年发表的一项样本量较大的RCT研究，入组患者达到806例，为难治性高血压或肾功能下降的ARAS患者（狭窄度>50%），主要终点事件是肾功能，以肌酐倒数的变化率表示，次要终点是血压、出现心、肾事件和死亡。中位随访时间是34个月。在随访期内，介入治疗组和药物治疗组的肌酐倒数的斜率：-0.07×10^{-3}L/（μmol·年）和-0.13×10^{-3}L/（μmol·年）（P=0.06），随访结束时，介入组的肌酐倒数较药物治疗组偏高0.09×10^{-3}L/（μmol·年）（95%CI −0.02 ~ −0.20，P=0.10），但未达到统计学意义。在主要终点事件上，两组间没有统计学差异，对狭窄度>70%或孤立肾动脉狭窄或双侧肾动脉狭窄的亚组分析中，两种治疗方法也没有差异。对次要终点血压的观察，随访结束时，介入治疗组的平均收缩压比药物治疗组低1.6mmHg（95%*CI* −3.21 ~ −0.08，P=0.06）。随访期间介入治疗组共发生73例次肾脏事件和238例次心血管事件，药物治疗组发生80例次肾脏事件和244例次心血管事件（P值分别为0.97和0.61）。两组总死亡率无差异。由此，在控制血压、保护肾功能和心血管保护或总体预后等方面，介入治疗与药物治疗未显示显著差异。该项研究与STAR研究一样，研究纳入标准为肾动脉狭窄度50%以上的患者，其中的一部分不足以产生"血流动力学意义"，在入选方法的设定上，排除了"近期可能行介入治疗的患者"，同样，STAR研究入组患者需要"血压控制良好"，即排除了血压不易控制的患者，而这两部分患者恰恰是最有可能从支架治疗中获益的，由此可能低估介入治疗的效果。

上述研究虽然在研究设计上仍有不尽如人意之处，但是这些研究一致得到的结论为，与药物治疗相比，介入治疗未显示出更优越的疗效。2011年关于ARAS药物治疗与介入治疗的RCT研究的meta分析中，介入治疗和药物治疗组的全因死亡分别为14.9%和5.4%（*RR* 0.96，95%*CI* 0.74 ~ 1.25，P=0.76），肾功能下降的比例在两组分别为11.5%和12.6%（*RR* 0.91，95%*CI* 0.67 ~ 1.23，P=0.54），其他终点事件，如心力衰竭和卒中的发生率也没有差异。采用不同治疗方法的患者，其收缩压、舒张压较基线的变化无差异，但是介入治疗组降压药种类较药物治疗组减少0.26种（95%*CI* −0.39 ~ −0.13，P<0.001）[60]。

CORAL[32]研究是迄今设计最严谨、纳入病人最多的关于ARAS治疗方式探讨的随机、对照、多中心研究。入组患者947例。患者为肾动脉狭窄>60%的ARAS患者，患有慢性肾脏病［eGFR<60ml/（min·1.73m^2）］和/或存在同时服用两种及以上降压药的收缩期高血压。随机分为最佳药物治疗或药物治疗联合PTRAS治疗组。主要复合终点为死亡、心肌梗死、卒中、充血性心力衰竭住院、肾功能不全进展（eGFR下降30%）及肾脏替代治疗。ARAS作为全身动脉粥样硬化的一部分，增加心血管预后不良风险，CORAL研究以心肾预后为主要终点事件，突破了以往仅关注血压及肌酐变化的缺陷。研究随访时间的中位数为43个月。研究采用动脉造影确定肾动脉狭窄，对于狭窄度60% ~ 80%的患者，需有导管测压确定狭窄处收缩压差达到20mmHg，即产生血流动力学意义。研究有完善的流程和专门的医师以保证药物治疗的最佳化，充分化。除了降压，药物治疗还包含规范的抗血小板聚集、调脂、降糖、戒烟等综合措施，因此称为"最佳药物治疗"，而不是"最佳降压药物治疗"。研究者有对两组患者的交叉加以严格限制。结果显示，介入治疗组与最佳药物治疗组患者的主要复合终点发生率无显著差异，分别为35.1%和35.8%（P=0.58），复合终点事件的每个组分的发生率在两组也没有差异，如肾功能进展的比例分别为16.8%和18.9%（P=0.34）。全因死亡率分别为13.7%和16.1%（P=0.20）。在降压治疗方面，两组患者收缩压均有所降低，分别为（16.6 ± 21.2）mmHg和（15.6 ± 25.8）mmHg，支架置入组患者的收缩压较药物治疗组轻微降低2.3mmHg（P=0.03），随访期结束时使用的降压药物种类分别为3.3和3.5种（P=0.24）。在狭窄程度超过80%的患者或者双侧ARAS患者的亚组分析中，支架治疗组也没有显著降低主要终点事件的发生。

结合CORAL研究和其他RCT研究的结果，现有的循证医学证据显示介入治疗和药物治疗在控制血压、保护肾功能和改善心血管预后方面无显著差别（表17-3-0-1）。除此以外，介入治疗价格昂贵，并且具有一定风险。RCT研究中报道的介入相关的并发症为5.2% ~ 31%[32,39,49,50,58,59]，其中包括肾梗死、肾动脉撕裂、导致截肢的胆固醇结晶栓塞等严重并发症。综上所述，目前倾向于对介入治疗持审慎态度，应在介入治疗前充分评估其风险-获益比，选择最可能获益的病人行肾动脉的介入治疗。

表 17-3-0-1 动脉粥样性肾动脉狭窄药物治疗与介入治疗的 RCT 研究

研究名称	发表时间	入选标准	病例数	随访时间（月）	介入治疗方式	主要终点	介入 / 药物组终点事件
EMMA[49]	1998	ARAS>50%，难治性高血压	49	6	PTRA 91.3%	血压	血压 140/81mmHg vs 141/84mmHg
SNRASCG[59]	1998	ARAS>50%，难治性高血压	55	12	PTRA *80.0%	血压 肌酐	血压下降幅度 *15.4/9.8mmHg vs 5.7/0.6mmHg 肌酐 1.9mg/dl vs 2.0mg/dl
DRASTIC[50]	2000	ARAS>50%，难治性高血压，SCr<2.3mg/dl	106	12	PTRA 96.4%	血压 肾功能	血压 160/93mmHg vs 160/96mmHg 降压药种类 * 1.9 种 vs 2.4 种 CCr 70 vs 62 ml/min
ASTRAL[39]	2009	RAS>50%，难治性高血压或肾功能下降	806	33.6	PTRA 7.0%	初级终点：肌酐倒数 次级终点：血压、心肾事件	肌酐倒数的斜率：-0.07×10^{-3}L/（μmol・年）vs -0.13×10^{-3}L/（μmol・年） 血压：141/73mmHg vs 141/70mmHg 透析 9% vs 10% 心血管事件：37% vs 37%
STAR[58]	2009	ARAS>50%，CCr<80ml/（min・1.73m^2）	140	24	PTRA 1.6%	初级终点：CCr 下降 >20%， 次级终点：心血管事件	初级终点：16% vs 22% 心血管死亡：3% vs 5%
CORAL[32]	2014	ARAS>60%，高血压或 eGFR<60ml/（min・1.73m^2）	947	43	PTRAS 100%	心肾复合终点事件	35.1% vs 35.8%

* P<0.05

（五）治疗手段的选择

由于各种治疗方式均有不同的特点和利弊，且临床证据显示并非所有患者均能从介入治疗中获益，因此应针对不同的临床情况选择最佳的治疗方式。在考虑介入治疗前，应评价肾动脉的狭窄是否具有“血流动力学影响”。一些在影像学检查或动脉造影过程中“偶然”发现而无典型临床表现的肾动脉狭窄，可能包括部分没有产生血流动力学意义的狭窄，特别是狭窄程度50% ~ 70%的单侧肾动脉狭窄病人。这些患者如行介入治疗，不仅不能获益，还要承担介入治疗本身的风险。评价肾动脉狭窄具有“血流动力学意义”的指标包括：① 肾动脉造影显示肾动脉直径狭窄程度50% ~ 70%，狭窄处最大压力阶差≥20mmHg，或平均压力阶差≥10mmHg；② 肾动脉狭窄度≥70%[46]。

对于肾血管性高血压，FMD患者接受介入治疗后效果较好。而ARAS患者，其高血压的成因中除了肾血管性高血压，还混有原发性高血压，因此通过介入治疗对血压的益处是有限的。CORAL研究的经验显示，因为药物降压效果不佳而需要转为介入治疗组的患者例数很少[32]，说明经过合理配伍降压药物，“难治性高血压”的比例可以被大大降低。而IRD患者的肾损伤的原因包含很多因素，除了由肾动脉狭窄引起的缺血，还包括高血压导致的肾小动脉硬化、糖尿病、造影剂肾毒性、胆固醇结晶栓塞等对肾脏的影响，这些都是不能依靠肾血管的开通解决的问题。因此在考虑介入前应充分评估。支持介入治疗使患者获益的指征包括：① 顽固性高血压：3种降压药物足量仍不能控制的高血压；② 应用ACEI或ARB后出现急性肾功能下降（SCr增加30%）；③ 双侧或孤立肾肾动脉狭窄且肾功能进展；④ 伴有慢性肾功能损害的单侧肾动脉狭窄；⑤ 反复发生的肺水肿且不能用左心功能不全解释。而不支持介入治疗的指征包括：① 药物控制满意的高血压；② 肾功能正常或稳定；③ 肾脏已明显萎缩<7 ~ 8cm或肾脏彩超显示肾脏阻力指数>0.8；④ 患侧GFR<10ml/min；⑤ 明确的造影剂过敏或胆固醇结晶栓塞病史。

（王　芳）

参考文献

1. DERKX FH, SCHALEKAMP MA. Renal artery stenosis andhypertension. Lancet, 1994, 344(8917): 237-239.
2. 王芳, 王梅, 刘玉春, 等 . 动脉粥样硬化性肾动脉狭窄的发病趋势 . 中华医学杂志 , 2005, 85(39):2762-2766.
3. ROMERO JC, RECKELHOFF JF. State-of-the-Art lecture. Role of angiotensin and oxidative stress in essential hypertension. Hypertension, 1999, 34(4 Pt 2): 943-949.
4. DEFORREST JM, KNAPPENBERGER RC, ANTONACCIO MJ, et al. Angiotensin Ⅱ is a necessary component for the development of hypertension in the two kidney, one clip rat. Am J Cardiol, 1982, 49(6): 1515-1517.
5. MURPHY TP, RUNDBACK JH, COOPER C, et al. Chronic renal ischemia: implications for cardiovascular disease risk. J Vasc Interv Radiol, 2002, 13(12): 1187-1198.
6. MIYAJIMA E, YAMADA Y, YOSHIDA Y, et al. Muscle sympathetic nerve activity in renovascular hypertension and primary aldosteronism. Hypertension, 1991, 17(6 Pt 2): 1057-1062.
7. LERMAN LO, NATH KA, RODRIGUEZ-PORCEL M, et al. Increased oxidative stress in experimental renovascular hypertension. Hypertension, 2001, 37(2 Pt 2): 541-546.
8. HIGASHI Y, SASAKI S, NAKAGAWA K, et al. Endothelial function and oxidative stress in renovascular hypertension. N Engl J Med, 2002, 346(25): 1954-1962.
9. VASBINDER GB, NELEMANS PJ, KESSELS AG, et al. Diagnostic tests for renal artery stenosis in patients suspected of having renovascular hypertension: a meta-analysis. Ann Intern Med, 2001, 135(6): 401-411.
10. VAN AMPTING JM, PENNE EL, BEEK FJ, et al. Prevalence of atherosclerotic renal artery stenosis in patients

starting dialysis. Nephrol Dial Transplant, 2003, 18(6): 1147-1151.

11. MAILLOUX LU, NAPOLITANO B, BELLUCCI AG, et al. Renal vascular disease causing end-stage renal disease, incidence, clinical correlates, and outcomes: a 20-year clinical experience. Am J Kidney Dis, 1994, 24(4): 622-629.
12. FATICA RA, PORT FK, YOUNG EW. Incidence trends and mortality in end-stage renal disease attributed to renovascular disease in the United States. Am J Kidney Dis, 2001, 37(6): 1184-1190.
13. EPSTEIN FH. Oxygen and renal metabolism. Kidney Int, 1997, 51(2): 381-385.
14. WARNER L GS, BOLTERMAN R, et al. Regional decreases in renal oxygenation during graded acute renal arterial stenosis: a case for renal ischemia. Am J Physiol Regul Integr Comp Physiol, 2009, 296(1): R67-R71.
15. ZOU LX, IMIG JD, VON THUN AM, et al. Receptor-mediated intrarenal angiotensin II augmentation in angiotensin II-infused rats. Hypertension, 1996, 28(4): 669-677.
16. MATSUSAKA T, HYMES J, ICHIKAWA I. Angiotensin in progressive renal diseases: theory and practice. J Am Soc Nephrol, 1996, 7(10): 2025-2043.
17. MEYRIER A, HILL GS, SIMON P. Ischemic renal diseases: new insights into old entities. Kidney Int, 1998, 54(1): 2-13.
18. CHADE AR, ZHU X, LAVI R, et al. Endothelial progenitor cells restore renal function in chronic experimental renovascular disease. Circulation, 2009, 119(4): 547-557.
19. SIGMON DH, BEIERWALTES WH. Renal nitric oxide and angiotensin II interaction in renovascular hypertension. Hypertension, 1993, 22(2): 237-242.
20. HUNLEY TE, KON V. Update on endothelins-biology and clinical implications. Pediatr Nephrol, 2001, 16(9): 752-762.
21. SIROIS MG, FILEP JG, ROUSSEAU A, et al. Endothelin-1 enhances vascular permeability in conscious rats: role of thromboxane A2. Eur J Pharmacol, 1992, 214(2-3): 119-125.
22. CHADE AR, RODRIGUEZ-PORCEL M, GRANDE JP, et al. Distinct renal injury in early atherosclerosis and renovascular disease. Circulation, 2002, 106(9): 1165-1171.
23. CHADE AR, BEST PJ, RODRIGUEZ-PORCEL M, et al. Endothelin-1 receptor blockade prevents renal injury in experimental hypercholesterolemia. Kidney Int, 2003, 64(3): 962-969.
24. GRECO BA, BREYER JA. Atherosclerotic ischemic renal disease. Am J Kidney Dis, 1997, 29(2): 167-187.
25. KALRA PA, MAMTORA H, HOLMES AM, et al. Renovascular disease and renal complications of angiotensin-converting enzyme inhibitor therapy. Q J Med, 1990, 77(282): 1013-1018.
26. MESSINA LM, ZELENOCK GB, YAO KA, et al. Renal revascularization for recurrent pulmonary edema in patients with poorly controlled hypertension and renal insufficiency: a distinct subgroup of patients with arteriosclerotic renal artery occlusive disease. J Vasc Surg, 1992, 15(1): 73-80.
27. Group KDIGOKBPW. KDIGO Clinical Practice Guideline for the Management of Blood Pressure in Chronic Kidney Disease. Kidney Int, 2012, Supp 2: 337-414.
28. HOLLENBERG NK. Medical therapy for renovascular hypertension: a review. Am J Hypertens, 1988, 1(4 Pt 2): 338S-343S.
29. HODSMAN GP, BROWN JJ, CUMMING AM, et al. Enalapril in treatment of hypertension with renal artery stenosis. Changes in blood pressure, renin, angiotensin I and II, renal function, and body composition. Am J Med, 1984, 77(2A): 52-60.
30. MACDOWALL P, KALRA PA, O'DONOGHUE DJ, et al. Risk of morbidity from renovascular disease in elderly patients with congestive cardiac failure. Lancet, 1998, 352(9121): 13-16.
31. JACKSON B, MCGRATH BP, MATTHEWS PG, et al. Differential renal function during angiotensin converting enzyme inhibition in renovascular hypertension. Hypertension, 1986, 8(8): 650-654.
32. COOPER CJ, MURPHY TP, CUTLIP DE, et al. Stenting and medical therapy for atherosclerotic renal-artery stenosis. N Engl J Med, 2014, 370(1): 13-22.
33. JUUL-MOLLER S, EDVARDSSON N, JAHNMATZ B, et al. Double-blind trial of aspirin in primary

prevention of myocardial infarction in patients with stable chronic angina pectoris. The Swedish Angina Pectoris Aspirin Trial (SAPAT) Group. Lancet, 1992, 340(8833): 1421-1425.

34. Antithrombotic Trialists' Collaboration. Collaborative meta-analysis of randomised trials of antiplatelet therapy for prevention of death, myocardial infarction, and stroke in high risk patients. BMJ, 2002, 324(7329): 71-86.
35. HERMANN A, RAUCH BH, BRAUN M, et al. Platelet CD40 ligand (CD40L)–subcellular localization, regulation of expression, and inhibition by clopidogrel. Platelets, 2001, 12(2): 74-82.
36. CAPRIE Steering Committee. A randomised, blinded, trial of clopidogrel versus aspirin in patients at risk of ischaemic events (CAPRIE). CAPRIE Steering Committee. Lancet, 1996, 348(9038): 1329-1339.
37. CHEUNG CM, PATEL A, SHAHEEN N, et al. The effects of statins on the progression of atherosclerotic renovascular disease. Nephron Clin Pract, 2007, 107(2): c35-c42.
38. KHONG TK, MISSOURIS CG, BELLI AM, et al. Regression of atherosclerotic renal artery stenosis with aggressive lipid lowering therapy. J Hum Hypertens, 2001, 15(6): 431-433.
39. WHEATLEY K, IVES N, GRAY R, et al. Revascularization versus medical therapy for renal-artery stenosis. N Engl J Med, 2009, 361(20): 1953-1962.
40. SAWICKI PT, KAISER S, HEINEMANN L, et al. Prevalence of renal artery stenosis in diabetes mellitus–an autopsy study. J Intern Med, 1991, 229(6): 489-492.
41. Group KDIGOKCW. KDIGO 2012 Clinical Practice Guideline for the Evaluation and Management of Chronic Kidney Disease. Kidney int, 2013, Suppl 3: 1-150.
42. WOOLFSON RG. Renal failure in atherosclerotic renovascular disease: pathogenesis, diagnosis, and intervention. Postgrad Med J, 2001, 77(904): 68-74.
43. HANSEN KJ, STARR SM, SANDS RE, et al. Contemporary surgical management of renovascular disease. J Vasc Surg, 1992, 16(3): 319-330; discussion 330-311.
44. WEIBULL H, BERGQVIST D, BERGENTZ SE, et al. Percutaneous transluminal renal angioplasty versus surgical reconstruction of atherosclerotic renal artery stenosis: a prospective randomized study. J Vasc Surg, 1993, 18(5): 841-850; discussion 850-842.
45. LIANG P, HURKS R, BENSLEY RP, et al. The rise and fall of renal artery angioplasty and stenting in the United States, 1988-2009. J Vasc Surg, 2013, 58(5): 1331-1338.
46. HIRSCH AT, HASKAL ZJ, HERTZER NR, et al. ACC/AHA 2005 guidelines for the management of patients with peripheral arterial disease (lower extremity, renal, mesenteric, and abdominal aortic): executive summary a collaborative report from the American Association for Vascular Surgery/Society for Vascular Surgery. J Am Coll Cardiol, 2006, 47(6): 1239-1312.
47. VAN DE VEN PJ, KAATEE R, BEUTLER JJ, et al. Arterial stenting and balloon angioplasty in ostial atherosclerotic renovascular disease: a randomised trial. Lancet, 1999, 353(9149): 282-286.
48. JENNINGS CG, HOUSTON JG, SEVERN A, et al. Renal artery stenosis-when to screen, what to stent? Curr Atheroscler Rep, 2014, 16(6): 416.
49. PLOUIN PF, CHATELLIER G, DARNE B, et al. Blood pressure outcome of angioplasty in atherosclerotic renal artery stenosis: a randomized trial. Essai Multicentrique Medicaments vs Angioplastie (EMMA) Study Group. Hypertension, 1998, 31(3): 823-829.
50. VAN JAARSVELD BC, KRIJNEN P, PIETERMAN H, et al. The effect of balloon angioplasty on hypertension in atherosclerotic renal-artery stenosis. Dutch Renal Artery Stenosis Intervention Cooperative Study Group. N Engl J Med, 2000, 342(14): 1007-1014.
51. DAVIDSON RA, BARRI Y, WILCOX CS. Predictors of cure of hypertension in fibromuscular renovascular disease. Am J Kidney Dis, 1996, 28(3): 334-338.
52. WENK HH. Surgery of the renal artery: the role of the vascular surgeon in current therapy. Zentralbl Chir, 2011, 136(5): 422-425.
53. GOTTSATER A, LINDBLAD B. Optimal management of renal artery fibromuscular dysplasia. Ther Clin Risk Manag, 2014, 10: 583-595.

54. TEGTMEYER CJ, SELBY JB, HARTWELL GD, et al. Results and complications of angioplasty in fibromuscular disease. Circulation, 1991, 83(2 Suppl): I155-161.

55. BEUTLER JJ, VAN AMPTING JM, VAN DE VEN PJ, et al. Long-term effects of arterial stenting on kidney function for patients with ostial atherosclerotic renal artery stenosis and renal insufficiency. J Am Soc Nephrol, 2001, 12(7): 1475-1481.

56. ISLES CG, ROBERTSON S, HILL D. Management of renovascular disease: a review of renal artery stenting in ten studies. QJM, 1999, 92(3): 159-167.

57. LEERTOUWER TC, GUSSENHOVEN EJ, BOSCH JL, et al. Stent placement for renal arterial stenosis: where do we stand? A meta-analysis. Radiology, 2000, 216(1): 78-85.

58. BAX L, WOITTIEZ AJ, KOUWENBERG HJ, et al. Stent placement in patients with atherosclerotic renal artery stenosis and impaired renal function: a randomized trial. Ann Intern Med, 2009, 150(12): 840-848.

59. WEBSTER J, MARSHALL F, ABDALLA M, et al. Randomised comparison of percutaneous angioplasty vs continued medical therapy for hypertensive patients with atheromatous renal artery stenosis. Scottish and Newcastle Renal Artery Stenosis Collaborative Group. J Hum Hypertens, 1998, 12(5): 329-335.

60. SCARPIONI R, MICHIELETTI E, CRISTINELLI L, et al. Atherosclerotic renovascular disease: medical therapy versus medical therapy plus renal artery stenting in preventing renal failure progression: the rationale and study design of a prospective, multicenter and randomized trial (NITER). J Nephrol, 2005, 18(4): 423-428.

第四章
恶性高血压（高血压急症）肾损伤

一、概述

1. 概念的变化 1914 年，由 Volhard 和 Fahr 首次提出恶性高血压（malignant hypertension MHPT）的概念[1]。MHPT 是指以重度高血压（舒张压≥ 130mmHg）及合并有眼底视网膜水肿和出血渗出（Ⅲ级眼底病变）和 / 或双侧视盘的水肿（Ⅳ级眼底病变）为表现的一种临床综合征。2003 年，美国高血压预防、诊断、评价与治疗联合委员会的第 7 次报告（简称 JNC7）中使用高血压急症（hypertensive emergency）来代替 MHPT[2]，是指血压重度升高（>180/120mmHg）伴有进行性靶器官功能损伤表现；而将不伴有靶器官功能损伤的血压重度升高者定义为高血压重症（hypertensive urgency）。临床上将高血压急症和高血压重症统称为高血压危象（hypertensive crisis）[3]。由于本症对肾脏影响较严重，以及国内外肾脏病专著[4-6]仍然广泛使用 MHPT 这一概念，因此，本章将高血压急症和 MHPT 统称为 MHPT。约 63% ~ 90% 的 MHPT 病例有肾脏受累表现，多数患者表现不同程度的肾衰竭，如不经过治疗，病情可快速进展，乃至死亡。在 20 世纪 50 年代以前，由于无有效治疗，本病为不治之症；随着有效的降压药物和透析技术的广泛使用，多数 MHPT 患者可得到有效治疗，其预后已得到明显改观[7]。

2. 发生率 MHPT 在临床上相对不常见，其发病约占高血压患者的 1%[8]。由于对 MHPT 治疗意义的充分认识，以及降压药物对高血压的有效控制，在 1972—1991 期间，澳大利亚和新西兰两个国家，由于 MHPT 引起的终末期肾衰竭（ESRD）已经减少了 6 倍，提示 MHPT 的发生率可能有所减少[9]；但是，英国伯明翰市医院的 Lip 等总结在 1970—1993 年期间该院 242 例诊断为 MHPT 的病例资料发现，MHPT 的发生率并没有明显较少，仍然是临床常见病，其患病率约为 1 ~ 2/10 万患者[10]。美国的最新流行病学资料显示，MHPT 的发病率有增多的趋势，住院人数在 2000—2007 年期间增加了 10% 左右[11]。北京大学第一医院肾内科在 1990—2000 年期间，共收治 MHPT 27 例，其中只有 1 例在入院之前得到明确诊断，其余病例均被误漏诊，该资料也说明在国内 MHPT 可能仍然是一常见病，并且临床误漏诊率高[12]。北京大学第一医院肾内科在 2001—2002 年期间，共收治 MHPT 38 例，提示 MHPT 在我国尚有增加趋势，值得关注[13]。

二、病因

MHPT 是一组由多种病因引起的临床综合征，MHPT 的病因包括原发性高血压和继发性高血压（表 17-4-0-1、表 17-4-0-2）。

表 17-4-0-1[1] 恶性高血压的病因[4,5,7,14,15]

高血压病	
肾实质疾病	肾小球肾炎、肾小管间质肾病、硬皮病肾脏危象、溶血性尿毒症综合征（HUS）/ 血栓性血小板减少性紫癜（TTP）、糖尿病、SLE、抗磷脂抗体综合征和血管炎等系统性疾病导致的肾损害等
肾血管疾病	肾动脉粥样硬化、纤维肌性发育不全、大动脉炎、肾动脉急性闭塞、肾动脉胆固醇结晶栓塞、结节性多动脉炎（PAN）
内分泌疾病	嗜铬细胞瘤、原发性醛固酮增多症、库欣综合征
药物	口服避孕药、可卡因、苯异丙胺、停用可乐定、单氨氧化酶抑制剂、促红细胞生长素和环孢素 A
肿瘤	肾癌、淋巴瘤
主动脉缩窄	
产科相关疾病	先兆子痫、子痫
慢性铅中毒	

表 17-4-0-2 北京大学第一医院肾内科 27 例恶性高血压的病因[14]

病因	例数	肾活检人数	病因构成比（%）
原发性 MHPT	10	4	37
肾小球疾病	10	9	37
增生硬化或硬化型 IgA 肾病	5		
增生硬化或硬化型肾炎	3		
狼疮性肾炎（IV 型）	1		
慢性肾小球肾炎	1		
肾血管性高血压	1	0	3.7
不明原因	6	0	22.3

1. 原发性高血压病　少数高血压病患者由于血压未能得到有效控制，经过数年后可发生 MHPT；也有部分患者发病较急剧，以 MHPT 为首发表现。在不同种族、不同年龄和不同研究中，MHPT 的病因构成不同。一般认为，由高血压病导致的 MHPT 约占 MHPT 的 20% ~ 40%[16,17]。高血压病是引起黑种人 MHPT 的主要原因，约占所有 MHPT 的 82%[18]。国内北京大学第一医院的资料表明原发性高血压病仍然是 MHPT 的常见原因，占 37%[14]。

2. 继发性高血压　如表 17-4-0-1 所示，由各种肾实质性疾病、肾血管性疾病、内分泌性疾病以及药物所引起的继发性高血压是 MHPT 的常见原因之一。肾实质疾病和肾血管疾病，是 MHPT 的最常见原因，约占全部病例的 60% ~ 80%[16,17,19]。在所有的继发性原因中，慢性肾盂肾炎和肾小球肾炎等肾实质疾病最常见，可高达 80%[17]。值得注意的是，在肾实质性疾病所致的 MHPT 中，IgA 肾病可能是较常见原因。国外 Subias 等回顾性总结 66 例经肾活检诊断 IgA 肾病的临床资料，发现其中 15% 患者表现 MHPT[20]；北京大学第一医院肾内科程叙扬等报道的 28 例肾活检确诊为肾实质疾病引起的 MHPT 中 13 例（46%）为 IgA 肾病[13]，提示肾实质疾病中尤以 IgA 肾病易发生 MHPT。此外，硬皮病肾脏危象是硬皮病的急性致命性合并症，临床表现特点是重度高血压或者恶性高血压伴有急性肾衰竭，肾脏病理表现与原发性恶性高血压肾小球硬化症相似，约占硬皮病的 5% ~ 10%，预后较差，5 年死亡率约为 30% ~ 40%[21,22]。

三、发病机制

恶性高血压发生的发病机制还不十分清楚，目前认为是由于多种因素直接或间接地造成小动脉管壁的急性损伤所引发的一系列的疾病过程（图 17-4-0-1）。

1. 血压升高对血管壁的直接损伤（压力学说）　此学说认为：本病小动脉壁的纤维素样坏死和

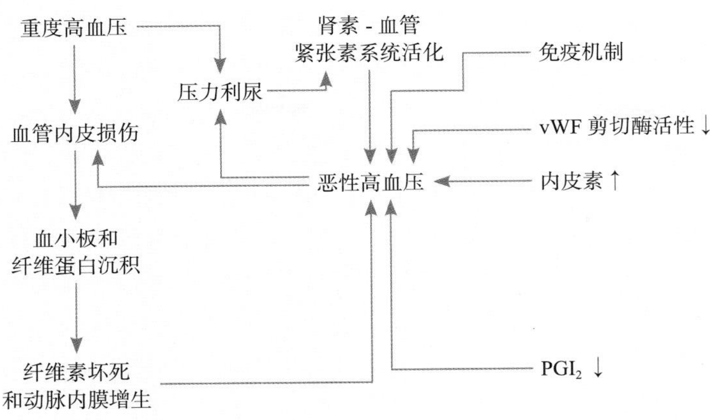

图 17-4-0-1 恶性高血压的发生机制[4]

内膜增生性病变是由血压急剧重度升高对血管壁的机械性压力直接造成的[23,24]。支持该学说的证据包括：① 对于各种原因导致的恶性高血压，经过充分的降压治疗后，相应的小动脉病变可以好转[25]；② 小动脉纤维素样坏死的发生和高血压严重程度密切相关[26]；③ 对双侧肾动脉夹闭（two-kidney，two-clip）恶性高血压的动物模型进行观察显示，在肠系膜动脉及其他受到高血压影响的动脉管壁可见血管壁坏死，而肾动脉由于未受到高血压的机械性压力损伤而未出现纤维素样坏死[27]。重度高血压导致恶性高血压的可能机制为，重度高血压对血管壁的严重机械性损伤可导致局部血管扩张、内皮细胞损伤，血管内皮损伤进一步促使血管通透性增加、血浆蛋白和纤维蛋白原漏出并进入血管壁挤压和破坏血管壁平滑肌，形成纤维素样坏死[4]。

2. 肾素 – 血管紧张素（RAS）系统高度活化　恶性高血压患者常有高肾素、血管紧张素Ⅱ升高和继发性高醛固酮血症[28,29]。对携带小鼠肾素基因的恶性高血压大鼠动物模型（TGRmRen2 大鼠）的实验研究发现，这些大鼠的血浆肾素、AⅡ、醛固酮和血管紧张素Ⅰ转化酶（ACE）活性明显升高，提示 MHPT 时 RAS 系统高度活化[30,31]；在 L-NAME 诱导的自发性高血压大鼠（SHR）发生 MHPT 时，服用 ACEI 类药物西拉普利可以使血压下降，血管病变好转[32]。以上研究结果表明 MHPT 时 RAS 系统高度活化可能在其发病机制中具有重要作用。肾素可以原发性升高或由于肾小动脉闭塞引起肾缺血继发性升高，进而促使血管紧张素Ⅱ生成增多，后者促使肾小动脉进一步收缩、肾缺血。此外，在 MHPT 发生时，由于血压重度升高导致的压力性利尿可引起血容量不足，进而刺激肾素分泌增加，形成恶性循环，加重 MHPT。

3. 内皮素（ET）　内皮素是一种血管收缩物质，恶性高血压患者的血浆 ET-1 水平亦可以明显升高[33]，ET 在 MHPT 发病中的作用已得到广泛关注。Kohno 等发现去氧皮质酮（DOCA）- 盐恶性自发性高血压大鼠（SHR）的血浆 ET-1 明显升高，而在非恶性高血压大鼠和对照 WKY 大鼠的血浆 ET- 水平均正常[34]。此后，Schiffrin 等发现 DOCA- 盐恶性 SHR 大鼠血管壁有 ET-1 基因的高表达，后者与血管肥厚和重度高血压有关[35]。此外，Kohno 等研究发现使用 ET-A/B 受体拮抗剂可以明显地预防 DOCA- 盐恶性高血压动物模型的肾损伤，保护肾功能[36]。以上结果提示 ET-1 是 MHPT 的发病过程中的重要因素之一。

4. 前列腺环素（PGI_2）合成减少　PGI_2 是一种扩血管物质，可减轻高血压对血管的损伤程度[37]。前列腺环素（PGI_2）代谢异常可能参与吸烟和口服避孕药妇女恶性高血压的发病过程[38,39]。这是因为口服避孕药[39]和吸烟[40]可以损及血管内膜而影响 PGI_2 的合成，从而可促使恶性高血压的发生。

5. vWF 裂解酶活性低下　vWF 裂解酶（ADAMTS13）是一种含锌的金属蛋白酶，它在体内可以将大分子量的血管性血友病因子（VWF）多聚体水解成生理状态的小分子肽段。此酶活性缺乏时，大分子量的 vWF 不能被正常降解，导致微血管内血小板黏附与聚集，形成富含血小板和 vWF 的微血栓而引起血栓性血小板减少性紫癜（TTP）[41]。荷兰的 Van den Born BH[42] 对 20 例 MHPT

患者血浆 ADAMSTS 的活性进行了测定，结果显示 MHPT 患者的此酶活性轻度降低（80% vs 99%，$P<0.01$），此酶活性与血小板减少、乳酸脱氢酶浓度和末梢血破碎红细胞等血栓性微血管病表现密切相关，与血肌酐水平呈负相关，提示 vWF 裂解酶活性轻度降低参与了 MHPT 的血栓性微血管病的发病过程。

6. 免疫机制　除了上述发病机制以外，在过去的十年里，天然免疫以及获得性免疫参与 MHPT 的发病过程已成为研究热点[43-52]。① 树突细胞（DC）: DC 具有醛固酮受体，RAS 系统活化时血浆醛固酮水平增高可以活化 DC，释放 IL-6 和 TGF-β。这些细胞因子可以活化 $CD4^+$T 细胞分泌 IL-17，IL-17 可能参与 MHPT 的脏器损伤[43]。② 巨噬细胞：双转基因（肾素和血管紧张素）大鼠（dTGRs）高血压模型中可以见到大量巨噬细胞在血管周围和血管内皮浸润，以及使用地塞米松后可以见到巨噬细胞浸润明显缓解，在血压没有明显降低的情况下出现蛋白尿减少和血肌酐恢复正常，提示巨噬细胞可能参与了高血压肾损伤的发生[44]。③ 自然杀伤细胞（NK 细胞）: NK 细胞可以释放 γ 干扰素（IFN-γ）、肿瘤坏死因子 α（TNF-α）、白细胞介素 2（IL-2）和白细胞介素 4（IL-4）等炎症因子。有研究显示 NK 细胞在高血压免疫性炎症发生中的作用[45]。④ Toll 样受体（TLRs）: TLRs 在 T 细胞、B 细胞、抗原呈递细胞、内皮细胞和血管平滑肌细胞表面都有表达。在高血压动物模型中已发现动脉血管内皮 TLR4 表达增加，使用抗 TLR4 抗体可以减少 IL-6 的产生，扩张血管，降低血压[46]。使用 L-NAME 不能使 TLR4 基因敲除小鼠发生高血压[47]。这些研究结果已经提示 TLRs 在恶性高血压发生机制的作用。⑤ T 细胞：近年来研究发现 T 细胞在肾脏等高血压靶器官浸润及活化在 MHPT 免疫发病机制中可能起到关键作用。这方面的主要证据如下：a. Vinh 等[48]研究结果显示，使用 CTLA4-Ig 抑制 B7 和 T 细胞表面 CD28 分子结合，可以预防血管紧张素Ⅱ和盐敏感高血压动物模型高血压的发生；B7 分子基因敲除小鼠，由于 CD80 和 CD86 分子不能和 CD28 分子结合，血管紧张素Ⅱ不能诱发小鼠发生高血压；给 B7 分子基因敲除小鼠做骨髓移植恢复 B7 分子表达以后，血管紧张素Ⅱ又可诱发高血压发生。b. 调节 T 淋巴细胞（Tregs）可以控制免疫炎症，抑制炎症反应。Barhoumi 等[49]给血管紧张素Ⅱ高血压小鼠动物模型输注 Tregs 可以减轻血管周围免疫细胞浸润，扩张血管，降低血压，从而证实 Tregs 在高血压发生中的调节作用。c. Crowley 等[50]给重症联合免疫缺陷（SCID）小鼠模型输注血管紧张素Ⅱ，结果发现由于缺乏 T 淋巴细胞，小鼠的高血压程度、心脏和肾脏等靶器官损伤程度都比对照组（高血压模型）轻。⑥ 抗体：近年来研究也发现，高血压患者体内存在着能和血管活性物质受体相结合的抗体，后者激活受体引起高血压。其中最常见的抗体是血管紧张素Ⅱ受体 1 的激动性抗体（AA-AT1r），可见于高血压[51]，先兆子痫[52]和硬皮病患者[53]。

综上所述，恶性高血压的发生机制尚未完全阐明，目前认为明显、剧烈的血压升高对血管壁的机械性压力和RAS系统的活化是MHPT发生最关键的两个因素。近年来研究发现，免疫机制可能在MHPT发病过程中也起到一定作用。某些促发因素（如压力性利尿）可能通过正反馈机制使血压急剧升高，后者进一步活化一些促使血压恶化的因素，使血压进一步升高，造成血管内皮损伤、血管通透性增加、血浆蛋白和纤维蛋白原漏出并进入血管壁挤压和破坏血管壁平滑肌，形成小动脉纤维素样坏死以及内膜增生性病变（图 17-4-0-1）。

四、肾脏病理

MHPT 患者肾脏可出现肾脏小动脉病变、肾小球病变和肾小管间质病变[4,17]，相应的病理表现包括：

1. 肉眼观察　可见皮质及被膜下点状出血和肾髓质充血。肾脏的大小取决于原有良性高血压病程的长短以及是否合并有原发性肾实质性疾病[18]。原发性恶性高血压患者出现 ESRD 时，肾脏大小可以是正常的[25]；而肾实质性疾病继发的恶性高血压患者，肾脏大小可以缩小。

2. 肾脏动脉病变　主要病理变化包括血管内皮的损伤和小动脉受累表现。① 入球小动脉壁纤维素样坏死是恶性高血压的特征性表现[4,5]，表现为中层肌肉纤维消失，代之以颗粒状纤维素样物

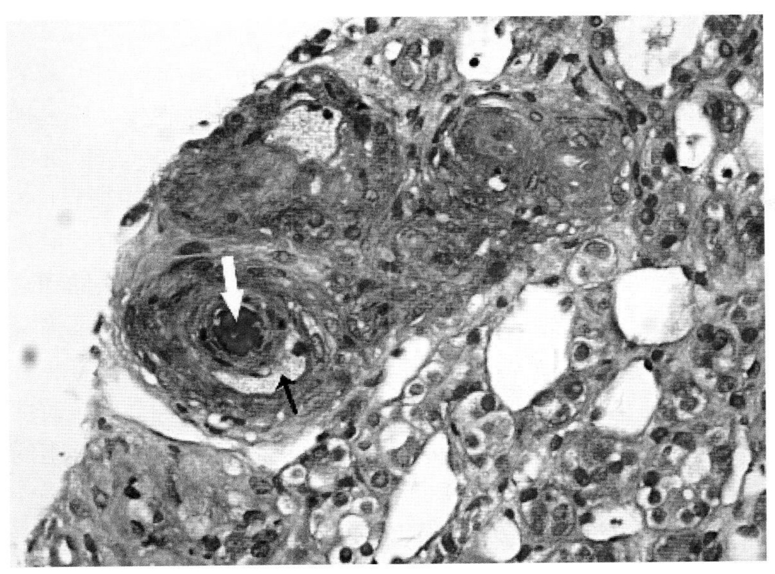

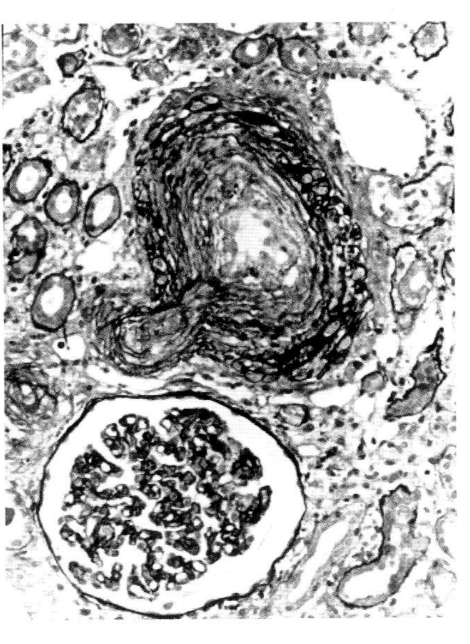

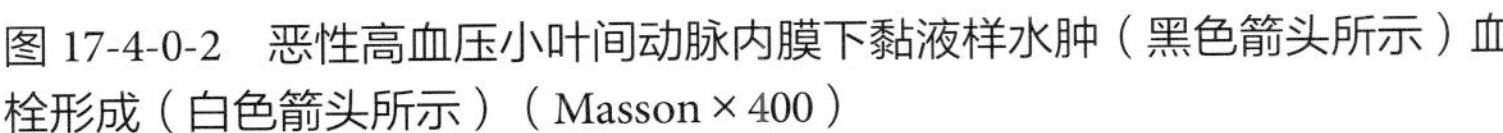
图 17-4-0-2 恶性高血压小叶间动脉内膜下黏液样水肿（黑色箭头所示）血栓形成（白色箭头所示）（Masson × 400）

图 17-4-0-3 恶性高血压肾脏小叶间动脉内膜呈洋葱皮样增厚（PASM × 200）

质沉积在小动脉壁中层和 / 或内膜，该物质的本质为纤维蛋白，伊红苏木精染色呈明亮的粉红色，Masson 染色呈深红色。动脉管壁增厚和血管内纤维蛋白血栓形成（图 17-4-0-2）致使管腔狭窄；有时血管壁可出现多形核白细胞和单核细胞浸润而表现为坏死性小动脉炎。② 小叶间动脉的增生性动脉内膜炎表现是恶性高血压的第二个特征性病变（图 17-4-0-2）。根据内膜增生的特点可将其分为三个类型[54]，即洋葱皮型（图 17-4-0-3）（由拉长的肌内膜细胞和结缔组织纤维呈同心圆状层层包绕而成）、黏液样水肿型（图 17-4-0-2）（由半透明嗜碱颜色的无结构的物质组成）和纤维型（由粗大的胶原纤维、玻璃样变性物质和增厚的内弹力板组成）。动脉内膜明显增厚引起管腔中度至重度狭窄，严重时内径仅为单个红细胞大小，少数病例管腔内纤维蛋白血栓形成可造成血管完全闭塞。此外，极少数病人可出现小叶间动脉壁纤维素样坏死。③ 肾脏弓形动脉和肾动脉无上述特征性病变。

3. 肾小球病变 典型的肾小球病理改变为局灶、节段性纤维素样坏死[4,5]，它往往是入球小动脉坏死的延续，可累及 5% ~ 30% 的肾小球；在坏死区内可伴有节段增生性病变、新月体和毛细血管腔内血栓形成。上述病变在接受降压治疗的病例很少见到，取代它的往往是肾小球明显缺血导致的进行性肾小球荒废，首先基底膜发生增厚和皱褶，继之毛细血管丛皱缩，可以出现局灶节段性肾小球硬化（FSGS）样病变，最后发展至肾小球硬化。电镜下可以见到肾小球毛细血管基底膜内疏松层增厚和皱缩，逐渐出现肾小球基底膜弥漫增厚。这样的基底膜病变还可见于硬皮病肾脏危象、溶血性尿毒症综合征和严重的良性肾小动脉硬化症。

4. 肾小管间质病变[12] 肾小管可出现上皮细胞脱落、再生等急性肾小管坏死样病变；可有不同程度的肾小管萎缩。肾间质可出现水肿以及有或无炎症细胞浸润；随着疾病进展，可出现不同程度的间质纤维化。

5. 免疫荧光检查 在纤维素坏死的小动脉壁有 γ- 球蛋白、纤维蛋白原、白蛋白和某些补体成分沉积[55]；某些肾小球，特别在坏死病变区，有 γ- 球蛋白、白蛋白和补体沉积，毛细血管基底膜和增厚的小叶间动脉内膜可见到纤维蛋白原沉积。

6. 治疗后肾脏病理变化[5] 有效的降压治疗可以改变恶性肾小动脉硬化症的病理表现。① 入球小动脉病变：治疗数天后，纤维素样坏死吸收，入球小动脉壁各层都遗留玻璃样变性病变。部分小动脉肌肉层和弹力膜层被胶原代替出现小动脉壁纤维化。② 肾小球病变：治疗数周后，肾小球纤维素样坏死吸收，局部肾小球毛细血管壁出现玻璃样变，类似 FSGS 样病变。③ 小叶间动脉：

内膜病变从细胞增生逐渐变为纤维样增生形成，管腔明显狭窄。

7. 原发性和肾实质性MHPT肾脏病理表现的不同点[4,12] 肾小动脉均有严重损伤是二者的共同特点，但是由于病因发病机制不同，两者尚有不同的病理特点：①肾小动脉病变：原发性MHPT的小动脉病变在急性期可见内皮细胞变性、脱落及内膜水肿，严重者可见内膜及管壁纤维素样坏死，血栓形成。慢性期内膜呈葱皮状纤维性增厚，管腔狭窄。多数肾实质性MHPT无上述MHPT的特征性病变，而以动脉管壁增厚和细动脉玻璃样变性为常见表现。②肾小球病变：原发性MHPT的肾小球病变呈局灶、节段性分布，主要表现为肾小球基底膜（GBM）缺血性皱缩和缺血性硬化，严重者可出现节段性纤维素样坏死。肾实质性的肾小球病变弥漫、球性分布，主要为肾小球炎症性损伤、系膜基质增多或肾小球硬化。③肾小管和肾间质病变：原发性MHPT的肾小管弥漫性急性损伤，即变性、萎缩及再生，肾间质水肿，有或无淋巴及单核细胞灶状浸润。肾实质性则为肾小管和肾间质的慢性损伤，即肾小管萎缩及灶状代偿肥大，肾间质多灶状淋巴和单核细胞浸润和纤维化。有一些IgA肾病患者可以同时合并不同程度的肾小球病变和入球小动脉壁纤维素样坏死、小叶间动脉洋葱皮样病变和肾小球缺血性皱缩等原发性MHPT的典型病理变化[56]。

五、临床表现

本病男性多见，男女比约为2∶1，好发年龄为30～50岁，但儿童和老年均可发病[4,5]，患者的临床表现取决于血压升高的速度和程度、以往是否有高血压病史和基础身体状况，包括以下几个方面。

1. 首发症状[4,5,18] 恶性高血压的最常见首发症状是头痛、视力模糊和体重下降，少见的首发症状包括呼吸困难、乏力、胃肠道症状（恶心、呕吐和腹痛）、多尿、夜尿增多和肉眼血尿等。绝大多数患者起病非常突然，这些患者可以清楚地记住具体的发病日期。也有一些病例无明显临床症状，在体检中发现重度高血压或血肌酐升高而确诊为恶性高血压。体重下降可以发生在肾衰竭之前，是恶性高血压的早期常见症状，可能与高血压压力性利尿导致的容量不足有关[8]。

2. 血压 患者在发生MHPT之前常有多年的良性高血压史，也可以MHPT为高血压病的首发表现[4]。患者就诊的血压常在150～290/100～180mmHg之间，其中多数患者的平均舒张压超过120～130mmHg[4,8]。

3. 眼底表现 高血压视网膜病变KW分级的Ⅲ级和Ⅳ级眼底病变是本病的眼底表现特征[57]。良性和恶性高血压眼底都可以出现出血、渗出以及视网膜水肿，但是二者病变特点还是有显著区别的（表17-4-0-3），良性高血压可出现眼底单个圆形出血灶、硬性渗出以及非视盘部位水肿，而恶性高血压视网膜出现火焰状出血、软性渗出以及视盘水肿等病变又称为高血压视神经视网膜病变（hypertensive neuroretinopathy）[5]。这些病变发生的可能机制如下[5,57]：①火焰状出血：视网膜毛细血管和毛细血管前小动脉壁纤维素样坏死，视盘周围毛细血管壁破裂导致放射状分布的条纹状或火焰状出血（图17-4-0-4）。②软性渗出：小动脉闭塞引起视神经主干的神经纤维缺血性梗塞而出现棉絮状软性渗出（图17-4-0-4）。③视盘水肿：视盘血管闭塞及颅内压升高可能是视盘水肿的原因。35%～60%患者可出现视力障碍[4,16]。经过积极降压治疗以后，患者视力可逐渐恢复正常，眼底出血、渗出和视盘水肿可于2～12周后消失[8]。

表17-4-0-3 良性高血压与恶性高血压眼底病变的鉴别[5]

病变	良性高血压	恶性高血压
出血	单个、圆形或卵圆形	多个、条纹状或火焰状
渗出	硬性渗出（多个、白色小点状）	软性渗出（棉絮状）
水肿	非视盘部位	视盘水肿。

4. 肾脏表现 63%～90%的MHPT或者有肾脏受累表现[10,58,59]，肾脏是MHPT的常见受累器官。50%～60%患者有镜下血尿[8,12]，20%患者可出现肉眼血尿[8]，可出现红细胞管型；2/3

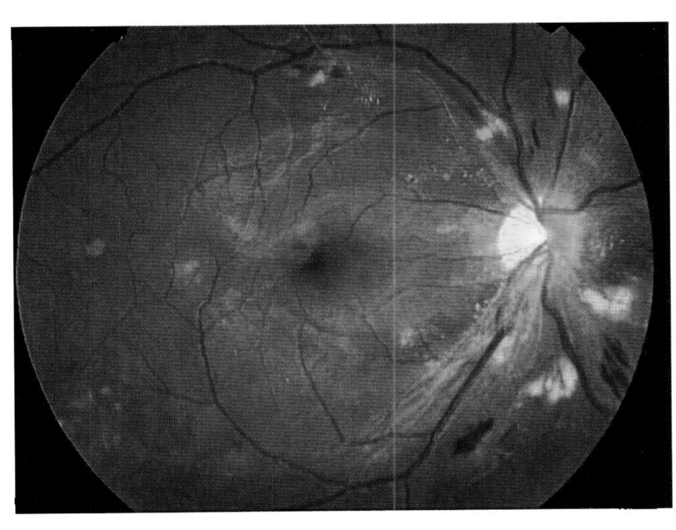

图 17-4-0-4 恶性高血压患者眼底棉絮状渗出和火焰状出血

或者尿蛋白量低于4g/d[8]，呈肾病综合征表现者罕见[10]；肾实质性疾病继发的恶性高血压和原发性恶性高血压的尿蛋白量有所不同，前者的尿蛋白量通常比较大，可呈肾病综合征范围蛋白尿，而后者的尿蛋白量较少，通常在1g/d左右[12]，但亦有不同观点[5]；75%患者有白细胞尿，约85%～90%[12,58]或者在就诊时就有不同程度的肾功能损害，根据肾功能损害表现特点可将恶性高血压表现分为急性肾衰竭型、进展性肾衰竭型和肾功能正常型，其中以前两种类型最为常见[12]。

5. 肾外表现

（1）神经系统表现：38%～59%MHPT患者就诊时合并神经系统受累[60,61]。头痛是最常见的神经系统症状，见于40%～75%患者[12,60]，其次为头晕，28%～44%患者主诉头晕[8,12,16,60]。在神经系统损害类型中最常见的是急性脑卒中，表现为一过性或局灶性脑缺血、脑出血、蛛网膜下腔出血和脑梗死[60,61]。20世纪50年代Clarke等研究结果显示高血压脑病仅占1%[60]，后续报道显示高血压脑病不少见，可达12%[63]。

（2）心脏受累表现：最常见表现为左心室肥厚，约占75%[12,62]。MHPT时心脏的后负荷过重，患者可发生急性左心衰竭和肺水肿，11%～37%的患者在就诊时有心力衰竭的表现[10,12]，超声心动图检查52%患者可见左心室收缩功能降低，降压治疗后心脏功能可获得改善[63]。少数患者可发生心绞痛或急性心肌梗死[7]，出现主动脉夹层者罕见[8]。

（3）胃肠道受累表现：恶性高血压最常见的胃肠道症状是恶心、呕吐、上腹痛等非特异性症状[5]。有文献报道，42例恶性高血压患者中7例（17%）出现了急性重症胰腺炎，其中6例死亡，预后较差[64]。胰腺炎的病因可能是胰腺小动脉壁纤维素样坏死继发胰腺梗死所致[65]。恶性高血压还可出现急腹症，手术探查发现小动脉病变导致小肠坏死以及急性胰腺炎是急腹症的病因[66]。恶性高血压合并坏死性肠系膜动脉炎时可以出现消化道大出血[67]。

（4）血液系统表现：恶性高血压可以出现多种血液系统表现，贫血是最常见表现，见于63%的患者[8]。贫血程度对鉴别恶性高血压的病因有一定帮助，血红蛋白浓度超过12.5g/dl者提示原发性恶性高血压，而低于此浓度者常见于慢性肾实质性疾病继发的恶性高血压[8]。荷兰学者对资料完整的97例恶性高血压患者的研究发现，26例（27%）出现了血小板减少、乳酸脱氢酶（LDH）浓度升高和/或末梢血破碎红细胞增多等微血管病性溶血性贫血表现，化验可见血中D-二聚体和纤维蛋白降解产物（FDP）升高[68]，重者可表现溶血性尿毒症综合征[5,7]。

6. 电解质异常 ① 低钾血症：由于压力性利尿等因素造成的血容量不足和继发性醛固酮增多症，约50%的恶性高血压患者可出现低钾性代谢性碱中毒[5]。这些患者血浆肾素活性和醛固酮水平升高，经过有效治疗以后，可以出现血浆肾素活性和醛固酮水平分离现象，即血浆肾素活性很快下降，而醛固酮可持续升高达几个月，此时的表现和原发性醛固酮增多症非常类似，在诊断时应该注意鉴别。② 低钠血症：恶性高血压合并低钠血症并不少见，常见于限盐和服用利尿剂的患者。此外，肾动脉狭窄导致的恶性高血压患者有时可以出现明显的低钠血性高血压综合征（hyponatremic hypertensive syndrome）[69]。患者表现特点包括重度高血压、高血压视网膜病变、多饮、多尿、体重下降和嗜盐（salt craving）。化验检查可见低钠血症、低钾血症以及明显的血浆肾素活性、血管紧张素Ⅱ和醛固酮等水平升高。推测其发生机制可能是 RAS 活化、高血压和压力性利尿三者形成恶性循环形成恶性高血压，后者致非缺血侧肾脏大量利尿，肾脏失钠过多所致[5]。

六、诊断

1. 诊断线索 ①患者血压急剧升高，舒张压≥ 120 ~ 130mmHg；②高血压患者短期内出现视物模糊者；③高血压合并肾功能损害者；④表现 RPGN 综合征者[12]。

2. 诊断标准 以往文献强调 MHPT 患者必需具备舒张压≥ 130mmHg 和 KW Ⅳ级眼底改变[1,8]，将严重高血压合并 KW Ⅲ级眼底改变的患者诊断为急进性高血压。然而，近代的临床研究表明Ⅲ级和Ⅳ级眼底表现的患者的病因、临床表现、病理和预后没有差异[7,70]，因此，目前临床上不再区分恶性高血压与急进性高血压。结合 JNC7 的标准，我们对 MHPT 的诊断标准调整如下，只要患者具备如下两个条件，临床即可诊断 MHPT：①血压急剧升高达舒张压≥ 120mmHg；②眼底病变呈现火焰状出血、棉絮样渗出（眼底Ⅲ级病变）和 / 或视盘水肿（眼底Ⅳ级病变）。对于舒张压急剧升高≥ 120mmHg，眼底检查没有达到 MHPT 诊断标准，但是有典型的入球小动脉纤维素样坏死或者小叶间动脉内膜葱皮样增厚等典型肾脏病理表现者，也可诊断。

3. 诊断思路 ①是否为 MHPT：对临床上可疑病例，首先应根据 MHPT 诊断标准判断能否诊断 MHPT。②是原发性还是继发性 MHPT：对于突然发生 MHPT（尤其是青年人），高血压时伴有心悸、多汗或乏力症状，上下肢血压明显不一致、腹部腰部血管杂音和 / 或肾脏影像学检查发现双侧肾脏长径相差大于 1.5cm 的患者应考虑继发性 MHPT 的可能性，需作进一步检查以鉴别。由于原发性高血压和肾实质性高血压是 MHPT 的最常见原因，二者的预后与处理不尽相同，因此，临床上对二者进行鉴别意义重大，其鉴别要点见表 17-4-0-4。③肾功能诊断：根据肾功能的分期标准进行诊断。④有无心、脑血管并发症。

表 17-4-0-4 **原发性 MHPT 与肾实质性 MHPT 鉴别要点**[4,5]

鉴别要点	原发性 MHPT	肾实质性 MHPT
尿蛋白定量	较少，平均为 1g/d	常较大，甚至 >3.5g/d
高血压家族史	多数有	少数有
MHPT 的特征性病变	常见	少见
肾小球病变的特点	局灶、节段性分布	弥漫、球性分布
肾小管间质病变特点	急性缺血性病变为主	慢性病变为主

4. 临床上鉴别难点 ①与溶血尿毒综合征（HUS）/ 血栓性血小板减少性紫癜（TTP）等血栓性微血管病的鉴别。MHPT 与 HUS、TTP 等同属于血栓性微血管病，均可表现为重度高血压以及贫血、血小板减少，有时临床鉴别比较困难。舒张压超过 130mmHg（HUS 和 TTP 舒张压很少达到这个标准）和控制血压后血液系统损害好转等特点支持 MHPT 的诊断；相反，控制血压后血液系统损害无好转或者加重，以及存在补体 H 因子缺乏（支持 HUS）或者 ADAMST13 酶活性严重缺乏（<5%，支持 TTP），则支持 HUS/TTP 的诊断[41,71]。②与硬皮病肾脏危象（SRC）的鉴别。SRC 可以恶性高血压为首发表现，临床和肾脏病理表现很难与原发性恶性高血压肾损害鉴别困难。但是，SRC 的肾脏血管病变可能比后者更为突出，更易见到肾小球入球小动脉壁纤维素样坏死以及小叶间动脉内膜葱皮样增厚病变可能更为弥漫。有学者对 110 例 SRC 病人回顾性研究发现，59% 血清抗核糖核酸聚合酶Ⅲ抗体阳性，该抗体阳性提示 SRC 可能性较大[72]。③结节性多动脉炎（PAN）。PAN 是一种累及中、小动脉全层的坏死性血管炎，累及肾血管时可表现为 MHPT，由于本病肾脏表现为缺血性病变，尿化验常无明显蛋白尿和血尿，易被误诊为原发性 MHPT。对合

并皮肤疼痛性红斑结节、明显肌肉疼痛或者血压难以控制者，需要怀疑PAN，可以做肾穿刺活检或肾动脉造影协助诊断。肾动脉造影见肾动脉三四级分支以下血管狭窄并多发微血管瘤，则可支持PAN。由于存在多发性微血管瘤，肾穿刺活检易发生出血，因此，对于疑诊PAN的患者建议在肾动脉造影检查阴性时，再考虑肾活检[73]。

5. MHPT肾活检指征　在以下几种情况下，应考虑肾活检：① 表现为急性肾炎综合征时，不能除外新月体肾炎或急性肾炎者。② 不能除外急性间质性肾炎或血管炎者。③ 有肾脏损害的MHPT，需了解有无肾实质性疾病时[12]。

6. 对MHPT患者进行肾活检注意事项　由于有高血压和小动脉硬化，肾穿刺时容易出血，因此对于这类患者进行肾活检要相当慎重，严格掌握肾活检指征。肾活检时，应注意以下几个问题：① 一定要在血压得到有效控制后，才可考虑肾活检；② 一定要由肾活检经验丰富的医生亲自操作；③ 严格按照急性肾衰竭肾活检常规进行准备、操作与术后处理（见有关章节）。据笔者经验，在做好充分的术前准备，对于MHPT患者慎重而小心地进行肾活检还是相对安全可行的。

七、治疗

恶性高血压一经诊断就应该立刻采取积极的降压治疗，以防止高血压脑病、脑出血、急性肺水肿和肾衰竭等严重合并症的发生或进展，待血压稳定后再作相关实验室检查以确定恶性高血压的病因[4,5]。随着血压的降低肾小动脉纤维素样坏死可以吸收，肾脏病理改变可以部分逆转，肾功能损害可能会终止或好转。

1. 降压治疗策略与目标

（1）初始目标：对于无心力衰竭、高血压脑病、主动脉夹层等表现的MHPT患者，可在2 ~ 6小时内，通过静脉使用降压药物使血压缓慢降至160 ~ 170/100 ~ 110mmHg或者平均动脉压在120 ~ 130mmHg或血压下降最大幅度<治疗前血压的20% ~ 25%[5,7]。切忌降压过快过猛，以免诱发心、脑和肾等重要脏器缺血；当MHPT合并心力衰竭、高血压脑病或者主动脉夹层者，则应在几分钟至几小时内使血压下降至安全水平，以免发生意外。在降压治疗期间，应该密切观察患者有无心、脑和肾脏缺血的症状和体征。

（2）最终目标：待血压稳定以后，逐渐加用口服降压药并调整药物剂量，待口服药发挥作用后，方可逐渐将静脉降压药物逐渐减量至停用。然后在几天到3个月之内使血压达到低于140/90mmHg水平[59]。切忌在换用口服药后立即停用静脉降压药物，以免血压反弹。

2. 静脉使用降压药物[5,74]

（1）硝普钠[5]：硝普钠是一个直接作用于血管的强效无选择性血管舒张药，用药后数秒钟起效，半衰期很短（3 ~ 4分钟）。起始剂量为0.5μg/（kg · min），根据病情可每隔2 ~ 3分钟增加1μg/（kg · min），直到达到目标血压，最大量可以用到10μg/（kg · min）。在开始应用以及调整剂量后每隔30 ~ 60秒需要监测血压，以后每15 ~ 30分钟监测血压一次。此药物的最常见副作用包括厌食、恶心、呕吐、痉挛性腹痛、出汗、头痛、焦虑、烦躁和心悸。这些副作用可能与血压降低过快有关，减慢给药剂量后可缓解。值得注意的是，此药可引起硫氰酸盐中毒，常见于大量或长期使用患者，尤其是肾衰竭患者。对于肾衰竭、使用时间超过3天或者剂量在8 ~ 10μg/（kg · min）者，需要监测血浆硫氰酸盐浓度，当此浓度高于10mg/dl时，需要减量或者停用。

（2）尼卡地平[5,75]：是第二代二氢吡啶类钙离子拮抗剂，对外周血管、冠状动脉和脑血管均有较强的扩张作用。起效时间5 ~ 15分钟，β半衰期为40分钟，γ半衰期约13小时。静脉持续输注，起始剂量为5mg/h，每隔5分钟可以增加2.5mg/h，直至达到目标血压，最大剂量为15mg/h。由于药物半衰期较长，停药30分钟后降压作用降低约一半，大约50小时后降压作用才能完全消失[5]，在加用口服降压过程中需注意预防低血压的发生。

（3）硝酸甘油[5]：硝酸甘油可以同时扩张静脉和动脉血管平滑肌，可以降低血压和扩张冠状动脉，对于合并急性心肌梗死或者心脏搭桥术后合并恶性高血压的患者具有明显优势。静脉使用快速起效，半衰期1 ~ 4分钟。起始剂量为5μg/min，根据血压情况可每3 ~ 5分钟增加5μg/min，直到达到目标血压。一般建议最大剂量为200μg/min。在开始和调整剂量阶段，每隔30 ~ 60秒需要监测血压一次，以后每15 ~ 30分钟监测血压一次。

（4）拉贝洛尔[5,75]：拉贝洛尔兼有选择性α_1受体和非选择性β受体阻滞作用。对β受体的作用比α_1受体强，作用比率为7∶1。由于β受体阻滞的作用可以抵消降血压导致交感神经介导的心率增快，因此，该药不引起心率的明显变化。静脉使用后，2 ~ 5分钟起效，10 ~ 15分钟达到降压高峰，作用持续时间2 ~ 6.5小时，16 ~ 18小时作用完全消失。药物在肝脏代谢，肝功能不全者需减量，肾衰竭患者不需减量。静脉使用可采用间断注射或持续输注两种方法。间断注射法：首剂2分钟内缓慢注射20mg。如果10分钟后血压没有达到目标，可再重复注射20 ~ 40mg。以后每10分钟注射20 ~ 80mg；直至血压达标或者达到每日最大量300mg。若采用持续输注法，剂量为0.5 ~ 2mg/min，血压达到目标或者达到每日最大量300mg时停用。对于以下患者需要避免使用：严重窦性心动过缓、一度以上房室传导阻滞、支气管哮喘和充血性心力衰竭。

3. 口服降压药物使用原则[4,7]

（1）主张联合用药：目前多主张采用两种或两种以上抗高血压药物联合应用，这样可增加降压疗效，降低不良反应，有益于靶器官保护，增加患者对药物治疗的顺应性。

（2）优先选用血管紧张素转化酶抑制剂（ACEI）和β受体阻滞剂[7]：这是因为RAS系统高度活化是MHPT发生机制中的重要环节，这两类药物可以有效地抑制该系统作用，有效地控制血压，促使肾功能恢复，因此，宜优先选用。但在治疗过程中，应该注意监测肾功能与血钾。

（3）慎用利尿剂：恶性高血压时由于高血压导致的压力性利尿，患者可表现血容量不足，此时不宜使用利尿剂；否则，会加重血容量不足状态，进一步激活RAS系统，不利于MHPT的恢复。当肾功能受损出现水钠潴留或心力衰竭时，可小心地联合使用利尿剂。

4. 肾脏替代治疗　当MHPT患者合并尿毒症，需要接受肾脏替代治疗。目前，还缺乏关于不同肾脏替代治疗方式对MHPT患者的肾功能恢复影响的高质量对比研究。Katz等[76]对31例南非黑种人恶性高血压依赖透析治疗的31例患者进行回顾性分析发现，在20例接受腹膜透析治疗患者中，60%摆脱了透析，患者的平均肾功能恢复时间为300天；11例接受血液透析治疗的患者没有一例摆脱透析，提示腹膜透析治疗的优越性[76]。北京大学第一医院的资料显示，只要在积极控制血压的前提下，5/8例接受血液透析治疗的患者仍可摆脱透析治疗[12]。根据现有的文献资料以及MHPT的临床特点（部分患者为可逆性急性肾损伤，但肾功能恢复较慢），因此目前关于MHPT的肾脏替代治疗方式选择的一致意见是：在一年以内，可根据患者的临床情况以及当地医疗状况选择腹膜透析或者血液透析治疗，但是腹膜透析是首选治疗方式，透析过程中需要避免脱水过多，以免加重肾素-血管紧张素系统的活化影响血压的控制；若经过积极治疗一年后，患者仍不能摆脱透析，方可考虑行肾脏移植治疗[4,5]。

八、预后

1. 预后　在无有效的降压药物的年代，MHPT患者的一年存活率仅为20%，5年存活率几乎为零[8]。随着有效降压药物的广泛使用和透析技术的普遍应用，其预后已大有改观，5年生存率已达到75% ~ 100%[17,19,59,77]。5年肾脏存活率可达84%,10年肾脏存活率可达72%[59]。即使是合并严重肾衰竭的患者，经过积极治疗22% ~ 43%患者的肾功能仍可望恢复，摆脱透析治疗，但恢复较慢，平均恢复时间为2.7 ~ 4个月，少数病例在一年以后才脱离透析[12,77]。

2. 影响预后的因素

（1）MHPT的基础病因以及病变严重程度：Kawazoe等[78]研究发现，原发性MHPT和慢性肾小球肾炎引起的MHPT的预后有显著的不同，前者5年的肾脏存活率为60%，后者在18个月后的肾脏存活率仅为4%，由此可见相对于慢性肾炎继发的MHPT而言，原发性MHPT的预后相对好。北京大学第一医院肾内科蒋蕾等[56]对17例IgA肾病合并恶性高血压病人随访一年以上，作者根据病变严重程度将患者分为Haas Ⅰ～Ⅲ级组（8例）和Hass Ⅳ～Ⅴ级组（9例），两组在就诊时的血压、血肌酐和尿蛋白定量都没有显著差异，但是，两组1年的肾脏存活率分别为7/8（87.5%）和4/9（44.4%），提示肾脏病变严重程度影响预后，病变重者预后差。

（2）肾功能损害程度：Yu等研究发现，发病时SCr<300μmol/L的病人，85%的患者在随访期间肾功能稳定或好转；而在SCr>300μmol/L的患者中，有90%的患者肾功能进一步恶化，提示肾功能是影响预后的重要指标之一，发病时SCr<300μmol/L的患者预后好[17]。最近，荷兰Amraoui等[79]对120例患者平均随访67个月，其中31%达到ESRD，多因素COX回归分析发现就诊时血肌酐175μmol/L是MHPT进展至ESRD的独立危险因素（*HR* 6.1）。因此，在临床工作中，早期确诊可能对改善预后有重要意义。

（3）肾脏大小：如果发病时患者的肾脏已经缩小或萎缩，那么其肾功能恢复可能性很小。Nicholson[80]随访14例恶性高血压患者，7例脱离透析，脱离透析组6例做了肾脏大小测量，未脱离透析组5例测量了肾脏大小，结果显示脱离透析组的双肾长径之和明显长于未脱离透析组（20.2cm vs 14.2cm，*P*<0.0 025）。提示发病时肾脏大小是判断预后的重要指标，双肾长径之和小于15cm脱离透析的机会渺茫[80]。

（4）随访期间的平均血压：随访期间平均血压<140/90mmHg对于稳定肾功能有益。Amraoui等[79]对恶性高血压患者平均随访67个月发现，36%患者随访期间平均血压<140/90mmH，随访平均血压≥140/90mmHg患者的ESRD发生风险增加4.3倍，随访平均血压>160/100mmHg患者的ESRD发生风险增加5.1倍。

（5）随访期间平均蛋白尿：在恶性高血压治疗过程中，使用RAS抑制剂减少尿蛋白是延缓肾功能恶化的一项非常重要措施[59]。Gonzalez等[59]对197例原发性MHPT患者平均随访93个月，多因素回归分析发现随访期间平均蛋白尿是肾功能恶化的唯一独立危险因素（*OR* 2.72）。平均尿蛋白定量<0.5g/d者的1、5、10、20年的肾脏存活率分别为100%、100%、95%和85%，而平均尿蛋白定量>2g/d者的相应存活率分别为86%、50%、8%和0。

（周福德）

参考文献

1. VOLHARD F AND FAHR T. Die brightsche nierenkrankheit, Klinik, Pathologie and Atlas. Berlin: Verlag von Julius Springer, 1914: 247-280.
2. CHOBANIAN AV, BAKRIS GL, BLACK HR, et al. The Seventh Report of the Joint National Committee on prevention, detection, evaluation, and treatment of high blood pressure: the JNC 7 report. JAMA, 2003, 289(19):2560-2572.
3. MARIK PE, RIVERA R. Hypertensive emergencies: an update. Curr Opin Crit Care, 2011, 17(6):569-580.
4. 王海燕 . 肾脏病学 . 3 版，北京：人民卫生出版社 , 2008 ：1671-1683.
5. COFFMAN TM, FALK RJ, et al. Schrier’s Disease of the Kidney. 9th ed. Philadelphia: Lippincott Williams and Wilkins, 2013: 1209-1436.
6. BRENNER BM. The Kidney. 9th ed. Philadelphia: Saunders,, 2012: 1670-1751.
7. KITIYAKARA C, GUZMAN NJ. Malignant hypertension and hypertensive emergencies. J Am Soc Nephrol, 1998, 9(1):133-142.
8. KINCAID-SMITH P, MCMICHEAL J, MURPHY EA. The clinical course and pathology of hypertension with papilloedema (malignant hypertension). Q J Med, 1958, 27(105): 117-153.
9. STEWART JH, DISNEY AP, MATHEW TH. Trends in the incidence of end-stage renal failure due to hypertension and vascular disease in Australia, 1972 ～ 1991. Aust N Z J Med, 1994, 24(6): 696-700.

10. LIP GY, BEEVERS M, BEEVERS G. The failure of malignant hypertension to decline: A survey of 24 years' experience in a multiracial population in England. J Hypertens, 1994, 12(11):1297-1305.
11. DESHMUKH A, KUMAR G, KUMAR M, et al. Effect of Joint National committee VII Report on Hospitalizations for Hypertensive Emergengcies in the United States. Am J Cardio, 2011, 108(9):1277-1282.
12. 周福德,刘玉春,邹万忠,等. 以肾脏受累为表现的恶性高血压的临床病理分析. 中华内科杂志, 2001, 40(3):165-168。
13. 程叙杨,赵明辉,李晓玫,等。慢性肾小球肾炎患者恶性高血压的临床特点和预后. 中华肾脏病杂志, 2004, 20(2):79-82.
14. 郑法雷,章友康,陈香美,等. 肾脏病临床与进展. 北京:人民军医出版社, 2005 :190-198.
15. 周莉,何霞,王兴盛,等. 恶性高血压伴肾实质性占位 1 例. 中国误诊学杂志, 2004, 4(12):2099.
16. GUDBRANDSSON T, HANSSON L, HERLITZ H, et al. Malignant Hypertension: Improving prognosis in a rare disease. Acta Med Scand, 1979, 206(6): 495-499.
17. YU SH, WHITWORTH JA, KINCAID-SMITH PS. Malignant hypertension: Aetiology and outcome in 83 patients. Clin Exp Hypertens A, 1986, 8(7): 1211-1230.
18. MILNE FJ, JAMES SH, VERIAVA Y. Malignant hypertension and its renal complications in black South Africans. S Afr Med J, 1989, 76(4):164-167.
19. SCARPELLI PT, LIVI R, CASELLI GM, et al. Accelerated (malignant) hypertension: a study of 121 cases between 1974 and 1996. J Nephrol, 1997, 10(4): 207-215.
20. SUBIAS R, BOTEY A, DARNELL A, et al. Malignant or accelerated hypertension in IgA nephropathy. Clin nephrol, 1987, 27(1):1-7.
21. DENTON CP, LAPADULA G, MOUTHON L, et al. Renal complications and scleroderma renal crisis. Rheumatogy, 2009, 48(Suppl 3):iii32-iii35.
22. ONO H AND ONO Y. Nephrosclerosis and hypertension. Med Clin North Am, 1997, 81(6):1273-1288.
23. RUGGENENTI P, REMUZZI G. Malignant vascular disease of the kidney: Nature of the lesions, mediators of disease progression, and the case for bilateral nephrectomy. Am J kidney Dis, 1996, 27(4): 459-475.
24. BEILIN LJ, GOLDBY FS, MOHRING J. High arterial pressure verus humoral factors in the pathogenesis of the vascular lesions of malignant hypertension. Clin Sci Mol Med, 1977, 52(2):111-117.
25. PICHERING G. Reversibility of malignant hypertension. Follow-up of three cases. Lancet, 1971, 1(7696): 413-418.
26. HEPTINSTALL RH. Renal biopsies in hypertension. Br Heart J, 1954, 16(2):133-141.
27. GOLDBLATT H. Studies on experimental hypertension VII. The production of the malignant phase of hypertension. J Exp Med, 1938, 67(5):809-826.
28. LARAGH JH, ULICK S, JANUSZEWICZ V, et al. Aldosterone secretion and primary and malignant hypertension. J Clin Invest, 1960, 39:1091-1106.
29. MCCALLISTER RG, VAN WAY CW, DAYANI K, et al. Malignant hypertension: Effect of therapy on rennin and aldosterone. Circ Res, 1971, 28(5):Suppl 2: 160-174.
30. WHITWORTH CE, FLEMING S, KOTELEVTSEV Y, et al. A genetic model of malignant hypertension in rats. Kidney Int, 1995, 47(2): 529-535.
31. KANTACHUVESIRI S, HALEY CS, FLEMING S, et al. Genetic mapping of modifier loci affecting malignant hypertension in TGRmRen2 rats. Kidney Int, 1999, 56(2):414-420.
32. LI JS, DENG LY, GROVE K, et al. Comparison of endothelin antagonism and angiotensin-converting enzyme inhibition enzyme inhibition on blood pressure and vascular structure in spontaneously hypertensive rats treated with N omega-nitro-L-arginine methlester. Correlation with topography of vascular endothelin-1 gene expression. Hypertension, 1996, 28(2):188-195.
33. YOSHIDA M, NONOGUCHI H, OWADA A, et al. Three cases of malignant hypertension: the roles of endothelin-1 and the renin-angiotensin-aldosterone system. Clin Nephrol, 1994, 42(5): 295-299.
34. KOHNO M, MURAKAWA K, HORIO T, et al. Plasma immunoreactive endothelin-1 in experimental malignant hypertension. Hypertension, 1991, 18(1): 93-100.

35. SCHIFFRIN EL, LARIVIÈRE R, LI JS, et al. Deoxycorticosterong acetate plus salt induce overexpression of vascular endothelin-1 and severe vascular hypertrophy in spontaneously hypertensive rats. Hypertension, 1995, 25: 769-773.

36. KOHNO M, YOKOKAWA K, YASUNARI K, et al. Renoprotective effects of a combined endothelin type A/ type B receptor antagonist in experimental malignant hypertension. Metabolism, 1997, 46(9): 1032-1038.

37. ROY L, MEHTA J, MEHTA P. Increased plasma concentrations of prostacyclin metabolite 6-keto-PGF$_{1\alpha}$ in essential hypertension. Influence of therapy with labetalol. Am J Cardiol, 1983, 51(3):464-467.

38. PETITTI DB, KLATSKY AL. Malignant hypertension in women aged 15 to 44 and its relation to cigarette smoking and oral contraceptives. Am J Cardiol, 1983, 52(3):297-298.

39. HAUQLUSTAINE D, VANRENTERGHEM Y, MICHIELSEN OP, et al. Oestrogen containing oral contraceptives, decreased prostacyclin production, and haemolytic uraemic syndrome. Lancet, 1981, 1(8215):328-329.

40. MEHTA P, MEHTA J. Effects of smoking on platelets and on plasm thromboxane-prostacyclin balance in man. Prostaglandins Lenkot Med, 1982, 9(2):141-150.

41. GEORGE JN, NESTER CM. Syndromes of thrombotic microangiopathy. N Engl J Med, 2014, 371(7):654-666.

42. VAN DEN BORN BJ, VAN DER HOEVEN NV, GROOT E, et al. Association between thrombotic microangiopathy and reduced ADAMTS 13 activity in malignant hypertension. Hypertension, 2008, 51:862-866.

43. HERRADA AA, CONTRERAS FJ, MARINI NP, et al. Aldosterone promotes autoimmine damage by enhancing Th 17-mediated immunity. J Immunol, 2010, 184(1):191-202.

44. MULLER DN, SHAGDARSUREN E, PARK JK, et al. Immunosuppresive treatment protects against angiotensin ii-induced renal damage. Am J Pathol, 2002, 161(5):1679-1693.

45. KOSSMANN S, SCHWENK M, HAUSDING M, et al. Angiotensin Ⅱ -induced vascular dysfunction depends on interferon-γ-driven immune cell recruitment and mutual activation of monocytes and NK-cells. Arterioscler Thromb Vasc Biol, 2013, 33(6):1313-1319.

46. BOMFIM GF, DOS SANTOS RA, OLIVEIRA MA, et al. Toll-like receptor 4 contributes to blood pressure regulation and vacular contraction in spontaneously hypertensive rats. Clin Sci (Lond), 2012, 122(11):535-543.

47. SOLLINGER D, EIβLER R, LORENZ S, et al. Damage-associated molecular pattern activated Toll-like receptor 4 signalling modulates blood pressure in L-NAME-induced hypertension. Cardiovasc Res, 2014, 101(3):464-472.

48. VINH A, CHEN W, BLINDER Y, et al. Inhibition and genetic ablation of the B7/CD28 T-cell costimulation axis prevents experimental hypertension. Circulation, 2010, 122(24):2529-2537.

49. BARHOUMI T, KASAL DA, LI MW, et al. T regulatory lymphocytes prevent angiotensin Ⅱ -induced hypertension and vascular injury. Hypertension, 2011, 57(3):469-476.

50. CROWLEY SD, SONG YS, LIN EE, et al. Lymphocyte responses exacerbate angiotensin Ⅱ -dependent hypertension. Am J Physiol Regul Integr Comp Physiol, 2010, 298(4):R1089-R1097.

51. FU ML, HERLITZ H, SCHULZE W, et al. Autoantibodies against the angiotensin receptor (AT1) in patients with hypertension. J Hypertens, 2000, 18(7):945-953.

52. SIDDIQUI AH, IRANI RA, BLACKWELL SC, et al. Angiotensin receptor agonistic autoantibody is highly prevalent in preeclampsia: correlation with disease severity. Hypertension, 2010, 55(2):386-393.

53. RIEMEKASTEN G, PHILIPPE A, NATHER M, et al. Involvement of functional autoantibodies against vascular recptors in systemic sclerosis. Ann Rheum Dis, 2011, 70(3):530-536.

54. SINCLAIR RA, ANTONOVYCH TT, MOSTOFI FK. Renal proliferative arteriopathies and associated glomerular changes. A light and electron microscopic study. Hum Pathol, 1976, 7(5):565-588.

55. PARONETTO F. Immunocytochemical observations on the vascular necrosis and renal glomerular lesions of malignant nephrosclerosis. Am J Pathol, 1965, 46:901-915.

56. JIANG L, ZHANG JJ, LV JC, et al. Malignant hypertension in IgA nephropathy was not associated with background pathological phenotypes of glomerular lesions. Nephrol Dial Transplant, 2008, 23(12):3291-3927.

57. DODSON PM, LIP GY, EAMES, et al. Hypertensivr retinopathy: A review of existing classification systems and a suggestion for a simplified grading system. J Hum Hypertens, 1996, 10(2): 93-98.
58. 黄淑文,刘立 . 20 例恶性高血压诊断与治疗的临床分析 . 中国循环杂志 , 1990, 5 :119-121.
59. GONZALEZ R, MORALES E, SEGURA J, et al. Long-term renal survival in malignant hypertension. Nephrol Dial Transplant, 2010, 25(10):3266-3272.
60. CLARKE E, MURPHY EA. Neurological manifestations of malignant hypertension. Br Med J, 1956, 2(5005):1319-1326.
61. HEALTON EB, BRUST JC, FEINFELD DA, et al. Hypertensive encephalopathy and neurologic manifestations of malignant hypertension. Neurolohy, 1982, 32(2):127-132.
62. LIP GY, BEEVERS M, BEEVERS DG. Complications and survival of 315 patients with malignant-phase hypertension. J Hypertens, 1995, 13(8): 915-924.
63. GOSSE P, COULON P, PAPAIONNOU G, et al. Impact of malignant arterial hypertension on the heart. J Hypertens, 2011, 29(4):798-802.
64. BARCENAS CG, GONZALEZ-MOLINA M, HULL AR. Association between acute pancreatitis and malignant hypertension with renal failure. Arch Intern Med, 1978, 138(8):1254-1256.
65. MATHUR R, WARREN JP. Malignant hypertension presenting as acute pancreatitis. J Hum Hypertens, 1989, 3(6):479-480.
66. GUERRERA C, COLIVICCHI F, POLA R, et al. Acute abdominal symptoms in malignant hypertension: clinical presentation in five cases. Clin Exp Hypertens, 2001, 23(6):461-469.
67. SHIN MS, HO KJ. Malignant hypertension as a cause of massive intestinal bleeding. Am J Surg, 1977, 133(6):742-744.
68. VAN DEN BORN BJH, HONNEBIER UPF, KOOPMANS RP, et al. Microangiopathic hemolysis and renal failure in malignant hypertension. Hypertension, 2005, 45(2):246-251.
69. BROWNE WL, NAIR B. The hyponatremic hypertensive syndrome in renal artery stenosis: an infrequent cause of hyponatremia. J Postgrad Med, 2007, 53(1):41-43.
70. MCGREGOR E, ISLES CG, JAY JL, et al. Retinal changes in malignant hypertension. Br Med J (Clin Res Ed), 1986, 292(6515):233-235.
71. BARBOUR T, JOHNSON S, COHNEY S, et al. Thrombotic microangiopathy and associated renal disorders. Nephrol Dial Transplant, 2012, 27(7):2673-2685.
72. PENN H, HOWIE AJ, KINGDON EJ, et al. Scleroderma renal crisis: patient characterisitics and long term outcomes. QJM, 2007, 100(8):485-494.
73. SELGA D, MOHAMMAD A, STURFELT G, et al. Polyarteritis nodosa when apllying the Chapel Hill nomenclature-a descriptive study on ten patients. Rheumatology, 2006, 45(10):1276-1281.
74. VANGHAN CJ, DELANTY N. Hypertensive emergencies. Lancet, 2000, 356(9227):411-417.
75. SARAFIDIS PA, GEORGIANOS PI, MALINDRETOS P, et al. Pharmacological management of hypertensive emergencies and urgencies: focus on newer agents. Expert Opin Investig Drugs, 2012, 21(8):1089-1106.
76. KATZ IJ, SOFIANOU L, BUTLER O, et al. Recovery of renal function in Black South African patients with malignant hypertension: superiority of continuous ambulatory peritoneal dialysis over hemodialysis. Perit Dial Int, 2001, 21(6): 581-586.
77. JAMES SH, MEYERS AM, MILINE FJ, et al. Partial recovery of renal function in black patients with apparent end-stage renal failure due to primary malignant hypertension. Nephron, 1995, 71(1):29-34.
78. KAWAZOE N, ETO T, ABE I, et al. Long-term prognosis of malignant hypertension : Difference between underlying diseases such as essential hypertension and chronic glomerulonephritis. Clin Nephrol, 1988, 29(2): 53-57.
79. AMRAOUI F, BOS S, VOGT L, et al. Long-term renal outcome in patients with malignant hypertension: a retrospective cohort study. BMC Nephrology, 2012, 13:71.
80. NICHOLSON GD. Long-term survival after recovery from malignant nephrosclerosis. Am J Hypertens, 1988, 1(1):73-75.

第十八篇

单克隆球蛋白血症肾损害

第一章
概　述

正常人体内的免疫球蛋白是由成千上万株B细胞和浆细胞克隆合成和分泌的球蛋白所组成，为多克隆性。单克隆免疫球蛋白的出现是恶性浆细胞病的特征之一，本章将讨论单克隆免疫球蛋白所累及的肾脏损害。

单克隆免疫球蛋白由单克隆B细胞、浆细胞合成及分泌，部分由完整的免疫球蛋白组成，部分可仅为其中的一个片段，重链（G、A、M、D、E）或轻链（κ、λ等）。轻链可出现于尿中，称为本周（Bence-Jones）蛋白。在蛋白电泳上，单克隆免疫球蛋白在α2-γ区形成浓密区带，为基底较窄、高而尖锐的蛋白峰，称为M蛋白，临床中推荐免疫固定电泳确认M蛋白[1]。

单克隆免疫球蛋白血症，既往也称之为副蛋白血症、异常球蛋白血症，可由多种疾病引起，最多见的是多发性骨髓瘤（multiple myeloma，MM），也可见于华氏巨球蛋白血症（Waldenstrom macroglobulinemia，WM）、慢性淋巴细胞白血病、B细胞淋巴瘤等[1,2]。

单克隆球蛋白血症肾损害是指由完整免疫球蛋白或其片段在肾脏直接沉积或者间接作用（发挥自身抗体）引起的肾脏损害，包括肾淀粉样变、管型肾病、单克隆免疫球蛋白病沉积病（monoclonal immunoglobulin deposition disease，MIDD，包括轻链沉积病、重链沉积病、轻链-重链沉积病）肾损害、华氏巨球蛋白血症肾损害、冷球蛋白肾损害、免疫触须样肾小球疾病、C3肾小球病、血栓性微血管病等。冷球蛋白肾损害、免疫触须样肾小球疾病较少见[2-4]。

单克隆免疫球蛋白的肾脏损害类型多样。如κ轻链易引起轻链沉积病，而λ链则多引起轻链型淀粉样变（AL）；重链沉积病与重链型淀粉样变较为少见；轻链型淀粉样变、轻链沉积病（LCDD）及骨髓瘤肾病同是轻链引起的肾脏损伤，临床症状及病理改变截然不同，AL型淀粉样变表现为淀粉样物质沉积，而LCDD多见系膜结节样改变，轻链沿肾小球、肾小管基底膜沉积，骨髓瘤肾病表现为管型肾病、轻链近端肾小管病（也可见于非骨髓瘤患者）。在同样的疾病过程中，为何出现如此多变的肾脏病理表现，是什么因素决定了这个患者出现肾脏病变，又是什么因素决定了肾脏病变类型？

免疫球蛋白重链（HC）和轻链（LC）可变区都含有3个互补决定区（CDRS：CDR1、CDR2、CDR3）和4个骨架区（FRS：FR1、FR2、FR3、FR4）。LC可变区由轻链可变区基因（VL）、连接区基因（JL）编码。LC分为κ、λ两型，编码基因分别定位于2p11和22qll。在κLC位点有75个功能性Vκ和5个Jκ基因节段，λLC位点有30个功能性Vλ和7个Jλ基因节段。在B细胞发育过程中，从V、J基因节段中各选出一个基因节段进行基因重排，形成编码免疫球蛋白LC可变区的基因序列[5]。MM编码LC的V区基因存在极端多样性，导致不同肾脏损伤的轻链蛋白特异位点即在LC可变区。蛋白质在细胞内发挥功能之前，必须获得适当的氨基酸折叠形成特定的空间构型，肿瘤性克隆所产生的LC空间构型决定了所致肾脏损伤的病变类型[6]。

既往研究证明骨髓瘤肾病伴发轻链近端肾小管病患者，κ轻链蛋白分子可变区的30位点表现为异常的疏水或非极性残基，该序列异常使得它们的可变区能耐受组织蛋白酶的蛋白分解作用，LC在近端小管细胞胞浆积聚、形成结晶引起近曲小管功能受损[7]。

LCDD中LC结构异常，且以κ型为主（80%κ，20%λ型），Jean-Louis等研究了MM合并LCDD者LC氨基酸序列，恒定区（C）基本正常，可变区（V）有8个突变，CDR1区、CDR3区、FR3区分别有4个、2个、2个替代。Decourt等也证明由于体细胞突变引起的特定氨基酸替换，促进LC的单、双聚体间疏水作用，加剧不稳定性而促进LC沉积[7]。

AL多与λ轻链蛋白有关，这些LC片段或碎片自身聚合，或与其他成分如淀粉样蛋白P、氨基聚糖相互作用，构成了多聚纤维丝样结构。Abdul等发现在人淀粉样变性的BJP，VλⅡ有3个共同的属于淀粉样变性基因蛋白的氨基酸（Ser-25a，Thr-68t，Val-95），引起蛋白结构改变的任何替代都会导致它更易形成淀粉样变过程[8]。

另一方面，肾小球系膜细胞、肾血管平滑肌细胞与轻链蛋白的相互作用在肾小球和肾血管病变的发病机制中起重要作用。已证实肾小球系膜细胞有轻链蛋白受体，部分也存在于肾血管平滑肌细胞，这些受体可与上述结构异常的轻链蛋白相结合[9]。AL时异常折叠的LC具有淀粉样蛋白的特点，这种异常折叠的蛋白不能被降解而生成寡聚体和多聚体，相应轻链蛋白进入肾小球系膜细胞，经溶酶体系统分解并形成淀粉样细纤维，进而沉积到细胞外基质中，同时系膜细胞还可发生表型转化，形成巨噬细胞，后者通过胞饮功能使轻链蛋白进入细胞内[10]。LCDD中，TGF-β被激活，肾小球系膜细胞向肌纤维母细胞转化，转型细胞的粗面内质网系统膨胀而过量产生细胞外基质，同时小球系膜基质降解被抑制，系膜基质增多并出现系膜结节状硬化[11-13]。

本篇对肾淀粉样变、多发性骨髓瘤相关肾损伤、单克隆免疫球蛋白沉积病肾损害、华氏巨球蛋白血症肾损害和冷球蛋白肾损害进行介绍，其中多发性骨髓瘤是最常见的导致单克隆免疫球蛋白血症的疾病。

（陈　楠）

参考文献

1. 武永吉，庄俊玲．多发性骨髓瘤 // 张之南．血液病学．2版．北京：人民卫生出版社，2011: 1082-1093.
2. 左力，章友康，陈楠，等．副蛋白血症肾损害 // 王海燕．肾脏病学．3版．北京：人民卫生出版社，2008：1461-1505.
3. AL-HUSSAIN T, HUSSEIN M H, AL MANA H, et al. Renal Involvement in Monoclonal Gammopathy. Advances in anatomic pathology, 2015, 22(2): 121-134.
4. PIERRE MR, PIERRE A, BRUNO M. Renal amyloidosis and glomerular diseases with monoclonal immunoglobulin deposition. //RICHARD J JOHNSON RJ, FEEHALLY J, et al. Comprehensive clinical nephrology. 5th ed. Philadelphia: Elsevier-Health Sciences Division, 2014: 317-329.
5. WALL JONATHAN S, GUPTA V, WILKERSON M, et al. Structural basis of light chain amyloidogenicity: comparison of the thermodynamic properties, fibrillogenic potential and tertiary structural features of four Vλ6 proteins. J Mol Recognit, 2004, 17(4): 323-331.
6. KHAMLICHI AA, ROCCA A, TOUCHARD G, et al. Role of light chain variable region in myeloma with light chain deposition disease: evidence from an experimental model. Blood, 1995, 86(10): 3655-3659.
7. YING WZ, SANDERS PW. Mapping the binding domain of immunoglobulin light chains for Tamm-Horsfall protein. Am J Pathol, 2001, 158(5): 1859-1866.
8. 周振海，李幼姬．多发性骨髓瘤肾损害发病机制．国外医学（内科学分册），2004, 31(1)：16-20.
9. ALIM MA, YAMAKI S, HOSSAIN MS, et al. Structural relationship of kappa-type light chains with AL amyloidosis: multiple deletions found in a VkappaIV protein. Clin Exp Immunol, 1999, 118(3): 344-348.

10. TENG J, RUSSEL WJ, GU X, et al. Different types of glomerulopathic light chains interact with mesangial cells using a common receptor but exhibit different intracellular trafficking patterns. Lab Invest, 2004, 84(4): 440-451.

11. RAFFEN R, DIECKMAN LJ, SZPUNAR M, et al. Physicochemical consequences of amino acid variations that contribute to fibril formation by immunoglobulin light chains. Protein Sci, 1999, 8(3): 509-517.

12. HERRERA GA, RUSSELL WJ, ISAAC J, et al. Glomerulopathic light chain mesangial interactions modulate in vitro extracellular matrix remodeling and reproduce esangiopathic findings documented in vivo. Ultrastruct Pathol, 1999, 23(2): 107-126.

13. GUILLERMO A H. 浆细胞病患者中由蛋白化学性决定的免疫球蛋白轻链导致的肾损伤不同病变的分子病理学 . 中华病理学杂志 , 2003, 32(6): 497-499.

第二章 肾脏淀粉样变

淀粉样变性病是一种全身性的，以细胞外具有β片层结构的淀粉样蛋白沉积为特点的疾病。淀粉样蛋白在组织或器官中的积聚导致了相应组织的结构破坏和相应器官的功能紊乱，可累及心脏、肝、脾、肾、胃肠道、血管、舌等全身多个脏器。肾脏受累是系统性淀粉样变性的常见表现，主要以大量蛋白尿和肾病综合征为主，而后可进展为肾功能不全，甚至终末期肾衰竭（ESRD），预后差。根据淀粉样蛋白前体蛋白的不同，淀粉样变主要分为轻链蛋白型（AL型，原发性）、血清淀粉样蛋白A型（AA型，继发性），我国多数为AL型，AA型已明显减少，少数为遗传性淀粉样变。随着对诊断和治疗认识的不断提高，该病并不少见。在美国，AL的年发病率约在8/百万，但在不同地区差别较大[1]，英国每年约有600例新发的AL患者，约1/3的AL患者诊断时发现肾脏淀粉样变[2]。国内文献报道肾脏淀粉样变占肾活检的0.9% ~ 1.04%[3,4]。肾淀粉样变多见于中老年人群，大多数AL患者大于50岁（中位年龄59 ~ 63岁），仅1%患者小于40岁，且男性约为女性的2倍[5-7]。10% ~ 20%大于60岁推测为原发性肾病综合征的患者，肾脏病理活检证实为淀粉样变[8]，国内曾报道109例肾淀粉样变患者66.1%大于50岁，且以男性为主（72.2%）[9]。20%原发性肾淀粉样变患者伴发多发性骨髓瘤。上海交通大学医学院附属瑞金医院肾脏内科诊断75例AL中，男性47例，女性28例，男/女1.68∶1，平均年龄55.7岁 ±11.2岁，11例（14.7%）合并MM[10]。

一、分型

淀粉样蛋白是一种特殊蛋白，包括AL、Aβ_2m、AA、AApoA1、Agel、Aβ、AprP、ACys等多种不同类型，根据淀粉样蛋白前体蛋白的不同，淀粉样变主要分为AL型、AA型、遗传性淀粉样变和透析相关性淀粉样变（Aβ_2m）等，详见表18-2-0-1[10,11]。AL型淀粉样变由单克隆免疫球蛋白轻链物质沉积引起，部分患者可合并多发性骨髓瘤；AA型淀粉样变性是由血清淀粉样相关蛋白降解产物组成的，常继发于长期慢性感染性病变，如慢性空洞性肺结核、类风湿关节炎、慢性化脓性骨髓炎、麻风、慢性支气管扩张症、肺脓肿、Ⅲ期梅毒等[12]，此型目前已较少见。

遗传性淀粉样变根据多种不同的前体蛋白分为不同类型，均由编码基因突变所造成，前体蛋白包括转甲状腺素蛋白（transthyretin，TTR），纤维蛋白原Aa链（fibrinogen Aa），载脂蛋白AⅠ或AⅡ，溶菌酶、胱抑素C（cystatin C）和凝溶胶蛋白（gelsolin）等[13-16]。上述物质中除了胱抑素C和凝溶胶蛋白外，均可累及肾脏，其遗传方式均为常染色体显性遗传，但外显率各有不同[17]。透析相关性淀粉样变（Aβ_2M），见于长期维持性血液透析患者，Aβ_2M蛋白可沉积于患者的关节、肌肉、内脏和滑膜等多种组织中，常呈现腕管综合征，一般不累及肾脏。随着透析技术的不断改善和高通量透析器的使用，透析相关性淀粉样变发生率逐渐减少。

2008年，Benson等发现一种新的淀粉样物质：白细胞趋化因子2（ALECT2）[18]。美国两个大型肾活检调查发现，ALECT2是继AL和AA外肾淀粉样变性第三大常见类型，占2.5% ~ 2.7%[19,20]。

表 18-2-0-1　系统性淀粉样变的类型

疾病种类	前体蛋白	淀粉样蛋白	受累组织
AL 淀粉样变	单克隆免疫球蛋白轻链	AL	肾脏、心脏、胃肠道、肝、脾、神经系统、软组织、甲状腺、肾上腺
AH 淀粉样变	单克隆免疫球蛋白重链	AH	非常少见，少数报道病例肾脏损害为主
AA 淀粉样变	血清淀粉样 A 蛋白质	AA	肾脏、肝脏、胃肠道、脾、自主神经系统、甲状腺
Fibrinogen Aα 淀粉样变（遗传性）	纤维蛋白原 Aα 链	AFib	肾脏、肝脏、脾脏，高血压常见，肾损以小球为主
Apolipoprotein A Ⅰ淀粉样变（遗传性）	载脂蛋白 A Ⅰ	AApoA Ⅰ	肾脏（髓质沉积为主），肝脏、心脏、皮肤、喉
Apolipoprotein A Ⅱ淀粉样变（遗传性）	载脂蛋白 A Ⅱ	AApoA Ⅱ	肾脏
Lysozyme 淀粉样变（遗传性）	溶菌酶突变体	ALys	肾脏、肝脏、胃肠道、脾脏、淋巴结、肺、甲状腺、唾液腺
Transthyretin 淀粉样变（遗传性）	甲状腺 / 视黄醛转运蛋白	ATTR	周围神经系统、心脏、玻璃体浑浊，肾脏受累不典型
老年性系统性淀粉样变	野生型甲状腺转运蛋白	ATTR	心脏、软组织
透析相关性淀粉样变	β_2- 微球蛋白	Aβ2M	骨关节，胃肠道、血管、心脏较少见
芬兰裔淀粉样变（遗传性）	凝溶胶蛋白	AGel	颅神经，皮肤，神经
脑血管淀粉样变（遗传性）	Cystatin C	ACys	脑血管

Christopher PL等报道，从2009年后因肾脏病入院行肾活检的23 650例患者中，414例为肾淀粉样变性，其中9.66%为ALECT2型淀粉样变，但其具体发病机制仍不明确[21]。

二、发病机制

淀粉样变属于蛋白质构象疾病，其致病的分子基础是蛋白质的构象异常，形成具有β片层结构的纤维样蛋白并沉积。继而影响正常细胞和组织的功能并逐渐取代正常结构，最终导致组织器官的功能障碍甚至衰竭。AL主要与浆细胞或者B细胞异常增生相关，其纤维丝由免疫球蛋白轻链可变区的N-末端氨基酸残基构成，λ轻链多于κ轻链，单克隆λ轻链亚型Ⅵ的发生率较前升高[7,15]。患者血、尿中可发现单克隆免疫球蛋白及其轻链，这些轻链片段或碎片自身聚合，或与其他成分如淀粉样蛋白P、氨基聚糖相互作用，构成了多聚纤维丝样结构。研究表明：多种热休克蛋白（heat shock proteins，Hsp）包括Hsp90、Hsp70、Hsp104和Hsp27，能够抑制β淀粉样蛋白形成淀粉样原纤维[22]。泛素系统中26S蛋白酶体随年龄增长而活性减弱，是导致老年人发生淀粉样变的主要机制之一。除了淀粉样原纤维，淀粉样物质还包含有非纤维样的糖蛋白成分。这也是淀粉样物质呈过碘酸雪夫染色（periodic acid-schiff stain，PAS染色）着色的原因，这些物质包括淀粉样P物质（serum amyloid P component，SAP）、糖胺聚糖（glycosaminoglycans，GAGs）和载脂蛋白E（apolipoprotein E，ApoE）。这些附加成分可能发挥"病态分子伴侣"的作用，促进淀粉样纤维的形成和沉积[23-25]。

血清淀粉样蛋白A（SAA）在血中浓度的长期持续升高是AA型淀粉样变性病发病的先决条件。SAA主要在肝细胞内合成，在炎症刺激下，24小时内SAA浓度可上升10倍以上。此外，机体降解淀粉蛋白A（AA）的能力下降，在疾病的发生发展中亦起一定作用。有研究显示，慢性炎症时AA降解酶因α1-抗胰蛋白酶含量和活性增加而受抑制[26,27]。

遗传性肾脏淀粉样变性是一类常染色体显性遗传疾病，绝大部分病例是由编码溶菌酶、载脂蛋白AⅠ、载脂蛋白AⅡ及Fibrinogen Aa这四种蛋白的基因突变所致。极小部分家系中，病因仍不明确。溶菌酶型淀粉样变中已发现三种突变，包括I1e56Thr（56位苏氨酸替代异亮氨酸），Asp67His（67位组氨酸替代门冬氨酸），Try64Arg（64位精氨酸替代色氨酸）；载脂蛋白AI为高密度脂蛋白重要的组成成分，相关突变已有11种，其中8种是氨基酸替代突变，2种是缺失突变，1种是缺失缩入突变，最常见为G1y26Arg突变，即26位精氨酸替代甘氨酸；载脂蛋白AII为stop78Gly突变；4种Fibrinogen Aa链突变，包括2种移框缺失突变和2种氨基酸替代突变，Glu526Val较多见[17]。

淀粉样前体蛋白的来源：大部分为遗传突变生成的变异蛋白，小部分为正常蛋白或其水解片段。变异蛋白结构不稳定，更易形成聚集并沉积。① 基因突变导致氨基酸序列改变，使蛋白稳定性降低。② 人体正常蛋白质：野生型的TTR可形成淀粉样物质沉积，在80岁以上人群中引起限制型心肌病。③ 蛋白质水解片段：此机制可用来解释较多类型的淀粉样变性病。以上机制的共同结果是蛋白的异常折叠，从而导致组织内淀粉样物质沉积并最终致病[28,29]。

三、肾脏病理

从形态学上看，淀粉样变性病会导致肾小球体积增大，然而在大多数的肾淀粉样变性病患者中肾小球只是正常大小，后期可缩小。肾脏病理活检发现淀粉样蛋白在肾脏沉积是诊断肾淀粉样变性病的金标准。光镜下淀粉样物质可沉积于肾脏各部位（图18-2-0-1），以肾小球病变为主，亦可累及肾小管间质和肾小血管管壁。初期表现为系膜区无细胞性增宽，晚期毛细血管基底膜增厚，大量无结构的淀粉样物质沉积，呈嗜伊红均质状。光镜下少数淀粉样变肾小球毛细血管袢可出现类“毛发”样或“梳齿”样改变（图18-2-0-2），要注意与膜性肾病鉴别。刚果红染色阳性，偏光显微镜下呈苹果绿双折光现象（图18-2-0-3、图18-2-0-4）。由于引起淀粉样变性的病因不同，组织学分类是必需的。抗AA蛋白抗体染色阳性有利于AA型淀粉样变性的诊断，高锰酸钾预处理后刚果红染色阴性可进一步支持AA型淀粉样变性的诊断。高锰酸钾预处理试验简便易行，但有一定局限性，仅供参考，不能作为确诊依据，如考虑AL型淀粉样变，抗轻链κ/λ染色阳性有助于AL型淀粉样变性的诊断。文献中报道抗轻链染色阴性率在13.6% ~ 35.3%之间[30,31]。一部分原发性淀粉样变患者的轻链染色为阴性，可能是由于沉积在肾组织中的大多是轻链的可变区而不是恒定区，而商品化抗体针对的抗原表位多位于轻链恒定区。Hoshii等通过合成针对轻链可变区的抗体提高了免疫组化轻链的阳性率，但仍有部分患者轻链染色阴性[32]，石蜡组织切片在甲醛固定过程中使抗原发生变性，可能也是免疫组化染色假阴性的原因。遗传性淀粉样变的抗轻链染色阴性，部分遗传性淀粉样变可能被误诊为AL型淀粉样变。对于具有家族史的患者，应注意排除遗传性淀粉样变可能，需进一步行病理免疫组化分型。电镜尤其有助于鉴别早期的淀粉样变。电镜下可见细纤维状结构（直径8 ~ 10nm，长度30 ~ 100nm），无分支，僵硬，紊乱排列（图18-2-0-5、图18-2-0-6）。一般情况下，原发性淀粉样变出现肾脏受累时其他脏器多已累及，当获得肾组织有困难或存在禁忌证时可通过其他部位如直肠、皮肤、甲状腺、淋巴结等的病理检查均有助于诊断，其中肾AL与直肠活检的关联性最强。

四、临床表现

无论哪种类型的淀粉样变性病，淀粉样蛋白在组织或器官中的积聚均可引起相应组织的结构破坏和相应器官功能紊乱，可累及肾、心脏、肝、脾、胃肠道、脑、甲状腺、血管、神经、皮肤、关节、舌等，引起相应的临床表现。肾脏受累是系统性淀粉样变性的常见表现，其肾脏临床表现主要取决于淀粉样物质沉积的位置和范围。不同类型所占的比例在不同国家的报道中不尽相同，主要与地域分布和人种差异有关。在美国，AL占绝大多数（86.3%），AA占7%[19]；在欧洲，AL所占比例约为50% ~ 60%，AA型所占比例约为40%[33,34]。

由于AL发病率高且最常见，本章节重点讨论AL型淀粉样变。

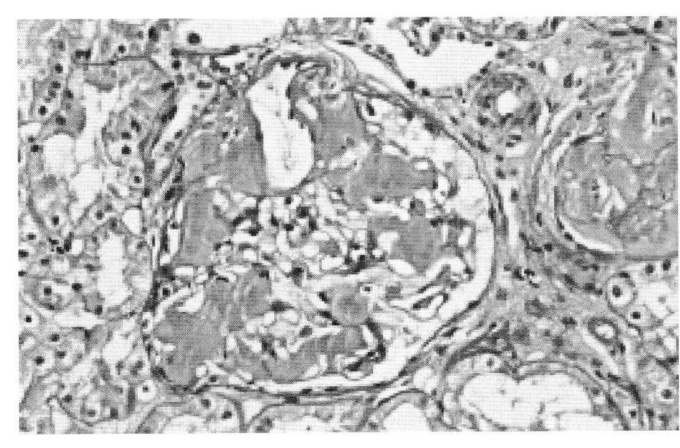

图 18-2-0-1　LM 淀粉样物质在肾小球、小动脉沉积（×200 倍）

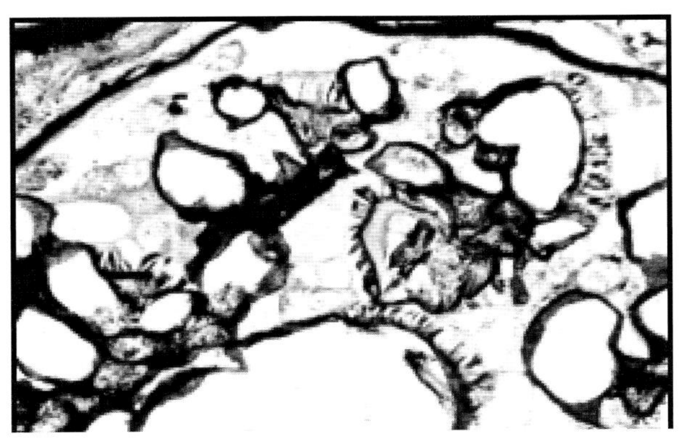

图 18-2-0-2　LM 肾小球上皮侧"梳齿"样改变（×400 倍）

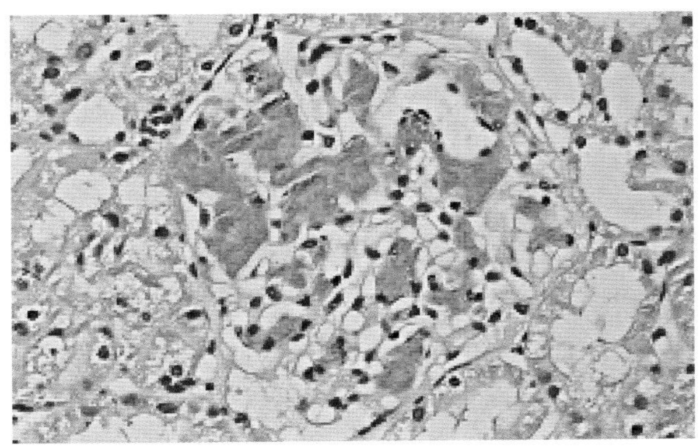

图 18-2-0-3　LM 淀粉样物质在肾小球内沉积，刚果红（+）（×400 倍）

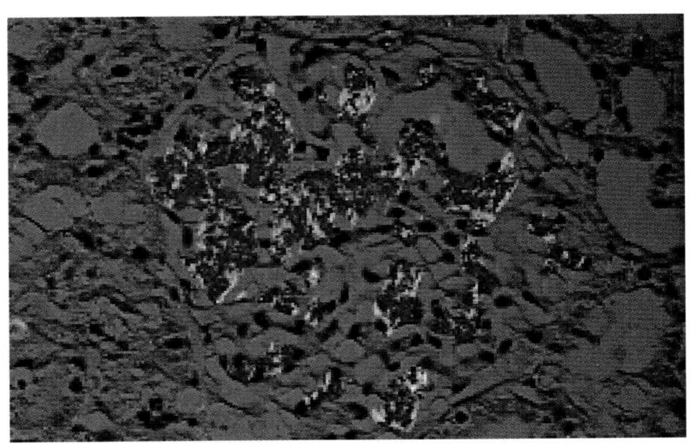

图 18-2-0-4　LM 苹果绿双折光现象（偏光）（×400 倍）

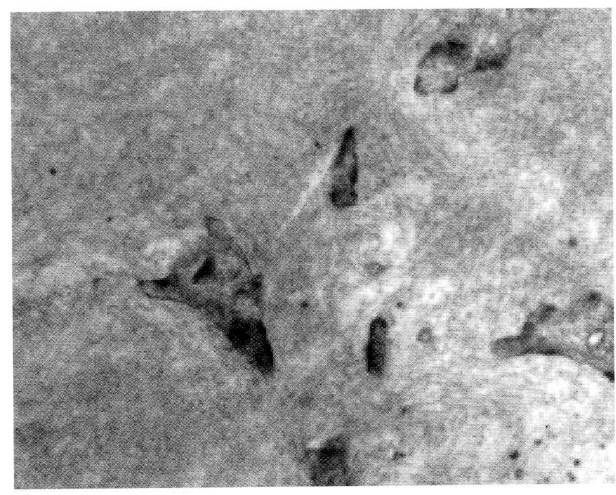

图 18-2-0-5　EM 肾小球内细纤维丝样结构（×45 000 倍）

图 18-2-0-6　EM 肾小球内细纤维丝样结构（×75 000 倍）

（一）AL 型肾淀粉样变

AL 临床表现多样，临床表现包括体重下降、疲乏、头晕、气促、外周性水肿、外周神经病变引起的疼痛及直立性低血压。患者多伴有心肌病、肝脾肿大、巨舌，少数伴淋巴结肿大。典型的多脏器受累最常影响的器官为肾脏（50%）、心脏（40%）及外周神经（≤25%）。20%AL 患者伴有多发性骨髓瘤（MM），部分 AL 可合并巨球蛋白血症（WM）或轻链沉淀病（LCDD）。血清检测出单克隆 M 蛋白的患者应高度怀疑 AL，约 90% 的 AL 患者血、尿免疫蛋白电泳可见异常蛋白[5-7]。文献报道，未检出 M 蛋白和浆细胞的患者中，免疫荧光法可检测到骨髓中单克隆的浆细胞，故有研究者认为，用足够敏感方法，所有AL都可检出M蛋白。单克隆游离轻链（FLC）近几年已被运用于AL型淀粉样变的检测，能帮助检测常规蛋白电泳和免疫固定电泳检测无法检出的单克隆免疫球蛋白，并能对淀粉样变性的轻链进行定量。且血清FLC测定可用于监测AL型淀粉样变患者的病情变化，连续FLC定量测定能评估个体对化疗的反应，并可对个体化疗方案进行精细调节。

肾脏为AL最常见受累器官。其临床进程为：① 临床前期：无症状，仅在病理检查时发现；② 单纯蛋白尿期；③ 肾病综合征期；④ 肾衰竭期[35]。血尿较少见。上海交通大学医学院附属瑞金医院肾脏科曾报道75例AL，73.3%（50例）肾病综合征，40%（30例）肾功能受累（其中终末期肾衰竭20%）；22.7%镜下血尿，18.6%伴高血压；肾外表现多见，18.7%伴肝脾大（14例）、14.7%伴巨舌（11例）、20%伴左室肥厚或舒张功能减退——均不伴高血压（15/75）、下肢静脉血栓及肺栓塞（5/75）、反复直立性低血压（5/75）、甲减（3/75）、皮肤紫癜瘀斑（2/75）、纤维蛋白溶解亢进（1/75）等[17]。高血压并不多见，因伴有周围神经病变和/或自主神经病变或肾病综合征，较多患者出现直立性低血压[36]。若AL病变显著累及血管，蛋白尿少见，但因肾血流量的减少导致肾功能不全。淀粉样物质显著沉积于小管间质的患者多出现肾功能不全及小管损伤，如远端肾小管酸中毒和肾性尿崩症，此类患者临床上较少见[5-7]。淀粉样变当肾脏受累时已属晚期，其他脏器如肝脏、心脏、肠道、血管等多已受累。

（二）AA型肾淀粉样变

AA继发于慢性炎症性疾病，由急性期反应蛋白一血清淀粉样蛋白A（SAA）的氨基端引起[5,13,26,27,37]。SAA在促炎因子转录子的调控下由肝细胞合成，与高密度脂蛋白（HDL）循环有关。SAA持续过量产生是AA淀粉样变性前提，健康人SAA血浆浓度3mg/L，但急性期反应可超过2 000mg/L。最常见于慢性感染性疾病及自身免疫病，多见于类风湿关节炎、炎症性肠病、慢性肾盂肾炎、结核、压疮、支气管扩张症等，也可见于疗效不佳的骨髓炎、恶性淋巴瘤、淋巴网状细胞肉瘤等。肾脏为最常见的受累器官，表现为肾脏增大、蛋白尿、肾病综合征。胃肠道功能障碍仅次于肾脏，可出现腹泻、便秘、消化不良。少数可累及心脏、外周神经、肾上腺、舌。Lachmann HJ等对374例AA患者进行评估随访显示：从发生炎症到诊断为淀粉样变性的中位数时间为17年，患者死亡率、肾脏预后与SAA浓度显著相关。SAA浓度155mg/L的患者死亡风险是SAA浓度<4mg/L的17.7倍，减少SAA有效改善肾功能、延长生存期[27]。AA淀粉样变发病率近年来明显下降。

（三）遗传性淀粉样变肾病

其与AL临床特点有一定区别。Fibrinogen Aα淀粉样变患者中，其淀粉样物质主要沉积于肾小球，极少累及血管和小管间质，不累及心脏，高血压、肾功能受累较常见，部分病人也可检出M蛋白，家族史常不明确。溶菌酶型淀粉样变常累及消化道如胃肠道、肝脏，可发生肝破裂、出血及胃肠道出血，肾脏常表现高血压、蛋白尿、肾病综合征，淀粉样物质可沉积于肾小球、毛细血管、间质。遗传性ApoA-Ⅰ型淀粉样变多为中年时期出现临床症状，多数患者表现为系统性症状，不同基因突变类型主要受累脏器不同，以肾脏、肝脏、心脏最为常见，其他还可累及脾脏、外周神经、胃肠道、皮肤等。肾脏受累主要表现为肾功能不全，可伴少量至肾病范围蛋白尿、镜下血尿及高血压，其淀粉样物质沉积部位随突变位点而不同。遗传性ApoA-Ⅱ型淀粉样变患者最显著的首要临床表现为肾衰竭，少数可累及心脏、肝脏、脾脏，但程度较肾脏轻。转甲状腺素蛋白（TTR）型淀粉样变的外周、自主神经病变及心肌病变多见且严重，肾脏淀粉样变不多见且较轻（表18-2-0-1）。

（四）血液透析相关性淀粉样变

长期血液透析患者中β_2微球蛋白的水平升高，因为这种蛋白太大，无法轻易穿过透析滤器。β_2微球蛋白首先会在关节及关节周围沉积，而临床表现则主要局限于运动系统。首发临床表现通常是腕管综合征，随后通常会发展为淀粉样关节病，尤其会影响到肩部、膝部、手腕以及手掌小关节，并可导致肿胀、慢性腱鞘炎以及偶尔可见的关节血肿。脊柱关节病和颈脊髓压迫也可是透析相关性淀粉样变性患者的症状。β_2微球蛋白在关节周围骨组织中的沉积会导致软骨下侵蚀和囊肿，并可能引起病理性骨折，尤其是股骨颈、颈椎和舟状骨。尽管β_2微球蛋白淀粉样变性是一种系统性淀粉样变性疾病，但肌肉骨骼系统以外的临床表现十分罕见。

（五）白细胞趋化因子2（LECT2）相关性淀粉样变性

LECT2淀粉样变平均好发年龄为65岁，与AL型淀粉样变相仿。多数中老年患者表现为缓慢进展的肾功能不全及高血压，蛋白尿程度较轻，肾外受累较少见。淀粉样物质可沉积于肾小球、肾间质及肾血管。该类型淀粉样变具有民族倾向，多见于墨西哥裔美国人、西班牙裔、北非裔、印度或巴基斯坦裔人群，国内报道较少，2015年北京大学第一医院报道一例68岁男性。

五、诊断与鉴别诊断

肾脏病理是诊断肾淀粉样变的确诊依据。若24小时尿蛋白定量>3.5g/24h，血浆白蛋白<30g/L，并伴有高脂血症、水肿，即符合肾病综合征诊断，该类患者如有以下特点，应做进一步检查，皮肤活检只能做参考，阳性率低；而直肠活检，取材位置要深，易直肠穿孔。因此，有条件应尽可能行肾活检明确肾淀粉样变性病诊断：① 中老年患者；② 大量非选择性蛋白尿；③ 无镜下血尿；④ 无高血压，且易出现低血压尤其是直立性低血压；⑤ 严重肾衰竭时仍存在肾病综合征；⑥ 肾脏体积增大，即使终末期肾衰竭肾脏体积也无缩小；⑦ 伴肾静脉血栓。

肾淀粉样变的诊断主要依据肾脏病理，刚果红染色阳性明确为淀粉样物质沉积后，应进一步确诊淀粉样物质类型。高锰酸钾预处理试验：AL及其他部分类型淀粉样变刚果红染色仍阳性，AA转为阴性，高锰酸钾预处理试验简便易行，但有一定局限性，仅供参考，不能作为确诊依据。如高锰酸钾预处理试验刚果红染色转阴，免疫组化AA蛋白抗体阳性，结合临床可诊断为AA型肾淀粉样变。高锰酸钾预处理试验刚果红染色仍阳性，且AA蛋白阴性者，需加做单克隆Kappa和Lamda抗体免疫组化检查，如检测阳性，诊断为AL，如检测阴性，需进一步检查以确定是否遗传性淀粉样变，但应注意现有的轻链抗体可能因其轻链结合部位不同，以致部分AL免疫组化检测为假阴性。

AL属于淋巴浆细胞增生性疾病，同属于此类疾病的还有非淀粉样单克隆免疫球蛋白沉积病，包括轻链沉积病（light chain deposition disease，LCDD）、重链沉积病（heavy chain deposition disease，HCDD）和轻链—重链沉积病（LHCDD）和华氏巨球蛋白血症。此类疾病的临床表现相似，易引起误诊。原发性淀粉样变还应与纤维性肾小球病、免疫触须样肾病、冷球蛋白血症等进行鉴别，可根据刚果红染色及电镜下的纤维丝形态、直径加以区分。

对于遗传性淀粉样变，Fibrinogen Aα淀粉样变、Apo AⅠ淀粉样变、ApoAⅡ淀粉样变、溶菌酶性淀粉样变和转甲状腺素蛋白（ATTR）淀粉样变多累及肾脏，为常染色体显性遗传，应详细询问家族史，但可能仅50%患者在起病时能提供阳性家族史，且多中年起病。在进行Fibrinogen Aα、Apo AⅠ、ApoAⅡ、溶菌酶及ATTR免疫组化的染色前，可能需对组织使用甲酸或去糖基化预处理，确诊则需依据DNA基因测序来确证其特定基因突变[38]。

AL是最常见和发病率最高的淀粉样变，既往由于对疾病的认识尚不够深入或检测方法的限制，部分遗传性淀粉样变可能被误诊为AL。以往的报道中，遗传性肾脏淀粉样变性（AF）所占的比例为1.4% ~ 3.0%[19,33]，但仍可能被低估。鉴于AL和遗传性淀粉样变的治疗手段和预后不同，某些遗传性淀粉样变患者预后优于AL，且一些特定类型遗传性淀粉样变通过移植治疗可治愈，因此对于这部分高锰酸钾预处理试验刚果红染色阳性，且AA蛋白阴性患者，我们应尽量明确其诊断。

研究显示有近10%的肾脏淀粉样变性病患者，应用免疫组化及免疫荧光不能明确分型。尤其是AL患者，形成AL淀粉样变纤维的片段多来源于轻链可变区，而商品化的抗体针对的抗原表位多位于轻链的恒定区，所以有些轻链来源的淀粉样变蛋白可能对商品化的抗体不产生免疫反应。因此，免疫电镜作为补充手段进一步可增加其检出率。近年来，对于难以确定淀粉样变前体蛋白的病例，应用激光显微微切割联合质谱蛋白质组学技术，对肾活检组织中沉积的淀粉样物质，分析其多肽链的氨基酸序列有助于淀粉样变分型。见诊断与鉴别诊断思路图18-2-0-7。

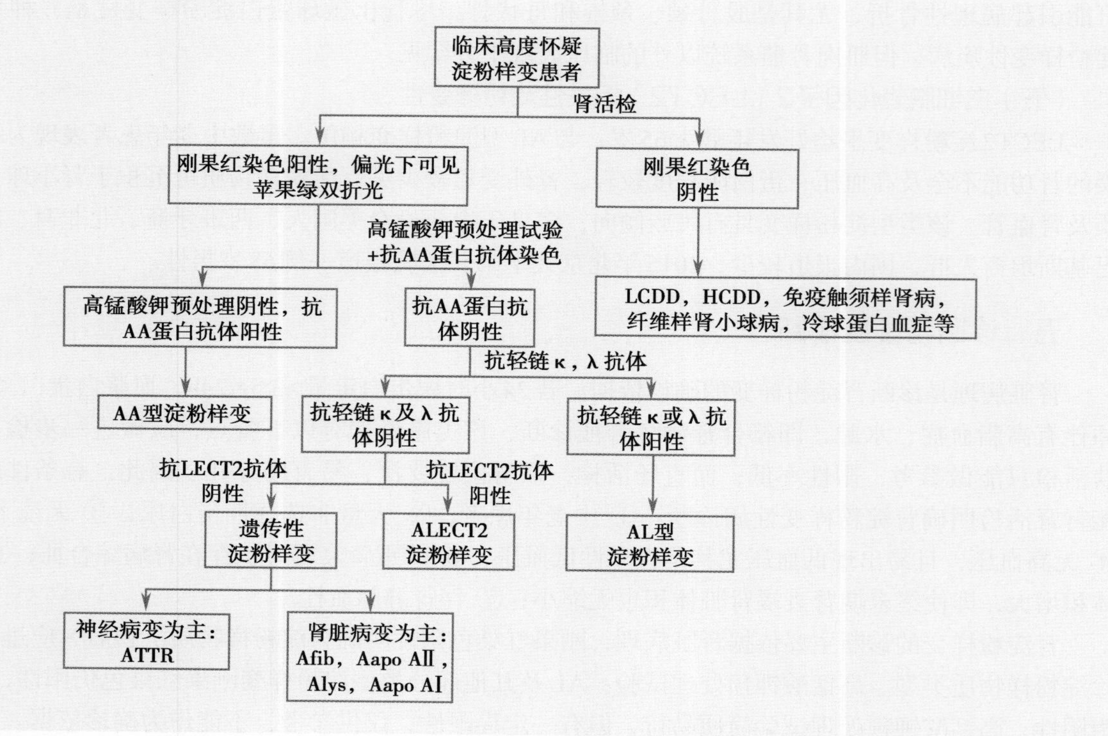

图 18-2-0-7　诊断与鉴别诊断思路

六、治疗

（一）AL淀粉样变的治疗

AL淀粉样变治疗的近期目标是，使用化疗方法迅速减少淀粉样蛋白轻链的生成，同时在最大程度上减轻治疗毒性并对靶器官功能进行支持治疗。但至今为止，AL治疗效果尚不理想。

目前，AL淀粉样变性使用最多的治疗方案包括硼替佐米（环磷酰胺、硼替佐米和地塞米松）、美法仑（美法仑和地塞米松）、沙利度胺（环磷酰胺、沙利度胺和地塞米松）以及来那度胺（来那度胺和地塞米松）等联合治疗方案。既往亦有VAD方案、MP方案、大剂量地塞米松方案等。大剂量美法仑联合自体干细胞移植有较好疗效，但是对患者要求较高，有严重心脏或自主神经损伤的患者不适用。对一部分患者，以上治疗可减少蛋白尿，稳定肾功能，改善症状，亦可减少其他脏器受损，如减轻肝脾大等。

口服美法仑和泼尼松是最早发现对AL淀粉样变有效的药物[39]，在一项对153名AL淀粉样变患者使用美法仑和泼尼松治疗的研究中，治疗有效的患者中，仅18%患者出现因淀粉样物质沉积导致的脏器衰竭，5年生存率达到78%，而在无应答患者中5年生存率仅7%[40]。然而治疗反应通常较缓慢且很少获得完全缓解[41,42]。一项意大利研究则报道使用美法仑和大剂量地塞米松治疗（MDex）AL淀粉样变，其血液应答率高达67%[43]，且可获长期缓解，也因其毒性较低，仍可作为标准治疗方案之一[44]。若患者考虑后期拟行干细胞移植，则建议避免使用美法仑治疗，因美法仑可能影响移植疗效。另外，大剂量美法仑和自体干细胞移植（HDM/SCT）作为一种强化治疗被证实对AL淀粉样变患者有效，且部分患者可获得长期缓解[45,46]，然而仅25%患者能获得此疗效[47,48]。近期亦有报道硼替佐米诱导后使用HDM/SCT效果优于单用HDM/SCT[49]。

新型药物包括沙利度胺、来那度胺及硼替佐米近期被用来治疗非移植AL患者。沙利度胺作为单一制剂疗效欠佳且患者耐受性差，甚至引起肾功能恶化。因沙利度胺副作用较多，尤其需注意易引起栓塞。近几年，来那度胺作为新一代的衍生物，亦逐步被用于淀粉样变患者，多与激素及美法仑连用。硼替佐米是一种可逆的蛋白酶体抑制剂，对多发性骨髓瘤患者疗效显著。亦有不少研究[50,51]

显示硼替佐米联合地塞米松治疗（BD）对AL淀粉样变有积极且较快速的疗效。使用剂量：硼替佐米1.3mg/m^2静脉使用（第1、4、8、11天）联合地塞米松20mg静脉使用（第1 ~ 4天），每21天一次。早在2007年，Kastritis E等使用BD治疗AL，入选18例患者，其中77.8%患者存在肾脏受累，治疗结果显示94%患者血液应答，44%患者血液系统完全缓解[52]。2011年Donna E. Reece等报道了不同剂量硼替佐米联合地塞米松治疗复发AL均有显著疗效，29%患者肾脏应答[53]。2014年我国报道12例新确诊AL患者使用BD治疗，58.3%（7/12）患者完成2 ~ 5个疗程BD治疗，均CR或PR，且病情稳定。25%（3/12）患者死亡（1例死于心力衰竭，1例死于感染）[54]。虽然不少文献报道单用硼替佐米和联用激素对治疗AL有效，但亦有文献提出口服马法兰联合地塞米松治疗及加用硼替佐米两组对AL患者（87例/组）的疗效，发现硼替佐米未能明显改善AL患者预后[55]。

在两项总计有1 068名AL淀粉样变性患者参加的研究中，有肾脏疾病的患者的中位生存期为2 ~ 3年。在有肾脏疾病的患者中超过40%的患者最终需要透析治疗，而在肾功能有可能恢复（定义为基线肌酐清除率大于20ml/min或基线肌酐水平小于5mg/dl）的患者中有四分之一发展为ESRD，所需中位时间为12个月[56,57]。Mayo Clinic对171例AL进行了HDT/ASCT治疗，其中9%患者SCr>177μmol/L，56%患者24小时尿蛋白>3g，血浆白蛋白平均28g/L，平均年龄55岁，治疗反应率68%，至少是传统化疗2倍，平均生存时间超过6年[58]。HDT/ASCT治疗后急性肾损伤（AKI）的发生率20%，其中约1/4者需要透析，治疗前肾功能受累、大量蛋白尿、心脏累及、移植中接受大剂量美法仑（200mg/m^2）的患者易发生ARF，SCr>3mg/dl的患者HDT/ASCT前可能即需先行透析治疗[59,60]。在一项针对65名AL淀粉样变性患者的研究中，患者接受了大剂量美法仑联合自体干细胞移植治疗。在此项研究中，21名患者获得了全面血液学应答，其中15名患者（71%）出现了肾脏应答。不过治疗过程中出现了肾脏毒性，表现为15名患者的血清肌酐水平出现快速倍增；仅在三名患者中出现持续性肾功能好转[61]。

另一种沙利度胺衍生物，为TNF-α抑制剂，用于治疗进展期AL，部分患者症状可得以改善，尤其“巨舌”症状。但目前仅进入Ⅰ/Ⅱ期临床试验。

同时，在治疗中应注意低分子肝素的使用，并慎用利尿剂、造影剂，两者易诱发急性肾衰竭、加重高凝促使肾静脉血栓形成。

（二）AA淀粉样变的治疗

在AA淀粉样变性患者中，治疗目的是尽可能完全抑制潜在的炎症性疾病，治疗方法的选择取决于潜在疾病，并且应对SAA浓度进行频繁检测以指导治疗，如果无法进行SAA检测的话，可检测C-反应蛋白的浓度[62]。秋水仙碱是一种微管解聚剂，能通过抑制微管蛋白组装达到抑制细胞增殖、分化、运动等作用，可抑制AA蛋白的合成和分泌，对继发性淀粉样变有较好效果。秋水仙碱还可有效预防和治疗家族性地中海热合并淀粉样变的发生和进展，患儿一经确诊，需终身服用该药治疗。青霉胺可治疗类风湿关节炎引起的淀粉样变，但其本身有肾脏损害，如引起膜性肾病。大多数AA淀粉样变性并发炎症性关节炎的患者都可通过多种现有的生物制剂进行有效治疗，例如细胞因子抑制剂和抗CD20抗体。在历史上，烷基化药物如苯丁酸氮芥或环磷酰胺已被证实可有效治疗许多AA淀粉样变性患者，而目前这些靶向性较小的药物可能仍有一定治疗作用[63]。

（三）透析相关性淀粉样变性

透析相关性淀粉样变性唯一有效的治疗方法是成功的肾移植手术。移植后血清β_2微球蛋白水平可快速下降，而且通常伴有症状快速改善[64]，这可能是抗排异治疗、新淀粉样蛋白形成停止和/或去除了其他与透析治疗相关的未知影响因素的结果。与接受常规透析治疗的患者相比，接受高通量血液透析滤过的患者体内的β_2微球蛋白的清除量更大；从长远来看，接受高通量血液透析滤过的患者可能更不容易发生透析相关性淀粉样变性[65]。腕管综合征早期用局部糖皮质激素注射一定疗效，但晚期病例需外科手术松解正中神经压迫。

（四）遗传性淀粉样变

在AFib淀粉样变性患者中，淀粉样蛋白重新积聚会导致移植肾失功，而这一过程所需平均时间约为7年。由于纤维蛋白原只在肝脏中合成，联合肝肾移植可为患者提供"外科基因治疗"的可能，并可完全防止淀粉样变性的复发，但这种联合移植手术有着巨大的移植手术相关性死亡风险[66]。因为淀粉样蛋白在心脏和神经中逐渐积聚，ATTR蛋白相关的淀粉样变，多见心脏、神经系统损害，肾脏受累者临床表现较轻。原位肝移植可使循环中的异常致淀粉样变蛋白消失，临床症状改善[67,68]，肾损者移植后蛋白尿多无明显变化，但SCr水平可较长时间保持稳定[69]。

（五）ALECT2淀粉样变性

ALECT2淀粉样变性的自然病史非常缓慢，而且在确诊后多年内，患者的肾功能都可能保持正常。除了常规的肾脏保护措施如控制血压以外，对于ALECT2淀粉样变性没有针对性治疗方法[70]。

（六）ESRD的淀粉样变治疗

进入终末期肾衰竭（ESRD）的AL淀粉样变性患者可通过长期透析治疗，使其预后逐渐得到改善，但与年龄匹配且有其他疾病的非糖尿病患者相比，AL淀粉样变性患者的存活时间较短。淀粉样变相关的维持性透析患者中位生存时间约8.5个月，腹透和血透在生存时间上无显著差异，很多患者死于肾外疾病的进展，尤其是心脏淀粉样变、营养不良等。HD治疗者常会出现持续性低血压、消化道出血、慢性腹泻、难以建立和维持血管通路等棘手问题，因此CAPD可能有一定优势，但可能加重蛋白质丢失和营养不良。进入ESRD的维持性透析AL患者是否应接受积极的化疗尚有争议。

（七）新型治疗方法及展望

对淀粉样蛋白形成及组织损伤相关分子机制的深入了解使人们发现了多个新型治疗靶点，而一些新型治疗方法已经在开发之中。其中一种方法就是使用小干扰RNAs[71]或反义寡核苷酸来抑制淀粉样前体蛋白的生成[72,73]。

另一种全新的治疗方法是通过阻止错误折叠蛋白与基质成分结合，从而抑制淀粉样纤维的形成。这些基质成分，例如葡糖氨基葡聚糖，会促进蛋白的自动积聚。葡糖氨基葡聚糖类似物eprodisate能抑制葡糖氨基葡聚糖与AA纤维蛋白结合，目前正在Ⅲ期临床试验评估[74]。

AL淀粉样纤维抗体（NEOD001）为Mab2A4发展而来的新型药物，目前处于Ⅰ期临床试验阶段，实验结果提示该药可改善患者心功能，并可显著改善患者肾功能或使患者肾功能保持稳定。

淀粉样P物质（SAP）是一个引人注目的治疗靶点，它与所有类型的淀粉样纤维都可结合并能阻止它们发生蛋白酶裂解。除去SAP可增强淀粉样蛋白的清除或减缓体内淀粉样蛋白的形成，该动物模型已建立，相关临床研究正在进行中[75]。目前小分子药物CPHPC已进入Ⅰ期临床试验。据报道，该药可有效清除血中游离SAP，结合抗SAP抗体的使用，受试患者淀粉样物质沉淀明显好转[76]。另外，一些小分子药物也正在淀粉样变性患者中进行研究，这些小分子药物，例如碘多柔比星和多西环素，可干扰淀粉样纤维结构，阻止淀粉样蛋白的积聚或促进清除[77,78]。在不远的未来，可能会联合多种方法对淀粉样疾病进行治疗，以减少蛋白前体生成、阻止纤维积聚并促进已有的淀粉样沉积清除。

七、预后

肾脏淀粉样变性病目前治疗效果欠佳，预后不良，AL型淀粉样变性病患者平均存活时间少于2年，而在B型脑钠酸前肽（NT-Pro BNP）>4 200ng/L者，中位生存期仅5.8个月[79]。心脏受累所致心力衰竭、心律失常、猝死是AL型淀粉样变性病患者的主要死亡原因。肾衰竭会严重影响患者生活，限制化疗方案的选择[80]。目前原发性淀粉样变分期主要以心脏受累及血液学改变为主，未将肾功能不全纳入，血液科多以血肌酐评估患者的肾功能，对准确估计患者预后造成一定偏差，应更注重使用估计肾小球滤过率（eGFR）对患者的肾功能进行综合评估。Palladini等报道蛋白尿大于5g/24h，eGFR<50ml/min可作为患者进展到ESRD的预测指标，而治疗6个月后eGFR下降≥25%可早期预测肾脏预后不良。除了血液学及心脏指标外，eGFR和蛋白尿的早期变化可用来评估治疗效果[81]。

继发性AA型淀粉样变性病患者存活时间一般长于AL型，血肌酐升高和血浆白蛋白下降是预后不良的重要指标，其主要死亡原因是肾衰竭及其透析相关并发症，而不是心脏并发症[36]。ALECT2相关性淀粉样变性通常病程进展缓慢，预后相对较好。遗传性淀粉样变则根据淀粉样物质的不同及脏器受累程度，存在不同的预后。

肾脏替代治疗可延长部分肾淀粉样变性病患者的生存时间。

大剂量美法仑联合自体干细胞移植对AL型肾淀粉样变性病疗效较其他化疗有明显改观，但对选择的患者要求较严格。目前已有多种新型治疗方法正在进入临床试验阶段，如siRNA或反义寡核苷酸来抑制淀粉样前体蛋白的合成、阻止体内淀粉样蛋白积聚的小分子药物、小分子药物CPHPC等药物正在研究之中，这些全新的治疗策略或许在不久的将来给淀粉样变性病患者带来新的希望。

（陈　楠）

参考文献

1. KYLE RA, LINOS A, BEARD CM, et al. Incidence and natural history of primary systemic amyloidosis in Olmstead County Minnesota. Blood, 1992, 79(7): 1817-1822.
2. Guidelines Working Group of UK Myeloma, et al. Guidelines on the diagnosis and management of AL amyloidosis. Br J Haematol, 2004, 125(6): 681-700.
3. 任丽，刘红，许迅辉，等．肾淀粉样变的诊断与病理分型分析．中华肾脏病杂志，2011, 27(10):730-734.
4. 姚英，章友康，王素霞．AL 型肾淀粉样变的临床病理特点和治疗进展．中华临床医师杂志，2012, 6(15): 4180-4181.
5. WILCOX HR, BRADY CS. Therapy in Nephrology and Hypertension. 2nd ed. Philadelphia: Saunders, 2003: 253-260.
6. GERTZ MA, LACY MQ, DISPENZIER A. Immunoglobulin light chain amyloidosis and the kidney. Kidney Int, 2002, 61(1): 1-9.
7. KYLE RA, GERTZ MA. Primary systemic amyloidosis: clinical and laboratory features in 474 cases. Semin Hematol, 1995, 32(1): 45-59.
8. KUNIS CL, TENG SN. Treatment of glomerulonephritis in the elderly. Semin Nephrol, 2000, 20(3): 256-264.
9. 陈惠萍．肾淀粉样变性病理诊断的体会．肾脏病与透析肾移植杂志，2001, 4(5):433-435.
10. HAO SHI, WEN ZHANG, XIAOXIA PAN, et al. Evalution of renal involvement in 268 patients with monoclonal gammopathies. J Am Soc Nephro, 2007, 18, abstracts issue: 783.
11. GILLMORE JD, BOOTH DR, MADHOO S, et al. Hereditary renal amyloidosis associated with variant lysozyme in a large English family. Nephrol Dial Transplant, 1999, 14(11): 2639-2644.
12. GOLDMAN L, AUSIELLO D. Cecil Textbook of Medicine. 23nd ed. Philadelphia: WB Saunders, 2007: 2083-2087.
13. PICKEN MM. New insights into systemic amyloidosis: the importance of diagnosis of specific type. Curr Opin Nephrol Hypertens, 2007, 16(3): 196-203.
14. SEKIJIMA Y, KELLY JW, IKEDA S. Pathogenesis of and therapeutic strategies to ameliorate the transthyretin amyloidoses. Curr PharmDes, 2008, 14(30): 3219-3230.
15. VALLEIX S, DRUNAT S, PHILIT JB, et al. Hereditary renal amyloidosis caused by a new variant lysozyme WG4R in a French family. Kidney Int, 2002, 61(3): 907-912.
16. LACHMANN HJ, BOOTH DR, BOOTH SE, et al. Misdiagnosis or hereditary amyloidosis as primary AL amyloidosis. N Engl J Med, 2002, 346(23): 1786-1791.
17. 陆怡敏，陈楠．家族性肾脏淀粉样变性的诊治进展．中国中西医结合肾病杂志，2007, 8(12):734-736.

18. BENSON MD, JAMES S, SCOTT K, et al. Leukocyte chemotactic factor 2: a novel renal amyloid protein. Kidney Int, 2008, 74(2): 218-222.
19. LARSEN CP, WALKER PD, WEISS DT, et al. Prevalence and morphology of leukocyte chemotactic factor 2-associated amyloid in renal biopsies. Kidney Int, 2010, 77(9): 816-819.
20. SAID SM, SETHI S, VALERI AM, et al. Renal amyloidosis: origin and clinicpathologic correlations of 474 recent cases. Clin J Am Soc Nephrol, 2013, 8(9): 1515-1523.
21. LARSEN CP, KOSSMANN RJ, BEGGS ML, et al. Clinical, morphologic, and genetic features of renal leukocyte chemotactic factor 2 amyloidosis. Kidney Int, 2014, 86(2): 378-382.
22. NERELIUS C, FITZEN M, JOHANSSON J. Amino acid sequence determinants and molecular chaperones in amyloid fibril formation. Biochem Biophys Res commun, 2010, 396(1): 2-6.
23. PICKEN MM. Amyloidosis-where are we now and where are we heading. Arch Pathol Lab Med, 2010, 134(4): 545-551.
24. NISHI S, ALCHI B, IMAI N, et al. New advances in renal amyloidosis. Clin Exp Nephrol, 2008, 12(2): 93-101.
25. STEFANI M. Protein misfolding and aggregation: new examples in medicine and biology of the dark side of the protein world. Biochim Biophys Acta, 2004, 1739(1): 5-25.
26. CUNNANE G. Amyloid proteins in the pathogenesis of AA amyloidosis. Lancet, 2001, 358(9275): 4-5.
27. LACHMANN HJ, GOODMAN HJ, GILBERTSON JA, et al. Natural history and outcome in systemic AA amyloidosis. N Engl J Med, 2007, 356(23): 2361-2371.
28. BRUNT EM, TINIAKOS DG. Metabolic storage diseases: amyloidosis. Clin Liver Di, 2004, 8(4): 915-930.
29. PERFRTTI V, PALLADINI G, MERLINI G, et al. Immune mechanisms of AL amyloidosis. Drug Discov Today Dis Mech, 2004, 1(3): 356-373.
30. NOVAK L, COOK WJ, HERRERA GA, et al. AL-amyloidosis is underdiagnosed in renal biopsies. Nephrol Dial Transplant, 2004, 19(12): 3050-3053.
31. PICKEN MM. Immunoglobulin light and heavy chain amyloidosis AL/AH: renal pathology and differential diagnosis. Contrib Nephrol, 2007, 153: 135-155.
32. HOSHII Y, MAKIKO K, DAN C, et al, Immunohistochemical study of immunoglobulin light chain amyloidosis with antibodies to the immunoglobulin light chain variable region. Pathol Int, 2006, 56(6): 324-330.
33. VON HUTTEN H, MIHATSCH M, LOBECK H, et al. Prevalence and origin of amyloid in kidney biopsies. Am J Surg Pathol, 2009, 33(8): 1198-1205.
34. BERGESIO F, CICIANI AM, SANTOSTEFANO M, et al. Renal involvement in systemic amyloidosis—an Italian retrospectivestudy on epidemiological and clinical data at diagnosis. Nephrol Dial Transplant, 2007, 22(6): 1608-1618.
35. 刘平．肾淀粉样变 // 王海燕．肾脏病学．北京：人民卫生出版社，1996：934-945.
36. RONCO P, AUCOUTURIER P, MOULIN B. Renal Amyloidosis and Glomerular Disease with Monoclonal Immunoglobulin Deposition//JONNSON RJ, FREEHALLY J. Comprehensive Clinical Nephrology. 2nd ed. Edinburgh: Mosby, 2003: 387-441.
37. GILLMORE J, LOVAT L, PEARSEY M, et al. Amyloid load and clinical outcome in AA amyloidosis in relation to circulating concentrations of serum amyloid A protein. Lancet, 2001, 358(9275): 24-29.
38. HAWKINS PN. Hereditary systemic amyloidosis with renal involvement. J Nephrol, 2003, 16(3): 443-448.
39. KYLE RA, WAGONER RD, HOLLEY KE. Primary systemic amyloidosis, resolution of the nephrotic syndrome with melphalan and prednisone. Arch Intern Med, 1982, 142(8): 1445-1447.
40. GERTZ MA, KYLE RA, GREIPP PR. Response rates and survival in primary systemic amyloidosis. Blood, 1991, 77(2): 257.
41. GERTZ MA, LACY MQ, LUST JA, et al. Prospective randomized trial of melphalan and prednisone versus vincristine, carmustine, melphalan, cyclophosphamide, and prednisone in the treatment of primary systemic amyloidosis. J Clin Oncol, 1999, 17(1): 262-267.

42. SKINNER M, ANDERSON J, SIMMS R, et al. Treatment of 100 patients with primary amyloidosis: a randomized trial of melphalan, prednisone, and colchicine versus colchicine only. Am J Med, 1996, 100(3): 290-298.
43. PALLADINI G, PERFETTI V, OBICI L, et al. Association of melphalan and high-dose dexamethasone is effective and well tolerated in patients with AL (primary) amyloidosis who are ineligible for stem cell transplantation. Blood, 2004, 103(8): 2936-2938.
44. GERTZ MA. Immunoglobulin light chain amyloidosis: 2013 update on diagnosis, prognosis, and treatment. Am J Hematol, 2013, 88(5): 416-425.
45. SKINNER M, SANCHORAWALA V, SELDIN DC, et al. High-dose melphalan and autologous stem-cell transplantation in patients with AL amyloidosis: an 8-year study. Ann Intern Med, 2004, 140(2): 85-93.
46. GERTZ MA, LACY MQ, DISPENZIERI A, et al. Effect of hematologic response on outcome of patients undergoing transplantation for primary amyloidosis: importance of achieving a complete response. Haematologica, 2007, 92: 1415-1418.
47. GERTZ MA, LACY MQ, DISPENZIERI A. Myeloablative chemotherapy with stem cell rescue for the treatment of primary systemic amyloidosis: a status report. Bone Marrow Transplant, 2000, 25(5): 465-470.
48. SANCHORAWALA V, WRIGHT DG, SELDIN DC, et al. An overview of the use of high-dose melphalan with autologous stem cell transplantation for the treatment of AL amyloidosis. Bone Marrow Transplant, 2001, 28(7): 637-642.
49. HUANG X, WANG Q, CHEN W, et al. Induction therapy with bortezomib and dexamethasone followed by autologous stem cell transplantation versus autologous stem cell transplantation alone in the treatment of renal AL amyloidosis: a randomized controlled trial. BMC Med, 2014, 12: 2.
50. WECHALEKAR AD, LACHMANN HJ, OFFER M, et al. Efficacy of bortezomib in systemic AL amyloidosis with relapsed/refractory clonal disease. Haematologica, 2008, 93(2): 295-298.
51. KASTRITIS E, WECHALEKAR AD, DIMOPOULOS MA, et al. Bortezomib with or without dexamethasone in primary systemic (light chain) amyloidosis. J Clin Oncol, 2010, 28(6): 1031-1037.
52. KASTRITIS E, ANAGNOSTOPOULOS A, ROUSSOU M, et al. Treatment of light chain (AL) amyloidosis with the combination of bortezomib and dexamethasone. Haematologica, 2007, 92(10): 1351-1358.
53. REECE DE, HEGENBART U, SANCHORAWALA V, et al. Efficacy and safety of once-weekly and twice-weekly bortezomib in patients with relapsed systemicAL amyloidosis: results of a phase 1/2 study. Blood, 2011(118): 865-873.
54. HUANG B, LI J, XU X, et al. Successful treatment of renal light chain (AL) amyloidosis with bortezomib and dexamethasone (VD). Pathol Biol (Paris), 2015, 63(1): 17-20.
55. PALLADINI G, MILANI P, FOLI A, et al. Melphalan and dexamethasone with or without bortezomib in newly diagnosed AL amyloidosis: a matched case-control study on 174 patients. Leukemia, 2014, 28(12): 2311-2316.
56. PINNEY JH, LACHMANN HJ, BANSI L, et al. Outcome in renal AL amyloidosis following chemotherapy. J Clin Oncol, 2011, 29(6): 674-681.
57. GERTZ MA, LEUNG N, LACY MQ, et al. Clinical outcome of immunoglobulin light chain amyloidosis affecting the kidney. Nephrol Dial Transplant, 2009, 24(10): 3132-3137.
58. GERTZ MA, LEUNG N, LACY MQ, et al. Myeloablative chemotherapy and stem cell transplantation in myeloma or primary amyloidosis with renal involvement. Kidney Int, 2005, 68(4): 1464-1471.
59. FADIA A, CASSERLY LF, SANCHORAWALA V, et al. Incidence and outcome of acute renal failure complicating autologous stem cell transplantation for AL amyloidosis. Kidney Int, 2003, 63(5): 1868-1873.
60. LEUNG N, SLEZAK JM, BERGSTRALH EJ, et al. Acute renal insufficiency after high-dose melphalan in patients with primary systemic amyloidosis during stem cell transplantation. Am J Kidney Dis, 2005, 45(1): 102-111.
61. DEMBER LM, SANCHORAWALA V, SELDIN DC, et al. Effect of dose-intensive intravenous melphalan and autologous blood stem-cell transplantation on AL amyloidosis-associated renal disease. Ann Intern Med, 2001, 134: 746-753.

62. GILLMORE JD, LOVAT LB, PERSEY MR, et al. Amyloid load and clinical outcome in AA amyloidosis in relation to circulating concentration of serum amyloid A protein. Lancet, 2001, 358(9275): 24-29.
63. BERGLUND K, THYSELL H, KELLER C. Results, principles and pitfalls in the management of renal AA-amyloidosis; a 10-21 year followup of 16 patients with rheumatic disease treated with alkylating cytostatics. J Rheumatol, 1993, 20(12): 2051-2057.
64. TAN SY, IRISH A, WINEARLS CG, et al. Long term effect of renal transplantation on dialysis-related amyloid deposits and symptomatology. Kidney Int, 1996, 50(1): 282-289.
65. TRAUT M, HAUFE CC, EISMANN U, et al. Increased binding of β2-microglobulin to blood cells in dialysis patients treated with high-flux dialyzers compared with low-flux membranes contributed to reduced β2-microglobulin concentrations. Results of a cross-over study. Blood Purif, 2007, 25(5-6): 432-440.
66. GILLMORE JD, LACHMANN HJ, ROWCZENIO D, et al. Diagnosis, pathogenesis, treatment, and prognosis of hereditary fibrinogen A α-chain amyloidosis. J Am Soc Nephrol, 2009, 20(2): 444-451.
67. ERICZON BG, LARSSON M, HERLENIUS G, et al. Report from the Familial Amyloidotic Polyneuropathy World Transplant Registry (FAPWTR) and the Domino Liver Transplant Registry (DLTR). Amyloid, 2003, 10: 67-76.
68. OLOFSSON BO, BACKMAN C, KARP K, et al. Progression of cardiomyopathy after liver transplantation in patients with familial amyloidotic polyneuropathy, Portuguese type. Transplantation, 2002, 73(5): 745-751.
69. SNANOUDJ R, DURRBACH A, GAUTHIER E, et al. Changes in renal function in patients with familial amyloid polyneuropathy treated with orthotopic liver transplantation. Nephrol Dial Transplant, 2004, 19(7): 1779-1785.
70. GILLMORE JD, HAWKINS PN. Pathophysiology and treatment of systemic amyloidosis. Nat Rev Nephrol, 2013, 9(10): 574-586.
71. PHIPPS JE, KESTLER DP, FOSTER JS, et al. Inhibition of pathologic immunoglobulin-free light chain production by small interfering RNA molecules. Exp Hematol, 2010, 38(11): 1006-1013.
72. BENSON MD, KLUVE-BECKERMAN B, ZELDENRUST SR, et al. Targeted suppression of an amyloidogenic transthyretin with antisense oligonucleotides. Muscle Nerve, 2006, 33(5): 609-618.
73. KLUVE-BECKERMAN B, HARDWICK J, DU L, et al. Antisense oligonucleotide suppression of serum amyloid A reduces amyloid deposition in mice with AA amyloidosis. Amyloid, 2011, 18(3): 136-146.
74. DEMBER LM, HAWKINS PN, HAZENBERG BP, et al. Eprodisate for the treatment of renal disease in AA amyloidosis. N Engl J Med, 2007, 356(23): 2349-2360.
75. GILLMORE JD, TENNENT GA, HUTCHINSON WL, et al. Sustained pharmacological depletion of serum amyloid P component in patients with systemic amyloidosis. Br J Haematol, 2010, 148(5): 760-767.
76. RICHARDS DB, COOKSON LM, BERGES AC, et al. Therapeutic Clearance of Amyloid by Antibodies to Serum Amyloid P Component. N Engl J Med, 2015, 373(12): 1106-1114.
77. MERLINI G, ASCARI E, AMBOLDI N, et al. Interaction of the anthracycline 4-iodo-4-deoxydoxorubicin with amyloid fibrils: inhibition of amyloidogenesis. Proc Natl Acad Sci U S A, 1995, 92(7): 2959-2963.
78. CARDOSO I, SARAIVA MJ. Doxycycline disrupts transthyretin amyloid: evidence from studies in a FAP transgenic mice model. FASEB J, 2006, 20(2): 234-239.
79. KUMAR S, DISPENZIERI A, LACY MQ, et al. Revised prognostic staging system for light chain amyloidosis incorporating cardiac biomarkers and serum free light chain measurements. J Clin Oncol, 2012, 30(9): 989-995.
80. MERLINI G, SELDIN DC, GERTZ MA. Amyloidosis: pathogenesis and new therapeutic options. J Clin Oncol, 2011, 29(14): 1924-1933.
81. PALLADINI G, HEGENBART U, MILANI P, et al. A staging system for renal outcome and early markers of renal response to chemotherapy in AL amyloidosis. Blood, 2014, 124(15): 2325-2332.

第三章 多发性骨髓瘤肾脏损害

多发性骨髓瘤（multiple myeloma，MM）是浆细胞系异常增生的恶性疾病。主要浸润骨髓和软组织，它能产生异常的单克隆免疫球蛋白，引起骨骼破坏、贫血、肾损害和免疫功能异常。MM占所有肿瘤的1%，全球每年新发病约12 000例[1]，诊断时中位年龄70岁。发病率与人种相关，黑种人发病率最高（12.7/100 000），亚洲人群较低。中国人MM发病率为0.6/100 000，排在白血病、非霍奇金淋巴瘤之后位居血液系统肿瘤第3位。

该病肾脏受累常见。骨髓瘤肾病（myeloma kidney disease）是MM最常见和严重的并发症，又被称为管型肾病（cast nephropathy，CN）。由于大量轻链从肾脏排泄，加之高血钙、高尿酸、高黏滞综合征等因素，MM所致肾功能不全的发生率在15% ~ 40%，其范围变动较大，主要源于不同研究采纳的肾功能不全定义不统一。约30% ~ 40%的MM患者就诊时血肌酐（SCr）水平即高于正常范围。Knudsend等[2]调查了1 353例初发MM病例，以CCr评估肾功能，51%肾功能正常，轻度肾功能损害占25%，中度15%，重度9%。男性占47%，女性占53%，平均年龄68岁。美国肾脏病数据系统（USRDS）2011年报告，ESRD患者中MM发病率为1.0%，同期患病率0.3%[3]。欧洲肾脏学会及欧洲透析移植协会（ERA/EDTA）数据系统报告，1986—2005年开始接受肾脏替代治疗的ESRD患者中MM占1.54%；MM所致ESRD而接受肾脏替代治疗的人数由1986—1990年的0.7pmp（百万人口）增加到2001—2005年的2.52pmp[4]。

一、发病机制

MM发生可能与职业、辐射接触、慢性抗原刺激、遗传因素、病毒感染等危险因素相关，MM的分子遗传学的研究开始于20世纪60年代，常规细胞遗传学发现约50%MM有核型异常，主要是超二倍体，而荧光原位杂交法显示至少90%患者染色体异常，包括14q32易位、17p和22q缺失及13号染色体的单体性和缺失、易位，其中有些发生频率高且直接与预后相关，尤其13号染色体异常。

MM肾脏损害常见，主要机制包括：

（一）游离轻链蛋白的肾脏损害

多发性骨髓瘤（MM）中异常免疫球蛋白或其片段的重链（HC）和轻链（LC）的产生比例发生了改变，所产生的过多游离LC即本周蛋白（BJP）在引起肾损害方面非常重要。LC分子量为22.5kD，有210 ~ 220个氨基酸残基，κ链有4个亚型（κⅠ、κⅡ、κⅢ、κⅣ），常以单体形式出现，也有部分为非共价结合形成的二聚体，λ链则有6个亚型，以二聚体形式为主。正常人尿液LC为多克隆，浓度为0.0 025g/L，在MM患者尿液单克隆LC含量明显增高（0.02 ~ 11.8g/L）。尿中λ型LC肾损害发生率高于κ型，并非所有尿中排泌BJP的患者均发展至肾损害，部分患者于病程中排泌大量BJP而无肾脏受累[3]。这些表明BJP毒性作用与其理化特性有关。

1. LC对近曲小管细胞的直接毒性　LC对近曲小管细胞有直接毒性。Matsuura证明MM伴发范可尼综合征（Fanconi syndrome）患者，轻链蛋白分子可变区的30位点表现为异常的疏水或非极性残基，该序列异常使得它们的可变区能耐受组织蛋白酶的蛋白分解作用，LC在近端小管细胞摄粒部位的积聚引起近曲小管功能的受损[5]。动物试验中，向Sprague-Dawley鼠体内注射人BJP，发现κLC进入细胞核内且激活溶酶体，细胞出现脱屑和裂解，胞质明显出现空泡，微绒毛缘呈局灶性丢失。Matsuura等将猪近曲小管细胞与MM患者BJP培养，发现BJP有细胞毒素作用及RNA酶活性，可侵入细胞及细胞核而不被降解，进入胞核的BJP诱导DNA裂解和细胞死亡[6]。BJP还可抑制鼠近曲小管细胞Na^+-K^+ATP酶的活性和钠依赖性磷及糖的转运，明显抑制胸苷酸的合成，致核固缩甚至细胞裂解，有丝分裂消失；细胞肌动蛋白骨架裂解。Paul等检测MM患者中LC相关肾损病例的肾标本，所有标本证实有不同程度的近曲小管损害，表现为细胞空泡形成、脱屑、腔刷状缘的缺失、凝固性坏死，以及细胞摄粒作用和溶酶体系统活性增强，偶可见到溶酶体内晶体结构形成。

2. 管型阻塞学说与管型肾病　MM肾损害以管型肾病（cast nephropathy，CN）最常见。正常人肾小球滤过的少量LC超过90%被近曲小管重吸收，MM患者肾小球滤过的LC超过近端小管最大重吸收能力，到达远端肾小管的LC，在酸性小管液中与Tamm-Horsfall蛋白（THP）形成管型，其成分还包括纤维蛋白原、白蛋白，围绕以炎性细胞及多核巨细胞，阻塞远端小管，此即CN。THP是一种高度糖基化的酸性蛋白，是正常尿蛋白的主要成分，由616个氨基酸组成，分子量80kD，由肾小管髓袢升支粗段细胞合成，与细胞腔膜面结合并突向肾小管管腔。THP上糖基有助于同型THP的凝集，去糖基的THP可与BJP结合。BJP以不同的亲和力与THP主链上的特殊位点共价结合，分析表明此片段位于THP的第6～287氨基酸残基[7,8]。THP单抗可有效地竞争性抑制BJP与THP结合。

影响管型形成的因素除了上述BJP的浓度与类型，THP的浓度与糖含量外，远端小管的内环境也是重要因素。细胞外液减少可加速BJP形成管型，其原因可能是肾小管液流速的减慢，延长了BJP在远端小管的停留时间，并无法冲走肾小管中的蛋白质复合物所致。在体外，当NaCl浓度超过80mmol/L时，可促进BJP与THP的结合；增加钙浓度有相同效果，上述因素还可通过促进THP自身聚集形成巢核，使BJP易与之结合而形成管型。酸性环境增加BJP与THP的起始连接率，同时伴有连接蛋白的聚集增加[9]。钙与呋塞米增加连接蛋白的聚集率但不影响两者的连接，秋水仙碱减少聚集率但不改变连接。因此，环境因素调节BJP与THP的相互作用，在MM管型形成中起了重要作用。另外有研究认为LC等电点高时，管型易形成，但有争议。

MM中游离轻链所致肾损害机制简示如图18-3-0-1。

3. 轻链蛋白沉积肾组织　导致轻链型淀粉样变（AL）的致病蛋白主要是λ轻链，这些轻链蛋

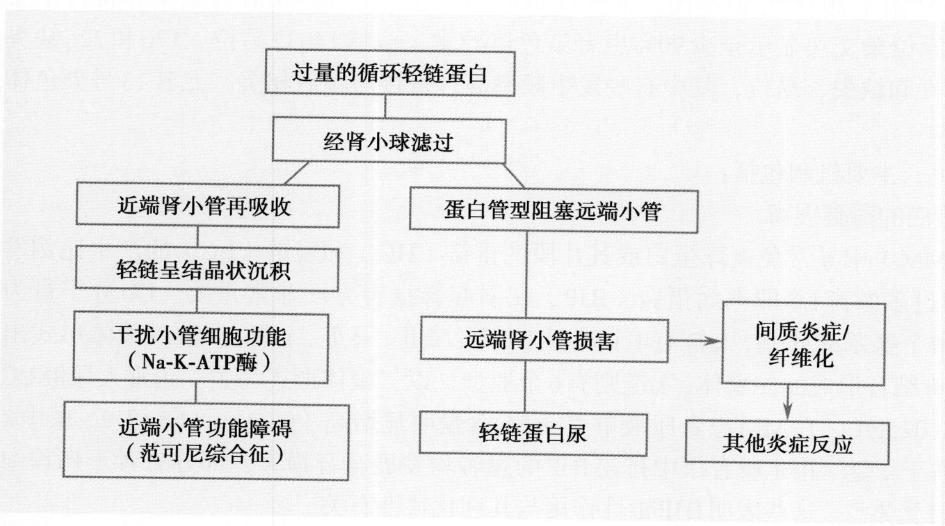

图18-3-0-1　MM患者游离轻链致肾损害机制

白或其片段被单核巨噬细胞吞噬，在胞内加工形成β片层结构蛋白，分泌至胞外，在温度、pH、金属离子、蛋白水解及氧化等因素作用下，形成寡聚体原纤维，并进一步在血清淀粉样物质P及糖胺聚糖参与下，聚集成淀粉样纤维，沉积肾组织导致肾淀粉样变。导致轻链沉淀病（LCDD）的致病轻链蛋白主要是κ轻链（80%κ型，20%λ型），LCDD的发病机制与淀粉样变病相似，但是变性的轻链蛋白不形成β片层结构，Jean-Louis等研究了MM合并LCDD者LC氨基酸序列，恒定区（C）基本正常，可变区（V）有8个突变，CDR1区、CDR3区、FR3区分别有4个、2个、2个替代；Decourt等证明由于体细胞突变引起的特定氨基酸替换，促进LC的单、双聚体间疏水作用，加剧不稳定性而促进LC沉积肾脏[5]。

（二）其他致病因素

1. 高钙血症肾损害　MM分泌大量破骨细胞活化因子导致骨质吸收、溶骨破坏引起高钙血症，急性高钙血症可以导致GFR下降，这可能与高钙导致肾小球入球小动脉收缩后肾小球滤过压下降、及多尿导致血容量减少有关；慢性高钙血症可以引起严重的肾小管损伤，肾小管间质钙盐沉积，病变以髓袢升支和髓质集合管最明显。

2. 高尿酸血症肾损害　MM患者核酸分解代谢增强，产生大量嘌呤代谢产物尿酸，引起高尿酸血症；化疗后高尿酸血症更明显，可导致尿酸沉积肾小管间质，诱发急性高尿酸性肾病。

3. 高黏滞血症　MM患者血清中过量的M蛋白，可诱发血液中红细胞聚集，形成缗钱状，增高血液黏稠度，并由此引起肾脏小动脉及肾小球血管堵塞，损害肾脏。

4. 骨髓瘤细胞髓外浸润　当大量骨髓瘤细胞浸润肾脏时，也可引起或加重肾损害。

5. 其他　脱水，应用对比剂造影，服用非甾体抗炎药、血管紧张素转换酶抑制剂（ACEI）或血管紧张素AT1受体阻滞剂（ARB），皆可能加重MM肾损害，甚至诱发AKI。

二、临床表现

MM主要由于骨髓瘤细胞增生破坏骨骼、浸润髓外组织及产生大量异常M蛋白所引起的一系列后果。临床表现多种多样。

肾外改变主要包括：

1. 浸润性表现

（1）造血系统：常见中重度贫血，血小板减少多见，白细胞一般正常。

（2）骨痛：早期和主要症状占75%，好发于颅骨、肋骨、腰椎骨、骨盆、股骨，腰骶痛最常见，骨质破坏处易发生病理性骨折。

（3）髓外浸润：70%有骨骼外器官浸润，以肝、脾、淋巴结、肾脏常见。

（4）神经系统病变：肿瘤或椎体滑脱而脊髓压迫引起截瘫，如侵入脑膜及脑，可引起精神症状、颅内压增高、局灶性神经体征，周围性神经病变主要表现为进行性对称性四肢远端感觉运动障碍。

2. 异常M蛋白相关症状

（1）感染发热：正常免疫球蛋白形成减少，发生感染概率较正常人高15倍。

（2）出血倾向：M蛋白使血小板功能障碍或抑制Ⅷ因子活性，或AL时X因子缺乏，常见皮肤紫癜，内脏和颅内出血见于晚期患者。

（3）高黏滞综合征：发生率4% ~ 9%，IgA、IgG型MM多见。一般IgA>40g/L、IgG>50g/L、IgM>70g/L时常出现症状，表现为头晕、乏力、恶心、视物模糊、手足麻木、心绞痛、皮肤紫癜等，严重者呼吸困难、充血性心力衰竭、偏瘫、昏迷，也可见视网膜病变。少数患者M蛋白有冷球蛋白成分，可出现雷诺现象。

（4）轻链型淀粉样变：10%MM发生AL，IgD型伴发AL最多，为20%，轻链型、IgA、IgG型发生AL概率为13%、2%、5%。可见巨舌、腮腺及肝脾大、肾病综合征、充血性心性衰竭等表现。

MM肾脏损害常见，有时为该病的首发表现，但人们常对其认识不足，易误诊和漏诊。该病的肾脏表现参见表18-3-0-1。

表 18-3-0-1 MM 患者临床表现和不同类型肾损伤的关联

临床表现	肾脏损伤类型
急性肾损伤（AKI）	骨髓瘤管型肾病
	急性肾小管坏死
	肾实质肿瘤细胞直接浸润
	急性小管间质性肾病
蛋白尿 / 肾病综合征	单克隆免疫球蛋白沉淀病（MIDD）
	肾轻链型淀粉样变
	较少见的肾小球损害
慢性肾脏病（CKD）	肾轻链型淀粉样变
	骨髓瘤管型肾病
	单克隆免疫球蛋白沉淀病
	范可尼综合征（近端小管损伤）

3. 蛋白尿　发生率 60% ~ 90% 不等，很少伴有血尿、水肿、高血压，临床常易误诊为慢性肾小球肾炎，尿蛋白定量多 <1g/24h，尿蛋白电泳示低分子小管性蛋白尿，本周蛋白可阳性。少数患者尿蛋白 >1.5g/24h，为中分子和高分子蛋白尿，提示肾小球病变。目前“尿常规”常用干化学法定性或半定量检测尿蛋白，该法主要检测尿白蛋白为主，球蛋白测定的敏感性仅为白蛋白的 1/100 ~ 1/50，故部分患者尿常规蛋白阴性或少量，但 24 小时尿蛋白定量可≥ 1g。肾病综合征（NS）并不常见，但在轻链型和 IgD 型 MM 肾脏损害中 NS 较常见，提示 AL 或 LCDD。MM 肾病综合征患者即使在严重肾衰竭时尿蛋白丢失仍很多，肾脏体积多无明显缩小，并可伴肾小管功能受损，肾静脉血栓发生率高。

4. 慢性肾脏病（CKD）　近半数患者就诊时已存在肾功能不全，贫血出现早，与肾功能受损程度不成正比，临床多无高血压，双肾体积多无明显缩小。尿中长期排出 LC 可致慢性肾小管功能损害，患者口渴、多饮、夜尿增多、尿浓缩及酸化功能障碍，严重者发生范可尼综合征，呈现肾性糖尿、氨基酸尿、磷酸盐尿、HCO_3^- 丢失增多以及小管性蛋白尿等，部分患者可仅以范可尼综合征为表现，长达 10 年后才出现骨髓瘤症状。由于免疫力低、化疗后白细胞下降、肾小管病变等，约 1/3 病例反复发生膀胱炎、肾盂肾炎，后者易引起革兰阴性菌败血症使肾功能恶化。

5. 急性肾损伤（AKI）　可发生在肾功能正常或慢性肾衰竭的基础上。常因脱水致血容量不足（如呕吐、腹泻、利尿剂等）、感染、高尿酸血症、高血钙、药物等诱发，病死率高。对比剂是诱发 MM 患者 AKI 的重要因素，大剂量对比剂致血液黏滞度增高，并结合小管蛋白特别是 LC 和 THP，增加肾小管分泌尿酸引起小管沉淀和阻塞。在 MM 高球蛋白血症未控制情况下，如同时禁止体液摄入、脱水等，更会加重对比剂肾毒性。McCarthy 等分析造影检查 MM 患者中 AKI 发生率为 0.6% ~ 1.25%（一般人群为 0.15%）[10]。药物主要包括氨基糖苷类抗生素、非固醇类抗炎药（NSAIDs）和利尿剂。前列腺素有助于 MM 患者维持已处于脱水状态肾脏的血流动力学，NSAIDs 抑制环氧化酶使前列腺素的产生减少，降低 GFR，有利于 THP-LC 沉积和管型形成，诱发 AKI；呋塞米可增加肾小管液 NaCl 浓度。亦促进 THP-LC 沉积。

6. 代谢紊乱　① 高钙血症：25%MM 患者发生高血钙，主要为骨髓瘤细胞分泌大量破骨活化因子导致骨质吸收，病变部位成骨细胞活化受抑，产生高血钙，引起多尿、脱水，GFR 降低，钙质在肾小管及间质沉积可直接损伤肾小管，并加重轻链在小管内积聚和管型形成，促进肾衰竭进展。② 高尿酸：肿瘤细胞破坏及化疗后，产生大量尿酸阻塞肾小管，当尿 pH<5 时，尿酸大量沉积。

7. 不同免疫球蛋白分型 MM 肾脏损害特点 IgG 型、IgA 型 MM 的肾脏损害多以肾小管病变、管型肾病、肾衰竭为主要表现；轻链型、IgD 型 MM 的肾脏损害发生率显著较前两者高，临床除呈现肾小管病变外，肾小球病变发生率亦高（常导致肾脏 AL 或 LCDD），呈现肾病综合征，轻链型 MM 肾衰竭发生率约为 50%，IgD 型 MM 尽管发生率仅 1%，但 90% 以上合并肾衰竭）

三、实验室检查

1. 血象和骨髓象 贫血常见，多为正细胞正色素性贫血，血小板及白细胞计数正常或降低，重者全血细胞减少。晚期血中可大量出现骨髓瘤细胞。骨穿可见大于 10% 的异常浆细胞，即骨髓瘤细胞。但是骨髓瘤早期瘤细胞可呈灶状分布，需要在多部位进行骨髓穿刺才能确诊。

2. 血清和尿液 M 蛋白 多数血清总蛋白超过正常，球蛋白增多，白球比倒置。单株 IgA 或 IgG 显著增高，其他免疫球蛋白降低，则可能为 IgA 或 IgG 型 MM；IgA、IgG 及 IgM 皆降低，则应排查 IgD 或轻链 MM，应进一步行蛋白电泳检测。血清蛋白电泳可见 M 蛋白，即在 α2 ~ γ 区形成基底较窄、高而尖锐的蛋白峰（在 γ 区，蛋白峰的高与宽之比 >2∶1；在 α2 区和 β 区 >1∶1）。单克隆 IgG 移动速度与 γ 球蛋白相等，IgA 在 β 区，IgM、IgD、IgE 在 γ 与 β 区间，IgD、IgE 浓度超过正常 10 倍以上才能出现单株峰。尿本周蛋白常规检测部分患者可阴性。血清、尿液免疫固定电泳（IFE）敏感性和准确性高，可以检测到低至 100 ~ 300mg/L 的单克隆蛋白，并能确定 MM 的类别（IgA、IgG 型或 IgD 型等）和型别（κ 或 λ 型轻链）。

3. 血清游离轻链（FLC） 早期采用免疫比浊法使用多克隆抗体检测 FLC，由于检测抗体特异性不强，与完整免疫球蛋白之间有交叉反应，还因为轻链本身易聚合形成多聚体导致检测结果不准确。随后开发出针对轻链“隐藏区”表位的检测试剂，该试剂作为抗体只与 FLC 结合，不与完整的免疫球蛋白上的轻链结合，因此特异性、敏感性高，血清游离轻链免疫检测能检测到大约 0.5mg/L 的游离 κ 和 λ，比 IFE 法更敏感，并能够提供定量的资料更适用于疾病的监测。

4. 其他检验

（1）尿及肾功能检验：患者常出现轻重不等的蛋白尿，血尿较少见。部分伴肾小管及肾小球功能损害。

（2）高钙血症（正常参考值 2.2 ~ 2.7mmol/L）和高尿酸血症（正常参考值男性 <417μmol/L，女性 <357μmol/L），AKP 一般正常或轻度增高。

（3）乳酸脱氢酶（LDH）：增高与疾病严重度相关（正常参考值 110 ~ 240U/L）。

（4）血 β_2-MG：是分期、判断预后与疗效的重要指标，高低与肿瘤活动程度成正比（正常参考值 1.17 ~ 2.29μg/ml）。

（5）血 IL-6 和可溶性 IL-6 受体（sIL-6R）：血 IL-6 是反映 MM 病情轻重的良好指标，而血 sIL-6R 可作为判断 MM 病情与预后的良好指标。

5. 放射学检查 确诊时多数患者 X 线平片可发现广泛骨质疏松和 / 或溶骨损害，前者多见脊柱、肋骨、骨盆，后者累及颅骨、椎体、骨盆、长骨近端。表现为单个或多个圆形或椭圆形穿凿样透亮缺损，也可成“虫咬”状（图 18-3-0-2）。MRI 可早期发现 MM 骨骼病变。

四、肾脏病理

MM 肾损伤以小管间质为主，部分患者可累及肾小球（表 18-3-0-2）。

表 18-3-0-2 根据病理部位对 MM 肾损害的分类

肾小球
● 原发性淀粉样变
● 单克隆免疫球蛋白沉淀病

续表

—轻链沉淀病
—重链沉淀病
—轻链和重链沉淀病
● 其他（冷球蛋白血症、增生性肾小球肾炎等）
肾小管
● 骨髓瘤肾病（管型肾病）
● 远端肾小管功能异常
● 近端肾小管功能异常或继发性范可尼综合征
肾间质
● 浆细胞浸润
● 间质性肾炎
● 高血钙、高尿酸、药物等所致肾损伤

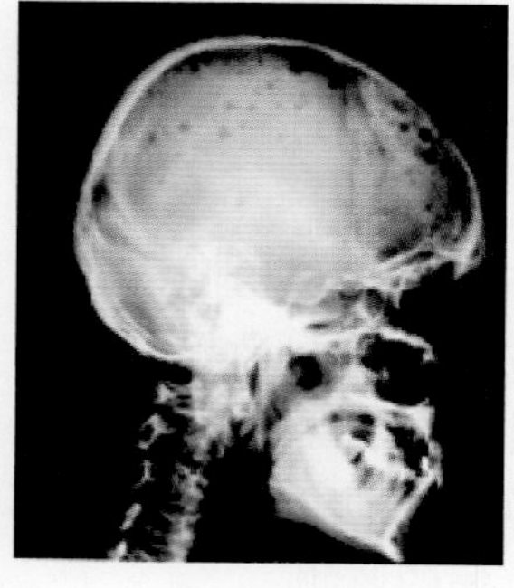

图 18-3-0-2 MM 患者头颅 X 摄片示穿凿样透亮缺损

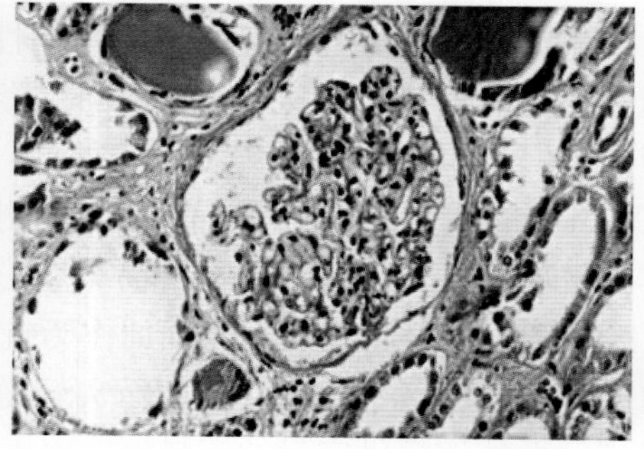

图 18-3-0-3 LM：小管内骨髓瘤管型，小球基本正常（×400 倍）

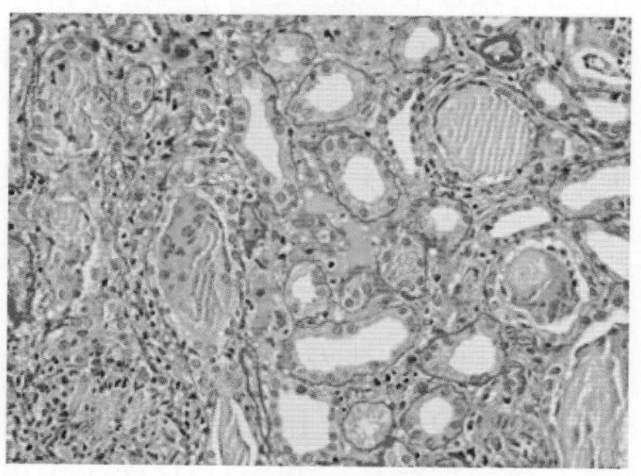

图 18-3-0-4 LM：小管内骨髓瘤管型，异物巨细胞（×400 倍）

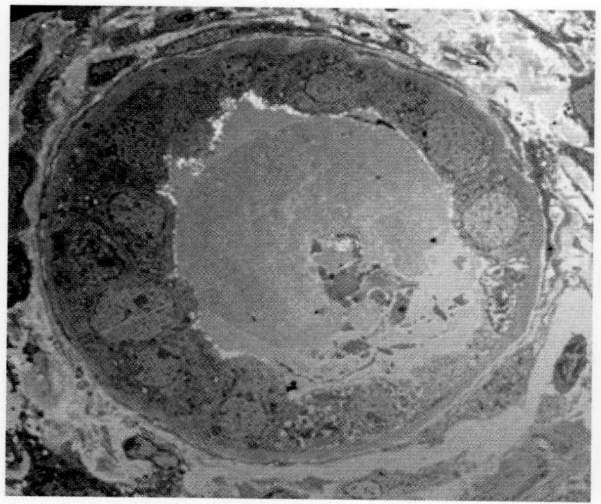

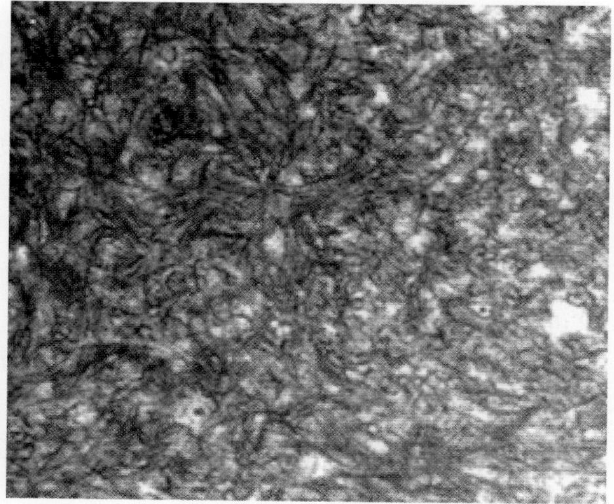

图 18-3-0-5 EM：肾小管腔内管型，呈无分支、紊乱排列、细纤维丝（左 ×4 500 倍，右 ×90 000 倍）

（一）肾小管间质病变

MM 肾损害主要以小管 - 间质病变为主。光镜下骨髓瘤管型伴周围巨细胞反应为 MM 肾病特征性改变，其多见于远曲小管和集合管。管型色泽鲜亮，中有裂隙（图 18-3-0-3、图 18-3-0-4）。肾小管变性、坏死或萎缩；小管间质内时有钙盐、尿酸盐沉积；间质炎性细胞浸润、纤维化（图 18-3-0-5）。部分有淀粉样物质沉积，较少见浆细胞浸润。免疫荧光（IF）无特异性，骨髓瘤管型中可见 κ 或 λ、白蛋白、THP 沉积，与骨髓瘤类型无关，亦可见 IgG、部分 IgA、IgM、补体沉积。电镜下骨髓瘤管型一般由许多呈丝状扁长形或菱形结晶组成，而其他疾病管型呈颗粒、尖针状，电子致密度高。

（二）肾小球病变

1. 原发性淀粉样变（AL） 多发生在轻链型MM或IgD型MM中，为轻链λ型。大量淀粉样物质沉积于肾脏各部分，以肾小球病变为主。初期系膜区无细胞性增宽，晚期毛细血管基底膜增厚，大量嗜伊红均质状无结构的淀粉样物质沉积。肾小管基底膜、肾间质、肾小血管均可受累。少数AL肾小球毛细血管袢可出现类“胡须”样或“梳齿”样改变，要注意与膜性肾病鉴别。晚期毛细血管腔闭塞，肾小球荒废。刚果红染色阳性，偏光显微镜下淀粉样物质呈苹果绿色双折光现象，高锰酸钾处理试验后之AL刚果红染色仍为阳性，而AA（继发性淀粉样变）转为阴性。免疫荧光与特异性抗AL抗血清呈阳性反应，抗AA抗血清（－）。电镜下淀粉样物质呈细纤维状结构（直径8～10nm），无分支、僵硬、紊乱排列。应注意与纤维性肾小球肾炎和免疫触须样肾小球肾炎相鉴别刚果红染色（－），纤维直径30～100nm不等，形态与淀粉样物质不同。

2. 轻链沉淀病（LCDD） 约1/2患者合并MM，光镜下不同程度系膜基质增宽、硬化以及系膜结节。系膜结节性改变系LCDD重要特征，与糖尿病Kimmelstiel-Wilson系膜结节很相似（后者结节多大小不均，有糖尿病史及IF轻链κ/λ抗血清阴性等）。肾小球、肾小管基底膜增厚，呈条带状变化。确诊依靠IF特异性游离轻链κ或λ沿肾小球系膜结节和肾小管基底膜沉积，以κ型多见。MM合并LCDD时骨髓瘤管型很少见到。

AL与LCDD合并MM时，临床表现非常相似，鉴别要点在于肾脏病理，两者截然不同（表18-3-0-3）。

表18-3-0-3 轻链沉淀病与轻链型淀粉样变鉴别要点

	轻链沉淀病（LCDD）	轻链淀粉样变（AL）
肾脏受累	单一首发，其次肝、心等	肾脏受累时其他脏器已累及
肾外改变	肝大、门脉高压、心脏增大、神经系统	巨舌、肝脾大、心脏增大、神经系统、关节
临床表现	相同	相同
伴发MM或WM	相同	相同
肾脏病理	肾小管基底膜增厚、系膜结节性硬化、刚果红（－）	淀粉样物质沉淀
免疫荧光	肾小管、系膜结节轻链沉积	抗AA蛋白（－）
电镜	细颗粒状沉淀物	原纤维状沉淀物
诊断	肾穿刺	肾穿刺或直肠活检
治疗	基于硼替佐米方案 及传统方案	基于硼替佐米方案 及传统方案
预后	相对差	差

3. 增生性肾小球肾炎 少见。有文献报道18例并发增生性肾炎的伴有异型蛋白血症的患者，其中10例为MM。主要组织学损害为系膜成份坏死和渗出的增生性肾炎，还可有新月体肾炎等。免疫荧光常发现肾小球有显著的C3沉积。

五、诊断与鉴别诊断

（一）MM诊断标准多种，我国2011年修订的诊断标准如下[11,12]：

（1）无症状MM：①血清M蛋白≥30g/L或/和单克隆浆细胞≥10%；②无骨髓瘤相关器官或组织损害。

（2）症状性MM：①血清或/和尿中出现M蛋白（无M蛋白量的限制）；②骨髓单克隆浆细胞或浆细胞瘤（单克隆浆细胞常≥10%，未设最低阈值，但诊断不分泌性MM需浆细胞常≥10%）；

③ 存在骨髓瘤相关器官或组织损害（如高钙血症，肾功能不全，贫血，溶骨损害）。

值得注意的是，在少数情况下，骨髓单克隆浆细胞比例<10%，肾脏病理出现大量、典型的骨髓瘤管型，有助于MM的确诊。MM需与反应性浆细胞增多症、意义未明的高丙球蛋白血症（MGUS）及转移性癌的溶骨病变相鉴别。

（二）MM分期

目前常采用1975年Durie与Salmon制定的分期体系（表18-3-0-4）[13]和2005年国际骨髓瘤工作组指定的国际分期体系（ISS）（表18-3-0-5）[14]。

表 18-3-0-4　多发性骨髓瘤 Durie-Salmon 分期

分期	Ⅰ期	Ⅲ期
标准	1. Hb>100g/L	1. Hb<85g/L
	2. 血钙 <2.6mmol/L	2. 血钙 >3.0mmol/L
	3. X 线骨结构正常或仅有孤立性浆细胞瘤	3. 明显溶骨性改变
	4. 低 M 蛋白生成	4. 高 M 蛋白生成
	a. IgG<50g/L	a. IgG>70g/L
	b. IgA<30g/L	b. IgA>50g/L
	c. 尿轻链 <4g/24h	c. 尿轻链 >12g/24h
骨髓瘤细胞总数	$<0.6 \times 10^{12}/m^2$	$>1.2 \times 10^{12}/m^2$

Ⅱ期介于Ⅰ与Ⅲ期之间

表 18-3-0-5　多发性骨髓瘤 ISS 分期

分期	β_2-MG（μmol/L）	白蛋白（g/L）
Ⅰ	<3.5	≥ 35
Ⅱ	≥ 3.5 ~ <5.5	<35
Ⅲ	≥ 5.5	

ISS分期体系应用β_2-MG和白蛋白进行分期，简便易掌握，影响因素少，错误分期可能小，且对患者的预后有较好的预测作用。

（三）肾损害的评估

既往研究中存在的重要问题之一，即多种评估标准的使用，导致难以对不同的研究结果进行比较分析。近年，对于CKD及AKI的肾损害评估国际上已制定出几个重要标准：① CKD可通过检测SCr计算出估计肾小球滤过率（eGFR），然后依据2013年KDIDO制定的CKD指南[15]对肾损害进行分期。② AKI可参考RIFLE标准[16]、AKIN标准[17]或2012年KIDIGO制定的AKI标准[18]来进行诊断。上海交通大学医学院附属瑞金医院肾脏科首次应用RIFLE标准对78例发生AKI的MM患者进行了回顾性分析，发现AKI的RIFLE分期与长期预后存在一定关联[19]。

（四）肾脏病若遇以下情况应考虑MM，进一步行骨髓穿刺加活检及血、尿免疫蛋白电泳检查

① 年龄40岁以上不明原因肾功能不全；② 贫血和肾功能损害程度不成正比；③ 肾病综合征无血尿、高血压，早期伴贫血和肾衰竭；④ 早期肾功能不全伴高血钙；⑤ 血沉明显增快，高球蛋白血症且易感染（如泌尿道、呼吸道等）。

（五）肾活检指征

因绝大多数MM以经典骨髓瘤管型肾病为主，不需要对每一位MM肾损害患者实行肾活检，但在以下三种情况时可考虑：① 肾小球损害为主，伴白蛋白尿>1g/24h；② 临床静止且蛋白电泳无明显单克隆蛋白成分的骨髓瘤患者发生急性肾衰竭；③ 虽推测为骨髓瘤管型肾病，但有多种因

素致肾衰竭，为分析肾小管间质损害及预测肾衰竭是否可逆[20]。

（六）注意与意义未明的高丙球蛋白血症（MGUS）（表18-3-0-6）、转移性癌的溶骨病变、反应性浆细胞增多症相鉴别

表 18-3-0-6 MM 与 MGUS 鉴别要点

	MGUS	MM
贫血	无	常有
骨质破坏	无	常有
肾衰竭	无	常有
M 蛋白		
IgG	<30g/L	>30g/L
IgA	<15g/L	>15g/L
骨髓浆细胞数	<10%	>10%
浆细胞形态	正常	正常或异常
M 蛋白稳定性	3 年基本不变	逐渐增多
尿轻链蛋白	阴性或 <1g/24h	常有或 >1g/24h

六、治疗

（一）肾损害患者中骨髓瘤的治疗

近十年来，MM的化疗极大进展，新型药物和外周血自体干细胞移植（ASCT）的应用，使得MM患者疗效明显提高，预后改善。对MM的有效治疗可降低血浆LC浓度，改善半数以上骨髓瘤肾衰竭患者的肾功能。MM治疗的目的是获得高质量的完全缓解，延长患者的无疾病进展生存期（progression-free survival，PFS）。研究发现化疗后的MM缓解程度与PFS密切相关，与获得完全缓解（complete response，CR）或严格的完全缓解（stringent CR）相比，免疫表型或分子的完全缓解（immunophenotypic or molecular CR）可以获得更显著的PFS延长[21]。

1. 蛋白酶体抑制剂　硼替佐米（bortezomib）是一种合成的高选择性 26S 硼酸盐蛋白酶体抑制剂，可作用于包括血液系统肿瘤的多种人类肿瘤细胞系，是治疗 MM 最有前途的新药。蛋白酶体参与多种蛋白质和调节蛋白的降解过程，选择性抑制蛋白酶体可以稳定细胞周期的调节蛋白、干扰细胞增殖、诱导细胞凋亡和抗血管生成。其联合治疗方案（与地塞米松、马法兰、沙利度胺、环磷酰胺等联合治疗）有效率可达 50% ~ 80%，其中 CR 及接近完全缓解（near CR，nCR）的比率达 20% ~ 40%，疗效远优于传统化疗。美国国家综合癌症网络（NCCN）已推荐硼替佐米单药或联合用药治疗初发或难治性 MM。硼替佐米可安全、有效用于任何程度肾功能损伤的 MM 患者[22]。

Roussou M报道的一项研究中，96例新诊断的MM肾损害患者，被分成3组分别进行硼替佐米为基础的化疗、免疫调节药物为基础的化疗及传统化疗，MM治疗的总有效率分别为82%、69%、57%（P=0.02），肾功能好转率分别为94%、79%、59%（P=0.02），其中累积达到完全或部分缓解者分别为82%、51%、47%（P=0.043），达到肾脏治疗效应的中位时间分别为0.69、1.6及1.8个月（P=0.007），提示前两类新治疗药物为基础的化疗疗效显著优于传统化疗[23]。在一些大型的Ⅲ期临床研究中，硼替佐米对肾损患者的疗效也得到证实。VISTA研究中，344例未治疗的MM应用VMP方案（硼替佐米+马法兰+泼尼松），GFR≤30、31 ~ 50、50ml/min三组所占比例分别为6%、27%、67%，化疗有效率分别为74%、67%、72%（CR分别37%、29%、30%），肾损患者中44%肾功能恢复[24]。DOXIL-MMY-3001研究中，324例和322例复发或抵抗的MM患者分别应用联合方案（硼替佐米+脂质体多柔比星）和硼替佐米单药对比治疗，CrCl<60ml/min和≥60ml/min患者的联合组化疗反应率分别为49%、47%，单药组反应率为42%、44%，联合化疗组患者的至疾病进展时

间（TTP）长于单药组[25]。这些研究显示肾功能受累与否及肾功能不全的程度，对硼替佐米疗效无明显影响。Chanan-Kahn等应用硼替佐米为基础方案治疗MM肾衰竭透析患者，治疗后总有效率为75%（CR及nCR为30%），12.5%脱离透析。肾功能损害不影响本药药代动力学，肾功能不全者无需调整硼替佐米剂量[26]。由于透析会降低药物浓度，应透析结束后再给予本药。该药标准剂量为1.3mg/m^2，第1、4、8、11天，3周一疗程。不管后续干细胞移植与否，硼替佐米为基础的化疗目前已作为MM的一线治疗，包括VD方案（硼替佐米与地塞米松联合）、PAD方案及MPB方案（硼替佐米与美法仑及泼尼松联合）等。

2. 免疫调节药物　沙利度胺（thalidomide）是第一个被证实治疗MM有效的免疫调节药物，其通过多方面机制发挥治疗MM效应，包括：抑制血管内皮生长因子（VEGF）和碱性成纤维细胞生长因子（bFGF）的表达，促进新生血管内皮细胞凋亡；改变肿瘤细胞和基质细胞之间的相互作用，并能通过调节细胞因子的分泌而影响肿瘤生长和生存；经自由基介导造成细胞DNA氧化损伤直接杀伤肿瘤细胞；促进白介素-2（IL-2）和γ-干扰素（γ-IFN）分泌，增强自然杀伤细胞（NK细胞）对肿瘤的杀伤力。

以沙利度胺为基础的化疗方案在MM肾损患者中应用，目前尚缺少随机对照研究数据。在一项前瞻研究中，31例MM患者（CrCl<50ml/min，其中7例透析依赖），应用TD方案（沙利度胺+地塞米松）的有效率74%（>非常好的部分缓解（VGPR）比率为26%），其中疗效优于，治疗后2例患者脱离透析，患者中55% CrCl>50ml/min，达到部分缓解（PR）者肾功能改善比率高于未达到PR者（82% vs 37%）[27]。另一项小规模研究显示在MM肾功能不全患者（SCr>176.8μmol/L），单用沙利度胺或合并地塞米松治疗，MM有效率如下：部分缓解率45%，微小缓解率30%，治疗效应的中位时间7个月，肾脏有效率为75%[28]。肾功能损害不影响其药代动力学，其在MM肾损患者中不需要调节剂量，但可能导致高钾血症，尤其在透析患者中，应密切监测[29]。

沙利度胺可致静脉血栓（VTE），但VTE的发生率通常小于5%。建议用药时评估VTE的风险因素，包括：① MM相关因素：应用大剂量地塞米松、多柔比星治疗，或多种药物化疗，高黏滞血症等；② 个体风险因素：肥胖、既往VTE史、糖尿病、手术、促红细胞生成素治疗等。单个危险因素者可用阿司匹林预防，2个危险因素以上应使用华法林或低分子肝素预防[30]。该药副作用还包括镇静嗜睡、周围神经病变、便秘、中性粒细胞减少、胎儿出生缺陷等。

雷利度胺（lenalidomide）为沙利度胺的衍生物，主要经肾脏排泄，需要根据肾功能调整剂量：CCr 30 ~ 50ml/min时剂量应减为10mg/d；CCr<30ml/min时应改为隔日15mg服用；透析患者剂量为5mg/d，透析后服用。在肾功能不全的MM患者中应用此药研究尚少。一项给复发性或/和抵抗性MM患者应用RD方案治疗（雷利度胺与地塞米松联用）的研究显示，肾功能正常或轻度损害组与肾功能中、重度损害组比较，治疗总有效率并无显著差异；但是，肾功能受损者与肾功能正常者比较，前者血小板减少发生率高，总体生存时间较短[31]。RD方案可作为MM肾衰竭患者硼替佐米治疗失败后的营救方案。

3. 传统化疗

（1）MP方案：美法仑6 ~ 8mg/（m^2·d）及泼尼松40 ~ 60mg/d，服用4 ~ 7天，间隔4 ~ 6周再给药。此方案作用缓和，患者耐受性好，但是疗效较差，完全缓解率仅<3%，有效率为40% ~ 60%，MM中位缓解期约为18个月，中位生存期约24 ~ 30个月。现在，大多数不准备做大剂量化疗的患者常选择MP方案做初始治疗。治疗前中性粒细胞应>1.0×10^9/L，血小板>75×10^9/L。拟行ASCT患者应避免使用美法仑，它对正常骨髓干细胞的毒性可能蓄积，并损害以后的干细胞采集。

美法仑水解后通过肾脏排泄，肾功能损害的患者足量使用可能发生骨髓抑制。如果GFR低于40 ~ 50ml/min应将初始药量降低到50%，并在随后的疗程中根据骨髓毒性而加以调整。GFR低于30ml/min的患者不应使用美法仑[32]。

（2）VAD及相关方案：VAD方案为长春新碱、多柔比星连续输用4天，同时联合大剂量地塞米松。它对刚确诊的患者有效率达60% ~ 80%，完全缓解率可达10%[34]。VAD起效快，90%在2

个疗程后可达到最大疗效，能迅速降低瘤负荷，不损伤造血干细胞，长春新碱、多柔比星和地塞米松有肾功能损害时无需调整剂量，骨髓抑制程度较轻，恢复较快，可安全地在重度肾衰竭患者中使用，也不增加这些患者的毒性反应。这些特点使其成为严重肾功能不全、拟采集干细胞行大剂量化疗联合ASCT、需迅速降低肿瘤负荷（如高钙血症、肾衰竭、神经受压等）的患者的首选方案。缺点为糖皮质激素相关副作用发生率高，剂量上受多柔比星心脏毒性限制。VAD方案与MP方案相比没有长期生存的优势。

地塞米松在VAD方案疗效中发挥了重要作用。单用大剂量地塞米松（HDD）作为初治治疗的优点包括简便易行，无骨髓毒性，适用于肾功能不全的患者，以及起效迅速。在后续化疗方案未定和其他支持手段尚未使用前，HDD可被作为初始紧急治疗。

4. 大剂量化疗联合自体干细胞移植　大剂量化疗（HDT）的治疗目标是获得完全缓解，包括大剂量美法仑合用或不合用其他细胞毒药物、或全身辐射，同时需要外周血干细胞支持。长时间化疗造成骨髓衰竭会影响造血干细胞的有效采集，故干细胞采集应在病程早期进行，可在化疗3～4个疗程后骨髓中瘤细胞负荷较低时动员采集，采集前先给予VAD方案或类似方案诱导化疗，最多用至6个疗程。移植前应避免使用美法仑以免影响干细胞采集。肾功能不全对于干细胞动员、采集、质量无明显不利影响。

年龄<65岁的初诊患者，HDT-ASCT应被视为基本治疗措施之一，并据此选择初始诱导治疗方案。>70岁的患者不推荐该方案，MP方案加硼替佐米或沙利度胺是该年龄组的标准治疗方案[32,33]。

HDT的主要化疗药物美法仑剂量使用范围为140～200mg/m^2。Badros等[34]报道了81例MM肾衰竭患者（SCr>176μmol/L，38例已行透析）接受了ASCT及大剂量美法仑治疗，其中60例患者（27例在透析）接受美法仑200mg/m^2，另外21例患者（11例在透析）接受了美法仑140mg/m^2。追踪观察31个月，结果显示：美法仑200mg/m^{2}组与140mg/m^{2}组比较，完全缓解率及总体生存时间（overall survival）两者无统计学差异，而无事件生存时间（event-free survival）前者略优于后者，毒副作用（如肺部并发症及黏膜炎）后者优于前者。血透患者与非血透患者比较，两组的总体生存时间及无事件生存时间相似，但是美法仑200mg/m^{2}组的心脑并发症显著高于140mg/m^{2}组。此外，研究发现ASCT前化疗敏感、血浆白蛋白正常及年龄相对轻，是治疗后总体生存时间较好的独立预测因素。西班牙移植登记处报道肾衰竭患者HDT-ASCT治疗的移植相关死亡率为29%，但移植后43%的患者肾功能有改善，多因素分析显示移植相关死亡率的独立危险因素为：诊断时基本状况差，血红蛋白<95g/L，SCr≥442μmol/L（5mg/dl）[35]。

目前的治疗指南认为：尽管对稳定透析患者或稳定的轻度肾功能不全患者进行干细胞移植治疗是可行的，但是在获得充分的循证医学证据前，尚不推荐把ASCT作为对SCr>150μmol/L患者的标准治疗。严重肾功能不全（GFR<30ml/min）患者，虽可考虑HDT和ASCT，但仅建议在有特别专长的中心实施[36]。

5. 二膦酸盐　有利于减缓骨痛，减轻骨骼相关病变如溶骨损害，从而减少止痛药使用，改善生活质量。新近研究还发现该类药物可介导破骨细胞和肿瘤细胞凋亡，有潜在抗MM作用。无论骨病损伤是否明显，建议进行化疗的MM患者宜长期使用二膦酸盐，至少持续治疗2年。目前多用帕米膦酸钠（pamidronate）静脉使用（每月30～90mg），或第3代二膦酸盐唑来膦酸（zoledronate），静脉使用（每月4mg）。肾脏是二磷酸盐的唯一排泄途径，重度肾衰患者需调整剂量[32]。

6. 促红细胞生成素（EPO）　在越来越多的证据表明EPO能提高没有肾功能损害患者的血红蛋白（Hb）水平和减少输血需求，并对化疗相关的贫血有效。MM患者Hb<10g/L时应接受EPO治疗，起始剂量不低于3000U/周，治疗前和治疗中应监测机体铁代谢情况，根据铁蛋白、铁饱和度检测结果必要时可予静脉补充铁剂。如4周治疗后Hb升高<1g/L，则应停止EPO治疗[37]。伴有CKD者其EPO治疗可参考NKF K-DOQI指南。

MM合并CKD者，上述部分药物需根据肾功能及是否透析等调整剂量，选择合理的治疗方案，详见表18-3-0-7[38]。

表 18-3-0-7　MM 伴 CKD 患者药物剂量的调整

药物名称	CCr >60ml/min	CCr 30 ~ 59ml/min	CCr 15 ~ 29ml/min	CCr <15ml/min	透析患者
硼替佐米	1.3mg/m², 1、4、8、11 天	不需调整	不需调整	不需调整	不需调整
沙利度胺	50 ~ 200mg/d	不需调整	不需调整	不需调整	不需调整
雷利度胺	25mg/d	10mg/d，无毒性反应可 15mg/d	隔日 15mg 或 10mg	5mg/d	5mg/d
唑来膦酸	4mg	CCr 40 ~ 60 3.5mg CCr 40 ~ 49 3.3mg CCr 30 ~ 39 3mg	不推荐	不推荐	不需调整
帕米膦酸钠	30 ~ 90mg	<90mg 输注 4h 以上	30mg 2 ~ 4h	30mg 2 ~ 4h	缺少资料
马法兰	口服 0.15 ~ 0.25mg/（kg·d），4 ~ 7 天 大剂量化疗 200mg/m²	口服减量 25% 大剂量化疗 140mg/m²	口服减量 25% 大剂量化疗 140mg/m²	口服减量 50%， 大剂量化疗 140mg/m²	口服减量 50%， 大剂量化疗 140mg/m²
多柔比星	据方案用量	不需调整	不需调整	不需调整	不需调整
环磷酰胺	据方案用量	剂量减少 25%	剂量减少 25%	剂量减少 50%	不需调整
地塞米松	据方案用量	不需调整	不需调整	不需调整	不需调整

（二）肾脏损害的治疗

所有MM合并肾衰竭者都应积极处理，约超过半数的肾损患者适当治疗后肾功能可完全或部分恢复，且恢复多发生在3个月以内，适宜的治疗措施可逆转或阻止肾衰竭进展。因此对肾损害者早期合理治疗十分重要。

1. 去除加重肾损害的因素　纠正脱水，尽早发现和控制高血钙，避免使用造影剂、利尿剂、NSAIDs 和肾毒性药物，积极控制感染。

2. 充分饮水　除心力衰竭、少尿、大量蛋白尿或水肿患者外，勿低盐饮食。水化患者，分次摄入足够液量，保证尿量 >2 ~ 3L/d。大量饮水保证尿量，有利于 LC、尿酸和钙盐的排泄，以防肾小管和集合管内管型形成。如遇脱水时更应予多饮水，甚至静脉补液，部分 ARF 患者只需摄入足够液体（>3L/d）就可逆转肾功能。老年或心力衰竭患者可能需监测中心静脉压以指导补液量[37]。

3. 碱化尿液　减少尿酸和 LC 在肾内沉积，预防肾损伤。可口服和静脉注射碳酸氢盐，维持尿 pH>7。对 MM 合并高钙血症的患者，过分碱化尿液可促使钙盐沉积，应注意尿 pH 检测，尽量保持尿 pH 在 6.5 ~ 7 之间。纠正高血钙后仍应以碱化尿液为主。

4. 防治高血钙　轻度高钙血症，宜采取如下措施：① 进食钙含量低而富含草酸盐和磷酸盐的食物，减少肠道吸收钙，保证钠摄入量和水摄入；② 利尿剂：口服小剂量呋塞米；③ 糖皮质激素：泼尼松口服 30 ~ 60mg/d；④ 二膦酸盐：方法见上；⑤ 降钙素：5 ~ 10U/（kg·d），分 1 ~ 2 次皮下或肌内注射，也可鼻喷雾剂 200 ~ 400U，分次给予（单次最高给药剂量为 200 U）。

高钙危象的主要治疗包括：① 补液：危象者常有脱水，一般每日补液3 000ml左右，但需根据心功能和尿量调整，首先补生理盐水，不但纠正脱水，且使肾脏排钠、钙增加；② 利尿剂：容量补足后，静脉推注呋塞米40mg，必要时2 ~ 6小时后重复；③ 糖皮质激素：可静脉点滴甲泼尼龙 40 ~ 80mg；④ 降钙素：5 ~ 10U/（kg·d），缓慢静脉点滴6小时以上；⑤ 严重高血钙可实施低钙透析治疗。

5. 降低高尿酸血症　选用抑制尿酸合成药别嘌醇 0.1 ~ 0.2g，一日 2 ~ 3 次口服，肾功能减退时需减量，与化疗同时合用时应注意监测血白细胞分类。

6. 血液净化治疗（renal replacement therapy，RRT）

（1）透析疗法：透析疗法适用于严重肾衰竭患者，并可治疗高钙危象。长期性血液透析已成为MM合并ESRD的维持性治疗手段，早期透析可减少尿毒症并发症和避免大剂量皮质激素引起的高代谢状态。除外开始治疗的初始2个月内死亡的病例，维持透析患者应用传统MM化疗后的中位生存时间近2年。部分AKI患者可能透析数月后肾功能改善而脱离透析。老年患者心血管并发症较多，血透时应避免过分超滤液体，加重高黏滞血症；同时可适当灌注碳酸氢钠，促进管型和轻链的排出。腹膜透析在MM患者中缺少大组对照研究，部分易并发感染。

常规透析不能祛除游离轻链（FLC），高通量膜通过对流、弥散、吸附等方式大量清除多种具有致病作用的中分子物质，在体外试验中，高通量透析膜如聚甲基丙烯酸甲酯膜（PMMA）等可有效清除血清FLC，但尚需进一步循证研究确证其在患者中疗效。高截量透析膜HCO1100是在体内实验中已得到证实能有效清除FLC的新型多芳基砜醚膜（PAES）透析膜，膜面积1.1m^2，有效筛系数50kDa，孔径为普通高通量滤器3倍，能有效降低MM患者体内FLC浓度达23.6% ~ 81%，增加透析时间或增加滤器数量效果更佳[39]，目前在欧洲正对该滤器进行两项前瞻研究（EuLITE和MYRE Study）[40]。

（2）血浆置换（plasma exchange，PE）：PE理论上对于快速祛除循环中的异常球蛋白及其轻链，减轻MM管型肾脏损害，改善和恢复肾功能有益。以往相关临床试验不多，且例数少（20 ~ 30例），结果不一。至今最大一组多中心、开放随机对照研究是Clark等2005年所报道：106例MM合并AKI患者，其中61例患者随机入PE联合化疗组，并在入选10天内接受5 ~ 7次PE，统计学终点为入组6月后死亡、透析依赖或GFR<30ml/min，结果显示PE并无显著益处，但6个月时透析依赖的发生率在单纯化疗组是联合PE组的2倍[41]。由此，PE目前并未被推荐为治疗MM肾衰竭的标准治疗，多数指南PE指征是并发高黏滞综合征，或用于MM相关快速进展的肾衰竭，方案多为10 ~ 14天内行6次单膜或双膜PE，注意PE和使用化疗药物应相隔一定时间[37]。

7. 肾脏移植　肾脏移植只是很少数严格选择的患者（预后良好的骨髓瘤，治疗后达到平台期的一种选择。目前尚无充分循证医学证据支持终末期肾衰竭的MM患者行肾移植治疗[42]。

8. 伴发AL的治疗　疗效欠佳，预后差。MP方案可使中位生存时间由8.5个月延长至18个月，该方案起效时间慢，重症AL患者常无足够的生存期接受充足疗程的MP治疗而延长生存时间。VAD方案在<70岁患者中作为一线治疗，但要注意心脏毒副作用。HDT-ASCT可获完全缓解及明显延长患者生存时间，严重心脏及消化道AL、透析者、>70岁、2个以上器官受累者不宜行该治疗，此类患者移植相关死亡率高。如合并肾病综合征，可予低分子肝素治疗。ESRD患者透析治疗可改善预后，腹透和血透在生存时间上无显著差异，HD治疗者常会遇到持续性低血压、消化道出血、慢性腹泻、建立和维持血管通路等棘手问题，因此CAPD可能有一定优势，但可能加重蛋白质丢失和营养不良。肾脏移植不作为推荐治疗。

七、预后

MM自然病程6 ~ 12个月，有效化疗后中位生存期3 ~ 4年，新的化疗药物和HDT-ASCT较常规化疗有显著生存优势。合并肾损害者，经过合理治疗后，50%左右患者受损的肾功能可以获不同程度的恢复，但治疗前肾脏损害越重则恢复的可能性也越小。能否逆转肾衰竭还与肾脏的病理改变类型有关，病变为典型的骨髓瘤管型性肾病和/或肾小管坏死无间质损伤者肾功能易于恢复，而合并肾小球损害（肾小球结节性硬化、淀粉样变）、肾小管萎缩或间质纤维化者多意味着肾功能无法恢复或不能完全恢复。肾功能恢复的时间多在3个月内，肾功能完全恢复者可能并不影响其远期预后[43]。上海瑞金医院回顾性分析一组MM伴AKI患者（1995—2010）治疗及长期随访情况，并与相关研究进行对比分析，报道在MM合并AKI患者（1995—2010）中，肾功能恢复与不可逆患者的中位生存时间分别是46个月及13个月，老年（*OR* 1.04，*P*=0.01）、高钙血症（*OR* 2.57，*P*=0.01）

和治疗后肾功能不可逆（*OR* 3.35，*P*<0.001）是这些患者长期生存的独立危险因素[19]。

（陈 楠）

参考文献

1. LUDWIG H, MIGUEL JS, DIMOPOULOS MA, et al. International Myeloma Working Group recommendations for global myeloma care. Leukemia, 2014, 28(5): 981-992.
2. KNUDSEN LM, HIPPO E, HJORTH M, et al. Renal function in newly diagnosed multiple myeloma-a demographic study of 1353 patients. The Nordic Myeloma Study Group. Eur J Haematol, 1994, 53(4): 207-212.
3. COLLINS AJ, FOLEY RN, CHAVERS B, et al. United States Renal Data System 2011 Annual Data Report: Atlas of chronic kidney disease and end stage renal disease in the United States. Am J Kidney Dis, 2012, 59(1 Suppl 1): A7, e1-e420.
4. TSAKIRIS DJ, STEL VS, FINNE P, et al. Incidence and outcome of patients starting renal replacement therapy for end-stage renal disease due to multiple myeloma or light-chain deposit disease: An ERA-EDTA Registry study. Nephrol Dial Transplant, 2010, 25(4): 1200-1206.
5. 周振海，李幼姬. 多发性骨髓瘤肾损害发病机制. 国外医学（内科学分册），2004, 31(1)：16-20.
6. MATSUURA K, IKOMA S, WATANABE M, et al. Some Bence-Jones proteins enter cultured renal tubular cells, reach nuclei and induce cell death. Immunology, 1999, 98(4): 584-589.
7. YING WZ, SANDERS PW. Mapping the Binding Domain of Immunoglobulin Light Chains for Tamm-Horsfall Protein. Am J Pathol, 2001, 158(5): 1859-1866.
8. HUANG ZQ, SANDERS PW. Localization of a single binding site for immunoglobulin light chains on human Tamm-Horsfall glycoprotein. J Clin Invest, 1997, 99(4): 732-736.
9. HUANG ZQ, SANDERS PW. Biochemical interaction of Tamm-Horsfall glycoprotein with Ig light chains. Lab. Invest, 1995, 73(6): 810-817.
10. MCCARTHY CS, BECKER JA. Multiple myeloma and contrast media. Radiology, 1992, 183(2): 519-521.
11. SHI H, ZHANG W, XIAOXIA PAN, et al. Evalution of renal involvement in 268 patients with monoclonal gammopathies. J Am Soc Nephro, 2007, 18, abstracts issue: 783.
12. 中国医师协会血液科医师分会，中华医学会血液学分会，中国多发性骨髓瘤工作组. 中国多发性骨髓瘤诊治指南（2011 年修订）. 中华内科杂志，2011, 50(10)：892-896.
13. DURIE BGM, SALMON SE. A clinical staging system for multiple myeloma. Correlation of measured myeloma cell mass with presenting clinical features, response to treatment, and survival. Cancer, 1975, 36(9): 842-854.
14. GREIPP PR, SAN MIGUEL J, DURIE BG, et al. International staging system for multiple myeloma. J Clin Oncol, 2005, 23(15): 3412-3420.
15. Kidney Disease: Improving Global Outcomes (KDIGO) CKD Work Group. KDIGO 2012 clinical practice guideline for the evaluation and management of chronic kidney disease. Kidney Int Suppl, 2013, 3(1): 1-150.
16. BELLOMO R, RONCO C, KELLUM JA, et al. Acute Dialysis Quality Initiative workgroup: Acute renal failure—Definition, outcome measures, animal models, fluid therapy and information technology needs: The Second International Consensus Conference of the Acute Dialysis Quality Initiative (ADQI) Group. Crit Care, 2004, 8(4): R204-R212.
17. MEHTA RL, KELLUM JA, SHAH SV, et al. Acute Kidney Injury Network: report of an initiative to improve outcomes in acute kidney injury. Crit Care, 2007, 11(2): R31.
18. Kidney Disease: Improving Global Outcomes (KDIGO) AKI Work Group. KDIGO Clinical Practice Guideline for Acute Kidney Injury. Kidney Int Suppl, 2012, 3(2): 1-138.

19. SHI H, ZHANG W, LI X, et al. Application of RIFLE criteria in patients with multiple myeloma with acute kidney injury: a 15-year retrospective, single center, cohort study. Leuk Lymphoma, 2014, 55(5): 1076-1082.
20. ROBERT W, SCHRIER, et al. Diseases of the kidney and urinary tract. 7th ed. New York: Lipplincott Williams & Wilkins, 2001.
21. HAROUSSEAU JL, ATTAL M, AVET-LOISEAU H. The role of complete response in multiple myeloma. Blood, 2009, 114(15): 3139-3146.
22. ANDERSON KC, ALSINA M, BENSINGER W, et al. National Comprehensive Cancer Network (NCCN). Multiple myeloma. Clinical practice guidelines in oncology. J Natl Compr Canc Netw, 2007, 5(2): 118-147.
23. ROUSSOU M, KASTRITIS E, CHRISTOULAS D, et al. Reversibility of renal failure in newly diagnosed patients with multiple myeloma and the role of novel agents. Leuk Res, 2010, 34(10): 1395-1397.
24. DIMOPOULOS MA, RICHARDSON PG, SCHLAG R, et al. VMP (Bortezomib, Melphalan, and Prednisone) is active and well tolerated in newly diagnosed patients with multiple myeloma with moderately impaired renal function, and results in reversal of renal impairment: cohort analysis of the phase III VISTA study. J Clin Oncol, 2009, 27(36): 6086-6093.
25. BLADE J, SONNEVELD P, SAN MIGUEL JF, et al. DOXIL-MMY-3001 Study Investigators. Pegylated liposomal doxorubicin plus bortezomib in relapsed or refractory multiple myeloma: efficacy and safety in patients with renal function impairment. Clin Lymphoma Myeloma, 2008, 8(6): 352-355.
26. CHANAN-KHAN AA, KAUFMAN JL, MEHTA J, et al. Activity and safety of bortezomib in multiple myeloma patients with advanced renal failure: A multicenter retrospective study. Blood, 2007, 109(6): 2604-2606.
27. TOSI P, ZAMAGNI E, TACCHETTI P, et al. Thalidomide-dexamethasone as induction therapy before autologous stem cell transplantation in patients with newly diagnosed multiple myeloma and renal insufficiency. Biol Blood Marrow Transplant, 2010, 16(8): 1115-1121.
28. TOSI P, ZAMAGNI E, CELLINI C, et al. Thalidomidealone or in combination with dexamethasone in patients with advanced, relapsed or refractory multiple myeloma and renal failure. Eur J Haematol, 2004, 73(2): 98-103.
29. HARRIS E, BEHRENS J, SAMSON D, et al. Use of thalidomide in patients with myeloma and renal failure may be associated with unexplained hyperkalaemia. Br J Haematol, 2003, 122(1): 160-161.
30. KRISTINSSON SY. Thrombosis in multiple myeloma. Hematology Am Soc Hematol Educ Program, 2010: 437-444.
31. DIMOPOULOS MA, ALEGRE A, STADTMAUER EA, et al. The efficacy and safety of lenalidomide plus dexamethasone in relapsed and/or refractory multiple myeloma patients with impaired renal function. Cancer, 2010, 116(16): 3807-3814.
32. UK myeloma forum. British Committee for Standards in Haematology. Guideline: Diagnosis and management of multiple myeloma. Br J Haematol, 2001, 115(3): 522-540.
33. ABRAHAMSON GM, BIRD JM, NEWLAND AC, et al. A randomized study of VAD therapy with either concurrent or maintenance interferon in patients with newly diagnosed multiple myeloma. Br J Haematol, 1996, 94(4): 659-664.
34. BADROS A, BARLOGIE B, SIEGEL E, et al. Results of autologous stem cell transplant in multiple myeloma patients with renal failure. Br J Haematol, 2001, 114(4): 822-829.
35. SAN MIGUEL JF, LAHUERTA JJ, GARCIA-SANZ R, et al. Are myeloma patients with renal failure candidates for autologous stem cell transplantation? Hematol J, 2000, 1(1): 28-36.
36. SMITH A, WISLOFF F, SAMSON D, et al. Guidelines on the diagnosis and management of multiple myeloma. Br J Haematol, 2006, 132 (4): 410-451.
37. BAROSI G, BOCCADORO M, CAVO M, et al. Management of multiple myeloma and related-disorders: guidelines from the Italian Society of Hematology (SIE), Italian Society of Experimental Hematology (SIES) and Italian Group for Bone Marrow Transplantation (GITMO). Haematologica, 2004, 89(6): 717-741.
38. KASTRITIS E1, TERPOS E, DIMOPOULOS MA. Current treatments for renal failure due to multiple myeloma. Expert Opin Pharmacother, 2013, 14(11): 1477-1495.

39. HUTCHISON CA, COCKWELL P, REID S, et al. Efficient removal of immunoglobulin free light chains by hemodialysis for multiple myeloma: in vitro and in vivo studies. J Am Soc Nephrol, 2007, 18(3): 886-895.
40. BRIDOUX F, FERMAND JP. Optimizing treatment strategies in myeloma cast nephropathy: rationale for a randomized prospective trial. Adv Chronic Kidney Dis, 2012, 19(5): 333-341.
41. CLARK WF, STEWART AK, ROCK GA, et al. Plasma exchange when myeloma presents as acute renal failure. A randomized, controlled trial. Ann Intern Med, 2005, 143(11): 777-784.
42. BUHLER LH, SPITZER TR, SYKES M, et al. Induction of kidney allograft tolerance after transient lymphchematopoietic chimerism in patients with multiple myeloma and end-stage renal disease. Transplantation, 2002, 74(10) : 1405-1409.
43. KNUDSEN LM, HJORTH M, HIPPE E, et al. Renal failure in myeloma: reversibility and impact on the prognosis. The Nordic Myeloma Stydy Group. Eur J Haematol, 2000, 65(3) : 175-181.

第四章
单克隆免疫球蛋白沉积病

单克隆免疫球蛋白沉积病（monoclonal immunoglobulin deposition disease，MIDD）是由于单克隆免疫球蛋白轻链和/或重链异常产生并在许多脏器沉积导致的一种全身性疾病，常继发于淋巴浆细胞异常增生性疾病如多发性骨髓瘤（multiple myeloma，MM）、淋巴瘤（lymphoma）、巨球蛋白血症（Waldenstrom macroglobulinemia，WM）等，肾脏是其最常累及的脏器。根据沉积的免疫球蛋白组成成分不同，MIDD分为三种亚型，轻链沉积病（light chain deposition disease，LCDD），重链沉积病（heavy chain deposition disease，HCDD）和轻链-重链沉积病（light-heavy chain deposition disease，LHCDD），以LCDD最为常见[1]。

1957年，Kobernick和Whiteside首先报道一例MM患者合并非淀粉样变肾小球疾病，病理改变类似糖尿病肾病[2]。10年之后Abrahams等报道一例MM患者合并肾脏损害，电镜超微结构可见肾小球基底膜内皮下细颗粒状电子致密物沉积[3]，1973年Antonovych等[4]通过电镜检查发现肾小球基底膜内侧的细颗粒状电子致密沉积物由轻链沉积所致，并结合免疫荧光检查证实为κ轻链，因而称其为“κ轻链沉积病”。直到1976 年Randall等通过2例尸体解剖，全面报道了LCDD的全身表现，κ轻链除沉积于肾脏外，也可见于心脏、肝脏、脾脏、神经系统、胰腺、胃肠道、皮肤及肌肉等部位，并引起相应的症状[5]。1990年Buxbaum等报道了第一例LHCDD[6]，1993年Aucouturier等报道了第一例HCDD[7]。

第一节　轻链沉积病（LCDD）

一、发病机制

LCDD是由于单克隆轻链在肾组织异常沉积所致。一个天然的免疫球蛋白分子由两条相同的重链和轻链组成，轻链与重链之间由二硫键连接。轻链有两种：κ链和λ链，根据其分子结构，轻链分为恒定区（C_L）和可变区（V_L）。目前对于LCDD的发病机制尚不清楚。通过对异常沉积的轻链分子进行基因检测，发现编码轻链的基因发生了突变，这些改变主要发生于轻链的可变区，以Vk Ⅳ亚型的变异为最多见[8,9]。核苷酸变异导致编码蛋白质的氨基酸序列发生异常，进而影响蛋白质的构象，导致其稳定性下降，并可通过羰基化作用、电荷作用等促进其聚集。氨基酸序列以及局部环境的不同可导致轻链沉积后的形态不同，可能与轻链形成淀粉样纤维或非淀粉样LCDD有关[8-12]。

此外，Herrera等[13,14]研究发现，轻链蛋白可通过与系膜细胞的相互作用激活转化生长因子β（TGF-β）的表达，刺激系膜细胞分泌细胞外基质（Ⅳ型胶原、层黏蛋白laminin、纤连蛋白及

tenascin)，与肾小球的系膜结节状硬化形成有关；而胰岛素样生长因子、成纤维细胞生长因子与TGF-β共同作用参与肾小管损伤及肾间质纤维化[15,16]。

二、临床表现

LCDD发病年龄以中、老年为主，年龄范围22 ~ 94岁，多数大于50岁，男性多于女性，男女之比报道在1.7∶1 ~ 4∶1。约2/3病例继发于淋巴浆细胞异常增生性疾病，包括MM、淋巴瘤、WM。多数患者以肾脏受累为首发症状，表现不同程度的蛋白尿及肾功能不全，肾病综合征见于约23% ~ 65.4%的患者，肾功能损害多进行性加重。部分病例肾小管间质病变较重，可引起急性肾损伤。59% ~ 61%患者伴镜下血尿。高血压常见（约46% ~ 80%），部分患者合并贫血，贫血的程度与肾功能不完全相符[17-22]。其他常见的受累器官有心脏、肝脏、神经系统及皮肤等，也有肺、胃肠道、脾脏、内分泌腺（包括胰腺、甲状腺及肾上腺）、淋巴结、肌肉、眼、关节、乳腺、垂体等受累的报道[5,18-22]。约80%的LCDD患者合并心脏受累，表现为心脏舒张功能受损或限制性心肌病；肝脏症状表现为肝脏肿大、胆汁淤积及肝功能异常等；20%的患者合并神经系统受损，可累及中枢及周围神经，临床表现吉兰-巴雷综合征，或末梢神经感觉消退、自主神经功能丧失等；皮肤受累可表现红肿、瘙痒、皮肤色素沉着等[22]。总之，LCDD的临床表现取决于轻链蛋白沉积的器官及其严重程度，轻链蛋白的沉积量越多，相应器官的功能受损越明显，严重者常由于肾功能或多器官衰竭而死亡。

三、实验室检查

1. 部分病例血、尿轻链升高或血轻链κ、λ比值发生异常，血、尿免疫蛋白电泳可见M蛋白，多伴有低γ球蛋白血症。近年开发出血清游离轻链检测试剂，其作为抗体只与游离轻链特异性结合，不与完整的免疫球蛋白上的轻链结合，敏感性高，能检测到大约0.5mg/L的游离κ和λ，比免疫固定电泳法更敏感，并能够提供定量的资料更适用于疾病的监测。合并MM者，骨髓穿刺检查骨髓浆细胞数升高大于15%，其他淋巴细胞增生性疾病患者的浆细胞总数虽无明显升高，但免疫标记显示分泌λ、κ轻链的浆细胞比例失调，出现异常浆细胞克隆[23]。

2. 肾脏病理　肾小球典型的组织学改变为系膜结节状硬化（图18-4-1-1），与膜增生性肾小球肾炎的分叶样改变及结节性糖尿病肾小球硬化症的改变相似。系膜基质增生呈结节状，类似糖尿病肾病的Kimmelsteil-Wilson结节，PAS染色呈强阳性，刚果红染色阴性。约51% ~ 59%的LCDD患者表现上述典型的系膜结节状硬化，其余病例表现为肾小球系膜细胞和基质轻至中度增生，或为大致正常的肾小球，常伴不同程度的肾小球硬化，也有报道少数肾小球可见新月体形成。几乎所有LCDD病例均有肾小管损伤，肾小管基底膜增厚、皱缩及分层，其外侧缘可见折光的、嗜伊红的、PAS阳性的缎带状沉积物，主要分布于远端小管、髓襻及部分集合管；合并MM时可见肾小管腔内的浓稠蛋白管型，表现为管型肾病的特征；严重损伤者可表现为急性肾小管坏死。肾间质纤维化的程度与肾小球硬化及肾小管的病变相一致，早期可表现为轻度灶状的纤维化伴炎细胞浸润，随着肾小球硬化及肾小管萎缩的加重，晚期可呈现弥漫纤维化伴有嗜伊红物质的沉积。肾小动脉壁常增厚，基底膜外侧可见PAS阳性物质沉积[19-28]。有报道指出，不同类型的轻链沉积会导致不同的病理组织学改变，结节状肾小球病多为κ轻链的沉积；λ轻链沉积则以肾小管的病变更为突出[17,23]。

电镜检查可观察到LCDD特征性的超微结构改变，表现为细颗粒状电子致密物质沿肾小管基底膜外侧、肾小球毛细血管基底膜内侧、系膜区、Bowman囊壁及小血管壁沉积（图18-4-1-2、图18-4-1-3），具有重要诊断价值[19-29]。疾病晚期，肾间质内亦可见类似颗粒状物质沉积。但是部分早期病例仅可观察到肾小球毛细血管基底膜内侧少量、节段性沉积的颗粒物质，此时尚需结合免疫荧光检查进一步确诊。

轻链免疫荧光检测具有决定性诊断意义[19-22,25-28]。轻链κ或λ沿肾小管基底膜（TBM）外缘呈线样沉积，以远端小管及髓襻为著，也可见于近端小管，肾小球毛细血管基底膜（GBM）及结节状

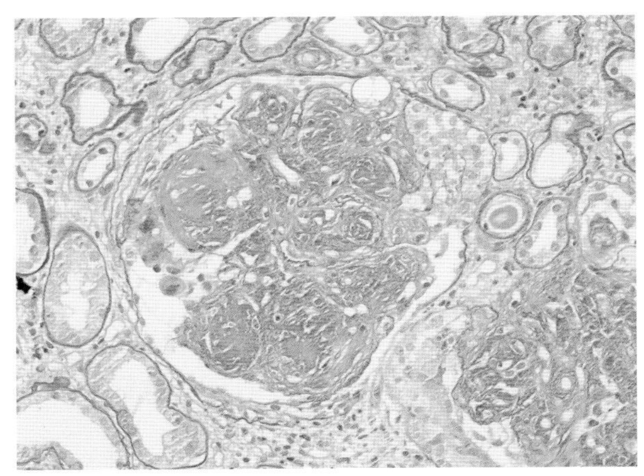

图 18-4-1-1 LM 系膜结节状硬化（PAS 400×）

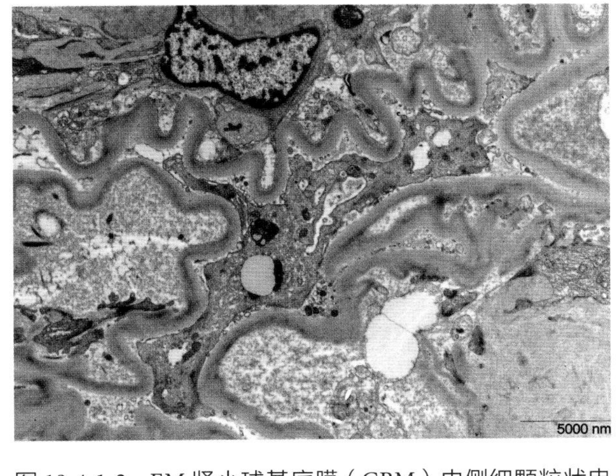

图 18-4-1-2 EM 肾小球基底膜（GBM）内侧细颗粒状电子致密物

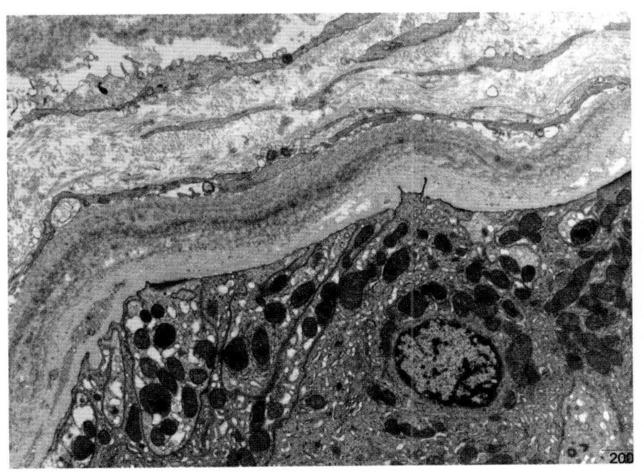

图 18-4-1-3 EM TBM 外侧细颗粒状电子致密物

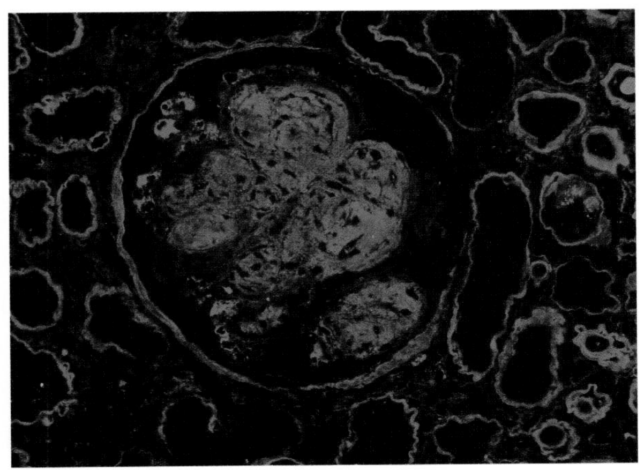

图 18-4-1-4 轻链 κ 沿肾小管基底膜（TBM）外缘呈线样沉积

增生的系膜区、包氏囊壁也可见沉积，但阳性程度弱于肾小管（图18-4-1-4）。LCDD中κ轻链沉积多见于λ轻链，约（2 ~ 5）：1。有报道电镜观察到肾小球内的颗粒状沉积物，而免疫荧光却为阴性，有可能为沉积于肾小球内的轻链被修饰致使其抗原决定簇被掩盖，或者早期LCDD病例颗粒状沉积物量少，免疫荧光难以检出，此时免疫电镜检测可能有助于确诊[23,29,30]。

其他器官LCDD的病理表现为相应器官的基底膜外侧及小血管壁可见轻链的沉积[5,30]。光镜可见基底膜增厚，伴嗜伊红的蛋白样物质沉积；免疫荧光可见轻链λ或κ沿基底膜及小血管壁广泛沉积；电镜在上述相应的部位观察到颗粒状物质。轻链蛋白可沉积于心肌的肌膜外侧，肝脏血窦壁及小胆管基底膜的外侧，大脑的脉络丛及外周神经纤维，眼睫状体色素膜基底膜外等；在肺部及关节的轻链蛋白沉积，还可引起结节样增生[5,22]。

少数病例报道LCDD合并AL型淀粉样变[17,22,24,31]。如诊断为肾脏LCDD的病例，在肝脏、心肌、舌或皮肤等部位发现由同种轻链沉积形成的淀粉样纤维结构；或肾小球表现LCDD，而肾动脉及心肌的血管呈淀粉样变[10,32]。提取来自于淀粉样纤维的轻链蛋白与LCDD的轻链蛋白进行蛋白质氨基酸序列分析，发现两者的N末端的氨基酸序列相似，提示具有相同抗原性的轻链蛋白可聚集形成不同的形态结构，可能与局部环境因素有关[10]。同种轻链在同一个体内形成淀粉样纤维与颗粒状的轻链沉积并存的机制尚待深入探讨。

四、诊断和鉴别诊断

诊断根据临床表现、相应的实验室检查和病理检测，确诊依赖病理。肾脏LCDD需与其他病理呈系膜结节性硬化疾病相鉴别，包括结节型糖尿病肾小球硬化症、膜增生性肾小球肾炎、纤维性和免疫触须样肾小球病等。

1. 结节型糖尿病肾小球硬化症和LCDD鉴别 光镜表现与LCDD的系膜结节状病变十分相似，但常有多年的糖尿病病史，免疫荧光可见IgG沿肾小球毛细血管壁线形沉积，轻链检测阴性，电镜检查见GBM均质增厚，无颗粒样电子致密物在TBM、GBM、系膜区等沉积。

2. 膜增生性肾小球肾炎 光镜表现为系膜区重度增生呈结节分叶状，免疫荧光可见IgG及C3在系膜区和毛细血管壁颗粒样沉积，电镜可见肾小球内皮下及系膜区块状电子致密物沉积。

3. 纤维性和免疫触须样肾小球病 光镜亦可表现为弥漫系膜中重度增生，但轻链检测阴性，电镜下可见纤维丝或微管样物质在系膜区和肾小球基膜沉积，不同于LCDD的颗粒样电子致密物。

此外，需与肾淀粉样变进行鉴别，或注意是否同时存在的情况，淀粉样变刚果红染色阳性。

五、治疗及预后

治疗措施主要针对减少免疫球蛋白轻链的产生。目前多采用化疗，方案包括MP方案、VAD/VAMP、糖皮质激素和环磷酰胺、单纯糖皮质激素、糖皮质激素和沙利度胺，部分患者通过上述治疗尿蛋白减少、肾功能稳定甚至得到改善[17,19,20,22,33,34]。近年来，有报道采用糖皮质激素和硼替佐米治疗LCDD患者，并取得了较好的效果[35-37]。此外，也有大剂量化疗和自体干细胞移植的报道，亦取得较好的效果[38-40]。辅助治疗措施包括纠正高钙血症及碱化尿液，防止本周蛋白尿形成管型。进入ESRD患者，选择透析治疗，肾移植易复发，因此如果不能有效控制轻链产生，不建议给LCDD患者行肾移植[19,20]。影响LCDD预后的因素有老年、合并MM、轻链在肾脏以外脏器沉积[19]。

第二节 重链沉积病

重链沉积病是一罕见的以单克隆免疫球蛋白重链沉积所致的全身性疾病，到目前为止，国内外报道约50例病例[7,19,20,41-58]，HCDD的临床、病理特征与LCDD相似，治疗亦选用化疗。

一、发病机制

重链是组成免疫球蛋白的主要成分之一，在哺乳动物中，重链可分为5类，即α、γ、μ、δ、ε重链，分别组成5种不同的免疫球蛋白IgA、IgG、IgM、IgD和IgE。现在已经知道γ重链有4个亚型，分别为γ1、γ2、γ3和γ4。α重链有两个亚型，分别为α1和α2；μ重链也有两个亚型，分别为μ1和μ2。重链根据其结构不同亦分为可变区（VH）和恒定区（CH），而α、γ、δ重链恒定区又可分为CH1、CH2和CH3区三个功能域，μ和 ε 重链恒定区则划分为4个功能域（CH1 ~ CH4）。

HCDD主要是游离重链在人体各脏器沉积，在所有的HCDD病例中，以γHCDD为最多见。目前对于其发生机制尚不清楚。对HCDD沉积的重链进行分析，发现重链的CH1功能域发生缺失[41,46]。正常情况下，游离重链通过CH1与重链结合蛋白（heavy-chain binding protein，BiP）结合，被限制在内质网内直至和轻链组装起来。而HCDD的重链缺失CH1功能域，使异常的游离重链不能与BiP结合而被分泌进入血液循环。在绝大部分HCDD患者中，血液循环中的游离重链不能被检测出来，由于异常的重链对组织有高亲和力，因此存在于血液循环中的量非常少[41]。

HCDD中是否合并低补体血症亦很重要。γ3-HCDD往往有明显低C3、C4血症，而γ1-HCDD则可见轻度的低C3、低或正常C4血症[43]，这些差异与不同IgG亚型对补体系统激活的能力不同有关，IgG3与C1q结合最为高效，从而激活经典补体途径，其次为IgG1、IgG2，IgG4则不能激活经典补体途径。此外IgG1可与C3结合激活补体旁路途径[59,60]。HCDD合并低补体血症的患者血清不同水平反映了疾病的活动，治疗后补体水平可恢复正常，因此除了肾功能和尿常规，补体水平亦可为γ3和γ1-HCDD判断治疗效果的指标[43,44,61]。

二、临床表现

HCDD发病年龄26 ~ 79岁不等，平均在50岁左右，与LCDD类似。性别之间无明显差异。临床表现为大量蛋白尿、肾病综合征、肾功能不全、高血压、贫血、镜下血尿。肾病综合征、高血压的发生率较LCDD/LHCDD均高，贫血可见于肾功能正常、不合并MM的患者。如LCDD，亦有报道其他脏器的受累如肝脏、甲状腺、皮肤、骨骼肌等[7,49,51,53,55]。报道在2例γ-HCDD及1例α-HCDD患者中，并发皮肤松弛症，具体机制目前不详，但皮肤活检可见免疫球蛋白沉积，提示可能与免疫介导损伤有关[51,53,55]。

三、实验室检查

64% ~ 86%血和50% ~ 83%尿M蛋白阳性，报道有6例HCDD外周血单克隆游离重链阳性[19,41,54]。所有γ3-HCDD和半数以上γ1-HCDD有低补体血症，γ2、γ4-HCDD和α-HCDD、μ-HCDD均未发现低补体血症。报道约19%HCDD合并MM，1例患者报道合并浆细胞瘤[42]，1例患者合并AL淀粉样变[62]，因此需进行骨髓及相关血液学检查。

不同重链沉积病光镜下和电镜下具有相似的病理表现，亦与LCDD相似。相较于LCDD，HCDD表现为典型结节性肾小球硬化的比例更高，报道在90%以上。免疫荧光检测重链在肾小管、肾小球基底膜沉积，不伴轻链沉积。所有γ3-HCDD和1/2γ1-HCDD可见补体沉积，仅少数γ2、γ4-HCDD和部分α-HCDD可有补体沉积。IgG恒定区CH1、CH2、CH3检测可见CH1缺失[7,19,41,43,44,46]。

四、诊断和鉴别诊断

同LCDD，HCDD确诊依靠病理诊断，目前HCDD的病理诊断标准如下：① 肾小球和/或肾小管基底膜某一免疫球蛋白沉积；② 轻链检测阴性；③ 电镜下可见典型的细颗粒状电子致密物在肾小球、肾小管基底膜沉积。鉴别诊断同LCDD。

五、治疗

大部分HCDD接受基于MM的化疗。其中MP为最常用的治疗方案，其他包括VAD、糖皮质激素加环磷酰胺、糖皮质激素加沙利度胺等，最近陆续有报道应用糖皮质激素加硼替佐米，并发现其可明显降低蛋白尿、延缓甚至改善肾功能不全。2例患者进行了自体干细胞移植。

ESRD患者透析治疗，2例行肾移植患者，1例出现HCDD再发[19,50]。

总体来说，HCDD预后差，随访1年36% ~ 50%患者需要透析治疗，10%的患者在发病后12 ~ 76个月死亡。

第三节　轻链－重链沉积病

LHCDD较LCDD/HCDD更为罕见，至今报道约30余例[6,19,20,25,63-68]。综合目前文献报道的LHCDD资料，患者多为中老年起病，平均年龄51 ~ 63岁（范围41 ~ 77岁），性别之间无明显差异，男性略多于女性，绝大多数患者出现肾病范围蛋白尿、肾病综合征，肾功能不全和高血压，其发生的比例介于LCDD和HCDD之间，亦可伴血尿。部分患者补体C3下降。其病理表现与LCDD/HCDD相似，目前报道36例LHCDD患者中，重链和轻链分型组合以IgG-κ型最多共16例（占44.4%），其次依次为IgG-λ型9例，IgA-κ型3例，IgA-λ型3例，5例无相关数据。治疗采取化疗和/或自体干细胞移植。Nasr等报道LHCDD人及肾存活时间分别是42个月和36个月[20]，肾移植后LHCDD亦可复发[63]。

（陈 楠）

参考文献

1. JENNETTE CJ, OLSON JL. SCHWARTZ MM, et al. Hepinstall's Pathology of Kidney. 6th ed. Philadelphia: Lippincott Williams & Wilkins, 2007: 854-910.
2. KOBERNICK SD, WHITESIDE JH. Renal glomerulus in multiple myeloma. Lab Invest, 1957, 6(5): 478-485.
3. ABRAHAMS C, PIRANI CL, POLLAR VE. Ultrastructure of the kidney in a patient with multiple myeloma. J Pathol Bacteriol, 1966, 92(1): 220-225.
4. ANTONOVYCH T, LINC C, PARRISH E, et al. Light chain deposits in multiple myeloma: Ultrastructural and immunofluorescent findings in the kidney. Lab Invest, 1974, 30: 370A.
5. RANDALL RE, WILLIAMSON WC JR, MULLINAX F, et al. Manifestations of systemic light chain deposition. Am J Med, 1976, 60(2): 293-299.
6. BUXBAUM JN, CHUBA JV, HELLMAN GC, et a1. Monoclonal immunoglobulin deposition disease: light chain and light and heavy chain deposition diseases and their relation to light chain amyloidosis. Clinical features, immunopathology, and molecular analysis. Ann Intern Med, 1990, 112(6): 455-464.
7. AUCOUTURIER P, KHAMLICHI AA, TOUCHARD G, et al. Brief report: heavy chain deposition disease. N Engl J Med, 1993, 329(19): 1389-1393.
8. DENOROY L, DERET S, AUCOUTURIER P. Overrepresentation of VkIV subgroup in light chain deposition disease. Immunol Lett, 1994, 42(1-2): 63-66.
9. COGNE M, PREUD' HOMME JL, BAUWENS M, et al. Structure of a monoclonal kappa chain of the V kappa IV subgroup in the kidney and plasma cells in light chain deposition disease. J Clin Invest, 1991, 87(6): 2186-2190.
10. KAPLAN B, VIDAL R, KUMAR A, et al. Amino-terminal identity of co-existent amyloid and non-amyloid immunoglobulin κ light chain deposits. A human disease to study alterations of protein conformation. Clin Exp Immunol, 1997, 110(3): 472-478.
11. BUXBAUM JN. Abnormal immunoglobulin synthesis in monoclonal immunoglobulin light and light chain and heavy chain deposition disease. Amyloid, 2001, 8(2): 84-93.
12. DERET S, CHOMILIER J, HUANG DB, et al. Molecular modeling of immunoglobulin light chains implicates hydrophobic residues in nonamyloid light chain deposition disease. Protein Eng, 1997, 10(10): 1191-1197.
13. HERRERA GA, RUSSELL WJ, ISAAC J, et al. Glomerulopathic light chain-mesangial cell interactions modulate in vitro extracellular matrix remodeling and reproduce mesangiopathic findings documented in vivo. Ultrastruct Pathol, 1999, 23(2): 107-126.
14. HERRERA GA, SHULTZ JJ, SOONG SJ, et al. Growth factors in monoclonal light chain-related renal diseases. Hum Pathol, 1994, 25(12): 883-892.
15. STOKES MB, HOLLER S, CUI Y, et al. Expression of decorin, biglycan, and collagen type I in human renal fibrosing disease. Kidney Int, 2000, 57(2): 487-498.
16. TURBAT-HERRERA EA, ISAAC J, SANDERS PW, et al. Integrated expression of glomerular extracellular matrix proteins and β1 integrins in monoclonal light chain-related renal diseases. Mod Pathol, 1997, 10(5): 485-495.
17. GALLO G, PICKEN M, BUXBAUM J, et al. The spectrum of monoclonal immunoglobulin deposition disease associated with immunocytic dyscrasias. Semin Hematol, 1989, 26(3): 234-245.
18. PREUD'HOMME JL, AUCOUTURIER P, TOUCHARD G, et al. Monoclonal immunoglobulin deposition

disease (Randall type). Relationship with structural abnormalities of immunoglobulin chains. Kidney Int, 1994, 46(4): 965-972.

19. LIN J, MARKOWITZ GS, VALERI AM, et al. Renal monoclonal immunoglobulin deposition disease: the disease spectrum. J Am Soc Nephrol, 2001, 12(7): 1482-1492.
20. NASR SH, VALERI AM, CORNELL LD, et al. Renal monoclonal immunoglobulin deposition disease: a report of 64 patients from a single institution. Clin J Am Soc Nephrol, 2012, 7(2): 231-239.
21. 王庆文,陈惠萍,程震,等．轻链沉积病肾损害的临床和病理分析．肾脏病与透析肾移植杂志，2003, 12(6):525-529.
22. RONCO PM, ALYANAKIAN MA, MOUGENOT B, et al. Light chain deposition disease: a model of glomerulosclerosis defined at the molecular level. J Am Soc Nephrol, 2001, 12(7): 1558-1565.
23. HERRERA GA, SANDERS PW, REDDY BV, et al. Ultrastructural immunolabeling: a unique diagnostic tool in monoclonal light chainrelated renal diseases. Ultrastruct Pathol, 1994, 18(4): 401-416.
24. PICKEN MM, SHEN S. Immunoglobulin light chains and the kidney: an overview. Ultrastruct Pathol, 1994, 18(1-2): 105-112.
25. STROM EH, FOGAZZI GB, BANFI G, et al. Light chain deposition disease of the kidney. Morphological aspects in 24 patients. Virchows Arch, 1994, 425(3): 271-280.
26. 陈惠萍,曾彩霞,尹广．浆细胞病的肾损害 - 轻链沉积病．肾脏病与透析肾移植杂志，1997, 6(5):486-490.
27. 陈楠,任红,史浩,等．轻链肾病和轻链型淀粉样变肾损害的临床和病理．中华肾脏病杂志，2001(4):213-216.
28. 王素霞,邹万忠,张烨,等．轻链肾病的病理学特点．中华病理学杂志，2003, 32(6):506-510.
29. HERRERA GA. Light chain deposition disease (nodular glomerulopathy, k light chain deposition disease): a case report. Ultrastruct Pathol, 1994, 18(1-2): 119-126.
30. GU X, BARRIOS R, CARTWRIGHT J, et al. Light chain crystal deposition as a manifestation of plasma cell dyscrasia: the role of immunoelectron microscopy. Hum Pathol, 2003, 34(3): 270-277.
31. 刘旭,姜群,刘文虎．肝脏淀粉样变性病合并肾脏轻链沉积病 1 例．临床和实验医学杂志，2014, 13(1):68-70.
32. GALLO G, GONI F, BOCTOR F, et al. Light chain cardiomyopathy. Structural analysis of the light chain tissue deposits. Am J Pathol, 1996, 148(5): 1397-1406.
33. FUJITA H, HISHIZAWA M, SAKAMOTO S, et al. Durable hematological response and improvement of nephrotic syndrome on thalidomide therapy in a patient with refractory light chain deposition disease. Int J Hematol, 2011, 93(5): 673-676.
34. WEISEL KC, BOCKELER M, BIANCHI L, et al. Development of rapid light-chain deposition disease in hepatic arteries with severe ischemic cholangitis in a multiple myeloma patient treated with melphalan, prednisone and lenalidomide. Int J Hematol, 2009, 89(1): 91-94.
35. GHARWAN H, TRUICA CI. Bortezomib-based chemotherapy for light chain deposition disease presenting as acute renal failure. Med Oncol, 2012, 29(2): 1197-1201.
36. MINARIK J, SCUDLA V, TICHY T, et al. Induction treatment of light chain deposition disease with bortezomib: rapid hematological response with persistence of renal involvement. Leuk Lymphoma, 2012, 53(2): 330-331.
37. KASTRITIS E, MIGKOU M, GAVRIATOPOULOU M, et al. Treatment of light chain deposition disease with bortezomib and dexamethasone. Haematologica, 2009, 94(2): 300-302.
38. ROYER B, ARNULF B, MARTINEZ F, et al. High dose chemotherapy in light chain of light and heavy chain deposition disease. Kidney Int, 2004, 65(2): 642-648.
39. LORENZ EC, GERTZ MA, FERVENZA FC, et al. Longterm outcome of autologous stem cell transplantation in light chain deposition disease. Nephrol Dial Transplant, 2008, 23(6): 2052-2057.
40. TELIO D, SHEPHERD J, FORREST D, et al. High-dose melphalan followed by ASCT has favorable safety and efficacy in selected patients with light chain deposition disease and light and heavy chain deposition disease. Bone Marrow Transplant, 2012, 47(3): 453-455.

41. MOULIN B, DERET S, MARIETTE X, et al. Nodular glomerulosclerosis with deposition of monoclonal immunoglobulin heavy chains lacking CH1. J Am Soc Nephrol, 1999, 10(3): 519-528.
42. TUBBS RR, BERKLEY V, VALENZUELA R, et al. Pseudo-gamma heavy chain (IgG4 lambda) deposition disease. Mod Pathol, 1992, 5(2): 185-190.
43. SOMA J, SATO K, SAKUMA T, et al. Immunoglobulin gamma3-heavy-chain deposition disease: report of a case and relationship with hypocomplementemia. Am J Kidney Dis, 2004, 43(1): E10-E16.
44. OE Y, NAKAYA I, YAHATA M, et al. A case of c1-heavy chain deposition disease successfully treated with melphalan and prednisolone therapy. Intern Med, 2010, 49(14): 1411-1415.
45. YASUDA T, FUJITA K, IMAI H, et al. Gamma-heavy chain deposition disease showing nodular glomerulosclerosis. Clin Nephrol, 1995, 44(6): 394-399.
46. KAMBHAM N, MARKOWITZ GS, APPEL GB, et al. Heavy chain deposition disease: the disease spectrum. Am J Kidney Dis, 1999, 33(5): 954-962.
47. KATZ A, ZENT R, BARGMAN JM. IgG heavy-chain deposition disease. Mod Pathol, 1994, 7(8): 874-878.
48. HERZENBERG AM, LIEN J, MAGIL AB. Monoclonal heavy chain (immunoglobulin G3) deposition disease: report of a case. Am J Kidney Dis, 1996, 28(1): 128-131.
49. ROTT T, VIZJAK A, LINDIC J, et al. IgG heavy-chain deposition disease affecting kidney, skin, and skeletal muscle. Nephrol Dial Transplant, 1998, 13(7): 1825-1828.
50. HERZENBERG AM, KIAII M, MAGIL AB. Heavy chain deposition disease: recurrence in a renal transplant and report of IgG2 subtype. Am J Kidney Dis, 2000, 35(5): E25.
51. TAN S, PON K, BARGMAN J, et al. Generalized cutis laxa associated with heavy chain deposition disease. J Cutan Med Surg, 2003, 7(5): 390-394.
52. VEDDER AC, WEENING JJ, KREDIET RT. Intracapillary proliferative glomerulonephritis due to heavy chain deposition disease. Nephrol Dial Transplant, 2004, 19(5): 1302-1304.
53. HARRINGTON CR, BESWICK TC, SUSA JS, et al. Acquired cutis laxa associated with heavy chain deposition disease. J Am Acad Dermatol, 2008, 59(5 Suppl): S99-S101.
54. CHENG IK, HO SK, CHAN DT, et al. Crescentic nodular glomerulosclerosis secondary to truncated immunoglobulin alpha heavy chain deposition. Am J Kidney Dis, 1996, 28(2): 283-288.
55. ALEXANDER MP, NASR SH, WATSON DC, et al. Renal crescentic alpha heavy chain deposition disease: a report of 3 cases and review of the literature. Am J Kidney Dis, 2011, 58(4): 621-625.
56. LIAPIS H, PAPADAKIS I, NAKOPOULOU L. Nodular glomerulosclerosis secondary to mu heavy chain deposits. Hum Pathol, 2000, 31(1): 122-125.
57. 范芸，徐峰，陈浩，等．重链沉积病的临床病理特点．肾脏病与透析肾移植杂志，2013, 22(3)：230-237.
58. 黄克强，谢晓元，曲利娟，等．重链沉积性肾病 1 例并文献复习．临床与实验病理学杂志，2012, 28(10)：1156-1158.
59. MILETIC VD, FRANK MM. Complement-immunoglobulin interactions. Curr Opin Immunol, 1995, 7(1): 41-47.
60. SHOHET JM, PEMBERTON P, CARROL MC. Identification of a major binding site for complement C3 in the IgG1 heavy chain. J Biol Chem, 1993, 268(8): 5866-5871.
61. SOMA J, TSUCHIYA Y, SAKUMA T, et al. Clinical remission and histopathological resolution of nodular lesions in a patient with gamma3 heavy-chain deposition disease. Clin Nephrol, 2008, 69(5): 383-386.
62. KOMATSUDA A, MAKI N, WAKUI H, et al. Development of systemic k-light chain amyloidosis in a patient with c-heavy chain deposition disease during long-term follow-up. Nephrol Dial Transplant, 2005, 20(2): 434-443.
63. ALCHI B, NISHI S, IGUCHI S, et al. Recurrent light and heavy chain deposition disease after renal transplantation. Nephrol Dial Transplant, 2005, 20(7): 1487-1491.
64. MASAI R, WAKUI H, TOGASHI M, et al. Clinicopathological features and prognosis in immunoglobulin light and heavy chain deposition disease. Clin Nephrol, 2009, 71(1): 9-20.
65. RONCO P, PLAISIER E, MOUGENOT B, et al. Immunoglobulin light (heavy)-chain deposition disease: from

molecular medicine to pathophysiology-driven therapy. Clin J Am Soc Nephrol, 2006, 1(6): 1342-1350.

66. DALIANI D, WEBER D, ALEXANIAN R. Light-heavy chain deposition disease progressing to multiple myeloma. Am J Hemat, 1995, 50(4): 296-298.

67. SATIRAPOJ B, PAUEKSAKON P. A concurrence of light and heavy chain deposition disease and diabetic nephropathy. J Med Assoc Thai, 2007, 90(10): 2204-2208.

68. 梁少姗,曾彩虹 . 肾脏轻 - 重链沉积病 . 肾脏病与透析肾移植杂志 , 2013, 22(1):90-94.

第五章
原发性巨球蛋白血症肾损害

一、概述

血中出现异常增多的免疫球蛋白M（IgM）即称为巨球蛋白血症。增多的IgM多为单克隆性，但也可为多克隆性。根据WHO疾病分类[1]，巨球蛋白血症为“淋巴浆细胞淋巴瘤”（lymphoplasmacytic lymphoma，LPL）的一种亚型。该病病因可分为：① 意义未明的单克隆免疫球蛋白血症（monoclonal gammopathy unsignificant syndrome，MGUS）及冷凝集素综合征；② 淋巴浆细胞淋巴瘤/华氏巨球蛋白血症（IPL/Waldenstrom macroglobulinemia，LPL/WM）、IgM型多发性骨髓瘤以及髓外浆细胞瘤；③ B细胞淋巴细胞增殖性疾病。本病致病机制目前尚未明确，也可继发于支气管癌、子宫癌等肿瘤；白血病、淋巴瘤等血液病，系统性红斑狼疮、类风湿关节炎等结缔组织病；慢性活动性肝炎等慢性炎症。本章仅讨论Waldenstrom巨球蛋白血症[2]。本病于1944年由瑞典学者Waldenstrom首次报道，多见于50岁以上患者，发病率为3/百万人，以骨髓浸润和单克隆IgM副蛋白血症为特征，临床表现为贫血，出血倾向及一系列与IgM增多有关的高黏滞症状。

二、临床表现[3,4]

本病发病缓慢，可多年无明显症状，后进展出现淋巴结、肝、脾大，并可侵犯肺、肾及中枢神经系统。

（一）巨球蛋白血症所致表现

1. 高黏滞综合征 ① 血浆黏度增加，引起循环障碍，表现为乏力、食欲不振、体重减轻；② 视力障碍：视网膜静脉扩张或呈蜡样分节外观，可有眼底渗出及出血。球结膜可有红细胞聚集表现；③ 神经系统：头痛、头晕、困倦、神志不清和昏迷等脑循环障碍，出现瘫痪、癫痫、继发性出血及周围神经病变；④ 心肺血管改变：肺间质病变、心功能不全及肺动脉高压或休克。

2. 贫血 贫血是该病最常见的临床表现，80%患者在诊断时已有贫血，疾病晚期时，部分患者血红蛋白浓度可降至50g/L以下。造成贫血的因素较多，包括骨髓造血功能抑制、红细胞破坏加速、失血、血浆容量增加使血液稀释等原因。

3. 冷球蛋白有关症状 当巨球蛋白具有冷球蛋白性质时，则出现冷敏感，冷荨麻疹、雷诺现象，甚至动脉痉挛及闭塞，导致组织坏疽。

4. 出血倾向 由于巨球蛋白血症直接损伤血管壁与凝血因子结合，并干扰了血小板功能而引起出血，表现为口腔、鼻腔和消化道出血、皮肤紫癜等。

（二）肾功能损害及蛋白尿

本病的肾功能不全发生率显著低于多发性骨髓瘤，其致病特点为大分子量IgM沉淀于肾小球引起的小球损伤。此外，高黏滞综合征、淀粉样变性及浆细胞样淋巴细胞的间质浸润也是肾功能损害的主要机制之一。

（三）淋巴-浆细胞增生所致表现

常见淋巴结、肝、脾大。偶可见类风湿关节炎及皮肤多发性浸润性结节。

（四）淀粉样变

见于部分患者，舌、心肌、胃肠道、肝、脾、神经系统、皮肤及其他组织器官均可被累及。

（五）其他

由于缺乏正常免疫球蛋白IgM，易发生反复感染，多见合并肺炎。本病常有骨质疏松，溶骨性病变在本病少见。

三、实验室检查

（一）血象

血红蛋白及红细胞均可减少，为正细胞正色素性；白细胞计数多正常或减少，中性粒细胞偶见减少。部分病例可呈全血细胞减少，单核细胞增多。病变晚期外周血可见大量淋巴细胞或浆细胞、血小板正常或减少。血中可见红细胞常呈缗钱状排列，血沉明显增快。

（二）骨髓象

主要成分为浆细胞样淋巴细胞，可见数量不等的小淋巴细胞增高（浆少，常呈裸核）。

（三）血清蛋白异常

是本病的特点。

1. 血清蛋白的测定　血清总蛋白多增加，白蛋白偏低，球蛋白增加，血清中IgM浓度一般在10 ~ 120g/L。

2. 血免疫蛋白电泳示IgM峰，巨球蛋白中含有κ或λ链，以κ链更为多见。超速离心检查IgM沉降系数为19s，占70% ~ 80%，15秒以上者应疑及本病。

3. 少数巨球蛋白表现为冷球蛋白性质，使用乙醚产生白色沉淀或冷却时出现混浊凝胶状。少数有冷凝集活性。

（四）其他

尿轻链κ或λ常阳性，由于血清游离轻链半衰期短，较免疫球蛋白更适合于疾病的检测。血类风湿因子阳性，补体C3水平降低，可有假阳性梅毒血清反应，Coombs试验（+），交叉配血试验发生自家凝集。

四、诊断

凡中年或老年患者有贫血，出血倾向，肝脾及淋巴结肿大，周围血有淋巴细胞或类淋巴细胞增多及血沉增快应考虑本病的可能性。而血清中出现单克隆IgM>30g/L（正常值0.6 ~ 2.0g/L）及骨髓中有淋巴样浆细胞浸润，基本可以确诊。

在考虑本病诊断时，需与多发性骨髓瘤、MGUS、伴有IgM增高的淋巴瘤、慢性淋巴细胞性白血病等相鉴别。本病与IgM型多发性骨髓瘤的主要鉴别点：① 本病骨髓象特征是浆细胞样淋巴细胞浸润，而多发性骨髓瘤则为骨髓瘤样浆细胞浸润；② 本病少有溶骨性病变，而多发性骨髓瘤则有典型的多发性虫蚀样溶骨性损害。与MGUS可以通过以下几点鉴别：① 本病有多种临床症状，而良性单克隆巨球蛋白血症无临床表现；② 本病常有肝脾及淋巴结肿大，而MGUS者无阳性体征；③ 本病常有贫血及高黏滞血症，而良性者无贫血，血液黏滞度也常在正常范围；④ 本病的单克隆IgM>30g/L且逐渐增多，而良性者单克隆IgM<30g/L且长期稳定。

五、治疗[3-7]

早期无需治疗。当患者出现明显症状、体征及高黏滞综合征时需治疗。

（一）目前化疗的一线药物

包括烷化剂（如苯丁酸氮芥，leukeran）、核苷类似物（氟达拉滨，fludarabine）、抗CD20单抗（利妥昔单抗，rituximab）。对于难治复发患者，可以应用蛋白酶体抑制剂（硼替佐米），抗CD52单克隆抗体，免疫调节剂如沙利度胺或雷利度胺，甚至进行大剂量化疗+自体干细胞移植治疗。

1. 瘤可宁（Leukeran） 6 ~ 12mg/d，口服，2 ~ 4周后给维持剂量2 ~ 6mg/d，服至症状缓解。剂量不宜过大，以免骨髓抑制。

2. 抗CD20单抗（利妥昔单抗） 375mg/（m^2·d），联合氟达拉滨25mg/m^2，d1 ~ 3，及环磷酰胺800mg，d1；4周为一疗程，总有效率在90%以上，完全缓解率可达15% ~ 20%。对不能耐受化疗的患者，也可单用抗CD20单抗治疗，375mg/m^2，每周1次，连用4周为一疗程；有效率为50%。

3. 硼替佐米 单药1.3mg/m^2，dl、d4、d8、d11应用，连续8周期，可以显著降低血清IgM水平，总反应率（ORR）达85%。硼替佐米联合地塞米松、利妥昔单抗的总有效率可以达到96%。

4. 免疫调节剂 沙利度胺50 ~ 200mg/d+地塞米松40mg每周一次+克拉霉素250 ~ 500mg每日2次，用于WM患者的小样本观察发现ORR在20% ~ 83%。

5. 大剂量化疗+自体干细胞移植 用于复发难治型WM，但目前文献报道均为个例或小样本观察，疗效有待进一步证实。

（二）血浆置换

以往的放血疗法已渐被摒弃。当患者出现高黏滞综合征时，目前常使用血浆置换，可较快而有效地去除血中异常巨球蛋白，降低血黏稠度，改善循环，减轻肾脏病变，需反复进行。

六、巨球蛋白血症肾脏表现[1,2,8]

（一）临床表现

巨球蛋白血症的肾脏损害并不少见。疾病早期，临床多无明显肾脏受损症状。约半数以上病例表现为少量非选择性蛋白尿，多小于2g/24h，不常伴发血尿。尿中常有少量轻链排出，尿轻链κ或λ可阳性。少数病人表现为肾病综合征，24小时尿蛋白甚至高达10 ~ 15g。巨球蛋白血症中临床表现肾病综合征者多提示肾脏淀粉样变，容易进入ESRD。部分病例合并有冷球蛋白，表现为单IgM或IgG-IgM混合型冷球蛋白血症，类风湿因子常阳性，可有低补体血症。巨球蛋白血症病人大多无高血压或仅表现为轻中度高血压，高血压发生率与年龄相关。严重肾衰竭不多见，Debre等报道27例Waldenstrom患者中仅2例CKD且进展缓慢。Morel Marogen等报道16例有肾脏受累的Waldenstrom，其中5例有CKD，无一例需透析治疗。急性肾损伤实属罕见。文献中仅有3例报道，多由于脱水、静脉肾盂造影剂诱发或由于大量管型阻塞肾小管和淋巴细胞、浆细胞肾脏浸润所致。

（二）肾脏病变发病机制

肾脏损害的机制推测可能直接与大量单株IgM沉积以及高黏滞综合征有关。肾小球血栓或沉积物含大量IgM，与血中增高的IgM相一致，含有过量大分子IgM的高黏滞血流进入肾脏循环后由于超滤作用，而变得更为浓缩和黏稠，以致这种病理性蛋白质沉积在肾小球毛细血管腔内导致肾脏病变。部分有轻链蛋白尿者，尚可因该物质沉积在肾小管腔内而引起肾小管病变。肾脏淀粉样物质沉积以及冷球蛋白血症亦可引起肾脏损害。

（三）肾脏病理[9-11]

肾穿刺病理检查在巨球蛋白血症肾脏受累诊断中占重要地位，可了解病理类型、病变程度，有助于其他异常球蛋白血症之鉴别，并对判断预后、指导治疗有重要意义。

1. 肾小球病变

（1）IgM在肾小球毛细血管内沉积为本病的特异性改变，其特征为肾小球毛细血管内有大小不等的无定形的嗜酸性透明血栓沉积，这些透明栓子PAS阳性（图18-5-0-1）。病变范围局限者仅累及部分小球，病变广泛者大部分肾小球毛细血管腔被阻塞。通常无肾小球基底膜增厚、系膜增生和

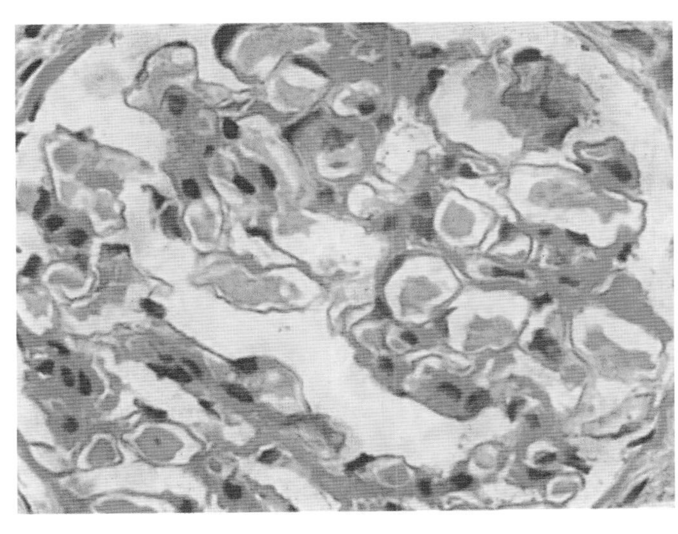

图 18-5-0-1 LM：毛细血管腔内可见 PAS 阳性透明血栓（×400 倍）

细胞增殖。免疫荧光示肾小球毛细血管腔内栓子大多为IgM，个别合并有IgG、C3等成分。

（2）淀粉样变：巨球蛋白血症中肾脏淀粉样变发生率比骨髓瘤高，约占20%。临床多表现为肾病综合征和渐进性肾衰竭。淀粉样物质沉积在肾小球和肾血管，沉淀物大多为AL蛋白（amyloid light chain）。通过对肾脏组织免疫荧光有助于鉴别两种AA或AL淀粉样变，在AL中可进一步检测κ或λ分型。本病若合并肾脏淀粉样变，预后截然不同。无淀粉样变者，病程进展缓慢，预后相对好；而有淀粉样变者，预后差，易进入ESRD。

（3）巨球蛋白血症的其他小球病变，为结节性肾小球硬化，肾小球基底膜增厚，类似糖尿病肾小球硬化表现，可能由于大量轻链尤其κ链从肾脏排出所致；亦可有微小病变型肾小球肾炎和其他如毛细血管外增生性肾小球肾炎伴毛细血管内和系膜增生，新月体性肾小球肾炎以及系膜增生性肾小球肾炎等。

（4）当巨球蛋白血症伴冷球蛋白时，肾脏致病表现为膜增生型肾小球肾炎，毛细血管内轻度或中度增生伴双轨样改变，免疫荧光提示IgM-IgG沉积。在某些急性混合型冷球白血症中，可见大量嗜酸性栓子沉积于肾小球毛细血管腔内，需与巨球蛋白血症病理变化相鉴别，前者除嗜酸性栓子沉积外，亦可见到小球增生性病变。巨球蛋白合并轻链沉积病时，肾组织免疫荧光可见轻链κ或λ(以κ多见）沿肾小管基底膜、部分肾小球沉积，部分表现系膜结节性硬化，刚果红染色阴性。

2. 肾间质损害 与骨髓瘤病变相反，巨球蛋白血症中淋巴细胞、浆细胞、肾间质浸润是常见的，约占 2/3 病人，主要累及肾皮质区甚至累及小球包曼囊、肾小管和小动脉周围，并可见火焰细胞（flame cells），PAS 阳性和核内包涵体（intranuclear inclusions）。病变严重时可类似白血病细胞浸润。少数患者由于大量淋巴细胞和浆细胞浸润而导致肾脏明显增大，可达 4 个腰椎长径，合并肉眼血尿，临床误诊为“肾肿瘤”。

3. 肾小管损害 巨球蛋白血症中，肾小管损害非特异性病变，表现为肾小管基底膜增厚，部分上皮细胞萎缩，小管损害与小球病变程度平行。肾小管腔内可见少量管型。部分病例可见肾小管上皮细胞受损、萎缩，免疫荧光可见近端肾小管细胞内大量轻链导致肾小管上皮细胞重吸收功能受损，尿中出现葡萄糖、氨基酸等，同时尿磷、碳酸盐重吸收障碍，表现为 Fanconi 综合征。

4. 肾血管损害 除可有淀粉样物质沉淀外，小血管腔内亦可见 IgM 透明血栓沉积，PAS 阳性，累及肾脏小叶间动脉和入球小动脉。多数病例有动脉内膜炎和小动脉硬化，动脉内膜纤维化，该病变无特异性，与年龄增加有关。

（四）治疗[12-14]

巨球蛋白血症肾损害发展缓慢，可长时间保持稳定，对于没有症状的患者不要仅根据血液化验或骨髓检查异常就给予强有力的治疗。当患者血清IgM水平逐步升高，且出现明显症状，如发热、盗汗、体重下降以及高黏滞综合征、神经病变、肾脏受累、淀粉样变、冷球蛋白血症、淋巴结脏器肿大等，则需开始治疗。烷化剂、核苷类似物或利妥昔单抗配合糖皮质激素均可作为治疗该病的一线治疗用药。对于合并高黏滞综合征患者，需行血浆置换。

（陈　楠）

参考文献

1. SWERDLOW SH, BERGER F, PILERI SH, et al. Lyphoplasmatic lymphoma. //WHO Classification of Tumors of Haematopoietic and Lymphoid Tissues. 4th ed. Intemational Agency for Research on Cancer. Lyon: Intemational Agency For Research on Cancer (IARC) Press, 2008.
2. VIJAY A, CERTZ MA. Waldenstrbm's macroglobulinemia. Blood, 2007, 109(12): 5096-5103.
3. GERTZ MA. WaldensUtm's macroglobulinemia: a review of therapy. Am Hemat, 2005, 79(2): 147-157.
4. TREON SP, HUNTER ZR, MATOUS J, et al. Multicenter clinical triaJ of Bortezomib in relapse/refractory WaldensWm's macroglobulinemia: results of WMCTG trial 03-248. Clin Cancer Res, 2007, 13(11): 3320-3325.
5. HUNTER ZR, BOXER M, KAHL B, et al. Phase II study of alemtuzumab in lymphoplasmacytic lymphoma: results of WMCTG trail 02-079. J Clin Oncol, 2006, 24: 7253.
6. COLEMAN C, LEONARD J, LYONS L, et al. Treatment of Waldenstrom's macroglobulinemia with clarithromycin, low-d08e thalidomide and dexamethasone. Semin Onc01, 2003, 30: 270-274.
7. ANAGNOSTOPOULOS A, HARI PN, PEREZ WS, et al. Autologous or allogeneic stem cell transplantation in patients with Waldenstrtm's macroglobulinemia. Bio Blood Marrow Transplant, 2006, 12(8): 845-854.
8. 张之南 . 血液病学 . 2 版 . 北京：人民卫生出版社 , 2011 ：1094-1096.
9. JENNETTE J CHARLES. Heptinstall's Pathology of the kidney. 3rd ed. vol 2. Lippincott Williams & Wilkins, 1983:1036-1040.
10. HORY B, SAUNIER F, WOLFF R, et al. Waldenstrom macroglobunemia and nephrotic syndrome with minimal change Lesion. Nephron, 1987, 45(1): 68-70.
11. MEYRIER A, SIMON P, MIQNON F, et al. Rapidly progressive (crescentic) glomerulonephritis and monoclonal gammopathies. Nephron, 1984, 38(3): 156-162.
12. Morel-Maroger, et al. Le rein des dysproteinemies. macroglobulinemie de Waldenstrom//Hamburger, et al. Nephrologie. 1983:741-743.
13. OQAMI Y, TAKASUQI M, SOEJIMA M, et al. Waldenstrom's macroglobulinemia associated with amyloidosis and crescentic glomerulonaphritis. Nephron, 1989, 51(1) : 95-98.
14. 王海燕 . 肾脏病学 . 3 版 . 北京：人民卫生出版社 , 2008 ：1461-1505.

第六章
冷球蛋白血症的肾损害

冷球蛋白血症指一类异常循环免疫球蛋白引起的一组疾病，该异常免疫球蛋白（或免疫球蛋白与补体的混合物）遇冷沉淀，升温后又可以溶解[1-3]。冷球蛋白血症既可由感染性疾病诱发，也可与结缔组织病相关[4,5]。根据冷球蛋白的特点，冷球蛋白又被分成三型。Ⅰ型冷球蛋白是一种单克隆免疫球蛋白，常见于淋巴/浆细胞增生性疾病如华氏巨球蛋白血症（Waldenstrom macroglobulinemia）、多发性骨髓瘤和意义未明的单克隆免疫球蛋白（monoclonal gammopathy of undertermined significance，MGUS）[1,6]。Ⅱ型和Ⅲ型冷球蛋白中因至少包括两种免疫球蛋白，又称为混合性冷球蛋白血症（mixed cryoglobulinemia）。Ⅱ型冷球蛋白是抗多克隆IgG的单克隆免疫球蛋白（IgM_{κ}>90%），而且该单克隆抗体多具有类风湿因子的活性。Ⅲ型抗球蛋白抗体是多克隆抗体，大多为多克隆的IgG和IgM。目前认为混合性冷球蛋白血症患者（Ⅱ型和Ⅲ型）多为丙型肝炎病毒感染所致[7]，其他病因包括其他病毒感染（如HIV）、结缔组织病（如系统性红斑狼疮、干燥综合征）[4,5,8,9]；约30%的混合性冷球蛋白患者病因不清，被称为原发性混合性冷球蛋白血症（essential mixed cryoglobulinemia）。混合性冷球蛋白血症发病机制是由于各种原因（如病毒抗原刺激）引起B细胞过度活化、增生后产生异常免疫球蛋白，同时机体对异常球蛋白的清除能力下降。诊断冷球蛋白血症肾损害，应检测到血清冷球蛋白和有典型的肾损害特点。低补体血症，特别是早期补体成分C1q-C4的下降是冷球蛋白血症的特点之一。本章主要介绍混合性冷球蛋白血症。

本病相对少见，多发生在成年女性，男：女=1：（1.3 ~ 1.5）。混合性冷球蛋白血症的全身表现包括乏力、不适、雷诺现象、网状青斑、关节痛和关节炎；2/3 ~ 3/4的患者肝脾大伴转氨酶升高；其他还有外周神经病和紫癜样血管炎性皮疹[10,11]；肺受累罕见，表现为小气道阻塞和换气功能障碍，罕见肺出血和肺血管炎；中枢神经系统、心脏、消化道和肾上腺受累罕见。血清总补体低，特别是常见C4水平降低[1-3,11,12]，C3正常或轻度下降。

以肾脏受累起病者不足1/4，但随病程推移，多达50%的息者有肾脏受累[1-3,11-13]。1/4至1/3的患者出现肾炎综合征，表现为血尿、高血压、蛋白尿和急性肾损伤，表现为少尿型急进性肾炎者罕见。约20%的患者出现肾病综合征。多数患者肾脏受累呈缓慢、隐袭起病。

虽然既往研究认为Ⅱ型冷球蛋白血症可能与乙型肝炎病毒感染或其他感染（如巨细胞病毒、EB病毒、细小病毒B19）相关[13,14]。但近年的研究证实：大多数原发性混合性冷球蛋白血症是丙型肝炎病毒引起的。患者血清中存在针对HCV抗原的抗体，而且冷球蛋白中浓聚了HCV-RNA和抗HCV抗体[15-22]。免疫组化研究还在肾小球的沉积物中发现了HCV抗原成分[18]。HCV引起的肾损害详见本书相关章节。

冷球蛋白血症中的免疫球蛋白复合物可沉积在肾小球、小动脉和中等动脉并激活补体诱发增生性反应[14]。有证据表明血清中的冷球蛋白参与肾小球的免疫复合物的形成。体外研究证实：与正常IgM、华氏巨球蛋白血症的IgM和类风湿关节炎的IgM类风湿因子相比，从Ⅱ型冷球蛋白血症患者血清中分离的IgM_{κ}更易与肾小球细胞的纤连蛋白相结合[23]。冷球蛋白中免疫球蛋白可变区的理化特性可能是其易在肾小球沉积的关键因素[23]。

冷球蛋白血症患者肾活检光镜检查多表现为膜增生性肾小球肾炎，且与其他增生性肾小球肾炎有一定区别。其特点包括：① 大量单核细胞浸润，部分也有多形核白细胞浸润；② 在肾小球内皮细胞下有无定形的PAS阳性而刚果红染色阴性物质的沉积，有时充填于毛细血管腔；③ 膜增生的特点：基底膜双轨征形成，可见无定形沉积物、系膜细胞和单核细胞插入；④ 虽有严重毛细血管内增生，但毛细血管外增生相对少见[17]。除肾小球病变以外，还可见中、小动脉的血管炎。活动性冷球蛋白血症肾损害患者的单核细胞可见其吞噬冷球蛋白，但不能充分将其分解代谢。混合性冷球蛋白血症患者肾活检的直接免疫荧光检查可见IgM、IgG、C3和C1q沉积，主要分布于内皮下、系膜区以及毛细血管内的“血栓”[17,24]。电镜检查主要为无定形或颗粒样电子致密物、或形成结晶的物质沉积于内皮下和毛细血管腔；因冷球蛋白分子量很大，很难通过肾小球基底膜，因此上皮下沉积物罕见；电子致密物有时可形成指纹样结构；结晶物纵断面可表现为纤维样，而横断面可表现为直径20 ~ 35nm的微管[23-25]。

部分混合性冷球蛋白血症患者病程中其临床表现可自发部分或完全缓解，但多数患者的肾脏病及全身表现反复发作或加重[2,3]。在混合性冷球蛋白血症与HCV感染的关系明确之前，多数患者应用糖皮质激素联合细胞毒药物（如环磷酰胺、苯丁酸氮芥）取得了良好疗效[2,3,24]。基于冷球蛋白血症的发病机制，逐渐发现利妥昔单抗（CD20单抗）对混合冷球蛋白血症患者有良好效果，甚至可能优于糖皮质激素和细胞毒药物[26,27]。对于严重肾脏病（肾功能进展和/或肾病综合征）、发生指趾坏疽和危及生命的脏器（如神经系统、肺等）受累者，建议糖皮质糖皮质激素联合CD20单抗或环磷酰胺，必要时可激素冲击或联合血浆置换疗法以清除冷球蛋白[2,3,24,28-30]。原发病（如病毒感染、结缔组织病）的治疗也非常重要；另外，对病毒相关的冷球蛋白血症患者进行强化免疫抑制治疗有可能促进病毒复制，因此应根据病毒复制情况加以抗病毒治疗[31-35]。HCV相关的混合性冷球蛋白血症肾脏预后较差[36]。既往的经验表明大多数冷球蛋白血症患者并不死于肾脏疾病，而是死于心脏病、其他多脏器受累或感染[4,37]。终末期肾衰竭患者可采用透析和肾移植，但移植肾可再发冷球蛋白血症性肾脏病变[38-40]。5% ~ 10%的混合性冷球蛋白血症患者在诊断5 ~ 10年后出现继发性淋巴细胞增殖性疾病（如B细胞非霍奇金淋巴瘤），HCV相关的混合冷球蛋白血症患者发生非霍奇金淋巴瘤是一般人群的35倍，可能与HCV抗原长期慢性刺激B细胞增生、最终B细胞发生恶性变相关[41,42]，因此对于冷球蛋白血症患者应密切随访。

（于　峰　赵明辉）

参考文献

1. DESBOIS AC, CACOUB P, SAADOUN D. Cryoglobulinemia: An update in 2019. Joint Bone Spine, 2019, 4.
2. TOCUT M, ROZMAN Z, BIRO A, et al. The complexity of an overlap type resistant cryoglobulinemia: a case report and review of the literature. Clin Rheumatol, 2019, 38(5):1257-1262.
3. D'AMICO G. COLASANTI G, FERRAIRO F, et al. Renal involvement in essential mixed cryogobulinemia. Kidney Int, 1989, 35(4): 1004-1014.
4. APPEL GB, RADHAKRISHNAN J, D'AGATI VD. Secondary glomerular disease//MW Taal. Brenner and Rector's the Kindney. 9th ed. Philadelphia: Saunders, 2011: 1192-1277.
5. 王海燕 . 肾脏病学 . 3 版 . 北京：人民卫生出版社 , 2008 :1501-1505.
6. TERRIER B, KARRAS A, KAHN JE, et al. The spectrum of type I cryoglobulinemia vasculitis: new insights based on 64 cases. Medicine (Baltimore), 2013, 92(2): 61-68.

7. AGNELLO V, CHUNG RT, KAPLAN LM. A role for hepatitis C virus infection in type Ⅱ cryoglobulinemia. N Engl J Med, 1992, 327(21): 1490-1495.

8. BONNET F, PINEAU JJ, TAUPIN JL, et al. Prevalence of cryoglobulinemia and serological markers of autoimmunity in human immunodeficiency virus infected individuals: a cross-sectional study of 97 patients. J Rheumatol, 2003, 30(9): 2005-2010.

9. GARCÍA-CARRASCO M, RAMOS-CASALS M, CERVERA R, et al. Cryoglobulinemia in systemic lupus erythematosus: prevalence and clinical characteristics in a series of 122 patients. Semin Arthritis Rheum, 2001, 30(5): 366-373.

10. 李嘉球，陈美娟，徐亚伟，等．冷蛋白血症的皮肤表现．中华血液病学杂志，1989, 10(11):578-580.

11. 王玉，赵明辉，刘玉春，等．疑难病例析评．第 39 例，关节痛 - 紫癜 - 肾功能不全．中华医学杂志，2003, 83(17):1546-1548.

12. MARTI G, GALLI K, INVEMIZZI F, et al. cryoglobulinemias: A mullti-centre study of the early clinical and laboratory manifestations of primary and secondary disease. Q J Med, 1995, 88(2): 115-126.

13. GALLI M. MONTI G, INVERNIZZI F, et al. Hepatitis B virus-related markers in secondary and essential mixed cryoglobulinemias: a multicenter study of 596 cases. Ann Ital Med Intern, 1992, 7(4): 209-214.

14. ANGELLO V. Case records of the Massachusetts General Hospital. Weekly clinicopathological exercises. Case 51-1990. A 57-year-old man with hepatic cirrhosis, cryoglobulinemia, and impaired renal function. N Engl J Med, 1990, 323(25): 1756-1765.

15. MISIANI R, BELLAVITA P, FENILI D, et al. Hepatitis C virus infection patients with essential mixed cryoglobulinemia. Ann Intern Med, 1992, 117(7): 573-577.

16. LUNEL F, MUSSET L, CACOUB P, et al. Cryoglobulinemia in chronic liver diseases: Role of HCV and liver damage. Gastroenterology, 1994, 106(5): 129-130.

17. D'AMICO G, FERRARIO F. Cryoglobulinemic glomerulonephritisi: A MPGN-induced by hepalitis C virus. Am J Kidney Dis, 1995, 25(3): 361-369.

18. SANSONNO D, GESUALDO L, MANNO C, et al. Hepatitis C virus-related proteins in kidney tissue from hepatitis C virus-infeced patiens with cryoglobulinemic membranproliferative glomerulonephritis. Hepatology, 1997, 25(5): 1237-1244.

19. BICHARD P. OUNANIAN A, GIRARD M, et al. High prevelence of HCV RNA in the supernatant and the cryoprecipitate of patients with essential secondary type Ⅱ mixed cryoglobulinemia. J Hepatol, 1994. 21(1): 58-63.

20. JOHNSON RJ, WILLSON R, YAMABE K, et al. Renal manifestations of hepatitis C virus infection. Kidney Int, 1994, 46(5): 1255-1263.

21. 周建华，江警予，黎敏．丙型解炎病毒在Ⅱ型冷球蛋白血症冷沉淀物中的存在状态及其意义．中华风湿病学杂志，2004, 8(3):158-161.

22. 党双锁，马惠群，彭振辉，等．丙型肝炎病毒感染与原发性混合型冷球蛋白血症关系的研究．中国皮肤性病学杂志，2004, 18(9):528-529.

23. FORNASIERI A, ARMELLONI S, BERNASCONI P, et al. High binding of IgM-k rheumatoid factor from type Ⅱ cryoglobulins to cellular fibronectin. Am J Kidney Dis, 1996, 27(4): 476-483.

24. ABDELAHMAM M, RAFI A. Ghacha R, et al. HCV induced renal disease. Renal Failure, 2003, 25(3): 331-339.

25. FEINER. H, GALLO G. Ultrastructure in glomerulonephritis associated with cryoglobulinemia. Am J Pathol, 1977, 88(1): 145-162.

26. DE VITA S, QUARTUCCIO L, ISOLA M, et al. A randomized controlled trial of rituximab for the treatment of severe cryoglobulinemic vasculitis. Arthritis Rheum, 2012, 64(3): 843-853.

27. SAADOUN D, RESCHE RIGON M, SENE D, et al. Rituximab plus Peg-interferon-alpha/ribavirin compared with Peg-interferon-alpha/ribavirin in hepatitis C-related mixed cryoglobulinemia. Blood, 2010, 116(3): 326-334.

28. MADORE F, LAZARUS JK, BRADY HR. Therapeutic plasma exchange in renal disease. J Am Soc Nephrol,

1996, 7(3): 367-386.

29. TARANTINO A, CARNPISE K, BANFI G, et al. Long-term predictors of survival in essential mixed cryoglobulinemic glomerulonephritis. Kidney Int, 1995, 47(2): 618-623.
30. 季大玺,龚艳华,任冰,等．免疫吸附的临床应用及疗效．肾脏病透析与移植杂志，2004, 13(5):408-413.
31. CASATO K, AGNELLO V, PUCILLO LP, et al. Predictors of long-term response to high-dose interferon therapy in type Ⅱ cryoglobulinemia associated with hepatitis C virus infection. Blood, 1997, 90(10): 3865-3873.
32. MISIANI R. BELLAVITA P, FENILI D, et al. Interferon alfa-2a therapy in cryoglobulinemia associated with hepatitis C virus. N Engl J Med, 1994, 330(11): 751-756.
33. POYNARD T, LEROY V, COHARD K, et al. Meta-analysis of interferon randomized trials in the treatment of viral hepatitis C: Effects of dose and duration. Hepatology, 1996, 24(4): 778-789.
34. MISIANI R, BELLAVITA P, BAIO P, et al. Successful treatment of HCV-associated cryoglobulinemic glomerulonephritis with a combination of interferon alpha and ribavirin. Nephrol Dial Transplant, 1999, 14(6): 1558-1560.
35. POYNARD T, BEDOSSA P, CHEVALHER K, et al. A comparison of three interferon alfa-2b regimens for the long-term treatment of chronic non-A, non-B hepatitis. N Engl J Med, 1995, 332(22): 1457-1462.
36. BEDDHU S, BASTACKY S, JOHNSON JP. The clinical and morphologic spectrum of renal cryoglobulinemia. Medicine (Baltimore), 2002, 81(5): 398-409.
37. ROCCATELLO D, FORNASIERI A, GIACHINO O, et al. Multicenter study on hepatitis C virus-related cryoglobulinemic glomerulonephritis. Am J Kidney Dis, 2007, 49(1): 69-82.
38. TARANTINO A, MORONI G, BANFI G, et al. Renal replacement therapy in croglobulinemic nephritis. Nephrol Dial Transplant, 1994, 9(10): 1426-1430.
39. HIESSE C, BASTUJ-GARIN G, MOULIN B, et al. Recurrent essential mixed cryoglobulinemia allografts: Report of two cases and review of the literature. Am J Nephrol, 1989, 9(2): 150-154.
40. ZUCKERMAN E, KERREN D, SLOBODIN G, et al. Treatment of refractory, symptomatic, hepatitis C virus-relat-ed mixed cryoglobulinemia with ribavirin and interferon-a. J Rheumatol, 2000, 27(9): 2172-2178.
41. SAADOUN D, SELLAM J, GHILLANI-DALBIN P, et al. Increased risks of lymphoma and death among patients with non-hepatitis C virus-related mixed cryoglobulinemia. Arch Intern Med, 2006, 166(19): 2101-2108.
42. LA CIVITA L, ZIGNEGO AL, MONTI M, et al. Mixed cryoglobulinemia as a possible preneoplastic disorder. Arthritis Rheum, 1995, 38(2): 1859-1860.

第十九篇

恶性肿瘤相关的肾损害

第一章
概　述

肿瘤与肾脏疾病之间的联系变得越来越密切，对该领域的认识也变得越来越重要。肿瘤患者中发生的肾脏疾病具有许多独特的表现，水、电解质紊乱以及各种原因所致急性肾损伤和慢性肾脏病（CKD）非常常见。随着新的肿瘤治疗方案的出现，肿瘤患者的治愈率逐渐升高，生存期延长。但是这些药物可能同时存在肾损害的风险。因此，肾脏科医生需要面对并治疗更多同时存在肿瘤以及肾脏疾病的患者。在美国肾脏病协会之下，成立了肿瘤肾脏病论坛（onco-nephrology forum，ONF），专门研究、讨论并培训相关问题。在未来，肾脏科医生与肿瘤科医生需要更加密切的合作来面对新的挑战。

图 19-1-0-1 列出了肿瘤与肾脏病之间可能存在的联系以及涉及的问题。本篇将重点讨论血液系统疾病肾损害、实体肿瘤肾损害以及肿瘤治疗过程中可能发生的肾损害。

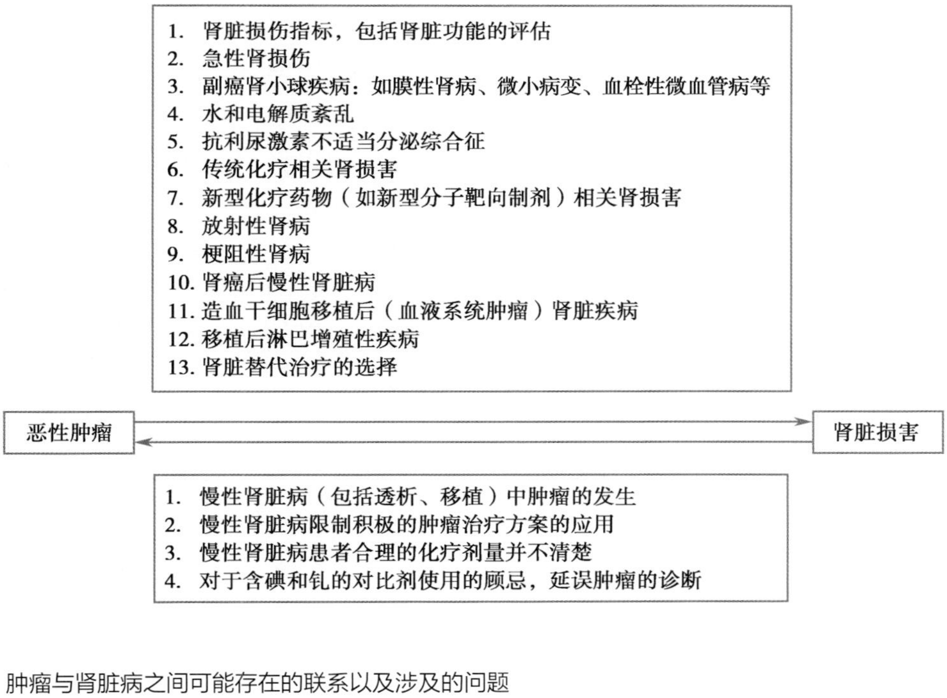

1. 肾脏损伤指标，包括肾脏功能的评估
2. 急性肾损伤
3. 副瘤肾小球疾病：如膜性肾病、微小病变、血栓性微血管病等
4. 水和电解质紊乱
5. 抗利尿激素不适当分泌综合征
6. 传统化疗相关肾损害
7. 新型化疗药物（如新型分子靶向制剂）相关肾损害
8. 放射性肾病
9. 梗阻性肾病
10. 肾癌后慢性肾脏病
11. 造血干细胞移植后（血液系统肿瘤）肾脏疾病
12. 移植后淋巴增殖性疾病
13. 肾脏替代治疗的选择

恶性肿瘤 ⇄ 肾脏损害

1. 慢性肾脏病（包括透析、移植）中肿瘤的发生
2. 慢性肾脏病限制积极的肿瘤治疗方案的应用
3. 慢性肾脏病患者合理的化疗剂量并不清楚
4. 对于含碘和钆的对比剂使用的顾忌，延误肿瘤的诊断

图 19-1-0-1　肿瘤与肾脏病之间可能存在的联系以及涉及的问题

（刘立军）

第二章
恶性血液系统疾病肾脏受累

血液系统恶性疾病是来源于不同细胞系的一类异质性疾病。其中包括白血病、淋巴瘤、骨髓增生异常综合征、骨髓增殖性疾病、胸腺瘤等，是分别来源于骨髓和淋巴系细胞等的恶性肿瘤。上述疾病，尤其是白血病和淋巴瘤，容易累及包括肾脏在内的多个脏器。其肾脏受累表现多样，既有共性，也有一定的疾病特异性。例如可以表现为急性肾损伤、慢性肾脏病、肾血管疾病、肿瘤浸润、间质小管肾病、梗阻、肾小球疾病、电解质紊乱等。肾损伤发生的原因可能是由于肿瘤本身所致，也可能是治疗的副作用之一。本章主要讨论血液系统肿瘤相关的急性肾损伤、继发性肾小球疾病以及电解质紊乱等内容。

一、急性肾损伤

肿瘤性疾病患者发生急性肾损伤（AKI）比较常见，这往往会带来更高的医疗花费，并导致延长住院时间，增加出现其他并发症甚至死亡的风险。一项研究发现，在349例进入重症监护室的血液系统恶性肿瘤患者中，149例（43%）发生不同形式的AKI。发生AKI的患者中，29%需要肾脏替代治疗，而死亡率高达72%[1]。在另一项针对1 411名监护室患者的研究中发现，相对于其他危险因素，罹患淋巴瘤和白血病发生AKI的风险最高（*OR* 2.23）；在所有AKI患者中，淋巴瘤和白血病患者的死亡风险也最高（*OR* 2.31）[2]。根据肾损伤的病因，可以将AKI的类型分为肿瘤特异性肾损伤和肿瘤非特异性肾损伤。前者包括肾毒性化疗药物所致肾损伤、管型肾病、梗阻性肾病、高钙血症、恶性血液肿瘤细胞浸润、血栓性微血管病和溶瘤综合征等；后者包括容量不足、常规药物应用［如利尿剂、肾素血管紧张素醛固酮系统阻滞剂（RAS阻滞剂）、非甾体抗炎药（NSAIDS）等］以及对比剂肾病等[3]。其诊疗流程与其他类型AKI患者相似，可以分为肾前性、肾性以及肾后性因素（表19-2-0-1）。

表 19-2-0-1　血液系统肿瘤患者发生 AKI 的原因

发生部位	原因
肾前性	容量丢失
	恶心、呕吐、腹泻（治疗并发症）
	出血
	不显性失水增加（发热、呼吸急促）
	肾脏灌注降低
	血管收缩（高钙血症、高尿酸血症）
	药物治疗（RAS 阻滞剂、NSAIDs、利尿剂）
	其他系统性疾病：脓毒症、肝肾综合征、心功能不全

续表

发生部位	原因
肾性	急性肾小管坏死
	肾脏缺血
	溶菌酶尿
	溶瘤综合征
	药物（抗生素、化疗药物）
	肾小管间质病
	肿瘤细胞肾脏浸润
	原发性肾脏淋巴瘤
	过敏性间质性肾炎（治疗所致）
	移植后淋巴增殖性疾病
	感染（BK 病毒等）
	肾小球疾病（详见表 19-2-0-2）
	肾血管疾病
	静脉：肾静脉血栓 动脉：动脉闭塞、大 / 中动脉炎 血栓性微血管病 白细胞淤滞
肾后性	梗阻
	外部梗阻（淋巴结 / 肿瘤侵犯压迫、后腹膜纤维化）
	内部梗阻（肾乳头坏死、肾结石、结晶尿、管型）

表 19-2-0-2　血液系统肿瘤肾小球疾病

血液系统肿瘤（不含 MGRS）	肾小球病变
急性淋巴细胞性白血病（ALL）	微小病变
	局灶节段性肾小球硬化症
急性髓系白血病（AML）	微小病变
	局灶节段性肾小球硬化症
	系膜毛细血管性肾小球肾炎
慢性淋巴细胞白血病（CLL）	微小病变
	局灶节段性肾小球硬化症
	膜性肾病
	系膜毛细血管性肾小球肾炎
	淀粉样变（AA 型）
	新月体肾炎
	免疫触须样肾小球病
慢性髓系白血病（CML）	微小病变
	膜性肾病
	系膜毛细血管性肾小球肾炎
骨髓增生异常综合征（MDS）	膜性肾病
	系膜毛细血管性肾小球肾炎
	淀粉样变（AL 型）

续表

骨髓增殖性肿瘤（MPN）	膜性肾病
	系膜毛细血管性肾小球肾炎
	淀粉样变
	骨髓增殖性肿瘤相关肾小球病
霍奇金淋巴瘤	微小病变
	局灶节段性肾小球硬化症
	淀粉样变（AA 型）
	新月体肾炎
非霍奇金淋巴瘤	微小病变
	局灶节段性肾小球硬化症
	膜性肾病
	系膜毛细血管性肾小球肾炎
	淀粉样变（AL 型）
	新月体肾炎
	IgA 肾病
	免疫触须样肾小球病
	纤维样肾小球病
胸腺瘤	微小病变
	局灶节段性肾小球硬化症
	膜性肾病
	新月体肾炎
	血栓性微血管病

（一）肾前性AKI

肾前性AKI在淋巴瘤或白血病中是最常见的肾损伤类型。其原因可以为摄入不足（78%）、厌食（64%）、早饱（50%）、呕吐（23%）和腹泻（16%）。不显性失水以及有效循环容量下降也是常见原因[4]。治疗过程中常见药物应用（如利尿剂、RAS阻滞剂、NASIDs）也可加重肾前性AKI。临床需要考虑上述可能原因并对症处理。

（二）肾性AKI

肾性AKI可以分为急性肾小管坏死、肾小管间质肾病、肾小球疾病、肾血管病等。我们需要鉴别由恶性血液系统肿瘤直接导致的肾性AKI，因为通过治疗原发疾病这些类型的肾损伤有可能改善。我们侧重于介绍以下与恶性血液系统肿瘤有关的AKI。

1. 急性肾小管坏死　在淋巴瘤以及白血病中，急性肾小管坏死是肾性 AKI 最常见的原因，甚至高达恶性血液系统肿瘤 AKI 的 83%[5]。发生急性肾小管坏死的血液系统肿瘤特异性原因有两方面。其一，溶瘤综合征所致急性肾小管坏死。肿瘤可以自发地或在抗肿瘤治疗中发生溶瘤综合征，产生大量核酸，进而代谢为尿酸。高水平的尿酸可以在肾小管沉积为尿酸结晶造成急性肾小管坏死，并且高尿酸还可以通过收缩肾血管加重肾脏缺血和肾小管损伤，甚至促进细胞因子释放以及炎症反应[6]。因此，需要警惕并预防血液系统肿瘤因发生溶瘤综合征导致的高尿酸血症。其二，溶菌酶所致急性肾小管坏死。溶菌酶是储存于巨噬细胞和单核细胞内的阳离子蛋白酶，机体感染时可以释放至细胞外以溶解细菌细胞壁。在单核细胞和粒 - 单核细胞白血病中，肿瘤细胞的克隆性增生可产生大量溶菌酶入血，经肾小球自由滤过并被近端肾小管重吸收而造成肾小管受损，表现为低血钾、酸中毒、碱性尿、肾性糖尿，甚至出现肾病水平蛋白尿（实为溶菌酶蛋白）[7,8]。针对原发病的治疗可以降低溶菌酶的水平，改善AKI。

2. 肾脏内肿瘤细胞浸润　肾脏是恶性血液系统疾病常见的浸润器官。尸检材料分析显示，白血病时肾脏内白血病细胞浸润非常常见，其发生率42%～89%。Norris[9]报道214例白血病的肾浸润发生率为52%。Barcos等对1206例白血病的尸检分析显示，白血病肾脏浸润占42%[10]。国内的两组尸检资料分别观察了155例和104例白血病肾脏病理，发现87%～89%有肾脏浸润[11,12]。不同类型血液系统疾病肾脏浸润的发生率有所不同，以慢性淋巴细胞白血病最常见。慢性淋巴细胞白血病、急性淋巴细胞白血病、慢性粒细胞白血病和急性粒细胞白血病的肾脏浸润发生率分别为63%、53%、38%和33%。随着治疗的改进，近年急性白血病的肾脏浸润发生率已明显减少，而慢性白血病的肾脏浸润发生率无明显变化[10]。1962年Richmond等[13]报道696例淋巴瘤患者的尸检结果，非霍奇金淋巴瘤的肾脏浸润发生率为47%，霍奇金淋巴瘤仅为13%；浸润骨髓的非霍奇金淋巴瘤肾脏浸润发生率（63%）高于无骨髓浸润者（38.5%）；而在生前77%患者无明显肾受累的表现。

血液系统肿瘤肾组织浸润的病理表现具有一定的相似性。白血病在肾组织浸润，可表现为肾重量明显增加，肾脏表面有时可见出血。病理改变分为两型：①弥漫浸润型：肾大，颜色变白，切面上髓放线纹理不清，镜下肾单位被浸润肿瘤细胞分成间隔。见于急、慢性白血病。②结节型：可见数毫米到数厘米大小不等的结节，急性白血病者病变可分布于皮质和髓质，慢性白血病患者的病变多分布于皮质和皮髓质交界处[12,14]。而淋巴瘤浸润肾脏，89%患者为直接浸润，其余为肾周围淋巴瘤累及肾脏。74%患者表现为双侧肾脏浸润，肾脏重量增加。肉眼观察61%患者可见多发性结节，7%可见单发性结节，少数表现为肾脏弥漫性肿大或外观正常；显微镜下瘤细胞于肾间质呈弥漫性浸润，引起肾实质变性、坏死和萎缩[13]；亦可见瘤细胞呈局灶或弥漫性于肾小球内浸润[15]。

白血病肾脏浸润相当常见，但绝大多数患者无症状，部分患者可出现镜下血尿、白细胞尿等尿化验异常。极少数患者可出现双肾明显肿大、AKI，经过化疗后，肾功能可恢复正常[2]。淋巴瘤肾脏浸润亦很常见，一项涉及700例淋巴瘤患者的报告中提示其发生比例为34%[16]。但是生前仅有23%患者有临床表现[17]，44%的患者在肾脏淋巴瘤浸润确诊同时或之后不久就有肾外淋巴瘤浸润表现[15]。常见的临床表现包括肾区肿物、高血压、氮质血症和肉眼血尿，少数病例由于肾外淋巴瘤浸润或巨大肾脏肿物压迫肾盂、输尿管造成输尿管扩张和肾盂积水。根据病理特点将肾脏淋巴瘤分为肾间质浸润型和肾小球浸润型，80%为肾间质浸润型。两种类型的临床表现有所不同。在有临床表现的肾间质浸润型患者中，87%为AKI，95%患者肾脏明显肿大；一般不出现肾病范围的蛋白尿。而肾小球浸润型的患者中，45%表现为AKI，多数患者肾脏大小正常；蛋白尿比较显著，50%可出现肾病范围的蛋白尿，其余患者尿蛋白量在1.5～2.8g/d之间。

原发肾脏淋巴瘤非常罕见，其仅占节外淋巴瘤比例的0.7%[16]。由于肾脏缺少淋巴组织，因此推测原发肾脏淋巴瘤来源于肾包膜和肾窦的少量淋巴组织。肾脏慢性炎症刺激了淋巴组织转分化，从而发生淋巴瘤。临床通常表现为AKI和高血压。需要肾脏病理才能确诊。

肾活检对于上述疾病患者意义较大。其一，肾活检可以判断瘤细胞浸润的范围和部位，其结果影响预后。间质浸润倾向于发生AKI，而肾小球内浸润通常表现为肾小球病[15]。其二，肾活检有助于明确血液系统疾病的亚型，对于指导治疗、判断预后非常重要。

淋巴瘤肾脏浸润生前诊断率较低，为提高诊断率，临床遇以下几种情况时应考虑肾脏浸润[15]：①肾脏疾病合并浅表淋巴结肿大者或淋巴瘤者；②肾脏进行性肿大合并AKI者；③不明原因的急性间质性肾炎患者；④不明原因的毛细血管内增生性病变者。若经肾活检在肾小球或肾间质找到淋巴瘤细胞，则可确诊。

对于肿瘤细胞浸润所致AKI，需要依据原发疾病不同类型给予治疗。多数患者肾功能经过系统治疗后得到改善。

3. 感染（BK肾病）　BK病毒感染多见于肾移植后患者。但是白血病患者（尤其是慢性淋巴细胞白血病）可以同时存在肿瘤细胞肾浸润与多瘤病毒（BK型）感染，具有一定的特殊性[18,19]。临床上可以表现为AKI以及出血性膀胱炎。尿检可以发现肾小管上皮细胞中存在病毒包涵体，即

"Decoy"细胞。血液中可检测到BK病毒DNA。因此，对于白血病患者出现AKI，可能存在白血病细胞浸润的同时，需要考虑合并BK病毒感染的可能。

4. 肾血管疾病所致肾性AKI　血液系统恶性肿瘤可以合并肾脏血管病变，从而发生AKI。主要有以下几种情况：① 肾动脉或深静脉血栓形成，这是由于肿瘤本身、合并肾病综合征等高凝危险因素所致[20]。② 获得性抗磷脂综合征，可见于某些淋巴瘤患者，增加各种血栓事件风险甚至发生肾梗死[21]。③ 血栓性微血管病，可见于淋巴瘤或白血病，从而导致AKI[22]。④ 白细胞淤滞导致AKI。在一项针对急性髓系白血病患者的尸检报告中，6%的患者存在血管内白细胞血栓和纤维素索条[23]。上述原因所致AKI都可能通过治疗原发病获得改善。

（三）肾后性AKI

肾后性AKI可见于淋巴瘤或白血病。按照发生的部位可以分为外部压迫所致梗阻（淋巴结、肿瘤侵犯、后腹膜纤维化）或内部梗阻（肾乳头坏死、肾结石、结晶尿、管型）所致。

白血病所致梗阻，大多由尿酸结晶或结石引起[2]，少数由甲氨蝶呤治疗所造成[2]。依据尿酸沉积部位不同，还可分为肾内梗阻和肾外梗阻性尿酸肾病。肾内梗阻性肾病主要由急性白血病，尤其是急性淋巴细胞白血病引起，血尿酸显著升高，尿酸快速沉积于肾小管所致。而慢性白血病，血尿酸轻度缓慢升高，尿酸逐渐沉积于尿路，形成结石并引起肾外梗阻，长期可产生肾外梗阻性肾病。上述两型可同时并存，肾脏常增大。尿酸肾病常出现腰痛，多为单侧性，有时伴肾绞痛。尿检可见镜下血尿，有时呈肉眼血尿，尿中可检出大量尿酸，有时可有尿酸结石排出。部分患者可出现少尿或无尿型AKI[2,24]。

超声或者CT可以诊断大多数外部压迫所致的肾外梗阻。但是下列情况所致肾外梗阻，可以不出现或者仅仅出现轻度肾盂或输尿管扩张：输尿管被转移至后腹膜的肿瘤包绕；泌尿集合系统纤维化导致不能扩张。通过肾盂造瘘等方式迅速解除肾外梗阻可以避免出现永久性肾损伤。

二、副肿瘤性肾小球疾病

恶性血液系统肿瘤患者可以发生肾小球疾病。肾小球疾病可能与血液系统恶性肿瘤相关，或与化疗和造血干细胞移植相关。本章讨论与血液系统恶性肿瘤相关的肾小球疾病，即副肿瘤性肾小球疾病。而化疗和造血干细胞移植相关肾小球疾病将在本篇第三章讨论。

肿瘤细胞分泌的产物如抗原、激素、生长因子和细胞因子等，是副肿瘤性肾小球疾病的发病机制。不同血液系统肿瘤所致肾小球疾病，在病理上存在交叉，往往不具有特异性。但是有些类型血液系统疾病由于其特殊的损伤机制，更容易导致特异类型的肾小球疾病发生。因此，本章将重点介绍淋巴瘤、慢性淋巴细胞白血病、骨髓增殖性肿瘤、胸腺瘤等所致肾小球疾病。单克隆丙种球蛋白血症相关肾损害具有一定的特殊性，将在本书其他篇章专门介绍。表19-2-0-2列出了血液系统肿瘤所致肾小球疾病可能出现的病理类型。

（一）霍奇金淋巴瘤

在霍奇金淋巴瘤合并肾小球病变的报告中，有2篇文献[25,26]共复习了1 700例霍奇金淋巴瘤，发现肾小球微小病变的患病率为0.4%，肾脏淀粉样变性为0.1%；此外，局灶节段性肾小球硬化症[27]、抗肾小球基底膜病等也有报道。但本病最常见也最经典的肾脏病理类型为肾小球微小病变。

值得注意的是，多数霍奇金淋巴瘤合并肾脏淀粉样变性的病例是在20世纪70年代以前报道的，近年来，由于现代有效治疗可使多数霍奇金淋巴瘤病人快速缓解，因而使得本病合并淀粉样变性的病例明显减少。

霍奇金淋巴瘤患者发生微小病变机制可能与Th淋巴细胞分化异常有关，表现为Th2淋巴细胞增多、Th1淋巴细胞减少，因此可出现Th1细胞介导的迟发型细胞免疫功能缺陷[28,29]。Th2细胞可分泌IL-13，并与NF-κB等多种细胞因子共同作用导致肾小球通透性增加，进而引起蛋白尿乃至肾病综合征[30]。霍奇金淋巴瘤患者发生微小病变的另外一个机制可能与c-mip有关[31]。c-mip在霍奇金淋巴瘤患者足细胞中表达升高，其降低nephrin磷酸化水平，导致足细胞骨架失去正常的结构、足突融合[31]。淋巴瘤细胞表达VEGF和TGF-β_1等细胞因子，与FSGS的发生有关[32]。

微小病变多数在发现淋巴瘤早期出现，约40%发生于淋巴瘤确诊之前[26,33]，其中50% ~ 100%表现为肾病综合征，常表现为激素抵抗型或依赖型肾病综合征。当微小病变患者表现为糖皮质激素抵抗或依赖时，需要排查淋巴瘤的可能。肾病综合征常随淋巴瘤的恶化或缓解而相应加剧或好转。约40%患者出现肾功能不全。部分患者可出现血尿、高血压、水肿等肾炎综合征的表现。

（二）非霍奇金淋巴瘤

非霍奇金淋巴瘤[33-35]最常见的病理类型为膜增生性肾炎（25%），其次为肾小球微小病变，尚可表现为膜性肾病、新月体性肾炎、肾脏淀粉样变性以及轻链沉积病[1]。

非霍奇金淋巴瘤相关肾小球病的发病机制可能与霍奇金淋巴瘤有所不同。部分患者与冷球蛋白肾损伤有关，可能同时合并丙肝病毒感染[36]。Frankel等[37]报道了13例Ⅱ型冷球蛋白血症患者，其中3例为非霍奇金淋巴瘤。10例有肾受累表现，8例接受了肾活检，6例诊断为膜增生肾小球肾炎，另外2例为系膜增生性肾炎。该研究显示非霍奇金淋巴瘤可通过肿瘤细胞分泌大量免疫球蛋白而引起Ⅱ型冷球蛋白血症并导致肾损害（淋巴瘤肾损害详见本章附1）。

（三）慢性淋巴细胞白血病

慢性淋巴细胞白血病常见的肾小球疾病为膜增殖性肾小球肾炎（35.7%）及膜性肾病（19%）[16]。微小病变肾病以及局灶节段性肾小球硬化症等多种肾脏病理亦有报告。

慢性淋巴细胞白血病发生肾小球疾病的病因是多样的。不同病理类型的发病机制可能有所不同。可能的机制包括：① 冷球蛋白血症肾损害：慢性淋巴细胞白血病的肿瘤细胞可分泌大量的多克隆免疫球蛋白而导致混合性（Ⅱ型和Ⅲ型）冷球蛋白血症[33]。少数患者的肿瘤细胞尚可分泌单克隆的免疫球蛋白产生Ⅰ型冷球蛋白血症。冷球蛋白沉积于肾脏而导致肾损害[9]，常见的病理表现为膜增生性肾炎。② 非冷球蛋白的特殊蛋白沉积性肾损害：肿瘤细胞产生单克隆的免疫球蛋白轻链，后者沉积在肾脏导致轻链沉积病或肾脏淀粉样变性[38]；少数病人可发生免疫触须样肾小球病，表现为肾小球内微管样结构物质沉积，肾小管基底膜无轻链沉积[33]。③ 细胞免疫致病[2,39]：慢性淋巴细胞白血病可出现多种自身免疫的异常以及T辅助细胞/T抑制细胞比例异常，导致T细胞免疫功能紊乱，并可释放多种细胞因子导致肾小球通透性增加，而引起蛋白尿甚至肾病综合征。④ 感染：某些病毒感染可能通过不同机制同时导致肾脏损害和白血病。例如丙型肝炎病毒感染可以刺激B淋巴细胞单克隆性增殖而诱发B细胞性慢性淋巴细胞性白血病或非霍奇金淋巴瘤，同时导致膜增生性肾炎或膜性肾病[27,40]。这些患者如果合并慢性感染也可能会导致感染相关肾小球疾病。

慢性淋巴细胞白血病肾损害的诊断须满足如下3个标准[10,41]：① 约50%的患者肾脏病与白血病同时诊断；② 肾脏病表现随着白血病的缓解而缓解；白血病复发后肾脏病再次出现或加重；③ 冷球蛋白血症阳性或有M带。

（四）骨髓增殖性疾病

骨髓增殖性疾病是一组造血干细胞异常所致的疾病，包括慢性粒细胞白血病、真性红细胞增多症、原发性血小板增多症以及骨髓纤维化。有一项研究报告了11例骨髓增殖性疾病合并蛋白尿以及肾功能不全的患者[42]。病理表现包括有系膜硬化伴有细胞增生、节段性硬化、慢性血栓性微血管病以及毛细血管内造血干细胞浸润。因其特殊的病理表现，命名为骨髓增殖性疾病相关肾病（myeloproliferative diseases associated glomerulopathy）[42]。肾脏受累是该病的晚期表现，通常预后不良。

真性红细胞增多症和原发性血小板增多症可能发生局灶节段性肾小球硬化症或系膜增生性肾小球病，其发生率约为3% ~ 4%[43]。由于血小板衍生因子可能与肾小球硬化有关，因此血小板数量升高是发生局灶节段性肾小球硬化症的危险因素。

（五）胸腺瘤

胸腺瘤相关肾小球疾病有一定的特殊性，其发生率约为2%。其中微小病变是最常见类型，其他类型包括膜性肾病、局灶节段性肾小球硬化症、狼疮样肾炎等[44]。膜性肾病与上皮来源胸腺瘤相关，其发病机制类似于实体肿瘤。而微小病变与淋巴细胞为主的胸腺瘤相关，其发病机制与T细胞功能异常有关。

三、电解质紊乱

电解质紊乱在血液系统疾病中比较常见，其原因可能与恶性肿瘤本身、脏器浸润、细胞溶解或者化疗所致急性肾损伤有关。在急性白血病中，低钾血症最常见（43% ~ 64%），其次是低镁（25% ~ 32%）和低磷血症（16% ~ 30%）[45]。其原因以及可能存在的风险可见表19-2-0-3。

表 19-2-0-3 血液系统疾病中常见电解质紊乱及可能风险

电解质紊乱	病因	潜在风险
低钾血症	胃肠道丢失（腹泻、呕吐）	乏力
	肾性失钾（肾小管损伤、低镁血症）	
	肾素血管紧张素醛固酮系统激活	
	细胞内转移（进入高度增生的细胞内）	
高钾血症	细胞溶解（溶瘤综合征）	心律失常
	肾功能下降（AKI、CKD）	
	假性高钾血症	
低镁血症	胃肠道丢失	痉挛、低钙血症
	肾性失镁（肾小管损伤）	
	细胞内转移	
高镁血症	AKI	心律失常
低磷血症	胃肠道丢失	虚弱、乏力
	肾性失磷（肾小管损伤）	
	细胞内转移	
高磷血症	细胞溶解（溶瘤综合征）	钙磷沉积
	肾功能下降（AKI）	
低钠血症	低容量性低钠血症	昏迷
	抗利尿激素不适当分泌综合征	
高钠血症	中枢性尿崩症	乏力
	液体丢失	
低钙血症	钙磷沉积	手足抽搐
	维生素D缺乏	
	慢性呼吸性碱中毒	
	低白蛋白血症	
	低镁血症	
高钙血症	甲状旁腺激素相关蛋白	AKI、呕吐
	细胞因子所致RANK-L上调	

（一）钾离子异常

在恶性血液系统肿瘤中，低钾血症较常见。一项针对22例患者的研究发现，急性白血病患者体内钾含量明显低于正常人[46]。其可能的机制包括：① 呕吐所致氢离子丢失以及代谢性碱中毒，会加重肾脏钾的丢失；② 药物治疗（例如氨基苷类、两性霉素等）会通过直接损伤肾小管或肾小管钾离子通道等机制造成肾性失钾；③ 代谢旺盛的肿瘤细胞通过激活Na^+-K^+-ATP酶，增加钾离子的摄取；④ 在急性粒细胞白血病中，通过副肿瘤机制活化肾素-血管紧张素-醛固酮系统，增加钾离子的排出[47]。

（二）钠离子异常

低钠血症最常见的类型为低容量性低钠血症，与摄入不足、呕吐、腹泻有关。部分患者存在等容量性低钠血症，与SIADH有关。高钠血症罕见，部分患者出现中枢系统白血病或者肿瘤细胞浸润时，可发生中枢性尿崩症而导致高钠血症[48]。

（三）镁离子异常

低镁血症与腹泻、摄入不足有关。此外，在高白细胞血症和高代谢患者中，镁离子可以与钾离子一起转移进细胞内[45]造成低镁血症。高镁血症可见于15%的急性白血病患者，与尿镁丢失减少有关。其原因可能为药物、溶菌酶尿[7]等导致肾小管损伤。

（四）钙离子异常

高钙血症可见于13%的非霍奇金淋巴瘤和5.4%的霍奇金淋巴瘤患者，与骨化三醇水平升高有关。此外，在弥漫大B淋巴瘤中，破骨细胞活化因子（如巨噬细胞炎症蛋白和RNAK-L等）增多可以导致局部骨溶解造成高钙血症[49]。

在慢性髓系白血病中，当病情急变或者出现加速时，可出现高钙血症。在上述情况下，炎症介质（TGF-α、TGF-β、前列腺素E、IL-6）升高，导致骨化三醇合成增加以及RANK-L上调[50]。其中前者可以促进钙的吸收，而后者可以增加破骨细胞的活性，引起溶骨性改变。此外，部分患者因甲状旁腺激素相关蛋白（PTHrP）分泌增加[51]，通过增加骨吸收和增加肾小管钙吸收升高血钙。

（五）磷代谢异常

低磷血症原因包括：腹泻导致丢失；联合使用含钙药物和抗酸药物，影响磷的吸收；在急性白血病中，向细胞内转移；肾小管损伤或Fanconi综合征所致肾脏磷的丢失。高磷血症多数见于AKI和溶瘤综合征。此外，急性血液系统肿瘤性疾病更容易发生高磷血症，这是因为淋巴祖细胞细胞内磷的浓度比普通淋巴细胞高4倍。

（刘立军　周福德）

参考文献

1. LANORE JJ, BRUNET F, POCHARD F, et al. Hemodialysis for acute renal failure in patients with hematologic malignancies. Crit Care Med, 1991, 19(3): 346-351.
2. DE MENDONCA A, VINCENT JL, SUTER PM, et al. Acute renal failure in the ICU: risk factors and outcome evaluated by the SOFA score. Intensive Care Med, 2000, 26(7): 915-921.
3. COHEN EP, KRZESINSKI JM, LAUNAY-VACHER V, et al. Onco-nephrology: Core Curriculum 2015. Am J Kidney Dis, 2015, 66(5): 869-883.
4. SARHILL N, WALSH D, NELSON K, et al. Evaluation and treatment of cancer-related fluid deficits: volume depletion and dehydration. Support Care Cancer, 2001, 9(6): 408-419.
5. HARRIS KP, HATTERSLEY JM, FEEHALLY J, et al. Acute renal failure associated with haematological malignancies: a review of 10 years experience. Eur J Haematol, 1991, 47(2): 119-122.
6. CIRILLO P, GERSCH MS, MU W, et al. Ketohexokinase-dependent metabolism of fructose induces proinflammatory mediators in proximal tubular cells. J Am Soc Nephrol, 2009, 20(3): 545-553.
7. PATEL TV, RENNKE HG, SLOAN JM, et al. A forgotten cause of kidney injury in chronic myelomonocytic leukemia. Am J Kidney Dis, 2009, 54(1): 159-164.
8. MUGGIA FM, HEINEMANN HO, FARHANGI M, et al. Lysozymuria and renal tubular dysfunction in monocytic and myelomonocytic leukemia. Am J Med, 1969, 47(3): 351-366.

9. NORRIS HJ, WIENER J. The renal lesions in leukemia. Am J Med Sci, 1961, 3(241): 512-518.
10. BARCOS M, LANE W, GOMEZ GA, et al. An autopsy study of 1206 acute and chronic leukemias (1958 to 1982). Cancer, 1987, 60(4): 827-837.
11. RAZIS E, ARLIN ZA, AHMED T, et al. Incidence and treatment of tumor lysis syndrome in patients with acute leukemia. Acta Haematol, 1994, 91(4): 171-174.
12. CONGER JD. Acute uric acid nephropathy. Med Clin North Am, 1990, 74(4): 859-871.
13. RICHMOND J, SHERMAN RS, DIAMOND HD, et al. Renal lesions associated with malignant lymphomas. Am J Med, 1962, 32: 184-207.
14. XIAO JC, WALZ-MATTMÜLLER R, RUCK P, et al. Renal involvement in myeloproliferative and lymphoproliferative disorders. A study of autopsy cases. Gen Diagn Pathol, 1997, 142(3-4): 147-153.
15. TÖRNROTH T, HEIRO M, MARCUSSEN N, et al. Lymphomas diagnosed by percutaneous kidney biopsy. Am J Kidney Dis, 2003, 42(5): 960-971.
16. DA'AS N, POLLIACK A, COHEN Y, et al. Kidney involvement and renal manifestations in non-Hodgkin's lymphoma and lymphocytic leukemia: a retrospective study in 700 patients. Eur J Haematol, 2001, 67(3): 158-164.
17. GALLOWAY J. Remarks on Hodgkin's disease. Br Med J, 1922, 2(3234): 1201-1208.
18. COLLETT J, FULLER S, P'NG CH, et al. A Man With Chronic Lymphocytic Leukemia and Declining Kidney Function. Native kidney BK nephropathy and chronic lymphocytic leukemia/small lymphocytic lymphoma infiltration with chronic tubulointerstitial damage resulting in worsening kidney function. Am J Kidney Dis, 2016, 67(1): A18-A21.
19. SHARMA SG, NICKELEIT V, HERLITZ LC, et al. BK polyoma virus nephropathy in the native kidney. Nephrol Dial Transplant, 2013, 28(3): 620-631.
20. LEVIN MD, BETJES MG, VD KWAST TH, et al. Acute renal cortex necrosis caused by arterial thrombosis during treatment for acute promyelocytic leukemia. Haematologica, 2003, 88(6): ECR21.
21. GÓMEZ-PUERTA JA, CERVERA R, ESPINOSA G, et al. Antiphospholipid antibodies associated with malignancies: clinical and pathological characteristics of 120 patients. Semin Arthritis Rheum, 2006, 35(5): 322-332.
22. CLARKE RT, MITCHELL C. Haemolytic uraemic syndrome in a patient with acute lymphoblastic leukaemia. Pediatr Blood Cancer, 2010, 55(7): 1402-1405.
23. MCKEE LC JR, COLLINS RD. Intravascular leukocyte thrombi and aggregates as a cause of morbidity and mortality in leukemia. Medicine (Baltimore), 1974, 53(6): 463-478.
24. BOUEVA A, BOUVIER R. Precursor B-cell lymphoblastic leukemia as a cause of a bilateral nephromegaly. Pediatr Nephrol, 2005, 20(5): 679-682.
25. KRAMER P, SIZOO W, TWISS EE. Nephrotic syndrome in Hodgkin's disease. Report of five cases and review of the literature. Neth J Med, 1981, 24(3): 114-119.
26. AUDARD V, LAROUSSERIE F, GRIMBERT P, et al. Minimal change nephrotic syndrome and classical Hodgkin's lymphoma: report of 21 cases and review of the literature. Kidney Int, 2006, 69(12): 2251-2260.
27. MALLOUK A, PHAM PT, PHAM PC. Concurrent FSGS and Hodgkin's lymphoma: case report and literature review on the link between nephrotic glomerulopathies and hematological malignancies. Clin Exp Nephrol, 2006, 10(4): 284-289.
28. SLIVNICK DJ, ELLIS TM, NAWROCKI JF, et al. The impact of Hodgkin's disease on the immune system. Semin Oncol, 1990, 17(6): 673-682.
29. THOMAS RK, RE D, WOLF J, et al. Part Ⅰ: Hodgkin's lymphoma–molecular biology of Hodgkin and Reed-Sternberg cells. Lancet Oncol, 2004, 5(1): 11-18.
30. LAI KW, WEI CL, TAN LK, et al. Overexpression of interleukin-13 induces minimal-change-like nephropathy in rats. J Am Soc Nephrol, 2007, 18(5): 1476-1485.
31. GRIMBERT P, VALANCIUTE A, AUDARD V, et al. Truncation of C-mip (Tc-mip), a new proximal signaling protein, induces c-maf Th2 transcription factor and cytoskeleton reorganization. J Exp Med, 2003, 198(5): 797-807.

32. DOUSSIS-ANAGNOSTOPOULOU IA, TALKS KL, TURLEY H, et al. Vascular endothelial growth factor (VEGF) is expressed by neoplastic Hodgkin-Reed-Sternberg cells in Hodgkin's disease. J Pathol, 2002, 197(5): 677-683.
33. RONCO PM. Paraneoplastic glomerulopathies: new insights into an old entity. Kidney Int, 1999, 56(1): 355-377.
34. HARPER L, ADU D. Glomerulonephritis and non-Hodgkin lymphoma. Nephrol Dial Transplant, 1997, 12(7): 1520-1525.
35. LI SJ, CHEN HP, CHEN YH, et al. Renal involvement in non-Hodgkin lymphoma: proven by renal biopsy. PLoS One, 2014, 9(4): e95190.
36. LUCIANO RL, BREWSTER UC. Kidney involvement in leukemia and lymphoma. Adv Chronic Kidney Dis, 2014, 21(1): 27-35.
37. FRANKEL AH, SINGER DR, WINEARLS CG, et al. Type II essential mixed cryoglobulinaemia: presentation, treatment and outcome in 13 patients. Q J Med, 1992, 82(298): 101-124.
38. IKEE R, KOBAYASHI S, HEMMI N, et al. Amyloidosis associated with chronic lymphocytic leukemia. Amyloid, 2005, 12(2): 131-134.
39. SPALDING EM, WATKINS S, WARWICKER P. Minimal-change glomerulonephritis and chronic lymphocytic leukaemia. Nephron, 2001, 88(3): 283-284.
40. MEYERS CM, SEEFF LB, STEHMAN-BREEN CO, et al. Hepatitis C and renal disease: an update. Am J Kidney Dis, 2003, 42(4): 631-657.
41. CAMBIER JF, RONCO P. Onco-nephrology: glomerular diseases with cancer. Clin J Am Soc Nephrol, 2012, 7(10): 1701-1712.
42. SAID SM, LEUNG N, SETHI S, et al. Myeloproliferative neoplasms cause glomerulopathy. Kidney Int, 2011, 80(7): 753-759.
43. AU WY, CHAN KW, LUI SL, et al. Focal segmental glomerulosclerosis and mesangial sclerosis associated with myeloproliferative disorders. Am J Kidney Dis, 1999, 34(5): 889-893.
44. KARRAS, A, DE MONTPREVILLE V, FAKHOURI F, et al. Renal and thymic pathology in thymoma-associated nephropathy: report of 21 cases and review of the literature. Nephrol Dial Transplant, 2005, 20(6): 1075-1082.
45. FILIPPATOS TD, MILIONIS HJ, ELISAF MS. Alterations in electrolyte equilibrium in patients with acute leukemia. Eur J Haematol, 2005, 75(6): 449-460.
46. LANTZ B, CARLMARK B, REIZENSTEIN P. Electrolytes and whole body potassium in acute leukemia. Acta Med Scand, 1979, 206(1-2): 45-50.
47. WULF GG, JAHNS-STREUBEL G, STRUTZ F, et al. Paraneoplastic hypokalemia in acute myeloid leukemia: a case of renin activity in AML blast cells. Ann Hematol, 1996, 73(3): 139-141.
48. ZHENG WL, ZHANG GS, TAN CL, et al. Diabetes insipidus as main presentation of non-Hodgkin's lymphoma with hypophyseal involvement: two case reports. Leuk Res, 2010, 34(1): e32-e34.
49. MATSUHASHI Y, TASAKA T, UEHARA E, et al. Diffuse large B-cell lymphoma presenting with hypercalcemia and multiple osteolysis. Leuk Lymphoma, 2004, 45(2): 397-400.
50. NOGUCHI M, OSHIMI K. Extensive bone marrow necrosis and symptomatic hypercalcemia in B cell blastic transformation of chronic myeloid leukemia: report of a case and review of the literature. Acta Haematol, 2007, 118(2): 111-116.
51. MIYOSHI N, TANAKA H, ITO T, et al. Use of imatinib mesylate for favorable control of hypercalcemia mediated by parathyroid hormone-related protein in a patient with chronic myelogenous leukemia at blast phase. Int J Hematol, 2005, 82(4): 333-337.

附1 淋巴瘤肾损害

一、概述

淋巴瘤是一组原发于淋巴结和淋巴组织的恶性肿瘤。淋巴瘤可以发生于身体任何部位，包括肾脏本身，临床表现为无痛性、进行性淋巴结肿大，同时伴有发热消瘦、贫血、盗汗等全身症状。淋巴瘤多数起源于B淋巴细胞，少数起源于T淋巴细胞或自然杀伤细胞；根据临床和病理表现又分为霍奇金淋巴瘤（Hodgkin lymphoma，HL）和非霍奇金淋巴瘤（non Hodgkin lymphoma，NHL）[1]。尽管淋巴瘤少见，但是随着治疗的进展该组患者带病或者治疗缓解后生存率越来越高并且存活时间也大大延长。

淋巴瘤引起肾脏损害包含了一大组疾病，包括肾前性急性肾损伤、急性肾小管坏死、梗阻性肾病、肾实质肿瘤细胞浸润、肾小球疾病等；这些既可以淋巴瘤直接累及肾脏，也可以是通过免疫介导肾小球疾病，还可以是治疗过程中一些并发症造成[2]。淋巴瘤一旦造成肾损害既可以延误淋巴瘤本身的治疗，也可以影响淋巴瘤的预后及增加死亡率，因此需要临床医生进行积极的关注和治疗。

二、淋巴瘤发病机制和病理特点

淋巴瘤可以通过三种方式造成肾损害，包括肿瘤直接侵犯、免疫炎症介导的肾小球疾病（表19-2-附1-1）以及治疗相关的并发症（如溶瘤综合征、电解质紊乱、感染、容量不足等造成急性肾损伤）[2]。其中治疗相关并发症主要是引起肾小管损伤或坏死，其具体机制可以参见相关急性肾损伤章节。下面主要介绍前两类机制及病理特点。

表19-2-附1-1 常见淋巴瘤相关肾小球疾病及其特点

	肾脏病理	特点
霍奇金淋巴瘤	微小病变肾病 局灶节段肾小球硬化症 淀粉样变性 新月体肾小球肾炎	往往发生在淋巴瘤后期 与淋巴瘤严重性和进展无关 肾小球疾病发生与VEGF-25和TGF-β高表达有关
非霍奇金淋巴瘤	膜增生性肾炎 新月体肾炎 膜性肾病 IgA肾病 微小病变肾病 局灶节段肾小球硬化症 淀粉样变性 免疫触须肾小球病 纤维肾小球病	发生在淋巴瘤早期 与淋巴瘤进展密切有关 部分患者肾小球疾病发生与淋巴瘤合并的丙肝或EB病毒感染有关

（一）淋巴瘤肾脏浸润

来自尸体解剖的病例有高达90%的患者存在肾脏浸润，但是多数患者没有临床症状，伴有临床症状的患者绝大多数来源于恶性程度高和或者肿瘤扩散的患者。大体观察可以见到61%的病例为多发性结节，7%的为单发性结节，少数表现为肾脏弥漫性肿大（图19-2-附1-1）；显微镜下瘤细胞主要于肾脏间质弥漫性浸润（图19-2-附1-2），引起肾脏实质性变性、坏死和萎缩，也可以见到瘤细胞呈局灶或弥漫性肾小球内浸润[3-6]。

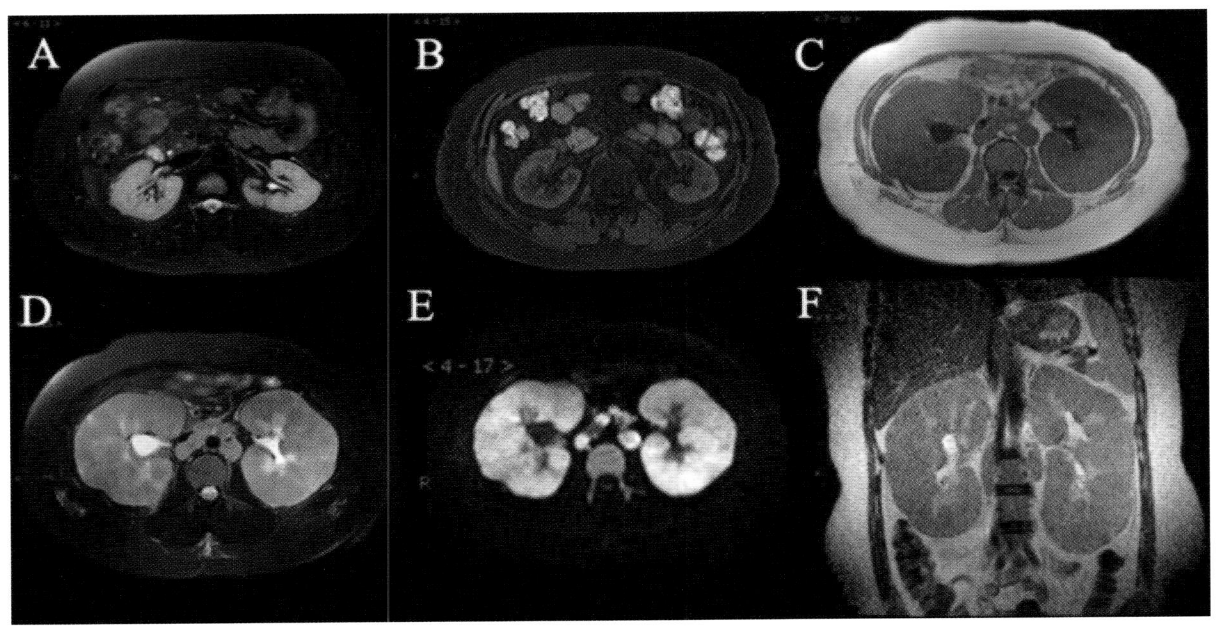

图 19-2- 附 1-1 肾脏弥漫性肿大

A、B. 正常肾脏磁共振影像；C. 磁共振扫描显示双肾对称性增大；D. 腹膜后淋巴结增大；E. 磁共振（弥散加权成像）显示双肾高信号；F. 磁共振成像扫描（T2）矢状位图像

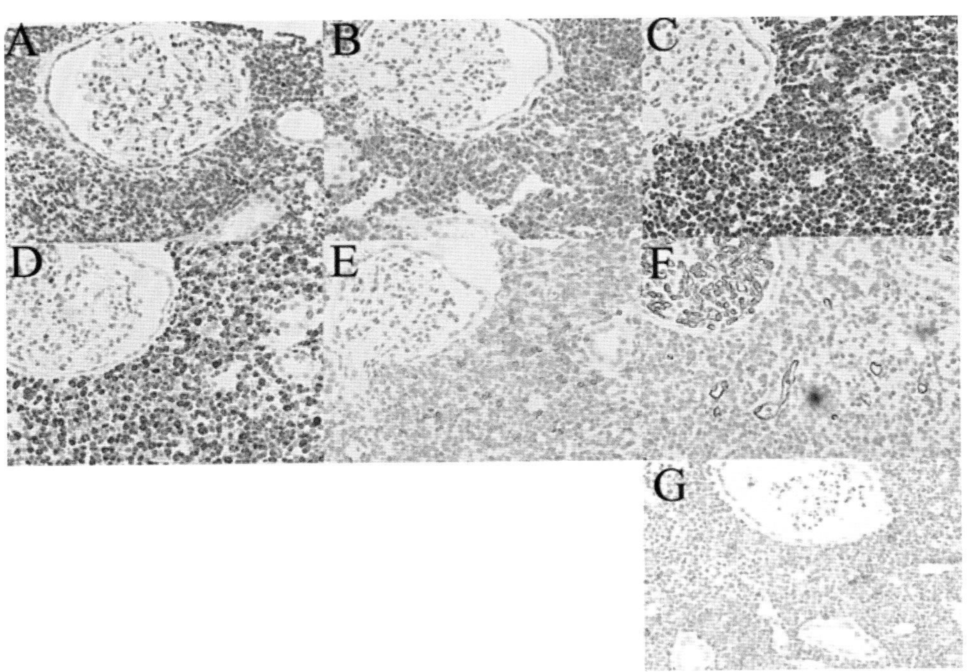

图 19-2- 附 1-2 肾脏间质瘤细胞弥漫性浸润

A. 肾脏病理显示大量的间质浸润的肿瘤细胞（HE）；B ~ G. 免疫组化染色；B. 末端脱氧核苷酸转移酶；C. PAX5 和 D. Ki67（90%）染色阳性；E.CD3、F. CD34 和 G. CD20 染色阴性（A ~ G：×200）

（二）霍奇金淋巴瘤

霍奇金淋巴瘤引起肾小球疾病主要病理类型为肾小球微小病变肾病和局灶节段肾小球硬化症[7,8]。该类患者的Th淋巴细胞分化异常，Th2淋巴细胞增多而Th1淋巴细胞减少，由此造成迟发型细胞免疫缺陷而参与了肾小球疾病发生，如微小病变肾病；特别是霍奇金淋巴瘤可以通过受累的T淋巴细胞异常导致细胞因子异常分泌增多引起肾小球疾病，例如研究发现霍奇金淋巴瘤患者Reed Sternberg细胞可以直接分泌血管内皮生长因子（VEGF）和转化生长因子 β（TGF-β），而这两个细胞因子与局灶节段肾小球硬化发生密切有关，而具体是发生微小病变还是局灶节段肾小球硬化与T淋巴细胞具体的基因表达和炎症因子分泌的类型有关[9,10]。

此外霍奇金淋巴瘤还可以少数情况下引起淀粉样，主要AA型淀粉样变；还可以产生抗肾小球基底膜抗体和ANCA引起新月体型肾炎[9]。

（三）非霍奇金淋巴瘤

与霍奇金淋巴瘤不同，非霍奇金淋巴瘤相关的肾小球疾病变异很大，但常常与免疫复合物介导的增殖性肾小球疾病相关，其中最常见的报道为膜增生性肾小球肾炎[8]。在一项文献回顾中37例非霍奇金淋巴瘤合并肾小球疾病，其中常见的病理类型包括膜增生性肾炎（n=5）、系膜增生性肾炎（n=5）、新月体肾炎（n=5）、膜性肾病、微小病变肾病（n=4）、IgA肾病（n=4）、微小病变肾病（n=4）、纤维性肾小球病（n=1）以及未分类的肾小球疾病[11]。非霍奇金淋巴瘤引起肾小球病原因不清，推测是由于淋巴瘤导致炎症因子的分泌而引起免疫复合物肾脏沉积和细胞增生。

其他少见的情况包括因为患者包括淀粉样变，与霍奇金淋巴瘤不同，该类患者主要是AL型淀粉样变性，轻链沉积肾病。这主要是由于轻链异常分泌所致。

一小部分非霍奇金淋巴瘤合并丙肝病毒感染，而引起冷球蛋白血症导致肾损伤；还可以因为合并了EB病毒感染而发现免疫复合物中存在该病毒抗原，推测介导了免疫复合物导致的肾小球疾病。

三、临床表现

（一）急性肾损伤（AKI）

AKI在淋巴瘤中比较常见，在一项涉及349例因为淋巴瘤或其他恶性血液病入住ICU患者中，有149例（43%）的患者合并了急性肾损伤，其中29%需要接受床旁透析治疗，死亡率高达72%[12]。淋巴瘤引起急性肾损伤的临床评估包括肾前性（例如患者常常因为纳差、恶心、腹泻等导致容量不足）、肾后性梗阻以及肾性（因为缺血、中毒或肾小管间质肾病等），可以参见急性肾损伤章节。下面主要探讨与淋巴瘤特殊相关的急性肾损伤。

1. 肾脏淋巴瘤浸润　淋巴瘤肾脏浸润很常见，但是表现出临床症状的只占很少的部分，而以肾脏受累为首发表现的则更为少见，临床表现变异大，从肾脏功能轻微受损没有任何症状到需要透析替代治疗的急性肾损伤均可出现。常见的临床症状包括腰痛、血尿、腹部膨胀、高血压和肾功能受损；影像学肾脏受累常常是双侧受累、对称性肿大；病理上分为肾间质和肾小球受累，其中80%为肾间质受累。两种类型临床表现不同，肾间质受累的患者87%表现为急性肾损伤，95%表现为肾脏增大，没有明显蛋白尿；肾小球受累的45%表现为急性肾损伤，肾脏大小多数正常，常常伴有显著蛋白尿，50%患者可达到肾病综合征范围大量蛋白尿[1,5-7]。

2. 溶瘤综合征　指的是从快速增长的瘤细胞内释放大量的钾、磷和核酸，通常发生于化疗后或者肿瘤快速增长引起自发性释放。嘌呤核酸可以最终转化为尿酸，大量的尿酸结晶可以直接损伤肾小管，也可以通过收缩血管、促发炎症因子损伤肾小管和间质，而造成肾损伤。

3. 梗阻性肾病　淋巴瘤肿块或肿大的淋巴结压迫肾盂或输尿管，淋巴瘤导致的腹膜后纤维化、或者因为溶瘤综合征引起的结石导致均可以导致尿路梗阻。虽然突发无尿型急性肾损伤很容易考虑到梗阻导致急性肾损伤，但是很多情况下患者尿量是稳定，因此而被忽略，常常患者伴有血尿或白细胞尿；影像学检查可见肾盂输尿管扩张的表现。

4. 噬血细胞综合征　噬血细胞综合征（hemophagocytic syndrome，HPS）是由于多种原因包括感染、肿瘤、自身免疫病、长期使用含有可溶性脂肪的肠外营养等引起的一种反应性异常综合征，由于巨噬细胞大量浸润和炎症因子大量释放导致的病理生理学效应。患者有大量细胞因子释放包括INF-α、TNF-α、IL-6、巨噬细胞活化因子和CD8等。有报道在淋巴瘤患者中可以引起HPS并造成急性肾损伤[12]，临床表现为发热、皮疹、淋巴结和肝脾大，肾活检可见肾间质高度水肿，并有局限的间质细胞浸润。在淋巴结肿大伴有不明原因的多器官功能衰竭和IL-6等因子明显升高的患者应当考虑到噬血细胞综合征。

（二）肾小球疾病临床表现

肾小球疾病的表现多数在淋巴瘤确诊后，约40%左右出现淋巴瘤之前，绝大多数表现为肾病综合征，约40%患者合并有肾功能不全；非霍奇金淋巴瘤常常因病理为增生性肾炎而伴随血尿、高血压等肾炎综合征。其临床表现也常常伴随淋巴瘤的治疗而好转[1]。

四、诊断

淋巴瘤浸润引起肾损害：当患者存在肾功能不全，并存在以下线索时应当考虑到肾脏淋巴瘤浸润：① 合并淋巴结肿大；② 肾脏超声可见明显肾脏肿大，但是不伴有梗阻表现。肾活检在肾间质或肾小球内见到浸润的淋巴瘤细胞可以确诊。但是淋巴瘤患者很多情况下患者存在肾活检的禁忌证，如果伴随着化疗，肾功能迅速改善，也可以帮助诊断[1,2]。

淋巴瘤相关肾小球疾病：当肾脏病合并以下临床线索时应当考虑淋巴瘤相关肾小球疾病：① 肾病综合征合并淋巴结肿大或淋巴瘤；② 中年以上患者初发性肾病综合征；③难治性微小病变肾病。确诊标准为：淋巴瘤合并肾病综合征，并且肾病综合征随着淋巴瘤的缓解而缓解或者随着淋巴瘤加重而复发[1]。

五、治疗

对于淋巴瘤相关的肾脏损害应当针对具体的病因给予相应治疗。

针对淋巴瘤相关的急性肾损伤肾前性和肾小管坏死主要是支持治疗和保证足够的血容量，对于发生肾衰竭需要透析的应当予以相应的治疗；溶瘤综合征患者主要是水化，应用别嘌醇预防高尿酸血症，如果尿酸仍然升高考虑使用重组大的尿酸氧化酶-拉布立酶（rasburicase），拉布立酶可以将尿酸转化为尿囊素[2]。

对于淋巴瘤直接浸润引起的肾脏损伤或者免疫介导的肾小球疾病，治疗主要取决于原发病的治疗，应当相应的化疗或者进行骨髓移植治疗；随着淋巴瘤的缓解，肾脏损害多可以减轻或者痊愈。

（吕继成）

附2　以淋巴结肿大为表现的肾脏疾病

一、概述

大多数肾小球疾病、部分肾小管间质肾病为免疫介导的肾脏病，而淋巴结为主要免疫器官，这决定着淋巴结和肾脏有着很大的关系。一方面很多累及肾脏的系统性免疫病可以伴有淋巴结肿大，另外一方面一些淋巴细胞增殖性疾病（例如淋巴瘤等）除了表现为明显淋巴结肿大外，也可以通过直接浸润或免疫炎症介导肾脏病。在某些临床情况下我们可能会面临一些以淋巴结肿大为突出表现肾脏病，这些疾病往往涉及许多病因，属于跨学科的疾病，有些属于少见病或罕见病，容易被误诊、漏诊或者存在一定程度诊断困难。因此肾脏专科医生有必要对于这一组疾病进行掌握。

伴有淋巴结肿大的肾脏病涉及疾病非常多，临床医生可以按照图19-2-附2-1所示进行病因考虑。对于一些属于相对常见的疾病，例如系统性红斑狼疮、ANCA相关小血管炎、淋巴瘤或多发性骨髓瘤，往往可以根据患者系统性表现而获得诊断，其具体肾脏损伤特点可以参见本书相关章节。而一些以淋巴结肿大为突出临床表现的肾脏病例如Castleman病、POEMS综合征、Kimura病、ALHE等病相对少见，其诊断往往很重要取决于淋巴结活检，在此予以重点描述。

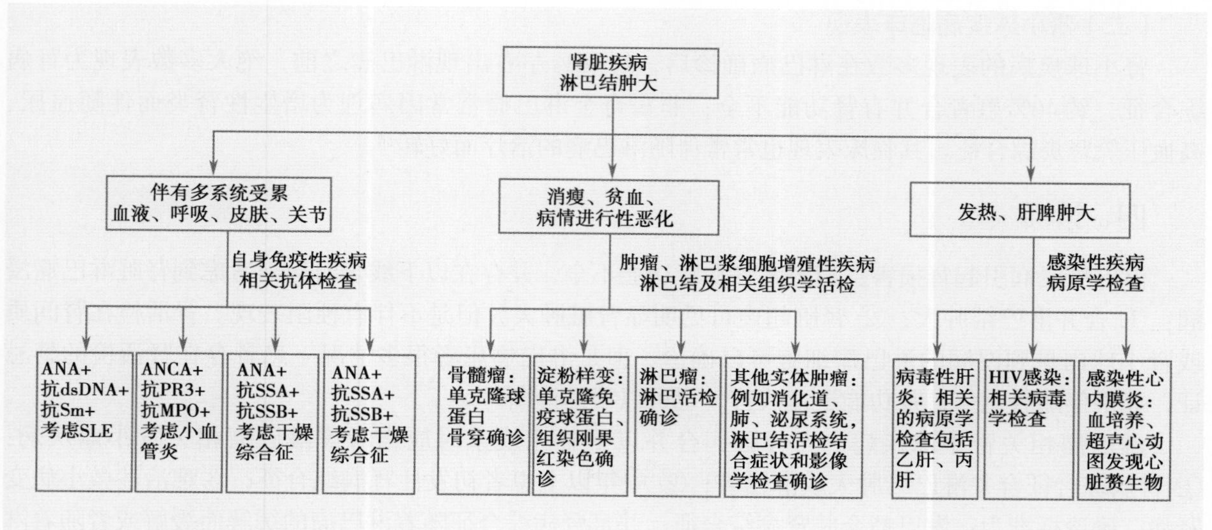

图 19-2- 附 2-1　伴有淋巴结肿大的肾脏病临床诊断思路

二、Castleman 病

Castleman病（Castleman disease，CD）又称为巨大淋巴结增生症，是一组由于不同原因造成的慢性淋巴增殖性疾病，常常伴有大量炎症因子的分泌，尤其IL-6水平显著升高，并可能与疾病的发生有关。该病最早由Benjamin Castleman在1954年报道，并以此命名。CD按照临床累及的淋巴结部位分为单中心型（unicentric CD，UCD）和多中心型（multicentric CD，MCD）。通常UCD多为无症状的单发肿大的淋巴结，在手术切除后治愈率较高，而MCD往往系统包括肾脏受到累及。

（一）组织学分型和发病机制

CD诊断主要依靠病理诊断，其特点以淋巴结显著增生为特点，但是保留淋巴结的基本特点，而与恶性肿瘤转移不同。根据组织学特点不同分为4型：① 透明血管型（hyaline-vascular，HV）：淋巴滤泡外套区（mantle zones）增宽、由大量小淋巴细胞包绕萎缩的生发中心，形成“洋葱皮”样改变，同时可见透明样改变的小血管和发育不良的树突细胞；② 浆细胞型（plasma cell，PC），滤泡生发中心增生，而非萎缩，在滤泡间区可见片状的浆细胞和血管增生，树突细胞增长、淋巴结结构完整；③ 混合型（mixed）是兼有上述两类特点；④ 浆母细胞型。上述类型可以相互转换，同一患者不同淋巴结也可以表现不同的组织类型。值得指出的是一些疾病如淋巴瘤、肺癌、EB病毒感染等也可以继发淋巴结增生，而形成与CD非常相似的组织学特点，这些在临床诊断中一定要注意。

CD发病机制目前并不清楚，涉及多种学说，包括系统性炎症机制学说、副肿瘤综合征学说以及病毒感染学说，但是其中核心环节仍然与其炎症因子、尤其是IL-6和内皮细胞生长因子（VEGF）介导有关：① 患者IL-6水平往往明显升高，并且和患者疾病活动和缓解直接相关；IL-6可以刺激淋巴细胞、浆细胞大量增生（淋巴结肿大）、进而分泌相应自身抗体以及系统性炎症反应，也可以刺激VEGF分泌；损伤肝细胞引起低白蛋白血症和腹水；② VEGF水平升高可以造成血管增生和小血管内皮损伤，而与肾脏损伤密切相关；③ 人疱疹病毒8（HHV-8）病毒感染，可以分泌病毒源性IL-6以及大量炎症因子，而与CD发生密切有关，在HIV感染的患者容易合并HHV-8感染，因此在合并HIV的Castleman患者几乎均与HHV-8感染有关，少数HIV阴性CD患者也与该病毒感染有关。

（二）临床表现

单中心型CD大多数为年轻人，临床表现为局限性单个淋巴结肿大，常常不伴有系统损害，90%为透明血管型，10%左右为浆细胞型；单中心型预后良好，往往可以通过手术切除而得到根治，但是也有少数患者在手术切除过程中由于大量炎症因子和抗体的大量释放而导致疾病的突然加重。多中心型患者往往伴有系统损害，如前所述往往与IL-6和VEGF水平密切有关，包括发热、消瘦、乏力、血沉增快、高球蛋白血症、低白蛋白血症、肝脾大和腹水。而分泌的自身抗体也和自身免疫性疾病密切有关，例如自身免疫性贫血、血小板减少（产生血小板抗体）、狼疮样病变（ANA dsDNA抗体阳性）。多种心型预后较差，部分患者可以转化成淋巴瘤。由于CD临床表现具有多样性，有时候以其继发病变为主，掩盖原发病，从而造成疾病的诊断困难。

（三）肾脏损伤表现及发生机制

大约一半的多中心型CD在疾病发展过程中会发生肾功能受损，这可能与VEGF造成肾内皮细胞损伤有关，80% ~ 90%的患者存在不同程度的蛋白尿伴或不伴有血尿。在以往有限的肾活检病例报道中包括淀粉样变（AA型为主）、血栓性微血管病、膜增生性肾炎、系膜增生性肾炎、新月体肾炎、间质性肾炎等病理类型，而近期较大的队列研究均提示血栓性微血管病样病理损害是CD最常见肾脏损伤病理类型。北京大学第一医院76例CD病例分析显示有25%的患者存在肾脏损伤，以蛋白尿和急性肾损伤最常见，多见于多中心、浆细胞或混合型患者，11例肾活检患者中50%以上患者为血栓性微血管病样损害，但是鲜有溶血的证据，肾脏病理主要为肾小球微血管内皮细胞肿胀、管腔狭窄和基底膜增厚“双轨样”改变，其次为新月体肾炎[13]；另外一项来自法国的多中心队列研究对19例肾活检病例也显示最常见的肾损伤类型为TMA样病变，其次为淀粉样变[14]。CD引起肾脏损伤机制目前还缺乏相关研究，部分原因可能与VEGF有关，例如示在肾脏微血管损害患者肾小球VEGF表达明显下调，可能与肾小球微血管损伤有关[14,15]，而AA型淀粉样变可能和系统炎症有关。另外CD患者瘤细胞容易产生自身抗体，例如北京大学第一医院报道4例新月体肾炎由于合并抗肾小球基底膜抗体和ANCA，并随着化疗CD疾病缓解而肾功能恢复[13,16]。

（四）治疗

CD引起肾脏病治疗主要针对原发病。肾脏病往往随着CD本病的好转而好转。关于CD治疗原则：① 单中心型CD预后好，主要是进行手术局部切除，往往可以治愈，很少复发。系统表现和肾脏损伤亦会随之消失；② 多中心型以系统药物治疗为主，预后差。其治疗目前包括三方面：以激素为主的免疫抑制治疗以控制炎症反应、以细胞毒药物为主的化疗方案以控制CD瘤细胞和针对IL-6的单克隆抗体[17]。糖皮质激素可以很快地改善CD急性期症状，但是减量过程中很容易复发。环孢素也常常用来抑制CD的系统炎症反应。利妥昔单抗（rituximab）也常常用于CD治疗，但是往往部分有效，并不能长期控制病情。参照淋巴瘤方案进行化疗方案（例如环磷酰胺、多柔比星、长春新碱和泼尼松）杀伤产细胞因子的瘤细胞，可以使得大部分CD病情得到缓解，但需要注意化疗相关副作用。针对IL-6的单克隆抗体目前已经开始用于CD治疗，现有的资料显示可以迅速控制病情，但是需要长期使用。其中托珠单抗（tocilizumab）是针对IL-6受体的单克隆抗体，在日本已经批准用于治疗多中心型CD；Siltuximab是针对IL-6的单克隆抗体已经被美国FDA批准用于治疗HIV和HHV-8病毒阴性的多中心型Castleman病。对于合并HHV-8病毒感染的患者应当以抗病毒治疗为主。

三、POEMS综合征

POEMS综合征是由于浆细胞病引起一种罕见的副肿瘤综合征，也称作硬化性骨髓瘤、Takatsuki综合征或Crow-Fukase综合征。该综合征主要的特点包括多发神经病变（polyradiculoneuropathy，主要），脏器肿大（organomegaly，如肝脾淋巴结肿大），内分泌疾病（endocrinopathy，例如性腺或肾上腺功能异常），单克隆浆细胞病（monoclonal plasma cell disorder）和皮肤病变（skin changes，如色素沉着、手足发绀、血管瘤/毛细血管扩张），其核心特征是单克隆浆细胞病和多发神经病变；此外还有其他重要特征没有含在POEMS这五个缩写字母中包括PEST[视盘水肿（papilloedema）、血管外容量增加（extravascular volume overload）、硬化性骨病（Ssclerotic bone lesions）、血小板/红细胞增加（Tthrombocytosis/erythrocytosis）]、VEGF水平升高、高凝倾向和肺功能异常[18]。

（一）临床表现和诊断

POEMS综合征临床表现包含多系统受累，具体临床表现如表19-2-附2-1所示。该病属于罕见病容易漏诊，当患者合并有多发神经病变，特别是脱髓鞘性病变应当要考虑到该病可能性，进一步仔细病史和查体、血清免疫固定蛋白电泳（特别提示λ型单克隆浆细胞病）、骨影像学检查、骨活检和血浆VEGF检查以明确诊断，具体诊断标准如表19-2-附2-1，诊断需要符合两条必要条件，同时至少符合3条主要诊断条件中1条和6条次要条件中1条。

表19-2-附2-1 POEMS诊断标准和综合征临床表现

诊断		表现	%
必须条件	1	多发神经病变（通常为脱髓鞘改变）	100%
	2	单克隆浆细胞病（几乎均为 λ 型）	100%
主要条件	3	Castleman 病	11% ~ 24%
	4	硬化性骨病	60% ~ 96%
	5	VEGF 显著升高	77%
次要条件	6	脏器肿大（脾大、肝大、淋巴结肿大）	50% ~ 78%
	7	血管外容量增加（水肿、胸腔积液、腹水）	29% ~ 89%
	8	内分泌疾病（肾上腺、甲状腺、垂体、性腺、甲状旁腺、胰腺）	30% ~ 60%
	9	皮肤病变（皮肤色素沉着、多毛症、肾小球血管瘤、手足发绀）	68% ~ 93%
	10	视盘水肿	30% ~ 50%
	11	血小板增多 / 红细胞增多	54% ~ 88%
其他症状和体征		杵状指	5% ~ 32%
		体重减轻	37%
		多汗	NR
		肺动脉高压 / 限制性肺病	
		血栓性疾病	
		腹泻	
		维生素 B_{12} 缺乏	

注：POEMS 诊断标准是具备两条必须条件、至少 1 条主要和 1 条次要条件

POEMS综合征患者一部分人合并Castleman病，并且是POEMS综合征的主要诊断标准之一，合并Castleman病患者可能更容易出现肾脏损伤；而Castleman患者中部分患者伴有单克隆浆细胞病（M）和神经病变（P）可以诊断典型的POEMS综合征；不伴有这两条必要标准而伴有POEMS综合征其他特征称之为Castleman病型POEMS综合征，其具体关系见图19-2-附2-2。

（二）肾脏损伤表现及发生机制

POEMS综合征出现肾功能不全的少见，而且大多数合并Castleman病，在Mayo Clinic 99例患者的研究中只有6%的患者血肌酐>1.5mg/dl，不到10%的患者蛋白尿>0.5g/d[19]；来自国内北京协和医院回顾性分析299例POEMS综合征患者中22%患者eGFR<60ml/（min·1.73m²），9.7%患者

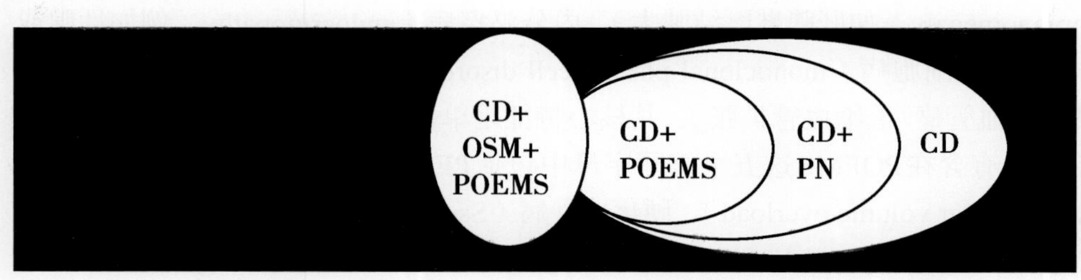

图19-2-附2-2 硬化性骨髓瘤（OSM）、POEMS综合征和Castleman病（CD）关系

有镜下血尿，5.7%患者有蛋白尿，但是罕有大量蛋白尿或肾病综合征的患者[20]。肾活检病理个例报道以膜增生性肾小球肾炎较为常见；来自日本的Makomoto Y等对52例日本肾活检（包括尸解报告）分析发现突出表现为肾小球体积增大，包括细胞增生、内皮细胞系膜细胞肿胀，甚至增加至正常肾小球体积，部分增大的肾小球呈现膜增生性肾炎样损害，少见的损害包括系膜松解、系膜溶解、微血管瘤或结节样改变，另外20%的患者伴有明显内皮细胞肿胀[21]。国内报道5例患者中除了系膜细胞和内皮细胞增生外，均伴有显著的内皮细胞肿胀、基底膜增厚，部分呈现“双轨”样改变；电镜下可见内皮细胞下间隙增宽，没有电子致密无沉积[20]。免疫荧光大多数阴性，有一例报道单克隆IgA-λ肾脏沉积引起肾病综合征[21]。目前POEMS肾脏损伤发生机制仍然不清，VEGF升高是POEMS综合征突出的特征，推测VEGF与肾小球内皮细胞增生或内皮细胞损伤有关。

（三）治疗

对于POEMS综合征相关肾损害治疗关键是原发病治疗，多数肾功能会随着原发病的缓解和VEGF水平下降而恢复[20]。关于POEMS综合征大的治疗目前缺乏前瞻性随机对照试验，目前治疗建议主要是基于已经发表观察性研究。对于病变局限没有骨髓受累的患者主要采用局部放疗；对于弥漫骨髓受累的患者需要采用化疗，主要是借鉴骨髓瘤或淀粉样变化疗方案。糖皮质激素有助于症状缓解但是持续时间短，常用的是联合烷化剂化疗（如马法兰联合地塞米松），小剂量化疗或者或大剂量化疗联合干细胞移植治疗；目前唯一前瞻性研究中31例患者给予12疗程马法兰联合地塞米松治疗，81%患者血液系统得到缓解，所有患者均获得VEGF水平下降和神经系统症状改善[22]。大剂量化疗联合外周血干细胞移植治疗主要见于病例报道，几乎所有患者神经系统症状均得到改善，在Mayo Clinic队列中59例接受该治疗方案75%患者5年病情稳定[19]。新的治疗方案包括来那度胺联合地塞米松，目前主要见于个例报道，对以往的51例接受来那度胺治疗POESM患者系统分析发现血液系统完全缓解、较好的部分缓解或部分缓解率分别为18.6%、39.5%和37.2%，神经系统症状改善率92%[23]，但是其长期疗效仍有待于进一步研究。目前拮抗VEGF的贝伐单抗（bevacizumab）疗效仍然不肯定[24,25]，而血浆置换或静脉丙种球蛋白对于POEMS综合征基本无效[18]。

四、Kumura病

Kimura病（kimura disease）比较罕见，最早于1937年由中国的金显宅等报道，称之为嗜酸细胞淋巴肉芽肿[26]，但是并未受到足够的关注，直到1948年由日本学者Kimura描述该病的特点[27]，因此文献多称之为Kimura病。该病属于一种慢性炎症性疾病，预后相对良好。该病目前病因不清，可能和过敏、感染和免疫异常反应有关，其中嗜酸性细胞和肥大细胞反应性增多、IgE和IL-5水平升高均提示超敏反应参与Kimura病发生[28]。该病主要发生在东方人包括中国、日本等国家，也散在其他国家报道，主要是年轻的男性为主（男女比例16∶1），发病高峰年龄30岁左右，主要临床表现为头颈部的皮下结节，直径2 ~ 5cm，常常累及皮下组织、淋巴结及唾液腺，常伴有外周血嗜酸性细胞增多和IgE水平升高。其主要病理表现为受累的组织淋巴样增生，嗜酸性细胞浸润，并伴有毛细血管明显增生。受累的淋巴结病理显示淋巴结结构不被破坏，淋巴滤泡增生伴有反应性生发中心；滤泡之间可见增生的毛细血管后静脉型血管；另一个重要的特点是在滤泡间区、淋巴窦、小结周围组织和皮下组织嗜酸性细胞浸润。

（一）肾脏损害

Kimura病常常伴有肾脏损害，研究报道16%的患者合并蛋白尿，其中78%达到肾病综合征。肾活检以肾小球损伤为主，截至2016年已经报道的27例肾活检报道中常见的病理类型包括系膜增生肾炎（13例）、膜性肾病（6例）、微小病变肾病（5例）、局灶节段肾小球硬化症（2例）、肾小管间质肾病（免疫荧光可见肾小管基底膜线条样沉积），部分患者合并肾间质嗜酸性细胞浸润[29,30]。

（二）治疗和预后

Kimura病一般预后良好，但是容易复发。治疗手段包括手术切除原发灶、局部放疗以及使用糖皮质激素治疗。对于合并肾病综合征的患者常常接受系统糖皮质激素治疗，或联合其他免疫抑制剂，患者往往获得完全缓解，但是近三分之一的患者复发[31]，手术切除或者局部放疗有助于防止肾病的复发[17]。

五、血管淋巴样增生伴嗜酸性细胞增多

血管淋巴样增生伴嗜酸性粒细胞增多（angiolymphoid hyperplasia with eosinophilia，ALHE）最早于1969年于西方研究报道[31]，东方人中少见，多发病于20 ~ 40岁的年轻女性，病因不清可能与创伤、感染以及高水平的雌激素刺激有关[32,33]。其临床表现和病理与Kimura病非常相似，均表现为淋巴样增生，大量嗜酸性细胞浸润和血管增生，因此有西方学者认为该病两种病为同一疾病的不同阶段，Kimura属于ALHE的晚期表现。然而大量研究报道表明这种病无论在临床还是病理上有所差异，可能属于两种不同的疾病。就本质而言ALHE属于血管增生性、良性肿瘤性疾病，而Kimura病属于慢性炎症性疾病；ALHE常常头颈部皮下小的结节（直径1cm左右）、表浅、皮肤可以伴有丘疹，而Kimura病结节往往较大（2 ~ 5cm），而且处于皮下较深的部位、边界不清，常常累及唾液腺，局部皮肤往往无明显损害；病理上以血管增生为主，病变常常累及大的厚壁肌性血管（Kimura病主要累及毛细血管和毛细血管后小静脉），内皮细胞呈现特征性的上皮样增生和肿胀，除衬于血管内壁外，内皮细胞可以在血管腔内生长，并在血管外呈实性的巢索状增生，而很少见到淋巴滤泡形成，嗜酸性粒细胞浸润远不如Kimura病明显，极少有嗜酸性粒细胞微脓肿形成。局部淋巴结受累、外周血嗜酸粒细胞增多和IgE升高也相对比较少见[28]。

（一）肾脏损害

尽管Kimura病经常合并肾脏损伤，ALHE却较少累及肾脏，有关道也非常少见。截至2016年报道的7例ALHE合并肾损伤报道中，表现为蛋白尿，其中5例达到肾病综合征，部分肾活检包括膜性肾病（4例）、微小病变肾病（1例）和系膜增生性肾小球肾炎（1例）[21,23,33-36]，有意思的这些患者中4例患者合并大血管阻塞性病变[22,34-36]。

（二）治疗和预后

ALHE合并肾损伤患者预后较好，治疗方式和Kimura病治疗相似，治疗方式包括手术切除以及使用糖皮质激素治疗。手术局部切除结节联合糖皮质激素治疗，肾病往往可以快速得到缓解。

（吕继成）

参考文献

1. 王海燕 . 肾脏病学 . 3 版 . 北京：人民卫生出版社 , 2008 :1604.
2. LUCIANO RL, BREWSTER UC. Kidney involvement in leukemia and lymphoma. Adv Chronic Kidney Dis, 2014, 21(1): 27-35.
3. KANFER A, VANDEWALLE A, MOREL-MAROGER L, et al. Acute renal insufficiency due to lymphomatous infiltration of the kidneys: report of six cases. Cancer, 1976, 38(6): 2588-2592.
4. KOOLEN MI, SCHIPPER P, V LIEBERGEN FJ, et al. Non-Hodgkin lymphoma with unique localization in the kidneys presenting with acute renal failure. Clin Nephrol, 1988, 29(1): 41-46.
5. MIYAKE JS, FITTERER S, HOUGHTON DC. Diagnosis and characterization of non-Hodgkin's lymphoma in a patient with acute renal failure. Am J Kidney Dis, 1990, 16(3): 262-263.
6. SHI SF, ZHOU FD, ZOU WZ, et al. Acute kidney injury and bilateral symmetrical enlargement of the kidneys as first presentation of B-cell lymphoblastic lymphoma. Am J Kidney Dis, 2012, 60(6): 1044-1048.
7. MALLOUK A, PHAM PT, PHAM PC. Concurrent FSGS and Hodgkin's lymphoma: case report and literature review on the link between nephrotic glomerulopathies and hematological malignancies. Clin Exp Nephrol, 2006, 10(4): 284-289.

8. AUDARD V, LAROUSSERIE F, GRIMBERT P, et al. Minimal change nephrotic syndrome and classical Hodgkin's lymphoma: report of 21 cases and review of the literature. Kidney Int, 2006, 69(12): 2251-2260.
9. CIL T, ALTINTAS A, ISIKDOGAN A, et al. Prevalence of antineutrophil cytoplasmic antibody positivity in patients with Hodgkin's and non-Hodgkin lymphoma: a single center experience. Int J Hematol, 2009, 90(1): 52-57.
10. DOUSSIS-ANAGNOSTOPOULOU IA, TALKS KL, TURLEY H, et al. Vascular endothelial growth factor (VEGF) is expressed by neoplastic Hodgkin-Reed-Sternberg cells in Hodgkin's disease. J Pathol, 2002, 197(5): 677-683.
11. DA'AS N, POLLIACK A, COHEN Y, et al. Kidney involvement and renal manifestations in non-Hodgkin's lymphoma and lymphocytic leukemia: a retrospective study in 700 patients. Eur J Haematol, 2001, 67(3): 158-164.
12. HOLT S, VARGHESE Z, JARMULOWICZ M, et al. Cytokine nephropathy and multi-organ dysfunction in lymphoma. Nephrol Dial Transplant, 1998, 13(7): 1853-1857.
13. XU D, LV J, DONG Y, et al. Renal involvement in a large cohort of Chinese patients with Castleman disease. Nephrol Dial Transplant, 2012, 27(Suppl 3): iii119-iii125.
14. EL KAROUI K, VUIBLET V, DION D, et al. Renal involvement in Castleman disease. Nephrol Dial Transplant, 2011, 26(2): 599-609.
15. SEIDA A, WADA J, MORITA Y, et al. Multicentric Castleman's disease associated with glomerular microangiopathy and MPGN-like lesion: does vascular endothelial cell-derived growth factor play causative or protective roles in renal injury? Am J Kidney Dis, 2004, 43(1): E3-E9.
16. LV J, ZHANG H, ZHOU F, et al. Antiglomerular basement membrane disease associated with Castleman disease. Am J Med Sci, 2009, 337(3): 206-209.
17. FAJGENBAUM DC, VAN RHEE F, NABEL CS. HHV-8-negative, idiopathic multicentric Castleman disease: novel insights into biology, pathogenesis, and therapy. Blood, 2014, 123(19): 2924-2933.
18. DISPENZIERI A. POEMS syndrome: Update on diagnosis, risk-stratification, and management. Am J Hematol, 2015, 90(10): 951-962.
19. DISPENZIERI A, KYLE RA, LACY MQ, et al. POEMS syndrome: definitions and long-term outcome. Blood, 2003, 101(7): 2496-2506.
20. YE W, WANG C, CAI QQ, et al. Renal impairment in patients with polyneuropathy, organomegaly, endocrinopathy, monoclonal gammopathy and skin changes syndrome: incidence, treatment and outcome. Nephrol Dial Transplant, 2016, 31(2): 275-283.
21. NAKAMOTO Y, IMAI H, YASUDA T, et al. A spectrum of clinicopathological features of nephropathy associated with POEMS syndrome. Nephrol Dial Transplant, 1999, 14(10): 2370-2378.
22. LI J, ZHANG W, JIAO L, et al. Combination of melphalan and dexamethasone for patients with newly diagnosed POEMS syndrome. Blood, 2011, 117(24): 6445-6449.
23. ZAGOURI F, KASTRITIS E, GAVRIATOPOULOU M, et al. Lenalidomide in patients with POEMS syndrome: a systematic review and pooled analysis. Leuk Lymphoma, 2014, 55(9): 2018-2023.
24. STRAUME O, BERGHEIM J, ERNST P. Bevacizumab therapy for POEMS syndrome. Blood, 2006, 107(12): 4972-4973.
25. BADROS A, PORTER N, ZIMRIN A. Bevacizumab therapy for POEMS syndrome. Blood, 2005, 106(3): 1135.
26. KIM HT SC. Eosinophilic hyperplastic lymphogranuloma, comparison with Mikulicz's disease. Chin Med J, 1937, 23: 699-700.
27. KIMURA T YS, ISHIKAWA E. On the unusual granulation combined with hyperplastic changes of lymphatic tissue. Trans Soc Pathol Jpn, 1948, 37: 179-180.
28. ABUEL-HAIJA M, HURFORD MT. Kimura disease. Arch Pathol Lab Med, 2007, (4)131: 650-651.
29. LIU C, HU W, CHEN H, et al. Clinical and pathological study of Kimura's disease with renal involvement. J Nephrol, 2008, 21(4): 517-525.

30. WANG DY, MAO JH, ZHANG Y, et al. Kimura disease: a case report and review of the Chinese literature. Nephron Clin Pract., 2009, 111(1): c55-c61.

31. WELLS GC, WHIMSTER IW. Subcutaneous angiolymphoid hyperplasia with eosinophilia. Br J Dermatol, 1969, 81(1): 1-14.

32. 王韫宏，尹洪芳 . Kimura 病、血管淋巴样增生伴嗜酸性粒细胞增多症和肾损伤发生于同一病例 . 北京大学学报（医学版），2008, 40(4)：405-407.

33. 王素霞，邹万忠，吕继成，等 . 血管淋巴样增生伴嗜酸性粒细胞浸润合并肾损害三例并文献复习 . 中华内科杂志 , 2007, 46(10)：827-830.

34. SANDSTAD E, AKSNES H, SUND S, et al. Recurrent angiolymphoid hyperplasia with eosinophilia mimicking temporal arteritis associated with nephrotic syndrome. Clin Nephrol, 2003, 59(3): 206-211.

35. GRISHMAN E, WOLFE D, SPIERA H. Eosinophilic temporal and systemic arteritis. Hum Pathol, 1995, 26(2): 241-244.

36. ITO S, ODA T, MATSUO A, et al. Observation of angiolymphoid hyperplasia with eosinophilia (ALHE) at three arterial sites and its association with membranous nephropathy. Intern Med, 2015, 54(15): 1933-1939.

第三章
实体肿瘤肾损害

一、概述

广义的实体肿瘤肾损害包括肿瘤直接侵犯肾脏所致肾损害、免疫机制所致肾脏损害及高尿酸血症、高钙血症等肿瘤代谢异常所引起的肾损害[1]。狭义的实体肿瘤肾损害系指由免疫机制所致肾脏损害，又称为副肿瘤性肾小球病（paraneoplastic glomerulopathy）[2]或肿瘤相关性肾小球损伤（glomerular lesions associated with neoplasia）[3]。本章主要讨论狭义的实体肿瘤肾损害。

1922年Galloway首次描述肾病综合征与血液系统肿瘤的关系[4]。此后，实体肿瘤伴发肾脏损害的报道日渐增多，但多数文献仅局限于个案报道。1966年Lee等首次以大量的临床病理资料阐述了肾病综合征和实体肿瘤的关系[5]，他们对10年内收治的101例肾病综合征患者的资料进行总结，发现11例（11%）患者合并癌症，其中1/3患者的恶性肿瘤在肾病出现之前确诊，此患病率约为相同年龄普通人群的10倍。2003年丹麦的Birkeland等[6]报道了1 958例肾活检患者队列研究的结果，该研究中所有患者在入组观察前除外了恶性肿瘤。经过4年随访，84例（4%）患者确诊患有恶性肿瘤，其中27例（33.8%）确诊时间为肾活检后的1年之内。上述资料显示实体肿瘤相关性肾病并不少见，实体肿瘤可在肾病之前、同时或肾损害病发生后的一段时间之内被确诊。

多种恶性实体肿瘤均可引起肾损害，其中以肺癌、胃癌、乳腺癌和结肠癌最常见[6]。经过治疗，随着肿瘤的根治或缓解，肾脏病也随之消失或好转；而随着肿瘤的复发和恶化，肾脏病又可出现或加剧。

二、发病机制

目前实体肿瘤肾损害的发病机制还不十分明确。在肿瘤抗原刺激下的T细胞反应可能在副肿瘤性肾小球病中发挥重要作用。有学者认为，Th1为主的反应可能与增生性和新月体型肾小球肾炎有关，而Th2为主的反应与膜性肾病相关[7]。此外，其他因素，如VEGF、IL-6等细胞因子也参与发病。

（一）肿瘤相关性抗原－抗体复合物介导的肾小球病变

肿瘤可以通过形成原位免疫复合物导致肾损伤。肿瘤相关性抗原刺激宿主产生抗肿瘤细胞相关抗原的抗体。肿瘤抗原可种植于上皮细胞下，并与相应抗体结合形成原位免疫复合物。此外，足细胞某些抗原与肿瘤抗原相同或者相似，也可与相应抗体结合形成原位免疫复合物。在一项针对38例Ⅰ型血小板反应蛋白7A（THSD7A）相关膜性肾病的研究中发现，有8例（21%）患者在膜性肾病发病后3个月（中位数）内诊断恶性肿瘤[8,9]。对其中子宫内膜癌[8]和胆囊癌细胞[9]的分析发现，癌细胞表达上调THSD7A。令人印象深刻的是，这些患者化疗后抗THSD7A抗体水平下降，蛋白尿亦有所缓解。该现象提示机体免疫系统针对肿瘤细胞表达的THSD7A蛋白产生相应抗体，而该抗体可与足细胞上的THSD7A蛋白结合形成原位免疫复合物，导致膜性肾病的发生。

此外，肿瘤也可以通过形成循环免疫复合物并沉积于肾脏导致肾损伤。肿瘤相关性抗原刺激机体产生的抗肿瘤抗体与抗原形成可溶性抗原抗体复合物，其沉积于肾小球后激活补体系统而致病[1,2]。Pascal等[10]对一例不伴肾病综合征表现的胃癌患者的尸检标本进行研究，免疫荧光检查显示IgG、C3和癌胚抗原（CEA）在肾小球系膜区和内皮下呈颗粒状沉积。从肾组织中提取出来的IgG型抗体可以和该患者的胃癌细胞及另一个结肠癌患者的癌细胞发生结合反应。若使用抗CEA抗体预先孵育肿瘤，则可以阻止此结合反应发生。该结果证实胃癌患者的肾组织中有CEA-抗CEA免疫复合物沉积。同期，Wakashin等[11]对3例胃癌合并肾病综合征、病理表现为膜性肾病患者的肾活检标本进行进一步研究，也在肾小球上皮细胞下发现了CEA-抗CEA免疫复合物的沉积。上述研究结果为肿瘤相关性抗原-抗体复合物介导的肾小球病变提供了相应的证据，但亦有不同的研究结果[12]。

（二）病毒抗原–抗体复合物介导的肾小球病变

某些肿瘤相关性肾病患者的恶性肿瘤在肾病发生后的1 ～ 5年才被确诊，而这些患者在发生肾病时未发现有任何肿瘤的证据，因此部分肿瘤相关性肾病的发病机制不能用肿瘤相关性抗原-抗体复合物介导来解释。现推测这些病人的肾病和肿瘤是在某些病毒慢性感染过程中，通过不同机制分别所致[6]。已知乙肝病毒、巨细胞病毒、EB病毒、HIV、丙肝病毒、细小病毒B19等病毒的慢性感染可引发恶性肿瘤[6,13,14]；同时慢性病毒感染导致机体产生针对病毒抗原的抗体，病毒抗原-抗体复合物在肾小球沉积并激活补体系统可导致肾病的发生。

（三）非肿瘤性自身抗原致病

Higgins[15]报道在播散型燕麦细胞癌合并肾病综合征的病人血清中检测出抗核抗体，肾小球基底膜内及上皮下发现IgG、C3沉积，沉积物经DNA特异染色呈阳性反应；同时在肿瘤的坏死区及癌转移部位，也显示细胞外局限性的DNA阳性。表明坏死肿瘤产生大量肿瘤细胞DNA，使体内产生抗DNA抗体并形成免疫复合物沉积于肾脏，引起肾脏损害。

（四）血管内皮生长因子失衡致病

肿瘤相关的微小病变、局灶节段性肾小球硬化症或血栓性微血管病样损伤可能与血管内皮生长因子（VEGF）水平异常有关。Taniguchi等人报告一例与直肠癌相关的微小病变患者，该患者血清VEGF水平异常升高；肿瘤切除后，VEGF水平下降，微小病变随之缓解[16]。此外，动物实验证明VEGF与塌陷型局灶节段性肾小球硬化症有关[17]。VEGF过度表达导致塌陷型局灶节段性肾小球硬化症，而低表达与血栓性微血管病样损伤相关[17,18]，表明VEGF水平失衡在肾脏疾病发生中起到重要作用。

（五）继发性ANCA相关性小血管炎

近10年来，已有部分个案报道显示肺癌[19]、泌尿系肿瘤[20]和结肠癌[21]等可伴发ANCA相关性小血管炎表现。Pankhurst等[22]对200例ANCA相关性血管炎患者的资料进行回顾性分析发现，在血管炎诊断之前或同时有20例患者（14例显微镜下多血管炎，6例肉芽肿性多血管炎）被确诊为恶性肿瘤，提示小血管炎与实体肿瘤可能相关。部分患者在切除肿瘤后，小血管炎随之缓解[21]，支持ANCA相关性小血管炎系副肿瘤性肾病表现之一的观点。但是，肿瘤导致继发性ANCA相关小血管炎的机制尚不清楚。

三、临床与病理特点

（一）临床表现共同点

多数呈大量蛋白尿和/或肾病综合征表现，可有镜下血尿和轻度的肾功能减退，严重肾衰竭者少见[2]。

（二）常见的病理类型与临床表现

肾脏病理类型与实体肿瘤好发部位存在一定联系，详见表19-3-0-1。

1. 膜性肾病　是实体性肿瘤肾损害的最常见的病理类型，文献报道约占实体肿瘤肾损害的44% ～ 69%[23,24]。肺癌、胃肠道肿瘤、乳腺癌、卵巢癌[25]、肾癌[26]、胰腺癌[27]、前列腺癌[28]和

表 19-3-0-1　病理表现与实体肿瘤常见部位

病理表现	常见肿瘤部位
膜性肾病	肺癌、胃肠癌、肾癌、前列腺癌、胸腺瘤
微小病变	肺癌、肾癌、结肠癌、直肠癌
新月体肾炎	肾癌、胃癌
膜增殖性肾炎	肺癌、黑色素瘤、肾癌
IgA 肾病	肾癌、小细胞肺癌
局灶节段性肾小球硬化症	肾癌
AA 型淀粉样变	肾癌

睾丸精原细胞瘤[29]等均可引起膜性肾病，其中以前两者最为常见[23,24]。与特发性膜性肾病相比，实体肿瘤继发的膜性肾病以 65 岁以上男性多见，尤其是长期大量吸烟患者[30]。所有患者均表现为肾病综合征；40% ~ 45% 的患者肾损害在肿瘤确诊之前出现，40% 与肿瘤同时确诊，另外 15% ~ 20% 患者肾损害发生于肿瘤确诊之后。绝大多数患者两种病的发生间隔在 12 个月之内。

目前已经发现膜性肾病两种主要的靶抗原，即磷脂酶 A_2 受体（PLA2R）[31]以及 THSD7A[32]。针对上述抗原的相应抗体检测以及肾脏局部抗原染色状况有助于鉴别肿瘤相关性膜性肾病以及原发性膜性肾病。

抗 PLA2R 抗体诊断原发性膜性肾病的特异性接近 100%[33]。但是抗 PLA2R 抗体在原发性膜性肾病患者中敏感性较低，阳性率约为 50% ~ 80%[34]。因此，抗 PLA2R 抗体阴性不能作为肿瘤相关性膜性肾病的诊断标准。此外，Qin 等[35]学者报告了 10 例实体肿瘤合并膜性肾病患者，其中 3 例存在抗 PLA2R 抗体，且 3 例患者肾脏病理染色 IgG4 亚型呈现弱阳性。该研究提示 PLA2R 相关原发膜性肾病可能与肿瘤共存在于同一个体。

抗 THSD7A 抗体几乎只见于膜性肾病患者。在原发性膜性肾病患者中，阳性率低，约为 3%[8,32]。然而，抗 THSD7A 抗体可能并非原发性膜性肾病特异性抗体。如前所述，8/38（21%）例 THSD7A 相关膜性肾病患者在发病后 3 个月内诊断恶性肿瘤[8,9]。对这些子宫内膜癌[8]和胆囊癌细胞[9]的分析中发现，THSD7A 蛋白表达上调。因此，有学者建议针对 THSD7A 相关膜性肾病需要彻底筛查潜在肿瘤的可能[36]。

肿瘤相关膜性肾病肾脏病理表现与特发性膜性肾病有不同之处。肿瘤相关膜性肾病中，免疫复合物沉积部位多为肾小球基底膜上皮下，少数病人免疫复合物可沉积于内皮下、系膜区和上皮下[1]，而原发性膜性肾病一般仅见上皮下免疫复合物沉积。Lefaucheur 等人[30]发现在肿瘤相关膜性肾病病理组织上炎症细胞数量明显增加（>8 个 / 肾小球）。此外，Ohtani 等人[37]发现在肿瘤相关膜性肾病中，以 IgG1/IgG2 亚型沉积为主，而原发性膜性肾病中以 IgG4 沉积为主。但也有研究发现 IgG2 亚型不能作为潜在恶性肿瘤的证据[38]。Hoxha 等人发现，在肿瘤相关性膜性肾病中，PLA2R 染色正常或阴性，而在原发性膜性肾病中，PLA2R 染色增强[39]。上述病理学特点有助于鉴别肿瘤相关性膜性肾病与原发性膜性肾病。

临床上，肾脏病的症状随肿瘤的有效治疗而缓解[2,28]，随着肿瘤的复发而加重的特点，也有助于鉴别。

实体肿瘤相关性膜性肾病与原发性膜性肾病的鉴别要点参见表 19-3-0-2。

2. IgA 肾病　1984 年 Mustonen 等[40]对 184 例 IgA 肾病患者的临床资料进行总结，其中 26 例 60 岁以上的 IgA 肾病患者中有 23% 合并实体性肿瘤，而 158 例 60 岁以下的病人中没有合并肿瘤者。该资料提示对于 60 岁以上的 IgA 肾病患者应该除外实体肿瘤相关性肾病。据文献报告，小细胞型肺癌[41]和肾癌[42,43]也可引起 IgA 肾病。Magyarlaki 等[42]对 60 例因肾癌行肾切除患者的肾脏标本进行免疫学研究发现 16 例（27%）合并有免疫复合物介导的肾病，其中 11 例为 IgA 肾病，

表 19-3-0-2 实体肿瘤相关性膜性肾病与原发性膜性肾病鉴别要点

	实体肿瘤相关膜性肾病	原发性膜性肾病
病史	>65 岁	相对年轻
	吸烟史：大于 20 包 / 年	无吸烟史
	可于肿瘤病史 1 年之内发生	无肿瘤病史
血清学标志物	抗 PLA2R 抗体阴性	抗 PLA2R 抗体阳性
	部分患者抗 THSD7A 抗体阳性	少数患者抗 THSD7A 抗体阳性
肾脏组织学	免疫复合物沉积于上皮下，也可见内皮下以及系膜区	免疫复合物仅见于沉积于上皮下
	肾小球 IgG1/IgG2 沉积为主	肾小球 IgG4 沉积为主
	肾小球 PLA2R 染色阴性或正常	肾小球 PLA2R 染色增强
	每个肾小球 >8 个炎症细胞	每个肾小球≤8 个炎症细胞
治疗反应	肿瘤经有效治疗，肾脏疾病缓解	常规免疫抑制治疗有效

注：PLA2R：磷脂酶 A2 受体；THSD7A：I 型血小板反应蛋白 7A

5 例为 FSGS；11 例合并肾病患者的肿瘤组织中亦有相应的免疫球蛋白（IgA 或 IgM）沉积。少数 IgA 肾病患者的肿瘤组织和肾小球中同时可见到 IgA 和肾癌相关抗原 -VHL（von Hippel-Lindau）蛋白的沉积，提示部分 IgA 肾病可能为实体肿瘤相关性肾病。多数患者临床表现轻微，表现为无症状性蛋白尿和 / 或血尿，约半数患者在术后 2 ~ 3 个月尿化验异常可消失。而糖皮质激素治疗则可能加速肿瘤的生长速度[42]。

实体肿瘤所致过敏性紫癜比较少见。在成人患者中，与恶性肿瘤相关的过敏性紫癜容易出现肾脏受累[44]。其病理最常见的表现是毛细血管内增生性肾小球肾炎[45]。高龄以及男性是发生肿瘤相关过敏性紫癜的危险因素[44]。

3. 微小病变肾病 实体肿瘤引起肾小球微小病变者较少见，所见研究均为个案报道。肺癌[46]、卵巢癌[47]、乳腺癌[46,48]、肾癌[49]、消化道肿瘤[50]以及恶性间皮瘤[51]都有报告可引起微小病变肾病。临床表现为肾病综合征，多数患者的肾功能正常。与原发性微小病变的主要不同点是多数患者的发病年龄均超过了 65 岁。肿瘤缓解后肾病表现可消失或好转。

4. 新月体性肾炎 大约 7% ~ 9% 的新月体性肾炎为实体肿瘤肾损害的表现[52]，尤其在 40 岁以上的新月体肾炎患者中，有 20% 可能合并恶性肿瘤[53]。其临床和病理表现与特发性新月体性肾炎相似，部分病人可出现 ANCA 相关性血管炎的相应表现[19-22]。若针对肿瘤及时采取有效的治疗，约半数患者的肾脏病可会相应缓解[2,53]。

5. 血栓性微血管病（thrombotic microangiopathy，TMA） 胃癌、肺癌及乳腺癌细胞产生的黏蛋白与 TMA 发生有关[54]。肿瘤相关 TMA 有以下特点[55]：① ADAMTS13 活性下降不明显；② 对血浆置换治疗反应较差；③ 预后较差。预后差的原因与肿瘤转移所致微血管肿瘤栓塞或肿瘤骨髓侵犯有关。因此，对于治疗效果欠佳的 TMA 患者，需要考虑实体肿瘤的可能并进行排查。

6. 其他少见的病理类型 膜增生性肾炎、继发性肾脏淀粉样变是非常少见的实体肿瘤肾损害的病理表现，分别可见于恶性黑色素瘤[56]、肾癌[57]等肿瘤。

四、诊断

（一）诊断线索[1]

对于肾脏病患者出现以下几种情况之一者，应该仔细除外实体肿瘤肾损害：① 50岁以上；② 临床有浅表淋巴结肿大或胸（腹）腔淋巴结肿大者；③ 水肿合并消瘦者；④ 体检发现有肿物者；⑤ 病理表现为膜性肾病。

（二）诊断标准[2]

确诊实体肿瘤肾脏损害，须满足如下3个标准：① 手术彻底切除肿瘤或经化疗肿瘤完全缓解后，肾脏病的临床与病理表现亦获缓解；② 肿瘤复发后肾脏病再次出现或加重；③ 肾组织上检测到肿瘤抗原和/或抗体阳性。

五、治疗原则

治疗实体肿瘤肾损害应该采取治疗肿瘤为主、治疗肾脏为辅的原则，但应注意预防与肿瘤治疗相关的肾脏损害（参见第二十篇第四章）。对于临床表现为肾病综合征者，可参考肾病综合征的一般治疗措施；对于表现肾衰竭者，可给予保护肾功能的措施及适时进行肾脏替代治疗。多数患者在肿瘤治愈或缓解后，肾脏病表现可逐渐好转甚至消失。

（刘立军　周福德）

参考文献

1. 王海燕 . 肾脏病学 . 3 版 . 北京：人民卫生出版社 , 2008: 1608.
2. RONCO PM. Paraneoplastic glomerulopathies: new insights into an old entity. Kidney Int, 1999, 56(1): 355-377.
3. BRENNER BM. THE KIDNEY. 10th ed. Philadelphia:WB Saunders, 2015: 1157.
4. GALLOWAY J. Remarks on Hodgkin's disease. BMJ, 1922, 2(3234): 1201-1208.
5. LEE JC, YAMAUCHI H, HOPPER J JR. The association of cancer and the nephritic syndrome. Ann Intern Med, 1966, 64(1): 41-51.
6. BIRKELAND SA, STORM HH. Glomerulonephritis and malignancy: a population-based analysis. Kidney Int, 2003, 63(2): 716-721.
7. HOLDSWORTH SR, KITCHING AR, TIPPING PG. Th1 and Th2 T helper cell subsets affect patterns of injury and outcomes in glomerulonephritis. Kidney Int, 1999, 55(4): 1198-1216.
8. HOXHA E, BECK LH JR, WIECH T, et al. An indirect immunofluorescence method facilitates detection of thrombospondin type 1 domain-containing 7A-specific antibodies in membranous nephropathy. J Am Soc Nephrol, 2017, 28(2): 520-531.
9. HOXHA E, WIECH T, STAHL PR, et al. A mechanism for cancer-associated membranous nephropathy. N Engl J Med, 2016, 374(20): 1995-1996.
10. PASCAL RR, SLOVIN SF. Tumor directed antibody and carcinoembryonic antigen in the glomeruli of a patient with gastric carcinoma. Hum Pathol, 1980, 11(6): 679-682.
11. Wakashin M, Wakashin Y, Iesato K, et al. Association of gastric cancer and nephrotic syndrome. An immunologic study in three patients. Gastroenterology, 1980, 78(4): 749-756.
12. TOGAWA A, YAMAMOTO T, SUZUKI H, et al. Membranous glomerulonephritis associated with renal cell carcinoma: failure to detect a nephritogenic tumor antigen. Nephron, 2002, 90(2): 219-221.
13. PAYDAŞ S, BALAL M, PAYDAŞ S, et al. Glomerular disease in patients with malignant disease: four cases and review of literature. Ren Fail, 2005, 27(1): 1-6.
14. ZUR HAUSEN H. Viruses in human cancers. Eur J Cancer, 1999, 35(14): 1878-1885.
15. HIGGINS MR, RANDALL RE, STILL WJ. Nephrotic syndrome with oat-cell carcinoma. Br Med J, 1974, 3(5928): 450-451.
16. TANIGUCHI K, FUJIOKA H, TORASHIMA Y, et al. Rectal cancer with paraneoplastic nephropathy: association of vascular endothelial growth factor. Dig Surg, 2004, 21(5-6): 455-457.
17. EREMINA V, SOOD M, HAIGH J, et al. Glomerular-specific alterations of VEGF-A expression lead to distinct

congenital and acquired renal diseases. J Clin Invest, 2003, 111(5): 707-716.

18. EREMINA V, JEFFERSON JA, KOWALEWSKA J, et al. VEGF inhibition and renal thrombotic microangiopathy. N Engl J Med, 2008, 358(11): 1129-1136.
19. BASCHINSKY DY, BAKER PB, NIEMANN TH, et al. Pauci-immune ANCA-positive crescentic glomerulonephritis associated with metastatic adenocarcinoma of the lung. Am J Kidney Dis, 2000, 36(4): E24.
20. EDGAR JD, ROONEY DP, MCNAMEE P, et al. An association between ANCA positive renal disease and malignancy. Clin Nephrol, 1993, 40(1): 22-25.
21. DIEZ-PORRES L, RIOS-BLANCO JJ, ROBLES-MARHUENDA A, et al. ANCA-associated vasculitis as paraneoplastic syndrome with colon cancer: a case report. Lupus, 2005, 14(8): 632-634.
22. PANKHURST T, SAVAGE CO, GORDON C, et al. Malignancy is increased in ANCA-associated vasculitis. Rheumatology (Oxford), 2004, 43(12): 1532-1535.
23. EAGEN JW. Glomerulopathies of neoplasia. Kidney Int, 1977, 11(5): 297-303.
24. BACCHETTA J, JUILLARD L, COCHAT P, et al. Paraneoplastic glomerular diseases and malignancies. Crit Rev Oncol Hematol, 2009, 70(1): 39-58.
25. BEAUVAIS P, VAUDOUR G, BOCCON GIBOD L, et al. Membranous nephropathy associated with ovarian tumour in a young girl: recovery after removal. Eur J Pediatr, 1989, 148(7): 624-625.
26. FUJITA Y, KASHIWAGI T, TAKEI H, et al. Membranous nephropathy complicated by renal cell carcinoma. Clin Exp Nephrol, 2004, 8(1): 59-62.
27. HELIN K, HONKANEN E, METSÄNIITTY J, et al. A case of membranous glomerulonephritis associated with adenocarcinoma of pancreas. Nephrol Dial Transplant, 1998, 13(4): 1049-1050.
28. MATSUURA H, SAKURAI M, ARIMA K. Nephrotic syndrome due to membranous nephropathy associated with metastatic prostate cancer: rapid remission after initial endocrine therapy. Nephron, 2000, 84(1): 75-78.
29. SCHNEIDER BF, GLASS WF, BROOKS CH, et al. Membranous glomerulonephritis associated with testicular seminoma. J Intern Med, 1995, 237(6): 599-602.
30. LEFAUCHEUR C, STENGEL B, NOCHY D, et al. Membranous nephropathy and cancer: Epidemiologic evidence and determinants of high-risk cancer association. Kidney Int, 2006, 70(8): 1510-1517.
31. BECK LH JR, BONEGIO RG, LAMBEAU G, et al. M-type phospholipase A2 receptor as target antigen in idiopathic membranous nephropathy. N Engl J Med, 2009, 361(1): 11-21.
32. TOMAS NM, BECK LH JR, MEYER-SCHWESINGER C, et al. Thrombospondin type-1 domain-containing 7A in idiopathic membranous nephropathy. N Engl J Med, 2014, 371(24): 2277-2287.
33. DOU Y, ZHANG L, LIU D, et al. The accuracy of the anti-phospholipase A2 receptor antibody in the diagnosis of idiopathic membranous nephropathy: a comparison of different cutoff values as measured by the ELISA method. Int Urol Nephrol, 2016, 48(6): 845-849.
34. DAI H, ZHANG H, HE Y. Diagnostic accuracy of PLA2R autoantibodies and glomerular staining for the differentiation of idiopathic and secondary membranous nephropathy: an updated meta-analysis. Sci Rep, 2015, 5: 8803.
35. QIN W, BECK LH JR, ZENG C, et al. Anti-phospholipase A2 receptor antibody in membranous nephropathy. J Am Soc Nephrol, 2011, 22(6): 1137-1143.
36. DE VRIESE AS, GLASSOCK RJ, NATH KA, et al. A Proposal for a Serology-Based Approach to Membranous Nephropathy. J Am Soc Nephrol, 2017, 28(2): 421-430.
37. OHTANI H, WAKUI H, KOMATSUDA A, et al. Distribution of glomerular IgG subclass deposits in malignancy-associated membranous nephropathy. Nephrol Dial Transplant, 2004, 19(3): 574-579.
38. LONNBRO-WIDGREN J, EBEFORS K, MÖLNE J, et al. Glomerular IgG subclasses in idiopathic and malignancy-associated membranous nephropathy. Clin Kidney J, 2015, 8(4): 433-439.
39. HOXHA E, KNEIßLER U, STEGE G, et al. Enhanced expression of the M-type phospholipase A2 receptor in glomeruli correlates with serum receptor antibodies in primary membranous nephropathy. Kidney Int, 2012, 82(7): 797-804.
40. MUSTONEN J, PASTERNACK A, HELIN H. IgA mesangial nephropathy in neoplastic diseases. Contrib

Nephrol, 1984, 40: 283-291.

41. MUSTONEN J, HELIN H, PASTERNACK A. IgA nephropathy associated with bronchial small-cell carcinoma. Am J Clin Pathol, 1981, 76(5): 652-656.
42. MAGYARLAKI T, KISS B, BUZOGÁNY I, et al. Renal cell carcinoma and paraneoplastic IgA nephropathy. Nephron, 1999, 82(2): 127-130.
43. MIMURA I, TOJO A, KINUGASA S, et al. Renal cell carcinoma in association with IgA nephropathy in the elderly. Am J Med Sci, 2009, 338(5): 431-432.
44. ZURADA JM, WARD KW, GROSSMAN ME. Henoch-Schonlein purpura associated with malignancy in adults. J Am Acad Dermatol, 2006, 55(5 Suppl): S65-S70.
45. PILLEBOUT E, THERVET E, HILL G, et al. Henoch-Schonlein Purpura in adults: outcome and prognostic factors. J Am Soc Nephrol, 2002, 13(5): 1271-1278.
46. MEYRIER A, DELAHOUSSE M, CALLARD P, et al. Minimal change nephrotic syndrome revealing solid tumors. Nephron, 1992, 61(2): 220-223.
47. RYU DR, YOO TH, KIM YT, et al. Minimal change disease in a patient with ovarian papillary serous carcinoma. Gynecol Oncol, 2004, 93(2): 554-556.
48. MACANOVIC M, PEAT D. Minimal change nephropathy with adenocarcinoma of breast. J R Soc Med, 2000, 93(10): 539.
49. AUGUET T, LORENZO A, COLOMER E, et al. Recovery of minimal change nephrotic syndrome and acute renal failure in a patient with renal cell carcinoma. Am J Nephrol, 1998, 18(5): 433-435.
50. WHELAN TV, HIRSZEL P. Minimal-change nephropathy associated with pancreatic carcinoma. Arch Intern Med, 1988, 148(4): 975-976.
51. SUZUKI S, TOYOSHIMA M, NIHASHI F, et al. An autopsy case of malignant pleural mesothelioma associated with nephrotic syndrome. Intern Med, 2014, 53(3): 243-246.
52. WHITWORTH JA, MOREL-MAROGER L, MIGNON F, et al. The significance of extracapillary proliferation. Clinicopathological review of 60 patients. Nephron, 1976, 16(1): 1-19.
53. BIAVA CG, GONWA TA, NAUGHTON JL, et al. Crescentic glomerulonephritis associated with nonrenal malignancies. Am J Nephrol, 1984, 4(4): 208-214.
54. WERNER TL, AGARWAL N, CARNEY HM, et al. Management of cancer-associated thrombotic microangiopathy: what is the right approach? Am J Hematol, 2007, 82(4): 295-298.
55. FRANCIS KK, KALYANAM N, TERRELL DR, et al. Disseminated malignancy misdiagnosed as thrombotic thrombocytopenic purpura: A report of 10 patients and a systematic review of published cases. Oncologist, 2007, 12(1): 11-19.
56. OLSON JL, PHILIPS TM, LEWIS MG, et al. Malignant melanoma with renal dense deposits containing tumor antigens. Clin Nephrol, 1979, 12(2): 74-82.
57. KARSENTY G, ULMANN A, DROZ D, et al. Clinical and histological resolution of systemic amyloidosis after renal cell carcinoma removal. Nephron, 1985, 40(2): 232-234.

第四章
肿瘤治疗过程中的肾损害

在肿瘤治疗过程中，可出现多种类型的肾脏损害。常见类型包括AKI、CKD和肾小管功能异常。经过及时诊断和合理治疗，这些合并症通常可以预防和逆转。本章重点介绍肿瘤治疗药物（包括传统的化疗药物以及新型生物制剂）导致的肾损害，其中包括化疗药物相关性血栓性微血管病（TMA），化疗药物导致的肾小球疾病、肾小管间质损伤、溶瘤综合征（TLS）和造血干细胞移植相关性急、慢性肾衰竭。

一、肿瘤治疗药物肾脏受累

在肿瘤治疗过程中多种原因可导致肾脏损害甚至肾衰竭，其中包括非特异性的肾前性因素以及肾后性梗阻因素等。而由包括传统的化疗药物以及新型生物制剂导致的肾损害具有一定的特异性，其表现形式多样[1-3]，可见表19-4-0-1。

表 19-4-0-1 肿瘤治疗药物所致肾损害的原因

肾血管性损害
1. 血流动力学异常所致 AKI，如毛细血管渗漏综合征：IL-2、地尼白介素
2. 血栓性微血管病
a. 抗血管生成药物：贝伐单抗、sVEGF 受体、酪氨酸激酶抑制剂
b. 其他：吉西他滨、丝裂霉素 C、顺铂、硼替佐米、干扰素、环孢素 A、FK506、mTOR 抑制剂
肾实质性损害
1. 肾小球损害：
a. 塌陷型 FSGS：帕米磷酸钠、mTOR 抑制剂、钙调素抑制剂、干扰素、多柔比星
b. FSGS（NOS）：干扰素、钙调素抑制剂、mTOR 抑制剂、柔红霉素
c. 微小病变：帕米磷酸钠、干扰素、柔红霉素
d. 膜增殖性肾小球肾炎：吉西他滨、mTOR 抑制剂、抗 VEGF 药物
e. 新月体肾炎：粒细胞巨噬细胞集落刺激因子
f. 狼疮样肾炎：伊匹单抗（CTLA-4 单抗）
2. 肾小管间质损害：
a. 急性肾小管坏死：铂类、唑来磷酸盐、异环磷酰胺、光辉霉素、喷他斯汀、伊马替尼、地吖醌、培美曲塞
b. 肾小管病：
Fanconi 综合征：顺铂、异环磷酰胺、阿扎胞苷、伊马替尼、地吖醌、培美曲塞
肾性失盐：顺铂、阿扎胞苷
肾性失镁：顺铂、西妥昔单抗、帕尼单抗
肾性尿崩症：顺铂、异环磷酰胺、培美曲塞
抗利尿激素不适当分泌综合征：环磷酰胺、长春新碱
3. 急性间质性肾炎：索拉菲尼、舒尼替尼
4. 结晶肾病：甲氨蝶呤

二、肿瘤药物相关性血栓性微血管病

多种传统的肿瘤化疗药物可导致化疗药物相关性血栓性微血管病（TMA），以丝裂霉素C最常见，其次为双氟脱氧胞苷，博来霉素、顺铂和5-氟尿嘧啶等所致TMA罕见[4]。新型生物制剂，如抗血管生成药物（抗VEGF抗体，可溶性VEGF受体，酪氨酸激酶抑制剂等）也可导致TMA[5]。

抗肿瘤药物所致TMA分为两型，其临床特点以及预后不同，见表19-4-0-2[6]。

表19-4-0-2 Ⅰ型以及Ⅱ型肿瘤药物导致TMA的特点[6]

	Ⅰ型抗肿瘤药物导致TMA	Ⅱ型抗肿瘤药物导致TMA
	化疗方案	抗VEGF治疗
药物	丝裂霉素C和/或双氟脱氧胞苷	贝伐单抗
发病时间	迟发；通常于治疗开始后6～12个月	治疗开始后任何时间均可能发生
剂量效应	累积效应，剂量相关	与剂量无关
临床表现	损伤可能永久存在并不可逆；可同时有血液系统受累，高血压，急性肾损伤，肺水肿等	停药后恢复可能性大（可逆性）；半数患者存在血液系统受累，高血压，不同程度的蛋白尿。通常不导致肾功能不全
药物再次应用	很大可能再次发生进展性损伤，造成严重肾功能损伤	一些证据提示再次使用相对安全
病理表现	小动脉和肾小球毛细血管血栓形成	只有肾小球毛细血管血栓形成
治疗和预后	在应用利妥昔单抗和依库丽单抗之前，即使停用药物，并使用激素以及血浆置换治疗，急性期死亡率（4个月75%）以及透析依赖率都很高	停用药物并使用降压药。患者及以及肾脏生存率都很高

（一）丝裂霉素C（mitomycin C）

丝裂霉素C是一种抗肿瘤性抗生素，属高毒性烷化剂，该药物的常见肾毒性表现为血栓性血小板减少性紫癜/溶血性尿毒症综合征（TTP/HUS）[7,8]。病人常于应用该药物至少6个月后出现肾毒性表现，且发生率和药物的累积剂量密切相关[9]。丝裂霉素C的累积剂量达50mg/m^2、50～69mg/m^{2}和>70mg/m^{2}时，肾损害的发生率分别为2%、11%和28%[10]。动物实验研究结果显示直接向肾动脉输注丝裂霉素C可以引起TMA的特征性病理变化，推测此药物对内皮细胞的直接损伤是其导致肾损害的主要机制[11]。肾损害常发生于肿瘤明显缩小或消失后，典型表现为缓慢进展性肾衰竭及高血压，尿沉渣镜检所见相对轻微。为了预防丝裂霉素C导致的肾损害，对于肾功能正常者可每隔8周使用10～15mg/m^2，累积剂量不要超过50mg/m^2[9]。由于此药物有20%通过肾脏排泄[12]，肾功不全者应用时应该调整药物剂量，CCr<10ml/min的患者减量25%[13]即可，但累积剂量不宜超过40mg/m^2[4]，且在治疗过程中应该密切观察有无TMA的相关表现。

丝裂霉素C相关TMA一旦发生，预后较差，需要立即停药。血浆置换[14]或联合抗血小板药物[15]治疗有一定效果，血液系统受累可以恢复，部分患者的肾功能可保持稳定。

（二）双氟脱氧胞苷（gemcitabine）

双氟脱氧胞苷是一种新型的抗肿瘤性药物，属细胞周期特异性嘧啶拮抗剂，用以治疗胰腺癌、膀胱癌和晚期小细胞肺癌[16]。据文献报告，该药物可引起TMA，其发生率为0.015%～0.31%[16,17]。TMA常发生于使用双氟脱氧胞苷8个月（3～18个月）后、累积药物剂量达9～56g/m^2[16]时，多数患者在末次使用1～2个月后发病[18]。78%病人的首发表现为新发生的高血压或原有高血压恶化、逐渐进展的急性肾损伤以及血管内溶血等表现，其中1/3的患者发生严重肾衰竭需接受透析治疗。

主要治疗措施包括停用双氟脱氧胞苷及积极控制血压。血浆置换治疗效果并不确定。停药后多数患者肾功能可维持稳定，少数患者可完全恢复正常[16]。

（三）抗血管生成药物（anti-angiogenic agents）

抗血管生成药物（抗VEGF抗体，可溶性VEGF受体，酪氨酸激酶抑制剂等）通过抑制肿瘤血管生成而发挥抗肿瘤作用。其肾脏损害不良反应不具有剂量依赖性。常见临床表现是高血压和蛋白尿，部分患者可出现大量蛋白尿甚至急性肾损伤，严重者可出现肾脏小血管的受累，导致TMA发生。其发生机制与抑制VEGF相关的微血管生成、抑制一氧化氮的合成，从而导致外周血管阻力增加以及内皮细胞功能异常有关[5]。

贝伐单抗是针对血管内皮生长因子（VEGF）的单克隆抗体。荟萃分析提示[19]，低剂量贝伐单抗发生蛋白尿的风险为21% ~ 41%，大剂量时则可高达64%；高血压的风险也分别增加3倍及7.5倍。

抗血管生成药物所致肾脏受累的最常见病理表现为TMA，此外也可见到FSGS等其他的肾小球病，偶见间质性肾炎[20]。此类药物所致TMA多数局限于肾脏受累，其中半数可出现典型的血小板下降以及外周血破碎红细胞。通过控制血压以及减停相关药物，患者肾功能多可恢复[20]。这与其他内源性因素所致TMA以及双氟脱氧胞苷、丝裂霉素C所致药物性TMA不同[21]。后者血液系统受累较重，即使停药预后亦较差。

患者应用此类药物时发生高血压可能与抗肿瘤效应有关，是存在治疗反应的生物学标志并与预后相关。国际癌症协会针对抗血管生成药物所致高血压已经发布指南，建议应控制患者血压低于140/90mmHg水平[22]。部分学者认为，应用抗血管生成药物的肿瘤患者发生高血压、蛋白尿时应当合理应用ACEI/ARB类药物进行控制，而不宜停用抗血管生成药物；而出现严重的AKI则是停止治疗的指证[5]。

三、肿瘤药物导致的肾小球疾病（足细胞病）

（一）二磷酸盐（帕米磷酸钠）相关性肾脏病

二磷酸盐是一类防止骨吸收的药物，广泛应用于骨转移瘤和恶性肿瘤继发性高钙血症的治疗。研究证明帕米磷酸钠可以减少多发性骨髓瘤和晚期乳腺癌的骨骼合并症的发生[23,24]。2001年，Markowitz等首先报道了7例在帕米磷酸钠治疗期间出现肾病综合征的患者[25]，肾脏病理诊断为塌陷性肾小球病。所有患者HIV阴性，其中5例患者使用帕米磷酸钠的剂量超出推荐剂量的2 ~ 4倍。发生肾病综合征后，3例患者停用该药，肾功能逐渐好转；另外4例继续使用该药物的患者肾功能持续恶化至ESRD并接受肾脏替代治疗。其中1例患者停药后蛋白尿逐渐缓解，再次使用该药物后蛋白尿加重，说明帕米磷酸钠和塌陷性肾小球病之间存在因果关系[26]。

帕米磷酸钠除可引起塌陷型FSGS以外，还可导致急性肾小管坏死。而另一种二磷酸盐——唑来膦酸也可引起肾小管损伤，但极少引起肾小球疾病[3]。

肾脏病理特点是局灶肾小球硬化伴有肾小球基底膜的塌陷皱缩，肾小球足细胞明显增生、足突广泛融合[25]。近端肾小管可出现上皮细胞肿胀、空泡变性、脱落等表现，部分病人可发生急性肾小管坏死[27]。

2007年美国临床肿瘤协会针对肾功能不全患者使用二磷酸盐给出的建议[28]是：根据肾功能降低程度来减少唑来膦酸使用剂量，并避免应用于eGFR<30ml/（min·m^2）的患者；输注帕米磷酸钠时延长给药时间至4 ~ 6小时；降低首次给药剂量等。

预防：① 在使用帕米磷酸钠治疗期间，应该密切监测尿检；② 避免大剂量使用，肾功能不全者应该减量应用；③ 在治疗期间出现蛋白尿或AKI时，应该尽早停药[4]。

（二）干扰素导致的肾脏病（interferon-induced glomerular diseases）

干扰素（IFN）是白细胞、成纤维细胞、T细胞和天然杀伤细胞在致病原刺激下合成和分泌的一种糖蛋白。其中IFNα可用于治疗乙型、丙型肝炎或者恶性疾病，IFNβ可用于治疗多发性硬化。

Markowitz等[29]报道了11例使用IFN患者发生塌陷型FSGS。其中接受IFNα治疗患者在治疗后短时间内（平均3.3个月）发生蛋白尿和肾功能损伤；而接受IFNβ治疗的患者则在长时间（平均42个月）治疗后发病，10例患者均停止使用IFN，其中6例接受了激素治疗，最后9例患者肾功能得到改善。该文回顾了曾经报道的21例IFN相关肾脏病，其中13例病理为FSGS，8例为MCD。表现为MCD的患者更容易完全缓解。

IFN肾脏损伤机制包括直接损伤和间接损伤[29]。IFN可与足细胞上的受体结合，激活受体直接损伤足细胞：改变足细胞增生和代谢状态；增加足细胞氧化水平和MHC Ⅱ类抗原的表达。IFN的间接损伤机制与适应性免疫机制有关，通过增加巨噬细胞活化、以及IL-6和IL-13的产生介导。此外，细小病毒B19、HIV、多瘤病毒的感染也在其中起一定作用[3]。

四、肿瘤药物导致的肾小管间质损伤

（一）顺铂（cisplatin）

顺铂是目前使用最为广泛的、有效的化疗药物之一，对实体肿瘤、睾丸和卵巢转移癌疗效显著[30]，此药物有肾毒性，反复应用可引起肾功能持续恶化[31]。

1. 发病机制　① 肾小管的直接毒性作用：顺铂可直接损伤肾小管上皮细胞，尤以近端肾小管S_3段损伤更为突出[32]。在细胞内低氯时肾小管上皮细胞损伤更易发生。其细胞损伤机制为顺铂激活细胞内组蛋白去乙酰化酶，进而抑制抗炎蛋白合成，最终造成上皮细胞凋亡[33]。② 细胞因子：Ramesh等[34]给小鼠腹腔内注射顺铂20mg/kg建立严重肾衰竭动物模型，结果发现肾衰竭小鼠的肾组织TNF-α、TGF-β等细胞因子表达增加，同时血、肾组织和尿中TNF-α浓度增加；使用TNF-α合成抑制剂己酮可可碱（pentoxifylline）或抗TNF-α抗体可以减轻顺铂的肾损害程度，而TNF-α缺乏小鼠则不发生顺铂肾毒性表现。这些结果显示细胞因子，特别是TNF-α在顺铂肾损害的发生中具有重要作用。

2. 临床表现　① AKI：25% ~ 42%的患者在首次使用顺铂后可发生轻度可逆性肾功能减退[35]。随着顺铂的反复应用，肾功能损伤的发生率逐渐增多，程度也越加严重，甚至发展为不可逆性肾衰竭。多数病人尿量正常，多在1000ml/d以上，尿化验示尿渗透压降低；② 低镁血症：约50%以上的患者可出现低镁血症[36]，其原因是肾性失镁所致。在低镁血症时，镁排泄分数（FEMg）>2.5%提示存在肾性失镁。存在低镁血症反之会导致顺铂肾毒性更易发生。

$$\left\{FEMg=\frac{\text{尿镁浓度}\times\text{血肌酐浓度}}{(0.7\times\text{血镁浓度})\times\text{尿肌酐浓度}}\times 100\right\}$$

3. 预防方法　针对顺铂肾脏损伤的预防已有相关指南和建议[37]，主要内容包括以下五点。

（1）治疗前充分评估：检查肾功能；确认患者没有容量不足状况。

（2）调整剂量：依据患者的肾功能降低药物剂量。

（3）给药注意事项：静脉缓慢给药。

（4）水化：采用生理盐水水化。给药当日以及给药后2 ~ 3日保证尿量在3 ~ 4L/d；不要预防性使用利尿剂，包括甘露醇以及呋塞米；对于高血压正在使用利尿剂的患者无证据。

（5）治疗之后：治疗结束后3 ~ 5日检测血肌酐；常规监测镁离子水平，并适当补充；避免同时使用其他肾毒性药物；下次治疗前再次评估肾功能。

4. 预后　当患者发生血肌酐升高时，及时停药可以防止肾功能进一步恶化。在治疗结束时，肾小球滤过率>60ml/（min・1.73m^2）者，肾功能有望恢复正常或长期维持稳定[38]。

（二）异环磷酰胺（ifosfamide）

异环磷酰胺是人工合成的环磷酰胺类似物，常和顺铂、足叶乙甙（etoposide）或长春新碱联合治疗转移性的生殖细胞睾丸癌（testicular cancer）和某些肉瘤。该药可直接损伤近端肾小管细胞[39]，常在药物累积剂量超过100g/m^2时出现肾功能损伤。其机制为近端肾小管上皮细胞内的有机阳离子转运通道2可以选择性摄取异环磷酰胺[40]，造成细胞内高浓度药物而导致细胞损伤。

临床表现的突出特点是急性肾小管功能障碍，可出现以下一种或一种以上的临床表现[39,41]：① Ⅰ型或Ⅱ性肾小管酸中毒；② 近端肾小管回吸收磷障碍所致低磷血症；③ 肾性糖尿、氨基酸尿和尿β_2微球蛋白增高；④ 多尿；⑤ 低钾血症。此外部分患者尚可出现轻度的GFR降低。肾损害发生后如及时停药，多数病例的肾小管功能可恢复正常，仅约4%的患者遗留永久性的复合性肾小管功能障碍[41]。应用异环磷酰胺时，同时应用西咪替丁可能会降低异环磷酰胺的肾毒性作用[40]。

异环磷酰胺慢性肾脏毒性近年来亦有报道[42]。其表现为肾功能持续恶化，甚至在停药很长时间后仍可发生。肾脏病理表现为间质纤维化以及肾小管萎缩。其机制可能与异环磷酰胺导致肾小管上皮细胞有丝分裂变慢，再生能力下降有关[42]。

（三）亚硝基脲类（nitrosoureas）

亚硝基脲类药物是一组细胞周期非特异性作用的抗肿瘤药物。长期使用双氯乙基亚硝脲（bis-chloroethyl-nitroso-uree，BCNU）、环己亚硝脲（cyclohexyl- chloroethyl-nitroso-uree，CCNU）、甲环亚硝脲（methyl-CCNU）和链脲佐菌素（streptozocin）等亚硝基脲类药物均可导致慢性进展性间质性肾炎[43,44]。病因尚不明。现介绍甲环亚硝脲和链脲佐菌素的肾脏毒性如下。

1. 甲环亚硝脲　肾脏损害的程度与剂量及年龄有关。儿童在大剂量使用（累积剂量>1200mg/m^2）后肾脏毒性非常常见，常于肾损害发生后 3 ~ 5 年内发展至肾衰竭。肾脏病理主要表现为肾小球硬化、肾间质纤维化，肾小球内无免疫复合物沉积[43,45]。成年人在使用低剂量的甲环亚硝脲化疗（累积剂量<1400mg/m^2）时，一般不出现明显的肾损害症状。若药物累积剂量>1400mg/m^2，则 26% 患者在治疗结束 1 个月 ~ 2 年内发生肾功能不全；停用此类药物后，多数患者肾功能可长期保持稳定[46]。

2. 链脲佐菌素　此药的肾脏损害非常常见，长期应用者中约 75% 的患者会出现肾毒性表现[47]。病理表现为肾小管萎缩及肾小管间质肾炎[48]，部分患者可出现急性尿酸性肾病[49]。肾损害的首发表现常常是轻度蛋白尿或无症状性血肌酐升高，随之出现近端肾小管功能受损的表现（如低磷血症、肾性糖尿、氨基酸尿，低尿酸血症和肾小管酸中毒）。Broder 等对 52 例接受链脲佐菌素治疗的晚期胰岛细胞癌患者资料分析发现，蛋白尿是此药物肾毒性的最常见表现（占 51%），其他临床表现依次为血肌酐升高、肾小管酸中毒和 Fanconi 综合征，分别占 26%、17% 和 13%[50]。

3. 此类药物的应用注意事项　① 密切观察患者有无肾损害的临床表现，若出现则应及时停药；② 对于肾功能不全者使用此类药物时，应该根据肾功能情况进行适当减量，具体可参考如下方案：CCr 10 ~ 50ml/min 者，用正常 75% 的剂量；CCr<10ml/min 者，使用正常 50% 的剂量[13]。

（四）甲氨蝶呤（methotrexate）

使用常规剂量的甲氨蝶呤（0.5 ~ 1.0g/m^2）很少发生肾毒性。由于此药物90%以原形从肾脏排泄，当大剂量（1.0 ~ 1.5g/m^2）使用时，因药物在肾小管沉积而造成肾小管损伤，导致发生AKI[51-53]，发生率可以高达30% ~ 50%。患者存在容量不足或酸性尿液时，甲氨蝶呤更容易在肾脏沉积导致AKI。

预防措施包括水化和碱化尿液：① 大量补液（补充3L/d葡萄糖液体或等渗盐水），既可通过保持较多尿量［>1ml/（kg · h）］又可以通过降低肾小管液中甲氨蝶呤的浓度，从而达到降低药物肾毒性的作用；② 每日补充44 ~ 46mmol碳酸氢钠碱化尿液，使尿pH>7.0，此时甲氨蝶呤的溶解度可增加至10倍，避免药物在肾小管沉积[52]。上述措施单独或联合使用可以降低甲氨蝶呤肾损害的发生概率。

多数甲氨蝶呤肾损害是可逆的。血肌酐通常于1周之内达到高峰，1 ~ 3周之后可恢复至基础水平[53]。

当出现AKI时，可予大剂量呋塞米利尿以冲刷肾小管，减轻肾内梗阻，促使肾功能恢复；同时给予碳酸氢钠碱化尿液，防止药物在肾脏继续沉积；可予甲酰四氢叶酸解毒，当血甲氨蝶呤浓度降至0.5μmol/L以下时可以停药[53]。如果甲氨蝶呤没有及时排出体外，造成药物蓄积，可以采用高血流速以及高通量透析方案来有效清除血液中的甲氨蝶呤[54]，或使用重组的羧肽酶G2来水解甲氨蝶呤并使其失活，从而降低甲氨蝶呤血药浓度[55]。

（五）培美曲塞

培美曲塞是抗叶酸制剂，可以抑制嘌呤和嘧啶代谢相关酶的活性。该药用于治疗进展性或转移性非鳞非小细胞肺癌和恶性胸腔间皮瘤。其静脉制剂具有很高的蛋白结合率，大部分（70% ~ 90%）以药物原形经肾脏排出体外[56]。培美曲塞可以经过两种形式进入肾小管上皮细胞：其一，通过位于肾小管基底膜侧的还原型叶酸载体进入肾小管上皮细胞；其二，通过肾小管管腔侧的叶酸受体α通道进入肾小管上皮细胞。培美曲塞可在肾小管上皮细胞内发生聚麸胺化（polyglutamylation），导致其不能转运出细胞而造成细胞内浓度升高，抑制叶酸代谢相关酶并损伤RNA/DNA合成，最终造成肾小管上皮细胞损伤[5]。

培美曲塞肾脏损害最常见的临床表现为急性肾小管坏死，也可发生急性间质性肾炎、肾性尿崩症等[5]。该药物慎用于肌酐清除率<45ml/min的患者[5]。一旦发生肾损伤需及时停药。曾有学者使用胸腺嘧啶拮抗培美曲塞相关的肾脏损害，同时联合血液透析，具有一定的效果[57]。

五、溶瘤综合征

（一）定义

溶瘤综合征（TLS）是指在白血病或其他肿瘤的化疗过程中，由于肿瘤细胞代谢旺盛或化疗导致肿瘤细胞大量崩解所引起的一组代谢症候群[4]。TLS的表现特点是高尿酸、高磷、低钙、高钾血症和急性肾损伤[58,59]。根据发病机制的不同可将TLS分为急性尿酸性肾病所致AKI、高磷血症相关性AKI和混合型三种类型。在使用别嘌醇预防TLS之前，急性尿酸肾病是TLS导致AKI最常见的类型[60]，在急性淋巴细胞性白血病患者中的发生率约为10%[61]。别嘌醇的预防性治疗使TLS因急性高尿酸血症导致AKI的发生率明显减少，而高磷血症相关性AKI已成为TLS的主要类型[62,63]。

（二）发病机制

溶瘤综合征导致的AKI包含两方面的机制，预先存在的容量不足以及尿酸和钙磷复合物在肾小管以及组织沉积。

恶性肿瘤患者由于摄入减少、呕吐或者发热以及呼吸增快等因素，血容量下降很普遍，从而容易发生肾前性AKI或增加其他肾损伤因素的易感性。

高尿酸血症性肾病是溶瘤综合征患者发生AKI的重要原因，当容量不足时发生率更高。高浓度的尿酸盐可以在肾小管内形成晶体导致肾小管上皮细胞损伤、坏死，甚至诱发产生反应性肉芽肿病变；或沉积在肾小管腔内造成肾小管的机械性梗阻，导致肾脏血管阻力增加，肾小球滤过率下降。其次，尿酸亦可通过非晶体机制造成肾损伤。尿酸可能通过降低肾脏内一氧化氮合成从而导致肾血管收缩、刺激血管平滑肌增生、抑制内皮细胞的功能、活化肾素血管紧张素醛固酮系统、升高氧化应激反应、诱导炎症反应并活化机体的免疫系统等多种机制而导致发生AKI[64-67]。

溶瘤综合征内源性磷释放增加，可引起高磷血症以及低钙血症。高磷血症相关AKI可能系由磷酸钙在肾脏沉积以及磷对肾小管的直接毒性所致[62,68]。

（三）病因与高危因素

所有的恶性肿瘤均可引起TLS，但以低分化的恶性淋巴瘤（如Burkitt淋巴瘤）和白血病尤其是急性淋巴细胞白血病最为常见[69]。恶性肿瘤患者发生TLS的高危因素与肿瘤类型、肿瘤负荷以及基础肾脏功能有关[70,71]。发生溶瘤综合征的危险因素可见表19-4-0-3。

表 19-4-0-3　溶瘤综合征的危险因素

肿瘤类型	肿瘤负荷	基础肾脏疾病
Burkitt 淋巴瘤	大体积肿瘤（>10cm）	慢性肾脏病
淋巴母细胞淋巴瘤	乳酸脱氢酶升高（> 两倍上限）	低容量 / 少尿
弥漫大细胞淋巴瘤	白细胞升高（>25 000/μl）	高尿酸血症
急性白血病		治疗前存在急性肾损伤
实体肿瘤（高增生率且治疗敏感）		同时使用肾毒性药物

（四）TLS的诊断标准（Cairo-Bishop标准）[70]

多数病例的TLS是在化疗期间出现，约25%病例由于肿瘤负荷过重，肿瘤细胞代谢旺盛而自然发生于治疗之前[60]。

1. TLS实验室诊断标准　在治疗前的3天之内和化疗7天后，患者出现以下化验异常中的2项或以上者：① 血尿酸≥476μmol/L或超过基础值的25%；② 血钾≥6.0mmol/L或超过基础值的25%；③ 血磷≥1.45mmol/L或超过基础值的25%；④ 血钙≤1.75mmol/L或降低超过基础值的25%。

2. TLS临床诊断标准　满足TLS的实验室诊断标准至少两条，且具备如下临床表现至少一条者，可诊断TLS：① 血肌酐升高超过正常值上限的1.5倍；② 心律失常或猝死；③ 手足抽搐。

（五）TLS的预防

溶瘤综合征的主要预防措施是预防AKI的发生以及电解质紊乱和高尿酸血症。主要措施包括纠正可逆的基础危险因素、保证充足的尿量、降低尿酸水平以及控制血磷水平等。预防以及治疗溶瘤综合征的具体措施应基于其发生的危险分层[72]。

1. 纠正可逆危险因素　水化：在肿瘤患者接受化疗或放疗之前，应该去除引起肾功能不全的低容量、高钙血症和泌尿系梗阻等可逆因素。充分水化是预防溶瘤综合征的基石，适用于所有的中高危患者。2008年国际专家组推荐对于存在TLS风险患者给予2～3L/（m^2·d）补液治疗，保持尿量达到80～100ml/（m^2·h）[71]。但是，静脉补液对于已经存在AKI和/或心功能不全的患者可能造成高容量负荷风险。因此，在补液的同时需要严密监测生命体征，合理应用利尿剂。

2. 预防性降尿酸治疗

（1）别嘌醇：别嘌醇能有效地降低血尿酸的生成，可以用于预防中低危TLS的发生。但是该药物应用时需要注意以下几个问题。首先，别嘌醇不能降低已经形成的血清尿酸，对于已经发生的TLS效果较差[73]。其次，别嘌醇有发生严重的过敏反应的风险。再次，由于其抑制了黄嘌呤的代谢，因此可能发生黄嘌呤肾病及AKI。此外，别嘌醇可以升高硫唑嘌呤或巯基嘌呤等治疗药物的浓度，因此在联合应用时需要谨慎考虑，减量使用[74]。

（2）非布司他：非布司他是一种新型黄嘌呤氧化酶抑制剂，可有效降低血尿酸的水平。其具有不发生别嘌醇过敏综合征、代谢不受肾功能状态影响等优点。

FLORENCE[75]研究比较了非布司他与别嘌醇在降低TLS患者血尿酸水平以及保护肾功能的作用。该研究纳入346例中高危TLS的恶性血液系统疾病患者进行随机分组，分别接受固定剂量非布司他（120mg/d）或不同剂量的别嘌醇（200/300/600mg/d）。结果发现非布司他与别嘌醇相比可以明显降低患者血尿酸水平，但是并没有显著降低血肌酐水平或溶瘤综合征发生。因此该药物应该用于预防对别嘌醇不能耐受的溶瘤综合征患者。

（3）拉布立酶：拉布立酶（rasburicase）是一种新型的降尿酸药物。该药为尿酸氧化酶，可促使尿酸转化为溶解度更高的尿囊素（allantoin），后者经过肾脏排泄，从而降低血尿酸水平。此药物的疗效好、安全、副作用少[4]。2009年10月，拉布立酶已经被美国FDA批准，用于白血病、淋巴瘤或实体恶性肿瘤接受抗肿瘤治疗时预防TLS[73]。

已有多项临床研究验证了拉布立酶的降尿酸作用。但是，目前这些研究的终点事件多采用血尿酸降低程度而非对肾脏的保护作用。一项meta分析进一步证实拉布立酶可以有效降低成人TLS患者血尿酸水平，但是并没有减少临床终点事件[76]。

目前，一般建议对低危TLS风险的肿瘤患者采用别嘌醇预防，而对高危风险的肿瘤病人则可采用拉布立酶预防[71,73]。

3. 碱化尿液　目前对是否使用碱化尿液方法治疗TLS尚有争议。过度应用碱性药物可能有潜在风险：其一，加重低钙血症导致手足抽搐；其二，碱性尿液降低钙磷复合物的溶解度，增加磷酸盐肾病的风险。因此，只有患者存在严重高尿酸血症且无法应用拉布立酶时可以考虑碱化尿液治疗，但是需要同时严密监测离子钙的水平。对于多数TLS患者不推荐常规进行碱化尿液治疗[77]。

4. 利尿剂　可以增加尿量，并可能降低肾小管钙磷沉积的风险，但是其有效性尚缺乏临床证据。使用利尿剂的不利影响是可能使尿液酸化而增加尿酸沉积的风险；同时利尿剂导致的容量下降引起血流动力学改变，可能会加重肾脏损伤[72]。因此，不常规推荐使用利尿剂预防 TLS。

六、造血干细胞移植后 AKI

（一）概述

造血干细胞移植（HSCT）是使用致死性的化放疗方法彻底地清除恶性肿瘤或血液病肿瘤细胞，随后应用造血干细胞或前体细胞重建患者的骨髓，从而达到治愈疾病的目的。造血干细胞可取自骨髓，也可取自外周血或脐带血。传统的（异基因和自体）造血干细胞移植系一种强化的、清髓的治疗方案，该方案包括大剂量的化疗及放疗彻底消灭肿瘤、摧毁骨髓和输注造血干细胞重建骨髓两部分。自体HSCT系指将能重建正常造血的自体干细胞输回重建自身造血。异基因HSCT的造血干细胞来自于非同卵孪生的其他人。

（二）HSCT后AKI的发生率

不同种类型的HSCT，AKI的发生率有所不同。

1. 清髓的异基因 HSCT　发生 AKI 的风险为 18.8% ~ 66% 不等[78]。异基因 HSCT 后发生需接受透析治疗的急性肾损伤发生率为 21% ~ 33%，这些患者预后差，100 天内死亡率超过 80%[79,80]。

2. 清髓的自体 HSCT　自体 HSCT 术后 AKI 的发生率低于异基因 HSCT，约为 12% ~ 52%[78]。和异基因 HSCT 相比，自体 HSCT 术后不需要使用免疫抑制剂，特别是环孢素 A 等有肾毒性的药物，以及不存在移植物抗宿主反应。这些可能是自体 HSCT 术后急性肾损伤发生率低的主要原因。

3. 不清髓的异基因 HSCT　不清髓的 HSCT 术后发生 AKI 概率为 29% ~ 53.6%[78]。多数 AKI 的原因是和钙调神经磷酸酶抑制剂（CNI）的应用有关，减量后肾功能缓解；和清髓的异基因 HSCT 不同的是肝窦闭塞性疾病不再是 AKI 的主要原因。

（三）AKI的病因

根据AKI发生的时间可将HSCT相关性AKI进行分类（表19-4-0-4）[4]。在移植后的第一天，病人将面临着TLS和骨髓输入毒性作用的风险。由于对TLS预防措施的广泛应用，目前由此导致的AKI罕见。骨髓输注反应系由造血干细胞的冷保存剂二甲基亚砜（DMSO）所致，该药物可以引起溶血而导致血红蛋白肾损害[81]。在清髓的HSCT术后前几周之内，患者可能发生多种原因导致的AKI，这些原因包括呕吐和腹泻引起的肾前性因素，肾毒性药物导致的ATN、出血或感染性休克导致的ATN以及出血性膀胱炎和尿路霉菌感染等引起的尿路梗阻等。

表 19-4-0-4　在 HCT 术后不同时期 AKI 的病因分析

HCT 术后时期	AKI 的常见病因
即刻（罕见）	溶瘤综合征
	骨髓输注反应（仅见于自体 HSCT）
早期	
肾前性	肝肾综合征
	低血容量（呕吐、腹泻、败血症、第三间隙丢失）
	钙调神经磷酸酶抑制剂，两性霉素 B
肾性	缺血或中毒导致急性肾小管坏死
	甲氨蝶呤（罕见）
肾后性	出血性膀胱炎
	霉菌感染（罕见）
晚期	血栓性微血管病
	环孢素 A 或 FK506 的肾脏毒性

（四）肝肾综合征与肝窦闭塞性血管病（hepatic sinusoidal obstruction syndrome,SOS）

1. SOS的发病情况与高危因素 肝肾综合征是清髓HCT后AKI的常见原因，90%以上的肝肾综合征是由SOS所致，极少数是由急性肝脏移植物抗宿主病、病毒性肝炎或药物性肝炎引起的[82]。SOS（过去曾称为静脉闭塞性疾病）多在移植后10 ~ 21天发生，其临床表现与肝肾综合征类似。由于采用的诊断标准不同，文献所报道的SOS的发病率差异很大，占HCT的5% ~ 70%[83]。一项荟萃分析提示其平均发生率为13.7%[84]。SOS的发生与患者的基础情况和包括使用含有环磷酰胺、白消安（busulfan）和/或全身放疗的治疗方案密切相关[85]。此外，老年人、女性、晚期肿瘤、腹部放疗、使用两性霉素B、万古霉素或阿昔洛韦等治疗均是发生SOS的高危因素[86]。

2. 临床表现 SOS的典型症状是体重增加、肝脏肿大并肝区疼痛和黄疸。所有患者均有不同程度的肾功能不全，约50%的SOS发生AKI[79,87]。多数SOS相关性AKI出现少尿/无尿、低血压，伴严重的水钠潴留表现与低钠血症，尿钠浓度<20mmol/L。

3. 诊断与鉴别诊断 由于患者的临床症状均为非特异性症状，类似症状可见于急性肝脏移植物抗宿主病、败血症或药物导致胆汁淤积症、钙调神经磷酸酶抑制剂的肝脏毒性、胆囊疾病和胃肠外营养治疗[86]，因此临床诊断本病往往很困难。SOS诊断标准有Seattle标准以及Baltimore标准[88]。Seattle标准：HSCT后30天之内发生；同时存在至少以下两点，胆红素>2mg/dl、肝大、腹水伴或不伴体重增长>2%。Baltimore标准：HCT后21天之内发生且胆红素>2mg/dl；同时存在至少以下两点，痛性肝脏肿大、腹水、体重增长>>5%。

4. 治疗以及预后 以支持治疗为主，必要时可行肾脏替代治疗。去纤维蛋白多核苷酸（defibrotide）是一种抗血栓的纤溶药物，对于预防及治疗SOS有一定效果[89]，但需要警惕出血风险。重症SOS表现为进展性肝脏衰竭和肾衰竭，这些病人100天内死亡率接近100%。多数非重症SOS病人预后良好[90]。

（五）HSCT相关性AKI的治疗

HSCT治疗后，应该密切监测患者的肾功能，对AKI患者尽可能做到早发现、早诊断、早治疗，并根据不同原因及时采取不同的治疗方案。出现AKI后应该慎用肾毒性药物。需要接受透析治疗者，可根据患者的病情、当地的医疗条件选择适当的肾脏替代治疗方式，一般优先选用CRRT治疗。在肾脏替代治疗过程中应该注意防治出血及感染等合并症。

七、造血干细胞移植相关性慢性肾脏病（CKD）

HSCT后约有15% ~ 20%的患者会发生CKD。其主要原因有慢性CNI肾脏毒性、慢性移植物抗宿主（GVHD）相关肾炎及移植相关血栓性微血管病（TA-TMA）[91]。

1. 移植相关血栓性微血管病（TA-TMA） TA-TMA多发生于HSCT之后6 ~ 12个月，通常局限于肾脏受累，也可见到系统受累表现。由于诊断标准不一等原因，报道的发生率差异较大，约为10% ~ 35%[92]。既往该病被称为骨髓移植肾病（bone marrow transplant nephropathy），或在某些特殊病例中称为放射性肾病（radiation nephropathy）[3]。2005年之后，统一称为TA-TMA[93]。

TA-TMA发病机制与内皮损伤有关[92]。内皮损伤的原因是多方面的，既往认为HSCT前大剂量的化疗以及全身放射治疗是内皮损伤的主要原因[91]。而GVHD也可损伤内皮，参与TA-TMA发生[91]。近年来的研究发现，补体系统功能异常是TA-TMA的另一重要原因。Jodele等人[94]在6例发生TA-TMA的儿童中进行基因检测，有5例存在杂合子CFHR3–CFHR1缺失，有3例血清中存在抗H因子抗体。这些患者中5例对血浆置换以及利妥昔单抗治疗有效。此外，他们在18例TA-TMA患者中强化使用依库珠单抗（抗C5单克隆抗体，防止膜攻击复合物C5b-9形成），可以使12例患者维持完全缓解状态[95]。因此，Jodele等人[95]认为，TA-TMA可以归类为补体介导的疾病，其中抗H因子抗体的产生可能与HSCT后免疫系统功能异常有关。

发生TA-TMA的危险因素包括：清髓的异基因骨髓移植、高剂量放射治疗、移植前强化化疗、使用CNI、急性GVHD、感染、女性、高龄等。

TA-TMA多发生于HSCT之后6个月左右。临床表现可以仅限于肾脏受累，也可出现典型的血液系统损害。肾脏受累可见血尿、蛋白尿、肾功能受损、高血压等，病理具有TMA的表现。血液系统受累可见机械性溶血性贫血、血小板下降、外周血破碎红细胞、乳酸脱氢酶升高等。TA-TMA临床过程多呈现双相性，初始可见肾功能迅速下降，继而进展缓慢[96]。

TA-TMA的诊断有两种标准[93,97]，均基于临床诊断，而非肾活检，参见表19-4-0-5。对于局限于肾脏的TA-TMA，则需要通过肾活检明确。TA-TMA需要与CNI肾脏毒性以及GVHD相关肾小球病相鉴别，其致病机制与临床表现均有所不同[91]。

表19-4-0-5 TA-TMA诊断标准（无创）

标准	血液与骨髓移植临床试验合作网	欧洲血液与骨髓移植组国际工作组
外周血破碎红细胞	≥2/高倍视野	>4%
乳酸脱氢酶	较基线水平升高	突然且持续升高
肾功能	血肌酐升高一倍以上，或肌酐清除率下降超过50%	
血小板		$<50\times10^9$/L或下降超过50%
红细胞		血红蛋白下降或需要输注红细胞
中枢神经系统	不能解释的神经系统功能异常	
Coombs'试验	阴性	
结合珠蛋白		下降

TA-TMA治疗包括停用可疑致病药物（CNI、顺铂等）；控制血压，合理应用ACEI/ARB；使用促红素纠正贫血等。此外，需治疗可能存在的GVHD等合并症。部分研究提示血浆置换、依库珠单抗、达利珠单抗（CD25单抗）、利妥昔单抗（CD20单抗）和去纤维蛋白多核苷酸可能有效[98]。其中血浆置换的有效率报道不一，大约为27% ~ 80%。依库珠单抗有效率可以达到60%以上，有希望成为针对病因的重要的靶向治疗药物[95]。

2. 慢性GVHD相关肾炎　慢性GVHD相关肾炎临床可以表现为肾病综合征。Brukamp等[99]人的荟萃分析发现，减停免疫抑制剂后发生慢性GVHD的患者较短时间内可能会出现肾病综合征，多数发生于停止免疫抑制治疗9个月内。其中病理表现61%为膜性肾病，22%为微小病变。其他病理类型还包括FSGS，IgA肾病等。其中47%的患者可以同时发生慢性GVHD与肾病综合征[99]。

一项队列研究发现[100]，非清髓HSCT是发生肾病综合征的危险因素，163例非清髓HSCT中7例发生肾病综合征，而118例清髓HSCT中无一例发生肾病综合征。

然而也有学者发现[101]在HSCT后发生肾炎的患者中，慢性GVHD很常见（72%），但在所有的HSCT患者中GVHD发生率与发生肾炎患者没有明显差别。因此，慢性GVHD可能仅仅是发生肾小球疾病的因素之一[101]。其他发病机制还可能与使用化疗药物进行诱导治疗所致免疫紊乱有关[3]。在部分自体HSCT患者中（不发生GVHD）也会发生肾小球疾病[102]，也支持上述观点。

3. 慢性钙调神经磷酸酶抑制剂（CNI）肾毒性　CNI（环孢素和他克莫司）可用于治疗GVHD，但是药物本身可能会导致CKD的发生。慢性CNI肾损伤的诊断需要除外TA-TMA，并且病理上存在闭塞的小动脉病变、入球小动脉透明样变、片状分布间质纤维化等特点。然而，上述表现并非特异[103]。

（刘立军　周福德）

参考文献

1. PERAZELLA MA. Onco-nephrology: renal toxicities of chemotherapeutic agents. Clin J Am Soc Nephrol, 2012, 7(10): 1713-1721.
2. JHAVERI KD. Glomerular diseases associated with cancer, chemotherapy, and hematopoietic stem cell transplantation. Adv Chronic Kidney Dis, 2014, 21(1): 48-55.
3. JHAVERI KD, SHAH HH, CALDERON K, et al. Glomerular diseases seen with cancer and chemotherapy: a narrative review. Kidney Int, 2013, 84(1): 34-44.
4. HUMPHREYS BD, SOIFFER RJ, MAGEE CC. Renal failure associated with cancer and its treatment: an update. J Am Soc Nephrol, 2005, 16(1): 151-161.
5. PERAZELLA, MA, IZZEDINE H. New drug toxicities in the onco-nephrology world. Kidney Int, 2015, 87(5):909-917.
6. IZZEDINE H PERAZELLA MA. Thrombotic microangiopathy, cancer, and cancer drugs. Am J Kidney Dis, 2015, 66(5):857-868.
7. POCH E, GONZÁLEZ-CLEMENTE JM, TORRAS A, et al. Silent renal microangiography after mitomycin C therapy. Am J Nephrol, 1990, 10(6): 514-517.
8. CANTRELL JE JR, PHILLIPS TM, SCHEIN PS. Carcinoma-associated hemolytic-uremic syndrome: a complication of mitomycin C chemotherapy. J Clin Oncol, 1985, 3(5): 723-734.
9. GROFF JA, KOZAK M, BOEHMER JP, et al. Endotheliopathy: a continuum of hemolytic uremic syndrome due to mitomycin therapy. Am J Kidney Dis, 1997, 29(2): 280-284.
10. VALAVAARA R, NORDMAN E. Renal complications of mitomycin C therapy with special reference to the total dose. Cancer, 1985, 55(1): 47-50.
11. CATTELL V. Mitomycin-induced hemolytic uremic kidney. An experimental model in the rat. Am J Pathol, 1985, 121(1): 88-95.
12. KINTZEL PE, DORR RT. Anticancer drug renal toxicity and elimination: dosing guidelines for altered renal function. Cancer Treat Rev, 1995, 21(1): 33-64.
13. BENNETT WM, ARONOFF GR, MORRISON G, et al. Drug Prescribing in Renal Failure: Dosing Guidelines for Adults. Am J Kidney Dis, 1983, 3(3):155-193.
14. POCH E, ALMIRALL J, NICOLAS JM, et al. Treatment of mitomycin-C-associated hemolytic uremic syndrome with plasmapheresis. Nephron, 1990, 55(1): 89-90.
15. CHOW S, ROSCOE J, CATTRAN DC. Plasmapheresis and antiplatelet agents in the treatment of the hemolytic uremic syndrome secondary to mitomycin. Am J Kidney Dis, 1986, 7(5): 407-412.
16. HUMPHREYS BD, SHARMAN JP, HENDERSON JM, et al. Gemcitabine-associated thrombotic microangiopathy. Cancer, 2004, 100(12): 2664-2670.
17. FUNG MC, STORNIOLO AM, NGUYEN B, et al., A review of hemolytic uremic syndrome in patients treated with gemcitabine therapy. Cancer, 1999, 85(9): 2023-2032.
18. SAIF MW, MCGEE PJ. Hemolytic-uremic syndrome associated with gemcitabine: a case report and review of literature. JOP, 2005, 6(4): 369-374.
19. ZHU X, WU S, DAHUT WL, et al. Risks of proteinuria and hypertension with bevacizumab, an antibody against vascular endothelial growth factor: systematic review and meta-analysis. Am J Kidney Dis, 2007, 49(2): 186-193.
20. IZZEDINE H, ESCUDIER B, LHOMME C, et al. Kidney diseases associated with anti-vascular endothelial growth factor (VEGF): an 8-year observational study at a single center. Medicine (Baltimore), 201, 93(24): 333-339.
21. IZZEDINE H, ISNARD-BAGNIS C, LAUNAY-VACHER V, et al. Gemcitabine-induced thrombotic microangiopathy: a systematic review. Nephrol Dial Transplant, 2006, 21(11): 3038-3045.
22. MAITLAND ML, BAKRIS GL, BLACK HR, et al. Initial assessment, surveillance, and management of blood

pressure in patients receiving vascular endothelial growth factor signaling pathway inhibitors. J Natl Cancer Inst, 2010, 102(9): 596-604.

23. BERENSON JR, LICHTENSTEIN A, PORTER L, et al. Efficacy of pamidronate in reducing skeletal events in patients with advanced multiple myeloma. Myeloma Aredia Study Group. N Engl J Med, 1996, 334(8): 488-493.
24. THERIAULT RL, LIPTON A, HORTOBAGYI GN, et al. Pamidronate reduces skeletal morbidity in women with advanced breast cancer and lytic bone lesions: a randomized, placebo-controlled trial. Protocol 18 Aredia Breast Cancer Study Group. J Clin Oncol, 1999, 17(3): 846-854.
25. MARKOWITZ GS, APPEL GB, FINE PL, et al. Collapsing focal segmental glomerulosclerosis following treatment with high-dose pamidronate. J Am Soc Nephrol, 2001, 12(6): 1164-1172.
26. MARKOWITZ GS, FINE PL, D'AGATI VD, et al. Nephrotic syndrome after treatment with pamidronate. Am J Kidney Dis, 2002, 39(5): 1118-1122.
27. SMETANA S, MICHLIN A, ROSENMAN E, et al. Pamidronate-induced nephrotoxic tubular necrosis–a case report. Clin Nephrol, 2004, 61(1): 63-67.
28. KYLE RA, YEE GC, SOMERFIELD MR, et al. American Society of Clinical Oncology 2007 clinical practice guideline update on the role of bisphosphonates in multiple myeloma. J Clin Oncol, 2007, 25(17): 2464-2472.
29. MARKOWITZ GS, NASR SH, STOKES MB, et al. Treatment with IFN-{alpha},-{beta}, or-{gamma} is associated with collapsing focal segmental glomerulosclerosis. Clin J Am Soc Nephrol, 2010, 5(4): 607-615.
30. 王海燕 . 肾脏病学 . 3 版 . 北京：人民卫生出版社 , 2008 :1615.
31. RIES F, KLASTERSKY J. Nephrotoxicity induced by cancer chemotherapy with special emphasis on cisplatin toxicity. Am J Kidney Dis, 1986, 8(5): 368-379.
32. ARANY I, SAFIRSTEIN RL. Cisplatin nephrotoxicity. Semin Nephrol, 2003, 23(5): 460-464.
33. RANGANATHAN P, HAMAD R, MOHAMED R, et al. Histone deacetylase-mediated silencing of AMWAP expression contributes to cisplatin nephrotoxicity. Kidney Int, 2016, 89(2): 317-326.
34. RAMESH G, REEVES WB. TNF-alpha mediates chemokine and cytokine expression and renal injury in cisplatin nephrotoxicity. J Clin Invest, 2002, 110(6): 835-842.
35. DE JONGH FE, VAN VEEN RN, VELTMAN SJ, et al. Weekly high-dose cisplatin is a feasible treatment option: analysis on prognostic factors for toxicity in 400 patients. Br J Cancer, 2003, 88(8): 1199-1206.
36. LAM M, ADELSTEIN DJ. Hypomagnesemia and renal magnesium wasting in patients treated with cisplatin. Am J Kidney Dis, 1986, 8(3): 164-169.
37. LAUNAY-VACHER V, REY JB, ISNARD-BAGNIS C, et al. Prevention of cisplatin nephrotoxicity: state of the art and recommendations from the European Society of Clinical Pharmacy Special Interest Group on Cancer Care. Cancer Chemother Pharmacol, 2008, 61(6): 903-909.
38. HANSEN SW, GROTH S, DAUGAARD G, et al. Long-term effects on renal function and blood pressure of treatment with cisplatin, vinblastine, and bleomycin in patients with germ cell cancer. J Clin Oncol, 1988, 6(11): 1728-1731.
39. SKINNER R, PEARSON AD, ENGLISH MW, et al. Risk factors for ifosfamide nephrotoxicity in children. Lancet, 1996, 348(9027): 578-580.
40. CIARIMBOLI G, HOLLE SK, VOLLENBRÖCKER B, et al. New clues for nephrotoxicity induced by ifosfamide: preferential renal uptake via the human organic cation transporter 2. Mol Pharm, 2011, 8(1): 270-279.
41. HO PT, ZIMMERMAN K, WEXLER LH, et al. A prospective evaluation of ifosfamide-related nephrotoxicity in children and young adults. Cancer, 1995, 76(12): 2557-2564.
42. AKILESH S, JUAIRE N, DUFFIELD JS, et al. Chronic Ifosfamide toxicity: kidney pathology and pathophysiology. Am J Kidney Dis, 2014, 63(5): 843-850.
43. HARMON WE, COHEN HJ, SCHNEEBERGER EE, et al. Chronic renal failure in children treated with methyl CCNU. N Engl J Med, 1979, 300(21): 1200-1203.
44. NARINS RG, CARLEY M, BLOOM EJ, et al. The nephrotoxicity of chemotherapeutic agents. Semin Nephrol,

1990, 10(6): 556-564.

45. WEISS RB, POSADA JG JR, KRAMER RA, et al. Nephrotoxicity of semustine. Cancer Treat Rep, 1983, 67(12): 1105-1112.
46. MICETICH KC, JENSEN-AKULA M, MANDARD JC, et al. Nephrotoxicity of semustine (methyl-CCNU) in patients with malignant melanoma receiving adjuvant chemotherapy. Am J Med, 1981, 71(6): 967-972.
47. SADOFF L. Nephrotoxicity of streptozotocin (NSC-85998). Cancer Chemother Rep, 1970, 54(6): 457-459.
48. MYEROWITZ RL, SARTIANO GP, CAVALLO T, et al. Nephrotoxic and cytoproliferative effects of streptozotocin: report of a patient with multiple hormone-secreting islet cell carcinoma. Cancer, 1976, 38(4): 1550-1555.
49. HRICIK DE, GOLDSMITH GH, et al. Uric acid nephrolithiasis and acute renal failure secondary to streptozotocin nephrotoxicity. Am J Med, 1988, 84(1): 153-156.
50. BRODER LE, CARTER SK. Pancreatic islet cell carcinoma. Ⅱ. Results of therapy with streptozotocin in 52 patients. Ann Intern Med, 1973, 79(1): 108-118.
51. GARNICK MB, MAYER RJ, ABELSON HT. Acute renal failure associated with cancer treatment// Brenner BM, Lazarus JM. Acute renal failure. 2nd ed. New York: Churchill Livingstone, 1988.
52. PITMAN SW, FREI E 3RD. Weekly methotrexate-calcium leucovorin rescue: effect of alkalinization on nephrotoxicity; pharmacokinetics in the CNS; and use in CNS non-Hodgkin's lymphoma. Cancer Treat Rep, 1977, 61(4): 695-701.
53. ABELSON HT, FOSBURG MT, BEARDSLEY GP, et al. Methotrexate-induced renal impairment: clinical studies and rescue from systemic toxicity with high-dose leucovorin and thymidine. J Clin Oncol, 1983, 1(3): 208-216.
54. WALL SM, JOHANSEN MJ, MOLONY DA, et al. Effective clearance of methotrexate using high-flux hemodialysis membranes. Am J Kidney Dis, 1996, 28(6): 846-854.
55. TUFFAHA HW, AL OMAR S. Glucarpidase for the treatment of life-threatening methotrexate overdose. Drugs Today (Barc), 2012, 48(11): 705-711.
56. GLEZERMAN IG, PIETANZA MC, MILLER V, et al. Kidney tubular toxicity of maintenance pemetrexed therapy. Am J Kidney Dis, 2011, 58(5): 817-820.
57. CASTRO M. Thymidine rescue: an antidote for pemetrexed-related toxicity in the setting of acute renal failure. J Clin Oncol, 2003, 21(21): 4066.
58. JEHA S. Tumor lysis syndrome. Semin Hematol, 2001, 38(4 Suppl 10): 4-8.
59. DAVIDSON MB, THAKKAR S, HIX JK, et al. Pathophysiology, clinical consequences, and treatment of tumor lysis syndrome. Am J Med, 2004, 116(8): 546-554.
60. TSIMBERIDOU AM, KEATING MJ. Keating, Hyperuricemic syndromes in cancer patients. Contrib Nephrol, 2005, 147: 47-60.
61. FREI E 3RD, BENTZEL CJ, RIESELBACH R, et al. Renal complications of neoplastic disease. J Chronic Dis, 1963, 16: 757-776.
62. ZAGER RA. Hyperphosphatemia: a factor that provokes severe experimental acute renal failure. J Lab Clin Med, 1982, 100(2): 230-239.
63. RAZIS E, ARLIN ZA, AHMED T, et al. Incidence and treatment of tumor lysis syndrome in patients with acute leukemia. Acta Haematol, 1994, 91(4): 171-174.
64. CONGER JD. Acute uric acid nephropathy. Med Clin North Am, 1990, 74(4): 859-871.
65. JOHNSON RJ, KIVLIGHN SD, KIM YG, et al. Reappraisal of the pathogenesis and consequences of hyperuricemia in hypertension, cardiovascular disease, and renal disease. Am J Kidney Dis, 1999, 33(2): 225-234.
66. SHIMADA M, JOHNSON RJ, MAY WS JR, et al. A novel role for uric acid in acute kidney injury associated with tumour lysis syndrome. Nephrol Dial Transplant, 2009, 24(10): 2960-2964.
67. SHIMADA M, DASS B, EJAZ AA. Paradigm shift in the role of uric acid in acute kidney injury. Semin Nephrol, 2011, 31(5): 453-458.

68. BOLES JM, DUTEL JL, BRIERE J, et al. Acute renal failure caused by extreme hyperphosphatemia after chemotherapy of an acute lymphoblastic leukemia. Cancer, 1984, 53(11): 2425-2429.
69. ALTMAN A. Acute tumor lysis syndrome. Semin Oncol, 2001, 28(2 Suppl 5): 3-8.
70. CAIRO MS, BISHOP M. Tumour lysis syndrome: new therapeutic strategies and classification. Br J Haematol, 2004, 127(1): 3-11.
71. COIFFIER B, ALTMAN A, PUI CH, et al. Guidelines for the management of pediatric and adult tumor lysis syndrome: an evidence-based review. J Clin Oncol, 2008, 26(16): 2767-2778.
72. WILSON FP, BERNS JS. Onco-nephrology: tumor lysis syndrome. Clin J Am Soc Nephrol, 2012, 7(10): 1730-1739.
73. CAIRO MS, COIFFIER B, REITER A, et al. Recommendations for the evaluation of risk and prophylaxis of tumour lysis syndrome (TLS) in adults and children with malignant diseases: an expert TLS panel consensus. Br J Haematol, 2010, 149(4): 578-586.
74. GEARRY RB, DAY AS, BARCLAY ML, et al. Azathioprine and allopurinol: a two-edged interaction. J Gastroenterol Hepatol, 2010, 25(4): 653-655.
75. SPINA M, NAGY Z, RIBERA JM, et al. FLORENCE: a randomized, double-blind, phase Ⅲ pivotal study of febuxostat versus allopurinol for the prevention of tumor lysis syndrome (TLS) in patients with hematologic malignancies at intermediate to high TLS risk. Ann Oncol, 2015, 26(10): 2155-2161.
76. LOPEZ-OLIVO MA, PRATT G, PALLA SL, et al. Rasburicase in tumor lysis syndrome of the adult: a systematic review and meta-analysis. Am J Kidney Dis, 2013, 62(3): 481-492.
77. WILSON FP[1], BERNS JS. Tumor lysis syndrome: new challenges and recent advances. Adv Chronic Kidney Dis, 2014, 21(1): 18-26.
78. KRISHNAPPA V, GUPTA M, MANU G, et al. Acute Kidney injury in hematopoietic stem cell transplantation: a review. Int J Nephrol, 2016, 2016: 5163789.
79. HAHN T, RONDEAU C, SHAUKAT A, et al. Acute renal failure requiring dialysis after allogeneic blood and marrow transplantation identifies very poor prognosis patients. Bone Marrow Transplant, 2003, 32(4): 405-410.
80. PARIKH CR, MCSWEENEY PA, KORULAR D, et al. Renal dysfunction in allogeneic hematopoietic cell transplantation. Kidney Int, 2002, 62(2): 566-573.
81. SMITH DM, WEISENBURGER DD, BIERMAN P, et al. Acute renal failure associated with autologous bone marrow transplantation. Bone Marrow Transplant, 1987, 2(2): 195-201.
82. ZAGER RA, O'QUIGLEY J, ZAGER BK, et al. Acute renal failure following bone marrow transplantation: a retrospective study of 272 patients. Am J Kidney Dis, 1989, 13(3): 210-216.
83. COPPELL JA, RICHARDSON PG, SOIFFER R, et al. Hepatic veno-occlusive disease (sinusoidal obstruction syndrome) after hematopoietic stem cell transplantation. Mayo Clin Proc, 2003, 78(5): 589-598.
84. COPPELL JA, RICHARDSON PG, SOIFFER R, et al. Hepatic veno-occlusive disease following stem cell transplantation: incidence, clinical course, and outcome. Biol Blood Marrow Transplant, 2010, 16(2): 157-168.
85. MCDONALD GB, HINDS MS, FISHER LD, et al. Veno-occlusive disease of the liver and multiorgan failure after bone marrow transplantation: a cohort study of 355 patients. Ann Intern Med, 1993, 118(4): 255-267.
86. WADLEIGH M, HO V, MOMTAZ P, et al. Hepatic veno-occlusive disease: pathogenesis, diagnosis and treatment. Curr Opin Hematol, 2003, 10(6): 451-462.
87. FINK JC, COOPER MA, BURKHART KM, et al. Marked enzymuria after bone marrow transplantation: a correlate of veno-occlusive disease-induced "hepatorenal syndrome". J Am Soc Nephrol, 1995, 6(6): 1655-1660.
88. SAWINSKI D. The kidney effects of hematopoietic stem cell transplantation. Adv Chronic Kidney Dis, 2014, 21(1): 96-105.
89. PARK M, PARK HJ, EOM HS, et al. Safety and effects of prophylactic defibrotide for sinusoidal obstruction syndrome in hematopoietic stem cell transplantation. Ann Transplant, 2013, 18: 36-42.
90. CARRERAS E, BERTZ H, ARCESE W, et al. Incidence and outcome of hepatic veno-occlusive disease after blood or marrow transplantation: a prospective cohort study of the European Group for Blood and Marrow

Transplantation. European Group for Blood and Marrow Transplantation Chronic Leukemia Working Party. Blood, 1998, 92(10): 3599-3604.

91. SINGH N, MCNEELY J, PARIKH S, et al. Kidney complications of hematopoietic stem cell transplantation. Am J Kidney Dis, 2013, 61(5): 809-821.

92. LASKIN BL, GOEBEL J, DAVIES SM, et al. Small vessels, big trouble in the kidneys and beyond: hematopoietic stem cell transplantation-associated thrombotic microangiopathy. Blood, 2011, 118(6): 1452-1462.

93. HO VT, CUTLER C, CARTER S, et al. Blood and marrow transplant clinical trials network toxicity committee consensus summary: thrombotic microangiopathy after hematopoietic stem cell transplantation. Biol Blood Marrow Transplant, 2005, 11(8): 571-575.

94. JODELE S, LICHT C, GOEBEL J, et al. Abnormalities in the alternative pathway of complement in children with hematopoietic stem cell transplant-associated thrombotic microangiopathy. Blood, 2013, 122(12): 2003-2007.

95. JODELE S, LASKIN BL, DANDOY CE, et al. A new paradigm: diagnosis and management of HSCT-associated thrombotic microangiopathy as multi-system endothelial injury. Blood Rev, 2015, 29(3): 191-204.

96. COHEN EP. Radiation nephropathy after bone marrow transplantation. Kidney Int, 2000, 58(2): 903-918.

97. RUUTU T, BAROSI G, BENJAMIN RJ, et al. Diagnostic criteria for hematopoietic stem cell transplant-associated microangiopathy: results of a consensus process by an International Working Group. Haematologica, 2007, 92(1): 95-100.

98. BATTS ED, LAZARUS HM. Diagnosis and treatment of transplantation-associated thrombotic microangiopathy: real progress or are we still waiting? Bone Marrow Transplant, 2007, 40(8): 709-719.

99. BRUKAMP K, DOYLE AM, BLOOM RD, et al. Nephrotic syndrome after hematopoietic cell transplantation: do glomerular lesions represent renal graft-versus-host disease? Clin J Am Soc Nephrol, 2006, 1(4): 685-694.

100. SRINIVASAN R, BALOW JE, SABNIS S, et al. Nephrotic syndrome: an under-recognised immune-mediated complication of non-myeloablative allogeneic haematopoietic cell transplantation. Br J Haematol, 2005, 131(1): 74-79.

101. HU SL. The role of graft-versus-host disease in haematopoietic cell transplantation-associated glomerular disease. Nephrol Dial Transplant, 201126 (6): 2025-2031.

102. TROXELL ML, PILAPIL M, MIKLOS DB, et al. Renal pathology in hematopoietic cell transplantation recipients. Mod Pathol, 2008, 21 (4): 396-406.

103. MENGEL M, MIHATSCH M, HALLORAN PF. Histological characteristics of calcineurin inhibitor toxicity–there is no such thing as specificity! Am J Transplant, 2011, 11 (12): 2549-2550.

第二十篇

心脏、肝脏及肺疾病时肾损害

第一章
急性心肾综合征

第一节 心肾综合征的认识史、概念、分类及流行病学概况

一、心肾综合征的认识史

心脏病与肾脏病之间存在着紧密联系，能相互影响，这早已受到医学界关注[1,2]。2004年，美国国家心、肺、血液研究院（National Heart，Lung，and Blood Institute）首先提出了心肾综合征（cardiorenal syndrome，CRS）概念，认为心力衰竭能导致心-肾相互作用严重失调，出现“循环容量增加，心衰症状加重，疾病进展加剧”及“治疗疗效受限”等表现[2-4]。进而，Heywood更明确提出，心力衰竭导致肾功能损害出现及进展即为CRS[2,5]。应该认为，这时的CRS概念都仅限于充血性心力衰竭引起的肾功能损害，属于狭义范围概念。

2005年Bongartz等[6]将CRS扩展到包括肾脏病导致的心脏损害，并指出复合的心、肾功能损害能加速各自器官衰竭的进展，增加死亡率。其后，在上面认识的基础上，2008年Ronco等[7,8]提出了一个比较完整的CRS概念，认为CRS是“一个心脏和肾脏的病理生理状态，在此状态下，一个器官的急性或慢性功能损害，能引起另一个器官的急性或慢性功能损害”。此概念强调了心-肾双向作用的本质，涵盖了急、慢性器官损害。而后，这一概念已被国际机构“急性透析质量倡议”（Acute Dialysis Quality Initiative，ADQI）召开的CRS国际共识研讨会采用[9]。

二、心肾综合征的定义、分类及流行病学概况

2008年，在Ronco等发起下，由ADQI主持在意大利维琴察召开的首届国际研讨会，制定出了有关CRS定义及分型的首个共识，此共识已于2010年发表[9]。据此共识CRS被定义为：由心或肾中任一器官的急、慢性病变引起另一器官的急、慢性病变，这样的心肾共病即谓CRS[9]。共识将CRS分成了如下5个类型：

Ⅰ型（急性心肾综合征）是指急性心功能恶化导致的肾脏损害或/和功能异常。此型十分常见（详见下述）[4,9-11]。

Ⅱ型（慢性心肾综合征）为慢性心功能异常导致的肾脏损害或/和功能异常。文献报道约25%的慢性充血性心力衰竭病人可发生此型CRS[4,9-11]。

Ⅲ型（急性肾心综合征）为急性肾功能恶化导致的心脏损害或/和功能异常。近代由于急性肾损伤（AKI）治疗措施的增进，此型已较少见[4,9,10]。

Ⅳ型（慢性肾心综合征）为慢性肾脏病导致的心脏损害或/和功能异常。此型CRS非常常见。国内、外资料均显示，约80%的慢性肾衰竭透析患者存在各种心血管疾病；国内五省市调查报道，

在慢性肾脏病患者中58.3%具有左心室肥厚，27.7%具有充血性心力衰竭；国外调查资料显示，在透析患者中74%具有左心室肥厚，36%具有左心室腔扩张。而且，即使在慢性肾脏病的较早阶段（如第2、3期），心血管病的风险即已增加[4,9,10,12-14]。

Ⅴ型（继发性心肾综合征）为系统性疾病同时导致的心及肾损害和/或功能异常[4,9,10]。

本章将着重对急性CRS（即Ⅰ型）作一讨论。

三、急性心肾综合征的病因及发病率

导致急性CRS的急性心脏疾病包括急性心力衰竭（AHF，也包含急性失代偿性慢性心力衰竭），急性冠状动脉综合征及心源性休克[7,9-11]。但是，广义上讲，心脏相关操作如心脏外科手术及经皮冠动脉造影或介入治疗导致的“肾脏损害或/和功能异常”也被包括在内[7,10,11]。由于历史上“肾脏损害或/和功能异常”的诊断标准不统一，所以文献报道的急性CRS发病率相互间缺乏可比性，尽管如此，这些数据仍有一定的参考意义，故已列入表20-1-1-1。

表 20-1-1-1　急性心脏病住院患者中急性心肾综合征的发病率[9,11,15-22]

心脏疾病	文献资料	本院资料 *
急性心力衰竭	17.8% ~ 45%	32.2%
急性心肌梗死	9.6% ~ 43.2%	14.7%
合并心源性休克	24% ~ 55%	未统计
心脏外科手术	10% ~ 45%	40.2%
经皮冠动脉造影或介入	2% ~ 15%	4.5%

注：* 首都医科大学附属北京安贞医院资料

第二节　急性心肾综合征的发病机制研究

对急性CRS发病机制的研究一直在不断深入，目前并未完全清楚。此处主要对AHF、ACS及CS导致急性CRS的机制作一讨论。

一、血流动力学改变

（一）肾灌注不足

急性心脏疾病的下列因素可以造成肾灌注不足：心力衰竭心排血量降低导致肾有效血容量减少；心源性休克或不合理应用血管扩张药导致低血压；过度利尿或过度超滤（使用血液净化治疗时）导致脱水等。肾血流量减少除能直接诱发急性肾损害（AKI）外，它还能通过激活神经激素如肾素-血管紧张素-醛固酮系统（RAAS）等进一步加重AKI[23-30]。

（二）中心静脉压及腹内压升高

急性心脏疾病出现AHF时，增高的中心静脉压（CVP）逆向传递至肾静脉，肾静脉压增高，可导致如下不良后果：① 肾灌注压取决于平均动脉压与肾静脉压之差，肾静脉压增高将使肾灌注压降低，肾有效血容量减少，肾小球滤过率（GFR）下降；② 肾静脉压增高致使远端肾小管周围小静脉膨胀，肾小管受压，使其管腔液压增高，肾小球滤过压降低，GFR下降；③ 肾小管受压，致肾小管液渗漏至肾间质，肾间质压增高，肾血流量减少，致GFR下降。上述因素共同作用可诱发AKI。另外，CVP增高也能激活神经激素，加重AKI[23-34]。Winton用狗进行实验发现，CVP 20mmHg时动物排尿减少，25mmHg时排尿停止[24]。Mullens等[34]报道，CVP持续<8mmHg时很少发生AKI，而8 ~ 16mmHg时AKI发生率约为30%，16 ~ 24mmHg时为59%，>24mmHg时为

75%，两者密切相关。

AHF患者很易并发内脏组织水肿，部分患者还可以出现腹水，因此能够引起腹内压升高。根据2006年腹腔间隔室综合征世界学会制定的标准，腹内压的正常值为5 ~ 7mmHg，8 ~ 11mmHg为升高，12 ~ 20mmHg称为腹内高压，>20mmHg并合并器官功能不全或衰竭时称为腹腔间隔室综合征[35]。Mullens等[36]发现，在成人AHF患者中腹内压升高者高达60%，达到腹内高压者约为10%。虽然少数腹内压增高患者有腹胀感觉，但是绝大多数患者并无任何腹部不适，需要进行腹内压测定（需用导管插入膀胱检测）才能发现。AHF时腹内压升高引起AKI的可能机制包括：① 导致腹腔灌注压下降和/或CVP增高，从而减少肾灌注。② 减少肾脏毛细血管床滤过梯度。在AHF导致心脏指数受损及系统血压降低的基础上，轻微的腹内压增加都会显著降低肾脏滤过梯度。③ 直接压迫肾静脉导致肾损伤[28,35-37]。另外，腹内压升高也同样能激活神经激素，加重AKI[35,36]。Mullens等[36]已观察到，腹内压升高时患者易出现肾功能恶化，而通过治疗使腹内压降低后肾功能随之改善，两者关系密切。

从前认为在血流动力学机制中，心排血量降低导致的肾脏有效血容量减少、肾灌注不足是AHF引发AKI的主要机制，但是其后发现左室射血分数正常的舒张性心力衰竭患者也能发生急性CRS，而且经过治疗心脏指数改善的AHF患者肾功能并不一定随之改善，因此改变了肾灌注不足在AHF诱发急性CRS上起主要作用的观点，而发现CVP增高（以及腹内压增高）在诱发急性CRS上，作用更重要[24-28,37,38]。

二、神经激素激活及失衡

肾脏低灌注状态、CVP或/和腹内压升高均能激活RAAS及交感神经系统，这本是机体维持心脏输出的代偿机制，但是它们的持续过度活化将会损害心脏及肾脏，促使急性CRS发生。血管紧张素Ⅱ（Ang Ⅱ）及交感神经介质均能收缩肾血管，减少肾脏血流，致GFR下降。而且，RAAS与交感神经系统之间还能相互作用，Ang Ⅱ能增加交感神经活性，而交感神经激活又能促进Ang Ⅱ生成，彼此扩大效应[24-26,29]。

AHF时血清血管升压素（AVP）、心房肽（ANP）及脑利钠肽（BNP）的水平均有增加。尽管理论上他们对急性CRS的发病可能具有作用，例如AVP可与血管平滑肌上的V1a受体结合致使血管收缩，与肾脏集合管上V2受体结合造成水潴留，从而加重心及肾损害，但是他们的确凿致病作用尚待进一步研究证实[24,26,30]。

三、氧化损伤及内皮功能损害

神经激素的激活能引起氧化应激反应，其中Ang Ⅱ尤其重要。Ang Ⅱ能活化血管平滑肌细胞、心肌细胞和肾小管上皮细胞中的烟酰胺腺嘌呤二核苷酸磷酸（NADPH）氧化酶及烟酰胺腺嘌呤二核苷酸（NADH）氧化酶，诱发氧化应激反应，产生活性氧簇产物。活性氧簇产物能导致血管内皮舒张因子一氧化氮（NO）失活，心力衰竭时增多的不对称性二甲基精氨酸也抑制NO合成；另外，Ang Ⅱ还能刺激内皮细胞释放具有血管收缩效应的内皮素-1（ET-1），而NO减少也能增加内皮素释放。如此即能诱发广泛的内皮功能损害，加重心及肾损害[24,26]。

从上面叙述可以看出，急性CRS发病主要与两方面机制相关，即血流动力学机制（包括肾灌注不足，中心静脉压及腹内压增高）及非血流动力学机制（其中神经激素激活最重要）。前者是始动因素，但神经激素被激活后急性CRS病情即会变得复杂难治。因此，如何在AHF早期即有效改善心功能，纠正血流动力学异常，避免其后神经激素激活，这在防治急性CRS上十分重要。

第三节 急性心肾综合征的临床表现及诊断

一、临床表现及危害性

（一）临床表现

正如前文所述，急性CRS常由AHF、急性冠脉综合征、心源性休克、心外科手术、及经皮冠状动脉造影或介入引起，此处仅拟对AHF引发的急性CRS临床表现作一较详细讨论。在临床上，它具有如下特点：① AHF：可以起病即为AHF，也可以是慢性心力衰竭基础上的心功能急剧恶化，即急性失代偿性慢性心力衰竭；常为收缩性AHF，但也能为舒张性AHF；患者常呈现CVP、腹内压增高或/和心搏出量降低等表现[27,39]。② 利尿剂抵抗：目前还无统一判断标准，但是临床实践认为：呋塞米单次注射80mg或一天注射（包括持续静脉泵注）240mg（笔者注：目前提倡呋塞米用量一天不超过200mg，故将其改为200mg更妥），或多种利尿剂联合应用（如袢利尿剂联合噻嗪类利尿药或醛固酮拮抗剂），不能获得利尿效果，血容量持久过多，即可考虑利尿药抵抗[40]。此时若盲目加大利尿剂剂量，不但不能增加利尿效果，反而会促进神经激素激活及失调，诱发肾脏等器官损害。③ AKI：约3/4以上患者的AKI（包括慢性肾脏病基础上的AKI）是在住院后1周内发生，与AHF严重度及使用利尿剂不当等因素密切相关[17,27,40-42]。

（二）危害性

不管什么原因导致的急性CRS，对患者的危害都很大，将导致住院时间延长、再住院率增加、心血管事件死亡率及全因死亡率显著增高[41-43]，即使血清肌酐（SCr）轻度上升也能增加不良预后，文献报道SCr上升26.5μmol/L（0.3mg/dL）预测住院期间死亡率的敏感性为81%，特异性为62%[43]。据首都医科大学附属北京安贞医院资料，AHF发生急性CRS患者的死亡率为16.5%，是无CRS患者的8.7倍[17]；急性心肌梗死发生急性CRS患者的死亡率为10.5%，是无CRS患者的21倍[18]；心外科术后发生急性CRS患者的死亡率为5.2%，是无CRS患者的10.4倍，其中需要进行肾脏替代治疗者死亡率为50.7%，是没有进行肾脏替代治疗者的39.1倍[20]；经皮冠动脉造影或介入后发生急性CRS患者的死亡率是3.4%，是无CRS患者的11.3倍[22]。

二、心脏及肾脏损害的生物标志物

（一）心脏损害的生物标志物

1. 脑钠肽（BNP）与氨基末端脑钠肽原（NT-proBNP） 在心室牵张、室壁压力增高时，心室肌细胞中的前脑钠肽原（pre-proBNP）能被酶解为脑钠肽原（proBNP），并进一步生成BNP及NT-proBNP，释放入血，前者具有生物活性，而后者无活性。因此，测定循环中BNP及NT-proBNP水平能很好地反映左心室功能及心力衰竭的严重程度，在临床上已被广泛应用。NT-proBNP的半减期较BNP长（前者为60 ~ 120分钟，后者为20分钟），故其血浓度更为稳定[44-51]。

但在急性CRS患者中应用这2项检验时，又必须了解其局限性。由于BNP及NT-proBNP均从肾排泄，且可能还存在其他原因，使两者在肾功能不全患者中的血浓度均增高。有文献报道，GFR<60ml/min时BNP的检测值比GFR>60ml/min时会高2 ~ 4倍；另有文献报道，BNP及NT-proBNP检测值与GFR呈现负相关。所以，肾功能不全时其检测结果并不能绝对地反映心功能状态[44-51]，但是，此时若对其检测结果进行动态观察，仍能帮助判断心功能恶化或好转。

2. 心肌肌钙蛋白（cTns） 肌钙蛋白T（cTnT）及肌钙蛋白I（cTnI）存在于心肌的收缩装置肌丝内，心肌细胞受损时其被释放入血，而其血浓度的升高与心肌损害程度呈正比。血清cTnT及cTnI测定现已被临床广泛应用于缺血性心肌损害的辅助诊断，且特异度及灵敏度均较高[44-48,50,51]。但在患者出现肾功能损害时，尽管临床上无心肌损害证据，也能发现血清cTns增高，有报道cTnT比cTnI在肾衰竭时更易增高，所以此时检测血清cTns对诊断心肌损害的意义受限。肾功能不全患者血清 cTns 增高的机制目前尚不明确，可能部分与肾脏排泄减少相关[44-48,50,51]。

（二）肾脏损害的生物标志物

发现急性CRS患者的肾损害可以用传统的生物标志物检测，例如尿蛋白检验，SCr及尿素氮等肾小球功能检验，以及尿N-乙酰-β-葡萄糖苷酶（NAG）等肾小管损伤指标检验。但是，对于早期发现急性CRS的肾损害，上面这些检验往往不够，为此近十余年涌现了不少新的肾损害生物标志物检验，下文将对几项已被临床实践认为可靠、实用的项目作一简介。

1. 尿白蛋白　正常人仅有少量白蛋白从肾小球滤过进入肾小管，而滤过的白蛋白又将被近端肾小管重吸收，所以最后仅有极微量白蛋白（一般认为 <30mg/d）从尿液排泄。如果肾小球滤过屏障或 / 和近端肾小管重吸收功能受损即能产生白蛋白尿[45,49]。临床上常留取晨尿检测白蛋白 / 肌酐比率（UACR）来反映尿白蛋白排泄情况，UACR 在 30 ～ 300mg/g 范围为微量白蛋白尿，用微量白蛋白尿诊断肾损害远较蛋白尿敏感。

2. 血胱蛋白酶抑制物 C（Cys C）　人体所有有核细胞均能产生 Cys C，且生成速率恒定。Cys C 是一个小分子蛋白质（13.3kDa），它几乎能全部从肾小球滤过，然后被近端肾小管重吸收及降解，故检测其血清浓度可准确反映肾小球的滤过功能，灵敏度与 GFR 测定相似；而且它不像 SCr，检测结果并不受年龄、性别及肌肉容积等因素影响，故特异性亦高。对于 AKI 患者来说，其血清 Cys C 浓度升高还能较 SCr 浓度升高早 24 ～ 48 小时[44-49,51]。临床实践显示，此标志物对 AHF、急性冠脉综合征、心外科手术或经皮冠状动脉造影或介入引起的 AKI 均具有很好的诊断价值[52]。

3. 血及尿中性粒细胞明胶酶相关脂质运载蛋白（NGAL）　此蛋白存在于中性粒细胞及多种组织的上皮细胞（包括肾小管上皮细胞[49]）中，发生缺血或毒物导致的 AKI 时，能很快（有报道在损伤后 24 ～ 48 小时[49]）出现于血及尿中，是一个很敏感的反映早期肾小管损伤的生物标志物，而且还能利用此检验与肾前性氮质血症及慢性肾脏病鉴别[47]。文献报道，71 例接受心肺旁路外科手术的患儿，术后 2 小时其血及尿中 NGAL 浓度即升高，而以 SCr 上升 50% 为标准诊断 AKI 将会延迟 1 ～ 3 天。另有报道，91 例应用碘对比剂进行冠状动脉造影的充血性心力衰竭患儿，在造影 2 小时后血和尿中的 NGAL 浓度即已升高，而以 SCr 上升 50% 为标准诊断 AKI 将会延迟 6 ～ 24 小时。此外，血和尿 NGAL 浓度升高对预测 AHF 或 ACS 患者 AKI 的发生也有很高价值。可见，血及尿 NGAL 浓度是 AKI 的一个独立预测因子[44-52]。

4. 尿白细胞介素 18（IL-18）　IL-18 是一个前炎症细胞因子，其能由巨噬细胞及肾小管上皮细胞产生。缺血性肾损害时尿中 IL-18 浓度迅速升高（数小时即升高，12 小时达峰，能维持 48 小时[49]），是一个敏感的早期肾小管损伤标志物，而在肾前性氮质血症及慢性肾脏病他并无明显变化。文献报道，患者行心肺旁路外科手术后 6 小时，尿中 IL-18 浓度即升高，而以 SCr 上升为标准来诊断 AKI 将会延迟 2 天。另一报道，患者进行冠状动脉造影后 24 小时，尿液 IL-18 浓度即显著增高，而对照组无变化。所以，尿 IL-18 浓度也是 AKI 的早期预测因子[44,47-49,51,52]。

5. 尿肾脏损伤分子 1（KIM-1）　KIM-1 是一个跨膜糖蛋白，并不表达于正常肾脏，但在缺血或毒物导致 AKI 时（于 24 小时内），其即能高表达于近端肾小管上皮细胞的顶膜，而后其胞外域区会脱落至管腔，出现在尿中[48,49]。所以尿 KIM-1 也是一个敏感的早期肾小管损伤标志物，而且也能用此检验与肾前性氮质血症及慢性肾脏病进行鉴别。文献报道，在接受心肺旁路外科手术的儿童及成人，术后 2 ～ 24 小时尿中 KIM-1 浓度即显著增加，能很好预测 AKI 发生[44,45,47-49,51,52]。

6. 尿血管紧张素原（angiotensinogen，ATG）　这是国内学者近年发现的一个能早期诊断及预测 AHF 患者继发 AKI 的生物标记物[53]。近端肾小管上皮细胞能合成 ATG 并分泌入管腔，肾缺血时肾内的肾素 - 血管紧张素系统（RAS）活化，致尿中 ATG 含量增加（高峰出现在第 1 天，而后逐渐下降）。作者发现，当用 SCr 上升（48 小时内上升 ≥ 26.5μmol/L 或 7 天内上升 ≥ 基线的 50%）来诊断 AKI 时，尿 ATG 升高能比其早 2 ～ 4 天出现。作者还发现，对于原有慢性肾脏病 GFR<60ml/min 的患者来说，用尿 ATG 诊断 AKI 会比检测尿 NGAL 敏感，大约 30% ～ 45% 的 AHF 患者原本存在慢性肾脏病，所以对他们用尿 ATG 来诊断及预测急性 CRS 将会更优越[53]。

7. **其他肾损伤的生物标志物** 近年还有不少新的生物标志物已开始进行临床试验，包括尿钠氢交换器-3（sodium hydrogen exchanger-3，NHE-3）、尿脂肪酸结合蛋白（FABPs），尿谷胱甘肽转移酶（α/π glutathione-S-transferase，α/π GST）、尿神经生长因子-1（netrin-1）、尿抑肽酶（aprotinin）及血清白细胞介素6（IL-6）等[44,45,54]。

对上述肾损害生物标志物进行检测显著提高了AKI诊断的敏感性，但是若单独依靠它们中的某一标志物来作AKI诊断，有时却特异性不足，这在临床应用时需予注意。

三、急性心肾综合征的诊断

2010年发表的ADQI制定的CRS共识指出：Ⅰ型CRS（即急性CRS）是急性心功能恶化导致的肾脏损害或/和功能异常[9]；而Ronco本人在共识发表前后著文解释急性CRS时，将其简单解释为：心功能突然恶化（或称急性心脏病）导致的AKI[10,39]。但是，无论是"肾脏损害或/和功能异常"，或是"AKI"，都没有给出具体判断标准。

Vandenberghe等[55]统计，在历史上发表的急性CRS文献中，用于判断AKI（或称"肾功能恶化"）的标准共有37种，十分混乱。近十余年来，不同的国际学术团体制定了几个重要的AKI诊断标准，包括2004年ADQI制订的ARF诊断标准（RIFLE标准）[56]，2007年"急性肾损伤协作组"（Acute Kidney Injury Network，AKIN）[57]及2012年"改善全球肾脏病预后"机构（KDIGO）制定的AKI诊断标准[58]。AKIN标准规定：48小时内SCr上升≥0.3mg/dl（26.5μmol/L）或上升≥50%（≥基线的1.5倍），或尿量<0.5ml/（kg·h）超过6小时，即为AKI[57]；KDIGO标准规定：48小时内SCr上升≥0.3mg/dl（≥26.5μmol/L），或7天内上升到基线的1.5倍，或尿量<0.5ml/（kg·h）持续达6小时，即为AKI[58]。由于2010年发表的CRS共识并未给出判断AKI的具体标准，为此仅能参考上述AKIN或KDIGO制定的AKI标准作诊断。

第四节 急性心肾综合征的风险评估

根据急性CRS各种危险因素的权重，制定出风险评估标准，应用于临床筛查出高危患者，然后采取相应预防措施，才能有效地减少其发病。国外近10余年来已针对AHF、急性心肌梗死、心外科手术、和经皮冠状动脉造影及介入引起的急性CRS建立了一些风险预警评分[59-72]，但是，国内至几年前尚无类似工作报道。国外创建的预警评分，由于人种及环境差异等因素，不一定能很好地适用于国人，为此2011—2012年期间首都医科大学附属北京安贞医院肾内科对此作了研究，创建了4个急性CRS预警评分（表20-1-4-1 ~ 表20-1-4-5）[17,18,20,22,73,74]。

一、急性心力衰竭继发急性CRS的风险评分

对1 709例AHF患者的住院资料进行回顾性分析后，创建了这一预警评分（表20-1-4-1）[17,73,74]。

表20-1-4-1 急性心力衰竭继发急性CRS的风险评分[17]

危险因素	评分
年龄≥70岁	3
收缩压<90mmHg	4
血钠<130mmol/L	2
心功能Ⅳ级	2
既往心力衰竭≥3次	3

续表

危险因素	评分
蛋白尿	2
血清肌酐 *	
104 ~ 176μmol/L	5
177 ~ 264μmol/L	7
≥ 265μmol/L	10
静脉应用呋塞米	
80 ~ 159mg/d	3
≥ 160mg/d	5

注：CRS：急性心肾综合征；* 首都医科大学附属北京安贞医院正常值上限为 103μmol/L

根据此预警评分，发生急性CRS的风险被评为如下5级：极低危（0 ~ 3分）、低危（4 ~ 7分）、中危（8 ~ 11分）、高危（12 ~ 15分）及极高危（≥16分），这5级发病的风险分别为13.5%、22.0%、43.3%、66.1%和82.4%[17]。

二、急性心肌梗死继发急性 CRS 的风险评分

对1 429例急性心肌梗死患者的住院资料进行回顾性分析后，创建了这一预警评分（表20-1-4-2）[18,73,74]。

表 20-1-4-2　**急性心肌梗死继发急性 CRS 的风险评分**[18]

危险因素	评分
发病至入院时间≥ 6 小时	2
入院时 Killip 分级≥ 3 级	3
高血压病史	1
广泛前壁心肌梗死	1
eGFR [ml/（min · 1.73m^2）]	
80 ~ 89.9	1
70 ~ 79.9	2
60 ~ 69.9	3
50 ~ 59.9	4
40 ~ 49.9	5
30 ~ 39.9	6
<30	7
休克	3
未使用 β 受体阻滞剂	1

注：CRS：急性心肾综合征

根据此预警评分，发生急性CRS的风险被评为如下3级：低危（0 ~ 3分）、中危（4 ~ 6分）和高危（≥7分），这3级的发病风险分别为5.0%，14.7%和41.3%[18]。

三、心外科手术继发急性 CRS 的风险评分

对3 500例心脏外科手术患者的住院资料进行回顾性分析后，创建了这一预警评分（表20-1-4-3）[20,73,74]。

表 20-1-4-3　心外科手术继发急性 CRS 的风险评分 [20]

危险因素	评分
男性	2
年龄（岁）	
61 ～ 65	1
66 ～ 70	2
71 ～ 75	3
76 ～ 80	4
≥ 81	5
糖尿病	2
术前使用 ACEI/ARB	1
术前 eGFR［ml/（min · 1.73m²）］	
80 ～ 89.9	1
70 ～ 79.9	2
60 ～ 69.9	3
50 ～ 59.9	4
40 ～ 49.9	5
30 ～ 39.9	6
≤ 29.9	7
术前 NYHA 心功能Ⅳ级	3
CPB 时间 >120min	2
术中低血压 >60min	2
术后低血压 >60min	3
术后静脉呋塞米最大量（mg/d）	
60 ～ 100	2
>100	3
术后肺机械通气时间 >24h	2

注：CRS：急性心肾综合征；ACEI：血管紧张素转换酶抑制剂；ARB：血管紧张素 AT1 受体阻断剂；eGFR：估算肾小球滤过率；CPB：心肺旁路

在这预警评分中，累积评分越高则发生急性CRS的风险越高（表20-1-4-4）。

表 20-1-4-4　心外科手术风险评分与急性 CRS 发生率 [20]

风险评分	急性肾损害发生率
0 ～ 1	8.1
2 ～ 3	16.5
4 ～ 5	26.3
6 ～ 7	37.4
8 ～ 9	46.9
10 ～ 11	63.2
12 ～ 13	77.4
14 ～ 15	83.1
≥ 16	92.3

四、冠状动脉造影或介入后发生对比剂肾病的风险评分

对3 945例冠状动脉造影或介入患者的住院资料进行回顾性分析后，创建了对比剂肾病（CIN）的预警评分（表20-1-4-5）[22,73,74]。

表20-1-4-5 冠状动脉造影或介入后CIN的风险评分[22]

预测因子	评分
年龄>60岁	2
高血压	2
急性心肌梗死	2
心力衰竭	2
应用主动脉内球囊反搏	4
基线eGFR［ml/（min·1.73m^2）］	
89～70	1
69～50	2
49～30	3
<30	6
对比剂用量（ml）	
>100～300	1
>300	3

注：eGFR估算肾小球滤过率

根据此预警评分，发生CIN的风险被评为如下4级：低危（0～4分）、中危（5～8分）、高危（9～11分）和极高危（≥12分），这4级发病的风险分别为1.2%、6.3%、16.8%和27.3%[22]。

这些预警评分已经过初步验证，显示了良好的辨别力（discrimination）和校准力（calibration）[17,18,20,22,73,74]，并已开始在临床实践中应用，显示出了良好实用价值[75-77]。

第五节 急性心肾综合征的防治

本节只准备对AHF所致急性CRS防治中，关于肾内科的几项防治措施作一详细讨论，这对于其他病因导致的急性CRS的防治也有一定的借鉴意义。

一、药物治疗

包括血管扩张药的应用（适于血压正常或增高的心力衰竭患者），正性肌力药的应用（适于心排血量减低伴低血压的心力衰竭患者）及利尿剂的应用（适用于高容量负荷及循环淤血的患者）等[9]。本文只拟对利尿剂治疗作一讨论。

（一）袢利尿剂的使用方法

常用的袢利尿剂为呋塞米（furosemide）、托拉塞米（torasemide）及布美他尼（bumetanide），他们的等效剂量分别是40mg、20mg、1mg[78]。AHF患者常呈现消化道灌注不足和/或黏膜水肿，会影响口服药吸收，所以此时袢利尿剂均应从静脉给药[78]。现在临床上仍有不少医师在采用“弹丸”式方法给药，即将较大量袢利尿剂一次性加入输液小壶较快滴注，其实这会减弱袢利尿剂的利尿疗效。因为袢利尿剂的半衰期很短（布美他尼约1小时，呋塞米约2小时，托拉塞米3～4小时），在

"弹丸"式给药的间期，髓袢局部利尿药浓度达不到利尿阈值，此时髓袢会出现钠重吸收"反跳"，即钠重吸收显著增强，致"利尿后钠潴留"，减低利尿效果[78-80]。为克服这一问题，现在主张将袢利尿剂溶解至葡萄糖液中，用输液泵持续缓慢泵注，不过为使髓袢中的利尿药浓度能较快达到利尿阈值，泵注前仍应给一次负荷量。以呋塞米为例，首先从小壶一次性滴入20 ~ 40mg，然后将余量溶于葡萄糖液中用泵输注，速度为5 ~ 40mg/h（为尽快利尿改善心功能，开始浓度可偏高，而后渐降低），头6小时用量一般不超过80mg，全天总量不超过200mg[81]。

（二）袢利尿剂的最大用量

袢利尿剂的剂量-效应曲线呈S形，因此存在一个最大用量，超过此量不但不能获得更大利尿效应，反而可能出现毒副作用。研究表明，正常人单次静脉给予呋塞米40mg即能达到最大效应，4小时内排钠200 ~ 250mmol及利尿3 ~ 4L，超过此量利尿效果不再增强。AHF时，袢利尿剂的剂量-效应曲线右移，需要增加药量才能发挥利尿作用，此时静脉呋塞米的最大用量可增至160 ~ 200mg/d，但是仍不宜超过此量[78]。其他袢利尿剂的最大药量可按等效剂量类推。

（三）利尿药物的联合应用

现在提倡袢利尿剂与作用于远端肾单位的口服利尿药联合应用，后者包括作用于远端肾小管的噻嗪类利尿药如氢氯噻嗪（hydrochlorothiazide）及其相关制剂如美托拉宗（metolazone），以及作用于皮质集合管的保钾利尿药如阿米洛利（amiloride）及螺内酯（spironolactone），在肾功能明显受损时这类药要慎用，以免诱发高钾血症。这是因为长时间地应用袢利尿剂，远端肾小管及集合管对Na^+的重吸收会代偿性地显著增强，导致袢利尿剂效果下降，所以需辅以作用于远端肾单位的药物抑制Na^+重吸收，来明显增强利尿效果。这些药物的半衰期都较长，一日服药1 ~ 2次即可[78-81]。

近年，一些新型利尿药也已开始应用于临床，包括：① 抗利尿激素V2受体拮抗剂，如托普伐坦（tolvaptan），能促自由水排泄而利尿[9,26,78,82]。② 腺苷A1受体拮抗剂，如那普茶碱（naxifylline，曾用名BG9719）、罗咯茶碱（rolofylline，曾用名KW3902）及SLV320，他们能阻止肾小管的钠重吸收而利尿[26,78,83-85]。此外，临床上现常将基因重组B型脑利钠肽，如奈西立肽（nesiritide）作为血管扩张药应用于心力衰竭治疗，实际上它也有利尿作用[26,78,80]。临床医师对上述新药均应密切关注。

当然，应用利尿药物进行治疗时，患者一定要严格限制食盐，否则药物即不可能发挥最佳利尿效果。

二、非药物治疗

包括针对高容量负荷的血液净化治疗，针对严重心力衰竭的主动脉内球囊反搏泵治疗，针对呼吸衰竭的呼吸机辅助通气治疗。对治疗无效准备接受心脏外科手术或移植的患者，还能进行临时心肺辅助系统治疗（如体外膜肺氧合器）及心室辅助装置治疗[9]。本文只拟对血液净化治疗作一讨论。

利用血液净化技术进行超滤脱水，对解除AHF患者的高容量负荷十分有效。由于AHF患者血流动力学不稳定，因此在进行治疗时应选择对血流动力学影响小的血液净化模式，这很重要。临床上常用：① 缓慢持续性超滤（SCUF）：能有效清除体内过多水分，减轻高容量负荷。② 持续性低效透析（SLED）：能有效清除体内过多水分，并能清除小分子尿毒症毒素及矫正电解质紊乱。③ 持续静-静脉血液滤过（CVVH）或持续静-静脉血液透析滤过（CVVHDF）：能有效清除体内过多水分，并能清除尿毒症毒素，尤其是中、大分子（分子量12 ~ 20kDa）毒素，且矫正电解质紊乱。对于已出现肾功能损害的患者应用CVVHDF比用CVVH更妥，因为前者还能比后者更有效地清除低分子毒素[80,86-88]。另外，也可以应用腹膜透析（PD），它特别适用于原有慢性肾功能不全估计今后需要长期维持透析的患者，PD虽也能超滤脱水及清除代谢废物，但是这些作用在很大程度上会受腹膜功能影响，为此有时难以有效控制脱水量[89,90]。总之，血液净化模式的选择，需要根据医院设备、患者肾功能及经济情况来决定。

血液净化超滤脱水与利尿剂治疗不同，它具有许多优点（表20-1-5-1）。超滤脱水不但能增进心、肾功能，而且治疗后利尿剂抵抗也常能改善，使患者对利尿剂重新出现效应，而可重新应用[91]。

表 20-1-5-1 超滤脱水治疗与袢利尿剂治疗的优缺点比较[91]

袢利尿剂治疗的局限性	超滤脱水治疗的优点
排出低渗尿液	移出等渗血浆水分
利尿剂抵抗：缺乏用量指南	能精确控制液体移出速率及量
电解质紊乱	对血浆电解质浓度无影响
减少肾小球滤过率	改善肾小球滤过率
直接激活神经激素	不直接激活神经激素
其他副作用：光过敏，皮疹，听力减退，骨量丢失	

尽管理论上超滤脱水比利尿剂治疗具有明显优势，但是近十余年来完成的几个前瞻随机对照临床试验，结果却并非一致。2005年发表的RAPID-CHF多中心研究共纳入40例AHF患者，超滤组（单次超滤，超滤中位时间8小时，超滤除水率402ml/h）及利尿剂组（静脉袢利尿剂治疗）各20例。24小时统计，两组清除液体分别为4 650ml和2 838ml（P=0.001），体重减轻分别为2.56kg及1.86kg（P=0.240），患者对超滤治疗能很好耐受[92]。2007年发表的UNLOAD多中心研究共纳入200例AHF患者，超滤组（超滤时间12.3小时 ± 12小时，超滤除水率241ml/h）及利尿剂组（静脉袢利尿剂治疗）各100例。48小时统计，两组的液体清除量分别为（4.6 ± 2.6）L及（3.3 ± 2.6）L（P=0.001），体重减轻分别为（5.0 ± 3.1）kg及（3.1 ± 3.5）kg（P=0.001），超滤组优于利尿剂组；90天时统计，心衰再住院率、患者再住院天数及门、急诊就诊率超滤组均优于利尿剂组（P<0.05或P<0.01），而两组间SCr的变化无差异（P>0.05）[93]。2011年发表的ULTRADISCO单中心研究纳入了30例AHF患者，超滤组（超滤中位时间46小时，超滤除水率100ml/h或200ml/h）及利尿剂组（静脉呋塞米治疗）各15例。治疗结束后36小时统计，超滤组在液体清除、体重下降、血清NT-proBNP及醛固酮水平降低、血流动力学指数改善及NYHA心力衰竭分级改善上，均显著优于利尿剂组（P<0.05或P<0.01），而两组间SCr值无差异（P>0.05）[94]。上述3个临床研究均显示，超滤治疗在减轻高容量负荷及改善AHF病情上，疗效确比利尿剂治疗优越，而两种治疗对肾功能的影响并无差异。

可是，近年完成的另外两个前瞻随机对照试验的结果却并不满意。2012年发表的CARRESS-HF多中心研究共纳入188例AHF合并近期肾功能恶化的患者，超滤组（超滤中位时间40小时，超滤除水率200ml/h，SCr中位数184.8μmol/L）及利尿剂组（静脉袢利尿剂治疗，SCr中位数168.0μmol/L）各94例。96小时统计，两组患者在体重减轻方面相似（P>0.05），可是超滤组SCr上升（+20.3 ± 61.9μmol/L），而利尿剂组下降[（−3.5 ± 46.9）μmol/L]，两组间差异呈现显著性（P=0.002）。追踪观察60天时，两组SCr均较基线水平下降，但利尿剂组下降较超滤组显著（P=0.003）；两组患者在再住院率及死亡率上并无显著差异（P>0.05），但是在严重不良事件上超滤组却显著多于利尿剂组（P=0.03）[95]。2016年发表的AVOID-HF多中心研究共纳入224例AHF患者，其中超滤组[超滤时间80小时 ± 53小时，超滤除水率（138 ± 47）ml/h]110例，利尿剂组（静脉袢利尿剂治疗）114例。住院期间液体移除总量及净液体丢失量超滤组均显著多于利尿剂组（前者18.7L vs 14.0L，P=0.015；后者12.9L vs 8.9L，P=0.006），但是体重下降两组并无显著差异（P>0.05）。出院后30天时，在因心力衰竭或心血管事件再住院的患者人数及住院天数上，超滤组均优于利尿剂组（P<0.05）。但是到90天时，两组间上述差异已无统计学意义（P>0.05），且两组肾功能及死亡率也相似（P>0.05），而与治疗相关的严重不良事件超滤组却比利尿剂组显著多（P=0.026）[96]。这两个临床研究均显示，在治疗后60天或90天时，超滤组与利尿剂组在心力衰竭再住院率和死亡率上并无显著差别，而超滤组却出现了较多严重不良事件。CARRESS-HF研究甚至显示，治疗后

36小时及60天时，在对肾功能的影响上利尿剂组优于超滤组。

对于出现上述矛盾结果的原因，许多学者都作了分析，各抒己见，意见纷纭。的确，影响心力衰竭超滤治疗疗效的因素很多，但是笔者认为如下两点可能最为关键，现作一讨论。

（一）血液净化治疗的开始时间

心力衰竭患者应该在何种情况下开始血液净化治疗？这不但在不同随机对照试验中存在着差异[92-96]，而且在各国制定的心衰治疗指南里观点也不全相同；不但较早期的各国指南（如2007年加拿大共识，2008年欧洲指南及2009年美国指南）存在不同观点[97-100]，而且近期发表的一些指南差别也很大[101,102]。例如，2013年美国发表的“心力衰竭治疗指南”推荐下列情况应考虑超滤治疗：① 容量显著超负荷（用超滤脱水来缓解淤血症状及减轻液体潴留）；② 药物治疗无效的顽固性心力衰竭[101]；而2014年我国发表的“心力衰竭诊断和治疗指南”提出血液净化治疗的适应证为：① 高容量负荷且利尿剂抵抗；② 肾功能进行性减退，SCr>500μmol/L[102]。

对心力衰竭患者实施血液净化的时机，的确仍需继续探讨[86,100,103]。从预防心力衰竭患者出现AKI的角度看，血液净化治疗应尽早开始，譬如有学者主张不必等利尿剂治疗无效，只要容量超负荷显著，即可实施超滤脱水来改善心衰症状，预防AKI发生[88,92,93,101]。但是，血液净化治疗费用高，需要建立血管通路，并可能出现通路及操作并发症等，在临床实践中又限制了它的早期应用[88,101]。所以，笔者认为较符合临床实际的实施血液净化治疗的时机为：心力衰竭容量超负荷，且利尿剂治疗抵抗时，或/和出现肾功能恶化，达到AKI诊断标准时（只要达到AKI诊断标准就应尽早开始治疗，无需等待SCr升至多高）。

（二）血液净化治疗剂量

掌握好超滤脱水的量及速度是保证治疗成功的另一关键。若脱水不够，高容量负荷及心力衰竭不能有效缓解；而脱水过度，又将导致或加重肾缺血及肾损害，必须在这两者间寻获平衡。

首先，在超滤治疗前，应根据患者心衰前后的体重变化，估算一下患者的体液超负荷量，当用超滤移除超负荷量体液的50% ~ 60%时，一般不会诱发血流动力学不稳定及肾功能损害[88,103]。

此外，在超滤脱水过程中，一定要实时监测患者血容量及总体液量变化。除了仔细记录患者出入量和观察症状及体征（包括体重、心率及血压）外，还常需进行如下检查：① 血细胞比容（Hct）：能反映体内血容量状态。提倡用在线Hct监测，如果血细胞比容上升超过了设定阈值（一般为3% ~ 7%，需要个体化地设定），机器即会报警，就应减少或停止超滤脱水，以免低血容量及低血压发生[86,103]。② 中心静脉压（CVP）：能很好地反映血容量状态。但这是有创性检查，仅适用于有选择的病例[88]。③ 脉冲染料光密度（pulse dye densitometry，PDD）检测：从外周或中心静脉注射染料吲哚菁绿，而后用染料光密度图分析仪检测血容量[104,105]。④ 生物电阻抗矢量分析（bioelectrical impedance vectorial analysis，BIVA）：这是检测体内总体液量，将它与上述血容量的检查联合应用，即能更精确地决定超滤脱水量[103,106]。⑤ 其他：超声测量下腔静脉直径（inferior vena cava diameter，IVCD）和下腔静脉塌陷指数（inferior vena cava collapsibility index，IVCCI）[103,107]，以及用胸部X线片动态观察心脏大小和肺淤血/肺水肿情况[88]，也都能帮助了解体内血容量状态。

在观察体内血容量及总体液量变化的同时，还应密切观察心及肾功能状态，了解心功能有否改善及肾功能有否损伤，从而及时调节脱水治疗方案。① 心功能：常检测血清BNP或NT-proBNP浓度，尽管肾功能受损时他们的血浓度会升高[44-48,50,103]，但是动态监测仍能很好地反映心功能变化。② 肾功能：除检测肾小球功能如GFR等外，还应检测能敏感反映早期肾功能损害的血及尿生物标记物[44-53,103]（参见第三节内容）。

从病理生理的角度上讲，只有超滤除水率（fluid removal rate）与血浆再充盈率（plasma refill rate，PRR，指组织间液渗入毛细血管腔的最大速率）呈动态平衡时，才能有效降低容量超负荷和清除组织间积液，而又不至于导致低血容量及器官灌注不良[86-88,108-112]。PRR无法直接测量，但是可以间接估算[109-111]。已有学者对血液透析时的PRR进行了估算：1970年Kim等[109]报道，血透开始后第1小时PRR为380ml/h，其后4小时平均为487ml/h；1981年Chaignon等[110]报道，血透5小时的平均PRR

为330ml/h；2015年Pietribiasi等[111]报道，短时（3.5小时）血透的PRR为（343 ± 143）ml/h，而长时（4.5小时）血透为（444 ± 156）ml/h。为此，Agar[112]将血透患者的PRR范围归纳为5 ～ 6ml/（kg・h）。在临床上制定血液净化脱水治疗方案时，上述数据具有重要参考价值，即超滤除水率不应超过上述PRR范围，否则即可能出现低血容量及低血压[112]。在已发表的临床试验中，有的超滤除水率可以达到500ml/h[92,113]，有的甚至可以达到1 000ml/h[113]，这显然欠妥。2016年国内发表的《心力衰竭超滤治疗建议》[88]建议将超滤除水率设为200 ～ 300ml/h，治疗初为200ml/h，这较为合理。笔者应用CRRT治疗急性CRS患者时，常用的除水速度为50 ～ 250ml/h，治疗初为50 ～ 100ml/h[114]，缓慢持续脱水对原有慢性心衰或/和慢性肾脏病的老年患者尤为重要。

另外，还需知道，临床上许多因素都可能影响PRR，例如体重、性别、血浆白蛋白水平（如血浆白蛋白降低能致使血浆胶体渗透压降低而改变PRR）、血流状态（如静脉淤血可致静水压升高而改变PRR）及毛细血管壁通透性（如炎症可能致其通透性增高而改变PRR）等[108,112]，所以在具体制定血液净化脱水治疗方案时，还需考虑上述因素，进行个体化的调整。

总之，急性CRS发病率高，预后不良，应该引起临床医师充分重视。今后，在继续深入研究其病理生理机制的基础上，及时合理地进行药物治疗或/和血液净化治疗，以提高患者存活率，是摆在心、肾两科医师面前的一项迫切任务。

（程　虹　谌贻璞）

参考文献

1. LAJOIE G, LASZIK Z, NADASDY T, et al. The renal-cardiac connection: renal parenchymal alterations in patients with heart disease. Semin Nephrol, 1994, 14(5):441-463.
2. MAHAPATRA HS, LALMALSAWMA R, SINGH NP, et al. Cardiorenal syndrome. Iran J Kidney Dis, 2009, 3(2):61-70.
3. National Heart, Lung, and Blood Institute: NHLBI Working Group. Cardio-renal connections in heart failure and cardiovascular disease. 2004.
4. 谌贻璞 . 心肾综合征：概念、分类与思考 . 中华内科杂志 , 2010, 49(7)：553-554.
5. HEYWOOD JT. The cardiorenal syndrome: lessons from the ADHERE database and treatment options. Heart Fail Rev, 2004, 9(3):195-201.
6. BONGARTZ LG, CRAMER MJ, DOEVENDANS PA, et al. The severe cardiorenal syndrome: 'Guyton revisited'. Eur Heart J, 2005, 26(1):11-17.
7. RONCO C, HAAPIO M, HOUSE AA, et al. Cardiorenal syndrome. J Am Coll Cardiol, 2008, 52(19):1527-1539.
8. RONCO C, HOUSE AA, HAAPIO M. Cardiorenal and renocardiac syndromes: the need for a comprehensive classification and consensus. Nat Clin Pract Nephrol, 2008, 4(6):310-311.
9. RONCO C, MCCULLOUGH P, ANKER SD, et al. Cardio-renal syndromes: report from the consensus conference of the acute dialysis quality initiative. Eur Heart J, 2010, 31(6):703-711.
10. RONCO C, CRUZ DN, RONCO F. Cardiorenal syndromes. Curr Opin Crit Care, 2009, 15(5):384-391.
11. ISMAIL Y, KASMIKHA Z, GREEN HL, et al. Cardio-renal syndrome type 1: epidemiology, pathophysiology, and treatment. Semin Nephrol, 2012, 32(1):18-25.
12. 上海市肾脏病心血管并发症调查协作组 . 上海地区慢性肾功能衰竭患者心血管并发症的调查 . 中华肾脏病杂志 , 2001, 14(2)：91-94.
13. 侯凡凡，马志刚，梅长林，等 . 中国五省市自治区慢性肾脏病患者心血管疾病的患病率调查 . 中华医学杂志 , 2005, 85(7)：458-463.
14. HOUSE AA. Cardio-renal syndrome type 4: epidemiology, pathophysiology and treatment. Semin Nephrol,

2012, 32(1):40-48.

15. BAGSHAW SM, CRUZ DN, ASPROMONTE N, et al. Epidemiology of cardio-renal syndromes: workgroup statements from the 7th ADQI consensus conference. Nephrol Dial Transplant, 2010, 25(5):1406-1416.
16. CRUZ DN, BAGSHAW SM. Heart-kidney interaction: epidemiology of cardiorenal syndromes. Int J Nephrol, 2011:351291.
17. WANG YN, CHENG H, YUE T, et al. Derivation and validation of a prediction score for acute kidney injury in patients hospitalized with acute heart failure in a Chinese cohort. Nephrology (Carlton), 2013, 18(7):489-496.
18. 越桐,王银娜,程虹,等．急性心肌梗病例急性肾损伤危险因素分析及预警评分研究．中国实用内科杂志，2013, 33(5):377-380.
19. MARENZI G, ASSANELLI E, CAMPODONICO J, et al. Acute kidney injury in ST-segment elevation acute myocardial infarction complicated by cardiogenic shock at admission. Crit Care Med, 2010, 38(2):438-444.
20. 叶楠,张燕,程虹,等．成人心外科手术后急性肾损伤的评分预警系统创建．中国胸心血管外科临床杂志，2013, 20(4):396-401.
21. MORABITO S, PISTOLESI V, BENEDETTI G, et al. Incidence of contrast-induced acute kidney injury associated with diagnostic or interventional coronary angiography. J Nephrol, 2012, 25(6):1098-1107.
22. GAO YM, LI D, CHENG H, et al. Derivation and validation of a risk score for contrast-induced nephropathy after cardiac catheterization in Chinese patients. Clin Exp Nephrol, 2014, 18(6):892-898.
23. 王银娜,谌贻璞．1 型心肾综合征的发病机制及肾内科治疗．中华保健医学杂志，2011, 13(8):277-280.
24. BOCK JS, GOTTLIEB SS. Cardiorenal syndrome: new perspectives. Circulation, 2010, 121(23):2592-2600.
25. SHAH BN, GREAVES K. The cardiorenal syndrome: a review. Int J Nephrol, 2011, 920195.
26. VISWANATHAN G, GILBERT S. The cardiorenal syndrome: making the connection. Int J Nephrol, 2011, 283137.
27. SHRESTHA K, TANG WH. Cardiorenal syndrome: diagnosis, treatment, and clinical outcomes. Curr Heart Fail Rep, 2010, 7(4):167-174
28. NIJST P, MULLENS W. The acute cardiorenal syndrome: burden and mechanisms of disease. Curr Heart Fail Rep, 2014, 11(4):453-462.
29. HAASE M, MÜLLER C, DAMMAN K, et al. Pathogenesis of cardiorenal syndrome type 1 in acute decompensated heart failure: workgroup statements from the eleventh consensus conference of the Acute Dialysis Quality Initiative (ADQI). Contrib Nephrol, 2013, 182:99-116.
30. MCCULLOUGH PA, KELLUM JA, HAASE M, et al. Pathophysiology of the cardiorenal syndromes: executive summary from the Eleventh Consensus Conference of the Acute Dialysis Quality Initiative (ADQI). Blood Purif, 2014, 37(Suppl 2):2-13.
31. RONCO C, DI LULLO L. Cardiorenal syndrome. Heart Fail Clin, 2014, 10(2):251-280.
32. VIRZÌ GM, CLEMENTI A, BROCCA A, et al. The hemodynamic and nonhemodynamic crosstalk in cardiorenal syndrome type 1. Cardiorenal Med, 2014, 4(2):103-112.
33. HANNA EB, HANNA DESCHAMPS E. Acute heart failure: acute cardiorenal syndrome and role of aggressive decongestion. Clin Cardiol, 2014, 37(12):773-778.
34. MULLENS W, ABRAHAMS Z, FRANCIS GS, et al. Importance of venous congestion for worsening of renal function in advanced decompensated heart failure. J Am Coll Cardiol, 2009, 53(7):589-596.
35. MOHMAND H, GOLDFARB S. Renal dysfunction associated with intra-abdominal hypertension and the abdominal compartment syndrome. J Am Soc Nephrol, 2011, 22(4):615-621.
36. MULLENS W, ABRAHAMS Z, SKOURI HN, et al. Elevated intra-abdominal pressure in acute decompensated heart failure: a potential contributor to worsening renal function? J Am Coll Cardiol, 2008, 51(3): 300-306.
37. VALIKA AA, COSTANZO MR. The acute cardiorenal syndrome type I: considerations on physiology, epidemiology, and therapy. Curr Heart Fail Rep, 2014, 11(4):382-392.
38. KAZORY A, ELKAYAM U. Cardiorenal interactions in acute decompensated heart failure: contemporary concepts facing emerging controversies. J Card Fail, 2014, 20(12):1004-1011.
39. RONCO C, CICOIRA M, MCCULLOUGH PA. Cardiorenal syndrome type 1: pathophysiological crosstalk

leading to combined heart and kidney dysfunction in the setting of acutely decompensated heart failure. J Am Coll Cardiol, 2012, 60(12):1031-1042.
40. LIU PP. Cardiorenal syndrome in heart failure: a cardiologist's perspective. Can J Cardiol, 2008, 24 (Suppl B):25B-29B.
41. COWIE MR, KOMAJDA M, MURRAY-THOMAS T, et al. POSH Investigators. Prevalence and impact of worsening renal function in patients hospitalized with decompensated heart failure: results of the prospective outcomes study in hear failure (POSH). Eur Heart J, 2006, 27: 1216-1222.
42. LOGEART D, TABET J, HITTINGER L, et al. Transient worsening of renal function during hospitalization for acute heart failure alters outcome. Int J Cardiol, 2008, 127:228-232.
43. RASTOGI A, FONAROW GC. The cardiorenal connection in heart failure. Curr Cardiol Rep, 2008, 10:190-197.
44. 王银娜，谌贻璞．I 型心肾综合征的诊断标准及心肾损害的生物标志物．诊断学理论与实践，2011, 10(3): 192-194.
45. SONI SS, FAHUAN Y, RON, et al. Cardiorenal syndrome: biomarkers linking kidney damage with heart failure. Biomark Med, 2009, 3(5):549-560.
46. IWANAGA Y, MIYAZAKI S. Heart failure, chronic kidney disease, and biomarkers–An integrated viewpoint. Circ J, 2010, 74(7):1274-1282.
47. MAISEL AS, KATZ N, HILLEGE HL, et al. Biomarkers in kidney and heart disease. Nephrol Dial Transplant, 2011, 26(1):62-74.
48. LEE SR, JEONG KH. Novel biomarkers for cardio-renal syndrome. Electrolyte Blood Press, 2012, 10(1):12-17.
49. BRISCO MA, TESTANI JM. Novel renal biomarkers to assess cardiorenal syndrome. Curr Heart Fail Rep, 2014, 11(4):485-499.
50. PALAZZUOLI A, RUOCCO G, PELLEGRINI M, et al. Patients with cardiorenal syndrome revealed increased neurohormonal activity, tubular and myocardial damage compared to heart failure patients with preserved renal function. Cardiorenal Med, 2014, 4(3-4):257-268.
51. PALAZZUOLI A, MCCULLOUGH PA, RONCO C, et al. Kidney disease in heart failure: the importance of novel biomarkers for type 1 cardio-renal syndrome detection. Intern Emerg Med, 2015, 10(5):543-554.
52. CRUZ DN, GOH CY, HAASE-FIELITZ A, et al. Early biomarkers of renal injury. Congest Heart Fail, 2010, 16(Suppl 1):S25-S31.
53. YANG X, CHEN C, TIAN J, et al. Urinary angiotensinogen level predicts AKI in acute decompensated heart failure: a prospective, two-stage study. J Am Soc Nephrol, 2015, 26(8):2032-2041.
54. SIEW ED, WARE LB, IKIZLER TA. Biological markers of acute kidney injury. J Am Soc Nephrol, 2011, 22: 810-820.
55. VANDENBERGHE W, GEVAERT S, KELLUM JA, et al. Acute kidney injury in cardiorenal syndrome type 1 patients: a systematic review and meta-analysis. Cardiorenal Med, 2016, 6(2):116-128.
56. BELLOMO R, RONCO C, KELLUM JA, et al. Acute renal failure-definition, outcome measures, animal models, fluid therapy and information technology needs: the Second International Consensus Conference of the Acute Dialysis Quality Initiative (ADQI) Group. Crit Care, 2004, 8(4):R204-R212.
57. MEHTA RL, KELLUM JA, SHAH SV, et al. Acute Kidney Injury Network: report of an initiative to improve outcomes in acute kidney injury. Crit Care, 2007, 11(2): R31.
58. Kidney Disease: Improving Global Outcomes (KDIGO) Acute Kidney Injury Work Group. KDIGO Clinical practice guideline for acute kidney injury. Kidney Int Suppl, 2012, 2:1-138.
59. FORMAN DE, BUTLER J, WANG Y, et al. Incidence, predictors at admission, and impact of worsening renal function among patients hospitalized with heart failure. J Am Coll Cardiol, 2004, 43(1):61-67.
60. BREIDTHARDT T, SOCRATES T, NOVEANU M, et al. Effect and clinical prediction of worsening renal function in acute decompensated heart failure. Am J Cardiol, 2011, 107(5): 730-735.
61. QUEIROZ RE, DE OLIVEIRA LS, DE ALBUQUERQUE CA, et al. Acute kidney injury risk in patients with

ST-segment elevation myocardial infarction at presentation to the ED. Am J Emerg Med, 2012, 30(9): 1921-1927.

62. THAKAR CV, ARRIGAIN S, WORLEY S, et al. A clinical score to predict acute renal failure after cardiac surgery. J Am Soc Nephrol, 2005, 16(1):162-168.

63. MEHTA RH, GRAB JD, O'BRIEN SM, et al. Bedside tool for predicting the risk of postoperative dialysis in patients undergoing cardiac surgery. Circulation, 2006, 114(21):2208-2216.

64. WIJEYSUNDERA DN, KARKOUTI K, DUPUIS JY, et al. Derivation and validation of a simplified predictive index for renal replacement therapy after cardiac surgery. JAMA, 2007, 297:1801-1809.

65. PALOMBA H, DE CASTRO I, NETO AL, et al. Acute kidney injury prediction following elective cardiac surgery: AKICS Score. Kidney Int, 2007, 72:624-631.

66. HAREL Z, CHAN CT. Predicting and preventing acute kidney injury after cardiac surgery. Curr Opin Nephrol Hypertens, 2008, 17(6):624-628.

67. MEHRAN R, AYMONG ED, NIKOLSKY E, et al. A simple risk score for prediction of contrast-induced nephropathy after percutaneous coronary intervention: development and initial validation. J Am Coll Cardiol, 2004, 44(7):1393-1399.

68. BARTHOLOMEW BA, HARJAI KJ, DUKKIPATI S, et al. Impact of nephropathy after percutaneous coronary intervention and a method for risk stratification. Am J Cardiol, 2004, 93(12):1515-1519.

69. BROWN JR, DEVRIES JT, PIPER WD, et al. Serious renal dysfunction after percutaneous coronary interventions can be predicted. Am Heart J, 2008, 155 (2): 260-266.

70. GHANI AA, TOHAMY KY. Risk score for contrast induced nephropathy following percutaneous coronary intervention. Saudi J Kidney Dis Transpl, 2009, 20(2):240-245.

71. MAIOLI M, TOSO A, GALLOPIN M, et al. Preprocedural score for risk of contrast-induced nephropathy in elective coronary angiography and intervention. J Cardiovasc Med (Hagerstown), 2010, 11(6):444-449.

72. TZIAKAS D, CHALIKIAS G, STACOS D, et al. Development of an easily applicable risk score model for contrast-induced nephropathy prediction after percutaneous coronary intervention: a novel approach tailored to current practice. Int J Cardiol, 2013, 163(1):46-55.

73. 程虹，谌贻璞．急性心肾综合征的预警评分：我国的队列研究．临床肾脏病杂志，2015, 15(3)：132-136.

74. CHENG H, CHEN YP. Clinical prediction scores for type 1 cardiorenal syndrome derived and validated in Chinese cohorts. Cardiorenal Med, 2015, 5:12-19.

75. 黎莉，李永霞，陈文莉．急性心肾综合征预警评分系统在临床运用中的价值初探．临床肾脏病杂志，2015, 15(7)：410-413.

76. LIU YH, LIU Y, ZHOU YL, et al. Comparison of different risk scores for predicting contrast induced nephropathy and outcomes after primary percutaneous coronary intervention in patients with ST elevation myocardial infarction. Am J Cardiol, 2016, 117(12):1896-1903.

77. SUTHERLAND SM, CHAWLA LS, KANE-GILL SL, et al. Utilizing electronic health records to predict acute kidney injury risk and outcomes: workgroup statements from the 15(th) ADQI Consensus Conference. Can J Kidney Health Dis, 2016, 3:11.

78. GOEBEL JA, VAN BAKEL AB. Rational use of diuretics in acute decompensated heart failure. Curr Heart Fail Rep, 2008, 5(3):153-162.

79. SARAFIDIS PA, GEORGIANOS PI, LASARIDIS AN. Diuretics in clinical practice. Part I: mechanisms of action, pharmacological effects and clinical indications of diuretic compounds. Expert Opin Drug Saf, 2010, 9(2):243-257.

80. LIANG KV, WILLIAMS AW, GREENE EL, et al. Acute decompensated heart failure and the cardiorenal syndrome. Crit Care Med, 2008, 36(1 Suppl):S75-88.

81. 中华医学会心脏病学分会，中华心血管病杂志编辑委员会．急性心力衰竭诊断及治疗指南．中华心血管病杂志，2010, 38(3)：195-208.

82. MATSUE Y, SUZUKI M, SEYA M, et al. Tolvaptan reduces the risk of worsening renal function in patients with acute decompensated heart failure in high-risk population. J Cardiol, 2013, 61(2):169-174.

83. GIVERTZ MM, MASSIE BM, FIELDS TK, et al. The effects of KW-3902, an adenosine A1-receptor antagonist, on diuresis and renal function in patients with acute decompensated heart failure and renal impairment or diuretic resistance. J Am Coll Cardiol, 2007, 50(16):1551-156.
84. DOHADWALA MM, GIVERTZ MM. Role of adenosine antagonism in the cardiorenal syndrome. Cardiovasc Ther, 2008, 26(4):276-286.
85. MITROVIC V, SEFEROVIC P, DODIC S, et al. Cardio-renal effects of the A1 adenosine receptor antagonist SLV320 in patients with heart failure. Circ Heart Fail, 2009, 2(6): 523-531.
86. UDANI SM, MURRAY PT. The use of renal replacement therapy in acute decompensated heart failure. Semin Dial, 2009, 22: 173-179.
87. FLESSNER MF, ZSOM L, JUNCOS L. Ultrafiltration versus diuretics in congestive heart failure. Am J Med Sci, 2010, 340(1):38-41.
88. 心力衰竭超滤治疗专家组．心力衰竭超滤治疗建议．中华心血管杂志，2016, 44(6):477-482.
89. WAŃKOWICZ Z, PRÓCHNICKA A, OLSZOWSKA A, et al. Extracorporeal versus peritoneal ultrafiltration in diuretic-resistant congestive heart failure–a review. Med Sci Monit, 2011, 17(12):RA271-R281.
90. KHALIFEH N, VYCHYTIL A, HORL WH. The role of peritoneal dialysis in the management of treatment-resistant congestive heart failure: A European perspective. Kidney Int Suppl, 2006, 103:S72-S75.
91. BART BA. Treatment of congestion in congestive heart failure: ultrafiltration is the only rational initial treatment of volume overload in decompensated heart failure. Circ Heart Fail, 2009, 2:499-504.
92. BART BA, BOYLE A, BANK AJ, et al. Ultrafiltration versus usual care for hospitalized patients with heart failure: the relief for acutely fluid-overloaded patients with decompensated congestive heart failure (RAPID-CHF) trial. J Am Coll Cardiol, 2005, 46: 2043-2046.
93. COSTANZO MR, GUGLIN ME, SALTZBERG MT, et al. Ultrafiltration versus intravenous diuretics for patients hospitalized for acute decompensated heart failure. J Am Coll Cardiol, 2007, 49(6):675-683.
94. GIGLIOLI C, LANDI D, CECCHI E, et al. Effects of ULTRAfiltration vs. DIureticS on clinical, biohumoral and haemodynamic variables in patients with decompensated heart failure: the ULTRADISCO study. Eur J Heart Fail, 2011, 13(3):337-346.
95. BART BA, GOLDSMITH SR, LEE KL, et al. Ultrafiltration in decompensated heart failure with cardiorenal syndrome. N Engl J Med, 2012, 367(24):2296-2304.
96. COSTANZO MR, NEGOIANU D, JASKI BE, et al. Aquapheresis versus intravenous diuretics and hospitalizations for Hheart failure. JACC Heart Fail, 2016, 4(2):95-105.
97. ARNOLD JM, HOWLETT JG, DORIAN P, et al. Canadian Cardiovascular Society Consensus Conference recommendations on heart failure update 2007: Prevention, management during intercurrent illness or acute decompensation, and use of biomarkers. Can J Cardiol, 2007, 23(1):21-45.
98. DICKSTEIN K, COHEN-SOLAL A, FILIPPATOS G, et al. ESC Guidelines for the diagnosis and treatment of acute and chronic heart failure 2008: the Task Force for the Diagnosis and Treatment of Acute and Chronic Heart Failure 2008 of the European Society of Cardiology. Developed in collaboration with the Heart Failure Association of the ESC (HFA) and endorsed by the European Society of Intensive Care Medicine (ESICM). Eur Heart J, 2008, 29(19):2388-2442.
99. HUNT SA, ABRAHAM WT, CHIN MH, et al. 2009 Focused update incorporated into the ACC/AHA 2005 Guidelines for the Diagnosis and Management of Heart Failure in Adults. A Report of the American College of Cardiology Foundation/American Heart Association Task Force on Practice Guidelines Developed in Collaboration With the International Society for Heart and Lung Transplantation. J Am Coll Cardiol, 2009, 53(15):e1-e90.
100. KAZORY A. Need for a unified decision-making tool for ultrafiltration therapy in heart failure; call for action. Am Heart J, 2010, 159(4):505-507.
101. Writing committee members, Yancy CW, Jessup M, et al. 2013 ACCF/AHA guideline for the management of heart failure: a report of the American College of Cardiology Foundation/American Heart Association Task Force on practice guidelines. Circulation, 2013, 128(16):e240-e327.

102. 中华医学会心血管病分会,中华心血管病杂志编辑部. 中国心力衰竭诊断和治疗指南 2014. 中华心血管杂志, 2014, 42(2):98-121.

103. COSTANZO MR, COZZOLINO M, ASPROMONTE N, et al. Extracorporeal ultrafiltration in heart failure and cardio-renal syndromes. Semin Nephrol, 2012, 32(1):100-111.

104. GOY RW, CHIU JW, LOO CC. Pulse dye densitometry: a novel bedside monitor of circulating blood volume. Ann Acad Med Singapore, 2001, 30(2):192-198.

105. HARUNA M, KUMON K, YAHAGI N, et al. Blood volume measurement at the bedside using ICG pulse spectrophotometry. Anesthesiology, 1998, 89(6):1322-1328.

106. VALLE R, ASPROMONTE N, MILANI L, et al. Optimizing fluid management in patients with acute decompensated heartfailure (ADHF): the emerging role of combined measurement of body hydration status and brain natriuretic peptide (BNP) levels. Heart Fail Rev, 2011, 16(6):519-529.

107. GUIOTTO G, MASARONE M, PALADINO F, et al. Inferior vena cava collapsibility to guide fluid removal in slow continuousultrafiltration: a pilot study. Intensive Care Med, 2010, 36(4):692-696.

108. BOYLE A, SOBOTKA PA. Redefining the therapeutic objective in decompensated heart failure: hemoconcentration as a surrogate for plasma refill rate. J Card Fail, 2006, 12(4):247-249.

109. KIM KE, NEFF M, COHEN B, et al. Blood volume changes and hypotension during hemodialysis. Trans Am Soc Artif Intern Organs, 1970, 16:508-514.

110. CHAIGNON M, CHEN WT, TARAZI RC, et al. Effect of hemodialysis on blood volume distribution and cardiac output. Hypertension, 1981, 3(3):327-332.

111. PIETRIBIASI M, KATZARSKI K, GALACH M, et al. Kinetics of plasma refilling during hemodialysis sessions with different initial fluid status. ASAIO J, 2015, 61(3): 350-356.

112. AGAR JW. Personal viewpoint: Limiting maximum ultrafiltration rate as a potential new measure of dialysis adequacy. Hemodial Int, 2016, 20(1):15-21.

113. LIANG KV, HINIKER AR, WILLIAMS AW, et al. Use of a novel ultrafiltration device as a treatment strategy for diuretic resistant, refractory heart failure: initial clinical experience in a single center. J Card Fail, 2006, 12(9):707-714.

114. 卞维静,程虹. 连续性肾替代治疗对 1 型心肾综合征预后的影响. 2016 年中国医院协会血液净化中心管理分会年会暨第八届中国血液净化论坛论文汇编. 南京, 2016 :OR-019.

第二章
肝肾综合征

第一节　肝肾综合征的概念及流行病学概况

肝肾综合征（hepatorenal syndrome，HRS）是晚期慢性肝脏病或暴发性肝衰竭引起的功能性急性肾损伤（AKI）[1-4]。HRS的功能性肾损害（或称肾前性肾损害）虽然也由肾缺血引起，但是它与一般的功能性AKI不同，扩充血容量常不能改善其肾功能，治疗疗效差，患者病死率高[1-4]。

HRS的流行病学资料较缺乏。1993年西班牙学者报道，患肝硬化腹水1年，发生HRS的可能性为18%，5年是39%[1,5]。但是，进入20世纪后，HRS的发病率已有下降，这可能与肝病的诊治水平提高相关。2006年西班牙学者的另一篇报道显示，患肝硬化腹水约两年HRS的发生率为7.6%，估计5年发病率也仅约11%[1,6]。而2016丹麦学者报道，在它们的肝硬化住院患者中HRS发病率仅为4.4%[4]。国内尚无类似调查资料发表。

第二节　肝肾综合征的病因及发病机制

一、病因与诱因

HRS常发生于晚期慢性肝病如失代偿期肝硬化及肝癌，同时也能见于重症病毒性肝炎、酒精性肝炎、药物性肝炎及缺血性肝炎导致的暴发性肝衰竭。西方国家报道的HRS多由合并腹水的失代偿肝硬化引起[1-4,7,8]。

虽然HRS可在无诱因情况下发病，但是一些因素更易促其发生，包括：感染，特别是自发性细菌性腹膜炎；大量放腹水而未补充白蛋白扩容；消化道大出血如食管胃底静脉曲张破裂出血，使用能导致肾脏小动脉（包括入球小动脉）收缩的药物如非甾体抗炎药，以及胆道梗阻胆汁淤积等[1-3,8]。Ginès等[5]统计HRS的发病诱因，感染占57%，消化道出血占36%，而放腹水过量占7%。

二、发病机制

HRS的一系列病理生理事件的结果。起始因子是门脉高压及肝衰竭，中心环节是内脏动脉（splanchnic arteria，例如肠系膜动脉等）舒张和有效血容量减少，此后体内缩血管性神经体液介质被激活，致肾动脉收缩及肾血流量减少，诱发HRS。在此过程中，心搏出量减少及炎症反应也参与了HRS发病[1-4,7-10]。

（一）门脉高压及肝衰竭

此时体内舒血管物质如一氧化氮（NO）、一氧化碳、前列环素、内源性阿片类及内源性大麻酚类等物质增多，而肝脏对它们降解减少，同时由于肝硬化门脉侧支循环形成，这些物质还能不经过肝脏降解直接进入体循环，从而造成内脏动脉高度舒张，有效循环容量减少，HRS发病[1,2,4]。

此外，肝硬化时肝内血管阻力增加及肝脏合成白蛋白减少，又能促进腹水形成。液体在腹腔蓄积可导致有效循环容量减少[1]，并能增加腹腔内压，减少肾脏供血[11]，从而导致HRS发生。

（二）内脏动脉高度舒张

上述舒张血管物质能导致内脏动脉、乃至外周动脉（peripheral arteria，例如皮肤及肌肉动脉）舒张，动脉血床扩大，有效血容量减少。在肝硬化的代偿期，内脏动脉舒张尚不严重，能被机体代偿机制代偿，而不出现动脉血压下降。此代偿机制包括增加心脏每分搏出量，及合成分泌缩血管物质（包括肾素-血管紧张素-醛固酮，交感神经介质，血管升压素及内皮素等）增加血管阻力。但是，当肝硬化进展到晚期时，上述代偿机制将失效。首先，心脏常因出现“肝硬化性心肌病”（cirrhotic cardiomyopathy），致心肌收缩力下降，心脏搏出量减少；同时，上述缩血管物质虽仍能收缩皮肤肌肉动脉，但是对高度舒张的内脏动脉此时已完全失去作用。所以，患者出现动脉血压下降，肾脏灌注减少，最后发生HRS[1,4,8-10]。

（三）肾脏血流灌注减少

内脏动脉高度舒张，有效循环容量减少，是导致肾灌注减少的一个重要原因；而体内增多的缩血管物质又能直接作用于肾动脉，致其收缩，使肾灌注进一步减少，上述两方面因素共同促进HRS发生。肝硬化晚期时，体内动脉对这些缩血管物质的反应十分不同，严重舒张的内脏动脉对其无反应，外周皮肤及肌肉动脉对其反应不一，而肾、脑等重要器官的动脉却能在其作用下出现强烈收缩，致成损害[4,8-10]。

此外，在肾脏血流灌注减少及缩血管物质直接作用下，肾脏排钠及清除自由水能力会显著减少，水钠潴留将加重心脏负担，进一步增重腹水，这些因素也都能促进HRS发生[4,8,10]。

（四）炎症反应

炎症参与HRS发病的证据主要来自临床研究。临床观察发现，约1/3肝硬化合并细菌感染的患者会发生HRS，提示感染在HRS发病中具有重要地位[9,12]。另外，临床观察还发现，约1/3 HRS患者具有全身炎症反应综合征（SIRS）却无细菌感染存在，提示非感染性炎症也可能参与HRS致病[9]。

早在20世纪末，细菌移位（指细菌从肠腔穿过肠壁转移到肠系膜淋巴结或其他肠外器官组织）在HRS发病中的作用已备受关注[13,14]。Wiest等[13]通过肝硬化动物模型发现，细菌移位至肠系膜淋巴结后，能刺激炎症介质肿瘤坏死因子-α（TNF-α）产生，TNF-α能提高肠系膜血管内皮细胞的内皮一氧化氮合成酶（eNOS）活性，使NO过量生成，导致内脏动脉舒张。此研究提示，炎症反应也是致使体内舒张血管物质过量产生的因素之一。

实际上，晚期肝硬化常伴随系统性炎症存在，前炎症细胞因子如TNF-α及白介素-6（IL-6）等，不但能刺激体内舒张血管物质产生，造成内脏动脉舒张，而且还能通过直接作用或诱发氧化应激反应损伤细胞功能，致器官损害[4,15]。

第三节　肝肾综合征的疾病分型及临床表现

根据疾病严重程度及进展速度，HRS被分成如下两型。

一、快速进展型HRS（1型HRS）

此型HRS发病前常有明显诱因，以感染最多见，特别是自发性细菌性腹膜炎。肾功能损害进展迅速且严重为本型特点，血清肌酐（SCr）值常在两周内翻一番，达到221μmol/L（2.5mg/dl）水平或更高。随着肾功能恶化，患者常出现严重水、电解质及酸碱平衡紊乱，例如尿量减少，部分患者出现少尿或无尿；呈现高容量性低钠血症（<130mmol/L），及高钾血症。由于HRS是功能性急性肾损害，所以患者尿钠及钠排泄分数降低，尿渗透压及尿渗透压/血浆渗透压比率增高，以此可与急性肾小管坏死鉴别（详见后述）[1,3,4,16-19]。除了上述肾损害表现外，患者原有的低有效血容量及低血压此时仍持续存在，甚至恶化，病情严重者有时还能出现多器官衰竭[17,18]。1型HRS预后很差，若不及时治疗中位存活期常仅2周[1,16,19]。

二、缓慢进展型HRS（2型HRS）

此型发病前常无明显诱因。患者肾功能缓慢进展或相对稳定，SCr值常不超过133 ~ 177μmol/L（1.5 ~ 2.0mg/dl）范围。临床上此型患者的突出问题是对利尿剂抵抗的难治性腹水[1,3,4,16-19]。2型HRS预后比1型好，中位存活期常可达4 ~ 6个月。但是，若有感染等因素叠加时，2型HRS也能转换成1型，预后变坏[4,19]。

现将这两型HRS的鉴别要点列入表20-2-3-1。

表20-2-3-1 肝肾综合征1型及2型的鉴别要点[1,19]

急性进展性HRS（1型）	缓慢进展性HRS（2型）
常被感染等因素诱发。肾功能迅速进行性减退，血清肌酐常在2周内翻一番，达到221μmol/L（2.5mg/dl）以上。临床上主要问题是急性肾损伤。若不及时治疗中位存活期仅2周	发病常无明显诱因。肾功能缓慢进展或相对稳定，血清肌酐常在133 ~ 177μmol/L（1.5 ~ 2.0mg/dl）范围。临床上主要问题是对利尿剂抵抗的难治性腹水。平均中位存活期为4 ~ 6个月

第四节 肝肾综合征的诊断与鉴别诊断

一、诊断及分期

（一）HRS的诊断标准

HRS需用排除法进行诊断，即临床实验室表现符合HRS后，还需排除其他各种肾脏病才能诊断HRS[1,3,8,16-19]。国际腹水俱乐部（International Club of Ascites，ICA）制订和修订了3次HRS诊断标准，即1996年[20]、2007年[3]及2015标准[21]。这是国际上最常用的诊断标准，现列表作一简述（表20-2-4-1）。

对上述HRS的诊断标准，笔者想谈些个人看法及评论：①严重肝衰竭是发生HRS的基础，1996年标准写为“具有严重肝衰竭及门脉高压的慢性或急性肝脏病”，写得很清楚，而其后两个标准却仅写成“肝硬化伴腹水”，这有实质性改变吗？2007年标准在解释修订内容时并没有讲这是修改内容[3]。因此笔者认为这3个诊断标准对肝病的描述并无不同，只不过后二者对临床上最常见的严重肝病-肝硬化腹水作了强调。②HRS本质上是功能性（或称肾前性）AKI，那么尿常规化验结果应该完全正常，即尿蛋白定性阴性，晨尿蛋白/肌酐比率<200mg/g或/和24小时尿蛋白定量<150mg/d，而且离心后尿沉渣显微镜检查红细胞应<3个/高倍视野。不知为何，这3个诊断标准都把尿常规检验的正常值范围放得过宽，这就很容易将ATN等肾实质疾病误判成HRS。③2015年修订的诊断标准，正如作者在文内注明的那样，是针对“HRS-AKI”的诊断标准[21]，即只是1型HRS的诊断标准，并未包括2型HRS诊断内容。

表 20-2-4-1　国际腹水俱乐部制定及修订的肝肾综合征诊断标准

1996 年标准[20]： 主要标准 ● 具有严重肝衰竭及门脉高压的慢性或急性肝脏病 ● 血清肌酐 >133μmol/L（1.5mg/dl）或内生肌酐清除率 <40ml/min ● 无休克、无尚未控制的细菌感染、现在或近期未用过肾毒性药物 ● 无胃肠道液体丢失（反复呕吐或腹泻）或肾脏液体丢失（单纯腹水者体重下降 >500g/d，或腹水伴外周水肿者体重下降 >1000g/d，共数日） ● 经利尿剂治疗及用 1.5L 生理盐水扩容治疗，肾功能并无持续性改善（血清肌酐下降至≤ 133μmol/L，或内生肌酐清除率上升至≥ 40ml/min） ● 尿蛋白量 <500mg/d，且超声检查无尿路梗阻及肾实质性疾病证据 ● 次要标准 ● 尿量 <500ml/d ● 尿钠 <10mmol/L ● 尿渗透压 < 血浆渗透压 ● 尿红细胞数 <50/ 高倍视野 ● 血钠浓度 <130mmol/L
2007 年标准[3]： ● 肝硬化伴腹水 ● 血清肌酐 >133μmol/L（1.5mg/dl） ● 经过至少两天的利尿剂治疗和白蛋白扩容 [推荐剂量为 1g/（kg・d），最多 100g/d] 治疗，肾功能无持续性改善（血清肌酐下降至≤ 133μmol/L） ● 无休克 ● 现在或近期未用过肾毒性药物 ● 无实质性肾脏病证据，如蛋白尿 <500mg/d，微量血尿（尿红细胞 <50/ 高倍视野）或 / 和肾脏超声检查异常
2015 年标准[21]： ● 诊断肝硬化及腹水 ● 依照 ICA-AKI 标准诊断急性肾损伤 ● 停用利尿剂并输注白蛋白（1g/kg・d）扩容连续治疗 2 天无效； ● 无休克 ● 现在或近期未用过肾毒性药物，如非甾体抗炎药、氨基糖苷类抗生素及碘对比剂等 ● 无器质性肾损害迹象，例如： ■ 无蛋白尿（<500mg/d） ■ 无微量血尿（尿红细胞 <50/ 高倍视野） ■ 肾脏超声检查正常

注：ICA-AKI 标准：详见下文及表 20-2-4-2 中叙述

（二）AKI的诊断标准

在诊断1型HRS时，一个非常重要的问题是如何判断AKI？国际上曾有两个重要的AKI诊断标准，即2004年“急性透析质量倡议”（ADQI）制订的急性肾衰竭（ARF）诊断标准（RIFLE标准）[22]，和2007年“急性肾损伤协作组”（AKIN）制定的AKI诊断标准[23]。AKIN是ADIQ机构邀请更多国际重症监护医师及肾内科医师组建的合作网，所以RIFLE/AKIN诊断标准可能更适用于重症监护科及肾内科的常见AKI患者。肝硬化时的AKI诊断很可能有其特殊性，如失代偿肝硬化腹水患者可出现尿量减少，但是肾小球滤过率（GFR）仍相对正常，此时即不能根据尿量减少而诊断AKI[21,24,25]。所以，2012年ADQI推荐沿用RIFLE/AKIN标准诊断HRS时，就取消了其中以尿量作诊断的标准[26]（表20-2-4-2）。此外，2012年“改善全球肾脏病预后”（KDIGO）对RIFLE/AKIN标准又进行了修改，制订出了新的AKI诊断标准[27]；参考KDIGO标准，2015年ICA也制定出了应用于肝硬化患者中的AKI诊断标准（除未用尿量作诊断标准外，其余与KDIGO标准相同）[21]（表20-2-4-2）。显而易见，今天对1型HRS进行诊断时，最具参考价值的诊断标准应该是2015年ICA所订标准[21]。我国尚无自己制定的HRS诊断标准。

表 20-2-4-2 国际组织制订的急性肾损害诊断标准

RIFLE 诊断 ARF 标准（2004）[21,22]	7d 内 SCr 上升≥基线的 1.5 倍，或 GFR 下降 >50%，或尿量 <0.5ml/（kg·h）达 6h
AKIN 诊断 AKI 标准（2007）[23]	48h 内 SCr 上升≥ 26.5μmol/L（0.3mg/dl），或 SCr 上升≥ 50%（≥基线的 1.5 倍），或尿量 <0.5ml/（kg·h）达 6h
KDIGO 诊断 AKI 标准（2012）[27]	48h 内 SCr 上升≥ 26.5μmol/L（0.3mg/dl），或在已知或假定的 7d 内 SCr 上升≥基线的 1.5 倍，或尿量 <0.5ml/（kg·h）达 6h
ADQI 诊断肝硬化合并 AKI 标准（2012）[26]	48h 内 SCr 上升≥ 26.5μmol/L（0.3mg/dl），或 SCr 上升≥ 50%（≥基线的 1.5 倍）。肝肾综合征是一种特殊形式的 AKI
ICA 诊断肝硬化合并 AKI 标准（2015）[21]	48h 内 SCr 上升≥ 26.5μmol/L（0.3mg/dl），或在已知或假定的 7d 内 SCr 上升≥基线的 1.5 倍

注：ARF 急性肾衰竭；AKI 急性肾损害；SCr 血清肌酐；GFR 肾小球滤过率

（三）1型HRS的分期

1 型 HRS 被确诊后，还应根据ICA标准进行疾病分期：Ⅰ期：SCr上升≥26.5μmol/L（0.3mg/dl），或升达基线的1.5至2.0倍；Ⅱ期：SCr升达基线的2.0倍以上至3.0倍；Ⅲ期：SCr上升达基线的3.0倍以上，或SCr急性上升≥26.5μmol/L（0.3mg/dl）且达到>353.6μmol/L，或已开始肾脏替代治疗[21]。

二、鉴别诊断

Garcia-Tsao等[28]统计，用AKIN标准[23]进行诊断，在肝硬化住院患者中约19%患者发生了AKI，其中肾前性占68.4%，肾实质性占31.5%，而肾后性不到1%。在肾前性AKI患者中，66%为容量效应性（扩容治疗有效）AKI，34%为HRS；在肾实质性AKI患者中，绝大多数为ATN。所以，1型HRS最需要与容量效应性肾前性AKI及ATN进行鉴别[4,24,28-30]。对这三种AKI进行鉴别诊断的要点已列入表20-2-4-3。但是，应用这些实验室指标进行鉴别诊断时，血及尿标本必须在应用利尿剂前留取，如果临床上留取标本时做不到这点，检验结果将受利尿剂干扰而完全失去意义。

表 20-2-4-3 肝肾综合征与其他急性肾损害的鉴别诊断要点[8]

鉴别要点	容量效应性肾前性 AKI	肝肾综合征 1 型	急性肾小管坏死
尿钠（mmoL/L）	<10	<10	>30
钠排泄分数	<1	<1	>1
尿 / 血浆渗透压	>1	>1	<1
扩容治疗效应	有效	无效	无效

注：钠排泄分数 = 尿钠 × 血肌酐 ×100%/（血钠 × 尿肌酐）

即使遵照上述诊断及鉴别诊断原则去进行HRS诊断，有时仍难与ATN完全区分。有学者给HRS死亡患者做尸体解剖，发现肾组织呈ATN表现，当然，这可以解释为肾脏缺血时间久后HRS向ATN演变，或在HRS治疗过程药物等因素致成ATN，最初的HRS诊断并未错，不过当时误诊的可能性也不能完全排除[9,16,17]。所以，寻找更多的鉴别诊断手段仍十分必要。近十余年来，许多生物标记物已被应用于ATN的早期诊断，如尿液中性白细胞明胶酶相关脂质运载蛋白（NGAL）、白介素-18（IL-18）、肾脏损伤分子-1（KIM-1）、肝型脂肪酸结合蛋白（L-FABP）、α-谷胱甘肽S-转移酶（αGST）、π-谷胱甘肽S-转移酶（πGST）及toll样受体4（TLR4）等，其中尿NGAL及IL-18在鉴别肝硬化患者HRS与ATN上的意义，已初步获得临床验证[4,9,18,29,30]。今后仍需继续加强研究，以期选择出意义可靠的标记物尽早应用于临床。

第五节 肝肾综合征的治疗与预防

一、治疗

（一）药物治疗

血管收缩药物与白蛋白扩容相结合的治疗，是1型HRS的常规一线治疗[1]，它们能减轻内脏动脉舒张、提高有效循环容量及血压，进而改善肾脏血流灌注，促进肾功能恢复[1,4]。现将有关常用药物作一简述：

1. 血管升压素及其类似物　这类药物作为配体能与血管平滑肌（包括内脏动脉平滑肌）细胞上的V1a受体结合致血管收缩，并能与肾脏集合管上的V2受体结合促自由水回吸收，从而发挥对HRS的治疗效应[1]。

血管升压素（vasopressin）在临床上应用最早，但因其副作用较类似物多，目前已少用[1,31]。在治疗1型HRS上，循证证据最多的药物是血管升压素类似物特利加压素（terlipressin），它与静脉输注白蛋白配合应用治疗疗效肯定[1,4,8,9,31]。另一个血管升压素类似物鸟氨加压素（ornipressin）也曾被应用于治疗，但因其缺血副作用（包括缺血性结肠炎及舌缺血）严重，现已弃用[8,31]。

2. α-肾上腺素能激动剂　去甲肾上腺素（norepinephrine）作为升压药物在临床上已应用了数十年，现在也用其联合血浆白蛋白输注治疗1型HRS，疗效肯定。对比研究显示，在导致HRS缓解及减少病死率上，其疗效均与特利加压素联合血浆白蛋白治疗疗效相似，而副作用较少，费用便宜[1,4,9,31]。

另一个常用的α-肾上腺素能激动剂是口服药物米多君（midodrine）。单用此药治疗HRS疗效不佳，需与奥曲肽（octreotide）及血浆白蛋白联合治疗才能获得良好效果[1,4,8,9,31]。不过，最近的一项对比研究结果显示，在改进肾功能上，此药的上述联合治疗疗效比不上特利加压素联合血浆白蛋白的疗效[4,9,32]。

早期还曾用过多巴胺治疗HRS，但是疗效不肯定，现已不用[8,31]。

3. 生长抑素类似物　奥曲肽是一个生长抑素类似物，它能抑制胰高血糖素，从而拮抗胰高血糖素导致的内脏动脉舒张，并能增加血管收缩[1]。正如前述，在治疗1型HRS时，此药需与米多君及血浆白蛋白联合应用[1,4,8,9,31]。

4. 血浆白蛋白　现已证实，在治疗1型HRS时，单独输注血浆白蛋白的治疗疗效不如与上述缩血管药物联合治疗好，所以现在一般不单独输注[4,8,9]。

上述治疗药物的具体用法已列入表20-2-5-1，可供参考。

表20-2-5-1　治疗肝肾综合征的主要药物用法[1,4,8,9,32]

药物名称	剂量及用法	副作用
特利加压素	0.5 ～ 1mg静脉缓慢注射，每4 ～ 6h一次；如果治疗3天SCr下降不足25%，则加量至2mg静脉滴注，每4 ～ 6h一次；无明显副作用时，最大剂量为12mg/d静脉滴注。持续用药时间常为5 ～ 14d	腹部痉挛性疼痛及腹泻，心肌缺血及心律紊乱，皮肤苍白（血管收缩所致）
去甲肾上腺素	0.5mg/h持续静脉滴注，可渐加至3.0mg/h持续静脉滴注，至平均动脉压上升10mmHg	心律失常，输注时药物外漏可致局部组织坏死
米多君+奥曲肽	米多君7.5 ～ 12.5mg口服，每日3次；奥曲肽100 ～ 200μg皮下注射，每日3次。至平均动脉压上升10mmHg	腹痛，心律失常
血浆白蛋白	首日剂量1g/kg（最大剂量100g），而后维持剂量20 ～ 50g。用20% ～ 25%浓度静脉滴注	

合理地应用上述药物治疗对1型HRS患者肯定有益，资料显示，治疗后平均动脉压升高>5mmHg就能有利HRS好转[8]。现在一般都将它们作为肝移植术前的过渡治疗，以改善患者一般状况，赢得时间接受手术[1,31]。

（二）肾脏替代治疗

在严重肝功能损伤患者中应用肾脏替代治疗（RRT）需要慎重，没有证据显示透析本身能改善患者的长期存活，相反，严重肝功能受损患者却常有出血及血流动力学不稳定（低血压，心律失常等）倾向，会增加透析风险，已有报道HRS患者进行RRT后死亡风险增加了2% ~ 8%[1,33]。目前认为，只有等待肝移植的患者及估计肝功能可能恢复的患者才宜进行RRT[1,4,9,33]。

HRS患者应用RRT治疗的适应证与一般ARF患者相同，例如严重电解质紊乱，高钾血症，容量超负荷致心功能不全，重度代谢性酸中毒及尿毒症症状严重等。1型HRS更易出现上述危重情况，故接受RRT的概率较高[1,8,33]。

常用的治疗方法为连续性肾脏替代治疗（CRRT）。由于CRRT对血流动力学影响小，故尤适用于血流动力学不稳定的HRS患者；另外，此治疗能清除炎性细胞因子，如TNF-α及IL-6等，从而减轻这些因子导致的肝损伤[1,33]。但是，严重肝衰竭患者常有出血倾向或出血，因此在做CRRT时选用抗凝剂必须慎重，必要时需用低分子肝素抗凝或进行无肝素血液净化。近年兴起的局部枸橼酸钠抗凝对具有严重肝损害的HRS患者恐不适用[33]。

腹膜透析是另一个可以选择的治疗手段，除了清除尿毒素及纠正水、电解质及酸碱平衡外，它还能移除难治性腹水，但是对这类患者进行腹膜透析治疗，需要更加警惕腹腔感染发生[1,33]。

（三）分子吸附再循环系统

分子吸附再循环系统（molecular adsorbent recirculating system，MARS）是将血液透析机与白蛋白透析液循环回路结合起来的改进血液净化治疗。患者血液经过透析器时，毒素能通过透析膜进入白蛋白透析液（浓度高达20%）侧，与其中白蛋白结合，而后饱含毒素的白蛋白又能在其回路中接受活性炭及阴离子交换树脂的处理，吸附及清除掉与之结合的毒素，获得再生，被再利用。此治疗既除能清除水溶性毒素（如肌酐、氨、TNF-α及IL-6等），又能清除与白蛋白结合的非水溶性毒素（如胆红素、胆汁酸及NO等），NO、TNF-α及IL-6等这些可能参与HRS发病的毒素被清除，将有利于改善HRS。临床观察已发现MARS治疗能提高1型HRS患者短期生存率（30天的存活率为25%，而对照组为0%），所以此技术也能作为肝移植前的一项过渡治疗[1,8,9,33]。

（四）分级血浆分离及吸附系统

分级血浆分离及吸附系统（fractionated plasma separation and absorption system，FPSA）系由初级回路（血浆滤器及透析器）及二级回路（吸附滤器）两部分组成。它同MARS一样，既能清除水溶性毒素又能清除与白蛋白结合的非水溶性毒素。它与MARS不同之处是，它需要进行血浆分离（用允许白蛋白通过的聚砜膜滤器分离血浆），富含毒素的血浆然后通过离子交换树脂吸附掉与白蛋白结合的毒素，再进入血液，并通过透析器清除掉水溶性毒素[33]。初步观察显示FPSA对1型HRS患者能提高短期生存率。与MARS一样，它也能作为肝移植前的过渡治疗[33,34]。

（五）体外生物人工肝支持系统

体外人工肝支持系统（extracorporeal artificial liver support system）可以分为两类：基于细胞的系统（cell-based system）及非基于细胞的系统（non cell-based system），后者包括上述MARS及FPSA等治疗，它们的主要功能是清除毒素；而前者是以培养的活肝细胞（常用猪肝细胞，也有用人肝细胞）做生物材料制成的体外人工肝支持系统，即体外生物人工肝支持系统（extracorporeal bioartificial liver support system，EBLSS），EBLSS不但能清除毒素，而且在一定程度上还具有肝脏的合成、分泌及代谢功能。目前世界上已有10余种EBLSS进入了临床试验，初步观察它们能够不同程度地改善肝功能及缓解临床症状，有望作为肝移植前的过渡治疗。EBLSS的主要不良反应为暂时性低血压，并偶见免疫排斥等反应[35,36]。

（六）经颈静脉肝体静脉分流

经颈静脉肝内门脉系统分流（transjugular intrahepatic portosystemic shunt，TIPS）是一项介入操作，在门静脉与肝静脉间放置支架，造成血液分流而降低门脉高压。此手术适用于治疗门脉高压导致的严重食管胃底静脉曲张（尤其是破裂出血难以控制时）及顽固性腹水，以便改善患者状态，赢得进行肝移植手术治疗的时间[1,33]。

1及2型HRS患者均可进行此手术，但是由于2型HRS患者常有对利尿剂抵抗的严重腹水，故应用TIPS治疗更多[4,9]。此手术有如下禁忌证：充血性心力衰竭，肺动脉高压，严重肝功能损害致血清胆红素>85.5mmol/L（5mg/dl）或凝血酶原时间国际标准化比率（INR）>2.0，以及未被控制的系统性感染等。并可能出现如下并发症：肝性脑病（发生率高达20% ~ 25%），腹腔内出血，肝动、静脉损伤及门静脉穿孔等，而且还可能出现分流处血栓形成及狭窄致治疗失败。因此，TIPS治疗应严格掌握适应证[1,4,8,9]。

（七）肝移植

现在较公认的观点是，如果具备条件而且无禁忌证时，肝移植乃是HRS（包括1型及2型）的首选治疗，而在进行肝移植前要尽快实施上述药物治疗等各项治疗，以为肝移植创造更好机体条件[1,4,8,33]。

但是，并非肝移植后所有患者的肾功能均可恢复，文献报道能恢复者仅约75%。预估肾功能能否恢复的一个重要指标是实施RRT治疗的时间长短，在长时期实施RRT治疗过程中，肾脏可因缺血时间过久、或合并感染及药物毒性损害而发生器质性病变，导致肾功能不可逆转。有学者发现，RRT治疗时间达到8 ~ 12周的患者，肝移植后肾功能不能恢复的可能性很大，故建议给这样的患者同时进行肝及肾移植[4,8,9,33,37]。

肝移植术后的免疫抑制治疗并无特殊之处，不过有学者建议，具有肾毒作用的钙调神经磷酸酶抑制剂（环孢素A及他克莫司）宜推迟应用（术后48 ~ 72小时才给药），这可能对肾功能恢复有利[33]。

有报道进行肝移植的HRS患者5年存活率达60%，而未做肝移植者为0%[8]。但是，与没有HRS的肝硬化患者接受肝移植比较，HRS患者发生移植后并发症及血流动力学不稳定的情况较多，转成慢性肾脏病的比例较高，生存期较短。这再次显示，HRS是肝硬化的一个预后不良并发症[1,33,37]。

二、预防

由于HRS、尤其是1型HRS病情险恶，治疗疗效及预后差，因此在肝衰竭患者中预防HRS发生极重要。HRS、尤其是1型HRS常被一些致病诱因（详见前述）触发，避免这些致病诱因或出现后迅速将它们控制，应该是预防HRS的重心[4,9,31,38]。

（一）积极防治自发性细菌性腹膜炎

自发性细菌性腹膜炎是诱发HRS、特别是1型HRS的重要因素，因此需积极防治。自发性细菌性腹膜炎一旦发生，要及时静脉给予抗生素，这类腹膜炎的致病菌常为革兰氏阴性杆菌，故宜首选对革兰氏阴性杆菌有效而无肾毒性的抗生素，如第三代头孢菌素等。与此同时，要通过静脉途径输注白蛋白，白蛋白能有效地扩充血容量，减少肾缺血，而且还可能减轻炎症反应[1,4,9,31,38,39]。白蛋白应在腹膜炎确诊当日即输注，常用1g/（kg·d），输注2 ~ 3天[8,39]，或首次1.5g/kg，48小时后再予1.0g/kg输注（后者系欧洲肝脏研究学会推荐方法）[9,38-41]。与抗生素配合输注白蛋白确能提高预防HRS的效果，荟萃分析显示，自发性细菌性腹膜炎患者接受白蛋白治疗后，肾损害发生率显著降低（8.3%，未接受白蛋白治疗者为30.0%），存活率显著提高（84.0%，未接受白蛋白治疗者为64.6%）[40]。

另外，对易于出现自发性细菌性腹膜炎的高危患者，还有学者主张用抗生素进行预防[1,4,9,31,38]。2007年Fernández等[42]给选择性的肝硬化腹水患者预防性服用诺氟沙星（400mg/d，达一年），获得很好效果，自发性细菌性腹膜炎及HRS的发病率均显著降低（与安慰剂组比较，腹膜炎发病率为7% vs 61%，HRS发病率为28% vs 41%），而患者的3个月及1年生存率显著提高（前者为94% vs 62%，后者为60% vs 48%）。此外，在肝硬化患者出现消化道出血时，也应口服抗菌药物来预防肠道致病菌扩散及HRS发生，也常服用诺氟沙星，400mg每12小时一次，共7天[1,9]。

（二）合理进行放腹水治疗

治疗肝硬化腹水常用低盐饮食配合利尿剂治疗，近年还可选用利自由水药物如抗利尿激素V2受体拮抗剂托伐普坦（tolvaptan）治疗[43]，但是严重病例常对上述药物治疗抵抗，需要间断放腹水。合理的放腹水能降低腹腔内压，改善肾脏供血[11,31]。但是，过度大量地放腹水且不补充白蛋白扩容，即有可能降低有效循环容量，诱发HRS[1,4,8,9]。有报道其发生率可达21%[8]。一次放腹水的量应控制在4 ~ 6L，而每放1L腹水宜静脉输注白蛋白6 ~ 8g[44]。

（三）积极控制上消化道出血

肝硬化门脉高压常导致食管胃底静脉曲张，严重时可导致大出血，而诱发HRS。此时应尽快止血，包括静脉注射或滴注缩血管药物（如特利加压素等），三腔管气囊压迫，内镜曲张静脉套扎，以及紧急实施TIPS治疗。当然还应静脉输注血液制品维持血容量及纠正贫血，给予抗菌药物（诺氟沙星等）预防自发性细菌性腹膜炎发生。要通过上述综合治疗来控制出血及预防HRS发生[4,8]。

（四）其他

使用某些能导致肾脏小动脉（包括入球小动脉）收缩的药物，如非甾体抗炎药也可能诱发HRS，所以应禁用[1,31,38]。某些药物既有收缩肾脏小动脉作用又有直接肾毒性作用如碘对比剂，也应避免使用[1]。而肾脏缺血时，肾组织对肾毒性药物（如氨基苷类抗生素等）更敏感，它们很易导致ATN等肾损害诱发ARF，所以也应该在禁用之列[1,31,38]。

总之，HRS是慢性或急性肝病患者发生严重肝衰竭时出现的一个危重并发症，除进行肝移植（部分患者还需要肝肾移植）外，目前缺乏有效治疗方法，患者病死率高。对HRS进行防治，必须多学科（消化内科，肾内科、肝胆外科、介入科等）合作，同时还需加强基础研究，以从中寻获新防治方法，因此任重道远，必须继续不懈努力。

（谌贻璞）

参考文献

1. SHAH N, SILVA RG, KOWALSKI A, et al. Hepatorenal syndrome. Dis Mon, 2016, 62(10):364-375.
2. AL-KHAFAJI A, NADIM MK, KELLUM JA. Hepatorenal disorders. Chest, 2015, 148(2): 550-558.
3. SALERNO F, GERBES A, GINÈS P, et al. Diagnosis, prevention and treatment of hepatorenal syndrome in cirrhosis. Postgrad Med J, 2008, 84(998):662-670.
4. BUSK TM, BENDTSEN F, MØLLER S. Hepatorenal syndrome in cirrhosis: diagnostic, pathophysiological, and therapeutic aspects. Expert Rev Gastroenterol Hepatol, 2016, 16.
5. GINÈS A, ESCORSELL A, GINÈS P, et al. Incidence, predictive factors, and prognosis of the hepatorenal syndrome in cirrhosis with ascites. Gastroenterology, 1993, 105(1): 229-236.
6. PLANAS R, MONTOLIU S, BALLESTÉ B, et al. Natural history of patients hospitalized for management of cirrhotic ascites. Clin Gastroenterol Hepatol, 2006, 4(11): 1385-1394.
7. REGNER KR, SINGBARTL K. Kidney Injury in liver disease. Crit Care Clin, 2016, 32(3):343-355.
8. ENESCU A, PETRESCU F, MITRUȚ P, et al. Hepatorenal syndrome: diagnosis and treatment-newsreel. Rom J Intern Med, 2016, 54(3):143-150.
9. DURAND F, GRAUPERA I, GINÈS P, et al. Pathogenesis of hepatorenal syndrome: implications for therapy. Am J Kidney Dis, 2016, 67(2):318-328.

10. SOLÀ E, GINÈS P. Challenges and management of liver cirrhosis: pathophysiology of renal dysfunction in cirrhosis. Dig Dis, 2015, 33(4):534-538.
11. MOHMAND H, GOLDFARB S. Renal dysfunction associated with intra-abdominal hypertension and the abdominal compartment syndrome. J Am Soc Nephrol, 2011, 22(4):615-621.
12. BARRETO R, FAGUNDES C, GUEVARA M, et al. Type-1 hepatorenal syndrome associated with infections in cirrhosis: natural history, outcome of kidney function, and survival. Hepatology, 2014, 59(4):1505-1513.
13. WIEST R, DAS S, CADELINA G, et al. Bacterial translocation in cirrhotic rats stimulates eNOS-derived NO production and impairs mesenteric vascular contractility. J Clin Invest, 1999, 104(9): 1223-1233.
14. GARCÍA-TSAO G. Bacterial translocation: cause or consequence of decompensation in cirrhosis? J Hepatol, 2001, 34(1):150-155.
15. BERNARDI M, MOREAU R, ANGELI P, et al. Mechanisms of decompensation and organ failure in cirrhosis: From peripheral arterial vasodilation to systemic inflammation hypothesis. J Hepatol, 2015, 63(5):1272-1284.
16. LATA J. Hepatorenal syndrome. World J Gastroenterol, 2012, 18(36):4978-4984.
17. WONG F. Recent advances in our understanding of hepatorenal syndrome. Nat Rev Gastroenterol Hepatol, 2012, 9(7):382-391.
18. WADEI HM. Hepatorenal syndrome: a critical update. Semin Respir Crit Care Med, 2012, 33(1):55-69.
19. FAGUNDES C, GINÈS P. Hepatorenal syndrome: a severe, but treatable, cause of kidney failure in cirrhosis. Am J Kidney Dis, 2012, 59(6):874-885.
20. ARROYO V, GINÈS P, GERBES AL, et al. Definition and diagnostic criteria of refractory ascites and hepatorenal syndrome in cirrhosis. International Ascites Club. Hepatology, 1996, 23(1):164-176.
21. ANGELI P, GINÈS P, WONG F, et al. Diagnosis and management of acute kidney injury in patients with cirrhosis: revised consensus recommendations of the International Club of Ascites. J Hepatol, 2015, 62(4):968-974.
22. BELLOMO R, RONCO C, KELLUM JA, et al. Acute renal failure-definition, outcome measures, animal models, fluid therapy and information technology needs: the Second International Consensus Conference of the Acute Dialysis Quality Initiative (ADQI) Group. Crit Care, 2004, 8(4):R204-R212.
23. MEHTA RL, KELLUM JA, SHAH SV, et al. Acute Kidney Injury Network: report of an initiative to improve outcomes in acute kidney injury. Crit Care, 2007, 11(2): R31.
24. ANGELI P1, SANYAL A, MOLLER S, et al. Current limits and future challenges in the management of renal dysfunction in patients with cirrhosis: report from the International Club of Ascites. Liver Int, 2013, 33(1):16-23.
25. WONG F, NADIM MK, KELLUM JA, et al. Working Party proposal for a revised classification system of renal dysfunction in patients with cirrhosis. Gut, 2011, 60(5):702-709.
26. NADIM MK, KELLUM JA, DAVENPORT A, et al. Hepatorenal syndrome: the 8th international consensus conference of the Acute Dialysis Quality Initiative (ADQI) Group. Crit Care, 2012, 16(1):R23.
27. Kidney Disease: Improving Global Outcomes (KDIGO) Acute Kidney Injury Work Group. KDIGO Clinical practice guideline for acute kidney injury. Kidney Int Suppl, 2012, 2:1-138.
28. GARCIA-TSAO G, PARIKH CR, VIOLA A, et al. Acute kidney injury in cirrhosis. Hepatology, 2008, 48(6):2064-2077.
29. BELCHER JM. Acute kidney injury in liver disease: role of biomarkers. Adv Chronic Kidney Dis, 2015, 22(5):368-375.
30. FRANCOZ C, NADIM MK, DURAND F. Kidney biomarkers in cirrhosis. J Hepatol, 2016, 65(4):809-824.
31. DAVENPORT A, AHMAD J, AL-KHAFAJI A, et al. Medical management of hepatorenal syndrome. Nephrol Dial Transplant, 2012, 27(1): 34-41.
32. CAVALLIN M, KAMATH PS, MERLI M, et al. Terlipressin plus albumin versus midodrine and octreotide plus albumin in the treatment of hepatorenal syndrome: A randomized trial. Hepatology, 2015, 62(2): 567-574.
33. BARALDI O, VALENTINI C, DONATI G, et al. Hepatorenal syndrome: Update on diagnosis and treatment. World J Nephrol, 2015, 4(5):511-520.

34. KRIBBEN A, GERKEN G, HAAG S, et al. Effects of fractionated plasma separation and adsorption on survival in patients with acute-on-chronic liver failure. Gastroenterology, 2012, 142(4): 782-789.

35. CERDÁ J, TOLWANI A, GIBNEY N, et al. Renal replacement therapy in special settings: extracorporeal support devices in liver failure. Semin Dial, 2011, 24(2):197-202.

36. 顾劲扬,施晓雷,任昊帧,等. 体外生物人工肝支持系统治疗肝功能衰竭的系统评价. 中国组织工程研究, 2013, 17(18):3374-3380.

37. MODI RM, PATEL N, METWALLY SN, et al. Outcomes of liver transplantation in patients with hepatorenal syndrome. World J Hepatol, 2016, 8(24):999-1011.

38. DUNDAR HZ, YıLMAZLAR T. Management of hepatorenal syndrome. World J Nephrol, 2015, 4(2):277-286.

39. AFINOGENOVA Y, TAPPER EB. The efficacy and safety profile of albumin administration for patients with cirrhosis at high risk of hepatorenal syndrome is dose dependent. Gastroenterol Rep (Oxf), 2015, 3(3):216-221.

40. SALERNO F, NAVICKIS RJ, WILKES MM. Albumin infusion improves outcomes of patients with spontaneous bacterial peritonitis: a meta-analysis of randomized trials. Albumin infusion improves outcomes of patients with spontaneous bacterial peritonitis: a meta-analysis of randomized trials. Clin Gastroenterol Hepatol, 2013, 11(2):123-130.

41. European Association for the Study of the Liver. EASL clinical practice guidelines on the management of ascites, spontaneous bacterial peritonitis, and hepatorenal syndrome in cirrhosis. J Hepatol, 2010, 53(3):397-417.

42. FERNÁNDEZ J, NAVASA M, PLANAS R, et al. Primary prophylaxis of spontaneous bacterial peritonitis delays hepatorenal syndrome and improves survival in cirrhosis. Gastroenterology, 2007, 133(3):818-824.

43. SAKAIDA I. Tolvaptan for the treatment of liver cirrhosis oedema. Expert Rev Gastroenterol Hepatol, 2014, 8(5):461-470.

44. BERNARDI M, CARACENI P, NAVICKIS RJ, et al. Albumin infusion in patients undergoing large-volume paracentesis: a meta-analysis of randomized trials. Hepatology, 2012, 55(4): 1172-1181.

第三章
肺肾综合征及肾脏疾病时的肺动脉高压

第一节 肺肾综合征

由于肺和肾脏的基底膜具有相似的抗原性，肺泡上皮细胞与肾小管上皮细胞具有类似的结构和相关通道蛋白，因此许多疾病或病理状况（如缺血/缺氧、水及电解质紊乱、免疫异常等）可以同时累及肺和肾脏，引起肺、肾共同损伤。在临床上同时引起肺、肾损伤的情况统称为"肺肾综合征（pulmonary-renal syndromes，PRS）"。狭义上的PRS主要是指"肺出血-肾炎综合征"，临床上较为多见的是免疫性疾病引起PRS，如ANCA阳性的血管炎、抗肾小球基底膜肾病和系统性红斑狼疮等免疫复合物介导的疾病，这部分疾病在本书的相关章节阐述。近年来，由于临床医师对肺与肾之间的相互影响越来越重视，PRS逐渐发展成为一个广义的概念，即肺和肾脏中一个器官的结构和功能损害对另一个器官的结构和功能产生不同程度的影响，引起肺肾交互性作用（renal-pulmonary crosstalk，RPS）[1]，最终导致肺脏和肾脏结构功能的共同损害。这一广义的PRS在临床危重患者中的发生率比较高，也是临床上多器官疾病的重要诱因和病变基础，尤其是近几年来，非典型性肺炎、禽流感、猪流感等疾病使人们认识到急性肺损伤（acute lung injury，ALI）或急性呼吸窘迫综合征（ARDS）引起的急性肾损伤（AKI）对患者的预后影响明显[2,3]，这一方面的研究逐渐受到临床研究者的关注，本节主要对此部分内容进行简述。

一、概况

ALI及其进展为更严重阶段的ARDS主要是由肺内外的各种病因引起的，以进行性呼吸困难和顽固性低氧血症为特征的机体急性过度炎症反应综合征，最终可并发严重呼吸衰竭，其发病机制复杂，治疗效果不佳，平均病死率高达50%以上。在美国，ALI的发病率约为790pmp/y，ARDS的发病率为590pmp/y，大约有20% ~ 50%ALI患者在进行机械通气3天后可发展到ARDS，每次ARDS的治疗费用高达26 500 ~ 76 800美元，ARDS的病死率为22% ~ 41%[4]。

ALI/ARDS患者并发AKI时病死率可高达59% ~ 80%。研究表明，脓毒症相关性ARDS患者的AKI发生率为11% ~ 52%。研究资料显示，近35%的ALI/ARDS患者可在1周内出现AKI，这类患者的病死率为59%，而未发生AKI的患者的病死率仅为28%[5,6]。

二、病因

ALI/ARDS的病因以严重感染、创伤、休克、中毒、弥散性血管内凝血等临床危重症最为常见，AKI本身也可以导致ALI/ARDS。临床上通常根据引起ALI/ARDS的方式不同将其常见的病因分为直接和间接两大类[6]，见表20-3-1-1。

表 20-3-1-1 ALI/ARDS 的病因

直接因素	间接因素
肺部感染	脓毒症
吸入性肺炎（胃内容物）	烧伤、创伤
肺或胸部挫伤	急性肾损伤
脂肪栓塞	大量输血（液）
溺水	药物中毒或过量
吸入性损伤（有毒气体）	重症胰腺炎
再灌注损伤（肺移植或肺栓塞）	弥散性血管内凝血

三、ALI/ARDS 引起 AKI 的病理生理机制

ALI/ARDS引起AKI的病理生理机制比较复杂，目前多数研究认为可能与以下几方面的问题有关：

1. 低氧血症　肺泡上皮细胞与肾小管上皮细胞有相似的高度极化的特征，低氧血症在影响肺泡上皮细胞导致 ALI 的同时也会破坏肾小管上皮细胞。严重的低氧血症（PaO_2<40mmHg）还可引起肾脏血管收缩，导致肾脏血流的低灌注和肾小球滤过率（GFR）下降。在基础动脉氧饱和度为 96% 的情况下，比较 12 例伴有 ALI 的机械通气患者在轻度缺氧（饱和度为 88% ~ 90%）和高氧合（饱和度为 98% ~ 99%）各 2 小时状态下的肾脏阻力指数的变化，结果发现，在轻度缺氧的情况下，患者的肾脏阻力指数明显增高[7]。

2. 高碳酸血症　机械通气下常可发生高碳酸血症，严重的高碳酸血症可直接通过释放去甲肾上腺素激活交感神经系统、非渗透性释放血管升压素，降低肾脏血流灌注和 GFR；可间接通过降低血管顺应性而导致血管扩张，反射性促进去甲肾上腺素的释放和肾素 - 血管紧张素 - 醛固酮系统激活，继而降低肾脏的血流灌注[8]。

3. 炎症反应　ALI/ARDS 患者体内的单核细胞和巨噬细胞可大量释放 IL-1β 和 TNFα，引起炎症反应瀑布效应。炎性细胞因子通过与肾细胞表面的特异性受体结合，启动肾细胞内信号传导引起炎症级联反应，导致肾损伤[9]。

4. 保护性呼吸支持技术　临床上纠正持续性低氧血症常使用保护性机械通气策略，这些技术本身对肾功能具有不同程度的影响：① 正压通气：正压通气可增加肺内细胞因子的产生，增加肺泡毛细血管通透性而加剧全身炎性反应。正压通气可增加胸内压或腹内压，可使肾脏静脉压力增加，影响肾脏的正常灌注。不恰当的正压通气还可影响交感神经系统、肾素 - 血管紧张素系统及抗利尿激素和心房利钠肽的产生，最终可降低 GFR，出现少尿和严重的水钠潴留[10]。② 呼吸末正压通气（PEEP）：临床试验表明，ALI/ARDS 患者选择较高水平 PEEP（14cmH_2O）时疗效更明显[11]，但高水平 PEEP 可明显增加中心静脉压（CVP）和腹内压，由于 GFR 主要取决于跨肾灌注压（transrenal perfusion pressure，TPP），而 TPP= 平均动脉压（MAP）–CVP，故高水平的 PEEP 容易导致 GFR 下降。③ 允许性高碳酸血症：ALI/ARDS 保护性呼吸支持技术推荐机械通气时使用较低的潮气量（4 ~ 8ml/kg），允许 $PaCO_2$ 高于发病前水平，动脉血 pH 最低可允许达到 7.2。但在临床实践中，允许性高碳酸血症的程度并不容易把握，可能会出现严重酸中毒，导致肺动脉高压、血流动力学异常和免疫紊乱等，并加重 AKI[12]。

5. 药物影响　在 ALI/ARDS 治疗中常应用具有提高机体应激、抗炎等作用的糖皮质激素，以及能促进机体协调、降低氧耗量、改善胸壁顺应性的神经肌肉阻滞剂等药物。研究发现，静脉注射糖皮质激素超过 14 天可能会促进 ALI/ARDS 患者氮质血症的发生；神经肌肉阻滞剂如阿库氯铵等可引起血压降低或电解质紊乱[13,14]，最终可能会引起 AKI。

四、ALI/ARDS 与 AKI 之间的相互作用

在病理生理层面上，当发生ALI/ARDS时，低氧血症引起肾小管上皮细胞的炎症和凋亡、高碳酸血症引起酸碱失衡、使用高PEEP导致肾灌注下降等因素可引发AKI；而AKI发生后，机体出现过度的氧化应激反应、细胞因子/趋化因子的异常反应导致血液中的白细胞激活，尿毒素的蓄积等可以引起肺泡细胞凋亡，AKI时钠、水通道失调导致水负荷和血管通透性的增高也可以明显加重ALI/ARDS的病情。无论是ALI还是AKI，机体内病理生理改变均可以出现单核细胞激活、炎性细胞因子的增多、内皮细胞被激活、内皮细胞凋亡、血管通透性增高等情况，ALI和AKI相互影响而形成恶性循环[12]。

在临床层面上，研究发现ALI可以明显增加AKI患者的病死率，我们对515例老年AKI的队列研究发现，机械通气是老年AKI患者死亡的独立危险因素[15]，不少荟萃分析也表明机械通气是AKI的危险因素。研究发现，在2 783例机械通气患者中，有803例（28.8%）出现AKI，而AKI的出现对患者预后有明显的不良影响[16]。

五、诊断

有关ALI/ARDS的诊断标准目前多采用1994年欧美ARDS专题研讨会（AECC）制定的诊断标准，见表20-3-1-2[17]。

表 20-3-1-2　ALI/ARDS 的 AECC 诊断标准（1994）

72h 内急性起病
氧合指数（PaO_2/FiO_2）* ≤ 300mmHg
胸片示双肺纹理增多，边缘模糊，斑片状或大片状密度增高影等间质性或肺泡性水肿、浸润影
肺动脉楔压（PCWP）≤ 18mmHg，或无左心房压力增高的临床证据，需排除急性左心衰竭
ALI 与 ARDS 是连续的病理生理过程，当 PaO_2/FiO_2 ≤ 200mmHg 时可诊断 ARDS

* 氧合指数：指动脉血氧分压（PaO_2）与吸氧浓度（FiO_2）的比值

2012年欧洲危重症协会组织的全球性专家小组修订和发布了ARDS柏林诊断标准[18]，该标准取消ALI的名称，将200mmHg<PaO_2/FiO_2≤300mmHg的ALI归入了ARDS的范畴，以使ARDS的诊断比较具有连续性。但是，由于ARDS的诊断多是以弥漫性肺泡损伤（diffuse alveolar damage，DAD）的病理改变为金标准，有专家质疑柏林ARDS诊断标准可能会将大量无DAD病理改变的ALI患者诊断为ARDS，从而增加ARDS的发生率及治疗费用，造成在没有提高治疗水平的情况下降低了ARDS病死率的假象[19]。

AKI的诊断请参照2012年KDIGO发布有关AKI指南的诊断分级标准，见本书AKI章节。需要注意的是，在ALI/ARDS患者早期诊断AKI的重要性。研究发现，在伴有AKI的危重患者中，肾内科会诊的延迟与患者的病死率增高以及透析治疗依赖性增加有非常密切关系[20]。

六、预防和治疗

由于有相似的发病机制以及相互影响导致的恶性循环，ALI/ARDS伴发AKI的预防和治疗也需要从ALI和AKI两方面进行积极有效的处理，以防止肺、肾两者之间的相互作用，不断恶化。

1. 积极有效治疗 ALI/ARDS，尽快缓解低氧血症，防止 AKI 的发生　目前采用的保护性呼吸支持技术在 ALI/ARDS 缓解低氧血症的治疗中具有举足轻重的作用，但是在临床上尚需要考虑患者的全身状况，及时发现并纠正这些治疗技术本身可能带来的肾脏损伤：① 既往 ALI/ARDS 治疗时通常采用高潮气量（10 ~ 15ml/kg），但是这种损伤性高潮气量正压通气可诱导肾脏内一氧化氮合酶的表达，使肾脏血管明显收缩而容易诱发 AKI。近年来采用低潮气量（6ml/kg）治疗，ALI/ARDS 的病死率明显降低，主要是因为低潮气量治疗不仅可以保证肺泡通气，防止肺泡过度膨胀及呼吸机相

关性肺损伤，同时也明显减少了 AKI 的发生。② 尽管在 ALI/ARDS 保护性呼吸支持治疗指南中推荐使用高水平 PEEP（8 ~ 15cmH_2O），研究发现高 PEEP 虽能提高氧合指数，但对于患者的生存率及缩短呼吸机治疗疗程并无明显改善[11]。而且，高 PEEP 是危重患者病死率的危险因素之一[21]。因此，应该使用适当的 PEEP 水平来治疗 ALI/ARDS，如果一定需要使用高 PEEP 值治疗，则患者的平均动脉压至少应大于 80mmHg，临床医师应密切注意 TPP 的变化，以保证肾脏的有效灌注。

2. 避免严重的代谢性酸中毒，注意纠正电解质紊乱　采用较低潮气量（4 ~ 8ml/kg）机械通气容易出现呼吸性酸中毒，此时需要进行相关的治疗纠正，以保证血 pH>7.3 或 $PaCO_2$<25mmHg。如果患者的通气频率已达到 35 次 /min 或 $PaCO_2$<25mmHg 时应给予碳酸氢钠治疗，但应避免采用快速输注碳酸氢钠的方法，以免碳酸氢钠快速转换为 CO_2 而进一步加重呼吸性酸中毒。使用糖皮质激素治疗应在 ALI/ARDS 的早期进行，最好不要连续使用超过 14 天，防止患者发生氮质血症、代谢性酸中毒等并发症。使用神经肌肉阻滞剂促进机体协调、降低氧耗量、改善胸壁顺应性和减轻肺部及全身性炎性反应时，首选顺式苯磺酸阿曲库铵。多中心随机对照试验研究证实，与安慰剂组相比，阿曲库铵组的病死率下降，机械通气时间缩短，器官功能衰竭以及气胸发生率明显降低。其他药物如阿库氯铵可能会引起血压降低、琥珀胆碱可引起高钾血症等，这些反应可能会引发或加重 AKI[14,22,23]。

3. 加强容量控制的监测，避免 ALI/ARDS 进一步加重　研究发现，ARDS 起病后 4 天内体液累积总量为负平衡者较正平衡者的病死率低、呼吸机支持及 ICU 住院时间短。随着体液累积总量正平衡程度的升高，患者的病死率也逐渐升高。由于体液负平衡可以降低肺毛细血管流体静力压，降低肺泡液，从而改善肺的氧合作用和顺应性，缩短机械通气时间和 ICU 住院时间，因此，对于 ARDS 患者，需采用限制性液体管理策略。一般的控制标准是在未使用升压药、MAP>60mmHg 且尿量 >0.5ml/（kg · h）的患者中应将 CVP 控制在 5.5cmH_2O 以下。但有研究发现，不少 ALI/ARDS 患者在限制进水后可表现为血肌酐、尿素氮的水平显著增高，此外，由于 ALI/ARDS 相关 AKI 患者中常伴有低蛋白血症和低血浆胶体渗透压，严重影响患者的预后，因此，ALI/ARDS 在进行容量控制时应满足上述控制条件和标准，并严格监测患者的 MAP 和 CVP 的变化，同时适当补充胶体，以有效防止 AKI 的发生。

4. 适时进行血液净化治疗，防止肺、肾衰竭　ALI/ARDS 患者出现严重低氧血症，采用机械通气仍不能缓解者，可能是肺泡毛细血管严重的损伤，血气交换出现障碍，此时应考虑使用体外膜肺（extracorporeal membrane oxygenation，ECMO）技术来进行血氧交换的体外替代治疗。ECMO 治疗的适应证通常采用氧合指数和 Murray 评分[24]（表 20-3-1-3）进行估算：当低氧性呼吸衰竭的死亡风险 >50%（即 FiO_2>90% 时，PaO_2/FiO_2<150mmHg 且 Murray 评分为 2 ~ 3 分）应该考虑 ECMO 治疗；当低氧性呼吸衰竭的死亡风险 >80%（即 FiO_2>90% 时，PaO_2/FiO_2<80mmHg 且 Murray 评分为 3 ~ 4 分）应开始 ECMO 的治疗。近年来 ECMO 在临床上的使用越来越多，治疗过程中患者的病死率也越来越低，存活率明显升高，但是 ECMO 的治疗也存在着各种并发症，需要严格按照适应证进行。在 ECMO 治疗中如果患者出现了 AKI，则预后明显恶化，故对于 ARDS 伴有 AKI 的患者，目前倾向于同时进行 ECMO 和肾脏替代治疗（RRT）[25,26]。

表 20-3-1-3　Murray 评分（计算表中所有 4 个参数的平均分）

参数 / 评分	0	1	2	3	4
PaO_2/FiO_2（mmHg）	≥ 300	225 ~ 299	175 ~ 224	100 ~ 174	<100
胸部 X 线片示肺泡不张	无	局限于 1/4 象限	局限于 2/4 象限	局限于 3/4 象限	局限于 4/4 象限
PEEP（cmH_2O）	≤ 5	6 ~ 8	9 ~ 11	12 ~ 14	≥ 15
肺顺应性（ml/cmH_2O）	≥ 80	60 ~ 79	40 ~ 59	20 ~ 39	≤ 19

ALI/ARDS患者一旦出现AKI，出现少尿或合并有严重的代谢性酸中毒，应考虑早期应用RRT来预防高钾血症、呼吸性与代谢性混合性酸中毒引起的严重并发症，包括心律失常和血流动力学不稳定。此外，在ALI/ARDS迅速进展期，机体内可以出现大量的炎性介质，RRT可以部分清除这些炎性介质，有助于病情的恢复。在患者出现少尿或无尿的情况下，RRT有助于ARDS患者的液体管理，但是，肾功能正常的ALI/ARDS患者不应常规应用RRT进行治疗，以避免RRT的不良反应。

总之，在危重患者中，肺肾之间的交互作用非常明显，尤其是ALI/ARDS患者常伴发AKI，两者之间互相影响。机械通气是引起AKI的重要原因，高潮气量、高PEEP水平、严重低氧血症和严重酸中毒等均是AKI危险因素；ALI/ARDS的治疗药物也可能危害肾脏功能；AKI本身也可加重ALI/ARDS，从而在临床上形成恶性循环，增加治疗的困难，明显影响患者的预后。肺肾之间的交互作用是多数患者发生多器官功能衰竭的病理生理基础，故需要临床医师高度重视和认识此问题，针对不同的临床情况，及早诊断和采取有效的防治措施。

第二节　肾脏病与肺动脉高压

肺动脉高压（pulmonary hypertension，PH）是一组以肺循环高压为特征的慢性疾病，主要特征是肺动脉阻力进行性升高，最终导致患者因右心衰竭死亡。由于慢性肾脏病（CKD），尤其是在终末期肾病和维持性血液透析（HD）患者中PH的发生率很高，CKD合并PH不仅可加速肾脏病的进展，而且可明显增加CKD患者的病死率[27]，因此，近年来，有关CKD与PH之间关系的研究越来越受到重视，2008年美国达纳波因特第四届PH世界论坛中首次将CKD列为PH的一个病因分类，2015欧洲心脏病学会和欧洲呼吸病学会发布的PH诊疗指南中也明确指出了慢性肾衰竭为PH的病因之一[28]。由于临床上对PH的治疗收效甚微，即使在肾移植后也难以降低CKD患者PH相关的高病死率，因此，肾脏病专科医师有必要早期认识CKD患者发生PH的可能性并进行相应的预防，这对提升CKD患者的生存率和生活质量至关重要。

一、流行病学

研究表明，PH在CKD 5期（HD前）患者中的患病率为9.0% ~ 39%[29,30]，是普通人群的2 ~ 8倍，开始透析治疗后患者PH的发生率明显增加，在HD患者中PH的患病率为18.8% ~ 68.8%，在腹膜透析（PD）患者中PH的患病率为12.5% ~ 42%[30-33]。在一项采用右心导管检查为PH诊断标准的研究中，CKD 4 ~ 5期患者中PH发生率达71%，HD患者中PH发生率高达81%[30]。如此高的PH发生率可能与其病例入选标准有关，此研究的研究对象仅为伴有不能用其他原因解释的呼吸困难的患者，不过此研究结果也提示我们，当CKD 4 ~ 5期或HD患者发生不能用其他原因解释的呼吸困难时，应注意明确是否发生了PH。

二、发病机制

CKD患者发生PH的确切机制尚不清楚，研究表明PH的发生与下列因素相关。

1. 容量负荷过重　容量负荷过重的患者因慢性肺淤血而导致肺损伤，Unal等[34]采用生物阻抗技术测量血管外与血管内容量的比值来代表容量负荷，结果发现容量负荷过重的患者，其PH的发生率较高（27% vs 3.6%）。CKD晚期患者常伴有慢性容量负荷增加、肺血流变缓、肺静脉压升高，导致左心室功能紊乱，左心室功能紊乱又可引起肺动脉和肺静脉的压力升高，从而形成恶性循环。

2. 左心室功能异常　PH与左心室功能异常密切相关，左心室功能异常的主要危险因素如高血压、糖尿病、心肌缺血和尿毒素等均是CKD晚期患者的常见表现。针对PD患者的一项研究结果表明，左室指数、血清白蛋白降低、容量负荷过重为PH发生的危险因素[34]。在多变量模型中，左房直径为PH最强的预测因子，左房直径也是心脏舒张功能紊乱的预测因子，故心脏舒张功能的紊乱也可能与CKD患者PH的发生相关[35]。

3. 动静脉内瘘　HD患者的动静脉内瘘（AVF）可引起全身血管阻力降低、静脉回流增加、心输出量增加而导致肺血流增加，使HD患者发生PH的风险大大增加[36]。临床上发现HD患者较PD患者PH的发生率高也可能与AVF相关[27]，AVF流量和AVF持续的时间与PH的严重程度相关[29]，随着造瘘时间的延长，PH可能更加严重[34]。但也有一些研究未发现这些相关性，对照研究表明CKD患者在AVF术后，PH发生率并没有明显增加[37,38]。

4. 尿毒症毒素和内皮功能紊乱　血管内皮功能紊乱是引起PH的重要因素之一。尿毒症患者常伴有血管收缩因子如内皮素-1和血管紧张素-2分泌的增加，血管舒张因子如一氧化氮（NO）分泌减少。研究发现，在HD患者中，伴有PH患者的血浆NO水平比无PH患者低；在HD治疗后，无PH患者的血浆NO水平可以增加，但PH患者血浆NO水平变化不大[39]。此外，非对称二甲基精氨酸（ADMA）是尿毒素之一，同时也是NO合成酶的内源抑制剂，ADMA与PH形成也可能有重要关联[40]。

5. 血管钙化　晚期CKD患者常伴有矿物质骨代谢紊乱而出现血管钙化，肺血管的钙化可能是CKD患者发生PH的机制之一。研究显示，在PD患者中肺动脉收缩压（sPAP）与钙、磷及甲状旁腺激素（PTH）之间存在着明显的相关[33]，PTH升高可能会增加肺血管的阻力[41]，在PH存在的情况下应用维生素D类似物可对心血管起到保护作用[31]，但也有研究结果未发现PTH与肺血管钙化和PH之间的关联[39]。

6. 其他可能的机制　研究显示应用生物相容性透析膜的患者透析后的肺动脉收缩压较应用纤维素性透析膜的患者有显著的降低[42]，提示透析膜成分可能为独立于AVF的另一个HD患者发生PH的危险因素。在透析患者中，AVF和透析导管的血栓形成可导致肺血栓事件，长期存在的透析导管可导致脓毒性或纤维蛋白性血栓形成，透析过程中可引起一定程度的心肌缺血和短暂的局部室壁运动异常[43]，这些问题均可能导致肺组织的缺血缺氧，从而引发PH。透析患者睡眠呼吸暂停综合征的发生率较高，可导致患者晚间频繁的缺氧，而夜间缺氧是诱发PH发生的重要因素之一[44,45]。

三、诊断和分类

最新的PH诊疗指南中定义PH的诊断标准是：在海平面、静息状态下，通过右心导管检查测定平均肺动脉压≥25mmHg[28]。

右心导管检查虽为确诊PH的金标准，但其为有创检查，在临床上应用受限，目前在临床上多采用超声心动图来筛选和诊断PH。在不合并肺动脉瓣狭窄及流出道梗阻情况下，肺动脉收缩压等于右室收缩压，而右室收缩压可通过多普勒超声心动图测量收缩期右室与右房压差来估测。

目前国际上尚无统一的超声心动图诊断PH的标准，2015欧洲心脏病学会和欧洲呼吸病学会发布的PH诊疗指南推荐应用三尖瓣反流峰速（TRV）来推测PH发生的可能，当TRV在2.9 ~ 3.4m/s并伴有PH临床表现或TRV>3.4m/s时，高度怀疑PH的发生[28]。但是超声心动图估测肺动脉收缩压是建立在三尖瓣反流的基础上的，如果三尖瓣反流难以观测或观测不清，则肺动脉收缩压的估测难以准确[46]。因此，采用超声心动图诊断PH时，需结合患者的临床资料以及其他检查结果，以免误诊。

PH的临床分类较多，目前最新的临床分类可参照2015欧洲心脏病学会和欧洲呼吸病学会发布的PH诊疗指南中的PH临床分类[28]。

四、预防和治疗

目前为止，尚无针对CKD患者并发PH治疗的研究报告。临床上主要是针对CKD患者发生PH的危险因素进行积极防治。另外，最新的PH诊疗指南[28]也可以为CKD患者伴发PH的治疗提供参考。

1. 危险因素的防治

（1）严格控制透析患者的容量平衡，减少饮食中盐的摄入。

（2）及时纠正和治疗CKD患者可能发生左心室功能紊乱的危险因素，如高血压、糖尿病和心肌缺血，尽量降低患者体内的尿毒素水平。

（3）积极治疗CKD伴发的其他疾病如慢性阻塞性肺疾病、糖尿病、高血压、系统性红斑狼疮和各类胶原病等。

（4）积极纠正和治疗CKD患者的睡眠呼吸暂停综合征，必要时使用呼吸器。

（5）在HD患者尽可能应用生物相容性好的透析膜，并防止血管通路的异常。

2. PH的治疗指南

（1）常规处理和支持治疗：确诊PH后推荐的起始处理方法包括，康复、运动、运动训练、心理支持、避免妊娠、接种疫苗预防流感和肺炎等一般措施和抗凝、利尿、强心和给氧等支持治疗。同时，应尽快请专科会诊或转诊至经验丰富的专科诊治中心。

（2）PH初始治疗：根据PH分类和分级的不同，可以使用包括所有批准上市的PH治疗药物；如接受最大耐受剂量的钙拮抗剂治疗；持续静脉注射依前列醇；采用安立生坦、波生坦及西地那非等靶向药物治疗。

（3）PH后续治疗：观察患者对PH初始治疗的临床应答情况，如效果不佳，考虑联合用药（两联或三联）治疗，在接受了最优化联合治疗策略后，疗效仍未达标者，应考虑介入治疗，包括球囊房间隔造口和肺移植等。

五、预后

HD伴有PH患者的一年生存率为74%，而无PH的患者为94%[47]。一项包含有288例HD患者的研究发现，PH是HD患者死亡的最强的预测因子，在经过年龄、种族、血清白蛋白和心血管疾病等因子的校正后，得出其风险比为2.17[31]。此外，有研究表明，如果CKD患者在肾移植前存在PH，那么肾移植后发生移植后功能障碍的风险较高，且患者的存活率明显降低[48]。

总之，CKD患者PH的发生率较高，临床医师的认识度和患者的知晓率均较低，目前有效的治疗方法少，病死率较高，所以，提高肾脏病专科医师对此病的认识，早期识别和防治CKD患者发生PH的危险因素至关重要。

（程庆砾　刘　洋）

参考文献

1. SINGBARTL K. Renal-pulmonary crosstalk. Contrib Nephrol, 2011, 174:65-70.
2. BAGSHAW SM, SOOD MM, LONG J, et al. Acute kidney injury among critically ill patients with pandemic H1N1 influenza A in Canada: cohort study. BMC Nephrol, 2013, 14:123-134.
3. BASU RK, WHEELER DS. Kidney-lung cross-talk and acute kidney injury. Pediatr Nephrol, 2013, 28(12):2239-2248.
4. RUBENFELD GD, CALDWELL E, PEABODY E, et al. Incidence and outcomes of acute lung injury. N Engl J Med, 2005(16), 353:1685-1693.
5. LIU KD, GLIDDEN DV, EISNER MD, et al. Predictive and pathogenetic value of plasma biomarkers for acute kidney injury in patients with acute lung injury. Crit Care Med, 2007, 35(12):2755-2761.
6. DOI K, ISHIZU T, FUJITA T, et al. Lung injury following acute kidney injury: kidney-lung crosstalk. Clin Exp Nephrol, 2011, 15(4):464-470.
7. DARMON M, SCHORTGEN F, LEON R, et al. Impact of mild hypoxemia on renal function and renal resistive

index during mechanical ventilation. Intensive Care Med, 2009, 35(6):1031-1038.

8. ISMAIEL NM, HENZLER D. Effects of hypercapnia and hypercapnic acidosis on attenuation of ventilator-associated lung injury. Minerva Anestesiol, 2011, 77(7):723-733.
9. WALTER JM, WILSON J, WARE LB. Biomarkers in acute respiratory distress syndrome: from pathobiology to improving patient care. Expert Rev Respir Med, 2014, 8(5):573-586.
10. VAN DEN AKKER JP, EGAL M, GROENEVELD AB. Invasive mechanical ventilation as a risk factor for acute kidney injury in the critically ill: a systematic review and meta-analysis. Critical Care, 2013, 17(3):R98-R107.
11. BRIEL M, MEADE M, MERCAT A, et al. Higher vs lower positive end-expiratory pressure in patients with acute lung injury and acute respiratory distress syndrome: systematic review and meta-analysis. JAMA, 2010, 303(9):865-873.
12. SEELEY EJ. Updates in the management of acute lung injury: a focus on the overlap between AKI and ARDS. Adv Chronic Kidney Dis, 2013, 20(1):14-20.
13. FOSTER JL. Methylprednisolone infusion in early severe ARDS: results of a randomized controlled trial. Chest, 2007, 131:954-963. Pediatr Crit Care Med, 2010, 11(3):404-407.
14. NETO AS, PEREIRA VG, ESPÓSITO DC, et al, Neuromuscular blocking agents in patients with acute respiratory distress syndrome: a summary of the current evidence from three randomized controlled trials. Ann Intensive Care, 2012, 2(1):33-41.
15. WEN J, CHENG Q, ZHAO J, et al. Hospital-acquired acute kidney injury in Chinese very elderly persons. J Nephrol, 2013, 26(3): 572-579.
16. LOMBARDI R, NIN N, LORENTE JA, et al. An assessment of the acute kidney injury network creatinine-based criteria in patients submitted to mechanical ventilation. Clin J Am Soc Nephrol, 2011, 6(7):1547-1555.
17. BERNARD GR, ARTIGAS A, BRIGHAM KL, et al. The American-European Consensus Conference on ARDS: definitions, mechanisms, relevant outcomes, and clinical trial coordination. Am J Respir Crit Care Med, 1994, 149(3): 818-824.
18. The ARDS Definition Task Force, Ranieri VM, Rubenfeld GD, et al. Acute respiratory distress syndrome: the Berlin definition. JAMA, 2012, 307(23):2526-2533.
19. 俞森洋 . 对急性呼吸窘迫综合征诊断新标准(柏林定义)的解读和探讨 . 中国呼吸与危重监护杂志 , 2013, 12 :1-4.
20. COSTA E SILVA VT, LIAN˜O F, MURIE A, et al. Nephrology referral and outcomes in critically ill acute kidney injury patients. PLoS ONE, 2013, 8(8):e70482.
21. DE ABREU KL, DA SILVA JUNIOR GB, MUNIZ TD, et al. Acute kidney injury in critically ill patients with lung disease: kidney-lung crosstalk. Rev Bras Ter Intensiva, 2013, 25(2):130-136.
22. PAPAZIAN L, FOREL JM, GACOUIN A, et al. Neuromuscular blockers in early acute respiratory distress syndrome. N Engl J Med, 2010, 363(12):1107-1116.
23. 李蕾,方琰 . 急性呼吸窘迫综合征诊断与治疗的新进展 . 中国临床医学 , 2013, 20 :96-98.
24. MALAGON I, GREENHALGH D. Extracorporeal membrane oxygenation as an alternative to ventilation. Curr Opin Anesthesiol, 2013, 26(1):47-52.
25. MÜLLER T, BEIN T, PHILIPP A, et al. Extracorporeal pulmonary support in severe pulmonary failure in adults: a treatment rediscovered. Dtsch Arztebl Int, 2013, 110(10): 159-166.
26. KIELSTEIN JT, HEIDEN AM, BEUTEL G, et al. Renal function and survival in 200 patients undergoing ECMO therapy. Nephrol Dial Transplant, 2013, 28(1):86-90.
27. BOLIGNANO D, RASTELLI S, AGARWAL R, et al. Pulmonary Hypertension in CKD. Am J Kidney Dis, 2013, 61(4):612-622.
28. LAU EM, TAMURA Y, MCGOON MD, et al. 2015 ESC/ERS Guidelines for the diagnosis and treatment of pulmonary hypertension: a practical chronicle of progress. Eur Respir J, 2015, 46(4):879-882.
29. ABDELWHAB S, ELSHINNAWY S. Pulmonary hypertension in chronic renal failure patients. Am J Nephrol, 2008, 28(6): 990-997.

30. PABST S, HAMMERSTINGL C, HUNDT F, et al. Pulmonary hypertension in patients with chronic kidney disease on dialysis and without dialysis: results of the PEPPER-Study. PLoS One, 2012, 7(4): e35310.
31. AGARWAL R. Prevalence, determinants and prognosis of pulmonary hypertension among hemodialysis patients. Nephrol Dial Transplant, 2012, 27(10): 3908-3914.
32. RAMASUBBU K, DESWAL A, HERDEJURGEN C, et al. A prospective echocardiographic evaluation of pulmonary hypertension in chronic hemodialysis patients in the United States: prevalence and clinical significance. Int J Gen Med, 2010, 3: 279-286.
33. KUMBAR L, FEIN PA, RAFIQ MA, et al. Pulmonary hypertension in peritoneal dialysis patients. Adv Perit Dial, 2007, 23: 127-131.
34. UNAL A, SIPAHIOGLU M, OGUZ F, et al. Pulmonary hypertension in peritoneal dialysis patients: prevalence and risk factors. Perit Dial Int, 2009, 29(2): 191-198.
35. KAWAR B, ELLAM T, IACKSON C, et al. Pulmonary Hypertension in Renal Disease: Epidemiology, Potential Mechanisms and Implications. Am J Nephrol, 2013, 37(3): 281-290.
36. BASILE C, LOMONTE C, VERNAGLIONE L, et al. The relationship between the flow of arteriovenous fistula and cardiac output in haemodialysis patients. Nephrol Dial Transplant, 2008, 23(1): 282-287.
37. ACARTURK G, ALBAYRAK R, MELEK M, et al. The relationship between arteriovenous fistula blood flow rate and pulmonary artery pressure in hemodialysis patients. Int Urol Nephrol, 2008, 40(2): 509-513.
38. YIGLA M, BANDERSKI R, AZZAM ZS, et al. Arterio-venous access in end-stage renal disease patients and pulmonary hypertension. Ther Adv Respir Dis, 2008, 2(2):49-53.
39. YIGLA M, KEIDAR Z, SAFADI I, et al. Pulmonary calcification in hemodialysis patients: correlation with pulmonary artery pressure values. Kidney Int, 2004, 66(2): 806-810.
40. KIELSTEIN JT, BODE-BÖGER SM, HESSE G, et al. Asymmetrical dimethylarginine in idiopathic pulmonary arterial hypertension. Arterioscler Thromb Vasc Biol, 2005, 25(7):1414-1418.
41. AKMAL M, BARNDT RR, ANSARI AN, et al. Excess PTH in CRF induces pulmonary calcification, pulmonary hypertension and right ventricular hypertrophy. Kidney Int, 1995, 47(1):158-163.
42. KIYKIM AA, HOROZ M, OZCAN T, et al. Pulmonary hypertension in hemodialysis patients without arteriovenous fistula: the effect of dialyzer composition. Ren Fail, 2010, 32(10):1148-1152.
43. MCINTYRE CW, BURTON JO, SELBY NM, et al. Hemodialysis-induced cardiac dysfunction is associated with an acute reduction in global and segmental myocardial blood flow. Clin J Am Soc Nephrol, 2008, 3(1):19-26.
44. NICHOLL DD, AHMED SB, LOEWEN AH, et al. Declining kidney function increases the prevalence of sleep apnea and nocturnal hypoxia. Chest, 2012, 141(6):1422-1430.
45. SAKAGUCHI Y, SHOJI T, KAWABATA H, et al. High prevalence of obstructive sleep apnea and its association with renal function among nondialysis chronic kidney disease patients in Japan: a cross-sectional study. Clin J Am Soc Nephrol, 2011, 6(5): 995-1000.
46. FISHER MR, FORFIA PR, CHAMERA E, et al. Accuracy of Doppler echocardiography in the hemodynamic assessment of pulmonary hypertension. Am J Respir Crit Care Med, 2009, 179(7):615-621.
47. RAMASUBBU K, DESWAL A, HERDEJURGEN C, et al. A prospective echocardiographic evaluation of pulmonary hypertension in chronic hemodialysis patients in the United States: prevalence and clinical significance. Int J Gen Med, 2010, 3:279-286.
48. ISSA N, KROWKA MJ, GRIFFIN MD, et al. Pulmonary hypertension is associated with reduced patient survival after kidney transplantation. Transplantation, 2008, 86(10): 1384-1388.

第二十一篇

囊肿性肾脏病

概　述

囊肿性肾病（cystic kidney disease）是指肾脏出现单个或多个囊肿的一大组疾病，其中单纯性肾囊肿最常见，其次是多囊肾病（polycystic kidney disease，PKD）。后者病变广泛，部分病例发展为终末期肾衰竭，故临床意义大。

囊肿性肾脏病根据遗传与否，分为遗传性和非遗传性两大类。前者根据遗传特点，分为常染色体显性、隐性和X-连锁遗传三种；后者根据先天发育异常与否，分为先天发育异常和获得性肾囊肿，见表21-0-0-1[1]。

表21-0-0-1　**囊肿性肾脏病分类**

遗传性	非遗传性
常染色体显性遗传	先天性发育异常
常染色体显性多囊肾病	髓质海绵肾
von Hipple-Lindau 病	囊肿性肾发育不良
结节硬化症	多囊性肾发育不良
成人型髓质囊性病	囊性发育不良伴下尿路梗阻
常染色体隐性遗传	广泛囊性发育不良
常染色体隐性多囊肾病	获得性
青少年肾消耗病	单纯性肾囊肿
其他伴肾囊肿的罕见综合征	低钾性肾囊肿病
X-连锁遗传	获得性肾囊肿病
口-面-指综合征Ⅰ型	

一、发生机制

肾囊肿是从肾小球囊至乳头管任何一段的局部膨出，当膨出直径达数毫米时，就与原来的肾小管脱离，形成独立、充满尿样液体或半固体物质的封闭囊腔[2]，见图21-0-0-1。

肾囊肿形成、进行性长大需要四个基本条件：①上皮细胞过度增殖：肾囊肿类似于一种良性肿瘤，来自肾小管或集合管的单个上皮细胞在内分泌激素及生长因子刺激下持续异常增殖，形成了囊肿衬里上皮细胞。这种细胞增殖指数比正常肾小管细胞高10～100倍。②液体积聚：囊肿衬里上皮细胞腔膜面存在一种分泌Cl^-转运子，称为囊性纤维化跨膜调节子（cystic fibrosis transmembrane regulator，CFTR）。在cAMP刺激下，CFTR分泌Cl^-增加，通过电荷作用，Na^+经细胞间紧密连接进入囊腔。在渗透压作用下，水从上皮细胞进入囊腔。正常肾小管上皮细胞也存在着CFTR，但重吸收大于分泌。肾囊肿衬里上皮细胞在cAMP作用下，分泌水电解质大于重吸收，引

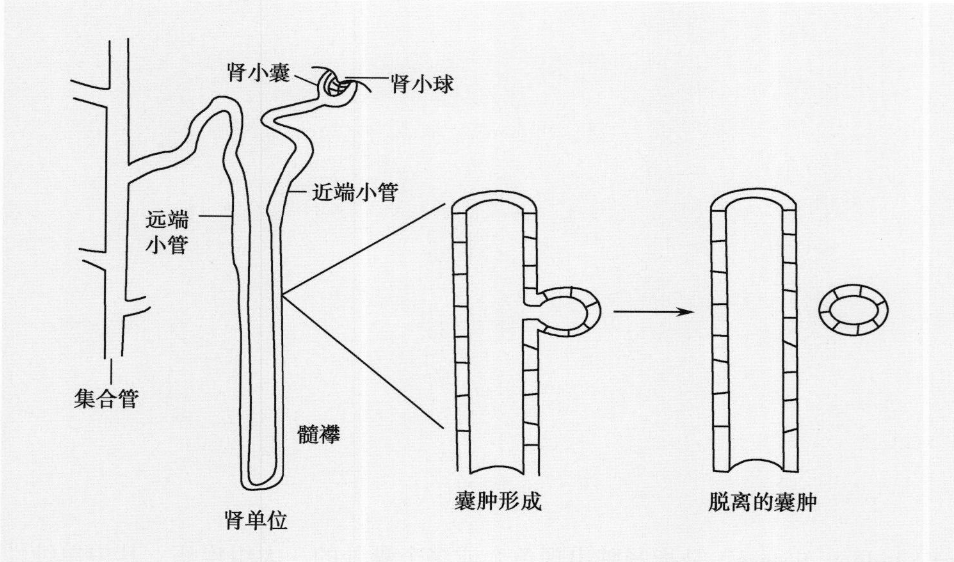

图 21-0-0-1 肾囊肿形成过程

起液体在囊腔内积聚，囊肿进行性长大。③ 细胞外基质异常：免疫组化研究发现肾囊肿组织中纤维蛋白、Ⅰ、Ⅳ型胶原蛋白和层连蛋白增多，硫酸肝素糖苷缺乏，引起细胞外基质重塑，肾小管基底膜顺应性降低，利于囊肿进行性长大。④ 细胞分化不良及极性丢失：平面细胞极性（PCP）的正常调控对于组织和器官的发育分化具有重要意义。肾小管上皮细胞PCP丢失使得其定向分裂发生障碍，导致肾小管的扩张和囊肿的形成[3]。

近年来关于遗传性肾囊肿性疾病最为重要的发现是揭示纤毛与囊肿性疾病的密切关系。纤毛是一组结构上高度保守并由微管蛋白为主构成的古老细胞器，广泛存在于哺乳动物大多数细胞表面。按其结构功能可分为运动纤毛（motile cilia）和初级纤毛（primary cilia），分别具有运动及感知外界信号的功能。运动纤毛由9对外周双联微管和一对中央微管（9+2轴丝）组成，初级纤毛无中央微管（9+0轴丝），见图21-0-0-2A。每对外周微管分为A、B微管二部分，内动力蛋白臂和外动力蛋白臂与A微管相连，依赖ATP酶供给能量，产生微管间的滑动和纤毛运动，见图21-0-0-2C。真核生物纤毛的装配和维持必须依赖一个非常重要的生理过程—鞭毛内运输（intraflagellar transport，IFT）来完成。这一过程需要二种分子动力蛋白参与组成，其中驱动蛋白-Ⅱ（kinesin-Ⅱ）异二聚体参与顺向转运，细胞浆动力蛋白-1B（dynein-1B）异二聚体参与逆向转运，见图21-0-0-2D。肾脏纤毛属于初级纤毛，无运动功能，分布于所有节段。其长度一般2 ~ 30μm，直径0.2 ~ 0.25μm，末端膨大成直径0.5μm的球状结构，见图21-0-0-2B。肾脏纤毛由肾小管上皮细胞伸入管腔，与尿液直接接触但不影响尿液的流动。长期以来一直被认为是一种无功能的遗迹小体，但最近几年的研究表明纤毛在肾脏发育中发挥重要作用[4]。包括常染色体显性、隐性多囊肾病、青年型肾消耗病等致病基因编码蛋白均定位于纤毛上，现已发现60个以上影响纤毛装配或功能的致病基因几乎均伴有肾囊肿临床表型，以上证据充分表明纤毛结构功能异常直接导致肾囊肿性疾病的发生，其分子机制正在深入研究中[5]。

二、诊断思路

囊肿性肾病病种繁多，许多属罕见病，此类疾病诊断困难。可根据以下线索，做出该类疾病的诊断及鉴别诊断：① 有无家族史及其遗传特征；② 是先天发生还是后天获得性；③ 肾囊肿的范围，单侧还是双侧；部位，在皮质、髓质、皮髓交界处还是广泛分布；囊肿形态；④ 肾脏体积大小；⑤ 肾功能是否受累；⑥ 合并肾脏肿瘤与否：如错构瘤、肾细胞癌；⑦ 肾外表现：对疾病往往有重要的诊断和鉴别诊断价值；⑧ 基因检测是最可靠诊断手段。遗传性肾囊肿性疾病的诊断流程见图21-0-0-3。

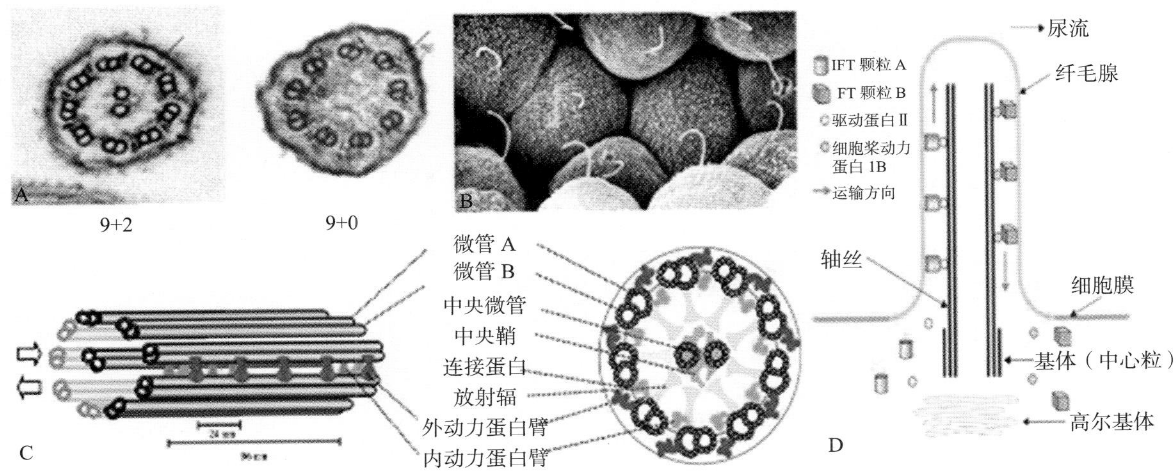

图 21-0-0-2　纤毛的结构及鞭毛内运输过程

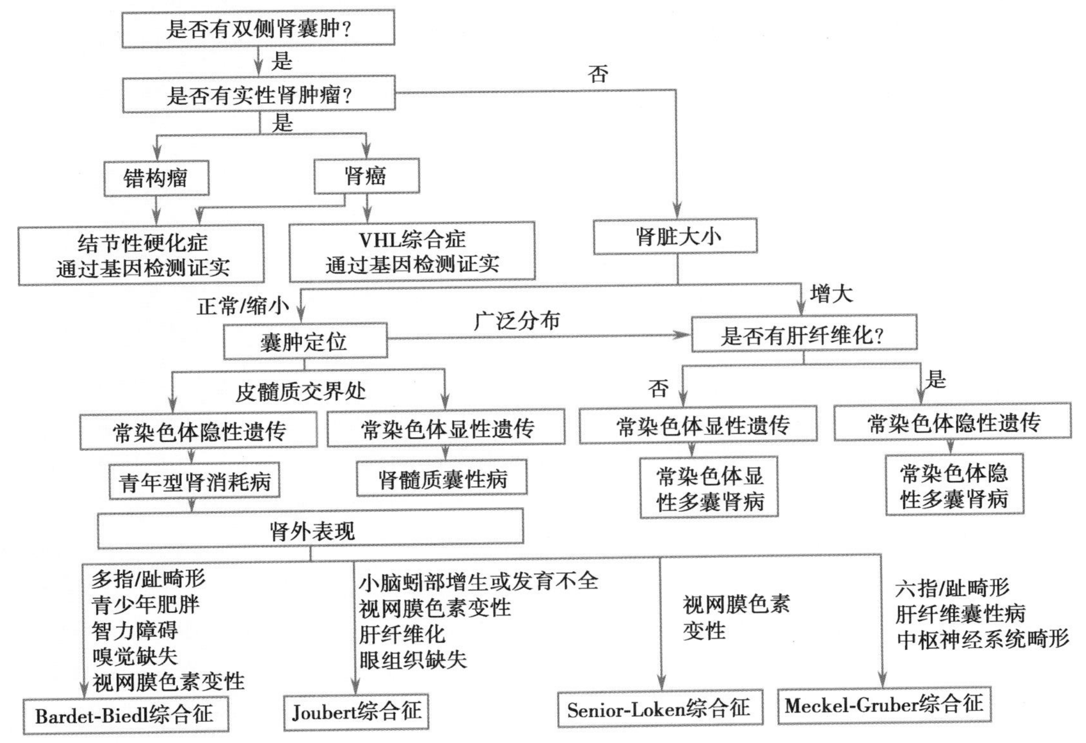

图 21-0-0-3　遗传性肾囊肿性疾病的诊断流程

第一章
常染色体显性多囊肾病

常染色体显性多囊肾病（autosomal dominant polycystic kidney disease，ADPKD）是最常见的遗传性肾脏病，发病率约为1/1 000 ~ 1/400，主要病理特征是双肾广泛形成囊肿，囊肿进行性长大，最终破坏肾脏的结构和功能。60岁患者中，50%以上进入终末期肾，占ESRD病因的5% ~ 10%左右。ADPKD家系代代发病，子代发病概率为50%，除累及肾脏外，还引起肝、胰囊肿、心瓣膜病和脑动脉瘤等脏器病变。因此，ADPKD实际上是一种严重危害人类健康的系统性疾病[6]。

一、病因及发病机制

（一）分子遗传学

ADPKD主要病因是上代将致病基因遗传给下代，约占75%，其余25%无家族遗传史，系患者自身基因突变所致[7]。引起多囊肾病的两个致病基因分别于1994年和1996年被克隆，按照发现先后分别命名为*PKD1*和*PKD2*[8]。*PKD1*位于第16染色体短臂（16p13.3）上，基因长度52kb，有46个外显子，mRNA为14kb[9]。*PKD2*位于第4染色体长臂（4q22-23）上，基因长度68kb，有15个外显子，mRNA约2.9kb[10]。*PKD1*和*PKD2*的蛋白表达产物分别称为多囊蛋白1（polycystin 1，PC1）和多囊蛋白2（polycystin 2，PC2）。PC1是一种细胞膜上的糖蛋白，由4 302个氨基酸组成，相对分子质量约46万，主要分布于肾小管上皮细胞的腔膜侧、细胞连接和基底膜局灶黏附部位，参与细胞—细胞，细胞—细胞外基质相互作用。PC2也是一种膜蛋白，由968个氨基酸组成，相对分子质量11万，在细胞膜上分布部位与PC1相似，此外，还分布在内质网膜上，主要作为钙离子通道参与信号通路调节[11]。*PKD1*突变导致的常染色体显性多囊肾病患者占85%，而其余大多为*PKD2*突变所致。少部分多囊肾病家系未能检出*PKD1*和*PKD2*突变，由此推测可能存在第三个致病基因（*PKD3*），但目前尚未在染色体上定位和克隆，其存在可能未获公认。Harris等在其最新研究中将原来5个未检出*PKD1*和*PKD2*突变的家系进行了重复采样和基因检测。结果可检出4个家系*PKD1*或*PKD2*突变，最初未检出的原因与样本污染、技术手段限制、自发突变等因素有关[12]。

（二）发病机制

1.“二次打击”学说　病理显微解剖结果表明，ADPKD时只有 <1% 的肾小管发生囊肿[13]。每个肾囊肿衬里上皮细胞由单个细胞增殖而成，均为单克隆性，而且存在体细胞突变。如果 ADPKD 病人所有肾组织都遗传了相同的突变基因，为什么只在局部形成囊肿呢？ Qian 等 1996 年提出了体细胞等位基因突变学说，即“二次打击”（two-hit）学说[14]。该学说认为多囊肾病小管上皮细胞遗传了父代的 *PKD* 基因突变（生殖突变），基因型为杂合子，此时并不引起多囊肾病，只有在感染、中毒等后天因素作用下，杂合子的正常等位基因也发生了突变（体细胞突变），即“二次打击”，丢失了正常单倍体，个体才发生多囊肾病。转基因小鼠模型为“二次打击”学说提供了直接证据[15,16]。定向突变 *PKD1* 或 *PKD2* 等位基因的小鼠在子宫内就出现了肾囊肿，而杂合子转基因小鼠在出生后

数月才出现肾囊肿。

根据“二次打击”学说，第二次基因突变发生的时间和部位决定肾囊肿发生的时间和部位。*PKD1*基因被认为较*PKD 2*更易于发生突变，因此*PKD1*基因突变导致的多囊肾病发病率高，起病早。除了单一的*PKD1*或*PKD2*基因二次突变外，也有可能*PKD1*和*PKD2*基因同时突变，这一现象称为“交叉杂合性”（trans-heterozygous），即在生殖细胞*PKD1*基因突变基础上发生了体细胞*PKD2*基因的突变或单一个体同时发生*PKD1*和*PKD2*基因的突变。这种交叉杂合性突变较单一基因突变的病情更重[17]。

在“二次打击”学说基础上，Takakura及Happé等近年来提出了“三次打击”学说，其研究发现在缺血再灌注损伤、肾毒性药物可明显加重多囊肾病动物模型囊肿表型，表明基因突变基础上急性肾损伤也是导致肾囊肿发生发展的重要因素[18]。

2. PC1与PC2相互作用模式及信号转导通路 虽然*PKD2*引起的多囊肾病较*PKD1*所致的起病晚、进展慢，发生终末期肾衰竭迟，但两者导致的病理改变是相似的，因此有学者提出多囊肾病共同发病机制，即螺旋区-螺旋区相互作用假说（coil-coil interaction hypothesis），见图21-1-0-1。PC1分布于细胞膜表面，胞外区有一见于海胆精子的卵子胶（REJ）受体区域，该区激活后发生顶体反应，调节离子通道转运活性。PC2分布于内质网，两者通过C端的螺旋区，发生螺旋区-螺旋区相互作用[19]，作为受体共同感知胞外配体的刺激，以阳离子作为第二信使将信号通过共同途径传至细胞核，调节细胞的增殖、分化和迁移，保证正常肾小管形态的生成和维持。因此，两种PC中的任何一种发生突变，都会导致信号产生及转导通路的异常，在人类和鼠类引起病理改变相同的多囊肾病[20]。

3. 纤毛在多囊肾病发病中的作用 1999年，Barr等首先在秀丽隐杆线虫纤毛中发现了与PC1、PC2高度同源的几种蛋白（Lov-1，Pkd2，OSM-5）。Pazour等2000年报道*Tg737*突变的小鼠除了初级纤毛显著短于正常外，还出现类似于多囊肾病的肾囊肿表型[21]。*Tg737*基因完全缺失的小鼠出生后不久即死于多囊肾病。此后的研究证实PC1、PC2、*Tg737*编码的IFT88蛋白均表达于肾小管上皮细胞的初级纤毛[22]。2003年Lin等利用KIF3A（驱动蛋白-Ⅱ的亚单位）基因敲除小鼠进一步证实纤毛装配缺陷可导致多囊肾病。由此可见，初级纤毛在维持肾脏形态和功能中确实起着关键作用，初级纤毛的结构与功能异常可导致多囊肾病。Nauli提出其可能的发病机制是PC1的胞外段

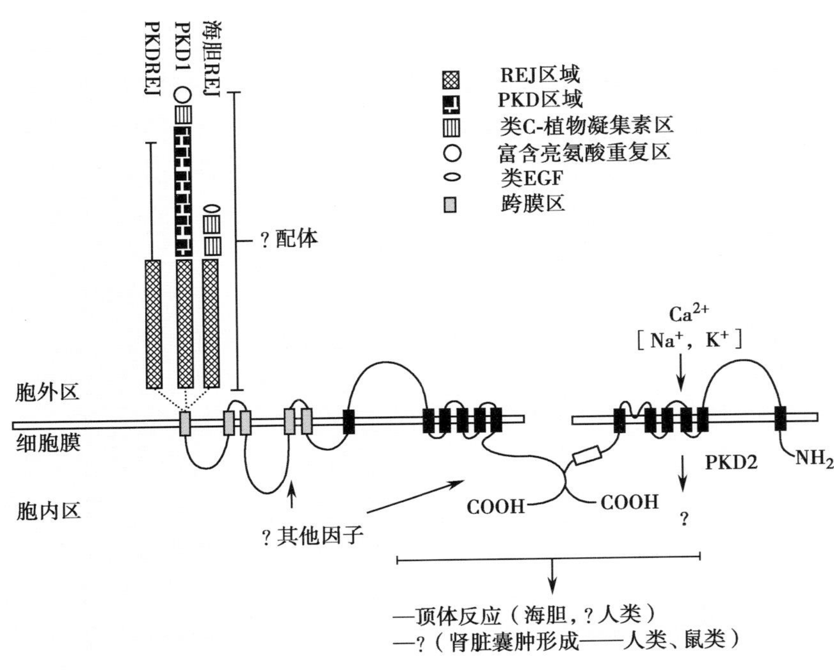

图21-1-0-1 PC1与PC2的相互作用模式

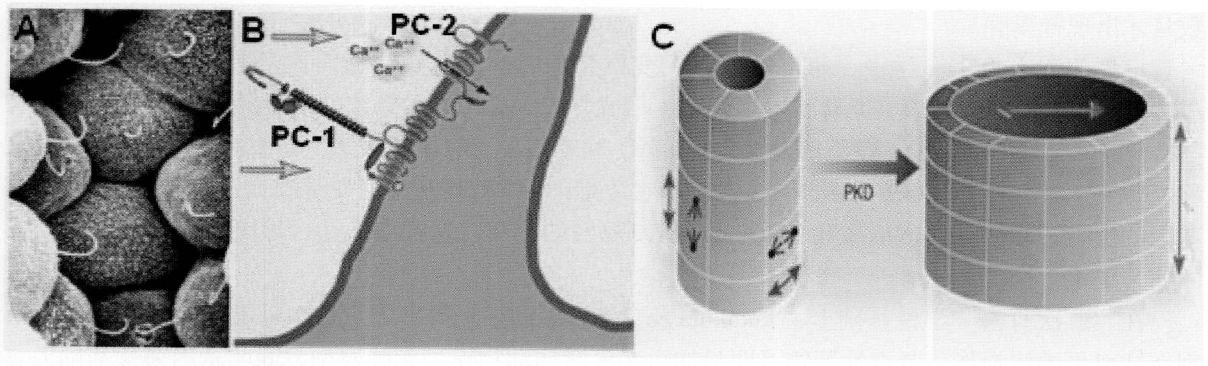

图 21-1-0-2 常染色体显性多囊肾病纤毛致病学说示意
A. 肾小管细胞初级纤毛伸入管腔直接感受尿流刺激；B. 初级纤毛是多囊蛋白复合体发挥功能的主要部位，尿流刺激 PC-1 胞外段将感受的机械信号传递给 PC-2，引起 Ca^{2+} 通道开放钙内流增加；C. 正常钙内流信号调控肾小管细胞分裂极性、管腔直径和分化状态，多囊肾病（PKD）时细胞分裂极性由沿管轴方向变为垂直于管轴方向，肾小管进行性扩张形成囊肿

可充当感受器，感知小管内尿液流动造成的纤毛弯曲，并可通过纤毛上多囊蛋白复合体中 PC2 钙离子通道产生一个短暂微量的钙内流信号，后者进一步激活细胞质中内质网释放 Ca^{2+}，以钙离子为第二信号调节细胞各种功能，包括基因表达、生长发育、分化和凋亡等等。当基因突变造成多囊蛋白结构及功能异常，PC1 不能感知细胞外尿流的变化和 / 或 PC2 不能将机械信号转化为化学信号，小管细胞的生长发育、分化和凋亡发生异常，出现肾小管上皮细胞异常增生、囊腔内液体异常积聚及细胞外基质异常重建，从而导致小管局部膨胀和囊肿的形成[23]（图 21-1-0-2）。

多囊肾病分子发病机制及病理生理改变可归纳如下：囊肿基因在毒素、感染等环境因素作用下，发生“二次打击”，使多囊蛋白复合体功能丧失，肾小管上皮细胞纤毛结构和功能障碍，细胞内钙内流下降，cAMP 升高，进而引起细胞周期调控和细胞内代谢异常，上皮细胞增殖，形成微小息肉，阻塞肾小管腔，液体积聚。基底膜成分异常，顺应性差，易扩张形成囊肿。在 cAMP 刺激下，CFTR 分泌 Cl^- 增加，通过电荷作用，Na^+ 经细胞间紧密连接进入囊腔。在渗透压作用下，水从上皮细胞进入囊腔。囊液中含有囊肿衬里上皮细胞分泌的促分裂因子，与肾小管腔膜面错位的受体结合，形成自分泌、旁分泌环，刺激囊肿持续增大[24]。

二、肾脏病理

双侧肾脏增大可不对称，一侧肾脏较对侧肾脏可明显增大，但仍保留肾脏外形。从皮质到髓质充满大小不等球形囊肿，小至肉眼几乎看不到，大至直径数厘米。最大的单肾可重达 4.0kg 以上，但一般每侧肾脏平均 1.0 ~ 2.0kg。肾脏体积大小与肾脏功能及并发症显著相关，一侧肾脏超过 500g 可出现临床症状，超过 1 000g 出现肾功能不全。肾脏长径 >15cm，易发生血尿、高血压。肾盏、肾盂发育正常，但受囊肿压迫，可扩张或变形（图 21-1-0-3）。

显微镜下观察，囊肿与囊肿之间有多少不等的正常肾组织，这与囊性肾发育不良可以进行鉴别。受囊肿的挤压，可观察到肾小球硬化、小管萎缩、间质纤维化和上皮细胞增生。无论是肾功能正常还是早期肾衰竭患者，硬化累及入球小动脉和叶间动脉，间质有炎性细胞浸润，主要是巨噬细胞和淋巴细胞。靠近髓质的囊肿壁通常较薄，而皮质部分的囊肿壁较厚，常被纤维化的结缔组织包绕。囊肿衬里上皮细胞增生，包括非息肉样增生、息肉样增生和微腺瘤。尽管增生病变和微腺瘤常见，但肾细胞癌发病率不增加。随着上皮细胞增殖，细胞凋亡率也见增加[25]。

肝脏囊肿呈球形，通常为单房结构，与胆管不相通，直径可达数厘米。囊肿壁由单层立方上皮构成，形态类似胆管上皮细胞。囊液成分与血浆相似。2/3 患者门脉区结缔组织增多，其中 1/2 胆管数量也有所增加，但肝内胆管不受影响。无论囊肿或纤维化程度如何，极少损害肝脏功能。肝脏囊肿在患者接受肾移植后出现钙化。肝囊肿可能出现感染，偶见胆管细胞癌。

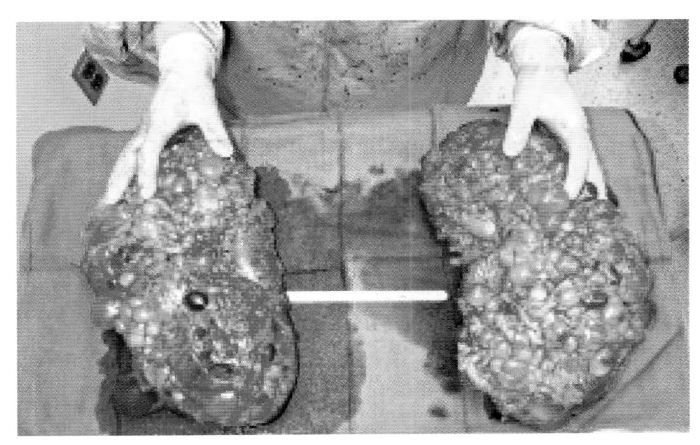
图 21-1-0-3 肾脏大体标本

三、临床表现

ADPKD是一种累及多个脏器的全身性疾病，其临床表现包括肾脏表现、肾外表现及并发症。表21-1-0-1列出了ADPKD的主要临床表现及其发生率。

表 21-1-0-1 ADPKD 的主要临床表现及其发生率

表现	发生率
肾脏表现	
解剖学	
肾囊肿	100%
肾腺瘤	21%
囊肿壁钙化	常见
功能	
肾浓缩功能下降	所有成人患者均可发生
尿中枸橼酸盐排泌减少	67%
尿酸化功能受损	未知
激素改变	
肾素合成增加	30% 儿童和几乎所有高血压成人患者
维持促红素生成	几乎所有 ESRD 成人患者
合并症	
高血压	80%ESRD 患者
血尿	50%
肾衰竭	至 60 岁时为 50%
尿路结石	20%
感染	常见
肾外表现	
胃肠道	
结肠憩室	20% ~ 50%ESRD 成人患者
肝囊肿	>50%
胰腺囊肿	10%
先天性肝脏纤维化	罕见
胆管癌	罕见

续表

表现	发生率
心血管	
心脏瓣膜异常	25%
心包渗出	35%
颅内动脉瘤	5% ~ 10%
颅外主动脉瘤	未知
生殖系统	
精囊囊肿	40%
卵巢囊肿	未知
睾丸囊肿	未知
子宫内膜囊肿	未知
其他	
腹股沟疝	45% 肾脏替代治疗患者
蛛网膜囊肿	8% ~ 12%
脑脊膜囊肿	1.7%
脾脏囊肿	罕见
遗传性感音性耳聋	罕见

注：ESRD：终末期肾病

（一）肾脏表现

ADPKD的肾脏表现包括结构和功能异常。

1. 肾脏结构异常　肾脏的主要结构改变即囊肿的形成。肾脏皮质、髓质存在多发性液性囊肿，直径从数毫米至数厘米不等，囊肿的大小、数目随病程进展而逐渐增加。囊液黄色澄清，创伤或合并感染时可为巧克力色。随着囊肿的不断增多、增大，肾脏的体积也逐渐增大，双侧肾脏大小可不对称。研究发现肾脏的大小与肾功能成反比关系，且男性患者肾功能受损程度较肾脏同样增大的女性患者更为严重。

2. 腹部肿块　当肾脏增大到一定程度，即可在腹部扪及。双侧可触及者约为 50% ~ 80%，单侧可触及约为 15% ~ 30%。触诊肾脏质地较坚实，表面可呈结节状，随呼吸而移动，合并感染时可伴压痛。

3. 疼痛　背部或胁腹部疼痛是 ADPKD 最常见的早期症状之一，见于 60% 患者，发生频率随年龄及囊肿增大而增加，女性更为常见。性质可为钝痛、胀痛、刀割样或针刺样，可向上腹部、耻骨上放射。急性疼痛或疼痛突然加剧常提示囊肿破裂出血，结石或血块引起的尿路梗阻（伴明显绞痛）或合并感染（常伴发热）。慢性疼痛为增大的肾脏或囊肿牵拉肾包膜、肾蒂，压迫邻近器官或间质炎症引起。巨大肝囊肿也可引起右肋下疼痛。

4. 出血　30% ~ 50% 患者有肉眼血尿或镜下血尿。多为自发性，也可发生于剧烈运动或创伤后。引起血尿的原因有囊肿壁血管破裂、结石、感染或癌变等。研究发现，血尿的发生频率随高血压程度加重、囊肿的增大而增加，且与肾功能恶化速度成正比[26]，一般血尿均有自限性。外伤性囊肿破裂引起的肾周出血较为少见，CT 有助于诊断。

5. 感染　泌尿道和囊肿感染是多囊肾病患者发热的首要病因，女性较男性多见，主要表现为膀胱炎、肾盂肾炎、囊肿感染和肾周脓肿。致病菌多为大肠埃希氏菌、克雷伯杆菌、金黄色葡萄球菌和其他肠球菌，逆行感染为主要途径[27]。

6. 结石　20%ADPKD 患者合并肾结石，其中大多数结石成分是尿酸和 / 或草酸钙。尿 pH、枸橼酸盐浓度降低可诱发结石。

7. 蛋白尿　见于 14% ~ 34% 的非 ESRD 患者，在进展至 ESRD 患者中达 80%，男性多于女性。一般为持续性，定量多小于 1g/24h。极少数 ADPKD 患者可见肾病范围的蛋白尿，经肾穿刺活检证实可以合并原发性肾小球病变，依发生频率高低依次为局灶节段肾小球硬化症、微小病变及膜性肾病[28]。大量蛋白尿患者较无蛋白尿或轻度蛋白尿患者平均动脉压更高、肾脏体积更大、肌酐清除率更低、病程进展更快。因此蛋白尿是促进肾功能恶化的一个重要的危险因素，应予积极有效的治疗。

8. 其他尿液检查　尿中常见白细胞，但尿培养多为阴性。60% 患者尿中可见脂质体。

9. 贫血　未发展至 ESRD 的 ADPKD 患者通常无贫血。有持续性血尿的患者可有轻度贫血。另有 5% 患者因缺血刺激肾间质细胞产生促红细胞生成素增加而引起红细胞增多症。当病程进展至 ESRD，ADPKD 患者较其他病因的 ESRD 患者贫血出现晚且程度轻。

10. 高血压　是 ADPKD 最常见的早期表现之一，见于 30% 儿童患者、60% 合并肾功能不全患者，在 ESRD 患者中高达 80%[29]。血压的高低与肾脏大小、囊肿多少成正相关，且随年龄增大不断上升。高血压是促进肾功能恶化的危险因素之一。据报道，合并高血压 ADPKD 患者肾功能失代偿的平均年龄为 47 岁，而血压正常患者为 66 岁[30]。因此，早期监测、治疗高血压，对 ADPKD 患者保护肾功能、改善预后至关重要。

高血压发生机制包括：① Na^+潴留：ADPKD患者肾小管水、钠重吸收增加，造成细胞外液和血浆容量扩张；② 肾血管张力增加　ADPKD早期就存在肾血管张力增加，且对各种血管扩张剂无反应。但血管张力增加是原发性，还是继发于囊肿存在，尚不明确；③ 肾素-血管紧张素-醛固酮系统活性增加ADPKD患者体内的血浆肾素活性（PRA）明显升高。肾素的合成增加可能与囊肿的扩张有关，扩张的囊肿不仅直接压迫球旁器，还改变肾内小动脉压力，导致肾小球灌注减少，从而通过压力感受器介导肾素释放。Torres等认为囊液中高活性肾素是由囊肿上皮细胞合成和分泌所致[31]。

11. 慢性肾衰竭　为 ADPKD 的主要死亡原因。其发病年龄从 2 ~ 80 岁不等，60 岁以上 ADPKD 患者 50% 进入 ESRD。一旦肾小球滤过率低于 50ml/min，其下降速度每年约为 5.0 ~ 6.4 ml/min，从肾功能受损发展到 ESRD 的时间约为 10 年，其中存在较大的个体差异。ADPKD 肾功能恶化的速度明显快于其他肾病引起的肾功能损害，在 ESRD 病因中占第四位[32]。

早期的肾功能损害表现为肾脏浓缩功能下降。肾功能正常的成年ADPKD患者最大尿渗透压较其正常家庭成员最大尿渗透压降低16%，并随年龄增长逐渐下降[33]。浓缩功能下降与肾脏结构受损有关，加之肾髓质尿素浓度梯度下降，提示ADPKD患者肾脏分泌尿素功能下降。肾功能不全后期尿酸排泌下降，出现高尿酸血症。

研究证实肾内血管和肾小球进行性硬化，间质纤维化与肾功能恶化直接相关[34]。在ADPKD合并ESRD的患者中存在广泛的全球性肾小球硬化，提示肾组织缺血。有学者认为，囊肿压迫、取代残余的正常肾实质是肾功能恶化的主要原因，但行外科手术去除囊肿后，肾功能仍不能恢复[35]。也有学者认为高灌注、高滤过是肾功能受损的主要因素，然而，单肾切除的ADPKD患者进展至ESRD并未加速，故肾小球硬化机制仍未明。

（二）肾外表现

ADPKD除影响肾脏外，还累及消化系统、心血管系统、中枢神经系统以及生殖系统多个器官，因此ADPKD实际是一种全身性疾病。ADPKD的肾外病变可分为囊性和非囊性两种。囊肿可累及肝、胰、脾、卵巢、蛛网膜及松果体等器官，其中以肝囊肿发生率最高。肝囊肿随年龄增大而逐渐增多，20 ~ 29岁ADPKD患者中仅10%有肝囊肿，而60岁患者肝囊肿发生率可达75%。肝囊肿的发生可能与雌激素有关，所以女性患者肝囊肿通常多于男性患者，而且随妊娠次数的增加而加重。肝囊肿极少影响肝功能，也没有明显症状，但囊肿体积过大可引起疼痛、囊内出血及感染，肿瘤较少见。

非囊性病变包括心脏瓣膜异常、结肠憩室、颅内动脉瘤等。二尖瓣脱垂见于25%ADPKD患者，可出现心悸和胸痛，无症状心包渗出见于40%ADPKD患者。主动脉瓣和二尖瓣、三尖瓣可出现黏液瘤性变导致瓣环扩张、关闭不全，说明存在胶原及基质代谢紊乱。合并结肠憩室的患者结肠穿孔的发生率明显高于其他ADPKD患者。在ADPKD肾外表现中颅内动脉瘤危害最大，是导致患者早期死亡的主要病因之一。国外报道颅内动脉瘤家族史阴性者发生率5%，家族史阳性患者发生率高达22%，平均发生率8%。多数患者无症状，少数患者出现血管痉挛性头痛，随着动脉瘤增大、动脉瘤破裂危险增加。

（三）ADPKD临床表型的异质性

由*PKD1*基因和*PKD2*基因突变引起的ADPKD在临床表现上有较大差异，前者更为严重。据调查：*PKD1*突变所致ADPKD患者死亡或发生ESRD的平均年龄约53岁，*PKD2*突变所致ADPKD患者为69.1岁，非ADPKD对照组为78岁；*PKD2*突变所致ADPKD女性患者生存期平均为71岁，长于男性67.3岁，而*PKD1*突变所致患者中没有这种性别差异；此外，*PKD1*突变患者确诊时的肾脏体积要高于*PKD2*突变患者，其主要原因是肾脏囊肿数目增加，囊肿生长速度无明显差异，*PKD1*突变患者高血压、尿路感染及血尿的发生率明显高于*PKD2*突变患者。而少数同时发生*PKD1*和*PKD2*基因突变的患者，较单一基因突变的患者病情更重。ADPKD临床表型的异质性不仅仅表现在两种携带不同致病基因突变的患者间，同一基因不同突变的家系乃至同家系患者间往往也存在明显的表现型差异，这种广泛存在的表型差异是基因突变、修饰基因和环境因素共同作用的结果。

ADPKD临床表型的异质性突出表现在进展至ESRD的速度快慢不一，目前已知的影响因素包括遗传性和非遗传性因素（图21-1-0-4）：① 基因型：*PKD1*基因突变引起的ADPKD患者发生ESRD较*PKD2*基因突变引起的ADPKD患者早10 ~ 20年[36]；*PKD1*基因截短突变的患者与非截短突变患者相比，进展到ESRD的风险增加2.74倍[37]；② 性别：女性患者ESRD发病比男性患者晚5年，但合并多囊肝时发病提前；③ 发病时间：发病早的患者预后不良，30岁前临床诊断的患者较30岁后诊断者更早进入ESRD；④ 高血压：合并高血压的患者肾功能恶化较血压正常者早19年，可能与高血压促进肾血管硬化及肾间质纤维化有关；⑤ 蛋白尿：合并微量白蛋白尿和临床蛋白尿的患者预后差；⑥ 血尿：早期且频发肉眼血尿的患者肾功能受损较重[38]；⑦ 肾脏体积：肾脏总体积与囊肿总体积呈正相关，肾囊肿越多、越大的患者肾脏总体积越大，肾功能也越差[39]；⑧ 肾血流量：早期肾脏血流量下降是快速进展型ADPKD的预测因素；⑨ 妊娠：目前尚无资料证实妊娠会加速ADPKD病程，但妊娠≥3次以上合并高血压的妇女通常预后不良，25%的ADPKD女性在妊娠过程中新发高血压或原有高血压加重，故控制妊娠次数能改善女性患者预后；⑩ 低出生体重：出生时体重较低患者较早进展至ESRD[40]。

四、诊断与鉴别诊断

过去，ADPKD诊断主要依靠临床症状，大多数患者在30岁以后出现明显临床症状后就诊，才诊断为ADPKD。近年来，随着影像学技术发展和ADPKD分子遗传学研究进步，对ADPKD的诊断已达到症状前和产前诊断水平。

症状前诊断目的是为了在患者直系亲属（高危人群）尚无临床表现时，确定其是否为ADPKD患者。诊断时首选B超，B超灵敏度高、无创、价廉。在诊断*PKD2*突变所致ADPKD时，14岁以下儿童不推荐B超作为常规检查，而在30岁以上成人，应首选B超。如小于30岁可疑患者可选用CT、MRI，如结果仍不明确，可采用分子诊断。

产前诊断是在婴儿出生前依靠分子诊断方法确定其是否患有ADPKD，从而决定其是否出生。过去产前诊断在妊娠10 ~ 12周，通过羊膜穿刺术取得胚胎绒毛膜细胞或取胎儿脐静脉血细胞进行诊断。目前产前诊断已经可以提前至胚胎植入前诊断（preimplantation genetic diagnosis，PGD），即直接取出母亲的卵子与父亲的精子进行体外受精，从发育的胚胎中取出细胞进行基因分析，正常胚胎植入母体子宫继续妊娠，患病胚胎就终止妊娠。产前诊断对优生优育，提高人口素质具有重大意义。

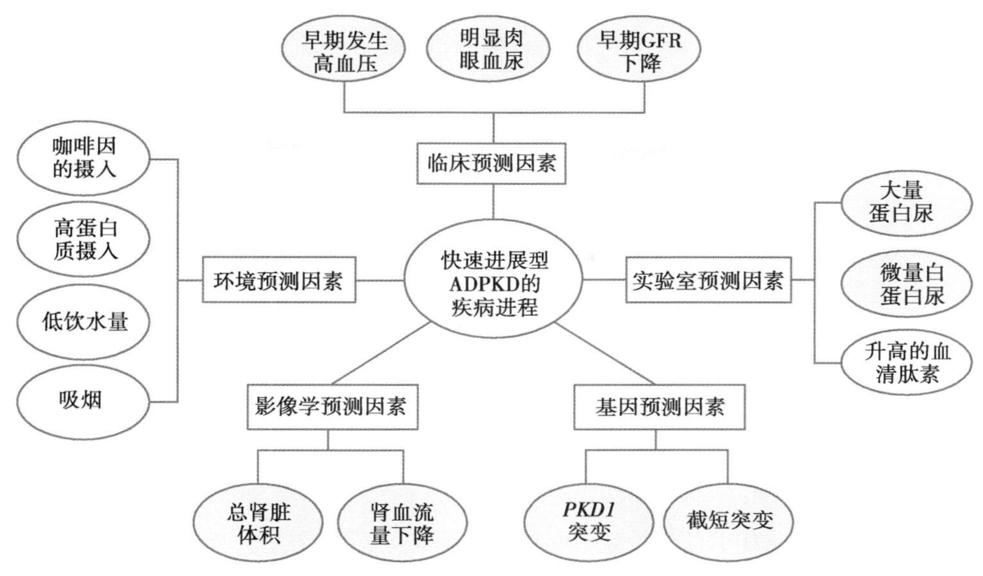

图 21-1-0-4 影响 ADPKD 进展的因素
灰色部分代表最重要的影响因素

（一）诊断标准

ADPKD诊断标准分为主要诊断标准和次要诊断标准，见表21-1-0-2。只要符合主要诊断标准和任意一项次要诊断标准就可诊断ADPKD。

表 21-1-0-2 临床诊断标准

主要诊断标准	肾皮、髓质布满多个液性囊肿
	明确的 ADPKD 家族史
次要诊断标准	多囊肝
	肾功能不全
	腹部疝
	心脏瓣膜异常
	胰腺囊肿
	颅内动脉瘤
	精囊囊肿

（二）诊断方法

1. 询问家族史、症状和体检　据上海长征医院资料显示我国75%患者有明确的家族史，25%患者无ADPKD家族遗传史，确诊需作影像学检查和分子诊断[41]。

2. 影像学检查

（1）超声检查：超声检查具有敏感性高，无放射性、无创性，经济、简便等优点，是ADPKD首选诊断方法。用高分辨率超声可发现直径1.5 ～ 2.0mm的微小囊肿，因此，也常作为产前诊断和对ADPKD患者直系亲属的筛查方法。

对于有家族史但未知基因型的成人患者，Ravine等于1994年提出了以下B超诊断标准：30岁以下患者单侧或双侧有2个囊肿；30 ～ 59岁患者双侧肾脏囊肿至少各2个；60岁以上患者双侧肾脏囊肿至少各4个。此标准对*PKD1*基因突变患者诊断敏感性97%，特异性90%。而对小于30岁的*PKD2*基因突变患者假阴性率则高达24%[42]。Pei等于2008年提出对成人ADPKD诊断标准进行修订：

15 ~ 40岁患者单侧或双侧肾脏至少有3个囊肿，40 ~ 69岁患者双侧肾脏囊肿至少各2个；60岁以上患者单侧肾脏囊肿至少各4个；40岁以上患者双侧肾脏少于2个囊肿可排除诊断[43]。该标准降低了假阳性率，具有更好的诊断特异性。超声诊断方法简便易行，但缺点是受仪器和检查者技术影响；儿童患者具有较高的假阳性和假阴性；*PKD2*突变家系成员诊断敏感性和阴性预测值明显低于*PKD1*突变家系。因此，在一些特殊人群结合分子诊断技术可以更好地提高诊断正确率。

在无家族史但临床拟诊的患者尚缺乏国际公认的超声诊断标准，一般认为双侧肾脏增大伴多发性囊肿（每侧≥10个）且排除其他肾囊肿性疾病则支持ADPKD诊断。如果同时具有其他ADPKD肾外表现，如肝囊肿等，肾脏诊断标准可适当放宽，对其父母和/或祖父母进行超声筛查及基因检测将有助于建立明确的诊断。

ADPKD超声声像图的三个主要表现是肾体积明显增大，肾内无数个大小不等的囊肿和肾实质回声增强。囊肿内出血时声像图变化较多，囊肿低回声或回声不均匀，形态多变，后方回声增强不明显；囊肿钙化声像图：前方囊肿回声增强、增宽，后方囊壁及其回声不增强，甚或减弱，囊内无回声。

彩色多普勒超声显示ADPKD在各囊壁间有花色血流，分布杂乱。肾动脉血流量下降与肾实质血供减少。多普勒血流频谱检测出阻力指数增高。近年来采用彩色多普勒检测ADPKD患者肾脏血流情况。峰值血流速度（PFV）、血管阻力指数（RI）和血流量（Q）等血流动力学参数较血压和肾小球滤过率更为敏感地反映肾脏病变，为临床监测疾病进展、预测疾病转归提供了一种新的手段[44]。

（2）腹部平片：双侧肾脏增大，外缘呈分叶状、波浪状，腰大肌轮廓消失。增大的肾脏从轻度至填满整个腹腔，肾脏增大明显时可推移积气的肠道。有时可见囊壁钙化、肾内结石。

（3）排泄性尿路造影（IVU）：可发现双侧肾盏移位不规律、增大、延长、分开和奇异状变形。肾盂形态和轮廓改变可能不明显。位于肾盏间的囊肿常使相邻的肾盏分开，肾盏颈部变细长，呈“蜘蛛样”形状。

（4）CT：两侧肾脏增大，整个肾实质充满大小不等之囊肿，CT值为8 ~ 20Hu之间。多囊肾边缘清楚，囊肿间隔厚薄不一，互不相通，肾盂受压变形。同时可见伴发的肝胰等部位多发囊肿，增强后囊肿间隔强化明显。如囊肿内容不均一，囊壁不规则增厚则提示囊肿伴发感染。

（5）MRI：表现为双侧肾脏体积增大呈分叶状。囊肿信号可不一致，多呈长T1和长T2信号，也有短T1、T2信号，可能系囊内出血或含有较多蛋白所致。CT、MRI可增加肾脏囊肿检出率，但尚未建立相应的影像学诊断标准。MRI技术的广泛应用把囊肿诊断和肾功能、病程监测有机结合起来。美国多囊肾病影像学诊断协助组开展的一项多中心临床研究（CRISP）应用MRI评价ADPKD患者总肾脏体积（TKV）及总囊肿体积（TCV），诊断可信度分别达到99.9%和89.2%，且具有重复性好，较估算肾小球滤过率（eGFR）更早期反映ADPKD进展的优点[45]。上海长征医院建立的我国汉族人群ADPKD研究队列采用MRI长期随访肾脏体积变化，发现我国ADPKD患者在19 ~ 40岁年TKV增长率为5.2%，31 ~ 40岁TKV增长最快，而eGFR则在51 ~ 60岁下降达高峰，且TKV与血尿、高血压和肾衰竭发生密切相关，能直接反映疾病的病程进展[41]。此外，通过MRI方法计算囊肿与正常肾组织截面积比值以及肝脏、肾脏体积能够客观地量化ADPKD进展速度，为观察药物疗效提供重要评价指标。

3. 颅内动脉瘤影像学筛查　颅内动脉瘤（ICA）破裂出血是ADPKD最严重的并发症。以下情况需进行无症状ICA筛查：有ICA家族史或ICA破裂出血史者；突发非典型的、剧烈加重的头痛并伴有其他神经系统症状者；需要长期抗凝患者；重大手术会引起血流动力学不稳定、血压波动及从事高危职业的ADPKD患者。三维时间飞跃法磁共振血管成像（3D TOF-MRA）是目前首选的筛查手段，其对<3mm、3 ~ 5mm、>5mm大小的ICA检出敏感率分别为67%、87%、95%。MRA不需要使用造影剂，避免了钆制剂致肾源性纤维化的风险。无法行MRA检查患者可选择CTA，其成像敏感度与MRA相当，但存在放射线和对比剂暴露。上海长征医院肾内科与上海交通大学附属第六人民医院放射科合作开展我国ADPKD合并颅内动脉瘤流行病学调查研究，对355例ADPKD

患者行头颅MRA检查，发现44例患者合并颅内动脉瘤，患病率12.4%，共有54个动脉瘤，其中囊状动脉瘤53个，梭型动脉瘤1个。我国ADPKD患者颅内动脉瘤的特点：动脉瘤较小，平均3.8mm；动脉瘤患病率随年龄增长而增加，30岁以下罕见；动脉瘤分布无性别差异；动脉瘤好发部位依次为颈内动脉、前交通动脉、大脑中动脉及大脑前动脉，而椎-基底动脉未发现动脉瘤；动脉瘤与高血压、肾功能、多囊肝等无相关性[46]。3年后随访40例多囊肾病合并颅内动脉瘤患者发现90%动脉瘤体积无明显长大，表明此类患者短期内瘤体长大或破裂风险小[47]。

4. 分子诊断　在以下情况时考虑行基因诊断：肾脏影像学检查结果不明确；无家族史散发性多囊肾病；非典型多囊肾病，如早期和严重的多囊肾、明显不对称的多囊肾病、无明显肾脏增大却出现肾衰竭及非常轻微的多囊肾；有家族史的活体肾脏捐赠者和生殖咨询。儿童肾囊肿患者常合并其他罕见遗传病，应用分子诊断可帮助鉴别及确诊。

目前分子诊断方法主要包括：① 基因连锁分析：根据存在于*PKD*基因内部和侧翼的遗传标记微卫星DNA（microsatellite DNA）间接检测基因的突变。方法简便易行，但需要患者家系中多个患者及健康者的DNA样本，并且父母必须有一方是杂合子。只有依赖比较大的家系调查才有可能获得这些样本，而缺乏家族史的患者不能采用此方法。② 直接突变基因检测：根据*PKD1*和*PKD2*外显子核苷酸序列，PCR扩增后采用变性高效液相色谱（DHPLC）检测异常峰，再经测序检出突变基因，已报道的检出率65% ~ 70%以上。采用Sanger法直接测序筛查*PKD1*与*PKD2*基因全外显子及剪接点的突变是近年来最常用的ADPKD分子诊断方法，检出率可提升至85% ~ 90%，但工作量大且价格昂贵。随着二代高通量测序技术日益成熟，成本大幅降低，将会大大提高检测效率[48]。ADPKD分子诊断方法的建立和完善大大推动了产前诊断临床应用。目前产前诊断已经提前至胚胎植入前诊断（preimplantation genetic diagnosis，PGD），即直接取出母亲的卵子与父亲的精子进行体外受精，从发育的胚胎中取出细胞进行基因分析。正常胚胎植入母体子宫继续妊娠，患病胚胎就终止妊娠。产前诊断对优生优育，提高人口素质均有重大意义。

（三）鉴别诊断

1. 非遗传性肾囊肿性疾病

（1）多囊性肾发育不良：多囊性肾发育不良是婴儿最常见的肾囊肿性疾病。双侧病变的婴儿不能存活，存活者多为单侧病变。与ADPKD的鉴别通常较易，发育不良的一侧肾脏布满囊肿，无泌尿功能，对侧肾脏无囊肿，常代偿性肥大或因输尿管梗阻而出现肾盂积水。

（2）髓质海绵肾：髓质集合管扩张形成囊肿，排泄性尿路造影的典型表现为肾盏前有刷状条纹或小囊肿，可与ADPKD鉴别。

（3）单纯性肾囊肿：单纯性肾囊肿的发病率随年龄上升。与ADPKD的鉴别要点包括：无家族史，肾脏体积正常，典型肾囊肿为单腔，位于皮质，囊肿周围通常无小囊肿分布，无肝囊肿等肾外表现。一般无症状，呈良性经过，通常不需要治疗。

（4）获得性肾囊肿：获得性肾囊肿见于肾衰竭长期血透患者，透析时间10年以上者90%并发肾囊肿，无家族史，一般病人无临床症状。需警惕获得性肾囊肿并发恶性肿瘤。

2. 遗传性肾囊肿性疾病

（1）常染色体隐性多囊肾病：一般发病较早，多在婴幼儿期发病，合并先天性肝纤维化，导致门脉高压、胆道发育不良等。发生于成人时，临床上与ADPKD很难鉴别，可行肝脏超声、肝活检鉴别，突变基因检测可确定诊断。

（2）髓质囊性肾病：呈常染色体显性遗传，发病率较低。多于成年起病，肾脏囊肿仅限于髓质，肾脏体积缩小。B超、CT检查有助于诊断。

（3）结节性硬化症：为常染色体显性遗传性疾病，除双肾和肝脏囊肿外，还出现皮肤及中枢神经系统的损害，如血管平滑肌脂肪瘤、面部血管纤维瘤和色素减退斑等。临床主要表现为惊厥，反应迟钝，可与ADPKD鉴别。

（4）von Hippel-Lindau病：为常染色体显性遗传性疾病，双肾多发囊肿。VHL病常伴肾脏实体瘤（如肾细胞癌、嗜铬细胞瘤）、视神经和中枢神经肿瘤，可与ADPKD鉴别。不伴实体瘤的VHL病与ADPKD相似，需要检测突变基因进行鉴别。

（5）Ⅰ型口-面-指综合征：是常见的X-连锁显性遗传性疾病，男性不能存活，女性患者肾脏表现与ADPKD很难区分，但肾外表现可供鉴别。Ⅰ型口-面-指综合征患者有口腔异常：舌带增宽、舌裂、腭裂、唇裂、牙齿排列紊乱，面部异常如鼻根增宽、鼻窦、颧骨发育不良以及手指异常。

五、治疗

作为基因突变导致的遗传性疾病，治疗ADPKD的理想方法是采用正常基因替换突变基因，纠正蛋白功能异常，但目前尚无法实现。近年来针对阻断ADPKD的核心分子发病机制开展了多种药物的临床试验，但至今尚未发现一类真正有效的治疗药物和干预措施，治疗重点主要仍在于治疗并发症，缓解症状，保护肾功能。

（一）一般治疗

低盐饮食，保证足量饮水，不吃巧克力，不喝咖啡等含咖啡因的饮料；低蛋白饮食无延缓肾功能恶化作用，但病程晚期仍推荐低蛋白饮食；避免应用非甾体抗炎药和肾毒性药物。注意休息，大多数早期患者无需改变生活方式或限制体力活动。当囊肿较大时，应避免剧烈体力活动和腹部受创，以免囊肿破裂出血。妇女应控制妊娠次数。

（二）对症治疗

1. 疼痛 分为急性和慢性两种，急性疼痛病因有囊肿出血、感染或结石；慢性疼痛病因多为肾脏体积增大所致的结构扭曲。急性疼痛首先针对病因进行治疗。慢性疼痛应参照WHO的阶梯止痛疗法。一般先采取保守治疗，一过性疼痛可先观察，疼痛持续或较重时首选非阿片类止痛药，避免长期使用止痛药和非甾体抗炎药，以防肾损害。如果疼痛严重，止痛剂不能缓解且影响患者生活的，可考虑经皮囊肿穿刺抽液，其疗效有助于决定下一步治疗方案，如效果良好可考虑行囊肿穿刺硬化或腹腔镜囊肿开窗术。囊肿穿刺硬化治疗是在B超引导下，对直径大于5cm囊肿行穿刺抽液术，并注入无水酒精或四环素等硬化剂。手术/腹腔镜囊肿去顶减压术能去除囊肿生长的内源性因素，缓解囊肿对肾组织的压迫，改善肾缺血且对肾功能无明显损害。减压手术仍无法缓解的剧烈疼痛需用麻醉止痛剂。此外还有些治疗方法，如腹腔神经丛阻滞、脊髓刺激以及胸腔镜下内脏交感神经切断术可阻断内脏神经，可延长疼痛缓解时间。近期Casteleijn等报道采用经皮肾动脉射频消融成功治疗一例ADPKD患者顽固性疼痛[49]。

2. 囊肿出血和血尿 ADPKD患者囊肿出血或肉眼血尿多为自限性，2～7天内消失，故一般卧床休息、止痛，适当饮水防止血凝块阻塞输尿管等保守治疗效果较好。如果血尿持续1周以上，或首次发作年龄>50岁，应排除肿瘤。极少数情况下，囊肿出血破入后腹膜，引起大量出血需住院治疗，给予输血。Zwettler等报道用醋酸去氨加压素（desmopressin acetate，DDAVP）和抑肽酶（aprotinin）能有效控制严重出血。Ramó报道采用抗纤维蛋白溶解剂氨甲环酸成功治疗8例ADPKD顽固性出血[50]。保守治疗无效的患者经CT检查或血管造影后，行选择性肾动脉栓塞治疗或肾脏切除。血透患者出现反复发作性血尿，应选用小分子肝素或无肝素透析，并考虑经导管选择性肾动脉栓塞术，但肾内感染时禁用。

3. 高血压 ADPKD患者降压目标值可参考KDIGO临床实践指南关于慢性肾病推荐目标血压≤140/90mmHg，如合并左心衰竭、颅内动脉瘤、糖尿病、蛋白尿，目标血压应降低（≤130/80mmHg）。高血压早期应限盐，保持适当体重，适量运动。当以上措施无效时，药物治疗首选血管紧张素转换酶抑制剂（ACEI）或血管紧张素Ⅱ受体拮抗剂（ARB）。此类药物比其他降压药可更好地降低尿蛋白和左室质量，具有更强的肾脏保护作用[51]。一项79例高血压合并左室肥厚患者的RCT研究显示严格控制血压（≤120/80mmHg）比常规控制血压（≤140/90mmHg）更有效地改善左心室质量指数，但未显示出保护肾功能和降低心血管事件发生率的作用。2014

年在新英格兰医学杂志公布的HALT试验结果显示将目标血压降至95/60 ~ 110/75mmHg较120/70 ~ 130/80mmHg可延缓CKD 1 ~ 2期ADPKD患者肾囊脏体积增长，降低尿蛋白排泄，但对eGFR下降无影响，严格控制血压对CKD3期ADPKD患者以及ACEI、ARB联合用药较单用ACEI均没有更多临床获益[52,53]。单用ACEI/ARB血压控制不佳者，可根据情况选用其他降压药包括β受体阻滞剂、钙通道阻滞剂（CCB）、α受体阻断剂、中枢降压药和利尿药等。对于药物不能控制的高血压，可考虑肾囊肿去顶减压术、经皮肾动脉射频消融或肾脏切除术。

4. 泌尿道和囊肿感染　及时治疗膀胱炎和无症状性菌尿，能防止病菌进一步逆行感染、导致肾盂肾炎或囊肿感染。对发热、腰痛，血沉增快或C反应蛋白（CRP）水平升高怀疑急性肾盂肾炎和/或囊肿感染的患者，应行中段尿培养、CT或MRI检查，尿检正常不能排除囊肿感染或肾周脓肿。传统的影像学检查对囊肿感染缺乏特异性，18-氟脱氧葡萄糖正电子发射断层扫描（FDG-PET）有助于确诊囊肿感染，但应用价值有限。在B超或CT引导下行囊肿穿刺术，抽出囊液做细菌培养可最终确诊囊肿感染。治疗上应根据血、尿培养药敏试验结果选择抗生素，可供参考的治疗经验是需要联合应用水溶性抗生素（氨苄西林，第二、三代头孢菌素等）和脂溶性抗生素（喹诺酮类、大环内酯类抗生素、复方新诺明及甲硝唑等），治疗至少持续2周，或至症状消失、尿白细胞阴性一周后停药。如仍有发热或感染反复发作，应检查有无梗阻、肾周脓肿或结石等并发症存在；排除并发症的存在，应行超声引导下囊肿穿刺抽液术，并反复冲洗囊腔，必要时留置引流管。同时应延长抗生素治疗时间，有时需要治疗数月来彻底根除感染[54]。发热消失，CRP水平将至正常，至少两次血液和/或尿液培养阴性说明感染治愈。严重且无法控制的感染，可行肾脏切除。

5. 结石　治疗与非ADPKD患者相同，鼓励患者多饮水，合并尿酸性结石、低枸橼酸性草酸钙结石、远端酸化障碍时可选用枸橼酸钾治疗。结石如有症状可采取体外震波碎石或经皮肾切开取石术，成功率分别为82%和80%，并发症与普通人群相似。输尿管镜下激光碎石安全有效，且手术创伤小。

6. 多囊肝病　多数情况下肝囊肿若无症状，无需治疗。囊肿导致肝脏体积过大时，可引起疼痛、胀满感、胃食管反流、体重减轻、呼吸困难甚至肝静脉回流障碍产生大量腹水。治疗主要针对减少囊肿和肝体积，包括非侵入性措施和侵入性治疗。非侵入性措施包括戒酒，避免肝毒性药物，女性患者禁用口服避孕药，停经后禁用雌激素替代治疗。小样本临床试验发现生长抑素类似物和雷帕霉素可减缓多囊肝进展、减小肝囊肿体积，但尚未获FDA批准用于此类疾病。非侵入性治疗无效时，可行穿刺抽液及硬化治疗。效果较差或较严重者可行去顶减压术或外科切除术。经导管肝动脉栓塞术及部分肝切除术可减小总肝脏体积，但手术并发症多，仅限于对此有丰富经验的专科中心进行。对于不适合行部分肝切除术的重症多囊肝患者，最终只能选择肝移植。肝囊肿可并发出血、感染，极少数可发生囊肿破裂。当怀疑肝囊肿感染时，可在B超引导下行囊肿穿刺抽液，同时给予抗生素治疗，首选囊肿渗透性好的抗生素如氟喹诺酮类药物[55]。

7. 颅内动脉瘤　一般来说随着瘤体增大，动脉瘤破裂危险增加，小于5mm的动脉瘤破裂发生率为0.5%，而直径大于10mm者，破裂发生率为4%，近来有研究发现一些新发小的动脉瘤若快速增大更容易发生破裂出血。因此，对颅内动脉瘤破裂出血的ADPKD高危患者进行MRA筛查是非常有必要的，如无阳性发现，则5年后复查。如果有阳性结果，应依据动脉瘤大小和增长速度决定治疗方案。小于7mm、无症状的动脉瘤可暂缓处理，每年随访一次；若动脉瘤保持稳定无明显增大3年后可改为每2 ~ 5年随访一次，动脉瘤直径在7 ~ 10mm，是否手术有争议；直径大于10mm的颅内动脉瘤或快速增大、有症状者需要在DSA下行血管内弹簧圈栓塞治疗或手术治疗。另外，还应严格控制血压、禁烟酒、治疗心血管危险因素如高脂血症等。

（三）ESRD的治疗

延缓ADPKD肾衰竭进展的措施包括控制高血压，治疗高脂血症，低蛋白饮食，纠正酸中毒，预防高磷血症。以上传统保肾治疗能否延缓ADPKD患者肾功能进展存在很大争议。最新发表的一项回顾性研究显示1991—2010年ERA-EDTA登记的ADPKD患者（共20 596例）开始肾脏替代治疗的平均年龄有所延迟（从56岁到58岁）。但与非ADPKD患者一同分析后发现主要是由于人口老龄化更多老年患者进入肾脏替代治疗导致的，因为肾脏替代治疗的平均年龄在<50岁患者无显著变化，仅在老年患者中有所推迟。

进展至ESRD需采取替代治疗。多囊肾病ESRD患者可根据个体情况选择血液透析、腹膜透析或肾移植治疗。近年来临床研究发现ADPKD患者腹膜透析与血液透析的并发症和长期生存率并无明显差异，因此，腹膜透析也可成为肾脏替代治疗的选择。来自中国香港的一项回顾性研究分析了以腹膜透析作为一线治疗模式的42例ADPKD患者和84例非糖尿病患者，结果发现多囊肾病患者腹透5年的实际生存率、技术生存率、腹膜炎发生率与对照组无显著差异，仅腹部疝气的发生率增加[56]。ADPKD患者尸体肾移植一年存活率在87%，5年为68%，移植后并发症发生率与其他肾移植人群相似[57]。肾移植前切除无功能肾脏的手术适应证包括移植肾植入空间不足，反复发作严重感染、症状性肾结石、反复发作严重出血、顽固性疼痛和可疑肾癌。

（四）抑制囊肿生长临床药物研究

1. 哺乳动物西罗莫司靶蛋白（mTOR）抑制剂 针对多囊蛋白结构和功能异常激活的mTOR信号通路，mTOR抑制剂西罗莫司（雷帕霉素）和依维莫司在多种ADPKD动物模型中表现出良好的治疗效果。2010年6月新英格兰医学杂志同时发布了2个关于mTOR抑制剂的多中心临床研究报告。一项研究表明在早期ADPKD患者中，18个月的西罗莫司治疗不能阻止多囊肾的生长，两组间的eGFR无统计学差异，且西罗莫司组患者的尿白蛋白排泄率增高[58]。另一项临床研究表明经两年治疗后发现，依维莫司能减少PKD患者的肾脏总体积，但不能延缓肾病进展[59]。

2. 抗利尿激素V2受体（VPV2R）拮抗剂 该类药物主要阻断cAMP激活及促进囊肿上皮细胞增殖和囊液分泌，在多种动物模型中可抑制囊肿生长，保护肾功能。一项多中心、双盲、安慰剂对照、平行试验（TEMPO）观察了口服托伐普坦片剂对PKD患者的长期安全性及有效性，结果发现VPV2R拮抗剂可使ADPKD患者显著获益，总肾体积降低48%，eGFR下降速率减慢26%。但口干、肝酶升高等副作用明显增加，23%患者因不良反应而停药[60,61]。

3. 生长抑素类似物 该类药物能下调cAMP，抑制囊液分泌，对肝肾囊肿增大均有抑制作用。三项安慰剂随机对照研究均显示生长抑素类似物如兰瑞肽和奥曲肽可减缓肾脏体积增长，保护肾功能[62]。但这3项试验随访时间短、纳入的病例数相对较少。最近发表的ALADIN研究纳入79例ADPKD患者随机分为奥曲肽组或安慰剂组。结果发现奥曲肽组1年TKV增幅显著降低，随访至3年TKV增幅虽较安慰剂组减小（220ml vs 454ml），但差异无统计学意义，同时对肾功能也无显著的保护作用[63]。目前正在开展一项纳入300例ADPKD患者大型随机对照研究以明确生长抑素类似物对肾功能的保护作用。

4. 雷公藤内酯醇 雷公藤内酯醇（triptolide，TL）是卫矛科雷公藤属植物雷公藤中分离提取的一种环氧二萜类化合物，可通过促进PC-2介导的细胞内钙离子释放发挥抑制细胞增殖作用，有效抑制多囊肾小鼠肾囊肿的形成[64]。上海长征医院在一项非对照临床研究中选择尿蛋白定量>1g/d多囊肾病患者，给予以雷公藤内酯醇为主要成分的雷公藤多苷片1mg/（kg·d），治疗6个月。结果发现该药显著降低蛋白尿，同时显著抑制了肾囊肿增大，具有保护肾功能作用。停用药物后患者肾脏总体积增长和eGFR下降速度明显加快[65]。

六、预后

影响ADPKD预后的因素包括前述的基因型、性别、年龄、发病时间、高血压、血尿、蛋白尿、尿路感染、肾脏及囊肿大小、妊娠、激素等[58]。对于其中的可变因素我们应积极预防、治疗，同时辅以饮食、支持治疗，预防、治疗各种并发症，从而延缓病程发展，改善患者预后。

（戴　兵　梅长林）

参考文献

1. TORRES VE, GRANTHAM JJ. Cystic diseases of the kidney//Brenner and Rector's The Kidney. 9th ed. Philadelphia: Saunders, 2012:1626-1661.
2. WATSON ML, TORRES VE. Polycystic kidney Disease. Oxford: Oxford University Press, 1996: v-xii.
3. HARRIS PC, TORRES VE. Polycystic kidney disease. Annu Rev Med, 2009, 60: 321-337.
4. 戴兵,刘亚伟,梅长林 . 纤毛与肾囊肿性疾病 . 中华肾脏病杂志 , 2006, 22(2):129-134.
5. YODER BK, HOU X, GUAY-WOODFORD LM. The polycystic kidney disease proteins, polycystin-1, polycystin-2, polaris, and cystin, are co-localized in renal cilia. J Am Soc Nephrol, 2002, 13(10): 2508-2516.
6. GABOW PA. Autosomal dominant polycystic kidney disease. New Eng J Med, 1993, 329(5): 332-342.
7. HARRIS PC. Molecular basis of polycystic kidney disease: PKD1, PKD2 and PKHD1. Curr Opin Nephrol Hypertens, 2002, 11(3): 309-314.
8. REEDERS ST, BREUNING MH, DAVIES KE, et al. A highly polymorphic DNA marker linked to adult ploycystic kidney disease on chromosome 16. Nature, 1985, 317(6037): 542-544.
9. KIMBERLING WJ, KUMAR S, GABOW PA, et al. Autosomal dominant polycystic kidney disease: localization of the second gene to chromosome 4q13-q23. Genomics, 1993, 18(3): 467-472.
10. WILSON PD. Polycystin: new aspects of structure, function, and regulation. J Am Soc Nephrol, 2001, 12(4): 834-836.
11. MOCHIZUKI T, WU G, HAYASHI T, et al. PKD2, a gene for polycystic kidney disease that encodes an integral membrane protein. Science, 1996, 272(5266): 1339-1342.
12. PAUL BM, CONSUGAR MB, RYAN LEE M, et al. Evidence of a third ADPKD locus is not supported by re-analysis of designated PKD3 families. Kidney Int, 2014, 85(2): 383-392.
13. VASSILEV PM, GUO L, CHEN XZ, et al. Polycystin-2 is a novel cation channel implicated in defective intracellular $Ca2^{+}$ homeostasis in polycystic kidney disease. Biochem Biophs Res Commun, 2001, 282(1): 341-350.
14. GUAY LM, GREEN WJ, LINDSEY JR, et al. Germline and somatic loss of function of the mouse cpk gene causes biliary ductal pathology that is genetically modulated. Human Molecular Genetics, 2000, 9(5): 769-778.
15. QIAN F, WATNICK TJ, ONUCHIC LF, et al. The molecular basis of focal cyst formation in human autosomal dominant polycystic kidney disease type l. Cell, 1996, 87(6): 979-987.
16. LU W, FAN X, BASORA N, et al. Late onset of renal and hepatic cysts in PKD1-targetted heterozygotes. Nat Genet, 1999, 21(2): 160-161.
17. TAKAKURA A, CONTRINO L, ZHOU X, et al. Renal injury is a third hit promoting rapid development of adult polycystic kidney disease. Hum Mol Genet, 2009, 18(14): 2523-2531.
18. WU G, DAGATI V, CAI Y, et al. Somatic inactivation of PKD2 results in polycystic kidney disease. Cell, 1998, 93(2): 177-188.
19. WATNICK T, HE N, WANG K, et al. Mutation of PKD1 in ADPKD2 cysts suggests a pathogenic effect of trans-heterozygous mutation. Nature Genet, 2000, 25(2): 143-144.
20. QIAN F, GERMINO EJ, CAI Y, et al. PKD1 interacts with PKD2 through a probable coiled-coil domain. Nature Genet, 1997, 16(2): 179-183.
21. VAN ADELSBERG JS. The role of the polycystins in kidney development. Pediatr Nephrol, 1999, 13(5): 454-459.
22. PAZOUR GJ, DICKERT BL, VUCICA Y, et al. Chlamydomonas IFT88 and its mouse homologue, polycystic kidney disease gene Tg737, are required for assembly of cilia and flagella. J Cell Biol, 2000, 151(3): 709-718.
23. NAULI SM, ALENGHAT FJ, LUO Y, et al. Polycystins 1 and 2 mediate mechanosensation in the primary cilium of kidney cells. Nat Genet, 2003, 33(2): 129-137.
24. WÜTHRICH RP, MEI C. Pharmacological management of polycystic kidney disease. Expert Opin Pharmacother, 2014, 15(8): 1085-1095.
25. CUPPAGE FE, HUSEMAN RA, CHAPMAN A, et al. Ultrastructure and function of cysts from human adult

polycystic kidneys. Kidney Int, 1980, 17(3): 372-381.

26. ZWETTLER U, ZEIER M, AUDRASSY K, et al. Treatment of gross hematuria in autosomal dominant polycystic kidney disease with aprotinin and desmopressin acetate. Nephron, 1992, 60(3): 374.
27. GRUNFELD JP, BENNETT WM. Clinical aspects of autosomal dominant polycystic kidney disease. Curr Opin Nephrol Hypertens, 1995, 4(2): 114-120.
28. BOGDANOVA N, MARKOFF A, HORST J. Autosomal dominant polycystic kidney disease-clinical and genetic aspects. Kidney Blood Press Res, 2002, 25(5): 265-283.
29. WATSON ML. Clinical developments in polycystic kidney disease. Nephrol Dial Transplant, 1996, 11(5): 764-766.
30. ECDER T, SCHRIER RW. Hypertension in autosomal-dominant polycystic kidney disease: early occurrence and unique aspects. J Am Soc Nephrol, 2001, 12(1): 194-200.
31. TORRES VE, DONOVAN KA, SCICLI G, et al. Synthsis of renin by tubulocystic epithelium in autosomal dominant polycystic kidney disease. Kidney Int, 1992, 42(2): 364-373.
32. ECDER T, EDELSTEIN CL, FICK-BROSNAHAN GM, et al. Progress in blood pressure control in autosomal dominant polycystic kidney disease. Am J Kidney Dis, 2000, 36(2): 266-271.
33. GABOW PA, KAEHUY WD, JOHNSON AM, et al. The clinical utility of renal concentrating capacity in polycystic kidney disease. Kidney Int, 1989, 35(2): 675-680.
34. WANG D, STRANDGAARD S. The pathogenesis of hypertension in autosomal dominant polycystic kidney disease. J Hypertens, 1997, 15(9): 925-933.
35. CHEVAL MJ, NEILSEN C. Laparoscopic cyst decompression in polycystic kidney disease. J Endourol, 1995, 9(3): 281-282.
36. MAGISTRONI R, HE N, WANG K, et al. Genotype-renal function correlation in type 2 autosomal dominant polycystic kidney disease. J Am Soc Nephrol, 2003, 14(5): 1164-1174.
37. CORNEC-LE GE, AUDRÉZET MP, CHEN JM, et al. Type of PKD1 Mutation Influences Renal Outcome in ADPKD. J Am Soc Nephrol, 2013, 24(6): 1006-1013.
38. WATSON ML, TORRES VE. Polycystic Kidney Disease. Oxford: Oxford press, 1996:430-449
39. YIUM J, GABOW PA, JOHNSON AB, et al. Autosomal dominant polycystic kidney disease in blacks: clinical course and effect of sicle-cell hemoglobin. J Am Soc Nephrol, 1994, 4(9): 1670-1674.
40. SCHRIER RW, BROSNAHAN G, CADNAPAPHORNCHAI MA, et al. Predictors of autosomal dominant polycystic kidney disease progression. J Am Soc Nephrol, 2014, 25(11): 2399-2418.
41. CHEN D, MA Y, WANG X, et al. Clinical characteristics and disease predictors of a large Chinese cohort of patients with autosomal dominant polycystic kidney disease. PLoS One, 2014, 9(3): e92232.
42. RAVINE D, GIBSON RN, WALKER RG, et al. Evaluation of ultrasonographic diagnostic criteria for autosomal dominant polycystic kidney disease 1. Lancet, 1994, 343(8901): 824-827.
43. PEI Y, OBAJI J, DUPUIS A, et al. Unified criteria for ultrasonographic diagnosis of ADPKD. J Am Soc Nephrol, 2009, 20(1): 205-212.
44. KONDO A, AKAKURA K, ITO H. Assessment of renal function with color Doppler ultrasound in autosomal dominant polycystic kidney disease. Int J Urol, 2001, 8(3): 95-98.
45. RULE AD, TORRES VE, CHAPMAN AB, et al. CRISP Consortium. Comparison of methods for determining renal function decline in early autosomal dominant polycystic kidney disease: the consortium of radiologic imaging studies of polycystic kidney disease cohort. J Am Soc Nephrol, 2006, 17(3): 854-862.
46. XU HW, YU SQ, MEI CL, et al. Screening for intracranial aneurysm in 355 patients with autosomal-dominant polycystic kidney disease. Stroke, 2011, 42(1): 204-206.
47. JIANG T, WANG P, QIAN Y, et al. A follow-up study of autosomal dominant polycystic kidney disease with intracranial aneurysms using 3.0 T three-dimensional time-of-flight magnetic resonance angiography. Eur J Radiol, 2013, 82(11): 1840-1845.
48. 张树忠,周庆文,梅长林．常染色体显性遗传型多囊肾病常用的基因诊断技术．中华肾脏病杂志，2000, 16(4):267-269.

49. CASTELEIJN NF, DE JAGER RL, NEELEMAN MP, et al. Chronic kidney pain in autosomal dominant polycystic kidney disease: a case report of successful treatment by catheter-based renal denervation. Am J Kidney Dis, 2014, 63(6): 1019-1021.
50. PECES R, AGUILAR A, VEGA C, et al. Medical therapy with tranexamic acid in autosomal dominant polycystic kidney disease patients with severe haematuria. Nefrologia, 2012, 32(2): 160-165.
51. KANNO Y, SUZUKI H, OKADA H, et al. Calcium channel blockers versus ACE inhibitors as antihypertensives in polycystic kidney disease. Q J Med, 1996, 9(1): 65-70.
52. SCHRIER RW, ABEBE KZ, PERRONE RD, et al. Blood pressure in early autosomal dominant polycystic kidney disease. N Engl J Med, 2014, 371(24): 2255-2266.
53. TORRES VE, ABEBE KZ, CHAPMAN AB, et al. Angiotensin blockade in late autosomal dominant polycystic kidney disease. N Engl J Med, 2014, 371(24): 2267-2276.
54. GIBSON P, WATSON ML. Cyst infection in polycystic kidney disease: a clinical challenge. Nephrol Dial Transplant, 1998, 13(10):2455-2457.
55. CHAUVEAU D, FAKHOURI F, GRUNFELD JP. Liver involvement in autosomal dominant polycystic kidney disease. J Am Soc Nephrol, 2000, 11(9): 1767-1775.
56. LI L, SZETO CC, KWAN BC, et al. Peritoneal dialysis as the first-line renal replacement therapy in patients with autosomal dominant polycystic kidney disease. Am J Kidney Dis, 2011, 57(6): 903-907.
57. STIASNY B, ZIEBELL D, GRAF S, et al. Clinical aspects of renal transplantation in polycystic kidney disease. Clin Nephrol, 2002, 58(1): 16-24.
58. SERRA AL, POSTER D, KISTLER AD, et al. Sirolimus and kidney growth in autosomal dominant polycystic kidney disease. N Engl J Med, 2010, 363(9): 820-829.
59. WALZ G, BUDDE K, MANNAA M, et al. Everolimus in patients with autosomal dominant polycystic kidney disease. N Engl J Med, 2010, 363(9): 830-840.
60. TORRES VE, CHAPMAN AB, DEVUYST O, et al. Tolvaptan in patients with autosomal dominant polycystic kidney disease. N Engl J Med, 2012, 367(25): 2407-2418.
61. WÜTHRICH RP, MEI C. Aquaretic treatment in polycystic kidney disease. N Engl J Med, 2012, 367(25): 2440-2442.
62. HOGAN MC, MASYUK TV, PAGE LJ, et al. Randomized clinical trial of long-acting somatostatin for autosomal dominant polycystic kidney and liver disease. J Am Soc Nephrol, 2010, 21(6): 1052-1061.
63. CAROLI A, PERICO N, PERNA A, et al. Effect of long acting somatostatin analogue on kidney and cyst growth in autosomal dominant polycystic kidney disease (ALADIN): a randomised, placebo-controlled, multicentre trial. Lancet, 2013, 382(9903): 1485-1495.
64. LEUENROTH SJ, BENCIVENGA N, IGARASHI P, et al. Triptolide reduces cystogenesis in a model of ADPKD. J Am Soc Nephrol, 2008, 19(9): 1659-1662.
65. CHEN D, MA Y, WANG X, et al. Triptolide-containing formulation in patients with autosomal dominant polycystic kidney disease and proteinuria: an uncontrolled trial. Am J Kidney Dis, 2014, 63(6): 1070-1072.

第二章
常染色体隐性多囊肾病

常染色体隐性多囊肾病（autosomal recessive polycystic kidney disease，ARPKD）是一种罕见的疾病，每20 000个新生儿中有一个患儿。父母为致病基因携带者，1/4子代患病，男女发病率相同，不同种族间无明显差异。ARPKD主要特征是肾脏集合管纺锤形扩张和先天性肝纤维化。50%患儿在出生后数小时至数天内死于呼吸衰竭或肾衰竭，能度过新生儿期患者，50% ~ 80%在15岁前能保持正常肾功能[1]。该病过去也称为“婴儿型多囊肾病”，但这一名称不能准确反映疾病的特征，现已废弃。

一、病因及分子发病机制

1994年Zerres等通过基因连锁分析将ARPKD致病基因定位于第6染色体上（6p21-cen）[2]。2002年两个独立的研究组分别采用不同方法定位克隆了ARPKD的致病基因，并命名为*PKHD1*（polycystic kidney and hepatic disease 1）基因[3,4]。

*PKHD1*基因位于6p21，目前发现63种不同形式的突变[5]。*PKHD1*基因具有多种剪切方式，共有66个外显子，最长开放阅读框编码的蛋白质产物称为fibrocystin或polyductin。该蛋白含4 074个氨基酸残基，分子量约500kDa，是一种跨膜蛋白，大部分位于细胞外，只有一个跨膜区和很小的胞质尾，目前确切功能不明[6]。

免疫细胞化学和免疫组织化学方法证实fibrocystin在胚胎发育期广泛分布在上皮起源组织，包括神经管、内脏、肺支气管和肝细胞，在成人组织中肾脏分布最多，肝脏和胰腺有少量分布。fibrocystin与多囊蛋白1、多囊蛋白2共同分布在肾脏集合管及胆管上皮细胞初级纤毛，特别在基体中呈高丰度表达。而ARPKD组织中fibrocystin表达下调，甚至缺如[7]。推测fibrocystin可能作为受体在肾脏集合管和胆管发育和维持正常管腔形态起着关键作用，ARPKD的发病与纤毛结构和功能异常高度密切相关。

二、病理

双侧肾脏同时受累，对称性增大，呈海绵样。肾皮质表面分布着无数1 ~ 2mm或更小的囊肿，剖面上从髓质向皮质布满放射状、直径1 ~ 8mm的梭形或柱状扩张，严重病例管腔直径可超过正常10倍以上。显微镜下这些管道主要由集合管的立方上皮构成，少数远端小管和髓袢升支也出现扩张。肾小球数量和形态基本正常。肾脏皮髓质分界不清，肾锥体增大，形态异常。肾盏、肾盂和输尿管正常或轻度扭曲。通常发病晚的病例较发病早的患者肾脏病变程度轻，仅10% ~ 25%集合管受累，囊肿更趋于球形，体积更大，直径超过2cm。偶见肾小球荒废、小管萎缩及间质纤维化[8]。

肝脏病变程度不一，多伴有肝脏增大和门脉高压。肝脏损害呈弥漫性，主要表现为胆管板畸形（ductal plate malformation，DPM）导致胆管发育不良和先天性肝纤维化以及肝内胆管扩张。肝细胞结构正常，可见大量胆管增生扩张，门脉系统和小叶间胆管纤维化，年龄大的患者门脉纤维化程度通常较重。部分患者可见肝内胆管扩张和先天性肝纤维化，称为Caroli综合征[9]。

三、临床表现

ARPKD发病时间不定，症状可以出现在围产期、新生儿期、婴儿期、青少年甚至成年。发病年龄与同一突变基因的基因型高度相关，也受修饰基因和环境因素影响，与疾病轻重程度相关[10]。

ARPKD临床表现多样，即使是同一家系的患者病情轻重也不尽相同。出生前表现为母体羊水过少，胎儿膀胱空虚，肾脏体积增大、回声增强，患儿常因肾脏体积巨大而难产。新生儿期除肾脏增大外，患儿常伴有肾功能损害和肺发育不良导致的呼吸衰竭，伴有纵隔积气和气胸，也可合并肺炎。严重ARPKD患者常表现为Potter综合征（严重羊水过少，弓形腿、髋脱位、下巴凹陷、后移扁平耳、扁平鼻及胎肺发育不良等）。30% ~ 50%患儿出生后不久死于呼吸衰竭，这是导致患儿围产期死亡的主要原因。婴儿和儿童期高血压常见，见于2/3以上患者，尤其在出生后数月较为严重，常伴有心肌肥大、充血性心力衰竭。其他能度过婴儿期的患儿预后相对较好[11]。患儿肾脏体积在1 ~ 2岁时最大，随年龄增长逐渐缩小，4 ~ 5岁时达到稳定。

肾脏主要表现为肾小管浓缩稀释及酸化功能受损，出现尿频、烦渴、尿量增多、低钠血症、代谢性酸中毒、轻度蛋白尿、糖尿和低磷血症。30% ~ 43%患者合并尿路感染。ARPKD肾衰竭进展较慢，15岁之前，20% ~ 45%患儿进展至终末期肾衰竭，25岁以前70%患者进入终末期肾衰竭。肾衰竭常导致儿童生长迟缓、贫血和肾性骨病[12]；也有相当比例成年患者保持正常肾功能。

随着年龄增大，肝脏症状和体征日趋明显，但肝细胞功能受累罕见，胆红素或酶学指标升高少见[13]。门脉纤维化常导致门脉高压症，5 ~ 10岁患儿中已较常见，其中食管—胃底静脉曲张破裂出血可引起黑便、消化道出血可危及生命；脾大常伴有脾功能亢进，导致贫血、白细胞和血小板减少；此外腹水也较为常见。肝内胆管扩张可引起急性细菌性胆管炎，但典型三联征（发热、黄疸及右上腹痛）并不常见，少数ARPKD患者合并Caroli病，可能进展至胆管炎或胆管癌[14]。

四、诊断及鉴别诊断

ARPKD的诊断标准包括双肾体积增大，先天性肝纤维化等典型的临床表现，隔代家族遗传史，ARPKD患儿父母肾脏超声表现正常[15]。不典型ARPKD有时必须依靠肝活检确诊。由于*PKHD1*基因的发现，直接检测基因突变使ARPKD的诊断更为准确。

超声检查是最常用的初筛和产前诊断方法。严重病例孕12周就出现羊水减少、膀胱空虚；大部分患者在婴儿期或儿童期出现特征性表现：肾脏体积增大，皮、髓质回声增强，肾脏集合系统显示不清，肾脏与周围组织分界模糊[16]；成年患者肾脏超声表现有所改变：肾脏体积可能正常，但可见小于1.5cm的多发囊肿。皮髓质分界模糊，扩张的集合管壁反射超声而使皮质回声增强[17]。肝脏超声表现为肝脏体积增大，实质回声增强，外周肝内胆管和总肝管扩张，同时可见肝囊肿和门脉高压表现。超声检查不能明确诊断时，可采用CT和磁共振检查。CT检查较超声更清晰地显示囊肿，但由于辐射暴露原因不推荐在婴幼儿和儿童患者中作为常规检查。肾脏MRI的T2加权可清晰显示增大肾脏回声增强，肾髓质至皮质线性放射状微囊状扩张。肝脏MRI也可见特征性肝脏增大、肝管扩张和门脉高压表现；磁共振胆管造影可发现超声漏检的病变，但不适于3岁以下患儿[18]。

ARPKD主要需与ADPKD相鉴别。典型病例鉴别诊断不难，常染色体隐性遗传方式、临床表现有肝门脉纤维化症状及肾脏超声检查就可排除ADPKD。但有时很难鉴别不典型病例，如2%早发ADPKD患者表现为儿童期发病，少数自发突变的ADPKD患者也没有阳性家族史，极少数ADPKD也可能合并先天性肝脏纤维化，因此不能完全排除ADPKD。此时需要依靠家系成员表型和基因诊断方法才能作出正确诊断。

其他需要与ARPKD鉴别的疾病及鉴别诊断要点见表21-2-0-1。

表 21-2-0-1 几种需要与 ARPKD 鉴别的疾病及其鉴别要点

鉴别要点	ARPKD	TS	VHL	MCKD	MSK	ARCD	SCD
遗传方式	常隐	常显，约 66% 新发突变	常显，小于 10% 新发突变	常显	无	无	无
染色体定位	6	9，16	3	2			
发病率	1/20 000	1/10 000	1/36 000	罕见	常见	长期透析者 >90%	50 ~ 70 岁 11.5%
起病年龄	儿童 / 成人	成人 / 儿童	罕见	儿童 / 成人	成人常见	成人	成人
诊断方法	超声，偶需肝活检	超声、脑 CT 或 MRI、基因连锁	超声、脑 CT 或 MRI、基因连锁	未知	IVP，增强 CT	CT、超声	超声
症状	腹块，高血压，ESRD，门脉高压	肾出血，心律失常，皮损，脑力迟钝	视网膜、脑或肾肿瘤，嗜铬细胞瘤	多尿，贫血，ESRD	肾结石、感染	血尿、疼痛、恶变	B 超
高血压	常见	偶发	嗜铬细胞瘤	病程晚期	无	取决于其他疾病	无
肉眼血尿	偶发	偶发	肾肿瘤患者	罕见	常见	偶发	罕见
肾结石					常见		
肾脏体积	增大	正常或增大	合并肿瘤时增大	缩小	正常	正常 / 增大 / 缩小	缩小
肾外表现	先天性肝硬化[a]	常见[b]	常见[c]				
肾癌	无报道	偶见	常见	罕见	无	常见	罕见

常显：常染色体显性遗传；常隐：常染色体隐性遗传；TS: 结节硬化症；VHL:von Hippel-Lindau 病；MCKD：髓质囊性肾病；MSK：髓质海绵肾；ARCD：获得性肾囊肿；SCD: 单纯性肾囊肿；
a：肝囊肿、心脏瓣膜异常、颅内动脉瘤、结肠憩室；b：皮肤、脑、视网膜损害；c：视网膜、脑损害、嗜铬细胞瘤

五、治疗

目前ARPKD的治疗以对症处理为主，没有特异性延缓疾病进展的有效措施或药物。

（一）新生儿期的治疗

新生儿期发病的患者病情较为严重，如果能积极有效治疗，度过新生儿期的患儿一般预后较好。新生儿期的治疗重点在于纠正患儿呼吸衰竭，近年来机械通气和支持治疗的应用大大提高了患儿的存活率。其他并发症如纵隔积气、气胸、心力衰竭等应给予相应治疗。新生儿期患儿肾衰竭可给予血液透析和腹膜透析，由于肾脏体积明显增大，腹膜透析患儿常需给予单侧或双侧肾切除，该手术可同时改善肺通气功能、顽固性高血压和进食障碍，但手术并发症多且加重肾功能恶化，通常不作为首选。

（二）婴儿期及青少年期的治疗

1. 高血压　首选限盐和 ACEI 或 ARB 类降压药物，一般需要多种药物联合治疗，降压药物的选择与一般高血压患者相同。ARPKD 患者通常对治疗反应较好，有效控制血压能明显改善预后[19]。

2. 肾衰竭　慢性肾衰竭 ARPKD 患儿与其他疾病导致的肾衰竭患者治疗原则相同，可根据具体情况选用透析治疗或肾移植。儿童 ESRD 肾移植预后良好，疾病无复发，可同时改善生长发育和生活质量，应作为首选治疗，但考虑到患者同时合并肝脏纤维化、胆管扩张容易感染，应作为高风险患者处理[20]。

3. 肝胆系统症状　先天性肝纤维化导致的门脉高压治疗原则与其他病因所致相同，食管静脉曲张可行内镜下结扎或硬化治疗，可给予非选择性 β 阻滞剂、门腔分流、脾肾分流能有效降低门脉压力，晚期病人可考虑肝移植，但手术风险明显高于一般患者[21]。由于该病脾功能亢进引起血细胞减少并不增加感染风险，因此，此类患儿极少接受脾切除手术。急性细菌性胆管炎应静脉给予抗生素治疗，无症状患儿不推荐抗生素预防和熊去氧胆酸利胆治疗，反复急性发作或肾移植初期可给予 6 ~ 12 周抗生素预防。

4. 尿路感染　与其他患有肾脏囊肿疾病的患者相比，ARPKD 患者尿路感染发生率高，因此应尽量避免不必要的尿路器械检查。治疗原则与 ADPKD 患者相同，依据细菌培养结果选择敏感抗生素。

5. 其他并发症　针对 ARPKD 患儿出现的生长迟缓，除提供足够的能量和营养供应外，应用重组人生长激素（rhGH）治疗，疗效好且对肾功能无不良影响[22]。重组人促红细胞生成素（rhEPO）可治疗患儿的肾性贫血。

六、预后

近年来大量研究证实ARPKD的预后好于预期结果。ARPKD发病时间与疾病预后直接相关，新生儿期起病的病情相对较重，婴儿期ARPKD患儿死亡率较高。能度过婴儿期的患者一般预后较好，50% ~ 80%的患者存活期超过15年。一项临床研究随访了164名携带*PKHD1*基因突变的度过新生儿期ARPKD患者，1年生存率85%，10年生存率82%，13例死亡患者有10例发生在1周岁以内。随着年龄增长，肾衰竭缓慢进展，5、10、20年肾脏存活率分别为86%、71%和42%。及时、有效的对症治疗可大大改善ARPKD患者的远期预后。

（戴　兵　梅长林）

参考文献

1. ZERRES K, RUDNIK-SCHONEBORN S, SENDEREK J, et al. Autosomal recessive polycystic kidney

disease. J Nephrol, 2003, 16(3): 453-458.

2. ZERRES K, MÜCHER G, BACHNER L, et al. Mapping of the gene for autosomal recessive polycystic kidney disease (ARPKD) to chromosome 6p21-cen. Nat Genet, 1994, 7(3): 429-432.
3. WARD CJ, HOGAN MC, ROSSETTI S, et al. The gene mutated in autosomal recessive polycystic kidney disease encodes a large, receptor-like protein. Nat Genet, 2002, 30(3): 259-269.
4. ONUCHIC LF, FURU L, NAGASAWA Y, et al. PKHD1, the polycystic kidney and hepatic disease 1 gene, encodes a novel large protein containing multiple immunoglobulin-like plexin-transcription-factor domains and parallel beta-helix 1 repeats. Am J Hum Genet, 2002, 70(5): 1305-1317.
5. BERGMANN C, SENDEREK J, SEDLACEK B, et al. Spectrum of mutations in the gene for autosomal recessive polycystic kidney disease (ARPKD/PKHD1). J Am Soc Nephrol, 2003, 14(1): 76-89.
6. HARRIS PC, ROSSETTI S. Molecular genetics of autosomal recessive polycystic kidney disease. Mol Genet Metab, 2004, 81(2): 75-85.
7. SHIXUAN W, YING L, WILSON PD, et al. The autosomal recessive polycystic kidney disease protein is localized to primary cilia, with concentration in the basal body area. J Am Soc Nephrol, 2004, 15(3): 592-602.
8. JOHNSON R, FEEHALLY J, FLOEGE J. Comprehensive Clinical Nephrology. 5th ed. London: Saunders, 2014: 545-560.
9. AVNER ED, WOYCHIK RP, DELL KM, et al. Cellular pathophysiology of cystic kidney disease: insight into future therapies. Int J Dev Biol, 1999, 43(5):457-461.
10. DIMITRAKOV JD AND DIMITRAKOV DI. Autosomal recessive polycystic kidney disease, clinical and genetic profile. Folia Med, 2003, 45(1): 5-7.
11. ROY S, DILLON MJ, TROMPETER PS, et al. Autosomal recessive polycystic kidney disease: long-term outcome of neonatal survivors. Pediatr Nephrol, 1997, 11(3): 302-306.
12. ZERRES K, RUDNIK-SCHÖNEBORN S, STEINKAMM C, at al. Autosomal recessive polycystic kidney disease. J Mol Med, 1998, 76(5): 303-309.
13. FONCK C, CHAUVEAU D, GAGNADOUX MF, et al. Autosomal recessive polycystic kidney disease in adulthood. Nephrol Dial Transplant, 2001, 16(8): 1648-1652.
14. THOMAS WJ, SAHNEY S, SIEGEL LM. Acute visual loss in a child with autosomal recessive polycystic kidney disease: case report and review of the literature. J AAPOS, 2003, 7(3): 217-220.
15. ZERRES K, MUECHER G, BECKER J, et al. Prenatal diagnosis of autosomal recessive polycystic kidney disease (ARPKD): molecular genetics, clinical experience, and fetal morphology. Am J Med Genet, 1998, 76(2): 137-144.
16. NICOLAU C, TORRA R, BADENAS C, et al. Sonographic patterns of recessive polycystic kidney disease in young adults: differences from the dominant form. Nephrol Dial Transplant, 2000, 15(9): 1373-1378.
17. PE′REZ1 L, TORRA R, BADENAS C, et al. Autosomal recessive polycystic kidney disease presenting in adulthood. Molecular diagnosis of the family. Nephrol Dial Transplant, 1998, 13(5): 1273-1276.
18. KERN S, ZIMMERHACKL LB, HILDEBRANDT F, et al. Appearance of autosomal recessive polycystic kidney disease in magnetic resonance imaging and RARE-MR urography. Pediatr Radiol, 2000, 30(3): 156-160.
19. GUAY-WOODFORD LM, DESMOND RA. Autosomal recessive polycystic kidney disease: the clinical experience in North America. Pediatrics, 2003, 111(5 Pt 1): 1072-1080.
20. BOSCH BM, PLANK C, RASCHER W, et al. Autosomal recessive polycystic kidney disease: improvement of renal function. Eur J Pediatr, 2003, 162(6): 438-439.
21. TSIMARATOS M, CLOAREC S, ROQUELAURE B, et al. Chronic renal failure and portal hypertension-is portosystemic shunt indicated? Pediatr Nephrol, 2000, 14(8-9): 856-858.
22. LILOVA M, KAPLAN BS, MEYERS KE. Recombinant human growth hormone therapy in autosomal recessive polycystic kidney disease. Pediatr Nephrol, 2003, 18(1): 57-61.

第三章
其他遗传性囊肿性肾病

第一节　结节硬化症

结节性硬化综合征（tuberous sclerosis complex，TSC）是一种以全身多器官错构瘤病变为特征的常染色体显性遗传性疾病，大脑、皮肤、肾脏、心脏、视网膜是最常见的受累器官。典型临床表现包括面部血管纤维瘤、癫痫发作和智力低下。TSC发病率约1/5 800，仅1/3有家族史，在婴儿中约9/10 000因为该病导致肾衰竭[1]。

结节性硬化综合征致病基因有两个，*TSC1*和*TSC2*分别定位于9号染色体（9q34）和16号染色体（16p13.3）上，编码蛋白产物分别命名为hamartin和tuberin[2,3]。近年来对hamartin和tuberin的功能有了进一步的认识，由hamartin和tuberin形成的细胞内复合体，通过刺激内源性GTP酶灭活Ras同源类似物Rap1a，抑制细胞进入细胞周期。此外，该复合体还可抑制哺乳动物西罗莫司靶蛋白（mTOR）通路[4]。*TSC*基因突变后可导致GTP酶失活，Rap1a和mTOR通路过度活化导致细胞过度增殖，发生囊肿和肿瘤。

一、临床表现

1. 皮肤　TSC典型改变包括色素脱失斑、面部血管纤维瘤、指（趾）甲纤维瘤及鲨鱼皮样斑[5]。上述改变随年龄增长逐渐出现。90%患儿在出生时即可发现皮肤色素脱失斑，白色，与周围皮肤界限清楚，呈椭圆形、柳叶状或其他形状。血管纤维瘤为特征性体征，具有诊断价值，见于70%～80%的患者，一般4～10岁后出现并逐渐增多；呈红褐色或与皮肤色泽相近，隆起，呈丘疹状或融合成小斑块状，表面光滑，无渗出或分泌物；一般首先见于鼻两旁，常逐渐增多，波及整个面部，甚至躯干；以往被误称为皮脂腺瘤，实际病变结构是血管及结缔组织。指（趾）甲纤维瘤位于指（趾）甲周和（或）甲下，为一小块条状或不规则的小结节，发生率为15%～20%，女孩较多见，多发的指（趾）甲纤维瘤对本病有诊断价值，但青春期前较少见到。年长儿可见鲨鱼皮样斑，青春期后发生率20%～30%，常见于躯干两侧或背部，稍隆起，边界不规则，表面粗糙。少数患者出生不久即可见到前额部皮肤有稍隆起的斑块，有助于临床诊断。

2. 神经系统

（1）癫痫：见于80%～90%患者，各种发作类型均可发生，婴幼儿期常见婴儿痉挛或局灶性发作。

（2）智力低下和精神行为障碍：见于约60%的患儿，轻重不等，一般与癫痫发作的程度相关，可出现各种精神行为障碍。

（3）室管膜下巨细胞星形细胞瘤（subependymal giant cell astrocytoma，SEGA）：可引起梗阻性

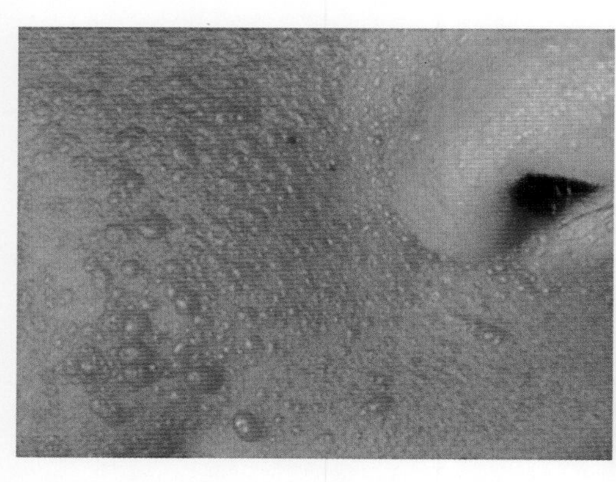
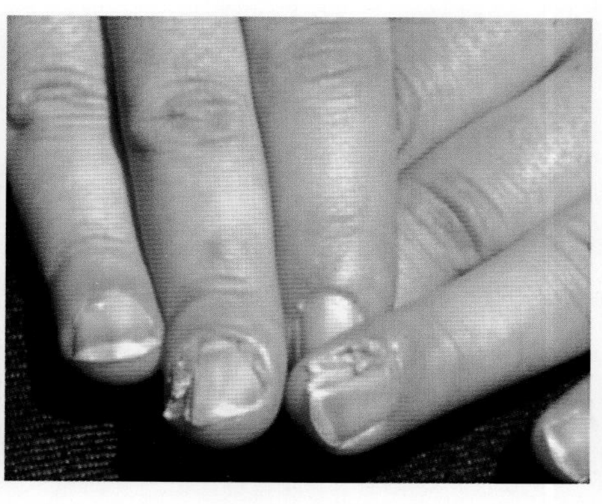

图 21-3-1-1 TSC 典型皮肤表现面部血管纤维瘤及指甲纤维瘤

脑积水及颅内压增高表现，一般需外科干预。

（4）其他：可见肢体瘫痪、共济失调、运动障碍等症状。

3. 肾脏 肾脏并发症是结节性硬化症相关死亡的最常见原因。血管平滑肌脂肪瘤（angiomyolipoma，AML）最常见于肾脏，见于约 70% ~ 90% 的成人患者，通常女性患者症状较显著。直径较大者（>5cm）可引发出血和肾功能不全，是 TSC 常见的死因之一。除外肾血管平滑肌脂肪瘤，结节性硬化症患者还可发生肾囊肿和肾细胞癌。肾囊肿通常无症状，较大且多发的肾囊肿可导致在成年早期即出现终末期肾衰竭[6]。肾细胞癌见于 2% ~ 3% 的结节性硬化症患者。

4. 肺淋巴管肌瘤病（lymphangioleiomyomatosis，LAM） 为异常平滑肌细胞广泛增殖，导致液性肿瘤（囊肿）形成，肺组织破坏。主要症状包括气短、咳嗽、胸痛，常见自发性气胸。TSC 患者中 LAM 发生率为 1% ~ 3%，女性则高达 26% ~ 39% 甚至更高，是成年女性 TSC 患者的重要死因。

5. 其他 TSC 可累及全身多个系统。约 2/3 患者有心脏横纹肌瘤，大多没有症状。眼底常见桑葚状星形细胞瘤或斑块状错构瘤和无色素区域。视网膜错构瘤是本病重要的体征之一。视网膜病变明显者可影响视力，但一般不引起完全性视力丧失。偶尔因视网膜剥离、玻璃体出血或巨大的视网膜病变致盲。其他临床表现有骨囊肿、胃肠道病变等。

二、诊断

根据临床和分子遗传学研究的最新进展，2012年6月第二届国际TSC共识会议对该标准进行了更新，提出了新的诊断标准[7,8]。

（一）基因诊断标准

只要证实存在TSC1或TSC2的致病性突变，即可明确诊断本病，从而明确了基因诊断的特殊地位。但10% ~ 25%TSC患者TSC1或TSC2突变检测阴性，故基因突变检测阴性不足以排除TSC诊断，其临床特点仍是TSC的诊断条件。

（二）临床诊断标准

对改良Gomez标准进行归纳简化，把TSC的主要表现分为主要指标（11项）和次要指标（6项）。主要指标包括：① 色素脱失斑（≥3处，直径≥5mm）；② 面部血管纤维瘤（≥3处）或头部纤维斑块；③ 指（趾）甲纤维瘤（≥2处）；④ 鲨鱼皮样斑；⑤ 多发性视网膜错构瘤；⑥ 脑皮层发育不良（包括皮质结节和白质放射状移行线）；⑦ 室管膜下结节；⑧ SEGA；⑨ 心脏横纹肌瘤；⑩ LAM（如果和AML同时存在，则合并为1项主要指标）；⑪ AML（≥2处）。次要指标包括：①“五彩”皮损（1 ~ 2mm色素脱失斑）；② 牙釉质点状凹陷（>3处）；③ 口内纤维瘤（≥2处）；④ 视网膜色素脱失斑；⑤ 多发性肾囊肿；⑥ 非肾性错构瘤。

满足2项主要指标或1项主要指标加2项次要指标可确定诊断，满足1项主要指标或2项次要指标疑似诊断。

三、治疗

（一）一般治疗

缺乏特效治疗方法，重在遗传咨询及早期发现可治疗的症状或并发症。针对癫痫，可根据年龄及发作类型选用不同的抗癫痫药物。婴儿痉挛用氨己烯酸治疗效果较好，约50%患儿发作得到控制，被推荐为一线治疗，但国内未上市[7]。促肾上腺皮质激素（ACTH）可作为二线治疗方案。奥卡西平、生酮饮食、迷走神经刺激也可治疗本病的癫痫发作。脑部病变为多发性，外科手术一般难以根治。如果肿瘤引起明显占位或梗阻性脑积水，应手术切除。近年来，随着功能神经外科治疗理念和定位技术的进步，TSC所致的难治性癫痫病例手术治疗成功的报道越来越多，成为一个重要的治疗措施。

（二）mTOR抑制剂

主要包括传统的西罗莫司及新一代的依维莫司，是TSC特异性的治疗药物。国际多中心随机对照临床研究EXIST-2共纳入113例18岁以上肾脏AML直径≥3cm的TSC患者，给予依维莫司10mg/d治疗38周或安慰剂，结果依维莫司组42%患者肾脏AML体积缩小50%以上，安慰剂无一缩小且增长明显高于治疗组[9]。另一国际多中心RCT研究EXIST-1证实依维莫司可使TSC相关的SEGA缩小。此外，该类药物对肺部LAM和皮肤病变亦有改善作用。因此得到2012年国际TSC监测与管理指南的推荐[8]。

（三）手术治疗

直径<3cm且逐渐长大的肾脏AML可给予射频或冷冻消融治疗，直径>4cm药物治疗无效，血管丰富存在出血可能，高度怀疑或确诊肾癌应给予手术切除，尽量采用局部肾切除保存肾功能，危及生命的出血应给予肾动脉栓塞和全肾切除。

第二节　von Hippel-Lindau 病

von Hippel-Lindau病（VHL病）是一种少见的常染色体显性遗传性疾病，以全身多脏器发生肿瘤或囊肿为临床特征，如视网膜血管瘤、中枢神经系统血管母细胞瘤、肾癌、肾囊肿、胰腺肿瘤和囊肿、嗜铬细胞瘤、附睾肿瘤等病变。该病发病率为1/45 500 ~ 1/36 000，发病年龄26.3 ~ 30.9岁，外显率近100%[10]。在无规范治疗的情况下，自然死亡年龄<50岁。最常见的死亡原因是中枢神经系统血管母细胞瘤破裂出血、肾细胞癌转移和嗜铬细胞瘤引起的恶性高血压。

遗传学研究证实，VHL综合征是由*VHL*基因的突变引起。1993年，Latif等通过连锁分析将*VHL*基因定位于染色体3p25区并成功克隆[11]。*VHL*基因是一个抑癌基因，其编码蛋白pVHL可与elongin B、elongin C和cullin 2形成VBC蛋白复合体并发挥E3泛素连接酶参与蛋白酶体降解，缺氧诱导因子（HIF1、HIF2）是pVHL的底物，*VHL*基因突变可导致HIF1、HIF2水平升高刺激EPO、VEGF和其他生长因子如PDGF、TGF-α，促进细胞过度增殖和肿瘤生成。此外，pVHL同时还参与维持初级纤毛结构和微管功能，调控细胞周期及细胞外基质等重要细胞生物学过程，其功能缺陷也会导致细胞发生囊肿和恶性表型转化。*VHL*基因突变的发病机制与ADPKD类似，也遵循“二次打击”学说，即在精细胞突变基础上发生体细胞突变才出现临床表型。不同位点的突变类型导致疾病的不同表现型，但这种基因型和表现型之间的关系非常复杂，由此导致该病征的临床表现复杂多样，现已明确错义突变较截短突变和大片段缺失更容易发生嗜铬细胞瘤。

一、临床表现

1. 中枢神经系统　血管母细胞瘤是 VHL 综合征最常见的病理损害。小脑和脊髓的肿瘤是 VHL

综合征在中枢神经系统肿瘤中的主要表现，发生率约60% ~ 80%。血管母细胞瘤是一种良性的血管瘤，但由于其占位效应可能引起重要的神经系统损害，因此具有显著的致死率。其临床表现取决于肿瘤的位置及大小，常见的临床表现有头痛、麻木、眩晕、乏力或上下肢疼痛、感觉异常、步态异常、共济失调、辨距不良、眼球震颤、脑积水、大小便失禁等[12]。患者通常有一段较长时间的不典型神经系统症状，然后出现突然的恶化。

2. 视网膜母细胞瘤　是造成患者视觉损害的主要原因，通常是VHL综合征的首发症状，表现为无痛性视力和/或视野下降，进一步发展可出现出血并导致继发性青光眼及失明。

3. 肾脏　约60% ~ 80%合并肾脏损害，常表现为单纯性肾囊肿、复杂性肾囊肿和肾癌。肾脏囊肿一般是良性的，但也有可能癌前病变。肾细胞癌通常是多中心的或者双侧的[13]。

4. 胰腺　包括单纯性囊性病变、浆液性囊腺瘤和神经内分泌肿瘤。60%VHL综合征患者合并胰腺病变，47%胰腺病变为胰腺囊肿；合并胰腺神经内分泌肿瘤者占15%，其中仅2%合并恶性神经内分泌肿瘤。

5. 嗜铬细胞瘤　是一种分泌儿茶酚胺的神经内分泌肿瘤，来源于肾上腺或肾上腺外嗜铬组织。约25%VHL患者合并嗜铬细胞瘤，通常表现为双侧、多发性嗜铬细胞瘤，恶性嗜铬细胞瘤较少见（5%）。

二、诊断

VHL表现为多系统多器官受累，基本病变可分为两大部分：① 视网膜、脑干、小脑或脊髓的血管母细胞瘤；② 腹腔脏器病变如嗜铬细胞瘤、肾囊肿或肾细胞癌、胰腺囊肿等。20世纪90年代初，临床多采用Maher等提出的诊断标准：① 视网膜或中枢神经系统血管母细胞瘤家族史，有一种血管母细胞瘤或内脏病变（如肾肿瘤、胰腺肿瘤或囊肿、嗜铬细胞瘤、附睾乳头状囊腺瘤等）。② 对于孤立病例且无明确家族遗传史，若患有2种或2种以上血管母细胞瘤，或一种血管母细胞瘤和一种内脏病变，亦可诊断VHL病。随着分子生物学的发展，使VHL综合征基因诊断成为可能。1999年以后，Glasker等提出了包括基因检查的诊断标准：① 患者存在中枢神经系统血管母细胞瘤，以及视网膜血管瘤、肾细胞癌、嗜铬细胞瘤或附睾囊腺瘤；② 任何级亲属表现VHL病的损害；③ 基因检查结果阳性。

三、治疗

1. 目前治疗主要是手术切除相应肿瘤和对症处理。

2. VEGF及PDGF受体抑制剂或抗VEGF抗体　*VHL*基因突变所致的肿瘤具有丰富的血管并产生高水平的VEGF，因此VEGF及PDGF受体抑制剂（索拉非尼和苏尼替尼）或抗VEGF抗体（贝伐单抗及mTOR酶的抑制剂）目前是这类肿瘤的靶向治疗手段，优于传统的化疗或免疫治疗。约25%患者有继发转移性病灶，对于转移性的肿瘤，推荐靶向治疗[14]。

第三节　青少年肾消耗病

青少年肾消耗病（juvenile nephronophthisis，JN）是常染色体隐性遗传的慢性小管间质性肾病，是导致儿童和青少年终末期肾脏病最常见的遗传性疾病。本病发病率低，男、女患病概率相等，迄今我国有10余例报道[15]，芬兰的一项研究显示，新生儿中发病率为0.13/10 000[16]。该病是儿童和青少年终末期肾脏病的主要原因之一，约占2.4% ~ 15%[17]。

青少年肾消耗病现已发现18个致病基因（NPHP 1 ~ 18），仍有60% ~ 70%患者基因尚无定位。现已明确致病基因编码蛋白主要定位于初级纤毛、基体、中心粒。最常见的致病基因NPHP1

定位于2号染色体（2q12.3），编码的蛋白产物命名为肾囊蛋白（nephrocystin-1），该蛋白主要表达于肾脏集合管上皮细胞，在细胞-细胞与细胞-基质粘附中起重要作用[18]。约20% ~ 40%肾消耗病与NPHP1突变有关，其余基因所占比例均小于2%。NPHP2定位于9号染色体（9q21-22），编码蛋白产物inversin（又名肾囊蛋白-2）与纤毛上肾囊蛋白-1和β微管蛋白相互作用，参与维持平面细胞极性（planar cell polarity，PCP）和内脏发育转位。除NPHP2以外其他致病基因突变如NPHP3大多发生青少年肾消耗病（平均发生ESRD年龄13岁）。NPHP3定位于3号染色体（3q22），编码一带有β微管蛋白酪氨酸连接酶区域的蛋白，与肾囊蛋白-1存在相互作用，参与胚胎发育，其突变可引起内脏转位、多指（趾）畸形、中枢神经系统病变、肝纤维化、心瓣膜及泌尿系异常。NPHP4定位于1号染色体（1p36），编码的蛋白产物为肾囊蛋白-4，与肾囊蛋白-1存在相互作用，是Hippo通路的负向调控蛋白，参与肿瘤抑制和抑制细胞增殖[19]。根据对JN相关蛋白产物定位和功能的研究，可见该类疾病肾脏囊肿的发生机制与ADPKD类似，也与纤毛功能异常相关。

主要临床表现与肾小管损伤有关，导致尿液浓缩和保钠功能障碍。通常于1岁内出现症状，平均起病年龄为4岁，多尿、烦渴和生长迟缓最为常见。正常摄入钠盐可以维持容量平衡。本病患者如果钠摄入减少，则会出现低血容量、低钠血症。患者肾功能进行性减退，20岁前进展至终末期肾衰竭。腰痛、血尿、高血压、尿路感染或肾石症等症状罕见，此外，青少年肾消耗病患者除*NPHP2*所致婴儿型肾脏体积轻度增大外，肾脏体积多正常或缩小，这点可与ADPKD和ARPKD相鉴别。

肾外表现是诊断本病的重要线索，本病患者中约10% ~ 15%伴有眼球震颤、视网膜色素变性，导致失明。少部分患者伴智力障碍、骨骺锥状变形、小脑蚓部发育不良等。先天性肝纤维化表现为肝脾大、肝脏纤维化不伴或仅有轻度胆管增生，与ARPKD中肝脏病变不同。

有下列表现者应考虑本病：儿童或青少年起病，有家族史，多尿，浓缩功能减退，有上述肾外表现也支持诊断。尿检大多正常，超声检查显示：肾脏外形光滑，大小多正常，皮髓质分界不清，回声增强，有时在髓质或皮髓交界处可发现囊肿。薄层CT扫描更加敏感，可以发现直径小于5mm的囊肿。肾脏组织病理表现为三联征：肾小管基底膜不规则增厚、变薄或缺损；小管萎缩、囊肿形成；间质细胞浸润和纤维化。遗传学检测是证实临床诊断的有效手段[20]。

治疗主要为对症处理，延缓肾功能恶化。失盐和失水明显时给予补充，肾小管酸中毒应予纠正。

第四节　常染色体显性小管间质性肾病

常染色体显性小管间质性肾病（autosomal dominant tubulointerstitial kidney disease，ADTKD）是一组由单基因突变导致的以肾小管间质损害为主要病理表现的遗传性肾病的统称。目前认为四个基因突变（*UMOD*、*REN*、*HNF1B*及*MUC1*）引可起该病，这些基因分别编码了尿调节蛋白、肾素原、肝细胞核转录因子-1β及黏蛋白-1。既往对该病命名繁多混乱，曾被称为髓质囊性肾病（medullary cystic kidney diseases，MCKD）、青少年型高尿酸血症性肾病（juvenile hyperuricemic nephropathy，JHN）、遗传间质性肾病及小管间质性肾炎等。这些命名缺乏统一标准，不利于临床应用及开展临床研究。改善全球肾病预后组织（Kidney Disease: Improving Global Outcome，KDIGO）召集专家围绕其命名、发病机制、临床表现、实验室检查、肾脏病理、基因诊断及治疗策略展开了讨论，形成了共识，正式将其命名为常染色体显性小管间质性肾病。

该病临床表现主要为肾脏浓缩稀释功能障碍，*UMOD*基因突变患者往往合并高尿酸血症及痛风，*REN*基因突变可合并与肾功能不平行的贫血，*HNF1B*基因突变可合并肝脏、胰腺及生殖系统病变或畸形。同时，携带相同突变基因的家庭成员发病时间及病情轻重存在极大差异，部分携带者无任何表现，部分携带者则会快速进入终末期肾病。大多数患者尿沉渣检查无明显异常或仅为镜下血尿，除非合并肾小球损害，尿蛋白检查一般呈阴性或仅为微量。即使在肾功能已恶化时超声检查很有可能不能发现肾脏囊性改变，因此诊断价值不高。血压监测对本病无特异性，即使血压增高也往往与肾功能恶化有关。肾脏病理学检查主要为肾小管萎缩、间质纤维化，部分患者肾组织中有炎症细胞浸润，肾小球受累者少见；电镜下可见肾小管基底膜增厚或分层，为较特异性改变。此外，*UMOD*基因突变者电镜下可见内质网内有大量团块样电子致密物堆积，有助于该病的诊断。免疫荧光及组织化学检查往往无阳性发现。

如果患者有常染色体显性遗传方式的肾病家族史，同时临床存在肾脏损害表现，即可怀疑此病；如果无阳性家族史，但肾脏病理学检查提示明显的肾小管间质损害，临床同时合并有痛风、贫血、胰腺及肝损害等肾外表现者，也应考虑该病。初步诊断后需要进一步进行基因检测以明确诊断。目前基因检测技术包括直接测序、靶向测序，多重连接探针扩增，定量PCR及家族连锁分析等。

该病目前尚无有效治疗手段，对突变基因携带者应加强随访，如出现肾脏损害则应依照慢性肾脏病指南进行治疗。血管紧张素转化酶抑制剂和血管紧张素受体拮抗剂尚无证据证实其对该病治疗有效。对高尿酸血症及痛风患者应给予降尿酸治疗，首选别嘌醇，如对该药过敏者则考虑使用非布索坦。鼓励患者多饮水，且慎用利尿剂，因利尿剂可加重体液丢失及进一步升高血尿酸水平。患者应禁用非甾体类抗炎药，以避免发生急性肾损伤。氟氢可的松对*REN*突变合并贫血者可能有效，但应考虑肾功能情况酌情使用。进入终末期肾病患者应考虑肾脏替代治疗，如接受亲属供体肾移植时，供体必须行基因检测以明确是否携带突变基因。

第五节　伴有肾囊肿的综合征

一、肝细胞核因子（HNF）-1β相关性肾病

*TCF2*基因编码肝细胞核因子（HNF）-1β，从分化最早阶段开始，就在中肾管、中肾到后肾的发育过程和副中肾管中表达。在成人，HNF-1β在肾小管和集合管、输卵管、子宫、附睾、输精管、精囊、前列腺和睾丸中表达。*TCF2/HNF-1β*基因突变是引起胎儿双侧肾脏回声增强的一个重要原因。其突变与年轻的成年发病型糖尿病（MODY），肾脏发育异常和生殖道畸形有关。MODY是一种非胰岛素依赖的糖尿病，以常染色体显性遗传、发病年龄早为特征，确诊时年龄通常小于25岁。MODY是一种遗传异质性疾病，由葡萄糖激酶基因（*MODY2*）、HNF-1α基因（*MODY3*）、HNF-4α基因（*MODY1*）、胰岛素启动子-1基因（*MODY4*）或HNF-1β基因（*MODY5*）突变引起。尿道畸形一般只在MODY5中可见，很多患者可无葡萄糖代谢改变仅出现肾脏表型。肾脏表现在家系内及不同家系间存在较大差异，包括多囊性肾发育不良，肾小球囊性发育不全合并肾盏和肾乳头异常，以及类似ADPKD的双侧肾囊肿性病变。生殖道畸形可包括输卵管或子宫缺失，阴道闭锁，融合异常（例如双角子宫或阴道纵隔），以及男性生殖道畸形。

二、口-面-指（趾）综合征Ⅰ型

口-面-指（趾）综合征Ⅰ型是一种罕见的X连锁显性遗传病，致病基因为*OFD1*，位于染色体Xp22，编码蛋白分子量为120kDa。在细胞周期中，OFD1蛋白为中心体的核心组成部分，在微管动力学中发挥重要作用。目前已报道的基因突变主要引起OFD1蛋白提前终止，对中心体定位至关重要的螺旋-螺旋区缺失。携带该基因突变的男童常死于产前，受累女童肾脏的表现可能与常染色体显性多囊肾（ADPKD）很难区分。明确诊断应依据肾外临床表现，包括口腔（系带肥大、舌裂、

腭裂、唇裂以及牙齿错位)、面部(鼻根部增宽伴鼻翼和颧骨发育不全)和指/趾异常(短指/趾、并指/趾、指/趾弯曲、指/趾屈曲、多指/趾畸形)。18岁以上约有60%患者发生肾囊肿性疾病,可能同时合并肝囊肿,其中约30% ~ 50%可出现智力发育迟滞和震颤。联合DNA直接测序和基因定量方法对缺失突变的检出率约为85%。

三、巴尔得-别德尔综合征

巴尔得-别德尔综合征(Bardet-Biedl syndrome,BBS)是一类纤毛相关性疾病。该病发病率低,通常120 000新生儿中才有一例,但在某些地区较为普遍,如加拿大纽芬兰省和科威特,据报道发病率可达1/17 500 ~ 1/13 500。BBS具有遗传异质性,现已克隆了十二个致病基因(*BBS1* ~ *BBS12*)。该病通常是常染色体隐性遗传,*BBS1*和*BBS10*是最常见的BBS位点,占BBS病例的50%。到目前为止,所有的BBS蛋白主要定位于哺乳动物细胞的基体,并且和环绕于中心体的无定形的蛋白质网状中心粒外周物质高度相关,BBS蛋白在亚细胞水平定位于纤毛-中心体轴。BBS4、BBS6、BBS8与中心粒外周物质蛋白1相互作用;BBS6,BBS10和BBS12为伴侣蛋白。BBS1,2,4,5,7,8和9组成蛋白复合体,在纤毛的小泡运输中发挥重要作用;BBS7和BBS8在纤毛内运输(IFT)中起作用;而BBS11则是一种泛素连接酶。

该病是一种以视网膜色素变性,肥胖,多指(趾),智力障碍,生殖腺发育不全并且合并有肾脏异常为特征的综合征,诊断需要至少满足以上六个主要特征中的四种。96%病例中可检测到肾脏的异常(肾盏杵状变形,憩室,囊肿)。最常见和最早出现的肾功能异常是尿液浓缩功能下降,可引起多尿和多饮。大约50%患者可有高血压,20%到50%的患者出现慢性肾功能不全。其他的临床表现包括糖尿病,高血压,先天性心脏病,共济失调,痉挛,聋哑,肝脏纤维化,先天性巨结肠。以上临床表现可在疾病发生几年后才逐渐显现。BBS在儿童阶段易被漏诊,往往在后来生长发育过程中才被诊断。BBS的产前诊断可借助于怀孕第六个月靶向的胎儿超声技术来探测胎儿的指(趾)数目和肾脏结构。在BBS家系中,若产前检查发现胎儿肾脏回声增强且皮髓质分界不清则高度提示BBS诊断,尤其合并多指(趾)畸形的患儿。无家族史的患儿,若在子宫超声中出现了上述表现亦需要重点鉴别BBS存在可能。

治疗上,早期必须特别注意控制患者过量摄食及肥胖。慢性肾衰竭患者可接受透析和肾移植治疗。

(戴 兵 梅长林)

参考文献

1. O'CALLAGHAN FJ, SHIELL AW, OSBORNE JP, et al. Prevalence of tuberoussclerosis estimated by capture-recapture analysis. Lancet, 1998, 352(9114): 1490.
2. European Chromosome 16 Tuberous Sclerosis Consortium. Identificationand characterization of the tuberous sclerosis gene onchromosome 16. Cell, 1993, 75(7):1305-1315.
3. VAN SLEGTENHORST M, DEHOOGT R, HERMANS C, et al. Identification of the tuberous sclerosis gene TSC1 on chromosome 9q34. Science, 1997, 277(5327): 805-808.
4. HUANG J, DIBBLE C, MATSUZAKI M, et al. The TSC1-TSC2 complexis required for proper activation of mTOR complex 2. Mol Cell Biol, 2008, 28(12): 4104-4115.
5. JÓŹWIAK S, SCHWARTZ RA, JANNIGER CK, et al. Skin lesions in children with tuberous sclerosis complex: their prevalence, natural course, and diagnosticsignificance. Int J Dermatol, 1998, 37(12): 911-917.
6. SAMPSON JR, MAHESHWAR MM, ASPINWALL R, et al. Renal cysticdiseaseintuberous sclerosis: role of the polycystic kidney disease1gene. Am J Hum Genet, 1997, 61(4): 843-851.

7. KRUEGER DA, NORTHRUP H, International Tuberous Sclerosis Complex Consensus Group. Tuberous sclerosis complex surveillance and management:recommendationsof the 2012 International Tuberous Sclerosis Complex Consensus Conference. Pediatr Neurol, 2013, 49(4): 255-265.
8. BISSLER JJ, KINGSWOOD JC, RADZIKOWSKA E, et al. Everolimus for angiomyolipoma associated with tuberous sclerosis complex or sporadic lymphangioleiomyomatosis (EXIST-2): a multicentre, randomised, double-blind, placebo-controlled trial. Lancet, 2013, 381(9869):817-824.
9. NORTHRUP H, KRUEGER DA, The International Tuberous Sclerosis Complex Consensus Group. Tuberous Sclerosis Complex Diagnostic Criteria Update: Recommendations of the 2012 International Tuberousclerosis Complex Consensus Conference. Pediatr Neurol, 2013, 49(4): 243-254.
10. LONSER RR, GLENN GM, WALTHER M, et al. von Hippel-Lindau disease. Lancet, 2003, 361(9374): 2059-2067.
11. LATIF F, TORY K, GNARRA J, el al. Identification of the von Hippel-Lindau disease tumor suppressor gene. Science, 1993, 260(5112): 1317-1320.
12. HADDAD NM, CAVALLERANO JD, SILVA PS. Von Hippel-Lindau disease: agenetic and clinical review. Semin Ophthalmol, 2013, 28(5-6): 377-386.
13. BAUSCH B, JILG C, GLÄSKER S, et al. Renal cancer in von Hippel-Lindau disease and related syndromes. Nat Rev Nephrol, 2013, 9(9): 529-538.
14. SCHMID S, GILLESSEN S, BINET I, et al. Management of von hippel-lindau disease: an interdisciplinary review. Oncol Res Treat, 2014, 37(12): 761-771.
15. 刘亚伟，戴兵，梅长林，等．青少年肾消耗病 - 髓质囊性病综合征 2 例并文献复习．中国临床医学，2006, 13(2):273-274.
16. OMRAN H, SASMAZ G, HAFFNER K, et al. Identification of a gene locus for Senior-Loken syndrome in the region of the nephronophthisis type 3 gene. J Am Soc Nephrol, 2002, 13(1): 75-79.
17. CARIDI G, DAGNINO M, GUSMANO R, et al. Clinical and molecular heterogeneity of juvenile nephronophthisis in Italy: insights from molecular screening. Am J Kidney Dis, 2000, 35(1): 44-51.
18. SAUNIER S, CALADO J, HEILIG R, et al. A novel gene that encodes a protein with a putative src homology 3 domain is a candidate gene for familial juvenile nephronophthisis. Hum Mol Genet, 1997, 6(13): 2317-2323.
19. MOLLET G, SALOMON R, GRIBOUVAL O, et al. The gene mutated in juvenile nephronophthisis type 4 encodes a novel protein that interacts with nephrocystin. Nat Genet, 2002, 32(2): 300-305.
20. HENINGER E, OTTO E, IMM A, et al. Improved strategy for molecular genetic diagnostics in juvenile nephronophthisis. Am J Kidney Dis, 2001, 37(6): 1131-1139.

第四章 先天发育异常及获得性肾囊肿

第一节 囊肿性肾发育不良

肾发育不良（renal dysplasia）是一种肾脏未能进行正常生长发育的先天性疾病，在胚胎发育过程中，由于后肾组织异常分化导致的先天畸形[1]。大多呈散发性，少数有家族性倾向，病变常呈单侧。囊肿性肾发育不良（cystic dysplastic kidney，CDK）是肾发育不良的常见类型，婴儿发生率约为1/4 300。

肾脏的胚胎发育由输尿管芽和后肾胚基两部分形成，前者发育成肾盂、肾盏和集合管，后者逐步发育成肾小管和肾小球，最后肾小管和集合管对接，构成正常的肾单位。如果这两部分不能按正常程序发育和实行对接，则会导致肾脏发育不良。肾发育不良的发病因素尚不清楚，可能与肾脏生长发育的某阶段受到外界各种理化及毒物因素的影响所致。近年来，国内外学者在分子及基因水平对先天性肾发育不良进行了多项研究。其中有学者发现β-catenin在肾脏发育过程中起重要作用，β-catenin可以通过上调Tgf β2和Dkk1的表达水平而引起肾发育不良[2]。另外，有学者对年龄匹配的胎儿正常肾及发育不良肾进行基因芯片检测分析，结果显示发育不良的胎儿肾脏中存在异常表达的转录物，其中上调的转录物包括基质降解酶、炎症、免疫及生长因子相关的基因；在肾脏正常发育过程中必不可少的基因表达产物，例如骨形成蛋白7、肾素、血管紧张素受体2等在发育不良的肾脏中均减少[3]。

囊肿性肾发育不良是肾发育不良的常见类型，囊肿一般起源于集合管，也可起源于肾小球，大小及形态变异很大。患侧肾脏镜下表现为肾小管失去正常结构，囊肿散在分布，局灶性肾岛。多囊性肾发育不良是一种常见的完全性肾发育不良，肾脏正常形态可消失，被大小不一的囊肿所取代。

囊肿性肾发育不良是新生儿腹部肿块最常见病因，一般无家族史。本病可累及单侧或双侧肾脏、整个肾脏或其中一个节段，但单侧病变多见，常累及整个肾脏。单侧肾脏累及可表现为无症状，仅在以后的检查中偶被查出；双侧肾脏累及常在新生儿期死亡。由于患肾囊液引流不畅等因素，容易出现感染、结石等并发症。

虽然产前超声检查不能明确囊肿的病理诊断，但是对父母的正确咨询、孕期管理以及产后新生儿的手术治疗起着重要作用[4]。如果单侧病变需要切除，患儿的预后取决于对侧肾功能是否受损，因此，评估肾功能是治疗该病的基础。

第二节 髓质海绵肾

髓质海绵肾（medullary sponge kidney，MSK）简称海绵肾，尽管最早的描述来自于病理标本，但主要是放射影像或超声的一种诊断。常常和肾脏囊肿性疾病一起讨论，但实际上是一种远端集合管先天性扩张，伴有病变肾锥体增大的疾病，可发生于双肾、单肾或部分肾乳头。1939年意大利Padua医学院放射科医生Lenarduzzi首次对MSK进行了描述，1948年该医学院泌尿外科医生Cacchi和病理科医生Ricci进一步描述了其临床、X线和病理特点[5]。通常表现为肾钙质沉着或肾结石、肾小管酸化和浓缩功能障碍、髓质集合管囊性扩张及尿路感染等。肾脏病变并不类似于海绵，也不是真正的囊肿，但海绵肾的名称容易被记忆，且已被广泛认同，故沿用至今。MSK在普通人群的发病率尚未明确，约为1/20 000 ~ 1/5 000，而在肾结石患者中较常见，约为3% ~ 5%，甚至高达20%[6]。

一、病因及发病机制

目前MSK病因尚不明确。有人报道MSK在某些家族呈常染色体显性遗传，但大多数MSK均属散发，无家族史，且该病常伴发其他先天性疾病（如马蹄肾、偏身肥大、Beckwith-Wiedemann综合征等），因此大多数学者认为MSK为先天性发育异常。

本病常累及一侧或双侧肾脏的单个或多个乳头，其病理改变主要是集合管呈梭形或囊状扩张，病变的集合管主要位于肾髓质锥体顶部靠近肾小盏周围，直径可为1 ~ 7.5mm，多数1 ~ 3mm，小囊被覆上皮细胞，可与集合管或肾盂相通。小囊肿内含不透X线的黏稠物质，约80%为含钙的小结石，可呈沙粒状，大小不等，形态不一。

在肾脏发育过程中，输尿管芽上的受体酪氨酸激酶（receptor tyrosine kinase，RET）及其配体胶质细胞源性神经营养因子（glial cell line-derived neurotrophic factor，GDNF）之间发生相互作用。胶质细胞源性神经营养因子（GDNF）由后肾间质合成，可诱导Wolff管产生输尿管芽分支，GDNF需要输尿管芽上的受体RET和共同受体GFRα1向下游传递信号，最终驱动肾单位细胞的极化和分化。有研究发现，可能由于*GDNF*和*RET*基因的突变或多态性，导致输尿管芽和后肾胚基两部分不能按正常程序发育和实行对接，从而引起MSK的发生[5,7,8]。然而并非所有MSK患者均出现GDNF变异，且50%无家族史，因此，只能说在肾发生过程中的调节异常导致MSK。

二、临床表现

小儿和成人均可患MSK，但小儿罕见，一旦发生，病情严重。本病男女发生比例尚未明确，通常在20 ~ 30岁被发现。在无并发症时患者常无症状，且实验室检查均正常，但由于其解剖特征及相关的功能性改变，最常并发肾结石和肾钙质沉着，其他临床表现还包括血尿、尿路感染、甲状旁腺功能亢进、甚至慢性肾功能不全等，而高血压、蛋白尿在MSK患者中少见。由于老年人自身免疫力下降，更容易引起相应并发症。

（一）血尿

MSK多有间断的镜下血尿，10% ~ 20%患者发生无痛性肉眼血尿。血尿原因通常与结石和感染相关，但也可继发于MSK伴有的高钙尿症和扩张的集合管[9]，表现为症状明显的持续性血尿。血尿一般无需特殊处理，极少需要手术治疗或肾切除。若老年人出现无痛性肉眼血尿，首先要排除泌尿系肿瘤。

（二）尿路感染

尿路感染是MSK第二常见的临床表现。肾盂肾炎可为MSK的首发症状[10]。尿液在扩张的乳突前集合管内滞留和结石成为反复尿路感染的主要原因。其中尿路结石可引起严重的尿路感染并发症，最终导致终末期肾病[11]。由于老年人尿路感染的尿道刺激症状不典型，容易延误治疗，造成病情反复。MSK患者由于髓质单核淋巴细胞浸润，有时可发生无菌性白细胞尿[12]，应当与尿路感染引起的白细胞尿鉴别。

（三）腰痛

极少数人出现腰痛症状，其原因未必与尿路结石和肾盂肾炎相关。若出现难治性剧烈腰痛，且疼痛未放射至腹股沟时，可怀疑有腰痛-血尿综合征（loin-pain hematuria syndrome），严格来说，此为排除性诊断，需要排除其他可能相关的疾病（包括MSK），对此类患者而言，结石的预防性治疗及止痛片均对止痛作用甚微。

（四）肾钙质沉着和肾结石

肾钙质沉着在MSK患者中很常见，约50%有肾实质钙化[13]。结石常为双肾多发，结石成分与普通泌尿系结石相似，80%为含钙小结石，常为磷酸钙和/或草酸钙。Fabris A等[14]对MSK患者的结石进行化学分析，结果显示67%为磷酸钙，33%为草酸钙。促发结石形成的因素有：① 尿液在囊内积聚；② 细胞碎片和囊内的玻璃样物质，提供了结石形成的基质；③ 尿酸化功能的下降，使钙盐容易沉积；④ 代谢因素，如高钙尿症、高尿酸尿症、高草酸尿症、低枸橼酸尿症等；⑤ 其他，Dlabal等[15]认为高尿钙引起的负钙平衡刺激甲状旁腺，导致其增生。然而甲状旁腺功能亢进与MSK是否相关，意见尚未统一。结石可引起相关临床表现（如血尿、腰痛等），亦可无明显症状，而是在体检中偶然发现。

（五）肾小管功能受损

MSK与肾小管许多功能的受损相关，如尿浓缩功能障碍、部分或完全性远端肾小管酸中毒（distal renal tubular acidosis，dRTA）、低枸橼酸尿等。其中远端小管有分泌氢离子的功能，对尿液的酸化起重要作用。已有许多关于MSK患者尿酸化功能改变的报道，结果显示约50%MSK患者存在dRTA，近80%MSK患者有尿酸化功能下降。肾小管酸化功能改变，可能与囊性变的远端小管泌氢障碍相关。在正常衰老过程中，人体器官都要发生一系列退行性改变，肾小管功能亦会受到影响，因此老年人更容易引起水、电解质和酸碱平衡紊乱。

（六）其他

MSK常伴发其他先天性疾病。有报道25%MSK伴发偏身肥大，而偏身肥大中10%伴MSK；其他如先天性幽门狭窄、马方综合征、Ehlers-Danlos综合征、Caroli病、马蹄肾、Beckwith-Wiedemann综合征等[16]。

三、影像学检查

髓质海绵肾的诊断主要依赖影像学检查。

（一）B超

可探测到钙化和结石的非特异性声像图，表现为髓质回声增强。但由于MSK一般囊肿小，B超难以清楚地显示，确诊价值不大。

（二）腹部平片（KUB）

腹部平片表现为肾影正常或稍增大，肾脏表面光滑。若合并结石者，可见两侧或单侧肾实质内多发小结石，直径为2 ~ 5mm，呈圆形、类圆形或不规则形，成簇位于锥体部。KUB不作为MSK的诊断标准，但可提供诊断线索，便于观察患者肾结石及钙化的存在。

（三）静脉肾盂造影（IVP）

为MSK首选诊断方法（图21-4-2-1）。能较直观地显示扩张的集合管，表现为肾小盏外侧的异常阴影：① 充盈造影剂的肾小管由肾小盏杯口向锥体底部方向呈放射状条形排列，此为扩张的集合管显影；② 在扩张的集合管附近有多个小囊状致密影，囊腔稍大时，充盈的囊腔呈葡萄串样或花束状；③ 肾收集小管或小囊肿中可见多发微小结石。典型的IVP图像可确诊MSK，但目前MSK的诊断标准一直存在争议，Ginalski认为在无梗阻的单个或多个肾乳头内，至少有3个条索状或囊状显影即可诊断[17]。若MSK只累及1 ~ 2个肾乳头或造影质量不佳，将增加MSK诊断的难度，需

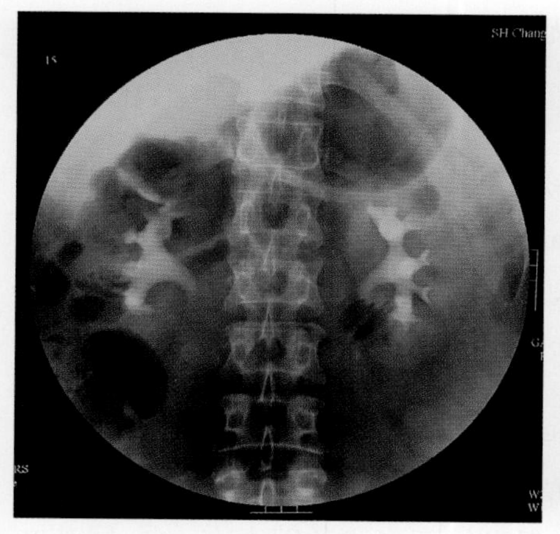

图 21-4-2-1　髓质海绵肾

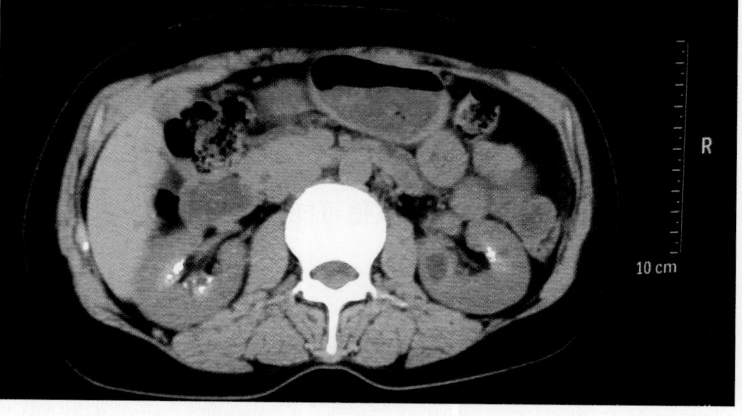

图 21-4-2-2　髓质海绵肾

与肾结核、肾盂源性囊肿、肾小管逆流、肾钙质沉着症及肾乳头坏死、肾盏憩室等鉴别[16]。

（四）计算机断层扫描（CT）

虽然CT可以发现较大的囊性扩张的乳突前集合管，但其空间分辨率不如IVP，不能很好地显示扩张的肾小管及小囊肿[18,19]。Ginalsk等通过CT与IVP的对比研究后发现，CT诊断MSK的敏感性明显低于IVP，但较IVP易于发现乳头钙化[20]（图21-4-2-2）。

（五）磁共振成像（MRI）

对钙化、结石不敏感，信号缺乏特征性。只有在一些小管扩张特别广泛的散发病例中，可以见到乳突处的长T2的异常信号[21]。

四、治疗

髓质海绵肾没有特殊的治疗方法，一旦确诊为MSK，主要是预防和治疗其并发症。没有临床症状或并发症时无需特殊治疗，可定期随访观察。

1. 一般治疗　通常建议患者多饮水，多吃蔬菜水果，低盐、适量蛋白饮食。

2. 对症治疗　合并结石时，应采取措施防止钙盐进一步沉积，如多饮水、控制高钙饮食，切记慎用排石药。由于不完全性dRTA引起的高钙尿和低枸橼酸尿，可以使用枸橼酸钾（10 ~ 20mmol/d）来治疗，能有效减少尿钙的排泄及结石的复发率[14]，同时可以增加患者的骨密度[22]。如果仍不能有效降低尿钙，则使用噻嗪类利尿剂。尿钙正常的结石患者，可口服磷酸盐类药物。若合并感染时应予以抗生素治疗。

据报道，对于结石复发频繁及有症状的MSK患者，运用激光乳头切开术来清除乳头管处的小结石，能有效控制结石引起的疼痛[23,24]。国外曾有一例合并难治性代谢性结石病的MSK患者，该患者需依赖麻醉药来止痛，通过自体肾移植和改良肾盂膀胱造瘘术取得良好的结果[25]。

五、预后

髓质海绵肾的预后普遍较好，本病进展缓慢，但如果反复出现感染、结石等，则可加速肾功能下降速度，甚至导致肾衰竭。

第三节　单纯性囊肿性肾病

单纯性肾囊肿（simple renal cyst）是成人常见的一种囊肿性疾病，囊肿的体积随着年龄的增长而逐渐增大，数量也可能会逐渐增多。根据一组肾脏CT的图像分析显示，30 ~ 49岁单纯性肾囊肿的发生率为10% ~ 20%；50 ~ 79岁的发生率为30% ~ 40%；年龄大于80岁时，囊肿的发生率达50%以上[26]。目前认为单纯性肾囊肿不具有遗传性，而是一种与年龄有关的退行性疾病。通常情况下，患者无任何症状。

一、病因及发病机制

单纯性肾囊肿不属于先天性或遗传性肾脏病，而是后天形成的，其发病机制尚未完全阐明。一般认为，囊肿来源于肾小管憩室。由于肾脏远端小管或集合管的基膜变薄弱导致憩室形成，随后可发展长大成为单纯性肾囊肿。囊肿形成的危险因素包括男性、高龄、吸烟、高血压及血清肌酐异常[27]。其中，大部分学者一致认为年龄是主要危险因素，随着年龄增长，肾小管憩室越来越多，囊肿的发生率也逐渐增高。囊肿常位于皮质深层或髓质。单纯性肾囊肿囊壁薄，内衬单层扁平上皮，囊内含无菌淡黄清亮液体。若存在囊内感染或出血，囊液可呈现浑浊或血性。

二、临床表现

单纯性肾囊肿常于成年时期发病，绝大多数患者无临床症状，仅在健康体检或因其他原因行B型超声或CT等检查时偶然发现。囊肿数量可为单个或者多个，多数累及单侧肾脏。囊肿大小因发现囊肿时间的早晚而不同，早期发现的一般较小，直径通常为1 ~ 2cm；个别囊肿因患者未进行检查或治疗，其直径可达10cm以上。当囊肿逐渐增大造成压迫时，可引起血管闭塞或尿路梗阻，从而出现相应症状。部分患者偶可扪及腹部包块，或出现血尿和微量蛋白尿，也可伴有高血压、尿路感染等。一般认为单纯性肾囊肿并不影响肾功能，但有研究发现，有肾囊肿的患者比没有肾囊肿的患者有较高的血肌酐水平，且囊肿的数量越多，血肌酐水平越高。这一研究结果提示，单纯性肾囊肿可能会对肾功能产生一定的影响[27]。对于老年人而言，自身免疫力相对低下，更容易引起血尿、高血压、尿路感染等并发症，甚至影响肾功能。

最近Hong等研究发现，经过混杂变量的校正后，单纯性肾囊肿的存在与高血压发生率的显著升高密切相关[28]。此外，囊肿的数量、大小及位置等也与高血压有关。Hasegawa等认为，痛风患者单纯性肾囊肿发病率增加，与肾结石的发生率降低相关，但肾囊肿是否对痛风中肾结石的形成具有保护作用，还有待确定[29]。

不同于其他囊肿性疾病（如多囊肾病、获得性肾囊肿等），通常认为单纯性肾囊肿属于良性疾病，一般不会有恶变倾向，但也有报道囊壁恶性病变的罕见病例，因此对于复杂性囊肿应定期严密随访观察。

三、影像学检查

由于患者多无症状，单纯性肾囊肿的诊断主要依靠影像学检查。B超为首选的检查方法，典型B超表现为病变部位出现液性无回声区，囊壁光滑，边界清楚（图21-4-3-1）。当伴有囊内感染或出血时，回声增强；若囊壁显示不规则回声或局限性回声增强时，应警惕恶性病变可能，尤其是老年患者。相对于B型超声，CT对直径较小的囊肿敏感性高，对B超检查不能确定者有价值。本病的诊断主要依靠B超或CT，但需与以下疾病相鉴别：肾积水、肾盏憩室、常染色体显性多囊肾病等。

四、治疗

单纯性肾囊肿患者一般无临床症状，通常囊肿数量不多，囊腔不大，肾功能正常，因此不需要特殊治疗，建议每半年到1年进行定期随访。若囊肿直径较大（超过5cm），或囊肿位于肾门处压迫肾动脉产生压迫症状、引起尿路梗阻时，则需考虑在B超引导下行囊液抽吸术，以消除肾动脉压迫和尿路梗阻的症状。在条件允许的情况下，可进行囊内注射硬化剂，以减少囊肿的复发。囊液抽吸术的疗效不佳或囊肿巨大者（直径超过10cm），可采取手术治疗。若囊壁有癌变或同时并发肾癌时，则应及早行外科手术治疗。

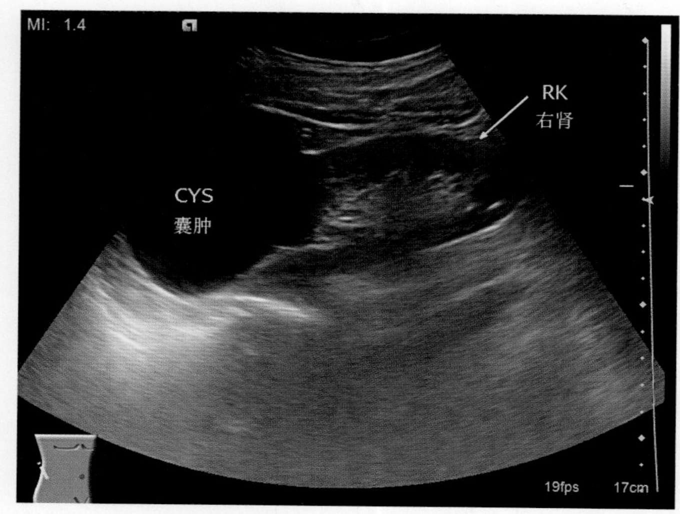

图 21-4-3-1 单纯性肾囊肿

第四节 获得性囊肿性肾病

获得性囊肿性肾病（acquired cystic kidney disease，ACKD）是终末期肾脏病常见的远期并发症之一。1977年牛津大学的Dunnill等人首次对ACKD进行描述，其定义是指因非肾囊肿性疾病导致的肾衰竭患者中出现的囊肿性疾病，影像学检查可发现一侧肾脏出现4个或4个以上囊肿。该病主要发生在尿毒症或进行透析治疗后，透析时间越长，发生率越高，且与透析患者肾癌发病率增高相关[30]。据报道，进入透析后1 ~ 2年，20%左右的患者出现肾囊肿，3年时约60%出现肾囊肿，而透析5年以上的患者ACKD的发生率高达90%以上[16]。然而，近期发现尚未进行透析的晚期肾衰竭患者出现肾囊肿的比例也已上升至10%[31]。

一、病因及发病机制

ACKD的发生主要与透析时间相关，而引起终末期肾脏病的各种病因对ACKD发生的影响无明显差异。获得性肾囊肿的基本病理变化是在透析过程中不能排出的毒素及促进囊肿形成的物质在体内蓄积，导致肾小管基膜病变、上皮细胞增生、间质纤维化，最终造成肾小管梗阻而形成囊肿，一般随着时间逐渐增大、增多。Ishikawa等[32]经过观察研究发现，男性患者在透析3.6年后，固缩的肾脏达到最小。此后，由于囊肿的形成肾脏开始增大，平均在透析21.1年后肾脏大小基本达到顶峰。腹透患者ACKD的发生率可能较低，经过肾移植后囊肿亦可能变小甚至消失。然而，目前ACKD的发病机制尚不明确。

二、临床表现

ACKD男女均可发生，男性多见。大多数ACKD患者无任何症状。然而，经影像学随访观察发现，即使是无症状的患者，因其囊肿的数量和大小在持续递增，可并发严重的腹膜后或肾内出血，伴或不伴有血尿、红细胞增多症、囊肿感染或肾癌。由于ACKD可引起出血和癌变，从而影响透析患者的预后，因此，ACKD早期诊断有益于上述并发症的随访观察。

（一）自发性出血

自发性出血可为肾内或肾周出血，通常为单侧，双侧较罕见。其原因一般是囊肿破裂引起，也有文献报道肾实质内动脉瘤破裂出血的罕见病例[33]。患者可表现为腰痛、肉眼血尿等症状的进一步加重。透析中肝素的使用或血小板功能障碍均可造成严重的自发性出血，导致血透过程中血压骤降。虽然自发性腹膜后出血（spontaneous retroperitoneal hemorrhage，SRH）少见，但死亡率高达18.3%[34]。

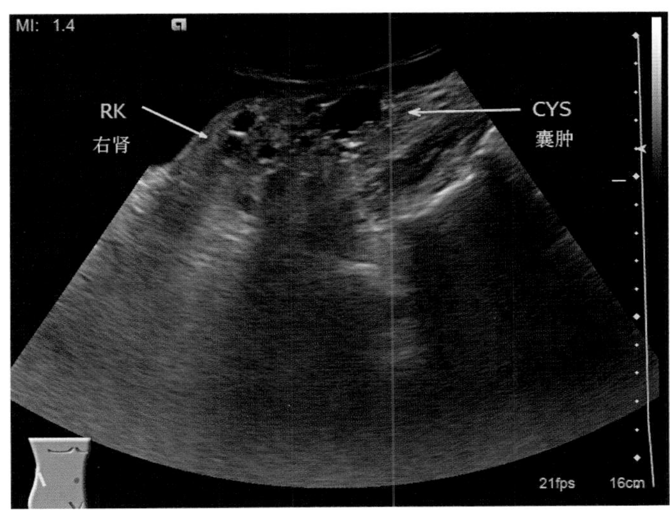

图 21-4-4-1 获得性肾囊肿

（二）肾细胞癌（renal cell carcinoma，RCC）

肾癌在所有成人恶性肿瘤中约占3%。据统计，2013年美国共有65 150例新确诊患者[35]。引起肾癌的因素很多，如尿毒症、透析、肾移植等，其中ACKD是危险因素之一。当囊肿的直径大于3cm时便有恶变的风险。有研究表明男性、高龄和透析时间长者更容易发生癌变。目前主要的两种组织类型分别是透明细胞癌和乳头状癌，虽然终末期肾病患者乳头状癌的发生率比普通人群高，但透明细胞型更常见。据国外研究显示，仅14%肾癌患者出现症状，最常见的临床表现为肉眼血尿，其次是腰痛[36]。

三、影像学检查

获得性肾囊肿的诊断主要依靠影像学检查。主要表现是在固缩肾基础上出现囊肿，每侧肾脏出现囊肿的数量至少为4个。囊肿位于皮质或髓质，直径一般为0.5 ~ 2cm，内衬单层或多层上皮，可以和小管相通，囊液清亮或呈血性。也有患者的囊肿大而多，酷似常染色体显性多囊肾病（autosomal dominant polycystic kidney disease，ADPKD），后者往往有家族史以及合并其他脏器囊肿，二者不难鉴别。B超检查经济、方便，对囊肿的诊断较为灵敏，但由于后期患者肾脏纤维化，超声检查对囊肿的敏感性下降（图21-4-4-1）。CT及MRI在复杂囊肿或肾癌的筛查中优于B超，其中CT检查可以发现较小的囊肿。由于大多数肾癌都是由囊肿引起，行CT增强检查时这些肿瘤有时不能被明显增强，因此在肾癌的诊断方面可能会带来一定困难。

四、治疗

获得性肾囊肿一般没有症状，不需要特殊处理，建议定期随访。当发生出血或癌变等严重并发症时，应及时进行诊断和治疗。

1. 囊肿破裂出血可通过保守治疗（如使用止血药）或行外科手术治疗。但随着介入治疗的发展，选择性动脉栓塞治疗肾出血已应用于临床。肾动脉栓塞治疗肾脏出血较保守治疗效果确切，又比开放手术创伤小，能最大限度地保留未损伤的肾组织。

2. 肾细胞癌可通过外科手术进行治疗。手术方式有开放手术和腹腔镜下根治性肾脏切除术两种。尿毒症患者一般情况较差，开放式肾脏切除手术风险大，而创伤较小的腹腔镜手术对高风险患者是一种较为合适的手术治疗方式。

（郁胜强　梅长林）

参考文献

1. FAN R, GRIGNON DJ, CHENG L. Squamous cysts arising from segmental renal dysplasia. Pediatr Nephrol, 2011, 26(10): 1893-1896.
2. BRIDGEWATERD, DI GIOVANNI V, CAIN JE, et al. β-Catenin causes renal dysplasia via upregulation of Tgfβ2 and Dkk1. J Am Nephrol, 2011, 22(4):718-731.
3. JAIN S, SUAREZ AA, MCGUIRE J, et al. Expression profiles of congenital renal dysplasia reveal new insights into renal development and disease. Pediatr Nephrol, 2007, 22(7): 962-974.
4. NOIA G, VISCONTI D, D'ORIA L, et al. A rare case of renal dysplasia: prenatal and postnatal management. Fetal Pediatr Pathol, 2013, 32(6): 437-442.
5. GAMBARO G, FELTRIN GP, LUPO A, et al. Medullary sponge kidney (Lenarduzzi-Cacchi-Ricci disease): a Padua Medical School discovery in the 1930s. Kidney Int, 2006, 69(4): 663-670.
6. DAVISON AM, CAMERON JS, GRUNFELD JP, et al. Oxford Textbook of Clinical Nephrology, 3rd ed. New York: Oxford University Press, 2004: 2495-2501.
7. GAMBARO G, FABRIS F, CITRON L, et al. An unusual association of contralateral congenital small kidney, reduced renal function and hyperparathyroidism in sponge kidney patients: on the track of the molecular basis. Nephrol Dial Transplant, 2005, 20(6): 1042-1047.
8. DIOUF B, KA EH, CALENDER A, et al. Association of medullary sponge kidney disease and multiple endocrine neoplasia type IIA due to RET gene mutation:is there a causal relationship? Nephrol Dial Transplant, 2000, 15(12): 2062-2063.
9. AL-SAID J, BRUMBACK MA, MOGHAZI S, et al. Reduced renal function in patients with simple renal cysts. Kidney Int, 2004, 65(6): 2303-2308.
10. CHU HY, YAN MT, LIN SH. Recurrent pyelonephritis as a sign of 'sponge kidney'. Cleve Clin J Med, 2009, 76(8): 479-480.
11. GAMBARO G, FAVARO S, D'ANGELO A. Risk for renal failure in nephrolithiasis. Am J Kidney Dis, 2001, 37(2): 233-243.
12. INDRIDASON OS, THOMAS L, BERKOBEN M. Medullary sponge kidney associated with congenital hemihypertrophy. J Am Soc Nephrol, 1996, 7(8): 1123-1130.
13. NAKADA SY, ERTURK E, MONAGHAN J, et al. Role of extracorporeal shock-wave lithotripsy in treatment of urolithiasis in patients with medullary sponge kidney. Urology, 1993, 41(4): 331-332.
14. FABRIS A, LUPO A, BERNICH P, et al. Long-term treatment with potassium citrate and renal stones in medullary sponge kidney. Clin J Am Soc Nephrol, 2010, 5(9): 1663-1668.
15. DLABAL PW, JORDAN RM, DORFMAN SG. Medullary sponge kidney and renal-leak hypercalciuria. A link to the development of parathyroid adenoma? JAMA, 1979, 241(14): 1490-1491.
16. 王海燕 . 肾脏病学 . 3 版 . 北京，人民卫生出版社，2008 :1769-1772.
17. GINALSKI JM, PORTMANN L, JAEGER P, et al. Does medullary sponge kidney cause nephrolithiasis? Am J Roentgenol, 1990, 155(2): 299-302.
18. LANG EK, MACCHIA RJ, THOMAS R, et al. Improved detection of renal pathologic features on multiphasic helical CT compared with IVU in patients presenting with microscopic hematuria. Urology, 2003, 61(3): 528-532.
19. MAW AM, MEGIBOW AJ, GRASSOM, et al. Diagnosis of medullary sponge kidney by computed tomographic urography. Am J Kidney Dis, 2007, 50(1): 146-150.
20. GINALSKI JM, SCHNYDER P, PORTMANN L, et al. Medullary sponge kidney on axial computed tomography: comparison with excretory urography. Eur J Radiol, 1991, 12(2): 104-107.
21. HIDA T, NISHIE A, ASAYAMA Y, et al. MR imaging of focal medullary sponge kidney: case report. Magn Reson Med Sci, 2012, 11(1): 65-69.
22. FABRIS A, BERNICH P, ABATERUSSO C, et al. Bone disease in medullary sponge kidney and effect of potassium citrate treatment. Clin J Am Soc Nephrol, 2009, 4(12): 1974-1979.

23. FABRIS A, ANGLANI F, LUPO A, et al. Medullary sponge kidney: state of the art. Nephrol Dial Transplant, 2013, 28(5): 1111-1119.
24. TAUB DA, SUH RS, FAERBER GJ, et al. Ureteroscopic laser papillotomy to treat papillary calcifications associated with chronic flank pain. Urology, 2006, 67(4): 683-687.
25. FLECHNER SM, NOBLE M, TIONG HY, et al. Renal autotransplantation and modified pyelovesicostomy for intractable metabolic stone disease. J Urol, 2011, 186(5): 1910-1915.
26. AI-SAID J, BRUMBACK MA, MOGHAZI S, et al. Reduced renal function in patient with simple renal cysts. Kidney Int, 2004, 65(6): 2303-2308.
27. SKOLARIKOS A, LAGUNA MP, DE LA ROSETTE JJ. Conservative and radiological management of simple renal cysts: a comprehensive review. BJU Int, 2012, 110(2): 170-178.
28. HONG S, LIM JH, JEONG IG, et al. What association exists between hypertension and simple renal cyst in a screened population? J Hum Hypertens, 2013, 27(9): 539-544.
29. HASEGAWA EM, FULLER R, CHAMMAS MC, et al. Increased prevalence of simple renal cysts in patients with gout. Rheumatol Int, 2013, 33(2): 413-416.
30. FLEMING S. Renal cell carcinoma in acquired cystic kidney disease. Histopathology, 2010, 56(3): 395-400.
31. SINGANAMALA S, BREWSTER UC. Should screening for acquired cystic disease and renal malignancy undertaken in dialysis patients. Semin Dial, 2011, 24(4): 365-366.
32. ISHIKAWA I, HAYAMA S, MORITA K, et al. Long-term natural history of acquired cystic disease of the kidney. Ther Apher Dial, 2010, 14(4): 409-416.
33. HIROHAMA D, MIYAKAWA H . Bilateral spontaneous perirenal hemorrhage in an acquired cystic kidney disease hemodialysis patient. Case Rep Nephrol, 2012, 2012:178426.
34. MALEK-MARÍN T, ARENAS D, GIL T, et al. Spontaneous retroperitoneal hemorrhage in dialysis: a presentation of 5 cases and review of the literature. Clin Nephrol, 2010, 74(3): 229-244.
35. SIEGEL R, NAISHADHAM D, JEMAL A. Cancer statistics, 2013. CA Cancer J Clin, 2013, 63(1): 11-30.
36. TRUONG LD, KRISHNAN B, CAO JT, et al. Renal neoplasm in acquired cystic kidney disease. Am J Kidney Dis, 1995, 6(1): 1-12.

第二十二篇

肾结石和肾梗阻性疾病

第一章
肾结石

泌尿系统内的结石称泌尿系统结石，又称尿石症（urolithiasis），肾盂和肾盏内的结石称为肾结石（nephrolithiasis）。肾结石的病因及形成过程与社会环境、自然环境、种族遗传、饮食习惯、代谢异常、疾病、药物、泌尿系统梗阻、感染、异物、肾损害及尿液变化等因素有关。结石的研究涉及遗传学、分子生物学、生物化学、物理化学和胶体化学等专业领域。尿液中能够形成结石的盐类物质的代谢、结石的成分分析、结石核心的研究以及结石基质的研究已经比较成熟，结石的抑制物、促进物和复合物也逐渐被人们所认识。肾结石患病率和治疗以后的复发率都很高，由于结石可能损害肾功能和合并感染，长期存在的结石刺激还可能引起尿路上皮肿瘤，因此多数肾结石需要进行治疗。微创外科的发展，包括输尿管镜（ureteroscope）手术、经皮肾镜（percutaneous nephroscope）手术、体外冲击波碎石（extracorporeal shock wave lithotripsy，ESWL）和腹腔镜（laparoscope）手术的广泛应用，使大多数患者不需要传统的开放手术即可治疗结石。

第一节　结石的理化性质

泌尿系统结石由晶体及基质两种成分组成。形成结石的晶体成分很多，比较常见的泌尿系统结石有4种：含钙结石、感染性结石、尿酸结石及胱氨酸结石，每一种又有多种不同成分（表22-1-1-1）[1]。

表22-1-1-1　泌尿系统结石的晶体成分

结石成分	矿物学名称	分子式
草酸	oxalate	
一水草酸钙	whewellite	$CaC_2O_4 \cdot H_2O$
二水草酸钙	weddellite	$CaC_2O_4 \cdot 2H_2O$
二水草酸铁	humboldtine	$FeC_2O_4 \cdot 2H_2O$
磷酸盐	phosphates	
羟基磷灰石	hydroxyapatite	$Ca_{10}(PO_4)_6(OH)_2$
碳酸磷灰石	carbonate-apatite	$Ca_{10}(PO_4)_6CO_3 \cdot H_2O$
磷酸氢钙	monetite	$CaHPO_4$
二水磷酸氢钙	brushite	$CaHPO_4 \cdot 2H_2O$

续表

结石成分	矿物学名称	分子式
磷酸三钙	whitlockite	$Ca_3(PO_4)_2$
磷酸八钙	octacalcium phosphate	$Ca_8H_2(PO_4)_6 \cdot 5H_2O$
磷酸二铵钙		$Ca_2(NH_4)_2(PO4)_2$
六水磷酸镁铵	struvite	$MgNH_4PO_4 \cdot 6H_2O$
一水磷酸镁铵	dittmdrit	$MgNH_4PO_4 \cdot H_2O$
八水磷酸三镁铵	hannayite	$Mg_3(NH_4)_2H_4(PO_4)_4 \cdot 8H_2O$
八水磷酸镁	bobierite	$Mg_3(PO_4)_2 \cdot 8H_2O$
二十二水磷酸镁		$Mg_3(PO_4)_2 \cdot 22H_2O$
五水磷酸镁	cupric sulfate magnesium	$Mg_3(PO_4)_2 \cdot 5H_2O$
三水磷酸氢镁	newberylite	$MgHPO_4 \cdot 3H_2O$
六水磷酸锌	hopeite	$Zn_3(PO_4)_2 \cdot 6H_2O$
尿酸	uric acids	
无水尿酸	anhydrous uric acid	$C_5H_4N_4O_3$
二水尿酸	uric acid dihydrate	$C_5H_4N_4O_3 \cdot 2H_2O$
尿酸盐	urates	
尿酸铵	ammonium acid urate	$C_5H_3N_4O_3NH_4$
一水尿酸钠	sodium acid urate monohydrate	$C_5H_3N_4O_3Na \cdot H_2O$
尿酸钾	kalium urate	$KC_5H_3N_4O_3$
尿酸钙	calcium urate	$CaC_5H_3N_4O_3$
胱氨酸	cystine	$C_6H_{12}N_2O_4S_2$
左旋胱氨酸	L-cystine	$C_6H_{12}N_2O_4S_2$
碳酸钙	calcite，vaterite	$CaCO_3$
一水碳酸钙	monohydroxycalcite	$CaCO_3 \cdot H_2O$
黄嘌呤	xanthine	$C_5H_4N_4O_2$
二羟腺嘌呤	dihydroxyadenine	$C_5H_5N_5O_2$
二水硫酸钙	gypsum	$CaSO_4 \cdot 2H_2O$
二氧化硅	opal，trydimite	SiO_2

含钙结石比较常见的是草酸钙结石及含钙的磷酸盐结石，感染结石常见的是各种磷酸镁铵结石。二水草酸铁、六水磷酸锌、黄嘌呤、二羟腺嘌呤、二氧化硅等成分的结石比较少见[1]。如果结石中某种成分含量达到95%，称纯结石，纯结石比较少见，多以混合形式出现，但往往以一种晶体成分为主。尿路结石以含钙结石最常见，90%左右的结石含有草酸钙，其次常见的成分为磷酸钙，20% ~ 30%的结石中含有磷酸钙成分；尿酸及其盐类存在于10% ~ 30%的结石之中，磷酸镁铵则一般存在于合并感染的结石中，约占10%；胱氨酸及黄嘌呤结石只见于有相应代谢障碍的病人，其成分多较纯，比较少见，占尿石症患者总数的不到1%[2]；偶见结石大部分成分为基质，称基质结石。

基质是结石中另一重要的组成成分，在结石形成过程中，基质发挥了很重要的作用，基质在各种成分的结石中，所占比例不同，在草酸钙和磷酸钙结石中约占2.5%，尿酸结石中约占2%，感染石中约占1%，胱氨酸结石中所占比例较大，约占9%。基质中含蛋白质65%，碳水化合物15%，无机矿物10%，另外含10%的水。结石中基质的元素组成比较恒定：含氮10%、硫1%、碳58%、氢7%、氧24%，基质的主要成分包括：① 基质蛋白：基质物质A、Tamm-Horsfall蛋白、白蛋白、血清α或β球蛋白、γ羟基谷氨酸。② 葡萄糖胺聚糖类，又名酸性黏多糖，其基本单位为已糖醛酸和己糖胺组成的二糖。主要包括肝素、硫酸类肝素、软骨素A、软骨素C、硫酸软骨素B、透明质酸和硫酸角质素。③ 碳水化合物：主要是己糖及己糖胺[2]。己糖主要由乳糖、葡萄糖、甘露糖、鼠李糖和岩藻糖构成，己糖胺主要为葡萄糖胺，其次为乳糖胺，尿酸结石中己糖胺的含量比较低。

结石中无机元素含量≥1%的有钙、磷、钠、镁，含量≥0.01%的有锌、铁、铝、钡、锶、钾，含量<0.01%的有铅、铜、镓、钼、锰、铬、镍、钴、钒、钛、银、钇、锡、镧、铍、钪[3]。

结石的外观多种多样，草酸钙或草酸钙磷酸钙混合结石表面呈桑葚状，或有突起的晶体呈毛刺状，也可以是光滑的类圆形结石，质地坚硬，多被血染成褐色。磷酸镁铵磷酸钙混合结石呈灰白色，表面粗糙易碎，常为鹿角形。尿酸结石表面光滑或粗糙，呈黄色或红棕色。胱氨酸结石表面光滑为黄蜡样。结石的硬度从高到低的顺序为：磷灰石→二水草酸钙→一水草酸钙→尿酸→胱氨酸、磷酸镁铵，结石各种成分在X线片上的致密度从高到低为：草酸钙→磷酸钙→磷酸镁铵、胱氨酸→尿酸，用结石与附近的骨质相比，骨皮质致密度约相似于磷酸钙的致密度，尿酸结石吸收X线的程度近似于软组织，在X线片上不显影，称阴性结石；胱氨酸结石影像光滑质地均匀，呈毛玻璃样。草酸钙结石密度最高，大致分为光滑和不光滑的两种，结石密度不均，有些表现为空心或环纹状是由于混有尿酸、尿酸盐。胱氨酸结石在酸性尿中形成，磷酸盐、碳酸盐结石在碱性尿中形成，草酸钙结石在生理性尿pH中形成，无感染时，最常见的是草酸盐结石，其次是尿酸盐结石，感染时所形成的结石多为磷酸盐结石。

第二节　结石的流行病学

影响结石发病和患病的因素包括年龄、性别、种族、遗传和环境因素。

一、发病率和患病率

肾结石在发达国家的年发病率0.04% ~ 0.30%，人群患病率4% ~ 20%[4,5]。呈逐年上升的趋势。

（一）地区特征

地区差异很大，与种族、饮食习惯和气候条件关系较大，某一地区随着经济条件的变化，结石的发病情况也有所变化。结石在热带和亚热带比较多发。我国受地域、自然环境影响，结石的发病南北差异较大，南方诸省包括江西、贵州、广西、广东、海南一带结石发病率很高，结石患者占泌尿外科住院患者的30%以上，有些地方例如广东，可以达到半数；西北方诸省包括黑龙江、内蒙古、山西、宁夏、甘肃、青海等地，结石患者占泌尿外科住院患者11%以下；中部各省在二者之间。我国尿石症的发生南方明显高于北方，提示气候条件在结石的形成过程中起到一定的作用[6]。

（二）性别与年龄

30 ~ 50岁是上尿路结石发病的高峰年龄，含钙结石男女比例约2∶1，女性磷酸镁铵结石较多，男性尿酸结石、胱氨酸结石和混合结石多于女性[7]。男性比女性发病率高的原因是由于男性尿钙、草酸和尿酸的排泄比女性多，女性尿道较宽、较短，不易发生尿滞留，另一方面雌激素能增加尿中枸橼酸排泄，而枸橼酸与钙容易形成可溶性络合物，增加钙盐的溶解度，减少结石形成的机会。男性上尿路结石出现的高峰年龄约为30 ~ 35岁，而女性出现两个高峰年龄，第一个高峰年龄为25 ~ 40岁，第二个高峰年龄约50 ~ 65岁，女性出现第二个年龄高峰主要是由于绝经后雌激素减少，导致骨骼重吸收增加引起尿钙增高，同时尿枸橼酸排泄减少造成的[8]。近年来，男女发病率的差距在逐渐缩小。

（三）好发部位

大多数结石为单侧单发结石，占61.4%，同一器官内多个结石占20.8%，尿路多处多个结石占17.8%，左右两侧结石的发病率相同[9]。

二、自然环境

自然环境对泌尿系统结石的影响，主要表现为气候、季节和饮水对结石的影响。

（一）气候和季节

干热缺水的气候可以引起脱水、尿量减少，尿量减少能够增加尿中形成结石的盐类和酸的浓度，使尿液过饱和，结石盐容易结晶、沉淀、析出而形成结石。季节的变化对结石的形成也有较大影响，结石病夏秋季节发病出现肾绞痛的多，冬春季发病少；由于夏季温度高，容易出汗，体液散失多，导致尿液减少，尿液浓缩，不仅导致尿液中结石盐的过饱和，还可以引起尿中结石形成的促进物的聚合，向结石的基质转变，使尿液中大晶体物质增多，容易产生结石。

（二）地理环境

山区、沙漠地区或热带地区尿路结石的发病率比较高。热带地区和夏季日照时间长的地区，体内维生素D活性增强，促使胃肠道对钙质的吸收增多，钙质在肠道内的浓度相对较低，与肠道内的草酸结合相对就比较少，易吸收的草酸盐浓度相对就比较高，而导致草酸的吸收增加，因此钙和草酸的吸收都增加，经尿液排出增加，容易形成草酸钙结石。有些国家或地区结石发病率比较高，例如北欧、地中海沿岸国家、印度北部、巴基斯坦、澳大利亚北部、中欧、马来半岛的部分地区、大不列颠群岛和美国，中国也是结石发病的高发地区；而中南美洲、非洲的大部分、澳大利亚土著居民结石发病率比较低。另外不同地区结石的成分也有差别，英国、苏格兰和苏丹结石成分以草酸钙和磷酸钙混合结石为主，而以色列上尿路结石尿酸最常见。

（三）饮水

饮水量的多少对结石的形成起着非常重要的作用，饮水量多，尿量就多，尿内能够形成结石的物质被稀释，不容易结晶沉淀聚集成结石，虽然结石形成的抑制物也同时被稀释，但相对于结石盐的稀释来说，抑制物稀释所造成的影响比较小，因此多饮水能够减少结石的形成；水质对结石的影响目前意见不统一，一般来说，水质的软硬及其所含微量元素的多少，除个别突出的地区外，对结石的形成没有太大的影响。自然环境还可以通过食物间接影响结石的发病，地区不同，饮食结构不同，所摄入的各种成分也不同，尿内排出各种成分的浓度也必然不同，因此形成结石的机会也不同[10]。

三、社会环境

经济条件好、生活水平高，上尿路结石较多。反之，下尿路结石较多。在欧美等社会经济水平很高的发达国家，尿石症的发病率在经济富裕的阶层比经济较不富裕的阶层高；生活在城市中结石的发病率较高。社会的动荡也与结石的发病有关，每当出现战争、瘟疫时，经常会出现下尿路结石发病率的上升。在发展中国家或社会经济水平较低的国家，随着社会的进步及经济的发展尿石症的发病率也逐渐在增加。在我国，新中国成立前，小儿膀胱结石比较多见。新中国成立后，随着生活水平的提高，膀胱结石发病率逐渐减少，而成人上尿路结石逐渐增加。在一些偏远山区，生活条件差的地区，膀胱结石依然很多，说明经济发展的不平衡，也会对结石的形成及发病率产生一定影响。

四、种族遗传因素

（一）与其他遗传疾病伴发

泌尿系统结石合并典型的遗传性疾病的只占少数，包括Dent病（染色体定位Xp11.22，X-连锁隐性遗传）、Lesch-Nyhan综合征（染色体定位Xq26-27.2，X-连锁隐性遗传）和家族性肾小管酸中毒等。

（二）由于基因变异造成代谢异常

包括家族性特发性高钙尿症（染色体定位Xq33-qter，常染色体显性遗传）、特发性草酸钙结石（染色体定位不清，多基因常染色体显性遗传）、磷酸核糖焦磷酸盐合成酶1活性过强（phosphoribosylpyrophosphate synthetase 1 superactivity）（染色体定位Xq22-24，X-连锁隐性遗传）、黄嘌呤尿症（染色体定位2p22.3-p22.2，常染色体隐性遗传）、腺嘌呤磷酸核糖转移酶缺乏症（adenine phosphoribosyltransferase deficiency）（染色体定位16q22.2-p23.2，常染色体显性遗传）、1型胱氨酸尿症（染色体定位2p16.3，常染色体隐性遗传）、3型胱氨酸尿症（染色体定位19q13.1，常染色体隐性遗传）和原发性高草酸尿症等。

原发性高草酸尿症分Ⅰ型、Ⅱ型和Ⅲ型，Ⅰ型是由于基因产物丙氨酸乙醛酸转氨酶缺乏引起，该基因位于2q37.3，有11外显子约10kb，欧洲和北美最常见的突变甘氨酸170精氨酸等位基因频率30%，与常见的多形性脯氨酸11亮氨酸相加有50%的等位基因频率。Ⅰ型原发性高草酸尿症患者，由于缺乏丙氨酸乙醛酸转氨酶，乙醛酸不能转化为氨基乙酸，而在过氧化物酶体内的羟乙酸氧化酶的作用下转化为草酸，或在胞质中乳酸脱氢酶的作用下转化为草酸，另有部分乙醛酸在乙醛酸还原酶的作用下，在胞质中被还原为乙醇酸，患者表现为高草酸、乙醛酸和乙醇酸尿症，由于草酸钙在肾内的沉积，患者在婴幼儿期即出现症状，如果不治疗，通常在20岁以前死于肾衰竭，有少部分患者丙氨酸乙醛酸转氨酶活性没有完全丧失，可以出现不典型症状或终生无症状。原发性高草酸尿症Ⅱ型是由于乙醛酸还原酶缺乏，该基因位于染色体9q11，有8个外显子约8.5kb，目前只发现一个突变。Ⅱ型原发性高草酸尿症患者，缺乏乙醛酸还原酶，乙醛酸不能被还原为乙醇酸，而被氧化为草酸，另外乙醛酸还原酶还可以还原羟基丙酮酸为D-甘油酸，乙醛酸缺乏羟基丙酮酸转化为L-甘油酸，患者表现为高草酸、高L-甘油酸尿症，患者症状比Ⅰ型要轻，尿路结石常见，肾钙化少[11]。原发性高草酸尿Ⅲ型是由于线粒体内4-羟-2酮戊二酸醛缩酶基因（HOGA1）变异，基因定位于10q24.1[12,13]，4-羟-2酮戊二酸醛缩酶将羟脯氨酸代谢为丙酮酸和乙醛酸[14]，患者尿液、血清和肝脏中4-羟-2酮戊二酸增高。研究发现特发性草酸钙结石患者存在4-羟-2酮戊二酸醛缩酶基因的杂合突变，高草酸尿症常合并高钙尿症[15]。患儿很早（平均年龄2岁）就出现反复发作的泌尿系统结石，常出现血尿、疼痛和泌尿系统感染。但是6岁以后会明显好转，一般不会出现肾衰竭[16]。

（三）种族相关

种族的不同尿石症的患病率也有一定的差异。南非当地的白人群体中，患泌尿系结石的人很多，而班图人极少患泌尿系结石。在泰国的泌尿系结石高发地区，华裔居民肾结石的发病率明显高于当地居民。一般认为黑种人患尿石症的人少，有人认为黑色皮肤可以保护人体少受紫外线的照射而减少维生素D的生成，也有人注意到黑种人的尿钙和尿磷都比较低、尿黏蛋白浓度很低甚至缺乏，可能是结石患病率低的原因。但是黑种人泌尿系结石发病率偏低并不是绝对的，当他们的生活环境和生活条件变化的时候，发病率也会发生变化。

（四）家族遗传相关

有家族史的尿石症患者比没有家族史的尿石症患者结石的发病率及复发率都高。有特发性高尿钙症的病人，其父母和其他血亲也可能有钙代谢的异常。但有关结石形成的种族、家族性问题，不能忽视生活条件对其结石患病的影响，在一些尿石症患者中，没有血缘关系的配偶患病率也高，这一现象提示种族家庭中结石发病率的差异可能与饮食、生活习惯和环境因素有关。

五、饮食营养

饮食结构是决定一个地区尿石症发病率的基础，种族、职业、经济条件对结石形成的影响，都离不开生活方式和饮食结构的影响。

（一）蛋白质

流行病学调查证明动物蛋白和精制糖摄入过多，富含纤维素的食物摄食过少与肾结石的发生有关。过多食用动物蛋白能使尿中钙、尿酸和草酸的排泄量增加，尿pH和尿枸橼酸下降[17,18]。当动物蛋白摄入减少时，尿中钙、尿酸和草酸的排泄量减少，结石形成的危险性也降低。

（二）碳水化合物

口服糖类，尤其是单糖和乳糖都可能促进肠道内钙的吸收[19,20]，继而引起草酸的吸收增加，增加尿内草酸钙结晶的危险因素，过多的摄入蔗糖，还可能对肾小管细胞造成损害，而导致结石患病的危险性提高。

（三）纤维素

食物中纤维素含量过少，则食物在肠道中停留的时间长，增加食物中各种物质的吸收量。蔬菜中菠菜、扁豆、西红柿、芹菜、豆腐、巧克力、浓茶中草酸含量较高，豆制品、糖、肉类中钙含量较高，动物内脏、肉类中尿酸成分较多，过多的食入上述食物，结石的危险性都可以增加。同时某些食物中可能含有抑制结石形成的物质，如米糠中含有籽酸，可以与钙结合减少肠道内钙的吸收，但是要注意可能引起草酸的吸收增加。素食者上尿路结石的发病率较低，可能与植物纤维摄入多能够增加枸橼酸分泌有关[21,22]。

（四）脂肪

脂肪的消化不良可导致草酸盐的吸收增多，可能是由于未消化吸收的脂肪从结肠排出过程中与钙离子结合，阻碍了钙与草酸的结合，肠腔内可溶性的草酸盐增加，草酸盐的吸收也随之增加，过量吸收的草酸盐从尿中排出，增大了草酸盐结石形成的危险。胆固醇能够促进二水草酸钙的成核过程，高胆固醇饮食能够促进实验动物肾脏形成磷酸钙结石。富含二十碳五烯酸（eicosapentaenoic acid）的脂肪，例如鱼油能够降低结石形成的危险性[23,24]。

（五）嘌呤类

动物内脏、海产品、花生和菠菜等食物中富含嘌呤类物质，嘌呤代谢的最终产物是尿酸，经尿液排泄，过多的食入上述物质使尿中尿酸增加，增加了尿酸结石形成的危险性，同时高尿酸尿可以促进尿中草酸盐的浓缩，加速草酸钙结石的形成。维生素C是体内内源性草酸的主要来源，当大剂量服用每天4g以上时，尿草酸浓度上升，形成草酸结石的可能性增大，同时可能引起尿尿酸排泄增加，有形成尿酸结石的危险[25,26]。

（六）维生素

食物中的维生素D通过肝肾中羟化酶的作用，转化为$1,25\text{-}(OH)_2\text{-}D_3$，能够促进肠道对钙的吸收，当摄入过多时，可导致高尿钙甚至高血钙，易导致结石的形成。维生素B_6为草酸代谢中不可缺少的辅酶，维生素B_6的缺乏，可以形成草酸钙结石[27,28]。

（七）矿物质

饮食中矿物质的摄入也与结石有较密切的关系，钙质饮食摄入过多，可能导致钙吸收过多，钙排泄增加，引起高尿钙，但是过度限制饮食中的钙，会使草酸的吸收增加，形成结石的危险性更高[29,30]。而镁在尿液中能增加钙、磷酸盐及草酸盐的溶解度，有阻止草酸结石形成的作用[31,32]。一些微量元素，如锌、锶、锰、锡在体外能抑制有机物的钙化，而硅有促进钙化的作用[33]。

（八）酒精

嗜酒者尿钙排泄高，因此含钙结石患者宜忌酒[34]。

营养、食物对结石的影响与摄入的食物种类、量有关。多饮水、少食刺激性食物及调味品是尿石症患者应遵循的原则。

六、职业

泌尿系统结石与所从事的职业有一定的关系，不同的职业肾结石的发病率不同，在高温环境下工作，容易患结石病，例如：厨师，其原因可能与环境温度高、出汗多，导致尿液浓缩有关。矿工、采石工人、办公室工作人员和交通通讯人员患病率高，农民、渔民、伐木工人、商人、手工艺者和服务行业人员患病率低[35]。室内工作人员比体力劳动者易患尿石症，可能因为体力劳动过少，影响尿液的引流，尿液在体内停留的时间过长，同时脑力劳动者一般收入较高，饮食习惯与生活习惯明显不同有关。飞行员因高空飞行脱水及饮食方面的原因，也易患结石[4]。与铍和镉接触的某些特殊职业，可引起肾脏的损害而增加肾结石形成的危险[36]。医务人员结石的发病率相对较高，尤其是在手术室工作的医生，由于饮水量少，精神压力大，结石患病率最高[37]。司机及地质工作者由于饮水不便或出汗较多，也是容易发生尿石症的职业。

第三节 结石的病因

结石的病因比较复杂，单一因素都无法完全解释。目前认为结石是由多种致病因素共同作用的结果，不同成分的结石，其病因不同。各种致病因素，最终会引起尿液的代谢改变，如果泌尿系统存在一些局部致病因素（包括尿路的梗阻、感染和尿路黏膜表面有损伤，或尿路中有异物存在），最终将导致结石形成。

一、代谢异常

（一）尿液酸碱度

正常尿液偏酸性，氢离子浓度10 ~ 0.1μmol/L，pH 5.0 ~ 7.0，尿液的酸碱度与饮食有密切关系，肉食较多尿液偏酸，素食者尿液中性，甚至偏碱。不同的结石在不同的酸碱环境中形成，含钙结石在正常尿液中即较易形成，感染性结石在碱性尿液中较易形成，尿酸结石、胱氨酸结石则是在酸性尿液中较易形成。不同的尿液酸碱度对形成结石的盐类的溶解度影响很大，尿酸和胱氨酸的溶解度见表22-1-3-1[38]。

表 22-1-3-1　尿酸和胱氨酸的溶解度

pH 值	5	6	7	8
尿酸（mg）	60	200	1 580	—
胱氨酸（mg）	250	—	400	1 000

正常尿液中，尿酸含量为400 ~ 700mg/24h，胱氨酸含量为10 ~ 100mg/24h，排除其他因素对尿石形成的影响，单从尿液的酸碱度来考虑，如果一个正常人每日尿量为2 000ml，当尿液pH=5时，尿酸的溶解度为60mg/L，胱氨酸的溶解度为250mg/L，因此正常人每日的尿酸排泄，尿酸在尿液中已经过饱和，在其他一些不利因素的影响下，尿酸盐就很容易从尿中结晶出来，而由于胱氨酸溶解度比正常人排出量高，因此正常人不易形成胱氨酸结石。但是，正常尿液中除酸碱度对结石形成的影响外，还有很多其他因素对结石的形成有影响，是否形成结石，将取决于多种因素综合作用的结果。

（二）高钙血症（hypercalcemia）

引起血钙增高的原因较多，多数情况下会合并尿钙增高，从而增加尿路中形成含钙肾结石的机会，部分还可致肾钙化。

1. 甲状旁腺功能亢进　甲状旁腺功能亢进的主要病理生理变化是甲状旁腺激素（PTH）分泌过多，PTH 对钙磷的调节主要是通过骨骼、肾脏和肠道。PTH 可以促进骨组织中破骨细胞活性，促进骨钙溶解吸收，使血钙升高。同时 PTH 能抑制肾小管磷的再吸收，使尿磷排出量增多，血磷降低；抑制肾小管重吸收碳酸氢盐，使尿 pH 升高；促进肾脏合成 $1,25\text{-}(OH)_2\text{-}D_3$，小肠在 $1,25\text{-}(OH)_2\text{-}D_3$ 的作用下，钙的吸收增加。尽管 PTH 使肾小管钙重吸收增加，但由于血液中钙的增加，使肾滤过钙亦增加，最终导致高钙尿。骨基质分解的同时，其代谢产物如蛋白质、羟脯氨酸等在尿中也增多。甲状旁腺功能亢进患者的血碱性磷酸酶（AKP）升高，其原因是因为破骨细胞活动的同时成骨细胞活动也随之增强。甲状旁腺功能亢进大多数是由于甲状旁腺腺瘤引起，甲状旁腺增生也较常见，甲状旁腺癌引起者最少见。原发性甲状旁腺功能亢进主要有四个方面的表现：① 肾型：约占 80%，主要表现为尿路结石；② 骨型：主要表现为骨骼脱钙，甚至发生病理性骨折；③ 胃肠型：主要表现为胃、十二指肠溃疡，部分患者可合并胰腺炎，可能与胰石有关；④ 早期轻型病例：只有激素和生化变化而没有自觉症状。由于甲状旁腺功能亢进患者血钙升高、尿钙升高、尿磷升高，造成病人尿中草酸钙、磷酸钙过饱和，容易产生肾结石，结石成分多数为草酸钙和 / 或磷酸钙。一般认为肾结石的 2% ~ 4% 由甲状旁腺功能亢进引起。甲状旁腺腺瘤切除后，尿钙水平降至正常，结石有可能自行消失[1]。

2. 乳碱综合征（milk-alkali syndrome） 又称 Burnett 综合征，溃疡病时大量饮用牛奶及服用碱性药，引起碱性尿、高血钙和高尿钙，钙盐沉积在肾集合管内，可继发肾结石，以磷酸钙结石多见。本病常合并碱中毒和肾功能受损，停药或减少饮奶后，症状减轻，血钙可以恢复正常。慢性期软组织钙质沉着广泛，肾功能不全不能完全恢复。

3. 结节病或类肉瘤病（sarcoidosis） 很多肉芽肿性疾病，包括类肉瘤病、结核、组织胞浆菌病、球孢子菌病、麻风病和硅肺病，可以有高血钙和高尿钙[39]。类肉瘤病即使采用正常饮食，仍然可以出现血钙和尿钙的增高，还可以同时合并高尿酸尿症和高草酸尿症[40]。

4. 维生素 D 中毒 维生素 D 中毒可以导致血钙和尿钙增高。

5. 恶性肿瘤 恶性肿瘤骨转移或由于恶性肿瘤分泌类甲状旁腺激素样物质，可以引起高血钙和高尿钙。

6. 皮质醇增多 内生性或外源性的肾上腺皮质激素增多，可以引起骨骼脱钙，出现高血钙和高尿钙。

7. 甲状腺功能亢进 5% ~ 10% 病例可以发生骨骼脱钙形成高血钙，但肾钙化和肾结石不常见[41]。

8. 嗜铬细胞瘤 常见于 2 型多发性内分泌瘤（multiple endocrine neoplasia type 2）[42]，由于肿瘤分泌物的作用，引起高血钙。

9. 其他原因 肾上腺功能不全、服用噻嗪类利尿剂、急性肾小管坏死恢复期、广泛骨膜炎、甲状腺功能低下、1 型多发性内分泌瘤和维生素 A 中毒，可能出现高血钙。

（三）高钙尿症（hypercalciuria）

高钙尿症是钙性尿石患者最常见的代谢异常[2]，约占含钙结石患者的30% ~ 60%。如果正常人每日限制入量钙400mg、钠100mg，则24小时尿钙排泄100mg。如果持续此饮食一周，24小时尿钙仍大于200mg，称高钙尿症；如果正常饮食，则24小时尿钙排泄大于4mg/kg体重，或24小时尿钙排泄男性大于300mg（7mmol），女性大于250mg（6mmol），称高钙尿症[43]。

原发性高钙尿症分三型：吸收性高钙尿症、肾性高钙尿症和重吸收性高钙尿症[44]。

1. 吸收性高钙尿症 原因在于肠钙吸收增加，此型占高钙尿症的 50% ~ 60%。肠钙吸收的增加，使血钙有增加的趋势，这种增高的趋势使肾小球钙的滤过增加，同时抑制甲状旁腺激素的释放，使肾小管重吸收减少，通过这一过程，血钙维持稳定，尿钙增加。吸收性高尿钙又分三型[44]：① Ⅰ型：在正常钙及限钙饮食时，尿钙大于 200mg，此型患者肠钙吸收最高，即使低钙饮食时仍有高尿钙，约占钙石患者的 10% ~ 30%，可以服用磷酸纤维素钠来结合肠内钙离子以减少吸收。② Ⅱ型：是最常见的一型，约 20% ~ 40% 的钙石患者有此代谢异常，此型患者肠钙吸收增高仅见于高钙和正常饮食时，限钙饮食时，尿钙正常。此型患者单纯控制钙盐摄入即可降低尿钙的排泄。③ Ⅲ型：比较少见，又称低磷血症性吸收性高钙尿症，继发于肾小管重吸收障碍，磷的重吸收减少，使血磷下降，刺激 1,25-$(OH)_2$-VitD 合成，而提高肠钙吸收及肾钙排泄。由于此型患者主要病因在于低血磷，因此，可以口服补磷以提高血磷，使 1,25-$(OH)_2$-VitD 恢复正常，降低尿钙，常用药物为正磷酸盐。

2. 肾性高钙尿症[45] 由于近曲小管功能缺陷，引起尿钙排泄增加，称肾性高钙尿症。由于尿钙排泄增加，使血钙水平有降低趋势，刺激甲状旁腺激素增高，导致 1,25-$(OH)_2$-VitD 上升，刺激肠钙吸收增加而维持血钙水平正常，肾性高钙尿症与吸收性高钙尿症不同，肾性高钙尿症患者血清甲状旁腺激素水平上升，并且在低钙饮食下尿钙依然增高。肾性高钙尿症见于10% ~ 20%的钙性结石患者，治疗选用噻嗪类利尿剂，可以增加钙的重吸收，降低尿钙。

3. 重吸收性高钙尿症　其原因是原发性甲状旁腺功能亢进，约占钙性尿石病人的5%。由于原发性甲状旁腺功能亢进，血甲状旁腺激素水平升高，骨钙重吸收增多，同时甲状旁腺激素还刺激肾脏合成1,25-$(OH)_2$-VitD，增加了肠钙吸收，使血钙和尿钙水平都增高，由于骨钙动员，常合并有骨质疏松。并非所有甲状旁腺功能亢进的患者都患尿钙性结石，患者尿液中其他成分的变化及抑制物和促进物的活性可能影响结石的形成。原发性甲状旁腺功能亢进患者以手术治疗为主。

其他一些病因明确的代谢性疾病也能引起继发性高钙尿症及尿钙性结石，例如远端肾小管性酸中毒、结节病、长期卧床、骨Paget病、糖皮质激素过多、甲状腺功能亢进和高维生素D症等，钙性结石患者患远端肾小管性酸中毒的约占0.5% ~ 3.0%[46]，其他很少见。

（四）高草酸尿症（hyperoxaluria）

正常人尿液内草酸排泄量24小时多在40mg以下，如果大于40mg，即可疑有高草酸尿症，如果24小时尿草酸排泄大于50mg，则可诊断为高草酸尿症。尿草酸主要来源有三：大约有50%来源于肝代谢，40%来源于维生素C的转化，其他来源于饮食中所摄入的草酸及其前体物质。轻度的高草酸尿见于25% ~ 50%的钙性结石病人。常见的高草酸尿症分为原发性高草酸尿症和继发性高草酸尿症。

原发性高草酸尿症很少见，是一种常染色体隐性遗传病，分三种类型，Ⅰ型为乙醇酸尿症（glycolicaciduria），由于缺少丙氨酸乙醛酸转氨酶（alanine-glyoxylate aminotransferase），尿中排出大量乙醇酸和草酸[47]。Ⅱ型为甘油酸尿症（glycericaciduria），由于缺少脱氢酶，尿中排出大量L-甘油酸和草酸[48]。患者因缺乏草酸代谢所需要的酶，使草酸在肾及组织内沉淀，易发生肾衰竭死亡，原发性高草酸尿症的治疗需采用肝移植或肝肾联合移植[49]。Ⅲ型是由于线粒体内4-羟-2酮戊二酸醛缩酶基因（HOGA1）变异，不能将羟脯氨酸代谢为丙酮酸和乙醛酸[14]，患者尿液、血清和肝脏中4-羟-2酮戊二酸增高。多数2岁以后出现结石，6岁以后会明显好转，一般不会出现肾衰竭[16]。

继发性高草酸尿症的原因包括维生素C的过量摄入、饮食中草酸及前体物的过量摄入、饮食中钙摄入减少、肠源性高草酸尿症和维生素B_6缺乏。常见的尿草酸增加主要是由肠源性的草酸及前体物的吸收增加引起，小肠切除或短路手术后、脂肪痢或Crohn病时，可以出现与胆酸代谢紊乱和水分丢失过多有关的高草酸尿症。治疗目的主要在于减少肠内草酸的吸收，钙剂和考来烯胺（cholestyramine）能够减少草酸吸收，可用于治疗肠源性高草酸尿症。镁剂可以减少草酸的吸收，一般与维生素B_6一起应用。有人认为高草酸尿症患者肠道内嗜草酸杆菌（O. formigenes）减少[50]，草酸经肠道吸收增加，可以引起高草酸尿症。

（五）高尿酸尿症（hyperuricosuria）

男性24小时尿排出尿酸大于800mg、女性大于750mg，或三次24小时尿中的两次尿尿酸大于600mg，称高尿酸尿症。高尿酸尿症是尿酸结石的主要病因，钙性结石患者中约15%是由单纯高尿酸尿症引起的，另外有12%是由高尿酸尿症合并其他因素共同作用的结果[51,52]。高尿酸尿症为体内嘌呤代谢紊乱所致，摄入高嘌呤类物质（如动物内脏、肉类等）、短时间内大量细胞破坏、分解（如挤压伤、烧伤和肿瘤化疗等）、遗传性酶失常及服用治疗痛风症的增加尿酸排泄的药物都可能造成尿尿酸增高。还有约30%的高尿酸尿患者，尽管无上述原因，仍持续有高尿酸尿，称特发性高尿酸尿症，可能与肾小球的滤过增加有关。口服别嘌醇可以治疗高尿酸尿症，碱化尿液可以提高尿酸盐在尿液中的溶解度。

（六）胱氨酸尿症（cystinuria）

胱氨酸尿症是常染色体隐性遗传病[53]，由于肾小管对四种二碱基氨基酸包括胱氨酸、鸟氨酸、赖氨酸和精氨酸再吸收障碍，使这四种氨基酸大量排于尿中，而胱氨酸的溶解度最低，因此容易析出形成结石。24小时尿胱氨酸排泄量大于300mg，称纯合子胱氨酸尿症，是胱氨酸结石的主要病因。24小时尿胱氨酸排泄量100 ~ 300mg，称异合子胱氨酸尿症，能够提高草酸钙结石的形成率。口服D-青霉胺、α-巯丙酰甘氨酸[54]，碱化尿液可以增加尿内胱氨酸的溶解度[55]。

（七）低枸橼酸尿症（hypocitraturia）

24小时尿枸橼酸排泄量小于320mg，称低枸橼酸尿症。枸橼酸是含钙结石晶体生长和聚集的抑制物，在尿液中可以与钙离子形成螯合物，而降低钙的饱和度。约15% ~ 63%的结石患者尿的枸橼酸分泌量明显低于正常[56,57]，即使在没有其他代谢异常的结石患者中，也有48%尿中枸橼酸偏低，说明由于肾性或其他原因所致的低枸橼酸尿是形成结石的原因之一。影响枸橼酸分泌的因素很多，碱血症、甲状旁腺激素和维生素D能够增加尿枸橼酸的分泌；而酸血症、低钾和尿路感染能够降低枸橼酸的排泄。酸碱平衡对尿枸橼酸排泄影响最大，酸中毒时，通过增加尿枸橼酸的再吸收及减少枸橼酸的体内合成而降低尿枸橼酸，这一机制可以解释肾小管酸中毒、肠源性高草酸尿症、低钾血症及高动物蛋白摄入时的低枸橼酸尿症。对于低枸橼酸尿或低枸橼酸尿合并其他代谢改变导致的结石，可以用枸橼酸钾合并其他药物治疗。

（八）低镁尿症（hypomagnesuria）

镁可以与草酸形成可溶性的复合物，减少草酸钙的晶体形成和生长。长期应用镁剂可以通过抑制肾小管重吸收枸橼酸，而提高尿枸橼酸浓度，增加尿对结石形成的抑制活性[58]。低镁能促进草酸钙结石形成，但也有学者认为主要是镁/钙比值的降低，促进了结石的形成，对于低镁尿症或尿镁/钙比值降低的钙石病人，可给予镁剂治疗[59,60]。

二、局部病因

尿路梗阻、感染和尿路中存在异物是结石形成的主要局部因素，对结石的复发也起很大作用。三者之间可相互作用：梗阻可导致感染、结石形成；结石本身是尿路中的异物，因此又加重梗阻与感染。

（一）尿路梗阻

在一般情况下，尿中不断有晶体、微结石形成，如果没有尿路梗阻，这些晶体物质可以顺利地被尿液冲走，从尿中排出，而尿路有梗阻时，尿液滞留，尿液流动缓慢，为尿内结石盐的结晶、沉淀、析出提供了时间，同时尿滞留往往伴有尿路感染和尿液酸碱度的变化，因此能够促进结石的形成。梗阻可以是机械性的，最常见的是肾盂输尿管连接部狭窄和膀胱颈部梗阻，其他如肾盂积水、髓质海绵肾、肾输尿管畸形、输尿管口膨出、肾囊肿压迫等也常见。肾内型肾盂利于结石的形成，按照中国人体解剖统计肾内型肾盂约占27.5%。长期卧床虽然无明显尿路梗阻，但同样可引起尿液滞留，同时长期卧床可导致骨质脱钙，使血钙和尿钙增加，因此也易形成结石。有时梗阻可能是功能性的，如神经源性膀胱，也可造成尿液的滞留，促进结石的形成。

（二）感染

尿路感染可以形成特殊成分的结石，其成分主要是磷酸镁铵、碳酸磷灰石及尿酸铵，称为感染性结石。炎症产生的有机物、细菌感染产生的结石基质、脓块及坏死组织可以作为结石核心，形成含钙结石。造成感染性结石的主要危险因素是铵的存在和尿液pH ≥ 7.2[61]。泌尿系统感染常为各型变形杆菌、某些肺炎杆菌、铜绿假单胞菌、沙雷氏菌属、肠产气菌、葡萄球菌、普罗菲登斯菌（providencia）以及尿素支原体，这些细菌能够产生尿素酶，将尿液中的尿素分解为氨和二氧化碳，氨与水结合形成氢离子和铵离子，明显增加尿pH，铵与尿中的镁和磷酸根结合，形成磷酸镁铵，当感染持续存在，磷酸镁铵浓度逐渐增加，呈高度过饱和，析出即形成结石；另外在碱性条件下，尿中的钙和磷酸根可以结合形成磷灰石，浓度高时析出形成结石；在尿氨和碱性环境下，尿黏蛋白形成基质网架，使析出的结石盐易于附着、沉淀形成结石，因此感染容易导致结石。大肠埃希菌感染通过降低尿激酶活性和增加唾液酸酶活性，也能增加结石的发生率[62]。感染与泌尿系统其他因素一起还能够促进其他成分结石的形成。

（三）异物

各种异物滞留于尿路内部可产生结石，最常见的是膀胱内异物结石。异物引起结石的原因主要是由于尿路内异物的存在打破了尿液的平衡，同时异物表面电荷的不同及异物表面相对粗糙面，为结石形成盐的附着提供了条件。异物作为结石的核心，往往先被尿中的黏蛋白附着，然后结石盐逐渐沉积形成结石。异物还易继发感染而诱发结石，因此要注意尽量避免尿路异物的形成。进入尿路的各种物质都可以导致结石，常见的异物有塑料管、导线、草秆、缝针、发卡、蜡烛等，医用的导尿管、缝线、纱布等也是常见的异物。外伤时碎骨片、弹片等进入尿路也可以形成异物。

三、药物相关因素

药物引起的肾结石占所有结石的1% ~ 2%，分为两大类：一类为溶解度比较低，在尿液中分泌又比较高的药物，药物成分就是结石成分，包括氨苯蝶啶（triamterene）、磺胺嘧啶（sulfadiazine）和治疗HIV感染的药物（如：indinavir）等。服用硅酸镁可形成硅酸盐结石。磺胺类药物的酰化物由肾脏排泄，在酸性尿中溶解度低，可析出结晶形成结石。另一类为能够诱发结石的药物，受药物代谢影响而形成其他成分的结石[63]。例如溃疡病时大量饮用牛奶及服用碱性药，引起碱性尿和高血钙，钙盐沉积在肾集合管内，可继发肾结石，发生乳碱综合征。治疗青光眼的药物乙酰唑胺，能干扰尿在近曲小管内的酸化，使尿呈过分碱化，易形成磷酸钙结石。大量服用维生素D、维生素C、皮质激素等，亦可发生结石。1,25-$(OH)_2$-VitD_3主要作用于肠黏膜，促进小肠黏膜钙结合蛋白合成，使肠钙吸收增加，过量的肠钙吸收是高尿钙的原因之一，因而大量摄入维生素D有形成含钙结石的危险性。食物中鱼、肝、蛋及奶油中维生素D含量较多。

第四节　泌尿系统结石形成的解剖部位及其病理生理

一、解剖部位

上尿路结石一般在肾内形成，输尿管结石大多数也是在肾内形成后，随着尿液流动移至输尿管中，有些输尿管结石是由于输尿管梗阻引起。结石在肾内何处形成目前尚无定论，有几种理论试图解释肾结石形成的原始部位，包括肾乳头钙斑学说[64,65]、肾淋巴管内结石形成学说[66]、肾内结石病学说[67]、尿液过饱和结晶学说、抑制物缺乏学说及综合因素学说等，都能够解释部分结石形成的原因和部位，但对结石形成过程的很多方面仍然不是很清楚，不能解释所有上尿路结石的原因和部位。目前认为，尿路结石主要由于尿内形成异常的晶体及晶体聚集物所引起，与尿中形成结石的盐类晶体浓度的过饱和、抑制物缺乏及促进物的增多有关。结石基质物质、尿液中的某些大分子和尿路上皮脱落的组织、细胞等，为结石晶体的形成和生长，提供支撑，形成结石的支架。同时肾脏内管道系统黏膜的病变，有利于晶体的附着而形成结石，因此结石病是一种代谢性疾病，尿内晶体由于代谢障碍，可以形成肾脏损害，促使肾脏产生结石基质物质，尿内晶体沉积于基质上，逐渐生长而构成结石，结石形成后，多停留在解剖狭窄部位及尿液产生湍流部位，如肾盏内，由于盏颈出口狭窄，在狭窄近端形成湍流，有利于结石的停留，同样肾盂与输尿管连接部比较狭窄，也有利于结石的形成与停留。

二、泌尿系统结石的病理生理[68]

肾脏结石的原发病理改变与结石发生的原因有关，在成石因素作用下，可以发现不同程度的肾小管的微绒毛脱落，肾小管上皮细胞坏死，细胞碎片阻塞肾小管腔，肾小管上皮细胞胞质内、细胞核、肾间质和小静脉出现钙化，同时可以看到被破坏的肾小管上皮释放出基质物质，肾乳头部有结晶形成。高血钙的患者，钙质可能在肾组织内沉着，称肾钙质沉积症（nephrocalcinosis），钙质主要沉淀于髓质内，尤其是集合管和髓袢，严重时全部肾实质都有钙沉着，导致肾间质、肾小球纤维化和肾小管萎缩。

肾结石还可以引起泌尿系统的直接损伤、肾功能损害、尿路感染和尿路上皮的恶性变。尿路结石在停留的部位能够造成局部黏膜的移行上皮增生，在结石刺激以及结石引起的感染刺激下，尿路黏膜出现不同程度的不典型增生，并且造成上皮的鳞状上皮化生，长时间的刺激可能使局部上皮癌变，结石引起的癌变比较少见，多为鳞状细胞癌。结石的存在还可以造成黏膜损伤和溃疡，引起血尿，并诱发急性或慢性感染，显微镜下可见肾间质炎症细胞浸润和纤维化，肾小管内可见中性粒细胞和上皮细胞，炎症后期可见肾小管萎缩和肾小球硬化。当结石引起梗阻时，可能造成梗阻以上尿路积水，由于尿液引流不畅，尿路内压力增高，造成肾功能损害。梗阻容易引起感染，梗阻和感染相互加重，导致肾盂或肾盏的积液或积脓，继而肾实质感染、肾周感染，引起肾实质的纤维化、肾萎缩和肾功能损害，严重时肾功能全部丧失，肾组织被脂肪组织所代替。

第五节　临床表现

肾结石的临床表现个体差异很大，症状是由结石本身所产生的局部刺激、梗阻、继发感染和肾功能障碍所引起，症状的严重程度与结石的部位、数目、大小、活动情况、有无并发症及其程度有关，最常见的症状是疼痛和血尿，也有些患者可能没有症状，而是体检时发现的结石。

1. 疼痛　肾绞痛是上尿路结石最常见的表现，疼痛的位置多位于脊肋角、腰部和腹部，表现为痉挛样疼痛，剧烈难忍，呈阵发性，发作时病人辗转不安、面色苍白、全身冷汗，常伴有恶心呕吐和腹胀，疼痛部位和放射的范围与结石的位置有关，肾或输尿管上段结石，疼痛位于腰或上腹部，并沿输尿管走行方向，放射至同侧睾丸或阴唇和大腿内侧，输尿管中段结石，疼痛放射至中下腹，输尿管末端结石，常伴有膀胱刺激症状。疼痛时血压下降、脉搏细数、腹肌紧张，结石部位有深压痛。经对症治疗疼痛可以缓解或自行停止，缓解后患者常很疲倦，并伴有多尿，腰部隐痛可以持续数天。肾绞痛见于约 40% 的肾结石患者以及 60% 左右的输尿管结石患者。肾绞痛的原因可能有两个：一个是肾或输尿管结石突然阻塞肾盂或输尿管引起梗阻上方尿路扩张，刺激疼痛感受器引起疼痛；另一个是结石对输尿管或肾盂壁的局部刺激引起输尿管和肾盂平滑肌痉挛或疼痛介质的释放。有些患者仅表现为肾区或上腹部钝痛，这些患者的结石一般比较固定，移动不大，体力活动可使疼痛加重。

2. 血尿　血尿是肾和输尿管结石的另一个常见症状，可以是肉眼血尿或镜下血尿，约 80% 的上尿路结石患者有血尿，其中 2/3 是镜下血尿，1/3 是肉眼血尿，血尿与结石在尿路内移动的刺激和黏膜损伤有关，肾绞痛伴血尿是上尿路结石的典型表现。

3. 排石　肾结石患者可能有从尿中排出砂石的病史，特别是在疼痛和血尿发作时或稍后。排出结石时，患者有排出异物感或刺痛感，排出的结石要注意收集，进行结石分析。

4. 上尿路结石伴感染　急性或慢性上尿路感染常有腰痛、发热、寒战和脓尿，尿常规检查尿中白细胞增多。

5. 无尿　无尿比较少见，原因可能有以下几种情况：双侧上尿路完全梗阻；孤立肾上尿路完全梗阻；一侧肾无功能，另一侧上尿路完全梗阻；一侧上尿路完全梗阻，另一侧正常肾反射性尿闭。出现无尿一般在一周以内积极处理，肾功能可以恢复。

6. 肾功能不全症状　双侧上尿路结石导致的梗阻和感染，可以造成肾衰竭，出现一系列肾功能不全的表现。

第六节 诊断与鉴别诊断

一、诊断

（一）病史

肾绞痛合并血尿或与活动有关的血尿和腰痛，应该考虑为上尿路结石。病史中注意与结石有关的手术史、有无长期卧床病史、患者的职业、饮食习惯和有无大量应用某种药物的病史，有些结石有家族性或遗传性，因此要了解家族中有无结石患者。

（二）体格检查

无肾绞痛发作时，局部常无特殊体征，部分患者可以有患侧脊肋角的叩击痛。肾绞痛发作时患侧有叩压痛，有肾积水时，肾区可以触及积水的肾脏，当合并感染时，压痛叩击痛更明显。输尿管下段结石，有时男性可以经直肠指检、已婚女性可以经阴道指检触及。有肾功能不全的患者，常有贫血、水肿、血压增高及代谢性酸中毒的表现。

（三）实验室检查

1. 尿常规检查　多数病人有镜下血尿，合并感染时，尿中白细胞增多。新鲜尿液尿沉渣检查有时可以发现草酸钙、磷酸钙、尿酸或胱氨酸结晶。尿pH与结石的成分有关，远端肾小管酸中毒，尿pH通常大于6.0。

2. 尿细菌培养及药敏实验　对结石成分的判断有帮助，并且对治疗有指导意义。

3. 24小时尿液检查　测定尿钙、尿磷、尿酸、尿草酸、尿胱氨酸、尿镁和尿枸橼酸能够发现患者有无代谢异常。

4. 血液检查　患甲状旁腺功能亢进的患者，血钙高于2.75mmol/L（11mg/dl）。高尿酸血症的患者，血尿酸男性≥7mg/dl，女性≥6.5mg/dl。肾功能不全患者血尿素氮和肌酐高于正常，血钾不同程度增高，同时有肾性酸中毒。肾小管酸中毒时可以出现低血钾和高血氯性酸中毒。

5. 甲状旁腺功能亢进患者血甲状旁腺激素增高，甲旁亢合并骨病时，血清碱性磷酸酶升高，骨密度测定可以发现有不同程度的减低。

6. 怀疑远端肾小管酸中毒的患者可以进行氯化铵负荷试验　每千克体重口服氯化铵100mg，30分钟服入，正常人尿pH应该降至5.5以下，而远端肾小管酸中毒患者则不能，已经有酸中毒症状的患者，禁做本试验。

（四）影像学检查

1. 腹部平片（KUB）　95%的结石能够在平片中发现，能够了解结石的位置、大小、数目和可能的成分，在选择治疗方法上起着一定的作用，治疗过程中可以了解结石是否取尽，治疗后是否有残留结石，有无结石的复发。平片上结石要与肾内钙化、肋软骨钙化、骨岛、腹腔淋巴结钙化、盆腔静脉石和髂血管钙化相鉴别。

2. 静脉尿路造影（intravenous urography，IVU）　又称排泄性尿路造影，能够显示肾结构和功能的改变，有无引起结石的泌尿系统的形态异常。尿酸结石在造影片上表现为充盈缺损，要注意与泌尿系统肿瘤引起的充盈缺损相鉴别。近年逐渐被CT平扫和增强所取代。

3. 逆行尿路造影　通过膀胱镜向患侧输尿管插入输尿管导管，拍腹部平片，以确定致密影是否在输尿管内，注入造影剂，可以了解肾盏、肾盂和输尿管的情况。此项检查由于要做膀胱镜，在操作过程中患者有一定的痛苦，同时要进行输尿管内插管，有逆行感染的危险，所以不是常规检查，主要用于静脉尿路造影和CT检查无法明确输尿管是否有梗阻，尤其是需要了解输尿管结石下方有无狭窄的情况下应用。

4. 肾穿刺尿路造影　当其他检查都不能了解清楚梗阻侧的肾和输尿管的情况的时候，可以进行肾穿刺尿路造影，目前很少用于诊断。多数用于需要同时行肾造瘘引流的情况，能够缓解梗阻造成的肾功能损害。

5. B超检查　结石的超声图像为强回声伴声影，B超能够发现X线不能显示的小结石和阴性结石，可以作为普查手段，或用于不适宜作静脉尿路造影的患者，手术中残留结石的定位也可以采用B超检查。B超对于诊断输尿管中下段结石有时比较困难，需要一定的临床经验、比较好的B超检查设备和足够的耐心。

6. CT　非增强CT尤其是螺旋CT扫描不受结石成分、肾功能、呼吸运动的影响，无需肠道准备，还能同时对所获图像进行二维及三维重建，发现结石的敏感性比尿路平片及静脉尿路造影高得多，尤其适合急性肾绞痛患者的诊断，可以作为首选。CT值对结石成分及脆性可进行初步评估，对选择治疗方法提供帮助。增强螺旋CT可以了解肾盏的形态和肾功能，并进行血管和集合系统重建，同时能够发现肾脏实质的病变，可以代替IVU。

7. 输尿管肾镜检查　对于上述检查不能确诊的患者，可以采用输尿管肾镜检查，如果发现结石，可以应用取石篮或碎石设备，将结石取出或击碎。

8. 其他　肾图可以了解分肾功能情况及有无尿路的梗阻；骨密度测定和骨平片常用于甲状旁腺功能亢进患者。

二、鉴别诊断

1. 急性阑尾炎　右侧输尿管结石注意与急性阑尾炎相鉴别，急性阑尾炎表现为转移性右下腹痛，呈持续性疼痛，常伴有发热；输尿管下段结石呈阵发性绞痛，其程度一般比阑尾炎重；阑尾炎有反跳痛、肌紧张，而输尿管结石一般无肌紧张及反跳痛，后位阑尾炎尿中可有红细胞，但量少、较少见，CT检查可以明确诊断。

2. 输尿管肿瘤　输尿管阴性结石需与输尿管肿瘤相鉴别，输尿管肿瘤以无痛性全程肉眼血尿为主，患者多以血尿就诊，尿脱落细胞学检查可以找到瘤细胞，输尿管结石以疼痛为特点，均为绞痛，肉眼血尿少见，多为镜下血尿。

3. 胆囊炎、胆石症　右肾结石注意与胆囊炎、胆石症相鉴别，胆囊炎、胆石症主要表现为右上腹疼痛，放散至右肩背部，疼痛可以很剧烈，Murphy点压痛、反跳痛明显，有腹肌紧张。右肾结石疼痛主要沿输尿管走行，向下放散至右下腹、大腿内侧，Murphy点无压痛。摄侧位片肾结石位于椎体前缘之后，而胆结石位于椎体前方。

4. 卵巢囊肿扭转及宫外孕　卵巢囊肿扭转疼痛与输尿管结石疼痛有时容易混淆，卵巢囊肿扭转双合诊检查能够触及肿瘤，B超检查能够证实诊断；宫外孕有停经史，尿妊免试验阳性。

第七节　治疗

肾结石的治疗目的是减轻病人的痛苦，保护肾功能，并且尽量去除结石。

一、非手术疗法

（一）肾绞痛的治疗

肾绞痛发作治疗主要是解除患者痛苦，首选双氯芬酸口服或栓剂，可以选择注射解痉止痛药物，常用的有山莨菪碱或阿托品加哌替啶或吗啡，必要时可以重复使用。有报告使用吲哚美辛、硝苯地平、黄体酮和α受体阻滞剂等药物治疗肾绞痛有一定的疗效。输液对缓解肾绞痛也有帮助，恶心呕吐严重的患者可以适当补充液体和电解质，酸碱平衡失调需予以纠正。

（二）排石治疗

小于0.5cm的结石，90%可以通过大量饮水，适当活动，辅助用一些排石药物将结石排出。饮水的量要求能够使每日尿量达到2 500ml以上，每日饮水要均匀，夜间饮水非常重要，肾绞痛常在夜间发作，与夜间尿量少，尿液浓缩，尿流缓慢有关。活动有利于尿液在上尿路的引流，适当的活动，例如：跑步、跳绳等，能够促进结石的排出；辅助的排石药物目前国际公认有效的药物为α受体阻滞剂，例如坦索罗辛等，中成药有金钱草冲剂、排石冲剂等，另外一些尿路平滑肌的松弛剂，例如黄酮哌酯、钙阻滞剂等可能对结石的排出有帮助。1.0cm以上的结石排石的可能性小于10%，治疗多采用手术疗法。

（三）溶石治疗

用于治疗尿酸结石和胱氨酸结石，尿酸和胱氨酸在碱性尿液中溶解度明显增加，因此碱化尿液是溶石治疗的关键，尿酸结石病人尿液一般要求碱化到pH 6.5 ～ 7.0，胱氨酸结石患者尿液要求碱化到pH 7.5 ～ 8.0，碱化药物常用的有枸橼酸钾、碳酸氢钠等，有口服溶石法、静脉给药溶石法和直接灌注溶石法，可以根据病情选用。另外尿酸结石患者可以口服别嘌醇降低血和尿的尿酸浓度，胱氨酸结石病人可以口服D-青霉胺或α-巯丙酰甘氨酸降低尿胱氨酸水平。

二、手术疗法

（一）体外冲击波碎石（extracorporeal shock-wave lithotripsy，ESWL）

ESWL是结石治疗的首选方法，ESWL是依靠液电、压电晶体或电磁产生的冲击波聚焦于结石上，将结石击碎，由于冲击波在水中传播能量消耗最少，因此冲击波的发生和聚焦都在水中进行，软组织含水量很大，冲击波通过时能量变化很小，对正常组织没有明显损害。理论上所有的上尿路结石都可以采用ESWL，但是结石过大，击碎后排出困难，反而造成肾功能的损害，因此一般碎石选择3cm以下的为好，但也与医务人员的水平和患者的具体情况有关。

以下情况为ESWL的相对禁忌证：① 患者患有急性炎症，尤其是泌尿系统炎症。② 肾实质疾患引起肾功能不全，合并结石。③ 结石以下尿路狭窄，不易排石，需要开放手术同时处理。④ 出血性疾病活动期，妇女月经期。⑤ 身体太高、太胖、太小或太瘦，有些机器无法聚焦定位，或严重心律不齐，需要选择合适的碎石机进行治疗。

比较大的结石，需要分次进行治疗，间隔时间不少于7天，以10 ～ 14天为宜。较大的结石可以在治疗前留置输尿管支架管，引流尿液，保护肾功能，待结石基本排净后再拔除。治疗后比较常见的合并症：① 血尿很常见，一般无需处理。② 碎石排出过程中，可能引起肾绞痛，对症处理即可。如果击碎的结石堆积在输尿管内，称“石街”，有时会继发感染，如果“石街”梗阻时间长或继发感染比较严重，需要做肾穿刺造瘘，引流尿液，缓解症状，保护肾功能，待结石排净再将造瘘管拔除。③ 早期的碎石机损伤比较多，碎石后可以出现皮肤瘀斑（皮肤损伤）、血尿（肾损伤）、便潜血（肠损伤）、咯血（肺损伤）等，严重者将肾脏击碎，危及生命，需予以注意。正确定位、低能量、限制冲击次数能够减少损伤。治疗后病人要多饮水、口服抗生素和排石药物，注意体位排石，定期复查腹部平片，直至结石排净。

（二）输尿管肾镜取石或碎石术（ureteroscopic lithotripsy，URL）

适用于中下段输尿管结石。对于不能应用ESWL或ESWL效果不好的输尿管上段和肾结石，也可以用硬性或软性输尿管肾镜取石碎石术。还可以用于治疗ESWL后形成的“石街”。输尿管狭窄、输尿管口位置不良和下尿路有梗阻不适宜做输尿管镜。小结石可以在直视下取出或用套石篮直接套出，取出困难的结石，用超声、激光或气压弹道碎石机碎石后取出，成功率90%以上。近年来由于科学技术的发展，输尿管软镜直径越来越细，碎石和取石的辅助设备逐渐完善，输尿管软镜配合钬激光治疗输尿管上段及肾结石取代了部分ESWL和经皮肾镜取石术，操作简便，成功率高，合并症少。常见的并发症有输尿管损伤、假道形成和术后输尿管狭窄、术后高热。注意规范操作，能够减少并发症。

（三）经皮肾镜取石或碎石术（percutaneaous nephrolithotripsy，PCNL）

通过经皮肾盂或肾盏穿刺，建立皮肾通道，放入肾镜，直视下取石或碎石。较大的结石，可以先用经皮肾镜取石或碎石，残余结石再行ESWL；开放手术后的残余结石，也可以通过肾镜取石；肾盂输尿管连接部狭窄合并结石，可以取石和狭窄部切开同时进行。患者有全身出血性疾患、肾内或肾周急性感染、对造影剂过敏和肾以下尿路狭窄，肾镜无法解除，不适宜行经皮肾镜治疗。常见的并发症有出血、肾盂穿孔、肾周积脓、腹膜后血肿、感染、水电解质失衡和周围脏器损伤。肾镜和输尿管镜手术比较凶险的并发症为尿脓毒血症，需要根据情况及时处理。选择敏感的抗生素，如果没有药敏结果，可以考虑首先应用碳青霉烯类抗生素。维持血压，主要依靠肾上腺素静脉给药。治疗ARDS，必要时需要气管插管机械通气。

（四）开放手术

仅有少数患者需要进行开放手术，有些结石嵌顿时间长、与尿路黏膜粘连比较紧密或合并感染，其他治疗无效，可以手术治疗；结石以下尿路有梗阻，需要同时处理，也应该开放手术；另外有些肾结石比较大，ESWL可能需要很长时间，反复多次治疗，也可以考虑开放手术治疗。手术方法很多，包括肾盂输尿管切开取石术、肾窦肾盂切开取石术、肾实质切开取石术、肾部分切除术等，肾破坏严重、丧失功能，对侧肾功能良好，还可以考虑切除患肾。输尿管结石可以选择腹腔镜输尿管切开取石术。如果是双侧输尿管结石，要先处理梗阻严重的一侧，也可以同时处理两侧；一侧输尿管结石，另一侧肾结石，先处理输尿管结石；双肾结石，肾功能好，先处理容易做的一侧，肾功能不好，先做肾穿刺造瘘。

第八节　肾石病的复发及预防

结石的复发率很高，平均每年复发率为7%，有50%患者治疗后10年内会复发[69]。因此治疗后，预防很重要。由于尿路结石与尿量及尿石晶体的排出有密切关系，饮水不足或进食含成石物质的食物过多，对尿路结石的形成都具有十分重要的作用，因此对一般人来讲，饮食的控制是预防结石的一个重要步骤。主要环节包括：① 液体的摄入：饮水量应该保证每日尿量2 ～ 2.5L，一天中饮水量要平均分配，尤其要注意夜间饮水，饮水主要包括自来水、水果、草本饮料，尽量戒除咖啡、茶和酒。② 食物：正常混合食物或素食，每天动物蛋白不超过100g，减少脂肪和糖的摄入，每天食盐总量不超过5g。③ 生活方式：少吃多餐，尽可能不用泻药，要有足够的娱乐与睡眠。

常见的尿路结石成分主要有4种：含钙结石、感染结石、尿酸结石和胱氨酸结石。各种结石的病因不同，其预防和治疗方法也不完全相同。通过结石标本分析及空腹血及24小时尿分析，80% ～ 90%能发现不同的代谢异常，可以有针对性地进行治疗。

一、草酸钙结石

适当增加液体摄入，多饮自来水、水果、草本饮料及果汁，但是牛奶、含钙量4.5mmol/L（100mg/L）以上的矿泉水，总量不能超过300ml，尽可能少饮黑葡萄果汁、咖啡、茶和酒精饮料。奶酪、菠菜不超过50g。有代谢异常的含钙结石患者可根据病因选择用药：吸收性高钙尿Ⅰ型：口服噻嗪类利尿剂＋枸橼酸钾。吸收性高钙尿Ⅱ型：限钙饮食。吸收性高钙尿Ⅲ型：口服正磷酸盐。肾性高尿钙：口服噻嗪类利尿剂+枸橼酸钾。高尿酸尿性钙结石：口服别嘌醇+枸橼酸钾。肠源性高草酸尿：限制草酸摄入+口服枸橼酸钾，钙或镁制剂+高液体入量。低枸橼酸尿钙结石：口服枸橼酸钾。远端肾小管酸中毒：口服枸橼酸钾，甲状旁腺功能亢进：手术切除腺瘤或增生组织。

二、感染性结石

感染性结石的主要成分为磷酸镁铵和磷酸钙。增加液体摄入，多饮自来水、水果、草本饮料和苹果汁，尽可能避免柑橘类果汁（橘，柑，葡萄，柚，柠檬等）以及咖啡、茶和酒精饮料，奶酪50g以下。根据尿培养结果选择适当的抗生素根治感染。氯化铵1 ~ 3g每日3次，或孟德立胺（mandelamine）1g每日4次酸化尿液。异羟肟酸是有效的尿素酶抑制剂，但在体内代谢很快，从尿中排出很少，效力低，临床上常选用异羟肟酸类衍生物，例如乙酰异羟肟酸、甲氧马尿异羟肟酸、新戊酰甘胺酸异羟肟酸、丙酰基异羟肟酸作为抗尿素酶药物，一般选用乙酰异羟肟酸0.25g，每日3次，预防感染性结石的复发。

三、尿酸结石

增加液体摄入，多饮自来水、泉水或矿物水、水果、草本饮料和果汁，尽可能避免咖啡、茶和酒精饮料，每日尿量要求达到2 ~ 3L，每日不超过100g鱼和肉，尤其忌食动物内脏及沙丁鱼等。尿酸结石患者，通过饮食控制，一般可以使血尿酸及尿尿酸降低，如果饮食控制不满意，则需要口服别嘌醇治疗，剂量为100mg，每日3次。碱化尿液是预防和治疗尿酸结石的关键，尿液的pH决定尿酸在尿液中的溶解度，尿液碱化时，不易溶解的尿酸，可转变为易溶解的尿酸阴离子，当尿pH为6.5 ~ 7.0时，不仅能够预防结石的复发，还可以溶解尿酸结石。碱化尿液理想的尿pH应该保持在6.5 ~ 7.0，不要过度碱化，否则可能在尿酸结石表面形成磷酸盐外壳，阻止其进一步溶解。临床上常用的碱化尿液药物为碳酸氢钠2g，每日4次，可辅助乙酰唑胺250mg，每日2 ~ 3次，能够减少碳酸氢钠的用量。枸橼酸钾也是临床常用的碱化尿液药物，同时枸橼酸钾还是尿液中结石形成的抑制物，一般剂量2g，每日3次。

四、胱氨酸结石

饮食控制与尿酸结石患者类似，一般不过分限制蛋白质入量，每天摄入蛋白质20g时，尿胱氨酸水平可以降低，但会影响儿童的大脑发育和身体生长。大量饮水增加尿量，可以降低尿胱氨酸浓度，每日尿量应该大于4L。维持稀释的碱性尿是治疗和预防胱氨酸结石的基础，胱氨酸的溶解度明显依赖于尿pH，保持尿液pH在7.5 ~ 8.0，就可以预防新结石的形成，也可以使已经形成的结石溶解，常用的碱化尿液的药物有碳酸氢钠、枸橼酸钾，枸橼酸钾应用较多。常用的抗胱氨酸药物有D-青霉胺、乙酰半胱氨酸、α-巯丙酰甘氨酸（硫普罗宁，tiopronin）和巯甲丙脯氨酸等，这些药物全部属于硫醇类，可以使难溶的胱氨酸转变为水溶性的二硫化物衍生物，溶解度要高得多。D-青霉胺因副作用较多，使用时需要特别注意；α-巯丙酰甘氨酸是比较合适的药物，每日口服0.5 ~ 2g，一般从低剂量开始，逐渐增加直到尿液胱氨酸水平低于200mg/L。

（张晓春　那彦群）

参考文献

1. 曹履诚，章绍舜. 尿石症基础与临床研究. 山东：山东科学技术出版社，1990：16-22; 122-126.
2. 张德元. 尿石症. 北京：中国科学技术出版社，1992：38-45; 103-109.
3. 章咏裳. 化学物理方法分析和研究尿石. 中华泌尿外科杂志，1983, 6: 354.
4. SCOTT R. Epidemiology of stone disease. Br J Urol, 1985, 57(5)：491-497.
5. LJUNGHALL S. Incidence of upper urinary tract stones. Mineral Electrolyte Metab, 1987, 13(4): 220-227.
6. 顾方六. 地理环境与尿石症. 中华外科杂志，1978, 16(6)：323.
7. TRINCHIERI A, ROVERA F, NESPOLI R, et al. Clinical observations on 2086 patients with upper urinary tract stone. Arch It Urol, 1996, 68(4): 251-261.
8. BLACKLOCK NJ. Urolithiasis: Epidemiology. In：Chisbolm GD, Fair WR. Scientific Foundations of Urology. 3rd ed. Oxford: Heinemann Medical Books, 1990: 170-175.

9. 吴阶平,顾方六,孙昌惕.中国的尿石症.中华泌尿外科杂志,1980, 1(1):1.
10. SEGURA J, CONORT P, KHOURY S, et al. Stone Disease. Paris:Health Publications, 2003:13-25.
11. DANPURE CJ. Genetic disorders and urolithiasis. Urol Clin North Am, 2000, 27(2): 287-299.
12. BELOSTOTSKY R, SEBOUN E, IDELSON GH, et al. Mutations in DHDPSL are responsible for primary hyperoxaluria type Ⅲ. Am J Hum Genet, 2010, 87(3): 392-399.
13. WILLIAMS EL, BOCKENHAUER D, VAN'T HOFF WG, et al. The enzyme 4-hydroxy-2-oxoglutarate aldolase is deficient in primary hyperoxaluria type 3. Nephrol Dial Transplant, 2012, 27(8): 3191-3195.
14. RIEDEL TJ, KNIGHT J, MURRAY MS, et al. 4-Hydroxy-2-oxoglutarate aldolase inactivity in primary hyperoxaluria type 3 and glyoxylate reductase inhibition. Biochim Biophys Acta, 2012, 1822(10): 1544-1552.
15. MONICO CG, ROSSETTI S, BELOSTOTSKY R, et al. Primary hyperoxaluria type Ⅲ gene HOGA1 (formerly DHDPSL) as a possible risk factor for idiopathic calcium oxalate urolithiasis. Clin J Am Soc Nephrol, 2011, 6(9): 2289-2295.
16. BECK BB, BAASNER A, BUESCHER A, et al. Novel findings in patients with primary hyperoxaluria type Ⅲ and implications for advanced molecular testing strategies. Eur J Hum Genet, 2013, 21(2):162-172.
17. CURHAN GC, WILLETT WC, RIMM EB, et al. A prospective study of dietary calcium and other nutrients and the risk of symptomatic kidney stones. N Engl J Med, 1993, 328(12): 833-838.
18. BRESLAU NA, BRINKLEY L, HILL KD, et al. Relationship of animal protein-rich diet to kidney stone formation and calcium metabolism. J Clin Endocrinol Metab, 1988, 66(1): 140-146.
19. NGUYEN NU, DUMOULIN G, WOLF PJ, et al. Urinary oxalate and calcium excretion in response to oral glucose load in man. Horm Metab Res, 1986, 18(2):869-870.
20. WOOD RJ, GERHARDT A, ROSENBERG JH. Effects of glucose and glucose polymers on calcium absorption in healthy subjects. Am J Clin Nutr, 1987, 46(4):699-701.
21. JAHNEN A, HEYNCK H, GERTZ B, et al. Dietary fibre: the effectiveness of a high bran intake in reducing renal calcium excretion. Urol Res, 1992, 20(1): 3-6.
22. KELSAY JL, PRATHER ES. Mineral balances of human subjects consuming spinach in a low-fiber diet and in a diet containing fruits and vegetables. Am J Clin Nutr, 1983, 38(1): 12-19.
23. BAGGIO B, GAMBARO G, ZAMBON S, et al. Anomalous phospholipid n-6 polyunsaturated fatty acid composition in idiopathic calcium nephrolithiasis. J Am Soc Nephrol, 1996, 7(4): 613-620.
24. BUCK AC, DAVIES RL, HARRISON T. The protective role of eicosapentaenoic acid [EPA] in the pathogenesis of nephrolithiasis. J Urol, 1991, 146(1): 188-194.
25. AUER BL, AUER D, RODGERS AL. Relative hyperoxaluria, crystalluria and haematuria after megadose ingestion of vitamin C. Eur J Clin Invest, 1998, 28(9): 695-700.
26. URIVETZKY M, KESSARIS D, SMITH AD. Ascorbic acid overdosing: a risk factor for calcium oxalate nephrolithiasis. J Urol, 1992, 147(5): 1215-1218.
27. TULLY DB, ALLGOOD VE, CIDLOWSKI JA. Modulation of steroid receptor-mediated gene expression by vitamin B6. FASEB J, 1994, 8(3): 343-349.
28. MITWALLI A, AYIOMAMITIS A, GRASS L, et al. Control of hyperoxaluria with large doses of pyridoxine in patients with kidney stones. Int Urol Nephrol, 1988, 20(4): 353-359.
29. BATAILLE P, ACHARD JM, FOURNIER A, et al. Diet, vitamin D and vertebral mineral density in hypercalciuric calcium stone formers. Kidney Int, 1991, 39(6): 1193-1205.
30. HESS B, JOST C, ZIPPERLE L, et al. High-calcium intake abolishes hyperoxaluria and reduces urinary crystallization during a 20-fold normal oxalate load in humans. Nephrol Dial Transplant, 1998, 13(9): 2241-2247.
31. LINDBERG J, HARVEY J, PAK CY. Effect of magnesium citrate and magnesium oxide on the crystallization of calcium salts in urine: changes produced by food-magnesium interaction. J Urol, 1990, 143(2): 248-251.
32. TISELIUS HG. An improved method for the routine biochemical evaluation of patients with recurrent calcium oxalate stone disease. Clin Chim Acta, 1982, 122(3): 409-418.
33. CHURCHILL D, BRYANT D, FODOR G, et al. Drinking water hardness and urolithiasis. Ann Intern Med,

1978, 88(4): 513-514.
34. VAHLENSIECK W. The importance of diet in urinary stones. Urol Res. 1986, 14(6): 283-288.
35. YOSHIDA O, OKADA Y. Epidemiology of urolithiasis in Japan: a chronological and geographical study. Urol Int, 1990, 45(2): 104-111.
36. SMITH FH, ROBERTSON G, FINLAYSON B. Urolithiasis, Clinical and basic research. New York: Plenum Press, 1981:353.
37. LINDER BJ, RANGEL LJ, KRAMBECK AE. The effect of work location on urolithiasis in health care professionals. Urolithiasis, 2013, 41(4): 327-331.
38. BURNS JR, HAMRICK LC. In vitro dissolution of cystine urinary calculi. J Urol, 1986, 136(4): 850-852.
39. COE FL, PARKS JH. Neprolithiasis: Pathogenesis and Treatment. 2nd ed. Chicago: Year Book Medical Publishers, 1988: 85.
40. BRESLAU NA, ZERWEKH JE, NICAR MJ, et al. Effects of short-term glucocorticoid administration in primary hyperparathyroidism: Comparison to sarcoidosis. J Clin Endocrinol Metab, 1982, 54(4): 824-830.
41. RAJFER J. Urologic Endocrinology. Philadelphia: W. B. Saunders, 1986: 386-407.
42. DREZNER MK, LEBOVITZ HE. Primary hyperparathyroidism in paraneoplastic hypercalcaemia. Lancet, 1978, 1(8072): 1004-1006.
43. PARKS JH, COE FL. A urinary calcium-citrate index for the evaluation of nephrolithiasis. Kidney Int, 1986, 30(1): 85-90.
44. COE FL, PARKS JH, ASPLIN JR. The pathogenesis and treatment of kidney stones. N Engl J Med, 1992, 327(16): 1141-1152.
45. MENON M, KRISHNAN CS. Evaluation and medical management of the patient with calcium stone disease. Urol Clin North Am, 1983, 10(4): 595-615.
46. CARUANA RJ, BUCKALEW VM. The syndrome of distal (type 1) renal tubular acidosis. Clinical and laboratory findings in 58 cases. Medicine(Baltimore), 1988, 67(2): 84-99.
47. DANPURE CJ, JENNINGS PR. Peroxisomal alanine:glyoxylate aminotransferase deficiency in primary hyperoxaluria type Ⅰ. FEBS Lett, 1986, 201(1): 20-24.
48. CHLEBECK PT, MILLINER DS, SMITH LH. Long-term prognosis in primary hyperoxaluria type Ⅱ (L-glyceric aciduria). Am J Kidney Dis, 1994, 23(2): 255-259.
49. WATTS RW, DANPURE CJ, DE PAUW L, et al. Combined liver-kidney and isolated liver transplantations for primary hyperoxaluria type 1: the European experience. The European Study Group on Transplantation in Hyperoxaluria Type 1. Nephrol Dial Transplant, 1991, 6(7): 502-511.
50. SIVA S, BARRACK ER, REDDY GP, et al. A critical analysis of the role of gut Oxalobacter formigenes in oxalate stone disease. BJU Int, 2009, 103(1):18-21.
51. HARVEY JA, HILL KD, PAK CY. Similarity of urinary risk factors among stone-forming patients in five regions of the United States. J Lithotr Stone Dis, 1990, 2(2): 124-132.
52. DEGANELLO S, CHOU C. The uric acid-whewellite association in human kidney stones. Scan Electron Microsc, 1984: 927-933.
53. SAKHAEE K, POINDEXTER JR, PAK CY. The spectrum of metabolic abnormalities in patients with cystine nephrolithiasis. J Urol, 1989, 141(4): 819-821.
54. PAK CY. Etiology and treatment of urolithiasis. Am J Kidney Dis, 1991, 18(6): 624-637.
55. FREED SZ. The alternating use of an alkalizing salt and acetazolamide in the management of cystine and uric acid stones. J Urol, 1975, 113(1): 96-99.
56. MENON M, MAHLE CJ. Urinary citrate excretion in patients with renal calculi. J Urol, 1983, 129(6):1158-60.
57. PAK CY. Citrate and renal calculi. Miner Electrolyte Metab, 1987, 13(4): 257-266.
58. PREMINGER GM, BAKER S, PETERSON R. Hypomagnesiuric hypocitraturia: An apparent new entity for calcium nephrolithiasis. J Lith Stone Dis, 1989, 1:22-25.
59. LINDBERG J, HARVEY J, PAK CY. Effect of magnesium citrate and magnesium oxide on the crystallization of calcium salts in urine: changes produced by food-magnesium interaction. J Urol, 1990, 143(2): 248-251.

60. LINDBERG J, ZOBITZ MM, POINDEXTER, et al. Magnesium bioavailability from magnesium citrate and magnesium oxide. J Am Coll Nutr, 1990, 9(1):48-55.
61. NEMOY NJ, STAMEY TA. Surgical, bacteriological, and biochemical management of "infection stones". JAMA, 1971, 215(9): 1470-1476.
62. DU TOIT PJ, VAN ASWEGEN CH, STEYN PL, et al. Effects of bacteria involved with the pathogenesis of infection induced urolithiaisis on the urokinase and sialidase(neuraminidase) activity. Urol Res, 1992, 20(6): 393-397.
63. DAUDON M, JUNGERS P. Drug-induced renal calculi: epidemiology, prevention and management. Drugs, 2004, 64(3): 245-275.
64. RANDALL A. The origin and growth of renal calculi. Ann Surg, 1937, 105(6):1009-1027.
65. RANDALL A. Papillary pathology as a precursor of primary renal calculous. J Urol, 1940, 44(5):580-589.
66. CARR RJ. A new theory on the formation of renal calculi. Brit J Urol, 1954, 26(2): 105-117.
67. OLIVER J, MACDOWELL M, WHANG R, et al. The renal lesions of electrolyte in balance. Ⅳ. The intranephronic calculosis of experimental magnesium depletion. J Exp Med, 1966, 124(2):263-278.
68. 吴阶平 . 泌尿外科 . 山东：山东科学技术出版社 , 1993, 588-592.
69. WALSH PC, RETIC AB, VAUGHAN ED, et al. Campbell's Urology. 7th ed. Philadelphia: Saunders, 1997:2661-2732.

第二章
肾梗阻性疾病

泌尿系统大部分是管道器官，肾盏、肾盂、输尿管、膀胱和尿道任何部位的梗阻，最终都将引起肾脏的积水和肾功能的减退甚至丧失。泌尿外科多数疾病都可能引起某一部位的梗阻，无论是机械性梗阻还是动力性梗阻，因此泌尿系统梗阻是泌尿系统疾病的共同表现，并不是一个独立的疾病。膀胱以上的梗阻，仅影响一侧肾脏，而膀胱以下的梗阻，由于有膀胱的缓冲，对肾脏的影响一般发生的比较晚，一旦梗阻加重引起肾积水，造成的损害是双肾，容易引起肾衰竭。

一、梗阻的病因

泌尿系统梗阻的病因很多，可以是机械性的，也可以是动力性的，以机械性梗阻占大多数。有先天性原因，也可以是后天性疾病引起。梗阻原因除泌尿系统本身的梗阻性病变以外，也可以由泌尿系统外的疾病造成。临床上尚有所谓医源性梗阻，如妇科或外科手术、盆腔放射治疗等所致的泌尿系统梗阻性疾病。不同年龄和性别的患者有一定的区别，小儿先天性畸形多见，成人常见病因包括泌尿系统结石、创伤、炎症、结核和肿瘤，老年男性常见的病因是前列腺增生症，女性则可能与妇产科疾病有关。

以下分不同部位简述泌尿系统梗阻的病因[1]。

（一）肾

肾脏的结石、肿瘤、炎症、结核、先天性疾病、创伤后瘢痕形成等均可造成梗阻，导致肾积水。肾盂输尿管连接部的先天性狭窄、异位血管或纤维索压迫、多囊肾、肾囊肿和肾动脉瘤等可以造成梗阻。肾下垂由于肾脏的位置移动过大，有时可产生梗阻。肾盏憩室由于出口狭窄，常常引流不畅，形成梗阻。

（二）输尿管

输尿管本身比较细，容易梗阻，包括输尿管本身的病变和周围疾病对输尿管造成压迫引起的积水。输尿管本身病变包括输尿管结石、肿瘤、炎症、结核、先天性疾病，例如：输尿管口膨出、异位输尿管开口、腔静脉后输尿管、先天性巨输尿管、梨状腹综合征（prune-belly syndrome）、囊性输尿管炎、输尿管淀粉样变、血吸虫病和子宫内膜异位症等常可造成输尿管梗阻，输尿管膀胱壁内段的抗反流机制被破坏或功能不全（如结核性膀胱挛缩）时，可以出现膀胱内的尿液反流至输尿管或肾盂而造成梗阻。输尿管周围病变包括妇科肿瘤或结直肠肿瘤侵犯输尿管、腹膜后纤维化、盆腔脂肪增多症、腹膜后肿瘤、腹主动脉假性动脉瘤、盆腔肿瘤放射治疗或射频消融治疗、淋巴囊肿和尿囊肿等可引起梗阻。正常妊娠有时也可造成输尿管的梗阻。盆腔手术操作不慎也可损伤输尿管，造成输尿管梗阻。

（三）膀胱

膀胱的梗阻包括机械性梗阻和动力性梗阻，机械性梗阻最常见的原因是膀胱颈梗阻，男性最常见的原因是良性前列腺增生症，女性患者发现膀胱颈纤维化近来有上升趋势。膀胱结石、膀胱前列腺肿瘤和周围病变的压迫也可以引起梗阻。膀胱神经性功能障碍可以引起动力性梗阻，主要因为大脑皮质功能、脊髓反射弧损害造成支配膀胱的神经功能失调，使膀胱逼尿肌不能收缩或收缩力减弱，或尿道括约肌不能松弛，配合失调引起。某些药物例如麻黄碱、抗胆碱能制剂、抗组胺制剂、阿米替林及左旋多巴等可以引起或者加重膀胱的梗阻。

（四）尿道

尿道的梗阻最常见的原因是尿道狭窄，包皮口、尿道口和尿道任何部位都可以因为炎症、创伤造成尿道狭窄，尿道结石、结核、肿瘤、憩室和异物等也可使尿道梗阻。先天性后尿道瓣膜是婴幼儿尿道梗阻的常见原因。

二、尿路梗阻的病理生理和解剖改变

尿路梗阻的原发病变多种多样，不同的疾病各有其不同的病理生理改变，但由于梗阻本身引起的梗阻部分以上的尿路的病理生理改变通常非常相似。

（一）下尿路梗阻

最有代表性的病变是尿道狭窄和前列腺增生症。尿道狭窄可以造成梗阻以上的尿道扩张变薄，可以形成尿道憩室和造成前列腺导管的扩张，如果合并感染，有穿破尿道形成尿道瘘和尿道周围脓肿的可能性，长期尿道梗阻还可以造成膀胱以上尿路的梗阻性病变。前列腺增生症早期膀胱壁增厚，称代偿期，由于尿道阻力增加，膀胱壁增厚可达2 ~ 3倍，膀胱壁肌束肥厚绷紧似网状临床上称膀胱成小梁改变，输尿管间嵴和膀胱三角区肌肉增厚可以加重膀胱出口梗阻，但仍可以将尿液排空。以后膀胱失去张力逐渐扩大，引起尿潴留，造成上尿路扩张积水，称失代偿期。膀胱排尿压力增高，使膀胱壁形成假性憩室，甚至真性憩室，真性憩室没有肌层，不能排空，容易合并感染。

（二）上尿路梗阻

输尿管或下尿路梗阻可以造成输尿管壁增厚、迂曲，并有纤维带形成，纤维带能够加重梗阻，因此在解除输尿管梗阻时，要同时处理纤维带所造成的扭曲和压迫。

正常肾脏肾盂内压1 ~ 10cmH_2O（100 ~ 980Pa），梗阻或反流可使压力增高到60 ~ 90cmH_2O（5.88 ~ 8.82kPa）。肾积水时肾盂内液体可以：① 向肾周围渗出；② 通过肾盂静脉反流；③ 通过肾盂淋巴管反流；④ 肾小管反流。压力低时多数液体进入淋巴管，压力高时则通过静脉反流和尿外渗。肾脏的淋巴液量和尿量相近，利尿和输尿管梗阻时淋巴量增加，肾淋巴管急性梗阻时会产生利尿和促尿钠排泄作用。如果将肾淋巴管和输尿管同时结扎，几天内肾损害，出现肾组织坏死[1]。肾积水的严重程度取决于梗阻的时间、部位和堵塞程度。肾内型肾盂由于增加的压力全部作用于肾实质，容易造成肾损害，而肾外型肾盂由于位于肾外部分的肾盂可以迅速扩张，减轻了压力对肾实质的损害。肾积水早期表现为肾盏乳头受压，其穹隆部乳头变平甚至成为凹形，乳头缺血萎缩，肾乳头间的肾实质往往受损较轻。由于肾脏小动脉为终动脉，距叶间动脉越远的部位损害越重，出现斑点状的萎缩。输尿管急性梗阻后输尿管内压随着流量而改变，输尿管内压可以和滤过压相等。动物实验证明单侧输尿管完全梗阻与双侧同时梗阻或孤立肾梗阻不同，单侧输尿管完全梗阻最初1.5小时，由于肾小球前小动脉扩张，肾小球血流增加，1.5 ~ 5小时肾小球前小动脉收缩，肾血流量减少但输尿管内压继续上升，5小时以后肾小球前动脉收缩导致肾血流和输尿管内压均下降，这种肾血流的改变与前列腺素和一氧化氮有关[1,2]。肾盂内压升高可以损伤肾小管，使之扩张、萎缩。动物实验中发现输尿管完全梗阻，可以造成肾乳头变平，远段肾单位扩张，近曲小管一过性的扩张并渐萎缩，7天后扩张的集合管有些萎缩和坏死，14天时近曲小管萎缩，28天时肾髓质厚度减少一半，肾小球在梗阻28天以后才有病理改变。完全梗阻时，肾脏仍会继续产生尿液，增加肾内压，产生肾积水，肾盂内压升高到与滤过压相同时，肾盏穹隆部即最薄弱的部位发生裂隙，尿液进入肾间质或外渗被淋巴管吸收，使肾盂内压力下降，肾小球可以继续滤过，梗阻以后间质的成纤维细胞增殖和单核细胞浸润，4小时开始，12小时达高峰，可能与血栓素A2和前列腺素E2释放增加有关[3]。

电镜观察梗阻30小时后肾小球基底膜增厚，滤过的裂隙堵塞[4]。积水的肾脏仍然有功能，但尿液中仅有水和一些盐类。肾积水再吸收的机制可以解释有梗阻的肾感染容易出现脓毒血症，因为感染的尿液可以直接进入血循环。当一侧肾脏梗阻造成肾功能的损害时，对侧肾可以代偿性生长以代替其部分功能，小儿和年轻人可能达到完全代偿，因此即使肾积水梗阻解除以后，患肾排出废物的功能并不能增加。一般认为肾脏完全梗阻4周以内解除梗阻可能恢复部分肾功能，另有文献报告2例在梗阻56天和69天解除梗阻而恢复肾脏功能[5]。

当一侧输尿管梗阻时，梗阻肾及对侧肾内有关细胞生长和细胞损伤的基因被迅速激活和上调节，包括梗阻肾内的睾酮抑制前列腺信息基因（testosterone-repressed prostate message gene，*TRPM-2*基因）[6]。*TRPM-2*基因仅在细胞死亡时才诱导出来，其核苷酸序列与clusterine基因序列相同[1]。研究发现在兔输尿管梗阻一天后，远曲小管和集合管中clusterine基因表达增强，clusterine产生增多[1]。Clusterine为二聚体糖蛋白，分子量80 ~ 85kD，可能作为临床上尿路梗阻损伤的标记。有学者在尿路梗阻或膀胱输尿管反流患者的肾活检标本中，发现肾小球囊内有Tamm-Horsfall蛋白，该蛋白是髓袢升支和远曲小管中合成的，能帮助诊断有无尿路梗阻和反流，并对鉴别肾移植时排斥或梗阻有价值[1,7]。

双侧梗阻与单侧梗阻不同，单侧和双侧梗阻都会增加肾血管阻力和输尿管压力。但是变化的时间和调节方式不同。单侧梗阻早期由于前列腺素和一氧化氮导致肾血管舒张，随后出现持续的血管收缩。健侧肾通过调节水平衡，维持肾小管和输尿管内压力正常。而在双侧梗阻时短暂的早期血管舒张后血管收缩更显著。当梗阻解除后由于血容量增加、尿素及其他溶质增高，以及心房钠尿肽（ANP）的增高，使双侧梗阻后利尿、排钠更明显。临床工作中输尿管部分梗阻更常见，但梗阻的时间以及梗阻的程度很难确定，动物实验研究表明，部分梗阻肾脏血流动力学和肾小管功能的改变与完全梗阻类似，但是进展更慢[8]。

肾梗阻性疾病可能引起高血压，有两类原因：一种是由于肾素分泌增加造成血压增高，另一种是由于钠潴留和血容量增加引起高血压。急性和亚急性梗阻时，肾素可增高，实验证明，狗肾盂内压升高时，可使该侧肾素分泌增多，血压上升。慢性梗阻无钠潴留和血容量增加时，不伴高血压，肾素亦正常。双侧肾梗阻，可引起钠潴留和血容量增加，可以引起高血压。肾梗阻性疾病引起的高血压，多数可在解除梗阻或切除病肾后恢复正常。肾梗阻性疾病时，偶可见到以下病理生理变化：①红细胞增多症：由于促红细胞生成素增多引起。②新生儿腹水：多见于男性后尿道瓣膜，同时可有其他先天性梗阻性病变。在鼠类幼时结扎其双侧输尿管可以发生尿性腹水。③脱水：肾梗阻后缺乏浓缩尿的能力，发生高渗性脱水和高钠血症。小儿脱水可以表现为发热。

三、临床表现

肾梗阻性疾病实际发病率高于临床所见，许多患者尸检时始被发现，生前未发现肾梗阻性疾病。小儿肾积水发病率略低于成人。肾梗阻性疾病可以由于泌尿系统任何部位的梗阻引起，由于梗阻所在部位、病因和发病急缓的不同，临床表现有很大的差异。尽管最终均引起肾积水，但临床上不一定以肾积水为主要表现，肾积水本身也没有典型的临床特征，有时可以没有症状，而主要以原发疾病的表现为主要临床症状，因此肾积水达到非常严重的程度，腹部出现肿物和肾功能不全，甚至无尿时才被发现。肾梗阻性疾病常见的临床表现如下。

（一）疼痛

是泌尿系统梗阻常见的症状，但任何部位的梗阻，包括完全性的梗阻都可能是无痛的。梗阻引起的疼痛开始常为隐痛，以后转为持续性疼痛，逐渐增强，一般在发作几小时内即缓解，严重者亦可昼夜不止。肾绞痛可伴有恶心呕吐、肠麻痹等消化系统症状。梗阻引起的疼痛的原因有两方面，一个是梗阻以上管腔内压力增高，管道扩张引起的疼痛，另一个是泌尿系统由于梗阻刺激引起平滑肌剧烈的蠕动甚至痉挛引起的疼痛。疼痛的程度与发病的急缓关系密切，发病急疼痛剧烈，例如输尿管结石出现肾绞痛，发病缓慢疼痛较轻甚至无疼痛，例如输尿管肿瘤可以没有疼痛的症状。梗阻后肾积水的程度与疼痛轻重并不一致，急性梗阻肾积水轻而疼痛剧烈，慢性进展的巨大肾积水常可无疼或偶感隐痛。间歇性肾积水肾绞痛常突然发作，伴有恶心呕吐，尿量减少，但数小时后排出大量尿液，疼痛消失。疼痛的发作可以因为大量饮水或体力劳动引起，亦可无明显诱因。

（二）肿物

亦为肾梗阻性疾病常见的症状。新生儿腹部肿物最常见的是肾积水，巨大肾积水常因肿物就诊，并无其他症状。巨大肾积水是指成人肾积水超过1 000ml或小儿超过同年龄24小时尿量（1岁以内400 ~ 500ml，1 ~ 5岁500 ~ 700ml，5 ~ 8岁650 ~ 1 000ml）。肾积水肿物并不持续增长，可以时大时小，是肾积水特有的表现。巨大的肾积水在腹部损伤时，易发生破裂，引起广泛的腹膜后尿外渗。下尿路梗阻时，膀胱膨胀，在耻骨上出现球形肿物。

（三）排尿困难和尿量改变

膀胱以下梗阻排尿困难比较明显，表现为排尿迟缓、尿线变细、尿流无力、尿后滴沥、排尿时间延长等症状，由于膀胱不能排空，出现残余尿，造成尿频、尿急、充溢性尿失禁，在排尿时感腰部胀痛，提示膀胱尿向输尿管和肾盂反流。长时间的梗阻可以导致肾浓缩功能减退，排尿次数增多，夜尿增多更明显，如果出现烦渴和多尿，表明肾浓缩功能损害严重。

尿量波动是泌尿系统梗阻性疾病的特点，输尿管梗阻时多见。急性无尿和肾衰竭往往是双侧肾或孤立肾的完全性梗阻。

（四）感染

感染是泌尿系统梗阻性疾病的临床表现，同时梗阻病变也是感染不易控制的病因，感染又能加重泌尿系统的病理损害。梗阻合并感染症状一般比较严重，常表现为寒战、高热，甚至出现感染中毒性休克。梗阻合并急性感染时，肾周围感染的症状非常明显。梗阻合并有变形杆菌等尿素分解细菌感染时，容易形成磷酸镁铵结石，又称感染石。

四、诊断

肾梗阻性疾病的诊断应该包括梗阻的病因、部位和对肾功能损害的程度。

（一）一般检查

注意有无尿毒症的全身性改变，包括贫血貌、皮肤灰棕色、恶心呕吐、呼吸深、高血压、出血倾向等。检查肾脏是否增大，肾区有无压痛和叩击痛，腰肌有无刺激症状。小儿腹部肿物，可以通过透光试验鉴别是肾积水还是肾肿瘤。要认真做腹部检查，注意腹膜后和盆腔有无肿瘤和炎性浸润，膀胱区是否肿胀。有排尿困难的患者，注意观察患者的排尿情况，检查包皮口、尿道口有无狭窄，尿道有无硬结，前列腺是否增大，并检查会阴感觉和肛门括约肌张力。糖尿病患者，应注意有无神经源性膀胱。

（二）实验室检查

常规血、尿检查，注意是否存在氮质血症、酸中毒和电解质平衡失调。尿细菌培养了解感染细菌情况，尿找结核菌和尿脱落细胞学检查有助于病因的诊断。

（三）泌尿系统造影

泌尿系统梗阻性病变需要造影检查时，均须先拍泌尿系统X线平片（KUB）

1. 静脉尿路造影　梗阻的典型表现是肾脏显影时间延长，一个浓缩造影剂的肾影是急性梗阻的特点。急性梗阻性病变时，肾可增大，但亦可正常大小，梗阻以上的输尿管和肾盂扩张，但输尿管不伸长和迂曲。如果发现输尿管全长显影，注意显影的下方是否有梗阻存在。慢性梗阻时，由于肾脏积水，肾功能不良，肾显影模糊，积水的输尿管可以纡曲伸长，影响尿液排出。延缓的排泄性尿路造影，对诊断梗阻部位有帮助，延缓时间可长达24 ~ 36小时。间歇性肾积水在无疼痛发作时，造影可以完全正常，疼痛发作时则肾盂、肾盏明显扩张，显影延迟，甚至可以不显影，因此，有时需要大量饮水或输液诱发。肾功能减退时可以使用大剂量造影剂造影。

2. 逆行上尿路造影　如果静脉尿路造影不能确定有无梗阻及其所在部位，可以做逆行上尿路造影。通过膀胱镜向患侧输尿管插管，如果有肾积水则输尿管导管进入肾盂后有大量尿液滴出。静脉注入酚红可了解患肾功能。肾盂尿应该做细菌培养和常规检查。逆行注入造影剂时注意无菌操作，X线透视下造影效果更好，使用球形头输尿管导管插入输尿管下端注入造影剂，可使输尿管、肾盂和肾盏全部显影，容易发现梗阻性病变，对于输尿管插管困难的患者也可以试用。

3. 肾穿刺造影　静脉尿路造影和逆行上尿路造影不能明确诊断时可以应用，由于CT和MRI的广泛应用，目前诊断性穿刺造影已经很少用。穿刺造影可以获得尿液作常规检查、细菌培养和尿脱落细胞检查。急性梗阻性无尿时穿刺造影同时引流尿液，可以同时达到诊断和治疗的目的，是比较好的适应证。

（四）电子计算机断层扫描（CT）

CT可以发现肾积水，同时可以用于梗阻性疾病的病因诊断，是目前最准确也是最常用的检查。注射造影剂以后，可以观察到梗阻的部位，运用三维重建技术，可以更清楚的显示梗阻部位及梗阻的原因。CT可以发现肿大的淋巴结、肾脏的肿瘤、结石、骨破坏、后腹膜纤维化、盆腔肿瘤、前列腺增生和肿瘤等疾病。

（五）超声检查

B超检查是目前最常用的检查之一，使用简便无损伤，可以发现肾积水、肿瘤、结石等疾病。在超声引导下的肾盂穿刺引流，是缓解梗阻症状最常用的手段。

（六）放射性核素检查

常用的核素检查包括肾图和肾动态扫描。肾梗阻性疾病时，肾图c段下降缓慢甚至继续上升，肾功能受损害时a段和b段低平，当肾盂较大核素充盈比较慢，为判断有无梗阻可以做利尿肾图，核素充满扩张的集合系统以后，注射利尿剂——呋塞米0.5 ~ 1.0mg/kg，如果无梗阻，核素会很快排出超过50%，肾功能不好时，由于核素排出缓慢，同时肾脏对利尿剂反应差，容易误认为是梗阻所致，需要注意。肾动态扫描可以准确地判断分肾现有功能，对诊断治疗有很重要的意义。

（七）Whitaker试验

用于诊断肾盂输尿管梗阻，现在很少应用。方法是经皮穿刺肾盂放入6F导管为灌注和测压用，同时膀胱内插管测压，将盐水和造影剂混合液向肾盂内灌注5 ~ 10ml/min，若10ml/min，经10 ~ 20分钟可充盈肾盂、输尿管和膀胱，肾盂压减膀胱压为压力差，压力差低于1.27kPa（13cmH_2O）为正常，1.37 ~ 2.16kPa（14 ~ 22cmH_2O）为轻度梗阻，超过2.16kPa（22cmH_2O）为中度或重度梗阻，如果加快灌注速度，每分钟15ml或20ml，则正常压力差分别为1.76kPa（18cmH_2O）或2.06kPa（21cmH_2O）[5,9]。

五、治疗

梗阻最理想的治疗是去除病因，如果梗阻没有造成不可恢复的损害，则去除病因后效果良好。在情况紧急或梗阻原因不可能去除时，应该在梗阻以上行造瘘手术，例如肾造瘘术、输尿管造瘘术、膀胱造瘘术，造瘘术可以是暂时的，解除梗阻后可以终止，如果梗阻原因不能解除，则造瘘是永久性的。

梗阻合并感染时，感染能够明显加重由于梗阻造成的泌尿系统功能损害，因此需要很好的控制感染，但是梗阻时控制感染比较困难，除应用有效的抗生素以外，应该尽可能的去除病因，如果情况不允许，要尽早在梗阻以上引流尿液，必要时可以切除病肾。梗阻造成肾衰竭、甚至无尿时，一般认为无需急诊手术，可以先行造瘘或透析疗法，待情况好转再进行合理的治疗。梗阻治疗以后需要长期随诊，有引流管者，必须保持通畅，引流不畅易继发感染和结石。

（一）肾积水

肾积水最常见的原因是肾盂输尿管连接部狭窄，需要手术治疗，可以进行开放手术、腹腔镜手术或输尿管镜肾镜的内切开手术。婴儿肾积水50% ~ 60%是双侧性的，多数可以保守治疗，有10% ~ 20%需要手术。肾积水在梗阻解除后，肾功能多数会有所改善，但由于长期压迫，已经萎缩的肾乳头和皮质不能恢复原状。

（二）输尿管梗阻

输尿管梗阻最常见的原因是输尿管结石，小于5mm的结石可以进行排石治疗，大于5mm的结石、尤其伴有梗阻和感染的结石，应该进行体外冲击波（ESWL）治疗，效果不好的可以用输尿管镜、经皮肾镜、腹腔镜或开放手术治疗。输尿管肿瘤、炎症、结核、畸形和神经性功能障碍等引起的梗阻应该采取积极的治疗措施。小儿先天性巨输尿管其肌肉组织强有力、血液供应充分、有极好的弹性组织，输尿管梗阻解除后，扩张可自行恢复，婴幼儿疗效尤其好。而后天获得性输尿管扩张，其肌肉血循环差和弹性组织比较少，因此手术后恢复较差。膀胱输尿管反流在婴幼儿部分可以自行恢复，如果回流严重或由于结核性挛缩膀胱、神经性膀胱功能障碍引起，需要手术治疗。如果膀胱容量正常，可以行抗反流的输尿管膀胱再吻合手术。如果膀胱挛缩，可以行肠膀胱扩大术。如果已经造成肾输尿管积水，则多数需要回肠膀胱术等尿流改道手术。

（三）膀胱以下梗阻

以前列腺增生和尿道狭窄最多见，严重者可以造成肾积水，应该积极治疗，例如切除增生的前列腺、修复狭窄的尿道，情况不允许时，可以先行膀胱造瘘术。小儿先天性后尿道瓣膜需要手术治疗。神经性膀胱功能障碍若无输尿管反流，未引起肾积水，可采取手压排尿、间歇导尿、电刺激等治疗。如果已经继发肾积水，尤其是合并感染时，应该行尿流改道手术，例如膀胱造瘘术、回肠膀胱术等。

六、预后

完全性梗阻1周内解除，肾脏可以完全恢复功能，完全性梗阻2周，解除梗阻后3 ~ 4个月内，肾小球滤过率恢复至70%，4周的完全性梗阻解除后，肾小球滤过率仅能恢复至30%，超过6周的完全性梗阻，解除梗阻后肾功能极难恢复，超过8周则肾功能几乎完全丧失[9]。

单侧梗阻解除后不发生利尿反应，其尿量和溶质的排泄低于健侧，肾浓缩和酸化尿的功能均降低，其肾功能损害比双侧完全性梗阻者严重。双侧完全性梗阻者，在梗阻解除1小时以内立即开始利尿，尿量可达肾小球滤过率的30%，每日尿量可以超过10 000ml，其尿量、尿钠、尿钾、尿素和其他溶质的排泄量增加3 ~ 10倍，利尿期一般持续2 ~ 4天，直到其出入量达到平衡。但应该注意由于输液引起的医源性利尿的影响。治疗中需要注意钠的补充。孤立肾的完全梗阻，解除后的恢复与双侧肾完全梗阻相同。

（那彦群　张晓春）

参考文献

1. WEIN AJ, KAVOUSSI LR, PARTIN AW, et al. Campbell-Walsh Urology. 11th ed. Philadelphia: Elsevier, 2016: 1089-1103.

2. MIYAJIMA A, CHEN J, POPPAS DP, et al. Role of nitric oxide in renal tubular apoptosis of unilateral ureteral obstruction. Kidney Int, 2001, 59(4): 1290-1303.

3. KLAHR S. Immunologic aspects of urinary tract obstruction. Dialogues Pediatr Urol, 1990, 13:3.

4. MCDOUGAL WS. Pathophysiology of glomerular dysfunction following ureteral obstruction. Dialogues Pediatr Urol, 1990, 13:7.

5. TANAGHO EA, MCANINCH JW. Smith's General Urology. 13th ed. Norwalk: Appleton & Lange, 1992: 165-178.

6. SAWCZUK IS, HOKE G, OLSSON CA, et al. Gene expression in response to acute unilateral ureteral obstruction. Kidney Int, 1989, 35(6):1315-1319.

7. DZUKIAS LJ, STERZEL RB, HODSON CJ, et al. Renal localization of Tamm-horsfall protein in unilateral obstructive uropathy in rats. Lab Invest, 1982, 47(2):185-193.
8. LEAHY AL, RYAN PC, MCENTEE GM, et al. Renal injury and recovery in partial ureteric obstruction. J Urol, 1989, 142(1): 199-203.
9. CHISHOLM GD, FAIR WR. Scientific Foundation of Urology. 3rd ed. Oxford: Heineman Medical Books, 1990: 59-66.

第二十三篇

泌尿系统感染及反流性肾病

第一章
尿路感染

尿路感染（urinary tract infection）简称尿感，是指病原体侵犯尿路黏膜或组织引起的尿路炎症。多种病原体如细菌、真菌、支原体、衣原体、病毒、寄生虫等均可引起尿路感染。尿路感染是临床常见病和多发病，可发生于各年龄段，女性尤其是妊娠期妇女的发生率更高；男性则好发于两个特别的人群，即肾移植受者和尿路有功能性或器质性异常的病人。超过50%的女性一生中有过尿路感染病史，妊娠期妇女的发生率更高，约10%以上；女性和男性的比例约为10∶1，50岁以后的男性，尿路感染的发生率与女性相近，约为8%[1,2]。尿路感染的临床症状较复杂，可表现为急、慢性肾盂肾炎，急、慢性膀胱炎，无症状性细菌尿，也可引发严重并发症如败血症、感染性休克等，少数反复发作或迁延不愈导致肾衰竭。

一、尿路感染的分类

根据临床症状的有或无，尿路感染可分为有症状尿路感染和无症状细菌尿，无症状细菌尿是指患者有真性细菌尿而无尿路感染的临床症状；既有真性细菌尿又有临床症状者称为有症状尿路感染。

根据感染发生的部位，分为上尿路感染和下尿路感染，前者为肾盂肾炎，后者主要为膀胱炎。

根据有无尿路功能或解剖的异常，分为复杂性尿路感染和非复杂性尿路感染。前者指伴有尿路梗阻、尿流不畅、结石、尿路先天畸形及膀胱输尿管反流等解剖和功能上的异常，或在慢性肾脏疾病基础上发生的尿路感染。非复杂性尿路感染则无上述情况。

根据发作次数，可分为初发（首次发作的）尿路感染和再发性尿路感染（6个月内尿路感染发作≥2次或1年内≥3次）。后者又可分为复发和重新感染。

二、尿路感染的致病菌

细菌、病毒、真菌、衣原体和支原体等均可引起尿路感染。非复杂性尿路感染中约95%由革兰阴性杆菌所致，大肠埃希菌最为常见（占急性尿路感染的80% ~ 90%），其次是副大肠杆菌、变形杆菌、克雷伯杆菌、产气杆菌、产碱杆菌和铜绿假单胞菌；革兰阳性菌占约5%，主要是腐生葡萄球菌和粪链球菌。复杂性尿路感染中大肠埃希菌仍占首位（约为50%），但其他致病菌比例显著增加[3]。大肠埃希菌最常见于无症状细菌尿、急性膀胱炎或急性肾盂肾炎。凝固酶阴性的葡萄球菌感染较常见于青年女性的急性膀胱炎。住院期间的获得性尿路感染、复杂性尿路感染、反复再发的尿路感染和尿路器械检查后发生的尿路感染，多为粪链球菌、变形杆菌、克雷伯杆菌和铜绿假单胞菌等。95%以上的尿路感染为单一致病菌所致，混合性细菌感染较少见，多为长期留置导尿管、尿道中有“异物”（例如结石，坏死的肿瘤等）、反复使用尿路器械检查和治疗、尿道存在瘘道、长期使用抗生素治疗的患者。尿液细菌培养如发现多种细菌混合生长应注意排除收集标本时的污染所致[4,5]。如多次培养结果均发现有相同的多种细菌生长，且菌落数较多，则可确定为混合感染。厌氧菌所致的尿路感染罕见，多发生于长期留置导尿管、肾移植以及身体抵抗力极差的患者。

结核杆菌尿路感染多继发于肾外结核病灶，膀胱刺激症状明显，常有结核中毒症状[6]。尿液检查常有无菌性脓尿和血尿，尿沉渣涂片可发现抗酸杆菌，尿结核菌培养阳性。

真菌性尿路感染较少见，致病真菌多为念珠菌和酵母菌，以前者为主。老年、糖尿病、使用广谱抗生素或甾体类皮质激素治疗、留置导尿管、近期手术史等是真菌性尿路感染的危险因素。真菌性感染大多局限于膀胱，且随着导尿管的拔除、停止抗菌治疗和控制血糖而控制。此外，约有10%的真菌性尿路感染来源于念珠菌性败血症[7]。

沙眼衣原体尿路感染常发生于有不洁性交史的患者，临床表现为尿频、排尿不适等症状，尿常规多有脓尿。

病毒如麻疹病毒、腮腺炎病毒、柯萨奇病毒等也可引起尿路感染，但临床十分罕见，多发生于免疫功能低下患者，如造血干细胞移植或肾移植受者，通常无临床症状。此外，寄生虫如滴虫、丝虫、吸虫、阿米巴等可引起下尿路感染。

三、尿路感染的发病机制

（一）感染途径

致病菌可经以下途径进入尿路和肾脏引起炎症。

1. 上行感染 绝大多数尿路感染由致病菌经尿道上行至膀胱及肾盂肾盏引起[8,9]。依据为：①常见致病菌多为肠道内寄生的菌群。②女性发生率特别高，因为女性尿道口较接近肛门和阴道，易受粪便和阴道分泌物污染，女性尿道短而宽，致病菌易进入膀胱。性交可将前尿道口周围细菌挤入后尿道和膀胱，且易致尿道损伤有利于细菌侵入。③尿路感染再发者，其尿道口周围的细菌较对照组多，且多与引起尿路感染者相同。④经常使用抗生素或居住在疗养院和医院内，肠道正常菌群会发生变化，导致尿路感染的致病菌种也相应改变。⑤尿路感染最常见的致病菌为大肠埃希菌，其可定居在结肠，从而易被带入尿道。

细菌进入膀胱后，约30%～50%可经输尿管上行引起肾盂肾炎。其机制可能与膀胱输尿管反流有关（参看本篇第三章）。某些致病菌的纤毛可附着于尿道黏膜并上行至肾盂，通过肾乳头的Bellini管沿着集合管上行播散。由于肾髓质血流供应较少，加上高渗和含氨浓度高，影响吞噬细胞和补体的活力，局部杀菌功能较差，故细菌容易在肾髓质生长，造成感染。

2. 血行感染 致病菌从体内的感染灶侵入血流，到达泌尿系引起感染，占尿路感染病例的3%以下。致病菌毒力相对较强，主要是金黄色葡萄球菌种、沙门菌种、铜绿假单胞菌种和念珠菌种[10]。变形杆菌、铜绿假单胞菌和粪链球菌偶可经血流引起肾盂肾炎。全身性念珠菌、球孢子菌和芽生菌感染也可经血行传播到肾脏和泌尿生殖道的其他部位[11,12]。血行感染的危险因素有尿流阻塞（甚至只有相对较短的时间）、药物引起的肾小管损伤、血管因素如肾静脉狭窄或动脉狭窄、失血性低血压、高血压、失钾性肾病、止痛药肾病、肾脏挤压伤、多囊肾、使用免疫抑制剂和雌激素治疗等。

3. 淋巴道感染 下腹部和盆腔器官与肾，特别是升结肠与右肾的淋巴管相通。如患者有盆腔器官炎症、阑尾炎和结肠炎时，致病菌可能通过淋巴管道进入肾脏。但许多学者认为未能确证，即使有也极罕见。

4. 直接感染 泌尿系统周围的组织或器官存在炎症时，致病菌可能直接侵入泌尿系统引起感染。

（二）机体的防御机制

第一个防御机制是正常阴道菌群，特别是乳酸杆菌。可能机制为：①维持酸性阴道环境，减少大肠埃希菌寄居；②干扰病原体局部黏附；③产生过氧化氢，与阴道的过氧化氢酶和卤化物作用而杀死大肠埃希菌；④降低促炎症因子的水平发挥免疫调节作用；⑤通过干扰生物薄膜的完整性而杀死大肠埃希菌[13]。

正常人群的膀胱可在2～3天内将细菌清除，防卫机制为：① 尿液的冲洗作用，可能是最有效的途径。② 膀胱天然的黏膜防御机制。正常膀胱壁的酸性糖胺聚糖是一种非特异的抗黏附因子，可阻止细菌的局部黏附[14]。③ 尿液及其成分的抗菌活性：尿液的低pH、含高浓度尿素和有机酸，尿液过分低张或高张等，均不利于细菌的生长。④ 男性前列腺液可抗革兰阴性肠道细菌，与其中的锌浓度有关。⑤ 尿道括约肌的天然屏障作用。

（三）易感因素

尿路感染常见的易感因素主要有：

1. 尿路梗阻 尿路梗阻者尿路感染的发生率较正常者高12倍[8]。尿路梗阻可由尿路解剖或功能异常引起，包括结石、肿瘤、狭窄、畸形或神经性膀胱等，导致尿流不畅，细菌不易被冲洗清除，而在尿流淤积处大量繁殖。此外梗阻以上部位压力增加，影响了组织的血液供应和黏膜的抵抗力，故易于发生感染。

2. 性生活 性生活活跃的青年女性中，尿路感染的发生及严重程度与近期性生活史密切相关[15]。性生活可促进致病菌从尿道周围区域上行进入膀胱从而诱发感染；亦可改变阴道菌群[16]。此外杀精剂可杀灭阴道正常的乳酸菌群，减少过氧化氢的产生，使阴道的pH升高以更适合致病菌繁殖[17]。

3. 膀胱输尿管反流及其他尿路畸形和结构异常 排尿时膀胱开口处和输尿管壁内段瓣膜的功能完整性可阻止膀胱含菌尿液上行入肾脏。当存在膀胱输尿管反流时，则膀胱含菌尿液可进入肾盂引起感染。其他如肾发育不全、多囊肾、海绵肾、马蹄肾、肾下垂、游走肾、肾盂及输尿管畸形等，均易发生尿路感染。

4. 尿路的器械使用 器械检查，可把细菌带入后尿道和膀胱，并提供可供定植的惰性表面和生物薄膜[18]，且常会造成尿路损伤。① 导尿：一次导尿后，持续性细菌尿的发生率在住院的非妊娠女性为4%，而重病卧床患者或妊娠女性为20%；② 留置导尿管：更易发生尿路感染，如留置尿管3～4天，感染风险可达90%[19]；③ 膀胱镜检查和逆行肾盂造影亦易引起尿路感染。

5. 代谢因素 ① 慢性失钾：可致肾小管病变而易继发感染。此外，慢性失钾促进实验动物血源性尿路感染的发生；② 高尿酸血症、高钙血症或酸碱代谢异常：可引起尿酸或钙质在肾脏沉着，易于发生尿路感染；③ 糖尿病无症状细菌尿的发生率约为20%，且易出现并发症如肾脓肿、肾周脓肿及急性肾乳头坏死等。

6. 近期应用抗生素、免疫抑制剂 特别是存在基础疾病和久病体弱及年迈者。

7. 妊娠 约7%孕妇有无症状细菌尿，年龄大者和经产妇发病率更高，其中半数为有症状的尿路感染。这是由于妊娠时：① 黄体素分泌增加，致输尿管平滑肌松弛和蠕动减慢；② 妊娠期间，尿液化学成分的改变有利于细菌的生长；③ 妊娠子宫压迫输尿管，导致尿液引流不畅。

8. 其他不利因素 ① 任何慢性肾脏病均易于并发尿路感染，且较常发生肾盂肾炎。这是由于各种慢性肾脏病引起肾实质瘢痕，使部分肾单位尿流不通畅（肾内梗阻）及肾血流量不足的结果；② 尿道内或尿道口周围有炎症病灶，如女性尿道旁腺炎、尿道异物、外阴炎、妇科炎症、男性包茎、细菌性前列腺炎等均易引起尿路感染；③ 全身抵抗力下降的因素，如重症肝病、晚期肿瘤及长期使用免疫抑制剂等均易发生尿路感染；④ 肾移植术后；⑤ 神经性膀胱。

（四）病原菌的致病力

大肠埃希菌是尿路感染的最主要致病菌。菌体抗原（O抗原）存在于细菌细胞壁的脂多糖中，引起尿路感染的多是O血清型1、2、4、6、7、8、16、18、22、25、39、50、62、75和78[20]。大肠埃希菌O抗原的血清型与其致病力有关[21]。此外，区分O血清型有助于区分感染是复发还是重新感染。

荚膜抗原（K抗原）的血清型及其含量与细菌的毒力有关[22]。K抗原具有促进细菌生存，抵抗吞噬细胞吞噬和补体破坏的能力。此外近年发现大肠埃希菌的鞭毛抗原（H抗原）也在尿路感染的发病中发挥一定作用[23]。

细菌黏附于尿道上皮细胞表面的能力是尿路感染发病的关键一步。尿路上皮细胞的表面存在对细菌有吸附作用的甘露糖受体，而细菌表面的纤毛可促进细菌与甘露糖受体结合。

脂多糖是革兰阴性菌的内毒素，参与细菌的毒性作用；荚膜多糖可抵抗补体的裂解和吞噬细胞吞噬，促进细菌生存；溶血素是具有细胞毒性的成孔蛋白，它可渗入宿主细胞的细胞膜；这些因素也都参与构成细菌的致病力[24,25]。

（五）免疫反应

尿路感染尤其是肾盂肾炎的病程中，常有局部或全身免疫反应参与，可能存在以下作用：① 获得性免疫对尿路感染的预后的可能影响。理论上，免疫反应可以是保护性的，起着把细菌从尿道清除的作用；相反，这些免疫反应也可能促进感染的建立和肾损害的发展。② 细菌感染引起对肾组织的自身免疫反应，可能导致感染清除后肾损害持续存在。

1. 体液免疫　在实验性及人类肾盂肾炎的肾组织中可检出抗致病菌的抗体，如抗大肠埃希菌O抗原、K抗原的抗体[26]。在炎症细胞浸润部位可见IgG、IgM、IgA等的沉积[27]。抗体反应可对细菌的血源性和上行感染有防御作用，但对实验动物予抗体被动免疫并不能预防尿路感染的发生。一些患者虽有较高浓度的特应性抗体，但细菌感染依然持续存在，而有些尿路感染可在无抗体存在的情况下消除，因而抗体的确切保护作用尚需探讨。Tamm-Horsfall蛋白（THP）可致实验动物产生间质性肾炎，而抗THP的免疫反应可能是该种损害产生的主要机制之一[28,29]。同时急性肾盂肾炎患者血清THP抗体滴度显著升高，尤其是IgG和IgA抗体[30]，提示存在体液免疫参与。

2. 细胞免疫　严重联合免疫缺陷型、无胸腺型或T细胞受体缺陷性小鼠尿路感染的易感性较免疫正常小鼠显著增加，提示γδT细胞可能在尿路感染中发挥保护作用[31]。大肠埃希菌引起的小鼠尿路感染可激活脾脏高表达$CD4^+$ T细胞和$CD8^+$ T细胞，提示细胞免疫参与尿路感染的免疫应答[32]。但临床HIV感染的女性患者$CD4^+$ T细胞数目较低而尿路感染发生率并未显著升高，提示细胞免疫可能在尿路感染中并未发挥重要的防御功能。

3. 自身免疫　肾组织与某些大肠埃希菌具有共同抗原性，大肠埃希菌进入血流后，机体产生抗大肠埃希菌的抗体，这种抗体也抗肾组织抗原，从而引起肾损害。如THP（一种肾小管上皮抗原）与大肠埃希菌之间由于共同抗原性的存在，抗大肠埃希菌的抗体同时抗肾小管上皮细胞的THP[33]。

（六）遗传因素

反复发作的女性尿路感染可能与遗传有关，其机制可能是在有遗传易感性个体的尿路上皮细胞中，存在某些特定类型受体或受体数目更多，以利于大肠埃希菌的结合；某些和宿主自身反应相关的基因（如Toll样受体、干扰素γ受体和白介素8受体）突变会引起相应宿主防御功能的受损[34]，但尚需进一步研究。

四、流行病学

据中山大学附属第一医院[8]和国外[3]的统计资料，1岁以前女性尿路感染发生率为7.3%，男性略高，为8.0%，可能由于男性先天性尿路畸形较多。学生中女性尿路感染发病率为10.1%，而男性仅4.2%。未婚女青年尿路感染的发病率为1.2%，而已婚女性的发病率增至5%，这与女性成年后开始了月经周期，性生活和妊娠等有关。60岁以上女性尿路感染的发生率高达10% ~ 12%，多为无症状细菌尿。有临床症状的尿路感染，仍以生育年龄（18 ~ 40岁）的已婚妇女最高。成年男性，除非存在易感因素，一般极少发生尿路感染。直到50岁以后因前列腺肥大，尿路感染发病率才升至8%。

五、病理变化

急性膀胱炎的病理改变主要是膀胱黏膜充血、潮红、上皮细胞肿胀，黏膜下组织充血、水肿和白细胞浸润，较重者有点状或片状出血，并可出现黏膜溃疡。

急性肾盂肾炎可侵犯单侧或双侧肾脏。肉眼示：肾盂肾盏黏膜充血、水肿，表面有脓性分泌物，黏膜下可有细小脓肿，于一个或几个肾乳头可见大小不一，尖端指向肾乳头，基底伸向肾皮质的楔形炎症病灶。镜下示：病灶内肾小管腔中有脓性分泌物，肾小管上皮细胞肿胀、坏死、脱落。间质内有炎症细胞浸润和小脓肿形成，炎症剧烈时可有广泛性出血。小的炎症病灶可完全愈合，较大的病灶愈合后可留下瘢痕。肾小球一般无形态改变。合并有尿路梗阻者，炎症范围常很广泛。

六、临床表现

（一）无症状性菌尿

多在偶然尿培养检查中发现，也可由症状性尿路感染演变而来。多数患者伴有脓尿，女性糖尿病、接受血液透析、老年以及长时间留置导尿管的患者中发生率可高达75% ~ 95%[35]。

（二）膀胱炎

即通常所指的下尿路感染，在成年人尿路感染中最为常见。主要表现是膀胱刺激症状，即尿频、尿急、尿痛，白细胞尿，偶可有血尿，甚至肉眼血尿，膀胱区可有不适。一般无明显全身感染症状，血白细胞计数常不增高。膀胱炎常发生于性交后，亦见于妇科手术、月经后及老年妇女局外阴瘙痒者。约30%以上的膀胱炎为自限性，可在7 ~ 10天内自愈。

（三）急性肾盂肾炎

多发于生育年龄妇女，包括：① 泌尿系统症状：肋脊角压痛，伴尿频、尿急、尿痛等膀胱刺激征，腰痛和/或下腹部痛、输尿管压痛，肾区压痛和叩痛，脓尿较为常见而白细胞管型相对少见；② 全身感染的症状：寒战、发热（一般多超过38℃）、头痛、恶心、呕吐、食欲不振等，常伴有血白细胞计数、C反应蛋白及降钙素升高和血沉增快。10% ~ 30%的患者出现菌血症。一般无高血压和氮质血症。有些肾盂肾炎病者的临床表现与膀胱炎相似，症状多有重叠，故仅凭临床表现很难鉴别，需进一步做定位检查方能确诊。

不典型尿路感染的临床表现可多样化，较常见的有以下几种：① 以全身急性感染症状，如寒战、发热、恶心、呕吐等为主要表现，而尿路局部症状，如尿频、排尿困难、腰痛等不明显，易误诊为感冒、伤寒、败血症等；② 尿路症状不明显，而主要表现为急性腹痛和胃肠功能紊乱的症状，易误诊为阑尾炎，胆囊炎、急性胃肠炎等；③ 以血尿、轻度发热和腰痛等为主要表现，易误诊为肾结核；④ 无明显的尿路症状，仅表现为背痛或腰痛；⑤ 少数人表现为肾绞痛、血尿，易误诊为尿路结石；⑥ 完全无临床症状，但尿细菌定量培养，菌落≥10^5/ml，常见于青年女性、尿路器械检查后或原有慢性肾脏疾病并发尿路感染者。

七、实验室检查及影像学检查

（一）尿细菌学检查

是诊断尿路感染的关键性手段。如有真性细菌尿，虽无症状也可诊为尿路感染。有意义的细菌尿是指清洁中段尿定量细菌培养≥10^5/ml；而真性细菌尿则除此以外，还要求排除假阳性的可能，同时临床上有尿路感染症状，如无症状，则要求连续培养两次，且菌种相同，菌落计数均≥10^5/ml。

1. 尿细菌定性培养　可取自清洁中段尿、导尿和膀胱穿刺尿。中段尿标本易被前尿道和尿道周围寄生的细菌污染，导尿时也可将前尿道之细菌送进膀胱，故单做定性培养结果常不可靠。用膀胱穿刺尿作细菌定性培养，则结果完全可靠。污染的菌种有大肠埃希菌、粪链球菌、柠檬色葡萄球菌、变形杆菌等，和尿路感染的致病菌大致相同，故不易用菌种来区别是尿路感染还是污染。但当培养为阴性时，则对排除尿路感染有一定价值。膀胱穿刺尿作细菌定性培养是一种有损伤性检查方法，适应证为：① 连续两次中段尿定量培养结果可疑，难以判断是感染或污染；② 疑为厌氧菌尿路感染；③ 临床上高度怀疑尿路感染，但尿含菌量低者；④ 中段尿结果是混合感染，但高度怀疑结果不可靠时，可用它来确定膀胱内是否真有多种细菌存在；⑤ 高度怀疑尿路感染，而无条件作细菌定量培养时，可用膀胱穿刺尿定性培养来诊断。

2. 尿细菌定量培养　是确定有无尿路感染的重要指标。只要条件许可，均应采用中段尿作细菌定量培养，标本的收集必须严格按照操作规程。下面介绍几种常用的尿菌定量培养方法。

（1）简易式稀释倾碟法：标准式稀释倾碟法作细菌定量培养费时、费力、费器材（需要7个培养碟）。我们研究出一种简易式倾碟法，仅需要一个培养碟（即用稀释100倍之尿液0.1ml做倾碟法，培养24小时后作表面菌落计算，>100个者，即为≥10^5/ml），基本可代替标准式倾碟法[36]。

（2）定量环划线法：方法简便，但定量环因经常冷却和加热，易致变形，使吸取的尿量可有50%的差异，因此可发生2% ~ 10%的假阳性。

（3）玻片培养法：中山大学附属第一医院在国外浸片法的基础上，改良建立的玻片培养法，是一种较准确简便的半定量方法。方法是用两块载玻片，一块的一端涂上普通琼脂培养基，另一块涂上能抑制革兰阳性球菌生长的伊红-亚甲蓝培养基（EMB），接种时将涂有培养基的玻片端浸入新鲜清洁中段尿标本中，取出，滴干多余尿液后，培养24小时，计算菌落计数。如玻片上1cm^2范围内的菌落数>200个，则表示含菌量>10^5/ml，30 ~ 200个为可疑，30以下为阴性。本法还有助于区别球菌感染还是杆菌感染，如两种培养基上细菌生长情况相同，则为杆菌感染，如仅琼脂培养基有菌生长，则为球菌感染；如两种培养基菌落数目相差大，而琼脂的菌落明显增多，菌落大小形态不一，则多为污染。

当出现如下情况时，推荐进行尿细菌培养检查[35,37,38]：

A. 尿路感染临床症状不典型。

B. 存在复杂性尿路感染的危险因素。

C. 妊娠期妇女。

D. 患者已接受尿路感染治疗，但尿路感染症状未缓解或3个月内出现复发。

E. 怀疑或诊断为肾盂肾炎。

真性细菌尿的诊断标准问题　尿路感染的诊断主要依赖于是否有真性细菌尿。目前美国感染病学会规定尿路感染病原学标准为：急性非复杂性膀胱炎，清洁中段尿培养结果菌落计数≥10^3/ml为真性尿路感染（敏感性为80%，特异性为90%）；急性非复杂肾盂肾炎，界线为≥10^4/ml；女性清洁中段尿培养≥10^5/ml、男性清洁中段尿培养或女性复杂性尿路感染导尿标本≥10^4/ml；无症状性菌尿的定义仍然沿用以往标准，为无尿路感染症状患者的尿培养（清洁中段尿或插管标本）≥10^5/ml[37-39]。

3. 尿涂片镜检找细菌　主要有下述几种方法。

（1）不沉淀尿涂片镜检细菌法：将未经离心沉淀的新鲜中段尿直接涂片，于显微镜下找细菌，可不染色或革兰染色后检查。据中山大学附一院的报告，该法的阳性率为79.6%[36]（检10个视野，平均有1个以上细菌者为阳性）。

（2）尿沉渣涂片镜检细菌法：用革兰染色后或不染色检查。有尿路感染症状的女性患者依靠尿沉渣镜检诊断的敏感性为60% ~ 100%，特异性为49% ~ 100%[40,41]。

尿涂片镜检细菌法有下述优点：① 设备简单、操作方便，适用于基层医疗单位或大规模筛选检查；② 有定量意义。如尿含菌量≥10^5/ml，则90%以上尿直接涂片染色镜检可找到细菌，极少假阳性；③ 在抗生素治疗后，尿培养可阴性，但镜检仍可能发现细菌。但需注意对于革兰染色检查，只有在尿含菌量较高时（≥10^5/ml），结果才相对可靠。

4. 尿化学检查　简便易行，有助于尿路感染的快速诊断，但由于阳性率低，故价值有限，并不能代替尿细菌定量培养。主要方法有：

（1）亚硝酸盐还原试验（Griess test）：革兰阴性细菌可使尿内的硝酸盐还原为亚硝酸盐，然后与Griess试剂作用生成红色的可溶性偶氮色素。大肠埃希菌、副大肠杆菌感染多数为阳性（85%），变形杆菌半数为阳性，球菌感染及结核菌感染则为阴性。当尿中有大量淋巴细胞时该结果也可为阴性，因此当出现阴性结果时并不能完全排除尿路感染。该试验假阳性结果较少出现，仅当出血、尿胆原阳性、服用非那吡啶、甜菜等可使尿液变为红色的物质时出现假阳性。

（2）其他尿化学检查：检测尿路感染患者尿ATP含量，以菌尿≥10^5/ml为阳性界值，敏感性为86%～95%，特异性为75%～82%，另外该法可快速检测出细菌浓度<10^3/ml的尿液[42]。Nurimnen等[43]认为鲎珠试验（chromogenic limunus assay）对革兰阴性菌引起的尿路感染是快速可靠的方法。白细胞酯酶浸试条法是一种快速而较准确地筛选方法。若以亚硝酸盐还原试验或白细胞酯酶浸试条法二者之一为阳性判断尿路感染，则敏感性和特异性分别为88%和79%；以二者均为阳性判断，则敏感性和特异性分别为45%和98%[44]。

5. 尿细菌学检查的假阳性和假阴性　假阳性结果的原因主要有：① 中段尿收集不合标准，尿液被粪便、白带等污染；② 尿标本在室温放置超过1小时才接种；③ 接种和检验技术上的误差等。

假阴性结果可见于① 病者在近2周内曾用过抗生素；② 尿液在膀胱内停留不足6小时，细菌没有足够的时间繁殖；③ 收集中段尿时，消毒药不慎混入尿标本内；④ 饮水太多，尿液内细菌被稀释；⑤ 感染灶与尿路不通，如血源性肾盂肾炎的早期或尿路梗阻时，这种情况罕见；⑥ 有些尿路感染的带菌可为间歇性；⑦ 某些特殊细菌，如腐生寄生菌等引起的尿路感染，尿含菌量可<10^5/ml。

（二）尿常规检查

1. 肉眼观察　尿路感染时尿色可清或混浊，可有腐败气味，极少数患者（<5%）可有肉眼血尿，多见于急性膀胱炎。尿色浑浊对症状性菌尿诊断的敏感性为90.4%，特异性为66.4%[45]。

2. 尿蛋白含量　多为阴性或微量（±～+）。如尿蛋白量较大，应注意有无肾小球疾病。

3. 血尿　镜下血尿见于40%～60%的急性尿路感染患者。多数患者尿红细胞数为2～10个/HFP，少数镜下见多量红细胞。血尿虽在尿路感染是一常见表现，但对尿路感染诊断有较大意义的仍为白细胞尿。

4. 白细胞尿　即脓尿，指离心后尿沉渣镜检白细胞>5个/HFP，临床医生初步诊断尿路感染的依据就是临床症状和脓尿[36]。几乎所有急性尿路感染的女性均有脓尿。不管何种方法检查，脓尿对尿路感染的特异性和敏感性均约为75%。做此检查时必须注意① 留尿标本前必须清洁外阴，女性尿液勿混进白带；② 尿液若放置数小时，白细胞被破坏使结果不准确；③ 脓尿可呈间歇性，需多次重复；④ 抗菌治疗后会影响结果准确性；⑤ 变形杆菌、克雷伯杆菌、铜绿假单胞菌所致的严重感染，因尿呈碱性，尿中白细胞被破坏，可出现假阴性结果。

白细胞脂酶浸试条检测是证实白细胞尿的一种敏感而准确的筛选试验，其敏感性为75%～96%，而特异性高达94%～98%。可作为一种快速、简便的筛选试验。

（三）尿白细胞排泄率

采用1小时尿细胞计数法，是较准确简便检测脓尿的方法。方法为准确收集患者2（或3）小时的全部尿液，立即作白细胞计数，所得白细胞数按1小时折算。据我们的资料，正常人白细胞应<20万/h，白细胞>30万/h为阳性，介于（20～30）万/h者为可疑，应结合临床判断。白细胞排泄率较尿沉渣涂片镜检准确，诊断脓尿的阳性率达88.1%，较涂片法高20.9%[36]。

脓尿对于尿路感染的诊断具有一定价值，因为：① 尿路感染在抗生素治疗后，细菌培养常已阴转，但脓尿仍可持续数天；② 有急性尿路感染症状时，若证实脓尿存在，即可不待细菌培养结果而作出初步诊断；生育期妇女，沙眼衣原体导致的尿路感染往往有脓尿而无菌尿；③ 尿频、尿急明显者，尿在膀胱内停留时间短，尿培养可阴性，而脓尿可协助诊断。但泌尿生殖系统非细菌性炎症（如肾小球肾炎）、结核、霉菌感染、恶性肿瘤、长期留置尿管等均可以有脓尿，故不能单纯依靠脓尿诊断尿路感染。

（四）其他实验室检查

1. 血常规检查　急性肾盂肾炎患者，血白细胞可轻或中度增加，中性白细胞也常增多，有核左移。C反应蛋白和降钙素原可升高，红细胞沉降率可加快，血中高降钙素原水平可早期判断急性肾盂肾炎，并与尿路感染6个月后肾脏瘢痕的形成密切相关[46]。

2. 肾功能检查 急性肾盂肾炎偶有尿浓缩功能障碍，于治疗后多可恢复。

（五）影像学检查

当症状或体征提示存在尿路梗阻、结石、腰腹部肿块或尿脓毒血症，以及短时间内反复发作的尿路感染或经过72小时治疗后未得到改善的尿路感染患者，需行影像学检查以明确可能存在的复杂因素和需特殊治疗的并发症（如肾周脓肿）[47]。对于男性尿路感染患者，无论初发还是复发，均应行影像学检查以排除尿路解剖和功能上的异常。

1. 泌尿系超声 推荐作为首选影像学检查，尤其适用于不适合接受辐射或对比剂的患者。其对检测肾脓肿、肾积水、结石、先天性肾脏畸形较为有效；但对肾盂肾炎以及肾脏瘢痕形成的敏感性较低。

2. X线检查 X线检查可及时发现引起尿路感染反复发作的不利因素如结石、梗阻、反流、畸形等。在尿路感染急性期，不宜做静脉肾盂造影，如确有必要，可作B超检查。

3. CT和MRI检查 螺旋CT扫描拥有较高的分辨率和敏感性，更适用于评估复杂性尿路感染，必要时可进行增强扫描。CT检查对于肾盂肾炎的检测要优于超声。当超声提示有阳性发现时，进行螺旋CT检查可进一步有效明确病变。

目前认为除非需避免使用造影剂或电离辐射（如肾衰竭患者或妊娠妇女），MRI并不优于CT。

八、诊断

尿路感染的诊断不能单纯依靠临床症状和体征，而要依靠实验室检查，真性细菌尿是指[8,48]：①膀胱穿刺尿定性培养有细菌生长；②导尿细菌定量培养≥10^5/ml；③清洁中段尿定量培养≥10^5/m1（成人导管相关尿路感染为≥10^3/ml）。但如临床上无尿路感染症状，则要求做两次中段尿培养，细菌数均≥10^5/ml，且为同一菌种，才能确定为真性细菌尿。1985年第二届全国肾脏病学术会议讨论通过的尿路感染诊断标准[49]为：①正规清洁中段尿（要求尿停留在膀胱中4～6小时以上）细菌定量培养，菌落数≥10^5/ml；②参考清洁离心中段尿沉淀白细胞数>10个/HFP，或有尿路感染症状者。具备上述①②可以确诊。如无②则应再作尿细菌计数复查，如仍≥10^5/ml，且两次的细菌相同者，可以确诊或③作膀胱穿刺尿培养，如细菌阳性（不论菌数多少），亦可确诊；④未有条件作尿细菌培养计数的单位，可用治疗前清晨清洁中段尿（尿停留于膀胱4～6小时以上）离心尿沉渣革兰染色找细菌，如细菌>1个/油镜视野，结合临床尿路感染症状，亦可确诊；⑤尿细菌数在10^4～10^5/ml之间者，应复查，如仍为10^4～10^5/ml，需结合临床表现或作膀胱穿刺尿培养来确诊。有明显急性膀胱刺激征的妇女，尿中有较多白细胞，如中段尿含菌数>10^2个/ml，亦可拟诊为尿路感染，并等待细菌培养结果。

诊断标准已充分考虑到敏感性和特异性：女性有急性非复杂性尿路感染症状（尿痛，尿频，膀胱区不适），清洁中段尿细菌培养菌落计数≥10^3/ml，并且为单一菌株，可诊断为尿路感染（敏感性80%和特异性90%）；有急性非复杂肾盂肾炎症状（发热，寒战，腰痛，有或无尿频、尿痛）的患者，诊断标准是清洁中段尿细菌培养菌落计数≥10^4/ml（敏感性和特异性均为95%）[50]。

九、鉴别诊断

尿路感染应与下述疾病鉴别：

（一）发热性疾病（如流感、疟疾、败血症、伤寒等）

如急性尿路感染病人发热等全身感染症状突出，而尿路局部症状不明显时，易与发热性疾病混淆。但如能详询病史，注意尿路感染的局部症状，并作尿沉渣和细菌学检查可鉴别。

（二）腹部器官炎症（如急性阑尾炎、女性附件炎等）

有些尿路感染患者主要表现为腹痛、恶心、呕吐、发热和血白细胞增高等，易误诊为急性胃肠炎、阑尾炎及女性附件炎等。详细询问病史，及时作尿常规和尿细菌学检查，可资鉴别。

（三）生殖系统疾病

女性患者应考虑是否存在阴道炎、淋病、生殖器疱疹或生殖器溃疡。需仔细询问性生活史及性伴侣情况，通过妇科检查可以明确。

（四）急性尿道综合征

主要表现为下尿路的刺激症状，可分为两种情况：① 约70%的患者有脓尿和细菌尿，是真正的尿路感染患者；② 另约30%的患者，既无脓尿也无细菌尿，其病因未明[51]，应考虑为无菌性尿频-排尿不适综合征（即通常所指的尿道综合征）。如患者同时有尿白细胞增多，但尿液普通细菌培养阴性，应重点排除尿路结核菌、厌氧菌及真菌感染。此外，还应注意排除衣原体或支原体感染的可能。

无菌性尿频-排尿不适综合征多见于中年妇女，尿频常较排尿不适的表现更为突出，病因尚未明了，可能与尿路局部损伤、刺激、过敏或动力学功能异常等有关[52]。根据我们的经验，大部分病人有焦虑性神经症，适当分散注意力可明显减轻症状，必要时可服用一些镇静药物或进行心理治疗。

（五）肾结核

下列情况应注意肾结核的可能：① 慢性膀胱刺激症状，抗生素治疗无效，病情呈进行性加重者；② 脓尿、酸性尿，普通细菌学检查阴性；③ 肾外结核的证据，尿镜检有红细胞尿者；④ 附睾、精索或前列腺结核；⑤ 尿路感染经有效的抗生素治疗，普通细菌培养转阴，但脓尿仍持续存在者。肾结核膀胱刺激症状明显，晨尿结核杆菌培养可阳性，而普通细菌培养阴性，尿沉渣可找到抗酸杆菌，静脉肾盂造影可发现肾结核X线征，部分病者可有肺、生殖器等肾外结核病处以及抗结核治疗有效等可资鉴别。但肾结核常可与普通尿路感染并存，如患者经积极抗菌治疗后，仍有尿路感染症状或尿沉渣异常者，应高度注意肾结核存在的可能性，并做相应检查。有下列3项之一者可确立肾结核的诊断：① 临床表现+尿结核菌培养阳性；② X线的典型肾结核表现；③ 膀胱镜检查有典型的结核性膀胱炎。

十、尿路感染的定位诊断

尿路感染的定位对于指导临床治疗和评估病人的预后具有非常重要的价值，因为：① 肾盂肾炎和膀胱炎的治疗方案及疗程有明显的不同；② 肾盂肾炎在治疗后再发多是复发（占80%），而膀胱炎则常是重新感染；③ 肾盂肾炎可致高血压或慢性肾衰竭等严重并发症，而膀胱炎一般不会。

（一）根据临床表现定位

患者的临床症状有助于定位诊断，如有寒战、发热（>38.5℃）、腰痛，肾区叩痛和/或压痛等症状者常为急性肾盂肾炎的特征。此外，在临床治愈后，重新感染者，常为膀胱炎；复发者，则常为肾盂肾炎。但仅根据临床表现来进行定位常不够准确，因为上、下尿路感染的临床症状多有重叠。

（二）根据实验室检查定位

文献报告的方法有多种，下面仅讨论几种较准确和实用的方法。

1. 输尿管导管法　是直接的定位方法。先留取首次尿标本，并作膀胱灭菌，通过膀胱镜插入输尿管导管，采尿作培养。优点是诊断准确性高，且可区分是那一侧肾脏发生了感染。目前仅偶用于需做患侧肾切除术，术前定位确定是哪一侧肾脏发生感染。

2. 膀胱冲洗后尿培养法　也是直接定位方法，更为简便和准确。检查步骤为：先插入导尿管，排空膀胱，并留取尿标本作细菌定量培养（0号标本），然后从导尿管内注入生理盐水100ml，内含卡那霉素1.0g和α-糜蛋白酶10mg，停留45分钟，然后再排空膀胱，并用2000ml无菌生理盐水冲洗膀胱，排空后收集最后数滴尿作培养（1号标本）。以后每隔15分钟收集尿液作定量培养，共4次（分别为2、3、4、5号标本）。结果判断：① 如0号标本（灭菌之前）细菌数>10^5/ml，表明当时仍存在着细菌尿；② 如膀胱灭菌后的全部标本均无菌，则表示为下尿路感染；③ 如2～5

号尿标本的含菌量 >10^5/ml，同时比 1 号标本的细菌数超过 10 倍，则表示为上尿路感染。目前多数学者用本方法已替代输尿管导管法作为定位的标准方法。本法的缺点不能区分是哪一侧肾脏感染，并可能有 10% ～ 20% 的误差。

3. 用免疫荧光技术检查尿沉渣中抗体包裹细菌（ACB） 以往认为肾盂肾炎为肾实质感染，致病菌将被抗体包裹；而膀胱炎为黏膜浅表感染，故细菌无抗体包裹。因其特异性和敏感性不理想，对鉴别上或下尿路感染无价值。

4. 尿沉渣镜检白细胞管型 尿沉渣镜检如能发现白细胞管型是诊断肾盂肾炎的有力证据。

5. 其他

（1）尿酶测定：肾盂肾炎时，尿N-乙酰-氨基葡萄糖苷酶（NAG）排出量增多，而下尿路感染时多为正常，但也有学者认为其定位作用有限[36,53]。

（2）尿β_2微球蛋白（β_2-MG）含量测定：尿β_2-MG含量升高提示肾盂肾炎，但少数膀胱炎患者的尿β_2-MG也可能升高。

（3）尿渗透压测定：根据我们的资料，肾盂肾炎时尿浓缩功能下降率为36.7%[36]，如能做晨尿渗透压测定则更佳。

（4）Tamm-Horsfall蛋白（THP）及其抗体测定：慢性肾实质感染时尿THP含量减少，而膀胱炎时多为正常[54,55]，但仍有争议。也有报道，尿THP包裹游离细胞在肾实质感染时呈阳性，膀胱炎时则阴性[56,57]。该法一般不会出现假阳性，操作简便，无损伤性，值得进一步研究。

（5）血清抗革兰阴性细菌O抗原的抗体：此抗体滴度>1∶320者，提示为肾脏感染；在1∶320以下者，则多为膀胱炎。但其对尿路感染定位的准确性有限。

（6）其他标记物：尿白介素-6和白介素-8浓度，尿巨噬细胞迁移抑制因子/尿肌酐比值、血中性粒细胞明胶酶脂质运载蛋白浓度等可用于尿路感染定位[58-60]，但临床意义尚待进一步研究。

（三）从疗效和追踪结果帮助定位

单剂抗生素治疗尿路感染患者，追踪6周，膀胱炎患者全部可以治愈，疗效欠佳者多为肾盂肾炎，亦可作为定位诊断的重要参考指标之一。

（四）肾活检及尿路X线检查

肾活检对定位诊断意义不大，主要原因是阳性率低，且为损伤性检查，患者不易接受。静脉肾盂造影对定位虽有帮助，但肾盂肾炎时其阳性率仅为5.9%[8,36]。

1985年第二届全国肾脏病学术会议上讨论制定的上、下尿路感染的鉴别标准包括[49]：① 尿抗体包裹细菌检查阳性者，多为肾盂肾炎，阴性者多为膀胱炎；② 膀胱灭菌后的尿标本细菌培养阳性者为肾盂肾炎，阴性者多为膀胱炎；③ 参考临床症状，有发热（>38℃）或腰痛、肾区叩压痛或尿中有白细胞管型者，多为肾盂肾炎；④ 经抗生素治疗后症状消失，但不久又复发者多为肾盂肾炎（多在停药后6周内），用单剂抗菌药治疗无效或复发者多为肾盂肾炎；⑤ 经治疗后仍留有肾功能损害表现，能排除其他原因所致者，或肾盂造影有异常改变者为肾盂肾炎。

十一、无症状细菌尿

又称隐匿性细菌尿，即指患者有真性细菌尿而无任何尿路感染的临床症状。常在健康人群中进行体检或因其他肾脏疾病作常规尿细菌学检查时发现。

（一）来源及发病率

无症状细菌尿可由症状性尿路感染演变而来，有些可无急性尿路感染的病史。在尿路器械检查后发生或在慢性肾脏病的基础上发生的尿路感染，常常无明显症状。

其发病率在以下人群中显著升高：妊娠妇女（2% ～ 5%）、合并有糖尿病的女性（1% ～ 30%）以及>70岁女性（16% ～ 18%），>80岁男性（10%）[61,62]。

（二）经过及预后

致病菌多为大肠埃希菌，常为消失与复现交替。病者可长期无症状，尿常规也无明显异常，亦可间歇出现急性尿路感染症状。短期预后：出现症状性尿路感染的发病率显著高于正常人群，而若尿路解剖或功能上无缺陷，无症状细菌尿与高血压、肾功能减退及死亡等长期预后无明显相关性[63]。但在下列情况下，无症状细菌尿易导致肾损害：原有各种慢性肾脏病、糖尿病、妊娠、留置导尿管、尿路梗阻及婴幼儿患者。

十二、病程经过和预后

急性非复杂性尿路感染使用抗生素治疗后，90%可治愈（在菌尿转阴后第2周和第6周各复查一次，如仍为阴性或虽然细菌尿阳性但为重新感染者，则认为原来的尿路感染已治愈），约10%可转为持续性细菌尿或反复再发。

复杂性尿路感染临床治愈率低，容易复发，除非去除了易感因素，否则极难治愈，持续性细菌尿或反复发作者>50%。

部分急性尿路感染病者经过治疗后，仍可持续存在无症状细菌尿（约10%）并反复发生急性发作。

严重的肾盂肾炎多见于复杂性尿路感染，尤其有尿路梗阻者。部分病人可并发急性肾乳头坏死，甚至发生急性肾衰竭、革兰阴性细菌败血症等；感染病灶处穿破肾包膜可引起肾周脓肿或并发肾盂积脓。

十三、治疗

（一）常用抗菌药物及其选用原则

尿路感染治疗的目标是以最低廉的费用、最小的副作用、最少的细菌耐药来获得最佳的治疗效果。同时，预防或治疗败血症，减轻全身或局部症状，清除隐藏在生殖道和肠道内的病原体，预防远期后遗症。

治疗尿路感染的常用抗菌药物有磺胺类、β-内酰胺类、氨基苷类以及喹诺酮类。应考虑以下问题：

1. 选用对致病菌敏感的药物　在无尿细菌培养和药敏试验结果之前，宜先选用对革兰阴性杆菌有效的抗生素，因尿路感染大多由大肠埃希菌等革兰阴性菌引起，尤其是首次发作的尿路感染，多数可以治愈。如治疗3天症状仍无改善，则应按药敏试验结果来选择。一般体外药敏试验结果和临床效果的符合率为70%～80%。药物治疗效果多受菌种和有无尿路梗阻等因素影响。

2. 抗菌药在尿和肾内的浓度要高　膀胱炎仅要求抗菌药在尿中有高浓度即可。肾盂肾炎则要求抗菌药在尿液和血液中均有较高的浓度，以保证肾组织内达到较高的有效浓度。对肾盂肾炎，宜选用杀菌剂。氨苄西林、头孢菌素以及氨基苷类在血中浓度较高，且对常见的尿路感染细菌有效，故为临床医生常用。复方新诺明或氟喹诺酮类要优于β-内酰胺类抗生素[64]，目前耐药细菌明显增加，特别是复方新诺明，在对复方新诺明耐药率超过20%的地区，推荐选择氟喹诺酮类，但也需监测氟喹诺酮类耐药率[65]。

3. 选用肾毒性小的抗菌药物　尿路感染的治疗应尽可能避免使用有肾毒性的抗生素，特别是伴有肾功能不全的患者尤应注意。目前常用抗生素的肾毒性情况。

具有强肾毒性的抗生素：杆菌肽、两性霉素B、多黏菌素B、E及新霉素等。

具有中度肾毒性的抗生素：四环素、卡那霉素、妥布霉素、阿米卡星及头孢菌素Ⅱ等。

具有轻度肾毒性的抗生素：头孢菌素Ⅰ和头孢唑林等。

4. 联合用药　联合用药的指征是：①单一药物治疗失败；②严重感染；③混合感染；④耐药菌株出现。要避免相互有拮抗作用的药物联用。

铜绿假单胞菌感染治疗上颇为困难，多选用半合成广谱青霉素或第三代头孢菌素加氨基糖苷类抗生素治疗。耐青霉素的金葡菌感染多选用新型青霉素Ⅰ或Ⅱ与第一代头孢菌素类或氨基糖苷类抗生素合用。变形杆菌感染可选用青霉素与氨基糖苷类合用。对大肠埃希菌可选用氨基糖苷类与第三代头孢菌素合用。

5. 确定治疗疗程　表现为下尿路感染症状者，多给予短程治疗（3 天疗法或单剂疗法）；对有肾盂肾炎临床表现者，给予 14 天疗程。

（二）首次发作急性尿路感染的处理

应根据尿路感染的部位和类型分别进行治疗。

1. 急性膀胱炎　对于表现为下尿路症状的尿路感染患者，可暂按膀胱炎给予治疗，主要用以下方法：

（1）单剂抗菌疗法：推荐用单剂抗生素治疗无复杂因素存在的膀胱炎[66]，磺胺甲基异噁唑（SMZ）2.0g、甲氧苄啶（TMP）0.4g、碳酸氢钠1.0g，一次顿服（简称STS单剂），大多数患者尿菌即可转阴。据中山大学附属第一医院的材料，STS单剂治疗56例膀胱炎，100%可治愈[67]。美国感染病学会和欧洲临床微生物学与感染病学会推荐磷霉素氨丁三醇3.0g，一次顿服治疗急性膀胱炎[37]。单剂疗法的优点是：① 方法简便，患者易于接受；② 绝大部分尿路感染有效；③ 医疗费用低；④ 极少发生药物副作用；⑤ 极少产生耐药菌株，且有助于尿路感染定位诊断。但须于治疗后追踪6周，如有复发（多数在停药1周后）则多为肾盂肾炎，应给予抗生素2 ~ 6周。单剂疗法不适用于男性患者、妊娠妇女、糖尿病患者、机体免疫力低下者、复杂性尿路感染及上尿路感染患者。

（2）短程抗菌疗法：据国外的报告[37,68]和我们的经验，采用STS、阿莫西林或诺氟沙星3天疗法；呋喃妥因0.1g，每日2次，7天疗法；匹美西林0.4g，每日2次，3 ~ 7天疗法，对膀胱炎的治愈率与长疗程治疗相似，但副作用少。其适应证、禁忌证与单剂抗菌疗法相同。对于首次发生的下尿路感染可给予单剂疗法，对有多次尿路感染发作者，应给予短程疗法，后者对于减少再发有帮助。我们曾报告用诺氟沙星3天疗法治疗尿路感染40例，总有效率95%，治愈率92.5%，其中膀胱炎的治愈率达100%[69]。

短程疗法主要用于治疗浅表黏膜感染，不能用于高度怀疑深部组织感染的患者，如男性尿路感染患者（怀疑前列腺炎者）、肾盂肾炎患者、留置尿管的患者和高度怀疑耐药菌感染的患者[70-72]。

（3）女性急性非复杂性膀胱炎的处理（图23-1-0-1）：首选短程疗法。若患者存在以下复杂因素之一时：怀孕、泌尿生殖道结构异常、泌尿系结石、肾功能不全、免疫缺陷、糖尿病、近期抗生素使用史或侵入式泌尿生殖系统操作，则使用抗生素前需进行尿培养及进一步检查。完成疗程后，若患者仍有症状，需做尿常规和细菌培养。若尿常规和细菌培养阴性，无明确的微生物病原体存在，应注意尿路局部损伤、个人卫生、对某些物质过敏以及妇科疾患的因素。若患者有脓尿而无菌尿，考虑沙眼衣原体感染，可使用四环素或磺胺嘧啶治疗7 ~ 14天（性伴侣也同时治疗）。若经过短程疗法后患者有症状性菌尿，应考虑隐匿性肾感染，需行长程治疗，初始14天，如有必要可延长。如果是非耐药菌株，呋喃妥因、氟喹诺酮类或复方新诺明是有效的药物[37,73]。

2. 急性肾盂肾炎　治疗目的是：① 控制和预防败血症；② 清除进入泌尿道的致病菌；③ 防止复发；治疗主要分为两个阶段：① 静脉给药迅速控制败血症；② 继而口服给药清除病原体，维持治疗效果和防止复发；药物选择的基本原则是：① 药物敏感，血药浓度足够高；② 症状较轻，无恶心呕吐的患者可口服复方新诺明和氟喹诺酮；③ 患者退烧 24 小时后，继续胃肠外给药无更多益处，此时，可口服复方新诺明或氟喹诺酮来完成 14 天的疗程，可有效清除感染的病原体和胃肠道中的残余病原体。具体措施如下：

（1）中等度严重的肾盂肾炎：宜口服有效抗生素2周[37,72]。常用的抗生素为复方新诺明、新一代喹诺酮类、阿莫西林等。我们常使用STS 14天疗法，其疗效不逊于其他常规抗生素；SMZ配用TMP，其杀菌力可增加多倍。加用碳酸氢钠既可碱化尿液，加强SMZ的疗效，亦可防止长期用SMZ后可能发生的尿中结晶沉淀。如患者对磺胺类过敏，可使用喹诺酮类或β-内酰胺类抗生素。美国感染病学会推荐当社区尿道致病菌对喹诺酮类的耐药率不超过10%时，可口服环丙沙星0.5g，每日2次，7天一疗程；环丙沙星缓释剂1.0g，每日1次，7天一疗程；或左氧氟沙星0.75g，每日

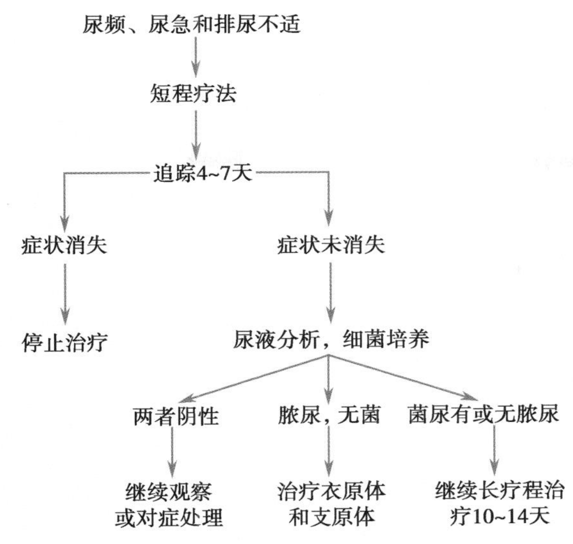

图 23-1-0-1　无复杂因素女性尿路感染的处理程序

1次，5天一疗程作为门诊治疗方案。若耐药率超过10%，推荐先起始静脉予单剂长效抗生素，如1g头孢曲松或氨基苷类全日药量[37]。一般抗菌治疗2 ~ 3天即显效，需根据临床效果和尿培养结果重新评估，完成7 ~ 14天的疗程。在14天疗程后，通常尿菌的阴转率可达90%左右，如尿菌仍阳性，此时应参考药敏试验选用有效的和强有力的抗生素，治疗4 ~ 6周。

（2）临床症状严重的肾盂肾炎：宜采用肌肉或静脉给予抗生素。美国感染病学会推荐使用氟喹诺酮类，氨基糖苷类单用或联用氨苄西林，广谱头孢菌素或青霉素单用或联用氨基糖苷类，或碳青霉烯类抗生素。产超广谱β-内酰胺酶菌株引起的肾盂肾炎，碳青霉烯类抗生素是首选药物[37]。经治疗后，如病情好转，可于退热后继续用药3天再改用口服抗生素，以完成2周疗程。如未显效，应按药敏结果更换抗生素。复杂性肾盂肾炎易于发生革兰阴性杆菌败血症，应联合使用两种或两种以上抗生素静注治疗。在用药期间，应每1 ~ 2周作尿培养，以观察尿菌是否阴转。经治疗仍持续发热者，则应注意并发症的可能，如肾盂积脓、肾周脓肿等，应及时行肾脏B超等检查。

（3）治疗后追踪：目前多不推荐对抗生素治疗后症状消失的非复杂性肾盂肾炎患者在随访中行尿培养检查[38]，但我们仍认为应在疗程结束时及停药后第2、6周分别作尿细菌定量培养，以后最好能每月复查1次，共1年。如追踪过程中发现尿路感染复发，应再行治疗。

疗效评定：① 治愈：疗程完毕后症状消失，尿菌阴性，并于第2、6周复查尿菌仍阴性，可诊为该次尿路感染治愈；② 治疗失败：疗程完毕后尿菌定量检查仍阳性，或者治疗后尿菌转阴，但于第2、6周复查时尿菌又阳性，且为同一菌种（株）。

3. 一般治疗　急性尿路感染有发热等感染症状者应卧床休息。鼓励病者多饮水，勤排尿。服碳酸氢钠 1.0g，每日 3 次，以碱化尿液，减轻膀胱刺激征，并可增强氨基糖苷类抗生素、青霉素类、红霉素及磺胺类的疗效，但会降低四环素及呋喃妥因的疗效。当患者尿道刺激症状严重时，可服用尿道止痛药如非那吡啶，一天 3 次，服 2 ~ 3 天。

（三）其他类型尿路感染的治疗

1. 小儿尿路感染　婴幼儿尿路感染可导致肾发育障碍和肾瘢痕，造成永久性肾实质损害，随年龄增长可发展成慢性萎缩性肾盂肾炎，甚至发生慢性肾衰竭。目前英国国立优化卫生与保健研究所（NICE）和美国儿科学会（AAP）对于非典型性尿路感染、复发性尿路感染、合并有发热或<6 个月的婴儿，推荐行泌尿系超声以排除泌尿系统解剖学异常；如提示存在高度膀胱输尿管反流或梗阻性肾病或治疗后持续有菌尿者，应作排尿期膀胱输尿管造影和二巯基丁二酸（DMSA）核素显像，必要时作膀胱镜检查[74]。

小儿尿路感染的治疗原则及方法同成人，但特别要注意纠正尿路功能异常或器质性梗阻。为了安全考虑，对无症状细菌尿小儿也宜积极治疗。新近研究示同胃肠外给药相比，口服抗生素具有相同的疗效[75,76]，因此对于患急性肾盂肾炎的婴幼儿（>2 ~ 3个月），若临床病情稳定，可予口服抗生素门诊治疗。

对于急性非复杂性小儿尿路感染，建议仍按传统的7 ~ 14天治疗。一般不选用氟喹诺酮类抗生素，因为可能会影响儿童的软骨发育[77]。儿童复发性尿路感染，尤其是有肾瘢痕形成或存在VUR的患儿，应予长程预防性治疗（至少要1年），可使用复方新诺明、呋喃妥因或孟德立胺。SMZ和TMP联合使用较呋喃妥因的治疗效果好[77]。VUR治疗方式的选择须考虑以下几点：年龄、是否存在肾脏瘢痕、病程、回流的分级、同侧肾功能和膀胱功能、依从性情况及父母倾向。推荐用长程抗菌治疗和密切观察来积极降低VUR尿路感染复发风险，但对肾脏瘢痕形成无明显作用[78]；外科手术治疗适用于伴发热的暴发性尿路感染，经长程抗生素治疗无效的>1岁患儿[79]。

2. 妊娠中尿路感染　妊娠早期就应常规作中段尿细菌培养，如有真性细菌尿，不管有无症状均应及时治疗。这不但有利于防止妊娠后期发生有症状肾盂肾炎和发展为慢性肾盂肾炎，且有助于减少妊娠高血压综合征、早产、低出生体重儿和围产儿死亡率等。妊娠中尿路感染的治疗与一般尿路感染相同，妊娠中尿路感染治愈后易于复发，应定期复查尿细菌定量培养。妊娠期一般不宜作静脉肾盂造影，必要时应于产后6周才检查。在药物选择方面，妊娠期妇女尿路感染可安全使用的药物较少，且需密切随诊[80]。在早期妊娠阶段，磺胺嘧啶，呋喃妥因，氨苄西林，先锋Ⅳ被认为是相对安全的。在晚期妊娠阶段（产前2 ~ 3个月），磺胺嘧啶应避免使用，因可导致核黄疸。通常不用TMP和氟喹诺酮类，因可能对胎儿有毒性和影响胎儿软骨发育；四环素族（特别是妊娠5个月后）及氯霉素亦不宜用。因此，我们建议妊娠期的尿路感染患者，尽量选用呋喃妥因、氨苄西林或头孢菌素等药物。妊娠妇女发生肾盂肾炎，应该住院行胃肠外给药治疗，β-内酰胺类可能是主要药物。妊娠前有复发性尿路感染病史、妊娠前尿路感染复发的孕妇出现无症状性细菌尿的患者均需要使用预防性治疗方案，如呋喃妥因、头孢氨苄、氨苄西林，任选1种，睡前口服，同时避免性生活，可有效预防尿路感染[81]。

3. 男性尿路感染　50岁以前，男性尿路感染相当少见，一旦发生，多伴有前列腺炎或尿路异常，治疗非常困难。没有尿路异常的尿路感染多发生在以下情况：男性同性恋者、性伴侣带有尿路的致病性病原体、获得性免疫缺陷综合征患者（$CD4^+$淋巴细胞计数少于200/mm^3），此类患者应用10 ~ 14天的复方新诺明或氟喹诺酮类进行治疗。不能耐受抗生素治疗或者其他非常见的病原体需要选择其他的药物治疗[82]。急性细菌性前列腺炎药物治疗通常效果较好，但疗程结束后易复发。男性反复出现的尿路感染，通常提示前列腺中存在的病灶还没有被前次治疗清除。前列腺病灶清除困难可能由于：① 很多抗微生物药物不能很好地渗透通过前列腺包膜，进入前列腺液；② 前列腺可能有结石，结石可堵塞前列腺液的分泌，或者作为异物而成为感染匿藏之处；③ 被感染的肥大的前列腺造成膀胱流出道的梗阻，造成膀胱内形成残余尿，难以灭菌[83]。由于以上因素，这些患者往往需要治疗4 ~ 6周，甚至12周的疗程。治疗药物可选用复方新诺明、TMP或喹诺酮类长程治疗，60%的患者的尿路感染可望得到控制。治疗失败的原因主要有：解剖异常太严重、铜绿假单胞菌和粪肠球菌感染。如果治疗效果欠佳，可选择的治疗方法有：① 长程抑菌疗法；② 复发时重新治疗；③ 有效的抗生素治疗以后，外科手术切除感染的前列腺。治疗措施的选择基于年龄、性功能、一般情况，膀胱流出道梗阻的程度，前列腺癌的可能性程度决定[83]。另外，应注意尿道的器械操作之后，通常是反复插尿管，金黄色葡萄球菌导致的感染可能会发生。治疗上使用抗葡萄球菌治疗和移除异物是必需的。除了复方新诺明被认为是治疗细菌性前列腺炎的有效药物外，其他如红霉素、竹桃霉素、强力霉素等在前列腺液内浓度较高，也可选用。

4. 导尿管相关的尿路感染　下列病人常发生：女性、老人、糖尿病、机体抵抗力下降的患者。预防原则包括：① 必要时才使用导尿管，且尽早拔除；② 插尿管时无菌操作非常重要；③ 无菌封闭系统，避免开放；④ 留取尿标本时应在消毒后抽取；⑤ 保持尿袋在膀胱水平以下及引流通畅；⑥ 有症状的UTI，若留置导尿管已超过7天，应及时拔除或更换导尿管；⑦ 应尽可能和感染患者分开；⑧ 对相关医护人员进行的培训[84]。

如已发生有症状尿路感染，应立即按首次发作的尿路感染处理，给予有效抗生素。如患者无明显尿路感染症状，仅有真性细菌尿，不推荐抗生素治疗，拔除导尿管48小时后无症状菌尿仍持续存在的女性患者才开始治疗[19]，或给予长程低剂量抑菌疗法，使尿含菌量$<10^4$/ml。在免疫力低下的患者，感染会很严重，有时可因败血症而致死[85]。

5. 糖尿病者的尿路感染　目前认为，糖尿病人尿路感染的发生率并不特别高，但一旦发生，一般较非糖尿病者重。此时除积极治疗尿路感染外，还要控制糖尿病。

6. 无菌性尿频－排尿不适综合征　应仔细询问病史，并做有关检查，然后给予相应治疗。如对内裤等过敏应避免使用，如因妇科疾患所致则应给予妇科治疗。对于有明显心理因素的，可用地西泮 2.5g，每日 3 次。本病抗菌治疗无效，对症状明显病因未明者，可行膀胱区超短波理疗，有一定疗效。

（四）无症状细菌尿的治疗

无症状细菌尿患者是否需要治疗，目前仍有争议，有下述情况时应予治疗（图23-1-0-2）：① 妊娠期间发生的无症状细菌尿。因这部分患者可发展为有症状尿路感染和急性肾盂肾炎，还可引起先兆子痫、早产、低出生体重儿的发生率增高[86]。治疗方法同症状性尿路感染，但需注意抗生素的选择（具体见妊娠中尿路感染部分）。一般应服药3 ～ 7天，在疗程结束后应定期随诊做尿培养。② 即将接受有创性、可能引起黏膜出血的泌尿生殖道操作或手术的患者。在操作或手术开始前即予抗生素治疗，结束前停止使用抗生素[86]。学龄前儿童及老年人（>75岁）无症状菌尿一般不用抗菌药治疗。

（五）尿路感染再发的处理

尿路感染的再发可分为复发和重新感染，从过去病史、菌种类型及抗生素敏感性、对短程疗法的反应有助于判断是相同菌株还是不同菌株。再发尿路感染，应做尿路X线检查，必要时还要做泌尿外科检查，以确定尿路有无畸形、梗阻、瘘道或反流等易感因素并予纠正。此外，应了解肾功能情况（图23-1-0-3）。

1. 重新感染　重新感染须具备下述 2 条[72,81]：① 经治疗后症状消失，尿菌阴转，但之后（多在停药 6 周后）真性细菌尿又再现，且多数病例有尿路感染症状；② 菌种（株）与上次不同。超过 80% 的再发尿路感染是重新感染，其治疗方法与首次发作相同。在开始抗微生物治疗之前，首先应采取一些简单预防措施：多饮水，性交后排尿，使用子宫帽或杀精剂避孕的方式。

一个有效的方法是酸化尿液，使用乌洛托品扁桃酸盐或亚甲基乌拉托品，加用维生素C，将尿

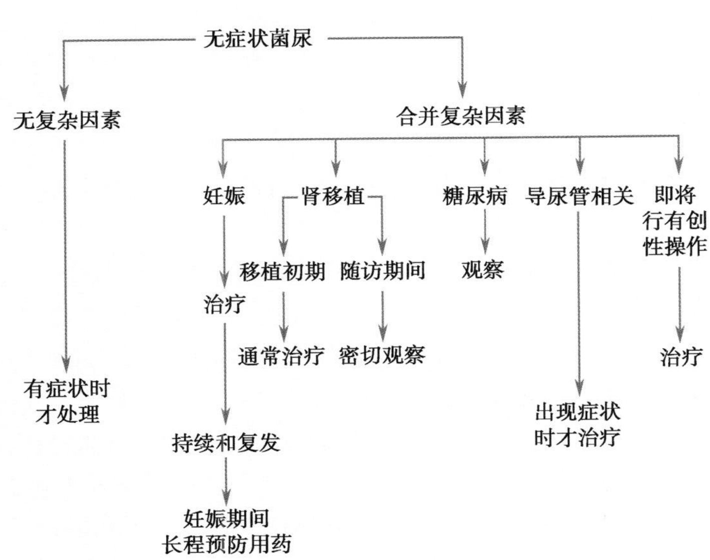

图 23-1-0-2　无症状尿路感染的处理程序

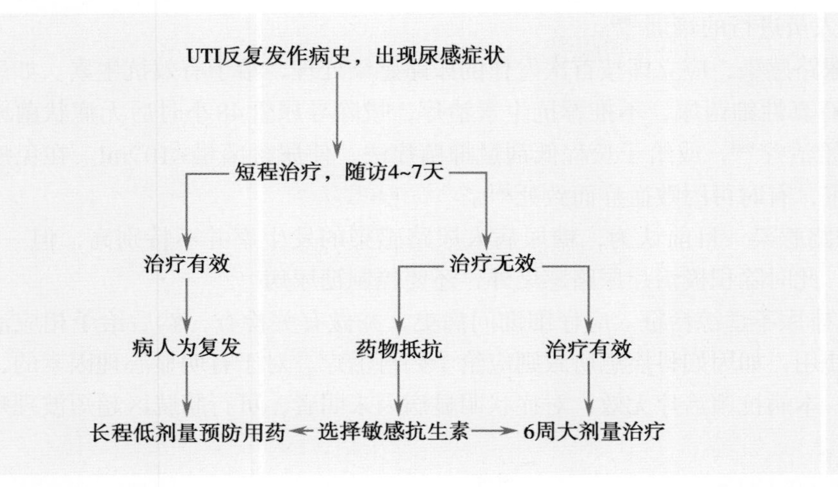

图 23-1-0-3 再发性UTI的处理程序

液的pH保持在5.5以下，引发甲醛的释放，从而发挥抑菌作用。荟萃分析发现该疗法对于无尿路畸形或未使用导尿管的患者可能是有益处[87]。

使用呋喃妥因50mg或呋喃妥因结晶100mg每晚睡前口服。它可能通过间歇性的抵抗尿路细菌而发生作用[88]。长程服用呋喃妥因可能有如下不良反应：慢性间质性肺炎，急性气道高反应性反应，肝损害，血液异常，皮肤反应，周围神经病变；需定期监控。呋喃妥因不推荐用于肾功能不全的患者。

低剂量的复方新诺明每晚1次或每周3次睡前口服，对于所有每年再发2次以上的妇女来说，是效价比高的最普遍疗法。氟喹诺酮也用于低剂量预防方案，并且这些药物还可用于肾移植术后患者以及性交后尿路感染的预防。

预防疗程应多长，目前尚不明确。我们的做法是维持给药6个月，然后停止，如果感染再发重新给予预防方案1 ~ 2年或更长时间，但是需关注远期副作用。

2. 复发　复发也应具备两条[72,81]：① 经治疗症状消失，尿菌阴转后在6周内再出现菌尿，并多伴有症状；② 菌种与上次相同（菌种相同而且为同一血清型，或者药敏谱相同）。复发常见于肾盂肾炎，尤其是复杂性肾盂肾炎患者，可能原因是：① 尿流不畅，多由尿路解剖上或功能上梗阻引起，纠正相应因素是治疗的根本，否则尿路感染不易治愈；② 抗生素选用不当或剂量、疗程不足、致病菌为相对少见细菌，对这些患者应按药敏选用抗生素，用较大的剂量，疗程至少6周；③ 病灶内抗生素浓度不足，多由于病变部位瘢痕形成，血流量差等原因，可用较大剂量杀菌类抗生素治疗，疗程6周，如菌尿仍持续存在，则进行低剂量长程疗法；对于尿路结石，治疗应尽量行手术取石，对不能手术者，要选用尿内和血内均有较高浓度的抗生素，疗程应长。反复发作者，宜给予长程低剂量抑菌疗法。不少专家对非复杂、非妊娠女性复发性膀胱炎患者推荐定期食用酸果蔓（cranberry）来预防和减少复发。

（六）非复杂性尿路感染的处理程序和复杂性尿路感染的治疗原则

根据有无尿路功能上或解剖上的异常等，尿路感染还可分为复杂性尿路感染和非复杂性尿路感染。临床上拟诊为非复杂尿路感染的患者的处理程序如图23-1-0-4：

经上述处理程序，可发现一些本拟诊为非复杂性尿路感染的患者其实是复杂性尿路感染患者。复杂性尿路感染合理的治疗原则[89,90]是：① 治疗的目标首先是症状性尿路感染患者。因为极少证据证明对此类患者的无症状性菌尿的治疗能改变临床状况，并且可以成功。尿路器械操作后的无症状菌尿例外，操作前预防性药物治疗可以预防严重败血症的发生率和死亡率[19]。② 治疗前的细菌培养资料必不可少。在没有细菌培养和药敏的结果之前，若患者症状稍轻，可考虑等待尿培养结果出来后再选择敏感的窄谱抗生素治疗；若患者症状较重，应尽早使用更广谱抗生素进行经验性治疗。③ 努力清除复杂因素，结合抗微生物治疗。如能做到手术纠正，一个长程4 ~ 6周有效治疗结合外科操作是适当的；如果无法手术纠正，以7 ~ 14天的疗程似乎更适当。脊髓损伤导致神经

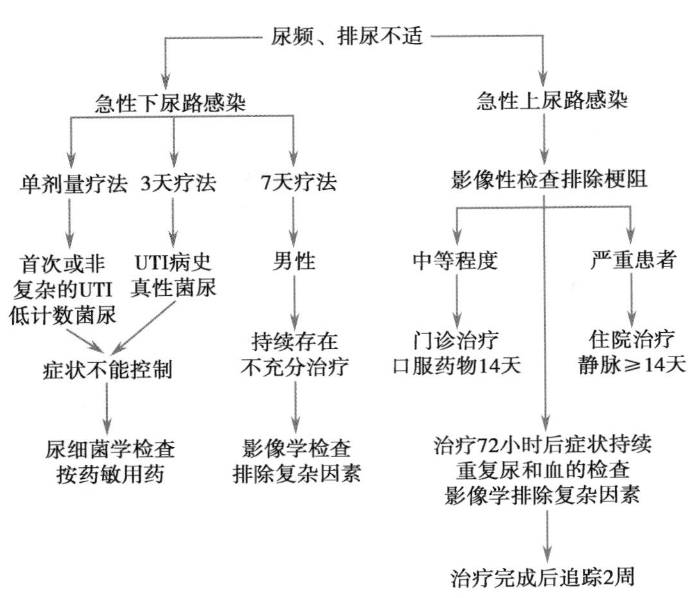

图 23-1-0-4 非复杂尿路感染的处理程序

性膀胱的患者是一个易患复杂性尿路感染的特殊人群，使用乌洛托品预防，间歇使用清洁的亲水涂层尿管自行导尿可减少发生尿路感染的发病率[91]。

十四、尿路感染的并发症

重症肾盂肾炎病例经治疗后仍有持续高热和血白细胞显著增加，应警惕并发症的出现，主要有以下：

（一）肾乳头坏死

是肾盂肾炎的严重并发症之一，常发生于严重肾盂肾炎伴有糖尿病或尿路梗阻以及妊娠期肾盂肾炎患者。可并发革兰阴性杆菌败血症，或导致急性肾衰竭。

（二）肾皮质、皮髓质脓肿和周围脓肿

肾皮质、皮髓质脓肿和周围脓肿患者除原有肾盂肾炎症状加剧外，常有持续发热、寒战、明显的单侧腰痛和压痛，个别患者可在腹部触到肿块。患者向健侧弯腰时，可使疼痛加剧。CT检查有助于诊断，也可评估感染的程度和辨别可能的感染来源[92]。治疗宜及时给予强有力的抗生素，加强支持疗法，必要时考虑切开引流。

（三）肾盂肾炎并发感染性结石

变形杆菌等分解尿素的细菌所致之肾盂肾炎常可引起肾石（占结石病因的15.4%），称为感染性肾石。这种结石的成分以磷酸铵镁为主，常呈大鹿角形，多为双侧性，结石的小裂隙内常藏有致病菌。因抗生素不易到达该处，易导致尿路感染治疗失败。感染加上尿路梗阻，易导致肾实质较快破坏，肾功能损害。

（四）革兰阴性杆菌败血症

多发生于急性尿路感染，特别是使用膀胱镜检查或使用导尿管后。严重的复杂性尿路感染，特别是并发急性肾乳头坏死者也易发生败血症。革兰阴性杆菌败血症来势凶险，突然寒战、高热，常引起休克，死亡率高达50%。但某些有老年性前列腺肥大或全身衰竭的病者，症状可不典型，应予注意。其治疗同一般革兰阴性杆菌败血症。影响死亡预后的独立危险因素包括：年龄大于65岁、败血症休克、久病体弱者及应用免疫抑制剂[93]。

十五、预防

尿路感染的致病菌入侵途径主要是上行性感染，故预防的方法如下：

1. 坚持多饮水，每2 ~ 3小时排尿一次，以冲洗膀胱和尿道，避免细菌在尿路繁殖，这是最实用有效的预防方法。

2. 注意阴部的清洁，以减少尿道口的细菌群，特别是女性患者产褥期，尤应注意。男性如包皮过长，应注意清洁，包茎应矫治。

3. 尽量避免使用尿路器械，必要时，要严格无菌操作。在尿路器械使用48小时后，宜作尿培养，以观察有无尿路感染发生。在用尿路器械之前已有细菌尿者，应先控制感染。以往有反复尿路感染史或尿路异常者，在尿路器械检查前48小时宜服用抗生素预防感染。

4. 与性生活有关的反复发作的尿路感染，于性生活后宜即排尿，并按常用量内服一个剂量的抗菌药作预防，有效率可达80%。

5. 在尿路感染发作较频的妇女，如能行长程低剂量疗法，也可减少尿路感染再发。

预防性应用抗菌药，可任选复方新诺明、呋喃妥因、阿莫西林或头孢菌素等药物中的一种。如无副作用，可用至6个月以上。

（黄锋先　余学清）

参考文献

1. SCHNARR J, SMAILL F. Asymptomatic bacteriuria and symptomatic urinary tract infections in pregnancy. Eur J Clin Invest, 2008, 38(2): 50-57.
2. SHAIKH N, MORONE NE, BOST JE, et al. Prevalence of urinary tract infection in childhood: a meta-analysis. Pediatr Infect Dis J, 2008, 27(4): 302-308.
3. HSUEH PR, HOBAN DJ, CARMELI Y, et al. Consensus review of the epidemiology and appropriate antimicrobial therapy of complicated urinary tract infections in Asia-Pacific region. J Infect, 2011, 63(2): 114-123.
4. LIFSHITZ E, KRAMER L. Outpatient urine culture:does collection technique matter? Arch Intern Med, 2000, 160(16): 2537-2540.
5. SCHNEEBERGER C, VAN DEN HEUVEL ER, ERWICH JJ, et al. Contamination rates of three urine-sampling methods to assess bacteriuria in pregnant women. Obstet Gynecol, 2013, 121(2 Pt 1): 299-305.
6. KULCHAVENYA E, ZHUKOVA I, KHOLTOBIN D. Spectrum of urogenital tuberculosis. J Infect Chemother, 2013, 19(5): 880-883.
7. KAUFFMAN CA, FISHER JF, SOBEL JD, et al. Candida urinary tract infections–diagnosis. Clin Infect Dis, 2011, 52(6): S452-S456.
8. 叶任高，梅先受. 现代肾脏病学. 广州：广东科学技术出版社，1986: 298-317.
9. TISTER C, BRENER B. Renal Pathology. Philadelphia: Lippincott JB, 1989: 775-808.
10. BARABOUTIS IG, TSAGALOU EP, LEPINSKI JL, et al. Primary Staphylococcus aureus urinary tract infection: the role of undetected hematogenous seeding of the urinary tract. Eur J Clin Microbiol Infect Dis, 2010, 29(9): 1095-1101.
11. LONDONO LP, JONES HB, VIE AT, et al. Characterisation of Candida albicans infections of haematogenous and mucosal origin in mice lacking the interferon gamma receptor protein. FEMS Immunol Med Microbiol, 2000, 27(2): 117-125.
12. SOHAIL MR, ANDREWS PE, BLAIR JE. Coccidioidomycosis of the male genital tract. J Urol, 2005, 173(6): 1978-1982.
13. DAROUICHE RO, HULL RA. Bacterial interference for prevention of urinary tract infection. Clin Infect Dis, 2012, 15(55): 1400-1407.
14. WEICHHART T, HAIDINGER M, HÖRL WH, et al. Current concepts of molecular defence mechanisms

operative during urinary tract infection. Eur J Clin Invest, 2008, 38(2): 29-38.

15. KODNER CM, THOMAS GUPTON EK. Recurrent urinary tract infections in women: diagnosis and management. Am Fam Physician, 2010, 82(6): 638-643.
16. MOORE EE, HAWES SE, SCHOLES D, et al. Sexual intercourse and risk of symptomatic urinary tract infection in post-menopausal women. J Gen Intern Med, 2008, 23(5): 595-599.
17. GUPTA K, STAPLETON AE, HOOTON TM, et al. Inverse association of H_2O_2-producing lactobacilli and vaginal Escherichia coli colonization in women with recurrent urinary tract infections. J Infect Dis, 1998, 178(2): 446-450.
18. TENKE P, KÖVES B, NAGY K, et al. Update on biofilm infections in the urinary tract. World J Urol, 2012, 30(1): 51-57.
19. HOOTON TM, BRADLEY SF, CARDENAS DD, et al. Diagnosis, prevention, and treatment of catheter-associated urinary tract infection in adults: 2009 International Clinical Practice Guidelines from the Infectious Diseases Society of America. Clin Infect Dis, 2010, 50(5): 625-663.
20. WILES TJ, KULESUS RR, MULVEY MA. Origins and virulence mechanisms of uropathogenic Escherichia coli. Exp Mol Pathol, 2008, 85(1): 11-19.
21. BIDET P, MAHJOUB-MESSAI F, BLANCO J, et al. Combined multilocus sequence typing and O serogrouping distinguishes Escherichia coli subtypes associated with infant urosepsis and/or meningitis. J Infect Dis, 2007, 196(2): 297-303.
22. EWERS C, LI G, WILKING H, et al. Avian pathogenic, uropathogenic, and newborn meningitis-causing Escherichia coli: how closely related are they? Int J Med Microbiol, 2007, 297(3): 163-176.
23. NIELUBOWICZ GR, MOBLEY HL. Host-pathogen interactions in urinary tract infection. Nat Rev Urol, 2010, 7(8): 430-441.
24. WANGDI T, LEE CY, SPEES AM, et al. The Vi Capsular Polysaccharide Enables Salmonella enterica Serovar Typhi to Evade Microbe-Guided Neutrophil Chemotaxis. PLoS Pathog, 2014, 10(8): e1004306.
25. WILES TJ, DHAKAL BK, ETO DS, et al. Inactivation of host Akt/protein kinase B signaling by bacterial pore-forming toxins. Mol Biol Cell, 2008, 19(4): 1427-1438.
26. MAARTEN W, TAAL, GLENN M, CHERTOW. Brenner and Rector's the kidney. Philadelphia: Elsevier Saunders, 2011:1356-1378.
27. THUMBIKAT P, WALTENBAUGH C, SCHAEFFER AJ, et al. Antigen-specific responses accelerate bacterial clearance in the bladder. J Immunol, 2006, 176(5): 3080-3086.
28. 宋青，尹培达，李仕梅．用 Tamm-Horsfall 蛋白制作肾小管间质性肾炎动物模型及其意义．中山大学学报，1992(1), 13: 1-5.
29. RAMPOLDI L, SCOLARI F, AMOROSO A, et al. The rediscovery of uromodulin (Tamm-Horsfall protein): from tubulointerstitial nephropathy to chronic kidney disease. Kidney Int, 2011, 80(4): 338-347.
30. JELAKOVIĆ B, BENKOVIĆ J, CIKES N, et al. Antibodies to Tamm-Horsfall protein subunits prepared in vitro, in patients with acute pyelonephritis. Eur J Clin Chem Clin Biochem, 1996, 34(4): 315-317.
31. INGERSOLL MA, ALBERT ML. From infection to immunotherapy: host immune responses to bacteria at the bladder mucosa. Mucosal Immunol, 2013, 6(6): 1041-1053.
32. THUMBIKAT P, BERRY RE, ZHOU G, et al. Bacteria-induced uroplakin signaling mediates bladder response to infection. PLoS Pathog, 2009, 5(5):e1000415.
33. SÄEMANN MD, WEICHHART T, HÖRL WH, et al. Tamm-Horsfall protein: a multilayered defence molecule against urinary tract infection. Eur J Clin Invest, 2005, 35(4): 227-235.
34. CHENG CH, LEE YS, TSAU YK, et al. Genetic polymorphisms and susceptibility to parenchymal renal infection among pediatric patients. Pediatr Infect Dis J, 2011, 30(4): 309-314.
35. NICOLLE LE. Asymptomatic bacteriuria. Curr Opin Infect Dis, 2014, 27(1): 90-96.
36. 叶任高，张仕光．尿路感染诊断的研究．中华内科杂志，1986, 25 :400.
37. GUPTA K, HOOTON TM, NABER KG, et al. International clinical practice guidelines for the treatment of acute uncomplicated cystitis and pyelonephritis in women: A 2010 update by the Infectious Diseases Society

of America and the European Society for Microbiology and Infectious Diseases. Clin Infect Dis, 2011, 52(5): e103-e120.

38. WANG A, NIZRAN P, MALONE MA, et al. Urinary tract infections. Prim Care, 2013, 40(3): 687-706.
39. STAMM WE. Protocol for diagnosis of urinary tract infection: reconsidering the criterion for significant bacteriuria. Urology, 1988, 32(2): 6-12.
40. KAYALP D, DOGAN K, CEYLAN G, et al. Can routine automated urinalysis reduce culture requests? Clin Biochem, 2013, 46: 1285-1289.
41. BLUM RN, WRIGHT RA. Detection of pyuria and bacteriuria in symptomatic ambulatory women. J Gen Intern Med, 1992, 7(2): 140-144.
42. IVANCIC V, MASTALI M, PERCY N, et al. Rapid antimicrobial susceptibility determination of uropathogens in clinical urine specimens by use of ATP bioluminescence. J Clin Microbiol, 2008, 46(4): 1213-1219.
43. NURMINEN M, KARVONEN M, SIITONEN A. Detection of gram-negative bacteria in urine by the chrimogenic limulus assay. Eur J Clin Microbiol Inf Dis, 1988, 7(4): 529-531.
44. WILLIAMS GJ, MACASKILL P, CHAN SF, et al. Absolute and relative accuracy of rapid urine tests for urinary tract infection in children: a meta-analysis. Lancet Infect Dis, 2010, 10(4): 240-250.
45. FLANAGAN PG, ROONEY PG, DAVIES EA, et al. Evaluation of four screening tests for bacteriuria in elderly people. Lancet, 1989, 1(8647): 1117-1119.
46. LEROY S, FERNANDEZ-LOPEZ A, NIKFAR R, et al. Association of procalcitonin with acute pyelonephritis and renal scars in pediatric UTI. Pediatrics, 2013, 131(5): 870-879.
47. LANE DR, TAKHAR SS. Diagnosis and management of urinary tract infection and pyelonephritis. Emerg Med Clin North Am, 2011, 29(3): 539-552.
48. 叶任高. 尿路感染的诊断和治疗. 广州: 广东科学技术出版社, 1983 : 18-28.
49. 第二届肾脏病学术会议组. 尿路感染的诊断、治疗标准. 中华肾脏病杂志, 1985, 1 : 13.
50. HOOTON TM, STAMM WE. Diagnosis and treatment of uncomplicated urinary tract infection. Infect Dis Clin North Am, 1997, 11(3): 551-581.
51. HAMILTON-MILLER JM. The urethral syndrome and its management. J Antimicrob Chemother, 1994, 33(Suppl A): 63-73.
52. STAMM WE, WAGNER KF, AMSEL R, et al. Causes of the acute urethral syndrome in women. N Engl J Med, 1980, 303(8): 409-415.
53. ZACHARIAH A, BASHA A, BHATTACHARJI S, et al. N-acetyl-beta-D-glucosaminidase in the localisation of urinary tract infection in patients with spinal cord injury. Paraplegia, 1991, 29(5): 324-329.
54. 宋青, 尹培达. 尿 Tamm-Horsfall 蛋白定量测定在肾实质性疾病和尿路感染定位诊断中的意义. 小儿肾脏病杂志, 1990, 6(2): 75-78.
55. 姚建, 董德长. 用单克隆抗体定量测定 Tamm-Horsfall 蛋白及其临床意义. 中华肾脏病杂志, 1988, 4 : 2-6.
56. 尹培达, 何柏林. 尿 Tamm-Horsfall 蛋白包裹游离细胞检测及其临床意义. 中华内科杂志, 1991, 30 : 75-78.
57. ABRASS CK. Tamm-Horsfall protein coating of free cells in urine. Am J Kidney Dis, 1987, 9(1): 44-50.
58. OTUKESH H, FERESHTEHNEJAD SM, HOSEINI R, et al. Urine macrophage migration inhibitory factor (MIF) in children with urinary tract infection: a possible predictor of acute pyelonephritis. Pediatr Nephrol, 2009, 24(1): 105-111.
59. SHEU JN, CHEN SM, MENG MH, et al. The role of serum and urine interleukin-8 on acute pyelonephritis and subsequent renal scarring in children. Pediatr Infect Dis J, 2009, 28(10): 885-890.
60. SEO WH, NAM SW, LEE EH, et al. A rapid plasma neutrophil gelatinase-associated lipocalin assay for diagnosis of acute pyelonephritis in infants with acute febrile urinary tract infections: a preliminary study. Eur J Pediatr, 2014, 173(2): 229-232.
61. IPE DS, SUNDAC L, BENJAMIN WH JR, et al. Asymptomatic bacteriuria: prevalence rates of causal microorganisms, etiology of infection in different patient populations, and recent advances in molecular detection. FEMS Microbiol Lett, 2013, 346(1): 1-10.
62. MAARTEN W, TAAL, GLENN M, CHERTOW. Brenner and Rector's the kidney. Philadelphia: Elsevier

Saunders, 2011: 1369.

63. MEILAND R, GEERLINGS SE, STOLK RP, et al. Asymptomatic bacteriuria in women with diabetes mellitus: effect on renal function after 6 years of follow-up. Arch Intern Med, 2006, 166(20): 2222-2227.
64. WAGENLEHNER FM, WULLT B, PERLETTI G. Antimicrobials in urogenital infections. Int J Antimicrob Agents, 2011, 38 Suppl: 3-10.
65. SANCHEZ GV, MASTER RN, KARLOWSKY JA, et al. In vitro antimicrobial resistance of urinary Escherichia coli isolates among U. S. outpatients from 2000 to 2010. Antimicrob Agents Chemother, 2012, 56(4): 2181-2183.
66. LOOSE H. Urinary Tract Infection. Sruttgat: George Thieme Verlag, 1984:160-165.
67. 叶任高,张仕光 . 尿路感染治疗和转归的研究 . 中华内科杂志 , 1986, 25 :472-474.
68. MILO G, KATCHMAN EA, PAUL M, et al. Duration of antibacterial treatment for uncomplicated urinary tract infection in women. Cochrane Database Syst Rev, 2005, 2:CD004682.
69. 潘建涛,叶任高 . 氟哌酸治疗尿路感染 40 例临床疗效观察 . 中华肾脏病杂志 , 1990, 6 :154-156.
70. HOOTON TM, JOHNSON C, WINTER C, et al. Single dose and three day regimens of ofloxacin versus trimethoprim-sulfamethoxazole for acute cystitis in women. Antimicrob Agents Chemother, 1991, 35(7): 1479-1483.
71. SAGINUR R, NICOLLE LE. Single-dose compared with 3-day norfloxacin treatment of uncomplicated urinary tract infection in women. Canadian Infectious Diseases Society Clinical Trials Study Group. Arch Intern Med, 1992, 152(6): 1233-1237.
72. DIELUBANZA EJ, SCHAEFFER AJ. Urinary tract infections in women. Med Clin North Am, 2011, 95(1): 27-41.
73. American College of Obstetricians and Gynecologists. ACOG Practice Bulletin No. 91: Treatment of urinary tract infections in nonpregnant women. Obstet Gynecol, 2008, 111(3): 785-794.
74. PAINTSIL E. Update on recent guidelines for the management of urinary tract infections in children: the shifting paradigm. Curr Opin Pediatr, 2013, 25(1): 88-94.
75. ROBERTS KB, DOWNS SM, FINNELL SM, et al. Urinary tract infection: clinical practice guideline for the diagnosis and management of the initial UTI in febrile infants and children 2 to 24 months. Pediatrics, 2011, 128(3): 595-610.
76. BOCQUET N, SERGENT ALAOUI A, JAIS JP, et al. Randomized trial of oral versus sequential IV/oral antibiotic for acute pyelonephritis in children. Pediatrics, 2012, 129(2): e269-e275.
77. ROBERTS KB, DOWNS SM, FINNELL SM, et al. Urinary tract infection: clinical practice guideline for the diagnosis and management of the initial UTI in febrile infants and children 2 to 24 months. Pediatrics, 2011, 128(3): 595-610.
78. RIVUR Trial Investigators, Hoberman A, Greenfield SP, et al. Antimicrobial prophylaxis for children with vesicoureteral reflux. N Engl J Med, 2014, 370(25): 2367-2376.
79. TEKGÜL S, RIEDMILLER H, HOEBEKE P, et al. EAU guidelines on vesicoureteral reflux in children. Eur Urol, 2012, 62(3): 534-542.
80. KENYON S, PIKE K, JONES DR, et al. Childhood outcomes after prescription of antibiotics to pregnant women with spontaneous preterm labour: 7-year follow-up of the ORACLE Ⅱ trial. Lancet, 2008, 372(9646): 1319-1327.
81. GEERLINGS SE, BEEREPOOT MA, PRINS JM. Prevention of recurrent urinary tract infections in women: antimicrobial and nonantimicrobial strategies. Infect Dis Clin North Am, 2014, 28(1): 135-147.
82. TOLKOFF-RUBIN NE, RUBIN RH. Urinary tract infection in the immunocompromised host: Lessons from kidney transplantation and the AIDS epidemic. Infect Dis Clin North Am, 1997, 11(3): 707-717.
83. LIPSKY BA, BYREN I, HOEY CT. Treatment of bacterial prostatitis. Clin Infect Dis, 2010, 50(12):1641-1652.
84. TAMBYAH PA, OON J. Catheter-associated urinary tract infection. Curr Opin Infect Dis, 2012, 25(4): 365-370.
85. DE SOUZA RM, OLSBURGH J. Urinary tract infection in the renal transplant patient. Nat Clin Pract Nephrol,

2008, 4(5): 252-264.

86. NICOLLE LE, BRADLEY S, COLGAN R, et al. Infectious Diseases Society of America guidelines for the diagnosis and treatment of asymptomatic bacteriuria in adults. Clin Infect Dis, 2005, 40(5): 643-654.

87. LEE BS, BHUTA T, SIMPSON JM, et al. Methenamine hippurate for preventing urinary tract infections. Cochrane Database Syst Rev, 2012, 10:CD003265.

88. MCKINNELL JA, STOLLENWERK NS, JUNG CW, et al. Nitrofurantoin compares favorably to recommended agents as empirical treatment of uncomplicated urinary tract infections in a decision and cost analysis. Mayo Clin Proc, 2011, 86(6): 480-488.

89. HSUEH PR, HOBAN DJ, CARMELI Y, et al. Consensus review of the epidemiology and appropriate antimicrobial therapy of complicated urinary tract infections in Asia-Pacific region. J Infect, 2011, 63(2): 114-123.

90. CHEN YH, KO WC, HSUEH PR. Emerging resistance problems and future perspectives in pharmacotherapy for complicated urinary tract infections. Expert Opin Pharmacother, 2013, 14(5): 587-596.

91. EVERAERT K, LUMEN N, KERCKHAERT W, et al. Urinary tract infections in spinal cord injury: prevention and treatment guidelines. Acta Clin Belg, 2009, 64(4): 335-340.

92. CRAIG WD, WAGNER BJ, TRAVIS MD. Pyelonephritis: radiologic-pathologic review. Radiographics, 2008, 28(1): 255-277.

93. WAGENLEHNER FM, LICHTENSTERN C, ROLFES C, et al. Diagnosis and management for urosepsis. Int J Urol, 2013, 20(10): 963-970.

第二章
慢性肾盂肾炎

慢性肾盂肾炎（chronic pyelonephritis）是一个临床常见病、多发病，其中复杂性慢性肾盂肾炎（complicated chronic pyelonephritis）还可导致慢性肾衰竭。此病起病较隐蔽，病程迁延反复，临床表现复杂多样，因而容易漏诊。

慢性肾盂肾炎的定义，长期以来一直存在争论。既往将疾病反复发作病程超过半年或1年的肾盂肾炎均称为慢性肾盂肾炎。但是实际上部分患者即便感染多次反复发作，也未必会转变成慢性肾盂肾炎。近年认为，诊断慢性肾盂肾炎应具备如下条件：影像学检查发现局灶粗糙的皮质瘢痕，伴肾盂、肾盏变形；有慢性间质性肾炎临床及实验室表现；有尿路感染病史或/和尿细菌检验阳性。所以要进行综合检查分析才能诊断[1]。

根据基础病因不同，慢性肾盂肾炎被分为如下三类：① 伴有反流的慢性肾盂肾炎（反流性肾病），占过去所诊断的慢性肾盂肾炎的绝大多数。② 伴有尿路阻塞的慢性肾盂肾炎（慢性梗阻性肾盂肾炎）。③ 病因不清的特发性慢性肾盂肾炎，这需要经过详细检查排除上面尿路解剖及功能异常后才能诊断，其为数甚少[1]。前面两者都为复杂性慢性肾盂肾炎。

第一节　病因和发病机制

一、病因

慢性肾盂肾炎常见于女性，主要因为女性尿道相对较短，细菌较容易上行。有些患者在儿童时期有急性尿路感染史，经治疗后症状消失，但仍间断有“无症状菌尿”，成人后逐渐进展为慢性肾盂肾炎。有些急性肾盂肾炎治愈后，行尿道器械检查或插管后而再次诱发感染。

尿路梗阻（如尿路结石、肿瘤、尿道狭窄、前列腺肥大和女性膀胱颈梗阻等）患者出现尿流不畅，细菌不易排出而大量繁殖，易引起反复尿路感染、肾脏瘢痕形成、及肾功能损害。而尿路存在功能缺陷（如膀胱输尿管反流）或畸形都易引起感染。

慢性肾盂肾炎最常见的致病细菌仍为大肠埃希杆菌（*E.coli*），但耐药性较强，甚至出现产超广谱β内酰胺酶的大肠埃希杆菌，对包括第三代头孢类在内的多种抗生素耐药[2]。

二、发病机制

对于慢性肾盂肾炎的发病机制目前尚未完全明了，目前主要认为与细菌致病能力、机体抵抗力、炎症和免疫反应等方面密切相关。

（一）细菌致病力

致病菌株必须首先侵犯尿道上皮细胞和肾盂黏膜上皮细胞才可继续增殖并入侵肾间质，而细菌或细菌抗原持续存在方可诱导产生典型的慢性肾盂肾炎病变[1]。细菌能否侵犯肾盂，进而导致肾盂肾炎，主要取决于细菌的特异性致病能力。目前致肾盂肾炎的细菌最主要为大肠埃希杆菌，其他常见的致病菌包括铜绿假单胞菌、变形杆菌和肺炎克雷伯杆菌。这些细菌不仅耐药性强，而且具有较强的变异性，一般抗生素、常规的疗程不容易将其彻底清除，这也是导致尿路感染反复迁延的重要原因之一[2]。

（二）机体抵抗力

某种程度上讲肾盂肾炎也属于黏膜相关疾病，黏膜屏障破坏、黏膜免疫功能紊乱是导致慢性肾盂肾炎反复发病的重要原因[3,4]。

人体的泌尿系统尤其是尿路黏膜具有一系列抵抗微生物感染的能力。尿路上皮表面的黏多糖-葡胺聚糖层、黏膜上皮分泌的抗菌多肽防御素（defensin）、尿中的IgG、分泌型IgA和某些低分子寡糖类物质，均可抵抗细菌侵犯尿路上皮[3,5]。

（三）炎症反应

浸润到肾间质的炎症细胞，及被微生物活化的尿路上皮细胞，均可能通过释放细胞因子造成肾组织损伤，慢性肾盂肾炎的发生和发展亦可能与此有关。释放的白介素-6（IL-6）能直接参与炎症反应；而白介素-8（IL-8）是一趋化因子，它能招募多形核白细胞及免疫活性细胞到炎症位点，加重炎症[5]。

（四）免疫反应

现在越来越多研究认为慢性肾盂肾炎的发病可能有免疫机制包括自身免疫的参与。近几年，对慢性肾盂肾炎免疫机制的研究主要集中在以下两方面：① 机体针对细菌抗原产生的获得性体液免疫机制在感染转归中的作用。现已明确，获得性体液免疫机制参与了慢性肾盂肾炎的病程，反复尿路感染患者尿中已鉴定出感染微生物抗体，其中以IgG和IgA为主，免疫球蛋白M（IgM）较少，循环中淋巴细胞分泌的抗体类型与同时尿液中测得的抗体一致。② 细菌感染后诱导自身免疫的产生，这种针对肾组织的自身免疫可能是病原微生物清除后肾损伤持续进展的原因[4]。

第二节　临床及病理表现、诊断及鉴别诊断

一、临床表现

急性肾盂肾炎多有典型的临床表现，上已述及。与急性肾盂肾炎截然不同，慢性肾盂肾炎的病程经过很隐蔽。主要有以下两方面：① 尿路感染表现：很不明显，一般平时没有表现，少数患者可间歇发生症状性肾盂肾炎，但更为常见的表现为间歇性无症状细菌尿，和/或间歇性尿急、尿频等下尿路感染症状，腰腹不适和/或间歇性低热。② 慢性间质性肾炎表现：如高血压，尿浓缩能力损害，而出现多尿、夜尿，易于发生脱水；肾小管重吸收钠的能力差而致低钠；可发生低或高血钾；可发生肾小管性酸中毒。上述肾小管功能损害往往比肾小球功能损害更为突出。生理学混乱的程度和肾衰的程度不成比例。在其他类型的肾病，血肌酐在200 ~ 300μmol/L的水平时，生理学混乱很小，而慢性肾盂肾炎和反流性肾病的患者若达到这样的血肌酐水平，多尿，夜尿，高血钾，酸中毒都会出现，临床上要注意这样的患者易发生脱水。

复杂性慢性肾盂肾炎易反复发作，病变迁延不愈，并逐渐进展，直至晚期进入慢性肾衰竭。慢性肾盂肾炎也可导致肾性高血压的产生，这可能与患者高肾素血症、血管活性物质异常、血管硬化狭窄等因素相关。另有少数患者可呈肾病综合征表现，对这些病例进行肾活检常发现合并局灶性节

段性肾小球硬化，它们多见于反流性肾病[2,6]。

二、病理表现

慢性肾盂肾炎的病理特点是肾组织活动性炎症与修复、纤维化及瘢痕形成的综合改变。因病情和病程不同，病变可累及一侧或双侧肾脏，双侧肾脏损伤程度可不相同，病变分布也不均匀，呈不规则灶性或片状。

大体解剖可见肾包膜苍白，不易剥脱，肾外表因瘢痕收缩而凹凸不平。肾盂及肾盏扩大，肾盂、肾盏黏膜及输尿管管壁增厚，肾皮质及乳头处瘢痕形成。肾髓质变形，皮质与髓质分界不清，严重者肾实质广泛萎缩。

光镜下肾间质可见淋巴细胞、单核细胞浸润，急性发作期还可见中性粒细胞浸润，伴不同程度肾间质纤维化。大量肾小管萎缩和消失，管腔内充以浓稠蛋白管型，有如“甲状腺滤泡”，有时管腔内尚可见白细胞。早期肾小球相对正常或出现轻度小球周围纤维化，晚期患者的肾小球可出现节段性硬化及全球硬化[7]。

三、实验室检查

（一）尿常规检查

尿常规检查是最简便而可靠的检测方法。间歇出现白细胞尿（离心后尿沉渣高倍视野镜检发现白细胞≥5个即可诊断），偶尔出现白细胞管型是慢性肾盂肾炎的尿化验表现。鉴于慢性肾盂肾炎患者的白细胞尿常较轻，且间歇性出现，因此常需反复多次检查新鲜晨尿才能发现异常[8]。

（二）尿细菌学检查

尿细菌学检查是对慢性肾盂肾炎诊断及治疗具有重要价值，尤其对无症状、尿沉渣检查无白细胞或白细胞不多、仅有菌尿症的慢性肾盂肾炎更为重要。可采用普通尿沉渣涂片染色或不染色直接找菌，中段尿定量培养及膀胱穿刺尿培养等方法。

1. 清洁尿普通涂片找菌　涂片染色或不染色检菌方法简便，在设备条件差的医疗单位也可采用，阳性率可高达92.6%，不但可找到细菌，而且还可确定此细菌是杆菌或球菌，革兰染色还可区分为阳性菌或阴性菌。检菌阳性常提示患者有活动性肾盂肾炎[9,11]。

2. 清洁中段尿定量培养　其临床意义为：尿细菌量≥ 10^5/ml，可诊断为真性细菌尿；10^4 ~ 10^5/ml为可疑，如同时并有明显症状时，仍有诊断价值，但应复查；<10^4/ml则感染可能很小，<10^3/ml则常为污染。对繁殖力低的细菌如肠球菌、粪链球菌等，如尿中细菌数达 5×10^3/ml也有诊断意义。

需要注意：在抗菌药物治疗期间或停药后不久、或补液导致尿液明显稀释、或尿在膀胱中停留时间过短、或输尿管引流受阻致肾盂尿进入膀胱量过少、或尿液pH过低或过高等因素，均可使细菌定量培养呈假阴性[8,9]。

3. 膀胱穿刺尿细菌培养　如果连续两次清洁中段尿培养结果可疑，则可以考虑进行膀胱穿刺尿细菌培养。其他适应证还有：① 疑为厌氧菌尿路感染；② 中段尿培养显示混合感染，高度怀疑结果不可靠时；③ 临床上高度怀疑尿路感染，但尿液含菌量低；④ 高度怀疑尿路感染，但无条件作细菌定量培养时。膀胱穿刺尿定性培养阳性即可诊断尿路感染，是诊断的金指标[8,9]。

（三）尿液抗体包裹细菌检查

抗体包裹细菌是上、下尿路感染的一种间接定位检查法。侵入肾脏的细菌能诱发机体产生抗体，此抗体能包裹于细菌表面随尿排出，可用直接免疫荧光法进行检测。因此，尿液抗体包裹细菌阳性能提示肾盂肾炎，检出率高达85%以上，阴性提示为下尿路感染。

需要注意，前列腺炎患者尿液抗体包裹细菌检查也可阳性，需要结合临床资料加以鉴别[10,11]。

（四）肾功能检查

肾功能检查包括：① 肾小球功能检查，如血清肌酐、估算肾小球滤过率（eGFR）、血清胱抑素等；② 近端肾小管重吸收功能检查，如尿α_1-微球蛋白、β_2-微球蛋白、视黄醇结合蛋白等；③ 远端肾小管浓缩功能检查，如禁水12小时尿渗透压等；④ 尿酸化功能检查，发现肾小管酸中毒。复杂性慢性肾盂肾炎可导致肾功能异常，而且肾小管功能损伤常发生在先，并更为突出。

四、其他辅助检查

（一）X线检查

静脉肾盂造影能发现肾脏体积变小，外形不规则，肾乳头收缩，肾盏扩张和变钝。皮质瘢痕常位于肾脏的上、下极。排尿性膀胱尿路造影是检查膀胱输尿管反流的主要手段[8,9]。

（二）核素肾静态显像

目前国内外研究越来越推荐用核素^{99m}TC-DMSA肾静态显像来发现肾内病灶及瘢痕，认为其识别瘢痕敏感且可靠。该法的基本原理是使用可被肾实质浓聚且排泄的放射性显像剂，观察它在肾皮质内的分布来识别瘢痕。肾脏瘢痕的特异性表现是肾皮质收缩和楔形缺损[4,12]。

（三）超声检查

常发现双肾大小不等，及瘢痕形成，并可发现尿路结石及梗阻等表现。对于超声检查在瘢痕诊断中的作用目前尚未统一，Christian等[13]研究表明相比于^{99m}TC-DMSA，单独依靠超声检查有大约11%的瘢痕会被漏诊，因此仍推荐将^{99m}TC-DMSA作为诊断慢性肾盂肾炎瘢痕的“金标准”；但是Farhat等[14]的研究显示采用可透过微循环的声学造影剂，超声在诊断肾脏瘢痕的敏感性和特异性能分别提高至90%和75%，因而认为不再需要进行放射学检查[4]。

（四）膀胱镜检查

可观察输尿管开口位置和形态改变，有助于膀胱输尿管反流的诊断。

（五）其他

对极少数与其他肾脏疾病难以区别的病例，可作X线计算机断层扫描（CT）、或磁共振成像（MRI）检查，必要时可作肾穿刺活体组织检查以助诊断[11,15]。

五、诊断及鉴别诊断

（一）诊断

目前慢性肾盂肾炎尚无统一的诊断标准，可以参考下列要点进行：

1. 影像学检查 影像学的异常是诊断慢性肾盂肾炎基本的必要条件，表现为：肾实质变薄、肾皮质瘢痕，及肾乳头收缩和肾盏的扩张和变钝[16]。因此给患者仔细地进行影像学检查，包括静脉肾盂造影、核素肾静态显像、超声检查，乃至CT或MRI检查十分重要。

2. 肾功能检查 早期出现远、近端肾小管功能损害是慢性间质性肾炎的重要表现，后期也能导致肾小球功能损伤。

3. 尿路感染病史及尿液细菌检查 详细询问尿路感染病史及进行尿细菌学检查（涂片检菌及细菌培养）对帮助诊断也很重要。

正如前述，要综合上面3方面检查资料来诊断慢性肾盂肾炎[1,5,9]。而且，仍必须强调：① 不能以反复尿路感染的时间长短作为慢性肾盂肾炎的诊断依据；② 要注意对不典型慢性肾盂肾炎（如呈现长期低热及菌尿，乃至无症状性菌尿等）的识别；③ 对慢性肾盂肾炎患者要检查有无复杂尿路感染因素存在（对反复尿路感染者更应检查，特别是婴儿及儿童要注意有无膀胱输尿管反流）[1,5,9,17]。

（二）鉴别诊断

1. 急性肾盂肾炎 由各种病原微生物感染直接引起肾小管、肾间质和肾实质的炎症。常发生于生育年龄的妇女，临床表现有两组症状群：① 泌尿系统症状：包括尿频、尿急、尿痛等膀胱刺激征，腰痛和/或下腹部痛、肋脊角及输尿管点压痛，肾区压痛和叩痛；② 全身感染的症状：如寒战、发热、头痛、恶心、呕吐、食欲下降等，常伴有血白细胞计数升高和血沉增快。一般无高血压和氮质血症。③ 肾小管功能的损害在感染控制后可明显改善或恢复正常。④ 最具鉴别意义的是无肾脏影像学的改变。

2. 下尿路感染 下尿路感染常有明显尿路刺激征（尿频、尿急及尿痛），化验尿中白细胞显著增多，但无管型尿，尿抗体包裹细菌检查阴性，也无肾功能损害，可资鉴别。诊断困难时可行膀胱冲洗灭菌培养，若膀胱冲洗灭菌10分钟后留取的膀胱尿菌数极少，则为膀胱炎；如菌数与灭菌前相似，则为肾盂肾炎[8,9]。

3. 肾及泌尿道结核 肾及泌尿道结核患者多有肾外（肺、肠、骨、生殖器等）结核病史或病灶存在，膀胱刺激征常特别明显，往往有结核中毒的全身症状（如低热及盗汗），尿常规检查有大量白细胞及红细胞，尿普通细菌培养阴性，晨尿沉渣涂片可找到抗酸杆菌，尿结核菌培养阳性。肾盂造影X线检查或CT检查可见肾及泌尿道结核的典型表现：肾盏破坏，边缘不整呈虫蚀样，肾盏变形；输尿管僵直、虫蚀样边缘、管腔狭窄；有时还可见钙化灶。膀胱镜检查有典型的结核性膀胱炎表现。总之，具有典型尿路感染临床及实验室表现的患者，反复尿细菌培养阴性，抗生素治疗无效时，都要想到肾及泌尿道结核可能，及时进行相应检查以确诊[8,9]。

4. 非感染性慢性间质性肾炎 此常有长期小量接触肾毒性物质史，例如长期服用或食用含马兜铃酸成分的中草药或食物，后者如“巴尔干肾病”，以及长期服用镇痛药等；临床呈现轻度蛋白尿，肾小管功能损伤出现早且突出，常伴肾性贫血。无尿路感染病史及菌尿证据，无慢性肾盂肾炎的典型影像学征象（局灶粗糙的皮质瘢痕，及肾小盏扩张、变钝），可资鉴别。若仍难以鉴别，可考虑行肾穿刺病理检查[18]。

5. 尿道综合征（感染性及非感染性） 多见于中年女性，患者主诉轻重不一的尿频、尿急及尿痛（或尿道烧灼感）症状，但是反复尿化验无白细胞，反复做尿培养等病原微生物检查（包括细菌，厌氧菌、结核菌和真菌等）亦阴性，在排除各种病原体导致的尿路感染后才能确定尿道综合征诊断。这类患者常伴失眠等精神焦虑症状，其症状产生可能与此相关[8,9,11]。这类患者常被无经验的医师误诊为不典型慢性肾盂肾炎，而长期盲目应用抗菌药物治疗，这十分不当。

第三节 慢性肾盂肾炎的治疗对策

一、一般治疗

注意个人卫生，增强体质，提高机体防御能力。鼓励多饮水、勤排尿。膀胱刺激征明显时可给予碳酸氢钠1g，每日3次，碱化尿液，减轻症状。

二、纠正尿路感染的复杂因素

尿路解剖或功能异常，如尿路结石、梗阻、畸形、膀胱输尿管反流等，是导致尿路感染反复并难以控制的原因，它能促进肾损害进展，最终进入慢性肾衰竭。对于尿路先天畸形、尿路结石、肿瘤、前列腺肥大等尿路梗阻疾病，应该积极利用手术或其他手段尽早解除梗阻。但是，膀胱输尿管反流应如何治疗意见尚未统一。一般认为，轻、中度膀胱输尿管反流的小儿并不需要手术，随年龄增长反流常能自发消失，而重度膀胱输尿管反流并经常引起感染的患儿，仍宜尽早进行手术治疗纠正反流。对于成年反流患者是否应行手术治疗目前也无定论，不少学者认为50岁以下且有严重膀胱输尿管反流的患者，仍应选择外科纠正反流，不过此手术对延缓肾功能减退的远期疗效如何，尚欠清楚[19,20]。糖尿病也是尿路感染包括慢性肾盂肾炎的一个复杂因素，认真治疗糖尿病，控制血糖水平达标也十分重要。

三、抗感染治疗

急性发作时依据急性肾盂肾炎处理原则治疗（参见本篇第一章）。

对于反复发作者，强调治疗前应通过尿细菌培养确定病原菌，以明确是复发或再感染。若治疗菌尿转阴，停药后6周内再次出现同一细菌的感染为复发。而再感染是另一新致病菌侵入引起的感染[8,9]。抗生素的选择可根据病情、尿细菌培养和药物敏感试验结果来选择，宜选择最有效且毒性小者。常用药物有喹诺酮类、磺胺类、β-内酰胺类、大环内酯类、呋喃坦啶等。多采用两种药物联合使用的方法，疗程至少维持2 ~ 3周。用药3 ~ 5日后症状无改善，应考虑换用其他抗生素。也可依据药物敏感试验结果，将数种抗生素分为2 ~ 3组，轮流使用，每组使用1个疗程，停药1周，再开始下一组药物治疗。

对于1年内反复发作≥3次的患者，在急性发作被控制后，继续采用长疗程低剂量抑菌治疗。每晚临睡前排尿后口服复方磺胺甲基异噁唑1片（即复方新诺明，每片含磺胺甲基异噁唑400mg和甲氧苄氨嘧啶80mg）、或50mg呋喃坦啶、或低剂量的喹诺酮类药物，常需持续治疗半年或更长时间，以控制复发[8,9]。约60%的患者如此治疗后菌尿可转阴。

对仅表现为无症状性菌尿的慢性肾盂肾炎是否需要治疗？目前认为一般患者包括糖尿病及老年患者均不需治疗[21,22]。孕妇的无症状性菌尿要不要治疗尚有争议[21-23]。但有研究发现，若不治疗20% ~ 35%患者可在妊娠期内进展成肾盂肾炎，易诱发早产，分娩低体重婴儿，而应用抗生素治疗后，进展成肾盂肾炎的风险可降至1% ~ 4%，所以美国感染疾病学会（Infectious Diseases Society of America，IDSA）2005年制定的指南明确指出，具有无症状性菌尿的孕妇需要抗菌治疗，疗程3 ~ 7天，治毕继续追踪尿菌变化[22]。另外，IDSA指南指出，留置尿路导管的无症状性菌尿在留管期间也无需治疗，但是拔管48小时后，若菌尿仍持续存在，则可考虑抗菌治疗[22,23]。

四、肾功能不全的治疗

对病程晚期已出现慢性肾功能不全的患者，应给予低蛋白饮食、控制高血压、服用血管紧张素转化酶抑制剂（ACEI）或血管紧张素AT1受体阻断剂（ARB）等治疗（参见第十三篇第一章），以期延缓肾损害进展，而且在治疗尿路感染时应禁用肾毒性抗微生物药物。

附　黄色肉芽肿性肾盂肾炎

黄色肉芽肿性肾盂肾炎（xanthogranulomatous pyelonephritis，XGP）是慢性细菌性肾盂肾炎的一种类型，其特征是肾实质破坏，出现肉芽肿，脓肿和泡沫细胞（含脂质的巨噬细胞）[24]。

该病临床很少见，仅有为数不多的零星报道。绝大多数临床医师初期接触该病时均对其认识不足而未作深入检查，将其误诊为肾脏肿瘤或肾结核而接受手术，往往是术后标本病理检查才明确诊断。本病可发生于任何年龄，从11个月到89岁，但最常见于50 ~ 70岁的成人，女性比男性更常见（约2∶1）[25]。

一、病因及发病机制

细菌感染是本病主要原因，尿路梗阻，脂代谢异常，免疫功能紊乱促进其发展。变形杆菌、大肠埃希菌是最常见的病原菌。大肠埃希菌的阳性率高的系列病例显示鹿角型结石的发生率低。耐青霉素的金葡萄球菌也可引起。长期慢性炎症致肾组织持续破坏。脂质释放。被组织细胞吞噬而形成黄色瘤细胞是其主要的病理机制[25]。

二、病理及病理生理

病理肉眼观察：可见患肾肿大，肾包膜和肾周组织常增厚和粘连。病变可为局限于肾脏一极的单个肿瘤样病变，质地硬实，表面凹凸不平呈肿块状，与周围组织或邻近器官有粘连。肾组织切面有散在的黄色肉芽结节，有的为脓肿样变，腔内为黄色黏稠物。肾盂、肾盏扩张，含有脓样液体或结石（常为鹿角形石）或二者均有。肾实质，尤其是扩张的肾盂周围的组织被橙黄色柔软的炎症组织所代替。肉眼下，此肿块可能被误认为肾细胞癌，但是，结石、梗阻、脓肿、脓性物质和局限于邻近肾盂、肾盏的黄色组织的存在均有力地提示了炎症性损伤而非肾细胞癌。然而曾有报告该病可在同侧或对侧合并有肾细胞癌或肾盂的移行细胞癌。

显微镜观察：XGP特征性病理表现是：镜下见可见黄色瘤细胞，内含胆固醇，泡沫巨噬细胞。泡沫巨细胞系单核巨噬细胞吞噬大量脂蛋白导致细胞内脂质堆积而成[26]。XGP基本病理表现是：病灶内炎性细胞浸润，肾组织破坏和间质纤维结缔组织增生。XGP有局灶性和弥漫性两种病理类型。局灶性XGP的病理表现是病灶周围纤维结缔组织增生，结节内肾组织破坏，炎性细胞浸润，可含有坏死物，血凝块和胆固醇结晶，弥漫性XGP有脓腔型和非脓腔型两种病理表现[27]。脓腔型病理表现是肾切面灰白或灰黄色，多个囊腔形成，内含黄色脓液，切片观察病灶内肾单位结构严重毁损，广泛泡沫细胞浸润，散见多核细胞分布和肉芽肿样结构形成，切片观察肾结构严重破坏，肾小球萎缩伴玻璃样变性，肾小管萎缩伴炎细胞浸润及纤维结缔组织增生，小血管管腔增厚伴有玻璃样变性，多灶性泡沫细胞集聚，散在多核巨细胞分布。

三、临床表现

该病起病隐袭，进展缓慢，早期不会引起明显不适，因此在早期难于发现。本病仅仅累及一侧肾脏，极少双侧肾同时受累[7]。绝大多数病人表现为患侧肾区疼痛、间断肉眼血尿、反复发作尿路感染、发热（病因不明）、乏力、厌食、体重下降和便秘。患者在确诊为本病之前，经过了3个月至9年的治疗。73%患者有前期的结石、梗阻性尿路病或糖尿病病史；38%有尿路器械使用史。60%患者有肾肿块；而40%患者有高血压[28]。

临床上患者常以中晚期并发症为首要症状就诊，或体检发现。其中晚期的并发症主要有：肾萎缩、肾积水、单侧肾功能下降或丧失或肾结石。由于该病少见，临床医生对其缺乏认识，加上其临床、影像征象无特异性，易被误诊。局限性XGP易误诊为肾癌，弥漫性XGP易误诊为肾结核。

四、实验室检查

尿检可发现白细胞尿，清洁中段尿细菌培养可真性细菌尿，常见于大肠埃希菌。部分患者可以有镜下血尿，蛋白尿[29]。

肾功能：血肌酐可有不同程度的升高。

静脉肾盂造影（IVP）检查：80%的病者IVP可发现带有结石的病肾无功能。弥漫性损伤者，常见肾盏畸形不规则；局灶性损伤者常表现为囊性或肿块内空洞，且其中有充盈缺损。肾血管造影时，可见大多数黄色肉芽肿样肾病变区血管减少或完全无血管。虽可见肾内小动脉但无周围血管分支，然而，也有些病例显示血管增多。单靠血管造影难以鉴别是黄色肉芽肿肾盂肾炎的无血管孤立肿块还是坏死性无血管的腺癌。

X线检查：本病的X线改变很不一致，各种各样的局灶或弥漫性损伤均可见、且取决于有无梗阻、结石和其他异常存在[13,14]。

CT检查：CT则有助于诊断。黄色肉芽肿性肾盂肾炎的CT表现，平扫肾内主要为囊状低密度占位或结节状低密度[30]，代表坏死脓腔或肉芽肿。Solomon根据病变的范围将XGP分为局限型（占10% ~ 15%）及弥漫型（占85% ~ 90%）[31]。① 弥漫型CT主要表现为：病变向外扩展为该病最常见征象，常侵犯肾周间隙、肾筋膜、后腹膜及周围脏器，甚至可形成脓肿或肾外瘘，表现酷似肾癌CT值在–10 ~ 60Hu，多数为20 ~ 30Hu，取决于脂类和脓液成分比例，CT值负值有助于其与肾癌的鉴别。② 局灶型多见于儿童和妇女，其CT表现：肾实质内见单发的或局限性的囊状肿块，或呈局部外突，肾小盏常被侵犯，变形，边缘毛糙；增强后病变壁见环形强化，相应处肾盂肾盏受压移位局灶型全肾功能的丧失较弥漫型晚。此外，病灶较小也多伴有肾周受累分析病变时，要高度重视肾周炎症，两型均可见不同程度的肾周筋膜增厚，肾周间隙密度增高和腰大肌肿胀，此表现被认为具有一定的特征性[32]。

五、诊断及鉴别诊断

（一）诊断

对于有慢性尿路感染病史以及影像学发现某些可疑性改变者，应考虑黄色肉芽肿性肾盂肾炎的可能。X线的特征性改变包括单侧肾肿大，IVP呈现无功能肾；肾和/或输尿管结石；血管造影显示无血管肿块或肿块伴有肾内血管伸长变细，明显的输尿管周呈囊状扩张的血管，不规则的损伤样肾图伴明显无血管区，以及CT提示的改变。具有上述表现的，有40%病例能够诊断或者术前疑诊[27]。反复进行尿泡沫细胞检查有可能提高检查阳性率，必要时可行经皮肾穿刺活检，尽可能术前确诊。虽然XGP临床少见，但在鉴别诊断时应考虑本病可能。

（二）鉴别诊断

黄色肉芽肿性肾盂肾炎主要应与肾结核、肾肿瘤、肾脓肿相鉴别。

1. 肾结核　肾结核主要有低热、盗汗、消瘦、乏力等症状，与本病的临床表现比较相似，但肾结核常有血尿、脓尿尿频等泌尿系症状，镜下可见明显的结核结节、干酪样坏死和朗汉斯巨细胞；且肾结核常有膀胱刺激征，并进行性加重，尿沉渣可查到抗酸杆菌。结核多发脓肿并中央钙化可与XGP混淆，但肾结核性脓肿的CT值相对偏高，脓肿壁常有点状或壳状钙化，而结石则少见。XGP的肾盂肾盏扩大常由结石引起，钙化少见。此外，肾结核常可引起同侧输尿管、膀胱相应结核的改变；肾皮质萎缩，肾盏输尿管常受累。

2. 肾肿瘤　肾癌增强早期（皮质期），病灶显著强化，增强表现为类似肝癌的“快进快出”的强化形式，强化持续时间较短，病灶强化时间的长短可作为参考依据。肾癌累及肾周的CT征象为多发结节和赘状突起。肾透明细胞癌少血管，肿瘤表现可类似局灶型黄色肉芽肿性肾盂肾炎，但其密度高且无边缘性强化，常无结石，病灶边缘常不规则，可侵犯肾盂、肾盏。极少数黄色肉芽肿性肾盂肾炎合并肾癌，CT表现除了黄色肉芽肿性肾盂肾炎表现外，还有肾癌表现，即囊壁出现较大壁结节或较厚的壁，强化较明显肾血管造影对鉴别肾肿瘤有一定帮助。

3. 肾脓肿　黄色肉芽肿性肾盂肾炎与肾脓肿的鉴别需紧密结合临床，脓肿发病更为急、重，发热明显，有明显泌尿系感染体征，尿液检查多有白（脓）细胞。CT上脓腔不一定以集合系统为中心，多无结石与钙化，无软组织肿块可资鉴别。

六、治疗

本病经内科方法多不能作出正确诊断，且抗菌治疗无效。因病变为单侧性，且与肾癌、肾积水、肾脓肿或肾结核不易鉴别，故大多数黄色肉芽肿性肾盂肾炎的病肾须手术切除。但近来认为许多有黄色肉芽肿性肾盂肾炎的肾脏被外科手术切除，大部分是因为没得到正确的术前诊断和评价。研究显示约40%的病例可通过临床和影像学检查相结合作出诊断和评价[28]。其中灶性病变的低危病例，应避免不必要的根治手术。迄今尚未见手术后另一侧肾脏再发该病的报告[29]。肾移植病人亦曾有报告发生黄色肉芽肿性肾盂肾炎[25]。

（黄锋先　余学清）

参考文献

1. 王海燕 . 肾脏病学 . 3 版 . 北京 : 人民卫生出版社 , 2008 : 1280-1283.
2. 杨念生 . 慢性肾盂肾炎 . 中国临床医生 , 2002, 30 : 11-12.
3. 冯江敏 , 周希静 . 黏膜免疫学说与肾盂肾炎的治疗问题 . 新医学 , 2002, 33(11) : 651-652.
4. 龚学忠 , 郑平东 . 慢性肾盂肾炎研究进展 . 中国处方药 , 2005, 5 : 58-61.
5. TAAL MW, CHERTOW GM, MARSDEN PA, et al. Brenner and Rector's The Kidney. 9th ed. Philadelphia: Saunders, 2012.
6. 黄锋先 , 陈葳 . 慢性肾盂肾炎的诊断与治疗 . 中华全科医师杂志 , 2005, 4(9) : 524-525.
7. 邹万忠 . 肾活检病理学 . 2 版 . 北京 : 北京大学医学出版社 , 2009 : 183-184.
8. 王海燕 . 肾脏病学 . 3 版 . 北京 : 人民卫生出版社 , 2008 : 1246-1279.
9. 陆再英 , 钟南山 . 内科学 . 7 版 . 北京 : 人民卫生出版社 , 2008 : 528-534.
10. GLAMARELLOU H. Antibody-coated bacteria in urine: when, where and why? J Antimicrob Chemother, 1984, 13(2): 95-99.
11. 邝贺龄 , 胡品津 . 内科疾病鉴别诊断学 . 5 版 . 北京 : 人民卫生出版社 , 2006.
12. IFERGAN J, POMMIER R, BRION MC, et al. Imaging in upper urinary tract infections. Diagn Interv Imaging, 2012, 93(6): 509-519.
13. CRANE LM, MCCLELLAN L. Xanthogranulomatous pyelonephritis. J Can Assoc Radiol, 1976, 27: 45.
14. GRAMMILL S, RABINOWITZ JG, PEACE R, et al. New thoughts concerning xanthogranulomatous pyelonephritis. Am J Roentgenol, 1975, 125: 154.
15. CRAIG WD, WAGNER BJ, TRAVIS MD. Pyelonephritis: radiologic-pathologic review. Radiographics, 2008, 28(1): 255-277.
16. HODSON CJ, KINCAID-SMITH P. Reflux Nephropathy. New York: Masson Publishing USA, 1979.
17. MAZZULLI T. Diagnosis and management of simple and complicated urinary tract infections (UTIs). Can J Urol, 2012, 19(Suppl 1): 42-48.
18. 陆再英 , 钟南山 . 内科学 . 7 版 . 北京 : 人民卫生出版社 , 2008 : 526-527.
19. 王海燕 . 肾脏病学 . 3 版 . 北京 : 人民卫生出版社 , 2008 : 1280-1291.
20. STANSELL L, SMITH E, KIRSCH A. Vesico-ureteral reflux: a critical appraisal. Minerva Pediatr, 2012, 64(2): 183-195.
21. GROSS PA, PATEL B. Reducing antibiotic overuse: a call for a national performance measure for not treating asymptomatic bacteriuria. Clin Infect Dis, 2007, 45(10): 1335-1337.
22. NICOLLE LE, BRADLEY S, COLGAN R, et al. Infectious Diseases Society of America guidelines for the diagnosis and treatment of asymptomatic bacteriuria in adults. Clin Infect Dis, 2005, 40(5): 643-654.
23. SCHNARR J, SMAILL F. Asymptomatic bacteriuria and symptomatic urinary tract infections in pregnancy. Eur J Clin Invest, 2008, 38(Suppl 2):50-57.
24. BLANC AL, VIALLE B, LEMAIRE X, et al. Chronic pyelonephritis and xanthogranulomatous pyelonephritis. Med Mal Infect, 2011, 41(6): 339-342.
25. LI L, PARWANI AV. Xangthogranulomatous pyelonephritis. Arch Pathol Lab Med, 2011, 135(5): 671-674.
26. LEONI FA, KINLEINER P, REVOL M, et al. Xangthogranulomatous pyelonephritis : Review of 10 cases. Arch Esp Urol, 2009, 62(4): 259-271.
27. SIDDAPPA S, RAMPRASAD K, MUDDCGOWDA MK. Xangthogranulomatous pyelonephritis: a retrospective review of 16 cases. Korean J Urol, 2011, 52(6): 421-424.
28. NATALUK EA, MCCULLOUGH DL, SCHARLING EO. Xanthogranulomatous pyelonephritis, the gatekeepers' dilemma: A contemporary look at an old problem. Urology, 1995, 45(3): 377-380.
29. 廖贵益 , 方卫华 , 唐亮 , 等 . 黄色肉芽肿性肾盂肾炎 XGP 的临床病理特点 . 复旦学报(医学版), 2013, 40(2) : 251-252.
30. 周康荣 . 中华影像医学 . 北京 : 人民卫生出版社 , 2002 : 55-58.

31. 方圆,孟晓春,覃杰,等 . 黄色肉芽肿性肾盂肾炎的多层 CT 动态增强表现特征 . 中华腔镜泌尿外科杂志, 2012, 6(1):61-67.

32. RAJESH A, JAKANANI G, MAYER N, et al. Computed tomography findings in xangthogranulomatous pyelonephritis. J Clin Imaging, 2011, 1(2): 1-6.

第三章
反流性肾病

反流性肾病（reflux nephropathy，RN）是由于膀胱输尿管反流（vesicoureteral reflux，VUR）和肾内反流（intrarenal reflux，IRR）导致的肾脏病，肾脏形成瘢痕，最后可发展为终末期肾衰。RN是肾衰竭的重要原因之一，国外文献报道，在50岁以下成人，RN所致肾衰约占终末期肾衰竭患者的12%。1971—1987年，在澳大利亚及新西兰登记透析和移植的患者中，男性6.3%，女性9.8%有RN，而小于16岁患者中，23%男孩和27%女孩有RN。

一、发病率[1]

Bailey1986年统计了世界上大量资料、估计健康儿童VUR发病率约0.4% ~ 1.8%。在尿路感染儿童中，VUR发生率各家报道不一，从27% ~ 55%不等。成人尿路感染中VUR的发生率仍不清楚，据Senoh报道，约24.9%。中山医科大学附属第一医院65例成人尿路感染患者中，发现有VUR者30.4%。RN在一般人群的发病率仍未明确，据国外文献报道，新生儿中的发病率约为0.6%，学龄儿童约为0.5%。而在儿童首次尿路感染发作患者检出率为40.6%，在反复尿路感染发作病人为52.5%。

二、病因

（一）膀胱输尿管反流

正常人输尿管防止尿液反流的结构主要由支持黏膜下输尿管的肌肉组成，如外层纵肌、中层环肌、Waldeger鞘等。Waldeger鞘起一个单向瓣膜作用，在排尿时，膀胱肌肉收缩压迫膀胱壁内输尿管斜行段而使其关闭，从而防止膀胱内压力增高而引起尿液反流。

如膀胱内黏膜下输尿管段过短或缺如，膀胱内输尿管管腔长度与直径的比例减少，膀胱内压增高或输尿管开口偏向外侧及形态异常等均易引起反流。

VUR根据病因可分为原发性及继发性两大类：① 原发性VUR：最常见，为膀胱黏膜下输尿管段的先天性异常所致，如先天性膀胱黏膜下输尿管过短，输尿管开口异常，膀胱三角肌组织变薄或无力等。妊娠妇女雌激素水平较高，可致膀胱三角肌肌张力下降，因而孕妇VUR发病率较高。② 继发性VUR：继发于膀胱尿道梗阻、神经性膀胱、膀胱结核及膀胱手术后等。

随着儿童成长，膀胱壁段输尿管长度会延长，输尿管膀胱段的括约肌机制也得到改善，所以多数儿童VUR有随生长发育而自动消退的倾向。据报道，儿童VUR无输尿管扩张者，约68% ~ 85%可自行消失。一般认为成人VUR无自然停止的可能。膀胱输尿管瓣正常发育的时间模式在当前不能完全描绘。一项流行病学研究[2]结果表明：6个月内健康婴儿2/3有至少轻至中度的反流，此后比例则很快下降。

（二）VUR与IRR及肾瘢痕的关系

1960年，Hodson和Edwards首次证明VUR与肾瘢痕有关。Bourne在59例6岁以下VUR患儿中发现肾内反流8例（占13.5%），且证明肾内反流的部位与肾皮质萎缩及肾盂变形部份相吻合。Ozen发现，在32名VUR儿童，55个反流肾中，73%发现肾瘢痕。Hodson在动物实验中也证实，肾内反流的部位即为后来瘢痕形成的部位，在VUR患者中，发现肾瘢痕者约15% ~ 73%。中山医科大学附属第一医院17例VUR患者中，64.7%有RN。

VUR引起IRR及肾瘢痕可受一些因素影响：① 年龄：以往认为肾瘢痕多数形成于5岁以前。现在发现，不少患者>5岁，甚至10岁以上仍可形成瘢痕。② 尿路感染：Shimada证明反复尿路感染可促进肾瘢痕形成。Andronlakakis和我们在猪模型发现，感染1周，在半数动物即可见肾损害：1周后，在大多数动物中见有一定程度的瘢痕形成伴肾间质胶原沉积。③ VUR的严重程度：VUR的程度与肾瘢痕的发生发展有关，反流越重，持续时间越长，则肾瘢痕发生率越高。Cohen报道Ⅰ、Ⅱ级反流儿童58例，仅6例（12%）有肾瘢痕，而Ⅲ级以上45例，有19例（42%）有肾瘢痕，Ⅴ级以上100%有肾瘢痕。中山医科大学附属第一医院反流患者无RN者6例均为Ⅰ ~ Ⅱ级反流，而VUR Ⅲ级以上者均有RN。④ 肾乳头类型：肾瘢痕主要分布在肾极区，最常见于肾上极，主要因为肾极区多为复合乳头。这种乳头里扁平型，开口大而直，容易产生IRR。⑤ 有旧瘢痕者易形成新瘢痕。⑥ 压力：动物实验已表明持续一定时间的膀胱内高压可引起肾瘢痕形成。排尿功能障碍可引起膀胱内压升高，这是合并泌尿道感染的VUR形成肾新瘢痕的重要因素。

三、发病机制

RN的确切发病机制目前仍未完全阐明。膀胱输尿管反流引起的肾损害可能与下面几方面因素有关[3-5]。

（一）菌尿

Ransley动物实验证明，VUR在无菌时，对肾生长及肾功能无影响，故认为VUR及IRR必须存在菌尿时才会产生肾瘢痕。但有些学者和我们的动物实验证实无菌反流也可致肾损害。临床上，部分RN病人无尿路感染病史及尿路感染的证据，故认为感染并非为瘢痕形成所必需，仅对其形成起促进作用。

（二）尿流动力学改变

VUR时并不一定存在肾内反流，只有严重VUR才发生IRR，如严重VUR时，在膀胱充盈或排尿时，肾盏、肾盂及输尿管腔内液压与膀胱一样，可达5.3kPa（40mmHg）引起肾内反流。国外和我们的动物实验证明，无菌高压反流可产生肾损害，故提出只要有尿流动力学改变，就可产生肾内反流及肾损害。

（三）免疫损伤

免疫荧光检查发现，部分RN患者，在肾小球硬化区及系膜区可发现IgM及IgG，因此有作者认为免疫损伤是引起肾小球硬化的原因。动物实验发现，动物模型感染1周后，在受损的肾实质及外周淋巴结的淋巴滤泡内出现许多生发中心，这提示局部有免疫抗体产生。抗原可能为反流尿液中细菌，也有人认为可能是Tamm-Horsfall蛋白（THP）。由THP所致的自身免疫反应在RN的发病机制中所起的作用日益受到人们重视，但在人类RN患者中尚未发现与此有关的自身免疫的证据。

（四）血管病变

Androulakakis发现，在反流性肾盂肾炎的最初阶段，感染所累及的部位由于广泛间质水肿的机械压迫，致肾间质血管闭塞．尤其肾小管旁的小血管，提示由于血管阻塞而致的局部缺血在RN的肾损害发病机制中起重要作用。另外，当功能性尿路梗阻存在时，膀胱尿道压增高，致肾小管压增高及肾内反流，随后出现肾小球滤过率降低，出球小动脉血流减少，导致肾缺血，产生间质性肾炎。

四、病理改变

肾脏缩小，可仅重15 ~ 30g。肾盂肾盏扩张，肾皮质变薄，肾脏表面有局灶性瘢痕形成，且以肾两极、尤肾上极为突出，肾包膜增厚、粘连。光镜下可见肾小管萎缩，部分可有囊性扩张，其内见透明管型；肾间质纤维化及淋巴细胞浸润，部分可有淋巴滤泡形成；在皮质及外髓质可见密集成圆形的浅染色物，其中含Tamm-Horsfall蛋白等；小叶间动脉内膜增厚、阻塞。外髓质部分肾小管上皮细胞变平而酷似甲状腺管样。肾小球的病变为局灶性、节段性硬化及玻璃样变并混杂着肥大的肾小球，这是RN最具特征性及最常见的病理变化。荧光显微镜下于肾小球内硬化部分可见IgM、IgG及C3沉积。电镜检查于内皮细胞下可见电子致密物。

五、临床表现[1,6-10]

RN病人主要的临床表现有反复发作的尿路感染、蛋白尿、高血压、夜尿增多、多尿等。

（一）尿路感染

尿路感染是RN患者最常见的临床表现。尿路感染发作在新生儿常表现为发热和生长发育缓慢。较大年龄患儿及成人常有尿急、尿痛、尿频等。严重者可表现为典型的急性肾盂肾炎。尿路感染可加重VUR及促进肾瘢痕的形成。但有学者认为，若Waldeger鞘发育正常的话，单有尿路感染一般不会造成VUR。

（二）蛋白尿

蛋白尿是预测RN患者预后的最重要因素。蛋白尿可为RN的首发症状，这些患者发生肾功能恶化的危险性大。蛋白尿亦可在严重瘢痕形成数年后才出现，然后蛋白尿渐增加。蛋白尿的出现，提示VUR已导致进行性肾小球病变，为预后不良指征，且即使术后VUR消失，肾功能仍继续恶化。中山医科大学附院24例RN患者中有蛋白尿者13例，其中8例有氮质血症，即5例24小时尿蛋白≥10g的病人中，2例已为终末期肾衰。另外11例无蛋白尿者，仅1例出现氮质血症。

（三）高血压

高血压为RN患者后期的常见并发症，亦是儿童恶性高血压的最常见病因。约20%儿童及青年RN患者出现高血压，随肾瘢痕进展，出现高血压的危险性增大。Kincaid-Smith报道293例成年RN患者，男女患者合并高血压各为29%及18%。中山医科大学附属第一医院资料，RN患者有高血压者33%。另外，值得注意的是，RN患者以高血压就诊者占25%，因此，除在尿路感染时需警惕有否RN存在外，对于高血压原因未明的患者也应高度注意RN的可能性。

（四）妊娠时表现

妊娠期高血压疾病（PIH）可为RN的首发症状。Bailey发现，4%严重PIH患者有RN。多数作者认为RN患者妊娠可致肾功能迅速恶化，尤其是在妊娠前已有高血压或蛋白尿者（特别是血肌酐>200μmol/L（>2.3mg/dl）时。也有作者发现，如RN病人在妊娠时血肌酐<200μmol/L，则对肾功能无明显影响。

（五）夜尿增多、多尿

Kekomaki发现，VUR患者远曲小管功能最先受影响. 尿液浓缩功能异常是反映肾功能损害的敏感指标，这也得到了动物实验的支持。中山医科大学附属第一医院资料显示，有反流病人，尿浓缩功能障碍者明显多于无反流患者（94% vs 38.7%，$P<0.05$；而SCr在两组患者之间的差异无显著意义。

（六）原发性VUR常有家族性倾向

VUR遗传模式尚未阐明。据Bailey报道，以显性单基因遗传及环境因素综合所致可能性大。另外，还发现，HLA-B12及Aw32在VUR患者的发生频率显著高于正常人。Murawski等报道，原发性VUR患者存在基因突变。

（七）其他

RN其他较常见的临床表现还有反复发热、腰痛、尿路结石、遗尿、肾衰竭及镜下血尿和肉眼血尿等。

六、诊断[1,9,11,12]

膀胱输尿管反流分级检查方法及诊断标准：

（一）排尿期膀胱尿路造影（MCU）

排尿期膀胱尿路造影是VUR的检测及分级的金指标。根据国际反流研究委员会提议的分级标准，将VUR分为五级：Ⅰ级：尿液反流只达到输尿管；Ⅱ级：尿液反流到输尿管、肾盂及肾盏，但无扩张，肾盂穹隆正常；Ⅲ级：输尿管轻度或中度扩张和/或扭曲，肾盂轻度或中度扩张，但无（或）有轻度穹隆变钝；Ⅳ级：输尿管中度扩张和/或有扭曲、肾盂中度扩张，穹隆锐角完全消失，但大部分肾盂尚保持乳头压痕；Ⅴ级：输尿管严重扩张及扭曲，肾盂肾盏严重扩张，大部分肾盏不能看见乳头压痕（图23-3-0-1）。

近年报道，静脉肾盂造影及膀胱镜检查高度怀疑有VUR的患者，经常规MCU检查仅发现33%有VUR，而经服胆碱能药物氨基甲酰甲基胆碱（bethanechol）后30分钟，再行MCU检查，VUR的发现率高达100%，故认为氨基甲酰甲基胆碱-MCU法可明显提高VUR的检出率。

（二）放射性核素

由于^{99m}Tc化合物，γ-照相机及计算机的应用，使放射性核素检查成为一种简单、实用的诊断VUR的方法，与MCU法相比，具有较高敏感性、可靠性，可作多次复查的优越性，且患者接受的放射性剂量少，故特别适用于儿童VUR的检查。

（三）超声波

实时B超检测VUR是一种较新的方法，与MCU之间有良好的相关性，广泛应用于儿童，美国泌尿协会（AUA）2005年制定儿童原发性膀胱输尿管反流的治疗指南（简称AUA指南）[13]，推荐：儿童VUR要进行肾脏超声检查以评估上尿路的情况。成人尚未见报道。为无创性检查，安全、可靠，有较好的特异性，值得推广。

（四）膀胱镜

膀胱镜可以观察输尿管开口位置，形态及活动度，膀胱黏膜下输尿管的长度，还能发现输尿管周围的憩室，输尿管扩张等。但其需结合临床表现及X线检查才能对VUR的诊断作出正确的判断。对VUR已消失，而静脉肾盂造影发现肾瘢痕者，如膀胱镜检查时观察到输尿管口的形态及位置改变，对RN的诊断有帮助。

反流性肾病（RN）的诊断标准为：大剂量静脉肾盂造影并X线断层照片发现：① 肾盏杵状变形及相应部位的皮质瘢痕；② 肾发育停止及/或输尿管肾盂扩张；③ MCU检查半数成人可发现不同程度VUR，排除继发性VUR。Kincaid-Smith认为，VUR阴性的患者常需在膀胱镜检查时发现输尿管开口位置或形态异常才能诊断RN。

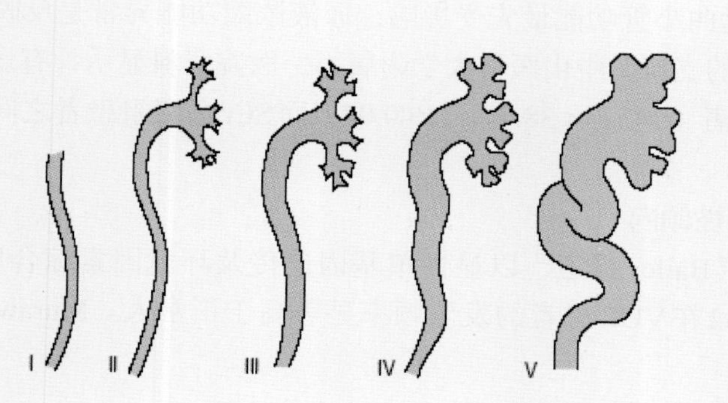

图23-3-0-1 VUR分级

反流性肾病（肾瘢痕）的检查方法有：

1. 静脉肾盂造影　为传统的RN的诊断方法，可显示肾轮廓、长度、皮质厚度、乳头形态、与杵状肾盂对应的肾表面不规则的瘢痕，后者为RN的标志。RN的静脉肾盂造影影像有：① 肾盏呈杵状，皮质萎缩及对应的全层局部瘢痕为RN的最常见表现。② 偶可出现与梗阻后萎缩相似的RN，即肾实质普遍变薄及复合乳头改变。③ 肾发育停止及/或输尿管肾盂扩张。近年研究认为大剂量静脉肾盂造影加X线断层片更能显示肾瘢痕。

2. CT及MRA　显示肾轮廓、长度、皮质厚度及肾瘢痕更敏感。

3. 放射性核素　放射性核素肾显像法，近年来应用 ^{99m}Tc DMSA（二巯基丁二酸）肾显像技术检测RN，发现它对肾瘢痕诊断的敏感性及特异性与静脉肾盂造影比较无差异，甚至在典型严重解剖变化出现之前即能发现肾瘢痕。VUR患者的追踪观察提示DMSA肾显像优于静脉肾盂造影。DMSA特异地定位于近曲小管，且与小管细胞功能的完整性有关。因此，DMSA比其他影像学诊断方法能更准确地显示灶性缺损。但在尿路感染感染后的4周内进行DMSA则可能过分敏感，其所发现的短暂的不正常区域在长期的随访中可能不发展成瘢痕。

4. 肾活检　Kincaid-Smith发现部分VUR患者，IVP检查并不能发现肾实质瘢痕，但肾活检有特征性RN的组织学改变，故认为RN实际上发生率更高些。但由于肾活检不易获得瘢痕病变组织，故作为RN的方法值得商榷。

5. 尿IL-8测定　尿IL-8是肾瘢痕化和VUR的有效标志，其可能机制是分泌到肾间质组织的IL-8吸引了中性粒细胞和淋巴细胞，激活后以自由基团的形式释放，造成点状的小球硬化[14]。

七、治疗[1,15-19]

反流性肾病的治疗目的是制止尿液反流和控制感染，防止肾功能进一步损害。VUR治疗分为内科及外科疗法。

（一）外科治疗

抗反流手术应用于临床已30多年，许多临床观察证明，儿童患者即使为重度反流，如术后VUR消失，则肾生长发育基本正常；如反流持续，则肾生长发育明显受影响。严重反流诊断时常已形成瘢痕，而高度反流可促进新瘢痕形成。且Ⅴ级反流多不能自然消退。故对小儿严重反流，应尽早手术。但晚近报告少数重度反流也可自然或治疗后消退，故是否手术应慎重考虑。轻或中度反流患者常无输尿管扩张或肾盂积液，一般不会造成严重肾实质病变。AUA指南提出：VUR可能对儿童的整体健康和肾功能产生不利影响。因此，在初期表现儿童VUR，如果发现双侧肾皮质异常，应进行仔细的医疗评估，包括：测量身高，体重和血压，以及血清肌酐。指南推荐：进行蛋白尿和尿沉渣检查。如果尿液分析提示感染，推荐进一步行尿培养及药敏检查。而且通常儿童VUR在控制尿路感染后，反流可消失，且大多数的儿童患者反流可自动消失；轻度反流者手术与非手术比较，其肾生长及发育均正常；已有蛋白尿患者，反流纠正后仍不能改变其肾功能恶化的进程。综上所述，对小儿VUR手术适应证为：① 重度反流，经内科保守治疗4年，反流仍持续或进行性肾功能减退、或新瘢痕形成者。② VUR反复尿路感染，经内科积极治疗4个月无改善者。③ 输尿管口呈高尔夫洞穴样改变者。④ 先天性异常或尿路梗阻而引起反流者。

成人VUR是否选择手术治疗，目的仍有争论。有报道，成人VUR保守治疗不易纠正反流，而手术治疗则可取得满意的纠正，故认为成人VUR如有症状，小于50岁者均应选择外科治疗。有蛋白尿者一般不宜手术。

外科手术方法为传统抗反流手术。许多作者推荐使用内镜下治疗：在内镜下将某种物质注射至反流性输尿管口的黏膜下来治疗反流。儿童的成功率为87% ~ 93%，成人为73%。近年其应用有增加趋势。该方法简单、有效、损伤小，但Okamura等在28例术后患者中选择13名行膀胱镜检查，发现5名于术后6 ~ 12个月出现膀胱三角破裂。术后反流复发率与VUR程度有关，反流越重，复发率越高。内镜下治疗方法的优点为：① 死亡率低；② 仅需短时麻醉；③ 仅需短期住院；④ 易被患者及其家属所接受。

（二）内科治疗

内科治疗对VUR有效，尤其在轻度反流而无输尿管扩张者。内科治疗包括：① 注意个人卫生，摄入充足水分，避免便秘，定期排空膀胱（二次排尿法、睡前排尿，以便减轻膀胱内压力及减少残余尿）。② 治疗尿路感染：尿路感染可促进肾瘢痕形成，如病人发作尿路感染，应及时积极治疗，以减少肾瘢痕产生。有明显尿路感染者，应用有效的抗生素2周疗程，然后使用长程低剂量抑菌疗法。③ 长程低剂量抑菌治疗，具体方法为：每晚睡前排尿后口服一次单剂抗生素，剂量一般为每日剂量的1/3 ~ 1/2，抗生素可选用复方新诺明、羟氨苄青霉素、呋喃坦啶及先锋霉素Ⅳ等。有人建议将多种抗菌药定期交替使用，对防止细菌耐药性有好处。并应注意不宜因做尿细菌培养而停用抗菌药。AUA指南推荐小于一岁儿童VUR患者行连续抗生素预防，而对于大于一岁儿童VUR患者，选择行连续抗生素预防。若大于一岁儿童VUR患者，反复出现发热、尿路感染、或肾皮质异常，则推荐行连续抗生素预防。对有家族史的婴儿应常规检查有无VUR或RN存在，以争取早期治疗。有研究表明，经长程低剂量抑菌治疗、随访7 ~ 15年，121个反流肾中仅2个有新瘢痕形成。④ 治疗高血压：血压的控制是任何RN患者长期治疗的一个重要部分，高血压可加速肾功能的恶化，故对RN患者应监测血压，出现高血压时应积极治疗，可选用血管紧张素转换酶抑制剂或钙通道阻滞剂。

（黄锋先　余学清）

参考文献

1. 叶任高，任国辉，汪青，等．成人反流性肾病65例临床分析．中华内科杂志，1995, 34(6):400-401.
2. ALTOBELLI E, GEROCARNI NAPPO S, GUIDOTTI M, et al. Vesicoureteral reflux in pediatric age: where are we today? Urologia, 2014, 81(2): 76-87.
3. MURAWSKI IJ, GUPTA IR. Vesicoureteric reflux and renal malformations: a developmental problem. Clin Genet, 2006, 69(2): 105-117.
4. CENDRON M. Reflux nephropathy. J Pediatr Urol, 2008, 4(6): 414-421.
5. MOORTHY I, EASTY M, MCHUGH K, et al. The presence of vesicoureteric reflux does not identify a population at risk for renal scarring following a first urinary tract infection. Arch Dis Child, 2005, 90(7): 733-736.
6. BAILEY RR. Vesico-ureteric reflux and reflux nephropathy. Kidney Int Suppl, 1993, 42: S80-S85.
7. FARNHAM SB, ADAMS MC, BROCK JW, et al. Pediatric urological causes of hypertension. J Urol, 2005, 173(3): 697-704.
8. WAKLER BD. Renal functional changes associated with vesicoureteral reflux. Urol Clin N Am, 1990, 17(2): 307-316.
9. EL-KHATIB MT, BECKER GJ, KINCAID-SMITH PS. Reflux nephropathy and primary vesicoureteric reflux in adults. QJ Med, 1990, 77(284): 1241-1253.
10. MURAWSKI IJ, GUPTA IR. Gene discovery and vesicoureteric reflux. Pediatr Nephrol, 2008, 23(7): 1021-1027.
11. 黄锋先，李向民，胡平，等．几种膀胱输尿管反流诊断方法的评价．影象诊断与介入放射学，1995, 4(4): 233-235.
12. STOKLAND E, HELLSTROM M, JACOBSSON B, et al. Evaluation of DMSA scintigraphy and urography in assessing both acute and permanent renal damage in children. Acta Radiol, 1998, 39(4): 447-452.
13. PETERS CA, SKOOG SJ, ARANT BS JR, et al. Summary of the AUA Guideline on Management of Primary Vesicoureteral Reflux in Children. J Urol, 2010, 184(3): 1134-1144.

14. GALANAKIS E, BITSORI M, DIMITRIOU H, et al. Urine interleukin-8 as a marker of vesicoureteral reflux in infants. Pediatrics, 2006, 117(5): 863-867.

15. CONRAD S, BUSCH R, HULAND H. Complicated urinary tract infections. Eur Urol, 1991, 19(suppl 1): 16-22.

16. WHITE RH. Management of urinary tract infection and vesicoureteric reflux in children. 1. Operative treatment has no advantage over medical management. BMJ, 1990, 300(6736): 1391-1392.

17. CRAIG JC, IRWIG LM, KNIGHT JF, et al. Does treatment of vesicoureteric reflux in childhood prevent end-stage renal disease due to reflux nephropathy? Pediatrics, 2000, 105(6): 1236-1241.

18. WOLF-MAIER K, COOPER RS, BANEGAS JR, et al. Hypertension prevalence and blood pressure levels in 6 European countries, Canada, and the United States. JAMA, 2003, 289(18): 2363-2369.

19. COOPER CS, CHUNG BI, KIRSCH AJ, et al. The outcome of stopping prophylactic antibiotics in older children with vesicoureteral reflux. J Urol, 2000, 163:269-272.

第四章
肾结核

肾结核是由结核分枝杆菌引起的肾脏感染，是全身结核的一部分，其原发病灶多在肺部，是仅次于淋巴结结核的第二常见肺外结核。每年报道的结核病新发病例90%发生在发展中国家，大约有10%在肺外，泌尿生殖道结核约占肺外结核病的40%[1-5]。

一、发病机制和感染途径

肾结核的病原体是结核分枝杆菌。血行感染是公认的最主要的途径，原发病灶几乎都在肺内，其次为附睾、女性生殖器附件、骨关节和淋巴结，偶见继发于肠道和全身粟粒性结核。

原发病灶的结核杆菌经过血行进入肾脏，主要在肾小球的毛细血管丛中发展为结核病，形成双侧肾皮质多发性微结核病灶，称为病理性结核。机体免疫力较差者，病灶不愈合，结核杆菌经肾小管侵犯髓质，发展为肾髓质结核，形成临床肾结核病。病变再进行性发展，肾乳头溃破、坏死，病变蔓延至肾盏形成空洞性溃疡[5]。病变扩展至肾周围时，可发生肾周围寒性脓肿。肾结核病灶的钙化多呈散在钙化灶，亦可使全肾成为弥漫性的钙化肾。

输尿管结核纤维化后管腔狭窄，影响尿流，加重肾结核病变的发展。偶见输尿管完全闭合，含有结核杆菌的尿液不能进入膀胱，膀胱病变反而好转，膀胱刺激征缓解，尿常规无明显改变，即所谓“肾自截”。

膀胱结核继发于肾结核，病变严重发生广泛纤维化时，可形成挛缩性膀胱，膀胱容量多不足50ml，多有健侧输尿管口狭窄或闭合不全，引起肾积水。尿道结核可从膀胱结核蔓延而引起，亦可因前列腺精囊结核形成空洞破坏后尿道所致。

男性肾结核患者中约50% ~ 70%合并生殖系统结核病[6]，在临床上最明显的是附睾结核，约40%的附睾结核出现在肾结核之前或同时出现。

13%肺结核病史的女性存在生殖泌尿系结核，大多通过结核菌血行播散至泌尿生殖道或腹腔感染，可累及肾脏，也可以累及输卵管、卵巢、子宫内膜等，形成输卵管粘连梗阻、卵巢结核脓肿等。

二、病理变化

本病的基本病理变化是结核性结节和结核性肉芽肿，多为干酪样坏死。肾结核在病理上90%为双侧病变，但临床上仅10%属双侧肾结核。肾皮质结核表现为多发性微结核灶；肾髓质结核多为单侧，随病变发展可表现为空洞性溃疡、闭合性脓肿结核性脓肾、肾周冷脓肿和病灶钙化。输尿管结核可有干酪坏死、纤维化、钙化。膀胱结核可有黏膜粟粒样结核结节、溃疡、纤维化等。

三、临床表现

肾结核好发于成人，多见于青壮年，男性比女性多一倍左右，国内报道1 820例肾结核病人中，最常见在20 ~ 40岁，占66.3%。儿童和老年人较少，儿童发病大部分在10岁以上，婴幼儿罕见。上述1 820例中男性占62.4%，女性占37.6%[5]。

临床表现取决于病变范围以及输尿管、膀胱继发结核的严重程度。

早期病变局限于肾实质时，可无临床表现，这时尿检查可发现结核杆菌，是此阶段唯一有异常的检查结果。结核病变发展到肾髓质时才成为临床肾结核病。由于双肾病灶的发展不一致，临床上90%表现为单侧性肾结核。当干酪样病灶向肾盏穿破后，可出现无症状性血尿、微量蛋白尿、白细胞尿、尿结核杆菌阳性等。少数患者有肾区疼痛和腰部肿物，常伴有发热，此时肾脏多已严重破坏，成为结核性肾脓肿。晚期双肾结核或一侧肾结核，并发对侧严重肾积水时，可出现贫血、水肿、食欲不振、恶心呕吐等慢性肾衰竭症状，亦有突然发生急性无尿者。

当病变蔓延至膀胱时，可出现膀胱刺激征。膀胱刺激征是肾结核最常见（约占78%）的首发症状，其次为血尿，68%患者有肉眼血尿，多为终末血尿，有时可表现为全程血尿，在排尿终末时加重。

除晚期病例外，肾结核患者全身情况多不受影响，体检时多无异常体征，部分患者可有肾区压痛和/或叩击痛。合并尿路普通细菌感染和肾结石的发生率较一般人群高，肾结核伴有混合性尿路感染者可达1/3 ~ 1/2。

国外资料：1962—1974年观察到的41例泌尿生殖系结核病例的系列描述中发现：伴有肺部病变者仅占新诊断泌尿生殖系结核病例的66%[2]；尿痛（34%），血尿（27%），腰部疼痛（10%）和脓尿（5%）是活动性尿路结核最常出现的症状。

如果同时合并有生殖系统结核，男性可出现阴囊或附睾肿块，阴囊窦道形成，有水样脓液排出提示结核感染，女性可出现月经不规律、腹痛、不孕等症状。

四、实验室检查和辅助检查

（一）尿液检查

尿液检查对肾结核的诊断有决定性的意义。

1. 尿常规　新鲜排出的尿呈酸性尿，是肾结核尿液的特点。尿蛋白 ± ~ +，常有镜下脓尿和血尿。发生混合性尿路感染时则尿液可呈碱性反应，镜下可见大量的白细胞。

2. 尿沉渣找抗酸杆菌　由于肾结核的结核杆菌常呈间断、少量的从尿中排泄，故应连续多次检查（至少3次）。约50% ~ 70%的病例阳性，但约有12%的假阳性，主要有阴垢杆菌、非典型分枝杆菌污染尿液导致假阳性，故阳性仅有参考价值，不能作为确诊依据。

3. 尿结核杆菌培养　不同研究阳性率报道约10.7% ~ 80%，培养出结核杆菌是确诊肾结核的关键。应在抗结核治疗前至少留3次晨尿做结核杆菌培养。凡对结核杆菌有抑制的药物，应先停药1周，可提高阳性率。

4. 尿结核杆菌豚鼠接种　其结果对诊断肾结核的价值更高，可作为肾结核确诊的依据，其阳性率高达90%以上。但费时较长，需2个月才能得到结果。

5. 其他　①尿TB-DNA-PCR：特异性、敏感性高，可检出1 ~ 10个细菌水平，但假阳性率高，阴性意义较大；②尿PPD-IgG：阳性率可达89.1%，但阳性只提示既往有结核感染，特异性差；而且晚期病例肾功能严重损害不能分泌尿液，或肾结核并发输尿管梗阻，病例尿液不能排出，所检尿液来自健侧肾脏时，可出现假阴性。

（二）X线腹部平片

可见肾外形增大或呈分叶状，晚期缩小、钙化。4.5% ~ 31%可显示肾结核的特征性改变：片状、云絮状或斑块状钙化灶，其分布不规则、不定型，常限于一侧肾脏。若钙化遍及结核肾的全部，甚至输尿管时，即形成所谓“肾自截”。早期诊断价值不大，约40%无异常X线表现。

（三）静脉肾盂造影（IVP）

肾实质有明显的破坏时，IVP可在63% ~ 90%的病例中发现异常。最先局限在肾乳头和肾小盏的病变为杯口模糊，如虫蛀样变，或其漏斗部由于炎症病变或瘢痕收缩，使小盏变形、缩小或消失；随后是肾乳头小空洞形成、干酪性病灶内可有散在性钙化影。如病变广泛，可见肾盏完全破坏，干酪坏死呈现边缘不齐的“棉桃样”结核性空洞。晚期可见整个肾脏钙化（肾自截），多个肾盏不显影或呈大空洞。输尿管结核可呈现为僵直索状管道的“腊肠状”“串珠状”特征性改变。IVP发现空洞形成和尿路狭窄，为诊断肾结核的强有力依据。

（四）逆行造影

患肾功能受损，IVP显影不佳或IVP有可疑病变，必要时可考虑逆行肾盂造影。

（五）CT

可提供病肾的结构和功能资料，能显示实质瘢痕及干酪样坏死灶，尤适用于一侧肾不显影或肾盏不显影，并有助于肾结核和肾肿瘤的鉴别。对肾结核的诊断有重要意义，对诊断肾内播散和肾周围脓肿亦有帮助。

（六）B超

可表现为肾囊肿、肾积水、肾积脓、肾钙化和上述混合性病变，此外，可利用超声引导，细针穿刺脓腔和抽吸坏死组织，进行细胞学、细菌学检查对诊断有帮助。亦可在B超引导下作肾盂穿刺造影，适应证为对静脉或逆行肾盂造影不能进行，难以明确的病变，又不能肯定病变性质的病例。目前由于超声检查技术的提高，是安全准确的检查方法。

（七）膀胱镜检查

直接看到膀胱内的典型结核变化而确立诊断。病变多围绕在病肾同侧输尿管口周围，然后向膀胱三角区和其他部位蔓延。膀胱镜可见黏膜广泛充血水肿，有小溃疡和结核结节，黏膜壁易出血，输尿管口向上回缩成洞穴样变化。在膀胱镜检查的同时还可作两侧逆行插管，收集两侧肾盂尿液进行尿常规、结核杆菌培养和结核杆菌豚鼠接种检查。由于这些是分肾检查数据，故其诊断价值更有意义。下列情况不宜作膀胱镜检查：① 膀胱挛缩至膀胱容量过小（小于100ml）时难以看清膀胱内情况；② 严重的膀胱刺激征。

（八）病理活检

当与肿瘤或其他感染鉴别困难时，可考虑通过超声引导下穿刺、腹腔镜、膀胱镜等方式活检行病理检查明确诊断。

（九）其他检查

① 结核菌素试验（表23-4-0-1）：结核菌素试验强阳性反应，常表现为活动性结核病。结核菌素试验阴性反应除表现没有结核菌感染外，尚应考虑以下情况：应用糖皮质激素等免疫抑制药物，或营养不良、严重结核病、各种重危患者、淋巴细胞免疫系统缺陷患者或年老体衰者对结核素无反应，或仅出现弱阳性。② 分枝杆菌抗体：在活动期结核病患者为阳性。③ 红细胞沉降率（简称血沉）：血沉对肾结核疾病并无特异性，血沉正常亦不能排出活动性结核，然对膀胱炎患者伴血沉

表 23-4-0-1 PPD 试验的阳性标准

前臂局部红肿硬块直径	反应	符号
<5mm	阴性	–
5 ~ 10mm	阳性	+
11 ~ 20mm	阳性	++
>20mm	强阳性	+++
局部发生水疱或坏死	强阳性	++++

增快常能提示有肾结核之可能，故可作为筛选检查之一。④ X线胸片可发现肺有陈旧性结核灶。⑤ 血结核菌抗体测定（PPD-IgG）阳性，表示有过结核菌素感染。⑥ 干扰素-γ释放试验。单纯接种过结核疫苗不会产生阳性，但是曾接触过结核杆菌可能产生假阳性。

五、诊断

有如下情况存在时，应怀疑有肾结核存在，应作进一步检查：① 慢性膀胱刺激征，经抗生素治疗无效，尤其呈进行性加重者；② 尿路感染经有效的抗菌治疗，细菌阴转，而脓尿持续存在；③ 脓尿、酸性尿，普通细菌培养阴性；④ 有不明原因的脓尿和/或血尿而普通细菌培养多次阴性；⑤ 有肾外结核，尿检查有红细胞尿；⑥ 男性附睾、精囊或前列腺发现硬结，阴囊有慢性窦道者。⑦ HIV感染患者出现蛋白尿或肾功能损害。

有下列3项之任何一项可确诊：① 不明原因的膀胱刺激征，尿结核杆菌培养阳性；② 有泌尿系统结核病的影像学证据；③ 膀胱镜检查有典型的结核性膀胱炎表现和/或病理活检发现结核结节和/或肉芽肿形成。

肾结核的早期诊断，不能单纯依靠临床症状，而应重视实验室检查。肾结核的早期，尿常规已有异常表现，如血尿和/或脓尿，此时反复作结核杆菌培养，多能早期确诊（临床前期肾结核）。晨尿或24小时尿沉渣找抗酸杆菌、PPD皮试、尿TB-DNA-PCR检查、尿PPD-IgG测定，有助于诊断。IVP对晚期肾结核的诊断有重要价值。此外，还可检查肺、生殖系统、淋巴结、骨关节等是否有肾外结核病存在。

六、鉴别诊断

本病主要是膀胱刺激症状、血尿及影像改变的鉴别诊断，应与非特异性膀胱炎、肾盂肾炎、泌尿系统结石鉴别，有时这些疾病可共存，值得注意。肾结核有时可与肾肿瘤、肾囊肿混淆，需作IVP、CT、B超，必要时作增强造影、病理活检加以鉴别。

七、治疗

肾结核在治疗上必须重视全身治疗并结合局部肾脏病变情况全面考虑，以选择最恰当的治疗方法才能收到比较满意的效果。

（一）一般治疗

包括适当的休息和医疗体育活动以及充分的营养。

（二）抗结核化学药物治疗（简称化疗）

化疗的基本条件为病肾功能尚好和尿液引流无梗阻。化疗后肾结核死亡率1% ~ 4%，未手术未化疗5年生存率不足30%。

1. 化疗适应证 ① 临床前期肾结核；② 局限在一组大肾盏以内的单侧或双侧肾结核；③ 合并肾外活动性结核，暂不宜手术者；④ 孤立肾肾结核；⑤ 双侧肾结核，属晚期不宜手术者；⑥ 合并有严重疾病不宜手术者；⑦ 配合手术治疗，作为术前和术后用药。

2. 化疗的原则 早期、联合用药、适量、规律和全程使用敏感药物，彻底治疗。最常见的治疗失败的原因是治疗不充分。

3. 常见抗结核药 现简要介绍常用的抗结核药物（表23-4-0-2）：

表23-4-0-2 常见抗结核药物和主要不良反应

药名	缩写	每日剂量（g）	间歇疗法一日量（g）	主要不良反应
异烟肼	H，INH	0.3	0.6 ~ 0.8	周围神经炎、偶有肝功能损害
利福平	R，RPF	0.45 ~ 0.6*	0.6 ~ 0.9	肝功能损害、过敏反应
链霉素	S，SM	0.75 ~ 1.0**	0.75 ~ 1.0	听力障碍、眩晕、肾功能损害

续表

药名	缩写	每日剂量（g）	间歇疗法一日量（g）	主要不良反应
吡嗪酰胺	Z，PZA	1.5 ~ 2.0	2 ~ 3	胃肠道不适、肝功能损害、高尿酸血症、关节痛
乙胺丁醇	E，EMB	0.75 ~ 1.0***	1.5 ~ 2.0	视神经炎
对氨基水杨酸钠	P，PAS	8 ~ 12****	10 ~ 12	胃肠道不适、过敏反应、肝功损害
丙硫异烟胺	1321 Th	0.5 ~ 0.75	0.5 ~ 1.0	胃肠道不适、肝功能损害
卡那霉素	K，KM	0.75 ~ 1.0	0.75 ~ 1.0	听力障碍、眩晕、肾功能损害
卷曲霉素	Cp，CPM	0.75 ~ 1.0	0.75 ~ 1.0	听力障碍、眩晕、肾功能损害

注：* 体重 <50kg 用 0.45g，≥ 50kg 用 0.6g；S、Z、Th 用量亦按体重调节；** 老年人每次 0.75g；*** 前 2 个月 25mg/kg；**** 每日分 2 次服用（其他药均为每日一次）

肾结核患者可能合并肾功能损害，需据肾功能调整用药（表23-4-0-3）。

表 23-4-0-3　一线抗结核药物在慢性肾脏病患者中的推荐用量

药名	CKD 1 ~ 3，肾移植	CKD 4 ~ 5，透析
异烟肼	0.3g qd	0.3g qd 或者 15mg/kg（最多 0.9g）每周 3 次
利福平	<50kg 用 0.45g qd，≥ 50kg 用 0.6g qd	<50kg 用 0.45g qd，≥ 50kg 用 0.6g qd
吡嗪酰胺	<50kg 用 1.5g qd，≥ 50kg 用 2.0g qd	25 ~ 30mg/kg 每周 3 次
乙胺丁醇	15mg/kg qd	15 ~ 25mg/kg 每周 3 次（最多 2.5g）

（1）异烟肼：其作用主要是抑制结核菌脱氧核糖核酸（DNA）的合成，并阻碍细菌细胞壁的合成。口服后，吸收快，渗入组织，杀灭细胞内外的代谢活跃的结核杆菌，70%从肾排泄。使用一般剂量异烟肼时，无必要加用维生素 B_6，以免影响异烟肼的疗效。肾功能异常及透析患者易产生神经精神症状。

（2）利福平：其作用机制在于抑制菌体的RNA聚合酶，阻碍其mRNA合成。利福平对细胞内外代谢旺盛及偶尔繁殖的结核菌均有作用，常与异烟肼联合应用。长效利福霉素类衍生物利福喷丁（rifapentine，DL473）在人体内半衰期长，每周口服1次，疗效与每日服用利福平相仿。螺旋哌啶利福霉素（ansamycin，利福布丁）对某些已对其他抗结核药物失效的菌株（如鸟复合分枝杆菌）的作用较利福平强。

（3）吡嗪酰胺：能杀灭巨噬细胞内、酸性环境中的结核杆菌。主要毒性为肝损害（黄疸和转氨酶升高），应每2周检查1次肝功能。血液透析能清除约45%吡嗪酰胺，血透患者需调整用药（表23-4-0-3）。

（4）链霉素：对结核杆菌有杀菌作用，能干扰结核菌的酶活性，阻碍蛋白合成。在pH 7.7 ~ 7.8时作用最强，低于5.5 ~ 6.0时作用明显减弱，如同时服用碳酸氢钠碱化尿液可增强其疗效。妊娠妇女慎用。注射链霉素后可出现口周麻木，如不严重可继续应用，常在使用中逐渐消失。

（5）乙胺丁醇：对结核杆菌有抑菌作用，与其他抗结核药物联用时，可延缓细菌对其他药物产生耐药性。该药吸收及组织渗透性好，对干酪纤维病灶也能透入。毒性反应的发生率与剂量有关，剂量过大时可引起球后视神经炎、视力减退、视野缩小、中心盲点等，一旦停药多能恢复。在治疗过程中应定期检查视力与辨色力。

（6）对氨基水杨酸钠：为抑菌药，能加强链霉素及异烟肼的抗结核作用，可延缓对其他药物发生耐药性。其抗菌作用可能在结核菌叶酸的合成过程中与对氨苯甲酸（PABA）竞争，影响结核杆菌的代谢。本药饭后服用可减轻胃肠道反应，亦可每日12g加于5% ~ 10%葡萄糖液500ml中避光静脉滴注，1个月后仍改为口服。

（7）环丝氨酸：抗菌谱较广，只对人类结核病有效。对异烟肼、链霉素、对氨柳酸耐药的结核杆菌用环丝氨酸有效。其作用相当于对氨柳酸，较链霉素较差。一般与异烟肼、链霉素合用。副作用较严重，主要影响中枢神经系统，如头晕、抑郁、惊厥、癫痫样发作等。出现反应应减量。在可能发生中毒时，加用苯巴比妥或苯妥英钠。

4. 抗结核药的选择　由于抗结核药种类繁多，最理想的应该是对结核杆菌敏感，在血液中达到足以制菌或杀菌的浓度，并能为机体所忍受。目前认为最有效的抗结核治疗药物为：异烟肼、利福平和吡嗪酰胺。常用的杀菌剂有：异烟肼、利福平、链霉素和吡嗪酰胺，抑菌剂为乙胺丁醇。喹诺酮类抗菌药亦可作为备用药物。

5. 常用的治疗方案有以下几种

（1）经典疗法：国内外大都采用长程疗法，持续服用18 ~ 24个月。最少要在1年以上。多采用3种抗结核药物治疗6个月后，再联用2种抗结核药1年，总疗程18个月。公认此法的疗效可靠，复发机会少。而Toman[7]认为有利福平和乙胺丁醇组成的“两期疗法方案”，为前期开始强化阶段1 ~ 3个月，应用异烟肼、利福平及乙胺丁醇或链霉素三种抗结核药联合服用，后期为继续阶段每4 ~ 12个月异烟肼及利福平或乙胺丁醇两种抗结核药联合服用，其疗效可显著提高，即使给药期在12个月以内亦可取得很好疗效。

（2）短程疗法：目前欧洲泌尿外科指南推荐，6个月的抗结核治疗可有效治疗一般泌尿生殖系结核，即使用异烟肼、利福平、吡嗪酰胺、乙胺丁醇2个月强化治疗，然后使用异烟肼、利福平4个月维持治疗[8]。至少需要应用两个杀菌药，如异烟肼、利福平、吡嗪酰胺，再加上一种半杀菌药，如链霉素等。

（3）非复杂性尿路结核很可能是由对药物敏感的结核菌引起，下列方案治疗效果好：开始2个月每天用利福平、异烟肼和吡嗪酰胺；接下来4个月每天用利福平和异烟肼。这种疗法对女性患者特别有效。而前列腺里隐蔽病灶的男性患者，推荐这种疗法加用3 ~ 6个月。如不能耐受吡嗪酰胺，推荐女性患者用利福平和异烟肼治疗9个月，男性患者则再加用3 ~ 6个月。

（4）有肾脏干酪样破坏或男性明显的生殖系结核患者，推荐延长异烟肼和利福平的用药时间，至少用两种杀菌剂最少12 ~ 18个月。

（5）任何可能是耐药性结核菌感染的患者应该接受由异烟肼、利福平和吡嗪酰胺（保证至少使用两种杀菌剂）构成的治疗，加上下列药物中的一种：乙胺丁醇、氧氟沙星或链霉素。依据药敏结果调整方案。如情况允许使用两种杀菌剂，推荐使用最少12个月的治疗。如只允许使用一种杀菌剂加乙胺丁醇，则推荐使用最少24个月的治疗。

结核杆菌在接触抗结核药后生长受到抑制，生长期延缓，抗结核药的应用根据这些特点间歇用药，将给药时间间歇在1天以上。在国内一般在最初3个月内按长程疗法用药，以后再改用间歇用药治疗，但药物的用量与长程疗法相同，因此副作用较少，疗效也较好。

6. 随访　治疗中每月查尿常规和尿结核杆菌培养，以此调节剂量和选用药物。每3个月做1次B超或IVP，以便及时发现在治疗过程中发生尿路梗阻所造成的“治愈”。化疗结束后患者仍需强调继续长期随访观察，每半年作尿常规、尿结核菌培养3次及B超或IVP检查至少3 ~ 5年，有肾钙化者应追踪至钙化灶和肾功能稳定。

7. 治愈和停药标准　治愈标准为：尿常规正常6个月，IVP提示病变稳定超过1年，多次尿结核杆菌培养阴性（连续半年结核杆菌阴转）。目前认为停药的标准如下：① 尿路刺激征完全消失；② 全身情况明显改善，血沉、体温正常；③ 反复多次尿液常规检查正常；④ 尿沉渣抗酸杆菌检查长期多次阴性；⑤ 尿结核菌培养、尿豚鼠接种均为阴性；⑥ 无肾外活动性结核病灶；⑦ IVP检查提示病灶稳定或已愈合。

（三）外科治疗

一般认为，有下列情况者应考虑手术治疗：① 一侧肾病变严重，估计化疗不能消灭结核菌和恢复肾功能，而对侧肾功能无明显损害者；② 进行性输尿管狭窄，造成尿路梗阻者；③ 肾血管受侵蚀，导致严重尿路出血者；④ 结核性闭合性脓腔，或有顽固性瘘道者。肾切除术前抗结核药强化化疗4 ~ 8周；保留肾组织的手术和修复重建术术前抗结核药化疗需3 ~ 6个月。术后需继续使用抗结核药至少1年，以巩固疗效。

（黄锋先　余学清）

参考文献

1. SCHRIER RW, GOTTSCHALK CW. Diseases of the Kidney. 6th ed. Boston: Little Brown company, 1996: 989-1009.
2. GARCIA-RODRIGUEZ JA, GARCIA SANCHEZ JE, MUNOZ BELLIDO JL, et al. Genitourinary tuberculosis in Spain: Review of 81 cases. Clin Infect Dis, 1994, 18(4): 557-561.
3. PETO HM, PRATT RH, HARRINGTON TA, et al. Epidemiology of extrapulmonary tuberculosis in the United States 1993-2006. Clin Infect Dis, 2009, 49(9):1350-1357.
4. ABBARA A, DAVIDSON RN. Etiology and management of genitourinary tuberculosis. Nat. Rev. Urol, 2011, 8(12): 678-688.
5. 施锡恩,吴阶平.泌尿外科学. 2版.北京:人民卫生出版社, 1978 :189-223.
6. 黄家驷,吴阶平.外科学. 3版,北京:人民卫生出版社, 1979 :336-347.
7. TOMAN K. Tuberculosis. The training of key-organizers. Bull Int Union Tuberc, 1970, 43:165-169.
8. CEK M, LENK S, NABER KG, et al, EAU guidelines for the management of genitourinary tuberculosis. Eur Urol, 2005, 48(3):353-362.

第五章
特殊类型的尿路感染

第一节 真菌性尿路感染

真菌性尿路感染发病率约占尿路感染的0 ~ 4.8%[1]。近年其发病率呈日益上升趋势，真菌性尿路感染主要以念珠菌性尿路感染为主。近年来国内有研究报道念珠菌属占尿路感染病原菌的17.4% ~ 28.2%[2,3]。

一、病因和发病机制

目前念珠菌种引起的尿路真菌感染最常见。念珠菌属常见定植部位包括口咽部、鼻咽部、胃肠道、前尿道和阴道等[4]。大多数这种感染出现在接受广谱抗生素治疗的留置导尿管的患者，特别在合并糖尿病或给予糖皮质激素时，此外，机体免疫功能的损伤可增加患者对念珠菌属的易感性。本节重点予以讨论念珠菌尿路感染。念珠菌尿路感染的发生主要有两条途径：

（一）血行感染

在伴随血行传播性细菌感染的非妊娠、非糖尿病、非留置导管的病人尿中出现念珠菌株，可以是播散性念珠菌病的早期信号[5]。部分念珠菌种对尿道侵袭性较小，但有时能导致导管相关的尿路感染，甚至更少见的灶性肾盂肾炎或播散性感染[6]。在球孢子菌病中，肾播散更常见；在芽生菌病中，常规累及下泌尿生殖道[7]。隐球菌通常种植于前列腺，在极少见的情况下，可引起肾乳头坏死、肾盂肾炎和类似结核病中见到的脓尿症群[8]。因此，具有无菌性脓尿的病人，除外结核病和衣原体感染，应该考虑不同真菌血行播散的可能性。

动物实验发现，小鼠经静注白色念珠菌数天后，小鼠发生全身播散性念珠菌病，肾皮质有分布规则的脓肿形成[9]。

（二）上行感染

肠道、生殖系统的念珠菌感染时，真菌可侵入尿路并上行感染下尿路，在经膀胱输尿管上行侵入肾脏。

易感因素：① 长期大量应用广谱抗生素引起正常菌群失调时；② 激素、免疫抑制剂的使用以及肿瘤病人行化疗治疗；③ 保留尿管、尿路畸形等致使尿路局部抵抗力下降；④ 糖尿病患者抗念珠菌的能力降低，当血糖>8.3mmol/L时，念珠菌生长率提高；⑤ 念珠菌生长的适宜pH是5.1 ~ 6.4，正常尿液呈酸性，有利于念珠菌生长。

虽然大多数念珠菌感染局限于膀胱，而且随着拔除导管、停止抗菌治疗和控制血糖而清除，但尿路仍是大约10%的念珠菌血症发生的来源，通常存在于尿路操作或梗阻有关的情况[6,10,11]。

二、临床表现

可无症状，亦可呈典型尿路感染表现，甚至发生肾衰竭。尿路念珠菌病有以下几个类型：

（一）肾盂肾炎型

主要有两种形式：① 多发性肾皮质脓肿；② 集合管或乳头弥散性霉菌浸润，可有乳头坏死。此两种形式常同时出现，常伴霉菌球形成。

（二）膀胱炎型

女性多见。主要症状有尿频、尿急、夜尿增多、尿液混浊或血尿，偶有气尿，有时在膀胱内可见大的真菌球。

（三）输尿管梗阻型

由真菌球引起。真菌球移行至输尿管，可发生肾绞痛，若双侧输尿管完全梗阻则出现无尿，肾盂积液等。念珠菌性梗阻性尿道疾病在具有尿道先天性解剖异常的儿童和肾移植受者中多见[11]。

（四）肾乳头坏死型

临床表现同一般肾乳头坏死，由于乳头坏死脱落，IVP可见多个不规则的小空洞。

三、诊断

凡存在真菌感染的易感因素，出现尿路感染症状或尿中白细胞增多，而细菌培养阴性时，均应注意真菌性尿路感染的存在。诊断主要依据临床表现，以及反复血、尿标本培养。

念珠菌尿的意义：一般认为，判断念珠菌感染的界限是念珠菌菌落数≥10 000 ~ 15 000/ml。而未经离心沉淀的导尿标本镜检，平均有1 ~ 3个/HP，真菌≥10 000 ~ 15 000/ml，对于留置导尿管者，该标准并不适合。Schonebeck认为，在男性的清洁中段尿标本或女性的导尿标本中，凡真菌培养阳性都意味着尿路真菌感染。

血清抗念珠菌抗体（血清沉淀素、凝集素等）的测定有助于诊断，肾念珠菌感染的病人血清沉淀素的阳性率为83%，但约有1%的假阳性[12]。

四、治疗

真菌性尿路感染，如能早期诊断，恰当治疗，效果颇佳，主要包括：

（一）消除易感因素

这是预防和治疗真菌性尿路感染的最好方法，如避免长期使用抗生素、免疫抑制剂，解除尿路梗阻，控制糖尿病等使机体抵抗力下降的疾病，尽量减少导尿及长期保留尿管等。经上述处理，无症状念珠菌尿路感染多可减轻或消失。无症状念珠菌尿路感染者除外高危人群不推荐使用抗真菌治疗[13]，推荐进行抗真菌治疗的高危人群包括中性粒细胞缺乏患者、出生时体重偏低的婴儿和将要接受泌尿道手术的患者。

（二）药物治疗

有症状的念珠菌尿路感染，需用抗真菌药物治疗。常用有效药物及给药途径如下：

1. 局部应用　体弱及保留尿管患者有持续性念珠菌尿存在，如果消除易感因素真菌尿仍存在，则可行膀胱冲洗，常用药物有两性霉素B，50mg/L，每日1次，持续7 ~ 10天；婴幼儿则应用低剂量，10 ~ 24mg/d，用15天左右；有效率约90%；咪康唑50mg/d；制霉菌素200万U/L，每6小时冲洗1次，至尿霉菌阴转。在目前有其他口服抗真菌药可替代此作用。

2. 全身应用　对于尿路感染症状较重而持续不退，或者尿路真菌感染为全身播散性念珠菌感染的一部分时，考虑全身抗真菌治疗。轻症者口服用药，严重者静脉用药。

两性霉素B（amphotericin B）：目前两性霉素B已不再为首选用药，但在严重的深部真菌感染时仍为首选药物之一，通常为静脉用药。用量为0.3 ~ 1mg/kg。开始每日静滴1 ~ 5mg，以后逐渐增高至每日0.65mg/kg，日剂量不超过1mg/kg。对于病情严重者，每日剂量可用至60mg，本药在肾脏中浓度最高，但副作用大，故应用时应权衡利弊，肾功能损害时据肌酐清除率调整剂量，有肝损害时应避免应用，用药期间应随访血、尿常规及肝、肾功能等。

5-氟胞嘧啶：应用于局限性尿路感染，150mg/（kg·d），分次服用，连服1 ~ 3日，单独应用时真菌易对之产生耐药性，故治疗严重深部真菌病疗程较长时宜与两性霉素B合用。该药与两性霉素B有协同作用，合用时可减少两性霉素B的用量，动物试验可致畸，在原有肾功能不全者，尤其与两性霉素B或其他肾毒性药物合用时，易致肾损害，孕妇忌用。

唑类（azole）抗真菌药：酮康唑（ketoconazol）毒性较小，为口服给药，初400mg/d，可渐增至800mg/d，分次服用，尿中浓度低，因此疗效较差。

氟康唑（flulonazole）：又称大扶康，尿中浓度高，目前作为尿路真菌感染的首选用药。口服首剂负荷量200mg/d，顿服，以后每日剂量为100mg，应用1 ~ 2周，静脉应用首剂0.4g/d，以后0.2g/d；用至症状消失后改为口服用量至14天。氟康唑副作用较少，肾功能不全者剂量相应减少。多数光滑念珠菌和克柔念珠菌对氟康唑不敏感，一般需用两性霉素B。此外有动物肾盂肾炎模型证实，伊曲康唑（itrazonazole）的疗效与氟康唑相当。

棘白菌素类药物：棘白菌素类对多数念珠菌属的最低抑菌浓度值较低，肾功能不全或者透析治疗患者无需调整给药剂量[13]。目前推荐的给药方法：卡泊芬净，负荷剂量70mg，维持剂量50mg/d；阿尼芬净，负荷剂量200mg，维持剂量100mg/d；米卡芬净100mg/d。有动物实验研究和小样本病例报道证实棘白菌素类药物可成功治愈念珠菌引起的肾实质感染[14,15]。当存在肾功能不全、氟康唑耐药念珠菌感染等情况时，可考虑使用棘白菌素类治疗念珠菌性肾盂肾炎，由于其尿中药物浓度低和临床经验不足，不推荐将此类药物作为首选药物[13]。

（三）外科治疗

霉菌多见于念珠菌属，因其有生成假菌丝的倾向，故肾内出现霉菌球并伴有梗阻征象。积极的外科治疗是治疗霉菌球的关键。这类患者需行经皮肾造瘘术放置导管，解除梗阻，并经导管输注抗真菌灌洗液或经导管移除霉菌球。可用两性霉素B 50mg/L灌洗，配合全身抗真菌治疗[13]。疗程依据感染严重程度及患者对治疗的反应而定。

（四）碱化尿液

真菌在酸性尿中繁殖迅速，故宜适当给予碳酸氢钠口服以碱化尿液。

停止抗真菌治疗的指征：治疗过程中通常应每周验尿1次，连续2次尿标本无菌或尿路造影证实充盈缺损消失时方能停止抗真菌治疗。

第二节　支原体尿路感染

文献资料已表明它是泌尿生殖道感染的病原体之一。1981年首次从非淋球菌性尿道炎男性患者分泌物中分离出支原体[16]。

一、致病性

支原体尿路感染的发病情况尚未确知。据国内新近报告50例随机抽样尿标本支原体培养，阳性率为14%。国外有报道支原体尿路感染占非淋球菌尿路感染的18% ~ 46%[17]。支原体可黏附于尿道上皮细胞表面，释放毒素损害宿主细胞膜，导致细胞破裂。

二、临床表现

支原体引起的尿路感染，临床表现与一般的细菌性尿路感染相似。可有发热、腰痛、膀胱刺激征及尿沉渣白细胞增多等急性肾盂肾炎表现；也可表现为下尿路感染症状；有部分患者可完全无任何尿路感染的症状和体征，尿沉渣也可无白细胞增多，仅尿支原体培养阳性。因此，临床上常易漏诊。

三、诊断

本病的临床诊断较难，提高诊断率需提高对本病的警惕性。凡临床怀疑尿路感染、而反复尿培养阴性者，均应及时作尿支原体检查。支原体尿路感染的诊断主要靠实验室检查。

（一）支原体分离培养

取新鲜清洁中段尿液，接种于支原体培养基，在适宜的培养条件下，支原体易被分离。有的支原体菌落很小，肉眼很难看到，故要用显微镜放大才能观察到。当发现有菌落生长时，应作同型特异性抗体抑制试验，以作为支原体的分型。但其在培养基内生长相当缓慢，故临床较少采用此法进行诊断。

（二）血清学诊断

血清学诊断是诊断支原体感染的实用方法。可用支原体制成抗原，与病人血清作补体结合试验，在疾病后期的血清补体结合抗体滴度比初期升高4倍或以上，有诊断意义。酶联免疫吸附试验（ELISA）检测支原体IgM，敏感性较高。

四、治疗

1. 药物治疗

（1）多西环素100mg，口服，每日2次，连服7 ~ 14天。

（2）盐酸四环素500mg，口服，每日4次，至少连服7天，一般为2 ~ 3周。也可在7天后改为250mg，每日4次，直至21天。

（3）米诺环素100mg，口服，每日2次，连服10天。

（4）强力霉素0.1g，每日2次，共7 ~ 14天。

（5）红霉素0.5g，口服，每日4次，连用7天，以后改为0.25g，每日4次，再服14天，共21天。

（6）其他新的抗菌药物，如阿奇霉素（1g，单剂量口服，可维持有效浓度5天）、罗昔霉素（roxithromycin，罗力得，罗红霉素，0.3g，口服，每天1次，共14 ~ 21天）、氧氟沙星（0.2g，口服，每日2次，连续7 ~ 14天）等，可根据病情需要采用。

孕妇和哺乳期妇女可服红霉素。应注意红霉素对解脲脲原体有效，但对人型脲原体无效。

2. 对性伴侣应同时治疗，治疗期间禁忌房事。

3. 治愈标准　无症状，体征，尿沉渣涂片镜检无白细胞。

（黄锋先　余学清）

参考文献

1. MANN, J, KROPP R, WONG T, et al. Gonorrhea treatment guidelines in Canada: 2004 update. CMAJ, 2004, 171(11): 1345-1346.
2. 陈欢，胡云建，毛拥辉，等 . 尿路感染细菌分布及细菌耐药性分析 . 中华医院感染学杂志 , 2006, 16(3)：345-347.
3. 颜复生，欧阳育琪，林应标，等 . 尿路感染病原菌分布及耐药性监测 . 实用预防医学 , 2009, 16(1)：223-226.
4. ACHKAR J, FRIES B. Candida infections of the genitourinary tract. Clin Microbiol Rev, 2010, 23(2):253-273.
5. EDWARDS JJ, LEHRER RI, STIEHM ER, et al. Severe candidal infections: clinical perspective, immune

defense mechanisms, and current concepts of therapy. Ann Intern Med, 1978, 89(1):91-106.

6. ANG B, TELENTI A, KING B, et al. Candidemia from a urinary tract source: microbiological aspects and clinical significance. Clin Infect Dis, 1993, 17(4): 662-666.
7. BISSADA N, FINKBEINER A, REDMAN J. Prostatic mycosis: nonsurgical diagnosis and management. Urology, 1977, 9(3):327-328.
8. RANDALL R, STACY W, TOONE E, et al. Cryptococcal pyelonephritis. N Engl J Med, 1968, 279(2):60-65.
9. MICHIGAN S. Genitourinary fungal infections. J Urol, 1976, 116(4):390-397.
10. GOLDBERG P, KOZINN P, WISE G, et al. Incidence and significance of candiduria. JAMA, 1979, 241(6):582-584.
11. SCERPELLA E, ALHALEL R. An unusual cause of acute renal failure: bilateral ureteral obstruction due to Candida tropicalis fungus balls. Clin Infect Dis, 1994, 18(3):440-442.
12. KOZININ P, TASCHDJIAN C, GOLDBERG P, et al. Advances in the diagnosis of renal candidiasis. J Urol, 1978, 119(2):184-187.
13. PAPPAS P, KAUFFMAN C, ANDES D, et al. Clinical practice guidelines for the management of candidiasis: 2009 update by the Infectious Diseases Society of America. Clin Infect Dis, 2009, 48(5):503-355.
14. SOBEL J, BRADSHAW S, LIPKA C, et al. Caspofungin in the treatment of symptomatic candiduria. Clin Infect Dis, 2007, 44(5):46-49.
15. ABRUZZO G, GILL C, FLATTERY A, et al. Efficacy of the echinocandin caspofungin against disseminated aspergillosis and candidiasis in cyclophosphamide-induced immunosuppressed mice. Antimicrob Agents Chemother, 2000, 44(9):2310-2318.
16. TULLY JG, TAYLOR-ROBINSON D, COLE RM, et al. A newly discovered mycoplasma in the human urogenital tract. Lancet, 1981, 1(8233):1288-1291.
17. ISHIHARA S, YASUDA M, ITO S, et al. Mycoplasma genitalium urethritis in men. Int J Antimicrob Agents, 2004, 24(Suppl 1):S23-S27.

第六章
尿路寄生虫病

尿路寄生虫病（urinary parasitic diseases）主要指丝虫病、滴虫病、阿米巴病以及血吸虫病和棘球蚴病等。

第一节　滴虫性尿路感染

滴虫性尿路感染（urinary tract infection caused by trichomonad）主要的病原体是阴道滴虫，它可引起阴道炎、尿道炎、前列腺炎、膀胱炎等，偶可侵犯肾脏，引起肾周脓肿[1]。国外有研究报道在育龄期妇女约有3.1%感染阴道毛滴虫[2]。

一、临床表现[1,3-5]

1. 滴虫性尿道膀胱炎　出现尿频、尿急及排尿时烧灼痛，或有出血，甚至出现发热、不适、乏力、食欲减退等。

2. 尿道前列腺炎　出现夜尿增多，局部压痛，患者有尿频、尿急、尿痛，尿道灼痛、刺痒，尿道溢乳白色或淡黄色稀薄分泌物，不同程度的排尿困难，会阴部和肛门胀痛等。

3. 滴虫性肾盂肾炎　可有寒战、高热、腰痛、脓尿、血尿等。

4. 部分患者也可无临床症状。

5. 有研究提示阴道毛滴虫感染跟获得性人类免疫缺陷病毒（HIV）感染相关。

二、诊断[1,3-5]

晨尿后有少量脓性分泌物，尿路刺激症状明显，而尿菌阴性者应考虑有本病的可能，特别是其配偶（或本人）有阴道滴虫病者。从阴道分泌物、尿液及前列腺分泌物查到毛滴虫为确诊依据。常用病原学检查方法有生理盐水直接涂片法、涂片染色法及培养法。生理盐水直接涂片法敏感度约60%，在无症状的患者中敏感度更低[6]。目前建立的免疫学诊断方法，对提高滴虫性感染的诊断有很大的帮助。方法有酶联免疫吸附试验、胶乳凝集试验、间接血凝试验、间接免疫荧光试验和核酸扩增实验[7]。

三、治疗[1,3-6]

应及时治疗无症状的带虫者和病人以减少和控制传染源。

推荐方案：美国疾病防治中心推荐[9]甲硝唑2g单次口服或者替硝唑2g单次口服。

替代方案：甲硝唑500mg，一天2次，共7天。服用甲硝唑24小时内或者服用替硝唑72小时内，避免饮酒。

甲硝唑阴道栓塞或阴道凝胶剂的生物利用度比甲硝唑口服的生物利用度明显降低[10]。对甲硝唑治疗不敏感或者不能耐受甲硝唑副作用者可用曲古霉素，每次10单位，一日服2次，5 ~ 7天为一疗程。金霉素或土霉素对滴虫也有效，可与甲硝唑合用或交替使用，0.5g，每日4次，共用10天。

男性滴虫性尿路感染，多由性生活引起，夫妻应同时进行治疗，治疗期间禁忌房事。

第二节 尿路阿米巴病

尿路阿米巴病（amebiasis of urinary tract）以阿米巴性肾脓肿或肾周脓肿、肾盂肾炎、膀胱炎及尿道炎为主。其感染途径有：① 肠阿米巴病直接穿破至膀胱；② 阿米巴肝脓肿穿破至右肾；③ 外生殖器阿米巴感染蔓延或经尿路侵入；④ 肠壁或肝脏内的阿米巴经血行或淋巴转移至尿路。

一、临床表现[1,3-6]

依感染部位及感染途径而不同。肠膀胱瘘或尿道上行引起的阿米巴膀胱炎，有尿频、尿急、尿痛，果酱样尿以及排尿前后膀胱区痛等；阿米巴肾脓肿或肾周脓肿主要临床表现有寒战、发热、腰痛、肾区压痛和叩痛、肾区腰肌紧张。

二、诊断[1,5]

本病虽少见，但在阿米巴肠病或肝脓肿患者如出现尿感症状或右腰部出现痛性肿块者，均应考虑到尿路阿米巴感染的可能。应反复取新鲜尿液作阿米巴检查。肾区超声波、放射性核素、X线或CT检查有助于阿米巴肾脓肿或肾周脓肿的诊断。抗阿米巴治疗有效也有助于诊断。

三、治疗[1,3-5]

肠外（包括肾）阿米巴感染的治疗，多倾向首选甲硝唑，用法为0.75g，每日3次，5 ~ 10天为一疗程；或0.6g，每日3次，共30天，尤其是阿米巴肾脓肿疗程不宜过短。

替硝唑具有疗效高、疗程短、耐受性好等优点，故有取代甲硝唑的趋势。

对甲硝唑不敏感的患者可选用盐酸吐根碱（emetine）1mg/（kg・d），深部肌内注射，共6日，重症可继续用半量注射6天。去氢土根碱1 ~ 1.5mg/（kg・d），肌内注射，每日一次10天为一疗程。吐根碱因其毒性较大，治疗量与中毒量接近，现已少用，去氢吐根碱的心脏毒性较吐根碱低。也可用氯喹0.25g，每日3次共服5日，然后改每日2次共服30日。

肾阿米巴脓肿或肾周脓肿，必要时应切开引流。

第三节 肾棘球蚴病

棘球蚴病又称包虫病，是细粒棘球蚴虫（echinoeoccs grandosus）的幼虫感染人体所致的疾病。临床上以肝棘球蚴病最常见（70%），肺部次之（20%），肾及其他脏器仅偶见。国内肾棘球蚴病的发病率占全部棘球蚴病的0.4% ~ 4%。

一、临床表现[1,3-6]

肾棘球蚴病常为单侧性，肾包虫囊肿未破裂时，无明显症状，随着囊肿增大，上腹部或腰部出现肿块。若囊肿压迫周围的脏器组织，则有腰背痛、腹痛、坠胀感等症状。如囊肿破入肾盂，可有剧烈上腹部疼痛，并向下腹部及会阴区放射，患者可同时过敏症状；多数病例有血尿，若包虫碎屑及子囊梗阻尿路，可出现典型的绞痛，及由于异物的刺激产生尿频、尿痛等症状。如输尿管长期受阻，可形成肾盂积水，甚至合并肾结石。

二、诊断[1,3-6]

本病诊断较困难，根据流行病史、肾区肿块、血嗜酸性粒细胞增多应考虑到本病的可能性。肾包虫囊肿破入肾盂时，尿液若能查到原头蚴或子囊有助于诊断。若并存肝棘球蚴病时，此病可能更大。包虫皮内试验和补体结合试验有助于棘球蚴病诊断。影像学特征：X线显示肾阴影增大、肾区圆形钙化影，B超诊断率较高，典型的图像为圆形或椭圆形，包膜较厚，内为分格状液性暗区；CT提示肾脏有厚壁分格状占位性包块[6]。

三、治疗[1,3-6]

阿苯达唑（albendazole），每日7 ～ 10mg/kg，口服。建议至少服用3个月，定期检测肝功能。有研究报道[11]经过长期治疗并获得良好疗效的人群里，中断治疗后包虫活力逐渐恢复并最终导致疾病复发。

手术仍然是肾棘球蚴病治疗的主要方法，手术过程尽量避免囊液溢出所致继发感染[12]。有过敏反应时应积极控制。

第四节　丝虫病

丝虫病是丝虫寄生在人体淋病组织、皮下组织及腹腔等引起的寄生虫病。病变主要在淋巴系统。班氏丝虫成虫除寄生于浅部淋巴系统以外，多寄生在深部淋巴系统，主要见于腹股沟、附睾、精索、盆腔、肾盂等部位；马来丝虫主要寄生于上、下肢浅部淋巴系统，以下肢为多[1,5]。

一、临床表现[1,5,8]

急性阶段多有丝虫热表现如畏寒、发热，伴发淋巴管炎及淋巴结炎，同时有全身症状，如头痛、头晕、食欲减退、麻疹等。白细胞计数及嗜酸性粒细胞增多。淋巴管炎多见于下肢。发作时常先有腹股沟、腹部淋巴结肿痛，然后沿大腿内侧淋巴管自上而下蔓延发展，即离心性淋巴管炎。如淋巴管炎发生在深腹部，类似急腹症体征。部分患者发生精索炎、附睾炎及睾丸炎。

慢性阶段主要临床表现为象皮肿、鞘膜积液及局部淋巴管曲张。

乳糜尿是由乳糜池或胸导管阻塞，远端淋巴管曲张、破裂而与尿路交通所致。曲张淋巴管可穿破入肾盏、肾盂、输尿管及膀胱，但多数穿入肾盂。乳糜尿一般呈乳白色或乳酪样，若红细胞含量较多，则呈粉红色或肉眼血尿。乳糜凝块堵塞输尿管时可引起绞痛。乳糜尿在膀胱内长期停留易凝结成块，阻塞尿道引起排尿困难。

二、诊断[3,4,8]

在流行地区遇到有上述临床表现或血中嗜酸性粒细胞增多时，即应考虑到有本病的可能，从周围血内查见微丝蚴是诊断丝虫病的确切依据。于晚上9时至翌晨2时采取耳垂血置于玻片上直接检测，观察活动的微丝蚴。丝虫病患者淋巴管造影结果常显示输入的淋巴管扩张，输出的淋巴管狭窄，淋巴结实质有缺损现象。乳糜尿多见于丝虫病，但也可见于由结核、肿瘤及其他因素造成的腹膜后淋巴广泛破坏，引起淋巴通路受阻所致。

三、治疗[3,4,5,8]

丝虫病目前多采用乙胺嗪和卡巴胂治疗，前者0.2g，每天3次，7天为1个疗程；后者对微丝蚴无效，故与乙胺嗪合用，0.2g，每天3次口服，10天为1个疗程。左旋咪唑对微丝蚴有较好疗效，100mg，每日2次，连服5天。呋喃嘧酮0.1g，每日3次，共服6日。

乳糜尿发作时应少食脂肪，多饮水。久治不愈的乳糜尿患者，可考虑手术治疗。治疗严重乳糜尿最有效的方法是肾蒂淋巴管剥离术[13]。

（黄锋先　余学清）

参考文献

1. 王运章,孙怀宝.简明寄生虫病学.郑州:河南科学技术出版社，1985 :166.
2. SUTTON M, STERNBERG M, KOUMANS E, et al. The prevalence of Trichomonas vaginalis infection among reproductive-age women in the United States, 2001-2004. Clin Infect Dis, 2007, 45(10):1319-1326.
3. 王叔咸,吴阶平.肾脏病学.北京:人民卫生出版社，1987: 493-497.
4. 谢醒民,杨树森.临床寄生虫病学.天津:天津科学技术出版社，1999 :239-261.
5. 吴中兴,郑葵阳.实用寄生虫病学.南京:江苏科学技术出版社，2003 :263.
6. KRIEGER J, TAM M, STEVENS C, et al. Diagnosis of trichomoniasis: Comparison of conventional wet-mount examination with cytologic studies, cultures, and monoclonal antibody staining of direct specimens. JAMA, 1988, 259(8):1223-1227.
7. SCHWEBKE J, HOBBS M, TAYLOR S, et al. Molecular testing for Trichomonas vaginalis in women: results from a prospective U. S. clinical trial. J Clin Microbiol, 2011, 49(12):4106-4111.
8. 钱桐荪.肾脏病学. 3 版 .北京:华夏出版社，2001 :354-356.
9. WORKOWSKI K, BERMAN S. Sexually transmitted diseases treatment guidelines, 2010. MMWR Recomm Rep, 2010, 59(RR-12):1-110.
10. CUNNINGHAM F, KRAUS D, BRUBAKER L, et al. Pharmacokinetics of intravaginal metronidazole gel. J Clin Pharmacol, 1994, 34(11):1060-1065.
11. HORCHANI A, NOURIA Y, KBAIER I, et al. Hydatid cyst of the kidney. A report of 147 controlled cases. Eur Urol, 2000, 38(4):461-467.
12. KEHINDE E, ANIM J, HIRA P. Parasites of urological importance. Urol Int, 2008, 81(1):1-13.
13. BRET P, FOND A, BRETAGNOLLE M, et al. Percutaneous aspiration and drainage of hydatid cysts in the liver. Radiology, 1988, 168(3):617-620.

第七章
性病尿路感染

性病尿路感染可分为淋菌性及非淋菌性两种。非淋菌性尿路感染包括由衣原体、支原体、阴道毛滴虫、念珠菌等病原体引起的尿路感染。本章仅对淋病及衣原体尿路感染作一简介。

第一节 淋病

淋病（gonorrhea）是淋球菌性尿道炎的简称，是由淋球菌感染引起的泌尿系统化脓性疾病。在20世纪70年代末，淋病的发病率呈逐年上升起势，21世纪初淋病发病率呈下降趋势[1]。在性传播疾病中，淋病的流行最为广泛。女性易感性高于男性。

一、传播途径

1. 直接接触

（1）性接触：性接触为淋病主要的传播方式[2]。

（2）非性接触：包括经羊水、产道和生活密切接触等方式。

2. 间接接触　分为一般性间接接触和医源性间接接触两种方式。

二、临床表现

1. 男性淋球菌尿路感染的表现　男性淋菌性尿道炎：最初期的症状为尿道口红肿、发痒、有稀薄或黏脓性分泌物，24小时后症状加剧，出现尿痛、烧灼感，排出黏稠的深黄色脓液，患者可发生阴茎的“痛性勃起”，也可有尿频、尿急。可出现全身症状，如发热、全身不适，食欲不振等。查体可见尿道口红肿充血、有时有小的浅表性脓肿、糜烂或小溃疡，严重时尿道黏膜外翻。两侧腹股沟淋巴结亦可受累，引起红肿疼痛，但随着尿道炎症的减轻而见减少。

男性淋病急性期未及时治疗，病变可以上行蔓延引起下列合并症。

淋菌性前列腺炎：为常见并发症，临床表现有发热、尿痛、尿频、尿急，会阴胀痛，前列腺肛检有明显压痛和肿大。前列腺分泌物中有大量脓细胞、卵磷脂减少，镜检和培养可查到淋球菌。

淋菌性附睾炎、睾丸炎：发病急，阴囊或睾丸有牵引痛，进行性加重，且向腹股沟处扩散，有全身症状，体温可升高至40℃，检查可见附睾、睾丸肿大、压痛。患者由于睾丸病变疼痛而叉腿行走。病变晚期可引起附睾结缔组织增生，纤维化和输精管闭锁，丧失生育能力。

其他合并症：还可并发尿道旁腺炎、尿道周围脓肿、蜂窝织炎、海绵体炎、淋菌性龟头炎或龟头包皮炎。

2. 女性淋球菌尿路感染的表现 淋菌性尿道炎：患者一般在性交后2 ~ 5天发病，易引起膀胱炎，有尿频、尿急、尿痛、尿血及烧灼感。尿道口充血发红，有脓性分泌物；症状比男性淋菌性尿道炎轻。

女性患者常合并外阴炎、前庭大腺炎、阴道炎、子宫内膜炎和输卵管炎。若双侧输卵管同时受累，可致不孕。

严重的淋球菌感染，如不及时治疗，淋球菌可经泌尿生殖系统侵入血循环，引起败血症、心内膜炎、心包炎、关节炎、脑膜炎、肺炎等。

三、诊断

有感染接触史及其他直接或间接接触患者分泌物史；有化脓性尿道炎、宫颈炎症状及体征，或有眼、咽、直肠或者其他系统的炎症症状或菌血症等；尿道或阴道分泌物涂片镜检见大量多形核白细胞，多个多形核白细胞内可见数量多少不等的革兰阴性双球菌或/和淋球菌培养阳性可确诊。核酸扩增试验可用于协助诊断。对治疗失败病例分离的菌株，需要做药敏试验。淋病主要与非淋菌性尿道炎、念珠菌、滴虫所致生殖器感染相鉴别[3]。

四、治疗

治疗时应注意以下几点：① 检查有无其他性传播感染发生；② 夫妻双方及性伴侣，应同时接受检查和治疗，淋球菌检验阴性和未发现症状者，也应进行预防性治疗。③ 停止危险性行为以防止性病的再次发生[4]。

1. 一般处理 急性淋球菌性尿道炎患者，避免过于劳累和剧烈活动。在淋病治疗期间及治愈后10日内禁止性生活。注意隔离，污染物煮沸消毒，分开使用浴具，禁止与婴幼儿同床、同浴。

对患者最近（60天内）接触的性伴进行淋球菌感染评价和治疗，对不能前来检查患者的性伴提供抗淋球菌感染的药物进行流行病学治疗。

2. 治疗方案 急性期患者以抗生素治疗为主。90%以上急性期患者经足量有效的抗生素治疗后获得缓解，尿道分泌物常在几小时内消失。

推荐方案：美国疾病防治中心（CDC）[4]推荐头孢曲松为治疗各类淋病的一线药物。头孢曲松250mg单次肌注联合阿奇霉素1g，单次顿服或者多四环素100mg，口服，2次/天，共7天。随着淋球菌对喹诺酮类耐药情况出现，美国CDC不再建议喹诺酮类用于治疗淋病和相关感染。

替代方案：头孢克肟400mg单次顿服联合阿奇霉素1g，单次口服或者多四环素100mg，口服，2次/天，共7天，需1周内判别疗效。如对头孢类过敏患者，可使用阿奇霉素2g单次顿服，需1周内判别疗效。

临床怀疑治疗失败者应取分泌物进行培养及抗生素药敏试验，至少250mg头孢曲松肌注和静脉注射对患者及其性伴重复治疗。

淋球菌尿道炎于亚急性期后，可施行尿道洗涤法。常用0.25% ~ 1%的硝酸银或1% ~ 2%的蛋白银溶液，每次注入尿道5ml，每日一次，留置2 ~ 3分钟后放出，并于20 ~ 30分钟不排尿。

慢性淋病：① 可将抗菌药物：a.加大药物剂量；b.联合用药；c.延长治疗时间；d.交换抗菌药物等方法。② 施行尿道洗涤法。③ 尿道狭窄排尿困难病例，可施行尿道扩张术。④ 对于较顽固而严重的尿道狭窄，扩张无效时，可经尿道镜作尿道内切开术。

治愈标准治疗结束后1 ~ 2周复查。治愈标准为：经充分合理治疗后，临床症状体征完全消失，3 ~ 6个月内无复发；尿检及前列腺按摩液每月复查一次，最少复查3 ~ 6个月均正常；阴道分泌物在3 ~ 6个月内反复检查正常者。

第二节 衣原体尿路感染

一、病原体

衣原体是一类能通过滤菌器，严格细胞内寄生，在宿主细胞中有独特的生活周期的微生物。衣原体的生活周期中有两种发育型：原体和始体。原体可在细胞外生存，有传染性。原体黏附到易感的细胞表面，即被细胞吞饮，在细胞内增大分化成始体（网状体）。大量原体在感染细胞内增殖而形成各种形态的包涵体[5]。衣原体对热敏感，56 ~ 60℃温度下5 ~ 10分钟即死亡。

二、流行病学

本病好发于青、中年。主要由性交传播。少数情况下，新生儿可感染。少于25岁，过去一年里有新的性伴侣或多于一个性伴侣，不用或不恰当使用避孕套是本病的危险因素[6]。

三、临床表现

大部分女性感染后无症状[7]，潜伏期约1 ~ 3周。临床与淋菌性尿道炎相似，但程度较轻。尿道口轻度红肿，分泌物稀薄，量少，为浆液性或脓性，多需用手挤压尿道才见有分泌物溢出。本病易复发，也可导致新生儿眼部炎症。50% ~ 70%的男性患者如不治疗可在1 ~ 3个月内自愈。未经治疗的衣原体感染可持续数日至数年[5]。

四、诊断

诊断依据为：① 有不洁性交史。② 尿道或宫颈管分泌物淋菌镜检及培养阴性。③ 有尿道炎或和宫颈炎症状及体征。④ 尿道分泌物涂片中有中性粒细胞5个以上/1 000倍显微镜，或是尿沉渣中性粒细胞数在15个以上/高倍视野。⑤ 尿道、宫颈管分泌物作沙眼衣原体等病原体检查阳性。应与淋菌性尿道炎相鉴别，并注意有无白色念珠菌和滴虫感染[5]。

五、治疗

1. 治疗原则　早期诊断早期治疗；正确选药合理治疗；对性伴侣应同时治疗，健康携带者也需治疗，治疗期间禁忌房事。

2. 药物治疗[8]

（1）四环素：口服每次0.5 g，每日4次，连用7天，以后改为0.25g，每日4次，再服14天，共21天。有较大胃肠道反应，孕妇不宜用，以避免影响婴幼儿骨骼发育。

（2）强力霉素：0.1g，每日2次，共7 ~ 14天。

（3）多西环素：口服，每次100mg，每日2次，共7 ~ 14天。

（4）米诺环素：口服，每次100mg，每日2次，共10天。

（5）环丙沙星：口服，每次500mg，每日1 ~ 2次，共7 ~ 14天。

（6）交沙霉素：口服，每次400mg，每日4次，共10天。

（7）阿奇霉素：1次口服1g。

（8）红霉素：口服，每次250 ~ 500mg，每日4次，连用7天，以后改为0.25g，每日4次，再服14天，共21天。

（9）罗红霉素：口服，300mg，每日1次，或150mg，每日2次，共14 ~ 21天。

如有合并症，可适当加大剂量或延长疗程。

3. 治愈标准　无症状，体征，尿沉渣涂片镜检白细胞数正常。

（黄锋先　余学清）

参考文献

1. 王英与,倪大新 . 2004—2007 年中国法定报告性传播疾病流行病学特征分析 . 疾病监测 , 2008, 23(8): 481-483.
2. MANHART L, ARAL S, HOLEMS K, et al. Influence of study population on the identification of risk factors for sexually transmitted diseases using a case-control design: the example of gonorrhea. Am J Epidemiol, 2004, 160(4):393-402.
3. MANN J, KROPP R, WONG T, et al. Gonorrhea treatment guidelines in Canada: 2004 update. CMAJ, 2004, 171(11): 1345-1346.
4. MALDONADO N, TAKHAR S. Update on Emerging Infections: news from the centers for Disease Control and Prevention. Update to the CDC's Sexually Transmitted Disease Treatment Guidelines, 2010: Oral cephalosporins no longer a recommended treatment for gonococcal infections. Ann Emerg Med, 2013, 61(1):91-95.
5. KALLINGS L. Urinary tract infections. Chlamydia. Lakartidningen, 1979, 76(21):2031-2032.
6. HORNER P. Chlamydia (uncomplicated, genital). Bmj Clin Evid, 2015, (15):2129-2135.
7. SILVA R, LEON D, VISCARRA T, et al. Frequency of Chlamydia trachomatis infection in a group of women from Region of Araucania, Chile. Rev Chilena Infectol, 2013, 30(6):611-615.
8. HARRYMAN L, HORNER P. Chlamydia trachomatis and non-gonococcal urethritis, Medicine, 2010, 33(10):40-42.

第八章 软化斑

软化斑（malakoplakia）是一种罕见的、组织学上独特的炎症反应，通常由肠道细菌引起，可以侵犯许多器官的黏膜，但最常见的是侵犯尿路。软化斑块多数局限在膀胱黏膜，表现为柔软、黄色、轻微隆起、并常常融合成3 ~ 4cm的斑块。本病常发生在有慢性尿路感染的中年妇女，显微镜下的表现很典型，斑块由大巨噬细胞紧密集结而组成，偶尔还有淋巴细胞和多核巨细胞。巨噬细胞含有丰富的、泡沫状的、PAS阳性的胞质，此外，在巨噬细胞内和间质组织中特殊的有所谓MG小体（即无机物的凝结层状物）。MG小体直径4 ~ 10mm，PAS染色强阳性，含有钙盐。在电子显微镜下，显示典型的晶状结构，其中心为高密度的核，中间有一个光圈，周围是薄片状的圈[1]。在巨噬细胞内有细菌和吞噬溶酶体[1-3]。

在前列腺、输尿管和骨盆黏膜、骨、肺、睾丸、胃肠道、皮肤和肾也可发现同样的病变。有报道尿路软化斑的临床表现可以是无症状的，部分可以表现为慢性膀胱炎，肾盂肾炎或者梗阻性肾病的症状[4-6]。肾的软化斑同黄色肉芽肿性肾盂肾炎一样，发生在慢性感染并发梗阻的情况下，除了软化斑具有MG小体外，在大体组织学特征上，这两个病几乎是相同的。已有报道可采用聚合酶链反应（PCR）特异检测肾组织中大肠埃希菌DNA协助诊断肾的软化斑[7]。埃希氏大肠埃希菌是从尿中培养出的最常见的微生物。已有报道两侧肾脏可以同时受损，有时临床表现可酷似急性肾衰竭[8,9]。

本病的发病机制尚不清楚，但约半数病例与免疫缺陷或自身免疫失调有关。包括低丙种球蛋白血症、治疗性免疫抑制、恶性肿瘤、慢性严重的疾病、类风湿关节炎或获得性免疫缺陷综合征[2]。现行的说法是：这种病变是由于巨噬细胞功能某种缺陷的结果。这种缺陷阻断了溶酶体酶对吞入细菌的降解作用。因而使未消化的细菌碎片堆积于胞质中。推测是微管缺陷削弱溶酶体移动到噬菌体空泡的能力，而且减少吞噬细胞里溶酶体酶的释放[10-12]。MG小体则被认为是由于磷酸钙和其他矿物质在吞噬细胞内沉淀堆积的结果。

软化斑和黄色肉芽肿性肾盂肾炎相同的另一种组织学实体改变，就是所谓的巨噬细胞性间质性肾炎。在这种病变，间质的浸润是多形性的，以含有晶体样物质的固定巨噬细胞浸润为主[11]。

（黄锋先　余学清）

参考文献

1. LAMBIRD P, YARDLEY J. Urinary tract malakoplakia: report of a fatal case with ultrastructural observations of Michaelis-Gutman bodies. Johns Hopkins Med J, 1970, 126(1):1-14.

2. STANTON M, MAXTED W. Malacoplakia: a study of the literature and current concepts of pathogenesis, diagnosis and treatment. J Urol, 1981, 125(2):139-146.
3. MCCLURG F, D'AGOSTINO A, MARTIN J, et al. Ultrastructural demonstration of intracellular bacteria in three cases of malakoplakia of the bladder. Am J Clin Pathol, 1973, 60(6):780-788.
4. NABESHIMA A, YAMADA S, XIN G, et al. A case of malakoplakia of the urinary bladder. J Uoeh, 2012, 34(3):265-270.
5. HYUN K, SHIN H, KIM D. Malakoplakia in a healthy young female patient. Korean J Intern Med, 2013, 28(4): 475-480.
6. ABOLHASANI M, JAFARI A, ASGSRI M, et al. Renal malakoplakia presenting as a renal mass in a 55-year-old man: a case report. J Med Case Rep, 2012, 6(1):379.
7. KOBAYASHI A, UTSUNOMIYA Y, KONO M, et al. Malakoplakia of the kidney. Am J Kidney Dis, 2008, 51(2):326-330.
8. BOWERS J, CATHEY W. Malakoplakia of the kidney with renal failure. Am J Clin Pathol, 1971, 55(6):765-769.
9. CADNAPAPHORNCHAI P, ROSENBERG B, TAHER S, et al. Renal parenchymal malakoplakia an unusual cause of renal failure. N Engl J Med, 1978, 299(20):1110-1113.
10. RAJAS F, GIRE V, ROUSSET B. Involvement of a membrane-bound form of glutamate dehydrogenase in the association of lysosomes to microtubules. J Biol Chem, 1996, 271(47):29882-19890.
11. ABDOU N, NAPOMBEJARA C, SAGAWA A, et al. Malakoplakia: evidence for monocyte lysosomal abnormality correctable by cholinergic agonist in vitro and in vivo. N Engl J Med, 1977, 297(26): 1413-1419.
12. LOU T, TEPLITZ C. Malakoplakia: pathogenesis and ultrastructural morphogenesis. A problem of altered macrophage (phagolysosomal) response. Hum Pathol, 1974, 5(2):191-207.

第二十四篇

肾毒性物质
相关肾损害

第一章
职业和环境因素所致中毒性肾损害

一、定义和病因

在人们以往的观念当中，“中毒”事件常常发生在特定的场合，和患者从事的特定行业是直接有关的，多为群体发病。如：长期直接接触某些具有潜在毒性化学品（包括原料、试剂、产品、副产品、中间物质、半成品、生产废料等）工厂、科研机构的员工，可能通过皮肤接触，经呼吸道吸入，经胃肠道摄入，经过辐照等而造成器官的慢性毒性损伤。短期大剂量接触时导致急性中毒损伤往往更加危重。此类疾病导致的肾脏病变归属在“职业性肾损伤（occupational renal injury）”的范畴[1,2]。人类日常生活当中不容易接触到此类职业性“毒物”，多因为误服、误用、意外叮咬、长期食用受污染的食物或水源、长期生活在空气受污染的地区等情况所致，少数也可能涉及刑事案件领域，如：铊中毒的“朱令事件”等。此外，人类生活的自然环境中天然存在的化学物质（如：动植物毒素、有害元素等），也有造成损伤的可能性。而在医疗过程中所使用的化学类药品产生的不良反应，造成肾损伤，则称为“药物相关性肾损害（drug-induced renal injury）”，此部分内容将在本书其他章节中加以详述，本篇重点讨论非医疗用途的肾毒性物质所致的肾损害（即“中毒性肾病”）。

肾脏是体内代谢废物、药物和外来化学物质的主要排泄器官。其本身具有的生理及解剖特点，如：肾血流量丰富、耗氧量大，肾小管重吸收、再排泌的功能，尿液的浓缩过程，特殊的二级毛细血管网的解剖特点，使其更易受到各类化学性损伤，成为中毒性损伤重要的靶器官之一。

具有肾脏毒性的生产性化学物质有数百种，有的具有直接肾脏毒性，有的则通过引发溶血、横纹肌溶解、诱导免疫反应、在肾小管腔内形成结晶等间接途径，造成肾脏损伤。这些肾毒性物质主要有重金属、有机化合物、农药、合成染料、酚类、醇类、醚类、酮类、醛类、有机酸类、硫醇、酰胺、腈化物、氮杂环、生物性毒素、有毒气体、粉尘、毒品等[1-8]（表24-1-0-1）。

表24-1-0-1　常见的具有直接肾脏毒性的毒物

1. 重金属和类金属	铅，镉，汞，铬，铋
	镍，金，银，砷，钡
2. 有机化合物	
卤代烃	氯仿，四氯化碳，二氯乙烷，三乙烷，三氯乙烯，溴甲烷，碘乙烷，三氟氯乙烯，四氟乙烯，氟丙烯
芳香烃	苯，甲苯，二甲苯，乙苯，萘，芘，联苯
脂肪烃	汽油，煤油，柴油
脂环烃	润滑油，环己烷，萘烷，松节油
3. 农药	有机磷，有机硫，有机砷，有机氯，有机汞

续表

	百草枯，杀草快，磷化锌，甲醚菊酯，氟硅酸钠，氟酰胺
4. 合成染料	偶氮染料，芳基甲烷染料，硝基和亚硝基染料
5. 其他有机化合物	酚类，醇类，酮类，醛类，有机酸，环氧化物，酰胺类，氮杂环，亚硝胺，腈化物
6. 大气污染及有毒气体	
粉尘和细颗粒物	PM2.5，二氧化硅
有毒气体	沙林，芥子气，氡
7. 放射线	
8. 毒品	海洛因，可卡因
9. 高温	热射病
10. 生物毒素	
植物毒素	蕈毒素，黄夹竹桃，篦毒素
动物毒素	蜂毒，蛇毒，蜘蛛毒，鱼胆，
	黄曲霉素，肉毒毒素，志贺毒素，大肠埃希菌肠毒素

二、发病机制[1-5,8,9,65]

1. 直接毒性损伤作用 毒性物质可直接导致细胞膜、亚细胞器等结构损伤，造成细胞内钙稳态失调，发生氧化应激反应，从而损伤细胞的正常功能。因此，损伤的严重程度与暴露强度（包括暴露剂量、暴露时间）有密切关系。低强度暴露可能只引起受累细胞功能障碍，而高强度暴露则可能造成受累细胞发生结构损害甚至坏死。具体原因可能与下列生化过程有关：① 化学物质与生物膜结构结合，或与必需金属竞争配体（ligands），造成膜功能及结构损伤；② 引起细胞必需元素平衡失调、与酶蛋白结合或与酶竞争受体，导致酶活性抑制；③ 造成细胞内钙超载（calcium overload），激活 Ca^{2+} 介导的某些生化过程，导致脂质过氧化（lipid peroxidation）损伤；④ 激活自由基（free radicals）生成或转化过程，诱发脂质过氧化反应，此过程可能是中毒性损伤最重要的致病环节，并可能是各种疾病的共同损伤途径[7,10,11]。近年的研究更发现，线粒体（mitochondria）也是化学物毒性的主要靶部位，可引起其通透性改变、氧利用障碍、过量氧自由基生成等，从而导致细胞损伤，甚至凋亡、坏死[12-14]。

有些化学物质本身或其代谢物可在肾小管内形成结晶堵塞肾小管，并直接引起肾小管上皮细胞坏死，诱发肾小管及其周围组织的炎症反应；有些化学物质可直接引起血管内溶血，导致血红蛋白尿，形成血红蛋白管型堵塞肾小管，血红蛋白对肾小管上皮细胞产生毒性作用；有些化学毒物可引起横纹肌溶解（rhabdomyolysis），导致肌红蛋白尿，生成肌红蛋白管型，堵塞肾小管，肌红蛋白对肾小管上皮细胞也有直接毒性损伤作用。肾小管腔内的酸性环境使血红蛋白、肌红蛋白更容易与Tamm-Horsfall蛋白聚合沉淀，加重肾小管堵塞[1,8,9,15,16]。

2. 肾缺血性损伤 肾缺血机制在化学性肾脏损伤中具有重要地位，几乎所有致病因素皆能通过直接或间接途径造成肾脏血流动力学障碍造成损伤。可能的解释有：① 血中出现大量外源性化学毒物，或因为发生严重溶血、肌溶解等产生的大量游离血红蛋白、肌红蛋白，引起肾内血管收缩，也可以因为发生小动脉炎或损伤小动脉内膜、中膜导致血栓形成，致使肾内血流量骤减。② 尿中管型、结晶、细胞崩解物等堵塞肾小管，中毒造成肾小管损伤重吸收功能障碍，通过管 - 球反馈机制引起间质水肿、肾间质内血管受压、肾血管收缩导致血循环障碍[1,8]。

3. 免疫炎症 某些重金属、多环芳烃类有机化合物可通过诱导机体的免疫反应而引起蛋白尿、肾小球肾炎、间质性肾炎、系统性血管炎等，造成肾脏损害[1,2,8]。

4. 致癌作用 长期接触某些化学物质可通过诱导点突变、染色体易位、DNA 重排、DNA 缺失、DNA 甲基化能力缺失等机制引起原癌基因（protooncogene）激活及过量表达，或抑癌基因（tumor-suppressor gene or antioncogene）丢失或失去功能而诱发癌症，是肾脏、呼吸道肿瘤高发的重要发病诱因。

5. 遗传易感性　毒物对人类机体的作用是否发生损伤及严重程度，和基因多态性有关。基因的异质性，影响到毒物在体内的代谢动力学所有环节：吸收（absorption）、分布（distribution）、代谢（metabolism）、清除（elimination），即“ADME”。例如：NRAMP（natural resistance-associated macrophage protein），YSL（yellow stripe-like），ZIP［zinc-regulated transporter/iron-regulated transporter（ZRT/IRT1）-related protein］，CAX（cation exchanger），CCX（calcium cation exchangers），CDF/MTP（cation diffusion facilitator/metal tolerance protein）and VIT（vacuolar iron transporter）这些受体家族与重金属锰的转运有关[17]。

表24-1-0-2归纳列举了不同类型的毒物造成损伤的常见机制。

表 24-1-0-2　毒物导致肾损伤的其他可能机制

可能机制	常见毒物
导致溶血或横纹肌溶解	铅，砷，铜
	萘，丙二醇，乙醇，异丙醇，甲苯，芳香氨基、硝基化合物，脂肪硝基化合物等
	蛇毒，毒蕈素，蜂毒，蜘蛛毒
肾小管内结晶物	乙二醇，三聚氰胺
免疫炎症	汞，金，铋，锂，镉；硅
	汽油，三氯乙烯，多环芳香烃
	二氧化硅
	蜂毒，蛇毒，毒常春藤，毒橡树
血管性损伤	放射线
	铀，铂

三、临床表现及分类

不同的毒物可以造成不同形式的肾脏损伤（表24-1-0-3）。按照导致肾损伤的病变部位，可以大致分为以下几种临床综合征：

表 24-1-0-3　常见毒物所致肾脏病变及其他表现

项目	肾脏病变					肾外表现	致癌性
病理类型	ATN	ATIN	CTIN	TMA 或 AAV	GN		
发生机制	直接毒性；血红蛋白、肌红蛋白毒性作用	免疫炎症	直接毒性，免疫炎症	免疫炎症；内皮损伤	免疫炎症		
发生率	最常见	可见	最常见	可见	可见	常见	可见
重金属	√	√	√	√	√	√	√
有机化合物	√		√	√	√	√	√
农药	√		√	√	√	√	
合成染料	√		√			√	√
其他有机化合物	√		√			√	√
生物毒素	√	√		√		√	

续表

项目	肾脏病变					肾外表现	致癌性
放射线	√	√	√	√		√	√
有毒气体	√					√	
粉尘细颗粒物			√	√	√	√	√
毒品			√	√	√		
高温	√					√	

注：ATN：急性肾小管坏死；ATIN：急性肾小管间质性肾炎；CTIN：慢性肾小管间质性肾炎；TMA：血栓性微血管病；AAV：血管炎；GN：肾小球病变

1. 急、慢性肾小球疾病[1,3,4,7]

（1）以不同程度的蛋白尿为常见，严重者可出现肾病综合征。虽然曾有大量吸入挥发性毒气者，出现肉眼血尿的病例，但慢性病程者血尿多较轻微。如：含汞、金制剂导致膜性肾病、肾小球微小病变等病理类型的肾小球病。

（2）长期吸入某些有机溶剂（如：含多环芳烃类的汽油），可导致肺泡、肾小球基底膜破坏，发生肺肾综合征，肾脏表现为急进性肾小球肾炎，形成大量新月体，表现为血尿、蛋白尿、急性肾损伤。

（3）血栓性微血管病（TMA）样改变：典型表现为微血管病性溶血性贫血、血小板减少症和急性肾损伤；血涂片可见形态多样的破碎RBC；血浆LDH及其同工酶、丙酮酸脱氢酶活性升高。但在病理表现上和其他原因导致的TMA并无明显区别。生物性毒素（如蛇毒、蜂毒）、工业性化学品（如一氧化碳、砷、碘等）、放射线损伤时有引起HUS的报告。

2. 急、慢性肾小管间质病

（1）急性肾小管坏死：中毒性ATN多具明显的剂量-效应关系及较强的定位性，以近曲肾小管为主要靶部位；仅少量化学物质定位于肾远曲小管，如甲苯、锂、两性霉素B等。急性病例见于接触高暴露剂量时，为毒物的直接损伤作用造成坏死，或者因为导致血管内溶血红细胞破坏释放大量血红蛋白（例如：铅、砷中毒，蛇毒），也可由于形成结晶物质沉积或者堵塞肾小管（如：乙二醇中毒、甲氧氟烷形成草酸盐结晶）而导致肾小管上皮细胞的损伤，造成急性肾脏病（AKD）或者急性肾损伤（AKI）。病理观察可见到血红蛋白管型、肌红蛋白管型的存在。

（2）毒物致敏所致急性间质性肾炎也有报告，见于接触铅、汞、铋、蜂毒、蛇毒者。

（3）轻症者仅见肾小管功能障碍，表现为轻微蛋白尿、肾性糖尿、低渗尿，严重者可出现尿崩症（如：锂制剂）。长期接触毒物导致的慢性间质性肾炎（如：铅、汞、镉、锂、铀等重金属）较为常见，患者发生肾功能慢性进展性损害，病理观察可见显著的肾小管萎缩和肾间质纤维化。

3. 肾肿瘤　较为明确的化学性病因为亚硝基化合物，多为长期接触所致。临床表现与其他病因引起的肾癌无大差异，以血尿、腰痛、肾区肿块为三大典型症状，也有部分病人无任何症状而出现广泛癌转移。病理表现多为透明细胞型腺癌（adenocarcinoma）。长期接触尤其是吸入某些有机化合物的蒸气、含有有机化合物的粉尘，也是导致肺部肿瘤、淋巴系统肿瘤高发的原因之一。

四、职业病防治法及职业病诊断

为了预防、控制和消除职业病的危害，防治职业病，保护劳动者的健康和相关权益，促进经济社会发展，根据宪法制定了《中华人民共和国职业病防治法》（简称《职业病防治法》）。本法所称职业病，是指企业、事业单位和个体经济组织等用人单位的劳动者在职业活动中，因接触粉尘、放射性物质和其他有毒、有害因素而引起的疾病。职业病的分类和目录由国务院卫生行政部门会同国务院安全生产监督管理部门、劳动保障行政部门制定、调整并公布。2002年5月1日，我国开始全面贯彻《职业病防治法》，正式将职业病诊断工作纳入法定程序，规定经卫生行政部门认证的医疗卫生单位作出的职业病诊断方具备法律效力，被确诊为职业病的患者将能依法获得赔偿及社会保障。2011年12月31日第十一届全国人民代表大会常务委员会第24次会议通过了对《中华人民共和国职业病防治法》进行的修订，并自公布之日起执行。根据《中华人民共和国职业病防治法（2011修订版）》[18]第四十七条当中的内容，关于职业病的诊断，应当综合分析下列因素而得出：

1. 病人的职业史。
2. 职业病危害接触史和工作场所职业病危害因素情况。
3. 临床表现以及辅助检查结果等。

当没有证据否定职业病危害因素与患者临床表现之间的必然联系的，应当诊断为职业病。承担职业病诊断的医疗卫生机构在进行职业病诊断时，应当组织三名以上取得职业病诊断资格的执业医师集体诊断，并共同签署诊断证明书，经承担职业病诊断的医疗卫生机构审核后盖章。

与之同时，“职业性急性中毒性肾病的诊断”（GBZ 79—2013）由卫生部于2013年2月7日公布，并于当年8月1日开始实行随之颁布实施[9]，标准规定职业性急性中毒性肾病是在职业活动中，因短期内接触较大剂量的具有肾脏毒性化学物质而引起的以肾脏损害为主要表现的急性中毒；须根据短期内接触大量化学物质的职业史、典型的急性肾脏损伤临床表现、有关实验室检查结果及现场劳动卫生学调查，并排除其他病因所致类似疾病后，方可作出诊断。

值得重视的是，除了《职业病防治法》所涉及的职业管理的法规之外，当这些非医疗用途的“毒物”出现在人类生活中时，不可避免地涉及到人类的生产生活活动中应当遵循的《中华人民共和国食品安全法》《化妆品卫生监督条例》《中华人民共和国药品管理法》《中华人民共和国固体废物污染环境防治法》《中华人民共和国大气污染防治法》《危险化学品安全管理条例》《药品类易制毒化学品管理办法》《放射性同位素与射线装置安全和防护条例》《放射工作人员职业健康管理办法》等多项法律法规的要求，是否已严格执行。

五、处理原则

中毒性肾病的处理除考虑肾脏本身外，尚需考虑毒物，与一般肾脏疾病的治疗有所不同，先将治疗原则简要介绍于下。

1. 严格依法管理，合理防护及密切监测　对于具有特殊职业暴露者，防治的关键在于严格依照《职业病防治法》的相关规定进行严格管理，根据职业暴露的特殊性进行合理的防护。所有具有肾脏毒物过量接触史者，必须严密监测尿液（包括尿量、尿pH、尿比重或渗透压、尿钠、尿沉渣镜检等）及肾功能至少48小时；出现异常者需进一步检查和做出合理的处置。

2. 尽早脱离可疑毒物的接触　脱除污染衣物、洗净皮肤，静卧保暖，严密监测尿检验指标及全身表现；避免使用肾脏毒性较强的药物。采用洗胃、导泻等措施，减少毒物的胃肠道吸收。

3. 针对所确认的可疑毒物中毒进行特异性的解毒治疗　如：重金属中毒可使用络合剂进行驱排治疗等[19]，但出现肾功能障碍后，则不宜再用，除非有血液透析措施支持，使络合的金属得以及时排出。

4. 清洗胃肠道，服用活性炭吸附、导泻、清洁灌肠，适当水化、利尿，或进行血液净化治疗，以利于毒物快速排出体外或被清除。其中，血浆置换、血液灌流、血液透析/滤过等治疗方式是常用的血液净化方式，但实际的临床实践中患者病情多危急，且并无统一的适应证标准可以遵循。建议根据毒物的体内代谢动力学特征合理制定血液净化方案。当中毒原因不明，或者多种毒物均可疑中毒、短时间内难以分辨的时候，建议按照“最严重的可能情况”（prepare for the worst）尽早予以血液净化治疗。一般来说，分子量小，表观分布容积小，血浆蛋白结合率低的毒物比较容易经过血液净化清除。血浆蛋白结合率高者，更建议采用选择性血浆透析滤过，或者分子吸附再循环系统（MARS）、连续白蛋白净化系统（CAPS）、普罗米修斯系统（Prometheus system）等非生物型人工肝治疗的方法予以清除[60,61]。

5. 密切监护，保证生命体征平稳 包括血流动力学监护，吸氧、呼吸支持，必要的抗感染治疗等，直到病情平稳。

6. 糖皮质激素的使用 急性中毒时，大多数临床医生是按照自己的临床经验来选择糖皮质激素的使用时机或者方案，缺乏统一的标准。大多数临床医生认同糖皮质激素在中毒诱发的急性肺水肿时，有助于减轻炎症反应。有报道在有机溶剂导致的复发性急性肝损伤患者，应用泼尼松治疗能够改善病情。此外，在慢性中毒介导的免疫紊乱机制致病时，如：汞中毒相关的肾小球病，二氧化硅相关的免疫性肾小球肾炎等，除了特异的解毒剂之外，也有应用糖皮质激素治疗的指征。

7. 肾肿瘤的治疗 与一般肿瘤的治疗原则并无区别，改善预后的关键是早期发现、早期脱离致病化合物接触、早期治疗[20]。

第二章

重金属中毒肾脏损害

重金属中毒肾损伤的共同特征及治疗方案归纳如下，见表24-2-0-1：

1. 有职业特征，或者居住在特定的受污染环境中发病。如：金属矿开采、运输、冶炼、加工制造行业。

2. 临床表现 ① 接触途径：皮肤接触、呼吸道吸入、胃肠道食入是中毒的主要途径。② 发病机制：直接毒性作用（皮肤、呼吸道、消化道化学性炎症；肾小管上皮细胞，小动脉、毛细血管内皮细胞直接毒性损伤）；诱发免疫炎症；缺血性损伤；氧化应激。③ 重金属中毒肾损伤主要累及肾小管和间质，急性中毒以急性肾小管坏死、急性肾损伤常见；慢性中毒多表现为慢性肾小管功能障碍、慢性肾小管间质病。部分重金属，还可以引起肾小球疾病，如：汞中毒、金中毒、铬中毒、铜中毒等。④ 肾外表现：血液、神经系统、消化系统、呼吸系统等都可累及，如：铅中毒引起溶血；铊中毒、铂类络合物引起神经系统损伤；铬中毒、铜中毒引起严重肝损伤；铋中毒导致严重低钾血症等。⑤ 肿瘤性疾病：某些重金属属于致癌物，如：铬，镍。

3. 确诊有赖于血、尿、体液中重金属的检出。部分职业性重金属中毒的诊断须参考相关的法规，如：职业性镉中毒参照《职业性镉中毒的诊断》（GBZ 17—2015）。

4. 半衰期长，尿液重金属检测能反映体内仍有存留。重金属在体内长期存留导致慢性毒性作用，危害大且增加CKD、心血管疾病及发生肿瘤风险。

5. 部分重金属（如：铅，汞）有特异性的驱排药物，部分没有特异性驱排药物（如：铀，镍，等）治疗以对症支持治疗为主。

一、铅中毒[1,3,4,7,19,21]

有关铅的肾脏毒性最早在1862年由Lancerceaux所报告。急性铅中毒多发生在蓄电池、冶炼等特殊职业，少数出现在不正规的家庭自制药品（冶炼），或者误服含铅药品时。在我国，儿科医生、流行病学者及有关政府部门对儿童慢性铅中毒的问题一直都非常关注。而在成人非职业接触铅的人群还缺乏对本病足够的重视。流行病调查的数据显示，血铅的浓度和慢性肾脏病（CKD）发生的风险有关，正常人血铅浓度极低，当浓度高达700 ~ 800μg/L以上就会导致肾脏损害。血液中的铅浓度超过510μg/L时，CKD发生风险比浓度低于250μg/L者增加96%。依照职业标准规定，当建筑工人血铅浓度超过500μg/L时，即应脱离污染工作环境。随着职业管理的逐步严格完善，在美国近30多年来人群平均的血铅浓度由1976年的122μg/L有明显降低，1991年和2008年时分别为28μg/L和13μg/L[21]。在我国还缺乏可查阅的相关数据报告。

（一）化学特性

铅（Pb）是一种灰白色重金属，铅中毒的危害很大，是一种高度有毒的物质。水溶性差，在成人其胃肠道吸收率仅有5% ~ 10%，空腹时增加。但铅的熔点较低，加热至400℃时，即有大量铅蒸气逸出并迅速生成各种氧化物，其中氧化铅具有较好水溶性，吸入呼吸道后，吸收率可达30%以上。当铅以离子状态被吸收（呼吸、消化道）进入血循环，主要以铅盐和血浆蛋白结合形式分布全身，肝肾含量最多；数周后约95%以不溶的磷酸铅沉积在骨骼和毛发内。铅及铅化合物进入细胞后，可与酶的巯基结合从而抑制酶的活性，引起一系列病理变化，其中以神经系统、肾脏、造血系统、生殖系统等方面的改变更为显著。铅对肾脏的影响主要通过损伤线粒体、干扰能量代谢而引起肾小管上皮细胞的功能障碍；促进肾素合成与释放引发高血压。血液中的铅约95%分布在红细胞上，因此急性铅中毒时，会造成红细胞机械脆性增加，影响红细胞膜的稳定性，出现血管内溶血。

（二）接触途径及临床表现

1. 急性铅中毒 铅矿冶炼行业、蓄电池生产加工行业的职业者，是铅中毒的好发人群，大量吸入含铅（氧化铅）的蒸气可经呼吸道吸收，使得血铅迅速上升超过>1400μg（6.72μmol）/L，发生急性铅中毒。误服（或蓄意投毒）含大量铅化合物的“药品”时也可导致急性铅中毒，发生急性肾损伤，常见病理表现为急性肾小管坏死。铅中毒时还常伴有肾脏外及全身表现：口中金属味、腹绞痛、血压升高、溶血性贫血、黄疸，以及头痛、谵妄、昏迷、高热、抽搐等中毒性脑病等神经系统表现，且以儿童多见。

2. 慢性铅中毒 日常生活中的一些爱好或者职业，比如：画家、绘画爱好者、装修、彩绘工匠等，由于长期接触含铅的涂料、釉料、油漆等，可发生慢性铅中毒。居住在蓄电池生产加工、铅冶炼工厂地区的居民，尤其是儿童，亦可因生活环境受铅污染，饮用铅污染的水源、食品等原因发病。长期服用含铅药物（如：密陀僧，含氧化铅；铅丹：四氧化三砷），使用含铅容器储放的酒类、饮料、食物等途径，也可以引起慢性铅中毒。还有报道含铅子弹长期存在体内引起慢性铅中毒的病例。2010年发生在尼日利亚扎姆法拉州铅中毒事件，是由于该地区的居民非法采集金矿的过程中，将含铅的石块带回家中随意丢弃，使得当地的泥土铅浓度不断上升，污染水源和食物而致病。电子垃圾（electronic waste，e-waste）回收利用的几个国内电子拆解业“中心”，如：贵屿镇、台州市、清远市等地区，不可避免地产生了环境的严重污染，拆解过程的各个环节均可排出大量有毒重金属和有机化合物，导致空气的铅浓度和土壤的重金属含量超标达百倍之巨[22,23]。贵屿镇居住的儿童血铅浓度明显升高，贵屿镇周边的工厂废水沟里的沉积物中，含有大量化学壬基苯酚，这是一种强有力的内分泌干扰物质，能够损坏人类DNA和男性的生殖系统。台州地区的农田土壤中检测到剧毒的二噁英（二氧杂芑）。由此，2003年欧盟公布了《报废电子电器设备指令》《关于在电子电器设备中禁止使用某些有害物质指令》，规定投放市场的电子、电气设备不包含铅、汞、镉、六价铬、聚溴二苯醚、聚溴联苯六种有害物质。这些法规的制定就是为了从源头上减少未来电子垃圾的拆解回收对环境的污染。

慢性铅中毒时，肾脏表现为慢性肾小管间质病（CTIN），轻者仅有肾小管功能障碍，严重者逐渐出现慢性进展性肾功能损害。慢性铅中毒患者常见合并高血压，程度轻重不同的腹痛、消化功能紊乱，抑郁或精神障碍、以运动神经为主的周围神经病（常见有垂腕、垂足等表现）。

（三）临床诊断

铅中毒的诊断需要综合职业或者非职业铅接触史，临床表现，尤其是需要在血、尿等生物样本中检测到铅浓度超过标准，并排除其他疾病才可得出诊断。

职业性急性四乙基铅中毒的诊断，需要参照《职业性急性四乙基铅中毒的诊断》（GBZ 36—2015）进行诊断[24]。职业性慢性铅中毒的诊断，参照《职业性慢性铅中毒诊断标准》（GBZ 37—2002）进行诊断[25]。人群调查中发现正常人血铅浓度极低，不超过250μg/L。当血铅浓度超过500μg/L（儿童超过400μg/L）时，即有可能发生的肾脏或肾脏外器官的损害与铅中毒有关。需注意的是，血铅在停止接触后3 ~ 5天可逐渐降低至正常水平，故尿铅检测对未能及时采取血样进行病因鉴别者，尤具重要意义。一般而论，尿铅超过100μg/24h，即提示有铅性肾损伤的可能；急性过量接触铅时，尿铅多超过200μg（0.96μmol）/24h。尿铅排泄易受多种因素影响，为准确判断体内的铅负荷量，临床主张进行“驱铅试验（provocation test）”——使用依地酸二钠钙（$CaNa_2$-EDTA）1g静脉滴注后，尿铅超过400μg（1.9μmol）/24h者，可考虑肾损伤与铅中毒的有关；急性过量接触铅时，驱铅结果更高，多在1 000μg（4.82μmol）/24h以上。

（四）治疗

诊断明确的铅中毒应进行驱铅治疗。急性铅中毒时，可用依地酸二钠钙1g+10%葡萄糖液250ml静脉滴注，或二巯丁二钠（sodium dimercaptosuccinate，Na-DMS）1g肌内注射，2次/d，连续3天为一疗程，多数可达到解毒目的；若末次用药后尿铅值仍在正常值3倍以上，可在4天后按上述方案开始下一疗程治疗，但每日仅注射1次。慢性中毒可静脉注射依地酸二钠钙1g，1次/d，还可使用二巯丁二酸（dimercaptosuccinic acid，DMSA）胶囊剂口服，为0.5g，2次/d，均3天为一疗程，两个疗程间隔不应少于1周；若驱铅后尿铅最高值不超过正常值3倍，则可停止下一疗程治疗。

表 24-2-0-1　常见金属及类金属的肾脏毒性

金属类金属	放射性	肾脏病变				致癌性	驱排药物	
		ATN	ATIN	CTIN	GN		有	无
铅 Pb		√		√			依地酸二钠钙 二巯基丁二钠	
镉 Cd		√		√				√
汞 Hg		√		√	√		二巯基丙磺钠	
铀 U	√	√		√			喹胺酸	
铬 Cr		√		√		√	二巯基丙磺钠	
金 Au		√	√	√	√		青霉胺	
银 Ag		√						√
铋 Bi		√	√	√			二巯基丙磺钠	
钡 Ba		√						√
镍 Ni				√		√	依地酸二钠钙	
铜 Cu		√	√	√			依地酸二钠钙 二巯基丁二钠 二巯基丙磺钠	
铂 Pt		√		√				√
锂 Li		√	√	√				√
铊 Ta		√		√				√
砷 As		√		√			二巯基丙磺钠	
硅 Si				√	√	√		√

注：ATN：急性肾小管坏死；ATIN：急性肾小管间质性肾炎；CTIN：慢性肾小管间质性肾炎；GN：肾小球病变

二、镉中毒（cadmium）

（一）化学性质

镉（Cd）为银白色富有延展性金属，目前主要用于电镀、制造镉电池、镉黄颜料、塑料稳定剂、合金和焊条等工业领域。镉冶炼和生产应用镉化合物过程均有职业接触机会，而在人类的日常生活不会接触到大量的镉。镉在环境中不能被降解，半衰期长达10 ~ 30年，含镉废水污染环境是非职业性镉中毒的主要原因。被镉污染环境中的动植物能通过食物链进入人体并在体内长期蓄积，是已知最易在体内蓄积的有毒物质之一，膳食摄入是非职业镉暴露最主要的途径。

（二）临床表现

1. 急性镉中毒 金属镉和硫化镉不溶于水，故毒性较低；水溶性较强的氧化镉、氯化镉、硫酸镉等易为机体吸收而发挥毒性——直接接触性毒性作用和肾脏特异毒性。吸入大量含镉烟雾可引起急性化学性呼吸道炎、化学性肺水肿；食入镀镉容器储放的酸性食物、饮料，或误服大量含镉化合物，可引起急性化学性胃肠炎。镉经呼吸道或消化道大量吸收入血可引起急性肾小管坏死、导致急性肾损伤。肾脏毒性的主要机制为过量镉经肾小球滤过被肾小管上皮细胞重吸收，大量进入肾小管细胞后与镉结合的金属硫蛋白（metallothionein，MT）相对不足，游离的镉离子则会置换以金属为辅基的酶类分子中 Zn、Cu 等离子，从而抑制酶活性，并诱发细胞脂质过氧化损伤。镉 - 血浆蛋白结合物还可沉积于肾小球滤膜，损伤肾小球功能，导致蛋白尿。

2. 慢性镉中毒 长期、低剂量因职业接触或环境镉暴露可引起慢性镉中毒，及机体多系统的慢性损伤，而肾脏是镉毒性作用的主要靶器官，主要表现为近端肾小管细胞功能障碍，或无症状蛋白尿，逐渐进展可导致慢性间质性肾炎（CIN）。电镜下病理表现可见到大量溶酶体颗粒。早期损害表现为肾小管损伤或者肾小管功能障碍，N- 乙酰 -β- 氨基葡萄糖苷酶（N-acety1-β-glucosaminidase，NAG）、β_2 微球蛋白（β_2-microglobulin，β_2-MG）、视黄醇结合蛋白（retinol binding protein，RBP）等指标可作为镉引起肾小管功能损伤的早期损伤标志物。

国内有学者选择地壳上镉本底高且因采选矿和冶炼而造成环境污染的某高镉污染区作为调查的暴露区，通过调查检测发现该地区的大米、蔬菜等主要食物中的镉浓度为对照地区的10倍，污染地区居民尿镉水平显著升高，并与尿NAG、β_2-MG和RBP水平之间均存在正相关关系[26]。镉中毒是发生CKD的危险因素，尤其是病因不明的CKD（CKD uncertain etiology，CKDu）发病的可能原因之一。一项在斯里兰卡进行的流行病调查发现[27]，CKDu患者尿镉浓度显著升高，并与CKD分期及严重程度有关。在透析人群中的研究还发现，血镉浓度较高者，无论在心血管死亡、感染相关的死亡，还是全因死亡风险方面都明显增加，是透析患者预后不良的重要因素[28]。上个世纪日本学者曾报告因长期食用被镉污染的饮水和稻米而引起环境性慢性镉中毒，患者除肾小管功能障碍外，突出表现尚有全身性骨痛，故称为“痛痛病（itai-itai disease）”，后者可能与镉导致肾小管细胞线粒体基因缺失有关[29]。

（三）临床诊断

本病的临床表现并无特异性，临床诊断需要结合临床症状、实验室检查，尤其是需要有居住或工作环境有镉暴露的历史，综合分析之后才能得出。职业性镉中毒的诊断需要参照《职业性镉中毒的诊断》（GBZ17—2015）进行诊断[30]。

血、尿镉浓度的检测是诊断本病的重要依据。血镉和尿镉水平明显升高具有重要病因提示意义。连续接触镉化合物4个月，血镉即可到达接触水平的平台期，若其持续>5μg（45nmol）/L，则可能引起慢性肾损伤；急性镉中毒时，血镉水平更高，多在上述水平3倍以上。但血镉在停止镉接触3 ~ 5天即明显降低，而体内镉的排出甚慢，其生物半衰期长达15年以上，故使尿镉成为能反映体内和肾内镉负荷量较稳定的指标，尿镉持续>5μg（45nmol）/24h或>5μg（45nmol）/g肌酐（微克每克肌酐），应考虑与慢性肾损伤有关系。急性镉中毒时，尿镉多在上述水平5倍以上。

（四）治疗

镉中毒尚无特效解毒药物，一般金属络合剂并无助于驱排肾内的蓄积镉，反而可能造成体内镉再次向肾内集聚而加重肾损伤。国内外均已合成二硫代氨基甲酸酯类化合物，并证实可有效驱排肾镉。目前临床仍以对症支持治疗为主。一旦确定有镉中毒，应立即停止镉接触，包括调离镉作业岗位或迁离污染地区，以免病情加重。

三、汞（mercury）

（一）化学特性

汞（Hg）是常温下唯一呈液态的金属，主要用途为氯碱工业电解食盐（汞电极）、电器仪表的制造维修、提取或镏镀金银（汞齐法）、镀金工人（吸入汞蒸气）制造含汞化学品或药物等。金属汞及其化合物均有很强的肾脏毒性。金属汞几乎不为消化道和皮肤吸收，但其蒸气易经肺吸收，无机汞可经消化道和呼吸道吸收——吸收程度取决于其溶解度，有机汞则可经由各种途径吸收入体内。笔者观察报告了部分汞中毒相关肾小球疾病的患者，其中大多数为女性，且为使用含汞超标的化妆品之后发病[31]。

体内的汞主要以Hg^{2+}形式转运、分布及发挥毒性，血浆中的Hg^{2+} 99%左右与蛋白质结合，肾脏则是汞的主要排泄和蓄积器官。一般情况下，肾内的汞主要和肾小管细胞胞质内的MT结合并进而为溶酶体吞噬而得到解毒、隔离，并在肾内蓄积；若进入肾脏的汞量过大或速率过快，超出MT的结合能力，肾小管细胞内游离的Hg^{2+}则得以发挥毒性，造成肾损伤。Hg^{2+}可引起近曲小管细胞释放过氧化氢，提示氧化应激可能是汞性肾损伤的重要机制；此外，Hg^{2+}对细胞内巯基有强大亲合力，也可能是其损伤机制之一[2]。肾中Hg-MT复合物可随溶酶体排入尿中，既往曾认为这是肾脏排汞的主要途径，但国内近年研究发现，在过量汞摄入情况下，肾小球滤出可占尿汞排出量40% ~ 80%以上，且与蛋白尿和肾小球损伤程度有密切关系，血浆中的白蛋白由于与Hg^{2+}结合而使负电性明显降低，故较正常白蛋白容易通过肾小球滤膜的“电荷屏障”进入尿中，或在系膜区和肾小球滤膜内皮下沉积，引起类似IgA肾病样病理改变，这些变化构成了慢性汞性蛋白尿的病理学基础[2,32]。

（二）临床表现

1. 急性汞中毒　吸入大量汞蒸气或口服汞盐、有机汞，可很快引起ATN甚至AKI。

2. 慢性汞中毒　慢性接触汞，可引起近曲小管S3段受损，剂量较大时，亦累及S1和S2段近曲小管；出现低分子蛋白尿等慢性肾小管间质病表现。慢性汞中毒时还可发生肾小球疾病，如：膜性肾病、微小病变肾病、局灶节段性肾小球硬化症，发病机制未明。动物研究显示，低剂量汞不仅不会引起细胞的凋亡、坏死，反而具有抗凋亡、促增殖、诱导B、T淋巴细胞活化，产生抗DNA、磷脂、GBM、层粘连蛋白、甲状腺球蛋白抗体，血IgG1和IgE水平升高。在肾活检病理组织观察当中，可以见到沉积在肾小球上皮细胞下的免疫球蛋白以IgG1为主，不同于原发膜性肾病以IgG4沉积为主的特征，提示Th1途径的免疫反应活化参与了发病。

（三）临床诊断

本病的临床表现并无特异性，临床诊断需要结合临床症状、实验室检查，尤其是需要有居住或工作环境或生活接触有汞暴露的历史，综合分析之后才能得出。职业性汞中毒的诊断需要参照《职业性汞中毒诊断标准》（GBZ 89—2007）进行诊断[33]。

正常人血汞水平不应高于0.05μmol/L（10μg/L），血汞>30μg/L，即可考虑有过量汞吸收；但血汞在停止汞接触后3 ~ 4天即可降至正常范围，故不适于作慢性汞接触水平指标。尿汞一般在汞摄入后4 ~ 5日后才见增高，1 ~ 3个月达到峰值，停止接触后，尿汞增加仍可持续6 ~ 8个月，与接触水平和血汞水平均有较好相关，为临床反映汞接触最常用指标。我国目前职业性汞中毒诊断标准界定尿汞为10μg/L，非职业性汞中毒也参照此标准，但有学者提出，对于无职业接触的健康人群，应界定为更低（<5μg/L）似乎更为合理。

（四）治疗

常用驱汞药物为DMPS（二巯丙磺钠，肌内注射），或Na-DMS（静脉注射）。DMPS是具有两个巯基可与金属络合，形成不易解离的无毒性络合物经尿液排出体外；能夺取已经与酶结合的金属而恢复酶的活性。但由于DMPS与金属形成的络合物仍有一定的解离，如果排泄缓慢，则解离出来的DMPS可以很快被氧化，则游离的金属仍能产生中毒现象，所以在治疗过程中应当反复给药并充分水化。

急性汞中毒，可用5%DMPS 5ml肌内注射，或Na-DMS 1g+5%葡萄糖液50ml中静脉注射，2次/d，连续治疗3 ~ 5天；若末次用药后尿汞值仍在正常值3倍以上，则可在4天后按慢性汞中毒方案开始下一疗程治疗；出现明显肾脏损害者，不宜实施驱汞治疗，但可在血液透析配合下，给予半量上述络合剂进行驱汞。慢性中毒时，可口服DMSA（0.25 ~ 0.5mg，2 ~ 3次/d），三日为一疗程，两疗程间隔不应少于1周；如驱汞后尿汞最高值尚为超过正常值3倍，则可停止下一疗程治疗。

有研究表明，抗氧化剂谷胱甘肽和硫辛酸（α-lipoic acid）可有效对抗汞的肾脏毒性，并可直接与之结合排出[62]。

四、铀中毒（uranium，U）

（一）化学性质

铀是致密而有延展性的银白色放射性金属。它的化学性质活泼，易与各种金属发生化学反应。铀元素在自然界中存在三种同位素，均有放射性，拥有非常长的半衰期（数亿年 ~ 数十亿年）。铀酰离子是铀化合物在体内最稳定的化学形式。血中的可溶性铀约30%与血浆蛋白结合，另20%与红细胞结合，分子量较大，无法通过肾小球排出，约有半数与碳酸氢根（HCO_3^-）形成低分子复合物，可从肾小球滤出。

铀化合物早期用于瓷器的着色，1938年发现铀核裂变现象之后主要被用作核燃料。贫铀最常作为射线防护屏障和惯性引导装置，来为飞机、导弹提供平衡力。由于它的密度高、硬度大、耐相变的能力强，还被用在坦克的保护装甲和反装甲装置方面。

（二）临床表现

铀化合物中毒可能给工作人员和公众都造成风险。铀矿开采、冶炼的工人，参与核试验研究的工作人员，是职业性的铀暴露者。在铀矿开采、研磨、加工、装配的地区，食物和水被铀污染的危险性增加，长期居住此处的居民尤其是老人和儿童，由于长期食用铀污染的食物和水，也可能会造成慢性铀中毒。在军事战争当中使用含铀的武器，会给军队和普通居民带来铀暴露的风险。

铀具有的放射毒性、化学毒性、铀化合物的毒性，是导致肾脏损伤、肺癌以及骨病的重要致病机制。铀在体外研究中显示可引起近端肾小管上皮细胞凋亡、坏死，细胞损伤的严重程度与铀的浓度有关。Durbin等研究急性铀中毒的小鼠，给予氯化酰铀一次性注入之后，体内铀活度逐渐下降的同时，其肾脏内铀活度保持不变，提示体内的铀逐渐在肾脏聚集，尤其分布在近端肾小管的S3段，是肾脏内铀平均浓度的7倍。S3段肾小管上皮细胞内的铀主要浓聚在细胞核周围的微区域内，浓度是肾脏内铀平均浓度的50倍。令人震惊的是，在肾小管坏死后再生的上皮细胞内仍然有高达百倍的铀高浓度的聚集现象[34]。急性铀中毒时肾脏明显肿胀，病理表现可见到肾小球和间质毛细血管充血，部分肾脏小动脉有明显变性，血管内皮细胞空泡变。肾间质淋巴、单核细胞浸润，肾小管上皮细胞空泡样变、坏死。Paquet等观察了慢性摄入铀化合物的大鼠体内的分布变化，和急性中毒时相似，在铀摄入后肾脏内铀浓度逐渐下降，第312天时最低，而后再度上升，可见铀在肾脏的长期积累特性是其导致肾损害的病理生理基础之一。电镜观察可见近曲小管细胞内有三价铁化合物的蓝色沉淀，证实肾脏内三价铁化合物的存在。由于铁离子具有迅速吸收和贡献电子的能力，使得铁成为细胞色素、含氧分子和某些酶的重要成分。铁也可以通过催化活性氧而损伤细胞和组织。铀的肾损伤与近曲小管细胞溶酶体内铁超负荷有关。值得关注的是，铀衰变可产生放射性元素镭，镭衰变可产生氡，氡气是具有放射性的气体，也是目前世界卫生组织认定的导致肺癌的重要病因之一。

美国在20世纪40年代实施“曼哈顿计划（Manhattan project）”时，曾有原子弹生产工人发生ATN、CIN的报道。近年对铀作业工人及对海湾战争中使用“贫铀弹”地区的人群调查未见明显肾损害报告，可能主要与肾内铀含量尚未达毒性阈有关[35]。美国巴尔的摩退伍军人医学中心（veterans affairs medical center）从1994年开始对海湾战争中贫铀弹误伤的受伤士兵进行了20年的医学观察，结果发现士兵的尿液中铀含量高于正常，表明嵌入身体的导弹碎片中的铀不断在肾脏积累，但还未发生危及生命的严重并发症[36]。

1. 急性铀中毒　发生在短期大量接触铀的情况下。患者临床主要表现为急性肾损伤，可出现少量蛋白尿、轻微血尿和管型尿等。病例报告的急性铀中毒者还有急性肝损害、神经系统改变、血液系统改变，影响生殖系统等的表现。

六氟化铀气体急性暴露时可合并呼吸道，皮肤和眼结膜的急性损伤，严重时可出现急性肺水肿。酸性铀化合物溶液严重污染体表可合并皮肤化学性烧伤。如同时出现肝功异常，说明出现急性中毒性肝损伤。

2. 慢性铀中毒　发生在小剂量长期接触铀的情况之下，临床表现以高血压、骨质疏松、慢性肾小管间质损害、慢性缺血性肾损害为常见。

（三）临床诊断

本病的临床表现并无特异性，临床诊断需要结合临床症状、实验室检查，尤其是需要有居住或工作环境有铀暴露的历史，综合分析之后才能得出。

职业性铀中毒的诊断需要参照《急性铀中毒诊断标准》（GBZ108—2002）进行诊断。参照《放射性核素摄入量及内照射剂量估算规范》（2009），根据暴露的铀化合物种类、摄入途径、气溶胶粒子的粒径和暴露不同时间后的尿铀值来估算铀的摄入量、吸收量和肾内最大铀含量（mgU）。正常人尿铀<1μgU/L；>30μgU/L提示有过量铀吸收。估算的肾内铀含量>3mgU，通常为轻度铀中毒；>10mgU，通常为重度铀中毒。

（四）治疗[37]

目前急性铀中毒仍以对症支持疗法为主。合并铀或其他放射性核素体表污染时应尽早清洗去污，监测体表污染水平，必要时局部清创切痂和植皮。

其特殊驱排药物为邻苯二酚类化合物，例如：Tiron和喹胺酸；氨羧型络合剂，例如：二乙烯三胺五乙酸钙钠盐（DTPA-CaNa3）和乙烯二胺四乙酸钙钠盐（EDTA-CaNa2）。喹胺酸（guixamic acid，QA，811），其分子结构中有氨基和羧基，易与金属离子结合，并能阻碍放射性元素与水中羟基结合，增加络合物的稳定性，故能减轻其毒性。急性中毒时，可0.5g肌内注射，一日2次，3天为一疗程，必要时4天后可重复注射一疗程。其余络合剂对铀的驱排作用均不强。近年又有实验研究表明乙烷-1羟基1，1-二磷酸酯（ethane-1-hydroxy-1，1-bisphosphonate，EHBP）可明显减轻铀的急性肾脏毒性[38]。

五、铬（chromium）

（一）化学性质

铬（Cr）是一种银白色的坚硬金属，主要因金属铬、三价铬和六价铬三种形式存在。金属铬是一种高熔点的铁灰色固体，用于制造钢及其他合金。铬金属在自然状态下不存在，它是从铬矿中提炼得到的。工业上，六价铬是通过将矿物中的三价铬在有氧条件下加热得到的（如：在金属精加工中）。铬金属、三价铬较难被机体吸收，六价铬经肠道吸收的能力大约是三价铬的9倍。环境中的铬化合物主要来源于铬矿开采、加工工程中排放的废气、废水，核设施排放的放射性废物污染环境所致。三价铬在一定的情况下被氧化后产生的六价铬是一种对人体毒性极大、具有致癌性的物质。

（二）临床表现

发生急性铬中毒多因误服或皮肤直接接触高浓度六价铬（hexavalent chromium，CrVI）化合物（如：铬酸钠、重铬酸盐等）所致。六价铬是广泛用在不锈钢制造、鞣革、镀铬、焊接、木材加工、染料等多种工业生产当中，如：作为碱性湖蓝染料、合成樟脑、印染业苯胺染料的氧化剂；玻璃工业用作绿色着色剂等。2012年4月，“部分药用胶囊铬超标”事件引发市民关注。据2010版《中国药典》明确规定，药用胶囊以及使用的明胶原料，重金属铬的含量均不得超过2mg/kg。在此之后，国家食品药品监督管理局发布了《关于查处部分药品生产企业使用铬含量超标胶囊行为的通知》，证实此事件当中涉及的企业所用胶囊铬超标，说明了所用明胶原料包含了皮革含铬固体废弃物，是导致慢性铬中毒的可能途径。医疗上利用六价铬能够渗入红细胞内，与血红蛋白牢固结合，而经还原剂作用之后，未透入细胞内的六价铬还原为三价铬，无法透入红细胞内的原理，把铬-51标记的红细胞作为示踪剂了解红细胞的寿命。但目前该检测方法已经较少应用。职业接触或者环境污染接触含六价铬化合物，可以导致对人体的直接毒性和致癌作用。

铬进入体内之后，主要经过肾脏排泄，因此其对于肾脏的毒性最为常见。在重铬酸钾（potassium dichromate，PDC）诱导急性肾损伤大鼠模型中观察，发生AKI的同时，肾脏内的谷胱甘肽减少，而肾脏内的丙二醛、白介素18（IL-18）、白介素4（IL-4）、核转录因子κB（NFκB）、胰岛素样生长因子（IGF-1），磷酸化叉头样转录蛋白O1（forkhead box protein O1，FoxO1）的水平上升，提示氧化应激、炎症反应、肾小管上皮细胞凋亡、坏死和再生是PDC诱导AKI时发生的主要病理生理过程，推测IL-18通过刺激IL-4诱导的炎症反应，IGF-1通过激活FoxO1诱导的细胞增殖作用参与了PDC肾脏损伤、修复的过程[39]。

1. 急性铬中毒　短期大量接触六价铬化合物时，可迅速发生急性肝、肾损伤，导致肝大、黄疸、肝功损害，出现少尿和血肌酐的进行性上升。口服3g重铬酸盐即可致死。

2. 慢性铬中毒　铬的半衰期长达27.7天，慢性铬中毒时可引起肾小管损伤和功能障碍，是原因未明的慢性肾脏病（CKDu）的致病原因之一[27]。

大量研究发现，所有铬化合物包括铬矿尘都是潜在的人类致癌原，主要引起肺癌，潜伏期约10～20年。

（三）临床诊断

本病的临床表现并无特异性，临床诊断需要结合临床症状、实验室检查，尤其是需要有居住或工作环境有铬暴露的历史，综合分析之后才能得出。

（四）治疗

误服铬化合物应尽快洗胃，硫酸镁或硫酸钠30g导泻，灌服牛奶或蛋清保护胃肠黏膜；由于严重呕吐、腹泻，故应及时补液，并注意保护肝脏功能及对症支持治疗。硫代硫酸钠、DMPS、Na-DMS对铬有一定驱排作用，可作为急性铬中毒的解毒剂使用。硫代硫酸钠可用其10%溶液100ml静脉滴注，每日2次，5天为一疗程；DMPS及Na-DMS的用法可参阅急性汞中毒之治疗。慢性铬中毒可口服DMS胶囊，0.25g每日2次，3天为一疗程，疗程间隔不少于1周，尿铬接近正常（1μg/24h）即可停药。

本病的预防重于治疗。遵守职业法规，严格职业管理及安全防护，减少工业污染物对环境的污染，才是减少铬中毒发病，维护人类健康的最重要对策。

六、金（gold）[40]

元素金（Au）和不溶性金盐口服几乎无毒，但佩戴金首饰常可引起接触性皮炎。20世纪中叶曾广泛使用金制剂，如：硫代苹果酸金钠（gold sodium thiomalate，myochrysine）、硫代硫酸金钠（sodium aurothiosulfate，auricidine）等用于临床治疗类风湿关节炎，治疗过程中可引起蛋白尿，及肾功能减退，但引起ATN、AKI的报道则十分罕见。

金引起肾损伤的原因尚不清楚，动物实验显示，金制剂可导致自身免疫性肾小管间质性肾炎和免疫复合物性肾小球肾炎如：膜性肾病，肾小管上皮细胞内可检出金颗粒，并可出现低分子蛋白尿，或大量蛋白尿、肾病综合征，提示金制剂引起的肾脏病变可能与免疫反应有关。

青霉胺（penicillamine，PCA）为目前已知排金效果最好的药物，可0.25g口服，一日4次，5天为一疗程；但金制剂引起的肾损伤临床过程良好，停止金接触后6～12个月，蛋白尿可逐渐消失，故一般情况下多不行驱金治疗，而以对症支持疗法为主。

七、银（silver）

元素银（Ag）仅能微量被人体吸收，但银的无机化合物可经由消化道、呼吸道吸收。银在体内可引起银质沉着症，对健康的影响不大，无需治疗；但误服具有强氧化性的硝酸银能引起腐蚀性胃肠炎、外周循环衰竭，此外还能导致肾小管变性、坏死，临床可见蛋白尿、血尿、氮质血症。

误服者的胃肠道损伤较易恢复，给予口服氯化钠溶液有助于在胃肠道中生成不溶性氯化银，减少吸收；肾脏损伤以补液利尿、对症支持治疗为主；目前尚无特异解毒药物。

八、钡（barium）[41]

钡（Ba）的急性中毒多由生产事故或误服引起，例如：氯化钡，硝酸钡，氢氧化钡。患者常有严重的低钾血症，伴有严重肌无力、心律失常、消化道症状，可引起肾小管上皮细胞泡沫样变性、坏死、消化道出血、肝脏脂肪样变等，出现蛋白尿、血尿、管型尿，重者可发生AKI、呼吸衰竭。但尚未见有慢性钡中毒性肾损伤的临床报告。

钡中毒尚无理想解毒药物，硫酸钠或硫代硫酸钠可减低血中钡离子浓度，故有一定解毒作用，临床上亦显示出可靠治疗效果，一般为硫酸钠5g或硫代硫酸钠10g加入生理盐水500ml中静脉滴注。积极纠正低钾血症为另一重要治疗措施，因钡可明显提高细胞膜对钾的通透性，使钾大量进入细胞，血清钾迅速降低，可导致严重心律失常甚至死亡。严重心律失常可给予药物控制，并给予能量合剂、肌苷、维生素C等，以保护心肌。急性肾损伤以补液利尿、对症支持治疗为主，无须特殊处理，随全身情况改善，肾脏损伤多可迅速获得康复。

九、铋（bismuth）

铋（Bi）不溶于水，毒性很小，但可溶性铋化合物，如酒石酸铋、枸橼酸铋等则具有很强的肾脏毒性及神经系统损害，可引起近端肾小管上皮细胞坏死，导致AKI，尚有发生AIN的个例报告。急性铋中毒死亡率较高。

临床所见急性铋中毒主要因大剂量使用铋制剂引起；慢性接触铋化合物可导致肾小管功能障碍、Fanconi综合征及慢性肾小管间质病。

排铋的主要药物以往多用BAL（二巯丙醇），但毒性较大，目前多改用DMPS，用法与急性汞中毒相同。急性肾损伤的处理以对症支持治疗为主，有条件宜尽早使用血液净化疗法；此外还需注意防治肝功能损害。

十、铜（copper）

铜（Cu）是人类必需微量元素之一，元素铜不易吸收，毒性很低。铜化合物具有毒性。采矿、冶炼、铸造铜；制造铜合金；电器工业用铜制造电线、电缆、电阻元件、无线电和电话元件；建筑工业用铜管材和板材；民用工业用铜做铜壶、火锅、装饰材料等，均可接触铜尘（碳酸铜细粉尘）和铜烟（氧化铜烟雾）引起职业性铜中毒。误服过量铜盐（如：食用已生铜绿器皿储放的食物）、误服含铜农药、使用含铜器械透析治疗、或用硫酸铜溶液处理皮肤黏膜创面、催吐时使用不当，可导致急性铜中毒。铜的粉尘或烟雾对皮肤黏膜、呼吸道有刺激作用，可作为一种致敏原导致发热、过敏样的表现；铜化合物主要由消化道进入人体，铜在体内主要分布在肝、肾、脑、骨髓、红细胞和肌肉中，通过胆管随粪便排出。

1. 急性铜中毒　大量铜的粉尘或烟雾对皮肤、黏膜、呼吸道产生直接毒性，导致皮炎、皮肤坏死、眼结膜水肿、胸闷、咳嗽及高热。大量铜化合物进入机体，可很快引起急性血管内溶血，导致黄疸、血红蛋白尿，以及急性肝、肾功能损伤。

2. 慢性铜中毒　长期接触铜化合物可引起肾小管功能障碍、慢性间质性肾炎，导致慢性肾损伤。最常见的慢性铜中毒是先天性铜代谢障碍（Wilson病，或称为肝豆状核变性，hepatolenticular degeneration）引起。高浓度的铜可以导致氧自由基（free oxygen radicals）的生成过多，产生组织器官的氧化性损伤。载脂蛋白E（ApoE）具有抗氧化的能力，ApoE的基因分型与铜中毒时不同的临床表现有关。疾病状态时，血清中过多的游离铜大量沉积于肝脏内，造成小叶性肝硬化。当肝细胞溶酶体无法容纳时，铜即通过血液向各个器官散布和沉积。基底节的神经元和其正常酶的转运对无机铜的毒性特别敏感，大脑皮质和小脑齿状核对铜的沉积也产生症状。铜对肾脏近端小管的损害可引起氨基酸、蛋白以及钙和磷酸盐的丢失，表现为慢性间质性肾炎。铜在眼角膜弹力层的沉积产生K-F环。与此同时，肝硬化可产生门静脉高压的一系列变化。

$CaNa_2EDTA$、PCA、DMSA均有助于促进铜的排出，可用于急、慢性铜中毒的治疗。

十一、锂（lithium）

锂（Li）及其化合物可经胃肠道、呼吸道迅速吸收，但不能透过完整皮肤；在血液不与血浆蛋白结合，易由肾脏排出。摄入机体后可自由进出细胞，但速率慢于钠和钾，由于进入细胞时有水分伴随，故急性中毒时常表现有血容量减少；其进入细胞后还会取代钾，造成机体缺钾，对中枢神经、胃肠道、心肌、肾脏均有毒性作用。早在19世纪，锂盐（碳酸锂、枸橼酸锂）即被用于治疗痛风、躁狂型精神病。

急性中毒多见于使用大量锂剂（如碳酸锂）治疗时，主要表现为全身无力、口干、恶心、呕吐、腹泻、心律失常、头痛、头晕、嗜睡、视力障碍、震颤、精神错乱、木僵状态伴肌肉阵挛抽搐、昏迷等，尚可引起ATN而出现蛋白尿、血尿、颗粒管型尿及AKI；血锂>2mmol/L时即有急性毒性作用，>4mmol/L时已达致死浓度；尚未见因职业性接触引起急性锂中毒的报告。慢性接触锂化合物可引起远端肾小管功能障碍，并可进展为CIN乃至CKD。

锂尚无特殊解毒药物，中毒以对症支持治疗为主，尤应注意维持血容量及血钾水平。急性中毒可鼓励患者口服盐水，重者可静脉滴注氯化钠20 ~ 40g（2 000ml生理盐水中）以拮抗锂的毒性；血液透析有利于锂的排出，宜早期应用。

十二、镍（nickel）

镍（Ni）也是人类必需微量元素之一，金属镍几乎没有毒性，一般的镍盐毒性也较低，但羰基镍毒性很强。羰基镍以蒸气形式迅速由呼吸道吸入，是镍矿冶炼环境中发生急性中毒的主要途径。土壤中的镍主要来源于岩石风化、大气降尘、含镍废水污染的灌溉用水。镍是最常见的有致敏性的金属，约有20%，在与人体接触时，镍离子可以渗透到皮肤中，引起过敏性皮炎。

镍具有很强的抗腐蚀性能，常被用在电镀上可以防止生锈，用于制造不锈钢和其他抗腐蚀合金（如：镍钢、镍银等）。镍镉电池含有镍。陶瓷制品、特种化学器皿、电子线路等制备方面也会用到镍，这些工业产品广泛用在飞机、坦克、雷达导弹等制造领域。医用镍铬合金，是国内做得最多的烤瓷牙的材质。中国是镍消费的大国，在镍行业不断发展的同时，开采和冶炼技术相对落后。镍化合物可引起实验动物肾脏损伤，长期接触后可引起近曲小管功能障碍，临床上尚无引起急性肾损伤的临床报告。镍中毒主要造成呼吸系统的损伤，长期接触者诱发肺癌、鼻咽癌，被IARC（国际癌症研究中心）列为1类致癌物质。

研究表明，二乙基二硫代氨基甲酸酯（dithiocarb，DTC）可进入肾小管细胞内，促使细胞内的镍进入血浆，该药如能与对镍结合能力较强的络合剂如DTPA（$CaNa_3$-DTPA，喷替酸钙钠，促排灵）合用，则可有效进行镍的驱排治疗。目前使用DTPA，剂量为0.25g肌内注射，每日一次，5天为一疗程。

十三、铂（platinum）[42,43]

金属铂（Pt）是第一个被用于实体肿瘤治疗的重金属类药物。金属铂经胃肠道和呼吸道吸收量甚微，基本无毒。铂类化合物（如氯铂酸、氯铂酸铵、氯铂酸钠）可引起呼吸道刺激症状及接触性皮炎，铂盐尚能引起过敏性哮喘；亦有铂盐引起ATN的报告，但十分罕见；未见慢性接触铂或铂盐而导致肾脏损伤的报告。金属铂络合物顺铂（cisplatin，diaminodichloroplatin，neoplatin）、卡铂、奥沙利铂等具有肾脏毒性。

顺铂的肾毒性作用是剂量累积性的，发生率4% ~ 23%。顺铂吸收入血之后，大部分与血浆蛋白结合，进入细胞之后与DNA结合形成交联，从而抑制DNA的合成和复制。顺铂在肾脏特异性的累积，被近端肾小管上皮细胞摄取，诱发氧化应激和炎症反应，损伤血管内皮细胞是引起肾毒性的重要原因。轻者引起肾小管功能障碍，慢性间质性肾炎，伴有电解质紊乱及代谢性酸中毒，严重时可引起急性肾损伤，以ATN最常见。AKI时常无特殊治疗，以对症支持措施为主。卡铂（carboplatin，CBP）、奈达铂（nedaplatin，NDP）是第二代铂类药物，虽然肾毒性明显降低，但在使用卡铂的患者中仍有10%的患者出现血肌酐升高，尤其在每日剂量较大（如：超过1 750mg）时肾损伤的发生风险大大增加。奥沙利铂（Oxaliplatin，OXA）是第三代铂类药物，毒性低且和顺铂、卡铂无交叉耐药。近几年来关于OXA肾损伤的个案报道有所增多，急性肾小管坏死、范可尼综合征、肾小管酸中毒、溶血性尿毒综合征均有报告。

除了肾毒性之外，铂类还有骨髓抑制，和神经毒性等不良反应的报告，并因此严重影响药物的使用。铂中毒无特异性的解毒药。人们一方面致力于研究高效低毒的新型铂类抗肿瘤药物，另一方面也在试图通过调整剂量、严格把握适应证等措施来减少毒性的发生。

十四、铊（thallium）

铊（Ti）属高毒物质，无色、无味、无嗅，是用途广泛的工业原料，含铊合金多具有特殊性质，是生产耐蚀容器、低温温度计、超导材料的原料。一些铊化合物对红外线敏感，是光电子工业重要的原料。铊化合物还可以用来制备杀虫剂、脱发剂（醋酸铊）等。另外，在生产鞭炮（花炮）的原料中往往也含有高量的铊，其副产品氯化钠（非食用盐）中同样被污染，当人体食用了这种非食用盐（常有不法分子将此种盐贩卖）后引起中毒。误服含铊的杀鼠剂、杀虫剂、灭蚊药，外用含铊软膏治疗发癣（现已不用）可导致急性铊中毒。铊及其可溶性化合物可经由消化道、呼吸道和皮肤吸收，其在血中不与血浆蛋白结合，以离子状态转运，故可迅速分布于全身组织，并能透过血脑和胎盘屏障，乳汁中也可发现铊的存在。

铊具有强烈神经毒性，也可引起肝、肾、心肌损伤等多脏器功能障碍。铊矿开采等原因造成的土壤和饮用水污染，也有可能导致居民通过饮食摄入含铊化合物，产生急性或慢性铊中毒。慢性铊中毒可引起肾小管功能障碍、肾病综合征、CTIN及CKD。铊与钾理化学性质相近，与钠钾ATP酶亲和力比钾高10倍，与人体的高价状态相似。铊在含钾高的组织中聚集，如：肌肉、神经组织、肝脏，并在这些组织器官产生症状。动物实验发现，铊与蛋白质和酶分子的巯基结合可干扰其生物活性，使得血清巯基含量下降，与线粒体氧化呼吸链中的含巯基的酶结合，可导致氧化磷酸化脱偶联，干扰能量的产生，导致神经系统首先受损伤。

对血液、尿液、毛发等样本的检测是诊断铊中毒的依据。慢性中毒者，尿液铊浓度反映患者与铊接触的状况和中毒状况，超过5 ~ 500μg/L时，即对身体造成危害。

国外文献无特殊解毒药物记载；国内临床实践表明，Na-DMSA与普鲁士蓝联用，具有较明显临床效果，可较快排出体内蓄积的铊。出现明显肾脏损害者，宜可在血液透析配合下，给予半量上述络合剂进行驱排，同时口服普鲁士蓝。利尿及血液净化疗法有助于加强铊的排出，宜早期使用。

十五、砷（arsenic）

砷（As）不溶于水，几乎无毒，但水溶性较强的三氧化二砷、五氧化二砷、砷酸铅、五砷酸钠等毒性则大，有机砷如甲基胂酸锌（或钙）也有较强毒性。

急性砷中毒常因误服，或在生产过程中吸入含砷的粉末、烟雾等导致。除类似急性铊中毒的全身症状外，呕吐物可有蒜样气味，大量水样泻，伴中毒性心肌炎等，尚可引起ATN，并可进展为AKI，因易为急性胃肠炎症状所掩盖，故应提高警惕。砷化氢（hydrogen arsinide，AsH_3），为一特殊砷化合物，呈气态，刺激性不强，是工业生产的副产物，中毒极不易引起注意。主要毒性是导致急性血管内溶血，大量游离血红蛋白堵塞肾小管，可造成ATN及ARF；重者在吸入后数小时即出现发热、畏寒、腰痛、乏力、酱油色尿、少尿或无尿。

慢性砷中毒也可出现肾小管功能障碍，严重者可引起CIN甚至CRF。

由于进入体内的AsH_3多已与Hb结合，游离的AsH_3很少，故驱砷治疗对于急性AsH_3中毒并非必需措施。血浆置换、透析疗法等有助于改善病情，可早期使用；此外早期使用糖皮质激素、碱性药物（静脉缓慢滴注5%碳酸氢钠溶液200ml，2次/d，或口服苏打片3g，一天4次），鼓励饮水，亦有助于防止或减轻血红蛋白堵塞肾小管。常用驱砷药物为BAL、DMPS及DMSA，BAL因副作用较大，我国近年已很少使用，其余二药的具体使用方法可参见汞中毒的治疗，但若出现急性肾损伤，则慎用驱排剂，仅可在血液透析配合下给予驱砷治疗，以防加重肾脏损伤。急性砷中毒所致急性胃肠炎的呕吐、腹泻十分剧烈，应注意迅速补足血容量。慢性砷中毒一旦确诊，即应及时脱离砷接触（包括停服含砷药物、停止饮用含砷井水或河水、停止使用含砷燃煤等），投用硒类化合物（如硒宝康、硒维康等，50μg每日1次，1个月为一个疗程，严重者可连用3 ~ 5个疗程，每疗程间隔为3 ~ 4周），适当使用驱砷药物（口服DMSA 0.25g，1日3次，3天为一个疗程，一般情况下为2 ~ 4个疗程，每疗程间隔为3 ~ 4周）。

功能衰竭，AKI、化学性肺炎或肺水肿、心肌损害、心律失常等相对较轻。而三氯乙烯中毒的表现为中毒性脑病、伴有肝、肾、心损伤表现，个别敏感病人尚可出现十分严重的皮肤损伤，表现为全身性剥脱性皮炎[64]。本品无特殊治疗药物，但乙酰半胱氨酸、还原型谷胱甘肽等含有巯基的化合物可减轻本品毒性，早期应用自由基清除剂如SOD、CoQ_{10}、维生素E、维生素C、还原型谷胱甘肽、β胡萝卜素、硒化合物、糖皮质激素等，也有助于减轻其毒性。发生急性肾损伤时，以对症支持治疗为主，必要时进行血液透析。

磷化氢（phosphine）为无色之气态物质，带腐鱼样臭味，易自燃，可爆炸，能溶于水，微溶于醇类。磷化锌或磷化铝的制造、包装、运输，使用上述磷化物作薰蒸剂，含磷有色金属或其矿渣遇弱酸或水，均可产生本品。磷化氢是亦可引起多系统损伤的毒物，包括中毒性脑病、化学性肺水肿、心肌损伤、肝脏、肾脏损伤。肾损伤主要表现为中毒性ATN，严重者可进展为AKI。磷化氢中毒亦无特殊解毒剂，以对症支持治疗为主，尤应注意保护重要器官功能；足量使用糖皮质激素有助于减轻病情；早期使用血液灌流或血液透析有助于缓解病情。

（三）除草剂（herbicides）

毒性较强的为百草枯、敌草快、2,4-滴等，急性过量摄入时可引起肾小管变性、坏死；慢性毒性作用尚未见临床报告[2,7]。

百草枯联吡啶类化合物，发生中毒时还会引起快速进展性肺间质纤维化，患者早期症状不重，重者可在1 ~ 3天因ARDS而迅速死亡；轻者10 ~ 14天后因进行性肺纤维化，死于呼吸衰竭，应高度警惕。主要治疗措施为尽快清除毒物（洗胃、利尿、血液净化等），硅藻土、活性炭可有效吸附该物，可用于洗胃或灌服用，还有报告认为每天进行8小时血液灌流（炭柱），持续2 ~ 3周，对挽救生命至关重要；普萘洛尔可与之竞争肺内结合点，有助于百草枯的排出，可早期使用。此外，早期防治自由基损伤引起的急性肺间质纤维化，亦具重要价值，故在上述处理的基础上，需早期投用自由基清除剂（谷胱甘肽、维生素C等）及大剂量糖皮质激素。

敌草快和百草枯一样，也属联吡啶类化合物，但其不会引起肺纤维化，口服时对胃肠道有刺激性，主要毒性为肝、肾损伤作用。2,4-滴为苯氧羧酸类化合物，中毒后主要表现为胃肠道刺激、头痛、瞳孔缩小、肌束震颤或四肢抽搐、意识障碍等。两者均无特殊解毒剂，以对症支持治疗为主。

（四）大气污染和颗粒物[45-51]

1. 细颗粒物 环境问题和人类的生存息息相关。在全球的环境问题上，土壤、水、空气受重金属、病原微生物、农药的污染日益严重，此外空气中细颗粒物（PM2.5）、有害气体对人类健康的影响引发越来越多的关注，涉及神经系统、生殖缺陷、心血管疾病，肿瘤，以及肾脏、肝脏、肺和皮肤等众多器官系统疾病的发病风险发生变化。

在大气污染控制中，根据大气中粉尘微粒的大小可分为总悬浮颗粒（TSP，>100μm）、降尘（>10μm）、飘尘（PM10，<10μm）、细颗粒物（PM2.5，<2.5μm）。细颗粒物又称细粒、细颗粒、PM2.5。细颗粒物指环境空气中空气动力学当量直径小于等于2.5μm的颗粒物。它能较长时间悬浮于空气中，其在空气中含量浓度越高，就代表空气污染越严重。虽然PM2.5只是地球大气成分中含量很少的组分，但它对空气质量和能见度等有重要的影响。与较粗的大气颗粒物相比，PM2.5粒径小，面积大，活性强，易附带有毒、有害物质（例如，重金属、微生物等），且在大气中的停留时间长、输送距离远，因而对人体健康和大气环境质量的影响更大。2013年2月，全国科学技术名词审定委员会将PM2.5的中文名称命名为细颗粒物。细颗粒物的化学成分主要包括有机碳（OC）、元素碳（EC）、硝酸盐、硫酸盐、铵盐、钠盐（Na^+）等。2014年7月18日，由日本熊本大学研究小组，首次确认了细颗粒物“PM2.5”中含有甲醛。颗粒物的成分很复杂，主要取决于其来源。主要有自然源和人为源两种，但危害较大的是后者。人为源包括固定源和流动源。固定源包括各种燃料燃烧源，如发电、冶金、石油、化学、纺织印染等各种工业过程、供热、烹调过程中燃煤与燃气或燃油排放的烟尘。流动源主要是各类交通工具在运行过程中使用燃料时向大气中排放的尾气。

在室内，二手烟是颗粒物最主要的来源，据调查报告在15岁以上的社区成人当中，被动吸烟者比例高达48.7%。颗粒物来源于不完全燃烧，因此只要是靠燃烧的烟草产品，都会产生具有严重危害的颗粒物。现代科学研究指出，烧香有害人体，甚可致癌。传统线香原料的成分十分复杂，通常含有多种有机化合物，缓慢燃烧产生的烟雾含有大量有害物质，包括苯和甲醛的浓度非常高。香以木材为主，檀香则具有不完全燃烧的木材、碳粒和悬浮物质等。焚香、烧纸钱会产生的苯、甲醛、多环芳香烃等化学致癌物对身体有下列层次的毒害：多环芳香烃化合物可引起细胞发炎性反应；甲醛、甲苯则是中枢神经刺激物，可致神经系统受损，步态不稳，甚至昏迷。虽有部分环保香去除了焦油，但取自柏树或其他木材的香，其本质燃烧后会放出大量甲醛和异味。“香”在焚烧期间所释出的致癌物，会容易令患者及体弱者造成敏感，发生哮喘。细颗粒物对肾脏的影响虽然还没有直接的证据，但是我们在日常的医疗工作中已经注意到某些工业厂矿集中分布的地区当中居民某些肾小球疾病的发病率较高，和污染的严重程度分布有关联。有学者在实验动物中对比分析了城市环境中的颗粒物（U-PM2.5），和亚洲沙尘暴浮尘颗粒物（ASD-PM2.5）的不同致炎症作用。结果发现，U-PM2.5当中的有机化合物包括多环芳烃（PAH）高于ASD-PM2.5，ASD-PM2.5当中的成分以β葡聚糖和矿物质成分为主；经呼吸道滴入U-PM2.5和ASD-PM2.5时，小鼠肺内渗出液当中炎症细胞均增多，CD206阳性F4/80（+）CD11b（+）细胞（M2巨噬细胞）比值在ASD-PM2.5者更高，推测是由于吸入PM2.5加剧的肺内嗜酸细胞的浸润，可能与M2巨噬细胞介导的Th2细胞活化有关的免疫炎症有关。已有不少研究关注到吸烟和慢性肾脏病之间的关系。在SHARP研究中发现，确诊诊断为CKD患者仍在继续吸烟者相比于从未吸烟者，肾功能下降的速度相似，但心血管疾病发生率增加36%，肿瘤（尤其是肺癌、上消化道肿瘤）的发生率增加37%，全因死亡率增加48%。来自CRIC研究的学者们分析了吸烟在内的生活方式对CKD的影响，结果显示不吸烟者其CKD进展（*HR* 0.68）和动脉粥样硬化心血管疾病的发生风险（*HR* 0.55）均降低。

2. 二氧化硅肾损伤（silica，silicon dioxide） 二氧化硅、纳米级二氧化硅是重要的工业原料、食品加工业原料，自然界中结晶型和无定形两种形态存在。从事采矿、翻砂、喷砂、制陶瓷、炼钢等特殊职业者，其工作场所处于粉尘污染的环境时，粉尘颗粒当中的二氧化硅可由于慢性累积而导致内脏损伤，累及的部位包括肾脏、肺脏、免疫相关的多系统疾病，例如：慢性肾小管间质病，矽肺，硬皮病，系统性红斑狼疮。肾脏损伤源于二氧化硅的直接毒性作用，也可因为诱发的免疫反应而致病。肾脏的常见病理改变有：局灶病变，新月体性或者坏死性肾小球肾炎，还可以观察到动脉瘤形成提示结节性动脉炎。电镜下超微结构变化包括足细胞融合，胞浆中密集的溶酶体，微管样结构和致密物沉积。在美国，每年估计新发的矽肺病例可达3600 ~ 7300人。在动物实验中，纳米二氧化硅气管内滴注后，可导致大鼠体重下降，肝功能异常，肝肾重量下降等改变。最初关于硅肾毒性的报告是一些病例报告，Saldanha等报告了一例表现为高血压、蛋白尿的患者，肾脏病理表现为局灶性肾小球肾炎，肾组织当中有明显的二氧化硅成分沉积。还有来自英国的某矿的调查发现肾脏疾病尤其是肾小球肾炎的发生，与二氧化硅的长期暴露有关。长期接触二氧化硅是发生慢性肾脏病（CKD）的高危因素，*OR*=1.97。未来发生ESRD的风险，和二氧化硅的累积暴露量关系密切，工作年限10年及以上者的风险增加大约7倍（*SIR* 1.37 ~ 7.70）。二氧化硅和免疫系统疾病的高发有关，其中与Wegener's肉芽肿的关系最为显著。巴尔干肾病的致病因素当中除了马兜铃酸之外，与发病地区由于水土流失而造成的水质二氧化硅污染可能也有关。

（1）化学特性：二氧化硅，常温下为固体，化学式为SiO_2，化学性质比较稳定。不跟水反应。是酸性氧化物，不跟一般酸反应。但溶于氢氟酸及热浓磷酸，能和熔融碱类起作用。自然界中存在有结晶二氧化硅和无定形二氧化硅两种。二氧化硅用途很广泛，主要用于制造玻璃、水玻璃、陶器、搪瓷、耐火材料、气凝胶毡、硅铁、型砂、单质硅、水泥等，在古代，二氧化硅也用来制作瓷器的釉面和胎体。一般的石头主要由二氧化硅、碳酸钙构成。当二氧化硅结晶完美时就是水晶；二氧化硅胶化脱水后就是玛瑙；二氧化硅含水的胶体凝固后就成为蛋白石；二氧化硅晶粒小于几微米时，就组成玉髓、燧石、次生石英岩。食品工业用作抗结剂、消泡剂、增稠剂、助滤剂、澄清剂。我国《食品添加剂使用卫生标准》（GB2760-2011）规定：可用于蛋粉、糖粉、奶粉、可可粉、可可脂、植物性粉末、速溶咖啡、汤料粉等。

（2）临床表现：二氧化硅的粉尘极细，纳米二氧化硅（nano-silicon dioxide）是超细纳米级，尺寸范围在1 ~ 100nm，因此具有许多独特的性质，如具有对抗紫外线的光学性能，能提高其他材料抗老化、强度和耐化学性能。用途非常广泛。纳米级二氧化硅为无定形白色粉末，无毒、无味、无污染，微结构为球形，呈絮状和网状的准颗粒结构。二氧化硅比表面积达到100m^2/g以上可以悬浮在空气中，如果人长期吸入含有二氧化硅的粉尘，就会患矽肺病。

矽肺（或"硅肺"）是一种职业病，它的发生及严重程度，取决于空气中粉尘的含量和粉尘中二氧化硅的含量，以及与人的接触时间等。长期在二氧化硅粉尘含量较高的地方，如采矿、翻砂、喷砂、制陶瓷、制耐火材料、炼钢工人当中在高温炉场所的等场所工作的人易患病。粉尘当中的细颗粒物PM2.5占40%，其中除了二氧化硅，还含有大量的铁、铬、镉、芳香烃等多种重金属以及碳氢化合物，是导致肺癌、矽肺的重要原因。

二氧化硅晶体沉积在肾脏具有直接毒性；二氧化硅的颗粒通过活化巨噬细胞而诱发体液免疫导致自身免疫疾病的发生。接触途径及临床表现：从事采矿、翻砂、喷砂、制陶瓷、炼钢等特殊职业者，其工作场所处于粉尘污染的环境者，长期接触粉尘当中存在的重金属等细颗粒物时可导致矽肺（silicosis），增加肺癌的发生率，诱发ANCA、ANA等自身抗体的出现。肾脏表现多样，早期时可无明显症状，尿液检测可见到小分子蛋白尿，NAG、β2MG等增高的肾小管损伤或功能障碍表现，病理表现为慢性肾小管间质病变，肾组织可见二氧化硅成分的沉积。另一类表现可以蛋白尿、高血压为特征，病变主要累及肾小球，如：轻度增生性肾小球肾炎伴颗粒样IgM、C3沉积，新月体肾炎，新月体IgA肾病，坏死性肾小球肾炎伴动脉瘤形成。25% ~ 50%矽肺者可出现ANA阳性，有些表现为系统性红斑狼疮、系统性血管炎、硬皮病等表现。在终末期肾脏病进行透析的患者，还可以出现皮肤痛性、结节性损害。

（3）临床诊断：临床表现或病理改变不具有特异性。诊断的重要依据为患者的特殊职业暴露史，以及必要的与其他疾病的鉴别诊断。

（4）治疗方法：本病的预防重于治疗。在接触含二氧化硅粉尘者，应保证工作环境中晶体二氧化硅浓度低于50mg/m^3，工作时间控制在8小时之内。在本病的任何阶段，都应力争降低患者工作或生活环境中对于二氧化硅的暴露，从而延缓肾脏及其他器官的持续损伤。治疗方法针对不同的肾脏病变及肾功能损伤的程度，对于合并系统性血管炎时，可以采用激素、免疫抑制剂的治疗方案。

（五）放射性肾病（radiation nephritis）[52]

放射性治疗常用于口腔癌、鼻咽癌、乳腺癌、神经系统肿瘤等的治疗方法。肿瘤放射治疗是利用放射线治疗肿瘤的一种局部治疗方法。放射线包括放射性同位素产生的α、β、γ射线和各类X射线治疗机或加速器产生的X射线、电子线、质子束及其他粒子束等。放射治疗在肿瘤治疗中的作用和地位日益突出，已成为治疗恶性肿瘤的主要手段之一。肾脏在短期内接受大剂量的放射线照射即可造成损害。由于脾脏常作为放射性治疗的靶器官，因此左肾发生放射性肾炎较为常见。通常在5周内接受的放射剂量达2 500rads（25Gy）以上，即可发生放射性肾病。儿童、同时接受化疗的患者，尤其是进行骨髓移植之前进行全身放射治疗的患者，对放射线耐受性较差。人类和实验动物大鼠的放射性肾炎形态学表现极为相似。在射线照射之下，细胞和细胞内的结构都可受到影响。最易感的当属肾小管上皮细胞，肾小球毛细血管内皮细胞，系膜细胞以及上皮下、小动脉管壁的基底膜结构，细胞损伤之后脱落到管腔当中；肾小球基底膜增厚、皱缩；随后出现的动脉中膜肌细胞的变性退化，纤维素沉积导致纤维素样坏死和血栓形成。当照射剂量在1 500 ~ 10 000拉德（rad）范围内时，对组织的损伤和照射剂量无关。超高剂量时，可加速、加重组织的损伤，增加动脉严重病变发生的危险。急性放射性肾病发生在放射照射后6 ~ 12个月内，放射线对肾小球毛细血管袢内皮细胞、小动脉内皮细胞的损伤突出，因此可出现肾脏血流动力学的明显变化，高血压，甚至出现恶性高血压，以及肾功能障碍，伴有较为严重的贫血，临床表现类似血栓性微血管病样特征，严重者还会累及心脏、中枢神经系统，预后差，死亡率高。放射线对肾小球基底膜及肾小管上皮细胞的损伤作用，还会导致轻到中度的蛋白尿，常为非选择性蛋白尿。

慢性放射性肾病可由急性放射性肾病发展而来，也可于放射治疗数年（通常>18个月）以后逐渐发病。其临床特点为慢性进展性肾功能损害，无特异性症状。可表现为无症状性蛋白尿，少数患者可出现肾病综合征范围的蛋白尿。常合并恶性高血压。合并放射性输尿管炎和腹膜后纤维化者，肾衰发展迅速。

本病无特异性治疗方法，关键在于预防。需积极控制高血压。低蛋白饮食、糖皮质激素及RAS阻断剂都可不同程度上抑制实验性放射性肾病的发展。

（六）毒品[53,54]

在药物滥用的毒瘾者当中，肾脏病是一类常见的合并疾病。尸检中观察到的肾脏病变类型较多，主要集中在动脉粥样硬化性疾病、缺血性损伤方面。静脉注射吸毒者（intravenous drug user，IVDU）的肾脏病变中肾间质炎症病变，肾脏钙化较为突出。

可卡因（cocaine）成瘾者，高血压及缺血性肾损伤表现突出。在细胞实验、动物实验及尸检的研究中报告，肾损伤的机制主要涉及在：肾脏血流动力学改变、肾小球系膜基质合成和降解的异常、氧化应激损伤等方面。海洛因（heroin）成瘾者，其肾损伤表现无特殊性。但有研究发现，海洛因的致病力与遗传基因有关（genetic），黑人当中吸食海洛因者发病率高。

吸毒者常合并丙型肝炎病毒、HIV感染，其肾损害表现见相关章节的介绍。

（七）环境温度：热射病（heat shock，HS）[55-57]

热射病是指高温、高湿环境下高强度运动造成的重度中暑。发病急，表现为高热和高热导致的全身组织破坏易引发多器官功能衰竭，神经系统、肝脏、肾脏受累多见，死亡率高。部队官兵、职业运动员高强度训练、学生军训、冶炼工人高温下工作时，因高温引起的人体体温调节功能失调，体内热量过度积蓄使得机体核心温度超过40℃，从而引发的严重临床综合征。发病机制多认为与热应激诱导机体表达热休克蛋白（HSP）有关，HSP的表达能够减轻热射病诱导的低血压和器官缺血。此外，高热本身可以使得机体的结构蛋白、功能蛋白（酶、受体等）发生热变性，改变细胞膜结构的流动性，损伤线粒体，引发全身炎症反应，IL-1、IL-6、TNF-α等炎症介质显著升高。热射病时神经系统的损伤突出，机制复杂，除了上述机制之外，下丘脑和纹状体等部位释放的5-羟色胺和多巴胺，是局部神经元损伤的重要机制。

肾脏急性损害表现为肾小管坏死、AKI。肾脏预后相对较好，与全身疾病严重程度，体液容量不足、炎症状态纠正是否及时等有关。急性期死亡率高，病情改善后稳定者多遗留神经系统损伤表现。

（八）植物、动物毒素

大自然中的许多生物本身含有或可以分泌毒素。常见的有某些种类的蜜蜂、蛇、蜘蛛、毒蝎、水母、鱼类（如：鱼胆，河豚内脏）等。一些植物本身也具有很强的毒性，比如：毒蕈（毒蕈毒素），夹竹桃（夹竹桃毒素），蓖麻籽（蓖麻毒素），水毒芹（毒芹毒素），白蛇根草（白蛇根毒素，或称为佩兰毒素），舟形乌头（乌头碱毒素）等。这些毒素的毒性作用很强，可以导致中枢神经系统、肌肉、心脏、肝脏、肾脏等重要内脏的中毒，严重者可以致死。肾脏的毒性损害以肾小管上皮细胞损伤为主要部位，此外毒素所导致的溶血、横纹肌溶解产生的游离血红蛋白、肌红蛋白也可进一步加重损伤，临床表现为急性肾损伤。

食物污染可以引发中毒，包括化学性污染和生物性污染。2008年9月我国的“毒奶粉”事件，即因加入奶粉中的三聚氰胺导致中毒性肾损伤，出现泌尿系结石、肾衰竭，是化学性污染的代表。2011年5月欧洲的“毒黄瓜”事件中致病的原因为出血性大肠埃希菌感染，是生物性污染的典型事例。

1. 动物毒素[58,59]　早在1972年，有学者报告了蜂蜇导致急性肾衰竭和肌肉坏死的病例。某些种类的蜜蜂（如：亚洲大黄蜂，英国工蜂，等）带有毒腺，通过刺把毒液带入人体内。毒液（bee venom）中含有大量的组胺、蜂毒肽（蜂毒素）、蜂毒明胶（神经毒）、磷脂酶A1、透明质酸酶、黄蜂毒素脱颗粒肽，直接毒性作用可导致人体出现横纹肌溶解和急性溶血反应，以及神经系统损伤。蜂蜇之后出现头疼、呼吸困难、手足麻木，发生严重的急性肝损伤、肾损伤，甚至死亡。

蛇毒（viper venom）是毒蛇分泌的一种毒液，包括多种酶类、多肽类物质。不同蛇种所分泌的毒液不同，主要具有神经毒素、心脏毒素、凝血毒素（如：蝰蛇）、出血毒素、酶类等成分。

鱼胆汁（fish bile toxin）的主要成分为胆酸、牛磺胆酸、鹅去氧胆酸、牛黄去氧胆酸、水溶性锂醇硫酸钠、氢氰酸、组胺等。致病机制有：胆盐破坏细胞膜；组胺类增加毛细血管通透性，造成组织出血、水肿；毒素破坏溶酶体、导致线粒体肿胀、抑制线粒体酶、干扰细胞能量代谢等。鱼胆中毒发生在服用当日或者数日之后，半数以上发生AKI。

细菌菌体裂解时释放内毒素，产生外毒素的能力差异较大，还有些细菌体内带有毒素前体物质，死亡自溶时才释放出来，经过肠道中的酶类激活之后产生毒性。肉毒杆菌带有的肉毒毒素即为已知的剧毒物质。痢疾杆菌产生志贺毒素，金黄色葡萄球菌产生肠毒素，霍乱杆菌产生霍乱肠毒素，破伤风杆菌产生痉挛毒素，大肠埃希菌产生志贺毒素、肠毒素等。

急性肾损伤常见为急性肾小管坏死，与横纹肌溶解、溶血导致的大量肌红蛋白、血红蛋白对肾小管上皮细胞的直接毒性损伤有关。有些病例则表现为过敏反应样表现，肾活检显示急性间质性肾炎，肾间质浸润的大量嗜酸性粒细胞及淋巴细胞。激素治疗之后肾功能逐渐好转。大肠埃希菌O157感染损伤血管内皮细胞可导致溶血尿毒综合征（HUS）的发生。

2. 植物毒素　毒蕈即“毒蘑菇”（poisonous mushroom），毒蕈类毒素是典型的食物天然毒素之一。全世界的毒蘑菇（即“毒蕈”）有二百余种，误食毒蘑菇中毒的事件屡有发生。一种毒蘑菇可以含有多种毒素，临床表现复杂多样。肾损害以急性肾小管坏死常见，可因为毒素对肾小管上皮细胞的直接毒性作用，或因为发生急性溶血、横纹肌溶解导致 ATN。分为：① 早发型（early-onset）：食入 6 小时内发病。为含有甲基肼化合物毒素的毒蕈所致。其他症状可有恶心、腹痛，急性溶血。② 迟发型（late-onset）：食入后 6 ～ 24 小时发病。致病毒素主要为鹅膏毒肽。除了急性肾损伤之外，常伴有肝损害、红斑性肢体疼痛。③ 缓发型（delayed）：食入后 24 小时发病。致病毒蕈为丝膜菌属蘑菇，含肾毒性的 N- 一氧化物“奥莱毒素”（orellanine）。

（苏　涛）

参考文献

1. BRENNER BM. The Kidney 6th ed. Philadelphia: WB Saunders, 2000: 1563-1596.
2. 何凤生 . 中华职业医学 . 北京：人民卫生出版社 , 1999: 76-93.
3. VAN-VLEET TR, SCHNELLMANN RG. Toxic nephropathy: environmental chemicals. Semin Nephrol. 2003, 23(5): 500-508.
4. JHA V, CHUGH KS. Nephropathy associated with animal, plant, and chemical toxins in the tropics. Semin Nephrol, 2003, 23(1): 49-65.
5. GREENBERG MI. Occupational, Industrial and Environmental Toxicology. 2nd ed. Philadelphia: Mosby, 2003.
6. KARLSON-STIBER C, PERSSON H. Cytotoxic fungi — an overview. Toxicon, 2003, 42(4): 339-349.
7. DART RC. Medical Toxicology. 3rd ed. Philadelphia: Lippincott Williams & Wilkins, 2004.
8. 赵金垣，王世俊 . 我国职业中毒性肾病的临床研究进展(一)、(二). 中华劳动卫生职业病杂志 , 1998, 16(5):318-320, 16(6):365-367.
9. 中华人民共和国卫生部 . 职业性急性中毒性肾病诊断标准(GBZ79-2013). 北京：国家标准出版社 , 2013.
10. OTTERBEIN LE, CHOI AM. Heme oxygenase: Colors of defense against cellular stress. Am J Physiol Lung Cell Mol Physiol, 2000, 279(6): L1029-L1037.

11. EDELSTEIN CL, LING H, SCHRIER RW. The nature of renal cell injury. Kidney Int, 1997, 51(5): 1341-1350.
12. WALLACE KB, STARKOV AA. Mitochondrial targets of drug toxicity. Annu Rev Pharmacol Toxicol, 2000, 40(2): 353-388.
13. SZEWCZYK A, WOJTCZAK L. Mitochondria as a pharmacological target. Pharmacol Rev, 2002, 54(1), 101-127.
14. KIM JS, HE L, LEMASTERS JJ. Mitochondrial permeability transition: A common pathway to necrosis and apoptosis. Biochem Biophys Res Commun, 2003, 304(3): 463-470.
15. ZAGER RA, BURKHART K. Myoglobulin toxicity in proximal human kidney cells: roles of Fe, Ca^{2+}, H_2O_2 and terminal mitochondrial electron transport. Kidney Int, 1997, 51 (3): 728-732.
16. MCMARTIN KE, WALLACE KB. Calcium oxalate monohydrate, a meta-bolite of ethylene glycol, is toxic for rat renal mitochondrial function. Toxicological Sciences, 2005, 84(1) : 195-200.
17. NG E, LIND PM, LINDGREN C, et al. Genome-wide association study of toxic metals and trace elements reveals novel associations. Hum Mol Genet, 2015, 24(16): 4739-4745.
18. 中华人民共和国卫生部 .《中华人民共和国职业病防治法(2011 修订版)》北京:国家标准出版社，2011.
19. HARDMAN JG, LIMBIRD LE, GILMAN AG. Goodman and Gilman's The Pharmacological Basis of Therapeutics. 10th ed. New York: Macmillan, 2001: 1851-1875.
20. BAST RC. Cancer Medicine. 5th ed. Beijing: Harcourt Asia Pte Ltd, 2000: 1530-1538.
21. RITAM CHOWDHURY, LYNDSEY DARROW, WILLIAM MCCLELLAn, et al. Incident ESRD among participants in a Lead Surveillance Program. Am J Kidney Dis, 2014, 64(1): 25-31.
22. XU X, ZENG X, BOEZEN HM, et al. Front Med. E-waste environmental contamination and harm to public health in China, 2015, 9(2): 220-228.
23. SONG Q, LI J. A systematic review of the human body burden of e-waste exposure in China. Environ Int, 2014, 68: 82-93.
24. 中华人民共和国卫生部 .《职业性急性四乙基铅中毒诊断标准》(GBZ36—2015)北京:国家标准出版社，2015.
25. 中华人民共和国卫生部 .《职业性慢性铅中毒诊断标准》(GBZ37—2002)北京:国家标准出版社，2002.
26. 杨杏芬，吴永宁 . 镉对人群健康效应研究需要注重肾损害水平之下的低剂量暴露 . 中华预防医学杂志，2016, 50(4):292-295.
27. JAYATILAKE N, MENDIS S, MAHEEPALA P, et al. Chronic kidney disease of uncertain aetiology: prevalence and causative factors in a developing country. BMC Nephrology, 2013, 14: 180.
28. HSU CW, YEN TH, CHEN KH, et al. Effect of Blood Cadmium Level on Mortality in Patients Undergoing Maintenance Hemodialysis. Medicine(Baltimore), 2015, 94: e175.
29. TAKEBAYASHI S, JIMI S, SEGAWA M, et al. Mitochondrial DNA deletion of proximal tubules is the result of itai-itai disease. Clin Exp Nephrol, 2003, 7(1): 18-26.
30. 中华人民共和国卫生部 .《职业性镉中毒诊断标准》(GBZ17—2015)北京:国家标准出版社，2015.
31. 苏涛，刘晓玲，张宜苗，等 . 中华肾脏病杂志，2011, 27(5):333-336.
32. ZHAO JY, WANG SJ. The experimental study on proteinuria caused by chronic exposure to mercury. Biomedical and Environmental Sciences, 1988, 1 (1): 235-246.
33. 中华人民共和国卫生部 .《职业性汞中毒诊断标准》(GBZ89—2007)北京:国家标准出版社，2007.
34. HOMMA-TAKEDA S, KITAHARA K, SUZUKI K, et al. Cellular localization of uranium in the renal proximal tubules during acute renal uranium toxicity. J Appl Toxicol, 2015, 35(12): 1594-1600.
35. BOLTON JP, FOSTER CR. Battlefield use of depleted uranium and the health of veterans. J R Army Med Corps, 2002, 148(3): 221-229.
36. MCDIARMID MA GAITENS JM, HINES S. Biologic monitoring and surveillance results for the department of veterans affairs' depleted uranium cohort: Lessons learned from sustained exposure over two decades. Am J Ind Med, 2015, 58(6): 583-594.
37. ŠÖMEN JOKSIĆ A, KATZ SA. Chelation therapy for treatment of systemic intoxication with uranium: A review. J Environ Sci Health A Tox Hazard Subst Environ Eng, 2015, 50(14): 1479-1488.

38. MARTINEZ AB, MANDALUNIS PM, BOZAL CB, et al. Renal function in mice poisoned with oral uranium and treated with ethane-1-hydroxy-1, 1-bisphosphonate (EHBP). Health Phys, 2003, 85(3): 343-347.
39. HEGAZY R, SALAMA A, MANSOUR D, et al. Renoprotective Effect of Lactoferrin against Chromium-Induced Acute Kidney Injury in Rats: Involvement of IL-18 and IGF-1 Inhibition. PLoS One, 2016, 11(3): e0151486.
40. NARDON C, PETTENUZZO N, FREGONA D. Gold Complexes for Therapeutic Purposes: an Updated Patent Review (2010-2015). Curr Med Chem, 2016, 23(29): 3374-3403.
41. ANANDA S1, SHAOHUA Z, LIANG L. Fatal barium chloride poisoning: four cases report and literature review. Am J Forensic Med Pathol, 2013, 34(2): 115-118.
42. AVAN A, POSTMA TJ, CERESA C, et al. Platinum-induced neurotoxicity and preventive strategies: past, present, and future. Oncologist, 2015, 20(4): 411-432.
43. 闫菲菲,段建春,王洁．铂类抗肿瘤药物相关肾损伤作用机制的研究进展．中国肺癌杂志，2015, 9：580-586.
44. MCMARTIN KE, WALLACE KB. Calcium oxalate monohydrate, a meta-bolite of ethylene glycol, is toxic for rat renal mitochondrial function. Toxicological Sciences, 2005, 84(1) : 195-200.
45. CHAPMAN RS. Lung Function and Polycyclic Aromatic Hydrocarbons in China. Am J Respir Crit Care Med, 2016, 193(8): 814-815.
46. GUNEY M, CHAPUIS RP, ZAGURY GJ. Lung bioaccessibility of contaminants in particulate matter of geological origin. Environ Sci Pollut Res Int, 2016, 23(24): 24422-24434.
47. UDEIGWE TK, TEBOH JM, EZE PN, et al. Implications of leading crop production practices on environmental quality and human health, 2015, 151: 267-279.
48. STAPLIN N, HAYNES R, HERRINGTON WG, et al. Smoking and Adverse Outcomes in Patients With CKD: The Study of Heart and Renal Protection (SHARP). Am J Kidney Dis, 2016, 68(3): 371-380.
49. RICARDO AC, ANDERSON CA, YANG W, et al. Healthy lifestyle and risk of kidney disease progression, atherosclerotic events, and death in CKD: findings from the Chronic Renal Insufficiency Cohort (CRIC) Study. Am J Kidney Dis, 2015, 65(3): 412-424.
50. ZENG J, YANG S, WU L, et al. Prevalence of passive smoking in the community population aged 15 years and older in China: a systematic review and meta-analysis. BMJ Open, 2016, 6(4): e009847.
51. CAPPELLETTI R, CEPPI M, CLAUDATUS J, et al. Health status of male steel workers at an electric arc furnace (EAF) in Trentino, Italy. J Occup Med Toxicol, 2016, 11: 7.
52. NF GANG, ME SAROPHIM, A MADRAZO, et al. Radiation nephritis. Ⅲ. Chemical, functional and morphologic correlates of the glomerular basement membrane. Am J Pathol, 1973, 72(2): 141-148.
53. BUETTNER M, TOENNES SW, BUETTNER S, et al. Nephropathy in illicit drug abusers: a postmortem analysis. Am J Kid Dis, 2014, 63(6): 945-953.
54. JAFFE JA, KIMMEL PL. Chronic nephropathies of cocaine and heroin abuse: a critical review. Clin J Am Soc Nephrol, 2006, 1(4): 655-667.
55. MS KALAISELVAN, MK RENUKA, AS ARUNKUMAR. A retrospective study of clinical profile and outcomes of critically ill patients with heat-related illness. Indian J Anaesth, 2015, 59(11): 715-720.
56. 徐昌盛,刘文革．热射病研究进展．中华急诊医学杂志，2005, 7：609-611.
57. YANG YL, LIN MT. Heat shock protein expression protects against cerebral ischemia and monoamine overload in rat heat stroke. Am J Physiol, 1999, 276 (6): H1961-H1967.
58. LI XD, LIU Z, ZHAI Y, et al. Acute Interstitial Nephritis Following Multiple Asian Giant Hornet Stings. Am J Case Rep, 2015, 16: 371-373.
59. ZHANG R, MELEG-SMITH S, BATUMAN V. Acute tubulointerstitial nephritis after wasp stings. Am J Kidney Dis, 2001, 38(6): E33.
60. NAKAE H. Blood purification for intoxication. Contrib Nephrol, 2010, 166: 93-99.
61. WALI RK, HENRICH WL. Recent developments in toxic nephropathy. Curr Opin Nephrol Hypertens, 2002, 11(2): 155-163.
62. PATRICK L. Mercury toxicity and antioxidants: Part 1: role of glutathione and alpha-lipoic acid in the

treatment of mercury toxicity. Altern Med Rev, 2002, 7(6): 456-471.

63. 李志辉 . 食品与儿童肾损害 . 中国当代儿科杂志 , 2014, 16: 335-338.

64. GUAN N, FAN Q, DING J, et al. Melamine-contaminated powdered formula and urolithiasis in young children. N Engl J Med, 2009, 360(11): 1067-1074.

65. 管娜, 姚晨, 黄松明, 等 . 三聚氰胺污染奶粉相关泌尿系结石危险因素的多中心巢式病例对照研究 . 北京大学学报 , 2010, 42: 690-696.

第二十五篇

感染性疾病导致的肾损害

第一章
乙型肝炎病毒相关性肾炎

一、流行病学

乙型肝炎病毒（hepatitis B virus，HBV）是一种双链DNA病毒，属于嗜肝DNA病毒科（hepadnavirus），是肝细胞肝癌、慢性肝炎和肝硬化的常见原因[1]。全世界大约有20亿人感染过HBV，HBV慢性感染者（乙肝表面抗原阳性）约2.5亿[2]。HBV慢性感染者的发病率存在着明显的地区差异，美国、加拿大、西欧、澳大利亚、新西兰等国家属于低发病率地区，发病率在0.1% ~ 2.0%之间；地中海沿岸国家、日本、中亚、中东和拉丁美洲等国家和地区属于中等发病率地区，发病率在2% ~ 7%之间；南亚和撒哈拉以南非洲国家和地区属于高发地区，发病率≥8%[2]。我国1992年流行病学调查资料显示，HBV慢性感染者的患病率为9.75%，总患病人数约1.2亿[3]。自1992年全国实施乙肝疫苗预防接种纳入计划免疫管理以来，慢性乙肝感染的患病率呈现明显下降趋势，2006年全国的患病率已降至7.2%[4]。

1971年，Combes等[5]首次报道乙型肝炎病毒相关性肾炎（简称乙肝肾，HBV-GN）。乙肝肾是国内常见的继发性肾小球疾病，国内不同地区的乙肝肾患病情况可能有所不同。中国人民解放军东部战区总医院国家肾脏病临床医学研究中心报道的13 519例肾活检患者资料中，乙肝肾约占继发性肾小球疾病的1%[6]；北京大学第一医院肾内科资料显示，在2000—2001年期间肾活检诊断的继发性肾小球疾病中，乙肝肾为第二位病因，占15.4%[7]。随着将乙肝疫苗预防接种纳入计划免疫管理，乙肝肾的患病率也呈现出明显的下降趋势。中国台湾地区从1984年起实施乙肝疫苗计划免疫接种以后，乙肝肾在儿童肾病综合征的构成比呈现明显的下降趋势，从1974—1984年期间的11.6%，降至1984—1994年期间的4.5%、1994—2004年期间的2.1%和2004—2009年期间的0%（$P<0.05$）[8]。复旦大学附属儿科医院徐虹等[9]对1979—2002年期间的727例儿童肾活检资料分析发现，从1992年开始，儿童肾活检患者中乙肝肾的构成比明显降低，从1979—1991年期间的13.27%降至2001—2002年期间的5.94%（$P<0.001$）。

二、发病机制

乙肝病毒相关性肾炎的发病机制尚未完全明确，目前研究认为免疫复合物沉积、细胞免疫异常、乙肝病毒直接感染、患者基因多态性和乙肝病毒的基因型等因素参与发病机制[10,11]（图25-1-0-1）。

1. 肾小球内免疫复合物沉积　机体对不同类型乙肝病毒抗原产生免疫应答，分别可以形成HBsAg、HBcAg和HBeAg免疫复合物。临床研究已经证实，在HBV-GN的肾小球可以检测到这三种免疫复合物和乙肝共价闭环DNA（covalently closed circular DNA）的沉积[12,13]。免疫复合物可以在循环中形成，随后沉积在肾小球；也可以在肾小球原位形成免疫复合物引发乙肝病毒相关性肾炎。免疫复合物的不同形成方式与乙肝病毒抗原 - 抗体的大小和电荷特性有关。三种乙肝病

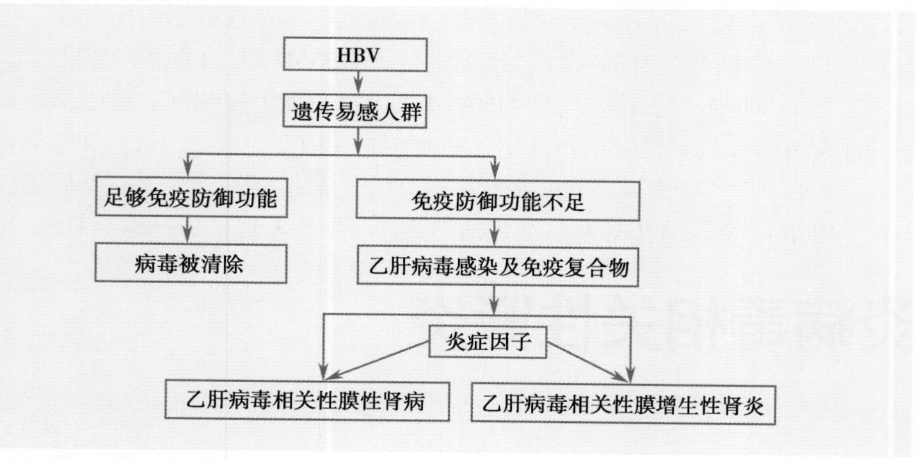

图 25-1-0-1　乙型肝炎病毒相关性肾炎的发病机制

毒抗原都带负电荷。由于 HBsAg 或者 HBcAg 的免疫复合物分子量较大（>10^6Da）且带有负电荷，很难在肾小球原位形成免疫复合物，常常是在循环中形成免疫复合物，随后沉积在肾小球的系膜区和毛细血管内皮下，介导肾小球肾炎的发生和发展，形成乙肝病毒相关性膜增生型肾炎（HBV-MPGN）。有研究者在 HBV-MPGN 的血循环中发现 HBsAg 免疫复合物，并在该患者肾组织的洗脱液中找到了抗 HBsAg 抗体，支持 HBsAg 免疫复合物在这一类型肾炎中的致病作用[14]。HBeAg 免疫复合物病的分子量较小（3×10^5Da），抗 HBeAg 的 IgG 抗体带正电荷，提高了 HBeAg 免疫复合物电荷量。HBeAg 免疫复合物的分子量及电荷特点决定了它们既可以通过循环免疫复合物，也可以在肾小球原位形成免疫复合物沉积于肾小球上皮侧，介导肾小球炎症的发生和发展，形成乙肝病毒相关性膜性肾病（HBV-MN）[15]。

2. 细胞免疫异常与炎症因子　为什么不是所有的乙肝病毒感染患者都得 HBV-GN？这可能与 HBV-GN 的细胞免疫异常及相关炎症因子有关。相关研究有以下三个方面内容：① 细胞毒 T 淋巴细胞与 T 辅助细胞的作用：中国台湾地区 Lin 等对 20 例儿童 HBV-GN 患者的细胞免疫功能进行研究发现，这些患者存在针对 HBcAg 的细胞毒 T 淋巴细胞功能缺陷，不能有效地清除乙肝病毒，同时，Th1 细胞分泌的细胞因子 IL-2 和 IFN-γ 减少，而 Th2 细胞分泌的 IL-10 分泌增多，这些细胞因子可能参与了 HBV-MN 的发病[16]。② 滤泡辅助 T 细胞：滤泡辅助 T 细胞可促使 B 细胞活化、增殖和分化，可能也参与了 HBV-GN 的发病。吉林大学白求恩第一医院的刘勇[17]等对 14 例新诊断的 HBV-MN 患者在治疗前后进行 T 辅助细胞（Th）中不同类型滤泡辅助 T 细胞（TFH）的构成比和细胞因子进行检测，结果显示，HBV-MN 患者的 $CD4^+CXCR^+$、$CD4^+CXCR5^+ICOS^+$ 和 $CD4^+CXCR5^+PD\text{-}1^+$ 的 TFH 细胞构成比明显高于健康对照组，血清 IL-17A、IFN-γ、IL-2、IL-10、IL-4 和 IL-21 等细胞因子浓度明显升高；HBV-MN 患者的 $CD4^+CXCR5^+$ TFH 的构成比和 IL-21 水平明显高于乙肝病毒携带者。$CD4^+CXCR5^+$TFH 细胞的构成比和 eGFR 负相关，$CD4^+CXCR5^+ICOS^+$TFH 的构成比和蛋白尿量正相关，$CD4^+CXCR5^+PD\text{-}1^+$ 的 TFH 细胞构成比和血清 IL-21 浓度和尿蛋白量正相关。使用激素或者免疫抑制剂可以减少 $CD4^+CXCR5^+$ 和 $CD4^+CXCR5^+PD\text{-}1^+$ 的 TFH 细胞构成比，降低 IL-21 水平，提示 TFH 细胞，特别是 $CD4^+CXCR5^+PD\text{-}1^+$ 的 TFH 细胞可能参与了 HBV-MN 的发病过程。③ AIM2 炎症小体：AIM2（absent melanoma 2）炎症小体在天然免疫中发挥重要作用，山东大学医学院的甄俊辉等[18]使用免疫组化方法对 54 例 HBV-GN 和 25 例慢性肾炎患者的肾组织进行 AIM2 炎症小体、含半胱氨酸的天冬氨酸蛋白水解酶 -1（caspase-1）和 IL-1β 的表达情况进行研究，结果显示 HBV-GN 的 AIM2 表达明显高于慢性肾炎组（81.4% vs 4.0%），而且与肾脏组织 caspase-1 和 IL-1β 的表达呈正相关。体外细胞培养结果显示，在乙肝病毒感染的人系膜细胞中敲除 AIM2 的作用，可以明显地减少（caspase-1）和 IL-1β 等炎症介质的分泌，从而提示 AIM2 可能参与 HBV-GN 的发病过程。

3. 病毒直接感染　乙肝病毒直接感染肾小球细胞可能也参与了 HBV-GN 的发病过程[10]。乙肝病毒直接感染肾脏致病的主要证据如下：① 肾组织有 HBV-DNA 表达，复旦大学附属儿科医院何新宇等[19]使用原位杂交技术对 43 例儿童 HBV-GN 肾组织进行了 HBV-DNA 的检测，结果发现 41 例（95.3%）患者肾组织有 HBV-DNA 的表达，HBV-DNA 分布于肾小球上皮细胞、系膜细胞和肾小管上皮细胞的细胞核和胞浆中。② 乙肝病毒 DNA 引起系膜增生性病变，首都医科大学附属北京友谊医院肾内科刁宗礼等[20]从慢性乙肝感染患者的血清中提纯乙肝病毒 DNA，然后用不同浓度的乙肝病毒 DNA（10^4/ml ~ 10^6/ml）和人肾小球系膜细胞共同培养。结果发现，乙肝病毒 DNA 导致人肾小球系膜细胞明显增生和细胞外基质明显增多。

4. 人的基因多态性的影响　一些研究显示，HBV-GN 的发病与人 HLA-Ⅱ的基因有关。研究证明 HLA DQB1*0603 与黑人儿童 HBV-MN[21]、HLA DQB1*0301 与波兰儿童 HBV-MN[22]以及 HLA DRB1*1501 与韩国成人 HBV-MN 的发病相关，而 HLA DRB1*1502 和 HLA DQB1*0601 与韩国成人 HBV-MPGN 的发病相关[23]。

5. 乙肝病毒基因型的影响　乙肝病毒有 A、B、C、D、E、F、G、H 等 8 个基因型[10]，不同国家和地区的乙肝病毒的基因型不同，A 型是北美、欧洲和非洲的主要基因型。不同病毒基因型与 HBV-GN 发病是否有关尚不十分明确。甘肃省人民医院儿科的雷晓燕等[24]对 296 例乙肝感染者的乙肝病毒基因型进行研究发现，乙肝病毒 C 基因型最常见，占 49%，其次为 B 基因型，占 38.5%，B/C 基因型重组方式占 7.4%，未分型占 5.1%。其中 39 例患者经肾活检确诊为 HBV-GN，74.4% 为乙肝病毒 C 基因型，单因素分析发现乙肝病毒 C 基因型与 HBV-GN 及乙肝病毒复制相关。提示乙肝病毒 C 基因型在 HBV-GN 发病中的作用。青岛大学附属医院肾内科的学者[25]对 50 例 HBV-GN 的乙肝病毒 X 基因的突变情况进行了研究，发现 84% 患者存在 X 基因关键位点的 1 个或多个基因突变，X 基因突变可能增加病毒复制，增强病毒的感染性，从而参与 HBV-GN 的发病。

三、临床与病理表现

HBV 相关肾炎最常见的病理类型是膜性肾病（HBV-MN），其次为膜增生性肾炎（HBV-MPGN）及系膜增生性肾炎（HBV-MsPGN）[26]。少见的病理类型包括局灶节段性肾小球硬化症（FSGS）[27]、IgA 肾病[28]和结节性多动脉炎肾损害[29]。

1. HBV-MN　HBV-MN 多见于儿童及青年人，男性多见[10,26,30,31]，表现为不同程度的蛋白尿，约 60% 患者表现为肾病范围蛋白尿或肾病综合征[30]，常合并镜下血尿，少数患者可以出现肉眼血尿。25% ~ 33% 患者合并高血压[10,30,31]。儿童 HBV-MN 的预后较好，在 HBeAg 转阴 6 个月之内，肾病逐渐缓解，随访 4 年时完全缓解率高达 64%，3.4% 进入 ESRD[31]；成人 HBV-MN 预后相对较差，在随访平均 73 个月时，29% 患者进入 ESRD[30]。HBV-MN 的病理表现与特发性膜性肾病相似，即光镜下可见肾小球基底膜增厚，免疫荧光检查可见 IgG 和 C3 在肾小球细血管壁上沉积，但是，本病尚可出现以下不同特点[26]：① 免疫荧光检查除见 IgG 及 C3 呈颗粒样沉积外，也常有 IgM、IgA 及 C1q 沉积，沉积部位除毛细血管壁外，也常见于系膜区（图 25-1-0-2）；② 光镜下除可见弥漫性肾小球基底膜增厚及钉突外，增厚的基底膜还常呈链环状，并伴有明显的系膜增生（图 25-1-0-3）；③ 电镜检查可见大块电子致密物呈多部位分布，见于上皮下、基底膜内、内皮下及系膜区。有时可发现病毒样颗粒（图 25-1-0-4），并可见管网状包涵物（tubuloreticular inclusions）。具备这些特点之一的又称之为非典型膜性肾病[26]。

2. HBV-MPGN　HBV-MPGN 是 HBV 相关性肾炎的第二个常见病理类型，临床表现与原发性 MPGN 相似，表现为肾病范围蛋白尿和 / 或肾病综合征、肾炎综合征和低补体血症[32]，45% 患者合并高血压，20% 表现肾功能不全[32]。病理常表现为Ⅰ型 MPGN 的特点，肾小球呈分叶状，系膜细胞和基质增生，肾小球基底膜增厚并可见双轨征，系膜区、肾小球基底膜内皮下可见到电子致密物沉积；也可以有Ⅲ型 MPGN 的特点，即除了上述病理表现以外，在上皮下也可见到电子致密物沉积[32,33]。少数患者可以出现冷球蛋白血症肾损害[34]。

3. FSGS　文献中已有 7 例乙肝病毒相关性 FSGS 病例报告[27]，患者临床表现为肾病综合征，

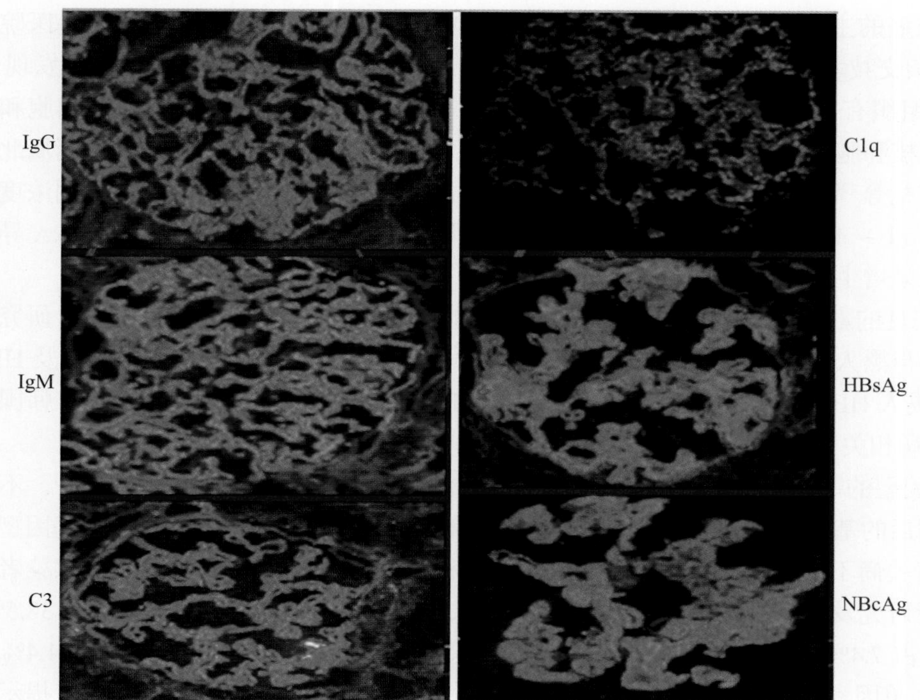

图 25-1-0-2 乙型肝炎病毒相关性肾炎肾组织免疫荧光检查

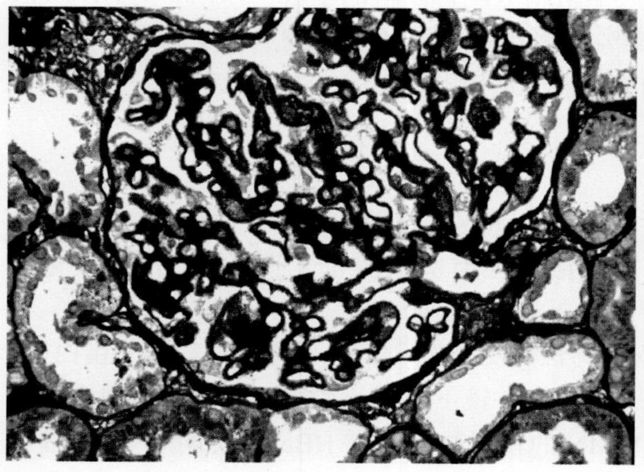
图 25-1-0-3 乙型肝炎病毒相关性肾炎肾组织光镜表现

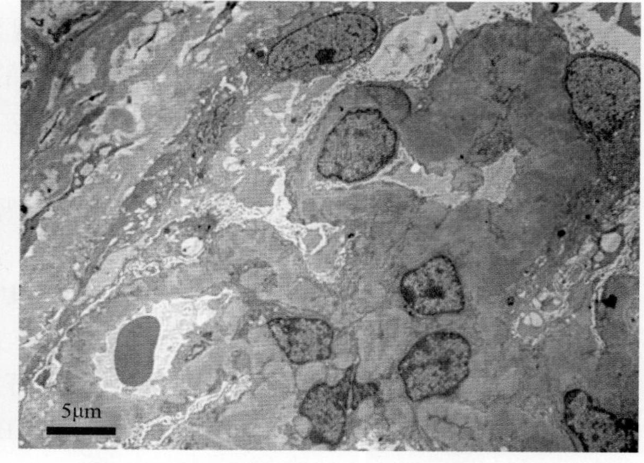

图 25-1-0-4 乙型肝炎病毒相关性肾炎肾组织电镜表现

伴有血清谷丙转氨酶轻度升高和血清学乙肝病毒复制的表现，肾脏病理表现符合 FSGS，在肾小球基底膜和系膜区可以检测到 HBsAg 沉积，肾小管上皮细胞内可见 HBcAg 沉积，而没有 IgG 和 IgA 等免疫复合物沉积，抗病毒治疗后肾病可以获得完全或部分缓解，上述特点符合 HBV-GN 的诊断，也提示病毒直接感染在 FSGS 发病中的可能作用，但是，现在还没有 HBV 引起 FSGS 的直接证据。

4. IgA 肾病　上海交通大学附属第六人民医院汪年松等[28]入选具有血清学乙肝感染证据（乙肝抗原阳性和 / 或乙肝病毒抗体阳性）和 / 或肾组织上有乙肝病毒抗原沉积（HBsAg 和 / 或 HBcAg）的 50 例 IgA 肾病患者，使用原位杂交技术和 southern blot 技术对这些患者的肾组织进行 HBV-DNA 监测，最终经过 Southern Blot 技术确证 68% 患者肾组织有 HBV-DNA 沉积，支持 HBV 相关性 IgA 肾病的诊断。使用抗病毒治疗，IgA 肾病获得缓解，更加支持 HBV-IgA 肾病的观点[35]，但是，HBV 如何引起 IgA 肾病的机制不明。

5. 结节性多动脉炎肾损害　HBV 是结节性多动脉炎（PAN）的常见原因之一，随着乙肝疫苗的广泛使用，HBV 引起的 PAN 呈现减少趋势，从 1986 年之前的 40% ~ 50%，到 1997—2002 年已降至 17%[29]。男性多见，男女比约为 1.8 : 1，平均年龄 51 岁。发病比较急且病情比较重[36]，常伴有发热、体重下降等全身症状、多发性单神经炎、腹痛等肾外表现。肾脏表现为蛋白尿和 / 或血尿，约1/3患者有高血压，部分患者可出现恶性高血压。多数患者肾功能损害不重，少数可出现严重肾衰竭。肾动脉造影和肾活检是确诊本病的重要方法。肾动脉造影的典型表现是多发性微血管瘤（68.6%），其次为肾梗死（28.3%）。肾脏病理的典型表现为肾小球基底膜缺血性皱缩、缺血性硬化和小叶间动脉血管炎，少数患者可合并HBV-GN。由于易合并微血管瘤，肾活检术后易出现大出血并发症，对疑诊患者肾活检需谨慎。

四、诊断

目前国际上对HBV相关肾炎并无统一的诊断标准。临床上遇到以下几种情况时，需要考虑HBV相关性肾炎的可能性，① 乙肝患者或者有乙肝感染史（例如抗HBc抗体阳性者）合并蛋白尿或肾病综合征；② 肝功能异常合并蛋白尿者；③ 儿童及青少年膜性肾病患者[37]，北京的研究发现30岁以下的膜性肾病患者中73.1%肾组织中可检出HBV抗原，而50岁以上者则只有33.3%；④ 肾脏病理表现为非典型膜性肾病者。参照1989年北京座谈会[38]的标准，患者满足如下三条标准可以诊断HBV相关肾炎：① 血清HBV抗原阳性；② 患膜性肾病、膜增生性肾炎、IgA肾病或FSGS，并除外狼疮肾炎等继发性肾小球疾病；③ 肾组织切片上找到HBV抗原。其中，第③点为最基本条件，缺此不能诊断[26]。

检测肾脏切片上HBV抗原常采用直接或间接免疫荧光检查，也可采用免疫组化及免疫电镜技术。在临床诊断HBV-GN尚存在以下3个方面问题：① 血清HBV抗原阳性、肾组织中抗原阴性，能否完全排除HBV-GN？此时，最大可能为肾炎与HBV感染无关，不能作HBV相关肾炎的诊断。但是当血清中针对HBV抗原的抗体过多，肾组织切片上HBV抗原结合位点被饱和时也可能出现假阴性结果，这时需要用酸洗脱掉肾组织切片上的抗体再重新染色，也可以使用原位杂交技术结合Southern Blot技术[28]检测肾组织HBV-DNA的沉积情况，如果有沉积则支持HBV-GN的诊断。在没有这些检查手段的情况下，如果患者血清中有明确HBV复制表现时，可以开始抗病毒治疗，抗病毒治疗后肾病缓解则支持HBV-GN的诊断。② 血清HBV抗原阴性、肾组织中抗原阳性，能否诊断HBV-GN？由于HBV感染后患者的HBV抗原滴度可时高时低，有时甚至可转为阴性，因此并不与肾组织中HBV抗原的消长同步。因此只要肾组织切片上确有HBV抗原，HBV相关肾炎诊断仍能成立[26]。③ 符合HBV-GN诊断的三条标准同时合并抗PLA_2R抗体阳性如何诊断。抗PLA_2R受体抗体是特发性膜性肾病的标志性抗体，敏感性为70% ~ 80%，特异性约为99%[39]，一般认为此抗体阳性支持特发性膜性肾病的诊断。国内学者研究发现，HBV-GN合并抗PLA_2R抗体的阳性率可高达7.7%[40]，HBV-GN肾组织中PLA_2R抗原的阳性率可高达64%[41]，此时诊断为HBV-GN合并特发性膜性肾病还是诊断HBV-GN？此时，专家们倾向于诊断为HBV-GN。

五、治疗

HBV相关肾炎的治疗方案包括以下三个方面：① 慢性肾脏病的相关治疗措施，如低盐饮食、使用ACEI或ARB类药物减少尿蛋白等，参见慢性肾脏病章节；② 抗病毒治疗；③ 糖皮质激素（以下简称激素）及免疫抑制剂治疗。本章介绍抗病毒治疗和激素及免疫抑制治疗。

（一）抗病毒治疗

2012年KDIGO肾小球疾病治疗指南[42]推荐HBV-GN患者接受抗病毒治疗，是本病的主要治疗方案。其适应证包括：① HBeAg阳性者，HBV-DNA ≥ 10^5拷贝/ml（相当于20 000IU/ml）；HBeAg阴性者，HBV-DNA ≥ 10^4拷贝/ml（相当于2 000IU/ml）。② 使用激素或免疫抑制剂的患者，需在治疗前1周开始使用[43]。常用的药物有干扰素-α（IFN-α）和核苷类似物[42,43]。常用核苷类似物有拉米夫定和恩替卡韦，由于阿德福韦酯有肾损伤的副作用，一般不建议使用此药物治疗HBV-GN。

1. IFN-α　1995年中国台北荣民总医院儿科林清渊[44]采用开放式随机对照研究方法观察IFN-α2b治疗儿童HBV-MN的疗效。治疗组20例，使用IFN-α2b 500万IU（BW<20kg）或800万IU（BW>20kg）皮下注射，每周3次，治疗一年。对照组20例，仅使用对症治疗一年。结果显示，治疗组在3个月后所有患者蛋白尿都消失了，HBeAg在治疗后4 ~ 5个月时转阴，HBsAg在10 ~ 12个月后转阴，一年时40%患者HBeAg和HBsAg同时转阴，在停药随访一年时间内没有复发，显示出IFN-α的较好疗效。由于此药物的发热、感冒样症状等副作用比较突出，现在不把此药物作为首选药物治疗HBV-GN，仅限于儿童HBV-GN的治疗。

2. 拉米夫定　2005年中国香港Tang S等[45]使用历史性对照研究观察拉米夫定治疗表现为肾病综合征伴有肝功能异常的HBV-MN的疗效，治疗组10例，每天服用拉米夫定100mg，治疗时间超过2年。对照组12例，采用RAS抑制剂等对症治疗。治疗组在6个月和12个月的完全缓解率分别40%和60%，疗效明显好于对照组（分别为8.3%和25%）。治疗组3年肾脏存活率明显高于对照组（100% vs 58%）。拉米夫定的用量需要根据肾功能水平调整剂量，此药物不良反应低，安全性类似于安慰剂。主要缺点是，随着治疗时间的延长，病毒耐药突变发生率增高（1、2、3、4年的分别为14%、38%、49%和66%）[43]。

3. 恩替卡韦　根据治疗慢性乙型肝炎的研究结果，恩替卡韦的疗效好于拉米夫定，而且耐药率低，并可用于拉米夫定耐药的患者[43]。但是，现有文献关于单用恩替卡韦治疗HBV-GN仅限于个案报道[46]。每天一次，每次0.5mg，需要根据肾功能水平调整剂量。

（二）激素及免疫抑制剂治疗

由于病毒抗原抗体复合物、补体等免疫因素参与HBV-GN的发病过程，因此，激素及免疫抑制治疗可能是HBV-GN的重要补充。其临床应用的适应证包括：① 重症肾病综合征（如ALB<20g/L）；② 合并血栓栓塞或特发性急性肾损伤等并发症者；③ 抗病毒治疗无效的肾病综合征。可选择的治疗方案包括激素、钙调蛋白抑制剂（CNI）、激素联合吗替麦考酚酯等。

1. 激素　激素治疗有导致乙肝病毒复制和肝功能恶化的风险。浙江大学附属第一医院陈江华团队[47]对41例乙肝病毒携带者合并原发性肾病综合征患者使用激素治疗过程中出现乙肝病毒复制情况进行了研究，患者分成标准量激素组［起始剂量1mg/（kg · d），逐渐减量，总疗程36周］和小剂量激素［起始剂量0.5mg/（kg · d），逐渐减量，总疗程36周］联合吗替麦考酚酯组。结果显示，在治疗24周内两组都有较多患者出现了乙肝病毒复制，其中使用标准剂量激素组病毒复制率高于小剂量激素联合吗替麦考酚酯组（63.8% vs 36.8%）。因此，若使用激素治疗需要在开始前1周开始使用抗病毒治疗[43]。中南大学湘雅医院肾内科李慧等[48]使用阿德福韦酯联合激素治疗HBV-GN肾病综合征38例，其中膜性肾病19例、膜增生性肾炎11例，系膜增生性肾炎8例。阿德福韦10mg/d，泼尼松1mg/（kg · d），逐渐减量，总疗程36周。结果显示，总有效率为73.7%，膜性肾病、膜增生性肾炎和系膜增生性肾炎的有效率分别为68.4%、72.7%和87.5%，没有明显副作用。

2. 钙调蛋白抑制剂　近年来的实验研究发现，环孢素和他克莫司可以通过阻止乙型肝炎病毒与肝细胞表面受体钠离子牛磺胆酸共转运蛋白（sodium taurocholate cotransporting polypeptide，NTCP）结合而发挥抗病毒作用，可能是HBV治疗的新手段[49]。2014年日本学者Ochi A等[50]首次报道了对恩替卡韦抗病毒治疗后肾病综合征恶化的HBV-MN患者使用环孢素治疗后肾病获得完全缓解，停用环孢素及抗病毒药之后肾病也没有复发。

广东省人民医院史伟团队[51]对23例HBV-GN患者使用他克莫司［0.05mg/（kg · d）］联合恩替卡韦抗病毒治疗，对照组是单纯抗病毒治疗的19例历史性患者。和对照组相比，治疗组的肾病综合征更严重，平均血白蛋白浓度明显低于对照组（16.4g/L vs 27.2g/L，P<0.001）。治疗期间他克莫司谷浓度维持在5 ~ 10ng/ml，12周、24周和36周的缓解率明显高于对照组（69% vs 26%，87% vs 42%，87% vs 47.4%），治疗组肾病缓解得更快，在治疗期间没有出现病毒复制，显示出他克莫司治疗HBV-GN较好的前景。但是，还在没有NTCP在肾脏细胞表达的证据，因此，此类药物治疗HBV-GN是否通过NTCP起作用，以及其治疗效果有待于RCT证实。

3. 吗替麦考酚酯　浙江大学附属第一医院肝胆外科郑树森团队[52]使用不同浓度的霉酚酸（1 ~ 50μg/ml）和HBV转染的细胞2.2.15细胞共同培养，结果显示，霉酚酸对乙肝病毒的表达和复制有抑制作用，这种作用呈现出剂量依赖关系，吗替麦考酚酯可能有一定抗病毒作用，具体机制不明。301 医院汤力等[53]使用吗替麦考酚酯 1.0 ~ 1.5g/d 联合泼尼松 0.5 ~ 0.8mg/（kg·d）治疗 HBV-GN，存在病毒复制时给予抗病毒治疗，治疗组 9 例，对照组单独使用泼尼松 0.5 ~ 0.8mg/（kg·d）治疗。6 个月时，吗替麦考酚酯组完全缓解率和总有效率均明显高于对照组（44.4% vs 11.1%，88.9% vs 22.2%）。

（周福德）

参考文献

1. HADZIYANNIS SJ. Milestones and perspectives in viral hepatitis B. Liver Int, 2011, 31(Suppl 1):129-134.
2. SCHWEITZER A, HORN J, MIKOLAJCZYK RT, et al. Estimations of worldwide prevalence of chronic hepatitis B virus infection: a systemic review of data published between 1965 and 2013. Lancet, 2015, 386(10003):1546-1555.
3. XIA GL, LIU CB, CAO HL, et al. Prevalence of hepatitis B and C virus infections in the general Chinese population. Results from a nationwide cross-sectional seroepidemiologic study of hepatitis A, B, C, D and E virus infections in China, 1992. Int Hepatil Commun, 1996, 5(1):62-73.
4. LIANG XF, SH BI, WZ YANG, et al. Epidemiological serosurvey of Hepatitis B in China-Delining HBV prevalence due to Hepatitis B vaccination. Vaccine, 2009, 27(47):6550-6557.
5. COMBES B, STASTNY P, SHOREY J, et al. Glomerulonephritis with deposition of Australia antigen-antibody complexes in glomerular basement membrane. Lancet, 1971, 2(7718):234-237.
6. LI LS, LIU ZH. Epidemiologic data of renal diseases from a single unit in China: analysis based on 13, 519 renal biopsies. Kidney Int, 2004, 66(3):920-923.
7. 刘刚，马序竹，邹万忠，等 . 肾活检患者肾脏病构成十年对比分析 . 临床内科杂志 , 2004, 21(12)：834-838.
8. LIAO MT, CHANG MH, LIN FG, et al. Universal hepatitis B vaccination reduces childhood hepatitis B virus-associated membranous nephropathy. Pediatrics, 2011, 128(3):e600-e604.
9. XU H, SUN L, ZHOU LJ, et al. The effect of hepatitis B vaccination on the incidence of childhood HBV-associated nephritis. Pediatr Nephrol, 2003, 18(12):1216-1219.
10. QUIGG RJ, GUPTA A. Glomerular diseases associated with hepatitis B and C. Adv Chronic Kidney Dis, 2015, 22(5):343-351.
11. CHAN TM. Hepatitis B and renal disease. Curr Hepatitis Rep, 2010, 9(2):99-105.
12. TAKEKOSHI Y, TANAKA M, MIYAKAWA Y, et al. Free "small" and IgG-associated "large" hepatitis B e antigen in the serum and glomerular capillary walls of two patients with membranous glomerulonephritis. N Engl J Med, 1979, 300(15):814-819.
13. CHEN L, WU C, FAN X, et al. Replication and infectivity of hepatitis B virus in HBV-related glomerulonephritis. Inf J Infect Dis, 2009, 13(3):394-398.
14. OZAWA T, LEVISOHN P, ORSINI E, et al. Acute immune complex disease associated with hepatitis. Etiopathogenic and immunopathologic studies on the renal lesion. Arch Pathol Lab Med, 1976, 100(9):484-486.
15. NEURATH AR, STRICK N. Host specificity of a serum marker for hepatitis B: evidence that "e antigen" has the properties of an immunoglobulin. Proc Natl Acad Sci USA, 1977, 74(4):1702-1706.
16. LIN CY, LIN CC, CHANG GJ, et al. Defect of cell-mediated immune response against hepatitis B virus: an indication for pathogenesis of hepatitis-B-virus-associated membranous nephropathy. Nephron, 1997, 76(2):176-185.
17. LIU Y, ZHAO PW, QU ZH, et al. Frequency of CD+CXCR5+TFH cells in patients with hepatitis b virus-associated membranous nephropathy. Intern Immuno, 2014, 22(1):98-106.
18. ZHENJ, ZHANG L, PAN J, et al. AIM2 mediates inflammation-associated renal damage in hepatitis

B virus-associated glomerulonephritis by regulating caspase-1, IL-1β, and IL-18. Mediators Inflamm, 2014, 2014:190860.

19. HE XY, FANG JL, ZHANG YE, et al. In situ hybridization of hepatitis B DNA in hepatitis B-associated glomerulonephritis. Pediatr Nephrol, 1998, 12(2):117-120.
20. DIAO Z, DING J, YIN C, et al. Purified hepatitis B virus induces human mesangial cell proliferation and extracellular matrix expression in vitro. Virol J, 2013, 10(1):300
21. BHIMMA R, HAMMOND MG, COOVADIA HM, et al. HLA class I and II in black Children with hepatitis B virus-associated membranous nephropathy. Kidney Int, 2002, 61(4):1510-1515.
22. VAUGHAN RW, ZUROWSKA A, MOSZKOWSKA G, et al. HLA-DRB and –DQB1 alleles in Polish patients with hepatitis B associated membranous nephropathy. Tissue Antigens, 1998, 52(2):130-134.
23. PARK MH, SONG EY, AHN C, et al. Two subtypes of hepatitis B virus-associated glomerulonephritis are associated with different HLA-DR2 alleles in Koreans. Tissue Antigens, 2003, 62(6):505-511.
24. LEI X, GAO X, YANG J, et al. The genotype C could play a key role in hepatitis B virus associated nephritis among the Northwest Chinese children. Eur J Intern Med, 2013, 24(8):835-838.
25. HUI D, YAN X, WEI J, et al. Significance of mutations in hepatitis B virus X gene for the pathogenesis of HB-associated glomerulonephritis. Acta Virol, 2014, 58(3):278-281.
26. 王海燕 . 肾脏病学 . 3 版 . 北京：人民卫生出版社 , 2008 ：1507-1514.
27. KHAIRA A, UPADHYAY BK, SHARMA A, et al. Hepatitis B virus associated focal and segmental glomerular sclerosis: report of two cases and review of literature. Clin Exp Nephrol, 2009, 13(4):373-377.
28. WANG NS, WU ZL, ZHANG YE, et al. Existence and significance of hepatitis B virus DNA in kidneys of IgA nephropathy. World J Gastroentrol, 2005, 11(5):712-716.
29. GUILLEVIN L, MAHR A, CALLARD P, et al. Hepatitis virus-associated poly-arteritis nodosa: clinical characteristics, outcome, and impact of treatment in 115 patients. Medicine (Baltimore) 2005, 84(5):313-322.
30. LAI KN, LI PK, LUI SF, et al. Membranous nephropathy related to hepatitis B virus in adults. N Engl J Med, 1991, 324(21), 1457-1463.
31. GILBERT RD, WAGGELINKHUIZEN J. The clinical course of hepatitis B virus-associated nephropathy. Pediatr Nephrol, 1994, 8(1):11-14.
32. JOHNSON RJ, COUSER WG. Hepatitis B infection and renal disease: Clinical, immunopathogenetic and therapeutic considerations. Kidney Int, 1990, 37(2):663-676.
33. DI BELGIOJOSO GB, FERRARIO F, LANDRIANI N. Virus-related glomerular diseases: histological and clinical aspects. J Nephrol, 2002, 15(5):469-479.
34. ENRIQUEZ R, SIRVENT AE, ANDRADA E, et al. Cryglobulinemic glomerulonephritis in chronic hepatitis B infection. Ren Fail, 2010, 32(4):518-522.
35. SHAH HH, PATEL C, JHAVERI KD. Complete remission of hepatitis B virus-associated nephrotic syndrome from IgA nephropathy following peginterferon therapy. Ren Fail, 2013, 35(2):295-298.
36. CACOUB P, TERRIER B. Hepatitis B-related autoimmune manifestations. Rheum Dis Clin North Am, 2009, 35(1):125-137.
37. 陈国柱，章友康，邹万忠，等 . 乙型肝炎病毒在成人膜性肾病中的致病作用 . 中华医学杂志 , 1995, 9 ：540-542.
38. 中华内科杂志编委会 . 乙型肝炎病毒相关性肾炎座谈会纪要 . 中华内科杂志 , 1990, 29 ：519-521.
39. RONCO P, DEBIEC H. Pathophysiological advances in membranous nephropathy: time for a shift in patient’s care. Lancet, 2015, 385(9981):1983-1992.
40. DONG HR, WANG YY, CHENG XH, et al. Retrospective study of phospholipase A2 receptor and IgG subclasses in glomerular deposits in Chinese patients with membranous nephropathy. PLoS One, 2016, 11(5):e0156263.
41. XIE Q, LI Y, XUE J, et al. Renal phospholipase A2 receptor in hepatitis B virus associated menmbranous nephropathy. Am J nephrol, 2015, 41(4-5):345-353.
42. Chapter 9: Infection-related glomerulonephritis. Kidney Int, Suppl, 2012, 2(2):200-208.

43. 中华医学会肝病学分会,中华医学会感染病学分会．慢性乙型肝炎防治指南(2010年版). 临床肝胆病杂志,2011, 27(1):13-24.
44. LIN CY. Treatment of hepatitis B virus-associated membranous nephropathy with recombinant alpha-interferon. Kidney Int, 1995, 47(1):225-230.
45. TANG S, LAI FM, LUI YH, et al. Lamivudine in Hepatitis B-associated membranous nephropathy. Kidney Int, 2005, 68(4):1750-1758.
46. IKEE R, ISHIOKA K, OKA M, et al. Hepatitis B virus-related membranous nephropathy treated with entecavir. Nephrology, 2010, 15(2):266.
47. LI XY, TIAN J, WU JY, et al. A comparison of a standard-dose prednisone regimen and mycophenolate mofetil combined with a lower prednisone dose in Chinese adults with idiopathic nephrotic syndrome who were carriers of hepatitis B surface antigen: A prospective cohort study. Clin Ther, 2009, 31(4):741-750.
48. LI H, YUAN XK, QIU LL, et al. Efficacy of adefovir dipivoxil combined with a corticosteroid in 38 cases of nephrotic syndrome induced by hepatitis B virus-associated glomerulonephritis. Ren Fail, 2014, 36(9):1404-1406.
49. WATASHI K, SLUDER A, DAITO T, et al. Cyclosporin A and its analogs inhibit hepatitis B virus entry into cultured hepatocytes through targeting a membrane transporter, sodium Taurocholate cotransporting polypeptide (NTCP). Hepatology, 2014, 59(5):1726-1737.
50. OCHI A, ISHIMURA E, ICHII M, et al. Successful treatment of hepatitis B virus-associated membranous nephropathy with entecavir and immunosuppressive agents. Nephrology, 2014, 19(9):595-596.
51. WANG L, YE Z, LIANG H, et al. The combination of tacrolimus and entecavir improves the remission of HBV-associated glomerulonephritis without enhancing viral replication. Am J Tansl Res, 2016, 8(3):1953-1960.
52. WU J, XIE HY, JIANG GP, et al. The effect of mycophenolate acid on hepatitis B virus replication in vitro. HBPD Int, 2013, 2(3):410-413.
53. 汤力,陈香美,赵威,等．霉酚酸酯治疗乙肝病毒相关性肾炎的临床研究．北京医学, 2005, 27(3):166-169.

第二章
丙型肝炎病毒相关性肾炎

丙型肝炎病毒（hepatitis C virus，HCV）感染是一种世界范围的传染性疾病，其患病率约为3%。每年新发病例约为2百万～3百万人，其中75%～90%会成为慢性感染者[1]。慢性HCV感染是混合性冷球蛋白血症的主要原因，可以导致很多肝外表现，HCV相关性肾炎是其中最主要的并发症[2,3]。

一、病毒学

HCV是一种单链RNA，由来源于宿主细胞膜的脂膜包裹，脂膜上整合有病毒编码的包膜蛋白E1和E2。HCV基因组在编码重要功能的5'末端高度保守，其他区域则突变较多。包膜蛋白的高变区在病毒感染过程中经常发生突变，这也可能是病程中反复复发的原因。目前认为HCV分为6种基因型，其中流行范围最广的是基因型1，特别是1b，该亚型是亚洲、欧洲、北美和澳大利亚主要流行的基因型[4]。HCV的包膜蛋白可以结合到其受体CD81分子，该分子不仅存在于B淋巴细胞和肝细胞，也存在于许多其他细胞表面，因此该病毒可感染表达CD81的各种细胞[5]。有证据显示HCV编码的核心蛋白、包膜蛋白E2和NS5A能抑制宿主的免疫反应。这种免疫抑制效应和HCV的高突变率可能是HCV慢性化以及HCV免疫逃避的重要原因。感染HCV的患者大约有25%能自动清除体内病毒[6]。循环中的HCV病毒抗体说明过去或现在存在病毒感染，但并非具有对HCV的免疫力。约80%的抗HCV抗体阳性者血循环中存在HCV-RNA，说明存在活动性病毒感染。

二、发病机制

HCV属于嗜淋巴细胞病毒，可以引起B淋巴细胞的多克隆增殖，导致多种免疫介导性疾病，严重者甚至可以导致非霍奇金淋巴瘤[7]。目前认为HCV相关肾损害的主要发病机制也是由于HCV慢性感染导致B细胞持续活化引起混合性冷球蛋白血症，进而引起肾损害。冷球蛋白（cryoglobulin）指遇冷沉淀的蛋白，可分为三种类型。Ⅰ型指淋巴增殖性疾病如多发性骨髓瘤和华氏巨球蛋白血症产生的单克隆抗体；Ⅱ型指具有类风湿因子活性的单克隆IgM，它可以与多克隆的IgG相结合；Ⅲ型指可以与多克隆IgG相结合的多克隆IgM抗体[8]。通常所称混合性冷球蛋白血症（mixed cryoglobulinemia，MC）是指Ⅱ型和Ⅲ型。HCV感染与MC特别是Ⅱ型冷球蛋白血症的关系非常密切。80%～90%的Ⅱ型MC患者存在HCV感染[9-12]，Ⅲ型冷球蛋白血症中约30%～50%与HCV相关[9,13,14]，40%～60%的HCV感染者外周血中可查到冷球蛋白，而其中5%～30%会有冷球蛋白血症血管炎的临床表现[11]。Ⅱ型冷球蛋白血症的单克隆IgM抗体的轻链基本均为κ亚型，而单克隆IgM κ具有类风湿因子活性，可结合IgG。Ⅱ型冷球蛋白血症可以引起典型的冷球蛋白血症性肾小球肾炎，病理以膜增生性肾小球肾炎（MPGN）为主要表现，有人认为Ⅰ型和Ⅲ型冷球蛋白血症不引起典型的冷球蛋白血症性肾小球肾炎[13]，尚有待进一步证实。HCV感染导致冷球蛋白产生的具体机制还不完全清除。研究发现HCV包膜蛋白E2的N端结构上有类似于人类免疫球蛋白的可变区，可以作为靶抗原诱导抗IgG抗体的产生[15]。也有研究发现HCV包膜蛋白E2可以与B细胞表面蛋白CD81结合，进而导致B细胞活化阈值降低，引起B细胞多克隆活化与增殖[16]。最终经过HCV长期慢性的抗原刺激以及克隆选择而只剩下产生单克隆IgM κ 类风湿因子的克隆。

值得注意的是，HCV感染相关的MPGN并不均为冷球蛋白血症所致[17-21]。这一类MPGN虽然也属于免疫复合物介导的肾小球肾炎，但推测其免疫复合物中的免疫球蛋白并非单克隆IgMκ类风湿因子。也有学者发现这一类患者多数在后续随访中可以检测到冷球蛋白血症，但不一定伴有冷球蛋白血症的肾外表现[22-24]。

此外，HCV感染也可以导致其他类型的肾小球免疫复合物沉积，例如膜性肾病、IgA肾病等[25]。研究发现患者血清和冷沉积物中可检测到循环免疫复合物，而且肾脏病理免疫荧光检查可见IgM、IgG和补体提示免疫复合物在肾脏沉积可能是其主要致病因素[22,23]。HCV感染形成的免疫复合物也可以沉积于中等动脉血管壁，引起结节性多动脉炎，导致肾缺血及肾梗死[26]。还需注意，部分HCV患者发生的肾损害是肝肾综合征、急性肾小管坏死、肾前性氮质血症等非免疫机制，注意与前述疾病鉴别。

目前还不清楚为什么只有少数HCV患者发生肾脏受累，有人认为冷球蛋白有可能像Bence-Jones蛋白一样具有某种特殊理化性质才会累及肾脏[27]。另一种假设是HCV感染产生的自身抗体如单克隆IgMκ类风湿因子也可能与肾小球的成分如纤联蛋白（fibronectin）结合[28]。实验研究发现，将单克隆的IgMκ类风湿因子注射给小鼠可在小鼠肾小球发现类似冷球蛋白血症性肾损害[28]。

三、肾脏病理

KDIGO指南建议对于HCV感染合并蛋白尿、血尿和/或肾功能异常的患者进行肾活检。多数HCV相关肾炎呈现MPGN的病理表现，且多数与冷球蛋白血症相关[13,22]。但冷球蛋白血症所致肾脏损害，特别是肾功能快速恶化的患者，除了MPGN的一般病理表现外还有一些其他特点[29]：① 肾小球严重细胞增生，其中主要为内皮细胞和活化的单核细胞。其细胞增生的程度甚至比弥漫增生性狼疮肾炎还要严重[30]；② 约1/3患者存在肾小球毛细血管腔内“血栓”形成，事实上并非真正的血栓，其主要成分为沉积的冷球蛋白，严重者可堵塞毛细血管腔而引起急性肾损伤。这些“血栓”在直接免疫荧光检查中可见IgM和IgG呈强阳性而电镜检查其超微结构与冷沉淀物一致；③ 肾小球基底膜增厚和双轨形成，程度较特发性MPGN更为突出；④ 约1/3患者的肾活检可见到小动脉和中等动脉的肉芽肿性血管炎；⑤ 电镜检查可见内皮细胞下沉积物，且可突向血管腔甚至充填毛细血管腔。该沉积物可无定型或呈纤维样，也可表现为晶格样，典型者可见指纹征。在横断面的切片上可表现为成束有机排列的微管，与冷沉淀物的超微结构一致[30]。冷球蛋白血症性肾损害中肾小球系膜细胞增生、嗜复红蛋白沉积、细胞基质增加、肾小球硬化，和新月体形成等病变均不常见。直接免疫荧光检查可见IgG、IgM和C3在毛细血管襻沉积，也可在毛细血管内血栓上沉积。沉积的IgM与血清中的IgM类风湿因子是一致的。

此外HCV感染的患者也可存在其他病理表现。一些小样本研究发现慢性HCV感染可能会诱发膜性肾病[18,23,31]。也有学者报道HCV感染患者7.6% ~ 19%合并PAN[26,32]，这些患者有典型的PAN表现，活检可见中小动脉坏死性炎症，其中26%的患者同时存在HBV阳性[32]。其他如IgA肾病、毛细血管内增生性肾炎、新月体性肾炎、微小病变肾病、血栓性微血管病和纤维样肾小球肾炎等均有报道[33-37]，但尚不能证实其与HCV感染的关系。

肾组织检测HCV抗原可以为HCV相关肾炎的诊断提供一定的线索。北京大学第一医院肾内科曾对21名HCV抗体阳性的肾脏病患者使用免疫组化技术进行肾组织HCV抗原检测，发现28.6%的患者HCV-NS3抗原阳性，其中57.1%的患者血清HCV-RNA阳性[38]。但是在肾组织中证实HCV抗原的存在也不能肯定其与肾小球肾炎的发生一定存在因果关系。有研究发现在部分HCV感染的患者中，HCV的核心抗原可以在肾组织中检测到，但患者的肾小球病变却多种多样，因此有人认为该现象可能是HCV抗原被动陷入（trapping）肾小球所致[39]。

HCV感染也可引起小管间质损伤，有学者应用免疫组化和原位杂交技术在肾小管上皮细胞和间质的炎症细胞中发现了HCV感染的证据，应用RT-PCR技术发现肾组织中存在HCV-RNA[40]。

四、临床特点

肾损害可以作为首发表现，也可以随着疾病的进展逐渐出现，大多数患者的肾外症状较肾脏受累发生早约4年左右。20% ~ 25%的患者表现为急性肾炎综合征或者肾病综合征[41,42]。也可以表现为非肾病综合征范围的蛋白尿。极少有自发缓解的报道[43]，一般呈现慢性反复发作的临床过程。急性肾衰竭多与肾小球毛细血管管腔内大量血栓形成或血管炎有关。有学者报道约10%患者表现为少尿性急性肾损伤[41,42]。患者可有难治性高血压，其严重程度常可以反映肾脏病严重程度。

除上述肾脏表现外，患者还可以存在慢性HCV感染引起的多系统受累表现，甚至有学者称其为HCV综合征[44]。这些表现多由冷球蛋白及补体沉积于小或中等血管内皮引起的系统性血管炎所致[45]。多在50 ~ 70岁发病，女性略多[13]。约70%可有皮肤紫癜，也可类似荨麻疹，严重者可以此起彼伏，部分可遗留色素沉着，也可见扁平苔藓；约50%有关节痛，大小关节均可受累；神经系统多表现为周围神经炎，如多发性单神经炎；患者可有口眼干燥而类似干燥综合征、涎腺炎；肺部受累可变为肺间质纤维化，个别患者可表现为急性呼吸窘迫综合征；其他还可表现为角膜溃疡；部分患者还可见非霍奇金淋巴瘤、血小板减少症和甲状腺疾病。患者血清中存在大量冷球蛋白，遇冷四肢发凉可造成血流受阻而皮肤颜色变深，严重者可发生四肢指趾疼痛甚至坏疽[13,46-50]。临床上约20%的患者同时存在肝脏疾病，但转氨酶升高者可达75%。与其他伴有MC的HCV患者相比，PAN患者系统性血管炎表现更重，常有发热、体重减轻、高血压、胃肠道受累、严重单神经病、CRP升高[26]。

实验室检查主要有冷球蛋白血症、类风湿因子阳性和低补体血症。冷球蛋白血症以Ⅱ型最为常见，其类风湿因子是IgM-κ。血清和冷沉淀物中可检测到抗HCV抗体和HCV-RNA。其中抗HCV抗体检出率为40% ~ 80%[9,10,12,51]，而应用多聚酶链式反应检测HCV-RNA可达到80% ~ 95%[10,12]，其中以冷沉淀物中检测率更高[10,22]。检测冷球蛋白时应在37℃条件下取血，血清放置在4℃达到48 ~ 72小时，特别病例甚至要求在取血和运输过程中保温。冷球蛋白可以做定量检测。但冷球蛋白的量与临床病情活动并无相关。低补体血症表现为严重补体C4下降，但补体C3水平可正常或轻度下降[13,46]，而且病情缓解后补体C4的水平也不见上升[13]。

五、诊断和鉴别诊断

2012年KDIGO指南建议，所有HCV感染患者应至少每年检测一次是否存在蛋白尿、血尿、高血压及肾功能异常[52]。存在肾脏异常的HCV感染患者应检测冷球蛋白、补体、类风湿因子。有明显蛋白尿和/或肾功能异常的HCV感染患者应考虑进行肾活检。临床上出现皮肤紫癜、关节痛、类风湿因子阳性和低补体血症应考虑到冷球蛋白血症的可能性。如能检测到冷球蛋白特别是能进一步分型则显著减少鉴别诊断的范围。所有MC患者，以及病理表现为MPGN、MN、PAN的患者均应评估是否存在HCV感染。

需注意的是，肾小球肾炎患者血清存在HCV感染的证据并不一定说明该肾小球肾炎为HCV感染所致。北京大学第一医院早在1993年对570例肾活检证实肾小球肾炎患者及100例正常献血员检测了血清抗HCV抗体，对其中抗体阳性者又同时检测了血清HCV-RNA。结果抗HCV抗体阳性的34例患者（6%）在各种病理类型中分布并无规律，毛细血管内增生性肾炎、新月体性肾炎、膜性肾病及微小病变肾病的抗体阳性率均显著高于正常献血员。而21例HCV-RNA阳性者的肾脏病类型分布也无规律。因此HCV感染的血清学证据尚不足以说明其与肾小球肾炎的因果关系[34,37]。有学者认为确诊HCV感染相关肾炎应该满足以下三个条件：① 病毒血清学检测阳性；② 肾组织中检测到病毒抗原；③ 抗病毒治疗使病毒转阴后肾脏病随之缓解[25]。

鉴别诊断应除外原发性小血管炎，多数患者病情活动期血清ANCA阳性有助于鉴别诊断。应引起注意的是由于HCV感染与HIV感染途径类似，且HIV也可引起肾损害，因此疑诊HCV相关肾炎的患者应除外HIV感染。

六、治疗

HCV相关肾炎罕有自发缓解的报道[43]，多数患者需要给予积极治疗。HCV相关性肾炎的治疗主要针对以下三个方面[17]：① 抗病毒，因为病毒的持续刺激是免疫复合物形成及冷球蛋白血症血管炎的根本原因；② 耗竭B细胞，以阻止冷球蛋白的产生；③ 针对肾炎的非特异性免疫抑制治疗。

（一）抗病毒治疗

目前HCV相关肾炎的抗病毒治疗主要是基于干扰素的使用。建议在抗病毒治疗开始前先进行病毒基因型检测，α-干扰素对于1型和4型治疗效果相对较差[53]，而在病毒量较低者和其他基因型中可能更为有效，诱导治疗成功后也更易于维持缓解[54]。疗程应根据病毒基因型及治疗反应做个体化调整[55]，指南建议持续1年[52]。由于该类疾患者群数量的限制，抗病毒对于HCV相关肾炎治疗效果的研究绝大多数是观察性研究或小样本量的随机对照研究。有学者发现α-干扰素治疗可减少蛋白尿并稳定肾功能[22]。但也有研究发现应用α-干扰素治疗并未能诱导肾脏病的缓解[56-58]。而且多数研究发现停止治疗后，病毒血症及肾损害复发率很高。一项纳入六项随机对照研究的荟萃分析[59]发现，相比于免疫抑制治疗，干扰素治疗可以更明显地降低蛋白尿，但肾功能无明显改善。抗病毒治疗的效果与病毒血症的消失及冷球蛋白血症的改善密切相关。早期的研究集中于传统的干扰素单独治疗，但目前认为干扰素联合利巴韦林可以使病毒血症持续转阴的时间显著长于单用干扰素治疗，从而显著改善蛋白尿、血尿以及肾功能[60-62]。利巴韦林本身直接抗病毒作用不强，但可以与干扰素的抗炎和免疫调节作用产生协同作用。

值得注意的是，应用α-干扰素治疗HCV相关肝炎时，有诱发肾功能正常的患者产生大量蛋白尿甚至肾病综合征的报道[39,63]，甚至有报道比例高达20%[64]。其致病机制可能是通过改变Th1/Th2平衡[39]，也有学者在接受干扰素治疗的患者血内及肾组织内检出含有干扰素的复合物[65]。因此应用干扰素治疗应注意密切随访。另外，随着肾功能下降，利巴韦林的副作用主要是导致溶血性贫血发生率明显升高。目前建议对于肾小球滤过率（GFR）>60ml/（min・1.73m^2）的患者，可以联合使用干扰素及利巴韦林抗病毒，而对于GFR<60ml/（min・1.73m^2）的患者建议单独使用干扰素治疗，并根据GFR进行剂量调整[52]。

近年来随着对HCV认识的深入，开发出了一些新的抗病毒药物。直接抗病毒药（direct acting antivirals，DAAs）具有良好的抗病毒效果，而且能够有效清除冷球蛋白血症，可以避免干扰素及利巴韦林带来的各种副作用[66]。现有数据表明DAAs可以使95%的HCV患者获得病毒学的缓解[67]，而且可以有效地治疗冷球蛋白血症并使肾脏病获得临床缓解[66]。有学者报道了在干扰素和利巴韦林基础上联合使用DAAs可以有效治疗HCV感染相关冷球蛋白血症，并改善肾损害[68-70]。但目前相关研究还很少，未来还需进一步深入探讨DAAs对于HCV相关肾炎的治疗效果及副作用。

（二）B细胞耗竭治疗

使用利妥昔单抗（rituximab，RTX）与B细胞表面的CD20结合，可以使循环和组织中的B细胞迅速耗竭，从而阻断冷球蛋白、单克隆IgM及循环免疫复合物的形成，对HCV相关肾炎起到治疗作用[17]。目前对RTX在HCV相关肾炎的使用以观察性研究为主[71-75]，发现对于传统治疗无效的冷球蛋白血症血管炎，使用RTX可以使60% ~ 70%的患者获得临床缓解，但同时复发率也高达39%[71]。有两项随机对照研究发现RTX可以使71.4% ~ 83%的MC患者获得缓解，治疗效果显著优于传统免疫抑制治疗[76,77]。也有学者发现在干扰素及利巴韦林治疗基础上联合RTX，可以显著提高HCV相关肾炎缓解率[78,79]。

但需要注意的是，RTX可能存在一些不足之处。例如，有学者发现RTX可以重新激活HCV病毒[17]，B细胞重建后冷球蛋白血症可以重新出现[80]，以及目前重复使用RTX的安全性尚不清楚。此外，有报道RTX与IgM类风湿因子可以形成复合物，加强其冷凝特性[81]。因此有学者建议，对于冷球蛋白水平较高者，建议先血浆置换，再给予RTX[59]。目前认为RTX可以作为对于抗病毒治疗无反应或者不耐受患者的替代治疗方案。

（三）非特异性免疫抑制治疗

冷球蛋白血症性肾损害的传统治疗方法包括糖皮质激素、免疫抑制剂和血浆置换，但目前对于HCV相关肾炎，这些治疗措施的研究不多。有学者发现糖皮质激素及环磷酰胺可以清除HCV相关冷球蛋白血症，并使肾功能获得显著改善[13,82]，也有学者使用吗替麦考酚酯（MMF）成功治疗HCV相关肾炎并长期维持缓解[83]。血浆置换一般应用于冷球蛋白血症急性期清除循环中免疫复合物和冷球蛋白，对于快速进展型肾炎的治疗效果更为突出。常规剂量是3L/次，3次/周[84-86]，同时应该配合免疫抑制治疗以减少免疫复合物及冷球蛋白重新产生并累积。但是在一项纳入105名混合性冷球蛋白血症合并肾损害的患者的回顾性研究中，85%的患者接受了激素和/或细胞毒药物，67%接受了血浆置换，但仅有14%的患者达到了肾脏病的临床缓解，10年生存率仅有49%[42]。一项荟萃分析研究发现免疫抑制治疗降低HCV相关肾炎患者尿蛋白的成功率显著低于干扰素[59]。

尽管如此，KDIGO指南[52]建议如果存在肾病综合征范围蛋白尿或肾功能进行性恶化，或冷球蛋白血症急性发作例如皮肤溃疡、肠缺血、肺出血、严重神经病变等，抗病毒治疗同时给予CTX［2mg/（kg·d），疗程2 ~ 4个月］，RTX（375mg/m^2，每周一次，共4周），甲波尼龙冲击（0.5 ~ 1.0g/d，共3天），血浆置换（3L/次，一周3次，共2 ~ 3周）。对于中等程度蛋白尿及缓慢进展肾脏病可给予12个月的标准干扰素或聚乙二醇化干扰素2α（根据肾功能调整剂量），肾功能正常者联合使用利巴韦林。

（四）其他

白介素-2可以调节T细胞功能，也有抑制炎症和氧化应激的作用。一项随机对照研究纳入[87]10名HCV继发冷球蛋白血症血管炎的患者，给予低剂量的IL-2，发现绝大多数患者冷球蛋白明显减少，血管炎表现明显改善。不过其治疗作用还有待未来更多研究进一步验证。

（许　戎　赵明辉）

参考文献

1. SHIRE NJ, SHERMAN KE. Epidemiology of hepatitis C virus: a battle on new frontiers. Gastroenterol Clin North Am, 2015, 44(4):699-716.
2. POL S, VALLET-PICHARD A, COROUGE M, et al. Hepatitis C: epidemiology, diagnosis, natural history and therapy. Contrib Nephrol, 2012, 176(176):1-9.
3. FERRI C, SEBASTIANI M, GIUGGIOLI D, et al. Mixed cryoglobulinemia: demographic, clinical, and serologic features and survival in 231 patients. Semin Arthritis Rheum, 2004, 33(6):355-374.
4. DAVIS GL. Hepatitis C virus genotypes and quasispecies. Am J Med, 1999, 107(6B):21S-26S.
5. PILERI P, UEMATSU Y, CAMPAGNOLI S, et al. Binding of hepatitis C virus to CD81. Science, 1998, 282(5390):938-941.
6. PAGLIARO L, PERI V, LINEA C, et al. Natural history of chronic hepatitis C. Ital J Gastroenterol Hepatol, 1999, 31(1):28-44.
7. ZIGNEGO AL, GIANNINI C, MONTI M, et al. Hepatitis C virus lymphotropism: lessons from a decade of studies. Dig Liver Dis, 2007, 39 Suppl 1:S38-45.
8. BROUET JC, CLAUVEL JP, DANON F, et al. Biologic and clinical significance of cryoglobulins. A report of 86 cases. Am J Med, 1974, 57(5):775-788.

9. MISIANI R, BELLAVITA P, FENILI D, et al. Hepatitis C virus infection in patients with essential mixed cryoglobulinemia. Ann Intern Med, 1992, 117(7):573-577.

10. AGNELLO V, CHUNG RT, KAPLAN LM. A role for hepatitis C virus infection in type Ⅱ cryoglobulinemia. N Engl J Med, 1992, 327(21):1490-1495.

11. ZIGNEGO AL, GIANNINI C, GRAGNANI L. HCV and lymphoproliferation. Clin Dev Immunol, 2012, 2012(5):980942.

12. POZZATO G, MAZZARO C, CROVATTO M, et al. Low-grade malignant lymphoma, hepatitis C virus infection, and mixed cryoglobulinemia. Blood, 1994, 84(9):3047-3053.

13. D'AMICO G. Renal involvement in hepatitis C infection: cryoglobulinemic glomerulonephritis. Kidney Int, 1998, 54(2):650-671.

14. DAMMACCO F, SANSONNO D. Antibodies to hepatitis C virus in essential mixed cryoglobulinaemia. Clin Exp Immunol, 1992, 87(3):352-356.

15. HU YW, ROCHELEAU L, LARKE B, et al. Immunoglobulin mimicry by Hepatitis C virus envelope protein E2. Virology, 2005, 332(2):538-549.

16. ROSA D, SALETTI G, DE GREGORIO E, et al. Activation of naive B lymphocytes via CD81, a pathogenetic mechanism for hepatitis C virus-associated B lymphocyte disorders. Proc Natl Acad Sci U S A, 2005, 102(51):18544-18549.

17. FABRIZI F, PLAISIER E, SAADOUN D, et al. Hepatitis C virus infection, mixed cryoglobulinemia, and kidney disease. Am J Kidney Dis, 2013, 61(4):623-637.

18. COSIO FG, ROCHE Z, AGARWAL A, et al. Prevalence of hepatitis C in patients with idiopathic glomerulopathies in native and transplant kidneys. Am J Kidney Dis, 1996, 28(5):752-758.

19. ROSTOKER G, DEFORGES L, BEN MA, et al. Low prevalence of antibodies to hepatitis C virus among adult patients with idiopathic membranoproliferative type I glomerulonephritis in France. Nephron, 1995, 69(1):97.

20. YAMABE H, JOHNSON RJ, GRETCH DR, et al. Hepatitis C virus infection and membranoproliferative glomerulonephritis in Japan. J Am Soc Nephrol, 1995, 6(2):220-223.

21. MADALA ND, NAICKER S, SINGH B, et al. The pathogenesis of membranoproliferative glomerulonephritis in KwaZulu-Natal, South Africa is unrelated to hepatitis C virus infection. Clin Nephrol, 2003, 60(2):69-73.

22. JOHNSON RJ, GRETCH DR, YAMABE H, et al. Membranoproliferative glomerulonephritis associated with hepatitis C virus infection. N Engl J Med, 1993, 328(7):465-470.

23. JOHNSON RJ, WILLSON R, YAMABE H, et al. Renal manifestations of hepatitis C virus infection. Kidney Int, 1994, 46(5):1255-1263.

24. JOHNSON RJ, GRETCH DR, COUSER WG, et al. Hepatitis C virus-associated glomerulonephritis. Effect of alpha-interferon therapy. Kidney Int, 1994, 46(6):1700-1704.

25. KUPIN WL. Viral-associated GN: hepatitis C and HIV. Clin J Am Soc Nephrol, 2017, 12(8):1337-1342.

26. SAADOUN D, TERRIER B, SEMOUN O, et al. Hepatitis C virus-associated polyarteritis nodosa. Arthritis Care Res (Hoboken), 2011, 63(3):427-435.

27. FORNASIERI A, LI M, ARMELLONI S, et al. Glomerulonephritis induced by human IgMK-IgG cryoglobulins in mice. Lab Invest, 1993, 69(5):531-540.

28. FORNASIERI A, ARMELLONI S, BERNASCONI P, et al. High binding of immunoglobulin M kappa rheumatoid factor from type Ⅱ cryoglobulins to cellular fibronectin: a mechanism for induction of in situ immune complex glomerulonephritis. Am J Kidney Dis, 1996, 27(4):476-483.

29. D'AMICO G, COLASANTI G, FERRARIO F, et al. Renal involvement in essential mixed cryoglobulinemia. Kidney Int, 1989, 35(4):1004-1014.

30. ABDELRAHMAN M, RAFI A, GHACHA R, et al. HCV induced renal disease. Ren Fail, 2003, 25(3):331-339.

31. MORALES JM, PASCUAL-CAPDEVILA J, CAMPISTOL JM, et al. Membranous glomerulonephritis associated with hepatitis C virus infection in renal transplant patients. Transplantation, 1997, 63(11):1634-1639.

32. RAMOS-CASALS M, MUNOZ S, MEDINA F, et al. Systemic autoimmune diseases in patients with hepatitis C virus infection:characterization of 1020 cases (The HISPAMEC Registry). J Rheumatol, 2009, 36(7):1442-

1448.
33. GUERRA G, NARAYAN G, RENNKE HG, et al. Crescentic fibrillary glomerulonephritis associated with hepatitis C viral infection. Clin Nephrol, 2003, 60(5):364-368.
34. 尹湘，王海燕．肾脏组织中丙型肝炎病毒 RNA 的研究．中华肾脏病杂志，1997, 13(1):45.
35. BAID S, PASCUAL M, WILLIAMS WW JR, et al. Renal thrombotic microangiopathy associated with anticardiolipin antibodies in hepatitis C-positive renal allograft recipients. J Am Soc Nephrol, 1999, 10(1):146-153.
36. FABRIZI F, MESSA P, MARTIN P. Novel evidence on hepatitis C virus-associated glomerular disease. Kidney Int, 2014, 86(3):466-469.
37. 尹湘．丙型肝炎病毒感染与肾脏疾病．中华肾脏病杂志，1995, 11(5):306-308.
38. CAO Y, ZHANG Y, WANG S, et al. Detection of the hepatitis C virus antigen in kidney tissue from infected patients with various glomerulonephritis. Nephrol Dial Transplant, 2009, 24(9):2745-2751.
39. OHTA S, YOKOYAMA H, WADA T, et al. Exacerbation of glomerulonephritis in subjects with chronic hepatitis C virus infection after interferon therapy. Am J Kidney Dis, 1999, 33(6):1040-1048.
40. KASUNO K, ONO T, MATSUMORI A, et al. Hepatitis C virus-associated tubulointerstitial injury. Am J Kidney Dis, 2003, 41(4):767-775.
41. TARANTINO A, DE VECCHI A, MONTAGNINO G, et al. Renal disease in essential mixed cryoglobulinaemia. Long-term follow-up of 44 patients. Q J Med, 1981, 50(197):1-30.
42. TARANTINO A, CAMPISE M, BANFI G, et al. Long-term predictors of survival in essential mixed cryoglobulinemic glomerulonephritis. Kidney Int, 1995, 47(2):618-623.
43. DUSSOL B, MOAL V, DANIEL L, et al. Spontaneous remission of HCV-induced cryoglobulinaemic glomerulonephritis. Nephrol Dial Transplant, 2001, 16(1):156-159.
44. FERRI C, ANTONELLI A, MASCIA MT, et al. HCV-related autoimmune and neoplastic disorders:the HCV syndrome. Dig Liver Dis, 2007, 39(Suppl 1):S13-S21.
45. ZIGNEGO AL, GRAGNANI L, GIANNINI C, et al. The hepatitis C virus infection as a systemic disease. Intern Emerg Med, 2012, 7(Suppl 3):S201-S208.
46. FRANKEL AH, SINGER DR, WINEARLS CG, et al. Type Ⅱ essential mixed cryoglobulinaemia: presentation, treatment and outcome in 13 patients. Q J Med, 1992, 82(298):101-124.
47. SUZUKI R, MORITA H, KOMUKAI D, et al. Mixed cryoglobulinemia due to chronic hepatitis C with severe pulmonary involvement. Intern Med, 2003, 42(12):1210-1214.
48. MEDINA J, GARCIA-BUEY L, MORENO-OTERO R. Hepatitis C virus-related extra-hepatic disease–aetiopathogenesis and management. Aliment Pharmacol Ther, 2004, 20(2):129-141.
49. DAGHESTANI L, POMEROY C. Renal manifestations of hepatitis C infection. Am J Med, 1999, 106(3):347-354.
50. 王玉，赵明辉，刘玉春，等．疑难病例析评第 39 例关节痛－紫癜－肾功能不全．中华医学杂志，2003, 83：1546-1548.
51. MONTI G, GALLI M, INVERNIZZI F, et al. Cryoglobulinaemias: a multi-centre study of the early clinical and laboratory manifestations of primary and secondary disease. GISC. Italian Group for the Study of Cryoglobulinaemias. QJM, 1995, 88(2):115-126.
52. KDIGO clinical practice guidelines for the prevention, diagnosis, evaluation, and treatment of hepatitis C in chronic kidney disease. Kidney Int Suppl, 2008, (109):S1-S99.
53. POYNARD T, MARCELLIN P, LEE SS, et al. Randomised trial of interferon alpha2b plus ribavirin for 48 weeks or for 24 weeks versus interferon alpha2b plus placebo for 48 weeks for treatment of chronic infection with hepatitis C virus. International Hepatitis Interventional Therapy Group (IHIT). Lancet, 1998, 352(9138):1426-1432.
54. MARCELLIN P, BOYER N, GERVAIS A, et al. Long-term histologic improvement and loss of detectable intrahepatic HCV RNA in patients with chronic hepatitis C and sustained response to interferon-alpha therapy. Ann Intern Med, 1997, 127(10):875-881.

55. HADZIYANNIS SJ, SETTE H JR, MORGAN TR, et al. Peginterferon-alpha2a and ribavirin combination therapy in chronic hepatitis C:a randomized study of treatment duration and ribavirin dose. Ann Intern Med, 2004, 140(5):346-355.
56. FERRI C, MARZO E, LONGOMBARDO G, et al. Interferon-alpha in mixed cryoglobulinemia patients:a randomized, crossover-controlled trial. Blood, 1993, 81(5):1132-1136.
57. MISIANI R, BELLAVITA P, FENILI D, et al. Interferon alfa-2a therapy in cryoglobulinemia associated with hepatitis C virus. N Engl J Med, 1994, 330(11):751-756.
58. DAMMACCO F, SANSONNO D, HAN JH, et al. Natural interferon-alpha versus its combination with 6-methyl-prednisolone in the therapy of type Ⅱ mixed cryoglobulinemia: a long-term, randomized, controlled study. Blood, 1994, 84(10):3336-3343.
59. FABRIZI F, BRUCHFELD A, MANGANO S, et al. Interferon therapy for HCV-associated glomerulonephritis: meta-analysis of controlled trials. Int J Artif Organs, 2007, 30(3):212-219.
60. MAZZARO C, PANARELLO G, MAURO E, et al. Efficacy and safety of pegylated interferon plus ribavirin for the treatment of hepatitis C virus-positive cryoglobulinemic glomerulonephritis. Dig Liver Dis, 2015, 47(7):613-616.
61. OZKOK A, YILDIZ A. Hepatitis C virus associated glomerulopathies. World J Gastroenterol, 2014, 20(24):7544-7554.
62. FENG B, EKNOYAN G, GUO ZS, et al. Effect of interferon-alpha-based antiviral therapy on hepatitis C virus-associated glomerulonephritis: a meta-analysis. Nephrol Dial Transplant, 2012, 27(2):640-646.
63. DIZER U, BEKER CM, YAVUZ I, et al. Minimal change disease in a patient receiving IFN-alpha therapy for chronic hepatitis C virus infection. J Interferon Cytokine Res, 2003, 23(1):51-54.
64. QUESADA JR, TALPAZ M, RIOS A, et al. Clinical toxicity of interferons in cancer patients: a review. J Clin Oncol, 1986, 4(2):234-243.
65. KIMMEL PL, ABRAHAM AA, PHILLIPS TM. Membranoproliferative glomerulonephritis in a patient treated with interferon-alpha for human immunodeficiency virus infection. Am J Kidney Dis, 1994, 24(5):858-863.
66. SISE ME, BLOOM AK, WISOCKY J, et al. Treatment of hepatitis C virus-associated mixed cryoglobulinemia with direct-acting antiviral agents. Hepatology, 2016, 63(2):408-417.
67. YAU AH, YOSHIDA EM. Hepatitis C drugs: the end of the pegylated interferon era and the emergence of all-oral interferon-free antiviral regimens: a concise review. Can J Gastroenterol Hepatol, 2014, 28(8):445-451.
68. SAADOUN D, RESCHE RM, POL S, et al. PegIFNalpha/ribavirin/protease inhibitor combination in severe hepatitis C virus-associated mixed cryoglobulinemia vasculitis. J Hepatol, 2015, 62(1):24-30.
69. SAADOUN D, RESCHE RM, THIBAULT V, et al. Peg-IFNalpha/ribavirin/protease inhibitor combination in hepatitis C virus associated mixed cryoglobulinemia vasculitis: results at week 24. Ann Rheum Dis, 2014, 73(5):831-817.
70. HUMPHRIES K, DARLING JM, Barritt AS 4th. Membranoproliferative glomerulonephritis, type Ⅱ cryoglobulinemia and triple therapy for hepatitis C: a case series and review of the literature. Dig Dis Sci, 2014, 59(8):2007-2012.
71. CACOUB P, DELLUC A, SAADOUN D, et al. Anti-CD20 monoclonal antibody (rituximab) treatment for cryoglobulinemic vasculitis: where do we stand. Ann Rheum Dis, 2008, 67(3):283-287.
72. ROCCATELLO D, BALDOVINO S, ROSSI D, et al. Long-term effects of anti-CD20 monoclonal antibody treatment of cryoglobulinaemic glomerulonephritis. Nephrol Dial Transplant, 2004, 19(12):3054-3061.
73. KAMAR N, SANDRES-SAUNE K, ROSTAING L. Influence of rituximab therapy on hepatitis C virus RNA concentration in kidney-transplant patients. Am J Transplant, 2007, 7(10):2440.
74. ROCCATELLO D, BALDOVINO S, ROSSI D, et al. Rituximab as a therapeutic tool in severe mixed cryoglobulinemia. Clin Rev Allergy Immunol, 2008, 34(1):111-117.
75. QUARTUCCIO L, SOARDO G, ROMANO G, et al. Rituximab treatment for glomerulonephritis in HCV-associated mixed cryoglobulinaemia: efficacy and safety in the absence of steroids. Rheumatology (Oxford), 2006, 45(7):842-846.
76. SNELLER MC, HU Z, LANGFORD CA. A randomized controlled trial of rituximab following failure of

antiviral therapy for hepatitis C virus-associated cryoglobulinemic vasculitis. Arthritis Rheum, 2012, 64(3):835-842.

77. DE VITA S, QUARTUCCIO L, ISOLA M, et al. A randomized controlled trial of rituximab for the treatment of severe cryoglobulinemic vasculitis. Arthritis Rheum, 2012, 64(3):843-853.

78. SAADOUN D, RESCHE RM, SENE D, et al. Rituximab plus Peg-interferon-alpha/ribavirin compared with Peg-interferon-alpha/ribavirin in hepatitis C-related mixed cryoglobulinemia. Blood, 2010, 116(3):326-334.

79. TERRIER B, SAADOUN D, SENE D, et al. Efficacy and tolerability of rituximab with or without PEGylated interferon alfa-2b plus ribavirin in severe hepatitis C virus-related vasculitis: a long-term followup study of thirty-two patients. Arthritis Rheum, 2009, 60(8):2531-2140.

80. SAADOUN D, RESCHE-RIGON M, SENE D, et al. Rituximab combined with Peg-interferon-ribavirin in refractory hepatitis C virus-associated cryoglobulinaemia vasculitis. Ann Rheum Dis, 2008, 67(10):1431-1436.

81. SENE D, GHILLANI-DALBIN P, AMOURA Z, et al. Rituximab may form a complex with IgMkappa mixed cryoglobulin and induce severe systemic reactions in patients with hepatitis C virus-induced vasculitis. Arthritis Rheum, 2009, 60(12):3848-3855.

82. QUIGG RJ, BRATHWAITE M, GARDNER DF, et al. Successful cyclophosphamide treatment of cryoglobulinemic membranoproliferative glomerulonephritis associated with hepatitis C virus infection. Am J Kidney Dis, 1995, 25(5):798-800.

83. REED MJ, ALEXANDER GJ, THIRU S, et al. Hepatitis C-associated glomerulonephritis–a novel therapeutic approach. Nephrol Dial Transplant, 2001, 16(4):869-871.

84. KOZIOLEK MJ, SCHEEL A, BRAMLAGE C, et al. Effective treatment of hepatitis C-associated immune-complex nephritis with cryoprecipitate apheresis and antiviral therapy. Clin Nephrol, 2007, 67(4):245-249.

85. SAADOUN D, DELLUC A, PIETTE JC, et al. Treatment of hepatitis C-associated mixed cryoglobulinemia vasculitis. Curr Opin Rheumatol, 2008, 20(1):23-28.

86. KAMAR N, IZOPET J, ALRIC L, et al. Hepatitis C virus-related kidney disease: an overview. Clin Nephrol, 2008, 69(3):149-160.

87. SAADOUN D, ROSENZWAJG M, JOLY F, et al. Regulatory T-cell responses to low-dose interleukin-2 in HCV-induced vasculitis. N Engl J Med, 2011, 365(22):2067-2077.

第三章
肾综合征出血热

肾综合征出血热（hemorrhagic fever with renal syndrome，HFRS），是由汉坦病毒（hantavirus）感染引起的急性自然疫源性疾病，以鼠类为主要传染源。国内外均有汉坦病毒流行的报道，每年发患者数报道有10万例，多数发生在中国、韩国、俄罗斯。中国病例数占世界总数90%以上[1]。来自国家卫生和健康委员会的统计数据显示，1950—2014年中国共有160万余人发病，4.7万例死亡，死亡率达2.89%[2]。

一、病毒学

汉坦病毒是一种有包膜分节段的负链RNA，属于布尼亚病毒科的汉坦病毒属[3]。外形为球形或卵形，直径80 ~ 120nm。汉坦病毒在室温下非常稳定，可以保持感染性达2周，低温状态下时间更长。汉坦病毒分为不同的血清型，其流行区域不同，感染人类后造成的临床表现也不同。其中普马拉型感染主要在北欧流行，导致的肾损伤相对较轻，预后较好，死亡率0.1% ~ 1.0%[4]。汉城型病毒引起中等程度的肾脏受累，而汉滩型导致肾损害最严重，死亡率最高，可达5% ~ 10%[1]。中国流行的主要是汉滩型和汉城型[5]。

二、传染途径

汉坦病毒感染是人体吸入含有病毒的雾化颗粒或接触受感染啮齿动物的尿液、粪便或分泌物所致，罕见人际传播。主要自然宿主是黑线姬鼠和褐家鼠。吸烟是病毒感染的危险因素[6]。70%以上的病例发生于农村，绝大多数是农民[7]。伐木工人、牧羊人、军人也是感染的高危人群[8]。HFRS有两个发病高峰，高发季节是秋末春初[9]。

三、发病机制

由于缺乏合适的动物模型，其机制研究尚不充分。HFRS被认为是一种全身炎症反应综合征，血管内皮功能异常是其基本病理生理改变[10]。目前认为汉坦病毒主要通过整合素$\alpha_v\beta_3$和CD55感染人类血管内皮细胞[11]，导致毛细血管和小血管弥漫性损伤，血管通透性增加，引起广泛的渗漏甚至出血。汉坦病毒可以激活补体的经典途径及替代途径，与病毒感染后疾病严重程度有关[12,13]。现有研究发现个体易感性与汉坦病毒感染及其严重程度密切相关，例如与血小板激活、凝血及纤溶相关的基因多态性[14,15]、某些人类白细胞抗原单体型[16]以及一些免疫相关的基因[17]。

汉坦病毒感染导致急性肾损伤的发病机制包括：① 病毒感染直接导致血管内皮细胞损伤[18]；② 各种细胞因子及体液因素导致小管间质损伤[2,19,20]；③ 汉坦病毒感染可以导致血浆及尿中可溶性尿激酶型纤溶酶原激活物受体（suPAR）显著升高，且与蛋白尿严重程度密切相关，提示其可能导致足细胞损伤[21,22]；④ 血管通透性增加导致血浆外渗甚至出血，进而引起血液浓缩、低血压、休克，这些血流动力学改变也可以继发引起急性肾损伤。

四、病理

最明显的病理改变是急性小管间质性肾炎，主要是单核细胞及CD8$^+$淋巴细胞的炎性浸润。其他常见的间质改变包括髓质血管扩张充血，髓质出血，间质水肿，小管上皮细胞坏死再生，以及微血管炎症[23,24]。光镜下肾小球组织学变化很轻，电镜可见足突广泛融合[25]，免疫组化偶可见到肾小球免疫球蛋白和补体沉积[26]。也有汉坦病毒感染后出现膜增生性肾炎的报道[27]。使用PCR技术可在肾组织中染到汉坦病毒[28]。

五、临床表现

肾损害主要表现是急性肾功能下降[29-31]。不同血清型的汉坦病毒引起的肾衰竭严重程度不同。普马拉型汉坦病毒感染者有5%需透析支持，汉城型、汉滩型、多不拉伐型汉坦病毒感染者约20% ~ 40%需透析支持[32,33]。典型的疾病过程分5期，分别是发热期、低血压休克期、少尿期、多尿期、缓解期。这几个期可以相互重叠，也可以缺失。多数患者发生一过性非选择性蛋白尿。一项纳入126名住院患者的研究发现，25%的患者存在肾病综合征范围的蛋白尿[23]。可同时合并不同程度的血尿[32,33]，肉眼血尿不常见。另外，尿β_2-微球蛋白[30]及$\alpha1$-微球蛋白[29]升高，提示存在小管损伤。

其他临床表现主要包括发热，低血压，腰痛或腹痛，头痛，可伴有视力改变。部分患者可以出现呼吸衰竭[32,33]。如果发生血小板减少及DIC，可以出现弥漫性皮肤黏膜甚至内脏出血。

不同地区患者的临床过程可以差异很大。亚洲地区的HFRS表现最为严重，1/3的患者可以出现低血压，2/3发展至少尿，多数需要透析支持[5,33]。美国和南美地区的汉坦病毒更容易导致呼吸衰竭，呼吸衰竭严重程度显著超过出血或者肾衰，可能原因是弥漫性毛细血管渗漏综合征导致的非心源性肺水肿[34,35]。

实验室检查可见白细胞增高，血小板减少，CRP增高，LDH升高，肝功能轻度异常。部分患者可见凝血及纤溶亢进[36]。常见蛋白尿、镜下血尿、血肌酐升高。心电图及超声心动图异常也比较常见[37,38]。部分患者可以有显著的胸部放射学检查异常。有学者报道在125名普马拉型汉坦病毒感染者中，28%存在胸片异常（胸腔积液、肺不张、间质浸润）[39]。超声可见肾脏长度增加，阻力指数增加，可存在肾周积液（常伴有胸腔积液、心包积液、腹水）[40]。

六、诊断及鉴别诊断

对于高热合并头痛、腹痛、背痛的患者需考虑HFRS的可能性，需仔细询问患者是否有啮齿类动物接触史，注意了解患者的职业。

汉坦病毒感染可通过血清学检查确诊。起病时血中即可检测到IgM型抗病毒抗体，病程达7 ~ 11天时滴度达顶峰。恢复期IgM降低，而IgG型抗体升高[34]。目前已经合成重组汉坦病毒核蛋白作为抗原，可以用来对汉坦病毒进行快速特异性检测[41]。为了缩短诊断时间，最近有学者开发出了实时PCR技术可以对汉坦病毒基因组进行快速检测[42]。

基于典型的临床和实验室表现，加上近期汉坦病毒感染的血清学证据，可以做出HFRS的诊断。除非临床过程不符合典型的HFRS表现，通常不需肾活检。

鉴别诊断包括其他可以导致AKI的感染性疾病（例如钩端螺旋体病），药物导致的非感染性急性间质性肾炎（如NSAIDs），以及可以同时表现为急性肾损伤和肺出血的疾病，例如肉芽肿性多血管炎，抗肾小球基底膜病等。

七、预防与治疗

最主要的预防措施就是避免暴露于大量啮齿类动物居住的环境，注意在人类居住和工作的地区防鼠灭鼠。由于吸烟者肾脏损害程度更重，戒烟可以降低发生严重AKI的风险[43]。目前已开发出汉坦病毒疫苗应用于临床或正在临床试验中[44,45]，其疗效尚有待更多研究进一步明确。

对于汉坦病毒目前无特异性的抗病毒治疗方法。多项RCT研究证实，早期应用利巴韦林可以显著降低汉坦病毒感染者死亡率[46,47]。有研究发现使用RNA聚合酶抑制剂法匹拉韦（favipiravir）可以有效地抑制病毒在细胞内的增殖[48]，而联合使用利巴韦林可能可以增强其抗病毒效果[49]。另外，由于缓激肽参与了通透性增加的病理生理过程[50]，有学者使用缓激肽受体拮抗剂艾替班特（icatibant）治疗汉坦病毒感染并取得良好效果[51]。针对汉坦病毒的单克隆抗体可通过中和病毒的糖蛋白成分而在体内或者体外发挥抗病毒效果[52]。国内也已有相关的研究报道[53]。一些通过其他机制发挥治疗作用的药物也在研究中，例如通过阻止病毒与内皮细胞结合发挥治疗作用的药物$\alpha_v\beta_3$整合素抑制剂[54]，以及抑制内皮细胞通透性增加的药物VEGFR2和SFK（Src家族激酶）抑制剂[55]。

临床实践中，目前该类患者的救治仍以积极支持治疗为主。早期诊断并及时给予严密监护及支持治疗可以显著降低死亡率[47]。保持水及电解质平衡是最重要而基础的治疗，达到透析指征者给予透析治疗。严重血小板减少或合并出血患者可以输注血小板。也有学者使用糖皮质激素治疗HFRS所致顽固血小板减少取得良好效果[56]。但RCT研究证实大剂量激素冲击治疗不能改善汉坦病毒导致的心肺综合征[57]。头痛、背痛时可以给予止痛剂，但应避免使用NSAIDs。布洛芬及双氯芬酸可能与汉坦病毒感染者发生更严重的AKI有关[58]。

八、预后

不同地区报道的死亡率差异较大，从0.5%到5% ~ 10%[32,33]。HFRS的严重程度与年龄正相关[59]，70岁以上患者死亡风险高[4]。男性患病风险高，但预后无显著性别差异[60]。多数AKI患者可以恢复基线GFR[61]，但有少数患者遗留慢性肾功能不全[61-63]。有学者对汉坦病毒感染者长期随访发现，与健康对照相比，HFRS患者痊愈后6年时GFR更高，肾小球及小管性蛋白尿更多，血压更高[64]；但随访至10年时，高滤过状态和蛋白尿均缓解[61]。HFRS严重程度与患者长期预后无关[65]。少数患者还会遗留头痛、失眠、多汗、多尿等症状。

此外，国外研究发现，HFRS患者未来发生淋巴瘤风险增高。与普通人群相比，其性别标化的淋巴瘤发生率升高70%[66]。普马拉型汉坦病毒感染常见淋巴系统受累[67]，也会导致心血管疾病[68]和激素分泌不足（垂体功能低下，甲状腺功能减退等）[69]的发生风险增加。

（许　戎）

参考文献

1. JONSSON CB, FIGUEIREDO LT, VAPALAHTI O. A global perspective on hantavirus ecology, epidemiology, and disease. Clin Microbiol Rev, 2010, 23(2):412-441.
2. JIANG H, DU H, WANG LM, et al. Hemorrhagic fever with renal syndrome: pathogenesis and clinical picture. Front Cell Infect Microbiol, 2016, 3(6):1.
3. KARIWA H, YOSHIMATSU K, ARIKAWA J. Hantavirus infection in East Asia. Comp Immunol Microbiol Infect Dis, 2007, 30(5-6):341-356.
4. HJERTQVIST M, KLEIN SL, AHLM C, et al. Mortality rate patterns for hemorrhagic fever with renal syndrome caused by Puumala virus. Emerg Infect Dis, 2010, 16(10):1584-1586.
5. ZHANG S, WANG S, YIN W, et al. Epidemic characteristics of hemorrhagic fever with renal syndrome in China, 2006-2012. BMC Infect Dis, 2014, 11(14):384.
6. VAPALAHTI K, VIRTALA AM, VAHERI A, et al. Case-control study on Puumala virus infection: smoking is a risk factor. Epidemiol Infect, 2010, 138(4):576-584.
7. ZHANG YZ, ZOU Y, FU ZF, et al. Hantavirus infections in humans and animals, China. Emerg Infect Dis,

2010, 16(8):1195-1203.
8. SCHMALJOHN C, HJELLE B. Hantaviruses: a global disease problem. Emerg Infect Dis, 1997, 3(2):95-104.
9. LIU YX, FENG D, ZHANG Q, et al. Key differentiating features between scrub typhus and hemorrhagic fever with renal syndrome in northern China. Am J Trop Med Hyg, 2007, 76(5):801-805.
10. GAVRILOVSKAYA IN, GORBUNOVA EE, MACKOW NA, et al. Hantaviruses direct endothelial cell permeability by sensitizing cells to the vascular permeability factor VEGF, while angiopoietin 1 and sphingosine 1-phosphate inhibit hantavirus-directed permeability. J Virol, 2008, 82(12):5797-5806.
11. BURANDA T, WU Y, PEREZ D, et al. Recognition of decay accelerating factor and alpha(v)beta(3) by inactivated hantaviruses: Toward the development of high-throughput screening flow cytometry assays. Anal Biochem, 2010, 402(2):151-160.
12. SANE J, LAINE O, MAKELA S, et al. Complement activation in Puumala hantavirus infection correlates with disease severity. Ann Med, 2012, 44(5):468-475.
13. PAAKKALA A, MUSTONEN J, VIANDER M, et al. Complement activation in nephropathia epidemica caused by Puumala hantavirus. Clin Nephrol, 2000, 53(6):424-431.
14. LAINE O, JOUTSI-KORHONEN L, MAKELA S, et al. Polymorphisms of PAI-1 and platelet GP Ia may associate with impairment of renal function and thrombocytopenia in Puumala hantavirus infection. Thromb Res, 2012, 129(5):611-615.
15. KOSKELA S, LAINE O, MAKELA S, et al. Endothelial Nitric Oxide Synthase G894T Polymorphism Associates with Disease Severity in Puumala Hantavirus Infection. PLoS One, 2015, 10(11):e0142872.
16. WANG ML, LAI JH, ZHU Y, et al. Genetic susceptibility to haemorrhagic fever with renal syndrome caused by Hantaan virus in Chinese Han population. Int J Immunogenet, 2009, 36(4):227-229.
17. CHARBONNEL N, PAGES M, SIRONEN T, et al. Immunogenetic factors affecting susceptibility of humans and rodents to hantaviruses and the clinical course of hantaviral disease in humans. Viruses, 2014, 6(5):2214-2241.
18. KRAUTKRAMER E, GROULS S, STEIN N, et al. Pathogenic old world hantaviruses infect renal glomerular and tubular cells and induce disassembling of cell-to-cell contacts. J Virol, 2011, 85(19):9811-9823.
19. GUO J, GUO X, WANG Y, et al. Cytokine response to Hantaan virus infection in patients with hemorrhagic fever with renal syndrome. J Med Virol, 2016, 89(7):1139-1145
20. TSERGOULI K, PAPA A. Immune response in Dobrava-Belgrade virus infections. Arch Virol, 2016, 161(12):3413-3420.
21. OUTINEN TK, TERVO L, MAKELA S, et al. Plasma levels of soluble urokinase-type plasminogen activator receptor associate with the clinical severity of acute Puumala hantavirus infection. PLoS One, 2013, 8(8):e71335.
22. OUTINEN TK, MAKELA S, HUTTUNEN R, et al. Urine soluble urokinase-type plasminogen activator receptor levels correlate with proteinuria in Puumala hantavirus infection. J Intern Med, 2014, 276(4):387-395.
23. MUSTONEN J, HELIN H, PIETILA K, et al. Renal biopsy findings and clinicopathologic correlations in nephropathia epidemica. Clin Nephrol, 1994, 41(3):121-126.
24. GNEMMI V, VERINE J, VRIGNEAUD L, et al. Microvascular inflammation and acute tubular necrosis are major histologic features of hantavirus nephropathy. Hum Pathol, 2015, 46(6):827-835.
25. BOEHLKE C, HARTLEBEN B, HUBER TB, et al. Hantavirus infection with severe proteinuria and podocyte foot-process effacement. Am J Kidney Dis, 2014, 64(3):452-456.
26. FERLUGA D, VIZJAK A. Hantavirus nephropathy. J Am Soc Nephrol, 2008, 19(9):1653-1658.
27. MUSTONEN J, MAKELA S, HELIN H, et al. Mesangiocapillary glomerulonephritis caused by Puumala hantavirus infection. Nephron, 2001, 89(4):402-407.
28. HEISKE A, ANHEIER B, PILASKI J, et al. Polymerase chain reaction detection of Puumala virus RNA in formaldehyde-fixed biopsy material. Kidney Int, 1999, 55(5):2062-2069.
29. ALA-HOUHALA I, KOSKINEN M, AHOLA T, et al. Increased glomerular permeability in patients with nephropathia epidemica caused by Puumala hantavirus. Nephrol Dial Transplant, 2002, 17(2):246-252.

30. SETTERGREN B, TROLLFORS B, FASTH A, et al. Glomerular filtration rate and tubular involvement during acute disease and convalescence in patients with nephropathia epidemica. J Infect Dis, 1990, 161(4):716-720.

31. MURANYI W, BAHR U, ZEIER M, et al. Hantavirus infection. J Am Soc Nephrol, 2005, 16(12):3669-3679.

32. VAPALAHTI O, MUSTONEN J, LUNDKVIST A, et al. Hantavirus infections in Europe. Lancet Infect Dis, 2003, 3(10):653-661.

33. LEE JS. Clinical features of hemorrhagic fever with renal syndrome in Korea. Kidney Int Suppl, 1991, 35:S88-S93.

34. KHAIBOULLINA SF, MORZUNOV SP, ST JSC. Hantaviruses: molecular biology, evolution and pathogenesis. Curr Mol Med, 2005, 5(8):773-790.

35. PETERS CJ, KHAN AS. Hantavirus pulmonary syndrome: the new American hemorrhagic fever. Clin Infect Dis, 2002, 34(9):1224-1231.

36. LAINE O, MAKELA S, MUSTONEN J, et al. Enhanced thrombin formation and fibrinolysis during acute Puumala hantavirus infection. Thromb Res, 2010, 126(2):154-158.

37. PULJIZ I, KUZMAN I, MARKOTIC A, et al. Electrocardiographic changes in patients with haemorrhagic fever with renal syndrome. Scand J Infect Dis, 2005, 37(8):594-598.

38. MAKELA S, KOKKONEN L, ALA-HOUHALA I, et al. More than half of the patients with acute Puumala hantavirus infection have abnormal cardiac findings. Scand J Infect Dis, 2009, 41(1):57-62.

39. KANERVA M, PAAKKALA A, MUSTONEN J, et al. Pulmonary involvement in nephropathia epidemica: radiological findings and their clinical correlations. Clin Nephrol, 1996, 46(6):369-378.

40. PAAKKALA A, KALLIO T, HUHTALA H, et al. Renal ultrasound findings and their clinical associations in nephropathia epidemica. Analysis of quantitative parameters. Acta Radiol, 2002, 43(3):320-325.

41. LI G, PAN L, MOU D, et al. Characterization of truncated hantavirus nucleocapsid proteins and their application for serotyping. J Med Virol, 2006, 78(7):926-932.

42. JIANG W, WANG PZ, YU HT, et al. Development of a SYBR Green I based one-step real-time PCR assay for the detection of Hantaan virus. J Virol Methods, 2014, 196:145-151.

43. TERVO L, MAKELA S, SYRJANEN J, et al. Smoking is associated with aggravated kidney injury in Puumala hantavirus-induced haemorrhagic fever with renal syndrome. Nephrol Dial Transplant, 2015, 30(10):1693-1698.

44. SONG JY, WOO HJ, CHEONG HJ, et al. Long-term immunogenicity and safety of inactivated Hantaan virus vaccine (Hantavax) in healthy adults. Vaccine, 2016, 34(10):1289-1295.

45. LIU X, ZHANG T, XIE C, et al. Changes of HFRS incidence caused by vaccine intervention in Yichun City, China, 2005-2013. Med Sci Monit, 2016, 28(22):295-301.

46. MORELI ML, MARQUES-SILVA AC, PIMENTEL VA, et al. Effectiveness of the ribavirin in treatment of hantavirus infections in the Americas and Eurasia: a meta-analysis. Virusdisease, 2014, 25(3):385-389.

47. HUGGINS JW, HSIANG CM, COSGRIFF TM, et al. Prospective, double-blind, concurrent, placebo-controlled clinical trial of intravenous ribavirin therapy of hemorrhagic fever with renal syndrome. J Infect Dis, 1991, 164(6):1119-1127.

48. SAFRONETZ D, FALZARANO D, SCOTT DP, et al. Antiviral efficacy of favipiravir against two prominent etiological agents of hantavirus pulmonary syndrome. Antimicrob Agents Chemother, 2013, 57(10):4673-4680.

49. WESTOVER JB, SEFING EJ, BAILEY KW, et al. Low-dose ribavirin potentiates the antiviral activity of favipiravir against hemorrhagic fever viruses. Antiviral Res, 2016, 126:62-68.

50. TAYLOR SL, WAHL-JENSEN V, COPELAND AM, et al. Endothelial cell permeability during hantavirus infection involves factor Ⅻ -dependent increased activation of the kallikrein-kinin system. PLoS Pathog, 2013, 9(7):e1003470.

51. VAHERI A, STRANDIN T, JAASKELAINEN AJ, et al. Pathophysiology of a severe case of Puumala hantavirus infection successfully treated with bradykinin receptor antagonist icatibant. Antiviral Res, 2014, 111:23-25.

52. XU Z, WEI L, WANG L, et al. The in vitro and in vivo protective activity of monoclonal antibodies directed

against Hantaan virus: potential application for immunotherapy and passive immunization. Biochem Biophys Res Commun, 2002, 298(4):552-558.

53. XU R, YANG XY, YANG DF, et al. Phase Ⅰ evaluation of the safety and pharmacokinetics of a single-dose intravenous injection of a murine monoclonal antibody against Hantaan virus in healthy volunteers. Antimicrob Agents Chemother, 2009, 53(12):5055-5059.
54. HALL PR, LEITAO A, YE C, et al. Small molecule inhibitors of hantavirus infection. Bioorg Med Chem Lett, 2010, 20(23):7085-7091.
55. GORBUNOVA EE, GAVRILOVSKAYA IN, PEPINI T, et al. VEGFR2 and Src kinase inhibitors suppress Andes virus-induced endothelial cell permeability. J Virol, 2011, 85(5):2296-2303.
56. DUNST R, METTANG T, KUHLMANN U. Severe thrombocytopenia and response to corticosteroids in a case of nephropathia epidemica. Am J Kidney Dis, 1998, 31(1):116-120.
57. VIAL PA, VALDIVIESO F, FERRES M, et al. High-dose intravenous methylprednisolone for hantavirus cardiopulmonary syndrome in Chile: a double-blind, randomized controlled clinical trial. Clin Infect Dis, 2013, 57(7):943-951.
58. WAGNER R, LEICHT-BIENER U, MUCSI I, et al. Ibuprofen or diclofenac is associated with more severe acute kidney injury in nephropathia epidemica. Scand J Urol Nephrol, 2012, 46(1):65-69.
59. DU H, LI J, YU HT, et al. Early indicators of severity and construction of a risk model for prognosis based upon laboratory parameters in patients with hemorrhagic fever with renal syndrome. Clin Chem Lab Med, 2014, 52(11):1667-1675.
60. KLEIN SL, MARKS MA, LI W, et al. Sex differences in the incidence and case fatality rates from hemorrhagic fever with renal syndrome in China, 2004-2008. Clin Infect Dis, 2011, 52(12):1414-1421.
61. MIETTINEN MH, MAKELA SM, ALA-HOUHALA IO, et al. Ten-year prognosis of Puumala hantavirus-induced acute interstitial nephritis. Kidney Int, 2006, 69(11):2043-2048.
62. NOVO R, GAGNADOUX MF, LE GY, et al. Chronic renal failure after Puumala virus infection. Pediatr Nephrol, 1999, 13(9):934-935.
63. PERGAM SA, SCHMIDT DW, NOFCHISSEY RA, et al. Potential renal sequelae in survivors of hantavirus cardiopulmonary syndrome. Am J Trop Med Hyg, 2009, 80(2):279-285.
64. MIETTINEN MH, MAKELA SM, ALA-HOUHALA IO, et al. Tubular proteinuria and glomerular filtration 6 years after puumala hantavirus-induced acute interstitial nephritis. Nephron Clin Pract, 2009, 112(2):c115-c120.
65. MIETTINEN MH, MAKELA SM, ALA-HOUHALA IO, et al. The severity of acute Puumala hantavirus infection does not predict the long-term outcome of patients. Nephron Clin Pract, 2010, 116(2):c89-c94.
66. KLINGSTROM J, GRANATH F, EKBOM A, et al. Increased risk for lymphoma following hemorrhagic fever with renal syndrome. Clin Infect Dis, 2014, 59(8):1130-1132.
67. KOSKELA SM, LAINE OK, PAAKKALA AS, et al. Spleen enlargement is a common finding in acute Puumala hantavirus infection and it does not associate with thrombocytopenia. Scand J Infect Dis, 2014, 46(10):723-726.
68. CONNOLLY-ANDERSEN AM, HAMMARGREN E, WHITAKER H, et al. Increased risk of acute myocardial infarction and stroke during hemorrhagic fever with renal syndrome: a self-controlled case series study. Circulation, 2014, 129(12):1295-1302.
69. MAKELA S, JAATINEN P, MIETTINEN M, et al. Hormonal deficiencies during and after Puumala hantavirus infection. Eur J Clin Microbiol Infect Dis, 2010, 29(6):705-713.

第四章
其他感染相关的肾损害

多种感染性疾病可引起肾脏损害，致病微生物包括病毒、细菌、螺旋体和寄生虫等。链球菌感染后的急性肾小球肾炎，乙型和丙型肝炎病毒相关的肾损害，流行性出血热引起的肾损害已在相关章节阐述。本章主要讨论部分其他感染相关的肾损害。

第一节　人类免疫缺陷病毒(HIV)相关的肾脏病

获得性免疫缺陷综合征（acquired immune deficiency syndrome，AIDS）即艾滋病，是由人体免疫缺陷病毒（human immunodeficiency virus，HIV）引起的传染病。据估算，全球现有约3 500万HIV感染者，每年新增200多万。其传播途径主要包括：① 性传播，多见于同性恋；② 血液传播，常见于静脉毒品滥用者、输血或血液制品者；③ 母婴传播。

HIV阳性者可发生多种肾小球疾病，其中一种特殊的硬化型肾小球病与该病毒感染相关，被称为HIV相关肾病（HIV associated nephropathy，HIVAN）[1-5]。自从1996年开始应用抗反转录病毒的联合疗法（cART）以来，AIDS的患者存活时间显著延长，肾脏损害的流行病学特点也随之变化：HIV相关肾病导致的终末期肾脏病已稳定至每年800 ~ 900例；在HIV感染的患者中，肾穿刺活检诊断的HIVAN也从1997年的80%降至2004年的20%。但在一些不发达国家，HIVAN仍然是终末期肾脏病的常见原因。

一、HIVAN的临床特点

1984年，在HIV感染者中报道了一种新型的局灶节段硬化性肾小球病（FSGS）[3]，即为后来的HIVAN[1-15]。该病多发于感染HIV的黑种人，黑种人与白种人发病比率为12 : 1[6]，也成为成年黑种人中继糖尿病和高血压后引起终末期肾衰竭的第三位原因[6,7]。在非静脉吸毒途径感染HIV的成年人中，肾小球的病变也与种族相关。白种人中17%表现为轻度的FSGS，75%表现为弥漫系膜增生；而黑种人中只有27%表现为弥漫系膜增生，高达55%表现为严重FSGS。黑种人患者的肾脏病临床表现也较为严重，更多表现为大量蛋白尿、肾病综合征和肾功能不全。造成种族差别的部分原因是HIV受体的突变[16-18]。混合连锁不平衡的基因研究发现，黑种人中的HIVAN高发病率与*MHY9*的基因变异有关，并且与紧密连锁的22号染色体上的*APOL1*基因相关[19,20]。

HIVAN可发生于各种途径罹患AIDS的患者中，以静脉注射毒品者最为常见。HIVAN多发生在$CD4^+$细胞计数低的患者，但不一定是临床显性艾滋病患者。美国纽约的一项研究发现无症状的HIV感染者出现HIVAN的比例达到46%（12/26）[3]。HIVAN的发病与患者的年龄、感染时间、是否存在机会性感染和是否发生恶性肿瘤等均未发现关联[6]。在临床筛查出的HIV阳性患者中HIVAN的发生率达到3.5%[21]，而尸解证实的HIVAN发生率达到6.9%[22]。

HIVAN临床上主要表现为蛋白尿和肾功能不全，多为肾病水平的蛋白尿甚至更为严重，部分患者出现典型的肾病综合征。部分患者可有高血压。但也有部分患者仅表现为非肾病水平的蛋白尿、镜下血尿和无菌性白细胞尿[23]。肾脏B超多提示回声较强，可能与肾小管和肾间质的病变相关，即使已达到严重肾衰竭，其肾脏体积不小[24,25]。

二、HIVAN的肾脏病理

肾脏病理上，HIVAN特指光镜下表现为塌陷型FSGS及其相关的病变[8,9,26]（图25-4-1-1），可见肾小球毛细血管襻皱缩、管腔狭窄或关闭，病变既可呈节段性分布，也可为全球性分布。明显肥大、肿胀的足细胞聚集在塌陷的毛细血管袢周围形成细胞帽。研究发现病变处足细胞丧失了转分化的标志，而具有细胞增殖的能力，说明病变处的足细胞表型发生了异常调节[27]。壁层上皮细胞发生增殖反应以替代缺失的足细胞[28]。与特发性FSGS或海洛因相关FSGS相比，即使肾功能和蛋白尿一致，HIVAN的肾小球塌陷比例更高、硬化病变较少、足细胞肿胀更为严重。HIVAN的肾小管和间质病变也更为严重，表现为小管退变和再生、间质水肿、纤维化和炎症细胞浸润。肾小管常严重扩张成微囊样，内含蛋白管型。免疫荧光检查可见IgM和C3沉积，但电镜下未见电子致密物沉积。在几乎所有未经治疗的HIVAN患者的肾活检组织中，肾小球和血管内皮细胞可见大量包涵体，呈现管网状结构（tubular reticular structures，TRS）（图25-4-1-2）。这些24nm的管网状结构存在于扩张的内质网的囊泡中。值得注意的是，接受cART治疗的患者，其HIVAN常表现为经典的FSGS病变而非塌陷型的特征[29]。

三、HIVAN的发病机制

研究显示，HIV-1可直接感染肾脏固有细胞，原位杂交实验发现，肾小管上皮细胞、肾小球上皮细胞（脏层和壁层）、肾间质细胞中均可检测到HIV-1的RNA[30]。肾小管上皮细胞可能是HIV的重要储存场所，因为在外周血中检测不到病毒载量的患者的肾脏中，仍可检测出HIV的RNA[30]。而且HIV感染的肾小管上皮细胞可以支持病毒复制，在同一个患者的肾脏上皮细胞中可以检测出不同于外周血单个核细胞中的HIV准种（由一种母序列和来自该序列的大量相关突变体所组成的病毒基因组）[31]。复制缺陷（replicative-deficient）的HIVAN转基因小鼠已制备成功，其肾脏病变与人HIVAN一致，证实HIV的基因表达是HIVAN发生的必要条件[32-34]。

发生塌陷性肾小球病的原因在于足细胞的增殖和去分化。两种细胞周期蛋白依赖性激酶抑制剂

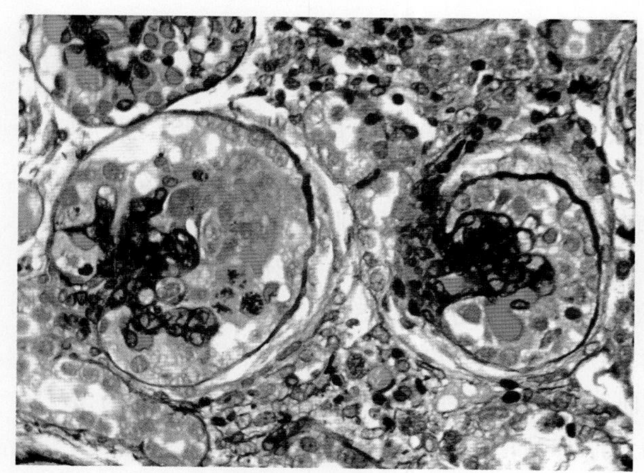

图25-4-1-1 塌陷型FSGS
肾小球毛细血管襻皱缩、管腔狭窄或关闭，足细胞肥大、肿胀，聚集在塌陷的毛细血管袢周围形成细胞帽

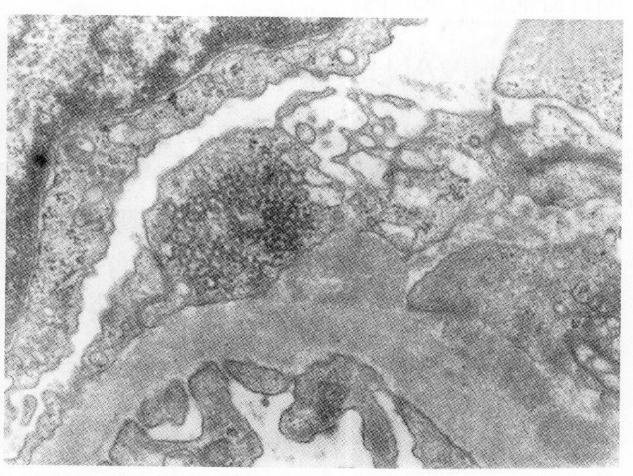

图25-4-1-2 电镜肾小球内皮细胞可见管网状结构（tubular reticular structures，TRS）

（调节细胞周期），p27和p57，在足细胞中的表达减少，而另一种抑制剂p21的表达增加[35]。针对体外培养的足细胞的研究[36]以及对小鼠HIVAN模型[37]的研究发现，引起这种改变的HIV基因，*nef*基因，通过活化酪氨酸激酶，导致足细胞改变。*nef*和*vpr*基因对于足细胞丧失功能和进展性肾小球硬化有协同作用[38]。*Vpr*基因可能导致G2细胞周期阻滞，并介导细胞凋亡[39]。足细胞还会出现一些不成熟的细胞表型以及随后的功能丧失。视黄酸（一种重要的分化因子）的合成受损，表达的视黄醇脱氢酶9减少[40]。HIVAN的足细胞中的TERT（一种端粒酶蛋白）的表达增加，TERT通过上调Wnt通路，导致足细胞去分化。抑制TERT或者Wnt信号可以减轻足细胞的损伤[41]。

*APOL1*基因，编码载脂蛋白L-1，通过隐性遗传模式，使黑种人罹患HIVAN的风险增加29倍。携带两个APOL1危险等位基因的未经治疗的HIV黑种人患者，其生存期内发生HIVAN的危险性为50%。携带有两个APOL1风险等位基因的患者，其肾活检结果大多为FSGS；而携带一个或没有风险等位基因的患者中，免疫复合物性的肾炎更为常见[42]。APOL1变异与HIVAN关联的内在机制目前尚未明确。

四、HIVAN的病程、治疗和预后

HIVAN确诊后如无任何治疗多在1年内进展至终末期肾衰竭。联合抗病毒治疗和一些新的药物能够使患者显著受益[43-45]。目前，HIVAN的发生是应用抗病毒治疗的一个指征。随着高活性抗反转录病毒疗法（HAART）的使用，HIVAN造成的终末期肾脏病的上升速率明显放缓[46]。目前尚无前瞻、随机对照研究来确定HIVAN的治疗方案。病例报告提供了抗病毒治疗对HIVAN的初步疗效，应用抗HIV药物叠氮胸苷（zidovudine，AZT）或AZT联合阿昔洛韦（acyclovir）可使患者的肾病综合征缓解或肾小球滤过率有所恢复[47-49]。在肾功能下降之前早期应用抗病毒治疗效果更好[50]。但停止AZT治疗后仍有患者快速进展至肾衰竭[47]。因此，针对肾脏病理上病变较轻、蛋白尿相对较少和肾功能轻度受损的HIVAN患者而言，抗病毒治疗是迄今为止最有效的方法[48]。

早年研究发现，儿童HIVAN患者应用泼尼松无效[51,52]。感染HIV的儿童肾病综合征患者中，肾活检表现为微小病变者应用糖皮质激素可使病情缓解，但出现硬化病变或塌陷型病变者则无效[1]。但针对成人HIVAN患者的回顾性研究却发现，短期2 ~ 6周糖皮质激素治疗可能有一定疗效，少数依赖透析的患者甚至得以脱离透析。但长期随访发现应用糖皮质激素的患者更易发生机会性感染，患者死亡率和发展至终末期肾衰竭的比例更高。近期的一项病例对照研究发现应用糖皮质激素治疗的患者能延缓肾脏病进展，虽然严重感染的发生率并未显著增加，但应用糖皮质激素者住院治疗时间较长[53-55]。

三例肾脏病理证实的儿童HIVAN患者曾应用环孢素A使肾病综合征获得持续缓解，但最终发生机会性感染而停用环孢素，其后肾病综合征复发并进展至肾衰竭[51]。

其他个例报告和小规模研究发现，ACEI可减少HIVAN患者的蛋白尿并延缓肾脏病进展[56-58]。HIV患者的血清ACE水平是升高的，ACEI可通过血流动力学机制，调节细胞外基质形成和系膜细胞增殖，甚至影响HIV蛋白酶活性的机制，减少蛋白尿和肾小球硬化。有些研究设立了年龄、性别、种族、肾损害程度和蛋白尿程度匹配的未经治疗的HIV患者对照，但研究是非随机非盲法进行的。尽管如此，在每项研究中，ACEI治疗组均获得了蛋白尿减轻，血肌酐上升减慢、以及延缓终末期肾脏病的疗效。

目前HIVAN的治疗，在没有肾脏病的HIV感染者中，应使用联合抗病毒治疗。应用ACEI或ARB药物治疗可以获益，但同时应注意高钾血症和血肌酐上升的副作用。应用糖皮质激素或环孢素A等免疫抑制治疗应权衡利弊。少数研究显示HIVAN的患者可以接受肾移植[59-61]。对于HIV阳性的患者，如果循环中已检测不到病毒载量、$CD4^+$细胞大于200/μl持续至少6个月，可以接受肾移植[62]。

五、HIV 感染者发生的其他肾小球病

虽然HIVAN是HIV感染者中最常见的肾小球病，其他肾小球病也有报道。在一项针对100多例HIV阳性患者的肾活检资料的研究中，73%为经典的HIVAN，其他包括膜增生性肾炎（MPGN）10%，微小病变病6%，淀粉样变性病3%，狼疮样肾炎3%，急性感染后肾小球肾炎2%，其他少见病变如非塌陷型FSGS、血栓性微血管病、IgA肾病和免疫触须样肾小球病各占1%[9]。虽然塌陷型FSGS在城市黑种人中常见，但其他地区特别是欧洲白种人中也可见免疫复合物性肾小球肾炎[63,64]。巴黎的一项研究发现：HIV阳性的白种人其免疫复合物型肾炎发生率超过50%，而黑种人则只有21%。意大利的患者也主要以免疫复合物性肾炎为主[65]。随着HAART治疗开展后，在HIV载量<400拷贝/ml的患者中，肾脏病理改变以高血压肾小球硬化症[66]或糖尿病肾病更为常见[67]。

虽然黑种人很少有典型的IgA肾病，但HIV感染者中不论白种人和黑种人均有IgA肾病的报道[68-72]。肾脏病理表现多样，从系膜增生性肾小球肾炎到塌陷型肾小球硬化，但均伴有肾小球系膜区IgA沉积。临床上表现为血尿、蛋白尿和肾功能不全。含IgA型抗HIV抗体的免疫复合物可从部分患者肾脏洗脱，部分患者血清中也可以检测到IgA型抗HIV病毒抗原的抗体[71]。

在HIV感染者的免疫复合物型肾炎中，MPGN最为常见。在静脉吸毒者中HIV和HCV常同时感染[73,74]。多数患者表现为镜下血尿、肾病范围蛋白尿和肾功能不全。血清可有冷球蛋白、低补体血症，且部分患者还可同时有乙肝病毒和丙肝病毒感染的证据。肾小球病变多与原发性MPGN的Ⅰ型和Ⅲ型类似[75]。

个别HIV患者有狼疮样免疫复合物性肾炎[76-79]，多有ANA、抗DNA抗体和低补体血症。但在HIV感染的一般患者中，很少见到ANA或抗DNA抗体的阳性结果[80]。这些患者多数接受激素联合或不联合吗替麦考酚酯的治疗，同时接受HAART治疗，疗效差异较大。

HIV感染的黑种人和白种人患者中，可偶发血栓性微血管病如血栓性血小板减少性紫癜（TTP）。该类患者多为晚期HIV感染者，肾脏受累表现为血尿、蛋白尿和不同程度的肾功能不全。其他TTP的典型症状如发热、神经系统症状、血小板减少和微血管病性溶血性贫血也可出现。使用cART治疗联合血浆置换治疗可以获得缓解[81]。ADAMT13可以下降，类似于特发性TTP，并提示预后较好[82]。治疗前需要鉴别或排除其他原因导致的TMA，如恶性高血压、血管侵袭性感染如Kaposi肉瘤以及HIV直接导致的溶血尿毒综合征（HUS）[83]。

第二节　感染性心内膜炎肾损害

早年在广泛使用抗生素之前，感染性心内膜炎最常见的致病菌是草绿色链球菌，其肾小球肾炎的发生率达50% ~ 80%[84]，而且很少发生急性心内膜炎[85,86]。随着抗生素的广泛应用和静脉吸毒的增加，金黄色葡萄球菌已成为感染性心内膜炎的主要致病菌，肾小球肾炎发生在急性和亚急性感染的比例基本一致[87]。金黄色葡萄球菌感染引起的心内膜炎中，肾小球肾炎的发生率为22% ~ 78%[88,89]，特别是在静脉吸毒者中发生率更高[90-92]。

感染性心内膜炎的肾脏合并症包括肾梗死、肾脓肿和肾小球肾炎，也可以多种病变并存。局灶肾小球肾炎患者，临床上多表现为无症状性血尿和白细胞尿，也可有白蛋白尿；少数严重的局灶肾小球肾炎患者也可出现肾功能不全。弥漫性肾小球肾炎患者，多有镜下或肉眼血尿、肾病范围蛋白尿和肾功能不全[84,87,90-94]。少数患者可有急进性肾炎[95]或血管炎的表现如紫癜等[96]。60% ~ 90%的患者存在低补体血症，但并非肾脏受累的特异性指标。多数患者激活补体的经典途径[97]。部分金黄色葡萄球菌感染引起的心内膜炎患者可通过旁路途径活化补体。补体活化的程度与肾脏损害的程度多成正比，且血清补体水平在感染治愈后恢复正常。90%的患者血清存在循环免疫复合物[98]。血

清中可有混合型冷球蛋白和类风湿因子[99]。经肾活检证实的免疫复合物性肾小球肾炎患者也可偶有血清ANCA阳性[100]。过去还有报道从患者肾小球洗脱液中检测到抗肾小球基底膜抗体[101]。

感染性心内膜炎肾损害患者，肾活检光镜下典型表现为局灶节段毛细血管内增生性肾小球肾炎，有时有局灶新月体形成，可有毛细血管袢坏死。部分患者可有弥漫性毛细血管内增生性病变和渗出性肾小球肾炎伴或不伴新月体形成[102]。免疫荧光检查可见IgG、IgM和C3颗粒样沉积于肾小球毛细血管襻和系膜区。如果以IgM沉积为主可提示巴尔通体菌感染性心内膜炎。电镜下可见电子致密物沉积于肾小球系膜区、内皮下和偶有上皮下，以及不同程度的系膜细胞和内皮细胞增生。合并ANCA阳性的心内膜炎的患者，肾活检可以发现合并的坏死和增殖性病变，以及寡免疫复合物沉积。

感染性心内膜炎肾损害为免疫复合物致病。肾脏洗脱液中可检测到金黄色葡萄球菌[103]和溶血性链球菌[104]的特异性抗体，在沉积的免疫复合物中可检测到细菌抗原。

应用抗生素治疗后，肾脏受累的表现逐渐减轻至消失，但也有个别患者的镜下血尿和蛋白尿持续数年。个别肾衰竭的患者曾应用血浆置换和糖皮质激素治疗，以促进肾脏病变的恢复[105]。但应注意免疫抑制疗法虽可抑制免疫反应，但同时也可使感染恶化。

第三节　螺旋体病相关的肾脏病

梅毒（syphilis）由梅毒螺旋体致病。先天和后天梅毒均可引起肾脏病，但发病率只有0.3%[106,107]。梅毒肾病主要表现为肾病综合征，可以在发病后2 ~ 6周自发缓解，也可表现为慢性持续蛋白尿[108-110]。肾活检的典型病理表现为膜性肾病，可伴有轻重不等的系膜病变。肾小球上皮下可检测到螺旋体的抗原[111]，动物模型中发现循环免疫复合物中含有螺旋体蛋白[112]。说明梅毒肾病是免疫复合物介导的疾病。青霉素驱除梅毒螺旋体治疗后，临床症状可缓解，组织学病变也有恢复的报道。

钩端螺旋体病（leptospirosis）是一种急性传染病，早期螺旋体血症时肾脏易受累。多表现为轻度蛋白尿和白细胞尿，少数可有血尿和管型。严重者可发生少尿型急性肾损伤[113]。部分患者可表现为低钾血症。肾活检主要表现为小管间质性肾炎，严重者可表现为局灶性肾小管坏死，病灶内可检测到钩端螺旋体[114]。经抗生素治疗长期预后好，肾功能及肾组织病变多可恢复。

第四节　寄生虫疾病相关的肾脏病

部分寄生虫感染可引起肾脏病，如疟原虫、血吸虫和利士曼原虫等。

疟原虫中可引起肾脏受累的主要是三日疟原虫、四日疟原虫和恶性疟原虫[115,116]。三日疟原虫感染引起的临床显性肾小球病并不常见。多表现为无症状性尿检异常，可有蛋白尿、血尿和白细胞尿，肾功能多正常。肾活检主要为系膜增生和膜增生性病变[117]。临床严重的疟疾患者可发生血红蛋白尿引起的急性肾损伤[118,119]。四日疟多侵犯儿童，其肾损害主要表现为蛋白尿，从一过性蛋白尿、轻度蛋白尿到肾病范围蛋白尿均可发生。血尿少见。早期可有血清补体降低。多数在3 ~ 5年内进展到终末期肾衰竭。自发缓解罕见。抗疟治疗和糖皮质激素均不能改善肾脏病的预后[120]。肾活检可见MPGN样病变或膜性肾病[121]，可见双轨征形成和肾小球毛细血管襻节段硬化[122]。免疫荧光检查可见IgG，IgM，C3和疟原虫抗原沉积于肾小球。电镜检查可在无规则增厚的肾小球基底膜内见到电子致密物[123]。现认为疟原虫抗原及其抗体形成的免疫复合物在肾小球沉积介导了疟原虫引起的肾脏病，动物模型支持这个假设[124]。但是在疾病的晚期，也有可能有自身免疫机制参与致病[125]。

血吸虫病也可引起肾损害。包括常引起肝硬化的曼森尼血吸虫（*schistosoma mansoni*）和日本血吸虫（*schistosoma japonicum*），以及常引起膀胱炎的埃及血吸虫（*schistosoma hematobium*）。我国主要流行日本血吸虫感染。血吸虫引起的肾小球病主要包括系膜增生、局灶硬化、膜增生性病变、新月体形成、膜性肾病和淀粉样变性，可进展至终末期肾衰竭[126-130]。患者肾活检组织中可检测到血吸虫的抗原[131]。除埃及血吸虫偶可引起的肾病综合征可在抗寄生虫治疗后缓解，一般抗血吸虫治疗对肾脏病无效[132]。此外，还应注意血吸虫病患者发生肾脏病也可能与同时感染的沙门菌感染相关[133]。

黑热病（leishimaniasis，kala-azar）是由利什曼原虫所致，其所引起的肾脏损害多较轻，经抗寄生虫治疗后可逆转。肾活检常表现为系膜增生或局灶增生性病变，增生部位可见IgG、IgM和C3沉积，少数患者还可合并淀粉样变性病[134,135]。旋毛虫病（trichinosis）由旋毛虫所致，肾受累可有血尿和蛋白尿，但治疗后可消失。肾活检主要为有C3沉积的系膜增生性肾炎[136,137]。

（崔　昭）

参考文献

1. APPEL GB, RADHAKRISHNAN J, D'AGATI V. Secondary glomerular disease//BRENNER BM, RECTOR JR FC. The Kidney. 10th ed. Philadelphia: Saunders WB, 2016:1151-1154.
2. 赵明辉. 人免疫缺陷病毒感染的肾脏病 // 王海燕. 肾脏病学 . 3 版, 北京：人民卫生出版社 , 2008, 1527-1529.
3. RAO TK, FILIPPONE EJ, NICASTRI AD, et al. Associated focal and segmental glomerulosclerosis in the acquired immunodeficiency syndrome. N Engl J Med, 1984, 310(11):669-673.
4. Global report: UNAIDS report on the global AIDS epidemic 2013. Joint United Nations Programme on HIV/AIDS (UNAIDS), 2013. International C. Global report: UNAIDS report on the global AIDS epidemic 2013. Geneva Switzerland Unaids, 2013, 7:553-556.
5. MALLIPATTU SK, SALEM F, WYATT CM. The changing epidemiology of HIV-related chronic kidney disease in the era of antiretroviral therapy. Kidney Int, 2014, 86(2):259-265.
6. D'AGATI V, APPEL GB. HIV infection and the kidney. J Am Soc Nephrol, 1997, 8 (1):138-152.
7. STRAUSS J, ABITBOL C, ZILLERUELO G, et al. Renal disease in children with the acquired immunodeficiency syndrome. N Engl J Med, 1989, 321 (10):625-630.
8. D'AGATI V, SUH JI, CARBONE L, et al. Pathology of HIV-associated nephropathy: a detailed morphologic and comparative study. Kidney Int, 1989, 35 (6):1358-1370.
9. D'AGATI V, APPEL GB. Renal pathology of human immunodeficiency virus infection. Semin Nephrol, 1998, 18 (4):406-421.
10. RAO TK, FRIEDMAN EA, NICASTRI AD. The types of renal disease in the acquired immunodeficiency syndrome. N Engl J Med, 1987, 316 (17):1062-1068.
11. GLASSOCK RJ, COHEN AH, DANOVITCH G, et al. Human immunodeficiency virus (HIV) infection and the kidney. Ann Intern Med, 1990, 112 (1):35-49.
12. LANGS C, GALLO GR, SCHACHT RG, et al. Rapid renal failure in AIDS-associated focal glomerulosclerosis. Arch Intern Med, 1990, 150 (2):287-292.
13. PARDO V, MENESES R, OSSA L, et al. AIDS-related glomerulopathy. Occurrence in specific risk groups. Kidney Int, 1987, 31 (5):1167-1173.
14. BOURGOIGNIE JJ, ORTIZ-INTERIAN C, GREEN DF. The human immunodeficiency virus epidemic and

HIV-associated nephropathy.//HATANO M. Nephrology. Tokyo:Springer-Verlag, 1990:484-492.

15. WINSTON JA, BURNS GC, KLOTMAN PE. The human immunodeficiency virus (HIV) epidemic and HIV-associated nephropathy. Semin Nephrol, 1998, 18 (4):373-377.
16. LIU R, PAXTON WA, CHOE S, et al. Homozygous defect in HIV-1 coreceptor accounts for resistance of some multiply exposed individuals to HIV-1 infections. Cell, 1996, 86 (3):367-377.
17. SMITH MW, DEAN M, CARRINGTON M, et al. Contrasting genetic influence of CCR2 and CCR5 variants on HIV-1 infection and disease progression. Hemophilia Growth and Development Study (HGDS), Multicenter AIDS Cohort Study (MACS), Multicenter Hemophilia Cohort Study (MHCS). San Francisco City Cohort (SFCC), ALIVE Study. Science, 1997, 277 (5328):959-965.
18. WIMKLER C, MODI W, SMITH MW, et al. Genetic restriction of AIDS pathogenesis by an SDF-1 chemokine gene variant. ALIVE Study, Hemophilia Growth and Development Study (HGDS), Multicenter AIDS Cohort Study (MACS), Multicenter Hemophilia Cohort Study (MHCS), San Francisco City Cohort (SFCC). Science, 1998, 279 (5349):389-393.
19. KOPP JB, SMITH MW, NELSON GW, et al. MYH9 is a major-effect risk gene for focal segmental glomerulosclerosis. Nat Genet, 2008, 40(10):1175-1184.
20. GENOVESE G, FRIEDMAN DJ, ROSS MD, et al. Association of trypanolytic ApoL1 variants with kidney disease in African Americans. Science, 2010, 329(5993):841-845.
21. AHUJA TS, BORCKI M, FUNTANILLA M, et al. Is the prevalence of HIV-associated nephropathy decreasing? Am J Nephrol, 1999, 19 (6):655-659.
22. SHAHINIAN V, RAJARAMAN S, BORUCKI M, et al. Prevalence of HIV-associated nephropathy in autopsies of HIV-infected patients. Am J Kidney Dis, 2000, 35 (5):884-888.
23. VALERI A, NEUSY AJ. Acute and chronic renal disease in hospitalized AIDS patients. Clin Nephrol, 1991, 35 (3):110-118.
24. CARBONE L, D'AGATI V, CHENG JT, et al. Course and prognosis of human immunodeficiency virus-associated nephropathy. Am J Med, 1989, 87 (4):389-395.
25. BOURGOIGNIE JJ, MENESES R, ORTIZ C, et al. The clinical spectrum of renal disease associated with human immunodeficiency virus. Am J Kidney Dis, 1988, 12 (2):131-137.
26. CHANDER P, SONI A, SURI A, et al. Renal ultrastructural markers in AIDS-associated nephropathy. Am J Pathol, 1987, 126 (3):513-526.
27. BARISONI L, KRIZ W, MUNDEL P, et al. The dysregulated podocyte phenotype: A novel concept in the pathogenesis of collapsing idiopathic focal segmental glomerulosclerosis and HIV-associated nephropathy. J Am Soc Nephrol, 1999, 10 (1):51-61.
28. DIJKMAN HB, WEENING JJ, SMEETS B, et al. Proliferating cells in HIV and pamidronate-associated collapsing focal segmental glomerulosclerosis are parietal epithelial cells. Kidney Int, 2006, 70(2):338-344.
29. WYATT CM, KLOTMAN PE, D'AGATI VD. HIV-associated nephropathy: clinical presentation, pathology, and epidemiology in the era of antiretroviral therapy. Semin Nephrol, 2008, 28(6):513-522.
30. BRUGGEMAN LA, ROSS MD, TANJI N, et al. Renal epithelium is a previously unrecognized site of HIV-1 infection. J Am Soc Nephrol, 2000, 11(11):2079-2087.
31. MARRAS D, BRUGGEMAN LA, GAO F, et al. Replication and compartmentalization of HIV-1 in kidney epithelium of patients with HIV-associated nephropathy. Nat Med, 2002, 8(5):522-526.
32. DICKIE P, FELSER J, ECKHAUS M, et al. HIV-associated nephropathy in transgenic mice expressing HIV-1 genes. Virology, 1991, 185 (1):109-119.
33. KOPP JB, KLOTMAN ME, ADLER SH, et al. Progressive glomerulosclerosis and enhanced renal accumulation of basement membrane components in mice transgenic for human immunodeficiency virus type 1 genes. Proc Natl Acad Sci U S A, 1992, 89 (5): 1577-1581.
34. KOPP JB, RAY PE, ADLER SH, et al. Nephropathy in HIV-transgenic mice. Contrib Nephrol, 1994, 107(5):194-204.
35. SHANKLAND SJ, EITNER F, HUDKINS KL, et al. Differential expression of cyclin-dependent kinase

inhibitors in human glomerular disease: role in podocyte proliferation and maturation. Kidney Int, 2000, 58(2):674-683.

36. HUSAIN M, GUSELLA GL, KLOTMAN ME, et al. HIV-1 Nef induces proliferation and anchorage-independent growth in podocytes. J Am Soc Nephrol, 2002, 13(7):1806-1815.

37. HANNA Z, WENG XD, KAY DG, et al. The pathogenicity of human immunodeficiency virus (HIV) type 1 Nef in CD4C/HIV transgenic mice is abolished by mutation of its SH3-binding domain, and disease development is delayed in the absence of Hck. J Virol, 2001, 75(19):9378-9392.

38. ZUO Y, MATSUSAKA T, ZHONG J, et al. HIV-1 genes vpr and nef synergistically damage podocytes, leading to glomerulosclerosis. J Am Soc Nephrol, 2006, 17(10):2832-2843.

39. ROSENSTIEL PE, GRUOSSO T, LETOURNEAU AM, et al. HIV-1 Vpr inhibits cytokinesis in human proximal tubule cells. Kidney Int, 2008, 74(8):1049-1058.

40. LI X, DAI Y, CHUANG PY, et al. Induction of retinol dehydrogenase 9 expression in podocytes attenuates kidney injury. J Am Soc Nephrol, 2014, 25(9):1933-1941.

41. SHKRELI M, SARIN KY, PECH MF, et al. Reversible cell-cycle entry in adult kidney podocytes through regulated control of telomerase and Wnt signaling. Nat Med, 2012, 18(1):111-119.

42. FINE DM, WALTER WG, ESTRELLA MM, et al. APOL1 risk variants predict histopathology and progression to ESRD in HIV-related kidney disease. J Am Soc Nephrol, 2012, 23 (2):343-350.

43. WALI RK, DRACHENBERG CI, PAPADIMITRIOU JC, et al. HIV-1-associated nephropathy and response to highly-active antiretroviral therapy. Lancet, 1998, 352(9130):783-784.

44. KIRCHNER JT. Resolution of renal failure after initiation of HAART: 3 cases and a discussion of the literature. AIDS Read, 2002, 12(3):103-105, 110-112.

45. ATTA MG, GALLANT JE, RAHMAN MH, et al. Antiretroviral therapy in the treatment of HIV-associated nephropathy. Nephrol Dial Transplant, 2006, 21(10):2809-2813.

46. U. S. Renal Data System: 2002 Annual data report, Bethesda, Md, 2002, National Institutes of Health, National Institute of Diabetes and Digestive and Kidney Diseases, Division of Kidney, Urologic, and Hematologic Diseases.

47. BABUT-GAY ML, ECHARD M, KLEINKNECHT D, et al. Zidovudine and nephropathy with human immunodeficiency virus (HIV) infection. Ann Intern Med, 1989, 111 (10):856-857.

48. HARRER T, HUNZELMANN N, STOLL R, et al. Therapy for HIV-1-related nephritis with zidovudine. AIDS, 1990, 4 (8):815-817.

49. LAM M, PARK MC. HIV-associated nephropathy: Beneficial effect of zidovudine therapy. N Engl J Med, 1990, 323 (25):1775-1776.

50. IFUDU O, RAO TK, TAN CC, et al. Zidovudine is beneficial in human immunodeficiency virus-associated nephropathy. Am J Nephrol, 1995, 15 (3):217-221.

51. INGULLI E, TEJANI A, FIKRIG S, et al. Nephrotic syndrome associated with acquired immunodeficiency syndrome in children. J Pediatr, 1991, 119 (5):710-716.

52. STRAUSS J, ZILLERUELO G, ABITBOL C, et al. Human immunodeficiency virus nephropathy. Pediatr Nephrol, 1993, 7 (2):220-225.

53. SMITH MC, PAWAR R, CAREY JT, et al. Effect of corticosteroid therapy on human immunodeficiency virus-associated nephropathy. Am J Med, 1994, 97 (2):145-151.

54. SMITH MC, AUSTEN JL, CAREY JT, et al. Prednisone improves renal function and proteinuria in human immunodeficiency virus-associated nephropathy. Am J Med, 1996, 101 (1):41-48.

55. EUSTACE JA, NUERMBERGER E, CHOI M, et al. Cohort study of the treatment of severe HIV-associated nephropathy with corticosteroids. Kidney Int, 2000, 58(3):1253-1260.

56. KLOTMAN PE. Early treatment with ACE inhibition may benefit HIV-associated nephropathy patients. Am J Kidney Dis, 1998, 31 (4):719-720.

57. BURNS GC, PAUL SK, TOTH IR, et al. Effect of angiotensin-converting enzyme inhibition in HIV-associated nephropathy. J Am Soc Nephrol, 1997, 8 (7):1140-1146.

58. OUELLETTE DR, KELLY JW, ANDERS GT. Serum angiotensin-converting enzyme level is elevated in patients with human immunodeficiency virus infection. Arch Intern Med, 1992, 152 (2):321-324.
59. KUMAR MSA, SIERKA DR, DAMASK AM, et al. Safety and success of kidney transplantation and concomitant immunosuppression in HIV-positive patients. Kidney Int, 2005, 67(4):1622-1629.
60. KUMAR, SHAHID MK, MICHAEL H, et al. Long-term patient and graft survival after kidney transplantation in HIV positive patients. Transplantation, 2006, 82(1 Suppl 2):121-122.
61. QIU J, TERASAKI PI, WAKI K, et al. HIV-positive renal recipients can achieve survival rates similar to those of HIV-negative patients. Transplantation, 2006, 81(12):1658-1661.
62. BHAGANI S, SWENY P, BROOK G. Guidelines for kidney transplantation in patients with HIV disease. HIV Med, 2006, 7(3):133-139.
63. NOCHY D, GLOTZ D, DOSQUET P, et al. Renal disease associated with HIV infection: a multicentric study of 60 patients from Paris hospitals. Nephrol Dial Transplant, 1993, 8 (1):11-19.
64. NOCHY D, GLOTZ D, DOSQUET P, et al. Renal lesions associated with human immunodeficiency virus infection: North American vs. European experience. Adv Nephrol Necker Hosp, 1993, 22(4876):269-286.
65. CASANOVA S, MAZZUCCO G, BARBIANO DI BELGIOJOSO G, et al. Pattern of glomerular involvement in human immunodeficiency virus-infected patients: an Italian study. Am J Kidney Dis, 1995, 26 (3):446-453.
66. ESTRELLA M, FINE DM, GALLANT JE, et al. HIV type 1 RNA level as a clinical indicator of renal pathology in HIV-infected patients. Clin Infect Dis, 2006, 43(3):377-380.
67. WYATT CM, MORGELLO S, KATZ-MALAMED R, et al. The spectrum of kidney disease in patients with AIDS in the era of antiretroviral therapy. Kidney Int, 2009, 75(4):428-434.
68. KIMMEL PL, PHILLIPS TM, FERREIRA-CENTENO A, et al. HIV-associated immune-mediated renal disease. Kidney Int, 1993, 44 (6):1327-1340.
69. BEAUFILS H, JOUANNEAU C, KATLAMA C, et al. HIV-associated IgA nephropathy–a post-mortem study. Nephrol Dial Transplant, 1995, 10 (1):35-38.
70. KENOUCH S, DELAHOUSSE M, MERY JP, et al. Mesangial IgA deposits in two patients with AIDS-related complex. Nephron, 1990, 54 (4):338-340.
71. KIMMEL PL, PHILLIPS TM, FERREIRA-CENTENO A, et al. Brief report: idiotypic IgA nephropathy in patients with human immunodeficiency virus infection. N Engl J Med, 1992, 327 (10):702-706.
72. KATZ A, BARGMAN JM, MILLER DC, et al. IgA nephritis in HIV-positive patients: a new HIV-associated nephropathy? Clin Nephrol, 1992, 38 (2):61-68.
73. STOKES MB, CHAWLA H, BRODY RI, et al. Immune complex glomerulonephritis in patients coinfected with human immunodeficiency virus and hepatitis C virus. Am J Kidney Dis, 1997, 29 (4):514-525.
74. CHENG JT, ANDERSON HL, MARKOWITZ GS, et al. Hepatitis C virus-associated glomerular disease in patients with HIV co-infection. J Am Soc Nephrol, 1999, 10 (7):1566-1574.
75. MOHAN S, HERLITZ LC, TAN J, et al. The changing pattern of glomerular disease in HIV and hepatitis C co-infected patients in the era of HAART. Clin Nephrol, 2013, 79(4):285-291.
76. D'AGATI V, SEIGLE R. Coexistence of AIDS and lupus nephritis: a case report. Am J Nephrol, 1990, 10 (3):243-247.
77. CONTRERAS G, GREEN DF, PARDO V, et al. Systemic lupus erythematosus in two adults with human immunodeficiency virus infection. Am J Kidney Dis, 1996, 28 (2):292-295.
78. FAUBERT PF, PORUSH JG, VENKATASESHAN VS. Lupus like syndromes//GRISHMAN E, CHURG J, NEEDLEMAN P, et al. The kidneys in collagen vascular disease. New York: Raven Press, 1993: 96-98.
79. GINDEA S, SCHWARTZMAN J, HERLITZ LC, et al. Proliferative glomerulonephritis in lupus patients with human immunodeficiency virus infection: a difficult clinical challenge. Semin Arthritis Rheum, 2010, 40(3):201-209.
80. KOPELMAN RG, ZOLLA-PAZNER S. Association of human immunodeficiency virus infection and autoimmune phenomena. Am J Med, 1988, 84 (1):82-88.
81. HART D, SAYER R, MILLER R, et al. Human immunodeficiency virus associated thrombotic thrombocytopenic

purpura-favourable outcome with plasma exchange and prompt initiation of highly active antiretroviral therapy. Br J Haematol, 2011, 153(4):515-519.

82. MALAK S, WOLF M, MILLOT GA, et al. Human immunodeficiency virus-associated thrombotic microangiopathies: clinical characteristics and outcome according to ADAMTS13 activity. Scand J Immunol, 2008, 68(3):337-344.

83. BENJAMIN M, TERRELL DR, VESELY SK, et al. Frequency and significance of HIV infection among patients diagnosed with thrombotic thrombocytopenic purpura. Clin Infect Dis, 2009, 48(8):1129-1137.

84. NEUGARTEN J, BALDWIN DS. Glomerulonephritis in bacterial endocarditis. Am J Med, 1984, 77 (2):297-304.

85. BAEHR G. Glomerular lesions of subacute bacterial endocarditis. J Exp Med, 1912, 15 (4):330-347.

86. LIBMAN E. Characterization of the various forms of endocarditis. JAMA, 1923, 80 (80):813-818.

87. NEUGARTEN J, GALLO GR, BALDWIN DS. Glomerulonephritis in bacterial endocarditis. Am J Kidney Dis, 1984, 3 (5):371-379.

88. O'CONNOR DT, WEISMAN MH, FIERER J. Activation of the alternate complement pathway in Staphylococcus aureus infective endocarditis and its relationship to thrombocytopenia, coagulation abnormalities, and acute glomerulonephritis. Clin Exp Immunol, 1978, 34(2):179-187.

89. LEVINE DP, CUSHING RD, JUI J, et al. Community-acquired methicillin-resistant Staphylococcus aureus endocarditis in the Detroit Medical Center. Ann Intern Med, 1982, 97 (3):330-338.

90. GUTMAN RA, STRIKER GE, GILLILAND BC, et al. The immune complex glomerulonephritis of bacterial endocarditis. Medicine (Baltimore), 1972, 51 (1):1-25.

91. 董捷,赵明辉,王玉,等.感染性心内膜炎继发局灶坏死性肾炎 1 例.中华内科杂志，2004, 43(9) :685.

92. 石晓峰,古玉君,彭宇程.滥用海洛因引起右心感染性心内膜炎并肾损害 11 例.中华肾脏病杂志，1999, 15(4) :217.

93. 陈文淑,区咏凝. 50 例感染性心内膜炎的肾损害观察.中华肾脏病杂志，1996, 12(4) :253.

94. 高瑞通,文煜冰,李航,等.感染性心内膜炎的肾脏损害.中华肾脏病杂志，2005, 21(8) :438-442.

95. DAIMON S, MIZUNO Y, FUJII S, et al. Infective endocarditis-induced crescentic glomerulonephritis dramatically improved by plasmapheresis. Am J Kidney Dis, 1998, 32 (2):309-313.

96. KODO K, HIDA M, OMORI S, et al. Vasculitis associated with septicemia: Case report and review of the literature. Pediatr Nephrol, 2001, 16 (12):1089-1092.

97. KAUFFMANN RH, THOMPSON J, VALENTIJN RM, et al. The clinical implications and the pathogenetic significance of circulating immune complexes in infective endocarditis. Am J Med, 1981, 71 (1):17-25.

98. CABANE J, GODEAU P, HERREMAN G, et al. Fate of circulating immune complexes in infective endocarditis. Am J Med, 1979, 66 (2):277-282.

99. HURWITZ D, QUISMORIO FP, FRIOU GJ. Cryoglobulinemia in patients with infectious endocarditis. Clin Exp Immunol, 1975, 19 (1):131-141.

100. SUBRA JJ, MICHELET C, LAPORTE J, et al. The presence of cytoplasmic antineutrophil cytoplasmic antibodies (C-ANCA) in the course of subacute bacterial endocarditis with glomerular involvement. Coincidence or association? Clin Nephrol, 1998, 49 (1):15-18.

101. LEVY RL, HONG R. The immune nature of subacute bacterial endocarditis (SBE) nephritis. Am J Med, 1973, 54 (5):645-652.

102. MOREL-MAROGER L, SRAER JD, HERREMAN G, et al. Kidney in subacute bacterial endocarditis. Pathological and immunofluorescent findings. Arch Pathol, 1972, 94 (3):205-213.

103. YUM M, WHEAT LJ, MAXWELL D, et al. Immunofluorescent localization of *Staphylococcus aureus* antigen in acute bacterial endocarditis nephritis. Am J Clin Pathol, 1978, 70 (5):832-835.

104. PEREZ GO, ROTHFIELD N, WILLIAMS RC JR. Immune complex nephritis in bacterial endocarditis. Arch Intern Med, 1976, 136 (3):334-336.

105. MCKINSEY DS, MCMURRAY TI, FLYNN JM. Immune complex glomerulonephritis associated with Staphylococcus aureus bacteremia: response to corticosteroid therapy. Rev Infect Dis, 1990, 12 (1):125-127.

106. EKNOYAN G, OLIVERO J. The kidney in Infectious Disease. In: Suki WH, Eknoyan G. The Kidney in Systemic Disease. 2nd ed. New York: John Wiley& Sons, 1981.

107. 李惊子,潘缉圣.原虫和蠕虫感染. // 王海燕.肾脏病学. 2版.北京:人民卫生出版社,1996:1108-1112.

108. HELLIER MD, WEBSTER ADB, et al. Nephrotic syndrome: A complication of secondary syphilis. Br Med J, 1971, 4 (5784):404-405.

109. 邹朝春,童美琴,唐兰芳.胎传梅毒的肾脏损害22例.中华肾脏病杂志,2003, 19(4):222.

110. 雷山川,冯建平.早期梅毒并发肾病综合征1例.中华医学杂志,2003, 83(11):991.

111. CHEN WP, CHIANG H, LIN CY. Renal disease and syphilis: persistent histological and immunological abnormalities in congenital syphilitic glomerulonephritis after disappearance of proteinuria. Child Nephrol Urol, 1988-1989, 9 (1-2):93-97.

112. JORIZZO JL, MCNEELY MC, BAUGHN RE, et al. Rabbit model of disseminated syphilis: immunoblot and immunohistologic evidence for a role of specific immune complexes in lesion pathogenesis. J Cutan Pathol, 1988, 15 (3):150-160.

113. SEGURO AC, LOMAR AV, ROCHA AS. Acute renal failure of leptospirosis: nonoliguric and hypokalemic forms. Nephron, 1990, 55 (2):146-151.

114. THOMPSON JC, MANKTELOW BW. Pathogenesis of renal lesions in haemoglobinemic and non-haemoglobinemic leptospirosis. J comp Pathol, 1989, 101 (2):201-214.

115. 符禄雅.疟疾肾炎550例分析.中华肾脏病杂志,1991, 7(1):63.

116. 梁定锦.103例中国易感人群感染非洲恶性疟疾的肾功能观察.中华肾脏病杂志,1994, 10(6):30-31.

117. BHAMARAPRAVATI N, BOONPUCKNAVIG S, BOONPUCKNAVIG V, et al. Glomerular changes in acute Plasmodium falciparum infection. An immunopathologic study. Arch Pathol, 1973, 96 (5):289-293.

118. EIAM-ONG S, SITPRIJA V. Falciparum malaria and the kidney: A model of inflammation. Am J Kidney Dis, 1998, 32 (3):361-375.

119. 符禄雅.疟疾所致急性肾功能衰竭22例临床分析.中华肾脏病杂志,1993, 9(3):184.

120. HENDRICKSE RG, ADENIYI A. Quartan malarial nephrotic syndrome in children. Kidney Int, 1979, 16 (1):64-74.

121. KIBUKAMUSOKE JW, HUTT MS. Histological features of the nephritic syndrome associated with quartan malaria. J Clin Pathol, 1967, 20 (2):117-123.

122. HENDRICKSE RG, ADENIYI A, EDINGTON GM, et al. Quartan malarial nephrotic syndrome: Collaborative clinicopathological study in Nigerian children. Lancet, 1972, 1 (7761):1143-1149.

123. HOUBA V. Immunopathology of nephropathies associated with malaria. Bull World Healty Organ, 1975, 52 (2):199-207.

124. BOONPUCKNAVIG V, BOONPUCKNAVIG S, BHAMARAPRAVATI N. Plasmodium berghei-infected mice: Focal glomerulonephritis in hyperimmune state. Arch Pathol Lab Med, 1979, 103 (11):567-572.

125. WOZENCRAFT AD, LLOYD CM, STAINES NA, et al. Role of DNA-binding antibodies in kidney pathology associated with murine malaria infections. Infect Immun, 1990, 58 (7):2156-2164.

126. GREENHAM R, CAMERON AH. Schistosoma haematobium and the nephrotic syndrome. Trans R Soc Trop Med Hyg, 1980, 74 (5):609-613.

127. ROCHA H, CRUZ T, BRITO E, et al. Renal involvement in patients with hepatosplenic Schistosoma mansoni. Am J Trop Med Hyg, 1976, 25 (1):108-115.

128. BARSOUM RS. Schistosomiasis and the kidney. Semin Nephrol, 2003, 23 (1):34-41.

129. 邵碧峰.急性血吸虫病并发急性肾炎16例临床分析.临床儿科杂志,1997, 15(4):233.

130. 黄甫术,李奇仁.急性血吸虫病与肾损害:附65例临床分析.中国寄生虫病防治杂志,1996, 9(2):152.

131. SOBH MA, MOUSTAFA FE, SALLY SM, et al. Characterisation of kidney lesions in early Schistosomal-specific nephropathy. Nephrol Dial Transplant, 1988, 3 (4):392-398.

132. MARTINELLI R, NOBLAT AC, BRITO E, et al. Schistosoma mansoni-induced mesangiocapillary glomerulonephritis: Influence of therapy. Kidney Int, 1989, 35 (5):1227-1233.

133. BARSOUM RS. Schistosomal glomerulopathy: Selection factors. Nephrol Dial Transplant, 1987, 2 (6):488-497.

134. DUTRA M, MARTINELLI R, DE CARVALHO EM, et al. Renal involvement in visceral leishmaniasis. Am J Kidney Dis, 1985, 6 (1):22-27.

135. DE BT, HOSHINO-SHIMIZU S, NETO VA, et al. Glomerular involvement in human kala-azar: A light, immunofluorescent, and electron microscopic study based on kidney biopsies. Am J Trop Med Hyg, 1975, 24 (1):9-18.

136. SITPRIJA V, KEOPLUNG M, BOONPUCKNAVIG V, et al. Renal involvement in human trichinosis. Arch Intern Med, 1980, 140 (4):544-546.

137. TRANDAFIRESCU V, GEOGESCU L, SCHWARTZKOPF A, et al. Trichinous nephropathy. Morphol Embryol, 1979, 25 (2):133-137.

第二十六篇

遗传性与
先天性肾脏病

第一章
概　述

遗传病（inherited disease）是指胎儿出生前因染色体结构或数目异常，或基因突变而导致的疾病。遗传病多为先天性疾病（congenital disease），具有先天性、终生性及家族性等特点。通常将遗传性疾病分为三类，即染色体病、单基因遗传病和多基因遗传病，近来将线粒体病和体细胞遗传病也包括在内。随着医学的发展，临床疾病谱也发生了变化，先天性疾病和遗传性疾病正替代传染性疾病成为与心血管疾病、癌症等并列的严重危害人类健康的疾病之一。

遗传性肾脏疾病（inherited kidney diseases）广义上是指由于遗传物质结构或功能改变所导致的肾脏疾病；狭义上则指由于遗传物质结构或功能改变所致、按一定方式垂直传递、后代中常常表现出一定发病比例的肾脏疾病。此类疾病可累及肾脏的各部分而导致结构异常、肾小球疾病、肾小管功能不良等。目前尚无遗传性肾脏疾病确切发病率的相关资料，据估计在全部肾脏疾病中约10%～15%可能因遗传性疾病或因素所致。由于其先天遗传特征，遗传性肾脏疾病主要多见于儿科肾脏专业临床。例如，激素耐药型肾病综合征（steroid-resistant nephrotic syndrome，SRNS）是美国20岁以前终末期肾病（ESRD）患者的第二常见原因，主要的病理类型为局灶节段性肾小球硬化（FSGS）[1]，其中约30%左右因单基因突变所致，且年龄越小单基因突变所占比例越高，3个月内占69.4%、4～12个月占49.7%、1～6岁占25.3%、7～12岁占17.8%、13～18岁占10.8%[2,3]。我国部分住院儿童的回顾性统计资料显示，儿童慢性肾衰竭占泌尿系疾病的构成比逐年增加，2002年比1990年增长4.3倍，其中遗传性肾脏疾病所占比例高达30%左右[4]。因为有一些遗传性肾脏疾病目前尚没有被认识或不能明确诊断，估计遗传性肾脏疾病所占的真实比例应该更高。大多数遗传性肾脏疾病的预后很差，多进展至ESRD，最终需要透析治疗和肾移植，相当多类型的遗传性肾脏疾病的进展非常迅速，患者甚至在婴儿及儿童期即需要透析治疗。

迄今为止，关于遗传性肾脏疾病的分类没有统一的认识，不过可以从两方面考虑分类：一是遵循遗传性疾病的分类方法将遗传性肾脏疾病分为染色体病、单基因病、多基因病、线粒体病和体细胞遗传病；另外也可以按照肾脏异常的位置和特征、同时结合遗传学特点进行分类。本章主要采用后者，将遗传性肾脏疾病分为以下几类：①遗传性肾小球疾病：以血尿为主者包括Alport综合征、薄基底膜肾病等，以蛋白尿为主者包括多种遗传性肾病综合征；②遗传性肾小管、间质疾病：包括Bartter综合征、Dent病、Liddle综合征、Fanconi综合征、肾性尿崩症、肾小管酸中毒、肾单位肾痨-髓质囊性病等；③遗传性肾结构病变：肾囊性病变如多囊肾（包括常染色体显性遗传型多囊肾和常染色体隐性遗传型多囊肾）、膀胱输尿管反流等；④遗传代谢病肾脏受累者：如Fabry病、糖原累积症等。临床上以遗传性肾小球疾病最为常见，特别是Alport综合征、薄基底膜肾病和多种遗传性肾病综合征。

与其他遗传性疾病一样，遗传性肾脏疾病种类繁多，累及的突变基因各异，遗传方式不一。近年来，随着医学的进步和分子生物学技术的发展，遗传性肾脏疾病的研究取得了很大进展，包括以下几个方面：首先，主要体现为诸多遗传性肾脏疾病的致病基因不断被克隆和明确，越来越多的遗传性肾脏疾病被了解和认识，例如目前已知最少27个单基因突变与激素耐药型肾病综合征有关，其中21个为隐性遗传（*NPHS2*、*NPHS1*、*PLCE1*、*LAMB2*、*SMARCAL1*、*COQ6*、*ITGA3*、*MYO1E*、*COQ2*、*CUBN*、*ADCK4*、*DGKE*、*PDSS2*、*ARHGDIA*、*CD2AP*、*CFH*、*ITGB4*、*NEIL1*、*PTPRO/GLEPP1*、*SCARB2*和*MEFV*），6个为显性遗传（*WT1*、*INF2*、*TRPC6*、*ARHGAP24*、*ACTN4*和*LMX1B*），特别是随着一些新型基因诊断技术的出现如全基因测序技术的发展和普及，使得多数遗传性肾脏疾病的早期诊断、基因诊断及产前诊断成为可能。其次，对于一些遗传性肾脏疾病的分类有了新的认识，例如原发性（遗传性）肾病综合征，以往分类包括芬兰型、法国型，目前根据致病基因不同分为NPHS1 ~ 8型（nephrotic syndrome type 1 ~ 8），分别因*NPHS1*、*NPHS2*、*PLEC1*、*WT1*、*LAMB2*、*PTPRO*、*DGKE*、*ARHGDIA*基因突变所致；又如原发性FSGS，根据其致病基因可分为FSGS1 ~ 6型，分别因*ACTN4*、*TRPC6*、*CD2AP*、*APOL1*、*INF2*、*MYO1E*基因突变所致。再次，围绕足细胞分子的单基因突变相关研究进展，极大推动了蛋白尿发生机制、裂孔隔膜分子结构、乃至肾小球硬化机制的研究进展。最后，对于遗传性肾脏疾病的治疗，目前尚无有效根治措施，仅能给予对症、支持治疗，对于进展至终末期肾病的患者，肾脏替代治疗包括血液透析、腹膜透析是有效的措施之一，有条件者可行肾移植治疗且对于大多数遗传性肾脏疾病肾移植预后较好，但是对于遗传性肾脏疾病，如激素耐药型肾病综合征，一旦检测到基因突变明确诊断，建议避免应用激素及多种免疫抑制剂，以防毒副作用及不必要的花费。

由于遗传性肾脏疾病种类繁多、遗传型及临床表型各异，临床医师特别是儿科医师认识相对不足；遗传性肾脏疾病涉及的基因众多，且一种遗传性肾脏疾病可因多个基因异常所致、单一基因导致的同一种遗传性肾脏疾病可有不同的临床表型、同一基因突变可致多个不同临床表型的遗传性肾脏疾病；我国临床上缺乏遗传性肾脏疾病相关书籍、著作及专科医师等，因此遗传性肾脏疾病的临床和基因诊断较为困难。兼之遗传性肾脏疾病缺乏有效的治疗措施，预后差，最终多进展至终末期肾脏病，需要肾脏替代治疗，对家庭造成巨大的经济、心理负担，对整个社会也是一种极大的负担。因此，撰写和出版遗传性肾脏疾病相关书籍，加强临床医师特别是儿科肾脏专业医师的教育和培训，提高他们对于遗传性肾脏疾病的认识和警惕；开展遗传性肾脏疾病的筛查和咨询，特别是那些明确诊断为遗传性肾脏疾病的家族成员，并为他们提供婚育等遗传咨询工作；建立全国性的遗传性肾脏疾病数据库，有利于遗传性肾脏疾病患者的管理、诊断和随访；发现新的基因诊断技术、方法，如新型二代基因测序技术，缩短遗传性肾脏疾病基因诊断的周期、减少花费等，对遗传性肾脏疾病进行早期诊断和干预尤为重要。

本章节拟从相关致病基因、病理改变、临床表现、诊断及鉴别诊断、治疗和预后等方面，对于常见的遗传性肾脏疾病进行介绍。

（丁　洁）

第二章
遗传性肾小球疾病

第一节　Alport综合征

Alport综合征（Alport syndrome，AS）又称遗传性进行性肾炎，是最常见的遗传性肾脏病，由于Ⅳ型胶原不同α链的基因发生不同突变，使基因编码蛋白的结构及功能异常，导致包括肾、眼、耳蜗等基底膜结构发生变化，临床主要表现为血尿和进行性肾功能减退，并常伴有感音神经性耳聋和眼部异常等。1902年Guthrie描述了几例家族性特发性血尿患者并认为是从母亲遗传而来，1927年Alport首次将血尿和神经性耳聋联系起来，并发现该病的严重程度和性别相关，1954年Sohar首次描述了视觉的异常，1961年Williamson提议将临床上表现为血尿、耳聋、进行性肾功能下降，又具有明显的遗传倾向、自然病程有显著的性别差异的疾病命名为Alport综合征[5]。

一、遗传方式

Alport综合征是一种具有遗传异质性（genetic heterogeneity）的疾病。现已证实存在三种遗传方式，即：X连锁显性遗传（X-linked dominant，XD）、常染色体隐性遗传（autosomal recessive，AR）和常染色体显性遗传（autosomal dominant，AD）。

（一）X连锁显性遗传型

最常见，约占80% ~ 85%，因*COL4A5*基因突变或*COL4A5*和*COL4A6*两个基因突变所致。此种遗传型Alport综合征男女均可患病，但男性较女性患者病情重；男性患者的女儿都是致病基因携带者、都将发病，儿子都正常，即没有父传子现象；而女性患者的子女，无论男女都将有1/2发病。

（二）常染色体隐性遗传型

约占Alport综合征的15%左右，因*COL4A3*或*COL4A4*基因突变所致。其遗传学特点为：患儿双亲无病，但为携带者；患儿同胞中，1/4发病，男女发病机会相等；患者子女多不发病。

（三）常染色体显性遗传型

非常少见，目前仅有几篇报道表明该遗传型Alport综合征有*COL4A3*或*COL4A4*基因的突变。其遗传学特征为患儿双亲之一也是患者，患儿同胞中1/2发病，男女患病机会均等。

此外，Alport综合征存在新发突变（*de novo*，有时也称作从头突变），即这部分患者没有血尿、肾衰竭等肾脏病家族史。Alport综合征患者中新发突变的比例约10%以上[6-8]。

二、发病机制

Alport综合征因编码Ⅳ型胶原不同α链的基因突变所致。

（一）Ⅳ型胶原分子及其基因

Ⅳ型胶原是一种主要分布于基底膜的细胞外基质成分。

1. Ⅳ型胶原分子 作为胶原家族的一个成员，Ⅳ型胶原分子同样是由三条α链相互缠绕、紧密扭曲而形成的三股螺旋结构的分子。现已证实参与Ⅳ型胶原分子结构的α链至少有6种，分别命名为α1（Ⅳ）～α6（Ⅳ）链。根据各链被确定的时间及组织分布的不同，将6种α（Ⅳ）链分为经典链（classical chains，包括α1和α2链）和新链（novel chains，包括α3～α6链）。另外，由于各种链之间的氨基酸序列有高度同源性，所以α1(Ⅳ)～α6(Ⅳ)链又可分为α1类链（α1-like chains，包括α1、α3和α5链）和α2类链（2-like chains，包括α2、α4和α6链）。

研究证实每一种α（Ⅳ）链的分子量约为170～185kDa，含有三个不同的结构域：含14～23个氨基酸的氨基端非胶原区（7S），含大量甘氨酸（glycine，Gly）-X-Y重复结构的胶原区（X、Y代表其他氨基酸），以及含约230个氨基酸残基的羧基端非胶原区，称NC1区（noncollagenous domain）。7S区含半胱氨酸较多，认为半胱氨酸间二硫键的形成有助于4个三股螺旋分子在氨基端的交联结合。胶原区的一个显著特征为Gly-X-Y重复序列被21～26个非胶原片段分隔，这些非胶原片段可增加Ⅳ型胶原的可塑性。NC1区呈球形，含有的12个半胱氨酸残基对链内或链间二硫键的形成具有重要作用。以α5（Ⅳ）链为例：全长含1 685个氨基酸残基，包括26个氨基酸残基的信号肽，14个氨基酸残基的氨基端非胶原区，1 430个氨基酸残基的胶原区以及229个氨基酸残基的羧基端NC1区。其中胶原区中的Gly-X-Y重复序列被22个非胶原片段所分隔。

构成Ⅳ型胶原分子的相关的三条α链的羧基端NC1区通过二硫键结合，进而胶原区缠绕、折叠成三股螺旋状并延续至氨基端，从而形成Ⅳ型胶原分子。每一个Ⅳ胶原分子的NC1区将与另一个Ⅳ胶原分子的NC1区作用而形成二聚体，同时氨基端与另外三个胶原分子的氨基端经共价作用而形成四聚体。此外，每一个Ⅳ胶原分子的羧基端还可与其他Ⅳ胶原分子的胶原区的不同部位经侧方交联而结合。这些分子间的作用将使Ⅳ胶原分子构成多边形网状结构的Ⅳ型胶原网，承载其他基质糖蛋白的沉积以及与细胞的结合。

2. Ⅳ型胶原α链的组织分布 正常情况下α1（Ⅳ）和α2（Ⅳ）链存在于所有组织的基底膜，而α3（Ⅳ）～α4（Ⅳ）链仅存在于一定组织的基底膜中。如：在肾脏，肾小球基底膜、系膜区、肾小囊、肾小管基底膜以及血管基底膜中均分布有α1(Ⅳ)和α2(Ⅳ)链；而α3(Ⅳ)和α4(Ⅳ)链仅分布于肾小球基底膜和部分肾小管的基底膜；肾小囊有α1(Ⅳ)和α2(Ⅳ)链，以及α5(Ⅳ)和α6（Ⅳ）链。皮肤基底膜中含有α1（Ⅳ）、α2（Ⅳ）、α5（Ⅳ）和α6（Ⅳ）链，缺乏α3（Ⅳ）和α4（Ⅳ）链。此外,α1（Ⅳ）和α2（Ⅳ）链分布于整个眼部及耳部的基底膜，而α3（Ⅳ）～α5（Ⅳ）链则选择性地分布于眼部的晶状体囊、角膜后弹力层（Descemet膜）、玻璃膜（Bruch膜）、内界膜，以及耳部的耳蜗螺旋缘、螺旋凸、内沟、外沟、血管纹和基膜中。

3. 编码Ⅳ型胶原α链的基因 编码6种Ⅳ胶原α链的基因都已被定位和克隆，并且明确了基因结构和序列。这6种基因被分别命名为*COL4A1*～*COL4A6*，分成3对分别定位于3条染色体上。其中，*COL4A1*和*COL4A2*定位于13号染色体的q34，*COL4A3*和*COL4A4*定位于2号染色体的q37，*COL4A5*和*COL4A6*定位于X染色体的q22。每对基因都以“头对头”的方式紧密相连，即两基因的5’相邻，二者转录的方向相反。基因间的序列都很短，其中含有两个基因共用的一些具有双向作用的调控序列。

（二）不同遗传型的Alport综合征Ⅳ型胶原α链基因突变

X连锁显性遗传型Alport综合征因*COL4A5*基因突变或*COL4A5*和*COL4A6*两个基因突变所致，常染色体隐性遗传型和常染色体显性遗传型Alport综合征均由*COL4A3*或*COL4A4*基因突变所致。

目前研究比较多的是*COL4A5*基因突变，迄今已报道的该基因突变达600多个，突变类型多种多样，包括大片段重组（large rearrangement），甚至全部基因的缺失，小的缺失（deletion）、插入（insertion），单个碱基突变（point mutation）所致的错义突变（missense mutation）、无义突变（nonsense mutation）以及剪接位点突变（splicing-site mutation）等，突变位置分布于整个基因，未发现明显的热点突变（hot spot）[9]。

迄今已报道的*COL4A3*或*COL4A4*基因突变均为小突变，且突变位置分布于整个基因、无明显的热点突变，突变类型多种多样，包括甘氨酸取代突变及缺失突变、无义突变、剪接位点突变、插入突变及其他错义突变等[10,11]。

（三）*COL4An*基因突变致Alport综合征临床病变的可能机制

在不同组织中，Ⅳ胶原各链以三螺旋的形式存在，如肾小球基底膜存在α3α4α5、α1α1α2两种三螺旋；肾小囊基底膜存在5α5α6、α1α1α2两种三螺旋；肾小球系膜区、肾小管基底膜以及血管基底膜存在α1α1α2三螺旋；皮肤基底膜存在α5α5α6、α1α1α2两种三螺旋；眼部晶状体囊、角膜后弹力层、玻璃膜、内界膜，以及耳部的耳蜗螺旋缘、螺旋凸、内沟、外沟、血管纹和基膜中存在α3α4α5三螺旋。当三螺旋中任意一链编码基因突变后，可能因其不正常编码蛋白空间构象改变使得三螺旋结构不能形成，或者形成的异常三股螺旋胶原分子容易被降解等原因，使得相应部位基底膜结构异常，从而导致不同部位临床表现[12]。当然，在临床上，Alport综合征患者随着年龄增大，多种临床症状进行性加重，说明还有其他因素参与或促进了病理变化的进展。如在肾小球基底膜，*COL4A5*基因突变后，由于基底膜弹性和压力下降，干扰素、整合素介导肾小球基底膜足细胞粘连，机械应激进一步加重损害；过多蛋白尿刺激小管间质纤维化；系膜细胞分泌的转化生长因子和结缔组织生长因子等增加从而促进肾小球硬化等[13,14]。

三、病理改变

光学显微镜检查：Alport综合征患者肾脏组织在光镜下无特殊意义的病理变化。一般5岁前的Alport综合征患者，其肾组织标本显示肾单位和血管正常或基本正常，可能发现的异常是约5% ~ 30%表浅肾小球为“婴儿样”肾小球，即肾小球毛细血管丛被体积较大的立方形、染色较深的上皮细胞覆盖，而毛细血管腔较小；或仅见肾间质泡沫细胞。正常肾脏8岁后极罕见婴儿样肾小球。5 ~ 10岁的Alport综合征患者肾组织标本大多表现为轻微病变，但可见系膜及毛细血管壁损伤，包括节段或弥漫性系膜细胞增生、系膜基质增多，毛细血管壁增厚。晚期可见全小球硬化，以及肾小管基膜增厚、小管扩张、萎缩，间质纤维化等损害，并常见泡沫细胞。

免疫荧光学检查：常规免疫荧光学检查无特异性变化，有时甚至完全阴性。可见到免疫荧光染色多为系膜区及沿肾小球基底膜节段性或弥漫性颗粒状C3和IgM沉积。由于节段性硬化、玻璃样变，可有内皮下IgM、C3、备解素以及C4的沉积。应该指出的是全部阴性的免疫荧光染色结果，有助于与IgA肾病、膜增殖性肾小球肾炎及其他免疫介导的肾小球肾炎的鉴别诊断。

电子显微镜检查：特征性的病理改变只有在电子显微镜下才可以观察到，典型病变为肾小球基底膜出现广泛的增厚、变薄以及致密层分裂的病变。肾小球基底膜超微结构最突出的异常是致密层不规则的外观，其范围既可以累及所有的毛细血管袢或毛细血管袢内所有的区域，也可以仅累及部分毛细血管袢或毛细血管袢内的部分区域。Alport综合征肾小球基底膜致密层可增厚至1 200nm（正常约为100 ~ 350nm），并有不规则的内、外轮廓线；由于基底膜致密层断裂，电镜下还可见到基底膜中有一些“电子致密颗粒”（直径约为20 ~ 90nm），其性质不十分清楚，可能是被破坏的致密层“残迹”，也有人认为可能源自变性的脏层上皮细胞。肾小球基底膜弥漫性变薄（可薄至100nm以下）常见于年幼患儿、女性患者或疾病早期，偶尔见于成年的男性患者。此外，肾小球上皮细胞可发生足突融合。

目前仍认为肾小球基底膜出现弥漫性的增厚、撕裂为诊断Alport综合征的病理依据，其他病理变化如薄肾小球基底膜等则要结合家族史、基底膜中Ⅳ型胶原α链的表达以及遗传学信息予以诊断，尤其要与薄基底膜肾病鉴别。

四、临床表现

（一）肾脏表现

血尿最常见，而且血尿大多为肾小球性血尿。X连锁遗传型的男性患者表现为持续性镜下血尿，外显率为100%。大约67%的Alport综合征男性患者有发作性肉眼血尿，其中许多人在10 ~ 15岁前肉眼血尿可出现在上呼吸道感染或劳累后。X连锁型的女性患者90%以上有镜下血尿，少数女性患者出现肉眼血尿。几乎所有常染色体隐性遗传性型的患者（不论男性还是女性）均表现血尿；而常染色体隐性遗传型的杂合子亲属，大约50% ~ 60%、至多80%出现血尿。

X连锁型Alport综合征男性迟早会出现蛋白尿。蛋白尿在小儿或疾病早期不出现或极微量，但随年龄增长或血尿的持续而出现，甚至发展至肾病水平的蛋白尿。肾病综合征的发生率大约为30% ~ 40%。同样高血压的发生率和严重性，也随年龄而增加，且多发生于男性患者。

X连锁型Alport综合征男性患者肾脏预后极差，几乎全部将发展至终末期肾脏病（ESRD），进展速度各家系间有差异，通常从肾功能开始异常至肾衰竭大约5 ~ 10年。但各家系中男性患者出现肾衰竭的年龄不同，因而有些作者根据家系中男性发生ESRD的年龄将Alport综合征家系分为青少年型（31岁前发生）和成年型（31岁以后）。部分X连锁型Alport综合征女性患者也会出现肾衰竭，至40岁大约12%、60岁以上大约30% ~ 40%的患者出现肾衰竭[15]。许多常染色体隐性遗传型的患者于青春期出现肾衰竭，30岁前几乎所有患者均出现肾衰竭。常染色体显性遗传型的患者临床表现相对轻些。

（二）听力障碍

Alport综合征可伴有感音神经性耳聋（sensorineural hearing loss），听力障碍发生于耳蜗部位。耳聋为进行性的，耳聋将渐及全音域，甚至影响日常的对话交流。X连锁型Alport综合征中男性发生感音神经性耳聋较女性多，而且发生的年龄较女性早。而常染色体隐性遗传型Alport综合征约2/3的患者于20岁前即表现出感音神经性耳聋[16]。

（三）眼部病变

对Alport综合征具有诊断意义的眼部病变为：前圆锥形晶状体（anterior lenticonus）、黄斑周围点状和斑点状视网膜病变（perimacular dot and fleck retinopathy）及视网膜赤道部视网膜病变（midperipheral retinopathy）[17]。前圆锥形晶状体表现为晶状体中央部位突向前囊，患者可表现为进行性近视，甚至导致前极性白内障或前囊自发穿孔。前圆锥形晶状体并非出生时即有，多于20 ~ 30岁时出现。确认前圆锥形晶状体常需借助眼科裂隙灯检查，有作者认为检眼镜下见到“油滴状”改变也可诊断。大约60% ~ 70%的X连锁型男性、10%的X连锁型女性以及约70%的常染色体隐性遗传型Alport综合征患者伴前圆锥形晶状体病变。黄斑周围点状和斑点状视网膜病变和视网膜赤道部视网膜病变表现为暗淡、甚至苍白的斑点状病灶，最好用视网膜摄像的方法观察，这种病变常不影响视力，但病变会伴随肾功能的减退而进展。大约70%的X连锁型男性、10%X连锁型女性以及约70%的常染色体隐性遗传型Alport综合征患者伴有这种视网膜病变，而且视网膜病变常与耳聋和前圆锥形晶状体同在，但视网膜病变发生的较前圆锥形晶状体早。

（四）其他

1. AMME综合征（AMME complex） 是伴有血液系统异常的Alport综合征，该综合征表现为Alport、智力发育落后、面中部发育不良以及椭圆形红细胞增多症等。

2. 弥漫性平滑肌瘤（diffuse leiomyomatosis）[18] 某些青少年型Alport综合征家系或患者伴有显著的平滑肌肥大，受累部位常为食管、气管和女性生殖道（如阴蒂、大阴唇及子宫等），并因此出现相应的症状，如吞咽困难、呼吸困难等。

五、诊断及鉴别诊断

典型的Alport综合征根据临床表现、阳性家族史以及电镜下肾组织的特殊病理变化可作出诊断，其中肾组织的电镜检查一直被认为是确诊该病的重要和唯一的依据。Flinter等曾提出“四项诊断指标”，如果血尿或慢性肾衰竭或二者均有的患者，符合如下四项中的三项便可诊断：① 血尿或慢性肾衰竭家族史；② 肾活检电镜检查有典型病变；③ 进行性感音神经性耳聋；④ 眼病变[19]。

1996年Gregory等[20]提出Alport综合征诊断的10条标准，即：

1. 肾炎家族史或先证者的一级亲属或女方的男性亲属中有不明原因的血尿。
2. 持续性血尿，无其他遗传性肾脏病的证据，如薄基底膜肾病、多囊肾或IgA肾病。
3. 双侧2 000 ～ 8 000Hz范围的感音神经性耳聋；耳聋为进行性，婴儿早期没有但多于30岁前出现。
4. *COL4A*n（n=3，4或5）基因突变。
5. 免疫荧光学检查显示肾小球和/或皮肤基底膜完全或部分不表达Alport抗原簇。
6. 肾小球基底膜超微结构显示广泛异常，尤其是增厚、变薄和分裂。
7. 眼部病变，包括前圆锥型晶状体、后囊下白内障、后多型性萎缩和视网膜斑点。
8. 先证者或至少两名家庭成员逐渐进展至ESRD。
9. 巨血小板减少症，或白细胞包涵体。
10. 食管和/或女性生殖道的弥漫性平滑肌瘤。

Alport综合征家系的诊断：在直系家庭成员中应符合上述标准中的四条，当然并不是同一个体必须具备所有四条标准；但是对于旁系成员的考虑以及仅表现为不明原因血尿、ESRD或听力障碍的个体应十分慎重。诊断Alport综合征家系中家庭成员是否受累，若该个体符合相应遗传型，再符合上述标准2 ～ 10中的一条，可作拟诊，符合两条便可确诊。对于无家族史的个体的诊断，至少应符合上述指标中的四条。

美国学者Kashtan[21]将血尿、怀疑为Alport综合征患者的诊断思路总结为两步：

第一步：基本估计：① 临床表现，如耳聋、眼部异常等。② 家族史调查，典型的遗传型为X连锁显性遗传，因而不存在父传子现象；家族史也可能完全阴性。③ 肾穿刺活检，GBM增厚伴有分层样变化可以确诊；但GBM也可仅表现变薄。

第二步：进一步检查。

1. 免疫组化 ① X连锁型：皮肤基底膜α5（Ⅳ）链消失；GBM、小管基底膜和包曼囊α3（Ⅳ）、α4（Ⅳ）和α5（Ⅳ）链均消失。② 常染色体隐性遗传型：GBM、小管基底膜和包曼囊α3（Ⅳ）和4（Ⅳ）链均消失；α5（Ⅳ）链在GBM消失，但仍存在于小管基底膜、包曼囊和皮肤基底膜。③ Ⅳ型胶原α链表达均正常时不能除外Alport综合征。

2. 基因分析 对于确定基因携带者和进行产前诊断十分必要，另外有助于临床和病理检查结果均不确定病例的诊断。

近年来，一些新的诊断技术被成功应用于Alport综合征的诊断。

（一）免疫荧光学检查

应用抗Ⅳ型胶原不同α链的单克隆抗体，在肾活检以及简单易行的皮肤活检组织进行免疫荧光学检查，可用于诊断X连锁型Alport综合征的患者，也可助于筛查基因携带者，因为X连锁型Alport综合征女性携带者的基底膜（皮肤或肾脏）与抗Ⅳ型胶原α5链的抗体的反应为间断阳性，或曰“镶嵌状”（mosaic pattern），这可能缘于女性为杂合的*COL4A5*基因[22]。另外，抗Ⅳ型胶原不同α链单克隆抗体与肾小球基底膜的反应结果还可用于鉴定Alport综合征的常染色体隐性遗传型[23]（表26-2-1-1）。

值得注意的是：① 若皮肤基底膜不与抗α5（Ⅳ）单抗反应，可以确诊为X连锁型Alport综合征；② 由于某些确诊的X连锁型Alport综合征患者或基因携带者，可有基底膜α5（Ⅳ）链的正常表达，因而基底膜与抗Ⅳ型胶原α5链抗体反应呈阳性时，并不能除外Alport综合征的诊断[18]；③ 无症状的基因携带者，通常皮肤的免疫荧光学检查正常。

表 26-2-1-1　Alport 综合征患者基底膜Ⅳ型胶原 α 链的免疫荧光学检查

项目	肾小球基底膜	肾小囊	远曲肾小管基底膜	皮肤基底膜
正常情况（包括男性和女性）				
α3	+	/	+	/
α4	+	/	+	/
α5	+	+	+	+
α6	/	+	+	+
X 连锁显性遗传型 Alport 综合征男性患者				
α3	-	/	-	/
α4	-	/	-	/
α5	-	-	-	-
α6	/	-	-	-
X 连锁显性遗传型 Alport 综合征女性患者				
α3	S	/	S	/
α4	S	/	S	/
α5	S	S	S	S
α6	/	S	S	S
常染色体隐性遗传型 Alport 综合征患者				
α3	-	/	-	/
α4	-	/	-	/
α5	-	+	+	+
α6	/	+	+	+

注：+ 为染色呈阳性；- 为染色呈阴性；S 为染色呈间断阳性；/ 为正常情况下不表达

（二）分子遗传学分析

1. 基因诊断　各种遗传型 Alport 综合征致病基因的发现和基因结构的确定，为 Alport 综合征的诊断开辟了新的思路和途径，特别是基因诊断技术。筛查、分析 X 连锁遗传型 Alport 综合征家系的 *COL4A5* 基因，可以提供确切的遗传学信息，不但服务于遗传咨询，也是目前唯一确定无症状的基因携带者的方法，并使 Alport 综合征的产前诊断成为可能。而筛查、分析 *COL4A3* 和 *COL4A4* 基因，可以从基因水平诊断常染色体隐性遗传型 Alport 综合征和常染色体显性遗传型 Alport 综合征，并且有助于和薄基底膜肾病（thin basement membrane nephropathy，TBMN）进行鉴别[18]，该病也是因 *COL4A3* 和 *COL4A4* 基因突变所致，为常染色体显性遗传，预后较好。

分析外周血基因组DNA确定*COL4A5*突变的经典方法应用最多、应用时间最长，所采用的技术不断改进，包括限制性片段长度多态性（restriction fragment length polymorphisms，RFLP）、聚合酶链反应-变性梯度凝胶电泳（polymerase chain reaction-denaturing gradient gel electrophoresis，PCR-DGGE）、单链构象多态性（single strand conformation polymorphism，PCR-SSCP）、逐个扩增*COL4A5*基因51个外显子并直接测序法，以及近年开展的经皮肤成纤维细胞、外周血淋巴细胞cDNA水平进行*COL4A5*基因突变检测的方法等[9,18,24]，近年来兴起的二代测序技术，大大提高了*COL4A5*基因突变分析的周期和检出率。

2. 产前诊断　目前已能够对 Alport 综合征进行产前基因诊断，国内外仍以羊水或绒毛穿刺技术为主。诊断前应尽可能明确每个家系基因突变的位点及类型。产前诊断的主要目的为预测胎儿的健康状况而不是选择性流产，因此应该向孕妇及家属进行疾病遗传知识教育，让其参照产前基因诊断结果自行选择处理意见[18,24]。

六、治疗

目前有关Alport综合征药物治疗，主要包括血管紧张素转换酶抑制剂或血管紧张素受体阻滞剂，以往的报道还提及环孢素A等药物，但目前尚没有根治办法，治疗主要目的为延缓病程进展、改善生存质量。鉴于现在仍无根治Alport综合征的有效办法，为了客观进行遗传咨询、优生优育，早期诊断尤为重要，因此发展新的、简单易行、确诊率高的诊断方法有重要的意义[18]。

血管紧张素转换酶抑制剂（ACEI）及血管紧张素受体阻滞剂（ARB）对Alport综合征改善患者尿蛋白和延缓肾脏病变的进展有一定的作用。Gross等[25,26]研究显示早期应用ACEI治疗能够延缓13年进入ESRD，越早应用ACEI治疗效果越显著，且安全、可靠。美国Kashtan和我国丁洁等[27]提出Alport综合征临床治疗建议：① 患儿应该从1岁开始监测尿蛋白和尿微量白蛋白，至少每年重复一次；② 具有显性蛋白尿（24小时尿白蛋白超过150mg）的患儿需要治疗；③ 具有微量白蛋白尿（24小时尿白蛋白总量达到20 ~ 150mg）的男性患儿有以下情况之一时需治疗：缺失突变；无义突变；家系中有30岁前ESRD的家族史。用药建议：一线治疗药是ACEI，二线治疗药是ARB和醛固酮受体拮抗剂，少部分患者ACEI联合螺内酯控制尿蛋白程度比ACEI联合ARB效果好；螺内酯可直接用作二线用药，或用于替代ACEI。此外，环孢素A也可以改善或减轻Alport综合征患者的蛋白尿水平，延缓病程进展，但其长期应用的安全性、尤其肾毒性有待进一步证实[28,29]。

对于Alport综合征进展至ESRD者肾脏替代治疗或肾移植是有效的治疗措施。大规模对照研究证实，Alport综合征患者肾移植后患者5年存活率90%以上，10年存活率70%以上，和其他获得性肾脏病肾移植患者对照组无明显差别或甚至优于对照组[30,31]，但移植肾有可能会发生“移植后抗肾小球基底膜（GBM）肾炎”，即患者体内产生针对移植的正常肾脏基底膜的抗体，因而发生抗肾小球基底膜肾炎，由此导致移植失败，发生率约3% ~ 5%，且大多数（约75%）均在肾移植后一年内发生[32]。此外，作为特殊之处，Alport综合征患者的亲属，特别是男性Alport综合征患儿的母亲，虽然也同样是Alport综合征患者，但如果临床没有肉眼血尿、大量蛋白尿、高血压和听力异常，且肾功能正常、年龄在45岁以下者，也可以作为供肾者，但不应该为首选[33,34]。

第二节　薄基底膜肾病

薄基底膜肾病（thin basement membrane nephropathy，TBMN）是以持续性镜下血尿为主要表现的一种遗传性肾脏疾病，因其呈家族遗传，预后良好，既往又称之为良性家族性血尿（benign familiar hematuria，BFH）或良性再发性血尿（benign recurrent hematuria，BRH）。薄基底膜肾病患者临床表现以镜下血尿为主，少数患者可能伴有少量蛋白尿（≤0.5g/d），肾功能通常正常。肾组织病理显示光镜以及常规免疫荧光学检测基本正常，但电镜下可见肾小球基底膜弥漫、均一变薄（≤250nm）。1926年，Baehr首次报道了一组良性血尿患者。1973年，Rogers等人使用电子显微镜研究肾组织标本时证实，此类患者的肾小球基底膜（glomerular basement membranes，GBM）呈均匀一致性变薄，因此称之为“薄基底膜肾病”。Savige等认为，薄基底膜肾病是导致成人及儿童持续性血尿最常见的病因，其患病率约为1%，高于IgA肾病与Alport综合征[35]。

一、遗传方式

目前已经明确薄基底膜肾病主要为常染色体显性遗传，亦可能存在其他遗传方式。

常染色体显性遗传，约占40%，因编码Ⅳ型胶原α3和α4链的基因*COL4A3*和*COL4A4*突变所致，仅存在杂合突变，没有复合杂合和纯合突变[36-38]。如果父母一方为*COL4A3*或*COL4A4*的杂合突变，他（她）与正常人的子代有50%可能为突变型*COL4A3*或*COL4A4*的杂合子，即薄基底膜肾病患者；50%为正常人。如果夫妻双方均为*COL4A3*或*COL4A4*的杂合突变，他们的子代有25%可能为*COL4A3*或*COL4A4*的纯合突变（父母突变相同）或*COL4A3*和*COL4A4*的复合杂合突变（父母突变不同），均表现为严重的肾疾患即常染色体隐性遗传型Alport综合征；有50%可能同他们的父母一样，为*COL4A3*或*COL4A4*的杂合突变，仅表现为薄基底膜肾病；还有25%的可能为正常人。

新发突变（*de novo*，有时也称作从头突变），即这部分患者没有血尿等肾脏病家族史，存在*COL4A3*或*COL4A4*的新发突变[39]。

薄基底膜肾病也可能由于未知基因突变所致[12,35]。

二、发病机制

近年研究证实，薄基底膜肾病是一种Ⅳ型胶原异常导致的遗传性疾病，主要因为*COL4A3*和*COL4A4*基因突变导致肾小球基底膜中α3α4α5三聚体结构异常，但推测肾小球基底膜中Ⅳ型胶原蛋白无缺失。

目前已证实和薄基底膜肾病相关的*COL4A3*和*COL4A4*基因突变不存在“突变热点”，突变可发生在任何位点，85%为小片段突变，主要为单个碱基改变，包括小的缺失、插入、错义突变等。

三、病理改变

光学显微镜检查：未见有诊断意义的病理改变。多数患者肾小球及肾小管间质均正常，部分患者仅有非特异性改变，如肾小球系膜细胞及系膜基质的轻～中度的增生，入球小动脉管壁的玻璃样变或增厚，极个别患者可有单个新月体、类似膜增生性肾炎的双轨征或肾小球硬化，部分患者亦可有间质灶状炎症细胞浸润、纤维化或肾小管小灶性萎缩。

免疫荧光学检查：多数患者肾活检标本免疫荧光检查阴性，少数患者在系膜区有微量免疫球蛋白和补体C3沉积，提示免疫因素在该病的发生中不起主要作用。薄基底膜肾病患者肾小球上Ⅳ胶原各α链分布正常，与正常人群没有明显差异。

电子显微镜检查：对薄基底膜肾病的诊断至关重要，GBM弥漫性变薄是薄基底膜肾病唯一和最重要的病理变化。变薄主要是由于上皮侧基底膜部分缺如或减少所致，部分患者甚至可见节段菲薄呈线样改变、有些节段极度变薄而不复存在，患者肾小球系膜区、毛细血管襻无电子致密物的沉积。GBM的厚度公认的定义是指从内皮细胞外缘至足突表面的距离，测量GBM时只应测量外周血管襻，而且要取不同的肾小球和血管襻，在多个位点测量[40]。GBM的厚度因年龄、性别而异，还会受标本制备方法的影响。临床表现为血尿伴大量蛋白尿者与单纯血尿或血尿伴轻、中度蛋白尿者的厚度之间无显著性差异，而且光镜的异常程度与电镜下变薄的程度无关。

四、临床表现

薄基底膜肾病是以持续性镜下血尿为主要表现的一种遗传性肾脏疾病。大多数患者仅表现为血尿，无其他表现，也没有肾脏损害，多在体检时无意中被发现。诊断时的年龄变异很大，可早至1岁也可晚至86岁。部分患者可有至少一次发作性肉眼血尿，特别是见于运动后或感染期间。尿红细胞形态严重变形和大小不规则提示为肾小球源性血尿。偶尔血尿也可随时间推移而消失[35,41]。

除了血尿，薄基底膜肾病患者通常无或仅有微量蛋白尿，说明足细胞裂孔隔膜没有受累。蛋白尿出现较血尿晚，在小儿蛋白尿很罕见，但是一部分成人患者可见轻到中度蛋白尿。小儿薄基底膜肾病患者肾功能多正常，少部分成人可有肾功能低下[42]，但是可能是这些患者本来是常染色或X连锁Alport综合征被误诊，或者是同时合并其他肾脏疾病[43]。同理，个别薄基底膜肾病患者伴有听力下降，也有可能Alport综合征被误诊为薄基底膜肾病。另外，约有不到三分之一成人薄基底膜肾病患者可有高血压，但在小儿患者高血压很少见，提示成人高血压可能是薄基底膜肾病患者的一个合并症。总体来说，单纯薄基底膜肾病患者的预后良好。

五、诊断及鉴别诊断

（一）诊断

目前，一般认为临床表现为持续性血尿、无或少量蛋白尿、肾功能正常，结合电镜下发现肾小球基底膜弥漫性变薄，免疫组化肾小球基底膜Ⅳ型胶原α3、α4、α5链染色正常，有血尿家族史（无肾衰竭家族史），并排除其他肾脏疾病，即可诊断为薄基底膜肾病。持续性血尿的定义是在不同的时间，两次以上尿检发现血尿，两次尿检必须间隔至少2年。关于肾小球基底膜厚度正常值以往各家有不同报道，近年达成了如下共识：成年男性的肾小球基底膜厚度为（370 ± 50）nm，成年女性为（320 ± 50）nm，新生儿为150nm，1岁达到200nm，以后随年龄增长而增厚约11岁时达成人厚度。世界卫生组织（WHO）制定薄基底膜肾病的诊断标准：成人肾小球基底膜厚度<250nm，2 ~ 11岁儿童为<180nm。

此外，*COL4A3*和*COL4A4*基因突变分析可以对薄基底膜肾病进行基因诊断。*COL4A3*和*COL4A4*基因杂合突变支持薄基底膜肾病，而纯合突变或复合杂合突变支持常染色体隐性遗传型Alport综合征。

（二）鉴别诊断

薄基底膜肾病的特征性临床表现是持续性肾小球源性镜下血尿，需要和其他可引起肾小球源性血尿的疾病鉴别，如IgA肾病、感染后肾炎、膜增殖性肾小球肾炎、狼疮性肾炎等。除IgA肾病和薄基底膜肾病需通过肾脏病理检查鉴别外[44]，其他几种肾小球肾炎通常有明显区别于薄基底膜肾病的临床特点，如蛋白尿、高血压、其他器官/系统受损的表现和症状。

薄基底膜肾病鉴别诊断的关键是将其与早期Alport综合征区别，后者的一些表现和薄基底膜肾病很相似，但这两种疾病的结局有显著差异，所以要特别谨慎。薄基底膜肾病有以下特点：① 很少有肾外表现；② 很少有蛋白尿、高血压及进展至ESRD；③ 性别差异不明显。典型的X连锁Alport综合征表现如听力减退、前圆锥形晶状体、GBM结构严重改变，往往首发于青春期，有助于鉴别。明确的家族史对于早期诊断Alport综合征有重要的意义。如果临床表现不能鉴别，就应行肾活检。薄基底膜肾病和早期Alport综合征均表现为均一变薄的GBM。但肾组织或皮肤组织Ⅳ型胶原α3和α5链免疫组化检查有助于二者的鉴别。Alport综合征患者Ⅳ型胶原所有三条链的表达都会减少甚至缺失，而薄基底膜肾病的Ⅳ型胶原表达水平相对正常[45]。基因突变分析也有助于薄基底膜肾病和Alport综合征的鉴别。X连锁显性遗传Alport综合征因*COL4A5*基因突变所致。

六、治疗

目前，临床上对薄基底膜肾病尚无明确有效的治疗措施。建议患者监测血压、蛋白尿的变化及肾功能受损情况，避免滥用糖皮质激素或其他免疫抑制剂。对于合并高血压者要控制血压在正常范围；已有慢性肾衰竭者，可给予对症治疗。对于仅表现为血尿，而血压、肾功能正常的患者，无需特殊药物治疗，定期监测血压和肾功能即可。

第三节　遗传性肾病综合征

遗传性肾病综合征（hereditary nephrotic syndrome）指由于构成肾小球滤过屏障蛋白的编码基因或其他相关基因突变所致的肾病综合征，临床绝大多数表现为激素耐药型肾病综合征（steroid-resistant nephrotic syndrome，SRNS），随访10年后约30% ~ 40%的患儿进展至ESRD[46]。

遗传性肾病综合征，根据有无家族史可分为家族性和散发性；根据发病年龄可以分为先天性、婴儿、儿童、青少年及成人型肾病综合征；根据有无其他系统受累可分为孤立性和综合征性。

近年来，随着分子生物学技术的飞速发展，目前约有近30个与遗传性肾病综合征有关的基因被克隆、定位[3,47]，这些基因的编码蛋白大多为肾小球裂孔隔膜蛋白分子（如*NPHS1*、*NPHS2*、*KIRREL*），或者足细胞分子骨架蛋白（如*ACTN4*），或其他足细胞分子（如*CD2AP*、*TRCP6*）；一些基因编码的蛋白为肾小球基底膜结构分子（如*LAMB2*、*ITGB4*）；还有一些基因编码蛋白是与正常足细胞功能和发育所必需的转录因子或酶（如*WT1*、*LMX1B*、*PLCE1*、*GLA*）；另一些基因编码产物为溶酶体（*SCARB2*）、线粒体（*COQ2*、*PDSS2*、*MTTL1*）蛋白或DNA核小体重组调节子（*SMARCAL1*）。迄今为止，已有7个基因（*NPHS1*、*NPHS2*、*CD2AP*、*PLCE1*、*ACTN4*、*TRPC6*和*INF2*）的突变被证实和孤立性遗传性肾病综合征有关，10个基因（*WT1*、*LMX1B*、*LAMB2*、*GLA*、*ITGB4*、*SCARB2*、*COQ2*、*PDSS2*、*MTTL1*、*SMARCAL1*）的突变被证实和综合征性遗传性肾病综合征有关，其中*WT1*基因除了引起Denys-Drash综合征和Frasier综合征，也能导致独立性的遗传性肾病综合征；*LAMB2*除了导致Pierson综合征，也能导致孤立性的先天性肾病综合征。明确这些不同基因突变所致遗传性肾病综合征的新近研究进展有助于根据不同致病基因做出遗传性肾病综合征的诊断以及进一步进行分子分型[47,48]，以期在临床工作中做出正确诊断和制定有针对性的治疗方案。

一、遗传性肾病综合征的基因诊断

（一）孤立性遗传性肾病综合征

1. 先天性肾病综合征 先天性肾病综合征（congenital nephrotic syndrome，CNS）通常指出生后3个月内发病，临床表现符合肾病综合征（大量蛋白尿、低白蛋白血症、严重水肿和高胆固醇血症）。*NPHS1*突变是孤立性先天性肾病综合征的主要病因，除此之外，*NPHS2*、*PLCE1*、*WT1*突变也可见到。

最常见的为芬兰型先天性肾病综合征（congenital nephrotic syndrome of the Finnish type，CNF），因编码nephrin的*NPHS1*突变导致，为常染色体隐性遗传[49]。在芬兰其发病率为1/8 000，*NPHS1*有两个热点突变，即Fin-major（p.L41fsX91）和Fin-minor（p.R1109X），检出率分别为78%和16%，而在其他非芬兰种族*NPHS1*基因突变患者则很少能检出上述两个突变，无热点突变，总的*NPHS1*突变检出率66%左右[49]。国内也有先天性肾病综合征患儿检出*NPHS1*突变的个例报道[50]。肾脏病理没有特异性改变，肾小球系膜增生和肾小管扩张是最特征性的改变，随病程加重也可见肾小球周围间质纤维化和细胞浸润；电镜可见裂孔隔膜消失，足细胞足突消失、广泛融合。目前已经发现的*NPHS1*突变约170多种，以错义突变最常，其他突变类型如无义突变、插入/缺失突变、剪接突变等也可见到[51]。

*NPHS2*编码蛋白为podocin，最近有研究报道在80个欧洲先天性肾病综合征家族*NPHS2*突变占一半，而*NPHS1*突变仅占三分之一，为常染色体隐性遗传[52]。在日本或其他地方的先天性肾病综合征患儿也发现了*NPHS2*突变，国内目前尚无先天性肾病综合征患儿*NPHS2*突变的报道。肾脏病理多表现为局灶节段性肾小球硬化（FSGS），但并不是唯一表现，可能在疾病早期仅表现系膜增生或微小病变（minimal glomerular changes，MGC）。迄今已发现的*NPHS2*突变115种以上，可见多种突变类型，但在先天性肾病综合征，*NPHS2*突变通常较为严重，导致没有功能的podocin蛋白（截断蛋白）。

*PLCE1*编码蛋白为磷脂酶C（phospholipase C epsilon），对于足细胞的成熟是必需的，其突变可以导致先天性肾病综合征[53]。临床表型不完全相同，*PCLE1*无义突变（截断蛋白）时会在孕期完全阻断肾小球的发育成熟，临床表现为肾脏病理以弥漫性系膜硬化（diffuse mesangial sclerosis，DMS）为特征的先天性肾病综合征；而*PCLE1*有义突变时，尚有低水平的磷脂酶C活性或仅为功

能失调，临床表现为肾脏病理以FSGS为特征的先天性肾病综合征，均为常染色体隐性遗传。目前报道的*PLCE1*突变26种左右，可见多种突变类型。

*WT1*突变还可以导致没有其他肾外表现的先天性肾病综合征，肾脏病理类型为DMS[52]。目前已发现的*WT1*突变107种以上，可见多种突变类型。

总之，对于早发的孤立性先天性肾病综合征患儿，特别是伴有近端肾小管扩张者应首先进行*NPHS1*突变分析，如果未发现突变其次进行*NPHS2*突变分析；对于晚发的孤立性先天性肾病综合征患儿，特别是肾脏病理为FSGS或微小病变者，则应先行*NPHS1*突变分析，其次行*NPHS2*突变分析；对于肾脏病理为DMS者，则应先行*PLCE1*和*WT1*突变分析。

2. 婴儿、儿童肾病综合征　婴儿性肾病综合征指生后4 ～ 12岁发病的肾病综合征，儿童肾病综合征即指儿童期发病的肾病综合征。*NPHS2*突变是这一年龄段孤立性遗传性肾病综合征的主要病因，除此之外，*NPHS1*、*PLCE1*、*WT1*突变也可见到。

在婴儿和儿童SRNS，家族性者*NPHS2*突变检出率40%，散发性者*NPHS2*突变检出率6% ～ 17%，临床主要表现为出生后至6岁起病,10岁前进入ESRD，肾脏病理多为微小病变（早期）或FSGS[54]。*NPHS1*突变检出率6% ～ 17%，出生3月后至8岁起病，肾脏病理为微小病变、FSGS或系膜增生性病变[55]。*PLCE1*突变在家族性者检出率可高达28%左右，肾脏病理多为DMS，少数为FSGS[56]。*WT1*突变在非家族性者检出率约9%左右，肾脏病理多为DMS，也可为FSGS[57]。

总之，对于婴儿和儿童孤立性遗传性肾病综合征，肾脏病理为微小病变或FSGS者，应首先行*NPHS2*突变分析，其次为*NPHS1*突变分析；对于二者无突变或肾脏病理为DMS者，再行*PLCE1*和*WT1*突变分析，因为*WT1*有热点突变（第8、9外显子），而*PLCE1*外显子较多（33个），因此为尽量减少检测费用可考虑先行*WT1*突变分析。

3. 青少年、成人肾病综合征　对于青少年或成人孤立性遗传性肾病综合征，*ACTN4*、*CD2AP*、*TRCP6*、*INF2*突变是主要病因，肾脏病理多为FSGS，有家族史，常染色体显性遗传。此外，*NPHS2*突变也可见到，肾脏病理多为FSGS，无家族史，常染色体隐性遗传，在白种人有热点突变（p.R229Q）[47,58]。

（二）综合征性遗传性肾病综合征

1. Denys-Drash综合征（Denys-Drash syndrome）　临床特征表现为早发的肾病综合征很快进展至ESRD、男性假两性畸形和肾母细胞瘤。肾病综合征通常在生后第一个月内发现，可早至出生时，激素耐药。该病被认为是常染色体显性遗传。不完全形式的本病也有报道，包括仅有肾病综合征或合并生殖异常或肾母细胞瘤。肾移植后原发病不会再复发。肾小球的特征性病变DMS[59]。Denys-Drash综合征几乎所有患者都为*WT1*杂合突变，其中60%以上为新发突变，突变类型大多数为无义突变，多位于外显子8和外显子9（分别编码WT1蛋白的第二和第三锌指结构），约占突变总数的95%，被认为是“热点突变”，最多见的是外显子9的R394W。

2. Frasier综合征（Frasier syndrome）　临床特征为男性假两性畸形、性腺肿瘤和进展性激素耐药型肾病综合征。多数此病患儿蛋白尿在儿童期可检测到，通常2 ～ 6岁间，有时更晚。随年龄增大加重且对大多数治疗无反应，其进展至ESRD的过程相对Denys-Drash综合征较缓慢。肾移植后不会复发。有正常女性外生殖器的患者通常因为原发性闭经就诊而诊断为46 XY性腺发育不全。经典的定义中Frasier综合征只包括核型为46，XY而临床表型为女性的患者，但研究表明在那些有孤立性激素耐药性肾病综合征、病理类型为FSGS、核型为46，XX的女性患者也发现有*WT1*突变[60]。肾脏病理多为FSGS。Fraiser综合征也具有*WT1*基因的“热点突变”：内含子9的给位（donor site）可变剪接点的杂合突变，其中最多见的是IVS9+4C>T，占患者总数的52%，其次是IVS9+5G>A占患者总数的26%[61]。国内也有Frasier综合征患儿*WT1*基因IVS9+5G>A突变的报道[62]。

3. Pierson综合征（Pierson syndrome）　是一个近年被确定突变基因的遗传性疾病，因编码层粘连蛋白β2的基因（laminin-β2 gene，*LAMB2*）突变所致，该病包括先天性肾病综合征和明显的眼部异常，于2004年首次被报道[63]，临床多以先天性肾病综合征并伴有小瞳孔、晶状体形状异常、白内障等眼部异常为主要特征，通常快速进展至肾衰竭。该病为常染色体隐性遗传。另外，如果患者能活过婴儿期，常会出现失明和严重的神经系统缺陷。典型病例的肾脏病理类型为DMS。随后研究证实*LAMB2*相关的疾病谱较最初报道的更为广泛，可以有先天性肾病综合征而没有眼部异常等[64]。北京大学第一医院儿科国内首次报道一例3.25岁的Pierson综合征女孩，临床表现为重度蛋白尿、双侧小瞳孔及眼球震颤，并检测到*LAMB2*突变[65]。目前已发现的*LAMB2*突变40种左右，可见多种突变类型。

4. 指甲髌骨综合征（nail-patella syndrome） 因*LMX1B*基因突变所致，为常染色体显性遗传，临床主要表现指甲发育不全、髌骨缺失或发育不良、桡骨头和/或肱骨小头发育不全（伴或不伴脱位）和髂骨角四联征，部分伴有眼部异常及肾脏受累[66]。确切的肾脏受累及发病情况尚不完全清楚，但已知肾脏病变是指甲髌骨综合征最严重的表现，不同家系及同一家系间患者肾脏疾病的发病率和严重程度差异很大，约30%～40%的患者可有肾脏病变，早期表现主要为蛋白尿，血尿少见约10%～20%，约5%～10%的患者可有肾病综合征程度的蛋白尿，早至儿童期或青年期，可进展至肾衰竭，不同个体间疾病进展时间差异很大[67]。肾脏病理肾小球基底膜可见特征性的局灶或弥漫性不规则增厚，含有不规则的低电子密度区，增厚间隙为高电子密度区，外形如虫蛀样改变（'moth-eaten' appearance）或致密板可见Ⅲ型胶原束（fibrillar collagen，胶原的原纤维）的纹状沉积。目前已发现130多种*LMX1B*基因突变，突变类型包括无义突变、错义突变、缺失突变和插入突变等，未发现热点突变[68]。作为一种遗传性疾病，指甲髌骨综合征没有特异性治疗。个别研究证实ACEI对指甲髌骨综合征患者也许也有一定的保肾作用[69]。对于进展至肾衰竭的指甲髌骨综合征患者，肾移植效果较好，但供肾者应除外指甲髌骨综合征的可能[66]。

5. Schimke免疫-骨发育不良（Schimke immuno-osseous dysplasia） 是一种常染色体隐性遗传性疾病，特征为脊柱骨骺发育不全、T细胞免疫缺陷和肾小球硬化，一些患者可见甲状腺功能低下和脑缺血发作，目前已知本病因*SMARCAL1*基因突变所致，其编码蛋白参与DNA复制后的重塑[70]。Schimke免疫-骨发育不良是一种临床异质性疾病，可以生后很早发病、一岁内死亡，也可以10岁左右发病、存活至20岁左右。肾小球硬化常引起ESRD，需要肾脏替代治疗和肾移植治疗。

6. 肌阵挛-肾衰综合征（action myoclonus-renal failure syndrome，AMRF） 是一种常染色体隐性遗传性疾病，临床特征为进行性肌阵挛性癫痫伴随肾衰竭。蛋白尿是本病的首发表现，发病年龄为15～20岁之间，局灶塌陷性肾小球硬化是常见的病理特征。神经系统症状如震颤、动作性肌阵挛、癫痫和共济失调出现较晚，因溶酶体贮积物在脑组织的特征性沉积所致。本病因*SCARB2*基因突变引起，它编码一种溶酶体嵌膜蛋白，具有多效性的分子功能。目前认为本病为一种因溶酶体功能改变导致的贮积性疾病，同其他溶酶体引起的疾病相似，其主要特征为脑部的退行性病变[71]。本病无特效治疗，终末期肾病患者需要肾脏替代治疗和肾移植治疗。

二、遗传性肾病综合征的临床遗传咨询

对于遗传性肾病综合征患者或家属应该提供遗传咨询，根据基因突变检测情况进行，临床医师应该了解不同基因突变（表26-2-3-1），特别是*NPHS2*、*PLCE1*、*WT1*突变的临床特点。当怀疑为遗传性肾病综合征时，为了明确可能的致病基因应遵循以下三个原则：① 肾病综合征的发病年龄；② 是否存在肾外畸形；③ 肾脏病理类型。仔细的临床检查和生化检测，包括寻找眼部异常、生殖异常或男性假两性畸形、骨骼异常、血小板减少等，在开始基因检测之前都应该完成（表26-2-3-2）。

在那些已知有*NPHS2*突变的SRNS患者，如果考虑生育，其无症状配偶应该行*NPHS2*基因p.R229Q分析，如果配偶确实携带该位点突变，那么其子女发生青少年或成人SRNS的危险性高达50%。另外，患者的同胞，那些杂合携带者，其配偶也应该进行p.R229Q分析，以减少子女发病的概率。

表 26-2-3-1 遗传性肾病综合征的常见致病基因及其主要临床特征

致病基因	编码蛋白	位置	大小	外显子	遗传方式	所致疾病
NPHS1	nephrin	19q13.1	26466bp	29	AR*	nephrotic syndrome type 1
NPHS2	podocin	1q25.2	25411bp	8	AR	SRNS*，CNS*，nephrotic syndrome type 2
PLCE1	phospholipase C epsilon-1	10q23	334404bp	33	AR	CNS，nephrotic syndrome type 3
WT1	WT1	11p13	47763bp	10	AD*	Denys-Drash syndrome，Frasier syndrome，nephrotic syndrome type 4
LAMB2	laminin subunit beta-2	3p21	12053bp	32	AR	Pierson syndrome
LMX1B	LIM homeobox transcription factor 1-beta	9q34	86564bp	8	AD	nail-patella syndrome
LAMB3	laminin subunit beta-3	1q32	37606bp	23	AR	epidermolysis bullosa junctional Herlitz type
ACTN4	α-actinin-4	19q13	82844bp	21	AD	FSGS* type 1
TRPC6	transient receptor potential cation channel，homolog of 6	11q21-22	132365bp	13	AD	FSGS type 2
CD2AP	CD2-associated protein	6p12	149475bp	18	AD/AR	FSGS type 3
INF2	Inverted formin-2	14q32.33	30005bp	23	AD	FSGS type 5
GLA	α-galactosidase A	Xq22.1	10223bp	7	XLR*	Fabry disease
KIRREL	Kin of IRRE-like protein 1	1q21-25	102784bp	12	AR?	
SMARCAL1	SWI/SNF-related，matrix-associated，actin-dependent regulator of chromatin，subfamily α-like protein 1	2q34-35	70640bp	18	AR	Schimke immuno-osseous dysplasia
COQ2	parahydroxybenzoate-polyprenyltransfe rase	4q21.23	20988bp	7	AR	COQ2 deficiency
PDSS2	decaprenyl diphosphate synthase，subunit 2	6q21	307019bp	8	AR	Leigh syndrome
SCARB2	scavenger receptor class B，member 2	4q21.1	55142bp	12	AR	action myoclonus-renal failure syndrome
Others						Galloway-Mowat syndrome

注：*SRNS：激素耐药型肾病综合征；FSGS：局灶节段性肾小球硬化；AD：常染色体显性遗传；AR：常染色体隐性遗传；XLR：X 连锁隐性遗传；CNS*：先天性肾病综合征。

表 26-2-3-2 遗传性肾病综合征的基因诊断的流程（建议）

发病年龄	肾脏病理	依次筛查基因
	近曲小管扩张	*NPHS1*
先天	MGC/FSGS	*NPHS2*、*NPHS1*
	DMS	*WT1*、*PLCE1*
婴儿	MGC/FSGS	*NPHS2*、*NPHS1*、*WT1*、*PLCE1*
	DMS	*WT1*、*PLCE1*
儿童	MGC/FSGS	*NPHS2*、*NPHS1*、*WT1*、*PLCE1*
	DMS	*WT1*、*PLCE1*

续表

发病年龄	肾脏病理	依次筛查基因
青少年或成人	FSGS	*NPHS2*（p.R229Q）（常隐或散发）
		TRPC6/*ACTN4*/*INF2*（常显）

携带*WT1*突变的父母也应该给予特别考虑。虽然已知大多数*WT1*突变为新发突变（*de novo*），但因*WT1*突变导致的孤立性DMS/FSGS女性（46，XX）患者，生殖系统发育正常，如果怀孕其子女患病几率为50%，子代表型取决于核型，如果核型为46，XY男孩将为Denys-Drash综合征或Frasier综合征，如果核型为46，XX将不会出现两性畸形。例如一个先证者的母亲（典型的FSGS，6岁起病）内、外生殖器均正常，而先证者则表现为早发的DSM和XY假两性畸形。因此，一个女性*WT1*突变携带者如果计划生育，应告知她其子女的临床表型可与她本人明显不同，即可能更重，取决于性别。

携带*PLCE1*突变的家族也应该告知其肾脏表型也有变异性，*PLCE1*突变并不一定都导致DMS，如携带同样的一个纯合截断突变，父亲无任何症状但其儿子为DMS[72]，推测在携带*PLCE1*突变的个体，调节基因或环境因素在肾脏表型中起重要的作用，这一点应该在遗传咨询中应告知患者。

最后，对那些已知有重型遗传性肾病综合征如先天性肾病综合征危险性的家族，应该提供产前诊断信息。首先，如果家族致病基因突变已知，可以进行产前基因诊断，但应该在孕前或孕早期进行遗传咨询，明确下一代发病的风险、医学程序终止妊娠的相关伦理学问题及制订相应的产前基因诊断程序（如绒毛活检或羊水穿刺）；再有，如果家族致病基因突变未知，孕期体检发现甲胎蛋白明显升高，未发现胎儿无脑畸形或脐膨出异常，也应该给予遗传咨询，因为这可能提示*NPHS1*突变导致的先天性肾病综合征，但在决定采用医学措施终止妊娠前应该明确基因诊断，已知*NPHS1*杂合突变携带者和Denys-Drash综合征胎儿可见甲胎蛋白升高。

三、遗传性肾病综合征的治疗

近年来随着分子生物学技术的飞速发展，极大促进了我们对遗传性肾病综合征遗传学特征和分子发病机制的了解，因为已知大多数由单基因突变导致的遗传性肾病综合征患儿对激素以及免疫抑制剂治疗无反应，且目前国内外主张对于确诊的遗传性肾病综合征不予激素或免疫抑制剂治疗，对于拟诊病例应慎用，因此对于遗传性肾病综合征特别是早发的如先天性或婴儿型肾病综合征，应该尽早进行相关基因检测以明确诊断，避免不必要或过度的治疗。

第四节　其他累及肾小球的遗传性疾病

除了以上常见的遗传性肾脏疾病，临床上尚有一些罕见的、可累及或影响肾脏的遗传性疾病或综合征。

1. HANAC综合征（HANAC syndrome）　即遗传性血管病、肾病、动脉瘤和肌肉痉挛综合征（hereditary angiopathy with nephropathy，aneurysm and cramps），是一种常染色体显性遗传性疾病，由编码Ⅳ型胶原蛋白的α1链的*COL4A1*基因突变导致的，甘氨酸残基的突变主要位于CB3区（整合素结合区），由于CB3区的突变而导致Ⅳ型胶原整合素结合位点异常，引起Ⅳ型胶原与细胞之间的相互作用异常，从而导致全身性的疾病。临床主要表现为家族性脑穿通畸形、血管病变、小血管疾病、脑出血、肾病、动脉瘤、肌肉痛性痉挛等异常。目前世界各地均有个案报道[73,74]。

2. Ⅲ型胶原肾小球病（collagen type Ⅲ glomerulopathy）　以肾病综合征或大量蛋白尿为首发临床症状的遗传性肾小球疾病，其临床经过迁延，病情进展缓慢，最终可进展至肾衰竭，因电镜观察证实肾小球基膜内皮下区域和系膜区存在大量Ⅲ胶原异常沉积而命名。迄今国内外共累计报道50余例，有散发性和家族性，其中家族性者符合常染色体隐性遗传，亚洲报道患者多为成人，而欧洲以儿童患者为主，男女均可发病，无明显性别差异，临床主要表现为大量蛋白尿或肾病综合征，部分患者可伴镜下血尿，多数患者伴高血压，病变呈进行性发展，约50%患者在5～12年内进入终末期肾脏病[75,76]。

3. MYH9相关综合征（MYH9 related syndrome/disorder） 是一种少见的人类常染色体显性遗传病。该病的临床突出特征为巨大血小板、白细胞包涵体和血小板减少症，部分伴有神经性耳聋、白内障、肾损害，因临床受累系统不同包括May-Hegglin异常（May-Hegglin anomaly，MHA）、Fechtner综合征（Fechtner syndrome，FTNS）、Epstein综合征（Epstein syndrome，EPS）和Sebastian综合征（Sebastian syndrome，SBS）等（表26-2-4-1）。

表26-2-4-1 MYH9相关不同综合征比较

临床特点	MHA	SBS	FTNS	EPS
巨大血小板	有	有	有	有
血小板减少	有	有	有	有
粒细胞包涵体	有	有	有	无
神经性耳聋	无	无	有	有
白内障	无	无	有	无
肾损害	无	无	有	有

*MYH9*基因位于22q12.3-13.2，全长139kb，有40个外显子，编码相对分子量约为224kD的非肌性肌球蛋白重链A（nonmuscle myosin heavy chain-A，NMMHC-A），该蛋白是非肌细胞骨架的重要组成部分，可促进细胞运动、黏附、细胞内物质的运输和胞质分裂。*MYH9*基因可在肾小球足细胞、毛细血管和肾小管中表达。*MYH9*基因突变可引起局部肾小球足突融合，足细胞裂孔膜消失进而损伤肾脏。MYH9异常表达、定位或功能改变都会导致肌球蛋白异常，使得足细胞和肾小管的细胞骨架受损，进一步导致蛋白尿、血尿、甚至肾衰竭。近年有研究表明*MYH9*可能与局灶性节段性肾小球硬化症、C1q肾病、ESRD等肾脏疾病相关[77,78]。

4. 腓骨肌萎缩症（Charcot-Marie-Tooth disease） 亦称为遗传性运动感觉神经病，具有明显的遗传异质性，临床主要特征是四肢远端进行性的肌无力和萎缩伴感觉障碍。肾脏方面表现为自儿童期出现的持续性蛋白尿和肾病综合征，可进展至肾衰竭。腓骨肌萎缩症是最常见的遗传性周围神经病之一（发病率约为1/2500）。根据临床和电生理特征，腓骨肌萎缩症分为两型：腓骨肌萎缩症1型（脱髓鞘型），神经传导速度（NCV）减慢（正中神经传导速度）；腓骨肌萎缩症型（轴突型），神经传导速度正常或轻度减慢（正中神经传导速度>38m/s）。多数呈常染色体显性遗传（致病基因有*MPZ*、*CMT1A*、*CMT1C*、*CMT1D*、*CMT1E*、*CMT1F*、*PMP22*及*DNM2*），也可呈常染色体隐性遗传（致病基因为*GDAP1*）和X连锁遗传（致病基因有*GJB1*和*PRPS1*）[79,80]。

5. Cockayne综合征（Cockayne syndrome） 又称小头、纹状体小脑钙化和白质营养不良综合征；侏儒症、视网膜萎缩和耳聋综合征。以早老为其特征，婴儿期正常，两岁后发病。面容苍老，眼球内陷，身材矮小，背躬，肢体屈曲，肌肉瘦削，皮肤对光敏感性增加，暴露部位常发生水疱；视网膜变性、视神经萎缩及传导性耳聋；脑组织及颅内血管有广泛钙化；所有患者均有精神发育迟滞。瞳孔对散瞳药反应不良。肾脏受累表现为高血压、轻度蛋白尿和/或肾衰竭。常染色体隐性遗传，致病基因为*ERCC8*和*ERCC6*[81,82]。

6. 遗传性肢端骨质溶解伴肾病（hereditary acro-osteolysis with nephropathy） 呈常染色体显性遗传。幼童期起病，临床表现类似幼年型类风湿关节炎，呈进行性腕骨和跗骨吸收。慢性肾衰竭常见。可伴有智力发育迟缓和不严重的面部异常[83,84]。

7. Alstrom 综合征（Alstrom syndrome） 主要表现为视神经萎缩、感音神经性耳聋、肥胖、胰岛素抵抗、2 型糖尿病、内分泌紊乱、扩张型心肌病、进行性肝功能障碍、缓慢进展的肾损害以及进行性肾小球纤维化。常染色体隐性遗传，因 *ALMS1* 基因突变所致 [85,86]。

8. Galloway 综合征（Galloway syndrome） 主要表现为小头畸形、肌张力减低、发育迟缓、食管裂孔疝及婴儿或幼童期起病的肾病综合征。典型的肾脏病理表现为在结构扭曲的肾小球基底膜上有絮状物及细纤维丝（6 ~ 8nm）沉积。常染色体隐性遗传，致病基因尚未明确 [87,88]。

（丁　洁）

参考文献

1. HAMIWKA LA, MIDGLEY JP, WADE AW, et al. Outcomes of kidney transplantation in children with nephronophthisis: an analysis of the North American Pediatric Renal Trials and Collaborative Studies (NAPRTCS) Registry. Pediatr Transplant, 2008, 12(8): 878-882.
2. LOVRIC S, FANG H, VEGA-WARNER V, et al. Rapid detection of monogenic causes of childhood-onset steroid-resistant nephrotic syndrome. Clin J Am Soc Nephrol, 2014, 9(6): 1109-1116.
3. SADOWSKI CE, LOVRIC S, ASHRAF S, et al. A single-gene cause in 29. 5% of cases of steroid-resistant nephrotic syndrome. J Am Soc Nephrol, 2014, 27, pii: ASN. 2014050489.
4. 中华医学会儿科学分会肾脏病学组 . 91 所医院 1990 ~ 2002 年小儿慢性肾衰竭 1268 例调查报告 . 中华儿科杂志 , 2004, 42(10):724-730.
5. BORZA DB, HUDSON BG. Molecular characterization of the target antigens of anti-glomerular basement membrane antibody disease. Springer Semin Immunopathol, 2003, 24(4): 345-361.
6. OLARU F, LUO W, WANG XP, et al. Quaternary epitopes of alpha345(Ⅳ) collagen initiate Alport post-transplant anti-GBM nephritis. J Am Soc Nephrol, 2013, 24(6): 889-895.
7. ERMISCH B, GROSS O, NETZER KO, et al. Sporadic case of X-chromosomal Alport syndrome in a consanguineous family. Pediatr Nephrol, 2000, 14(8-9): 758-761.
8. GROSS O, NETZER KO, LAMBRECHT R, et al. Meta-analysis of genotype-phenotype correlation in X-linked Alport syndrome: impact on clinical counselling. Nephrol Dial Transplant, 2002, 17(7): 1218-1227.
9. WANG F, WANG Y, DING J, et al. Detection of mutations in the COL4A5 gene by analyzing cDNA of skin fibroblasts. Kidney Int, 2005, 67(4): 1268-1274.
10. MARCOCCI E, ULIANA V, BRUTTINI M, et al. Autosomal dominant Alport syndrome: molecular analysis of the COL4A4 gene and clinical outcome. Nephrol Dial Transplant, 2009, 24(5): 1464-1471.
11. SLAJPAH M, MEGLIC A, FURLAN P, et al. The importance of non-invasive genetic analysis in the initial diagnostics of Alport syndrome in young patients. Pediatr Nephrol, 2005, 20(9): 1260-1264.
12. THORNER PS. Alport syndrome and thin basement membrane nephropathy. Nephron Clin Pract, 2007, 106(2): c82-c88.
13. SAVIGE J. Alport syndrome: its effects on the glomerular filtration barrier and implications for future treatment. J Physiol, 2014, 592(Pt 18): 4013-4023.
14. Rubel D, Frese J, Martin M, et al. Collagen receptors integrin alpha2beta1 and discoidin domain receptor 1 regulate maturation of the glomerular basement membrane and loss of integrin alpha2beta1 delays kidney fibrosis in COL4A3 knockout mice. Matrix Biol, 2014, 34: 13-21.
15. WANG Y, ZHANG H, DING J, et al. Correlation between mRNA expression level of the mutant COL4A5 gene and phenotypes of XLAS females. Exp Biol Med (Maywood), 2007, 232(5): 638-642.
16. LEMMINK HH, SCHRODER CH, MONNENS LA, et al. The clinical spectrum of type Ⅳ collagen mutations. Hum Mutat, 1997, 9(6): 477-499.
17. COLVILLE DJ, SAVIGE J. Alport syndrome. A review of the ocular manifestations. Ophthalmic Genet, 1997,

18(4): 161-173.

18. 刘晓宇，丁洁，俞礼霞，等．遗传性肾脏疾病临床资料数据库的建立与应用．中华医学科研管理杂志，2009, 22(4)：118-120.

19. FLINTER FA, CAMERON JS, CHANTLER C, et al. Genetics of classic Alport's syndrome. Lancet, 1988, 2(8618): 1005-1007.

20. GREGORY MC, TERREROS DA, BARKER DF, et al. Alport syndrome–clinical phenotypes, incidence, and pathology. Contrib Nephrol, 1996, 117:1-28.

21. KASHTAN CE, MICHAEL AF. Alport syndrome. Kidney Int, 1996, 50(5): 1445-1463.

22. 丁洁，杨霁云，刘景城，等．免疫荧光学方法检查皮肤组织Ⅳ型胶原 α5 链诊断 Alport 综合征．中华儿科杂志，1997, 35(4)：177-179.

23. 丁洁，姚勇，黄建萍，等．检测不同组织基底膜Ⅳ型胶原 α 链确定 Alport 综合征遗传型．中华儿科杂志，1999, 37(2)：90-93.

24. ZHANG H, DING J, WANG F, et al. Prenatal diagnosis and genetic counseling of a chinese alport syndrome kindred. Genet Test, 2008, 12(1): 1-7.

25. GROSS O, LICHT C, ANDERS HJ, et al. Early angiotensin-converting enzyme inhibition in Alport syndrome delays renal failure and improves life expectancy. Kidney Int, 2012, 81(5): 494-501.

26. GROSS O, FRIEDE T, HILGERS R, et al. Safety and efficacy of the ACE-inhibitor ramipril in Alport syndrome: the double-blind, randomized, placebo-controlled, multicenter phase Ⅲ EARLY PRO-TECT Alport Trial in pediatric patients. ISRN Pediatr, 2012, 2012:436046.

27. KASHTAN CE, DING J, GREGORY M, et al. Clinical practice recommendations for the treatment of Alport syndrome: a statement of the Alport Syndrome Research Collaborative. Pediatr Nephrol, 2012, 28(1): 5-11.

28. CALLIS L, VILA A, CARRERA M, et al. Long-term effects of cyclosporine A in Alport's syndrome. Kidney Int, 1999, 55(3): 1051-1056.

29. SUGIMOTO K, FUJITA S, MIYAZAWA T, et al. Cyclosporin A may cause injury to undifferentiated glomeruli persisting in patients with Alport syndrome. Clin Exp Nephrol, 2013, 18(3): 492-498.

30. MOJAHEDI MJ, HEKMAT R, AHMADNIA H. Kidney transplantation in patients with alport syndrome. Urol J, 2007, 4(4): 234-237.

31. KASHTAN CE. Renal transplantation in patients with Alport syndrome. Pediatr Transplant, 2006, 10(6): 651-657.

32. BAROCCI S, FIORDORO S, SANTORI G, et al. Alport syndrome: HLA association and kidney graft outcome. Eur J Immunogenet, 2004, 31(3): 115-119.

33. RHEAULT MN. Women and Alport syndrome. Pediatr Nephrol, 2012, 27(1): 41-46.

34. KASHTAN CE. Women with Alport syndrome: risks and rewards of kidney donation. Nephrol Dial Transplant, 2009, 24(5): 1369-1370.

35. SRIVASTAVA T, GAROLA RE, KESTILA M, et al. Recurrence of proteinuria following renal transplantation in congenital nephrotic syndrome of the Finnish type. Pediatr Nephrol, 2006, 21(5): 711-718.

36. VOSKARIDES K, PIERIDES A, DELTAS C. COL4A3/COL4A4 mutations link familial hematuria and focal segmental glomerulosclerosis. glomerular epithelium destruction via basement membrane thinning? Connect Tissue Res, 2008, 49(3): 283-288.

37. VOSKARIDES K, DAMIANOU L, NEOCLEOUS V, et al. COL4A3/COL4A4 mutations producing focal segmental glomerulosclerosis and renal failure in thin basement membrane nephropathy. J Am Soc Nephrol, 2007, 18(11): 3004-3016.

38. ZHANG KW, TONNA S, WANG YY, et al. Do mutations in COL4A1 or COL4A2 cause thin basement membrane nephropathy (TBMN)? Pediatr Nephrol, 2007, 22(5):645-651.

39. SAVIGE J, RANA K, TONNA S, et al. Thin basement membrane nephropathy. Kidney Int, 2003, 64(4): 1169-1178.

40. CARSTENS PB. Illustration of thin basement membrane disease. Ultrastruct Pathol, 2006, 30(4): 321.

41. GREGORY MC. The clinical features of thin basement membrane nephropathy. Semin Nephrol, 2005, 25(3):

140-145.

42. PIERIDES A, VOSKARIDES K, ATHANASIOU Y, et al. Clinico-pathological correlations in 127 patients in 11 large pedigrees, segregating one of three heterozygous mutations in the COL4A3/ COL4A4 genes associated with familial haematuria and significant late progression to proteinuria and chronic kidney disease from focal segmental glomerulosclerosis. Nephrol Dial Transplant, 2009, 24(9): 2721-2729.
43. HIRANO D, FUJINAGA S, OHTOMO Y, et al. Nephronophthisis cannot be detected by urinary screening program. Clin Pediatr (Phila), 2013, 52(8):759-761.
44. FASSETT RG, COOMBES JS, PACKHAM D, et al. Effect of pravastatin on kidney function and urinary protein excretion in autosomal dominant polycystic kidney disease. Scand J Urol Nephrol, 2010, 44(1):56-61.
45. HAAS M. Alport syndrome and thin glomerular basement membrane nephropathy: a practical approach to diagnosis. Arch Pathol Lab Med, 2009, 133(2): 224-232.
46. MEKAHLI D, LIUTKUS A, RANCHIN B, et al. Long-term outcome of idiopathic steroid-resistant nephrotic syndrome: a multicenter study. Pediatr Nephrol, 2009, 24(8): 1525-1532.
47. CARIDI G, TRIVELLI A, SANNA-CHERCHI S, et al. Familial forms of nephrotic syndrome. Pediatr Nephrol, 2010, 25(2): 241-252.
48. JALANKO H. Congenital nephrotic syndrome. Pediatr Nephrol, 2009, 24(11): 2121-2128.
49. KESTILA M, LENKKERI U, MANNIKKO M, et al. Positionally cloned gene for a novel glomerular protein-nephrin-is mutated in congenital nephrotic syndrome. Molecular cell, 1998, 1(4): 575-582.
50. 石岩，丁洁，刘景城，等．中国人先天性肾病综合征 NPHS1 基因突变．中华儿科杂志，2005, 43(11):805-809.
51. KOZIELL A, GRECH V, HUSSAIN S, et al. Genotype/phenotype correlations of NPHS1 and NPHS2 mutations in nephrotic syndrome advocate a functional inter-relationship in glomerular filtration. Hum Mol Genet, 2002, 11(4): 379-388.
52. HINKES BG, MUCHA B, VLANGOS CN, et al. Nephrotic syndrome in the first year of life: two thirds of cases are caused by mutations in 4 genes (NPHS1, NPHS2, WT1, and LAMB2). Pediatrics, 2007, 119(4): e907-e919.
53. ISMAILI K, PAWTOWSKI A, BOYER O, et al. Genetic forms of nephrotic syndrome: a single-center experience in Brussels. Pediatr Nephrol, 2009, 24(2): 287-294.
54. HINKES B, VLANGOS C, HEERINGA S, et al. Specific podocin mutations correlate with age of onset in steroid-resistant nephrotic syndrome. J Am Soc Nephrol, 2008, 19(2): 365-371.
55. PHILIPPE A, NEVO F, ESQUIVEL EL, et al. Nephrin mutations can cause childhood-onset steroid-resistant nephrotic syndrome. J Am Soc Nephrol, 2008, 19(10): 1871-1878.
56. GBADEGESIN R, HINKES BG, HOSKINS BE, et al. Mutations in PLCE1 are a major cause of isolated diffuse mesangial sclerosis (IDMS). Nephrol Dial Transplant, 2008, 23(4): 1291-1297.
57. MUCHA B, OZALTIN F, HINKES BG, et al. Mutations in the Wilms' tumor 1 gene cause isolated steroid resistant nephrotic syndrome and occur in exons 8 and 9. Pediatr Res, 2006, 59(2): 325-331.
58. PEREIRA AC, PEREIRA AB, MOTA GF, et al. NPHS2 R229Q functional variant is associated with microalbuminuria in the general population. Kidney Int, 2004, 65(3): 1026-1030.
59. LIN HC, LIN SK, WEN MC, et al. Denys-Drash syndrome. J Formos Med Assoc, 2004, 103(1): 71-74.
60. ISMAILI K, VERDURE V, VANDENHOUTE K, et al. WT1 gene mutations in three girls with nephrotic syndrome. Eur J Pediatr, 2008, 167(5): 579-581.
61. AUCELLA F, BISCEGLIA L, DE BONIS P, et al. WT1 mutations in nephrotic syndrome revisited. High prevalence in young girls, associations and renal phenotypes. Pediatr Nephrol, 2006, 21(10): 1393-1398.
62. LI J, ZHAO D, DING J, et al. WT1 mutation and podocyte molecular expression in a Chinese Frasier syndrome patient. Pediatr Nephrol, 2007, 22(12): 2133-2136.
63. ZENKER M, TRALAU T, LENNERT T, et al. Congenital nephrosis, mesangial sclerosis, and distinct eye abnormalities with microcoria: an autosomal recessive syndrome. Am J Med Genet A, 2004, 130A(2): 138-145.
64. CHOI HJ, LEE BH, KANG JH, et al. Variable phenotype of Pierson syndrome. Pediatr Nephrol, 2008, 23(6):

995-1000.

65. ZHAO D, DING J, WANG F, et al. The first Chinese Pierson syndrome with novel mutations in LAMB2. Nephrol Dial Transplant, 2010, 25(3): 776-778.

66. LEMLEY KV. Kidney disease in nail-patella syndrome. Pediatr Nephrol, 2009, 24(12): 2345-2354.

67. SOOD P, ROJAS MC, TALOR Z. Renal involvement in nail-patella syndrome: report of three cases. Int Urol Nephrol, 2009, 42(2): 499-502.

68. LIN WD, CHEN CP, WANG DY, et al. Gene symbol: LMX1B. Disease: Nail-patella syndrome. Hum Genet, 2008, 124(3): 295-296.

69. SOLIMAN N. Nail-patella syndrome, infantile nephrotic syndrome: complete remission with antiproteinuric treatment. Nephrol Dial Transplant, 2009, 24(9):2951.

70. DEGUCHI K, CLEWING JM, ELIZONDO LI, et al. Neurologic phenotype of Schimke immuno-osseous dysplasia and neurodevelopmental expression of SMARCAL1. J Neuropathol Exp Neurol, 2008, 67(6): 565-577.

71. BERKOVIC SF, DIBBENS LM, OSHLACK A, et al. Array-based gene discovery with three unrelated subjects shows SCARB2/LIMP-2 deficiency causes myoclonus epilepsy and glomerulosclerosis. Am J Hum Genet, 2008, 82(3): 673-684.

72. GILBERT RD, TURNER CL, GIBSON J, et al. Mutations in phospholipase C epsilon 1 are not sufficient to cause diffuse mesangial sclerosis. Kidney Int, 2009, 75(4): 415-419.

73. ALAMOWITCH S, PLAISIER E, FAVROLE P, et al. Cerebrovascular disease related to COL4A1 mutations in HANAC syndrome. Neurology, 2009, 73(22): 1873-1882.

74. PLAISIER E, GRIBOUVAL O, ALAMOWITCH S, et al. COL4A1 mutations and hereditary angiopathy, nephropathy, aneurysms, and muscle cramps. N Engl J Med, 2007, 357(26): 2687-2695.

75. PATRO KC, JHA R, SAHAY M, et al. Collagenofibrotic glomerulopathy-Case report with review of literature. Indian J Nephrol, 21(1): 52-55.

76. RORTVEIT R, EGGERTSDOTTIR AV, THOMASSEN R, et al. A clinical study of canine collagen type Ⅲ glomerulopathy. BMC Vet Res, 2013, 9: 218.

77. ALTHAUS K, GREINACHER A. MYH-9 Related Platelet Disorders: Strategies for Management and Diagnosis. Transfus Med Hemother, 2010, 37(5): 260-267.

78. ALTHAUS K, NAJM J, GREINACHER A. MYH9 related platelet disorders-often unknown and misdiagnosed. Klin Padiatr, 2011, 223(3): 120-125.

79. KIM GH, KIM KM, SUH SI, et al. Charcot-marie-tooth disease masquerading as acute demyelinating encephalomyelitis-like illness. Pediatrics, 2014, 134(1): e270-e273.

80. HAREL T, LUPSKI JR. Charcot-Marie-Tooth disease and pathways to molecular based therapies. Clin Genet, 2014, 86(5):422-431.

81. CIAFFARDINI F, NICOLAI S, CAPUTO M, et al. The cockayne syndrome B protein is essential for neuronal differentiation and neuritogenesis. Cell Death Dis, 2014, 5:e1268.

82. KRISHNA SH, MCKINNEY AM, LUCATO LT. Congenital genetic inborn errors of metabolism presenting as an adult or persisting into adulthood: neuroimaging in the more common or recognizable disorders. Semin Ultrasound CT MR, 2014, 35(2): 160-191.

83. MARIE J. Essential acro-osteolysis: congenital, mainly osseous malformations, chronic nephropathy (a new osteolyso-renal syndrome of hereditary nature. Bull Mem Acad R Med Belg, 1977, 132(9): 517-527.

84. HU J, ZHANG AB, LIN Z, et al. Congenital insensitivity to pain with anhidrosis and progressing acro-osteolysis: a case report with 7-year follow-up. Chin Med J (Engl), 2006, 119(24): 2134-2137.

85. CASEY J, MCGETTIGAN P, BROSNAHAN D, et al. Atypical Alstrom syndrome with novel ALMS1 mutations precluded by current diagnostic criteria. Eur J Med Genet, 2014, 57(2-3): 55-59.

86. AKDENIZ N, BILGILI SG, AKTAR S, et al. Alstrom syndrome with acanthosis nigricans: a case report and literature review. Genet Couns, 2011, 22(4): 393-400.

87. EKSTRAND JJ, FRIEDMAN AL, STAFSTROM CE. Galloway-Mowat syndrome: neurologic features in two

sibling pairs. Pediatr Neurol, 2012, 47(2): 129-132.

88. PEZZELLA M, YEGHIAZARYAN NS, VEGGIOTTI P, et al. Galloway-Mowat syndrome: an early-onset progressive encephalopathy with intractable epilepsy associated to renal impairment. Two novel cases and review of literature. Seizure, 2010, 19(2): 132-135.

第三章
遗传性肾小管病

专门的章节介绍肾小管疾病（见第十二篇），其中很多肾小管病为遗传因素导致。本节将重点介绍分散在各个章节的与基因突变有关的遗传性肾小管病，着重描述其相关的致病基因和遗传特点，当然这些遗传性疾病本身研究发展非常快，读者可以通过http://omim.org/entry/网站及时跟踪这些遗传性肾小管病的分子生物学进展。

肾小管在调节人体水、电解质、酸碱平衡中发挥着重要的作用。大多数遗传性肾小管病的致病基因就是肾小管上皮细胞上的各种水、电解质的离子通道蛋白或转运蛋白的编码基因。

在诊断肾小管病时应当注意以下几点：① 肾小管病仍然是按照临床症状进行分类；② 发现肾小管病时和其他肾脏病一样，通常首先排除继发性肾小管疾病；③ 由基因异常引起的遗传性肾小管病通常为罕见病，发生率很低，只占肾小管病的小部分，很多特发性肾小管病机制不清，仍然有待于进一步研究；④ 随着基因研究的进展，可能会发现越来越多的基因和肾小管病有关，因此更多所谓的原发或特发性肾小管病也就病因明确，本节所列的肾小管病的基因信息也会越来越丰富。下表概括了与遗传性肾小管病相关的引起水、电解质和酸碱平衡紊乱的疾病（表26-3-0-1）。

表 26-3-0-1　遗传性肾小管疾病

疾病名称	遗传方式	致病基因（染色体）	编码蛋白	参考文献
肾性糖尿				
家族性肾性糖尿	AD，AR	*SLC5A2*（16p11.2）	钠 - 葡萄糖协同转运蛋白 2	https://www.ncbi.nlm.nih.gov/pubmed/28854935
葡萄糖 - 半乳糖肠肾吸收不良综合征	AR	*SLC5A1*（22q12.3）	钠 - 葡萄糖协同转运蛋白 1	https://www.ncbi.nlm.nih.gov/pubmed/20486940
特发性戊糖尿症	AR	*DCXR*（17q25.3）	双羰基 /*L*- 木酮糖还原酶	https://www.ncbi.nlm.nih.gov/pubmed/24720935
特发性果糖尿症	AR	*KHK*（2p23.3）	己酮糖（磷酸）激酶	https://www.ncbi.nlm.nih.gov/pubmed/7833921
肾性氨基酸尿				
胱氨酸尿				
	AR	*SLC3A1*（2p16.3-p21）	胱氨酸和中性氨基酸转运子	https://www.ncbi.nlm.nih.gov/pubmed/8054986
	AR	*SLC7A9*（19q12-13.1）	氨基酸转运子	https://www.ncbi.nlm.nih.gov/pubmed/10471498
赖氨酸尿	AR	*SLC7A7*（14q11.2）	氨基酸转运子	https://www.ncbi.nlm.nih.gov/pubmed/10080182
Hartnup 病	AR	*SLC6A19*（5p15.33）	中性氨基酸转运子	https://www.ncbi.nlm.nih.gov/pubmed/15286787
家族性亚氨基甘氨酸尿症	AR，DR	*SLC36A2*（5q33.1）	氢氨基酸转运体	https://www.ncbi.nlm.nih.gov/pubmed/19033659
	AR，DR	*SLC6A20*（3p21.31）	氢氨基酸转运体	https://www.ncbi.nlm.nih.gov/pubmed/19033659
	AR，DR	*SLC6A19*（5p15.33）	氢氨基酸转运体	https://www.ncbi.nlm.nih.gov/pubmed/19033659
二羧基氨基酸尿	AR	*SLC1A1*（9p24.2）	谷氨酸转运体	https://www.ncbi.nlm.nih.gov/pubmed/21123949
肾性磷酸盐尿				
遗传性低磷血症性佝偻病伴高尿钙	AR	*SLC34A3*（9q34.3）	溶质载体家族蛋白	https://www.ncbi.nlm.nih.gov/pubmed/16358214 https://www.ncbi.nlm.nih.gov/pubmed/16358215
常染色体隐性肾性失磷（*SLC34A1* 突变）	AR，AD	*SLC34A1*（5q35.3）	溶质载体家族蛋白	https://www.ncbi.nlm.nih.gov/pubmed/12324554 https://www.ncbi.nlm.nih.gov/pubmed/20335586
低磷血症性肾石症 / 骨质疏松 -2	AD	*NHERF1*（17q25.1）	溶质载体家族蛋白	https://www.ncbi.nlm.nih.gov/pubmed/18784102
X- 连锁低血磷	XLD	*PHEX*（Xp22.11）	磷酸盐调节肽链内切酶	https://www.ncbi.nlm.nih.gov/pubmed/9768674
常染色体显性低磷血症性佝偻病	AD	*FGF-23*（12p13.32）	纤维原生长因子蛋白	https://www.ncbi.nlm.nih.gov/pubmed/11062477
常染色体隐性低磷血症性佝偻病	AR	*DMP1*（4q22.1）和 *ENPP1*（6q23.2）	DMP1 和 ENPP1 蛋白	https://www.ncbi.nlm.nih.gov/pubmed/17033625 https://www.ncbi.nlm.nih.gov/pubmed/21745613

续表

疾病名称	遗传方式	致病基因（染色体）	编码蛋白	参考文献
酸碱平衡异常				
肾小管酸中毒				
远端肾小管酸中毒	AD	*SLC4A1*（17q21-q22）	Cl/HCO_3^- 阴离子交换蛋白 1	https://www.ncbi.nlm.nih.gov/pubmed/18524859 https://www.ncbi.nlm.nih.gov/pubmed/22518001
	AR	*ATP6V1B1*（2cen-q13）	H^+ATP 酶 β_1 亚基	https://www.ncbi.nlm.nih.gov/pubmed/12138152
		ATP6V0A4（7q33-34）		
近端肾小管酸中毒	AD	*SLC4A4*（4q13.3）	Na^+/HCO_3^- 协同转运蛋白	https://www.ncbi.nlm.nih.gov/pubmed/10545938
	AD	*SLC9A3*（5p15.33）	Na^+/HCO_3^- 协同转运蛋白	https://www.ncbi.nlm.nih.gov/pubmed/11274232
混合型肾小管酸中毒	AR	*CA2*（8q21.2）	碳酸酐酶Ⅱ	https://www.ncbi.nlm.nih.gov/pubmed/1542674
水平衡异常				
肾性尿崩症	XR	*AVPR2*（Xq28）	抗利尿激素受体 2	https://www.ncbi.nlm.nih.gov/pubmed/18519085 https://www.ncbi.nlm.nih.gov/pubmed/10749568
	AR	*AQP2*（12q13）	水通道蛋白 2	https://www.ncbi.nlm.nih.gov/pubmed/16120822
	AD	*AQP2*（12q13）	水通道蛋白 2	https://www.ncbi.nlm.nih.gov/pubmed/20101255
钠钾平衡异常				
Liddle 综合征	AD	*SCNN1B/G*（16p13-p12）	上皮细胞钠通道 β 或 γ 亚基	https://www.ncbi.nlm.nih.gov/pubmed/24882431
1 型 Bartter 综合征	AR	*SLC12A1*（15q15-q21.1）	钠钾氯转运子 2	https://www.ncbi.nlm.nih.gov/pubmed/18695706 https://www.nejm.org/doi/full/10.1056/NEJMp048026
2 型 Bartter 综合征	AR	*KCNJ1*（11q24）	肾髓质外层钾通道 1	https://www.ncbi.nlm.nih.gov/pubmed/10049979
3 型 Bartter 综合征	AR，DR	*CLCNKB*（1p36）	氯通道 - 肾脏 B 型	https://www.ncbi.nlm.nih.gov/pubmed/9326936
4a 型 Bartter 综合征	AR	*BSND*（1p32）	Barttin（氯通道 Ka 和氯通道 Kb 的 β 亚单位）	https://www.ncbi.nlm.nih.gov/pubmed/11687798
4b 型 Bartter 综合征	DR	*CLCNKA* 和 *CLCNKB*（1p36）	CLC-Ka 和 CLC-Kb	https://www.ncbi.nlm.nih.gov/pubmed/15044642 https://www.ncbi.nlm.nih.gov/pubmed/18310267
5 型 Bartter 综合征	AD	*CASR*（3q13.3-q21.1）	钙离子敏感受体	https://www.ncbi.nlm.nih.gov/pubmed/7726161

续表

疾病名称	遗传方式	致病基因（染色体）	编码蛋白	参考文献
Bartter 综合征 新型	XR	*MAGED2*（Xp11.21）	黑色素瘤相关抗原 D2	https://www.ncbi.nlm.nih.gov/pubmed/27120771
Gitelman 综合征	AR	*SLC12A3*（16q13）	噻嗪敏感钠 - 氯协同转运子（NCCT）	https://www.ncbi.nlm.nih.gov/pubmed/8528245
妊娠加重的高血压	AD	*NR3C2*（4q31.1）	盐皮质激素受体	https://www.ncbi.nlm.nih.gov/pubmed/10884226
Gordon 综合征	AD	*WNK1*（12p13.33） *WNK4*（17q21.2）	丝氨酸 - 苏氨酸蛋白激酶 1 丝氨酸 - 苏氨酸蛋白激酶 4	ttps://www.ncbi.nlm.nih.gov/pubmed/11498583
假性低醛固酮血症 Ⅰ 型	AR	*SCNN1A/B/G*（16p13-p12）	上皮细胞钠通道 α、β 或 γ 亚基	https://www.ncbi.nlm.nih.gov/pubmed/8589714
	AD	*NR3C2*（4q31.10）	盐皮质激素受体	https://www.ncbi.nlm.nih.gov/pubmed/9662404
钙代谢异常				
高钙血症				Molecular and genetic basis of renal disease / David B.Mount，Martin R. Pollak.
多发性内分泌瘤病 1 型	AD	*MEN1*（11q13）	Menin	
多发性内分泌瘤病 2 型	AD	*RET*（10q11.2）	Ret	
遗传性甲状旁腺功能亢进和颌骨肿瘤（HPTJT）	AD	*CDCF3*（1q31.1）	Parafibromin	
甲状旁腺功能亢进	散发	*PRAD1/CCND1*（11q13）	PRAD1/CCND1	
		Retinoblastoma（13q14）	Retinoblastoma	
		1p32-pter	未知	
甲状旁腺肿瘤	散发	*CDCF3*（1q25）	Parafibromin	
家族性低尿钙高血钙（FHH）				
FHH1	AD	*CASR*（3q21.1）	CaSR	
FHH2	AD	*GNA11*（19p13）	GNA11	
FHH3	AD	*AP2S1*（19q13）	AP2S1	
新生儿严重甲状旁腺亢进（NSHPT）	AR	*CASR*（3q21.1）	CaSR	
	AD			
Jansen 病	AD	*PTHR/PTHrPR*（3p21.3）	PTHR/PTHrPR	

续表

疾病名称	遗传方式	致病基因（染色体）	编码蛋白	参考文献
Williams 综合征	AD	*ELN*，*LIMK* 及其他（7q11.23）	Elastin，LIMK（及其他）	Molecular and genetic basis of renal disease / David B.Mount，Martin R. Pollak.
McCune-Albright 综合征	胚胎发育中体细胞突变	*GNAS*（20q13.3）	GNAS	
低钙血症				Molecular and genetic basis of renal disease / David B.Mount，Martin R. Pollak.
孤立性甲状旁腺功能减退	AD	*PTH*（11p15）		
	AR	*PTH*，*GCMB*（11p15，6p24.2）	PTH	
低血钙高尿钙	AD	*CASR*（3q21.1）	PTH，GCMB	
甲状旁腺功能减退并多腺体自身免疫综合征	AR	*AIRE1*（21q22.3）	CaSR	
甲状旁腺功能减退并 KSS、MELAS 及 MTPDS	母系	线粒体基因		
甲状旁腺功能减退并复杂先天综合征				
DiGeorge	AD	*TBX1*（22q11.2/10p）		
HDR 综合征	AD	*GATA3*（10p14）	TBX1	
Blomstrand lethal chondrodysplasia	AR	*PTHR/PTHrPR*（3p21.3）	GATA3	
Kenney-Caffey，Sanjad-Sakati	AD，AR	*TBCE*（1q42.3）	PTHR/PTHrPR	
Barakat	AR	未知	TBCE	
淋巴水肿	AR	未知	未知	
肾病，神经性耳聋	AD	未知	未知	
神经性耳聋无肾发育不良	AD	未知	未知	
假性甲状旁腺功能减退（Ⅰa）	AD	*GNAS*（20q13.3）	未知	
假性甲状旁腺功能减退（Ⅰb）	AD	*GNAS*（20q13.3）	GNAS	
镁代谢异常				参见第十二篇第八章肾性失镁
家族性低血镁、高尿钙和肾钙化（FHHNC）	AR	*CLDN16*（3q28） *CLDN19*（1p34.2）	Claudin-16，Claudin-19，	
孤立的常染色体显性遗传性低镁血症	AD	*KCNA1*（12p13.32）	电压门控钾通道 Kv1.1	

续表

疾病名称	遗传方式	致病基因（染色体）	编码蛋白	参考文献
其他引起低镁血症	AD，AR	*TRPM6*（9q21.13） *FXYD2*（11q23.3） *EGF*（4q25） *CNNM2*（10q24.32） *CASR*（3q13.3-q21.1） *FXYD2*（11q23.3） *HNF1B*（17q12）	表皮生长因子，细胞周期蛋白M2，钙离子敏感受体，Na^+-K^+-ATP酶的γ亚基，Na^+-K^+ATP酶γ亚单位表达转录因子等	参见第十二篇第八章肾性失镁
Bartter综合征、Gitelman综合征涉及基因异常多伴低镁血症				

注：XR，X连锁隐性遗传；AR，常染色体隐性遗传；AD，常染色体显性遗传；DR（digenic recessive），双基因隐性遗传

（吕继成　侯婉音　陈育青）

第四章 其他遗传性肾脏疾病

第一节 Fabry 病

Fabry病（Fabry disease），由William Anderson和Johannes Fabry在1898年最早报道，因而又称Anderson-Fabry病（Anderson-Fabry disease），是一种X连锁遗传的α-半乳糖苷酶A（α-Gal A）缺乏导致的溶酶体贮积病（lysosomal storage disease）。国外报道其发病率约为1/110 000 ~ 1/40 000[1,2]，国内尚无统计数据，属于罕见病范畴。

一、病因及发病机制

发病与位于染色体Xq22的*α-Gal A*基因突变有关，目前已发现约600多种突变[1-8]。基因突变导致该酶活性不同程度的丧失，造成其代谢底物三聚己糖神经酰胺（globotriaosylceramide，Gb3）不能被代谢而储积于溶酶体，引起全身多脏器损害。因为是X连锁遗传，通常男性患者临床表现比女性患者重。

二、临床表现

分为两型：① 经典型，患者α-Gal A活性明显下降或完全缺失，症状出现早，有广泛的系统受累；② 迟发型，酶活性部分下降，症状出现晚，多限于心脏或肾脏受累。绝大多数男性患者和极少数女性患者为经典型，多数女性患者为迟发型[1-9]。

（一）儿童少年期（≤16岁）

1. 神经系统　周围神经病变突出，具有小纤维神经病的特点，是儿童早期最常见的症状之一（约70%）。表现为足底和手掌的剧痛，如被灼烧，并向四肢近端放射。也可为四肢蚁行感。反复发作，常因天气变化、发热、精神紧张、体育锻炼而加剧。自主神经受累表现为少汗、无汗、低热，少数患儿多汗，还可有直立性低血压、晕厥。

少数患者有脑神经损害，出现感音神经性耳聋等。中枢神经系统受累，表现为：注意力不集中、头痛、认知功能障碍、抑郁、焦虑等。

2. 皮肤血管角质瘤　为暗红色或咖啡色的小的皮肤凸起，多分布于坐浴区（生殖器、阴囊、臀部和大腿内侧），具有特征性，也可出现在背部、口周或身体其他部位。

3. 眼　表现为结膜血管迂曲、角膜涡状混浊（特征性改变）、后囊晶状体混浊、视网膜血管迂曲，严重者可导致视力降低甚至丧失。

4. 胃肠道　腹泻、恶心、呕吐、腹胀、痉挛性腹痛、吸收不良和便秘等。

5. 特征性面容　眶上嵴外凸、额部隆起和嘴唇增厚。

6. 肾脏　夜尿增多（尿浓缩功能障碍），随病程进展出现血尿、蛋白尿甚至肾病综合征。

7. 心脏　心脏瓣膜病变（二尖瓣脱垂常见）。

（二）成人期（>17岁）

随年龄增大，肢端疼痛逐渐减轻；肾脏病变加重，肾功能减退，最终出现终末期肾衰竭；心血管可表现为高血压、心室肥厚、左心房增大、传导阻滞、快速性心律失常，严重者可导致心力衰竭、心肌梗死，是患者死亡的主要原因之一。中枢神经病变加重，出现短暂性脑缺血发作、缺血性卒中，导致偏瘫、偏盲、眩晕、共济失调和构音障碍等脑干和小脑损害等后循环受累的表现，甚至死亡；呼吸系统受累，表现为慢性支气管炎、呼吸困难、喘息等；骨质疏松亦较常见，多见于腰椎及股骨颈。

三、诊断及鉴别诊断

对于有典型症状的青少年患者，以及中老年原因不明的心肌肥厚和/或蛋白尿、肾功能不全患者，应注意仔细询问有无本病的家族史，并进行如下检查进行确诊。

（一）α-Gal A酶活性检测（金标准）

简易快速，可采取外周血白细胞、血浆、血清进行检测。干纸片法可邮寄，常用于高危人群筛查和没有检测技术的地区。多数男性患者该酶的活性明显下降，几乎为零；但有约30%的女性患者可在正常范围内，故对于女性酶活性正常不能除外本病[1,2]。

（二）血、尿Gb3和血浆脱乙酰基Gb3测定

患者明显高于正常人，比酶活性检测敏感性高[10-12]，更适用于女性患者。

（三）病理检查

有助于提示本病，可在受累组织取材。光镜下可见相应的组织细胞空泡样变，电镜下表现为胞质内大量嗜锇的分层脂质包涵体，称为“髓样小体”或“斑马小体”，具有较高的特征性[1,2]。肾脏病理[13]：免疫荧光阴性或非特异性免疫球蛋白弱阳性；光镜可见肾小球脏层上皮细胞、内皮细胞及系膜胞、肾小管上皮细胞、肾间质细胞、血管内皮细胞空泡样变；电镜同上（图26-4-1-1、图26-4-1-2）。

（四）基因检测（金标准）

提取外周血DNA、RNA或毛囊DNA进行基因检测[1-8]。

鉴别诊断：典型患者具有特征性，理论上讲不易与其他疾病混淆。但由于本病为罕见病，很多医生缺乏认识而易误漏诊，应予以注意。不典型的患者应注意与肥厚型心肌病、其他肾脏病鉴别，通过家族史、酶学及基因检测予以确定。

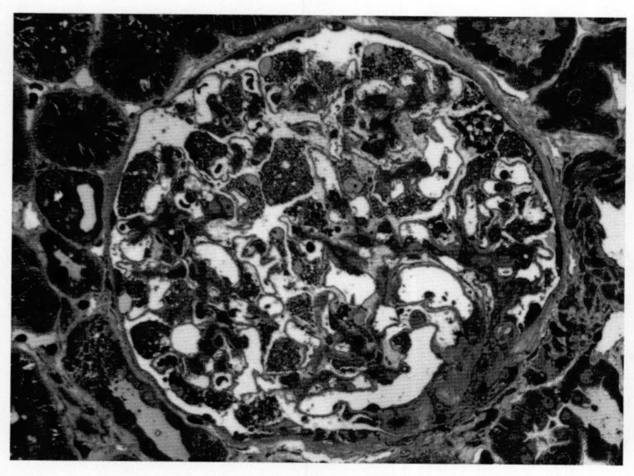

图26-4-1-1　Fabry病光镜下肾小球典型病理表现
可见足细胞及壁层上皮细胞胞质内大量Gb3沉积小体，甲苯蓝染色（×400倍）

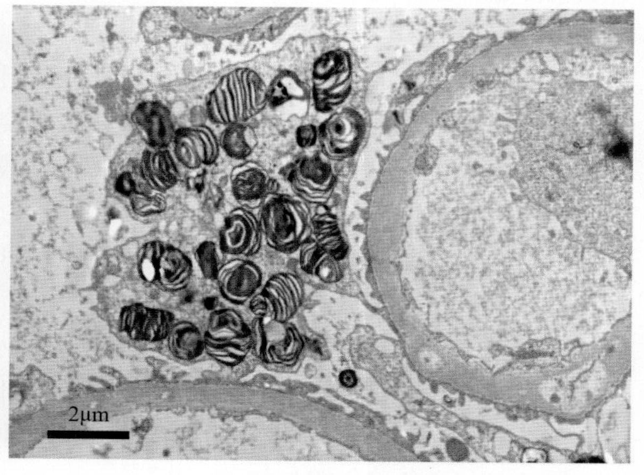

图26-4-1-2　Fabry病电镜下肾小球典型病理表现
可见足细胞胞质内Gb3沉积形成的大量“斑马小体”，足突节段融合（×10 000倍）

四、治疗及预后

（一）一般治疗[1,2]

主要是对症治疗，对于高血压、心肾受累的患者，血管紧张素转换酶抑制剂（ACEI）或血管紧张素受体阻断剂（ARB）可能对于延缓疾病进展有帮助。

（二）特异治疗

1. 酶替代治疗[14-23] 前瞻性随机对照临床试验显示酶替代治疗可减少患者细胞内的Gb3，减轻患者的症状，改善心肌肥厚，稳定肾功能，从而改善其生活质量和预后。

目前有两种药品：① β-半乳糖苷酶A，用法为每2周1mg/kg，静脉滴注2 ~ 4小时；② α-半乳糖苷酶A，用法为每1 ~ 2周0.2mg/kg，静脉滴注40分钟。应长期应用。

治疗开始的时机目前尚无定论，一般认为：① 儿童及青少年男性，出现临床症状时；② 成人男性，一旦确诊即应治疗；③ 各年龄女性，宜密切随访，若症状明显或心、脑、肾受累时，应开始替代治疗[1]。研究表明，治疗开始较晚不能改变预后[20,21]。

主要副作用：输注反应（皮疹、头痛、腹痛、发热、甚至休克等），通过对症治疗一般能得到有效缓解。部分患者可产生抗半乳糖苷酶的特异性IgG抗体，影响疗效[23]。怀孕及哺乳期患者不建议使用。

另外，药物非常昂贵，需要各国政府及组织予以资助。

2. 酶增强治疗 机制是促进突变的失活的酶正确折叠、提高酶活性，目前正在进行临床试验[24,25]。

3. 基因治疗 正在研发。

（三）疾病管理、遗传咨询和产前诊断

应定期对患者进行临床评估，给予生活指导和治疗。遗传咨询和产前诊断应在我国目前的法律框架及技术条件下进行。

（四）预后

男性患者平均生存期较健康人群短20年，女性患者平均生存期则缩短约10年[1,2]，目前尚无大宗酶替代治疗后患者生存期的报道。

（刘 刚）

参考文献

1. 中国法布里病专家协作组 . 中国法布里病（Fabry 病）诊治专家共识 . 中华医学杂志 , 2013, 93(4):243-247.
2. GERMAIN DP. Fabry disease. Orphanet J Rare Dis, 2010, 22(5): 30-49.
3. ASHTON-PROLLA P, TONG B, SHABBEER J, et al. Fabry disease: twenty-two novel mutations in the alpha-galactosidase A gene and genotype/phenotype correlations in severely and mildly affected hemizygotes and heterozygotes. J Investig Med, 2000, 48(4): 227-235.
4. SHABBEER J, YASUDA M, BENSON SD, et al. Fabry disease: identification of 50 novel alpha-galactosidase A mutations causing the classic phenotype and three-dimensional structural analysis of 29 missense mutations. Hum Genomics, 2006, 2(5): 297-309.
5. 刘和俊，曹克将，李诚让，等 . 肥厚型心肌病样临床表现的 Fabry 病家系研究 . 中华心血管病杂志 , 2006, 34(2):143-147.
6. 陈佳韵，潘晓霞，吕铁伦，等 . 11 个 fabry 病家系的 a- 半乳糖苷酶 A 活性及 GLA 基因检测 . 中华肾脏病杂志 , 2007, 23(5):305-307.
7. ZHANG SH, LIU ZH, ZENG CH, et al. Fabry disease: renal biopsy-proven cases from China. J Nephrol, 2007,

20(6):716-726.

8. 孟岩，张为民，施惠平，等．16 例经典型 Fabry 病患者的临床表现和基因突变分析．中华医学杂志，2010, 90(8):551-554.
9. MACDERMOR KD, HOLMES A, MINERS AH. Anderson Fabry disease: clinical manifestations and impact of disease in a cohort of 98 hemizygous males. J Med Genet, 2001, 38(11): 750-760.
10. VEDDER AC, LINTHORST GE, VAN BREEMEN MJ, et al. The Dutch Fabry cohort: diversity of clinical manifestations and Gb3 levels. J Inherit Metab Dis, 2007, 30(1): 68-78.
11. KITAGAWA T, ISHIGE N, SUZUKI K, et al. Non-invasive screening method for Fabry disease by measuring globotriaosylceramide in whole urine samples using tandem mass spectrometry. Molecular Genetics and Metabolism, 2005, 85(3): 196-202.
12. TOGAWA T, KODAMA T, SUZUKI T, et al. Plasma globotriaosylsphingosine as a biomarker of Fabry disease. Mol Genet Metab, 2010, 100(3): 257-261.
13. SESSA A, TOSON A, NEBULONI M, et al. Renal ultrastructural findings in Anderson Fabry disease. J Nephrol, 2002, 15(2): 109-112.
14. WALDEK S, FERIOZZI S. Fabry nephropathy: a review-how can we optimize the management of Fabry nephropathy? BMC Nephrol, 2014, 15: 72.
15. ENG CM, GUFFON N, WILCOX WR, et al. Safety and efficacy of recombinant human α-galactosidase A-replacement therapy in Fabry's disease. N Engl J Med, 2001, 345(1): 9-16.
16. SCHIFFMANN R, KOPP JB, AUSTIN HA, et al. Enzyme replacement therapy in Fabry disease: a randomized controlled trial. JAMA, 2001, 285(21): 2743-2749.
17. ENG CM, GERMAIN DP, BANIKAZEMI M, et al. Fabry disease: guidelines for the evaluation and management of multi-organ system involvement. Genet Med, 2006, 8(9): 539-548.
18. FAN JQ, ISHII S, ASANO N, et al. Accelerated transport and maturation of lysosomal a-galactosidase A in Fabry lymphoblasts by an enzyme inhibitor. Nature Med, 1999, 5(1): 112-115.
19. HUGHES DA, DEEGAN PB, MILLIGAN A, et al. A randomised, double-blind, placebo-controlled, crossover study to assess the efficacy and safety of three dosing schedules of agalsidase alfa enzyme replacement therapy for Fabry disease. Mol Genet Metab, 2013, 109(3): 269-275.
20. WEIDEMANN F, NIEMANN M, STÖRK S, et al. Long-term outcome of enzyme-replacement therapy in advanced Fabry disease: evidence for disease progression towards serious complications. J Intern Med, 2013, 274(4): 331-341.
21. ROMBACH SM, SMID BE, BOUWMAN MG, et al. Long term enzyme replacement therapy for Fabry disease: effectiveness on kidney, heart and brain. Orphanet J Rare Dis, 2013, 8: 47.
22. TØNDEL C, BOSTAD L, LARSEN KK, et al. Agalsidase benefits renal histology in young patients with Fabry disease. J Am Soc Nephrol, 2013, 24(1): 137-148.
23. ROMBACH SM, AERTS JM, POORTHUIS BJ, et al. Long-term effect of antibodies against infused alpha-galactosidase A in Fabry disease on plasma and urinary (lyso)Gb3 reduction and treatment outcome. PLoS One, 2012, 7(10): e47805.
24. SHIN SH, MURRAY GJ, KLUEPFEL-STAHL S, et al. Screening for pharmacological chaperones in Fabry disease. Biochem Biophys Res Commun, 2007, 359(1): 168-173.
25. YAM GH, BOSSHARD N, ZUBER C, et al. Pharmacological chaperone corrects lysosomal storage in Fabry disease caused by trafficking-incompetent variants. Am J Physiol Cell Physiol, 2006, 290(4): C1076-C1082.

第二节 脂蛋白肾病

脂蛋白肾病（lipoprotein glomerulopathy，LPG）是以脂质沉积在肾小球内为特点的一种肾小球疾病。早在1987年Farragiana T等在有关脂质肾病的综述中描述过类似表现，但是当时没有作为一个独立的肾小球病[1]。由Saito T等人在1989年首次提出脂蛋白肾病的概念，并对其临床病理特点进行了描述[2]。目前认为脂蛋白肾病是*ApoE*基因突变导致的疾病。

一、临床表现

到目前为止全世界报道的经过*ApoE*基因测序确定的脂蛋白肾病有117例，主要集中在中国和日本，2例来自欧洲，4例来自美国[3]。脂蛋白肾病的年龄分布范围广，4 ~ 69岁均有发病，虽然是遗传性肾脏病，但是呈不完全外显，所以部分病例呈现家族聚集性，大部分病例为散发。所有患者均表现为不同程度的蛋白尿，大多数表现为肾病综合征，少数仅表现为轻微的蛋白尿，但可以逐渐进展为肾病综合征。极少数病例合并镜下血尿。约1/2的患者进展为终末期肾衰竭（ESRD），发生的时间长短不一，1 ~ 27年均有发生[2,4-6]。脂蛋白肾病患者接受肾移植后容易复发[7-11]。患者可有高血压，动脉硬化，肝功能异常等全身表现，但是程度很轻。有的患者可同时合并其他的肾脏病，如IgA肾病、膜性肾病、狼疮肾炎。

脂蛋白肾病的患者多合并脂蛋白和血脂的异常，异常变化类似Ⅲ型高脂蛋白血症[12]，即中间密度脂蛋白升高，同时血载脂蛋白E（apolipoprotein E，ApoE）明显升高，常为正常人几倍，但脂蛋白肾病的患者血脂升高的程度明显轻于家族性Ⅲ型高脂蛋白血症[13]，而且脂质全身沉积的症状，如快速进展的动脉硬化、黄瘤症、早发的心肌梗死等十分罕见。

二、病理学特征

组织学的特征性改变是诊断脂蛋白肾病最重要的证据[2,14]。

光镜：早期改变局限在肾小球，毛细血管袢全球或节段受累，典型表现为毛细血管管腔高度扩张，扩张的管腔内充填染色浅淡的网状物质（图26-4-2-1）。常可见系膜溶解和轻到中度系膜增生，部分可表现为系膜基质向肾小球基底膜内插入，形成双轨征。与其他类型的脂质肾病不同，泡沫细胞在肾小球和肾间质中均较少见。肾间质无特异性改变，肾血管病变不明显。随疾病的进展可有局灶或全球的肾小球硬化，肾小管萎缩和间质纤维化。苏丹Ⅲ或油红O染色可见到毛细血管管腔内有脂滴存在（图26-4-2-2）。

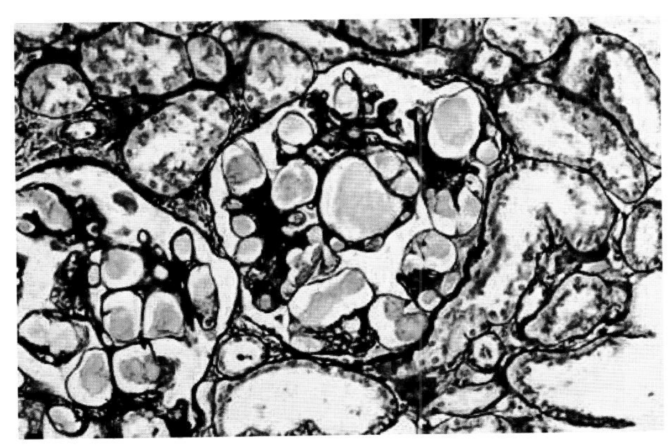

图 26-4-2-1 脂蛋白肾病光镜表现
毛细血管管腔高度扩张，扩张的管腔内充填染色浅淡的网状物质
［六胺银（PASM）套马松三色染色 ×200］

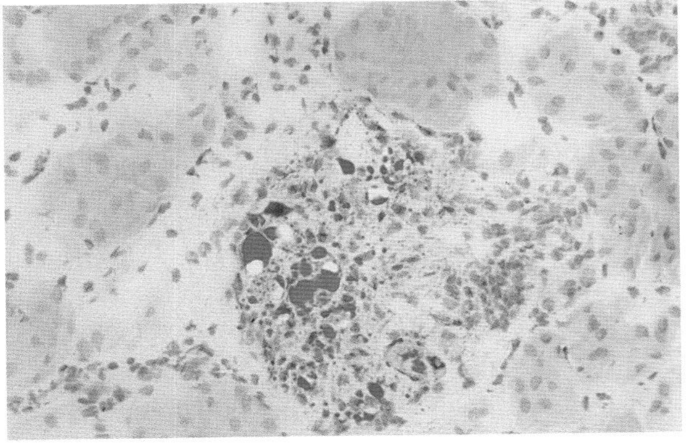

图 26-4-2-2 脂蛋白肾病油红 O 染色
苏丹Ⅲ或油红 O 染色可见到毛细血管管腔内有脂滴存在（油红 O 染色 ×200）

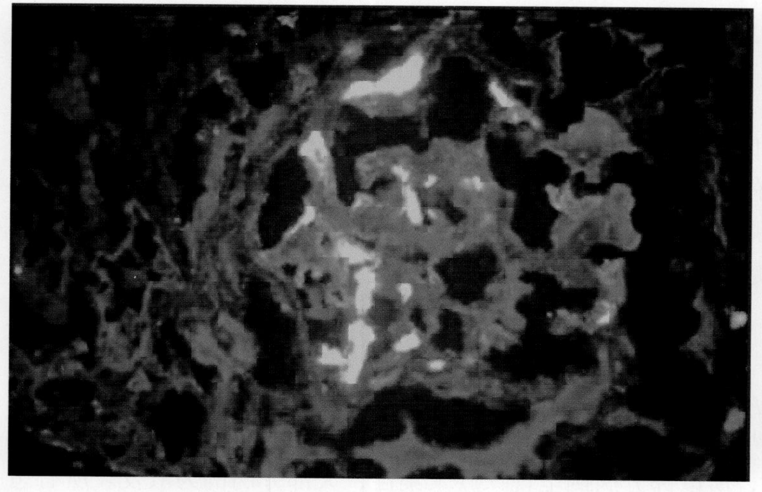

图 26-4-2-3　脂蛋白肾病毛细血管管腔内 ApoE 和 ApoB 染色
管腔内血栓样物质中 ApoE 和 ApoB 染色阳性
（免疫荧光 ×200）

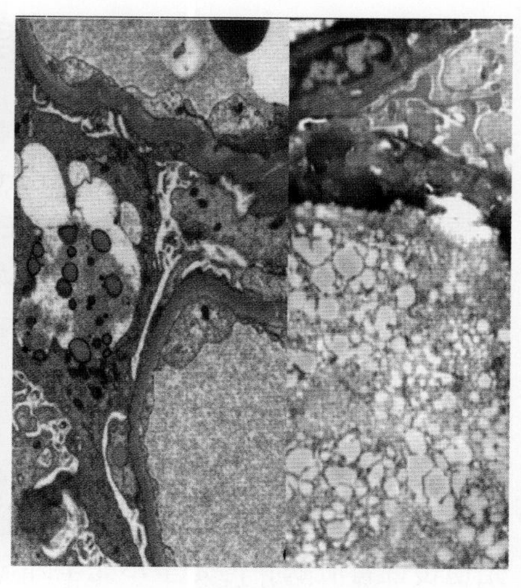

图 26-4-2-4　脂蛋白肾病免疫电镜
免疫电镜证实管腔内的沉积物中有脂质，这些脂质被 ApoE 和脂蛋白组成的血栓样物质包围
（电镜左图 ×5000，右图 ×10 000）

免疫荧光：常规免疫荧光检查多无免疫球蛋白、补体、纤维蛋白原的沉积，个别病例可见IgM和IgA少量沉积。β脂蛋白在系膜区和毛细血管袢染色阳性。管腔内血栓样物质中ApoE和ApoB染色阳性（图26-4-2-3）。

电镜：可见到光镜所示的相应改变。毛细血管腔高度扩张，腔内充满大小不等、电子密度不一的颗粒，该颗粒可呈指纹样、簇状或层状排列，腔内的红细胞被挤压、变形。免疫电镜证实管腔内的沉积物中有脂质，这些脂质被ApoE和脂蛋白组成的血栓样物质包围（图26-4-2-4）。

三、诊断

该病的诊断主要依靠特殊的病理表现：毛细血管管腔高度扩张，扩张的管腔内充填无定型或网状的血栓样物质，普通染色较淡，油红O染色呈阳性。有条件可通过特殊的免疫荧光检查，管腔内的血栓样物质中ApoE和ApoB染色阳性。

四、鉴别诊断

尽管肾脏的临床表现特异性差，该病的病理表现十分特殊，较易鉴别。如果病理医生对该病没有意识，有可能误诊为膜增生性肾小球肾炎，糖尿病肾病等。

Ⅲ型高脂蛋白血症中发现肾脏脂质沉积已有相关报道[13,15-17]。一般来说，Ⅲ型高脂蛋白血症中发现的肾脏脂质沉积病理表现为肾小球硬化，有大量的泡沫细胞，肾小球毛细血管腔内却没有血栓样物质沉积，但是有个例报道[18]，在ApoE表型为E2纯合子的Ⅲ型高脂蛋白血症的一些患者，可在肾小球内见到类似脂蛋白肾病的沉积。

五、治疗

目前关于该病的治疗无特异方法，肾上腺糖皮质激素、细胞毒药物及抗凝药物均无明显疗效[19]。低密度脂蛋白去除疗法（LDL aphresis）[20]和免疫吸附（immunoadsorption）[21]也可降低脂蛋白的沉积和蛋白尿，但是停止治疗后蛋白尿复发，对患者的远期预后的影响不得而知。降脂治疗可缓解高脂血症和蛋白尿，并保持肾功能稳定[22-32]。

六、发病机制

目前的研究提示脂蛋白肾病是*ApoE*基因突变导致的遗传性肾脏病。ApoE是糖蛋白，由299个氨基酸组成，分子量34kD。主要为高密度脂蛋白和极低密度脂蛋白组成成分。ApoE通过与低密度脂蛋白受体或低密度脂蛋白相关蛋白结合，介导细胞摄取富含甘油三酯的脂蛋白，对血脂的代谢起重要作用。ApoE的单体表型有3种，分别为E2、E3、E4，其中E2的受体结合能力最差[33]，其相对的基因型为ε2、ε3、ε4。一个人的ApoE由两个单体表型组成。人群中最常见的表型是ApoE3/3，家族性Ⅲ型高脂蛋白血症的表型是ApoE2/2。

目前报道的引起脂蛋白肾病的*ApoE*的基因突变主要有6种[34-39]。ApoE Sendai（Arg145-Pro）[38]是最早报道的突变，但是目前该突变仅在日本发现[3]，发生在中国的最常见的突变为ApoE-Kyoto[32,40]。ApoE-Sendai的功能研究提示突变改变了ApoE的物理化学性状，Hoffman等[41]报道ApoE Sendai LDL的结合力下降，而肝素结合力强，可使硫酸类肝素在肾小球基底膜周围聚集。脂蛋白肾病在组织学上表现为脂质沉积聚集在内皮下和系膜区。同时将腺病毒携带的人类ApoE Sendai基因转染到ApoE基因敲除的小鼠，由于腺病毒的抑制，这个小鼠模型并未表现出高脂血症，但是小鼠的肾小球毛细血管高度扩张，其内沉积血栓样物质，与人类的脂蛋白肾病极为相似，这证明ApoE Sendai可使小鼠患脂蛋白肾病，而且与高脂血症无关[42]。同时ApoE-Kyoto携带者大部分并未发生肾脏病，呈现不完全外显的表现，提示脂蛋白肾病的发病有其他的局部因素[32,43,44]。脂蛋白肾病作为一种遗传性肾脏病，表现为脂代谢的异常和肾脏损伤，而且强化降脂治疗后，肾脏病较未进行降脂治疗的患者保持长时间稳定，为研究慢性肾脏病患者的脂质代谢异常和肾脏病进展之间的关系提供了线索。

（陈育青）

参考文献

1. FARAGGIANA T, CHURG J. Renal lipidoses: a review. Hum Pathol, 1987, 18(7): 661-679.
2. SAITO T, SATO H, KUDO K, et al. Lipoprotein glomerulopathy: glomerular lipoprotein thrombi in a patient with hyperlipoproteinemia. Am J Kidney Dis, 1989, 13(2): 148-153.
3. SAITO T, MATSUNAGA A. Lipoprotein glomerulopathy may provide a key to unlock the puzzles of renal lipidosis. Kidney Int, 2014, 85(2): 243-245.
4. SAITO T, MATSUNAGA A, OIKAWA S. Impact of lipoprotein glomerulopathy on the relationship between lipids and renal diseases. Am J Kidney Dis, 2006, 47(2): 199-211.
5. SAM R, WU H, YUE L, et al. Lipoprotein glomerulopathy: a new apolipoprotein E mutation with enhanced glomerular binding. Am J Kidney Dis, 2006, 47(3): 539-548.
6. WATANABE Y, OZAKI I, YOSHIDA F, et al. A case of nephrotic syndrome with glomerular lipoprotein deposition with capillary ballooning and mesangiolysis. Nephron, 1989, 51(2): 265-270.
7. ANDREWS PA. Lipoprotein glomerulopathy: a new cause of nephrotic syndrome after renal transplantation. Implications for renal transplantation. Nephrol Dial Transplant, 1999, 14(1): 239-240.
8. ANDREWS PA, O'DONNELL PJ, DILLY SA, et al. Recurrence of lipoprotein glomerulopathy after renal transplantation. Nephrol Dial Transplant, 1997, 12(11): 2442-2444.
9. MIYATA T, SUGIYAMA S, NANGAKU M, et al. Apolipoprotein E2/E5 variants in lipoprotein glomerulopathy recurred in transplanted kidney. J Am Soc Nephrol, 1999, 10(7): 1590-1595.
10. MOURAD G, CRISTOL JP, TURC-BARON C, et al. Lipoprotein glomerulopathy: a new apolipoprotein-E-related disease that recurs after renal transplantation. Transplant Proc, 1997, 29(5): 2376.
11. MOURAD G, DJAMALI A, TURC-BARON C, et al. Lipoprotein glomerulopathy: a new cause of nephrotic syndrome after renal transplantation. Nephrol Dial Transplant, 1998, 13(5): 1292-1294.

12. OIKAWA S, SUZUKI N, SAKUMA E, et al. Abnormal lipoprotein and apolipoprotein pattern in lipoprotein glomerulopathy. Am J Kidney Dis, 1991, 18(5): 553-558.
13. ELLIS D, ORCHARD TJ, LOMBARDOZZI S, et al. Atypical hyperlipidemia and nephropathy associated with apolipoprotein E homozygosity. J Am Soc Nephrol, 1995, 6(4): 1170-1177.
14. SAITO T, OIKAWA S, SATO H, et al. Lipoprotein glomerulopathy: significance of lipoprotein and ultrastructural features. Kidney Int Suppl, 1999, 71: S37-S41.
15. AMATRUDA JM, MARGOLIS S, HUTCHINS GM. Type 3 hyperlipoproteinemia with mesangial foam cells in renal glomeruli. Arch Pathol, 1974, 98(1): 51-54.
16. BALSON KR, NIALL JF, BEST JD. Glomerular lipid deposition and proteinuria in a patient with familial dysbetalipoproteinaemia. J Intern Med, 1996, 240(3): 157-159.
17. SUZAKI K, KOBORI S, UENO S, et al. Effects of plasmapheresis on familial type Ⅲ hyperlipoproteinemia associated with glomerular lipidosis, nephrotic syndrome and diabetes mellitus. Atherosclerosis, 1990, 80(3): 181-189.
18. SAKATSUME M, KADOMURA M, SAKATA I, et al. Novel glomerular lipoprotein deposits associated with apolipoprotein E2 homozygosity. Kidney Int, 2001, 59(5): 1911-1918.
19. TSIMIHODIMOS V AND ELISAF M. Lipoprotein glomerulopathy. Curr Opin Lipidol, 2011, 22(4): 262-269.
20. SAITO T, OIKAWA S, SATO H, et al. Lipoprotein glomerulopathy: renal lipidosis induced by novel apolipoprotein E variants. Nephron, 1999, 83(3): 193-201.
21. XIN Z, ZHIHONG L, SHIJUN L, et al. Successful treatment of patients with lipoprotein glomerulopathy by protein A immunoadsorption: a pilot study. Nephrol Dial Transplant, 2009, 24(3): 864-869.
22. AMENOMORI M, HANEDA M, MORIKAWA J, et al. A case of lipoprotein glomerulopathy successfully treated with probucol. Nephron, 1994, 67(1): 109-113.
23. ARAI T, YAMASHITA S, YAMANE M, et al. Disappearance of intraglomerular lipoprotein thrombi and marked improvement of nephrotic syndrome by bezafibrate treatment in a patient with lipoprotein glomerulopathy. Atherosclerosis, 2003, 169(2): 293-299.
24. CHEUNG CY, CHAN AO, CHAN YH, et al. A rare cause of nephrotic syndrome: lipoprotein glomerulopathy. Hong Kong Med J, 2009, 15(1): 57-60.
25. HAGIWARA M, YAMAGATA K, MATSUNAGA T, et al. A novel apolipoprotein E mutation, ApoE Tsukuba (Arg 114 Cys), in lipoprotein glomerulopathy. Nephrol Dial Transplant, 2008, 23(1): 381-384.
26. HAMATANI H, HIROMURA K, KOBATAKE K, et al. Successful treatment of lipoprotein glomerulopathy in a daughter and a mother using niceritrol. Clin Exp Nephrol, 2010, 14(6): 619-624.
27. IEIRI N, HOTTA O, TAGUMA Y. Resolution of typical lipoprotein glomerulopathy by intensive lipid-lowering therapy. Am J Kidney Dis, 2003, 41(1): 244-249.
28. KINOMURA M, SUGIYAMA H, SAITO T, et al. A novel variant apolipoprotein E Okayama in a patient with lipoprotein glomerulopathy. Nephrol Dial Transplant, 2008, 23(2): 751-756.
29. LIAO MT, TSAI IJ, CHENG HT, et al. A rare cause of childhood-onset nephrotic syndrome: lipoprotein glomerulopathy. Clin Nephrol, 2012, 78(3): 237-240.
30. MATSUNAGA A, FURUYAMA M, HASHIMOTO T, et al. Improvement of nephrotic syndrome by intensive lipid-lowering therapy in a patient with lipoprotein glomerulopathy. Clin Exp Nephrol, 2009, 13(6): 659-662.
31. TOKURA T, ITANO S, KOBAYASHI S, et al. A novel mutation ApoE2 Kurashiki (R158P) in a patient with lipoprotein glomerulopathy. J Atheroscler Thromb, 2011, 18(6): 536-541.
32. HU Z, HUANG S, WU Y, et al. Hereditary features, treatment, and prognosis of the lipoprotein glomerulopathy in patients with the APOE Kyoto mutation. Kidney Int, 2014, 85(2): 416-424.
33. WEISGRABER KH. Apolipoprotein E: structure-function relationships. Adv Protein Chem, 1994, 45: 249-302.
34. ANDO M, SASAKI J, HUA H, et al. A novel 18-amino acid deletion in apolipoprotein E associated with lipoprotein glomerulopathy. Kidney Int, 1999, 56(4): 1317-1323.
35. KONISHI K, SARUTA T, KURAMOCHI S, et al. Association of a novel 3-amino acid deletion mutation of apolipoprotein E (Apo E Tokyo) with lipoprotein glomerulopathy. Nephron, 1999, 83(3): 214-218.

36. MATSUNAGA A, SASAKI J, KOMATSU T, et al. A novel apolipoprotein E mutation, E2 (Arg25Cys), in lipoprotein glomerulopathy. Kidney Int, 1999, 56(2): 421-427.
37. OGAWA T, MARUYAMA K, HATTORI H, et al. A new variant of apolipoprotein E (apo E Maebashi) in lipoprotein glomerulopathy. Pediatr Nephrol, 2000, 14(2): 149-151.
38. OIKAWA S, MATSUNAGA A, SAITO T, et al. Apolipoprotein E Sendai (arginine 145–>proline): a new variant associated with lipoprotein glomerulopathy. J Am Soc Nephrol, 1997, 8(5): 820-823.
39. LUO B, HUANG F, LIU Q, et al. Identification of apolipoprotein E Guangzhou (arginine 150 proline), a new variant associated with lipoprotein glomerulopathy. Am J Nephrol, 2008, 28(2): 347-353.
40. HAN J, PAN Y, CHEN Y, et al. Common apolipoprotein E gene mutations contribute to lipoprotein glomerulopathy in China. Nephron Clin Pract, 2010, 114(4): c260-c267.
41. HOFFMANN M, SCHARNAGL H, PANAGIOTOU E, et al. Diminished LDL receptor and high heparin binding of apolipoprotein E2 Sendai associated with lipoprotein glomerulopathy. J Am Soc Nephrol, 2001, 12(3): 524-530.
42. ISHIGAKI Y, OIKAWA S, SUZUKI T, et al. Virus-mediated transduction of apolipoprotein E (ApoE)-sendai develops lipoprotein glomerulopathy in ApoE-deficient mice. J Biol Chem, 2000, 275(40): 31269-31273.
43. KANAMARU Y, NAKAO A, SHIRATO I, et al. Chronic graft-versus-host autoimmune disease in Fc receptor gamma chain-deficient mice results in lipoprotein glomerulopathy. J Am Soc Nephrol, 2002, 13(6): 1527-1533.
44. TOYOTA K, HASHIMOTO T, OGINO D, et al. A founder haplotype of APOE-Sendai mutation associated with lipoprotein glomerulopathy. J Hum Genet, 2013, 58(5): 254-258.

第五章 先天性泌尿系统畸形

先天性泌尿系统畸形主要包括肾脏、输尿管、膀胱、尿道畸形，其中肾脏畸形包括肾脏结构、数目、形态、大小和位置异常（表26-5-0-1）。此外，其他泌尿系统先天畸形还有膀胱输尿管反流、肾盂输尿管连接部梗阻、肾盏憩室、先天性巨肾盏、肾盂输尿管交界部息肉等。本部分仅重点介绍原发性膀胱输尿管反流。

表 26-5-0-1　先天性泌尿系统结构异常性疾病

先天性肾脏畸形	先天性输尿管畸形	先天性膀胱畸形	先天性尿道畸形
肾不发育	重肾双输尿管畸形	脐尿管畸形	尿道瓣膜症
先天性单侧肾缺如	输尿管囊肿	膀胱憩室	前尿道瓣膜
双侧肾不发育	先天性巨输尿管积水	重复膀胱	后尿道瓣膜
肾发育不全	输尿管口异常	膀胱不发育	尿道憩室
肾发育异常	输尿管位置异常	膀胱发育不全	重复尿道
融合肾	腔静脉后输尿管	膀胱外翻	巨尿道
马蹄肾	髂动脉后输尿管		尿道息肉
团块肾	膀胱输尿管交界部梗阻		
S 形肾			
同侧型融合肾			
肾旋转不良			
异位肾			
盆腔异位肾			
胸腔异位肾			
肾囊性疾病			
单纯性肾囊肿			
多房性肾囊性病变			
婴儿型多囊肾			
成人型多囊肾			
髓质海绵肾			
肾多房性囊肿			

原发性膀胱输尿管反流

膀胱输尿管反流（vesicoureteral reflux）是指在排尿或非排尿期尿液从膀胱反流至邻近的尿路包括输尿管、肾盂和集合管。可分为原发性和继发性，原发性是由于膀胱输尿管连接部发育缺陷所致；继发性则由于各种原因造成膀胱内压上升而引起反流，常见于神经源性膀胱、后尿道瓣膜或尿道狭窄。膀胱输尿管反流不仅是发生泌尿系感染的危险因素之一，而且能够导致肾瘢痕形成。广泛的肾瘢痕能够损害肾功能，且使患者可以出现高血压、蛋白尿和肾功能不全。膀胱输尿管反流发生肾内反流导致肾实质损害形成肾瘢痕称为反流性肾病。有报道终末期肾病病因中10%为反流性肾病，而在儿童终末期肾病病因中则50%为反流性肾病[1]。

一、发生率

原发性膀胱输尿管反流在人群中的发病率为1% ~ 2%，而在患者的后代及兄弟姐妹中的发病率可高达50%。患尿路感染的儿童30% ~ 50%存在原发性膀胱输尿管反流，产前诊断为肾盂积水者10%存在原发性膀胱输尿管反流。白种人儿童发生原发性膀胱输尿管反流的几率较黑种人儿童高10倍，新生儿中男孩发生原发性膀胱输尿管反流的几率较女孩高。年龄大于1岁的女性发生膀胱输尿管反流的几率较同年龄男性高5 ~ 6倍。

二、病因及发病机制

正常情况下输尿管穿过膀胱逼尿肌，开口于膀胱三角的输尿管口。膀胱充盈时，膀胱壁内走行的输尿管受压，可阻止膀胱内尿液向输尿管反流。原发性膀胱输尿管反流患者由于膀胱壁内走行的输尿管短、异常位置的输尿管芽导致膀胱输尿管瓣膜功能缺陷，因而造成反流。

最早表明原发性膀胱输尿管反流与遗传有关的依据来自同胞对研究（twin studies）：单卵双胞胎发生膀胱输尿管反流的一致性为80% ~ 100%，异卵双胞胎则为35% ~ 50%。此后，多个研究显示膀胱输尿管反流尚具有家族聚集性。

原发性膀胱输尿管反流是一种具有遗传异质性的疾病。家系研究（family studies）显示其存在多种遗传方式，包括不完全外显的常染色体显性遗传、常染色体隐性遗传、多基因遗传、甚至X-连锁遗传。多个基因如*GREM1*、*EYA1*、*ROBO2*、*EYA1*、*UPK3A*、*RET*、*PAX2*、*TNXB*、*TGFB1*、*GNB3*及*VEGFA*等的变异或单核苷酸多态性被报道可能与原发性膀胱输尿管反流有关，但有待进一步证实[2-6]。

三、临床表现

膀胱输尿管反流的临床表现与患者年龄有关。产前超声检查的广泛应用使得胎儿时期肾盂积水能够及时被发现，而对此类患者在围产期的评估有助于及时发现膀胱输尿管反流。新生儿和小婴儿可表现为发热、呕吐、呼吸窘迫、发育停滞、肾衰竭、侧腹部包块，发生肾盂肾炎者可出现败血症的表现；年长儿可表现为尿急、尿频、排尿困难等泌尿系感染症状、遗尿、胃肠道功能紊乱、腹部或侧腹部疼痛、发热等。高血压、蛋白尿及肾功能受损是膀胱输尿管反流晚期常见的症状。此外，尚有研究显示76%的膀胱输尿管反流患者有排空障碍（如排泄次数少，尿、便潴留，便秘，功能性大便失禁）。

四、诊断

膀胱输尿管反流的诊断主要依据医学影像学如静脉肾盂造影、逆行排尿造影或放射性核素等的检查。由于50%膀胱输尿管反流患者的静脉肾盂造影可显示正常，因而最好对初次发生尿路感染的患者不分性别和年龄进行静脉肾盂造影。逆行排尿造影是膀胱输尿管反流诊断和分级的金指标，采用国际通用的膀胱输尿管反流分度。Ⅰ度：反流仅达下段输尿管；Ⅱ度：反流至肾盂、肾盏，但无扩张；Ⅲ度：反流并有轻或中度肾盂扩张，但无或轻度肾盏变钝；Ⅳ度：肾盂肾盏中度扩张或/及输尿管迂曲，但多数肾盏维持乳头形态；Ⅴ度：肾盂肾盏严重扩张，多数肾盏失去乳头形态，输尿管迂曲[7]。但该检查需插尿管可造成尿道损伤，一般需在急性感染控制后2周再进行，以免由于插管造成继发感染。超声检查具有安全、可靠、无损伤及痛苦的特点，因而特别适用于膀胱输尿管反流的筛查。放射性核素检查如核素^{99m}TcDMSA肾显像技术能够早期发现由膀胱输尿管反流所致的肾瘢痕，其敏感性和特异性与静脉肾盂造影相似[8]。膀胱镜检查在儿童很少应用。

对于父母一方或兄弟姐妹患膀胱输尿管反流或反流性肾病的新生儿应该常规进行检查以除外膀胱输尿管反流。对于胎儿时期发现肾盂直径≥4mm的婴儿应在生后5 ~ 7天进行肾脏超声检查以除外梗阻，随后在6周时复查肾脏超声以除外膀胱输尿管反流。对于家族中1人以上在年龄不是很大时便出现高血压、蛋白尿或肾衰竭应想到膀胱输尿管反流的可能[7]。此外，对于发生严重或不典型先兆子痫的女性也应想到膀胱输尿管反流的可能。

五、治疗

原发性膀胱输尿管反流有自发缓解倾向。单侧反流且反流分度低者常常能够自行消失。而反流分度高（Ⅳ ~ Ⅴ度）、双侧反流或输尿管扩张以及曾有肾瘢痕形成者反流通常持续存在。有报道膀胱输尿管反流诊断后1年内反流消失率分别为：Ⅰ度37.5%、Ⅱ度12.5%、Ⅲ度10.3%。国际反流研究组织的一项长期随访研究显示经5年保守治疗反流仍持续存在的一些儿童10年后反流自行消失[7,9]。

对膀胱输尿管反流进行管理的主要目的是防止肾瘢痕形成。通常对于反流分度为Ⅰ ~ Ⅱ度者予以药物治疗，等待膀胱输尿管反流的消失；反流分度为Ⅴ度者予以外科治疗。而关于反流分度为Ⅲ ~ Ⅳ度者的治疗存在极大争议。基于过去50多年对膀胱输尿管反流患者的成功管理经验，小剂量预防性使用抗生素被认为能够防止肾盂肾炎和肾瘢痕的发生，然而该证据并不充分。研究显示预防性应用抗生素联合手术治疗5年时能够使膀胱输尿管反流患者发生泌尿系感染的概率降低60%，但是并不能显著减少发生新的或进行性肾损害的风险。对于反流分度高和/或伴有膀胱或输尿管畸形者应选择外科治疗。目前常用的外科治疗技术有输尿管再植术和内镜输尿管下注射组织增强物。原发性膀胱输尿管反流外科治疗成功率可达95%以上[7,9]。

（丁　洁　张宏文）

参考文献

1. KAJBAFZADEH AM, BARADARAN N, SADEGHI Z, et al. Vesicoureteral reflux and primary bladder neck dysfunction in children: urodynamic evaluation and randomized, double-blind, clinical trial on effect of alpha-blocker therapy. J Urol, 2010, 184(5): 2128-2133.
2. WENG PL, SANNA-CHERCHI S, HENSLE T, et al. A recessive gene for primary vesicoureteral reflux maps to chromosome 12p11-q13. J Am Soc Nephrol, 2009, 20(7): 1633-1640.
3. KELLY H, BARTON D, MOLONY C, et al. Linkage analysis of candidate genes in families with vesicoureteral reflux. J Urol, 2009, 182(4 Suppl): 1669-1672.
4. CARVAS F, SILVA A, NGUYEN HT. The genetics of primary, nonsyndromic vesicoureteral reflux. Curr Opin Urol, 2010, 20(4): 336-342.
5. BOUALIA SK, GAITAN Y, MURAWSKI I, et al. Vesicoureteral reflux and other urinary tract malformations in mice compound heterozygous for Pax2 and Emx2. PLoS One, 2011, 6(6): e21529.
6. GBADEGESIN RA, BROPHY PD, ADEYEMO A, et al. TNXB mutations can cause vesicoureteral reflux. J Am Soc Nephrol, 2013, 24(8): 1313-1322.
7. CELIK O, IPEKCI T, AYDOGDU O, et al. Current medical diagnosis and management of vesicoureteral reflux

in children. Nephrourol Mon, 2013, 6(1): e13534.

8. SHEU JN, WU KH, CHEN SM, et al. Acute 99mTc DMSA scan predicts dilating vesicoureteral reflux in young children with a first febrile urinary tract infection: a population-based cohort study. Clin Nucl Med, 2013, 38(3): 163-168.

9. MATHEWS R, CARPENTER M, CHESNEY R, et al. Controversies in the management of vesicoureteral reflux: the rationale for the RIVUR study. J Pediatr Urol, 2009, 5(5): 336-341.

第二十七篇

慢性肾脏病

第一章
概　述

一、慢性肾脏病在人类疾病史中的地位

在人类历史的长河中，疾病谱的变迁可分为三个阶段："瘟疫与饥荒的时代""传染性疾病时代"和"退行性疾病及人为疾病时代"。尽管目前世界上仍不乏瘟疫与饥荒、各类传染病特别是新发传染病的流行仍是严峻的挑战，但是必须正视与不良生存环境及不良生活方式密切相关的慢性非感染性疾病已成为人类面临的主要健康问题和死亡原因[1]。世界卫生组织于2005年的报告中指出：全球死亡人数0.58亿中的0.35亿死于慢性病，从而吁请各国政府有关部门重视慢性疾病引起的死亡[2]。近二十年以来，对于各种慢性病的一级、二级预防已引起了医学界的广泛重视，如各种慢性疾病发生、发展终至器官衰竭的高危因素及防治措施的流行病学、实验研究和临床研究、药物和医疗措施的开发、医学经济学的评估等。经过心血管专家们二十年来不懈的努力，目前美国死于心血管疾病的人数保持稳定中略有下降的趋势，与广泛健康教育及积极干预有关。从这个宏观的、全局的观点出发才能从战略上理解慢性肾脏病（CKD）在肾脏病专业领域中的重要性。

以往认为CKD是少见疾病。但是2002年CKD概念的诞生，使CKD迅速成为肾脏领域的研究热点，对于CKD的认知也取得了长足进展。首先在国际范围内涌现了大量关于CKD患病率的调查；来自美国、澳大利亚、欧洲等发达国家的研究显示，CKD在一般人群中的患病率约为10% ~ 15%[3]，是常见的慢性疾病。同时，大量研究显示CKD的两个主要指标——肾小球滤过率及蛋白尿，均与包括心血管疾病、脑卒中以及死亡在内的多种不良预后独立相关[3]。肾脏不仅仅是众多疾病的靶器官，而且还能够启动或恶化各种全身性的病理生理过程、参与疾病进展。基于以上认识，医学界逐渐认同CKD是危害严重的常见慢性非传染性疾病，亟须开展相关研究以进行CKD的防治。

二、慢性肾脏病的定义和分期

2002年美国肾脏病协会公布的"美国肾脏病与透析患者生存质量指导指南"（Kidney Disease Outcomes Quality Initiative，KDOQI）[4]首次对于CKD进行了明确定义，即"肾损伤和/或肾小球滤过率（GFR）<60ml/（min・1.73m^2）、持续3个月以上"；在2012年的肾脏疾病：改善全球预后（Kidney Disease: Improving Global Outcome；KDIGO）指南[5]中这一定义被沿用至今，并进行了更加详细的标注（表27-1-0-1）。对于CKD的定义在临床实际应用中会有一些概念不明确、界定困难之处。如：CKD的病程界定为3个月以上。但一些我国较常见的肾脏病如急性感染后肾小球肾炎、药物过敏性间质性肾炎，甚至老年人急性肾小管坏死等有时并不能在3个月内完全恢复正常，其中有些患者应定义为CKD还是急性病恢复期？此外，CKD的表现也有不确切之处。如：前列腺炎症也可以引起少量尿蛋白伴尿中红、白细胞，但肯定不是CKD。又如：影像学检查发现肾脏孤立囊肿也不能判定为CKD。因此对其诊断需要结合临床具体分析。

表 27-1-0-1 慢性肾脏病的定义[5]

下述任何一项指标持续超过 3 个月或以上	
肾脏损伤指标（具备至少 1 项）	白蛋白尿（ACR ≥ 30mg/g 肌酐） 尿沉渣异常 肾小管功能障碍导致的电解质异常及其他异常 组织病理学异常 影像学检查提示的肾脏结果异常 肾移植经历
GFR 降低	GFR<60ml/（min · 1.73m^2）

在2002年提出CKD概念的同时，根据GFR水平对于CKD进行了“一维”的分期。这一分期对临床工作有指导作用，例如，对血压和血脂监测和控制应始自CKD诊断之时；而对贫血、营养及钙磷代谢、甲状旁腺功能的监测应始自CKD第3期，并于4期后加强监测的频度；在CKD第4期作替代治疗的准备。因此，这一分期有着重要的临床指导意义、在临床工作中应根据患者的CKD分期对每一个人制订定期监测的项目和治疗的计划。同时，这一分期方法还可在国际上建立共同的标准，便于学术交流。2002年之后，来自大规模人群的前瞻性队列研究提示，除GFR水平外，尿白蛋白水平对于CKD患者的生存预后、心血管预后和肾脏预后均有独立预测价值，并与GFR水平存在交互作用；因此需要联用这三个维度更好地对于CKD患者进行危险度分层（详见本篇第二章第三节）。因此，在之后KDIGO关于CKD的指南中[5]提出了“CGA”的三维CKD分期体系。该体系除了沿用原有的GFR分级（G）外，还纳入了肾脏病因（C）及尿白蛋白分级（A）。在肾脏病因方面，依据肾脏受累部位（肾小球、肾小管间质、肾血管以及囊肿性肾脏病和先天性肾脏病）以及肾脏病因（累及肾脏的系统性疾病、原发性肾脏病）、按照常规疾病诊断进行诊断。GFR分级与尿白蛋白水平分级参见表27-1-0-2；三者结合起来才构成完整的CKD诊断。这一分期体系对于CKD领域研究的影响以及对于临床实践的作用，尚有待时日验证。

表 27-1-0-2 基于病因、肾小球滤过率及白蛋白尿的 CGA 慢性肾脏病分期[5]

病因 C	G	GFR [ml/（min · 1.73m^2）]	A	ACR（mg/g）	UTP（mg/d）	PCR（mg/g）
肾小球疾病	G1	>90	A1	<30	<150	<150
肾小管间质疾病	G2	60 ~ 89	A2	30 ~ 300	150 ~ 500	150 ~ 500
肾血管疾病	G3a	45 ~ 59	A3	>300	>500	>500
囊肿性和先天性肾脏病	G3b	30 ~ 44				
	G4	15 ~ 29				
	G5	<15				

注：对于白蛋白尿，按照中国的习惯同时给出了 24 小时尿蛋白（UTP）和尿蛋白肌酐比值（PCR）的界值；缩写：GFR，肾小球滤过率；ACR，尿白蛋白肌酐比值；UTP，24 小时尿蛋白定量；PCR，尿蛋白肌酐比值；A 代表尿白蛋白的水平分级（A1，A2，A3），意义同代表 GFR 水平分期的 G

三、我国慢性肾脏病的患病率及疾病谱的变化

在我国，2002年CKD的概念诞生之后有部分区域性一般人群的CKD患病率调查研究，以来自大城市的居多；结果显示CKD的患病率为11.8% ~ 13.0%[6-8]。但是这些研究在抽样方法、筛查流程以及定义CKD的指标上有所差异，也难以反映全局情况。“中国慢性肾脏病流行病学调查”为了解我国CKD罹患情况提供了较为详尽的全国性调查数据[9]。该研究由北京大学第一医院牵头组织、全国13个大型医院参与，由国家疾病预防控制中心指导和参与抽样设计；研究采用多阶段分

层抽样的方法获得能够代表中国18岁以上成年人群情况的调查人群。如果被调查者存在估计肾小球滤过率（eGFR）低于60 ml/（min·1.73m^2）和/或尿白蛋白肌酐比值（ACR）大于30mg/g肌酐，则被定义为CKD。研究显示，我国18岁以上成年人群中CKD的患病率为10.8%（95%置信区间10.2% ~ 11.3%）。据此估计，我国现有CKD患者1.2亿，这一庞大的CKD患者群势必给我国公共卫生系统带来沉重的负担。值得注意的是，尽管我国成年人群CKD患病率与发达国家的报道类似，我国CKD患者以早期患者（CKD1 ~ 2期）为主；CKD3 ~ 5期的患者仅占1.7%，而美国的该数字为8.1%[10]。造成这种现象的原因并不完全清楚，可能与我国糖尿病及高血压的流行病学变化有关[11]。在过去20 ~ 30年间，随着经济发展和居民生活方式的变化，糖尿病及高血压的患病率呈现迅速攀升的态势。大量研究显示从糖尿病及高血压出现到合并肾脏损伤，需要数年乃至数十年的过程[12-15]；20世纪80—90年代出现的糖尿病与高血压患者目前极有可能仍处于肾脏损伤的早期阶段。但是，如果目前不在人群范围内给予恰当的干预，这些患者会在未来数十年间进入中晚期肾脏疾病、乃至尿毒症，届时给我国医疗卫生体系造成的负担将不可估量。另一个调查中值得注意的现象是CKD患病率的城乡差异[9]。与发达国家不同，我国城乡居民在社会经济状况、环境与行为因素方面具有很大差异。尽管目前我国城乡居民在高血压与糖尿病患病率方面并无太大差异[11]；但高血压的控制率与糖尿病知晓率方面，农村居民显著差于城市居民[9]。相应的，农村居民的白蛋白尿患病率显著高于城市居民（分别为10.1%与7.0%）、尤其在经济条件发达的农村地区（达14.8%）。因此，这一部分人群应该成为CKD一级与二级预防的重点人群；尤其考虑到这些患者一旦进入尿毒症，我国目前绝大多数肾脏替代治疗资源都配置在城市、给后续的治疗带来较大障碍。关于我国CKD患病率的地区与民族差异，“中国CKD流行病学调查”的结果显示，我国华北与西南地区相对CKD患病率高，分别为16.9%（95%置信区间15.1% ~ 18.7%）以及18.3%（95%置信区间16.4% ~ 20.1%）[9]。另一个来自西藏人群的研究显示[12]，白蛋白尿与eGFR下降的百分比分别为16.2%（95%置信区间14.1% ~ 1.8.2%）及3.9%（95%置信区间2.8% ~ 4.9%）；总体CKD的患病率高于全国调查的结果；而红细胞压积升高与白蛋白尿水平独立相关。

除了CKD的患病率外，另一值得注意的问题是我国CKD的疾病谱。在以往的观念中，一直认为慢性肾小球肾炎是我国CKD患者的首位病因。1999年由中华医学会肾脏病分会组织的全国性透析移植登记报告显示，在2万余名透析患者中，49.9%由慢性肾小球肾炎所致；而糖尿病肾病仅占13.3%[13]。2008年另一个全国性透析患者的调查也显示了类似的结果，即慢性肾小球肾炎为首位病因，占45%；高血压肾损害与糖尿病肾病分别占19%与13%[14]。与此同时，“中国CKD流行病学调查”的结果显示与罹患CKD相关的因素为高血压、糖尿病等代谢性疾病[9]，与终末期肾脏病（ESRD）疾病谱有所不同。究其原因，可能与前述的我国糖尿病、高血压患病率的迅速攀升发生在过去20 ~ 30年间，多数患者的肾脏损伤尚处于早期阶段有关。但若假以时日，我国CKD的疾病谱并将从慢性肾炎为主的疾病谱变迁到与发达国家类似的、以糖尿病肾病和高血压肾损伤为主的疾病谱。类似的疾病谱演变，在其他亚洲国家和地区业已出现过[15,16]。

四、慢性肾脏病的疾病负担

国际范围内之所以关注CKD，除了高患病率及与其他常见重大慢性疾病并存外，另一个重要的原因就是CKD的疾病负担。CKD是慢性进展性疾病，会进展到ESRD，需要昂贵的透析治疗或肾移植维持生命；但CKD的危害远不止于此。早在2003年，美国心脏协会已经将CKD列为心血管疾病的独立危险因素。大量接受透析治疗的尿毒症人群心血管疾病死亡率是一般人群的10 ~ 30倍；即使早期的CKD患者，也能观察到心血管事件的增加。一项对于100万余人的随访研究表明[17]，与肾功能正常者［eGFR ≥ 60ml/（min·1.73m^2）］相比，肾功能轻中度下降者［eGFR 45 ~ 59ml/（min·1.73m^2）］死亡率增加20%，心血管事件增加40%。并且随着肾功能下降，风险呈现线性增加趋势。对于北京市社区人群的研究也提示，在校正了传统的心血管疾病危险因素后，肾功能下降和白蛋白尿是心血管事件的独立危险因素[18]。此外，有研究提示[19]，从eGFR降至

55ml/（min·1.73m²）开始，老年男性罹患恶性肿瘤的风险开始增加。eGFR每下降10ml/（min·1.73m²），老年男性罹患恶性肿瘤的风险增加29%；eGFR降至40ml/（min·1.73m²）以下后，风险增加200%。恶性肿瘤和心血管疾病是我国居民死亡的首要原因，CKD与这两者的交互作用进一步警示对于CKD干预的必要性。

因此，越来越多的研究证据显示对于CKD的认识已经从一个专科疾病演变为全球性公共卫生问题。在我国，CKD是患病率高的常见慢性疾病，并且处于疾病谱变迁的特殊历史时期。除了肾性贫血、矿物质骨代谢紊乱等肾脏特异的并发症外，CKD还是心脑血管疾病的独立危险因素；这些造成了CKD对于患者预后有显著的不良影响，并且会导致医疗花费的大大增加。美国的统计显示，虽然CKD患者仅占医疗保险人群的7%，但其医疗花费占总医疗支出的24%。因此，有必要了解这些CKD的重要并发症、开展综合预防与治疗。本篇将对这些内容进行详尽的论述。

（张路霞）

参考文献

1. MASCIE-TAYLOR CG, KARIM E. The burden of chronic disease. Science, 2003, 302(5652):1921-1922.
2. BEAGLEHOLE R, BONITA R, HORTON R, et al. Priority actions for the non-communicable disease crisis. Lancet, 2011, 377(9775):1438-1447.
3. ECKARDT KU, CORESH J, DEVUYST O, et al. Evolving importance of kidney disease: from subspecialty to global health burden. Lancet, 2013, 382(9887):158-169.
4. NATIONAL KIDNEY FOUNDATION. K/DOQI clinical practice guidelines for chronic kidney disease: evaluation, classification, and stratification. AmJ Kidney Dis, 2002, 39(2 Suppl 1):S1-S266.
5. Kidney Disease: Improving Global Outcomes (KDIGO) CKD Work Group. KDIGO 2012 clinical practice guideline for the evaluation and management of chronic kidney disease Kidney Int Suppl, 2013, 3(1): 1-150.
6. CHEN N, WANG W, HUANG Y, et al. Community-based study on CKD subjects and the associated risk factors. Nephrol Dial Transplant, 2009, 24(7):2117-2123.
7. CHEN W, WANG H, DONG X, et al. Prevalence and risk factors associated with chronic kidney disease in an adult population from southern China. Nephrol Dial Transplant, 2009, 24(4):1205-1212.
8. ZHANG L, ZHANG P, WANG F, et al. Prevalence and factors associated with CKD: a population study from Beijing. AmJKidney Dis, 2008, 51(3):373-384.
9. ZHANG L, WANG F, WANG L, et al. Prevalence of chronic kidney disease in China: a cross-sectional survey. Lancet, 2012, 379(9818):815-822.
10. CORESH J, SELVIN E, STEVENS LA, et al. Prevalence of chronic kidney disease in the United States. JAMA, 2007, 298(17):2038-2047.
11. XU Y, WANG L, HE J, et al. Prevalence and control of diabetes in Chinese adults. JAMA, 2013, 310(9):948-959.
12. CHEN W, LIU Q, WANG H, et al. Prevalence and risk factors of chronic kidney disease: a population study in the Tibetan population. Nephrol Dial Transplant, 2011, 26(5):1592-1599.
13. 中华医学会肾脏病分会透析移植登记工作组，钱家麒，张伟明，等．1999年度全国透析移植登记报告．中华肾脏病杂志，2001, 2：77.
14. ZUO L, WANG M, Chinese Association of Blood Purification Management of Chinese Hospital A. Current burden and probable increasing incidence of ESRD in China. Clin Nephrol, 2010, 74 Suppl 1:S20-S22.
15. YANG WC, HWANG SJ, TAIWAN SOCIETY OF N. Incidence, prevalence and mortality trends of dialysis end-stage renal disease in Taiwan from 1990 to 2001: the impact of national health insurance. Nephrol Dial Transplant, 2008, 23(12):3977-3982.

16. JIN DC, YUN SR, LEE SW, et al. Lessons from 30 years' data of Korean end-stage renal disease registry, 1985-2015. Kidney research and clinical practice, 2015, 34(3):132-139.

17. GO AS, CHERTOW GM, FAN D, et al. Chronic kidney disease and the risks of death, cardiovascular events, and hospitalization. N Engl J Med, 2004, 351(13):1296-1305.

18. ZHANG L, ZUO L, WANG F, et al. Cardiovascular disease in early stages of chronic kidney disease in a chinese population. J Am Soc Nephrol, 2006, 17(9):2617-2621.

19. WONG G, HAYEN A, CHAPMAN JR, et al. Association of CKD and cancer risk in older people. J Am Soc Nephrol, 2009, 20(6):1341-1350.

第二章
慢性肾脏病的肾功能进行性下降

第一节　肾功能进行性下降的定义及预测

一、肾功能检测的频率

肾功能进行性下降是衡量CKD进展的最主要指标；肾功能下降的程度与速度也是进入ESRD、发生心脑血管并发症、发生各种肾脏特异并发症以及死亡的独立危险因素[1]。确定肾功能下降速度的意义在于发现那些疾病进展速度快的患者，给予恰当干预减慢疾病进展与改善不良预后，及时进行肾脏替代治疗前准备。为了能够相对准确地判断肾功能下降的速度，重要的一点是需要定期对肾功能进行监测。

通常提到肾功能下降时指的是GFR的变化；在讨论肾功能下降速度时，应考虑到监测GFR的次数及频率。需要注意的是，在临床实践中GFR的小幅波动并不一定意味着CKD进展；许多因素会导致GFR的小幅变化，包括药物影响、容量状态、检测变异与误差、生理变异等，需要结合一段时间内GFR的变化趋势进行综合判断。因此，KDIGO指南[2]建议对于CKD患者，每年至少评价一次GFR；而对于肾功能下降高风险的患者、或者出于临床其他需要时（比如肾小球肾炎应用免疫抑制治疗或调整临床治疗方案时），应该更加频繁地进行监测。除了监测GFR外，CKD预后联盟（CKD prognosis consortium，CKD PC）对于来自全球14个队列、上百万人的荟萃分析显示，尿白蛋白水平对于包括全因死亡、进入ESRD、发生急性肾损伤（AKI）在内的多种不良预后有独立的预测价值，因此也推荐同时监测尿白蛋白变化[3]。KDIGO指南推荐的GFR与白蛋白尿监测频率见图27-2-1-1。图中，用色彩（绿、黄、橙、红、深红）来表示CKD患者的危险度分层；格中的数字为建议每年进行的最低监测次数。绿色表示低风险，如果存在CKD则每年监测1次；黄色表示需要引起重视并且每年至少监测1次；橙色表示每年需要监测2次，红色表示每年监测3次，而深红色代表需要密切监测，每年至少4次（即至少每1 ~ 3个月一次）。需要指出的是，该推荐的监测频率是指最低推荐监测频率，但临床上患者出现其他合并症或并发症、需要根据肾功能指导治疗等时，则应按照临床需求增加GFR监测的频率。

二、肾功能下降与肾功能进展的定义

如果要定义“异常的”肾功能进行性下降，首先需要了解什么是“生理性”的肾功能下降；关于这一点研究结论并非完全一致。预防肾脏与血管终末疾病（PREVEND）研究[4]是一个基于一般人群的前瞻性队列研究，评估了8 592名平均年龄为（49 ± 13）岁的研究参与者在4年的时间中eGFR下降的情况。其中6 894例研究参与者有持续4年的eGFR测量数据；结果显示整个人群中

				白蛋白尿分级（尿白蛋白肌酐比值）		
				A1	A2	A3
				正常至轻度升高	中度升高	严重升高
				<30 mg/g	30~300 mg/g	>300 mg/g
GFR 分期（ml/min/1.73m²）	G1	正常或增高	≥ 90	1（如有 CKD）	1	2
	G2	轻度降低	60~89	1（如有 CKD）	1	2
	G3a	轻度 / 中度降低	45~59	1	2	3
	G3b	中度 / 严重降低	30~44	2	3	3
	G4	严重降低	15~29	3	3	4+
	G5	肾衰竭	<15	4+	4+	4+

图 27-2-1-1　慢性肾脏病患者按照肾小球滤过率和白蛋白尿水平建议的监测频率 *[2]
* 图中数字为建议每年最低的监测次数；缩写：GFR，肾小球滤过率；CKD，慢性肾脏病

GFR的下降速度是每年0.58ml/（min・1.73m^2）；而合并A3范围白蛋白尿者则GFR下降明显加速、为每年2.38ml/（min・1.73m^2）[4]。另一个来自日本大阪纳入12万名40岁以上一般人群的前瞻性队列研究[5]显示，在10年的随访中eGFR的下降率为每年0.36ml/（min・1.73m^2）；年龄大于70岁、基线eGFR小于50ml/（min・1.73m^2）者则肾功能下降更快。综上，一般认为在40岁以后的一般人群中、与年龄相关的GFR下降速度应该每年小于1ml/（min・1.73m^2）[6]，因人群不同略有差异。

合并CKD的患者肾功能下降速度较一般人群显著加快。如前所述，PREVEND研究结果显示合并蛋白尿的患者肾功能下降加速[4]；但基线eGFR位于最低百分之五分位者［平均eGFR为44.6ml/(min・1.73m^2)］，反而eGFR下降速度减慢、为每年0.05ml/（min・1.73m^2）。这可能反映了eGFR变化的趋中回归现象，在解读时需要注意。肾脏疾病饮食调整（MDRD）研究[7]的结果显示，在一组1 585名eGFR在25 ~ 55ml/（min・1.73m^2）之间的患者中，eGFR的下降速度为每年3.7ml/（min・1.73m^2）；而另一组eGFR在13 ~ 24ml/（min・1.73m^2）（共2 255名）之间的患者中，eGFR的下降速度为每年4.3ml/（min・1.73m^2）。另有研究观察转诊至肾脏专科的4 231个eGFR分级为G3a ~ G5的CKD患者，eGFR下降平均速率为每年2.65ml/（min・1.73m^2）[8]。在以上来自欧美国家的研究中，CKD的主要疾病谱为糖尿病肾病或高血压肾损害的患者；而我国CKD患者中慢性肾小球肾炎占相当比例，尤以IgA肾病常见。北京大学第一医院对于703例平均eGFR为84ml/（min・1.73m^2）的IgA肾病患者随访提示[9]，在45个月的随访时间内，eGFR的下降速率为3.12ml/（min・1.73m^2）。上述讨论的研究中，研究参与者均为在肾脏专科随诊的CKD患者；在来自社区的CKD人群前瞻性队列研究中，eGFR下降的速率相对较慢，可能与人群特征不同有关。例如在来自欧洲的社区人群研究（Tromoso研究）中[10]，共有3 047例eGFR在30 ~ 59ml/（min・1.73m^2）之间的研究参与者被纳入分析；结果显示平均eGFR下降为1.03ml/（min・1.73m^2）。但该研究中，高龄研究参与者比例较高（67.7%大于70岁）、死亡风险高于进入ESRD风险（死亡的竞争风险），会影响对于肾功能下降的判断。综合以上，一般认为CKD患者中肾功能平均下降的速率在每年3ml/（min・1.73m^2）左右。最后需要指出的是，无论在临床中还是在科研中，在较长时间内评价患者个体或人群的eGFR变化速度时则需要注意实验室检测肌酐的稳定性、是否存在实验室检测的“漂移”现象。所谓“漂移”，就是在一段时间内由于各种原因、肌酐检测存在较大的批间差异，从而导致对于患者eGFR变化趋势判断造成影响；为了避免漂移，则需要实验室定期用标准品校正血肌酐测定。

肾功能下降的速率与患者预后直接相关。在社区动脉粥样硬化风险研究（ARIC）中[11]，在校正了多种混杂因素后，eGFR下降百分比在最高四分位（每年下降≥5.65%）的研究参与者与eGFR下降在0.33% ~ 0.47%者相比，发生冠心病和全因死亡的风险最高，风险比（HR）分别

为1.30（95%置信区间：1.11 ～ 1.52）与1.22（95%置信区间：1.06 ～ 1.41）。类似的，在对于4 171名合并类风湿关节炎、GFR3a期退伍老兵的随访显示[12]，在5.7年后eGFR下降大于每年4ml/（min・1.73m^2）者死亡的风险显著升高，HR为1.54（95%置信区间1.30 ～ 1.82）。因此，甄别肾功能下降较快人群不仅对于判断肾脏预后有关，同时还有助于判断患者生存预后。

在2012年KDIGO关于CKD的指南中[2]，对于肾功能进展（或称为CKD的进展）提出了定量的定义：GFR较基线降低25%或更多，同时伴有GFR分级的下降（例如从G3a到G3b）。在指南中特殊强调，判断肾功能进展通常需要依靠一段时间内数次GFR的记录（例如3年间4次eGFR的数值）才更可靠。定义中的25%是人为界定的范围，主要考虑是这个幅度的变化超出了生理波动的范围；也保证了相关研究中GFR的小幅度变化造成的分期变化不会被误判为肾功能进展，例如GFR从61ml/(min・1.73m^2）轻度下降到59ml/(min・1.73m^2)。同时，基于之前对于CKD患者“平均”GFR变化速率的研究证据，认为“eGFR下降速度持续超过每年5ml/（min・1.73m^2)”则称为快速进展。关于肾功能进展的定义，已经在加拿大的一个登记系统中进行了验证[13]：在近45万名研究参与者中，3.7%出现了GFR大于25%的下降并伴有GFR分期的进展；与肾功能稳定者相比，这些研究参与者的死亡风险大大增加（HR为1.89，95%置信区间1.83 ～ 1.95）、进入ESRD的风险增加更为明显（HR为5.11，95%置信区间：4.56 ～ 5.71）。因此，KDIGO指南提出的“肾功能进展”定义确实能够识别高危的CKD患者。

在KDIGO指南公布对于肾功能进展和肾功能快速进展的定义后，CKD PC对于来自全球35个队列、170万名研究参与者的数据进行了分析[14]，研究显示在从基线进入随访1 ～ 3年的时间中，eGFR下降超过30%的患者10年内进入ESRD的风险显著增加（64%，95%置信区间52% ～ 77%）。更重要的是，与传统的血肌酐倍增相比，eGFR下降超过30%的患者百分比更大，分别为6.9%与0.79%[14]。考虑到肾脏病领域，长期以来随机对照临床试验（RCT）数量远远少于其他专科的原因之一就是因为要达到肾脏疾病的终点［一般常用的是血肌酐倍增和/或进入ESRD］往往需要相当长的随访期，该研究建议把“2年内eGFR下降超过30%”作为肾脏疾病研究的替代终点，也即以此来定义肾功能进展。关于此定义是否能取代以往公认的肌酐倍增或eGFR减半，成为临床研究的终点，尚有待研究证据补充。需要注意的是，研究纳入的人群多为以糖尿病肾病与高血压肾损害为主的发达国家人群，而我国CKD中常见各种原发与继发性肾小球疾病；对于这些患者，在治疗的过程中容易出现血肌酐的波动，因此较短时间内的eGFR变化是否意味着进入ESRD的高风险，也有待来自我国CKD患者的研究进一步证实。

三、肾功能进行性下降的预测

在医学的其他专科（尤其在心血管领域），已经有较多预测临床不良事件或外科干预后不良事件的预测模型，比如著名的Framingham风险评分。Framingham风险评分是用来预测未来10年发生心血管疾病的可能性，被广泛应用于临床。但在肾脏专科的临床应用中，并无此类应用成熟的预测模型。

在2012年发表的一篇荟萃分析中[15]，对于已经发表的、关于预测CKD进展模型的研究进行了荟萃分析。1980—2012年，共有17篇文章涉及CKD进展的预测风险评分；这些研究多数来自北美和欧洲国家，也有来自日本的研究，均仅限于IgA肾病患者[15]。研究纳入的变量多为性别、年龄、血压、尿蛋白、eGFR水平等常用临床指标，少数涉及IgA肾病患者的研究中纳入了肾脏病理分级[15]。较大样本量的一项研究来自美国，共纳入14 155例参与者，均来自社区的一般人群［年龄≥45岁，eGFR>60ml/（min・1.73m^2)]；研究的主要终点为在9年的随访期内GFR降至<60ml/（min・1.73m^2）以下[16]。该研究最终得到一个包含10个变量的复杂模型和仅包含年龄分组和7个二分变量的简化模型，其受试者工作曲线下面积相近（分别为0.69和0.70）[16]。简化模型中包括年龄、女性、贫血、高血压、糖尿病、是否伴有心血管疾病、心功能不全或周围血管病史。除了年龄60 ～ 69岁积2分，年龄大于70岁积3分外，其他参数各积1分[16]。积分超过3分预测发生

CKD的灵敏度为70%，阳性预测值17%[16]。另一研究的研究对象为PREVEND研究中纳入的6 809例普通人群[17]［eGFR≥45ml/（min·1.73m^2），无肾脏病史，随访期间至少有2次血肌酐的测定值］，肾功能进展定义为随访期内肾功能变化最明显的前20%人群并且eGFR<60ml/（min·1.73m^2）。最终的预测模型中包含年龄、eGFR、白蛋白尿、血压水平与CRP等参数，内部验证显示ROC曲线下面积为0.84；经改良和简化，将预测指标划分为临床常用的分类变量，并以积分的形式表达，进一步方便临床应用[17]。外部验证是衡量预测公式表现优劣的重要手段，前述的研究都没有经过外部验证。在这17个研究中，规模较大、经过外部验证的是Tangri等的工作。在Tangri等的研究[18]中，开发人群包含3 449例eGFR 10 ~ 59ml/（min·1.73m^2）的CKD患者；最终的预测模型中包含年龄、性别、eGFR、蛋白尿、血清钙、血清磷、碳酸氢盐以及血清白蛋白等变量。结果显示，该预测公式在4 942例患者的外部验证人群中表现良好，其预测进入ESRD（定义为接受维持性透析治疗或接受肾移植）风险的效能好于仅包括年龄、性别、eGFR、蛋白尿的预测公式、受试者工作曲线下面积大于0.80。总体来讲，这篇荟萃分析纳入的研究多数采用的CKD进展指标为进入ESRD或死亡；所构建模型对于预测终点事件的受试者工作曲线下面积为0.80 ~ 0.95之间，显示预测的准确性较好。但是需要注意的是，这17个研究中仅3个有外部验证的结果，结果显示曲线下面积稍有下降，但也均大于0.7，也显示了较好的准确性[15]。更新近的一篇荟萃分析[19]对于涉及预测CKD患者进入ESRD、全因死亡和心血管事件的23个模型进行了荟萃分析，认为准确的、经过外部验证的CKD患者进入肾衰竭预测模型已经能够试用于临床，但是对于心血管事件和全因死亡的预测模型用于临床则为时过早[19]。

对于这些预测肾功能下降或CKD患者其他不良预后的模型，需要注意临床医生通常能够观察到CKD患者的预后变异性较大，这些变异性是由多种因素造成的，包括疾病病理生理过程的生物学变异、临床治疗与伴发疾病的差异以及与行为环境的交互作用。这些因素很难被模型逐一纳入其中。此外，还有一些研究显示遗传因素、种族等均与CKD进展密切相关[20]。因此，肾功能进展预测模型的应用，应该限定在与开发公式人群特点类似的人群中；当应用于其他人群时，必须经过验证和/或必要的校正。例如西方人群应用成熟的Framingham风险评分在中国人群中就会高估冠心病的风险；根据中国人群队列随访的结果进行校正后的评分系统则能够相对准确的预测冠心病发生的风险[21]。考虑到这一点，如果没有经过验证、不推荐在中国CKD人群中直接采用来自西方人群的CKD进展预测模型。目前没有用来自中国CKD患者的数据开发的肾功能下降预测模型，其主要原因与中国缺乏长时间随访的、成熟的CKD队列有关，而其他领域成熟的前瞻性队列又较少开展与CKD相关的研究。

（张路霞　王　芳）

第二节　肾脏对于肾单位丢失的适应性变化

肾脏的大小和肾单位的数量在胚胎发育的后期就已经形成；每个肾脏大约有近100万个肾单位[1]。早在数千年前亚里士多德就观察到先天孤立肾的动物肾脏体积比正常的、具有两个肾脏的动物大。随着对于肾脏病生理研究的深入，人们逐渐认识到，各种疾病导致肾脏的肾单位丢失后、人体会发生一系列适应性变化；在疾病早期能够代偿肾单位下降对于人体的负面影响，但最终通过一些共同通路最终导致肾功能的进行性下降。

在20世纪60—80年代，肾脏病学家们陆续提出了一些学说解释这种肾功能的进行性下降。例如，Bricker教授等认为当各种病理因素导致肾单位减少时，残余的肾单位为了维持稳态，发生肾脏肥大、并对于管球反馈和球管平衡进行调节以进行代偿；这就是20世纪60年代由Bricker教授提出的“健存肾单位”学说[22]。之后，Bricker教授又在此基础上进一步提出了“矫枉失衡”学说[23]。此学说认为，肾功能下降时体内某些物质的积聚，并非完全由于肾脏清除减少所致，而是机体为了纠正肾单位减少造成的代谢紊乱的一种适应性调整；但是其结果又导致新的不平衡，如此周而复始、造成了进行性损害，成为CKD患者肾功能进行性下降的主要原因。进入20世纪80年代，Brenner等在5/6肾切除大鼠利用微穿刺研究证实残余肾单位的GFR增高（高滤过）、血浆流量增高（高灌注）和毛细血管跨膜压增高（高压力），从而提出了肾功能进行性下降的“肾小球高滤过”学说[24]。这三个重要的学说提出了CKD患者肾功能进行性下降的基本病理生理机制，但实际上某一个学说很难完整解释肾脏进展的全部发病过程。近30年来，随着研究技术的飞速发展及其在肾脏病领域的应用，人们对于肾功能进行性下降机制的认识又有了长足的进展。本节将就肾单位丢失后肾脏发生的结构与功能改变展开论述。

一、肾单位丢失后肾脏的功能性改变

1. 肾小球的高滤过状态　当各种损伤造成肾单位丢失时，健存的肾单位会通过增加肾脏的血流灌注和滤过率来进行代偿。动物实验的结果详细记录了部分肾切除后肾脏的功能性变化[25]：在单侧肾切除后剩余肾脏的GFR在8天内升高约50%；而在5/6肾切除的大鼠，剩余肾脏的GFR在16天内升至最高可达300%。进一步的研究表明，这种肾脏总体GFR的上升是由单个肾单位GFR（single-nephron GFR，SNGFR）的增加所致[26]。在肾脏部分切除的动物模型中，可以观察到肾脏入球小动脉和出球小动脉的扩张，但入球小动脉扩张更加显著；从而导致肾小球血流灌注增加、毛细血管跨膜压增加，最终导致SNGFR的增加[26]。

肾素-血管紧张素-醛固酮系统（RAAS）在局部肾切除后的肾小球毛细血管内高压形成中扮演了重要的角色；动物实验证实阻断RAAS能够逆转前述的“三高”状态。例如，在Munich-Wistar大鼠模型（右肾切除加左肾2/3节段性栓塞）中，血管紧张素转化酶抑制剂（ACEI）能够降低出球小动脉阻力及毛细血管跨膜压[27]。目前认为，与全身的RAAS活性相比，肾脏局部的RAAS激活造成的血管紧张素Ⅱ（ATⅡ）升高在其中扮演了更加重要的角色。动物实验显示输注ATⅡ可以增加出球小动脉和入球小动脉的阻力，但是出球小动脉阻力增加更明显，从而导致肾小球毛细血管内压力升高[28]。此外，研究还发现醛固酮可以导致剂量依赖的入球小动脉与出球小动脉收缩，而出球小动脉对于这种作用更加敏感；其作用可能通过激活磷脂酶C后激活L-型或T-型电压依赖的钙离子通道的钙离子动员有关[29]。此外，还有其他因子（包括内皮素、心房利钠肽、前列腺素、一氧化氮、缓激肽等）都参与了肾内的血流动力学变化[1]。

此外，球管平衡（也即球管反馈）在肾小球高滤过状态的形成中也起到了一定作用。球管平衡指在生理状态下，近端肾小管对于水的重吸收与SNGFR保持恒定比例，这是通过致密斑感知压力和溶质浓度而实现的[30]。这种平衡对于维持健存肾单位的功能和细胞外液的稳态至关重要。但是，在肾单位大量丢失的情况下，为了维持足够的SNGFR和毛细血管滤过压、球管平衡的“平衡点”被重新设置，也对于肾小球高滤过的形成起到了负面作用（矫枉失衡）[30]。同时，当出现容量、电解质与酸碱平衡的大幅度外来波动时，球管平衡极易出现失代偿，临床表现为容量负荷过重、高钾血症或酸中毒等。

2. 肾小管对于水钠的处理　除非到了晚期CKD，一般而言CKD患者的细胞外液均能保持稳态，这与GFR下降后钠排泄分数的相应增加有关。研究发现，在肾单位丢失时，近端肾小管对于钠的重吸收比例基本保持不变；而远端肾小管和髓质集合管对于钠的重吸收则大大下降，最终导致钠排泄分数增加[1]。人体对于钠平衡的调节主要受到利钠肽的调节。在CKD时，当水钠代谢状态发生变化时、各种利钠肽的水平相应增加、导致钠排泄分数的增加[31]。此外，系统性高血压对于CKD患者的排钠增加也有一定影响[32]。早在20世纪80年代，Guyton等提出了相关理论，即当肾单位减少时，由于排钠的能力下降导致钠潴留；钠潴留会造成细胞外液容积的扩张、导致系统性高血压；而高血压会导致钠排泄分数的增加、最终达到钠平衡[32]。但同时，对于肾功能下降到一定程度的患者，储钠的能力受损、多数患者很难将钠的排出降到每天 20 ~ 30mEq 以下[33]。因此对于中晚期 CKD 患者，保持钠平衡的能力大大受损；对于这些患者进行饮食控盐时，应逐渐降低钠摄入。

在生理情况下，每100ml的GFR能够产生12ml自由水[1]；而CKD患者稀释尿液的能力是下降的，使得CKD患者易于发生容量负荷过重和低钠血症。这种稀释尿液障碍发生的原因与肾脏髓质结构破坏造成髓质渗透梯度不复存在，以及远端肾小管对于抗利尿激素的反应（由环腺苷酸介导）下降有关[34]。在临床上，由于CKD患者储钠和稀释尿液功能的障碍，当遇到发热（不显性失水增加）、呕吐及腹泻等情况时容易出现血容量不足；血容量不足反过来又可以引起肾功能恶化、形成恶性循环。反之，摄入高钠饮食时，少数健存的肾单位通过代偿也可能不足以排除过多的钠，也容易发生容量负荷过重、发生高血压和充血性心力衰竭。

3. 酸碱平衡　肾脏是调节酸碱平衡的最后防线，主要通过近端肾小管重吸收 HCO_3^-、远端肾小管分泌 H^+ 以及铵的合成与转运实现。代谢性酸中毒是肾功能下降的特点之一，通常在中晚期 CKD 患者出现；其发生最主要的原因在于铵合成与转运的减少。当血浆中 HCO_3^- 水平降低时、尿液呈现酸性，会刺激近端肾小管合成氨（NH_3）以及肾小管腔内 NH_4^+ 的合成增多[35]。当肾单位下降时，氨合成是增加的；但当肾功能下降到一定程度，这种增加不足以代偿肾单位的减少、氨的净排出量减少[35]。此外，肾脏髓质结构破坏造成的髓质 NH_4^+ 浓度梯度受损也会造成 NH_4^+ 排出减少。HCO_3^- 的重吸收减少也是造成代谢性酸中毒的原因之一；在肾功能下降的 CKD 患者，在血浆 HCO_3^- 大于 20mEq/L 时，HCO_3^- 的重吸收都是降低的，在高钾血症时尤其突出[36]。相对而言，尿液可滴定酸的排泄受到肾功能下降的影响较小，这与磷排泄分数的增加有关；因此当肾功能进行性下降时，机体更多依赖可滴定酸排泄的增加来进行代偿。

4. 钾　钾是体内最丰富的阳离子，其中 98% 在细胞内；正常情况下饮食摄入的钾 90% 经尿液排泄出体外。当肾单位减少时，在早期由于高钾饮食导致血浆与细胞内钾离子浓度升高、刺激每个肾单位对于钾的排泄增加。在生理和病理情况下，基本上所有滤过的钾均由近端肾小管和 Henle 袢重吸收；因此钾排泄的决定因素是远端肾小管的排泌。当肾单位减少时，发挥代偿的主要是皮质集合管对于钾的排泌增加[37]。因此，当饮食摄入钾增加导致的血浆钾离子水平升高后，肾小管对于经肾小球滤过的、增高的钾浓度发生适应性变化，最终能够保持钾排泄分数随着 GFR 的下降而升高。但是，肾功能下降的患者对于高钾饮食的利钾反应显著减弱，使得 CKD 患者容易发生高钾血症[37]。

5. 钙和磷　磷广泛分布在体内，细胞外液中的磷仅占人体磷含量的 1%。饮食摄入的磷经吸收后 80% ~ 90% 在肾小管重吸收；主要途径是通过近端肾小管上皮细胞刷状缘的钠 - 磷转运蛋白。钠 - 磷转运蛋白依赖钠的浓度梯度、将管腔内的钠和磷同时转运至肾小管上皮细胞内，而细胞内外的钠梯度由位于细胞基底侧的钠 - 钾 ATP 酶维持[1]。在肾单位丢失时，磷排泄分数会相应增加、血磷水平得以在很长时间内维持在正常水平。目前认为，成纤维细胞生长因子（FGF-23）在其中扮演了重要作用。FGF-23 主要由成骨细胞分泌，由 251 个氨基酸构成；在 FGF-23 分子的氨基末端有 FGF 受体位点、羧基末端有 Klotho 蛋白的结合位点，这是其功能的分子结构基础[34]。在肾单位丢失的较早阶段，FGF-23 水平升高、通过减少肾小管近端上皮细胞刷状缘的钠 - 磷转运蛋白（主要是 Na/Pi Ⅱ a 转运蛋白，可能也包括 Na/Pi Ⅱ c 转运蛋白）达到减少磷重吸收的作用[38]。此外，FGF-23 对于胃肠道磷的吸收也有抑制作用，主要也是通过降低胃肠道维生素 D 依赖的 Na/Pi Ⅱ b 转运蛋白的活性实现[39]。代偿升高的 FGF-23 反过来对于心血管系统产生诸多负面影响、影响患者预后，这也符合“矫枉失衡”学说；这一部分内容将在本篇第三章中详述。除了 FGF-23 外，甲状旁腺激素对于磷的排泄分数增加也有促进作用，但是并不像 FGF-23 的作用那么强大。

在肾功能下降时，肾脏对于维生素D的羟化障碍（1位羟化）导致 $1,23(OH)_2$-维生素D生成减少，导致胃肠道钙吸收减少；同时，肾脏钙的排泄也增加[40]。钙排泄增加的具体机制并不清楚，可能与酸中毒、维生素D活化障碍、远端肾小管流量增加以及细胞外容量的扩张有关[40]。

二、肾单位丢失后肾脏的结构性改变

肾单位丢失时健存的肾单位会出现肥大的改变。当肾脏灌注压力的增加超过代偿范围后，压力的传导会引起肾小球毛细血管扩张；同时会出现肾小球毛细血管长度和数量的增加（包括出球小动脉和入球小动脉）导致肾小球毛细血管袢容积的增加；但肾小球面积所占相对比例保持不变[41]。扩张的毛细血管对于系膜细胞产生牵拉，使系膜细胞发生活化和增生；同时，高血压造成的剪切力变化也会对于肾小球内皮细胞造成损伤、使内皮细胞活化[42]。激活的系膜细胞和内皮细胞继而会分泌一系列细胞因子、细胞黏附因子和生长因子（包括血管紧张素Ⅱ、白介素-10、胰岛素样生长因子-1、表皮生长因子、肝细胞生长因子、血管内皮生长因子以及结缔组织生长因子等），引起肾脏内部的炎症细胞动员。

此外，上述细胞因子和生长因子会活化TGF-β、增加TGF-β的表达，刺激肾小管上皮细胞肥大[43]。同时，肾小球代偿性高滤过使得肾小管内液体流量和压力增加；加之合并蛋白尿的患者肾小管上皮细胞摄取蛋白质增加，也都会刺激一系列激素和细胞因子的产生，包括RAAS系统、氧化应激产物与一氧化氮、前列腺素、内皮素、心房利钠肽和各种生长因子等。

上述作用实际是肾脏对于肾单位丢失发生的代偿；当有功能的肾单位数量减少到一定程度时、上述的代偿会产生“矫枉失衡”的负面作用。这些增高的细胞因子、黏附因子和生长因子，会在肾脏局部引起大量成纤维细胞及肌成纤维细胞的增生，细胞外基质如胶原纤维和纤粘连蛋白的产生和堆积而导致肾小球硬化[1]。此外，肾小球毛细血管内高压和肾小球肥大还会使足细胞承受过大的张力、从而发生足突融合、假囊形成、内噬体聚集，最终脱落[44]。足细胞脱落后会发生球囊粘连，毛细血管内的蛋白质渗漏到肾间质、趋化成纤维细胞浸润、刺激肾脏的纤维化进程[39]。当细胞外基质进一步增多时，肾小管和肾小管周围的毛细血管网遭到破坏；这种无肾小管的肾小球出现对造成GFR的进一步下降。细胞外基质蛋白的聚集、肾间质单核巨噬细胞的浸润进一步存进间质纤维化进程，最终造成肾功能进行性下降。关于肾脏纤维化的详细机制，在第二篇第七章中有更详细的论述。

在以上环节中，RAAS的作用被认为至关重要。在一篇Brenner教授的综述中[45]，认为血管紧张素通过血流动力学和非血流动力学效应在肾单位丢失后促使性肾脏损伤及肾脏纤维化，具体包括：① 引起巨噬细胞浸润和活化；② 增加蛋白尿产生，引发一系列蛋白尿相关的副作用（详见下节）；③ 增加肾小球毛细血管静水压、通过机械压力对于内皮细胞和系膜细胞造成负面影响；④ 增加TGF-β合成、促进细胞外基质合成增加；⑤ 增加纤维酶原活化抑制因子-1分泌、减少细胞外基质降解；⑥ 增加醛固酮合成。以上作用通过炎症反应、对于肾小球细胞的直接损伤和细胞外基质的聚集，最终导致肾小球与肾小管间质的纤维化。

三、肾功能损伤的可复性

在传统的观念里，认为肾脏纤维化是不可逆的过程；CKD患者的肾功能下降也必然是进行性、不可逆的。但是近年来的人群与实验室研究证据显示事实可能并非如此。

在针对美国合并高血压肾损害非裔美国人的AASK研究中[46]，在846名平均eGFR为50.2ml/（min·1.73m^2）、尿蛋白肌酐比值为61mg/g肌酐的研究参与者中，有74名（8.7%）在eGFR显著下降前有相当长时间eGFR保持稳定或有所升高。在纳入非糖尿病肾病患者［平均eGFR 40.5ml/（min·1.73m^2）、平均24小时尿蛋白5.6g］的REIN研究中，在连续使用雷米普利5年后肾功能下降的速度逐渐降至每年1ml/（min·1.73m^2），这已经接近一般认为的“生理性”肾功能下降；肾功能变化的转折发生在治疗的第36个月，由此推断肾功能损伤的可复性[45]。在更新近的一个对于美国退伍老兵的研究中[47]，在2.6万名已经进入CKD4期的研究参与者中，有10%在3年的时间内eGFR保持稳定、平均每年下降0.4ml/（min·1.73m^2）。因此，来自人群研究的证据显示至少有部分CKD患者在一定时间内，肾功能并非呈现进行性下降。

关于修复肾脏损伤的治疗，目前的研究多集中在RAAS抑制剂的作用机制上。如果要达到肾脏纤维化可逆，很重要的一点就是细胞外基质的降解超过其合成。如前所述，细胞外基质的合成与降解平衡受到诸多因素的调节，其中AT Ⅱ起到了关键的作用。在5/6肾切除的大鼠模型中，给予大剂量ACEI或血管紧张素受体拮抗剂（ARB）治疗4周后，三分之二的大鼠严重硬化性病变比例显著下降，在ACEI组ARB组分别为57%和62%[48]。推测RAAS抑制对于细胞外基质的改善可能与降低纤溶酶原激活物抑制物-1水平有关[48]。此外，Scruggs等利用3D共聚焦成像技术显示肾脏进行性硬化大鼠的毛细血管袢分支显著减少；而大剂量ACEI治疗的大鼠毛细血管分支显著增多、毛细血管网的复杂程度得到重建[49]。除了毛细血管外，在一个更新近的研究中Macconi等观察了ACEI类药物对于减轻Munich Wistar Frömter（MWF）大鼠肾小球损伤的作用[50]。ACEI治疗可以减少MWF大鼠的肾小球细胞数目增加（包括炎症细胞和肾小球内增生的细胞）；同时，ACEI不仅可以减轻与年龄增长有关的足细胞丢失、还可以增加足细胞数量[50]。因此，足细胞在ACEI类药物对于肾脏纤维化的逆转中也起到了重要作用。

关于逆转肾脏硬化的治疗，可能仅依赖RAAS抑制剂尚不足够，还需要从调整基质重构、促进毛细血管生长和再构以及促进足细胞重构等方面寻找新的治疗药物[51]。

（张路霞）

第三节　尿蛋白对于肾功能进行性下降的影响

一、尿蛋白影响肾功能下降的机制

（一）尿蛋白对于肾小球的损伤

肾小球损伤的关键环节是肾小球硬化，表现为细胞外基质的聚集和毛细血管袢的破坏，最终表现为肾功能下降。蛋白尿可以通过多种途径导致肾小球高压力、高滤过、肾小球通透性增加和肾小球损伤[52]。

1. 足细胞　在合并蛋白尿的动物模型和人类多种肾小球疾病中，均有共同的超微结构改变，包括足细胞的融合和空泡变性，上皮细胞自基底膜局部分离等[1]；这些可能与蛋白尿产生的机制有关。当存在肾小球内高压力时，机械性的张力能够上调肾脏局部的足细胞血管紧张素Ⅰ受体、增加AT Ⅱ产生[53]；这种肾脏局部的RAAS激活继而会引起AT Ⅱ诱导的足细胞凋亡增加、损伤肾小球滤过屏障、最终导致蛋白尿产生[53]。此外，机械张力除了导致AT Ⅱ增加外，还会导致转化生长因子-β（TGF-β）的上调；这一反应可能与血管紧张素Ⅱ诱导的氧化应激有关[54]。增加的TGF-β活性会导致足细胞凋亡增加以及足细胞的上皮间质细胞转型，从而引发肾小球硬化的产生[54]。

除了上述的机械性张力造成的足细胞损伤外，大量蛋白尿本身就会造成足细胞的损伤。动物实验表明，如果给大鼠每天注射牛血清白蛋白、导致其产生蛋白尿，则能够观察到局灶节段性肾小球硬化[55]。足细胞的肌动蛋白细胞骨架对于维持完整的肾小球滤过屏障至关重要[55]。在蛋白尿的情况下，往往能够观察到肌动蛋白细胞骨架的结构异常；这种异常会导致足细胞形态的变化、影响足细胞与细胞外基质的结合、最终导致足细胞从肾小球基底膜脱落[55]。一旦足细胞脱落，就极易发生细胞凋亡[56]；此外，足细胞蛋白质过量也会诱导TGF-β_1产生、进一步促进足细胞的凋亡[1]。

2. 系膜细胞及基质　系膜细胞及基质是肾小球的重要组分，与内皮细胞和足细胞关系密切、并可以互相转换[57]。正常情况下，系膜细胞具有收缩、吞噬与代谢功能，参与维持肾小球基底膜的完整性。系膜细胞具有清除蛋白质的功能，已知一些与免疫相关的蛋白质（例如IgG、IgA以及补体因子D等）均可以被系膜细胞所摄取[57]。这种摄取功能可能会造成不良后果，导致补体激活、炎症介质产生（包括活性氧产物、前列腺素、肿瘤坏死因子-α等）[1]。此外，系膜细胞、内皮细胞和足细胞之间存在复杂的交叉对话。例如足细胞产生的血管内皮生长因子对于内皮细胞功能产生作用，而内皮细胞产生的血小板源性生长因子-B（PDGF-B）对于系膜细胞产生作用[57]。这种交叉对话对于系膜细胞的影响尚不完全明确，但是可以观察到足细胞受损通常会导致系膜细胞的增生[57]。除了PDGF-B外，其他可以导致系膜细胞增生和系膜基质增生的因子还包括血小板源性生长因子-C、成纤维细胞生长因子、肝细胞生长因子、表皮生长因子、结缔组织生长因子、以及TGF-β等[1]。最后，增高的血管紧张素Ⅱ水平也可能通过上调内皮生长因子导致系膜细胞增生。

3. 内皮细胞 肾小球内皮细胞的损伤是多种肾脏疾病的共同特点；而肾小球毛细血管的内皮细胞对于肾小球对于血浆成分的高度选择性非常重要。在生理情况下，肾小球内皮细胞是高度分化的细胞，且细胞表面带有孔径约60 ~ 80nm的窗孔（fenestrae）[58]；这种细胞表型对于维持肾小球对于水的通透性非常重要，维持表型需要依靠足细胞分泌的血管内皮生长因子（VEGF）和TGF-β。在一些影响血管内皮的疾病（例如子痫前期和其他血栓性微血管病），抑制VEGF和TGF-β的信号传导通路会导致内皮细胞肿胀、丧失窗孔结构[58]，从而出现肾小球滤过率下降。因此，蛋白尿造成的足细胞损伤继而会通过对于VEGF等细胞因子的影响肾小球内皮细胞的结构，最终导致内皮细胞的凋亡[1]。

4. 肾小球毛细血管网的损伤 当各种疾病导致肾脏毛细血管内皮细胞受损和/或肾脏足细胞受损后，会出现肾小球毛细血管网的破坏。随之出现的是受累肾小球球后血流量的减少以及肾小管周围毛细血管的破坏。这种微血管结构的破坏造成了肾脏局部缺氧的环境，继而造成肾小管间质的纤维化；纤维化反之会对周边未受累的毛细血管及肾单位造成损伤、扩大缺氧的区域、形成了肾脏进行性损伤的恶性循环[59]。以上也即肾功能进行性下降的“慢性缺氧学说”。

（二）蛋白尿对于肾小管间质的损伤

1. 肾小管上皮细胞凋亡 在进展性肾脏病，蛋白尿的程度往往与肾小管损伤程度相关；越来越多的证据显示肾小管上皮细胞凋亡导致的肾小管结构改变与功能障碍在蛋白尿造成的肾功能下降中具有重要作用，这一点在体外培养、动物模型和人类肾炎患者均得到证实[60]。蛋白尿负荷模型的大鼠肾皮质和肾髓质内细胞凋亡显著增多，近端肾小管尤为明显，而肾小管增殖程度远远低于细胞凋亡[60]；表明肾小管凋亡是尿蛋白负荷引起肾脏损伤的重要细胞事件。在原发性局灶节段性肾小球硬化症患者的肾脏活检标本中，可以观察到在近端和远端肾小管内有凋亡细胞；凋亡细胞的数量与蛋白尿的程度呈正相关[61]。

在培养的人类近端肾小管上皮细胞中，白蛋白通过含半胱氨酸的天冬氨酸蛋白水解酶（cysteinyl aspartate specific proteinase，caspase）-9介导的线粒体通路导致细胞凋亡[62]。在之后的研究中[63]，证实这条通路是通过蛋白激酶C（PKC）介导的；PKC在可以从多个层面发挥促进凋亡的作用，包括活化凋亡基因、促进caspase磷酸化、与其他调节凋亡的因子发挥相互作用等。

正常生理情况下，少量经肾小球滤过的白蛋白被肾小管重吸收。近端肾小管可以通过megalin和cubilin受体介导的内噬作用重吸收相当数量的白蛋白；megalin和cubilin主要分布在近端肾小管上皮细胞刷状缘和顶部[64,65]。肾小管上皮细胞的增生和凋亡是一个精细调整的平衡；而白蛋白尿以浓度依赖的方式影响此平衡。在低浓度时，白蛋白通过对于蛋白激酶B（PKB）的活化、Bad蛋白的磷酸化发挥凋亡的作用[66]。当尿白蛋白超负荷时，近端肾小管上皮细胞的Megalin表达减少、蛋白激酶B活性与Bad蛋白磷酸化降低，从而诱发细胞凋亡[67]。研究发现megalin或cubilin受体基因缺陷的动物模型虽然有明显的蛋白尿，但未见显著肾小管病理改变，也说明了两者在蛋白尿引起的肾小管损伤中发挥了重要作用[68]。一个新近的研究显示除了megalin与PKB之间的直接作用外，这两者也可能通过连接蛋白Dab2间接发挥作用[69]。

在蛋白尿诱导的肾小管上皮细胞凋亡中，另一个讨论的问题是蛋白尿中哪种滤过的成分扮演了主要角色。有研究观察到注射携带脂肪酸白蛋白的大鼠肾脏巨噬细胞浸润与肾小管凋亡均较注射不携带脂肪酸白蛋白的大鼠严重，因此认为滤过的白蛋白携带的脂肪酸才是蛋白质诱导凋亡的主要成分[70]。Ruggiero C等[71]观察到，携带脂肪酸的白蛋白会改变肾小管线粒体的活性、导致细胞色素c释放；与此同时，过多的脂肪酸会造成氧化还原的不平衡，即抗氧化蛋白-过氧化物还原酶2-的失活，最终导致过氧化物介导的细胞凋亡。此外，另一项研究显示尿液中的白蛋白和脂肪酸会增加脂肪毒性物质向近端肾小管的转运、导致长链酰基辅酶A聚集，从而引起肾小管萎缩[72]。这些研究证据提示在合并蛋白尿时，降低循环脂肪酸的水平对于保持氧化还原平衡、减少对于肾小管细胞的损伤有所裨益。

2. 补体途径的激活　补体激活也是蛋白尿引起肾小管损伤的重要机制。补体是存在于血液和组织液中的一组蛋白分子；C3对于补体激活的经典途径和旁路途径都必不可少，最终形成膜攻击复合物（C5b-9）。由于肾小管上皮细胞缺乏相关补体调节蛋白，极易受到C5b-9的攻击[73]。在蛋白尿的动物模型中，C3和其他超滤的蛋白质共存于摄取大量蛋白质的近端肾小管细胞中，而这一改变出现在肾脏间质炎症细胞聚集之前[74]。在合并蛋白尿患者肾脏穿刺标本的近端肾小管中，也可以见到C3及其他补体成分[75]。

在蛋白质负荷诱导下，血浆来源的C3经肾小球滤过后是局部免疫反应的重要环节[76]。此外，蛋白尿还能激活近端肾小管上皮细胞合成C3及其他补体成分[77]。补体系统通过存进炎症和促纤维化的效应，在肾小管和肾间质损伤中产生重要作用。动物实验表明，补体成分基因敲除的5/6肾切除大鼠只出现蛋白尿，而无C5b-9沉积和进行性肾损伤[78]。如果把野生型大鼠的肾脏移植到C3缺乏的大鼠体内，蛋白质负荷引起的肾小管损伤相对较轻、也未观察到C3的沉积，因此认为通过肾小球滤过的补体成分是导致肾小管间质损伤的主要来源，而非肾脏局部产生的C3[1]。

关于补体激活的机制与C5b-9在肾小管上皮细胞的沉积，研究的关注点集中在备解素上。在合并蛋白尿患者的尿液中，可以检测到备解素；其水平与尿液中增加的可溶性C5b-9呈现正相关[79]。此外，尿备解素水平还与这些蛋白尿患者的不良肾脏预后相关[79]。

3. 炎症反应和纤维化　在生理情况下，肾小球滤过屏障使得多数血浆蛋白保留在血管内；当尿液中存在过量的白蛋白时，会刺激肾脏上皮细胞分泌炎症因子和促纤维化的分子，导致肾小管、间质炎症反应和纤维化。体外实验发现，近曲小管上皮细胞在血浆蛋白（白蛋白，IgG和转铁蛋白）的刺激下，生成缩血管的内皮素-1（ET-1），ET-1是刺激肾脏固有细胞增殖和细胞外基质堆积，趋化单核细胞的重要介质，从而导致肾损伤[80]。事实上，通过激活小管上皮细胞转录因子和趋化因子的过度表达，肾小球损害后滤过的蛋白成分还可以诱导肾小管产生多种前炎症因子和致纤维化因子，如单核细胞趋化因子-1（MCP-1）、RANTES、IL-8等，对单核/巨噬细胞具有趋化作用[78]。人类近端小管上皮在高蛋白负荷下高度表达fractalkine，通过CX3R1受体介导，也具有促进单核细胞黏附的作用[81]。

目前认为，激活由活化氧自由基作为第二信使的核转录因子NF-κB的转录是尿蛋白诱导肾小管细胞上调趋化因子表达的主要分子机制[82]。氧自由基-NF-κB-趋化因子基因表达的级联反应依赖蛋白激酶C。有研究发现白蛋白负荷可活化肾小管细胞内信号传导和转录激活物（signal transducer and activator of transcription，STAT）。STAT通路的主要功能是将多种具有细胞增殖、分化、生存和凋亡的细胞因子和生长因子的信号转化基因表达，这些发现也支持白蛋白是影响肾小管功能的因素[78,83]。有研究表明与白蛋白结合的小分子如游离脂肪酸等在对小管的毒性作用比白蛋白更加重要，白蛋白在其中只是发挥载体作用。

通过上述机制，过度重吸收蛋白的肾小管趋化单核/巨噬细胞在间质的聚集浸润。巨噬细胞本身通过释放生长因子（PDGF、ET-1、TGF-β）等促进间质细胞向肌成纤维细胞的分化和基质聚集。此外，近端肾小管通过TGF-β旁分泌的介导影响间质成纤维细胞。在5/6肾切除的大鼠模型中，可见出现蛋白尿时近端肾小管上皮细胞TGF-βmRNA表达也增加，同时出现表达α-SMA的肌成纤维细胞沿肾小管周围聚集。提示蛋白尿过度重吸收后所诱导的致纤维化信号的初级效应靶目标为间质中的成纤维细胞[84]。TGF-β是介导肾纤维化的重要的细胞因子，是肾小管上皮细胞向上皮-间充质细胞转分化（EMT）的主要刺激因子[85]。白蛋白能刺激近端肾小管细胞TGF-β基因表达和TGF-β

合成，可上调TGF-βⅡ型受体的转录、合成及表达，从而增强TGF-β对小管细胞基质合成的刺激，促进间质纤维化[86,87]。

肾小球损伤时，一些大分子物质或生长因子也从肾小球滤过而影响肾小管（胰岛素样生长因子1、肝细胞生长因子、TGF-β等），刺激肾小管上皮细胞分泌Ⅰ型和Ⅳ型胶原、MCP-1和RANTES等，加重肾小管损伤[88,89]。

4. 自噬　在生理情况下，自噬对于保持足细胞和肾小管细胞的生理功能和稳态非常重要。研究证据显示，蛋白质负荷会诱导近端肾小管上皮细胞活化自噬通路[90]。如果用西罗莫司处理肾小管细胞，会观察到自噬的活化以及蛋白质负荷造成的细胞凋亡减轻；反而，如果使用抑制自噬的氯喹则观察到相反的现象[90]。在蛋白质负荷的大鼠中也观察到了类似的现象[90]。当给予自噬缺陷大鼠蛋白质负荷时，极易产生肾小管间质病变[91]。所有这些研究证据表明，对于蛋白质负荷造成的肾脏损伤中，自噬是重要的保护机制；一些促进自噬的药物可能会成为拮抗蛋白尿对于肾脏负面影响的有效治疗。

5. RAAS的活化　Matsui等[92]发现白蛋白负荷引起的氧化应激和肾小管上皮细胞凋亡能够被ARB激活，提示RAAS系统的激活在蛋白负荷引起的肾小管损伤中具有一定的作用。另一项研究也发现[93]，应用ARB能够抑制白蛋白负荷引起的氧化应激产物产生，提示氧化应激在RAS激活造成的肾小管损伤中发挥一定作用。此外，在动物实验中发现，抑制NF-κB活化能够减轻蛋白质负荷引起的肾内血管紧张素原与ATⅡ的增加；而血管紧张素转化酶与血管紧张素受体2的增加则不受影响[94]。免疫组织化学的结果显示血管紧张素原与ATⅡ的表达变化主要发生在近端肾小管细胞[94]，因此蛋白尿对于RAS系统的影响与NF-κB密切相关。

二、蛋白尿是肾脏病进展的危险因素

大量基础研究的证据揭示了蛋白尿能够通过多种途径造成对肾脏的负面影响；同时，大量流行病学研究也显示蛋白尿是CKD患者肾功能进行性下降的独立危险因素。Rosolowsky等[95]对于423例1型糖尿病、合并A3范围蛋白尿（尿ACR≥300mg/g）的患者进行了为期15年的长期随访。其中172例患者进入了ESRD病，发病率为5.8/百人年[95]。究其与进入ESRD相关的因素时，发现ACR倍增可以使ESRD的风险增加68%（95%置信区间42% ~ 99%）[95]。类似的，另一项来自英国的研究对于3 431例糖尿病患者（包括1型和2型糖尿病患者）的数据进行了分析[96]，发现不合并白蛋白尿者eGFR每年下降约0.3%，而合并A2与A3范围白蛋白尿的糖尿病患者eGFR每年下降显著增加、分别为1.5%与5.7%[96]。在非糖尿病患者中，Menon等[97]利用MDRD研究的结果报告，在1 666名研究参与者中，24小时尿蛋白大于1g者进入肾衰竭的比例显著大于24小时尿蛋白小于1g者，分别为79.9%与46.5%。北京大学第一医院对于438例IgA患者的随访也显示了类似的结果：在平均37个月的随访中，ACR、尿蛋白肌酐比值与24小时尿蛋白均与复合终点（eGFR下降30%、进入ESRD或死亡）独立相关[98]。另一项来自挪威的研究[99]探讨了在一般人群中ACR对于预测进入ESRD的价值，结果显示白蛋白尿对ESRD的预测作用优于包括年龄、性别、体力活动、糖尿病、收缩压、服用降压药和HDL-C在内的综合临床指标。

CKD PC的系列研究为了解肾脏损伤相关指标（包括eGFR与蛋白尿）对于一般人群及高危人群预后的影响提供了一系列证据。CKD PC是在2009年由KDIGO组织的全球性研究协作组织，其主要目的是通过将已有最佳数据进行个体荟萃分析、探讨肾脏指标（包括GFR和白蛋白尿等）对于多种临床预后的影响，以期改善CKD的定义和分期。迄今为止，CKD PC已经纳入全球50多个队列研究的数据，包括一般人群、高危人群和CKD人群上百万人。在CKD PC成立之后，就肾脏损伤相关指标对于人群预后的影响发表了10余篇高质量的研究论文；其研究结果对于KDIGO 2002年重新修订CKD的分期起到了至关重要的作用。就蛋白尿水平与肾脏预后的关系，CKD PC对于来自全球30余个队列、近100万名研究参与者的数据进行了个体荟萃分析。研究发现，在一般人群中，蛋白尿水平与ESRD风险相关（两者的对数呈线性相关），且在ACR水平很低时即出现[100]。与ACR 5mg/g的人群相比，ACR在30mg/g、300mg/g和1 000mg/g的研究参与者发生ESRD的风险比分别为5、13和28。即使在相同eGFR分级内，随着蛋白尿等级的增加、发生ESRD和CKD进展的风险也呈现增加的趋势。例如同为eGFR 45 ~ 60 ml/（min·1.73m^2）的患者，ACR<10mg/g、10 ~ 29mg/g、30 ~ 299mg/g以及≥300 mg/g的人群ESRD发病率分别为0.12/千人年、0.77/千人年、1.44/千人年和5.13/千人年；进展至ESRD的风险比分别为5.2、22、40和147；CKD进展的风险比分别为3.1、4.0、9.4和57[100]。对于GFR>60ml/（min·1.73m^2）的患者，ACR≥300mg/g的患者发生CKD进展的风险增加2倍以上，发生ESRD的风险升高至少10余倍。若为肾脏病高危人群（患有高血压、糖尿病或心血管疾病的人群），则风险更加明显。基于这样的研究结果，再结合基础研究提供的大量证据，蛋白尿应该成为CKD患者重要的干预靶点。

三、减少蛋白尿延缓肾脏病的进展

在肾脏有关的临床研究中，公认的肾脏终点（进入ESRD）通常需要较大人群、足够长时间的随访，才能达到研究所需的统计学效能。长期以来，蛋白尿降低程度一直是肾脏研究所采用的替代终点。一个生物标志物若能够成为临床终点的替代终点，需要满足以下三个条件。首先，生物学机制能够解释生物标志物与临床终点存在因果关系；其次，队列研究证实生物学标志物与临床终点的确存在相关性；最后，临床试验的结果显示改善生物标志物能够转化为对于临床终点的改善[101]。在本节之前的内容中，已经对于前两点进行了阐述；本部分重点回顾干预尿蛋白对于肾脏终点影响的临床试验。

自从1994的MDRD研究发表[7]以来，有近10个探讨糖尿病患者中干预白蛋白尿对于改善肾脏预后的大型随机对照临床试验；其中多数探讨RAS阻断剂的治疗效果。相关的主要研究在本章第五节讨论CKD患者血压控制靶目标值时进行介绍。REIN研究[102]是首个探讨非糖尿病肾病患者中降低蛋白尿对于肾脏终点影响的随机对照临床试验；之后也陆续有近10个随机对照临床试验探讨类似问题，多数也探讨的是RAS阻断剂对于肾脏预后的效果。例如来自中国研究者的ROAD研究中[103]，将360例eGFR在29.9 ~ 31.4ml/(min·1.73m^2）之间、24小时尿蛋白定量中位数在1.4 ~ 2.1g之间的患者随机到ACEI或ARB治疗组，每组又分为固定剂量组和上调剂量组。所谓上调剂量，就是逐渐上调RAAS抑制剂剂量、直到尿蛋白下降小于10%和/或出现治疗相关副作用[103]。经过3.7年的随访后，ACEI和ARB的上调剂量组尿蛋白显著下降、复合终点（肌酐倍增，或进入ESRD，或死亡）风险分别下降51%和53%；但常规治疗组则没有观察到类似的效果[103]。Heerspink等对于这些随机对照临床试验进行了荟萃分析[101]。在符合纳入标准的21个临床试验中，共包括了78 342名研究参与者，记录了4 183例ESRD事件；研究参与者平均基线eGFR在19 ~ 92ml/（min·1.73m^2）之间[101]。从研究基线到首次白蛋白尿测量的中位时间为6个月，平均白蛋白尿下降为19.2%（范围1.3% ~ 32.1%）[101]。荟萃回归分析的结果显示白蛋白尿降低与减少ESRD密切相关：白蛋白尿每降低30%、ESRD的风险降低23.7%（95%置信区间11.4% ~ 34.2%）[101]。这种相关性在不同的亚组（有无糖尿病、是否使用RAS阻断剂、不同蛋白尿水平、不同血压水平等）分析中都存在[101]。但是，使用24小时尿蛋白衡量蛋白尿的研究并未被包括在这个荟萃分析中。

因此，近60多年的研究证据显示在不同干预措施和不同人群的随机对照临床试验中，降低白蛋白尿水平与改善长期肾脏预后密切相关。因此，有学者建议，在今后的肾脏领域随机对照临床试验中，可以考虑将白蛋白尿降低率作为替代终点[101]。

（张路霞　王　芳）

第四节 影响肾功能进行性下降的整体因素

虽然不同病因的肾脏疾病最终会通过一些共同通路导致肾功能进行性下降，但如前所述、CKD患者肾功能下降的速度差别较大；究其原因与一些整体因素对于肾功能下降速度产生影响有关。本节将重点阐述这些内容。

一、不可逆因素

1. 导致CKD的疾病及严重程度 在2002年K/DOQI指南[104]对于CKD的分期中，并未将CKD病因纳入分期体系中；10年之后，考虑到不同病因的CKD肾功能下降速度有所差异，CKD病因被正式纳入了CKD的分期体系[2]。在全球范围内，糖尿病是ESRD的首位病因，占新发ESRD的1/3左右。在CKD PC对于来自全球30个一般人群和心血管疾病高危人群和13个CKD队列、102.4万名研究参与者（糖尿病患者12.9万）的荟萃分析中[105]，可以清楚地观察到在各个肾功能和蛋白尿水平分层中，糖尿病患者进入ESRD的风险均高于非糖尿病患者。在多个预测肾功能进行性下降的公式中，糖尿病都占有一定权重的变量[15]。反之，有些类型的CKD、例如长期慢性服用肾毒性药物引起的肾小管间质性疾病患者，则肾功能在较长的观察期内相对保持稳定。例如北京大学第一医院对于300例服用含马兜铃酸中药患者的长期随访显示，对于长期小量摄入含马兜铃酸中药的患者，相当一部分患者在长达8年的随访中肾功能保持相对稳定[106]。

除了CKD病因外，决定肾功能下降的因素还包括基线肾功能和尿蛋白水平。在多项队列研究中均可以观察到基线GFR是肾功能进展、进入ESRD的危险因素。一项来自CKD PC、纳入近百万例一般人群参与者的荟萃分析显示，基线eGFR低于75ml/（min·1.73m^2）时就可以观察到ESRD风险的增加[100]。与eGFR为95ml/（min·1.73m^2）的人群相比，平均eGFR分别为60、45和15ml/（min·1.73m^2）者发生ESKD的危险比分别为4、29和454[100]。在针对173 892例心血管高危者的研究也得到类似结论[100]。CKD PC另一项针对CKD患者的荟萃项同样显示[107]，经过包括年龄、白蛋白尿等多因素矫正后，与基线eGFR 45 ~ 74ml/（min·1.73m^2）的患者相比，基线eGFR 30 ~ 44 ml/（min·1.73m^2）、15 ~ 29ml/（min·1.73m^2）、<15ml/（min·1.73m^2）的患者进展至ESRD的风险比分别为2.72（95%置信区间2.19 ~ 3.37）、10.21（95%置信区间8.36 ~ 12.46）和51.48（95%置信区间31.95 ~ 82.97）。关于蛋白尿水平与肾功能进行性下降的影响，已经在上一节有所论及，在此不再赘述。

2. 年龄 多个基于人群的研究显示，CKD的患病率随着年龄的增加。一份包含全球不同地区26个研究的荟萃分析[108]显示64岁以上的人群中，CKD的患病率高达23.4% ~ 35.8%。美国健康营养调查Ⅲ的研究发现[109]，年龄小于40岁、40 ~ 59岁、60 ~ 69岁与大于75岁的人群中eGFR低于60ml/（min·1.73m^2）百分比分别为0.2%、1.8%、7.6%和25.9%。因此，增龄被认为是CKD的危险因素。然而，一般认为GFR在35 ~ 40岁后随着年龄增加而下降；例如美国对于446名健康老年人的随访发现，肌酐清除率的下降约为每年0.75ml/min；大约有1/3的老年人肾功能保持稳定[110]。因此，对于界定老年人的肾功能异常标准，在CKD的概念诞生之初存在争议。CKD PC对于年龄在65岁以上的老年人进行了分析，发现与eGFR>60ml/（min·1.73m^2）者相比，eGFR在45 ~ 59ml/（min·1.73m^2）者全因死亡、心血管疾病死亡、进入ESRD、发生急性肾损伤、肾功能进行性下降的风险均显著升高[111]。因此，虽然随着增龄确实存在GFR的下降，但无论年龄、eGFR小于60ml/（min·1.73m^2）就意味着多种不良预后风险增加，就应该定义为疾病状态（而不是生理状态）。

不论界定老年人肾功能异常的界值是多少，大量研究证实增龄是肾功能下降是独立危险因素。除了前述的CKD PC研究的结果外，来自挪威一般人群长达10年的随访研究显示[10]，在中位年龄为75.0岁（四分位区间67.0 ~ 81.2岁）的3 047位研究参与者中，年龄每增加10岁、每年GFR的下降增加0.38ml/（min·1.73m^2）。值得注意的是，有的队列研究结果显示老龄与进入ESRD的风险呈现负相关；例如在一个来自瑞典的对于920例CKD患者的随访显示，与年龄小于45岁的研究参与者相比、年龄大于65岁者进入ESRD的风险下降28%[112]。其中最主要的原因是老年人的预期寿命相对短、相当部分患者在进入ESRD之前就已经死亡，导致能够统计的ESRD事件少于青年人。在一个对于21万美国退伍老兵的数据分析中，发现对于65 ~ 84岁的老年人，基线eGFR低至15ml/（min·1.73m^2）时进入ESRD的风险才会超过死亡的风险；而对于大于85岁的老年人，死亡的风险总是大于进入ESRD的风险[113]。因此，在解读老年人进入ESRD风险的研究中，需要考虑到这种"生存者偏倚"的影响。

3. 性别　动物实验表明[114]，雄性啮齿类动物对年龄相关的肾小球硬化更加敏感；但是这一结论并未在人类中得到确认。卵巢切除并不能改善大鼠肾小球损伤的进程，反之切除睾丸可以减轻自发性肾小球硬化大鼠的病变[115]，提示雄激素在肾脏损伤的发展中发挥了一定的作用。一些人群研究表明肾功能下降、蛋白尿的患病率在男性中较高；男性CKD患者ESRD患病率和死亡率均增高。例如美国肾脏疾病登记系统（USRDS）历年的数据显示男性ESRD的发病率总是高于女性患者：2013年美国新发肾脏替代治疗患者中男性占57.8[116]。Neugarten等[117]对于68个包括不同病因CKD的前瞻性队列研究进行了荟萃分析，共有1.1万研究对象被纳入分析，发现不论病因、男性肾功能下降的速度均快于女性。在来自日本的研究中，对于10万一般人群的长期随访显示[118]，在校正了其他混杂因素后，男性进入ESRD的分析比女性高41%(95%置信区间：4% ~ 92%)。此外，日本透析治疗协会的数据也显示ESRD患者中的男女比例呈现持续上升趋势，当然其原因除了与男性ESRD发病率高有关外、也可能与女性不愿意接受透析治疗的比例相对高有关系[119]。2012年度北京市血液净化质量控制和改进中心的登记报告也显示[120]，男性ESRD患者比例显著高于女性。但是值得注意的是，在我国一般人群的CKD调查中[121]，在校正了其他混杂因素后女性合并白蛋白尿与eGFR<60ml/（min·1.73m^2）的比例高于男性；其可能的原因有待进一步研究。

4. 种族　美国USRDS的数据显示，非裔美国人ESRD的发病率显著高于白种人、土著和亚裔；2013年这四个种族的ESRD发病率分别为865.3/百万人口、286.2/百万人口、317.9/百万人口和351.7/百万人口[116]。在美国的社区动脉粥样硬化危险研究（ARIC）中[122]，在1434名年龄在45 ~ 64岁之间的糖尿病患者中，校正了年龄、性别和基线肌酐水平后，非裔美国人发生早期肾功能下降的风险是白种人的近3倍；进一步校正了社会经济状态、行为方式与代谢性危险因素后，这种风险的增高降低到40%左右。类似的，在MDRD研究中[123]，也可以观察到非裔美国人是肾功能快速下降的独立危险因素。在美国，西班牙裔美国人的ESRD发病率仅次于非裔美国人、在2013年为483.5/百万人口[116]。关于亚洲人肾功能下降的风险，Hall等[124]对于美国加利福尼亚近30万一般人群的数据进行了分析，结果显示年龄校正的ESRD发病率在亚洲人、白种人和非裔美国人分别为14.0/10万人年（95%置信区间：10.5 ~ 18.5）、7.9/10万人年（95%置信区间：6.5 ~ 9.5）、以及43.4/10万人年（95%置信区间：36.5 ~ 51.4）。但是，该研究定义的"亚洲人"其实并非单一种族，而且纳入的均为在美国生活的亚洲人（环境因素不同）；因此关于中国人相对于其他种族的ESRD风险、有待进一步研究证实。种族作为CKD进展的危险因素的机制包括遗传因素、糖尿病、高血压等CKD病因在各种族间患病率的差异、肾单位数目不同、盐敏感性高血压不同、生活方式以及社会经济因素等方面的差别[1]。

5. 肾单位数量　尸解资料显示一侧肾脏肾单位的数量从210 332 ~ 2 702 079不等，这种差异与胚胎发育环境和基因均有关系[125]；一般认为先天性肾单位减少会导致SNGFR的增加、从而引发后续的肾功能下降。低出生体重可以作为先天性肾单位减少的标志；低出生体重的动物模型肾单位数量较正常出生体重者减少25% ~ 50%[126]。在人类的研究也发现，出生体重每增加1kg、肾单位数量约增加25.7万[127]。White等对于31个探讨低出生体重与成年后罹患CKD的队列研究和病例-对照研究进行了系统综述[128]；结果显示低出生体重者成年后白蛋白尿风险增加（*OR*为1.81，95%置信区间1.19 ~ 2.77）、低GFR风险增加（*OR*为1.79，95%置信区间1.31 ~ 2.45）、ESRD

风险增加（*OR* 为 1.58，95% 置信区间 1.33 ～ 1.88）。

二、可逆行为方式因素

1. 饮食蛋白质摄入 在动物和人类，高蛋白摄入或静脉输注蛋白质可以引起肾脏体积增大、肾脏血流量和 GFR 增加、以及肾脏血管阻力增加[1]。这种饮食蛋白质诱发的肾功能升高可能是人类进入狩猎时代、开始摄入高蛋白饮食后一种进化的代偿；增高的肾功能有助于排泄蛋白质分解代谢时产生的废物[23]。但是，过高的蛋白质摄入会对于肾脏造成不良后果。例如，如果给动物喂食高蛋白饮食会诱发蛋白尿、出现肾小球硬化；当改成隔天喂养时、肾脏损伤的程度便有所减轻[129]。Knight 等利用护士健康研究（Nurses' Health Study，NHS）的资料观察了蛋白质摄入量对于基线 eGFR ≥ 80ml/（min·1.73m^2）以及在 55 ～ 80ml/（min·1.73m^2）之间的女性的影响[130]。该研究采用充分验证的膳食频率表评价饮食蛋白质的摄入。研究结果显示，基线 eGFR 在 55 ～ 80ml/（min·1.73m^2）之间的女性中，基线蛋白质的摄入与 eGFR 的下降呈现显著相关；蛋白质摄入每增加 10g，eGFR 每年多下降 1.69ml/（min·1.73m^2）[95% 置信区间 0.45 ～ 2.93ml/（min·1.73m^2）][130]。但在基线肾功能正常的女性则没有观察到类似的相关性。因此，KDIGO 关于 CKD 的指南明确提出，对于 CKD 患者不推荐摄入高蛋白饮食 [>1.3g/（kg·d）][2]。

2. 肾毒性药物的应用 关于药物性肾损害，在第十三篇第二章有详细论述，在此不再赘述。值得一提的是，在发展中国家，肾毒性药物（包括一些带有肾毒性的中草药）应用较为普遍；例如对于我国一般人群的调查显示，在 18 岁以上的成年人中 3.6%（95% 置信区间：3.2% ～ 3.9%）长期服用非甾体抗炎药，其中 76.9% 服用药物含有欧美国家已经禁用的非那西汀[131]；有 1.5% 的成年人长期服用含有马兜铃酸的中成药物[132]。对于药物性肾损害的防治，相对成本效益较低；但是需要政府监管、市场规范和公众教育等多管齐下的努力。

3. 吸烟 吸烟导致肾脏损伤的可能机制包括交感神经激活、肾小球毛细血管内高滤过压、内皮细胞损伤以及直接的肾小管毒性等[133]。大量的人群研究显示在 1 型和 2 型糖尿病患者中，与不吸烟者相比，吸烟者出现白蛋白尿、从 A2 范围进展到 A3 范围蛋白尿以及肾功能进行性下降的风险均显著增加[134-136]。在一个对于 91 名 2 型糖尿病合并 A2 范围白蛋白尿患者的观察显示[137]，吸烟组 eGFR 下降率显著快于不吸烟组 [分别为 1.79 与 1.30ml/（min·1.73m^2）]；而戒烟组 eGFR 下降率介于两者之间，为 1.54ml/（min·1.73m^2）。除了糖尿病患者外，对于原发性肾小球疾病患者的观察也显示吸烟与 eGFR 下降之间存在量效关系[138]；不吸烟者、中量吸烟者和大量吸烟者每年 eGFR 的下降率分别为 2.6、3.8 与 4.5ml/（min·1.73m^2）。根据新近的一个荟萃分析[139]，我国青少年中吸烟的比例在男性高达 39% ～ 46%，而女性的比例也从 1981—1885 年的 2.5% 上升到 1996—2000 年的 10.9%。考虑到吸烟在我国人群的高暴露率、长暴露时间，应该在我国开展进一步研究探讨吸烟与肾功能下降的关系以及戒烟对于肾功能的获益。

三、可逆临床因素

高血压与CKD的关系极其密切：高血压是CKD的重要并发症，也是CKD发生、进展的重要因素。关于高血压与肾脏病的关系，在本书第十七篇中有详细论述。简言之，高血压引起肾功能进行性下降的主要机制是升高的血压影响到肾小球毛细血管网、形成毛细血管内高压，继而通过压力传导对于肾小球内的多种固有细胞产生影响、引发肾小球缺血和硬化、导致肾功能下降[1]。此外，与高血压相关的钠潴留、交感神经活性增加和RAAS激活等因素也参与了肾功能的进行性下降。

关于高血压与肾功能下降的关系，2002年公布的KDOQI指南中对于9个关于两者关系的对照临床试验进行了系统综述[104]，结果发现血压水平与GFR下降速度相关：收缩压持续为180mmHg时，GFR每年下降约12ml/min；如果收缩压在135mmHg左右，GFR每年下降约为2ml/min。在MDRD研究中[140]，还发现了在对于肾功能下降的影响中血压水平与蛋白尿水平存在交互作用：对于尿蛋白大于1g/d者，血压控制在125/75mmHg以下的研究参与者肾脏预后较好；而对于尿蛋白在

0.25 ~ 1g/d之间的研究参与者，血压控制在130/80mmHg以下者肾脏预后较好。关于血压控制靶目标值的问题，在本章下一节中还有具体讨论，在此不再赘述。

四、肥胖和代谢综合征

肥胖本身会导致以蛋白尿、肾小球体积增大、局灶节段性肾小球硬化为特征的肾脏病变，并且会使其他病因的CKD肾功能下降速度加快。除了肥胖引起的肾小球高滤过与高灌注压外，新近的研究[141]显示当摄入过多热量时的脂肪酸过量以及胰岛素抵抗会诱发脂肪肝的产生；过多的热量和/或脂肪肝形成进而导致血浆胎球蛋白-A水平增加。胎球蛋白-A又会抑制脂肪细胞脂联素（adiponectin）水平；降低的脂联素水平减少足细胞内能量敏感的5'-AMP活化蛋白酶（AMPK）活化，最终导致足细胞足突融合、出现白蛋白尿[141]。

此外如前所述，肥胖除了与CKD的发生有关、也是CKD进展的危险因素。在对320 252无CKD志愿者的随访中（随访时间8 347 955人年）[142]，与BMI 18.5 ~ 24.9kg/m^{2}的人群相比，BMI在25.0 ~ 29.9、30.0 ~ 34.9、35.0 ~ 39.9、≥40kg/m^{2}的人群进入ESRD的危险比分别为1.87（95%置信区间1.64 ~ 2.14）、3.57（95%置信区间3.05 ~ 4.18）、6.12（95%置信区间4.97 ~ 7.54）和7.07（95%置信区间5.37 ~ 9.31）。另一项来自瑞典的研究表明[143]，20岁时BMI≥25kg/m^{2}者发生CKD的风险比BMI<25kg/m^{2}者增加3倍；任何时间内男性BMI≥30kg/m^{2}或者女性BMI≥35kg/m^{2}发生CKD的风险都将增加3 ~ 4倍。来自北京市社区人群的研究也显示[144]，在40岁以上的一般人群中合并代谢综合征者CKD的患病率显著高于不合并代谢综合征，分别为15.4%和8.3%。

五、脂代谢紊乱

自1982年Moorhead提出脂质肾毒性假说以来，越来越多的实验和临床证据表明脂质可以直接损伤肾单位。虽然脂蛋白引起肾损害的病理表现与动脉粥样硬化有类似之处，但又有其与肾脏疾病相关的特殊性，表现在肾病患者血脂水平并不与肾及血管损害的程度呈正相关；主要是因为CKD的发病机制中有炎性因素参与、局部和全身的炎症反应会改变脂质代谢，加重脂质介导的肾及血管损害[145]。关于脂质代谢异常肾损伤的具体机制，在本书第二篇第九章中有详细论述。虽然有一些随机对照临床试验（RCT）显示应用他汀类药物能够减少ESRD的发生，北京大学第一医院对于1970—2011年发布的相关RCT进行的荟萃分析显示，并未观察到他汀类药物对于降低肾衰竭事件的获益（相对危险比0.95，95%置信区间0.90 ~ 1.01）[146]。具体关于CKD患者脂代谢紊乱干预的内容在下一节进行详细讨论。

六、急性肾损伤

在以往的传统观念里，急性肾损伤（AKI）和CKD被认为是截然不同的两个临床综合征。但随着近年来机制研究和流行病学研究的进展，逐渐认识到AKI和CKD是密不可分、互为因果、互相促进的，其中一个重要的环节即AKI是CKD快速进展的危险因素[147]。在动物模型中，AKI之后持续存在的一些病变，例如内皮细胞损伤、肾小球毛细血管网的破坏、肾小球内高压、细胞凋亡调节障碍、细胞反应异常等，都与CKD肾功能进行性下降的机制类似[147]。AKI后肾功能下降的程度与AKI时GFR下降的幅度、损伤因素的可逆性、损伤与修复的平衡、以及急性损伤的次数都有关系[148]。同时，CKD患者在漫长的病程中又容易发生AKI，可能与自我调节障碍、血管舒张功能障碍、对于药物副作用敏感性增加（包括利尿剂和RAAS抑制剂）等因素有关[147]。Hsu等利用美国某一医疗保险系统的数据进行了分析[149]，发现与入院前eGFR大于或等于60ml/（min·1.73m^2）者相比，eGFR在45 ~ 59ml/（min·1.73m^2）、15 ~ 29ml/（min·1.73m^2）的患者住院期间发生AKI的*OR*分别为1.66（95%置信区间1.40 ~ 1.97）和20.42（95%置信区间17.40 ~ 23.96）。在另一个来自加拿大的研究中，对于92万名一般人群进行了中位数为35个月的随访[150]，发现就发生AKI的风险而言eGFR水平与蛋白尿之间存在显著的交互作用；在各个eGFR范围都可以观察到，随着蛋白尿量的增加、住院期间发生AKI以及住院期间发现需要透析治疗AKI的风险都显著增加，进一步提示在考虑CKD患者肾功能短期内恶化的风险时需要考虑到蛋白尿的水平[150]。

（张路霞 王 芳）

第五节 肾功能进行性下降的防控原则

肾功能进行性下降的防控主要是基于CKD发生、发展的过程（图27-2-5-1），针对已知的相关因素进行干预，最终以延缓肾功能下降速度为目的。需要指出的是，在CKD患者长期的管理过程中，延缓肾功能下降并非唯一的目的；而应该提倡CKD一体化管理的概念。所谓CKD一体化管理，指的是从发生CKD开展，针对控制肾脏原发病、避免或纠正导致肾功能恶化的诱因、延缓肾功能进行性下降、防治并发症（包括心脑血管疾病，以及肾性贫血、矿物质骨代谢紊乱等）、控制合并症、适时进行肾脏替代治疗前准备等环节，对CKD患者进行生活方式、心理及药物等多方面的干预。对于CKD患者的一体化管理符合“木桶理论”的理念，即最终患者的预后取决于管理中的“短板”、而不是“长板”；这就要求需要多学科合作对于患者进行管理。本节主要就肾功能进行性下降的干预措施进行阐述。

一、控制血压

对于CKD患者而言，降压治疗的获益是双重的，即延缓肾功能进展及降低心血管疾病风险。关于CKD患者的血压控制靶目标值一直是争论的焦点，主要讨论点在于对于CKD患者是否需要强化降压。

一些观察性研究显示在CKD患者中血压水平与不良预后的风险之间呈现U型曲线的关系。例如对于65万名合并CKD的美国退伍军人分析发现[151]，收缩压在130 ~ 159mmHg之间、舒张压在70 ~ 89mmHg之间的研究参与者死亡率最低；血压水平在这之下或之上者，都可以观察到死亡风险的增加。这些研究引发了对于强化降压是否弊大于利的担忧；但是观察性研究的问题在于不能除外逆向因果关系的影响，例如有可能是不良心血管预后本身导致了较低的血压（而非强化降压增加了不良心血管事件的发生）。在之前的RCT中，也有一些研究结果并不支持强化降压治疗。例如，在MDRD研究中[7]“强化降压组”（目标平均动脉压92mmHg，相当于血压125/75 mmHg）与“标准降压组”（目标平均都没有<107mmHg，相当于血压140/90mmHg）的GFR下降速率没有显著差异。类似的，在针对18 ~ 70岁、合并高血压及CKD美国非裔美国人的AASK研究中[152]，平均动脉压92和107mmHg两组间的GFR下降率也并无差别，分别为每年2.21ml/（min·1.73m^2）和1.95ml/（min·1.73m^2）。在更新近的ACORD研究中纳入了4 733例2型糖尿病的患者，探讨与非

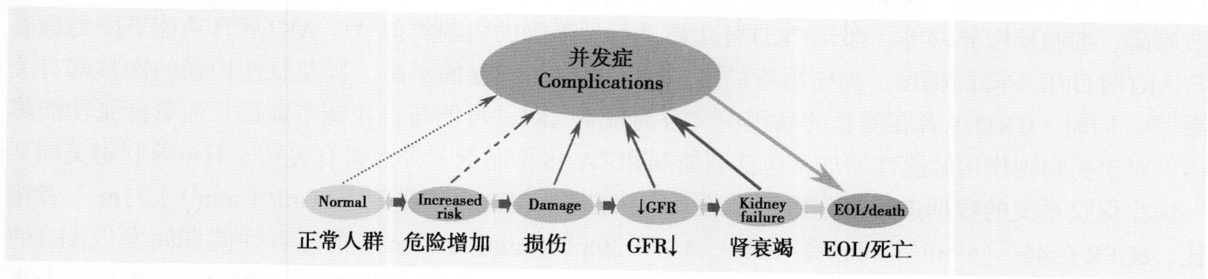

图 27-2-5-1 慢性肾脏病发生与发展的模式图
椭圆形之间的水平箭头代表CKD的发生、发展和缓解。左向的浅色箭头表示缓解少见，而进展常见。斜向箭头代表CKD并发症的出现。CKD，慢性肾脏病；EOL，临终关怀或保守治疗；GFR，肾小球滤过率

强化治疗（收缩压小于140mmHg）相比、强化治疗（收缩压小于120mmHg）是否能够降低心血管不良事件的风险[153]。研究结果显示，主要不良预后的发生率在两组间并无显著差异，分别为1.87%和2.09%（P=0.20）。基于以上的研究结果，近年来若干高血压指南均上调了高危人群中血压控制的靶目标值[154,155]。例如在新近公布的JNC-8指南中提出对于CKD患者血压控制的靶目标值为140/90mmHg（即非强化降压）[155]。

但是，新近发表的一系列荟萃分析的结果显示强化降压能够带来额外的获益。北京大学第一医院对于来自全球19个RCT（包括4.5万名研究参与者）的结果进行了荟萃分析[156]，强化降压组与非强化降压组的血压控制水平分别为133/76mmHg与140/81mmHg。研究结果发现强化降压治疗使主要心血管事件、心肌梗死、脑卒中、白蛋白尿以及视网膜病变进展的风险分别下降14%（95%置信区间：4% ~ 22%）、13%（95%置信区间：0 ~ 24%）、22%（95%置信区间：10% ~ 32%）、10%（95%置信区间：3% ~ 16%）、以及19%（95%置信区间：0 ~ 34%）；但是就进入ESRD而言则未观察到显著获益（相对危险比为10%，95%置信区间：6% ~ 23%）[156]。关于强化降压对于肾脏不良预后的影响，之前一些RCT的结果显示蛋白尿的水平对于两者之间的关系存在效应修饰，即合并与不合并蛋白尿的患者降压获益有所差异。例如，对于MDRD研究结果的进一步分析显示在蛋白尿水平较高的患者中，强化降压组获益更大[7]。同样对于AASK研究进入队列阶段后的分层分析显示，基线尿蛋白/肌酐比值>0.22g/mmol的患者强化降压能够使降低肾脏不良事件（血肌酐倍增，或进入ESRD，或死亡）的风险降低27%；而在基线没有蛋白尿的患者中则没有观察到这种获益[157]。另一篇来自北京大学第一医院的荟萃分析也支持尿蛋白对于强化降压的效应修饰作用，即在基线有蛋白尿的CKD患者中强化降压能够使进入ESRD的风险下降27%（95%置信区间：14% ~ 38%），但在不合并蛋白尿的患者中则没有观察到类似的获益[158]。

因此，对于CKD患者的血压控制需要强调制定个体化的治疗方案；除了考虑到患者的尿蛋白水平、年龄外，还需要结合患者的并发症与合并症制定具体用药方案。关于血压控制的靶目标值，现有的循证医学证据支持强化降压对于患者有所获益、尤其在存在蛋白尿的CKD患者。

二、治疗代谢性酸中毒

慢性代谢性酸中毒可以增加近端肾小管氨的合成而激活补体、激活RAAS、增加内皮素产生等途径促进肾功能的进行性下降[159]；因此一直以来有临床研究探讨纠正代谢性酸中毒对于延缓肾功能下降的作用。

对于已经出现碳酸氢根下降的中晚期CKD患者，研究结果显示应用口服碳酸氢钠能够延缓肾脏不良终点。de Brito-Ashurst等[160]将134例血清碳酸氢根在16 ~ 20mmol/L之间的CKD4期患者随机到标准干预组和碳酸氢钠治疗组；碳酸氢钠治疗组以碳酸氢钠600mg，每日3次作为起始剂量、并调整剂量至血清碳酸氢根≥23mmol/L［平均剂量（1.82 ± 0.80）g/d］。经过两年的随访，与对照组相比、碳酸氢钠治疗组肌酐清除率下降更慢［分别为1.88和5.93ml/（min · 1.73m^2），P<0.001］；同时碳酸氢钠治疗组发生肾功能快速进展与进入ESRD的比例也显著低于标准干预组[160]。在该研究中患者对于治疗的耐受性良好、营养指标同时还有所改善[160]。之后另一个随机对照临床试验对于59例平均eGFR为33ml/（min · 1.73m^2）的CKD、应用枸橼酸钠纠正代谢性酸中毒的效果进行了评价，同样发现治疗组2年后的eGFR显著好于对照组[161]。

近年来，有研究开始探讨在早期CKD患者（未出现血碳酸氢根下降）应用碳酸氢钠对于肾功能的效果。Mahajan等[162]对于MDRD研究中120例合并A3范围蛋白蛋白尿、eGFR在60 ~ 90ml/（min · 1.73m^2）之间的高血压肾损害患者进行了为期5年的随机对照临床试验；干预分为口服碳酸氢钠组（每天0.5mEq/kg瘦体重）、口服氯化钠组（每天0.5mEq/kg瘦体重）以及对照组。经过5年的干预后，口服碳酸氢钠组eGFR下降速度显著低于安慰剂组和口服氯化钠组，分别为每年下降（1.47 ± 0.19）ml/min、（2.13 ± 0.19）ml/min以及（2.05 ± 0.19）ml/min。基于胱抑素C计算的eGFR分析也得出了类似的结果[162]。当然，由于研究样本量小、关于早期CKD患者应用碳酸氢钠的有效性，还需要进一步的研究进行探讨。

除了口服碱性药物外，也有研究探讨应用代谢产生碱性物质的水果与蔬菜早期干预CKD患者的效果。Goraya等[163]将199例CKD1 ~ 2期患者随机到对照组、碳酸氢钠干预组（每天0.5mEq/kg体重）、以及水果与蔬菜组（免费提供代谢产生碱性物质的一些水果和蔬菜，例如胡萝卜、菜花、茄子、菠菜等）。经过30天的干预，在CKD2期水果与蔬菜组可以观察到尿白蛋白、尿NAG以及TGF-β水平的下降。Goraya等另一个更新近的研究[164]探讨了上述干预对于CKD4期、高血压肾损害患者的效果，同样发现水果加蔬菜组血浆碳酸氢根更趋向于正常、尿液中反映肾脏损伤的指标有所下降，同时并没有出现显著的高钾血症（但平均血钾水平较基线升高）。因此，上述利用水果和蔬菜纠正CKD患者代谢性酸中毒的手段也可以作为可能的临床选择，但对于中晚期CKD患者仍需警惕高钾血症的风险。

三、治疗高尿酸血症

关于干预高尿酸血症对于延缓肾功能下降的效果，近年来有一些样本量小、观察时间相对短的RCT探讨别嘌醇的疗效。例如Kanbay等[165]将67例无症状高尿酸血症的患者随机到安慰剂组和别嘌醇治疗组（300mg/d）；这些患者的eGFR均大于60ml/（min・1.73m^2）。经过4个月的治疗后，别嘌醇治疗组eGFR较基线有所上升［从平均86.3ml/（min・1.73m^2）到平均89.6ml/（min・1.73m^2）的，P=0.001］，但在安慰剂组并未观察到类似的结果[165]。这种获益可能与别嘌醇对于内皮功能的改善有关[165]。Bose等对于8个类似的RCT进行了荟萃分析[166]，结果显示与对照组相比，在5个研究中别嘌醇治疗组GFR下降改善了3.1ml/（min・1.73m^2），在3个研究中别嘌醇治疗组血肌酐上升的幅度改善了0.4mg/dl，但均没有统计学意义。因此，在KDIGO关于CKD的指南中，并无明确循证医学证据支持应该积极干预CKD患者的高尿酸血症（有症状或无症状）。至于新型的降尿酸药物-非布索坦（非嘌呤类黄嘌呤氧化酶抑制剂）-在CKD患者中的应用如何，也有待进一步研究进行探讨。

四、治疗脂代谢紊乱

关于治疗脂代谢紊乱在CKD患者中的应用，在本篇下一章“慢性肾脏病心血管疾病的防治”中会有详细论述。关于他汀类药物与CKD患者肾脏预后的关系，北京大学第一医院对于1970—2011年间所有相关RCT的荟萃分析结果显示[146]，尽管他汀类药物能够降低CKD患者心血管疾病的风险，但对于减少肾脏不良终点的效果并不肯定（下降5%，95%置信区间：1% ~ 10%）。

五、控制血糖

关于强化降糖与糖尿病患者肾脏预后的研究，研究结果并不一致；多数研究集中在探讨是否能减少A2范围白蛋白尿的出现以及防止A2范围白蛋白尿进展到A3范围白蛋白上。在ADVANCE研究中[167]，1.1万名2型糖尿病患者被随机到标准治疗组和强化降糖组（糖化血红蛋白目标≤6.5%）。经过5年的随访，强化降糖组微血管复合终点发生风险显著降低（HR 0.86，95%置信区间：0.77 ~ 0.97）；其中最主要降低的就是新发肾脏病，相应的HR为0.79（95%置信区间：0.66 ~ 0.93）[167]。在ADVANCE中新发肾脏病的定义是出现A3范围白蛋白尿、或血肌酐倍增至至少200μmol/L、或需要肾脏替代治疗、或因肾脏疾病而死亡；这些组分中在标准治疗和强化治疗组间有差异的实际是出现A3范围白蛋白尿（HR 0.70，95%CI 0.57 ~ 0.85），而关于肾功能下降的两个指标在两组间并无显著差异[167]。在之后的ACCORD研究中[168]，针对的研究对象是平均病程为10年的糖尿病患者、且具有心血管疾病高危因素或已经出现心血管疾病；强化降糖的目标是使糖化血红蛋白水平低于6.0%，而标准治疗组为7.0% ~ 7.9%之间。ACCORD研究结果与ADVANCE类似，即强化降糖可以使新发A2范围白蛋白尿的风险下降21%、使进入A3范围白蛋白尿的风险下降32%；而与肾功能下降相关的终点事件在两组间并无统计学差异[168]。更新近的针对美国退伍老兵的VADT研究也得出了类似的结论。但是，之后对于两个针对1型糖尿病患者的研究DCCT（Diabetes Control and Complications Trial，RCT进入随访阶段）和EDC（Pittsburgh Epidemiology of Diabetes Complications，前瞻性队列研究）研究的数据分析显示，之前强化治疗的患者血肌酐升高至大于177μmol/L之前、以及需要接受肾脏替代治疗比例显著低于传统治疗组，分别为1.4%与3.6%（P=0.01）以及0.6%与1.9%（P<0.03）[169]。在2型糖尿病患者中，来自较早的UKPDS结果显示[171]，强化降糖（空腹血糖小于6mmol/L）组在9年的随访期内血肌酐倍增的风险下降67%；强化组与常规治疗组分别为0.71%与1.76%（P=0.03）。

考虑到更新近的RCT研究结果并不支持强化降糖对于肾功能的获益、强化降糖还可能带来相关风险（ACCORD研究就因为强化降糖组死亡率过高而终止干预），KDIGO关于CKD的指南[111]中推荐糖化血红蛋白控制在7.0%左右即可；而对于低血糖高风险的患者不推荐控制糖化血红蛋白低于7.0%；对于伴有合并症、预期寿命有限或低血糖高风险的患者糖化血红蛋白可高于7.0%。此外还应该注意的是，由于CKD患者红细胞寿命缩短，糖化血红蛋白反映的血糖控制周期可能比3个月短，在临床判断时需要注意。

六、生活方式调整

在KDIGO关于CKD的指南中[111]，建议CKD患者进行能够耐受的、对于心血管健康有益的适度体力活动（每次30分钟、每周5次）、以达到健康的体重指数（按照各国定义，我国的定义是18.5 ~ 23.9kg/m^{2}之间）、并且戒烟。但其实，关于生活方式与肾功能下降风险的研究相对较少；少数的一些关于体力活动的研究针对的研究终点多为与心血管相关指标和生活质量有关[170]。关于减轻体重，近期的一个荟萃分析纳入了13个CKD患者应用手术和非手术防治减轻体重（体重指数下降评价3.67kg/m^2）的干预性研究[171]；结果显示体重干预能够显著降低蛋白尿水平（降低1.31g/d，95%置信区间0.51 ~ 2.11g/d，但并未观察到对于肾功能的获益。更新近一篇系统综述探讨了不同减轻体重的措施对于肥胖CKD患者的效果[172]，可以见到不同程度的蛋白尿程度减轻和肾功能的改善，尤其在外科手术干预组。但是这些研究多数不是随机对照研究、样本量小、随访时间短，因此证据级别有限。

（张路霞）

参考文献

1. TAAL MW, CHERTOW GMC, MARSDEN PK, et al. The Kidney. 9th ed. Philadelphia: Elsevier, Saunders, 2011.
2. Kidney Disease: Improving Global Outcomes (KDIGO) CKD Work Group. KDIGO 2012 clinical practice guideline for the evaluation and management of chronic kidney disease. Kidney Int Suppl, 2013, 3(1): 1-150.
3. MATSUSHITA K, VAN DER VELDE M, ASTOR BC, et al. Association of estimated glomerular filtration rate and albuminuria with all-cause and cardiovascular mortality in general population cohorts: a collaborative meta-analysis. Lancet, 2010, 375(9731):2073-2081.
4. HALBESMA N, KUIKEN DS, BRANTSMA AH, et al. Macroalbuminuria is a better risk marker than low estimated GFR to identify individuals at risk for accelerated GFR loss in population screening. J Am Soc Nephrol, 2006, 17(9):2582-2590.
5. IMAI E, HORIO M, YAMAGATA K, et al. Slower decline of glomerular filtration rate in the Japanese general population: a longitudinal 10-year follow-up study. Hypertens Res, 2008, 31(3):433-441.
6. STEVENS LA, CORESH J, GREENE T, et al. Assessing kidney function–measured and estimated glomerular filtration rate. N Engl J Med, 2006, 354(23):2473-2483.

7. KLAHR S, LEVEY AS, BECK GJ, et al. The effects of dietary protein restriction and blood-pressure control on the progression of chronic renal disease. Modification of Diet in Renal Disease Study Group. N Engl J Med, 1994, 330(13):877-884.
8. LEVIN A, DJURDJEV O, BEAULIEU M, et al. Variability and risk factors for kidney disease progression and death following attainment of stage 4 CKD in a referred cohort. Am J Kidney Dis, 2008, 52(4):661-671.
9. LI X, LIU Y, LV J, et al. Progression of IgA nephropathy under current therapy regimen in a Chinese population. Clin J Am Soc Nephrol, 2014, 9(3):484-489.
10. ERIKSEN BO, INGEBRETSEN OC. The progression of chronic kidney disease: a 10-year population-based study of the effects of gender and age. Kidney Int, 2006, 69(2):375-382.
11. MATSUSHITA K, SELVIN E, BASH LD, et al. Change in estimated GFR associates with coronary heart disease and mortality. J Am Soc Nephrol, 2009, 20(12):2617-2624.
12. AL-ALY Z, ZERINGUE A, FU J, et al. Rate of kidney function decline associates with mortality. J Am Soc Nephrol, 2010, 21(11):1961-1969.
13. TURIN TC, CORESH J, TONELLI M, et al. One-year change in kidney function is associated with an increased mortality risk. Am J Nephrol, 2012, 36(1):41-49.
14. CORESH J, TURIN TC, MATSUSHITA K, et al. Decline in estimated glomerular filtration rate and subsequent risk of end-stage renal disease and mortality. JAMA, 2014, 311(24):2518-2531.
15. ECHOUFFO-TCHEUGUI JB, KENGNE AP. Risk models to predict chronic kidney disease and its progression: a systematic review. PLoS medicine, 2012, 9(11):e1001344.
16. KSHIRSAGAR AV, BANG H, BOMBACK AS, et al. A simple algorithm to predict incident kidney disease. Arch Intern Med, 2008, 168(22):2466-2473.
17. HALBESMA N, JANSEN DF, HEYMANS MW, et al. Development and validation of a general population renal risk score. Clin J Am Soc Nephrol, 2011, 6(7):1731-1738.
18. TANGRI N, STEVENS LA, GRIFFITH J, et al. A predictive model for progression of chronic kidney disease to kidney failure. JAMA, 2011, 305(15):1553-1559.
19. TANGRI N, KITSIOS GD, INKER LA, et al. Risk prediction models for patients with chronic kidney disease: a systematic review. Ann Intern Med, 2013, 158(8):596-603.
20. JU W, EICHINGER F, BITZER M, et al. Renal gene and protein expression signatures for prediction of kidney disease progression. Am J Pathol, 2009, 174(6):2073-2085.
21. LIU J, HONG Y, D'AGOSTINO RB SR, et al. Predictive value for the Chinese population of the Framingham CHD risk assessment tool compared with the Chinese Multi-Provincial Cohort Study. JAMA, 2004, 291(21):2591-2599.
22. BRICKER NS, MORRIN PA, KIME SW JR. The pathologic physiology of chronic Bright's disease. An exposition of the "intact nephron hypothesis". Am J Med, 1960, 28:77-98.
23. BRICKER NS. On the pathogenesis of the uremic state. An exposition of the "trade-off hypothesis". N Engl J Med, 1972, 286(20):1093-1099.
24. BRENNER BM, MEYER TW, HOSTETTER TH. Dietary protein intake and the progressive nature of kidney disease: the role of hemodynamically mediated glomerular injury in the pathogenesis of progressive glomerular sclerosis in aging, renal ablation, and intrinsic renal disease. N Engl J Med, 1982, 307(11):652-659.
25. CHAMBERLAIN RM, SHIRLEY DG. Time course of the renal functional response to partial nephrectomy: measurements in conscious rats. Exp Physiol, 2007, 92(1):251-262.
26. DEEN WM, MADDOX DA, ROBERTSON CR, et al. Dynamics of glomerular ultrafiltration in the rat. Ⅶ. Response to reduced renal mass. Am J Physiol, 1974, 227(3):556-562.
27. ANDERSON S, RENNKE HG, BRENNER BM. Therapeutic advantage of converting enzyme inhibitors in arresting progressive renal disease associated with systemic hypertension in the rat. J Clin Invest, 1986, 77(6):1993-2000.
28. DENTON KM, ANDERSON WP, SINNIAH R. Effects of angiotensin Ⅱ on regional afferent and efferent arteriole dimensions and the glomerular pole. Am J Physiol Regul Integr Comp Physiol, integrative and comparative

physiology, 2000, 279(2):R629-R638.

29. ARIMA S, KOHAGURA K, XU HL, et al. Nongenomic vascular action of aldosterone in the glomerular microcirculation. J Am Soc Nephrol, 2003, 14(9):2255-2263.
30. BRAAM B, MITCHELL KD, KOOMANS HA, et al. Relevance of the tubuloglomerular feedback mechanism in pathophysiology. J Am Soc Nephrol, 1993, 4(6):1257-1274.
31. WOOLF AS. Does atrial natriuretic factor contribute to the progression of renal disease? Med Hypotheses, 1990, 31(4):261-263.
32. GUYTON AC, COLEMAN TG, YOUNG DB, et al. Salt balance and long-term blood pressure control. Annu Rev Med, 1980, 31:15-27.
33. COLEMAN AJ, ARIAS M, CARTER NW, et al. The mechanism of salt wastage in chronic renal disease. J Clin Invest, 1966, 45(7):1116-1125.
34. KLAHR S, SCHWAB SJ, STOKES TJ. Metabolic adaptations of the nephron in renal disease. Kidney Int, 1986, 29(1):80-89.
35. BUERKERT J, MARTIN D, TRIGG D, et al. Effect of reduced renal mass on ammonium handling and net acid formation by the superficial and juxtamedullary nephron of the rat. Evidence for impaired reentrapment rather than decreased production of ammonium in the acidosis of uremia. J Clin Invest, 1983, 71(6):1661-1675.
36. HAYSLETT JP. Functional adaptation to reduction in renal mass. Physiol Rev, 1979, 59(1):137-164.
37. WILSON DR, SONNENBERG H. Medullary collecting duct function in the remnant kidney before and after volume expansion. Kidney Int, 1979, 15(5):487-501.
38. SEILER S, HEINE GH, FLISER D. Clinical relevance of FGF-23 in chronic kidney disease. Kidney Int Suppl, 2009(114):S34-S42.
39. MIYAMOTO K, ITO M, KUWAHATA M, et al. Inhibition of intestinal sodium-dependent inorganic phosphate transport by fibroblast growth factor 23. Ther Apher Dial, 2005, 9(4):331-335.
40. COBURN JW, POPOVTZER MM, MASSRY SG, et al. The physicochemical state and renal handling of divalent ions in chronic renal failure. Arch Intern Med, 1969, 124(3):302-311.
41. NYENGAARD JR. Number and dimensions of rat glomerular capillaries in normal development and after nephrectomy. Kidney Int, 1993, 43(5):1049-1057.
42. LEE LK, MEYER TW, POLLOCK AS, et al. Endothelial cell injury initiates glomerular sclerosis in the rat remnant kidney. J Clin Invest, 1995, 96(2):953-964.
43. SINUANI I, BEBERASHVILI I, AVERBUKH Z, et al. Mesangial cells initiate compensatory tubular cell hypertrophy. Am J Nephrol, 2010, 31(4):326-331.
44. KRIZ W, LEHIR M. Pathways to nephron loss starting from glomerular diseases-insights from animal models. Kidney Int, 2005, 67(2):404-419.
45. TAAL MW, BRENNER BM. Renoprotective benefits of RAS inhibition: from ACEI to angiotensin II antagonists. Kidney Int, 2000, 57(5):1803-1817.
46. LI L, ASTOR BC, LEWIS J, et al. Longitudinal progression trajectory of GFR among patients with CKD. Am J Kidney Dis, 2012, 59(4):504-512.
47. XIE Y, BOWE B, XIAN H, et al. Estimated GFR Trajectories of People Entering CKD Stage 4 and Subsequent Kidney Disease Outcomes and Mortality. Am J Kidney Dis, 2016, 68(2):219-228.
48. MA LJ, NAKAMURA S, ALDIGIER JC, et al. Regression of glomerulosclerosis with high-dose angiotensin inhibition is linked to decreased plasminogen activator inhibitor-1. J Am Soc Nephrol, 2005, 16(4):966-976.
49. SCRUGGS BS, ZUO Y, DONNERT E, et al. Increased capillary branching contributes to angiotensin type 1 receptor blocker (ARB)-induced regression of sclerosis. Am J Pathol, 2011, 178(4):1891-1898.
50. MACCONI D, SANGALLI F, BONOMELLI M, et al. Podocyte repopulation contributes to regression of glomerular injury induced by ACE inhibition. Am J Pathol, 2009, 174(3):797-807.
51. YANG HC, FOGO AB. Mechanisms of disease reversal in focal and segmental glomerulosclerosis. Adv Chronic Kidney Dis, 2014, 21(5):442-447.
52. REMUZZI G, BERTANI T. Pathophysiology of progressive nephropathies. N Engl J Med, 1998, 339(20):1448-

1456.

53. DURVASULA RV, PETERMANN AT, HIROMURA K, et al. Activation of a local tissue angiotensin system in podocytes by mechanical strain. Kidney Int, 2004, 65(1):30-39.

54. LEE HS. Mechanisms and consequences of TGF-ss overexpression by podocytes in progressive podocyte disease. Cell Tissue Res, 2012, 347(1):129-140.

55. TIAN X, ISHIBE S. Targeting the podocyte cytoskeleton: from pathogenesis to therapy in proteinuric kidney disease. Nephrol Dial Transplant, 2016, 31(10):1577-1583.

56. SHANKLAND SJ. The podocyte's response to injury: role in proteinuria and glomerulosclerosis. Kidney Int, 2006, 69(12):2131-2147.

57. SCHLONDORFF D, BANAS B. The mesangial cell revisited: no cell is an island. J Am Soc Nephrol, 2009, 20(6):1179-1187.

58. OBEIDAT M, OBEIDAT M, BALLERMANN BJ. Glomerular endothelium: a porous sieve and formidable barrier. Exp Cell Res, 2012, 318(9):964-972.

59. FINE LG, NORMAN JT. Chronic hypoxia as a mechanism of progression of chronic kidney diseases: from hypothesis to novel therapeutics. Kidney Int, 2008, 74(7):867-872.

60. THOMAS ME, BRUNSKILL NJ, HARRIS KP, et al. Proteinuria induces tubular cell turnover: A potential mechanism for tubular atrophy. Kidney Int, 1999, 55(3):890-898.

61. ERKAN E, GARCIA CD, PATTERSON LT, et al. Induction of renal tubular cell apoptosis in focal segmental glomerulosclerosis: roles of proteinuria and Fas-dependent pathways. J Am Soc Nephrol, 2005, 16(2):398-407.

62. ERKAN E, DEVARAJAN P, SCHWARTZ GJ. Mitochondria are the major targets in albumin-induced apoptosis in proximal tubule cells. J Am Soc Nephrol, 2007, 18(4):1199-1208.

63. LI X, PABLA N, WEI Q, et al. PKC-delta promotes renal tubular cell apoptosis associated with proteinuria. J Am Soc Nephrol, 2010, 21(7):1115-1124.

64. CHRISTENSEN EI. Pathophysiology of protein and vitamin handling in the proximal tubule. Nephrol Dial Transplant, 2002, 17(Suppl 9):57-58.

65. VERROUST PJ, CHRISTENSEN EI. Megalin and cubilin-the story of two multipurpose receptors unfolds. Nephrol Dial Transplant, 2002, 17(11):1867-1871.

66. DIXON R, BRUNSKILL NJ. Activation of mitogenic pathways by albumin in kidney proximal tubule epithelial cells: implications for the pathophysiology of proteinuric states. J Am Soc Nephrol, 1999, 10(7):1487-1497.

67. CARUSO-NEVES C, PINHEIRO AA, CAI H, et al. PKB and megalin determine the survival or death of renal proximal tubule cells. Proc Natl Acad Sci U S A, 2006, 103(49):18810-18815.

68. NIELSEN R, CHRISTENSEN EI, BIRN H. Megalin and cubilin in proximal tubule protein reabsorption: from experimental models to human disease. Kidney Int, 2016, 89(1):58-67.

69. KORAL K, ERKAN E. PKB/Akt partners with Dab2 in albumin endocytosis. Am J Physiol Renal Physiol, 2012, 302(8):F1013-F1024.

70. THOMAS ME, HARRIS KP, WALLS J, et al. Fatty acids exacerbate tubulointerstitial injury in protein-overload proteinuria. Am J Physiol Renal Physiol, 2002, 283(4):F640-F647.

71. RUGGIERO C, ELKS CM, KRUGER C, et al. Albumin-bound fatty acids but not albumin itself alter redox balance in tubular epithelial cells and induce a peroxide-mediated redox-sensitive apoptosis. Am J Physiol Renal Physiol, 2014, 306(8):F896-F906.

72. KHAN S, ABU JAWDEH BG, GOEL M, et al. Lipotoxic disruption of NHE1 interaction with PI(4, 5)P2 expedites proximal tubule apoptosis. J Clin Invest, 2014, 124(3):1057-1068.

73. NANGAKU M. Complement regulatory proteins in glomerular diseases. Kidney Int, 1998, 54(5):1419-1428.

74. ABBATE M, ZOJA C, CORNA D, et al. Complement-mediated dysfunction of glomerular filtration barrier accelerates progressive renal injury. J Am Soc Nephrol, 2008, 19(6):1158-1167.

75. HSU SI, COUSER WG. Chronic progression of tubulointerstitial damage in proteinuric renal disease is mediated by complement activation: a therapeutic role for complement inhibitors? J Am Soc Nephrol, 2003, 14(7 Suppl 2):S186-S191.

76. BIANCONE L, DAVID S, DELLA PIETRA V, et al. Alternative pathway activation of complement by cultured human proximal tubular epithelial cells. Kidney Int, 1994, 45(2):451-460.
77. PRATT JR, BASHEER SA, SACKS SH. Local synthesis of complement component C3 regulates acute renal transplant rejection. Nat Med, 2002, 8(6):582-587.
78. ABBATE M, ZOJA C, REMUZZI G. How does proteinuria cause progressive renal damage? J Am Soc Nephrol, 2006, 17(11):2974-2984.
79. SIEZENGA MA, VAN DER GEEST RN, MALLAT MJ, et al. Urinary properdin excretion is associated with intrarenal complement activation and poor renal function. Nephrol Dial Transplant, 2010, 25(4):1157-1161.
80. ZOJA C, MORIGI M, FIGLIUZZI M, et al. Proximal tubular cell synthesis and secretion of endothelin-1 on challenge with albumin and other proteins. Am J Kidney Dis, 1995, 26(6):934-941.
81. DONADELLI R, ZANCHI C, MORIGI M, et al. Protein overload induces fractalkine upregulation in proximal tubular cells through nuclear factor kappaB-and p38 mitogen-activated protein kinase-dependent pathways. J Am Soc Nephrol, 2003, 14(10):2436-2446.
82. ZOJA C, DONADELLI R, COLLEONI S, et al. Protein overload stimulates RANTES production by proximal tubular cells depending on NF-kappa B activation. Kidney Int, 1998, 53(6):1608-1615.
83. NAKAJIMA H, TAKENAKA M, KAIMORI JY, et al. Activation of the signal transducer and activator of transcription signaling pathway in renal proximal tubular cells by albumin. J Am Soc Nephrol, 2004, 15(2):276-285.
84. ABBATE M, ZOJA C, ROTTOLI D, et al. Proximal tubular cells promote fibrogenesis by TGF-beta1-mediated induction of peritubular myofibroblasts. Kidney Int, 2002, 61(6):2066-2077.
85. LIU Y. Renal fibrosis: new insights into the pathogenesis and therapeutics. Kidney Int, 2006, 69(2):213-217.
86. YARD BA, CHORIANOPOULOS E, HERR D, et al. Regulation of endothelin-1 and transforming growth factor-beta1 production in cultured proximal tubular cells by albumin and heparan sulphate glycosaminoglycans. Nephrol Dial Transplant, 2001, 16(9):1769-1775.
87. WOLF G, SCHROEDER R, ZIYADEH FN, et al. Albumin up-regulates the type II transforming growth factor-beta receptor in cultured proximal tubular cells. Kidney Int, 2004, 66(5):1849-1858.
88. HIRSCHBERG R, WANG S. Proteinuria and growth factors in the development of tubulointerstitial injury and scarring in kidney disease. Curr Opin Nephrol Hypertens, 2005, 14(1):43-52.
89. WANG SN, LAPAGE J, HIRSCHBERG R. Role of glomerular ultrafiltration of growth factors in progressive interstitial fibrosis in diabetic nephropathy. Kidney Int, 2000, 57(3):1002-1014.
90. LIU WJ, LUO MN, TAN J, et al. Autophagy activation reduces renal tubular injury induced by urinary proteins. Autophagy, 2014, 10(2):243-256.
91. ZOJA C, ABBATE M, REMUZZI G. Progression of renal injury toward interstitial inflammation and glomerular sclerosis is dependent on abnormal protein filtration. Nephrol Dial Transplant, 2015, 30(5):706-712.
92. MATSUI T, YAMAGISHI S, UEDA S, et al. Irbesartan inhibits albumin-elicited proximal tubular cell apoptosis and injury in vitro. Protein Pept Lett, 2010, 17(1):74-77.
93. TAKAO T, HORINO T, KAGAWA T, et al. Effects of angiotensin II type 1 receptor blocker on albumin-induced cell damage in human renal proximal tubular epithelial cells. Am J Nephrol, 2009, 29(2):102-108.
94. TAKASE O, MARUMO T, IMAI N, et al. NF-kappaB-dependent increase in intrarenal angiotensin II induced by proteinuria. Kidney Int, 2005, 68(2):464-473.
95. ROSOLOWSKY ET, SKUPIEN J, SMILES AM, et al. Risk for ESRD in type 1 diabetes remains high despite renoprotection. J Am Soc Nephrol, 2011, 22(3):545-553.
96. HOEFIELD RA, KALRA PA, BAKER PG, et al. The use of eGFR and ACR to predict decline in renal function in people with diabetes. Nephrol Dial Transplant, 2011, 26(3):887-892.
97. MENON V, WANG X, SARNAK MJ, et al. Long-term outcomes in nondiabetic chronic kidney disease. Kidney Int, 2008, 73(11):1310-1315.
98. ZHAO YF, ZHU L, LIU LJ, et al. Measures of Urinary Protein and Albumin in the Prediction of Progression of IgA Nephropathy. Clin J Am Soc Nephrol, 2016, 11(6):947-955.

99. HALLAN SI, RITZ E, LYDERSEN S, et al. Combining GFR and albuminuria to classify CKD improves prediction of ESRD. J Am Soc Nephrol, 2009, 20(5):1069-1077.

100. GANSEVOORT RT, MATSUSHITA K, VAN DER VELDE M, et al. Lower estimated GFR and higher albuminuria are associated with adverse kidney outcomes. A collaborative meta-analysis of general and high-risk population cohorts. Kidney Int, 2011, 80(1):93-104.

101. HEERSPINK HJ, KROPELIN TF, HOEKMAN J, et al. Drug-induced reduction in albuminuria is associated with subsequent renoprotection: a meta-analysis. J Am Soc Nephrol, 2015, 26(8):2055-2064.

102. Randomised placebo-controlled trial of effect of ramipril on decline in glomerular filtration rate and risk of terminal renal failure in proteinuric, non-diabetic nephropathy. The GISEN Group (Gruppo Italiano di Studi Epidemiologici in Nefrologia). Lancet, 1997, 349(9069):1857-1863.

103. HOU FF, XIE D, ZHANG X, et al. Renoprotection of Optimal Antiproteinuric Doses (ROAD) Study: a randomized controlled study of benazepril and losartan in chronic renal insufficiency. J Am Soc Nephrol, 2007, 18(6):1889-1898.

104. National Kidney Foundation. K/DOQI clinical practice guidelines for chronic kidney disease: evaluation, classification, and stratification. Am J Kidney Dis, 2002, 39(2 Suppl 1):S1-S266.

105. FOX CS, MATSUSHITA K, WOODWARD M, et al. Associations of kidney disease measures with mortality and end-stage renal disease in individuals with and without diabetes: a meta-analysis. Lancet, 2012, 380(9854):1662-1673.

106. YANG L, SU T, LI XM, et al. Aristolochic acid nephropathy: variation in presentation and prognosis. Nephrol Dial Transplant, 2012, 27(1):292-298.

107. ASTOR BC, MATSUSHITA K, GANSEVOORT RT, et al. Lower estimated glomerular filtration rate and higher albuminuria are associated with mortality and end-stage renal disease. A collaborative meta-analysis of kidney disease population cohorts. Kidney Int, 2011, 79(12):1331-1340.

108. ZHANG QL, ROTHENBACHER D. Prevalence of chronic kidney disease in population-based studies: systematic review. BMC Public Health, 2008, 8:117.

109. CORESH J, ASTOR BC, GREENE T, et al. Prevalence of chronic kidney disease and decreased kidney function in the adult US population: Third National Health and Nutrition Examination Survey. Am J Kidney Dis, 2003, 41(1):1-12.

110. LINDEMAN RD, TOBIN J, SHOCK NW. Longitudinal studies on the rate of decline in renal function with age. J Am Geriatr Soc, 1985, 33(4):278-285.

111. LEVEY AS, DE JONG PE, CORESH J, et al. The definition, classification, and prognosis of chronic kidney disease: a KDIGO Controversies Conference report. Kidney Int, 2011, 80(1):17-28.

112. EVANS M, FRYZEK JP, ELINDER CG, et al. The natural history of chronic renal failure: results from an unselected, population-based, inception cohort in Sweden. Am J Kidney Dis, 2005, 46(5):863-870.

113. O'HARE AM, CHOI AI, BERTENTHAL D, et al. Age affects outcomes in chronic kidney disease. J Am Soc Nephrol, 2007, 18(10):2758-2765.

114. BAYLIS C. Age-dependent glomerular damage in the rat. Dissociation between glomerular injury and both glomerular hypertension and hypertrophy. Male gender as a primary risk factor. J Clin Invest, 1994, 94(5):1823-1829.

115. BAYLIS C, CORMAN B. The aging kidney: insights from experimental studies. J Am Soc Nephrol, 1998, 9(4):699-709.

116. SARAN R, LI Y, ROBINSON B, et al. US Renal Data System 2015 Annual Data Report: Epidemiology of Kidney Disease in the United States. Am J Kidney Dis, 2016, 67(3 Suppl 1):A7-A8.

117. NEUGARTEN J, ACHARYA A, SILBIGER SR. Effect of gender on the progression of nondiabetic renal disease: a meta-analysis. J Am Soc Nephrol, 2000, 11(2):319-329.

118. ISEKI K, ISEKI C, IKEMIYA Y, et al. Risk of developing end-stage renal disease in a cohort of mass screening. Kidney Int, 1996, 49(3):800-805.

119. ISEKI K. Factors influencing the development of end-stage renal disease. Clin Exp Nephrol, 2005, 9(1):5-14.

120. 北京市血液透析登记2012年年度报告. 中国血液净化, 2012, 11(z1): 前插1.
121. ZHANG L, WANG F, WANG L, et al. Prevalence of chronic kidney disease in China: a cross-sectional survey. Lancet, 2012, 379(9818):815-822.
122. KROP JS, CORESH J, CHAMBLESS LE, et al. A community-based study of explanatory factors for the excess risk for early renal function decline in blacks vs whites with diabetes: the Atherosclerosis Risk in Communities study. Arch Intern Med, 1999, 159(15):1777-1783.
123. HUNSICKER LG, ADLER S, CAGGIULA A, et al. Predictors of the progression of renal disease in the Modification of Diet in Renal Disease Study. Kidney Int, 1997, 51(6):1908-1919.
124. HALL YN, HSU CY, IRIBARREN C, et al. The conundrum of increased burden of end-stage renal disease in Asians. Kidney Int, 2005, 68(5):2310-2316.
125. HOY WE, INGELFINGER JR, HALLAN S, et al. The early development of the kidney and implications for future health. J Dev Orig Health Dis, 2010, 1(4):216-233.
126. NATHANSON S, MOREAU E, MERLET-BENICHOU C, et al. In utero and in vitro exposure to beta-lactams impair kidney development in the rat. J Am Soc Nephrol, 2000, 11(5):874-884.
127. BRENNER BM, CHERTOW GM. Congenital oligonephropathy: an inborn cause of adult hypertension and progressive renal injury? Curr Opin Nephrol Hypertens, 1993, 2(5):691-695.
128. WHITE SL, PERKOVIC V, CASS A, et al. Is low birth weight an antecedent of CKD in later life? A systematic review of observational studies. Am J Kidney Dis, 2009, 54(2):248-261.
129. BRENNER BM. Nephron adaptation to renal injury or ablation. Am J Physiol, 1985, 249(3 Pt 2):F324-F337.
130. KNIGHT EL, STAMPFER MJ, HANKINSON SE, et al. The impact of protein intake on renal function decline in women with normal renal function or mild renal insufficiency. Ann Intern Med, 2003, 138(6):460-467.
131. PAN Y, ZHANG L, WANG F, et al. Status of non-steroidal anti-inflammatory drugs use and its association with chronic kidney disease: a cross-sectional survey in China. Nephrology (Carlton), 2014, 19(10):655-660.
132. ZHANG J, ZHANG L, WANG W, et al. Association between aristolochic acid and CKD: a cross-sectional survey in China. Am J Kidney Dis, 2013, 61(6):918-922.
133. ORTH SR, RITZ E. The renal risks of smoking: an update. Curr Opin Nephrol Hypertens, 2002, 11(5):483-488.
134. MUHLHAUSER I, OVERMANN H, BENDER R, et al. Predictors of mortality and end-stage diabetic complications in patients with Type 1 diabetes mellitus on intensified insulin therapy. Diabet Med, 2000, 17(10):727-734.
135. STEGMAYR B, LITHNER F. Tobacco and end stage diabetic nephropathy. Br Med J (Clin Res Ed), 1987, 295(6598):581-582.
136. PIJLS LT, DE VRIES H, KRIEGSMAN DM, et al. Determinants of albuminuria in people with Type 2 diabetes mellitus. Diabetes Res Clin Pract, 2001, 52(2):133-143.
137. PHISITKUL K, HEGAZY K, CHUAHIRUN T, et al. Continued smoking exacerbates but cessation ameliorates progression of early type 2 diabetic nephropathy. Am J Med Sci, 2008, 335(4):284-291.
138. SAMUELSSON O, ATTMAN PO. Is smoking a risk factor for progression of chronic renal failure? Kidney Int, 2000, 58(6):2597.
139. HAN J, CHEN X. A meta-analysis of cigarette smoking prevalence among adolescents in China: 1981-2010. Int J Environ Res Public Health, 2015, 12(5):4617-4630.
140. PETERSON JC, ADLER S, BURKART JM, et al. Blood pressure control, proteinuria, and the progression of renal disease. The Modification of Diet in Renal Disease Study. Ann Intern Med, 1995, 123(10):754-762.
141. IX JH, SHARMA K. Mechanisms linking obesity, chronic kidney disease, and fatty liver disease: the roles of fetuin-A, adiponectin, and AMPK. J Am Soc Nephrol, 2010, 21(3):406-412.
142. HSU CY, MCCULLOCH CE, IRIBARREN C, et al. Body mass index and risk for end-stage renal disease. Ann Intern Med, 2006, 144(1):21-28.
143. EJERBLAD E, FORED CM, LINDBLAD P, et al. Obesity and risk for chronic renal failure. J Am Soc Nephrol, 2006, 17(6):1695-1702.
144. ZHANG L, ZUO L, WANG F, et al. Metabolic syndrome and chronic kidney disease in a Chinese population

aged 40 years and older. Mayo ClinProc, 2007, 82(7):822-827.

145. MOORHEAD JF, CHAN MK, EL-NAHAS M, et al. Lipid nephrotoxicity in chronic progressive glomerular and tubulo-interstitial disease. Lancet, 1982, 2(8311):1309-1311.

146. HOU W, LV J, PERKOVIC V, et al. Effect of statin therapy on cardiovascular and renal outcomes in patients with chronic kidney disease: a systematic review and meta-analysis. Eur Heart J, 2013, 34(24):1807-1817.

147. CHAWLA LS, EGGERS PW, STAR RA, et al. Acute kidney injury and chronic kidney disease as interconnected syndromes. N Engl J Med, 2014, 371(1):58-66.

148. CHAWLA LS, KIMMEL PL. Acute kidney injury and chronic kidney disease: an integrated clinical syndrome. Kidney Int, 2012, 82(5):516-524.

149. HSU CY, ORDONEZ JD, CHERTOW GM, et al. The risk of acute renal failure in patients with chronic kidney disease. Kidney Int, 2008, 74(1):101-107.

150. JAMES MT, HEMMELGARN BR, WIEBE N, et al. Glomerular filtration rate, proteinuria, and the incidence and consequences of acute kidney injury: a cohort study. Lancet, 2010, 376(9758):2096-2103.

151. KOVESDY CP, BLEYER AJ, MOLNAR MZ, et al. Blood pressure and mortality in U. S. veterans with chronic kidney disease: a cohort study. Ann Intern Med, 2013, 159(4):233-242.

152. WRIGHT JT, JR., BAKRIS G, GREENE T, et al. Effect of blood pressure lowering and antihypertensive drug class on progression of hypertensive kidney disease: results from the AASK trial. JAMA, 2002, 288(19):2421-2431.

153. GROUP AS, CUSHMAN WC, EVANS GW, et al. Effects of intensive blood-pressure control in type 2 diabetes mellitus. N Engl J Med, 2010, 362(17):1575-1585.

154. KJELDSEN SE, NARKIEWICZ K, OPARIL S, et al. 2013 European Society of Hypertension/European Society of Cardiology Hypertension Guidelines. Blood pressure, 2013, 22(4):191-192.

155. JAMES PA, OPARIL S, CARTER BL, et al. 2014 evidence-based guideline for the management of high blood pressure in adults: report from the panel members appointed to the Eighth Joint National Committee (JNC 8). JAMA, 2014, 311(5):507-520.

156. XIE X, ATKINS E, LV J, et al. Effects of intensive blood pressure lowering on cardiovascular and renal outcomes: updated systematic review and meta-analysis. Lancet, 2016, 387(10017):435-443.

157. APPEL LJ, WRIGHT JT JR, GREENE T, et al. Intensive blood-pressure control in hypertensive chronic kidney disease. N Engl J Med, 2010, 363(10):918-929.

158. LV J, EHTESHAMI P, SARNAK MJ, et al. Effects of intensive blood pressure lowering on the progression of chronic kidney disease: a systematic review and meta-analysis. CMAJ, 2013, 185(11):949-957.

159. KRAUT JA, KURTZ I. Metabolic acidosis of CKD: diagnosis, clinical characteristics, and treatment. Am J Kidney Dis, 2005, 45(6):978-993.

160. DE BRITO-ASHURST I, VARAGUNAM M, RAFTERY MJ, et al. Bicarbonate supplementation slows progression of CKD and improves nutritional status. J Am Soc Nephrol, 2009, 20(9):2075-2084.

161. PHISITKUL S, KHANNA A, SIMONI J, et al. Amelioration of metabolic acidosis in patients with low GFR reduced kidney endothelin production and kidney injury, and better preserved GFR. Kidney Int, 2010, 77(7):617-623.

162. MAHAJAN A, SIMONI J, SHEATHER SJ, et al. Daily oral sodium bicarbonate preserves glomerular filtration rate by slowing its decline in early hypertensive nephropathy. Kidney Int, 2010, 78(3):303-309.

163. GORAYA N, SIMONI J, JO C, et al. Dietary acid reduction with fruits and vegetables or bicarbonate attenuates kidney injury in patients with a moderately reduced glomerular filtration rate due to hypertensive nephropathy. Kidney Int, 2012, 81(1):86-93.

164. GORAYA N, SIMONI J, JO CH, et al. A comparison of treating metabolic acidosis in CKD stage 4 hypertensive kidney disease with fruits and vegetables or sodium bicarbonate. Clin J Am Soc Nephrol, 2013, 8(3):371-381.

165. KANBAY M, HUDDAM B, AZAK A, et al. A randomized study of allopurinol on endothelial function and estimated glomular filtration rate in asymptomatic hyperuricemic subjects with normal renal function. Clin J

Am Soc Nephrol, 2011, 6(8):1887-1894.

166. BOSE B, BADVE SV, HIREMATH SS, et al. Effects of uric acid-lowering therapy on renal outcomes: a systematic review and meta-analysis. Nephrol Dial Transplant, 2014, 29(2):406-413.

167. GROUP AC, PATEL A, MACMAHON S, et al. Intensive blood glucose control and vascular outcomes in patients with type 2 diabetes. N Engl J Med, 2008, 358(24):2560-2572.

168. ISMAIL-BEIGI F, CRAVEN T, BANERJI MA, et al. Effect of intensive treatment of hyperglycaemia on microvascular outcomes in type 2 diabetes: an analysis of the ACCORD randomised trial. Lancet, 2010, 376(9739):419-430.

169. DIABETES C, COMPLICATIONS TRIAL/EPIDEMIOLOGY OF DIABETES I, COMPLICATIONS RESEARCH G, et al. Modern-day clinical course of type 1 diabetes mellitus after 30 years' duration: the diabetes control and complications trial/epidemiology of diabetes interventions and complications and Pittsburgh epidemiology of diabetes complications experience (1983-2005). Arch Intern Med, 2009, 169(14):1307-1316.

170. KOSMADAKIS GC, JOHN SG, CLAPP EL, et al. Benefits of regular walking exercise in advanced pre-dialysis chronic kidney disease. Nephrol Dial Transplant, 2012, 27(3):997-1004.

171. NAVANEETHAN SD, YEHNERT H, MOUSTARAH F, et al. Weight loss interventions in chronic kidney disease: a systematic review and meta-analysis. Clin J Am Soc Nephrol, 2009, 4(10):1565-1574.

172. BOLIGNANO D, ZOCCALI C. Effects of weight loss on renal function in obese CKD patients: a systematic review. Nephrol Dial Transplant, 2013, 28(Suppl 4):iv82-iv98.

第三章
慢性肾脏病的心血管病变

慢性肾脏病（CKD）患者是心血管疾病的高危人群。2010年我国多城市调查显示，透析患者心血管疾病的患病率为57.0%，其中心力衰竭和缺血性心脏病的患病率分别为44.0%和22.7%[1]。CKD心血管疾病呈明显年轻化和快速进展趋势。30 ~ 40岁透析患者心血管病的发生率相当于70岁正常人群。北美的人群调查显示，CKD患者心肌梗死的发生率（6.9/1000人年）明显高于糖尿病患者（5.4/1000人年），是心血管疾病最高危人群[2]。心血管并发症是患者的首位死亡原因，主要包括心力衰竭、心肌梗死和心律失常等。统计显示，我国47%的慢性肾衰竭患者死于心血管疾病。美国透析患者因心血管疾病死亡的发生率为104 ~ 107/1000患者年，占总死亡的44%。年轻透析患者心血管疾病的死亡率比普通人群高100倍。因此，与普通人群相比，CKD患者心血管病更加高发，更为严重。

第一节　慢性肾脏病导致心血管疾病的机制

一、主要危险因素

CKD心血管病变是多种因素作用的结果。除传统的危险因素（如吸烟、糖尿病、高血压、脂质代谢异常、体力活动缺乏等）之外，一些CKD特有的因素在心血管病变的发生发展中具有重要作用（表27-3-1-1）。CKD特有的危险因素包括血流动力学因素和代谢性因素。近年研究证明，CKD本身是独立的心脏危险因素。随着GFR降低，心血管病变的发生率呈增高趋势。而且蛋白尿与心血管病变密切相关，是影响CKD心血管病预后的危险因素。

大量研究显示，GFR降低和白蛋白尿与心血管疾病相关，是心血管疾病风险的独立危险因素[3,4]。当eGFR低于75ml/（min・1.73m^2）时，心血管疾病死亡率与eGFR呈线性相关。北京40岁以上城市居民调查显示，与eGFR>90ml/（min・1.73m^2）者相比，eGFR 60 ~ 89ml/（min・1.73m^2）成人心肌梗死、卒中和总心血管疾病的发生率分别增加91.4%、71.7%和67.6%；eGFR在30 ~ 59ml/（min・1.73m^2）人群发病率分别增加105.2%、289.1%和200.7%。心血管疾病发病率与eGFR密切相关。与西方国家报道不同的是，我国患者在不同肾功能水平卒中的发生率均高于心肌梗死[5]。CKD 3期和CKD 4期的患者心血管死亡率比肾功能正常者分别高1倍和2倍[6,7]。与此相反，蛋白尿对心血管疾病的影响没有确定的阈值。微量白蛋白尿（尿白蛋白/肌酐=30 ~ 299mg/g）者心血管死亡风险是尿白蛋白正常者的2倍。因此，即使轻度的白蛋白尿也应受到临床关注。eGFR低于60ml/（min・1.73m^2）的CKD患者发生心力衰竭的风险较肾功能正常者升高接近1倍[8]。并且，

表 27-3-1-1 慢性肾脏病心血管病的危险因素

传统危险因素	慢性肾脏病相关危险因素	
	血流动力学因素	代谢性因素
吸烟	贫血	全身性微炎症反应
糖尿病	动静脉瘘	低蛋白血症
高血压	血浆容量增加	脂代谢紊乱
脂质代谢异常	动脉硬化	氧化应激
体力活动缺乏	透析治疗	高同型半胱氨酸血症
		钙磷代谢异常
		促凝血因子
		糖代谢紊乱

肾功能减退的患者心力衰竭、卒中、外周血管病、冠心病和心房纤颤等多种心血管疾病的发生率均升高[9-11]。来自中国台湾的研究均显示，肾功能减退患者心血管死亡占总体死亡的比例比肾功能正常人群升高1.1 ~ 2.2倍；蛋白尿患者心血管的死亡率也高于无蛋白尿者[12]。

（一）高血压

随着肾脏病进展，高血压的发病率越来越高。肾功能减退与高血压的程度和发生率呈正相关。当eGFR从85ml/（min・1.73m^2）降至15ml/（min・1.73m^2），高血压的发生率从65%上升至95%。CKD合并高血压患者内皮细胞功能障碍。高血压可以造成冠心病、缺血性或出血性卒中、充血性心力衰竭等多种的心血管疾病。流行病学调查显示，高血压对CKD患者心血管疾病的危险性高于普通人群。控制血压对于降低CKD心血管病的发生率和死亡率具有重要意义[13]。以往研究多关注收缩压对CKD患者肾脏和心脏的影响，忽略了舒张压在患者预后中的作用。最近美国一项大样本CKD人群观察性队列研究评估血压与死亡的关系，结果显示收缩压与舒张压均与死亡率呈U型关联，较低和较高水平收缩压和舒张压都与死亡率明显相关[14]。

（二）糖尿病

CKD和糖尿病均为心血管疾病的危险人群。CKD伴糖尿病患者心血管疾病的发生率高达39.5%，高于非糖尿病患者；心肌梗死的住院死亡率比非糖尿病患者高1.5 ~ 2倍。控制血糖有益于改善心血管病变。糖化血红蛋白下降1%心肌梗死的发病率降低18%。

（三）全身性微炎症反应与营养不良

CKD患者普遍存在营养不良，主要表现为低白蛋白血症。低白蛋白血症是缺血性心脏病、心力衰竭及死亡的重要危险因素。血清白蛋白含量每降低10g/L，血液透析患者新发生缺血性心脏病的危险性增加5.29%，血液透析患者和腹膜透析患者新发生心力衰竭的危险性分别增加2.22%和4.16%[15]。荟萃分析显示，维持性血液透析患者血清白蛋白水平与总死亡率和心血管死亡率均密切相关。CKD的营养不良分为单纯营养不良（Ⅰ型）和炎症性营养不良（Ⅱ型）。单纯营养不良通常由热量及蛋白质摄入不足引起，无明显症状，蛋白降解减少，通过加强透析和补充营养治疗容易纠正；炎症性营养不良多由微炎症引起，出现明显症状，蛋白降解、能量消耗及氧化应激均显著增加，补充营养难以纠正。CKD时营养不良、炎症反应及动脉粥样硬化之间存在密切关系，故有学者提出MIA（malnutrition-inflammation- atherosclerosis）学说。循环促炎症介质［如肿瘤坏死因子-α（TNF-α）、白细胞介素-1（IL-1）、白细胞介素-6（IL-6）和白细胞介素-1受体拮抗物（IL-1Ra）等］和急性时相蛋白［如C反应蛋白（CRP）等］水平升高是慢性肾脏病的炎症反应的主要特征。透析患者循环CRP水平与死亡率密切相关。高CRP水平的血液透析患者心血管死亡率明显升高。

（四）氧化应激与脂质异常

CKD是一种氧化应激状态。患者循环丙二醛、4羟基壬烯醛、氧化型低密度脂蛋白（ox-LDL）

和晚期氧化蛋白产物（advanced oxidation protein products，AOPPs）水平升高[16]；抗氧化酶（如谷胱甘肽过氧化物酶等）活性降低，抗氧化物质减少。尿毒症毒素、酸中毒、代谢异常及炎症反应可能是CKD氧化应激的主要原因。血液透析会清除抗氧化物质并刺激活性氧簇（ROS）生成，故血透患者的氧化应激进一步加剧。氧化应激是动脉粥样硬化的重要启动因素[17]，并与心力衰竭和高血压有密切关联。循环AOPPs水平是透析患者缺血性心脏病的独立危险因素[18]。

CKD普遍存在脂代谢异常。血液透析患者多见血清胆固醇含量升高，腹膜透析患者通常伴有血清胆固醇、甘油三酯和LDL升高。血液透析患者不仅LDL水平升高，而且LDL的结构和成分发生变化。血液透析患者的LDL无论在体内或体外均比正常人更容易被氧化成为ox-LDL。尽管高脂血症是普通人群心血管疾病的高危因素，但脂代谢异常与CKD患者心血管疾病的关系尚有待临床研究进一步证实。

（五）钙磷代谢紊乱与继发性甲状旁腺功能亢进

越来越多的研究表明，磷酸盐代谢紊乱是CKD患者的重要心血管危险因素。CKD3期患者血磷每升高0.32mmol/L，冠状动脉、胸主动脉和主动脉瓣膜钙化分别增加21%、33%和25%。CKD人群血磷升高增加心血管事件和死亡风险[19]。即使在正常范围内，高血磷也与肾功能正常人群心血管疾病的发生率和死亡率呈正相关[20]。对高血清磷和边界值血清磷的CKD患者进行早期降磷干预能够降低心血管事件的发生率，提高生存率[21]。钙磷代谢紊乱导致血管和心脏瓣膜钙化是CKD患者特殊的心血管病变。与动脉粥样硬化斑块钙化不同，CKD血管钙化多发生于动脉中层。目前CKD血管和瓣膜钙化的机制尚未阐明。大量证据表明钙磷代谢异常在血管与瓣膜钙化中具有重要作用。高血磷、高血钙以及钙磷乘积升高均与血管钙化呈正相关。体外实验证实，高磷能诱导血管平滑肌细胞表达成骨细胞表型，促进血管钙化。此外，继发性甲状旁腺功能亢进和维生素D缺乏也可能参与CKD心肌病变和血管钙化。

（六）高同型半胱氨酸血症

高同型半胱氨酸血症普遍存在于CKD患者，随血清肌酐水平升高呈上升趋势。南方医科大学南方医院的资料显示，CKD患者平均血浆同型半胱氨酸含量比正常人升高1 ~ 2倍。有心、脑血管并发症的CKD患者血浆同型半胱氨酸水平高于无心血管疾病者[22]。血浆同型半胱氨酸每升高5μmol/L，冠心病的发生率增加20%。同型半胱氨酸可导致血管内皮细胞损伤和LDL氧化，增加脂蛋白-纤维蛋白的结合，促进血管平滑肌增殖和血小板凝聚[23]。高同型半胱氨酸血症是普通人群动脉粥样硬化性心脏病的独立危险因素。高同型半胱氨酸血症与CKD心血管病高发率之间是否存在直接关联尚有争论。

（七）其他因素

贫血是晚期CKD患者左心室肥厚（LVH）的危险因素。血液供氧量降低造成动脉扩张及交感神经活性增高，促进心肌收缩和静脉回流阻力下降，并导致心排血量增加。CKD患血红蛋白含量每降低0.5g/dl，左心室质量指数（LVMI）增高的发生率上升30%[24]。高尿酸血症与心血管疾病相关。血尿酸每升高1mg/ml，急性心肌梗死的风险增加4%。CKD时体内不对称二甲基精氨酸（ADMA）水平升高，ADMA能够抑制血管内皮细胞合成一氧化氮（NO），导致血管舒张功能障碍，可能参与CKD心血管病的形成。CKD患者体内晚期糖基化终产物（AGEs）和晚期氧化蛋白质产物（AOPPs）蓄积。细胞和动物实验显示，这些异常修饰的蛋白质经特异性受体介导，通过氧化敏感的炎症反应机制，造成血管内皮细胞损伤，促进动脉粥样硬化的形成。最近临床研究证实，维持性腹膜透析患者腹透液葡萄糖负荷与皮肤AGEs蓄积相关；皮肤AGEs水平是腹膜透析患者心血管病最强的独立危险因素。因此，大分子物质可能是尿毒症的重要代谢毒素，在CKD心血管病变的病理机制中具有重要作用。

总之，CKD的病理生理学机制非常复杂。体外实验和动物实验证实一些尿毒症毒素或生物活性介质（如蛋白质糖化氧化产物、ADMA等）具有损害血管和/或心肌组织的病理作用。但是目前缺乏高效、特异、安全的药物或方法抑制或阻断上述物质的病理作用，因此其在CKD心血管病中的作用尚难以得到临床验证。一些对普通人群有效的防治措施在CKD患者未能达到预期疗效；一些临床实践的结果与理论假设和基础研究不一致。这些现实提示，与普通人群相比，CKD心血管病变的机制更加复杂，参与因素更多。某单一因素或机制在其病理过程中的绝对作用并不突出，针对某单一因素进行干预不易获得明显的防治效果。

二、病理与病理生理

（一）左心室肥厚

40%的CKD患者发生左心室肥厚（LVH），并且随肾功能减退发生率增加。长期左心室压力升高和容量负荷过度是导致LVH的主要原因。CKD患者多伴有左心室壁增厚及明显的左心室腔扩大等LVH表现，组织学检查显示心肌细胞肥大和非心肌成分增生。CKD血流动力学异常增加了左心室的压力和容量负荷。高血压、小动脉硬化和主动脉僵硬等导致左心室压力负荷增加；引起容量负荷过度的因素主要有细胞外液容量增加、贫血和动静脉瘘。这些因素彼此相互作用，例如细胞外液容量扩张不仅增加左心室容量负荷，同时加重高血压和降低动脉顺应性。当左心室长期负荷过度时，心肌细胞发生肥大，以适应上述的病理生理改变。由于心肌细胞不能复制，故其肥大主要通过增加细胞内的肌节。肌节增加可呈延续性或并行性两种形式，从而导致向心性LVH或远心性LVH[25]。向心性LVH是对左心室压力负荷过度的适应性改变。新生成的肌节呈并行排列，从而导致心肌细胞的厚度增加。左心室质量增加与室间隔和左室后壁的厚度增加有关，总心室容量仍然正常。因此相对于左心室舒张末期直径而言，左心室壁增厚。远心性LVH是对左心室慢性容量负荷过度的适应性反应。容量负荷过度引起的肌节增加呈延续性，心肌细胞变长。左心室质量增加主要与心室容量增加有关（左心室后壁厚度有时也增加），但左心室舒张末期直径与左心室后壁厚度的比例低于向心性肥厚。除压力和容量负荷外，贫血、体液因子（心钠素、肌钙蛋白、同型半胱氨酸、不对称二甲基精氨酸和内皮素等）也与心肌肥厚的形成有关。交感神经系统兴奋及儿茶酚胺也可能通过直接或间接作用促进心肌肥厚形成。

在病变初期，心脏结构改变有利于增加左心室工作能力，使张力应激保持稳定，从而节省能量。但随病变进展，由于毛细血管密度减少，心肌灌注不足，心肌过度牵张伴随的氧化应激、细胞凋亡等因素，心肌组织最终发生纤维化、心肌细胞死亡，导致心肌病和心力衰竭。

（二）心肌间质纤维化

CKD时多种因素促进心肌纤维化，在左心室血管周围区域尤为明显。间质心肌纤维化的主要临床后果是心肌舒张功能障碍和心律失常。透析患者心肌纤维化的程度比糖尿病或原发性高血压更为严重，尤多见于压力负荷过度引起的LVH。压力和容量负荷过度引起的生物机械应激会活化一些编码生长因子的原癌基因，导致胶原合成增加和细胞外基质沉积[26]。儿茶酚胺、血管紧张素Ⅱ和甲状旁腺激素等也可能与心肌纤维化有关。心肌纤维化的形成与间质成纤维细胞增殖有关。

（三）心功能障碍

CKD患者心功能障碍的发生率显著上升。肾功能减退［eGFR<60ml/（min・1.73m^2）］的CKD患者心力衰竭的死亡风险明显增加。CKD患者心功能障碍可表现为心脏收缩功能障碍和/或舒张功能障碍。约15%的CKD患者在开始透析时已存在心脏收缩功能障碍。透析患者的心脏收缩功能障碍与缺血性心脏病或持续的生物机械应激有关，但也可以是严重尿毒症的一种可逆性表现。伴有LVH的血透患者常有左心舒张功能障碍，其程度重于高血压心脏病。由于心肌纤维化引起的左心室僵硬和舒张延迟，造成心室充盈异常，轻微的容量变化即可导致左心室压力发生较大改变，诱发肺水肿；相反，容量减少造成心室内压力减低，出现症状性低血压和血流动力学不稳定。如果左心室压力和容量负荷过度未经适当处理，LVH和左心室扩张将最终发展成为心肌病变。最终导致症状性心力衰竭，增加CKD患者死亡风险[27]。

（四）缺血性心脏病

CKD患者缺血性心脏病的发生率增加，心肌梗死的发生率上升40%。与普通人群相比，CKD

患者冠状动脉病变更加广泛和严重。值得注意的是，并非所有的CKD急性心肌梗死的患者均有冠状动脉狭窄。CKD患者除冠状动脉粥样硬化外，心肌损伤、小血管病变以及心肌毛细血管密度下降均可能导致缺血性心肌损伤。

1. 动脉粥样硬化性缺血性心脏病　CKD时机械和体液因素可能促进动脉粥样硬化形成。动脉高血压造成的张力和剪切应激导致内皮细胞活化，继而引起细胞因子迁移、细胞凋亡和细胞外基质合成[28]。参与CKD动脉粥样硬化的因素还包括：① 脂质代谢紊乱；② 血小板功能异常（出血时间延长）伴促凝血因子水平增高；③ 活性氧生成增加及抗氧化物质水平降低导致的氧化应激；④ 同型半胱氨酸血症导致内皮损伤并促进血管内栓塞；⑤ 羰基应激造成的内皮损伤和功能障碍[29-32]。实验和临床研究显示，以循环C反应蛋白（CRP）水平增高为标志的慢性炎症反应参与了CKD动脉粥样硬化的发生。CRP通过与损伤细胞结合，促进补体活化、刺激单核细胞生成组织因子等机制直接参与动脉粥样硬化的形成。CRP水平已被认为是预示透析患者死亡率的重要因素，同时也是预示血透和透析前CKD患者颈动脉粥样斑块数量和内膜-中层厚度的独立危险因素[33]。CKD时CRP增高的原因尚未明确，可能的机制包括透析过程中内毒素反滤，未被发现的感染，腹透液的生物不相容性以及晚期糖基化终产物（AGE）等刺激单核细胞活化的尿毒症毒素水平增高等。

2. 非动脉粥样硬化性缺血性心脏病　CKD患者动脉钙化导致动脉中层厚度增加，内腔缩小[34]。动脉钙化与CKD时钙、磷正平衡有关。CKD患者磷的排泄障碍，继发性甲状旁腺功能亢进、服用含钙磷结合剂和活性维生素D等均可增加钙、磷水平。此外，大约25%有心肌缺血症状的透析患者并无明显冠状动脉主支狭窄。与普通人群不同，CKD患者尤其是透析患者的急性心肌梗死不一定都由冠状动脉主支狭窄所致。其症状可能是由微血管病变或基础心肌病所致。有LVH的透析患者容易发生非动脉粥样硬化性缺血性心脏病。LVH时心肌氧的需求增加，而冠脉血流不能相应增加，尤其在合并冠状血管病变时更易发生缺血症状。LVH时小血管平滑肌肥大和内皮功能异常以及心肌-毛细血管比例失当亦可导致氧的供应或心肌中氧的弥散距离增加而导致心肌缺血[35]。透析患者动脉顺应性降低使得心脏跨室壁灌注障碍，从而加重心内膜缺血。

（五）瓣膜病变

CKD患者瓣膜钙化的发生率比普通人增加3倍。瓣膜钙化多发生于主动脉瓣（发生率55%）和三尖瓣（发生率45%）。约39%的血透患者、18%的腹透患者和16%的透析前患者存在二尖瓣钙化，而一般人群二尖瓣钙化的发生率约为10%。钙磷代谢异常是导致瓣膜钙化的主要危险因素。其他促进因素包括老年、透析龄、收缩压升高和心房扩张等。

（六）血管病变

CKD血管病变主要表现为动脉粥样硬化、动脉硬化和动脉中层钙化。与动脉粥样硬化不同，动脉硬化以小动脉僵硬为主要特征。CKD患者因年龄和暴露的危险因素不同，可以出现上述任何一种血管病变。动脉增厚是CKD心血管死亡的重要预测因子，不仅发生于晚期CKD患者，一些较早期的CKD患者也出现冠状动脉和其他大动脉管壁增厚。动脉增厚和钙化导致动脉僵硬（arterial stiffening）[36]。一些CKD 4 ~ 5期的患者因一氧化氮（NO）生成减少导致血管内皮细胞功能障碍，动脉舒张功能降低。

血管钙化是CKD常见的血管病变。与动脉粥样硬化钙化不同，CKD血管钙化以动脉中层钙化（又称为Monckeberg硬化）多见。病理表现为动脉中层的内弹力层出现线性沉积的羟基磷灰石晶体钙，导致血管硬度增加，顺应性下降。动脉中层钙化造成收缩压升高，脉压加大，脉搏波速度增加，最终导致缺血性心脏病、心功能不全、心律失常等心血管事件[37]。肾功能不全、微炎症、矿物质和骨代谢不良、蛋白质营养不良、贫血和透析治疗等CKD的特有因素是血管钙化的重要因素。血管钙化是血管壁病理性的钙盐沉积过程，其机制与血管平滑肌细胞表型改变有关。血管平滑肌细胞和成骨细胞均来源于间充质细胞，在适当刺激因子作用下两者的表型发生转变[38]。高磷血症可刺激血管平滑肌细胞向成骨细胞转化[39]。转型之后的血管平滑肌细胞产生大量骨基质蛋白和矿化结晶。CKD的血管钙化过程与骨骼矿化极为相似。CKD血管和瓣膜钙化的机制仍有待进一步阐明。

第二节 慢性肾脏病心血管疾病的临床表现与诊断

一、临床表现

CKD患者的CVD主要表现为两大类：一是心肌疾病，包括向心性LVH和远心性LVH；二是动脉血管疾病，包括动脉粥样硬化和小动脉硬化。两类CVD均可导致缺血性心脏病、慢性心力衰竭、脑血管病变和外周血管病变等临床表现。

CKD患者心力衰竭、心律失常和心脏猝死的发生率明显增加。在LVH未出现严重心功能不全时通常无明显的临床症状。发生左心衰竭时，出现胸闷、气促、干咳、夜间呼吸困难和端坐呼吸。查体可见双肺湿啰音、舒张期奔马律等。在血液透析中出现因超滤导致频发低血压时，提示心肌舒张功能障碍。CKD合并缺血性心脏病患者与单纯的心血管疾病临床表现不同，前者通常缺少单纯心肌梗死疼痛的昼夜节律性，部分CKD患者在常规血液透析后诱发急性心肌梗死。CKD并发急性心肌梗死的临床表现多样，可频繁出现胸闷、心前区不适、胸痛，夜间阵发性呼吸困难、心源性休克、心悸、气促。部分患者甚至可无明显不适，在血液透析过程中或透析后出现急性心肌梗死。CKD患者心脏猝死的发生率显著提高。许多死亡原因难以明确，LVH很可能是室性心律失常导致心脏猝死的基础改变。因此，CKD患者合并心血管疾病时可以无明显临床症状和体征，临床实践中尤其要注意无症状性缺血性心脏病，必要的辅助检查有助于明确诊断。

二、特殊检查

（一）心电图

心电图常能发现尿毒症患者的LVH。透析患者静息心电图可见PR和QRS间期延长以及非特异ST-T波改变。透析过程中由于细胞内、外液移动，这些改变更为明显。在急性冠状动脉缺血时可见典型的心电图改变。动态心电图检查可发现无症状ST-T波变化，尤其是透析过程中和透析后的心电图改变。由于运动能力不足，不能达到目标心率，CKD患者运动心电图通常难以发现典型的阳性结果。故对运动心电图结果的判断需要十分小心。

（二）生化指标

血清肌酸磷酸激酶和乳酸脱氢酶均升高，对急性心肌梗死的诊断价值较高，但单项酶升高不具有特异性。肌钙蛋白T和肌钙蛋白Ⅰ对普通人群急性心肌缺血具有很高的诊断价值。但是对CKD患者的诊断价值降低。由于肾功能减退等原因，CKD患者循环肌钙蛋白水平普遍升高，影响了其诊断缺血性心脏病的价值。但血清肌钙蛋白水平有助于判断CKD缺血性心脏病的远期预后。脑尿钠肽（BNP）是评价心脏功能和容量负荷的重要指标。尽管肾功能减退对循环BNP产生影响，但对于不同肾功能水平（包括ESRD）的患者，循环BNP水平仍然是预示左室功能障碍、心脏事件和死亡率的重要指标。

（三）超声心动图

血管超声主要用于浅表动脉（如颈动脉）粥样硬化病变及钙化的检测。超声检查费用低，简便易行，无放射线影响，可定性和半定量评价血管钙化，但不能检测出早期病变。超声心动图是评价左心室结构与功能、发现瓣膜和心包异常的无创性方法。短轴缩短率和射血分数降低有助于诊断收缩功能障碍。通过超声测定心肌体积可以计算左心室质量（left ventricular mass，LVM），用体表面积校正得到的左心室质量指数（LVMI）是诊断LVH的重要指标。左心室壁增厚或LVMI增高提示LVH。用超声心动图测定的LVMI虽有较好的可重复性，但在血透过程中其测定值的变化高达$25g/m^2$。

由于血透时液体被清除使左心室舒张内径缩小，故透析前测定的LVMI值高于透析后。因此，检查LVMI应尽量在患者达到所谓“干体重”时进行。用脉冲多普勒分析舒张期通过二尖瓣的血流量可评价左心室舒张功能。此外，超声心动图可以对心瓣膜钙化进行半定量分析。多巴酚丁胺应激超声心动图对CKD患者缺血性心脏病的诊断价值受到重视，可作为CKD患者缺血性心脏病的筛选检查，也可用于检查瓣膜病变或判断收缩期储备功能。该项检查在透析患者阴性预示值超过95%，特别适用于那些运动能力低下的患者。

（四）CT和磁共振

电子束CT和多层螺旋CT能够定量测量冠状动脉钙化。近年推出新型双源螺旋CT，通过两套X射线球管系统和两套探测器系统同时工作，将扫描速度提高了1倍，使“等效旋转速度”提高到0.165秒或0.15秒（视不同机型设计而定）。实现对绝大部分患者或正常人的心脏冠脉进行检查，提高了心律失常或者快速心率患者的检查效果。双源CT的扫描速度和扫描效率提高，明显缩短了检查时间，减少了X线照射剂量（比普通多层螺旋CT减少70% ~ 90%）。磁共振（MRI）结合血管影像技术能够观察血管病变，甚至可检测出肾脏及肠系膜血管的病变。近年证实钆剂具有一定的肾脏毒性，也应慎重使用。

（五）冠状动脉造影

冠状动脉造影仍然是CKD病患者冠心病诊断的金标准。非透析CKD患者需注意造影剂对肾脏的损害，并且所有CKD患者均有发生胆固醇栓塞的可能。不稳定心绞痛/心肌梗死的患者，拟行冠脉搭桥术时可考虑行冠脉造影。由于造影剂对肾脏损害及可能出现急性左心衰竭等并发症，一些医生对CKD患者进行冠脉造影存在很大顾虑。临床实践中应全面权衡冠脉造影的利弊，对于高度可疑冠心病、病情严重者建议进行冠脉造影明确诊断和治疗。

（六）踝臂指数

踝臂指数（ankle-brachial index，ABI）是踝部收缩压（测量胫后动脉或足背动脉）与上臂收缩压（测量肱动脉）最高值的比值。ABI确诊下肢外周血管病的敏感度和特异性均可达到95%。由于ABI测定简便、无创、经济，已在国外广泛应用于外周血管病的诊断。近年发现，ABI对缺血性心脏病也具有较好的预测作用，ABI异常与CKD心血管疾病相关。值得注意的是，过高或过低ABI均增加CKD患者心血管死亡率，CKD患者死亡风险与ABI值的关系呈U形曲线[40]。

（七）颈动脉内膜中层厚度

颈动脉内膜中层厚度（carotid intima-medial thickness，IMT）是采用超声检测颈动脉内膜与中层外膜之间的厚度。IMT以往多用于对脑血管疾病的早期诊断。近年发现，IMT能够反映全身和冠状动脉的动脉粥样硬化情况。研究证实IMT是透析患者心血管死亡率的独立危险因素。IMT每增加0.1mm，透析患者心血管疾病的发生率上升24% ~ 31%。因此，IMT可作为无临床表现的CKD患者心血管疾病的早期诊断方法之一[41]。

（八）脉搏波速度

脉搏波速度（pulse wave velocity，PWV）是指脉搏波由动脉的一特定位置沿管壁传播至另一特定的位置的速率，是反映动脉弹性的非侵入性指标。PWV值越高表明血管壁越硬。PWV与肾功能减退相关，随着肾小球滤过率降低PWV值升高，提示慢性肾脏病患者血管僵硬度增加。最近的荟萃显示，PWV每增加1m/s，心血管事件发生率增加14%，心血管死亡率上升15%。PWV是血液透析患者独立于收缩压之外的心血管死亡和非致死性心血管事件的危险因素[42]。

第三节 慢性肾脏病心血管疾病的防治

一、风险评估

CKD患者，尤其是维持性透析患者应该坚持规律的心血管状况和危险因素评估，对CKD患者心血管疾病监测随访非常重要。患者开始透析时，无论是否有临床症状都需要评估心血管疾病并筛查危险因素。在开始透析后每6个月常规进行心血管疾病危险因素评估。达到干体质量后，进行1次超声心动图检查；此后每3年检查1次。透析患者冠状动脉病的评估应个体化。透析患者出现显著的左心室收缩功能降低（射血分数≤40%）时应进行冠心病评估[43]。

二、危险因素的干预

近年，一些多中心、大样本临床研究提示阻断或抑制危险因素能够降低CKD患者心血管疾病的发生率和死亡率。这些措施包括改变生活方式和药物治疗（表27-3-3-1）[44]。

表 27-3-3-1 慢性肾脏病心血管危险因素的干预

非药物干预
戒烟
限制钠摄入：每日钠摄入 <2g
限制蛋白质摄入：eGFR 低于 30ml/min・1.73m^2 的患者蛋白质摄入 <0.8g/kg
控制体重：身体质量指数（BMI）控制于 20 ～ 25kg/m^2
体育活动：依据心脏功能和耐受性进行体育活动，达到每周 5 次，每次 30 分钟
药物干预
控制血压：尿白蛋白 <30mg/d 者，血压目标≤ 140/90mmHg；尿白蛋白 30 ～ 300mg/d 者，血压目标≤ 130/80mmHg
RAAS 抑制剂：尿白蛋白≥ 30mg/d 者，选用 ARB 或 ACEI 作为降压药物
血糖控制：糖化血红蛋白低于 7.0%
降脂：参照普通人群的指南标准控制血脂
抗血小板药物：动脉粥样硬化高风险者，若治疗获益大于出血风险，可以使用
纠正贫血：个体化治疗
降磷治疗：通过使用磷结合剂和控制饮食维持血磷在正常范围
补充维生素 D：纠正维生素 D 缺乏
尿酸：降低血清尿酸水平

（一）控制高血压

1. 慢性肾脏病非透析患者　临床指南根据尿蛋白水平制定了不同的血压目标。尿白蛋白 <30mg/d 且无糖尿病的患者，若收缩压和 / 或舒张压持续超过 140mmHg 和 / 或 90mmHg，推荐使用降压药物使血压持续≤ 140/90mmHg；尿白蛋白为 30 ～ 300mg/d 以及 300mg/d 以上的患者，血压应控制于≤ 130/80mmHg。在不同种族、年龄和疾病状态下人群的血压靶目标仍有待明确。对心血管、肾脏乃至总体死亡率最适宜的收缩压和舒张压依然有待进一步探索。最近美国一项研究显示收缩压与舒张压均与死亡率呈 U 型关联，较低和较高水平收缩压和舒张压都与死亡率明显相关。收缩压在 130 ～ 159mmHg 及舒张压在 70 ～ 89mmHg 范围内的患者死亡率最低。收缩压与舒张压都较低（收缩压 <120mmHg，舒张压 <80mmHg）的患者死亡率最高[14]。尽管该研究受观察性研究的限制，但其结果仍提示，目前治疗指南推荐的血压控制目标尚有待进一步探讨。任何类型的降压

药均可有效控制 CKD 患者的血压，但 RASS 抑制剂通常作为一线药物。对于合并蛋白尿的患者，ARB 或 ACEI 被推荐为首选降压药物。RASS 抑制剂对 CKD 具有独立于降压作用之外的益处[45]。袢利尿剂能减轻 CKD 患者的水负荷，提高 RASS 抑制剂的降蛋白尿作用。以往研究多关注收缩压对 CKD 患者肾脏和心脏的影响，忽略了舒张压在患者预后中的作用。

2. 透析患者 除非在透析过程中或透析后出现症状性低血压，通常透析前血压应控制在 140/90mmHg 以下。透析后目标血压 <130/80mmHg。降压治疗首先应减少容量负荷。控制透析间期液体蓄积的措施包括：减少钠摄入（2 ~ 3g/d），增加超滤，延长透析时间和增加透析频次。在达到干体重后血压仍高于 140/90mmHg 时，应予药物治疗。具体药物选择见表 27-3-3-2。

表 27-3-3-2 透析高血压治疗药物选择

临床表现	首选药物	相对或绝对禁忌
心绞痛	β 受体阻滞剂、钙离子拮抗剂	直接血管扩张剂
心肌梗死后	β 受体阻滞剂、血管紧张素转换酶抑制剂、血管紧张素受体阻断剂	直接血管扩张剂
肥厚型心肌病伴舒张功能障碍	β 受体阻滞剂、地尔硫䓬、维拉帕米	直接血管扩张剂、α1- 受体阻滞剂
心动过缓，心脏阻滞、病窦综合征		β 受体阻滞剂、拉贝洛尔、地尔硫䓬、维拉帕米
心力衰竭（左心室射血分数降低）	血管紧张素转换酶抑制剂、血管紧张素受体阻断剂、β 受体阻滞剂	钙离子拮抗剂
周围血管病		β 受体阻滞剂
糖尿病	血管紧张素转换酶抑制剂、血管紧张素受体阻断剂	
哮喘 /COPD		β 受体阻滞剂
促红细胞生成素诱导高血压	钙离子拮抗剂	血管紧张素转换酶抑制剂

（二）纠正脂代谢异常

目前多数认为 CKD 患者 LDL 水平超过 2.6mmol/L（100mg/dl）时应控制饮食，超过 3.38mmol/L（130mg/dl）时需药物治疗。慢性肾脏病患者血 LDL 应控制在 2.6mmol/L（100mg/dl）以下，高风险患者应控制在 1.82mmol/L（70mg/dl）以下。他汀类药物是 CKD 患者常用的降脂药。荟萃分析结果表明，非透析 CKD 使用他汀类药物能够显著降低血清总胆固醇水平，他汀类药物治疗可减少慢性肾脏病患者全因死亡率和心血管死亡率。最近报道联合他汀和依泽麦布治疗对 CKD（包括非透析和透析患者）心血管保护的有效性和安全性研究（SHARP 研究），结果显示联合用药强力降脂治疗使 CKD 患者主要心血管事件的发生率降低 17%[46]。最近对 14 项共 2 086 例透析患者的临床研究进行荟萃分析显示，他汀治疗后血清总胆固醇、LDL 和甘油三酯均显著降低，减少非致死性心血管事件的发生率，但他汀治疗未能降低透析患者的全因死亡率和心血管死亡率[47]。因此，对于透析患者降脂治疗对心血管的保护和疾病预后的影响尚有待进一步证实。大多数研究显示，CKD（包括透析）患者使用他汀类药物未导致副作用增加。

（三）纠正贫血

贫血是 CKD 心血管疾病的重要危险因素，并且与总死亡率密切相关。纠正贫血有助于预防和减轻 LVH。但对有心脏病症状的透析患者，将血红蛋白纠正到正常水平未能改善存活率，反而增加血管通路闭塞的风险。研究显示，在慢性肾功能不全早期使用促红细胞生成素纠正贫血，Hb 水平达到或超过 110g/L 时，LVH 得到明显改善，未发现明显副作用。CKD 贫血治疗详见相关章节。

（四）抗氧化与抗炎症

尚无直接证据表明氧化应激对血管的损伤作用。最近一项临床研究显示，大剂量补充维生素 E

（800IU/d）后，合并心血管病的血液透析患者心肌梗死的发生率降低。此外，血透患者使用乙酰半胱氨酸，心血管事件的发生率较安慰剂对照组降低。最近的荟萃分析结果提示，抗氧化治疗对CKD的总死亡率和心血管疾病死亡率无显著影响。该荟萃分析采用的研究数量和患者数量较小，其结论有待进一步证实[48]。由于对CKD微炎症反应的原因和机制尚不清楚，目前缺乏特异性抗炎治疗方法。有报道阿司匹林和他汀类药物能够降低循环CRP水平。

（五）防治血管与瓣膜钙化

目前缺乏有效的治疗CKD转移性钙化的方法。严格控制钙磷水平，预防转移性钙化的形成尤为重要。即使在正常范围内，血磷水平也与总体死亡率和心血管死亡率呈正相关。目前指南建议CKD患者血磷控制的靶目标是达到和力争达到正常范围。但是1项RCT研究显示，服用磷结合剂司维拉姆对血清磷酸盐水平正常的非糖尿病CKD3期患者的左心室质量、收缩或舒张功能以及脉搏波速度均无明显影响，对血清纤维细胞生长因子-23（FGF-23）、甲状旁腺激素、1,25$(OH)_2D$、25-羟维生素D或磷酸盐水平亦无显著作用[49]。因此，需要进一步研究阐明针对矿物质代谢紊乱治疗对CKD患者心血管疾病的作用。鉴于CKD，尤其是维持性透析患者非常高发和严重的血管和瓣膜钙化，有必要针对这个特殊人群的血钙磷控制目标、转移性钙化的危险因素等开展更加深入和大样本的临床研究。中华医学会肾脏病学分会提出CKD矿物质与骨异常诊治指导（2013）对防治血管钙化提出下列建议[50]：

1. 防治高磷血症　建议采取控制饮食磷摄入、使用磷结合剂以及增加透析剂量等方法控制CKD患者的高磷血症，以降低血管钙化的风险。对于血管钙化的患者建议使用非含钙磷结合剂。

2. 防治高钙血症　建议避免CKD患者高钙血症以降低血管钙化风险。对于持续高钙血症的患者，不建议使用含钙磷结合剂。

3. 防治继发性甲状旁腺功能亢进　建议通过给予活性维生素D及其类似物，拟钙剂或行甲状旁腺切除手术治疗继发性甲状旁腺功能亢进。

（六）抗血小板药物治疗

普通人群使用阿司匹林对冠心病具有预防作用。对于CKD，阿司匹林对血小板的影响及出血的危险增加，故即使存在心脏病的危险因素，也不推荐常规使用阿司匹林。但若已有明显的心血管病变，仍应考虑小心使用阿司匹林。应针对患者的个体情况，衡量其疗效与风险，决定是否用药[51]。CKD患者服用氯吡格雷未能显著改善心血管预后，但增加出现风险[52]。最近的荟萃分析提示慢性肾衰竭患者使用抗血小板药物对心血管疾病的防治作用有限，但出血风险显著增加[53]。

（七）纠正高同型半胱氨酸血症

补充叶酸和B族维生素能够减轻高同型半胱氨酸血症。补充叶酸对CKD患者心血管疾病的发生率和死亡率的影响尚存争议[54,55]。荟萃分析显示，服用叶酸或B族维生素虽然对透析患者总死亡率无明显影响，但显著降低心血管死亡率[56]。

三、慢性肾脏病主要心血管疾病的治疗

（一）心肌病和心力衰竭的治疗

CKD患者出现心力衰竭时，除心肌功能障碍外，常伴有容量超负荷，因此，维持正常的血容量是治疗透析患者充血性心力衰竭的关键，确定适当的干体重非常重要。利尿剂有助于减轻容量负荷，但CKD时袢利尿剂的作用降低。当GFR<30ml/min时，噻嗪类利尿剂几乎无效。即使在肾功能不全的晚期，这两种利尿剂仍具有协同利尿作用。利尿剂对大多数透析患者无效，慎用或不用。RAS系统抑制剂（ACEI和ARB）和β受体阻滞剂是收缩性心力衰竭的标准治疗方案。ACEI和ARB能够显著降低CKD患者心力衰竭的风险，改善心血管预后。使用中需注意透析时间安排，个体化使用，防止透析低血压以及高钾血症。β受体阻滞剂（比索洛尔、卡维地洛）对CKD并发心功能障碍有效，能够显著降低全因死亡率、心血管和心力衰竭死亡率，并有较好的耐受性。但对于eGFR<45ml/（min·1.73m^2）的患者尚存争议。醛固酮拮抗剂能够改善心血管预后，但对于肾功能

减退患者，尤其与RAS抑制剂联用时需高度注意高钾血症的发生。慢性肾衰竭患者使用地高辛仍有争论。严重肾功能损害的患者使用地高辛未能降低死亡率，反而带来一些危险。由于清除障碍可能导致洋地黄中毒，合并低钾血症时出现心律失常等。因此，洋地黄类通常仅用于控制心房颤动患者的心室率。

（二）缺血性心脏病

CKD患者急性或非急性冠心病的处理与普通人相似。出现稳定型心绞痛（无心肌梗死）时应采用正规的抗心绞痛治疗以缓解症状。高度怀疑冠脉病变需要进行血管造影时，尽量使用最小剂量的非离子化等渗对比剂。合并急性冠脉综合征的透析患者的治疗与非透析人群一样，如行经皮冠状动脉介入治疗，冠状动脉旁路成形术治疗，抗血小板药物、β受体阻滞剂、调脂药物和溶栓治疗；但应注意肾衰竭及透析对药物药代动力学的影响。透析患者慢性冠状动脉病的药物治疗与普通人群相似，包括使用阿司匹林、β受体阻滞剂、硝酸甘油、ACEI或ARB，必要时应用钙离子拮抗剂（CCB）。需注意维持透析患者血流动力学稳定、保持干体重和Hb水平。急性心肌梗死早期主要死亡原因是心力衰竭、心律失常和心脏破裂。维持性血液透析患者因普通血液透析对血流动力学的影响增加死亡率。急性心肌梗死最好选择连续性肾脏替代治疗（CRRT），尤其对于血压降低、心律失常的患者。CRRT治疗能够缓慢持续地清除体内水分和代谢毒素，保持水电解质平衡，是肾衰竭患者合并急性心肌梗死的首选肾替代治疗方式。CKD患者冠脉成形术的初期成功率超过90%。远期效果与肾功能水平有关，肌酐清除率（CCr）低于30ml/min的患者1年死亡率为18.3%，CCr ≥ 70ml/min时降至1.5%。血液透析患者冠脉搭桥的住院死亡率为12.5%，比普通人群高4倍。研究报道CKD患者行冠脉重建术后新发冠脉再狭窄的发生率显著高于普通人群[57]。CKD患者发生心律失常通常按照一般原则处理。需要注意的是肾功能障碍对药物代谢的影响，以及CKD可能出现的电解质紊乱，如高血钾、低血钙、低血镁和低血钠等。

值得注意的是，一些干预措施（如强化降血脂治疗、抗血小板治疗等）对非透析CKD患者取得一定的防治效果，但透析患者却没有获益。血液透析过程中血流动力学异常，透析膜生物不相容性，透析水中有害溶质，腹膜透析时持续高糖负荷等因素均可能导致心血管损害。因此，维持性透析患者的心血管疾病的病理机制更加复杂，发病率和死亡率更高。应特别注意维持性透析患者心血管疾病防治的特殊性。

总之，CKD患者是心血管疾病的最高危人群。CKD并发心血管疾病的发病机制、易感和危险因素仍有待阐明，近年的临床防治未取得明显进展。2003年和2010年对我国多个城市的流行病学调查显示，心血管疾病一直是我国CKD患者的首位死亡原因。虽然近年肾脏病学和血液净化技术快速发展和普及，但近年来CKD患者心血管疾病的发生率和死亡率并未降低。众多已知和未知的CKD特有因素参与，使CKD患者的心血管问题与普通人群存在高度差异。针对单一的传统危险因素进行干预难以显著改善CKD患者心血管预后。着重抑制CKD特有的致病因素，开展早期预防，实施多靶点多环节的一体化防治措施，可能是降低CKD患者心血管病的发病率和死亡率，改善预后的主要努力方向。

（侯凡凡）

参考文献

1. HOU FF, JIANG JP, CHEN JH, et al. China collaborative study on dialysis: a multi-centers cohort study on cardiovascular diseases in patients on maintenance dialysis. BMC Nephrol, 2012, 13: 94-103.
2. TONELLI M, MUNTNER P, LLOYD A, et al. Risk of coronary events in people with chronic kidney disease compared with those with diabetes: a population-level cohort study. Lancet, 2012, 380(9844): 807-814.

3. FOX CS, MATSUSHITA K, WOODWARD M, et al. Associations of kidney disease measures with mortality and end-stage renal disease in individuals with and without diabetes: a meta-analysis. Lancet, 2012, 380(9854): 1662-1673.
4. MAHMOODI BK, MATSUSHITA K, WOODWARD M, et al. Associations of kidney disease measures with mortality and end-stage renal disease in individuals with and without hypertension: a meta-analysis. Lancet, 2012, 380(9854): 1649-1661.
5. ZHANG L, ZUO L, WANG F, et al. Cardiovascular disease in early stages of chronic kidney disease in a Chinese population. J Am Soc Nephrol, 2006, 17(9): 2617-2621.
6. Chronic Kidney Disease Prognosis Consortium, Matsushita K, van der Velde M, et al. Association of estimated glomerular filtration rate and albuminuria with all-cause and cardiovascular mortality in general population cohorts: a collaborative meta-analysis. Lancet, 2010, 375(9731): 2073-2081.
7. VAN DER VELDE M, MATSUSHITA K, CORESH J, et al. Lower estimated glomerular filtration rate and higher albuminuria are associated with all-cause and cardiovascular mortality. A collaborative meta-analysis of high-risk population cohorts. Kidney Int, 2011, 79(12): 1341-1352.
8. KOTTGEN A, RUSSELL SD, LOEHR LR, et al. Reduced kidney function as a risk factor for incident heart failure: the atherosclerosis risk in communities (ARIC) study. J Am Soc Nephrol, 2007, 18(4): 1307-1315.
9. WATTANAKIT K, FOLSOM AR, SELVIN E, et al. Kidney function and risk of peripheral arterial disease: results from the Atherosclerosis Risk In Communities (ARIC) study. J Am Soc Nephrol, 2007, 18(2): 629-636.
10. ASTOR BC, CORESH J, HEISS G, et al. Kidney function and anemia as risk factors for coronary heart disease and mortality: the Atherosclerosis Risk In Communities (ARIC) study. Am Heart J, 2006, 151(2): 492-500.
11. ALONSO A, LOPEZ FL, MATSUSHITA K, et al. Chronic kidney disease is associated with the incidence of atrial fibrillation: the Atherosclerosis Risk In Communities (ARIC) study. Circulation, 2011, 123(25): 2946-2953.
12. WEN CP, CHENG TY, TSAI MK, et al. All-cause mortality attributable to chronic kidney disease: a prospective cohort study based on 462 293 adults in Taiwan. Lancet, 2008, 371(9631): 2173-2182.
13. MARK P, JARDINE A. Cardiovascular complications of chronic renal disease. Medicine, 2011, 39(7): 421-424.
14. KOVESDY CP, BLEYER AJ, MOLNAR MZ, et al. Blood pressure and mortality in U. S. veterans with chronic kidney disease: a cohort study. Ann Intern Med, 2013, 159(4): 233-242.
15. HERSELMAN M, ESAU N, KRUGER JM, et al. Relationship between serum protein and mortality in adults on long-term hemodialysis: exhaustive review and meta-analysis. Nutrition, 2010, 26(1): 10-32.
16. WITKO-SARSAT V, FRIEDLANDER M, CAPEILLÈRE-BLANDIN C, et al. Advanced oxidation protein products as a novel marker of oxidative stress in uremia. Kidney Int, 1996, 49(5):1304-1313.
17. LIU SX, HOU FF, CUO ZJ, et al. Advanced oxidation protein products accelerate atherosclerosis through promoting oxidative stress and inflammation. Arterioscler Thromb Vasc Biol, 2006, 26(5): 1156-1162.
18. ZHOU Q, WU S, JIANG J, et al. Accumulation of circulating advanced oxidation protein products is an independent risk factor for ischemic heart disease in maintenance haemodialysis patients. Nephrology, 2012, 17(7): 642-649.
19. Kestenbaum B, Sampson JN, Rudser KD, et al. Serum phosphate levels and mortality risk among people with chronic kidney disease. J Am Soc Nephrol, 2005, 16(2):520-528.
20. ELLAM TJ, CHICO TJ. Phosphate: the new cholesterol? The role of the phosphate axis in non-uremic vascular disease. Atherosclerosis, 2012, 220(2): 310-318.
21. KALANTAR-ZADEH K, GUTEKUNST L, MEHROTRA R, et al. Understanding sources of dietary phosphorus in the treatment of patients with chronic kidney disease. Clin J Am Soc Nephrol, 2010, 5(3): 519-530.
22. HEINZ J, KROPF S, LULEY C, et al. Homocysteine as a risk factor for cardiovascular disease in patients treated by dialysis: a meta-analysis. Am J Kidney Dis, 2009, 54(3): 478-489.
23. 余月明,侯凡凡,周华,等．慢性肾衰患者同型半胱氨酸血症与动脉粥样硬化的关系．中华内科杂志，

2002, 41(8):517-521.

24. MACDOUGALL IC. Anaemia and chronic renal failure. Medicine, 2011, 39(7): 425-428.
25. HUNTER JJ, CHIEN KR. Signaling pathways for cardiac hypertrophy and failure. N Engl J Med, 1999, 341(17): 1276-1283.
26. AMANN K, RITZ E, WIEST G, et al. A role of parathyroid hormone for the activation of cardiac fibroblasts in uremia. J Am Soc Nephrol, 1994, 4(10): 1814-1819.
27. FOLEY RN, PARFREY PS, KENT GM, et al. Serial change in echocardiographic parameters and cardiac failure in end-stage renal disease. J Am Soc Nephrol, 2000, 11(5): 912-916.
28. LONDON GM, DRUEKE TB. Atherosclerosis and arteriosclerosis in chronic renal failure. Kidney Int, 1997, 51(6): 1678-1695.
29. SHOJI T, ISHIMURA E, INABA M, et al. Atherogenic lipoproteins in end-stage renal disease. Am J Kidney Dis, 2001, 38(4 suppl 1): S30-S33.
30. CULLETON BF, WILSON PWF. Thrombogenic Risk Factors for Cardiovascular Disease in Dialysis Patients. Seminars in Dialysis, 1999, 12(2): 117-125.
31. 余月明，侯凡凡，张训，等．慢性肾衰竭患者高同型半胱氨酸血症、氧化应激和微炎症反应间的关系及其在动脉粥样硬化中的作用．中华内科杂志，2004, 43(4):292-295.
32. 梁敏，侯凡凡，张训．3- 脱氧葡糖醛酮诱导人血管内皮细胞凋亡．中华肾脏病杂志，2000, 16 :76-79.
33. ZOCCALI C, BENEDETTO FA, MAAS R, et al. Asymmetric dimethylarginine, C-reactive protein, and carotid intima-media thickness in end-stage renal disease. J Am Soc Nephrol, 2002, 13(2): 490-496.
34. SCHWARZ U, BUZELLO M, RITZ E, et al. Morphology of coronary atherosclerotic lesions in patients with end-stage renal failure. Nephrol Dial Transplant, 2000, 15(2): 218-223.
35. AMANN K, BREITBACH M, RITZ E, et al. Myocyte/capillary mismatch in the heart of uremic patients. J Am Soc Nephrol, 1998, 9(6): 1018-1022.
36. BLACHER J, GUERIN AP, PANNIER B, et al. Arterial calcifications, arterial stiffness, and cardiovascular risk in end-stage renal disease. Hypertension, 2001, 38(4): 938-942.
37. LONDON GM, GUERIN AP, MARCHAIS SJ, et al. Arterial media calcification in end-stage renal disease: impact on all-cause and cardiovascular mortality. Nephrol Dial Transplant, 2003, 18(9): 1731-1740.
38. KARWOWSKI W, NAUMNIK B, SZCZEPANSKI M, et al. The mechanism of vascular calcification-a systematic review. Med Sci Monit, 2012, 18(1): RA1-R11.
39. KENDRICK J, CHONCHOL M. The role of phosphorus in the development and progression of vascular calcification. Am J Kidney Dis, 2011, 58(5): 826-834.
40. VLACHOPOULOS C, AZNAOURIDIS K, STEFANADIS C. Prediction of cardiovascular events and all-cause mortality with arterial stiffness: a systematic review and meta-analysis. J Am Coll Cardiol, 2010, 55(13): 1318-1327.
41. SZETO CC, CHOW KM, WOO KS, et al. Carotid intima media thickness predicts cardiovascular diseases in Chinese predialysis patients with chronic kidney disease. J Am Soc Nephrol, 2007, 18(6): 1966-1972.
42. TOWNSEND RR, WIMMER NJ, CHIRINOS JA, et al. Aortic PWV in chronic kidney disease: a CRIC ancillary study. Am J Hypertens, 2010, 23(3): 282-289.
43. K/DOQI Workgroup. K/DOQI clinical practice guidelines for cardiovascular disease in dialysis patients. Am J Kidney Dis, 2005, 45(4 Suppl 3): S1-S153.
44. Kidney Disease: Improving Global Outcomes. KDIGO 2012 Clinical Practice Guideline for the Evaluation and Management of Chronic Kidney Disease. Kidney Internatiaonal Supplements, 2013, 3(1): 1-150.
45. SHARMA P, BLACKBUM RC, PARKE CL, et al. Angiotensin-converting enzyme inhibitors and angiotensin receptor blockers for adults with early (stage 1 to 3) non-diabetic chronic kidney disease. Cochrane Database Syst Rev, 2011(10): CD007751.
46. BAIGENT C, LANDRAY MJ, REITH C, et al. The effects of lowering LDL cholesterol with simvastatin plus ezetimibe in patients with chronic kidney disease (Study of Heart and Renal Protection): a randomised placebo-controlled trial. Lancet, 2011, 377(9784): 2181-2192.

47. NAVANEETHAN SD, NIQWEKAR SU, PERKOVIC V, et al. HMG CoA reductase inhibitors (statins) for dialysis patients. Cochrane Database Syst Rev, 2009, 3: CD004289.
48. MIN J, VENKATARAMAN V, RAZAVIAN M, et al. Antioxidants for chronic kidney disease. Cochrane Database Syst Rev, 2012, 10: CD008176.
49. CHUE CD, TOWNEND JN, MOODY WE, et al. Cardiovascular effects of sevelamer in stage 3 CKD. J Am Soc Nephrol, 2013, 24(5): 842-852.
50. 王莉,李贵森,刘志红．中华医学会肾脏病学分会《慢性肾脏病矿物质和骨异常诊治指导》. 肾脏病与透析肾移植杂志，2013, 22(6):554-559.
51. ROBEY RB, O'ROURKE DJ. Effects of antiplatelet therapy on mortality and cardiovascular and bleeding outcomes in persons with chronic kidney disease. Ann Intern Med, 2012, 157(4): 302-303.
52. BEST PJ, STEINHUBL SR, BERGER PB, et al. The efficacy and safety of short-and long-term dual antiplatelet therapy in patients with mild or moderate chronic kidney disease: results from the Clopidogrel for the Reduction of Events During Observation (CREDO) trial. Am Heart J, 2008, 155(4): 687-693.
53. PALMER SC, DI MICCO L, RAZAVIAN M, et al. Effects of antiplatelet therapy on mortality and cardiovascular and bleeding outcomes in persons with chronic kidney disease: a systematic review and meta-analysis. Ann Intern Med, 2012, 156(6): 445-459.
54. QIN X, HUO Y, LANGMAN CB, et al. Folic acid therapy and cardiovascular disease in ESRD or advanced chronic kidney disease: a meta-analysis. Clin J Am Soc Nephrol, 2011, 6(3): 482-488.
55. PAN Y, GUO LL, CAI LL, et al. Homocysteine-lowering therapy does not lead to reduction in cardiovascular outcomes in chronic kidney disease patients: a meta-analysis of randomised, controlled trials. Br J Nutr, 2012, 108(3): 400-407.
56. QIN X, HUO Y, XIE D, et al. Homocysteine-lowering therapy with folic acid is effective in cardiovascular disease prevention in patients with kidney disease: a meta-analysis of randomized controlled trials. Clin Nutr, 2013, 32(5): 722-727.
57. XIE D, HOU YQ, HOU FF, et al. Coronary stenting does not improve the long-term cardiovascular outcome of patients with mild to moderate renal insufficiency. Chin Med J, 2009, 122(2): 158-164.

第四章
肾性贫血及慢性肾脏病的血液系统损害

慢性肾脏病（CKD）患者随着肾功能的下降，会导致水钠潴留、毒素蓄积、激素分泌失常、代谢障碍以及微炎症状态，这些因素都会导致患者的血液系统损害，本章将就肾性贫血及CKD的血液系统损害作以综述。

一、贫血

随着肾功能的下降，各种原因引起的CKD患者会出现贫血。贫血可以出现在CKD的早期，到了CKD5期则非常普遍。研究显示：贫血的严重程度与GFR和基础肾脏病的病因相关。当GFR>60ml/（min・1.73m^2）时，贫血的发生率相对低，但某些原因引起的CKD（如：间质性肾损害）时贫血的发生很常见。当GFR<60ml/（min・1.73m^2）后随着肾功能下降，贫血越来越普遍。美国健康和营养调查2007—2010年的数据显示，CKD患者的贫血患病率高达15.4%，是非CKD人群的2倍[1]。一个来自加拿大的多中心横断面研究观察了446名CKD非透析患者，他们均未接受红细胞生成刺激素（erythropoiesis-stimulating agent，ESA）治疗，也未行动静脉造瘘术，其贫血的发生率随肾功能的下降呈逐渐增加趋势[2]。国内一项对肾脏科门诊和住院CKD患者贫血状况的调研显示，CKD1 ~ 5期患者贫血患病率依次为：22.0%、37.0%、45.4%、85.1%和98.2%。透析与非透析CKD患者贫血患病率分别为98.2%和52.0%[3]。当然在同一肾功能水平，不同患者的血红蛋白值会有差异。此外，有研究发现与不伴糖尿病的患者相比，糖尿病患者更易出现贫血、贫血的程度更重，而且贫血在CKD进程中出现的更早[4]。

（一）肾性贫血的定义与原因

肾性贫血是指由各类肾脏疾病造成促红细胞生成素（EPO）的相对或者绝对不足导致的贫血，以及尿毒症患者血浆中的一些毒性物质通过干扰红细胞的生成和代谢而导致的贫血。其常见原因主要包括：

1. 促红细胞生成素（EPO）缺乏 EPO相对缺乏是肾性贫血的主要原因。EPO是由肾脏分泌的一种活性糖蛋白，作用于骨髓中红系造血祖细胞，能促进其增殖、分化。它是一种含有166个氨基酸残基的单多肽链，相对分子质量为30.4kD，90%在肾脏产生。EPO的主要靶细胞是红系集落形成单位（CFU-E），经EPO刺激后CFU-E可增殖并分化为幼红细胞。CKD患者随着残余肾功能的减少，EPO产生不足。部分患者虽然血浆EPO水平在“正常”范围内（6 ~ 30mU/ml）或轻度升高，但是并不能增加到像其他原因引起的同等贫血程度时所应达到的水平（>100mU/ml），这是由于残存的肾组织不能对贫血时的缺氧刺激产生足够的应答反应；部分患者血浆EPO低于正常值，也就是EPO绝对缺乏；还有部分患者可能存在红系祖细胞对内源性EPO的反应性下降。

2. 红细胞生成营养物质的缺乏 铁缺乏在CKD及透析患者是非常常见的。缺乏的主要原因包括摄入不足、胃肠道功能紊乱所导致的吸收障碍、消化道出血以及透析丢失。当开始EPO治疗时，由于红细胞生成增加、铁储存转移至新生的红细胞内，往往造成铁需求超过骨髓的供应。此外，由于CKD患者经常伴有微炎症状态，导致患者体内的铁利用障碍，从而导致功能性铁缺乏。铁缺乏使亚铁血红素和珠蛋白的合成缓慢，影响红细胞的生成。另外，胃肠道功能紊乱，叶酸、维生素B_{12}等物质的吸收障碍也是CKD患者造血物质缺乏的表现。

3. 尿毒症毒素导致红细胞寿命缩短　许多研究都证实，尿毒症患者的血浆可抑制CFU-E和早期红系造血祖细胞（BFU-E）的增殖以及血红蛋白的合成。Wallner等研究显示[5]，在体外培养时尿毒症血浆对骨髓细胞的抑制有剂量依赖性，表明其中存在抑制红细胞生成的毒素。尿毒症代谢废物的积聚可能参与贫血发生的病理生理机制，这些物质包括了不同相对分子质量的一组中分子类物质，例如：核糖核酸酶、多胺、奎磷酸、3-羧基-4甲基-5-丙基呋喃戊酮酸等。另外，尿毒症毒素可抑制红细胞膜钙泵活性，使红细胞钙增加，红细胞脆性增加，寿命缩短。

4. 甲状腺旁腺功能亢进　继发性甲状旁腺功能亢进是CKD患者的常见并发症。在CKD患者，甲状旁腺功能亢进是EPO治疗反应低下的原因之一；甲状旁腺次全切除术术后可迅速改善部分透析患者的贫血。研究发现甲状旁腺激素（PTH）通过下调骨髓红系干细胞上的EPO受体表达，抑制骨髓红细胞生成。此外严重的甲状旁腺功能亢进可以导致纤维性骨炎，对骨髓造血产生影响。但PTH对红细胞生成的抑制作用并未得到完全认可。Komatsuda等的研究表明[6]，人N-末端PTH和完整PTH对红细胞生成没有直接抑制作用。因此，有关PTH对红细胞生成的影响尚有待一步研究。

5. 铝中毒　慢性肾衰竭患者由于应用含铝的制剂（如含铝的磷结合剂、硫糖铝等）和/或透析用水铝含量高，常常会导致铝中毒。铝可以损害铁的转移、利用，抑制铁与原卟啉结合，阻抑血红蛋白的合成。

6. 与透析相关的溶血　可能的原因：

（1）透析液污染：如氯胺、硝酸盐等。

（2）使用低渗透析液或过热透析液。

（3）应用福尔马林作为复用的消毒剂，可以产生抗N型红细胞抗体。

（4）血泵的转动导致机械性红细胞损伤。

（5）高的血流量通过狭窄的静脉导管或穿刺针使红细胞受损。

（6）透析时血液透析器及管路残血、凝血，以及每月常规化验取血等。

7. 铁调素　铁调素是新近发现的由肝脏特异表达的小分子防御性抗菌肽，其不但是一种先天免疫分子，也是维持机体铁稳态的关键激素。在CKD，铁调素与贫血、炎症反应的发生、发展及预后关系密切。铁调素在肝脏产生，经肾脏排泄，其血浆浓度与GFR呈负相关。随着肾功能的减退，铁调素可在体内蓄积，体内铁调素水平升高。铁调素通过对铁的代谢的两个重要途径即铁在十二指肠上皮细胞的吸收和铁在单核-吞噬细胞重吸收利用中发挥作用而影响铁的代谢。Fleming等的研究发现铁调素表达增加可出现循环铁降低，肠道铁吸收减少，单核巨噬细胞内铁增加，而低水平的铁调素可促进铁从单核巨噬细胞的释放[7]。铁调素持续高水平表达导致红细胞生成可获取铁量的减少，引起贫血。因此认为铁调素是一种调控肠道铁吸收、单核-吞噬细胞系统储存铁释放的关键物质，对肠道铁吸收起负调控，对单核-吞噬细胞系统铁储存起正调控作用。当机体处于贫血和缺氧状态下，铁调素的表达下调，可增加对铁的吸收利用。当机体处于铁超载、感染等状态下可诱导铁调素的表达。

CKD患者随着肾功能的下降及机体处于炎症状态，血清铁调素水平升高。进而阻止了足够铁的吸收并抑制铁从单核-吞噬细胞系统的释放，加重铁缺乏，导致贫血并降低促红细胞生成素的疗效。在有关肾性贫血与铁调素的关系的研究中，大部分研究认为铁调素与铁蛋白有相关性，故有人提出铁调素可以帮助鉴别是绝对铁缺乏还是功能性铁缺乏，前者铁调素下降而后者铁调素升高。这有助于帮助确定铁蛋白升高的CKD患者是否需要补充铁剂。

有关铁调素与EPO之间的关系目前研究较多。在研究EPO对铁调素表达的影响中发现，EPO

在正常条件、急性炎症状态及慢性炎症状态条件下均可抑制铁调素mRNA的表达。Ashby等也观察到铁调素水平在CKD患者使用EPO治疗时下降[8]，另外有研究中发现在CKD患者中，高水平的铁调素与EPO低浓度有很强的相关性，因此，铁调素水平在CKD患者中升高并不一定预测EPO需要增加，而可能是EPO抵抗潜在的标志。

（二）CKD患者贫血的诊断

在2006年K/DOQI关于CKD贫血治疗的指南中，限定了成年男性Hb<13.5g/dl，成年女性Hb<12.0g/dl，则诊断为贫血，并需进一步的评价[4]。KDIG0 2012年发布的慢性肾脏病贫血治疗指南将贫血定义为CKD成年男性Hb<13.0g/dl、成年女性Hb<12.0g/dl[9]。

（三）CKD患者贫血的评价

对于CKD患者出现的贫血，我们首先应该分析贫血的原因，特别是当贫血的程度与肾功能不一致，有铁缺乏的证据或存在白细胞或血小板减少时。因为EPO缺乏不是造成CKD患者贫血的唯一原因，所以在开始给予红细胞生成刺激剂（ESA）治疗前应该进行相应的实验室检查除外可能的其他因素，这些因素的存在常常会影响ESA的治疗效果。

2012年发布的KDIG0关于CKD贫血治疗指南建议[9]，CKD合并贫血的患者（任何年龄和CKD分期），其贫血的初始评估应包括以下检测指标：

（1）全血细胞计数（应包括Hb浓度，红细胞参数，白细胞计数和分类，血小板计数）。

（2）绝对的网织红细胞计数。

（3）血清铁蛋白水平。

（4）血清转铁蛋白饱和度（TSAT）。

（5）血清维生素B_{12}和叶酸水平。

目前认为Hb是反映贫血严重程度的最好指标。因为Hb的测定是直接的、标准化的，不受测量仪器的影响，标本的储存条件对Hb无影响，因此稳定性好。而血细胞比容（Hct）是由自动分析仪根据红细胞计数×红细胞平均体积（MCV）计算出来的，是仪器依赖的，且随标本储存的温度或时间的不同，Hct的值发生变化，因而稳定性差。

全血细胞计数不仅提供了贫血的严重性，还能够反映营养的充分性（包括叶酸、维生素B_{12}及铁）和骨髓功能的信息。如叶酸或维生素B_{12}缺乏可以导致大细胞性贫血，而铁缺乏或遗传因素影响血红蛋白生成（如α或β地中海贫血）可以引起小细胞性贫血。长期铁缺乏对红细胞生成的影响常表现为低的平均血红蛋白量（MCH）。大红细胞伴白细胞或血小板减少，常常提示一个血细胞生成的全身性紊乱，可以由毒素（如酒精）、营养缺乏（叶酸或维生素B_{12}缺乏）或骨髓增生障碍等原因造成。在这种情况下常常需要进一步的诊断性评价。

肾性贫血通常是正常红细胞、正常色素性贫血。EPO缺乏造成患者红细胞生成活性低下。但EPO的水平不常规用于鉴别CKD患者贫血是由EPO缺乏或是由其他原因所致，通常也不推荐检测EPO水平。有效的红细胞增殖活性可以简单地通过网织红细胞的绝对计数来确定。网织红细胞绝对计数的正常值为40 000 ~ 50 000/L。网织红细胞计数可由自动全血细胞计数仪测得，在活动性失血和溶血的患者中升高，而红细胞增生低下的贫血患者中降低。

铁的参数既反映了组织铁储存的情况，又显示了红细胞生成可利用铁的情况。血清铁蛋白是最常用于评价储存铁的检测指标，其金标准仍为骨髓穿刺铁染色。铁蛋白受炎症的影响，是一个急相性反应物，因此在CKD患者中需谨慎地解读其结果，特别是在可能存在亚临床炎症状态的透析患者中。铁蛋白≤30ng/ml（≤30mg/L）表明严重的铁缺乏且高度提示骨髓中铁储备不足，但铁蛋白>30ng/ml（>30mg/L）也并不足以说明骨髓中铁储备正常或充足。而转铁蛋白饱和度（TSAT）是最常用的检测红细胞生成时可利用铁的指标。血清铁蛋白和转铁蛋白饱和度（TSAT）常常联合应用于评价铁状态、诊断铁缺乏及预测补充铁剂后红细胞生成的反应。此外，低血红蛋白的红细胞百分数及网织红细胞血红蛋白含量（CHr）也可作为评价铁状态的指标。

上述评价仅仅是初始评价，如果提示存在EPO缺乏和/或铁缺乏以外的因素，则需进一步的检查。

ESRD患者血红蛋白水平与死亡风险之间有着显著的相关性。血红蛋白水平的增加导致了生活质量、锻炼能力、认知功能、性功能、免疫反应、营养、睡眠、生活满意度等方面均有明显改善，心脏状况也得以改善（左心室肥厚及扩张减轻，心输出量减少，心绞痛发作减少）。

（四）CKD患者贫血治疗的目标值

在2001年K/DOQI关于CKD贫血治疗的治疗指南中，建议ESA治疗的靶目标值是Hb 11 ～ 12g/dl。2004年欧洲关于贫血治疗的最佳临床实践指南中建议的目标值是Hb>11g/dl，合并CVD者不希望超过14g/dl。2006年K/DOQI工作组提出了ESA治疗的靶目标值是Hb>11g/dl，同时指出应提倡个体化治疗，应根据患者的不同情况进行Hb靶目标值的调整[4]。2007年更新版的Hb目标值推荐：对所有CKD患者，选定的Hb目标值一般应该在11 ～ 12g/dl，同时不推荐Hb目标值超过13g/dl。2012年KDIGO指南建议，对于Hb浓度≥10g/dl的非透析CKD成人患者，不建议开始使用ESA治疗；对于Hb<10g/dl的非透析CKD患者，应基于Hb下降速度、先前对铁剂治疗的反应、需要输血的风险、ESA治疗的风险，以及贫血相关症状等情况，个体化的评估患者是否开始ESA治疗。成人CKD5D期患者，为避免Hb跌至9.0g/dl（90g/L）以下，建议Hb在9.0 ～ 10.0g/dl（90 ～ 100g/L）时开始使用ESA治疗。治疗应个体化，有些患者在较高的血红蛋白浓度可能能够改善生活质量，因此也可以在血红蛋白10.0g/dl以上即开始使用ESA治疗。应当避免患者Hb降低至小于9g/dl，治疗靶目标值应个体化；一般情况下，不应使用ESA维持Hb浓度>11.5g/dl；但是由于部分患者的生活质量在Hb≥11.5g/dl时可能得到改善并且患者愿意做好准备接受相应风险，此时将会需要给予个体化的治疗方案。KDIGO指南不推荐使用ESA将Hb浓度维持在≥13g/dl。

KDIGO指南的建议是基于一些大宗的随机对照试验（RCT）研究及一些荟萃分析得出的结论。这些研究的结果显示，相对于低血红蛋白组，高血红蛋白组并未产生显著的临床获益，反而与不良结局风险增加相关，全因死亡率、卒中、高血压和血管通路血栓栓塞的风险均明显升高。其中代表性的RCT有CHOIR研究、TREAT研究和Amgen研究[10-12]。

CHOIR研究将1 432例Hb<11g/dl的非透析CKD患者［eGFR 15 ～ 50ml/（min・1.73m^2）］随机分配至两组，两组的Hb目标值分别为13.5g/dl或11.3g/dl，主要终点是死亡、心肌梗死、脑卒中和因心力衰竭而住院（不伴肾脏替代治疗）的复合终点。CHOIR试验被提前终止（中位持续时间为16个月），因为研究显示高血红蛋白组心血管方面有相对获益的可能性不足5%。此外，高血红蛋白组发生的事件多于低血红蛋白组，且有统计学意义，高血红蛋白组终点事件的风险显著高于低血红蛋白组。

TREAT试验将4 038例2型糖尿病合并CKD的非透析患者［eGFR在20 ～ 60ml/(min・1.73m^2)］随机分配到达贝泊汀-α（darbepoetin-α）治疗组（Hgb目标值为13g/dl）或安慰剂组（仅当Hb<9g/dl时使用达贝泊汀-α）。主要终点是死亡或一个心血管事件（非致死性心肌梗死、心力衰竭、脑卒中及因心肌缺血住院）的复合终点，以及死亡或ESRD的复合终点。达贝泊汀-α组与安慰剂组达到的Hb水平分别为12.5g/dl和10.6g/dl。该研究中位随访时间为29个月，两组之间死亡或心血管事件及死亡或ESRD的风险相近，但是，达贝泊汀-α组致死性或非致死性脑卒中的风险增加，而安慰剂组中红细胞输注的情况更常见。达贝泊汀-α组出现疲乏症状的情况仅轻度减少。达贝泊汀-α组恶性肿瘤引起死亡的风险也有增加，主要发生于有恶性肿瘤既往史的患者。

Amgen研究则显示对于患有充血性心力衰竭或缺血性心脏病的透析患者，高Hct组死亡和非致死性心肌梗死风险显著高于低Hct组。

一项荟萃分析（纳入了27项试验，共计10 452例患者）发现，与较低的Hb目标值或安慰剂相比，较高的Hb目标值与脑卒中、高血压及血管血栓形成的风险增加相关[13]。另一项纳入较少研究和患者的荟萃分析也得出结论，在CKD患者中，接受ESA治疗时采用较高的Hb目标水平并不会降低死亡率和减少ESRD风险，反而可能增加会心血管风险[14]。这些研究的低血红蛋白对照组上限不超过11.5g/dl，仅有少数研究涉及血红蛋白在11.5 ～ 13.0g/dl之间的研究，因此指南建议纠正贫血时血红蛋白不要超过11.5g/dl。

（五）红细胞生成刺激剂（ESA）的治疗

现有的ESA包括短作用重组EPO-α、重组EPO-β及长作用的达贝泊汀-α（darbepoetin-α）、持续性促红细胞生成素受体激动剂［CERA，continuous erythropoietin receptor activator（methoxy polyethylene glycol-epoetin-beta）］等。

1. 初始剂量及其剂量调整 在2001年K/DOQI关于CKD贫血治疗的指南中建议成人皮下注射剂量应为每周每公斤体重80 ~ 120U（通常每周6000U），每周分2 ~ 3次注射。血液透析患者采用静脉注射方式，剂量应为每周每公斤体重120 ~ 180U（通常为每周9000U），分三次使用。2012年KDIGO指南建议：在使用ESA之前，首先评价所有可纠正的贫血原因（包括铁缺乏）；在初始使用及维持使用ESA时，应平衡减少输血及贫血相关症状带来的获益与可能导致不良事件的风险（如卒中、血管通路的丧失及高血压）。开始治疗的剂量要根据患者的Hb水平、体重、临床情况以及可能的监测频率决定。KDIGO指南建议EPO-α或EPO-β的初始剂量通常为20 ~ 50IU/kg，3次/周。达贝泊汀-α含有多达22个唾液酸分子，这赋予其更高的效价和更长的半衰期，其初始剂量通常为0.45μg/kg，1次/周，皮下注射或静脉给药，或0.75μg/kg，1次/2周，皮下注射。持续性促红细胞生成素受体激动剂（CERA）是一种重组人EPO的聚乙二醇形式，被认为具有重复激活促红细胞生成素受体的能力[15]，这种能力与延长的血清半衰期相结合，允许最高达每4周1次的给药间歇。CERA的初始剂量通常为0.6μg/kg，1次/2周，CKD非透析患者及CKD5D患者分别采用皮下注射或静脉给药，CKD非透析患者也可以1.2μg/kg，1次/4周，皮下注射。

治疗开始的目标是每个月Hb增长1 ~ 2g/dl，4周内Hb的上升速度应避免超过2g/dl。Hb的上升速度，与患者、初始剂量、频率及给药途径等有关，通常来说，女性、有心血管疾病史、存在铁缺乏和炎症状态、超重的患者对ESA的反应性较差。ESA剂量的调整一般是在1个月后。2012年KDIGO指南建议：ESA剂量的调整应基于患者Hb浓度、浓度变化的速度、目前ESA的剂量及临床情况。如果Hb上升不理想，EPO-α或EPO-β可以每4周上调一次剂量，上调幅度为每周3×20IU/kg。如果Hb上升接近11.5g/dl或任意2周内Hb上升超过1g/dl，剂量应减少约25%。如果Hb持续上升，可以考虑暂时停用ESA直至Hb开始下降，重新开始使用ESA时剂量较前减少约25%。当需要下调Hb水平时，应首先下调ESA剂量而不是停用ESA，因为停用ESA会导致迟发的Hb水平下降，甚至低于目标值水平，从而影响患者的预后。如果患者出现ESA相关副作用或出现可能导致ESA低反应的急性或进展性疾病时，可重新评价ESA剂量。

ESA的给药途径应取决于CKD的分期、治疗的背景、药物的效果以及应用的ESA种类等。虽然皮下注射生物利用度降低大约20%，但在药代动力学上优于静脉注射的方法，维持目标Hb水平时每周EPO的需要量比静脉用药少（少15% ~ 50%）。CKD非透析患者及腹膜透析患者静脉注射EPO既不方便亦不经济，另外，为了将来血液透析血管通路的需要，应避免穿刺，保护血管。有研究显示：血液透析患者应用短作用的ESA，采用皮下注射的方法效果优于静脉注射[16]，但对于长作用的ESA，研究显示皮下与静脉注射的效果类似[17]。血液透析患者常规透析均建立了静脉通路，常常更愿意接受静脉注射的方法，因为皮下注射可引起注射部位疼痛。因此，2012年KDIGO指南建议：CKD非透析患者及腹膜透析患者皮下注射ESA，CKD5期血液透析患者及进行血液滤过或血液透析滤过的患者可静脉或皮下注射ESA。

注射的频率取决于药物最大的效果以及患者是否方便、舒适，因此注射的频率应根据CKD的分期、治疗的背景、药物的效果、患者的耐受性及其喜好以及应用的ESA种类等决定。

2. 血红蛋白的检测频率 对于未接受ESA治疗的贫血患者，CKD3 ~ 5期非透析患者及CKD5期腹膜透析患者至少每3个月检测一次Hb，CKD5期血液透析患者至少每个月检测一次Hb。对于接受ESA治疗的贫血患者，ESA治疗的初始阶段，建议至少每月检测一次Hb；ESA维持治疗阶段，CKD非透析患者至少每3个月检测一次Hb，CKD5D期患者至少每月检测一次Hb。Hb不稳定、未在目标值范围内、临床状况不稳定的患者可缩短检测间隔。

3. 副作用

1）高血压：高血压是EPO治疗最重要的并发症。在ESRD患者中，20% ~ 50%接受EPO静脉给药的患者舒张压可升高10mmHg或更多[18]。与之相比，EPO皮下给药治疗后不太可能使血压上升，原因可能是这种给药途径不会升高血浆内皮素的水平。但是在美国血液透析患者中进行的正常血细胞比容试验（NHT）和通过EPO-β治疗早期贫血以降低心血管风险的CREATE研究[19]中，没有观察到两组患者血压存在差异，这提示达到正常Hb水平不会额外增加高血压风险。ESA相关的高血压的发病机制目前尚不清楚，推测可能与血管壁的反应性增加以及与红细胞增加引起的血流动力学变化有关。高血压通常发生在开始治疗的最初3个月，目前认为部分高血压的发生可能与Hb上升过快有关，但尚未得到证实。可通过缓慢升高且以达到30% ~ 35%的血细胞比容为目标来降低高血压的风险，这一血细胞比容水平足以使症状缓解，并且不会导致血压明显升高[20]。K/DOQI工作组建议CKD患者在接受ESA治疗后都应监测血压，特别是在开始使用的时候。出现与ESA治疗相关的高血压，首先应判断是否存在细胞外容量负荷过多的情况，如果存在则加强利尿和/或超滤，在此基础上调整降压药物，应考虑将β-受体阻滞剂和血管扩张剂作为首选药物，但钙通道阻滞剂和ACEI也可能有效。其他治疗措施无效时EPO的剂量应减少，通常无需因高血压停止ESA的治疗，除非是难以控制的进行性高血压，发生高血压脑病等情况的重症患者，在临床情况稳定以前，则应该停止使用ESA。

2）透析通路血栓：TREAT试验发现对于那些血细胞比容的靶目标值为小于36%，但达到的平均Hct值大约为34%的研究资料显示：没有足够的证据表明使用EPO的血液透析患者增加了通路血栓（包括自体动静脉内瘘和聚四氟乙烯移植血管）的发生率，因此认为没有必要增加对血管通路的监测及应用更多的肝素。但有研究报告，随着目标Hb水平的增加，血管通路血栓形成的危险可能增加[12]。NHT研究也发现正常Hct值目标组的动静脉瘘和移植血管血栓形成导致的血管通路不良事件发生率高于较低Hct值目标组。

3）心血管事件：如前所述，CKD患者接受ESA治疗时采用较高的Hb目标水平可能增加会心血管风险，因此将Hb水平维持在适宜的范围非常重要。

4）脑血管事件：在TREAT试验中，达贝泊汀α组的致死性或非致死性脑卒中风险增加[11]。在另一项研究中同样观察到，在新发血液透析的患者中，被随机分配到Hb水平为13.5 ~ 14.5g/dl组的患者发生脑血管事件的风险高于Hb水平为9.5 ~ 11.5g/dl组的患者。因此，在既往有卒中病史的患者中使用ESA需要格外谨慎。

5）增加恶性肿瘤患者死亡率：TREAT试验中达贝泊汀-α组恶性肿瘤引起死亡的风险增加，主要发生于有恶性肿瘤既往史的患者[11]。因此，在有活动性恶性肿瘤（特别是在有可能治愈的情况下）及既往有恶性肿瘤病史的患者中使用ESA需要格外谨慎。

6）高钾血症：尽管有在应用EPO治疗中发生高钾血症的报告，但多数资料表明使用EPO的患者高钾血症的发生率并没有显著的增高。因此，K/DOQI工作组认为使用EPO的透析患者不需要比未使用EPO者进行更多的血钾监测。

7）癫痫：目前没有证据表明CKD患者使用合适的EPO推荐剂量，发生癫痫的危险增加。同样亦无证据表明ESRD患者接受EPO治疗后增加了癫痫发生的危险，因此认为有癫痫病史的人不是应用EPO的禁忌证。此外不同Hb靶目标值对癫痫发作亦无影响。

8）其他：头痛的发生率约为15%，流感样综合征可累及大约5%的患者，尚不清楚流感样综合征的病因，但对抗炎药物有反应[21]，而且似乎不会发生于EPO皮下给药的患者。

4. 抗红细胞生成素抗体所致的纯红细胞再生障碍性贫血（PRCA） 尽管EPO的应用广泛，但EPO抗体所致的PRCA仍很少见[22]。目前有几大类EPO制剂，包括阿法依泊汀（epoetin-α）、倍他依泊汀（epoetin-β）和依泊汀-ω。在糖基化和唾液酸含量方面，它们各不相同且不同于内源性激素。绝大部分EPO相关的PRCA病例发生于使用某种阿法依泊汀——Eprex进行治疗的患者中。倍他依泊汀、其他种类的阿法依伯汀及达贝泊汀-α也有少数发生PRCA的病例报道。1998年以后相关的报告大幅增加，特别是2001—2003年间报道的病例数增加最为明显，2002年达到了高峰，从而引起了大家极大的关注，这其中的病例几乎都是接受了皮下给予Eprex的CKD患者[23-25]。已有人提出这一特定产品抗原性的改变是产生抗EPO抗体的潜在原因。虽然确切的机制仍在研究中，但迄今为止很可能的解释包括使用聚山梨酯作为稳定剂以及在相关的制剂中含有有机化合物[23,24]。多项报告提示，Eprex所致的PRCA发病率增加的原因，是预灌充注射器中无涂层胶塞在聚山梨酯80作用下析出有机化合物。而使用涂层胶塞注射器的Eprex制剂、使用聚山梨酯的小瓶装或使用HSA的制剂中则均未发现这些有机化合物[24]。这些化合物可能充当增加Eprex免疫原性的佐剂。相比于使用涂层胶塞注射器的Eprex或采用人血白蛋白稳定的Eprex制剂，使用无涂层胶塞注射器中的Eprex后PRCA发生率显著升高。这些因素促使生产商将无涂层胶塞更换为氟树脂涂层的胶塞，并修改含聚山梨酯Eprex的处方信息，对慢性肾衰竭患者改用静脉途径给药[26]。因此，PRCA的发病率已很快下降至以前的基线水平，2005年12月EPO生产商报道：抗EPO抗体介导的PRCA发病率仅为0.02/10 000患者年到0.03/10 000患者年。目前估计皮下注射各种ESA导致PRCA发病率大约为0.5/10 000患者年，静脉注射各种ESA导致PRCA的非常罕见。

2012年KDIGO指南建议，对使用ESA至少8周且出现以下所有情况的患者，应进行抗EPO抗体所致PRCA的评估：Hb水平每周下降大于0.5 ~ 1.0g/dl，或者每周需要输血至少1 ~ 2U来维持适当的Hb；血小板和白细胞计数正常；绝对网织红细胞计数小于10 000/μl。这时必须行骨髓穿刺，骨髓象检查结果证实符合PRCA（骨髓穿刺检查表现为重度红系增生不良，红系前体细胞小于5%；还可能存在红系前体细胞成熟阻滞的证据，血小板和白细胞前体细胞完全正常），而明确诊断则需要血清中检测出具有中和作用的抗EPO抗体[9]。

明确诊断的患者首先应停止所有ESA产品，并常常需要输血以改善贫血症状。由于这种情况下的PRCA是免疫介导的，免疫抑制治疗应该有效，且虽然停用EPO后可自发缓解，但这很罕见；所以对大多数病例应进行免疫抑制治疗[27]。目前已报道的治疗方案包括单纯糖皮质激素、或糖皮质激素联合环磷酰胺、单纯环孢素、糖皮质激素联合静脉丙种球蛋白、血浆置换、吗替麦考酚酯、利妥昔单抗等不同的免疫抑制治疗方案。一项回顾性研究对报告给美国食品药品监督管理局、几种EPO制剂生产商以及欧洲PRCA研究组曾报告和描述的患者长期随访的EPO相关PRCA进行分析[28]，发现环磷酰胺联合泼尼松方案组的治愈率最高，抗EPO抗体水平检测不到的患者再次使用EPO的反应率最高[29]。此外，现有病例报道中发现单用环孢素起效最快，缓解率也较高。另外接受肾脏移植的PRCA患者全部治愈。由于全球范围内对该病的治疗经验非常有限，且没有来自于随机对照试验的数据，所以做出的治疗推荐有限制性。目前倾向于初始治疗使用泼尼松［1.0mg/（kg·d）］加口服环磷酰胺（50 ~ 100mg/d）方案或单用环孢素200mg/d（或100mg，1日2次）。对上述两种方案治疗均没有反应的患者可能使用其他方案治疗。目前认为治疗应持续直到抗体水平检测不到，或开始治疗后3 ~ 4个月内无反应，每周监测血红蛋白以评估是否需要输血及治疗反应，治疗期间每1 ~ 2周监测网织红细胞计数和抗EPO抗体水平以评估治疗是否有效。对所有治疗无反应且适合肾脏移植的患者应该考虑肾脏移植。病情完全缓解后如果临床情况需要或患者要求重新使用EPO，推荐在EPO抗体降至接近或低于可检测水平下线时，可考虑重新应用EPO；如果再次给药，应严密监测Hb、网织红细胞计数（绝对值）和EPO抗体水平以及患者整体情况；可能的情况下尽量采用静脉给药。

5. ESA低反应性及影响ESA疗效的因素　某些患者对ESA相对耐药，需要更高的剂量。对ESA治疗的反应差及更高剂量的ESA都可能与死亡率增加有关。

对ESA低反应性是指在初始治疗期间需要大剂量，或在铁储备充足的患者中，尽管进行了大剂量治疗，但无法达到或维持目标Hb水平。其确切的定义在不同的指南各不相同。K/DOQI指南：在体内铁储备充分的情况下，静脉给予每周450U/kg或皮下注射每周300U/kg的EPO 4 ~ 6个月，不能达到Hct/Hb目标值或在这个剂量下不能保持目标值。修订后的欧洲指南[30]：EPO每周300U/kg（约每周20 000U），达贝泊汀-α每周1.5μg/kg（约每周100μg）无法达到或维持目标Hb水平。2012

年KDIGO指南：将初始低反应性定义为给予恰当的按体重计算的剂量治疗1个月后Hb水平无增加；将获得性低反应性定义为使用稳定剂量ESA的患者ESA剂量需增加两次，最终剂量比患者初始保持稳定所需的ESA剂量多50%。

导致ESA治疗反应低下的原因除ESA缺乏之外，还可能存在其他因素。最常见的导致ESA治疗反应低下的原因是铁缺乏。在铁充足时，对EPO反应不足，应考虑如下原因，并纠正可逆因素：

1）感染/炎症（例如，通路感染，外科炎症，AIDS，SLE）：感染/炎症可影响铁的吸收、释放和分布，另外可能通过释放炎症介质抑制RBC的生成。C反应蛋白常常与炎症和/或感染相关，可以用来进行对EPO抵抗的监测。

2）叶酸或维生素B_{12}缺乏：叶酸和维生素B_{12}是合成血红蛋白所必需的物质，如缺乏会影响红细胞的生成。EPO的反应减弱。常常表现为需要大剂量的EPO来保持稳定的Hb水平或者Hb水平下降以及患者在使用静脉铁剂的情况下仍显示铁贮备不足。

6. 甲状旁腺功能亢进　严重继发性甲状旁腺功能亢进患者出现纤维性骨炎，导致骨髓大量纤维化组织生成，替代了有活性的骨髓红细胞造血组织，从而减弱了对 EPO 的反应。研究显示纤维化的程度与维持稳定的 Hct 所需的 EPO 剂量之间有相关性。

7. 营养不良　研究显示透析患者低血清白蛋白与低 Hb 相关，因此蛋白质和 / 或热量的不足都可能导致 Hb 合成时所需的原料不足。

8. 铝中毒　铝中毒影响铁的转移及其铁与原卟啉结合形成血红素。因此临床上常常表现为达到 Hb 目标值所需时间延长或 EPO 剂量增大。

9. 多发性骨髓瘤　行血液透析的多发性骨髓瘤患者常常需要更高剂量的 ESA，以达到目标 Hb 水平。

10. 血红蛋白病（如 α 和 β 地中海贫血、镰状细胞贫血）　少数患者存在的血液系统疾病也参与了贫血的发生。血红蛋白病患者常表现为对 ESA 的低反应，达到 Hb 目标值所需 ESA 剂量大，但部分患者可以依赖高剂量的 ESA 而不输血。

（六）铁剂的补充

CKD伴贫血的患者给予铁剂的目的是为了达到和维持目标Hb水平。对于非透析的CKD伴贫血的患者，补充铁剂是基础治疗。对于接受ESA治疗的患者补充铁剂可以避免铁缺乏，减少ESA的剂量。因此应该根据患者体内铁的状况，有效的应用铁剂以避免机体铁储备不足以及红细胞生成可利用铁的缺乏。

1. 铁参数的监测　进行铁参数的检测一方面是对贫血的原因进行分析和评价，另一方面是用于指导临床铁剂的应用。2006 年 K/DOQI 工作组的建议：对于开始 ESA 治疗的患者，每个月应该进行铁指标的监测，稳定的 ESA 治疗的患者或者未接受 ESA 治疗的血透患者至少每 3 个月检测一次。如果接受 ESA 治疗但 Hb 水平未达标，近期有出血史，外科手术或住院后，静脉应用铁剂治疗以及对 ESA 低反应者应该增加检测频率。2012 年 KDIGO 指南建议：ESA 治疗期间每 3 个月监测铁指标 1 次，包括决定开始或继续铁剂治疗时；开始应用或增加 ESA 剂量、失血、应用一个疗程静脉铁剂后评估治疗反应及出现其他可能导致铁储备减少的情况时应增加铁状态检测频率。

关于铁剂使用的途径、剂量和疗程要根据铁参数，并结合Hb水平及ESA剂量进行综合分析决定。同时根据治疗过程中上述指标的变化进行相关的调整。

2. 铁参数的目标值　当存在下列情况时，CKD 患者可能存在绝对性缺铁[31]：TSAT 百分比（血清铁除以总铁结合力 ×100，TSAT）低于 20%；对于透析前和腹膜透析患者，血清铁蛋白的浓度小于 100ng/ml；或对于血液透析患者，血清铁蛋白的浓度小于 200ng/ml。除绝对性缺铁外，目前认识到 CKD 患者还可能存在功能性缺铁。功能性缺铁的特征是，根据常规标准的定义，患者的铁储备充足，但在给予 ESA 后不能从肝脏及其他储存部位将铁充分动员出来以充分支持红细胞生成。这些患者的血清铁蛋白水平正常或升高（有时显著升高），但 TSAT 通常约为 20% 或更低。

关于使用ESA治疗时铁参数的靶目标值，根据2006年K/DOQI工作组的建议：血液透析患者血清铁蛋白应该>200ng/ml和转铁蛋白饱和度（TSAT）>20%或网织红细胞血红蛋白含量（CHr）>29pg/cell；非透析的CKD以及腹膜透析患者血清铁蛋白应该>100ng/ml和转铁蛋白饱和度（TSAT）>20%，关于铁蛋白值的上限并没有建议。研究显示：当血清铁蛋白>500ng/ml时，组织中的铁正常或高于正常，但是否应该继续静脉应用铁剂尚缺乏有效性及安全性的RCT数据。因此可能需要根据患者对ESA治疗的反应、Hb和TSAT水平以及临床情况综合判断是否应继续静脉补充铁剂。

2012年KDIGO指南则未给出具体的铁参数靶目标值，但该指南指出：成人CKD贫血患者未给予铁剂或ESA治疗，希望不开始使用ESA而使Hb浓度升高且TSAT≤30%并且铁蛋白≤500ng/ml（≤500μg/L）时，建议尝试静脉铁剂治疗（或口服铁剂）；成人CKD贫血患者应用ESA治疗，未接受过铁剂治疗，如希望增加Hb浓度或减少ESA剂量且TSAT≤30%和铁蛋白≤500ng/ml（≤500μg/L），建议尝试静脉铁剂治疗（或口服铁剂）。

3. 补充铁剂的途径 关于给予铁剂的途径，对于血液透析患者来讲，大量的RCT研究包括国内对多种静脉铁剂的报告，均证明了在纠正铁缺乏、改善红细胞的生成方面静脉铁剂优于口服铁剂，因此K/DOQI工作组及建议采用静脉的方法。而有关非透析的CKD患者静脉铁剂与口服铁剂的比较研究，由于设计的不同，结果也不一致，加上一些副作用数据的缺乏，K/DOQI工作组认为目前尚无足够的证据支持非透析的CKD患者使用静脉铁剂优于口服铁剂；由于缺乏在腹膜透析患者中的研究数据，考虑到其没有透析中血液的丢失，倾向于按照非透析的CKD患者来对待，因此K/DOQI工作组提出非透析的CKD患者和腹膜透析患者可以根据临床情况采取口服或静脉的方法。2012年KDIGO指南仍然建议血液透析患者采用静补充铁剂；而对于腹膜透析患者，在保护好未来可能需要的静脉通路的情况下，可优先选择静脉充铁剂；对于CKD非透析患者而言，应根据患者铁缺乏的严重程度、静脉通路的可获得性、先前口服补铁的治疗反应、先前口服或静脉补铁的副作用、患者的依从性及费用等决定补充铁剂的用药途径。

4. 铁剂的种类及其用药方法 目前静脉铁剂有三种：蔗糖铁、右旋糖酐铁以及葡萄糖酸铁，所有静脉铁剂都有可能导致急性反应，包括腹痛、恶心、胸痛、呼吸急促、皮肤潮红、瘙痒、皮疹、低血压和全身性过敏样反应，偶然可能很严重。需要注意的是：如果使用右旋糖酐铁，则在静脉右旋糖酐铁治疗开始前必须进行初始试验性给药，用药后应对患者进行60分钟的监测，应准备好复苏的药物及设备，并且对医务人员进行相关的抢救训练。

口服铁剂包括琥珀酸亚铁、多糖铁复合物、硫酸亚铁、葡萄糖酸亚铁、富马酸亚铁等，其主要副作用为胃肠道不良反应。

5. 铁剂治疗的调整 后续补充铁剂的治疗方案应取决于目前补铁治疗后Hb的变化、失血情况、铁状态的检测指标（TSAT和铁蛋白）情况、Hb浓度、使用ESA患者的ESA反应性和ESA剂量、各指标的变化趋势及患者的临床情况。患者存在活动性系统性感染的情况下，应避免给予铁剂。

（七）肾性贫血治疗的新方式

除了传统的铁剂与EPO的治疗方式，近年来也有很多新型药物用于肾性贫血的治疗。

1. EPO模拟肽

（1）Peginesatide：是一个共轭聚乙二醇基小二聚肽。这种分子具有EPO受体结合的能力，它的半衰期约为41.1小时，部分由肾脏清除[32]。此种药物已经通过了完整的临床试验，并在2012年获得FDA批准。其纠正贫血的效率相对于达依泊丁明显增加，并与达依泊丁具有相同的长效性。由于它的生产过程比EPO及衍生物更加简单，因此比市场上其他ESA价格更低。但是2013年2月，在超过25 000名美国患者接受Peginesatide治疗后，部分患者出现严重超敏反应（包括危及生命及死亡事件），目前该产品已召回。

（2）CNTO分子：CNTO是非EPO源头的EPO受体激动剂。它能够通过磷酸化作用和随后相关信号通路（Jak2，STAT5，AKT和ERK1/2）来激活EPO受体[33]。在24名健康志愿者中，CNTO528

单次递增剂量（0.03 ~ 0.9mg/kg）静脉给药可以刺激网织红细胞、红细胞和血红蛋白的产生[34]。另一项在44例健康成年志愿者中进行的单次小幅递增剂量的试验也有相似的结果[35]。

2. EPO受体靶向的竞争性抗体　数年前已经研发出了针对人EPO的可溶性单克隆抗体[36]。这些抗体模拟EPO活性，但激活EPO受体能力差。近年来，利用XenoMax技术开发出的人类竞争性抗体定名为Ab12，它与EPO受体的亲和性是EPO的10倍，能够刺激和维持体内红系造血。最近，在CDRH2的YYS区域的氨基酸成分发展产生了另一种人类单抗（Ab12.6，也称ABT-007），它显著增强了与EPO受体竞争结合能力[37]。动物实验显示，与其他长效ESAs相比，ABT-007皮下或静脉给药血细胞比容的增加相似。但目前该药物尚未经过临床试验。

3. 激活素　激活素作为TGF-β家族成员，参与造血的调节，直接作用于红系祖细胞或前体细胞，或改变骨髓附属细胞功能，这些反应可能是通过Ⅰ型和Ⅱ型丝氨酸-苏氨酸激酶受体启动蛋白通路介导的[38]。ACE-536是一种修饰过的2型激活素受体融合蛋白，是一种可以作为配体参与红细胞分化的TGF-β家庭成员。一项关于ACE-536的随机、双盲、安慰剂对照、多剂量递增的Ⅰ期临床试验纳入了32例年龄45 ~ 75岁的健康绝经后妇女。研究结果提示该药物安全，耐受性好，应用0.25mg/kg剂量1或2次后，能够显著而持续提高Hb水平。评估ACE-536治疗β地中海贫血患者和低危或中危以及骨髓增生异常综合征患者的Ⅱ期临床试验正在进行。在这两个研究中，通过给药剂量逐渐递增的方式以检验有效性和药物代谢。

另一种正在开发药物Sotatercept是一种二聚体融合蛋白，由细胞外结构域ActRⅡA与人IgG1的Fc部分结合形成。它与激活素结合，抑制激活素连接内源性受体，干扰下游信号传导，尤其是SMAD2/3通路[39]。此通路还促进铁调素在肝细胞转录并维护系统性铁稳态[40]。最近，研究证实Sotatercept在体外不直接影响人$CD34^+$造血祖细胞的红系分化。相反，该药物能够减少由骨髓基质细胞产生的促红系分化促红细胞生成调节因子的表达和分泌。绝经后妇女的Ⅰ期临床试验目的发现Sotatercept能够提高血细胞比容水平。一项为检验Sotatercept改善CKD 5期患者贫血作用的Ⅱ期临床研究也正在进行。这是一项随机，单剂量（0.1mg/kg皮下注射），双盲，安慰剂对照研究。

考虑到许多CKD患者对ESA治疗反应差，这类药物可能在肾脏病治疗方面充满前景。

4. 缺氧诱导转录因子　细胞氧传感系统是对机体对缺氧防御是非常关键的，当氧水平降至过低时可以触发一系列协调的保护细胞的生理反应。缺氧诱导转录因子（HIFs）通过调节大量目标基因的表达来介导缺氧对细胞的作用[41]。它们是由一个易变的O2α亚单位和一个稳定的β亚单位组成的异二聚体。在哺乳动物中存在3种HIF-α亚单位异构体。HIF1-α是十分普遍的。HIF2-α与HIF1-α具有高度同源性，但是表达具有细胞限制性，在红系造血，血管形成和肺发育中发挥重要作用。HIF3-α存在多种变异体，有些通过负性通路抑制HIF1-α和HIF2-α[42]。

在正常情况下，HIF-α亚单位与脯氨酸羟化酶域（PHD）被脯氨酸羟化蛋白相结合。缺氧情况下，PHD活性降低，HIF-α增加。HIF-α然后将自己结合至HIF2-β亚单位，激活许多基因。PHDs属于接近有70个成员的2-酮戊二酸依赖的双加氧酶超家族[43]。PHD2是红系发育所必需的。人*PHD2*基因点突变的杂合降低了羟化酶活性，该突变被发现与家族性红细胞增多症的发生有关。成年鼠*PHD2*基因增加肾脏EPO的生成和红系造血。除了治疗贫血，许多制药和生物技术公司正在研发脯氨酸羟化酶抑制剂诱导HIF活性来治疗由HIF介导保护性生理反应相关的疾病，包括肿瘤、外周血管疾病、外伤修复和增强免疫等。

与EPO不同，HIF抑制剂可以口服。2007年一种治疗CKD患者贫血的新药（roxadustat，FG-4592）的Ⅱ期临床试验开始启动。透析治疗对这种药物的药物动力学和药效学无显著影响[44]。117例CKD3 ~ 4期患者随机接受FG-4592（n=88，四种剂量，从0.7mg/kg增加至2.0mg/kg每周2或3次）或安慰剂（n=28）共4周。Hb反应有剂量依赖性，最大反应出现在那些接受最大剂量每周3次治疗的患者[45]。另一项关于CHD患者已接受ESA治疗的Ⅱ期临床试验的中期分析在2011年发表。研究随机分为接受6周FG-4592（1.0、1.5或2.0mg/kg每周3次）或静脉rHuEPO，研究结果显示FG-4592耐受性好，在两个最高剂量组（1.5和2.0mg/kg）Hb水平较基线显著提高[46]。FG-4592

治疗还能明显减少血清铁调素水平。最近，另一项开放的Ⅱ期临床试验数据显示，患者随机分为三组，在接受FG-4592每周3次共12周治疗同时不补铁剂或口服或静脉补铁。在基线时严重贫血（平均Hb大约8.0g/dl）的患者，在8周后治疗后Hb水平都显著升高（平均升高大约2g/dl）[47]。在12例PD患者中，FG-4592的临床试验也显示了同样的结果[48]。现在，FG-4592的Ⅲ期临床试验正在多个国家进行。

正在研发另一种脯氨酸羟激酶抑制剂（GSK1278863）在健康志愿者中进行的单次递增剂量的Ⅰ期临床研究已经在2009年得出结论。而另一项Ⅱa期临床试验在2011年取得结果。这一随机，单盲，安慰剂对照，平行对照研究评估了在70例CKD3 ~ 5期（透析前及HD依赖）贫血患者中口服10 ~ 100mg GSK1278863A28天的安全性，药代动力学和有效性。经过GSK1278863A治疗，所有治疗组Hb浓度都升高；一些受试者由于出现Hb水平过度升高而停止治疗。研究发现了剂量依赖性的内源性EPO升高。在透析前和HD患者，GSK1278863A治疗后铁调素水平显著下降；同时出现铁蛋白水平下降。

5. 左卡尼丁　营养不良是长期透析患者肾性贫血的一个重要因素，而左卡尼丁的缺乏是营养不良的一个重要环节。L-肉碱是生物体内都存在的小分子水溶性物质，其以游离肉毒碱及酰基化肉毒碱两种形式存在。游离肉毒碱在细胞代谢中作为载体分子，参与长链脂肪酸进入线粒体的转运过程并氧化供能。其能够参与酯酰辅酶A代谢转化，避免在尿毒症患者体内积聚并产生细胞毒性，同时减少有毒性的酰基肉毒碱的生成，避免对细胞产生毒性作用。L-肉碱的代谢和含量取决于多种因素，如：食物中摄入的量、肉毒碱的重吸收以及肉毒碱的合成、组织内外的转运和排泄等。而慢性肾衰竭患者，常因进食差造成肉毒碱前体摄入减少，加之肝肾合成功能障碍，使肾小球对滤过的肉毒碱重吸收减少；以及肉毒碱的分子量小（162D），且水溶性好，不与血浆蛋白结合，易于在透析过程中清除。据研究，尿毒症患者在血液透析治疗期间血浆肉毒碱水平迅速下降至基础水平的40%，在血液透析间期又缓慢通过骨骼肌再度积聚。研究发现左卡尼丁可改善蛋白质代谢，促进白蛋白合成，提高红细胞膜的稳定性，增加血细胞比容。而维持性血液透析患者由于合成不足、透析过程中显著的丢失及EPO在促红细胞生成时可能消耗了大量的左卡尼丁，造成左卡尼丁的缺乏。左卡尼丁缺乏可引起严重的代谢紊乱及正常的红细胞脆性增加，使红细胞寿命缩短。已有研究报道左卡尼丁与EPO联合使用能显著提高Hb和Hct，明显改善维持性透析患者的肾性贫血，并能减少EPO的用量及其副作用。

二、血小板功能异常和凝血缺陷

慢性肾功能不全时既容易出血，也容易凝血甚至出现血栓的形成，这是由于机体血小板和凝血系统异常的结果。

（一）出血

早在18世纪，人们就已发现到CKD患者存在出血倾向。然而，到目前为止其病理生理学仍无法完全阐述清楚。许多研究表明，血小板功能受损是尿毒症患者出血倾向的决定因素之一。尿毒症患者出现血小板功能受损的原因很多，最主要的原因包括：① 血小板内在缺陷以及血小板-内皮细胞间相互作用的异常；② 尿毒症毒素也起到了重要的作用；③ 贫血。

1. 发病机制　尿毒症患者存在出血倾向的原因很多，首先是尿毒症患者的血小板固有缺陷及血小板-内皮细胞间异常的相互作用[49]。早在20世纪90年代，Gawaz等人的研究即显示，在尿毒症患者中血小板功能障碍是由血小板聚集减少和血小板黏附受损引起的。血小板黏附受损可能至少在某种程度上是由糖蛋白Ⅱb/Ⅲa内在功能的障碍导致的[50]。进一步研究显示，相对于正常对照人群，尿毒症患者在受到ADP、叶啉醇肉豆蔻酸乙酸酯或RGD多肽刺激后，单克隆的血小板糖蛋白Ⅱb/Ⅲa抗体（抗LIBS1）的活性明显偏低，因此造成血小板黏附受损。另外，Benigni等人的研究显示：血小板糖蛋白表达异常、来源于血小板α-颗粒的ADP和5-羟色胺的释放改变也可能与尿毒症患者的血小板功能异常有关。

与血小板功能无关的影响因素包括：尿毒症毒素的作用、贫血、一氧化氮（NO）生成量增加等。

尿毒症毒素：急性透析通常对血小板功能障碍有益，这提示循环中的毒素的重要性，尿毒症患者的血小板与正常血浆混合可使其功能正常，这一观察结果提示血浆因素是其致病原因。而将尿毒症患者的血浆与正常血小板混合可损害血小板的功能，这一观察结果与上述假设相符。尿素并不是主要的血小板毒素，在肾衰竭患者中，BUN与出血时间并不存在可预测的相关性。多项观察研究支持尿素对尿毒症血小板功能障碍没有影响。例如，通过将尿素、胍乙酸或肌酐加入至血浆中，并不能重复出尿毒症血浆对血小板功能的不利影响。进一步的研究显示，胍基琥珀酸和甲基胍是尿毒症血小板功能障碍的潜在促进因素。胍基琥珀酸和甲基胍水平较高会导致血小板功能异常[51]，可能通过刺激NO的生成起作用[52]。

贫血：贫血是CKD患者的常见表现，已有人提出，流变学因素在贫血与血小板功能的整体关系中发挥重要作用。当血细胞比容超过30%时，红细胞主要占据血管的中心，而血小板覆盖在血管内皮表面形成一层薄膜。极为贴近血管内皮使得血小板可黏附至血管内皮细胞上。而当出现贫血时，血小板的分布更加分散，许多血小板分布到血管的中心，因而其黏附到内皮细胞上的能力下降。

一氧化氮（NO）：NO是一种由内皮细胞和血小板产生的血小板聚集抑制剂。针对尿毒症患者的研究显示，血小板NO的合成有所增加，并且尿毒症血浆可刺激内皮细胞生成NO[53]。NO合成的增加可能与胍基琥珀酸水平的增加有关。研究显示，在尿毒症大鼠中使用NO合成抑制剂可使出血时间恢复正常。雌激素对尿毒症患者血小板功能的有益影响也可能归因于NO合成的减少。

2. 临床及实验室表现 尿毒症患者的临床出血可能累及皮肤，导致易发瘀斑，或累及口腔和鼻黏膜、牙龈、胃肠道及泌尿道，以及呼吸系统。损伤或侵入性操作也可能引起过量出血。尿毒症患者服用阿司匹林后会出现短暂的、与环氧合酶无关的出血时间延长，这种延长比正常人服用阿司匹林后所见的延长更显著，因此尿毒症患者可能表现出对阿司匹林的出血敏感性增加。

3. 治疗 目前在临床上可以通过可以多种不同的方法来改善血小板功能并减少出血，这些方法的起效时间和作用持续时间各不相同。

（1）血液净化治疗：血液透析或腹膜透析可部分纠正大约2/3的尿毒症患者的出血时间[54]。对于存在活动性出血的患者（包括眼底出血）应首选采用腹膜透析。如果使用血液透析，应该避免抗凝，如果需要进行抗凝，尽量采用枸橼酸抗凝。与血液透析相比，腹膜透析改善尿毒症出血的有效性尚未进行研究。

（2）去氨加压素：对于尿毒症患者的血小板功能障碍，最简单、起效最快且毒性可能最小的紧急治疗是给予去氨加压素，去氨加压素是一种血管加压活性极小的抗利尿激素类似物。去氨加压素至少对一半尿毒症患者有效，似乎是通过增加内皮细胞释放人凝血因子Ⅷ（血管性血友病因子多聚体）而发挥作用的。去氨加压素可通过静脉或皮下给药，剂量为0.3mg/kg（如果静脉给药，将其加入50ml生理盐水中，在15 ~ 30分钟内输注），或以3mg/kg的剂量鼻内给药。出血时间通常在给药大约1个小时内开始改善，疗效可持续4 ~ 8个小时[55]。

（3）纠正贫血：将血红蛋白升高至接近10g/dl或更高水平可减少很多患者的出血时间，偶尔可使出血时间达到正常水平。通过输注红细胞可快速实现血红蛋白水平升高，或可通过给予重组ESAs缓慢达到血红蛋白水平升高[56]。只要血红蛋白水平保持升高，血小板功能的改善就可持续保持。除改善贫血外，ESAs还可能对血小板功能有直接的有益作用。其可能的机制包括：增加血小板膜表面的糖蛋白Ⅱb/Ⅲa分子的数量、改善凝血酶诱导的血小板蛋白磷酸化的缺陷以及改善血小板钙信号通路[57]。然而，给予ESAs并不能始终引起血小板数量的变化、血小板聚集的增加、血小板对内皮细胞黏附的增加或其他因子的浓度的改变。因此，所观察到的出血时间的改善可能主要归因于上文描述的血流动力学作用。

（4）雌激素：通过使用结合雌激素（0.6mg/kg，静脉给药，1日1次，共5日；2.5 ~ 25mg结合雌激素每日口服，或50mg/kg 100μg雌二醇经皮给药、每周2次）可更长期地控制很多尿毒症患者的出血状况[58]。这些药物在使用第1日开始起作用，在5 ~ 7天其控制作用达到峰值；作用持续时间为停止治疗后1周或更长时间。推荐将静脉使用雌激素作为首选疗法，而非口服或经皮给药治疗。雌激素的作用是剂量依赖性的（即剂量为0.3mg/kg时不会看到有益影响），主要由雌二醇介导，通过雌激素受体发挥作用。长期使用该方案受到雌激素相关的副作用的限制。

（5）冷沉淀物：在很多尿毒症患者中，输注冷沉淀物（每12 ~ 24小时静脉输注10U）可缩短出血时间[59]。出血时间的改善出现在输注1小时内并持续4 ~ 24小时；据推测是由冷沉淀物中存在的一种可增强血小板聚集的物质所介导的，例如人凝血因子Ⅷ（血管性血友病因子多聚体）。使用冷沉淀物存在带来感染性并发症的潜在风险，这使得该方法仅限于在有危及生命的出血且对去氨加压素和输血治疗无效的患者中使用。

（二）血栓

许多观察显示，尿毒症患者的静脉血栓发生率明显增加[60]。相对于没有肾脏病的患者，CKD患者的肺栓塞发生率明显增加[61]。在严重的肾功能不全患者中，血栓的风险约增加两倍。而且，随着GFR的下降，血栓的风险进行性增加。

1. 机制 CKD时血栓的形成是多种因素使内皮细胞受到损伤、凝血、抗凝和纤溶系统的改变及血液黏滞性增高的结果。

1）内皮细胞：内皮细胞在凝血中起到重要的作用，它可以产生PAI-1，vWF与内皮微小颗粒（MPs），并调节氧化应激与炎性应答。在内皮细胞受到氧化应激、剪切力变化、IL-1，TNF与γ干扰素时，会丧失正常的抗凝作用。ESRD患者由于内皮损伤可以导致凝血功能紊乱与血栓倾向，这种变化可能是通过同型半胱氨酸与组织相容性抗原（t-PA）所介导。

2）血小板：腹膜透析患者由于经常伴有低白蛋白血症可以造成血小板活化[62]。在尿毒症患者中，由于血浆中L-精氨酸与NO缺乏可以导致血小板呈现高凝聚状态。而且，在尿毒症患者的血小板表面，可以检测到磷脂酰丝氨酸表达的增加，磷脂酰丝氨酸可以促进Ⅴ因子的活化，从而激活凝血通路，促进血栓形成。

3）抗凝血因子的缺乏：蛋白C和蛋白S都是依赖维生素K的抗凝血因子。研究显示一些ESRD患者蛋白C水平正常，但其功能活性是低的。这可能是由于尿毒症抑制因子的存在造成的。营养不良、脓毒血症也可造成蛋白C的缺乏。另外慢性肾衰竭时蛋白S是缺乏的。

4）抗磷脂综合征：血液透析患者中的抗磷脂抗体的表达较一般人群明显升高[63]。一项研究表明，在反复发生血管通路栓塞的患者中，抗磷脂抗体IgG的检出率高达22%[64]，APL抗体促进凝血酶原转化为凝血酶，促进组织因子的表达。从而触发凝血过程。

5）微颗粒（MPs）：在近期的研究中，微颗粒对与血栓的影响日益受到重视。很多细胞均可以产生微小颗粒，如内皮细胞、血小板与单核巨噬细胞等。在受到炎性刺激后，上述细胞可以产生MPs，而MPs可以介导血小板磷脂酰丝氨酸表达，并且促进凝血酶原转化为凝血酶。近期的研究还发现，微颗粒可以通过miRNAs来编码某些基因从而促进凝血过程的发生。

2. 临床表现 尿毒症患者最常见的血栓表现为深静脉血栓、肺栓塞或血管通路的血栓。个别患者还可以表现为心房附壁血栓或外周动静脉血栓及栓塞。

3. 治疗与预防

1）阿司匹林：阿司匹林主要经肝脏代谢，但在肾脏中可以以原型排出。通常来说，阿司匹林可以抑制前列腺素的血管舒张作用从而减少肾脏灌注，造成潜在的肾损害风险。但是在伴有严重肾功能损害的冠心病患者中，低剂量的阿司匹林（<100mg）仍然在临床上广泛使用。

2）血小板Ⅱb/Ⅲa拮抗剂：阿昔单抗的半衰期很短，因此无需根据肾功能调整剂量。但是有文献报道在CKD4期患者中使用阿昔单抗又增加患者出血的风险，因此，对于肾功能受损的患者应仔细评价使用该药物的必要性。而替罗非班在CKD患者中清除率下降约50%，因此需要将剂量减少到0.05 ~ 0.1μg/（kg · min）。

3）肝素与低分子肝素：普通肝素主要在肝脏及内皮细胞代谢，因此无需根据肾功能进行剂量调整。而低分子肝素主要在肾脏旁路代谢，CKD4期以后的患者有低分子肝素蓄积，从而导致严重出血的风险。有鉴于此，指南将CKD4期急性冠脉综合征（ACS）患者的抗凝间隔从12小时延长至24小时。

4）华法林：是临床最常用的维生素K拮抗剂，但患者肾功能会影响华法林的疗效及出血发生率。研究发现，严重肾功能不全患者的国际标准化比值（INR）达标时间更短，同时INR>3的比例更高。与中度肾功能受损患者相比，严重肾功能不全患者过度抗凝（INR>4）的发生率更高。因此，随着CKD的进展，华法林的治疗剂量需逐渐减小。在维持性血液透析治疗的患者中，虽然发生静脉血栓栓塞及心房纤颤的概率较高，但是抗凝治疗的出血风险亦随之增加。甚至有研究表明合并心房纤颤的透析患者华法林抗凝治疗是增加而不是降低卒中及死亡率的风险。因而对维持性血液透析的患者来说，是否继续华法林抗凝治疗，临床上仍充满争议。

（隋　准　王　梅）

参考文献

1. STAUFFER ME, FAN T. Prevalence of anemia in chronic kidney disease in the United States. PLoS One, 2014, 9(1):e84943.
2. THOMAS MC, MACISAAC RJ, TSALAMANDRIS C, et al. The burden of anaemia in type 2 diabetes and the role of nephropathy: A cross-sectional audit. Nephrol Dial Transplant, 2004, 19(7):1792-1797.
3. 林攀，丁小强，袁敏，等. 慢性肾脏病患者贫血患病现况调查. 复旦学报（医学版），2009, 36(5)：562-565.
4. KDOQI: National kidney foundation Ⅱ. Clinical practice gaildinesad clinic and practice recommendations for anemia in chronic kidney disease in adults. Am J Kidney Dis, 2006, 47(suppl 3):S16-S85.
5. WALLNER SF, VAUTRIN RM, KUMICK JE, et al. The effect of serum from patients with chronic renal failure on erythroid colony growth in vitro. J Lab Clin Med, 1978, 92(3):370-375.
6. KOMATSUDA A, HIWKAWA M, HASEYAMA T, et al. Human parathyroid hormone does not influence human erythropoiesis in vitro. Nephrol Dail Transplant, 1998, 13(8):2088-2091.
7. FLEMING RE, SLY WS. Hepieidin: a putative iron—regulatory hormone relevant to hereditary hemockronmtosis and the anemia of chronic disease. Proc Natl Acad Sci USA, 2001, 98(15):8160-8162.
8. ASHBY DR, GALE DP, BUSBFIDGE M, et al. Plasma helmidin levels are elevated but responsive to erythropoietin therapy in renal disease. Kidney Int, 2009, 75(9):976-981.
9. Kidney disease: Improving global outcomes (KDIGO) anemia work group. KDIGO Clinical Practice Guideline for Anemia in Chronic Kidney Disease. Kidney Int Suppl, 2012, 2(4):279-335.
10. SINGH AK, SZCZECH L, TANG KL, et al. Correction of anemia with epoetin alfa in chronic kidney disease. N Engl J Med, 2006, 355(20):2085-2098.
11. PFEFFERMA, BURD Ⅲ ANN EA, CHEN CY, et al. A trial of darbepoetin alfa in type 2 diabetes and chronic kidney disease. N Engl J Med, 2009, 361(21):2019-2032.
12. BESARAB A, BOLTON WK, BROWNE JK, et al. The effects of normal as compared with low hematocrit values in patients with cardiac disease who are receiving hemodialysis and epoetin. N Engl J Med, 1998, 339(9):584-590.
13. PALMER SC, NAVANEETHAN SD, CRAIG JC, et al. Meta-analysis: erythropoiesis-stimulating agents in patients with chronic kidney disease. Ann Intern Med, 2010, 153(1):23-33.
14. VINHAS J, BARRETO C, ASSUNÇÃO J, et al. Treatment of anaemia with erythropoiesis-stimulating agents in patients with chronic kidney disease does not lower mortality and may increase cardiovascular risk: a meta-analysis. Nephron Clin Pract, 2012, 121(3-4):c95-c101.

15. JOHNSON DL, JOLLIFFE LK. Erythropoietin mimetic peptides and the future. Nephrol Dial Transplant, 2000, 15(9):1274-1277.

16. KAUFMAN JS, REDA DJ, FYE CL, et al. Subcutaneous compared with intravenous epoetin in patients receiving hemodialysis. Department of Veterans Affairs Cooperative Study Group on Erythropoietin in Hemodialysis Patients. N Engl J Med, 1998, 339(9):578-583.

17. LOCATELLI F, CANAUD B, GIACARDY F, et al. Treatment of anaemia in dialysis patients with unit dosing of darbepoetin alfa at a reduced dose frequency relative to recombinant human erythropoietin (rHuEpo). Nephrol Dial Transplant, 2003, 18(2):362-369.

18. ESCHBACH JW, ABDULHADI MH, BROWNE JK, et al. Recombinant human erythropoietin in anemic patients with end-stage renal disease. Results of a phase III multicenter clinical trial. Ann Intern Med, 1989, 111(12):992-1000.

19. DRÜEKE TB, LOCATELLI F, CLYNE N, et al. Normalization of hemoglobin level in patients with chronic kidney disease and anemia. N Engl J Med, 2006, 355(20):2071-2084.

20. RAINE AE, ROGER SD. Effects of erythropoietin on blood pressure. Am J Kidney Dis, 1991, 18(4 Suppl 1):76-83.

21. BUUR T, LUNDBERG M. Secondary effects of erythropoietin treatment on metabolism and dialysis efficiency in stable hemodialysis patients. Clin Nephrol, 1990, 34(5):230-235.

22. STORRING PL, TIPLADY RJ, GAINES DAS RE, et al. Epoetin alfa and beta differ in their erythropoietin isoform compositions and biological properties. Br J Haematol, 1998, 100(1):79-89.

23. ROSSERT J, CASADEVALL N, ECKARDT KU. Anti-erythropoietin antibodies and pure red cell aplasia. J Am Soc Nephrol, 2004, 15(2):398-406.

24. BOVEN K, STRYKER S, KNIGHT J, et al. The increased incidence of pure red cell aplasia with an Eprex formulation in uncoated rubber stopper syringes. Kidney Int, 2005, 67(6):2346-2353.

25. BENNETT CL, LUMINARI S, NISSENSON AR, et al. Pure red-cell aplasia and epoetin therapy. N Engl J Med, 2004, 351(14):1403-1408.

26. COURNOYER D, TOFFELMIRE EB, WELLS GA, et al. Anti-erythropoietin antibody-mediated pure red cell aplasia after treatment with recombinant erythropoietin products: recommendations for minimization of risk. J Am Soc Nephrol, 2004, 15(10):2728-2734.

27. MACDOUGALL IC, ROCHE A, ROSSERT J, et al. Re-challenging patients who developed pure red cell aplasia with epoetin: can it be done? Nephrol Dial Transplant, 2004, 19(11):2901-2905.

28. VERHELST D, ROSSERT J, CASADEVALL N, et al. Treatment of erythropoietin-induced pure red cell aplasia: a retrospective study. Lancet, 2004, 363(9423):1768-1771

29. BENNETT CL, COURNOYER D, CARSON KR, et al. Long-term outcome of individuals with pure red cell aplasia and antierythropoietin antibodies in patients treated with recombinant epoetin: a follow-up report from the Research on Adverse Drug Events and Reports (RADAR) Project. Blood, 2005, 106(10):3343-3347.

30. LOCATELLI F, ALJAMA P, BÁRÁNY P, et al. Revised European best practice guidelines for the management of anaemia in patients with chronic renal failure. Nephrol Dial Transplant, 2004, 19(Suppl 2):ii1-ii47.

31. FERNÁNDEZ-RODRÍGUEZ AM, GUINDEO-CASASÚS MC, MOLERO-LABARTA T, et al. Diagnosis of iron deficiency in chronic renal failure. Am J Kidney Dis, 1999, 34(3):508-513

32. FAN Q, LEUTHER KK, HOLMES CP, et al. Preclinical evaluation of Hematide, a novel erythropoiesis stimulating agent, for the treatment of anemia. Exp Hematol, 2006, 34(10):1303-1311.

33. BUGELSKI PJ, CAPOCASALE RJ, MAKROPOULOS D, et al. CNTO 530: molecular pharmacology in human UT-7EPO cells and pharmacokinetics and pharmacodynamics in mice. J Biotechnol, 2008, 134(1-2):171-180.

34. PÉREZ-RUIXO JJ, KRZYZANSKI W, BOUMAN-THIO E, et al. Pharmacokinetics and pharmacodynamics of the erythropoietin Mimetibody construct CNTO 528 in healthy subjects. Clin Pharmacokinet, 2009, 48(9):601-613.

35. BOUMAN-THIO E, FRANSON K, MILLER B, et al. A phase Ⅰ, single and fractionated, ascending-dose study

evaluating the safety, pharmacokinetics, pharmacodynamics, and immunogenicity of an erythropoietin mimetic antibody fusion protein (CNTO 528) in healthy male subjects. J Clin Pharmacol, 2008, 48(10):1197-1207.

36. SCHNEIDER H, CHAOVAPONG W, MATTHEWS DJ, et al. Homodimerization of erythropoietin receptor by a bivalent monoclonal antibody triggers cell proliferation and differentiation of erythroid precursors. Blood, 1997, 89(2):473-482.
37. PHILO JS, AOKI KH, ARAKAWA T, et al. Dimerization of the extracellular domain of the erythropoietin (EPO) receptor by EPO: one high-affinity and one low-affinity interaction. Biochemistry, 1996, 35(5):1681-1691.
38. MAGUER-SATTA V, BARTHOLIN L, JEANPIERRE S, et al. Regulation of human erythropoiesis by activin A, BMP2, and BMP4, members of the TGFbeta family. Exp Cell Res, 2003, 282(2):110-120.
39. LOTINUN S, PEARSALL RS, DAVIES MV, et al. A soluble activin receptor Type ⅡA fusion protein (ACE-011) increases bone mass via a dual anabolic-antiresorptive effect in Cynomolgus monkeys. Bone, 2010, 46(4):1082-1088.
40. FINBERG KE, WHITTLESEY RL, FLEMING MD, et al. Down-regulation of Bmp/Smad signaling by Tmprss6 is required for maintenance of systemic iron homeostasis. Blood, 2010, 115(18):3817-3826.
41. MAJMUNDAR AJ, WONG WJ, SIMON MC. Hypoxia-inducible factors and the response to hypoxic stress. Mol Cell, 2010, 40(2):294-309.
42. SEMENZA GL. Hypoxia-inducible factors in physiology and medicine. Cell, 2012, 148(3):399-408.
43. KAELIN WG JR, RATCLIFFE PJ. Oxygen sensing by metazoans: the central role of the HIF hydroxylase pathway. Mol Cell, 2008, 30(4):393-402.
44. PROVENZANO R, TUMLIN J, ZABANEH R, et al. 254 Pharmacokinetics of Oral FG-4592 to Treat Anemia in Hemodialysis (HD) Patients (PTS). Am J Kidney Dis, 2011, 57(4):B80.
45. BESARAB A, PROVENZANO R, HERTEL J, et al. Randomized placebo-controlled dose-ranging and pharmacodynamics study of roxadustat (FG-4592) to treat anemia in nondialysis-dependent chronic kidney disease (NDD-CKD) patients. Nephrol Dial Transplant, 2015, 30(10):1665-1673.
46. BESARAB A, CHERNYAVSKAYA E, MOTYLEV I, et al. Roxadustat (FG-4592): Correction of Anemia in Incident Dialysis Patients. J Am Soc Nephrol, 2016, 27(4):1225-1233.
47. HAASE VH. HIF-prolyl hydroxylases as therapeutic targets in erythropoiesis and iron metabolism. Hemodial Int, 2017, 21 Suppl 1:S110-S124.
48. PROVENZANO R, BESARAB A, SUN CH, et al. Oral hypoxia-inducible factor prolyl hydroxylase inhibitor Roxadustat (FG-4592) for the treatment of anemia in patients with CKD. Clin J Am Soc Nephrol, 2016, 11(6):982-991.
49. MOLINO D, DE LUCIA D, GASPARE DE SANTO N. Coagulation disorders in uremia. Semin Nephrol, 2006, 26(1):46-51.
50. GAWAZ MP, DOBOS G, SPÄTH M, et al. Impaired function of platelet membrane glycoprotein IIb-IIIa in end-stage renal disease. J Am Soc Nephrol, 1994, 5(1):36-46.
51. MAEJIMA M, TAKAHASHI S, HATANO M. Platelet aggregation in chronic renal failure–whole blood aggregation and effect of guanidino compounds. Nihon Jinzo Gakkai Shi, 1991, 33(2):201-212.
52. NORIS M, REMUZZI G. Uremic bleeding: closing the circle after 30 years of controversies? Blood, 1999, 94(8):2569-2574.
53. REMUZZI G, PERICO N, ZOJA C, et al. Role of endothelium-derived nitric oxide in the bleeding tendency of uremia. J Clin Invest, 1990, 86(5):1768-1771.
54. LINDSAY RM, FRIESEN M, ARONSTAM A, et al. Improvement of platelet function by increased frequency of hemodialysis. Clin Nephrol, 1978, 10(2):67-70.
55. GORDZ S, MROWIETZ C, PINDUR G, et al. Effect of desmopressin (DDAVP) on platelet membrane glycoprotein expression in patients with von Willebrand's disease. Clin Hemorheol Microcirc, 2005, 32(2):83-87.
56. HEDGES SJ, DEHONEY SB, HOOPER JS, et al. Evidence-based treatment recommendations for uremic bleeding. Nat Clin Pract Nephrol, 2007, 3(3):138-153.

57. DIAZ-RICART M, ETEBANELL E, CASES A, et al. Erythropoietin improves signaling through tyrosine phosphorylation in platelets from uremic patients. Thromb Haemost, 1999, 82(4):1312-1317.

58. SLOAND JA, SCHIFF MJ. Beneficial effect of low-dose transdermal estrogen on bleeding time and clinical bleeding in uremia. Am J Kidney Dis, 1995, 26(1):22-26.

59. JANSON PA, JUBELIRER SJ, WEINSTEIN MJ, et al. Treatment of the bleeding tendency in uremia with cryoprecipitate. N Engl J Med, 1980, 303(23):1318-1322.

60. PARIKH AM, SPENCER FA, LESSARD D, et al. Venous thromboembo-lism in patients with reduced estimated GFR: a population-based perspective. Am J Kidney Dis, 2011, 58(5): 746-755.

61. MONREAL M, FALGA C, VALLE R, et al. Venous thromboembolism in patients with renal insufficiency: findings from the RIETE Reg-istry. Am J Med, 2006, 119(12): 1073-1079.

62. SLOAND EM, BERN MM, KALDANY A. Effect on platelet function of hypoalbuminemia in peritoneal dialysis. Thromb Res, 1986, 44(4): 419-425.

63. BRUNET P, AILLAUD MF, SAN MARCO M, et al. Antiphospholipids in hemodialysis patients: relationship between lupus anticoagulant and thrombosis. Kidney Int, 1995, 48(3): 794-800.

64. MONTAGNANA M, MESCHI T, BORGHI L, et al. Thrombosis and occlusion of vascular access in hemodialyzed patients. Semin Thromb Hemost, 2011, 37(8): 946-954.

第五章 矿物质代谢紊乱及其骨病

慢性肾脏病（CKD）是全球范围内逐渐增多的公共健康问题，其预后不良，包括肾功能的持续恶化、心血管疾病和过早死亡等。矿物质代谢紊乱和骨病是CKD常见的并发症，也是致病的重要原因，并导致生活质量下降。2004年K/DOQI工作组在对2001年1月1日之前文献系统回顾的基础上，提出了基于“证据”或“观点”的关于CKD骨代谢及其疾病的16项共111条临床实践指南。但是，美国NKF 2003年在关于矿物质代谢和骨病的研讨会提出的肾性骨营养不良（renal osteodystrophy，ROD）的定义（CKD时存在和加重的一系列骨异常，可以导致骨脆性增加和骨折、矿物质代谢异常和骨外表现）并未能达到国际共识。近年来，越来越多的证据表明CKD时的MBD与心血管钙化的致病率和死亡率上升有关。虽然其潜在机制未明，但可能和血管钙化导致的心血管结构和功能的变化有关，故而评价CKD患者骨外钙化成为建立MBD分类工作中的一个重要部分。

2005年，肾脏疾病改善全球预后（KDIGO）组织发起了关于ROD的研讨会，目的是：① 建立一套清晰的、与临床相关并被国际上接受的定义和分类系统；② 建立对骨活检的评价和分类的共识；③ 评价实验室指标和影像学检查对CKD患者的临床价值。会议达成的一个重要共识是：提出了CKD-MBD（mineral and bone disorder，MBD）的概念，即矿物质和骨代谢紊乱（MBD）是全身性疾病，常具有下列一个或一个以上表现：① 钙、磷、PTH或维生素D代谢异常；② 骨转化、矿化、骨容量、骨骼线性生长或骨强度的异常；③ 血管或其他软组织钙化。

之后，KDIGO继续对指南性意见的证据的强度和总的质量进行追踪评价，从而在2009年发表了对先前指南的修订及补充建议。内容涉及CKD-MBD的诊断、治疗及肾移植骨病的评价和治疗三部分，并且增加了对儿童CKD-MBD的诊断和治疗建议。2009年后，随着新的随机对照研究和前瞻性队列研究结果的出台，KDIGO工作组认为有必要对先前的指南进行梳理，2017年进一步对部分CKD-MBD指南进行了更新。需要强调的是：目前在CKD-MBD的许多领域还缺乏高水平的研究证据，因此一些建议是基于专家的观点。

第一节　血生化指标的异常

MBD临床有多种表现，但其核心的问题是矿物质代谢紊乱。首先，矿物质代谢紊乱在CKD早期即出现，随着肾功能水平的下降日趋明显，到了CKD5期则成了普遍存在的现象。而无论是骨病还是血管钙化，都与矿物质代谢紊乱有密切的关系，或者可以这样讲，矿物质代谢紊乱是发生骨病和血管钙化的基础因素。

一、高磷血症

在MBD生化指标的评估中，磷的潴留是一个关键的角色。CKD早期出现磷的潴留时，血磷水平可能还在正常水平（通过升高PTH水平，增加磷的排泄维持血磷的平衡）；但随着肾功能的进展，高磷血症日趋突出。特别需要指出的是它对几乎所有其他生化指标起着一个初始的触发作用。研究证实，磷的潴留会引起血中离子钙浓度的下降，减少$1,25(OH)_2D$的合成，直接促进PTH的合成和分泌，引起成纤维细胞生长因子23（FGF-23）水平的升高。

（一）病因

1. 磷的排泄减少　机体摄入的磷70%从肾脏排泄。当肾小球滤过率明显下降时，磷酸盐的滤过减少，造成体内磷的负荷增加。随着肾功能分期的进展，高血磷的发生率逐渐升高。

2. 磷的摄入增加　摄入的磷主要来源于食物或药物。食物中的磷主要存在于富含蛋白质的食物以及添加剂中。但不同的蛋白质含磷量也就是磷与蛋白质比值不一样，譬如鸡蛋黄的磷与蛋白质之比远高于蛋清。动物蛋白的含磷量高于植物蛋白。药物多见于应用含磷的缓泻剂或灌肠剂。

3. 磷的吸收增加　食物中的磷以三种形式存在，包括无机磷、有机磷及植酸盐，它们在肠道的吸收率不同。天然的动物蛋白和植物蛋白含的是有机磷，其不能被完全水解，动物蛋白在胃肠道的吸收率为40% ~ 60%。植酸普遍存在于植物源食品中，而人类肠道不分泌吸收植酸磷所需的植酸酶，吸收较少，大概在20% ~ 50%。添加剂中的磷为无机磷，容易被水解，磷的吸收率高达90% ~ 100%。研究显示：与不含有添加剂的食物相比，有添加剂的食物的含磷量要高70%。处理过的食物相对于未处理过的食物，可吸收的磷高2 ~ 3倍。

此外，一些药物会促进磷的吸收，如活性维生素D促进肠道对磷的吸收增加，使磷与其结合剂的亲和力下降30% ~ 40%。因此，应鼓励患者食用新鲜的、自制的食物，避免或减少食用外面加工的食品，以减少添加剂的食用。

4. 磷从骨骼释放增加　当骨吸收增加时，磷从骨骼肌释放，并与细胞外液交换增加。

5. 透析清除有限　成人体内含磷总量7000mg，其中绝大部分以羟磷灰石的形式存在于骨骼中，细胞外液中仅占1%。以每日蛋白质的摄入1.0 ~ 1.2g/kg体重计算，磷的摄入量大约在900 ~ 1000mg/d，而常规血液透析每次（4小时）清除磷约800mg左右，腹膜透析每天清除磷约300mg。

（二）危害

在透析人群、CKD3 ~ 5期以及肾功能正常（伴或不伴CVD）者中进行的大的流行病学调查显示：高的血清磷水平与增加的CVD发生率和死亡率相关。对总计327 644名CKD患者的47个队列研究进行的荟萃分析显示：血磷每升高1mg/dl，死亡的风险增加18%（95%CI 1.12 ~ 1.25）[1]。高磷血症增加CVD风险的可能机制包括：① 直接的心血管损伤：与高磷导致血管钙化、内皮损伤以及氧化应激有关。② 高磷促进成FGF-23水平升高，进一步使$1,25(OH)_2$维生素D的合成受到抑制。③ 高磷抑制$1,25(OH)_2$维生素D的合成，从而使心肌收缩力下降，引起冠状动脉钙化和心肌纤维化，促进炎症的作用。④ 高磷促进甲状旁腺激素的合成，进而导致前炎症作用、IL-6水平的升高、心肌能量产生受损以及心脏纤维化。

（三）治疗

1. 目标值　基于对CKD患者高磷血症相关并发症发病率和死亡率的回顾性研究，KDIGO指南建议；对于CKD G3a ~ G5D伴有血磷升高的患者，应将其降至正常水平（2C）。

2. 治疗策略

（1）CKD非透析患者

1）在患者营养状态不受损害的前提下，建议中度限制CKD非透析患者的磷酸盐摄入，每日约900mg/d的磷酸盐摄入水平是可取的。其中重要的是限制食用加工食品和软包装饮料如可乐，而不是高生物价值食品（如肉类和蛋类）。食品添加剂（如加工食品的配料）是重要的饮食磷酸盐来源。

与未经加工的新鲜食物相比，高度加工食物中的磷酸盐不仅含量高，而且更易吸收。

2）使用磷结合剂：对于限制饮食磷酸盐后血清磷仍然较高的CKD非透析患者，建议使用磷结合剂，维持血清磷水平在正常范围内。但使用磷结合剂是否对具有重要临床意义的终点有益尚需随机试验来确定。

磷结合剂类型的选择与透析患者相同，将在下面一并阐述。

（2）CKD透析患者

1）在患者营养状态不受损害的前提下，建议中度限制饮食中磷酸盐的摄入，每日不超过900mg。由于很多透析患者存在明显营养不良或临界性营养不良，这些患者应该补充蛋白质（其会促进高磷酸盐摄入）而不是限制蛋白质。在这种情况下，应鼓励患者避免不必要的饮食磷酸盐摄入（如，含磷酸盐的食品添加剂、乳制品、某些蔬菜、许多加工食品及可乐饮料），同时摄入更多高生物价值的蛋白质来源（如肉类和蛋类）。

2）使用磷结合剂：当透析患者采用饮食磷酸盐限制不能有效降低升高的血磷水平时，建议使用磷结合剂。有观察性研究显示：磷结合剂与透析患者的死亡率降低有关[2,3]。尚需随机试验来证实磷结合剂是否有益于透析患者具有重要临床意义的终点。

磷结合剂分为含铝、含钙和非含钙及铝制剂。含铝的制剂包括氢氧化铝、硫糖铝。含钙的磷结合剂包括碳酸钙和醋酸钙。非含钙及铝的磷结合剂主要包括司维拉姆和碳酸镧。上述三种磷结合剂均能有效降低血磷。鉴于含铝的制剂长期应用会引起透析患者出现铝中毒性脑病和骨病，已较少使用。K/DOQI指南建议：对于严重高磷［>7mg/dl（2.26mmol/L）］的患者可以短期使用一个疗程含铝磷结合剂（4周），然后改用其他磷结合剂（观点），对这类患者应考虑增加透析频率（证据）。20世纪80年代以后，开始使用含钙的磷结合剂。但是高钙血症的发生率明显增加，特别是与活性维生素D合用时。因此20世纪末又出现了不含钙及铝的新型磷结合剂。含钙和非含钙及铝的磷结合剂在长期使用中是否具有同样的安全性一事尚有争议。一些研究显示，非含钙和铝的磷结合剂可降低CKD患者的死亡率。但也有些研究得出了不一致的结论。近期发表的一篇包含11项非盲随机试验（4 622例患者）的荟萃分析发现与含钙磷结合剂组相比，非含钙磷结合剂组（10项研究中3 268例患者使用司维拉姆，1项研究1 354例患者使用碳酸镧）的全因死亡率下降了22%（RR 0.78，95%CI 0.61 ～ 0.98），根据是否透析进行数据分析发现：透析和非透析患者均能从不含钙的磷结合剂获益[4]。许多研究发现，含钙磷结合剂还与高钙血症、动力缺失性骨病、血管钙化及正钙平衡相关，这些病况均能导致并发症发病率增加[5-9]。

目前尚不清楚是否所有CKD患者均可从非含钙和铝的磷结合剂获得潜在益处。同时非含钙及铝的磷结合剂要比含钙磷结合剂贵得多。因此应该如何选择磷的结合剂呢？建议结合MBD的其他情况综合考虑。

对低钙血症的患者、无血管钙化和动力缺失性骨病证据的血钙正常患者，可以使用含钙的磷结合剂，因为其价格低于非含钙及铝的制剂。

对于高钙血症患者、疑似动力缺失性骨病患者以及影像学上有血管钙化证据的患者，建议使用非含钙及铝的磷结合剂。非含钙及铝的磷结合剂也适用于血钙正常的CKD患者，尤其是其接受活性维生素D或维生素D类似物治疗的时候。需要注意的是：采用任何磷结合剂时都应使用最低有效剂量。对于使用含钙磷结合剂的患者，元素钙的总量（包括饮食来源）不应超过2 000mg/d，磷结合剂中的元素钙不应超过1 500mg/d。磷结合剂随餐服用时的效果最佳[10]。随餐服用含钙磷结合剂也可限制可吸收游离钙的量，从而降低高钙血症和正钙平衡的风险。

3）充分透析：对于限制了饮食磷酸盐摄入并采用了磷结合剂治疗但仍持续存在高磷血症的透析患者，可通过增加透析次数和/或延长血液透析时间来降低血磷。标准的透析（即一次4小时，一周3次）清除磷酸盐的能力有限。每次标准透析平均清除约900mg的磷酸盐。

腹膜透析每天清除磷300 ～ 315mg。难治性高磷血症患者可采用每日或夜间血液透析，只要患者愿意接受这种疗法。

二、钙代谢紊乱

钙在血浆中以不同的形式循环。血浆中的钙约有40%与白蛋白结合，15%与枸橼酸盐、硫酸盐或磷酸盐络合，45%以具有生理学意义的离子钙（也称游离钙）形式存在。血清钙浓度受多种激素途径调节，包括甲状旁腺激素（PTH）、维生素D、FGF-23、降钙素和雌激素。这些调节因子会通过相互作用来调节血浆钙浓度。正常情况下，血清钙浓度保持在很窄的范围内，该范围是许多细胞内和细胞外的钙调节过程发挥最佳活性所必需的。虽然只有离子钙才有代谢活性（即，可转运入细胞），但大多数实验室报告的均为血清总钙浓度。血清总钙浓度正常值范围一般为8.5 ~ 10.5mg/dl（2.12 ~ 2.62mmol/L），离子钙正常值范围为4.65 ~ 5.25mg/dl（1.16 ~ 1.31mmol/L）。

（一）低钙血症

慢性肾衰竭患者由于钙的摄入不足，特别是肾脏1-α羟化酶的产生减少导致$1,25(OH)_2$维生素D的缺乏，影响了钙的吸收，加之存在的高磷血症，骨骼对甲状旁腺激素脱钙作用的抵抗，患者常常会出现低钙血症。随着肾功能的进展，血钙水平会进一步下降。研究显示：低血钙不仅可以引起机体出现神经等系统的症状，也是导致继发性甲状旁腺功能亢进的因素之一，并且与CKD患者短期增加的死亡率相关[11]。

值得注意的是，血清总钙水平并不总是代表游离钙的浓度。它主要受两方面因素的影响：① 血清白蛋白水平：当蛋白浓度（特别是白蛋白）大幅波动时，总钙水平可能发生变化，而受激素调节的离子钙水平则保持相对稳定。因此，血清总钙浓度也许不能准确反映在生理学方面具有重要意义的离子钙（或游离钙）浓度。例如，在容量超负荷、慢性疾病以及营养不良或肾病综合征（血清蛋白降低）的情况下，血浆总钙浓度低，但离子钙水平正常。一般来讲，血清白蛋白浓度每降低1g/dl，则血清总钙浓度下降约0.8mg/dl。因此，在低白蛋白血症患者中，测得的血清钙浓度应根据白蛋白的异常值来进行校正或者直接测定血清离子钙浓度。② 酸碱平衡紊乱：即使在血清白蛋白正常的情况下，血液pH的变化也可改变白蛋白-钙复合物的平衡常数，酸中毒会减弱结合，而碱中毒则会增强结合。因此，在危重病或手术后的患者中，因为pH和钙结合亲和力的变化，所以根据白蛋白来校正总钙水平不一定准确。因此，当pH存在较大波动时，为确定是否存在低钙血症，最谨慎的方法还是直接测量离子钙水平。K/DOQI指南建议；如果校正的血钙低于正常值低限（8.4mg/dl即2.1mmol/L）并伴有钙的临床症状和体征（观点）或血iPTH水平高于肾脏病分期的目标值（观点）时应给予治疗。治疗的方法：口服钙盐和/或活性维生素D（证据）。2017年KDIGO指南强调，要避免不适当的增加钙的负荷，如轻度、无症状的低钙血症（如使用西那卡塞）是可以耐受的。

（二）高钙血症

近年来CKD特别是透析患者高钙血症的发生率有越来越增加的趋势。而对无论是CKD非透析患者还是长期血液透析患者的大样本研究显示：升高的血钙水平与增加的死亡率相关[11-13]。因此，在2017年KDIGO关于CKD-MBD的指南中特别强调了要避免高钙血症。

血清钙浓度受多种激素途径调节，包括PTH、维生素D、FGF-23、降钙素和雌激素。这些调节因子会通过相互作用来调节血浆钙浓度。

1. 高钙血症的原因

（1）饮食中钙摄入增加。

（2）使用含钙的药物，特别是含钙的磷结合剂。

（3）使用高钙浓度的透析液。

（4）继发性甲状旁腺功能亢进：高的PTH水平通过促进肾脏合成骨化三醇，增加肠道对钙的吸收；通过动员现成的储存钙，结合成骨细胞上的PTH受体，增加破骨细胞的数量和活性，引起骨吸收；以及增加远端肾小管对钙的重吸收增加血钙。

（5）使用活性维生素D制剂：骨化三醇通过增加瞬时受体电位香草酸亚型6（TRPV6）的表达来提高肠道顶端膜的钙吸收，以及通过增加PMCA1b（Ca-ATP酶）的表达来提高基底侧膜的钙流出来增加血浆钙浓度；骨化三醇还促进骨吸收并增加TRPV5和钙结合蛋白-D28k的表达来提高远曲小管和集合管对钙的重吸收。

（6）尿钙的排泄减少：人类钙的补充主要来源于食物，但胃肠道不能将膳食中的钙全部吸收。不能吸收的钙会通过消化道分泌而从粪便中丢失。吸收的钙进入细胞外液，血中的钙经肾小球滤过，肾小管重吸收，大约每日100 ~ 200mg的元素钙从尿中排泄（在钙平衡稳定情况下）。但随着肾功能的下降，特别是终末期肾脏病（ESRD）透析患者，尿钙的排泄显著减少。

2. 血钙水平的目标值　鉴于血钙水平超过多少与死亡率增加相关的研究界值从9.5 ~ 11.4mg/dl，而血钙低于多少会增加死亡的风险尚不清楚，2009年KDIGO关于CKD-MBD指南提出：CKD G3a ~ G5D的患者，建议维持血清钙在正常范围（2D），在2017年的指南中则强调了对CKD G3a ~ G5D的患者应避免高钙血症（2C），再一次重申了对CKD-G5D的患者使用钙离子为1.25mmol/L和1.5mmol/L的透析液，但证据的等级由2D升至了2C。

3. 高血钙的治疗

（1）限制钙的摄入：每日总离子钙的摄入（包括药物及饮食）不要超过2 000mg。

（2）对可能引起血钙升高的治疗进行调整　如果使用含钙的磷结合剂，其剂量应减少或改用不含钙的磷结合剂。如果使用活性维生素D治疗，其剂量应该减少或停用直至校正的血钙水平回复至目标范围。

（3）使用低钙透析液透析：如果即使调整了活性维生素D的剂量和/或停用了含钙的磷结合剂仍有高钙血症［校正的血清总钙水平>10.2mg/ml（2.54mmol/L）］应该使用低钙透析液透析（0.75 ~ 1.0mmol/L）3 ~ 4周（观点）。

三、维生素D缺乏

维生素D是固醇类衍生物，是一种对人类健康有重要影响的脂溶性维生素。由皮肤中的7-脱氢胆固醇经太阳紫外线照射转化而来的维生素D_3以及经食物摄取的维生素D_2通过存在于肝脏的25-羟化酶的作用形成25(OH)D，由于25(OH)D在体内的半衰期长达3周，并且是各种来源的维生素D成分的反映，因此是体内维生素D储存状况的良好指标。25(OH)D在血循环中与维生素D结合蛋白结合，被运送到肾脏，通过肾脏1α-羟化酶的作用生成活性代谢产物——1,25$(OH)_2$D，与存在多种靶器官的维生素D受体相结合而发挥重要的生理作用。

（一）25(OH)D的检测

应该检测总25(OH)D，但一些实验室分别报告25(OH)D_2和25(OH)D_3。而总25(OH)D浓度才具有临床意义。此外，不同检测方法所测得的血清25(OH)D水平不同，测定的多变性仍然是个主要问题，需通过广泛应用国际标准来解决。在此标准下通过液相色谱/串联质谱（liquid chromatography/tandem mass spectrometry，LC-MS/MS）或类似的高效液相色谱（high-performance liquid chromatography，HPLC）技术来测定维生素D或维生素D结合蛋白是最准确的。

（二）CKD患者25(OH)D不足和缺乏的发生情况

在一般人群中，大约有20% ~ 50%存在着低25(OH)D水平。而CKD患者25(OH)D不足和缺乏的发生率明显高于一般人群。国外文献报道CKD3、4和5期患者维生素D缺乏及不足分别为71%、84%和89%。我们采用美国DiaSorin公司的放射免疫法（RIA）试剂盒对CKD3、4、5期非透析患者的检测结果显示：25(OH)D不足和缺乏的比例分别为93.1%、100%和96.9%。国外对透析患者的调查发现：89%的血液透析患者和96.4%的腹膜透析患者存在维生素D不足和缺乏。CKD患者25(OH)D缺乏的原因可能有：维生素D强化奶制品摄入不足、日照不足导致皮肤合成胆骨化醇减少以及蛋白尿导致25(OH)D经过肾脏丢失增加，以及经腹透液丢失等有关。维生素D缺乏症的临床表现取决于缺乏的严重程度和持续时间。长期严重维生素D缺乏症患者会发生钙磷肠道吸收减少和低钙血症，导致继发性甲状旁腺功能亢进，这会导致高磷酸盐尿和骨脱矿质，若病程延长则导致成人骨软化症。

（三）25(OH)D缺乏与CKD患者预后的关系

Ravani P等对168名CKD2 ~ 5期非透析患者平均随访48个月的前瞻性队列研究显示：25(OH)D缺乏（<15ng/ml）的患者进入透析及死亡的发生率明显高于其他患者，血清25(OH)D水平是患者肾脏病进展以及死亡的独立负向预测因子。对血液透析患者的研究显示：25(OH)D水平与透析90日总死亡率及心血管病死亡率有关，是死亡的独立危险因素。Wang AY等对230例腹膜透析患者的回顾性队列研究表明，腹膜透析患者低25(OH)D水平与心血管事件发生危险上升有关。对一般人群的研究显示：补充维生素D也可能有助于降低骨折风险，因其可改善肌肉功能并降低跌倒风险。除此之外，还可能有一些其他包括对免疫系统和心血管系统的有益影响。然而补充维生素D会对CKD患者的预后带来什么影响，尚缺乏大样本RCT研究。一项对158例血液透析患者的前瞻性队列研究显示：根据基线25(OH)D水平给予不同剂量的口服胆骨化醇6个月后，患者血浆25(OH)D水平和1,25$(OH)_2$D水平显著提高，同时血清iPTH、血钙、血磷显著降低，血BNP、CRP、LVMI显著下降[14]。对CKD患者前瞻性研究进行的荟萃分析显示：25(OH)D每增加10ng/ml，死亡的风险降低10%[15]。

（四）维生素D的补充

2009年及2017年KDIGO关于CKD-MBD临床实践指南均建议：CKD G3a ~ G5D的患者均应检测25(OH)D水平，并根据基线水平和治疗干预情况进行重复检测（2C）。同时建议采用对一般人群建议的方法纠正维生素D的缺乏和不足（2C）。

目前维持骨骼健康及骨骼外其他方面健康所需的最佳25(OH)D浓度仍存争议，对一般人群或特定种族人群的最佳血清25(OH)D水平也未严格确定。一些专家倾向于将血清25(OH)D浓度维持在20 ~ 40ng/ml（50 ~ 100nmol/L），而另一些专家则倾向于将血清25(OH)D浓度维持在30 ~ 50ng/ml（75 ~ 125nmol/L），因此，达成一致的范围是30 ~ 40ng/ml（75 ~ 100 nmol/L）。

2003年K/DOQI关于慢性肾脏病的骨代谢及其疾病的临床实践指南提出：血清25(OH)D在16 ~ 30ng/ml（40 ~ 75nmol/L）为维生素D不足；血清25(OH)D在5 ~ 15ng/ml（12 ~ 37nmol/L）为轻度维生素D缺乏；血清25(OH)D<5ng/ml（12nmol/L）为严重维生素D缺乏。

对一般人群建议的补充方法如下：检测和补充的方法是基于对患者存在低血清25(OH)D水平风险的初步评估。对于低风险成人，建议每日摄入600 ~ 800U的维生素D。对于临床怀疑常规剂量不足的高风险成人（如，活动范围局限于家中或居住于收容疗养机构的老年个体、日照有限者、肥胖者、深色皮肤者、骨质疏松者和吸收不良者），测定血清25(OH)D浓度有助于确定补充量是否足够。对于血清25(OH)D水平小于20ng/ml（50nmol/L）的高风险成人，推荐补充维生素D（Grade 1A）。对于严重维生素D缺乏症［25(OH)D<10ng/ml（25nmol/L）］患者，常用治疗方法是口服维生素D_2或D_3，一次5万U，一周1次，连用6 ~ 8周；然后改为维生素D_3，800U/d。对于血清25(OH)D水平介于10 ~ 20ng/ml（25 ~ 50nmol/L）的患者，许多临床医生倾向于初始补充800 ~ 1 000U/d。对于血清25（OH）D水平为20 ~ 30ng/ml（50 ~ 75nmol/L）的个体，建议补充维生素D（Grade 2B）。很多临床医生给予600 ~ 800U/d治疗。部分人群可能需要更大剂量。在开始维持治疗3 ~ 4个月后应进行25(OH)D的随访测定，以确认是否达到目标水平。应使用何种形式的维生素D补充尚存争论。一项荟萃分析纳入了7项评估补充维生素D_3和D_2后血清25(OH)D浓度的随机试验，结果显示，维生素D_3比维生素D_2能更有效地增加血清25(OH)D［血清25(OH)D的浓度，然而，这种差异的临床意义尚不明确，特别是对于基线血清25(OH)D水平正常的患者。另外，该荟萃分析纳入的试验所用的剂量和治疗时间不同，因此研究间存在显著异质性[16]。加之维生素D_3各种剂型的可得性，建议尽可能使用维生素D_3（胆钙化醇）而非维生素D_2（麦角钙化醇）进行维生素D补充治疗（2C）。

四、继发性甲状旁腺功能亢进

甲状旁腺激素（parathyroid hormone，PTH）1-84是一种生物活性激素，由甲状旁腺产生并释放入体循环。继发性甲状旁腺功能亢进是指慢性肾脏病患者由于矿物质代谢紊乱导致的甲状旁腺分泌过多的激素或伴有甲状旁腺组织的增生，是MBD的重要组成部分。继发性甲状旁腺功能亢进开始于CKD病程早期，且随着肾功能的下降而患病率增加。

（一）发病机制

1. 磷酸盐潴留　随着 GFR 的降低减少了磷酸盐的滤过负荷，磷酸盐潴留在 CKD 的早期就会出现，并且对继发性甲状旁腺功能亢进的发生起了主要作用。磷酸盐潴留是如何早期促进 PTH 释放的？至少部分是通过降低血清游离钙浓度和骨化三醇的合成的机制。因此在 GFR 降低的早期限制磷酸盐摄入可以减少磷酸盐潴留，从而预防血浆 PTH 浓度的增高。即使是对于中度肾功能不全且已有继发性甲状旁腺功能亢进的患者，通过口服磷酸盐结合剂降低血浆磷酸盐浓度也能够部分逆转低钙血症、甲状旁腺功能亢进及骨化三醇的缺乏。但在 CKD 晚期，高磷血症可能对 PTH 的合成和分泌有直接抑制作用，这种作用与血浆钙和骨化三醇的浓度无关。一项对 ESRD 实验动物模型的研究证明，限制膳食中的磷酸盐以使血浆磷酸盐浓度正常化，可以使血浆 PTH 浓度从 130pg/ml 降低到 35pg/ml[17]，而血浆钙浓度或骨化三醇浓度没有改变。这些动物甲状旁腺的体积也缩小了，提示在肾衰竭时，高磷血症会刺激甲状旁腺的生长。这种效应显然是通过提升转录后 PTH 信使 RNA（mRNA）的信息稳定性、从而降低 PTH mRNA 浓度来达到的[18]。此外，高磷血症还能刺激 FGF-23 分泌，FGF-23 可以抑制 PTH 分泌[19]。

2. 游离钙离子浓度降低和钙感知受体（calcium-sensing receptor，CaSR）表达减少　钙离子是 PTH 分泌的主要调节因子。特异的膜受体 CaSR 可感知血清钙离子的轻微变化，该受体高度表达于甲状旁腺主细胞表面。PTH 分泌随血清钙浓度的变化受 CaSR 的严格调节。钙-PTH 曲线的中点或调定点是决定体内血清游离钙浓度的关键因素，而曲线的陡度则保证了血游离钙浓度变化很小。PTH 的分泌与血清钙浓度呈反向变化。在正常人中，血游离钙浓度仅降低 0.1mg/dl（0.025mmol/L）就可导致血清 PTH 浓度在数分钟内显著升高；相与之反，血游离钙浓度轻度升高可使血清 PTH 浓度迅速降低。持续的低血清钙浓度也可能通过转录后活动直接增加 PTH mRNA 浓度，并在数日或数周内刺激甲状旁腺细胞的增殖。

3. 1,25-二羟维生素 D（骨化三醇）浓度降低和维生素 D 受体（vitamin D receptor，VDR）数量减少　VDR 几乎普遍表达于有核细胞中。维生素 D 与 VDR 结合后才能发挥其作用。在肾小球滤过功能下降的早期骨化三醇浓度的降低很可能是因为 FGF-23 浓度上升，而不是因为功能性肾实质丢失。在晚期 CKD 中，高磷血症和肾实质丢失都可能促进骨化三醇合成的减少。

低骨化三醇浓度可以通过间接和直接机制来增加PTH的分泌。对PTH的间接作用是通过减少肠道吸收钙和减少骨质释放钙来实现，它们都会促进低钙血症的发生，从而刺激PTH的分泌。此外，骨化三醇可通过直接作用于甲状旁腺中的VDR来抑制PTH的转录，但不抑制PTH分泌。骨化三醇浓度下降也能减少甲状旁腺细胞上的VDR数量。骨化三醇的缺乏和受体数量的减少均可能通过潜在的非基因组效应促进甲状旁腺主细胞增生和结节形成。更重要的是，低骨化三醇浓度可以通过去除骨化三醇对甲状旁腺的抑制效应而增加PTH的分泌，在体外，骨化三醇和其他维生素D类似物可以减少甲状旁腺细胞的增殖，在某种程度上这是通过阻断促生长因子（TGF-α）的增加来实现的[20]。有证据表明甲状旁腺细胞对骨化三醇的反应性降低促进了甲状旁腺功能亢进的发生，这与甲状旁腺细胞上的VDR数量减少有关。这也就解释了为什么生理浓度的骨化三醇可能无法正常抑制PTH的分泌，而需要超生理剂量的骨化三醇，这一现象可能是由于甲状旁腺中VDR数量的减少引起。在病程较后期，潴留的尿毒症毒素也可能通过减少受体合成和降低活化的激素受体复合物与核内维生素D反应元件的结合能力来促进甲状旁腺功能亢进的发生。

4. 成纤维细胞生长因子23（FGF-23）浓度增加及FGF受体和Klotho蛋白的表达减少　FGF-23 是一种在血清磷酸盐浓度的控制中起关键作用的循环肽。骨化三醇、膳食磷酸盐负荷增加、PTH 和钙离子均可以刺激骨细胞和成骨细胞分泌 FGF-23。FGF-23 的主要功能是通过降低骨化三醇的生成以减少肾磷酸盐重吸收并减少肠道对磷的吸收，从而维持正常的血清磷酸盐浓度。

在肾近端小管细胞上，FGF-23通过与成纤维细胞生长因子受体（FGFR）及其辅助受体Klotho结合，来抑制Na/PiⅡa协同转运蛋白的表达，可能还会抑制Na/PiⅡc转运蛋白的表达。FGF-23也可抑制1-α-羟化酶的表达，从而降低肾脏对骨化三醇的合成[21]。FGF-23也可以抑制甲状旁腺分泌PTH[22]。但在CKD患者中，尽管存在高浓度的FGF-23，患者仍出现高浓度的PTH，这表明在尿毒症期甲状旁腺对升高的FGF-23浓度是相对抵抗的。这可能与肥大的甲状旁腺中FGFR 1和Klotho蛋白的表达显著降低相关。Klotho是由骨细胞产生的一种穿膜蛋白，是FGF-23受体激活所必需的。Klotho蛋白的表达量在CKD早期即下降，并随着GFR的降低而进一步下降。Klotho的降低同时伴随着FGF-23的升高，表明Klotho的降低可能在一定程度上导致了FGF-23浓度的进行性升高。而且，肥大的甲状旁腺中Klotho表达降低可能促使甲状旁腺对FGF-23产生抵抗，使FGF-23对甲状旁腺的抑制受损。

5. 骨骼对PTH的抵抗　CKD患者骨骼对PTH的抵抗促进了继发性甲状旁腺功能亢进的发生。对PTH的抵抗主要是由于循环中的高PTH浓度导致PTH受体下调，而骨化三醇不足和高磷血症均可能对此起到了促进作用。

（二）临床表现

如果不能及时纠正出现的矿物质代谢紊乱，就会导致骨病（肾性骨营养不良）的发生。肾性骨营养不良的形式很多，纤维囊性骨炎和混合性骨病是最常见的病理类型（详见第二节），多是PTH水平升高的直接后果。虽然通常没有症状，但这种疾病可导致乏力、骨折、骨骼和肌肉疼痛以及缺血性坏死。而且多在患者接受维持性透析时才会出现。特殊表现：

1. 退缩人综合征　是由于严重继发性甲状旁腺功能亢进导致患者身高出现缩短及其他系统病变的临床综合征。早在1980年美国报道了第一例维持性血透患者，诊断为继发性甲旁亢合并身高缩短。之后各国包括我国都有类似的报道。退缩人综合征常常发生于尿毒症透析患者，也可见于CKD5期非透析的患者，但共同点是都有严重的PTH水平升高。患者除了身高缩短外，还可出现走路步态改变，如呈鸭步，但骨痛并不突出。患者常常为此到骨科就诊。该病常常影响患者的生活质量。有效地控制升高的甲状旁腺激素水平包括药物及手术治疗，可以阻止身高的进一步缩短，但不能恢复到正常水平。

2. Sagliker综合征　早在2004年土耳其的Sagliker等首先报告了一组血透合并继发性甲旁亢的患者出现了以腭、下颌骨改变为主的特殊面部形态，被命名为“Sagliker综合征”。

头颅X线检查可见骨板明显增厚，密度增高。颅底骨表现为上下颌骨体积明显增大，密度增高，牙槽骨硬板吸收，边缘模糊。严重病例骨质膨胀，密度不均，致明显颅骨畸形，呈类“狮面征”样改变。这类患者常同时伴身高缩短及其他骨骼畸形如双手指假性“杵状指”改变。而有效地控制升高的甲状旁腺激素水平包括药物及手术治疗，可以阻止病变的发展，但难以恢复正常。

（三）PTH治疗的目标值

根据骨组织形态学指标与PTH的相关性研究，2003年K/DOQI基于全段PTH（第2代PTH测定方法）预测低转运和高转运骨病的能力，提出CKD3期患者，iPTH维持在35 ~ 70pg/ml（观点）；CKD4期患者，iPTH维持在70 ~ 110pg/ml（观点）；CKD5期患者，iPTH维持在150 ~ 300pg/ml（证据）。后来K/DIGO工作组就CKD患者PTH水平与死亡率的关系进行了文献分析，发现PTH水平达到多少与死亡率相关？这一界值的研究从400 ~ 600pg/ml不等，而且检测PTH方法的不一致及样本采集及存储方法的不同导致PTH结果有很大差异。加之目前尚无RCT研究证实达到某一目标值可以改善患者的预后。2009年，K/DIGO工作组基于PTH水平与死亡率的关系研究现状，提出：CKD 3 ~ 5期非透析患者的最佳PTH水平尚不清楚，建议CKD 5D患者的iPTH水平维持于正常值高限的大约2 ~ 9倍（2C）。

（四）治疗

2017年K/DIGO指南建议：对于全段甲状旁腺素水平进行性升高或持续高于正常上限的患者，建议首先评估可变因素，包括高磷血症，低钙血症，高磷摄入和维生素D缺乏（2C）。治疗方案的确定要基于病情的动态变化，而不是某一项实验室检测数据，要考虑到所有的CKD-MBD评估结果。

1. 药物治疗　继发性甲状旁腺功能亢进的药物治疗主要基于发病机制及其临床特征，包括如下几个方面：

（1）控制高血磷：见第一节高磷血症。

（2）调整血钙在合适的范围：见第一节钙代谢紊乱。

（3）纠正维生素D的缺乏和不足：见第一节维生素D缺乏。

（4）钙感知受体激动剂——西那卡塞：钙感知受体是调节甲状旁腺分泌和增殖的主要因素，西那卡塞的作用是增加甲状旁腺的钙感知受体对钙的敏感性，从而降低血浆PTH浓度并减少钙磷水平。研究发现，在现有治疗方案的基础上加用西那卡塞后，有更多患者达到了KDOQI指南中的PTH以及钙磷目标浓度。一项针对5项研究共4 893例参与者的meta分析也显示西那卡塞可以减少甲状旁腺切除的需求（RR 0.49，95%CI 0.40 ~ 0.59）[23]。也有研究发现，在因钙和/或磷酸盐水平升高而不能足量使用维生素D的患者中，西那卡塞可使各参数达到目标水平。但在晚期继发性甲状旁腺功能亢进症患者中（基线PTH水平超过800pg/ml），西那卡塞单药治疗可能不足以控制PTH水平。此时联合疗法的效果可能更好。西那卡塞的起始剂量是30mg/d，逐步增加至60、90和180mg/d。剂量可以每4周增加1次，直至达到目标。当血清钙<8.4mg/dl（<2.1mmol/L）时不应使用西那卡塞。已有研究发现患者出现低血清钙水平，其通常无症状，并可通过调整含钙磷结合剂、维生素D或者减少西那卡塞剂量治疗。与维生素D类似物不同的是，高磷血症并不是西那卡塞的禁忌证。

（5）应用活性维生素D：骨化三醇不足会促发继发性甲状旁腺功能亢进症是CKD患者使用骨化三醇或维生素D类似物的生物学依据。目前我国有3种活性维生素D衍生物可供使用。包括骨化三醇、阿法骨化醇和帕立骨化醇。与骨化三醇、阿法骨化醇不同的是，帕立骨化醇为选择性维生素D受体激动剂，其升高血钙和血磷的效应要低些，但同时保留了抑制PTH分泌的能力。

骨化三醇在CKD患者中的给药方式（口服vs静脉）、剂量和频率（间歇式较高剂量“冲击”疗法vs较低剂量的每日疗法）以及开始治疗的时机均存在争议。目前还不能根据临床试验的证据来确定最佳治疗方案。骨化三醇或合成维生素D类似物的最佳剂量尚未确定，具体取决于是否同时使用的拟钙剂、同时使用的磷结合剂的种类、剂量，以及维生素D类似物的效力/选择性。高剂量活性维生素D通常能成功地降低PTH，但时常要以高钙血症和高磷血症为代价，这些问题会限制治疗，出现时需减少药物剂量。如果使用生理剂量或低剂量骨化三醇或其他维生素D类似物联合拟钙剂的治疗可以达到PTH的目标水平，并且高钙血症和高磷血症的发生率低于高剂量维生素D类似物。因此，活性维生素D应该在充分控制血磷［<5.5mg/dl（<1.78mmol/L）］和血钙［<9.5mg/dl（<2.37mmol/L］的情况下应用。动物实验的数据表明：小剂量$1,25(OH)_2D$抑制血管钙化，大剂量则促进动脉钙化，因此应避免大剂量应用。

2. 手术治疗　约 10% 的 ESRD 患者因继发性甲状旁腺功能亢进接受了甲状旁腺切除术，在过去 20 年里，虽然内科治疗取得了一定进展，但该比例仍无变化。建议大多数存在内科治疗无效的严重甲状旁腺功能亢进且伴有相关症状和体征的 ESRD 患者接受甲状旁腺切除术（2C）。对于有症状的患者，需行甲状旁腺切除术的甲状旁腺激素（PTH）阈值尚不明确。大多数透析患者的血清全段 PTH 浓度高于 800pg/ml。不伴相关症状和体征，但在内科治疗无效的严重、持续性甲状旁腺功能亢进的 ESRD 患者建议接受甲状旁腺切除术（2C）。在无症状的患者中，需行甲状旁腺切除术的 PTH 阈值不明确。大多数肾病专家在患者 PTH 浓度持续高于 1000pg/ml 时考虑转诊行甲状旁腺切除术。

难治性继发性甲旁亢的常见原因包括治疗延迟、持续的高磷血症、获得性的甲状旁腺异常：甲状旁腺组织弥漫增生或腺瘤样单克隆扩张。

目前甲状旁腺手术的方式有三种：次全切除术、全切术加自体移植、全切术。目前没有对三种手术方式比较的试验研究，多数外科医生采用次全切除术或全切术加自体移植，尚没有足够的数据显示哪一种方式更好。

第二节 肾性骨营养不良

肾性骨营养不良（renal osteodystrophy，ROD）作为CKD-MBD的重要组成部分仅用于定义活检所观察到的骨病理改变。

ROD的确诊和评价需行骨活检，KDIGO推荐采用3个参数来评价骨骼病理特征[24]。这3个参数包括骨转换、骨矿化和骨量（TMV系统）。肾性骨营养不良的TMV分类系统旨在强调骨矿化、骨量和骨转换对骨质量的影响。因此需要进行双四环素标记的髂嵴活检骨组织形态学测定分析，四环素可在矿化前沿沉积成带状，且其具有荧光性，在荧光显微镜下很容易观察到。间隔几日进行两次抗生素标记后，测量髂嵴骨活检切片中两条四环素沉积带之间的距离，可以估算骨生长速度。单剂量口服四环素法：四环素1g，每日1次 ×1天，中间间隔6 ~ 9日，再口服四环素1g，每日1次 × 2日，1 ~ 2日后做骨活检，进行骨矿化率及形成率的测定（图27-5-2-1）。也可以采用两种不同的四环素标记，如给予患者盐酸四环素，一次250mg，一日3次；间隔21 ~ 23日，给予地美环素，一次300mg，一日3次。2 ~ 4日后进行骨活检。同时骨标本应该进行铝或铁染色，并由经验丰富的病理学家来读片。组织形态学测定结果的报告应当使用美国骨和矿物质研究学会（American society for bone and mineral research，ASBMR）推荐的标准术语，研究者在报告结果时，应当提供原始测量参考的方法。

一、ROD的分类

1. 纤维囊性骨炎 纤维囊性骨炎以继发性甲状旁腺功能亢进导致的高骨转化即骨形成率和骨矿化率增加为特点。组织形态学表现为：成骨细胞和破骨细胞数目及表面增加，破骨细胞和骨吸收表面增加，外周骨小梁纤维化面积 >0.5%（图 27-5-2-2）。

2. 动力缺失性骨病 动力缺失性骨病的特点为低骨转化（骨形成率低）。组织形态学表现为：骨组织减少，类骨质覆盖面积不增加（图 27-5-2-3）。它是透析患者，尤其是糖尿病患者中最常见的肾性骨营养不良类型。过去几十年，动力缺失性骨病的患病率相对于其他形式的肾性骨营养不良有所上升，研究显示：动力缺失性骨病危险因素包括使用含钙的磷结合剂、高钙透析液和活性维生素D类似物。其他可能的危险因素包括年龄较大和糖尿病。虽然铝沉积可能引起这种疾病，但当前大多数病例是由甲状旁腺过度受抑引起的。

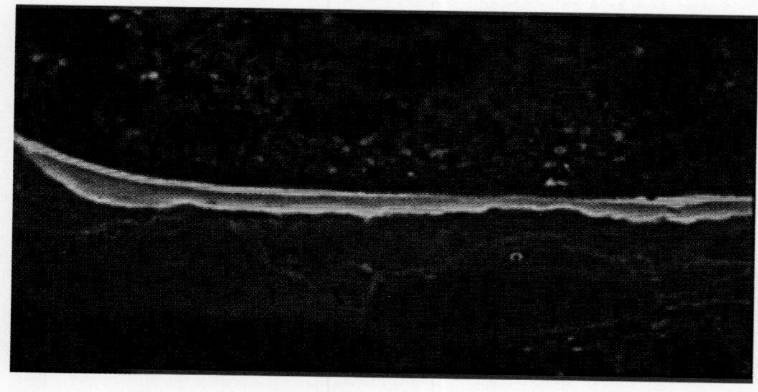

图 27-5-2-1 采用两次口服四环素法，在荧光显微镜下观察到的结果

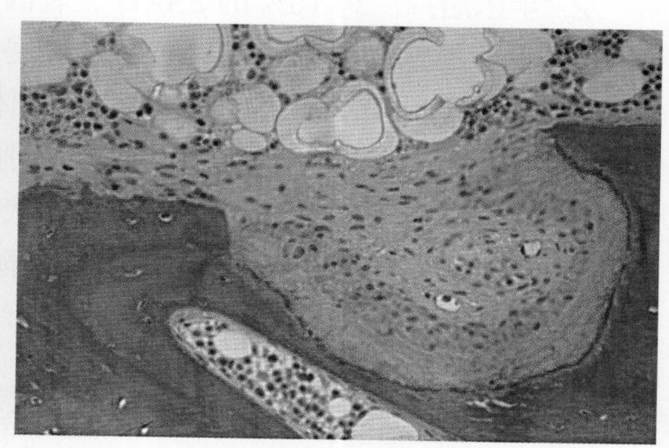

图 27-5-2-2 纤维囊性骨炎的组织学表现

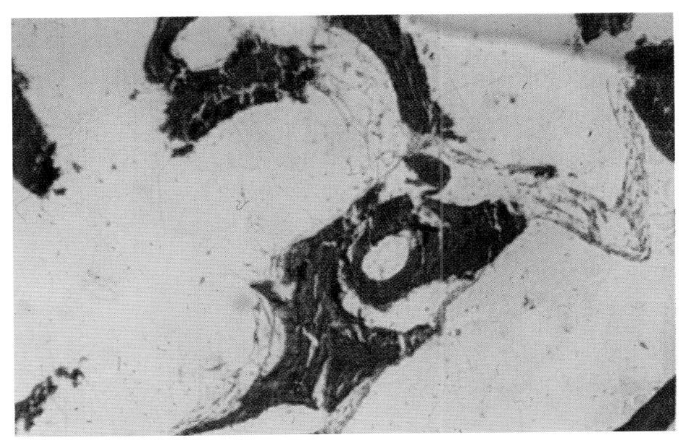

图 27-5-2-3 动力缺失性骨病的组织学表现

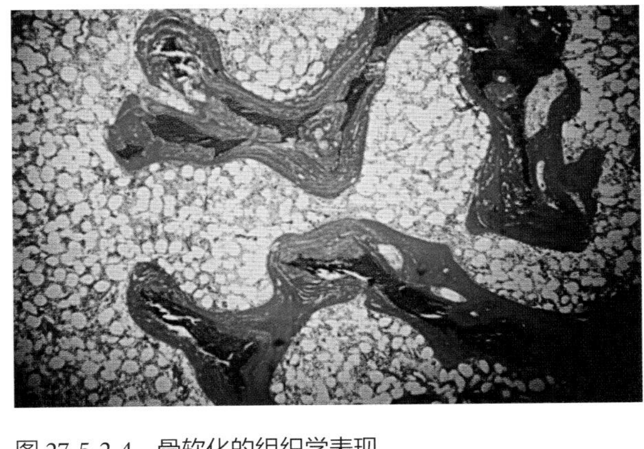

图 27-5-2-4 骨软化的组织学表现

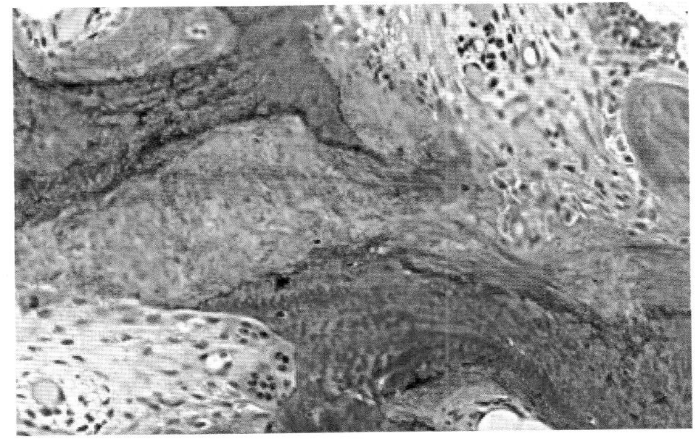

图 27-5-2-5 混合性尿毒症骨病的组织学表现

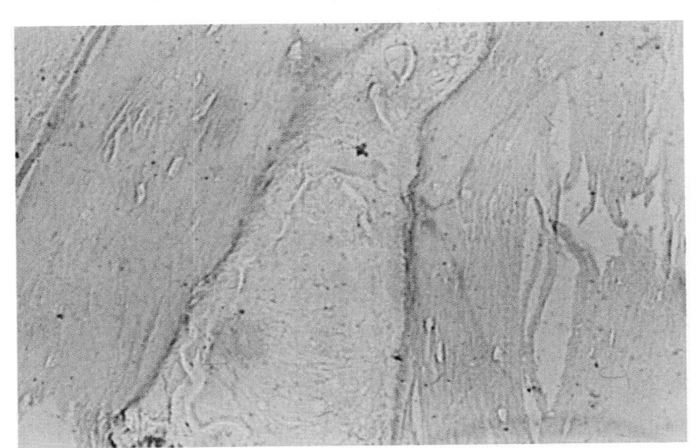

图 27-5-2-6 铝在骨表面的沉积

大多数动力缺失性骨病患者无症状，有一些患者有骨痛。动力缺失性骨病患者发生高钙血症和血管钙化的风险增加，血管钙化与死亡率增加有关。

对于诊断或疑似为动力缺失性骨病的患者，治疗方法是增加PTH分泌[3]。这可通过下述方法实现：使用不含钙的磷结合剂而非含钙的磷结合剂（2C）。减少或停用全部活性维生素D类似物，以使血清PTH浓度能够上升（2C）。使用低钙透析液（即，2.0mEq/L）而非标准透析液（即，2.5mEq/L）（2C）。

3. 骨软化 骨软化症的特征是低骨转换伴骨矿化异常。组织形态学表现为：骨组织减少，类骨质覆盖面积增加，（≥ 15%）（图 27-5-2-4）。钙、磷和 / 或碱性磷酸酶不充足时，或存在骨基质异常或对矿化过程直接抑制时，可引起矿化异常。慢性肾脏病患者发生的骨软化可能与1,25二羟维生素D（骨化三醇）形成减少、代谢性酸中毒和铝中毒等多种因素有关。

4. 混合性尿毒症性骨病 在光镜下的表现与纤维囊性骨炎相似，外周骨小梁纤维化面积 >0.5%，但其类骨质覆盖面积增加（≥ 15%）（图 27-5-2-5）。四环素荧光法评估显示骨矿化受损。其也是继发性甲状旁腺功能亢进骨病的一种表现形式。

5. 铝中毒性骨病 由于在制备透析液时加强了对水质的处理和监控，以及使用钙盐和其他化合物替代了含铝的制剂来结合肠道中的磷酸盐，故现今铝中毒性骨病比以往显著减少。铝中毒性骨病的组织学表现为铝染色阳性的骨表面（BSA）≥ 25%（图 27-5-2-6），且骨形成率低于正常。

二、骨活检的指征

骨活检是确定肾性骨营养不良类型的金标准。但是对于骨活检的确切适应证一直存在争议。一项对比血清全段PTH水平与骨活检结果的回顾性研究显示，约40%的患者有纤维囊性骨炎，60%的患者存在不同类型的低转换型骨病。当PTH水平处于150 ~ 500pg/ml和500 ~ 1 200pg/ml时，未观察到骨活检结果与PTH水平有关联；相反，动力缺失性骨病与PTH<150pg/ml显著相关[25]。

指南指出骨活检在大部分情况下并不是必需的，但是对于存在下述情况的ESRD患者可以考虑进行骨活检：不明原因的骨折、不明原因的高钙血症和/或无法解释的低磷血症，持续性骨痛，疑似铝中毒，以及应用双膦酸盐治疗前。

第三节　血管钙化

心血管疾病是透析患者最常见的死因。部分原因可能与血管钙化（vascular calcification，VC），尤其是冠状动脉钙化（coronary artery calcification，CAC）有关。研究发现：冠状动脉以外的动脉（尤其是主动脉弓和腹主动脉）出现钙沉积可能是心血管事件及总体死亡率增加和CVD的一个标志[26]。2005年KDIGO工作组首次将血管钙化作为CKD-MBD的重要组成部分。

一、CKD患者血管钙化的流行病学

CKD患者，尤其是透析的CKD患者中，血管钙化的患病率非常高。在透析患者中，经计算机断层扫描（CT）检出的血管钙化的患病率超过80%[27,28]。而非透析CKD患者中血管钙化的患病率为47% ~ 83%[29,30]。估算肾小球滤过率（eGFR）较低的个体中血管钙化的患病率通常最高。同一般人群相比，钙化现象在eGFR降低至60ml/（min · 1.73m^2）以下的患者中更为常见、程度更重且进展更快。研究表明：ESRD患者血管钙化发生率明显高于年龄、性别相匹配的普通人群，甚至高于患冠心病的非肾脏病患者；发病年龄提前，20 ~ 30岁的患者也不少见[31]。一项研究纳入了1960—1983年间死于尿毒症的120例儿童，发现其中29例有心脏钙化，12例有CAC[32]。血管钙化一旦发生进展较快。提示相当比例的CKD患者处于由血管钙化导致的心血管事件危险中。

二、CKD患者血管钙化的特点

对一般人群尸检及影像学的研究显示：95%以上的动脉钙化发生在动脉粥样硬化斑块中，即内膜钙化，此种钙化常出现在较大的动脉，如主动脉、冠状动脉、颈动脉（图27-5-3-1）。内膜钙化是炎症性过程的结果，是晚期动脉粥样硬化和闭塞性血管病的一个表现。如增加的冠状动脉钙化的评分反映了动脉粥样硬化性疾病的负荷，与心血管事件如心肌梗死、症状性心绞痛及卒中相关。

CKD患者除了内膜钙化，还常常有血管中层的钙化，也称为Monckeberg硬化，多见于股动脉、胫动脉等中小动脉（图27-5-3-2）。中膜钙化与炎症和脂质沉积均无关。钙化呈连续线样，弥散于整个富含弹性胶原的中膜。中膜钙化部分上是由血清钙、磷酸盐和维生素D的浓度增加导致的。其在年轻的CKD患者中更突出。血管中膜钙化可造成血管僵硬，导致脉压增大，脉搏波速度增加，参与了左室肥厚、功能不全和衰竭的发生。此外，大约45%的透析患者存在心脏瓣膜钙化，发生率约是一般人群的4 ~ 5倍。进行性的心脏瓣膜钙化可以导致功能不全，参与了心力衰竭的发生并增加了心内膜炎发生的危险。

内膜钙化和中膜钙化均与死亡率增加有关，但内膜钙化与心血管事件和心血管相关性死亡率的关系更密切。

三、CKD患者血管钙化的机制

CKD患者血管钙化的确切机制目前尚未完全清楚。传统观点一直认为血管钙化是不可调控的、是矿物质在血液中过度饱和造成的被动沉淀，是动脉粥样硬化自然形成的部分。但现有证据显示，CKD患者的血管钙化是由多因素参与的主动调控过程，除了传统的危险因素（如高龄、高血压、

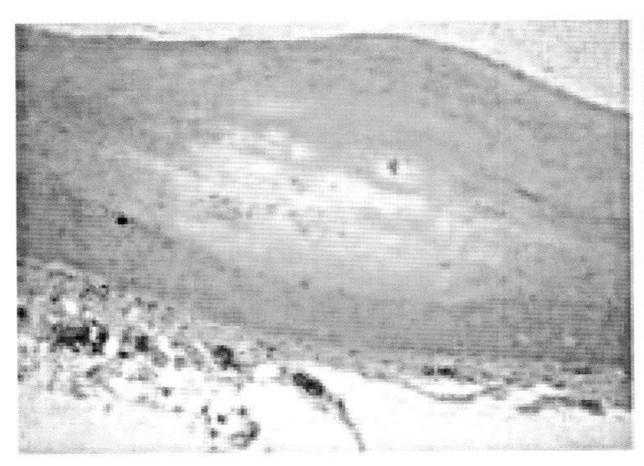
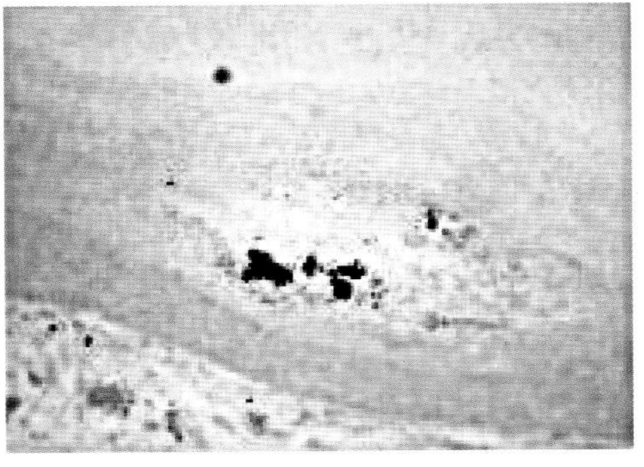

图 27-5-3-1 血管内膜的钙化，右图为 Von Cossa 染色结果

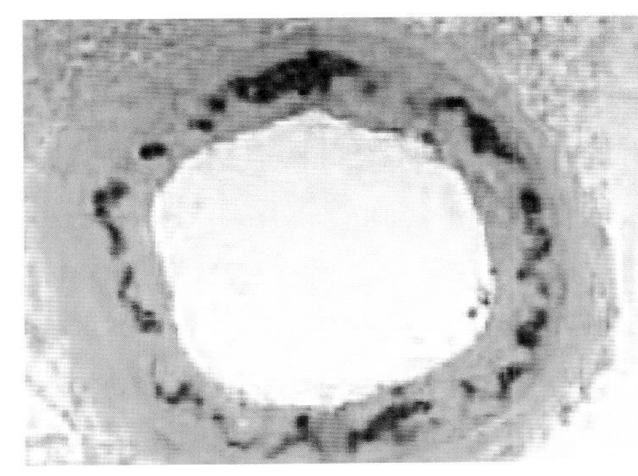
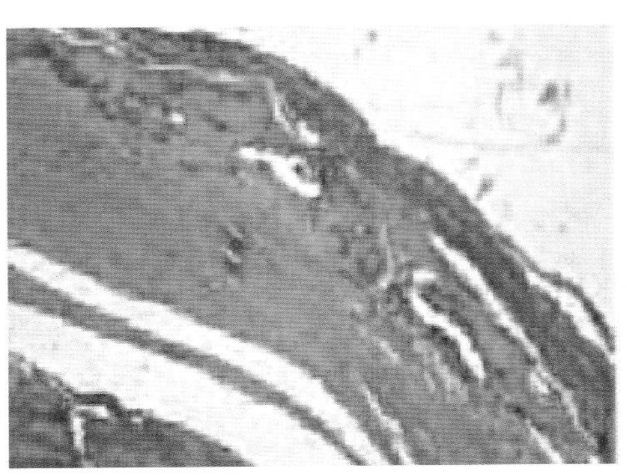

图 27-5-3-2 血管中膜的钙化，左图为 Von Cossa 染色结果

高血脂、糖尿病等），与CKD相关的多种因素（如高磷血症、高钙磷乘积等钙化促进因子及胎球蛋白A等钙化抑制因子）参与了血管钙化的发生。中膜和内膜钙化的形成机制存在某些差异：内膜钙化是炎症性过程的结果，与软骨内骨形成更相似，其间充质细胞首先转化为软骨细胞，之后发生骨化。它是晚期动脉粥样硬化和闭塞性血管病的一个表现。内膜钙化也可使血管变硬；然而，内膜钙化还与内皮功能和反应性显著下降有关。中膜钙化与炎症和脂质沉积均无关。与膜性骨形成相似，其间充质细胞直接转化为成骨细胞，不经历软骨这一中间过程。

血管钙化的发生发展过程包括细胞外基质的形成，磷灰石积聚的开始（晶核形成）和调节蛋白的生成。其中血管平滑肌细胞由肌细胞表型转变为成骨细胞表型，是血管钙化的细胞学基础。核心结合因子（Cbfα-1）是成骨细胞的特异性核转录因子，掌控下游相关骨基质蛋白和骨胶原成分的产生、调节骨骼的矿化，是启动血管钙化的标志。Chen NX曾假设尿毒症血管钙化发生的三步机制：首先磷、尿毒症血清等因素能刺激血管平滑肌细胞转分化为成骨样细胞；随后，这些成骨样细胞产生胶原和非胶原的基质蛋白，它们作为随后发生的钙化的核心；进一步，当促进钙化的因素（如增加的钙磷乘积，增加的钙负荷）超过了钙化抑制因子（如胎球蛋白A和基质Gla蛋白）的作用，核心便开始钙化。与慢性肾衰竭患者血管钙化相关的因素：

1. 高磷血症　2000 年，Giachelli 的实验室首次报道了人原代 VSMCs 在磷浓度 >2.0mmol/L 的条件下培养 12 日后出现钙的沉积。我们采用大鼠原代 VSMCs，在磷浓度为 2.4mmol/L 条件下培养 10 日，同样观察到细胞内钙含量明显增加，同时表达核心结合因子 α-1(Cbfα-1）及Ⅰ型胶原蛋白，而 α-SMA 的表达明显减弱甚至消失，说明高磷刺激血管平滑肌细胞转化为成骨样细胞[33]。我们采用高磷饮食喂养尿毒症大鼠 4 周，显示大鼠胸主动脉出现了显著的中膜钙化[34,35]。此外，动物实验及人类研究证实预防高磷血症可减少 VC。

2. 高钙血症　2004 年有作者报道了人永生化 VSMCs（应用人乳头瘤病毒感染胎儿或新生儿 VSMCs，通过 E6 和 E7 两种癌基因诱导细胞永生化）在高钙条件下培养 10 日细胞钙含量增加，呈剂量依赖性。我们对大鼠原代 VSMCs 在磷正常但高钙（2.8mmol/L）条件下培养 10 日发现随着时间延长，细胞内钙含量逐渐增加；同时表达核心结合因子 1（Cbfα-1）及Ⅰ型胶原蛋白，而 α-SMA 的表达明显减弱甚至消失[33]。这说明在促进 VSMCs 转分化上与磷有协同作用（增加 PiT-1 的表达）。同时有研究发现细胞外液过多钙的摄取使VSMCs内的钙增加；促进矿物质的成核作用，促进基质小胞的释放；在促进VSMCs凋亡上与磷有协同作用。另外，临床研究发现：明显的钙盐过度，尤其是在血磷水平升高时，能导致钙在软组织的沉积。大剂量含钙的磷结合剂的使用与高钙血症风险增加、转移性钙化和冠状动脉钙化相关。

3. 甲状旁腺功能亢进　原发性甲状旁腺功能亢进症通过增加全身性钙化、高血压和左心室肥厚，与心血管疾病的风险增加有关。在动物研究中，继发性和三发性甲状旁腺功能亢进症也与心血管病理学有关。临床资料显示：严重的继发性甲状旁腺功能亢进与广泛血管钙化及钙化防御有关。行甲状旁腺切除术（PTX）后血管钙化进展减慢或稳定。

4. 维生素D　研究发现：维生素缺乏和大剂量维生素D治疗可能增加血管钙化的风险。未经治疗的维生素D缺乏促进VC的机制，可能是通过降低PTHrp的水平和/或抑制Cbfα1和骨形成蛋白（这些蛋白可增加血管平滑肌细胞向破骨细胞的转化）实现的[36]。临床使用的骨化三醇［1,25-dihydroxy vitamin D，$1,25(OH)_2D$］常导致血钙和血磷升高，二者均可使骨外钙化加速。体外研究显示，小剂量骨化三醇对血管钙化有抑制作用，而大剂量则可促进血管钙化，因此应避免大剂量使用。

5. 脂类　脂类和脂质相关的因素也可促进VC。氧化的脂类可诱导炎症和内皮/血管平滑肌细胞损伤，这是动脉粥样硬化的一个组成部分，而高密度脂蛋白（HDL）可调节成骨细胞的分化和血管细胞的钙化，HDL水平较低与氧化型低密度脂蛋白（LDL）的不良反应增加有关。钙化是炎症过程的最终结果。

6. 炎症　尿毒症的慢性炎症环境可能促进VC，这可能是通过改变骨桥蛋白、骨保护素和胎球蛋白的浓度实现的。对透析患者进行的研究显示，血清胎球蛋白的浓度低与VC、心血管性死亡率和整体死亡率增加有关[37,38]。骨保护素可与NF-κB配体的受体激活因子（RANKL）及其受体RANK竞争，通过充当RANKL的诱饵受体发挥作用的[39]。这些调节因子间的相互作用与血管性疾病有关，RANKL可促进VC，骨保护素可防止VC[40]。临床研究显示：骨保护素的血清浓度低和高与VC有关[41]。骨桥蛋白（osteopontin，OPN）作为血管钙化的抑制因子同样参与了血管钙化的发生，我们在体外高钙、高磷诱导的大鼠血管平滑肌细胞（vascular smooth muscle cells，VSMCs）钙化实验中发现，OPN在最初10日表达不断增加，明显高于对照组。但后来表达又下调[42]。可能与高钙、高磷在诱导VSMCs发生钙化的同时启动了细胞保护机制，使OPN表达上调。但由于高磷、高钙这一促进血管钙化的因素持续存在，OPN表达下降，使钙化平衡失调，参与了VSMCs钙化的发生。

四、血管钙化的诊断

CKD患者血管钙化与心血管事件及其死亡率的研究都是以冠状动脉钙化为基础的。电子束计算机断层扫描（electron beam computed tomography，EBCT）在20世纪80年代早期开发以来，可首次无创定量地检测CAC。对于EBCT CAC扫描诊断和预后价值的评估，运用最广泛且得到最佳确认的CAC检测指标是Agatston积分。自1999年以来，多排螺旋CT（multidetector CT，MDCT）或多层螺旋CT（multislice spiral CT，MSCT）扫描仪瞬时分辨率得到改善，使搏动心脏的影像没有或极少有运动伪影。因此目前64层MDCT被认为是最先进的，且大多数较新的CAC研究都是采用这项技术。一项研究表明，对于EBCT和64层MDCT，采用体积积分和Agatston积分对CAC进行评估的效果相当[43]。鉴于CT检测价格昂贵、射线剂量较大、普及性不够高，很多学者进行了其他方法检测不同部位血管钙化的探讨，结果显示：侧位腹部X片检查腹主动脉钙化和冠状动脉钙化积分有很好的相关性[44]。也有研究显示了应用超声检测瓣膜钙化和PWV检测也与冠状动脉钙化有很好的相关性[45]。由于CKD患者冠状动脉钙化和其他部位的钙化比一般人群发生率高、程度重、进展快，侧位腹部X片检查腹主动脉，PWV的测定，超声心动图检测瓣膜钙化这些方法更方便、可得。在2009年KDIGO关于慢性肾脏病-矿物质和骨异常诊断、评价、预防和治疗的临床实践指南中指出：对于CKD 3 ～ 5期透析患者，建议可以使用侧位腹部X片检测是否存在血管钙化，使用超声心动图检测是否存在瓣膜钙化，作为替代CT为基础的成像检查的合理选择（2C）。

五、血管钙化的防治

1. 传统危险因素的控制　控制血糖、纠正高脂血症等。

（1）糖尿病：研究显示：糖尿病不仅是非CKD患者血管钙化的危险因素，也增加CKD患者血管钙化的风险。例如Dallas心脏研究表明，对于eGFR<60ml/（min·1.73m^2）但未进行透析的患者，糖尿病可使血管钙化风险从3.5%上升至55.7%[46]。

（2）血脂异常：血脂异常可增加非CKD患者的血管钙化风险，可以预测CKD患者血管钙化的风险。一项系统回顾纳入了20年间的30项研究，证实了血脂异常对于血管钙化的作用[47]。司维拉姆对血管钙化的有益影响至少在一定程度上与其降脂作用有关。

2. 与尿毒症相关危险因素的控制

（1）控制高磷血症：高磷血症是血管钙化特别是冠状动脉钙化的独立危险因素，临床上通过控制高磷血症可以减轻冠状动脉及主动脉的血管钙化。如何控制高血磷见第一节高磷血症。

（2）减少钙的负荷：见本章第一节钙代谢紊乱。

（3）治疗继发性甲状旁腺功能亢进：见第一节继发性甲状旁腺功能亢进。

（4）肾移植：有研究显示：肾移植可减缓或终止CAC的进展。该研究纳入了23例行肾移植和17例行血液透析的患者，在基线时和随访至少15个月之后进行了CT扫描。随着时间推移，移植组患者的CAC无改变，而透析组患者的CAC则出现进展[48]。然而，也有证据表明有很多受试者在肾移植后仍有明显的CAC进展。例如，一项研究纳入了82例患者，在移植时和移植至少1年后分别进行了心脏EBCT检查。结果表明，虽然大多数（89%）基线时无钙化的受试者仍然未发生钙化，但平均CAC评分增加[49]。

（5）其他治疗：一项小型研究发现，甲状旁腺次全切术可以显著减轻或稳定血管钙化[50]。目前正在研究硫代硫酸钠或大剂量维生素K_1预防血管钙化的能力[51]。

六、钙化防御

钙化防御是一种较为少见的钙化综合征，也称之为钙化性尿毒症性小动脉病（calcific uremic arteriolopathy，CUA），现在已被报道得越来越多。表现为坏死性脂膜炎或上行性肢端坏疽。最常见于ESRD患者。

（一）发病机制及危险因素

1. CUA的发病机制尚不清楚，可能与ESRD患者血管和软组织钙化的过程相同，除此之外，血管内皮损伤和功能障碍导致皮肤小动脉狭窄和血液高凝状态，均可能与缺血和皮下坏死有关。尽管其发病机制涉及多种因素，但仍可能在一定程度上与使用含钙的磷酸盐结合剂和维生素D的使用增加有关。

2. 危险因素　包括高磷血症、肥胖、女性、高凝状态（如蛋白质C和蛋白质S缺乏及抗磷脂综合征）、低白蛋白血症，以及药物（包括华法林、含钙的磷酸盐结合剂、维生素D类似物、全身性糖皮质激素，可能还包括铁剂）。

肥胖（BMI>30kg/m^2）：可能与肥胖增加了对真皮小动脉和皮下小动脉的压力，导致其出现局灶性营养不良性钙化。

华法林：临床研究发现使用华法林是发生CUA的一个重要危险因素。一项回顾性队列研究纳入2 234例血液透析患者，其中142例在使用华法林，而使用华法林组中的CUA发生率更高（142例中有4例）[52]。华法林可抑制基质糖蛋白（matrix glycoprotein，MGP）的维生素K依赖性羧化作用，而MGP是一种与矿物质结合的细胞外基质蛋白，在动物模型中能有效抑制动脉和软骨的钙化，因此使用华法林抗凝可能出现CUA。

铁剂：使用铁剂可能增加发生钙化防御的风险。目前已在钙化防御患者的活检组织中发现了铁沉积[53,54]。

（二）临床表现

CUA常累及脂肪丰富的区域包括腿部、腹部和臀部。有一些患者也可能出现指（趾）缺血性损伤。特征性病变为网状青斑和/或紫罗兰色的疼痛性斑块样皮下结节，并可进展为缺血性/坏死性溃疡，常不易愈合，常伴发继发的感染。发生缺血性坏死区域常有剧烈疼痛。

（三）治疗

1. 积极的伤口护理与充分控制疼痛。

2. 避免局部组织创伤，包括皮下注射。

3. 氧疗（通过面罩给氧，一次10 ~ 15L、持续2小时、每日1次），或在条件允许时行高压氧疗（在2.5个大气压下、一次持续90分钟、每日1次）。

4. 静脉给予硫代硫酸钠（sodium thiosulfate，STS）。建议的硫代硫酸钠剂量为一次25g（稀释到100ml生理盐水中）输注持续30 ~ 60分钟、一周3次，一般在血液透析的最后1小时给药。这一治疗方案应持续进行，直至病变完全消退。

5. 纠正高磷血症和增加的钙的负荷，建议使用不含钙及铝的磷结合剂（如碳酸司维拉姆碳或者碳酸镧）来治疗CUA患者的高磷血症。

6. 积极治疗和控制继发性甲状旁腺功能亢进，目前还没有比较西那卡塞和维生素D类似物治疗行透析的CUA患者的前瞻性或观察性随机研究。对于所有甲状旁腺素（PTH）水平升高（>300pg/ml）的钙性尿毒症性小动脉病（CUA）患者，建议使用西那卡塞，而不是维生素D类似物治疗（2C）。因为维生素D类似物有增加钙磷乘积的趋势，而西那卡塞可在抑制PTH的同时降低钙磷乘积。透析和药物治疗都无法控制钙磷浓度的患者，尽快接受甲状旁腺切除术可能有益。

7. 建议加强血液透析，即使是透析方案已能达到充分清除的患者也是如此。建议的方案为1日透析4小时、连续7日，然后每周透析5 ~ 6次，直至CUA病变消退（2C）。

8. 使用低钙透析液（4 ~ 6mg/dl，1.0 ~ 1.5mmol/L）透析。

9. 尽可能停用所有可促进CUA的药物，包括维生素D、含钙制剂、铁剂和华法林。

10. 应通过输血将血红蛋白（Hb）维持在9.5 ~ 10.5g/dl，而不是使用红细胞生成刺激剂（ESA）。

（四）预后

CUA是一种病情严重且死亡率较高的疾病。目前还缺少关于CUA确切结局的前瞻性研究。估计的CUA1年存活率为45.8%[55]。目前针对CUA治疗的效果似乎都不太理想，尽管积极治疗基础的矿物质代谢紊乱，其死亡率仍然很高，特别是治疗时病情已到较晚期的阶段，以及出现皮肤和软组织缺血性和坏死性溃疡的病例[56]。指（趾）缺血的预后略好于近端皮肤坏死，但这类患者的死亡风险仍然较严重。感染是该病死亡率高的主要原因，有一报道死亡率高达58%[57]。出现溃疡患者的死亡率超过80%[58]。

（王　梅）

参考文献

1. PALMER SC, HAYEN A, MACASKILL P, et al. Serum levels of phosphorus, parathyroid hormone, and calcium and risks of death and cardiovascular disease in individuals with chronic kidney disease: a systematic review and meta-analysis. JAMA, 2011, 305(11):1119-1127.
2. ISAKOVA T, GUTIÉRREZ OM, CHANG Y, et al. Phosphorus binders and survival on hemodialysis. J Am Soc

Nephrol, 2009, 20(2):388-396.

3. CANNATA-ANDÍA JB, FERNÁNDEZ-MARTÍN JL, LOCATELLI F, et al. Use of phosphate-binding agents is associated with a lower risk of mortality. Kidney Int, 2013, 84(5):998-1008.
4. JAMAL SA, VANDERMEER B, RAGGI P, et al. Effect of calcium-based versus non-calcium-based phosphate binders on mortality in patients with chronic kidney disease: an updated systematic review and meta-analysis. Lancet, 2013, 382(9900):1268-1277.
5. CHERTOW GM, BURKE SK, RAGGI P, et al. Treat to Goal Working Group. Sevelamer attenuates the progression of coronary and aortic calcification in hemodialysis patients. Kidney Int, 2002, 62(1):245-252.
6. BLOCK GA, SPIEGEL DM, EHRLICH J, et al. Effects of sevelamer and calcium on coronary artery calcification in patients new to hemodialysis. Kidney Int, 2005, 68(4):1815-1824.
7. BLOCK GA, RAGGI P, BELLASI A, et al. Mortality effect of coronary calcification and phosphate binder choice in incident hemodialysis patients. Kidney Int, 2007, 71(15):438-441.
8. DI IORIO B, BELLASI A, RUSSO D, et al. INDEPENDENT Study Investigators. Mortality in kidney disease patients treated with phosphate binders: a randomized study. Clin J Am Soc Nephrol, 2012, 7(3):487-493.
9. CHERTOW GM, RAGGI P, CHASAN-TABER S, et al. Determinants of progressive vascular calcification in haemodialysis patients. Nephrol Dial Transplant, 2004, 19(6):1489-1496.
10. SCHILLER LR, SANTA ANA CA, SHEIKH MS, et al. Effect of the time of administration of calcium acetate on phosphorus binding. N Engl J Med, 1989, 320(17):1110-1113.
11. KOVESDY CP, KUCHMAK O, LU JL, et al. Outcomes associated with serum calcium level in men with non-dialysis-dependent chronic kidney disease. Clin J Am Soc Nephrol, 2010, 5(3):468-476.
12. MILLER JE, KOVESDY CP, NORRIS KC, et al. Association of cumulatively low or high serum calcium levels with mortality in long-term hemodialysis patients. Am J Nephrol, 2010, 32(5):403-413.
13. PHILIP JK. Calcium loading, Calcium accumulation, and associated cardiovascular risks in dialysis patients. Blood Purif, 2005, 23(suppl 1):12-19.
14. PATRÍCIA JM, CRISTINA J, CARINA F, et al. Cholecalciferol supplementation in hemodialysis patients: effects on mineral metabolism, inflammation, and cardiac dimension parameters. Clin J Am Soc Nephrol, 2010, 5(5): 905-911.
15. PILZ S, IODICE S, ZITTERMANN A, et al. Vitamin D status and mortality risk in CKD: A meta-analysis of prospective studies. Am J Kidney Dis, 2011, 58(3):374-382.
16. TRIPKOVIC L, LAMBERT H, HART K, et al. Comparison of vitamin D2 and vitamin D3 supplementation in raising serum 25-hydroxyvitamin D status: a systematic review and meta-analysis. Am J Clin Nutr, 2012, 95(6):1357-1364.
17. SLATOPOLSKY E, FINCH J, DENDA M, et al. Phosphorus restriction prevents parathyroid gland growth. High phosphorus directly stimulates PTH secretion in vitro. J Clin Invest, 1996, 97(11):2534-2540.
18. NAVEH-MANY T, RAHAMIMOV R, LIVNI N, et al. Parathyroid cell proliferation in normal and chronic renal failure rats. The effects of calcium, phosphate, and vitamin D. J Clin Invest, 1995, 96(4):1786-1793.
19. SAITO H, MAEDA A, OHTOMO S, et al. Circulating FGF-23 is regulated by 1alpha, 25-dihydroxyvitamin D3 and phosphorus in vivo. J Biol Chem, 2005, 280(4):2543-2549.
20. COZZOLINO M, LU Y, FINCH J, et al. p21WAF1 and TGF-alpha mediate parathyroid growth arrest by vitamin D and high calcium. Kidney Int, 2001, 60(6):2109-2117.
21. SAITO H, KUSANO K, KINOSAKI M, et al. Human fibroblast growth factor-23 mutants suppress Na^+-dependent phosphate co-transport activity and 1alpha, 25-dihydroxyvitamin D3 production. J Biol Chem, 2003, 278(4):2206-2211.
22. CANALEJO R, CANALEJO A, MARTINEZ-MORENO JM, et al. FGF23 fails to inhibit uremic parathyroid glands. J Am Soc Nephrol, 2010, 21(7):1125-1135.
23. PALMER SC, NISTOR I, CRAIG JC, et al. Cinacalcet in patients with chronic kidney disease: a cumulative meta-analysis of randomized controlled trials. PLoS Med, 2013, 10(4):e1001436.
24. MOE S, DRÜEKE T, CUNNINGHAM J, et al. Definition, evaluation, and classification of renal

osteodystrophy: a position statement from Kidney Disease: Improving Global Outcomes (KDIGO). Kidney Int, 2006, 69(11):1945-1953.

25. GAL-MOSCOVICI A, POPOVTZER MM. New worldwide trends in presentation of renal osteodystrophy and its relationship to parathyroid hormone levels. Clin Nephrol, 2005, 63(4):284-289.
26. BOS D, LEENING MJ, KAVOUSI M, et al. Comparison of Atherosclerotic Calcification in Major Vessel Beds on the Risk of All-Cause and Cause-Specific Mortality: The Rotterdam Study. Circ Cardiovasc Imaging, 2015, 8(12). pii:e003843.
27. BRAUN J, OLDENDORF M, MOSHAGE W, et al. Electron beam computed tomography in the evaluation of cardiac calcification in chronic dialysis patients. Am J Kidney Dis, 1996, 27(3):394-401.
28. MATSUOKA M, ISEKI K, TAMASHIRO M, et al. Impact of high coronary artery calcification score (CACS) on survival in patients on chronic hemodialysis. Clin Exp Nephrol, 2004, 8(1):54-58.
29. GOODMAN WG, GOLDIN J, KUIZON BD, et al. Coronary-artery calcification in young adults with end-stage renal disease who are undergoing dialysis. N Engl J Med, 2000, 342(20):1478-1483.
30. RUSSO D, PALMIERO G, DE BLASIO AP, et al. Coronary artery calcification in patients with CRF not undergoing dialysis. Am J Kidney Dis, 2004, 44(6):1024-1030.
31. KRAMER H, TOTO R, PESHOCK R, et al. Association between chronic kidney disease and coronary artery calcification: the Dallas Heart Study. J Am Soc Nephrol, 2005, 16(2):507-513.
32. MILLINER DS, ZINSMEISTER AR, LIEBERMAN E, et al. Soft tissue calcification in pediatric patients with end-stage renal disease. Kidney Int, 1990, 38(5):931-936.
33. 王英,王梅.高钙、高磷对体外培养的大鼠血管平滑肌细胞钙化的作用.中国血液净化杂志, 2008, 7(2): 85-89.
34. 江瑛,王梅.高血磷对慢性肾衰竭大鼠血管钙化的影响.中华肾脏病杂志, 2007, 23(10):663-667.
35. 江瑛,王梅.PiT-1 在高磷血症导致慢性肾衰竭大鼠血管钙化中的表达.中国血液净化, 2009, 8(6):326-330.
36. DRISSI H, POULIOT A, KOOLLOOS C, et al. 1, 25-(OH)2-vitamin D3 suppresses the bone-related Runx2/Cbfa1 gene promoter. Exp Cell Res, 2002, 274(2):323-333.
37. STENVINKEL P, WANG K, QURESHI AR, et al. Low fetuin-A levels are associated with cardiovascular death: Impact of variations in the gene encoding fetuin. Kidney Int, 2005, 67(6):2383-2392.
38. 王宓,王梅,甘良英,等.血液透析患者血浆肽球蛋白 A 水平及其与血管钙化的关系.中国血液净化杂志, 2007, 6(5):263-266.
39. ZANNETTINO AC, HOLDING CA, DIAMOND P, et al. Osteoprotegerin (OPG) is localized to the Weibel-Palade bodies of human vascular endothelial cells and is physically associated with von Willebrand factor. J Cell Physiol, 2005, 204(2):714-723.
40. COLLIN-OSDOBY P. Regulation of vascular calcification by osteoclast regulatory factors RANKL and osteoprotegerin. Circ Res, 2004, 95(11):1046-1057.
41. 韦洮,王梅,甘良英,等.血液透析患者血管钙化、骨密度与骨保护素及其配体的相互关系.中华肾脏病杂志, 2008, 24(7):456-460.
42. 王英,王梅.高钙、高磷诱导的大鼠血管平滑肌细胞钙化过程中骨桥蛋白表达的动态变化.中国血液净化, 2007, 6(5):267-271.
43. MAO SS, PAL RS, MCKAY CR, et al. Comparison of coronary artery calcium scores between electron beam computed tomography and 64-multidetector computed tomographic scanner. J Comput Assist Tomogr, 2009, 33(2):175-178.
44. 甘良英,王梅,于小勇,等.X 线平片在诊断血液透析患者血管钙化中的应用.中华肾脏病杂志, 2009, 25(2):81-85.
45. KAROHL C, D'MARCO GASCÓN L, RAGGI P. Noninvasive imaging for assessment of calcification in chronic kidney disease. Nat Rev Nephrol, 2011, 7(10):567-577.
46. KRAMER H, TOTO R, PESHOCK R, et al. Association between chronic kidney disease and coronary artery calcification: the Dallas Heart Study. J Am Soc Nephrol, 2005, 16(2):507-513.

47. MCCULLOUGH PA, SANDBERG KR, DUMLER F, et al. Determinants of coronary vascular calcification in patients with chronic kidney disease and end-stage renal disease: a systematic review. J Nephrol, 2004, 17(2):205-215.
48. MOE SM, O'NEILL KD, RESLEROVA M, et al. Natural history of vascular calcification in dialysis and transplant patients. Nephrol Dial Transplant, 2004, 19(11):2387-2393.
49. SCHANKEL K, ROBINSON J, BLOOM RD, et al. Determinants of coronary artery calcification progression in renal transplant recipients. Am J Transplant, 2007, 7(9):2158-2164.
50. BLEYER AJ, BURKART J, PIAZZA M, et al. Changes in cardiovascular calcification after parathyroidectomy in patients with ESRD. Am J Kidney Dis, 2005, 46(3):464-469.
51. COVIC A, KANBAY M, VORONEANU L, et al. Vascular calcification in chronic kidney disease. Clin Sci (Lond), 2010, 119(3):111-121.
52. GALLOWAY PA, EL-DAMANAWI R, BARDSLEY V, et al. Vitamin K antagonists predispose to calciphylaxis in patients with end-stage renal disease. Nephron, 2015, 129(3):197-201.
53. AMULURU L, HIGH W, HIATT KM, et al. Metal deposition in calcific uremic arteriolopathy. J Am Acad Dermatol, 2009, 61(1):73-79.
54. FARAH M, CRAWFORD RI, LEVIN A, et al. Calciphylaxis in the current era: emerging 'ironic' features? Nephrol Dial Transplant, 2011, 26(1):191-195.
55. WEENIG RH, SEWELL LD, DAVIS MD, et al. Calciphylaxis: natural history, risk factor analysis, and outcome. J Am Acad Dermatol, 2007, 56(4):569-579.
56. ROE SM, GRAHAM LD, BROCK WB, et al. Calciphylaxis: early recognition and management. Am Surg, 1994, 60(2):81-86.
57. ADROGUÉ HJ, FRAZIER MR, ZELUFF B, et al. Systemic calciphylaxis revisited. Am J Nephrol, 1981, 1:177-183.
58. FINE A, ZACHARIAS J. Calciphylaxis is usually non-ulcerating: risk factors, outcome and therapy. Kidney Int, 2002, 61(6):2210-2217.

第六章
其他内分泌紊乱

第一节　甲状腺功能

甲状腺激素是婴儿脑部和躯体发育及成人代谢活动的关键性因素，也对其他各器官系统的功能有重要影响。

一、肾脏与甲状腺激素的代谢

体内有2种具有生物活性的甲状腺激素：甲状腺素（T4）和3,5,3'-三碘甲腺原氨酸（T3）。甲状腺滤泡是甲状腺的基本功能单位，滤泡细胞分泌的激素（T4和T3）以甲状腺球蛋白的形式储存在胶质中。T4仅在甲状腺中生成，而T3除在甲状腺中生成外，80%在许多其他组织中由T4脱碘而生成。进入血液循环中的甲状腺激素大部分与血浆蛋白质结合，只游离的甲状腺素能弥散到细胞内而具有生物活性。结合激素是游离甲状腺素的储存库。如果从T4的内环上去掉1个碘原子，就形成了3,3',5'-三碘甲腺原氨酸（反T3，rT3），后者没有生物活性。随着肾小球滤过功能的下降，碘的排泄减少，从而导致血浆无机碘浓度升高和初始甲状腺碘摄取增加。体内总无机碘增加可以阻止甲状腺激素合成（Wolff-Chaikoff效应）[1]。此外，肾衰竭患者存在的代谢性酸中毒以及体内潴留的尿素、肌酐、吲哚类和酚类都抑制T4与甲状腺激素结合球蛋白等的结合[2]。这与慢性肾脏疾病（CKD）患者甲状腺肿和甲状腺功能减退的发生率略高可能有关[3]。

二、低T3水平

多数ESRD患者血浆游离三碘甲状腺素（triiodothyronine，T3）减少，这反映了在外周甲状腺素（thyroxine，T4）向T3的转化减少，而血浆rT3水平通常是正常的。血浆游离T3低水平还可能与总体生存率降低和营养不良-炎症综合征的存在相关[4,5]。由于尿毒症毒素抑制T4与蛋白质的结合，因此有些慢性肾脏病患者血清T4水平低。血清促甲状腺激素（TSH）浓度一般是正常的，但是TSH对外源性促甲状腺素释放激素（thyrotropin-releasing hormone，TRH）的反应常常钝化和延迟，其恢复到基线水平需要的时间较长[6]，肾清除率降低可能促成这种恢复延迟，因为TSH和TRH通常由肾脏排泄。激素反应钝化也表明存在可能与尿毒症毒素诱导的下丘脑-垂体水平功能紊乱有关。

低T3浓度最初被认为是慢性疾病的一种适应性反应，现已认为其与尿毒症患者全因死亡率和心血管死亡率相关[5,7,8]。在一项纳入210例血液透析患者的研究中，低T3浓度（特别是在整个38个月的研究期间持续存在低T3浓度）与全因死亡率和心血管死亡率升高相关，风险比分别为2.7和4.0[8]。T4低水平（但TSH水平不低）也与全因死亡率和心血管死亡率相关。

尽管大多数尿毒症患者的甲状腺功能正常，但有一些证据表明组织对T3的反应性下降[9]。虽然在肾衰竭患者中基础氧利用率是正常的，但给予T3类药物后并没有观察到预期的增加。还有人提出，T3生成减少可使蛋白质分解代谢最小化，从而具有保护作用[10]。

有研究显示：CKD患者甲状腺结节和甲状腺癌的发生率可能稍高[11]。原因尚不明确。

第二节　生殖及性功能

一、女性患者

慢性肾脏病（CKD）女性患者常存在月经紊乱、生殖和性功能障碍，当进至终末期肾病（ESRD）时通常导致闭经。在开始维持性透析后某些女性患者可恢复正常月经[12-18]。但也可能出现月经过多，有时导致严重失血并增加对输血的需求。

（一）月经及性激素紊乱

整个月经周期分为两个时期：卵泡期和黄体期。正常月经周期受多种因素的调节，是刺激作用和抑制作用紧密协调的结果。尿毒症女性患者的突出特征是无排卵。研究显示：通过子宫内膜活检证实其缺乏孕激素对子宫内膜的作用；在月经周期中预期的黄体期，缺乏基础体温的升高；缺乏排卵前黄体生成素（luteinizing hormone，LH）和雌激素浓度的峰值[17-19]。当使用外源性雌激素模拟排卵前雌激素的激增时，未能刺激LH的释放，因此LH不能升高部分反映了雌激素正反馈途径的紊乱[19]。相比之下，低剂量雌激素对促性腺激素释放的反馈抑制并未受损。

此外，CKD女性血循环中的催乳素浓度通常升高并可发生溢乳，这是由于催乳素的分泌增加但代谢清除降低[20]。催乳素水平升高可能损害患者的下丘脑-垂体功能，导致这些患者的性功能障碍并出现溢乳。在这些患者中使用溴隐亭进行治疗可纠正高催乳素血症，但不能恢复正常月经[20]，提示还有其他机制参与。

存在性功能障碍的尿毒症女性初始治疗目标包括：充分透析，长期无排卵但在月经周期的卵泡期血清雌激素浓度处于正常范围内的CKD女性，每月给予10日黄体酮（如醋酸甲羟孕酮5 ~ 10mg）可使月经恢复。该治疗方法还可能减少因雌激素（而不是孕激素）长期刺激子宫内膜引发子宫内膜增生从而导致发生子宫内膜癌的可能性[14]。长期使用黄体酮通常可终止月经过多女性的月经，在极少数情况下，此类患者将需进行子宫切除术[15]。

（二）生殖功能

尿毒症女性由于月经周期不排卵，进而常导致不孕[17]。长期透析的女性经常也存在性欲下降，且达到性高潮的能力下降。尽管ESRD女性中仍可出现妊娠，但妊娠丢失率显著增加[21]。在可维持至足月的不常见的妊娠中，通常这些患者存在一定的残余肾功能。在长期透析患者中，不鼓励将恢复生育力作为一种治疗目标。相比之下，在肾移植后肾脏功能良好的女性中，排卵的异常通常可被逆转并可成功妊娠。

二、男性患者

（一）性功能障碍及性激素紊乱

男性尿毒症患者性功能障碍的主要表现为勃起功能障碍、性欲下降和性交频率明显减少。在进行维持性血液透析后，上述症状可能有所改善，但极少能恢复正常[22,23]。相比之下，移植功能良好的肾脏使性活动恢复的可能性大得多，但仍可能存在生殖功能受损的特征，特别是性欲下降和勃起功能障碍[22]。

导致男性尿毒症患者性功能障碍的主要因素与尿毒症毒素有关，其他包括周围神经病变、自主神经功能障碍、外周血管疾病和药物如β受体阻滞剂或三环类抗抑郁药物的应用等。

研究发现，尿毒症男性患者血清总睾酮和游离睾酮浓度通常降低，但性激素结合球蛋白的能力和浓度正常[24]。而透析患者的低血清睾酮水平与死亡率增加有关[25]。此外患者的血清LH浓度升高[17]，这与睾酮反馈调节降低有关。卵泡刺激素（follicle-stimulating hormone，FSH）分泌也升高，很可能是睾酮和抑制素（由支持细胞产生）下降所导致的。有研究提示，FSH水平升高可能预示患者在肾移植后精子发生功能的恢复较差。大多数男性透析患者的血浆催乳素浓度升高[26]，是正常人的3倍。催乳素的代谢清除率也有下降，但仅下降33%[27]。另外，患者还存在催乳素的调控异常。男性肾衰竭患者使用溴隐亭可将催乳素水平降至接近正常的水平，但并不是都能对改善性欲和性能力有效。溴隐亭的副作用发生率较高，特别是低血压[28]。

此外，约30%的维持性血液透析男性患者会出现乳房发育[29]。多发生在开始透析的几个月内，然后随着透析的进程又消退。其发病机制尚不明确。

存在性功能障碍的男性尿毒症患者的治疗措施包括充分透析，停用可能致性功能障碍药物（在可能的情况下）以及纠正慢性肾病性贫血，可能有助于增强患者的性功能。当然患者整体健康状况的改善可能在性功能障碍恢复中起了重要作用。但也有证据表明垂体性腺反馈机制恢复正常起了重要作用：即睾酮水平升高，同时血清LH、FSH和催乳素的浓度下降趋于正常。此外，应用磷酸二酯酶抑制剂——西地那非能有效治疗透析以及肾移植患者的勃起功能障碍[30]，为了避免血液透析患者发生低血压的可能性，推荐在非透析日使用西地那非。禁止同时使用任何形式的西地那非和硝酸盐类药物。应用多巴胺受体激动剂对于血清催乳素升高的男性患者的性功能改善有一定作用[31]。血清睾酮浓度低的男性患者应用睾酮替代疗法可以改善临床症状，但性欲和性能力通常无法恢复。对于锌缺乏男性患者补充锌可能对性腺衰竭有效，并能改善性功能和性欲，是一种合理的治疗选择[32]。

（二）生殖功能

男性尿毒症患者有精子发生受损和睾丸损害，常常导致不育[33,34]。精液分析通常显示射精量减少、弱精子症或完全性无精子症以及活动精子的百分比较低。睾丸组织学检查显示，精子发生活性的下降程度从成熟精母细胞数量减少到生精单元完全不发育。其他表现包括曲细精管损害、支持细胞萎缩以及间质纤维化和钙化。引起尿毒症患者睾丸损害的因素尚不明确。对于进行持续性血液透析的患者，透析管中的增塑剂（如邻苯二甲酸盐）可能对睾丸损害有一定作用。

功能良好的肾移植可以改善男性患者的生殖功能，同时使血清睾酮浓度恢复正常和增加精子计数[22]。

第三节　生长激素

生长激素（growth hormone，GH）是由垂体生长激素分泌细胞产生的。GH在胎儿期早期即开始分泌并持续整个童年和成年，但在青春期过后分泌率逐渐降低。GH通过与主要位于肝脏的特异性受体（同源二聚体）结合，通过涉及Janus激酶（JAK）/信号转导及转录激活蛋白（STAT）通路的磷酸化级联反应诱导细胞内信号转导。其主要作用是刺激IGF-1的肝脏合成和分泌，IGF-1是一种强有力的生长和分化因子，是GH诱导的一种关键蛋白，可能与GH的大部分促生长活性有关[35]。

GH的分泌是由下丘脑和外周因素作用于生长激素分泌细胞而直接调控的。下丘脑生长激素释放激素（GHRH）和生长抑素［即生长激素抑制激素（SRIH）］分别刺激和抑制GH的分泌。这些激素通过与生长激素分泌细胞的特异性细胞表面受体结合而发挥作用。GHRH刺激GH的转录和分泌，还刺激生长激素分泌细胞的增殖。

在CKD向ESRD的进展过程中可引起生长激素调节过程中的各种异常，包括血浆浓度增加以及终末器官反应性减少。由于多种因素的相互作用，包括肾清除率降低，生长激素的下丘脑-垂体调节功能受到干扰，CKD患者血浆中生长激素浓度常常升高。

生长激素代谢改变与CKD儿童生长迟缓之间的关系已受到了广泛的关注[36]。因为尿毒症患者循环中的生长激素水平升高，所以有人提出，尿毒症个体可能存在终末器官抵抗。对尿毒症大鼠的研究证实：其生长激素受体的数量、肝生长激素受体mRNA的数量，以及软骨细胞对生长激素和IGF-1的反应都有所下降[37-39]。生长障碍是CKD儿童的一个重要并发症，CKD发病年龄越小，对生长迟缓的潜在影响就越大。虽然尚未完全了解生长障碍的机制，但临床及实验室证据表明，GH及其主要介质IGF-1代谢紊乱是CKD患儿生长不良的主要发病机制。CKD儿童生长迟缓可能与生长激素抵抗有关。可能促使生长激素抵抗的因素包括生长调节素活性降低、热量摄取减少以及代谢性酸中毒。CKD患儿生长不良可导致患病率升高及死亡率升高。由于CKD患儿普遍存在生长不良，应对他们持续进行常规生长评估。如果存在生长障碍的证据，即生长速度的平均Z评分小于–2或基于性别和年龄的平均身高Z评分小于–1.88。首先纠正其他相关危险因素，包括：营养不足、代谢性酸中毒、液体和电解质异常、贫血和肾性骨营养不良。CKD儿童使用重组人生长激素（rhGH）治疗的目标是使患者达到正常最终身高。通常，在幼儿时期（6岁之前）较早干预和在肾衰竭早期时干预，则对rhGH治疗的反应较好，从而更可能实现正常最终身高这一目标。推荐初始剂量为0.045 ~ 0.05mg/（kg·d）(相当于每日剂量4U/m^2体表面积)，经皮下注射给药（1B）。该rhGH剂量大于给予生长激素（GH）缺乏儿童的剂量，因为CKD儿童需要药理给药剂量而非替代疗法的剂量。rhGH治疗的最佳疗程仍不确定。需要根据患者的体重每3 ~ 4个月重新调整给药剂量。当达到根据双亲身高中值计算的目标身高时，可以考虑缩减剂量（如推荐剂量的50%）。

虽然持续rhGH治疗似乎并不与任何重大不良反应有关，但建议对接受rhGH长期治疗的患者，监测葡萄糖代谢异常（血清葡萄糖水平）、颅内压增高（检眼镜检查）、肾功能（血清肌酐），以及在出现症状时，行髋关节X线摄影以检测是否有股骨头骨骺滑脱（2B）。

如果发生下述任意情况，则停止治疗：

（1）骨骺闭合。

（2）发生活动性肿瘤疾病。

（3）对rhGH或其制剂成分过敏。

（4）颅内压增高。

（5）依从性差。

基于CKD分期的重度甲状旁腺功能亢进症：CKD2 ~ 4期的患者其甲状旁腺激素水平大于400pg/ml；CKD 5期患者其甲状旁腺激素水平大于900pg/ml。

第四节　瘦素

瘦素是一种由肥胖基因（ob）编码的16kD的蛋白质产物，主要由脂肪细胞产生。瘦素释放到血液中后，与瘦素结合蛋白相结合，然后通过一种可饱和的传输机制被脉络丛中的瘦素受体（leptin receptor，LEPR）转运到脑脊液中。瘦素主要作用于下丘脑，在下丘脑中激活Jak/STAT信号级联反应，减少了神经肽Y（neuropeptide Y，NPY）（一种非常强效的食欲刺激物）的产生，从而引起食欲抑制、能量消耗增加和体重减轻[40]。体重指数（BMI）和体内脂肪量与瘦素生成密切相关。在规律进食的情况下，瘦素浓度反映了脂肪组织的含量。肾脏对血浆中瘦素的清除具有十分重要的作用。瘦素可被肾小球自由滤过，但尿中很少或几乎不存在被肾脏清除的瘦素。肾脏对瘦素的处理可能是通过肾小管的摄取和细胞降解而发生的。CKD患者的血清瘦素水平通常显著升高，尤其是当与年龄和BMI相匹配的对照者相比较时。CKD患者体内积聚的瘦素具有生物活性，以游离形式而非蛋白质结合形式存在，蛋白质结合形式的瘦素最常见于体瘦的健康对照组受试者[41,42]。

一、CKD 患者血清瘦素水平升高的原因

CKD患者血清瘦素水平升高的确切原因尚不十分清楚，但可能与下面一些因素有关：

1. 肾功能下降　虽然研究结果尚不一致，但多项研究显示肾小球滤过率下降导致体内瘦素积聚。

2. 透析膜及透析模式　血液透析时，使用的透析膜类型似乎会影响瘦素的清除，如低通量透析膜不能清除瘦素分子。相比之下，高通量透析膜使游离瘦素水平降低了 25% ~ 30%，甚至更多。腹膜透析并不能显著清除瘦素，测得的腹膜透析清除率仅为 0.7 ~ 1.7ml/min 或 2L/d。局部内脏脂肪组织产生的瘦素也可能导致腹膜透析患者瘦素水平的增高。另外高葡萄糖浓度的腹膜透析液可使培养中的脂肪细胞瘦素分泌增加。

3. 低促红细胞生成素水平　在 ESRD 患者中发现低促红细胞生成素（EPO）水平以及未给予此类患者 EPO 时，均可发生血清瘦素水平升高。一项研究显示，相比于未接受 EPO 治疗的血液透析患者，接受 EPO 治疗者在治疗的 3、6 及 12 个月后瘦素水平均显著下降[43]。反过来，瘦素水平升高也会影响机体对 EPO 的敏感性。

4. 慢性炎症　研究显示：CKD 特别是 ESRD 透析患者普遍存在慢性炎症状态。致热细胞因子可刺激瘦素基因的表达[44]，致热因子如 TNF-α 和 IL-1 在部分 CKD 患者中均增加。动物实验发现，TNF-α 可直接作用于小鼠的脂肪细胞使之释放已形成的瘦素。内毒素血症和细胞因子也可诱导产生瘦素 mRNA[45]。因此，CKD 患者中存在的炎症状态很可能与瘦素基因表达的增加有关。然而，并非所有研究均一致地显示慢性炎症与瘦素水平升高之间有关联，已有研究显示，瘦素可能是 CKD 患者中的一种负急性期反应物。

5. 高胰岛素血症和胰岛素抵抗　CKD 患者常常存在胰岛素抵抗、高胰岛素血症和葡萄糖耐受不良，而高胰岛素血症可能与瘦素水平升高有关。有研究发现在瘦的和肥胖的男性长期（72 小时）输注胰岛素显著增加了血清瘦素水平。另外研究显示：在肾功能正常和肾功能降低的患者中，胰岛素抵抗与高瘦素血症相关，而与体脂量无关。

二、ESRD 患者高瘦素水平的临床意义

蛋白质能量消耗是ESRD患者的常见问题，它与该人群中发病率和死亡率的升高相关，但相关机制还尚未阐明。ESRD患者蛋白质能量消耗的原因是多方面的，包括：摄入不足、消耗增加、酸中毒、炎症、透析不充分等。但对瘦素受体缺陷的db/db小鼠、下丘脑黑素皮质素受体4（melanocortin receptor 4，MC4-R）基因敲除小鼠（瘦素可能主要是通过黑素细胞系来发挥作用）和野生型小鼠进行了肾次全切除术的研究结果显示：正常小鼠出现了尿毒症、厌食和瘦素水平升高。相比之下，db/db小鼠和*MC4-R*基因敲除小鼠恶病质明显减弱。提示高瘦素血症在ESRD患者相关的厌食症和蛋白质能量消耗中有一定作用。此外，一些研究显示较高的瘦素水平与ESRD患者心血管事件和死亡率之间存在一定关系[46,47]，但并非所有的研究都能证实这一关系。需要强调的是，瘦素与临床结局（并发症发病率和死亡率）之间的关系并不一定是因果关系。

目前，并不推荐常规检测瘦素水平。但考虑到高瘦素水平可能导致蛋白质能量消耗，处理措施包括充分透析以清除中大分子毒素（包括瘦素）。然而，虽然更频繁的透析、高通量透析器及血液透析滤过能提高瘦素的清除，但尚未证实这些干预措施能改善临床结局。因此，并不推荐采取仅仅以降低瘦素水平为目标的措施。

（王　梅）

参考文献

1. KAPTEIN EM. Thyroid hormone metabolism and thyroid diseases in chronic renal failure. Endocr Rev, 1996, 17(1):45-63.
2. SPAULDING SW, GREGERMAN RI. Free thyroxine in serum by equilibrium dialysis: effects of dilution, specific ions and inhibitors of binding. J Clin Endocrinol Metab, 1972, 34(6):974-982.
3. RAMÍREZ G, JUBIZ W, GUTCH CF, et al. Thyroid abnormalities in renal failure. A study of 53 patients on chronic hemodialysis. Ann Intern Med, 1973, 79(4):500-504.
4. ZOCCALI C, TRIPEPI G, CUTRUPI S, et al. Low triiodothyronine: a new facet of inflammation in end-stage renal disease. J Am Soc Nephrol, 2005, 16(9):2789-2795.
5. ZOCCALI C, MALLAMACI F, TRIPEPI G, et al. Low triiodothyronine and survival in end-stage renal disease. Kidney Int, 2006, 70(3):523-528.
6. DUNTAS L, WOLF CF, KECK FS, et al. Thyrotropin-releasing hormone: pharmacokinetic and pharmacodynamic properties in chronic renal failure. Clin Nephrol, 1992, 38(4):214-218.
7. ENIA G, PANUCCIO V, CUTRUPI S, et al. Subclinical hypothyroidism is linked to micro-inflammation and predicts death in continuous ambulatory peritoneal dialysis. Nephrol Dial Transplant, 2007, 22(2):538-544.
8. MEUWESE CL, DEKKER FW, LINDHOLM B, et al. Baseline levels and trimestral variation of triiodothyronine and thyroxine and their association with mortality in maintenance hemodialysis patients. Clin J Am Soc Nephrol, 2012, 7(1):131-138.
9. LIM VS, FLANIGAN MJ, ZAVALA DC, et al. Protective adaptation of low serum triiodothyronine in patients with chronic renal failure. Kidney Int, 1985, 28(3):541-549.
10. SPECTOR DA, DAVIS PJ, HELDERMAN JH, et al. Thyroid function and metabolic state in chronic renal failure. Ann Intern Med, 1976, 85(6):724-730.
11. LIN CC, CHEN TW, NG YY, et al. Thyroid dysfunction and nodular goiter in hemodialysis and peritoneal dialysis patients. Perit Dial Int, 1998, 18(5):516-521.
12. HOLLEY JL, SCHMIDT RJ, BENDER FH, et al. Gynecologic and reproductive issues in women on dialysis. Am J Kidney Dis, 1997, 29(5):685-690.
13. PALMER BF. Sexual dysfunction in uremia. J Am Soc Nephrol, 1999, 10(6):1381-1388.
14. GINSBURG ES, OWEN WF. Reproductive endocrinology and pregnancy in women on hemodialysis. Semin Dial, 1993, 6(2):105-116.
15. RICE GG. Hypermenorrhea in the young hemodialysis patient. Am J Obstet Gynecol, 1973, 116(4):539-543.
16. PENG YS, CHIANG CK, KAO TW, et al. Sexual dysfunction in female hemodialysis patients: a multicenter study. Kidney Int, 2005, 68(2):760-765.
17. ZINGRAFF J, JUNGERS P, PÉLISSIER C, et al. Pituitary and ovarian dysfunctions in women on haemodialysis. Nephron, 1982, 30(2):149-153.
18. LIM VS, HENRIQUEZ C, SIEVERTSEN G, et al. Ovarian function in chronic renal failure: evidence suggesting hypothalamic anovulation. Ann Intern Med, 1980, 93(1):21-27.
19. SWAMY AP, WOOLF PD, CESTERO RV. Hypothalamic-pituitary-ovarian axis in uremic women. J Lab Clin Med, 1979, 93(6):1066-1072.
20. SIEVERTSEN GD, LIM VS, NAKAWATASE C, et al. Metabolic clearance and secretion rates of human prolactin in normal subjects and in patients with chronic renal failure. J Clin Endocrinol Metab, 1980, 50(5):846-852.
21. HOU S. Pregnancy in chronic renal insufficiency and end-stage renal disease. Am J Kidney Dis, 1999, 33(2):235-252.
22. DIEMONT WL, VRUGGINK PA, MEULEMAN EJ, et al. Sexual dysfunction after renal replacement therapy. Am J Kidney Dis, 2000, 35(5):845-851.
23. ROSAS SE, JOFFE M, FRANKLIN E, et al. Association of decreased quality of life and erectile dysfunction in hemodialysis patients. Kidney Int, 2003, 64(1):232-238.

24. DE VRIES CP, GOOREN LJ, OE PL. Haemodialysis and testicular function. Int J Androl, 1984, 7(2):97-103.
25. CARRERO JJ, QURESHI AR, PARINI P, et al. Low serum testosterone increases mortality risk among male dialysis patients. J Am Soc Nephrol, 2009, 20(3):613-620.
26. LIM VS, FANG VS. Restoration of plasma testosterone levels in uremic men with clomiphene citrate. J Clin Endocrinol Metab, 1976, 43(6):1370-1377.
27. FOULKS CJ, CUSHNER HM. Sexual dysfunction in the male dialysis patient: pathogenesis, evaluation, and therapy. Am J Kidney Dis, 1986, 8(4):211-222.
28. BOMMER J, RITZ E, DEL POZO E, et al. Improved sexual function in male haemodialysis patients on bromocriptine. Lancet, 1979, 2(8141):496-497.
29. LIM VS, KATHPALIA SC, HENRIQUEZ C. Endocrine abnormalities associated with chronic renal failure. Med Clin North Am, 1978, 62(6):1341-1361.
30. MUIR JW, BESSER GM, EDWARDS CR, et al. Bromocriptine improves reduced libido and potency in men receiving maintenance hemodialysis. Clin Nephrol, 1983, 20(6):308-314.
31. SINGH AB, NORRIS K, MODI N, et al. Pharmacokinetics of a transdermal testosterone system in men with end stage renal disease receiving maintenance hemodialysis and healthy hypogonadal men. J Clin Endocrinol Metab, 2001, 86(6):2437-2445.
32. MAHAJAN SK, ABBASI AA, PRASAD AS, et al. Effect of oral zinc therapy on gonadal function in hemodialysis patients. A double-blind study. Ann Intern Med, 1982, 97(3):357-361.
33. HOLDSWORTH SR, DE KRETSER DM, ATKINS RC. A comparison of hemodialysis and transplantation in reversing the uremic disturbance of male reproductive function. Clin Nephrol, 1978, 10(4):146-150.
34. HOLDSWORTH S, ATKINS RC, DE KRETSER DM. The pituitary-testicular axis in men with chronic renal failure. N Engl J Med, 1977, 296(22):1245-1249.
35. HERRINGTON J, CARTER-SU C. Signaling pathways activated by the growth hormone receptor. Trends Endocrinol Metab, 2001, 12(6):252-257.
36. TÖNSHOFF B, VELDHUIS JD, HEINRICH U, et al. Deconvolution analysis of spontaneous nocturnal growth hormone secretion in prepubertal children with preterminal chronic renal failure and with end-stage renal disease. Pediatr Res, 1995, 37(1):86-93.
37. CHAN W, VALERIE KC, CHAN JC. Expression of insulin-like growth factor-1 in uremic rats: growth hormone resistance and nutritional intake. Kidney Int, 1993, 43(4):790-795.
38. MAK RH, PAK YK. End-organ resistance to growth hormone and IGF-I in epiphyseal chondrocytes of rats with chronic renal failure. Kidney Int, 1996, 50(2):400-406.
39. TÖNSHOFF B, EDÉN S, WEISER E, et al. Reduced hepatic growth hormone (GH) receptor gene expression and increased plasma GH binding protein in experimental uremia. Kidney Int, 1994, 45(4):1085-1092.
40. CARO JF, SINHA MK, KOLACZYNSKI JW, et al. Leptin: the tale of an obesity gene. Diabetes, 1996, 45(11):1455-1462.
41. PECOITS-FILHO R, NORDFORS L, HEIMBÜRGER O, et al. Soluble leptin receptors and serum leptin in end-stage renal disease: relationship with inflammation and body composition. Eur J Clin Invest, 2002, 32(11):811-817.
42. WIDJAJA A, KIELSTEIN JT, HORN R, et al. Free serum leptin but not bound leptin concentrations are elevated in patients with end-stage renal disease. Nephrol Dial Transplant, 2000, 15(6):846-850.
43. KOKOT F, WIECEK A, MESJASZ J, et al. Influence of long-term recombinant human erythropoietin (rHuEpo) therapy on plasma leptin and neuropeptide Y concentration in haemodialysed uraemic patients. Nephrol Dial Transplant, 1998, 13(5):1200-1205.
44. MATARESE G, MOSCHOS S, MANTZOROS CS. Leptin in immunology. J Immunol, 2005, 174(6):3137-3142.
45. STENVINKEL P, LÖNNQVIST F, SCHALLING M. Molecular studies of leptin: implications for renal disease. Nephrol Dial Transplant, 1999, 14(5):1103-1112.
46. PARK JT, YOO TH, KIM JK, et al. Leptin/adiponectin ratio is an independent predictor of mortality in

nondiabetic peritoneal dialysis patients. Perit Dial Int, 2013, 33(1):67-74.

47. CARRERO JJ, NAKASHIMA A, QURESHI AR, et al. Protein-energy wasting modifies the association of ghrelin with inflammation, leptin, and mortality in hemodialysis patients. Kidney Int, 2011, 79(7):749-756.

第七章
慢性肾衰竭患者的免疫缺陷与感染

CKD特别是器官功能受到损害时可以引起机体激素、营养素及有毒的代谢废物的失衡，从而对免疫系统产生影响，出现免疫系统的功能不全。

第一节　免疫缺陷的相关因素

一、肾小球的免疫损伤

多数人类肾小球肾炎发病机制与免疫相关。除了感染相关的疾病形式，如β溶血性链球菌感染后发生的急性肾小球肾炎、乙型肝炎及丙型肝炎病毒感染引起的冷球蛋白血症性膜增殖性肾炎外，大多数肾小球肾炎的病原体尚不清楚。致肾炎的免疫反应包括体液免疫和细胞免疫。在体液免疫方面，大多数人类肾小球肾炎的肾小球除了有补体的沉积，还有免疫球蛋白的沉积，提示体液免疫反应是损伤的主要原因。研究表明：T辅助细胞2（Th2）调节免疫反应导致肾小球内免疫球蛋白的沉积和补体的活化。在细胞免疫方面，很强的证据显示：在一些无抗体沉积的疾病，如微小病变、局灶节段性肾小球硬化症，某些类型的新月体性肾小球肾炎，通过T辅助细胞1（Th1）调节免疫反应，参与了循环中单个核炎症细胞特别是淋巴细胞和巨噬细胞的浸润，进入肾小球以及新月体的形成，造成肾小球的损伤。肾小球损伤的免疫机制包括炎症与非炎症两种。炎症损伤的特征是肾小球细胞的过多，主要是由血细胞（如中性粒细胞和巨噬细胞）的浸润和/或肾小球细胞的增生造成的。这些效应细胞可诱发其他异常，如血栓形成、细胞坏死和新月体形成。非炎症损害通常是由于免疫反应对肾小球足细胞的损害，且与肾小球主要功能改变相关，造成肾小球对白蛋白和其他蛋白通透性增加[1-5]。

二、蛋白质的丢失及肾病综合征

CKD患者常常尿中有蛋白，当大量蛋白质从尿中丢失，如肾病综合征，就会出现低丙种球蛋白血症，常常表现为低的血清IgG水平，严重者血清总IgG水平可降至200 mg/dl以下。此外在蛋白质从尿中丢失的同时，还有维生素D及其他血清因子的丢失，从而降低了细胞免疫功能[6]。因此反复发生的感染是肾病综合征患者常见的并发症。

三、免疫抑制剂的应用

CKD患者常常需要应用糖皮质激素及免疫抑制剂。这些药物都会对免疫系统产生影响。

糖皮质激素损害T细胞的多种功能及诱导T细胞的凋亡。对B细胞的影响较小。另外其剂量依赖性的抑制吞噬细胞的效应功能，减少前炎症调节因子的产生[7]。

钙神经素抑制剂如环孢素、他克莫司选择性抑制IL-2及其他细胞因子的基因转录，主要影响T淋巴细胞功能。

吗替麦考酚酯通过对肌苷一磷酸脱氢酶的抑制，阻断DNA合成所需要的鸟嘌呤核苷酸的产生，主要抑制T细胞和B细胞的增殖。它还抑制黏附蛋白的糖基化，损害淋巴细胞进入炎症区域的募集反应。吗替麦考酚酯能够造成中性粒细胞减少症及其他细胞减少。

烷化剂如环磷酰胺、苯丁酸氮芥、美法仑主要通过化学改性导致DNA断裂和复制、转录错误，引致细胞凋亡。它干扰细胞的分裂和抑制淋巴细胞增殖，减少免疫球蛋白的产生，减少T细胞的细胞毒性，以及引起骨髓抑制。大剂量可以造成直接的淋巴细胞溶解作用。

除上述药物之外，其他的一些免疫抑制剂及生物制剂也都会直接或间接抑制人体免疫系统。

四、营养不良

蛋白质-能量营养不良在CKD，特别是维持性透析患者很常见。由于营养指标检测方法的不同，维持性透析患者中营养不良患病率从20% ～ 70%不等。很多对蛋白质-能量营养不良的研究显示：它与一系列免疫缺陷相关，包括皮肤无反应性，T细胞促细胞分裂反应下降，吞噬细胞反应下降[8]。除此之外，患者还出现循环中的T细胞减少，自然杀伤细胞（NK）升高；血免疫球蛋白正常或升高，而特异抗体反应受损；以及原发或继发性淋巴器官细胞的耗竭和淋巴样滤泡变稀疏[9]。

营养不良使临床感染的发生率和死亡率显著增加。据估计，营养不良的患者肺炎和胃肠炎导致的死亡率分别增加10倍和30倍。血中瘦素水平的减少可能是与饥饿相关的免疫、内分泌和神经调节异常中的重要通路[9]，另外，由于营养限制带来的锌、铁、叶酸、维生素B_6、维生素A缺乏也增加了感染的易感性。当营养状况恢复平衡，免疫功能也转至正常[10]。

五、尿毒症和透析

无论体外还是体内研究都显示：接受血液透析治疗的患者T细胞功能下降，抗体产生减少，中性粒细胞和树突的功能受损。中性粒细胞功能受损可能部分与使用生物不相容性的透析膜有关，进而导致黏附功能受损及对吞噬细胞刺激的反应减弱[11]。此外还发现IgG FC受体的表达和/或功能降低。一些免疫缺陷可能部分与存在高水平的内源性糖皮质激素有关。ESRD患者无论透析与否，体内都存在高的可溶性IL-2受体水平，这可能与体外T细胞对IL-2的反应减少，导致生物利用度降低有关[12]。腹膜透析患者并未显示存在系统的免疫缺陷，但是腹膜中性粒细胞功能是降低的，这可能是调理素（免疫球蛋白和补体）从透析液清除以及透析液本身直接的抑制作用导致的。连同内在异物的存在，就可以解释这些患者为什么对腹膜炎的易感性增加。

六、衰老

随着年龄的增长，免疫系统逐渐衰老，增加了感染、恶性肿瘤及自身免疫疾病发生的风险。营养不良在老年人群中是相对常见的，也参与了免疫功能下降的发生。

衰老对内在和获得性免疫都有影响。内在免疫系统包括上皮屏障、抗菌肽、黏液、巨噬细胞、中性白细胞、自然杀伤细胞、自然杀伤T细胞、树突细胞及补体蛋白质类。当一些内在免疫机制减退时，其他就显现非常活跃，从而出现免疫调节异常，临床表现为低度慢性炎症变化[13]。

适应性免疫系统包括B淋巴细胞和T淋巴细胞，它们分别介导体液和细胞免疫反应。随着年龄的增长，幼稚T细胞和B细胞减少，在T细胞功能下降的同时，T调节细胞数目也减少。虽然免疫球蛋白总量无明显变化，但特异抗体产生减少，T细胞和B细胞相互作用的能力下降，导致对疫苗的反应降低，并限制了对感染的反应能力[14]。

针对免疫衰老目前无特异性的治疗。然而充分的营养以及有规律的适量运动是很重要的。另外，对老年人接种疫苗反应的研究已产生了很多变化：包括接种策略、剂型的改变，以使得在这一人群更有效。还有针对常见的疱疹病毒感染对老年人进行免疫接种的措施。

第二节 免疫缺陷的临床表现

继发的免疫功能不全导致增加的感染和肿瘤的发生率，及自身免疫性疾病的发生。

一、感染

来自美国肾脏数据系统（USRDS）的数据表明，感染是ESRD患者死亡的主要原因之一，约占所有死亡病例的15%。其中绝大多数患者死于菌血症/脓毒症，其次为肺部感染[15,16]。

（一）细菌感染

与肾功能正常的人群相比，CKD和ESRD的患者发生细菌感染（尤其是尿路感染、肺炎和脓毒症）的风险更高[17,18]。在透析患者中，继发于脓毒症的年死亡率为一般人群的100 ~ 300倍[19]。根据USRDS报道，65岁以上的患者中感染导致的死亡约为年轻患者的2倍[15]。感染相关死亡的最常见原因是通路相关感染，其次是呼吸道感染。其他原因还包括人类免疫缺陷病毒（HIV）感染、中枢神经系统感染、胃肠道感染、生殖泌尿道感染、皮肤感染（蜂窝织炎）和骨的感染（骨髓炎）。

CKD患者和ESRD患者的肺炎发病率分别为肾功能正常人群肺炎发病率的3倍和5倍[20]。五分之一的ESRD患者在透析第一年中发生肺炎，42%的肺炎患者需要住院。CKD患者和ESRD患者因肺炎住院时，其住院时间相似，是非CKD人群因肺炎住院时间的4 ~ 6倍[21]。

腹膜炎在接受腹膜透析的患者中常见，但是通常易于治疗。在接受导尿管插入术的长期透析住院患者中，尿路感染是最常见的医院感染，假丝酵母菌是最常见的病原体。有症状的尿路感染的治疗，必须根据透析患者个体和尿培养及其药物敏感试验的结果制定。蜂窝织炎在有神经系统疾病和周围血管病变的糖尿病性透析患者中常见。蜂窝织炎的直接扩散或使用中心静脉置管作为血液透析通路的患者因通路感染引起的血行播散都可能引起骨髓炎。金黄色葡萄球菌菌血症在透析患者中常见，通常与留置透析导管或动静脉移植物内瘘和/或腹膜炎有关。与一般人群相比，侵袭性耐甲氧西林金黄色葡萄球菌（MRSA）感染在血液透析患者人群中更常见，但是在血液透析门诊患者中，MRSA出现率一般相对较低。在门诊血液透析患者中，耐万古霉素肠球菌（VRE）定植不常见。美国疾病预防控制中心（CDC）的指南强制要求，VRE阳性血液透析患者在治疗和住院期间必须被隔离。携带VRE的透析患者可能无法接受肾移植。

（二）病毒感染

1. 带状疱疹感染　水痘-带状疱疹病毒（varicella-zoster virus，VZV）感染可引起水痘和带状疱疹两种疾病。CKD是发生带状疱疹的一个危险因素[2-24]。一项研究显示，随访4.7年时，843例血液透析患者中发生带状疱疹感染的风险约为非透析对照患者的2倍（HR 1.98，95%CI 1.72 ~ 2.27）[24]。需要注意的是：透析患者应用抗病毒药物（如伐昔洛韦）治疗需要调整剂量。

2. 肝炎病毒感染　感染性肝炎（尤其是乙型肝炎和丙型肝炎）是与血液透析相关的并发症，也是导致死亡的一个重要原因，其中丙型肝炎是引起肝病的主要原因。近年来，由于对血液制品进行严格的检测，EPO的应用减少了对输血的需求以及加强感染控制措施的执行，血液透析人群乙型肝炎和丙型肝炎感染的发病率正在下降。

（1）乙型肝炎病毒感染：透析患者因为处于免疫抑制状态，所以与无肾衰竭的患者相比更容易成为HBV感染慢性携带者。透析患者HBsAg阳性率与一般人群的地方流行性相关联。透析患者乙型肝炎患病率在美国为1%，亚太地区国家为1.3% ~ 14.6%。血液透析患者乙型肝炎病毒感染的危险因素本包括：同一透析室中存在HBsAg阳性患者；未对HBsAg阳性患者使用专用的血液透析机；

同一透析室中透析患者乙肝疫苗接种率低于50%。医院传播是血液透析患者HBV感染的一个公认危险因素。与在专用药物室配制注射药物的透析中心相比，在运输车上或者在血液透析治疗区内某一位置配制注射药物与HBV感染的较高发病率有关（2002年两者发病率分别为0.06%和0.27%）[25]。根据文献报告，透析室HBV感染暴发与未对患者透析初始和/或定期进行HBsAg筛查、共用多次剂量药瓶或血液污染透析设备以及对乙肝抗体均阴性的患者未采用疫苗接种措施或接种未能达到预期效果等有关[26]。尽管HBV DNA在高通量透析时可穿过透析膜，但透析液和超滤液的传染性强度尚存争议。与血液透析患者相比，腹膜透析患者获得HBV感染的风险较低。有报道称两者的血清转化率相差19倍。对于大多数感染HBV的透析患者，通常无明显症状，血清氨基转移酶水平正常或仅轻微升高。检测HBsAg水平可以诊断HBV感染。然而，HBsAg检测阴性并不能绝对排除存在隐匿性HBV感染。可通过巢式聚合酶链反应（PCR）分析（敏感性可检出低至10拷贝/ml的值）检出前S/S区、前C/C区以及X病毒区阳性可确定隐匿性乙型肝炎病毒（HBV）感染。乙型肝炎表面抗原（HBsAg）阳性且存在疾病活动证据（有病毒复制和氨基转移酶水平升高，最好通过肝脏组织学检查确证）的患者需要行治疗。常将乙型肝炎病毒（HBV）DNA水平$10^{4\sim5}$拷贝/ml作为开始治疗的阈值。考虑到干扰素对透析患者的副作用，核苷酸或核苷类似物是更好的治疗选择。对于伴有肾脏疾病的患者，指南推荐恩替卡韦作为一线口服治疗。所有药物的剂量都必须根据患者的肾功能状态进行适当调整。

（2）丙型肝炎病毒感染：与健康人群相比，透析患者中丙型肝炎病毒（HCV）感染更为常见。全球总人群中HCV感染率约为3%。DOPPS从法国、德国、意大利、日本、西班牙、英国和美国的308所代表性透析机构中随机选取血液透析成人患者，报告的HCV感染率为2.6% ~ 22.9%。不仅不同国家HCV感染率有很大差异，在同一国家的不同透析单位、不同地区，HCV的感染率也有较大差异。近年来，透析患者中HCV新发感染率和感染率在不断下降。例如，在欧洲透析和移植协会（EDTA）的成员国中，HCV抗体阳性率已从1992年的21%下降至1999年的12.5%[27-29]。美国血液透析患者中，主要由HCV导致的非甲非乙型肝炎（non-A non-B hepatitis，NANBH）的发病率已从1982年的1.7%下降至1997年的0.2%。HCV感染率的下降与输血相关的HCV感染减少，以及透析单位内实施感染控制措施以预防医院传播相关。尽管如此，血液透析单位中相对较高的HCV抗体阳性率仍备受关注。根据文献报告，透析患者中HCV感染的危险因素包括输注血液制品单位的数量、透析龄、透析方式（与血透患者相比，腹透患者感染HCV风险较低）、透析单位的特征（在HCV感染率高的血液透析单位进行透析，获得感染的风险增加）等。血液透析患者HCV感染风险高的部分原因是医院内传播。影响血液透析单位HCV传播至患者和工作人员的风险包括针刺损伤导致感染传播，未遵守标准感染控制措施（如感染和未感染HCV的患者间使用同一个多剂量包装的肝素容器，以及对不同患者实施血液透析时未更换手套）。一项来自比利时的多中心前瞻性研究明确证实，如果强制实施综合预防措施就有可能完全防止透析单位中的HCV传播。此外。鉴定丙型肝炎病毒（HCV）感染的金标准是通过反转录酶聚合酶链反应（RT-PCR）检测HCV RNA。患者暴露于HCV后1周内及在HCV抗体出现前或丙氨酸氨基转移酶（ALT）水平升高前，可通过PCR检测到循环中存在高水平HCV RNA。但其可靠性因假阳性和假阴性结果而受限。HCV RNA滴度的定量检测可通过RT-PCR或支链DNA（bDNA）检测来完成。定量RT-PCR比bDNA检测更敏感，但其耗费人力、缺乏标准化，并且敏感性和特异性的波动大。相比之下，bDNA检测实现了自动化，操作更简单，可重复性也更强。HCV RNA定量检测可作为治疗前评估和监测患者对抗病毒治疗的反应，而不应该作为过筛检查。HCV抗体（抗HCV）检测可作为临床诊断HCV感染的主要依据。酶联免疫吸附试验（ELISA）和免疫重组印记试验（RIBA）可以检测非中和抗体。ELISA一般被用作筛查试验，而RIBA则因其特异性强而被用作验证试验。HCV抗原血症可通过抗HCV核心抗原（HCVcAg）的单克隆抗体检测到。HCVcAg检测与HCV RNA检测有极好的相关性，并且可在HCV血清转化前检出HCV感染，还可确立HCV血清阳性状态、评估患者的传染性、指出最可能有病毒血症的患者，以及在接受抗病毒治疗的患者中监测感染动态变化和治疗反应。HCVcAg检测检出HCV感染的时间比目前第三代抗HCV检测早40 ~ 50日。一些患者可能出现抗HCV阴性而HCV RNA阳性的情况。其可能原因包括抗HCV检测缺乏敏感性，或受检者处于免疫抑制状态。另外，患者可能正处于感染和抗HCV血清转化之间的“窗口期”，或者尽管HCV RNA持续存在但患者的抗体可能已经消失。对于HCV感染者，肝脏活检仍然是确定肝脏疾病存在与否和评估其严重程度的唯一可靠方法。因此一般会对血清ALT水平持续升高状态的患者进行肝脏活检。对于ALT水平正常的患者，仅在考虑移植时才进行肝脏活检。

慢性丙型肝炎病毒（HCV）感染患者使用抗病毒治疗的主要目的是预防肝脏相关的并发症和死亡。对于有肾功能损伤的患者，抗病毒治疗的其他原因是，在肾移植候选者中防止HCV相关的肾移植并发症，而在有HCV相关血管炎或肾小球肾炎的患者中则清除免疫刺激。在肾功能损伤的患者中，应个体化决定抗HCV治疗。抗病毒方案的选择取决于肾功能损伤的程度、丙型肝炎病毒（HCV）基因型、基础肝病的严重程度以及既往抗病毒治疗史。慢性HCV感染治疗的指南建议应根据eGFR来对包含干扰素或利巴韦林的抗病毒方案进行调整。透析患者抗病毒有效性的研究多采用的是普通干扰素，而普通干扰素的有效性远低于当前用于一般HCV感染人群的标准治疗方案。在严重肾功能损伤的情况下，聚乙二醇干扰素是否能提供优于普通干扰素的额外疗效尚不清楚，但聚乙二醇干扰素联用利巴韦林比聚乙二醇干扰素单药治疗更有效。在有严重肾功能损伤患者中使用直接抗病毒药（directly acting antivirals，DAA）方案的有限资料表明，该人群中使用这些方案获得有效性与普通人群一样高。在有肾功能不全的患者中，利巴韦林会累积并可导致严重贫血。因此，在有轻度肾功能不全的患者中，利巴韦林应谨慎使用并减少剂量。在中度至重度肾功能损伤的患者中，利巴韦林的使用仍有争议。在这些患者中，建议以低剂量开始治疗，同时密切监测血红蛋白水平，如果出现贫血则应减少剂量，并辅助性地使用促红细胞生长因子。虽然基于直接抗病毒药（DAA）的方案用于严重肾功能不全患者的资料有限，但相比于基于干扰素的方案，建议优先使用基于DAA的方案。对于接受包含干扰素或利巴韦林的抗病毒治疗并且正在接受血液透析的患者应在治疗期间每周检测1次全血细胞计数，因为这些患者发生贫血的风险更高。

为预防透析单位内的丙型肝炎病毒（HCV）感染，应采取以下措施：当患者开始进行透析治疗或由其他透析单位转来，应该对所有患者检测丙型肝炎病毒（HCV）抗体。之后，每6 ~ 12个月检测1次。如果怀疑院内感染，应检测所有暴露患者的丙型肝炎病毒（HCV）抗体。此外应该实施和严格遵守感染控制措施，以防止血源性病原体在患者间的传播。

（三）结核感染

2013年WHO估测全球活动性结核的患者约有1 100万，患病率为每10万人中有159人患有结核。新发的病例为900万，发生率为每10万人中126例。新发的病例中6%是HIV感染的患者，75%的病例在非洲，而且45万是多重耐药的结核患者。世界范围内，大约95%的患者在发展中国家。

（1）危险因素：发生结核的危险因素包括宿主免疫功能下降，以及暴露于结核感染的环境。CKD患者结核的发生率是非CKD患者的6.9 ~ 52.5倍。尿毒症造成了患者细胞免疫功能的下降，此外肾功能不全时出现的营养不良、维生素D缺乏、甲状旁腺功能亢进也使免疫功能下降。铁的状况也对结核的发生有一定影响，因为铁是巨噬细胞中的结核分枝杆菌生长的重要因子，并且在宿主对结核感染的易感性上扮演了重要角色。近年来，糖尿病的患病率呈显著增加的趋势，并且已经成为我国ESRD增长最快的病因。研究显示，糖尿病的严重程度与结核风险的增加有关。一个包括5 290例患者的病例对照研究发现，相对于控制好的糖尿病患者，控制差的患者肺结核患病率有2.9倍之高。其原因不十分清楚，可能部分与细胞因子表达的改变有关。另外研究发现，每日服用≥15mg的泼尼松（或相当于此剂量的其他种类糖皮质激素）时间≥1个月，感染结核的风险增加。来自英国的一个包括超过1 600万病人结核风险的病例对照研究证明了相对于无结核患者，患者使用糖皮质激素有4.9倍之高的结核风险[30]。一个荟萃分析也证实了吸入糖皮质激素增加了结核感染的风险[31]。

（2）潜伏结核感染的诊断：活动性结核的控制是非常重要的，其次就是对潜伏结核感染（LTBI）的鉴别和治疗。因为其有可能会发展为活动性结核，同时对潜伏结核的及时鉴别和治疗有助于减少90%患者疾病进展的风险[32]。

识别潜伏结核感染有两个主要的检测方法，一个是结核菌素皮肤试验（TST），一个是γ干扰素释放试验（IGRAs），这两个试验都是评估细胞免疫情况。TST是通过皮内注射来自结核分枝杆菌的纯化蛋白衍生物观察迟发型超敏反应的情况，应在注射后48 ~ 72小时观察结果。硬结尺寸如何界定？研究显示硬结5mm，诊断的敏感性为98%；硬结10mm，诊断的敏感性为90%；硬结为15mm，敏感性降至50% ~ 60%。但是随着硬结界值的增大，特异性增高。TST一般在结核感染之后最长达8周出现反应，因此对于近期有结核密切接触史的患者如果开始TST阴性，在距离最后接触患者之后的8周应重复TST检测。由于生物学的问题，如免疫抑制或TST注射的问题、PPD材质的问题，可能造成TST试验的假阴性。因此，对于最近与结核感染患者有密切接触史的严重免疫抑制者即使TST阴性也应开始对LTBI的治疗。此外，TST检测的特异性依赖于疫苗注射的时间和次数，因此卡介苗（BCG）预防接种会造成TST假阳性。而IGRAs不受卡介苗接种的影响，因此，对于接受过疫苗接种且怀疑LTBI的患者采用IGRAs优于TST的方法。目前有两种主要的IGRAs检测，一个是QFT-GIT测定，另一个是T-SPOT检测。QFT-GIT是基于全血采用ELISA进行的检测；T-SPOT是用分离的外周血单核细胞采用酶联免疫斑点法（ELISPOT）进行的检测。IGRAs诊断LTBI的特异性>95%。T-SPOT诊断LTBI的敏感性高于QFT-GIT以及TST的方法，可能与T-SPOT是采用外周血单核细胞，其数量充足有关。美国2017年的指南指出，一般来讲，对于有进展到活动性结核低至中度风险的成人IGRAs优于TST的方法，特别是对那些不能再进行TST，以及接种过卡介苗的患者。对于有进展到活动性结核高风险的成人患者，IGRAs和TST都是可选择的方法。对于年龄<5岁的儿童优先采用TST的方法。如果一种方法检测的结果为阳性，为进一步确认这一结果，可以考虑进行两种方法的检测。

需要注意的是，IGRAs不能用于区分成人活动性结核和潜伏结核，并且不能用于诊断活动性结核。尽管IGRAs在儿童中的使用研究有限，但可能作为儿童评估活动性结核的辅助检测手段。任何年龄的患者，IGRAs阴性都不能除外活动性结核感染。

进行TST和IGRAs检测主要针对结核感染风险增加的人群即具有一定的临床特征和/或与感染结核者有密切接触史。鉴于异烟肼产生的肝脏损害随年龄的增长而增加，建议年龄≥65岁的患者，结核复活的风险是高的则行LTBI的试验；年龄在50 ~ 65岁之间，结核复活的风险是中等或高的行LTBI的试验；年龄<50岁，结核复活的风险是轻度、中度或高的，可行LTBI的试验。

对于TST或IGRAs阳性的患者应该进行临床评估，包括症状（如发热、咳嗽、体重减轻），体检以及胸部的放射学检查等。一方面除外活动性结核感染，另一方面决定潜伏结核的治疗需要。

（3）潜伏结核的治疗：对于HIV阴性成人潜伏结核感染的治疗，美国CDC及胸科协会建议采用9个月疗程的异烟肼（INH）治疗方案（异烟肼剂量：300mg/d，口服），或者采取异烟肼（剂量：15mg/kg，最大剂量不超过900mg，每周1次，口服）加利福喷汀（RPT）（剂量：10 ~ 14kg：300mg；14.1 ~ 25kg：450mg；25.1 ~ 32kg：600mg；32.1 ~ 49.9kg：750mg；>50kg：900mg，每周1次，口服）的3个月疗程方案（2B）。替代方案包括每日使用异烟肼（剂量：300mg，口服）6个月疗程方案，每日使用利福平（剂量：600mg口服），4个月疗程方案或者每日使用异烟肼（剂量：300mg，口服）加利福平（剂量：600mg，口服）3个月疗程方案。有些药物会与利福霉素产生重大并且可能长期的药物相互作用，包括：华法林、口服避孕药、部分降压药、部分抗心律不齐药、部分抗抑郁药、部分抗癫痫药以及美沙酮。

肝炎可能是异烟肼（INH）的主要不良反应。建议使用异烟肼前进行肝酶的检测，使用者应禁酒并每个月监测有无肝炎的临床症状。一旦出现症状时停止用药并及时就诊。

对血清转氨酶水平高出正常上限3倍且有症状患者或血清转氨酶水平高出正常上限5倍的无症状患者，应中止治疗。当肝功能检查结果改善后也不可恢复治疗。

使用异烟的患者可出现周围神经病变，这是由于药物干扰了维生素B_6代谢，可通过补充维生素B_6进行预防（25 ~ 50mg/d）。这对于易发生神经病变的情况（包括糖尿病、尿毒症、酗酒、营养不良和HIV感染）者以及在妊娠和癫痫发作情况下尤其重要。接受INH治疗的哺乳期妇女，其婴儿也应给予维生素B_6。

对暴露于多重耐药性结核菌（MDR-TB）的患者，应根据药敏试验结果予以个体化治疗。

由于可能出现严重肝毒性，不推荐使用利福平（RIF）加吡嗪酰胺治疗潜伏结核感染（1B）。

二、肿瘤

尽管有争议，但很多研究显示，ESRD患者肿瘤的发生率高于一般人群。来自一个肿瘤登记的国际研究（包括美国、欧洲、新西兰/澳大利亚）显示：1980—1994年，在831 804个透析患者中，发生肿瘤的为25 044人；高于预期的21 185人，由此计算出肿瘤标准化的发病率比值（standardized incidence ratio，SIR）为1.18[33]。透析患者肿瘤的类型不同于一般人群，可能发生的肿瘤有膀胱（SIR1.5）、肾脏（SIR3.6）、肝脏、甲状腺、舌、宫颈，以及多发性骨髓瘤和非霍奇金淋巴瘤，其他的实体肿瘤不常见。美国对1996—2009年血液透析患者做的研究发现，肿瘤的SIR为1.42，其中风险最高的是肾脏/肾盂（SIR4.03）以及膀胱（SIR 1.57）。开始透析的年龄>65岁，男性、非白种人、肾脏移植病史都增加了肿瘤发生的风险，分别为11.28%，10.93%，9.79%和11.67%[34]。来自中国台湾的研究同样显示了透析患者高的肿瘤发生风险，特别是膀胱和肝脏肿瘤[35]。我国缺少大样本的研究，但来自各透析中心的横断面研究显示：透析患者肿瘤的发生率在5.87% ~ 10.1%不等，明显高于非透析的CKD及一般人群。北京大学人民医院调查了2007年1 ~ 12月共166例维持性血液透析和腹膜透析患者，肿瘤的发生率为6.62%，其中泌尿系肿瘤占45.4%。在原发病为马兜铃酸肾病的患者中，66.7%为泌尿系肿瘤[36]。透析人群发生肿瘤的危险因素不同时期、不同研究的报告不尽一致。前面提到的较早的肿瘤登记的国际研究显示：<35岁的透析患者肿瘤发生率最高，随着年龄的增长，肿瘤的发生率下降[33]。中国台湾的研究同样发现年轻的透析患者，第一年行血液透析的患者肿瘤发生风险最高[35]。但我国近年来的一些研究发现，年龄大是透析患者发生肿瘤的危险因素。根据对1981—2000年天津市400万城市人口肿瘤发病及死亡的资料分析发现，20年间恶性肿瘤发病率由177/10万增加到245/10万，年均上升1.99%，20年累计上升45.35%。这期间天津市人口的平均年龄增长了7岁，而65岁以上老龄人口比重也由5.75%上升到12.62%。在众多影响恶性肿瘤发病率的因素中，年龄结构的变化对肿瘤发病率的变化有重要作用。研究表明，平均年龄每增加1岁，恶性肿瘤发病率上升约11.44/10万[37]。而透析人群的年龄亦趋向于老龄化，与恶性肿瘤发病率变化一致。根据文献的报告，其他危险因素有：获得性肾囊性疾病增加了肾细胞癌的风险；长时间的止痛剂滥用使膀胱、输尿管、肾盂和肾细胞癌的风险增加[38]；长时间口服环磷酰胺是膀胱癌的危险因素[39]；乙型或丙型肝炎病毒感染是肝癌的易感因素；人类乳头状病毒感染可能造成宫颈癌和舌癌。

三、对疫苗的免疫性

由于存在与尿毒症有关的全身性免疫系统抑制，ESRD患者对疫苗接种的免疫应答减少。例如，与无ESRD的接种者相比，透析患者的抗体滴度更低，并且不能在时间的推移中维持足够的抗体滴度[40,41]。接种疫苗后的抗体应答较低似乎也与肾衰竭的严重程度有关，但与具体的透析方式无关[42]。尽管有证据表明ESRD患者接种疫苗的效力会降低，但是仍推荐这类患者接种疫苗。研究显示：在CKD早期进行疫苗的接种，增加剂量（如双倍剂量），或在抗体滴度下降时及时给予一次加强接种，可能有利于增强免疫应答[42-48]。此外，CKD患者对肺炎球菌疫苗的免疫应答也是减弱的，常常难以维持足够的抗体滴度。但是仍推荐对ESRD患者接种肺炎球菌疫苗。流感抗体所需的持续时间较短，提示所有透析患者都应每年接种流感疫苗。有限的证据表明，H1N1疫苗对血液透析患者安全有效。关于透析人群接种其他疫苗的信息有限，但应考虑接种人乳头瘤病毒（HPV）疫苗和带状疱疹病毒疫苗，尤其是等待移植的患者[49]。

（王　梅）

参考文献

1. MATHIESON PW. Glomerulonephritis. Semin Immunopathol, 2007, 29(4):315-316.
2. NANGAKU M, COUSER WG. Mechanisms of immune-deposit formation and the mediation of immune renal injury. Clin Exp Nephrol, 2005, 9(3):183-191.
3. CHADBAN SJ, ATKINS RC. Glomerulonephritis. Lancet, 2005, 365(9473):1797-1806.
4. TIPPING PG, KITCHING AR. Glomerulonephritis, Th1 and Th2: what's new? Clin Exp Immunol, 2005, 142(2):207-215.
5. PURI TS, QUIGG RJ. The many effects of complement C3-and C5-binding proteins in renal injury. Semin Nephrol, 2007, 27(3):321-337.
6. CREW RJ, RADHAKRISHNAN J, APPEL G. Complications of the nephrotic syndrome and their treatment. Clin Nephrol, 2004, 62(4):245-259.
7. CHATHAM WW, KIMBERLY RP. Treatment of lupus with corticosteroids. Lupus, 2001, 10(3):140-147.
8. SANTOS JI. Nutrition, infection, and immunocompetence. Infect Dis Clin North Am, 1994, 8(1):243-267.
9. FAGGIONI R, FEINGOLD KR, GRUNFELD C. Leptin regulation of the immune response and the immunodeficiency of malnutrition. FASEB J, 2001, 15(14):2565-2571.
10. CORMAN LC. The relationship between nutrition, infection, and immunity. Med Clin North Am, 1985, 69(3):519-531.
11. DE MARIE S. Diseases and drug-related interventions affecting host defence. Eur J Clin Microbiol Infect Dis, 1993, 12(Suppl 1):S36-S41.
12. DONATI D, DEGIANNIS D, HOMER L, et al. Immune deficiency in uremia: interleukin-2 production and responsiveness and interleukin-2 receptor expression and release. Nephron, 1991, 58(3):268-275.
13. WEISKOPF D, WEINBERGER B, GRUBECK-LOEBENSTEIN B. The aging of the immune system. Transpl Int, 2009, 22(11):1041-1050.
14. TSAKNARIDIS L, SPENCER L, CULBERTSON N, et al. Functional assay for human CD4+CD25+ Treg cells reveals an age-dependent loss of suppressive activity. J Neurosci Res, 2003, 74(2):296-308.
15. COLLINS AJ, KASISKE B, HERZOG C, et al. Excerpts from the United States Renal Data System 2004 annual data report: atlas of end-stage renal disease in the United States. Am J Kidney Dis, 2005, 45(1 Suppl 1): A5-7, S1-280.
16. COLLINS AJ, FOLEY RN, HERZOG C, et al. Excerpts from the US renal data system 2009 annual data report. Am J Kidney Dis, 2010, 55(Suppl 1):S1-S420, A426-A427.
17. NAQVI SB, COLLINS AJ. Infectious complications in chronic kidney disease. Adv Chronic Kidney Dis, 2006, 13(3):199-204.
18. DALRYMPLE LS, KATZ R, KESTENBAUM B, et al. The risk of infection-related hospitalization with decreased kidney function. Am J Kidney Dis, 2012, 59(3):356-363.
19. SARNAK MJ, JABER BL. Mortality caused by sepsis in patients with end-stage renal disease compared with the general population. Kidney Int, 2000, 58(4):1758-1764.
20. NAQVI SB, COLLINS AJ. Infectious complications in chronic kidney disease. Adv Chronic Kidney Dis, 2006, 13(3):199-204.
21. GUO H, LIU J, COLLINS AJ, et al. Pneumonia in incident dialysis patients–the United States Renal Data System. Nephrol Dial Transplant, 2008, 23(2):680-686.
22. WU MY, HSU YH, SU CL, et al. Risk of herpes zoster in CKD: a matched-cohort study based on

administrative data. Am J Kidney Dis, 2012, 60(4):548-552.

23. MCDONALD JR, ZERINGUE AL, CAPLAN L, et al. Herpes zoster risk factors in a national cohort of veterans with rheumatoid arthritis. Clin Infect Dis, 2009, 48(10):1364-1371.
24. KUO CC, LEE CT, LEE IM, et al. Risk of herpes zoster in patients treated with long-term hemodialysis: a matched cohort study. Am J Kidney Dis, 2012, 59(3):428-433.
25. FINELLI L, MILLER JT, TOKARS JI, et al. National surveillance of dialysis-associated diseases in the United States, 2002. Semin Dial, 2005, 18(1):52-61.
26. Centers for Disease Control and Prevention (CDC). Outbreaks of hepatitis B virus infection among hemodialysis patients–California, Nebraska, and Texas, 1994. MMWR Morb Mortal Wkly Rep, 1996, 45(14):285-289.
27. GEERLINGS W, TUFVESON G, EHRICH JH, et al. Report on management of renal failure in Europe, XXIII. Nephrol Dial Transplant, 1994, 9(Suppl 1):6-25.
28. VALDERRÁBANO F, JONES EH, MALLICK NP. Report on management of renal failure in Europe, XXIV, 1993. Nephrol Dial Transplant, 1995, 10(Suppl 5):1-25.
29. JADOUL M, POIGNET JL, GEDDES C, et al. The changing epidemiology of hepatitis C virus (HCV) infection in haemodialysis: European multicentre study. Nephrol Dial Transplant, 2004, 19(4):904-909.
30. JICK SS, LIEBERMAN ES, RAHMAN MU, et al. Glucocorticoid use, other associated factors, and the risk of tuberculosis. Arthritis Rheum, 2006, 55(1):19-26.
31. DONG YH, CHANG CH, WU FL, et al. Use of inhaled corticosteroids in patients with COPD and the risk of TB and influenza: a systematic review and meta-analysis of randomized controlled trials. a systematic review and meta-analysis of randomized controlled trials. Chest, 2014, 145(6):1286-1297.
32. COMSTOCK GW. How much isoniazid is needed for prevention of tuberculosis among immunocompetent adults? Int J Tuberc Lung Dis, 1999, 3(10):847-850.
33. MAISONNEUVE P, AGODOA L, GELLERT R, et al. Cancer in patients on dialysis for end-stage renal disease: an international collaborative study. Lancet, 1999, 354(9173):93-99.
34. BUTLER AM, OLSHAN AF, KSHIRSAGAR AV, et al. Cancer incidence among US Medicare ESRD patients receiving hemodialysis, 1996-2009. Am J Kidney Dis, 2015, 65(5):763-772.
35. LIN HF, LI YH, WANG CH, et al. Increased risk of cancer in chronic dialysis patients: a population-based cohort study in Taiwan. Nephrol Dial Transplant, 2012, 27(4):1585-1590.
36. 赵慧萍,孟宪文,隋准,等．维持性透析患者恶性肿瘤的发生情况与相关因素探讨．中国血液净化，2008, 7(2)：71-74.
37. 陈建强,李运红．人口老龄化是恶性肿瘤发病率上升主导因素．光明日报，2007-04-10.
38. STEWART JH, BUCCIANTI G, AGODOA L, et al. Cancers of the kidney and urinary tract in patients on dialysis for end-stage renal disease: analysis of data from the United States, Europe, and Australia and New Zealand. J Am Soc Nephrol, 2003, 14(1):197-207.
39. RADIS CD, KAHL LE, BAKER GL, et al. Effects of cyclophosphamide on the development of malignancy and on long-term survival of patients with rheumatoid arthritis. A 20-year followup study. Arthritis Rheum, 1995, 38(8):1120-1127.
40. RODBY RA, TRENHOLME GM. Vaccination of the dialysis patient. Semin Dial, 1991, 4(2):102-105.
41. DINITS-PENSY M, FORREST GN, CROSS AS, et al. The use of vaccines in adult patients with renal disease. Am J Kidney Dis, 2005, 46(6):997-1011.
42. KAUSZ A, PAHARI D. The value of vaccination in chronic kidney disease. Semin Dial, 2004, 17(1):9-11.
43. CHAREST AF, MCDOUGALL J, GOLDSTEIN MB. A randomized comparison of intradermal and intramuscular vaccination against hepatitis B virus in incident chronic hemodialysis patients. Am J Kidney Dis, 2000, 36(5):976-982.
44. FABRIZI F, LUNGHI G, POORDAD FF, et al. Novel perspectives on hepatitis B vaccine in dialysis population. Int J Artif Organs, 2002, 25(3):174-181.
45. PÉREZ-GARCÍA R, PÉREZ-GARCÍA A, VERBEELEN D, et al. AM3 (Inmunoferón) as an adjuvant to

hepatitis B vaccination in hemodialysis patients. Kidney Int, 2002, 61(5):1845-1852.

46. VERKADE MA, VAN DE WETERING J, KLEPPER M, et al. Peripheral blood dendritic cells and GM-CSF as an adjuvant for hepatitis B vaccination in hemodialysis patients. Kidney Int, 2004, 66(2):614-621.

47. CHAU KF, CHENG YL, TSANG DN, et al. Efficacy and side effects of intradermal hepatitis B vaccination in CAPD patients: a comparison with the intramuscular vaccination. Am J Kidney Dis, 2004, 43(5):910-917.

48. BARRACLOUGH KA, WIGGINS KJ, HAWLEY CM, et al. Intradermal versus intramuscular hepatitis B vaccination in hemodialysis patients: a prospective open-label randomized controlled trial in nonresponders to primary vaccination. Am J Kidney Dis, 2009, 54(1):95-103.

49. TSENG HF, LUO Y, SHI J, et al. Effectiveness of Herpes Zoster vaccine in patients 60 years and older with end-stage renal disease. Clin Infect Dis, 2016, 62(4):462-467.

第八章
神经系统紊乱

在CKD患者的病程中，常发生神经系统紊乱，如脑血管疾病、认知功能障碍以及神经病变等[1,2]。近年认为，这种神经异常的潜在病理生理机制可被概括为肾-脑对话，既基于肾、脑间相似的解剖、血管调节系统，也含有肾-脑间的体液及非体液的双向通路调节（图27-8-0-1）[3]；既包括二者间共享的传统、非传统危险因素，也包括CKD或透析特异的危险因素[4]，并最终导致两个器官的慢性退行性改变。

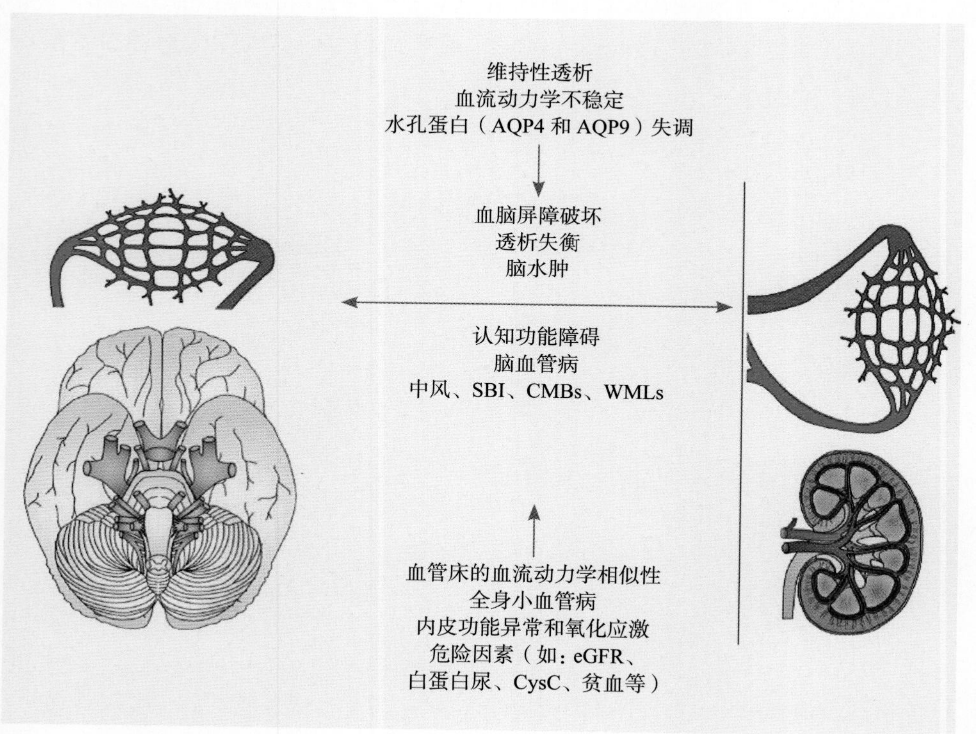

图 27-8-0-1　双向通路调节

一、脑血管疾病

（一）CKD与脑血管疾病

与非CKD患者相比，CKD患者的临床和亚临床脑血管疾病的患病率增加5倍[5]，且神经系统症状更严重，整体临床结局更差[6]。中至重度CKD患者的脑卒中年发病率近10%，而非CKD人群不足2.5%。在一项基于83个队列及RCT研究，且人群样本量达2 253 741人的meta分析中，发现eGFR每下降10ml/（min·1.73m^2），脑卒中风险增加7%（RR 1.07，95%CI 1.04 ~ 1.09），白蛋白尿每增加25mg/mmol，脑卒中风险增加10%（RR 1.10，95%CI 1.01 ~ 1.20）[7]。蛋白尿与脑卒中结局的相关性比eGFR下降更强[8]。

同样，在脑卒中患者中，CKD的患病率也明显增高。急性缺血性脑卒中患者CKD患病率在20% ~ 35%[9,10]，而急性脑内出血（intracerebral hemorrhage，ICH）的CKD患病率在20% ~ 46%[9,11,12]。这明显高于普通人群的4% ~ 11%，与70岁以上老人的患病率相近（19% ~ 38%）[13,14]。而无症状脑梗死是CKD患者肾脏病进展的独立危险因素[15]。因此，脑卒中和CKD间有很强的双向关系，对脑、肾之间的病理生理相互作用需要像心肾综合征一样进行更深入的研究[9]。

在中至重度CKD患者，除了脑卒中外，其他类型的脑血管损伤的患病率也同样升高。如微血管疾病、小血管疾病、无症状脑梗死、脑内微出血及脑白质病等[3]。

（二）维持性透析与脑卒中

1. 血液透析与脑卒中 脑卒中是威胁血液透析患者生存的一个主要问题，发病率比普通人群高 8 ~ 10 倍[16,17]。血液透析患者的脑卒中死亡率（特别是出血亚型）比 CKD 非透析患者高近 3 倍[18,19]。与血液透析相关的脑卒中危险因素包括血流动力学不稳定、血管通路类型和血栓栓塞风险、淀粉样变、血管钙化及血液透析时间[20,21]。一项对 151 例发生急性脑卒中事件的血液透析患者的研究发现，34% 的缺血性脑卒中和 19% 出血脑卒中都发生在透析过程中或透析结束 30 分钟内[20]。来自美国肾脏数据系统（USRDS）的数据也显示，脑卒中在血液透析中或结束后即刻的发生率显著增加，进一步提示血液透析本身可能增加脑卒中的风险[22]。血液透析过程中溶质和过量液体的清除可导致低脑血流并使已有血管病变的患者更容易发生缺血脑卒中[20]。

虽然脑卒中和透析间期体重增长过多之间的关系还不清楚，但可以推测，低透析间期体重增长会使血流动力学更稳定，从而有更低的脑卒中风险。血红蛋白水平过高也是透析患者缺血性脑卒中的一个危险因素，因而不建议血红蛋白超过130g/L。刺激红细胞生成类药物的剂量对脑血管病的影响仍不清楚，还需进一步研究的结果。

2. 腹膜透析与脑卒中 与年龄、性别匹配的普通人群相比，腹膜透析患者缺血性脑卒中（分别为 100.1/10 000 患者年和 42.4/10 000 患者年）或出血性脑卒中（分别为 59.4/10 000 患者年和 13.0/10 000 患者年）的住院率都明显更高[16]。但其出血性脑卒中的发生率低于血液透析患者（分别为 59.4/10 000 患者年和 74.7/10 000 患者年），这可能与血液透析过程中使用抗凝剂有关。另外，急性脑卒中时释放到胞外的谷氨酸盐具有兴奋性毒素特点，可导致神经元死亡[23]，而腹膜透析可清除谷氨酸盐，动物实验提示，这种清除可减少梗死面积并对修复功能性脑组织有一定的作用[24]。

（三）可能的病因和机制（肾脑相互作用）

从机制上讲，肾-脑具有紧密联系。首先肾脏和脑的微血管在解剖结构和功能上相似，故对血管损伤有共同的敏感性，且两个器官均为低阻力血管系统，因此，高血压和糖尿病是造成血管损伤的危险因素。此外，肾脏小血管病变和脑白质病均是由内皮功能异常、缺血性动脉粥样硬化、低灌注、神经血管偶联和弥漫性血脑屏障破坏介导的[25]。故肾损伤可作为预测小血管病变和脑白质病是否存在及其严重程度的标志[26]。而脑的这些病变又常与无症状脑梗死和认知功能障碍相关。

CKD和脑血管病有共同的传统危险因素，如高龄、糖尿病、高血压、高脂血症、肥胖、吸烟等[27]，即肾和脑都是动脉粥样硬化损伤的靶器官。CKD又是脑卒中明确的危险因素，且独立于其他已知的心血管危险因素[28,29]。慢性炎症、氧化应激、非对称性二甲基精氨酸、交感神经过度兴奋、致血栓因素以及高同型半胱氨酸血症等新的非传统危险因素，也通过诱发血管损伤和内皮功能异常成为脑血管病的危险因素。随着肾病进展，一些尿毒症相关危险因素，如尿毒症毒素、水钠潴留、贫血和营养不良、异常的钙磷代谢和继发性甲状旁腺功能亢进等，使晚期CKD患者脑血管病的危险进一步增加。研究显示：主要在肾脏远曲小管表达的Klotho蛋白是成纤维细胞生长因子23（FGF-23）的共受体，二者有调节钙磷代谢及维持内皮细胞和血管平滑肌细胞功能稳定的作用，随着肾脏病进展，Klotho蛋白表达降低，可能导致血管钙化和内皮细胞功能异常并促发脑卒中[30]。基于这些危险因素的干预措施是否可以改善临床结局还不清楚。一项基于前瞻性观察性研究的荟萃分析显示，同型半胱氨酸水平降低25%与脑卒中风险降低19%相关[31]。但服用叶酸降低同型半胱氨酸水平后并未对预防脑卒中产生有统计学差异的作用[32]。针对这些脑卒中的非传统危险因素进行靶向治疗的作用和潜在效果还需要进一步的研究。

（四）CKD患者脑血管病的治疗

CKD患者脑血管病预后差，在治疗上存在治疗抵抗及治疗受限的问题（表27-8-0-1）。主要困难是CKD患者既有高血栓栓塞风险又有高出血风险，肾功能受损既是缺血又是出血危险的预测因素[33,34]。因此，在抗栓治疗中平衡风险和获益很困难。虽然已有很多关于CKD患者脑血管病治疗的研究，但结论大多还有争议。

表27-8-0-1 CKD患者脑卒中治疗中的局限性[4]

治疗	局限性
一般药物治疗	需考虑是否调整剂量
	抗栓治疗增加了出血并发症
抗血小板治疗	对抗血小板药物的反应性下降
抗凝	华法林预防脑卒中的证据不一致，特别是在血液透析患者
	重度肾损伤患者新型口服抗凝药使用受限
溶栓	重组组织型纤溶酶原激活物疗效差
	增加脑内出血风险
神经保护治疗	重度肾损伤患者依达拉奉（自由基清除剂）使用受限
危险因素管理	强化降压治疗产生的急性肾损伤风险
血管内治疗	造影剂使用受限
	颈动脉钙化造成置管困难
	估测肾小球滤过率低于30ml/（min·1.73m^2）的患者治疗后脑卒中恢复率低、死亡率高
颈动脉内膜切除术	增加心肺疾病风险
	估测肾小球滤过率低于30ml/（min·1.73m^2）的患者有高手术死亡率

溶栓治疗：阿替普酶是世界范围内获批的脑卒中患者溶栓药，其从肝脏代谢，在双侧肾切除大鼠模型中其血浆浓度曲线无变化[35]，肾功能不全可能不会延长其半衰期。但是，与非CKD患者相比，CKD患者恢复更差，且有更高的出血并发症风险。一项荟萃分析入选了三项研究，共344例患者，其中两项研究患者eGFR低于90ml/（min·1.73m^2），一项研究低于60ml/（min·1.73m^2），另有504例肾功能正常对照。结果发现3个月后或出院时降低的eGFR与早期症状性ICH（eGFR降低组7.6%，对照组2.4%；OR 3.38，95%CI 1.60 ~ 7.15）、高死亡率（分别为14.2%和4.6%，OR 3.15，95%CI 1.82 ~ 5.45）及更少患者改良Rankin量表（Modified Rankin Scale，mRS）低评分（0 ~ 2）（45.6% vs 53.2%；OR 0.6，95%CI 0.45 ~ 0.81）相关[36]。

心房纤颤是脑卒中最强的危险因素之一。在血液透析患者中，心房纤颤是一个有争议的危险因素。一项对56 000名血液透析患者进行的大型流行病学研究中，心房纤颤与缺血性脑卒中的卒中风险独立相关[37]。另一项队列研究中，共不止20 000名67岁以上血液透析患者，发现心房纤颤和透析前或透析后新发脑卒中无关[22]。而肾功能是心房纤颤患者抗凝治疗HAS-BLED和HEMORR$_2$HAGES出血危险评分的关键内容之一[38,39]。因此，有心房纤颤的CKD患者抗凝要格外小心。在Danish研究中[40]，应用华法林降低了非终末期或终末期肾病患者的脑卒中风险，但也增加了出血风险。在有心房纤颤的透析患者中，有研究表明华法林增加出血风险、缺血性脑卒中风险，并增加死亡率[41,42]和血管钙化[42]。因此，华法林在ESRD患者中使用要格外慎重，仅限于脑卒中风险非常高的患者，且要严密监测国际标准化比值。虽然有一些新型口服抗凝药似乎较华法林更有效且更安全，但多由于肾清除的问题在晚期肾功能不全患者禁忌。

降脂治疗：目前研究结论并不一致。已有多项研究[43,44]及至少一项荟萃分析[45]证明通过使用他汀类药物降低LDL胆固醇可降低CKD患者心血管疾病（包括脑卒中）。但另有meta分析发现他汀类药物虽然可以降低大的心血管事件和冠脉事件的发病率，但未能预防脑卒中[46]。还有两项综述和荟萃分析分别得出他汀类药物对非透析CKD患者不一定会预防脑卒中以及降低脑卒中发病率[47]。

降压治疗：从PROGRESS研究可知，对于之前有过脑血管病的CKD患者实施降压治疗（培哚普利和吲达帕胺）可以降低脑卒中风险[48]。但使用奥美沙坦[49]、氨氯地平、雷米普利[50]等在预防CKD患者心血管事件上并不优于其他降压药。因此，这种降压获益是否来源于某种药物还不清楚。每天服用降压药的时间也非常重要。有一项研究发现，睡觉时服用至少一种降压药可降低CKD患者的心血管风险[51]。这是否与CKD患者血压多数呈非杓形或反杓型分布、睡前服用降压药可有效降低夜间高血压有关还需进一步研究。

其他治疗：对其他危险因素的控制如氧化应激、炎症、尿毒症毒素、血管钙化等是否可以减少CKD患者脑血管病发生率尚缺乏直接证据[52]。

二、认知功能障碍

认知功能障碍（认知障碍）是指认知功能恶化超越了正常老化的程度，常表现为慢性进展性过程[53]。认知功能涉及知觉、注意力、记忆、学习、言语、思维和问题解决等多个不同的功能区，这些功能区又可能受到不同病理生理机制的影响。正常老化常与执行功能和记忆下降相关。CKD患者常发生包括失衡、脑病和痴呆在内的认知功能障碍，患病率在16% ~ 38%[54]。而55岁以上血液透析患者多达70%有中到重度认知功能受损，比无CKD的年龄匹配对照组高出3倍[55,56]。认知功能受损不仅增加了疾病负担，还降低了CKD及透析患者的依从性，增加了死亡风险[20,57]。

（一）CKD患者的认知功能检测

认知功能测定为近70%的CKD患者提供了中-重度认知功能受损的客观证据，主要报告的功能异常是在记忆和执行功能区[58]。

即使没有明显的神经性改变，在CKD患者中可以通过使用神经心理量表来检测认知障碍。这些检测包括肾脏病生活质量[59]、简明精神状态检查量表（MMSE）[60]、改良的简明精神状态检查量表（3MS）[61]、六项目筛查量表（6-Item Screener）[62]、圣路易斯大学心理测试（St Louis University Mental Test）[63]及蒙特利尔认知评估量表（MoCA）[64]。MMSE是最为熟知也是使用最多的筛查认知功能受损的检测[60]，评分<24分（总分30分）对认知功能受损诊断的敏感性和特异性均>80%[65]。但MMSE缺乏对执行功能的评价。在最新的一项关于腹透患者认知功能研究中，采用了3MS评价总体认知功能，并根据受教育水平对评分分级标准进行了调整[66]。MoCA可以评价认知功能受损的执行功能（包括注意力和做决定技巧）、词语记忆、语言和视空间技能[64]。MoCA评分<26分提示至少有轻度认知功能障碍。

（二）认知障碍的病理生理

导致CKD患者认知功能障碍的病理生理机制还未被完全阐明。与CKD共有的疾病状态，如高同型半胱氨酸血症以及年龄相关的神经元退行性变，对这些患者的认知功能下降起很大作用。而高脑血管疾病发生率包括脑卒中、无症状脑梗死、脑白质病等均可能导致其认知功能障碍。CKD患者血管性痴呆发生率高，有研究显示即使校正了小血管病后，CKD仍是痴呆的独立危险因素[67]。

其他认知功能障碍的传统危险因素包括老龄、女性、非白种人、糖尿病、高血压、心血管病和受教育情况等。非传统危险因素包括高同型半胱氨酸血症、氧化应激、低eGFR[68,69]、白蛋白尿、营养不良和炎症[70]及尿毒症毒素等。高同型半胱氨酸水平可以直接发挥对内皮的促血栓作用并刺激内皮炎症反应[71,72]，从而增加认知功能受损的危险。同型半胱氨酸也可以通过激活N-甲基-D-天门冬氨酸（NMDA）受体发挥直接的神经毒性作用[73]。尿毒症诱导的氧化应激导致NMDA受体过度活化并增加一氧化氮合成，导致过氧亚硝酸根形成和蛋白硝基化[74]。这些产物可通过脑内生物化学和结构的改变导致认知功能受损。临床研究发现，降低的eGFR与受损的总体认知功能、执行功能、语言和记忆等均显著相关[68]。多项研究提示即使在轻至中度CKD患者中也存在认知功能紊乱[75-77]。白蛋白尿不仅可以很好的提示CKD，甚至优于eGFR下降，其也反映了血管内皮的总体功能异常[78]。研究显示，白蛋白尿与老年患者的认知功能异常相关，且独立于小血管病[69]。尿毒症毒素包括非对称性二甲基精氨酸已被认为在认知功能障碍中具有致病作用，特别与尿毒症脑病相关[79,80]。尿毒症患者脑脊液和脑组织的胍类复合物水平升高，也可能导致认知功能障碍[81]。

透析患者认知功能障碍可能有三个主要原因，包括前述传统、非传统危险因素及透析相关因素。在非传统危险因素中，还包括甲状旁腺功能亢进、升高的FGF-23水平[82]、低维生素D水平[83]、贫血[84]等；透析相关因素包括透析充分性[85]、透析方式[86]、血流动力学不稳定及溶质转移等[87]。

不同的透析方式认知障碍的发生率不同，2005年来自USRDS的数据显示，血液透析患者认知功能障碍的发生率是腹膜透析患者的1.5 ~ 2.0倍[88]。2011年USRDS数据显示，开始进行腹膜透析的患者新发痴呆的风险低于开始进行血液透析的患者（HR 0.74，95%CI 0.64 ~ 0.86）[89]。与腹膜透析相关的认知功能障碍的机制可能与血液透析相似，只是除外了血流动力学不稳定和脑内血流的快速改变。

（三）尿毒症及透析相关的几种认知障碍

1. 尿毒症脑病（uremic encephalopathy） 是脑的器质性综合征，其常发生在未治疗的肾衰竭患者，可视为认知障碍的一个特殊亚型。根据肾衰竭发生的程度和速度，症状有轻有重，主要表现为精神、神经及运动异常。精神异常轻者出现感觉模糊、迟钝、失眠、疲乏、情感淡漠、近期记忆力丧失及注意力不集中等，随病情进展逐渐出现意识模糊、感觉不良、幻觉、兴奋、癫痫发作，最终昏迷、死亡；神经系统紊乱早期表现为发音困难、震颤、扑翼样震颤，晚期表现为肌阵挛和手足搐溺。运动异常早期表现为行动笨拙，行走或完成某一精细工作时动作不稳，有些患者的原始反射可被引出。随着开始充分的肾脏替代治疗，中枢神经系统症状可以在数天或数周逐渐减轻。尿毒症脑病的病理生理是多因素的，与尿毒症毒性代谢产物蓄积后导致的血脑屏障紊乱和细胞内外水转运异常相关[90]。还与升高的甲状旁腺激素水平等激素紊乱及兴奋性和抑制性神经递质失衡相关[91]。另外，有动物实验发现尿毒症脑病有脑内炎症和血管通透性物质的增加[92]。

2. 尿毒症厌食症（uraemic anorexia） 尿毒症状态下神经递质水平和活性的显著改变可导致尿毒症厌食症。根据色氨酸-5-羟色胺假说[93]，尿毒症患者会发生氨基酸谱的异常，可促进高水平色氨酸跨过血脑屏障，增加5羟色胺合成，导致食欲下降[94]。进而，一些促炎因子如瘦素、色氨酸和5羟色胺在脑脊液内浓度的升高，结合缺少中性一氧化氮以及受体的异常如褪黑素受体-4，可进一步导致尿毒症状态的厌食症[93]。

3. 透析痴呆（dialysis dementia） 透析痴呆最早作为一个进展性和致命性问题在19世纪60年代首次提出。随后在70年代认识到磷结合剂中的铝和透析用水的铝含量高是主要致病原因[95]。在那个时期，透析液铝污染及含铝磷结合剂的使用很普遍。有报告在透析痴呆患者检测到脑皮质铝浓度增加11倍，而无痴呆的透析患者增加3倍[96]。现在透析痴呆已少见，估计患病率在0.6% ~ 1.0%[84]。这是因为当今的水处理技术以及非铝磷结合剂的使用使铝中毒成为了一个少见透析合并症。

4. 透析的急性作用 与透析相关的急性认知功能障碍，如透析失衡综合征、谵妄、透析中或透析后的癫痫发作等，属于透析急性并发症范畴，具体见相应章节。

（四）认知障碍的治疗

有关CKD患者认知功能障碍治疗的研究还较少。治疗上主要包括几方面：① 纠正传统、非传统危险因素及CKD或透析相关因素；② 由于高血管性痴呆发生率，因此需要纠正CKD患者脑血管病的危险因素及进行相关治疗；③ 认知障碍的一般治疗。下文主要讲述CKD患者的一些特异性治疗的研究结果。

贫血是CKD患者认知障碍的非传统危险因素。纠正贫血对认知功能改善的作用研究结果并不一致。在大鼠中，应用刺激红细胞生成类药物对间断缺氧诱发的空间学习和记忆功能受损有神经保护作用[97]。至少有一项研究显示，刺激红细胞生成类药物对有贫血的透析前及透析的CKD患者认知功能有显著改善[98]。但亦有研究表明，升高的血红蛋白水平与非透析的CKD患者认知功能间无相关性[99]。

研究显示：尿毒症毒素、透析充分性等均是CKD患者认知障碍的危险因素。但充分透析、加强毒素清除对认知功能改善的研究结果并不一致。观察性研究显示在完成一次透析过程后有认知功能的改善[100]。但是，来自频繁透析网络FHN（Frequent Haemodialysis Network，FHN）的研究比较了每周6次夜间透析和每周3次夜间透析的患者，透析清除和认知功能（包括注意力、精神运动速度、记忆和语言通顺性）改善并无相关性。在一项从常规每周3次转向每日夜间透析的12例患者的纵向研究中，通过基线和6个月后分别进行的10项神经心理测试，发现加强透析6个月后认知功能有所改善[86]。但还需要更大样本的随机对照试验，更长时间的随访来确认加强透析改善认知功能的效果。由于透析可能通过血流动力学不稳定、液体移动、血管内容量丢失、脑缺血或脑水肿等导致认知功能受损[101-105]，严格的容量控制可能对血液透析患者认知功能改善起到好的作用[106]。而每日透析避免了常规每周3次透析中大量液体清除后的脑循环改变，可能是另一个选择。

继发性甲旁亢是CKD患者认知障碍的非传统危险因素。通过尿毒症大鼠模型可知，胞浆突触小体内钙浓度增加由PTH介导，导致突触小体对去极化不能正常反应，并有神经递质释放和代谢受损，导致尿毒症患者躯体、行为和运动功能异常[107,108]。动物研究显示，脑内γ-氨基丁酸（GABA）含量以及去甲肾上腺素和乙酰胆碱的释放、摄取和降解都受尿毒症的影响，部分由继发性甲旁亢介导，动物模型中甲状旁腺切除避免了这种改变的发生[108]。在CKD患者中甲状旁腺切除能否改善认知功能还有待进一步的研究。

肾移植后的认知功能的改善：多项研究已明确肾移植后短期即有认知功能的改善[109,110]，2年后仍有持续改善[110]。注意力、运动技能、视觉、精神运动速度和抽象能力等可短期改善并保持稳定，记忆功能多在1年后恢复，移植后短期使用的大剂量免疫抑制剂可对记忆功能改善产生副作用[110]。年龄、透析时程和移植肾功能是移植后认知改善程度的关键决定因素[109]。

三、睡眠障碍

睡眠障碍在各期CKD患者中均常见，但多数研究都聚焦在透析患者。对17项研究的系统回顾发现，平均44%的ESRD患者受到睡眠问题的困扰，是他们最常见的症状，但长期未受到肾脏病医生的重视[111,112]。这些睡眠障碍包括失眠、过量睡眠、睡眠呼吸暂停、不安腿综合征（restless legs syndrome，RLS）以及周期性肢体运动（periodic limb movement，PLM）等。

1. 失眠　ESRD常规血透和腹透患者失眠发生率波动于19% ~ 71%[113-115]，与其高死亡率相关[115,116]。

造成失眠的因素包括RLS、PLM、睡眠呼吸暂停[117,118]、代谢因素如尿毒症、贫血、高钙血症[119]、骨痛、皮肤瘙痒、焦虑和抑郁[117,118]、昼夜节律异常[120]、一些药物的影响以及不良睡眠习惯，包括日间透析时睡觉等。体内促觉醒物质的升高[121]以及系统性炎症[122]可能也会导致ESRD患者失眠。关于透析班次的影响，如上午班次透析的患者失眠更严重，但已有的研究结论并不一致[123]。

失眠患者可表现为入睡、维持睡眠困难及早醒。除了这些主观症状，客观上，常规每周三次透析可能也会造成睡眠不足和睡眠中断。对ESRD患者进行多导睡眠监测发现，其总睡眠时间缩短（每晚4.4 ~ 6小时），有高觉醒频率（多至30次/小时），使得睡眠效率下降。在一项比较常规血透患者和匹配的非ESRD患者的对照研究中，发现ESRD患者更容易发生短时睡眠和低效睡眠[124]。一般而言，与非ESRD患者相比，ESRD患者的1期、2期非快眼运动（NREM）睡眠增加，而慢波睡眠和REM睡眠减少[125]。

对于ESRD患者失眠的治疗同非ESRD人群，肾脏替代治疗方式的调整是否会改善睡眠还没有定论。

2. 睡眠呼吸暂停　指患者在睡眠中停止呼吸的一种慢性疾病。两种睡眠呼吸暂停即阻塞性睡眠呼吸暂停（OSA）和中枢性睡眠呼吸暂停（CSA）在ESRD患者中均可见。OSA是指在睡眠中上呼吸道间断关闭，CSA指控制呼吸的大脑中枢障碍，呈间断无胸腹呼吸运动。

呼吸暂停低通气指数（apnea hypopnea index，AHI）描述每小时睡眠中呼吸暂停（完全无气流≥10秒）和低通气（气流部分降低≥10秒）频率。AHI可用于评价睡眠呼吸暂停的严重程度[126]。

睡眠呼吸暂停加重ESRD及CKD4 ~ 5期患者的CKD症状，如白天疲乏、嗜睡以及认知功能障碍等，并影响患者的生活质量[127]。另外，睡眠呼吸暂停可加重CKD及ESRD患者心血管系统并发症，增加死亡风险[128,129]。在ESRD患者，睡眠时缺氧与夜间高血压、左心室肥大、交感迷走神经平衡受损和心血管并发症风险增加相关[130-132]。

（1）流行病学：ESRD患者睡眠呼吸暂停较普通人群更常见，发生率高于50%（普通人群2% ~ 20%）[133-135]，更易发生OSA[136]。血透和腹透患者睡眠呼吸暂停的发生率相似[137,138]。

（2）危险因素：普通人群中OSA明确的危险因素有肥胖、面颈部异常和上呼吸道软组织异常，潜在危险因素包括遗传、吸烟、鼻塞、糖尿病、年龄和性别[139,140]。有研究认为ESRD患者的危险因素同普通人群[141,142]，也有研究认为这些危险因素在ESRD人群中更弱[133,137,143,144]，例如有同样AHI的ESRD患者和肾功能正常的非ESRD比较，BMI是明显低的[136]。

（3）发病机制：ESRD患者睡眠呼吸暂停（OSA及CSA）的发病机制既包括中枢通气控制不稳定也包括呼吸道阻塞[125,143]。研究发现：ESRD患者对高碳酸血症的敏感度增加与呼吸暂停的严重度相关[143]。另外，一些患者的水超负荷可引起间质水肿及颈部和咽周组织液体量增加，从而导致咽部狭窄[145]。这在正常人群和心力衰竭患者中也有发现。在透析患者中，更好地水分清除可以减轻咽部狭窄、增大咽部面积，从而改善睡眠呼吸暂停。糖尿病或尿毒症引起的神经或肌肉病变可导致上呼吸道扩张肌功能不全，也是造成ESRD患者咽部狭窄的原因[146]。

（4）临床表现：打鼾、呼吸暂停、晨起头痛、白天瞌睡及精神不集中等。在ESRD患者，有些症状如乏力、瞌睡等常归因于肾衰竭，因此，更需要对高度怀疑患者进行客观监测来明确诊断。

（5）诊断：需要客观方法来进行评价和明确，评价方法同普通人群。

（6）治疗：治疗方法同普通人群。但还没有研究表明降低心血管风险的治疗可降低ESRD患者的死亡率。另外，改变肾脏替代治疗的方式可能有效[125,147,148]，有研究表明，由常规透析改为每日夜间透析可降低AHI（从46/h降至9/h）。CAPD患者改为夜间腹透机自动腹透可以改善呼吸暂停的严重度。这些治疗方式改变的效果主要归因于更充分的清除水分及改善上呼吸道[148]。

3. 不安腿综合征和睡眠中周期性肢体运动　不安腿综合征（RLS）是指自发的、持续的肢体运动，伴感觉不适。患者有强烈的活动下肢的愿望，且症状在休息时或晚上加重，活动后缓解。常伴有睡眠障碍，并伴有睡眠时不自主下肢（少数有上肢）急速伸直运动，即睡眠中周期性肢体运动（PLMS）。RLS 常伴有 PLMS，但 PLMS 可单独发生而不伴 RLS。

（1）流行病学：透析患者中RLS常见，患病率在20% ~ 73%[125,149]，普通人群仅5% ~ 15%。肾移植受者RLS患病率接近5%，基本同普通人群[150]。

（2）发病机制：RLS分为特发性与继发性。特发性RLS的发病机制不清。但40% ~ 60%的患者有家族史[151]，大部分的家系分析提示为常染色体显性遗传[152]，但其机制复杂，很可能有多种相关等位基因的参与。多项研究的一致结论提示中枢神经系统异常参与了RLS的发病机制，包括脑铁储存减少、脑多巴胺代谢异常、丘脑异常等。另外，外周传入神经系统异常也参与了RLS的发生。继发性RLS可继发于铁缺乏、尿毒症、糖尿病、风湿性疾病和静脉功能不全等。

尿毒症患者RLS的确切发病机制还不清楚。尿毒症RLS患者使用多巴胺激动剂治疗有效提示多巴胺功能异常可能也参与了尿毒症患者RLS的发生[153,154]。另外，有研究表明，大多数尿毒症RLS患者存在外周神经异常，提示受损的外周神经在尿毒症RLS发病机制中起了一定作用。对于大多数尿毒症RLS患者，肾移植后症状消失，提示尿毒症毒素在ESRD患者RLS发病机制中的作用。与特发性相比，尿毒症RLS的家族因素不明显。Winkelmann等发现，在特发性RLS患者中，有明确遗传背景者占42.3%，而尿毒症RLS患者中仅占11.7%[155]。对德国和希腊ESRD RLS患者的研究[156]提示，*BTBD9*基因与尿毒症RLS的发生显著相关，又提示ESRD患者发病机制中的遗传学因素。除上述因素外，还可能与贫血、铁缺乏及低血清PTH水平有关。

（3）临床表现：主要表现为休息时下肢明显不适，活动后可即刻缓解。感觉异常主要分布在膝盖以下，多为双侧，但有些病例症状不对称，严重病例上肢也可受累。症状包括虫爬感、蚁走感、牵拉感、瘙痒、紧拉感，都定位在深部，而非皮肤。多不伴有类似痛性外周神经病变的疼痛和刺痛感，无皮肤触碰过敏。RLS症状常常在夜间最重。轻者在床上卧立不安，通过踢腿或两腿摩擦来缓解症状，重者必须下床走动。神经系统查体无阳性体征。

PLMS是一种常伴随RLS存在的在睡眠时不自主的下肢急速伸直运动。常表现为足蹈指伸展和踝、膝有时还伴有臀部的局部弯曲。每次运动持续0.5 ~ 5秒，每20 ~ 40秒重复一次。典型表现为持续数分钟至1小时的集中发作。患者自己常意识不到这些运动。睡眠监测发现大部分RLS患者有PLMS。但在有些患者，PLMS导致睡眠中觉醒，导致失眠及白天嗜睡，这种情况称为睡眠中周期性肢体运动障碍（PLMD）。

（4）诊断：没有尿毒症RLS的特异性诊断标准，目前所使用的诊断金标准是国际不宁腿综合征研究委员会（IRLSSG）提出的四条必须标准：① 双腿不适（有时无不适感）迫使患者活动下肢，有时也会累及上肢和肢体的其余部分；小腿通常先受累，且小腿的症状比其他部位明显；② 休息或不活动（如躺着或坐着）时，症状开始出现或加重；③ 只要运动（如行走或伸展、捶打、按摩）持续，不适感可部分或全部缓解；④ 不适感仅发生在晚上，或晚上比白天严重。是否符合这四条标准要基于对患者进行数个相关问题的询问，还要除外仅仅因为睡眠质量差、神经和行为障碍、下肢痉挛、体位不适、肢体肿胀、关节炎及用药等因素导致的这些症状。

RLS的支持诊断标准有：① RLS家族史：在有家族史的第一代亲属中RLS发生率比无家族史者高3 ~ 5倍。② 对多巴胺能药物治疗有反应：几乎所有的患者对低于传统剂量的左旋多巴或多巴胺能受体激动剂敏感，但长期治疗疗效降低。③ 觉醒或睡眠时周期性肢体运动：85%以上的患者在睡眠中出现。

除上述必须标准和支持标准，一些相关临床特点也能帮助临床医生成功诊断RLS，包括：① 慢性进展性的临床过程；② 明显的睡眠障碍；③ 进行细致的问诊和查体，除外任何其他加重RLS症状的神经异常或生化指标异常。

PLMD的诊断需要多导睡眠监测，有如下标准：有睡眠紊乱或白天乏力的临床表现；多导睡眠监测有持续0.5 ~ 5秒、间隔20 ~ 40秒的重复运动；多数成人睡眠中有每小时15次以上、儿童有每小时5次以上的周期性肢体运动；这种周期性肢体运动不能用其他疾病解释。

鉴别诊断：需与外周神经病变、腰骶神经根病和普通的下肢痉挛鉴别，这些情况疼痛更明显。另外还需与一些吩噻嗪类抗精神病药引起的静坐不能等鉴别。

（5）治疗：尿毒症患者RLS治疗相关研究数据较少，且多是治疗时间短、小样本的研究。目前也还没有针对尿毒症患者RLS治疗的指南或建议。临床上主要参照特发性RLS的治疗建议进行治疗。总体上可分为非药物治疗和药物治疗。

非药物治疗：运动：透析中有氧运动45分钟坚持16周和24周后，与对照组相比，可分别减轻症状42%[157]和58%[158]。有铁缺乏的患者要补充铁剂；避免各种加重因素（吸烟、饮酒、咖啡等）；下肢按摩；热疗；肾衰竭患者调整透析模式，如每日短时透析、增加对流清除或吸附清除等；透析患者肾移植：有研究发现，移植后患者RLS症状甚至可以完全缓解[159]，但随时间延长和移植肾功能的下降，是否还会再发则有待更多研究。

药物治疗：在特发性RLS患者，多巴胺受体激动剂是一线治疗药物，如普拉克索、罗匹尼罗等，较其他药物副作用小，其他还有培高利特、卡麦角林等，另外，罗替戈汀已在美国和欧洲被正式批准用于RLS患者。但这些药物在尿毒症RLS患者中的疗效还缺乏证据或仅有一些小样本研究。其他药物还有，复方多巴胺制剂，如左旋多巴等；阿片制剂如羟可酮、美沙酮、曲马多；抗癫痫药，如加巴喷丁、卡马西平；可乐亭等。

PLMS如果不影响睡眠，可以不治疗。有症状的PLMD治疗同RLS，特别是PLMD伴随RLS时。无RLS时，常用苯二氮䓬类、普拉克索和罗匹尼洛等治疗。

四、神经病变

（一）尿毒症多神经病变

尿毒症多神经病变在ESRD患者常见[160,161]，多累及远端对称的混合性感觉、运动神经。这种外周多神经病变仅在肾功能严重受损的患者发生，也是开始透析的指征之一。已经充分透析的患者也可发生，但症状多不突出，仅在电生理检查发现异常。

1. 病理和病理生理　轴突变性是主要的病理异常，继而可导致节段性脱髓鞘，这些病变远端最严重[160]。引起尿毒症神经病变的代谢和化学基础仍未阐明，可能与硫胺缺乏、转酮醇酶活性下降、血浆生物素和锌浓度下降、血中苯酚和肌醇升高及继发性甲旁亢有关[162-164]。

2. 流行病学　男性较女性更常见。60% ~ 100% 透析患者在电生理检查中有神经功能受损的表现，但有症状的患者比例要低[165-167]。非透析 CKD 患者的患病率也很高。一项观察性研究入选了 100 例 18 ~ 65 岁的非透析患者，肌酐水平均在 2mg/dl 以上[168]，64% 具有症状性多神经病变，另有 6% 虽无症状，但在神经传导检查中有异常或经过仔细的临床检查可引出。这种神经病变的患病率随着肾功能异常的加重而增高，在肌酐 2.5 ~ 3.4mg/dl、3.5 ~ 4.9mg/dl 和 >5mg/dl 的患者，其神经病变的患病率分别为 35%、89% 和 100%。

3. 临床表现　轴突越长的神经越先受累，所以下肢症状更突出。感觉神经受累症状包括感觉异常、烧灼感及疼痛等，常发生于运动神经受累之前。体格检查最初是足趾位置觉和振动觉的丧失及深反射减弱，当感觉症状开始累及膝盖以上时，双手可开始受累。感觉功能异常亦可表现为不安腿综合征、灼足综合征及反常热感觉。运动神经受累一般发生在更晚期，运动功能丧失可导致肌肉萎缩、肌阵挛及最终瘫痪。

4. 诊断　与其他同时导致肾衰竭和周围神经功能异常的疾病难于鉴别，如糖尿病、系统性红斑狼疮、系统性血管炎、多发性骨髓瘤、淀粉样变及移植物抗宿主病等。神经电生理检查是检测尿毒症神经病变的最敏感的方法。检测腓神经运动神经传导速度是评价运动功能的最常用指标，其下降常平行于肌酐清除率的下降，当肌酐清除率 <10ml/min 后，50% 以上的患者有异常。感觉神经传导速度在检测早期功能异常上更敏感，但未广泛使用。

5. 治疗　未透析患者开始透析可以稳定病情或改善症状，血液透析和腹膜透析同样有效。一些患者透析后症状仍改善不好与开始透析太晚或透析不充分有关，因此，应及时透析及充分透析以降低尿毒症神经病变的发生率。即使对于严重病例，肾移植患者肾功能恢复较透析治疗能更好地改善神经症状[164,169]。

如果患者不能行肾脏替代治疗，药物治疗也可能有效。基于对非尿毒症多神经病变患者的研究，可以使用加巴喷丁，建议剂量是100 ~ 200mg/d，血液透析患者透后需补充300mg[170]。如果加巴喷丁无效或不能耐受，可以使用三环类抗抑郁药，如地昔帕明10 ~ 50mg睡前服用。

加强锻炼可以预防肌肉力量的消失[165]。远端多神经病变患者发生足部溃疡的风险增加，进行恰当的足部和指甲护理也非常重要。

6. 预后　治疗效果与开始透析前功能异常的程度和累及范围相关。仅有轻度感觉异常的患者有可能完全恢复[160]，但电生理检查仍可发现亚临床异常[171]。症状严重的患者，即使经过多年透析可能仍有症状。移植后症状缓解常表现为移植后数天或数周后的快速改善和随后数月的缓慢改善。

（二）尿毒症单神经病变

ESRD患者肢体的感觉异常也可能由单神经病变引起，最常累及的是前臂神经，特别是正中神经和尺神经，典型表现是腕管综合征，股神经和脑神经亦可受累。

ESRD患者的单神经病变常由压迫、局部缺血或β_2微球蛋白形成的淀粉样物质的沉积引起[164]。累及正中神经的腕管综合征（carpal tunnel syndrome，CTS）最常见，其他还有尺神经病变、股神经病变，桡神经病变、颅神经病变和视神经病变少见[164,172]。急性缺血性单侧神经病变（ischemic monomelic neuropathy，IMN）是建立血液透析通路时导致的少见的神经病变[173]，并不是经典的单神经病变，其常累及多条神经（桡、尺及正中神经）。

腕管综合征：是透析患者最常见的单神经病变，患病率在6% ~ 31%[161]。透析患者最常见的病因是透析相关淀粉样变[174]。也可以或部分由自体动静脉内瘘或移植物内瘘引起。一项入选279例血透患者的研究报道，内瘘或移植物内瘘侧手臂CTS的发病率高于对侧（分别为31%和12%）[175]。透析通路导致CTS的可能机制包括[176,177]：透析中静脉压增加，导致液体溢出，造成对神经的外源性压迫；通路出血后沿着筋膜流动，压迫神经；窃血现象导致缺血性神经病变。另外，钙磷沉积造成的压迫也是原因之一[178]。起始症状包括手部沿正中神经分布的麻木、刺痛和烧灼感，也可有前臂的感觉异常，透析中可能会加重，这可能与同侧的内瘘有关。查体可见Tinel征阳性，严重病例可见近端手掌肌肉萎缩。神经电生理检查可见经过腕管区域的运动和感觉神经传导延长。

尺神经病变：压迫性神经病变也可累及尺神经。在一项单中心研究中，近一半的维持性透析患者有尺神经病变[179]。尺神经病变常与血透时手臂的体位有关[179]。进入透析前，尿毒症患者多有营养不良，因此，尺神经更多的暴露于肘部，也就对直接压迫更敏感。尿毒症瘤样钙质沉着累及腕部时[180]或神经缺血[172]也可发生尺神经病变。患者可以表现为运动症状如手内在肌无力或小鱼际感觉症状[172]，也可二者均有。诊断需要详细的病史、体检及电生理检测。自体内瘘或移植物内瘘后尺神经病变急性发作常常作为结扎或处理内瘘的指征。

股神经病变：其可能是股静脉置管后的并发症[181]。移植受者也常发生，发病率近2%[182]，被认为与手术过程中局部的持续压力有关[161,182,183]。症状上表现为大腿无力和大腿及小腿的疼痛和感觉缺失[184]。多数患者不经任何干预可完全恢复[161]。

桡神经病变：可偶然发生于建立困难的内瘘术后[181]或内瘘术后急性发作。后者也常作为紧急手术干预内瘘的指征。可表现为疼痛、无力和感觉异常。

颅神经病变：CKD患者可以出现第八对脑神经前庭和耳蜗区域的功能异常。有些病例可能因药物的耳毒性导致，和尿毒症相关的最直接证据是充分肾脏替代治疗后听力受损可以很大程度上改善[185]。CKD患者也可出现面神经异常，但多为亚临床型，仅可通过电生理检查发现。

视神经病变：CKD患者也会出现视神经病变[186,187]。其潜在病因包括缺血和尿毒症[186,187]。缺血相关危险因素包括透析中反复发作低血压、贫血及广泛的动脉粥样硬化[186]。

急性缺血性单侧神经病变（IMN）：急性IMN是一种在动静脉内瘘或移植物内瘘术后即刻导致的累及前臂的神经病变[173]。是由于桡、尺和正中神经灌注减少，导致的轴突缺失。不同的患者临床表现不同，但一般既有运动又有感觉症状，如疼痛、无力和感觉异常。需神经传导检测诊断。当建立血管通路后出现提示周围神经病变的表现时，应考虑局部束缚措施或结扎通路。目前认为动脉病变、糖尿病神经病变和上臂移植物或自体内瘘是发生IMN的危险因素。

（甘良英　王　梅）

参考文献

1. KRISHNAN AV, PUSSELL BA, KIERNAN MC. Neuromuscular disease in the dialysis patient: an update for the nephrologist. Semin Dial, 2009, 22(3):267-278.
2. TILKI HE, AKPOLAT T, COSKUN M, et al. Clinical and electrophysiologic findings in dialysis patients. J Electromyogr Kinesiol, 2009, 19(3):500-508.
3. LU R, KIERNAN MC, MURRAY A, et al. Kidney-brain crosstalk in the acute and chronic setting. Nat Rev Nephrol, 2015, 11(12):707-719.
4. TOYODA K, NINOMIYA T. Stroke and cerebrovascular diseases in patients with chronic kidney disease. The Lancet Neurology, 2014, 13(8):823-833.

5. MURRAY AM. Cognitive impairment in the aging dialysis and chronic kidney disease populations: an occult burden. Adv Chronic Kidney Dis, 2008, 15(2):123-132.
6. LU R, MUCINO-BERMEJO MJ, ARMIGNACCO P, et al. Survey of acute kidney injury and related risk factors of mortality in hospitalized patients in a third-level urban hospital of Shanghai. Blood Purif, 2014, 38(2):140-148.
7. MASSON P, WEBSTER AC, HONG M, et al. Chronic kidney disease and the risk of stroke: a systematic review and meta-analysis. Nephrol Dial Transplant, 2015, 30(7):1162-1169.
8. KUMAI Y, KAMOUCHI M, HATA J, et al. Proteinuria and clinical outcomes after ischemic stroke. Neurology, 2012, 78(24):1909-1915.
9. TOYODA K. Cerebrorenal interaction and stroke. Contrib Nephrol, 2013, 179:1-6.
10. OVBIAGELE B, BATH PM, COTTON D, et al. Low glomerular filtration rate, recurrent stroke risk, and effect of renin-angiotensin system modulation. Stroke, 2013, 44(11):3223-3225.
11. YAHALOM G, SCHWARTZ R, SCHWAMMENTHAL Y, et al. Chronic kidney disease and clinical outcome in patients with acute stroke. Stroke, 2009, 40(4):1296-1303.
12. MIYAGI T, KOGA M, YAMAGAMI H, et al. Reduced estimated glomerular filtration rate affects outcomes 3 months after intracerebral hemorrhage: the stroke acute management with urgent risk-factor assessment and improvement-intracerebral hemorrhage study. J Stroke Cerebrovasc Dis, 2015, 24(1):176-182.
13. CORESH J, SELVIN E, STEVENS LA, et al. Prevalence of chronic kidney disease in the United States. JAMA, 2007, 298(17):2038-2047.
14. IMAI E, HORIO M, WATANABE T, et al. Prevalence of chronic kidney disease in the Japanese general population. Clin Exp Nephrol, 2009, 13(6):621-630.
15. KOBAYASHI M, HIRAWA N, MORITA S, et al. Silent brain infarction and rapid decline of kidney function in patients with CKD: a prospective cohort study. Am J Kidney Dis, 2010, 56(3):468-476.
16. WANG HH, HUNG SY, SUNG JM, et al. Risk of stroke in long-term dialysis patients compared with the general population. Am J Kidney Dis, 2014, 63(4):604-611.
17. FOLEY RN, GILBERTSON DT, MURRAY T, et al. Long interdialytic interval and mortality among patients receiving hemodialysis. N Engl J Med, 2011, 365(12):1099-1107.
18. HERZOG CA, ASINGER RW, BERGER AK, et al. Cardiovascular disease in chronic kidney disease. A clinical update from Kidney Disease: Improving Global Outcomes (KDIGO). Kidney Int, 2011, 80(6):572-586.
19. POWER A, CHAN K, SINGH SK, et al. Appraising stroke risk in maintenance hemodialysis patients: a large single-center cohort study. Am J Kidney Dis, 2012, 59(2):249-257.
20. TOYODA K, FUJII K, FUJIMI S, et al. Stroke in patients on maintenance hemodialysis: a 22-year single-center study. Am J Kidney Dis, 2005, 45(6):1058-1066.
21. ISEKI K. Stroke feature and management in dialysis patients. Contrib Nephrol, 2013, 179:100-109.
22. MURRAY AM, SELIGER S, LAKSHMINARAYAN K, et al. Incidence of stroke before and after dialysis initiation in older patients. J Am Soc Nephrol, 2013, 24(7):1166-1173.
23. DAVIES S, LALLY F, SATCHITHANANDA D, et al. Extending the role of peritoneal dialysis: can we win hearts and minds? Nephrol Dial Transplant, 2014, 29(9):1648-1654.
24. GODINO MDEL C, ROMERA VG, SANCHEZ-TOMERO JA, et al. Amelioration of ischemic brain damage by peritoneal dialysis. J Clin Invest, 2013, 123(10):4359-4363.
25. FAZEKAS F, KLEINERT R, OFFENBACHER H, et al. Pathologic correlates of incidental MRI white matter signal hyperintensities. Neurology, 1993, 43(9):1683-1689.
26. YAO H, TAKASHIMA Y, HASHIMOTO M, et al. Subclinical cerebral abnormalities in chronic kidney disease. Contrib Nephrol, 2013, 179:24-34.
27. NINOMIYA T. Risk of stroke in kidney disease. Contrib Nephrol, 2013, 179:58-66.
28. NINOMIYA T, PERKOVIC V, VERDON C, et al. Proteinuria and stroke: a meta-analysis of cohort studies. Am J Kidney Dis, 2009, 53(3):417-425.
29. LEE M, SAVER JL, CHANG KH, et al. Low glomerular filtration rate and risk of stroke: meta-analysis. BMJ,

2010, 341:c4249.

30. MOE SM. Klotho: a master regulator of cardiovascular disease? Circulation, 2012, 125(18):2181-2183.

31. HOMOCYSTEINE STUDIES C. Homocysteine and risk of ischemic heart disease and stroke: a meta-analysis. JAMA, 2002, 288(16):2015-2022.

32. LEE M, HONG KS, CHANG SC, et al. Efficacy of homocysteine-lowering therapy with folic Acid in stroke prevention: a meta-analysis. Stroke, 2010, 41(6):1205-1212.

33. KAMOUCHI M, KUMAGAI N, OKADA Y, et al. Risk score for predicting recurrence in patients with ischemic stroke: the Fukuoka stroke risk score for Japanese. Cerebrovasc Dis, 2012, 34(5-6):351-357.

34. LIP GY, ANDREOTTI F, FAUCHIER L, et al. Bleeding risk assessment and management in atrial fibrillation patients. Executive Summary of a Position Document from the European Heart Rhythm Association [EHRA], endorsed by the European Society of Cardiology [ESC] Working Group on Thrombosis. Thromb Haemost, 2011, 106(6):997-1011.

35. MARTIN U, SPONER G, STREIN K. Influence of hepatic and renal failure on pharmacokinetic properties of the novel recombinant plasminogen activator BM 06. 022 in rats. Drug Metab Dispos, 1993, 21(2):236-241.

36. AGRAWAL V, RAI B, FELLOWS J, et al. In-hospital outcomes with thrombolytic therapy in patients with renal dysfunction presenting with acute ischaemic stroke. Nephrol Dial Transplant, 2010, 25(4):1150-1157.

37. WETMORE JB, ELLERBECK EF, MAHNKEN JD, et al. Atrial fibrillation and risk of stroke in dialysis patients. Ann Epidemiol, 2013, 23(3):112-118.

38. GAGE BF, YAN Y, MILLIGAN PE, et al. Clinical classification schemes for predicting hemorrhage: results from the National Registry of Atrial Fibrillation (NRAF). Am Heart J, 2006, 151(3):713-719.

39. PISTERS R, LANE DA, NIEUWLAAT R, et al. A novel user-friendly score (HAS-BLED) to assess 1-year risk of major bleeding in patients with atrial fibrillation: the Euro Heart Survey. Chest, 2010, 138(5):1093-1100.

40. OLESEN JB, LIP GY, KAMPER AL, et al. Stroke and bleeding in atrial fibrillation with chronic kidney disease. N Engl J Med, 2012, 367(7):625-635.

41. CHAN KE, LAZARUS JM, THADHANI R, et al. Anticoagulant and antiplatelet usage associates with mortality among hemodialysis patients. J Am Soc Nephrol, 2009, 20(4):872-881.

42. YANG F, CHOU D, SCHWEITZER P, et al. Warfarin in haemodialysis patients with atrial fibrillation: what benefit? Europace, 2010, 12(12):1666-1672.

43. BAIGENT C, LANDRAY MJ, REITH C, et al. The effects of lowering LDL cholesterol with simvastatin plus ezetimibe in patients with chronic kidney disease (Study of Heart and Renal Protection): a randomised placebo-controlled trial. Lancet, 2011, 377(9784):2181-2192.

44. RIDKER PM, MACFADYEN J, CRESSMAN M, et al. Efficacy of rosuvastatin among men and women with moderate chronic kidney disease and elevated high-sensitivity C-reactive protein: a secondary analysis from the JUPITER (Justification for the Use of Statins in Prevention-an Intervention Trial Evaluating Rosuvastatin) trial. J Am Coll Cardiol, 2010, 55(12):1266-1273.

45. ZHANG X, XIANG C, ZHOU YH, et al. Effect of statins on cardiovascular events in patients with mild to moderate chronic kidney disease: a systematic review and meta-analysis of randomized clinical trials. BMC Cardiovasc Disord, 2014, 14:19.

46. HOU W, LV J, PERKOVIC V, et al. Effect of statin therapy on cardiovascular and renal outcomes in patients with chronic kidney disease: a systematic review and meta-analysis. Eur Heart J, 2013, 34(24):1807-1817.

47. PALMER SC, NAVANEETHAN SD, CRAIG JC, et al. HMG CoA reductase inhibitors (statins) for people with chronic kidney disease not requiring dialysis. Cochrane Database Syst Rev, 2009, (5):CD007784.

48. NINOMIYA T, PERKOVIC V, GALLAGHER M, et al. Lower blood pressure and risk of recurrent stroke in patients with chronic kidney disease: PROGRESS trial. Kidney Int, 2008, 73(8):963-970.

49. ISEKI K, ARIMA H, KOHAGURA K, et al. Effects of angiotensin receptor blockade (ARB) on mortality and cardiovascular outcomes in patients with long-term haemodialysis: a randomized controlled trial. Nephrol Dial Transplant, 2013, 28(6):1579-1589.

50. RAHMAN M, FORD CE, CUTLER JA, et al. Long-term renal and cardiovascular outcomes in

Antihypertensive and Lipid-Lowering Treatment to Prevent Heart Attack Trial (ALLHAT) participants by baseline estimated GFR. Clin J Am Soc Nephrol, 2012, 7(6):989-1002.

51. HERMIDA RC, AYALA DE, MOJON A, et al. Bedtime dosing of antihypertensive medications reduces cardiovascular risk in CKD. J Am Soc Nephrol, 2011, 22(12):2313-2321.

52. CHILLON JM, MASSY ZA, STENGEL B. Neurological complications in chronic kidney disease patients. Nephrol Dial Transplant, 2016, 31(10):1606-1614.

53. BUSSE A, HENSEL A, GUHNE U, et al. Mild cognitive impairment: long-term course of four clinical subtypes. Neurology, 2006, 67(12):2176-2185.

54. KURELLA TAMURA M, YAFFE K. Dementia and cognitive impairment in ESRD: diagnostic and therapeutic strategies. Kidney Int, 2011, 79(1):14-22.

55. SARNAK MJ, TIGHIOUART H, SCOTT TM, et al. Frequency of and risk factors for poor cognitive performance in hemodialysis patients. Neurology, 2013, 80(5):471-480.

56. MADERO M, GUL A, SARNAK MJ. Cognitive function in chronic kidney disease. Semin Dial, 2008, 21(1):29-37.

57. SARAN R, LI Y, ROBINSON B, et al. US Renal Data System 2014 Annual Data Report: Epidemiology of Kidney Disease in the United States. Am J Kidney Dis, 2015, 66(1 Suppl 1):Svii, S1-S305.

58. MUREA M, HSU FC, COX AJ, et al. Structural and functional assessment of the brain in European Americans with mild-to-moderate kidney disease: Diabetes Heart Study-MIND. Nephrol Dial Transplant, 2015, 30(8):1322-1329.

59. KURELLA M, LUAN J, YAFFE K, et al. Validation of the Kidney Disease Quality of Life (KDQOL) cognitive function subscale. Kidney Int, 2004, 66(6):2361-2367.

60. FOLSTEIN MF, FOLSTEIN SE, MCHUGH PR. "Mini-mental state". A practical method for grading the cognitive state of patients for the clinician. J Psychiatr Res, 1975, 12(3):189-198.

61. TENG EL, CHUI HC. The Modified Mini-Mental State (3MS) examination. J Clin Psychiatry, 1987, 48(8):314-318.

62. CALLAHAN CM, UNVERZAGT FW, HUI SL, et al. Six-item screener to identify cognitive impairment among potential subjects for clinical research. Med Care, 2002, 40(9):771-781.

63. TARIQ SH, TUMOSA N, CHIBNALL JT, et al. Comparison of the Saint Louis University mental status examination and the mini-mental state examination for detecting dementia and mild neurocognitive disorder–a pilot study. Am J Geriatr Psychiatry, 2006, 14(11):900-910.

64. NASREDDINE ZS, PHILLIPS NA, BEDIRIAN V, et al. The Montreal Cognitive Assessment, MoCA: a brief screening tool for mild cognitive impairment. J Am Geriatr Soc, 2005, 53(4):695-699.

65. HOLSINGER T, DEVEAU J, BOUSTANI M, et al. Does this patient have dementia? JAMA, 2007, 297(21):2391-2404.

66. DONG J, PI HC, XIONG ZY, et al. Depression and Cognitive Impairment in Peritoneal Dialysis: A Multicenter Cross-sectional Study. Am J Kidney Dis, 2016, 67(1):111-118.

67. MIWA K, TANAKA M, OKAZAKI S, et al. Chronic kidney disease is associated with dementia independent of cerebral small-vessel disease. Neurology, 2014, 82(12):1051-1057.

68. KOGA H, TAKASHIMA Y, MURAKAWA R, et al. Cognitive consequences of multiple lacunes and leukoaraiosis as vascular cognitive impairment in community-dwelling elderly individuals. J Stroke Cerebrovasc Dis, 2009, 18(1):32-37.

69. UMEMURA T, KAWAMURA T, UMEGAKI H, et al. Association of chronic kidney disease and cerebral small vessel disease with cognitive impairment in elderly patients with type 2 diabetes. Dement Geriatr Cogn Dis Extra, 2013, 3(1):212-222.

70. KURELLA TAMURA M, XIE D, YAFFE K, et al. Vascular risk factors and cognitive impairment in chronic kidney disease: the Chronic Renal Insufficiency Cohort (CRIC) study. Clin J Am Soc Nephrol, 2011, 6(2):248-256.

71. FASSBENDER K, MIELKE O, BERTSCH T, et al. Homocysteine in cerebral macroangiography and

microangiopathy. Lancet, 1999, 353(9164):1586-1587.

72. WRIGHT CB, PAIK MC, BROWN TR, et al. Total homocysteine is associated with white matter hyperintensity volume: the Northern Manhattan Study. Stroke, 2005, 36(6):1207-1211.

73. LIPTON SA, KIM WK, CHOI YB, et al. Neurotoxicity associated with dual actions of homocysteine at the N-methyl-D-aspartate receptor. Proc Natl Acad Sci U S A, 1997, 94(11):5923-5928.

74. BERNSTEIN HG, BOGERTS B, KEILHOFF G. The many faces of nitric oxide in schizophrenia. A review. Schizophr Res, 2005, 78(1):69-86.

75. KURELLA M, CHERTOW GM, FRIED LF, et al. Chronic kidney disease and cognitive impairment in the elderly: the health, aging, and body composition study. J Am Soc Nephrol, 2005, 16(7):2127-2133.

76. HAILPERN SM, MELAMED ML, COHEN HW, et al. Moderate chronic kidney disease and cognitive function in adults 20 to 59 years of age: Third National Health and Nutrition Examination Survey (NHANES III). J Am Soc Nephrol, 2007, 18(7):2205-2213.

77. SAJJAD I, GRODSTEIN F, KANG JH, et al. Kidney dysfunction and cognitive decline in women. Clin J Am Soc Nephrol, 2012, 7(3):437-443.

78. Chronic Kidney Disease Prognosis C, Matsushita K, van der Velde M, et al. Association of estimated glomerular filtration rate and albuminuria with all-cause and cardiovascular mortality in general population cohorts: a collaborative meta-analysis. Lancet, 2010, 375(9731):2073-2081.

79. BERGEN DC, RISTANOVIC R, GORELICK PB, et al. Seizures and renal failures. Int J Artif Organs, 1994, 17(5):247-251.

80. DURANTON F, COHEN G, DE SMET R, et al. Normal and pathologic concentrations of uremic toxins. J Am Soc Nephrol, 2012, 23(7):1258-1270.

81. DE DEYN PP, VANHOLDER R, ELOOT S, et al. Guanidino compounds as uremic (neuro)toxins. Semin Dial, 2009, 22(4):340-345.

82. DREW DA, TIGHIOUART H, SCOTT TM, et al. FGF-23 and cognitive performance in hemodialysis patients. Hemodial Int, 2014, 18(1):78-86.

83. SHAFFI K, TIGHIOUART H, SCOTT T, et al. Low 25-hydroxyvitamin D levels and cognitive impairment in hemodialysis patients. Clin J Am Soc Nephrol, 2013, 8(6):979-986.

84. KURELLA M, MAPES DL, PORT FK, et al. Correlates and outcomes of dementia among dialysis patients: the Dialysis Outcomes and Practice Patterns Study. Nephrol Dial Transplant, 2006, 21(9):2543-2548.

85. KURELLA TAMURA M, UNRUH ML, NISSENSON AR, et al. Effect of more frequent hemodialysis on cognitive function in the frequent hemodialysis network trials. Am J Kidney Dis, 2013, 61(2):228-237.

86. JASSAL SV, DEVINS GM, CHAN CT, et al. Improvements in cognition in patients converting from thrice weekly hemodialysis to nocturnal hemodialysis: a longitudinal pilot study. Kidney Int, 2006, 70(5):956-962.

87. EVANS JD, WAGNER CD, WELCH JL. Cognitive status in hemodialysis as a function of fluid adherence. Ren Fail, 2004, 26(5):575-581.

88. COLLINS AJ, KASISKE B, HERZOG C, et al. Excerpts from the United States Renal Data System 2004 annual data report: atlas of end-stage renal disease in the United States. Am J Kidney Dis, 2005, 45(1 Suppl 1):A5-7, S1-280.

89. WOLFGRAM DF, SZABO A, MURRAY AM, et al. Risk of dementia in peritoneal dialysis patients compared with hemodialysis patients. Perit Dial Int, 2015, 35(2):189-198.

90. KIELSTEIN JT, DONNERSTAG F, GASPER S, et al. ADMA increases arterial stiffness and decreases cerebral blood flow in humans. Stroke, 2006, 37(8):2024-2019.

91. DE DEYN PP, D'HOOGE R, VAN BOGAERT PP, et al. Endogenous guanidino compounds as uremic neurotoxins. Kidney Int Suppl, 2001, 78:S77-S83.

92. LIU M, LIANG Y, CHIGURUPATI S, et al. Acute kidney injury leads to inflammation and functional changes in the brain. J Am Soc Nephrol, 2008, 19(7):1360-1370.

93. AGUILERA A, SANCHEZ-TOMERO JA, SELGAS R. Brain activation in uremic anorexia. J Ren Nutr, 2007, 17(1):57-61.

94. AGUILERA A, CODOCEO R, BAJO MA, et al. Eating behavior disorders in uremia: a question of balance in appetite regulation. Semin Dial, 2004, 17(1):44-52.

95. ROZAS VV, PORT FK, EASTERLING RE. An outbreak of dialysis dementia due to aluminum in the dialysate. J Dial, 1978, 2(5-6):459-470.

96. JACK R, RABIN PL, MCKINNEY TD. Dialysis encephalopathy: a review. Int J Psychiatry Med, 1983-1984, 13(4):309-326.

97. AL-QAHTANI JM, ABDEL-WAHAB BA, ABD EL-AZIZ SM. Long-term moderate dose exogenous erythropoietin treatment protects from intermittent hypoxia-induced spatial learning deficits and hippocampal oxidative stress in young rats. Neurochem Res, 2014, 39(1):161-171.

98. SINGH NP, SAHNI V, WADHWA A, et al. Effect of improvement in anemia on electroneurophysiological markers (P300) of cognitive dysfunction in chronic kidney disease. Hemodial Int, 2006, 10(3):267-273.

99. ALEXANDER M, KEWALRAMANI R, AGODOA I, et al. Association of anemia correction with health related quality of life in patients not on dialysis. Curr Med Res Opin, 2007, 23(12):2997-3008.

100. TESCHAN PE. Electroencephalographic and other neurophysiological abnormalities in uremia. Kidney Int Suppl, 1975, (2):210-216.

101. MURRAY AM, PEDERSON SL, TUPPER DE, et al. Acute variation in cognitive function in hemodialysis patients: a cohort study with repeated measures. Am J Kidney Dis, 2007, 50(2):270-278.

102. GOTTLIEB D, MILDWORF B, RUBINGER D, et al. The regional cerebral blood flow in patients under chronic hemodialytic treatment. J Cereb Blood Flow Metab, 1987, 7(5):659-661.

103. POSTIGLIONE A, FACCENDA F, GALLOTTA G, et al Changes in middle cerebral artery blood velocity in uremic patients after hemodialysis. Stroke, 1991, 22(12):1508-1511.

104. HATA R, MATSUMOTO M, HANDA N, et al. Effects of hemodialysis on cerebral circulation evaluated by transcranial Doppler ultrasonography. Stroke, 1994, 25(2):408-412.

105. ISHIDA I, HIRAKATA H, SUGIMORI H, et al. Hemodialysis causes severe orthostatic reduction in cerebral blood flow velocity in diabetic patients. Am J Kidney Dis, 1999, 34(6):1096-1104.

106. DOGUKAN A, GULER M, YAVUZKIR MF, et al. The effect of strict volume control on cognitive functions in chronic hemodialysis patients. Ren Fail, 2009, 31(8):641-646.

107. SMOGORZEWSKI M, KOURETA P, FADDA GZ, et al. Chronic parathyroid hormone excess in vivo increases resting levels of cytosolic calcium in brain synaptosomes: studies in the presence and absence of chronic renal failure. J Am Soc Nephrol, 1991, 1(10):1162-1168.

108. SMOGORZEWSKI MJ. Central nervous dysfunction in uremia. Am J Kidney Dis, 2001, 38(4 Suppl 1):S122-S128.

109. HARCIAREK M, BIEDUNKIEWICZ B, LICHODZIEJEWSKA-NIEMIERKO M, et al. Cognitive performance before and after kidney transplantation: a prospective controlled study of adequately dialyzed patients with end-stage renal disease. J Int Neuropsychol Soc, 2009, 15(5):684-694.

110. RADIC J, LJUTIC D, RADIC M, et al. Kidney transplantation improves cognitive and psychomotor functions in adult hemodialysis patients. Am J Nephrol, 2011, 34(5):399-406.

111. MURTAGH FE, ADDINGTON-HALL J, HIGGINSON IJ. The prevalence of symptoms in end-stage renal disease: a systematic review. Adv Chronic Kidney Dis, 2007, 14(1):82-99.

112. WEISBORD SD, FRIED LF, MOR MK, et al. Renal provider recognition of symptoms in patients on maintenance hemodialysis. Clin J Am Soc Nephrol, 2007, 2(5):960-967.

113. Managing coronary heart disease risk in hypertensive smokers. Report of a symposium. Hong Kong. 16 February 1990. J Hypertens Suppl, 1990, 8(5):S1-S59.

114. MUCSI I, MOLNAR MZ, AMBRUS C, et al. Restless legs syndrome, insomnia and quality of life in patients on maintenance dialysis. Nephrol Dial Transplant, 2005, 20(3):571-577.

115. UNRUH ML, BUYSSE DJ, DEW MA, et al. Sleep quality and its correlates in the first year of dialysis. Clin J Am Soc Nephrol, 2006, 1(4):802-810.

116. ELDER SJ, PISONI RL, AKIZAWA T, et al. Sleep quality predicts quality of life and mortality risk in

haemodialysis patients: results from the Dialysis Outcomes and Practice Patterns Study (DOPPS). Nephrol Dial Transplant, 2008, 23(3):998-1004.
117. NOVAK M, SHAPIRO CM, MENDELSSOHN D, et al. Diagnosis and management of insomnia in dialysis patients. Semin Dial, 2006, 19(1):25-31.
118. LOEWEN A, SIEMENS A, HANLY P. Sleep disruption in patients with sleep apnea and end-stage renal disease. J Clin Sleep Med, 2009, 5(4):324-329.
119. KOCH BC, NAGTEGAAL JE, HAGEN EC, et al. Subjective sleep efficiency of hemodialysis patients. Clin Nephrol, 2008, 70(5):411-416.
120. PAI MF, HSU SP, YANG SY, et al. Sleep disturbance in chronic hemodialysis patients: the impact of depression and anemia. Ren Fail, 2007, 29(6):673-677.
121. SUGIMOTO T, NAGAKE Y, SUGIMOTO S, et al. Plasma orexin concentrations in patients on hemodialysis. Nephron, 2002, 90(4):379-383.
122. CHIU YL, CHUANG YF, FANG KC, et al. Higher systemic inflammation is associated with poorer sleep quality in stable haemodialysis patients. Nephrol Dial Transplant, 2009, 24(1):247-251.
123. BARMAR B, DANG Q, ISQUITH D, et al. Comparison of sleep/wake behavior in CKD stages 4 to 5 and hemodialysis populations using wrist actigraphy. Am J Kidney Dis, 2009, 53(4):665-672.
124. UNRUH ML, SANDERS MH, REDLINE S, et al. Subjective and objective sleep quality in patients on conventional thrice-weekly hemodialysis: comparison with matched controls from the sleep heart health study. Am J Kidney Dis, 2008, 52(2):305-313.
125. HANLY PJ, PIERRATOS A. Improvement of sleep apnea in patients with chronic renal failure who undergo nocturnal hemodialysis. N Engl J Med, 2001, 344(2):102-107.
126. ISEKI K, TSURUYA K, KANDA E, et al. Effects of sleepiness on survival in Japanese hemodialysis patients: J-DOPPS study. Nephron Clin Pract, 2014, 128(3-4):333-340.
127. Sleep-related breathing disorders in adults: recommendations for syndrome definition and measurement techniques in clinical research. The Report of an American Academy of Sleep Medicine Task Force. Sleep, 1999, 22(5):667-689.
128. NICHOLL DD, AHMED SB, LOEWEN AH, et al. Declining kidney function increases the prevalence of sleep apnea and nocturnal hypoxia. Chest, 2012, 141(6):1422-1430.
129. BLOEMBERGEN WE, PORT FK, MAUGER EA, et al. A comparison of cause of death between patients treated with hemodialysis and peritoneal dialysis. J Am Soc Nephrol, 1995, 6(2):184-191.
130. ZOCCALI C, BENEDETTO FA, TRIPEPI G, et al. Nocturnal hypoxemia, night-day arterial pressure changes and left ventricular geometry in dialysis patients. Kidney Int, 1998, 53(4):1078-1084.
131. ZOCCALI C, BENEDETTO FA, MALLAMACI F, et al. Left ventricular hypertrophy and nocturnal hypoxemia in hemodialysis patients. J Hypertens, 2001, 19(2):287-293.
132. ZOCCALI C, MALLAMACI F, TRIPEPI G. Nocturnal hypoxemia predicts incident cardiovascular complications in dialysis patients. J Am Soc Nephrol, 2002, 13(3):729-733.
133. STEPANSKI E, FABER M, ZORICK F, et al. Sleep disorders in patients on continuous ambulatory peritoneal dialysis. J Am Soc Nephrol, 1995, 6(2):192-197.
134. BENZ RL, PRESSMAN MR, HOVICK ET, et al. Potential novel predictors of mortality in end-stage renal disease patients with sleep disorders. Am J Kidney Dis, 2000, 35(6):1052-1060.
135. UNRUH ML, SANDERS MH, REDLINE S, et al. Sleep apnea in patients on conventional thrice-weekly hemodialysis: comparison with matched controls from the Sleep Heart Health Study. J Am Soc Nephrol, 2006, 17(12):3503-3509.
136. BEECROFT JM, PIERRATOS A, HANLY PJ. Clinical presentation of obstructive sleep apnea in patients with end-stage renal disease. J Clin Sleep Med, 2009, 5(2):115-121.
137. KIMMEL PL, MILLER G, MENDELSON WB. Sleep apnea syndrome in chronic renal disease. Am J Med, 1989, 86(3):308-314.
138. WADHWA NK, MENDELSON WB. A comparison of sleep-disordered respiration in ESRD patients receiving

hemodialysis and peritoneal dialysis. Adv Perit Dial, 1992, 8:195-198.

139. YOUNG T, SKATRUD J, PEPPARD PE. Risk factors for obstructive sleep apnea in adults. JAMA, 2004, 291(16):2013-2016.

140. PATIL SP, SCHNEIDER H, SCHWARTZ AR, et al. Adult obstructive sleep apnea: pathophysiology and diagnosis. Chest, 2007, 132(1):325-337.

141. DE OLIVEIRA RODRIGUES CJ, MARSON O, TUFIC S, et al. Relationship among end-stage renal disease, hypertension, and sleep apnea in nondiabetic dialysis patients. Am J Hypertens, 2005, 18(2 Pt 1):152-157.

142. TADA T, KUSANO KF, OGAWA A, et al. The predictors of central and obstructive sleep apnoea in haemodialysis patients. Nephrol Dial Transplant, 2007, 22(4):1190-1197.

143. BEECROFT J, DUFFIN J, PIERRATOS A, et al. Enhanced chemo-responsiveness in patients with sleep apnoea and end-stage renal disease. Eur Respir J, 2006, 28(1):151-158.

144. BEECROFT JM, ZALTZMAN J, PRASAD R, et al. Impact of kidney transplantation on sleep apnoea in patients with end-stage renal disease. Nephrol Dial Transplant, 2007, 22(10):3028-3033.

145. ANASTASSOV GE, TRIEGER N. Edema in the upper airway in patients with obstructive sleep apnea syndrome. Oral Surg Oral Med Oral Pathol Oral Radiol Endod, 1998, 86(6):644-647.

146. MENDELSON WB, WADHWA NK, GREENBERG HE, et al. Effects of hemodialysis on sleep apnea syndrome in end-stage renal disease. Clin Nephrol, 1990, 33(5):247-251.

147. BEECROFT JM, HOFFSTEIN V, PIERRATOS A, et al. Nocturnal haemodialysis increases pharyngeal size in patients with sleep apnoea and end-stage renal disease. Nephrol Dial Transplant, 2008, 23(2):673-679.

148. TANG SC, LAM B, LAI AS, et al. Improvement in sleep apnea during nocturnal peritoneal dialysis is associated with reduced airway congestion and better uremic clearance. Clin J Am Soc Nephrol, 2009, 4(2):410-418.

149. GIANNAKI CD, HADJIGEORGIOU GM, KARATZAFERI C, et al. Epidemiology, impact, and treatment options of restless legs syndrome in end-stage renal disease patients: an evidence-based review. Kidney Int, 2014, 85(6):1275-1282.

150. SZENTKIRALYI A, CZIRA ME, MOLNAR MZ, et al. High risk of obstructive sleep apnea is a risk factor of death censored graft loss in kidney transplant recipients: an observational cohort study. Sleep Med, 2011, 12(3):267-273.

151. ONDO W, JANKOVIC J. Restless legs syndrome: clinicoetiologic correlates. Neurology, 1996, 47(6):1435-1441.

152. XIONG L, MONTPLAISIR J, DESAUTELS A, et al. Family study of restless legs syndrome in Quebec, Canada: clinical characterization of 671 familial cases. Arch Neurol, 2010, 67(5):617-622.

153. TAKAKI J, NISHI T, NANGAKU M, et al. Clinical and psychological aspects of restless legs syndrome in uremic patients on hemodialysis. Am J Kidney Dis, 2003, 41(4):833-839.

154. COLLADO-SEIDEL V, KOHNEN R, SAMTLEBEN W, et al. Clinical and biochemical findings in uremic patients with and without restless legs syndrome. Am J Kidney Dis, 1998, 31(2):324-328.

155. WINKELMANN J, WETTER TC, COLLADO-SEIDEL V, et al. Clinical characteristics and frequency of the hereditary restless legs syndrome in a population of 300 patients. Sleep, 2000, 23(5):597-602.

156. SCHORMAIR B, PLAG J, KAFFE M, et al. MEIS1 and BTBD9: genetic association with restless leg syndrome in end stage renal disease. J Med Genet, 2011, 48(7):462-466.

157. SAKKAS GK, HADJIGEORGIOU GM, KARATZAFERI C, et al. Intradialytic aerobic exercise training ameliorates symptoms of restless legs syndrome and improves functional capacity in patients on hemodialysis: a pilot study. ASAIO J, 2008, 54(2):185-190.

158. GIANNAKI CD, HADJIGEORGIOU GM, KARATZAFERI C, et al. A single-blind randomized controlled trial to evaluate the effect of 6 months of progressive aerobic exercise training in patients with uraemic restless legs syndrome. Nephrol Dial Transplant, 2013, 28(11):2834-2840.

159. WINKELMANN J, STAUTNER A, SAMTLEBEN W, et al. Long-term course of restless legs syndrome in dialysis patients after kidney transplantation. Mov Disord, 2002, 17(5):1072-1076.

160. RASKIN NH, FISHMAN RA. Neurologic disorders in renal failure (first of two parts). N Engl J Med, 1976, 294(3):143-148.

161. KRISHNAN AV, KIERNAN MC. Uremic neuropathy: clinical features and new pathophysiological insights. Muscle Nerve, 2007, 35(3):273-290.

162. GUOLO M, STELLA AM, MELITO V, et al. Altered 5-aminolevulinic acid metabolism leading to pseudoporphyria in hemodialysed patients. Int J Biochem Cell Biol, 1996, 28(3):311-317.

163. TEGNER R, LINDHOLM B. Uremic polyneuropathy: different effects of hemodialysis and continuous ambulatory peritoneal dialysis. Acta Med Scand, 1985, 218(4):409-416.

164. BANSAL VK, BANSAL S. Nervous system disorders in dialysis patients. Handb Clin Neurol, 2014, 119:395-404.

165. BAUMGAERTEL MW, KRAEMER M, BERLIT P. Neurologic complications of acute and chronic renal disease. Handb Clin Neurol, 2014, 119:383-393.

166. LAAKSONEN S, METSARINNE K, VOIPIO-PULKKI LM, et al. Neurophysiologic parameters and symptoms in chronic renal failure. Muscle Nerve, 2002, 25(6):884-890.

167. KRISHNAN AV, PHOON RK, PUSSELL BA, et al. Altered motor nerve excitability in end-stage kidney disease. Brain, 2005, 128(Pt 9):2164-2174.

168. AGGARWAL HK, SOOD S, JAIN D, et al. Evaluation of spectrum of peripheral neuropathy in predialysis patients with chronic kidney disease. Ren Fail, 2013, 35(10):1323-1329.

169. HO DT, RODIG NM, KIM HB, et al. Rapid reversal of uremic neuropathy following renal transplantation in an adolescent. Pediatr Transplant, 2012, 16(7):E296-300.

170. BACKONJA M, BEYDOUN A, EDWARDS KR, et al. Gabapentin for the symptomatic treatment of painful neuropathy in patients with diabetes mellitus: a randomized controlled trial. JAMA, 1998, 280(21):1831-1836.

171. BAZZI C, PAGANI C, SORGATO G, et al. Uremic polyneuropathy: a clinical and electrophysiological study in 135 short-and long-term hemodialyzed patients. Clin Nephrol, 1991, 35(4):176-181.

172. BROUNS R, DE DEYN PP. Neurological complications in renal failure: a review. Clin Neurol Neurosurg, 2004, 107(1):1-16.

173. THERMANN F, KORNHUBER M. Ischemic monomelic neuropathy: a rare but important complication after hemodialysis access placement–a review. J Vasc Access, 2011, 12(2):113-119.

174. BICKNELL JM, LIM AC, RAROQUE HG, et al. Carpal tunnel syndrome, subclinical median mononeuropathy, and peripheral polyneuropathy: common early complications of chronic peritoneal dialysis and hemodialysis. Arch Phys Med Rehabil, 1991, 72(6):378-381.

175. GOUSHEH J, IRANPOUR A. Association between carpel tunnel syndrome and arteriovenous fistula in hemodialysis patients. Plast Reconstr Surg, 2005, 116(2):508-513.

176. DELMEZ JA, HOLTMANN B, SICARD GA, et al. Peripheral nerve entrapment syndromes in chronic hemodialysis patients. Nephron, 1982, 30(2):118-123.

177. KIMURA I, SEKINO H, AYYAR DR, et al. Carpal tunnel syndrome in patients on long-term hemodialysis. Tohoku J Exp Med, 1986, 148(3):257-266.

178. COFAN F, GARCIA S, COMBALIA A, et al. Carpal tunnel syndrome secondary to uraemic tumoral calcinosis. Rheumatology (Oxford), 2002, 41(6):701-703.

179. NARDIN R, CHAPMAN KM, RAYNOR EM. Prevalence of ulnar neuropathy in patients receiving hemodialysis. Arch Neurol, 2005, 62(2):271-275.

180. GARCIA S, COFAN F, COMBALIA A, et al. Compression of the ulnar nerve in Guyon's canal by uremic tumoral calcinosis. Arch Orthop Trauma Surg, 2000, 120(3-4):228-230.

181. KALITA J, MISRA UK, SHARMA RK, et al. Femoral and radial neuropathy following vascular access cannulation for hemodialysis. Nephron, 1995, 69(3):362.

182. SHARMA KR, CROSS J, SANTIAGO F, et al. Incidence of acute femoral neuropathy following renal transplantation. Arch Neurol, 2002, 59(4):541-545.

183. MEECH PR. Femoral neuropathy following renal transplantation. Aust N Z J Surg, 1990, 60(2):117-119.

184. VAZIRI ND, BARTON CH, RAVIKUMAR GR, et al. Femoral neuropathy: a complication of renal transplantation. Nephron, 1981, 28(1):30-31.

185. ANTEUNIS LJ, MOOY JM. Hearing loss in a uraemic patient: indications of involvement of the VIIIth nerve. J Laryngol Otol, 1987, 101(5):492-496.

186. HAIDER S, ASTBURY NJ, HAMILTON DV. Optic neuropathy in uraemic patients on dialysis. Eye (Lond), 1993, 7(Pt 1):148-151.

187. SEO JW, JEON DH, KANG Y, et al. A case of end-stage renal disease initially manifested with visual loss caused by uremic optic neuropathy. Hemodial Int, 2011, 15(3):395-398.

第九章
尿毒症毒素

第一节 尿毒症毒素的概念和分类方法

一、尿毒症毒素的概念

健康肾脏可排泄大量代谢废物。肾功能下降时，对代谢废物的排泄能力下降，体内会出现多种代谢产物潴留。尿毒症毒素指所有在肾衰竭时体内潴留并具有毒性作用或引起尿毒症症状的物质。

过去20年关于尿毒症综合征及若干尿毒症毒素的观念已发生了实质的变化。最初将尿素、肌酐等小分子溶质作为主要尿毒症毒素。尽管对这类小分子代谢产物的毒性作用及其在尿毒症中的意义一直存在异议，直到目前，临床仍将对这类物质的清除效率作为评价透析充分与否的指标。20世纪80年代发现，终末期肾脏病（ESRD）患者血液循环中有相对分子质量为500 ~ 5 000Da的物质潴留，这类物质与周围神经病变等尿毒症症状有关，由此提出了尿毒症毒素的“中分子物质”学说。近年研究表明，ESRD时除中分子物质之外，一些低相对分子质量、甚至较大相对分子质量的蛋白质也因清除或代谢障碍发生量（水平增高）或质（化学修饰）的变化，这些变化能导致各种与尿毒症相关的病理生理改变。因此“尿毒症毒素”应包括所有ESRD时循环和/或组织中潴留并具有毒性作用（导致病理生理改变）的物质。

在20世纪70年代，瑞典学者Bergstrom等提出，凡被称为尿毒症毒素的物质，应符合以下几个标准：① 该物质的化学结构、理化性质及其在体液中的浓度必须明确；② 在尿毒症患者体内该物质的浓度显著高于正常；③ 高浓度的该物质与特异的尿毒症临床表现相关，而体内该物质浓度降至正常时则尿毒症症状、体征应同时消失；④ 在其浓度与尿毒症患者体内浓度相似时，动物实验或体外实验可证实该物质对细胞、组织或观察对象产生类似的毒性作用。但近几十年来的研究表明，确定某种物质是否尿毒症毒素，有时难度很大，上述几个标准很难完全具备。

二、尿毒症毒素的分类

欧洲尿毒症毒素工作组（EUTox）[1-3]利用质谱测定法、高效液相色谱（HPLC）法、代谢计数法和基因组学等方法，根据尿毒症时潴留的溶质的相对分子质量和生物学特性，将尿毒症毒素分为3类：① 水溶性、不与蛋白质结合的小分子物质，其相对分子质量通常小于500Da，如：尿素、肌酐和尿酸，此类物质容易被血液透析清除；② 中大分子物质，相对分子质量通常大于500Da，如甲状旁腺素（PTH）、β_2微球蛋白（β_2-MG），此类物质常规血液透析效果不理想，只能采用大孔径透析膜及对流、吸附的血液净化方式清除；③ 蛋白结合物质，这类毒素通常相对分子质量较低，如硫酸吲哚酚（indoxyl sulfate，IS）、硫酸对甲酚（p-cresylsulfate）等（表27-9-1-1）。最近几年的研究表明，后两类毒素与尿毒症患者死亡的首要原因心血管事件密切相关。

表 27-9-1-1 常见尿毒症毒素分类

小分子水溶性物质	
电解质和调节酸碱平衡的物质	H^+，钠，钾，磷
微量元素	铝、钒、砷等
氨基酸类似物	同型半胱氨酸（Hcy），不对称二甲基精氨酸（ADMA）
被修饰的氨基酸	氨甲酰化氨基酸
氮代谢产物	尿素、肌酐、尿酸、胍类（甲基胍、胍琥珀酸）、多胺、酚类、酚酸
细菌代谢产物	甲胺、二甲胺、多胺（尸胺、腐胺、精胺、精脒）等
晚期糖基化终产物（AGEs）	戊糖苷、N^{Σ}- 羧甲基赖氨酸（CML）
脂质类	3- 羧 -4- 甲 -5- 丙 -2 呋喃丙酸（CMPF）；ALE_S：丙二酸乙醛赖氨酸（MDA-lyS）
中分子物质	
多肽类	甲状旁腺素，瘦素，胰高糖素，利钠激素，肾上腺髓质素，趋化抑制蛋白（CIP）
蛋白质类	$β_2$ 微球蛋白（$β_2$-MG），核糖核酸酶，免疫球蛋白轻链，粒细胞抑制蛋白Ⅰ（GIP-Ⅰ）、GIP-Ⅱ，中性粒细胞脱颗粒抑制蛋白Ⅰ（DIP-Ⅰ）、DIP-Ⅱ，补体 D 因子
被修饰的蛋白质类	氨甲酰化蛋白质或多肽，终末氧化蛋白产物（AOPP），AGEs修饰的蛋白质
脂质类	脂质氧化终产物（ALEs）修饰的蛋白质
蛋白结合毒素	
酚类	二甲基氧间苯二酚，对苯二酚，对甲酚，苯酚
吲哚类	3- 醋酸吲哚，犬尿素，犬尿喹啉酸，褪黑激素，硫酸吲哚酚，喹啉酸
多胺	四甲烯二胺，精脒，精胺
糖基化终末产物:	3- 脱氧葡萄糖醛，乙二醛，甲基乙二醛，果糖赖氨酸，羧甲赖氨酸，戊糖素

第二节 小分子毒素

一、小分子水溶性化合物

1. 胍类 胍类化合物包括胍、甲基胍、二甲基胍、肌酐、胍乙酸、胍基琥珀酸和 1, 3- 二苯胍等。胍类物质是精氨酸和尿酸的代谢产物，在体内可导致许多病理生理改变，如可抑制嗜中性粒细胞超氧化物产生从而导致患者免疫功能的下降[4]。动物实验中，全身和 / 或脑室给予胍基琥珀酸、γ- 胍基丁酸或甲基胍可以诱发抽搐[5]。胍类物质还引起蛋白质的结构破坏[6]。

精氨酸是体内产生一氧化氮（NO）的底物。一些其他胍类物质，如精氨酸的类似物，是强大的NO合成竞争性抑制剂，可导致血管收缩、高血压、缺血性肾小球损伤、免疫缺陷和神经系统的改变[7]。非对称二甲基精氨酸（ADMA）是一种对NO合酶有抑制作用的特异性的内源性化合物，在ESRD患者体内明显增加[8]。在脑部，ADMA可以引起血管收缩及抑制乙酰胆碱诱导的血管舒张[9]。ADMA同样可能与高血压、不良心血管事件和死亡的发生有关[10-12]。ADMA的空间变构体——对称性二甲基精氨酸（SDMA）的增加比ADMA更显著。SDMA发现之初被认为并无生物学活性。但是，随着研究的不断深入，SDMA被发现与活性氧的产生增多和NO合成抑制密切相关[13]。与ADMA相比，SDMA可以诱导单核细胞因子的产生，而且CKD患者中SDMA与IL-6及TNF-α的水平有着更明显的相关性[14]。

2. 嘌呤类　已知在尿毒症时潴留的嘌呤类物质有尿酸、黄嘌呤、次黄嘌呤和鸟苷。黄嘌呤和次黄嘌呤都能诱导血管收缩、抑制血小板诱导的血管扩张和破坏内皮细胞屏障。另外嘌呤类物质还与尿毒症患者钙三醇的抵抗有关。虽然尿毒症时从尿液排泄的尿酸明显减少，但由于一部分从肠道排泄，血浆中尿酸浓度仅中度升高。

3. 草酸　尿毒症时血浆中草酸浓度升高，且与尿素氮浓度相一致。由于红细胞中草酸浓度高，故草酸的全血浓度高于其血浆浓度。正常时草酸盐从尿中排出，血液透析可清除草酸。研究显示，大量的盐酸吡哆醇可降低草酸盐水平[15]。由于草酸盐溶解性很低，高浓度的草酸根可引起草酸钙在软组织沉积及尿路草酸钙结石；肾组织和心肌中也发现有草酸钙结晶。在维持性血透患者中，心肌草酸钙沉积可引起充血性心力衰竭，体外实验还发现草酸能抑制乳酸脱氢酶的活性[16]。

4. 磷　高浓度血清磷酸盐与瘙痒和甲状旁腺功能亢进（两者都是尿毒症综合征的表现）明显相关[17]。磷过多也会抑制 1α- 羟化酶从而抑制活性维生素 D 的产生[18]。磷潴留还会通过引起肠道功能障碍和肠绒毛增殖而改变聚胺的代谢[19]。

研究显示，细胞外血磷水平升高可诱导血管平滑肌细胞出现钙化，形态上出现类似于钙化的心肌和动脉粥样硬化斑块，在不同磷浓度与平滑肌细胞培养时显示，当磷浓度<1.4mmol/L，平滑肌细胞不出现钙化改变，随着磷浓度升高，平滑肌细胞出现剂量依赖性钙化沉积，在平滑肌细胞钙化时表现为平滑肌细胞特异性基因表达的缺失，而表达骨细胞特异性基因，如成骨细胞分化因子 cbfa-1 和 cbfa-4[20]。

在动物实验中，限制磷的摄入具有延缓肾衰竭进展的效果[21]。然而，过度的限磷饮食可以降低血甲状旁腺激素（PTH）水平[22]。观察性研究显示，高血清磷水平与死亡相关[20]。同样的结果也出现在低血清磷患者中，很可能是因为低磷是营养状态差的标志。

血磷浓度受到蛋白质分解代谢与蛋白质摄入及其他食物摄入的影响。限制蛋白质摄入会增加营养不良的风险[17]，口服磷结合剂可以减低这种风险[23]。

5. 尿素、氰酸盐和氨甲酰化氨基酸　尿素为蛋白质代谢的主要终产物，分子结构为 $CO(NH_2)_2$，相对分子质量 60，其中含氮 46.7%，故血清尿素氮测定值大约相当于尿素测定值的一半。过去人们认为尿毒症的主要症状都是由尿素引起，但后来的研究表明，尿素本身的毒性并不很强；而尿素的代谢物氰酸盐则有较强的毒性。正常时人体内的尿素可转变为氰酸盐，氰酸盐分子通过氨甲酰化被清除，当肾功能损害时，尿素及其代谢产物不能有效清除，在体内堆积，可导致乏力、头疼、嗜睡、抑郁、瘙痒、恶心、呕吐；氰酸盐升高可引起软弱、困意、腹泻、肠出血、体温下降、昏迷，氰酸盐在一定程度上抑制中性粒细胞内氧化物的释放，从而干扰了杀灭微生物的功能[24]。尿毒症时，氨甲酰化氰酸盐积聚，从而引起血液中氨基酸和蛋白质氨甲酰化。由于氨甲酰化的氨基酸（C-AA）没有自由的氨基，与另一个正常氨基酸（F-AA）的羧基结合，引起蛋白质合成障碍，因而是造成尿毒症患者的营养不良的因素之一，也可引起某些物质代谢的障碍，甚至影响组织、器官的功能（如大脑皮质功能、周围神经功能障碍等）[25]。

6. H^+ 与代谢性酸中毒　H^+ 是调节酸碱平衡、稳定机体内环境必不可少的重要物质，而机体对 H^+ 的需要量也是相对恒定的。当 H^+ 产生过多或排出障碍时，则可能出现代谢性酸中毒。尿毒症患者和多数终末期前（Pre-ESRD）慢性肾衰竭患者均存在代谢性酸中毒。在部分轻中度慢性肾衰竭（GFR>25ml/min）患者中发生的高氯血症性代谢性酸中毒，一般为肾小管性酸中毒。代谢性酸中毒可对体内多个系统造成损害。包括对蛋白质代谢、钙磷代谢、食欲和消化、红细胞的生成、骨骼发育、肌肉功能、心血管功能、神经系统功能、免疫功能等均可带来有害影响[26]。因此，大量研究表明，过多的 H^+ 是一种很重要的尿毒症毒素[27]。

7. N- 乙酰 - 丝氨酰 - 天冬氨酰 - 赖氨酰 - 脯氨酸（AcSDKP）　AcSDKP 同肌酐一样属于相对分子质量较低的物质。肾衰竭患者血中 AcSDKP 的水平升高，体内体外实验发现它可被血管紧张素转换酶降解，因此其在血中的水平由其产生、血管紧张素转换酶对其降解和肾脏的排泄来决定。因此用血管紧张素转换酶抑制剂的患者血 AcSDKP 是明显升高的，与对照组相比可升高 4 倍，血液透析可使其浓度下降60%。目前已发现AcSDKP是红细胞生成的生理性抑制剂，它通过抑制造血干细胞而抑制红细胞生成，其在血中的堆积可导致EPO的抵抗，肾衰竭患者血中AcSKDP的水平与其对EPO的需要量成正比[28]。

二、蛋白结合毒素

1. 对甲酚和对甲酚硫酸　对甲酚是一种相对分子质量仅有108Da的苯酚，被认为是亲脂性尿毒症蛋白结合毒素的原型。由于其蛋白结合性强，故应用传统的透析方法清除存在阻碍，与小分子水溶性溶质的清除完全不同[29]。

对甲酚是蛋白分解代谢的最终产物，由代谢酪氨酸及苯丙氨酸的肠道细菌产生[30]。在一些研究中，对甲酚浓度与一些临床结局参数相关，包括住院率（尤其是感染导致的）[31]、尿毒症综合征的临床症状[30]、死亡率[32]以及心血管疾病[33]。这种相关性不仅存在于ESRD患者中，在CKD2 ~ 4期患者中也同样存在[34,35]。在一项前瞻性观察分析中，硫酸对甲酚及硫酸吲哚酚与CKD的进展存在独立相关性[36]。一项研究显示，硫酸对甲酚可以抑制活化的白细胞功能[37]。另一项研究发现存留的对甲酚及硫酸对甲酚能够改变内皮功能[38]。一些研究显示，对甲酚及硫酸对甲酚能够促进细胞因子及炎症基因在近端肾小管细胞的表达，激活肾素-血管紧张素-醛固酮系统，抑制Klotho基因表达，从而引起纤维化进而导致肾小球硬化[39]。一项研究显示，对甲酚葡萄糖醛酸与硫酸对甲酚结合，能够对白细胞氧化应激产生累加效果，加重组织中的微炎症状态[40]。

2. 同型半胱氨酸　同型半胱氨酸（Hcy）是由甲硫氨酸去甲基化产生的一种含硫氨基酸。Hcy在尿毒症患者体内潴留会导致S-腺苷同型半胱氨酸（AdoHcy）在细胞水平的蓄积。AdoHcy是一种毒性非常强的化合物，能够与S-腺苷蛋氨酸（AdoMet）竞争并抑制甲基转移酶[41]。高同型半胱氨酸血症能够通过抑制高分子物质的甲基化来干扰基因表达[42]。慢性肾衰竭患者的血清总Hcy水平为正常人的2 ~ 4倍。除了与肾衰竭的程度有关之外，Hcy血清浓度也取决于营养摄入（如蛋氨酸）、维生素状态（如叶酸）以及遗传因素。中度的高同型半胱氨酸血症是一般人群心血管疾病的一个独立危险因素，也是ESRD患者的心血管危险因素[43,44]。

Hcy可以促进血管平滑肌细胞的增殖，是动脉粥样硬化最显著的标志之一。将过量的Hcy前体蛋氨酸应用于大鼠，可以诱导主动脉动脉粥样硬化样改变。Hcy也会破坏一些血管壁相关的抗凝功能，导致血栓形成。服用叶酸、维生素B_6和/或维生素B_{12}，可以适度降低Hcy水平[45]。为了降低Hcy，ESRD患者需要比非尿毒症人群摄入更大量的维生素。既往并没有降低尿毒症患者Hcy浓度而获益的直接临床证据。两项大型观察性研究显示，较低而非较高的Hcy水平与不良结局相关[46,47]。许多专家认为出现这一结果的原因是Hcy浓度与患者的营养状态密切相关。一项研究发现当不良营养状态及炎症混杂因素被校正后，在那些没有慢性炎症及营养不良状态（CIMS）的人群中，同型半胱氨酸水平与死亡率直接相关[48]，这种相关性在CIMS患者中被掩盖了。但是，两项大型随机对照试验显示，CKD患者通过服用叶酸及B族维生素有效降低同型半胱氨酸水平，但并未减少心血管事件[49,50]。在HOST试验中，对大约2 000例患者进行了随机双盲评估，发现同型半胱氨酸降低疗法与安慰剂相比较，对结局的影响似乎并没有差异[51]。

3. 硫酸吲哚酚　硫酸吲哚酚是吲哚经肝脏代谢产生，而吲哚是作为色氨酸的代谢产物在肠内菌群作用下产生的。硫酸吲哚酚在正常肾脏通过肾小管有机阴离子转运蛋白3分泌[52]。

硫酸吲哚酚会诱导肾小球硬化。早在20世纪90年代，动物研究显示，尿毒症大鼠服用吲哚或硫酸吲哚酚可以加速肾小球硬化及肾衰竭的进程[53,54]。对于肾小管细胞，硫酸吲哚酚可以诱导自由基的产生、NF-κB的活化、纤溶酶原激活物抑制蛋白1（PAI-1）表达的上调[55]。在腹膜透析（PD）患者中，硫酸吲哚酚与血浆中IL-6水平呈正相关[56]。一项纳入CKD 2 ~ 5期患者的研究显示，即使在控制主要的心血管危险因素之后，血清硫酸吲哚酚仍可以预测死亡率[57]。

硫酸吲哚酚还可以导致内皮细胞功能障碍。硫酸吲哚酚可以抑制内皮细胞的增殖与修复[58]，同时可以诱导内皮细胞产生大量的自由基[59]。在一个大鼠模型中，硫酸吲哚酚被证实可以刺激血管平滑肌细胞的增殖[60]。硫酸吲哚酚还可以对心脏成纤维细胞及心肌细胞有直接促纤维化、促肥厚及促炎症效应[61]。有研究显示硫酸吲哚酚水平升高在主动脉钙化[62]及PTH抵抗、成骨细胞功能障碍、甲状旁腺激素基因表达通路下调以及低转运骨病方面也起一定作用[63-65]。

4. 呋喃丙酸　3- 羧基 -4- 甲基 -5- 丙基 -2- 呋喃丙酸（CMPF），是一种强亲脂性尿毒症溶质，也是药物蛋白结合的主要抑制剂。因为 CMPF 几乎 100% 与蛋白结合，所以几乎不能通过血液透析清除。大鼠肾皮质切片中显示这种毒素抑制对氨基马尿酸（PAH）的摄取[66]，并引起通过 PAH 通路清除的各种药物、代谢产物和内源性有机酸在肾脏的排泄减少。通过培养肝细胞发现 CMPF 也可抑制肝脏谷胱甘肽 -S- 转移酶活性和 T4 脱碘[67]，并抑制分离的线粒体中还原型烟酰胺腺嘌呤二核苷酸（NADH）关联基质的腺嘌呤核苷二磷酸（ADP）的氧化作用[68]。此外，神经系统异常和 CMPF 的血浆浓度有关[69]。

5. 晚期糖基化终产物（AGEs）和脂质氧化终产物（ALEs）　尿毒症患者的血浆蛋白和胶原中的 AGEs 如戊糖苷、NΣ- 羧甲基赖氨酸（CML）明显升高；其血浆 ALEs 如：丙二酸乙醛赖氨酸（MDA-lyS）的水平也是升高的。AGEs 和 ALEs 的积聚与血糖和甘油三酯的升高不一致，它们主要来源于血浆中分子较小的、有活性的、高浓度的 AGEs 和 ALEs 的前体，即羰基化合物，因此，尿毒症也可看作为一种“羰基超负荷”或“羰基应激”状态，而 AGEs 和 ALEs 应统称为羰基应激终产物。羰基应激状态既与碳水化合物和脂质的氧化和非氧化反应增加有关，也与肾脏清除羰基化合物的功能下降有关。而大量的酶性和非酶性的通道也对反应性的羰基化合物起解毒作用，尿毒症时这些通道的效率降低，也是导致反应性羰基化合物增加的原因。90% 以上的戊糖苷和 CML 与白蛋白结合，剩余部分为自由形式，常规血透膜和腹膜仅能清除自由形式，对血 AGEs 总浓度无明显影响，而高通量的透析膜则有可能降低其血浆水平。羰基应激可造成多个系统的组织受损，导致与慢性肾衰竭和透析相关的多种远期并发症；ALEs 和 AGEs 对蛋白质、多肽分子的修饰，是其引起组织损伤的主要途径之一[70,71]。

第三节　中分子毒素

中分子物质通常主观定义为相对分子质量超过500Da的物质，以前认为其为尿毒症综合征的原因。然而，在形成中分子假说时，分离特定的起作用的分子非常困难。尽管如此，目前仍认为一些临床、代谢和/或生化异常是由这些相对分子质量在中分子范围的尿毒症化合物导致的。迄今为止，已经有超过20种化合物被确定为符合严格定义的中分子毒素。其中一些具有生物学作用，特别是促炎作用。

1. 瘦素　瘦素是一种由肥胖基因编码的 16kDa 的蛋白质产物，主要由脂肪细胞产生。在动物模型中，它是一种强效的食欲抑制剂，可以调节能量消耗，并且可以类似方式参与维持人类体重。肾脏对血浆中瘦素的清除具有十分重要的作用。瘦素可被肾小球自由滤过，但尿中很少或几乎不存在被肾脏清除的瘦素。肾脏对瘦素的处理可能是通过肾小管的摄取和降解而发生的。多项研究显示肾小球滤过率下降导致体内瘦素积聚[72-74]。

高瘦素血症在ESRD患者相关的厌食症和蛋白质能量消耗中有一定作用。但其临床意义尚未被证实。一项研究分别对不同程度的CKD患者（部分患者正在接受维持透析）和健康对照者进行了血清瘦素水平检测[72]。结果发现瘦素/脂肪量比值与饮食摄入量呈负相关。在CKD患者中，瘦素/脂肪量比值最高的患者的蛋白质摄入量较低，且瘦素在组织中的表达也显著降低。另一项针对ESRD患者的报道也观察到了类似的结果：在17个月的随访期间，瘦素/脂肪量比值和体重变化呈显著负相关[75]。在另一项前瞻性观察性研究中，纳入了36例腹膜透析患者，在1年随访期间内，其中25例去脂体重降低的患者具有更高的C反应蛋白（CRP）基线水平，并且随着时间推移血清瘦素水平显著增加（平均从20.9ng/ml增至42.7ng/ml）[76]。然而，另一项研究发现，对于高瘦素血症合并ESRD患者，血清瘦素水平和体重变化之间无相关性[77]。到目前为止，血清瘦素水平升高和临床结局之间的关系仍未完全明确。在一项纳入71例血液透析患者的小型前瞻性队列研究发现，在随访的81个月内死亡的患者血清瘦素基线水平较低[78]。然而，在这项研究中，并没有在随访期内对瘦素水平的变化进行监测，且瘦素水平没有按体脂量进行标准化。虽有一些研究显示较高的瘦素水平与心血管事件和死亡率之间存在一定关系[79,80]，但并非所有的研究都能证实这一结论。在没有糖尿病的腹膜透析患者中，瘦素本身与死亡率无关，但瘦素与脂联素比值和死亡率有显著的联系，即使在控制年龄和体质指数（BMI）等因素后亦如此。对于血液透析患者，食欲刺激素和瘦素均与心血管死亡风险增加有关[81]。

2. β_2微球蛋白（β_2-MG） β_2微球蛋白是由100个氨基酸残基组成的单链多肽低分子蛋白，由淋巴细胞、血小板、多形核白细胞产生，相对分子质量为11.8kDa。β_2-MG只能经肾脏代谢，能自由通过肾小球毛细血管壁，99%经肾小管重吸收并分解。其在正常人血清浓度为1.5 ~ 3mg/L，ESRD患者可达到20 ~ 50mg/L。研究表明尿毒症患者体内酸中毒、微炎症环境及透析模式等因素都可以使β_2-MG生成增多[82]，这也解释了不同患者中β_2-MG浓度差异较大的原因。ESRD患者由于β_2-MG在体内蓄积，在骨骼、关节及内脏等处形成淀粉样纤维，进而引起器官损害，称为透析相关淀粉样变（DRA），是ESRD常见的并发症[83]。β_2-MG作为中分子毒素的代表，被用作判断透析充分性。HEMO研究表明β_2-MG与ESRD患者的全因死亡率相关，浓度小于27.5mg/L能获得最佳的生存率[84]，后来的分析表明，这种死亡率与感染性因素有关[85]。

3. 甲状旁腺素（PTH） 甲状旁腺素（PTH）是由甲状旁腺主细胞分泌的含有84个氨基酸的多肽，相对分子质量约为9400Da。慢性肾衰竭患者常合并继发性甲状旁腺功能亢进，升高的PTH会造成骨和矿物质代谢紊乱，是慢性肾脏病-矿物质和骨代谢紊乱（CKD-MBD）的重要组成部分[86]。PTH是一种中分子尿毒症毒素，除骨骼系统外，它对全身多个系统都有毒性作用。血液中浓度较高的PTH能够增加红细胞内钙含量，进而影响其完整性，使红细胞破坏增多，PTH还可以作用于白细胞，抑制免疫反应[87]。高浓度的PTH还可以直接抑制心肌细胞能量代谢，造成心肌肥大，心脏衰竭。动物实验证明PTH还和外周神经病变相关[88]。

4. 二核苷多磷酸盐（NPnN） 二核苷多磷酸盐（NPnN）是一类近期确认的中分子尿毒症毒素，由一条磷酸链连接的两个核苷酸分子组成，相对分子质量在800 ~ 1200Da之间。研究表明NPnN在血管收缩、神经传递以及细胞信号传导中起重要作用。它通过影响血小板、内皮细胞和平滑肌细胞最终导致心血管病变[89]。最新的研究结果证实NPnN可以作用于白细胞，诱发炎性反应，与尿毒症患者的微炎症状态及动脉粥样硬化密切相关[90]。

5. 其他中分子 相对分子质量在12kD以上的物质的代谢动力学与稍小的中分子相当。在尿毒症患者血清、超滤液或腹透液中发现了一些相对分子质量在12kD的多肽，有抑制各种多形核细胞杀灭入侵细菌的功能[91,92]。但是，这些研究未报告这些分子在尿毒症患者血清或生物体液中的准确浓度。

成纤维细胞生长因子-23（FGF-23），是一种增强肾脏磷酸盐排泄和与骨代谢紊乱有关的中分子物质，在CKD早期即开始升高，与死亡率的增加有关[93]。

其他潜在的重要中分子物质还有补体因子D、肾上腺髓质素、心房钠尿肽（ANP）、食欲刺激素、抵抗素、免疫球蛋白轻链、神经肽Y和各种细胞因子。研究显示；血浆IL-6与CKD患者死亡率独立相关[94]。

（隋 准 王 梅）

参考文献

1. VAN HOLDER R, DE SMET R, GLORIEUX G, et al. Review on uremic toxins: classification, concentration, and inter individual variability. Kidney Int, 2003, 63(5):1934-1943.
2. VANHOLDER R, MEERT N, SCHEPERS E, et al. Review on uremic solutes Ⅱ: variability in reported concentrations: causes and consequences. Nephrol Dial Transplant, 2007, 22(11): 3115-3121.
3. COHEN G, GLORIEUX G, THORNALEY P, et al. Review on uremic solutes Ⅲ: recommendations for handling uraemic retention solutes in vitro-to-wardsa standardized approach for research on uraemia. Nephrol Dial Transplant, 2007, 22(12):3381-3390.
4. HIRAYAMA A, NORONHA-DUTRA AA, GORDGE MP, et al. Inhibition of neutrophil superoxide production by uremic concentrations of guanidino compounds. J Am Soc Nephrol, 2000, 11(4):684-689.
5. DE DEYN PP, MACDONALD RL. Guanidino compounds that are increased in cerebrospinal fluid and brain of uremic patients inhibit GABA and glycine responses on mouse neurons in cell culture. Ann Neurol, 1990, 28(5):627-633.
6. PERNA AF, INGROSSO D, SATTA E, et al. Plasma protein aspartyl damage is increased in hemodialysis patients: studies on causes and consequences. J Am Soc Nephrol, 2004, 15(10):2747-2754.
7. NORIS M, BENIGNI A, BOCCARDO P, et al. Enhanced nitric oxide synthesis in uremia: implications for platelet dysfunction and dialysis hypotension. Kidney Int, 1993, 44(2):445-450.
8. MACALLISTER RJ, RAMBAUSEK MH, VALLANCE P, et al. Concentration of dimethyl-L-arginine in the plasma of patients with end-stage renal failure. Nephrol Dial Transplant, 1996, 11(12):2449-2452.
9. FARACI FM, BRIAN JE JR, HEISTAD DD. Response of cerebral blood vessels to an endogenous inhibitor of nitric oxide synthase. Am J Physiol, 1995, 269(5 Pt 2):H1522-H1557.
10. ZOCCALI C, BODE-BÖGER S, MALLAMACI F, et al. Plasma concentration of asymmetrical dimethylarginine and mortality in patients with end-stage renal disease: a prospective study. Lancet, 2001, 358(9299):2113-2117.
11. KIELSTEIN JT, ZOCCALI C. Asymmetric dimethylarginine: a cardiovascular risk factor and a uremic toxin coming of age? Am J Kidney Dis, 2005, 46(2):186-202.
12. KIELSTEIN JT, IMPRAIM B, SIMMEL S, et al. Cardiovascular effects of systemic nitric oxide synthase inhibition with asymmetrical dimethylarginine in humans. Circulation, 2004, 109(2):172-177.
13. BODE-BÖGER SM, SCALERA F, KIELSTEIN JT, et al. Symmetrical dimethylarginine: a new combined parameter for renal function and extent of coronary artery disease. J Am Soc Nephrol, 2006, 17(4):1128-1134.
14. SCHEPERS E, BARRETO DV, LIABEUF S, et al. Symmetric dimethylarginine as a proinflammatory agent in chronic kidney disease. Clin J Am Soc Nephrol, 2011, 6(10):2374-2383.
15. MORGAN SH, MAHER ER, PURKISS P, et al. Oxalate metabolism in end-stage renal disease: the effect of ascorbic acid and pyridoxine. Nephrol Dial Transplant, 1988, 3(1):28-32.
16. SALYER WR, HUTCHINS GM. Cardiac lesions in secondary oxalosis. Arch Intern Med, 1974, 134(2):250-252.
17. COBURN JW, SALUSKY IB. Control of serum phosphorus in uremia. N Engl J Med, 1989, 320(17):1140-1142.
18. LLACH F. Secondary hyperparathyroidism in renal failure: the trade-off hypothesis revisited. Am J Kidney Dis, 1995, 25(5):663-679.
19. IMANISHI Y, KOYAMA H, INABA M, et al. Phosphorus intake regulates intestinal function and polyamine metabolism in uremia. Kidney Int, 1996, 49(2):499-505.
20. BLOCK GA, HULBERT-SHEARON TE, LEVIN NW, et al. Association of serum phosphorus and calcium x phosphate product with mortality risk in chronic hemodialysis patients: a national study. Am J Kidney Dis, 1998, 31(4):607-617.
21. LOGHMAN-ADHAM M. Role of phosphate retention in the progression of renal failure. J Lab Clin Med, 1993, 122(1):16-26.

22. COMBE C, APARICIO M. Phosphorus and protein restriction and parathyroid function in chronic renal failure. Kidney Int, 1994, 46:1381.
23. SCHILLER LR, SANTA ANA CA, SHEIKH MS, et al. Effect of the time of administration of calcium acetate on phosphorus binding. N Engl J Med, 1989, 320(17):1110-1113.
24. PRABHAKAR SS, ZEBALLOS GA, MONTOYA-ZAVALA M, et al. Urea inhibits inducible nitric oxide synthase in macrophage cell line. Am J Physiol, 1997, 273:C1882-C1888.
25. KRAUS LM, KRAUS AP JR. Carbamoylation of amino acids and proteins in uremia. Kidney Int Suppl, 2001, 78:S102-S107.
26. LEFEBVRE A, DE VERNEJOUL MC, GUERIS J, et al. Optimal correction of acidosis changes progression of dialysis osteodystrophy. Kidney Int, 1989, 36(6):1112-1118.
27. BOIRIE Y, BROYER M, GAGNADOUX MF, et al. Alterations of protein metabolism by metabolic acidosis in children with chronic renal failure. Kidney Int, 2000, 58(1):236-241.
28. CASTOLDI G, DI GIOIA CR, Bombardi C., et al. Renal antifibrotic effect of N-acetyl-seryl-aspartyl-lysyl-proline in diabetic rats. Am J Nephrol, 2013, 37(1):65-73.
29. MARTINEZ AW, RECHT NS, HOSTETTER TH, et al. Removal of P-cresol sulfate by hemodialysis. J Am Soc Nephrol, 2005, 16(11):3430-3436.
30. BAMMENS B, EVENEPOEL P, VERBEKE K, et al. Removal of middle molecules and protein-bound solutes by peritoneal dialysis and relation with uremic symptoms. Kidney Int, 2003, 64(6):2238-2243.
31. DE SMET R, VAN KAER J, VAN VLEM B, et al. Toxicity of free p-cresol: a prospective and cross-sectional analysis. Clin Chem, 2003, 49(3):470-478.
32. BAMMENS B, EVENEPOEL P, KEULEERS H, et al. Free serum concentrations of the protein-bound retention solute p-cresol predict mortality in hemodialysis patients. Kidney Int, 2006, 69(6):1081-1087.
33. MEIJERS BK, BAMMENS B, DE MOOR B, et al. Free p-cresol is associated with cardiovascular disease in hemodialysis patients. Kidney Int, 2008, 73(10):1174-1180.
34. WANG CP, LU LF, YU TH, et al. Serum levels of total p-cresyl sulphate are associated with angiographic coronary atherosclerosis severity in stable angina patients with early stage of renal failure. Atherosclerosis, 2010, 211(2):579-583.
35. MEIJERS BK, CLAES K, BAMMENS B, et al. p-Cresol and cardiovascular risk in mild-to-moderate kidney disease. Clin J Am Soc Nephrol, 2010, 5(7):1182-1189.
36. WU IW, HSU KH, LEE CC, et al. p-Cresyl sulphate and indoxyl sulphate predict progression of chronic kidney disease. Nephrol Dial Transplant, 2011, 26(3):938-947.
37. SCHEPERS E, MEERT N, GLORIEUX G, et al. P-cresylsulphate, the main in vivo metabolite of p-cresol, activates leucocyte free radical production. Nephrol Dial Transplant, 2007, 22(2):592-596.
38. SUN CY, HSU HH, WU MS. p-Cresol sulfate and indoxyl sulfate induce similar cellular inflammatory gene expressions in cultured proximal renal tubular cells. Nephrol Dial Transplant, 2013, 28(1):70-78.
39. SUN CY, CHANG SC, WU MS. Suppression of Klotho expression by protein-bound uremic toxins is associated with increased DNA methyltransferase expression and DNA hypermethylation. Kidney Int, 2012, 81(7):640-650.
40. MEERT N, SCHEPERS E, GLORIEUX G, et al. Novel method for simultaneous determination of p-cresylsulphate and p-cresylglucuronide: clinical data and pathophysiological implications. Nephrol Dial Transplant, 2012, 27(6):2388-2396.
41. PERNA AF, INGROSSO D, DE SANTO NG, et al. Mechanism of erythrocyte accumulation of methylation inhibitor S-adenosylhomocysteine in uremia. Kidney Int, 1995, 47(1):247-253.
42. VAN GULDENER C, STEHOUWER CD. Hyperhomocysteinaemia and vascular disease–a role for DNA hypomethylation? Lancet, 2003, 361(9370):1668-1669.
43. CLARKE R, DALY L, ROBINSON K, et al. Hyperhomocysteinemia: an independent risk factor for vascular disease. N Engl J Med, 1991, 324(17):1149-1155.
44. BOSTOM AG, SHEMIN D, LAPANE KL, et al. Hyperhomocysteinemia and traditional cardiovascular

disease risk factors in end-stage renal disease patients on dialysis: a case-control study. Atherosclerosis, 1995, 114(1):93-103.

45. UBBINK JB, VERMAAK WJ, VAN DER MERWE A, et al. Vitamin B-12, vitamin B-6, and folate nutritional status in men with hyperhomocysteinemia. Am J Clin Nutr, 1993, 57(1):47-53.
46. KALANTAR-ZADEH K, BLOCK G, HUMPHREYS MH, et al. A low, rather than a high, total plasma homocysteine is an indicator of poor outcome in hemodialysis patients. J Am Soc Nephrol, 2004, 15(2):442-453.
47. BUSCH M, FRANKE S, MÜLLER A, et al. Potential cardiovascular risk factors in chronic kidney disease: AGEs, total homocysteine and metabolites, and the C-reactive protein. Kidney Int, 2004, 66(1):338-347.
48. DUCLOUX D, KLEIN A, KAZORY A, et al. Impact of malnutrition-inflammation on the association between homocysteine and mortality. Kidney Int, 2006, 69(2):331-335.
49. JAMISON RL, HARTIGAN P, KAUFMAN JS, et al. Effect of homocysteine lowering on mortality and vascular disease in advanced chronic kidney disease and end-stage renal disease: a randomized controlled trial. JAMA, 2007, 298(10):1163-1170.
50. MANN JF, SHERIDAN P, MCQUEEN MJ, et al. Homocysteine lowering with folic acid and B vitamins in people with chronic kidney disease–results of the renal Hope-2 study. Nephrol Dial Transplant, 2008, 23(2):645-653.
51. HEINZ J, KROPF S, DOMRÖSE U, et al. B vitamins and the risk of total mortality and cardiovascular disease in end-stage renal disease: results of a randomized controlled trial. Circulation, 2010, 121(12):1432-1438.
52. DEGUCHI T, OHTSUKI S, OTAGIRI M, et al. Major role of organic anion transporter 3 in the transport of indoxyl sulfate in the kidney. Kidney Int, 2002, 61(5):1760-1768.
53. MOTOJIMA M, NISHIJIMA F, IKOMA M, et al. Role for "uremic toxin" in the progressive loss of intact nephrons in chronic renal failure. Kidney Int, 1991, 40(3):461-469.
54. NIWA T, ISE M. Indoxyl sulfate, a circulating uremic toxin, stimulates the progression of glomerular sclerosis. J Lab Clin Med, 1994, 124(1):96-104.
55. MOTOJIMA M, HOSOKAWA A, YAMATO H, et al. Uremic toxins of organic anions up-regulate PAI-1 expression by induction of NF-kappa B and free radical in proximal tubular cells. Kidney Int, 2003, 63(5):1671-1680.
56. LEE CT, KUO CC, CHEN YM, et al. Factors associated with blood concentrations of indoxyl sulfate and p-cresol in patients undergoing peritoneal dialysis. Perit Dial Int, 2010, 30(4):456-463.
57. BARRETO FC, BARRETO DV, LIABEUF S, et al. Serum indoxyl sulfate is associated with vascular disease and mortality in chronic kidney disease patients. Clin J Am Soc Nephrol, 2009, 4(10):1551-1558.
58. DOU L, BERTRAND E, CERINI C, et al. The uremic solutes p-cresol and indoxyl sulfate inhibit endothelial proliferation and wound repair. Kidney Int, 2004, 65(2):442-451.
59. ITOH Y, EZAWA A, KIKUCHI K, et al. Protein-bound uremic toxins in hemodialysis patients measured by liquid chromatography/tandem mass spectrometry and their effects on endothelial ROS production. Anal Bioanal Chem, 2012, 403(7):1841-1850.
60. YAMAMOTO H, TSURUOKA S, IOKA T, et al. Indoxyl sulfate stimulates proliferation of rat vascular smooth muscle cells. Kidney Int, 2006, 69(10):1780-1785.
61. LEKAWANVIJIT S, ADRAHTAS A, KELLY DJ, et al. Does indoxyl sulfate, a uraemic toxin, have direct effects on cardiac fibroblasts and myocytes? Eur Heart J, 2010, 31(14):1771-1779.
62. ADIJIANG A, GOTO S, URAMOTO S, et al. Indoxyl sulphate promotes aortic calcification with expression of osteoblast-specific proteins in hypertensive rats. Nephrol Dial Transplant, 2008, 23(6):1892-1901.
63. IWASAKI-ISHIZUKA Y, YAMATO H, NII-KONO T, et al. Downregulation of parathyroid hormone receptor gene expression and osteoblastic dysfunction associated with skeletal resistance to parathyroid hormone in a rat model of renal failure with low turnover bone. Nephrol Dial Transplant, 2005, 20(9):1904-1911.
64. IWASAKI Y, YAMATO H, NII-KONO T, et al. Administration of oral charcoal adsorbent (AST-120) suppresses low-turnover bone progression in uraemic rats. Nephrol Dial Transplant, 2006, 21(10):2768-2774.

65. NIIKONO T, IWASAKI Y, UCHIDA M, et al. Indoxyl sulfate induces skeletal resistance to parathyroid hormone in cultured osteoblastic cells. Kidney Int, 2007, 71(8):738-743.
66. HENDERSON SJ, LINDUP WE. Renal organic acid transport: uptake by rat kidney slices of a furan dicarboxylic acid which inhibits plasma protein binding of acidic ligands in uremia. J Pharmacol Exp Ther, 1992, 263(1):54-60.
67. MABUCHI H, NAKAHASHI H. Inhibition of hepatic glutathione S-transferases by a major endogenous ligand substance present in uremic serum. Nephron, 1988, 49(4):281-283.
68. NIWA T, AIUCHI T, NAKAYA K, et al. Inhibition of mitochondrial respiration by furancarboxylic acid accumulated in uremic serum in its albumin-bound and non-dialyzable form. Clin Nephrol 1993, 39(2):92-96.
69. COSTIGAN MG, CALLAGHAN CA, LINDUP WE. Hypothesis: is accumulation of a furan dicarboxylic acid (3-carboxy-4-methyl-5-propyl-2-furanpropanoic acid) related to the neurological abnormalities in patients with renal failure? Nephron, 1996, 73(2):169-173.
70. YAMAMOTO Y, YAMAMOTO H. Interaction of receptor for advanced glycation end products with advanced oxidation protein products induces podocyte injury. Kidney international, 2012, 82(7): 733-735.
71. ZHOU Q, WU S, JIANG J, et al. Accumulation of circulating advanced oxidation protein products is an independent risk factor for ischeamic heart disease in maintenance haemodialysis patients. Nephrology, 2012, 17(7): 642-649.
72. YOUNG GA, WOODROW G, KENDALL S, et al. Increased plasma leptin/fat ratio in patients with chronic renal failure: a cause of malnutrition? Nephrol Dial Transplant, 1997, 12(11):2318-2323.
73. JOHANSEN KL, MULLIGAN K, TAI V, SCHAMBELAN M. Leptin, body composition, and indices of malnutrition in patients on dialysis. J Am Soc Nephrol, 1998, 9(6):1080-1084.
74. MENON V, WANG X, GREENE T, et al. Factors associated with serum leptin in patients with chronic kidney disease. Clin Nephrol, 2004, 61(3):163-169.
75. ODAMAKI M, FURUYA R, YONEYAMA T, et al. Association of the serum leptin concentration with weight loss in chronic hemodialysis patients. Am J Kidney Dis, 1999, 33(2):361-368.
76. STENVINKEL P, LINDHOLM B, LÖNNQVIST F, et al. Increases in serum leptin levels during peritoneal dialysis are associated with inflammation and a decrease in lean body mass. J Am Soc Nephrol, 2000, 11(7):1303-1309.
77. MERABET E, DAGOGO-JACK S, COYNE DW, et al. Increased plasma leptin concentration in end-stage renal disease. J Clin Endocrinol Metab, 1997, 82(3):847-850.
78. SCHOLZE A, RATTENSPERGER D, ZIDEK W, et al. Low serum leptin predicts mortality in patients with chronic kidney disease stage 5. Obesity (Silver Spring), 2007, 15(6):1617-1622.
79. PARK JT, YOO TH, KIM JK, et al. Leptin/adiponectin ratio is an independent predictor of mortality in nondiabetic peritoneal dialysis patients. Perit Dial Int, 2013, 33(1):67-74.
80. CARRERO JJ, NAKASHIMA A, QURESHI AR, et al. Protein-energy wasting modifies the association of ghrelin with inflammation, leptin, and mortality in hemodialysis patients. Kidney Int, 2011, 79(7):749-756.
81. DÍEZ JJ, BOSSOLA M, FERNÁNDEZ-REYES MJ, et al. Relationship between leptin and all-cause and cardiovascular mortality in chronic hemodialysis patients. Nefrologia, 2011, 31(2):206-212.
82. JADOUL M, GARBAR C, VANHOLDER R, et al. Prevalence of histological beta2-microglobulin amyloidosis in CAPD patients compared with hemodialysis patients. Kidney Int, 1998, 54(3):956-959.
83. SCHWALBE S, HOLZHAUER M, SCHAEFFER J, et al. Beta 2-microglobulin associated amyloidosis: a vanishing complication of long-term hemodialysis? Kidney Int, 1997, 52(4):1077-1083.
84. CHEUNG AK, ROCCO MV, YAN G, et al. Serum beta-2 microglobulin levels predict mortality in dialysis patients: results of the HEMO study. J Am Soc Nephrol, 2006, 17(2):546-555.
85. CHEUNG AK, GREENE T, LEYPOLDT JK, et al. Association between serum 2-microglobulin level and infectious mortality in hemodialysis patients. Clin J Am Soc Nephrol, 2008, 3(1):69-77.
86. MASSRY SG, SMOGORZEWSKI M. Mechanisms through which parathyroid hormone mediates its deleterious effects on organ function in uremia. Semin Nephrol, 1994, 14(3):219-231.

87. UREÑA P, KUBRUSLY M, MANNSTADT M, et al. The renal PTH/PTHrP receptor is down-regulated in rats with chronic renal failure. Kidney Int 1994, 45(2):605-611.

88. UREÑA P, MANNSTADT M, HRUBY M, et al. Parathyroidectomy does not prevent the renal PTH/PTHrP receptor down-regulation in uremic rats. Kidney Int, 1995, 47(6):1797-1805.

89. JANKOWSKI V, VAN DER GIET M, MISCHAK H, et al. Dinucleoside polyphosphates: strong endogenous agonists of the purinergic system. Br J Pharmacol, 2009, 157 (7) : 1142-1153.

90. SCHEPERS E, GLORIEUX G, JANKOWSKI V, et al. Dinucleoside polyphosphates: newly detected uraemic compounds with an impact on leucocyte oxidative burst. Nephrol Dial Transplant, 2010, 25(8) : 2636-2644.

91. HÖRL WH, HAAG-WEBER M, GEORGOPOULOS A, et al. Physicochemical characterization of a polypeptide present in uremic serum that inhibits the biological activity of polymorphonuclear cells. Proc Natl Acad Sci USA, 1990, 87(16):6353-6357.

92. TSCHESCHE H, KOPP C, HÖRL WH, et al. Inhibition of degranulation of polymorphonuclear leukocytes by angiogenin and its tryptic fragment. J Biol Chem, 1994, 269(48):30274-30280.

93. GUTIÉRREZ OM, MANNSTADT M, ISAKOVA T, et al. Fibroblast growth factor 23 and mortality among patients undergoing hemodialysis. N Engl J Med, 2008, 359(6):584-592.

94. BARRETO DV, BARRETO FC, LIABEUF S, et al. Plasma interleukin-6 is independently associated with mortality in both hemodialysis and pre-dialysis patients with chronic kidney disease. Kidney Int, 2010, 77(6):550-556.

第二十八篇

慢性肾脏病的非透析治疗

第一章
慢性肾脏病的营养治疗

对各种原发肾脏疾病导致的CKD而言，饮食和营养问题贯穿始终，和CKD进展以及合并症的发生密切相关。早在140年前，Beale[1]就提出，饮食和营养处方应是CKD患者治疗的重要组成部分，但在临床实践中并未受到足够的重视，这和医患双方的观念落后，教育和培训不足，以及相关医疗资源紧缺有关。

实际上，营养管理直接关系到CKD的三级预防（图28-1-0-1）。一级预防即是通过合理饮食配合药物治疗预防CKD的发生，例如高血压肾损害、糖尿病肾病的发生。二级预防，一方面指延缓CKD进展和肾功能的恶化，推迟透析，比如低蛋白饮食延缓肾衰竭的进展；另一方面通过合理饮食配合药物治疗CKD各时期的并发症，如高血压、高血脂、高尿酸血症、钙磷代谢紊乱等，而这些并发症本身也是CKD进展的危险因素。三级预防即针对CKD3期以上的患者，及时检出其营养不良并给予适当的干预措施，减少因营养不良导致的死亡及各种并发症的增加。

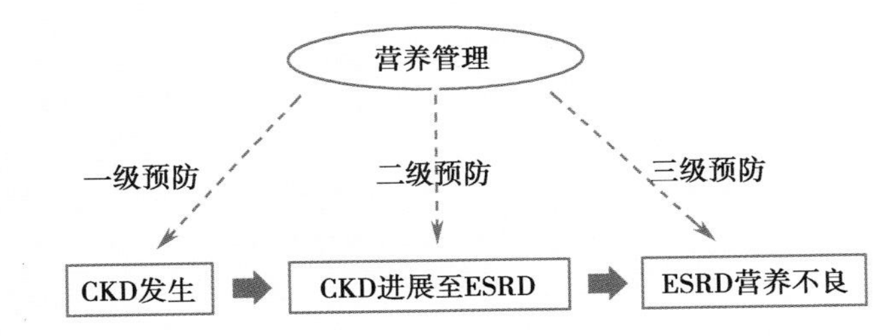

图 28-1-0-1　营养管理在CKD发生和进展中的三级预防作用
注：CKD，慢性肾脏病；ESRD，终末期肾脏病

目前，我国医护人员对CKD营养管理的重视程度已有一定提高，相关的临床营养从业人员也逐步关注这一领域。但我们认为，肾科医生和营养师之间的沟通和合作还有待提升。只有合理化利用现有的医疗卫生资源，建立规范化的营养管理体系，才能更好地对CKD患者实施营养评估和营养治疗，真正实现营养管理的三级预防作用。也只有这样，才能真正将饮食和营养处方变成CKD治疗不可或缺的组分，延缓CKD进展至终末期肾衰竭，减少CKD患者接受肾脏替代治疗的比例，从而节约国家的卫生资源，提高对终末期肾病的救治率。

本章主要针对营养管理的二级和三级预防作用进行阐述，并在最后讲述CKD的营养管理。

第一节 饮食调整延缓CKD进展及控制CKD的并发症

一、低蛋白饮食在延缓CKD进展中的作用

（一）概述

1. 定义 低蛋白饮食（low protein diet，LPD）是由肾脏科医生和营养师处方并在其监控下实施的一种饮食治疗方法，主要针对CKD3～5期的透析前患者。它通过限制饮食中的蛋白质（补充或不补充酮酸/氨基酸），同时保证足够能量摄入的方法，延缓CKD进展，并保持良好的营养状态及相对稳定的机体内环境。理想的LPD治疗应能推迟患者进入ESRD和透析的时间，节约国家的卫生资源和财政投入。

2. LPD治疗方案 LPD治疗可选用三种方案（表28-1-1-1）[2]，其中方案一要求的蛋白质量［0.6g/（kg·d）］，是在充足的能量摄入前提下，可维持正常成人氮平衡的蛋白质水平，且60%～70%来源于优质或高生物价蛋白质（必需氨基酸种类齐全、数量充足、比例适当，容易被人体所消化吸收）。方案二和方案三称为补充氨基酸的极低蛋白饮食（supplemented very low protein diet，SVLPD），降低了饮食蛋白质量，额外添加必需氨基酸或必需氨基酸类似物，如果将后者的含氮量考虑在内，实际仍能达到相当于0.6g/（kg·d）的蛋白质水平；同时，因这两种方案的必需氨基酸比例更高，对饮食蛋白质的生物价的要求适当放宽。α-酮酸为不含氮的必需氨基酸类似物，其额外好处是进入人体后可和代谢废物氮结合转化为必需氨基酸。

表28-1-1-1 实施低蛋白饮食的三种方案

肾小球滤过率	方案一：低蛋白饮食	方案二：极低蛋白饮食+必需氨基酸	方案三：极低蛋白饮食+α-酮酸
25～60ml/min	nDPI：0.6～0.75g/（kg·d） nDEI：35kcal/（kg·d）（<60岁），30～35kcal/（kg·d）（≥60岁）	nDPI：0.3～0.4g/（kg·d） nDEI：同前	nDPI：0.3～0.4g/（kg·d） nDEI：同前
<25ml/min	nDPI：0.6g/（kg·d） nDEI：35kcal/（kg·d）（<60岁），30～35kcal/（kg·d）（≥60岁）	nDPI：0.3～0.4g/（kg·d） nDEI：同前	nDPI：0.3～0.4g/（kg·d） nDEI：同前

注：nDPI，经理想体重标化的每日蛋白质摄入；nDEI，经理想体重标化的每日能量摄入

注意，三种方案均应保证充足的热量摄入［30～35kcal/（kg·d）］，避免摄入的蛋白质被分解利用，造成负氮平衡。但不同年龄、性别、日常活动和工作量的患者，是否存在合并症等，应有不同的热量需求，不可一概而论。

（二）LPD延缓CKD进展及保证营养良好的机制

1. CKD自然病程及LPD治疗对营养状态的影响 随着CKD患者的肾功能减退，以及各种合并症的出现，将出现所有营养素，尤其以蛋白质和能量为主的摄取减少，蛋白质能量消耗发生的可能性逐渐上升（图28-1-1-1）。

据2001年美国国家健康和营养调查报告（NHANES）[3]，当CKD患者的eGFR在30～60ml/min和小于30ml/min时，nDPI分别为（0.91±0.03）g/（kg·d）和（0.86±0.03）g/（kg·d），nDEI分别为（23.3±0.7）kcal/（kg·d）和（20.9±1.0）kcal/（kg·d）。而根据19个研究的235例正常健康人氮平衡研究的荟萃分析结果，虽然nDPI中位数在0.65g/（kg·d）即可保持氮平衡，但前提条件是充分的能量摄入[4]。显然，CKD患者蛋白质摄入减少的同时伴随能量摄取不足，可导致蛋白质能量消耗的发生。

相关研究显示，CKD3～4期患者即存在瘦体重明显下降[5]。北京大学第一医院肾内科牵头的

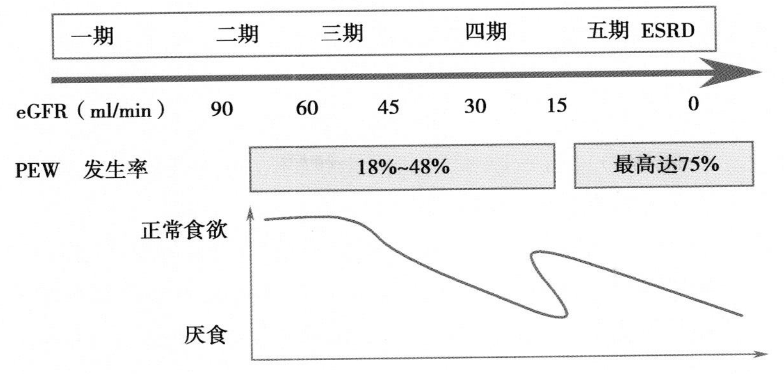

图 28-1-1-1 CKD 分期和 PEW
注：CKD，慢性肾脏病；ESRD，终末期肾脏病；eGFR，校正的肾小球滤过率；PEW，蛋白质能量消耗

多中心腹透队列研究也显示，2 264例CKD5期患者在开始腹透前血白蛋白平均水平仅为35.4g/L[6]。而另一项纳入1 220例透析前CKD患者的研究显示，45%的患者血白蛋白小于36g/L，其蛋白质能量消耗状态将直接增加并发症发生率、总体死亡率及进展至ESRD的风险[7]，而LPD则通过保证充分的能量摄入，在减少蛋白质的同时确保机体的氮平衡，使得营养状态保持良好。

2. LPD 治疗延缓 CKD 进展的机制　LPD 治疗延缓 CKD 进展的理论基石在于其阻断了导致 CKD 进展的血流动力学因素和非血流动力学因素（表 28-1-1-2）。

表 28-1-1-2　低蛋白饮食延缓 CKD 进展的机制

血流动力学因素	非血流动力学因素
降低肾小球高滤过和跨膜压 减轻肾小球硬化和肾间质纤维化 伴随全身血压下降	减少尿蛋白 减轻炎症反应 减少多种蛋白质代谢产物的副反应 改善代谢性酸中毒 改善血脂紊乱 改善代谢紊乱（包括胰岛素抵抗和氧化应激） 降低磷摄入，从而减轻甲状旁腺功能亢进和肾性骨病

（1）血流动力学机制：已知饮食蛋白质或静脉输注氨基酸过多均会导致肾血管阻力下降，伴随肾小球滤过压上升11% ~ 24%，同时通过球管反馈使肾小管重吸收氨基酸和氯化钠增多，肾脏组织内的激素水平升高（Ang Ⅱ，前列腺素，激肽和一氧化氮）[8]。肾小球高滤过对肾小球硬化和肾衰竭的恶化作用已非常明确。相应的，动物实验已经证明，LPD在不减少肾血浆流量的情况下，降低肾小球高滤过和跨膜压，从而减轻肾小球硬化和肾间质纤维化程度，起到肾脏保护作用[2]。同时，LPD一定程度上抑制了肾组织内Ang Ⅱ活性，被认为可发挥类似ACEI在肾脏的血流动力学作用。LPD还通过减轻残存肾单位的代偿性生长，发挥协同的血流动力学效应。此外，LPD还可能因同时减少了钠摄入而导致全身血压的下降，近来Bellzzi的研究证实了这一点[9]。

（2）非血流动力学机制

1）减少蛋白量：已知蛋白尿程度是肾小球疾病时肾功能受损的重要标志，尿白蛋白在肾小管的重吸收又加重了肾间质炎症，因此蛋白尿成为肾脏硬化的独立危险因素。LPD降低蛋白尿的作用一般在3个月内最明显。Aparicio等[10]研究了15例肾衰竭患者，在实施SVLPD3个月后，蛋白尿从（3.2 ± 1.2）g/d下降至（1.8 ± 1.1）g/d。Wasler等的荟萃分析则纳入了14项研究，共202例患者，蛋白尿平均下降27%[11]。而且，LPD和ACEI对于尿蛋白的减少具有叠加效应[12]。前者发挥类似收缩肾小球入球小动脉的作用，后者通过扩张肾小球出球小动脉为主起到降低肾小球高滤过压的作用[13]，两者结合发挥的效应大于单用任何一种措施。

2）减轻炎症反应：蛋白质摄入过多可直接或间接通过升高肾组织内Ang Ⅱ水平，而导致肾组织内TGF-β的积聚。此外，蛋白质摄入过多还可刺激IL-1，血纤溶酶原抑制因子或血小板转化生长因子。以上细胞因子在肾脏纤维化进程中发挥了不可忽视的作用。LPD则避免了这一蛋白质摄入过多带来的副反应[2]。

3）减少蛋白质代谢产物带来的负效应：蛋白质代谢产物，如吲哚硫酸盐、尿酸、苯基丙氨酸等均被证实可促进肾功能恶化，实施LPD可有效减少以上代谢产物从而发挥积极的效应[2]。同时LPD也改善代谢性酸中毒，减弱其导致的蛋白质分解代谢。

4）改善代谢紊乱[14]：LPD改善CKD患者中普遍存在的胰岛素抵抗和氧化应激增强[15,16]，同时LPD相应地减少了饮食中脂肪和磷的摄入，从而改善血脂紊乱，以及降低血甲状旁腺激素和纠正肾性骨病。代谢紊乱在延缓CKD进展和并发症的防治中起到了重要的辅助作用。

（三）LPD治疗的研究证据

1. LPD延缓CKD进展 有关LPD延缓肾衰竭的作用在动物实验中早已得到充分的证实，在人类研究的结果虽有争议，但目前主要观点仍认可这一说法。

著名的肾脏病饮食调整研究（MDRD）纳入CKD病例，研究一纳入585例患者［eGFR 25 ~ 55ml/（min·1.73m^2）］，发现3年后LPD［nDPI0.58g/（kg·d）］和降血压组较常规蛋白［nDPI 1.3g/（kg·d）］和血压组的GFR下降速率并无差异，研究二纳入255例患者［eGFR 13 ~ 24ml/（min·1.73m^2）］，观察SVLPD组［0.28 g/（kg·d）］较LPD组［nDPI 0.58g/（kg·d）］GFR下降率稍慢但无显著性差异，这项研究最后得出了LPD无益于CKD进展的结论[17]。针对这一阴性结果的解释有：动物实验中LPD作为单一因素被研究，而人类研究中LPD和水、钠、磷等摄入减少相混淆；研究人群中其他有肾脏保护作用的干预因素控制不够严格；人群依从性不佳，有些研究不能达到预定的LPD实施标准；研究人群的样本量还有待提高等[14]。但在随后的二次分析中显示，接受LPD 4个月后的患者肾功能下降速度更慢，nDPI每减少0.2g/（kg·d），GFR下降每年减少1.15ml/min，进入ESRD的时间延长49%[18]。

目前，多数学者认为LPD延缓CKD进展的结论是确定的，这主要来源于几项重要的荟萃分析。Fouque[19]等选择了6项RCT的共890例患者进行分析，其中一半接受LPD，观察1年，将开始透析或死亡定义为肾脏死亡，结果LPD组和对照组分别有61例和95例发生肾脏死亡，LPD的OR值为0.54（95%可信区间0.37 ~ 0.79），结论是LPD有效延缓进入终末期肾衰。Pedrini[20]等选择了5项RCT，纳入了1 413例非糖尿病肾病患者，108例糖尿病肾病患者，分析显示LPD显著降低非糖尿病肾病患者的肾脏死亡风险，明显延缓糖尿病肾病患者蛋白尿的升高，或GFR的下降，结论是LPD延缓糖尿病和非糖尿病肾病的进展。Kasiske[21]等纳入了24项研究，其中13项RCT中，LPD使得GFR下降每年减少0.53ml/min。最近的一项研究来自Fouque等，从40项RCT中选择了观察期在1年以上的10项研究，共2 000例患者进入分析，1 002例实施LPD，998非LPD，两组分别有113例和168例肾脏死亡，LPD组RR 0.68，95%CI 0.55 ~ 0.84（P=0.0 002）[22]。

2. 合理实施LPD不影响营养状况 大量研究提示，实施LPD治疗不会导致人体营养状况的恶化，其原因在于机体的适应性代谢反应。

Bernhard等[23]的一项研究发现，当12例肾功能中度受损的患者从自由蛋白质饮食［1.1g/(kg·d)］转变为限制蛋白质饮食时［0.7g/（kg·d）］，^{13}C-亮氨酸降解率（标志氨基酸分解代谢）相应下降了，但3个月后此组患者的体重、血白蛋白等营养指标均无变化，说明人体对LPD具有适应性代谢反应。迄今为止，对CKD5期患者观察时间最长且纳入病例相对较多的几项研究有Wasler[24]和Aparicio[25]的研究，他们分别对GFR已经下降到10 ~ 13ml/min的76例和239例患者，进行了为期1.5 ~ 2年的随访，患者均保持了良好的营养状态，成功地延缓了透析治疗。Cianciaruso完成的一项RCT纳入了CKD4期和5期患者共392例，随访6 ~ 18个月，再次证明了LPD能保证良好的营养状态[23]。新近由Chauveau完成的一项研究表明，实施SLPD大于3个月以上不影响透析患者的远期生存率[26]。

（四）处方及监测LPD的具体方法

处方及监测LPD的具体方法见图28-1-1-2。

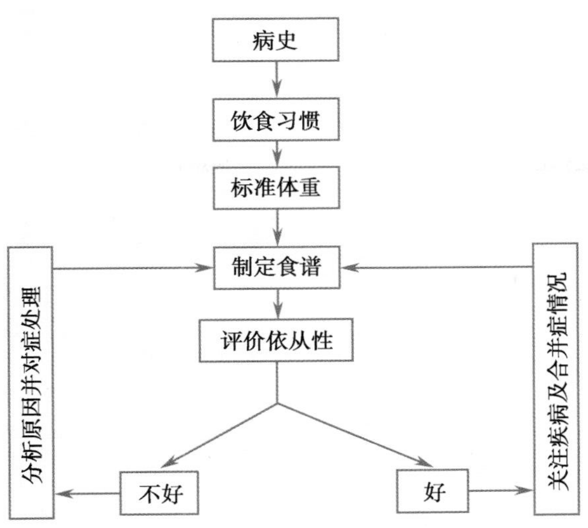

图 28-1-1-2 实施并监测低蛋白饮食

1. 了解患者病史 患者的主要疾病、合并症和肾功能情况和饮食处方密切相关，应仔细询问。对既往饮食习惯的调查则包括饮食评估、常见营养素来源、饮食喜好等，为制订食谱打下基础。

2. 计算患者的标准体重及体重指数 其中标准体重可以根据美国 1984 年 NHANES[27] 第二次报告结果，查表得知。当患者的实际体重小于查表得到的标准体重的 95% 或大于其 115% 时，采取以下的纠正公式，纠正的标准体重 = 实际体重 –（实际体重 – 标准体重）× 0.25；当实际体重在查表得到的标准体重的 95% ~ 115% 之间时，实际体重即为标准体重。也可采用更简便的方法计算，即标准体重（kg）= 身高（cm）–105，或标准体重（kg）=［身高（cm）–100］× 0.9。体重指数通过“体重 / 身高 ^{2}”得到。

3. 食谱制订 首先，根据标准体重，确定每日的蛋白质和能量摄入。注意老年人、糖尿病、代谢综合征及肥胖患者，能量摄入可能低于推荐的 30 ~ 35kcal/（kg · d）；而体力活动量较大、消瘦、未成年人和孕妇，能量摄入则可能略高于推荐值。然后，结合对既往饮食习惯的了解，制订出合理食谱，以食物交换份原理等方法教会患者灵活选择等量营养素的食物。典型的 LPD 处方包括麦淀粉、低脂奶、蛋、少量瘦肉和豆类、蔬菜、水果。

4. 监测 LPD 的实施 制订好 LPD 处方仅仅是开始，还要在以后的随访中评估患者对 LPD 治疗的依从性。

评估依从性的金标准是氮平衡法，即假设CKD患者处于氮平衡状态，那么患者尿便中尿素氮和非尿素氮形式的氮排出量就等于实际的氮摄入量。但氮平衡法费时费力，需要昂贵的定氮仪，不适合临床实践中重复测定。

这里介绍一种已被广泛应用的简便方法[2]，即仅测定尿尿素氮，通过公式估算氮排出量=尿尿素氮（g）+0.031 × 体重（kg），估算氮排出量等于实际氮摄入量。而推荐氮摄入量=推荐蛋白质入量（g）× 16%。一般认为实际氮摄入量不超过推荐氮摄入量的20%为饮食依从性好[28]。需要注意，当CKD患者处于各种高分解状态或临床情况不稳定时不能使用此方法；此外，该公式建立于西方人群，样本量较小，是否适用于中国人尚不可知，需要我们进一步验证。

经过监测，若患者未能实施LPD，应了解患者的顺应性不佳的原因（心理、生理、经济、社会和家庭支持因素等），给予适当干预，调整LPD方案后再评估，力求最终达标。另一方面，持续关注患者疾病及合并症情况，及时调整蛋白质能量摄入的处方量，以保证良好的营养状况。

（五）LPD实施中的几大问题

我们应该认识到，LPD是一种规范的、严格的治疗方法，需要在肾科医生和营养师的监控下实施。目前LDP实施现状不容乐观，即便在不少设计严格的随机对照研究中也只有40% ~ 70%的患者达到标准[14]。成功实施LPD的前提是规范医患双方的教育，建立一个规范的营养管理体系，包括全面的健康教育和规范的营养评估和指导。

实施LPD时应注意的几个问题（表28-1-1-3）：

表 28-1-1-3 实施低蛋白饮食需要注意的几个问题

问题	措施
1. 具体哪种低蛋白饮食方案更好？	没有定论
2. 蛋白质来源重要吗？	来源和量一样重要，应重视大豆类蛋白的益处
3. 保持能量摄入量有必要吗？	在低蛋白饮食的同时必须保证充分的能量摄入
4. 低蛋白饮食能否达到恒定的氮平衡？	不能，有合并症时要调整饮食方案
5. 实施低蛋白饮食能避免透析吗？	不能，对CKD5期患者要掌握适时透析原则，根据营养状况，尿毒症症状和水电解质酸碱失衡综合判断

1. 哪种LPD实施方案更好 VLPD和单纯LPD一样，对于延缓CKD进展及保证良好的营养状态有着肯定的作用。从理论上说，VLPD加上必需氨基酸或α-酮酸方案因动物蛋白质摄入更低，可能蛋白质代谢产物毒性作用和代谢性酸中毒产生的副反应更小。但实际上，有关哪种方案延缓肾功能进展的作用更好的研究证据不多，但最近的几项研究值得关注并需要进一步验证。

动物研究中，将5/6肾切除的大鼠模型随机分为三组，正常蛋白质饮食（22%蛋白质），LPD饮食（6%蛋白质）和VLPD+酮酸饮食组（5%蛋白质+1%酮酸），观察24周后发现，蛋白尿，肾功能下降，肾小球硬化及肾小管间质纤维化等均在较低VLPD+酮酸饮食组改善更好，脂肪和蛋白质氧化产物也在这一组较轻，提示VLPD可能较LPD保护肾功能和抗氧化应激的效果更好[16]。另一项在糖尿病并尿毒症的大鼠模型中的研究也显示，实施LPD+酮酸组24周，较正常蛋白质饮食和LPD饮食组而言，比目鱼肌的重量及肌纤维横截面积降低更少，肌肉萎缩相关的基因表达上调更不明显[29]。

在人群中的研究显示，针对MDRD研究中CKD4期患者的长期随访研究表明[30]，达到死亡的中位时间为10.6年，VLPD+酮酸饮食组的死亡率（38.9%）高于LPD组（23.3%），但这项研究并未测量长期随访过程中的LPD实施情况，证据相对不足。而来自罗马尼亚的一项尚未发表RCT的研究纳入207例CKD4～5期的非糖尿病患者，结果显示，VLPD+酮酸饮食组较LPD组的eGFR下降更慢［2.8 vs 5.3ml/（min·1.73m^2·y）］[31]。

在卫生经济学方面，VLPD的益处可能更加明显。近来，意大利一项研究分析了来自7个研究的702例CKD4～5期患者，其中一半患者接受VLPD治疗，另一半则接受LPD。效价分析发现VLPD组更好，分别在2、3、5年和10年提高0.09、0.16、0.36和0.93个质量校正的生存年（QALYs）[32]。

2. 蛋白质来源重要吗 相对于不同蛋白质量对肾脏损伤存在差异这一现象，人们对不同蛋白质来源对肾功能的影响认识不足。绝大多数医护人员错误地认为肾病患者应少吃或不吃所有豆类食品。在我国习惯以豆制品为主要蛋白质来源，这种观念限制了一些患者食用这类食品，但又未相应增加动物蛋白质，可能促使其发生蛋白质能量消耗。基于以下两点理由，我们不应禁止CKD患者食用大豆类食品，尤其是加工类大豆制品，后者因同样保证优质蛋白质摄入而降低了高磷、高钾的风险而更受推崇。

（1）传统观点认为，豆类为非优质蛋白质，不主张CKD患者食用。实际上，豆类中的黄豆和黑豆（即大豆），与乳类及肉蛋类一样为优质蛋白质，含有丰富的必需氨基酸。只是其中蛋氨酸（限制氨基酸）含量稍低，生物利用度稍逊于动物蛋白质，但总体营养价值等同于动物蛋白。此外，大豆蛋白质具有独特的优势，譬如其含有的磷酸盐可吸收率更低，不饱和脂肪酸含量更高，还含有独特的大豆异黄酮（植物雌激素），具有乳类和肉蛋类不可比拟的优势。已有证据显示，CKD患者食用大豆类蛋白比动物类蛋白降低白蛋白尿、血尿素氮，改善高脂血症和高磷血症的效果更好[33-35]。

（2）蛋白质来源于碱性食物，如大豆、蔬菜、水果等，可能比来自酸性食物的蛋白质对肾脏损伤更小。动物和人体试验均已证明，机体内净酸产生量和肾功能恶化密切相关；酸性食物增加，即便不出现代谢性酸中毒，也会加速肾病进展[36]。而来源于碱性食物的蛋白质可能减少内源性酸生成（尿净酸排泄量），改善GFR下降和肾功能损伤的程度[37]。在服用ACEI类药物的高血压肾损害患者的一项研究观察到，通过为期30天的增加蔬菜水果摄入和口服碳酸氢钠减少饮食酸负荷，降低了尿蛋白，尿N-乙酰-β-葡萄糖苷酶和尿TGF-β，证明了碱性食物对保护肾脏功能的益处[38]。

3. 保持能量摄入量有必要吗　医患双方往往对过度摄入蛋白质的危害笃信不疑，却对维持充分能量摄入的必要性和相关知识重视不够，导致一些CKD3 ～ 5期的透析前患者实施LPD时伴随能量摄入不足，造成透析前营养状况恶化，直接影响透析后生存率。常用的增加能量摄入而又不增加蛋白质负担的方法有：增加低蛋白来源的主食，在监测血糖和血脂的前提下增加高糖和高脂食物。在CKD4 ～ 5期已出现食欲下降的患者还建议少吃多餐，或补充肾病患者专用的口服营养制剂，保证充分的能量摄入。

4. LPD饮食能否达到恒定的氮平衡　机体虽然对LPD有代谢性适应反应，但合并感染、创伤、出血、手术、心脑血管急性合并症等时，这种适应能力受损，机体蛋白质分解代谢增强，会出现营养不良，此时应适时增加蛋白质能量摄入量，待患者度过这一时期，病情稳定后重新实施LPD。

5. 实施低蛋白饮食能避免透析吗　掌握适时透析原则，避免透析前营养不良，是提高透析患者长期预后的重要环节。虽然LPD可能延缓透析，却不能替代透析。当GFR<10 ～ 15ml/min时，可能出现营养不良、尿毒症症状及各种水电解质酸碱失衡表现，这时就应考虑开始肾脏替代治疗。但因个体差异，在此阶段究竟何时会出现营养不良及代谢失衡，并无定论。随着IDEAL研究的发表[39]，人们对合适的透析时机进行重新思考。一些人开始尝试在CKD5期营养状态尚良好，也无尿毒症症状和水电酸碱失衡的患者中，通过LPD治疗延缓透析的可能。这一趋势有别于传统认为CKD5期必须开始透析的观念，但其有效性，合理性以及营养安全性还需要长期观察。

意大利一项研究观察了非糖尿病的70岁老年人（eGFR 5 ～ 7ml/min）共57例，分为透析组30例和VLPD组27例，共50例患者平均观察10.7个月后进入透析，两组1年死亡率无显著差异，分别为83.7%和87.3%，透析组住院风险更高，HR1.50（95%CI 1.11 ～ 2.01，$P<0.01$）[40]注意，尽管CKD5期仍有LPD饮食治疗延缓透析的可能，但应在严密监测下进行。

总之，我们应该充分认识到LPD延缓CKD进展的作用，将LPD治疗看作CKD一体化治疗的重要组成部分。每个肾内科医生都应和营养师合作，学会制订LPD处方，并有效地实施监控，扭转我国目前LPD实施不足或过度，CKD患者过早进入透析和透析前较高比例的蛋白质能量消耗的现状。

二、限钠和限水饮食

（一）限钠益于高血压控制和器官保护的机制

这一点毋庸置疑，但却长期受到忽视。直到近10年，学者们发现，尽管降压药物种类繁多且全球销量激增，但CKD患者的高血压控制率却低于20%，限钠方才重新引起重视[41]。

1. 普通人群　摄钠过多导致高血压的原因主要有两点，首先，钠离子是决定细胞外液晶体渗透压最主要的阳离子，摄入钠过多时，为保持血钠水平稳定，机体会相应地增加细胞外液量，导致血容量和体重增加，血压升高，同时肾脏作为保持钠平衡最主要的效应器官，尿钠排泄量增加；反之也成立。其次，实验研究表明，钠负荷通过血1-非对称二甲基精氨酸水平升高和一氧化氮水平下降，使得外周血管阻力增加而血压升高[42]。

此外，摄盐过多和肾小球滤过率下降密切相关，这一现象在原发性高血压和正常血压的肥胖患者中均得到证实[43]。在高血压患者中，摄钠增多伴随出现的血压升高和尿蛋白增多也支持其可能导致肾脏高滤过现象；在肥胖个体，摄钠过多虽然未导致血压升高，却伴随细胞外容量的增加，这也会间接导致肾脏高滤过。

2. CKD 患者　在以下机制的协同作用下，摄钠过多成为CKD患者高血压和器官损害的主要危险因素。

（1）肾功能下降，肾脏增加尿钠排泄以维持血钠平衡的能力逐渐减弱，GFR降低至15ml/min时，若不进行水钠限制，将势必出现体内水钠蓄积。

（2）CKD患者存在“盐敏感”现象，即摄钠增多会引起更明显高血压的现象。这种现象也存在于高血压和糖尿病患者，老年人和非裔美国人也较突出[44]。

（3）盐还具有独立于血压之外的器官损害作用。Ritz等提出“盐是器官损害的祸首”，这包括增加微白蛋白尿，左室肥厚和动脉僵硬度，可能通过促进氧化应激，系统性炎症和内皮功能不全发挥作用；并促使肾脏TGF-β1水平升高，对于CKD进展至终末期肾衰竭发挥重要作用[45-47]。

以上机制可归纳在图28-1-1-3。

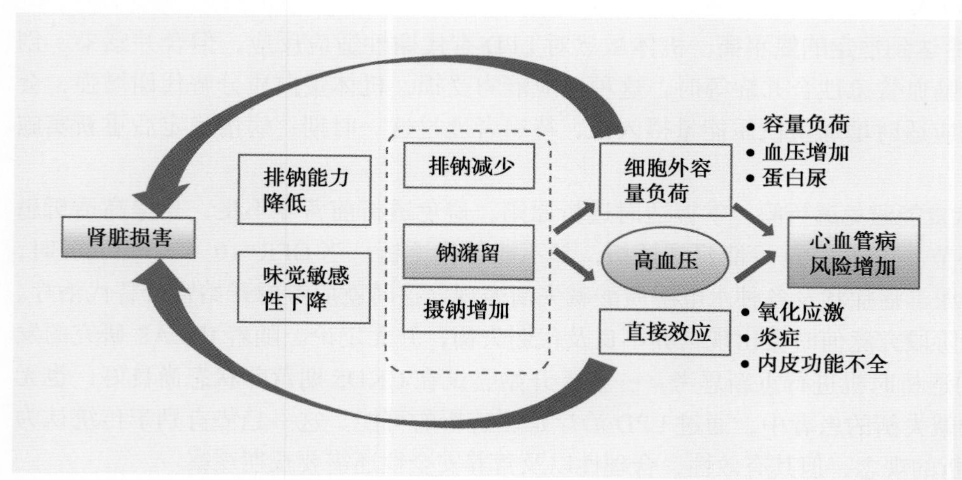

图28-1-1-3　钠、高血压、肾脏损害和心血管病的关系

（二）限钠对血压控制及器官保护的研究证据

1. 普通人群　在普通人群中，低盐利于血压控制的证据不少，2002年一项荟萃分析收集了17项实施中等程度限盐超过4周的研究[48]，共734例高血压和2220例正常血压的观察对象纳入分析，高血压和正常血压对象的24小时尿钠排泄量平均降低78和74mmol，收缩压和舒张压分别降低4.96和2.73mmHg（高血压组），2.03和0.97mmHg（正常血压组）。24小时尿钠排泄量每减少100mmol，收缩压和舒张压分别降低7.11和3.88mmHg（高血压组），3.57和1.66mmHg（正常血压组）。根据这一结果可预测，长期的中等程度限盐可降低高血压组的卒中死亡率14%，冠心病死亡率9%（高血压组），正常血压组以上比例分别为6%和4%。

限盐的器官保护作用之一是降低心血管事件，已有长期的观察性研究显示，在30～54岁的高血压前期的研究对象，通过18个月的限盐教育和指导，24小时尿钠降低约40mmol/d，随访13年后发现经校正后的心血管事件风险降低30%[49]。

2. CKD患者

（1）血压控制和减少蛋白尿：在CKD患者中，限钠饮食和高血压及蛋白尿的控制密切相关。在黑种人高血压并蛋白尿患者中，实施限钠饮食将蛋白尿减少了19%[50]；在IgA肾病患者中，将饮食钠从12g降低至5g，尿蛋白可下降30%～50%[51]；限钠饮食也可将非糖尿病患者的蛋白尿减少31%[52]。北京大学第一医院的研究数据表明，在IgA肾病患者中，限钠饮食和对照组相比，收缩压和舒张压下降更为明显，尿蛋白量的减少也更明显，24小时尿钠和收缩压的下降及24小时尿TGF-β1排出量均明显正相关[53]。有意思的是，在这些研究中，限钠对蛋白尿的作用并一定依赖于血压的降低[43]，这支持限钠独立于降压之外的器官保护作用的观点。

既往研究中，对限钠饮食的观察常常和RAAS阻断剂相联系：①有专家指出，对同一位患者来说，限钠至90mmol/d可能和氯沙坦100mg/d起到的效应类似[43]，也有观点认为，单纯限钠饮食发挥的降压作用优于RAAS阻断剂，近来的一项RCT研究表明，在非糖尿病肾病中，将饮食钠摄入限制达指南建议的水平，比联用ACEI/ARB类药物，更能有效减少蛋白尿和血压[54]。② RAAS阻断剂的作用一定程度上依赖于限钠，或限钠可以增强前者的作用[43]。因此，限钠饮食和RAAS阻断剂联用可发挥更大的效应。一项研究观察到了限钠饮食具有在氢氯噻嗪联合氯沙坦治疗基础上的叠加的降尿蛋白的作用[52]。

（2）延缓CKD进展及其他器官保护：动物实验已经证明，限钠饮食被称为是延缓CKD进展的措施之一[55]。人群研究也有证据显示，在实施低蛋白饮食的CKD患者中（排除服用利尿剂和ACEI类药物者），实施低钠饮食（尿钠排泄<100mmol）和高钠饮食（尿钠排泄>200mmol）相比，在同等血压控制程度下，低钠饮食组的GFR下降速率更慢[56]。

在CKD患者中，限钠饮食对心血管保护作用的研究尚少。首项随机对照交叉试验将在CKD3 ~ 4期患者中评估，6周的中等和低等程度的盐摄入量对于心血管危险因素（24小时血压，动脉僵硬度和容量状态）和肾功能减退的影响[57]。这项研究的初步结果已经发表[58]，从中等程度（180 ~ 200mmol）转换为低等程度的限盐（60 ~ 80mmol），收缩压和舒张压分别降低了9.7和3.9mmHg，同时细胞外液量和尿白蛋白排泄量也下降了近50%，试验尚未观察到限盐对脉搏波指数和动脉增强指数的影响。

3. 对限钠饮食的争议　尽管人们对限钠的重要性早有共识，对过度限钠可能带来的害处却持有争议[59]。

近来在普通人群的观察性研究显示，过度限钠，和高钠饮食一样，反而增加总体死亡率及心血管死亡率[60-62]，钠摄入和总体预后的关系可能呈U形曲线。譬如其中一项来自澳大利亚和芬兰的2 807例非ESRD的1型糖尿病患者的队列研究显示，24小时尿钠排泄量和总体死亡率呈非线性关系，高排泄量和低排泄量均预测死亡率上升，这种关系不依赖于年龄、性别、血压、糖尿病病程，是否CKD分期和心血管病史。低钠饮食甚至预测糖尿病患者发生ESRD的风险[61]。一项纳入23项队列研究，274 683例的荟萃分析支持这一假说，提示钠摄入<115或>215mmol/d时总体死亡率和心血管死亡率上升，而在钠摄入115 ~ 215mmol/d范围内的较高和较低组预后并无不同[63]。

因此，美国食品药品监督管理局发布的证据评估认为，目前对健康人的钠摄入尚无法得出确定的推荐量[64]。

在CKD人群中比较缺乏关于钠摄入和预后关系的研究数据，刚刚发表的MDRD随访数据显示，在非糖尿病的CKD患者中并未发现24小时尿钠和肾脏及总体死亡的关系，如果将尿蛋白量考虑在内，作者发现当24小时尿钠<3g且尿蛋白<1g时肾衰竭风险甚至上升72%[65]。在透析人群的数据也不多，北大一院单中心腹透队列研究提示，钠摄入处于最低三分位的患者总死亡率和心血管死亡率增加[66]；美国多中心血透队列研究则得出相反结论[67]。鉴于CKD人群中观察性研究和干预研究的数据均非常缺乏，尚需要不同种族和人群的研究以探索适合CKD患者的限钠推荐量。

（三）限钠的实施

首先强调，限钠同时应限水，反之亦然。单独限钠或单独限水非但效果不佳，还可能造成低钠血症或高钠血症，因此我们常合称为水钠限制。此外，水钠限制必须在保证必须营养素摄入的前提下进行，过度限制可能有害。

（1）限钠推荐量：鉴于上述对普通人群限钠量的争议，我们无法给出明确的推荐量。在CKD患者中，曾倡议采取普通人群的标准，即不论其GFR数值，均将摄钠量定为100mmol/d，约食盐6g[68]。最近发表的KDIGO指南中，推荐在CKD患者中不超过90mmol/d的钠摄入量，但因证据级别不高（1C级）仅供参考[69-71]。

值得注意的是，钠摄入包括食盐、碳酸氢钠、静注生理盐水及其他一些含钠的调味剂、营养添加剂和保健品，均应计算在内。中国常见代表性食物中的含钠量见表28-1-1-4。

表 28-1-1-4 中国常见代表性食物中含钠量高的食物列表

（每 100g 食物含钠，食盐量 = 钠量 ×2.54）

食物类别	食物名称	含钠量（mg）
调料类或咸菜	辣椒酱	8027.6
	豆腐乳	7410
	酱油	5757
	榨菜	4252.6
	酱黄瓜	3769.5
	黄酱	3606
	腌雪里蕻	3304.2
	花生酱	2340
	甜面酱	2097.2
	醋	262.1
熟制品	咸鱼	5350
	香肠	2309.2
	方便面	1144
	火腿肠	1100
	午餐肉	981.9
	速冻水饺	893
	酱牛肉	869.2
	羊肉串	796.3
	腊肉（生）	763.9
	肯德基炸鸡	755
	比萨饼	650
	汉堡包	599
	油条	585.2
主食类	咸面包	526
	挂面	292.8
	面包	230.4
	饼干	204.1
	馒头	165.1
	烙饼	149.3
零食类	九制话梅	3171
	杏脯	552.9
	花生仁（炒）	445.1
	山核桃	430.3
	盐焗腰果	391
	开心果（含盐）	380

（2）提高限钠饮食依从性：研究发现，CKD患者中80% ~ 90%存在过高钠摄入，总体依从性较差[43]。

我们可以采取以下步骤提高其依从性：① 首先让患者充分认识到限钠饮食对于预防CKD进展和心血管疾病的重要性；② 了解患者实施限钠饮食的困难，并给予相应的社会心理支持；③ 教会患者限钠饮食的技巧：如不要在餐桌上摆放盐瓶，烹饪时少煎炒而多烧烤，使用香料代替盐作为调味瓶，注意食物标签上的含钠量，拒绝所有腌制食品、酱菜和含盐的小吃，将少量盐撒在食物表面而不是将较多的盐烹制于食品中等。

一项在CKD3 ~ 5期的非透析患者中实施的研究显示，和标准的低盐教育（诊室内）相比，强化的低盐饮食教育（参加社区烹饪课程配合2周1次的电话随访）将尿钠排泄从260mmol/d降低至103mmol/d，收缩压和舒张压降低值的中位数分别为8mmHg和2mmHg[72]。提示我们应探索不同低盐教育方式的可行性和有效性。

（3）监测限钠饮食的依从性：我们可通过24小时尿钠估计患者的实际摄钠量，一般24小时尿钠不超过100mmol，需在每次门诊时监测24小时尿钠。但是，这项指标具有一定的局限性。原因是在心功能不全和肾功能不全的患者，因体内存在贮钠机制，24小时尿钠可能低估实际摄钠量[73]。而在血透和腹透患者中，透析液和尿液的钠清除量还受到对流和弥散的影响，和饮食摄钠量的关系更加不确定[74,75]。目前，限钠量的估算需要建立在规范的患教基础上，在患者学会记录各种不同来源食物中的钠含量时，营养师再给予相应估算。

（四）限水

和CKD患者限钠标准相对统一不同，摄水量的推荐应是个体化的，它取决于原发病的不同、肾功能受损程度，个体非尿排泄水的途径差异等。笼统说来，应掌握“量出为入”的原则。因此，对每一个患者均应先评估其排水量，才能制订入水量。

正常个体每日水平衡组成见表28-1-1-5。注意，病理状况下出入水的途径有所不同，如静脉输液应计入量，烧伤时血浆渗出、手术后各种引流液应计出量，透析时超滤量也应计出量。从表中我们发现，出水组成中多项变异较大，受到个体和环境因素的影响，这决定了我们最初制订的入水量只能是估计值。因此，不断评估CKD患者的容量状态是最重要的。

表28-1-1-5 水平衡组成[76]

项目	容量（ml/d）
入水	
各种食物中含水（包括液体、流食、半固体和固体食物）	1800 ~ 3000（取决于个体饮食习惯和血渗透压）
内生水	200 ~ 300
总共	2000 ~ 3300
出水	
汗液	常被忽略，与环境温度相关，多时可达数升
尿液	1000 ~ 1800（取决于水平衡的需要）
大便	100（腹泻时增加）
不显性失水	900（皮肤和呼吸道，与温度和湿度有关）
总共	2000 ~ 3300

（五）评估容量状态

评估容量状态的金标准是用放射性核素法测定总体水，因昂贵和费时不能常规使用。其他方法包括体检、心胸比率、中心静脉压、彩超测定下腔静脉直径、生物电阻抗仪测定细胞内外液，测定血清心房利钠肽水平等。以上方法均各有利弊，必要时可综合判断，详见相关章节。临床医生仍然可借助简单体检（血压、体重、心肺查体和全身水肿情况）来粗略判断容量状态（表28-1-1-6）[76]。

表 28-1-1-6 容量状态的临床评估

容量状态及表现	说明
容量不足	
体重下降超过 0.25kg/d	代表体液和电解质丢失，而不是能量耗竭
血压下降和 / 或直立性低血压	从卧位变为立位时收缩压下降超过 10mmHg 同时伴随心率增快。自主神经功能不全和 α 受体拮抗剂也可发生此现象，但心率不增快
皮肤弹性下降，四肢发凉或花斑改变，外周静脉塌陷	老年人合并动脉病变时可有类似表现
血肌酐上升伴随尿 / 血渗透压比值 >1.5 和 / 或尿钠 <20mmol/L	严重心衰和肝衰竭时可有类似表现
容量负荷	
体重增加超过 0.25kg/d	常常标志体内液体蓄积
新发高血压或原有高血压加重	“盐敏感”高血压对水钠蓄积更为敏感
左室功能衰竭（端坐呼吸，夜间阵发性呼吸困难，肺部啰音，第三心音）	可通过解除容量负荷而明显获益
外周水肿，体腔积液	需要排除淋巴管堵塞和低白蛋白血症

三、低脂饮食

（一）低脂饮食推荐

1. 低脂饮食是血脂紊乱治疗的关键环节 血脂紊乱普遍存在于 CKD 患者。和普通人群一样，低脂饮食也是 CKD 患者降脂治疗的重要一环。CKD 患者也应遵循普通人群的国家胆固醇教育计划的成人指南（National Cholesterol Education Program Adult Treatment Panel Ⅲ，NCEP ATP-Ⅲ），即当低密度脂蛋白 >100 ~ 129mg/dl（2.6 ~ 3.4mmol/L），或甘油三酯 >180mg/dl（2.0mmol/L）时开始“治疗性的生活方式改变”，后者包括减少饱和脂肪酸和胆固醇的摄入，增加体力活动和体重控制[77]。

2. 低脂饮食推荐 NCEP ATP-Ⅲ指南中所指的饮食建议包括：饱和脂肪酸供能不超过总能量摄入的 7%，多不饱和脂肪酸供能达到总能量 10%，单不饱和脂肪酸供能达到总能量 20%，纤维素 20 ~ 30g/d，胆固醇摄入低于 200mg/d，总体来说，脂肪供能应为总能量的 25% ~ 35%[77]。

特别指出，低脂饮食绝不是简单地去除脂肪带来的热量，而是讲究摄入脂肪酸的类型：

（1）饱和脂肪酸摄入增多可升高血甘油三酯、总胆固醇和低密度脂蛋白胆固醇（LDL-C）水平，这些饱和脂肪主要是存在于畜、禽肉和奶制品中的豆蔻酸（C14：0）、棕榈酸（C16：0）和月桂酸（C12：0）。

（2）增加多不饱和脂肪酸。代谢研究证明，用单不饱和脂肪酸和n-6多不饱和脂肪酸代替饱和脂肪酸可以降低血浆总胆固醇和LDL-C水平，其中多不饱和脂肪酸比单不饱和脂肪酸降脂效果更好。油酸是唯一的单不饱和脂肪酸，主要存在于茶油、橄榄油、菜籽油和坚果的油脂。多不饱和脂肪酸包括n-6和n-3多不饱和脂肪酸。n-6多不饱和脂肪酸主要是亚油酸，豆油和葵花籽油中含量丰富。n-3多不饱和脂肪酸包括来自植物性油脂的α-亚麻酸和鱼及鱼油中的EPA和DHA。n-3多不饱和脂肪酸具有广泛的生物学作用，对血脂和脂蛋白、血压、心脏功能、动脉顺应性、内分泌功能、血管反应性和心脏电生理均具有良好的作用，并有很强的抗血小板聚集和抗炎作用。

（3）反脂肪酸可明显增加低密度脂蛋白，降低高密度脂蛋白水平，并刺激炎症介质产生和血管内皮功能不全[68,78]。反脂肪酸多在食品加工工程中由植物油部分氢化产生，因其稳定性好、保质期长且增加食物美味而被广泛使用，含于点心、饼干、面包或油炸食品中。健康人群和CKD患者均应该避免食用富含反脂肪酸的加工食品。

（4）血胆固醇主要来自膳食胆固醇和内源性合成的胆固醇。动物食品如肉、内脏、奶油和蛋是其主要的膳食来源。尽管胆固醇摄入量与心血管疾病的关系的研究证据不一致，膳食胆固醇摄入过多升高血浆胆固醇水平，因此应尽可能少膳食胆固醇的摄入。

此外，植物甾醇广泛存在于油脂和植物性食物中例如米糠油、玉米油、芝麻油、蔬菜、水果、豆类、坚果及谷物。临床试验和荟萃分析证实，植物甾醇通过抑制胆固醇的吸收可降低血清胆固醇，当其和他汀类降脂药合用时，可降低血胆固醇14.01mg/dl，低密度脂蛋白13.26mg/dl[79]。2000年美国FDA批准的健康声明是：每日最少摄入植物甾醇酯1.3g（或游离甾醇0.8g），作为低饱和脂肪酸和胆固醇膳食的一部分，可以降低引发心脏病的危险[80]。

（二）低脂饮食有益于血脂紊乱和器官保护的研究证据

1. 普通人群　一项荟萃分析纳入44项RCT研究的18 175例患者，观察饮食干预是否对改善血脂紊乱及降低心血管并发症有益，结果显示3 ~ 24个月的饮食干预有效改变了饮食类型，包括水果蔬菜增加1.18份/d，饮食纤维增加6.5g/d，总脂肪供能降低4.48%，饱和脂肪酸摄入降低2.39%，导致血胆固醇降低0.15mmol/L，低密度脂蛋白降低0.16mmol/L[81]。

但是，饮食干预是否会改变心血管事件的发生却并无定论，一项系统综述和荟萃分析纳入32例观察性研究（530 525例），27项RC（103 052例），发现饮食脂肪酸（包括饱和，单不饱和，长链ω-3多不饱和，ω-6多不饱和脂肪酸）和冠心病的关系，以及调整饮食脂肪酸对降低心血管事件均无倾向性结论。

因此，单纯改善脂肪酸摄入并不一定能提供确定的好处，未来的研究需要研究全面调整饮食结构的益处，如地中海饮食（水果，蔬菜，鱼类，全麦，橄榄油）已经被证实可明显降低心血管事件，其效果好于单纯低脂饮食，甚至好于他汀类降脂药的效果[82]。

2. CKD患者　对于CKD患者而言，LPD治疗本身，因控制蛋白质摄入量，须减少动物类食物摄入，故自然降低了脂肪摄入，食物供能相对非CKD的高脂血症患者来说，更多地由碳水化合物提供，建议以植物（谷类、蔬菜和水果）为主要的碳水化合物来源。

许多研究表明，低蛋白的植物饮食，不论是否以大豆蛋白为主，也不论是否添加必需氨基酸或α-酮酸，均可显著改善CKD患者血脂紊乱[68]。可能的机制包括低蛋白的植物饮食增加了多不饱和脂肪酸的摄入，富含抗氧化剂及继发于尿蛋白减少的脂蛋白生成减少[83]。

四、低磷饮食

（一）高血磷对CKD患者的器官损害

随着肾功能恶化，高血磷症的发生率逐渐升高，并伴随矿物质代谢紊乱，继发性甲状旁腺亢进和肾性骨病；高磷血症促进血管钙化和心血管事件的发生，从而直接预测普通人群和CKD患者的高死亡率[84-86]。因此，控制高磷血症是CKD患者重要的治疗目标之一，限磷饮食、使用磷结合剂和保证透析充分性则为主要的措施。

其中，医护人员对于限磷饮食的重要性认识逐渐提高。一项在4个欧洲国家的86个肾病治疗中心的网上调查显示[87]，一半的医务人员认为对透析前CKD患者和维持透析患者而言，限磷饮食和保证蛋白质摄入一样重要；一半的被调查者都注意到加工方便食品和富含磷的添加剂的食物摄入正在增加，但CKD患者在限磷饮食的食物选择方面存在困难。因此，本节主要陈述限磷饮食的重要性和实施方法。

（二）饮食磷摄入和代谢过程

1. 食物中的磷　食物中的磷分为有机磷和无机磷。富含有机磷的主要是蛋白类食物，又分为动物来源和植物来源，前者包括乳类、蛋、鱼和各种肉食，后者包括植物种子、谷物类、坚果和豆类。既然磷摄入量和蛋白质量密切相关，有学者通过摄入的蛋白质量来估算磷摄入量，磷摄入量（mg）=128mg+蛋白质摄入量（g）×14mg[88]。

富含无机磷的主要是食物添加剂，主要见于加工类食物中的保鲜剂、膨松剂、防腐剂、调味剂、增色剂等，常见于饮料类、零食类、奶酪、加工及冷冻肉类等食品[89,90]。注意在饮食评估中无机磷因不易计量而被忽略。

2. 食物磷的体内代谢过程 饮食中的磷40% ~ 80%被肠道吸收，吸收量多少取决于食物类型和调控此过程的激素（如维生素 D_3 增加肠道吸收磷）。一般认为，有机磷在肠道水解后，变成无机的磷酸盐进入血循环，通常40% ~ 60%的有机磷可被吸收，动物来源的有机磷更容易被吸收[91]。相比而言，植物来源的有机磷，特别是豆类、谷物类、坚果类等，多数以植酸或肌醇六磷酸的形式存在。人类并不表达降解植酸的酶，植物来源的磷酸盐生物利用度较低，通常<50%[92]。从这一点上看，虽然某些植物蛋白的磷/蛋白质含量较高，但经肠道吸收量却并不一定比动物蛋白类食物高。

食物添加剂中的无机磷吸收率远高于有机磷，可达90%，现代生活方式和饮食习惯的改变，使得无机磷在每日磷摄入中的比例明显升高，加工类食品添加剂中所含的磷甚至可达食物本身含磷的2倍以上。无机磷的危害是显而易见的。一项研究表明，在提供同等蛋白质（95g/d）和能量水平（2 200kcal/d）的食物前提下，增加含食物添加剂的食物，使得每日磷摄入从979mg/d增加到2 124mg/d，并且和肠易激、软便、轻度腹泻有关，导致血磷和尿磷水平增加，血钙和尿钙减少[93]。最近的一项RCT研究显示纳入了美国14家血透中心的279例基线血磷水平>5.5mg/dl的患者，随机分为2组，干预组接受教育，在外购食品及外出进餐时避免添加剂的食物。结果显示，干预组在3个月后血磷下降水平较对照组高0.6mg/dl，证实减少食物添加剂的确可以有效减少磷摄入量，更好控制血磷[94]。

经肠道吸收的磷仅小部分通过粪便、汗液和唾液排出，而95%通过尿液排出。正常肾功能时肾小球滤过的磷有70% ~ 90%经肾小管重吸收，这一过程由甲状旁腺激素和成纤维细胞生长因子-23调控；肾功能受损时肾小球滤过的磷减少，同时上述激素水平升高使得肾小管对磷的重吸收减少。可见，CKD患者高磷血症的严重程度一方面取决于食物磷的吸收量，一方面取决于肾小球滤过率下降程度，以及肾小管对磷重吸收的调控能力。

（三）磷的推荐摄入量

根据美国医药局食物和营养委员会的推荐，健康成年人每日磷摄入700mg，青少年和孕妇则可达1 250mg[95]。

透析前的CKD患者推荐每日磷摄入<1 000mg，而透析患者应<17mg/kg并同时服用磷结合剂[96]。

（四）CKD患者的限磷饮食

1. CKD患者磷和蛋白质摄入的关系 尽管饮食蛋白质中富含磷，但以限制蛋白质摄入和牺牲营养状况为代价来减少磷摄入并不可行[97]。一项超过3万例血透患者的研究显示[98]，在血透患者中血磷下降而标准化氮出现率相当蛋白质水平（nPNA）升高者的预后最好，而两者同时下降，或血磷升高伴nPNA下降者预后最差。

因此，在蛋白质供给量等同的前提下，应推荐CKD患者选择磷/蛋白质比率较低，以及磷吸收率较低的食物作为蛋白质来源。一项交叉对照研究已经证明，在CKD患者中实施以谷类/豆类为主要蛋白质来源，较以肉类为主的饮食方案降低了血磷和成纤维细胞生长因子-23水平[34]。实际上，每一种食物的磷/蛋白质比例各不相同，CKD患者应在充分蛋白质摄入的基础上选择磷/蛋白质比例较低的食物。如果饮食蛋白质摄入不足需要外源性补充时，也应选择肾病特殊配方（低磷含量）的营养制剂，尽可能减少磷负荷[99]。

2. CKD患者限磷饮食益处的研究证据 研究显示，对早期和中期CKD患者实施LPD并限磷饮食降低了24小时尿磷排泄，同时降低血甲状旁腺激素和成纤维细胞生长因子-23水平[100]。

限磷饮食结合磷结合剂的益处更加明显，在CKD3 ~ 4期患者中，每日900mg的限磷饮食和碳酸镧联用3个月，可降低血成纤维细胞生长因子-23水平35%，而单用其中任何一项措施无此效应[101]。另一项研究显示，在CKD3 ~ 4期患者限磷饮食合并磷结合剂思维拉姆可减轻冠状动脉钙化程度，延缓透析及降低总死亡率的风险[102]。

第二节　蛋白质能量消耗的机制，评估和干预

机体在各种致病因素下发生蛋白质代谢紊乱状态，导致蛋白质能量消耗（protein-energy wasting，PEW），以往称营养不良。PEW主要发生在CKD4 ~ 5期（包括透析和非透析患者）。据不同国家和地区报道，PEW的发生率在慢性透析患者为10% ~ 70%，其不同主要和人种、年龄、透析时间、治疗方式及并发症有关。PEW导致患者的内脏和肌肉蛋白质消耗，感染和心血管并发症多，患者生活质量差，住院率和死亡率增加。

一、诊断标准

根据2008年国际肾脏营养和代谢学会的专家组建议，PEW的诊断可根据生化参数、身体组分、肌肉体积和饮食摄入四个方面[103]（表28-1-2-1）。这个标准适用于慢性肾脏病各期或急性肾损伤患者。

表 28-1-2-1　**慢性肾脏病和急性肾损伤的蛋白质能量消耗诊断标准**

项目	指标	标准
生化参数	血白蛋白	<3.8g/dl
	血转铁蛋白	<30mg/dl（仅适用于维持透析患者，CKD 各期可能不同）
	血胆固醇	<100mg/dl
身体组分	体重指数	<23kg/m^2
	体重	下降 5%（3 个月内）或 10%（6 个月内）（除外有意减重）
	总体脂肪比例	<10%
肌肉体积	肌肉体积	下降 5%（3 个月内）或 10%（6 个月内）
	臂中肌围面积	较参考人群的 50 百分位数下降 >10%
	肌酐出现率	—
饮食摄入（除外有意减少）	每日蛋白质摄入	<0.8g/（kg・d）至少 2 个月（透析），<0.6g/（kg・d）至少 2 个月（慢性肾脏病 2 ~ 5 期）
	每日能量摄入	<25kcal/（kg・d）至少 2 个月

二、发生机制

PEW的发生非常复杂，只有了解其机制，才能更好地预防，并对已经发生的PEW采取针对性措施。PEW的发生主要通过蛋白质能量摄入不足、营养物质丢失过多及蛋白质分解代谢增强这三个环节。其中，一个病理生理因素可能通过多个环节发挥作用，而一个环节又可由多个因素造成，引起PEW的因素如此错综复杂，为攻克这一难题的障碍。不能纠正的PEW最终将造成内脏和肌肉蛋白质消耗，心血管疾病发生率高，患者生活质量差，住院率和死亡率增加。

（一）CKD患者（包括非透析，透析和移植）PEW的病理生理基础

PEW的发生机制大致分为蛋白质能量摄入不足，营养物质丢失过多，蛋白质分解代谢增强三个环节，其中每个环节又分别有尿毒症相关，透析及其他治疗相关因素参与。表28-1-2-2中基本涵盖了PEW的发生机制[103-105]，其中几项需说明：

1. 系统性炎症　各种感染和非感染性并发症及毒素本身促发肿瘤坏死因子α、白介素-1和白介素-6等细胞因子，通过降低食欲、蛋白质分解增强及合成下降导致PEW。

2. 内分泌激素水平紊乱　包括胰岛素抵抗、生长激素分泌减少、胰岛素样生长因子-1减少及受体抵抗等降低正氮平衡；同时分解代谢激素如肾上腺皮质激素、甲状旁腺激素等水平上升又促进

表 28-1-2-2 CKD 患者（包括透析和非透析）蛋白质能量消耗的发生机制

作用环节分类	蛋白质能量摄入不足	营养物质丢失过多	蛋白质分解代谢增强
尿毒症相关			
	尿毒症毒素蓄积 系统性炎症[1] 内分泌激素水平紊乱[2] 代谢性酸中毒 病理生理因素[3] 社会心理因素 药物副作用	蛋白尿 合并胃肠道疾病	尿毒症毒素蓄积 系统性炎症[1] 内分泌激素水平紊乱[2] 代谢性酸中毒
透析相关因素			
	透析不充分 腹透液影响胃肠蠕动 腹透液葡萄糖吸收	经透析丢失蛋白质和氨基酸[4]	透析不充分 内毒素 透析膜和透析液生物不相容性
其他治疗相关			
	CKD 患者的饮食干预不当，包括过度低蛋白饮食，能量摄入不足，过度低钠、低磷、低脂、低嘌呤饮食等	不恰当地增加透析剂量或使用高通量透析	服用糖皮质激素、甲状腺激素等

负氮平衡。促红细胞生成素减少干扰蛋白质合成代谢。

3. 病理生理因素　包括各种基础疾病及合并症导致的味觉减退、咀嚼功能障碍、胃排空障碍、胃肠道消化吸收功能不全等，以及食欲调节因子紊乱。

4. 腹透液丢失蛋白质约5 ~ 15g/d[105]，氨基酸1.2 ~ 3.4g/d；血透丢失蛋白质较少，氨基酸则较多，每次9 ~ 13g，无糖透析液还丢失葡萄糖每次26g[106]。腹透时蛋白质丢失量与分子量大小、腹膜转运方式有关，合并腹膜炎时丢失量增加；血透时氨基酸丢失量与透析方式、透析膜、透析时间、透析液是否含糖有关[107]。

（二）PEW相关的肌肉蛋白质消耗机制

近年来，随着对PEW机制探讨得更加深入，有关机体肌肉蛋白质水解的过程及调控因素成为研究热点之一。

20世纪30年代，Schoenheimer[108]首先发现肌肉蛋白质处于持续更新过程中，机体稳态下其合成和分解速率平衡，这个过程受年龄、性别以及各种病理生理因素所调控，正常人每天合成和分解的肌肉蛋白质为3.5 ~ 4.5g，大部分为细胞内蛋白质[109]。生理状态下，成年人的蛋白质降解是提供氨基酸转换为葡萄糖的主要机制，但在导致分解代谢的疾病状态下，骨骼肌加速分解导致“骨骼肌减少”或“骨骼肌衰老”（sarcopenia）。

所有细胞中的蛋白质降解均靠依赖ATP的蛋白酶系统（ubiquitin-proteasome system，UPS），这个酶系统具有高度特异性，可以选择性地将ubiquitin结合到底物蛋白质上促使其被蛋白酶降解，从而彻底终止这种蛋白质的功能，这一过程复杂而精确以确保机体发挥正常生理功能[109]。其中，半胱氨酸蛋白酶-3（caspase-3）可裂解肌肉蛋白质的复杂结构，以便于为UPS提供底物蛋白质，在此过程中半胱氨酸蛋白酶-3在肌肉的不可溶片段留下14-kD的肌动蛋白片段，后者可作为肌肉分解的标记性片段，即肌肉消耗的早期标记物。已知CKD及其合并症发生时（炎症、代谢性酸中毒、血管紧张素Ⅱ以及干扰胰岛素/胰岛素生长因子-1细胞内信号通路的激素水平紊乱）UPS功能增强，半胱氨酸蛋白酶-3被激活，促进肌肉蛋白质的降解，从而有利于糖异生和新的蛋白质合成，导致CKD患者的PEW，因而这一酶系统被看做为新的治疗靶点[110]。

三、营养评估

定期、规范地评估透析患者的营养状况至关重要。营养评估的基本原则是，应采用综合方法，而不是任何一种单一方法来评估营养状态。具体包括蛋白质能量摄入、生化参数、人体和身体组分测定、功能状态及主观综合性营养评估法。多种方法相结合可提高营养不良诊断的敏感性和特异性。根据情况，每3 ~ 6个月对透析患者进行一次营养评估，当存在合并症或营养状态呈恶化趋势时，则应更加频繁。

1. 饮食蛋白质能量摄入　反映饮食蛋白质能量摄入的指标分为直接法和间接法。

（1）直接法：直接法常用24小时回顾法和3 ~ 7日饮食日记法，即记录患者摄食的名称、种类和量，经饮食模具核对，计算得出每日蛋白质摄入（DPI）和能量摄入（DEI）。24小时回顾法更适合用于大规模的流行病调查，无需培训即可进行，但常因记忆偏差导致估算不准。饮食日记法要求在简单培训后，让患者记录连续数天的饮食情况。结合准确性和可操作性的考虑，更推荐将3日饮食日记法用于临床，但注意要收集至少一天周末日，以免因饮食波动导致估算误差过大。无论用上述哪种方法，依据单次调查结果都欠准确，最好在一段时间内多次估算得出平均值。

此外，还有一种半直接法，即根据填写常见食物频度问卷，估算出患者的营养素摄入。此法和24小时回顾法一样，可用于流行病现场，缺点同样是偏差可能较大。且因不同国家、种族和人群的饮食习惯不同，食物频度问卷无法互相通用。

（2）间接法：通过测定尿液和透析液中尿素氮水平，根据尿素动力学公式计算得来，称为标准化的氮出现率相当蛋白质（nPNA），它间接反映摄食情况。注意仅在患者处于氮平衡的稳定状态时，nPNA才大致等于nDPI。分解代谢旺盛和合成代谢旺盛时，nPNA分别高估和低估了nDPI。

nPNA= PNA/标准体重或PNA/V/0.58，其中V参照Watson公式计算的总体水。PNA的计算在不同人群采用不同公式：

1）透析前CKD参照Mitch公式[111]

$$\text{PNA}=6.25\times \text{尿素氮出现率(UNA)(g/d)}+0.03\times \text{体重(kg)}+\text{尿蛋白丢失(g/d)}$$

$$\text{UNA(g/d)}=\text{尿量(L)}\times \text{尿尿素氮(mmol/L)}\times 28/1\,000$$

2）腹膜透析：参照Bergstrom Ⅱ公式[112]：

$$\text{PNA}=15.1+0.195\times \text{UNA(mmol/d)}+\text{尿蛋白丢失(g/d)}+\text{腹透液蛋白丢失(g/d)}$$

$$\text{UNA(mmol/d)}=\text{尿量(L)}\times \text{尿尿素氮(mmol/L)}+\text{透析液排出总量(L)}\times \text{透析液尿素氮(mmol/L)}$$

3）血液透析：参照Depner和Daugirdas公式[113]，根据血透的频度，不同时间点选择不同公式，残肾功能较好时需校正公式（表28-1-2-3）。

表28-1-2-3　血透患者的nPNA公式

透析频度	时点	公式
每周三次	周初	nPNA=C0/[36.3+5.48Kt/V+53.5/(Kt/V)]+0.168
	周中	nPNA=C0/[25.8+1.15Kt/V+56.4/(Kt/V)]+0.168
	周末	nPNA=C0/[16.3+4.30Kt/V+56.6/(Kt/V)]+0.168
每周二次	周初	nPNA=C0/[48.0+5.14Kt/V+79.0/(Kt/V)]+0.168
	周末	nPNA=C0/[33.0+3.60Kt/V+83.2/(Kt/V)]+0.168
每周三次	残肾较高需校正	C0’=C0[1+(0.70+3.08/(Kt/V))Kr/V]
每周二次	残肾较高需校正	C0’=C0[1+(1.15+4.56/(Kt/V))Kr/V]

注：所有公式的C0是指透析前尿素氮浓度（mg/dl）

2. 生化参数　主要有反映内脏蛋白质储存的指标，包括血白蛋白、前白蛋白和转铁蛋白。血白蛋白半衰期长达20日，不够敏感，还受炎症、水肿、尿和透析液中蛋白质丢失量及肝脏功能影响，有学者认为它不是一个理想的营养指标[114]。但是，血白蛋白被证明为反映血透和腹透患者预后的强预测因子[115]，仍然得以广泛应用。血转铁蛋白受炎症和铁缺乏状态影响。前白蛋白虽然半衰期仅2日，比白蛋白更为敏感，但同样受炎症状态影响，肾脏清除率下降也是影响因素。其他生化参数还有血胆固醇、血尿素氮和肌酐等，其中血肌酐及推算的肌酐指数不仅表示透析充分性，也是饮食蛋白质和机体蛋白质储存的指标，很好地反映透析患者的预后[116]。

3. 人体测量指标　使用简单的体重计、皮尺和三头肌皮褶厚度仪可进行。人体测量尽管操作十分简单，但不够敏感，并且缺乏透析人群的正常值，还随年龄和透析龄不同而变化[117]，测量时又存在人为误差，故其应用受到质疑[118]。注意血透患者进行上肢测量时应选择非动静脉内瘘侧。

（1）基于体重的指标：包括标准体重%、体重指数，一定程度上反映脂肪体积。

（2）脂肪测量：如二头肌、三头肌、肩胛下肌和髂上肌的皮褶厚度等标志身体脂肪量，也可选用腰臀比进行估计。

（3）肌肉测量：上臂肌周径、上臂肌围等标志肌肉体积。

4. 身体组成测定　身体组分包括脂肪、肌肉、骨骼、内脏和脉管系统。其中瘦体重（lean body mass，LBM）即为去除水肿和脂肪的身体重量，反映机体蛋白质储存，是透析患者预后的重要指标[119-121]；肌肉体积则直接反映肌肉蛋白质的净合成结果，以下着重介绍此两项指标。

（1）LBM：LBM的金标准是总体氮测定（中子激活法）或放射性核素水稀释法，但较为烦琐及昂贵，不方便临床使用。临床参考的次“金”标准为双能X线吸光测定仪，它直接测定骨矿物质、LBM和脂肪，被认为是最好的、非侵入的次金标准。其他的推算方法包括用肌酐动力学、人体测量法、握力测定等方法推算。由于双能X线吸光测定和生物电阻抗仪均在一定程度受被测量者水肿的影响，且仪器价格昂贵，难以普及[122,123]。肌酐动力学公式简便，但测量的可重复性不高，且易低估LBM[124,125]。近年来，经人体测量法测得的上臂肌围和握力推算的LBM公式正在研究中，在血透和腹透患者中均已有相应的公式发表，但其准确性和可行性尚需积极探索[126,127]。

（2）肌肉体积：可采用CT或MRI直接估测肌肉体积，如股四头肌的横截面面积。已有研究表明，用MRI平扫测定的下肢肌肉体积较临床评估更为敏感，和临床评估相结合有利于确定肌肉活检和基因检测的必要性，这在导致肌肉萎缩的疾病诊治和研究中非常重要[128]。

5. 功能状态　如总淋巴细胞计数和迟发的皮肤敏感实验反映机体免疫功能。用握力计测定的握力反映肌力，与机体蛋白质储存密切相关，反映透析患者总体预后[129]。体力活动量与营养状态密切相关，同样可预测透析患者的生存率[130]。

6. 主观综合性营养评估法（subjective global assessment，SGA）　通过体重和饮食变化、消化道症状、以及皮下脂肪、肌肉情况来判定患者的营养等级，分为营养良好、轻中度营养不良、重度营养不良。SGA主要依靠医生对患者营养状况的主观印象。也有作者将客观指标加入到SGA评价中，派生出营养不良炎症评分方法（malnutrition inflammation score，MIS），其临床应用价值已在血透和腹透患者中得到验证[131,132]。

四、干预

营养不良的治疗强调个体化和全方位。个体化治疗，即应针对个体情况给予相应的措施，全方位治疗即要针对营养不良的多种原因进行干预，依靠单一措施常常无效。

（一）饮食管理

有效进行饮食管理是预防透析患者营养不良的前提。需要明确，影响患者饮食摄入不足的因素包括生理因素、病理生理因素、认知水平或社会心理因素。针对性地去除诱因，加强饮食教育和管理，可和营养补充剂一样有效改善营养状态。

1. CKD患者的营养素推荐量　表28-1-2-4显示CKD各期，包括透析患者的营养素推荐量[96,133,134]。

其中透析前 CKD 患者的低蛋白饮食已在第一节讨论，以下重点讨论透析患者的蛋白质能量摄入问题。

表 28-1-2-4 慢性肾脏病患者（包括透析前，血透和腹透）的营养素推荐量

每日摄入	透析前 CKD	血透	腹透
蛋白质（g/kg 理想体重）	0.6 ～ 0.8	>1.2	>1.2
能量（kcal/kg 理想体重）	35，年龄 <60 30 ～ 35，年龄≥ 60	35，年龄 <60 30 ～ 35，年龄≥ 60	35，年龄 <60 30 ～ 35，年龄≥ 60
25% ～ 35% 来自于脂肪	是	是	是
50% 来自于碳水化合物	是	是	包括腹透液含糖
钾（mmol/kg 理想体重）	如果高钾血症 1.0	如果高钾血症 1.0	常不需限钾或 1.0
钠（mmol）	80 ～ 100	80 ～ 100	80 ～ 100
钙（mg）	<2000，包括钙剂	<2000，包括钙剂	<2000，包括钙剂
磷（mg）	<1000	10 ～ 17mg/kg，使用磷结合剂	10 ～ 17mg/kg，使用磷结合剂
维生素	如果饮食限制蛋白质和钾，则补充维生素 B 复合物、叶酸和维生素 C	同前	同前
纤维素	无资料	无资料	无资料

注：以上营养素推荐量仅对一般患者，实施时应根据临床情况及各项营养指标给予个体化方案

2. 蛋白质摄入的相关争议 DPI 国际上对透析患者 DPI 目标值尚存争议，2000 年国际肾脏病预后和生存质量工作组发布的营养指南中，维持透析患者的 DPI 应≥ 1.2g/（kg·d），DEI 应≥ 35kcal/（kg·d）（60 岁以下）或 30kcal/（kg·d）（60 岁或以上）[135]。2007 年欧洲透析营养指南推荐血透患者的 DPI 为 1.1 g/（kg·d）[96]。2013 年国际肾脏营养代谢学会又提出透析患者的 DPI 均应 >1.2 g/（kg·d），DEI 应 30 ～ 35kcal/（kg·d）[134]。2013 年英国营养协会提出，对血透患者 DPI 均应 >1.1 g/（kg·d），腹透患者则 1.0 ～ 1.2g/（kg·d）,DEI 应 30 ～ 35kcal/（kg·d）[136]。而对于优质蛋白质的比例，目前相关研究非常缺乏，无法给出基于证据的建议。

可见，这些指南对于目标的界定值有一定差异，其原因可能是，指南的制定多是基于小样本的氮平衡研究，以及大规模的队列研究结果，针对合适的蛋白质能量水平的随机对照研究非常缺乏[137]。

但是，我们需要理解，理论上无论是健康人还是透析患者，维持其氮平衡所需的DPI值是一个范围而不是一个点（图28-1-2-1）。大多数人的DPI均维持在一个相对安全的范围，这个范围较宽（2.5 ～ 97.5百分位数），而指南所设定的目标DPI则是高于97.5百分位数的。这就是为什么透析患者实际摄入量低于这个目标值也能较长时间维持良好的营养状态的原因。达到较高的目标值，可能有利于弥补透析过程丢失营养物质，以及合并症发生时导致的高分解代谢，可称为“绝对安全”，却不利于高血磷、高血钾等的控制。在临床实践中，其实我们更应该明确低于某一点时会导致患者并发症和死亡率的上升，这一低限应该是干预值，可称为“绝对危险”，明确干预值比达到目标值更具有实践操作性。遗憾的是，目前相关研究数据缺乏。一项大规模血透患者（53 933 例）的观察性研究发现，nPNA 和死亡率的关系成“U”形曲线，1.0 ～ 1.4g/（kg·d）时死亡率最低，低于1.0 或高于1.4g/（kg·d）时死亡率均上升，说明低于1.0g/（kg·d）是干预界值[138]。仅有的一项腹透患者的观察性研究来自北京大学第一医院，显示腹透患者DPI<0.73g/（kg·d）时死亡率和腹膜炎发生率上升，此点可能是干预界值[139]。尽管低限点并不明确，2008年国际肾脏营养和代谢学会专家组曾提出，应对血透和腹透患者DPI<0.8g/（kg·d）或DEI<25kcal/（kg·d）持续至少2个月时积极干预[103]。

3. 能量摄入问题 能量需求因人而异，能量需求和能量消耗相匹配，才能达到平衡状态。正常情况下，能量消耗分为静息能量消耗、食物热效应和体力活动能量消耗。其中，静息能量消耗因年龄、性别、瘦体重、气候、炎症、甲状腺素和甲状旁腺素水平等不同而不同，而体力活动能量消耗在个体间差别又非常大，因此，对 CKD 患者总体能量消耗的估计非常困难[140]。静息能量消耗

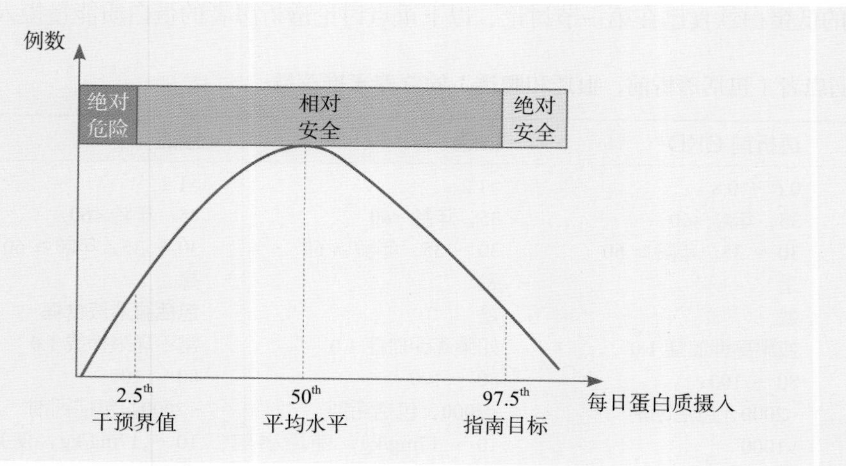

图 28-1-2-1　每日蛋白质摄入标准模式图

的精确测量需要代谢车（间接测热法），不方便临床常规使用，故也可采取公式估算。理论上，针对不同基础特征和疾病背景的人群，应该建立适合这个人群的估算公式，以便精确测算静息能量消耗，但目前并无专门供CKD患者的公式可用。计算体力活动能量消耗的较好办法是记录并测量体力活动量，目前市场上多种体力活动仪可供选择，一般连续佩戴3～7日即可得到数值。鉴于估算能量消耗量的过程过于烦琐，目前大多数情况下，还是借鉴标准化的推荐能量摄入量[107]。

值得注意的是，CKD患者在蛋白质能量摄入不足的同时，也可能合并其他营养素的不足。缺乏精氨酸、谷氨酰胺、锌、维生素B_6、维生素C、叶酸、左卡尼丁等均会影响机体免疫功能，导致感染风险增加[134]。一项血透患者的食物频度问卷调查显示，饮食中钾、食物纤维、维生素C和有心脏保护作用的类胡萝卜素摄入均明显减少，而胆固醇摄入量偏多[134]。遗憾的是，目前对CKD患者这些营养素摄入和总体预后的观察性研究非常少。

（二）营养干预

1. 增加营养物质的补充

（1）口服营养补充制剂：口服营养制剂可补充蛋白质、能量或二者兼有，常常辅以糖聚合体、脂肪、维生素和微量元素，它和静脉营养制剂一样被证明可有效增加患者的合成代谢[141,142]。口服营养制剂有固状、粉末状或液状，品种繁多。通常每天2～3次，推荐在正餐后1小时或透析当中摄入，大约能提供额外能量7～10kcal/kg，蛋白质0.3～0.4g/kg。

众多针对口服营养制剂的RCT研究显示，和对照组相比，服用口服营养制剂的患者体重或体重指数增加，握力、瘦体重、内脏合成蛋白质水平如血白蛋白和转铁蛋白得到改善[134]。一项荟萃分析显示，口服营养制剂或管饲有效增加蛋白质能量摄入，使血白蛋白上升0.23g/dl[143]。在北美多家血透中心参与的一项队列研究中显示，对血白蛋白<35g/L的患者常规进行干预，给予口服营养补充制剂，直至血白蛋白升至40g/L，接受治疗（as-treated）分析显示，匹配的4 289对干预组和对照组患者死亡率分别为30.9%和37.3%[144]。这些研究结果充分显示了口服营养制剂的益处，值得在临床推广应用。

口服营养制剂使用的限制主要是依从性较差和价格昂贵。患者不能耐受的主要原因包括恶心、烧灼感、腹胀、腹泻及高血糖等。

（2）管饲：又分为经鼻胃管、胃造口和空肠造口管饲，一直成功地应用于维持透析治疗的婴幼儿，但对于改善成年透析患者的营养不良尚缺乏研究数据。管饲补充营养物质的方法推荐应用于严重厌食、吞咽功能障碍者。注意胃肠造口管饲在腹透患者中使用有透析液渗漏和腹膜炎的风险。

（3）透析中全胃肠外营养（intradialytic parenteral nutrition，IDPN）：IDPN减轻血透中因氨基酸丢失导致的肌肉蛋白质分解代谢增强[142]，故和口服营养制剂一样有效改善营养指标[134]。并且，其使用方便，依从性比口服或管饲补充营养物质好。但是，IDPN较昂贵，仅适用于有严重胃肠功能紊乱且任何营养补充均无效的住院患者。此外，每周12小时的治疗决定了其局限性，不适于严重营养不良者，目前仍然缺乏大样本随机对照研究证实其效果。一项前瞻对照研究纳入了186例血透患者，随访2年的结果显示，IDPN加上口服营养制剂，并不能比单纯口服营养制剂更降低住院率和死亡率[145]。

（4）经腹腔补充体内必需氨基酸（intraperitoneal amino acid，IPAA）：在腹透患者中使用1.1%氨基酸透析液，每日1～2次，多项观察性研究及一项前瞻随机对照研究均证明其不同程度地改善了腹透患者的营养状态[146]。但是，使用氨基酸透析液需同时摄入碳水化合物以增加其利用，同时有血尿素氮和同型半胱氨酸水平升高和代谢性酸中毒的风险。关于氨基酸透析液的使用指征和方法，对患者生存率、住院率或临床预后的影响还有待研究。

（5）食欲刺激剂：促进胃排空的药物可能改善食欲，譬如醋酸甲地孕酮、卓那比醇（dronabinol）、塞庚叮、褪黑素（melatonin）、沙利度胺（thalidomide）、胃饥饿素（ghrelin）等。其中较有希望的药物有两个，一个是醋酸甲地孕酮，另一个是胃饥饿素。

醋酸甲地孕酮在老年人中已观察到促进食欲和体重增长的作用，并和其抗细胞因子的效应相关[147]，在血透患者中也有刺激食欲和促使血白蛋白和体重增加的作用[148]，但还有待于更大样本的研究证实。注意，应用此药可能导致性腺功能减退、阳痿、血栓栓塞危险。

胃饥饿素作为一种在胃合成的食欲刺激剂，可通过激活下丘脑弓状核神经元的肽类激素而促进摄食，同时有抑制交感神经活性、抗炎症作用，从而减轻肌肉消耗，改善左室肥厚。在透析患者中已经有了关于胃饥饿素的初步研究，证明皮下注射胃饥饿素可使血清中胃饥饿素上升7倍，短期饮食摄入显著增加而无其他明显副作用[149,150]。

9例轻到中度营养不良的腹透患者，随机双盲交叉试验，和对照相比，注射3.6nmol/kg的皮下Ghrelin明显提高能量摄入［（690±190）vs（440±250）kcal；P=0.0 062］，Ghrelin还导致平均动脉压的明显下降（P=0.003）[149]。在一项针对营养不良的血透患者的随机双盲交叉对照研究中，每天注射胃饥饿素（12mg/kg）持续一周，迅速改善食欲，能量摄入明显增加，同时能量消耗并未增加，因而促进了能量正平衡[150]。

2. 抗炎症治疗　详见图28-1-2-2，抗炎症的几个重要环节。

（1）应积极治疗全身各部位的急慢性感染。

（2）使用生物相容性更好的透析器和透析液[151,152]，血液透析滤过方式好于普通血透[153]。

（3）尽可能减少血液透析患者中心静脉导管的使用，力争提高自体动静脉内瘘的使用率。一项研究表明，血透患者的炎症水平（血CRP，IL-6和TNF-α）从低到高分别为使用自体内瘘者、血管移植物和中心静脉置管者[154]。

（4）减轻容量负荷，可能有助于改善炎症：已知容量负荷促发免疫激活状态，体内细胞因子生

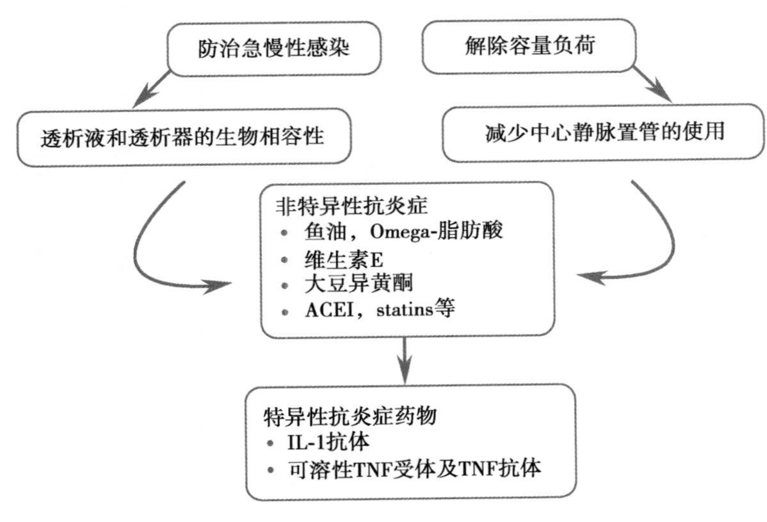

图28-1-2-2　抗系统性炎症的几个环节

成增多，腹膜高转运者容量负荷更重而炎症状态也更明显既是佐证之一[155]。容量负荷甚至被认为是动脉粥样硬化-炎症-营养不良的中心环节[156]。

（5）IL-1抗体，可溶性TNF受体，TNF抗体等，正处于积极地实验探索阶段。其中IL-1β受体抗体已在小样本血透患者中被证明有效[157]，这项研究观察到使用IL-1β受体抗体4周后血透患者的血CRP和IL-6水平明显下降。

（6）其他非特异抗炎症药物如鱼油、Omega-脂肪酸、维生素E、大豆异黄酮、他汀类药物、RAAS阻断剂等[158,159]。其中乙酮可可碱和支链氨基酸合用在非透析的CKD患者中观察到有促进合成代谢的作用[160]。

3. 促进合成代谢

（1）重组生长激素：可通过增加蛋白质合成，减少蛋白质分解，促进正氮平衡来改善患者的营养状况，副作用是高血糖、高血脂和钠潴留。一项在139名血透患者中进行的随机双盲对照研究显示，应用生长激素明显增加瘦体重[161]。另一项研究则提示，重组生长激素治疗降低血CRP和同型半胱氨酸，升高高密度脂蛋白和转铁蛋白[162]。但目前重组生长激素的使用还缺乏更多的临床证据。

尽管内源性胰岛素样生长因子-1有确定的促进蛋白质合成的作用，但在动物模型和人体试验中单独补充外源性胰岛素生长因子均未观察到阳性结果，可能和其结合蛋白亲和力下降及受体后缺陷有关[163]。在血透患者中，一项小样本研究观察到，同时给予胰岛素样生长因子和重组生长激素时才出现促进合成代谢反应[164]。

（2）雄激素：被推荐用于对常规饮食指导和营养物质补充无效的营养不良患者。癸酸南诺龙是一种雄激素的非17α烷基化类似物，可作用于肌肉的雄激素受体而增加肌肉净蛋白合成率。超生理剂量的雄激素，尤其和阻抗训练结合使用时，可增加慢性阻塞性肺病、肿瘤、艾滋病等慢性疾病患者的瘦体重、肌肉体积和肌力[165]。

近来，雄激素水平低下预测透析患者高死亡率的现象也受到关注[166]。透析患者也有不少临床证据显示雄激素可增加透析患者的瘦体重和肌肉强度。在一项为期6个月的29例血透患者的研究中，癸酸南诺龙明显增加瘦体重达4.5kg，磁共振测定的四头肌横截面也被证实有显著性改善[167]。其他研究也显示，癸酸南诺龙有增加总体重（包括脂肪和肌肉），血清总蛋白，前白蛋白，转铁蛋白水平等作用[168,169]。但是，长期应用可能导致女性声音改变和多毛症，男性前列腺指标，肝功能检查和脂质代谢异常，一般推荐使用不超过6个月。

（3）阻抗运动：ESRD患者的肌肉代谢和结构异常导致携氧能力下降，1型肌纤维减少，肌肉运动耐受力随之下降。已知有氧运动可增加肌肉携氧能力，改善心肺功能，而阻抗运动则可能增加骨骼肌mRNA合成和肌肉胰岛素样生长因子的蛋白质合成，而改善肌肉容积和肌力，被视为促进肌肉蛋白质合成代谢的措施[169-171]。Johansen等完成的一项在血透患者的随机对照研究发现，12周的中等强度的下肢阻抗运动可以提高磁共振测定的股四头肌面积，同时伴随体重和脂肪重量的增加[167]。而Cheema等在血透患者的另一项随机对照研究则显示，12周的高强度阻抗运动尽管不能增加CT测定的骨骼肌重量，却改善了肌间衰减度，肌肉力量和其他人体测量指标[172]。遗憾的是，一项血透患者的研究，并未观察到长期的阻抗运动（6个月）提供除口服营养制剂之外的改善其瘦体重的益处[173]，作者认为，研究得出阴性结果可能与评价瘦体重的方法不够精确，或阻抗运动的强度和时间不足。

4. 代谢性酸中毒　CKD患者的血碳酸氢盐水平应保持在正常范围，腹透患者在22μmol/L，而血透患者透析前水平应在22 ~ 24mmol/L[134]。

虽然代谢性酸中毒促进PEW的机制早已为人所知，但纠正代谢性酸中毒改善营养状况的研究为数并不多。直到近来英国的一项RCT研究，较好地回答了这一问题。这项研究纳入134例CKD4期患者，其血碳酸氢盐水平在16 ~ 20mmol/L，分为补充或不补充碳酸氢钠，观察2年后发现补充碳酸氢钠的患者肾功能下降更缓慢，进入ESRD的比例远远低于对照组（6.5% vs 33%），饮食蛋白质摄入、血白蛋白和瘦体重（以上臂肌围估测）等营养参数的改善均明显好于对照组[174]。而针对腹透患者的一项研究显示，通过4周的纠正代谢性酸中毒治疗后，患者体重、体重指数及血氨基酸水平均上升，股外肌活检显示泛素mRNA水平明显下降，血TNF-α水平也下降，提示肌肉蛋白质水解程度缓解[175]。

第三节 营养管理体系

对CKD患者来说，营养管理意味着生活和饮食方式的改变，它不仅需要患者深刻理解营养管理带来的改变，对于延缓肾衰竭和透析，防治CKD不同时期PEW的重要意义，还需要掌握改变的方法，而这种改变本身对每个人而言都是难以实施和坚持的。

正因为此，CKD营养管理的实际情况并不令人满意，例如经证实可延缓肾衰进展的LPD饮食实际并未广泛用于临床[176]；CKD进展至ESRD的速率远远高于MDRD报道的实施LPD后的GFR下降速率；透析前患者的营养不良发生率较高，如我国多中心队列研究显示新入腹透的患者平均白蛋白仅为35.4g/L[6]；透析患者PEW的发生率仍然高达10% ~ 70%。笔者认为，要提高营养管理水平，就需要一个系统规范的营养管理体系。

一、营养管理体系的概念

所谓营养管理体系，就是基于CKD患者对饮食和营养治疗的需要，由具备专业知识的肾脏病和营养师建立的一套规范化地健康教育、营养评估和营养指导体系。在CKD不同时期，营养管理的侧重点有所不同，对未进入透析的CKD患者，营养管理应以延缓肾衰竭进展为主，预防LPD实施不当导致的营养不良；而对透析患者，重点要预防并及时检出营养不良，给予纠正措施。不论在哪一时期，以下目的是统一的，即预防和减少代谢紊乱和尿毒症症状，预防心脑血管进展以及其他威胁生命的并发症。

二、基本特征

营养管理体系应具备以下基本特征：

1. 人员组织结构清晰，分工明确。
2. 管理目标明确，工作细则完善。
3. 具备规范化的健康教育内容。
4. 统一营养评估的频度和内容。
5. 完善营养指导，包括饮食指导和营养干预的具体流程。

北京大学第一医院腹透中心自2002年以来在国内率先建立了营养管理体系的雏形，虽尚不成熟，但已初步显现出其优越性，使得高血压、高血磷、低血钾及营养不良的控制率一直保持良好。

三、建立营养管理体系的软硬件条件

营养管理体系的硬件包括与营养管理相关的人力和物力。具体说来，人力包括专业的临床营养师、肾科医生和护士组成的团队，广义上说，这个团队还应包括理疗师和心理治疗师，因为运动和心理的调适与患者的营养状况密切相关。物力包括营养评估诊室，营养评估用具（如体重计、皮尺、三头肌皮褶厚度仪、握力计、食物和量勺模具、各种主客观的营养评估问卷，有条件的单位还可配备生物电阻抗仪、双能X线吸收仪及能量代谢车）、食物成分表及计算软件，技术成熟和质控规范的生化检验室。

营养管理体系的软件包括一系列工作常规和临床路径。如CKD患者营养评估项目和检测频度（表28-1-3-1）；各种营养评估项目的标准实施方法；CKD各期患者饮食指导内容，包括常见食物营

养素含量、每日营养素推荐量（表28-1-2-4）、特殊的烹饪方法和个体化食谱的制订等；PEW防治的临床路径等。以上工作常规和临床路径是根据临床实际需要，依据国内外文献、指南证据和建议，结合同行经验，由团队成员共同制定，并在今后的实践中不断修订和发展的，它体现了持续质量提高的现代管理理念。相对于营养管理体系的硬件来说，软件的建立和完善要困难得多。因不同国家和地区，由于人种和饮食文化及治疗方式的差异，彼此之间难以类推和照搬。

表 28-1-3-1　推荐用于未透析患者（GFR<20ml/min）和维持透析患者的营养指标及检测频度

分类	营养指标	最小检测频度（透析患者）	最小检测频度（未透析患者）
常规检测的营养指标	透前或稳定的血白蛋白	每月	每1～3个月
	%通常的透后体重（血透）	每月	—
	或%通常的排液后体重（腹透）		—
	%标准体重（NHANES Ⅱ）	每4个月	每1～3个月
	SGA	每6个月	每1～3个月
	饮食记录	每6个月	每3～4个月
	nPNA	血透患者每个月，腹透患者每3～4个月	每3～4个月
进一步参照的营养指标	透前或稳定的前白蛋白	需要时	需要时
	三头肌皮褶厚度	需要时	需要时
	臂中肌直径、周径和面积	需要时	需要时
	双能X线吸光测定法	需要时	需要时
临床有用的营养指标（若低则提示需要进行更详尽的蛋白质能量营养状态的评估）	透前或稳定的		
	——肌酐	需要时	需要时
	——尿素氮	需要时	需要时
	——胆固醇	需要时	需要时
	肌酐指数	需要时	需要时

四、营养管理内容

（一）有效地营养健康教育

1. 在实施营养健康教育前，进行以下几个方面的评估：患者的社会文化背景、性格特点和有无心理疾患、饮食习惯、经济和家庭支持情况、他们对疾病知识的理解程度和对健康教育持有的态度；患者的听力、视力、理解力、记忆力和语言能力。对以上要素中可能遇到的教育障碍进行总结，并尽可能消除这些障碍[177]。

2. 根据以上评估制订饮食指导和营养干预计划，这个计划必须是现实可行的，符合CKD患者及家属的饮食习惯，还要尽可能灵活。和CKD患者一起分解整体计划，确定短期目标和长期目标。注意，教育对象最好是CKD患者本人和他们的家属，因为饮食调整需要强大的家庭支持。

3. 熟练应用沟通技巧，掌握行为改变理论和实施方法，帮助患者逐步改变饮食习惯，并不断鼓励，使其坚持下来。和教育对象建立伙伴关系[178]。

4. 运用自我管理和自我效能理论，使患者成为饮食调整和营养治疗中的决策者、计划者和实施者，肾科医生和营养师仅提供技术指导[179]。

5. 教会患者具体的饮食调整技巧而不是泛指。例如根据营养师的建议列出每周购物单，超市购物时留意每种食物的成分说明，如何避免高钠食物，烹饪时如何减少盐和油脂含量而不失食物的美味。

6. 教育形式多样化，如集体授课、小组讨论、一对一面谈，后者对老年人更有效。授课道具丰富有趣，如书本、操作手册、幻灯、模具、图片或其他游戏用具。

7. 教育同时注意考核，确保患者已经理解饮食调整技巧。考核可以通过提问、答题、操作演习以及角色互换等多种形式。

（二）营养评估频度及内容

从进入CKD开始，就应开始持续不断的健康教育和营养评估（表28-1-3-1），并随时根据肾功能、是否透析和移植、有无合并症等营养指导计划，一般3 ~ 4个月制订一次计划。如果营养物质摄入不充分或营养不良，或有加重营养不良的负性事件或并发症存在，应每1 ~ 2个月或更为频繁的给予营养评估和指导[135]。患者和营养师比例适当是保证频度的前提条件，比例超过150∶1时很难做到，这时建议挖掘多种随访形式，如电话、邮件、网络视频等。

注意，带有主观性的营养评估项目由一个熟练的营养师完成，如果CKD患者太多必须有两个以上的营养师，这两个营养师的评估方法必须统一，定期核查符合率，以免增加系统误差[180]。

（三）营养指导

针对CKD患者的营养指导是营养师重大的挑战，因为它不同于肥胖、高脂血症及高血压等，这些情况营养指导的处理原则是始终不变的，而CKD患者的营养指导至少要经历透析前、透析和移植后3个时期，这要求营养师在不同时期抓住关键问题采取不同的措施，给予及时的指导。

总体来讲，营养指导分为饮食指导和营养干预。

1. 饮食指导　研究已经证明，单纯饮食指导也会改善CKD患者的营养状态。譬如最近，Akpele[181]等对14例血透患者进行了为期6个月的强化饮食指导，而26例提供营养物质补充剂，两组患者的血白蛋白均有上升，分别为每个月0.06g/d和0.04g/dl。而Leon[182]等发现，饮食指导甚至可以改善血CRP升高的血透患者的血白蛋白，血白蛋白升高<2.5g/L，2.5 ~ 4.9g/L和>5.0g/L的比例分别为51%，32%和17%。营养干预则根据CKD各期所处的情况不同，给予具体措施，如营养物质的补充，抗炎症状态，促进合成代谢等。

一项RCT研究观察在56例非透析CKD患者中实施营养指导12周的作用，发现相对于对照组而言，接受营养指导的患者虽然蛋白质摄入没有不同，但能量摄入更高，营养状况更好[183]。

更多的例子还见于低盐饮食、低脂饮食和低磷饮食指导对于CKD患者高血压、高血脂、高血磷控制的益处，以及心血管预后和总体死亡率的影响，详见本章相关节内容。

2. 营养干预　当采用饮食指导不能预防和治疗CKD患者的PEW时，就应该积极进行营养干预。营养干预的相关内容见本章相关节的内容。从营养评估，饮食指导到营养干预应是营养管理的核心内容，每个肾脏科及透析中心均应结合自身基础建立一个工作流程（图28-1-3-1），积极防治每例CKD患者的PEW，延长存活期，提高生活质量。

（四）营养管理和临床治疗相结合

要实现CKD患者的营养管理，就应将其和临床治疗密切结合。遗憾的是，很少医疗单位能做到这一点，其原因除了缺乏足够的专业营养师外，也和肾科医生本身对CKD营养管理重要性意识不足，以及科室未建立合理的管理流程有关。

北京大学第一医院肾内科腹透中心经过多年探索，不断建立和完善了一套将营养管理和临床治疗紧密结合的方法，一定程度上起到保证患者治疗质量和营养状况的作用，如5年生存率达60%

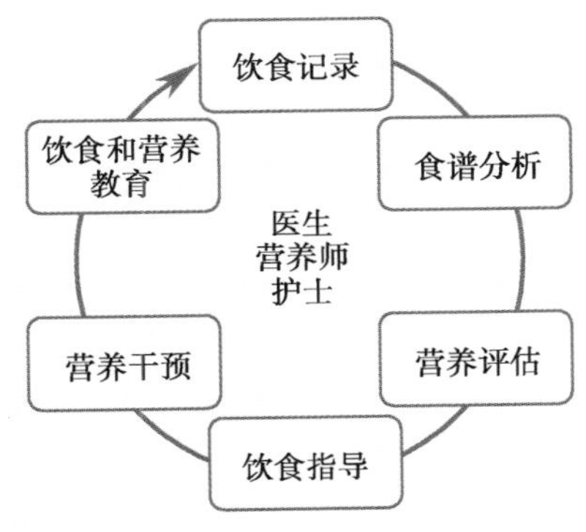

图28-1-3-1　营养管理流程

以上，平均白蛋白水平38g/dl左右，高血压的控制率70% ~ 80%，高血磷（血磷>1.78mmol/L）仅20%等。同时，通过常规定期进行营养评估和终点事件的记录，建立完善的营养队列，对各种营养指标及营养素水平和腹透患者的预后的关系均进行了一定的探讨[66,119,139,184-187]，提升了我们在透析领域营养管理的学术水平，从而实现转化医学的理念。

要做到营养管理和临床治疗紧密结合，有以下几个关键环节：

1. 建立营养管理流程 我们将营养管理内容自然纳入到临床治疗中，从每一例腹透患者进入透析开始，就进行营养健康教育，医患共同设定水分，盐，蛋白质和能量等重要营养素的摄入量。然后，在门诊随访前开始饮食记录，并在随后的门诊日由营养师进行食谱分析，结合全面的营养指标和生化检查结果，对患者进行饮食指导和必要的营养干预，然后再进行营养健康教育。由此循环往复，保证患者具备良好的营养状况（图28-1-3-1）。

2. 建立个体化营养档案 每例CKD患者的基础疾病和合并症不同，饮食喜好和习惯不同，营养状况不等，便需要个体化地营养评估和指导。为每例患者建立个体化营养档案非常重要，它类似于病例档案，通过对医护人员详实而客观的记录进行具体分析，为每例患者提出营养改进计划，随后在医患密切配合下实施饮食指导和营养干预，是切实可行的方法。

3. 坚持营养管理的持续质量提高 通过对每例CKD患者的营养管理，进而实现整个CKD随访门诊和透析中心的营养管理水平的持续质量提高，是我们的最终目的。其中，抓住重要的质量指标是关键的第一步，例如血白蛋白、血钾、血磷等，各医疗单位可结合自身情况和患者群体的基本特征定出适合自身的营养质量指标；然后，由团队成员集思广益，提出为改善这一质量指标的可行性方向，并制订出共同的行动计划；接着，在实施计划中不断发现新的问题，提出相应的改进措施；最后，通过数据分析和集中讨论，评价行动计划的效果，及营养质量指标的改善程度。由此循环往复，实现营养管理的持续质量改进。

举例，我们在2002年的北京三家腹透中心的营养横断面研究中发现，以主观综合性营养评估法得出腹透患者营养不良患病率高达47.8%[188]，其相关危险因素有基础疾病存在心血管疾病和糖尿病，蛋白质能量不足，长龄透析，残余肾功能下降等，我们将之归纳为可逆和不可逆因素，采取相应治疗措施，最终在2010年将北京大学第一医院腹透患者营养不良患病率降低至17.5%；以上过程循环往复，2014年营养不良患病率更降低至8%（图28-1-3-2）。

总之，营养管理体系是一个庞大的工程，它涉及医学、营养学、护理学、心理学及管理学等多个领域，已经超出了常规临床医疗的服务范畴，需要投入足够的时间和精力来充分证明营养管理体系对于延缓CKD进展，降低ESRD发生率，节约国家卫生资源的重大作用。

（董 捷）

参考文献

1. BEALE LS. Kidney diseases, urinary deposits and calculous disorders: Their nature and treatment. Br Foreign Med Chir Rev., 1869, 43(86):370-383.

2. ROBERT WSCHRIER. Disease of the kidney & urinary tract. 8th ed. Philadelphia: Lippincott Williams & Wilkins, 2007:2672-2695.

3. GARG AX, BLAKE PG, CLARK WF, et al. Association between renal insufficiency and malnutrition in older adults: Results from the nhanes iii. Kidney Int, 2001, 60(5):1867-1874.

4. RAND WM, PELLETT PL, YOUNG VR. Meta-analysis of nitrogen balance studies for estimating protein requirements in healthy adults. Am J Clin Nutr, 2003, 77(1):109-127.

5. FOSTER BJ, KALKWARF HJ, SHULTS J, et al. Association of chronic kidney disease with muscle deficits in children. J Am Soc Nephrol, 2011, 22(2):377-386.

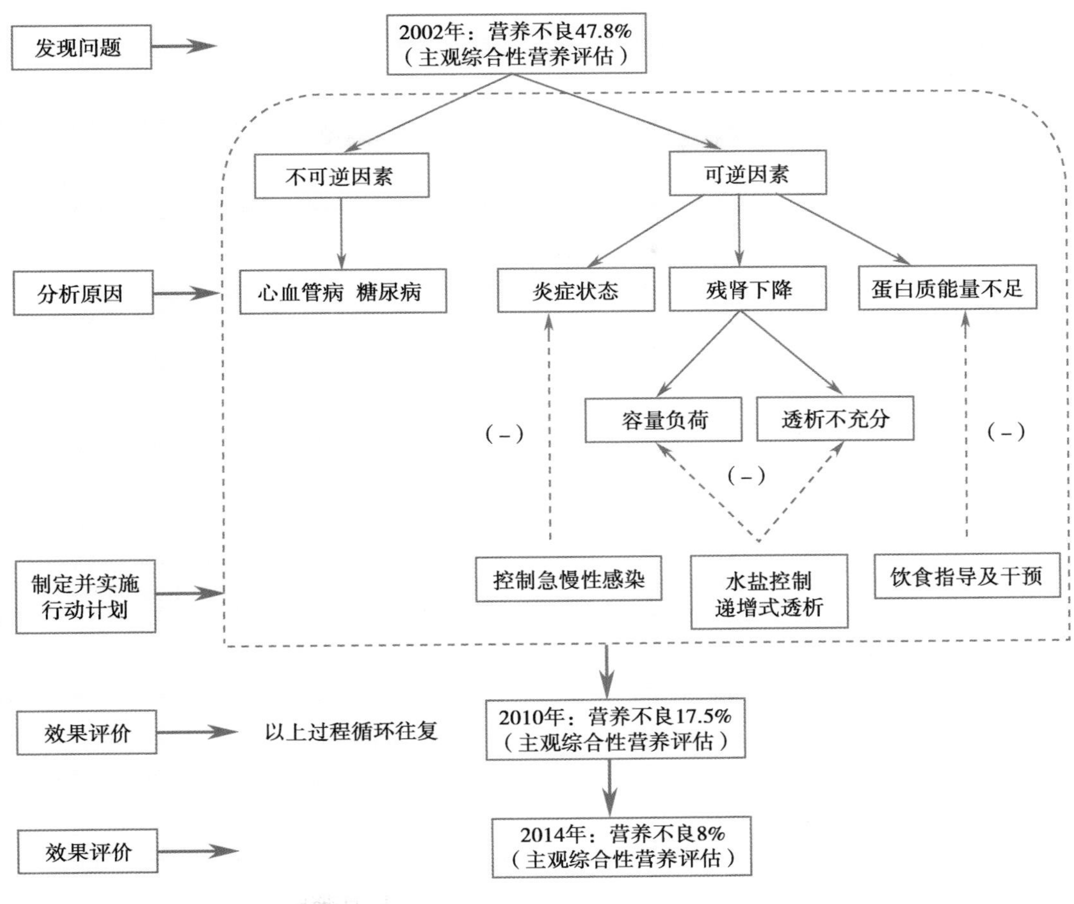

图 28-1-3-2 营养不良的持续质量提高

6. XU R, HAN QF, ZHU TY, et al. Impact of individual and environmental socioeconomic status on peritoneal dialysis outcomes: A retrospective multicenter cohort study. PLoS One, 2012, 7(11):e50766.
7. KOVESDY CP, GEORGE SM, ANDERSON JE, et al. Outcome predictability of biomarkers of protein-energy wasting and inflammation in moderate and advanced chronic kidney disease. Am J Clin Nutr, 2009, 90(2):407-414.
8. FRIEDMAN AN. High-protein diets: Potential effects on the kidney in renal health and disease. Am J Kidney Dis, 2004, 44(6):950-962.
9. BELLIZZI V, DI IORIO BR, DE NICOLA L, et al. Very low protein diet supplemented with ketoanalogs improves blood pressure control in chronic kidney disease. Kidney Int, 2007, 71(3):245-251.
10. APARICIO M, BOUCHET JL, GIN H, et al. Effect of a low-protein diet on urinary albumin excretion in uremic patients. Nephron, 1988, 50(4):288-291.
11. WALSER M, HILL S, TOMALIS EA. Treatment of nephrotic adults with a supplemented, very low-protein diet. Am J Kidney Dis, 1996, 28(3):354-364.
12. GANSEVOORT RT, DE ZEEUW D, DE JONG PE. Additive antiproteinuric effect of ace inhibition and a low-protein diet in human renal disease. Nephrol Dial Transplant, 1995, 10(4):497-504.
13. DE JONG PE, ANDERSON S, DE ZEEUW D. Glomerular preload and afterload reduction as a tool to lower urinary protein leakage: Will such treatments also help to improve renal function outcome? J Am Soc Nephrol, 1993, 3(7):1333-1341.
14. FOUQUE D, APARICIO M. Eleven reasons to control the protein intake of patients with chronic kidney

disease. Nat Clin Pract Nephrol, 2007, 3(7):383-392.

15. RIGALLEAU V, BLANCHETIER V, COMBE C, et al. A low-protein diet improves insulin sensitivity of endogenous glucose production in predialytic uremic patients. Am J Clin Nutr, 1997, 65(5):1512-1516.
16. GAO X, WU J, DONG Z, et al. A low-protein diet supplemented with ketoacids plays a more protective role against oxidative stress of rat kidney tissue with 5/6 nephrectomy than a low-protein diet alone. Br J Nutr, 2010, 103(4):608-616.
17. KLAHR S, LEVEY AS, BECK GJ, et al. The effects of dietary protein restriction and blood-pressure control on the progression of chronic renal disease. Modification of diet in renal disease study group. N Engl J Med, 1994, 330(13):877-884.
18. LEVEY AS, GREENE T, BECK GJ, et al. Dietary protein restriction and the progression of chronic renal disease: What have all of the results of the mdrd study shown? Modification of diet in renal disease study group. J Am Soc Nephrol, 1999, 10(11):2426-2439.
19. FOUQUE D, LAVILLE M, BOISSEL JP, et al. Controlled low protein diets in chronic renal insufficiency: Meta-analysis. BMJ, 1992, 304(6821):216-220.
20. PEDRINI MT, LEVEY AS, LAU J, et al. The effect of dietary protein restriction on the progression of diabetic and nondiabetic renal diseases: A meta-analysis. Ann Intern Med, 1996, 124(7):627-632.
21. KASISKE BL, LAKATUA JD, MA JZ, et al. A meta-analysis of the effects of dietary protein restriction on the rate of decline in renal function. Am J Kidney Dis, 1998, 31(6):954-961.
22. FOUQUE D, LAVILLE M. Low protein diets for chronic kidney disease in non diabetic adults. Cochrane Database Syst Rev, 2009, 8(3):CD001892.
23. BERNHARD J, BEAUFRERE B, LAVILLE M, et al. Adaptive response to a low-protein diet in predialysis chronic renal failure patients. J Am Soc Nephrol, 2001, 12(6):1249-1254.
24. WALSER M, HILL S. Can renal replacement be deferred by a supplemented very low protein diet? J Am Soc Nephrol, 1999, 10(1):110-116.
25. APARICIO M, CHAUVEAU P, DE PRECIGOUT V, et al. Nutrition and outcome on renal replacement therapy of patients with chronic renal failure treated by a supplemented very low protein diet. J Am Soc Nephrol, 2000, 11(4):708-716.
26. CHAUVEAU P, COUZI L, VENDRELY B, et al. Long-term outcome on renal replacement therapy in patients who previously received a keto acid-supplemented very-low-protein diet. Am J Clin Nutr, 2009, 90(4):969-974.
27. FRISANCHO AR. New standards of weight and body composition by frame size and height for assessment of nutritional status of adults and the elderly. Am J Clin Nutr, 1984, 40(4):808-819.
28. MASUD T, MANATUNGA A, COTSONIS G, et al. The precision of estimating protein intake of patients with chronic renal failure. Kidney Int, 2002, 62(5):1750-1756.
29. HUANG J, WANG J, GU L, et al. Effect of a low-protein diet supplemented with ketoacids on skeletal muscle atrophy and autophagy in rats with type 2 diabetic nephropathy. PLoS One, 2013, 8(11):e81464.
30. MENON V, KOPPLE JD, WANG X, et al. Effect of a very low-protein diet on outcomes: Long-term follow-up of the modification of diet in renal disease (mdrd) study. Am J Kidney Dis, 2009, 53(2):208-217.
31. GARNEATA L, MIRCESCU G. Effect of low-protein diet supplemented with keto acids on progression of chronic kidney disease. J Ren Nutr, 2013, 23(3):210-213.
32. MENNINI FS, RUSSO S, MARCELLUSI A, et al. Economic effects of treatment of chronic kidney disease with low-protein diet. J Ren Nutr, 2014, 24(5):313-321.
33. TEIXEIRA SR, TAPPENDEN KA, CARSON L, et al. Isolated soy protein consumption reduces urinary albumin excretion and improves the serum lipid profile in men with type 2 diabetes mellitus and nephropathy. J Nutr, 2004, 134(8):1874-1880.
34. MOE SM, ZIDEHSARAI MP, CHAMBERS MA, et al. Vegetarian compared with meat dietary protein source and phosphorus homeostasis in chronic kidney disease. Clin J Am Soc Nephrol, 2011, 6(2):257-264.
35. AZADBAKHT L, ESMAILLZADEH A. Soy-protein consumption and kidney-related biomarkers among type 2 diabetics: a crossover, randomized clinical trial. J Ren Nutr, 2009, 19(6):479-486.

36. SCIALLA JJ, APPEL LJ, ASTOR BC, et al. Net endogenous acid production is associated with a faster decline in gfr in african americans. Kidney Int, 2012, 82(1):106-112.
37. GORAYA N, WESSON DE. Dietary management of chronic kidney disease: Protein restriction and beyond. Curr Opin Nephrol Hypertens, 2012, 21(6):635-640.
38. GORAYA N, SIMONI J, JO C, et al. Dietary acid reduction with fruits and vegetables or bicarbonate attenuates kidney injury in patients with a moderately reduced glomerular filtration rate due to hypertensive nephropathy. Kidney Int, 2012, 81(1):86-93.
39. COOPER BA, BRANLEY P, BULFONE L, et al. A randomized, controlled trial of early versus late initiation of dialysis. N Engl J Med, 2010, 363(7):609-619.
40. BRUNORI G, VIOLA BF, PARRINELLO G, et al. Efficacy and safety of a very-low-protein diet when postponing dialysis in the elderly: A prospective randomized multicenter controlled study. Am J Kidney Dis, 2007, 49(5):569-580.
41. DE NICOLA L, MINUTOLO R, BELLIZZI V, et al. Achievement of target blood pressure levels in chronic kidney disease: A salty question? Am J Kidney Dis, 2004, 43(5):782-795.
42. FUJIWARA N, OSANAI T, KAMADA T, et al. Study on the relationship between plasma nitrite and nitrate level and salt sensitivity in human hypertension : Modulation of nitric oxide synthesis by salt intake. Circulation, 2000, 101(8):856-861.
43. KRIKKEN JA, LAVERMAN GD, NAVIS G. Benefits of dietary sodium restriction in the management of chronic kidney disease. Curr Opin Nephrol Hypertens, 2009, 18(6):531-538.
44. OBARZANEK E, PROSCHAN MA, VOLLMER WM, et al. Individual blood pressure responses to changes in salt intake: Results from the dash-sodium trial. Hypertension, 2003, 42(4):459-467.
45. RITZ E, DIKOW R, MORATH C, et al. Salt–a potential ‘uremic toxin’? Blood Purif, 2006, 24(1):63-66.
46. SANDERS PW. Effect of salt intake on progression of chronic kidney disease. Curr Opin Nephrol Hypertens, 2006, 15(1):54-60.
47. TITZE J, RITZ E. Salt and its effect on blood pressure and target organ damage: New pieces in an old puzzle. J Nephrol, 2009, 22(2):177-189.
48. HE FJ, MACGREGOR GA. Effect of modest salt reduction on blood pressure: A meta-analysis of randomized trials. Implications for public health. J Hum Hypertens, 2002, 16(11):761-770.
49. COOK NR, CUTLER JA, OBARZANEK E, et al. Long term effects of dietary sodium reduction on cardiovascular disease outcomes: Observational follow-up of the trials of hypertension prevention (tohp). BMJ, 2007, 334(7599):885-888.
50. SWIFT PA, MARKANDU ND, SAGNELLA GA, et al. Modest salt reduction reduces blood pressure and urine protein excretion in black hypertensives: A randomized control trial. Hypertension, 2005, 46(2):308-312.
51. KONISHI Y, OKADA N, OKAMURA M, et al. Sodium sensitivity of blood pressure appearing before hypertension and related to histological damage in immunoglobulin a nephropathy. Hypertension, 2001, 38(1):81-85.
52. VOGT L, WAANDERS F, BOOMSMA F, et al. Effects of dietary sodium and hydrochlorothiazide on the antiproteinuric efficacy of losartan. J Am Soc Nephrol, 2008, 19(5):999-1007.
53. YU W, LUYING S, HAIYAN W, et al. Importance and benefits of dietary sodium restriction in the management of chronic kidney disease patients: Experience from a single chinese center. Int Urol Nephrol, 2012, 44(2):549-556.
54. SLAGMAN MC, WAANDERS F, HEMMELDER MH, et al. Moderate dietary sodium restriction added to angiotensin converting enzyme inhibition compared with dual blockade in lowering proteinuria and blood pressure: Randomised controlled trial. BMJ, 2011, 343:d4366.
55. JONES-BURTON C, MISHRA SI, FINK JC, et al. An in-depth review of the evidence linking dietary salt intake and progression of chronic kidney disease. Am J Nephrol, 2006, 26(3):268-275.
56. CIANCIARUSO B, BELLIZZI V, MINUTOLO R, et al. Salt intake and renal outcome in patients with progressive renal disease. Miner Electrolyte Metab, 1998, 24(4):296-301.

57. MCMAHON EJ, BAUER JD, HAWLEY CM, et al. The effect of lowering salt intake on ambulatory blood pressure to reduce cardiovascular risk in chronic kidney disease (lowsalt ckd study): Protocol of a randomized trial. BMC Nephrol, 2012, 13:137.

58. MCMAHON EJ, BAUER JD, HAWLEY CM, et al. A randomized trial of dietary sodium restriction in ckd. J Am Soc Nephrol, 2013, 24(12):2096-2103.

59. ALDERMAN MH, COHEN HW. Dietary sodium intake and cardiovascular mortality: Controversy resolved? Curr Hypertens Rep, 2012, 14(3):193-201.

60. O'DONNELL MJ, YUSUF S, MENTE A, et al. Urinary sodium and potassium excretion and risk of cardiovascular events. JAMA, 2011, 306(20):2229-2238.

61. THOMAS MC, MORAN J, FORSBLOM C, et al. The association between dietary sodium intake, esrd, and all-cause mortality in patients with type 1 diabetes. Diabetes Care, 2011, 34(4):861-866.

62. COHEN HW, HAILPERN SM, FANG J, et al. Sodium intake and mortality in the nhanes ii follow-up study. Am J Med, 2006, 119(3):275 e7-e14.

63. GRAUDAL N, JURGENS G, BASLUND B, et al. Compared with usual sodium intake, low-and excessive-sodium diets are associated with increased mortality: A meta-analysis. Am J Hypertens, 2014, 27(9):1129-1137.

64. MCGUIRE S. Institute of medicine. 2013. "Sodium intake in populations: Assessment of evidence." Washington, dc: The national academies press, 2013. Adv Nutr, 2014, 5(1):19-20.

65. FAN L, TIGHIOUART H, LEVEY AS, et al. Urinary sodium excretion and kidney failure in nondiabetic chronic kidney disease. Kidney Int, 2014, 86(3):582-588.

66. DONG J, LI Y, YANG Z, et al. Low dietary sodium intake increases the death risk in peritoneal dialysis. Clin J Am Soc Nephrol, 2010, 5(2):240-247.

67. MC CAUSLAND FR, WAIKAR SS, BRUNELLI SM. Increased dietary sodium is independently associated with greater mortality among prevalent hemodialysis patients. Kidney Int, 2012, 82(2):204-211.

68. BRENNER BARRY M, RECTOR FLOYD C. Brenner & Rector's the kidney. 8th ed. Philadelphia: Saunders Elsevier, 2006: 1817-1847.

69. WHEELER DC, BECKER GJ. Summary of KDIGO guideline. What do we really know about management of blood pressure in patients with chronic kidney disease? Kidney Int, 2013, 83(3):377-383.

70. VERBEKE F, LINDLEY E, VAN BORTEL L, et al. A european renal best practice (erbp) position statement on the kidney disease: Improving global outcomes (kdigo) clinical practice guideline for the management of blood pressure in non-dialysis-dependent chronic kidney disease: An endorsement with some caveats for real-life application. Nephrol Dial Transplant, 2014, 29(3):490-496.

71. BURNIER M, WUERZNER G. Chronic kidney disease: Should sodium intake be restricted in patients with CKD? Nat Rev Nephrol, 2014, 10(7):363-364.

72. DE BRITO-ASHURST I, PERRY L, SANDERS TA, et al. The role of salt intake and salt sensitivity in the management of hypertension in south asian people with chronic kidney disease: a randomised controlled trial. Heart, 2013, 99(17):1256-1260.

73. SHEMIN D, DWORKIN LD. Sodium balance in renal failure. Curr Opin Nephrol Hypertens, 1997, 6(2):128-132.

74. SANTOS SF, PEIXOTO AJ. Sodium balance in maintenance hemodialysis. Semin Dial, 2010, 23(6):549-555.

75. ASGHAR RB, GREEN S, ENGEL B, et al. Relationship of demographic, dietary, and clinical factors to the hydration status of patients on peritoneal dialysis. Perit Dial Int, 2004, 24(3):231-239.

76. KOPPLE J, MASSRY S. Nutritional management of renal disease. 2nd ed. Philadelphia: Lippincott Williams & Wilkins, 2004:287-299.

77. Expert Panel on Detection, Evaluation, and Treatment of High Blood Cholesterol in Adults. Executive summary of the third report of the national cholesterol education program (ncep) expert panel on detection, evaluation, and treatment of high blood cholesterol in adults (adult treatment panel iii). JAMA, 2001, 285(19):2486-2497.

78. MOZAFFARIAN D, GOTTDIENER JS, SISCOVICK DS. Intake of tuna or other broiled or baked fish versus

fried fish and cardiac structure, function, and hemodynamics. Am J Cardiol, 2006, 97(2):216-222.

79. SCHOLLE JM, BAKER WL, TALATI R, et al. The effect of adding plant sterols or stanols to statin therapy in hypercholesterolemic patients: Systematic review and meta-analysis. J Am Coll Nutr, 2009, 28(5):517-524.
80. LEWIS C. Health claim. For foods that could lower heart disease risk. FDA Consum, 2000, 34(6):11.
81. REES K, DYAKOVA M, WARD K, et al. Dietary advice for reducing cardiovascular risk. Cochrane Database Syst Rev, 2013, 28(3):CD002128.
82. DALEN JE, DEVRIES S. Diets to prevent coronary heart disease 1957-2013: What have we learned? Am J Med, 2014, 127(5):364-369.
83. BERNARD S, FOUQUE D, LAVILLE M, et al. Effects of low-protein diet supplemented with ketoacids on plasma lipids in adult chronic renal failure. Miner Electrolyte Metab, 1996, 22(1-3):143-146.
84. TONELLI M, SACKS F, PFEFFER M, et al. Relation between serum phosphate level and cardiovascular event rate in people with coronary disease. Circulation, 2005, 112(17):2627-2633.
85. VOORMOLEN N, NOORDZIJ M, GROOTENDORST DC, et al. High plasma phosphate as a risk factor for decline in renal function and mortality in pre-dialysis patients. Nephrol Dial Transplant, 2007, 22(10):2909-2916.
86. KESTENBAUM B, SAMPSON JN, RUDSER KD, et al. Serum phosphate levels and mortality risk among people with chronic kidney disease. J Am Soc Nephrol, 2005, 16(2):520-528.
87. FOUQUE D, CRUZ CASAL M, LINDLEY E, et al. Dietary trends and management of hyperphosphatemia among patients with chronic kidney disease: An international survey of renal care professionals. J Ren Nutr, 2014, 24(2):110-115.
88. BOAZ M, SMETANA S. Regression equation predicts dietary phosphorus intake from estimate of dietary protein intake. J Am Diet Assoc, 1996, 96(12):1268-1270.
89. SHERMAN RA, MEHTA O. Dietary phosphorus restriction in dialysis patients: Potential impact of processed meat, poultry, and fish products as protein sources. Am J Kidney Dis, 2009, 54(1):18-23.
90. SULLIVAN CM, LEON JB, SEHGAL AR. Phosphorus-containing food additives and the accuracy of nutrient databases: Implications for renal patients. J Ren Nutr, 2007, 17(5):350-354.
91. URIBARRI J. Phosphorus homeostasis in normal health and in chronic kidney disease patients with special emphasis on dietary phosphorus intake. Semin Dial, 2007, 20(4):295-301.
92. LEI XG, PORRES JM. Phytase enzymology, applications, and biotechnology. Biotechnol Lett, 2003, 25(21):1787-1794.
93. BELL RR, DRAPER HH, TZENG DY, et al. Physiological responses of human adults to foods containing phosphate additives. J Nutr, 1977, 107(1):42-50.
94. SULLIVAN C, SAYRE SS, LEON JB, et al. Effect of food additives on hyperphosphatemia among patients with end-stage renal disease: A randomized controlled trial. JAMA, 2009, 301(6):629-635.
95. Institute of Medicine (US) Standing Committee on the Scientific Evaluation of Dietary Reference Intakes. Dietary reference intakes for calcium, phosphorus, magnesium, vitamin D, and fluoride. Institute of medicine, national academy press. Washington, 1997:146-189.
96. FOUQUE D, VENNEGOOR M, TER WEE P, et al. EBPG guideline on nutrition. Nephrol Dial Transplant, 2007, 22(Suppl 2):ii45-ii87.
97. KALANTAR-ZADEH K, GUTEKUNST L, MEHROTRA R, et al. Understanding sources of dietary phosphorus in the treatment of patients with chronic kidney disease. Clin J Am Soc Nephrol, 2010, 5(3):519-530.
98. SHINABERGER CS, GREENLAND S, KOPPLE JD, et al. Is controlling phosphorus by decreasing dietary protein intake beneficial or harmful in persons with chronic kidney disease? Am J Clin Nutr, 2008, 88(6):1511-1518.
99. FOUQUE D, MCKENZIE J, DE MUTSERT R, et al. Use of a renal-specific oral supplement by haemodialysis patients with low protein intake does not increase the need for phosphate binders and may prevent a decline in nutritional status and quality of life. Nephrol Dial Transplant, 2008, 23(9):2902-2910.

100. GOTO S, NAKAI K, KONO K, et al. Dietary phosphorus restriction by a standard low-protein diet decreased serum fibroblast growth factor 23 levels in patients with early and advanced stage chronic kidney disease. Clin Exp Nephrol, 2014, 18(6):925-931.

101. ISAKOVA T, BARCHI-CHUNG A, ENFIELD G, et al. Effects of dietary phosphate restriction and phosphate binders on fgf23 levels in ckd. Clin J Am Soc Nephrol, 2013, 8(6):1009-1018.

102. RUSSO D, BELLASI A, POTA A, et al. Effects of phosphorus-restricted diet and phosphate-binding therapy on outcomes in patients with chronic kidney disease. J Nephrol, 2015, 28(1):73-80.

103. FOUQUE D, KALANTAR-ZADEH K, KOPPLE J, et al. A proposed nomenclature and diagnostic criteria for protein-energy wasting in acute and chronic kidney disease. Kidney Int, 2008, 73(4):391-398.

104. KOVESDY CP, KOPPLE JD, KALANTAR-ZADEH K. Management of protein-energy wasting in non-dialysis-dependent chronic kidney disease: Reconciling low protein intake with nutritional therapy. Am J Clin Nutr, 2013, 97(6):1163-1177.

105. KOPPLE J, MASSRY S. Nutritional management of renal disease. 2nd ed. Philadelphia: Lippincott Williams & Wilkins, 2004:77-511.

106. GUTIERREZ A, BERGSTROM J, ALVESTRAND A. Hemodialysis-associated protein catabolism with and without glucose in the dialysis fluid. Kidney Int, 1994, 46(3):814-822.

107. Fouque D, Pelletier S, Mafra D, et al. Nutrition and chronic kidney disease. Kidney Int, 2011, 80(4):348-357.

108. Schoenheimer R, Clarke HT. The dynamic state of body constituents. 2nd ed. Cambridge:Harvard University Press, 1946.

109. MITCH WE, GOLDBERG AL. Mechanisms of muscle wasting. The role of the ubiquitin-proteasome pathway. N Engl J Med, 1996, 335(25):1897-1905.

110. LECKER SH, MITCH WE. Proteolysis by the ubiquitin-proteasome system and kidney disease. J Am Soc Nephrol, 2011, 22(5):821-824.

111. MARONI BJ, STEINMAN TI, MITCH WE. A method for estimating nitrogen intake of patients with chronic renal failure. Kidney Int, 1985, 27(1):58-65.

112. BERGSTROM J, HEIMBURGER O, LINDHOLM B. Calculation of the protein equivalent of total nitrogen appearance from urea appearance. Which formulas should be used? Perit Dial Int, 1998, 18(5):467-473.

113. DEPNER TA, DAUGIRDAS JT. Equations for normalized protein catabolic rate based on two-point modeling of hemodialysis urea kinetics. J Am Soc Nephrol, 1996, 7(5):780-785.

114. FRIEDMAN AN, FADEM SZ. Reassessment of albumin as a nutritional marker in kidney disease. J Am Soc Nephrol, 2010, 21(2):223-230.

115. MEHROTRA R, DUONG U, JIWAKANON S, et al. Serum albumin as a predictor of mortality in peritoneal dialysis: Comparisons with hemodialysis. Am J Kidney Dis, 2011, 58(3):418-428.

116. DESMEULES S, LEVESQUE R, JAUSSENT I, et al. Creatinine index and lean body mass are excellent predictors of long-term survival in haemodiafiltration patients. Nephrol Dial Transplant, 2004, 19(5):1182-1189.

117. CHUMLEA WC, DWYER J, BERGEN C, et al. Nutritional status assessed from anthropometric measures in the hemo study. J Ren Nutr, 2003, 13(1):31-38.

118. CHUMLEA WC. Anthropometric and body composition assessment in dialysis patients. Semin Dial, 2004, 17(6):466-470.

119. DONG J, LI YJ, LU XH, et al. Correlations of lean body mass with nutritional indicators and mortality in patients on peritoneal dialysis. Kidney Int, 2008, 73(3):334-340.

120. NOORI N, KOVESDY CP, DUKKIPATI R, et al. Survival predictability of lean and fat mass in men and women undergoing maintenance hemodialysis. Am J Clin Nutr, 2010, 92(5):1060-1070.

121. CARRERO JJ, CHMIELEWSKI M, AXELSSON J, et al. Muscle atrophy, inflammation and clinical outcome in incident and prevalent dialysis patients. Clin Nutr, 2008, 27(4):557-564.

122. DE FIJTER WM, DE FIJTER CW, OE PL, et al. Assessment of total body water and lean body mass from anthropometry, watson formula, creatinine kinetics, and body electrical impedance compared with antipyrine

kinetics in peritoneal dialysis patients. Nephrol Dial Transplant, 1997, 12(1):151-156.

123. KONINGS CJ, KOOMAN JP, SCHONCK M, et al. Influence of fluid status on techniques used to assess body composition in peritoneal dialysis patients. Perit Dial Int, 2003, 23(2):184-190.

124. NEGRI AL, BARONE R, VERON D, et al. Lean mass estimation by creatinine kinetics and dual-energy x-ray absorptiometry in peritoneal dialysis. Nephron Clin Pract, 2003, 95(1):c9-c14.

125. JOHANSSON AC, ATTMAN PO, HARALDSSON B. Creatinine generation rate and lean body mass: A critical analysis in peritoneal dialysis patients. Kidney Int, 1997, 51(3):855-859.

126. NOORI N, KOVESDY CP, BROSS R, et al. Novel equations to estimate lean body mass in maintenance hemodialysis patients. Am J Kidney Dis, 2011, 57(1):130-139.

127. DONG J, LI YJ, XU R, et al. Novel Equations for Estimating Lean Body Mass in Peritoneal Dialysis Patients. Perit Dial Int, 2015, 35(7):743-752.

128. SOOKHOO S, MACKINNON I, BUSHBY K, et al. MRI for the demonstration of subclinical muscle involvement in muscular dystrophy. Clin Radiol, 2007, 62(2):160-165.

129. WANG AY, SEA MM, HO ZS, et al. Evaluation of handgrip strength as a nutritional marker and prognostic indicator in peritoneal dialysis patients. Am J Clin Nutr, 2005, 81(1):79-86.

130. JOHANSEN KL, KAYSEN GA, DALRYMPLE LS, et al. Association of physical activity with survival among ambulatory patients on dialysis: The comprehensive dialysis study. Clin J Am Soc Nephrol, 2013, 8(2):248-253.

131. KALANTAR-ZADEH K, BLOCK G, MCALLISTER CJ, et al. Appetite and inflammation, nutrition, anemia, and clinical outcome in hemodialysis patients. Am J Clin Nutr, 2004, 80(2):299-307.

132. HO LC, WANG HH, CHIANG CK, et al. Malnutrition-inflammation score independently determined cardiovascular and infection risk in peritoneal dialysis patients. Blood Purif, 2010, 30(1):16-24.

133. JOHNSON R, FEEHALLY J. Comprehensive clinical nephrology. 2nd ed. Philadelphia:Elsevier Limited, 2003.

134. IKIZLER TA, CANO NJ, FRANCH H, et al. Prevention and treatment of protein energy wasting in chronic kidney disease patients: A consensus statement by the international society of renal nutrition and metabolism. Kidney Int, 2013, 84(6):1096-1107.

135. Clinical practice guidelines for nutrition in chronic renal failure. K/doqi, national kidney foundation. Am J Kidney Dis, 2000, 35(6 Suppl 2):S1-S140.

136. NAYLOR HL, JACKSON H, WALKER GH, et al. British dietetic association evidence-based guidelines for the protein requirements of adults undergoing maintenance haemodialysis or peritoneal dialysis. J Hum Nutr Diet, 2013, 26(4):315-328.

137. KOVESDY CP, SHINABERGER CS, KALANTAR-ZADEH K. Epidemiology of dietary nutrient intake in ESRD. Semin Dial, 2010, 23(4):353-358.

138. SHINABERGER CS, KILPATRICK RD, REGIDOR DL, et al. Longitudinal associations between dietary protein intake and survival in hemodialysis patients. Am J Kidney Dis, 2006, 48(1):37-49.

139. DONG J, LI Y, XU Y, et al. Daily protein intake and survival in patients on peritoneal dialysis. Nephrol Dial Transplant, 2011, 26(11):3715-3721.

140. MAFRA D, DELEAVAL P, TETA D, et al. New measurements of energy expenditure and physical activity in chronic kidney disease. J Ren Nutr, 2009, 19(1):16-19.

141. VEENEMAN JM, KINGMA HA, BOER TS, et al. Protein intake during hemodialysis maintains a positive whole body protein balance in chronic hemodialysis patients. Am J Physiol Endocrinol Metab, 2003, 284(5):E954-E965.

142. PUPIM LB, MAJCHRZAK KM, FLAKOLL PJ, et al. Intradialytic oral nutrition improves protein homeostasis in chronic hemodialysis patients with deranged nutritional status. J Am Soc Nephrol, 2006, 17(11):3149-3157.

143. STRATTON RJ, BIRCHER G, FOUQUE D, et al. Multinutrient oral supplements and tube feeding in maintenance dialysis: a systematic review and meta-analysis. Am J Kidney Dis, 2005, 46(3):387-405.

144. LACSON E JR, WANG W, ZEBROWSKI B, et al. Outcomes associated with intradialytic oral nutritional supplements in patients undergoing maintenance hemodialysis: A quality improvement report. Am J Kidney

Dis, 2012, 60(4):591-600.

145. CANO NJ, FOUQUE D, ROTH H, et al. Intradialytic parenteral nutrition does not improve survival in malnourished hemodialysis patients: A 2-year multicenter, prospective, randomized study. J Am Soc Nephrol, 2007, 18(9):2583-2591.

146. PARK MS, CHOI SR, SONG YS, et al. New insight of amino acid-based dialysis solutions. Kidney Int Suppl, 2006, 103:S110-S114.

147. YEH S, WU SY, LEVINE DM, et al. Quality of life and stimulation of weight gain after treatment with megestrol acetate: Correlation between cytokine levels and nutritional status, appetite in geriatric patients with wasting syndrome. J Nutr Health Aging, 2000, 4(4):246-251.

148. YEH SS, MARANDI M, THODE HC, et al. Report of a pilot, double-blind, placebo-controlled study of megestrol acetate in elderly dialysis patients with cachexia. J Ren Nutr, 2010, 20(1):52-62.

149. WYNNE K, GIANNITSOPOULOU K, SMALL CJ, et al. Subcutaneous ghrelin enhances acute food intake in malnourished patients who receive maintenance peritoneal dialysis: A randomized, placebo-controlled trial. J Am Soc Nephrol, 2005, 16(7):2111-2118.

150. ASHBY DR, FORD HE, WYNNE KJ, et al. Sustained appetite improvement in malnourished dialysis patients by daily ghrelin treatment. Kidney Int, 2009, 76(2):199-206.

151. SCHOUTEN WE, GROOTEMAN MP, VAN HOUTE AJ, et al. Effects of dialyser and dialysate on the acute phase reaction in clinical bicarbonate dialysis. Nephrol Dial Transplant, 2000, 15(3):379-384.

152. KERR PG, SUTHERLAND WH, DE JONG S, et al. The impact of standard high-flux polysulfone versus novel high-flux polysulfone dialysis membranes on inflammatory markers: A randomized, single-blinded, controlled clinical trial. Am J Kidney Dis, 2007, 49(4):533-539.

153. PANICHI V, RIZZA GM, PAOLETTI S, et al. Chronic inflammation and mortality in haemodialysis: Effect of different renal replacement therapies. Results from the riscavid study. Nephrol Dial Transplant, 2008, 23(7):2337-2343.

154. DUKKIPATI R, MOLNAR MZ, PARK J, et al. Association of vascular access type with inflammatory marker levels in maintenance hemodialysis patients. Semin Dial, 2014, 27(4):415-423.

155. CORDEIRO AC, CARRERO JJ, ABENSUR H, et al. Systemic and local inflammation in peritoneal dialysis: Mechanisms, biomarkers and effects on outcome. Contrib Nephrol, 2009, 163:132-139.

156. DEMIRCI MS, DEMIRCI C, OZDOGAN O, et al. Relations between malnutrition-inflammation-atherosclerosis and volume status. The usefulness of bioimpedance analysis in peritoneal dialysis patients. Nephrol Dial Transplant, 2011, 26(5):1708-1716.

157. HUNG AM, ELLIS CD, SHINTANI A, et al. Il-1β receptor antagonist reduces inflammation in hemodialysis patients. J Am Soc Nephrol, 2011, 22(3):437-442.

158. CARRERO JJ, STENVINKEL P. Inflammation in end-stage renal disease–what have we learned in 10 years? Semin Dial, 2010, 23(5):498-509.

159. GONZALEZ-ESPINOZA L, ROJAS-CAMPOS E, MEDINA-PEREZ M. Pentoxifylline decreases serum levels of tumor necrosis factor alpha, interleukin 6 and c-reactive protein in hemodialysis patients: Results of a randomized double-blind, controlled clinical trial. Nephrol Dial Transplant, 2012, 27(5):2023-2028.

160. BIOLO G, CIOCCHI B, BOSUTTI A, et al. Pentoxifylline acutely reduces protein catabolism in chronically uremic patients. Am J Kidney Dis, 2002, 40(6):1162-1172.

161. FELDT-RASMUSSEN B, LANGE M, SULOWICZ W, et al. Growth hormone treatment during hemodialysis in a randomized trial improves nutrition, quality of life, and cardiovascular risk. J Am Soc Nephrol, 2007, 18(7):2161-2171.

162. KOPPLE JD, CHEUNG AK, CHRISTIANSEN JS, et al. Opportunity&trade: A large-scale randomized clinical trial of growth hormone in hemodialysis patients. Nephrol Dial Transplant, 2011, 26(12):4095-4103.

163. DING H, QING DP, KOPPLE JD. Igf-1 resistance in chronic renal failure: Current evidence and possible mechanisms. Kidney Int Suppl, 1997, 62:S45-S47.

164. GUEBRE-EGZIABHER F, JUILLARD L, BOIRIE Y, et al. Short-term administration of a combination of

recombinant growth hormone and insulin-like growth factor-i induces anabolism in maintenance hemodialysis. J Clin Endocrinol Metab, 2009, 94(7):2299-2305.

165. GULLETT NP, HEBBAR G, ZIEGLER TR. Update on clinical trials of growth factors and anabolic steroids in cachexia and wasting. Am J Clin Nutr, 2010, 91(4):1143S-1147S.

166. GUNGOR O, KIRCELLI F, CARRERO JJ, et al. Endogenous testosterone and mortality in male hemodialysis patients: Is it the result of aging? Clin J Am Soc Nephrol, 2010, 5(11):2018-2023.

167. JOHANSEN KL, PAINTER PL, SAKKAS GK, et al. Effects of resistance exercise training and nandrolone decanoate on body composition and muscle function among patients who receive hemodialysis: A randomized, controlled trial. J Am Soc Nephrol, 2006, 17(8):2307-2314.

168. BARTON PAI A, CHRETIEN C, LAU AH. The effects of nandrolone decanoate on nutritional parameters in hemodialysis patients. Clin Nephrol, 2002, 58(1):38-46.

169. NAVARRO JF, MORA C, MACIA M, et al. Randomized prospective comparison between erythropoietin and androgens in capd patients. Kidney Int, 2002, 61(4):1537-1544.

170. JOHANSEN KL. Exercise in the end-stage renal disease population. J Am Soc Nephrol, 2007, 18(6):1845-1854.

171. KOPPLE JD, WANG H, CASABURI R, et al. Exercise in maintenance hemodialysis patients induces transcriptional changes in genes favoring anabolic muscle. J Am Soc Nephrol, 2007, 18(11):2975-2986.

172. CHEEMA B, ABAS H, SMITH B, et al. Progressive exercise for anabolism in kidney disease (peak): A randomized, controlled trial of resistance training during hemodialysis. J Am Soc Nephrol, 2007, 18(5):1594-1601.

173. DONG J, SUNDELL MB, PUPIM LB, et al. The effect of resistance exercise to augment long-term benefits of intradialytic oral nutritional supplementation in chronic hemodialysis patients. J Ren Nutr, 2011, 21(2):149-159.

174. DE BRITO-ASHURST I, VARAGUNAM M, RAFTERY MJ, et al. Bicarbonate supplementation slows progression of ckd and improves nutritional status. J Am Soc Nephrol, 2009, 20(9):2075-2084.

175. PICKERING WP, PRICE SR, BIRCHER G. Nutrition in CAPD: Serum bicarbonate and the ubiquitin-proteasome system in muscle. Kidney Int, 2002, 61(4):1286-1292.

176. GUTIERREZ OM, MUNTNER P, RIZK DV, et al. Dietary patterns and risk of death and progression to esrd in individuals with CKD: A cohort study. Am J Kidney Dis, 2014, 64(2):204-213.

177. WILLIAMSON AR, HUNT AE, POPE JF, et al. Recommendations of dietitians for overcoming barriers to dietary adherence in individuals with diabetes. Diabetes Educ, 2000, 26(2):272-279.

178. BERNARDINI J, PRICE V, FIGUEIREDO A, et al. Peritoneal dialysis patient training, 2006. Perit Dial Int, 2006, 26(6):625-632.

179. ROSAL MC, EBBELING CB, LOFGREN I. Facilitating dietary change: The patient-centered counseling model. J Am Diet Assoc, 2001, 101(3):332-341.

180. KOPPLE J, MASSRY S. Nutritional management of renal disease. 2nd ed. Philadelphia: Lippincott Williams & Wilkins, 2004:287-299.

181. AKPELE L, BAILEY JL. Nutrition counseling impacts serum albumin levels. J Ren Nutr, 2004, 14(3):143-148.

182. LEON JB, MAJERLE AD, SOINSKI JA, et al. Can a nutrition intervention improve albumin levels among hemodialysis patients? A pilot study. J Ren Nutr, 2001, 11(1):9-15.

183. CAMPBELL KL, ASH S, DAVIES PS, et al. Randomized controlled trial of nutritional counseling on body composition and dietary intake in severeCKD. Am J Kidney Dis, 2008, 51(5):748-758.

184. DONG J, CHEN Y, LUO S, et al. Peritoneal protein leakage, systemic inflammation, and peritonitis risk in patients on peritoneal dialysis. Perit Dial Int, 2013, 33(3):273-279.

185. ZHANG K, LIU L, CHENG X, et al. Low levels of vitamin c in dialysis patients is associated with decreased prealbumin and increased c-reactive protein. BMC Nephrol, 2011, 12:18.

186. DONG J, LI Y, YANG Z, et al. Time-dependent associations between total sodium removal and mortality in patients on peritoneal dialysis. Perit Dial Int, 2011, 31(4):412-421.

187. LI Y, DONG J, ZUO L. Is subjective global assessment a good index of nutrition in peritoneal dialysis patients with gastrointestinal symptoms? Perit Dial Int, 2009, 29(Suppl 2):S78-S82.

188. 董捷，范敏华，齐惠敏，等. 腹膜透析患者营养不良和蛋白质能量摄入不足的临床影响因素分析. 中华医学杂志, 2002, 82(1):61-65.

第二章 拮抗血管紧张素Ⅱ对延缓慢性肾脏病进展的作用

肾素-血管紧张素-醛固酮系统（renin-angiotensin-aldosterone system，RAAS）活化在慢性肾脏病（CKD）进展过程起着非常重要的作用，因此降压和使用血管紧张素Ⅱ（angiotensin Ⅱ，Ang Ⅱ）拮抗剂也成为了CKD延缓肾功能进展重要治疗措施。

目前拮抗Ang Ⅱ的药物有三大类，分别是常用的药物血管紧张素转化酶抑制剂（angiotensin-converting-enzyme inhibitor，ACEI）和血管紧张素受体阻断剂（angiotensin receptor blocker，ARB）；以及近年来新发展的肾素直接抑制剂（direct renin inhibitors，DRI）。本章节将重点介绍前两类药物在CKD中应用研究。

一、RAAS阻断剂药物概述

（一）ACEI类药物

ACEI类药物可以阻断血管紧张素Ⅰ向血管紧张素Ⅱ的转化，从而减少系统和肾脏局部Ang Ⅱ的产生，从而发挥降压和靶器官保护作用。此外还能通过以下方面扩张血管作用，包括：① 通过抑制ACE和激肽酶Ⅱ对于缓激肽的降解作用而提高缓激肽水平，缓激肽可以扩张血管和降压作用；② 提高前列腺环素合成；③ 改善NO介导的内皮细胞功能、上调内皮前体细胞生成；④ 逆转血管肥大；⑤ 抑制醛固酮的形成；⑥ 增强肾血流诱导的利钠作用；⑦ 抑制交感神经活性；⑧ 降低内皮素-1的水平；⑨ 抑制胶原在靶器官沉积、抑制胆固醇氧化等作用来发挥降压和器官保护作用。目前临床上有超过15个以上的ACEI类药物，根据其与血管紧张素转化酶锌基结合的配体不同分为以下三大类：① 巯基类，如卡托普利（captopril）；② 羧基类，如贝那普利（benazepril）、西拉普利（cilazapril）、依那普利（enalapril）、咪达普利（imidapril）、赖诺普利（lisinopril）、莫西普利（moexipril）、培哚普利（perindopril）、喹那普利（quinapril）、雷米普利（ramipril）、群多普利（trandolapril）；③ 膦基类ACEI类药物，如福辛普利（fosinopril）[1,2]。关于各类ACEI药物特点见表28-2-0-1[2]。

俄勒冈卫生资源委员会（Oregon Health Resources Commission）2005年报告显示在原发性高血压治疗中不同类型ACEI类药物在降压和重大副作用方面并没有实质性差别[3]。CKD患者本身存在肾功能下降或和存在蛋白尿，不同ACEI之间在评估疗效和副作用风险比方面可能存在一定差异，但是尚无足够的数据说明不同药物之间存在不同。

CKD人群中ACEI剂量调整。首先大多数ACEI类药物活性成分通过肾脏排泄，因此当肾功能下降时其排泄也相应地减少，其中福辛普利和群多普利为肝、肾双排泄（大约各50%），因此这两种药物可能在肾衰竭患者中其血药浓度较其他主要经过肾脏排泄的药物较少受到影响。但是在临床实践过程中，ACEI类药物通常会根据CKD患者血压、蛋白尿和肾功能状态从小剂量开始逐渐递加至患者能够耐受的最大剂量，因此药物的排泄途径并非影响应用剂量的重要因素[4]。但是对于肾功

表 28-2-0-1 ACEI 和 ARB 类药物药代学特点

药物名称	起始剂量（mg）	常用量（mg）	最大用量（mg）	用药频度	作用峰值（h）	持续时间（h）
ACEI 类						
阿拉普利（alacepril）	12.5	12.5 ~ 100	100	qd	3	24
卡托普利（captopril）	25	12.5 ~ 50	150	tid	1 ~ 2	3 ~ 8
贝那普利（benazepril）	10	20 ~ 40	40	qd	2 ~ 6	24
依那普利（enalapril）	5	10 ~ 40	40	qd/bid	3 ~ 4	12 ~ 24
莫西普利（moexipril）	7.5	7.5 ~ 30	30	qd/bid	3 ~ 6	24
喹那普利（quinapril）	10	20 ~ 80	80	qd	2	24
雷米普利（ramipril）	2.5	2.5 ~ 20	40	qd/bid	2	24
群多普利（trandolapril）	1	2 ~ 4	8	qd	2 ~ 12	24
福辛普利（fosinopril）	5	5 ~ 40	40	qd/bid	2 ~ 7	24
西拉普利（cilazapril）	2.5	2.5 ~ 10	10	qd/bid	6	8 ~ 12
培哚普利（perindopril）	4	4 ~ 8	8	qd	3 ~ 7	24
螺普利（spirapril）	6	6	6	qd	3 ~ 6	24
佐诺普利（zofenopril）	30	30 ~ 60	60	qd	缺失	缺失
赖诺普利（lisinopril）	10	20 ~ 40	40	qd	6	24
咪达普利（imidapril）	10	10 ~ 40	40	qd	5 ~ 6	24
ARB 类						
依普沙坦（eprosartan）	200	200 ~ 400	400	qd/bid	4	24
厄贝沙坦（irbesartan）	150	150 ~ 300	300	qd	4 ~ 6，14	24
氯沙坦（losartan）	50	50 ~ 100	100	qd	6	12 ~ 24
缬沙坦（valsartan）	80	80 ~ 160	300	qd	4 ~ 6	24
坎地沙坦（candesartan）	16	8 ~ 32	32	qd	6 ~ 8	24
替米沙坦（telmisartan）	40	40 ~ 80	80	qd	3	24
奥美沙坦（olmesartan）	20	20 ~ 40	40	qd	1	24

能差容易发生高钾血症时，除了教育患者低钾饮食、减少ACEI类剂量、加用排钾利尿剂外，有文献主张换用肝肾双排泄药物福辛普利或群多普利[5]。

（二）ARB类药物

ARB类药物主要通过阻断Ang Ⅱ 1型受体发挥作用。ARB可能比ACEI在Ang Ⅱ阻断方面更为完全充分。因为除了ACE可以将Ang Ⅰ转化为Ang Ⅱ以外，还可以有其他酶来完成，例如糜蛋白酶、组织蛋白酶G、组织型纤溶酶原激活剂等，因此ACEI并不能完全阻断Ang Ⅱ形成，而ARB特异性的阻断AT1R，因此更能全面阻断Ang Ⅱ导致的血压升高效应。然而目前临床试验证据并未发现ARB类药物在血压下降和肾脏保护方面优于ACEI类药物（详见下述）。目前有近7个ARB类药物在临床应用，其分子结构差异决定了ARB类药物对于AT1R抑制的效力，分为三类：① 联苯四咪唑衍生物，包括坎地沙坦（candesartan）、依普罗沙坦（eprosartan）、厄贝沙坦（irbesartan）、奥美沙坦（olmesartan）；② 非联苯四咪唑衍生物，如替米沙坦（telmisartan）；③ 非杂环衍生物，如缬沙坦（valsartan）。

目前已有的ARB类药物主要经过肝脏排泄，并且蛋白结合率高，透析难以清除，有关药物的特点见表28-2-0-1。同样目前已有的数据并不能显示不同ARB类药物在降压或者重要副作用之间存在明显差异。但是几个研究显示氯沙坦在降压强度上可能弱于其他ARB药物（如厄贝沙坦、替米沙坦、坎地沙坦和缬沙坦），但是氯沙坦可以通过抑制肾小管尿酸-阴离子交换通道而抑制尿酸的重吸收、降低尿酸水平[6]。

ACEI和ARB药物差别。二者在药理学存在很大差异，主要区别包括三方面：① ACE是一个激肽酶，因此ACEI可以提高血中缓激肽水平，可能起到进一步血管扩张作用，但是也同时引起部分患者咳嗽的副作用。而ARB没有此作用。② 通过降低Ang Ⅱ水平，ACEI可以抑制AT1R和AT2 R，而ARB仅能阻断前者。③ 在心脏、肾脏和血管局部Ang Ⅱ的产生可能通过其他酶（如糜酶）产生，在这种情况下可能ACEI无法阻断，但是ARB可以。然而这种局部非ACE途径产生的Ang Ⅱ到底有多少并未经过体外实验确实。

（三）肾素直接抑制剂类药物

直接从肾素水平上抑制RAAS系统激活无疑是一个非常有希望的治疗方式，可以避免由于使用ACEI和ARB导致的肾素水平升高，或者由于使用ARB导致的Ang Ⅱ水平升高。早期开发的肾素直接抑制剂包括阿利吉仑（aliskiren）、占吉仑（zankiren）和瑞米吉仑（remikiren），但是由于口服生物利用度问题目前只有阿利吉仑在临床应用。阿利吉仑作为一个非肽链、小分子结构作用在RAAS系统的限速酶-肾素，抑制肾素与其底物血管紧张素原的结合，从而抑制RAAS系统的整体激活。阿利吉仑主要原型经过肾脏排泄，尽管生物利用度低（2.6%），但是其有效半衰期为40小时，其降压强度150mg相当于厄贝沙坦150mg，其阻断Ang Ⅱ形成能力强于ACEI类药物。在糖尿病肾病开展的两个大型RCT包括AVOID研究和ALTITUDE研究发现在ACEI或ARB基础上联用阿利吉仑可以进一步降低20%蛋白尿，但是ACEI或ARB联合阿利吉仑并未产生明显额外的心血管和肾脏保护效应，而且存在增加不良反应（例如卒中、高钾血症、急性肾损伤）的倾向[7,8]，因此目前证据推荐阿利吉仑单药治疗，应避免与ACEI或ARB联合应用。

二、RAAS阻断剂肾脏保护效应

（一）RAAS阻断剂延缓肾功能进展机制

RAAS阻断剂可以通过以下血流动力学和非血流动力学效应发挥肾脏保护效应。

1. 血流动力学效应　随着CKD患者肾功能的丧失，残余肾单位存在代偿性的“三高”状态即肾小球高压、高灌注、高滤过状态，残余肾小球出现肥大，从而出现肾功能的缓慢进展。① ACEI或ARB可以通过降低系统血压，而改善“三高”状态而延缓肾功能进展。正常情况下人体存在肾脏自我调节能力，外周血压和肾脏内血压存在“S”型，而在CKD人群中自我调节能力下降或丧失，变成近似线性关系，因此外周血压的下降很容易传递到肾小球内压的下降。② ACEI或ARB可以同时扩张肾小球入球和出球小动脉，而且扩张出球小动脉能力明显大于入球小动脉（可能和出球小动脉AT1R受体多与入球小动脉有关），因此能够明显降低肾小球内压、降低蛋白尿和延缓肾功能进展。RAAS阻断剂的这些血流动力学效应，会带来短暂的急性GFR下降或肌酐的升高，但是这些并不影响RAAS阻断剂的临床应用。来自RENAAL研究数据显示2型糖尿病肾病患者在应用氯沙坦后早期（3个月内）出现GFR急性下降（或血肌酐急性升高）的患者其远期发生ESRD的风险反而显著的下降，随访过程中的GFR下降速率也明显慢于应用氯沙坦后GFR没有变化或变化轻的患者[9]。这些临床数据充分显示了血流动力学的改善有助于远期肾功能保护。

2. 非血流动力学效应　应用ACEI或ARB类药物后蛋白尿会出现持续性下降，往往在用药数周和数月后仍然有进一步下降，这显然和RAAS阻断剂的血流动力学改善明显不平行，提示除了降低肾小球内压外，RAAS阻断剂还可以通过其他途径发挥降低蛋白尿或延缓肾功能进展的作用，这些机制包括：① 改善肾小球滤过膜通透性。来自糖尿病肾病动物模型研究显示氯沙坦可以显著改善滤过膜孔径，甚至其大小恢复至比正常对照还要小的程度[10]。② 拮抗炎症效应。很多动物模型均显示ACEI可以减少肾脏炎症细胞浸润和炎症效应，主要通过下调促炎症反应相关基因，如血管细胞黏附分子-1（VCAM-1），细胞间黏附分子-1（ICAM-1），白细胞介素-6（IL-6）和单核细胞趋化蛋白-1（MCP-1），以及抑制细胞内信号活化，如核因子-κB（NF-κB），丝裂原活化蛋白激酶（MAPK），Rho蛋白和氧化还原途径发挥作用[11]。③ 抗纤维化效应。通过抑制TGF-β、结缔组织生长因子（CTGF）、表皮生长因子（EGF）等致纤维化因子的产生而抑制肾脏纤维化。

（二）RAAS阻断剂肾脏保护临床证据

1. 糖尿病肾病　第一个探索ACEI在CKD应用的随机对照试验（RCT）是1992年Bjork等将40例1型糖尿病肾病患者随机分为依那普利组或美托洛尔组，结果显示依那普利组更有效延缓GFR下降速率，这一疗效与依那普利组更为有效降低蛋白尿有关，当然也和依那普利组有效的降压有关[12]。随后这一发现被一个更大RCT-卡托普利协作研究所证实，在409例1型糖尿病肾病患者中，卡托普利较安慰剂治疗减少大约50%的肾衰竭或死亡风险[13]。RENAAL研究[14]（样本量n=1513）和IDNT研究[15]（样本量n=1715）分别探讨了氯沙坦和厄贝沙坦在2型糖尿病合并显性蛋白尿患者中作用，再次证实了ARB类药物可以显著降低蛋白尿，比安慰剂相比减少20% ~ 25%复合肾脏终点事件［肌酐倍增或者发生终末期肾脏病（ESRD）］的风险，而且厄贝沙坦与活性降压药物氨氯地平相比仍然降低23%肾衰竭风险，这提示RAAS阻断剂可能具有独立降压以外的肾脏获益。进一步的数据分析显示应用RAAS阻断剂后蛋白尿下降程度与患者的肾脏保护密切有关。在590例2型糖尿病合并微量蛋白尿患者中厄贝沙坦300mg/d和150mg/d比安慰剂组分别降低70%和39%进展至显性蛋白尿的风险[16]。在大型2型糖尿病研究ADVANCE试验（n=11 140）中培哚普利联合吲达帕胺可显著的减少新发的肾脏病事件，分别减少22%、21%、31%蛋白尿进展、新发微量蛋白尿和新发显性蛋白尿的发生[17]。

2. 非糖尿病肾病　1996年AIPRI研究中Marschio等探讨了对于非糖尿病肾病（583例患者中糖尿病肾病仅21例）合并肾功能不全（肌酐清除率30 ~ 60ml/min）的患者贝那普利的肾脏保护效应。结果显示贝那普利较安慰剂组舒张压降低了3.5 ~ 5mmHg，发生复合终点事件（血肌酐倍增、ESRD或死亡）风险降低了53%[18]；REIN研究入选了352例蛋白尿大于1g/d的非糖尿病肾病患者，在两组患者血压控制相似的情况下，雷米普利较安慰剂组显著延缓患者肾小球滤过率（GFR）下降速度和减少患者发生ESRD的风险[19-21]。在该研究完成后，将安慰剂组患者改用雷米普利，经过3年治疗后患者GFR下降速率恢复至和原始分配在雷米普利组患者相似速度。而后进行的非裔美国人高血压肾损害（AASK）研究入选了1094例高血压肾损害患者（均为黑种人），随机分为雷米普利、美托洛尔和氨氯地平组。结果雷米普利较美托洛尔或氨氯地平组分别减少22%和38%的复合终点事件（GFR下降50%、ESRD或死亡）风险[22]。

3. RAAS阻断剂在非蛋白尿性肾脏病疗效　值得指出的是目前大多数有关RAAS阻断剂临床试验纳入患者多为合并蛋白尿的患者。REIN研究发现雷米普利在蛋白尿大的患者中肾脏获益显著，尤其在蛋白尿大于2g/d患者[23]。早期一项包括1860例非糖尿病肾病荟萃分析也同样发现ACEI治疗较对照组降低31% ESRD的风险，但是这一肾脏保护和患者基线蛋白尿水平密切相关，蛋白尿越大肾脏获益也越大，而在蛋白尿<0.5g/d患者中保护效应并不肯定[24]。因此RAAS阻断剂在非蛋白尿患者中是否有额外的肾脏获益目前并不肯定。

4. RAAS阻断剂是否有独立血压以外肾脏保护　有关RAAS阻断剂在肾脏病研究，特别是随机双盲对照研究中RAAS阻断剂常常较安慰剂组明显降低血压，而且这一降压效应与肾脏获益密切有关。例如在AIPRI研究中贝那普利组较对照组舒张压显著下降了3.5 ~ 5mmHg。2005年一项研究对127个临床试验进行荟萃分析，结果发现RAAS阻断剂对于肾脏的保护效应与其血压下降程度密切有关，由此作者认为ACEI或ARB类药物肾脏保护效应是否具有独立于血压下降以外仍然有待分析[25]。然而该结果主要受到ALLHAT研究的影响，在该研究肾脏分析结果中主要包括了高血压患者中GFR低于60ml/（min・1.73m^2）的患者，但是大多数ALLHAT人群并不具有显性的蛋白尿，如前所述，在该非蛋白尿性CKD人群中ACEI是否优于其他降压药物仍然不肯定[26]。基于此笔者所在课题组进行一项新的荟萃分析，包括CKD或高血压试验中CKD亚组人群，一共纳入了108项临床试验共计50 742例CKD患者，结果显示ACEI治疗（主要非糖尿病肾病）减少了37%的肾衰竭风险，ARB减少了11%（主要糖尿病肾病）肾衰竭风险。Meta回归分析显示

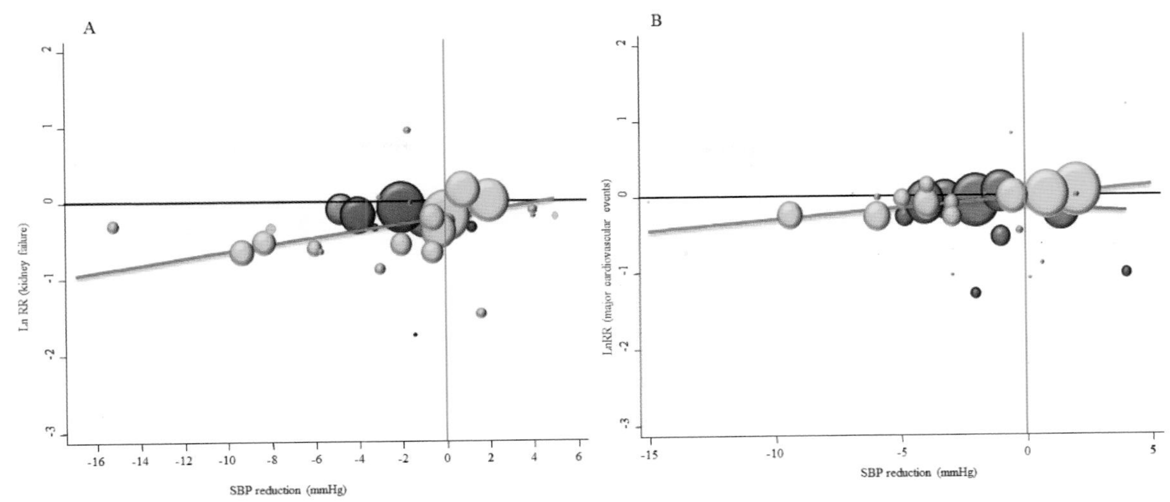

图 28-2-0-1 ACEI 或 ARB 类药物降压强度和肾脏（A 图）和心血管保护（B 图）Meta 回归分析

其中每个圆圈代表一个有关 RAAS 阻断剂治疗 CKD 的随机对照试验。黄色代表 ACEI，蓝色代表 ARB，圆圈面积代表各个研究研究样本量大小，横坐标代表研究 ACEI 或 ARB 与对照组降压差，纵坐标代表 ACEI 或 ARB 对于肾脏（A 图）或心血管的保护作用（B 图）。图上所示 RAAS 阻断剂无论对于肾脏还是心血管保护作用均与其降压强度成正比。回归曲线与横坐标 0 点（红线）交叉点的 RR 值代表在 ACEI 或 ARB 在与对照组之间降压强度相同情况下肾脏或心血管保护，即独立于降压以外的靶器官保护作用。其中 A 图交点 RR 值为 0.69（95%CI 0.57 ~ 0.83，P<0.0001），提示 RAAS 阻断剂在降压基础上能够额外减少 31% 肾功能进展的风险，而 B 图交点 RR 值为 0.99，提示对于心血管保护主要来源于其降压作用

RAAS 阻断剂肾脏保护效应与其降压效应存在着明确的线性关系，但是 RAAS 阻断剂（主要来源于 ACEI）在零降压（也就是与对照组之间降压没有差别）的情况下仍能减少 21% 的肾衰竭风险（HR 0.79，95%CI 0.68 ~ 0.91，P=0.003，图 28-2-0-1）。这一研究也最终肯定了 RAAS 阻断剂在 CKD 人群中独立于血压以外的肾脏保护效应，因此应当作为慢性肾脏病伴有蛋白尿的患者首选的降压药物。

三、RAAS 阻断剂临床应用策略和注意问题

（一）RAAS阻断治疗应用策略

在CKD人群中进行充分的RAAS系统阻断以达到最大的肾脏获益是目前关于伴有蛋白尿的CKD治疗核心治疗措施之一，关于如何发挥RAAS阻断剂肾脏保护作用（图28-2-0-2）。

1. 何种患者最为有效　如前所述 RAAS 阻断剂并非对所有慢性肾脏病患者均有明确的循证医学证据，来自于 AIPRI 研究中没有证实贝那普利在非蛋白尿性患者（多囊肾、间质性肾病等）中明确的肾脏保护疗效；而 REIN 研究中发现雷米普利的疗效明显受到蛋白尿程度的影响，基线蛋白尿越大其肾脏保护疗效也更大的趋势[23]。而且应用 RAAS 阻断剂后早期蛋白尿下降往往提示远期肾脏保护，因此蛋白尿下降程度是提示患者预后的替代（surrogate）指标。应用 RAAS 阻断剂后早期血流动力改变表现为肾小球内压下降、GFR 下降（不超过 30%），蛋白尿也相应地下降；随后数周至数月内 RAAS 阻断剂逐渐发挥其改善肾小球滤过膜通透性、抗炎和抗纤维化作用，因此长期应用 RAAS 阻断剂蛋白尿仍然会持续性下降和肾脏获益。

2. 如何充分 RAAS 阻断治疗（表 28-2-0-2）

（1）足量使用：对于伴有蛋白尿的CKD患者无论有无高血压，首先要达到足量使用ACEI或ARB药物，即在患者血压能够耐受的情况，逐渐增加剂量，以最大程度地降低蛋白尿。但是对于ACEI或ARB类药物应用到底多大剂量为充分RAAS阻断，目前仍然缺乏清晰的定义，在已经完成的大多数临床试验所选用的剂量为常规剂量的2倍以上剂量，例如雷米普利10mg/d、贝那普利

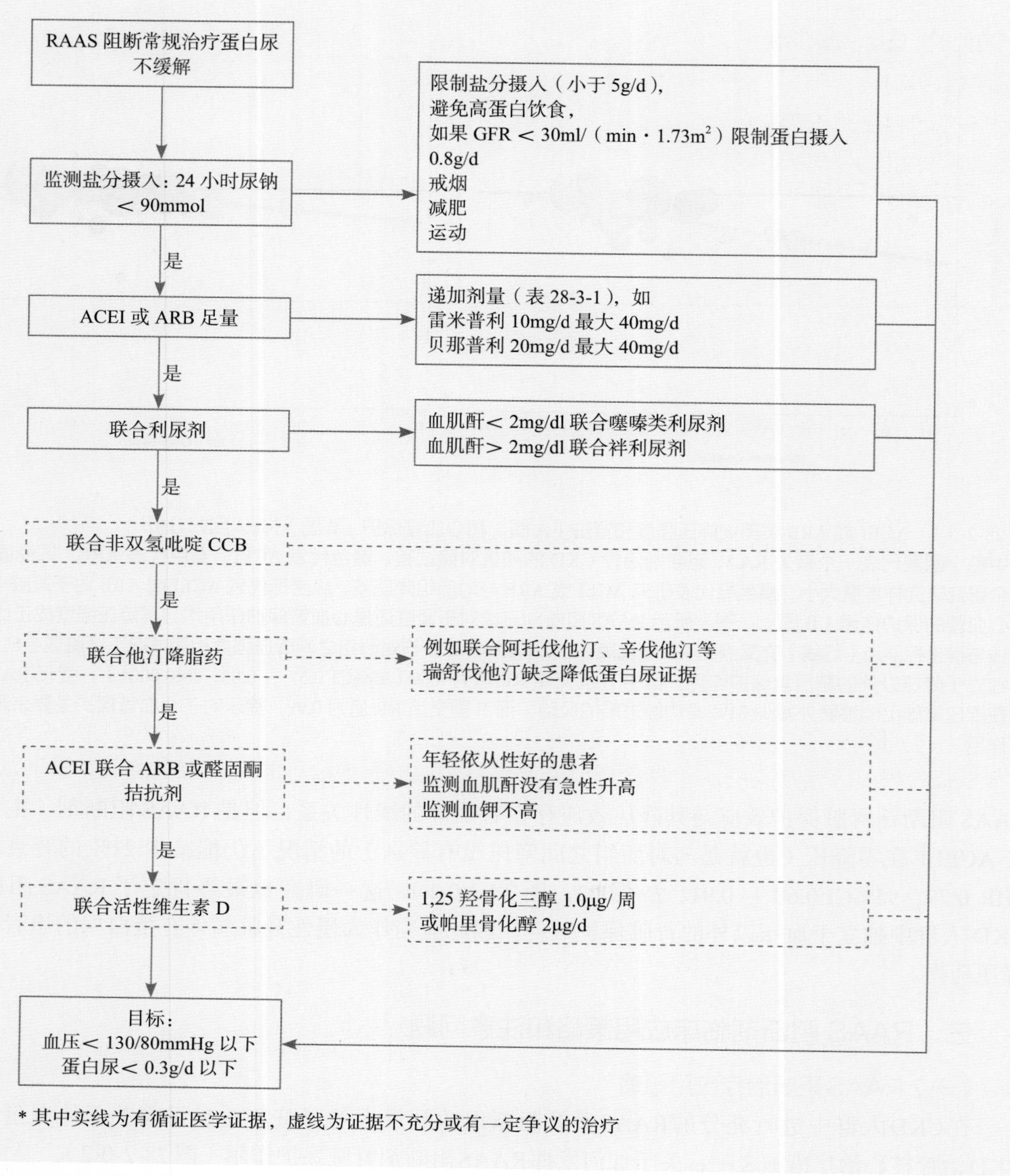

图 28-2-0-2　强化 RAAS 系统阻断降低蛋白尿流程图

对于常规 RAAS 阻断治疗蛋白尿不缓解的患者可以逐步按照流程所示强化 RAAS 系统阻断，以最大程度降低蛋白尿，达到蛋白尿完全缓解的程度

表 28-2-0-2　充分 RAAS 阻断治疗策略技巧

推荐治疗
患者能够耐受的情况下逐渐递加剂量至足量
血压达标（蛋白尿患者 <130/80mmHg）
建议治疗
限制盐分摄入（小于 5g/d 或者 90mmol/d）
限制蛋白质摄入［GFR<30ml/（min·1.73m²）情况下 0.8g/（kg·d）］
显性蛋白尿患者联合利尿剂
除非降压需要尽量避免双氢吡啶类钙通道阻断剂

可能有助于降低蛋白尿的治疗
联合活性维生素 D
联合非双氢吡啶类钙通道阻断剂
联合他汀类降脂药物（瑞舒伐他汀除外）
尚有争议的治疗
ACEI 或 ARB 联合活性维生素 D 治疗
ACEI 或 ARB 联合醛固酮拮抗剂

20mg/d、氯沙坦100mg/d等。在南方医院开展单中心随机对照试验ROAD研究中，针对360例非糖尿病肾病患者贝那普利或者氯沙坦从常规剂量的开始，在患者血压能够耐受的情况下逐渐（每4周调整1次）增加至贝那普利40mg/d（平均用量20mg/d）或者氯沙坦200mg/d（平均100mg/d），结果显示大剂量组较常规剂量组（贝那普利10mg/d或氯沙坦50mg/d）进一步减少51% ~ 53%肌酐倍增或者ESRD的发生[27]。而且大剂量组和常规剂量组相比在主要副作用没有明显统计学差异。另外一个问题是，RAAS阻断剂在加量的过程中血压到底降至多少是合适的或是患者可以耐受的，对此亦没有公论，有研究显示在收缩压低于110mmHg时患者肾衰竭风险可能会增加[28]。但是有些患者基础血压即低于此水平则应当除外，因此加量过程中应当具体患者具体分析，出现直立性低血压时要减量，或者在观察过程中蛋白尿不增加，但是肾功能反而持续恶化也要考虑减量的问题。

（2）祛除影响因素：尽管足量ACEI或ARB剂量对于充分RAAS阻断治疗显然非常重要的，但是一些因素可能会影响到RAAS阻断剂的疗效，具体包括：① 限盐：高盐饮食可以产生RAAS阻断剂抵抗的现象，包括其降压和降低蛋白尿效果不好，这一现象可能与其带来的血容量增加有关。来自小样本随机对照试验的结果显示在RAAS阻断剂治疗基础上，通过低盐饮食或者联合利尿剂（氢氯噻嗪12.5mg/d）可以进一步降低50% ~ 75%的蛋白尿水平[29,30]，而且这一疗效甚至和ACEI联合ARB降低蛋白尿疗效相似[31]，因此临床上如果RAAS阻断剂治疗效果不佳需要查看患者是否存在着高盐饮食，通常情况下国人盐分摄入明显超过指南所推荐的低盐饮食（小于5g/d），通过监测患者24小时尿钠（<90mmol）来监测盐摄入是否达标。② 血磷水平影响：血磷可能是影响患者肾衰竭的一个独立危险因素。REIN研究发现将患者按照基线血磷水平分为三等分位，雷米普利对于肾脏保护效应在血磷偏低水平的患者显著，而在血磷偏高组患者接近无效[32]，提示血磷水平可能是影响RAAS阻断剂疗效另一因素，目前正在开展相关的干预性临床试验探讨RAAS阻断剂联合磷结合剂能否增强其降低蛋白尿效应。

（3）联合其他降压药物：对于CKD患者合并高血压的患者，很多情况下单用RAAS阻断剂无法达到良好的血压控制，因此如何联合其他降压药物来达到最佳的肾脏保护效应。对于伴有大量蛋白尿的患者，如前所述联合利尿剂可能更有助于RAAS阻断剂降低蛋白尿效应[29-31]，对于血肌酐2mg/dl以下患者可以联合噻嗪类利尿剂（如氢氯噻嗪12.5mg/d），血肌酐>2mg/dl，建议应用袢利尿剂。来自AASK研究显示氨氯地平治疗的前6个月内增加肾小球滤过，但是随后肾功能下降速度明显快于雷米普利或美托洛尔治疗组[22,33]，提示双氢吡啶类钙通道阻断剂（CCB）有可能增加肾小球内压；早期一项荟萃分析资料也显示服用双氢吡啶类CCB可以增加3%的蛋白尿，而非双氢吡啶CCB则可以降低30%蛋白尿[36]，因此对于显性蛋白尿患者RAAS阻断剂应当首选联合利尿剂，除非血压不达标应当尽量避免联合双氢吡啶类CCB降压药物。对于高血压合并心血管危险因素的患者，来自ACCOMPLISH研究资料显示贝那普利联合氨氯地平较联合氢氯噻嗪能更有效的降压和减少肾衰竭的发生[34]，由于该组患者大多数不合并蛋白尿或仅仅微量蛋白尿，因此提示对于不合并蛋白尿的CKD人群，RAAS阻断剂联合双氢吡啶类CCB更有助于降压和肾脏保护效应。

（4）其他可能增强RAAS阻断剂治疗的措施：新近有研究显示在RAAS阻断剂治疗基础上联合活性维生素D有助于进一步降低蛋白尿程度。来自VITAL研究显示对于糖尿病肾病患者在RAAS

阻断治疗基础上联合帕里骨化醇（paricalcitol）2μg/d可以进一步减少15%蛋白尿[35]。在常见的肾小球肾炎IgA肾病患者中同样RAAS阻断剂联合骨化三醇可以进一步降低蛋白尿程度[36,37]，这些药物可能在一定程度上协同阻断RAAS系统[38]，但是它们对于肾脏的长期保护作用目前仍然有待于进一步研究。

近年来Remuzzi G等提出以强化RAAS系统阻断为核心的蛋白尿缓解综合治疗方案，该方案以足量ACEI联合ARB，同时给予低盐、非双氢吡啶了钙阻断剂、阿托伐他汀，以及必要时联用利尿剂。他们研究显示对于常规治疗无效的56例患者，蛋白尿平均4.4g/d，经过该方案处理近一半的患者达到蛋白尿小于1g/d，五分之一的患者达到蛋白尿缓解（<0.3g/d），该组患者与相匹配的历史对照相比其长期发生肾衰竭的风险也明显下降。然而该研究方案还有待于其他研究予以验证[39]。

3. 何时应用RAAS阻断剂

（1）晚期CKD患者人能否应用RAAS阻断剂：对于GFR低于30ml/（min·1.73m^2）的患者能否应用RAAS阻断剂曾经存在争议。在REIN研究、RENAAL研究中部分纳入了CKD 4 ~ 5期患者，结果显示ACEI和ARB对于该组患者也能够延缓残余肾功能进展。随后国内Hou FF等开展了针对该组人群一项随机对照试验。在该研究纳入了224例血肌酐>3mg/dl的慢性肾脏病人群随机分为贝那普利和安慰剂组，在平均3.4年随访过程中贝那普利较安慰剂组减少了40%的ESRD的风险，而且没有增加严重不良事件的风险[40]。然而在该组人群中应用RAAS阻断剂仍然要持有谨慎的态度，特别是容易发生血肌酐急性升高和高钾血症的风险，对于患者依从性好、可以严密监测血肌酐和血钾的情况下使用，对于糖尿病肾病的患者由于容易合并Ⅳ型肾小管酸中毒更容易发生高钾血症，值得警惕，联合袢利尿剂可能有助于减少高钾血症的风险。

（2）能否早期应用RAAS阻断剂预防糖尿病肾病：糖尿病患者无论微量还是显性蛋白尿的出现都是患者将来发生心脑血管疾病、肾衰竭或死亡的危险因素，因此也成为糖尿病治疗的一个重要替代目标。包括EUCLID、RASS、BENEDICT、DIRECT和ROADMAP研究[41-44]分别探讨了RAAS阻断剂在1型和2型糖尿病患者中能否预防糖尿病肾病的研究，然而结果并不一致。在对这些研究进行Meta回归分析显示ACEI能够明确地减少糖尿病新发微量或显性蛋白尿的风险，而ARB药物在此作用方面并不肯定，仅在糖尿病合并心血管危险因素的人群众中具有预防蛋白尿发生的作用[45]。而且对比BENEDICT和ROADMAP研究两个研究，在入选相似人群情况下，群多普利治疗患者发生新发蛋白尿比例明显低于奥美沙坦治疗患者[46]。间接比较结果显示ACEI能够降低糖尿病患者死亡风险、较ARB能更好地减少蛋白尿的发生，因此应当作为预防蛋白尿的首选[45]。值得注意的是在RASS研究中作者对患者在平均随访5年后进行重复肾活检发现，虽然依那普利能够减少1型糖尿病患者新发蛋白尿，但是无论依那普利还是氯沙坦均没有改善肾脏病理。所以糖尿病患者早期加用RAAS阻断剂能否最终减少肾衰竭的发生目前并不清楚。

（二）RAAS阻断治疗有争议的问题

1. ACEI和ARB是否等效换用　目前在大多数临床指南中对于CKD人群中建议是ACEI或ARB两者肾脏保护是等效的。ONTARGET研究是目前关于ACEI和ARB头对头比较的最大的随机对照试验（n=25 620），该研究显示在心血管高危人群中雷米普利10mg/d和替米沙坦80mg二者在肾脏和心血管保护方面两者是等效的[47]，但是在该研究中替米沙坦组血压下降明显大于雷米普利组。来自国内ROAD研究包括了360例非糖尿病肾病的患者，发现贝那普利与氯沙坦之间在血压下降相似的情况下两组之间肾衰竭发生率没有明显差异[27]。DETAIL研究对于250例糖尿病肾病合并高血压患者经过5年随访中发现替米沙坦组GFR下降速率要比依那普利高20%，然而没有达到统计学意义，因此作者结论是替米沙坦在肾脏保护方面不优于依那普利。在对目前有关ACEI和ARB开展RCT荟萃分析结果显示ACEI减少了27%肾衰竭风险，而ARB减少11%的肾衰竭风险，ACEI明显优于ARB类药物。而且ACEI无论在CKD人群、糖尿病人群还是高血压人群都明确的降低死亡风险这一最硬的终点，而ARB没有达到统计学意义。虽然ACEI与ARB在肾脏保护方面差异可能由于纳入病种不同（ACEI主要早期纳入非糖尿病肾病，而ARB主要2型糖尿病肾病）、支持治疗不同（ACEI往往早期开展，支持治疗不充分），但是目前的试验证据看ACEI循证证据较ARB更强，而且ACEI能够降低死亡风险、价格便宜，社会经济效益可能更强，同样对于预防糖尿病肾病方面ACEI也优于ARB类药物。因此笔者认为对于CKD人群首选ACEI，不能耐受的患者再选择ARB类药物。

2. RAAS系统双阻断是否优于ARB单药治疗　RAAS系统双阻断（ACEI联合ARB，或者阿利吉仑联合ACEI/ARB）治疗较单药治疗能够更为有效的降低蛋白尿。研究显示ACEI联合ARB较单药治疗能够进一步降低18%～25%蛋白尿程度[48]。AVOID研究显示对于糖尿病肾病在ACEI或ARB治疗基础上加用阿利吉仑能够进一步降低20%白蛋白尿[8]。然而在联合治疗的长期安全性仍然存在争议。VA NEPHRON D研究纳入1488例糖尿病合并显性蛋白尿、CKD2～3期患者，在氯沙坦100mg/d治疗基础加用赖诺普利（10～40mg/d）较安慰剂组相比明显增加急性肾损伤（年发生率12.2% vs 6.7%，P<0.001）和高钾血症（年发生率6.3% vs 2.6%）风险，出于安全性考虑该研究提前终止[49]；同样ALTITUDE研究中8561例糖尿病合并心血管危险因素或者CKD患者中，在常规ACEI或ARB治疗基础上联用肾素抑制剂阿利吉仑300mg/d同样因为增加高钾血症风险和卒中方面的顾虑而提前终止研究[7]。ONTARGET研究并非针对CKD设计的临床试验，在高血压合并心血管危险因素人群中雷米普利联合替米沙坦反而增加了患者发生血肌酐倍增和透析风险（HR 1.24，95%CI 1.01～1.51）[47]。基于上述研究，目前临床实践指南并不推荐在CKD人群中应用RAAS系统双阻断治疗。但是应当指出上述研究大多数在合并心血管危险因素的人群中开展的研究，例如VA NRPHRON D和ONTARGET研究均是入选了平均年龄超过60岁以上老年人，因此相当部分可能合并了肾动脉的硬化，属于RAAS双阻断治疗副作用的高危人群，容易发生急性肾损伤或者高钾血症。事实上ONTARGET研究中双阻断治疗组发生的肾衰竭事件主要归结于由于双阻断治疗组发生急性血肌酐增高或急性需要透析治疗的风险，因此这些研究结果还不能解释为双阻断治疗对所有类型的肾脏患者不安全，也不是对所有肾脏患者都是无效的。目前唯一一个以蛋白尿性肾病患者为研究对象的随机对照试验VA NEPHRON D研究中，双阻断治疗组比ARB单药治疗有减少肾衰竭发生的倾向（HR 0.78 95%CI 0.58～1.05，P=0.10）。因此笔者认为对于蛋白尿肾脏病没有合并肾动脉硬化的人群（例如年轻的肾炎患者），联合ACEI和ARB，在严密监测血肌酐和血钾的情况下，并小心的逐渐增加剂量，如果患者能够耐受（没有发生急性肾损伤和高钾血症），可能会带来长期的肾脏保护。

3. RAAS阻断剂治疗能否促进肾脏再生　RAAS阻断剂延缓肾功能进展已经得到公认，然而是否能够促进肾脏的再生，最终改善肾功能仍然是一个饶有兴趣的问题。来自意大利Giuseppe Remuzzi领导的研究组系列研究发现采用ACEI不但可以延缓肾脏病进展速度，甚至在部分患者中观察到肾功能改善、肾小球硬化比例减少和肾脏再生的现象[46,50]，但是这一结果尚未得到其他研究组的证实。首先在REIN研究中长期追踪过程中发现肾小球疾病患者在长达5年使用雷米普利患者中平均每年GFR下降速率只有1ml/（min·1.73m^2），这一速度与正常人肾脏衰老的速度接近，在部分患者在治疗3年后肾功能开始改善[51]。采用3D重建技术观察肾小球毛细血管球，在蛋白尿性大鼠模型发现给以大剂量赖诺普利后大多数肾小球硬化面积缩小，恢复为正常肾小球的数量增加了40%[52]，提示给予大剂量ACEI有可能逆转部分没有完全硬化的肾小球，这一过程可能通过增加壁层足细胞（parietal podocyte）数量有关，以及活化肾脏受损的干细胞促使肾脏修复有关[53]。

（三）RAAS阻断治疗不良反应和安全性问题

RAAS阻断使用过程中最容易发生的不良事件包括血肌酐升高和高钾血症的发生，因此在临床上应当合理使用RAAS阻断剂，尽量减少这些副作用的发生。

1. 应用RAAS阻断剂后一般短期内发挥其血流动力作用（2～4周），会出现GFR下降或血肌酐升高，一般不超过30%，而且这种升高是提示RAAS阻断剂发挥血流动力学改变直接证据。但应当避免RAAS阻断剂过量，当患者应用短期血肌酐超过30%，或者出现直立性低血压反应时应当进行相应的减量。特别是在患者出现脱水情况下，如恶心呕吐、腹泻或者合并其他影响肾脏血流灌注的药物如NSAID和过度使用利尿剂的情况下，更容易出现RAAS阻断剂相关副作用。因此在应用RAAS阻断剂治疗过程中要保证患者足够肾脏血流灌注。

2. 高钾血症 通常对于GFR>40ml/（min·1.73m^2），一般很少发生高钾血症。对于在晚期或肾功能差的患者使用RAAS阻断剂、糖尿病肾病患者合并Ⅳ型肾小管酸中毒的患者值得警惕高钾血症发生的风险，特别是在合并应用保钾利尿剂（如螺内酯）更容易发生。另外值得注意的是部分CKD患者在治疗过程中应用中草药治疗，也容易出现高钾血症。对于肾功能不全容易合并高钾血症的人群，有人认为可以换用肝肾双排泄的福辛普利或群多普利[5]。

3. 咳嗽 应用ACEI的患者，尤其在我国人群中较容易出现干咳的副作用，这可能是由于ACEI引起肺脏局部缓激肽浓度升高有关，而应用ARB类药物相关的咳嗽副作用要少得多，因此在应用ACEI因为干咳副作用不能耐受时可以换用ARB类药物。

（吕继成）

参考文献

1. 谌贻璞．拮抗血管紧张素Ⅱ对延缓慢性肾脏病进展的作用 // 王海燕主．肾脏病学．2 版．北京：人民卫生出版社，2008：1827-1834.
2. Matthew R Weir, Donna S. Hanes, David K Klassen. Antihypertensive Drugs//Brenner BM. The Kidney. 9th ed. Philadelphia: Saunders: 2012:1824-1867.
3. PAPAHARALAMBUS CA, GRIENDLING KK. Basic mechanisms of oxidative stress and reactive oxygen species in cardiovascular injury. Trends Cardiovasc Med, 2007, 17(2):48-54.
4. SWAN SK OA, SICA D. Clinical pharmacology for the nephrologist. NephSap, 2010, 9:220-264.
5. KDIGO BP Work Group. KDIGO clinical practice guideline for the management of blood pressure in chronic kidney disease. Kidney inter, 2012, 2 Suppl:279-335.
6. ENOMOTO A, KIMURA H, CHAIROUNGDUA A, et al. Molecular identification of a renal urate anion exchanger that regulates blood urate levels. Nature, 2002, 417(6887):447-452.
7. PARVING HH, BRENNER BM, MCMURRAY JJ, et al. Cardiorenal end points in a trial of aliskiren for type 2 diabetes. N Engl J Med, 2012, 367(23):2204-2213.
8. PARVING HH, PERSSON F, LEWIS JB, et al. Aliskiren combined with losartan in type 2 diabetes and nephropathy. N Engl J Med, 2008, 358(23):2433-2446.
9. HOLTKAMP FA, DE ZEEUW D, THOMAS MC, et al. An acute fall in estimated glomerular filtration rate during treatment with losartan predicts a slower decrease in long-term renal function. Kidney Int, 2011, 80(3):282-287.
10. REMUZZI A, PERICO N, AMUCHASTEGUI CS, et al. Short-and long-term effect of angiotensin Ⅱ receptor blockade in rats with experimental diabetes. J Am Soc Nephrol, 1993, 4(1):40-49.
11. RUIZ-ORTEGA M, RUPEREZ M, ESTEBAN V, et al. Angiotensin Ⅱ: a key factor in the inflammatory and fibrotic response in kidney diseases. Nephrol Dial Transplant, 2006, 21(1):16-20.
12. BJORCK S, MULEC H, JOHNSEN SA, et al. Renal protective effect of enalapril in diabetic nephropathy. BMJ, 1992, 304(6823):339-343.
13. LEWIS EJ, HUNSICKER LG, BAIN RP, et al. The effect of angiotensin-converting-enzyme inhibition on diabetic nephropathy. The Collaborative Study Group. N Engl J Med, 1993, 329(20):1456-1462.
14. BRENNER BM, COOPER ME, DE ZEEUW D, et al. Effects of losartan on renal and cardiovascular outcomes in patients with type 2 diabetes and nephropathy. N Engl J Med, 2001, 345(12):861-869.
15. LEWIS EJ, HUNSICKER LG, CLARKE WR, et al. Renoprotective effect of the angiotensin-receptor antagonist irbesartan in patients with nephropathy due to type 2 diabetes. N Engl J Med, 2001, 345(12):851-860.

16. PARVING HH, LEHNERT H, BROCHNER-MORTENSEN J, et al. The effect of irbesartan on the development of diabetic nephropathy in patients with type 2 diabetes. N Engl J Med, 2001, 345(12):870-878.
17. DE GALAN BE, PERKOVIC V, NINOMIYA T, et al. Lowering blood pressure reduces renal events in type 2 diabetes. J Am Soc Nephrol, 2009, 20(4):883-892.
18. MASCHIO G, ALBERTI D, JANIN G, et al. Effect of the angiotensin-converting-enzyme inhibitor benazepril on the progression of chronic renal insufficiency. The Angiotensin-Converting-Enzyme Inhibition in Progressive Renal Insufficiency Study Group. N Engl J Mad, 1996, 334(15):939-945.
19. The GISEN Group. Randomised placebo-controlled trial of effect of ramipril on decline in glomerular filtration rate and risk of terminal renal failure in proteinuric, non-diabetic nephropathy. Lancet, 1997, 349(9069):1857-1863.
20. RUGGENENTI P, PERNA A, GHERARDI G, et al. Renal function and requirement for dialysis in chronic nephropathy patients on long-term ramipril: REIN follow-up trial. Gruppo Italiano di Studi Epidemiologici in Nefrologia (GISEN). Ramipril Efficacy in Nephropathy. Lancet, 1998, 352(9136):1252-1256.
21. RUGGENENTI P, PERNA A, GHERARDI G, et al. Renoprotective properties of ACE-inhibition in non-diabetic nephropathies with non-nephrotic proteinuria. Lancet, 1999, 354(9176):359-364.
22. WRIGHT JT JR, BAKRIS G, GREENE T, et al. Effect of blood pressure lowering and antihypertensive drug class on progression of hypertensive kidney disease: results from the AASK trial. JAMA, 2002, 288(19):2421-2431.
23. RUGGENENTI P, PERNA A, GHERARDI G, et al. Chronic proteinuric nephropathies: outcomes and response to treatment in a prospective cohort of 352 patients with different patterns of renal injury. Am J Kidney Dis, 2000, 35(6):1155-1165.
24. JAFAR TH, SCHMID CH, LANDA M, et al. Angiotensin-converting enzyme inhibitors and progression of nondiabetic renal disease. A meta-analysis of patient-level data. Ann Intern Med, 2001, 135(2):73-87.
25. CASAS JP, CHUA W, LOUKOGEORGAKIS S, et al. Effect of inhibitors of the renin-angiotensin system and other antihypertensive drugs on renal outcomes: systematic review and meta-analysis. Lancet, 2005, 366(9502):2026-2033.
26. RAHMAN M, PRESSEL S, DAVIS BR, et al. Renal outcomes in high-risk hypertensive patients treated with an angiotensin-converting enzyme inhibitor or a calcium channel blocker vs a diuretic: a report from the Antihypertensive and Lipid-Lowering Treatment to Prevent Heart Attack Trial (ALLHAT). Arch Intern Med, 2005, 165(8):936-946.
27. HOU FF, XIE D, ZHANG X, et al. Renoprotection of Optimal Antiproteinuric Doses (ROAD) Study: a randomized controlled study of benazepril and losartan in chronic renal insufficiency. J Am Soc Nephrol, 2007, 18(6):1889-1898.
28. JAFAR TH, STARK PC, SCHMID CH, et al. Progression of chronic kidney disease: the role of blood pressure control, proteinuria, and angiotensin-converting enzyme inhibition: a patient-level meta-analysis. Ann Intern Med, 2003, 139(4):244-252.
29. MCMAHON EJ, BAUER JD, HAWLEY CM, et al. A randomized trial of dietary sodium restriction in CKD. J Am Soc Nephrol, 2013, 24(12):2096-2103.
30. VOGT L, WAANDERS F, BOOMSMA F, et al. Effects of dietary sodium and hydrochlorothiazide on the antiproteinuric efficacy of losartan. J Am Soc Nephrol, 2008, 19(5):999-1007.
31. SLAGMAN MC, WAANDERS F, HEMMELDER MH, et al. Moderate dietary sodium restriction added to angiotensin converting enzyme inhibition compared with dual blockade in lowering proteinuria and blood pressure: randomised controlled trial. BMJ, 2011, 343:d4366.
32. ZOCCALI C, RUGGENENTI P, PERNA A, et al. Phosphate may promote CKD progression and attenuate renoprotective effect of ACE inhibition. J Am Soc Nephrol, 2011, 22(10):1923-1930.
33. BAKRIS GL, WEIR MR, SECIC M, et al. Differential effects of calcium antagonist subclasses on markers of nephropathy progression. Kidney Int, 2004, 65(6):1991-2002.

34. BAKRIS GL, SARAFIDIS PA, WEIR MR, et al. Renal outcomes with different fixed-dose combination therapies in patients with hypertension at high risk for cardiovascular events (ACCOMPLISH): a prespecified secondary analysis of a randomised controlled trial. Lancet, 2010, 375(9721):1173-1181.
35. DE ZEEUW D, AGARWAL R, AMDAHL M, et al. Selective vitamin D receptor activation with paricalcitol for reduction of albuminuria in patients with type 2 diabetes (VITAL study): a randomised controlled trial. Lancet, 2010, 376(9752):1543-1551.
36. SZETO CC, CHOW KM, KWAN BC, et al. Oral calcitriol for the treatment of persistent proteinuria in immunoglobulin A nephropathy: an uncontrolled trial. Am J Kidney Dis, 2008, 51(5):724-731.
37. LIU LJ, LV JC, SHI SF, et al. Oral calcitriol for reduction of proteinuria in patients with IgA nephropathy: a randomized controlled trial. Am J Kidney Dis, 2012, 59(1):67-74.
38. LI YC, KONG J, WEI M, et al. 1, 25-Dihydroxyvitamin D(3) is a negative endocrine regulator of the renin-angiotensin system. J Clin Invest, 2002, 110(2):229-238.
39. RUGGENENTI P, PERTICUCCI E, CRAVEDI P, et al. Role of remission clinics in the longitudinal treatment of CKD. J Am Soc Nephrol, 2008, 19(6):1213-1224.
40. HOU FF, ZHANG X, ZHANG GH, et al. Efficacy and safety of benazepril for advanced chronic renal insufficiency. N Engl J Med, 2006, 354(2):131-140.
41. The EUCLID Study Group. Randomised placebo-controlled trial of lisinopril in normotensive patients with insulin-dependent diabetes and normoalbuminuria or microalbuminuria. Lancet, 1997, 349(9068):1787-1792.
42. RUGGENENTI P, FASSI A, ILIEVA AP, et al. Preventing microalbuminuria in type 2 diabetes. N Engl J Med, 2004, 351(19):1941-1951.
43. MAUER M, ZINMAN B, GARDINER R, et al. Renal and retinal effects of enalapril and losartan in type 1 diabetes. N Engl J Med, 2009, 361(1):1410-1411.
44. BILOUS R, CHATURVEDI N, SJOLIE AK, et al. Effect of candesartan on microalbuminuria and albumin excretion rate in diabetes: three randomized trials. Ann Intern Med, 2009, 151(1):11-20, W13-W14.
45. LV J, PERKOVIC V, FOOTE CV, et al. Antihypertensive agents for preventing diabetic kidney disease. Cochrance Database Syst Rev, 2012, 12:CD004136.
46. RUGGENENTI P, CRAVEDI P, REMUZZI G. Mechanisms and treatment of CKD. J Am Soc Nephrol, 2012, 23(12):1917-1928.
47. MANN JF, SCHMIEDER RE, MCQUEEN M, et al. Renal outcomes with telmisartan, ramipril, or both, in people at high vascular risk (the ONTARGET study): a multicentre, randomised, double-blind, controlled trial. Lancet, 2008, 372(9638):547-553.
48. KUNZ R, FRIEDRICH C, WOLBERS M, et al. Meta-analysis: effect of monotherapy and combination therapy with inhibitors of the renin angiotensin system on proteinuria in renal disease. Ann Intern Med, 2008, 148(1):30-48.
49. FRIED LF, EMANUELE N, ZHANG JH, et al. Combined angiotensin inhibition for the treatment of diabetic nephropathy. N Engl J Med, 2013, 369(20):1892-1903.
50. REMUZZI G, BENIGNI A, REMUZZI A. Mechanisms of progression and regression of renal lesions of chronic nephropathies and diabetes. J Clin Invest, 2006, 116(2):288-296.
51. RUGGENENTI P, PERNA A, BENINI R, et al. In chronic nephropathies prolonged ACE inhibition can induce remission: dynamics of time-dependent changes in GFR. Investigators of the GISEN Group. Gruppo Italiano Studi Epidemiologici in Nefrologia. J Am Soc Nephrol, 1999, 10(5):997-1006.
52. REMUZZI A, GAGLIARDINI E, SANGALLI F, et al. ACE inhibition reduces glomerulosclerosis and regenerates glomerular tissue in a model of progressive renal disease. Kidney Int, 2006, 69(7):1124-1130.
53. MACCONI D, SANGALLI F, BONOMELLI M, et al. Podocyte repopulation contributes to regression of glomerular injury induced by ACE inhibition. Am J Pathol, 2009, 174(3):797-807.

第三章 纠正酸中毒在慢性肾脏病治疗中的重要性

代谢性酸中毒是最常见的一种酸碱平衡紊乱，发生原理是细胞外液H^+增加或HCO_3^-丢失，表现为HCO_3^-降低（<22mmol/L），失代偿时血pH也降低（<7.35）。在代谢性酸中毒的临床判断中，阴离子间隙（anion gap，AG）有重要的临床价值。按不同的阴离子间隙值可分为高AG和正常AG代谢性酸中毒。高AG代谢性酸中毒是慢性肾脏病（CKD）患者常见的并发症[1]，主要因肾小球滤过率下降氢离子和酸根排泄障碍所致；在肾间质损伤患者尚未累及肾小球滤过率时，也可肾小管酸中毒，多为正常AG代谢性酸中毒。

一、CKD 患者发生代谢性酸中毒的机制

血清HCO_3^-浓度降低通常由于人体内的净内源性酸生成过多、HCO_3^-丢失或内源性酸排泄障碍逐渐发展所致。净内源性酸生成=摄入蛋白质代谢而来的氢-（摄入有机酸根代谢而来的碳酸-尿中丢失的有机酸）[2]。通常，影响净内源性酸生成的因素包括：摄入蛋白质的类型和量，摄入水果和蔬菜的类型和量，排泄的有机酸阴离子的类型和量，患者体内的酸碱状态及近端肾小管功能。正常情况下，肾小管每天大约重吸收由肾小球滤过的碳酸氢根4 500mmol/L，并生成与体内净酸生成等量的碳酸氢根，以补充身体的碱缓冲，同时通过肾脏排泌氢、排泌铵进一步调节酸碱平衡，使血碳酸氢根浓度保持不变[2]。随着CKD的发展，肾小球滤过率降低，导致氢离子和酸根排泄减少，同时肾脏排泌铵或重吸收碳酸氢盐的能力受损。铵排泌减少是酸中毒的重要原因[3-5]。一般情况下，当肾脏病发展至CKD 3b期或4期时才出现铵排泌减少。在CKD早期，残存肾单位会代偿性排泌铵增加[5,6]，故在疾病早期酸碱平衡能够得以维持。当GFR低于40 ~ 50 ml/（min·1.73m^2）时，铵排泌量/总GFR是正常值的3 ~ 4倍[2,6-8]，但肾脏总体排泌铵的能力仍会下降，这提示铵排泌功能受损并不是残余肾单位的功能损伤所致，而是由于功能性肾单位数量绝对减少所致；同时也说明，在GFR下降的较早期，肾小管代偿性增加氢离子排泄，部分弥补了肾小球滤过功能下降导致的氢离子滤过减少；当肾小球滤过率显著下降时，即使残余肾单位的肾小球发挥了最大的泌氢能力，氢离子仍不能被充分排出。肾脏排泌铵的能力降低，患者出现氢离子潴留，此时，肾脏排泌氢的能力同样受损，从而出现代谢性酸中毒。此外，可滴定酸（主要是磷酸）或许也参与了晚期CKD患者的代谢性酸中毒的发生。饮食当中限制磷的摄入或使用磷结合剂以避免高磷血症，可以减少磷排泄，减轻磷酸的作用（具体参见第八篇第七章酸碱平衡与失调及第十二篇第九章肾小管酸中毒）。

发生酸中毒时，通过细胞外液中的碳酸氢根、组织缓冲系统及骨骼所缓冲[9]，血清pH可维持正常，称为代偿性代谢性酸中毒。当肾功能恶化，出现进行性代谢性酸中毒，超过机体的缓冲能力时，则发展成为酸血症。因此代谢性酸中毒随CKD进展进行性加重，晚期CKD的患者代谢性酸中毒和酸血症发生率明显增加。通常以血清碳酸氢根浓度小于22mmol/L作为代谢性酸中毒的诊断标准。据此标准，在CKD1期和2期患者中代谢性酸中毒的发生率低于5%，CKD3期的患者代谢性酸

中毒发生率为2.3% ~ 13%，CD4期的患者酸中毒发生率为19% ~ 37%[2,10,11]。

值得注意的是，近期的研究发现由肾功能下降导致的正酸平衡可以不表现为血碳酸氢根浓度下降。例如，在2/3肾切除的动物实验模型中，动物的GFR正常，血碳酸氢根浓度正常，但仍然观察到正酸平衡[12]。同样，尽管有些晚期CKD患者血碳酸氢根浓度正常，使用碳酸氢盐负荷的方法，仍然能够检测到酸潴留。NephroTest队列研究包括1 000余名CKD患者，在31%的CKD4期患者中能够检测到正酸平衡，其中90%患者血碳酸氢根浓度正常[4]。但是，即使血碳酸氢根浓度下降不明显，正酸平衡本身也会引起一系列病理生理变化，可能对肾脏产生不利影响。在2/3肾切除的动物实验模型中正酸平衡可以导致肾功能进展[11,12]。

二、CKD患者发生代谢性酸中毒时体内发生的病理生理变化

1. 骨吸收增加，骨含量减少及骨质疏松[9,13] 在儿童患者中影响骨骼的生长发育[14]。

2. 肌肉蛋白分解代谢增加，蛋白水解酶活性增加，导致胰岛素样生长因子1调节障碍，同时激活炎症[15-17]。患者会发生负氮平衡、肌肉消耗。在血碳酸氢根未出现明显下降的情况下，就可能出现肌肉蛋白的消耗。

3. 白蛋白合成减少[18] 在代谢性酸中毒的试验中，肝脏合成白蛋白减少。NHANES Ⅲ的研究发现低血碳酸氢根浓度与CKD患者低白蛋白血症相关[10]。但目前研究结果相互矛盾，也有研究表明酸中毒对白蛋白合成无影响[19]。

4. 加重继发性甲状旁腺功能亢进症[20,21] 一项小型研究纳入8例合并酸中毒的血液透析患者，研究表明纠正酸中毒可以增加甲状旁腺对钙的敏感性。在这项研究中，研究者在纠正酸中毒前后对患者的甲状旁腺功能进行动态评估。纠正酸中毒后，患者血清pH、游离钙、磷酸盐及碱性磷酸酶值没有显著的变化，但静脉总二氧化碳水平明显增加。可以观察到纠正酸中毒后，甲状旁腺激素及钙离子曲线向下移位（调定点左移）。推测血液透析患者纠正代谢性酸中毒，可增加甲状旁腺对钙离子的敏感性，从而抑制甲状旁腺激素的分泌[20]。另外一项研究同样表明，纠正慢性透析患者的代谢性酸中毒，甲状旁腺激素浓度降低[21]。

5. 降低红细胞及心肌细胞中Na^+-K^+-ATP酶活性[22]，使心肌收缩力受损出现结构性变化并引起心力衰竭导致低血压和乏力[23-25]。在慢性肾功能不全队列研究（Chronic Renal Insufficiency Cohort，CRIC）中未达到NYHA分级Ⅲ/Ⅳ心力衰竭的3 483例患者纳入研究，根据血碳酸氢根浓度将患者分为3组（<22，22 ~ 26及>26mmol/L），低碳酸氢根的患者发生左心室肥厚、左室结构异常比例增加（分别为OR 1.32；95%CI 1.07 ~ 1.64及1.57；95%CI 1.14 ~ 2.16）[24]。

6. 内分泌紊乱 如对生长激素和胰岛素抵抗，及高甘油三酯血症[15,16,26]。一项动物实验研究表明，持续的代谢性酸中毒改变生长激素轴，部分是因为营养不良引起的生长发育迟缓，对生长激素发生抵抗，另外研究者对代谢性酸中毒大鼠注射胰岛素样生长因子-1不能使其加速生长，这提示患病大鼠在靶组织水平对生长激素及胰岛素样生长因子-1产生了抵抗[26]。内分泌紊乱对代谢性酸中毒患儿的生长发育产生重大影响。

7. 系统性炎症[27,28] 低的环境pH可以诱导巨噬细胞产生一氧化氮合酶，一氧化氮合酶是机体活性氮自由基产生的催化酶，通过激活NF-κB，导致活性氮自由基活性上调，从而造成机体损伤[28]。酸中毒还可以调节内皮细胞黏附，并可能在血管内皮细胞的炎症反应中发挥作用。CKD患者慢性炎症可能诱发动脉粥样硬化发生风险增加[25]。

8. 刺激淀粉样蛋白的积累[2] 这些淀粉样蛋白沉积在各种组织和器官中，包括心脏。有观点认为这可能是酸中毒与心脏功能之间潜在联系之一[2,15]。

9. 加速CKD进展 观察性研究发现，对于非透析依赖的CKD患者，低血碳酸氢根浓度与肾功能下降的风险增加有关。针对参加AASK（African American Study of Kidney Disease and Hypertension）研究的1 094例CKD患者进行研究发现：血清碳酸氢根浓度低于20mmol/L的患者肾脏事件（定义为ESRD、GFR下降50%、或GFR较基线下降25ml/min）发生率明显增加，约

为血清碳酸氢根浓度高于25mmol/L患者的3倍。在正常范围内，血清碳酸氢根每增加1mmol/L均与死亡、透析及肾脏事件风险降低相关。在控制其他因素后，发现血清碳酸氢根浓度为28 ~ 30mmol/L时肾脏事件风险最低[29]。在一项纳入5 422例患者的队列研究中发现，与碳酸氢根浓度25 ~ 26mmol/L的患者相比，浓度≤22mmol/L的患者肾脏疾病进展［定义为GFR下降50%或GFR低于15ml/（min·1.73m^2）］风险明显升高（校正HR为1.54，95%CI 1.13 ~ 2.09）[30]。CRIC研究表明，校正各种因素后血清碳酸氢根浓度每增高1mmol/L，患者肾脏终点事件（定义为ESRD和GFR下降50%）降低3%（HR 0.97，95%CI 0.94 ~ 0.99）[31]。在MESA（Multi-Ethnic Study of Atherosclerosis）研究中纳入5 810例社区生活的受试者，他们的基础GFR>60ml/(min·1.73m^2)，不论受试者基础GFR情况如何，低血碳酸氢根浓度均与肾功能下降更快相关[32]。另外一项研究纳入AASK研究中的632例患者，研究发现内源性酸净生成量越高，测得GFR的年下降速度就越快[33]。一项针对社区生活的老年人的研究也显示了与上述研究类似的结果[34]。

代谢性酸中毒与CKD快速进展之间是否具有因果关系目前并不明确。有研究提出酸中毒导致CKD进展的可能的机制，包括：GFR下降后出现氢离子潴留，肾间质及细胞内pH降低，刺激血醛固酮、血管紧张素Ⅱ分泌增多，刺激内皮细胞增生，促炎症因子及炎症因子分泌增多，每个肾单位NH_3生成增多，补体系统激活，导致肾间质纤维化，从而加速CKD进展。此外，每个肾单位NH_3排泌量适应性增加还导致内皮素-1在肾脏的生成量增加。内皮素-1是由21个氨基酸组成的强有力的血管收缩肽，在代谢性酸中毒相关肾毒性中可能起着重要作用。例如，在大鼠试验中，通过部分肾切除或膳食补充诱导产生的代谢性酸中毒可使大鼠的肾脏内皮素-1增加，并促进肾功能进行性下降[12,35]。内皮素受体拮抗剂和碳酸氢盐补充剂均能缓解酸中毒所致的肾毒性（图28-3-0-1，由参考文献2改编）。

10. 增加CKD患者死亡风险　有研究表明，合并慢性代谢性酸中毒的CKD患者死亡风险增加。对克利夫兰诊所CKD登记系统的一项研究纳入了41 749例CKD3 ~ 4期的患者，根据血清碳酸氢根浓度将患者分为三组，较低组（<23mmol/L）、正常组（23 ~ 32mmol/L）和较高组（>32mmol/L）。结果发现血清碳酸氢根浓度<23mmol/L的患者死亡风险增加，尤其是对中度肾功能下降（CKD3期）的患者[36]。一项对退伍军人的研究纳入1 240例非透析依赖性CKD患者，研究发现与血清碳酸氢根浓度为26 ~ 29mmol/L的患者相比，血清碳酸氢根浓度低于22mmol/L的患者的死亡风险明显更高（校正HR 1.43，95%CI 1.10 ~ 1.87）[37]。在来自CRIC研究的3 939例CKD 2 ~ 4期的患者中，与血清碳酸氢根浓度高于26mmol/L的患者相比，血清碳酸氢根浓度≤22mmol/L的患者4年死亡风险更高（约3% vs 2%）[31]。然而，在控制了其他危险因素后，血清碳酸氢根浓度与死亡率的这种关联则失去了统计学意义[31]。对进入维持性血液透析患者的研究也显示了类似结果，这项研究中共纳

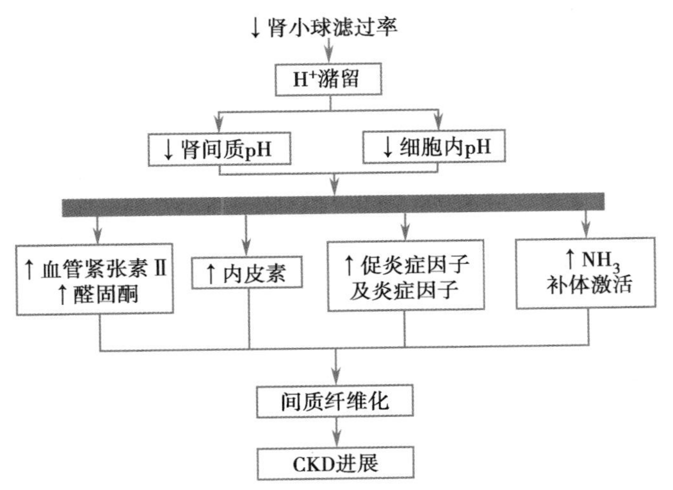

图28-3-0-1　代谢性酸中毒导致CKD进展机制示意图
酸中毒增加醛固酮、内皮素和血管紧张素Ⅱ的产生，这些因素与促进肾损伤和纤维化有关。代谢性酸中毒导致肾氨产量增加，这个过程激活补体，导致损伤和纤维化。最后，暴露在酸性环境可以刺激各种促炎症因子，这也可能导致肾损伤和纤维化

入了56 385例患者，在校正了营养不良的标志物之后，作者发现与血清碳酸氢根浓度较高的患者相比，血清碳酸氢根浓度低于22mmol/L的患者死亡风险明显更高[38]。

三、纠正CKD患者酸中毒的获益

有研究表明，合并代谢性酸中毒的CKD患者可以从治疗中获益。纠正酸中毒的目标可以参照2012年改善全球肾脏病预后组织（Kidney Disease Improving Global Outcomes，KDIGO）发布的指南，对于没有禁忌的存在酸中毒的CKD患者（血清碳酸氢根的浓度<22mmol/L），应使用碱化疗法（通常使用碳酸氢钠）以维持血清碳酸氢根浓度在正常范围[39]。

1. 纠正酸中毒可以延缓CKD进展　一项单中心研究纳入了134例伴有代谢性酸中毒的CKD4期患者，患者基线血清碳酸氢根浓度为16 ~ 20mmol/L，研究将这些患者随机分至口服碳酸氢钠组或无治疗组，口服碳酸氢钠组的药物起始剂量为每次600mg，一日3次，并且按需增加剂量，以达到血清碳酸氢根浓度≥23mmol/L[40]。研究随访2年，结果显示：与无治疗的对照组相比，补充碳酸氢盐组患者的肌酐清除率下降的平均速率更低［平均每年下降为：1.88 vs 5.93ml/(min·1.73m^2)］；补充碳酸氢盐组患者发生肌酐清除率年下降至少3ml/（min·1.73m^2）的风险更低（9% vs 45%）；进展至ESRD的风险也更低。另一项研究纳入了120例无代谢性酸中毒的轻度CKD患者［GFR平均值为75ml/（min·1.73m^2）］，这些患者的白蛋白/肌酐比均大于300mg/g。研究将这些患者随机分配至碳酸氢钠组、氯化钠组［两组剂量均为0.5meq/（kg·d）］或匹配的安慰剂组[41]。5年时，碳酸氢钠组患者GFR的年下降速率低于其他两组，差异具有统计学意义。该项研究纳入了早期CKD患者，这提示碱化治疗可能有助于早期预防由于肾单位数量减少、酸负荷排泄能力降低引起的肾脏适应性反应相关的危害。

2. 纠正酸中毒可以防止骨骼缓冲　当氢离子过量，骨骼通过从骨中释放出钙和磷而起到部分缓冲的作用[9]。患者可能出现负钙平衡，引起骨质减少、骨质疏松，加重骨病。纠正酸中毒有助于防止或延缓骨质减少并可能延缓甲状旁腺功能亢进性骨病的进展[9]。一项纳入了21例接受维持性血液透析患者的研究提示，纠正代谢性酸中毒能改善代谢性骨病。患者被随机分配至标准透析液和含碳酸氢盐补充剂的透析液组。两组患者透析前的血浆碳酸氢盐浓度分别为15.6mmol/L和24mmol/L。在研究第18个月时，对照组患者的类骨质和成骨细胞表面积及血浆PTH水平增加，但酸中毒得到纠正的患者无此变化[42]。如前所述，纠正酸中毒在一定程度上可能通过减少对甲状旁腺激素的刺激而发挥作用，使用含碳酸氢盐补充剂的透析液（浓度达40mmol/L）进行酸中毒加强治疗，导致甲状旁腺对离子钙的敏感性增加[20]。

3. 纠正酸中毒可以改善胰岛素抵抗　最近发表的一项研究纳入了145例合并2型糖尿病的CKD患者，研究分为两组，一组患者口服碳酸氢钠将血浆碳酸氢盐浓度维持于24 ~ 28mmol/L，另外一组为无治疗的对照组。研究使用HOMA模型中胰岛素抵抗指数进行评价。经过1年随访，研究发现碳酸氢钠治疗组胰岛素抵抗指数明显下降[43]。但总体上，目前对此方面研究相对较少还需要更多研究进一步证实。

4. 纠正酸中毒可以改善营养状况　如前所述，代谢性酸中毒可使骨骼肌分解增加和白蛋白合成减少，从而导致肌萎缩和肌无力。为了延缓肾脏病进展，CKD患者可能会采用低蛋白饮食，而低蛋白饮食可能会加重肌肉分解程度[44]。碱化治疗通过纠正酸中毒可以逆转骨骼肌分解增加及白蛋白合成减少[45]，包括对接受长期透析的患者同样有效[46,47]。

对于儿童患者，酸中毒影响患儿生长发育，碱化治疗也可能有益[48]。代谢性酸中毒可以引起患儿生长激素轴上发生多种异常，包括：生长激素分泌节律受到影响、胰岛素样生长因子-1的生成和血浆水平降低（部分由于肝脏对循环中生长激素的反应受损），以及生长激素受体的肝源性mRNA减少[18,49,50]。

四、纠正酸中毒带来的风险

碱化治疗导致钠摄入增多可能会加重CKD患者普遍存在的容量扩张和高血压，或者使pH水平升高会促使有低钙血症的患者发生手足搐搦。然而，短期和长期的研究显示，碱化治疗对患者的收缩压或舒张压、体重增加或充血性心力衰竭进展均没有显著影响[2,51]。使用碳酸氢盐或其他有机阴离子造成的钠潴留程度远低于给予氯化钠引起的钠潴留[2]。

然而纠正酸中毒需适当，因为血碳酸氢根浓度并非越高越好，有研究提示酸中毒与死亡率之间的关系似乎呈U型曲线[37]。在克利夫兰诊所CKD登记系统的研究中，血碳酸氢根浓度较高组（>32mmol/L）患者无论处于CKD3期或4期，其发生死亡的风险均增加[36]。近期一项随机对照研究显示：无论是否补碱治疗，血碳酸氢根浓度高于24mmol/L时都与充血性心力衰竭发生风险增加有关[31]。其他研究提示补充碳酸氢盐所提供的碱性环境以及细胞内碱化更易于钙、磷在组织内沉积，由此可能引起血管钙化[52,53]。因此还需要进一步研究确定酸中毒患者最佳的碳酸氢根浓度的范围。

五、CKD患者代谢性酸中毒的治疗方法

KDIGO指南对于存在酸中毒的CKD患者建议使用碱化疗法。可以采用补充碳酸氢钠、枸橼酸钠或进食水果及蔬菜等不同的碱提供形式，这些方法均能有效升高血碳酸氢根浓度。

碱化疗法的药物通常选择碳酸氢钠或枸橼酸钠（枸橼酸盐很快被代谢为碳酸氢盐），剂量一般为0.5 ~ 1.0meq/（kg・d）。碳酸氢钠价格低廉，但有产生过多二氧化碳的副作用，有些患者会发生不适。使用碳酸氢钠肠衣片可以减轻这种副作用。

枸橼酸钠同样有效，价格适中，但对于使用含铝抗酸剂或含铝磷结合剂的患者，应避免使用。因为枸橼酸盐与铝制剂可以形成枸橼酸铝，从而保持了铝的可溶解性，同时在肠腔内与钙形成复合物，游离钙浓度随之下降，这可使肠上皮细胞间紧密连接的通透性增高，这种改变使得铝的被动吸收明显增加[54,55]。枸橼酸盐明显增加肠道对铝的吸收，因此，患者出现铝中毒的风险增加。

也可使用枸橼酸钙、醋酸钙或碳酸钙治疗代谢性酸中毒，但这些治疗方法并不常用。

应当注意，醋酸和枸橼酸根需要在肝脏代谢产生碳酸氢根，当存在肝功能不良时，使用上述药物可能导致蓄积和相应副作用。例如醋酸的心肌抑制和血管扩展作用、枸橼酸根的络合钙的作用。

对于酸中毒程度不甚严重的患者，改变饮食习惯或许是最经济、有效的治疗方法。减少患者蛋白质摄入，同时增加水果和蔬菜的摄入是并发症少且行之有效的提高血碳酸氢根浓度的方法。一项纳入了CKD 4期血钾正常患者的小型研究证实了上述观点，但饮食升高血碳酸氢根浓度的程度低于使用碳酸氢钠补充剂所达到的程度[56]。需要注意的是，由于水果、蔬菜中含钾量较高，使用饮食疗法时需要警惕血钾升高的副作用。

对于接受维持性透析的患者，增加透析液中的碳酸氢盐浓度也可用于纠正代谢性酸中毒，但需要警惕不要引起患者明显的透析后碱中毒。因为患者过度纠正酸中毒，死亡风险同样明显升高；另外，透析过程中快速纠正酸中毒可能导致血钾和血清游离钙快速下降，从而增加包括心律失常在内的透析过程中各种并发症的风险。

综上，代谢性酸中毒是CKD患者的常见并发症，主要是因为肾小球滤过率下降导致氢离子和酸根潴留，且超出肾脏排泌氢离子的能力；也可见于各种原因导致的肾小管酸中毒，其中铵排泌减少和碳酸氢根重吸收障碍是酸中毒的主要原因。酸中毒的发生率随着肾功能减退程度而不断增加。患者发生代谢性酸中毒，甚至不表现为血碳酸氢根浓度下降的正酸平衡可以引起一系列病理生理改变，导致患者CKD进展，死亡风险增加。有证据表明纠正酸中毒后患者病理生理改善，可以延缓CKD进展，降低死亡风险。目前学者认同KDIGO指南的建议，对于没有禁忌的存在酸中毒的CKD患者（血清碳酸氢盐的浓度<22mmol/L），应使用碱化疗法以维持血清碳酸氢根浓度在正常范围。

碱化治疗中药物治疗通常使用碳酸氢钠或枸橼酸钠。可以根据患者的耐受情况、支付能力，结合患者的其他并发症和实验室检验结果来制订个体化方案。

（左 力）

参考文献

1. KRAUT JA, KURTZ I. Metabolic acidosis of CKD: diagnosis, clinical characteristics, and treatment. Am J Kidney Dis, 2005, 45(6): 978-993.
2. KRAUT JA, MADIAS NE. Metabolic Acidosis of CKD: An Update. Am J Kidney Dis, 2016, 67(2): 307-317.
3. KRAUT JA, MADIAS NE. Metabolic acidosis: pathophysiology, diagnosis and management. Nat Rev Nephrol, 2010, 6(5): 274-285.
4. VALLET M, METZGER M, HAYMANN JP, et al. Urinary ammonia and long-term outcomes in chronic kidney disease. Kidney Int, 2015, 88(1): 137-145.
5. KARIM Z, ATTMANE-ELAKEB A, BICHARA M. Renal handling of NH4+ in relation to the control of acid-base balance by the kidney. J Nephrol, 2002, 15 Suppl 5: S128-S134.
6. WARNOCK DG. Uremic acidosis. Kidney Int, 1988, 34(2): 278-287.
7. WELBOURNE T, WEBER M, BANK N. The effect of glutamine administration on urinary ammonium excretion in normal subjects and patients with renal disease. J Clin Invest, 1972, 51(7): 1852-1860.
8. BAILEY JL. Metabolic acidosis: an unrecognized cause of morbidity in the patient with chronic kidney disease. Kidney Int Suppl, 2005, (96): S15-S23.
9. LEMANN J, LITZOW JR, LENNON EJ. The effects of chronic acid loads in normal man: further evidence for the participation of bone mineral in the defense against chronic metabolic acidosis. J Clin Invest, 1966, 45(10): 1608-1614.
10. EUSTACE JA, ASTOR B, MUNTNER PM, et al. Prevalence of acidosis and inflammation and their association with low serum albumin in chronic kidney disease. Kidney Int, 2004, 65(3): 1031-1040.
11. RAPHAEL KL, ZHANG Y, YING J, et al. Prevalence of and risk factors for reduced serum bicarbonate in chronic kidney disease. Nephrology (Carlton), 2014, 19(10): 648-654.
12. WESSON DE, SIMONI J. Acid retention during kidney failure induces endothelin and aldosterone production which lead to progressive GFR decline, a situation ameliorated by alkali diet. Kidney Int, 2010, 78(11): 1128-1135.
13. KRIEGER NS, FRICK KK, BUSHINSKY DA. Mechanism of acid-induced bone resorption. Curr Opin Nephrol Hypertens, 2004, 13(4): 423-436.
14. MCSHERRY E, MORRIS RC. Attainment and maintenance of normal stature with alkali therapy in infants and children with classic renal tubular acidosis. J Clin Invest, 1978, 61(2): 509-527.
15. KOPPLE JD, KALANTAR-ZADEH K, MEHROTRA R. Risks of chronic metabolic acidosis in patients with chronic kidney disease. Kidney Int Suppl, 2005, (95): S21-S27.
16. FRANCH HA, RAISSI S, WANG X, et al. Acidosis impairs insulin receptor substrate-1-associated phosphoinositide 3-kinase signaling in muscle cells: consequences on proteolysis. Am J Physiol Renal Physiol, 2004, 287(4): F700-F706.
17. GARIBOTTO G, SOFIA A, RUSSO R, et al. Insulin sensitivity of muscle protein metabolism is altered in patients with chronic kidney disease and metabolic acidosis. Kidney Int, 2015, 88(6): 1419-1426.
18. BALLMER PE, MCNURLAN MA, HULTER HN, et al. Chronic metabolic acidosis decreases albumin synthesis and induces negative nitrogen balance in humans. J Clin Invest, 1995, 95(1): 39-45.
19. KLEGER GR, TURGAY M, IMOBERDORF R, et al. Acute metabolic acidosis decreases muscle protein synthesis but not albumin synthesis in humans. Am J Kidney Dis, 2001, 38(6): 1199-1207.

20. GRAHAM KA, HOENICH NA, TARBIT M, et al. Correction of acidosis in hemodialysis patients increases the sensitivity of the parathyroid glands to calcium. J Am Soc Nephrol, 1997, 8(4): 627-631.

21. MOVILLI E, ZANI R, CARLI O, et al. Direct effect of the correction of acidosis on plasma parathyroid hormone concentrations, calcium and phosphate in hemodialysis patients: a prospective study. Nephron, 2001, 87(3): 257-262.

22. BROWN RH, COHEN I, NOBLE D. The interactions of protons, calcium and potassium ions on cardiac Purkinje fibres. J Physiol, 1978, 282: 345-352.

23. MITCHELL JH, WILDENTHAL K, JOHNSON RL. The effects of acid-base disturbances on cardiovascular and pulmonary function. Kidney Int, 1972, 1(5): 375-389.

24. DOBRE M, ROY J, TAO K, et al. Serum bicarbonate and dtructural and functional cardiac abnormalities in chronic kidney disease-a report from the chronic renal insufficiency cohort study. Am J Nephrol, 2016, 43(6): 411-420.

25. DOBRE M, RAHMAN M, HOSTETTER TH. Current status of bicarbonate in CKD. J Am Soc Nephrol, 2015, 26(3): 515-523.

26. ORDÓÑEZ FA, SANTOS F, MARTÍNEZ V, et al. Resistance to growth hormone and insulin-like growth factor-I in acidotic rats. Pediatr Nephrol, 2000, 14(8-9): 720-725.

27. KALANTAR-ZADEH K, MEHROTRA R, FOUQUE D, et al. Metabolic acidosis and malnutrition-inflammation complex syndrome in chronic renal failure. Semin Dial, 2004, 17(6): 455-465.

28. BELLOCQ A, SUBERVILLE S, PHILIPPE C, et al. Low environmental pH is responsible for the induction of nitric-oxide synthase in macrophages. Evidence for involvement of nuclear factor-kappaB activation. J Biol Chem, 1998, 273(9): 5086-5092.

29. RAPHAEL KL, WEI G, BAIRD BC, et al. Higher serum bicarbonate levels within the normal range are associated with better survival and renal outcomes in African Americans. Kidney Int, 2011, 79(3): 356-362.

30. SHAH SN, ABRAMOWITZ M, HOSTETTER TH, et al. Serum bicarbonate levels and the progression of kidney disease: a cohort study. Am J Kidney Dis, 2009, 54(2): 270-277.

31. DOBRE M, YANG W, CHEN J, et al. Association of serum bicarbonate with risk of renal and cardiovascular outcomes in CKD: a report from the Chronic Renal Insufficiency Cohort (CRIC) study. Am J Kidney Dis, 2013, 62(4): 670-678.

32. DRIVER TH, SHLIPAK MG, KATZ R, et al. Low serum bicarbonate and kidney function decline: the Multi-Ethnic Study of Atherosclerosis (MESA). Am J Kidney Dis, 2014, 64(4): 534-541.

33. SCIALLA JJ, APPEL LJ, ASTOR BC, et al. Net endogenous acid production is associated with a faster decline in GFR in African Americans. Kidney Int, 2012, 82(1): 106-112.

34. GOLDENSTEIN L, DRIVER TH, FRIED LF, et al. Serum bicarbonate concentrations and kidney disease progression in community-living elders: the Health, Aging, and Body Composition (Health ABC) Study. Am J Kidney Dis, 2014, 64(4): 542-549.

35. WESSON DE, NATHAN T, ROSE T, et al. Dietary protein induces endothelin-mediated kidney injury through enhanced intrinsic acid production. Kidney Int, 2007, 71(3): 210-217.

36. NAVANEETHAN SD, SCHOLD JD, ARRIGAIN S, et al. Serum bicarbonate and mortality in stage 3 and stage 4 chronic kidney disease. Clin J Am Soc Nephrol, 2011, 6(10): 2395-2402.

37. KOVESDY CP, ANDERSON JE, KALANTAR-ZADEH K. Association of serum bicarbonate levels with mortality in patients with non-dialysis-dependent CKD. Nephrol Dial Transplant, 2009, 24(4): 1232-1237.

38. WU DY, SHINABERGER CS, REGIDOR DL, et al. Association between serum bicarbonate and death in hemodialysis patients: is it better to be acidotic or alkalotic. Clin J Am Soc Nephrol, 2006, 1(1): 70-78.

39. KDIGO 2012 Clinical Practice Guideline for the Evaluation and Management of Chronic Kidney Disease. Kidney Int, 2013, 3(suppl): 1-150.

40. DE BRITO-ASHURST I, VARAGUNAM M, RAFTERY MJ, et al. Bicarbonate supplementation slows progression of CKD and improves nutritional status. J Am Soc Nephrol, 2009, 20(9): 2075-2084.

41. MAHAJAN A, SIMONI J, SHEATHER SJ, et al. Daily oral sodium bicarbonate preserves glomerular filtration

rate by slowing its decline in early hypertensive nephropathy. Kidney Int, 2010, 78(3): 303-309.

42. LEFEBVRE A, DE VERNEJOUL MC, GUERIS J, et al. Optimal correction of acidosis changes progression of dialysis osteodystrophy. Kidney Int, 1989, 36(6): 1112-1118.
43. BELLASI A, DI ML, SANTORO D, et al. Correction of metabolic acidosis improves insulin resistance in chronic kidney disease. BMC Nephrol, 2016, 17(1): 158.
44. WILLIAMS B, HATTERSLEY J, LAYWARD E, et al. Metabolic acidosis and skeletal muscle adaptation to low protein diets in chronic uremia. Kidney Int, 1991, 40(4): 779-786.
45. BAILEY JL, WANG X, ENGLAND BK, et al. The acidosis of chronic renal failure activates muscle proteolysis in rats by augmenting transcription of genes encoding proteins of the ATP-dependent ubiquitin-proteasome pathway. J Clin Invest, 1996, 97(6): 1447-1453.
46. GRAHAM KA, REAICH D, CHANNON SM, et al. Correction of acidosis in CAPD decreases whole body protein degradation. Kidney Int, 1996, 49(5): 1396-1400.
47. MOVILLI E, ZANI R, CARLI O, et al. Correction of metabolic acidosis increases serum albumin concentrations and decreases kinetically evaluated protein intake in haemodialysis patients: a prospective study. Nephrol Dial Transplant, 1998, 13(7): 1719-1722.
48. BOIRIE Y, BROYER M, GAGNADOUX MF, et al. Alterations of protein metabolism by metabolic acidosis in children with chronic renal failure. Kidney Int, 2000, 58(1): 236-241.
49. CHALLA A, KRIEG RJ, THABET MA, et al. Metabolic acidosis inhibits growth hormone secretion in rats: mechanism of growth retardation. Am J Physiol, 1993, 265(4 Pt 1): E547-E553.
50. CHALLA A, CHAN W, KRIEG RJ, et al. Effect of metabolic acidosis on the expression of insulin-like growth factor and growth hormone receptor. Kidney Int, 1993, 44(6): 1224-1227.
51. SUSANTITAPHONG P, SEWARALTHAHAB K, BALK EM, et al. Short-and long-term effects of alkali therapy in chronic kidney disease: a systematic review. Am J Nephrol, 2012, 35(6): 540-547.
52. DE SOLIS AJ, GONZÁLEZ-PACHECO FR, DEUDERO JJ, et al. Alkalinization potentiates vascular calcium deposition in an uremic milieu. J Nephrol, 2009, 22(5): 647-653.
53. WAKABAYASHI I, MARUMO M, SOTODA Y. Intracellular alkalinization augments capacitative Ca^{2+} entry in vascular smooth muscle cells. J Cardiovasc Pharmacol, 2003, 41(6): 903-907.
54. MOLITORIS BA, FROMENT DH, MACKENZIE TA, et al. Citrate: a major factor in the toxicity of orally administered aluminum compounds. Kidney Int, 1989, 36(6): 949-953.
55. NOLAN CR, CALIFANO JR, BUTZIN CA. Influence of calcium acetate or calcium citrate on intestinal aluminum absorption. Kidney Int, 1990, 38(5): 937-941.
56. GORAYA N, SIMONI J, JO CH, et al. A comparison of treating metabolic acidosis in CKD stage 4 hypertensive kidney disease with fruits and vegetables or sodium bicarbonate. Clin J Am Soc Nephrol, 2013, 8(3): 371-381.

第四章

肠道微生态与慢性肾脏病

慢性肾脏病（CKD）患者因肾衰竭日益进展，体内的诸多代谢废物不能正常排出体外，成为所谓的“尿毒症毒素”大量潴留于体内，导致肾功能持续恶化，心血管事件等并发症发生风险也增大。而近年来，有越来越多的研究表明，肠道细菌是众多尿毒症毒素的重要产生来源[1]。因此，认识CKD状态下的肠道微生态系统，以及如何从肠道着手进一步清除尿毒症毒素需要引起肾脏科医生的关注与重视。

1. CKD 状态下的肠道微生态系统

（1）正常人群的肠道生态系统：要认识CKD状态下肠道生态系统发生何种变化前，首先我们需要了解正常健康人群的肠道生态系统。人体结肠长度约为150cm，内部表面积为1.3m^2，重约220g，其中80%为水分，其内环境呈弱酸性，pH在6.0 ~ 7.0之间。定植在其中的微生物群落非常复杂多样，并且具有活跃的生化活性。结肠内容物缓慢的传送速度使得定居在其中的细菌菌群可以生存繁殖。这些细菌占肠内容物的40% ~ 60%，分属于400 ~ 500个不同的种属。在人肠道中最常见的是厚壁菌门、拟杆菌门、放线菌门、变形菌门、疣微菌门和广古菌门这几大门细菌，其中拟杆菌门（拟杆菌属、普氏菌属和Xylanibacter）和厚壁菌门（瘤胃球菌属、梭状芽胞杆菌属、乳酸杆菌属、真杆菌属、柔嫩梭菌属和罗斯氏菌属）占据了所有的90%。大多数细菌均为严格厌氧[2]。因此，随着氧张力逐渐降低，细菌密度随着肠壁的延伸而逐渐增大，在结肠其达到最大。肠道生态系统包括肠道菌群和肠道本身，二者之间为动态互惠关系，从而以期获得共生利益。

长期以来一直认为，结肠的主要功能为吸收水、电解质，并对消化后废物进行处理。最近更多认为结肠还具有捕获上消化道未能消化的碳水化合物（CHO）及蛋白质从而获得能量和氮的能力。而此过程是通过厌氧细菌代谢实现的，称之为发酵。结肠中CHO发酵的终产物包括氢，甲烷和短链脂肪酸（丁酸，丙酸，乙酸）。这些终产物大部分尤其是短链脂肪酸均是对人体有益的。例如丁酸可被结肠上皮细胞氧化代谢，向上皮细胞提供60% ~ 70%的能量。而另一方面，蛋白质发酵（或称为腐败）并未受到广泛的关注。平均每天有0.3 ~ 4.1g的氮是主要以蛋白质（50%）和肽类（20% ~ 30%）的形式进入结肠肠腔[3]。这些蛋白质和肽类进入结肠后被蛋白酶和肽酶水解生成低级肽和氨基酸。氨基酸可被用于细菌的生长或进一步发酵成多样的终产物包括短链或支链脂肪酸及其他代谢物，这其中就包括部分潜在的毒素，例如多胺类、酚类和吲哚类等。这些代谢物将在结肠肠腔内积聚，而后通过粪便或尿液排出体外[4-6]。一般认为这两种发酵类型的比例主要是通过肠腔中可获得的营养成分比例来调节，尤其是碳水化合物和氮源的比例。正常情况下最主要的能源是CHO，当CHO充分时，氨基酸及其中间体主要是用于细菌的生物合成。而当在CHO缺乏情况下，则会以蛋白酵解为主，这将导致潜在的细菌源性毒素大量产生[7,8]。

此外根据上述不同的发酵底物，细菌也可大致分为糖分解细菌和蛋白分解细菌[9,10]。随着肠道延长，CHO/氮源的比例逐渐降低，会相应地影响到肠道细菌的组成。此外，缓慢的结肠转运时间可造成结肠内CHO的缺乏，导致蛋白分解细菌大量繁殖，从而使蛋白质发酵旺盛，产生更多潜在的毒素。并且饮食摄入中营养元素的比例也同样会影响到结肠内细菌的组成比例和发酵类型。

（2）尿毒症人群的肠道生态系统：CKD本身及其相应的饮食管理将潜在性地改变患者的肠腔内环境，影响结肠内细菌发酵过程及菌群的组成。目前可将主要的影响因素归结于以下几点：首先，学者Kalantar-Zadeh[11]等观察到在血液透析（HD）患者饮食中摄入的纤维要显著少于正常健康人群。由此可推测CKD患者尤其是终末期肾脏病（ESRD）患者因钾摄入的限制而减少了饮食结构中水果与蔬菜摄入，导致肠腔内容物碳水化合物CHO比例的下降。其次，在CKD患者其结肠转运时间是延长的。便秘在CKD患者中发生率很高，在健康人群为10% ~ 20%，而在血液透析患者中则高达63%[12]。造成此种结果原因较多：CKD患者活动量减少，磷结合剂的使用，饮食限制，饮水量限制，以及相关并发症如糖尿病、心力衰竭、营养不良等均有可能影响。结肠转运时间延长及便秘不仅可以影响大部分肠段中碳水化合物与含氮化合物的比例，同时也导致细菌产生及肠道吸收毒素的时间延长。再者，CKD患者还存在着蛋白质消化吸收障碍，使更多的蛋白质从上消化道的消化吸收中逃逸，引起结肠中CHO与含氮化合物比例下降，从而促进了蛋白质分解细菌的大量繁殖，由蛋白发酵过程产生更多的潜在尿毒症毒素，例如酚类。最后，除了肠内容物营养成分的改变及结肠转运时间的延长，CKD患者肠腔内环境pH的改变（血尿素反流入肠腔致肠腔内氨浓度升高）和药物治疗（如磷结合剂，抗生素等）也对结肠内菌群组成及代谢有所影响。学者Hida[10]等通过检测粪便标本比较血透患者和健康对照人群的肠道菌群组成，发现在细菌总数上二者并未发现有显著的差别，但在种属这一层面，较正常健康者，需氧细菌如肠杆菌和肠球菌的数量在HD患者要升高近100倍；而厌氧菌双歧杆菌的数量明显下降，产气荚膜梭菌数量上升。尤其，最近有研究表明，CKD状态下肠道中具有脲酶、尿酸酶及吲哚与对甲酚形成酶的细菌种类数量显著增加[13]。

由上可知，在CKD患者肠腔内蛋白发酵过程较正常人活跃，并且菌群种类也发生变化，很多复杂代谢物的产生相应地增加，如对甲酚、吲哚和苯乙酸等。这些代谢产物除了都来源于肠道外，部分还具有其他的共同点，如需要通过结合作用解毒，而倾向于和蛋白结合。因为与蛋白结合的特性，这些物质主要由肾小管通过有机阴离子转运系统分泌清除[14]。迄今为止是否存在其他肾脏以外显著的清除方式仍是未知。酚类如苯乙酸、苯酚和对甲酚由酪氨酸和苯丙氨酸部分分解而来。主要通过肠道中很多专性厌氧和兼性厌氧细菌包括拟杆菌属、乳酸杆菌、肠杆菌、双歧杆菌，尤其梭菌属。大多酚类化合物在结肠内迅速被吸收，并在肝脏或结肠黏膜硫酸化。结肠内细菌分解代谢色氨酸可产生多种吲哚类化合物。肠道细菌如大肠埃希菌，具有色氨酸酶可将色氨酸转化为吲哚，最主要的终产物。吲哚吸收后在肝脏转化为硫酸吲哚。赖氨酸和鸟氨酸在肠道经脱羧反应可产生多胺尸胺和腐胺。多胺的裂解可使结构简单的单胺类产生增多[15]。单胺在结肠内可迅速吸收，并在结肠黏膜和肝脏经过单胺氧化酶和二胺氧化酶解毒，生成NH_3和CO_2。然而一些单胺也可直接通过尿液排泄，包括尸胺和腐胺氧化脱氨的产物（即吡咯烷和哌啶）。

除了以上所述的肠道生态系统改变，CKD时肠道屏障功能的改变也被广泛研究[16-19]。有发现CKD小鼠与健康对照组相比，其肠壁明显增厚，免疫反应也活跃。在尿毒症小鼠，其肠上皮细胞间的紧密连接蛋白occludin和claudin-1明显减少，这与增加的肠道通透性、肠腔内细菌内毒素及其他有毒物质的“泄漏”密切相关。在体外实验，用尿毒症患者血清刺激肠道上皮屏障，发现跨上皮电阻降低，通透性增高，紧密连接蛋白occludins含量降低，ZO-1量显著减少而claudin-1蛋白几乎消失。并且慢性肾脏病患者的水肿/容量超负荷状态也可增加肠壁通透性，尤其在血液透析患者，当超滤量过大或透析过程中出现低血压时引起肠道灌注不足，相应导致肠道屏障功能损害及通透性的增加。

综上，在尿毒症状态下肠道生态系统发生改变，肠道菌群的组成及代谢过程均发生变化，蛋白发酵占优势，导致潜在的肠源性毒素如酚类，吲哚类等大量产生；并且肠道上皮屏障遭到破坏，通透性增加，发生肠“泄漏”，细菌产物、内毒素及大量毒素进而吸收入血，对全身各器官系统造成一定影响。因此，肠道是CKD时不可忽视的一个重要器官。

2. 肠道微生态系统改变对CKD患者造成的影响

（1）细菌移位现象：细菌移位的概念由Berg于1979年提出，定义为胃肠道的活细菌或其产物出现在胃肠以外的位置，如肠系膜淋巴结、肝、脾、肾脏及血液[20]。在我们课题组的前期研究中，Wei等对5/6肾切除尿毒症模型大鼠进行研究，透射电镜超微结构显示尿毒症组肠上皮细胞间紧密连接结构不完整，部分断裂；肠道通透性及血hs-CRP、IL-6、TNF-α和内毒素水平均较假手术组显著升高[21]，证实尿毒症状态下肠上皮细胞紧密连接屏障的破坏以及微炎症状态的存在。Wang等和Shi等采用高通量焦磷酸测序法结合系统发育树分析研究尿毒症血液透析患者、尿毒症非透析患者及健康人群的肠道和血液中菌群，结果发现：在门和属水平，尿毒症血液透析和非透析患者血中的细菌与肠道中的均有同源性，说明在尿毒症患者存在肠道菌群移位进入血液[22,23]。细菌移位现象如此受关注，主要是因为其与CKD患者的微炎症状态密切相关。Wang等研究发现部分尿毒症大鼠的血液、肝、脾及肠系膜淋巴结中出现与肠道菌群同源的细菌源性DNA，且存在肠道菌群移位的尿毒症大鼠较无肠道菌群移位的尿毒症大鼠血清hs-CRP和IL-6浓度显著升高[24]，由此证实细菌移位加剧了慢性肾衰竭大鼠的微炎症状态。

微炎症状态被认为是引起CKD患者营养不良、贫血的重要原因之一[25]。微炎症状态会导致促红细胞生成素抵抗[26]，并干扰缺铁诊断；影响胃肠蠕动及胃液分泌使食物摄入不足、蛋白质分解代谢加强以及蛋白质合成减低[27]，导致患者营养不良。且更为重要的是，微炎症状态是慢性肾衰竭患者心血管并发症发生发展的重要独立危险因素。在透析患者中，微炎症与心血管疾病联系的紧密程度，已经到了可以忽视心血管疾病其他危险因素的地步[28]。因此，减轻细菌移位，控制微炎症状态的发生发展是降低慢性肾衰竭患者心血管事件发生率的关键。

（2）肠源性尿毒症毒素的影响：CKD患者肾脏功能逐渐丧失，难以将血液中潜在的有毒物质经尿液排出体外，导致这些物质在体内潴留[29,30]，被称为“尿毒症潴留物质”。如果具有生物或生化活性，则称之为尿毒症毒素。这些物质在体内积聚，对人体许多系统功能将产生负面影响，并可逐渐导致内源性中毒状态。为了简化，系统化庞大复杂的尿毒症潴留物质谱，需要对这些物质进行合理分类。现在最常使用的分类系统还是根据透析治疗时各物质特性进行划分的。主要分为以下三大类[31]：① 小分子水溶性毒素：分子量<500Da，如尿素、胍类、肌酐等，它们相对较易被透析清除；② 中分子毒素：分子量≥500Da，典型代表如β_2微球蛋白、瘦素等，这些物质的清除只能依靠孔径足够大的透析膜使其可以跨膜移动（无论是腹膜透析还是高通量血液透析），改变透析策略从弥散到对流及超滤，有利于这类物质的清除；③ 蛋白结合毒素：这类毒素大多分子量较小，典型代表如酚类和吲哚类。这类毒素是目前最难通过透析策略清除的，包括高通量透析。

但如前所述，最近研究表明，肠道是尿毒症毒素的一个重要来源，主要为肠道细菌进行分解代谢的结果。因此，Evenepoel等[1]提出也可以根据产生来源将尿毒症毒素进行分类。即分为内源性代谢毒素，微生物代谢毒素及外源性摄入毒素，而后面二者可统称为肠源性尿毒症毒素。这种分类系统可适应于体外药物治疗清除尿毒症毒素的需要。下面重点介绍几种重要的肠源性尿毒症毒素：

1）硫酸对甲酚：属于酚类，亲脂和部分亲水化合物。早期大多针对酚类物质的研究均关注前体物质对甲酚的浓度和毒性作用，而后渐渐认识到真正的对甲酚在肾衰患者仅存在非常低的浓度。其由肠道厌氧菌分解代谢苯丙氨酸和酪氨酸产生，几乎所有产生的对甲酚在肠壁结合生成硫酸对甲酚，及在肝脏生成为葡萄糖醛酸对甲酚。这两种结合形式具有极强的蛋白结合能力。急性暴露于对甲酚可能会导致中枢神经系统，肺，肝和肾的损坏。症状主要包括肌肉无力、胃肠紊乱、抑郁和死亡等。对甲酚还是一经典的癫痫发作诱导剂[32]。将对甲酚以5mmol/L的浓度作用于小鼠脊髓神经元5 s可诱发显著的全细胞电流，表现出神经兴奋性。将其以2mmol/L的浓度作用于大鼠肝组织切片6小时可造成超过90%细胞的死亡[33]。

此外，它还可以改变细胞膜上脂肪酸的组成并显著减少细胞内谷胱甘肽的量。对甲酚的毒性作用显示出对细胞内还原型谷胱甘肽的高度依赖性。如果还原型谷胱甘肽耗竭，其毒性作用增强。在尿毒症时其浓度大致为90 ~ 100μmol/L。在此浓度下，体外实验[34]发现，它可抑制巨噬细胞的功能。这主要是通过检测各种刺激下葡萄糖消耗量和自由基产生量而发现。另外还可降低内皮细胞黏附分子的表达，抑制白细胞对炎症因子刺激下内皮细胞的黏附。这些均提示对甲酚可能提高尿毒症患者易感染性。因为对甲酚大多为蛋白结合状态，考虑其体内生物活性作用主要是因为游离状态对甲酚所致。最近研究证实了这一假设，其毒性作用在低白蛋白（高游离对甲酚）状态下显著增强[35,36]。

2）吲哚类：是另一组蛋白结合毒素，其中硫酸吲哚是在尿毒症患者体内含量最高的吲哚化合物。硫酸吲哚是一小分子和相对疏水的阴离子。其在肝脏由吲哚合成，后者为肠道细菌分解代谢色氨酸产生。硫酸吲哚与CKD患者肾衰竭进展相关。给CKD大鼠灌胃硫酸吲哚或是前体吲哚，增加了肾小球硬化及肾衰竭发展的速率[37]，其增加了转化生长因子-β1（TGF-β1），基质金属蛋白酶组织抑制剂-1（TIMP-1）在尿毒症大鼠肾脏的表达[38,39]。Niwa[40]提出了慢性肾衰竭进展的顺序：肾小球滤过率的下降导致尿毒症毒素的潴留例如硫酸吲哚；这些毒素在残余肾单位中超负荷，如硫酸吲哚促进肾小球硬化，导致残余肾单位的进一步减少。这一假设可以解释低蛋白饮食可以减缓肾衰竭的进展。低蛋白饮食的尿毒症大鼠相比于高蛋白饮食的，血清中硫酸吲哚水平下降，肾小球硬化指数也一同下降。AST-120为口服吸附剂，可以吸附肠道中吲哚使其随粪便排出从而降低血硫酸吲哚水平。有人发现给尿毒症大鼠使用AST-120也降低了肾小球硬化指数。尿毒症大鼠肾脏组织免疫组化染色显示硫酸吲哚主要在近端肾小管细胞。最近研究[41]表明肾小管通过阴离子转运蛋白分泌硫酸吲哚。硫酸吲哚可浓度依赖性地导致近端肾小管上皮细胞内产生自由基。此外，其还可以因与药物竞争结合蛋白从而提高药物毒性；还可导致血管内皮损伤，抑制内皮细胞增殖与修复，并致内皮自由基产生。

3）氧化三甲胺：氧化三甲胺是肠道细菌分解代谢胆碱及肉碱的终末产物[42,43]。其前体三甲胺经过门静脉至肝脏，在一系列肝酶尤其是含黄素单加氧酶的作用下，有效氧化，形成氧化三甲胺。氧化三甲胺进入血循环，最终经由肾脏排出[44]。氧化三甲胺的浓度随着CKD的进展而增加，当进展至ESRD时氧化三甲胺的浓度升至正常健康人群的20倍[45,46]。氧化三甲胺可促进巨噬细胞中胆固醇蓄积和动脉粥样硬化的形成[43]，增加血小板高反应性和血栓形成的可能性[47]，以及促进肾小管间质纤维化的进展[44]。氧化三甲胺被逐渐认为是心血管事件的预测因素，无论是在普通人群[42]，还是在CKD患者[45,46]。

3. 如何从肠道中清除尿毒症毒素

（1）饮食管理：如前所述，可见饮食在一定程度上影响了肠道细菌的组成以及代谢过程。因此，合理的饮食管理措施在重建肠道菌群平衡，降低循环硫酸对甲酚，硫酸吲哚和氧化三甲胺的水平中应是可以发挥重要的作用。考虑到多数肠源性毒素为蛋白发酵的产物，限制饮食中蛋白摄入和补充膳食纤维也许是有效的饮食管理措施。限制饮食中蛋白质的摄入，也许可有效控制蛋白质发酵，但也可能引起蛋白质营养不良，而增加相关不良风险，这显然不是理想的。因此，补充膳食纤维来限制肠道细菌的蛋白质发酵，是较为安全可行的。在美国第三次国家健康和营养调查（NHANES Ⅲ）中，总人群的膳食纤维摄入量是平均17g/d，远低于指南推荐的20 ~ 30g/d。而CKD患者膳食纤维的摄入量更少，约15g/d[48]。这主要是因为高膳食纤维食物如水果、蔬菜等在CKD患者尤其ESRD患者中往往是限制摄入的，以预防或纠正高钾血症和高磷血症[49]。不易消化的低聚糖和多糖（例如菊粉、其水解产物低聚果糖和低聚半乳糖），通常被称为益生元，也许是CKD患者安全的膳食纤维来源。益生元一般被定义为，选择性发酵的成分，对肠道菌群的组成和活性产生特定的影响（如可刺激双歧杆菌生长），从而对宿主健康产生有益的影响[50]。一项在HD患者的初步研究，Meijers等发现在补充含丰富低聚果糖菊粉的患者，硫酸对甲酚的血清水平明显下降，而硫酸吲哚未见显著变化[51]。另一项同样关于血液透析患者研究，Sirich等发现抗性淀粉可显著降低血液透析患者血清硫酸吲哚水平[52]。另外，有研究也发现在未透析的CKD患者，菊粉可以显著降低患者血清硫酸对甲酚水平。

另外除了益生元补充，近年认为地中海饮食结构在调节肠道菌群，影响细菌代谢上有一定作用。地中海饮食结构是以消耗碳水化合物为基础，主要是粗谷物、水果和蔬菜，配合豆类、坚果、橄榄油、鱼和适量的红酒（含抗氧化剂），而乳制品和红肉的使用量很低[53,54]。可见，地中海饮食含有大量碳水化合物，有利于细菌的CHO发酵，并且由于红肉的使用量很低，减少了胆碱和肉碱的摄入，一定程度上可减少氧化三甲胺的产生。

（2）吸附剂：通过吸附作用，降低肠源性毒素的水平是另一经由肠道清除尿毒症毒素的治疗选择。

1）氧化淀粉：很早之前，我国就有利用氧化淀粉清除肠道毒素。氧化淀粉是一种口服肠道吸附剂，其结构中的氧原子具有与尿素及氨的亲和力，口服后能导泻，从而使尿素氮经由肠道排出，一定程度上纠正患者的氮质血症。氧化淀粉在胃肠道中不被吸收，对人体无毒性作用，但其结构中的醛基刺激消化道黏膜，且由于其对尿素氮吸附能力较差，患者每天须服用20 ~ 40g的量，易引起胃肠道反应，引起食欲不振、腹胀或腹泻等副作用。将氧化淀粉进行覆醛处理，制成包醛氧化淀粉，使其醛基不能够直接与消化道黏膜接触，减少了胃肠道副作用，并且经过包醛处理后其分子表面的无序程度提高，增加了有效接触面积，提高了吸附能力[55]。

2）磷结合剂：磷结合剂或磷交换剂被用来限制大多数透析患者体内磷酸盐的积聚。盐酸司维拉姆是一种不含钙的磷酸盐结合剂，主要通过类似树脂离子交换的方式和肠道里的磷结合，以达到降磷的目的。在体外实验中已证实司维拉姆也可以结合吲哚（10% ~ 15%）和对甲酚（40% ~ 50%，pH依赖性）[56]。但是目前仍没有在CKD动物模型或是临床实验中观察到司维拉姆可降低血清硫酸吲哚或硫酸对甲酚的浓度[57]。其降低肠源性尿毒症毒素水平的作用仍有待继续进一步地研究。

3）口服活性炭：口服活性炭，一非特异性有机毒素结合剂，常规用于中毒治疗中，目前也已被广泛用于尿毒症患者，以控制尿毒症毒素的潴留和改善肠道屏障功能。日本的AST-120是一应用广泛、研究较多的口服活性炭吸附剂，由直径0.2 ~ 0.4mm的球形碳颗粒组成[58]。它可显著吸附结肠中各种有机化合物，包括吲哚[59,60]，对甲酚[61]以及食物来源的晚期糖基化终末产物[62]。在众多动物研究和体外实验中表明AST-120可降低循环硫酸吲哚水平，以及减缓肾脏、血管以及骨破坏。但遗憾的是，在两项大型临床试验（EPPIC-1和EPPIC-2临床试验）中，并未能证实AST-120可延缓CKD进展[63]。爱西特药用炭片是在我国应用较为广泛的吸附剂，它由高分子材料经1 100℃无氧高温，再经活化而成，不溶于水，不可被胃肠道中的消化液和细菌分解。每克爱西特有1 000 ~ 1 400m^2的表面积，可以强有力地吸附结肠中小/中分子毒素，以促进这些毒素从肠道中排出。

（3）结肠透析：结肠透析是向结肠内注入透析液，以肠道黏膜为天然半透膜，通过弥散作用实现机体与透析液的物质交换、通过渗透作用清除体内多余的水分。结肠透析用于尿毒症治疗已有一段历史。早在20世纪中期，诱导腹泻和灌肠在尿毒症治疗中就很流行。1990年，梅奥诊所的外科医生Schloerb，利用平衡盐溶液反复灌洗分离出的回肠肠袢，救治了一名病危的年轻尿毒症患者[64]。且早在1951年，Kolff认为结肠是一重要的毒素来源库，并探讨了肠道灌洗和口服吸附剂的治疗潜力[65]。

（4）中药制剂：祖国医学的复方制剂-尿毒清颗粒和肾衰宁在慢性肾衰竭治疗中应用也很广泛。尿毒清颗粒，由大黄、黄芪、白术、茯苓、何首乌、川芎、丹参等十六味中药组成，含多种有效生物活性成分，如异黄酮、大黄素、黄芪甲苷、芍药苷、丹酚酸A等。肾衰宁颗粒的主要成分为甘草、茯苓、大黄、太子参、丹参、牛膝、黄连、半夏、红花、陈皮。二者的主要药物都包括大黄，大黄可促进代谢产物从肠道排泄、改善氮质血症，并还有抑制氧自由基等作用[66]。有研究发现，在5/6肾切除尿毒症大鼠模型，利用大黄进行结肠灌洗可显著降低尿毒症大鼠血清尿素和硫酸吲哚水平，改善肾功能，并且利用焦磷酸测序和实时定量PCR分析技术发现，大黄灌洗可以帮助恢复CKD时肠道菌群平衡[67]。

（5）调节肠道菌群平衡：目前主要是应用益生菌来调节肠道菌群组成，重建菌群平衡，从而降低肠源性尿毒症毒素水平，缓解微炎症状态。益生菌作为一类活性微生物（例如双歧杆菌、乳酸杆菌），当摄入足够量时，可对机体发挥有益作用，维持肠道菌群的稳态。益生菌的作用机制主要包括以下几点：调节肠道菌群组成，与致病菌竞争黏附位点，维持肠道微生态系统平衡；刺激肠黏膜产生抗炎细胞因子以提高肠道免疫性能；改善肠黏膜细胞紧密连接，提高紧密连接蛋白表达，增强肠道上皮屏障功能；并且还具有免疫调节作用，有助于维持机体正常的免疫功能，改善肠道黏膜局部和系统免疫功能[68]。现有的活性益生菌制剂主要有单菌株和多菌株联合的，普遍认为多菌株联合制剂能更好维持肠道细菌稳态，且10^8 ~ 10^9CFU是较为安全且有效的剂量。在一项随机交叉对照试验也发现益生菌制剂Renadyl®（含嗜热链球菌、长双歧杆菌、嗜酸乳杆菌）可降低CKD3 ~ 4期患者的血清尿素氮水平，但肌酐水平未见显著差异[69]。

目前关于益生菌减少肠源性毒素的随机对照临床研究仍较少，且样本量也不足够大，其确切的治疗效果还有待进一步的探讨。

（蒋红利　左　力）

参考文献

1. EVENEPOEL P, MEIJERS BKI, BAMMENS BRM, et al. Uremic toxins originating from colonic microbial metabolism. Kidney Int Suppl, 2009, 76(114): S12-S19.
2. ANDERS HJ, ANDERSEN K, STECHER B. The intestinal microbiota, a leaky gut and abnormal immunity in kidney disease. Kidney Int, 2013, 83(6): 1010-1016.
3. MACFARLANE GT, CUMMINGS JH. The colonic flora, fermentation, and large bowel digestive function// Phillips SF, Shorter RG. The Large Intestine: Physiology, Pathophysiology, and Disease. Raven: New York, 1991:5192.
4. MACFARLANE GT, MACFARLANE S. Models for intestinal fermentation: association between food components, delivery systems, bioavailability and functional interactions in the gut. Curr Opin Biotechnol, 2007, 18(2):156-162.
5. GIBSON SA, MCFARLAN C, HAY S, et al. Significance of microflora in proteolysis in the colon. Appl Environ Microbiol, 1989, 55(3): 679-683.
6. CUMMINGS JH, HILL MJ, BONE ES, et al. The effect of meat protein and dietary fiber on colonic function and metabolism. II. Bacterial metabolites in feces and urine. Am J Clin Nutr, 1979, 32(10): 2094-2101.
7. BIRKETT A, MUIR J, PHILLIPS J, et al. Resistant starch lowers fecal concentrations of ammonia and phenols in humans. Am J Clin Nutr, 1996, 63(5): 766-772.
8. SMITH EA, MACFARLANE GT. Enumeration of human colonic bacteria producing phenolic and indolic compounds: effects of pH, carbohydrate availability and retention time on dissimilatory aromatic amino acid metabolism. J Appl Bacteriol, 1996, 81(3): 288-302.
9. GOLDFARB DS, MODERSITZKI F, ASPLIN JR. A randomized, controlled trial of lactic acid bacteria for idiopathic hyperoxaluria. Clin J Am Soc Nephrol, 2007, 2(4): 745-749.
10. HIDA M, AIBA Y, SAWAMURA S, et al. Inhibition of the accumulation of uremic toxins in the blood and their precursors in the feces after oral administration of Lebenin, a lactic acid bacteria preparation, to uremic patients undergoing hemodialysis. Nephron, 1996, 74(2):349-355.
11. KALANTAR-ZADEH K, KOPPLE JD, DEEPAK S, et al. Food intake characteristics of hemodialysis patients as obtained by food frequency questionnaire. J Ren Nutr, 2002, 12(1): 17-31.
12. YASUDA G, SHIBATA K, TAKIZAWA T, et al. Prevalence of constipation in continuous ambulatory peritoneal dialysis patients and comparison with hemodialysis patients. Am J Kidney Dis, 2002, 39(6): 1292-1299.

13. WONG J, PICENO YM, DE SANTIS TZ, et al. Expansion of urease and uricase containing, indole-and p-cresol-forming and contraction of short chain fatty acid-producing intestinal bacteria in ESRD. Am J Nephrol, 2014, 39(3):230-237.

14. ENOMOTO A, NIWA T. Roles of organic anion transporters in the progression of chronic renal failure. Ther Apher Dial, 2007, 11(Suppl 1):S27-S31.

15. MACFARLANE GT, CUMMINGS JH, MACFARLANE S, et al. Influence of retention time on degradation of pancreatic enzymes by human colonic bacteria grown in a 3-stage continuous culture system. J Appl Bacteriol, 1989, 67(5):520-527.

16. VAZIRI ND, YUAN J, RAHIMI A, et al. Disintegration of colonic epithelial tight junction in uremia: a likely cause of CKD-associated inflammation. Nephrol Dial Transplant, 2012, 27(7): 2686-2693.

17. VAZIRI ND, GOSHTASBI N, YUAN J, et al. Uremic plasma impairs barrier function and depletes the tight junction protein constituents of intestinal epithelium. Am J Nephrol, 2012, 36(5): 438-433.

18. VAZIRI ND, YUAN J, NORRIS K. Role of urea in intestinal barrier dysfunction and disruption of epithelial tight junction in CKD. Am J Nephrol, 2013, 37(1): 1-6.

19. VAZIRI ND, YUAN J, NAZERTEHRANI S, et al. Chronic kidney disease causes disruption of gastric and small intestinal epithelial tight junction. Am J Nephrol, 2013, 38(2): 99-103.

20. BERG RD, GARLINGTON AW. Translocation of certain indigenous bacteria from the gastrointestinal tract to the mesenteric lymph nodes and other organs in a gnotobiotic mouse model. Infect Immun, 1979, 23(2):403-411.

21. WEI M, WANG Z, LIU H, et al. Probiotic Bifidobacterium animalis subsp. lactis Bi-07 alleviates bacterial translocation and ameliorates microinflammation in experimental uremia. Nephrology (Carlton), 2014, 19(8):500-506.

22. SHI K, WANG F, JIANG H, et al. Gut bacterial translocation may aggravate microinflammation in hemodialysis patients. Dig Dis Sci, 2014, 59(9): 2109-2117.

23. WANG F, JIANG H, SHI K, et al. Gut bacterial translocation is associated with microinflammation in end-stage renal disease patients. Nephrology (Carlton), 2012, 17(8): 733-738.

24. WANG F, ZHANG P, JIANG H, et al. Gut bacterial translocation contributes to microinflammation in experimental uremia. Dig Dis Sci, 2012, 57(11): 2856-2862.

25. WEISS G. Iron and anemia of chronic disease. Kidney Int Suppl, 1999, 69:S12-S17.

26. GUNNELL J, YEUN JY, DEPNER TA, et al. Acute-phase response predicts erythropoietin resistance in hemodialysis and peritoneal dialysis patients. Am J Kidney Dis, 1999, 33(1):63-72.

27. STENVINKEL P. Inflammation in end-stage renal disease: the hidden enemy. Nephrology (Carlton), 2006, 11(1):36-41.

28. KAYSEN GA. The microinflammatory state in uremia: causes and potential consequences. J Am Soc Nephrol, 2001, 12(7):1549-1557.

29. VANHOLDER R, ARGILES A, BAURMEISTER U, et al. Uremic toxicity: present state of the art. Int J Artif Organs, 2001, 24(10):695-725.

30. VANHOLDER R, MASSY Z, ARGILES A, et al. Chronic kidney disease as cause of cardiovascular morbidity and mortality. Nephrol Dial Transplant, 2005, 20(6): 1048-1056.

31. VANHOLDER R, DE SMET R, GLORIEUX G, et al. Review on uremic toxins: classification, concentration, and interindividual variability. Kidney Int, 2003, 63(5): 1934-1943.

32. YEHUDA S, CARASSO RL, MOSTOFSKY DI. Essential fatty acid preparation (SR-3) raises the seizure threshold in rats. Eur J Pharmacol, 1994, 254(1-2):193-198.

33. THOMPSON DC, PERERA K, FISHER R, et al. Cresol isomers: Comparison of toxic potency in rat liver slices. Toxicol Appl Pharmacol, 1994, 125(1):51-58.

34. VANHOLDER R, DE SMET R, WATERLOOS MA, et al. Mechanisms of uremic inhibition of phagocyte reactive species production: characterization of the role of p-cresol. Kidney Int, 1995, 47(2):510-517.

35. DOU L, CERINI C, BRUNET P, et al. P-cresol, a uremic toxin, decreases endothelial cell response to

inflammatory cytokines. Kidney Int, 2002, 62(6):1999-2009.

36. DE SMET R, VAN KAER J, VAN VLEM B, et al. Toxicity of free p-cresol: A prospective and cross-sectional analysis. Clin Chem, 2003, 49(3):470-478.
37. NIWA T, ISE M, MIYAZAKI T. Progression of glomerular sclerosis in experimental uremic rats by administration of indole, a precursor of indoxyl sulfate. Am J Nephrol, 1994, 14(3): 207-212.
38. MIYAZAKI T, ISE M, SEO H, et al. Idoxyl sulfate stimulates renal synthesis of TGF-1, TIMP-1 and pro-1(I) collagen in uremic rat kidneys. Kidney Int Suppl, 1997, 62:S15-S22.
39. MIYAZAKI T, ISE M, HIRATA M, et al. Indoxyl sulfate stimulates renal synthesis of transforming growth factor-1 and progression of renal failure. Kidney Int Suppl, 1997, 63:S211-S214.
40. NIWA T. Organic acids and the uremic syndrome: protein metabolite hypothesis in the progression of chronic renal failure. Semin Nephrol, 1996, 16(3):167-182.
41. ENOMOTO A, TAKEDA M, TOJO A, et al. Role of organic anion transporters in the tubular transport of indoxyl sulfate and the induction of its nephrotoxicity. J Am Soc Nephrol, 2002, 13(7):1711-1720.
42. KOETH RA, WANG Z, LEVISON BS, et al. Intestinal microbiota metabolism of L-carnitine, a nutrient in red meat, promotes atherosclerosis. Nat Med, 2013, 19(5): 576-585.
43. WANG Z, KLIPFELL E, BENNETT BJ, et al. Gut flora metabolism of phosphatidylcholine promotes cardiovascular disease. Nature, 2011, 472(7341):57-63.
44. TANG WH, WANG Z, KENNEDY DJ, et al. Gut microbiota-dependent trimethylamine N-oxide (TMAO) pathway contributes to both development of renal insufficiency and mortality risk in chronic kidney disease. Circ Res, 2015, 116(3):448-455.
45. STUBBS JR, HOUSE JA, OCQUE AJ, et al. Serum trimethylamine-N-oxide is elevated in CKD and correlates with coronary atherosclerosis burden. J Am Soc Nephrol, 2016, 27(1):305-313.
46. MISSAILIDIS C, HALLQVIST J, QURESHI AR, et al. Serum trimethylamine-N-oxide is strongly related to renal function and predicts outcome in chronic kidney disease. PLoS One, 2016, 11(1): e0141738.
47. ZHU W, GREGORY JC, ORG E, et al. Gut microbial metabolite TMAO enhances platelet hyperreactivity and thrombosis risk. Cell, 2016, 165(1):111-124.
48. EVENEPOEL P, POESEN R, MEIJERS B. The gut-kidney axis. Pediatr Nephrol, 2017, 32(11): 2005-2014.
49. EVENEPOEL P, MEIJERS BK. Dietary fiber and protein: nutritional therapy in chronic kidney disease and beyond. Kidney Int, 2012, 81(3):227-229.
50. ROBERFROID M, GIBSON GR, HOYLES L, et al. Prebiotic effects: metabolic and health benefits. Br J Nutr, 2010, 104[Suppl 2]:S1-S63.
51. MEIJERS BK, DE PRETER V, VERBEKE K, et al. p-Cresyl sulphate serum concentrations in haemodialysis patients are reduced by the prebiotic oligofructose-enriched inulin. . Nephrol Dial Transplant, 2010, 25(1):219-224.
52. SIRICH TL, PLUMMER NS, GARDNER CD, et al. Effect of increasing dietary fiber on plasma levels of colon derived solutes in hemodialysis patients. Clin J Am Soc Nephrol, 2014, 9(9):1603-1610.
53. TRICHOPOULOU A, KOURIS-BLAZOS A, WAHLQVIST ML, et al. Diet and overall survival in elderly people. BMJ, 1995, 311(7018):1457-1460.
54. MARTÍN-PELÁEZ S, COVAS MI, FITÓ M. Health effects of olive oil polyphenols: Recent advances and possibilities for the use of health claims. Mol Nutr Food Res, 2013, 57(5):760-771.
55. 冯淑英 . 包醛氧淀粉与氧化淀粉治疗慢性肾衰疗效比较 . 中国疗养医学 , 1995, 4(3):74-76.
56. DE SMET R, THERMOTE F, RAYMOND VANHOLDER, et al. Sevelamer hydrochloride (Renagel) absorbs the uremic compounds indoxyl sulphate, indole and p-cresol. J Am Soc Nephrol, 2004, 15: 505A.
57. PHAN O, IVANOVSKI O, NGUYEN-KHOA T, et al. Sevelamer prevents uremia-enhanced atherosclerosis progression in apolipoprotein E-deficient mice. Circulation, 2005, 112(18): 2875-2882.
58. MARIER JF, GUILBAUD R, SRP KAMBHAMPATI, et al. The effect of AST-120 on the single-dose pharmacokinetics of losartan and losartan acid (E-3174) in healthy subjects. J Clin Pharmacol, 2006, 46(3): 310-320.

59. SCHULMAN G, AGARWAL R, et al. A multicenter, randomized, double-blind, placebo-controlled, dose-ranging study of AST-120 (Kremezin) in patients with moderate to severe CKD. Am J Kidney Dis, 2006, 47(4):565-577.

60. NIWA T, NOMURA T, SUGIYAMA S. The protein metabolite hypothesis, a model for the progression of renal failure: an oral adsorbent lowers indoxyl sulphate levels in undialyzed uremic patients. Kidney Int Suppl, 1997, 62:S23-S28.

61. NIWA T, ISE M, MIYAZAKI T, et al. Suppressive effect of an oral sorbent on the accumulation of p-cresol in the serum of experimental uremic rats. Nephron, 1993, 65(1): 82-87.

62. YAMAGISHI S, NAKAMURA K, MATSUI T, et al. Oral administration of AST-120 (Kremezin) ia a promizing therapeutic strategy for advanced glycation end product (AGE)-related disorders. Med Hypotheses, 2007, 69(3):666-668.

63. SCHULMAN G, BERL T, BECK GJ, et al. Randomized placebo-controlled EPPIC Trials of AST-120 in CKD. J Am Soc Nephrol, 2015, 26(7):1732-1746.

64. SCHLOERB PR. Intestinal dialysis for kidney failure Personal experience. ASAIO Trans, 1990, 36(1):4-7.

65. TWISS EE, KOLFF WJ. Treatment of uremia by perfusion of an isolated intestinal loop; survival for forty-six days after removal of the only functioning kidney. J Am Med Assoc, 1951, 146(11): 1019-1022.

66. 赵翠，丁芳，林海英，等 . 结肠透析联合保留灌肠治疗慢性肾衰竭的疗效观察 . 临床荟萃，2011, 15 :1310-1313.

67. ZENG YQ, DAI Z, LU F, et al. Emodinviacolonic irrigation modulates gut microbiota and reduces uremic toxins in rats with chronic kidney disease. Oncotarget, 2016, 7(14): 17468-17478.

68. 农清栋，屈泽强，许凤妙，等 . 益生菌的作用机制及临床应用研究进展 . 轻工科技，2017, 5 :28-30.

69. NATARAJAN R, PECHENYAK B, VYAS U, et al. Randomized controlled trial of strain-specific probiotic formulation (Renadyl) in dialysis patients. Biomed Res Int, 2014, 2014:568571.

第五章

CKD 患者的分级管理及管理模式

一、对于 CKD 患者进行分级管理的必要性

在2002年慢性肾脏病（CKD）的概念诞生之后，国际范围内涌现了一批关于CKD在一般人群患病率的研究。这些研究的结果显示，CKD的患病率在各个国家和地区基本都在10%以上、与糖尿病的患病率相当[1]。此外，CKD与其他常见的慢性非传染性疾病，包括高血压、糖尿病、心脑血管疾病等关系密切，不仅多合并出现、还常互为因果[1]。在这样的大背景下，作为肾脏内科医生，需要从源于临床工作、又高于临床工作的角度去看待CKD患者的治疗和管理。我国被誉为“肾脏病学之母”的王海燕教授曾经讲过[2]，“对CKD防治的一体化措施不仅是某些新药物、新检查方法的推广使用，更是肾脏科医生医疗理念、工作模式的转变。我们不能只满足于在诊室接触患者十几分钟、在病房接触患者十几天，而要对患者建立追踪管理、指导系统；我们不能只在医院等待患者，还要走出医院、寻找早期患者；不仅要注意临床与基础医学相结合开展实验室研究工作，还要进行与卫生统计学、流行病学的跨学科合作，做好肾病防治的大课题，将CKD防治水平与国际接轨的艰巨任务一步一个脚印做到实处，使中国CKD患者真正受益。”

如果要制订合理的对于我国CKD患者进行管理的方案，首先要了解我国CKD患者在人群中的患病情况。2012年发表的“中国首次大型CKD流行病学调查”结果为了解我国一般人群中CKD的罹患情况提供了较为详尽的全国性调查数据[3]。该研究由北京大学第一医院肾内科牵头组织、全国13个大型医院的肾内科参与，由中国疾病预防控制中心指导和参与抽样设计；研究采用多阶段分层抽样的方法获得能够代表中国18岁以上成年人群情况的调查人群。研究显示，我国18岁以上成年人群中CKD的患病率为10.8%（95%置信区间10.2% ~ 11.3%）[3]。值得注意的是，尽管我国成年人群CKD患病率与发达国家的报道类似；但是我国CKD患者的分期构成与发达国家的报道不同[3]。在研究筛查出的CKD患者，多数以CKD G1 ~ 2期者为主［即eGFR大于60ml/（min·1.73m^2）、合并A2 ~ 3范围的白蛋白尿］；这部分患者占所有CKD患者的84.3%[3]。而在美国全国健康营养调查的数据中[4]，CKD G1 ~ 2期患者的比例仅为38.2%；大部分患者为伴有eGFR下降的CKD3 ~ 5期患者。如同在本书第二十七篇“慢性肾脏病”概论中讨论的，这种早期患者居多现象的原因可能是由于我国高血压、糖尿病等代谢性疾病的攀升发生于20世纪80—90年代；之后出现的大量新发患者在现阶段还处于早期的CKD。但是，如果不能采取有效人群范围内的干预措施针对CKD进行管理，假以时日、这些患者进入中晚期CKD后，其并发症的治疗以及进入ESRD后的治疗对于医疗卫生系统将是沉重的负担。因此，现阶段我国处于社会经济发展造成的特殊的、CKD防治的“窗口期”，亟须尽快在人群范围内设计并实施针对CKD的管理方案。

关于如何管理CKD，如前所述我国CKD患者目前以早期患者为主；按照2012年我国人口估计CKD G1 ~ 2期患者绝对数约为1亿，而且与罹患CKD相关的因素多为糖尿病、高血压等代谢性疾病[3]。与之形成鲜明对比的是，根据2008年的统计、我国共有肾脏专科医生约8 000名[5]；即使

近年来这个数字有所上升、也不可能与1亿名CKD患者具有可比性。另一方面，代谢性疾病导致CKD G1 ～ 2期患者如无特殊情况、也不需要到肾脏专科医生处就诊[6]；这部分患者更适合在社区医疗服务机构进行管理。其实早在2002年的KDOQI指南中就提出[7]，不同分期的CKD患者管理目标不同；如CKD高危人群的主要管理目标的筛查和控制高危因素（血压、血糖）、早期CKD患者的主要管理目标是早期诊断和规律监测、CKD G3 ～ 4期患者则以延缓肾功能进展、评估和处理并发症为主、而进展性CKD G4 ～ 5期患者需要提前准备肾脏替代治疗。因此，结合我国的国情，对于我国CKD患者的人群管理策略应该是“分级管理”，也即CKD高危人群和无特殊并发症、合并症的CKD G1 ～ 3a期患者（尤其与代谢性疾病相关者）应以基层医疗卫生机构的非肾脏专科医生为主管理；而对于CKD G3b ～ 5期的CKD患者、或疑难重症CKD患者则以三级医院的肾脏专科医生为主管理，由此形成优势资源互补的慢性肾脏病分级管理模式。关于该模式的具体细节在下文中进行讨论；这种管理模式也契合目前国家倡导的分级诊疗制度。

关于我国CKD患者管理的现状，缺乏直接数据；但是有些结果能够提示现状不容乐观。2004年对205位在三级医院（主要是教学医院）工作的肾科医生问卷调查表明，2/3的肾脏病患者首次就诊时血肌酐已超过176.8μmol/L，1/4的肾脏患者首次就诊时血肌酐已超过530.4μmol/L[8]。而对于“中国CKD流行病学调查”筛查出的CKD患者问卷调查显示[9]，CKD的知晓率仅为10.0%。进一步的分析显示，对于不合并白蛋白尿的患者，CKD G3期与CKD G4 ～ 5期的知晓率仅为11.7%（95%置信区间9.5% ～ 13.8%）和15.6%（5.0% ～ 26.1%）；而有白蛋白尿的CKD G3期与CKD G4 ～ 5期患者知晓率也分别仅为16.7%（95%置信区间11.8% ～ 21.7%）和61.8%（95%置信区间45.4% ～ 78.1%）[9]。对于与知晓CKD相关因素的分析显示，社会经济状况与医疗保险状态并不与知晓CKD相关，合并高血压、糖尿病等公认的CKD高危因素也不与知晓CKD相关；与知晓CKD相关的因素为“过去2年内接受过健康体检”、有肾脏疾病家族史者、以及自我报告担心是否有肾脏疾病者[9]。由此可见，我国CKD患者管理的情况有很大待改善的空间、尤其是CKD患者的早期诊断与早期干预；而要改善这种现状，关键并不仅在于提高医疗卫生投入，更重要的是针对基层医疗服务人员和公众的、就肾脏相关防治知识的教育。

二、其他国家和地区对于CKD患者进行分级管理的经验

关于在一般人群中筛查CKD、进行早期诊断是否符合成本效益比，研究的结论并非完全一致。近期Komenda等[10]对于在一般人群、高血压患者及糖尿病患者中应用蛋白尿或eGFR筛查CKD的研究进行了荟萃分析；共有9个研究被纳入荟萃分析，其中8个研究评价蛋白尿筛查（多数应用尿ACR或尿白蛋白排泄率评价白蛋白尿），2个研究评价eGFR筛查。研究结果显示在糖尿病或高血压人群中应用白蛋白尿相关指标和/或eGFR筛查CKD是符合成本-效益比的；但是在一般人群中则不然，除非选择特殊的一般人群进行筛查（例如老年人或可能从RAAS阻断剂治疗中获益者），因此不进行危险度分层的一般人群普查是不符合成本-效益比的[10]。

实际上，包括英国、澳大利亚、新西兰、英国、美国、日本在内的很多国家都发布了在CKD高危人群中进行肾脏相关指标（包括eGFR、白蛋白尿和尿常规）筛查的指南或建议[11,12]。以英国为例，全科医生是一般人群在社区医疗卫生服务的第一道防线；全科医生的服务在英国国家健康服务（National Health Service，NHS）体系下对于全人群是免费的。早在2005年，NHS就发布了关于肾脏疾病的标准，其中涵盖的内容包括了如何早期防治与发现CKD(包括临床实验室如何正规报告eGFR、肌酐测定如何标准化等)、以及对于CKD进展与并发症的防治[12]。之后，为了支持NSF、相关医学专家很快又推出了关于如何在基层医疗服务中筛查、管理CKD患者的临床指南，涉及更加具体的操作层面内容，包括如何筛查蛋白尿、如何根据eGFR对于CKD进行分期、以及如何控制血压等[12]。同时，在英国全国范围内对于基层医疗服务的信息系统进行了升级，从中提取的内容能够做到依据指南推荐的标准进行“按绩效给付”（pay-for-performance，P4P）。以CKD管理来讲，质量控制要求的得分点包括：① 能够对于≥18岁CKD患者的资料进行登记；② 所管理CKD

患者近15个月内有血压记录的比例；③ 所管理CKD患者在过去15个月内血压低于140/85mmHg的比例；④ 所管理CKD患者中合并高血压以及蛋白尿者应用RAAS阻断剂的比例；⑤ 所管理CKD患者在过去15个月中有尿ACR（或尿蛋白肌酐比值）的比例[12]。根据2010/2011年的数据，第2、3、4、5项在英国的比例分别为97.5%、74.2%、90.5%与82.2%[12]。对于CKD患者的管理，除了与CKD相关筛查指标外，还包括与糖尿病、高血压、心脑血管疾病管理的诸多内容；根据2010/2011年的数据，这些数据的达标率高达93.7%[12]。从日程临床行为中提取出来的数据可以依据P4P的规则进行评分；P4P共涉及100多个变量、评分最高为1 000分，2010/2011年每1分给付130.51英镑[12]。2010/2011年各个医疗服务机构的平均分数为891.9 ~ 981.8，体现了在人群范围内的良好管理质量[12]。即使这样，在英国NHS系统中登记的CKD患病率仅为4.1%[12]，提示在早期筛查方面仍可能有不及之处。Harvey等[13]进一步探讨了如何在英国的基层医疗服务机构中改善CKD的早期诊断率和管理情况；其采用的方式主要是包括继续教育实施计划-行动-学习-实施（Plan-Do-Study-Act）循环进行改善、以及增加人力与物力的支持。经过12个月的实施后，被早期发现和管理的CKD患者数目显著增加、在人群中的百分比从4%上升到接近6%；同时血压得到控制的CKD患者比例也显著上升[13]。在中国台湾，2001年之后有两个大型的关于CKD管理的项目：CKD一体化管理项目，和糖尿病患者早期干预项目[11]；与英国类似、中国台湾的健保系统关于CKD的管理也具有P4P的机制[14]。这些项目实施约10年后，在中国台湾透析登记的数据中已经可以看到接受透析治疗的ESRD患者数目开始呈现下降趋势[11]。因此，其他国家和地区的经验显示基层医疗服务机构有可能高效、高质量的对于CKD高危人群和早期CKD患者进行管理，但是同时需要政府医疗保险政策的配合与支持、以及需要持续对于医疗卫生从业人员进行继续教育。

除了对于CKD高危人群和早期CKD患者在基层医疗服务管理的探讨外，国外也有研究探讨基层医疗服务机构协助肾脏专科医生对于中晚期CKD患者进行管理的模式。Jones等[15]对于949例新近转诊的CKD G3 ~ 5期患者的资料进行了回顾性分析；其中266例（28%）患者都是经过肾脏专科医生的处理后转回基层医疗服务机构（中位时间111天）、再由肾脏专科医生通过基层医疗服务机构的辅助检查结果远程指导治疗；41例（15%）由于eGFR下降又回到肾脏专科医生处就诊。与转回肾脏专科医生的患者相比，在校正了年龄、性别、基线eGFR、是否糖尿病肾病、和有无血管疾病后，留在基层医疗服务机构的患者死亡或接受肾脏替代治疗的风险更低（HR 0.64，95%置信区间0.38 ~ 0.89）[15]；显示至少有部分相对稳定的CKD G3 ~ 5期患者能够由基层医疗服务机构与肾脏专科医生进行共同管理。来自美国的对于CRIC队列（Chronic Renal Insufficiency Cohort）研究参与者的分析显示[16]，在3 855名研究参与者中67%在入组研究前曾就诊于肾脏专科医生，而其余患者均来自基层医疗服务机构。对于患者的进一步分析显示，曾就诊于肾脏专科医生的患者CKD相关并发症（包括肾性贫血、矿物质骨代谢紊乱等）达标率高、RAAS阻断剂使用比例高；但是两组患者的CKD进展、新发心血管事件和死亡发生率并无差异（$P>0.05$）[16]。因此，来自国外的研究显示对于中晚期CKD患者，基层医疗服务机构也有可能在肾脏专科医生的参与下提供服务；但是在中国的国情下，这样的模式是否可行，还有待进一步讨论和实践验证。关于这一点，下文会有进一步讨论。

三、如何进行CKD患者的分级管理

（一）CKD患者分级管理的含义

如同之前提到的，CKD分级管理的目标人群是CKD患者高危人群和CKD现患人群；对于CKD高危人群和无特殊并发症、合并症的CKD G1 ~ 3a期患者（尤其与代谢性疾病相关者）应以基层医疗卫生服务机构的全科医生为主进行管理；而对于CKD G3b ~ 5期的CKD患者、或疑难重症CKD患者则以三级医院的肾脏专科医生为主管理；在不同级别的医疗机构形成双向转诊和上下联动机制，由此形成优势资源互补的慢性肾脏病分级管理模式。

整体来说，基层医疗卫生服务具有医疗服务距离短、长期不间断的特点，在甄别CKD高危人群及早期CKD患者的管理上独具优势；同时，能够极大缓解目前CKD患者大量涌向设有肾内科的大型医院造成的就医的困难现状。而肾功能稳定的CKD3b ～ 5期患者开始出现CKD相关并发症，临床治疗的专业性更强，需由肾脏专科医师进行评估并制订治疗方案。此外，这部分中晚期患者通常还合并其他器官系统的疾病（例如糖尿病、心脑血管疾病和营养不良等）、临床用药复杂多样，除了肾脏专科医生外、也需要其他专科医生、营养师和药师共同参与、形成以肾脏专科医生为核心的多学科一体化管理的模式，这对于延缓此类特殊CKD患者的疾病进展、改善预后改善生活质量尤为重要。此外，在这个过程中很重要的环境是基层医疗卫生机构的全科医生能够识别出需要转诊给肾脏专科医生的急、重、复杂病例、及时进行转诊，这样才能保障CKD患者的安全管理。

需要指出的是，如果要能够实现这种CKD患者的分级管理，根据其他国家的经验和教训，需要有国家相关医疗保险支付制度的支持，此外还需要能够提取相关辅助检查指标的信息系统进行评价和质量控制；但是相关内容已经超出了本书的范围，在此不做进一步阐述。

（二）CKD患者分级管理的主体和职责

1. 基层医疗卫生从业人员的职责 CKD高危人群的甄别、教育与管理，对于高危人群进行CKD的早期筛查、并按照相关指南进行干预；及时识别出急、重、复杂病例并及时进行转诊。

2. 肾脏专业科室从业人员的职责 对于基层医疗卫生从业人员就CKD相关防治知识进行继续教育；制定基层医疗卫生机构对于CKD高危人群进行CKD防治管理、对于早期CKD患者进行恰当干预；对于中晚期、复杂、疑难CKD患者进行诊治；肾脏替代治疗前的评价、准备和治疗；对于应该由肾脏专科医生管理的患者进行长期CKD一体化管理，对于稳定后的早期CKD患者转回基层医疗卫生机构进行管理。

3. 其他专科医生的职责 了解本专业涉及的CKD高危人群，并进行CKD的筛查；处理CKD患者的并发症与合并症；肾移植手术的评价和手术实施。

（三）CKD患者分级管理的内容

1. CKD高危人群的甄别，CKD的早期筛查、诊断与管理 如前所述，卫生经济学的研究并不支持在一般人群中不加筛选的进行CKD的筛查。应该考虑作为CKD高危人群进行定期筛查的人群包括（但不仅限于）：年龄≥65岁的老年人；高血压患者；糖尿病患者；有肾脏疾病家族史者；长期服用肾毒性药物者（例如非甾体类抗炎药或含马兜铃酸的中药）。筛查的指标应该至少包括尿常规、尿白蛋白肌酐比值、以及基于血肌酐的eGFR（强调肌酐检测的标准化）；筛查的频率应该至少每年1次。

在临床实践中，上述人群多数不在肾脏内科就诊，而会在其他专科或基层医疗卫生服务机构就诊；这就需要提高其他专科或基层医疗卫生从业人员对于CKD高危人群以及肾脏疾病相关筛查指标具有初步的认识、避免对于这些人群“视而不见”。此外，我国CKD的低知晓率与公众对于肾脏疾病的科学认知度不高也有一定关系，一方面“腰痛”、“肾虚”的患者蜂拥到三级医院的肾脏专科进行就诊，另一方面大量的CKD高危人群不知晓应该就肾脏损伤的相关指标进行基本的检查；因此，除了对于医务人员的教育外，针对公众的健康教育对于提高早期CKD的诊断率也至关重要。

2. 早期CKD患者（CKD G1 ～ 3a期）的管理 早期CKD患者（即CKD G1 ～ 3a期患者），如不合并血尿和/或A3范围的蛋白尿（例如慢性肾小球肾炎），多数与糖尿病、高血压等代谢性疾病相关。这部分患者主要管理内容与引起CKD的代谢性疾病管理大部分重复、肾脏特异并发症出现的比例极小，因此适合由基层医疗卫生医务人员为主导、肾脏专科医务人员提供支持进行管理。其管理内容除了对于饮食及生活方式的指导、原有代谢性疾病及其他合并疾病的管理外，还应该包括对于肾脏相关指标（主要是尿蛋白/尿白蛋白以及eGFR）的定期监测，以及对于有适应证的患者及时合理使用RAAS抑制剂。关于高血压和糖尿病患者中RAAS的应用指征，在KDIGO关于CKD的指南[6]中有明确定义：① 高血压合并A2 ～ A3范围的蛋白尿；② 糖尿病合并A2 ～ A3范围的蛋白尿；③ 高血压合并糖尿病，无论尿蛋白水平；④ 无高血压且无糖尿病，合并A3范围的蛋白尿。关于RAAS抑制剂在临床应用时需要注意和监测的内容（具体内容见本书第二十八篇

第三章），也需要肾脏专科医生以各种形式向基层医疗卫生医务人员提供继续教育。

3. 中晚期 CKD 患者（CKD G3b ~ 5）的管理 按照 KDIGO 关于 CKD 的指南[6]中的建议，对于 CKD G4 ~ 5 期和/或合并 A3 范围蛋白尿的患者，明确建议到肾脏专科医生处就诊；对于 CKD G3b 期合并 A1 ~ 2 范围蛋白尿的患者，仍以监测为主。考虑到 CKD G3b 的患者中有相当比例会出现肾脏特异的并发症，包括肾性贫血和矿物质骨代谢紊乱等，仍建议这部分患者需要到肾脏专科医生处就诊。如同之前讨论的，在国外的研究中，发现 CKD3 ~ 5 的患者经过肾脏专科医生指导后、能够安全地在基层医疗卫生机构长期随访。其实目前国际上已经形成了若干公认的有关 CKD 评价与管理、CKD 并发症（如肾性贫血、矿物质骨代谢紊乱、和高血压等）诊治的临床实践指南，以早年的 KDOQI 系列指南和之后的 KDIGO 系列指南为代表；这些指南已经为复杂 CKD 的管理提供了详细的流程式处理建议，有可能形成易于执行的临床路径。从理论上讲，对于肾功能相对稳定、原发病无需特殊处理的 CKD G3b ~ 4 期患者，如果由肾脏专科医生形成临床诊治的路径和决策支持，通过培训与定期质量控制、是有可能由基层医疗卫生机构的医务人员进行管理的。但是，实际上基层医疗卫生机构的医务人员会存在“谈肾色变”的现实情况；对于存在一定肾功能下降的肾脏疾病患者诊治的认知程度远逊于高血压、糖尿病、或冠心病等慢性疾病。因此，要达到基层医疗卫生机构的医务人员有意愿、有能力管理稳定的 CKD G3b ~ 4 期患者，还需要在一段时间内进行细致的继续教育和提供决策支持，同时也需要国家相应保险政策的支持。

除了基层医疗卫生机构外，肾脏专科对于CKD G3b ~ 5期患者的长期管理也需要建立合理的模式。对于在肾脏专科管理的CKD患者血压控制情况的分析显示[17]，1999—2005年我国CKD患者的血压知晓率、治疗率和控制率都有所提升；但即使在2005年、以140/90mmHg为达标的标准，高血压的控制率也只有30.0%。如果更加强化的130/80mmHg为血压控制达标的标准，高血压的控制率在2005年仅为7.7%[17]。对于我国透析患者矿物质骨代谢紊乱的横断面调查也显示相关指标控制情况逊于发达国家的结果[18]。因此，在肾脏专科的CKD患者管理也需要进一步提高质量。在KDIGO关于CKD的指南[6]中，考虑到中晚期CKD患者临床并发症与合并症的复杂性，建议对于CKD患者进行“多学科管理（multidisciplinary Care，MDC）”，包括饮食咨询、肾脏替代方式选择的教育咨询、移植选择、血管通路手术、伦理、心理和社会关怀等；这其实也就是CKD的一体化管理。正如在讨论延缓CKD患者肾功能下降时谈到的，所谓CKD一体化管理指的是从发生CKD开展，针对控制肾脏原发病、避免或纠正导致肾功能恶化的诱因、延缓肾功能进行性下降、防治并发症（包括心脑血管疾病，以及肾性贫血、矿物质骨代谢紊乱等）、控制合并症、适时进行肾脏替代治疗前准备等环节，对CKD患者进行生活方式、心理及药物等多方面的干预。在中国台湾，已经建立了有专科护士积极参与的、由健保政策支持的（P4P）CKD一体化管理模式；经过临床研究发现[19]，由一体化管理模式管理的患者相对死亡率低、在随访时间内进入ESRD的比例较低。因此，CKD分级管理的重点不仅限于对于基层医疗卫生医务人员的培训和教育，就肾脏专科医务人员而言、也需要按照中晚期CKD患者的特点改变管理理念、进行CKD的一体化管理。北京大学第一医院肾内科从2006年开始建立CKD一体化管理门诊，经过10年的积累、已经形成了适合国情的、包括肾脏专科医生、营养师、药师、内分泌医生、中西医结合医生等在内的多学科团队对于患者进行一体化管理；研究显示患者各项并发症控制的情况好于国内平均水平[20]。除了临床管理的获益外，还形成了有随访资料的临床信息库、生物学标本库，为开展临床科研提供了高质量的研究平台。

4. CKD 患者的转诊指征 如同之前讨论的，CKD 患者分级管理的一个关键就是基层医疗卫生医务人员能够及时识别出需要转诊到肾脏专科处的患者。在 KDIGO 关于 CKD 的指南[6]中明确了提出了相关的转诊指征，可供在具体临床管理工作中借鉴，具体包括：① 急性肾损伤（AKI）或 GFR 短期内持续下降；<30ml/（min·1.73m^2）（按 GFR 分期为 G4 ~ G5）；~ 持续存在的显著白蛋白尿（ACR ≥ 300mg/g 或 24 小时尿蛋白定量 >0.5g/d）；④ CKD 进展者；⑤ 尿红细胞管形，原因不明确且持续存在的 RBC>20 个/高倍镜视野；⑥ CKD 合并难治高血压（4 种或以上降压药，血压控制仍不理想）；⑦ 持续存在的血钾异常；⑧ 复发性肾结石或多发肾结石。

总之，历经十余年的研究、对于CKD的认识已经演变为成为全球性的公共卫生问题；在这样的大背景下，肾脏内科医生的责任已经不仅限于直接诊治个体的患者，而应该进一步协助形成并实施CKD分级管理模式、面向医务人员和公众进行CKD诊治相关知识的教育与宣传、以及开展研究改善CKD患者的诊治现状与预后等，才能从更深远的层面履行为医的历史责任。

（张路霞）

参考文献

1. ECKARDT KU, CORESH J, DEVUYST O, et al. Evolving importance of kidney disease: from subspecialty to global health burden. Lancet, 2013, 382(9887):158-169.
2. 王海燕 . 慢性肾脏病的临床进展及其防治 // 王海燕 . 肾脏病学 . 3 版 . 北京：人民卫生出版社 , 2008 : 1814-1823.
3. ZHANG L, WANG F, WANG L, et al. Prevalence of chronic kidney disease in China: a cross-sectional survey. Lancet, 2012, 379(9818):815-822.
4. CORESH J, SELVIN E, STEVENS LA, et al. Prevalence of chronic kidney disease in the United States. JAMA, 2007, 298(17):2038-2047.
5. LIU ZH. Nephrology in china. Nat Rev Nephrol, 2013, 9(9):523-528.
6. KDIGO working group. KDIGO 2012 Clinical Practice Guideline for the Evaluation and Management of Chronic Kidney Disease. Kidney International, 2012, Supplement 3:1-119.
7. National Kidney Foundation. K/DOQI clinical practice guidelines for chronic kidney disease: evaluation, classification, and stratification. Am J Kidney Dis, 2002, 39(2 Suppl 1):S1-S266.
8. 左力 , 王梅 , 王海燕 . 部分肾科医生在慢性肾脏病诊断和治疗领域中的工作概况 . 中华肾脏病杂志 , 2005, 21(3) : 127-132.
9. WANG F, ZHANG L, WANG H, et al. Awareness of CKD in China: a national cross-sectional survey. Am J Kidney Dis, 2014, 63(6):1068-1070.
10. KOMENDA P, FERGUSON TW, MACDONALD K, et al. Cost-effectiveness of primary screening for CKD: a systematic review. Am J Kidney Dis, 2014, 63(5):789-797.
11. CHEN N, HSU CC, YAMAGATA K, et al. Challenging chronic kidney disease: experience from chronic kidney disease prevention programs in Shanghai, Japan, Taiwan and Australia. Nephrology (Carlton), 2010, 15 Suppl 2:31-36.
12. STEVENS PE, DE LUSIGNAN S, FARMER CK, et al. Engaging primary care in CKD initiatives: the UK experience. Nephrol Dial Transplant, 2012, 27 Suppl 3:iii5-iii11.
13. HARVEY G, OLIVER K, HUMPHREYS J, et al. Improving the identification and management of chronic kidney disease in primary care: lessons from a staged improvement collaborative. Int J Qual Health Care, 2015, 27(1):10-16.
14. LIAO PJ, LIN TY, WANG TC, et al. Long-Term and Interactive Effects of pay-for-performance interventions among diabetic nephropathy patients at the early chronic kidney disease stage. Medicine (Baltimore), 2016, 95(14):e3282.
15. JONES C, RODERICK P, HARRIS S, et al. An evaluation of a shared primary and secondary care nephrology service for managing patients with moderate to advanced CKD. Am J Kidney Dis, 2006, 47(1):103-114.
16. RICARDO AC, ROY JA, TAO K, et al. Influence of Nephrologist Care on Management and Outcomes in Adults with Chronic Kidney Disease. J Gen Intern Med, 2016, 31(1):22-29.
17. WANG Y, ZHANG L, LI X, et al. Improvement of awareness, treatment and control of hypertension among chronic kidney disease patients in China from 1999 to 2005. Hypertens Res, 2009, 32(6):444-449.

18. KONG X, ZHANG L, ZHANG L, et al. Mineral and bone disorder in Chinese dialysis patients: a multicenter study. BMC Nephrol, 2012, 13:116.

19. WU IW, WANG SY, HSU KH, et al. Multidisciplinary predialysis education decreases the incidence of dialysis and reduces mortality–a controlled cohort study based on the NKF/DOQI guidelines. Nephrol Dial Transplant, 2009, 24(11):3426-3433.

20. 孟立强，王玉，张路霞，等．中晚期慢性肾脏病患者肾功能进展危险因素 - 单中心慢性肾脏病专业门诊队列研究．中华肾脏病杂志，2011, 27(8)：555-560.

第二十九篇

慢性肾脏病
肾脏替代治疗

第一章 慢性肾脏病肾脏替代治疗的时机

肾脏的基本功能是排泄代谢废物和水分，当肾功能受损时，代谢废物和水分潴留导致一系列症状和体征，危及患者的生命。当肾损伤达到一定程度时，需要进行肾脏替代治疗（kidney replacement therapy，KRT）。本章主要讲述成人慢性肾脏病（CKD）进行KRT的时机及指征。CKD患者的KRT方式包括肾移植和透析治疗，由于肾移植所需的肾源非常稀缺，所以我国KRT以透析为主，透析治疗又可以分为血液透析（hemodialysis，HD）和腹膜透析（peritoneal dialysis，PD）两种方式，我国最常采用的是血液透析。适时开始KRT可有效恢复终末期肾脏病（ESRD）患者机体内环境的稳定，改善患者的症状（有些可危及生命）、提高生活质量，有些患者甚至能重新回归社会。但是KRT需要持续终生，给患者带来不适、不便，患者需要承担治疗相关的风险和负担。因此决定何时开始KRT治疗非常重要，通常需要肾科医师与患者及其家属共同决定。需要注意的是，透析时机不仅包括决定患者开始透析治疗的时间点，更包括了透析前患者、患者家属及护理人员应进行的准备。对于晚期CKD患者，透析前准备应整合到患者的总体治疗当中。

我国KRT以透析治疗为主，本章主要介绍透析治疗的时机，开始HD与PD的时机一致。本章最后将用少量篇幅介绍肾移植的时机。

既往，肾脏替代治疗的英文表述多为“renal replacement therapy”，近年越来越多为“kidney replacement therapy”所替代。renal与kidney均为肾、肾脏的含义，但renal来源于拉丁文，与来源于中古英语的kidney相比艰深晦涩，因此后者使用日益广泛[1]。

一、透析前准备

（一）适时转诊

2012年改善全球肾脏病预后（KDIGO）指南推荐使用证实的CKD进展风险预测工具对患者进行预测（详见第二十七篇第二章第一节肾功能进行性下降的定义及预测），如果预测患者1年内肾衰竭的风险为10% ~ 20%甚至更高，患者就应该及时向肾内科转诊，避免过晚转诊[2]。2015年日本透析治疗学会（JSDT）治疗临床指南中指出：从防治CKD进展及对患者进行教育干预的角度来看，推荐当肾小球滤过率（GFR）<50ml/（min·1.73m^2）时将患者转诊至肾内科。如果患者年龄小于40岁，则应更早地进行转诊［GFR<60ml/（min·1.73m^2）］。但对年龄70岁以上的人群，当GFR<40ml/（min·1.73m^2）再转诊也是可以接受的[3]。2015年11月，肾脏病质量预后（KDOQI）血液透析充分性临床实践指南2015更新版（以下简称为2015 KDOQI更新指南）发布，指南从开始KRT准备的角度提出建议：凡是GFR<30ml/（min·1.73m^2）的患者均应向肾内科医生转诊[4]。

向肾内科转诊的时机分为早期转诊和晚期转诊。早期向肾内科医生转诊，患者临床获益更多，晚期转诊则产生诸多危害，尤其是对老年患者（表29-1-0-1）[2]；同时，由于患者能够接受持续的教育性干预，有助于延迟透析、改善生活质量（降低住院时间、KRT开始时的血白蛋白及血细胞比容较高），患者腹膜透析接受程度增高，KRT前建立动静脉内瘘的患者比例高，且改善患者透析后的生存预后（包括全因死亡风险及1年死亡率）[5-19]。然而，如何界定早期转诊和晚期转诊目前并无定论。既往研究使用的早期转诊的定义不尽相同，可以在开始透析前1个月到1年[5-18]。研究中最多使用的是以3个月为界限，然而，学术界倾向于3个月对于进行KRT治疗准备来讲过短；更早转诊至肾内科，患者可以有更多获益[4]。荷兰的一项研究将患者转诊分为<3个月，3 ~ 12个月，≥12个月，发现透析前转诊12个月以上的患者生存率最高[6]。KDIGO指南中指出KRT前1年转诊较为合适，如果不足一年，可以认为是晚期转诊[2]。

表 29-1-0-1 早期转诊与晚期转诊的利弊

晚期转诊的危害	早期转诊的获益
贫血和骨病	推迟开始 KRT
严重高血压和液体负荷	永久性血管通路比例增加
永久性血管通路比例低	治疗选择余地大
肾移植转诊时机过晚	减少紧急透析
初次住院率高	缩短住院时间，降低花费
1 年死亡率较高	营养状况改善
KRT 模式患者选择余地少	更好地管理 CVD 和合并疾病
心理社会调节更差	改善患者生存

由于晚期CKD患者可能在将来面临KRT的治疗选择，在做出选择前患者需要在身体上、心理上做好准备，接受CKD及KRT相关知识的教育，根据自身和家庭的情况，结合想要达到的治疗目的做出最佳决策。在此过程中，患者家属及其护理人员也应充分参与，保证患者、患者家属和护理人员有充足的时间做出关于KRT的决定，包括保守治疗、肾脏移植及选择采取何种透析方式。选择透析的患者应该在合适的时机解决透析通路，保证在透析开始时患者有合适的通路，将既定的治疗方案成功实施[4]。因此，只有及时向肾内科转诊，患者才最可能达到充分准备KRT，从而做出最佳决策并得到最佳预后。

（二）多学科“一站式”诊疗服务

根据国外的经验，可以建立CKD诊疗中心[20,21]。CKD诊疗中心搭建包括多种学科的健康专家团队平台，按照慢性病诊疗模式的原则为患者提供“一站式”服务，提供整体的解决方案。2012年KDIGO指南中推荐的多学科诊疗服务包括对患者进行饮食指导、KRT模式的教育与咨询、肾脏移植的选择等，强调血管通路专家、伦理、心理、社会护理等方面的专家共同参与并解决患者相应的问题[2]。

其中，肾科医师是多学科“一站式”诊疗服务的核心。当患者进入CKD第3期，肾性贫血、矿物质和骨代谢紊乱、电解质紊乱、酸中毒、心血管问题和营养不良等接踵而至。患者应当处于肾科医生的严密监护下，同时需要内分泌、心血管等专科医生参与对患者的管理。还需要营养师参与改善患者的营养状况并制定低蛋白饮食计划减慢肾脏病的进展（详见第二十八篇第一章慢性肾脏病的营养治疗）。另外，由于CKD这种慢性疾病的进展，患者往往存在这样或那样的心理问题，因此需要心理医生和社会工作者的参与。当患者进入CKD第4期，医生的治疗策略除了延缓肾脏病进展、治疗合并症外，还包括使患者从身体和心理上做好接受肾脏替代治疗的准备。

具体来讲，多学科“一站式”诊疗服务内容包括：临床访视、实验室检查频率、心血管合并症、CKD并发症、预防接种计划、教育计划，包括CKD教育及KRT教育，患者的自我管理、改善生活方式（饮食、运动、戒烟、）等[2]。

1. 制订临床访视计划、设定实验室检查频率　对进入CKD4期的患者需要加强随访，对尿蛋白量正常或轻中度升高［尿微量白蛋白肌酐比（ACR）正常到<300mg/g或<30mg/mmol］的患者，

至少每 4 个月需要随访一次，而对于尿蛋白量重度升高（ACR>300mg/g 或 >30mg/mmol）的患者随访频率≤ 3 个月[2]。

2. 透析前患者教育　应对 CKD4 期的患者及其家属实施结构化的教育，教育内容主要包括 CKD 教育及 KRT 相关的教育。

（1）透析前CKD教育：当患者转诊至肾内科后，应向患者充分、详细解释CKD及ESRD有关的知识，达到患者及家属满意。建立完善的患者教育体系，为患者提供全面的医学管理和生活方式、饮食指导或其他教育性干预，以延缓肾脏病的进展，推迟进入透析的时间。研究表明，参加患者教育项目的患者在开始透析时建立血管通路的比例较高，透析开始后90天内的期望寿命更高。透析前6 ~ 12个月开始接受患者教育的患者死亡风险明显降低[3]。

（2）KRT方式的教育：应给予患者自主选择接受最合适的KRT方式的机会。2015 KDOQI更新指南建议当肾功能恶化至GFR<30ml/（min・1.73m^2）时应考虑开始向患者解释KRT方式及其特点，鼓励患者早期做出适合自身的选择[4]。KRT治疗选择包括肾移植、PD、家庭或透析中心HD以及保守治疗。对于很多高龄及体弱的患者，选择保守非透析治疗也许是合适的决定，而对于一些其他患者提前或早期进行肾移植可能是最好的选择。在多种透析模式中，包括居家透析模式和透析机构透析模式，目前的研究未能证明孰优孰劣。对考虑进行维持性透析治疗的患者，应告知每一种KRT方式均会在原有较高的疾病负担基础上增加新的治疗负担。鉴于目前缺乏透析方式孰优孰劣的确定性证据，患者、患者家属及护理人员需要对他们要做的决定进行权衡[4]。Morton及其同事综合18项定性研究，共报告了375名患者和87名护理人员的经验。他们认为4项内容对治疗选择至关重要，这4项内容是：面对死亡（选择生死、成为负担、活在地狱）、缺乏选择（医方决策、信息匮乏、资源限制）、对选择的认识日渐增多（同伴的影响、获得信息的时机）及不同选择间的权衡（维持生活方式、家庭影响、维持现状）[22]。然而，没有经过足够的时间进行教育和深思是无法作出以上任何一项重要决策的。过去20多年的研究显示，美国大部分开始维持性HD的患者对透析中心HD以外的KRT方式并不知情。在一项包括584名CKD4期和5期患者的研究中，总计61%的已经开始HD治疗的患者后悔这个决定，当被问及为什么选择透析时，有52%的患者表示他们的医生做出了此项决定[23]。虽然这项研究在人群同质性方面有一定的局限性，但很显然，很多患者关于治疗选择的透析前教育不足，从而导致患者对KRT的决策不满。最近的一项研究显示医护人员在预测患者选择方面的能力是非常有限的[24]。KRT方式的相关教育确实能够影响患者对治疗方式的选择，有研究显示，参与透前教育项目的患者初始选择PD治疗的可能性是未接受此项教育患者的5倍，且使用动静脉内瘘或移植血管内瘘开始HD的可能性增加2倍[25,26]。

不可否认的是，不同患者间肾脏病的进展存在很大的异质性。一些进展迅速的CKD患者可能会从早期的多学科教育中获益，而同样有一些CKD4期患者最终也并不需要进行透析治疗。对于那些最终不会进展至ESRD的患者，关于透析前的教育和准备只会增加花费并有可能对患者及其家庭造成压力。但多数学者深信给予患者选择权的益处胜过其不足，应早期开始进行以患者为中心的教育。通过及时告知患者、患者家属及其护理人员有关疾病预后及治疗选择的信息并给予足够的时间、足够的支持让患者及家属评估这些选择[4]。

透析的目的不只是延长患者生命，更是提高患者生活质量。因此，开始透析或放弃KRT应是一个个体化的自主的过程，该过程包含患者的治疗目标、生活偏好、预后、预期收益及肾衰竭本身及其治疗带来的负担，以及能帮患者最大程度接近目标的有关治疗方案的医疗指导和支持。此外，考虑到肾衰竭患者中认知损害和谵妄发病率较高，以及预测晚期CKD患者肾功能进展速度比较困难，让患者的病史提供者和决策代理人参与到决策的制定过程是十分必要的[4]。

3. 建立血管通路（vascular access，VA）的时机　个体患者建立 VA 的时机取决于患者相关的诸多因素，包括年龄、原发病、肾功能恶化的速度、心血管并发症出现与否以及自体静脉的通畅情况等。医生则根据患者的状况选择合适的建立 VA 的方式，提前为建立 VA 保留单侧前臂静脉，评估患者建立自体动静脉内瘘或移植血管内瘘后心功能是否能够耐受等。从透析后患者生存预后的角度，JSDT 治疗临床指南建议患者至少在开始透析前 1 个月建立动静脉内瘘或移植血管内瘘[3]。研究表明在透析前 1 ~ 6 个月建立 VA 可以改善生存，但通常也不建议过早准备 VA。如果未能在透析前建立 VA，研究发现早期转诊与晚期转诊之间无论在住院率、输血频率、透析后的预后等方面均无显著性差异。这说明患者建立 VA 的时机确实影响患者的生活质量和预后[3]。

4. 改善生活方式 CKD 阶段的积极保守治疗很重要。首先需要限制饮食中的蛋白质摄入。KDIGO 指南中建议，无论有无糖尿病，GFR<30ml/（min·1.73m^2）的成人患者其蛋白质摄入量均应降低至 0.8g/（kg·d）。建议有 CKD 进展风险的成人患者均应避免高蛋白饮食[2]。大多数研究倾向于低蛋白饮食可以延缓 CKD 进展。也有研究表明，低蛋白饮食可以推迟透析治疗。一项研究纳入两组 eGFR 5 ~ 7ml/（min·1.73m^2）的患者。一组马上开始透析治疗，另一组采用低蛋白饮食［0.3g/（kg·d）］而不给予透析治疗，研究发现低蛋白饮食干预能平均推迟透析 10.7 个月。而且两组间远期预后没有明显差异[27]。其他改善生活方式的内容还包括：戒烟、无禁忌证的成人患者限盐，每日钠的摄入量降低至 <2g（90mmol/L），对应的氯化钠量为每日 <5g；适当限水、适当运动，保持身体质量指数在 20 ~ 25kg/m^2 之间等。

5. CKD 并发症、心血管合并症 如前所述，由于 CKD 患者肾脏功能丢失，肾脏的内分泌及外分泌功能失调，可以导致一系列并发症，且随着肾功能受损严重程度加重发生率不断增加。反过来，这些并发症可以进一步加速 CKD 进展。同时 CKD 本身及其各种并发症可以增加患者出现心血管合并症的风险。因此控制好 CKD 并发症（包括控制好血压、充分纠正贫血、治疗矿物质和骨代谢紊乱、维持电解质和酸碱平衡，维持患者良好的营养状况等）以及心血管合并症对患者至关重要，可以延缓 CKD 进展、减少心血管疾病发生风险[2]。同时可以使患者从身体上做好 KRT 准备。

6. 心理准备 CKD 患者对于疾病及治疗会形成一定的认知，这种疾病认知及治疗认知均会影响患者管理疾病的应对方式，并决定患者是否能够依从管理策略[28]。所以应对 CKD 患者进行疾病认知方面的评估，评估内容包括患者躯体疾病情况、情绪、环境及心理状况。患者可能存在恐惧、沮丧、抑郁、焦虑等不健康心理状态，这些不健康心理状态影响患者自我管理，与患者不良预后有关[28]。有研究表明，对于 CKD2 ~ 5 期的患者，无论 CKD 疾病的严重程度或合并症如何，抑郁均与患者进展至 KRT、住院率增加及死亡风险增加有关[29]。因此，应了解患者的疾病认知、心理状态，有针对性进行干预。对于可能进行 KRT 治疗的患者进行相关教育，带领患者参观血液透析或腹膜透析过程和现场，使之对透析有感性认识，消除患者的心理抵触情绪；介绍进入透析前后可能发生的医疗行为；鼓励患者按照当前大家广泛接受的时机及时进入 KRT，可以避免严重合并症的出现，这样既节省开支又减少患者不必要的痛苦。因此，对 CKD 患者进行心理干预非常重要，有助于改善患者的自我管理。提高自我管理的策略可以改善患者预后。

7. 疫苗接种 目前我国对 CKD 患者疫苗接种方面重视不足，更缺乏相应的指导性意见。国外一些国家为 CKD 及透析患者进行疫苗接种的流程已经较为成熟。2012 年 KDIGO 指南推荐：除非有禁忌证，所有阶段的成年 CKD 患者均应每年接种流感疫苗；CKD4、5 期肾脏进展风险高的患者应该进行乙型肝炎病毒的免疫接种，并使用免疫学检查确认接种成功；除非有禁忌证，CKD4、5 期的成年患者均应接种多价肺炎球菌疫苗；已经接受肺炎球菌疫苗的患者 5 年内应重复进行免疫接种[2]。

二、开始透析的时机

对于选择透析治疗的患者，当残余肾功能（residual renal function，RRF）逐步恶化至 GFR<15ml/（min·1.73m^2）时需要判断开始透析治疗的时机[2,3]。科学地选择透析时机非常重要，需要临床医生根据患者是否出现ESRD相关临床表现、估计GFR（estimated GFR，eGFR）及eGFR下降速度进行综合判断，并与患者及家属共同商议决定。理论上，开始透析治疗的最佳时机为：在某个临界点之前，透析不能为患者带来任何受益，而超过这个临界点患者可能要承受某些风险。那么这个临界点就是最佳透析时机[30,31]。可实际上，确定这个最佳时机并非易事，需要临床医生根据

患者疾病情况进行综合判断。

（一）ESRD相关临床表现

患者的临床表现包括症状及体征，是相对主观的指标。随着肾脏功能下降，患者可能出现尿毒症相关的临床表现。在疾病的早期、中期，指导患者改善生活方式、给予恰当的药物干预可以纠正或缓解患者的症状。随着肾功能下降，非透析治疗的综合措施越来越不能维持内环境稳定。当GFR<10 ~ 15ml/（min·$1.73m^2$）后部分患者的临床情况很难靠非透析治疗来维持，需要开始透析治疗。

1944年Willem Kolff在荷兰发明了转鼓式人工肾，首次成功为患者进行了透析治疗，延长了患者的生命[32]。第二次世界大战后他将4台机器送到欧洲及美国，透析治疗逐渐在全世界范围内成为ESRD患者重要的KRT方式。在开展透析治疗的早期，由于医疗资源缺乏，只有当患者出现明显的危及生命的ESRD相关临床表现时才开始透析。当时透析时机明显较晚。1979—1985年，来自意大利博洛尼亚的Bonomini等学者发表系列文章报道早开始透析的益处，并建议在临床出现明显尿毒症症状前开始透析[33-36]。然而，尿毒症是由低GFR导致的一系列非特异性的症状和体征的组合（表29-1-0-2），当患者出现相应症状时，尤其是高龄和应用多种药物的患者，应当首先寻找患者是否存在其他引起同样症状的病因。有时这个病因可逆，祛除病因后患者症状随之好转。此外，尿毒症症状隐匿，患者可能会耐受肾功能降低及较差的健康状况，而不表现出明显的症状[4,31]。

表29-1-0-2 尿毒症的症状和体征

尿毒症相关症状	尿毒症相关体征
乏力	惊厥/惊厥阈值改变
昏睡	闭经
精神错乱	中心体温降低
厌食	蛋白质-能量消耗
恶心	胰岛素抵抗
嗅觉、味觉改变	分解代谢增加
肌肉痉挛	浆膜炎（胸膜炎、心膜炎）
不宁腿	呃逆
睡眠障碍	血小板功能不良
瘙痒	嗜睡

注：虽然ESRD还有许多其他的症状和体征，但有些症状和体征可部分由激素减少或过量所致进行解释，例如贫血和甲状腺功能亢进。还有一些由于尿毒症内环境所致的症状体征并未包括在此表中

鉴于缺乏确定的尿毒症表现，依据尿毒症相关症状和/或体征决定开始维持性透析充满挑战。肾病学家试图在尿毒症众多临床表现中挑选出一些指标用来指导开始透析。1995年Hakim提出了开始KRT临床表现的指征[37]（表29-1-0-3）。如果患者出现透析的绝对指征，需要立即开始透析治疗。经过不断甄别和演变，目前比较公认的指导开始透析的临床表现的指征见表29-1-0-4。

表29-1-0-3 Hakim提出的肾脏替代治疗指征

绝对指征	相对指征
（1）心包炎	（1）厌食，逐步进展为恶心和呕吐
（2）药物治疗无效的水负荷过重和肺水肿	（2）明显的疲乏无力
（3）药物治疗无效的高血压	（3）与记忆力、认知能力和注意力有关的工作能力下降
（4）尿毒症脑病或神经病变	（4）持续严重瘙痒
（5）消化道出血	（5）抑郁，人际交往障碍
（6）持续的严重恶心和呕吐	

表 29-1-0-4　目前公认的肾脏替代治疗指征

绝对指征	一般指征
（1）心包炎或浆膜炎 （2）尿毒症脑病	（1）营养状况恶化 （2）持续或难治性水负荷过重 （3）严重的疲乏无力 （4）轻度的认知损伤 （5）难治性酸中毒、高钾血症及高磷血症

1. 尿毒症性心包炎或浆膜炎、尿毒症脑病危及患者生命，是ESRD患者开始透析治疗的绝对指征，甚至需要紧急透析。发热、胸膜性胸痛、心包摩擦音是尿毒症性心包炎的主要表现。其相对特征性的表现是心电图通常不表现为典型的弥漫的ST及T波升高。推测原因可能是由于尿毒症性心包炎是代谢性心包炎，心外膜损伤并不常见，因此没有出现弥漫的ST及T波升高。真正的尿毒症脑病（如没有其他原因的明显认知功能改变）非常罕见，大多见于GFR<15ml/（min·1.73m^2）的患者。由于当今透析治疗已经广泛开展，尿毒症性心包炎或浆膜炎、尿毒症脑病的情况已经非常少见。

2. 营养状况恶化　随着肾功能进展，患者最早出现的尿毒症症状通常是厌食及消瘦。患者饮食中能量和蛋白质摄入下降，是营养不良的重要原因。有研究发现新进入透析的患者在开始透析的第一年内营养状况可以得到改善。透析治疗通过改善患者食欲、增加饮食中能量和蛋白质的摄入而起作用，由于透析本身也丢失氨基酸，继发炎症状态，增加蛋白分解代谢，所以当患者增加的摄入超过治疗本身的分解代谢才能起到改善营养的作用[38,39]。但也有研究不支持透析治疗可以改善患者营养状态。HEMO研究对1 846名血液透析患者随访3年，研究发现尽管患者饮食中蛋白和能量有所增加，但患者的营养指标并没有改善，甚至白蛋白水平有轻微下降，有学者推测其原因与由于透析过程继发炎症状态有关[40]。因此透析能否改善营养指标的研究结果是互相矛盾的。由于早期研究支持透析治疗改善营养，改善预后，目前大多数临床医师仍将严重的营养不良作为开始透析治疗的指征。

既往研究表明血浆白蛋白水平对于死亡的预测能力是尿素下降率的21倍[41]，因为糖尿病通常白蛋白水平偏低，所以间接地支持在糖尿病患者中应早开始透析治疗，且糖尿病患者还容易出现难治性容量负荷过重、高钾血症等临床情况。但事实上，对于糖尿病，没有直接的证据表明早期透析可以改善患者预后。

评价营养的方法推荐使用主观整体评估法（subjective global assessment，SGA）、瘦体重、血浆白蛋白水平及蛋白代谢率（protein catabolic rate，PCR）进行综合评价。

3. 持续或难治性水负荷过重　随着肾功能恶化钠水潴留可能也会加重。容量负荷过重能够导致难治性高血压及充血性心力衰竭。在较低GFR的患者中合理地使用利尿剂可以有效地降低容量负荷。使用利尿剂后患者BUN或血肌酐可能会升高，此时需要权衡利弊。一般情况，应尽量使用利尿剂使患者恢复至正常血容量，或是医师判断患者可以很好耐受的容量状态。如果患者出现药物控制不佳的持续性、难治性容量负荷过重，可以考虑开始透析治疗。

4. 严重的疲乏无力　随着肾功能进展患者会出现严重的疲乏无力，当临床上除外贫血、抑郁等疾病，无其他原因可以解释时建议开始透析治疗。

5. 轻度的认知损伤　当肾功能恶化，老年患者可能会出现认知障碍，此时需要询问患者的配偶或者其他家庭成员，患者有无认知损伤的表现，患者的自我报告或许并不可靠，不能只听信患者的表述。如能除外老年痴呆等疾病，无其他原因解释的认知障碍是开始透析治疗的一般指征。

6. 难治性酸中毒、高钾血症及高磷血症　正常情况下肺肾共同作用维持体内酸碱平衡。一旦不可挥发性酸性物质生成增加、碳酸氢根丢失增加或者肾脏泌氢、泌铵减少就可能会出现代谢性酸中毒[42]。酸中毒时肌肉蛋白分解代谢增加；白蛋白合成减少；加重继发性甲状旁腺激素亢进症，骨重吸收增加，骨含量减少；降低红细胞及心肌细胞中Na^+-K^+-ATP酶活性，使心肌收缩力受损，导致低血压和乏力，同时还能加速CKD进展。大多数观察性研究发现酸中毒与死亡风险增加相关。但纠正酸中毒需适当，因为血碳酸氢根并非越高越好，有研究提示酸中毒与死亡率之间的关系似乎呈U型曲线[30]。

高钾血症可以导致患者出现很多临床症状，但是比较严重的表现是肌无力、肌麻痹、心脏传导异常及心律失常，在慢性高钾血症患者中血钾≥7.0mmol/L时可出现上述严重症状，如果急性高钾，患者还会更早出现症状。因此，药物保守治疗无效的高钾血症也是透析指征之一。

难治性高磷血症通常是肾脏功能严重下降的表现，通常提示患者需要进行透析治疗。

（二）GFR指导开始透析的时机

早期经验性认识认为，待患者RRF降至6ml/（min·1.73m^2）以下再开始透析是危险的。1985年，Bonomini等报道：早开始透析可以带来生存获益，与开始透析时平均肌酐清除率（creatinine clearance rate，CCR）5ml/min的患者相比，平均CCR11ml/min的患者具有较高的存活率[33]。1995年Hakim和Lazarus的研究同样提示早期开始透析的策略显著改善预后[37]。1996发布的加拿大-美国（Canadian-USA，CANUSA）研究表明，在PD患者中开始透析的RRF越高，生存率越高；总尿素清除（腹膜清除与残余肾功能总和）达到每周Kt/V>2.0与生存改善相关。每周Kt/V>2.0相当于CCR9到14ml/（min·1.73m^2）[43,44]。CANUSA研究产生了重大影响。基于此项研究的观察，美国肾脏病基金会（NKF）透析质量预后委员会（DOQI）工作组在1997年提出透析前患者RRF应该相当于eGFR 10.5ml/（min·1.73m^2）或更高（对应每周Kt/V2.0）[45]。当eGFR下降到<10.5ml/（min·1.73m^2）时应当开始透析治疗，除非此时患者尿量能维持正常而无水肿，体重稳定；标准化蛋白氮出现率（nPNA）不小于0.8g/（kg·d）；且没有尿毒症症状和体征。从此，很多国家性和国际性指南建议伴有营养状况恶化和/或尿毒症症状的患者早期开始透析。1999年加拿大肾脏病学会（CSN）相关指南和澳大利亚的相关指南推荐eGFR的界值分别为12ml/（min·1.73m^2）及10ml/（min·1.73m^2），如果患者没有症状或营养不良可酌情推迟。2006年，KDOQI指南更新时仍指出当eGFR<15ml/（min·1.73m^2）应当考虑透析治疗的利弊及风险[46]。

指南中较高的eGFR界值影响了医生的临床实践，早期开始透析的趋势逐渐显现[47]。在美国，1996年开始透析时eGFR>10ml/（min·1.73m^2）的患者比例为12.5%，而到2010年，比例增加至42.6%；eGFR<5ml/（min·1.73m^2）的比例则由34.4%降至12.6%；在糖尿病患者中，开始透析时eGFR>10ml/（min·1.73m^2）的患者比例升高尤为明显，由1996年的25%升至55%[48]。英国肾脏注册中心数据显示，1997—2010年开始透析时的平均eGFR从6.2～8.7ml/（min·1.73m^2）。在欧洲，透析起始eGFR>10.5ml/（min·1.73m^2）的患者比例由1999年的16.4%升高到2003年的23.6%[49]。加拿大器官替代数据登记系统显示，2001—2009年间，开始腹膜透析时eGFR>10.5ml/（min·1.73m^2）患者从29%上升至44%[50]。在北京，2007—2010年间开始血液透析时eGFR>10ml/（min·1.73m^2）的患者比例从13.2%上升到20.7%[51]。

然而近年的观察性研究提示提早进入透析，患者并未获益。Beddhu及Grootendorst分别使用24小时尿CCR及24小时尿尿素清除率与CCR的平均值测量肾功能，研究发现透析开始时测量的GFR值与死亡风险无关。而以MDRD（美国慢性肾脏病饮食调整）公式估计肾功能的研究则大多提示早期开始透析可能对患者有害[4]。2010年中国台湾学者Hwang等对中国台湾透析登记系统中23 351例患者进行分析，发现开始透析时eGFR<3.27ml/（min·1.73m^2）的患者存活最好，开始透析时eGFR越高，死亡风险越高[52]。Rosansky对美国透析登记系统（USRDS）81 176例非糖尿病肾病的患者进行研究发现，开始透析时eGFR<5ml/（min·1.73m^2）的患者存活率最高，与开始透析时eGFR<5ml/（min·1.73m^2）的患者相比，eGFR>15ml/（min·1.73m^2）及10～14.9ml/（min·1.73m^2）的患者死亡风险分别为1.74和1.47[53]。Clark等对加拿大器官替代登记系统中25 910例患者进行分析，将eGFR>10.5ml/（min·1.73m^2）定义为早透析，研究发现，早透析死亡风险增加18%（HR 1.18，95%CI 1.13～1.23）[54]；Jain对腹膜透析患者进行研究，同样发现早透析死亡风险增加。2篇荟萃分析也显示，提早进入KRT患者并未获益，甚至预后更差。对于ESRD患者，越早开始透析治疗死亡风险越高，GFR每升高1ml/（min·1.73m^2），死亡风险增加3%[55,56]。

但这些观察性的研究都不可避免地存在“早导入”偏差及适者生存的“存活者”偏移。“早导入”偏差即其存活时间长可能并不归因于透析开始的早，而可能是因为患者“提前”进入了透析，这段提前的时间长度被归因于是透析带来的好处，其实不是；“存活者”的偏移即相对比较健康的患者才能生存足够长时间，能允许患者在较低eGFR水平才开始透析治疗，而病情较重患者通常没能存活至GFR较低水平就已经发生了死亡[30,57]。

目前为止，IDEAL（Initiating Dialysis Early and Late）研究是唯一一个研究透析开始时机的随机对照的临床研究[58]。在这个研究中纳入了澳大利亚和新西兰的32个中心，共828名CCR在10 ~ 15ml/（min·1.73m^2）（由Cockcroft-Gault公式计算而来）的患者。患者随机至早透析组［10 ~ 14ml/（min·1.73m^2）；n=404］或晚透析组［5 ~ 7ml/（min·1.73m^2）；n=424］，两组开始透析的中位时间分别为1.8个月和7.4个月，进入透析的中位时间相差5.6个月，并随访了3.6年。晚透析组患者开始透析治疗的平均CCR为9.8ml/（min·1.73m^2），早期透析组进入透析时的平均CCR为12ml/（min·1.73m^2）（MDRD公式法计算的eGFR分别为7.8及9.0ml/（min·1.73m^2）。两组死亡率分别为37%及38%。两组间的危险比、发生心血管疾病、感染、透析并发症的风险及生活质量评分、入院率没有显著差异。而且医疗花费也没有统计学差异。对于进行腹膜透析患者的分析也是类似的结果。且在亚组分析中，早、晚透析组间心脏结构或功能方面也没有差异。因此研究未能明确早期或晚期透析患者间有差别。但该研究的两组之间可以交叉，患者随机分配后，如果分配至晚期透析的患者由于临床症状及其他并发症可以早期开始透析，反之亦然。最终分配至晚期透析组中有76%的患者透析开始早于CCR5 ~ 7ml/（min·1.73m^2）。这导致两组开始透析的CCR没能明显分开［相差2.2ml/（min·1.73m^2）］，是该研究最大的局限性。从设计上，IDEAL的受试者比其他常规的临床实践中的患者更健康。大多数的IDEAL受试者接受过全面的前期肾脏病管理，只有6%的受试者有过充血性心力衰竭的病史，而相比之下，美国有1/3新进入透析的患者有充血性心力衰竭的病史。另外研究人群特点和得到医疗照护的情况也没有详细记载。值得注意的是，与其他很多观察性研究相反，IDEAL研究中在较高肾功能水平开始透析没有有害的迹象。因此，由IDEAL研究得到的启发是，对于进展性肾病且在肾内科规律随访的患者中，晚透析的患者可以延迟5.6个月进入透析治疗，并且其生存率方面并不比早透析患者差。

此外，评价CKD患者肾脏滤过功能的方法目前受到了很大的挑战。2015 KDOQI更新指南表示，对晚期CKD患者不推荐任何一种GFR估计公式，也不建议常规收集24小时尿中的滤过标志物，但认为收集24小时尿中的滤过标志物在尿毒症症状与肾功能水平不一致的临床情境中可发挥潜在的作用[4]。临床上最为直观的是血肌酐（SCr）水平，SCr不与蛋白结合，可以经肾小球自由滤过，是反映肾脏滤过功能的生物标记物。但是SCr受患者的性别、年龄、肌肉容积、营养状态等多种因素的影响，部分SCr水平正常的患者GFR已经存在不同程度的下降，并不一定反映其GFR正常。因此，血肌酐作为滤过标志物存在一定局限性，单纯用SCr水平评价肾功能并不可靠。基于血肌酐的估计公式是最常用的评价GFR的方法。但是，由于肌酐的产生会发生变化，显著地反映不同的肌肉质量水平（如上述），以血肌酐为基础的eGFR估计公式在很大程度上受到肌肉含量的影响，从而使eGFR成为肌肉减少症和肾功能的双重标志物。晚期肾病的患者中，低肌肉质量可能导致高估GFR，这种情况非常普遍[31]。大多数评估透析开始时eGFR和死亡率之间关系的队列研究显示，较高的eGFR与死亡风险增加有关，但与实测的清除率却没有显示同样的相关性，与此一致。

因此，迄今为止，没有有力的证据能表明单独基于测定的肾功能开始透析可以改善临床预后，包括全因死亡率。如果患者没有症状，是没有最低的GFR作为开始透析治疗的绝对指征。但是尽管没有最低的GFR作为透析的指征，大多数肾脏学家认为当GFR<5ml/（min·1.73m^2）开始透析，当肾功能降到此水平，多数患者可能会出现明显尿毒症症状。对于没有明显尿毒症症状的晚期CKD患者，应重点为患者无缝并安全过渡至KRT做好准备[2]。然而，尽管没有症状，患者发生突发及意外健康状况（如卒中、心肌梗死、消化道出血、肺炎、充血性心力衰竭）的风险明显增加，

因而导致紧急透析风险增加。日本学者则认为从预后的角度，即使患者没有肾衰竭的临床症状，也不建议GFR 2ml/（min·1.73m²）以下再开始透析[3]。

三、DOQI指南关于透析时机意见的变迁及KDIGO相关的指南性意见

KDOQI指南及KDIGO指南在世界范围内具有重要影响，近年有相关更新或新发布指南性意见，本部分将对相关内容进行全面的介绍及阐述。

早在1997年，美国国家肾脏病基金会（NKF）透析质量预后委员会（DOQI）第一次在指南中提出了开始透析时机的建议[45]。NKF-DOQI指南建议：当患者GFR下降到<10.5ml/（min·1.73m²）时应当开始透析治疗，除非患者在这种情况下尿量能维持正常因而无水肿、体重稳定、标准化蛋白氮出现率（nPNA）不小于0.8g/（kg·d）、并且没有尿毒症症状和体征。2001年更名为KDOQI的指南重申了上述观点，没有新的推荐意见[59]。2006年KDOQI更新了HD充分性指南，关于开始HD的时机指南指出[46]：① 肾衰竭准备工作：达到CKD4期患者，应当及时接受肾衰竭及治疗选择的教育，治疗选择包括肾移植、PD、家庭或透析中心的HD及保守治疗。患者的家属及护理人员也应当接受肾衰竭的治疗选择的教育。② 估计肾功能：eGFR可以用来指导开始透析治疗的决定。使用证实的估计公式或肌酐及尿素氮清除率测定来估算GFR。③ 治疗的时机：当患者达到CKD5期，肾病学家应该评价开始KRT的利弊及风险。特殊的临床考虑及特定的肾衰竭临床并发症可能提示患者需要在5期前开始治疗。

2015KDOQI更新指南重要的改变是主要依据患者有无尿毒症相关症状和体征决定是否开始透析，不推荐单纯依据特定的肾功能水平决定透析时机[4]。指南表述为：

“指南1：开始血液透析的时机”

（1）对于达到CKD4期的患者，包括首次就诊时立即需要维持性透析治疗的患者，应接受肾衰竭以及治疗选择的教育，治疗选择包括肾移植、PD、家庭或透析中心HD以及保守治疗。患者的家属及护理人员也应该接受上述肾衰竭治疗选择的教育。（未分级）

（2）对于选择透析治疗的患者，其开始维持性透析的决定应当主要基于对尿毒症相关症状和/或体征的评价，包括蛋白质能量消耗的证据、代谢性异常和/或容量负荷过重的情况能否通过药物治疗进行安全纠正，而不是在缺乏症状和体征时仅依据特定的肾功能水平就做出决定。（未分级）

2012年KDIGO指南建议当出现下列一项或多项表现时开始肾脏替代治疗：归因于肾衰竭的症状或体征（浆膜炎、酸碱或电解质失衡、瘙痒），容量状态或血压难以控制；饮食干预难以控制的进行性恶化的营养状态，或认知损害，这些情形经常出现在GFR在5～10ml/（min·1.73m²）时（可以有例外）[2]。

（一）紧急透析的指征

紧急透析的指征是CKD患者出现威胁生命的并发症时的紧急治疗。这些情况包括对利尿剂无效的容量负荷过重、威胁生命的尿毒症的症状和体征（如尿毒症性心包炎或浆膜炎、尿毒症脑病）、保守药物治疗难以纠正的严重代谢性酸中毒及高钾血症等。由于临床情况比较极端，目前尚缺乏严谨有力的循证医学证据。

（二）本章对透析时机的推荐性意见

1. 对于达到CKD4期的患者，应向肾脏专科医生转诊，接受CKD教育及KRT治疗选择的教育，治疗选择包括肾移植、PD、家庭或透析中心HD以及保守治疗。应充分与患者、家属及护理人员进行沟通。对于选择透析治疗的患者，应尽量在透析前准备好透析通路。

2. 当患者GFR<15ml/（min·1.73m²）应予密切监测，需要评价开始KRT的利弊及风险。

3. 由于尿毒症症状是非特异性的，因此应当试着去评估其他引起同样症状的病因，祛除可逆的病因。此外，需要警惕不表现出明显症状的隐匿尿毒症症状。ESRD患者出现尿毒症性心包炎或浆膜炎、尿毒症脑病是开始透析治疗的绝对指征，甚至需要紧急透析。患者营养状况恶化、持续或难治性水负荷过重、严重的疲乏无力、轻度的认知损伤、难治性酸中毒、高钾血症及高磷血症等常

常也提示患者需要开始透析治疗。

4. 不单独依据eGFR水平做出KRT的决定。目前的各种评价肾功能的方法都是不准确的。如果患者没有合并严重的临床情况，可以在医师的密切观察下适当推迟透析治疗。只要患者能耐受保守治疗，肾衰竭相关的症状不甚严重，可以待患者GFR<5ml/（min·1.73m^2）再开始透析，不影响其生存预后。从预后的角度，即使患者没有肾衰竭的临床症状，也不建议GFR 2ml/（min·1.73m^2）以下再开始透析。

5. 单纯的营养状况（血浆白蛋白、瘦体质、SGA评分）下降不是开始透析治疗的指征，应积极寻找引起营养不良的原因，有针对地进行治疗。对于糖尿病患者，目前没有证据表明进行早透析治疗可以获益。

（三）肾移植的时机

KDIGO指南指出，当患者GFR<20ml/（min·1.73m^2）且存在CKD将在6 ~ 12个月内发生不可逆进展的证据时应该考虑成人活体供肾抢先肾移植（即无透析肾移植）[2]。对拟进行肾移植的患者，推荐在GFR小于30ml/（min·1.73m^2）时接受移植团队的评估。评估移植候选者并寻找合适供者可能费时较长，及时转诊或许能够防止移植前的透析需求。对于多数ESRD患者，建议进行无透析肾移植。与进行一段时间透析治疗后进行移植相比，无透析移植的患者和移植物生存情况相对较好。对于存在肾病综合征的患者及首次移植肾在移植后1年内失功并进行再次移植的患者，这个原则例外。这两类患者可能获益于移植前短期透析。对于已在透析且适合移植的患者，应尽快进行移植评估。透析治疗持续时间越长，移植后发生不良结局的风险越高。目前研究表明，移植前进行腹膜透析或血液透析的死亡风险相近。移植前24小时应该避免常规血液透析，因为邻近移植时进行透析可能会增加移植物功能延迟恢复的风险。况且，多数患者术后肾功能均很快恢复。然而，对于保守治疗无效或可能导致麻醉风险增加的代谢异常，例如高钾血症的患者，仍可能需要透析以进行纠正。如果需要透析，则应尽可能避免超滤。

综上，患者应适时转诊至肾科，并接受以肾科为核心的多学科“一站式”诊疗服务。对需要进行KRT的患者，优化患者的准备工作十分重要，包括及时建立血管通路，PD管置入以及适时开始肾移植；同时需要避免不必要的操作如不合理的血管通路手术、不应进行的供体与受体的移植配型等。采取个体化的策略管理患者、进行患者教育、选择KRT模式，使患者无缝并安全过渡至KRT，争取将患者可能受到的伤害及风险降到最低。

（左　力）

参考文献

1. 吉程程，梅长林．急性肾损伤定义、诊断及防治进展．中国血液净化，2008, 7(1)：46-48.
2. Kidney Disease: Improving Global Outcomes (KDIGO) CKD Work Group. KDIGO 2012 Clinical Practice Guideline for the Evaluation and Management of Chronic Kidney Disease. Kidney Int, 2013, 3(suppl): 1-150.
3. WATANABE Y, YAMAGATA K, NISHI S, et al. Japanese society for dialysis therapy clinical guideline for “hemodialysis initiation for maintenance hemodialysis”. Ther Apher Dial, 2015, 19(Suppl 1): 93-107.
4. KDOQI Clinical Practice Guideline for Hemodialysis Adequacy: 2015 update. Am J Kidney Dis, 2015, 66(5): 884-930.
5. WINKELMAYER WC, OWEN WF, LEVIN R, et al. A propensity analysis of late versus early nephrologist referral and mortality on dialysis. J Am Soc Nephrol, 2003, 14(2): 486-492.
6. DE JAGER DJ, VOORMOLEN N, KREDIET RT, et al. Association between time of referral and survival in the first year of dialysis in diabetics and the elderly. Nephrol Dial Transplant, 2011, 26(2): 652-658.
7. CASS A, CUNNINGHAM J, ARNOLD PC, et al. Delayed referral to a nephrologist: outcomes among patients

who survive at least one year on dialysis. Med J Aust, 2002, 177(3): 135-138.

8. KHAN SS, XUE JL, KAZMI WH, et al. Does predialysis nephrology care influence patient survival after initiation of dialysis? Kidney Int, 2005, 67(3): 1038-1046.
9. CHEN SC, HWANG SJ, TSAI JC, et al. Early nephrology referral is associated with prolonged survival in hemodialysis patients even after exclusion of lead-time bias. Am J Med Sci, 2010, 339(2): 123-126.
10. HASEGAWA T, BRAGG-GRESHAM JL, YAMAZAKI S, et al. Greater first-year survival on hemodialysis in facilities in which patients are provided earlier and more frequent pre-nephrology visits. Clin J Am Soc Nephrol, 2009, 4(3): 595-602.
11. STACK AG. Impact of timing of nephrology referral and pre-ESRD care on mortality risk among new ESRD patients in the United States. Am J Kidney Dis, 2003, 41(2): 310-318.
12. WU MS, LIN CL, CHANG CT, et al. Improvement in clinical outcome by early nephrology referral in type Ⅱ diabetics on maintenance peritoneal dialysis. Perit Dial Int, 2003, 23(1): 39-45.
13. LIN CL, WU MS, HSU PY, et al. Improvement of clinical outcome by early nephrology referral in type II diabetics on hemodialysis. Ren Fail, 2003, 25(3): 455-464.
14. MCLAUGHLIN K, MANNS B, CULLETON B, et al. An economic evaluation of early versus late referral of patients with progressive renal insufficiency. Am J Kidney Dis, 2001, 38(5): 1122-1128.
15. KAZMI WH, OBRADOR GT, KHAN SS, et al. Late nephrology referral and mortality among patients with end-stage renal disease: a propensity score analysis. Nephrol Dial Transplant, 2004, 19(7): 1808-1814.
16. RODERICK P, JONES C, DREY N, et al. Late referral for end-stage renal disease: a region-wide survey in the south west of England. Nephrol Dial Transplant, 2002, 17(7): 1252-1259.
17. SCHWENGER V, MORATH C, HOFMANN A, et al. Late referral–a major cause of poor outcome in the very elderly dialysis patient. Nephrol Dial Transplant, 2006, 21(4): 962-967.
18. JUNGERS P, MASSY ZA, NGUYEN-KHOA T, et al. Longer duration of predialysis nephrological care is associated with improved long-term survival of dialysis patients. Nephrol Dial Transplant, 2001, 16(12): 2357-2364.
19. SMART NA, TITUS TT. Outcomes of early versus late nephrology referral in chronic kidney disease: a systematic review. Am J Med, 2011, 124(11): 1073-1080.
20. AJARMEH S, ER L, BRIN G, et al. The effect of a multidisciplinary care clinic on the outcomes in pediatric chronic kidney disease. Pediatr Nephrol, 2012, 27(10): 1921-1927.
21. MENON S, VALENTINI RP, KAPUR G, et al. Effectiveness of a multidisciplinary clinic in managing children with chronic kidney disease. Clin J Am Soc Nephrol, 2009, 4(7): 1170-1175.
22. MORTON RL, TONG A, HOWARD K, et al. The views of patients and carers in treatment decision making for chronic kidney disease: systematic review and thematic synthesis of qualitative studies. BMJ, 2010, 340: c112.
23. DAVISON SN. End-of-life care preferences and needs: perceptions of patients with chronic kidney disease. Clin J Am Soc Nephrol, 2010, 5(2): 195-204.
24. SCHELL JO, PATEL UD, STEINHAUSER KE, et al. Discussions of the kidney disease trajectory by elderly patients and nephrologists: a qualitative study. Am J Kidney Dis, 2012, 59(4): 495-503.
25. MANNS BJ, TAUB K, VANDERSTRAETEN C, et al. The impact of education on chronic kidney disease patients' plans to initiate dialysis with self-care dialysis: a randomized trial. Kidney Int, 2005, 68(4): 1777-1783.
26. LACSON E JR, WANG W, DEVRIES C, et al. Effects of a nationwide predialysis educational program on modality choice, vascular access, and patient outcomes. Am J Kidney Dis, 2011, 58(2): 235-242.
27. BRUNORI G, VIOLA BF, PARRINELLO G, et al. Efficacy and safety of a very-low-protein diet when postponing dialysis in the elderly: a prospective randomized multicenter controlled study. Am J Kidney Dis, 2007, 49(5): 569-580.
28. CLARKE AL, YATES T, SMITH AC, et al. Patient's perceptions of chronic kidney disease and their association with psychosocial and clinical outcomes: a narrative review. Clin Kidney J, 2016, 9(3): 494-502.
29. HEDAYATI SS, MINHAJUDDIN AT, AFSHAR M, et al. Association between major depressive episodes in

patients with chronic kidney disease and initiation of dialysis, hospitalization, or death. JAMA, 2010, 303(19): 1946-1953.

30. 赵新菊,左力．透析时机的选择．中华临床医师杂志:电子版, 2015, 17 : 3156-3160.
31. 赵新菊,左力．KDOQI 血液透析充分性临床实践指南 2015 更新版 - 开始血液透析的时机解读．中国血液净化, 2016, 15(8):385-387.
32. 赵新菊,韦洮,左力．北美费森尤斯公司患者管理经验概述．中国血液净化, 2016, 15(2):65-66.
33. BONOMINI V, FELETTI C, SCOLARI MP, et al. Benefits of early initiation of dialysis. Kidney Int Suppl, 1985, 17: S57-S59.
34. BONOMINI V, BALDRATI L, STEFONI S. Comparative cost/benefit analysis in early and late dialysis. Nephron, 1983, 33(1): 1-4.
35. BONOMINI V. Early dialysis 1979. Nephron, 1979, 24(4): 157-160.
36. BONOMINI V, VANGELISTA A, STEFONI S. Early dialysis in renal substitutive programs. Kidney Int Suppl, 1978, 8: S112-S116.
37. HAKIM RM, LAZARUS JM. Initiation of dialysis. J Am Soc Nephrol, 1995, 6(5): 1319-1328.
38. PUPIM LB, KENT P, CAGLAR K, et al. Improvement in nutritional parameters after initiation of chronic hemodialysis. Am J Kidney Dis, 2002, 40(1): 143-151.
39. CAGLAR K, FEDJE L, DIMMITT R, et al. Therapeutic effects of oral nutritional supplementation during hemodialysis. Kidney Int, 2002, 62(3): 1054-1059.
40. ROCCO MV, DWYER JT, LARIVE B, et al. The effect of dialysis dose and membrane flux on nutritional parameters in hemodialysis patients: results of the HEMO Study. Kidney Int, 2004, 65(6): 2321-2334.
41. OWEN WF JR, LEW NL, LIU Y, et al. The urea reduction ratio and serum albumin concentration as predictors of mortality in patients undergoing hemodialysis. N Engl J Med, 1993, 329(14): 1001-1006.
42. BAILEY JL. Metabolic acidosis: an unrecognized cause of morbidity in the patient with chronic kidney disease. Kidney Int Suppl, 2005, 96: S15-S23.
43. CHURCHILL DN. An evidence-based approach to earlier initiation of dialysis. Am J Kidney Dis, 1997, 30(6): 899-906.
44. Adequacy of dialysis and nutrition in continuous peritoneal dialysis: association with clinical outcomes. Canada-USA (CANUSA) Peritoneal Dialysis Study Group. J Am Soc Nephrol, 1996, 7(2): 198-207.
45. NKF-DOQI clinical practice guidelines for peritoneal dialysis adequacy. National Kidney Foundation. Am J Kidney Dis, 1997, 30(3 Suppl 2): S67-S136.
46. Clinical practice guidelines for hemodialysis adequacy, update 2006. Am J Kidney Dis, 2006, 48 Suppl 1: S2-S90.
47. LIN ZH, ZUO L. When to initiate renal replacement therapy: The trend of dialysis initiation. World J Nephrol, 2015, 4(5): 521-527.
48. HEALTH NIO. US Renal Data System: USRDS 2013 Annual Data Report. National Institute of Diabetes and Digestive and Kidney Diseases. 2013.
49. STEL VS, DEKKER FW, ANSELL D, et al. Residual renal function at the start of dialysis and clinical outcomes. Nephrol Dial Transplant, 2009, 24(10): 3175-3182.
50. JAIN AK, SONTROP JM, PERL J, et al. Timing of peritoneal dialysis initiation and mortality: analysis of the Canadian Organ Replacement Registry. Am J Kidney Dis, 2014, 63(5): 798-805.
51. 刘莉,王梅,李雪梅,等．北京市血液透析患者的透析时机的变迁．中国血液净化, 2014, 13(12):855-859.
52. HWANG SJ, YANG WC, LIN MY, et al. Impact of the clinical conditions at dialysis initiation on mortality in incident haemodialysis patients: a national cohort study in Taiwan. Nephrol Dial Transplant, 2010, 25(8): 2616-2624.
53. ROSANSKY SJ, EGGERS P, JACKSON K, et al. Early start of hemodialysis may be harmful. Arch Intern Med, 2011, 171(5): 396-403.
54. CLARK WF, NA Y, ROSANSKY SJ, et al. Association between estimated glomerular filtration rate at initiation of dialysis and mortality. CMAJ, 2011, 183(1): 47-53.

55. SUSANTITAPHONG P, ALTAMIMI S, ASHKAR M, et al. GFR at initiation of dialysis and mortality in CKD: a meta-analysis. Am J Kidney Dis, 2012, 59(6): 829-840.
56. PAN Y, XU XD, GUO LL, et al. Association of early versus late initiation of dialysis with mortality: systematic review and meta-analysis. Nephron Clin Pract, 2012, 120(3): c121-c131.
57. 左力 . 慢性肾脏病开始肾脏替代治疗时机的思考 . 中国血液净化 , 2014, 13(12):854.
58. COOPER BA, BRANLEY P, BULFONE L, et al. A randomized, controlled trial of early versus late initiation of dialysis. N Engl J Med, 2010, 363(7): 609-619.
59. NKF-K/DOQI Clinical Practice Guidelines for Peritoneal Dialysis Adequacy: update 2000. Am J Kidney Dis, 2001, 37(1 Suppl 1): S65-S136.

第二章 血液透析

第一节　概述

一、血液透析技术的早期发展

（一）透析膜和透析器

1832年Braconnot[1]发现在硝酸中浸泡过的棉花可爆炸，称为火棉（guncotton）；1838年Pelouze[2]用这种方法处理纸张或硬纸盒有同样效果。1845年Schönbein[3]将硫酸和硝酸按照一定比例混合并冷却后再放入棉花，通过控制反应时间，可以控制棉花被硝化的比例。用清水洗干净棉花上沾染的酸液后晾干，如果经硝化的棉花能溶解于1∶3的乙醇和乙醚的混合液，则说明硝化成功。将硝化纤维的有机溶液涂在任何物体的表面，待溶剂挥发，硝化纤维即可形成一层坚韧的膜。当时人们并未认识到这种膜的半通透性性质。

直到1889年，英国科学家Richardson第一次用水蛭素抗凝[4]，在体外用硝化纤维膜对血液进行透析，并把血液分成晶体物质和胶体物质。

1914年，美国科学家Abel等[5]制造了一种很像今天使用的透析器，在一个直径很大的玻璃管子（相当于现代透析器的外壳）里放了几根很粗的硝化纤维膜制造的细管（相当于现代透析器的一根纤维丝）。他们用这种装置对动物实施透析，以证明对水杨酸的清除效果，结果发现这种方法可同时清除动物体内的尿素。

1915年德国医师Haas第一次将这种装置应用于人类透析，他第一次使用肝素抗凝而不是水蛭素。为了增加血液与透析液的接触面积，他同时将几个透析器并联。但由于当时与血液透析技术相关的其他生物学、工程学等技术还不成熟，直到1928年[6]，Haas做了11例人类血液透析的尝试，均未成功。

20世纪40年代，转鼓透析装置、盘管透析器和平板透析器被相继发明。由于转鼓透析器的透析液暴露在空气中，不能通过对透析液施加负压来达到脱水目的，只能通过提高透析液的渗透压，1943年Kolff将这种透析装置用于一例恶性高血压肾萎缩患者[7]。盘管透析器体积小，可完全浸泡在透析液中从而提高透析效率[8]。平板透析器体积较大，但透析液和血液接触面积也较大[9]，可配合透析机使用。

随着工业技术的发展，1966年出现了现代的中空纤维透析器[10]。透析器的体积得以大大缩小，而溶质清除效率大大增加，为现代社会常规开展血液透析做好了准备。现代透析器虽然有各种为增加溶质清除效率、提高生物相容性的努力，其基本构造和原理均基于此透析器。相信3D打印技术和纳米技术也将逐渐被用于提高透析器性能，或产生一种全新的透析器。

虽然1947年报告了一例使用盘管透析器透析成功救治了一名急性肾衰竭的患者[11]，但由于人们对尿毒症本身的认识并不成熟，尿毒症患者难以依靠血液透析长期存活。

20世纪70年代后，逐渐认识到血液在体外循环，与非生理性材料接触时，可激活身体的免疫系统和凝血系统[12]。为减少透析材料对血液成分的激活，出现了改良纤维素膜，后来随着高分子材料的发展，又出现了高生物相容性的高分子膜材料。

（二）血液透析装置

透析器是血液透析的中心部件。需要血液透析装置协同作用才能完成透析过程。最早的透析装置可以被认为是1940年Kolf发明的转鼓。Kolf用一个动力泵驱动血液在缠绕在转鼓上的中空纤维内流动，而转鼓则部分浸泡在高渗透析液中。

最早使用盘管透析器的方法就是将透析器置于盛满透析液的容器中，并手工搅拌透析液以提高透析效率，这不能被称为一个透析装置。1967年Travenol公司使用Holmes的研究成果为盘管透析器设计了透析装置，这个装置的原理是使用一个流量泵让容器内的透析液流动起来并冲洗盘管透析器以提高透析效率。与此同时，Martin等将配液系统加入透析装置，当时还没有将碳酸氢钠单独分离出来，并实现了负压脱水。

1970年Cobe实验室生产出整合了配液系统、血泵和监测装置的透析机并上市销售。之后，随着科学技术的进步，透析装置被不断改进。

（三）透析液

由于透析患者水潴留问题，早期透析使用的透析液钠浓度均低于生理浓度，发生低钠血症和低血压的风险也高。一直到20世纪70年代之后，人们认识到虽然尿毒症患者总体钠含量是高的，但其血浓度并不高，使用与生理浓度接近的钠浓度更容易减少透析过程中的急性并发症，同时也清理了过高的钠负荷。

早期透析是使用碳酸氢钠纠正酸中毒，但并未将碳酸氢盐单列出来，所以透析液呈碱性，细菌很容易生长。1964年Mion等[13]提出可以用醋酸盐代替碳酸氢盐，因为醋酸可在体内代谢出碳酸氢根。在使用了数年后，人们发现醋酸不耐受问题。因为醋酸进入血液后并不能立即代谢出碳酸氢根，其可导致血管舒张、心率缓慢和收缩力下降，以及胃肠道反应。到20世纪70年代后，纠正酸中毒的方案又回归到碳酸氢根，为避免细菌生长问题，将碳酸氢钠单独分开，制成不含碳酸氢根的酸性液体A液（粉）和主要成分为碳酸氢钠的碱性液体B液（粉），在透析时将浓缩物A和B与反渗水按一定比例混合，形成最终透析液与血液通过透析膜交换溶质。透析结束时，丢弃剩余的浓缩物A和B，从而避免了细菌生长。这种方法至今被几乎所有透析室采用。

（四）血管通路

1896年Jaboulay等[14]发明血管外翻缝合技术，但并未应用于血液透析领域。

在刚开始给人类进行血液透析的几次尝试，研究者们都是使用直接动脉和静脉穿刺，使用动脉压力驱动血液的体外流动，也有作者尝试切断动脉，使用口径较粗的玻璃管直接插入动脉断端以提高血流速，但因为动脉资源有限，且肝素化可导致大出血，即使成功，尿毒症患者也不可能依赖这种技术长期存活。一直到20世纪50年代前，虽然各种透析器和透析装置逐渐问世，但没有成熟的血管通路可供使用。

1949年Allwall试图用玻璃管分别穿刺动脉和静脉，将玻璃管的体外部分用橡皮管联接，以建立动脉-静脉外瘘，但是失败了。1960年，Quinton等[15]改进了Allwall的想法，建立聚四氟乙烯（teflon）外瘘并获得成功，之后将外瘘的体外部分换做柔韧性更好的硅胶管，之后被广泛使用数年，我国到20世纪90年代尚有使用。

1962年Cimin建立第一条动脉-静脉内瘘[16]。1966年Appel等[17]发明动脉-静脉侧侧吻合术。1968年Röhl等[18]发明动脉-静脉端侧吻合术，称为当前大多数尿毒症患者的首选血管通路解决方案。

随着血管外科的发展，造影术、经皮扩张术、经皮取栓术等也逐渐应用于血液透析领域。

二、尿毒症发病率和患病率

据中华医学会肾脏病学分会报告[19]，我国1999年尿毒症肾脏替代治疗患者总的发病率和患病率分别为每百万人口15.3人和33.2人。这个数字在2008年分别上升到36.1人/百万人口和79.1人/百万人口[20,21]。据不完全统计，到2012年我国大陆地区透析依赖患病率更是上升到237.3人/百万人口，这个患病率仍远远低于美国肾脏病数据系统报告的1 975人/百万人口[22]，也低于中国台湾（2 902人/百万人口）、中国香港（1 191人/百万人口）和亚洲邻近国家（例如日本2 365人/百万人口）的报告。

根据北京市血液净化质量控制和改进中心的年度报告，2013年年底北京市共有维持性血液透析患者12 249例[23]，相当于每百万常住人口中有580名患者接受血液透析治疗。按照此患病率计算，我国大陆地区13亿人口中应有维持性透析患者75万。

2011年时，中国香港、中国台湾地区和日本的维持性透析患者已经分别超过了1 150人/百万人口、2 580人/百万人口和2 300人/百万人口。假定我国大陆地区维持性透析患者患病率能达到中国香港的情况，即每百万人口1 150例，则我国大陆尿毒症患者数量为150万，比75万翻了一倍。

我国在实施尿毒症治疗全民覆盖后，之前没有得到有效治疗的患者已经离世，新发尿毒症患者得以有机会按照发病规律进入肾脏替代治疗，而正在接受肾脏替代治疗的患者按照一定的死亡率逐渐离世。当前，由于每年新进入透析治疗的患者数量多于每年去世的患者数量，所以依赖透析存活的尿毒症患者数量会逐年稳步增长，直到新发患者与各种原因终止肾脏替代治疗的患者数量相同。由于新的科学技术和医学进展不断应用于肾脏替代治疗的患者管理，与历史数据对比，相同疾病严重程度的肾脏替代治疗患者的寿命会不断延长，要减少肾脏替代治疗患者数量的唯一措施是降低其发病率。

三、血液透析患者管理

尿毒症时多种毒素潴留导致内环境紊乱；肾衰竭导致肾脏的内分泌功能下降；血液透析又导致水溶性有用物质的丢失；这些病理生理异常多器官系统损害或功能异常。血液透析这个非生理过程也会发生多种急性并发症。因此，血液透析患者管理是一种全方位的综合管理，体现在对患者的定期检测、透析方案的调整、透析过程中急性并发症和交叉感染的预防、各种尿毒症急性和慢性并发症的干预治疗（包括饮食控制、生活方式调整、药物治疗）等。

自本书上一版发表以来，透析机、透析器、透析用水和血管通路并无革命性进展。倒是有针对血液透析患者的研究不断发表。这些研究大多集中在如何充分使用现有的技术手段合理的管理患者，以改善其生活质量和长期预后。例如透析方案制定；精神心理异常、营养不良、贫血、慢性肾病-矿物质和骨代谢异常、高血压、心血管疾病、交叉感染等的预防、治疗和管理。这些内容将分别在相应章节更新。

针对临床常见的重要问题，通过对既往已发表临床研究的分析和总结，不同的国家和地区颁布了应如何管理患者的临床实践指南，并根据最新研究结果不断更新。我国肾脏病医生参考较多的是美国肾脏病基金会颁布的一系列“肾脏病预后质量指南”（KDOQI）和国际肾脏病学会颁布的一系列“肾脏病：改善全球预后指南”（KDIGO）。依据指南的临床实践实现了患者的同质化管理，对改善患者预后大有裨益，这些内容将在相应章节更新。但很多指南的制定依据仍停留在对既往观察性数据的总结分析，甚至无证据等级的专家观点，因此在实际操作中不可生搬硬套，还需要证据水平更高的随机对照试验或使用全新的大数据分析技术来证实一些患者管理方案或更新指南。

四、展望

当前的血液透析技术有其固有的不可克服的缺点，这也是当前血液透析患者死亡率居高不下的原因之一。

缺点之一是其治疗的非连续性，每周数次的治疗，每次治疗过程都会导致内环境的剧烈波动。可穿戴人工肾[24]和可植入人工肾[25]可解决连续治疗问题，随着科学技术的进步，其相关技术难点已经解决，正悄然走近临床，期望能起到改善患者生活质量和远期预后的目的。

另一个缺点是现有血液透析技术只是一味地清除毒素，连水溶性有用物质一并清除，不提供自体肾脏的内分泌功能。再生肾脏可完美解决这个问题[26,27]，通过用尿毒症患者自体干细胞灌注没有抗原性的“肾脏骨架”，在适合的营养环境中生长出一颗具备完备功能的肾脏，将此再生肾脏植入尿毒症患者体内行使排泄多余水分、代谢废物、调整电解质酸碱平衡，并按需求重吸收有用物质、分泌红细胞生成素和合成维生素D等。目前已在小鼠获得良好结果，如果在人类使用成功，将是血液净化领域的一个革命性进展。

（左　力）

参考文献

1. BRACONNOT H. On the transformation of several vegetal substances into a new substance. Annales de Chimie et de Physique, 1833, 52: 290-294.
2. PELOUZE J. the products of the action of concentrated nitric acid on starch and wood. Comptes rendus, 1838, 7: 713-715.
3. SCHÖNBEIN CF. Notice on a change of plant fibers and some other organic substances. Report on the Proceedings of the Natural Science Research Society in Basel, 1846, 7: 26-27.
4. RICHARDSON BW. Practical studies in animal dialysis. Asclepiad (London), 1889, 6: 331-332.
5. ABEL JJ RLG, TURNER BB. The removal of diffusible substances from the circulating blood of living animals by dialysis. J Pharmacol Exp Ther, 1914, 5: 275-316.
6. HAAS G. Uber blutwaschung. Klin Wochenschrift, 1928, 7: 1356-1365.
7. KOLFF WJ BH, WELLE M. The artificial kidney: a dialyzer with great surface area. Acta Med Scand, 1944, 117: 121-134.
8. ALWALL N. On the artificial kidney; apparatus for dialysis of the blood in vivo. Acta Med Scand, 1947, 128(4): 317-325.
9. SKEGGS LT JR, LEONARDS JR. Studies on an Artificial Kidney: I. Preliminary Results With a New Type of Continuous Dialyzer. Science, 1948, 108(2800): 212-213.
10. STEWART RD, BARETTA E CJC, MAHON HI. An artificial kidney made from capillary fibers. Invest Urol, 1966, 3: 969-977.
11. MURRAY G, DELORME E, THOMAS N. Development of an artificial kidney; experimental and clinical experiences. Arch Surg, 1947, 55(5): 505-522.
12. ALJAMA P, BIRD PA, WARD MK, et al. Haemodialysis-induced leucopenia and activation of complement: effects of different membranes. Proc Eur Dial Transplant Assoc, 1978, 15: 144-153.
13. MION CM, HEQSTROM RM, BOEN ST, et al. Substitution of sodium acetate for sodium bicarbonate in the bath fluid for hemodialysis. Trans Am Soc Artif Intern Organs, 1964, 10: 110-115.
14. JABOULAY M BE. Recherches experimentelles sur la suture et la greffe arterielles. Lyon Med, 1986, 81: 97-99.
15. QUINTON W, DILLARD D, SCRIBNER BH. Cannulation of blood vessels for prolonged hemodialysis. Trans Am Soc Artif Intern Organs, 1960, 6: 104-113.
16. CIMINO JE, BRESCIA MJ. Simple venipuncture for hemodialysis. N Engl J Med, 1962, 267: 608-609.
17. BRESCIA MJ, CIMINO JE, APPEL K, et al. Chronic hemodialysis using venipuncture and a surgically created arteriovenous fistula. N Engl J Med, 1966, 275(20): 1089-1092.

18. RÖHL L, FRANZ HE, MÖHRING K, et al. Direct arteriovenous fistula for hemodialysis. Scand J Urol Nephrol, 1968, 2(3): 191-195.
19. 中华医学会肾脏病分会透析移植登记工作组 . 1999 年度全国透析移植登记报告 . 中华肾脏病杂志 , 2001, 2：77-78.
20. LIU ZH. Nephrology in China. Nat Rev Nephrol, 2013, 9(9): 523-528.
21. ZUO L, WANG M, Chinese Association of Blood Purification Management of Chinese Hospital Association. Current burden and probable increasing incidence of ESRD in China. Clin Nephrol, 2010, 74(Suppl 1): S20-S22.
22. SARAN R, LI Y, ROBINSON B, et al. US Renal Data System 2014 Annual Data Report: Epidemiology of Kidney Disease in the United States. Am J Kidney Dis, 2015, 66(1 Suppl 1):Svii, S1-S305.
23. 北京市血液净化质量控制和改进中心 . 北京市血液透析登记 -2013 年年度报告 . 中国血液净化 , 2013, 12s(10s)：1-70.
24. ARMIGNACCO P, LORENZIN A, NERI M, et al. Wearable devices for blood purification: principles, miniaturization, and technical challenges. Semin Dial, 2015, 28(2): 125-130.
25. ATTANASIO C, LATANCIA M, OTTERBEIN LE, et al. Update on renal replacement therapy: implantable artificial devices and bioengineered organs. Tissue Eng Part B Rev, 2016, 22(4):330-340.
26. SONG JJ, GUYETTE JP, GILPIN SE, et al. Regeneration and experimental orthotopic transplantation of a bioengineered kidney. Nat Med, 2013, 19(5): 646-651.
27. POORNEJAD N, SCHAUMANN LB, BUCKMILLER EM, et al. Current Cell-Based Strategies for Whole Kidney Regeneration. Tissue Eng Part B Rev, 2016, 22(5):358-370.

第二节 血液透析疗法的基本原理

血液透析疗法是在体外循环中，主要利用半透膜的弥散原理来清除血液中的小分子尿毒症毒素、纠正电解质紊乱；通过半透膜两侧的压力差进行水分的超滤清除，并同时利用伴随水分超滤发生的对流原理来清除不能通过弥散清除的较大分子毒素。因而血液透析治疗效果依赖于需要清除毒素的分子大小、半透膜的特性及采用的不同透析模式的清除特点。

与肾脏清除水分与毒素机制相比，肾脏通过肾小球超滤及对流清除水分及毒素，并通过肾小管的重吸收与排泌调节水平衡、吸收有用的物质。血液透析则没有肾小管功能，且毒素的清除主要通过弥散作用及部分对流机制。

一、血液透析基本原理

（一）水清除原理

超滤（ultrafiltration）：水的清除是通过超滤来完成的。当半透膜的两侧存在静水压和/或渗透压产生的压力梯度时，水分子会随着压力梯度方向发生跨膜移动，这个过程就是超滤。在血液透析治疗中，压力梯度主要是由透析机在透析器的血液侧（透析膜内）与透析液侧（透析膜外）建立的静水压力差产生的，叫跨膜压（transmembrane pressure，TMP）。通常TMP的方向从透析膜内指向透析膜外，从而使患者体内过多的水分得到清除。

影响水的超滤效率的影响因素主要有：

（1）跨膜压（TMP）：其他透析条件相同时，透析器的平均TMP越高，单位时间里清除的水分越多。透析器血室内压力较高，从入口端至出口端逐渐降低。透析液室内的压力也是从入口端至出口端逐渐降低，但是透析液室内的压力较低、甚至是负压。因而平均TMP是从血室指向透析液室，血浆中的水分随着TMP的方向转移至透析液侧被清除。

$$平均TMP=[(Pbi+Pbo)/2]-[(Pdi+Pdo)]/2$$

TMP：跨膜压（mmHg）。

Pbi：血室入口压；Pbo：血室出口压。

Pdi：透析液室入口压；Pdo：透析液室出口压。

（2）超滤系数（ultrafiltration coefficient，Kuf）：不同的半透膜对水的通透能力有很大差别，主要与膜材料、厚度、孔径大小有关。透析器对水的通透性用超滤系数（Kuf）表示，与膜材料、透水特性及膜面积有关。Kuf定义为在每mmHg的TMP下，透析器每小时的超滤液量。超滤系数越大，单位时间内相同的TMP下，对水的超滤清除越多。

$$Kuf = \frac{Q_{UF}}{TMP \times T} \quad [ml/(mmHg \cdot h)]$$

Q_{UF}：超滤量（ml）；TMP：跨膜压（mmHg）；T：治疗时间（h）

临床上根据透析模式及超滤速度需求的不同，可以选择不同Kuf的透析器进行治疗。比如进行超滤量在1 000 ~ 1 500ml/h之内的常规透析，可以选用超滤系数10 ~ 20ml/(mmHg・h）的透析器。如果超滤量过大、或采用有置换液模式的治疗方法时，每小时超滤量可以达到2 000 ~ 6 000ml，此时需要选用Kuf更大的透析器。目前临床上可获得的透析器Kuf范围在5 ~ 80ml/（mmHg・h）。

（二）溶质清除基本原理

1. 弥散 是溶质分子热运动的结果，是血液透析清除小分子水溶性毒素的主要方式。透析膜是半透膜，当半透膜两侧的某种小分子溶质存在浓度差别（即浓度梯度）时，随着分子无规则的热运动，溶质从浓度高的膜一侧逐渐扩散到浓度低的对侧，即为弥散。当膜两侧的溶质浓度达到一致时，弥散现象则消失。弥散是小分子水溶性溶质的主要清除方式。

在血液透析中弥散可以双向发生。尿毒症患者血液中存在高浓度的尿素、肌酐等毒素，而透析液中浓度为0。透析中血液中这些小分子毒素通过透析膜弥散到透析液中得到清除。透析患者普遍存在的高钾、高磷血症，可以通过降低透析液中这些离子浓度，使血液中高于正常浓度的电解质得到弥散清除。反之，多数透析患者存在的代谢性酸中毒、低钙血症，则由透析液中高浓度的溶质碳酸氢根离子、钙离子反方向弥散至血液中得到纠正。

在一定温度下，溶质的弥散效率与浓度梯度、膜面积正相关，与膜厚度、阻力、溶质分子量负相关。弥散受溶质分子量的影响，分子量越小弥散也快，如尿素；随着分子量增加，溶质分子热运动减慢、与透析膜碰撞的概率减少，弥散逐渐减弱至完全不能通过，如$β_2$微球蛋白。

通过体外试验可以得到各种透析器对不同分子量溶质的弥散清除率K，相当于每分钟清除相当于多少毫升血液中的溶质。

$$K(ml/min)=Q_B \times (C_{in}-C_{out})/C_{in}。$$

Q_B：有效血流速（ml/min）。

C_{in}：透析器入口处溶质浓度。

C_{out}：透析器出口处溶质浓度。

2. 对流 对流是溶液跨越半透膜而发生超滤时，溶液中的溶质被超滤的水分拖拽、随水分同时做跨膜转运的过程，但溶质能否通过透析膜与其分子大小相对于膜孔径大小有关。对流不仅可以清除小分子尿毒症毒素，还可以清除分子量更大的中分子毒素，而后者不能通过弥散的方式得到清除。因此对流是中分子毒素的主要清除方式。

在超滤液中，小分子溶质浓度与原液中的浓度相同或相近似，随着溶质分子量的增加，其对流效率也相应减弱，超滤液中的浓度也随之降低。当溶质分子量分子增加到大于半透膜孔径时则不能通过对流清除。透析膜对溶质对流清除的能力可以用超滤液中的溶质浓度与原液中溶质浓度比表示，即筛选系数S。分子量小的溶质可以100%被对流至超滤液中，则S=1；分子量逐渐增大后，溶质只能部分被对流至超滤液中，超滤液中的浓度低于血液浓度，这些溶质的S介于0 ~ 1之间；当溶质直径大于膜孔径时，完全不能被超滤，则S=0。

$$S=\frac{Cu}{Cb}。$$

Cu：超滤液中某溶质浓度。

Cb：血液中某溶质浓度。

3. 吸附　分子量较大的蛋白质或高蛋白结合率的小分子溶质通常不能通过弥散及对流方式清除。某些透析膜具有吸附蛋白质及肽的能力，可以通过吸附作用清除少量血液中的肽类或蛋白质结合毒素。但是在血液透析中这种清除量极微小，可以忽略。用活性炭或高分子多孔材料可以很好吸附清除高蛋白结合毒素，但是该方法尚未在尿毒症的常规血液透析治疗中普遍开展。

（三）影响血液透析效率的因素

血液透析中影响溶质清除效率的主要因素有血流速及透析液流速、透析器性质及效能、溶质分子量及浓度梯度（表29-2-2-1）。

表 29-2-2-1　透析清除效率的影响因素

毒素相关	治疗相关（按影响从大至小顺序）	
	小分子毒素	较大分子毒素
分子量	与透析液间的浓度梯度	膜通量
电荷	血流速	透析时间
蛋白结合率	透析液流速	膜表面积
分布容积	膜表面积	血流速
	透析时间	透析液流速
	膜通量	与透析液间的浓度梯度

血液与透析液在透析器中以相反的方向流动，流速范围分别为200 ~ 500 ml/min及500 ~ 800ml/min。这种逆向流动是使弥散清除代谢废物的效能最大化的必要措施。如果血液与透析液隔着透析膜同向流动，某种溶质的弥散会使血液中该溶质浓度下降而透析液中浓度上升，因而会导致促使进一步弥散发生的浓度梯度逐渐下降甚至消失。在逆向流动时这种现象可以被最小化：透析液从血液的出口端（静脉端）进入透析器时的溶质浓度最低（而此处血液中溶质浓度处于最低水平），从血流入口端（动脉端）离开透析器时浓度达到最高（此处血液中溶质浓度同样为最高水平），因而在整个流动途径上能始终保持较高的浓度梯度。

1. 血流速　随着血液流速的增加，透析弥散清除效率也相应会增加，但是二者并不是线性关系，即血流增加到一定程度后，对溶质的清除效率增加会变缓。如在透析液流速不变情况下，当血流速从200ml/min增高至400ml/min时，对尿素的清除率仅能增加30% ~ 40%。对于正常体型的成人，通常血液流速设置为200 ~ 300ml/min，美国的血液透析患者常可以到达400 ~ 500ml/min。在一些特殊的透析情况下，血流速可能会降低至<200ml/min。如为了避免透析失衡，刚进入血液透析患者的诱导透析中常把血流速设置为150 ~ 200ml/min。在透析时间明显延长的情况下，如CRRT以及日间延长的透析等模式时，血流速也会相应降低。

2. 透析液流速　通常设置的透析液流速为500ml/min，低于此值会使透析效率降低。透析液流速进一步增加会增加溶质清除效率，但是效果有限，并且要求血流速也达到一定的较高范围。如在用高效透析器进行透析时，如果血流速设置在350ml/min以上，将透析液流速从500ml/min提高到800ml/min仅可以使尿素清除率大约增加12%。与降低血流速一样，在夜间透析、延长的日间透析或持续性肾脏替代治疗模式时，因为透析时间延长会增加透析溶质清除率，这些情况下可以相应降低透析液的流速。新开始透析的患者在诱导透析时可以将透析液流速设置为300ml/min，以避免失衡综合征。

3. 透析器性能　透析器效能直接影响透析效率。在血流速与透析液流速相同情况下，使用较大膜表面积、壁薄、孔径大、透析液与血液能充分接触的透析器可以获得更高的溶质清除率。

通常来说，由于各种透析器对水溶性小分子毒素（如尿素）的弥散效率都很高，通过增加膜表面积即可提高小分子毒素的清除效率。如果通过合理地提高血流速和/或透析液流速仍然不能使患者尿素清除达标，则可以选用透析膜面积更大的透析器来进行治疗。

透析器的通量反映对水的清除能力。高通量透析器对弥散作用没有太大提高，即小分子溶质清除影响不显著，但是高通量膜孔径增加可以使对流效率及对流清除溶质的分子量阈值大大提高。

4. 溶质分子量　弥散：溶质分子量影响分子热运动的速度。分子量越小的溶质运动越快、弥散越快。随着分子量增加，溶质分子热运动的速率下降、与膜碰撞的概率减低，弥散效率也随之下降直至消失。即使用了更大孔径的透析膜，中大分子溶质也几乎不能通过弥散清除。常规低通量透析以弥散为主要毒素清除方式，可以较好地清除分子量 <500Da 的小分子水溶性毒素。如血液通过透析器后，尿素（MW60）可以清除 75%，肌酐（MW113）可以清除 60%。分子量大于 1000Da 的毒素弥散清除显著降低，如维生素 B_{12}（MW1355）的清除仅为 25%。中分子及大分子毒素则完全不能清除。

对流：分子量还影响到对流时的溶质通过膜的阻力，分子量越大，阻力越高，清除效率越低。但是对流比弥散可以清除更大的分子。对于分子量较大、弥散不能清除的溶质，可以通过对流清除，如菊粉（MW5200）。当溶质分子量增加至大于透析膜孔径时，β_2-MG（MW11 818），即使对流也不能清除这些溶质。这时可以采用膜孔径更大的高通量透析膜来满足特定溶质清除需求，可以很好地清除分子量 50kD 以下的溶质。

5. 溶质蛋白结合率　由于透析膜不能透过蛋白质，或仅能通过极微量白蛋白，因此蛋白结合率会明显影响溶质的清除。高蛋白结合率的毒素不宜被常规透析清除，常在体内蓄积导致透析长期并发症。蛋白结合的溶质清除率除了受上述因素影响外，还取决于其在血浆中的游离浓度以及与蛋白的解离速度。蛋白结合率高、解离速度慢的溶质用常规透析方法清除非常有限，在紧急情况下如高蛋白结合率的药物中毒时，通常采用吸附材料如活性炭、吸附树脂来进行清除。

6. 超滤量　由于对流方式清除溶质仅伴随着超滤而发生，而对流是中分子毒素的主要清除方式，因此超滤量主要影响中分子毒素的清除率，对小分子毒素的清除也会轻度有影响。增加超滤量可以增加对流清除。用传统的低通量透析器进行血液透析时，每次透析中超滤量等于患者透析间期增加的体重，约为 1 ~ 4kg，对流清除非常有限，并且膜孔径小基本不能清除分子量较大的溶质，导致 β_2-MG 等中分子毒素在体内蓄积及相关并发症的发生，并可能会增加患者的死亡率。为了增加中分子毒素的清除，使用膜孔径更大的高通量透析器，并通过透析管路向血液中注射置换液，同时等速将与置换液相同体积的液体经透析器超滤出来的技术 - 血液滤过技术，可以数十倍地增加透析中的超滤量，从而较好地清除中分子毒素。使用高通量透析器进行的血液透析，由于透析中存在反向超滤现象，因此在没有补充置换液的情况下也使实际通过透析膜的超滤量明显增加，从而也可以明显增加透析时中分子毒素通过对流方式的清除。

二、血液透析的组成

血液透析装置包括透析器、血管通路、血液循环管路、透析液及透析机。

（一）透析器/透析膜

透析器是血液与透析液经透析膜分隔，通过超滤、弥散及对流清除水分及毒素、纠正电解质酸碱紊乱的关键部位。不同的透析器之间的差别主要由透析膜材料成分、透析膜结构及膜面积决定。

透析器的结构经历很大变化，主要分为三类：平板型、蟠管型和空心纤维型。当前普遍使用的透析器是柱状的中空毛细纤维透析器，每个透析器的聚氨酯外壳内装有大约 8 000 ~ 10 000 根束状排列的由透析膜制作成的中空纤维。纤维直径大约 200nm，长度大约 25cm，交换总面积可高达 1.8 ~ 2.0m^2。治疗时血液在中空纤维中流动，透析液在纤维膜外反向平行流动，通过透析膜进行水与溶质的交换。

1. 透析膜材料　透析膜是半透膜，厚度大约 20 ~ 40μm。透析膜材料经过血液透析半个多世纪的发展，已有很大变化。膜材料主要分为三大类：纤维素膜、修饰的纤维素及合成膜。

（1）纤维素膜：纤维素膜又称未修饰的纤维素膜，是一种从加压棉中获得的葡聚糖链多聚体为基础制造的膜，带丰富游离羟基基团。20世纪40年代用纤维素制作的玻璃纸被用于临床透析。20世纪60年代通过改良的铜氨液工艺处理纤维素，生产出再生纤维素膜——铜仿膜。由于用铜仿膜制造的透析膜薄而耐高强度，对小分子溶质有很好地弥散转运特点，被大量应用于临床。在20世纪90年代初，美国纤维素膜使用率大约占60%[1]。

（2）修饰的纤维素膜：未修饰的纤维素膜带有大量的游离羟基基团，这些基团被认为与这种膜的生物不相容性有关，透析中会较大程度激活补体。为了提高纤维素膜的生物相容性，将纤维素经过醋酸处理，通过共价结合的方式在纤维素聚合物表面的游离羟基上结合乙烯基，得到修饰的纤维素膜。按替代的乙烯基团的多寡，有醋酸纤维素膜、双醋酸纤维素膜及三醋酸纤维素膜。最常见的类型是三醋酸纤维素膜，其80%的羟基基团被醋酸替代。

纤维素膜的游离羟基也可以用合成材料替代，得到纤维素-合成膜。如在纤维素形成过程中加入二乙胺乙基，其替代1%游离羟基，得到血仿膜（hemophan membrane）。

所有的修饰的纤维素膜在结构上具有均质性。它们与未修饰的纤维素膜比，对补体的激活少，具有更高的生物相容性。更新的修饰纤维素膜用合成的聚合物共价结合在纤维素膜的游离羟基上，不仅可以降低补体的激活，还可以结合油醇或维生素E在膜表面上，降低凝血或提供抗氧化保护。

（3）合成生物材料膜（或称非纤维素膜）：在20世纪70年代后开发出多种合成生物材料用于制造血液透析膜或血液滤过膜，包括AN69、聚砜膜（PS）、聚氨膜。这些膜结构上具有不对称性，血液侧是薄而多孔的结构，透析液侧是较厚的支持结构层。在制造工艺中加入聚乙烯吡咯烷酮，可以使合成膜不仅具有很好的对流性，还和纤维素膜一样具有很好的弥散性。临床上其他合成膜还有聚丙烯腈膜（PAN）、聚甲基丙烯酸甲酯膜（PMMA）、聚碳酸酯膜。

合成膜又分为疏水性膜及亲水性膜。除聚碳酸酯膜外，其他所有合成膜都为疏水性，具有非极性、多孔、吸附蛋白质的特点，通常具有较高的超滤系数。聚碳酸酯膜为亲水性膜，不吸附蛋白质。

由于合成透析膜具有更好的生物相容性及更高的通量，临床上逐渐代替纤维素膜。2000年初美国透析使用合成膜比率达到80%，纤维素膜仅占20%[2]。

2. 透析膜的生物相容性 在透析过程中，血液接触体外循环的各个部位，包括穿刺针、透析导管、透析管路及透析器。血液与这些部件的材料及消毒剂接触，可能会激活血细胞或分细胞成分并引起炎症反应。由于透析膜与患者血液接触面积最大，透析膜材料及工艺导致血液成分发生反应对机体的影响最大。生物相容性透析膜（biocompatible membrane，BCM）通常定义为，该透析膜与血液接触后，刺激患者血液细胞及血浆成分发生炎症反应程度极小或不发生[3]。

生物不相容透析膜可以导致透析中较严重的血液成分活化并导致急性严重不良反应，急性肾衰竭恢复延迟；长期慢性不良影响包括慢性炎症状态、增加蛋白分解及营养不良、容易感染、高血清β_2微球蛋白水平及相关的淀粉样变性，以及残肾功能快速丢失等。生物相容性膜相对不良影响很小。

当血液与透析膜接触时会触发多种反应，包括激活补体活化途径、触发凝血机制以及接触相反应。血液细胞与透析膜的直接接触以及补体活化可导致血细胞被激活并释放多种炎症因子。这些蛋白介导及细胞介导的机制相互影响，一个系统被激活可导致其他系统的活化。

（1）补体活化：血液透析中补体是通过旁路途径被激活[4]，与膜材料密切相关。铜仿膜表面大量的羟基被认为是导致补体大量被激活的主要原因。这些羟基促进C3b沉积并与B因子作用，随后D因子激活B因子，导致形成C3转化酶C3bBb及C5转化酶C（3b）nBb。C3a水平反映补体活化程度，其在新铜仿膜透析开始15分钟即升高达峰，在透析结束后10分钟恢复正常。补体活化后产生释放大量过敏因子C3a与C5a，可以导致血管平滑肌的强烈收缩、增加血管通透性、刺激肥大细胞释放组胺。C5a与中性粒细胞的膜蛋白结合，使其活化、聚集、发生黏附，被扣押于肺循环导致外周血白细胞减少。与透析中C3a、C5a短暂升高不同，补体活化后产生的膜攻击复合物C5b-9在透析中及透析结束后数小时持续形成，激活中性粒细胞与单核细胞，释放多种细胞因子如肿瘤坏死因子、白介素-1等。补体的激活还与血液透析的其他并发症相关，如增加组织分解代谢、感染风险、增加β_2微球蛋白（β_2-MG）生成、缩短红细胞寿命，甚至加速残肾功能丧失。

修饰的纤维素膜因部分羟基被替代，对补体的活化显著减弱，如醋酸纤维素膜及血仿膜。用修饰的纤维素膜研究显示，透析开始后补体活化在15分钟达到高峰并持续至90分钟。随后透析中补体活化逐渐降低，其机制可能与透析中膜表面逐渐被蛋白膜覆盖有关，蛋白膜成分包括纤维蛋白、白蛋白、C3裂解产物（主要包括C3b、C3c和C3d）。这个机制解释了复用的纤维素透析器为何对补体活化显著减小[5]。

膜材料激活补体程度差异性的另一个理论是，不同膜表面与H因子或B因子结合能力存在差别[6]。生物相容性膜选择性结合H因子，与B因子的结合很少。H因子可使C3b失活并终止补体活化瀑布进一步放大，而B因子促使瀑布正反馈放大。纤维素膜与H因子的亲和力低、大量羟基易于激活补体、且无吸附C3a/C5a能力，因而对补体活化程度远高于其他类透析膜。

D因子是激活补体旁路途径的重要的限速酶。ESRD患者因肾脏清除D因子减少或丧失，体内D因子浓度高于正常人10倍，使透析中补体旁路途径活化进一步增加。透析膜对D因子的吸附作用可以降低补体旁路途径活化程度。纤维素膜对D因子无明显吸附作用，而多种合成膜可以吸附D因子，透析结束时可以检测到血液D因子浓度显著下降。用PAN或AN69膜透析后，D因子浓度下降80%，PMMA下降50%，而纤维素膜降低不到10%[7,8]。此外，相同材料合成膜如聚砜膜制作的低通量或高通量透析器，虽然膜成分相同，但是对补体激活程度有很大差别，其原因部分归因于高通量透析器可以对流清除分子量为23kD的D因子，而低通量透析器几乎不能清除。

总之，透析膜材料是决定补体激活程度的主要因素。随着膜生物相容性增加，对补体的活化程度也相应降低。以下按膜的生物相容性提高顺序列出不同膜材料，它们对补体的激活逐渐减弱。

1）纤维素膜（铜仿膜）（生物相容性最低）。

2）修饰的纤维素膜（醋酸纤维素膜）。

3）纤维素合成膜（血仿膜）。

4）复用的纤维素膜。

5）合成膜（生物相容性最高）。

醋酸纤维素膜与铜仿膜相比，对补体的激活几乎降低50%。聚丙烯膜对补体的激活程度极低并且不会引起白细胞减少。合成的聚砜膜会激活补体途径，但是其膜材料本身吸附活化的补体成分，不会导致血循环中的补体活化产物增高。高通量透析器相对于相同材料的低通量透析器生物相容性有所提高，对补体的活化降低，可能与高通量膜清除D因子有关。透析膜面积增加会相应增加补体活化程度，但是血流速变化与补体活化程度无关。

（2）细胞成分活化：除了补体的影响外，血液中的各种细胞成分与透析膜的直接接触，也会导致细胞直接被活化或损伤。透析膜可激活中性粒细胞导致其合成黏附因子、释放蛋白酶及其他细胞内的酶、活性氧离子、白三烯及血小板活化因子。激活的单核细胞释放TNF及IL-1。激活血小板释放血栓素。而补体的活化使这些过程进一步加重。IL-1升高会导致透析患者发生透析中发热、头痛、乏力、低血压等症状，以及食欲下降、蛋白质分解代谢增加、容易感染等慢性合并症。

透析膜激活补体途径后，C5b-9可导致血小板与红细胞破坏溶解。活化的中性粒细胞释放的血小板活化因子也会激活血小板，发生血小板凝集、消耗及血栓形成。

铜仿膜上的*L*-海藻糖可激活血液中的单核细胞，使其合成β_2-MG mRNA增加，补体活化形成的膜攻击复合物可以使这种效应进一步放大。

透析膜的消毒方式也可能影响膜生物相容性。电子束消毒的透析膜曾报道导致发生严重透析后血小板减少。停止这种消毒方式后，透析后血小板减少发生率显著下降。其机制不详。

（3）凝血途径活化：透析膜与血液接触后，快速激活凝血途径。使用抗凝剂可以阻断血液透析中凝血因子的活化，使治疗能够顺利进行。不同透析膜对凝血途径的活化作用的强弱目前没有充分的研究数据。

（4）缓激肽系统活化：透析膜通过因子Ⅻ激活接触途径。带负电荷的透析膜（如PAN膜）比中性膜（如铜仿膜）对接触途径的活化作用更强。机制可能与膜表面的负电荷可以导致Ⅻ因子构象发生变化，促使Ⅻ因子与激肽释放酶原作用，产生激肽释放酶，从高分子量激肽原释放出缓激肽。这可以解释当PAN膜与ACE抑制剂联合同时使用时为什么会发生相当高的过敏反应。ACE是一种激肽酶，ACE抑制剂的使用促使PAN膜持续活化激肽系统。在动物试验中，使用缓激肽B_2受体的拮抗剂可以预防PAN膜与ACE抑制剂同时使用发生的过敏反应。

总之，透析膜材料是决定生物相容性的主要因素。BCM意味着这种透析膜引起机体炎症反应极微小。合成膜具有最好的生物相容性，其次是修饰的纤维素膜。未经修饰的纤维素膜生物相容性最差，目前已经不再被临床使用。生物不相容透析膜通过活化补体途径、凝血途径、直接接触相反应导致机体血液细胞、血液成分炎症反应，或直接导致血细胞损伤。

血液透析治疗中影响生物相容性的其他因素还包括透析液成分、温度，透析膜的通透性、透析清除方式（弥散或对流），透析器消毒方式、复用方法，透析膜制造工艺、表面是否有残留物等。

3. 透析器性能 透析器清除水、溶质的能力通过多种相关参数衡量。

（1）通量：透析器的通量反映对水的清除能力，决定于其超滤系数（Kuf）。各种膜材料可以通过改变膜厚度及孔径大小来改变其通透性。根据Kuf的不同，透析器被分为以下三类：低通量透析器，中通量透析器及高通量透析器。当超滤速率相同时，透析器的Kuf越小，需要的跨膜压越大（表29-2-2-2）。

表29-2-2-2 各种通量透析器的参数及临床应用

透析器通量分类	Kuf（ml/mmHg·h）	清除分子量范围（Da）	临床应用
低通量透析器	<10	<500 ~ 150	传统血液透析
中通量透析器	10 ~ 20	<5000 ~ 15 000	高效透析
高通量透析器	>20	<30 000 ~ 50 000	高通量透析，血液滤过，血液透析滤过

低通量透析器可以由各种透析膜材料制成，Kuf低于10ml/（mmHg·h）。低通量透析器膜孔径小，通常分子量较大的溶质如β_2-MG不能通过。其主要通过弥散原理清除小分子毒素，如尿素、肌酐等，对流清除的溶质分子量范围通常小于数千道尔顿。主要应用于以小分子弥散清除为主、超滤量较少的传统血液透析。

高通量透析器的膜材料可以是修饰的纤维素膜或合成膜。目前市场上以合成膜更常见，通量也更高，Kuf常达到40 ~ 100ml/（mmHg·h）。较大的膜孔径可使分子量更大的溶质如β_2-MG通过对流原理得到清除。临床上用于超滤量较大的透析模式如高通量透析，血液滤过，血液透析滤过，除小分子毒素外，还可较好地清除中分子毒素。

（2）清除率：清除率（K）指在一定血流量和透析液流量下，透析器通过弥散作用每分钟清除多少毫升血液中的某种溶质，类似于肾脏清除率。

$$K(ml/min)=Q_B \times (C_{in}-C_{out})/C_{in}。$$

Q_B：有效血流速（ml/min）。

C_{in}：透析器入口处溶质浓度。

C_{out}：透析器出口处溶质浓度。

透析器的各种小分子溶质的K通常在一定的血流速及透析液流速下体外试验测定得到。实际透析中的K值会小于体外测定值；当透析中存在超滤时，K值又会相应有所增加。

一般低通量透析器尿素清除率180 ～ 190ml/min，肌酐清除率160 ～ 172 ml/min，维生素B_{12}清除率60 ～ 80ml/min，$β_2$-MG清除率几乎为0。高通量透析器对小分子清除率仅有轻度增加，但对中分子清除显著增加，通常尿素清除率185 ～ 192ml/min，肌酐清除率172 ～ 180ml/min，维生素B_{12}清除率118 ～ 135 ml/min，$β_2$-MG透析后下降率为30% ～ 60%。

溶质转运系数KoA是指假设血流速及透析液流速达到无穷大时，理论上计算得到的尿素清除率。KoA反映透析器对尿素及相似分子量溶质的转运效能，与透析膜对溶质的阻力大小及膜面积相关，不受血流速及透析液流速的影响，能更客观地反映透析膜对小分子溶质的转运能力。根据KoA大小，将透析器分为：低效透析器（KoA<500ml/min），用于低效透析或体型较小的患者；中效透析器（KoA 500 ～ 700ml/min），用于常规透析；为高效透析器（KoA>700ml/min），通常用于高效透析。

（二）血管通路

血管通路是提供血液进行透析治疗的部位，是透析患者的生命线。目前常用的血管通路包括动静脉内瘘、动静脉人造血管及中心静脉导管。其中自体血管搭桥手术后建立的动静脉内瘘是目前最理想的血管通路。详见相关章节。

（三）透析液

透析液由透析用水与透析浓缩液按一定配比配制而成。每次透析，透析液与患者血液之间仅间隔透析膜，要求透析液需要达到残氯、重金属、细菌及内毒素安全标准。

碳酸氢盐已经取代醋酸盐成为经典的透析缓冲液，主要原因是醋酸盐透析液可以引起心血管不稳定。

1. 透析液成分　目前普遍使用碳酸盐为基础的透析液。醋酸盐透析液因不良反应多，已不再使用。

（1）碳酸氢盐：标准碳酸盐透析液中含有HCO_3^- 31mmol/L，醋酸根离子4mmol/L。多数透析机可以根据患者检验值，在35 ～ 40mEq/L范围内个体化调节碳酸氢盐浓度。不同碳酸氢盐产品的缓冲能力存在不同，并且各种碳酸氢盐透析液中还存在其他缓冲盐，因此应根据患者个体化需要提供总缓冲液量，从而使患者的酸中毒得到纠正，并结合透析间期口服碳酸氢钠，使透析前的碳酸氢根浓度维持在20 ～ 23mmol/L。同时应该避免透析液碳酸氢根浓度过高，导致透析后期发生代谢性碱中毒。碱血症可以增加钙磷沉积，引起低氧血症、恶心、意识障碍等症状，并可能导致心律失常。

（2）钾：由于大多数尿毒症患者存在高钾血症，透析液钾浓度通常设置为2.0 ～ 2.5mmol/L。对于尿量比较多的患者，或长期摄入差、营养不良的患者，以及发生急性并发症导致饮食明显减少、呕吐腹泻者，通常透析前血钾水平会比一般患者低，此时应该根据透析前的血钾水平适当增加透析液的钾浓度。通常如果透析前血钾<4.5mmol/L，应该使用含钾3.0mmol/L的透析液，以避免透析结束时血钾过低发生心律失常。长期服用洋地黄类药物的患者为避免低钾血症的发生，也应该采用含钾3.0mmol/L的透析液，并通过饮食控制或降钾树脂来避免透析间期发生高钾血症。对于个别透析前血钾<3.5mmol/L的患者，可以提供含钾4.0mmol/L的透析液来纠正低钾血症。

（3）钠：透析液的钠离子浓度可以在135 ～ 145mmol/L之间进行调节。通常使用140mmol/L的钠离子浓度。钠浓度高于140mmol/L常导致患者透析中发生正钠平衡，患者感到口渴并在透析间期摄入更多的水分，使透析间期体重增加过多。因此应该避免高钠透析。透析机的“钠曲线”虽有助于部分患者顺利脱水，但是在透析开始阶段的高钠浓度可以引起过多的钠进入体内，KDOQI指南也建议避免因使用钠曲线导致的正钠平衡。

（4）钙：透析液钙离子浓度通常为1.25、1.5、1.75mmol/L三种浓度，这些较高的钙浓度可以帮助纠正尿毒症患者的低钙血症。但是近20年来含钙磷结合剂的普遍使用导致血液透析患者的血钙水平普遍增加，部分患者甚至发生高钙血症。这些患者透析液钙浓度1.25mmol/L更为适宜，以避免在透析中摄入更多的钙离子。

（5）葡萄糖：透析液中可以选择不添加葡萄糖或加葡萄糖。不加葡萄糖的透析液不容易被细菌污染。透析中大约会丢失25 ~ 30g葡萄糖，大多数患者能够通过糖异生及酮体生成维持正常血糖浓度。但是进食差或糖尿病患者容易发生透析中低血糖。且透析中葡萄糖丢失会增加透析中蛋白质分解，升高血液氨基酸浓度从而增加透析液丢失氨基酸。含糖透析液可以避免这些问题。透析液中添加葡萄糖的浓度通常为4.5 ~ 11mmol/L。使用含葡萄糖的透析液不仅可以避免低血糖的发生，还可以减少因血浆渗透性过快下降导致的失衡、肌肉痉挛、低血压等表现，减少透析后疲乏感。

2. 透析液温度　血液透析中随着超滤增加，身体核心温度也随之增加。机制可能是超滤导致机体会产生过多的热，以及容量下降导致外周血管收缩、机体散热减少。透析中如果使用等温的37 ~ 37.5℃透析液，患者容易产生烦热感；体温升高引起血管扩张、外周血管阻力下降，交感神经对透析中血容量下降的代偿性调节能力下降，导致心血管不稳定、发生低血压。此外多数尿毒症患者的基础体温较正常人低，研究显示平均在36.1 ~ 36.3℃，透析液温度设置为37℃对于这些患者来说可能会高于基础体温，会导致血管扩张。因此透析液温度常设置在35.5 ~ 36.5℃，以避免透析中体温升高，减少透析中低血压的发生。研究证实透析液温度对溶质清除没有影响。

透析液温度34.5 ~ 35.5℃称为低温透析。低温透析可以增加血管反应性，增加心肌收缩力，有利于维持患者透析中外周血管阻力及心血管稳定性，减少因超滤而发生的透析中低血压事件，并可以减轻部分患者透析后乏力感。适用于伴有大量超滤的透析，以及反复发生透析相关低血压的患者。另有研究显示低温透析还有利于改善氧合、降低透析中补体活化程度等益处。

（四）透析机

透析机是为血液透析提供动力及监测安全性的机器，包含来驱动血液在患者及透析器之间流动的血泵，配制透析液及运送透析液的传动系统，以及透析中的安全监测及报警装置。两个压力监测器，分别安装在血泵近端及透析器远端，用以监控血液流出的过高剪切力及回流至患者血管通路中的过高阻力。异常的动脉压力测量值提示慢性透析患者使用的动静脉血管通路可能存在狭窄。新一代的机器还有在线清除率、在线容量监测等功能。

（五）体外循环管路

透析器的外壳上有分别供血液、透析液流进的入口（未透析的血液与新鲜透析液）和流出的出口（透析后的血液与透析废液）。合成的管路设计为一个“动脉”管路携带血液从患者血管通路（如动静脉内瘘、人造血管或中心静脉导管）进入透析器，在透析器内血液与透析液经透析膜互相作用；一个“静脉”管路携带透析过的血液从透析器出口通过血管管路返回患者体内。

三、血液透析抗凝

血液透析中，血液在体外循环中会接触穿刺针、管路、管路小壶、透析器灌注胶、透析膜等物质，这些物质可以激活内源性凝血途径，导致体外循环血液凝固、堵塞，透析失败及失血。因此抗凝是血液透析的重要环节。

血液透析中如果不使用抗凝剂或抗凝剂量不足，会导致透析不能按处方顺利进行及血液损失。而抗凝过量可能在部分患者发生出血并发症，甚至危及生命。高凝或有出血风险的患者，抗凝剂种类及剂量需要做相应调整。因此针对不同患者病情采用适宜抗凝是保证透析安全的重要环节。

在处方抗凝剂之前，需要考虑以下因素并进行剂量、方法的调整（表29-2-2-3）：

- 患者干体重
- 合并用药：抗凝剂，抗血小板药物，血小板及血红蛋白浓度
- 透析血管通路情况
- 透析单元时长
- 处方的血流速
- 病史：有无出凝血异常、恶性肿瘤
- 是否围术期

- 透析器面积、膜材质
- 透析中是否输注血制品

表 29-2-2-3 血液透析中管路凝血的危险因素

抗凝剂不足或给药方法不正确
低血流速
高血红蛋白浓度
报警导致反复停血泵
过高超滤率
后稀释血液滤过
透析中输血或输注脂肪乳
患者高凝状态：恶性肿瘤、肾病综合征、抗磷脂综合征等
透析器生物相容性差

（一）常规抗凝技术

常用的抗凝剂有普通肝素、低分子肝素、枸橼酸等。普通肝素是临床最常用的血液透析抗凝剂（表 29-2-2-4）。

表 29-2-2-4 常规透析抗凝剂量参考（70kg，无出血风险）[9]

抗凝剂	负荷量	维持量	监测指标	不良反应
普通肝素	15 ～ 25IU/kg 1 000 ～ 1 500IU	10 ～ 20IU/（kg·h） 700 ～ 1 500IU/h	APTT 2.0 ～ 2.5 倍 ACT +80%	出血，HIT，过敏
LMWH	依诺肝素 0.8mg/kg	-	抗Ⅹa 0.4 ～ 0.6IU/ml	出血，HIT，过敏
阿加曲班	100 ～ 250μg/kg 或≤ 20mg	1 ～ 2μg/（kg·min） 6 ～ 15mg/h	APTT 2.0 ～ 2.5	肝功能异常者作用增强，需减量
来匹卢定	0.2 ～ 0.5mg/kg 5 ～ 30mg	-	APTT 1.5 ～ 2.0	出血，抗体产生
达那肝素	初次 3 750IU（<55kg，2 500IU） 后续 3 000IU（2 000IU）	-	透析前 抗Ⅹa<0.2IU/L	可蓄积，后续透析减量
磺达肝素	2.5mg		透析前 抗Ⅹa<0.2IU/L	可蓄积
枸橼酸	-	50 ～ 60mmol/h （BFR 300ml/min）	透析器后离子钙 0.2 ～ 0.3mmol/L 透析器前 ACT 200 ～ 250s 体内血钙	特殊透析液（低 Ca^{2+}、Mg^{2+}、HCO_3^-） 枸橼酸中毒 代谢性碱中毒
枸橼酸透析液	-	透析液中含量 0.8mmol/L	-	低镁血症， 体外循环凝血
前列环素	-	5 ～ 10ng/（kg·min）	-	低血压
萘莫司他	5mg/kg 10 ～ 40mg	0.2 ～ 0.8mg/（kg·h） 20 ～ 40mg/h	APTT 1.5 ～ 2.0	过敏

1. 普通肝素（unfractionated heparin，UFH）[10,11]

（1）作用机制和抗凝目标：普通肝素（肝素）由于给药方便、价格便宜、半衰期短，是临床最广泛使用的透析抗凝剂。肝素是分子量范围 5 ～ 40kD 的葡聚糖混合物，平均分子量 12 ～ 15kD，带有大量负电荷，半衰期 30 ～ 120 分钟，透析患者半衰期延长。肝素的抗凝作用是通过与抗凝血酶结合，改变其构象使其抗凝活性增加数千倍，导致丝氨酸蛋白酶凝血因子Ⅹa、Ⅸa、Ⅺa、Ⅻa

的快速失活，尤其对Ⅻa与Ⅹa因子的作用最强。在高浓度时，肝素还与肝素辅因子结合抑制凝血酶的形成。

肝素的半衰期比较短，通常采用透析前给予负荷量首剂，透析中持续注射追加的方法。也有采用在给予首剂负荷量后，透析中进行弹丸式方法追加剂量。

由于肝素的抗凝作用存在很大个体差异，透析中需要检测活化的凝血时间（ACT）或部分凝血活酶时间（APTT）来进行个体化剂量调整。肝素抗凝目标是使全血部分凝血活酶时间（WBPTT）或ACT在血液透析中维持于基础值增加80%左右水平，透析结束时增加30% ~ 40%（表29-2-2-5）。

表 29-2-2-5 血液透析中肝素剂量的监测

凝血检测方法	基础值（秒）	透析中	透析结束
ACT	90 ~ 140	延长80%（200 ~ 250秒）	延长40%（170 ~ 190秒）
WBPTT	60 ~ 85	延长80%（120 ~ 140秒）	延长40%（85 ~ 105秒）
APTT		2.0 ~ 2.5倍	

ACT：活化的凝血时间；WBPTT：全血部分凝血活酶时间；APTT：部分凝血活酶时间

（2）普通肝素抗凝常规方法

1）负荷剂量：根据患者体重及有无出血风险确定肝素负荷剂量。对于低出血风险的患者，在透析开始时按体重可以给予肝素负荷剂25 ~ 50IU/kg。但是有很多透析中心给予常规透析患者负荷剂量肝素10 ~ 20IU/kg（1 000 ~ 1 500IU）即可满足短时透析需要。肝素用盐水稀释后，从穿刺针或透析导管推入静脉，等待3 ~ 5分钟使全身肝素化后再连接透析管路开始透析。

低出血风险但长期服用抗凝剂、抗血小板药物者，或存在肝功能异常、血小板减少等情况者，可以将肝素首剂减少至10 ~ 25IU/kg。

2）维持剂量：透析中维持剂量为10 ~ 20IU/（kg·h）（1 000IU/h），通过透析机的肝素泵持续泵入透析管路中。低出血风险者可以将肝素维持剂量减少到5 ~ 10 IU/（kg·h）。

3）结束维持剂量：透析患者体内肝素的半衰期平均为1小时左右，透析中ACT延长80%，停止输注肝素1小时后ACT将下降至延长40%。所以透析结束前30 ~ 60分钟即可停止肝素的输注，可以降低透析后穿刺点及其他部位出血的风险。

（3）普通肝素抗凝的其他方法

1）无首剂、持续肝素化方法：第一小时采用比较高的静脉维持剂量（25IU/kg），随后降低至每小时12.5IU/kg，透析结束前1小时停止肝素。

2）弹丸式肝素法：透析前给予负荷剂量4 000IU，3分钟后测定ACT。如果ACT<180%基线值，则补充负荷剂量。治疗2小时检测ACT，如<150%，则给予第二次剂量2 000IU。

3）小剂量肝素法：首剂给予750IU肝素，5分钟后监测ACT使其较基础值延长40%（150 ~ 200秒之间）；随后以每小时600IU剂量持续静注，每30分钟检测ACT并调整肝素剂量，保持ACT延长40%，至透析结束时停肝素。适用于出血风险轻度升高患者，可降低出血风险约10%。但是体外循环凝血概率也相应增加，治疗中需要护士更密切的观察。

（4）普通肝素的不良反应

1）出血风险：肝素系统性抗凝导致出血风险增加，包括原有的病变部位出血如消化道、外伤、手术创口等，及新发出血如脑血管、消化道、腹膜后等部位的出血。原有疾病存在、同时口服抗凝及或抗血小板药物、尿毒症导致血小板功能不良等增加透析肝素抗凝后的出血风险。因此存在出血风险患者应该降低肝素剂量或选用其他抗凝剂。

2）脂代谢紊乱：肝素会激活脂蛋白脂酶，导致甘油三酯浓度增加，高密度脂蛋白降低。

3）肝素诱导的血小板减少（heparin-induced thrombocytopenia，HIT）[11]：分为Ⅰ型与Ⅱ型。

Ⅰ型为非免疫介导性，肝素直接激活血小板导致血小板轻度下降，发生在接触肝素后1 ~ 3天内。继续使用肝素血小板仍会恢复正常。Ⅱ型HIT由免疫介导，肝素在体内与血小板因子4（PF4）形成复合物导致其结构变化，诱导自身抗体产生，导致血小板活化、聚集、消耗，并可损伤血管内皮导致动静脉内血栓形成（HITT）。发生于首次接触肝素后的5 ~ 10天内，发生率3% ~ 5%，是一种可能危及生命的严重并发症。确诊或怀疑HIT-Ⅱ型的患者应该立即停止任何肝素接触并进行抗凝治疗（即使未发现已经发生血栓的证据）。低分子肝素因与肝素-PF4抗体有交叉反应，禁止用于治疗HIT-Ⅱ或作为替代抗凝药物。合成因子Ⅹa抑制剂磺达肝素、达那肝素及直接凝血酶抑制剂阿加曲班可以用于HIT-Ⅱ的抗凝治疗或发生HIT后透析抗凝剂，血小板恢复正常后过渡到华法林抗凝。体外枸橼酸抗凝法也可以作为血液透析抗凝选择。

4）骨质疏松：肝素具有抑制成骨细胞活性、活化破骨细胞的作用，长期应用导致骨质疏松。

5）高钾血症：肝素可以抑制醛固酮的合成，导致血钾升高。无尿的血透患者，肝素可能抑制醛固酮通过胃肠机制排钾。

6）过敏反应：可以表现为寒战、发热、皮疹，诱发哮喘等。

2. 低分子肝素（LMWH） LMWH是肝素经过生物或化学裂解后得到，分子量范围4 000 ~ 6 000D。主要抑制Ⅹa、Ⅻa的活性，因其分子片段短，对凝血酶Ⅱa的抑制作用非常小，抗Ⅹa/抗Ⅱa活性大约为2∶1 ~ 4∶1。其抗凝作用不能通过APTT监测，需要检测抗Ⅹa活性。Ⅹa活性方法在大多数临床医院没有开展，且LMWH的抗凝预测效应高、导致出血的风险小，因此不需要常规监测。此外LMWH相对于肝素来说，可以减少长期使用肝素导致的骨质疏松、脂质代谢紊乱、高血钾这些不良反应。

由于LMWH的半衰期较肝素长，常规3 ~ 5小时的血液透析仅需要给予首次负荷剂量，不需要进行追加。常用剂量为抗Ⅹa125 ~ 250IU/kg，可以达到抗Ⅹa活性0.4 ~ 0.6IU/ml。对于出血风险轻度增高的患者，可以给予较低剂量抗Ⅹa125IU/kg。

LMWH与肝素在产生肝素诱导的血小板抗体有90%交叉活性，因此发生HIT者也不能使用LMWH。但是其诱导发生抗体的概率低于肝素。

虽然LMWH导致出血风险比肝素低，但是对出血高风险的患者即使用低剂量仍然可能增加出血风险，并不优于枸橼酸抗凝。

3. 枸橼酸透析液 用小剂量的枸橼酸代替浓缩透析液A液中的醋酸，使最终的透析液中含有0.8mmol/L（2.4mEq/L）的枸橼酸。枸橼酸与血液中的钙结合后干扰凝血及透析器局部对血小板的激活。这种方法可以降低透析肝素的用量，或者作为无肝素透析的一种方法，降低中低危出血患者的透析器凝血风险。由于此方法枸橼酸的用量很小，轻度降低血液离子钙的浓度但通常不会发生低钙症状，因此不需要检测离子钙水平，也不会增加碱中毒的风险。

4. 肝素类似物

（1）达那肝素（danaparoid）：低分子量肝素类似物，MW 5.5kD。通过与抗凝血酶及肝素辅因子Ⅱ结合发挥抗凝作用，主要抑制Ⅹa活性，对Ⅹa及Ⅱ因子抑制比例达到22∶1，远高于LMWH（3∶1）。通过监测抗Ⅹa活性反映抗凝效果，APTT无帮助。达那肝素与HIT抗体有低水平的交叉反应，使用时应该注意监测血小板计数。因分子量小，产生抗体的概率小于肝素及LMWH，可用于HIT的治疗。

（2）磺达肝素（fondaparinux）：天然戊糖的甲基衍生物，分子量1 728D，半衰期17小时。通过抑制Ⅹa发挥抗凝作用。由于分子量小，不发生HIT。可由于HIT患者的抗凝治疗。

5. 凝血酶抑制物

（1）阿加曲班（argatroban）：阿加曲班是人工合成的精氨酸衍生物，为凝血酶直接抑制物，作用快速、可逆，抗凝活性可通过APTT及ACT监测。其半衰期大约18 ~ 40分钟，停用后迅速代谢，减少迟发性出血风险。与肝素-PF4抗体无交叉反应，是治疗HIT的首选药物。

（2）重组水蛭素（recombinant hirudin）：重组水蛭素来匹卢定（lepiludin）分子量7kD，通过与凝血酶形成非共价复合物抑制其活性。重组水蛭素在血液透析时抗凝效果好，可以使用透析前单次负荷剂量法或透析中持续输注法进行抗凝，监测APTT延长至正常的1.5 ~ 2.0倍。重组水蛭素主要经肾脏代谢，透析患者半衰期延长，重复给药可能会增加出血风险。水蛭素与肝素-PF4抗体无交叉反应，可用于HIT的治疗。

（3）比伐卢定（bivahirudin）：是水蛭素的衍生物片段，分子量较小（2 180D）。可与循环中或已与血栓结合的凝血酶结合抑制其活性。半衰期25分钟，与凝血酶的作用短暂，可以避免蓄积出血。

6. 蛋白酶抑制剂　萘莫司他（nafamostat）：可抑制Ⅱa因子、Ⅹa因子、Ⅺa因子等丝氨酸蛋白酶类凝血因子。半衰期约为5 ~ 8分钟。出血风险小于肝素及LMWH。

（二）伴高出血风险患者的抗凝技术

高出血风险患者包括：存在活动性出血；极高出血风险；严重凝血障碍；大手术后7日内；颅内手术14日内；内脏器官活检72小时内；心包炎；透析后8小时内将行大手术者等。

1. 无肝素透析　高出血风险的重症监护患者约90%在使用这种技术进行血液透析，严重凝血发生率低于5%。

（1）适应证：适用于高出血风险患者，以及存在肝素禁忌证（如HIT）的患者。但是存在较高的透析器/管路凝血、提前结束透析风险。治疗过程中需要护士对动静脉压力进行更严密的监测以及时发现凝血征象。部分患者在出血风险降低后需转换至低剂量抗凝方法。

（2）无肝素透析方法

1）肝素盐水预冲：治疗前用含有肝素钠2 000 ~ 5 000U/L的盐水进行透析管路及透析器的冲洗，使肝素覆盖或结合在管路及透析器表面，可以延迟透析中的凝血反应。冲洗管路时将肝素盐水进行超滤可以达到更好预防凝血效果。预冲后需用不含肝素的盐水将体外循环中的肝素盐水冲洗排出以避免肝素进入血循环。发生HIT的患者需避免使用肝素盐水，应仅用盐水进行透析管路预冲洗。

2）提高血流速：透析开始时血流速应该尽快提高到250ml/min以上。如果能耐受，透析中维持高血流速（300 ~ 400ml/min）可以降低凝血风险。如果高血流速可能有失衡风险，可以通过减小透析器面积、降低透析液流速或缩短透析时间避免。

3）定期冲洗：有研究认为透析中定期用盐水冲洗透析管路可降低凝血风险。每15 ~ 30分钟从透析器前用50 ~ 100ml盐水进行冲洗可以稀释透析器中的血液，并冲出透析器纤维中形成的纤维蛋白条索，从而减少凝血风险。冲洗透析器的盐水应该给予超滤清除以避免增加容量负荷。但是也有研究认为透析中盐水冲洗对降低凝血风险没有帮助。

4）前稀释血液滤过：进行前稀释血液滤过可以从透析器前持续注入置换液，降低了透析器中血液浓缩的程度，可以减少透析器凝血的发生概率。

2. 局部抗凝

（1）肝素局部抗凝：利用鱼精蛋白结合肝素后使其抗凝作用失活的特点，在血液通路的动脉端持续输注肝素，在静脉端持续输注鱼精蛋白进行中和，达到体外循环局部抗凝的方法。对肝素及鱼精蛋白输注速度进行调整，使透析器中血液的ACT比基线延长80%（达到200 ~ 250秒），而回流至体内的血液ACT恢复到基线值。中和肝素所需要的鱼精蛋白量可以通过鱼精蛋白滴定法确定。

肝素局部抗凝法目前已很少使用，除了技术难度大外，其最大的缺点是，由于单核-吞噬细胞系统会将肝素从肝素-鱼精蛋白复合物中释放出来，在透析结束后2 ~ 4小时血液中发生肝素浓度反弹而引起出血。目前对于出血高风险患者更多采用安全有效的无肝素透析法或局部枸橼酸抗凝法。

（2）枸橼酸盐局部抗凝：钙离子是凝血途径中的重要因子，当血离子钙浓度低于0.35mmol/L时血液凝血受抑制。枸橼酸局部抗凝方法是通过向体外循环中输注枸橼酸溶液来结合血液中的钙离子、使血液中的钙离子浓度降低，从而达到体外局部抗凝作用。

枸橼酸盐的输注速度通过监测体外循环动脉端血液的ACT调整，使其维持在200 ~ 250秒。

4%的枸橼酸三钠开始速度：170ml/h，维持速度100 ~ 210ml/min（取决于血流速，大约是血流速的3% ~ 8%）。

氯化钙速度：10%氯化钙20ml+0.9%盐水250ml，配制成钙离子浓度1.3mEq/10ml溶液。初始速度40ml/h（钙离子5.2 mEq/h），维持30 ~ 50 ml/h。

大约30%的枸橼酸在流经透析器时被透析清除，剩余的进入体内被很快代谢清除。需要频繁监测静脉端血液中离子钙浓度来调整钙的输注速度，避免发生低血钙或高血钙。由于枸橼酸盐在体内代谢为碳酸氢盐，需要相应降低透析液或置换液中碱基浓度，以避免发生代谢性碱中毒。

局部枸橼酸抗凝方法与低剂量肝素抗凝法比，明显降低出血风险。其优点有：

1）安全性高，对体内凝血没有影响，不会增加高危患者出血风险。

2）抗凝效果好，体外循环中很少发生凝血，透析器使用寿命延长。

3）血流量不需要特别高。

其缺点有：

1）操作复杂，需要同时使用输液泵注入枸橼酸与钙。

2）需要经常监测血液钙离子浓度避免低钙血症或高钙血症。

3）枸橼酸盐在体内代谢性为碳酸氢盐，使用时间长容易发生代谢性碱中毒。

4）枸橼酸三钠输入导致高钠血症。

严密监测及减低透析液中钠及碳酸根浓度可以减低电解质紊乱及碱中毒的发生，使其不良反应的发生率控制在很低的范围。对出血高风险尤其是CRRT患者，是一种安全有效的抗凝方法。

（3）前列环素局部抗凝：前列环素是血管扩张剂，并具有抑制血小板聚集的作用。其体外半衰期仅3 ~ 5分钟。以每分钟4 ~ 8ng/kg的浓度输注入透析管路动脉端可以起局部抗凝作用。副作用是血管扩张导致的头痛、头晕、面部潮红、低血压。因价格昂贵及低血压不良反应限制了其广泛使用。

（4）肝素涂层透析膜：AN69 ST透析膜表面覆盖的聚乙烯亚胺可以结合预冲的肝素并使肝素在透析中不会脱落进入体内，可以使常规透析肝素需要量降低50%以上[12]。肝素涂层透析膜抑制透析膜表面的凝血作用，降低透析器局部的凝血，但是对全身凝血无影响，适用于出血高风险患者。在不使用全身抗凝情况下，与局部枸橼酸盐抗凝方法比较，肝素涂层透析器凝血发生率更高，且价格较昂贵。

出血风险患者的抗凝方法比较见表29-2-2-6。

表29-2-2-6 高出血风险患者各种抗凝方法的有效性及安全性比较

抗凝方法	透析例数	出血并发症 %	严重透析器凝血 %
无肝素法	849	0	3.5
局部枸橼酸法	674	2.7	0.3
小剂量肝素法	520	12.7	1.2
局部肝素法	122	15.6	0
前列环素法	66	24	19

四、血液透析处方

对于终末期肾衰竭的患者，血液透析的主要目的有两个：① 通过弥散与对流清除体内高浓度的尿毒症毒素及纠正电解质紊乱，如清除血液中的过高的尿素、肌酐、磷、钾，补充碳酸根离子及钙；② 因多数患者体内存在过多的水分导致细胞内外液容量扩张，透析中需要通过超滤清除过多的水分，使患者透析后达到正常或接近正常的容量状态。因此透析前需要对患者的水负荷状态、化验指标进行评价，并制订合理的透析处方。

透析处方包括以下内容：

透析器（膜材料，面积，清除率及通透性）

血流速

透析液流速

透析液成分、温度

总超滤量及超滤模式

抗凝方法及剂量

透析单元时长

透析频率

透析模式（低通量透析，高通量透析，血液透析滤过等）。

（一）透析器

选择透析器需要考虑以下三个主要因素：膜材料，溶质清除效率及超滤系数。理想的透析器膜材料及工艺具有很好的生物相容性；对小分子毒素及中分子毒素都有较好的清除力，但不会额外增加营养物质的丢失；适宜的超滤系数满足透析模式对超滤量的需求。其他需要考虑的因素还包括较低的预冲容积（通常50 ~ 150ml）、质量、价格等。

目前国内市场上供应的透析膜材料以合成膜为主，具有较好的生物相容性。制造工艺及消毒方式对生物相容性也会产生影响。环氧乙烷消毒透析器内残留的微量消毒剂可能导致患者发生过敏反应，目前这种消毒方法已经逐渐被淘汰，安全性更高的蒸汽消毒法越来越多被采用。

透析器对尿毒症毒素的清除能力，首先必须满足小分子毒素的清除充分性。在常规范围的血液流速及透析液流速，选用的透析器应该使单次治疗的尿素清除达到目标值，即需要达到尿素动力模型计算的spKT/V和/或URR目标值。厂商提供的体外测定的尿素清除K值可以帮助选择不同患者需要的透析器，其范围为50 ~ 250ml/min（血流速200 ~ 300ml/min，透析液流速500ml/min）。通常实际透析治疗中的透析器K值比体外测定的数值低5% ~ 15%，而治疗中发生的超滤会增加清除率，制定处方时应当考虑到这些因素的影响。

透析器超滤系数的选择，除了要考虑到治疗中清除患者体内水分的量及速率外，还要考虑对中分子毒素清除的需要。由于大于500D的毒素几乎不能通过弥散清除，需要通过大量对流清除中分子毒素，此时需用超滤系数大于20ml/（mmHg·h）的高通量透析器来进行相应的透析模式。

（二）血流速与透析液流速

常规透析血流速范围为200 ~ 400ml/min，透析液的标准流速为500ml/min。血液流速与透析液流速与溶质的清除效率密切相关。在一定透析液流速下，随着血流速增加，透析器的K值也相应增加；但血流速增高时透析器内的血流阻力与湍流也随之增高，使血流速增加与清除增加呈非线性关系，每单位血流速增加带来的清除效率增加逐渐减低。透析液流速变化效应与之相同。当血流速一定时，透析液流速达到血流速2倍时的清除效率达到最大，进一步增加透析液流速不会带来更多的溶质清除[13]。因而希望通过提高透析液流速高于500ml/min来增加尿素清除时，应确定血流速已经达到至少300ml/min以上，否则无效。当血流速>400ml/min，或用高效透析器进行透析时，将透析液流速增高至800ml/min可以使透析器的K增加约10%，从而进一步提高透析小分子毒素的清除效率。

当发生血管通路功能不良时，常导致实际血流速低于处方血流速或增加通路再循环而降低尿素清除效率，这时需要对导致通路功能不良的因素进行干预解决。

（三）透析液离子浓度

（1）钠：钠是维持细胞外液张力最重要的离子，可快速通过透析膜弥散。历史上曾经使用低钠透析液（130 ~ 135mmol/L）来排出钠、减少透析间期的体重增长，但是因导致细胞外液渗透压下降、细胞内水肿、血管内容量下降过多，带来透析中头痛、恶心、下肢痉挛、低血压等症状。现在这种低钠透析液已经不再常规使用，而采用与血浆钠浓度相近的透析液钠浓度作为标准处方，来避免增加透析中血流动力学不稳定。

高钠透析液虽然可以减少透析中低血压发生，但其不良后果是导致患者烦渴、透析间期体重增长过多及高血压，应该予以避免。对于透析中易发生低血压、下肢肌肉痉挛的患者，某些透析机可以提供钠曲线改善血流动力学，即在透析开始时提供高浓度钠（145mmol/L）的透析液，在透析中钠浓度逐渐下降，在透析后半期钠浓度低于140mmol/L。但是其治疗效果及是否能避免患者正钠平衡，尚有争议。

（2）钾：多数患者透析前存在高钾血症，严重高钾血症可导致严重心律失常并危及生命。由于体内钾仅1% ~ 2%在细胞外液，透析中清除的钾70%来自于细胞内液。通常透析液钾浓度2.0 ~ 3.0mmol/L，以利于清除体内蓄积的钾。透析前血钾过高者，透析中血浆钾浓度快速下降可能诱发心律失常。透析前血钾过高者可能需要更低钾浓度的透析液，但是透析液钾低于2mmol/L是透析患者心源性猝死的危险因素[14]，应该慎重使用。

（3）钙：ESRD患者常常伴有低钙血症。血浆钙约60%为游离钙离子，可以弥散通过透析膜，透析中超滤也会丢失部分钙。对于低血钙的患者可以采用钙浓度为1.75mmol/L的透析液可以纠正低钙血症。但是随着含钙磷结合剂及维生素D制剂的普遍使用，患者低血钙已经很少见，甚至部分患者存在血钙过高现象。因而现在大多数透析中心采用钙浓度1.25 ~ 1.5mmol/L的透析液进行常规透析。临床上应该根据患者的CKD-MBD异常问题调整透析液钙浓度，避免进一步加重矿物质与骨代谢紊乱。

（4）镁离子：通常用1mEq/L浓度。

（5）碱性缓冲盐：标准碳酸盐透析液中含有HCO_3^- 31mmol/L，醋酸根离子4mmol/L。多数透析机可以根据患者病情，在35 ~ 40mEq/L范围内个体化调节碳酸氢盐浓度，纠正患者酸中毒，并结合透析间期口服碳酸氢钠，使透析前的碳酸氢根浓度维持在21 ~ 23mmol/L。同时应该避免透析液碳酸氢根浓度过高，导致透析后期发生代谢性碱中毒。碱血症可以增加钙磷沉积，引起低氧血症、恶心、意识障碍等症状，并可能导致心律失常。

（6）葡萄糖：常用透析液葡萄糖浓度范围0 ~ 11mmol/L。使用无糖透析液虽然会在透析中丢失大约25 ~ 30g糖，但是大多数患者都能耐受。糖尿病患者应该降低透析前的胰岛素剂量以避免透析中低血糖发生。使用胰岛素的透析患者使用含糖透析液可以降低低血糖风险。常用透析液葡萄糖浓度4.5 ~ 11mmol /L。

（7）透析液温度：透析液温度常设置在35.5 ~ 36.5℃，以避免透析中体温升高，减少透析中低血压的发生。透析液温度34.5 ~ 35.5℃的低温透析可能使部分血流动力学不稳定患者透析中低血压发生率进一步降低。发热患者可以通过低温透析来降低体温。

（四）总超滤量及超滤模式

维持性稳定透析的患者，每次透析总超滤量为透析前体重与设置的干体重之间的差值，相当于透析间期体内水分的增长量。新进入透析及病情不稳定的患者，需要频繁评价体内水负荷状况来调整设置的目标体重值及每次透析的超滤量，使患者在透析后尽可能达到或接近水平衡。

透析中血流动力学稳定的患者通常采用匀速超滤模式。透析间期体重增长过多、血流不稳定容易发生低血压的患者，可以选用透析机提供的各种可变、非匀速超滤模式，可能有利于降低透析中低血压、肌肉痉挛发生率。

（五）透析时间及频率

常规血液透析多采用每周3次、每次4小时的标准模式。临床上针对不同患者透析充分性、水负荷严重程度、透析中不良事件、血磷控制、患者耐受性等因素调整透析单元时间与频率。对于有残肾功能的患者，可能可以缩短每次透析时间或降低透析频率；一般情况差、透析充分性不能达标、顽固性高磷血症、透析中易发生低血压等事件的患者，延长透析时间不仅可以增加毒素清除，还因单位时间内超滤率降低而减少透析中低血压等不良事件，这些患者可能通过延长单元透析时间或增加透析频率的到临床益处。因而处方的透析单元时间常见范围是3.5 ~ 4.5小时，个别患者可达5小时，透析频率为每周3 ~ 4次。需要根据患者实际情况进行个体化处方透析单元时长与透析频率，并在病情变化时做相应调整。

五、血液透析常用模式

随着对中分子毒素蓄积与患者不良预后危害的认识，在以弥散清除为主的传统透析模式基础上，逐渐开展了已增加对流清除中分子毒素为目的的新透析模式。

目前临床上开展的常规维持性透析方法有：

（一）低通量透析

即使用Kuf<10ml/（mmHg·h）的低通量透析器进行的传统血液透析。血液与透析液通过透析膜双向弥散作用清除小分子毒素、纠正电解质紊乱。患者透析间期蓄积的水分通过超滤清除，水分超滤的同时因对流机制，使分子量较小的中分子毒素得到少量清除。而分子量稍大的β_2-MG几乎不能被清除。

（二）高效透析

采用KoA>500 ~ 700ml/min的高效透析器进行透析。透析器的Kuf通常为10 ~ 20ml/（mmHg·h）。除了弥散清除尿素效率高、对分子量稍大的溶质清除也相应有所增加；但因为对流清除量与低通量透析相似，对中分子毒素清除差。适用于体重较大或透析单元时间短的患者。

（三）高通量透析

采用Kuf＞20ml/（mmHg·h）的高通量透析器进行血液透析。临床上常用的透析器Kuf范围40 ~ 80ml/（mmHg·h）。透析器Kuf比传统低通量透析器显著增加，在超滤率相同的情况下，高通量透析时的TMP较小，导致透析器内血液出口处的膜内压低于膜外压，从而使透析器内发生反向超滤——即在透析器靠近血液出口端，水分从透析液侧进入血液中。因透析机存在精确的容量平衡系统，这部分反向超滤进入血液的水分在透析器靠近血液入口端被等量超滤清除。因而高通量透析不仅因膜孔径大增加了溶质清除范围，还因超滤量显著提高而很大程度增加了对流清除量，可以很好地清除β_2-MG。

（四）血液透析滤过

采用高通量透析器进行治疗。在传统血液透析装置基础上，除了血液与透析液间弥散清除小分子毒素外，治疗时通过体外血液循环管路持续补充一定量的液体进入血液中，同时将等量液体从透析器中超滤清除，达到对流清除更大量中分子毒素的作用。这些补充进入血液的液体与透析液成分相同或相似，称为置换液。置换液可以使用商业化成品，也可以将透析液通过除菌滤器后在线生成。血液透析滤过通常需要较高的血流速，建议BFR>300ml/min。

置换液可以从血路中透析器前或透析器后不同位置补充进入血液，前者称为前置换（又称前稀释）模式，后者称为后置换（又称后稀释）模式。后置换是临床上维持性治疗最常采用的模式，其特点是对流清除效率高、但是因透析器内血液存在较高程度的浓缩而容易发生透析器内凝血，通常比常规血液透析需要更高的抗凝剂剂量。为了避免血液与置换液比例不适当导致透析器内血液过度浓缩发生凝血，后置换液最大流量应当按照以下公式确定：

$$Qs \leq Qb\left(1-\frac{Hct}{100}\right)\left(1-\frac{7\times TP}{100}\right)-\frac{Quf}{60}$$

Qs：置换液流速（ml/min）

Qb：血流速（ml/min）

Hct：血细胞比容（%）

TP：血浆总蛋白

Quf：超滤率（ml/h）

临床上大致估算后置换液流量的方法是其不超过血流速25% ~ 30%。

前置换模式因为置换液在透析器前进入血液，透析器内血液稀释而使对流清除效率相对降低，但优点是不容易发生透析器内凝血，适用于易发生凝血但是抗凝剂量受限的患者。为了弥补清除效率的降低，前置换液流量可以提高至血流速50%左右。

（五）血液滤过（hemodiafiltration，HDF）

在透析体外循环中，仅有置换液而没有透析液，即只有对流清除而没有弥散清除。因而治疗目的是针对中分子毒素的清除，需采用高通量透析器进行治疗。通常使用的透析器kuf达到60ml/（mmHg · h）。因维持性透析者主要是尿毒症患者，这种透析模式对小分子毒素的清除能力较以上各种模式差，在普通透析中心很少使用。血液滤过主要在住院多脏器衰竭重症患者中开展。

（六）单纯超滤（pure ultrafiltration）

对于无毒素清除需求但是体内水负荷过重的患者，可以采用单纯超滤的方法进行水分清除。采用低通量透析器、没有透析液及置换液，血液经过透析器时超滤清除。由于没有溶质清除，治疗中血流动力学更稳定。对于血流动力学不稳定的患者，采用缓慢持续超滤（SCUF），血流速100 ~ 200ml/min，超滤速度100 ~ 500ml/h，多数患者都能很好耐受。单纯超滤会带来的少量溶质对流清除，因量微小而无临床价值。

六、维持性血液透析的强化治疗方案

每周3个透析单元、每个透析单元3 ~ 5小时是目前普遍采用的标准透析处方，但其是否是最好的方案，长期以来并没有得到证据证明，且近20年来患者死亡率不再进一步下降。近十余年的研究显示每周透析总时间短的患者死亡率显著高于透析时间长的患者。每周透析3次、每次透析时间<3.5小时患者的死亡风险几乎是每次透析时间≥4小时患者的2倍[15]。DOPPS研究也发现透析时间每增加30分钟，患者死亡风险将降低7%[16]。为了进一步改善患者的预后，越来越多研究者关注更长透析时间、更高透析频率可能给患者带来的并发症及生存益处。尤其是法国Tassin镇报告患者每周3次、每次8小时透析模式带来生存率显著提高以及透析相关并发症的显著改善，如血压正常化、良好营养及血红蛋白指标、矿物质代谢紊乱的改善等，使各种非同于常规透析时间与频率的方案得到关注[17,18]。更高频率或每周更长透析时间，使患者透析间期体重增加量减少、血压控制良好、透析中低血压等不良事件发生率显著降低，同时患者有很好的血磷控制、营养状况改善、慢性炎症状态减轻，从而降低心血管住院率及死亡率[19]。

（一）短时每日透析（short daily HD，SDHD）

日间采用每周透析5 ~ 7次、每次2 ~ 3小时的方式，使采用生物相容高效透析器，血流速300 ~ 400ml/min，透析液流速500 ~ 800ml/min。每个透析单元spKt/V达到0.2 ~ 0.8。

（二）间断长时透析

进行每周3 ~ 4次、每次6 ~ 8小时透析。血流速200 ~ 250ml/min，透析液流速500ml/min。spKt/V可达到每次1.6 ~ 2.0。可以在透析中心进行治疗或在家庭中进行夜间透析。

（三）每日夜间透析（nocturnal HD，NHD）

每周5 ~ 7次，每次6 ~ 8小时的家庭夜间透析。血流速200 ~ 300ml/min，透析液流速200 ~ 300ml/min。spKt/V可达到每次0.9 ~ 1.2。

强化透析与常规透析参数的比较见表29-2-2-7。

强化透析时间或频率的透析处方与常规透析比较，在降低心血管并发症方面有明显优势，如高血压发生率极低甚至停用降压药物，透析中更少的低血压相关事件，左室质量指数及外周血管阻力显著降低[20,21]。此外强化透析患者，尤其是长时透析患者血磷控制良好，很多患者停用磷结合剂甚至需要在透析液中加入磷避免血磷过低[22,23]。用大样本匹配人群进行的回顾性研究显示，每日家庭夜间透析患者死亡风险较常规透析患者降低13%[24]。观察12个月的RCT研究也证实短时每日透析不仅改善高血压及高磷血症，还降低死亡或左室肥厚复合终点事件[21]。更高频率或更长时间的透析在多个研究中不仅没有降低生活质量，反而通过提高尿毒症相关生活质量、改善睡眠及情绪，夜间

表 29-2-2-7 强化透析与常规透析的比较

透析模式	常规透析（CHD）	短时每日透析（SDHD）	间断长时透析	每日夜间透析（DNHD）
透析频率（次/周）	3	5+	3 ~ 4	5+
透析时长（h）（次/周）	4/12	2.5 ~ 3/13.5	6 ~ 8/24 ~ 30	6 ~ 8/40+
血流速（ml/min）	200 ~ 400	400	200 ~ 400	200 ~ 300
透析液流速（ml/min）	500 ~ 800	500 ~ 800	300 ~ 500	300 ~ 500
std Kt/V	2.5	3.75	3.75	5.8
血压控制	较差	好	好	很好
血磷控制	差	很好	好	很好
社会回归	较差	好	很好	好
死亡率	较高	降低	降低	降低（观察性研究）

家庭透析不干扰工作时间，从而有助于患者提高生活质量及回归社会。强化透析的风险是血管通路事件增加，包括通路感染与血栓。强化血液透析的利与弊还需要更多更长观察时间、更大样本的临床研究进一步明确。

（程叙扬）

参考文献

1. United States Renal Data System. USRDS 1995 Annual Data Report. US Department of Health and Human Services. The National Institutes of Health, National Institute of Diabetes and Digestive and Kidney Diseases, Am J Kidney Dis, 1995, 26(4 Suppl 2):S1-S186.
2. United States Renal Data System. USRDS 2003 Annual Data Report. US Department of Health and Human Services. The National Institutes of Health, National Institute of Diabetes and Digestive and Kidney Diseases. Am J Kidney Dis, 2004, 41(Suppl 2):S1-S187.
3. GROOTEMAN MP, NUBÉ MJ. Impact of the type of dialyser on the clinical outcome in chronic haemodialysis patients: does it really matter? Nephrol Dial Transplant, 2004, 19:2965-2970.
4. HAKIM RM. Influence of the dialysis membrane on outcome of ESRD patients. Am J Kidney Dis, 1998, 32(6 Suppl 4):S71-S75.
5. KUWAHARA T, MARKERT M, WAUTERS JP. Biocompatibility aspects of dialyzer reprocessing: a comparison of 3 re-use methods and 3 membranes. Clin Nephrol, 1989, 32:139-143.
6. MERI S, PANGBURN MK. Discrimination between activators and nonactivators of the alternative pathway of complement: regulation via a sialic acid/polyanion binding site on factor H. Proc Natl Acad Sci U S A, 1990, 87:3982-3986.
7. PASCUAL M, SCHIFFERLI JA. Adsorption of complement factor D by polyacrylonitrile dialysis membranes. Kidney Int, 1993, 43(4):903-911.
8. PASCUAL M, SCHIFFERLI JA, PANNATIER JG, et al. Removal of complement factor D by adsorption on polymethylmethacrylate dialysis membranes. Nephrol Dial Transplant, 1993, 8(11):1305-1306.
9. DAVENPORT A. What are the anticoagulation options for intermittent hemodialysis? Nat Rev Nephrol, 2011, 7(9): 499-508.
10. DAVENPORT A. Optimization of heparin anticoagulation for hemodialysis. Hemodial Int, 2011, 15(Suppl 1):S43-S48.
11. SHEN JL, WINKELMAYER WC. Use and Safety of unfractionated heparin for anticoagulation during

maintenance hemodialysis. Am J Kidney Dis, 2012, 60(3):473-486.

12. CHANARD J, LAVAUD S, MAHEUT H, et al. The clinical evaluation of low-dose heparin in haemodialysis: a prospective study using the heparin-coated AN69 ST membrane. Nephrol Dial Transplant, 2008, 23(6):2003-2009.
13. SIGDELL JE, TERSTEEGEN B. Clearance of a dialyzer under varying operating conditions. Artif Organs, 1986, 10(3):219-225.
14. PUN PH, LEHRICH RW, HONEYCUTT EF, et al. Modifiable risk factors associated with sudden cardiac arrest within hemodialysis clinics. Kidney Int, 2011, 79(2): 218-227.
15. HELD PJ, LEVIN NW, BOVBJERG RR, et al. Mortality and duration of hemodialysis treatment. JAMA, 1991, 265(7):871-875.
16. SARAN R, BRAGG-GRESHAM JL, LEVIN NW, et al. Longer treatment time and slower ultrafiltration in hemodialysis: associations with reduced mortality in the DOPPS. Kidney Int, 2006, 69(7):1222-1228.
17. CHARRA B, CHAZOT C, JEAN G, et al. Long 3x8 hr dialysis: a three-decade summary. J Nephrol, 2003, 16(Suppl 7):S64-S69.
18. ANVARI E, MOJAZI AMIRI H, ARISTIMUNO P, et al. Comprehensive and personalized care of the hemodialysis patient in Tassin, France: a model for the patient-centered medical home for subspecialty patients. ISRN Nephrol, 2012, 2013:792732.
19. TENTORI F, ZHANG J, LI Y, et al. Longer dialysis session length is associated with better intermediate outcomes and survival among patients on in-center three times per week hemodialysis: results from the Dialysis Outcomes and Practice Patterns Study (DOPPS). Nephrol Dial Transplant, 2012, 27(11):4180-4188.
20. CULLETON BF, WALSH M, KLARENBACH SW, et al. Effect of frequent nocturnal hemodialysis vs conventional hemodialysis on left ventricular mass and quality of life: a randomized controlled trial. JAMA, 2007, 298(11):1291-1299.
21. FHN TRIAL GROUP, CHERTOW GM, LEVIN NW, et al. In-center hemodialysis six times per week versus three times per week. N Engl J Med, 2010, 363(24): 2287-2300.
22. WALSH M, MANNS BJ, KLARENBACH S, et al. The effects of nocturnal compared with conventional hemodialysis on mineral metabolism: A randomized-controlled trial. Hemodial Int, 2010, 14(2):174-181.
23. SU WS, LEKAS P, CARLISLE EJ, et al. Management of hypophosphatemia in nocturnal hemodialysis with phosphate-containing enema: a technical study. Hemodial Int, 2011, 15(2):219-225.
24. WEINHANDL ED, LIU J, GILBERTSON DT, et al. Survival in daily home hemodialysis and matched thrice-weekly in-center hemodialysis patients. J Am Soc Nephrol, 2012, 23: 895-904.

第三节 血液透析装置

一、透析用水

（一）透析用水标准

血液透析是维持终末期肾衰竭患者生命的有效手段之一。血液透析治疗需大量配制透析液。透析液相当于血液透析治疗的药品。而透析液中90%以上是水。每人次血液透析治疗要用掉120～160L水。虽然城市自来水能够满足饮用水标准，对于健康人是安全的。但是作为透析用水必须进一步处理。由于血液透析治疗过程中血液和透析液经透析器半透膜两侧逆向流过，直接进行溶质交换（图29-2-3-1）。因此透析液中的毒物可直接进入血液，并在体内蓄积。对于肾脏失去功能的透析患者将受到并发症的威胁。随着科学技术的发展，血液透析治疗模式也不断更新（在线血滤和高通量透析等），以及随之而来的透析用水、透析液对患者产生影响的深入研究，世界各国均制定了相关的透析用水国家或行业标准，主要从理化和微生物两大方面对水质进行规范。例如我国

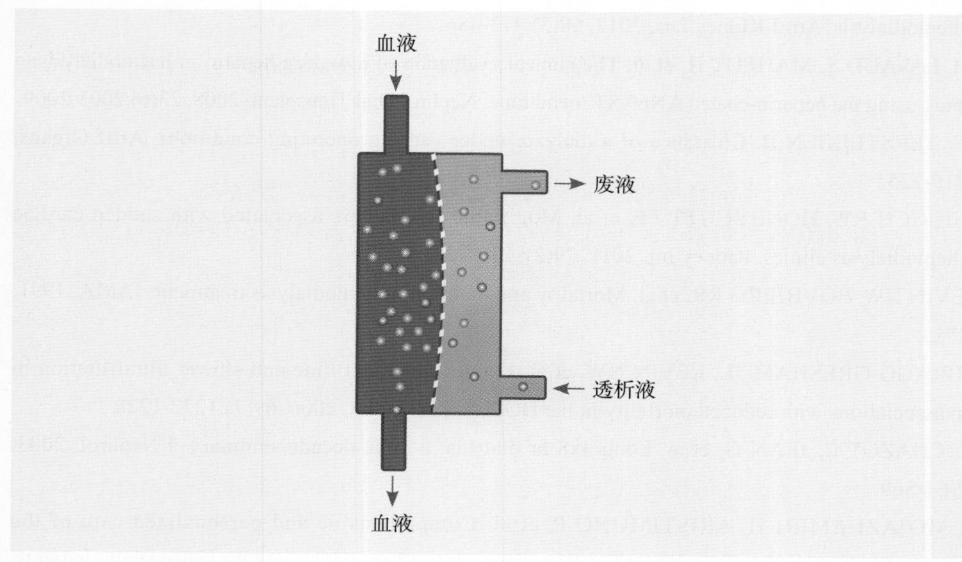

图 29-2-3-1 透析器半透膜溶质交换

医药行业标准YY0572-2015见表29-2-3-1和表29-2-3-2。

表 29-2-3-1 血液透析用水可允许的化学污染物最高浓度（YY0572-2015）

污染物	允许的最大化学污染物的浓度（mg/L）
钙	2（0.05mmol/L）
镁	4（0.15mmol/L）
钠	70（3.0mmol/L）
钾	8（0.2mmol/L）
氟化物	0.2
总氯	0.1
硝酸盐（氮）	2.0
硫酸盐	100.0
铜、钡、锌	每种 0.1
铝	0.01
砷、铅、银	每种 0.005
镉	0.001
铬	0.014
硒	0.09
汞	0.000 2
锑	0.006
铍	0.000 4
铊	0.002

表 29-2-3-2 处理水所含生物污染物最大限值（YY0572-2015）

细菌	100cfu/ml（干预水平 50cfu/ml）
内毒素	0.25Eu/ml（干预水平 0.125Eu/ml）

（二）透析用水常规处理方案与原理

一套常规的透析用水处理系统主要分为预处理部分、反渗透（reverse osmosis）主机及产品水供给系统（图29-2-3-2）。

1. 预处理　在自然界各种水源差异很大。通常水源含有有机及无机组分。它们可以是溶解物、胶体或悬浮物。如果没有一个合适的原水预处理，只有极少数水源适合反渗透处理。一个良好的预处理系统应是针对不同的水源采用不同对策，以调节水的化学特性。就目前水处理科学的发展已经是几乎所有的水源均能被适宜地预处理[1]。RO是一种去除水中溶解盐的有效方法，但是RO膜会在该处理过程当中被逐渐污染。设计预处理设备的目的就在于改善原水，排除这些污染。就我国现状而言，透析用水处理系统所使用的原水大部分是符合饮用水标准的自来水，因此比较常规的预处理包括：

（1）砂滤器：砂滤器也称为粒子过滤器，罐体多为玻璃钢、碳钢、不锈钢等。是以天然石英砂作为填充物的水过滤工艺过程。也有的在罐内添加一些锰砂以增强对铁的清除。砂罐一般装在透析用水处理系统预处理部分的最前端。天然水虽然经过水厂处理后，已将大部分悬浮物清除，但实际上水中依然存在少量的细小的悬浮颗粒，况且经过很长的输水管道进入透析用水生产系统时不免会使浊度增加，如果这些杂质不除去就会影响透析用水设备的性能，如堵塞下游软水器的树脂交联网孔，降低离子交换树脂的交换容量，还会使活性炭老化或失效，因此一般情况下经过粒子过滤器后，可以清除水中大粒径的杂质颗粒、胶体和悬浮物。出水浊度小于5mg/L。但是随着截留固体杂质的增加，砂滤器的阻力会逐渐上升，水流量逐渐下降，甚至不能满足后续处理工序的水流量要求。因此当压力升高至一定程度后（前后压力差>10psi）及时反冲以去除蓄积在滤层的截留物，恢

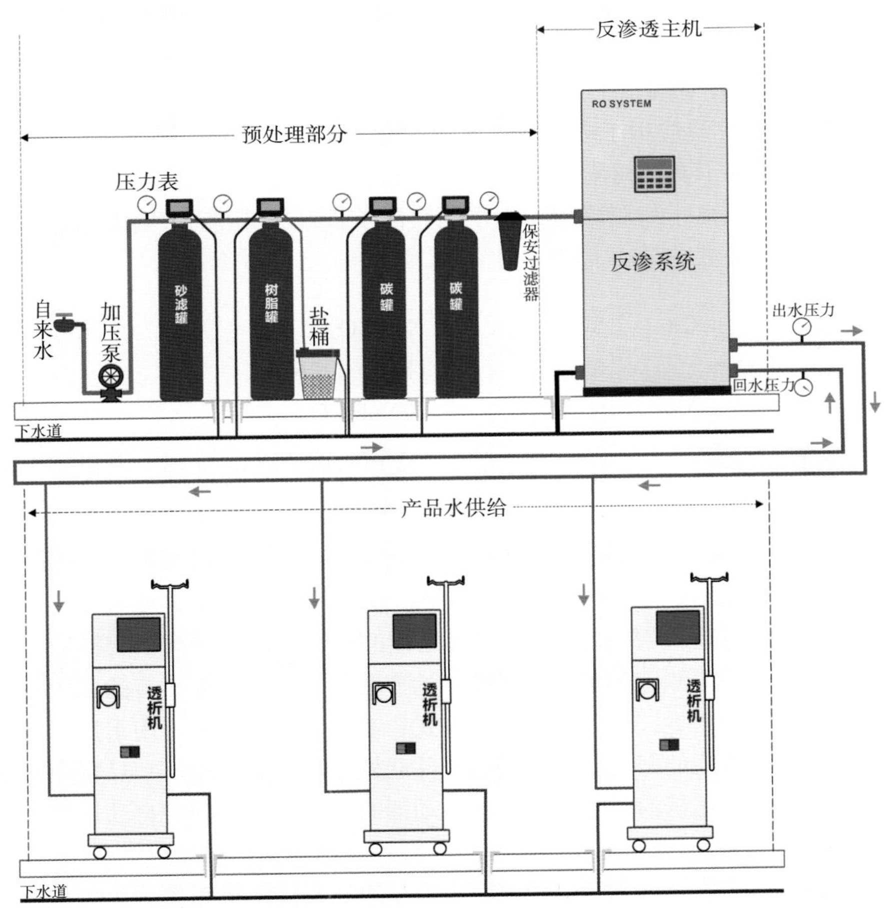

图29-2-3-2　透析用水处理系统

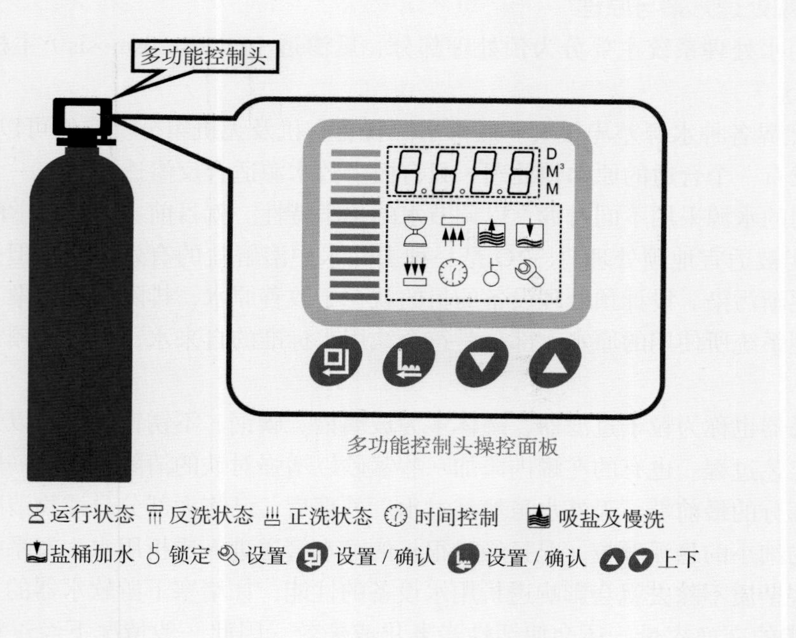

图 29-2-3-3　多功能自动控制头

复过滤能力。一般罐体上方装有多功能自动控制头来控制过滤器运行、正冲洗、反冲洗等状态（图29-2-3-3）。反洗周期设置一般不大于一周。

（2）软水器：未经软化处理的水中含有大量的钙、镁等离子，它与常见的阴离子，如碳酸根和硫酸根，生成不溶或微溶盐类会影响RO膜的寿命及出水品质。因此离子交换软化工艺是预处理的一个重要组成部分。离子交换树脂外形很像树木分泌出的“树脂”，内部具有网状结构。是带有可交换基团的高分子化合物。外形呈球状，在体积相同的情况下，球状树脂所具有的表面积最大，有利于提高交换能力。一般圆球率应在90%以上，树脂粒度以20 ~ 40目为宜。由于化学稳定性好，交换容量大，机械强度高等优点被广泛应用于透析用水处理系统的预处理部分，因为只要求除去水中的硬度，所以一般使用Na型阳离子交换树脂，用盐做再生剂，俗称软水器。当水处理系统开始运行后，含有钙镁的水通过Na型阳离子树脂罐后，水中钙镁离子被Na型树脂所吸附，而Na型树脂上的可交换Na^+被交换到水中（公式29-2-3-1）[2]。

$$2RNa + \left.\begin{matrix} Ca \\ \\ Ma \end{matrix}\right\} \left\{\begin{matrix} SO_4 \\ Cl^- \\ (HCO_3)_2 \end{matrix}\right. \longrightarrow \begin{matrix} Na_2SO_4 \\ R_2Ca + 2NaCl \\ 2NaHCO_3 \end{matrix} \qquad \text{（公式29-2-3-1）}$$

交换的结果，降低了水中的硬度，使水质得到软化[2]。随着交换反应的进行，当树脂上的可交换Na^+被交换“完了”后，软化器出水中则会有硬度离子“漏过”，此时软化器“失效”了。失效的树脂要重新获得交换能力，就需要“再生”，将一定量的饱和盐水（再生液）用射流的原理吸入软水器，通过树脂层，再生液中的Na^+将树脂上的Ca^{2+}、Mg^{2+}交换下来，树脂重新获得交换水中Ca^{2+}、Mg^{2+}的能力。软水器就是经过运行-失效-再生-运行这样的过程完成水的离子交换软化，在正常运行过程中根据实际使用情况，用测定软水器出水硬度的方法设定再生周期。有的采用每周几次在透析治疗结束后固定的时间启动再生，称为时间控制方式；有的采用达到固定用水量时启动再生，称为流量控制方式。流量控制方式的好处在于使用两个并联树脂罐一备一用。一旦发现硬度升高时即使还没有达到固定用水量，在透析治疗过程中也可手动即时进行再生并同时自动切换到另一支已完成再生的树脂罐供水。

（3）活性炭过滤器：活性炭过滤器简称炭罐，罐内填充物一般选用优质果壳类的活性炭，以确保良好的机械强度以及满足吸附速度快、吸附容量大的要求。在预处理系统中，活性炭过滤器主要有两个作用，一个是除去自来水中起消毒作用的游离氯及氯胺，活性炭对氯的吸附不完全是其表面对氯的物理吸附作用，同时活性炭表面起了催化作用，促使游离氯的水解和产生新生态氧的过程加速（公式29-2-3-2，公式29-2-3-3）[2]。

$$Cl_2 + H_2O \longrightarrow HCl + HClO$$
$$HClO \xrightarrow{活性炭} HCl + [O] \qquad （公式29-2-3-2）$$

$$C + 2[O] \longrightarrow CO_2 \uparrow \qquad （公式29-2-3-3）$$

这里产生的另一个作用是除去水中的有机物。由于活性炭表面积很大（500 ~ 1 500m²/g），加之表面又布满了平均直径为20 ~ 30 Å的微孔，这样处于活性炭表面的碳原子在能量上是不等值的，这些原子含有不饱和键具有与外来分子或基团发生化学作用的趋势，对某些有机物有较强的吸附能力。通过活性炭过滤处理可除去水中60% ~ 80%的胶体物，50%左右的铁和50% ~ 60%的有机物。为了保证活性炭的正常运行效果，应适时设定反洗周期，一方面由于活性炭有吸附有机物的作用，应通过加强反冲洗避免细菌繁殖，另一方面可以冲去被截留的物质、松动滤料、保持性能稳定。避免杂质堵塞滤料间隔和活性炭表面，降低其吸附效果。由于下游的反渗膜对余氯的清除能力有限，如果活性炭失效导致余氯超标会使透析患者溶血性贫血的概率升高，游离氯还会使反渗膜过早失效。一般透析用水配置两个串联活性炭罐，一方面保证水与活性炭接触时间足够长（大于10分钟），另一方面应急时使用。每天或每班检测总余氯应小于0.1mg/L。

2. 反渗透膜　反渗透技术是当今最先进、最节能的一种膜分离技术。早在1950年美国科学家无意中发现海鸥在海上飞行时饮海水，几秒钟后再吐出一点而产生好奇。因为陆地上用肺呼吸的动物是不可能饮用高盐分的海水。解剖后发现海鸥体内有一层薄膜，海水被海鸥吸入体内后加压，在压力作用下水分子透过薄膜转换为淡水，将含有杂质和高浓缩的海水吐出。这一发现造就了最初的反渗透理论构架。1953年用于海水淡化，1960年美国开始研发反渗透膜用于宇航，到了20世纪80年代已经有了长足的发展，广泛运用到国防和民用中。

（1）反渗膜的结构与产水：反渗膜是整个水处理系统的核心，其工作原理与渗透原理相反，是渗透的一种反向迁移运动。在浓溶液一侧施加一个大于渗透压的压力使溶剂的流动方向与渗透方向相反，在压力驱动下借助于半透膜的选择截留作用将溶液中的溶质与溶剂分开（图29-2-3-4）。如果用一个只有水分子才能透过的半透膜将一个容器隔断成两部分，当把相同体积的稀溶液和浓溶液分别置于一容器的两侧，稀溶液中的溶剂将自然的穿过半透膜，向浓溶液侧流动，浓溶液侧的液面会比稀溶液的液面高出一定高度。我们把水分子透过这个半透膜迁移到浓溶液中的现象叫作渗透现象。浓溶液液面升高不是无止境的，到了一定高度就会达到一个平衡点。这时半透膜两端液面差所代表的压力被称为渗透压。渗透压的大小与溶液的浓度直接相关。如果在浓溶液端液面上施加一个超过该渗透压的压力，此时，水分子就会由浓溶液端向稀溶液端迁移。这一现象被称为反渗透现象。反渗透半透膜上有众多的孔，这些孔的大小与水分子的大小相当，由于细菌、病毒、大部分有机污染物以及水中离子均比水分子大得多，因此不能通过半透膜，从而与透过膜的水相分离。我们就可以在另一端得到纯水（图29-2-3-5）。这就是反渗透净水的原理。反渗透组件生产纯水的关键是一个有选择性的半透膜，另外需要一定的压力。因此典型的RO组件是由安放在压力容器中的螺旋卷中空纤维膜组成，采取并联或串联连接以获得所需的产水量和水质。20世纪80年代发明的复合膜，透水量极大，除盐率高达99%，是理想的反渗透膜，广泛用于纯水制备和水处理行业中。通过反渗透膜能够有效地去除离子、细菌、病毒、有机物及胶体等以获得高质量的纯净水，对高价离子的清除可大于99%，对单价离子的清除稍低，但也超过了98%，对分子量大于100的有机物的清除也可达98%以上。但是由于复合膜的多孔支撑层以聚砜材料最为普遍，尽管有很多优势，但弱点是对水中游离氯敏感，因此在消毒反渗膜时尽可能避免使用含氯消毒剂。

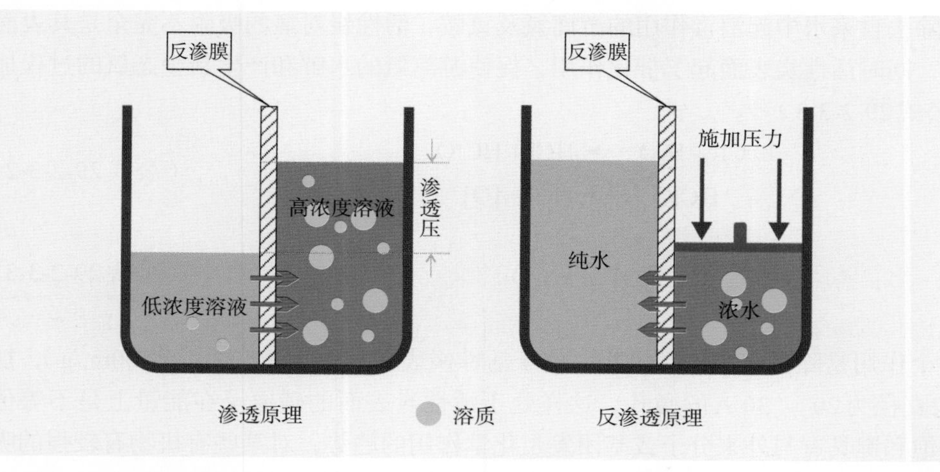

图 29-2-3-4 渗透与反渗透

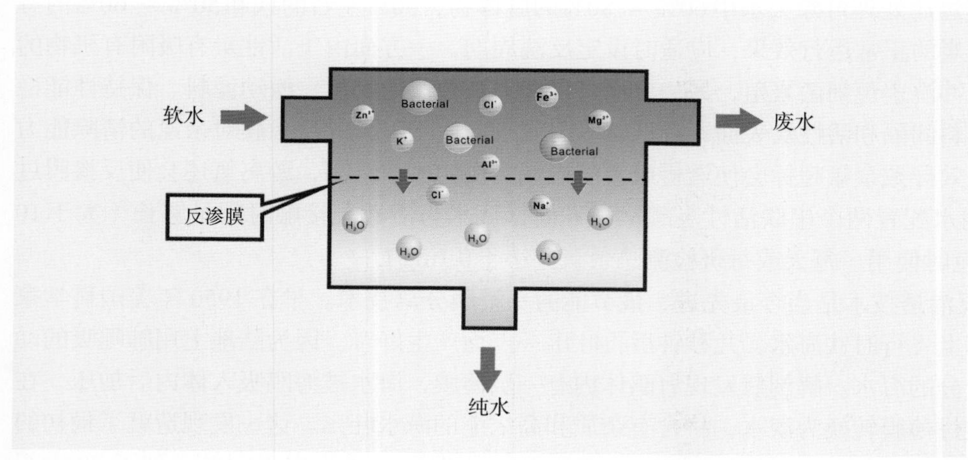

图 29-2-3-5 反渗膜工作原理

（2）双级反渗透原理与应用：单级反渗透只是通过一次膜的过滤，而双级反渗透顾名思义则要经过两次膜的过滤。当进水通过一级反渗透膜组件后分离成纯净水及浓水，此时的纯净水作为第二级反渗透膜组件的入水对其做进一步的分离提纯，这种工艺称为双级反渗透（图29-2-3-6）。原水加压送至预处理系统进行初步处理，再进入精密过滤器过滤后，通过一级高压泵加压送至一级反渗透组件，该组件产出的水再经由二级高压泵加压送至二级反渗透膜组件生产出的产品水则更为超纯净。而二级反渗透出来的浓水部分，往往水质要比一级反渗透的进水水质还要好，因此可以作为一级进水再次进入一级反渗透组件。双级反渗透设备优点在于脱盐率更高，水质更好，满足医药，化工等水质要求高的领域。一般一级反渗透过滤出来的产品水电导度<10μS/cm，而双级反渗透过滤出来的产品水电导度<5μS/cm，甚至更低。

（3）透析用水输送系统的设计：由反渗透组件生产出的纯净水通过输送管路送达透析中心每一台透析机，要使每一个用水点水质保持不变，输送管路的连接方法和输送管路的材质对其有极大影响。如配管材料中不纯物的溶出、粘结剂中有机物的溶出、管内表面粗糙、死腔以及供水管路的过长和流速较慢等原因都有利于细菌的繁殖。要避免这些因素影响应使用符合要求的材料并合理设计流程和施工方法。一般U-PVC管材为低溶出材料，价格容易接受被普遍应用，另一种PEX管材因其耐高温，管壁光滑、机械性能好、易弯曲有取代U-PVC管材的趋势。近年来为了更好地抑制生物污染，配合可以进行热消毒的反渗透系统，316L不锈钢管和Teflon管也被用于临床。比起不锈钢管，Teflon管安装非常简单，内壁更光滑。除好的选材以外，在设计施工中应尽可能避免输送管路过长、弯头和接口过多、尽量不使用纯水储水罐、管内水流保持一定流速以加大水流的剪切力并采用密闭循环的供水方式等以尽可能减少生物污染。

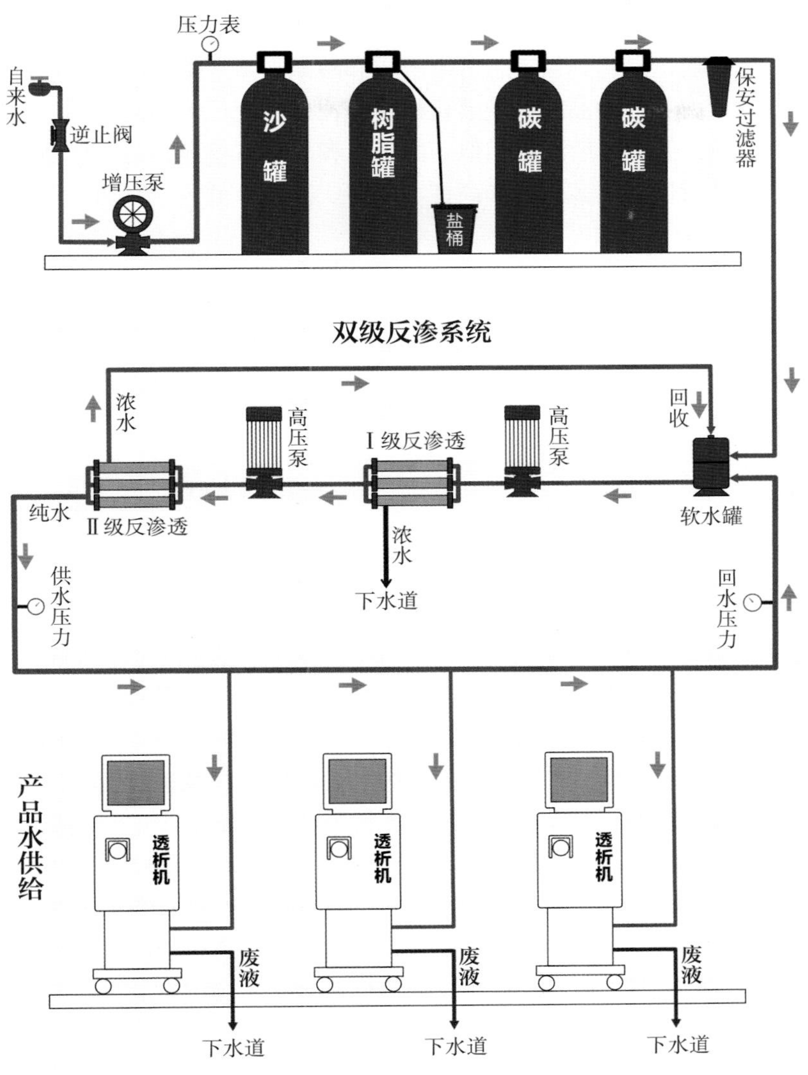

图 29-2-3-6 双级反渗透水处理系统

二、透析液

（一）透析浓缩液

血液透析浓缩液是一种含有高浓度电解质的液体，可含葡萄糖[7]。目前临床广泛使用的碳酸氢盐浓缩液包含A（acid）液和B（bicarbonate）液。A液主要由氯化钠（NaCl）、氯化钾（KCl）、氯化钙（$CaCl_2$）、氯化镁（$MgCl_2$）、醋酸（CH_3COOH）以及含糖或不含糖的水溶液组成；B液由碳酸氢钠（$NaHCO_3$）或碳酸氢钠和氯化钠（NaCl）的水溶液组成。使用时血液透析机按特定比例用透析用水稀释成透析液使用。不同浓缩液配比见表29-2-3-3。

表 29-2-3-3 **常见血液透析机浓缩液配比**（ANSI/AAMI/ISO 13958:2009）

浓缩液配比	A液（份）	B液（份）	反渗水（份）
36.83×	1.00	1.83	34.00
45×	1.00	1.72	42.28
35×	1.00	1.225	32.775
36.1×	1.00	1.10	34.00

（二）透析液

血液透析机将A、B浓缩液与反渗水按比例稀释后得到与人体血浆电解质浓度接近并且含有较高碱基浓度的溶液简称透析液。在血液透析治疗过程中血液和透析液在透析器（人工肾）内半透膜两侧通过对流及溶质弥散等物理过程，以达到纠正患者电解质和酸碱平衡紊乱，清除体内过多的水以及代谢产物或毒性物质的目的。由于各种品牌血液透析机稀释比例（配比）不同，因此对A浓缩液和B浓缩液要求的浓度有所不同，但稀释后浓度相似。由于患者的个体差异，为更好地达到个体化治疗的效果常常在临床使用中又衍生出很多种诸如高钾、低钾、高钙、低钙、有糖、无糖等不同浓度配方的透析液。

（三）超纯透析液

超纯透析液与标准透析液的区别主要是在控制生物污染方面有了质的提高。美国AAMI标准有明确的定义（表29-2-3-4）。

表 29-2-3-4 透析液细菌、内毒素标准

	细菌 CFU/ml	内毒素 EU/ml
标准透析液	<100	<0.5
超纯透析液	<0.1	<0.03

透析液中的细菌虽然不能通过透析膜，但是细菌所产生的生物活性物质内毒素等能够通过透析膜进入血液引起机体损害[7]。对于现代容量控制型的透析机而言透析器超滤系数越高、通透性越好、患者脱水量设置较小则在治疗过程中发生反向超滤的概率也越大。已有大量临床证据表明，维持性血液透析患者的微炎症反应等均与透析用水和透析液不纯有关。使用超纯透析液可以降低透析患者并发症，提高生存质量，延长存活期[4]。特别是近年来透析膜材料的不断改进、性能不断提高以及高通量透析治疗的普及，进一步提高透析液品质得到了业内普遍重视。为了降低透析液生物污染，除了加强透析用水的管理以外，还可以采用一些切实可行的有效措施。例如B浓缩液使用干粉替代，在治疗前装在透析机密闭式干粉架上，自动溶解后按比例配制新鲜透析液。真正做到现配现用。减少液体在存放及开盖使用过程中的污染。并且在血液透析机上安装内毒素过滤器（endotoxin retentive filter），其截留分子量大约在6 000 ~ 75 000Da左右，良好的疏水性能足以去除大部分内毒素[4]。作为最后的屏障在血液透析治疗过程中将透析机配制好的透析液经过进一步净化后再进入透析器。透析结束后在清洗消毒程序中通过电磁阀的开闭来自动冲洗消毒内毒素过滤器，从而长时间维持其性能，更换周期一般为1 ~ 3个月。另外，一般血液透析机通过自我诊断还可以进行内毒素过滤器的泄漏检测，很适合日常的管理[4]。

三、血液透析机

血液透析机经过半个多世纪的发展，集计算机、机械、生物化学、声学、光学、自动控制等多学科为一体，作为一种主要用于慢性肾衰竭患者维持生命（也可以用于急性肾衰竭、药物中毒等血液净化急救治疗）的治疗仪器是非常安全和有效的。

（一）血液透析机工作原理

血液透析机主要由体外循环通路简称血路（图29-2-3-7）、透析液通路简称水路以及监测与控制部分组成。

1. 体外循环通路与监测　体外循环通路指体外循环时血液流动的通道。由动脉血液管路和静脉血液管路组成。通过动脉穿刺针将患者血液引入体外循环的动脉管路，血泵提供体外循环的动力以适当的血流速将血液输送至透析器的血液侧入口，在透析器内进行血液净化后从透析器血液侧出口通过静脉血液管路流入静脉壶，最终经过静脉穿刺针返回到患者体内。为了保障治疗安全，血液透析机全程采集体外循环的有关参数，进行动态监测与控制。

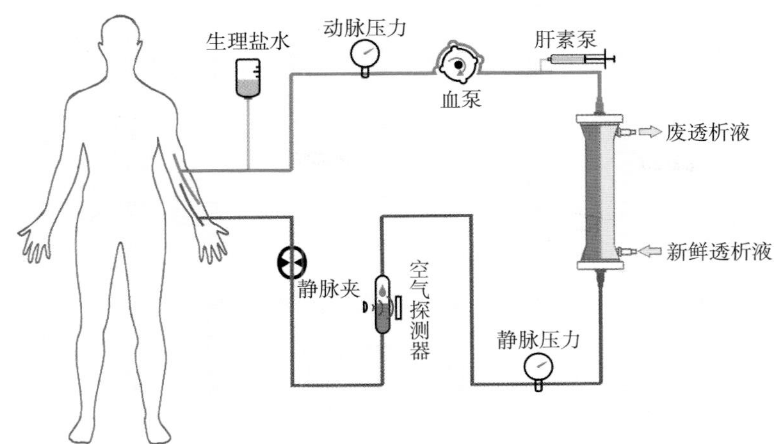

图 29-2-3-7　体外循环

（1）动脉压监测：动脉压指体外循环时动脉管路与血泵之间的压力。大部分血液透析机动脉的监测是通过压力传感器在血泵前测量，因此为负值。大小取决于血泵的转速、动静脉瘘口血流量、动脉针的内径以及在血管内的位置等[9]。当负压很大时实际的血流速与血泵显示的流速会有些误差，血泵显示的只是理论计算值，与血泵的转速和泵管内径有关。而实际上也与动脉穿刺点的出血情况有关。因此有些血液透析机还可以通过动脉压的监测计算出相对准确的称之为有效的血流速。

（2）静脉压监测：静脉压监测通过压力传感器联接在静脉壶上测量，接近于整个体外循环的末端，该点在血泵后面因此为正压。静脉压测量值的大小主要取决于血泵的速度及回流血液在体外循环中的阻力[9]。

（3）空气监测：防止空气进入体外循环是血液透析机重要的监测内容。一般透析机的空气探测大多采用超声装置，将体外循环管路中的静脉壶或静脉管放置在超声探测器的中间，使其紧贴在静脉壶或静脉管的两侧，一侧是谐振发射器，发射一定频率的超声波，由另一侧谐振器接收，接收的信号幅度大小依赖谐振器之间的介质，随着空气含量的增加，信号幅度减少。在血流量200ml/min时，流经静脉壶或静脉管的气泡或累积泡沫在0.03 ～ 0.05ml/min时触发机器报警，同时夹紧静脉壶下方的夹子，血泵停转，以避免空气通过回血管路进入患者体内造成空气栓塞。

2. 透析液通路与监测　透析液通路指透析浓缩液经血液透析机稀释配比后流动的通道。尽管血液透析机厂家很多，设计思路和实现手段各不相同，但是原理基本相似。透析用水连接血液透析机通过进水减压阀调整进水压力，经过热交换器利用废透析液的温度进行热能转换，预热进水。再经加热器加温至设定温度后与A、B浓缩液按比例混合稀释成透析液，由除气泵产生负压，在除气装置中进行水气分离。经除气后的透析液一般以500ml/min（或特殊设定）的流速进入透析机容量平衡装置的新鲜透析液通道，并由温度、电导度传感器检测透析液温度、电导度是否在设定范围，并将检测合格的透析液输送至透析器新鲜透析液入口端，由流量泵产生负压将透析废液自透析器废液出口端引出，进入漏血检测器检测透析器是否破膜。而后同样以500ml/min（或特殊设定）的流速返回平衡装置的废液通道，而患者的脱水量大部分品牌透析机都是由超滤泵控制，最终这两部分废液全部汇入热交换器通过透析机废液管道排放（图 29-2-3-8）。

综上所述血液透析机一个主要功能是将透析浓缩液配制成透析液，（除有的品牌透析机无此功能是由于采用了集中配制透析液直接输送至透析器的供液模式）透析液中各种离子的浓度是关系到治疗效果的重要参数，简称配比功能。

（1）配比功能：开环式容量配比：开环式容量配比是指血液透析机的浓缩液A泵和B泵以各自恒定的频率和恒定的吸入量吸入相应的浓缩液，与反渗水按照设定比例混合，配制出精确浓度的透析液。但当浓缩液浓度或浓缩液泵有误差时血液透析机通过电导度测量并显示出偏差，此时需要操

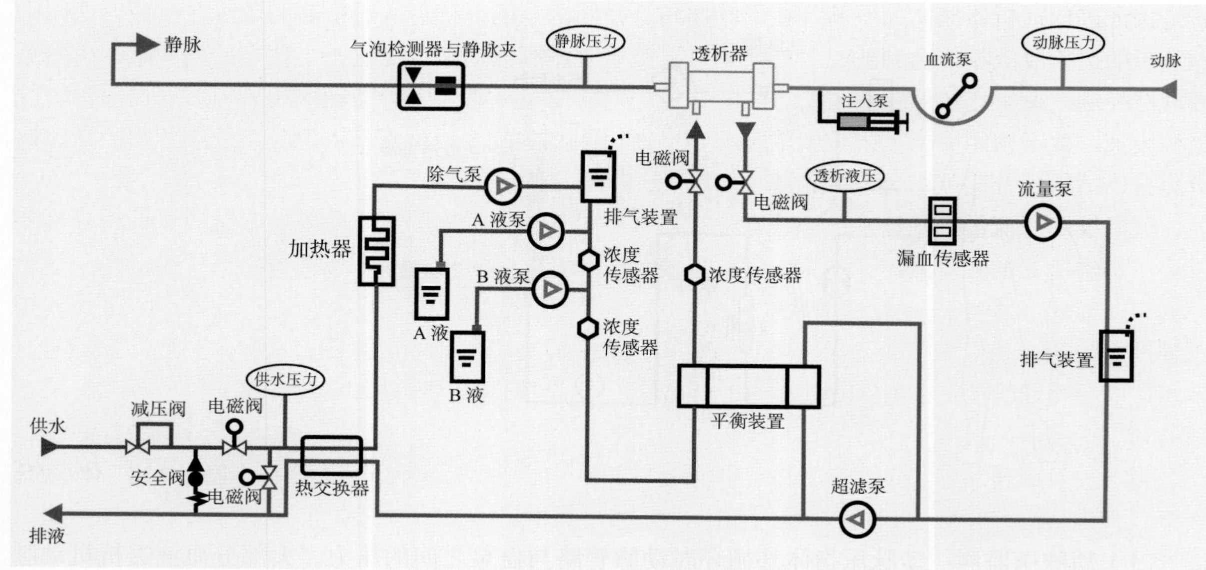

图 29-2-3-8　血液透析机水路原理

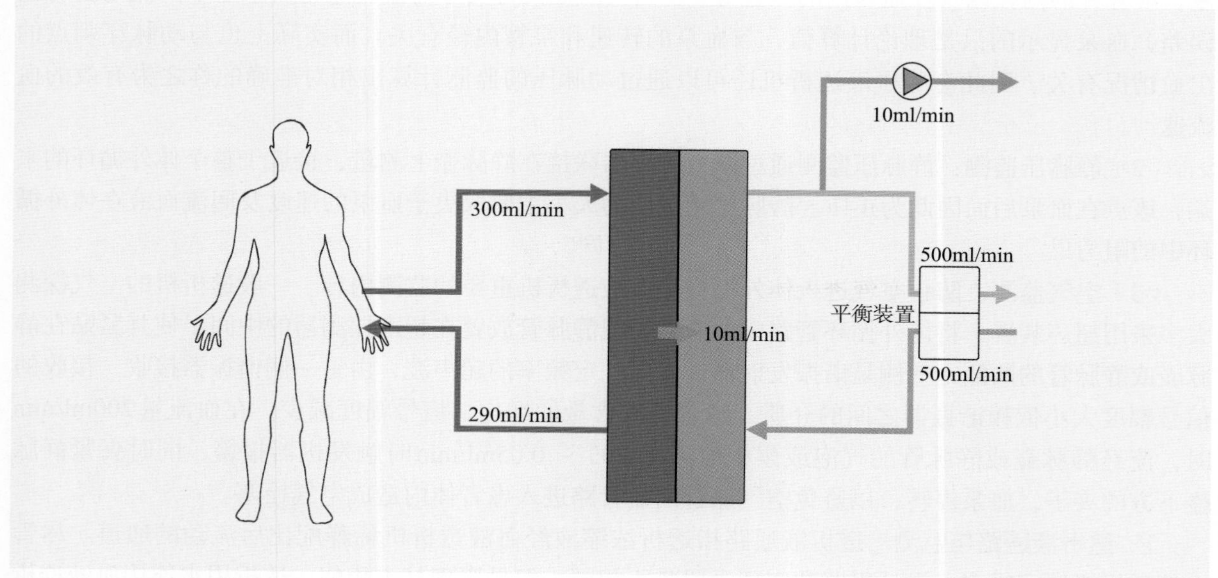

图 29-2-3-9　超滤控制功能

作者进行判断偏差原因并参与调整来达到目标值。这种开环式容量配比方式理论上更安全但是对操作者的经验以及透析浓缩液浓度的准确性要求很高，属于开环控制。

反馈调节式配比：反馈调节式配比则是指血液透析机用两个电导度传感器分别测量反渗水与A（或B）液按比例混合后的电导度，以及反渗水与A液和B液混合后的最终透析液的电导度，根据实际测量的电导度值与设定的目标值进行比较后自动调节控制浓缩液A泵或B泵的转速来达到目标值。这种自动反馈调节式配比对于操作者非常方便，属于闭环控制[6]。但是由于电导度传感器是反馈信号的依据，使最终配制的透析液浓度的准确性很大程度取决于电导度传感器误差的大小。

（2）超滤控制：超滤控制是血液透析机的另一个重要功能，清除患者体内多余的水依靠血液透析机的超滤功能来实现（图29-2-3-9）。当代的血液透析机在超滤控制方面有了很大的飞跃，从而大大减少了血液透析治疗过程中的常见并发症。使超滤误差从过去的 ± 50%减少到 ± 1%左右。能够准确地控制超滤目标。目前非常成熟的超滤控制方式有两种。

容量式控制：容量控制方式以平衡腔技术和复式泵为代表，统称平衡系统。它们最突出的特性就是保证进出透析器液体的平衡。在治疗期间从密闭的平衡系统进入透析器的新鲜透析液与返回平衡系统的透析废液相等。超滤控制单元是在平衡系统的废液通路上设置一个独立的超滤泵，由中央处理器控制，按操作者设定的超滤总量及选择的超滤曲线从密闭系统中匀速或非匀速地抽出定量的透析废液。由于密闭平衡系统进出液量必须平衡，因此缺少的透析液就由患者血液中的水分通过透析膜滤出后得到补充，由此产生超滤。

流量控制：流量平衡技术的原理是通过在透析机进出透析器的管路中安装电磁流量计精确地测量进、出透析器的液体流量[3]。当含有电解质的透析液流经磁场便产生感应电压，直接确定流量并计算出其差值，即由透析器输出的流量减去进入透析器的流量，此差值就是超滤量。CPU根据操作者设定的超滤总量和超滤曲线以及脱水时间，计算出超滤率，并与通过流量计监测到的实际超滤率相比较，反馈给控制电机，再对透析液压力调节器进行调整，从而实现理想超滤率与实际超滤率间的动态平衡。

（3）透析液通路的主要监测：漏血：在治疗过程中，由于透析器膜破裂会使血液漏到膜外透析液中，为避免治疗中失血或污染，在透析废液管路中安装有漏血检测器[6]。漏血检测是利用检测透析废液中的透光强度来实现的，漏血探测器由一只双色发光管交替发出红光和绿光穿过测量容器，由另一只光电元件将收到的光通量转换成与光通量成对数的电压，如果测量容器中透析废液混有血液，红色光通量几乎不受影响，绿色光通量减弱进而触发血液透析机漏血报警。当透析液流速为500ml/min时，血细胞比容为25%时，漏血探测器触发报警一般<0.35ml/min左右[5]。

透析液电导度：电导度是测量液体导电能力的一个参数，（单位为mS/cm）。它反映液体中离子浓度的总和。透析液中含有大量电解质，有一定的导电能力。透析机普遍通过安装在透析液通路中的电导度传感器进行测量并通过计算给出透析液的钠离子浓度（单位为mmol/L或mEq/L）[5]。换句话说透析机显示的电导度值间接的反映出透析液离子的浓度。无论采用开环或闭环控制，触发电导度警报一般以处方值为中心 ± 不超过5%。报警的同时透析液旁路排放，离子浓度不合格的透析液不会流入透析器，以保证血液透析治疗的安全。

透析液温度：透析液在进入透析器之前需要加温。一般透析液温度设定范围在35 ~ 39℃之间可以调整。温度控制原理非常简单，几乎所有厂家的血液透析机都使用电加热棒加热，有的直接加热反渗水，或者直接加热透析液。至少有两个温度传感器，一个温度传感器安装在加热装置出口位置，控制加热棒工作以保持透析液恒定在操作者设定的温度范围。另一个温度传感器安装在透析液进入透析器前的位置，对透析液在配比输送过程中的温度变化进行实时监测并显示温度实际值，当透析液温度发生异常时触发报警。报警温度下限一般为35℃，上限为39℃左右，控制精度 ±0.5℃以内。报警的同时透析液旁路排放，温度不合格的透析液不会流入透析器，以保证血液透析治疗的安全。

3. 现代血液透析机的扩展功能 在血液透析治疗过程中，透析液浓度，超率速率，透析液温度都会使患者血液中的电解质成分、血容量、体温之类的生理参数受到影响。如何减少治疗中的不适症状，实现生理化透析是我们始终追求的目标。使血液透析机在治疗的同时帮助我们关注患者的生理变化，扩展功能得到广泛重视。使得血液透析治疗更加个体化、人性化。同时也增加了更多的监测指标，使得血液透析治疗的质量提高，不适症状减少。

（1）程序化的钠浓度和超滤速率的选择：在血液透析治疗中，可针对患者的血压变化情况灵活地选择适当的钠和超滤速率曲线组合或者选择独立的曲线。在治疗开始到治疗结束期间选择不断变化的透析液钠离子浓度和脱水速度来干预患者不断变化的血压，以保证能够顺利完成治疗。还有些透析机使用者还可以根据不同的患者自行设计钠曲线和超滤曲线。值得探讨的是由于钠离子存在于A液中，钠离子的变化意味着配比的变化，因此其他离子相应也有变化，尽管钾、钙、镁离子在透析液中与钠离子相比含量很低，但仍然需要关注。

（2）透析充分性的实时监测与控制：常规评价透析充分性是尿素清除指数（KT/V），一般通过抽血检测透析前/后的尿素氮值计算而来。在线透析充分性监测是在患者进行血液透析治疗过程中

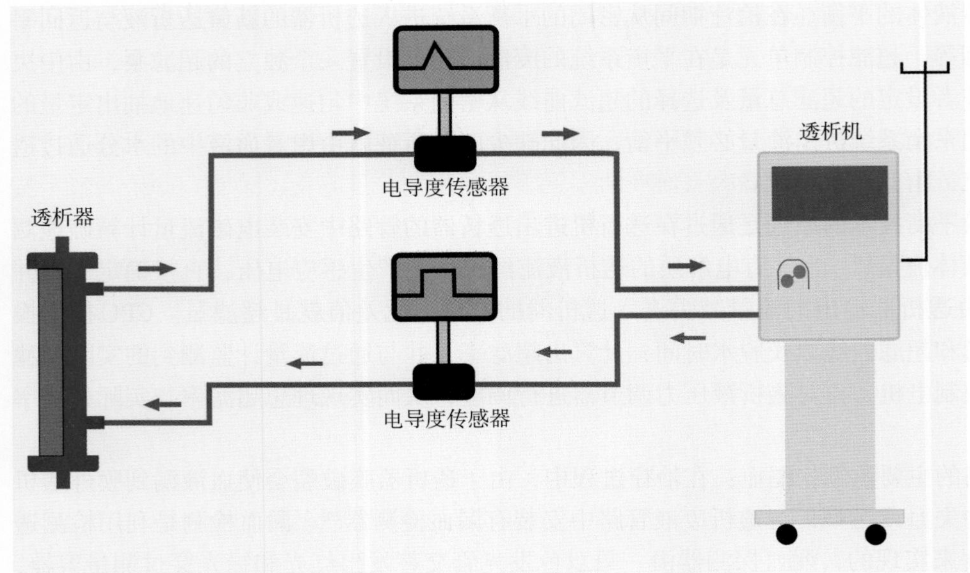

图 29-2-3-10 钠离子模拟测量法

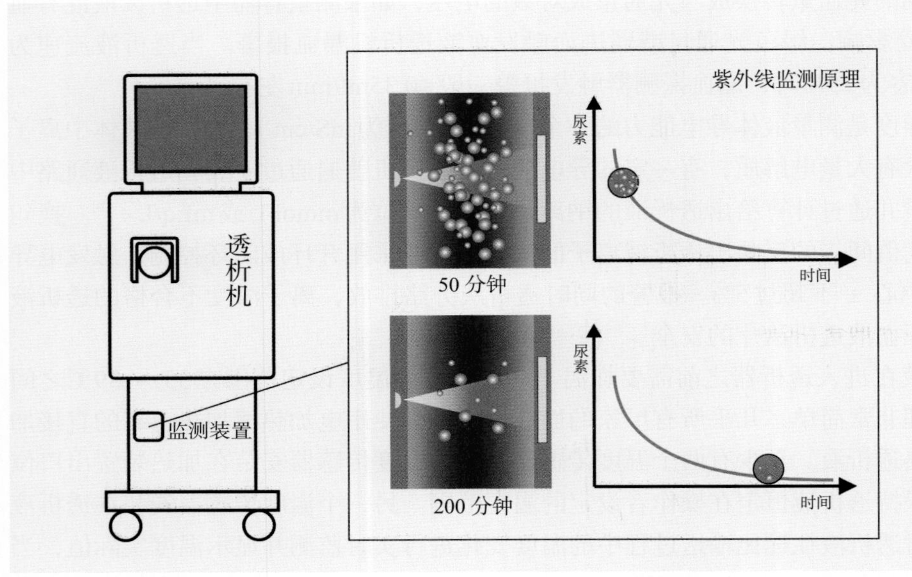

图 29-2-3-11 光谱测量法

即时测量的尿素清除率，在治疗开始时打开透析机上的充分性监测装置，输入菜单中相关信息即可。在治疗中根据实时监测的透析剂量进行调整校正相关参数，以期达到治疗效果。目前在透析机上使用的较为可靠的监测技术有两种。

钠离子模拟测量法就透析器而言，钠离子的清除率和尿素清除率有着相似的关系。在透析液进入透析器前和出透析器后的位置各加装一个电导度传感器，通过瞬间控制透析液电导度的脉动变化（电导度的高低主要取决于透析液钠离子浓度），实时测量透析液入口和出口的电导度来计算钠离子清除率，透析机通过自动换算也就得到了近似于尿素的清除率（图 29-2-3-10）。

光谱测量法利用紫外线穿过透析废液后的强度受废液中尿素浓度影响的线性关系，实现了直接的尿素监测[10]。在血液透析机废液通道上安装一个紫外线发射和接收装置。当含有尿素的废透析液从中间通过时紫外线被吸收，被吸收信号的强弱反映出废透析液中尿素的多寡[11]（图 29-2-3-11）。

（3）血容量（BV）实时监测与控制：在线血容量监测是即时监测血液透析过程中患者由于脱水导致的相对血容量的变化。也就是说相对于透析开始时的血容量下降的百分比。如果把透析开始时测得的患者血液浓度作为基准，利用在透析过程中测得的患者即时血液浓度与基准比较后的变化情况，就可计算出相对血容量[8]。容量型低血压发生时，对应的相对血容量是一致的，通过对患者治疗的观察，医生可以找到不同患者的 ΔBV 的关键值。并将该值输入给透析机血容量监测组件。

这样就可以在低血压发生之前，通过机器给操作者以提示，避免透析中容量型低血压的发生。同时通过血容量监测也有利于更好地评估患者的干体重。目前血液透析机上安装的血容量监测组件使用的测量方法为超声波测量法和光学测量法。

超声波测量法：在血液透析治疗开始时将动脉血路管置于血容量监测组件超声波发射器和接收器之间，超声波在血液中的传播速度取决于血液的密度（即浓度）并且成正比关系。如果以超声波在透析开始时的传播速度为基准，将透析中即时测得的超声波的传播速度与之比较，可计算出相对血容量。

光学测量法：在血液透析治疗开始时将动脉血路管置于光学测量器的夹子中间，可以较容易地测量血红蛋白的吸光度，并利用比尔定律来计算出血液浓度。利用三个半导体发光二极管发出三种不同波长的可见光，通过测量穿过血液后光的衰减（吸光度）和干涉来计算血细胞比容、血容量、血氧饱和度等。

（4）血压的监测与控制：在线血压监测是在血液透析机上加装了一台电子血压计，治疗过程中随时可以监测患者血压的变化情况，可以即时监测和定时监测，还可以根据患者的情况设置警报界限。一旦超出界限值即刻发出警报提示。有些品牌透析机还有控制功能，例如低血压发生时，自动降低超滤率等。

（田爱辉）

参考文献

1. Zahid Amjad. 反渗透—膜技术·水化学和工业应用 . 北京：化学工业出版社，1999.
2. 宋叶林 . 水处理技术问答 . 北京：中国石化出版社，2002.
3. 刘茉娥等 . 膜分离技术应用手册 . 北京：化学工业出版社，2001.
4. 山下芳久 / 峰島三千男 . 透析液の安全管理 . 日本东京：日本メディカルセンター，2013.
5. CURTIS J，VARUGHESE P. Dialysis Technology: A Mannual for Dialysis Technicians. 3rd ed. New Hampshire: NANT，2003.
6. Inc. Medical Education Institute. Core curriculum for the dialysis of technician. 5th ed. Wisconsin: Medical Education Institute Inc，2012.
7. 王质刚 . 血液净化学 . 3 版 . 北京：科学技术出版社，2010.
8. 王质刚 . 血液净化设备工程与临床 . 北京：人民军医出版社，2006.
9. 刘学军 . 血液透析实用技术手册 . 2 版 . 北京：中国协和医科大学出版社，2010.
10. FRIDOLIN I，MAGNUSSON M，LINDBERG LG. On-line monitoring of solutes in dialysate using absorption of ultraviolet radiation: technique description. Int J Artif Organs，2002，25(8):748-761.
11. CASTELLARNAU A，WERNER M，GÜNTHNER R，et al. Real-time Kt/V determination by ultraviolet absorbance in spent dialysate: technique validation. Kidney Int，2010，78(9):920-925.

第四节　透析的充分性

一、概述

一般地，用肾小球滤过率（GFR）来表示肾脏对毒素的清除能力。GFR单位为ml/min，表示每分钟清理的血浆量。为便于与血液透析比较，用标准化毒素清除指数（stdKt/V）来表示自体肾脏每周的毒素清除能力，即体液总量标准化的每周所清理的血浆量。对于一个体液量40L的个体，假定其GFR为100ml/min，则其肾脏每周过滤血浆（$100 \times 1\,440 \times 7$）/1 000=1 008L，相当于stdKt/V=1 008/40=25.2。当自体肾脏GFR下降到10ml/min，则stdKt/V下降到2.52。当自体肾脏stdKt/V下降到一定程度，药物治疗不再能维持内环境稳定时，则需要开始肾脏替代治疗。如果把肾小球基底膜理解为透析膜，则这是一种十分理想的透析膜，其对分子量小于白蛋白的溶质的筛系数均为1；同时，机体会根据需要在肾小管按一定比例重吸收经基底膜滤过的有用物质。随着膜材料技术的发展，血液透析使用的透析膜的截断分子量逐渐提高接近白蛋白的分子量，以实现对中大相对分子质量物质的清除。但血液透析过程没有重吸收机制，溶质透过血液透析膜后即被丢弃，这会导致大量水溶性非蛋白结合相对分子质量小于透析膜的截断相对分子质量的有用物质的丢失。

尿毒症时存在水潴留、氢离子和钾离子等无机离子潴留、有机代谢废物潴留。血液透析的重要目的之一就是清除潴留的水分、无机离子和有机代谢废物。有关水分清除的原理和充分性涉及干体重调整和透析间期体重控制等问题，请参加其他章节。有关酸中毒纠正和无机离子清除也在其他章节论述。本节主要介绍有机代谢废物的透析充分性。

按照相对分子质量大小，将有机代谢废物分为小分子毒素（相对分子质量小于500D）、中分子毒素（相对分子质量500 ~ 15 000D）和大分子毒素（相对分子质量大于15 000D）三类。将只能透过小分子毒素的透析膜称为低通量膜，能透过中分子毒素的膜称为高通量膜，能透过大分子毒素的膜称为高截留量膜。这种按照分子量将有机代谢废物分类的方法是人为的，例如对于小分子有机代谢废物：① 当其相对分子质量远远小于500D时，低通量膜对该物质的筛系数等于1，例如尿素的相对分子质量是60D，肌酐的相对分子质量是113D，它们在低通量透析膜的筛系数都是1。② 当其相对分子质量逐渐接近500D时，其筛系数也逐渐下降，例如β-脂蛋白相对分子质量为461D；有些无机离子与水结合可以形成较大分子量的聚合体，例如磷酸根分子量为95D，对低通量膜的筛系数接近1，但结合水后的聚合物分子量可超过270D，低通量膜的筛系数明显下降。③ 相对分子质量超过500D后，筛系数快速下降到0。

中分子毒素的代表溶质是β_2微球蛋白，相对分子质量为11 800D。大分子代谢废物的代表溶质是免疫球蛋白轻链蛋白，相对分子质量为22 000D。

按照蛋白结合率，将有机代谢废物分为蛋白结合类和非蛋白结合类。对于蛋白结合率超过多少即为蛋白结合类还没有统一定义。本节主要介绍小分子非蛋白结合毒素的透析充分性评估方法。虽然尿素对人体的损害并不大，但其测量方便、价格低廉，临床上常常用尿素的透析充分性（尿素清除指数，Kt/Vurea）来代表小分子水溶性非蛋白结合毒素的透析充分性。

二、用单室可变体积尿素动力学模型估计单次透析的尿素清除指数（spKt/Vurea）

（一）不考虑尿素产生和体积变化

体液有细胞外液和细胞内液组成，因尿素在细胞内液和外液间可快速平衡，可假定尿素为单室分布。再假定透析过程中无脱水和尿素产生，则透析过程尿素的体液浓度变化符合一级药代动力学模型：

$$dC/dt = k \times C \qquad \text{（公式29-2-4-1）}$$

式中dC/dt代表尿素浓度的瞬时变化；k是常数，代表单位时间内浓度变化的百分数（单位为%/min）；C是透析过程中任意时间点的瞬时尿素浓度。整理公式29-2-4-1得到：

$$C = C_0 \times e^{-k \times t} \qquad \text{（公式29-2-4-2）}$$

式中C_0代表尿素的初始浓度；e是自然底数；t是透析开始后的任意时间。

将公式29-2-4-2变换为：

$$k \times t = -\ln(C/C_0) \qquad \text{（公式29-2-4-3）}$$

因为透析器清除率（K）计算为：

$$K = k \times V \qquad \text{（公式29-2-4-4）}$$

式中V为尿素分布容积。

所以：

$$k = K/V \quad （公式29\text{-}2\text{-}4\text{-}5）$$

将公式29-2-4-5带入公式29-2-4-3，得到：

$$K \times t/V = -\ln(C/C_0) \quad （公式29\text{-}2\text{-}4\text{-}6）$$

临床上常常表示为：

$$spKt/Vurea = -\ln(C/C_0) \quad （公式29\text{-}2\text{-}4\text{-}7）$$

当知道透析开始时的尿素浓度C_0和透析结束时的尿素浓度C后，就容易计算spKt/Vurea。

（二）考虑到透析过程中尿素产生和体积变化

透析过程中有尿素产生，这就导致任意时间点的C/C_0高于无尿素产生时的C'/C_0；透析脱水对尿素的清除也有贡献，但是不影响尿素浓度C。上述两种因素导致Kt/Vurea误差，需要进行矫正。完整的单室可变体积尿素动力学模型描述为：

$$d(VC)/dt = G - (K_d + K_r) \times C \quad （公式29\text{-}2\text{-}4\text{-}8）$$

整理公式29-2-4-8得到：

$$C = C_0 \times \left(\frac{V_0 + B \times t}{V_0}\right)^{-\left(\frac{K+B}{B}\right)} + \left(\frac{G}{K+B}\right) \times \left(1 - \left(\frac{V_0 + B \times t}{V_0}\right)^{-\left(\frac{K+B}{B}\right)}\right) \quad （公式29\text{-}2\text{-}4\text{-}9）$$

公式29-2-4-8和29-2-4-9中，d(VC)/dt代表时刻体液中尿素的瞬时变化量，G为尿素产生率，K_d和K_r分别为透析器和残余肾功能对尿素的清除率，V_0为起始尿素分布容积，B为透析过程中的脱水量（负值），t为透析过程中任意时间点距离开始透析的时间长度，K为K_d和K_r的总和。

C_0、V_0、B已知；G是常数，其解法后述；通过采血获取不同时间点t时的尿素浓度C。带入上述公式，通过迭代方法求解K，$K-K_r$即为K_d，即可计算单次透析达到的spKt/Vurea。这种解法需要特殊统计学软件，相对复杂。

利用体外模拟研究和体内验证试验的回归分析结果，Daugirdas等在公式29-2-4-6中矫正尿素产生对C/C_0的影响，并矫正透析脱水对C/C_0的影响（脱水量越大，对C/C_0的影响越大；透析效率越低，脱水对C/C_0的影响越大）。矫正后的计算公式为[1,2]：

$$spKt/Vurea = -\ln\left(\frac{C}{C_0} - 0.008 \times t - f \times \frac{UF}{BW}\right) \quad （公式29\text{-}2\text{-}4\text{-}10）$$

式中，$0.008 \times t$是对尿素产生的矫正；$f \times \frac{UF}{BW}$是对脱水的矫正。其中UF为脱水量，BW为透析后体重。当spKt/Vurea在0.7 ~ 1.3之间时，f=1.0；如果spKt/Vurea小于0.7，则f=1.25；如果spKt/Vurea大于1.3，则f=0.75。通常情况下，spKt/Vurea在0.7 ~ 1.3之间，所以公式29-2-4-10改写成[1]：

$$spKt/Vurea = -\ln\left(\frac{C}{C_0} - 0.008 \times t - \frac{UF}{BW}\right) \quad （公式29\text{-}2\text{-}4\text{-}11）$$

后来，作者假设脱水对spKt/Vurea的影响可以用下式表达：

$$spKt/Vurea = -\ln\left(\frac{C}{C_0} - 0.008 \times t\right) + f \times \frac{UF}{BW} \quad （公式29\text{-}2\text{-}4\text{-}12）$$

作者通过体外模拟实验和体内试验，推算出f：

$$f = 4 - 3.5 \times \frac{C}{C_0} \quad （公式29\text{-}2\text{-}4\text{-}13）$$

合并公式29-2-4-12和29-2-4-13，得到spKt/Vurea计算公式[3]：

$$spKt/Vurea = -\ln\left(\frac{C}{C_0} - 0.008 \times t\right) + \left(4 - 3.5 \times \frac{C}{C_0}\right) \times \frac{UF}{BW} \quad （公式29\text{-}2\text{-}4\text{-}14）$$

公式29-2-4-14即为第二代单室可变体积尿素动力学模型公式。此公式是个经验公式，对尿素产生的矫正和脱水的矫正是根据体外模型近似出来的。当每周透析3次，第二次透析前后采血测定spKt/Vurea时，可用$0.008 \times t$来矫正透析过程中的尿素产生。作者后来的体外模拟实验研究表明，当透析频率发生变化时，或当评估的那次透析距离上次透析不是2天时，不能用$0.008 \times t$来矫正透析过程中的尿素产生，而应当用$GFAC \times t$来矫正。GFAC代表尿素产生因子，受透析频率和透析间隔影响，这样公式29-2-4-14变为[4]：

$$spKt/Vurea = -\ln\left(\frac{C}{C_0} - GFAC \times t\right) + \left(4 - 3.5 \times \frac{C}{C_0}\right) \times \frac{UF}{BW} \quad \text{（公式29-2-4-15）}$$

GFAC的取值如表29-2-4-1。

表 29-2-4-1 透析频率和透析间隔对 GFAC 的影响

	评估 spKt/Vurea 前透析间期长度（d）			
透析频率（周）	1	2	3	4
2			0.0055	0.0045
3		0.0080	0.0060	
4	0.0155	0.0090		
5[a]	0.0175	0.0095		
6[a]	0.0175	0.0095		
7[a]	0.0175	0.0175		

[a] 当透析时间长于 300 分钟时，使用 GFAC=0.0185 计算所得的 spKt/Vurea 更准确

三、平衡状态的 Kt/V（eKt/Vurea）

单室可变体积尿素动力学模型假定尿素在体内为单室分布，但实际上并非如此。单次透析结束后可观察到尿素血浓度的快速上升，称为尿素反跳。这是因为透析过程中，尿素从中央室被清除，周边室的尿素顺浓度梯度进入中央室。尿素反跳在透析结束后立即开始，反跳速度由快到慢，大约1小时完成反跳过程，后续的尿素继续上升反映了尿素生成。

由于尿素并非单室分布，透析结束后立即采血获得尿素浓度C带入公式-15，估计的spKt/Vurea会高估实际的尿素清除指数。可请患者在透析结束后在透析室停留1小时，当尿素在中央室和周边室分布均匀时采血，将此时的尿浓度C带入公式–15计算的spKt/Vurea就消除了尿素多室分布的影响，称为eKt/Vurea。但此方法在日常作中并不可行。

由于尿素反跳具有一定规律性，可从spKt/Vurea估计eKt/V：

$$eKt/Vurea = spKt/Vurea - \left(0.6 \times \frac{spKt/Vurea}{t}\right) + 0.03 \quad \text{（公式29-2-4-16）}$$

例如当透析4小时达到spKt/Vurea=1.2时，eKt/V=1.2–(0.6X1.2/4)+0.03=1.05。这个公式适用于使用动脉-静脉内瘘的情况，矫正了心肺再循环的影响。如果使用中心静脉双腔置管，则不存在心肺再循环，尿素反跳较轻，eKt/Vurea估计为：

$$eKt/Vurea = spKt/Vurea - \left(0.47 \times \frac{spKt/Vurea}{t}\right) + 0.17 \quad \text{（公式29-2-4-17）}$$

四、计算标准化尿素清除指数（stdKt/Vurea）

stdKt/V指每周的尿素清除指数。为便于理解，我们先计算有功能的自体肾脏的stdKt/Vurea。

因为尿素清除率可计算为：

$$K = \frac{每周尿素排出量}{血清尿素浓度 \times 7 \times 24 \times 60} = \frac{G \times 7 \times 24 \times 60}{血清尿素浓度 \times 7 \times 24 \times 60} = \frac{G}{C_0}$$

因此，自体肾脏的stdKt/Vurea可以计算为：

$$\frac{stdKt}{Vurea} = \frac{G}{C_0} \times \frac{7 \times 24 \times 60}{V} = \frac{G \times 7 \times 24 \times 60}{C_0 \times V}$$

式中G为尿素产生率（mg/min），C_0为血清尿素浓度（mg/L），V为尿素分布容积（L）。

计算血液透析每周所达到的stdKt/V时，不能把每周三次透析所达到的eKt/Vurea简单相加，而应当按照计算自身肾脏stdKt/V的方法来计算：

$$stdKt/Vurea = \frac{G \times (t+\theta) \times N}{TACurea \times V}$$ （公式29-2-4-18）

式中N为每周透析次数，t为每次透析时间长度，θ为两次透析间隔，G为尿素产生速率，TACurea为时间平均尿素浓度（简单计算时可用透析前尿素浓度C_0替代），V为尿素分布体积。

如果透析间隔相等、尿素分布容积不变而且没有残余肾功能，则可用下式计算下次透析前C_0：

$$C_0 = \frac{\frac{G}{K} \times (1-e^{-Kt/V}) + \frac{G \times \theta}{V}}{1-e^{-Kt/V}}$$ （公式29-2-4-19）

将公式29-2-4-19带入公式29-2-4-18，整理后得到最终stdKt/Vurea计算公式：

$$stdKt/Vurea = \frac{10080 \times \frac{1-e^{-Kt/V}}{t}}{\frac{1-e^{-Kt/V}}{Kt/V} + \frac{10080}{N \times t} - 1}$$ （公式29-2-4-20）

如果用eKt/V替代Kt/V，则公式29-2-4-20变换为：

$$stdKt/Vurea = \frac{10080 \times \frac{1-e^{-eKt/V}}{t}}{\frac{1-e^{-eKt/V}}{eKt/V} + \frac{10080}{N \times t} - 1}$$ （公式29-2-4-21）

考虑到透析脱水和尿量对stdKt/V的贡献，上述stdKt/Vurea计算公式改写成：

$$stdKt/Vurea' = \frac{stdKt/Vurea}{1-\frac{0.74}{N} \times \frac{UFw}{V}}$$ （公式29-2-4-22）

上式中N是每周透析次数，V是透析后尿素分布容积，UFw为每周透析间期潴留的总水量，相当于每周总的脱水量。

其实，残余肾功能对尿素的清除对提高stdKt/Vurea也是有贡献的，如果同时考虑到透析脱水、尿量以及残余肾功能对尿素的清除指数的影响[5]，则：

$$stdKt/Vurea' = \frac{stdKt/Vurea}{1-\frac{0.74}{N} \times \frac{UFw}{V}} + Kr \times \left(\frac{0.974}{stdKt/V+1.62} + 0.4\right) \times \frac{10080}{V}$$ （公式29-2-4-23）

这样，由spKt/Vurea可计算出eKt/Vurea，从eKt/Vurea可计算出stdKt/Vurea。最终可计算出用残余肾功能和透析脱水量矫正的每周尿素清除指数stdKt/Vurea’。

五、透析过程中连续监测spKt/V

目前已经开发出至少两种在透析过程中连续监测spKt/V的方法，一种是通过实时监测K来实现spKt/V的监测，另一种是通过监测废透析液尿素浓度变化来反应透析过程中血液尿素下降率，再用Daugirdas公式计算spKt/V。

（一）连续监测K

在透析过程中在透析器的透析液入口提供一个钠脉冲，透析液中的高浓度钠会弥散进入血液，在透析器的透析液出口会检测到较低的钠脉冲。通过比较两个钠脉冲的形态和曲线下面积可计算出钠自透析液侧到血液侧的清除率，称为钠透析率。因钠是小分子溶质，可自由通过透析膜，所以钠透析率与尿素清除率（K）相等。假设在短时间t内K维持不变，此段时间内V维持稳定，则t时间段内所达到的尿素清除指数可计算为Kt/V。给一系列的钠脉冲，可测量一系列K、计算一系列的Kt/V，在透析过程中某时刻将已经获得的Kt/V相加，即为该时刻已经达到的Kt/V，并根据Kt/V随时间的变化趋势估计出达到1.2所需要的时间。

用这种方法计算的Kt/V比用Daugirdas公式计算的结果偏低，这是因为：① 透析过程中测量K后的一段时间V是逐渐减少的，但是这种方法假设其不变。② 透析过程中测量的K值不会受尿素再分布的影响，也不受局部再循环和心肺再循环的影响。③ 由于透析脱水可能会影响钠透析率。④ 钠透析率是弥散，不能反映出脱水对透析充分性的贡献。

（二）透析过程中连续监测尿素下降率

尿素有吸收紫外线的特性，其最大吸收波长是426nm。透析过程中，在透析液废液管路一侧安装紫外线发射装置，在另一侧安装紫外线接收装置。紫外线透过废液管路时被尿素部分吸收，废液中尿素浓度越高，紫外线被吸收得越多。随着透析的进程，废液中尿素浓度逐渐下降，紫外线被吸收的越来越少。与初始紫外线吸收率相比，透析过程中任意时刻紫外线吸收率的增加程度即为废液中尿素的减少程度，即废液的尿素下降率。虽然废液的尿素浓度低于血液尿素浓度，但因为尿素具有恒定的筛系数1，且透析液流速是恒定的，所以废液中尿素下降率即反应血液的尿素下降率。将尿素下降率带入Daugirdas公式，即可计算出透析过程中任意时刻所达到的spKt/V，并根据Kt/V随时间的变化趋势估计出达到1.2所需要的时间。

这种方法测量的spKt/V具有与Daugirdas公式一样的缺陷，见后述。

六、推荐的尿素清除指数目标

一系列观察性研究包括一个随机对照研究均说明了Kt/V与患者预后的关系[6,7]，尽管另一个随机对照研究并没有证明这种关系[8]。但是，不用进行临床试验也可以想象，身体内毒素水平不能长久维持高水平，所以可以推测血液透析必须达到一定程度的毒素清除。用尿素来代表小分子非蛋白结合毒素的清除情况是最方便可行的。

肾脏病透析预后指南（KDOQI）2015年发布了有关透析充分性的指南[9]，其中的指南3条文如下：

“3.1对于每周透析三次的患者，我们推荐spKt/V的目标值应当为1.4，最低不低于1.3（1B）。3.2在仍然有残存肾功能的患者，可适当降低透析剂量，但应定期测量残存肾功能以避免透析不充分（未分级）。3.3对于非每周三次透析者，我们建议stdKt/V的目标值2.3，最低不低于2.1。计算stdKt/V时，应考虑到超滤和残存肾功能的贡献（未分级）。”

指南同时提供了在线计算工具（www.ureakinetics.org）[10]。

七、单次治疗不能达到尿素清除目标的原因分析

从公式29-2-4-22可知，stdKt/V受到spKt/V、透析次数、残存肾功能和脱水量的影响，因此，在分析stdKt/V是否达标时要综合考虑此四个因素。① spKt/V不达标的因素见下面的分析。② 透析次数不足，往往是患者的意愿，以牺牲透析次数的方式来节省开支或增加可以自由支配的时间。③ 先前根据残存肾功能制定了透析剂量的方案，但肾功能下降后没有及时增加透析剂量。④ 虽然脱水量对增加透析剂量是有贡献的，但并不提倡通过这种手段来提高stdKt/V，因为过高的水负荷不但可引起充血性肺水肿等急性并发症，而且长期的水负荷增加与远期不良预后也明显相关。

从公式29-2-4-15可知，spKt/V又受到透析后与透析前血清尿素比值、单次透析时间长度、脱水量和溶质分布容积的影响。因此，在查找spKt/V不达标的因素时应考虑此四个因素的影响。

① 要降低透析后/透析前尿素比值，就要增加尿素清除率。可用的手段包括提高血流速和透析液流速、采用高尿素清除率的透析器等。如果透析中途因种种原因降低了血流速或透析液流速，则K值降低。② 在透析器的尿素清除率固定的情况下，透析时间越长，所得到的Kt越高，spKt/V也就越高。如果透析中途因种种原因导致透析停顿过一段时间，而后加快脱水速率以便按照安排的时间结束透析，则透析时间不足计划的时间，导致spKt/V不达标。③ 尿素分布容积较大的患者，需要较高的Kt才能使spKt/V达标。

八、StdKt/V的缺陷和可能的解决办法

虽然公式29-2-4-15充分考虑了透析频率和透析间隔对尿素产生系数的影响，但Daugirdas公式是基于体外模拟实验的经验公式，必然存在其固有的缺陷。尿素清除指数，使用尿素分布容积（总体液量）来标准化Kt，Kt/V实际上代表了“体液被清理的遍数”。但实际上相同体重的个体，其脂肪含量不一样时，体液总量可以有很大的差异，也就是说，得到同一Kt/V数值，其体液被清理的遍数是不一样的。而且，经常被用来标准化生理指标的参数是体表表面积，例如肾小球滤过率就是用体表面积标准化的，而不是用总体液量。

对HEMO研究的解读提示了使用V标准化Kt所存在的问题。HEMO研究总体上没有发现提高Kt/V可改善患者远期预后。但将男女分开分析时发现，提高透析剂量可改善女性患者的远期预后[11]。在HEMO研究中，spKt/V常规剂量组和高剂量组相比较，男性和女性所达到的stdKt/V是一致的，推测导致这种现象的原因可能是由于男性和女性的体表面积差异，因此应使用体表面积对stdKt/V实施标准化。当使用Dubois Dubois公式计算体表面积（S）和Watson公式计算总体液量（Vw）时，人群平均S/Vw=20，体表面积标准化stdKt/V（SAstdKt/V）可计算为[12]：

$$\text{SAstdKt/V}=\frac{\text{stdKt/V}}{20}\times\frac{\text{Vw}}{\text{S}} \qquad \text{（公式29-2-4-24）}$$

使用公式29-2-4-24重新计算HEMO研究中不同性别患者所达到的SAstdKt/V。发现常规剂量组女性SAstdKt/V显著低于男性，这是因为男性Vw/S大于女性，也就能解释为何女性对提高透析剂量有反应而男性没有。

相对应于stdKt/V目标值2.0，SAstdKt/V目标值（N）可计算为[12]：

$$\text{N}=2.0\times 20\times\frac{\text{S}}{\text{Vw}} \qquad \text{（公式29-2-4-25）}$$

由于男性单位体表面积的体液量大于女性，其相应的N也就小于女性，为达到N所需要的stdKt/V和spKt/V也就低于女性。

九、总结

从spKt/V到eKt/V、stdKt/V和SAstdKt/V，他们的计算都是使用的代表非蛋白结合的小分子溶质的代表，尿素。因此这些参数表示的小分子溶质清除的充分性，不能代表中大分子溶质透析充分性的问题，也不能代表能与血浆蛋白结合的毒素的透析充分性问题。另外，即使小分子蛋白结合毒素透析充分了，还存在水负荷、酸中毒等毒素清除的问题。最后，人工肾没有自体肾脏的重吸收功能，通过弥散或对流而清除的水溶性有用物质不会通过血液透析得到补充，这也可能是患者各种临床症状的重要原因之一。

（左 力）

参考文献

1. DAUGIRDAS JT. The post: pre-dialysis plasma urea nitrogen ratio to estimate K. t/V and NPCR: mathematical modeling. Int J Artif Organs, 1989, 12(7):411-419.
2. DAUGIRDAS JT. The post: pre dialysis plasma urea nitrogen ratio to estimate K. t/V and NPCR: validation. Int J Artif Organs, 1989, 12(7):420-427.
3. DAUGIRDAS JT. Second generation logarithmic estimates of single-pool variable volume Kt/V: an analysis of error. J Am Soc Nephrol, 1993, 4(5):1205-1213.
4. DAUGIRDAS JT, LEYPOLDT JK, AKONUR A, et al. Improved equation for estimating single-pool Kt/V at higher dialysis frequencies. Nephrol Dial Transplant, 2013, 28(8):2156-2160.
5. DAUGIRDAS JT, DEPNER TA, GREENE T, et al. Standard Kt/Vurea: a method of calculation that includes effects of fluid removal and residual kidney clearance. Kidney Int, 2010, 77(7):637-644.
6. SHINZATO T, NAKAI S, AKIBA T, et al. Current status of renal replacement therapy in Japan: results of the annual survey of the Japanese Society for Dialysis Therapy. Nephrol Dial Transplant, 1997, 12(5):889-898.
7. GOTCH FA, SARGENT JA. A mechanistic analysis of the National Cooperative Dialysis Study (NCDS). Kidney Int, 1985, 28(3):526-534.
8. EKNOYAN G, BECK GJ, CHEUNG AK, et al. Effect of dialysis dose and membrane flux in maintenance hemodialysis. N Engl J Med, 2002, 347(25):2010-2019.
9. NATIONAL KIDNEY F. KDOQI Clinical Practice Guideline for Hemodialysis Adequacy: 2015 update. Am J Kidney Dis, 2015, 66(5):884-930.
10. DAUGIRDAS JT, DEPNER TA, GREENE T, et al. Solute-solver: a web-based tool for modeling urea kinetics for a broad range of hemodialysis schedules in multiple patients. Am J Kidney Dis, 2009, 54(5):798-809.
11. DEPNER T, DAUGIRDAS J, GREENE T, et al. Dialysis dose and the effect of gender and body size on outcome in the HEMO Study. Kidney Int, 2004, 65(4):1386-1394.
12. DAUGIRDAS JT, DEPNER TA, GREENE T, et al. Surface-area-normalized Kt/V: a method of rescaling dialysis dose to body surface area-implications for different-size patients by gender. Semin Dial, 2008, 21(5):415-421.

第五节　血液透析的急性并发症

血液透析（HD）是一种基于体外循环的治疗方式，发挥清除毒素、调整水、电解质、酸碱平衡的目的。治疗中患者可能对体外循环不适应或由于体外循环的成分异常发生反应，如透析器反应、氯胺中毒等，也可能由于水电酸碱的变化或毒素的清除过度发生失衡综合征及一系列因血流动力学异常而导致的急性并发症。

透析中急性并发症按症状可分为肌肉痉挛、头痛、恶心、呕吐、胸痛、背痛、瘙痒等；按发生原因和机制分为透析失衡综合征、透析器反应、血流动力学异常、致热原反应、透析用水污染、水处理系统障碍等。

结合症状和发生机制，低血压、肌肉痉挛是最常见的血液透析急性并发症，据文献[1]统计的透析中急性并发症发生率见表29-2-5-1。

这些并发症的发生有多种可能的机制，且常多种症状同时发生，判断起来也更加复杂。比如，多种原因可导致低血压，其发生时又常伴有肌肉痉挛、恶心、呕吐、头痛及胸痛等。本节将根据发生机制的不同分类讲述这些急性并发症及其处理和预防。

表 29-2-5-1 常见透析中急性并发症及发生率

并发症	发生率（%）
低血压	25~50
肌肉痉挛	5~20
恶心呕吐	5~15
头痛	5
胸痛	2~5
背痛	2~5
瘙痒	5
发热寒战	<1

一、透析反应（dialysis reactions）

HD治疗中，血液暴露于体外循环，与包括透析器、管路、消毒过程及制作和处理过程相关的各种外来物质进行接触，这种患者血液与体外系统物质的相互作用可导致各种不良反应发生（表29-2-5-2）。

表 29-2-5-2 透析反应的发生、治疗和预防

透析反应	透析中发生时间	病因	处理	预防
危及生命的过敏/类过敏反应	透析开始后 5 ~ 20min	环氧乙烷（首用透析器综合征） 杀菌剂（复用透析器综合征） AN69 透析器与 ACE 抑制剂相互作用 renalin 透析器复用和 ACE 抑制剂相互作用 药物（静脉用铁剂、肝素）	停止透析 弃去体外循环血液 使用肾上腺素、糖皮质激素及抗组胺药物等	充分冲洗透析器或按复用程序处理透析器 使用伽玛射线 / 蒸汽 / 电子束等方式消毒的透析器 不再复用透析器 避免 AN69 透析器与 ACE 抑制剂合用 停止 renalin 复用 静脉铁剂第一次使用时先用试验剂量
非致命性反应	透析开始后 20 ~ 40min	补体激活	继续透析	使用非纤维素膜透析器
致热原反应	任何时间	内毒素 / 细菌污染	寻找水 / 透析液污染原因并根除 如有低血压需停止透析 血培养 使用抗生素 对症处理	定期进行透析用水及透析液细菌 / 内毒素检测 根据污染原因采取相关措施

1. 危及生命的过敏/类过敏反应　过敏反应的发生由IgE介导，类过敏反应系非免疫机制介导，是宿主细胞对介质的直接释放。

临床表现：症状常发生在透析开始后5分钟，也有的延迟到20分钟。轻重不等，包括全身或血管通路部位的烧灼感、发热；呼吸困难，胸部紧缩感，血管性水肿或喉头水肿；手指、脚趾、嘴唇或舌的感觉异常；流涕、流泪、喷嚏或咳嗽；皮肤发红；瘙痒；恶心、呕吐；腹部痉挛以及腹泻等。易发因素包括有过敏史、血清总IgE升高、嗜酸性粒细胞增多、使用ACE抑制剂等[2]。透析反应的病因多样，一旦发生，要尽快查明原因，避免再次发生。

首用反应：既往多数首用反应都是因为透析器生产过程中的环氧乙烷（ETO）消毒，现在这种消毒方式已经很少使用。透析器内用来锚定中空纤维的灌注物（potting compound），可以作为ETO的储存池，且有阻止其被冲洗下来的作用，因此，即使经过长时间对透析器的充分冲洗，仍可检

测到ETO。透析器在首次使用前如果按复用处理，可以降低首用反应的发生率。ETO进入人体，可作为半抗原与人血清白蛋白（HSA）结合。采用放射过敏原吸附试验（radio allergosorbent test，RAST）[3]，可在2/3的患者中检测到特异性抗ETO-HAS的IgE抗体。但有10%的无透析反应病史患者RAST也阳性。

复用反应：大部分透析器内残存ETO在第一次使用及复用处理后会被冲洗掉，复用反应是在透析器复用处理过程中使用的消毒剂所引起的反应。这些消毒剂包括甲醛、戊二醛和过氧乙酸-过氧化氢（renalin）。在过敏患者中，偶尔可通过RAST检测到抗甲醛的特异性IgE抗体。供液系统消毒后残留甲醛也可以导致这种反应[4]。

缓激肽介导的反应：在20世纪90年代初，欧洲一些使用AN69膜（丙烯腈与甲基丙烯磺酸钠共聚而制成）透析器透析且同时服用ACE抑制剂的患者出现了过敏反应。进一步研究发现，这种含磺酸基团的阴离子膜可结合凝血因子中的Ⅻ因子，导致激肽释放酶形成和缓激肽释放，产生前列腺素和组胺，从而产生扩血管作用并增加了血管通透性。ACE灭活缓激肽，而ACE抑制剂延长了缓激肽的生物学作用[5]。为了降低这种风险，这种膜已被进一步化学改良。

类过敏反应在一些服用ACE抑制剂同时使用经复用处理的透析器的患者中也有发生。这些复用处理使用了消毒剂renalin，当不再使用复用处理的透析器，即使仍然服用ACE抑制剂，也会减少这种反应。因此推测，renalin可以氧化吸收在透析器膜上的含半胱氨酸的蛋白质，导致磺酸半胱氨酸形成并通过接触激活因子Ⅻ，进一步经一系列反应导致反应的发生。

药物诱发的反应：约有0.6% ~ 1%的HD患者对静脉右旋糖酐铁产生类过敏反应。与使用低分子量右旋糖酐铁相比，使用高分子量者这种反应发生率显著升高[6]。在体外，右旋糖酐会导致剂量依赖的嗜碱性粒细胞组胺释放。KDIGO贫血指南中建议，当给患者使用静脉右旋糖酐铁时，要有医生在场，并准备好复苏设备，以备万一。

对肝素制剂的超敏反应少见，常发生于猪肝素和牛肝素互相替换时。2007年11月—2008年1月间，在美国多家透析中心出现了150余次对肝素的不良反应，均发生在30分钟内，表现为低血压、恶心、呕吐等，经调查发现是因肝素被硫酸软骨素污染导致[7]。

治疗和预防：发生过敏或类过敏反应需要即刻停止HD，弃去体外循环中血液。可根据情况给予肾上腺素、抗组胺药物、糖皮质激素及呼吸道支持等。预防措施包括，首次使用前即刻充分冲洗透析器、使用伽玛射线或蒸汽灭菌的透析器，服用ACE抑制剂的患者避免使用未改良的AN69膜，在特殊患者不使用复用透析器等。

2. 轻微反应（mild reactions） 发生于透析开始后20 ~ 40分钟使用未改良纤维素膜透析器的患者，临床表现为胸、背痛。可以继续透析，常在1小时后症状减轻，与补体激活的程度有关。随着对未改良纤维素膜透析器进行改良和再处理后，这些反应有所减少。治疗上可予以吸氧、止痛等。预防措施包括充分清洗新透析器及使用非纤维素膜透析器等。

3. 发热和致热原反应 局部或全身感染，或透析装置的过量微生物污染均可导致透析中发热。后者，被称为致热原反应，是一个除外诊断。透析中多种因素使透析患者处于暴露在细菌产物的危险中，包括透析用水污染、碳酸氢盐透析液污染、不恰当的透析器消毒方式、使用中心静脉置管等。可溶性细菌产物如内毒素片段可以弥散通过透析膜，从透析液侧进入到患者血液中，使体内产生细胞因子，发生致热原反应。高通量透析器膜孔径更大，能允许更大的内毒素片段透过透析膜进入患者体内，合成材质的高通量透析器膜壁厚，对内毒素片段的吸附能力强，可很大程度的避免致热原反应的发生[8]。

HD过程中，出现发热后，首先要观察血流动力学稳定性。如果患者出现低血压，应予以补液、停超滤，多数还要下机。顽固低血压提示脓毒症，要进一步住院治疗。

随后要确定潜在感染源。应仔细检查血管通路。有带或不带cuff的中心静脉置管的患者即使没有局部感染的表现，如红肿、溢液等，也要注意排查。如有出口处感染的表现，临时管应拔除并行管端培养，随后使用抗生素；带cuff导管留取培养后使用抗生素，效果不好亦应拔除更换。注意在留取培养时要同时留取外周血和管腔内血培养。培养结果出来前使用的抗生素应覆盖革兰阳性和阴性菌，随后可根据培养结果进行调整[9]。抗生素治疗疗程建议达到两周[9]。如果已经确认是非血管通路相关感染，应给予相应特异性治疗。

一个透析中心如果有数名患者感染同一种微生物，即出现菌血症暴发，应彻查透析设备有无细菌污染。另外，也要注意避免对一次性药品的反复抽取，2001年美国一家透析中心曾因对促红细胞生成素小瓶的重复刺穿取药，导致透析中心感染的暴发[10]。

二、技术故障导致的急性并发症

1. 空气栓塞　体外循环中操作不慎可能会导致空气栓塞，可发生胸痛、呼吸困难等，是一种严重的急性并发症，未及时发现和处理可致死。近年来，透析患者空气栓塞少有发生。由于泵前常为负压，是体外循环中最易进入空气的部位。但其他部位也有可能，包括连接玻璃瓶的静脉输液管、透析液侧的气泡及中心静脉置管等。在血流量特别大时可能会导致大量空气快速进入体内。

常见原因：① 空气探测器故障：空气探测器是透析机监测装置中的重要部分，在静脉压监测远端，可对静脉血路内的空气进行有效监测，及时避免空气栓塞的发生，若发生故障或报警后未处理，即失去了这种保护作用。② 操作不当：如既往曾广泛采用的空气回血，空气栓塞的发生率高，近年来，随着盐水回血的使用，也明显减少了空气栓塞的发生率。③ 中心静脉置管不密闭：使用中心静脉置管患者如连接帽或管路不密闭也会导致空气栓塞，如有些中心静脉置管长期使用后老化，再加上操作中拧肝素帽用力过大，动静脉端易出现裂缝，导致血路不密闭，特别是静脉回路，躲过了空气监测，导致空气进入体内。

临床表现：空气栓塞的症状与发生时患者的体位、进入的气体量、空气进入的部位以及速度有关[11]。坐位时，空气由外周静脉进入脑循环的静脉系统，造成静脉栓塞。可导致意识障碍和昏迷的急性发作，在没有胸痛、呼吸困难等前驱症状时，高度提示空气栓塞。在平卧位时，空气进入中央静脉，到达右心室，在右心室形成泡沫，影响心输出量，如果足够大的话，会导致阻塞性休克。微小空气栓子扩散到肺循环，会导致呼吸困难、干咳、胸部紧缩感和呼吸骤停等。空气如跨过肺毛细血管床可进入动脉系统，导致脑和冠状动脉栓塞。采用左侧头低脚高位，空气栓子移动到下肢静脉系统，导致缺血。有时可见到在体外循环中的气泡，心脏听诊可也可能听到特殊的响亮、持续的水泡声。

治疗和预防：疑诊空气栓塞要立即夹闭静脉管路、停血泵，让患者取左侧头低脚高位，根据情况予以心肺支持，必要时从右心室穿刺或通过中心静脉置管从右心房抽取气体，可能的话予以高压氧治疗等。预防主要靠透析机的空气检测装置，其一旦检测到空气，在报警的同时停血泵，并夹闭静脉回路，避免有气体的血液进入患者体内。因此，要确保透析机空气检测装置正常情况下才能上机透析。另外，避免用玻璃瓶静脉输液，使用中心静脉置管的患者上机前要检测管端有无漏气，预充透析器时要保证充分清除气泡等。

2. 透析液成分异常　透析液成分异常主要由于技术错误造成。由于组成透析液的主要溶质都是电解质，可以通过电导度来反映透析液溶质浓度。因此，透析液是否有恰当的水、溶质比例可以通过持续进行电导度监测来明确。如果电导度监测报警正常、电导度报警上限、下限设置正确，可避免严重的危及生命的电解质和酸碱异常。但是，一些透析机采用电导度控制的混合系统，该系统会自动调整混合比例，直至透析液电导度降至下限。这种情况有可能导致透析液没有任何碳酸氢盐，而电导度还在可接受的范围内。因此，如果使用电导度控制的混合系统，在透析前检测一下透析液 pH 会更安全。有电导度监测出现问题或人为导致电导度监测异常的情况，因此，每当机器消毒或移动后或换用新浓缩液后，在开始透析治疗前增加透析液成分人工监测很重要。还有很重要的一点是浓缩液要跟机器的配比相匹配。要像配静脉药一样重复确认一些电解质的浓度（如钾离子、钙离子浓度）是很重要的。

3. 高钠血症　在浓缩液异常或浓缩液和水的配比不正确而且电导度监测或报警功能异常时可

发生高钠血症。由于晶体渗透压增高导致细胞内水减少，临床表现包括烦渴、头痛、恶心、呕吐、意识障碍、昏迷甚至死亡。应尽快予以积极治疗，包括停止透析、住院、输注 5% 葡萄糖等。应换用另一台透析机重新开始透析，透析液钠浓度要比血浆浓度低 2mmol/L，应同时输入等张盐水。如果透析液钠浓度低于血清水平 3 ~ 5mmol/L，可能会增加失衡的危险。也可以透析时一边补充生理盐水，一边等量脱水。

4. 低钠血症　如果未能适时添加浓缩液、浓缩液与水的比例太低或电导度监测或报警异常可导致低钠血症。透析过程中，如果浓缩液用完而电导度报警限设置不合适也可能发生。急性低晶体渗透压可导致溶血，并伴有高钾血症和所有血浆成分的稀释。症状有不安腿、焦虑、低张溶血、血液输注部位静脉疼痛、胸痛、头痛、恶心，偶尔有严重的腹部或腰部痉挛。还会有苍白、呕吐、意识障碍等。治疗包括夹闭血路、弃去体外循环中溶血的血液。由于怕出现高钾血症和潜在的心肌损伤，必须给予高流量吸氧及心脏监测。重新开始透析时要用低钾透析液，清除过多的水分。血清钠浓度的纠正不要超过 1 ~ 2mmol/（L·h）。意识障碍和严重贫血需要输血的患者要给予抗惊厥药。有报道，在单次 3 小时 HD 治疗中使用 135mmol/L 透析液钠浓度，以 3mmol/（L·h）的速度成功纠正了严重低钠血症，而未发生任何神经系统不良反应[12]。这提示升高的尿素氮水平可能保护了尿毒症患者在低钠血症快速纠正时不发生脱髓鞘综合征。

5. 高钾血症　透析中出现危及生命的高钾血症并不常见。主要有几个原因，由于多数透析患者无尿，肾脏不能排钾，患者透析间期可能因为饮食、用药、输血等原因造成透前血钾过高，透析中有可能因为血钾的快速下降出现心律失常；透析中因其他急性并发症出现高钾血症，如各种原因导致的溶血等。透析液钾浓度一般在 0 ~ 3mmol/L 间，考虑到安全性问题，现在钾为 0 的透析液已很少用。尽管透析液钾很低，但透析中对钾的清除其实是有限的，这与 90% 以上的钾都分布在细胞内有很大关系。有研究表明，4 小时透析，以 1mmol/L 的透析液钾浓度，对于一位血钾 5 ~ 6mmol/L 的患者，可以清除 107mmol 的钾[13]。但是，血清钾浓度在透后很快又会回升至 5mmol/L。因此，由于有延迟的细胞内钾释放，透析对钾的清除并非单室动力学模型。因此，血清钾和透析液钾之间过大的浓度梯度并没有太大意义，也没有必要使用无钾透析液，且对于高钾患者，无钾透析液更容易发生心律失常。

6. 低钾血症　除非使用高于血清浓度的透析液钾浓度，否则透析可诱发严重的低钾血症。这与快速纠正酸中毒，导致钾的细胞内转移有关。当严重酸中毒快速纠正、钾离子的快速清除加上酸中毒纠正后钾离子的细胞内转移可能会发生致命性的肌肉无力、心律失常，特别是在服用地高辛的患者。但总体来看，除非因呕吐、腹泻、鼻胃管引流等导致钾严重丢失，在 HD 患者中低钾并不是一个普遍关注的问题。

7. 代谢性酸中毒　急性透析中代谢性酸中毒提示浓缩液混合异常或 pH 监测出现问题，但也要注意除外其他原因，包括糖尿病或酒精性酮症酸中毒、乳酸酸中毒、毒物摄入以及稀释性酸中毒等。在透析过程中出现急性过度通气即可提示有无代谢性酸中毒的问题，可进一步通过实验室检查确认。在大多数情况下，纠正潜在病因、使用合适浓度的碳酸氢盐透析液（32 ~ 35mmol/L）即可纠正。

8. 代谢性碱中毒　严重的透析中碱中毒少见，可因透析液浓度错误、透析机 A、B 液吸液管放置错误、pH 监测功能异常或采用了局部枸橼酸抗凝等。但最常见的原因是呕吐或鼻胃管引流导致的盐酸的丢失。另外，聚苯乙烯磺酸钠和氢氧化铝混合会造成碱在小肠内被吸收[14]。

除非有技术错误，多数情况下不需紧急治疗，有效去除碱源即可，如果有胃酸的丢失，使用 H_2 拮抗剂和质子泵抑制剂可能有效。如果想更快速地降低血清碳酸氢根，可用醋酸透析液替代碳酸氢盐透析液[15]，使用酸性透析液[16]，或在枸橼酸透析时输注盐酸[17]，使用普通的或低碳酸氢根透析液（25 ~ 30mmol/L）[18]等也有效。

9. 化学污染物污染　透析用水如果没有经过恰当的处理，还存留很多矿物质即可发生“硬水综合征”。症状在开始透析后 1 小时出现，包括恶心、呕吐、高血压、极度无力、昏睡（高钙血症的表现）及皮肤潮红（高镁血症表现）[19]。也有患者发生急性胰腺炎[20]。目前常规使用的水处理系统通过去离子及反渗透来控制二价阳离子水平及去除微量元素。但是，在一些地区，由于水质的问题，矿物质含量非常高，即使经过充分的水处理仍有可能发生硬水综合征[21]。通过检测透析用水钙离子和镁离子水平增高即可确诊。应给予支持治疗，停止透析，再次开始透析时要使用合格的透析用水。

一些金属污染物如铜、锌、铝（见透析中溶血）等可诱发急性溶血。其他金属如铅、镍中毒也可发生。氟作为微量元素可在HD患者蓄积，并沉积在骨[22,23]，但是否影响肾性骨病还不清楚。

如果使用基于离子交换树脂的去离子（deionizing，DI）系统来纯化透析用水，一旦DI柱子失效就可能发生氟沾染，发生急性氟中毒，主要表现为胃肠道症状及致命性高钾血症，高钾血症的发生是因为钾通道被阻滞后导致的细胞外钾显著升高[24]。在1993年伊利诺伊的一家透析中心曾发生过一例急性氟中毒，并上报了CDC[4]。因此，要做好预防，定期检测水源的氟含量，对DI系统必须要定期保养和检测。

10. 温度监测功能障碍　透析机调温器出现故障会导致透析液过冷或过热。冷透析液并不危险，对血流动力学可能还有好的作用。但过热的透析液可导致快速溶血及致命性高钾血症，特别在透析液温度超过51℃以上时。这种情况，应即刻停止透析，弃去管路中血液。要监测患者有无溶血和高钾血症。必要时为了治疗高钾血症和输血，重新透析时要采用低温透析（透析液温度可降至34℃）。保证声、光报警及温度监测一切正常再进行透析治疗是有效预防措施。

11. 失血　透析过程中动静脉针从通路中脱出、体外循环动脉或静脉管路连接部位断开、固定中心静脉置管的缝线脱落导致透析中置管脱出或透析膜破膜等情况下均可导致透析中失血。严重时临床表现可以有低血压、意识丧失及心搏骤停等。另外，中心静脉置管过程中的损伤导致的失血会导致血肿形成和血肿快速扩大时出现疼痛；心包内出血可导致胸、肩及颈部疼痛；腹膜后出血可出现背、腰、股及下腹部疼痛或牵拉痛；肺部出血时可有咯血症状。紧急处理包括停止透析、局部止血、对抗抗凝的治疗（如肝素抗凝时予以鱼精蛋白中和等）、血流动力学支持、吸氧以及必要时外科干预。

12. 透析管路凝血　透析中体外循环管路凝血是一个常见的问题，有很多可能的原因，需要深入调查分析。技术因素包括预充不充分导致透析器内残留空气，或未进行肝素预充或预充不充分（并非绝对，临床上一些透析中心常规不行肝素预充）。还有一些可纠正的导致管路凝血的操作错误如肝素首剂剂量不对、给予首剂后没有充分的间隔时间达到全身肝素化即开始透析、肝素泵设置的肝素维持量不对、肝素泵开启延迟以及上机后未及时打开肝素钳子等。低分子肝素也常用于透析抗凝，一般4个小时的透析给药一次即可，但在延长时间透析如夜间透析或日间长时透析时需要补充给药。血管通路血流量不足不仅可导致过多通路再循环，也会引起机器报警经常停泵等则易发生凝血。处理措施包括快速发现潜在原因并给予相应处理，如肝素给药问题、血管通路调整等。

三、心血管并发症

1. 透析中低血压　透析中低血压在HD治疗中发生率占10%～30%，临床表现从无症状到显著的器官受累，可导致心肌缺血、心律失常、血栓形成、意识丧失、癫痫发作甚至死亡[25]。在急性肾损伤患者，透析中低血压可导致肾缺血从而延迟肾功能的恢复。有研究表明，透析中低血压和透析后直立性低血压是死亡的独立危险因素[26]。

透析中低血压的发病机制非常复杂[27]（表29-2-5-3）。众多机制中，最常见的还是由于透析间期容量增长过多，导致透析中水分清除的速度超过了血管内再充盈速度，从而出现血管内容量相对不足。

治疗：需紧急处理，首先要恢复血管内容量，让患者处于头低脚高位，减少或停超滤，予以0.9%等张盐水输入（100ml或根据需要决定用量）。白蛋白和其他等张溶液跟盐水相比，不仅价格高，也没有其他特殊优势。治疗低血压时，不必常规减慢血流量，可根据患者情况决定。间断减低

表 29-2-5-3 透析中低血压的原因

原因	具体原因或表现	机制
超滤脱水过多	超滤率 >0.35ml/（min·kg）（70kg 患者 >1.5L/h）	有效循环容量不足
	血浆容量下降 >20%	
心脏因素	心肌梗死	心脏泵功能异常
	器质性心脏病	
	心律失常	
	心脏压塞	
患者相关因素	自主神经病变（如糖尿病、尿毒症等）	血管收缩受损
	降压药物	
	去甲肾上腺素不能适当分泌（“交感衰竭”）	
	肾素血管紧张素和精氨酸加压素系统敏感性下降	
	进食	
	组织缺血	
	败血症	
	身体核心温度升高	
	贫血	
透析相关因素	醋酸透析液导致的血管扩张	血管收缩受损
	低钠或低钙透析液	
	补体激活	
	细胞因子产生（白介素 -1 和一氧化氮介导）	
透析器反应		
空气栓塞		
溶血		

血泵速度会导致透析剂量不足。在体重增长过多的患者，补充盐水后也会进一步增加容量负荷，干体重更难达到。

造成低血压的机制复杂，临床上应对有无心脏因素保持高度警惕，特别是伴胸痛或呼吸困难时，必要时应做心电图及心肌酶检测。同样，如果患者反复发作不能解释的低血压要警惕有无心包炎或心脏压塞。

预防：纠正贫血和低白蛋白血症，治疗心力衰竭或心律失常，易发生透析中低血压患者避免透前服用降压药，为了避免血容量的显著变化，与进食有关者应避免透中进食。控制好容量，教育患者避免透析间期体重增长过多。另外，要准确评估干体重，不断调整干体重。教育患者减少盐的摄入。也可在透前服用5 ~ 10mg α1受体激动剂-盐酸米多君[28]。

通过透析方案的调整预防透析中低血压也很有效。首先，使用碳酸氢盐透析液、容量控制超滤以及钠曲线等。其次，可以延长透析时间或增加透析次数来降低超滤率[29]。可考虑使用在线血容量监测和生物反馈技术改善透析中心血管稳定性[30]。但是，尽管在线血容量监测装置已被证明可减低高危人群透析中低血压的发生率，其是否可预测透析中低血压及产生长期疾病率、死亡率的益处，特别是对更多的HD人群，还缺乏证据[31]。降低透析液温度至35.5 ~ 36℃可诱发儿茶酚胺释放，导致血管收缩，或至少避免血管舒张，可减少低血压。一项对RCT研究的系统回顾中，发现生物反馈调节透析液温度与常规透析相比可显著降低透析中低血压的发生率[32]。通过测定动脉和静脉回路中的血温，并反馈这些信息至透析机动静脉温度调节器，机器可据程序设定保持稳定的体温和负向整体能量的转移，即所谓的“等温透析”或热平衡透析（thermoneutral hemodialysis），这可避免透析液和体外循环血液间的能量转移。与传统HD相比，在RCT研究中，等温和热平衡HD都显示可降低透析中低血压的发生率。

2. 透析中高血压　透析治疗过程中，透析中高血压的发生率在8% ~ 30%。透析中或透析后即刻发生的高血压是心血管死亡的重要危险因素。而且，透析中收缩压升高与升高的死亡或住院风险相关。

在大多数情况下，透析中血压升高提示容量超负荷。但是，在一些患者中，经容量清除后血压仍高，被称为透析抵抗性高血压，这些患者常为透前即有高血压的年轻人且透析间期体重增长过多，其肾素-血管紧张素系统对液体清除有高反应性。在这些患者，其发生高血压的主要原因仍是容量超负荷，但在容量达标后常需要2周或更长的时间血压才会降至正常（即透析的“延迟现象”），这时多数患者可以停掉降压药。

促红细胞生成素（EPO）和其他刺激红细胞生成药物导致的新发高血压或高血压加重发生率在20% ~ 30%。而且，在静脉使用EPO的患者中，内皮素-1（缩血管物质）水平增高与血压升高相关。大部分EPO导致的血压升高都与血红蛋白的快速增长相关，因此，应缓慢、温和的升高血红蛋白水平。

使用高钠透析液会导致或加重透析中高血压。尽管高钠可通过改善血管内充盈有助于稳定透析中血压，但会导致透析后正钠平衡，导致透后渴感，从而明显增加了透析间期体重增长。为避免这种情况，可调节钠曲线，一般都设定透析液钠浓度从高到低，可以线性或阶梯式下降模式，目前临床使用较为广泛，但其明确益处的证据还缺乏。其他造成透析中高血压的可能机制包括交感神经系统活性增高[33]和液体清除后增加的心输出量（特别是有心肌病的患者）[34]。还与一些降压药的透析中清除有关，如血管紧张素转化酶（ACE）抑制剂和β受体阻断剂。

治疗：透析中如果收缩压升高超过180mmHg需要给予干预。效果最好的是中枢作用药物如可乐定或短效ACE抑制剂如卡托普利。要使血压获得长期控制需要准确评价干体重及通过数周的超滤脱水达到干体重。使用降压药治疗期间有可能发生透析中低血压，更难达到干体重，要注意及时减量或调整药物。DRIP（Dry-Weight Reduction in Hypertensive Hemodialysis Patients）研究[35]提示，对于HD患者，血压的最佳控制还是要靠容量，而不是服用降压药。临床常见误区就是通过不断调整降压药来控制血压，而不是调整干体重。血管扩张药如肼屈嗪、米诺地尔等可导致液体潴留，从而液体超负荷及不利于血压的控制。米诺地尔还可以引起胸腔和心包积液。

3. 心律失常　透析中心律失常常见且常为多因素导致。左心室肥大、充血性心肌病、尿毒症心包炎、冠状动脉疾病和由于钙磷代谢紊乱导致的传导系统钙化在成年透析患者中常见，这些均使患者更容易在HD中发生心律失常。HD患者易发生心律失常还与HD诱发的溶质从细胞内和细胞外的转移有关，特别是当清除率超过了溶质从细胞内转移到细胞外的速度时。透析中血清钾浓度的变化是最主要因素，当然，血清钙、镁和pH的改变也是促发因素。临床要关注怎样平衡充分清除钾而同时要避免细胞外钾的严重下降，特别是在使用地高辛或有充血性心力衰竭的患者。对于高危患者，透析中使用从透析开始到结束设置钾浓度由高到低的钾“曲线”可能有效[36]。

肾衰竭患者可见多种心电图异常。QTc离散度，即在体表12导联心电图上最大和最小QTc间期的差值，在HD后会延长，是透析患者心脏并发症的预测因素[37]。室性心律失常是导致透析中心源性猝死的主要原因，具体见“猝死”章节。除了室性心律失常，在HD中还会发生房性心律失常。心房纤颤在HD患者中常见，患病率在13% ~ 27%。由于心房纤颤引起的高卒中发生率，与普通人群相比，透析患者理论上从抗凝治疗的获益更大，但同样也有更多的出血风险，使得治疗决策并不容易制定，因此要根据患者情况个体化分析危险/获益[38]。

预防措施包括使用碳酸氢盐透析液，特别要关注透析液钾和钙离子水平的设定等。什么是最合适的透析液钾离子水平，这方面的研究很少。但有观察性研究认为在多数患者，应避免钾离子低于2mmol/L[39]。不应使用钾离子浓度为零的透析液，特别是在使用地高辛的患者。另外，地高辛浓度应定期监测，也要常规再次评估患者是否有必要继续使用地高辛。

4. 猝死 心源性猝死是透析中心最关心的问题，每10万例次HD治疗的发生率是7，在老年、糖尿病和使用中心静脉置管的患者发生率更高。80%的透析中猝死都是因为室性心律失常，有报道一家中心14年共发生102起心搏骤停，而大部分都是发生在透析过程中，72例与室性心动过速有关[40]，这些患者一年存活率非常低，仅15%。即使这些患者有内置除颤器，其死亡风险仍较同样情况的普通人群高2.7倍[41]。在每周3次透析的患者中，长透析间隔后因为有更多的液体和毒素蓄积更易发生。与这个假说一致的是，在腹透和长时HD患者中并没有发现在一周中哪一天更容易发生猝死。

对高钾血症做到快速的识别和处理非常重要，其常发生于年轻、依从性不好的患者，如果有广泛的肌肉无力也是一个警示信号。

透析中心搏骤停一旦发生，应即刻判断相关原因，做出紧急决策。这时要判断是患者内在的疾病还是技术错误如空气栓塞、透析液成分问题、过热透析液、管路连接断开或透析器内残留的消毒剂？一些因素很好排除，如透析液有没有空气、管路是否断开及有没有出血等。然而，如果没有明显的可确定的原因，不应即刻回血，特别是猝死发生在刚刚上机时。如果有透析液成分问题的可能性，应该回血。但要即刻留取透析液和血样送检电解质，保留透析器和血路以备后续分析，透析机也要经过充分深入的检查，除外机器故障后才能使用。透析中心要常规备有除颤器，透析中心搏骤停的处理同普通的心肺复苏。

复苏成功的透析患者，置入植入式心脏转复除颤器（ICDs）可降低14% ~ 42%的死亡率[42,43]。但ICDs在透析患者中的作用仍不是很确定，还没有相关临床试验。透析患者可穿戴式体外除颤器（WED-HED）试验是一项大型随机对照临床试验，从2015年开始入选患者，将入选LVEF超过35%、不符合ICDs置入标准的透析患者，用于一级预防，期待其结果。

5. 透析相关窃血综合征 建立自体或移植物内瘘后常导致手部供血减少，虽然临床上特别明显的缺血不常见，但症状也绝不少见，特别是有外周血管病的糖尿病和老年患者。透析相关窃血综合征在上臂动静脉内瘘（4%）较动静脉移植物内瘘和前臂动静脉内瘘（1%）更常见。

透析相关窃血综合征症状包括手麻、疼、无力，远端前臂发凉，脉搏减弱，甚至局部发绀、坏疽等，常在透析中加重。应注意与透析相关肌肉痉挛、糖尿病、尿毒症的多神经病变、受压性神经病变（腕管综合征）、反射交感神经萎缩症及钙化防御等鉴别。可通过脉冲血氧测定、体积描记术、多普勒血流检测及血管造影等方法明确窃血的严重度。

治疗取决于临床缺血的严重程度以及血管通路的解剖结构[44]。严重的缺血可在几小时内导致不可修复的神经损伤，必须考虑行紧急手术。轻度缺血，仅表现为透析时轻度疼痛，自觉局部冷或感觉异常，有皮温下降，但没有感觉或运动功能的丧失，这种情况临床常见多可随时间而改善[45]，可以仅以改善症状为主，如戴手套，但予以定期查体，注意有无早期的神经系统变化或肌肉萎缩等。如果未能改善，可行手术缩窄瘘口，减少内瘘血流，或者介入干预。严重者甚至需缝扎内瘘。如果症状在成功调整血管通路流量后仍无改善要考虑其他原因。

四、神经系统并发症

1. 肌肉痉挛（muscle cramps） 常发生于透析治疗后期的肌肉痉挛会累及5% ~ 20%的患者，最常发生痉挛的部位是下肢。因肌肉痉挛导致的透析提前下机占15%。肌电图可检测到强直性肌肉电活动及血清肌酸激酶的升高。

机制尚不清楚，过多、过快容量清除以及低渗透性是常见的诱发因素，可伴或不伴低血压。某些情况下，发生肌肉痉挛提示已达到干体重。另外，低镁血症和卡尼汀缺乏也可导致肌肉痉挛的发生。

紧急处理主要是增加血浆渗透浓度，停超滤不一定有效。静脉输注高张盐水（15 ~ 20ml）、25%的甘露醇（50 ~ 100ml）或50%葡萄糖（25 ~ 50ml）都有效。但高张盐水可增加透后渴感，反复大量使用甘露醇也有可能导致透后渴感、透析间期体重增长过多及液体超负荷。这几种药物在输注时都可能引起短暂热感和脸红。综合来看，更建议使用葡萄糖，特别是非糖尿病患者。

预防措施包括减少透析间期过多的体重增长，降低透析超滤率和超滤速度。容量增长过多的患者建议延长透析时间或增加透析次数。对于没有液体超负荷临床表现的患者，可试着上调0.5kg干体重，再观察效果。透前2小时给予硫酸奎宁（250 ~ 300mg）或去甲羟基安定（5 ~ 10mg）也可能有效，但由于其不良反应的发生及疗效的不确定性，美国FDA已经不再将硫酸奎宁作为非处方药物了，且在包装上列出了用于肌肉痉挛的特别警告。有报道认为维生素E可减少痉挛，但疗效也有很大差异[46]。另外，透析中也可采用钠曲线，透析开始钠浓度可设定145 ~ 155mmol/L，透析过程中逐渐下降，治疗结束前钠浓度135 ~ 140mmol/L。至于下降的方式，是线性还是阶梯状还是指数下降，治疗效果相似[47]。伸展运动、补充镁、肌氨酸（透前补充12mg）[48]、*L*-卡尼汀（每次透析结束补充20mg/kg体重）等也有效[49]。另有报道透析中使用血容量监测反馈控制系统可降低肌肉痉挛的发病率[50]。

2. 透析失衡综合征（dialysis disequilibrium syndrome，DDS） 透析失衡综合征是一种中枢神经系统异常，可能由脑水肿引起。常发生于新入透析的患者，特别是尿素水平过高的患者（≥ 60mmol/L）。DDS的发生率在不同的病人群而有很大差异，但总体上有下降的趋势[51-53]。随着有效预防措施的实施，发生在成年人的重度DDS已少见。另外，开始透析时的尿素水平较以前有明显下降，也就是透析时机较前更早也是DDS减少的原因[52]。当然，很多症状不特异，如肌肉痉挛、头晕等可能都是DDS的症状。

DDS的危险因素：包括：首次透析；透前尿素水平显著升高，如>60mmol/L；基础病为慢性肾脏病较急性肾损伤更易发生；严重代谢性酸中毒；老龄或儿童；已有中枢神经系统疾病（头颅创伤、卒中、癫痫等）；其他导致脑水肿的情况（低钠血症、肝性脑病、恶性高血压等）；任何增加血脑屏障通透性的情况（如败血症、血管炎、血栓性血小板减少性紫癜/溶血尿毒综合征、脑炎或脑膜炎等）。

DDS在持续性肾脏替代治疗（CRRTs）[54,55]或腹膜透析发生率低[51]。但是一项有1 490名患者参加的比较高强度与低强度CRRTs的研究中，3名发生了DDS，1名出现脑水肿，均在高强度组[56]。在持续性腹膜透析中确实没有发生DDS的报道。

发病机制：一种假说认为透析中尿素的快速清除导致血-脑尿素浓度梯度，使水内流入脑[57]。另一种假说认为，快速透析时，脑内细胞代谢产生的一些有渗透浓度的物质包括牛磺酸、甘氨酸、谷氨酰胺、山梨醇及肌醇等可导致渗透梯度发生变化，产生了细胞毒性水肿[58]。水孔蛋白（AQP1，AQP4，AQP9）表达的增加易化了水沿渗透梯度的内流，尿素转运子（UT-B1）的表达减少减慢了尿素向细胞外的移动[59]。另外，在给予快速透析的动物模型中，随着全身酸中毒的纠正，脑脊液会出现反常酸中毒，缓慢透析则不会出现。

临床表现：经典的DDS是指在透析过程中或透析后即刻发生的急性症状，包括头痛、恶心、方向障碍、坐立不安、视觉障碍及扑翼样震颤等。严重症状有意识模糊、癫痫发作、昏迷甚至死亡。另外，在透析治疗快结束时，有一些症状如肌肉痉挛、恶心、头晕等也可能是DDS的表现。在透析中或透析后出现上述症状时要考虑DDS，但也要注意除外其他问题，如硬膜下血肿、代谢异常（低钠血症、低血糖症）及药物性脑病等。虽然CT可发现脑水肿，但DDS常常通过临床诊断。

预防DDS的发生，特别是对于新入的高危透析患者，要经过缓慢的诱导透析逐渐降低尿素水平。应低血流量（150 ~ 200ml/min）、短时（2小时）、小透析器（0.9 ~ 1.2m^2）及频繁透析，逐渐过渡至常规透析。其他预防措施包括使用碳酸氢盐透析液，糖尿病患者使用含糖透析液，避免低血糖。对于特别高危的患者可以预防性使用苯妥英钠（负荷剂量1 000mg，随后300mg/d，直至尿毒症控制后），或在透析中予以每小时12.5g高张甘露醇静滴。

3. 癫痫发作（seizures） 不足10%的患者可发生透析中癫痫发作。导致透析相关癫痫发作的因素很多，具体如下：尿毒症脑病；透析失衡综合征；高血压脑病；持续低血压导致的脑缺氧；

心律失常、超敏反应、败血症、出血等；局灶神经系统疾病：颅内出血、动脉粥样硬化性栓塞、血栓性微血管病；代谢因素：低钙血症、低镁血症、低血糖、高钠导致的高渗透性、严重的酸碱失衡等；药物因素：抗惊厥药被透析清除、茶碱、哌替啶（毒性代谢产物去甲哌替啶）或青霉素等致癫痫药物的使用、刺激红细胞生成类药物；其他毒素：急性铝中毒、酒精戒断等。

尿毒症脑病代谢不稳定常可作为透析中或透析后癫痫发作的诱发因素。多数癫痫发作都较容易控制。如果出现局灶或难治性发作，应明确有无神经系统疾病，特别是颅内出血。

治疗上需停止透析，开放气道，明确有无代谢相关因素。根据患者情况，可能需要静脉使用地西泮、氯硝西泮、苯妥英等药物，如果有低血糖，应予以50%高张葡萄糖。

4. 头痛（headache） 透析头痛常见，也包括透析中出现的双侧前额不适，症状可逐渐加重，可呈搏动性疼痛，可伴有恶心、呕吐。常在平卧位时加重，但不伴有视力异常。

原因尚未被阐明，可能是DDS的表现，或与使用醋酸盐透析液相关（几乎所有的透析液都有3 ~ 4mmol/L的低浓度醋酸盐）。一氧化氮水平的升高也可能起了一定作用[60]。西方国家的患者常饮用咖啡，透析中头痛也可能是透析中咖啡因被清除后的咖啡戒断症状。

治疗包括口服止痛药（如对乙酰氨基酚）。预防措施包括降低血流量，缓慢透析，使用碳酸氢盐透析液，使用钠和超滤曲线，透析中饮用咖啡，使用按复用处理的透析器等。另外也要注意在开始透析前，充分冲洗管路和透析器。对于反复发作的难治性病例，可以考虑更换透析膜。

5. 急性认知功能障碍（acute disturbances in cognition） 急性认知功能障碍，如谵妄，可发生于血压控制特别差的患者的透析过程中，或者低血流灌注（与透析过程中发生的快速液体转移）和代谢紊乱特别是低钠血症患者[61]。

关于透析对认知功能的急性作用，虽已有多项研究检测透析周期的不同时间患者的认知功能，但结果并不一致，透析后认知功能有的改善，有的恶化，可能与入组标准的较大差异、所处透析周期时间及认知功能测定的类型，以及早年研究使用醋酸透析液而非碳酸氢盐透析液等有关[62,63]。也还有多项研究发现透析后24小时的最佳认知功能会随着前一次透析后时间的逐渐延长而恶化[63,64]。

总之，透析中可以发生急性认知功能障碍，而透析诱发的谵妄反复发作是否会耗竭神经递质和认知储备，从而导致慢性认知功能损伤的风险增加，还需要进一步研究明确。

随着透析技术的进展，使用琥珀酸盐为基础的透析液可改善血液透析患者的认知功能[65]。预防上，还要控制好血压、避免低血流灌注及各种代谢紊乱等。

五、血液系统并发症

1. 补体激活和透析相关粒细胞减少（complement activation and dialysis-associated neutropenia） 透析中白细胞减少是膜生物相容性不好的最早期指标之一。常快速发生，在10 ~ 15分钟降到最低值。主要累及粒细胞特别是中性粒细胞。在透析结束前白细胞计数常恢复正常甚至超过透前水平。白细胞数反弹的原因包括白细胞从血管壁的去边集和循环中粒细胞集落刺激因子增加后造成的骨髓释放。尽管镜下在透析膜上可以见到粒细胞，但经放射标记细胞证实，循环中粒细胞的减少主要去处还是在肺血管系统。使用未改良的纤维素透析器透析时，膜上的游离羟基可导致补体替代途径激活[67]，这种激活导致循环中中性粒细胞与肺毛细血管内皮细胞间黏附增加，是主要发生机制。另外，补体激活的程度与白细胞减少的程度紧密相关。其他的一些透析器膜材质如醋酸纤维素和聚砜膜等也有发生。

2. 透析中溶血（intradialytic hemolysis） 透析设备问题、化学污染物污染、药物、毒物或患者相关因素等均可造成急性溶血[68]。随着整体透析技术和水处理技术的提高，由于设备问题或氯胺、铜等污染问题导致的溶血已很少见。国外一些家中透析的患者，在使用被动物尿液污染的井水时，可见散发的因硝酸盐中毒而出现高铁血红蛋白血症。复用透析器后，如有甲醛残留，也可通过诱发冷凝集素形成或抑制红细胞代谢出现溶血。

溶血的临床表现包括胸痛、胸部紧缩感和/或背痛。如果患者有这些症状时，应考虑到溶血的可能性，特别是有较多患者同时有这些表现时。如未能及时发现溶血，可能会发生严重的高钾血症，甚至死亡。

临床高度提示溶血的表现有：静脉管路的血液呈葡萄酒样；有胸痛、气短和/或背痛的症状；血细胞比容下降；血样离心后血浆呈粉红色等。有高铁血红蛋白血症的患者表现为恶心、呕吐、低血压和发绀等，氧疗也不能改善体外循环中血液的暗褐色。当有皮肤潮红和腹痛腹泻时，要考虑到有无铜污染。

实验室检查包括网织红细胞计数、结合珠蛋白检测、乳酸脱氢酶、血涂片、Coombs试验及高铁血红蛋白检测等。如果反复溶血，可行^{51}Cr标记红细胞寿命检测和骨髓检测。

透析患者疑诊溶血时，治疗上要即刻停止透析，夹闭血路，勿回血，以免发生严重的高钾血症，进行相关检测，准备进行高钾血症及严重贫血的治疗，并查明引起溶血的原因。由于致命性高钾血症可能在透析停止后才发生，患者需要留院观察。切记要检测自来水氯胺、金属污染物及彻底分析透析设备有无问题等。

3. 出血（hemorrhage） 血液透析患者出血问题较常见。与尿毒症患者本身就存在血小板功能障碍、血小板-血管内皮异常相互作用、继发于贫血的血流动力学和血小板黏附功能的改变、一氧化氮的异常产生以及尿毒症毒素等有关。另外，出血亦与透析中抗凝有关，这也使出血原因更加复杂[69]。

出血可以表现为皮肤瘀斑，口腔、鼻腔黏膜以及牙龈出血，胃肠道、泌尿系以及呼吸系统出血等。也可表现为损伤或有创操作后过量出血。透析患者还可在某些部位如胃肠道动静脉畸形、硬膜下、心包、胸腔、后腹膜和肝包膜下以及眼前房等发生自发性出血。虽然很早就已经证实了出血时间延长与尿毒症之间的相关性，但尚无研究明确证明自发出血或术后出血与出血时间延长之间有相关关系。

一旦发生出血，要根据部位进行相应的止血措施。另外，一定要明确患者血小板功能，有无尿毒症相关血小板功能异常。改善尿毒症患者血小板功能异常的措施有：通过增加促红素剂量或输血使血红蛋白超过10g/dl，以改善血小板、血管壁的流变学相互作用，静脉使用结合态雌激素0.6mg/（kg·d）连续5天，静脉/皮下注射去氨加压素（dDAVP）0.3μg/kg（50ml盐水中，注射15 ~ 30分钟以上），和/或静脉输入血浆冷沉淀物（每12 ~ 24小时静脉输注10单位）。有严重出血的患者，特别是与抗凝相关的，要考虑换用无肝素、局部肝素或枸橼酸抗凝[70]、肝素曲线或前列环素[71]等方式。但无肝素透析时可能会激活凝血系统，增加纤维蛋白原消耗并加速透析器凝血[72]。

六、肺合并症

1. 透析相关缺氧（dialysis-associated hypoxemia） 大部分患者在透析时动脉氧分压（PaO_2）下降5 ~ 20mmHg（0.6 ~ 4kPa），在透析30 ~ 60分钟时达到最低，停止透析后60 ~ 120分钟时恢复。这种下降对于多数患者都没有什么临床意义，除非患者之前就有慢性心肺疾病。

造成缺氧的主要原因是低通气。透析时醋酸代谢（特别是醋酸透析液）后造成二氧化碳产生减少、二氧化碳随透析器丢失（包括醋酸及碳酸氢盐透析）以及体液的快速碱性化（特别是使用大的膜面积透析器时）等均是低通气的原因[73]。另外，醋酸诱导的呼吸肌疲劳也可导致低通气，特别是在急性病患者。而常见的通气灌注不匹配可能由肺部白细胞的聚集（部分由补体活化导致）或心输出量减少（醋酸诱导的心肌抑制）引起。

预防措施包括透析中吸氧、使用碳酸氢盐透析液和生物相容性膜。控制贫血以使血液有最佳的携氧能力，以及采用序贯超滤等可进一步减少缺氧的发生，也有报道，低温透析液也可减少透析中缺氧事件[74]。

2. 呼吸困难（dyspnea） 透析患者在透析中可能会出现气短或呼吸困难。如上机前即有这些症状，要高度怀疑容量超负荷的问题。发生在开始透析后的呼吸困难要考虑到心绞痛、急性冠脉综合征、菌血症（与透析置管相关）、透析器反应、心包积液（伴或不伴心脏压塞）或肺炎等问题。透析中使用的药物也有可能与呼吸困难相关，特别是静脉铁剂和肝素，前者可引起过敏反应，后者可引起肝素诱发的血小板减少症，导致透析器和管路凝血，并进一步导致缺氧和毛细血管渗漏综合征[75]。

发热、寒战、低血压、咳嗽等合并症状常有助于判断呼吸困难的原因。另外，呼吸困难发作的时间也可以为查找病因提供线索。例如，在刚解决完通路血栓问题后出现呼吸困难，就要考虑到肺栓塞[76]。透析中呼吸困难反复发作要考虑到透析器反应或肝素相关问题。

（甘良英　王　梅）

参考文献

1. BREGMAN H, DAUGIRDAS JT, ING TS. Complications during hemodialysis. // Dauugirdas JT, Ing TS. Handbook of Dialysis. New York:Little, Brown, 1994:149.
2. BOUSQUET J, MAURICE F, RIVORY JP, et al. Allergy in long-term hemodialysis. Ⅱ. Allergic and atopic patterns of a population of patients undergoing long-term hemodialysis. J Allergy Clin Immunol, 1988, 81(3):605-610.
3. DOLOVICH J, MARSHALL CP, SMITH EK, et al. Allergy to ethylene oxide in chronic hemodialysis patients. Artif Organs, 1984, 8(3):334-337.
4. ARDUINO MJ. CDC investigations of noninfectious outbreaks of adverse events in hemodialysis facilities, 1979-1999. Semin Dial, 2000, 13(2):86-91.
5. COPPO R, AMORE A, CIRINA P, et al. Bradykinin and nitric oxide generation by dialysis membranes can be blunted by alkaline rinsing solutions. Kidney Int, 2000, 58(2):881-888.
6. CHERTOW GM, MASON PD, VAAGE-NILSEN O, et al. On the relative safety of parenteral iron formulations. Nephrol Dial Transplant, 2004, 19(6):1571-1575.
7. BLOSSOM DB, KALLEN AJ, PATEL PR, et al. Outbreak of adverse reactions associated with contaminated heparin. N Engl J Med, 2008, 359(25):2674-2684.
8. HOENICH NA. Membranes for dialysis: can we do without them? Int J Artif Organs, 2007, 30(11):964-970.
9. MERMEL LA, ALLON M, BOUZA E, et al. Clinical practice guidelines for the diagnosis and management of intravascular catheter-related infection: 2009 Update by the Infectious Diseases Society of America. Clin Infect Dis, 2009, 49(1):1-45.
10. GROHSKOPF LA, ROTH VR, FEIKIN DR, et al. Serratia liquefaciens bloodstream infections from contamination of epoetin alfa at a hemodialysis center. N Engl J Med, 2001, 344(20):1491-1497.
11. O’QUIN RJ, LAKSHMINARAYAN S. Venous air embolism. Arch Intern Med, 1982, 142(12):2173-2176.
12. OO TN, SMITH CL, SWAN SK. Does uremia protect against the demyelination associated with correction of hyponatremia during hemodialysis? A case report and literature review. Semin Dial, 2003, 16(1):68-71.
13. BLUMBERG A, ROSER HW, ZEHNDER C, et al. Plasma potassium in patients with terminal renal failure during and after haemodialysis; relationship with dialytic potassium removal and total body potassium. Nephrol Dial Transplant, 1997, 12(8):1629-1634.
14. MADIAS NE, LEVEY AS. Metabolic alkalosis due to absorption of “nonabsorbable” antacids. Am J Med, 1983, 74(1):155-158.
15. ASENSIO SANCHEZ MJ, DEL POZO HERNANDO LJ, ASENSIO SANCHEZ VM, et al. Severe metabolic alkalosis during hemodialysis. An Med Interna, 1991, 8(4):179-1780.
16. GERHARDT RE, KOETHE JD, GLICKMAN JD, et al. Acid dialysate correction of metabolic alkalosis in renal failure. Am J Kidney Dis, 1995, 25(2):343-345.
17. MCDONALD BR, STEINER RW. Rapid infusion of HCl during citrate dialysis to counteract alkalosis. Clin

Nephrol, 1990, 33(5):255-256.
18. HSU SC, WANG MC, LIU HL, et al. Extreme metabolic alkalosis treated with normal bicarbonate hemodialysis. Am J Kidney Dis, 2001, 37(4):E31.
19. FREEMAN RM, LAWTON RL, CHAMBERLAIN MA. Hard-water syndrome. N Engl J Med, 1967, 276(20):1113-1118.
20. EVANS DB, SLAPAK M. Pancreatitis in the hard water syndrome. Br Med J, 1975, 3(5986):748.
21. MULLOY AL, MULLOY LL, WEINSTEIN RS. Hypercalcemia due to hard water used for home hemodialysis. South Med J, 1992, 85(11):1131-1133.
22. ERBEN J, HAJAKOVA B, PANTUCEK M, et al. Fluoride metabolism and renal osteodystrophy in regular dialysis treatment. Proc Eur Dial Transplant Assoc Eur Ren Assoc, 1985, 21:421-425.
23. BELLO VA, GITELMAN HJ. High fluoride exposure in hemodialysis patients. Am J Kidney Dis, 1990, 15(4):320-324.
24. MCIVOR M, BALTAZAR RF, BELTRAN J, et al. Hyperkalemia and cardiac arrest from fluoride exposure during hemodialysis. Am J Cardiol, 1983, 51(5):901-902.
25. LEWICKI MC, KERR PG, POLKINGHORNE KR. Blood pressure and blood volume: acute and chronic considerations in hemodialysis. Semin Dial, 2013, 26(1):62-72.
26. SHOJI T, TSUBAKIHARA Y, FUJII M, et al. Hemodialysis-associated hypotension as an independent risk factor for two-year mortality in hemodialysis patients. Kidney Int, 2004, 66(3):1212-1220.
27. DAUGIRDAS JT. Dialysis hypotension: a hemodynamic analysis. Kidney Int, 1991, 39(2):233-246.
28. CRUZ DN, MAHNENSMITH RL, BRICKEL HM, et al. Midodrine and cool dialysate are effective therapies for symptomatic intradialytic hypotension. Am J Kidney Dis, 1999, 33(5):920-926.
29. OKADA K, ABE M, HAGI C, et al. Prolonged protective effect of short daily hemodialysis against dialysis-induced hypotension. Kidney Blood Press Res, 2005, 28(2):68-76.
30. LOCATELLI F, BUONCRISTIANI U, CANAUD B, et al. Haemodialysis with on-line monitoring equipment: tools or toys? Nephrol Dial Transplant, 2005, 20(1):22-33.
31. DAMASIEWICZ MJ, POLKINGHORNE KR. Intra-dialytic hypotension and blood volume and blood temperature monitoring. Nephrology (Carlton), 2011, 16(1):13-18.
32. SELBY NM, MCINTYRE CW. A systematic review of the clinical effects of reducing dialysate fluid temperature. Nephrol Dial Transplant, 2006, 21(7):1883-1898.
33. LIGTENBERG G, BLANKESTIJN PJ, OEY PL, et al. Reduction of sympathetic hyperactivity by enalapril in patients with chronic renal failure. N Engl J Med, 1999, 340(17):1321-1328.
34. GUNAL AI, KARACA I, CELIKER H, et al. Paradoxical rise in blood pressure during ultrafiltration is caused by increased cardiac output. J Nephrol, 2002, 15(1):42-47.
35. AGARWAL R, ALBORZI P, SATYAN S, et al. Dry-weight reduction in hypertensive hemodialysis patients (DRIP): a randomized, controlled trial. Hypertension, 2009, 53(3):500-507.
36. SANTORO A, MANCINI E, LONDON G, et al. Patients with complex arrhythmias during and after haemodialysis suffer from different regimens of potassium removal. Nephrol Dial Transplant, 2008, 23(4):1415-1421.
37. NAKAMURA S, OGATA C, AIHARA N, et al. QTc dispersion in haemodialysis patients with cardiac complications. Nephrology (Carlton), 2005, 10(2):113-118.
38. REINECKE H, BRAND E, MESTERS R, et al. Dilemmas in the management of atrial fibrillation in chronic kidney disease. J Am Soc Nephrol, 2009, 20(4):705-711.
39. JADOUL M, THUMMA J, FULLER DS, et al. Modifiable practices associated with sudden death among hemodialysis patients in the Dialysis Outcomes and Practice Patterns Study. Clin J Am Soc Nephrol, 2012, 7(5):765-774.
40. DAVIS TR, YOUNG BA, EISENBERG MS, et al. Outcome of cardiac arrests attended by emergency medical services staff at community outpatient dialysis centers. Kidney Int, 2008, 73(8):933-939.
41. ALPERT MA. Sudden cardiac arrest and sudden cardiac death on dialysis: Epidemiology, evaluation, treatment,

and prevention. Hemodial Int, 2011, 15(Suppl 1):S22-S29.

42. HERZOG CA, LI S, WEINHANDL ED, et al. Survival of dialysis patients after cardiac arrest and the impact of implantable cardioverter defibrillators. Kidney Int, 2005, 68(2):818-825.
43. CHARYTAN DM, PATRICK AR, LIU J, et al. Trends in the use and outcomes of implantable cardioverter-defibrillators in patients undergoing dialysis in the United States. Am J Kidney Dis, 2011, 58(3):409-417.
44. SCHANZER H, SKLADANY M, HAIMOV M. Treatment of angioaccess-induced ischemia by revascularization. J Vasc Surg, 1992, 16(6):861-864.
45. VASCULAR ACCESS WORK G. Clinical practice guidelines for vascular access. Am J Kidney Dis, 2006, 48 (Suppl 1):S176-S247.
46. GUAY DR. Are there alternatives to the use of quinine to treat nocturnal leg cramps? Consult Pharm, 2008, 23(2):141-156.
47. SADOWSKI RH, ALLRED EN, JABS K. Sodium modeling ameliorates intradialytic and interdialytic symptoms in young hemodialysis patients. J Am Soc Nephrol, 1993, 4(5):1192-1198.
48. CHANG CT, WU CH, YANG CW, et al. Creatine monohydrate treatment alleviates muscle cramps associated with haemodialysis. Nephrol Dial Transplant, 2002, 17(11):1978-1981.
49. EKNOYAN G, LATOS DL, LINDBERG J, et al. Practice recommendations for the use of L-carnitine in dialysis-related carnitine disorder. National Kidney Foundation Carnitine Consensus Conference. Am J Kidney Dis, 2003, 41(4):868-876.
50. BASILE C, GIORDANO R, VERNAGLIONE L, et al. Efficacy and safety of haemodialysis treatment with the Hemocontrol biofeedback system: a prospective medium-term study. Nephrol Dial Transplant, 2001, 16(2):328-334.
51. ARIEFF AI. Dialysis disequilibrium syndrome: current concepts on pathogenesis and prevention. Kidney Int, 1994, 45(3):629-635.
52. ZEPEDA-OROZCO D, QUIGLEY R. Dialysis disequilibrium syndrome. Pediatr Nephrol, 2012, 27(12):2205-2211.
53. PATEL N, DALAL P, PANESAR M. Dialysis disequilibrium syndrome: a narrative review. Semin Dial, 2008, 21(5):493-498.
54. MARSHALL MR, GOLPER TA. Low-efficiency acute renal replacement therapy: role in acute kidney injury. Semin Dial, 2011, 24(2):142-148.
55. ESNAULT P, LACROIX G, CUNGI PJ, et al. Dialysis disequilibrium syndrome in neurointensive care unit: the benefit of intracranial pressure monitoring. Crit Care, 2012, 16(6):472.
56. INVESTIGATORS RRTS, BELLOMO R, CASS A, et al. Intensity of continuous renal-replacement therapy in critically ill patients. N Engl J Med, 2009, 361(17):1627-1638.
57. CHEN CL, LAI PH, CHOU KJ, et al. A preliminary report of brain edema in patients with uremia at first hemodialysis: evaluation by diffusion-weighted MR imaging. AJNR Am J Neuroradiol, 2007, 28(1):68-71.
58. ARIEFF AI, MASSRY SG, BARRIENTOS A, et al. Brain water and electrolyte metabolism in uremia: effects of slow and rapid hemodialysis. Kidney Int, 1973, 4(3):177-187.
59. TRINH-TRANG-TAN MM, CARTRON JP, BANKIR L. Molecular basis for the dialysis disequilibrium syndrome: altered aquaporin and urea transporter expression in the brain. Nephrol Dial Transplant, 2005, 20(9):1984-1988.
60. ANTONIAZZI AL, CORRADO AP. Dialysis headache. Curr Pain Headache Rep, 2007, 11(4):297-303.
61. EVANS JD, WAGNER CD, WELCH JL. Cognitive status in hemodialysis as a function of fluid adherence. Ren Fail, 2004, 26(5):575-581.
62. GRIVA K, NEWMAN SP, HARRISON MJ, et al. Acute neuropsychological changes in hemodialysis and peritoneal dialysis patients. Health Psychol, 2003, 22(6):570-578.
63. WILLIAMS MA, SKLAR AH, BURRIGHT RG, et al. Temporal effects of dialysis on cognitive functioning in patients with ESRD. Am J Kidney Dis, 2004, 43(4):705-711.
64. RODRIGO F, SHIDEMAN J, MCHUGH R, et al. Osmolality changes during hemodialysis. Natural history,

clinical correlations, and influence of dialysate glucose and intravenous mannitol. Ann Intern Med, 1977, 86(5):554-561.

65. SMIRNOV AV, VASIL'EVA IA, NESTEROVA OB, et al. [Quality of life and cognitive functions in patients with end-stage renal failure on hemodialysis using a succinate-containing dialyzing solution]. Ter Arkh, 2014, 86(6):11-17.

66. VAN EIJK MM, ROES KC, HONING ML, et al. Effect of rivastigmine as an adjunct to usual care with haloperidol on duration of delirium and mortality in critically ill patients: a multicentre, double-blind, placebo-controlled randomised trial. Lancet, 2010, 376(9755):1829-1837.

67. CHEUNG AK. Biocompatibility of hemodialysis membranes. J Am Soc Nephrol, 1990, 1(2):150-161.

68. EATON JW, LEIDA MN. Hemolysis in chronic renal failure. Semin Nephrol, 1985, 5(2):133-139.

69. REMUZZI G. Bleeding in renal failure. Lancet, 1988, 1(8596):1205-1208.

70. LOHR JW, SLUSHER S, DIEDERICH D. Safety of regional citrate hemodialysis in acute renal failure. Am J Kidney Dis, 1989, 13(2):104-107.

71. CARUANA RJ, SMITH MC, CLYNE D, et al. Controlled study of heparin versus epoprostenol sodium (prostacyclin) as the sole anticoagulant for chronic hemodialysis. Blood Purif, 1991, 9(5-6):296-304.

72. ROMAO JE JR, FADIL MA, SABBAGA E, et al. Haemodialysis without anticoagulant: haemostasis parameters, fibrinogen kinetic, and dialysis efficiency. Nephrol Dial Transplant, 1997, 12(1):106-110.

73. CARDOSO M, VINAY P, VINET B, et al. Hypoxemia during hemodialysis: a critical review of the facts. Am J Kidney Dis, 1988, 11(4):281-297.

74. HEGBRANT J, STERNBY J, LARSSON A, et al. Beneficial effect of cold dialysate for the prevention of hemodialysis-induced hypoxia. Blood Purif, 1997, 15(1):15-24.

75. KAPA S, QIAN Q. 84-year-old woman with hemodialysis-associated shortness of breath. Mayo Clin Proc, 2009, 84(2):187-190.

76. GREBENYUK LA, MARCUS RJ, NAHUM E, et al. Pulmonary embolism following successful thrombectomy of an arteriovenous dialysis fistula. J Vasc Access, 2009, 10(1):59-61.

第六节 血液透析的慢性并发症及处理

一、透析相关淀粉样变

透析相关淀粉样变（dialysis-related amyloidosis，DRA）是长期血液透析和腹膜透析患者的慢性严重并发症之一。1975年，Warren和Otieno首次报道在长期血液透析患者腕管综合征发病率高[1]，数年后，有研究者发现β_2-微球蛋白形成的淀粉样纤维是DRA的主要沉积物质[2]。肾功能下降后肾脏对β_2-微球蛋白清除减少，导致其血浓度升高及在组织中慢性沉积。

（一）发病机制

β_2-微球蛋白是一个分子量11.8kDa的多肽，含99个氨基酸，构成细胞表面人白细胞抗原（HLA）的不变区即β链，其三维结构与免疫球蛋白超家族类似，有七个β折叠，通过一个二硫键稳定。与HLA解离后，β_2-微球蛋白持续从细胞表面向循环中释放，每天释放约2 ~ 4mg/kg体重，血浆浓度在0.8 ~ 3.0mg/L，半衰期3小时。大部分β_2-微球蛋白经肾小球滤过，近曲小管重吸收和代谢。ESRD患者血清β_2微球蛋白水平可以升高60倍[2]。

DRA的淀粉样蛋白由β_2-微球蛋白构成。染色特点同其他类型淀粉样物质，即刚果红染色阳性，偏光显微镜下为苹果绿折光。β_2-微球蛋白对胶原有高亲和力，这可能是DRA主要累及关节和骨的原因。形成的淀粉样物质含氨基多糖、蛋白多糖和ApoE等多种物质，这可能与其形成及沉积部位相关。

透析对β_2-微球蛋白的清除和产生：终末期肾脏病患者β_2-微球蛋白在组织沉积主要由于不能充分有效清除。例如一个70kg的无尿患者，年净β_2-微球蛋白潴留分别是：低通量透析111g，高通量透析97g，短时每日透析77g，夜间透析53g，短时每日血液滤过51g[3]。腹膜透析对β_2-微球蛋白的清除亦很少[4]。但即使是很少的残余肾功能都足以清除和代谢β_2-微球蛋白，避免发生DRA。除了肾脏清除减少，透析本身可刺激透析中β_2-微球蛋白的产生。使用生物相容性不好的膜材质如铜仿膜的患者，其外周血单核细胞培养会有β_2-微球蛋白的产生增多。另外透析液有内毒素污染也会刺激白细胞和单核细胞释放β_2微球蛋白[5]。但这种透析中β_2-微球蛋白产生对DRA发病的意义还不是很清楚。

反应性炎症的作用：淀粉样组织的沉积会伴有大量活化巨噬细胞的聚集，但是这些巨噬细胞并不能充分吞噬沉积的β_2-微球蛋白，这种沉积和反应性炎症有可能参与破坏性脊柱关节病的发生[6]。另外炎症介质的增多也跟血液与透析膜的相互作用或使用有内毒素等污染的透析用水有关。

研究显示：β_2-微球蛋白可通过直接刺激破骨细胞的形成导致骨破坏[7]。此外发现，在淀粉样沉积物中可见糖基化β_2-微球蛋白，β_2-微球蛋白的修饰可以进一步通过刺激细胞因子的分泌以及作为趋化因子等加重病变的进展[8-10]。

（二）流行病学和危险因素

由于临床上很难通过活检（金标准）诊断DRA，故确切的患病率还不清楚。一项前瞻性尸检研究发现，HD患者胸锁关节和膝关节淀粉样蛋白沉积的发生率，在透析不足2年、2 ~ 4年、4 ~ 7年、7 ~ 13年和>13年的患者中分别是21%、33%、50%、90%和100%[11]。但随着高通量透析膜及对流治疗的广泛使用，DRA确切患病率还有待更多研究。

DRA发生的危险因素包括：年龄和透析龄增加[12]、使用低通量[13,14,15]或生物不相容性透析膜[13,16]及残余肾功能不足[17]等。

（三）临床表现

DRA的主要临床表现包括腕管综合征、骨囊肿、脊柱关节病、病理性骨折和关节肿痛如肩周炎等。DRA最常见的两个症状是腕管综合征和肩痛。这些都与淀粉样物质在骨、关节、滑膜的沉积相关。作为一个系统性疾病，还可沉积在皮下组织、皮肤及直肠黏膜、肝、脾及血管等，但不同于原发性淀粉样变，DRA的内脏受累很少有相应症状。

腕管综合征：是最常见的表现。平均发生时间是透析后8 ~ 10年，有时间依赖性。其发生是多因素的，压迫和缺血也是促发因素，如一些患者透析中症状加重可能由于内瘘导致的动脉窃血现象造成正中神经缺血，另外两次透析间期细胞外液的增加会导致水肿及正中神经受压。症状：最常见是麻木、刺痛、烧灼感等。患侧手可感觉僵硬、肿胀。常为正中神经分布范围受累，即拇指、示指、中指和环指的桡侧，有时也会有整个手的感觉异常。酸痛的感觉也可能会放射至前臂。症状常在夜间、透析中及腕部反复屈伸时加重，易发生在内瘘侧。检查：早期可能没有感觉丧失和肌肉力量的丧失，可通过叩击腕管的掌侧（Tinel征）或让患者腕部屈曲90° 保持1分钟（Phalen征）诱发症状。在更严重的病例，正中神经分布区域对轻触、针刺、温度或两点鉴别上会有感觉的减弱。拇短展肌可能会变弱，长时间大鱼际可能会萎缩。淀粉样蛋白可沿屈肌腱沉积，出现手指屈曲挛缩[18]。淀粉样蛋白沉积后导致手掌软组织胀满；手指伸展时，可出现屈肌腱突出的特征性“吉他弦”征[19]。手指屈曲挛缩合并鱼际隆起处萎缩被称为“淀粉样蛋白手”[20]。临床上要和一些疾病鉴别，包括低位颈椎强直、胸廓出口综合征、多神经病变或单神经病变，内瘘患者的桡动脉窃血综合征等。除早期病例外，腕管综合征可通过肌电图和神经传导速度明确诊断。

肩周炎：肩部是透析多年患者最常受累的关节。常累及双侧，透析10年以上的患者有84%会受累，常为肩膀的前外侧疼痛，在平卧特别是透析中或晚上症状最重。坐位或站立时常可改善。肩部运动范围特别是外展时可能会受限，可有肩关节囊周围炎。查体可有肩部增大，喙突肩峰韧带和肱二头肌沟触痛。由于DRA仅是导致慢性关节痛的多种原因之一，还应与滑囊炎和肩袖撕裂等鉴别。

渗出性关节病：透析8年以上的患者有可能发生。渗出常为双侧，特别是双膝和双肩。穿刺液常为浆液性，细胞数少，也可为血性。

脊椎关节病：淀粉样物质可沉积于颈椎，继而引起脊椎关节病和神经根病。颈部疼痛是最初的临床线索。可行MRI检测评估受累范围，低位颈椎常最先受累，表现为椎间盘间隙变窄、椎体边缘被侵蚀，也可见软骨下硬化。严重的可马尾神经受压导致瘫痪。

骨囊肿：多发生在长骨远端，为囊性改变。需与严重继发性甲旁亢骨病的“棕色瘤”区分。囊性病变内含有淀粉样物质，其随时间增大，可导致腕骨、指骨、股骨及肱骨头、髋臼、胫骨坪和桡骨远端的病理性骨折。

胃肠道疾病：并不常见。结肠最常受累[21-23]，有可能导致吸收不良、结肠扩张或穿孔。也可累及舌、食管、胃和小肠。

其他受累部位：心脏、肺、皮肤的受累很少见。

（四）辅助检查

β_2-微球蛋白水平：透析患者可见β_2-微球蛋白水平升高，达30～50mg/L，远远高于0.8～3.0mg/L的正常水平。仅有这一条不能诊断DRA，还要结合临床表现和其他检查。

组织病理学：在骨囊肿内或滑囊液中可发现淀粉样物质，刚果红染色阳性，偏光下可见苹果绿折光。淀粉样物质的成分是β_2-微球蛋白。

影像学检查：传统影像学检查可用于筛查或初步诊断，可见透放射线病变、骨囊肿，常伴有薄硬化边缘，随时间进展病变可扩大或数目增多。CT和MRI可用于检测平片看不到的小病变或非轴向骨病变。但MRI使用的钆造影剂有可能会导致肾源性系统性纤维化，要尽量避免使用。超声可用于检测肩袖厚度及二头肌长头的滑液鞘[24,25]。

（五）诊断

有特征性临床和放射学表现的透析患者要注意有无DRA。明确诊断要基于典型的临床表现，包括淀粉样物质的组织沉积或放射学特征性的随时间增大的多发骨囊肿。活检是诊断的金标准。但临床上常通过典型症状和特征性放射学表现诊断。

（六）治疗

1. 手术和镇痛　手术可用于：① 腕管综合征：由于DRA是进展性疾病，早期手术可有效治疗腕管综合征。不仅需行腕横韧带横切术，还应清除过度增大的滑膜，有效解除正中神经压迫。手术后常2年内复发，故需多次重复外科减压术。② 骨囊肿导致的病理性骨折，比如股骨颈，可行淀粉样囊肿刮除术及骨移植，可有效缓解疼痛[26]。③ 肩部关节镜或开放手术清除滑囊肿内淀粉样物质的浸润，也可根据个体情况行人工关节置换，这些措施均可缓解疼痛、恢复运动能力[27]。镇痛本身有助于缓解关节周围疼痛及骨痛。

2. 增加β_2-微球蛋白的清除　① 可通过改变透析时程、频率和/或透析治疗的类型实现。长时间、低血流量较短时间高血流量清除好；每日夜间透析较每周三次的常规日间透析清除效果好；短时、每日透析也较常规透析清除效果好。血液滤过和血液透析滤过可明显增加β_2-微球蛋白的清除。另外，使用超纯透析液本身也可以降低β_2-微球蛋白、C反应蛋白及IL-6等可能加重淀粉样沉积的物质[28]。② 肾移植：成功肾移植后血浆β_2-微球蛋白水平可恢复正常，关节痛可很快缓解，但骨囊肿的恢复要慢很多[29-31]。破坏性脊柱关节病可能会继续进展。随时间延长，淀粉样沉积可能会再反复。移植肾失功后重新开始透析的患者，DRA症状有可能迅速复发[31]。③ 日本临床上使用β_2-微球蛋白吸附柱以增加β_2-微球蛋白清除，从而较普通透析更好的改善DRA[32,33]。

3. 腕管综合征的其他治疗　在晚上或透析治疗时将受累手腕用夹板固定于静息平衡位，可以暂时缓解症状，如果效果不好或不能耐受也可在腕管内注射微晶皮质类固醇酯，约30%的患者可以永久缓解，如果效果还不好或者有明显的运动、感觉功能的丧失，可行手术解压，90%以上的患者可缓解，但也有可能会复发。

二、肝素诱导的血小板减少症

肝素诱导的血小板减少症（heparin-induced thrombocytopenia，HIT）分为两种类型：Ⅰ型通常在使用肝素的最初2天内，血小板计数轻度、短暂的下降，再继续使用肝素，血小板计数多恢复正常，没有临床意义；Ⅱ型是肝素治疗后，体内产生抗血小板因子4（platelet factor 4，PF4）-肝素复合物的自身抗体，该抗体激活血小板，并引起灾难性动脉和静脉血栓形成的一种危及生命的并发症，以下简称HIT。疑有HIT的患者，应避免暴露于肝素、低分子肝素等。

（一）发病机制及病理生理

1. PF4及HIT抗体　PF4是有70个氨基酸的蛋白质，储存在血小板a颗粒中，在血小板激活后释放，并在内皮表面或血小板表面形成一种四聚体，可结合并中和肝素及相关内源性分子（如硫酸肝素、硫酸软骨素）[34]。PF4与肝素结合后可诱导PF4蛋白的构象改变，形成一种新抗原。最少在肝素暴露4天后，即可有HIT抗体的形成，并与这种PF4新抗原结合[35-38]。这些抗体通常在使用肝素时才引起症状。炎性刺激或暴露于非肝素聚阴离子也可发生HIT，但较罕见[39,40]。一旦HIT抗体与血小板表面的PF4结合，其Fc区域将被同一血小板或相邻血小板表面的Fc受体捕获，进一步激活血小板，形成正反馈环路，导致更多的PF4释放，产生更多的新抗原。HIT抗体有IgG、IgM和IgA等几种亚型，但血小板表面Fc受体仅能识别IgG，故IgG是致病抗体。

2. 血小板减少和血栓形成　与其他类型的药物诱导的血小板减少类似，HIT抗体包被的血小板会被网状内皮系统的巨噬细胞清除，导致血小板减少。HIT抗体在激活血小板并导致动脉和静脉血栓形成后，也会发生血小板消耗所致的血小板减少。HIT导致血栓形成的机制主要与血小板激活相关。活化的血小板释放促凝物质及可催化血凝块形成的血小板微粒[41]，也参与了血栓的形成。血小板激活还受遗传多态性影响，当血小板Fc受体两个等位基因的第131位氨基酸均为精氨酸而非组氨酸时，更容易发生血栓栓塞事件[42]。其他促使血栓形成的机制还有内皮细胞激活，内皮细胞损伤（HIT抗体与内皮细胞表面的硫酸肝素结合导致）使组织因子和凝血酶生成增加[43-45]，内皮细胞释放黏附分子[44]，HIT抗体激活单核细胞[46-48]，HIT抗体所致的凝血级联反应的改变如活化的蛋白C生成减少[49]等。

（二）流行病学和危险因素

只要有肝素暴露，不管剂量和种类，均有发生HIT的风险。在肝素暴露超过4天的患者中，HIT的发病率高达5%[50-55]。新入的血液透析患者HIT发病率是3.9%[56]。普通肝素较低分子肝素（LMWH）更易发生HIT[51]。一项meta分析发现，牛肝素较猪肝素更容易发生HIT。就肝素剂量来说，极高剂量的肝素发生HIT的风险更低。使用普通肝素的患者，女性发生HIT的风险是男性的两倍[55]。手术患者可能由于血管创伤，较内科患者更易发生[55]。年龄小于40岁患者及产后女性中，HIT罕见，年龄较大可能也是HIT的一个危险因素[57]。

（三）临床表现

血小板减少（血小板<150×10⁹/L）是HIT最常见的临床表现，见于85%～90%的患者[58,59]。典型表现为血小板下降大于基线的50%，平均最低值为60×10⁹/L，小于20×10⁹/L罕见[58,60]。5%的患者血小板计数较基线下降30%～50%，最低值仍高于150×10⁹/L。由于血小板不会下降太低，临床上出血少见，针对住院患者的研究提示出血发生率约为6%，消化道出血最常见[61]。

血小板减少的典型发作时间是肝素治疗开始后5～10天[62-64]。如果患者在之前1～3个月曾接触过肝素且有HIT抗体产生，可出现早发型HIT，即再次暴露后最初24小时内发生血小板减少[59,64,65]。肝素停药后血小板通常7日内恢复。如果停药后3～4日内未见血小板恢复趋势，应进一步明确是否还有肝素暴露，或是否还有导致血小板减少的其他原因。迟发型HIT，即血小板减少和/或血栓形成发生在已经停用肝素之后[66,67]，可发生在停药后9～40日[66,67]，这些患者在住院期间使用肝素后没有表现，出院后才发生血小板减少和动静脉血栓形成，再次接受普通肝素或LMWH后，血小板迅速下降。

高达50%的HIT患者有血栓形成，可在血小板减少同时或短期内发生。静脉血栓的发生率是20% ~ 50%，动脉血栓的发生率3% ~ 10%[58]。有25%的患者以血栓形成作为首发表现[58]。静脉血栓的常见部位包括腿部静脉、心脏血管和皮肤，有中心静脉置管的患者易发生导管血栓[68]。动脉血栓可发生在心脏、中枢神经系统、肢体和内脏[69,70]。血栓形成后可导致受累部位的相应症状，如在肝素注射部位或其他富含脂肪的区域出现皮肤坏死，肢体静脉血栓形成后导致肢体坏疽，动脉血栓形成后导致相应器官缺血或梗死。在血液透析患者，透析器或体外管路凝血可能是HIT的最早期表现[56]。持续肾脏替代治疗（CRRT）治疗中滤器频繁凝血（指在24 ~ 48小时期间无明显原因反复凝血（≥2次））也被认为是HIT表现[71]。

HIT患者可出现急性过敏反应，甚至可致命[72-74]。主要有两种表现：① 类似急性炎症反应，表现为发热寒战；② 低血压、心动过速、呼吸急促、头痛、呼吸困难、胸痛、心搏呼吸骤停等心肺表现，呼吸困难可表现得非常严重，类似肺栓塞（“假性肺栓塞综合征”）[75]，认为是由于内皮细胞损伤后释放IL-6和von Willebrand因子所致。这些患者血小板下降时间常非常短暂，应该在有症状后尽快检测血小板数目。有报道一例血液透析患者在肝素封管后出现了这些症状[76]。透析患者有这些表现时要注意与急性透析器反应鉴别。

（四）HIT抗体检测

肝素依赖性抗体通常在肝素暴露后5 ~ 8日产生。HIT抗体可持续存在2 ~ 3个月[63]。根据临床表现，怀疑有HIT的患者可进行HIT抗体的检测。抗体检测包括免疫测定和功能测定。免疫测定采用ELISA法检测患者血清中是否存在HIT抗体，这种方法普及率高、检测快速，但假阳性率和假阴性率高于功能测定，且可能检测到无临床意义的抗体。功能测定是检测患者血清中的HIT抗体活化血小板的能力，与HIT的相关性更密切，更具特异性，被认为是HIT诊断试验中的金标准。功能测定方法包括5-羟色胺释放试验（serotonin release assay，SRA）和肝素诱导的血小板聚集（heparin-induced platelet aggregation，HIPA）。如果免疫测定给出不确定结果，可进一步行功能测定，但功能测定方法并不是太普及，且解读结果方面专业性更强。

在血液透析或腹膜透析患者，免疫测定的HIT抗体阳性率高于非透析患者。新入血液透析最初3个月内患者的抗体阳性率可高达20%，6个月时9%[77]。这种抗体阳性与血小板减少或血栓形成无关，但抗体滴度可能与体外循环凝血间存在相关性[78,79]。在一项对接受CRRT治疗患者的研究中，血小板计数在HIT抗体阳性组和阴性组无显著性差异，但抗体阳性患者CRRT治疗时长明显短于阴性者（5小时vs 12小时），尿素下降率也更低（17% vs 44%）[71]。

免疫测定用于4Ts评分（具体见诊断部分）为中等或高可能性的患者，如果ELISA的OD值大于2.00，无需进一步的测定，可开始HIT治疗；如果OD值小于0.40，多数患者也不进行进一步的检测，因为HIT概率很可能小于1%。

功能测定用于有条件可进行此项检测并迅速获得结果的单位，4Ts评分为中等或高可能性，但ELISA值在0.40 ~ 2.00间；或临床表现与免疫测定结果不一致的患者，如4Ts评分为高可能性而免疫测定OD值<0.40。

（五）诊断

HIT的诊断需结合临床和实验室结果，临床上也常常通过临床表现和血小板计数做出HIT的推定诊断。

疑诊HIT：在既往暴露于肝素或LMWH的患者（之前5 ~ 10日内开始使用或长期使用LMWH），有以下任一情形均应考虑HIT的可能[62,80-82]：新发血小板减少（即，血小板计数$<150 \times 10^9/L$）；血小板计数下降大于或等于基线值的50%；静脉或动脉血栓形成；肝素注射部位有坏死性皮损；快速静脉给予肝素后发生急性全身性反应（如，发热/寒战、心动过速、高血压、呼吸困难、心肺骤停）。

4Ts评分是基于血小板减少（thrombocytopenia）的程度、血小板计数下降相对于肝素暴露的时机（timing）、是否存在血栓形成（thrombosis）及血小板减少的其他（other）原因进行评分，可量化HIT的相关临床表现，可作为临床医生判断HIT及是否需进一步行抗体检测的指导，在获得实验室数据前，可用于做出HIT的推定诊断。具体评分内容及分值见表29-2-6-1。确定4类中每一类的分值并相加，不同分值发生HIT的可能性为：0 ~ 3分：低可能性；4 ~ 5分：中等可能性；6 ~ 8分：高可能性。研究发现，评分为低可能性的阴性预测值达到0.998，中等或高可能性的阳性预测值分别为0.14和0.64[83]。

表 29-2-6-1　4Ts 评分

项目	表现	分值
血小板减少	血小板计数下降大于基线值的 50% 且最低值大于或等于 20×10^9/L	2
	血小板计数下降 30% ~ 50% 或最低值为（10 ~ 19）$\times10^9$/L	1
	血小板计数下降小于基线值的 30% 或最低值小于 10×10^9/L	0
血小板计数下降的时机	肝素暴露后 5 ~ 10 日下降或不到 1 日即下降（如果过去 30 日内曾暴露于肝素）	2
	肝素暴露后 5 ~ 10 日下降但不明确（如，血小板计数资料缺失）、10 日后下降或小于 / 等于 1 日即下降（过去 30 ~ 100 日内曾有肝素暴露）	1
	小于 4 日即有血小板计数下降但近期无肝素暴露	0
血栓形成或其他后遗症	确认的新发血栓形成、皮肤坏死或快速静脉给予普通肝素后出现急性全身性反应	2
	进展性或复发性血栓形成、非坏死性（红斑性）皮损或未经证实的疑似血栓形成	1
	无	0
血小板减少的其他原因	无明显原因	2
	可能有原因	1
	有明确的原因	0

在4Ts评分为中等或高可能性的个体中或在临床疑似HIT但由于信息缺失或不完整而使4Ts评分不太可靠的情况下，做出推定诊断。4Ts评分应作为临床指导而非替代临床判断。ELISA检测存在HIT抗体，且OD值>2.00或HIT抗体功能测定结果阳性可做出HIT的确定诊断。一般而言，4Ts评分为低可能性的患者，不必要进行实验室检测，万一进行了检测且结果阳性，要对患者进行推定HIT的治疗，并通过血小板变化来明确或排除诊断。

（六）治疗

临床推定诊断和/或确诊为HIT的患者应停用包括普通肝素、低分子量肝素、肝素冲洗、肝素涂层导管及含肝素药物等所有类型的肝素，需立即使用非肝素抗凝药进行抗凝治疗，除非存在抗凝治疗的禁忌证（如出血、高出血风险等）。

停用肝素后的持续抗凝对预防血栓形成非常重要。一项回顾性研究发现，127例患者中约半数在发生血栓事件后被诊断为HIT，而无血栓形成的62例患者中，随后1个月发生血栓的概率为53%[84]。另一项针对HIT患者的研究发现，停用肝素超过24小时其血栓形成的发生率可达40% ~ 61%[85]。可选择的替代抗凝药物及剂量如下：

来匹卢定（lepirudin）：即重组水蛭素，是第一个临床使用的凝血酶抑制剂，通过形成非共价复合物来抑制凝血酶。其主要经肾脏清除，半衰期在肾功能正常的患者静脉使用时为1小时，皮下为2小时，在血液透析患者半衰期可延长至316小时[86]。可以通过活化的部分凝血活酶时间（activated partial thromboplastin time，APTT）监测疗效，调整剂量使APTT达到1.5 ~ 2.5倍基线值。为了减少出血风险，亦可维持APTT在1.5 ~ 2.0倍基线值。给药方法包括持续静脉输注或在血液透析开始时单次推注[87,88]。治疗HIT时的用药剂量需根据肾功能调整，肌酐>400μmol/L时可按照0.005mg/（kg·h）给药，血液透析开始时单次推注0.02 ~ 0.15mg/kg，维持APTT在2 ~ 3倍基线值，CRRT时首剂0.01mg/kg，之后以0.005 ~ 0.01mg/kg推注，根据APTT结果调整推注时间，维持APTT在1.5 ~ 2倍基线值。来匹卢定的分子量为6.98kDa，普通低通量透析不能清除，可经高通量透析清除[89,90]。然而，由于来匹卢定在血液透析患者中的半衰期较长，重复使用时可能会导致出血并发症，所以使用受到了限制。

比伐卢定（angiomax）：是一种胃肠外使用的直接凝血酶抑制药，也是一种水蛭素类似物，已经成功用于治疗HIT患者，降低剂量后可安全用于肾衰竭和肝肾均衰竭的患者[62,91,92]。该药可经透析清除。通过APTT监测疗效。调整剂量使APTT达到1.5 ~ 2.5倍基线值。肾功能不全或肾功能不全合并肝功能异常的患者使用剂量为0.03 ~ 0.05mg/（kg·h），接受连续性肾脏替代治疗的患者使用剂量为0.04 ~ 0.03mg/（kg·h）[93]。

阿加曲班（argatroban）：是一种胃肠外使用的小分子直接凝血酶抑制药，主要经肝脏代谢，半衰期为24分钟，肾脏清除16% ~ 23%[94,95]。血液透析时阿加曲班的清除率提高20%[95]。可通过APTT监测其疗效，但是凝血酶原时间（prothrombin time，PT）也会出现剂量依赖性增加[96]。阿加曲班在静脉给药后1 ~ 3小时达到稳定抗凝状态；停药后，APTT在2小时内恢复正常[97]。单纯用于血液透析抗凝时，可首剂250μg/kg，2μg/（kg·min）维持，透析治疗结束前1小时停药[98]。对于肝功能正常的患者，标准起始剂量为2μg/（kg·min），持续静脉输注，调整剂量使APTT维持在1.5 ~ 3倍基线值，但不超过100秒。由于此药主要经肝脏代谢，对肝功能障碍患者需调整剂量。血清总胆红素大于1.5mg/dl（25.5μmol/L）的患者及肝功能障碍合并肾功能不全、心力衰竭、重度全身水肿的患者或心脏手术后的患者，采用保守的较低起始剂量［如,0.5 ~ 1.2μg/(kg·min)］比较合适[62,99,100]。对于这些患者，开始用药或改变剂量后最好每4小时检测1次APTT。单纯肾功能损害的患者无需调整剂量[94]。由于华法林和阿加曲班均能升高凝血酶原时间/国际标准化比值（prothrombin time/international normalized ratio，PT/INR），所以在过渡至华法林期间应确定合适的INR目标值，保证停用阿加曲班后INR介于2.0 ~ 3.0。研究显示，与历史对照相比，阿加曲班在减少HIT随后的血栓性事件和血栓形成引起的死亡方面具有更佳的疗效，且不会增加出血风险[101,102]。作为血液透析抗凝，以下3种治疗方案均安全有效：首剂及2小时后推注250μg/kg；首剂推注250μg/kg，维持剂量2μg/（kg·min），在透析治疗结束前1小时停止；在透析开始前4小时以每分钟2μg/kg的速度稳定输注，并在透析治疗结束时停止[98]。

达纳帕罗（danaparoid）：是一种小分子量类肝素，主要由硫酸皮肤素和低硫酸化硫酸肝素组成，不含肝素。其结合抗凝血酶，灭活Ⅹa因子。经皮下或静脉给药，需监测抗Ⅹa因子活性。此药肾脏清除占40% ~ 50%，透析患者中其半衰期可从25小时延长至4日。透析时用药可在透析间期仍有抗凝作用。其不能被高通量透析清除，药物过量或导致严重出血仅能通过血浆置换清除来解决。2002年起美国已停用，欧洲和亚洲仍在使用。在有条件检测Ⅹa水平的情况下，对于肾功能正常患者，调整剂量，使抗因子Ⅹa水平介于0.5 ~ 0.8U/ml[62]。血液透析患者透析中使用的剂量为前两次3 750U（体重小于55kg者应用2 500U），随后根据抗Ⅹa活性调整剂量，如果透前抗Ⅹa<0.3U/ml，剂量为3 000U（体重小于55kg者应用2 000U），如果透前抗Ⅹa在0.3 ~ 0.35U/ml，剂量为2 500U（体重小于55kg者应用1 500U），如果透前抗Ⅹa在0.35 ~ 0.4U/ml，剂量为2 000U（体重小于55kg者应用1 500U），如果透前抗Ⅹa>0.4U/ml，无需给药[103]。

磺达肝癸（arixtra）：是一种以肝素的戊多糖活性亚单位结构为基础的人工合成的化合物，其与凝血酶1∶1可逆性高亲和力结合，不与血小板或PF4相互作用，理论上不会诱发血小板减少，能够治疗和/或预防HIT。皮下给药生物利用度100%，临床使用中一般无需监测。但要注意，本药半衰期（17小时）较长，每日给药一次，经肾脏清除，过量后缺乏治疗药物。一般来说，对于肌酐清除率小于30ml/min的患者不适用。有报道在透析前一天晚上10点使用磺达肝癸2.5mg，透析时联合小剂量枸橼酸及盐水冲管成功用于HIT透析患者[104]。

华法林：一旦患者使用非肝素抗凝药达到稳定抗凝状态且血小板计数恢复至150×10^9/L及以上，即可开始华法林治疗。过渡至使用华法林的患者应从低剂量开始，避免因蛋白C的快速下降而导致血栓形成。服用华法林后应与非肝素抗凝药至少重叠5日，直至国际标准化比值（INR）达到预期目标范围（2.0 ~ 3.0）。

抗凝治疗的持续时间取决于有无血栓形成。HIT患者在没有血栓形成事件的情况下至少持续进行2 ~ 3个月的抗凝治疗，在发生过1次血栓形成事件的情况下至少治疗3 ~ 6个月。

（七）预防及预后

HIT患者、家属及所有照顾该患者的相关人员都要记住，应终生避免使用肝素，在病历中也要标明"肝素过敏"。有HIT史、需行体外循环的患者，如果体内已检测不到HIT抗体且仅限于在术中使用肝素，作为例外，也是可以使用的，但不建议用LMWH，因为其半衰期更长，且不能完全被鱼精蛋白中和。有少数血液透析患者在确诊HIT并经非肝素抗凝药治疗后40 ~ 193日，ELISA法或功能测定法HIT抗体转阴后，再次安全使用了普通肝素或低分子肝素的报道[75,105]。

血液透析患者中，功能测定方法检测的HIT抗体阳性与患者增高的死亡率相关[106,107]，免疫测定的HIT抗体与患者预后间关系的各项研究结论并不一致[77,108]。

总之，肝素仍然是血液透析患者最常用的抗凝药物。使用中，要注意监测血小板计数及其变化，做到对HIT的及时诊治。在透析患者表现为使用肝素首剂5 ~ 30分钟后出现急性全身反应的HIT，要注意与透析器反应鉴别[76]。

（甘良英　王　梅）

参考文献

1. WARREN DJ, OTIENO LS. Carpal tunnel syndrome in patients on intermittent haemodialysis. Postgrad Med J, 1975, 51(597):450-452.
2. GEJYO F, YAMADA T, ODANI S, et al. A new form of amyloid protein associated with chronic hemodialysis was identified as beta 2-microglobulin. Biochem Biophys Res Commun, 1985, 129(3):701-716.
3. DEMBER LM, JABER BL. Dialysis-related amyloidosis: late finding or hidden epidemic? Semin Dial, 2006, 19(2):105-109.
4. EVENEPOEL P, BAMMENS B, VERBEKE K, et al. Superior dialytic clearance of beta(2)-microglobulin and p-cresol by high-flux hemodialysis as compared to peritoneal dialysis. Kidney Int, 2006, 70(4):794-799.
5. ZAOUI PM, STONE WJ, HAKIM RM. Effects of dialysis membranes on beta 2-microglobulin production and cellular expression. Kidney Int, 1990, 38(5):962-968.
6. MATSUO K, IKIZLER TA, HOOVER RL, et al. Transforming growth factor-beta is involved in the pathogenesis of dialysis-related amyloidosis. Kidney Int, 2000, 57(2):697-708.
7. MENAA C, ESSER E, SPRAGUE SM. Beta2-microglobulin stimulates osteoclast formation. Kidney Int, 2008, 73(11):1275-1281.
8. MIYATA T, INAGI R, IIDA Y, et al. Involvement of beta 2-microglobulin modified with advanced glycation end products in the pathogenesis of hemodialysis-associated amyloidosis. Induction of human monocyte chemotaxis and macrophage secretion of tumor necrosis factor-alpha and interleukin-1. J Clin Invest, 1994, 93(2):521-528.
9. HOU FF, MIYATA T, BOYCE J, et al. beta(2)-Microglobulin modified with advanced glycation end products delays monocyte apoptosis. Kidney Int, 2001, 59(3):990-1002.
10. HOU FF, JIANG JP, GUO JQ, et al. Receptor for advanced glycation end products on human synovial fibroblasts: role in the pathogenesis of dialysis-related amyloidosis. J Am Soc Nephrol, 2002, 13(5):1296-1306.
11. JADOUL M, GARBAR C, NOEL H, et al. Histological prevalence of beta 2-microglobulin amyloidosis in hemodialysis: a prospective post-mortem study. Kidney Int, 1997, 51(6):1928-1932.
12. FRY AC, SINGH DK, CHANDNA SM, et al. Relative importance of residual renal function and convection in determining beta-2-microglobulin levels in high-flux haemodialysis and on-line haemodiafiltration. Blood Purif, 2007, 25(3):295-302.

13. SCHIFFL H, FISCHER R, LANG SM, et al. Clinical manifestations of AB-amyloidosis: effects of biocompatibility and flux. Nephrol Dial Transplant, 2000, 15(6):840-845.
14. VAN YPERSELE DE STRIHOU C, JADOUL M, MALGHEM J, et al. Effect of dialysis membrane and patient's age on signs of dialysis-related amyloidosis. The Working Party on Dialysis Amyloidosis. Kidney Int, 1991, 39(5):1012-1019.
15. TRAUT M, HAUFE CC, EISMANN U, et al. Increased binding of beta-2-microglobulin to blood cells in dialysis patients treated with high-flux dialyzers compared with low-flux membranes contributed to reduced beta-2-microglobulin concentrations. Results of a cross-over study. Blood Purif, 2007, 25(5-6):432-440.
16. HAKIM RM, WINGARD RL, HUSNI L, et al. The effect of membrane biocompatibility on plasma beta 2-microglobulin levels in chronic hemodialysis patients. J Am Soc Nephrol, 1996, 7(3):472-478.
17. MCCARTHY JT, WILLIAMS AW, JOHNSON WJ. Serum beta 2-microglobulin concentration in dialysis patients: importance of intrinsic renal function. J Lab Clin Med, 1994, 123(4):495-505.
18. CHATTOPADHYAY C, ACKRILL P, CLAGUE RB. The shoulder pain syndrome and soft-tissue abnormalities in patients on long-term haemodialysis. Br J Rheumatol, 1987, 26(3):181-187.
19. GRAVALLESE EM, BAKER N, LESTER S, et al. Musculoskeletal manifestations in beta 2-microglobulin amyloidosis. Case discussion. Arthritis Rheum, 1992, 35(5):592-602.
20. KOCH KM. Dialysis-related amyloidosis. Kidney Int, 1992, 41(5):1416-1429.
21. IKEGAYA N, KOBAYASHI S, HISHIDA A, et al. Colonic dilatation due to dialysis-related amyloidosis. Am J Kidney Dis, 1995, 25(5):807-809.
22. TAKAHASHI S, MORITA T, KODA Y, et al. Gastrointestinal involvement of dialysis-related amyloidosis. Clin Nephrol, 1988, 30(3):168-171.
23. DULGHERU EC, BALOS LL, BAER AN. Gastrointestinal complications of beta2-microglobulin amyloidosis: a case report and review of the literature. Arthritis Rheum, 2005, 53(1):142-145.
24. KAY J, BENSON CB, LESTER S, et al. Utility of high-resolution ultrasound for the diagnosis of dialysis-related amyloidosis. Arthritis Rheum, 1992, 35(8):926-932.
25. CARDINAL E, BUCKWALTER KA, BRAUNSTEIN EM, et al. Amyloidosis of the shoulder in patients on chronic hemodialysis: sonographic findings. AJR Am J Roentgenol, 1996, 166(1):153-156.
26. NAITO M, OGATA K, SHIOTA E, et al. Amyloid bone cysts of the femoral neck. Impending fractures treated by curettage and bone grafting. J Bone Joint Surg Br, 1994, 76(6):922-925.
27. TAKENAKA R, FUKATSU A, MATSUO S, et al. Surgical treatment of hemodialysis-related shoulder arthropathy. Clin Nephrol, 1992, 38(4):224-230.
28. FURUYA R, KUMAGAI H, TAKAHASHI M, et al. Ultrapure dialysate reduces plasma levels of beta2-microglobulin and pentosidine in hemodialysis patients. Blood Purif, 2005, 23(4):311-316.
29. National Kidney Foundation. K/DOQI clinical practice guidelines for bone metabolism and disease in chronic kidney disease. Am J Kidney Dis, 2003, 42(4 Suppl 3):S1-S201.
30. CAMPISTOL JM. Dialysis-related amyloidosis after renal transplantation. Semin Dial, 2001, 14(2):99-102.
31. TAN SY, IRISH A, WINEARLS CG, et al. Long term effect of renal transplantation on dialysis-related amyloid deposits and symptomatology. Kidney Int, 1996, 50(1):282-289.
32. GEJYO F, KAWAGUCHI Y, HARA S, et al. Arresting dialysis-related amyloidosis: a prospective multicenter controlled trial of direct hemoperfusion with a beta2-microglobulin adsorption column. Artif Organs, 2004, 28(4):371-380.
33. ABE T, UCHITA K, ORITA H, et al. Effect of beta(2)-microglobulin adsorption column on dialysis-related amyloidosis. Kidney Int, 2003, 64(4):1522-1528.
34. LEE GM, AREPALLY GM. Diagnosis and management of heparin-induced thrombocytopenia. Hematol Oncol Clin North Am, 2013, 27(3):541-563.
35. RAUOVA L, ZHAI L, KOWALSKA MA, et al. Role of platelet surface PF4 antigenic complexes in heparin-induced thrombocytopenia pathogenesis: diagnostic and therapeutic implications. Blood, 2006, 107(6):2346-2353.

36. VISENTIN GP, MOGHADDAM M, BEERY SE, et al. Heparin is not required for detection of antibodies associated with heparin-induced thrombocytopenia/thrombosis. J Lab Clin Med, 2001, 138(1):22-31.
37. NEWMAN PM, CHONG BH. Further characterization of antibody and antigen in heparin-induced thrombocytopenia. Br J Haematol, 1999, 107(2):303-309.
38. SACHAIS BS, LITVINOV RI, YAROVOI SV, et al. Dynamic antibody-binding properties in the pathogenesis of HIT. Blood, 2012, 120(5):1137-1142.
39. WARKENTIN TE, MAKRIS M, JAY RM, et al. A spontaneous prothrombotic disorder resembling heparin-induced thrombocytopenia. Am J Med, 2008, 121(7):632-636.
40. WARKENTIN TE, BASCIANO PA, KNOPMAN J, et al. Spontaneous heparin-induced thrombocytopenia syndrome: 2 new cases and a proposal for defining this disorder. Blood, 2014, 123(23):3651-3654.
41. HUGHES M, HAYWARD CP, WARKENTIN TE, et al. Morphological analysis of microparticle generation in heparin-induced thrombocytopenia. Blood, 2000, 96(1):188-194.
42. ROLLIN J, POUPLARD C, SUNG HC, et al. Increased risk of thrombosis in FcgammaRIIA 131RR patients with HIT due to defective control of platelet activation by plasma IgG2. Blood, 2015, 125(15):2397-2404.
43. VISENTIN GP, FORD SE, SCOTT JP, et al. Antibodies from patients with heparin-induced thrombocytopenia/thrombosis are specific for platelet factor 4 complexed with heparin or bound to endothelial cells. J Clin Invest, 1994, 93(1):81-88.
44. BLANK M, SHOENFELD Y, TAVOR S, et al. Anti-platelet factor 4/heparin antibodies from patients with heparin-induced thrombocytopenia provoke direct activation of microvascular endothelial cells. Int Immunol, 2002, 14(2):121-129.
45. CINES DB, TOMASKI A, TANNENBAUM S. Immune endothelial-cell injury in heparin-associated thrombocytopenia. N Engl J Med, 1987, 316(10):581-589.
46. CHILVER-STAINER L, LAMMLE B, ALBERIO L. Titre of anti-heparin/PF4-antibodies and extent of in vivo activation of the coagulation and fibrinolytic systems. Thromb Haemost, 2004, 91(2):276-282.
47. POUPLARD C, IOCHMANN S, RENARD B, et al. Induction of monocyte tissue factor expression by antibodies to heparin-platelet factor 4 complexes developed in heparin-induced thrombocytopenia. Blood, 2001, 97(10):3300-3302.
48. KASTHURI RS, GLOVER SL, JONAS W, et al. PF4/heparin-antibody complex induces monocyte tissue factor expression and release of tissue factor positive microparticles by activation of FcgammaRI. Blood, 2012, 119(22):5285-5293.
49. KOWALSKA MA, KRISHNASWAMY S, RAUOVA L, et al. Antibodies associated with heparin-induced thrombocytopenia (HIT) inhibit activated protein C generation: new insights into the prothrombotic nature of HIT. Blood, 2011, 118(10):2882-2888.
50. MARTEL N, LEE J, WELLS PS. Risk for heparin-induced thrombocytopenia with unfractionated and low-molecular-weight heparin thromboprophylaxis: a meta-analysis. Blood, 2005, 106(8):2710-2715.
51. WARKENTIN TE, LEVINE MN, HIRSH J, et al. Heparin-induced thrombocytopenia in patients treated with low-molecular-weight heparin or unfractionated heparin. N Engl J Med, 1995, 332(20):1330-1335.
52. HARBRECHT U, BASTIANS B, KREDTECK A, et al. Heparin-induced thrombocytopenia in neurologic disease treated with unfractionated heparin. Neurology, 2004, 62(4):657-659.
53. GIROLAMI B, PRANDONI P, STEFANI PM, et al. The incidence of heparin-induced thrombocytopenia in hospitalized medical patients treated with subcutaneous unfractionated heparin: a prospective cohort study. Blood, 2003, 101(8):2955-2959.
54. MORRIS TA, CASTREJON S, DEVENDRA G, et al. No difference in risk for thrombocytopenia during treatment of pulmonary embolism and deep venous thrombosis with either low-molecular-weight heparin or unfractionated heparin: a meta analysis. Chest, 2007, 132(4):1131-1139.
55. WARKENTIN TE, SHEPPARD JA, SIGOUIN CS, et al. Gender imbalance and risk factor interactions in heparin-induced thrombocytopenia. Blood, 2006, 108(9):2937-2941.
56. YAMAMOTO S, KOIDE M, MATSUO M, et al. Heparin-induced thrombocytopenia in hemodialysis patients.

Am J Kidney Dis, 1996, 28(1):82-85.

57. STEIN PD, HULL RD, MATTA F, et al. Incidence of thrombocytopenia in hospitalized patients with venous thromboembolism. Am J Med, 2009, 122(10):919-930.

58. LINKINS LA, DANS AL, MOORES LK, et al. Treatment and prevention of heparin-induced thrombocytopenia: Antithrombotic Therapy and Prevention of Thrombosis, 9th ed: American College of Chest Physicians Evidence-Based Clinical Practice Guidelines. Chest, 2012, 141(2 Suppl):e495S-e530S.

59. WARKENTIN TE. Heparin-induced thrombocytopenia: a clinicopathologic syndrome. Thromb Haemost, 1999, 82(2):439-447.

60. WARKENTIN TE. Clinical presentation of heparin-induced thrombocytopenia. Semin Hematol, 1998, 35(4 Suppl 5):9-16.

61. GOEL R, NESS PM, TAKEMOTO CM, et al. Platelet transfusions in platelet consumptive disorders are associated with arterial thrombosis and in-hospital mortality. Blood, 2015, 125(9):1470-1476.

62. WARKENTIN TE, GREINACHER A, KOSTER A, et al. Treatment and prevention of heparin-induced thrombocytopenia: American College of Chest Physicians Evidence-Based Clinical Practice Guidelines (8th Edition). Chest, 2008, 133(6 Suppl):340S-380S.

63. WARKENTIN TE, KELTON JG. Temporal aspects of heparin-induced thrombocytopenia. N Engl J Med, 2001, 344(17):1286-1292.

64. LUBENOW N, KEMPF R, EICHNER A, et al. Heparin-induced thrombocytopenia: temporal pattern of thrombocytopenia in relation to initial use or reexposure to heparin. Chest, 2002, 122(1):37-42.

65. ALVING BM. How I treat heparin-induced thrombocytopenia and thrombosis. Blood, 2003, 101(1):31-37.

66. WARKENTIN TE, KELTON JG. Delayed-onset heparin-induced thrombocytopenia and thrombosis. Ann Intern Med, 2001, 135(7):502-506.

67. RICE L, ATTISHA WK, DREXLER A, et al. Delayed-onset heparin-induced thrombocytopenia. Ann Intern Med, 2002, 136(3):210-215.

68. HONG AP, COOK DJ, SIGOUIN CS, et al. Central venous catheters and upper-extremity deep-vein thrombosis complicating immune heparin-induced thrombocytopenia. Blood, 2003, 101(8):3049-3051.

69. LAMONTE MP, BROWN PM, HURSTING MJ. Stroke in patients with heparin-induced thrombocytopenia and the effect of argatroban therapy. Crit Care Med, 2004, 32(4):976-980.

70. GIOSSI A, DEL ZOTTO E, VOLONGHI I, et al. Thromboembolic complications of heparin-induced thrombocytopenia. Blood Coagul Fibrinolysis, 2012, 23(6):559-562.

71. LASOCKI S, PIEDNOIR P, AJZENBERG N, et al. Anti-PF4/heparin antibodies associated with repeated hemofiltration-filter clotting: a retrospective study. Crit Care, 2008, 12(3):R84.

72. SINGLA A, AMINI MR, ALPERT MA, et al. Fatal anaphylactoid reaction associated with heparin-induced thrombocytopenia. Vasc Med, 2013, 18(3):136-138.

73. HEWITT RL, AKERS DL, LEISSINGER CA, et al. Concurrence of anaphylaxis and acute heparin-induced thrombocytopenia in a patient with heparin-induced antibodies. J Vasc Surg, 1998, 28(3):561-565.

74. THOLL U, GREINACHER A, OVERDICK K, et al. Life-threatening anaphylactic reaction following parathyroidectomy in a dialysis patient with heparin-induced thrombocytopenia. Nephrol Dial Transplant, 1997, 12(12):2750-2755.

75. HARTMAN V, MALBRAIN M, DAELEMANS R, et al. Pseudo-pulmonary embolism as a sign of acute heparin-induced thrombocytopenia in hemodialysis patients: safety of resuming heparin after disappearance of HIT antibodies. Nephron Clin Pract, 2006, 104(4):c143-s148.

76. DAVENPORT A. Sudden collapse during haemodialysis due to immune-mediated heparin-induced thrombocytopaenia. Nephrol Dial Transplant, 2006, 21(6):1721-1724.

77. ASMIS LM, SEGAL JB, PLANTINGA LC, et al. Heparin-induced antibodies and cardiovascular risk in patients on dialysis. Thromb Haemost, 2008, 100(3):498-504.

78. MATSUO T, KOBAYASHI H, MATSUO M, et al. Frequency of anti-heparin-PF4 complex antibodies (HIT antibodies) in uremic patients on chronic intermittent hemodialysis. Pathophysiol Haemost Thromb, 2006,

35(6):445-450.

79. YU A, JACOBSON SH, BYGDEN A, et al. The presence of heparin-platelet factor 4 antibodies as a marker of hypercoagulability during hemodialysis. Clin Chem Lab Med, 2002, 40(1):21-26.
80. GRUEL Y, POUPLARD C, NGUYEN P, et al. Biological and clinical features of low-molecular-weight heparin-induced thrombocytopenia. Br J Haematol, 2003, 121(5):786-792.
81. LINKINS LA. Heparin induced thrombocytopenia. BMJ, 2015, 350:g7566.
82. GREINACHER A. CLINICAL PRACTICE. Heparin-Induced Thrombocytopenia. N Engl J Med, 2015, 373(3):252-261.
83. CUKER A, GIMOTTY PA, CROWTHER MA, et al. Predictive value of the 4Ts scoring system for heparin-induced thrombocytopenia: a systematic review and meta-analysis. Blood, 2012, 120(20):4160-4167.
84. WARKENTIN TE, KELTON JG. A 14-year study of heparin-induced thrombocytopenia. Am J Med, 1996, 101(5):502-507.
85. WALLIS DE, WORKMAN DL, LEWIS BE, et al. Failure of early heparin cessation as treatment for heparin-induced thrombocytopenia. Am J Med, 1999, 106(6):629-635.
86. NOWAK G, BUCHA E, GOOCK T, et al. Pharmacology of r-hirudin in renal impairment. Thromb Res, 1992, 66(6):707-715.
87. VAN WYK V, BADENHORST PN, LUUS HG, et al. A comparison between the use of recombinant hirudin and heparin during hemodialysis. Kidney Int, 1995, 48(4):1338-1343.
88. FISCHER KG, VAN DE LOO A, BOHLER J. Recombinant hirudin (lepirudin) as anticoagulant in intensive care patients treated with continuous hemodialysis. Kidney Int Suppl, 1999, (72):S46-S50.
89. FRANK RD, FARBER H, STEFANIDIS I, et al. Hirudin elimination by hemofiltration: a comparative in vitro study of different membranes. Kidney Int Suppl, 1999, (72):S41-S45.
90. BENZ K, NAUCK MA, BOHLER J, et al. Hemofiltration of recombinant hirudin by different hemodialyzer membranes: implications for clinical use. Clin J Am Soc Nephrol, 2007, 2(3):470-476.
91. WISLER JW, WASHAM JB, BECKER RC. Evaluation of dose requirements for prolonged bivalirudin administration in patients with renal insufficiency and suspected heparin-induced thrombocytopenia. J Thromb Thrombolysis, 2012, 33(3):287-295.
92. AL-ALI FS, ELSAYED M, KHALIFA S, et al. Successful use of a bivalirudin treatment protocol to prevent extracorporeal thrombosis in ambulatory hemodialysis patients with heparin-induced thrombocytopenia. Hemodial Int, 2016, 20(2):204-207.
93. KISER TH, FISH DN. Evaluation of bivalirudin treatment for heparin-induced thrombocytopenia in critically ill patients with hepatic and/or renal dysfunction. Pharmacotherapy, 2006, 26(4):452-460.
94. SWAN SK, HURSTING MJ. The pharmacokinetics and pharmacodynamics of argatroban: effects of age, gender, and hepatic or renal dysfunction. Pharmacotherapy, 2000, 20(3):318-329.
95. LINK A, GIRNDT M, SELEJAN S, et al. Argatroban for anticoagulation in continuous renal replacement therapy. Crit Care Med, 2009, 37(1):105-110.
96. SHETH SB, DICICCO RA, HURSTING MJ, et al. Interpreting the International Normalized Ratio (INR) in individuals receiving argatroban and warfarin. Thromb Haemost, 2001, 85(3):435-440.
97. Argatroban for treatment of heparin-induced thrombocytopenia. Med Lett Drugs Ther, 2001, 43(1097):11-12.
98. MURRAY PT, REDDY BV, GROSSMAN EJ, et al. A prospective comparison of three argatroban treatment regimens during hemodialysis in end-stage renal disease. Kidney Int, 2004, 66(6):2446-2453.
99. KODITYAL S, NGUYEN PH, KODITYAL A, et al. Argatroban for suspected heparin-induced thrombocytopenia: contemporary experience at a large teaching hospital. J Intensive Care Med, 2006, 21(2):86-92.
100. LEVINE RL, HURSTING MJ, MCCOLLUM D. Argatroban therapy in heparin-induced thrombocytopenia with hepatic dysfunction. Chest, 2006, 129(5):1167-1175.
101. LEWIS BE, WALLIS DE, LEYA F, et al. Argatroban anticoagulation in patients with heparin-induced thrombocytopenia. Arch Intern Med, 2003, 163(15):1849-1856.

102. LEWIS BE, WALLIS DE, HURSTING MJ, et al. Effects of argatroban therapy, demographic variables, and platelet count on thrombotic risks in heparin-induced thrombocytopenia. Chest, 2006, 129(6):1407-1416.

103. SYED S, REILLY RF. Heparin-induced thrombocytopenia: a renal perspective. Nat Rev Nephrol, 2009, 5(9):501-511.

104. BROWN P, JAY R, FOX A, et al. Chronic fondaparinux use in a hemodialysis patient with heparin-induced thrombocytopenia type II and extracorporeal circuit thrombosis-a case report and review of the literature. Hemodial Int, 2013, 17(3):444-449.

105. MATSUO T, KUSANO H, WANAKA K, et al. Heparin-induced thrombocytopenia in a uremic patient requiring hemodialysis: an alternative treatment and reexposure to heparin. Clin Appl Thromb Hemost, 2007, 13(2):182-187.

106. CARRIER M, RODGER MA, FERGUSSON D, et al. Increased mortality in hemodialysis patients having specific antibodies to the platelet factor 4-heparin complex. Kidney Int, 2008, 73(2):213-219.

107. MUREEBE L, COATS RD, SILLIMAN WR, et al. Heparin-associated antiplatelet antibodies increase morbidity and mortality in hemodialysis patients. Surgery, 2004, 136(4):848-853.

108. PENA DE LA VEGA L, MILLER RS, BENDA MM, et al. Association of heparin-dependent antibodies and adverse outcomes in hemodialysis patients: a population-based study. Mayo Clin Proc, 2005, 80(8):995-1000.

第三章
介入肾脏病学

随着人类生活水平和健康水平的提高，各种慢性肾脏病及并发症的管理越来越进步，终末期肾脏病特别是血液透析的人数逐年增加，患者的生存时间越来越长，老年人尤其是糖尿病以及高血压等合并血管病变的血液透析患者增加更明显，这直接导致了血液透析用血管通路的建立和维护的问题也随之增加。有研究显示，新近透析患者住院的首位原因是血管通路问题[1]。近二三十年来，各种血管腔内技术或者介入技术的发展方兴未艾，不论是内脏血管还是外周血管，越来越多血管疾病通过介入手段得到了诊治。血管通路也不例外，目前国际上关于血管通路介入技术的临床和研究工作已经成为血管通路领域的热点。因此，介入肾脏病学的概念已经被大家逐渐接受。严格说来，介入肾脏病学除了血管通路外，还包括肾穿刺活检、肾动脉疾病的介入治疗以及腹膜透析导管的置入和维护等领域的工作，但目前看来，其主要构成部分仍是血管通路。本书中，有关非血管通路的部分因另有章节介绍，因此，本章节中所指的介入肾脏病仍是论述血管通路部分。

直到目前，国际上普遍采用的血管通路为动静脉内瘘、中心静脉导管。其中动静脉内瘘又包括自体动静脉内瘘和移植物内瘘。

第一节　血液透析动静脉内瘘通路

1. 动静脉内瘘的类型　血液透析动静脉内瘘分两种类型：自体动静脉内瘘和移植物动静脉内瘘。自体动静脉内瘘是在皮下将动脉和邻近的表浅静脉进行吻合。动脉血流经吻合口直接进入静脉，经过至少 4 ~ 6 周成熟期后，动静脉内血流量增加、管腔扩张、管壁增厚，可直接穿刺静脉行血液透析治疗。自体动静脉内瘘常见的吻合部位为腕部、鼻咽窝、前臂、肘部甚至上臂。自体动静脉内瘘一旦成熟之后使用寿命长、并发症低，目前国际上主流观点认为是首选的血液透析通路[2]。

移植物内瘘是用一段移植物将患者的动静脉连通并植入皮下，透析时穿刺移植物获得体外循环所需的血流，移植物可选用经过处理的尸体动脉或动物血管，但目前多用高分子材料制作的人造血管，所以也叫人造血管内瘘。人造血管内瘘建立后，也要经过2 ~ 3周的“成熟期”才可使用。近年来也有建立后24小时即可穿刺使用的新型人造血管。

近十几年来，很多国家包括我国部分大城市的医院，自体动静脉内瘘的使用率有下降的趋势，为此，《中国血液透析用血管通路专家共识》建议我国血管通路的目标应该是自体动静脉内瘘 >80%，移植物内瘘 >10%，中心静脉导管 <10%[3]。

2. 动静脉内瘘的术前准备及评估　慢性肾脏病患者应避免双侧上肢动静脉穿刺和留置导管、避免锁骨下静脉穿刺和留置各种导管包括 PICC 导管，充分保护上肢血管。eGFR<30ml/min 的患者

应开始考虑肾脏替代治疗方式的选择。预计将要行血液透析的患者，应至少6个月前行自体动静脉内瘘手术，以预留充分内瘘成熟的时间以及针对成熟不良原因的纠正的时间，避免需要透析时不得不行深静脉置管。

（1）病史：患者既往有无中心静脉插管史、心脏起搏器置入、PICC管、血管外伤史；有无糖尿病、心功能不全、外周血管疾病。评价心功能状况能否耐受动静脉内瘘建立后心脏负荷的增加。

（2）体格检查：双上肢血压是否对称，Allen试验评估桡动脉和尺动脉血供，既往有中心静脉置管的患者有无上肢不对称性水肿、侧支静脉建立等中心静脉狭窄的体征。

（3）影像学检查：术前通过体格检查和影像学检查描绘出动静脉的部位和走行有利于更好地选择手术部位、增加手术成功的几率。

1）多普勒超声：患者手术前应常规行多普勒超声检查了解肱动脉、桡动脉和外周静脉的流速和内径、有无局限性狭窄。① 动脉内径>2.0mm、静脉内径>2.5mm手术成功率和术后动静脉内瘘成熟机会更高。但动静脉内径<1.5mm也存在内瘘成熟的机会。有经验的手术医生会根据患者的情况尽可能充分利用患者有限的血管资源。② 静脉扩张试验：阻断静脉近心端，静脉内径增加>50%，提示动静脉内瘘术后成熟率较高。③ 动脉扩张试验：患者紧紧握拳2分钟后松开手掌，动脉血流的频谱由高阻的三相波转变为两相波，提示动脉的扩张性较好。④ 肱动脉血流：腋下测定肱动脉血流，>80ml/min提示动静脉内瘘成功率高。

2）静脉造影：病史和体格检查提示可能有中心静脉狭窄的患者术前应行静脉造影明确诊断。

3. 自体动静脉内瘘的建立

（1）手术部位：非优势侧腕部桡动脉-头静脉（Brescia-Cimino内瘘）是首选的手术部位。其次可以选择鼻咽窝、尺动脉-贵要静脉等前臂血管。如果前臂血管条件太差，可以选择肘部肱动脉-头静脉或转置的肱动脉-贵要静脉。

（2）手术技术：手术一般在局麻下进行。行表浅静脉和动脉的端端、端侧或侧侧吻合。多数采用端侧吻合。近年来，国际上出现了经介入下射频建立动静脉内瘘的腔内手术，可以避免开放手术[4]。

（3）术后护理和自体动静脉内瘘成熟过程：术后避免敷料包扎过紧。术后应检查伤口有无渗血及动静脉内瘘震颤和杂音是否正常存在。伤口愈合后嘱患者加强前臂运动可促进内瘘及早成熟。自体动静脉内瘘成熟一般需要至少4周时间，血管条件差的患者甚至经过超过半年的时间也可最终获得成熟。内瘘成熟的标准：静脉内径>5mm；静脉距皮肤深度<6mm；穿刺部位血流速>500ml/min[3]。不成熟的内瘘过早穿刺容易造成穿刺点渗血，血肿可能压迫甚至导致内瘘闭塞。动脉血流量不足、吻合口或动静脉狭窄及静脉分支是导致动静脉内瘘成熟不良的主要原因。介入技术的球囊扩张狭窄部位或静脉流出道分支结扎可促进内瘘的成熟[5]。

4. 移植物动静脉内瘘的建立

（1）人造血管移植物特点：不能建立有效的自体动静脉内瘘的患者，可考虑行移植物动静脉内瘘。移植物动静脉内瘘较自体动静脉内瘘使用寿命短、并发症发生率高，但亦具一定优点，如成熟时间短、更容易穿刺、可供穿刺的部位相对较长。

（2）移植物种类：目前使用最多的移植物材料是人工合成材料，如PTFE，以前也有人用经过处理的尸体动脉、牛颈动脉等。

（3）人造血管移植物手术技术：根据患者的血管条件并遵循尽可能先远后近的原则，在前臂选尺、桡动脉或肘部的肱动脉做人造血管的动脉流入道与人造血管行端侧吻合。静脉流出道可选择头静脉、贵要静脉或腋静脉等。人造血管的走行可以是直形或者袢形，一般认为袢形优于直形。还可以选择人造血管连接腋动脉-颈内静脉、腋动脉-腋静脉、锁骨下动-静脉、股动脉-股静脉等部位。

手术可在局部麻醉下进行，术前可以预防性使用抗生素，术中行人造血管和自体动静脉端侧吻合。

（4）人造血管移植物内瘘的成熟过程：术后2 ~ 3周，手术范围内皮肤及皮下组织无明显水肿或红肿，人造血管可清晰触及的内瘘可以试行穿刺透析。近年来，有一种带硅胶层的人造血管间世，可以在建立后数小时至一天左右进行穿刺[6]。如果患肢仍有明显肿胀应检查有无血清肿或者中心静脉狭窄等原因。

5. 内瘘的使用和维护

（1）穿刺技术

1）皮肤准备：局部皮肤无菌消毒。

2）局部麻醉：绝大多数患者可直接穿刺。疼痛敏感的患者，可局部涂抹麻醉药膏；初次穿刺的患者，可局部注射利多卡因。

3）止血带的使用：可使用止血带使穿刺部位的血管扩张便于穿刺。

4）穿刺针尺寸：新近使用的内瘘或血流速低时，可选用17G或更细的穿刺针；充分成熟的内瘘或需要较高血流速行高效透析时，可选用16G甚至15G穿刺针。有条件的可选择透析专用套管针。

5）穿刺针的位置和方向：动脉穿刺针距吻合口>3cm，可采取顺血流或逆血流的方向，当可用的穿刺点离吻合口较近时，顺血流方向穿刺是较好的选择。动静脉穿刺针间距>5cm，以减少血液再循环。静脉穿刺针应顺血流方向。

穿刺人造血管动静脉内瘘必须充分了解手术吻合血管部位，避免动静脉穿刺部位颠倒。

不同的穿刺方法影响动静脉内瘘的使用寿命。常见的穿刺方法包括：阶梯式（绳梯式）和纽扣式（扣眼式）。同一部位反复穿刺容易在血管局部形成血管瘤。阶梯式穿刺法反复穿刺通路的不同部位，扣眼式穿刺法沿同一针道进行穿刺，能够避免血管瘤的形成；但近期的研究发现，采用扣眼式穿刺法的患者并发菌血症的风险增加，并不适合广泛采用。

（2）透析结束后的压迫止血：透析结束，拔除穿刺针后，最好的止血方法是手指在穿刺点部位直接压迫止血，至少压迫10分钟。20分钟后仍有出血提示可能存在静脉流出道狭窄。

6. 内瘘的并发症

（1）感染

1）自体动静脉内瘘：感染发生率较低，致病菌常常是葡萄球菌。出现局部炎症的表现后应留取局部分泌物做培养，局部抗生素使用可能有效。但如果局部抗生素无效甚至有发热等全身感染表现，立即抽取血培养，并开始抗感染治疗，疗程一般6周。

2）人造血管动静脉内瘘：感染发生率相对较高，下肢的人造血管内瘘更易感染。使用人造血管内瘘的患者在进行某些容易感染的手术操作如拔牙、泌尿生殖系统检查治疗时应预防性使用抗生素。经验性抗生素治疗应覆盖革兰阳性菌和革兰阴性菌甚至肠球菌。最好基于培养选择敏感抗生素。人造血管局部感染可经抗生素治疗和局部切除感染的血管得以治愈，感染范围较大的人造血管往往需要全部切除。

（2）血栓形成

1）易感因素：低血压、低血容量、高凝状态（高纤维蛋白原，低蛋白C、蛋白S水平，狼疮抗凝物阳性，血红蛋白水平过高等）。动静脉内瘘狭窄是大多数血栓形成的基础。

2）预防：目前并无充分的证据表明抗凝药和抗血小板药可有效预防人造血管或自体血管动静脉内瘘的血栓形成。

3）治疗：一旦发现血栓形成应立即采取治疗措施，以尽可能避免深静脉置管透析。治疗方法包括溶栓、介入治疗机械性取栓和外科手术切开取栓。血栓可发生于手术后或成熟的内瘘使用过程中。应教育患者避免无意中压迫动静脉瘘，学会自我检查以便及时发现血栓形成。血栓形成继发于内瘘流量不足往往提示存在内瘘狭窄，溶栓或取栓成功后需进行狭窄的介入治疗或手术治疗。

（3）狭窄

1）临床表现：透析时血流量不足、滤器容易发生凝血、穿刺困难、透析结束后穿刺点止血困难、持续上肢肿胀和透析充分性下降往往是内瘘狭窄的表现。体格检查是检测内瘘狭窄的有效手段，通过触诊和听诊，狭窄部位表现为震颤增强和高调杂音。

2）通路血流测定和监测：血管通路类型、部位不同，血流量不同，血流量的动态变化可提示通路狭窄和发生血栓形成的可能。使用超声稀释法测定的自体动静脉内瘘的血流量一般为500 ~ 800ml/min，移植物动静脉内瘘血流量约1 000ml/min（也可高达3 000ml/min）。自体动静脉内瘘血流量低至200ml/min也可能保持内瘘的功能并满足透析时流量要求。移植物动静脉内瘘血流量600 ~ 800ml/min容易出现血栓形成但已能满足透析流量。中国血管通路专家共识认为狭窄干预的指征是狭窄超过周围正常血管管径50%并伴以下情况如：内瘘自然血流量<500ml/min；不能满足透析处方所需血流量；透析静脉压升高，穿刺困难；透析充分性下降；以及内瘘出现异常体征等。

3）通路再循环：以尿素氮和非尿素氮（如超声稀释法）为基础的方法用于通路再循环测定。

4）影像学检查

A. 彩色多普勒超声：能直接测定动静脉通路的血流模式、检测是否存在狭窄，价格便宜，适用于临床常规监测。

B. 血管造影：临床高度怀疑存在通路狭窄的患者可行血管造影检查并进一步行介入治疗。

5）通路狭窄的治疗：治疗方法包括经皮血管成形术（percutaneous transluminal angioplasty，PTA）（球囊扩张术）、支架置入术和外科手术修复。

目前国际上认为此方法是治疗各种血管通路狭窄的主要手段，甚至可以说是介入肾脏病学这个名称的由来之一。PTA可在放射介入或超声引导下进行。特别是超声引导下PTA技术，具有操作简单，不需要大型设备和造影剂，不接触射线等优点，是未来一个发展方向[7,8]。

依据狭窄的部位及局部解剖学特点，可以选择血流方向的正向、逆向或双向作为球囊入路，原则上尽量保证足够的操作空间，易于穿刺，且操作结束后容易止血。在保证可以顺利通过病变的前提下，尽可能选择流出道静脉作为入路[9]。可应用高压球囊、超高压球囊及特殊球囊（如双导丝球囊、切割球囊、药涂球囊、棘突球囊等）。

球囊直径需根据束臂后与狭窄血管相邻的血管的内径来决定，一般选择直径为4 ~ 7mm球囊，球囊长度可根据病变长度进行选择（有文献建议选择与狭窄血管相邻的血管内径1.1倍的球囊进行扩张）[10]。

治疗时建议：参照球囊的工作压力和爆破压力，扩张程序可反复进行，尽可能至狭窄消除；建议治疗前肝素化，阻断血流时间不宜过长，以防止新鲜血栓形成。

（4）血管瘤

1）自体动静脉内瘘：多数血管瘤不需要临床处理。如果血管瘤过大，影响了有效的穿刺部位或血管瘤瘤壁过薄易于出现大出血的危险，需及时的外科处理。

2）人造血管动静脉内瘘：假性血管瘤瘤体快速增大、直径>12mm、限制穿刺部位、患者出现明显症状（疼痛）需切除瘤体并置入一段新的人造血管。

（5）透析通路相关性肢端缺血综合征（hemodialysis access induced distal ischemia，HAIDI）：是指内瘘建立后，局部血流动力学发生变化，造成远端肢体供血减少，出现缺血性改变的一组临床症状综合征，主要表现有肢体发凉、苍白、麻木、疼痛等症状．严重者可出现坏死。超声检查、CTA、血管造影、内瘘限流后血供改善情况、指肱指数（DBI<0.6）等可用于HAIDI的客观评价。

1）临床分级：依据临床缺血程度将HAIDI分为4级[11]：

Ⅰ级：手部苍白、发绀和/或发凉，但无疼痛感觉。

Ⅱ级：运动和/或透析时上述症状加重伴疼痛。

Ⅲ级：静息痛。

Ⅳ级：肢体出现溃疡、坏死、坏疽等组织缺血表现。

2）治疗：保守治疗：症状较轻、临床分级为Ⅰ级或Ⅱ级较轻者。手部保暖及功能锻炼及改善血液循环的药物治疗。手术治疗：缺血症状严重、临床分级Ⅱ级较重、Ⅲ级及Ⅳ级者需手术治疗。可采用如下方法：① 吻合口远端桡动脉结扎术（适于存在窃血现象者）；② PTA：应用于内瘘动脉存在狭窄者；③ 内瘘限流术：适用于内瘘流量过高者，包括环阻法、折叠缩窄法、MILLER法等；

④ 流入动脉重塑术：包括吻合口远心端与近心端动脉旁路术（DRIL）、内瘘静脉与吻合口远心端动脉旁路术（RUDI）、内瘘静脉与吻合口近心端动脉旁路术（PAI）等术式；⑤ 结扎内瘘。

第二节 中心静脉导管

中心静脉血液透析导管可以作为肾衰竭患者的临时或长期的透析通路。但中心静脉导管合并导管相关的血流感染、导管功能不良、中心静脉狭窄等并发症的发生率高，导致患者透析不充分，死亡率高。KDOQI指南及我国血管通路专家共识均推荐应尽量减少中心静脉导管的使用。

1. 中心静脉插管的设计种类

1）带涤纶套和隧道导管：俗称长期导管。带涤纶套和隧道导管的感染发生率比临时导管低，且导管不易脱出。预计依赖导管透析时间较长的患者，最好选用带涤纶套和隧道的透析导管。

2）不带涤纶套和隧道的导管：也称临时导管，由于不需要建立隧道，操作相对容易，适用于临时和紧急状态的透析患者。但不易固定，留置时间较短。

2. 中心静脉插管的选择

1）临时血液透析导管：多用于以下患者的紧急血管通路：① 急性肾衰竭等需要行CRRT治疗；② 药物过量或中毒需行血液透析或血液灌流；③ 终末期肾脏病患者需紧急透析但没有成熟的长期透析通路；④ 维持性透析患者长期透析通路出现并发症，预计短期内可以解决，在这段时间内的血液透析需临时透析管过渡；⑤ 血浆置换；⑥ 腹膜透析患者，新置入的腹膜透析管尚不能使用或并发腹膜炎需行血液透析；⑦ 肾移植患者因严重的排异反应需临时血透。

2）带涤纶套和隧道血液透析导管：动静脉内瘘透析通路不能有效建立的患者，使用深静脉置管作为长期血液透析通路。这类患者包括：儿童；糖尿病患者伴有严重的外周血管病变；过度肥胖的患者；因多次建立动静脉通路已经没有可供使用的动静脉血管资源；严重心功能不全不能耐受外周动静脉通路带来的心脏负荷的增加；预期生命有限的患者及短期内可以进行肾移植的患者。中国血管通路专家共识明确指出，在动静脉内瘘成熟期内的过渡通路，应该使用长期导管。

3. 插管部位的选择依据 右侧颈内静脉是首选的插管部位。

锁骨下静脉插管易出现气胸、血胸、穿刺锁骨下动脉、臂丛神经损伤和中心静脉狭窄等并发症，应尽量避免。

肾脏替代治疗时间短（<1周）、合并心力衰竭肺水肿的患者，可首选股静脉临时插管。卧床、其他部位建立透析通路困难的患者也可选用股静脉带涤纶套和隧道的血液透析用中心静脉导管，导管尖端应尽量达下腔静脉水平，以保证足够的血流量并减少再循环的发生。因损伤髂静脉，对有肾移植预期的患者，应权衡选择该部位的利弊。

4. 插管技术 有条件尽量选择超声引导下静脉穿刺，可提高穿刺成功率，较少穿刺相关并发症的发生，建议穿刺置管过程全程心电监护，以期及时发现心律失常并处理。穿刺前行超声血管检查，选择合适的穿刺部位。优先选择右颈内静脉，其次为左颈内静脉或股静脉，尽量避免穿刺锁骨下静脉。穿刺过程中应遵循无菌操作技术，操作者戴口罩、帽子，穿手术衣，戴无菌手套。操作区域充分消毒，穿刺点利多卡因局部浸润麻醉，超声引导下带注射器的穿刺针边穿刺边抽吸，有回血后沿穿刺针置入导丝。透析管套装里备用的往往是18G穿刺针和0.035″甚至0.038″号导丝。为减少穿刺损伤，可换用21G穿刺针和0.018″导丝。

（1）不带涤纶套和隧道的血液透析用中心静脉导管：沿导丝顺序置入内径较小和较大的扩张器扩张皮下组织和静脉，扩张过程中应手法轻柔，导丝在扩张器内应自由移动，避免粗暴操作扩张器穿出血管壁甚至误入纵隔或腹腔。扩张后沿导丝置入导管。穿刺成功后应常规行X线检查明确插管位置是否正常，检查有无气胸、血胸等穿刺并发症。

（2）带涤纶套和隧道的血液透析用中心静脉导管

1）建立皮肤外口和皮下隧道：根据导管长度和类型，确定外口和皮下隧道位置，以便使导管尖端能达到右房入口水平，导管在隧道内无打折，涤纶套距外口约2 ~ 3cm。局麻后，在外口及沿隧道走行部位行局部麻醉，外口处和穿刺点各行约1cm左右横切口，钝性分离皮下组织。

2）将透析管经外口置入隧道：经外口至穿刺部位置入隧道针，沿隧道针将透析管从穿刺部位脱出。

3）扩张皮下组织和静脉通道并置入透析管：沿导丝经扩张器扩张皮下组织和静脉通道后，沿导丝置入撕脱鞘，拔除导丝和撕脱鞘内扩张器后，手指堵塞撕脱鞘避免出血和空气进入（目前多数导管的撕脱鞘已经带有防止漏血的安全阀门），迅速将导管置入撕脱鞘，边撕裂撕脱鞘边将导管推进入静脉。

4）导管置入后检查动静脉端出血是否通畅，必要时调整导管的位置。缝合穿刺部位和皮肤外口，固定导管，无菌敷料覆盖损伤部位。

5. 导管的使用

（1）敷料：透析前后将透析管与透析管路连接或分离过程中，应遵循无菌操作的原则。操作人员和患者均应戴口罩和帽子，充分消毒操作区域皮肤及透析导管，导管外口始终应有肝素帽或注射器封堵，不应将外口直接暴露空气中。透析间期禁止经透析管输液治疗。

透析结束后，使用干燥的无菌敷料覆盖。干燥的敷料较不透气的透明敷料能减少外口感染的发生率。

（2）封管液

1）肝素：透析结束后，根据透析管上标注的容量将1 000 ~ 5 000U/ml的肝素分别注入透析管的动静脉端。没有研究显示更高浓度的肝素封管液能更好地预防导管血栓形成。而且部分肝素封管液会经导管尖端入血，浓度过高或注入量超过管腔容积将造成系统性抗凝，增加高危患者出血的风险。下次透析前，应将管腔内的肝素抽吸出来。用肝素盐水（100u/ml）冲洗管腔后再开始透析。

2）枸橼酸：枸橼酸能够螯合血浆中的钙离子，阻止凝血级联的形成，从而发挥抗凝作用。枸橼酸封管在预防导管血栓形成方面并不优于肝素。4%的枸橼酸是其最低的有效浓度。高浓度的枸橼酸注入心房，快速降低血钙浓度，容易诱发心律失常。

（3）洗浴：不能将导管浸泡在洗澡水中。应在透析管外口和隧道充分愈合后才可开始进行淋浴。最好用较大的密闭敷料封闭导管全部体外部分。淋浴后要将导管外口涂抹抗生素药膏并更换新的敷料。

6. 插管相关的并发症 静脉插管急性并发症：穿刺动脉、气胸、血胸、空气栓塞、纵隔出血、心脏压塞、神经损伤、心律失常。急性并发症的发生率一般不超过5%。静脉插管远期并发症包括：

（1）感染：感染是导致透析管拔除的首要原因，并增加患者的患病率和死亡率。

1）感染途径：患者皮肤表面的菌落经外口迁移至导管的外表面；导管连接部位污染；透析或输液过程中管腔污染；菌血症时菌落在导管定植。

2）预防：插管和使用过程中无菌操作。缩短透析管的留置时间。预防性使用抗生素。插管前不推荐常规应用预防性抗生素。导管外口应用莫匹沙星可降低葡萄球菌的菌落形成，降低导管相关感染的发生率，延长导管的使用时间。但长期应用可能会造成细菌耐药。目前国际主流的指南尚不推荐预防性应用抗生素溶液封管来预防管腔内感染。

3）诊断和治疗

Ⅰ. 临时血透管

A. 外口感染：外口局部红肿和/结痂；但无脓性分泌物，应用2周抗生素；出现系统性感染的症状（白细胞升高或体温>38℃），沿隧道可以挤出脓性分泌物，经抗生素治疗感染持续存在或再次发生，需拔除临时透析管；血培养阳性，拔除临时透析管。

B. 系统性感染：临床常表现为白细胞升高和发热。透析过程中体温升高会更明显，但并不一定是致热原反应的表现。患者常同时有外口感染的表现，有些患者存在其他部位的感染，如肺炎、泌尿系感染、伤口感染。这些病例可以在抗感染的同时，暂时保留透析管。如果病史、体格检查和影像学检查均不支持存在其他部位的感染，高度怀疑导管感染引起的系统性症状，应立即拔除透析管，并将外周血、导管内血和导管尖端同时留取培养。通常抗生素治疗需2 ~ 3周，抗生素治疗的疗程取决于临床治疗的反应。

C. 重新置入新的透析管：待血培养转阴后，可换其他部位置入新的透析管。

Ⅱ. 带涤纶套和隧道的血透用中心静脉管

A. 外口感染：导管外口周围皮肤和软组织的局限性感染，无隧道和系统性感染的表现。局部应用抗生素软膏，无菌敷料，同时应用静脉或口服抗生素。如果外口感染持续存在，需要换管的同时重建新的外口。

B. 隧道感染：通常表现为沿隧道明显的红肿、压痛和外口脓性分泌物。隧道感染需立即拔除透析管。

C. 导管相关的菌血症。

患者或轻或重地表现出系统性感染的症状。轻症病例表现为发热或寒战，而重症病例会出现血流动力学不稳定。患者透析开始后出现寒战高热等败血症症状，提示细菌或内毒素经导管释放入血。革兰阳性菌，通常葡萄球菌是最常见的致病菌，但也有约40%的病例是革兰阴性菌。导管相关感染的治疗需考虑抗生素类型的选择、疗程及导管的处理措施三方面。依赖导管透析的患者出现发热或寒战，59% ~ 81%的病例最终被证实是由于导管感染引起的菌血症。因此，这些患者一旦出现症状应立即抽取血培养后开始抗生素治疗，抗生素应同时覆盖革兰阳性和阴性菌。如果在当地的透析中心常发生耐甲氧西林的金黄色葡萄球菌引起的感染，初治方案中应选择万古霉素，而不是一代头孢菌素。经验性覆盖革兰阴性菌的抗生素应选择氨基苷类或三代头孢菌素。

为减少抗生素耐药菌株的出现，应尽早根据血培养的结果调整抗生素的使用。导管相关血流感染血培养阳性标准：① 同时有≥5∶1的定量血培养结果（中心静脉导管比外周静脉）；② 阳性时间差：中心静脉导管血培养阳性比外周静脉血培养阳性至少早2小时。

没有导管相关感染并发症的病例，通常抗生素的疗程为2 ~ 3周；出现转移性感染，如心内膜炎或骨髓炎，抗生素要使用更长的时间（6周），疗程结束1周后要重复进行血培养（图29-3-2-1）。

从控制感染的角度，拔除导管感染更容易控制。但患者需要透析维持生命，需置入新的临时管来继续透析治疗。因此，是否拔除感染的透析管取决于致病菌的类型以及败血症病情的轻重和患者是否存在其他可供选择的插管部位。如果患者经系统性抗生素治疗，败血症症状不缓解或血流动力学不稳定，应尽早拔除感染的透析管。继续保留透析管，感染可能不易控制且增加异位感染的风险。有研究表明，经导丝原位更换透析管可取得较好的临床效果，有效率可达80%以上，移除了感染的导管有效控制感染的同时，又保留了同一静脉通路。

导管相关感染在全身抗生素治疗的同时需使用抗生素–肝素封管1次/d。抗生素封管可有效清除导管生物膜上的细菌，使全身感染得到有效控制，也保留了感染的导管；但如果患者2 ~ 3天后仍持续高热、血培养阳性，需替换感染的导管。抗生素–肝素封管有效率：表皮葡萄球菌75%，革兰阴性菌87%，金黄色葡萄球菌40%。常用药物的封管浓度：万古霉素10 ~ 25mg/ml，头孢他定10 ~ 25mg/ml，头孢唑啉10 ~ 50mg/ml，头孢哌酮20 ~ 50mg/ml。

4）并发症：延迟治疗或企图挽救感染的导管往往导致较严重的并发症，包括感染性心内膜炎、骨髓炎、化脓性血栓性静脉炎和脊髓硬膜下脓肿等。感染性心内膜炎常见于金黄色葡萄球菌引起的菌血症，患者常表现为心功能不全和新出现的心脏杂音。经胸或经食管超声可证实瓣膜赘生物和瓣膜功能不全[12]。

（2）导管功能不良

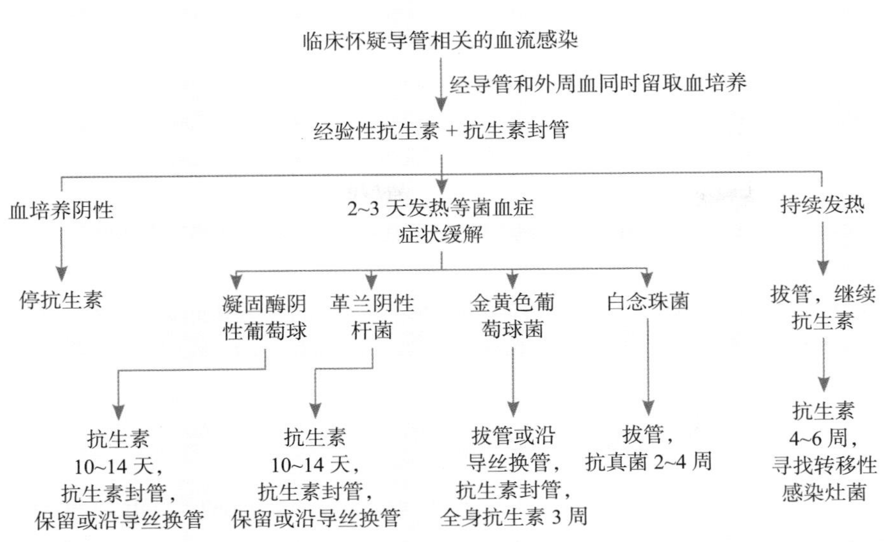

图 29-3-2-1 临床怀疑导管相关的血流感染处理流程

1）早期导管功能不良：多是由于位置不良、打折或导管腔内血栓形成。位置不良或打折往往需要在透视下调整导管位置或重新置管。小的腔内血栓形成可通过腔内注射尿激酶或tPA溶栓达到再通。

2）晚期导管功能不良：纤维鞘和附壁血栓 晚期导管功能不良的主要原因。几乎所有的透析管在置入后1至数周内都会在管周形成纤维鞘。在纤维鞘没有堵塞导管动静脉端出口前不影响导管的功能。通常纤维鞘和附壁血栓形成所谓的“活瓣”效应，经导管抽吸困难但注入通畅。经导管行静脉造影可明确诊断。治疗方法包括以下四种：系统性溶栓；经导管套扎剥脱纤维鞘；沿导丝更换导管；球囊扩张破坏纤维鞘+沿导丝更换导管。

3）血栓栓塞：大的血凝块黏附于导管末端或血管壁临床可以没有症状也可发生血栓栓塞事件。大的附壁血栓可以导致中心静脉狭窄和中心静脉血栓形成。治疗方法包括拔除导管、系统性或经导管溶栓治疗，严重病例开胸行血栓切除。

4）中心静脉狭窄

Ⅰ. 发生率：导管尖端反复摩擦及局部高速血流对内膜的损伤会刺激内膜产生大量的生长因子导致中心静脉狭窄的发生。使用尖端材质较硬的导管、经锁骨下静脉插管及既往有中心静脉插管史的患者很容易出现中心静脉狭窄。中心静脉狭窄也可发生于没有任何插管史的患者。

Ⅱ. 临床表现和诊断：中心静脉狭窄的患者临床可以没有任何症状，在行动静脉内瘘术后回心血流量增加后才表现出来。常见的临床表现包括上肢、头颈部的水肿，体表可见相应位置的浅表静脉明显显现或静脉曲张。

Ⅲ. 治疗：结扎外周动静脉通路是缓解症状最快速有效的方法但要以牺牲通路为前提。低分子肝素继以华法林抗凝治疗和抬高患肢可使患者临床症状部分缓解。介入治疗，包括球囊扩张和/或支架置入是首选的治疗方法，球囊扩张后狭窄部位明显弹性回缩或单纯球囊扩张后3个月内出现再狭窄的病例可考虑行支架置入。但支架植入后仍可发生再狭窄。

（金其庄）

参考文献

1. ARORA P, KAUSZ AT, OBRADOR GT, et al, Hospital utilization among chronic dialysis patients. J Am Soc Nephrol, 2000, 11(4):740-746.
2. National Kidney Foundation, KDOQI Clinical Practice Guideline for Hemodialysis Adequacy: 2015 update. Am J Kidney Dis, 2015, 66(5):884-930.
3. 中国医院协会血液净化中心管理分会血液净化通路学组，中国血液透析用血管通路专家共识．中国血液净化，2014, 8(13)：549-558.
4. LOK CE, RAJAN DK, CLEMENT J, et al. Endovascular Proximal Forearm Arteriovenous Fistula for Hemodialysis Access: Results of the Prospective, Multicenter Novel Endovascular Access Trial (NEAT). Am J Kidney Dis, 2017, 70(4):486-497.
5. LARS K, PATRICK H. Endovascular treatment to boost AV fistula maturation. J Vasc Access, 2017, 18 (Suppl 1): 15-18.
6. AITKEN EL, JACKSON AJ, KINGSMORE DB, et al. Early cannulation prosthetic graft (Acuseal) for arteriovenous access: a useful option to provide a personal vascular access solution. J Vasc Access, 2014, 15(6):481-485.
7. WAKABAYASHI M, HANADA S, NAKANO H, et al. Ultrasound-guided endovascular treatment for vascular access malfunction: results in 4896 cases. J Vasc Access, 2013, 14(3):225-230.
8. GORIN DR, PERRINO L, POTTER DM, et al. Ultrasound-guided angioplasty of autogenous arteriovenous fistulas in the office setting. J Vasc Surg, 2012, 55(6): 1701-1705.
9. BOJAKOWSKI K, GÓRA R, SZEWCZYK D. Ultrasound-guided angioplasty of dialysis fistula-technique description. Pol J Radiol, 2013, 78(4): 56-61.
10. NIKAM MD, RITCHIE J, JAYANTI A, et al. Acute arteriovenous access failure: long-term outcomes of endovascular salvage and assessment of co-variates affecting patency. Nephron, 2015, 129(4):241-246.
11. National Kidney Foundation KDOQI Work Group. KDOQI clinical practice guidelines and clinical practice recommendations for vascular access. Am J Kidney Dis, 2006, 48: S176-S322.
12. ALLON M. Treatment Guidelines for Dialysis Catheter–Related Bacteremia: An Update. Am J Kidney Dis, 2009, 54(1):13-17.

第四章
腹膜透析疗法

第一节　前言

当前器官移植的供肾短缺，全球的透析患者迅速增加，这已经成为公共健康的挑战。不同的国家透析方式不同，大多数终末期肾脏病患者还是依靠透析维持生命。越来越多的证据表明了患者正确选择肾替代治疗方式的重要性[1,2]。腹膜透析是肾替代治疗的一种重要选择。为能够手工操作（即持续不卧床腹膜透析）或用机器操作（被称作自动化腹膜透析）两种类型。

仍然有误解认为“腹膜透析是在贫穷国家应用的”。根据一项截止于2008年的关于全球透析趋势的研究[3]，包括130个国家在12年期间的纵向数据，在发展中国家接受腹膜透析的患者数量增加了24.9人/百万，而在发达国家增加了21.8人/百万。然而，所有接受腹膜透析的患者比例在发达国家明显下降了5.3%，而在发展中国家没有变化[3]。另一方面，世界范围内选用自动腹膜透析治疗的患者比例越来越多，在发达国家增加的速度较快（16.9% ～ 47.2%），而在发展中国家增加的速度较慢（0.1% ～ 14.6%）[3]。

透析方式选择的最终目标是使一种肾替代治疗方式的治疗受益达到最大化。临床医生可能会问是否血液透析优于腹膜透析，在这种情况下存在两个问题：血液透析和腹膜透析之间是否存在透析方式带来的治疗结果的差异，以及在终末期肾脏病患者这种差异分布是否均匀？不幸的是，还没有大型随机试验来证明一种透析方式比另外一种方式有明确的好处。即使在进行随机研究的时候，新透析患者的比例过高也是不符合研究标准的（在NECOSAD研究中达到37%）[4]。Cochrane系统综述发现，没有数据能得出血液透析比持续性不卧床腹膜透析相对有效的结论[5]。

我们相信更重要的问题是要考虑一些策略来使腹膜透析的治疗获益最大化，而不是争论腹膜透析比血液透析更好还是更糟。为了提高腹膜透析的治疗效果，要重点关注两大问题：一是增加PD的应用和PD中心的成功，二是如何通过基础和临床研究改善PD的预后。在众多可增加腹膜透析应用和PD中心成功的关键要素中，有三方面需要特别讨论。

肾脏科医生的教育是改善腹膜透析治疗的第一步。全球范围内肾脏病培训课程中关于腹膜透析的时间都很有限[6-8]。在许多以人群为基础的或全国性的队列研究中证实了一个重要的观察[9]，即较大的腹膜透析中心具有生存优势，随着接受腹膜透析治疗的患者不断增加（被视为一项反映腹膜透析治疗经验的指标），治疗效果也是肯定的。例如，在加拿大，研究显示，随着每个中心腹膜透析患者数量的增加，腹膜透析的技术失败率和调整相关变量后的死亡率均显著减少[10]。应用来自加拿大器官移植登记（CORR）17年间的数据，根据每个透析中心治疗腹膜透析患者的累积数量将透析中心的规模分为六类，观察到六类中心之间存在平稳降低患者死亡概率的剂量-反应关系。在累积腹膜透析患者人数超过500人的中心，死亡风险降低29%[10]。此外，当根据腹膜透析的应用情况将透析中心进行分类后发现，在加拿大，那些初始治疗选择腹膜透析的比例较高的中心，其技术失败率显著减少[10]。在另一个5 162名腹膜透析患者的法国队列中，每年一个内科医生多治疗一个患者，技术失败的风险就会降低2%[11]。为探讨腹透中心规模对于腹膜透析患者预后的影响，一项以登记数据为基础的队列研究入选了9 602名腹透患者，经过概率敏感性分析和蒙特卡洛模拟发现，虽然存在诸多不可测的混杂因素，但是较大中心技术失败的风险明显降低（在超过60名患者以上的大中心）[12]。

腹膜透析成功的第二个条件是腹膜透析导管、置管的可行性及有效性，详见本章第四节。值得重视的是，肾脏科医生置入Tenckhoff管有许多潜在的益处：更好的治疗连续性、减少过长的等待时间和热衷于腹膜透析置管的肾脏病团队[13,14]。最近的荟萃分析显示了腹腔镜置管[15]及腹腔内导管置管[16]的优越性。另一方面，无论是否计划好，协调努力以保证腹膜透析管及时置管，被认为对于腹膜透析中心的成长和成功更为重要。近来有趋势，在终末期肾脏疾病患者发现得晚、需要紧急肾脏替代治疗时提倡紧急开始腹膜透析[17]。看起来尽快置入腹膜透析管、几日内开始腹膜透析治疗与应用中心静脉导管紧急血液透析一样，都是同样好的选择。

腹膜透析中心成功的第三要素是对腹膜透析患者的社会心理支持。这已经在许多研究中得到了证实，提示腹膜透析转归和患者得到的社会心理支持水平之间是有联系的[9]。在一项入选了167名中国腹膜透析患者的前瞻性研究中，应用中文版的医疗转归研究社会支持调查问卷（MOS-SSS-C）来评估社会支持，得分越高代表可得到的社会支持越好。通过Cox比例风险模型进行多变量分析，MOS-SSS-C总分每增加1分与死亡风险减少0.6%（95%CI为0.2% ~ 0.9%，P=0.003）、技术失败的风险减少0.5%（95%CI 0.1% ~ 1%，P=0.037）相关[18]。此外，一项中国的研究显示，社会因素与透析相关性腹膜炎的风险之间具有相关性[19]。应用社会保障援助的需要情况作为社会支持的替代标志，在控制性别、文化水平和医疗因素之后发现，在开始透析前依赖社会保障援助与发生腹膜炎的可能性增加超过2倍相关（调整后的风险比为2.69；95%CI 1.10 ~ 6.54；P=0.029）[19]。腹膜透析的一个突出特点是居家治疗，因此患者在家里可能更易出现社会支持不足的不利影响（与中心血透的患者相比）。对于内科医生来说，他们需要帮助改善腹膜透析的治疗质量及患者的生活质量，因此认识到家庭支持是重要的一步。缺乏社会支持可能会威胁到患者对于腹膜透析治疗的依从性，阻碍患者遵循腹膜透析治疗的能力，从而影响患者的依从性。同时，应该密切监测患者和照顾者的职业倦怠。当腹膜透析患者不提交透析日志或出示实验室检查结果，表现出不遵从治疗方案或不订购腹膜透析液的行为时[20,21]，应该考虑到这种职业倦怠的问题。必要时还应考虑和注意到抑郁的问题。

影响PD和HD应用模式的一个重要问题是，患者所处国家或城市的透析财政保险。研究不同透析方式的转归和成本效益，需要大量的政府和肾病学家的投入[22,23]。为了通过基础和临床研究来改善PD的转归，我们需要确定哪些方面是重要的，将会影响到腹膜透析的转归。

当前PD需要改进的问题有：技术失败和长期PD、腹膜炎、腹膜通路、溶质清除的充分性、腹膜生理以及长期PD的腹膜改变、患者疲劳、心血管死亡率、严重的营养不良[9,24]。

为了改进腹膜透析的技术失败和长期转归，研究出可替代的而且更具生物相容性的腹膜透析液从而改善PD患者的血糖和代谢控制以及容量控制非常重要[25,26]。在PD患者，心血管疾病和脑血管疾病导致主要的并发症发病率和死亡率[27]。评估容量状态、动脉僵硬度以及相应治疗的研究有助于减少这些心血管问题[28,29,30]。炎症（I）总是被与心血管疾病和营养不良（M）相联系，加上动脉粥样硬化（A）/钙化（C）称为MIAC综合征[27]。患者的内毒素血症[31]、细菌DNA片段[32]和C反应蛋白（CRP）的遗传多态性[33]已与炎症和心血管转归相关联。因此，减少炎症是我们想要针对的一个重要领域，通过改善腹膜透析液的生物相容性[26]和减少感染可能都是有帮助的。PD相关性腹膜炎一直是PD的薄弱点，导致技术失败和死亡率增加[34,35]。如何预防腹膜炎、预测治疗结果以及防止腹膜炎的再发和复发是主要的研究领域[35-37]。研究腹膜透析流出液中microRNA的表达，将会使我们更了解PD患者的腹膜转运情况，可能帮助我们改善其治疗[38]。营养状况和代谢控制也是重要领域，需要更多的研究[39]。

总之，腹膜透析需要一体化，新进入透析的患者应该被充分告知并提供透析选择。应该强调透析前教育的重要性以协助透析方式的选择。定期门诊复查非常重要，使得在需要的时候，可以及时调整透析处方和方式。此外，治疗结果与中心影响力的相关性要求对肾脏科医师提供更多关于腹膜透析的教育，只有在具有腹膜透析经验和专业知识的医护人员手下，腹膜透析才能有效和成功。需要加强对医护人员本科生和研究生关于腹膜透析方面的培训，从而改进PD的使用和转归。为了进一步改善PD的转归，必须在腹膜透析液、药物或其他能够减少感染、炎症及心血管死亡率的方法等领域进行更多的研究，也要试图改善腹膜的寿命。只有这样，我们才能为日益增加的终末期肾衰竭患者提供一种可持续的、经济有效的治疗方式[9]。

（李锦滔）

参考文献

1. LI PK, CHOW KM. Peritoneal dialysis patient selection: characteristics for success. Adv Chronic Kidney Dis, 2009, 16(3):160-168.
2. BLAKE PG, QUINN RR, OLIVER MJ. Peritoneal dialysis and the process of modality selection. Perit Dial Int, 2013, 33(3):233-241.
3. JAIN AK, BLAKE P, CORDY P, et al. Global trends in rates of peritoneal dialysis. J Am Soc Nephrol, 2012, 23(3):533-544.
4. KOREVAAR JC, FEITH GW, DEKKER FW, et al. Effect of starting with hemodialysis compared with peritoneal dialysis in patients new on dialysis treatment: a randomized controlled trial. Kidney Int, 2003, 64(6):2222-2228.
5. VALE L, CODY J, WALLACE S, et al. Continuous ambulatory peritoneal dialysis (CAPD) versus hospital or home haemodialysis for end-stage renal disease in adults. Cochrane Database Syst Rev, 2004, 4:CD003963.
6. MEHROTRA R, BLAKE P, BERMAN N, et al. An analysis of dialysis training in the United States and Canada. Am J Kidney Dis, 2002, 40(1):152-160.
7. NISSENSON AR, AGARWAL R, ALLON M, et al. Improving outcomes in CKD and ESRD patients: carrying the torch from training to practice. Semin Dial, 2004, 17(5):380-397.
8. AMOS L, TOUSSAINT ND, PHOON RK, et al. Increase in nephrology advanced trainee numbers in Australia and associated reduction in clinical exposure over the last decade. Intern Med J, 2013, 43(3):287-293.
9. LI PK, CHOW KM. Peritoneal dialysis-first policy made successful: perspectives and actions. Am J Kidney Dis, 2013, 62(5):993-1005.
10. SCHAUBEL DE, BLAKE PG, FENTON SS. Effect of renal center characteristics on mortality and technique failure on peritoneal dialysis. Kidney Int, 2001, 60(4):1517-1524.
11. CHIDAMBARAM M, BARGMAN JM, QUINN RR, et al. Patient and physician predictors of peritoneal dialysis technique failure: a population based, retrospective cohort study. Perit Dial Int, 2011, 31(5):565-573.
12. EVANS D, LOBBEDEZ T, VERGER C, et al. Would increasing centre volumes improve patient outcomes in peritoneal dialysis? A registry-based cohort and Monte Carlo simulation study. BMJ Open, 2013, 3(6):e003092.
13. LI PK, CHOW KM. Importance of peritoneal dialysis catheter insertion by nephrologists: practice makes perfect. Nephrol Dial Transplant, 2009, 24(11):3274-3276.
14. CHOW KM, SZETO CC, LEUNG CB, et al. Tenckhoff catheter insertion by nephrologists: open dissection technique. Perit Dial Int, 2010, 30(5):524-527.
15. HAGEN SM, LAFRANCA JA, STEYERBERG EW, et al. Laparoscopic versus open peritoneal dialysis catheter insertion: a meta-analysis. PLoS One, 2013, 8(2):e56351.

16. HAGEN SM, LAFRANCA JA, IJZERMANS JN, et al. A systematic review and meta-analysis of the influence of peritoneal dialysis catheter type on complication rate and catheter survival. Kidney Int, 2014, 85(4):920-932.
17. ARRAMREDDY R, ZHENG S, SAXENA AB, et al. Urgent-start peritoneal dialysis: a chance for a new beginning. Am J Kidney Dis, 2014, 63(3):390-395.
18. SZETO CC, CHOW KM, KWAN BC, et al. The impact of social support on the survival of Chinese peritoneal dialysis patients. Perit Dial Int, 2008, 28(3):252-258.
19. CHOW KM, SZETO CC, LEUNG CB, et al. Impact of social factors on patients on peritoneal dialysis. Nephrol Dial Transplant, 2005, 20(11):2504-2510.
20. CHOW KM, SZETO CC, LEUNG CB, et al. Adherence to peritoneal dialysis training schedule. Nephrol Dial Transplant, 2007, 22(2):545-551.
21. MOORE R, TEITELBAUM I. Preventing burnout in peritoneal dialysis patients. AdvPerit Dial, 2009, 25:92-95.
22. LI PKT, CHEUNG WL, LUI SL, et al. Increasing home based dialysis therapies to tackle dialysis burden around the world: A Position Statement on Dialysis Economics from the 2nd Congress of the International Society for Hemodialysis. Nephrology (Carlton), 2011, 16(1):53-56.
23. CHOW KM, LI PK. Dialysis: Choice of dialysis–what to do with economic incentives. Nat Rev Nephrol, 2012, 8(9):495-496.
24. GOKAL R. Peritoneal dialysis in the 21st century: an analysis of current problems and future developments. J Am Soc Nephrol, 2002, 13(Suppl 1):S104-S116.
25. LI PK, CULLETON BF, ARIZA A, et al. on behalf of the IMPENDIA and EDEN Study Groups. Randomized, controlled trial of glucose-sparing peritoneal dialysis in diabetic patients. J Am Soc Nephrol, 2013, 24(11):1889-1900.
26. SZETO CC, CHOW KM, LAM CW, et al. Clinical biocompatibility of a neutral peritoneal dialysis solution with minimal glucose-degradation-products-a one-year randomized control trial. Nephrol Dial Transplant, 2007, 22(2):552-559.
27. LI PK, CHOW KM. The clinical and epidemiological aspects of vascular mortality in chronic peritoneal dialysis patients. Perit Dial Int, 2005, 25(Suppl 3): S80-S83.
28. SZETO CC, KWAN BC, CHOW KM, et al. Prognostic value of arterial pulse wave velocity in peritoneal dialysis patients. Am J Nephrol, 2012, 35(2):127-133.
29. KWAN BC, SZETO CC, CHOW KM, et al. Bioimpedance spectroscopy for the detection of fluid overload in Chinese peritoneal dialysis patients. Perit Dial Int, 2014, 34(4):409-416.
30. CHOW KM, SZETO CC, KWAN BC, et al. Effect of cinacalcet treatment on vascular arterial stiffness among peritoneal dialysis patients with secondary hyperparathyroidism. Nephrology (Carlton), 2014, 19(6):339-344.
31. MCINTYRE CW, HARRISON LE, ELDEHNI MT, et al. Circulating endotoxemia: a novel factor in systemic inflammation and cardiovascular disease in chronic kidney disease. Clin J Am Soc Nephrol, 2011, 6(1):133-141.
32. KWAN BC, CHOW KM, LEUNG CB, et al. Circulating bacterial-derived DNA fragments as a marker of systemic inflammation in peritoneal dialysis. Nephrol Dial Transplant, 2013, 28(8):2139-2145.
33. POON PY, SZETO CC, KWAN BC, et al. Relationship between CRP polymorphism and cardiovascular events of Chinese peritoneal dialysis patients. Clin J Am Soc Nephrol, 2012, 7(2):304-349.
34. LI PK, SZETO CC, PIRAINO B, et al. Peritoneal dialysis-related infections recommendations: 2010 update. Perit Dial Int, 2010, 30(4):393-423.
35. LI PK, CHOW KM. Infectious complications in dialysis–epidemiology and outcomes. Nat Rev Nephrol, 2012, 8(2): 77-88.
36. SZETO CC, KWAN BC, CHOW KM, et al. Repeat peritonitis in peritoneal dialysis: retrospective review of 181 consecutive cases. Clin J Am Soc Nephrol, 2011, 6(4):827-833.
37. SZETO CC, LAI KB, KWAN BC, et al. Bacteria-derived DNA fragment in peritoneal dialysis effluent as a predictor of relapsing peritonitis. Clin J Am Soc Nephrol, 2013, 8(11):1935-1941.

38. CHEN J, KWAN BC, et al. Relation between microRNA expression in peritoneal dialysis effluent and peritoneal transport characteristics. Dis Marker, 2012, 33(1):35-42.

39. SZETO CC, KWAN BC, CHOW KM, et al. Metabolic syndrome in peritoneal dialysis patients: choice of diagnostic criteria and prognostic implications. Clin J Am Soc Nephrol, 2014, 9(4):779-787.

第二节　腹膜透析的原理

一、腹膜解剖

1. 腹腔解剖　在解剖学上，从胸底的横膈膜到骨盆的真假骨盆界限之间的部分称为腹腔。真假骨盆界限是骨盆入口的边缘，其界限是从腰骶角（第 5 腰椎和第一骶椎之间的椎间盘）到耻骨联合。在功能上，腹部是大部分消化道的所在，包括下食管，胃、十二指肠、空肠、回肠、盲肠和阑尾、升结肠、横结肠、降结肠、乙状结肠和直肠。其他重要的器官有肝、肾、胰和脾[1]（图 29-4-2-1）。

腹腔的边界是腹腔壁。腹壁分为后、侧和前腹壁，具有相同的构造，包括腹膜外的脂肪、壁腹膜和一层筋膜。这些结构的表层（除后腹壁外）是三层肌肉，腹横肌、腹内斜肌和腹外斜肌[1]。

根据脏器被腹膜覆盖的范围大小，可将腹、盆腔脏器分为三类，即腹膜内位、间位和外位器官。表面几乎都被腹膜所覆盖的器官为腹膜内位器官，有胃、十二指肠上部、空肠、回肠、盲肠、阑尾、横结肠、乙状结肠、脾、卵巢和输卵管。表面大部分被腹膜覆盖的器官为腹膜间位器官，有肝、胆囊、升结肠、降结肠、子宫、充盈的膀胱和直肠上段。仅一面被腹膜覆盖的器官为腹膜外位器官，有肾、肾上腺、输尿管、空虚的膀胱、十二指肠降部、下部和升部、直肠中、下段及胰。这些器官大多位于腹膜后间隙，临床上又称腹膜后位器官[1]。

腹膜腔和腹腔在解剖学上是两个不同而又相关的概念。腹腔是指骨盆上口以上，腹前壁和腹后壁之间的腔；骨盆上口以下与盆膈以上，腹前壁和腹后壁围成的腔为盆腔。而腹膜腔则指脏腹膜和壁腹膜之间的潜在性腔隙，腔内仅含少量浆液[1]。

2. 腹膜组织结构　腹膜为覆盖于腹、盆腔壁内和腹、盆腔脏器表面的一层薄而光滑的浆膜，

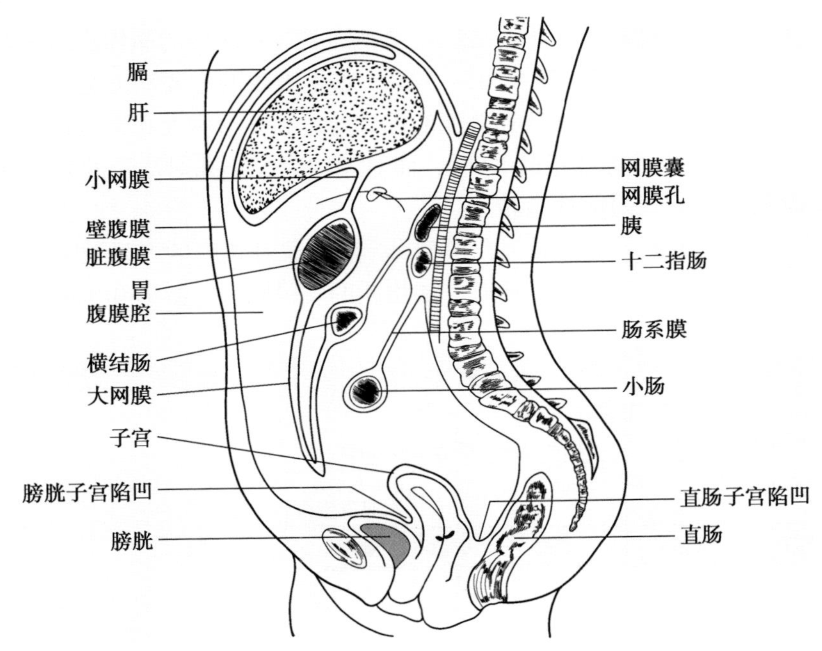

图 29-4-2-1　腹腔解剖示意图

由间皮和少量结缔组织构成，呈半透明状[2]。

衬于腹、盆腔壁的腹膜称为壁腹膜，由壁腹膜返折并覆盖于腹、盆腔脏器表面的腹膜称为脏腹膜。壁腹膜和脏腹膜互相延续、移行，共同围成不规则的潜在性腔隙，称为腹膜腔。男性腹膜腔为一封闭的腔隙；女性腹膜腔则借输卵管腹腔口，经输卵管、子宫、阴道与外界相通。壁腹膜较厚，与腹、盆腔壁之间有一层疏松结缔组织，称为腹膜外组织。腹后壁和腹前壁下部的腹膜外组织中含有较多脂肪，临床上亦称腹膜外脂肪。脏腹膜紧贴脏器表面，从组织结构和功能方面都可视为脏器的一部分，如胃和肠壁的脏腹膜即为该器官的外膜[2]。

腹膜具有分泌、吸收、保护、支持、修复等功能。① 分泌少量浆液（正常情况下维持约 100 ~ 200ml），可润滑和保护脏器，减少摩擦。② 支持和固定脏器。③ 吸收腹腔内的液体和空气等。④ 防御功能。腹膜和腹膜腔内浆液中含有大量的巨噬细胞，可吞噬细菌和有害物质。⑤ 腹膜有较强的修复和再生能力，所分泌的浆液中含有纤维素，其粘连作用可促进伤口的愈合和炎症的局限化。但若手术操作粗暴，或腹膜在空气中暴露时间过久，也可因此作用而造成肠袢纤维性粘连等后遗症[2]。

3. 腹膜解剖和转运模型 腹膜的超微结构复杂，溶质通过腹膜在血浆和透析液之间进行交换时，主要有以下几层屏障：毛细血管内表面的液体滞留层、毛细血管壁、毛细血管基底膜、腹膜间质、浆膜、浆膜表面液体滞留层[2]。目前临床上应用最广泛的描述溶质跨腹膜转运过程的数学模型是三孔模型，该理论由 Rippe 于 1992 年提出，认为毛细血管壁产生最大的转运阻力，将腹膜简化地看作单层有孔薄膜。三孔模型综合考虑了溶质的特性和腹膜的超微结构特点，利用传质的原理和方法定量地分析了溶质和水的跨膜转运过程。三孔模型的数学物理过程相对简单，并能较好地实现理论值与实验值匹配[3]。

三孔模型定量地描述了溶质的特性、腹膜的超微结构、转运参数三者的关系[3]。三孔模型认为，在溶质跨腹膜转运过程中，主要有三种大小不同的孔道供物质通过，分别是超微孔道、小孔道和大孔道（图29-4-2-2）。超微孔道的本质是水通道蛋白，分子量为28kD，孔径约为0.3 ~ 0.5nm，仅供水分子通过而完全截留溶质分子。小孔道的解剖基础为上皮细胞间隙，有效孔径为4 ~ 6nm，水和分子直径小于30Å的溶质都可通过，而直径大于50Å的大分子溶质和蛋白质则被完全截留。大孔道的解剖基础是细胞间裂隙或者是由质膜囊泡融合形成的跨细胞通道，其有效通透孔径为20nm，是大分子溶质和蛋白质跨膜转运的主要通道。腹膜间质和间皮对溶质转运的阻碍作用在经典的三孔模型中被忽略不计[3]。

溶质和水的跨膜转运中，三种通道对不同物质的转运贡献是不同的。在采用小分子溶质如葡萄糖做渗透剂时，水超滤的主要途径是超微孔道和小孔道，主要动力是腹膜两侧的晶体渗透压差。两种孔道对超滤量的贡献分别大约是50% ~ 55%和45% ~ 50%。水重吸收的主要动力是腹膜两侧的胶体渗透压和静水压差。中小分子溶质主要以弥散和对流的方式通过小孔道和大孔道转运，但通过大孔道转运的数量很小，弥散约为经小孔弥散量的1/500，而对流约为经小孔对流量的1/3 000。大分子溶质和蛋白质主要以对流转运方式通过大孔道转运。

Rippe在三孔模型基础上又进一步提出了扩展三孔模型[4]。溶质通过腹膜的屏障被分为重叠的两层，除了前述具有三孔模型特点的毛细血管壁，还有一层均质的腹膜间质。溶质和水的转运也因

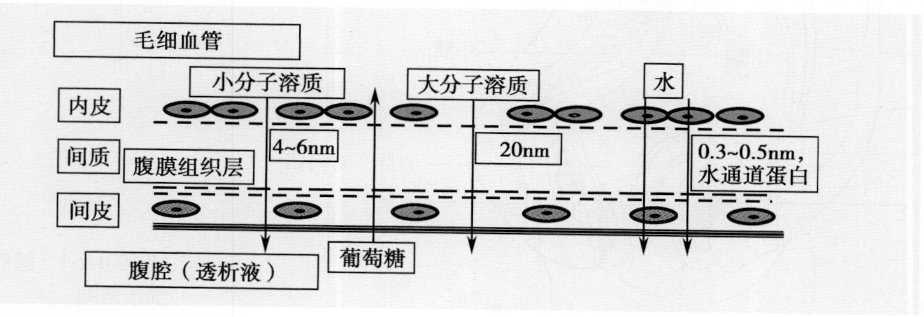

图 29-4-2-2 腹膜的三孔模型

此被分两步，血液到间质的转运和间质内部的扩散。该模型能够反映间质对溶质转运的影响，更加符合腹膜的结构生理功能，但计算复杂，不如三孔模型实用。

此后又有学者提出了分布模型[5]，腹膜由均质的间质和散布的毛细血管组成，毛细血管到腹膜表面的距离不同。溶质的转运过程包括：血浆与组织间液的扩散，组织间液内的扩散，组织间液与透析液之间的扩散。因此，毛细血管壁的转运特性、血管周围的溶质浓度、毛细血管血液灌流速率、间质的转运特性和间质内溶质浓度梯度对溶质转运的影响均被考虑在该模型内。分布模型能够比较准确地模拟小分子溶质转运随时间变化的关系，但同样因其参数复杂且不易获得而不能广泛应用于临床。

二、腹膜转运生理

腹膜转运过程包含弥散、对流和重吸收。

（一）弥散

1. 定义　小分子物质通过分子运动从浓度高的一侧经过腹膜到达浓度低的一侧，最后在膜的两侧达到平衡，该过程称为弥散[6]。例如，血中的尿素氮、肌酐、钾、磷、氢离子等物质经过腹膜向透析液侧扩散而被清除，而透析液中的碳酸氢根、钙等离子经过腹膜到达血液侧。

2. 影响弥散运动的因素包括[6]

（1）浓度梯度：在腹透过程初始，尿素在腹透液中浓度为0而在血液中浓度处于最高峰，二者之间的浓度差随着腹透的进行逐渐下降。增加交换频率或灌入液量可以对抗浓度梯度下降导致的弥散减少。

（2）有效腹膜面积：增加灌入液量可以增加有效腹膜面积，从而增加弥散运动。

（3）内在腹膜阻力：与参与腹透交换的毛细血管单位面积上的孔数量有关，弥散距离（腹膜毛细血管至间皮细胞的距离）也构成了内在腹膜阻力的一部分。

（4）参与交换的溶质的分子量：分子量越低弥散速度越快，例如尿素（分子量60）比肌酐（分子量113）弥散快，肌酐比白蛋白（分子量69kD）弥散快。

溶质转运面积系数（mass transfer area coefficient，MTAC）可反映上述因素的综合效果。对于某种溶质，其MTAC等于透析液流速无限大时单位时间的弥散清除率。尿素和肌酐的MTAC分别为17ml/min和10ml/min。通常MTAC仅作为研究使用的工具而不应用于临床。

腹膜血流通常不影响弥散过程，因为腹膜毛细血管50 ~ 100ml/min的血流速度已经远远超过小分子物质弥散所需要的血流速度。血管活性药物和腹膜炎对弥散的影响并非是由于使毛细血管血流速度提高，而是因为使有效腹膜面积扩大。

（二）对流

1. 定义　腹膜两侧渗透压梯度的作用下，水分子的跨膜移动和血液中的中大分子物质随着水分子的跨膜移动进入到透析液中的过程称为对流[7]。

2. 影响对流的因素包括[6]

（1）渗透剂浓度梯度：目前所使用渗透剂通常为葡萄糖。由于葡萄糖逐渐弥散进入血循环以及超滤导致透析液的稀释，腹膜两侧的葡萄糖浓度梯度在透析过程中逐渐下降。患者如果存在高血糖也会导致浓度梯度下降。提高腹透液糖浓度，增加交换频率或使用新型渗透剂如icodextrin可以使渗透剂浓度梯度达到最大化。

（2）有效腹膜面积：增加灌入液量可以增加有效腹膜面积，从而增加对流。

（3）腹膜对水的通透性：由于患者腹膜结构差异（例如毛细血管的分布以及毛细血管小孔与超微孔的密度），腹膜对水的通透性存在个体差异。

（4）渗透剂的反射系数：是反映渗透剂从透析液弥散进入血循环的一项指标。介于0 ~ 1之间，值越低，说明渗透剂向血循环弥散越快，超滤越不容易维持。葡萄糖的反射系数约为0.03，所以称不上是一个理想的渗透剂。多糖制剂葡聚糖反射系数接近1。

（5）静水压梯度：通常毛细血管静水压（20mmHg左右）大于腹腔内静水压（7mmHg左右），有利于超滤。水负荷过重患者静水压梯度更大，脱水状态的患者静水压梯度较低。腹腔内液体量过大或患者取坐位或立位时，腹腔内压力增高。

（6）胶体渗透压梯度：胶体渗透压驱使水保存在血循环内。低白蛋白血症患者胶体渗透压下降，超滤增加。

在溶质和水转运过程中，有一种特殊的现象，称为筛现象，即在对流过程中，溶质伴随水分子跨半透膜转运时，部分溶质的转运受阻或滞后。因溶质的分子量不同，电荷不同，其筛系数有所不同，患者之间也存在个体差异。腹膜的超微孔仅允许水分子通过，从而导致筛现象的产生。小孔产生筛现象的程度远小于超微孔。

（三）重吸收

腹腔内液体回流到血液主要通过两条途径[8]，跨毛细血管重吸收及淋巴回流。腹腔回流液体中少部分经膈下腹膜上的终末淋巴管开口回流入体循环，多数重吸收进入腹膜局部淋巴系统和毛细血管。小分子溶质主要通过弥散和对流进行双向转运，但大分子溶质（分子量>20kD）从腹膜微循环转运到腹腔后，很少被毛细血管所重吸收，大部分以对流方式进入淋巴管，然后再回到静脉循环。腹腔内的惰性颗粒、胶体及细胞，重吸收的唯一途径是淋巴引流。

影响重吸收的因素包括[6]：

1. 腹腔内静水压　腹腔内静水压越高，液体重吸收越多。坐位时，腹腔内压力最高，立位其次，卧位最低。腹腔内液体量也会影响腹腔内静水压。

2. 淋巴重吸收的效率　该因素存在显著的个体差异。可能与呼吸频率和深度、肠蠕动、横隔的纵隔淋巴管开放状态等有关。此外，一些药物可以通过作用于支配神经影响腹膜孔的开放状态，从而影响淋巴回流。如动物实验发现腹腔内给予新斯的明可减少淋巴回流量，增加超滤。口服乌拉胆碱、乙酰胆碱、氨基甲酸甲基胆碱，亦有减少淋巴回流量、增加超滤的报道，拟胆碱能药物减少淋巴回流量的机制可能是收缩腹膜孔使其处于关闭状态。

三、腹膜转运评估

1. 腹膜平衡实验　不同患者的腹膜结构存在差异，这必然导致其腹膜转运功能存在差异，而同一个体的腹膜转运功能在腹透的不同阶段也会发生改变。腹膜平衡试验（peritoneal equilibration test，PET）是用于评估腹膜透析患者腹膜转运功能的一种半定量评估方法[9]，最早由Twardowski提出，并得到临床广泛应用。PET主要测定在某特定时间点时某一溶质在透析液中的浓度（D）与血浆中该溶质的浓度（P）的比值，即D/P。测定的溶质可以是任何一种能从血液转运到腹透液中的物质，如肌酐、尿素、电解质或蛋白质。由于葡萄糖从透析液转运进入血液后被迅速代谢掉，因此计算葡萄糖的D/P没有意义，一般计算特定时间点透析液糖浓度与起始透析液糖浓度的比值（Dt/D0）来反映葡萄糖吸收的情况。PET检测可用来了解腹膜功能状态，制定和调整透析处方，诊断溶质清除不足和超滤不足的原因。

目前PET的方法很多，主要包括标准腹膜平衡试验[10]（standard PET）、快速腹膜平衡实验[11]（fast PET）、改良腹膜平衡试验[12]（modified PET）、mini-PET[13]、double mini-PET[14]、以及联合腹膜平衡实验[15]（combined-PET）。不同PET检测方法的异同见表29-4-2-1。

根据标准PET结果可将腹膜转运特性分为四种类型[9]：高转运、高平均转运、低平均转运和低转运。肌酐D/P值可作为评价腹膜对溶质和水分清除能力的指标，同时也是选择腹膜透析方法，制定腹膜透析方案的主要依据。肌酐D/P值高于0.81的为高转运患者，因对溶质转运能力强，透析液中与血液中的溶质很快就会达到平衡。如腹透液停留时间过长，由于透析液中葡萄糖浓度及渗透压的下降可出现腹膜透析液吸收现象，导致超滤量下降。因此，需要透析液停留时间短，并需频繁地更换透析液。这些患者适用于透析液停留时间较短的透析方案，如APD、NIPD、DAPD。D/P值低于0.5者为低转运患者，提示腹膜对溶质的转运能力差，这些患者适用于透析液停流时间较长的透

表 29-4-2-1 不同腹膜平衡试验（PET）检测方法的比较

	前夜是否存腹	使用透析液浓度	留血及腹透液标本时间点	优势	不足
标准 PET	是	2.5%	0、2、4h	简便实用、评估小分子溶质转运的金标准	不能给出超滤衰竭的原因，不能给出葡萄糖渗透梯度特性的信息
快速 PET	无要求	2.5%	来门诊时、4h	临床易于操作，节省时间	准确性欠佳，其他同标准 PET
改良 PET	是	4.25%	0、1、4h	给出超滤衰竭和钠筛现象相关信息，D/P 接近标准 PET	不能给出超滤衰竭的原因，不能给出葡萄糖渗透梯度特性的信息
Mini-PET	是	4.25%	0、1h	给出超滤衰竭的部分原因（可计算小孔清除水量和水孔蛋白清除水量）	不能给出葡萄糖渗透梯度特性的信息，D/P 与标准 PET 相关性差
联合 PET	是	4.25%	0、1、4h	结合了标准 PET 和 mini-PET 的优势	不能给出葡萄糖渗透梯度特性的信息
Double mini-PET	是	1.5%，4.25%	两次均在 0、30、60h	明确超滤衰竭的原因（可计算小孔清除水量、水孔蛋白清除水量以及葡萄糖渗透梯度特性）	做两次实验、D/P 与标准 PET 相关性差

析方案。采用标准CAPD方法往往会出现透析不充分的症状和体征。这类患者需做大剂量的CAPD或血液透析。高平均转运（肌酐D/P=0.65 ~ 0.81）可作标准CAPD或CCPD，而低平均转运（肌酐D/P=0.5 ~ 0.65）建议做大剂量的CAPD。

2. 腹膜溶质清除率　腹膜对于小分子溶质的清除率一般采用尿素清除率（Kt/V）和肌酐清除率（Ccr）来评估[16]。

（1）透析充分性检测方法及注意事项：收集前一天24小时尿液（对于每天尿量大于100ml的患者）与透析引流液，同时测量患者的身高、体重，抽空腹血2ml，查尿素和肌酐，将24小时尿液与透析引流液放在不同的容器内混合均匀，各留取10ml标本，记录尿液和引流液的总量，标本收集后立即送检。

检测透析充分性应该在患者处于稳定的临床状态下进行，有腹膜炎者需在腹膜炎治愈4周后进行。目前指南建议腹透开始后透析充分性在第一个月应检测一次，此后至少每4个月应检测一次[16]。

（2）透析充分性的计算方法

1）尿素清除指数Kt/V的计算方法为：每周总尿素清除指数Kt/V=每周残余肾尿素清除Kt/V+每周腹透尿素清除Kt/V。

V是指尿素分布容积，约等同于水的分布容积，男性按照体重60%，女性按照体重50%。注意：此处体重应使用患者的理想体重而非实际体重。

每周残余肾尿素清除指数Kt/V=[24小时尿尿素/血尿素 × 尿量（L/d）× 7天]/[患者体重（kg）× 0.6（L/kg）男或0.5（L/kg）女]。

每周腹透尿素清除指数Kt/V=[24小时透析液尿素/血尿素 × 透出液量（L/d）× 7天]/[患者体重kg × 0.6（L/kg）男或0.5（L/kg）女]。

2）肌酐清除率（Ccr）的计算方法为：每周总Ccr（L/w）=每周残余肾Ccr+每周透析液Ccr；残余肾Ccr（ml/min）=[24小时尿肌酐/血肌酐 × 尿量（ml/d）]/1 440min/d。

由于肾小管可以分泌肌酐导致假阳性结果，上述结果应做校正。

校正残余肾肌酐清除率（ml/min）=残余肾肌酐清除率（ml/min）+残余肾尿素清除（ml/min）

残余肾尿素清除率（ml/min）=[24小时尿尿素/血尿素清除 × 尿量（ml/d）]/1 440min/d

每周残余肾肌酐清除率（L/w）=［校正后残余肾Ccr（ml/min）×1 440min/d×7d/w］/1 000ml/L

每周腹透肌酐清除率（L/w）=24小时透析液肌酐/血肌酐×24小时透析出液量（L/d）×7d/周

由于肌酐的生成与机体的肌肉质量大小有关，故须对实际测得的CCr标化才能进行比较，标化法为：

标准化的Ccr=总Ccr×1.73（m^2）/患者体表面积（m^2）

患者体表面积可以通过查表或公式求得：体表面积（m^2）=［身高（cm）×体重（kg）÷3 600］$^{1/2}$。注意：此处体重应使用患者的理想体重而非实际体重。

（3）透析充分性计算结果的影响因素[16]

1）如果患者的实际体重与理想体重相差较多（过胖或过瘦），会导致V的估计不准确。例如对于过胖的患者，Kt/V可能会低估患者的透析充分性。因此在解读透析充分性检测结果时应注意患者体型对于结果的影响。

2）需按照患者稳定透析的透析方案留取腹透液标本，并注意引流干净，否则影响透析充分性检测的准确性。

3）如患者近期发生急性合并症如腹膜炎或正在使用血管活性药物则可能导致腹膜转运特性发生变化，导致透析充分性检测结果不能反映真实的腹膜功能。

3. 腹膜液体清除 患者腹膜清除水分主要经小孔和超微孔两个途径，其中60%的超滤随钠的转运经小孔完成，而40%的超滤经超微孔或水孔蛋白完成（称自由水清除）[7]。常规超滤的计算方法以及行标准PET不能对腹膜清除水分的具体途径进行区分。通过mini-PET，double mini-PET，以及联合腹膜平衡实验，计算钠的清除量再除以血钠浓度得出经过小孔清除的水量，用总超滤量减去经过小孔清除的水量即可以了解经水孔蛋白清除的水量，又称自由水清除量，double mini-PET还可以对葡萄糖渗透梯度特性进行评估，从而详细了解患者腹膜清除水分的能力，为腹透方案的调整提供依据。

另外，超滤量的计算是液体清除量评估中容易出错的环节[17]。为了应对生产运输环节中的损耗，腹透液实际容量一般超过标称容量，文献报道大概是3%～6.5%，即2 000ml会多预装出60～150ml。而且冲洗管路液体量存在差异，一般10秒钟腹透液冲洗量为200ml，所以差几秒钟就会差出数十毫升。如果我们只是记录排出的腹透液量，而不考虑这两个因素的话，必然会高估超滤量和钠排出量，从而导致做出错误处方，患者就可能处于容量超负荷状态。解决的方法是每次灌液操作前后称重，但较费时费力，还可以定期评估高估情况，在日常计算中减去，较节省人力，但准确性略差。另外还需注意称量工具的准确性，北京大学第一医院腹透中心建议患者使用电子秤称量。

4. 腹膜钠清除 腹膜透析钠清除主要依赖对流和弥散[18]。经弥散清除的钠少于经对流清除的钠，因为钠的弥散过程主要依赖钠的浓度梯度，而标准腹透液钠浓度是132～135mmol/L左右，与血钠浓度（140mmol/L）相差不大。钠转运过程中存在钠筛现象，即在腹透液与血液交换的早期（一般是腹透液存腹的前1～2小时），自由水经超微孔跨细胞转运，而钠不能通过超微孔跨细胞转运，且此时经弥散转运的钠还相对较少，导致腹透液内钠被稀释，腹透液钠浓度下降，腹透液钠浓度/血浆钠浓度（D/P_{Na}）下降（图29-4-2-3）。随着腹透液钠浓度逐渐下降，腹膜两侧钠浓度梯度逐渐增加，进而加强了钠的弥散清除，经小孔转运至腹透液。目前腹膜钠清除的评估主要通过收集24小时腹透液计算腹透液钠排出量，对于有残余肾功能者还需检测24小时尿钠排出量进而计算总钠排出量。

腹膜钠清除随不同的腹透模式、不同的腹透液浓度和不同的存腹时间而有所不同[19]。APD时，存腹时间较短，用于钠弥散清除的时间相应缩短，钠筛现象更加明显，很多研究均证明APD对钠的清除少于CAPD，钠清除量与水清除量的相关性也更差；腹透液浓度较高时，自由水清除速度更快，钠筛现象也会更加明显，从而使钠弥散转运增强，但如果存腹时间不够，经弥散转运清除的钠总量也不会明显增加；如果存腹时间过长，经腹膜清除的钠还会重吸收。除上述因素外，一些新型

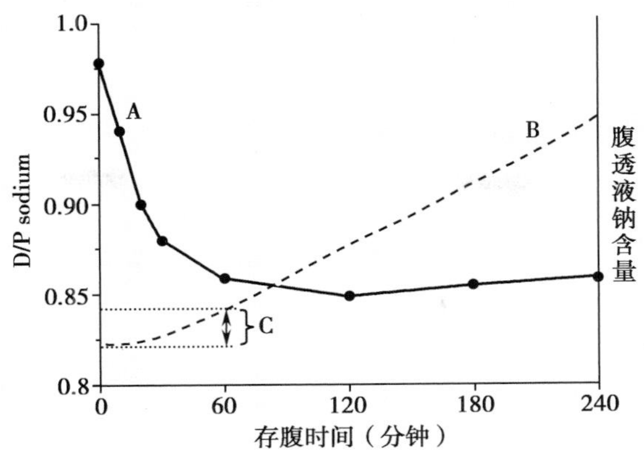

图 29-4-2-3　钠筛现象及自由水清除计算示意图

曲线 A：水孔蛋白对钠具有屏障作用，而血液中的水分子经水孔蛋白迅速进入腹透液，导致腹透液中的钠浓度下降，D/P_{Na}（腹透液钠浓度 / 血浆钠浓度）下降，称之为钠筛现象。钠筛现象在腹透液存腹的第 1 ～ 2 小时最为显著。

曲线 B：虽然水孔蛋白阻止血浆中的钠进入腹透液，但在对流及弥散作用下，钠可经小孔进入腹透液，导致腹透液内钠含量增加。

C 段标注为第 60 分钟时腹透液钠的增加值。已有研究证明腹透液存腹前 60 分钟弥散转运很少，以对流转运为主。假设腹透液存腹前 60 分钟弥散转运忽略不计，血浆钠仅经过对流转运进入腹透液。由于微孔不发生钠的转运，所以 C 段（即第 60 分钟时腹透液钠的增加值）就是小孔对流转运的钠，由此可计算小孔对流转运的水，即 60 分钟时腹透液钠浓度增加值 / 血钠 =60 分钟时经小孔对流转运的水；进而可计算水孔蛋白转运的水，即 60 分钟时水孔蛋白转运的水 =60 分钟时的净超滤 -60 分钟时经小孔对流转运的水

的透析液也会影响到钠的清除，例如艾考糊精与低钠透析液均有助于增加钠的清除[20]。

5. 腹膜蛋白丢失　与小分子溶质不同的是，蛋白主要经腹透屏障的大孔丢失。经血循环进入腹透液中的蛋白成分很多，包括白蛋白，免疫球蛋白 IgA、IgG、IgM，补体 C3、C4，转铁蛋白，甲状旁腺激素，维生素 D 结合蛋白等。近来研究提示，经大孔清除的腹膜蛋白质丢失量和外周血管疾病密切相关，并预测腹透患者的心血管事件和总体死亡率[21-23]。北京大学第一医院腹透队列研究还发现腹膜蛋白清除率是发生腹膜炎的独立危险因素[24]。因而，腹透蛋白质丢失量或清除率成为最重要的反映预后的标记物之一。

（1）评估方法

1）腹透液蛋白丢失量，通过收集24小时腹透液检测其所含的蛋白量。

2）腹膜蛋白清除率=腹透液蛋白丢失量/血总蛋白浓度。如果能够同时检测每日蛋白合成速率，对临床指导意义更大。

3）标准腹膜通透性分析[10]（the standard peritoneal permeability analysis，SPA）可用于较准确地评估蛋白清除率。患者取坐位，先使用1.5%腹透液冲洗腹腔，然后灌入添加1g/L的右旋糖酐70的1.5%腹透液存腹4小时。蛋白清除率（mi/mm）可通过以下公式计算：Pr_{Dr}+Pr_{RV}/（(Pr）t)。Pr_{Dr}即透出液蛋白含量，Pr_{RV}即腹腔内残存透析液蛋白含量，(Pr）t即某时间点的血蛋白浓度。

（2）影响因素：理论上来说，腹膜蛋白丢失量可以通过其分子量推算出来，但由于受到很多其他因素的影响，每天经腹透丢失的蛋白量存在显著的个体差异，一般约为5 ～ 15g。以下因素影响腹透蛋白丢失量：

1）各种蛋白的丢失量与其分子量及腹透液存腹时间有关。蛋白分子量越小，丢失量越大。有学者发现小分子蛋白（分子量<15 000D）丢失量的50%主要在腹透液存腹的第一小时发生，而大分子蛋白（分子量>68 000D）丢失量的50%主要发生在腹透液存腹的4 ～ 8小时[25]。

2）腹膜转运特点，研究发现小分子溶质转运较快的患者常伴随着更显著的大分子物质的丢失，此类患者常存在更加显著的营养不良、免疫功能下降、血脂谱异常等。此外，超滤量越大，由腹透液对流丢失的蛋白质量也越多。

3）全身或局部的炎症状态，北京大学第一医院腹透中心研究发现，腹膜蛋白清除率与全身炎症状态（CRP）显著相关[26]。腹腔局部炎症状态也促使腹膜蛋白清除率的增加[27]。此外在发生腹膜炎时，局部毛细血管通透性增加，也会导致经腹透液丢失蛋白增加。

4）其他：如血管活性药物可通过改变腹膜毛细血管通透性影响蛋白丢失量。

关于，腹透液蛋白丢失是否会影响血蛋白浓度，不同研究得到的结果差异很大，可能与机体的蛋白生物合成速率密切相关。

（许 戎 董 捷）

参考文献

1. WILLIAMS PL, WARWICK R. Gray's Anatomy. 36th ed. Philadelphia: WB Saunders, 1980:1319-1389.
2. NANCE FC. Diseases of the peritoneum, mesentery and omentum.//HAUBRICHUS, SCHAFFNER F, BERK JE. Gastroenterology. Philadelphia: WB Saunders, 1995: 3061-3063.
3. RIPPE B. A three-pore model of peritoneal transport. Perit Dial Int, 1993, 13 (Suppl 2):S35-S38.
4. RIPPE B, KREDIET RT. Peritoneal physiology transport of solutes.//GOKAL R, NOLPH KD. The textbook of peritoneal dialysis. Dordrecht: Kluwer, 1994:69-96.
5. WANIEWSKI J, WERYNSKI A, LINDHOLM B. Effect of blood perfusion on diffusive transport in peritoneal dialysis. Kidney Int, 1999, 56(2):707-713.
6. RIPPE B, STELIN G, HARALDSSON B. Understanding the kinetics of peritoneal transport. In: Hatano M. Nephrology. Tokyo: Springer, 1991:1563-1572.
7. PLANAS JT. Fluid transport and homeostasis in peritoneal dialysis. Contrib Nephrol, 2012, 178:169-173.
8. LINDHOLM B, HEIMBURGER O, WANIEWSKI J, et al. Peritoneal ultrafiltration and fluid reabsorption during peritoneal dialysis. Nephrol Dial Transplant, 1989, 4(9):805-813.
9. TWARDOWSKI ZJ, NOLPH KO, KHANNA R, et al. Peritoneal equilibration test. Perit Dial Bull, 1987, 7(3):138-147.
10. PANNEKEET MM, IMHOLZ AL, STRUIJK DG, et al. The standard peritoneal permeability analysis: a tool for the assessment of peritoneal permeability characteristics in CAPD patients. Kidney Int, 1995, 48(3):866-875.
11. ADCOCK A, FOX K, WALKER P, et al. Clinical experience and comparative analysis of the standard and fast peritoneal equilibration tests (PET). Adv Perit Dial, 1992, 8:59-61.
12. LA MILIA V. Peritoneal transport testing. J Nephrol, 2010, 23(6):633-647.
13. LA MILIA V, DI FILIPPO S, CREPALDI M, et al. Mini-peritoneal equilibration test: A simple and fast method to assess free water and small solute transport across the peritoneal membrane. Kidney Int, 2005, 68(2):840-846.
14. LA MILIA V, LIMARDO M, VIRGA G, et al. Simultaneous measurement of peritoneal glucose and free water osmotic conductances. Kidney Int, 2007, 72(5):643-650.
15. CNOSSEN TT, SMIT W, KONINGS CJ, et al. Quantification of free water transport during the peritoneal equilibration test. Perit Dial Int, 2009, 29(5):523-527.
16. Ⅱ. NKF-K/DOQI Clinical Practice Guidelines for Peritoneal Dialysis Adequacy: update 2000. Am J Kidney Dis, 2001, 37(1 Suppl 1):S65-S136.
17. DAVIES SJ. Overfill or ultrafiltration? We need to be clear. Perit Dial Int, 2006, 26(4):449-451.
18. WANG T, WANIEWSKI J, HEIMBURGER O, et al. A quantitative analysis of sodium transport and removal during peritoneal dialysis. Kidney Int, 1997, 52(6):1609-1616.
19. RODRIGUEZ-CARMONA A, FONTAN MP. Sodium removal in patients undergoing CAPD and automated

peritoneal dialysis. Perit Dial Int, 2002, 22(6):705-713.
20. FOURTOUNAS C, HARDALIAS A, DOUSDAMPANIS P, et al. Sodium removal in peritoneal dialysis: the role of icodextrin and peritoneal dialysis modalities. Adv Perit Dial, 2008, 24:27-31.
21. VAN BIESEN W, VAN DER TOL A, VEYS N, et al. The personal dialysis capacity test is superior to the peritoneal equilibration test to discriminate inflammation as the cause of fast transport status in peritoneal dialysis patients. Clin J Am Soc Nephrol, 2006, 1(2):269-274.
22. PERL J, HUCKVALE K, CHELLAR M, et al. Peritoneal protein clearance and not peritoneal membrane transport status predicts survival in a contemporary cohort of peritoneal dialysis patients. Clin J Am Soc Nephrol, 2009, 4(7):1201-1206.
23. SANCHEZ-VILLANUEVA R, BAJO A, DEL PESO G, et al. Higher daily peritoneal protein clearance when initiating peritoneal dialysis is independently associated with peripheral arterial disease (PAD): a possible new marker of systemic endothelial dysfunction? Nephrol Dial Transplant, 2009, 24(3):1009-1014.
24. DONG J, CHEN Y, LUO S, et al. Peritoneal protein leakage, systemic inflammation, and peritonitis risk in patients on peritoneal dialysis. Perit Dial Int, 2013, 33(3):273-279.
25. KAGAN A, BAR-KHAYIM Y, SCHAFER Z, et al. Kinetics of peritoneal protein loss during CAPD: Ⅰ. Different characteristics for low and high molecular weight proteins. Kidney Int, 1990, 37(3):971-979.
26. DONG J, XU Y, LI Y, et al. Does association with volume status and inflammation account for the increased death risk from high peritoneal protein clearance in peritoneal dialysis? Blood Purif, 2010, 30(2):127-134.
27. DULANEY JT, HATCH FE JR. Peritoneal dialysis and loss of proteins: a review. Kidney Int, 1984, 26(3):253-262.

第三节　腹膜透析的适应证和禁忌证

腹膜透析，作为一种简便、经济、有效的肾脏替代治疗方式，正在被越来越多的患者采用。在终末期肾衰患者中，随着人们认识的提高和技术的进步，其适应证较前有了一定程度的扩展，相对禁忌证也相应减少。而在急性肾损伤患者中，腹膜透析的优势也开始被大家认识，尤其在偏远的经济不发达地区，其可能成为救治急性肾损伤的唯一治疗手段。

一、适应证

（一）慢性肾衰竭

1. 初始选择　腹透透析是治疗慢性肾衰竭即终末期肾脏病（ESRD）的主要透析方式，所有没有绝对 / 相对禁忌证的患者均可将腹膜透析作为首要选择。首先，这是由于腹膜透析和血透透析的疗效和远期生存率均不分上下，近年来美国、加拿大、欧洲的国家透析 / 移植注册登记资料均证实了这一点[1-3]。其次，腹膜透析还具有以下优势：① 简便：家庭化治疗，无需每周往返医院；② 自由：治疗方案和时间可根据自身的工作和生活规律进行调整，对儿童、青少年、具有工作能力、用耗材很少，且国产化后将进一步降低医疗花费；③ 腹透治疗不接触血液，无血源性疾病传播风险；④ 血流动力学稳定，可更好地保护残余肾功能，贫血和高血压的控制也较好。

尽管腹透具有显著的优势，但目前世界各国采用腹膜透析治疗ESRD的比例差异较大：①“首选腹透”：例如中国香港、泰国实施这项政策[4,5]。中国香港80%患者均被划入腹透治疗，只有不适应腹透治疗的患者，在医生的正式说明下，向政府申请获批后才能进行血透。他们的经验已充分显示“首选腹透”的科学性、合理性和可推广价值[4]。② 努力提高腹透使用率：如加拿大，新西兰，北欧五国，新加坡，韩国，南美洲和非洲一些国家，虽然还未实施“首选腹透”政策，但多数均实施全民保健，为节约费用，国家政府及医疗机构均努力提高腹透比例，达到20% ~ 70%不等[6]。

③ 其他国家，如中国、美国、日本等，因医疗报销政策、医院盈利模式、医生和患者培训不足等因素，腹透比例仅5% ~ 30%。目前，我国广大地区仍然存在医疗资源和经济发展水平参差不齐的局面，应着眼于降低尿毒症患者的总体医疗花费，大力提高腹透的使用率。

2. 血透失败后转为腹透治疗　对于初始选择血液透析的患者，当出现以下情况时，可考虑转为腹透治疗：① 血管通路问题：动静脉瘘出现感染、血栓栓塞、瘘口血流速过低，短期或长期深静脉置管失败或合并感染等并发症，全身广泛的血管病变难以建立新的血管通路；② 有出血倾向或明显出血；③ 心脏情况不能耐受血液透析，如严重充血性心力衰竭、缺血性心脏病、持续或血透中反复出现顽固性低血压；④ 因自身或家庭因素不能往返医院接受血透治疗。

3. ESRD 作为腹透治疗适应证的最新研究

（1）紧急腹透：既往在ESRD患者中首选腹透的比例不高，还受到传统观念的束缚。传统观念认为，对于尿毒症症状显著的患者应首选血液透析，通过快速清除毒素和水分，缓解临床症状。这种观念使得相当一部分适合腹透治疗的患者进入血透治疗，提高了国家的医疗花费和人力成本。近来，紧急腹透（即腹透置管术后2周内开始腹透）被证明为切实有效的方式，以美国为首的西方国家正在大力提倡紧急腹透以节约医疗花费[7,8]，其相关的围术期处理和护理内容也在不断充实[9]。

（2）糖尿病、心血管病和老年人群：鉴于腹透治疗无需血管通路，血流动力学稳定等特点，腹透一直被认为这些人群罹患ESRD时的更合适之选。实际上，这一观点导致了在我国大多数医疗单位，这类人群成为接受腹透治疗的主体。以北京大学第一医院牵头的全国多中心腹透队列研究为例，年龄大于60岁的患者占46.2%，糖尿病占37.6%，合并心血管者占40.9%[10]。而根据北京市血液净化控制中心2011年年度报告，年龄大于60岁者更少（37.3%），糖尿病更少（29.1%）[11]。然而，近年来美国、加拿大、欧洲的国家透析/移植注册登记资料却显示，虽然腹透患者的总体生存率并不差于血透，但在年老、糖尿病或合并心血管疾病等多个合并症的患者中腹透生存率差于血透[1,2]。推测可能与这一人群自我管理差、治疗依从性差，家庭支持不足，以及社会经济因素有关。显然，当前研究结果使得我们选择透析方式的传统观念受到冲击，提示我们除了考虑血透和腹透在疗效和安全性方面各自具备的优势外，还要综合患者社会经济状况、自我管理能力及家庭支持情况，坚持探索个体化选择透析模式的科学方法。

（二）急性肾损伤

1. 历史和变迁　腹透治疗急性肾损伤始于20世纪70年代，一直以来以散发病例报道为主，此后持续肾脏替代治疗技术的进步逐步取代了腹透在此领域的位置。尤其在2002年越南发表了关于腹透治疗疟疾致急性肾损伤的疗效差于血透的随机对照研究结果，人们对于采用腹透治疗急性肾损伤的热情骤减[12]。2008年以后，不同国家和地区对自动化腹透方案进行多样化尝试[13-15]，又将腹透治疗急性肾损伤推向了复兴时期[16]。

2. 疗效和优势　腹透治疗急性肾损伤，通过清除体内水分和毒素来维持机体内环境的稳定性，同时清除炎症介质和各种毒物，保持营养支持治疗，为肾功能恢复创造条件，防止多器官功能衰竭，争夺生存的机会。相比于其他肾脏替代治疗方式而言，腹透治疗急性肾损伤的优势在于，可用于那些血流动力学不稳定、严重出凝血障碍，难治性心力衰竭，难于建立血管通路，或者在没有其他透析方式可供选择的情况下[17]。在发展中国家，经济不发达地区，医疗资源紧缺，自然灾害等情况下，腹透甚至成为救治急性肾损伤的唯一之选。常用的腹透方式包括慢性平衡式腹透、高容量自动化腹透、潮式自动化腹透和持续流式腹透[17]。

3. 目前存在问题和改进方向　腹透治疗急性肾损伤还有以下问题亟待解决：① 高分解代谢状态下如何保证充分的毒素清除；② 严重容量负荷，合并肺水肿或脑水肿时如何达到足够的水分清除量；③ 腹透治疗急性肾损伤的透析充分性目标值，初始方案的制订及如何调整；④ 急性肾损伤合并机械通气者，腹透导致的腹内压升高是否影响心肺功能；⑤ 腹透和心胸外科手术、创伤后急性肾损伤能否接受腹透治疗；⑥ 其他：手术后伤口渗漏和感染，腹透治疗导致的高糖吸收和蛋白质丢失等问题。

（三）其他[18]

1. 中毒性疾病　急性药物中毒时，对于具有血液透析禁忌或无条件进行血液透析的患者，腹膜透析具有独特的优越性。对于生物毒素所致的急性肾损伤患者，腹膜透析能清除毒素、代谢产物及多余的水分。

2. 充血性心力衰竭　严重充血性心力衰竭患者常伴有严重的水钠潴留，且对各种利尿剂及内科治疗无反应，腹膜透析可以有效超滤体内过多的水分，纠正水钠潴留，改善心功能。待心功能改善、对利尿剂有反应时可以停止腹透，而对于心力衰竭难以改善的患者可以考虑维持性腹膜透析。

3. 急、慢性肝衰竭　肝衰竭、肝功能失代偿期时内源性毒素如氨、胆红素以及其他代谢产物潴留，门脉高压时伴有顽固性腹水、肝肾综合征。腹膜透析可以清除内源性毒素，对于顽固性腹水也有一定疗效。腹膜透析应用于肝衰竭患者有其优点：无需抗凝，不会加重出血；血流动力学稳定，不易发生低血压；引流腹水可以缓解腹胀症状。

4. 急性胰腺炎　急性胰腺炎时，许多潜在的毒性物质如胰蛋白酶、激肽释放酶、脂酶、激肽、前列腺素等从胰腺释放到腹腔，这些毒性物质被吸收入血后可产生严重并发症，如低血压、休克、出血等。腹膜透析可以将这些毒性物质在被吸收之前将其清除。

5. 合并终末期肾脏病的艾滋病患者　人类免疫缺陷病毒（HIV）感染合并ESRD的患者，可以采用腹透或血透治疗。在这一人群中行腹膜透析的优点：透析可以在患者家中进行、减少护理人员接触患者血液的危险、有益于改善患者的贫血、可以提供足够的能量。但是腹透也有其缺点：由于蛋白质经腹膜丢失，可能加重患者营养不良；腹膜炎和出口感染的发生率高。

6. 另外，亦有报道，将腹膜透析应用于经腹腔营养治疗、精神分裂症、银屑病、低温和高温、多发性骨髓瘤等患者。这些应用尚有待于进一步研究。

二、禁忌证

随着腹膜透析技术的不断发展，越来越广泛的ESRD患者接受腹透治疗。在腹透适应人群扩充的同时，其相对禁忌证也较前有所缩减，尤其在既往腹腔手术史和多囊肾人群中，腹透已不是无法首选的替代方式。急性肾损伤衰竭时的腹透禁忌证不在此处讨论。

（一）绝对禁忌证

在临床实践中，仅有<1%的ESRD竭患者可能存在腹透的绝对禁忌证。

1. 已证实的腹膜功能丧失或广泛的腹部粘连　因腹腔感染或腹腔内肿瘤广泛腹膜转移时，或既往反复多次的腹盆腔手术史，可导致广泛的腹部粘连或腹膜纤维化，限制腹膜透析液的流量，从而导致腹膜透析不充分和腹膜透析技术失败。

2. 不可修补的腹部机械缺损　腹部存在腹股沟斜疝或直疝、脐疝、腹壁疝、膈疝、胸腹瘘、膀胱外翻等情况，可在外科修补同时置入腹透管。但若无法修补，或多次修补后复发，不再建议腹透治疗。

3. 腹壁皮肤广泛感染、严重烧伤或其他皮肤病急性期　不建议手术，除非经治疗后病情好转或痊愈，再择期行腹透置管术。

4. 严重的精神障碍和认知功能障碍，失明、上肢残障等　除非有家属或照顾者负责长期腹透操作，否则不建议腹透治疗。

（二）相对禁忌证

1. 已有突破的相对禁忌证

（1）腹腔手术史：传统观念认为，腹盆腔手术史可能导致腹腔存在不同程度的粘连（67%～97%），粘连发生率与患者年龄、开腹次数、手术复杂程度成正比[19]。腹腔粘连可能导致腹透管置入失败或功能障碍，脏器损伤、出血，腹腔内有效腹膜面积减少影响透析充分性等，影响腹透效果。而根据中国台湾、墨西哥和泰国的队列资料提示，仅采取开腹置管术，有腹腔手术史的患者其置管后近期和远期导管生存率及导管功能不良发生率均无差异[20-22]。

目前的研究还提示，对于有腹盆腔手术史的患者，可以采取：① 术前根据症状和体征（慢性腹痛、消化不良、肠梗阻，不孕，腹部膨隆、肠道不规则运动）提供线索[23]，必要时借用影像学方法，尤其是腹部CT或MRI诊断腹腔粘连的位置和范围[24]；② 首选腹腔镜或外科直视下开腹置管，不建议盲穿与X线引导下穿刺置管术[23,25-28]，腹腔镜下置管的好处还在于可行粘连松解和网膜切除。

（2）多囊肾：传统观念认为，多囊肾因腹腔容积减少而降低腹膜有效表面积，且可能合并结肠憩室和疝气，被认为可能存在透析不充分、技术失败率和腹膜炎的高风险[29]。而近来的美国和法国透析注册登记资料[30,31]，及英国、瑞典和西班牙香港的病例对照研究表明[32-34]，多囊肾患者总体生存率和技术生存率与非多囊肾患者接近，其发生腹透相关腹膜炎的风险并未增高。西班牙和法国的队列资料甚至显示多囊肾患者的总体生存率更高[31,35]。同时，英国、瑞典和西班牙等国家的研究提示，多囊肾患者的腹透充分性、腹膜转运特性和超滤量也未显示出差异[33-35]。这些结果提示我们多囊肾并非是腹透的禁忌证。

但是，多囊肾患者可能发生渗漏和疝气的概率较高[32,33,36]，渗漏后导致永久转为血透治疗的风险更高[35]。提示我们应该在置管后采取小量多次灌入的方式，或自动化腹透治疗，避免腹腔压力增高相关并发症的出现。

（3）身材和体表面积限制：传统的持续不卧床腹膜透析对于身型和体表面积较小或过大的患者具有一定的局限性，但临床实践证实，调整透析方式（如自动化腹透）或透析方案可以解决提高透析流量带来的腹腔压力过大，以及大体型者透析不充分的诸多问题。多个国家和地区的研究数据表明，腹透患者体重指数和总体生存率及技术生存率之间并不存在确定的关系[37,38]。但在中度肥胖的患者，如果皮下组织很厚可能增加腹透置管术的难度，需要谨慎操作。

2. 尚待攻克的相对禁忌证 所有相对禁忌证均需结合患者全身疾病和合并症综合考虑，首选血透治疗；若同时存在血透禁忌证，需反复权衡利弊，选择相对适当的透析方式。

（1）腹腔内有局限性病灶或腹部大手术3日内，腹膜透析将增加感染和渗漏的风险，腹部新近手术需要在3天以上才能行腹膜透析治疗。腹部留置引流管者，包括肠造瘘术或尿路造瘘术者可能增加腹腔感染的风险，应避免腹透。

（2）阻塞性肺病导致严重的低氧血症或复发性气胸，严重的腰骶椎间盘疾患，提高对腹膜透析液量的耐受能力可能比较成问题。

（3）炎症性或缺血性肠病或反复发作的憩室炎：肠道微生物穿过黏膜发生腹膜炎的危险性增加。

（4）严重的全身性血管病变：多发性血管炎、硬皮病等由于弥漫血管病变，腹膜透析可能效能下降。

（5）晚期妊娠、腹腔内巨大肿瘤：由于腹腔容积明显缩小，透析效果不好。

（董　捷）

参考文献

1. MEHROTRA R, CHIU YW, KALANTAR-ZADEH K, et al. Similar outcomes with hemodialysis and peritoneal dialysis in patients with end-stage renal disease. Arch Intern Med, 2011, 171(2):110-118.
2. YEATES K, ZHU N, VONESH E, et al. Hemodialysis and peritoneal dialysis are associated with similar outcomes for end-stage renal disease treatment in canada. Nephrol Dial Transplant, 2012, 27(9):3568-3575.
3. VAN DE LUIJTGAARDEN MW, NOORDZIJ M, STEL VS, et al. Effects of comorbid and demographic factors on dialysis modality choice and related patient survival in europe. Nephrol Dial Transplant, 2011,

26(9):2940-2947.

4. LI PK, CHOW KM. Peritoneal dialysis-first policy made successful: Perspectives and actions. Am J Kidney Dis, 2013, 62(5):993-1005.
5. DHANAKIJCHAROEN P, SIRIVONGS D, ARUYAPITIPAN S, et al. The “PD First” policy in Thailand: three-years experiences (2008-2011). J Med Assoc Thai, 2011, 94 (Suppl 4):S153-S161.
6. JAIN AK, BLAKE P, CORDY P, et al. Global trends in rates of peritoneal dialysis. J Am Soc Nephrol, 2012, 23(3):533-544.
7. ARRAMREDDY R, ZHENG S, SAXENA AB, et al. Urgent-start peritoneal dialysis: a chance for a new beginning. Am J Kidney Dis, 2014, 63(3):390-395.
8. MAHNENSMITH RL. Urgent-start peritoneal dialysis: What are the problems and their solutions? Semin Dial, 2014, 27(3):291-294.
9. GROENHOFF C, DELGADO E, MCCLERNON M, et al. Urgent-start peritoneal dialysis: nursing aspects. Nephrol Nurs J, 2014, 41(4):347-352.
10. XU R, HAN QF, ZHU TY, et al. Impact of individual and environmental socioeconomic status on peritoneal dialysis outcomes: A retrospective multicenter cohort study. PLoS One, 2012, 7(11):e50766.
11. 北京市血液净化质量控制和改进中心 . 北京市血液透析登记 -2011 年年度报告 . 中国血液净化 , 2011, 10 :1-23.
12. PHU NH, HIEN TT, MAI NT, et al. Hemofiltration and peritoneal dialysis in infection-associated acute renal failure in vietnam. N Engl J Med, 2002, 347(12):895-902.
13. PONCE D, BERBEL MN, REGINA DE GOES C, et al. High-volume peritoneal dialysis in acute kidney injury: Indications and limitations. Clin J Am Soc Nephrol, 2012, 7(6):887-894.
14. GABRIEL DP, CARAMORI JT, MARTIM LC, et al. High volume peritoneal dialysis vs daily hemodialysis: A randomized, controlled trial in patients with acute kidney injury. Kidney Int Suppl, 2008, (108):S87-S93.
15. GABRIEL DP, CARAMORI JT, MARTIN LC, et al. Continuous peritoneal dialysis compared with daily hemodialysis in patients with acute kidney injury. Perit Dial Int, 2009, 29(Suppl 2):S62-S71.
16. BLAKE PG. A renaissance for pd in acute kidney injury. Perit Dial Int, 2012, 32(3):237.
17. BURDMANN EA, CHAKRAVARTHI R. Peritoneal dialysis in acute kidney injury: lessons learned and applied. Semin Dial, 2011, 24(2):149-156.
18. DAUGIRDAS JT, BLAKE PG, ING TS. Handbook of dialysis. 4th edition. Philadelphia: Lippincott Williams & Wilkins, 2007:15-17
19. LIAKAKOS T, THOMAKOS N, FINE PM, et al. Peritoneal adhesions: Etiology, pathophysiology, and clinical significance. Recent advances in prevention and management. Dig Surg, 2001, 18(4):260-273.
20. CHEN SY, CHEN TW, LIN SH, et al. Does previous abdominal surgery increase postoperative complication rates in continuous ambulatory peritoneal dialysis? Perit Dial Int, 2007, 27(5):557-559.
21. MARTINEZ-MIER G, LUNA-CASTILLO M, ORTIZ-ENRIQUEZ JJ, et al. Factors associated with early peritoneal dialysis catheter replacement in veracruz, mexico. Nefrologia, 2012, 32(3):353-358.
22. CHUENGSAMAN P, PANOMRERNGSAK A, SRIUDOM K. Does previous abdominal operation affect peritoneal dialysis complications and outcomes? J Med Assoc Thai, 2011, 94(Suppl 4):S64-S70.
23. CRABTREE JH, BURCHETTE RJ. Effect of prior abdominal surgery, peritonitis, and adhesions on catheter function and long-term outcome on peritoneal dialysis. Am Surg, 2009, 75(2):140-147.
24. GHONGE NP, GHONGE SD. Computed tomography and magnetic resonance imaging in the evaluation of pelvic peritoneal adhesions: What radiologists need to know? Indian J Radiol Imaging, 2014, 24(2):149-155.
25. ZAMAN F, PERVEZ A, ATRAY NK, et al. Fluoroscopy-assisted placement of peritoneal dialysis catheters by nephrologists. Semin Dial, 2005, 18(3):247-251.
26. MAYA ID. Ultrasound/fluoroscopy-assisted placement of peritoneal dialysis catheters. Semin Dial, 2007, 20(6):611-615.
27. FIGUEIREDO A, GOH BL, JENKINS S, et al. Clinical practice guidelines for peritoneal access. Perit Dial Int, 2010, 30(4):424-429.

28. KESHVARI A, FAZELI MS, MEYSAMIE A, et al. The effects of previous abdominal operations and intraperitoneal adhesions on the outcome of peritoneal dialysis catheters. Perit Dial Int, 2010, 30(1):41-45.
29. GABOW PA. Autosomal dominant polycystic kidney disease. N Engl J Med, 1993, 329(5):332-342.
30. NOLPH KD, CUTLER SJ, STEINBERG SM, et al. Continuous ambulatory peritoneal dialysis in the united states: A three-year study. Kidney Int, 1985, 28(2):198-205.
31. LOBBEDEZ T, TOUAM M, EVANS D, et al. Peritoneal dialysis in polycystic kidney disease patients. Report from the french peritoneal dialysis registry (rdplf). Nephrol Dial Transplant, 2011, 26(7):2332-2339.
32. LI L, SZETO CC, KWAN BC, et al. Peritoneal dialysis as the first-line renal replacement therapy in patients with autosomal dominant polycystic kidney disease. Am J Kidney Dis, 2011, 57(6):903-907.
33. HADIMERI H, JOHANSSON AC, HARALDSSON B, et al. CAPD in patients with autosomal dominant polycystic kidney disease. Perit Dial Int, 1998(4), 18:429-432.
34. KUMAR S, FAN SL, RAFTERY MJ, et al. Long term outcome of patients with autosomal dominant polycystic kidney diseases receiving peritoneal dialysis. Kidney Int, 2008, 74(7):946-951.
35. JANEIRO D, PORTOLES J, MARIA TATO A, et al. Peritoneal dialysis can be an option for dominant polycystic kidney disease: an observational study. Perit Dial Int, 2015, 35(5):530-536.
36. DE V, SCALAMOGNA A, SCANZIANI R, et al. Polycystic kidney disease and late peritoneal leakage in capd: Are they related? Perit Dial Int, 2002, 22(1):82-84.
37. ASLAM N, BERNARDINI J, FRIED L, et al. Large body mass index does not predict short-term survival in peritoneal dialysis patients. Perit Dial Int, 2002, 22(2):191-196.
38. SAKACI T, AHBAP E, BASTURK T, et al. Does body mass index affect survival and technique failure in patients undergoing peritoneal dialysis? Minerva Urol Nefrol, 2016, 68(3):302-310.

第四节 腹膜透析通路

一、腹膜透析管路

建立良好的腹膜透析管路是进行腹膜透析治疗的首要基础条件。腹膜透析管路通常可以分为急性管路和慢性管路两种。

（一）急性腹膜透析管

急性腹膜透析管的设计基本一致，管路呈直式或微曲，相对较硬，在腹腔内一侧具有一定数量的侧口；在硬质的金属导针或具有一定柔韧性的导丝的辅助下，可以将腹膜透析管置入腹腔内。急性腹膜透析管主要应用于无法接受常规手术置管，且需要在床旁置管的急性损伤患者中。

（二）慢性腹膜透析管路

慢性腹膜导管的材料为硅胶或聚氨酯，在其上通常有两个涤纶（聚酯）材料的涤纶套，在其腹内段具有一定数量的侧口，腹膜透析管的基本结构如图29-4-4-1所示。

标准的腹膜透析管为Tenckhoff管，为典型的直式双涤纶套的腹膜透析管。涤纶套可以引起局部周围组织的炎性反应，在腹膜透析管植入1个月后形成纤维肉芽组织，与周围结缔组织相结合，起到固定涤纶套和腹膜透析管的作用，防止细菌从皮肤表面或从腹腔内迁移至皮下隧道内，而导致局部感染的发生。当植入人体后，腹膜透析管的各个结构与腹壁之间的位置关系可以如图29-4-4-2所示。

其中，深部涤纶套应当在腹直肌内，可以保证肌周围组织快速生长进入其内而发挥固定作用。另外，壁腹膜在腹膜透析管周围形成一个光滑的窦道，并终止于深部涤纶套处。皮下涤纶套应置于外口下2 ~ 3cm处，皮肤固有的复层鳞状上皮细胞沿腹膜透析管进入窦道内，并终止与皮下涤纶套

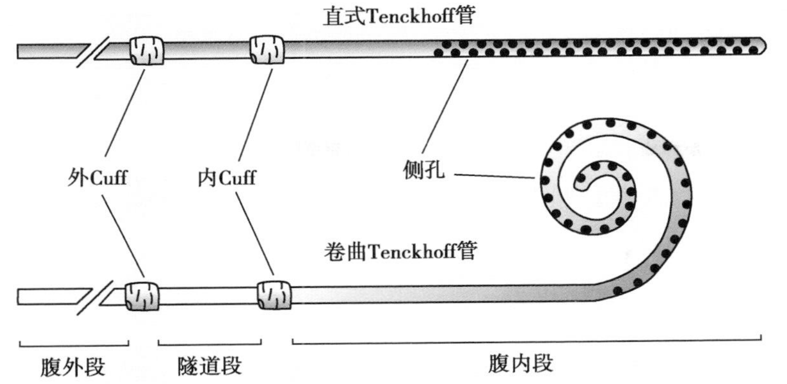

图 29-4-4-1 腹膜透析管基本结构的模式图

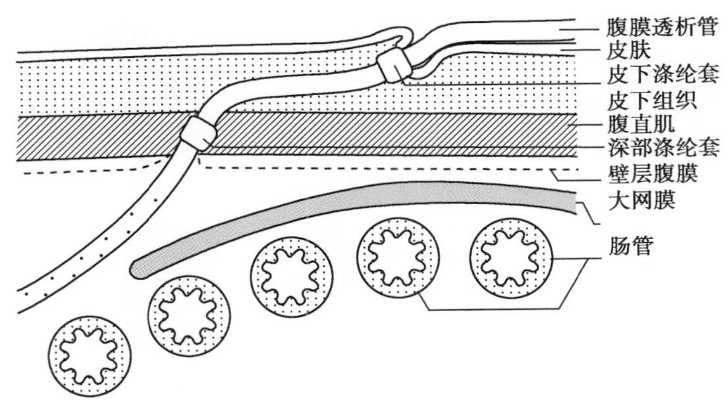

图 29-4-4-2 直式 Tenckhoff 腹膜透析管与周围组织关系的模式图

处。窦道内表皮组织的形成可以阻滞细菌的侵入，同时限制皮下组织所形成体液的渗出。如果从出口至皮下涤纶套的距离超过2cm，鳞状上皮不能延伸到皮下涤纶套处，并由肉芽组织所替代，此时患者可以表现出口部位的渗出和结痂，感染的机会也相应增加。

对于行急性腹膜透析治疗的患者，也可以考虑使用单涤纶套的腹膜透析管，日后拔出腹膜透析管时则更为容易。

标准的腹膜透析管通常可以满足腹膜透析液注入和引流的要求。特定情况下，当引流进入末期时，大网膜和肠管贴近腹膜透析管的末端及侧口，可以导致引流困难。为了避免腹膜透析液的引流障碍，设计了多种腹膜透析管。其中包括将腹膜透析管末端设计为卷曲状，即卷曲Tenckhoff腹膜透析管；将腹膜透析管的深部涤纶套之间与皮下涤纶套之间设计成120° 弯曲形状，即鹅颈（swan-neck）状腹膜透析管，可以使腹膜透析管的腹内段保持指向盆腔的方向。在腹膜透析管腹内段靠近腹膜处设计为球状结构，即Missouri管，或在腹膜透析管腹内段上加装两个垂直的硅胶盘，即Toronto-Western腹膜透析管，可以避免大网膜进入腹膜透析管的侧孔；将腹膜透析管腹内段设计为T字形，并将伸向腹腔内的两个侧支上开有凹槽，即Adventage腹膜透析管，可以增加腹膜透析液引流面积。

到目前为止，标准的直式Tenckhoff和卷曲Tenckhoff管在临床上被广泛使用，尚未出现较其功能更佳的腹膜透析管[1,2]。常见的腹膜透析管的比较见表29-4-4-1。

胸骨后鹅颈式腹膜透析管是在鹅颈式腹膜透析管的基础之上，通两个腹膜透析管的连接而增加了皮下隧道段的长度，将外口置于胸壁的部位[1]（图29-4-4-3）。这种腹膜透析管主要用于肥胖患者，其原因是肥胖的患者腹壁的移动性增强，腹膜透析管在外口部位不易固定而增加感染的可能。

表 29-4-4-1 不同的腹膜透析管的类型、特征、优缺点比较

管路名称	置管方式	存在问题	其他问题
直式 Tenckhoff 管	切开手术 经皮穿刺 腹腔镜	通常引流状态正常，偶尔可能发生引流障碍 可见深部和皮下涤纶套脱出 可见腹膜透析管周围疝形成	可以使用探针或导丝复位（但有50% 的失败率）
卷曲 Tenckhoff 管	切开手术 经皮穿刺 腹腔镜	大网膜包裹的机会可能减少	使用探针或导丝复位的难度较大
Missouri 管	切开手术	大网膜包裹的机会可能减少 可能避免深部或皮下涤纶套脱出 减少腹膜透析管周围疝形成	复位困难
Toronto-Western 管	切开手术	可能避免深部或皮下涤纶套脱出 减少腹膜透析管周围疝形成	不能复位
Advantage 管	切开手术	腹膜透析液引流稳定 大网膜包裹的机会可能减少 可能避免深部或皮下涤纶套脱出 减少腹膜透析管周围疝形成	腹膜透析管内可能出现凝块阻塞，需要通过冲洗疏通 不存在复位问题

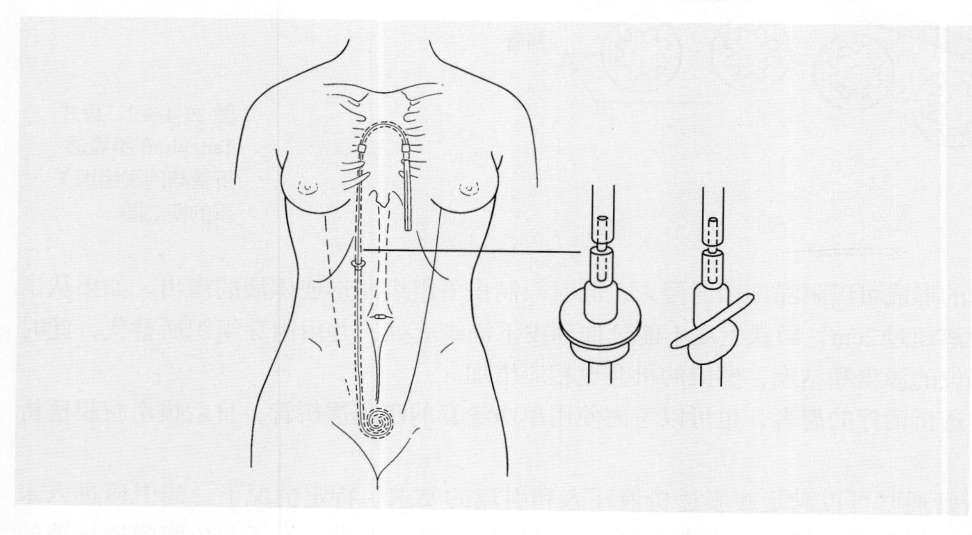

图 29-4-4-3 胸骨后鹅颈式腹膜透析管示意图

二、腹膜透析置管术

（一）急性腹膜透析管路的置入

急性腹膜透析管是通过盲穿的方法将腹膜透析管置入腹腔内。由于急性腹腔置管存在发生多种合并症的可能，因此对于既往曾发生肠梗阻和腹腔粘连、曾多次行急诊腹膜透析管置管以及神志不清或不能配合的患者不宜使用此方法置管。

（1）穿刺定位：急性腹膜透析管置管穿刺部位可以选择腹正中部或侧腹部的位置。如脐下 3cm 处，或左侧脐与髂前上棘的连线在腹直肌缘的交叉点处。图 29-4-4-4 为急性腹膜透析管置管时穿刺位置的示意图。

置管前应仔细检查置管部位是否存在肿大的肝脏、脾脏、膀胱或其他器官，包括其他病变组织（例如腹膜的肿瘤扩散），也可以考虑通过超声波检查协助确定置管部位。术前需排空膀胱。

（2）操作步骤：① 消毒置管部位，从皮肤至腹壁全层行局部浸润麻醉；② 在预先确定的穿刺部位切口皮肤 1 ~ 2cm，用止血钳钝性分离筋膜组织；③ 嘱患者绷紧腹壁，将穿刺针（如 16G 的 Angiocath 穿刺针或 14G 的 Verhees 穿刺针）插入腹腔内，拔除针芯，将 1 ~ 2L 的 1.5% 腹膜透析液

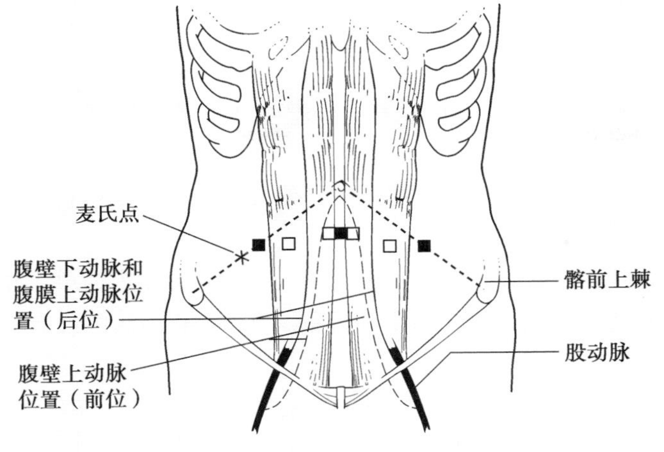

图 29-4-4-4　急性腹膜透析管穿刺部位和慢性腹膜透析管深部涤纶套位置的示意图（实心点为急性腹膜透析管置管的穿刺位置，也是慢性腹膜透析管经腹腔镜或盲穿置管时深部涤纶套的位置；空心点为经手术置管时深部涤纶套的位置）

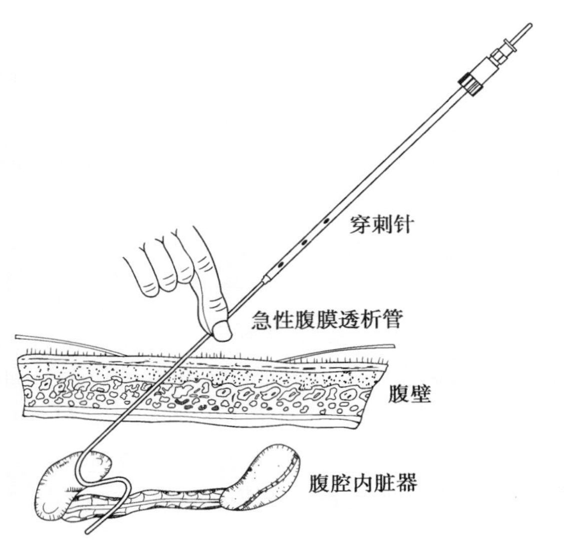

图 29-4-4-5　Stylocath 急性腹膜透析管置管示意图

注入腹腔内，使之适度膨胀，并注意观察患者在注入腹膜透析液时是否出现呼吸困难。拔除向腹膜内注入腹膜透析液的穿刺针；④ 在预定的位置，将Stylocath穿刺针插入腹腔内，通常穿刺深度需要达到6 ~ 8cm；患者再次绷紧腹壁，推动穿刺针及腹膜透析管穿过腹壁，且与垂直方向呈20° 角并指向尾骨方向；如果患者处于辅助呼吸状态，则需要在肺部扩张的时刻穿刺；⑤ 立即拔出穿刺针，此时应当可以看到腹膜透析液引流出体外；立即将穿刺针再次插入，但需要使腹膜透析管的前1cm为中空状态；⑥ 将穿刺针和腹膜透析管向左腹股沟韧带方向推进，且控制穿刺针的角度使之尽可能地贴近腹壁，直到遇到明显的阻力，或腹膜透析管的固定环或缝合点已经达到皮肤表面的位置；⑦ 调整腹膜透析管的方向，直至腹膜透析管不能再向腹腔内推进10cm为止；⑧ 拔出穿刺针，将腹膜透析管与腹膜透析液相连接，立即引流腹腔内的腹膜透析液；⑨ 适度调整腹膜透析的位置，以便腹膜透析的固定环处于正常位置；⑩ 缝合皮肤，术毕。图29-4-4-5为Stylocath急性腹膜透析管置管示意图。

急性腹膜透析置管可能出现如下情况：① 置入腹膜前间隙，可能由导管或穿刺针所致，也可能由腹膜透析管所致，需要将误入腹膜前间隙液体尽可能地排除，并在其他部位再次进行置管。② 引流的腹膜透析液呈淡血性，除腹膜透析管置入腹膜前间隙外，可能是置管对腹膜或大网膜血管造成的损伤所致。多数情况下，持续进行腹膜透析后，腹膜透析液可以转为清亮。③ 如果出现引流液呈明显的血性、血红蛋白降低或出现休克的表现，提示腹膜内较大的血管被穿刺损伤，并往往需要急诊腹腔镜检查并止血。如果出现尿量异常增加或尿糖异常阳性，往往提示膀胱被穿刺损伤；或引流液中含有粪渣或气体，或水样腹泻液的葡萄糖浓度升高，可以提示肠管被损伤，需要外科进行修补手术。

（二）慢性腹膜透析管路的置入

慢性腹膜透析管的置入有三种方法：手术切开置管、导丝引导下盲穿置管，以及经腹腔镜置管，包括使用微型套管针置管。

手术置管的优点在于手术过程直接可见。缺点是切口较其他方法较大，腹膜透析管周围的损伤较大，术后伤口愈合缓慢，且出血增加。

导丝引导下盲穿置管的优点是可以由肾脏内科医师进行[3]，所需设备相当简单。缺点是如果将腹膜透析管置入肠管之间而不是游离的腹腔内，导致引流障碍，另外约有1%的患者有导致肠穿孔或血管损伤的风险。

微套管/腹腔镜（YTEC）技术的优点是可以直视Tenckhoff腹膜透析管末端在腹腔内的情况，特别是在腹腔内存在粘连情况时，置管的成功率明显提高[4]。由于使用直径较小的微套管，可以减少腹膜透析液渗漏的可能。缺点是通常需要全身麻醉和人工气腹，费用也较高。

1. 慢性腹膜透析管的手术置入

（1）术前准备：维持性腹膜透析管的置入在手术前应做好充分的术前准备工作，包括备皮、抗生素及麻醉药品的皮肤过敏试验、血常规和凝血功能的检查、使用药物或灌肠解除肠道积粪、手术前排空尿液和大便[5]。患者在手术前常规使用抗生素预防感染，并在手术前1小时内静脉输注，其中一代头孢菌素和万古霉素均可以作为术前预防性抗生素使用[6]。

（2）手术切口和外口的定位：切口的定位具有重要的意义，切口位置决定了腹膜透析管的位置，进而保障了腹膜透析管的正常功能并避免出现腹膜透析管移位、切口疝等合并症的出现。在通常情况下手术为下腹旁正中切口，即经腹直肌切口；以耻骨联合上缘为标志点，向上10 ~ 12cm，再向外侧2 ~ 3cm，即腹直肌的中点位置，该点为腹膜透析管进入腹腔的位置，如图29-4-4-6所示。置管后腹膜透析管远端位于膀胱直肠窝或子宫直肠窝最低点上1 ~ 2cm处。另外还应根据患者腹部脂肪的厚度做适当调整，即肥胖患者的切口位置应适当下延长，反之消瘦的患者应适当上延。另外，Swan-Neck腹膜透析管的腹内段的长度较直式Tenckhoff腹膜透析管长2cm，切口位置应适当提高。

腹膜透析管外口的位置应在平卧和直立两种体位下予以确定，以保证患者在日常生活状态下外口均处于适当的位置。注意避免将外口置于裤带紧缩部位、皮肤皱褶内及肋骨边缘等位置，即避免外口长期受外界的刺激及由此导致的感染概率增加。在腹膜透析管的置管中，重要的原则之一就是要将置入的腹膜透析管尽可能地维持其原有的物理形状，人为地将腹膜透析管过度弯曲可以使之自

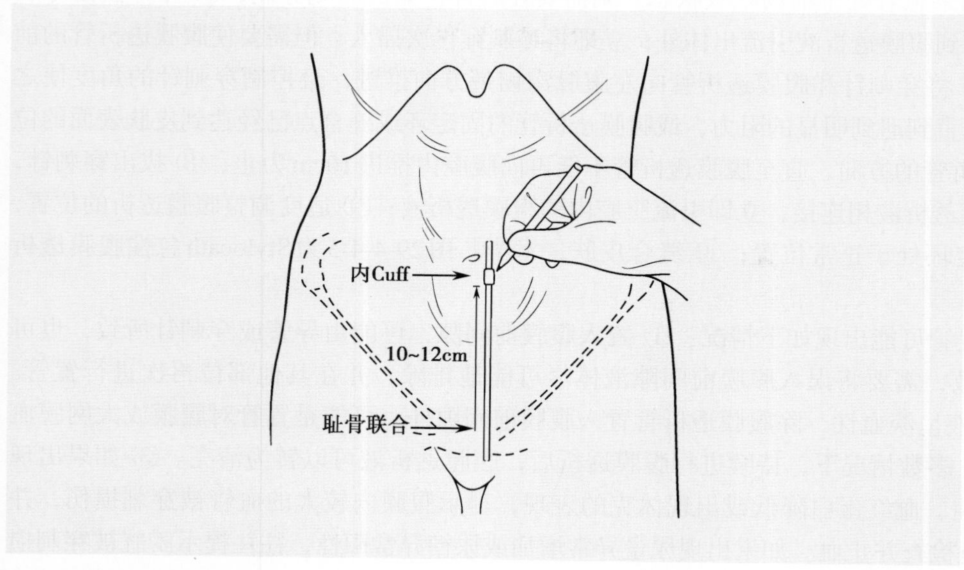

图 29-4-4-6 慢性腹膜透析置管时手术切口位置的选择

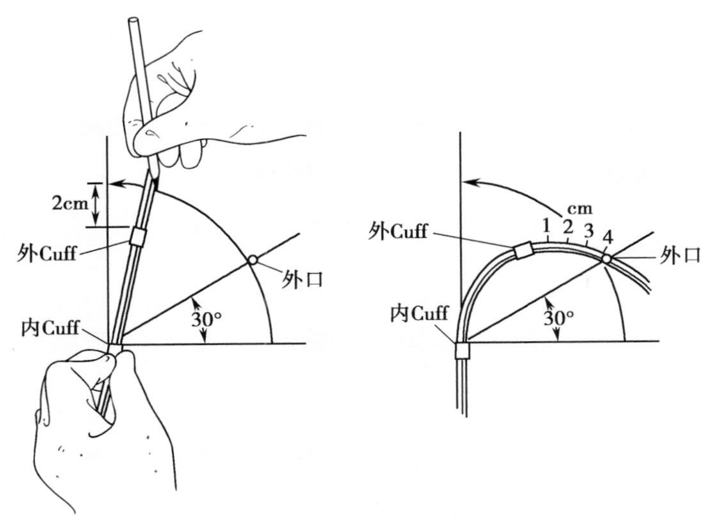

图 29-4-4-7　慢性腹膜透析置管时外口位置的选择

身形成一定的张力，是导致透析管易位的重要因素。直式双涤纶套式Tenckhoff管外口定位的原则是：以腹膜透析管进入腹腔位置为标志点，外口应确定于该点的外上方，外涤纶套的外缘距表皮出口位置的距离为2cm[7]，如图29-4-4-7所示。对于过度肥胖或消瘦的患者，其出口位置则应适当外移。可以将腹膜透析管的皮下段设计成柔和的弧形，从向上的方向逐渐转向侧下方向，此时外涤纶套的外缘距表皮出口位置的距离应增加至4cm[7]，如图29-4-4-7所示。应用鹅颈式Tenckhoff管时，应使用专用模板来定位隧道和外口的位置。

（3）手术步骤：① 用碘伏消毒手术野；② 逐层局部麻醉；③ 切开皮肤，切开或分离皮下组织，充分暴露腹直肌前鞘；④ 剪开腹直肌前鞘，钝性分离腹直肌，充分暴露腹直肌后鞘和/或腹膜；⑤ 切开腹直肌后鞘和腹膜；⑥ 在腹膜切口周围行荷包缝合；⑦ 将腹膜透析管的两个涤纶用生理盐水充分浸泡，并排出所有空气；⑧ 将专用导丝插入腹膜透析管内，在导丝的引导下将腹膜透析管通过切口置入腹腔内，使腹膜透析管远端达到膀胱直肠窝或子宫直肠窝，此时多数患者可能出现落空感或排便感；⑨ 间断缝合腹直肌前鞘，首先在腹直肌前鞘切口的最上端（即患者头端）缝合一针，然后从最下端开始以0.5cm的针距向上逐一缝合，并使腹膜透析管自然向患者的头端一侧倾斜，最后一针在腹膜透析管的周围加强缝合，使全部内涤纶套固定在腹直肌前鞘和后鞘之间；⑩ 将专用的隧道针与腹膜透析管连接，在切口与外口之间沿皮下组织内侧穿刺形成隧道和外口；缝合皮下组织和皮肤。术毕。

（4）手术中注意事项：① 在缝合腹膜荷包时应尽量将腹直肌后鞘与腹膜共同缝合；② 手术的切口应采用旁正中切口，确保内涤纶套置于腹直肌前鞘和腹直肌后鞘之间的腹直肌内；③ 在形成皮下隧道和外口时需使用隧道针，避免使用手术刀和止血钳形成外口和隧道，在形成外口后，也切勿再次缝合外口；④ 如果患者在准备行腹腔置管术时有较大量的腹水，可以考虑在手术中先缝合腹膜荷包，再切开腹膜的方式来减少腹部开放的时间。

2. 慢性腹膜透析管的腹腔镜置入　通过腹腔镜置入慢性腹膜透析管可以使用普通外科腹腔镜，也可以使用微套管，即 YTEC 技术置管。腹腔镜操作的方法并不统一，如有在腹壁上行 2 孔完成手术，或 3 孔完成手术，但基本原理一致。

以腹壁上行2孔完成手术为例。① 患者取头低平卧位，用芬太尼和咪唑安定行基础麻醉，在切开处用0.5%利多卡因行局部浸润麻醉；② 于左侧腹直肌外缘，脐上3cm处做1cm横行切开；③ 使用5mm的Trocar穿刺，进入腹腔；④ 经该套管注入二氧化碳，建立气腹，维持腹内压在10 ~ 12mmHg；⑤ 置入30° 腹腔镜进行腹腔探查；⑥ 于脐内侧下缘做1cm横行切开，腹腔镜引导下，用10mm的Trocar向斜下穿刺进入腹腔，取出穿刺锥心；⑦ 将导丝置入Tenckhoff腹膜透析管内，经套管内置入腹腔，取出穿刺套管，在腹腔镜直式下将Tenckhoff腹膜透析管远端置入膀胱直肠窝或子宫直肠窝；⑧ 取出腹膜透析管中的导丝；⑨ 确定透析管上深部涤纶套的体表投影位置，于脐下2cm做一长5mm、深达真皮下层的横切口；用GraNee套线针经该切口穿刺，进入腹腔，引入2-0真织涤纶线；⑩ 取出套线针，经切口另一端穿刺进入腹腔，绕过Tenckhoff透析管，抓住腹腔内的线头，将其带出体外；⑪ 收紧固定线并体外打结，将透析管深部涤纶套固定在腹壁。退出第一穿刺点的套管，解除气腹，缝合筋膜层组织；⑫ 于该穿刺孔皮下层向脐下缘穿刺孔方向钝性分离，建立一皮下隧道；⑬ 将透析管经该隧道从第一穿刺孔引出；分别缝合2个穿刺孔各层组织。术毕。

3. 慢性腹膜透析管的盲插置入 目前有Tenckhoff套管针和Seldinger套管针两种技术可以用于慢性腹膜透析管的置管。盲插置管不能应用于存在腹腔内粘连的患者，也不适用于过度肥胖的患者。

以Tenckhoff套管针为例，如图29-4-4-8。套管针包括中央套管，两个可以拆开的侧翼套管和枕芯组成。

置管位置的选择可见图29-4-4-8所示。首先在腹腔内注入2 000 ~ 3 000ml的生理盐水或腹膜透析液。消毒置管部位，从皮肤至腹壁全层行局部浸润麻醉。在预先确定的穿刺部位切口皮肤1 ~ 2cm。用止血钳钝性分离筋膜组织。将Tenckhoff套管针组合，嘱患者绷紧腹壁，将穿刺针刺入腹腔内1 ~ 2cm，拔出针芯。将导丝插入腹膜透析管内，通过套管将腹膜透析管置入腹腔内并达到膀胱直肠窝或子宫直肠窝的位置，拔出导丝。固定腹膜透析管，拔除中心套管；将腹膜透析管的深部涤纶套推进至靠近腹膜位置；将两个侧翼套管向两侧分开，然后拔出。以切口为起点，在隧道针的引导下，将腹膜透析管沿皮下隧道至外口处穿出，术毕。

Seldinger套管针为塑料材质，其结构与Tenckhoff套管针相近，如图29-4-4-9，置管方法也相近[8]。

4. 皮下埋藏式腹膜透析管的置入 慢性腹膜透析管可以在需要使用前提前置入，即使用Moncrief-Popovich法[9]。这种技术是在腹腔置管时将腹膜透析管的体外段“埋藏”在皮下组织内，这样周围的纤维组织可以在无菌的环境下充分生长入腹膜透析管的涤纶套内，并使之更好愈合。常规置管后，在腹膜透析管内注入1000单位的肝素，并将透析管的末端封闭，将透析管的体外段置入皮下组织内，并缝合切口。腹膜透析管可以在皮下“埋藏”2 ~ 8周，或更长的时间。当需要开始腹膜透析治疗时，切开皮肤将透析管取出，并按常规方法形成外口。

Moncrief-Popovich法所使用的腹膜透析管与常规的鹅颈腹膜透析管相近，但皮下涤纶套长度较大，以满足可以与周围组织充分愈合的目标。在多数情况下，腹膜透析管功能良好，大网膜阻塞的情况较少。腹膜透析液中所包含的杂质成分在一定程度上具有致炎作用，同时在其他亚临床性感染的共同作用下，可以刺激腹膜并导致大网膜阻塞的发生，而Moncrief-Popovich技术完全避免了这种情况的发生。

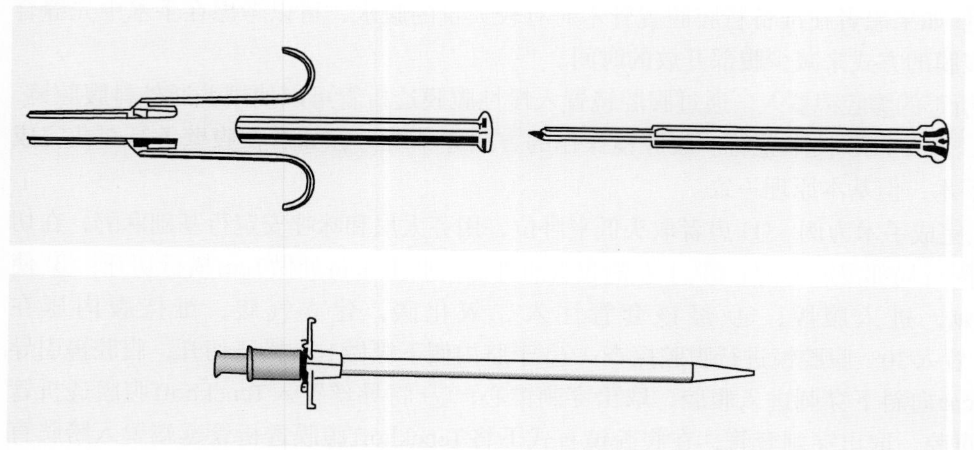

图29-4-4-8 Tenckhoff套管针示意图

图29-4-4-9 Seldinger套管针示意图

三、腹膜透析置管术的围术期处理

（一）腹膜透析置管后的处理

急性腹膜透析管路置入腹腔后可以立即使用。例如每天进行4 ～ 8次的交换，每次透析液剂量从500ml开始，逐渐过渡至1 000ml，最后为2 000ml。

腹腔置管术后立即将2L含1 000单位肝素的1.5%的腹膜透析液注入腹腔，然后立即引流。在围术期内，每周1 ～ 3次使用含1 000单位肝素1.5%腹膜透析液注入和引流，以避免纤维蛋白或血凝块阻塞腹膜透析管，并减少大网膜粘连的可能。适度限制患者的运动量，以降低腹膜内压力，并指导患者在围术期避免导致腹壁紧张的动作，如咳嗽等，以减少渗漏的可能。

在紧急情况下，围术期内腹膜透析的方案取决于患者的临床状况。在最开始的4个循环中，可以将腹膜透析液的剂量控制在500ml，以后的4个循环增加至1 000ml，其后在患者可以耐受的前提下，逐渐将腹膜透析液的剂量提升至期望水平。由于患者往往处于卧床状态，腹膜透析所导致的腹内压的增高也可以有所限制，腹膜透析液渗漏的情况并不常见。

慢性腹膜透析管路置入后，通常需要在置管两周后开始腹膜透析治疗。如需提前开始透析，需要根据患者腹壁解剖结构状况和术者的经验而定。应尽可能避免使用过高浓度的腹膜透析液以导致大量的超滤而增加腹压，同时每日应给予患者充足的暂停腹膜透析时间，以保障患者在腹腔内压较低的情况下促进伤口的愈合。每次交换的腹膜透析液剂量可以从小剂量开始，逐渐增加至治疗的期望水平，同时保证患者可以耐受。可以采用自动化腹膜透析治疗，并通常为夜间间断式腹膜透析（NIPD）的模式，在夜间的8个小时内进行3 ～ 5次交换，晨起将透析液引流并保持日间干腹状态。

（二）腹膜透析管的护理

腹膜透析置管术后外口及切开的护理基本遵循外科手术的常规。在术后的1 ～ 2周内，外口及切口需用敷料覆盖，如果辅料被血液或渗出物污染时应予以更换，否则应避免不必要的更换[10]。不能使用密闭的、不能透气的材料覆盖伤口，伤口局部也不能使用各种软膏。应教育患者尽可能地避免腹膜透析管在外口部位发生移动，以避免伤口预后延迟或合并感染。应在腹膜透析管近外口处，用蝶形胶布将腹膜透析管与皮肤固定。6个月后，患者可以不必使用辅料，但应每日更换内衣。

当外口充分愈合后，应开始常规的外口护理。外口护理可以使用无菌的水、抗菌肥皂以及多种消毒剂，后者包括0.001%碘伏和0.005%氯己定，应注意消毒剂的浓度不能过高，否则会产生毒性[11]。在培训患者时，应强调患者洗手的正确方法。如果患者存在鼻腔内金黄色葡萄球菌，则可能与外口相同细菌的感染相关，可以在鼻腔内使用莫匹罗星控制细菌，并由此预防腹膜透析管路的相应感染[7]。培训时还应强调患者应定期观察外口及隧道是否有感染的迹象。如果伤口和外口愈合良好，腹膜透析患者可以在术后数周后开始淋浴。在淋浴后应立即将外口部位擦干。通常不推荐患者游泳，如果泳池水的细菌计数较高时，可以增加外口感染的机会。

四、腹膜透析管拔除和重置

（一）急性腹膜透析管

急性无涤纶套的腹膜透析管需要在使用3 ～ 4天内予以拔出。在腹腔内的液体被引流后，拆除缝线，采用柔和的方式将腹膜透析管拔除。在可能的情况下，自植入新的腹膜透析管前应保持腹腔休息数日。重新植入的腹膜透析管在位置上应与原置管位置至少旁开2 ～ 3cm，最好交替使用腹正中置管位置和侧腹置管位置。

（二）慢性腹膜透析管

在某些特定的情况下，需要拔除腹膜透析管，如难治性腹膜透析相关性腹膜炎、复发性腹膜炎、真菌性腹膜炎和难治性腹膜透析导管炎[7]，以及肾功能恢复正常或转入血液透析或肾移植等。

对于腹膜透析管的拔除，首先应确定手术属清洁手术或污染手术，对于污染手术应根据患者感染的性质和程度充分使用抗生素控制感染，非感染的患者在围术期内也应常规使用抗生素预防感染。

手术通常采用局部麻醉。切开皮肤，剥离皮下组织，确定腹膜透析管的隧道段。撕开腹膜透析管周围的鞘样纤维组织，游离腹膜透析管。用两把止血钳夹闭腹膜透析管，并在其中剪断腹膜透析管。提起内侧段腹膜透析管，用剪刀或电刀分离腹膜透析管及内涤纶套周围的组织，直至完全分离并拔除腹膜透析管。8字缝合拔管后腹膜部位所形成的空洞，完全封闭腹腔。同理拔除外侧段腹膜透析管。如果为污染手术，可以再用0.5%的碘伏溶液反复冲洗伤口，再用生理盐水冲洗。最后缝合切口，如为清洁切口可逐层缝合，如感染严重则可单层缝合，并在切口内加用引流条。术后应密切注意伤口情况。

当腹膜透析患者的外口损伤或感染且药物治疗无效，或外涤纶套脱出等情况时，如果腹膜透析管周围的隧道并没有被病变波及，可以考虑皮下隧道再造术。切开皮肤及皮下组织，暴露腹膜透析管的皮下段，剪断腹膜透析管，拔出其远端部分，将一根新的腹膜透析管在相同的位置剪断，将其远端部分与患者存留的腹膜透析管用双向接头相连接，并形成新的外口。

（韩庆烽）

参考文献

1. STRIPPOLI GF, TONG A, JOHNSON D, et al. Catheter type, placement and insertion techniques for preventing peritonitis in peritoneal dialysis patients. Cochrane Database Syst Rev, 2004, (4):CD004680.
2. HAGEN SM, LAFRANCA JA, IJZERMANS JN, et al. A systematic review and meta-analysis of the influence of peritoneal dialysis catheter type on complication rate and catheter survival. Kidney Int, 2014, 85(4):920-932.
3. TWARDOWSKI ZJ. Presternal peritoneal catheter. Adv Ren Replace Ther, 2002, 9(2):125-132.
4. OZENER C, BIHORAC A, AKOGLU E. Technical survival of CAPD catheters: comparison between percutaneous and conventional surgical placement techniques. Nephrol Dial Transplant, 2001, 16(9):1893-1899.
5. XIE H, ZHANG W, CHENG J, et al. Laparoscopic versus open catheter placement in peritoneal dialysis patients: a systematic review and meta-analysis. BMC Nephrol, 2012, 13:69.
6. HWANG C, DAVIDSON I, SANTARELLI S, et al. Peritoneal dialysis access: open versus laparoscopic surgical techniques. J Vasc Access, 2013, 14(4):307-317.
7. FIGUEIREDO A, GOH BL, JENKINS S, et al. International Society for Peritoneal Dialysis. Clinical practice guidelines for peritoneal access. Perit Dial Int, 2010, 30(4):424-429.
8. LI PK, SZETO CC, PIRAINO B, et al. International Society for Peritoneal Dialysis. Peritoneal dialysis-related infections recommendations: 2010 update. Perit Dial Int, 2010, 30(4):393-423.
9. CRABTREE JH. Selected best demonstrated practices in peritoneal dialysis access. Kidney Int Suppl, 2006, (103):S27-S37.
10. ZAPPACOSTA AR, PERRAS ST, CLOSKEY GM. Seldinger technique for Tenckhoff catheter placement. ASAIO Trans, 1991, 37(1):13-15.
11. MONCRIEF JW, POPOVICH RP, BROADRICK LJ, et al. The Moncrief-Popovich catheter. A new peritoneal access technique for patients on peritoneal dialysis. ASAIO J, 1993, 39(1):62-65.

第五节 腹膜透析液

腹膜透析液（peritoneal dialysis fluids）是腹膜透析的重要组成部分。腹膜透析液的主要作用是：清除体内毒素，排出过多的水分，补充体内所需要的物质，平衡体内外紊乱的物质。

一、理想的腹膜透析液的要求

腹膜透析液由水、渗透剂、缓冲剂和电解质组成，有时还需要加入不同的成分[1,2]。理想的腹膜透析液应该具备以下要求[3]：

1. 能够具有持续、可预测性的溶质清除，而渗透剂很少被吸收。
2. 提供患者缺乏的电解质和营养物质。
3. 能纠正酸中毒，且不与透析液中的其他成分相互作用。
4. 无菌、无致热原。
5. 不含有毒的金属。
6. 对腹膜无害。
7. 符合人体的生理特点，具有良好的生物相容性。
8. 配方易于调整，允许加入适当的药物以适用不同患者病情的需要。

二、腹膜透析液的主要成分

自从1959年被商用生产以来，腹膜透析液的成分没有明显变化。不同制造商生产的透析液规格有1.5、2.0、2.25、2.5、3.0、5.0和6.0L几种。早年的腹膜透析液被包装在玻璃瓶中，目前被包装在几个不同尺寸的折叠的塑料袋中[4,5]。

（一）渗透剂

液体清除是腹膜透析的主要目的之一。应用高渗性渗透剂，通过改变透析液和血浆之间的渗透压梯度，从而达到清除水分的目的。20世纪40年代开始，葡萄糖开始被用作渗透剂。尽管有研究试用将其他渗透剂加入透析液中，但是未能显示出任何优势。

1. 理想的渗透剂　理想的渗透剂应该具有如下特性：易于代谢，产生无毒性的降解产物；不易被吸收；对于腹膜无毒性、无损伤；价格便宜；低浓度时即有效；吸收后无代谢后果；如果被吸收，具有营养价值；易于生产；不应抑制腹膜防御功能。

2. 渗透剂的分类　按分子量大小，渗透剂可分为低分子渗透剂和高分子渗透剂。低分子渗透剂有葡萄糖（即含葡萄糖的透析液）、氨基酸、木糖醇、甘油，分子量 90 ~ 200Da。其中以葡萄糖最为常用。高分子渗透剂有葡聚糖、多肽、明胶以及多聚阳离子，分子量从 20 000 ~ 350 000Da。应用这些高分子渗透剂，需要高浓度以产生渗透梯度，而后者可能导致黏滞度过高，因此影响透析液灌入和流出。其中以葡聚糖为常用。目前，葡萄糖、氨基酸、葡聚糖腹透液已商业化，并在临床广泛应用。尽管含其他渗透剂的新型腹透液已进入临床使用，但是以葡萄糖为渗透剂的腹膜透析液仍然是目前最常用、最经济的透析液。在我国，当前仅有葡萄糖透析液，以葡聚糖、氨基酸等为渗透剂的腹膜透析液尚未进入国内市场。关于葡萄糖、氨基酸、葡聚糖腹透液，详见本章第三节。

甘油是一种比葡萄糖还要小的渗透剂，由于甘油分子量小（仅有92Da）、相对高的渗透压/单位质量、较葡萄糖透析液高的pH，因而被认为可以作为渗透剂，开始被用于糖尿病患者的腹透治疗。然而，由于快速弥散入血，甘油透析液的超滤较葡萄糖透析液少。此外可能导致甘油蓄积，引起血浆渗透压过高、高甘油三酯血症，因此还未进入临床使用[6]。

多肽类：与2.5%葡萄糖腹透液相比，短链多肽类被吸收的情况较低，超滤能力相似。然而，需要长期的研究来评估肽类对于腹透患者营养状态的影响[7,8]。

右旋糖酐：自20世纪60年代开始，中性的右旋糖酐被作为渗透剂，10%的右旋糖酐溶液超滤好，40% ~ 60%的右旋糖酐溶液在存腹6小时后即会负超[9]。由于右旋糖酐在体内蓄积能够导致单核-吞噬细胞系统被阻断，因此不适于作为腹透液的渗透剂[10]。

木糖醇：木糖醇被尝试作为一种渗透剂应用于糖尿病患者。初步研究发现，使用木糖醇有助于减少糖尿病的代谢并发症以及血糖水平[11]。然而，由于木糖醇具有几个潜在的严重的副作用，包括乳酸酸中毒、高尿酸血症、致癌性以及肝功能受损，故尚未被应用。

（二）缓冲剂

已有三种不同的缓冲剂用于控制腹膜透析患者的酸中毒，分别是醋酸盐、乳酸盐和碳酸氢盐[12]。目前，以乳酸盐、碳酸氢盐为缓冲剂的透析液均在临床应用。尽管发达国家已经开始应用碳酸氢盐或碳酸氢盐/乳酸盐混合的透析液，但是在我国仍以乳酸盐透析液为主。

1. 醋酸盐　在慢性肾衰竭时，醋酸盐控制代谢性酸中毒的效果与乳酸盐一样好，但是，其主要缺点是经常引起灌液时腹痛，以及硬化性腹膜炎，而后者会导致超滤明显减少，因此目前已经不用。

2. 乳酸盐　是常用的控制酸中毒的缓冲剂[13,14]。有时与灌液时疼痛相关，偶尔乳酸盐被过多吸收可能导致脑病。但是，乳酸盐透析液仍然是较为安全的。商用的乳酸盐浓度有35mmol/L和40mmol/L。乳酸盐进入机体后需要在肝脏代谢为碳酸氢盐而发挥缓冲作用，因此不适合应用于肝功能障碍、乳酸酸中毒的患者。

3. 碳酸氢盐　与其他缓冲剂相比，碳酸氢盐能在更为生理性的条件下，控制酸中毒，是一种生理性的理想缓冲剂。但是常用的缓冲剂是乳酸盐而非碳酸氢盐，是因为在储存期间，碳酸氢盐与钙可能形成沉淀（形成碳酸钙）。近年来，随着新的多室腹膜透析液系统开始应用，现在已经能够应用碳酸氢盐替代乳酸盐。但是，操作过程对于患者有些麻烦，且费用较高，尚未广泛应用。已有研究将不同浓度的碳酸氢盐与乳酸盐混合，结果不尽相同[15-20]。详见本章第三节。

4. 丙酮酸盐　是一种乳酸盐或碳酸氢盐的替代缓冲剂，尚未临床使用。

（三）电解质组成

商用透析液中的电解质包括：钠、钙、镁以及氯离子。已有报道，某些矿物质，如焦磷酸铁[21]或右旋糖酐铁[22]也已被加入透析液中。此外，钾也能被加入到腹膜透析液中。在当前的腹膜透析液中，钠、镁、钙以及氯离子的浓度均与血浆浓度相近。这些离子通过腹膜的清除是由于弥散梯度，或多或少地依赖于对流。

1. 钠　腹膜透析液中的钠离子浓度一般在130 ~ 137mmol/L之间。由于腹膜透析清除液体主要靠对流来完成，从血浆中清除水分的量超过钠的清除，因此可能导致高钠血症。因此，腹膜透析液中的钠离子浓度较低有助于抵消高钠血症的发生。常用的透析液钠浓度一般为132mmol/L。当患者存在明显的低钠血症时，可以通过透析液中加入适当剂量的10%氯化钠来有效纠正低钠血症。

2. 钙　由于终末期肾脏病（ESRD）患者在进入透析之前，钙磷代谢紊乱主要表现为低钙血症、高磷血症、继发性甲状旁腺功能亢进，因此在20世纪70年代，腹透液中最常用的钙离子浓度是1.75mmol/L（即3.5mEq/L），远高于血钙水平，以纠正低钙血症。但是，在应用钙浓度1.75mmol/L透析液的患者中，由于同时应用含钙的磷结合剂和维生素D类似物，因此高钙血症很常见。研究显示，开始腹膜透析治疗3个月后，高钙血症、高磷血症成为主要的钙磷代谢紊乱表现，71%的患者发生高钙血症[23]。

当前我国商用的腹膜透析液中钙离子的浓度只有两种，1.25mmol/L和1.75mmol/L。选择应用不同钙离子浓度透析液是纠正钙平衡的重要措施之一。2009年KDIGO在CKD-MBD（慢性肾脏病-矿物质和骨代谢紊乱）诊断、评价、预防和治疗的临床实践指南中建议：使用钙离子浓度为1.25 ~ 1.50mmol/L的透析液[24]。传统的腹膜透析液（Ca^{2+}浓度1.75mmol/L）是一种非生理性的高钙透析液，适合于低血钙的患者。长期使用高钙透析液将会导致机体的正钙平衡，加重钙负荷，从而导致iPTH减低，骨形成减少，促进低转运骨病的发生[25]。钙浓度1.25mmol/L的透析液适用于高血钙或血钙在正常值高限的患者，或血钙虽然正常但需要应用含钙的磷结合剂或活性维生素D的患者。研究显示，在大多数患者中，低钙透析液（1.25mmol/L）较为安全[26]。然而，在一些患者中可能发生低钙血症，尤其在那些不遵医嘱服用含钙的磷结合剂的患者[27,28]。因此应用过程中应该加强对血钙、磷及iPTH指标的监测，注意调整治疗包括透析液钙离子浓度，以维持矿物质和骨代谢在目标值范围[29,30]。

3. 镁　在腹膜透析患者中，高镁血症很常见。当前腹透液中常用的镁浓度为0.25～0.75mmol/L。在大多数研究中，使用镁浓度为0.75mmol/L的腹透液会导致高镁血症。因为血镁水平持续升高可能会导致骨病，因此为使血镁水平最适化，镁浓度为0.25mmol/L的透析液更为常用。也有研究尝试应用不含镁的透析液，这样可以通过应用镁盐来作为磷结合剂[10]。但是需要经常监测血清镁，因为低镁血症容易引起心律失常。

4. 钾　高钾血症是ESRD患者最常见且危险的并发症，应用不含钾的透析液有利于将血钾维持在4mmol/L左右。因此为控制腹透患者的钾平衡，在商用透析液中通常不含钾。但是针对发生低血钾的腹透患者，可以通过向透析液中加入钾来纠正，详见本章第四节。

5. 其他添加剂　近年来发现，某些添加剂可能有助于保护腹膜，比如，N-乙酰氨基葡萄糖苷酶（NAG）、透明质酸（HA）、低分子肝素（LMWH）[31]。临床研究显示，低分子肝素可以增加超滤，在每日早上的透析液中应用一次低分子肝素（4500U），3个月后超滤增加，原因可能是低分子肝素减少了在腹腔内灌入葡萄糖腹透液后常规发生的血管扩张[32]。透明质酸改善超滤的益处仅在动物模型中显示[33]。这些添加剂（NAG，HA或LMWH）或缓冲剂（丙酮酸盐）都还未能被推荐用于临床，尚需进一步证实。

这些不同成分配方的透析液使临床医生得以基于不同腹透患者电解质的情况及代谢特征，个体化地制定腹透处方。

三、腹膜透析液的生物相容性

有关腹膜透析液生物相容性的研究显示，含葡萄糖乳酸盐的腹膜透析液呈酸性（pH 5.5）、高葡萄糖降解产物（GDPs）的腹透液，其生物相容性差，对腹膜的结构和功能损害较大。GDPs是葡萄糖透析液在加热灭菌或储存过程中生成的反应性的羰基复合物。GDPs在体外实验中对于许多细胞都具有毒性，在体内可能也是有毒性的。

近年来，中性pH、低葡萄糖降解产物或生物相容性的新型腹膜透析液已经被生产[13,34]。新型的透析液以碳酸氢盐、碳酸氢盐/乳酸盐的混合物作为缓冲剂，取代了乳酸盐，通过应用多室腹透液系统，有效减少了GDPs含量，而且避免了碳酸氢盐与钙的沉淀反应，具有中性pH、低浓度的GDPs，是生物相容性较好的腹膜透析液。可以使患者的耐受性和腹膜的结构和功能均有改善。当用于相同的总缓冲剂离子浓度时，应用碳酸氢盐或碳酸氢盐/乳酸盐混合物的透析液明显减少了灌液时疼痛，在纠正酸中毒方面与乳酸盐同样有效。前瞻性随机研究显示，这种透析液与透析引流液中的腹膜完整性的标记物，尤其是肿瘤抗原-125（CA-125，用于测量腹膜间皮细胞数量）的升高相关联。然而，其对于腹膜功能的长期影响还不确定。

几个研究显示，与常规透析液相比，应用生物相容性透析液的患者无尿的风险减少，尽管在残余肾功能下降的速率方面无差异[35,36]。一项纳入了2 000多名患者的回顾性研究结果显示，中性pH低GDP透析液具有生存益处[34]。还需要前瞻性、随机研究进一步明确与生物相容性透析液相关的可能生存益处[31,37]。

四、几种常见的腹膜透析液

（一）乳酸盐葡萄糖透析液

是目前最为常用的葡萄糖透析液，具有不同容量、不同葡萄糖浓度、不同配方。可购买到的葡萄糖腹膜透析液的容量有：1、2、2.5、3、5、6L/袋。目前国内主要使用的是葡萄糖乳酸盐透析液，具体成分见表29-4-5-1。

表 29-4-5-1 目前国内主要使用的葡萄糖乳酸盐透析液的成分

	含水葡萄糖（$C_6H_{12}O_6 \cdot H_2O$）（g/100ml）	渗透压（mOsmol/L）（理论值）	离子浓度（mmol/L）					pH
			钠	钙	镁	氯化物	乳酸盐	
1.5% 葡萄糖腹膜透析液	1.5	346	132	1.75 或 1.25	0.25	96	40	5.2（4.5 ~ 6.5）
2.5% 葡萄糖腹膜透析液	2.5	396						
4.25% 葡萄糖腹膜透析液	4.25	485						

葡萄糖是腹膜透析最常用的渗透剂，分子量为180Da。目前有三种不同的含水葡萄糖（Glucose·H_2O）浓度的透析液：1.5%，2.5%，4.25%，其对应的无水葡萄糖浓度分别为1.36%、2.26%、3.86%，这些透析液的渗透压分别是346、396、485mOsmol/L。为合理控制腹膜透析患者的容量状态，需要选择不同葡萄糖浓度的透析液，以达到干体重及控制血压。

葡萄糖并非理想的渗透剂，因为它容易被吸收，导致超滤时间较短。葡萄糖的吸收还会导致几种代谢性并发症，例如高胰岛素血症、高血糖、高脂血症以及体重增加[38]。而且，这些透析液中的高葡萄糖浓度、低pH、GPDs，由于部分或全部生物不相容性，通过抑制吞噬作用和杀菌活性，能够影响腹膜的宿主防御机制[39]。

葡萄糖作为渗透剂的主要益处是价格便宜、安全、易于得到。而且，因为葡萄糖腹透液投放市场已久，广受肾病学家的接受。迄今为止，尚无其他的渗透剂被证明优于葡萄糖。

乳酸盐是腹膜透析液中最常用的缓冲剂，纠正酸中毒效果好，安全性较好，但有时会引起灌液时疼痛[13]。由于乳酸盐需要在体内经肝脏代谢为碳酸氢盐而发挥缓冲作用，因此不适合应用于肝功能障碍、乳酸酸中毒的患者。商用透析液的乳酸盐浓度为35和40mmol/L。

（二）碳酸氢盐透析液

碳酸氢盐是一种生理性的理想缓冲剂。然而，它与含钙、含镁的透析液不相容，尤其在长时间储存后。为克服这个问题，采用双室的透析液袋系统可以预防，即通过用两个独立的袋子，将碳酸氢盐和钙盐、镁盐分装在不同的袋子中，在向腹腔中灌液的时候再将它们混合。研究发现，在透析液中将不同浓度的碳酸氢盐与乳酸盐混合，可能是一种更理想的生理性溶液[14]，不但可以避免纯碳酸氢盐缓冲液引起的腹膜固有细胞酸中毒，而且可避免毛细血管扩张引起的超滤量减少，从而增加超滤量。

（三）葡聚糖透析液（艾考糊精透析液，icodextrin）

葡聚糖（艾考糊精）是不同长度寡核苷酸/多糖链组成的葡萄糖聚合物，70%分子的分子量≤3 000Da，平均分子量大约17 000Da。最初，尝试过低分子量寡核苷酸/多糖类，分子量大约900Da，但是作用有限。艾考糊精透析液（Extraneal™）是腹膜透析中应用的主要的葡萄糖聚合物。

常用的葡聚糖透析液的浓度为7.5%，与葡萄糖透析液具有基本相同的电解质成分。葡聚糖透析液的渗透压与1.36%的葡萄糖透析液不同（渗透压=350mOsmol/L），与正常血浆渗透压范围相同，或稍低。与葡萄糖透析液相比，葡聚糖透析液中大分子的存在，明显改善了通过小孔的渗透效率，也减少了渗透梯度随时间的减少，这样使得在存腹8 ~ 12小时后，仍然可以持续超滤。因此，葡聚糖透析液适用于长时存腹，比如对于那些葡萄糖吸收迅速的患者（即高转运的患者），可应用葡聚糖透析液存腹过夜。尤其适用于糖尿病患者，以及那些需要增加超滤的患者[40-42]。由于碳水化合物的负荷减少，葡聚糖透析液同时也具有了一些长期的代谢益处，如有利于糖尿病患者血糖控制，改善胰岛素抵抗，改善脂质代谢紊乱等[43]。

最常使用的葡聚糖透析液是7.5%的溶液。麦芽糖、麦芽三糖以及其他的寡核苷酸/多糖类的血浆浓度显示，随着这些渗透剂增加，可能导致不良反应。有报道，皮肤反应的发生率相对高（大约15%）[44]。另有报道，应用葡聚糖透析液，培养阴性腹膜炎的发生率自9%至接近50%，分析原因可能与一些批次被细菌壁分解产物肽多糖污染有关。在生产商自愿召回了可疑污染的透析液之后，腹膜炎的发生减少[45]。然而，一篇纳入了5项随机试验（607名患者）的系统综述显示，艾考糊精透析液发生腹膜炎的风险并未增加[46]。

此外，艾考糊精和麦芽糖能够干扰或者导致血糖结果假性升高，继而带来不当的治疗[47,48]。因此，艾考糊精透析液的标签上提醒"必须使用葡萄糖特异性的方法（监测试纸条）监测血糖以避免麦芽糖干扰"。在一项回顾性研究中，应用艾考糊精透析液与由于依从性差引起的技术衰竭风险较低、死亡率低相关[49]。在前述的系统综述中，在3个随机试验（290名患者）中，艾考糊精透析液没有改变技术衰竭的风险，然而，这些试验效力不足以显示这种差异，随访期很短[46]。

（四）氨基酸透析液

营养越来越被认识到是透析患者转归的重要预测因子[50]。营养不良在腹膜透析患者中很常见[51]，与较高的死亡率和较高的住院率相关。然而几个因素与透析患者的低蛋白水平相关，腹透患者的透析液中容易丢失大量的蛋白质，估计每日蛋白质丢失多达15g，氨基酸丢失2 ~ 4g[52,53]。因此应用氨基酸透析液，通过氨基酸被从腹透液中吸收，可能有助于蛋白合成，从而有可能改善腹膜透析患者的营养状态[54]。

然而，氨基酸透析液的早期经验并不成功，研究患者中未见或仅有很少的营养益处。这种少见益处的原因可能是较早的氨基酸腹透液设计得不好。相比而言，后来的研究应用1.1%的氨基酸透析液发现，其与1.36%的葡萄糖透析液具有同样的渗透压一样有效[55]。1.1%的氨基酸透析液由必需氨基酸和非必需氨基酸联合组成（Nutrineal: Baxter Health Care）。这种透析液的pH是6.7，渗透压365mOsmol/L[56]。多个研究显示，这种透析液能够改善透析患者的营养状态[57]。常见的副作用包括：酸中毒加重、BUN升高。当处方氨基酸腹透液时，应该考虑到如下问题[58]：氨基酸透析液被注明只应用于营养不良或糖尿病患者，和/或复发性腹膜炎的患者；1.1%的氨基酸透析液大部分为透析患者需要的必需氨基酸组成；要保证患者同时摄入足够的热量。

葡聚糖透析液及氨基酸透析液都可被用于减少患者腹膜的葡萄糖暴露以及总的葡萄糖负荷。然而，尚无资料显示，应用葡聚糖透析液或氨基酸透析液每日替代2袋葡萄糖透析液的明确的临床益处。

五、腹膜透析液中其他成分的添加

在某些临床情况下，一些其他成分可以被添加至腹透液中。常用的添加成分包括：钾、肝素、胰岛素以及抗生素等。加药过程必须遵守无菌原则，即：在将针插入进药端口之前，应该在端口放上碘伏，然后用70%乙醇棉签擦拭，或是将氯己定放在进药端口处5分钟。

（一）钾

商用的腹膜透析液中通常不加钾，目前可购买到的透析液中的钾浓度自0 ~ 2mmol/L不等。临床上多用不含钾的透析液。由于高钾血症是ESRD患者最常见的危险的并发症，因此应用不含钾的透析液有利于将血钾维持在正常水平4 mmol/L左右。但是，由于食欲下降，钾的摄入减少，或由于其他原因导致钾的排出增加，10% ~ 36%的患者会发生低钾血症[59]。对于这些患者，可通过向透析液中加入3 ~ 4mmol/L的钾予以纠正，同时强烈推荐患者口服补钾。

（二）肝素

肝素经常被加至透析液中，用于预防和治疗腹透液中纤维蛋白形成，尤其在腹膜炎期间，腹透液容易产生纤维蛋白，甚至可能阻塞腹透管。当在腹透液中见到纤维蛋白丝或凝块时，可以临时向透析液中加入肝素200 ~ 500U/L，以防止纤维蛋白凝块形成堵塞腹透管。但是一旦出现引流不畅甚至梗阻时，通常对肝素的反应性很差，这时有必要注入纤维蛋白溶解剂。由于肝素或纤维蛋白溶解剂都不会通过腹膜被吸收，因此不会产生全身抗凝。

（三）胰岛素

当前由于含葡萄糖的透析液是最常使用的透析液，因此，糖尿病腹透患者需要应用胰岛素来抵消腹腔的高葡萄糖负荷，控制高血糖。糖尿病腹透患者的血糖控制可通过皮下注射胰岛素、腹透液中加入胰岛素或两种方法联合应用。已经发现，在治疗患糖尿病的腹透患者时，腹透液中加入胰岛素与皮下注射胰岛素同样有效。由于长期通过腹透液中加入胰岛素来控制血糖使患者发生腹膜炎的风险增加，因此笔者并不推荐长期通过腹透液中加胰岛素来控制血糖。但是，当血糖控制不佳、应用自动腹膜透析机或某些特殊情况下，仍需通过将胰岛素加入腹透液中控制血糖。

通常腹腔内加入胰岛素，需要频繁的监测血糖（大约每6小时一次）。随着葡萄糖浓度增加，透析液中的胰岛素剂量也要增加，可参考下面的简单公式：1.5%葡萄糖透析液，加入胰岛素4 ~ 5U/L；2.5%透析液中加入胰岛素5 ~ 7U/L；4.25%透析液需要加入胰岛素7 ~ 10U/L。

（四）抗生素

多种抗生素常常被加到腹透液中治疗腹膜炎。2010年国际腹膜透析协会（ISPD）关于腹膜透析相关感染的建议中明确指出[60]：治疗腹膜炎时，腹腔内应用抗生素优于同样剂量的静脉用药。因为经腹腔使用可在局部达到较高的药物浓度。腹腔给药另一个好处是，患者经适当的培训后可自行在家进行，还避免了静脉穿刺。

1. 给药方法　经腹腔使用抗生素可以在每次交换时用（即持续给药）或每日一次（即间断给药）使用。间断用药与连续用药同样有效。间断给药时，装有抗生素的腹透液至少要存腹 6 小时，以使抗生素被充分吸收进入全身循环中。指南中详细列举了 CAPD 和 APD 患者腹膜炎持续和间断给药的剂量。

2. 药物在透析液中的相容性　一旦确定腹膜炎，应同时应用分别针对革兰阳性菌和阴性菌的两种抗生素开始经验治疗。常用万古霉素或一代头孢菌素覆盖革兰阳性菌，三代头孢或氨基糖苷类药物来覆盖革兰阴性菌。万古霉素、氨基糖苷类药和头孢菌素可混于一袋透析液中而不会失去其生物活性。然而，由于药物的化学不相容性，氨基糖苷类药和青霉素不应加到同一袋透析液中。对于任何需要混用的抗生素，必须分别用不同的注射器来加。葡聚糖透析液和万古霉素、头孢唑啉、氨苄西林、氯唑西林、头孢他定、庆大霉素或两性霉素是相容的。

3. 药物加入透析液之后的稳定性　研究显示，一些抗生素加到含葡萄糖的透析液中，其稳定的时间不同。将万古霉素（25mg/L）加到透析液中，在室温下储存 28 日是稳定的，较高的环境温度可减少其稳定的持续时间。庆大霉素（8mg/L）存放 14 日是稳定的，但是混合有肝素后其稳定性的持续时间减少。头孢唑啉（500mg/L）在室温下至少可存放 8 日，冷藏可存放 14 日，加肝素没有不利的影响。头孢他啶的稳定性稍差，浓度为 125mg/L 的头孢他啶在室温下 4 日是稳定的，而冷藏时 7 日是稳定的，浓度为 200mg/L 的头孢他啶冷藏可稳定 10 日。透析液中的头孢吡肟在冷藏条件下可稳定 14 日。关于不同的新型透析液中加入抗生素的稳定性资料还有限。

（赵慧萍）

参考文献

1. MCINTYRE CW. Update on peritoneal dialysis solutions. Kidney Int, 2007, 71(6):486-490.
2. TEITELBAUM I, BURKART J. Peritoneal dialysis. Am J Kidney Dis, 2003, 42(5):1082-1096.
3. VANHOLDER RC, LAMEIRE NH. Osmotic agents in peritoneal dialysis. Kidney Int Suppl, 1996, 56:S86-S91.
4. DAUGIRDAS JT, BLAKE PG, ING TS. Handbook of Dialysis. 4th ed. Pennsylvania: LWW, 2006.
5. FEEHALLY J, FLOEGE J, JOHNSON RJ. Comprehensive Clinical Nephrology. 3rd ed. Missouri: Mosby, 2007.
6. HEATON A, WARD MK, JOHNSTON DG, et al. Evaluation of glycerol as an osmotic agent for continuous ambulatory peritoneal dialysis in end-stage renal failure. Clin Sci (Lond), 1986, 70(1):23-29.

7. KLEIN E, WARD RA, WILLIAMS TE, et al. Peptides as substitute osmotic agents for glucose in peritoneal dialysate. ASAIO Trans, 1986, 32(1):550-553.
8. IMHOLZ AL, LAMEIRE N, FAICT D, et al. Evaluation of short-chain polypeptides as an osmotic agent in continuous ambulatory peritoneal dialysis patients. Perit Dial Int, 1994, 14(3):215-222.
9. HAIN H, SCHÜTTE W, PUSTELNIK A, et al. Ultrafiltration and absorption characteristics of hydroxyethylstarch and dextran during long dwell peritoneal dialysis exchanges in rats. Adv Perit Dial, 1989, 5:28-30.
10. GOKAL R, NOLPH KD. Textbook of Peritoneal Dialysis. Berlin: Springer Netherlands, 1994.
11. BAZZATO G, COLI U, LANDINI S, et al. Xylitol as osmotic agent in CAPD: an alternative to glucose for uremic diabetic patients? Trans Am Soc Artif Intern Organs, 1982, 28:280-286.
12. FERIANI M. Buffers: bicarbonate, lactate and pyruvate. Kidney Int Suppl, 1996, 56:S75-S80.
13. WILLIAMS JD, TOPLEY N, CRAIG KJ, et al. The Euro-Balance Trial: the effect of a new biocompatible peritoneal dialysis fluid (balance) on the peritoneal membrane. Kidney Int, 2004, 66(1):408-418.
14. MACTIER RA, SPROSEN TS, GOKAL R, et al. Bicarbonate and bicarbonate/lactate peritoneal dialysis solutions for the treatment of infusion pain. Kidney Int, 1998, 53(4):1061-1067.
15. FERIANI M, KIRCHGESSNER J, LA GRECA G, et al. Randomized long-term evaluation of bicarbonate-buffered CAPD solution. Kidney Int, 1998, 54(5):1731-1738.
16. CANCARINI GC, FAICT D, DE VOS C, et al. Clinical evaluation of a peritoneal dialysis solution with 33 mmol/L bicarbonate. Perit Dial Int, 1998, 18(6):576-582.
17. FERIANI M, PASSLICK-DEETJEN J, JAECKLE-MEYER I, et al. Individualized bicarbonate concentrations in the peritoneal dialysis fluid to optimize acid-base status in CAPD patients. Nephrol Dial Transplant, 2004, 19(1):195-202.
18. MONTENEGRO J, SARACHO RM, MARTÍNEZ IM, et al. Long-term clinical experience with pure bicarbonate peritoneal dialysis solutions. Perit Dial Int, 2006, 26(1):89-94.
19. MONTENEGRO J, SARACHO R, GALLARDO I, et al. Use of pure bicarbonate-buffered peritoneal dialysis fluid reduces the incidence of CAPD peritonitis. Nephrol Dial Transplant, 2007, 22(6):1703-1708.
20. AHMAD S, SEHMI JS, AHMAD-ZAKHI KH, et al. Impact of new dialysis solutions on peritonitis rates. Kidney Int Suppl, 2006, (103):S63-S66.
21. GUPTA A, AMIN NB, BESARAB A, et al. Dialysate iron therapy: infusion of soluble ferric pyrophosphate via the dialysate during hemodialysis. Kidney Int, 1999, 55(5):1891-1898.
22. BASTANI B, GALLEY S. Intraperitoneal iron-dextran as a potential route of iron therapy in CAPD patients. Perit Dial Int, 1996, 16(6):646-648.
23. NOORDZIJ M, KOREVAAR JC, BOS WJ, et al. Mineral metabolism and cardiovascular morbidity and mortality risk: peritoneal dialysis patients compared with haemodialysis patients. Nephrol Dial Transplant, 2006, 21(9):2513-2520.
24. Kidney Disease: Improving Global Outcomes (KDIGO) CKD–MBD Work Group. KDIGO clinical practice guideline for the diagnosis, evaluation, prevention, and treatment of chronic kidney disease–mineral and bone disorder (CKD–MBD). Kidney Int Suppl, 2009, (113): S1-S130.
25. ANDRESS DL. Adynamic bone in patients with chronic kidney disease. Kidney Int, 2008, 73(12):1345-1354.
26. SÁNCHEZ C, LÓPEZ-BAREA F, SÁNCHEZ-CABEZUDO J, et al. Low vs standard calcium dialysate in peritoneal dialysis: differences in treatment, biochemistry and bone histomorphometry. A randomized multicentre study. Nephrol Dial Transplant, 2004, 19(6):1587-1593.
27. BRO S, BRANDI L, DAUGAARD H, et al. Calcium concentration in the CAPD dialysate: what is optimal and is there a need to individualize? Perit Dial Int, 1997, 17(6):554-559.
28. WEINREICH T. Low or high calcium dialysate solutions in peritoneal dialysis? Kidney Int Suppl, 1996, 56:S92-S96.
29. ZHAO HP, WU B, LU LX, et al. Effect of combining different calcium concentration dialysate on calcium balance in peritoneal dialysis patients. Chin Med J (Engl), 2012, 125(22):4009-4013.

30. 赵慧萍，王梅．不同钙离子浓度透析液在腹膜透析患者中的应用．中华肾脏病杂志，2011, 27(10):791-793.
31. DIAZ-BUXO JA, GOTLOIB L. Agents that modulate peritoneal membrane structure and function. Perit Dial Int, 2007, 27(1):16-30.
32. SJØLAND JA, SMITH PR, JESPERSEN J, et al. Intraperitoneal heparin reduces peritoneal permeability and increases ultrafiltration in peritoneal dialysis patients. Nephrol Dial Transplant, 2004, 19(5):1264-1268.
33. BREBOROWICZ A, POLUBINSKA A, PAWLACZYK K, et al. Intraperitoneal hyaluronan administration in conscious rats: absorption, metabolism, and effects on peritoneal fluid dynamics. Perit Dial Int, 2001, 21(2):130-135.
34. LEE HY, PARK HC, SEO BJ, et al. Superior patient survival for continuous ambulatory peritoneal dialysis patients treated with a peritoneal dialysis fluid with neutral pH and low glucose degradation product concentration (Balance). Perit Dial Int, 2005, 25(3):248-255.
35. JOHNSON DW, BROWN FG, CLARKE M, et al. Effects of biocompatible versus standard fluid on peritoneal dialysis outcomes. J Am Soc Nephrol, 2012, 23(6):1097-1107.
36. LUI SL, YUNG S, YIM A, et al. A combination of biocompatible peritoneal dialysis solutions and residual renal function, peritoneal transport, and inflammation markers: a randomized clinical trial. Am J Kidney Dis, 2012, 60(6):966-975.
37. WOODROW G. Can biocompatible dialysis fluids improve outcomes in peritoneal dialysis patients? Perit Dial Int, 2005, 25(3):230-233.
38. GRODSTEIN GP, BLUMENKRANTZ MJ, KOPPLE JD, et al. Glucose absorption during continuous ambulatory peritoneal dialysis. Kidney Int, 1981, 19(4):564-567.
39. SITTER T, SAUTER M. Impact of glucose in peritoneal dialysis: saint or sinner? Perit Dial Int, 2005, 25(5):415-425.
40. LEE JH, REDDY DK, SARAN R, et al. Advanced glycosylation end-products in diabetic rats on peritoneal dialysis using various solutions. Perit Dial Int, 2000, 20(6):643-651.
41. PLUM J, GENTILE S, VERGER C, et al. Efficacy and safety of a 7.5% icodextrin peritoneal dialysis solution in patients treated with automated peritoneal dialysis. Am J Kidney Dis, 2002, 39(4):862-871.
42. FINKELSTEIN F, HEALY H, ABU-ALFA A, et al. Superiority of icodextrin compared with 4.25% dextrose for peritoneal ultrafiltration. J Am Soc Nephrol, 2005, 16(2):546-554.
43. LI PK, CULLETON BF, ARIZA A, et al. Randomized, controlled trial of glucose-sparing peritoneal dialysis in diabetic patients. J Am Soc Nephrol, 2013, 24(11):1889-1900.
44. DIAZ-BUXO JA, PASSLICK-DEETJEN J, GOTLOIB L. Potential hazards of polyglucose. ASAIO J, 2001, 47(6):602-607.
45. SEOW YY, ILES-SMITH H, HIRST H, et al. Icodextrin-associated peritonitis among CAPD patients. Nephrol Dial Transplant, 2003, 18(9):1951-1952.
46. CHO Y, JOHNSON DW, BADVE S, et al. Impact of icodextrin on clinical outcomes in peritoneal dialysis: a systematic review of randomized controlled trials. Nephrol Dial Transplant, 2013, 28(7):1899-1907.
47. RILEY SG, CHESS J, DONOVAN KL, et al. Spurious hyperglycaemia and icodextrin in peritoneal dialysis fluid. BMJ, 2003, 327(7415):608-609.
48. FLORÉ KM, DELANGHE JR. Analytical interferences in point-of-care testing glucometers by icodextrin and its metabolites: an overview. Perit Dial Int, 2009, 29(4):377-383.
49. HAN SH, AHN SV, YUN JY, et al. Effects of icodextrin on patient survival and technique success in patients undergoing peritoneal dialysis. Nephrol Dial Transplant, 2012, 27(5):2044-2050.
50. IKIZLER TA, HAKIM RM. Nutrition in end-stage renal disease. Kidney Int, 1996, 50(2):343-357.
51. YOUNG GA, KOPPLE JD, LINDHOLM B, et al. Nutritional assessment of continuous ambulatory peritoneal dialysis patients: an international study. Am J Kidney Dis, 1991, 17(4):462-471.
52. YOUNG GA, BROWNJOHN AM, PARSONS FM. Protein losses in patients receiving continuous ambulatory peritoneal dialysis. Nephron, 1987, 45(3):196-201.
53. BERGSTRÖM J, FÜRST P, ALVESTRAND A, et al. Protein and energy intake, nitrogen balance and nitrogen

losses in patients treated with continuous ambulatory peritoneal dialysis. Kidney Int, 1993, 44(5):1048-1057.
54. JONES MR, GEHR TW, BURKART JM, et al. Replacement of amino acid and protein losses with 1.1% amino acid peritoneal dialysis solution. Perit Dial Int, 1998, 18(2):210-216.
55. SHOCKLEY TR, MARTIS L, TRANAEUS AP. New solutions for peritoneal dialysis in adult and pediatric patients. Perit Dial Int, 1999, 19(Suppl 2):S429-S434.
56. GAROSI G, GAGGIOTTI E, MONACI G, et al. Biocompatibility of a peritoneal dialysis solution with amino acids: histological evaluation in the rabbit. Perit Dial Int, 1998, 18(6):610-619.
57. KOPPLE JD, BERNARD D, MESSANA J, et al. Treatment of malnourished CAPD patients with an amino acid based dialysate. Kidney Int, 1995, 47(4):1148-1157.
58. FALLER B. Amino acid-based peritoneal dialysis solutions. Kidney Int Suppl, 1996, 56:S81-S85.
59. ZANGER R. Hyponatremia and hypokalemia in patients on peritoneal dialysis. Semin Dial, 2010, 23(6):575-580.
60. LI PK, SZETO CC, PIRAINO B, et al. Peritoneal dialysis-related infections recommendations: 2010 update. Perit Dial Int, 2010, 30(4):393-423.

第六节　腹膜透析处方的制订和充分透析

一、腹膜透析方式

（一）分类

1. 根据是否依靠机器操作　所有需要依靠腹膜透析机进行操作的腹膜透析统称为自动化腹膜透析（automated peritoneal dialysis，APD），与 APD 相对应的则是手工操作的腹膜透析。根据需要，我们也可以将 APD 和手工腹膜透析相结合。

2. 根据治疗是否持续　腹膜透析可 24 小时持续进行，包括手工的持续不卧床腹膜透析（continuous ambulatory peritoneal dialysis，CAPD），和夜间依靠机器腹透而白天保持存腹状态的持续循环式腹膜透析（continuous cyclic peritoneal dialysis，CCPD）。

腹膜透析也可间断进行，称为间断腹膜透析（intermittent peritoneal dialysis，IPD），手工或机器操作均可。夜间依靠机器腹透而白天干腹称为夜间间断腹膜透析（nocturnal intermittent peritoneal dialysis，NIPD），反之为白天间断腹膜透析（daytime intermittent peritoneal dialysis，DIPD）。

3. 其他特殊类型　APD 中的潮式腹透（tidal peritoneal dialysis，TPD），持续流式腹透（continuous flow peritoneal dialysis，CFPD）。

（二）常见腹膜透析方式的特点

目前，我国最常用的腹透方式是手工操作的IPD和CAPD。APD因机器昂贵，其使用率在不同国家和地区存在很大差异。APD具体介绍见本节。

手工IPD和CAPD操作无需患者卧床，也不固定场所，可在任何洁净避风的地方进行，这是优点。但因患者每日需换液操作数次，若不能遵从无菌原则，会增加感染风险，因此需加强培训和再培训。

1. 手工 IPD

（1）特点：手工IPD根据患者病情及生活习惯，设定每日透析总量、换液次数、存腹时间和透析液葡萄糖浓度。与机器IPD相比，手工IPD虽不能对透析液进行自动加温、入液和引流，但灵活度高，便于实施，被广泛采纳。

由于这种方法非24小时持续治疗，透析液与腹膜接触时间较短，对中小分子物质及水钠清除均有一定限度，故需掌握适应证。

（2）适应证

1）有残余肾功能，不需要24小时持续腹透治疗；采用IPD方案可达到透析充分性。

2）腹透置管术后，作为CAPD治疗的过渡方式。

3）因腹膜高转运而夜间存腹负超的患者，可行IPD，保持夜间干腹。

4）因患者自身情况，如疝气、胸腹瘘、心力衰竭等，白天或夜间不能耐受持续存腹，或因经济原因不能接受持续透析者。

（3）注意事项

1）需要定期评估临床症状和透析充分性指标，调整透析处方。

2）个别患者放空腹透液有轻微不适，可少量透析液留腹。

2. CAPD

（1）特点：CAPD始于1975年，由Popovich和Moncref基于氮平衡的基础上提出来，是全世界最常使用的腹透方式。目前我国均采用Y型接口的双联（双袋）系统（Y set），这个系统包括透析液袋、空袋、管路和辅助设备（连接短管和预充满碘伏的碘伏帽），整个系统是无菌的，操作步骤非常简单，明显降低了腹膜炎发生率。

CAPD为24小时持续治疗，接近正常肾脏生理特点，每日对中小分子物质及水钠清除总量均优于IPD，是维持腹透患者、尤其是残余肾功能丢失者首选的治疗方式。CAPD同样根据患者病情及生活习惯，设定每日透析总量、换液次数、存腹时间和透析液葡萄糖浓度。

（2）适应证：除一些仅能采用IPD的病例外，CAPD几乎适用于所有维持腹透患者。

（3）注意事项

1）CAPD是一种灵活而符合人性的治疗方式，可个体化制订处方，每日腹透液灌入总量及每袋存腹时间可有较大差异。同样需要定期评估临床症状和透析充分性指标，调整透析处方。

2）个别患者接受CAPD有不适主诉，如腹胀、食欲不佳，反酸，夜眠差等，需具体分析，查明原因。一旦怀疑与透析液灌入量大有关，或腹透液长存腹时负超明显，需要改变腹透方式或调整处方。

二、充分透析

（一）充分透析的概念

1. 什么是充分透析 绝对“充分透析”在理论上并不存在，现有的血透或腹透技术均不能达到正常或接近正常肾脏功能完成的生理功能。相对“充分透析”，是指在满足患者基本营养需求的前提下，机体内环境适应一定毒素水平而达到的“相对稳态”。临床上，达到相对稳态、透析充分性好的患者可表现为，但不仅限于以下方面：

（1）无尿毒症临床症状（恶心、呕吐、乏力、纳差、皮肤瘙痒、失眠等）。但要注意，有时临床症状并不一定和尿毒症相关，还要仔细查找病因；此外，尿毒症症状轻重和个体敏感性有关，不一定和病情严重程度成正比。

（2）食欲和营养状态良好，体力如常。

（3）容量负荷、贫血、高血压控制佳。

（4）无代谢性酸中毒和钙磷代谢失衡。

（5）心血管病等慢性并发症减少或消失。

（6）生活质量好，能通过维持透析达到长期生存。

2. 饮食管理与充分透析 饮食管理是达到充分透析的重要前提。如果将机体看作一个氮代谢池，患者摄入的饮食蛋白质即摄入总氮，而丢失氮可通过尿液、透析液、粪便、皮肤和呼吸等途径[1]。当透析患者摄入总氮和丢失氮达到动态平衡，就是处在氮平衡状态，则血尿素氮水平稳定，营养状态维持良好。反之，如果我们不能监控患者的饮食量和结构，机体可能累积过多代谢废物、出现透析不充分，或摄入不足、相对过度透析。腹透患者饮食摄入推荐详见相关章节。当每日饮食蛋白质摄入 0.8 ~ 1.2g/kg 理想体重时，约需要每周 Kt/V 1.7 ~ 2.0，机体可达到氮平衡状态。

3. 长期生存与充分透析　虽然充分透析的益处能够体现在诸多方面，但其最终应能延缓患者死亡，达到长期生存。这意味着，对任何一个反映透析充分性的指标，均应在长期随访中验证其对生存率的预测价值。既往的大量观察性队列研究也正是着眼于此，某一项透析充分性指标，譬如每周尿素清除指数（Kt/V）或校正的肌酐清除率（CCr），如果低于某一数值时患者死亡率上升，高于这一数值死亡率下降，那么这个数值就被认为是充分透析的目标值。

4. 充分透析目标值　尽管充分透析时机体有上述各方面表现，但“相对稳态”本身难以被评估。因而，学者们试图用溶质的绝对清除量，即每周 Kt/V 和校正 CCr 来代表这种稳态。这一概念的转换显然并不适当，却具实用性。其前提是，当饮食摄入控制于一定范围时，溶质的绝对清除量间接反映稳态。

（二）充分透析目标值

1. 溶质清除　小分子溶质清除的绝对值常常用来反映透析充分性，尽管这种评估方法并不理想，但较为实用，仍然被广泛采用。尿素和肌酐就是代表性的小分子溶质，每周尿素清除指数（Kt/V）和校正肌酐清除率（CCr）是最常用的透析充分性指标。其目标值的界定依据来源于观察性队列研究和少数随机前瞻对照研究。

（1）每周尿素清除指数（Kt/V）和校正肌酐清除率（CCr）的测定：根据国际腹膜透析学会相关指南，应在腹透开始后第一个月检测首次透析充分性，此后至少每4个月应检测一次。腹透开始一月内可能存在腹膜转运状态不稳定，不宜检测；有腹膜炎者需在腹膜炎治愈4周后进行。

（2）KT/V和CCr目标值的界定：2001年，美国肾脏病基金会（NKF）发布了关于改善肾脏病和透析生存质量的临床指南，对CAPD和APD患者，每周Kt/V ≥ 2.0，校正CCr ≥ 60L/1.73m^2（高转运及高平均转运）及50L/1.73m^2（低转运及低平均转运）。这个目标值的提出基于1996年著名的美加联合试验（CANUSA）[2]。该研究调查了680例患者，发现Kt/V每增加0.1，死亡危险度下降6%；T_{CCr}每增加5L/1.73m^2，死亡危险度下降7%[3]。然而，来自观察性研究的结论并不令人信服。

2002年发表的ADEMEX研究是在美国和墨西哥的24家中心进行的一项较为严格的随机对照研究[4]。这项研究共纳入965个病例，随访至少2年。研究的结果出乎意料地显示，当干预组增加透析剂量把Kt/V提升到2.0以上时，其1年和2年生存率并不优于使用常规4袋透析，Kt/V维持在1.8，T_{CCr}在55L/1.73m^{2}左右的对照组。同期，2003年发表了中国香港的另一项随机对照研究[5]。这项研究入选了32例CAPD患者，根据不同的Kt/V目标值，将患者随机分为三组，Kt/V分别在1.5 ~ 1.7，1.7 ~ 2.0，大于2.0，结果发现三组患者的生存率，营养状况和住院率均无显著性差异；仅在kt/V低于1.7的患者，因被医生临床判断为透析不充分或容量负荷而退出研究的比例较多。

以上两项随机对照研究提供的A级证据成为后来制定一系列指南，包括2006年国际腹膜透析学会（ISPD）关于溶质和水分清除指南[6]，《加拿大腹膜透析充分性的临床实践指南与建议：2011》的重要依据[7]，即推荐腹透患者的Kt/V至少应达到1.7，不论残余肾功能水平。

（3）关于目标值的说明：目前提出的目标值还有很多不足之处，值得进一步探讨[7]。

1）Kt/V包括腹膜和残余肾功能两部分。基于残余肾功能在大分子物质清除，内分泌功能维持，液体清除和血压控制方面的优势，肾脏的功能并不能由透析完全代替。因此，残余肾Kt/V所占比例是否对目标值有影响，还需要探讨。

2）目前Kt/V目标值仅仅指小分子溶质清除的最低目标，而非靶目标值，关于V的计算方法探讨还不足。因此，针对个体Kt/V是否达标需要结果蛋白质摄入量和体表面积来判断。

3）目前Kt/V目标并没有考虑到患者体格的差异（V不同）和不同国家和地区透析人群本身生存率的不同，Kt/V目标值可能因人因地而不同。

4）对于CCr的目标值尚无特殊规定。这是由于有残余肾功能的患者CCr往往大于尿素清除率，而在无残余肾功能的患者CCr高低又有赖于腹膜转运类型和体表面积，不易判断。

5）目前Kt/V目标值未区分CAPD和APD两种情况，也未给出不同腹膜转运类型患者的目标值。

6）透析充分性所代表的机体“相对稳态”是一个综合概念，Kt/V很难代表全局。实际工作中，Kt/V不能作为评判透析充分性的唯一指标，需要结合患者的营养状态、容量平衡、酸碱平衡、矿物质代谢平衡、纠正贫血和血脂异常、合并症状态等来综合评价。

（4）如何达到KT/V和CCr目标值

1）腹透处方的调整：不同个体具有不同腹膜表面积和腹膜转运功能，需要设定不同的透析处方；同一个体随着透析时间延长，腹膜转运功能也会发生变化，应不断调整透析处方。当腹膜溶质转运面积系数和血流速度一定时，决定小分子溶质清除量的因素，也即调整透析处方的参数为透析次数、透析液量、透析时间及透析方式。

2）残余肾功能的保护：残余肾功能对小分子溶质清除有重要的贡献，残肾GFR 1ml/min约等于每周肌酐清除率10L。持续进展的残余肾功能丧失不能为持续增加的透析剂量所补偿。CANUSA研究的再次分析也显示，患者的生存在很大程度上取决于残余肾功能而不是单纯腹膜的清除[8]。

保护残余肾功能的措施包括[9,10]：避免过多使用高糖透析液，超滤过多导致低血压，避免肾毒性药物（如氨基糖甙类抗生素，非甾体抗炎药）的应用，谨慎使用造影剂，使用ACEI类药物控制血压和肾小球囊内压，预防腹膜透析相关的腹膜炎。

2. 液体清除

（1）液体清除和容量负荷的关系：充分透析的目的是维持机体的容量平衡，液体清除的绝对值并不能反映容量平衡。但正如小分子溶质清除量被作为充分透析的指标一样，一些学者也将液体清除量作为充分透析评价指标。这种概念转换并不恰当，但又有一定临床实用性。因为，对于大多数的腹透患者而言，有一定量的水分清除更容易达到容量平衡。同时，如果我们假设在大多数情况下，患者的水分清除和他们的水分摄入是相关的话，一定量的水分清除还代表一定量的营养素的摄入和较好的营养状况，这可能是液体清除量能预测患者预后的原因[11]。

（2）液体清除量的探讨：不同研究得出不一致的结果，并无统一结论。2001年土耳其的Ates等通过一项回顾性队列研究发现[12]，时间平均水分清除大于2 035ml时腹透患者的生存率最高；2003年欧洲的EAPOS研究指出[13]，在没有残余肾功能的腹透患者中，超滤量大于750ml者生存率好于超滤量小于750ml者。2007年Wiggins等又将研究人群根据基线和时间平均的总水清除量分为三等分，居中的亚组（基线总水清除量为1 315 ~ 1 900ml/24h，时间平均的总水清除量1 451 ~ 1 919ml/24h）技术生存最佳[14]。2011年中国上海的研究则得出，无尿患者超滤量<1L预示更低的生存率和技术生存率[15]。

（3）将容量控制作为透析充分性目标　临床研究提示，容量负荷是透析患者心血管事件，总体死亡和心血管死亡的独立的预测因子[16]。对ADEMEX的再次分析显示，不论Kt/V高组还是低组，容量负荷的标记物脑利钠钛前体均是独立的预测因子[17]。

在临床实践中，达到容量平衡的患者其总水清除量实际在较宽范围内波动。因此，对容量状况监测的重要性远大于对水清除量的绝对值的追求。2006年ISPD指南[6]，不再界定水清除的目标值，而只强调了容量平衡。目前有学者正在研究，在长程腹透治疗中利用生物电阻抗监测并调整容量状态，是否可以改善其容量负荷以及长期生存。相信这类研究的结果会给我们带来新的启示。

三、透析处方的制订及调整

腹透和血透治疗原理存在根本不同，决定了腹透处方的制订有其独特性。一是腹透对溶质清除和水分清除密切相关，而血透时两者可以分离，因此制订腹透处方时常常先考虑一方面，再兼顾另一方面。二是腹透的透析膜是人体内固有的腹膜，每一个体的腹膜面积、血流量和腹膜转运特性都相对固定，而血透可选择不同面积的透析器、调节血流速和透析液流速，这决定了腹透处方的可调参数不同于血透。

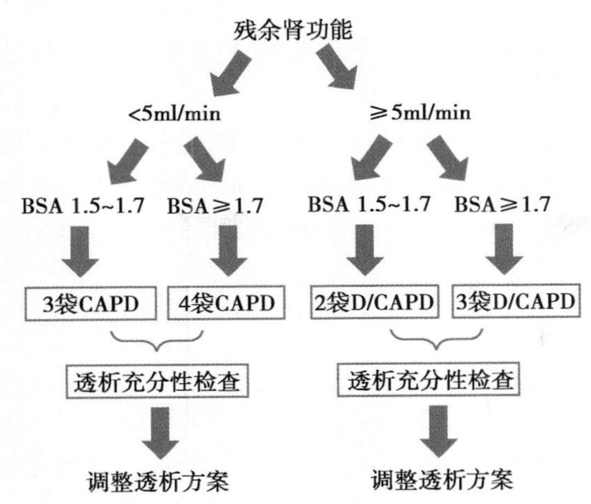

图 29-4-6-1 初始透析处方的经验方法
BSA，体表面积（m^2）；CAPD，持续不卧床腹膜透析；IPD，间断腹膜透析

（一）初始透析处方的制订

基本原则是，制订初始处方前，需要明确患者的体表面积和残余肾功能，选择经验透析方案，4周后根据腹膜平衡实验（peritoneal equilibration test，PET）和透析充分性检测结果，给予调整。由于中国人体表面积低于西方人，初始透析处方的剂量也应不同，根据北大一院的经验（图29-4-6-1），按此制订的初始方案可使90%的患者首次透析充分性评估达标。

（二）透析处方的调整

1. 可调参数

（1）单次透析液量：随着透析液量增大，尿素、葡萄糖和肌酐这三种溶质的MTAC均明显增加，尤以尿素明显，透析液量在1 ~ 2L时，MTAC上升明显，2 ~ 3L时，仅增加10%左右，所以大部分患者常规选择2L透析交换量可达到最高的MTAC值。注意，体格小的患者，单次透析液量的增加可能有加重消化道症状和腹疝的风险。

（2）透析液总剂量：随着透析液量的增加，与腹膜的接触面积加大，小分子溶质的清除率增加，两者呈线性关系。同时，增加透析液容量时，维持透析液和血液之间的葡萄糖浓度梯度，可增加透析时的净超滤量。不利的是，透析液总量增加时葡萄糖吸收量也随之增加，增加高血糖、高血脂和腹膜硬化的风险。

（3）透析液浓度：透析液浓度增加主要带来超滤量的增加，同时经水对流的溶质清除也相应增加。但同时，葡萄糖吸收量增加可增加高血糖、高血脂、腹膜硬化等风险。合理限制水盐摄入可避免过多使用高糖透析液。葡聚糖透析液可和4.25%葡萄糖透析液达到相同超滤，但不增加糖负荷。

（4）存腹时间：缩短存腹时间可能增加超滤，但以牺牲溶质清除量为代价，尤其是存腹时间<2小时。同时增加透析次数和透析总剂量可能弥补其不足。

（5）透析方式：不同的透析方式对溶质和水分的清除均有不同的效果，大部分CAPD患者可达到透析充分。对于部分CAPD透析不充分者，可采用APD或CCPD。也可参照腹膜平衡试验结果，结合透析充分性评价结果，选择不同的透析方式。若高平均转运可作标准CAPD或CCPD，低平均转运和低转运作大剂量的CAPD，少数患者是高转运类型，可选择手工或机器IPD方式。当任何一种腹透方式均不能达到满意的溶质或水清除效果时，可考虑联合血透或转为血透治疗。

2. 处方调整方法

（1）确定溶质和水分清除的优先顺序：正如前言所说，腹膜的溶质和水分清除密切相关，可能互相影响。在不增加透析液糖浓度和总透析量的情况下，增加溶质清除需要延长存腹时间，导致水分清除减少；增加水分清除需要缩短存腹时间，又可能使得溶质清除减少。

对于大多数择期腹透置管、病情较稳定的患者，兼顾腹膜对溶质和水的清除并不难，但对急性合并症的患者，我们需要确定优先顺序，制订初始方案。例如，一个急性心功能不全的患者，急需通过超滤减轻容量负荷，我们可能采用APD或IPD方案，短时频繁交换，待病情平稳后再逐渐延长存腹时间，兼顾到更好的溶质清除。

具体到增加溶质或水清除的方法，见表29-4-6-1。其中，欲增加水清除，需要明确患者腹膜对水清除不足的原因，可用Modified-PET，Mini-PET等检测小孔水清除和经水通道水清除能力，标准腹膜渗透分析（SPA）和腹透能力试验（PDC）检测液体重吸收能力，然后针对性采取表29-4-6-1中所列的措施。

表 29-4-6-1　增加腹透溶质和水清除的方法

目的	机制	调整方法
增加小分子溶质清除	增加浓度梯度	增加单次剂量或透析总量 增加总透析时间
增加中大分子溶质清除	增加交换时间	增加单次剂量或透析总量 延长存腹时间 增加总透析时间
增加水分清除	若小孔清除不足	增加透析液浓度 增加单次剂量或透析总量 缩短存腹时间
	若水通道清除不足	将非葡萄糖透析液作为渗透剂
	若淋巴重吸收量增多	缩短存腹时间 降低腹内压

（2）剂量递增法和剂量最大法：处方调整方法可分为“剂量渐增法”与“剂量最大法”。“剂量渐增法”是指依据残肾功能的下降不断地增加透析剂量，达到透析的充分性。要求严密地监测残余肾功能。患者开始透析时，可能每天只需要1 ~ 2周期的透析液交换。其优点是在开始透析的费用及耗费时间较少，透析相关的并发症，如高血糖症、肥胖症、高脂血症、腹膜炎等的发生率降低。北京大学第一医院采取的“剂量渐增”法[18]，不但指溶质清除的递增，还兼顾到水分清除的递增，在残余肾功能尚存时，尽量不超滤或减少超滤，当残肾逐渐下降时，增加超滤量，以维持正常容量平衡为度。北京大学第一医院腹透中心研究表明，实施这种方法的患者死亡率较低。

“剂量最大法”基本不考虑残肾功能对充分性的影响，在开始透析时，患者的溶质清除率可能相当高，即使残余肾功能完全丧失，该剂量也可达到透析充分性的要求。其优点是避免频繁地检测残肾功能及调整透析处方。

目前并没有证据表明何种方式更合理，临床上也可采用折中的方案。

（3）兼顾患者的生活和工作时间表：腹透治疗的优点是灵活、方便、人性化。个体化腹透处方应在不严重影响溶质和水清除的前提下，充分体现这一优点。例如，对日间工作或学习的患者，可选择夜间APD或CCPD方案，也可选择夜间手工IPD方案；偶有长途旅行导致操作不方便时，可选择出行前或到达目的地后增加透析次数，而旅行期间根据时间长短选择透析液存腹或放空。

（4）腹透处方的调整频度：腹透处方应根据饮食蛋白质摄入，残余肾功能和合并症情况，结合容量状态和定期的透析充分性检测结果随时调整。

因腹透为家居治疗，我们希望通过充分教育和培训增加患者的自我管理水平，能简单地自行调整腹透处方，尽量避免因溶质或水清除导致的不良后果。

四、自动化腹膜透析机的应用

自动化腹膜透析（APD）泛指所有利用腹膜透析机进行腹透操作的各种腹膜透析形式。相较CAPD而言，APD在降低腹透操作污染、调整腹透交换时间和透析量的灵活性、提高生活质量方面具有潜在优势，因而在发达国家得到较广泛的应用。最新数据显示，发达国家APD平均比例达42.4%，明显高于发展中国家的15.8%[19]。目前我国使用APD的患者很少，主要因为机器价格昂贵。随着我国经济水平的增长，腹透患者对正常社会角色和生活自由度的需求增高，APD的使用率可能呈上升趋势。

（一）分类

1. 间歇性腹膜透析（IPD） 又分为夜间间歇性腹膜透析（NIPD），日间间隙性腹膜透析（DIPD）。经典的NIPD方案，常常连续进行4 ~ 6个循环，每个循环存腹2 ~ 3小时，总治疗时间8 ~ 12小时左右，需要灌入腹透液8 ~ 12L，干腹约12小时或更长。这种高灌入量便于在夜间较短的治疗时间内，达到满意的溶质清除。同时为达到清除水分的目标值，APD时高渗透析液的使用常多于CAPD。

但是，和CAPD相比，虽然IPD可达到满意的水分清除，但对小分子和中分子溶质的清除分别减少20%和50%[19]。适用于腹膜高转运或腹腔内压力增大致并发症的患者[20]。

2. 持续循环式腹膜透析（CCPD） 与CAPD相反，CCPD短期交换在夜间自动进行，而在白天进行留腹透析。自动透析机每晚做3 ~ 5次循环，每次2 ~ 3小时，在最后一次循环时，透析机程序可设定末袋透析液留腹。

通过增加夜间交换次数、每次交换灌入量和白天存腹量，CCPD可满足较高的透析总量需求，从而弥补了IPD的不足，甚至可达到比CAPD更好的溶质和水分清除量。适用于依靠CAPD溶质清除不能达标的腹膜低转运者。

3. 潮式腹膜透析（TPD） TPD综合了间歇及持续腹透的特点，即通过腹腔保存一定的透析液残余量而产生不间断的溶质清除，第一次灌入患者腹腔内的透析液容量称为总灌入量，超滤的准确预测对确保腹腔内的残存量是很重要的。如果超滤量估计过高，残存量会逐渐减少以至消失，相反，残存量会逐渐增高，导致患者腹部不舒服。

低流量的溶质清除，NIPD比TPD好，在高流量时，当溶质的清除达到平台期，前者因进出液体花费较多时间而使清除下降。TPD的适应证同NIPD，CAPD与TPD结合适合无尿患者或腹膜低转运患者。

4. IPD或TPD和手工腹透结合 夜间或日间用腹透机行IPD，其余时间行手工腹透交换，达到全天持续透析或间断透析，尽可能满足最大的溶质和水分清除，也是临床常用的方式。

（二）适用人群

理论上，所有CAPD患者均可行APD治疗（经济因素排除在外），尤其是以下患者：

1. 需要坚持学习和工作的腹透患者，尤其儿童、年轻人。

2. 因动作不协调或视力障碍、不能自行手工腹透者，尤其是需要他人照料的老年人。

3. 常规CAPD不能满足溶质和水分清除者。APD特别适用于腹膜高转运者。

4. 腹腔容积小或耐受压力有限，如多囊肾、腹疝无法修补、严重胃食管反流或胃轻瘫；或为预防腹腔压力增高并发症。

（三）APD和CAPD的比较

比较APD和CAPD在短期效果、长期生存率及生活质量方面的不同，是腹透领域热议话题之一。

1. 透析充分性 从理论上讲，除CCPD外，APD的各种方式在小分子溶质清除上可能因流量大好于CAPD，但中大分子溶质清除实际差于CAPD[21]。

既往临床研究中APD和CAPD治疗对于尿素和肌酐清除率的比较并无定论。我们需要在透析液灌入量和存腹时间水平相当的前提下，考虑到患者在体表面积、腹膜转运类型、残余肾功能等方面的匹配程度，进行溶质清除率的比较。

2. 水钠清除和容量状态 虽然APD交换次数多，存腹时间短，高渗透析液使用更多，APD水分清除却并不一定优于CAPD。Carmona通过一项为期1年的前瞻性队列研究证明[22]，APD治疗组水分清除量实际持续低于CAPD组，血压控制更差。这可能与夜间卧位和机器设定的排液时间短不利于腹腔内透出液的充分排出，非高转运者短存腹不能达到最大超滤，以及白天存腹时间过长造成的负超抵消等有关。关于钠清除，目前比较公认，APD由于存腹时间相对短，水分清除较快，造成钠沉降，钠清除量小于CAPD[23]。

APD在容量控制上是否具有优势存有争议，ADEMEX研究的再次分析显示，APD者细胞外液和总体水比值高于CAPD，提示APD者有更高的容量负荷，容量负荷的标记物脑利钠肽前体是死亡的独立预测因素，透析方式却不能预测死亡率[24]。这提示，和选择某一种透析方式比较，更好地进行容量管理可能是更重要的。

3. 残余肾功能的保护　尽管有人推测APD治疗使用较多高渗透析液，血流动力学相对不稳定可能导致残余肾功能丢失更快，来自美国、加拿大和荷兰的三个多中心队列研究却并未发现APD和CAPD残余肾功能下降速率的不同，而低血压、脱水状态和心血管病是残余肾功能下降的危险因素，使用ACEI是残余肾功能下降的保护因素[25-27]。

4. 导管相关的感染　不少研究比较了APD和CAPD患者并发导管相关感染的差异，迄今为止有3项随机对照研究，其中最受关注的一项研究比较了Y set的CAPD和PAC-X（Baxter Healthcare）系统的APD治疗各41例，APD组腹膜炎的发生率低于CAPD组，而外口感染的发生率没有区别[28]。Rabindranath等对此三项随机对照研究的荟萃分析结果也显示，APD患者腹膜炎发生率更低（*RR* 0.54，95%CI 0.35 ~ 0.83）[29]。

5. 生存率　关于生存率的比较，现有的几项大规模回顾性研究得出了并不一致的结论，APD治疗的技术生存率好于，差于或与CAPD相当[30-33]。这些回顾性研究结论不相同，可能与APD的具体实施方式不同，纳入分析的校正变量不同及观察时间不等有关系。最早进行，也是最受关注的一项RCT研究比较了接受Y set的CAPD和PAC-X（Baxter Healthcare）系统的APD治疗各41例，两组的患者生存率和技术生存率没有差别[28]。新近研究表明，在非老年人和高转运患者中APD的生存率高于CAPD[20,34]。

6. 生活质量　对于患者来说，维持较好的情绪和生活质量常常是他们选择APD，特别是NIPD的首要原因。一项横断面研究提示，APD患者的焦虑抑郁程度更低，生活质量调查中精神健康一项得分更高[28]。另一项为期6个月的前瞻随机对照研究显示，APD患者有更多的时间投入到工作，家庭和社会活动中[35]。最近一项自身对照研究再次证实，APD患者更具活力，社会功能和精神健康评分均高于CAPD患者[36]。此外，对于那些需要依赖他人透析操作的患者，采用APD治疗也可以帮助他们的照顾者或家人保持正常的社会角色和社会活动。

总之，根据目前研究结果，APD在预防腹膜炎的发生和提高患者的生活质量方面优于CAPD（A级证据），而在水钠清除和容量控制、透析充分性和残余肾功能保护方面并无定论（B级证据），在患者生存率和技术生存率方面无差异（A级证据）。基于这些结果，目前欲对慢性维持透析患者进行APD或CAPD的合理化选择，尚缺乏有力的循证医学证据。

五、联合透析

（一）概述

联合透析（combined HD and PD），又称双模式透析（bimodal dialysis）、共用透析或补充透析[37]。1995年始于日本，自1998年首次病例报道后，陆续有个例或病例总结报道。联合透析目前仍多见于日本，据2005年的统计，日本有10.5%的腹透患者行联合透析。

联合透析的产生的理论根源为解决腹透患者的溶质和水分清除不足，尤其当残余肾功能丢失后，此时联合血透可增加溶质和水分清除，同时为保留腹透在控制贫血、高血压、高血磷和中分子清除等方面的优势，继续保留规律腹透而不完全转为血透治疗。这样也可避免完全转血透面临的相关并发症、生活方式转变和治疗费用增加。研究表明，联合透析确实有效增加溶质和水分清除，利于血压控制，降低左室重量指数，对改善患者生活质量有益[38]。

联合透析的具体做法在不同国家有所不同，日本和北美更多用于溶质和水分清除不足的人群，经典做法是每周5天腹透，1 ~ 2天血透，0或1天休息，如此循环往复；而英国一些病例则在腹透开始即采取这种方式，血透每周2次，腹透每天4L，同时进行。

（二）适用人群

1. 单纯用一种透析方式不能到达满意疗效，或为减少透析相关并发症。

2. 单纯腹透不能达到满意的小分子和中分子溶质清除，尤其当体表面积较大或残余肾功能丢失后。监测Kt/V和血β_2微球蛋白有助于掌握开始联合透析的时机。

3. 单纯腹透不能维持较好的容量平衡，导致患者高度水肿或心力衰竭；或单纯血透无法耐受因血流动力学不稳定带来的并发症等。

4. 腹腔容积小，或不能耐受腹腔压力增加带来的相关并发症，无法增加透析剂量而导致透析不充分，但又因其他优点而不愿放弃腹透治疗。

5. 腹膜超滤衰竭、腹膜炎后，或疑诊硬化包裹性腹膜炎时，为减少高浓度透析液或存腹时间，利于腹膜休息以恢复腹膜功能。

6. 长期维持腹透或血透导致严重心理压力，联合透析可被视作某一种透析的“假期”。

（三）注意事项

1. 联合透析，可能面临两种通路并发症和透析相关并发症，应告知患者，充分知情的前提下选择。

2. 采取联合透析时，需首先评价患者完全转为血透的可能性，考虑是否有必要将联合透析作为转血透前的过渡治疗。尤其是当联合透析是为了减少高浓度腹透液时，应估计到继续使用透析液是否会加重腹膜硬化。

3. 血透和腹透Kt/V无法简单叠加起来，导致联合透析时的透析充分性难以评价。Casino等提出相当的肾脏尿素清除（EKR），将血透剂量转换成每周Kt/V和腹透Kt/V相加[39]。目前尚无确定方法。

（董　捷）

参考文献

1. BERGSTRÖM J, FÜRST P, ALVESTRAND A, et al. Protein and energy intake, nitrogen balance and nitrogen losses in patients treated with continuous ambulatory peritoneal dialysis. Kidney Int, 1993, 44:1048-1057.
2. Adequacy of dialysis and nutrition in continuous peritoneal dialysis: association with clinical outcomes. Canada-USA (canusa) Peritoneal Dialysis Study Group. J Am Soc Nephrol, 1996, 7(2):198-207.
3. CHURCHILL DN, THORPE KE, NOLPH KD, et al. Increased peritoneal membrane transport is associated with decreased patient and technique survival for continuous peritoneal dialysis patients. The canada-USA (CANUSA)Peritoneal Dialysis Study Group. J Am Soc Nephrol, 1998, 9(7):1285-1292.
4. PANIAGUA R, AMATO D, VONESH E, et al. Effects of increased peritoneal clearances on mortality rates in peritoneal dialysis: ADEMEX, a prospective, randomized, controlled trial. J Am Soc Nephrol, 2002, 13(5):1307-1320.
5. LO WK, HO YW, LI CS, et al. Effect of Kt/V on survival and clinical outcome in CAPD patients in a randomized prospective study. Kidney Int, 2003, 64(2):649-656.
6. LO WK, BARGMAN JM, BURKART J, et al. Guideline on targets for solute and fluid removal in adult patients on chronic peritoneal dialysis. Perit Dial Int, 2006, 26(5):520-522.
7. BLAKE PG, BARGMAN JM, BRIMBLE KS, et al. Clinical Practice Guidelines and Recommendations on Peritoneal Dialysis Adequacy 2011. Perit Dial Int, 2011, 31(2):218-239.

8. BARGMAN JM, THORPE KE, CHURCHILL DN. Relative contribution of residual renal function and peritoneal clearance to adequacy of dialysis: A reanalysis of the CANUSA study. J Am Soc Nephrol, 2001, 12(10):2158-2162.
9. PERL J, BARGMAN JM. The importance of residual kidney function for patients on dialysis: a critical review. Am J Kidney Dis, 2009, 53(6):1068-1081.
10. TAM P. Peritoneal dialysis and preservation of residual renal function. Perit Dial Int, 2009, 29 Suppl 2:S108-110.
11. SHARMA AP, BLAKE PG. Should "fluid removal" be used as an adequacy target in peritoneal dialysis? Perit Dial Int, 2003, 23(2):107-108.
12. ATES K, NERGIZOĞLU G, KEVEN K, et al. Effect of fluid and sodium removal on mortality in peritoneal dialysis patients. Kidney Int, 2001, 60(2):767-776.
13. BROWN EA, DAVIES SJ, RUTHERFORD P, et al. Survival of functionally anuric patients on automated peritoneal dialysis: The European APD Outcome Study. J Am Soc Nephrol, 2003, 14(11):2948-2957.
14. WIGGINS KJ, RUMPSFELD M, HAWLEY CM, et al. Baseline and time-averaged fluid removal affect technique survival in peritoneal dialysis in a non-linear fashion. Nephrology (Carlton), 2007, 12(3):218-223.
15. LIN X, LIN A, NI Z, et al. Daily peritoneal ultrafiltration predicts patient and technique survival in anuric peritoneal dialysis patients. Nephrol Dial Transplant, 2010, 25(7):2322-2327.
16. KALANTAR-ZADEH K, REGIDOR DL, KOVESDY CP, et al. Fluid retention is associated with cardiovascular mortality in patients undergoing long-term hemodialysis. Circulation, 2009, 119(5):671-679.
17. PANIAGUA R, AMATO D, MUJAIS S, et al. Predictive value of brain natriuretic peptides in patients on peritoneal dialysis: results from the ADEMEX trial. Clin J Am Soc Nephrol, 2008, 3(2):407-415.
18. CHEN W, GU Y, HAN QF, et al. Contrasting clinical outcomes between different modes of peritoneal dialysis regimens: Two center experiences in China. Kidney Int Suppl, 2008, (108):S56-S62.
19. JAIN AK, BLAKE P, CORDY P, et al. Global trends in rates of peritoneal dialysis. J Am Soc Nephrol, 2012, 23(3):533-44.
20. JOHNSON DW, HAWLEY CM, MCDONALD SP, et al. Superior survival of high transporters treated with automated versus continuous ambulatory peritoneal dialysis. Nephrol Dial Transplant, 2010, 25(6):1973-1979.
21. RODRIGUEZ-CARMONA A, PÉREZ-FONTÁN M, GARCA-NAVEIRO R, et al. Compared time profiles of ultrafiltration, sodium removal, and renal function in incident CAPD and automated peritoneal dialysis patients. Am J Kidney Dis, 2004, 44(1):132-145.
22. ORTEGA O, GALLAR P, CARRENO A, et al. Peritoneal sodium mass removal in continuous ambulatory peritoneal dialysis and automated peritoneal dialysis: Influence on blood pressure control. Am J Nephrol, 2001, 21(3):189-193.
23. RODRÍGUEZ-CARMONA A, FONTÁN MP. Sodium removal in patients undergoing CAPD and automated peritoneal dialysis. Perit Dial Int, 2002, 22(6):705-713.
24. PANIAGUA R, VENTURA MD, AVILA-DÍAZ M, et al. NT-proBNP, fluid volume overload and dialysis modality are independent predictors of mortality in ESRD patients. Nephrol Dial Transplant, 2010, 25(2):551-557.
25. HOLLEY JL, ASLAM N, BERNARDINI J, et al. The influence of demographic factors and modality on loss of residual renal function in incident peritoneal dialysis patients. Perit Dial Int, 2001, 21(3):302-305.
26. JANSEN MA, HART AA, KOREVAAR JC, et al. Predictors of the rate of decline of residual renal function in incident dialysis patients. Kidney Int, 2002, 62(3):1046-1053.
27. MOIST LM, PORT FK, ORZOL SM, et al. Predictors of loss of residual renal function among new dialysis patients. J Am Soc Nephrol, 2000, 11(3):556-564.
28. DE FIJTER CW, OE LP, NAUTA JJ, et al. Clinical efficacy and morbidity associated with continuous cyclic compared with continuous ambulatory peritoneal dialysis. Ann Intern Med, 1994, 120(4):264-271.
29. RABINDRANATH KS, ADAMS J, ALI TZ, et al. Automated vs continuous ambulatory peritoneal dialysis: A systematic review of randomized controlled trials. Nephrol Dial Transplant, 2007, 22(10):2991-2998.

30. MUJAIS S, STORY K. Peritoneal dialysis in the US: evaluation of outcomes in contemporary cohorts. Kidney Int Suppl, 2006, 103:S21-S26.
31. CNOSSEN TT, USVYAT L, KOTANKO P, et al. Comparison of outcomes on continuous ambulatory peritoneal dialysis versus automated peritoneal dialysis: results from a USA database. Perit Dial Int, 2011, 31(6):679-684.
32. BADVE SV, HAWLEY CM, MCDONALD SP, et al. Automated and continuous ambulatory peritoneal dialysis have similar outcomes. Kidney Int, 2008, 73(4):480-488.
33. MICHELS WM, VERDUIJN M, BOESCHOTEN EW, Group NS. Similar survival on automated peritoneal dialysis and continuous ambulatory peritoneal dialysis in a large prospective cohort. Clin J Am Soc Nephrol, 2009, 4(5):943-949.
34. SUN CY, LEE CC, LIN YY, et al. In younger dialysis patients, automated peritoneal dialysis is associated with better long-term patient and technique survival than is continuous ambulatory peritoneal dialysis. Perit Dial Int, 2011, 31(3):301-307.
35. BRO S, BJORNER JB, TOFTE-JENSEN P, et al. A prospective, randomized multicenter study comparing APD and CAPD treatment. Perit Dial Int, 1999, 19(6):526-533.
36. SUNDER S, KALRA OP, NASHINE S, et al. Comparative study of adequacy of dialysis and health-related quality of life in patients on CAPD and APD. Perit Dial Int, 2008, 28(5):542-544.
37. KAWANISHI H, HASHIMOTO Y, NAKAMOTO H, et al. Combination therapy with peritoneal dialysis and hemodialysis. Perit Dial Int, 2006, 26(2):150-154.
38. KAWANISHI H, MCINTYRE C. Complementary use of peritoneal and hemodialysis: therapeutic synergies in the treatment of end-stage renal failure patients. Kidney Int Suppl, 2008, 108:S63-S67.
39. CASINO FG, LOPEZ T. The equivalent renal urea clearance: A new parameter to assess dialysis dose. Nephrol Dial Transplant, 1996, 11(8):1574-1581.

第七节　腹膜透析的容量问题

一、前言

容量问题是透析患者管理中至关重要的一环。容量负荷可伴发高血压、心肌肥厚、动脉粥样硬化、营养不良及慢性炎症状态等，而这些问题反过来加重患者的容量负荷，最终导致患者死亡率和住院率增加，技术生存率和生活质量下降[1-3]（图29-4-7-1）。近来的研究证实，无论采用水钠清除量、还是血心房利钠肽反映容量状态，均和死亡率密切相关[4,5]。遗憾的是，尽管每一个腹透患者从进入透析开始就不断被灌输容量控制的相关知识，医护人员也具备一定的维持容量平衡的理论和实践经验，腹透患者的容量负荷仍然较血透更严重[6,7]，并且随着透析龄的延长和残肾功能的丧失，容量负荷日益严重，是导致目前国内外腹透患者2 ~ 3年技术失败的主要原因之一[8,9]。临床医护人员需要更好地理解容量控制的复杂性和艰巨性，以及目前可能采取的对策。

二、容量状况的评估

在临床实践中，我们必须理解，一方面，如果不积极降低容量负荷，患者的心肌肥厚、高血压就不能得到有效控制，发生心脑血管事件的危险就会增加[10]。另一方面，我们担心，如果积极降低容量负荷，往往不可避免要增加腹透超滤，可能带来至少两种不良后果，过多脱水导致绝对或相对低血容量，残肾功能下降[11]以及增加糖暴露量导致的腹膜硬化风险增加[12]。这两方面都可能对患者的远期预后造成不良影响。也就是说，我们需要准确评价患者的容量状态，才能较好地平衡这两方面的利弊。

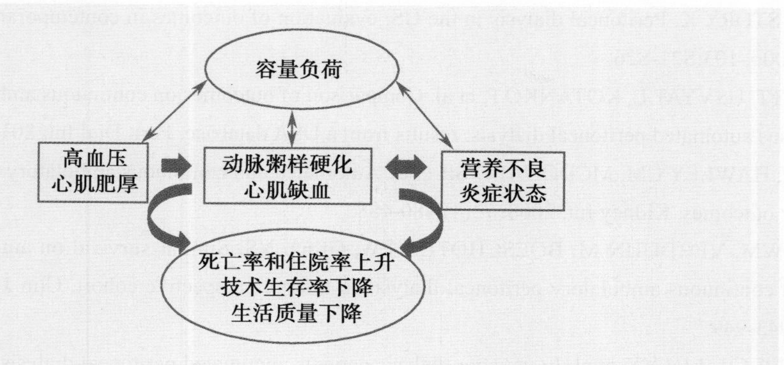

图 29-4-7-1 容量负荷导致腹膜透析患者总体预后不良

评估腹透患者的容量负荷的前提是充分理解什么是干体重。有的学者把细胞外液容量接近正常人时的体重认为是干体重[13]，也有人认为不用降压药血压维持正常的体重是干体重[14]，但对于腹透患者来说，由于体液重新分布以及心脏功能的影响，这两种干体重的定义都不适合，用来指导治疗可能会出现偏差。国际腹膜透析协会在2000年提出在腹透患者中摈弃干体重的概念，而代之以目标体重或理想体重，即处于容量适中状态的体重[15]。容量适中状态的体重是一个动态的概念。水负荷增加到一定程度超过上限，患者会出现水肿，而降低到一定程度低于下限会出现低血压。在出现水肿与低血压之间的中间状态就是容量适中状态的体重。无论是上限还是下限，都不是固定不变的，都会随着营养状态、自主神经功能、RAS系统活性、心功能状态等发生动态演变。

评价容量状态的金标准是放射性核素水稀释法，但费时、昂贵，难以在临床中普及应用。一般我们采取以下方法：

1. 体检　肾内科医生需要使用一些临床手段尽可能准确地评价容量状态。最简单常用的指标包括水肿、体重、血压。这些数据不用额外的特殊检查，而且易于理解。但水肿是水钠潴留到一定程度后才会出现，一般水钠潴留达到5kg以上才会出现显性水肿，不是一个敏感的指标。而且水肿难以完全量化，不利于患者的病情随访。体重虽然是非常容易获得的指标，但我们不能靠体重本身评价容量状态，仅能用来做随访，从而间接估计容量的变化情况，而且从中长期随访的角度来看，用体重评估容量负荷会受到瘦体重变化的影响，处于营养不良消耗状态的患者即使存在水负荷也会由于瘦体重下降而表现为体重保持不变甚至体重下降。多数患者的高血压是容量相关的高血压，所以血压可以用来反映容量状态，但显然血压会受到降压药物的影响，而且也会受到心功能的影响。既往研究已经发现容量负荷和血压之间存在错综复杂的关系[16]，单纯通过血压来评价容量负荷可能导致我们出现临床误判。

2. 辅助检查　另外还有一些辅助检查手段可以使用。例如可以通过计算胸部X线的心胸比来评估容量状态，但目前缺乏正常参考值。虽然有些研究已经证实可以利用心胸比来预测患者的住院率和死亡率[17-19]，但利用胸片作为容量状态的随访工具还有待深入研究。

生物电阻抗是另一个有用的工具，便携、无创，采用细胞外液量、细胞外液和总体水的比值等可以反映患者的水负荷状态[20-22]，多频较单频更为准确。身体组分测定仪（BCM）是准确度较好的生物电阻抗仪，其和金标准的符合度较好[23]。但是，这种方法也存在一定局限性[24]：① 在严重体液超负荷或不足的患者，生物电阻抗的评估可能不准确。② 生物电阻抗的原理决定了该方法只能区分细胞内外液，而难以区分血管内和血管外液。③ 目前生物电阻抗检测仪机型不同、内置公式不同，缺乏标准化。④ 在慢性肾脏病包括透析患者中均缺乏正常值。基于此，建议将生物电阻抗用于同一个体随访中的动态评估。

近来，根据多频的生物电阻抗仪器推算的容量负荷指数（OH index）引起了广泛关注[25]，血透患者研究表明这一指数反映容量管理后左室肥厚指数的改善[26]，但其和长期预后的关系尚待探讨。

其他方法还有中心静脉压、彩超测定下腔静脉直径等，均可作为参考。

3. 生物学标记物　目前关于生物学标记物（如脑利尿钠肽BNP和心房利尿钠肽ANP）在透析

患者中的应用的研究很多，为我们评估患者容量负荷提供了一个简单准确的工具[27-29]，但BNP和ANP同样也作为心室肥厚的标记物[30,31]，所以在一定程度上可能影响对于患者的容量判断。既往研究关于这些生物标记物和容量负荷的关联并不一致[32-35]。此外，由于ESRD患者肾脏清除减少，目前缺乏ESRD患者的BNP和ANP的正常参考值。

总体来看，目前我们还很难做到通过简单而准确的手段评估患者的容量状态，因为腹透患者的容量状态受到很多因素影响，目前可能需要综合多种手段来评估[36]。而在目前没有一个公认的容量评价指标之前，还要注意患者的以下表现[37]，高度警惕容量负荷增加：体表水肿加重或新出现的体腔积液（排除淋巴管堵塞和血白蛋白下降）；体重在短期内突然增加（>0.25kg/d）；新发高血压或原有降压药不足以控制血压；出现一些非特异症状如乏力、恶心、憋气等。

三、容量控制

（一）水盐平衡

1. 水盐限制 对透析患者来说，水盐摄入的控制是教育和培训重中之重。我们需要理解，水盐限制在原发肾脏病发生和进展至终末期肾衰的病程中也非常重要，它涉及患者的饮食模式和行为改变。对于大多数在慢性肾脏病阶段未形成水盐限制的习惯的患者，进入透析后，水盐限制的教育工作将变得更加艰巨。能否成功实施水盐限制，和患者的社会文化背景、经济支持、心理状态、基础疾病和合并症等均密切相关。具体实施方法见慢性肾脏病和营养管理的相关章节。

（1）强化教育和适度原则：我们相信，腹透患者对水盐控制的依从性可通过强化教育获得改善。来自马来西亚的研究发现给予强化水盐教育对于那些依从性差的患者仍然能够有效，而且教育结束后2个月效果仍然持续[38]。另外在水盐教育基础上加强密切随访可以更有效保持患者的容量平衡。来自北京大学第一医院腹透中心的研究发现，原本在透析患者人群中存在显著的季节性血压波动，给予积极的口头宣教加密切随访后，患者的水盐控制可以得到明显的改善，血压的季节性波动消失[39]。

在水盐限制教育中需注意适度原则。对于那些盐摄入较少的患者，需要注意他们可能会伴有营养素摄入的减少。来自北京大学第一医院腹透中心的研究发现盐摄入较少的一组患者各项营养指标均最差，而能量摄入和营养素摄入也最低，预后也最差[40]。虽然观察性研究无法确认盐摄入减少和营养状况恶化的因果关系，但提示我们对本身存在营养素摄入不足的患者，掌握适度限盐的原则。

（2）依从性评估：水盐限制的依从性评估非常困难，目前采取的直接询问法和饮食日记法均流于主观，无法精确计量。通过透析液和尿液钠排出量来推测盐摄入量的方法并不可取[41,42]，一方面在肾衰竭时尿液钠排出并不能代表摄入情况，另一方面透析液钠排出依赖于对流，并受到钠筛的影响，也不能反映钠摄入。北京大学第一医院腹透中心的研究[43]及国外迄今已有的其他三项研究[44-46]通过评估钠摄入和钠排出（包括透析液和尿液）均发现记录的钠摄入量低于测量的钠排出量。甚至有研究发现腹透的钠摄入量与钠排出量的变化值之间无相关关系[41]。

2. 增加水盐的排出 准确测算水盐排出是对其进行相应调整的前提，要注意腹透超滤量的称量可能有误差[47]。对于容量控制不佳的患者，在控制水盐摄入的前提下可适量增加水盐排出，可采取以下策略：

（1）增加尿量：对于有一定残肾功能的患者可以通过利尿剂以增加水钠的排出，但也要注意大量持续使用利尿剂带来的副作用。

一项来自英国的随机对照研究发现，每天给予250mg呋塞米相比于不使用利尿剂的患者，在1年的随访中，虽然不能改变残肾功能的下降趋势，但尿量保持得更好，尿钠排出更多[48]。

（2）调整透析方案：例如增加浓度或频次，自动腹膜透析（APD），使用艾考糊精透析液，还有正在试验中的低钠透析液[49]。

（3）递增超滤透析策略：即开始透析时剂量和超滤量均较低，随着残肾功能和尿量逐渐下降，逐渐增加透析剂量和超滤量，从而保证患者的总水清除量稳定。北京大学第一医院腹透中心的数据显示，与另一个采用传统透析模式的中心相比，对超滤量进行及时调整的递增型超滤使患者的水负荷更低，预后更好[50]。而且生物电阻抗技术检测发现递增型超滤的患者并不因尿量减少而出现容量负荷的增加[51]。所以在临床工作中，应该根据患者的残肾功能状态及时调整透析方案，尽量保证患者的容量平衡。

总之，控制水盐平衡应该从控制摄入和增加排出双管齐下，根据患者的具体特点联合采取多种手段。在充分认识所面临的诸多问题的前提下，需要患者和医务人员共同努力。

（二）保护残余肾功能

1. 残余肾功能的重要性 透析患者残肾功能会不可避免地逐年下降。残肾功能的下降必然导致水钠清除减少，与此同时伴随一系列病理生理的改变，包括毒素和水分清除减少、钙磷代谢紊乱、慢性炎症和贫血的加重，随之带来的临床问题是患者容量负荷、心肌肥厚、动脉粥样硬化、瓣膜钙化、营养不良等，而这些问题又会反过来加重患者的容量负荷，最终导致患者死亡率增加，生活质量下降[1,52]。

2. 保护残余肾功能

（1）避免超滤过多：通过控制水盐摄入降低患者的容量负荷，可以减少对于腹透超滤的依赖，从而最大限度上地减少对于残肾功能的不良影响。尤其在透析初期的过多超滤常常导致残余肾功能急剧下降，低血容量状态（大量出汗、呕吐或腹泻）下增加超滤也会导致这一恶果。

临床实践中，一些人认为保持一定程度的容量负荷（轻度水肿）对保护腹透患者的残余肾功能有利，而最近发表的一项观察性队列研究并不支持这一个观点[53]。

（2）避免肾毒性药物的使用和合并症：注意避免肾毒性药物如氨基苷类抗生素、非留体消炎药、造影剂等的使用。合并症如感染、急性心血管事件、手术或创伤等可能加速肾功能的丢失。

（3）血管紧张素系统抑制剂（RASI）（血管紧张素转换酶抑制剂或血管紧张素受体拮抗剂）的使用对于残肾功能也可能存在保护作用。Suzuki等对于34名腹透患者为期2年的RCT研究发现，与基线值相比，RASI组的患者残余肾功能有所上升，而对照组的残余肾功能有所下降[54]。Li等对60名腹透患者进行的RCT研究显示，在经过12个月的RASI治疗后，患者的残肾功能下降速度显著慢于对照组[55]。近来的荟萃分析显示，RASI的使用对保护残余肾功能有一定益处[56]，但其主要基于单中心的小规模研究结果，更大规模的多中心、随机、对照试验将有助于进一步证实RASI对残余肾功能的作用。

（三）超滤失败及腹膜功能保护

1. 超滤失败的定义及分类 超滤是腹透清除水分的主要机制，腹膜失去超滤功能为超滤失败，也称为超滤衰竭（ultrafiltration failure，UFF），其发生率随腹透时间延长而增多[57]。

根据腹膜功能改变的特点，UFF可分为四型：

Ⅰ型UFF，70% ~ 80%的UFF由此型引起，为腹膜通透性增高所致，特点是腹腔葡萄糖吸收增快，因而有效渗透压梯度的维持时间短，超滤效能降低。同时，腹膜通透性增高往往伴有腹腔液体的重吸收增高，从而进一步降低超滤。引起腹膜通透性增高的病理机制目前仍不清楚，可能与下列因素有关：① 腹膜组织水通透性增高，可能与长期透析后腹膜组织中透明质酸的含量显著降低有关；② 新生血管增生，导致腹膜组织中毛细血管的交换面积增加；③ 慢性腹腔炎症；④ 可能与腹膜上葡萄糖载体表达异常以及腹膜组织糖基化有关。

Ⅱ型UFF，发生率<1%，由腹膜通透性降低所致，可见于腹膜硬化患者。表现为透析超滤量和溶质清除率均下降，患者表现为液体负荷过重和尿毒症症状严重，以及发热、消瘦、腹痛、便秘等表现，往往不可逆转，是导致腹透失败的原因之一。

Ⅲ型UFF，由腹腔淋巴回流增高所致。这种UFF很少见，常与Ⅰ型UFF同时存在。原因不明，可能与腹内压增高有关，此诊断通常为排除性诊断。

Ⅳ型UFF，由腹膜水通道蛋白数量和/或结构的异常所致。与Ⅰ型UFF的区别在于此型UFF患者腹腔葡萄糖的吸收并不增加。原因不明，可能与糖基化终末产物形成，损害水通道蛋白功能有关，而水通道蛋白的组织表达并无异常。钠筛检查有助于诊断Ⅳ型UFF。

2. 超滤失败的诊断及鉴别诊断　当临床上发现患者存在超滤功能减退不能保持干体重时，在诊断UFF前，须先排除：① 患者因素：如水盐控制不佳，导致超滤量不能保证出入量平衡；或未遵从医生的腹透处方，导致未能获得预期的超滤量；② 医生因素：如透析处方制定不合理，从而不能达到合适的超滤量；③ 机械问题：如透析管移位、腹膜外渗漏等，导致假性超滤衰竭（图29-4-7-2）。

排除上述情况后，应进一步行腹膜平衡试验检测评估腹膜超滤特性，对UFF作出明确诊断。既往关于UFF的诊断标准是每日需要3袋或3袋以上的4.25%的高浓度葡萄糖透析液以达到目标干体重[58]。也有学者建议使用2.5%的葡萄糖透析液4小时超滤量少于100ml可诊断UFF，但该诊断标准可能高估了UFF的发生率[59]。目前国际上通用的UFF诊断标准是：使用4.25%的高糖透析液4小时超滤量少于400ml[59]。

3. 腹膜功能保护

（1）减少腹膜的糖暴露量：糖暴露量与腹膜损伤之间存在明确的相关性[60]，通过以下措施可以尽可能地减少腹膜的糖暴露水平：加强水盐教育；体力容许的情况下增加活动促进水分从体表蒸发；给予个体化的腹透处方；采用递增型腹膜透析模式；积极纠正高血糖从而减轻口渴感；尿量减少的患者可应用利尿药物。

（2）控制腹膜炎对腹膜的损害：严格腹透无菌操作，减少腹膜炎的发生；腹膜炎发生后，给予及时有效的治疗；简化腹腔抗生素的给药方式，提高患者用药的依从性；应用生物相容性好的腹透液可减轻腹膜炎引起的长期炎症反应；对积极治疗反应不佳的患者，及时拔管。

（3）及时调整腹透处方：对于腹膜高转运而超滤失败的患者，可采用生物相容性好的透析液，如多聚葡萄糖腹透液（icodextrin），既能维持有效的超滤，又可最大限度减少对腹膜的刺激；或采用APD增加超滤；各种处理措施效果不佳的患者，可考虑联合使用血液透析和腹膜透析或果断转换为血液透析治疗。

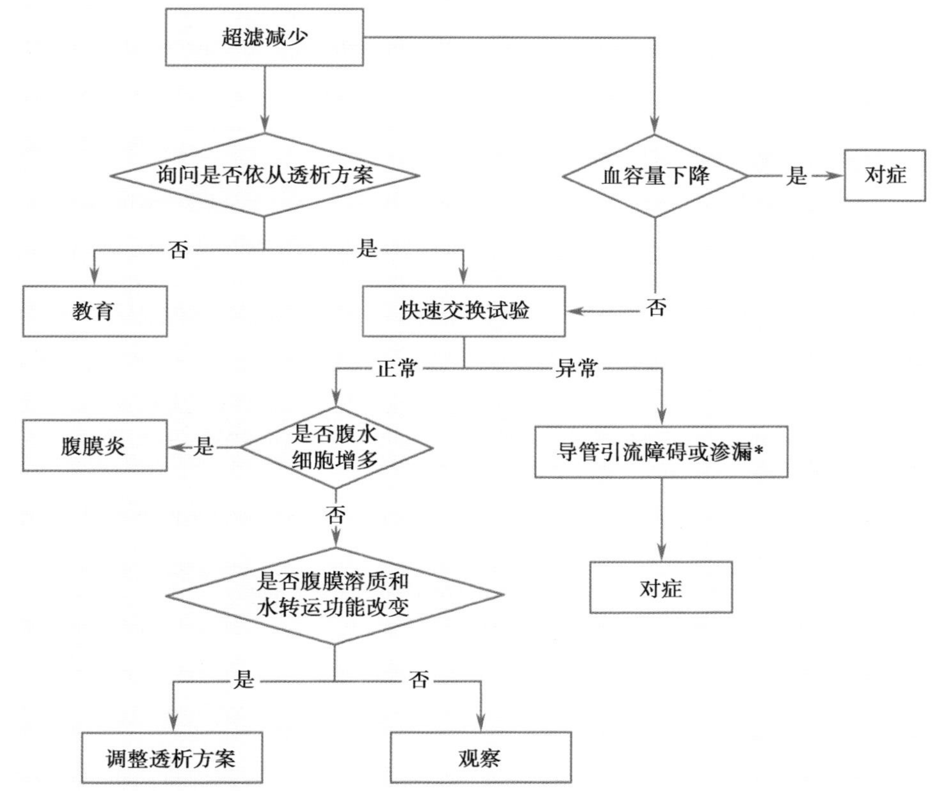

图29-4-7-2　超滤减少的临床路径

（4）腹膜休息：Rodrigues等报道，11例1型超滤衰竭的患者停止腹透数周后，有8例患者恢复腹膜的超滤效能[61]。动物研究发现，停止腹透4周可使腹膜厚度明显下降，间皮细胞数量明显恢复[62]，腹膜对糖的通透性明显下降[63]。所以对于腹膜功能下降的患者可以考虑停止腹透数周以期腹膜获得一定程度的修复。

（5）药物：体外实验证明RASI可以抑制血管紧张素Ⅱ刺激产生的血管内皮生长因子，起到延缓腹膜增生硬化，保护腹膜功能的作用[64-67]。Kolesnyk等学者对66名腹透患者进行了为期24 ~ 51个月的观察性研究，结果显示，相对于未使用RASI的对照组，治疗组的小分子物质溶质转运面积系数的增长比较缓慢［(−1.8 ± 4.9）ml/min比（0.8 ± 4.9）ml/min，P=0.037］，间接支持了RASI能抑制腹膜纤维化[68]。另外，Jonas等[69]报道腹腔加用肝素，能降低腹膜通透性，增加超滤；卵磷脂胆碱加入腹膜透析液中可起到降低淋巴回流，降低反超滤的作用[70]；透明质酸加入腹腔后可降低炎症因子水平，对腹膜损伤起到保护作用[71]。

（6）新型透析液：新型的透析液以碳酸氢盐、碳酸氢盐/乳酸盐的混合物作为缓冲剂取代了乳酸盐，通过应用多室腹透液系统，有效减少葡萄糖降解产物（GDPs），而且避免了碳酸氢盐与钙的沉淀反应，具有中性pH、低浓度GDPs、生物相容性更好等优势。新型腹膜透析液已在国外上市。从体外实验结果看，新型透析液可能使腹膜结构和功能均有改善，但在临床实验中结论并不肯定[72,73]。

（许 戎 董 捷）

参考文献

1. TAN BK, CHAN C, DAVIESSJ . Achieving euvolemia in peritoneal dialysis patients: a surprisingly difficult proposition. Semin Dial, 2010, 23(5): 456-461.
2. DONG J, WANG T, WANGHY. The impact of new comorbidities on nutritional status in continuous ambulatory peritoneal dialysis patients. Blood Purif, 2006, 24(5-6): 517-523.
3. STENVINKEL P, HEIMBURGER O, LINDHOLM B, et al. Are there two types of malnutrition in chronic renal failure? Evidence for relationships between malnutrition, inflammation and atherosclerosis (MIA syndrome). Nephrol Dial Transplant, 2000, 15(7): 953-960.
4. ATES K, NERGIZOGLU G, KEVEN K, et al. Effect of fluid and sodium removal on mortality in peritoneal dialysis patients. Kidney Int, 2001, 60(2): 767-776.
5. PANIAGUA R, AMATO D, MUJAIS S, et al. Predictive value of brain natriuretic peptides in patients on peritoneal dialysis: results from the ADEMEX trial. Clin J Am Soc Nephrol, 2008, 3(2): 407-415.
6. PLUM J, SCHOENICKE G, KLEOPHAS, et al. Comparison of body fluid distribution between chronic haemodialysis and peritoneal dialysis patients as assessed by biophysical and biochemical methods. Nephrol Dial Transplant, 2001, 16(12): 2378-2385.
7. VAN BIESEN W, CLAES K, COVIC A, et al. A multicentric, international matched pair analysis of body composition in peritoneal dialysis versus haemodialysis patients. Nephrol Dial Transplant, 2013, 28(10): 2620-2628.
8. KOLESNYK I, DEKKER FW, BOESCHOTEN EW, et al. Time-dependent reasons for peritoneal dialysis technique failure and mortality. Perit Dial Int, 2010, 30(2): 170-177.
9. SANCHEZ AR, C MADONIA, RA RASCON-PACHECO. Improved patient/technique survival and peritonitis rates in patients treated with automated peritoneal dialysis when compared to continuous ambulatory peritoneal dialysis in a Mexican PD center. Kidney Int Suppl, 2008(108): S76-S80.
10. GUNAL AI, DUMAN S, OZKAHYA M, et al. Strict volume control normalizes hypertension in peritoneal dialysis patients. Am J Kidney Dis, 2001, 37(3): 588-593.
11. JANSEN MAM, HART AAM, KOREVAAR, et al. Predictors of the rate of decline of residual renal function in

incident dialysis patients. Kidney Int, 2002, 62(3): 1046-1053.

12. DAVIES SJ, PHILLIPS L, NAISH PF, et al. Peritoneal glucose exposure and changes in membrane solute transport with time on peritoneal dialysis. J Am Soc Nephrol, 2001, 12(5): 1046-1051.
13. BLUMBERG A, HEGSTROM RM, NELP WB, et al. Extracellular volume in patients with chronic renal disease treated for hypertension by sodium restriction. Lancet, 1967, 2(7506): 69-73.
14. CHARRA B, LAURENT G, CHAZOT C, et al. Clinical assessment of dry weight. Nephrol Dial Transplant, 1996, 11 Suppl 2: 16-19.
15. MUJAIS S, NOLPH K, GOKAL R, et al. Evaluation and management of ultrafiltration problems in peritoneal dialysis. International Society for Peritoneal Dialysis Ad Hoc Committee on Ultrafiltration Management in Peritoneal Dialysis. Perit Dial Int, 2000, 20 (Suppl 4): S5-S21.
16. VAN BIESEN W, WILLIAMS JD, COVIC AC, et al. Fluid status in peritoneal dialysis patients: the European Body Composition Monitoring (EuroBCM) study cohort. PLoS One, 2011, 6(2): e17148.
17. GAO N, KWAN BCH, CHOW KM, et al. Measurements on the routine chest radiograph as prognostic markers in Chinese peritoneal dialysis patients. Clin Nephrol, 2011, 76(1): 16-22.
18. GAO N, KWAN BCH, CHOW KM, et al. Longitudinal changes of cardiothoracic ratio and vascular pedicle width as predictors of volume status during one year in Chinese peritoneal dialysis patients. Kidney Blood Press Res, 2009, 32(1): 45-50.
19. OZKAHYA M, OK E, TOZ H, et al. Long-term survival rates in haemodialysis patients treated with strict volume control. Nephrol Dial Transplant, 2006, 21(12): 3506-3513.
20. DAVIES SJ, WOODROW G, DONOVAN K, et al. Icodextrin improves the fluid status of peritoneal dialysis patients: results of a double-blind randomized controlled trial. J Am Soc Nephrol, 2003, 14(9): 2338-2344.
21. LINDLEY E, DEVINE Y, HALL L, et al. A ward-based procedure for assessment of fluid status in peritoneal dialysis patients using bioimpedance spectroscopy. Perit Dial Int, 2005, 25(Suppl 3): S46-S48.
22. CHAN C, MCLNTYRE C, SMITH D, et al. Combining near-subject absolute and relative measures of longitudinal hydration in hemodialysis. Clin J Am Soc Nephrol, 2009, 4(11): 1791-1798.
23. MOISSL UM, WABEL P, CHAMNEY PW, et al. Body fluid volume determination via body composition spectroscopy in health and disease. Physiol Meas, 2006, 27(9): 921-933.
24. DAVIES SJ, DAVENPORT A. The role of bioimpedance and biomarkers in helping to aid clinical decision-making of volume assessments in dialysis patients. Kidney Int, 2014, 86(3): 489-496.
25. CHAMNEY PW, WABEL P, MOISSL UM, et al. A whole-body model to distinguish excess fluid from the hydration of major body tissues. Am J Clin Nutr, 2007, 85(1): 80-89.
26. HUR E, USTA M, TOZ H, et al. Effect of fluid management guided by bioimpedance spectroscopy on cardiovascular parameters in hemodialysis patients: a randomized controlled trial. Am J Kidney Dis, 2013, 61(6): 957-965.
27. WANG AYM, LAM CWK, YU CM, et al. N-terminal pro-brain natriuretic peptide: an independent risk predictor of cardiovascular congestion, mortality, and adverse cardiovascular outcomes in chronic peritoneal dialysis patients. J Am Soc Nephrol, 2007, 18(1): 321-330.
28. SURESH M, FARRINGTON K. Natriuretic peptides and the dialysis patient. Semin Dial, 2005, 18(5): 409-419.
29. PLUM J, GRABENSEE B. Atrial natriuretic peptide in dialysis patients under various conditions of volume homeostasis. J Intern Med, 1991, 229(3): 209-216.
30. ENIA G, MALLAMACI F, BENEDETTO FA, et al. Long-term CAPD patients are volume expanded and display more severe left ventricular hypertrophy than haemodialysis patients. Nephrol Dial Transplant, 2001, 16(7): 1459-1464.
31. LOCATELLI F, VIGANO S. Are natriuretic peptides a reliable marker for mortality in ESRD patients? Nephrol Dial Transplant, 2010, 25(2): 347-349.
32. DAVENPORT A. Changes in N-terminal pro-brain natriuretic peptide correlate with fluid volume changes assessed by bioimpedance in peritoneal dialysis patients. Am J Nephrol, 2012, 36(4): 371-376.

33. DAVIES SJ, LOPEZ EG, WOODROW G, et al. Longitudinal relationships between fluid status, inflammation, urine volume and plasma metabolites of icodextrin in patients randomized to glucose or icodextrin for the long exchange. Nephrol Dial Transplant, 2008, 23(9): 2982-2988.
34. CREPALDI C, ROSNER M, TEIXEIRA C, et al. Is brain natriuretic peptide a reliable biomarker of hydration status in all peritoneal dialysis patients? Blood Purif, 2014, 37(3): 238-242.
35. PAPAKRIVOPOULOU E, LILLYWHITE S, DAVENPORT A. Is N-terminal probrain-type natriuretic peptide a clinically useful biomarker of volume overload in peritoneal dialysis patients? Nephrol Dial Transplant, 2012, 27(1): 396-401.
36. AGARWAL R. Volume overload in dialysis: the elephant in the room, no one can see. Am J Nephrol, 2013, 38(1): 75-77.
37. FALKENHAIN ME, HARTMAN JA, HEBERT L. Nutritional management of water, sodium, potassium, chloride, and magnesium in renal disease and renal failure. //Kopple JD, Massry SG. Nutritional management of renal disease. 2nd ed. Philadelphia: Lippincott Williams & Wilkins, 2004: 287-299.
38. TONY BT, JAYA P, TAN SY. Fluid compliance among patients having haemodialysis: can an educational programme make a difference. Journal of Advanced Nursing, 2008, 61(3): 300-306.
39. QUAN L, DONG J, LI YJ, et al. The effectiveness of intensive nursing care on seasonal variation of blood pressure in patients on peritoneal dialysis. J Adv Nurs, 2012, 68(6): 1267-1275.
40. DONG J, LI YJ, YANG ZK, et al. Low dietary sodium intake increases the death risk in peritoneal dialysis. Clin J Am Soc Nephrol, 2010, 5(2): 240-247.
41. CHENG LT, WANG T. Changes in total sodium intake do not lead to proportionate changes in total sodium removal in CAPD patients. Perit Dial Int, 2006, 26(2): 218-223.
42. WARREN PJ, BRANDES JC. Compliance with the peritoneal dialysis prescription is poor. J Am Soc Nephrol, 1994, 4(8): 1627-1629.
43. DONG J, LI YJ, YANG ZK, et al. Time-dependent associations between total sodium removal and mortality in patients on peritoneal dialysis. Perit Dial Int, 2011, 31(4): 412-421.
44. FINE A, FONTAINE B, MA M. Commonly prescribed salt intake in continuous ambulatory peritoneal dialysis patients is too restrictive: results of a double-blind crossover study. J Am Soc Nephrol, 1997, 8(8): 1311-1314.
45. ASGHAR RB, GREEN S, ENGEL B, et al. Relationship of demographic, dietary, and clinical factors to the hydration status of patients on peritoneal dialysis. Perit Dial Int, 2004, 24(3):231-239.
46. AVILA-DIAZ M, VENTURA MD, VALLE D, et al. Inflammation and extracellular volume expansion are related to sodium and water removal in patients on peritoneal dialysis. Perit Dial Int, 2006, 26(5): 574-580.
47. DAVIES SJ. Overfill or ultrafiltration? We need to be clear. Perit Dial Int, 2006, 26(4):449-451.
48. MEDCALF JF, HARRIS KP, WALLS J. Role of diuretics in the preservation of residual renal function in patients on continuous ambulatory peritoneal dialysis. Kidney Int, 2001, 59(3): 1128-1133.
49. LEYPOLDT JK, CHARNEY DI, CHEUNG AK, et al. Ultrafiltration and solute kinetics using low sodium peritoneal dialysate. Kidney Int, 1995, 48(6): 1959-1966.
50. CHEN W, GU Y, HAN QF, et al. Contrasting clinical outcomes between different modes of peritoneal dialysis regimens: two center experiences in China. Kidney Int Suppl, 2008, 108:S56-S62.
51. CHENG LT, CHEN W, TANG W, et al. Residual renal function and volume control in peritoneal dialysis patients. Nephron Clin Pract, 2006, 104(1): c47-c54.
52. WANG AY. THE JOHN F. Maher Award Recipient Lecture 2006. The "heart" of peritoneal dialysis: residual renal function. Perit Dial Int, 2007, 27(2): 116-124.
53. MCCAFFERTY K, FAN S, A Davenport. Extracellular volume expansion, measured by multifrequency bioimpedance, does not help preserve residual renal function in peritoneal dialysis patients. Kidney Int, 2014, 85(1): 151-157.
54. SUZUKI H, KANNO Y, SUGAHARA S, et al. Effects of an angiotensin II receptor blocker, valsartan, on residual renal function in patients on CAPD. Am J Kidney Dis, 2004, 43(6): 1056-1064.
55. LI PK, CHOW KM, WONG TY, et al. Effects of an angiotensin-converting enzyme inhibitor on residual renal

function in patients receiving peritoneal dialysis. A randomized, controlled study. Ann Intern Med, 2003, 139(2): 105-112.

56. ZHANG L, ZENG X, FU P, et al. Angiotensin-converting enzyme inhibitors and angiotensin receptor blockers for preserving residual kidney function in peritoneal dialysis patients. Cochrane Database Syst Rev, 2014, (6): CD009120.

57. HEIMBURGER O, WANG T, LINDHOLM B. Alterations in water and solute transport with time on peritoneal dialysis. Perit Dial Int, 1999, 19(Suppl 2): S83-S90.

58. HEIMBURGER O, WANIEWSKI J, WERYNSKI A, et al. Peritoneal transport in CAPD patients with permanent loss of ultrafiltration capacity. Kidney Int, 1990, 38(3): 495-506.

59. HO-DAC-PANNEKEET MM, ATASEVER B, STRUIJK DG, et al. Analysis of ultrafiltration failure in peritoneal dialysis patients by means of standard peritoneal permeability analysis. Perit Dial Int, 1997, 17(2): 144-150.

60. GARCIA-LOPEZ E, LINDHOLM B, DAVIES S. An update on peritoneal dialysis solutions. Nat Rev Nephrol, 2012, 8(4): 224-233.

61. RODRIGUES A, CABRITA A, MAIA P, et al. Peritoneal rest may successfully recover ultrafiltration in patients who develop peritoneal hyperpermeability with time on continuous ambulatory peritoneal dialysis. Adv Perit Dial, 2002, 18: 78-80.

62. ZAREIE M, KEUNING ED, TER WEE PM, et al. Peritoneal dialysis fluid-induced changes of the peritoneal membrane are reversible after peritoneal rest in rats. Nephrol Dial Transplant, 2005, 20(1): 189-193.

63. KIM YL, KIM SH, KIM JH, et al. Effects of peritoneal rest on peritoneal transport and peritoneal membrane thickening in continuous ambulatory peritoneal dialysis rats. Perit Dial Int, 1999, 19 (Suppl 2): S384-S387.

64. SAUTER M, COHEN CD, WÖRNLE M, et al. ACE inhibitor and AT1-receptor blocker attenuate the production of VEGF in mesothelial cells. Perit Dial Int, 2007, 27(2): 167-172.

65. KYUDEN Y, ITO T, MASAKI T, et al. Tgf-beta1 induced by high glucose is controlled by angiotensin-converting enzyme inhibitor and angiotensin II receptor blocker on cultured human peritoneal mesothelial cells. Perit Dial Int, 2005, 25(5): 483-491.

66. DUMAN S1, GÜNAL AI, SEN S, et al. Does enalapril prevent peritoneal fibrosis induced by hypertonic (3.86%) peritoneal dialysis solution? Perit Dial Int, 2001, 21(2): 219-224.

67. DUMAN S1, WIECZOROWSKA-TOBIS K, STYSZYNSKI A, et al. Intraperitoneal enalapril ameliorates morphologic changes induced by hypertonic peritoneal dialysis solutions in rat peritoneum. Adv Perit Dial, 2004, 20: 31-36.

68. KOLESNYK I, DEKKER FW, NOORDZIJ M, et al. Impact of ACE inhibitors and AII receptor blockers on peritoneal membrane transport characteristics in long-term peritoneal dialysis patients. Perit Dial Int, 2007, 27(4): 446-453.

69. SJOLAND JA, SMITH PEDERSEN R, JESPERSEN J, et al. Intraperitoneal heparin reduces peritoneal permeability and increases ultrafiltration in peritoneal dialysis patients. Nephrol Dial Transplant, 2004, 19(5): 1264-1268.

70. YUAN ZY, RODELA H, HAY JB, et al. Effect of phosphatidylcholine on lymphatic drainage and fluid loss from the peritoneal cavity of sheep. Kidney Int, 1994, 46(2): 520-526.

71. WIECZOROWSKA K, BREBOROWICZ A, MARTIS L, et al. Protective effect of hyaluronic acid against peritoneal injury. Perit Dial Int, 1995, 15(1): 81-83.

72. WILLIAMS JD, TOPLEY N, CRAIG KJ, et al. The Euro-Balance Trial: the effect of a new biocompatible peritoneal dialysis fluid (balance) on the peritoneal membrane. Kidney Int, 2004, 66(1): 408-418.

73. JOHNSON DW, BROWN FG, CLARKE M, et al. Effects of biocompatible versus standard fluid on peritoneal dialysis outcomes. J Am Soc Nephrol, 2012, 23(6): 1097-1107.

第八节 腹膜透析的并发症

一、腹膜炎和导管相关感染

（一）腹膜炎

腹膜透析（PD）相关性腹膜炎是PD患者常见的严重并发症[1-3]。尽管仅有不足4%的腹膜炎导致死亡，但在16%的PD患者中，腹膜炎成为一项重要死因。此外，腹膜炎会导致技术失败、住院，给患者带来痛苦与不方便。值得注意的是，腹膜炎是腹膜透析治疗失败最常见的原因，大约占30%。对于成功的腹膜透析中心来说，预防感染非常重要。当前的ISPD建议指出：理想状态下，每个PD中心都应该每月监测一次感染率，最少每年一次[4]。

1. 流行病学　在腹膜透析发展的早期，腹膜炎很常见。在20世纪80年代和90年代初期，美国PD患者腹膜炎的总发生率平均在1.1 ~ 1.3次/病人年。接下年的十年间，腹膜炎的发生率明显减少，主要是连接技术改进的结果[5,6]。特别是，Y型管路及双袋系统的引进明显减少了腹膜炎，特别是革兰阳性菌腹膜炎的发生率[7]。现在许多中心报告腹膜炎发生率为0.2 ~ 0.6次/病人年，或1次/20 ~ 60病人月[8,9]。然而，在过去的十年间，腹膜炎发生率未再有明显减少，因此腹膜透析相关感染仍然是透析工作中的主要问题[7]。

尽管这一领域内的可用文献大多数都是关于持续性不卧床腹膜透析（CAPD）的，但是，在CAPD Y型管路中应用的灌液前冲洗的方法也已经被有效地应用于机器操作的自动化腹膜透析（APD）中。许多既往研究显示，APD较CAPD的腹膜炎发生率更低[8-10]，尽管这一发现并未被所有研究证实[11,12]。

2. 发病机制　PD相关性腹膜炎可能由于接触污染、导管相关问题、肠道病变、妇科疾病或全身菌血症而引起。表29-4-8-1概括了常见的PD相关性腹膜炎的微生物学原因。

表29-4-8-1　腹膜炎的微生物学原因

病原体	百分比
革兰阳性菌	40% ~ 50%
金黄色葡萄球菌	11% ~ 12%
凝固酶阴性的葡萄球菌属	12% ~ 30%
革兰阴性菌	20% ~ 30%
肠杆菌科	12% ~ 15%
假单胞菌属	12% ~ 15%
真菌	2% ~ 4%
结核杆菌	~1%
多种微生物生长	~10%
培养阴性	~15%

尽管腹膜透析系统连接方法得以改进，但是在PD换液时的污染仍然是腹膜炎最主要的原因[11,13]。下面的换液过程与腹膜炎相关[14,15]：

- 接触到连接处
- 将腹透管掉落在地板上或桌子上
- 换液时不戴口罩
- 在充满灰尘或动物毛发的空气中进行换液操作

- 导管漏液以及意外断开连接，很明显也是腹膜炎的原因，但是很少见[16]。

通常从污染相关的腹膜炎标本中培养出来的病原体是凝固酶阴性葡萄球菌（CNS）和类白喉菌（棒杆菌属）[15,17]。鼻腔携带金黄色葡萄球菌者往往在手上和出口部位也有金黄色葡萄球菌，连接导管时可能发生接触污染或导管相关性感染而导致腹膜炎。用消毒剂认真洗手、之后再充分干燥对于降低感染风险非常重要[15]。此外，如果换液时不戴口罩，或一过性菌血症（例如在牙科操作之后），口腔中微生物如链球菌，也可能导致腹膜炎。

大约15% ~ 20%的腹膜炎发作是由于导管感染引起的[11,18,19]，尤其是金黄色葡萄球菌或铜绿假单胞菌引起的腹膜炎。出口处感染会扩散到导管隧道，然后直至腹膜[18,20]。这些感染往往是难治性或复发性的[21]。此外，透析相关性腹膜炎的发生有着明显的季节性特点，发病高峰在炎热而潮湿的月份[22,23]。温暖潮湿的气候会造成导管出口处周围汗液和灰尘的积聚，因而细菌会定植、生长。

腹膜炎，特别在那些多次发生腹膜炎的患者，常常是由于从导管壁上的生物膜释放的浮游细菌所致[24]。在细菌植入导管中48小时内，即可在导管壁上形成生物膜。在几个月内，几乎所有的永久性腹透导管的腹腔内部分都会被细菌黏液或细菌斑覆盖。黏液层中的细菌能够抵抗宿主防御和多种抗生素，尽管在许多患者，生物膜的存在并未导致腹膜炎。

由于肠道来源的细菌通过透壁迁移经肠壁进入腹腔，可发生腹膜炎。这是腹泻或结肠镜检之后发生腹膜炎的常见机制，通常由肠道微生物引起（尤其是革兰阴性杆菌、念珠菌和厌氧菌）。便秘时微生物透壁迁移进入腹腔可能是其他一些腹膜炎的原因。传统上，多种微生物腹膜炎的发生被认为是内脏穿孔的结果，通常推荐手术探查[25]。然而，最近的报道显示，大多数透析相关的多种微生物腹膜炎的患者并没有经手术病理证实，而且对抗生素治疗的反应好[26,27]。

在少数情况下，腹膜炎可以由菌血症和血源性播散引起。腹膜炎也可能发生在结肠镜息肉切除术后[28]、宫腔镜后[29]、内镜硬化疗法后[30]以及牙科操作后[31]。透析液阴道漏、使用宫内节育器、以及子宫内膜活检是其他公认的引起腹膜炎的原因。由于上述提及的操作有导致腹膜炎的风险，因此建议预防性应用抗生素[4]。

3. 腹膜防御机制

（1）先天免疫：腹膜的白细胞在对抗通过上述任何途径进入腹腔的细菌时，至关重要。目前已知许多因素能够改变它们吞噬和杀灭入侵细菌的效率。尿毒症本身会导致抗感染的免疫防御方面出现一系列缺陷，这不在本章讨论的范围内。吞噬细胞功能的个体差异可以部分解释腹膜炎发生率方面的个体差异[32]。

腹膜透析流出液中的白细胞计数较正常腹透液低100 ~ 1 000倍[33]。一般来说，在废透析液中以巨噬细胞为主，中性粒细胞通常只占5% ~ 10%[34]。腹膜固有的巨噬细胞，被认为起源于血液单核细胞，构成了对抗细菌入侵腹腔的第一道防线。在腹膜炎的早期阶段，多形核细胞和巨噬细胞从全身循环以及腹膜间质基质中迁移进入腹腔。在PD患者中，在培养基中（并非透析流出液）培养出来的腹膜巨噬细胞的吞噬能力是正常的[35]。在不含透析液的培养基中，腹膜巨噬细胞的细菌杀伤能力轻度下降[36]。然而，来自于废透析液中的腹膜巨噬细胞的氧化代谢比正常腹腔液中巨噬细胞[33]低得多。更重要的是，在频繁发作腹膜炎的PD患者中，腹膜巨噬细胞的氧化代谢受损[37]。

除吞噬细胞以外，在腹膜浆膜表面的间皮细胞是另一种针对腹膜炎的重要防御成分，防范腹腔内的感染[38]。在腹膜炎病程的早期，间皮细胞和腹膜巨噬细胞间重要的相互作用是通过细胞间的相互作用以及各种分泌炎症介质而达到的[38]。

（2）体液免疫：除了先天性免疫，体液因素在对抗腹膜炎的腹腔局部防御过程中发挥着重要作用[35]。当免疫球蛋白G（IgG）分子通过其抗原结合位点结合到细菌表面抗原的特异结合位点时，细菌发生调理作用。微生物细胞表面也激活了补体系统，或者通过替代途径，与微生物多糖相互作用直接激活，或通过经典途径，IgG或IgM与细菌结合、相互作用，间接激活补体系统。在正常腹水中IgG、补体以及纤维连接蛋白的浓度与正常血清中的浓度相似。然而甚至在存腹几小时后，腹膜透析引流液中的这些值就会降低100 ~ 1 000倍[37]。这种稀释效应严重影响了腹腔内的体液免疫。已有报道，在CAPD患者中，腹膜调理素的活性或IgG浓度，与腹膜炎的发生频率之间呈负相关[39]。

附 腹膜透析液的作用

腹膜透析液对于腹膜防御机制的影响涉及到高渗透压、低pH、乳酸、透析液的加热杀菌，以及对于体液防御机制的单纯稀释作用[33]。高渗透压、低pH、乳酸阴离子的存在共同导致中性粒细胞超氧化物的产生受抑制。尽管在注入腹腔后，透析液pH迅速上升，30分钟达到血pH，但是透析液注入期间带来细菌入侵的高风险，腹膜防御受到了透析液低pH的危害。在商业透析液制备过程中葡萄糖降解产物（GDP）和乳酸似乎对腹膜的炎症细胞功能有独立的不利影响，特别是影响到巨噬细胞、多形核细胞、间皮细胞和成纤维细胞[40]。开发含有低GDP以及无乳酸盐的腹膜透析液可能增强腹膜的防御机制、在理论上减少腹膜炎的风险。

4. 临床表现 腹膜炎的患者通常会出现透析流出液混浊以及腹痛。因病原微生物的不同，疾病的严重程度差别也很大[19]。例如，表皮葡萄球菌或类白喉菌常引起轻微腹痛，而毒力强的细菌如金黄色葡萄球菌、铜绿假单胞菌和真菌通常引起严重的腹痛和腹泻。一般来说，发热提示全身性败血症。低血压提示严重的腹膜炎。偶尔，腹膜炎的患者会出现腹痛，但是无流出液混浊。Koopmans等报道[41]，在6%的腹膜炎中，最初流出液中的白细胞计数低于100/μl。大多数病例在几个小时内流出液变得混浊。可能这些有腹痛但是流出液不混浊的患者存在腹腔内细胞因子对感染的迟发反应，提示存在潜在的免疫异常[41]。

PD流出液混浊的鉴别诊断包括化学性腹膜炎、腹腔嗜酸性粒细胞增多、血性腹水、胰腺炎、乳糜引流液和恶性肿瘤[42]。腹腔嗜酸性粒细胞增多通常被认为是对透析管路中的增塑剂的过敏反应。它通常发生在开始PD后的早期，2～6周内自行缓解，通常与感染无关。腹腔内应用普通的万古霉素[43]和两性霉素B[44]可引起化学性腹膜炎，类似细菌感染。也有报道应用艾考糊精透析液治疗后，发生无菌性化学性腹膜炎[45]。发作特点是轻微的腹部不适、只在应用艾考糊精透析液后出现流出液混浊，透析液白细胞增多，以巨噬细胞为主，培养无菌生长，而且没有全身症状。PD患者发生胰腺炎时可能出现腹痛和腹膜透析液混浊。透析液培养无菌生长，流出液的淀粉酶浓度应大于100U/L[46,47]。乳糜性腹水是无菌性流出液混浊的罕见原因，流出液中白细胞计数正常[48]。腹腔内恶性肿瘤的患者也可有流出液混浊，通过细胞学鉴定可以明确诊断[49]。

尽管流出液混浊可以由一些非感染情况引起，但是出现流出液混浊的PD患者通常被推测发生了腹膜炎。尽快开始针对PD相关性腹膜炎的经验性抗生素治疗非常重要。如果不及时开始治疗，更有可能出现腹膜炎潜在的严重后果（复发、拔除导管、永久性转至血液透析以及死亡）。

5. 评估和诊断

（1）初始评估：在出现PD流出液混浊、可能发生腹膜炎的患者，评估应该包括详细询问可能的接触污染史，透析无菌操作的依从性，近期可能导致腹膜炎的操作，以及排便习惯的改变，腹泻或便秘。近期的腹膜炎发生史和抗生素应用史，以及之前有无抗生素耐药菌株的感染，均应注意。除了通常的体格检查，必须仔细评估出口处和隧道有无水肿、红斑、触痛和分泌物。应检查流出液，并采集标本进行细胞计数、白细胞分类计数、革兰染色及培养。不必进行常规的血培养，除非患者出现脓毒血症或怀疑有急性外科腹部情况时。一旦完成适当的评估，必须迅速开始治疗。

（2）获取腹膜透析流出液的标本：对于CAPD患者，在断开充满了流出液的引流袋之后，将袋子反转几次，以混匀其中的液体。从引流袋的加药口抽出标本（7ml），注入含EDTA的试管中。标本不应被留在普通瓶中，因为如果流出液标本在储存已经超过3小时之后才注入含EDTA的标本管中，细胞类型的形态学鉴定很难。

在持续循环腹膜透析（CCPD）患者，代表性的细胞计数可以从白天存腹轻易获得，先排空腹腔、然后从引流液袋中留取标本。在夜间间歇性腹膜透析（NIPD）的患者，通常有少量残留的腹膜透析液，可以直接通过腹膜透析管获得。另一方面，如果腹透液不足，患者可以灌入1L透析液，然后排空腹腔，从流出液中留取标本。虽然在这种稀释的标本中，腹透液中的绝对细胞计数会偏低，但是细胞分类鉴定结果与直接通过腹透管获得的标本，是类似的。

（3）PD流出液的细胞计数：计数之前，流出液应在专用离心机中离心（例如细胞离心涂片器），将沉淀物应用瑞氏染液染色。除了计数总的有核细胞之外，始终有必要进行腹膜透析液中细胞分类计数。流出液中白细胞（WBC）计数超过100/μl（在存腹至少2小时后），或中性粒细胞至少占50%，表明存在炎症，腹膜炎是最有可能的原因。

（4）腹膜透析液的革兰染色和培养：腹膜透析液沉淀物的革兰染色是有用的，但是在经培养证实的腹膜炎中只有不到一半的病例染色是阳性的。革兰染色对于真菌性腹膜炎的诊断也是有用的。有报道，吖啶橙荧光染色能增加细菌微生物的可见性。

应及时培养腹膜透析液。如果不能即刻送到实验室，理想状态下接种后的培养瓶应在37℃孵育。一般来说，应该使用快速培养技术（例如Septi-chek，BACTEC）。这种情况下，床边接种5 ~ 10ml流出液就足够了。加入大量的流出液培养（通常50ml）可以改善微生物培养的阳性率。应用这种技术，要将流出液分装离心（例如，3 000g，15分钟）以浓缩微生物。移去上清液，应用3 ~ 5L无菌生理盐水将沉淀再悬浮，然后接种到标准的血培养瓶中（需氧和厌氧）。

在最初的24小时后，大部分的培养将呈阳性。70% ~ 90%的病例可以在4天之内确定诊断。当培养3 ~ 5天后仍为阴性、但是临床高度怀疑腹膜炎时，将血培养瓶传代培养在需氧、厌氧以及微需氧的培养基上，再培养3 ~ 4天，可能有助于确定生长缓慢的细菌和酵母菌。在疑有腹膜炎的患者中，透析液培养的阳性率取决于培养技术。培养阴性的腹膜炎不应大于该PD中心腹膜炎的20%。

（5）新的诊断技术：一些新的技术，包括白细胞酯酶试剂条、应用RNA测序的广谱聚合酶链反应（PCR）、细菌DNA的定量PCR分析，和基质金属蛋白酶-9（MMP-9）检测试剂盒，可能有希望提供一个早期、可靠的诊断[50-54]，但这些方法还需要进一步的评估。

（6）诊断标准：以下三个条件中至少符合两条，即可确定PD相关腹膜炎的诊断：① 腹膜炎的症状和体征；② 腹膜透析液混浊，腹透液的白细胞计数升高（>100个/μl），并以中性粒细胞为主（>50%）；③ 通过革兰染色或培养显示腹透流出液中有细菌存在。在没有腹膜炎的患者，流出液中白细胞计数<25个/μl，并以单核细胞为主。如果病人已经服用了抗生素，白细胞计数≥50个/μl即提示发生了腹膜炎。如果标本是在较短的存腹时间之后，或是在没有存腹的情况下留取的，那么中性粒细胞百分比是一个比总的白细胞计数更为敏感的指标。

6. 腹膜炎的治疗

（1）经验治疗：尽管经过了详细的病史采集、体格检查以及流出液的革兰染色，腹膜炎的经验性治疗却常常不得不在缺乏适当诊断信息的情况下开始。抗生素应覆盖革兰阳性和革兰阴性细菌。一般来说，各个中心特异性地选择经验性治疗，依赖于当地引起腹膜炎的细菌的药敏史。腹腔内应用抗生素治疗腹膜炎优于静脉内或口服给药。对大多数的抗生素来说，间歇和连续给药同样有效。然而，当有全身性败血症的临床证据时，应该静脉注射抗生素。在最新的国际腹膜透析协会建议中[4]，革兰阳性菌可以被万古霉素或一代头孢菌素覆盖，革兰阴性菌由一种三代头孢菌素或氨基糖苷类覆盖；合适的药物和剂量列于表29-4-8-2。

在过去的20年间，关于标准化方法，有一个日渐形成的共识，即在继续腹膜透析同时腹腔应用抗生素。国际腹膜透析学会（ISPD）特设委员会在1993年的建议中，主张经验应用万古霉素来覆盖革兰阳性菌和头孢他啶或氨基糖苷类抗生素覆盖革兰阴性菌[55]。然而，自从公布了这份报告，出现了越来越多的万古霉素耐药菌。因此，反对使用万古霉素来预防用药、常规应用以及口服治疗艰难梭菌肠炎[56,57]。值得关注的是，万古霉素耐药性将被传递至葡萄球菌属，对细菌流行病学造成重要影响。1996年，ISPD关于腹膜炎的小组委员会恢复推荐使用一代头孢菌素作为覆盖革兰阳性菌的经验治疗[58]。根据已发表的文献，应用万古霉素和头孢唑啉作为针对革兰阳性菌腹膜炎的初始抗生素治疗，在临床反应或复发率方面没有显著性差异[59]。此外，腹腔内应用头孢唑啉经验性治疗表皮葡萄球菌腹膜炎与万古霉素同样有效，尽管耐甲氧西林的发生率较高[60]。然而，尽管关

表 29-4-8-2 腹膜透析相关性腹膜炎的经验性初始治疗

(A)覆盖革兰阳性菌
- 头孢唑林
  - 间断用药：每日一次，15mg/kg
  - 持续用药：负荷量 500mg/L，维持量 125mg/L
  - APD：在长时日间存腹时，每日一次 20mg/kg
- 万古霉素
  - 间断用药：15 ~ 30mg/kg，每 5 ~ 7 天一次
  - 连续用药：负荷量 1000mg/L，之后维持量 25mg/L
  - APD：负荷剂量 30mg/kg，长时存腹；重复剂量 15mg/kg，每 3 ~ 5 天长时存腹（目标血清谷浓度 >15μg/ml）

(B)覆盖革兰阴性菌
- 头孢他啶
  - 间断用药：每日一次，1000 ~ 1500mg
  - 连续用药：负荷量 500mg/L，维持量 125mg/L
  - APD：头孢吡肟每天 1g，加入一袋透析液
- 氨基糖苷类（庆大霉素 / 奈替米星 / 妥布霉素）
  - 间断用药：每日一次 0.6mg/kg
  - 连续用药：负荷量 8mg/L，维持量 4mg/L
  - APD：负荷量 1.5mg/kg，长时存腹；然后 0.5mg/（kg · d），长时存腹

NB. 在有残余肾功能的患者（定义为尿量 >100ml/d），按经验药物剂量应增加 25%

注到了耐万古霉素肠球菌（VRE），但是因为VRE的患病率非常低，因此许多机构继续提倡万古霉素作为一线治疗，而在许多中心耐甲氧西林的凝固酶阴性葡萄球菌菌株非常普遍。总而言之，每个中心在决定是使用万古霉素还是头孢菌素作为腹膜炎的初始经验治疗时，应该评估当地的药物敏感性和耐甲氧西林的模式。在随后的特别委员会2005年和2010年的建议中，强调了以中心特点为基础的治疗方案[4,42]。

1996，特别委员会推荐应用一种氨基糖苷类抗生素来经验性覆盖革兰阴性菌[58]。然而，有证据表明，在接受氨基糖苷类抗生素的患者，残余肾功能丧失得更快[61]。由于残余肾功能是患者生存的独立预测因素[62]，避免常规使用氨基糖苷类以保护残余肾功能已经越来越多受关注。因此，在2000年的建议中，特别委员会建议，在有明显残余肾功能的患者，应用头孢他啶来替代氨基糖苷类作为覆盖革兰阴性菌的经验性治疗[63]，残余肾功能被定义为每日尿量在100ml以上。然而，在随后的随机对照研究和一个大型队列研究中，应用氨基糖苷类与残余肾功能丧失速度并不相关[64,65]。在随后特别委员会的建议中[4,42]，庆大霉素或头孢他啶都是可以接受的覆盖革兰阴性菌的经验性选择。尽管经验性应用单一广谱抗生素治疗是一个有吸引力的选择，已有使用头孢吡肟[66]和泰能[67]的成功报道，但是证据只是初步的，经验性联合应用抗生素仍然是标准方案。

CAPD时一线抗生素的选择也适用于APD（见表29-4-8-2）。在许多中心，腹膜炎期间，APD患者会被改为CAPD治疗，因为接下来应用标准化操作来留取透析液用于细胞计数、培养及药敏，更容易评估临床过程。此外，抗生素治疗的建议主要是依据使用CAPD和有限的APD经验而获得的数据[68]。关于APD患者腹膜炎临床转归的报道很有限[69]。应注意至少需要4小时的存腹时间，以保证抗生素的吸收。对于那些在腹膜炎期间超滤改变的患者，应用CAPD时，可能需要调整APD处方。

每日一次应用抗生素治疗对于患者及护理人员来说具有使用方便的明显优势，但仍是一个有争议的问题。更重要的是，单剂量应用氨基糖苷类药物长时存腹在理论上具有优势[70]。氨基糖苷类每日一次单剂量给药可能会导致较少的耳毒性和肾毒性[70,71]，而且由于延长了抗生素的后续效应，改进了细菌的杀伤力。在Low等人进行的一项药代动力学研究中[71]，一次换液时腹腔内（IP）给予庆大霉素0.6mg/kg，并存腹6小时。在存腹过程中腹腔内的药物浓度是高的，但此后可以忽略不计，血清水平仍然很低。

Lai等人[70]研究了每日一次腹腔内应用头孢唑啉和庆大霉素治疗腹膜炎的疗效。在14例次革兰阴性腹膜炎的病例系列中，6例是由于铜绿假单胞菌，在治疗中需要改变用药。尽管改变了治疗，最终3例需要拔除导管。三分之一的非假单胞菌革兰阴性菌感染需要改变治疗。Bailie等人[72]每天一次使用庆大霉素（联合应用一次初始剂量的万古霉素），报道非假单胞菌革兰阴性菌腹膜炎患者中三分之二缓解。"无应答"的病原体包括不动杆菌和产碱杆菌属。这些结果表明，每天在一次换液时给予庆大霉素，在大多数腹膜炎发作时可充分覆盖革兰阴性菌。

然而，对于这一实践的证据并不完全。在Lai等人每日一次腹腔内应用头孢唑啉和庆大霉素的研究中[70]，19次革兰阳性菌腹膜炎均缓解，只有一例金黄色葡萄球菌感染需要修改初始治疗。在这项研究中，3例表皮葡萄球菌腹膜炎的细菌药物敏感性试验显示对庆大霉素和头孢唑啉都耐药，但是对这些治疗有效。在Goldberg等人[73]报道的另一项研究中，每日一次腹腔内应用头孢唑啉作为PD相关腹膜炎的初始治疗，至少与应用万古霉素作历史对照的方案同样有效。然而，要注意，在两个研究中与导管感染相关的腹膜炎均被排除，而这些腹膜炎占研究结果的重要部分。最近一项关于现有文献的系统回顾得出结论，腹腔内应用抗生素治疗PD腹膜炎优于静脉给药；而抗生素的间断和连续给药同样有效[74]。

腹膜炎常与腹膜透析液中纤维蛋白凝块的形成有关，并有导管阻塞的风险。惯有经验是向透析液中加肝素（500 ~ 1 000U/L）直至透析流出液清亮，且不再见到纤维蛋白凝块。由于大多数真菌性腹膜炎发生前都有使用抗生素的病史，因此在真菌性腹膜炎发生率高的中心，在抗生素治疗过程中预防性抗真菌治疗可能会阻止一些念珠菌性腹膜炎的发生。在儿童和成人中的研究都表明，在抗生素治疗期间口服制霉菌素或氟康唑可以减少念珠菌性腹膜炎的风险[75,76]。那些需要经常或长期抗生素治疗的患者会受益于这种预防用药。由于口服制霉菌素安全而且廉价，在既往真菌性腹膜炎发生率高的中心，可以考虑在PD相关性腹膜炎的经验性抗生素治疗期间常规口服制霉菌素。

如上所述，新鲜透析液对局部的腹腔防御机制存在不利影响[77]。因此在治疗腹膜炎时快速交换的腹腔冲洗是不可取的。经过2 ~ 3次冲洗、换液后，去除了炎性产物、减轻了腹痛，即应该恢复常规的具有长时存腹的CAPD。然而，在粪便性腹膜炎手术探查之前，仍然建议腹腔灌洗。此外，由于腹膜炎期间腹膜通透性增加，因此急性腹膜炎期间超滤问题很常见[78]。因此，可能不得不缩短存腹时间或增加透析液的葡萄糖浓度。

需要注意的是，许多抗生素在腹膜透析液中的化学稳定性尚不清楚。在透析液中万古霉素室温存放28天是稳定的，尽管环境温度高会降低稳定性的持续时间。庆大霉素14天是稳定的，但是与肝素混合后会降低稳定性的持续时间。头孢唑啉在室温下至少8天是稳定的，如果冷藏稳定性可持续14天；加入肝素后无不良影响。头孢他啶稳定性较差，125mg/L的浓度，在室温下4天是稳定的，或冷藏7天是稳定的，在浓度为200mg/L的情况下，冷藏10天是稳定的。

腹膜炎期间，腹膜对于水、葡萄糖以及蛋白的通透性都增加。透析液中葡萄糖的快速吸收可减少超滤量，导致液体超负荷。可能需要较高的透析液葡萄糖浓度和较短的存腹时间来保持足够的超滤。因为在腹膜炎期间葡萄糖的吸收更为迅速，会恶化糖尿病患者的血糖控制。建议监测血糖并适当调整胰岛素用量。已被证实，在这种情况下，使用艾考糊精透析液可以改善超滤[79]。在腹膜炎期间蛋白质的丢失增加，应该通过增加饮食中蛋白质的摄入加以治疗。

（2）特定微生物的治疗：通过有效的治疗，在12 ~ 48小时内患者的临床症状应开始改善，腹透液中的总细胞计数和中性粒细胞百分比应该开始下降。偶尔，症状持续超过48 ~ 96小时。如果患者在96小时还没有显示出明确的临床改善，则必须重新评估。重复进行透析流出液的细胞计数、革兰染色和细菌培养。建议在治疗3天后重复进行流出液的细胞计数，因为这可提供更多的预后信息[80]。致病微生物的分离及其抗菌药物的敏感性测定一般在2 ~ 3天内可以完成。某些特殊的病原体可能需要较长的培养时间。一旦知道了培养结果和药敏结果，抗生素治疗即应调整至适当的窄谱抗生素。对革兰阳性菌和革兰阴性菌腹膜炎的治疗分别列于表29-4-8-3和表29-4-8-4。

表 29-4-8-3 革兰阳性菌的治疗对策

凝固酶阴性葡萄球菌（以及其他革兰阳性菌）	金黄色葡萄球菌	肠球菌
在 24 ～ 48 小时		
● 停头孢他啶或氨基糖苷类，继续头孢唑林 ● 如为 MRSA 且临床无反应，开始应用万古霉素或克林霉素	● 停头孢他啶或氨基糖苷类，继续头孢唑林 ● 加口服利福平 600mg/d ● 如为 MRSA，开始应用万古霉素或克林霉素	● 停头孢菌素类 ● 开始氨苄西林每袋 125mg/L ● 考虑加氨基糖苷类 ● 如果氨苄西林耐药，开始应用万古霉素或克林霉素
疗程		
● 14 天	● 21 天	● 14 天
在 96 小时		
● 如果无改善，重新培养，评估出口处或隧道感染、导管定植等 ● 最终治疗的选择应该基于抗生素敏感试验来指导		

MRSA= 耐甲氧西林的金黄色葡萄球菌

表 29-4-8-4 革兰阴性菌的治疗建议

假单胞菌属 / 狭长平胞属	其他单一的革兰阴性菌	多种革兰阴性菌和 / 或厌氧菌
在 24 ～ 48 小时		
● 停头孢唑林，继续头孢他啶 ● 如果尿量 <100ml/d，加氨基糖苷类 ● 如果尿量 >100ml/d，加环丙沙星 500mg 每日两次口服，或哌拉西林 4g 每 12 小时一次，静脉用药，或复方甲基异噁唑 / 甲氧苄啶 1 ～ 2DS/d，或氨曲南负荷量 1g/L，维持剂量 250mg/L/袋，IP	● 停头孢唑林 ● 继续头孢他啶或氨基糖苷类 ● 根据药敏结果调整抗生素	● 继续头孢唑林或头孢他啶 ● 加甲硝唑 500mg 每 8 小时，口服，或 IV，或经直肠给药 ● 如果临床状况无改善，考虑外科手术
疗程		
● 21 天	● 14 ～ 21 天	● 14 天

IV = 静脉注射；DS= 双倍剂量；IP= 腹腔内用药

1）凝固酶阴性的葡萄球菌：对于凝固酶阴性的葡萄球菌属（CNSS），第一代头孢菌素类抗生素通常就足够了。然而，如果病原体耐甲氧西林，则应使用万古霉素或克林霉素。在VAS等人的研究中[81]，在治疗甲氧西林敏感的CNSS中，头孢唑啉与万古霉素两种药物之间的治愈率无差异。然而，对于耐甲氧西林的CNSS，应用头孢唑啉与万古霉素相比，治愈率明显降低。在最近一项232例CNSS腹膜炎的回顾性研究中，甲氧西林耐药很常见，当应用头孢唑啉作为经验性一线抗生素治疗时，一旦分离出耐甲氧西林菌株，只要立即将治疗转换为万古霉素，治疗效果仍然很好[82]。

必须积极治疗复发性腹膜炎。在复发或重现性腹膜炎，3周的抗生素疗程可以达到较高的治愈率[82]。为预防腹膜炎的进一步复发，在透析液转清亮后，应用抗生素的同时更换导管是一个治疗方法[83]。另外，使用纤维蛋白溶解剂例如尿激酶（排空腹透液，将5 000单位尿激酶加入5ml生理盐水后注入导管，存腹2小时），在大约50%的复发性CNSS腹膜炎患者中治疗成功[84]。在Williams等人的随机研究中[85]发现，更换导管在防止腹膜炎再次复发方面优于尿激酶。

2）金黄色葡萄球菌：金黄色葡萄球菌是出口处和隧道感染的主要原因，也是腹膜炎的一个重要原因[86]。金黄色葡萄球菌腹膜炎的患者常有剧烈腹痛，需要住院治疗，可能需要拔除导管以治愈，特别是合并隧道感染时[21,87]。金黄色葡萄球菌腹膜炎主要发生在有金黄色葡萄球菌导管感染史的患者中。在鼻腔[88]、皮肤[89]或腹透导管出口处[89,90]有金黄色葡萄球菌定植的患者，发生金黄色葡萄球菌腹膜炎的风险尤其高。甚至鼻腔培养阳性也增加金黄色葡萄球菌腹膜炎的风险[88,91]。

在经验性治疗后，一旦病原体被确定为金黄色葡萄球菌，其对于甲氧西林的敏感性将决定抗生素的进一步选择。如果细菌对甲氧西林敏感，应继续应用头孢唑啉。在所有的金黄色葡萄球菌腹膜炎，除了腹腔内应用头孢菌素外，应考虑口服利福平（600mg/d）治疗。在治疗甲氧西林敏感的金黄色葡萄球菌腹膜炎时，万古霉素和头孢唑啉的疗效相似。在一项对245例金黄色葡萄球菌腹膜炎的回顾研究中，应用万古霉素作为初始治疗比那些应用头孢唑啉的患者有更好的初期反应率，但完全治愈率是相似的[92]。金黄色葡萄球菌腹膜炎的治愈率相对较低，因为常见伴发导管感染。应用利福平辅助治疗与不用利福平相比，似乎明显降低了金黄色葡萄球菌腹膜炎复发或重现的风险[92]。如果合并出口处或隧道感染，应考虑早期拔除导管。

近期住院史是甲氧西林耐药的一个主要危险因素[92]。如果透析液中分离出耐甲氧西林的金黄色葡萄球菌（MRSA），应该加用利福平治疗，并将头孢菌素更换为万古霉素。为避免治疗不充分，应监测治疗药物，在残余肾功能较好的患者可能需要更频繁地评估万古霉素用量。不幸的是，MRSA腹膜炎总是难以治疗，往往需要拔除导管[93]。

3）链球菌：25%的链球菌腹膜炎之前有呼吸道、皮肤、消化道或泌尿道感染[94]。大多数链球菌腹膜炎经腹腔用头孢唑林2周可取得较好疗效。或者，多数病例对氨苄西林反应良好。孤立的草绿色链球菌腹膜炎可能对抗生素反应较慢，预后相对差，复发率更高[95]。

4）肠球菌：与草绿色链球菌腹膜炎不同，肠球菌腹膜炎的发生率没有因为使用双联系统而下降，这可能是由于肠球菌感染来源于肠道，而非接触污染[94]。一般来说，肠球菌感染对头孢菌素类反应差。肠球菌腹膜炎症状严重，且对抗生素反应较慢[94]，在一定程度上与目前指南中推荐头孢菌素为初始治疗有关。虽然在腹透患者中还相当罕见，但耐万古霉素的肠球菌（VRE）腹膜炎已有报道[95]。其发生与之前住院和使用过抗生素（特别是头孢菌素和万古霉素）有关，即使拔出导管，VRE腹膜炎仍有很高的死亡率。

5）假单胞菌和寡养单胞菌：近期抗生素治疗是假单胞菌腹膜炎的主要危险因素[96]。接受免疫抑制剂治疗的患者也有较高的发生假单胞菌腹膜炎的风险[97]。如果是假单胞菌种的再次感染，应使用两种抗生素治疗。一般来说，可继续腹腔使用氨基糖苷类抗生素，加上腹腔使用三代头孢菌素或静脉使用具有抗假单胞菌活性的半合成青霉素（如哌拉西林）。体外环境下，半合成青霉素可以使氨基糖苷类抗生素失活，故应避免腹腔内同时用药。其他的选择还包括环丙沙星（或另一种喹诺酮）、氨曲南、亚胺培南和甲氧氨苄嘧啶-磺胺甲基异噁唑。氟喹诺酮类（如环丙沙星和氧氟沙星）的优势是口服给药也能达到有效的腹透液药物浓度。但是，应避免同时服用磷结合剂和抗酸药以保证充分的胃肠道吸收。需要仔细寻找导管感染的证据。出口感染和近期抗生素治疗均与更差的抗生素治疗反应相关[96]。当治疗反应不够理想时，早期拔除导管可能有助于保护腹膜用于将来的腹膜透析。腹透流出液清亮后选择性导管更换也可能减少复发[96]。

6）嗜麦芽窄食单胞菌：是一种常见环境微生物，占全部腹膜炎病因的1.5%[98]。近期细菌性腹膜炎和使用广谱抗生素是主要危险因素。单一药物治疗的预后较差。治疗应包括两种抗生素，如头孢他啶和磺胺甲基异噁唑。但是，真菌性腹膜炎常常接踵而至，可能与抗生素疗程过长有关[98]。很多时候，但并非全部，患者最终需要拔除导管，原因或者是流出液不能清亮，或者是继发性腹膜炎。

7）其他革兰阴性细菌：单一革兰阴性菌腹膜炎可能是由于接触污染、出口感染或便秘、结肠炎后的透壁移生。一项近期的关于肠杆菌腹膜炎的回顾性研究显示，近期使用抗生素是抗生素抵抗的主要危险因素；出口感染，可能还有近期抗生素治疗，与较差的治疗反应相关[99]。也有证据显示，两种抗生素治疗较单一药物治疗能减少再发和复发的风险[99]。革兰阴性菌腹膜炎最短疗程2周，严重感染时，需3周治疗。

8）多种微生物腹膜炎：多种微生物腹膜炎是腹膜透析的严重并发症，占所有腹膜炎例数的6%到11%[26,27]。传统上认为，其原因多为内脏穿孔或患有基础胃肠疾病，但也有很多病例是由于接触污染或导管感染。一般而言，多种革兰阳性菌引起的腹膜炎对治疗反应较好。约60%的病例不需拔管就可治愈[27]。相反，如果多种肠道微生物，特别是包含厌氧菌生长，则提示存在腹腔内脓肿或有腹腔内脏穿孔。憩室穿孔、输卵管卵巢脓肿、胆囊炎、阑尾炎、溃疡穿孔和胰腺炎都应做鉴别诊断。应进行外科评估，治疗应个体化。汇总分析4项病例系列研究显示，小于6%的多种微生物腹膜炎有外科原因[100]。

腹腔内脓肿是PD相关腹膜炎一个不常见的并发症，发生于0.7%的腹膜炎中。脓肿更多见于铜绿假单胞菌、白色念珠菌和多种微生物腹膜炎[101]。持续发热、腹部压痛以及尽管抗生素治疗、拔管后仍存在外周血白细胞增多都要考虑到本病诊断的可能，CT扫描或超声可确定诊断。脓肿需要引流。

9）培养阴性的腹膜炎：大约占全部腹膜炎的15%，其细胞计数符合腹膜炎诊断标准，但腹透流出液培养没有微生物生长。大多数培养阴性腹膜炎被解释为近期使用抗生素或透析液培养的技术问题[102]。如果PD流出液的初次细菌培养阴性，重复培养结果可确认病原微生物的概率约三分之一。

一般而言，经验性抗生素治疗24到48小时后应再次评估治疗方案。如果临床情况改善，目前ISPD的推荐是继续初始治疗的两种抗生素至足疗程[4]。但是，许多专家推荐，患者症状改善后3天，可停止应用覆盖革兰阴性菌的抗生素（如头孢他啶或氨基糖苷类）。如果流出液很快清亮，疗程应为2周。否则，如果5天还没有充分的改善，强烈建议考虑拔管[4]。

10）分枝杆菌腹膜炎：结核性腹膜炎在亚洲国家并不少见。与一般的认识不同，腹透流出液的白细胞计数也是以多核细胞为主，而且流出液标本中的抗酸细菌染色常常阴性[103]。当怀疑分枝杆菌腹膜炎时，应特别注意培养技术。将大量腹透流出液（50 ~ 100ml）离心、沉淀后，使用固体培养基（例如Lowenstein Jensen琼脂）和液体培养基（Septi-chek，BACTEC等）培养，能改善诊断的敏感性。结核性腹膜炎病例中有胸片异常发现和腹水淋巴细胞增多的分别只占33%和37%[104]。标准抗结核化疗疗效良好[103,104]，但通常不推荐链霉素用于透析患者。常常需要拔除导管，但是如果迅速开始治疗，并非必须拔管。高龄和治疗延迟与更高的死亡率相关[104]。

至少在亚热带国家，非典型分枝杆菌腹膜炎的发生近期有增长的趋势。虽然这些病例还有争议，但是有观点推测因出口感染局部广泛使用庆大霉素软膏可能使患者易于发生非典型分枝杆菌感染[105]。

11）真菌性腹膜炎：腹膜透析患者发生真菌性腹膜炎的频率为每透析年0.01 ~ 0.19次，占所有腹膜炎的3% ~ 6%[106,107]。超过70%的真菌性腹膜炎由念珠菌属引起[107]。近期抗生素治疗、频繁发生细菌性腹膜炎和免疫抑制是真菌性腹膜炎的主要危险因素。患者常症状严重，有明显腹部压痛。

当革兰染色或培养确认为真菌时，推荐立刻拔除腹透管，同时，拔管后给予至少10天抗真菌治疗[4]。根据鉴定的菌种，初始治疗可以是两性霉素B、卡泊芬净、氟康唑或伏立康唑。腹腔使用两性霉素B是不可取的，因为会引起化学性腹膜炎，但是，静脉使用时腹膜的渗透又很有限。当培养为丝状真菌时，伏立康唑是两性霉素B的可选的替代药物，伏立康唑也可被单独用于拔管后的念珠菌腹膜炎。拔除腹透管后，患者需要继续血液透析治疗。部分患者可以在4 ~ 6周后置入新的腹透管，再次置管时间至少要所有腹膜炎临床证据都消退1周后。

（3）难治性腹膜炎：难治性腹膜炎定义为合适的抗生素治疗5天后腹透液仍不清亮。如果抗生素治疗96小时仍反应不佳，应考虑拔除导管，以减少患者的病死率和保护腹膜用于将来的透析。对初始抗生素治疗抵抗的细菌性腹膜炎，腹腔内应用尿激酶作为辅助治疗的方法也往往无效[108]。拔除导管后，应继续有效的抗生素治疗至少2周。如果有持续感染的临床证据，治疗时间还需延长。有一小部分但是不容忽视的PD相关腹膜炎患者发展为再发性腹腔内积液，拔管后仍需要经皮穿刺引流[109]。

（4）复发、再发和重现性腹膜炎：目前腹膜炎相关专业名词总结见表29-4-8-5。复发性和再发性腹膜炎是腹膜衰竭的主要原因。约15%的PD相关腹膜炎会出现复发或再发性腹膜炎，其结果往往是延长住院时间、增加治疗花费、需要拔管和转为血透。目前的研究认为，复发性和再发性腹膜炎是不同的菌种导致的，可能代表着两种不同的临床状况[110]。值得注意的是，再发性腹膜炎预后较复发性腹膜炎更差。尽管重现性腹膜炎一般对抗生素反应较好，但是有未来发展为复发性或重现性腹膜炎的潜在风险[111]。

表 29-4-8-5　腹膜炎的术语

再发	上一次腹膜炎治疗完成后 4 周内再次发生，但致病菌不同
复发	上一次腹膜炎治疗完成 4 周内再次发生，致病菌相同，或是培养阴性的腹膜炎
重现	上一次发作治疗完成后 4 周之后再次发作，致病菌相同
难治性	合适的抗生素治疗 5 天后，引流液未能转清亮

治疗复发性、再发性或重现性腹膜炎代表了不同的临床情况，预示更坏的结局（特别是再发性腹膜炎）。及时拔除导管是考虑重点。复发性腹膜炎时，更换腹透导管可减少其后复发和重现性腹膜炎的风险。

（5）导管的拔除：在大约85%的病例中，导管拔除的原因是感染[11]。金黄色葡萄球菌和假单胞菌属细菌是导致导管拔除的最常见病原微生物[86,96]。在严重的腹膜炎之后，部分患者可回到腹透。推荐重新置入导管与拔除导管之间间隔至少3周。重新置入导管最好通过外科医生进行腹腔镜或显微剖腹术，这样可以直接看见粘连。近一半的患者可重新恢复腹膜透析，虽然在透析充分性和营养状态方面没有明显变化，但患者往往需调整透析处方以获得足够的透析充分性和超滤量[112,113]。

另一方面，如果拔除导管是因为导管感染或复发性、再发性腹膜炎，当腹膜流出液清亮时，可以同时置入新管[83]。一种有争议的说法是，当腹透流出液白细胞计数<200/μL时，可以拔管同时置入新导管[114]。有数据显示该方法是可行的，可以减少花费，并使临时血透的使用最小化。复发性假单胞菌腹膜炎时，如果腹膜炎能暂时清除，同时拔管、再置管可能是可行的[96]。同时拔管、再置管对治疗难治性出口感染也是安全、有效的方法[115]。但是，这种方法不推荐用于真菌性腹膜炎。

（6）硬化性包裹性腹膜炎：再发或严重的腹腔感染的最终结果是硬化性包裹性腹膜炎（SEP）[116,117]。SEP可能在日本更常见，大约0.9%的腹透患者发生此情况[118]。SEP患者腹膜炎发生率是非SEP患者的3.3倍。SEP是严重的腹透并发症。除了超滤衰竭，患者还会因为反复的肠包裹、部分性肠梗阻而出现进展性营养不良。罹患该症时，患者不能继续腹透，即使转为长期血透，仍常常导致患者死亡。

（二）导管感染

腹膜透析导管出口的细菌定植可能引起出口感染，并进一步沿导管皮下隧道蔓延至内涤纶套乃至腹膜，分别引起隧道感染和腹膜炎。大约五分之一的腹膜炎同时合并导管感染。导管感染的发生率大约1次/每24 ~ 48个/病人月。但是，因为导管感染没有标准的定义，文献中报道的发生率变异很大。一般而言，金黄色葡萄球菌和铜绿假单胞菌的感染最常见，而且，这两种病原体的感染难于治疗，常引起腹膜炎和导管丧失[18,21]。然而，不同中心的流行病原体可能显著不同。

1. 定义　腹透导管感染包括出口感染和隧道感染。评估出口的标准化方法见表 29-4-8-6[42]。如果腹透导管出口处有脓性分泌物或出口外观评分≥ 4 分即为外口感染。出现硬结和压痛提示预后不佳。另一方面，单独的发红可能是，也可能不是感染。

导管隧道感染定义为导管皮下隧道处出现疼痛、压痛、发红、硬结或同时出现上述症状体征的任何组合。然而，导管隧道感染常常是隐匿的，经常需通过导管皮下隧道超声才能探知[20]。隧道感染偶尔会出现在无出口感染时[20,119]。但是，使用超声检查会发现约一半的出口感染并发隧道感染。感染可能会侵犯外涤纶套、内涤纶套或导管的涤纶套内部[20,119]。当感染沿导管向腹膜蔓延时，

表 29-4-8-6 腹膜透析出口外观的评分系统

	0分	1分	2分
肿胀	无	仅限于出口；<0.5cm	>0.5cm 和 / 或隧道
结痂	无	<0.5cm	>0.5cm
出口	无	< 和 / 或 0.5cm	>0.5cm
疼痛	无	轻	严重
流出液	无	浆液性	脓性

NB：出口评分。4 分及以上考虑诊断。脓性分泌物，即便单独存在，仍足以诊断

腹膜炎的风险增高[20]。

2. 发病机制 金黄色葡萄球菌导管感染的主要危险因素是金葡菌携带[88,120]。约 50% 新进入腹透和现进行腹透的患者为金葡菌携带者[120]。他们中的三分之一重复培养显示为相同的噬菌体型；还有 16% 的患者，要么只有一次培养阳性，要么第二次培养阳性，但噬菌体型随时间改变[121]。携带金葡菌的患者出口、隧道、腹膜金葡菌感染的发生率显著高于非携带者[88,120]。

在置管时静脉给予抗生素能减少感染的风险[11]。隧道感染或许更多见于糖尿病患者[122]。免疫抑制患者隧道感染的风险增加[123]。导管出口向下时，感染更容易处理，也更少发生导管相关腹膜炎[11]。

3. 治疗 如果仅有发红，局部使用高渗盐水、过氧化氢或 2% 莫匹罗星软膏就够了[4,124]。莫匹罗星软膏不能用于聚亚安酯导管，因为莫匹罗星软膏中的聚乙二醇会降解聚亚安酯，损害导管。出口感染伴有脓性分泌物的治疗需基于革兰染色和培养的结果。经常需要用氯己定或稀释的过氧化氢加强局部护理同时联合全身使用抗生素（表 29-4-8-7）。

表 29-4-8-7 预防的方案选择

1. 出口用莫匹罗星
   a. 所有患者每日清洁后使用
   b. 携带者每日清洁后使用
   c. 出口培养显示金葡菌携带者使用
2. 鼻腔内应用莫匹罗星每日 2 次，使用 5 ~ 7 天：
   a. 一旦患者确认为鼻腔携带，每月一疗程
   b. 仅用于鼻内培养阳性时
3. 所有患者每日清洁后出口使用庆大霉素乳霜

革兰阳性菌的导管感染应使用抗生素治疗，比如一代头孢、抗葡萄球菌的青霉素或复方新诺明之类[124]。利福平在细菌生物膜内仍有活性，可用做补充治疗，但一般不单独使用。从越来越被关注的耐万古霉素的肠球菌的角度考虑，万古霉素不应被用于治疗出口和隧道感染，除非感染的病原菌对甲氧西林耐药[125]。金葡菌导管感染常需要延长抗生素治疗[126]。可以通过重复的隧道超声来评估抗生素治疗金葡菌隧道感染的有效性，以及指导决定进一步治疗[123]。在一项关于金葡菌引起的无腹膜炎的深部隧道感染的研究中[123]，每2周进行隧道超声影像检查。如果涤纶套周围的低回声区减少≥ 30%，抗生素保守治疗的成功率较高。

如果是革兰阴性菌引起的导管感染，治疗需依据药敏结果。口服喹诺酮是有效的，但服药2小时内需避免服用多价阳离子（钙、铁、锌、抗酸剂）。如果是更为严重的假单胞菌感染，可能需要腹腔使用头孢他啶或氨基糖苷类。在任何病例中，抗生素治疗都必须持续至出口外观完全正常。

一般而言，最短治疗时间是2周，出口铜绿假单胞菌感染疗程可能需3周。如果2周内感染没有好转，需要应用外科方法（外涤纶套刮除或导管拔除）。如果存在隧道感染，早期涤纶套切除联合抗生素治疗可以很大程度地保留导管[127]。在经选择的病例中，涤纶套刮除被认为可以替代导管

重置用于治疗隧道感染[128]。但是，这项操作与立即发生腹膜炎的风险增加相关，所以，不能在没有全身使用抗生素的情况下实施。如果隧道超声显示感染累及内涤纶套，应该拔除导管，因为如不经治疗数周内可能发展为腹膜炎[20]。

4. 预防 有几条措施可减少腹膜炎和导管感染。以下情况短程预防性使用抗生素可能有益：① 导管置入之前；② 在侵入性操作期间使用以预防菌血症，如结肠镜、宫腔镜或胆囊切除术（如氨苄青霉素加氨基糖苷类）；③ 污染后（腹透液在污染后注入，或污染后腹透液培养阳性，尽管腹透液清亮、无腹膜炎症状）。在置管时预防性使用抗生素可减少感染风险。一般来说，插管前立即给予单剂量头孢唑啉即足够。一项随机对照临床试验的系统回顾显示，术前静脉预防使用抗生素可减少早期腹膜炎，但对出口感染和隧道感染无影响[129]。在结肠镜或类似操作前推荐预防性使用充分覆盖革兰阴性菌的抗生素，因为这些操作可能引起革兰阴性菌腹膜炎。近期一项回顾性研究发现，结肠镜后不预防性使用抗生素时，腹膜炎的风险是6.3%，结肠活检或息肉切除并不进一步增加腹膜炎的风险[130]。在此研究中，若预防性给予抗生素，结肠镜后无腹膜炎发生，虽然这种差异还未达到统计学意义[130]。

随着连接技术的改善，换液时接触污染的风险已明显下降。各种双联系统引进后，腹膜炎发生率明显减低[8,9]。分离系统的基本概念是“灌入前冲洗”，这可冲洗掉连接时污染的细菌。近期一项系统回顾显示，所有为预防腹透相关腹膜炎进行的导管相关的干预设计中，只有双联系统（双袋和Y型接口）（与传统的针刺系统相比）是有效的[131]。在各种双袋系统中腹膜炎的发生率似乎没有明显差异[9,132]。一些围术期处理可能有助于降低腹膜炎的发生率。皮肤出口应该向下或向侧方。皮下隧道切开不应超过透析导管直径。皮下涤纶套应置于距离出口2 ~ 3cm处。出口应尽可能小，且没有缝针。

许多专家推荐的预防措施包括：导管固定、合适的出口位置、置管后立即进行无菌性伤口护理，以及避免外伤[133]。出口方向向下可减少出口感染的风险和导管相关腹膜炎的风险[11]。双涤纶套导管可以增加屏障，预防金葡菌沿导管周围向腹膜蔓延，因此在减少腹膜炎方面明显优于单涤纶套导管。虽然新型的导管设计或改进已被提出，期望能减少置管引起的腹膜炎，但是，临床试验的结果大都令人失望。在PD开始前将腹透管远端埋藏于皮下不能减少腹膜炎或出口感染的风险[134]，而且，导管的延迟使用实际上与更高的感染风险相关[135]。植入银离子束修饰导管外观也未产生减少透析相关腹膜炎的临床效果[136]。在腹透液种类方面，以葡萄糖、葡聚糖和氨基酸为基础的腹透液具有相似的腹膜炎风险[137]。碳酸氢盐透析液是否较常规的乳酸盐透析液能减少腹膜炎的风险仍存在争议[138]。

仔细选择患者和重点突出的培训也可以减少接触污染所致腹膜炎的发生率。由有经验的护士实施培训是保持腹膜炎低发生率的关键[139]。护士任何时候都应该依据标准指南提供培训[140]。在透析中心，必须持续监测腹膜炎发生率，以便在发生率出现问题时及时干预[141]。尽管已发布的数据很少，但是在透析中心持续监测感染的质量改进项目理论上可以减少腹透相关感染[142]。任何一家腹透中心，如果出现腹膜炎发生率意想不到的增加，都应该进行严格的病原微生物评估和培训方案的评估，并实施干预措施以减少腹膜炎的发生。每一次腹膜炎后，应仔细分析原因，确定病因，并计划干预方法以预防今后再发生腹膜炎[142]。对再发性腹膜炎的患者，建议对透析换液进行再培训，并加强无菌操作。近期一项多中心观察性研究显示，对年轻患者、教育程度低的患者、刚进入腹透的患者和腹透时间很长的患者，再培训至关重要[143]。营养不良是另一个众所周知的腹膜炎的危险因素[144]。然而，目前还没有关于营养干预能否减少腹膜炎风险的调查研究。

出口感染的主要危险因素是鼻腔携带金黄色葡萄球菌。鼻腔培养持续阳性与金葡菌出口感染的风险增加三到四倍相关[90,123]。预防性使用抗生素可以减少感染的发生率。抗生素莫匹罗星可预防性用于出口[145]或鼻腔内[146]，也可口服利福平[147]以减少金葡菌导管感染的风险。一般来说，我们更倾向于使用莫匹罗星，因为预防性使用利福平有副作用且可能导致病原菌耐药[145-147]。鼻腔内莫匹罗星或使用利福平都需反复几个疗程，因为常常发生再次定植[90,147]。对随机对照试验的系统回顾显示，鼻腔应用莫匹罗星可减少出口和隧道感染，但对腹膜炎无效[129]。

防止导管感染（以及因此而来的腹膜炎）是出口护理的主要目标。已有足够证据支持所有患者在腹透导管出口使用抗生素乳膏（如莫匹罗星或庆大霉素）。一项随机对照试验发现，与每日莫匹罗星软膏相比，每日出口使用庆大霉素乳膏能减少铜绿假单胞菌和其他革兰阴性菌导管感染，减少35%的腹膜炎，特别是革兰阴性菌引起的腹膜炎[148]。在这个研究中，庆大霉素乳膏在预防金黄色葡萄球菌感染方面与莫匹罗星同样有效。另一项随机对照试验发现隔日单片复方新诺明可减少葡萄球菌腹膜炎的发生，特别是金葡菌腹膜炎，而且用药的头3个月效果最显著[90]。但是，延长氨基糖苷类或复方新诺明的使用后药物耐药的风险尚未被评估。耐甲氧西林的金黄色葡萄球菌（MRSA）在一个腹透中心的腹透患者、医护人员和他们的家庭成员中传播是可能的[149]。应考虑监测和根除MRSA以防止其在医疗单位和社区之间持续扩散[149]。预防出口感染的方案选择总结于表29-4-8-7。

在每日的腹透操作中，尽量减少腹膜炎风险和尽快开始治疗对维持PD患者的技术生存至关重要[150]。医生、护士的共同努力加上患者良好的腹膜透析依从性对减少感染的发生、减少腹膜炎的发病率和死亡率都十分重要。

（李锦滔）

参考文献

1. PIRAINO B. Peritonitis as a complication of peritoneal dialysis. J Am Soc Nephrol, 1998, 9(10): 1956-1964.
2. OREOPOULOS DG, TZAMALOUKAS AH. Peritoneal dialysis in the next millennium. Adv Ren Replace Ther, 2000, 7(4): 338-346.
3. SZETO CC, WONG TY, LEUNG CB, et al. Importance of dialysis adequacy in mortality and morbidity of chinese CAPD patients. Kidney Int, 2000, 58(1):400-407.
4. LI PK, SZETO CC, PIRAINO B, et al. Perit Dial Int, 2010, 30(4):393-423.
5. LEVEY AS, HARRINGTON JT. Continuous peritoneal dialysis for chronic renal failure. Medicine (Baltimore), 1982, 61(5): 330-339.
6. ROTELLAR C, BLACK J, WINCHESTER JF, et al. Ten years' experience with continuous ambulatory peritoneal dialysis. Am J Kidney Dis, 1991, 17(2): 158-164.
7. SZETO CC. Peritonitis rates of the past thirty years: from improvement to stagnation. Perit Dial Int, 2014, 34(2): 151-153.
8. SANCHEZ AR, MADONIA C, RASCON-PACHECO RA. Improved patient/technique survival and peritonitis rates in patients treated with automated peritoneal dialysis when compared to continuous ambulatory peritoneal dialysis in a Mexican PD center. Kidney Int Suppl, 2008(108): S76-S80.
9. LI PK, LAW MC, CHOW KM, et al. Comparison of clinical outcome and ease of handling in two double-bag systems in continuous ambulatory peritoneal dialysis: a prospective, randomized, controlled, multicenter study. Am J Kidney Dis, 2002, 40(2): 373-380.
10. DE FIJTER CW, OE LP, NAUTA JJ, et al. Clinical efficacy and morbidity associated with continuous cyclic compared with continuous ambulatory peritoneal dialysis. Ann Intern Med, 1994, 120(4): 264-271.
11. GOLPER TA, BRIER ME, BUNKE M, et al. Risk factors for peritonitis in long-term peritoneal dialysis: the Network 9 peritonitis and catheter survival studies. Academic Subcommittee of the Steering Committee of the Network 9 Peritonitis and Catheter Survival Studies. Am J Kidney Dis, 1996, 28(3): 428-436.
12. KAVANAGH D, PRESCOTT GJ, MACTIER RA. Peritoneal dialysis-associated peritonitis in Scotland (1999-2002). Nephrol Dial Transplant, 2004, 19(10): 2584-2591.
13. Diagnosis and management of peritonitis in continuous ambulatory peritoneal dialysis. Report of a working party of the British Society for Antimicrobial Chemotherapy. Lancet, 1987, 1(8537): 845-849.

14. MACIA M, VEGA N, ELCUAZ R, et al. Neisseria mucosa peritonitis in CAPD: another case of the "nonpathogenic" Neisseriae infection. Perit Dial Int, 1993, 13(1): 72-73.
15. MILLER TE, FINDON G. Touch contamination of connection devices in peritoneal dialysis–a quantitative microbiologic analysis. Perit Dial Int, 1997, 17(6): 560-567.
16. RUBIN J, MCELROY R. Peritonitis secondary to dialysis tubing contamination among patients undergoing continuous ambulatory peritoneal dialysis. Am J Kidney Dis, 1989, 14(2): 92-95.
17. SHEMIN D. Gram negative rod peritonitis in peritoneal dialysis. Semin Dial, 1997, 10(1): 38-45.
18. PIRAINO B, BERNARDINI J, SORKIN M. The influence of peritoneal catheter exit-site infections on peritonitis, tunnel infections, and catheter loss in patients on continuous ambulatory peritoneal dialysis. Am J Kidney Dis, 1986, 8(6): 436-440.
19. BUNKE CM, BRIER ME, GOLPER TA. Outcomes of single organism peritonitis in peritoneal dialysis: gram negatives versus gram positives in the Network 9 Peritonitis Study. Kidney Int, 1997, 52(2): 524-529.
20. PLUM J, SUDKAMP S, GRABENSEE B. Results of ultrasound-assisted diagnosis of tunnel infections in continuous ambulatory peritoneal dialysis. Am J Kidney Dis, 1994, 23(1): 99-104.
21. GUPTA B, BERNARDINI J, PIRAINO B. Peritonitis associated with exit site and tunnel infections. Am J Kidney Dis, 1996, 28(3): 415-419.
22. CORREA-ROTTER R. The cost barrier to renal replacement therapy and peritoneal dialysis in the developing world. Perit Dial Int, 2001, 21 Suppl 3: S314-S317.
23. SZETO CC, CHOW KM, WONG TY, et al. Influence of climate on the incidence of peritoneal dialysis-related peritonitis. Perit Dial Int, 2003, 23(6): 580-586.
24. FINKELSTEIN ES, JEKEL J, TROIDLE L, et al. Patterns of infection in patients maintained on long-term peritoneal dialysis therapy with multiple episodes of peritonitis. Am J Kidney Dis, 2002, 39(6): 1278-1286.
25. MORDUCHOWICZ G, VAN DYK DJ, WITTENBERG C, et al. Bacteremia complicating peritonitis in peritoneal dialysis patients. Am J Nephrol, 1993, 13(4): 278-280.
26. KIM GC, KORBET SM. Polymicrobial peritonitis in continuous ambulatory peritoneal dialysis patients. Am J Kidney Dis, 2000, 36(5): 1000-1008.
27. SZETO CC, CHOW KM, WONG TY, et al. Conservative management of polymicrobial peritonitis complicating peritoneal dialysis–a series of 140 consecutive cases. Am J Med, 2002, 113(9): 728-733.
28. HARWELL CM, NEWMAN LN, CACHO CP, et al. Abdominal catastrophe: visceral injury as a cause of peritonitis in patients treated by peritoneal dialysis. Perit Dial Int, 1997, 17(6): 586-594.
29. LI PK, LEUNG CB, LEUNG AK, et al. Posthysteroscopy fungal peritonitis in a patient on continuous ambulatory peritoneal dialysis. Am J Kidney Dis, 1993, 21(4): 446-448.
30. BARNETT JL, ELTA G. Bacterial peritonitis following endoscopic variceal sclerotherapy. Gastrointest Endosc, 1987, 33(4): 316-317.
31. KIDDY K, BROWN PP, MICHAEL J, et al. Peritonitis due to Streptococcus viridans in patients receiving continuous ambulatory peritoneal dialysis. Br Med J (Clin Res Ed), 1985, 290(6473): 969-970.
32. COLES GA, LEWIS SL, WILLIAMS JD. Host defense and effects of solution on peritoneal cells./Gokal R, Nolph KD, eds. The Textbook of Peritoneal Dialysis. Dordrecht: Kluwer, 1994: 503-528.
33. LEWIS S, HOLMES C. Host defense mechanisms in the peritoneal cavity of continuous ambulatory peritoneal dialysis patients. Perit Dial Int, 1991, 11(1): 14-21.
34. HOLMES CJ, LEWIS SL, KUBEY WY, et al. Comparison of peritoneal white blood cell parameters from continuous ambulatory peritoneal dialysis patients with a high or low incidence of peritonitis. Am J Kidney Dis, 1990, 15(3): 258-264.
35. VERBRUGH HA, KEANE WF, HOIDAL JR, et al. Peritoneal macrophages and opsonins: antibacterial defense in patients undergoing chronic peritoneal dialysis. J Infect Dis, 1983, 147(6): 1018-1029.
36. PETERSON PK, GAZIANO E, SUH HJ, et al. Antimicrobial activities of dialysate-elicited and resident human peritoneal macrophages. Infect Immun, 1985, 49(1): 212-218.
37. DAVIES SJ, SUASSUNA J, OGG CS, et al. Activation of immunocompetent cells in the peritoneum of patients

treated with CAPD. Kidney Int, 1989, 36(4): 661-668.

38. TOPLEY N, WILLIAMS JD. Role of the peritoneal membrane in the control of inflammation in the peritoneal cavity. Kidney Int Suppl, 1994, 48: S71-S78.

39. KEANE WF, COMTY CM, VERBRUGH HA, et al. Opsonic deficiency of peritoneal dialysis effluent in continuous ambulatory peritoneal dialysis. Kidney Int, 1984, 25(3): 539-543.

40. ING TS, ZHOU XJ, YU AW, et al. Lactate-containing peritoneal dialysis solutions. Int J Artif Organs, 1993, 16(10): 688-693.

41. KOOPMANS JG, BOESCHOTEN EW, PANNEKEET MM, et al. Impaired initial cell reaction in CAPD-related peritonitis. Perit Dial Int, 1996, 16 Suppl 1: S362-S367.

42. PIRAINO B, BAILIE GR, BERNARDINI J, et al. Peritoneal dialysis-related infections recommendations: 2005 update. Perit Dial Int, 2005, 25(2): 107-131.

43. WANG AY, LI PK, LAI KN. Comparison of intraperitoneal administration of two preparations of vancomycin in causing chemical peritonitis. Perit Dial Int, 1996, 16(2): 172-174.

44. BENEVENT D, EL AKOUM N, LAGARDE C, et al. Danger of the intraperitoneal administration of amphotericin B during continuous ambulatory peritoneal dialysis. Presse Med, 1984, 13(30): 1844.

45. TINTILLIER M, POCHET JM, CHRISTOPHE JL, et al. Transient sterile chemical peritonitis with icodextrin: clinical presentation, prevalence, and literature review. Perit Dial Int, 2002, 22(4): 534-537.

46. PANNEKEET MM, KREDIET RT, BOESCHOTEN EW, et al. Acute pancreatitis during CAPD in The Netherlands. Nephrol Dial Transplant, 1993, 8(12): 1376-1381.

47. BURKART J, HAIGLER S, CARUANA R, et al. Usefulness of peritoneal fluid amylase levels in the differential diagnosis of peritonitis in peritoneal dialysis patients. J Am Soc Nephrol, 1991, 1(10): 1186-1190.

48. PORTER J, WANG WM, OLIVEIRA DB. Chylous ascites and continuous ambulatory peritoneal dialysis. Nephrol Dial Transplant, 1991, 6(9): 659-661.

49. BARGMAN JM, ZENT R, ELLIS P, et al. Diagnosis of lymphoma in a continuous ambulatory peritoneal dialysis patient by peritoneal fluid cytology. Am J Kidney Dis, 1994, 23(5): 747-750.

50. PARK SJ, LEE JY, TAK WT, et al. Using reagent strips for rapid diagnosis of peritonitis in peritoneal dialysis patients. Adv Perit Dial, 2005, 21: 69-71.

51. YOO TH, CHANG KH, RYU DR, et al. Usefulness of 23S rRNA amplification by PCR in the detection of bacteria in CAPD peritonitis. Am J Nephrol, 2006, 26(2): 115-120.

52. JOHNSON G, WILKS M, WARWICK S, et al. Comparative study of diagnosis of PD peritonitis by quantitative polymerase chain reaction for bacterial DNA vs culture methods. J Nephrol, 2006, 19(1): 45-49.

53. AKMAN S, UYGUN V, GUVEN AG. Value of the urine strip test in the early diagnosis of bacterial peritonitis. Pediatr Int, 2005, 47(5): 523-527.

54. RO Y, HAMADA C, IO H, et al. Rapid, simple, and reliable method for the diagnosis of CAPD peritonitis using the new MMP-9 test kit. J Clin Lab Anal, 2004, 18(4): 224-230.

55. KEANE WF, EVERETT ED, GOLPER TA, et al. Peritoneal dialysis-related peritonitis treatment recommendations. 1993 update. The Ad Hoc Advisory Committee on Peritonitis Management. International Society for Peritoneal Dialysis. Perit Dial Int, 1993, 13(1): 14-28.

56. From the Centers for Disease Control and Prevention. Staphylococcus aureus with reduced susceptibility to vancomycin–United States, 1997. JAMA, 1997, 278(11): 891-892.

57. TABAQCHALI S. Vancomycin-resistant Staphylococcus aureus: apocalypse now? Lancet, 1997, 350(9092): 1644-1645.

58. KEANE WF, ALEXANDER SR, BAILIE GR, et al. Peritoneal dialysis-related peritonitis treatment recommendations: 1996 update. Perit Dial Int, 1996, 16(6): 557-573.

59. KHAIRULLAH Q, PROVENZANO R, TAYEB J, et al. Comparison of vancomycin versus cefazolin as initial therapy for peritonitis in peritoneal dialysis patients. Perit Dial Int, 2002, 22(3): 339-344.

60. ARIANO RE, FRANCZUK C, FINE A, et al. Challenging the current treatment paradigm for methicillin-resistant Staphylococcus epidermidis peritonitis in peritoneal dialysis patients. Perit Dial Int, 2002, 22(3): 335-338.

61. SHEMIN D, MAAZ D, ST PIERRE D, et al. Effect of aminoglycoside use on residual renal function in peritoneal dialysis patients. Am J Kidney Dis, 1999, 34(1): 14-20.
62. SZETO CC, LAI KN, WONG TY, et al. Independent effects of residual renal function and dialysis adequacy on nutritional status and patient outcome in continuous ambulatory peritoneal dialysis. Am J Kidney Dis, 1999, 34(6): 1056-1064.
63. KEANE WF, BAILIE GR, BOESCHOTEN E, et al. Adult peritoneal dialysis-related peritonitis treatment recommendations: 2000 update. Perit Dial Int, 2000, 20(4):396-411.
64. LUI SL, CHENG SW, NG F, et al. Cefazolin plus netilmicin versus cefazolin plus ceftazidime for treating CAPD peritonitis: effect on residual renal function. Kidney Int, 2005, 68(5): 2375-2380.
65. SZETO CC, KWAN BC, CHOW KM, et al. Predictors of residual renal function decline in patients undergoing continuous ambulatory peritoneal dialysis. Perit Dial Int, 2015, 35(2): 180-188.
66. LI PK, IP M, LAW MC, et al. Use of intraperitoneal cefepime as monotherapy in treatment of CAPD peritonitis. Perit Dial Int, 2000, 20(2): 232-234.
67. LUI SF, CHENG AB, LEUNG CB, et al. Imipenem/cilastatin sodium in the treatment of continuous ambulatory peritoneal dialysis-associated peritonitis. Am J Nephrol, 1994, 14(3): 182-186.
68. MANLEY HJ, BAILIE GR, FRYE R, et al. Pharmacokinetics of intermittent intravenous cefazolin and tobramycin in patients treated with automated peritoneal dialysis. J Am Soc Nephrol, 2000, 11(7): 1310-1316.
69. TROIDLE L, GORBAN-BRENNAN N, KLIGER A, et al. Once-daily intraperitoneal cefazolin and oral ciprofloxacin as empiric therapy for the treatment of peritonitis. Adv Perit Dial, 1999, 15: 213-216.
70. LAI MN, KAO MT, CHEN CC, et al. Intraperitoneal once-daily dose of cefazolin and gentamicin for treating CAPD peritonitis. Perit Dial Int, 1997, 17(1): 87-89.
71. LOW CL, BAILIE GR, EVANS A, et al. Pharmacokinetics of once-daily IP gentamicin in CAPD patients. Perit Dial Int, 1996, 16(4): 379-384.
72. BAILIE GR, HAQQIE SS, EISELE G, et al. Effectiveness of once-weekly vancomycin and once-daily gentamicin, intraperitoneally, for CAPD peritonitis. Perit Dial Int, 1995, 15(6): 269-271.
73. GOLDBERG L, CLEMENGER M, AZADIAN B, et al. Initial treatment of peritoneal dialysis peritonitis without vancomycin with a once-daily cefazolin-based regimen. Am J Kidney Dis, 2001, 37(1): 49-55.
74. WIGGINS KJ, CRAIG JC, JOHNSON DW, et al. Treatment for peritoneal dialysis-associated peritonitis. Cochrane Database Syst Rev, 2008(1): CD005284.
75. WADHWA NK, SUH H, CABRALDA T. Antifungal prophylaxis for secondary fungal peritonitis in peritoneal dialysis patients. Adv Perit Dial, 1996, 12: 189-191.
76. LO WK, CHAN CY, CHENG SW, et al. A prospective randomized control study of oral nystatin prophylaxis for Candida peritonitis complicating continuous ambulatory peritoneal dialysis. Am J Kidney Dis, 1996, 28(4): 549-552.
77. LIBEREK T, TOPLEY N, JORRES A, et al. Peritoneal dialysis fluid inhibition of phagocyte function: effects of osmolality and glucose concentration. J Am Soc Nephrol, 1993, 3(8): 1508-1515.
78. PANNEKEET MM, ZEMEL D, KOOMEN GC, et al. Dialysate markers of peritoneal tissue during peritonitis and in stable CAPD. Perit Dial Int, 1995, 15(6): 217-225.
79. CHOW KM, SZETO CC, KWAN BC, et al. Randomized controlled study of icodextrin on the treatment of peritoneal dialysis patients during acute peritonitis. Nephrol Dial Transplant, 2014, 29(7): 1438-1443.
80. CHOW KM, SZETO CC, CHEUNG KK, et al. Predictive value of dialysate cell counts in peritonitis complicating peritoneal dialysis. Clin J Am Soc Nephrol, 2006, 1(4): 768-773.
81. VAS S, BARGMAN J, OREOPOULOS D. Treatment in PD patients of peritonitis caused by gram-positive organisms with single daily dose of antibiotics. Perit Dial Int, 1997, 17(1): 91-94.
82. SZETO CC, KWAN BC, CHOW KM, et al. Coagulase negative staphylococcal peritonitis in peritoneal dialysis patients: review of 232 consecutive cases. Clin J Am Soc Nephrol, 2008, 3(1): 91-97.
83. MAJKOWSKI NL, MENDLEY SR. Simultaneous removal and replacement of infected peritoneal dialysis catheters. Am J Kidney Dis, 1997, 29(5): 706-711.

84. INNES A, BURDEN RP, FINCH RG, et al. Treatment of resistant peritonitis in continuous ambulatory peritoneal dialysis with intraperitoneal urokinase: a double-blind clinical trial. Nephrol Dial Transplant, 1994, 9(7): 797-799.
85. WILLIAMS AJ, BOLETIS I, JOHNSON BF, et al. Tenckhoff catheter replacement or intraperitoneal urokinase: a randomised trial in the management of recurrent continuous ambulatory peritoneal dialysis (CAPD) peritonitis. Perit Dial Int, 1989, 9(1): 65-67.
86. BERNARDINI J, HOLLEY JL, JOHNSTON JR, et al. An analysis of ten-year trends in infections in adults on continuous ambulatory peritoneal dialysis (CAPD). Clin Nephrol, 1991, 36(1): 29-34.
87. KIM D, TAPSON J, WU G, et al. Staph aureus peritonitis in patients on continuous ambulatory peritoneal dialysis. Trans Am Soc Artif Intern Organs, 1984, 30: 494-497.
88. PIRAINO B, PERLMUTTER JA, HOLLEY JL, et al. Staphylococcus aureus peritonitis is associated with Staphylococcus aureus nasal carriage in peritoneal dialysis patients. Perit Dial Int, 1993, 13 Suppl 2: S332-S334.
89. PIGNATARI A, PFALLER M, HOLLIS R, et al. Staphylococcus aureus colonization and infection in patients on continuous ambulatory peritoneal dialysis. J Clin Microbiol, 1990, 28(9): 1898-1902.
90. SWARTZ R, MESSANA J, STARMANN B, et al. Preventing Staphylococcus aureus infection during chronic peritoneal dialysis. J Am Soc Nephrol, 1991, 2(6): 1085-1091.
91. WANTEN GJ, VAN OOST P, SCHNEEBERGER PM, et al. Nasal carriage and peritonitis by Staphylococcus aureus in patients on continuous ambulatory peritoneal dialysis: a prospective study. Perit Dial Int, 1996, 16(4): 352-356.
92. SZETO CC, CHOW KM, KWAN BC, et al. Staphylococcus aureus peritonitis complicates peritoneal dialysis: review of 245 consecutive cases. Clin J Am Soc Nephrol, 2007, 2(2): 245-251.
93. PEACOCK SJ, HOWE PA, DAY NP, et al. Outcome following staphylococcal peritonitis. Perit Dial Int, 2000, 20(2): 215-219.
94. MUNOZ DE BUSTILLO E, AGUILERA A, JIMENEZ C, et al. Streptococcal versus Staphylococcus epidermidis peritonitis in CAPD. A comparative study. Perit Dial Int, 1997, 17(4): 392-395.
95. SHUKLA A, ABREU Z, BARGMAN JM. Streptococcal PD peritonitis–a 10-year review of one centre's experience. Nephrol Dial Transplant, 2006, 21(12): 3545-3549.
96. SZETO CC, CHOW KM, LEUNG CB, et al. Clinical course of peritonitis due to Pseudomonas species complicating peritoneal dialysis: a review of 104 cases. Kidney Int, 2001, 59(6): 2309-2315.
97. BUNKE M, BRIER ME, GOLPER TA. Pseudomonas peritonitis in peritoneal dialysis patients: the Network #9 Peritonitis Study. Am J Kidney Dis, 1995, 25(5): 769-774.
98. SZETO CC, LI PK, LEUNG CB, et al. Xanthomonas maltophilia peritonitis in uremic patients receiving continuous ambulatory peritoneal dialysis. Am J Kidney Dis, 1997, 29(1): 91-95.
99. SZETO CC, CHOW VC, CHOW KM, et al. Enterobacteriaceae peritonitis complicating peritoneal dialysis: a review of 210 consecutive cases. Kidney Int, 2006, 69(7): 1245-1252.
100. FABER MD, YEE J. Diagnosis and management of enteric disease and abdominal catastrophe in peritoneal dialysis patients with peritonitis. Adv Chronic Kidney Dis, 2006, 13(3): 271-279.
101. BOROUJERDI-RAD H, JUERGENSEN P, MANSOURIAN V, et al. Abdominal abscesses complicating peritonitis in continuous ambulatory peritoneal dialysis patients. Am J Kidney Dis, 1994, 23(5): 717-721.
102. SZETO CC, WONG TY, CHOW KM, et al. The clinical course of culture-negative peritonitis complicating peritoneal dialysis. Am J Kidney Dis, 2003, 42(3): 567-574.
103. LUI SL, LO CY, CHOY BY, et al. Optimal treatment and long-term outcome of tuberculous peritonitis complicating continuous ambulatory peritoneal dialysis. Am J Kidney Dis, 1996, 28(5): 747-751.
104. CHOW KM, CHOW VC, HUNG LC, et al. Tuberculous peritonitis-associated mortality is high among patients waiting for the results of mycobacterial cultures of ascitic fluid samples. Clin Infect Dis, 2002, 35(4): 409-413.
105. TSE KC, LUI SL, CHENG VC, et al. A cluster of rapidly growing mycobacterial peritoneal dialysis catheter exit-site infections. Am J Kidney Dis, 2007, 50(1): e1-e5.

106. BIBASHI E, MEMMOS D, KOKOLINA E, et al. Fungal peritonitis complicating peritoneal dialysis during an 11-year period: report of 46 cases. Clin Infect Dis, 2003, 36(7): 927-931.

107. WARADY BA, BASHIR M, DONALDSON LA. Fungal peritonitis in children receiving peritoneal dialysis: a report of the NAPRTCS. Kidney Int, 2000, 58(1): 384-389.

108. TONG MK, LEUNG KT, SIU YP, et al. Use of intraperitoneal urokinase for resistant bacterial peritonitis in continuous ambulatory peritoneal dialysis. J Nephrol, 2005, 18(2): 204-208.

109. SZETO CC, KWAN BC, CHOW KM, et al. Persistent symptomatic intra-abdominal collection after catheter removal for PD-related peritonitis. Perit Dial Int, 2011, 31(1): 34-38.

110. SZETO CC, KWAN BC, CHOW KM, et al. Recurrent and relapsing peritonitis: causative organisms and response to treatment. Am J Kidney Dis, 2009, 54(4): 702-710.

111. SZETO CC, KWAN BC, CHOW KM, et al. Repeat peritonitis in peritoneal dialysis: retrospective review of 181 consecutive cases. Clin J Am Soc Nephrol, 2011, 6(4): 827-833.

112. SZETO CC, CHOW KM, WONG TY, et al. Feasibility of resuming peritoneal dialysis after severe peritonitis and Tenckhoff catheter removal. J Am Soc Nephrol, 2002, 13(4): 1040-1045.

113. TROIDLE L, GORBAN-BRENNAN N, FINKELSTEIN FO. Outcome of patients on chronic peritoneal dialysis undergoing peritoneal catheter removal because of peritonitis. Adv Perit Dial, 2005, 21: 98-101.

114. SWARTZ R, MESSANA J, REYNOLDS J, et al. Simultaneous catheter replacement and removal in refractory peritoneal dialysis infections. Kidney Int, 1991, 40(6): 1160-1165.

115. LUI SL, LI FK, LO CY, et al. Simultaneous removal and reinsertion of Tenckhoff catheters for the treatment of refractory exit-site infection. Adv Perit Dial, 2000, 16: 195-197.

116. HENDRIKS PM, HO-DAC-PANNEKEET MM, VAN GULIK TM, et al. Peritoneal sclerosis in chronic peritoneal dialysis patients: analysis of clinical presentation, risk factors, and peritoneal transport kinetics. Perit Dial Int, 1997, 17(2): 136-143.

117. SELGAS R, FERNANDEZ-REYES MJ, BOSQUE E, et al. Functional longevity of the human peritoneum: how long is continuous peritoneal dialysis possible? Results of a prospective medium long-term study. Am J Kidney Dis, 1994, 23(1): 64-73.

118. NOMOTO Y, KAWAGUCHI Y, KUBO H, et al. Sclerosing encapsulating peritonitis in patients undergoing continuous ambulatory peritoneal dialysis: a report of the Japanese Sclerosing Encapsulating Peritonitis Study Group. Am J Kidney Dis, 1996, 28(3): 420-427.

119. VYCHYTIL A, LORENZ M, SCHNEIDER B, et al. New criteria for management of catheter infections in peritoneal dialysis patients using ultrasonography. J Am Soc Nephrol, 1998, 9(2): 290-296.

120. LUZAR MA, COLES GA, FALLER B, et al. Staphylococcus aureus nasal carriage and infection in patients on continuous ambulatory peritoneal dialysis. N Engl J Med, 1990, 322(8): 505-509.

121. ZIMAKOFF J, BANGSGAARD PEDERSEN F, BERGEN L, et al. Staphylococcus aureus carriage and infections among patients in four haemo-and peritoneal-dialysis centres in Denmark. The Danish Study Group of Peritonitis in Dialysis (DASPID). J Hosp Infect, 1996, 33(4): 289-300.

122. VYCHYTIL A, LORENZ M, SCHNEIDER B, et al. New strategies to prevent Staphylococcus aureus infections in peritoneal dialysis patients. J Am Soc Nephrol, 1998, 9(4): 669-676.

123. HOLLEY JL, BERNARDINI J, PIRAINO B. Risk factors for tunnel infections in continuous peritoneal dialysis. Am J Kidney Dis, 1991, 18(3): 344-348.

124. GOKAL R, ALEXANDER S, ASH S, et al. Peritoneal catheters and exit-site practices toward optimum peritoneal access: 1998 update. (Official report from the International Society for Peritoneal Dialysis). Perit Dial Int, 1998, 18(1): 11-33.

125. LYE WC, LEONG SO, LEE EJ. Methicillin-resistant Staphylococcus aureus nasal carriage and infections in CAPD. Kidney Int, 1993, 43(6): 1357-1362.

126. PENG SJ, YANG CS, FERNG SH. The clinical experience and natural course of peritoneal catheter exit site infection among continuous ambulatory peritoneal dialysis patients. Dial Transplant 1998; 27(2): 71-78.

127. SCALAMOGNA A, DE VECCHI A, MACCARIO M, et al. Cuff-shaving procedure. A rescue treatment for

exit-site infection unresponsive to medical therapy. Nephrol Dial Transplant, 1995, 10(12): 2325-2327.

128. YOSHINO A, HONDA M, IKEDA M, et al. Merit of the cuff-shaving procedure in children with chronic infection. Pediatr Nephrol, 2004, 19(11): 1267-1272.

129. STRIPPOLI GF, TONG A, JOHNSON D, et al. Antimicrobial agents to prevent peritonitis in peritoneal dialysis: a systematic review of randomized controlled trials. Am J Kidney Dis, 2004, 44(4): 591-603.

130. YIP T, TSE KC, LAM MF, et al. Risks and outcomes of peritonitis after flexible colonoscopy in CAPD patients. Perit Dial Int, 2007, 27(5): 560-564.

131. STRIPPOLI GF, TONG A, JOHNSON D, et al. Catheter-related interventions to prevent peritonitis in peritoneal dialysis: a systematic review of randomized, controlled trials. J Am Soc Nephrol, 2004, 15(10): 2735-2746.

132. WONG HS, ONG LM, LIM TO, et al. A randomized, multicenter, open-label trial to determine peritonitis rate, product defect, and technique survival between ANDY-Disc and UltraBag in patients on CAPD. Am J Kidney Dis, 2006, 48(3): 464-472.

133. WAITE NM, WEBSTER N, LAUREL M, et al. The efficacy of exit site povidone-iodine ointment in the prevention of early peritoneal dialysis-related infections. Am J Kidney Dis, 1997, 29(5): 763-768.

134. DANIELSSON A, BLOHME L, TRANAEUS A, et al. A prospective randomized study of the effect of a subcutaneously “buried” peritoneal dialysis catheter technique versus standard technique on the incidence of peritonitis and exit-site infection. Perit Dial Int, 2002, 22(2): 211-219.

135. PATEL UD, MOTTES TA, FLYNN JT. Delayed compared with immediate use of peritoneal catheter in pediatric peritoneal dialysis. Adv Perit Dial, 2001, 17: 253-259.

136. CRABTREE JH, BURCHETTE RJ, SIDDIQI RA, et al. The efficacy of silver-ion implanted catheters in reducing peritoneal dialysis-related infections. Perit Dial Int, 2003, 23(4): 368-374.

137. DURANAY M, KANBAY M, TURGUT F, et al. Comparison of incidence of peritonitis between peritoneal dialysis solution types. Nephron Clin Pract, 2007, 106(1): c57-c60.

138. BLAKE PG, JAIN AK, YOHANNA S. Biocompatible peritoneal dialysis solutions: many questions but few answers. Kidney Int, 2013, 84(5): 864-866.

139. PROWANT BF. Nursing interventions related to peritonitis. Adv Ren Replace Ther, 1996, 3(3): 237-239.

140. PIRAINO B, BERNARDINI J, BROWN E, et al. ISPD position statement on reducing the risks of peritoneal dialysis-related infections. Perit Dial Int, 2011, 31(6): 614-630.

141. DRYDEN MS, LUDLAM HA, WING AJ, et al. Active intervention dramatically reduces CAPD-associated infection. Adv Perit Dial, 1991, 7: 125-128.

142. BENDER FH, BERNARDINI J, PIRAINO B. Prevention of infectious complications in peritoneal dialysis: best demonstrated practices. Kidney Int Suppl, 2006(103): S44-54.

143. RUSSO R, MANILI L, TIRABOSCHI G, et al. Patient re-training in peritoneal dialysis: why and when it is needed. Kidney Int Suppl, 2006(103): S127-S132.

144. PRASAD N, GUPTA A, SHARMA RK, et al. Impact of nutritional status on peritonitis in CAPD patients. Perit Dial Int, 2007, 27(1): 42-47.

145. BERNARDINI J, PIRAINO B, HOLLEY J, et al. A randomized trial of Staphylococcus aureus prophylaxis in peritoneal dialysis patients: mupirocin calcium ointment 2% applied to the exit site versus cyclic oral rifampin. Am J Kidney Dis, 1996, 27(5): 695-700.

146. Mupirocin Study Group. Nasal mupirocin prevents Staphylococcus aureus exit-site infection during peritoneal dialysis. J Am Soc Nephrol, 1996, 7(11): 2403-2408.

147. ZIMMERMAN SW, AHRENS E, JOHNSON CA, et al. Randomized controlled trial of prophylactic rifampin for peritoneal dialysis-related infections. Am J Kidney Dis, 1991, 18(2): 225-231.

148. BERNARDINI J, BENDER F, FLORIO T, et al. Randomized, double-blind trial of antibiotic exit site cream for prevention of exit site infection in peritoneal dialysis patients. J Am Soc Nephrol, 2005, 16(2): 539-545.

149. LU PL, TSAI JC, CHIU YW, et al. Methicillin-resistant Staphylococcus aureus carriage, infection and transmission in dialysis patients, healthcare workers and their family members. Nephrol Dial Transplant, 2008,

23(5): 1659-1665.

150. LI PK, CHOW KM. Infectious complications in dialysis-epidemiology and outcomes. Nat Rev Nephrol, 2012, 8(2): 77-88.

二、腹膜透析的非感染导管相关并发症

腹膜透析的非感染导管并发症虽然较感染并发症发生率低，仍然是导致腹透技术失败的原因之一，主要分为导管功能障碍、腹腔压力增高并发症以及其他相对少见情况。几十年来，人们一直在探讨不同导管类型，手术方式等对非感染导管并发症的影响，但并无定论[1-3]。而腹透患者本身疾病状况、腹透置管围术期处理方式，也在一定程度上影响导管非感染并发症的发生率，应该引起我们的重视。关于术者，国内外普遍建议应有肾科医生而不是外科医生来置管，认为可减少置管等待时间，因专注度更高使得导管功能障碍及技术失败率更低[4,5]。本节主要介绍导管功能障碍和腹腔压力增高并发症的发生机制、临床表现及处理原则。

（一）导管功能障碍

引流障碍是指透析的引流量明显少于灌入量，或速度明显减慢。腹膜液的引流主要靠重力作用。一般来说，一袋2 000ml的透析液大约需要10 ~ 15分钟完成引流，引流量至少应达到灌入量的90% ~ 95%以上。引流障碍多发生在腹透置管后1个月，尤其在2周内，也可发生在腹透长程治疗的任何时刻，后种情况更容易被忽略。快速交换试验是发现引流障碍的好方法。常见导致引流障碍的原因详述如下，参见简表29-4-8-8。

表 29-4-8-8 引流障碍的常见原因及处理措施

原因	处理
管路打折	松解
尿潴留	导尿
便秘	通便
管内堵塞	肝素，抗凝剂
导管移位	导丝复位，腹腔镜下复位或再次置管
大网膜包裹	松解，或再次置管

（1）管路打折：常表现为腹透液灌入和引流均有障碍，分为腹透置管皮下隧道段打折和腹透管体外段打折两种情况。前一种情况经术者仔细操作可避免，术中引流试验是发现皮下隧道段打折的好方法；而后一种情况则依靠对患者的培训而尽量避免。

（2）管外受压：便秘、肠胀气、膀胱尿潴留及腹盆腔内巨大占位均可导致腹透管受压，而发生引流障碍。教育腹透患者保持正常的肠蠕动非常重要，大多数管外受压所致的引流障碍均在经通便和增加活动得到解除。值得注意，即便对于每天规律排便的患者，也不能除外腹透管外受压，尤其在老年、糖尿病、活动减少及自主神经功能低下的患者。因此，对排除导管打折的患者，使用缓泻剂甚至灌肠几乎是通用的处理引流障碍的方式。膀胱尿潴留或腹盆腔巨大占位则需要依赖体检和辅助检查得以发现，再采取相应的措施。

（3）管内堵塞：纤维蛋白、血凝块、肠系膜或腹腔内组织均可造成管内堵塞。针对前两种情况，我们建议使用加压灌液法，或在导管内加肝素（250 ~ 500U/L）或溶栓剂。由于肝素不能有效解除已经形成的堵塞，更适用于预防纤维蛋白或血凝块的堵塞，或应用于堵塞早期。一旦形成明显堵塞，溶栓剂可能是更好的选择，包括尿激酶、链激酶和组织型纤溶酶原激活剂。因链激酶有过敏反应，我们通常使用5 000单位尿激酶溶于20ml生理盐水中，注入并封闭于腹透管内1 ~ 2小

时，再次引流，如果不成功可以再重复一次。也有文献报道，使用0.1mg/ml或1mg/ml的组织型纤溶酶原激活剂可以解除腹膜透析管阻塞[6,7]。但是，目前没有证据表明溶栓剂使用的合适剂量和封管时间。

肠系膜或网膜组织导致的腹透管内堵塞不太容易发现，经上述方法无效时应怀疑到，借助或不借助X线的导丝引导下复位[8]，可能会使腹透管再通，无效者采用腹腔镜复位。

（4）导管移位和大网膜包裹

1）导管移位：正常情况下，腹透管置入后应位于双髂前上棘水平面以下的真骨盆腔内，位于膀胱偏右或偏左侧，其表面的线状标记物可被X线检查所发现，利于我们观察其位置。腹透管漂移出真骨盆即是移位，表现为腹透液灌入正常，但引流量不足，引流速度开始正常而后减慢，或全程减慢。而有时，腹透管虽然不在上述理想位置，仍然引流良好，可能与患者体格和腹腔形状，拍片时的位置等有关。引流良好的腹透管无需处理。

2010年国际腹透学会关于腹透通路的指南提出，要求80%以上的导管在1年后仍然功能良好[1]。而国内大多数技术娴熟的中心均能将导管移位率控制在5%以内，早期导管失功率在10%以内。同时，亚洲特别是中国腹透学者们为降低腹透导管移位率，采取了多种手术方法的探讨，如低位置管，大网膜折叠，腹腔镜下内固定等[9-12]，还有待大样本的研究证实其优劣性。

80%以上的导管移位可通过通便或灌肠、增加活动以及按摩腹部[13]等方法得以复位，只有少数患者需要导丝引导下复位（借助或不借助X线引导）[14,15]、腹腔镜复位，甚至重新置入腹透管。

2）腹透管的大网膜包裹发生率并不高，在个别年轻男性中可见，可能与其大网膜较为活跃有关；腹膜炎时大网膜活动度增高，有"抓取"导管的倾向，也可能并发大网膜包裹。大网膜包裹也是部分导管移位的原因。

大网膜包裹表现为腹透液灌入和引流均缓慢，且呈渐进性加重过程。在临床难以判断时，可以在腹透管内注入造影剂，CT成像后观察其入腹腔后的分布范围，较容易地发现大网膜包裹[16]。和导管移位不同，大网膜包裹常常需要手术，人为地调整腹膜透析管的位置，将腹膜透析管周围的大网膜游离以解除腹膜透析管的梗阻。

无论是导管移位还是大网膜包裹，均可能导致腹透技术失败，加重患者的焦虑状态，应尽可能避免其发生。腹透置管术前的肠道准备、处理恶心和呕吐、术者准确定位手术切口，以及采取轻柔的置管手法是预防上述并发症的关键环节。

（二）腹腔压力增高的相关并发症

腹透液灌入腹腔将直接导致腹腔内压力的升高，其所导致的并发症也称为腹腔压力增高的相关并发症，包括渗漏、胸腔积液、疝气等。发生这些并发症的患者常有先天或后天的腹膜组织缺损或薄弱，后天因素包括近期腹部手术，年老，肥胖，营养不良[17]等。在以下诱发因素作用下发病：① 灌入量越多压力越大，早期开始腹透时透析剂量的增加过快；② 咳嗽、弯腰和有力排便等动作均可以使腹腔内压力短时快速升高。

已有学者非常关注腹腔压力增高，建议在调整透析方案时常规检测腹腔内压力以降低其并发症[18]。这项研究指出，患者的体重指数与腹腔内压密切相关，当腹腔内压>14cmH_2O时，机械并发症和肠源性腹膜炎的发生率均升高。

关于腹透置管后开透时间和腹腔压力并发症的关系还存有争议。一般认为，腹透置管术1 ~ 2周后开始腹透有助于降低腹腔压力增高的相关并发症[19-21]。而2010年国际腹透学会关于腹透通路的指南，则建议腹透置管术后2周以上开始腹透[1]。近年来，关于实施紧急透析提高腹透治疗的覆盖率的讨论也很热烈[22,23]，相信未来会开展更多的研究，探讨紧急透析时腹透置管和腹透治疗的方式。

1. 渗漏　可发生于腹腔置管术后患者，灌入腹透液后出现渗漏，包括腹壁皮肤或腹透管周围渗液，阴囊水肿，胸腔积液等。除了渗漏发生部位的相关表现外，均可有超滤量减少，体重增加等。因此，容易和导管引流障碍、腹膜超滤功能下降相混淆。临床实践中，导致超滤量减少原因的鉴别思路如图 29-4-8-1。一旦怀疑渗漏发生，根据具体部位采取相应措施。

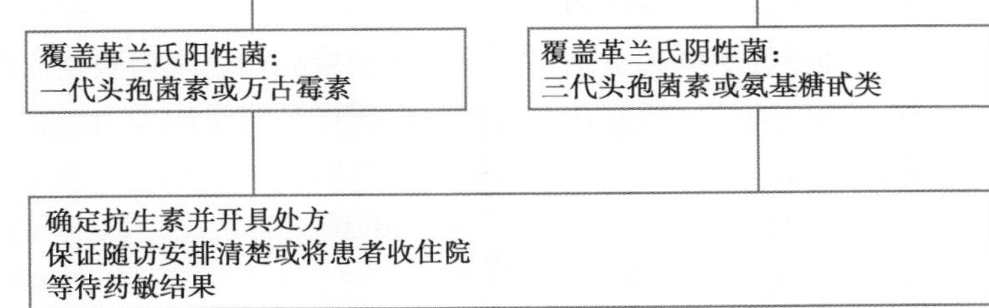

初始评估
需要收集的资料包括
• 之前的腹膜炎发生情况
• 之前分离出抗生素耐药菌株
• 近期的抗生素应用史
• 记录诱发因素
– 违反操作方法
– 病人因素
– 出口处感染或隧道感染
收集透析引流液标本，化验细胞计数、革兰氏染色及培养
• 尽早开始腹腔内应用抗生素
• 允许留腹至少6小时
• 保证选择覆盖革兰氏阳性菌及革兰氏阴性菌的药物，可能的话，抗生素选择基于既往病史及中心的敏感用药
覆盖革兰氏阳性菌：
一代头孢菌素或万古霉素
覆盖革兰氏阴性菌：
三代头孢菌素或氨基糖甙类
确定抗生素并开具处方
保证随访安排清楚或将患者收住院
等待药敏结果
0~6h
6~8h

图 29-4-8-1 超滤量减少原因的鉴别思路

（1）腹壁或腹透管周围渗液：可能和腹透置管术者操作不细致有关，尤其是腹透管周渗液，一些病例也可在腹透一段时间后发生腹壁渗液。

明显的渗液可从腹壁皮肤限局或弥散性水肿，腹透管周见清亮腹透液流出（糖浓度高）来判断。更细致的观察，如发现腹部不对称隆起（站位或坐位），皮肤呈橘皮样改变或压痕，也应怀疑渗液的存在。注意腹透管周围渗液要和外出口及皮下隧道感染相鉴别，后者往往合并红肿、疼痛及局部脓性分泌物。

影像学检查如B超,CT腹膜成像和放射性核素检查均可协助诊断。CT腹膜成像是将造影剂（如欧乃派克注射液100ml）加入2L（或30ml/kg）腹透液，充分混匀后灌入腹腔，然而嘱患者活动使腹透液在腹腔均匀分布，在1小时后行平卧位扫描。若初次扫描为阴性结果，加做4小时延迟成像，可选用俯卧位扫描。扫描结束后放空透析液，可以2L透析液分次冲管1次。

放射性核素是将^{99m}锝标记的胶体（2mCi）加入2L腹透液中，充分混匀后灌入腹腔，分别按照一定间隔时间进行后前位和侧位探测，如果伽马摄像不能在短时间内探及示踪剂进入胸腔时，最长可延长探测时间至24小时[24]。

尽管腹壁或腹透管周围渗液和手术技巧有关，术后原部位加强缝合却不是首选方案，除非有明确的较大的缝合缺陷，否则这样做只会增加患者痛苦，还不能保证手术一定成功。我们建议停止腹透和腹透液的灌入3 ~ 7天，最长可达2 ~ 4周，以促进局部缺损部位自行修复，在此期间酌情卧位自动腹透机治疗，甚至血透过渡。

（2）胸腔积液：腹腔压力增高相关的胸腔积液，其发生机制为先天或后天膈肌缺陷，在上述诱因下发生。和腹壁及腹透管周渗液不同的是，胸腔积液完全可以发生于长程腹透治疗的任何时期。多数发生在右侧，可能与左侧膈肌为心脏和心包所包绕有关。腹腔压力增高相关的胸腔积液，其症状可急可缓，与膈肌缺陷范围大小有关。但多数病例都会感到突然胸憋和气短。

鉴别是否为腹透相关的胸腔积液：① 胸水性质常为漏出液，白细胞数和蛋白量均不高。因腹透液葡萄糖浓度较高，检测胸水的葡萄糖浓度可作为鉴别依据之一，但可靠性却不好，与胸水产生和存留的时间有关。② 影像学检查CT腹膜成像和放射性核素检查，可协助诊断。

一旦确诊，根据患者病情轻重采取相应措施[25]。轻者症状不明显，可减少每次灌入量，并在腹透液存腹期间尽量采取坐位，个别病例可能自愈（后天性膈肌缺损）。而有明显症状的患者应立即停止腹透，必要时胸腔穿刺放液以缓解症状；同时，明确缺损部位后行膈肌异常通道修补术，或胸膜固定术（滑石粉、氧四环素、自体同源血液和抑肽酶纤维蛋白胶等），期间血透过渡。

（3）生殖器水肿：腹透液可以通过睾丸鞘膜突进入阴囊，或通过腹壁的薄弱部位（先天性或后天手术损伤）进入外阴部位，导致阴囊积液和阴囊周围组织的水肿。主要需要和全身水肿及腹股沟斜疝鉴别，影像学检查如B超，CT腹膜成像和放射性核素检查均可协助诊断。

和其他部位漏液的处理原则一样。后天手术损伤者，可减少每次灌入量，抬高阴囊以缓解症状，并在腹透液存腹期间尽量采取卧位，或完全停止腹透，可能自愈。而先天性缺损则可经影像学检查后针对缺损部位行修补术。

2. 疝气　在长程腹透中可发生多部位疝气，包括腹股沟疝（直疝和斜疝）、脐疝、腹壁疝、腹透管周围疝，股疝、半月线疝、肠壁嵌顿疝、大网膜疝、膀胱膨出、子宫脱垂、阴道后穹隆疝等。其中，脐疝和腹股沟斜疝最为常见[26]，且多为男性。

不同部位的疝气需要和相关部位的疾病相鉴别，如脐疝和腹壁疝均表现为腹壁局部膨出，需要和腹壁或腹腔内包块鉴别。这些部位的疝气通常在站立或腹内压增高时更加突出，腹腔内包块则相反，而和腹壁包块的区别可借助B超。腹股沟斜疝则需要和睾丸鞘膜积液及其他睾丸疾病鉴别，同样可借助B超。和渗漏一样，CT腹膜成像同样对腹股沟疝气的确诊有帮助，区别究竟是肠内容物还是腹透液进入了阴囊。

疝气的处理原则：① 尽量避免腹内压增高的因素；② 疝囊带有助于减轻疝气程度，用于轻度的脐疝、腹壁疝和腹股沟疝等。③ 减少每次灌入量，腹透液存留期间尽量卧位，可采取自动化腹透机；④ 择期行疝气修补术，尤其对疝口小的患者尽早安排。对所有患者，一旦发生疝嵌顿应急诊手术。

建议疝气修补术内一周停止腹透，或酌情血透过渡。1周后腹透液从低剂量开始，2 ~ 3周内逐渐增量至恢复原透析方案。

（三）其他腹透导管并发症

1. 涤纶套脱出　腹透管依靠两个涤纶套与周围组织形成紧密连接。当皮下涤纶套周围组织发生组织反应，可导致其被推挤而脱出到皮外，较为常见；少数情况下，深部涤纶套也可与其周围的腹壁肌肉组织分离，严重者同时合并皮下涤纶套脱出致使整个腹透管易被拔出。

皮下涤纶套脱出和外出口感染互为因果，前者发生过程中较易发生外口感染，而外口感染本身也可促使皮下涤纶套脱出。手术过程中外口的合理定位（距离皮下涤纶套外缘2 ~ 3cm）[27]，对日常和感染外出口的规范化护理，以及日常生活中避免对腹透管的牵拉和外口损伤等措施，可能减轻皮下涤纶套脱出的危险。建议削除完全脱出的皮下涤纶套，如果外口感染合并皮下涤纶套部分脱出，也可积极削除[28,29]。注意腹透管变为单涤纶套后需要更加注意隧道炎和腹膜炎的发生。

2. 腹透管损伤　较锐利的物体如刀片、剪刀、皮带扣等均可能在腹透管上形成裂口，反复使用含酒精的消毒液也可腐蚀腹透管，导致腹透管漏液。应反复教育患者保护腹透管，一旦形成损伤可在严格无菌操作下切除损伤部位，修复腹透管，必要时只能重新置管。

3. 灌液或引流腹痛　通过腹透导管灌入或引流腹透液时，可发生腹痛，前者和腹透液的高糖、较高温、低pH或压力过大刺激局部组织有关[30,31]，而后者则和引流时腹腔内轻微负压或周围组织反应有关。多数患者在1 ~ 2周内可适应。减慢腹透液进出速度，引流末存留少数液体等可缓解疼痛。也有人认为采用猪尾巴管灌液时疼痛减轻，可能由于其和盆腔接触面积较大且液体呈散射样，液体通过侧孔流出的更多，从而对周围组织冲击压力更小。

4. 脏器损伤　属于腹透导管并发症的少见情况，腹透管可损伤大网膜毛细血管导致血性腹水[32]，也可损伤内脏器官如胰腺、结肠、直肠等导致腹内出血[33,34]。

（董　捷）

参考文献

1. FIGUEIREDO A, GOH BL, JENKINS S, et al. Clinical practice guidelines for peritoneal access. Perit Dial Int, 2010, 30(4):424-429.
2. HAGEN SM, LAFRANCA JA, IJZERMANS JN, et al. A systematic review and meta-analysis of the influence of peritoneal dialysis catheter type on complication rate and catheter survival. Kidney Int, 2014, 85(4):920-932.
3. XIE H, ZHANG W, CHENG J, et al. Laparoscopic versus open catheter placement in peritoneal dialysis patients: a systematic review and meta-analysis. BMC Nephrol, 2012, 13:69.
4. CRABTREE JH. Who should place peritoneal dialysis catheters? Perit Dial Int, 2010, 30(20):142-150.
5. ZAMAN F. Peritoneal dialysis catheter placement by nephrologist. Perit Dial Int, 2008, 28(2):138-141.
6. SHEA M, HMIEL SP, BECK AM. Use of tissue plasminogen activator for thrombolysis in occluded peritoneal dialysis catheters in children. Adv Perit Dial, 2001, 17:249-252.
7. KRISHNAN RG, MOGHAL NE. Tissue plasminogen activator for blocked peritoneal dialysis catheters. Pediatr Nephrol, 2006, 21(2):300.
8. HONKANEN E, EKLUND B, LAASONEN L, et al. Reposition of a displaced peritoneal catheter: the Helsinki whiplash method. Adv Perit Dial, 1990, 6:159-164.
9. MA JJ, CHEN XY, ZANG L, et al. Laparoscopic peritoneal dialysis catheter implantation with an intra-abdominal fixation technique: A report of 53 cases. Surg Laparosc Endosc Percutan Tech, 2013, 23(6):513-517.
10. CHEN G, WANG P, LIU H, et al. Greater omentum folding in the open surgical placement of peritoneal dialysis catheters: a randomized controlled study and systemic review. Nephrol Dial Transplant, 2014, 29(3):687-697.
11. CHEN WM, CHENG CL. A simple method to prevent peritoneal dialysis catheter tip migration. Perit Dial Int, 2007, 27(5):554-556.
12. LAN L, JIANG J, WANG P, et al. Peritoneal dialysis catheter placement in the right lower quadrant is associated with a lower risk of catheter tip migration: A retrospective single-center study. Int Urol Nephrol, 2015, 47(3):557-562.
13. TU WT, SU Z, SHAN YS. An original non-traumatic maneuver for repositioning migrated peritoneal dialysis catheters. Perit Dial Int, 2009, 29(3):325-329.
14. DIAZ-BUXO JA, TURNER MW, NELMS M. Fluoroscopic manipulation of tenckhoff catheters: outcome analysis. Clin Nephrol, 1997, 47(6):384-388.
15. YOSHIHARA K, YOSHI S, MIYAGI S. Alpha replacement method for the displaced swan neck catheter. Adv Perit Dial, 1993, 9:227-230.
16. XIE JY, REN H, KIRYLUK K, et al. Peritoneal dialysis outflow failure from omental wrapping diagnosed by catheterography. Am J Kidney Dis, 2010, 56(5):1006-1011.
17. DEL PESO G, BAJO MA, COSTERO O, et al. Risk factors for abdominal wall complications in peritoneal dialysis patients. Perit Dial Int, 2003, 23(3):249-254.
18. DEJARDIN A, ROBERT A, GOFFIN E. Intraperitoneal pressure in PD patients: relationship to intraperitoneal volume, body size and PD-related complications. Nephrol Dial Transplant, 2007, 22(5):1437-1444.
19. POVLSEN JV, IVARSEN P. How to start the late referred ESRD patient urgently on chronic APD. Nephrol Dial Transplant, 2006, 21(Suppl 2):ii56-ii59.
20. YANG YF, WANG HJ, YEH CC, et al. Early initiation of continuous ambulatory peritoneal dialysis in patients undergoing surgical implantation of Tenckhoff catheters. Perit Dial Int, 2011, 31(5):551-557.
21. LIU Y, ZHANG L, LIN A, et al. Impact of break-in period on the short-term outcomes of patients started on peritoneal dialysis. Perit Dial Int, 2014, 34(1):49-56.
22. MAHNENSMITH RL. Urgent-start peritoneal dialysis: What are the problems and their solutions? Semin Dial, 2014, 27(3):291-294.
23. ARRAMREDDY R, ZHENG S, SAXENA AB, et al. Urgent-start peritoneal dialysis: A chance for a new beginning. Am J Kidney Dis, 2014, 63(3):390-395.
24. JUERGENSEN PH, RIZVI H, CARIDE VJ, et al. Value of scintigraphy in chronic peritoneal dialysis patients.

Kidney Int, 1999, 55(3):1111-1119.

25. SZETO CC, CHOW KM. Pathogenesis and management of hydrothorax complicating peritoneal dialysis. Curr Opin Pulm Med, 2004, 10(4):315-319.

26. GARCIA-UREÑA MA, RODRÍGUEZ CR, VEGA RUIZ V, et al. Prevalence and management of hernias in peritoneal dialysis patients. Perit Dial Int, 2006, 26(2):198-202.

27. PIRAINO B, BAILIE GR, BERNARDINI J, et al. Peritoneal dialysis-related infections recommendations: 2005 update. Perit Dial Int, 2005, 25(2):107-131.

28. SCALAMOGNA A, DE VECCHI A, MACCARIO M, et al. Cuff-shaving procedure. A rescue treatment for exit-site infection unresponsive to medical therapy. Nephrol Dial Transplant, 1995, 10(12):2325-2327.

29. CRABTREE JH, BURCHETTE RJ. Surgical salvage of peritoneal dialysis catheters from chronic exit-site and tunnel infections. Am J Surg, 2005, 190(1):4-8.

30. MACTIER RA, SPROSEN TS, GOKAL R, et al. Bicarbonate and bicarbonate/lactate peritoneal dialysis solutions for the treatment of infusion pain. Kidney Int, 1998, 53(4):1061-1067.

31. DIAZ-BUXO JA. Complications of peritoneal dialysis catheters: Early and late. Int J Artif Organs, 2006, 29(1):50-58.

32. TSE KC, YIP PS, LAM MF, et al. Recurrent hemoperitoneum complicating continuous ambulatory peritoneal dialysis. Perit Dial Int, 2002, 22(4):488-491.

33. VAN DER NIEPEN P, SENNESAEL JJ, VERBEELEN DL. Massive hemoperitoneum due to spleen injury by a dislocated tenckhoff catheter. Perit Dial Int, 1994, 14(1):90-91.

34. JAMISON MH, FLEMING SJ, ACKRILL P, et al. Erosion of rectum by Tenckhoff catheter. Br J Surg, 1988, 75(4):360.

三、腹膜透析的代谢并发症

（一）葡萄糖－标准腹膜透析液的主要成分

从20世纪70年代到现在，葡萄糖被广泛用作腹膜透析液中的渗透剂，因为其在腹腔内能停留数小时，提供良好的渗透驱动力，使跨腹膜快速超滤顺利完成。此外，它还可以用热灭菌并长时间在室温下保持稳定质量。最重要的是，它被视为安全、无急性毒性。市面上提供的标准腹膜透析液分别含有葡萄糖1 360、2 250和3 860mg/dl（分别相等于1.5%，2.5%和4.25%浓度的腹膜透析液）。在腹腔内停留时，透过半透腹膜，葡萄糖会以浓度梯度被吸收。其吸收分量不只是取决于腹膜透析液葡萄糖浓度，也取决于腹膜本身的特点和溶质运移速度，腹膜透析液的剂量及腹膜停留时间。以平均腹膜溶质传输速率来估计，腹膜透析液内约三分之二的葡萄糖会在腹腔停留4小时内被吸收，若在腹腔内停留8小时，超过85%的葡萄糖会被吸收。这表示用2.5%和4.25%浓度的葡萄糖腹膜透析液，于腹腔内停留8小时，将分别会有43g和73g的葡萄糖被强制性吸收。患者如果每日接受4次腹膜透析交流——其中3次使用1.5%葡萄糖浓度的透析液，1次使用2.5%浓度的透析液，估计会吸收约88g葡萄糖。一般来说，每日由腹腔透析液中摄取的葡萄糖会达至100 ～ 300g，提供腹膜透析患者每日总热量输入约12% ～ 34%。

（二）在腹膜透析液中摄取葡萄糖对代谢的不良后果

由腹膜透析液中摄取葡萄糖会造成局部（腹膜）及系统性的影响。

1. 对局部（腹膜）的影响　高浓度的葡萄糖会直接对腹膜的间皮细胞产生细胞毒性，对微血管后静脉作出糖尿病样改变，导致腹膜结构和功能改变[1]。葡萄糖透析液在一般标准的加热杀菌程序中会产生大量的葡萄糖降解产物（GDPs）[2]。这些降解产物不但会对腹膜产生细胞毒性，更会进一步糖化局部蛋白使其成为糖化终产物（AGEs）[3,4]。当糖化终产物以被动扩散形式经腹膜进入身体循环系统，便会导致损害[5]。葡萄糖降解产物和糖化终产物均会损害腹膜，导致间皮细胞减少、炎症性间皮下细胞纤维化、钙化、血管病变和糖尿病样新生血管形成[6]，以上种种负面影响均会导致腹膜透析功能下降衰退，随着透析时间增加令腹膜溶质转运加速，进而加强对较高浓度葡萄糖透析液的依赖性溶质转运加速[7]，令经腹膜摄取的葡萄糖量增加，进一步加剧新陈代谢紊乱，造成腹膜最终衰竭，同时产生体液超负荷及蛋白质热量耗损过度的风险。事实上，病例证明腹膜转运率增加与患者的存活期下降及技术生存期下降有关[8,9]。

2. 对全身的影响 葡萄糖被吸收后积聚于全身，导致胰岛素抵抗性、高血糖症，致动脉粥样硬化、内脏脂肪积聚、体重增加，恶化血脂异常及令糖尿病患者的血糖水平控制变差[10,11]。

（1）胰岛素抵抗性和高血糖症：接受腹膜透析的患者，一旦出现胰岛素抵抗性，其死亡率和临床预后恶化的风险会增加[12]。另外，有些终末期肾脏病（ESRD）患者在刚开始腹膜透析后会出现血糖过高的现象，若比较同样剂量的口服及腹腔内的葡萄糖，腹腔内葡萄糖会导致较高血糖水平及高胰岛素血症[13]，高血糖不只刺激高胰岛素血症，更会增加线粒体超氧化（mitochondrial superoxide）作用，这样可以激活四大主要高血糖受损途径：包括多元醇途径、已糖胺途径、蛋白激酶C途径和糖化终产物途径（advanced glycetion and products pathway）[14]。透过这几个途径，会增加内皮素-1基因表达，血管上皮生长因子（VEGF）、转化生长因子-1β（TGF-β）、纤维连接蛋白（fibronectin）、胶原和瘦素增加，并且下调内皮型一氧化氮合成酶（eNOS），及上调转录因子（NF-κB）。再加上氧化应激的增加，会导致增加炎症、胰岛素抵抗性，加重腹膜损伤，并加剧心血管疾病[15,16]。

即使在罹患慢性肾脏病（CKD）初期，葡萄糖和胰岛素代谢也会改变[17]。随着CKD病情的进展，胰岛素的吸收会增加，以此来补偿被滤过胰岛素降解的下降[17]。随着肾功能的持续恶化，胰岛素清除能力再进一步下降时，胰岛素抵抗性和身体组织对胰岛素的敏感度也会下降，造成低于正常的葡萄糖反应[18]。一项研究显示胰岛素抵抗性是预测增加死亡率和心血管死亡率风险的重要指标之一[12]。而高血糖症也同样能对预后产生影响[19,20]。代谢综合征一系列的风险因素，包括中央肥胖，高血压，导致动脉粥样硬化的血脂异常，高血糖症及胰岛素抵抗性[19]，与CKD的发展有关[21,22]。在非糖尿病的透析患者中，代谢综合征亦能预测心血管疾病的风险[23]。

（2）血脂异常：在ESRD中出现血脂异常的情况相当普遍。虽然，早于20世纪90年代的研究未能指出血脂和腹膜透析液内的葡萄糖、热量负载或透析液内蛋白流失有一致关系[24]，但是，比较腹膜透析和血液透析治疗患者血脂的研究发现，腹透患者比血透患者更易罹患动脉粥样硬化，血液内低密度脂蛋白、脂蛋白、甘油三酯及载脂蛋白胆固醇（Apo-B）等升高。高胰岛素血症会引发高甘油三酯血症。长期接触高浓度葡萄糖的腹膜透析患者，高甘油三酯血症可能会进一步加剧[25]。胰岛素会提升肝脏甘油三酯的合成及间接降低极低密度脂蛋白胆固醇的代谢。随着肾功能的下降，尿毒症恶化会进一步妨碍胰岛素的降解。一般来说，腹膜透析液在腹腔停留过程中约有60%的葡萄糖被吸收，导致有无糖尿病的患者都会出现碳水化合物代谢紊乱及胰岛素抵抗性。纵然，胰岛素抵抗性可能在接受透析后初期有少许舒缓。

（3）增加能量输入，体重及内脏脂肪：有些研究显示，透析患者在开始接受腹膜透析后，由于在腹膜透析液中摄取额外的热量，体重会增加[26]。但这一现象并没有在其他研究中观察到[27,28]。随着接受腹膜透析的时间延长，躯干和内脏脂肪含量会逐渐增加。脂肪量增加与血清瘦素[29]及炎症加重[30]成正相关，但与脂联素成负相关[31]。这间接证明，躯干脂肪量与心脏代谢危机是有关联的。研究显示，CKD患者血清瘦素对比腹透及血透病者，腹透的血清瘦素水平为高。

体外研究显示，脂肪细胞在葡萄糖的刺激下，血清瘦素的产生是血糖浓度依赖性的，血糖越高，越刺激瘦素的分泌。但在非含糖的腹透液中生长的脂肪细胞，并无此现象[32]。在含糖腹膜透析液生长的脂肪细胞，血清瘦素分泌增加是因为激活了已糖胺途径。葡萄糖浓度愈高，刺激血清瘦素的程度愈大。腹部肥胖被认为是腹透及血透患者罹患心血管疾病风险增加的重要因素之一[33,34]。

但是，体重指数（BMI）和腹膜透析治疗患者的生存率关系仍具争议。早期美国的分析数据显示，超重和肥胖的腹透病者比BMI低的患者，有较好的存活率[35]，但USRDS和Mortality Wave II Registries近期的数据并未显示肥胖对腹透患者的存活率有益[36]。相反，世界其他国家（包括澳大利亚和新西兰）的透析及器官移植登记册显示，刚开始肾脏替代治疗时，肥胖或BMI高是预测腹透患者死亡及技术性失败的独立危险因素[37]。美国与澳大利亚及新西兰在这方面数据的差别，被认为是基于在澳大利亚的肾衰竭患者较平均地选择腹膜透析和血液透析。反之，在美国接受腹膜透析治疗的患者较少。

（4）葡萄糖降解产物（GDP）和糖化终产物（AGEs）的增加：有迹象显示，腹膜透析液内的葡萄糖降解产物和糖化终产物，可进入体循环系统，引起全身炎症反应和促进氧化作用，引致内皮细胞损伤，激活及加速动脉粥样硬化[7]。同时葡萄糖降解产物和糖化终产物亦可能会加速腹透患者残余肾功能的衰竭[38,39]。

（5）血流动力效应：高渗腹膜透析液所引起的高血糖症和高胰岛素血症会导致短期性不良的血流动力改变。使用高浓度4.25%葡萄糖的透析液，能在左心室内径无任何异常的情况下，引起急性血压上升和增加心输出量，但是使用1.5%葡萄糖透析液则不会造成类似负面血流动力情况[40]。基于这种情况，推测高血糖症和高胰岛素血症比起高超滤率有较大可能性引起血流动力效应的改变。

（三）腹膜透析液的葡萄糖成分与腹膜透析患者的临床结果的关系

对长期使用高浓度透析液是否影响临床结果进行的回顾性研究，结果并不一致。较早前，中国台湾一项研究观察到在腹膜透析治疗开始的6个月使用高浓度透析液，会出现较高的技术性失败，但并未发现和死亡率有任何关系[19]。另外，在中国台湾同一个中心内有另一个为期7年的研究，采用了时间相关的变量，及较大的患者队列，发现使用较高浓度透析液的患者，死亡率较高，但却并未发现与技术失败有关[20]。另外Davies及其团队也同样无法证实透析液内葡萄糖的吸收和死亡率相关[41]。部分阴性结果可归因于这类研究一般是用来评估被处方的透析液浓度，而不是透析患者实际由透析液内摄取的葡萄糖的量。被摄取的葡萄糖多寡一般取决于透析液停留在体内的时间及腹膜转运特性。另外，一般腹膜较高转运性质和残余肾功能进一步减退的患者，都会被处方较高浓度的透析液，而这两项因素个别或联合作用都会增加死亡率[8,42,43]，其机制与透析液糖吸收无关。因此，要证明腹透患者接受葡萄糖透析液会增加死亡率或导致技术性失败，便需要更进一步的研究。

（四）减低腹膜透析液的葡萄糖对代谢不良影响的策略

对于减少腹透患者接触葡萄糖有以下几个临床策略，可供参考：第一个策略是督促患者减少日常盐分和水分的摄取，防止体内液体超负荷以减少使用高浓度透析液[44]。另外对仍有残余肾功能的患者，采用利尿剂以增加尿量，加强去除体内液体[45]。另一个策略是采用非葡萄糖基透析液，例如icodextrin或含氨基酸的透析液，从而减少采用含糖的透析液引起不良的代谢后果[16,46]。Icodextrin是一种用葡萄糖聚合物为基础的透析液。它已被证实在超滤功能和减少葡萄糖负荷方面比标准葡萄糖的透析液更具优势[47]。首先提出超滤效率这个概念的是Fischbach及其团队，超滤效率的定义为每克被吸收的碳水化合物中可达到的净超滤单位[48]。

含葡萄糖的透析液于短暂停留时的超滤效率较佳。大约每克碳水化合物的吸收，净超滤约15ml液体。若停留体内时间较长，液体超滤效率下降，葡萄糖和透析液各自会被重新吸收。采用icodextrin透析液作长时间停留体内，其液体超滤效率比标准2.5%或4.25%葡萄糖含量的透析液要高出三倍以上[46]，所以利用较长的体内停留以提高超滤效能，icodextrin透析液可以缩短腹膜接触含葡萄糖透析液的时间，减少身体吸收过多的葡萄糖[47]。

不少研究显示，与标准葡萄糖的透析液相比，icodextrin透析液能有效改善糖代谢，降低血清胰岛素，改善胰岛素敏感性，及减少血脂异常[47,49]。有研究显示，糖摄取量和甘油三酯呈正相关[49]。icodextrin透析液亦对血液内的脂肪因子影响有利[50]。日本一项前瞻性开放式多中心研究显示血糖控制差的病者，由标准葡萄糖透析液转为用icodextrin透析液，能改善高血脂及血糖控制[51]。

另一个墨西哥发表的前瞻性随机取样研究显示，与使用标准葡萄糖透析液相比，有糖尿病的透析患者采用icodextrin作为长时间停留体内的透析液后，可以减少胰岛素的需求，降低空腹血糖值，改善糖化血红蛋白数值（HBA1c），减低血清甘油三酯和减低不良事件的发生[52]。

近期，IMPENDIA和EDEN这两项多中心前瞻式随机研究，邀请了251名患有糖尿病的透析患者参加，使用不含葡萄糖的iodextrin和氨基酸透析液6个月或使用标准葡萄糖基透析液，以评估非含糖的透析液的临床效果。这项研究的主要成果显示用不含糖透析液的患者，其糖化血红蛋白平均有0.5%的改善，平均糖化血红蛋白数值由7.7%降至7.2%。另外，次要结果发现极低密度脂蛋白、血清甘油三酯和Apo-B明显比用标准葡萄糖腹透液的患者下降较多。但较多使用非含糖腹透液的患者出现因治疗产生不良的严重事故，包括低血糖及身体水分超负荷情况及在研究期间退出研究[53]。

另外Takatori等发表另一项前瞻性随机开放对照研究，其主要研究结果显示用icodextrin作长时间体内停留能延长腹透技术生存率，但并不能改善糖尿病肾病患者的血糖控制值和血脂异常，反之会更快失去残余肾功能。接受icodextrin作长时间体内停留的糖尿病透析患者可因此而每日减少摄取葡萄糖约30% ~ 50%[54]。目前，大部分用icodextrin透析液的临床研究都是在糖尿病透析患者中进行。近期一项为期90天的多中心短期开放式随机研究，邀请了60名接受APD治疗的非糖尿病患者作研究，结果显示用icodextrin作长时间体内停留，可显著减低胰岛素抵抗性的生化指标HOMA[55]。

有些研究亦建议每天用两次icodextrin代替一袋含葡萄糖的腹膜透析液，这样可以减少接触葡萄糖量达30% ~ 50%，亦可将系统性葡萄糖摄取量由每日约35g减至约14g。但这个建议的安全性仍有待一个较长时期的研究去确定。因为icodextrin的代谢产物水平会比现时每天单次利用icodextrin为高。氨基酸腹膜透析液同样也可以减低接触葡萄糖，但其液体超滤能力一般比较标准含葡萄糖的透析液为低。再者仍需要进一步的研究、调查及证实用不含葡萄糖透析液会否改善腹透患者的临床结果及预后。

（五）利用药物改善胰岛素敏感性

PPAR-γ是核受体，即配体依赖性转录因子的核受体家族中的成员。PPAR-γ的特异性配体，亦即噻唑烷二酮（thiazolidinediones，TZD），能有效提高胰岛素敏感性，控制高血糖症。此外，它亦对血管内皮功能、血脂、血压和炎症[56]有多种功效。有数个临床研究，显示PPAR-γ激活剂能减少腹透的糖尿病患者对胰岛素的需求[56]。此外，有短期研究亦发现这类药物用于非糖尿病的透析患者，亦能改善胰岛素抵抗[57]。

其他新型用于糖尿病治疗的药物：DPP-4（dipeptidyl peptidase-4）抑制剂。研究显示这类新型的口服降糖药通过抑制DPP-4酵素，能提高两种肠促胰素分泌，包括glucose-dependent insulinotropic polypeptide（GIP）及glucagon like peptide（GLP-1）的浓度，从而改善2型糖尿病患者的血糖控制。在有糖尿病的血透患者中进行的初步小型研究中，证实这种新型口服糖尿药适用、安全、无明显副作用，不会导致低血糖症并能有效改善血糖控制值[58,59]。但在腹透患者，暂未有任何类似研究。

（六）糖尿病患者接受腹膜透析治疗的血糖控制

评估患有糖尿病的腹膜透析患者的血糖控制存在挑战。首先，葡萄糖持续被腹膜吸收，获取真正的空腹血糖比较困难。其次，对于糖化血红蛋白测定的准确性亦有些疑问及关注。因为ESRD患者的红细胞生存期比正常为短，而且使用红细胞生成刺激剂的治疗方法会增加未成熟的红细胞在总红细胞中所占的比例，未成熟的红细胞会缺乏足够时间进行糖化，有可能因此而低估患者的血糖控制值[60]。虽然曾有建议用糖化白蛋白代替糖化血红蛋白去评估血糖控制值[61,62]，但其准确性和精确度到目前仍未被评估和验证[63]。

另外，目前我们仍然缺乏临床研究，特别是糖尿病腹透患者的血糖控制与临床结果和心血管并发症预后的关系。一直以来，这方面的研究数据大多都是由人群研究结果推断过来。基于人群的大型临床研究发现，过分追求控制血糖，可能会对糖尿病患者弊大于利，增加低血糖风险[64]。糖尿病透析患者，证据均来自观察性研究，但这些研究多为小样本或回顾性研究。Duoug及其团队发表直至目前为止最大样本的观察性研究，这项研究包括2 798名来自美国DaVita clinic患有糖尿病的透析患者。研究发现，糖化血红蛋白值≥8%以上会逐步增加全因死亡率[65]。特别是糖化血红蛋白值和全因死亡率会因血红蛋白量而改变；比如，较高的全因死亡率明显只发生在非贫血患者中，而心血管死亡风险和糖化血红蛋白增量之间的关系也有类似但非显著的趋势。另外平均血糖值和全死亡率调整后的风险之间的正相关关系，也有类似趋势。特别是平均血糖≥300mg/dl的患者，全因死亡率显著升高（危险机率为2.1，95% CI置信区间为1.37 ~ 3.20）[65]。

另外一项基于140例糖尿病腹透患者的回顾性分析，亦有相近的结果；糖化血红蛋白值较高，特别是HBA1c≥8.5%的患者，会增加全因死亡风险，尤其是非心血管并发症死亡风险[66]。但是要肯定腹透患者血糖控制与临床结果之间的关系需要前瞻随机对照研究来确定。

（七）总结

在进行腹膜透析治疗期间，摄取葡萄糖无可避免。糖的摄取会增加代谢紊乱及心血管并发症风险。这类患者最佳的血糖控制值目标尚不确定。但直至目前，仍未能确定如何更好地评估及定量这一风险。采用不含葡萄糖的腹膜透析液可能减少糖吸收，但却不能完全排除腹透液内葡萄糖的吸收及因此而引发的代谢紊乱。目前糖尿病肾病已占全球ESRD的50%以上，所以我们需要一个比糖化血红蛋白更精准的指标来评估血糖控制值。另外，亦需要RCT研究来确定最佳的糖化血红蛋白值，达到更好的整体生存和心血管结果，找出更有效的治疗策略来治疗腹透患者的代谢紊乱。

（王依满）

参考文献

1. GOTLOIB L, WAJSBROT V, SHOSTAK A, et al. Morphology of the peritoneum: effect of peritoneal dialysis. Perit Dial Int, 1995, 15(7 Suppl):S9-S11.
2. NILSSON-THORELL CB, MUSCALU N, ANDREN AH, et al. Heat sterilization of fluids for peritoneal dialysis gives rise to aldehydes. Perit Dial Int, 1993, 13(3):208-213.
3. LINDEN T, COHEN A, DEPPISCH R, et al. 3, 4-Dideoxyglucosone-3-ene (3, 4-DGE): a cytotoxic glucose degradation product in fluids for peritoneal dialysis. Kidney Int, 2002, 62(2):697-703.
4. ERIXON M, LINDEN T, KJELLSTRAND P, et al. PD fluids contain high concentrations of cytotoxic GDPs directly after sterilization. Perit Dial Int, 2004, 24(4):392-398.
5. SAXENA AB. Recent advances in the management of peritoneal dialysis patients. F1000Prime Rep, 2015, 7:57.
6. KREDIET RT, ZWEERS MM, VAN DER WAL AC, et al. Neoangiogenesis in the peritoneal membrane. Perit Dial Int, 2000, 20(Suppl 2):S19-S25.
7. FUSSHOELLER A. Histomorphological and functional changes of the peritoneal membrane during long-term peritoneal dialysis. Pediatr Nephrol, 2008, 23(1):19-25.
8. CHURCHILL DN, THORPE KE, NOLPH KD, et al. Increased peritoneal membrane transport is associated with decreased patient and technique survival for continuous peritoneal dialysis patients. The Canada-USA (CANUSA) Peritoneal Dialysis Study Group. J Am Soc Nephrol, 1998, 9(7):1285-1292.
9. WANG T, HEIMBURGER O, WANIEWSKI J, et al. Increased peritoneal permeability is associated with decreased fluid and small-solute removal and higher mortality in CAPD patients. Nephrol Dial Transplant, 1998, 13(5):1242-1249.
10. SKUBALA A, ZYWIEC J, ZELOBOWSKA K, et al. Continuous glucose monitoring system in 72-hour glucose profile assessment in patients with end-stage renal disease on maintenance continuous ambulatory peritoneal dialysis. Med Sci Monit, 2010, 16(2):CR75-83.
11. HOLMES CJ. Reducing cardiometabolic risk in peritoneal dialysis patients: role of the dialysis solution. J Diabetes Sci Technol, 2009, 3(6):1472-1480.
12. SHINOHARA K, SHOJI T, EMOTO M, et al. Insulin resistance as an independent predictor of cardiovascular mortality in patients with end-stage renal disease. J Am Soc Nephrol, 2002, 13(7):1894-1900.
13. DELARUE J, MAINGOURD C. Acute metabolic effects of dialysis fluids during CAPD. Am J Kidney Dis, 2001, 37(1 Suppl 2):S103-S107.

14. SITTER T, SAUTER M. Impact of glucose in peritoneal dialysis: saint or sinner? Perit Dial Int, 2005, 25(5):415-425.
15. BROWNLEE M. The pathobiology of diabetic complications: a unifying mechanism. Diabetes, 2005, 54(6):1615-1625.
16. HOLMES CJ. Glucotoxicity in peritoneal dialysis–solutions for the solution! Adv Chronic Kidney Dis, 2007, 14(3):269-278.
17. MAK RH, DEFRONZO RA. Glucose and insulin metabolism in uremia. Nephron, 1992, 61(4):377-382.
18. ADROGUE HJ. Glucose homeostasis and the kidney. Kidney Int, 1992, 42(5):1266-1282.
19. WU HY, HUNG KY, HUANG JW, et al. Initial glucose load predicts technique survival in patients on chronic peritoneal dialysis. Am J Nephrol, 2008, 28(5):765-771.
20. WU HY, HUNG KY, HUANG TM, et al. Safety issues of long-term glucose load in patients on peritoneal dialysis–a 7-year cohort study. PLoS One, 2012, 7(1):e30337.
21. KURELLA M, LO JC, CHERTOW GM. Metabolic syndrome and the risk for chronic kidney disease among nondiabetic adults. J Am Soc Nephrol, 2005, 16(7):2134-2140.
22. CHANG Y, RYU S, CHOI Y, et al. Metabolically Healthy Obesity and Development of Chronic Kidney Disease: A Cohort Study. Ann Intern Med, 2016, 164(5):305-312.
23. LIAO CT, KAO TW, CHOU YH, et al. Associations of metabolic syndrome and its components with cardiovascular outcomes among non-diabetic patients undergoing maintenance peritoneal dialysis. Nephrol Dial Transplant, 2011, 26(12):4047-4054.
24. LITTLE J, PHILLIPS L, RUSSELL L, et al. Longitudinal lipid profiles on CAPD: their relationship to weight gain, comorbidity, and dialysis factors. J Am Soc Nephrol, 1998, 9(10):1931-1939.
25. CHENG SC, CHU TS, HUANG KY, et al. Association of hypertriglyceridemia and insulin resistance in uremic patients undergoing CAPD. Perit Dial Int, 2001, 21(3):282-289.
26. PENNELL P, ROJAS C, ASIF A, et al. Managing metabolic complications of peritoneal dialysis. Clin Nephrol, 2004, 62(1):35-43.
27. JAGER KJ, MERKUS MP, HUISMAN RM, et al. Nutritional status over time in hemodialysis and peritoneal dialysis. J Am Soc Nephrol, 2001, 12(6):1272-1279.
28. LIEVENSE H, KALANTAR-ZADEH K, LUKOWSKY LR, et al. Relationship of body size and initial dialysis modality on subsequent transplantation, mortality and weight gain of ESRD patients. Nephrol Dial Transplant, 2012, 27(9):3631-3638.
29. STENVINKEL P, LINDHOLM B, LONNQVIST F, et al. Increases in serum leptin levels during peritoneal dialysis are associated with inflammation and a decrease in lean body mass. J Am Soc Nephrol, 2000, 11(7):1303-1309.
30. AXELSSON J, RASHID QURESHI A, SULIMAN ME, et al. Truncal fat mass as a contributor to inflammation in end-stage renal disease. Am J Clin Nutr, 2004, 80(5):1222-1229.
31. WANG X, AXELSSON J, NORDFORS L, et al. Changes in fat mass after initiation of maintenance dialysis is influenced by the uncoupling protein 2 exon 8 insertion/deletion polymorphism. Nephrol Dial Transplant, 2007, 22(1):196-202.
32. TETA D, MAILLARD M, HALABI G, et al. The leptin/adiponectin ratio: potential implications for peritoneal dialysis. Kidney Int Suppl, 2008, 108:S112-S118.
33. LU Q, CHENG LT, WANG T, et al. Visceral fat, arterial stiffness, and endothelial function in peritoneal dialysis patients. J Ren Nutr, 2008, 18(6):495-502.
34. YAMAUCHI T, KUNO T, TAKADA H, et al. The impact of visceral fat on multiple risk factors and carotid atherosclerosis in chronic haemodialysis patients. Nephrol Dial Transplant, 2003, 18(9):1842-1847.
35. SNYDER JJ, FOLEY RN, GILBERTSON DT, et al. Body size and outcomes on peritoneal dialysis in the United States. Kidney Int, 2003, 64(5):1838-1844.
36. ABBOTT KC, GLANTON CW, TRESPALACIOS FC, et al. Body mass index, dialysis modality, and survival:

analysis of the United States Renal Data System Dialysis Morbidity and Mortality Wave II Study. Kidney Int, 2004, 65(2):597-605.

37. MCDONALD SP, COLLINS JF, JOHNSON DW. Obesity is associated with worse peritoneal dialysis outcomes in the Australia and New Zealand patient populations. J Am Soc Nephrol, 2003, 14(11):2894-2901.

38. JUSTO P, SANZ AB, EGIDO J, et al. 3, 4-Dideoxyglucosone-3-ene induces apoptosis in renal tubular epithelial cells. Diabetes, 2005, 54(8):2424-2429.

39. BREBOROWICZ A, PAWLACZYK K, POLUBINSKA A, et al. Effect of peritoneal dialysis on renal morphology and function. Nephrol Dial Transplant, 2006, 21(12):3539-3544.

40. SELBY NM, FONSECA S, HULME L, et al. Hypertonic glucose-based peritoneal dialysate is associated with higher blood pressure and adverse haemodynamics as compared with icodextrin. Nephrol Dial Transplant, 2005, 20(9):1848-1853.

41. DAVIES SJ, RUSSELL L, BRYAN J, et al. Impact of peritoneal absorption of glucose on appetite, protein catabolism and survival in CAPD patients. Clin Nephrol, 1996, 45(3):194-198.

42. WANG AY, WANG M, WOO J, et al. Inflammation, residual kidney function, and cardiac hypertrophy are interrelated and combine adversely to enhance mortality and cardiovascular death risk of peritoneal dialysis patients. J Am Soc Nephrol, 2004, 15(8):2186-2194.

43. WANG AY, LAI KN. The importance of residual renal function in dialysis patients. Kidney Int, 2006, 69(10):1726-1732.

44. ASCI G, OZKAHYA M, DUMAN S, et al. Volume control associated with better cardiac function in long-term peritoneal dialysis patients. Perit Dial Int, 2006, 26(1):85-88.

45. MEDCALF JF, HARRIS KP, WALLS J. Role of diuretics in the preservation of residual renal function in patients on continuous ambulatory peritoneal dialysis. Kidney Int, 2001, 59(3):1128-1133.

46. HOLMES C, MUJAIS S. Glucose sparing in peritoneal dialysis: implications and metrics. Kidney Int Suppl, 2006, 103:S104-S109.

47. BREDIE SJ, BOSCH FH, DEMACKER PN, et al. Effects of peritoneal dialysis with an overnight icodextrin dwell on parameters of glucose and lipid metabolism. Perit Dial Int, 2001, 21(3):275-281.

48. FISCHBACH M, DESPREZ P, DONNARS F, et al. Optimization of CCPD prescription in children using peritoneal equilibration test. Adv Perit Dial, 1994, 10:307-309.

49. SISCA S, MAGGIORE U. Beneficial effect of icodextrin on the hypertriglyceridemia of CAPD patients. Perit Dial Int, 2002, 22(6):727-729.

50. FURUYA R, ODAMAKI M, KUMAGAI H, et al. Beneficial effects of icodextrin on plasma level of adipocytokines in peritoneal dialysis patients. Nephrol Dial Transplant, 2006, 21(2):494-498.

51. BABAZONO T, NAKAMOTO H, KASAI K, et al. Effects of icodextrin on glycemic and lipid profiles in diabetic patients undergoing peritoneal dialysis. Am J Nephrol, 2007, 27(4):409-415.

52. PANIAGUA R, VENTURA MD, AVILA-DIAZ M, et al. Icodextrin improves metabolic and fluid management in high and high-average transport diabetic patients. Perit Dial Int, 2009, 29(4):422-432.

53. LI PK, CULLETON BF, ARIZA A, et al. Randomized, controlled trial of glucose-sparing peritoneal dialysis in diabetic patients. J Am Soc Nephrol, 2013, 24(11):1889-1900.

54. TAKATORI Y, AKAGI S, SUGIYAMA H, et al. Icodextrin increases technique survival rate in peritoneal dialysis patients with diabetic nephropathy by improving body fluid management: a randomized controlled trial. Clin J Am Soc Nephrol, 2011, 6(6):1337-1344.

55. DE MORAES TP, ANDREOLI MC, CANZIANI ME, et al. Icodextrin reduces insulin resistance in non-diabetic patients undergoing automated peritoneal dialysis: results of a randomized controlled trial (STARCH). Nephrol Dial Transplant, 2015, 30(11):1905-1911.

56. WONG TY, SZETO CC, CHOW KM, et al. Rosiglitazone reduces insulin requirement and C-reactive protein levels in type 2 diabetic patients receiving peritoneal dialysis. Am J Kidney Dis, 2005, 46(4):713-719.

57. LIN SH, LIN YF, KUO SW, et al. Rosiglitazone improves glucose metabolism in nondiabetic uremic patients

on CAPD. Am J Kidney Dis, 2003, 42(4):774-780.

58. OTSUKI H, KOSAKA T, NAKAMURA K, et al. Safety and efficacy of teneligliptin: a novel DPP-4 inhibitor for hemodialysis patients with type 2 diabetes. Int Urol Nephrol, 2014, 46(2):427-432.
59. FUJII Y, ABE M, HIGUCHI T, et al. The dipeptidyl peptidase-4 inhibitor alogliptin improves glycemic control in type 2 diabetic patients undergoing hemodialysis. Expert Opin Pharmacother, 2013, 14(3):259-267.
60. INABA M, OKUNO S, KUMEDA Y, et al. Glycated albumin is a better glycemic indicator than glycated hemoglobin values in hemodialysis patients with diabetes: effect of anemia and erythropoietin injection. J Am Soc Nephrol, 2007, 18(3):896-903.
61. FREEDMAN BI, SHENOY RN, PLANER JA, et al. Comparison of glycated albumin and hemoglobin A1c concentrations in diabetic subjects on peritoneal and hemodialysis. Perit Dial Int, 2010, 30(1):72-79.
62. PEACOCK TP, SHIHABI ZK, BLEYER AJ, et al. Comparison of glycated albumin and hemoglobin A(1c) levels in diabetic subjects on hemodialysis. Kidney Int, 2008, 73(9):1062-1068.
63. KOGA M, KASAYAMA S. Clinical impact of glycated albumin as another glycemic control marker. Endocr J, 2010, 57(9):751-762.
64. Action to Control Cardiovascular Risk in Diabetes Study G, Gerstein HC, Miller ME, Byington RP, et al. Effects of intensive glucose lowering in type 2 diabetes. N Engl J Med, 2008, 358(24):2545-2559.
65. DUONG U, MEHROTRA R, MOLNAR MZ, et al. Glycemic control and survival in peritoneal dialysis patients with diabetes mellitus. Clin J Am Soc Nephrol, 2011, 6(5):1041-1048.
66. YOO DE, PARK JT, OH HJ, et al. Good glycemic control is associated with better survival in diabetic patients on peritoneal dialysis: a prospective observational study. PLoS One, 2012, 7(1):e30072.

四、腹膜透析患者的心血管并发症

（一）背景

心血管疾病是腹透患者的头号杀手。根据美国国家肾脏基金会（NKF）项目组资料，透析患者的心血管疾病死亡率比年龄、性别、种族匹配的人口高出至少10 ~ 30倍以上[1]。来自美洲及欧洲的注册数据显示，接近一半终末期肾脏病（ESRD）患者的死因都与心血管病有关[2,3]。心脏猝死占透析患者（包括腹透）全因死亡的四分之一[2-4]。有动脉粥样硬化血管基础疾病的腹透患者，比无动脉粥样硬化血管疾病患者的全因死亡及心血管死亡率高三倍。有心力衰竭背景的腹透患者，心血管疾病死亡率亦增加三倍以上[5]。透析患者心血管疾病高发病率有数个原因。① 过去10年透析患者（包括腹透）平均年龄稳步上升；近年接受透析治疗平均年龄逐步接近70岁[2,3]。② 透析患者的动脉粥样硬化加速，增加心血管疾病风险。许多肾衰竭患者在开始透析时，已经确定有心血管疾病、心力衰竭、外周动脉疾病及脑血管疾病[6]。③ 全球糖尿病负担增加，改变了ESRD的疾病构成。根据美国肾脏数据系统（USRDS），糖尿病肾病是目前全球最常见的肾脏疾病主因之一，占所有ESRD四成以上[2,7,8]。这些年来，源于糖尿病肾病的ESRD患者，广泛接受透析治疗。随着血压控制改善及心血管保护策略改良，糖尿病患者的整体生存率逐渐得以改善，大部分糖尿病患者能生存至发展成ESRD[9]。因此，对腹透患者各种心血管并发症的成因、性质、严重性、危险因素要有更透彻的认识，才能提高治疗效果。

（二）腹透患者心血管风险因素

除了传统Framingham风险因素，腹透患者面对一系列非传统或与肾脏病有关的风险因素，引发出现心血管并发症，包括：矿物质代谢异常导致高磷血症、继发性甲状旁腺功能亢进、炎症、氧化应激增加、细胞外液过载、贫血、不对称二甲基精氨酸（ADMA）增加，致使交感神经过度活跃及胰岛素抵抗等[10]。而大部分这些心血管疾病的危险因素，会随着残余肾功能丧失而加剧（图29-4-8-2）[11,12]。另外，腹透患者亦面对一些与透析有关的因素而导致增加心血管疾病风险[13]。葡萄糖腹透液在标准加热消毒过程中，会释出大量的葡萄糖降解产物[14]。这些降解产物不但对腹膜细胞产生毒性，更进一步糖化蛋白成为糖化终产物（AGEs）[15-17]，当糖化终产物经腹膜进入循环系统会导致间皮细胞减少、炎症和血管病变[18,19]。传统含葡萄糖腹透液的生物非兼容性物质会刺激炎症[20]。腹透液内葡萄糖的吸收，可能增加腹透患者的代谢风险[21]。累积葡萄糖吸收能诱发胰岛素阻抗性，致高血糖、动脉粥样硬化、器官脂肪积聚、体重上升，令血脂异常进一步恶化、糖尿病患者血糖控制恶化[22-24]。表29-4-8-9总结腹透患者面对一系列的心血管风险因素。

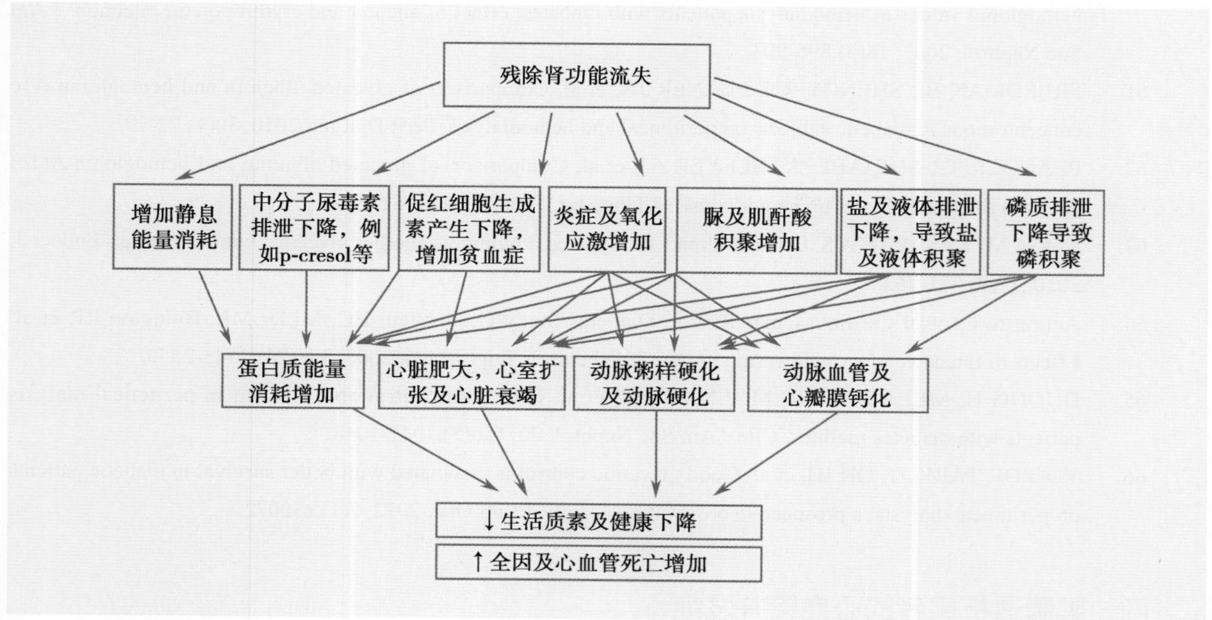

图 29-4-8-2　透析患者残余肾功能的重要性

表 29-4-8-9　腹透患者面对各种心血管危险因素

传统 Framingham 风险因素	与肾病有关风险
– 年龄	– 尿毒素
– 性别	– 液体及盐过载
– 高血压	– 炎症及氧化应激
– 血脂异常	– 交感神经过度活跃
– 糖尿病	– 不对称二甲基精氨酸
– 吸烟	– 晚期糖基化终产物
– 心脏肥大	– 同型半胱氨酸
	– 贫血
	– 蛋白尿
	– 残余肾功能丧失
	– 肾素 - 血管紧张素系统激活
	– 胰岛素阻抗性
	– 蛋白质能量消耗
矿物代谢有关风险	**与透析有关风险**
– 高磷酸盐血症	– 葡萄糖腹透液
– 高钙血症	– 腹透液生物非兼容性
– 钙负荷	– 葡萄糖降解产物
– 继发性甲状旁腺功能亢进	– 糖化终产物
–25- 维生素 D 缺乏	– 感染
– 丧失钙化抑制剂	
– 胎球蛋白 A 下降	
–Fibrogenic growth factor（FGF）-23	

1. 腹透患者的残余肾功能 残余肾功能在腹透患者中发挥维持整体健康的作用，残余肾功能丧失能预测透析患者死亡风险增加[5,25-29]。残余肾功能及腹膜透析清除率对腹透患者的生存影响并不一致。残余肾功能可显著影响腹透患者的生存，但腹透清除与患者生存无显著相关[28,29]。血透患者亦有类似发现；残余肾功能与生存率相关[30-32]。研究亦发现，腹透患者残余肾功能丧失速度愈快、死亡率愈高、技术失败率愈大[31,33]。根据一项荷兰的透析充分性的合作研究（NECOSAD）分析，完全丧失残余肾功能的透析患者比仍然保存一定程度残余肾功能的患者有更高死亡率[34]。残余肾功能对于透析患者的重要性因素见图 29-4-8-2。

（1）残余肾功能对尿毒素及中分子尿毒溶质排泄体外有相当重要的作用，单靠腹透清除不能发挥相等作用。Bammen等发现残余肾功能可排泄90%以上中分子毒素及蛋白结合毒素，包括β_2-微球蛋白，对甲酚硫酸盐及硫酸吲哚酚等，而腹透只能清除少于10%[35]。因此，单靠增加腹透清除是无法弥补因残余肾功能丧失而减少的中分子毒素及蛋白结合毒素的清除。事实上，血液对甲酚硫酸盐及硫酸吲哚酚升高可增加透析患者死亡风险[36-39]。

（2）丧失残余肾功能增加盐及水潴留，导致细胞外液过载、高血压，增加心脏肥大[40,41]。研究证实，残余肾功能丧失与心脏肥大密切相关[40]。随腹透时间延长，血压控制困难亦与残余肾功能丧失有关[42]。

（3）残余肾功能丧失会导致高磷血症[43]，增加心脏瓣膜及动脉钙化风险[44]。

（4）残余肾功能丧失亦会增加维生素D缺乏风险[45]，减少促红细胞生成素的生成，增加贫血风险。

（5）残余肾功能丧失亦会增加炎症及氧化应激[46]。丧失残余肾功能或尿毒素积聚本身，通过氧化应激，刺激炎症，从而激活单核细胞，增加细胞因子产生[47]。另一个可能机制是肾脏参与细胞因子的代谢，大鼠实验中发现，肾脏切除后，细胞因子清除下降[48]。研究显示，残余肾功能丧失、炎症及心脏肥大相结合，大大增加腹透患者的总死亡及心脏血管死亡风险[49]。

（6）残余肾功能丧失增加低蛋白风险及蛋白质能量消耗风险[50]。研究发现残余肾功能与膳食能量、蛋白质、各种维生素及微量营养素摄入显著相关，但与腹透清除无关。丧失残余肾功能亦增加静息代谢率，增加蛋白质能量消耗[51]。因此，因残余肾功能丧失而出现一系列的代谢紊乱及血流动力学干扰，诱发心脏肥大、心室扩张，导致收缩期及舒张期功能障碍，加速动脉粥样硬化、动脉硬化及心力衰竭，增加腹透患者的总死亡、心脏血管死亡及心脏猝死风险[11]。残余肾功能丧失亦令腹透患者整体生活质量下降[52]。因此保存残余肾功能于腹透患者是一项主要治疗目标。

2. 细胞外液超负荷 接近40%的长期腹透患者有细胞外液超负荷，又称循环充血[53-55]。液体负荷过多增加透析患者的死亡风险[56]。细胞外液超负荷原因很多，包括：不遵守盐及容量限制，低超滤，腹膜高转运状态及残余肾功能丧失。本身有糖尿病或背景有动脉粥样硬化疾病的患者都有增加循环充血风险[53]。过去有液体超负荷病史的腹透患者有更严重的心脏肥大、心室扩张及舒张期功能障碍，显示液体过多对诱发心脏肥大的重要性[57]。

液体过多可以用生物电阻抗来评估。根据欧洲一项研究显示，60%透析患者都有容量负荷，其中25%属严重容量负荷。而容量负荷的患者血压可能依然维持正常[58]。用生物电阻抗谱设备评估血透患者容量负荷能预测死亡率增加。容量负荷对细胞外液的比率若超出15%，即相等于超标大约2.5L水左右，其校正的死亡风险比对照患者高出2倍以上[59]。腹透患者亦有类似回顾性数据，显示容量负荷对预后的重要性[56]。

数个随机研究评价了液体管理指导在透析患者的治疗价值。其中一个研究在腹透患者中进行。研究为期3个月，接受液体管理指导组的患者的收缩压有显著下降，相反，接受标准治疗的患者则出现收缩压上升[60]。另外两个随机对照研究在血透患者中进行，其中一个研究发现液体管理护理组相对于标准护理组，明显减少了液体过载的平均时间（此研究主要终点）及改善左心室质量指数。另外，左心房容积指数、收缩压、舒张压及主动脉脉搏波速度亦有显著改善[61]。另一项随机对照研究，为期两年半，发现接受液体管理护理组的血透患者相对标准护理的患者的全因死亡风险降低，血管硬化、相对液体过载及收缩压上升风险全部减低[62]。

另外，研究亦发现肺彗星征（lung comets）评估，一项新兴工具可评估透析患者容量负荷，值得进一步评估[63]。Zoccali及其团队发现利用肺部超声波被评估严重肺充血的透析患者相对于只有轻微或无肺充血的患者校正的死亡风险高出3倍以上[64]。利钠肽（natriuretic peptide），例如脑钠肽（brain natriuretic peptide，BNP）及N端-前脑钠肽（N-terminal pro-brain natriuretic peptide（NT-pro-BNP），响应心脏应激而被释放，与腹透患者的心脏大小关系密切[65]，血N端-前脑钠肽量对腹透患者总体及心血管结果预后有相当的重要性。N端-前脑钠肽量位于最高四分位数比最低四分位数的腹透患者的全因死亡风险高出五倍。其预后重要性独立于其他临床，生化及超声心动图指标[66]。

3. 炎症　炎症对引发及促使动脉粥样硬化恶化有举足轻重的作用[67]。炎症亦被视为引发透析患者加速动脉粥样硬化主要非传统的风险因素之一[5,68,69]。利用CRP作为炎症指标，20% ~ 50%的ESRD患者有炎症[70]，约35%的腹透患者有炎症[5,71,72]。CRP升高不但与动脉粥样硬化疾病有关，也与心脏肥大及心室扩张有关[49]。CRP预测透析患者总死亡及心血管死亡风险增加。且可能是独立危险因素[5]。CRP亦引发透析患者颈动脉粥样硬化进展[73,74]。细胞黏附分子，参与白细胞-内皮激活，对炎症产生举足轻重作用，与颈动脉粥样硬化有关联[74]。细胞黏附分子亦预测腹透患者死亡及心血管事件[75]。研究建议IL-6，相比CRP更能强预测ESRD患者之死亡及心血管死亡风险[76]。

另外，炎症亦可能参与钙化过程。炎症与心脏瓣膜钙化有强关联[77]。炎症蛋白增加能预测心脏瓣膜钙化的腹透患者更差的预后[78]。另外，CRP较高者亦发现有加速冠状动脉钙化年度进展，这些数据支持炎症于钙化过程潜在因果作用[79]。另外，血清胎球蛋白-甲（fetuin-A）作为阴性急性期蛋白，炎症指标及钙化抑制剂，与心瓣膜钙化有逆关联，研究发现这关联独立于CRP及钙磷乘积[80]。

4. 高磷血症及矿物质代谢紊乱　腹透患者出现高磷血症的情况十分普遍，来自中国香港及欧洲的调查发现大约40%的腹透患者的血磷高于1.78mmol/L[43,81]，高磷血症的发生率随着残余肾功能丧失而增加[43]。高磷血症不但刺激继发性甲状旁腺功能亢进，更能预测透析患者死亡风险[82,83]。根据美国数据分析显示：高磷血症、血钙磷沉积提升及继发性甲状旁腺素上升与冠状动脉疾病及心脏猝死密切相关[82]。

其中高磷血症导致心血管死亡增加的主要机制与动脉及心瓣膜钙化有关[84-86]。心瓣膜及心血管钙化在ESRD患者均能预测全因死亡及心血管死亡风险增加[87,88]。高磷血症诱导血管平滑肌细胞出现表型变化，变成骨细胞样细胞，从而继续放置钙及磷负载基质囊泡，导致钙沉积[89,90]。因高磷酸盐血症而发展的血管钙化经典出现于动脉介质（media），亦被称为“Monckeberg calcinosis”，在X片上，出现呈电车线外观，与广义动脉硬化相关。血管硬化会增加后负荷，导致心脏肥大[91,92]，从而减少冠状动脉血流储备，增加心肌缺血风险。高磷酸盐血症亦能直接增加心脏纤维化，肥大及加重微血管疾病，诱发透析患者出现心脏猝死[93]。

5. 高血压　超过80%腹透患者都有高血压。高血压与不良结局相关，腹透患者的高血压常与细胞外液体过载有密切关系[94-96]。早期研究显示，透析时间愈长，血压上升风险增加与残余肾功能丧失有关[42]。因此改善盐及液体控制，对于改善腹透患者的血压控制起重要作用。目前并无研究分析腹透患者的血压目标，但研究建议高收缩压与腹透患者死亡风险增加有关[97]。另一研究则显示血压与腹透患者死亡关系可变。收缩压低于110mmHg增加死亡风险，收缩压高于120mmHg则减低死亡风险[98]。血压控制在腹透患者治疗中的争议很大，国际腹透组织成人指引建议低于140/90 mmHg为腹透患者的目标血压[99]。这是基于JNC Ⅷ的建议[100]而非基于腹透患者的具体研究证据。

6. 血脂异常　腹透患者比其他CKD患者的血清甘油三酯更高[101,102]。高甘油三酯血症可能出现其他代谢综合征，包括高密度脂蛋白胆固醇（HDL-cholesterol）下降，葡萄糖代谢受损，腹部肥胖及高血压[103]。回顾性分析显示腹透患者出现代谢综合征会增加心血管事件风险[104]。能够降低甘油三酯及与腹透有关的具体策略暂未有结论，因检查葡聚糖透析液（icodextrin）反应的随机对照试验结果不一致。

其中一项随机对照研究以氨基酸透析液对比标准含糖透析液，但发现两组的甘油三酯水平无显著差异[105]。另一项研究发现，对比传统含糖透析液组，结合葡聚糖透析液和氨基酸透析液组的极低密度脂蛋白胆固醇（VLDL-cholesterol）及甘油三酯水平显著降低，但血脂指标于此项研究属次要终点。另一方面，研究显示，干预组相反地有更低血清白蛋白及更多严重不良事件发生率，尤其是高血压及急性心力衰竭[106]。

降低腹透患者胆固醇作为保护心脏血管的成效及好处暂未确定。至目前为止，在腹透患者中尚无随机对照研究。有两个大型随机对照研究在血透患者中评估了他汀类药物治疗的疗效，未发现生存获益[107-109]。虽然在SHARP研究中发现服用Ezetimibi对CKD患者总生存有显著获益，但此项研究只有百分之五是腹透患者[110]。

（三）心血管疾病

心血管疾病包括动脉血管疾病及心肌病。动脉血管疾病分两类：包括动脉粥样硬化及动脉硬化（或大型血管重塑）。心肌病一般因不同程度的心脏肥大及扩张引起，最终形成心力衰竭。

1. 动脉粥样硬化及冠状动脉疾病

（1）流行病学：动脉粥样硬化是内膜疾病，特征在于有或没有钙化的斑块存在及有闭塞性疾病。死后尸检及血管造影研究显示，相比同龄无肾衰竭患者，透析患者出现冠状动脉粥样硬化疾病概率增加[111,112]。根据USRDS的数据，38%刚开始接受透析患者有冠状动脉疾病[113]。在队列中，17%有心肌梗死，23%有心绞痛。糖尿病患者比非糖尿病患者更易出现冠状动脉疾病（46.4%对比32.2%）[113]。利用^{201}铊单光子发射计算器断层扫描检查，发现刚开始腹透患者罹患冠状动脉疾病的发生率约22.5%[114]。虽然冠状动脉疾病率偏高，急性心肌梗死经常诊断及治疗不足[115]。值得注意的是透析患者有冠状动脉疾病未必有大血管病，一项研究显示接近一半的非糖尿病透析患者有心肌缺血的症状，但并无大血管冠状动脉疾病（定义为主要冠状动脉管腔缩窄超过50%）[116]。容量过载结合心脏肥大能增加氧需求，若同时有微血管冠状动脉疾病则可能引发心肌缺血[117]。

（2）预后：透析患者患有冠状动脉疾病，特别是急性心肌梗死，比一般人群的预后显著差。透析患者若有心肌梗死并发症，会增加心脏死亡风险，长期生存率更差[118]。即使在再灌注时代，生存率也没有改善[119]。近端疾病预后更差[120]。早期研究显示，有同样冠状动脉疾病的透析患者中，腹透患者比血透患者预后更差。美国数据显示，有冠状动脉疾病的糖尿病患者，接受腹透比血透的死亡风险高23%，即使无糖尿病的患者，接受腹透比血透的死亡风险亦要高20%[121]。但近期观察性研究显示，腹透及血透患者的死亡风险差异，可能受透析模式选择偏倚影响而不是因为治疗效果引起[122]。

（3）筛查冠状动脉疾病：目前不建议在所有透析患者中进行常规冠状动脉疾病筛查[123]，但透析患者无症状冠状动脉疾病的比例更高。在一个以居民小区为基础的研究中，评估所有因急性心肌梗死而住院的患者，发现有CKD基础的患者相较无CKD基础的患者较少有心绞痛，但较多以气喘为急性心肌梗死的表现[124]。利用CT检查，Lee发现有32%无症状且刚开始接受透析治疗的患者罹患严重冠状动脉疾病[125]。另一研究发现刚开始接受透析治疗者中，53.3%患有隐匿性冠状动脉疾病[126]。另外数个研究发现无症状的透析患者当中，血管造影发现罹患冠状动脉疾病者约42% ~ 64%[127]。有糖尿病的透析患者罹患隐匿性冠状动脉疾病的比例更高，其中一项研究报告估计大约有70%[128]。另两个类似研究发现约67% ~ 74%左右的透析患者在血管造影时发现患有隐匿性冠状动脉疾病[129,130]。初透析患者若有隐匿性冠状动脉疾病则具有更高的心血管事件风险[131]。因此，即使缺乏高质量的研究数据，（NKF-K/DOQI）[132]及（AHA/ACC）[123]指南均建议：高风险透析患者及等待移植的患者应进行冠状动脉疾病评估。ISPD指南建议等待肾移植的患者及无症状的腹透患者应根据以下3个或以上的冠状动脉疾病风险因素，需接受无创心脏测试，包括：糖尿病、心血管病史、透析超过一年、左心肥厚、年龄大于60岁、吸烟、高血压及血脂异常[133]。无创冠状动脉血管检查，一般用于严重冠状动脉疾病的高危患者[123]。截至目前，哪一项无创冠状动脉疾病检查在透析患者具有最高成本效益尚无定论。血透患者研究中发现心肌灌注闪烁成像（MPS）及Dobutamine Stress超声心动图检查诊断，灵敏度37% ~ 90%，特异性为40% ~ 90%[134-139]。但MPS结果，对心脏事件及死亡风险有预后作用[140]。一项早期包括十二个有关MPS及Dobutamine Stress超声心动图的系统综述研究报告显示，透析患者若可诱发缺血，其心肌梗死风险大6倍，心脏死亡风险大6倍。另外，有心血管结构缺陷者的心脏死亡风险高出3倍[140]。另一项研究发现，有可逆心血管缺陷的患者，其心脏死亡风险也大约3倍[141]。Dobutamine Stress超声心动图诊断的准确性随着动脉狭窄严重性及多支病变而增加。敏感性37% ~ 95%，特异性71% ~ 95%。Dobutamine Stress超声心动图结果异常可独立预测死亡风险[141,142]。近期研究显示，冠脉CT造影能可靠诊断透析患者的冠状动脉疾病，灵敏度高且阴性预测值高，因此，此检查模式能有效评估有症状、阻塞性、低至中间概率的冠状动脉疾病[143]。

（4）治疗冠状动脉疾病：目前未有足够数据证明阿司匹林及其他抗血小板药物对腹透患者的疗效和安全性，因尚无腹透患者治疗冠状动脉疾病的指南，所以需要个体化权衡利弊。至目前为止，因未有随机对照研究评估及比较透析患者接受冠状动脉搭桥手术（CABG），对比经皮冠状动脉介入治疗（PCI），所以未能确定哪一个血运重建方法最合适用于腹透患者。过去一个包括十七项回顾性及观察性研究的系统综述研究，涵盖32 388名透析患者，其中15 175患者接受冠状动脉搭桥手术，17 213患者接受经皮冠状动脉介入，但并未用药物洗脱类支架。接受冠状动脉搭桥手术者相比接受经皮冠状动脉介入治疗者，较多有多血管冠状动脉疾病（85% vs 53%）及左主干病变（14% vs 8%）。这说明干预模式的选择受制于选择偏差。此研究发现，进行CABG相比接受PCI者短期30天住院死亡率更高，合并死亡率增加了5.2%。CABG相对PCI的总累积死亡率为51.6%及59.5%，未校正的相对危险度为0.93（95%置信区间0.88 ~ 0.98，P=0.01），接受CABG比接受PCI出现心脏事件风险为低（20.3% vs 32.4%）（相对风险为0.50，95%置信区间0.37 ~ 0.68；P<0.01）[144]。但上述研究评估心脏事件时未考虑竞争死亡风险。心肌梗死（相对风险为0.62，95%置信区间0.51 ~ 0.75；P<0.000 01）及血运重建需要（相对风险为0.21，95%置信区间0.13 ~ 0.35；P<0.000 01）都是CABG比PCI低。但接受CABG与接受PCI的患者组基线病情不匹配，一般接受CABG的患者冠状动脉病变更重，另外若患者不适宜接受CABG，则会接受PCI，因此这几类情况可严重混淆结果。

2. 动脉硬化 透析队列的尸检研究发现肾病初期已出现内膜及内侧厚度增加[145]。肾衰竭出现的血管壁增厚及硬化有多种影响因素，包括高血压，钠潴留及水负荷[146]，肾衰竭患者甲状旁腺激素及内皮素-1分泌增加[147,148]。在肾衰竭实验模型中，高磷饮食及高磷血症在动脉壁增厚中都发挥了作用[149-151]。血管壁出现结构改变，弹性纤维含量降低，细胞外基质增加，导致动脉壁增厚。另外，亦因矿物质代谢紊乱及钙负荷，以及其他因素，如炎症，氧化应激及钙化，导致主动脉内膜斑块和中层钙化。动脉血管壁结构改变及中层钙化改变了动脉血管壁弹性，增加血管硬化[152]。

多项研究一致认为肾病患者主动脉脉波速度与全因死亡及心血管死亡相关[153-155]。Blacher及其团队发现主动脉脉波速度每增加1m/s，其独立预测心血管死亡风险增加1.14倍（95%置信区间1.03 ~ 1.26）及全因死亡风险增加1.14倍（95%置信区间1.05 ~ 1.24］[155]，但截至目前，常规监测腹透患者动脉血管硬化未被推荐，因尚无有效药物改善腹透患者血管硬化，亦未知改善动脉血管弹性能否改善腹透患者总体临床结局及心脏血管预后。

3. 动脉及心脏瓣膜钙化 动脉及心脏瓣膜钙化是腹透患者死亡及心血管死亡重要的预后指标[87,88,156]（图29-4-8-3）。心脏瓣膜钙化反映广义动脉粥样硬化，它跟颈动脉内膜厚度及斑块钙化之间密切相关[157]。冠状动脉血管钙化在透析患者中十分普遍，约达40%[158,159]，腹透患者动脉血管钙化与日进展[160]。而高磷血症预测透析患者冠状动脉钙化的纵向进展[161]。近期数据显示，服用含钙的降磷药可导致钙负荷，进一步增加透析患者动脉钙化及死亡风险[160,162]。因此，含钙的降磷药，在矿物质代谢控制得不理想时，会进一步增加血管钙化风险[84]。Jamal及其团队在一项最近的系统

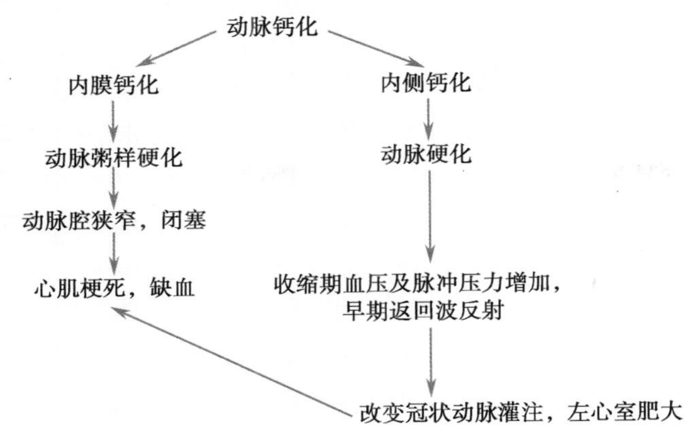

图 29-4-8-3 动脉钙化临床后果

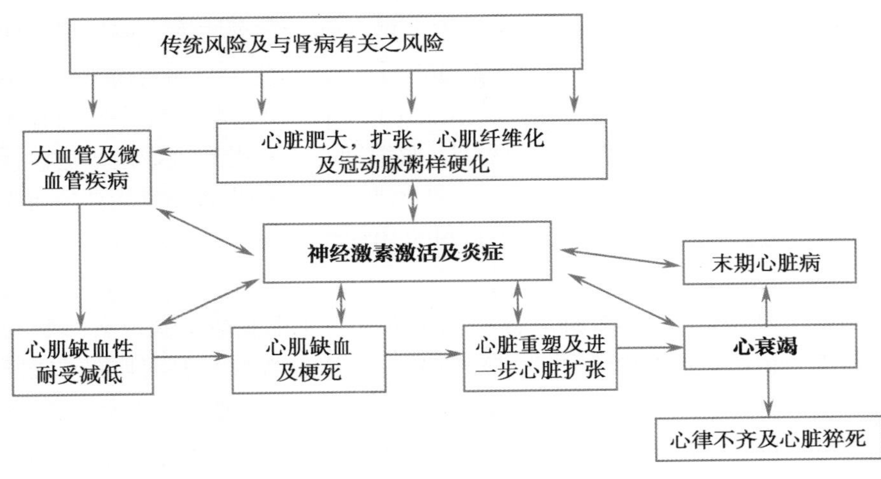

图 29-4-8-4 概述腹透患者心脏衰竭及心脏猝死的发病机制

综述研究中，发现在CKD患者中用含钙的降磷药相比用非含钙的降磷药，有更高的全因死亡风险及冠状动脉钙化风险。在透析患者及非透析患者的分层分析中，透析患者组也如此[163]。但值得注意的是目前腹透患者中并无类似研究，所以未能确定在腹透患者是否同等重要。

另一方面，腹膜透析液内的钙含量是否增加或减低动脉钙化风险尚无定论。近期观察性研究显示，高钙透析液（钙含量1.75mmol/L）能抑制甲状旁腺激素（PTH）分泌，低PTH是血透患者心血管死亡独立危险因素[164]，因此不理想。另一个前瞻性随机对照研究，发现利用低钙透析液（钙含量1.25mmol/L）的患者，对比用高钙透析液（钙含量1.75mmol/L）的患者，有助减慢血透患者冠状动脉钙化进展，及可改善骨转换[165]。另有一个小型研究在腹透患者中亦发现用低钙腹透液可延缓主动脉脉波速度的进展[166]。因此，需要进一步研究低钙腹透液对患者钙化进度及心血管并发症风险的影响。

4. 左心室肥大，功能不全及心力衰竭

（1）左心室肥大：约40% ~ 90%的透析患者都有不同程度的左心室肥大[49,167,168]，刚开始接受透析患者则有75%有左心室肥大[169]。左心室肥大预测全因死亡风险及心血管死亡风险增加[170]。前瞻性随访研究中，左心室肥大及收缩期功能障碍均可预测腹透患者心力衰竭风险[49,171]。随着透析龄增加，左心室肥大及心脏功能障碍亦会恶化。左心房直径及左心室肥大增加及收缩功能障碍恶化，可预测透析患者死亡及心血管事件风险增加[172,173]。图29-4-8-4概述腹透患者心力衰竭及心脏猝死的发病机制。

Yamada等在一项1 254例刚进入血透的患者队列研究中，发现14.2%的患者射血分数低于50%，射血分数能独立于其他因素，预测心血管死亡风险[174]。心脏收缩期功能障碍亦能显著预测

腹透患者心脏猝死[4]。利用超声心动图组织多普勒显像（tissue Doppler imaging）评估的E/Em对比值，能无创评估左心室充盈压，这个对比值是舒张期功能障碍一个重要指标，能额外预测死亡及不良心血管事件风险（超出左心室肥大，射血指数及其他临床和生化指标所提供的预后）[175,176]。在此研究中，62%的腹透患者左心室充盈压高于15（E/Em对比值>15），提示舒张期功能障碍在腹透患者中非常普遍[4]。

腹透患者面对很多导致左心室肥大的危险因素[10]：高血压及动脉硬化成压力过载，导致同心型（concentric）左心室肥大。矿物质代谢紊乱导致高磷血症及继发性甲状旁腺功能亢进及钙负荷增加了动脉硬化风险，亦引发左心室肥大。另一方面，长期贫血、长期慢性体积扩张及动静脉瘘管都能导致心室扩张，因左心室同时肥大，形式偏心型（eccentric）左心室肥大。

（2）心力衰竭：腹膜透析患者经常出现心力衰竭，病征跟循环充血难以区别，估计发生率大约30% ~ 40%[53,171,177,178]，有心力衰竭史的患者，发生率更高（约60%），心力衰竭是腹透患者预后不良的一个重要预测指标[171,177]。USRDS数据显示心力衰竭是透析患者经常住院的原因，心力衰竭后的3年死亡率为83%[179]。在接受透析治疗初期，出现心力衰竭不但增加90天内死亡率，亦增加长期死亡率[180]。基线有心力衰竭的透析患者的中位生存期估计约36个月，而基线无心力衰竭患者的中位生存期约62个月[181]。此外，反复发生心力衰竭亦进一步增加死亡风险[171,181]。另研究亦发现收缩期和舒张期的心力衰竭在腹透患者有不同临床特点和预后[182]。收缩期心力衰竭预后最差，这包括后续全因死亡，心力衰竭，心血管死亡及心血管事件等风险。收缩期心力衰竭患者亦有最高的冠心病发病率（46%），相对于舒张期心力衰竭的28%及无心力衰竭的10%[182]。

（3）治疗策略

1）药物：在尿毒症动物模型中，ACEIs可抑制左心室肥大、心肌细胞减少及改善心脏和血管结构异常[183,184]。截至目前，腹透患者中尚无随机对照研究，血透患者也只有有限的数据[185]。Zannad及团队在一项双盲安慰剂对照研究中（其中397例有左心室肥大的血透患者接受了24个月的观察），发现福辛普利（fosinopril）与安慰剂相比，可降低7%的心血管事件（但差异未达到统计学上的显著性）。随后分析认为fosinopril有改善心血管复合终点事件的趋势，但未发现其可以改善整体生存[186]。另外，一个小型开放随机对照研究发现：坎地沙坦（candesartan）对比安慰剂能显著减少血透患者心血管事件（16.3% vs 45.9%）及死亡（0% vs 18.9%），但此项研究排除基线背景有心脏病（包括心力衰竭）的患者参加[187]。

近期一个历时3年的双盲安慰剂对照研究，将ACEI结合ARB，测试纽约心脏功能第二至三级心力衰竭及收缩期功能障碍的血透患者。研究发现对血透患者长期生存率及心血管有益。联合ACEI和ARB治疗对比联合ACEI和安慰剂可显著减低左心室舒张末期直径及改善射血分数[188]。但截至目前，腹透患者心力衰竭治疗未有类似数据。因此国际腹透组织对于联合ACEI和ARB治疗以保护腹透患者心血管仅给予弱的建议[133]。

β受体阻滞剂对心力衰竭有益，部分因其能阻断交感神经活动[189,190]。交感神经活动在CKD的高血压中发挥重要作用[191,192]。交感神经活动亦是心脏肥大的发病机制之一[193]。血浆去甲肾上腺素慢性升高能预测透析患者不良心血管结果[194]。Cice及其团队在一个随机对照使用卡维地洛（carvedilol）治疗扩张型心肌病及低射血分数的血透患者，研究发现卡维地洛能显著减低左心室体积，改善射血分数及纽约心脏功能级别，且能维持24个月之久[195,196]。研究亦发现卡维地洛相比安慰剂对生存有好处（死亡率：51.7% vs 73.2%），亦有较低的心脏血管死亡率（29.3% vs 67.9%）及全因住院率（34.5% vs 58.9%）。其他次要终点包括致命性心肌梗死、致命性卒中、心脏猝死、泵故障死亡及因心力衰竭的住院率均是服用卡维地洛组较安慰剂组为低[195]。这些数据显示β受体阻滞剂对患有收缩期心力衰竭的长期血透患者有保护心脏的作用，但在腹透患者中尚无类似研究。在一项利用β受体阻滞剂减低透析心血管事件可行性研究，邀请了澳大利亚13家医院150名血透患者参加，但患者募集困难[197]。因为研究数据有限，ISPD对于利用β-受体阻滞剂保护腹透患者心血管健康仅给予一个弱的建议[133]。

醛固酮对于心力衰竭患者，具有储钠和增加容量负荷的作用，且对于心肌重塑、促进胶原沉积、心脏及肾脏纤维化有重要作用[198,199]。虽然ACEIs可抑制醛固酮的合成，但长期使用ACEI可导致醛固酮及血管紧张素Ⅱ逃逸，导致醛固酮反弹[200,201]，因此低剂量的醛固酮受体拮抗剂可以为心力衰竭患者更全面抑制活跃的RAA（renin-angiotensin aldosterone）系统。

一项近期在腹透患者中开展的开放随机对照研究发现，螺内酯相对于对照组能显著减低6个月内左心室质量指数的增加速度（主要终点），且可维持达24个月。另外，24周内左心室射血分数亦因螺内酯治疗而有显著改善[202]。另外一个在309名少尿及无尿血透患者中开展的开放随机对照研究发现，若螺内酯在已服用ACEI或ARB治疗的患者中服用，相对服用安慰剂能显著减少到达主要复合终点（即心血管事件及脑血管事件死亡及因心血管，脑血管事件住院）。螺内酯治疗亦能减低全因死亡风险[203]。因此，综合数据，这类药物似乎对保护腹透患者心血管健康有益，需要作进一步大型研究评估，基于目前有限的证据，ISPD对于利用醛固酮受体拮抗剂保护腹透患者心血管健康给予一个弱的建议[133]。

2）纠正贫血：贫血是CKD患者心血管事件一个重要预测因子，包括左心室扩张，新生及复发性心力衰竭，以及死亡[204]。但治疗及纠正贫血直至目前尚未被证实能改善患者心血管终点事件[205,206]。腹透患者也无随机对照研究数据。

3）限盐：生活方式改变是CKD患者包括腹透患者改善心血管风险及疾病的重要因素之一。纠正高血容量，正钠平衡及改善血压控制对治疗腹透患者心力衰竭及循环充血至关重要[99]。在血透及腹透患者中的少数非随机干预研究发现：积极去除钠和限制水负荷，严格控制盐摄入量及降低透析液内的盐，就能减少高血压，推迟左心室肥大及扩张[207-209]，但KDIGO和ISPD成人心血管与代谢（adult cardiovascular and metabolic guidelines）分别提出，对于CKD及腹透患者，限盐属于一级或强建议[99]。这项建议跟ACC/AHA成人心力衰竭诊断及治疗指南一致[210,211]。

4）容量控制：有两个以6个月为限期的随机对照研究发现葡聚糖透析液能改善腹透患者容量控制。两项研究都发现icodextrin能改善超滤及细胞外液状态[212,213]。Konings及其团队额外发现icodextrin在4个月内显著减低左心室质量[213]。值得注意的是这两个研究纳入标准不同。Davis的研究招聘每天尿量少于750ml的腹透患者及腹膜高转运或需用2.27%葡萄糖腹透液的患者[212]。而Koning的研究中，大部分患者依然保存有残余肾功能。有部分参与研究的患者使用icodextrin后残余肾功能减少，因此引起关注，但随后分析发现这可能因为icodextrin超滤过量而导致脱水所致[213]。事实上，对于有糖尿病的腹透患者用icodextrin作长存腹，对比用传统腹透液作长存腹，能在两年内改善腹透技术生存[214]。两个系统综述研究亦观察到用icodextrin对比用含浓度不同葡萄糖腹透液能显著改善腹膜超滤，及降低负超滤的发生[215,216]。Cho等合并11项随机对照研究，共1 222名患者，对比icodextrin及传统葡萄糖透析液，发现用icodextrin两年能显著减低容量超负荷，及改善腹膜超滤，同时不会对残余肾功能或尿量有负面影响，但这些研究对死亡风险未作评估[215]。近期一个Cochrane分析，再进一步证实这些结果，发现icodextrin能减少不受控制的容量超负荷风险及有效增加每日超滤量。但对腹透技术生存，24小时尿量及残余肾功能未有显著保存效果[216]。基于上述研究结果，ISPD建议：衡量患者腹膜转运状态，但凡腹透患者因超滤不足导致有困难维持容量或体积正常，值得使用icodextrin[99]。

5. 总结 因心血管风险增加，腹透患者面临高死亡风险，高冠脉血管病变及心瓣膜钙化，左心室肥大及循环充血的发生。为改善腹透患者的心血管结局，需要一个更积极方案，不但改善传统Framingham危险因素，更需针对「非传统性」、因CKD或透析引起的各种风险因素。同时为能更有效减低腹透心血管危险负担及并发症，需要更多临床研究，以评估各种治疗策略之成效。

（王依满）

参考文献

1. LEVEY AS, BETO JA, CORONADO BE, et al. Controlling the epidemic of cardiovascular disease in chronic renal disease: what do we know? What do we need to learn? Where do we go from here? National Kidney Foundation Task Force on Cardiovascular Disease. Am J Kidney Dis, 1998, 32(5):853-906.
2. SARAN R, LI Y, ROBINSON B, et al. US Renal Data System 2015 Annual Data Report: Epidemiology of Kidney Disease in the United States. Am J Kidney Dis, 2016, 67(3 Suppl 1):Svii, S1-S305.
3. PIPPIAS M, JAGER KJ, KRAMER A, et al. The changing trends and outcomes in renal replacement therapy: data from the ERA-EDTA Registry. Nephrol Dial Transplant, 2016, 31(5):831-841.
4. WANG AY, LAM CW, CHAN IH, et al. Sudden cardiac death in end-stage renal disease patients: a 5-year prospective analysis. Hypertension, 2010, 56(2):210-216.
5. WANG AY, WOO J, LAM CW, et al. Is a single time point C-reactive protein predictive of outcome in peritoneal dialysis patients? J Am Soc Nephrol, 2003, 14(7):1871-1879.
6. ROSTAND SG. Coronary heart disease in chronic renal insufficiency: some management considerations. J Am Soc Nephrol, 2000, 11(10):1948-1956.
7. JHA V, GARCIA-GARCIA G, ISEKI K, et al. Chronic kidney disease: global dimension and perspectives. Lancet, 2013, 382(9888): 260-272.
8. WANG AY. Cardiovascular risk in diabetic end-stage renal disease patients. J Diabetes, 2011, 3(2):119-131.
9. LOCATELLI F, POZZONI P, DEL VECCHIO L. Renal replacement therapy in patients with diabetes and end-stage renal disease. J Am Soc Nephrol, 2004, 15(Suppl 1):S25-S29.
10. WANG AY. Cardiovascular risk factors in peritoneal dialysis patients revisited. Perit Dial Int, 2007, 27(Suppl 2):S223-S227.
11. WANG AY, LAI KN. The importance of residual renal function in dialysis patients. Kidney Int, 2006, 69(10):1726-1732.
12. WANG AY. The John F. Maher Award Recipient Lecture 2006. The “heart” of peritoneal dialysis: residual renal function. Perit Dial Int, 2007, 27(2):116-124.
13. GARCIA-LOPEZ E, CARRERO JJ, SULIMAN ME, et al. Risk factors for cardiovascular disease in patients undergoing peritoneal dialysis. Perit Dial Int, 2007, 27(Suppl 2): S205-S209.
14. NILSSON-THORELL CB, MUSCALU N, Andren AH, et al. Heat sterilization of fluids for peritoneal dialysis gives rise to aldehydes. Perit Dial Int, 1993, 13(3):208-213.
15. LINDEN T, MUSI B, JARKELID L, et al. Glucose degradation products in peritoneal dialysis fluids may have both local and systemic effects: a study of residual fluid and mesothelial cells. Perit Dial Int, 2001, 21(6):607-610.
16. LINDEN T, COHEN A, DEPPISCH R, et al. 3, 4-Dideoxyglucosone-3-ene (3, 4-DGE): a cytotoxic glucose degradation product in fluids for peritoneal dialysis. Kidney Int, 2002, 62(2):697-703.
17. ERIXON M, LINDEN T, KJELLSTRAND P, et al. PD fluids contain high concentrations of cytotoxic GDPs directly after sterilization. Perit Dial Int, 2004, 24(4):392-398.
18. SAXENA AB. Recent advances in the management of peritoneal dialysis patients. F1000Prime Rep, 2015, 7:57.
19. KREDIET RT, ZWEERS MM, VAN DER WAL AC, et al. Neoangiogenesis in the peritoneal membrane. Perit Dial Int, 2000, 20(Suppl 2):S19-S25.
20. CENDOROGLO M, SUNDARAM S, JABER BL, et al. Effect of glucose concentration, osmolality, and sterilization process of peritoneal dialysis fluids on cytokine production by peripheral blood mononuclear cells and polymorphonuclear cell functions in vitro. Am J Kidney Dis, 1998, 31(2):273-282.
21. HOLMES C, MUJAIS S. Glucose sparing in peritoneal dialysis: implications and metrics. Kidney Int Suppl, 2006, 103:S104-S109.
22. DELARUE J, MAINGOURD C. Acute metabolic effects of dialysis fluids during CAPD. Am J Kidney Dis, 2001, 37(1 Suppl 2):S103-S107.
23. JIANG N, QIAN J, LIN A, et al. Initiation of glucose-based peritoneal dialysis is associated with increased

prevalence of metabolic syndrome in non-diabetic patients with end-stage renal disease. Blood Purif, 2008, 26(5):423-428.

24. HOLMES CJ. Glucotoxicity in peritoneal dialysis–solutions for the solution! Adv Chronic Kidney Dis, 2007, 14(3):269-278.
25. SHEMIN D, BOSTOM AG, LALIBERTY P, et al. Residual renal function and mortality risk in hemodialysis patients. Am J Kidney Dis, 2001, 38(1):85-90.
26. DIAZ-BUXO JA, LOWRIE EG, LEW NL, et al. Associates of mortality among peritoneal dialysis patients with special reference to peritoneal transport rates and solute clearance. Am J Kidney Dis, 1999, 33(3):523-534.
27. MAIORCA R, BRUNORI G, ZUBANI R, et al. Predictive value of dialysis adequacy and nutritional indices for mortality and morbidity in CAPD and HD patients. A longitudinal study. Nephrol Dial Transplant, 1995, 10(12):2295-2305.
28. BARGMAN JM, THORPE KE, CHURCHILL DN, et al. Relative contribution of residual renal function and peritoneal clearance to adequacy of dialysis: a reanalysis of the CANUSA study. J Am Soc Nephrol, 2001, 12(10):2158-2162.
29. ROCCO M, SOUCIE JM, PASTAN S, et al. Peritoneal dialysis adequacy and risk of death. Kidney Int, 2000, 58(1):446-457.
30. SHAFI T, JAAR BG, PLANTINGA LC, et al. Association of residual urine output with mortality, quality of life, and inflammation in incident hemodialysis patients: the Choices for Healthy Outcomes in Caring for End-Stage Renal Disease (CHOICE) Study. Am J Kidney Dis, 2010, 56(2):348-358.
31. OBI Y, RHEE CM, MATHEW AT, et al. Residual Kidney Function Decline and Mortality in Incident Hemodialysis Patients. J Am Soc Nephrol, 2016, 27(12):3758-3768.
32. WANG AY. Preserving Residual Kidney Function in Hemodialysis Patients-Back in the Spotlight. J Am Soc Nephrol, 2016, 27(12): 3504-3507.
33. LIAO CT, CHEN YM, SHIAO CC, et al. Rate of decline of residual renal function is associated with all-cause mortality and technique failure in patients on long-term peritoneal dialysis. Nephrol Dial Transplant, 2009, 24(9):2909-2914.
34. VAN DER WAL WM, NOORDZIJ M, DEKKER FW, et al. Full loss of residual renal function causes higher mortality in dialysis patients; findings from a marginal structural model. Nephrol Dial Transplant, 2011, 26(9):2978-2983.
35. BAMMENS B, EVENEPOEL P, VERBEKE K, et al. Removal of middle molecules and protein-bound solutes by peritoneal dialysis and relation with uremic symptoms. Kidney Int, 2003, 64(6):2238-2243.
36. BAMMENS B, EVENEPOEL P, KEULEERS H, et al. Free serum concentrations of the protein-bound retention solute p-cresol predict mortality in hemodialysis patients. Kidney Int, 2006, 69(6):1081-1087.
37. MEIJERS BK, BAMMENS B, DE MOOR B, et al. Free p-cresol is associated with cardiovascular disease in hemodialysis patients. Kidney Int, 2008, 73(10):1174-1180.
38. SHAFI T, MEYER TW, HOSTETTER TH, et al. Free Levels of Selected Organic Solutes and Cardiovascular Morbidity and Mortality in Hemodialysis Patients: Results from the Retained Organic Solutes and Clinical Outcomes (ROSCO) Investigators. PLoS One, 2015, 10(5): e0126048.
39. LIN CJ, WU V, WU PC, et al. Meta-analysis of the associations of p-cresyl sulfate (PCS) and indoxyl sulfate (IS) with cardiovascular events and all-cause mortality in patients with chronic renal failure. PLoS One, 2015, 10(7): e0132589.
40. WANG AY, WANG M, WOO J, et al. A novel association between residual renal function and left ventricular hypertrophy in peritoneal dialysis patients. Kidney Int, 2002, 62(2):639-647.
41. KONINGS CJ, KOOMAN JP, SCHONCK M, et al. Fluid status in CAPD patients is related to peritoneal transport and residual renal function: evidence from a longitudinal study. Nephrol Dial Transplant, 2003, 18(4):797-803.
42. MENON MK, NAIMARK DM, BARGMAN JM, et al. Long-term blood pressure control in a cohort of peritoneal dialysis patients and its association with residual renal function. Nephrol Dial Transplant, 2001, 16(11):2207-2213.

43. WANG AY, WOO J, SEA MM, LAW MC, et al. Hyperphosphatemia in Chinese peritoneal dialysis patients with and without residual kidney function: what are the implications? Am J Kidney Dis, 2004, 43(4):712-720.

44. WANG AY, LAM CW, WANG M, et al. Is valvular calcification a part of the missing link between residual kidney function and cardiac hypertrophy in peritoneal dialysis patients? Clin J Am Soc Nephrol, 2009, 4(10):1629-1636.

45. WANG AY, LAM CW, SANDERSON JE, et al. Serum 25-hydroxyvitamin D status and cardiovascular outcomes in chronic peritoneal dialysis patients: a 3-y prospective cohort study. Am J Clin Nutr, 2008, 87(6):1631-1638.

46. CHUNG SH, HEIMBURGER O, STENVINKEL P, et al. Association between inflammation and changes in residual renal function and peritoneal transport rate during the first year of dialysis. Nephrol Dial Transplant, 2001, 16(11):2240-2245.

47. WITKO-SARSAT V, NGUYEN KHOA T, JUNGERS P, et al. Advanced oxidation protein products: oxidative stress markers and mediators of inflammation in uremia. Adv Nephrol Necker Hosp, 1998, 28:321-341.

48. BEMELMANS MH, GOUMA DJ, BUURMAN WA. Influence of nephrectomy on tumor necrosis factor clearance in a murine model. J Immunol, 1993, 150(5):2007-2017.

49. WANG AY, WANG M, WOO J, et al. Inflammation, residual kidney function, and cardiac hypertrophy are interrelated and combine adversely to enhance mortality and cardiovascular death risk of peritoneal dialysis patients. J Am Soc Nephrol, 2004, 15(8): 2186-2194.

50. WANG AY, SEA MM, IP R, et al. Independent effects of residual renal function and dialysis adequacy on actual dietary protein, calorie, and other nutrient intake in patients on continuous ambulatory peritoneal dialysis. J Am Soc Nephrol, 2001, 12(11):2450-2457.

51. WANG AY, SEA MM, TANG N, et al. Resting energy expenditure and subsequent mortality risk in peritoneal dialysis patients. J Am Soc Nephrol, 2004, 15(12):3134-3143.

52. TERMORSHUIZEN F, KOREVAAR JC, DEKKER FW, et al. The relative importance of residual renal function compared with peritoneal clearance for patient survival and quality of life: an analysis of the Netherlands Cooperative Study on the Adequacy of Dialysis (NECOSAD)-2. Am J Kidney Dis, 2003, 41(6):1293-1302.

53. WANG AY, LAM CW, YU CM, et al. Troponin T, left ventricular mass, and function are excellent predictors of cardiovascular congestion in peritoneal dialysis. Kidney Int, 2006, 70(3): 444-452.

54. JOTTERAND DREPPER V, KIHM LP, KALBLE F, et al. Overhydration Is a Strong Predictor of Mortality in Peritoneal Dialysis Patients-Independently of Cardiac Failure. PLoS One, 2016, 11(7):e0158741.

55. CADER RA, GAFOR HA, MOHD R, et al. Assessment of fluid status in CAPD patients using the body composition monitor. J Clin Nurs, 2013, 22(5-6):741-748.

56. O'LONE EL, VISSER A, FINNEY H, et al. Clinical significance of multi-frequency bioimpedance spectroscopy in peritoneal dialysis patients: independent predictor of patient survival. Nephrol Dial Transplant, 2014, 29(7):1430-1437.

57. WANG AY, SANDERSON J, SEA MM, et al. Important factors other than dialysis adequacy associated with inadequate dietary protein and energy intakes in patients receiving maintenance peritoneal dialysis. Am J Clin Nutr, 2003, 77(4):834-841.

58. VAN BIESEN W, WILLIAMS JD, COVIC AC, et al. Fluid status in peritoneal dialysis patients: the European Body Composition Monitoring (EuroBCM) study cohort. PLoS One, 2011, 6(2):e17148.

59. WIZEMANN V, WABEL P, CHAMNEY P, et al. The mortality risk of overhydration in haemodialysis patients. Nephrol Dial Transplant, 2009, 24(5):1574-1579.

60. LUO YJ, LU XH, WOODS F, et al. Volume control in peritoneal dialysis patients guided by bioimpedance spectroscopy assessment. Blood Purif, 2011, 31(4):296-302.

61. HUR E, USTA M, TOZ H, et al. Effect of fluid management guided by bioimpedance spectroscopy on cardiovascular parameters in hemodialysis patients: a randomized controlled trial. Am J Kidney Dis, 2013, 61(6):957-965.

62. ONOFRIESCU M, HOGAS S, VORONEANU L, et al. Bioimpedance-guided fluid management in maintenance hemodialysis: a pilot randomized controlled trial. Am J Kidney Dis, 2014, 64(1):111-118.
63. ENIA G, TRIPEPI R, PANUCCIO V, et al. Pulmonary congestion and physical functioning in peritoneal dialysis patients. Perit Dial Int, 2012, 32(5):531-536.
64. ZOCCALI C, TORINO C, TRIPEPI R, et al. Pulmonary congestion predicts cardiac events and mortality in ESRD. J Am Soc Nephrol, 2013, 24(4):639-646.
65. WANG AY, LAM CW, WANG M, et al. Diagnostic potential of serum biomarkers for left ventricular abnormalities in chronic peritoneal dialysis patients. Nephrol Dial Transplant, 2009, 24(6):1962-1969.
66. WANG AY, LAM CW, YU CM, et al. N-terminal pro-brain natriuretic peptide: an independent risk predictor of cardiovascular congestion, mortality, and adverse cardiovascular outcomes in chronic peritoneal dialysis patients. J Am Soc Nephrol, 2007, 18(1):321-330.
67. ROSS R. Atherosclerosis–an inflammatory disease. N Engl J Med, 1999, 340(24):115-126.
68. RIDKER PM, CUSHMAN M, STAMPFER MJ, et al. Inflammation, aspirin, and the risk of cardiovascular disease in apparently healthy men. N Engl J Med, 1997, 336(14):973-979.
69. ZIMMERMANN J, HERRLINGER S, PRUY A, et al. Inflammation enhances cardiovascular risk and mortality in hemodialysis patients. Kidney Int, 1999, 55(2):648-658.
70. WANG AY. Prognostic value of C-reactive protein for heart disease in dialysis patients. Curr Opin Investig Drugs, 2005, 6(9):879-886.
71. DUCLOUX D, BRESSON-VAUTRIN C, KRIBS M, et al. C-reactive protein and cardiovascular disease in peritoneal dialysis patients. Kidney Int, 2002, 62(4):1417-1422.
72. NOH H, LEE SW, KANG SW, et al. Serum C-reactive protein: a predictor of mortality in continuous ambulatory peritoneal dialysis patients. Perit Dial Int, 1998, 18(4):387-394.
73. KATO A, TAKITA T, MARUYAMA Y, et al. Chlamydial infection and progression of carotid atherosclerosis in patients on regular haemodialysis. Nephrol Dial Transplant, 2004, 19(10):2539-2546.
74. PAPAGIANNI A, KOKOLINA E, KALOVOULOS M, et al. Carotid atherosclerosis is associated with inflammation, malnutrition and intercellular adhesion molecule-1 in patients on continuous ambulatory peritoneal dialysis. Nephrol Dial Transplant, 2004, 19(5):1258-1263.
75. WANG AY, LAM CW, WANG M, et al. Circulating soluble vascular cell adhesion molecule 1: relationships with residual renal function, cardiac hypertrophy, and outcome of peritoneal dialysis patients. Am J Kidney Dis, 2005, 45(4):715-729.
76. PANICHI V, MAGGIORE U, TACCOLA D, et al. Interleukin-6 is a stronger predictor of total and cardiovascular mortality than C-reactive protein in haemodialysis patients. Nephrol Dial Transplant, 2004, 19(5):1154-1160.
77. WANG AY, WOO J, WANG M, et al. Association of inflammation and malnutrition with cardiac valve calcification in continuous ambulatory peritoneal dialysis patients. J Am Soc Nephrol, 2001, 12(9), 1927-1936.
78. WANG AY, LAM CW, WANG M, et al. Increased circulating inflammatory proteins predict a worse prognosis with valvular calcification in end-stage renal disease: a prospective cohort study. Am J Nephrol, 2008, 28(4):647-653.
79. JUNG HH, KIM SW, HAN H. Inflammation, mineral metabolism and progressive coronary artery calcification in patients on haemodialysis. Nephrol Dial Transplant, 2006, 21(7):1915-1920.
80. WANG AY, WOO J, LAM CW, et al. Associations of serum fetuin-A with malnutrition, inflammation, atherosclerosis and valvular calcification syndrome and outcome in peritoneal dialysis patients. Nephrol Dial Transplant, 2005, 20(8):1676-1685.
81. NOORDZIJ M, KOREVAAR JC, BOS WJ, et al. Mineral metabolism and cardiovascular morbidity and mortality risk: peritoneal dialysis patients compared with haemodialysis patients. Nephrol Dial Transplant, 2006, 21(9):2513-2520.
82. GANESH SK, STACK AG, LEVIN NW, et al. Association of elevated serum PO(4), Ca x PO(4) product, and parathyroid hormone with cardiac mortality risk in chronic hemodialysis patients. J Am Soc Nephrol, 2001, 12(10):2131-2138.

83. BLOCK GA, HULBERT-SHEARON TE, LEVIN NW, et al. Association of serum phosphorus and calcium x phosphate product with mortality risk in chronic hemodialysis patients: a national study. Am J Kidney Dis, 1998, 31(4):607-617.
84. CHERTOW GM, RAGGI P, CHASAN-TABER S, et al. Determinants of progressive vascular calcification in haemodialysis patients. Nephrol Dial Transplant, 2004, 19(6):1489-1496.
85. SHANAHAN CM, CROUTHAMEL MH, KAPUSTIN A, et al. Arterial calcification in chronic kidney disease: key roles for calcium and phosphate. Circ Res, 2011, 109(6):697-711.
86. SHROFF RC, MCNAIR R, FIGG N, et al. Dialysis accelerates medial vascular calcification in part by triggering smooth muscle cell apoptosis. Circulation, 2008, 118(17):1748-1757.
87. WANG AY, WANG M, WOO J, et al. Cardiac valve calcification as an important predictor for all-cause mortality and cardiovascular mortality in long-term peritoneal dialysis patients: a prospective study. J Am Soc Nephrol, 2003, 14(1):159-168.
88. SHANTOUF RS, BUDOFF MJ, AHMADI N, et al. Total and individual coronary artery calcium scores as independent predictors of mortality in hemodialysis patients. Am J Nephrol, 2010, 31(5): 419-425.
89. SHROFF RC, MCNAIR R, SKEPPER JN, et al. Chronic mineral dysregulation promotes vascular smooth muscle cell adaptation and extracellular matrix calcification. J Am Soc Nephrol, 2010, 21(1):103-112.
90. SHANAHAN CM, CARY NR, SALISBURY JR, et al. Medial localization of mineralization-regulating proteins in association with Monckeberg's sclerosis: evidence for smooth muscle cell-mediated vascular calcification. Circulation, 1999, 100(21):2168-2176.
91. HAYDAR AA, COVIC A, COLHOUN H, et al. Coronary artery calcification and aortic pulse wave velocity in chronic kidney disease patients. Kidney Int, 2004, 65(5):1790-1794.
92. LONDON GM, MARCHAIS SJ, GUERIN AP, et al. Arterial structure and function in end-stage renal disease. Nephrol Dial Transplant, 2002, 17(10):1713-1724.
93. AMANN K, TORNIG J, KUGEL B, et al. Hyperphosphatemia aggravates cardiac fibrosis and microvascular disease in experimental uremia. Kidney Int, 2003, 63(4):1296-1301.
94. COCCHI R, DEGLI ESPOSTI E, FABBRI A, et al. Prevalence of hypertension in patients on peritoneal dialysis: results of an Italian multicentre study. Nephrol Dial Transplant, 1999, 14(6):1536-1540.
95. KOC M, TOPRAK A, TEZCAN H, et al. Uncontrolled hypertension due to volume overload contributes to higher left ventricular mass index in CAPD patients. Nephrol Dial Transplant, 2002, 17(9):1661-1666.
96. ORTEGA LM, MATERSON BJ. Hypertension in peritoneal dialysis patients: epidemiology, pathogenesis, and treatment. J Am Soc Hypertens, 2011, 5(3):128-136.
97. UDAYARAJ UP, STEENKAMP R, CASKEY FJ, et al. Blood pressure and mortality risk on peritoneal dialysis. Am J Kidney Dis, 2009, 53(1):70-78.
98. GOLDFARB-RUMYANTZEV AS, BAIRD BC, LEYPOLDT JK, et al. The association between BP and mortality in patients on chronic peritoneal dialysis. Nephrol Dial Transplant, 2005, 20(8):1693-1701.
99. WANG AY, BRIMBLE KS, BRUNIER G, et al. ISPD Cardiovascular and Metabolic Guidelines in Adult Peritoneal Dialysis Patients Part I-Assessment and Management of Various Cardiovascular Risk Factors. Perit Dial Int, 2015, 35(4):379-387.
100. JAMES PA, OPARIL S, CARTER BL, et al. 2014 evidence-based guideline for the management of high blood pressure in adults: report from the panel members appointed to the Eighth Joint National Committee (JNC 8). JAMA, 2014, 311(5):507-520.
101. ATTMAN PO, SAMUELSSON OG, MOBERLY J, et al. Apolipoprotein B-containing lipoproteins in renal failure: the relation to mode of dialysis. Kidney Int, 1999, 55(4):1536-1542.
102. HORKKO S, HUTTUNEN K, LAARA E, et al. Effects of three treatment modes on plasma lipids and lipoproteins in uraemic patients. Ann Med, 1994, 26(4):271-282.
103. JOHNSON DW, ARMSTRONG K, CAMPBELL SB, et al. Metabolic syndrome in severe chronic kidney disease: Prevalence, predictors, prognostic significance and effects of risk factor modification. Nephrology (Carlton), 2007, 12(4):391-398.

104. LIAO CT, KAO TW, CHOU YH, et al. Associations of metabolic syndrome and its components with cardiovascular outcomes among non-diabetic patients undergoing maintenance peritoneal dialysis. Nephrol Dial Transplant, 2011, 26(12):4047-4054.

105. MISRA M, REAVELEY DA, ASHWORTH J, et al. Six-month prospective cross-over study to determine the effects of 1.1% amino acid dialysate on lipid metabolism in patients on continuous ambulatory peritoneal dialysis. Perit Dial Int, 1997, 17(3):279-286.

106. LI PK, CULLETON BF, ARIZA A, et al. Randomized, controlled trial of glucose-sparing peritoneal dialysis in diabetic patients. J Am Soc Nephrol, 2013, 24(11):1889-1900.

107. WANNER C, KRANE V, MARZ W, et al. Atorvastatin in patients with type 2 diabetes mellitus undergoing hemodialysis. N Engl J Med, 2005, 353(3):238-248.

108. FELLSTROM BC, JARDINE AG, SCHMIEDER RE, et al. Rosuvastatin and cardiovascular events in patients undergoing hemodialysis. N Engl J Med, 2009, 360(14):1395-1407.

109. PALMER SC, CRAIG JC, NAVANEETHAN SD, et al. Benefits and harms of statin therapy for persons with chronic kidney disease: a systematic review and meta-analysis. Ann Intern Med, 2012, 157(4):263-275.

110. BAIGENT C, LANDRAY MJ, REITH C, et al. The effects of lowering LDL cholesterol with simvastatin plus ezetimibe in patients with chronic kidney disease (Study of Heart and Renal Protection): a randomised placebo-controlled trial. Lancet, 2011, 377(9784):2181-2192.

111. ANSARI A, KAUPKE CJ, VAZIRI ND, et al. Cardiac pathology in patients with end-stage renal disease maintained on hemodialysis. Int J Artif Organs, 1993, 16(9784):31-36.

112. WEINRAUCH L, D’ELIA JA, HEALY RW, et al. Asymptomatic coronary artery disease: angiographic assessment of diabetics evaluated for renal transplantation. Circulation, 1978, 58(6):1184-1190.

113. STACK AG, BLOEMBERGEN WE. Prevalence and clinical correlates of coronary artery disease among new dialysis patients in the United States: a cross-sectional study. J Am Soc Nephrol, 2001, 12(7):1516-1523.

114. KIM SB, LEE SK, PARK JS, et al. Prevalence of coronary artery disease using thallium-201 single photon emission computed tomography among patients newly undergoing chronic peritoneal dialysis and its association with mortality. Am J Nephrol, 2004, 24(4):448-452.

115. MCCULLOUGH PA. Coronary artery disease. Clin J Am Soc Nephrol, 2007, 2(3):611-616.

116. ROSTAND SG, KIRK KA, RUTSKY EA. Dialysis-associated ischemic heart disease: insights from coronary angiography. Kidney Int, 1984, 25(4):653-699.

117. AMANN K, RITZ E. Microvascular disease–the Cinderella of uraemic heart disease. Nephrol Dial Transplant, 2000, 15(10):1493-1503.

118. HERZOG CA, LITTRELL K, ARKO C, et al. Clinical characteristics of dialysis patients with acute myocardial infarction in the United States: a collaborative project of the United States Renal Data System and the National Registry of Myocardial Infarction. Circulation, 2007, 116(13):1465-1472.

119. HERZOG CA, MA JZ, COLLINS AJ. Poor long-term survival after acute myocardial infarction among patients on long-term dialysis. N Engl J Med, 1998, 339(12):799-805.

120. CHARYTAN D, KUNTZ RE, MAURI L, et al. Distribution of coronary artery disease and relation to mortality in asymptomatic hemodialysis patients. Am J Kidney Dis, 2007, 49(3):409-416.

121. GANESH SK, HULBERT-SHEARON T, PORT FK, et al. Mortality differences by dialysis modality among incident ESRD patients with and without coronary artery disease. J Am Soc Nephrol, 2003, 14(2):415-424.

122. QUINN RR, HUX JE, OLIVER MJ, et al. Selection bias explains apparent differential mortality between dialysis modalities. J Am Soc Nephrol, 2011, 22(8):1534-1542.

123. LENTINE KL, COSTA SP, WEIR MR, et al. Cardiac disease evaluation and management among kidney and liver transplantation candidates: a scientific statement from the American Heart Association and the American College of Cardiology Foundation. J Am Coll Cardiol, 2012, 60(5):434-480.

124. SOSNOV J, LESSARD D, GOLDBERG RJ, et al. Differential symptoms of acute myocardial infarction in patients with kidney disease: a community-wide perspective. Am J Kidney Dis, 2006, 47(3):378-384.

125. LEE JE, LEE YK, CHOI EJ, et al. Usefulness of multidetector row computed tomography for predicting

cardiac events in asymptomatic chronic kidney disease patients at the initiation of renal replacement therapy. ScientificWorldJournal, 2013, 2013:916354.

126. OHTAKE T, KOBAYASHI S, MORIYA H, et al. High prevalence of occult coronary artery stenosis in patients with chronic kidney disease at the initiation of renal replacement therapy: an angiographic examination. J Am Soc Nephrol, 2005, 16(4):1141-1148.
127. SHARMA R, PELLERIN D, GAZE DC, et al. Dobutamine stress echocardiography and the resting but not exercise electrocardiograph predict severe coronary artery disease in renal transplant candidates. Nephrol Dial Transplant, 2005, 20(10):2207-2214.
128. BRAUN WE, PHILLIPS DF, VIDT DG, et al. Coronary artery disease in 100 diabetics with end-stage renal failure. Transplant Proc, 1984, 16(3):603-607.
129. MCCULLOUGH PA. Transplantation: Coronary angiography prior to renal transplantation. Nat Rev Nephrol, 2010, 6(3):136-137.
130. KOCH M, GRADAUS F, SCHOEBEl FC, et al. Relevance of conventional cardiovascular risk factors for the prediction of coronary artery disease in diabetic patients on renal replacement therapy. Nephrol Dial Transplant, 1997, 12(6):1187-1191.
131. HASE H, TSUNODA T, TANAKA Y, et al. Risk factors for de novo acute cardiac events in patients initiating hemodialysis with no previous cardiac symptom. Kidney Int, 2006, 70(6):1142-1148.
132. WORKGROUP KD. K/DOQI clinical practice guidelines for cardiovascular disease in dialysis patients. Am J Kidney Dis, 2005, 45(4 Suppl 3):S1-S153.
133. WANG AY, BRIMBLE KS, BRUNIER G, et al. ISPD Cardiovascular and Metabolic Guidelines in Adult Peritoneal Dialysis Patients Part II-Management of Various Cardiovascular Complications. Perit Dial Int, 2015, 35(4):388-396.
134. DE LIMA JJ, SABBAGA E, VIEIRA ML, et al. Coronary angiography is the best predictor of events in renal transplant candidates compared with noninvasive testing. Hypertension, 2003, 42(3):263-268.
135. HERZOG CA, MARWICK TH, PHELEY AM, et al. Dobutamine stress echocardiography for the detection of significant coronary artery disease in renal transplant candidates. Am J Kidney Dis, 1999, 33(6):1080-1090.
136. SHARMA R, PELLERIN D, GAZE DC, et al. Dobutamine stress echocardiography and cardiac troponin T for the detection of significant coronary artery disease and predicting outcome in renal transplant candidates. Eur J Echocardiogr, 2005, 6(5):327-335.
137. REIS G, MARCOVITZ PA, LEICHTMAN AB, et al. Usefulness of dobutamine stress echocardiography in detecting coronary artery disease in end-stage renal disease. Am J Cardiol, 1995, 75(10):707-710.
138. MARWICK TH, STEINMULLER DR, UNDERWOOD DA, et al. Ineffectiveness of dipyridamole SPECT thallium imaging as a screening technique for coronary artery disease in patients with end-stage renal failure. Transplantation, 1990, 49(1):100-103.
139. DAHAN M, VIRON BM, FARAGGI M, et al. Diagnostic accuracy and prognostic value of combined dipyridamole-exercise thallium imaging in hemodialysis patients. Kidney Int, 1998, 54(1):255-262.
140. RABBAT CG, TRELEAVEN DJ, RUSSELL JD, et al. Prognostic value of myocardial perfusion studies in patients with end-stage renal disease assessed for kidney or kidney-pancreas transplantation: a meta-analysis. J Am Soc Nephrol, 2003, 14(2):431-439.
141. BERGERON S, HILLIS GS, HAUGEN EN, et al. Prognostic value of dobutamine stress echocardiography in patients with chronic kidney disease. Am Heart J, 2007, 153(3):385-391.
142. WANG LW, FAHIM MA, HAYEN A, et al. Cardiac testing for coronary artery disease in potential kidney transplant recipients. Cochrane Database Syst Rev, 2011, 12: CD008691.
143. WINTHER S, SVENSSON M, JORGENSEN HS, et al. Diagnostic Performance of Coronary CT Angiography and Myocardial Perfusion Imaging in Kidney Transplantation Candidates. JACC Cardiovasc Imaging, 2015, 8(5):553-562.
144. NEVIS IF, MATHEW A, NOVICK RJ, et al. Optimal method of coronary revascularization in patients receiving dialysis: systematic review. Clin J Am Soc Nephrol, 2009, 4(2):369-378.

145. SCHWARZ U, BUZELLO M, RITZ E, et al. Morphology of coronary atherosclerotic lesions in patients with end-stage renal failure. Nephrol Dial Transplant, 2000, 15(2):218-223.
146. KOCYIGIT I, SIPAHIOGLU MH, ORSCELIK O, et al. The association between arterial stiffness and fluid status in peritoneal dialysis patients. Perit Dial Int, 2014, 34(7):781-790.
147. DHAUN N, MACINTYRE IM, KERR D, et al. Selective endothelin-A receptor antagonism reduces proteinuria, blood pressure, and arterial stiffness in chronic proteinuric kidney disease. Hypertension, 2011, 57(4):772-779.
148. DEMUTH K, BLACHER J, GUERIN AP, et al. Endothelin and cardiovascular remodelling in end-stage renal disease. Nephrol Dial Transplant, 1998, 13(2):375-383.
149. FERRO CJ, CHUE CD, STEEDS RP, et al. Is lowering phosphate exposure the key to preventing arterial stiffening with age? Heart, 2009, 95(21):1770-1772.
150. GUTIERREZ OM. Increased serum phosphate and adverse clinical outcomes: unraveling mechanisms of disease. Curr Opin Nephrol Hypertens, 2011, 20(3):224-228.
151. COZZOLINO M, GALLIENI M, GALASSI A, et al. Phosphate overload accelerates vascular aging in uremic patients. Heart Int, 2006, 2(1):6.
152. LONDON GM, MARCHAIS SJ, GUERIN AP, et al. Arterial stiffness: pathophysiology and clinical impact. Clin Exp Hypertens, 2004, 26(7-8):689-699.
153. BLACHER J, SAFAR ME, GUERIN AP, et al. Aortic pulse wave velocity index and mortality in end-stage renal disease. Kidney Int, 2003, 63(5):1852-1860.
154. SHOJI T, MAEKAWA K, EMOTO M, et al. Arterial stiffness predicts cardiovascular death independent of arterial thickness in a cohort of hemodialysis patients. Atherosclerosis, 2010, 210(1):145-149.
155. BLACHER J, GUERIN AP, PANNIER B, et al. Arterial calcifications, arterial stiffness, and cardiovascular risk in end-stage renal disease. Hypertension, 2001, 38(4):938-942.
156. WANG AY. Vascular and valvular calcification in chronic peritoneal dialysis patients. Int J Nephrol, 2011, 2011:198045.
157. WANG AY, HO SS, WANG M, et al. Cardiac valvular calcification as a marker of atherosclerosis and arterial calcification in end-stage renal disease. Arch Intern Med, 2005, 165(3):327-332.
158. RAGGI P, BOULAY A, CHASAN-TABER S, et al. Cardiac calcification in adult hemodialysis patients. A link between end-stage renal disease and cardiovascular disease? J Am Coll Cardiol, 2002, 39(4):695-701.
159. BRAUN J, OLDENDORF M, MOSHAGE W, et al. Electron beam computed tomography in the evaluation of cardiac calcification in chronic dialysis patients. Am J Kidney Dis, 1996, 27(3):394-401.
160. GOODMAN WG, GOLDIN J, KUIZON BD, et al. Coronary-artery calcification in young adults with end-stage renal disease who are undergoing dialysis. N Engl J Med, 2000, 342(20):1478-1483.
161. STOMPOR TP, PASOWICZ M, SULOWICZ W, et al. Trends and dynamics of changes in calcification score over the 1-year observation period in patients on peritoneal dialysis. Am J Kidney Dis, 2004, 44(3):517-528.
162. GUERIN AP, LONDON GM, MARCHAIS SJ, et al. Arterial stiffening and vascular calcifications in end-stage renal disease. Nephrol Dial Transplant, 2000, 15(7):1014-1021.
163. JAMAL SA, VANDERMEER B, RAGGI P, et al. Effect of calcium-based versus non-calcium-based phosphate binders on mortality in patients with chronic kidney disease: an updated systematic review and meta-analysis. Lancet, 2013, 382(9900):1268-1277.
164. MERLE E, ROTH H, LONDON GM, et al. Low parathyroid hormone status induced by high dialysate calcium is an independent risk factor for cardiovascular death in hemodialysis patients. Kidney Int, 2016, 89(3):666-674.
165. OK E, ASCI G, BAYRAKTAROGLU S, et al. Reduction of Dialysate Calcium Level Reduces Progression of Coronary Artery Calcification and Improves Low Bone Turnover in Patients on Hemodialysis. J Am Soc Nephrol, 2016, 27(8):2475-2486.
166. DEMIRCI MS, OZKAHYA M, ASCI G, et al. The influence of dialysate calcium on progression of arterial stiffness in peritoneal dialysis patients. Perit Dial Int, 2009, 29(Suppl 2):S15-S17.

167. ENIA G, MALLAMACI F, BENEDETTO FA, et al. Long-term CAPD patients are volume expanded and display more severe left ventricular hypertrophy than haemodialysis patients. Nephrol Dial Transplant, 2001, 16(7):1459-1464.
168. YILMAZ M, UNSAL A, OZTEKIN E, et al. The prevalence of hypertension, valve calcification and left ventricular hypertrophy and geometry in peritoneal dialysis patients. Kidney Blood Press Res, 2012, 35(6):431-437.
169. FOLEY RN, PARFREY PS, HARNETT JD, et al. Clinical and echocardiographic disease in patients starting end-stage renal disease therapy. Kidney Int, 1995, 47(1):186-192.
170. STACK AG, SARAN R. Clinical correlates and mortality impact of left ventricular hypertrophy among new ESRD patients in the United States. Am J Kidney Dis, 2002, 40(6):1202-1210.
171. WANG AY, WANG M, LAM CW, et al. Heart failure in long-term peritoneal dialysis patients: a 4-year prospective analysis. Clin J Am Soc Nephrol, 2011, 6(4):805-812.
172. ZOCCALI C, BENEDETTO FA, MALLAMACI F, et al. Left ventricular mass monitoring in the follow-up of dialysis patients: prognostic value of left ventricular hypertrophy progression. Kidney Int, 2004, 65(4):1492-1498.
173. ZOCCALI C, BENEDETTO FA, TRIPEPI G, et al. Left ventricular systolic function monitoring in asymptomatic dialysis patients: a prospective cohort study. J Am Soc Nephrol, 2006, 17(5):1460-1465.
174. YAMADA S, ISHII H, TAKAHASHI H, et al. Prognostic value of reduced left ventricular ejection fraction at start of hemodialysis therapy on cardiovascular and all-cause mortality in end-stage renal disease patients. Clin J Am Soc Nephrol, 2010, 5(10):1793-1798.
175. WANG AY, WANG M, LAM CW, et al. Left ventricular filling pressure by Doppler echocardiography in patients with end-stage renal disease. Hypertension, 2008, 52(1):107-114.
176. WANG M, YIP GW, WANG AY, et al. Peak early diastolic mitral annulus velocity by tissue Doppler imaging adds independent and incremental prognostic value. J Am Coll Cardiol, 2003, 41(5):820-826.
177. HARNETT JD, FOLEY RN, KENT GM, et al. Congestive heart failure in dialysis patients: prevalence, incidence, prognosis and risk factors. Kidney Int, 1995, 47(3):884-890.
178. STACK AG, BLOEMBERGEN WE. A cross-sectional study of the prevalence and clinical correlates of congestive heart failure among incident US dialysis patients. Am J Kidney Dis, 2001, 38(5):992-1000.
179. TRESPALACIOS FC, TAYLOR AJ, AGODOA LY, et al. Heart failure as a cause for hospitalization in chronic dialysis patients. Am J Kidney Dis, 2003, 41(6):1267-1277.
180. SOUCIE JM, MCCLELLAN WM. Early death in dialysis patients: risk factors and impact on incidence and mortality rates. J Am Soc Nephrol, 1996, 7(10):2169-2175.
181. PARFREY PS, GRIFFITHS SM, HARNETT JD, et al. Outcome of congestive heart failure, dilated cardiomyopathy, hypertrophic hyperkinetic disease, and ischemic heart disease in dialysis patients. Am J Nephrol, 1990, 10(3):213-221.
182. WANG AY, WANG M, LAM CW, et al. Heart failure with preserved or reduced ejection fraction in patients treated with peritoneal dialysis. Am J Kidney Dis, 2013, 61(6):975-983.
183. AMANN K, GASSMANN P, BUZELLO M, et al. Effects of ACE inhibition and bradykinin antagonism on cardiovascular changes in uremic rats. Kidney Int, 2000, 58(1):153-161.
184. AMANN K, TYRALLA K, GROSS ML, et al. Cardiomyocyte loss in experimental renal failure: prevention by ramipril. Kidney Int, 2003, 63(5):1708-1713.
185. WANG AY, SANDERSON JE. Treatment of heart failure in long-term dialysis patients: a reappraisal. Am J Kidney Dis, 2011, 57(5):760-772.
186. ZANNAD F, KESSLER M, LEHERT P, et al. Prevention of cardiovascular events in end-stage renal disease: results of a randomized trial of fosinopril and implications for future studies. Kidney Int, 2006, 70(7):1318-1324.
187. TAKAHASHI A, TAKASE H, TORIYAMA T, et al. Candesartan, an angiotensin II type-1 receptor blocker, reduces cardiovascular events in patients on chronic haemodialysis–a randomized study. Nephrol Dial

Transplant, 2006, 21(9):2507-2512.

188. CICE G, DI BENEDETTO A, D'ISA S, et al. Effects of telmisartan added to Angiotensin-converting enzyme inhibitors on mortality and morbidity in hemodialysis patients with chronic heart failure a double-blind, placebo-controlled trial. J Am Coll Cardiol, 2010, 56(21):1701-1708.

189. JESSUP M, ABRAHAM WT, CASEY DE, et al. 2009 focused update: ACCF/AHA Guidelines for the Diagnosis and Management of Heart Failure in Adults: a report of the American College of Cardiology Foundation/American Heart Association Task Force on Practice Guidelines: developed in collaboration with the International Society for Heart and Lung Transplantation. Circulation, 2009, 119(14):1977-2016.

190. PACKER M, BRISTOW MR, COHN JN, et al. The effect of carvedilol on morbidity and mortality in patients with chronic heart failure. U. S. Carvedilol Heart Failure Study Group. N Engl J Med, 1996, 334(21):1349-1355.

191. KLEIN IH, LIGTENBERG G, NEUMANN J, et al. Sympathetic nerve activity is inappropriately increased in chronic renal disease. J Am Soc Nephrol, 2003, 14(12):3239-3244.

192. NEUMANN J, LIGTENBERG G, KLEIN II, et al. Sympathetic hyperactivity in chronic kidney disease: pathogenesis, clinical relevance, and treatment. Kidney Int, 2004, 65(5):1568-1576.

193. BERNARDI D, BERNINI L, CINI G, et al. Asymmetric septal hypertrophy and sympathetic overactivity in normotensive hemodialyzed patients. Am Heart J, 1985, 109(3 Pt 1):539-545.

194. ZOCCALI C, MALLAMACI F, PARLONGO S, et al. Plasma norepinephrine predicts survival and incident cardiovascular events in patients with end-stage renal disease. Circulation, 2002, 105(11):1354-1359.

195. CICE G, FERRARA L, D'ANDREA A, et al. Carvedilol increases two-year survivalin dialysis patients with dilated cardiomyopathy: a prospective, placebo-controlled trial. J Am Coll Cardiol, 2003, 41(9):1438-1444.

196. CICE G, FERRARA L, DI BENEDETTO A, et al. Dilated cardiomyopathy in dialysis patients–beneficial effects of carvedilol: a double-blind, placebo-controlled trial. J Am Coll Cardiol, 2001, 37(2):407-411.

197. ROBERTS MA, PILMORE HL, IERINO FL, et al. The beta-Blocker to Lower Cardiovascular Dialysis Events (BLOCADE) Feasibility Study: A Randomized Controlled Trial. Am J Kidney Dis, 2016, 67(6):902-911.

198. BAUERSACHS J, JAISSER F, TOTO R. Mineralocorticoid receptor activation and mineralocorticoid receptor antagonist treatment in cardiac and renal diseases. Hypertension, 2015, 65(2):257-263.

199. YOUNG MJ, FUNDER JW. The renin-angiotensin-aldosterone system in experimental mineralocorticoid-salt-induced cardiac fibrosis. Am J Physiol, 1996, 271(5 Pt 1):E883-E888.

200. STAESSEN J, LIJNEN P, FAGARD R, et al. Rise in plasma concentration of aldosterone during long-term angiotensin II suppression. J Endocrinol, 1981, 91(3):457-465.

201. BORGHI C, BOSCHI S, AMBROSIONI E, et al. Evidence of a partial escape of renin-angiotensin-aldosterone blockade in patients with acute myocardial infarction treated with ACE inhibitors. J Clin Pharmacol, 1993, 33(1):40-45.

202. ITO Y, MIZUNO M, SUZUKI Y, et al. Long-term effects of spironolactone in peritoneal dialysis patients. J Am Soc Nephrol, 2014, 25(5):1094-1102.

203. MATSUMOTO Y, MORI Y, KAGEYAMA S, et al. Spironolactone reduces cardiovascular and cerebrovascular morbidity and mortality in hemodialysis patients. J Am Coll Cardiol, 2014, 63(6):528-536.

204. FOLEY RN, PARFREY PS, HARNETT JD, et al. The impact of anemia on cardiomyopathy, morbidity, and and mortality in end-stage renal disease. Am J Kidney Dis, 1996, 28(1):53-61.

205. PARFREY PS, FOLEY RN, WITTREICH BH, et al. Double-blind comparison of full and partial anemia correction in incident hemodialysis patients without symptomatic heart disease. J Am Soc Nephrol, 2005, 16(7):2180-2189.

206. PARFREY PS, LAUVE M, LATREMOUILLE-VIAU D, et al. Erythropoietin therapy and left ventricular mass index in CKD and ESRD patients: a meta-analysis. Clin J Am Soc Nephrol, 2009, 4(4):755-762.

207. GUNAL AI, DUMAN S, OZKAHYA M, et al. Strict volume control normalizes hypertension in peritoneal dialysis patients. Am J Kidney Dis, 2001, 37(3):588-593.

208. OZKAHYA M, OK E, CIRIT M, et al. Regression of left ventricular hypertrophy in haemodialysis patients by ultrafiltration and reduced salt intake without antihypertensive drugs. Nephrol Dial Transplant, 1998,

13(6):1489-1493.

209. OZKAHYA M, TOZ H, QZERKAN F, et al. Impact of volume control on left ventricular hypertrophy in dialysis patients. J Nephrol, 2002, 15(6):655-660.

210. STEVENS PE, LEVIN A, Kidney Disease: Improving Global Outcomes Chronic Kidney Disease Guideline Development Work Group M. Evaluation and management of chronic kidney disease: synopsis of the kidney disease: improving global outcomes 2012 clinical practice guideline. Ann Intern Med, 2013, 158(11):825-830.

211. ECKEL RH, JAKICIC JM, ARD JD, et al. 2013 AHA/ACC guideline on lifestyle management to reduce cardiovascular risk: a report of the American College of Cardiology/American Heart Association Task Force on Practice Guidelines. J Am Coll Cardiol, 2014, 63(25 Pt B):2960-2984.

212. DAVIES SJ, WOODROW G, DONOVAN K, et al. Icodextrin improves the fluid status of peritoneal dialysis patients: results of a double-blind randomized controlled trial. J Am Soc Nephrol, 2003, 14(9):2338-2344.

213. KONINGS CJ, KOOMAN JP, SCHONCK M, et al. Effect of icodextrin on volume status, blood pressure and echocardiographic parameters: a randomized study. Kidney Int, 2003, 63(4):1556-1563.

214. TAKATORI Y, AKAGI S, SUGIYAMA H, et al. Icodextrin increases technique survival rate in peritoneal dialysis patients with diabetic nephropathy by improving body fluid management: a randomized controlled trial. Clin J Am Soc Nephrol, 2011, 6(6):1337-1344.

215. CHO Y, JOHNSON DW, BADVE S, et al. Impact of icodextrin on clinical outcomes in peritoneal dialysis: a systematic review of randomized controlled trials. Nephrol Dial Transplant, 2013, 28(7):1899-1907.

216. CHO Y, JOHNSON DW, CRAIG JC, et al. Biocompatible dialysis fluids for peritoneal dialysis. Cochrane Database Syst Rev, 2014, (3):CD007554.

五、包裹性腹膜硬化

（一）概述

包裹性腹膜硬化（EPS）是长程腹膜透析治疗中出现的一种严重并发症，临床表现为持续或反复肠梗阻，伴全身营养耗竭为基本特征，伴随腹膜超滤功能下降，影像学证实腹膜弥漫增厚，广泛肠粘连和肠梗阻。1980年Gandhi VC首次在腹透人群中报道了这一并发症[1]，也称硬化包裹性腹膜炎（SEP）。2000年国际腹膜透析学会建议将名称统一为包裹性腹膜硬化。

包裹性腹膜硬化和长期腹透后发生的单纯腹膜硬化有一定关系，但分属不同概念，后者为单纯的腹膜间皮细胞减少，间皮下纤维化，间皮毛细血管增生，而前者则为大量纤维蛋白沉积包裹肠腔，临床表现为肠梗阻。

包裹性腹膜硬化堪称最为严重的腹透并发症，确诊1年内死亡率可高达50%。其发生率在不同国家和地区有所不同。根据大宗的数万例腹透患者的长期随访队列研究，包裹性腹膜硬化的发生率波动于0.7% ~ 3.3%，而发生这一并发症的平均腹透龄5 ~ 10年[2,3]。发生率报道不一的原因可能有：不同研究的样本量差异大；大部分为回顾性研究，信息的不完整性可能低估发生率；种族差异；诊断率不一致；来自不同地区，腹透治疗的剂量存在差异。

（二）危险因素和发生机制

1. 长程腹透　随着透析时间延长其发病率逐渐上升，例如日本报道，腹透3 ~ 5年内发生率0，5年时达2.1%，8 ~ 10年则达5.9%[4]。而苏格兰报道，腹透第1年发生率0，3 ~ 4年3.5%，5年以上8%[2]。

2. 生物相容性较差的腹透液　如醋酸或乳酸缓冲剂、低pH、GDP、高浓度葡萄糖，或其他高渗透析液的腹透液，以及消毒剂（如氯己定）和增塑剂。在此基础上，根据“二次打击”学说，在某些诱因存在下可能发展至包裹性腹膜硬化。

3. 反复或严重的腹膜炎病史　反复多次腹膜炎发生，或严重致病菌（如金黄色葡萄球菌、真菌）导致的腹膜炎，和包裹性腹膜硬化的发生有密切关系。在治疗中使用的抗生素，如万古霉素、妥布霉素、两性霉素B等，也可能起到一定促进作用。另一方面，包裹性腹膜硬化也可能促发腹膜炎的发生。

4. 其他非腹透因素 β受体阻滞剂，肾移植后抗排异药物，肿瘤的腹膜转移，腹腔手术后等因素，均可能促发包裹性腹膜硬化的发生。

关于包裹性腹膜硬化发生机制，比较认可的是“二次打击”学说（图29-4-8-5）[5,6]。

（三）临床表现[7-9]

1. 全身症状 发热、营养不良、伴随体重下降等。

2. 反复发作的完全或非完全的肠梗阻症状，包括腹痛、恶心、呕吐、腹胀、食欲减退，可有血性腹水，查体可有肠梗阻体征，有时可触及腹部包块。和一般的肠梗阻相比，包裹性腹膜硬化导致的肠梗阻症状模糊，定位不准确，病程更趋于慢性化。

3. 实验室检查 炎症标记物水平如C反应蛋白（CRP）水平升高，伴随低白蛋白血症。腹膜透析液中可见巨核细胞，间皮细胞增多。

一些新型的生物标记物正在不断涌现，如腹水CA125下降和IL-6上升，诊断敏感性70%，特异性89%[9]。新近发现，腹水纤溶酶原激活物抑制剂（PAI-1）的出现率增加也能预测包裹性腹膜硬化[10]。

其他指标还有腹水MMP-2[11]，血清β_2-微球蛋白[12]，腹水TGF-β和VEGF水平[11]等。然而，至今仍未发现确定能预测包裹性腹膜硬化的可靠指标。

4. 腹膜功能检查 定期评价腹膜功能可以观察到动态变化。Davies等的研究提示[13]，在包裹性腹膜硬化的病例，腹膜平衡试验提示，在发生这一并发症之前至少2年开始出现小分子溶质转运水平升高，超滤功能下降，葡萄糖暴露量增加，使用葡聚糖透析液的比例也升高。与未发生的病例相比较，腹膜的蛋白质清除量没有区别。

5. 影像学检查 典型改变表现为腹膜增厚和硬化，肠梗阻伴肠粘连和肠扩张，“蚕茧”征（被包裹的肠袢），伴腹膜及肠系膜钙化。

腹部X线平片提示，小肠肠管扩张、肠腔内气液平、腹膜钙化。超声波提示，肠管扩张，表面粗糙并呈条索状，腹腔内回声增强，回声显示肠壁呈三明治样改变。CT及MRI检查提示，节段肠

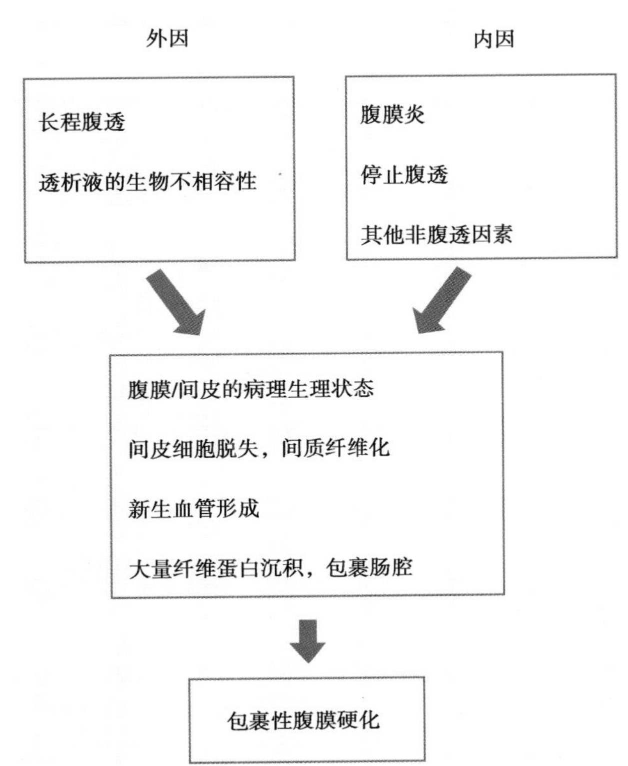

图29-4-8-5 包裹性腹膜硬化的“二次打击”学说

管内径改变，肠管粘连、扩张，局限性肠腔内气液平出现，肠壁和腹膜增厚，肠系膜脂肪密度增加，腹腔内包裹性积液，腹膜钙化。

6. 病理表现　特征表现为腹膜间皮细胞丢失，毛细血管增生，间质增厚（成纤维细胞或胶原组织增多）。特别是胶原密度和胶原纤维量明显增加[14]。

（四）诊断

综合上述的临床表现、实验室检查、腹膜功能评价、影像学检查和病理学检查判断。通常发生于长程腹膜透析患者中，透析5年以内的患者极少发生，诊断流程参照图29-4-8-6。本病需与肿瘤、包括肿瘤腹膜转移、结核等疾病进行鉴别，可以通过影像学、微生物学/细胞学、或腹腔镜下腹膜活检组织学检查等协助诊断。

有人将包裹性腹膜硬化分为不同病程[15]：① 症状前期：腹膜变厚，无肠粘连；② 炎症期：腹膜无菌性炎症，肠壁水肿，腹水；③ 包裹期：炎症局限，肠粘连，包裹；④ 肠梗阻期：小肠广泛粘连和梗阻。遗憾的是，绝大多数患者一直到包裹期或肠梗阻期时得以诊断。

（五）治疗和预防

总体来说，现有针对包裹性腹膜硬化的治疗措施多为对症，难以根本逆转这一严重的并发症。

1. 对症处理　针对肠梗阻和营养不良：

（1）留置胃管及胃肠减压，注意维持水、电解质平衡。

（2）营养支持治疗：应早期启动积极的营养支持治疗，采取口服营养制剂或全胃肠外营养。

（3）手术解除肠梗阻、肠粘连：应采取慎重的态度评价手术的获益和风险。虽然肠粘连松解术可能在一定程度上缓解症状，但长期预后并不乐观，且可能增加营养不良、肠瘘形成，腹腔脓肿或出血、肠梗阻和肠粘连复发的风险[7,16,17]。

2. 对因治疗　尚无确切有效的措施

（1）糖皮质激素：如泼尼松0.5g/（kg·d）口服，适用于早期病例，可能有一定效果[4,18]。

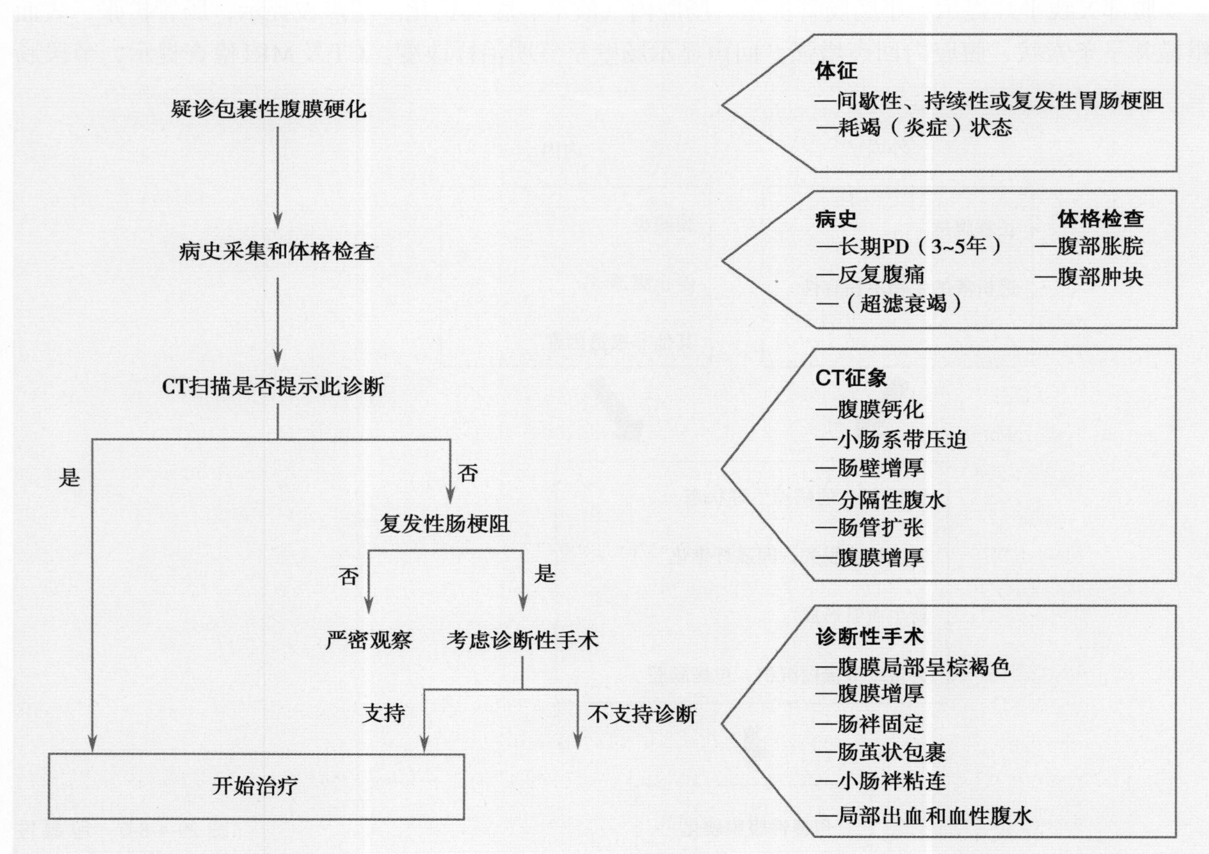

图29-4-8-6　包裹性腹膜硬化的诊断流程

（2）他莫昔芬：一种非固醇类抗雌激素药物（雌激素受体调节剂），有对抗腹膜纤维化的作用，有报道服用10 ～ 80mg/d，可能有效[19,20]。

迄今为止，最大宗的病例报道来自西班牙，在23例腹膜硬化的患者中，9例服用他莫西芬（20或40mg/d）的患者无一例发生包裹性腹膜硬化，而在未服用此药的14例患者中，有4例确诊[21]。

（3）其他：如RAS阻断剂，环孢素A、他克莫司等免疫抑制治疗，正在探索中。

3. 预防

（1）避免使用过多生物相容性差的高糖透析液，使用生物相容性更好的低糖、中性pH的新型透析液。

（2）预防和积极治疗腹膜炎。

（3）其他：目前有观点认为，为避免包裹性腹膜硬化的发生，应为腹透治疗设定一定期限，引起了国际社会的热议。多数观点持反对意见，毕竟这一严重并发症的发生率很低，认为只有对既往复发性或严重腹膜炎病史，小分子溶质转运逐渐升高、超滤功能日益下降的患者，出现早期肠梗阻的征象，方在综合评价利弊的基础上考虑停止腹透治疗[3]。

（六）预后

本病的预后较差，根据既往多个国家和地区的报道，死亡率可达25% ～ 67%[2,3]。死亡率还随腹膜透析的时间延长而增加。有报道，透龄在8年以上者死亡率为8.3%，10年以上为28.6%，15年以上为61.5%。死亡原因包括营养不良、败血症、肠穿孔和肠粘连松解术后相关。

（董　捷）

参考文献

1. GANDHI VC, HUMAYUN HM, ING TS, et al. Sclerotic thickening of the peritoneal membrane in maintenance peritoneal dialysis patients. Arch Intern Med. 1980, 140(9):1201-1203.
2. BROWN MC, SIMPSON K, KERSSENS JJ, et al. Encapsulating peritoneal sclerosis in the new millennium: A national cohort study. Clin J Am Soc Nephrol, 2009, 4(7):1222-1229.
3. TRIGKA K, DOUSDAMPANIS P, CHU M, et al. Encapsulating peritoneal sclerosis: A single-center experience and review of the literature. Int Urol Nephrol, 2011, 43(2):519-526.
4. KAWANISHI H, KAWAGUCHI Y, FUKUI H, et al. Encapsulating peritoneal sclerosis in Japan: a prospective, controlled, multicenter study. Am J Kidney Dis, 2004, 44(4):729-737.
5. HONDA K, ODA H. Pathology of encapsulating peritoneal sclerosis. Perit Dial Int, 2005, 25 (Suppl 4):S19-S29.
6. GAROSI G, OREOPOULOS DG. No need for an “expiry date” in chronic peritoneal dialysis to prevent encapsulating peritoneal sclerosis. Int Urol Nephrol, 2009, 41(4):903-907.
7. KAWAGUCHI Y, KAWANISHI H, MUJAIS S, et al. Encapsulating peritoneal sclerosis: Definition, etiology, diagnosis, and treatment. International society for peritoneal dialysis ad hoc committee on ultrafiltration management in peritoneal dialysis. Perit Dial Int, 2000, 20(Suppl 4):S43-S55.
8. KAWAGUCHI Y, SAITO A, KAWANISHI H, et al. Recommendations on the management of encapsulating peritoneal sclerosis in Japan, 2005: Diagnosis, predictive markers, treatment, and preventive measures. Perit Dial Int, 2005, 25 (Suppl 4):S83-S95.
9. SCHMIDT DW, FLESSNER MF. Pathogenesis and treatment of encapsulating peritoneal sclerosis: Basic and translational research. Perit Dial Int, 2008, 28(Suppl 5):S10-S15.
10. LOPES BARRETO D, STRUIJK DG, KREDIET RT. Peritoneal effluent MMP-2 and PAI-1 in encapsulating peritoneal sclerosis. Am J Kidney Dis, 2015, 65(5):748-753.
11. MASUNAGA Y, HIRAHARA I, SHIMANO Y, et al. A case of encapsulating peritoneal sclerosis at the clinical early stage with high concentration of matrix metalloproteinase-2 in peritoneal effluent. Clin Exp Nephrol,

2005, 9(1):85-89.

12. YOKOYAMA K, YOSHIDA H, MATSUO N, et al. Serum beta2 microglobulin (beta2MG) level is a potential predictor for encapsulating peritoneal sclerosis (EPS) in peritoneal dialysis patients. Clin Nephrol, 2008, 69(2):121-126.
13. LAMBIE ML, JOHN B, MUSHAHAR L, et al. The peritoneal osmotic conductance is low well before the diagnosis of encapsulating peritoneal sclerosis is made. Kidney Int, 2010, 78(6):611-618.
14. MORELLE J, SOW A, HAUTEM N, et al. Interstitial fibrosis restricts osmotic water transport in encapsulating peritoneal sclerosis. J Am Soc Nephrol, 2015, 26(10):2521-2533.
15. YAMAMOTO H, NAKAYAMA M, YAMAMOTO R, et al. Fifteen cases of encapsulating peritoneal sclerosis related to peritoneal dialysis: A single-center experience in Japan. Adv Perit Dial, 2002, 18:135-138.
16. HSU YH, HSIA CC, TSAI DM, et al. Development of encapsulating peritoneal sclerosis following bacterial peritonitis in a peritoneal dialysis patient. Am J Kidney Dis, 2010, 55(1):198-202.
17. KAWANISHI H, MORIISHI M, IDE K, et al. Recommendation of the surgical option for treatment of encapsulating peritoneal sclerosis. Perit Dial Int, 2008, 28(Suppl 3):S205-S210.
18. KURIYAMA S, TOMONARI H. Corticosteroid therapy in encapsulating peritoneal sclerosis. Nephrol Dial Transplant, 2001, 16(6):1304-1305.
19. GUEST S. Tamoxifen therapy for encapsulating peritoneal sclerosis: Mechanism of action and update on clinical experiences. Perit Dial Int, 2009, 29(3):252-255.
20. CORNELIS T, OREOPOULOS DG. Update on potential medical treatments for encapsulating peritoneal sclerosis; human and experimental data. Int Urol Nephrol, 2011, 43(1):147-156.
21. DEL PESO G, BAJO MA, GIL F, et al. Clinical experience with tamoxifen in peritoneal fibrosing syndromes. Adv Perit Dial, 2003, 19:32-35.

第九节　特殊情况下的腹膜透析

一、肝硬化

我国慢性肾脏病（CKD）和终末期肾脏病（ESRD）的患病率逐年升高[1]，而同时我国的慢性肝病的患病率高达9.3%[2]，导致临床上ESRD合并慢性肝病的患者越来越多见。肝硬化进入失代偿期后，由于大量腹水和低白蛋白血症导致全身血容量减少甚至低血压，而血液透析过程对血流动力学的影响可能使有效循环血容量进一步降低，机体内环境的迅速改变可能增加肝性脑病的危险[4]，以及肝硬化患者的出血倾向均使得血液透析在此类患者的应用中具有一定的局限性[5,6]。相较而言，腹膜透析具有无需体外循环和无需使用抗凝剂的优点，对于腹水还可以起到引流和治疗的作用[5,6]。但由于肝硬化失代偿期患者的疾病特点，在腹膜透析的管理中也存在很多不同于其他ESRD患者的特殊问题。

1. 腹水　肝硬化失代偿期大量腹水患者常需反复腹腔穿刺引流腹水以减轻腹腔张力，而经腹透置管可以很方便地对腹水起到引流的作用。更重要的是，既往很多观察发现腹膜透析对于肝硬化腹水可起到治疗的作用[6-10]。腹膜透析治疗肝硬化腹水的机制目前不甚明确，有学者认为可能由于腹压增加对抗门脉高压从而减少腹水形成[10]。

由于大量腹水的存在，肝硬化患者腹透液引流时不能像其他腹透患者一样完全排净，而需采取控制引流的方法（drainage-controlled PD）。对于控制腹透液引流的方法各家报道略有不同。Bajo等人采取的方法是每次净超滤控制在灌入量的20%[8]，而Kunal等人则每次灌入1L，存腹1 ~ 2小时后引出1.5L，如此重复直至腹水完全引流干净[5]。北京大学第一医院腹透中心采取的方法是根据患者的每日入量决定引流量，例如入量1 000ml，则引流腹水1 000 ～ 1 500ml（因每日不显性失水量存在个体差异）。如此使腹透患者水负荷逐渐下降，避免由于短时间大量引流腹水导致肝性脑病的危险。一般在正规腹透开始后2 ～ 3个月腹水多能显著减少或消失。

2. 低白蛋白血症　肝硬化患者由于白蛋白合成能力下降、分解代谢增强、蛋白经腹水丢失以及蛋白摄入不足，常导致顽固性低白蛋白血症。而ESRD患者由于营养不良、炎症也常常合并低白蛋白血症。腹膜透析不仅可以通过清除毒素减轻营养不良与炎症状态从而改善低白蛋白血症，一些学者甚至发现腹膜透析在减少肝硬化腹水的过程中可以显著减少腹水蛋白丢失，维持血白蛋白的稳定性[7,11]。

除了减少腹水蛋白丢失外，由于肝硬化患者常存在负氮平衡，保证足够蛋白质及能量摄入对于低白蛋白血症的纠正也很重要。2006年的指南建议肝硬化患者蛋白质摄入应加量至1.2 ～ 1.5g/（kg・d），且建议存在肝性脑病时蛋白质摄入不需减量[13]。北京大学第一医院腹透中心的经验显示[1]，除合并胃肠道症状导致蛋白质能量摄入不足外，此类患者可能因惧怕高蛋白食物引起肝性脑病而自行减少摄入。提示应在严密监测血氨和酸中毒的前提下，适当增加蛋白质能量摄入，观察在营养不良治疗方面的益处。

3. 腹膜炎　肝硬化患者由于容易发生肠腔细菌的移位，易于发生原发性腹膜炎[15]。而以乳酸盐为缓冲剂的腹透液可破坏腹水对细菌的防御机制[16]，再加上全身营养状况不佳，因此理论上来说合并肝硬化的腹透患者发生腹膜炎的危险会大大增加。但在临床实践中，关于此类患者腹膜炎的发生率和常见病原菌，数量有限的观察性研究得到的结论是有争议的。

比如，Bajo及Selgas等报道肝硬化腹透患者腹膜炎的发生率高达1次/9人月，较其所在中心平均水平高2.5倍[8,11]。但其他学者的研究却得到了不同甚至相反的结论。Chow等人发现肝硬化腹透患者的腹膜炎发生率为1次/19.2人月，与非肝硬化腹透患者的1次/20.5人月相当，第一次腹膜炎发生时间为40个月，也与非肝硬化腹透患者（37个月）近似[17]。这些结论的不一致，主要源于人群基本特征，肝硬化严重程度，细菌分类和定义，腹透连接系统的不同等。

4. 溶质清除及超滤　由于肝功能异常，合并肝硬化的ESRD患者体内毒素蓄积可能比其他患者更明显，大量腹水也导致其存在严重的容量负荷，而很多学者观察发现肝硬化患者进行腹膜透析表现出了良好的毒素清除与超滤能力。De Vecchi等人对比了21名肝硬化腹透患者与41名非肝硬化腹透患者的毒素清除能力，发现前者的肌酐清除率及尿素清除率（137L/周及2.29）显著高于后者（78.7L/周及2.13）[10]。其他学者也得到类似结论[20,21]。有的学者推测肝硬化患者的门脉高压及腹膜面积增加等因素与其腹透时的高转运特性相关[5]。另外由于肝硬化大量腹水时淋巴形成速度超过淋巴回吸收速度，从而导致小分子溶质及水的清除增加[20]。

5. 心血管疾病并发症及死亡率　目前腹透液是以乳酸盐作为缓冲剂，而肝硬化时肝脏对乳酸的代谢能力下降可能增加其对心脏功能的负性影响，但相关研究并未发现腹透增加肝硬化患者心脏疾病风险[10]。相反，相对于ESRD患者易于罹患心血管疾病，肝硬化腹透患者高血压和心脏病患病率很低，原因可能与肝硬化患者血管张力下降、较低的血脂水平、血小板减少及凝血功能不良有关[10]。总之，目前证据并未显示肝硬化腹透患者的长期预后差于非肝硬化腹透患者[7,10,21]。

总之，肝硬化患者存在有效血容量减少、出血倾向等特点，腹膜透析由于其对血流动力学影响较小、不需抗凝，对于肝硬化合并ESRD的患者来说是比血透更恰当的透析方式，而且还额外提供了对于腹水的引流与治疗的作用。既往其他学者的观察和我中心自己的经验均表明腹膜透析对于肝硬化患者可以提供较好的透析充分性，患者的长期预后也不差于非肝硬化患者，但其腹膜炎发生危险及治疗对策还需更进一步的研究。

（许　戎　董　捷）

二、难治性心力衰竭

1. 背景　由于人口老龄化以及高血压、糖尿病、高脂血症等疾病患病率的增加，全球范围内心力衰竭的发病率和患病率均在增加，各种原因导致的心力衰竭已成为越来越严重的公共卫生问题。从美国弗雷明汉心脏研究数据来看，心力衰竭的发病率达4.7‰ ~ 7.1‰，患病率达24‰ ~ 25‰[2]。而我国心力衰竭患病率达9‰，65岁以上老年人患病率达13‰[3]。心力衰竭患者的预期寿命远低于普通人群的平均寿命[2,4]。ESRD患者中心力衰竭的患病率更是远高于普通人群，达25% ~ 35%[5,6]，死亡风险比不合并心力衰竭的ESRD患者增加25% ~ 35%[7-10]。

由于80%的心力衰竭患者是由于水盐负荷过重导致的心脏失代偿[11]，因此心力衰竭最重要的治疗是心功能支持治疗以及缓解由于水负荷过重引起的症状。部分患者经积极药物治疗仍不能纠正，称之为难治性心力衰竭[12]。其由于心输出量降低导致肾脏灌注不足，继而通过RAS系统和交感神经激活等神经内分泌机制共同导致利尿剂抵抗及肾功能受损[13,14]，使心力衰竭的治疗难度及死亡率增加[15-17]。此类患者虽未进入ESRD，但常对药物治疗反应较差，因而频繁住院，生活质量下降。有研究发现采取保守治疗的难治性心力衰竭患者的1年死亡率达74%[18]。对这类患者进行体外循环超滤脱水往往很困难，因为导致低血压[19]和心脏缺血[20]的风险较大，同时动静脉内瘘也会加重心力衰竭[21]。相比较而言，腹膜透析可以作为更佳的选择。本节主要讨论腹透在非ESRD患者的难治性心力衰竭的治疗。

2. 腹透在治疗心力衰竭方面所具有的优势　腹透作为一种成熟的居家透析模式，无需复杂的仪器，占用医疗资源更少，在治疗心力衰竭方面具有很多优势，多项研究均证明了腹透可以有效改善心力衰竭患者心功能，降低住院率和死亡率[22-30]。其主要机制是腹膜透析可以清除多余的水分，改善肺顺应性，增加左室舒张期容量，通过Frank-Starling机制改善心输出量[31,32]。相较于体位超滤而言，腹透治疗难治性心力衰竭具有以下优势。

（1）血流动力学稳定：对于充血性心力衰竭患者来说，血容量过多会引起肺水肿，而低血容量会引起低血压，加重心脑肾缺血，维持体液平衡的范围相对较窄。腹透脱水是一个缓慢持续超滤的过程，血流动力学波动较小，为降低水负荷提供了一种稳定而有效的治疗方式，在治疗心力衰竭的过程中可以更好地保护患者的残肾功能。

（2）腹透对于中分子物质的清除效率更好；在心力衰竭的发病与进展中有多种细胞因子和激素的参与，例如TNF、IL-1、活性氧自由基（ROS）、一氧化氮、血管升压素、血管紧张素Ⅱ及醛固酮等，同时这些物质在肾损伤的发病机制中也有一定的作用。由于肾功能是心力衰竭患者死亡的重要预测因子[15,16,33]，而且是比射血分数下降更强的预后指标[34]，所以心力衰竭与残肾功能下降常形成恶性循环。由于这些物质大多可经腹透清除[35,36]，所以腹透可以从发病机制上对心力衰竭起到治疗作用，而且有助于保护肾功能[27]。

（3）低钠血症是心力衰竭预后不良的因素之一，而腹透存在的钠筛现象有助于纠正低钠血症[37]。研究发现，血钠低于136mmol/L的心力衰竭患者，其60天死亡危险是血钠高于136mmol/L的患者的2倍，再住院风险也显著增高[38]。一项随机对照研究发现，输入高张钠（3%氯化钠）同时给予利尿剂比单纯使用利尿剂可以显著降低心力衰竭患者的死亡风险，在31个月的随访中，前者的死亡率仅为后者的50%[39]。但目前还缺乏相关研究明确证实腹透可以通过纠正低钠血症使心力衰竭患者进一步获益。

3. 腹透在治疗心力衰竭方面所具有的证据　实践中目前已有众多的临床数据证明腹透治疗难治性心力衰竭对心脏结构功能，以及患者近期和远期预后的益处。

Cnossen等人[40]回顾性分析了24名因难治性心力衰竭进行腹透治疗的患者，其中11名患者不合并ESRD，进入透析后平均体重下降8kg，心血管事件住院时间下降，平均存活时间1年，无一名患者死于腹透相关并发症。

此后又随访观察了23名心肾综合征患者，其中12名给予腹透治疗，同样发现心血管疾病住院的时间显著下降，这些患者LVEF虽无改善，但NYHA分级显著改善[41]。Shilo等观察了9名行间断腹透治疗难治性心力衰竭的患者，发现其肾血流量和肾小球滤过率均得到显著改善[42]。Gotloib等人对20名充血性心力衰竭患者［基线肾小球滤过率（14.84 ± 3.8）ml/min］进行腹透治疗，这些患者的心脏动力学指标以及体力和精神状态明显改善，NYHA分级从4级升至1级，对利尿剂的反应也明显改善[25]。

但是，由于患病人群的限制及缺乏随机对照研究，目前还不能为难治性心力衰竭患者确定合适的开始腹透治疗的时机。此外，对于非ESRD的心力衰竭患者行腹透治疗，经验均来自病例报告，缺乏腹透与体外循环超滤脱水的比较性研究。

4. 腹膜透析治疗难治性心力衰竭时的处方问题　尽管腹透治疗难治性心力衰竭常常需要在置管后尽快开始透析，但过早开始腹透是发生渗漏的危险因素。因此，心力衰竭患者急性期治疗宜采取递增型治疗模式，起始剂量500 ~ 1000ml高浓度腹透液存腹1 ~ 2小时，此后逐渐增加剂量，也可以使用腹透机给予腹透[37,43]。非ESRD患者行腹透治疗通常给予间断腹透，每日交换1 ~ 3次，糖浓度根据患者自身情况进行调整，多数情况下使用高糖透析液[37,43-45]。

新型腹透液例如icodextrin，由于其超滤效果更好[46]，非常适合用于心力衰竭患者。Bertoli等人对于2名因心力衰竭反复住院的非ESRD患者（NYHA3 ~ 4级）使用icodextrin进行夜间存腹，每日超滤可达500 ~ 1 000ml，12 ~ 15个月后，患者的NYHA分级和射血分数得到改善，肌酐清除率也均有所增加，未再发生住院事件[47]。Basile等人的研究[48]也发现使用icodextrin治疗难治性心力衰竭可以显著改善NYHA分级，增加射血分数，改善肾功能。但目前还缺乏比较icodextrin和普通含糖透析液治疗心力衰竭的研究。

总之，使用腹透可以显著改善伴或不伴ESRD的难治性心力衰竭患者的心功能参数及临床症状，增加患者的利尿剂敏感性，提高生活质量，降低住院率或住院时间，但还需要大样本量的长期随访研究进一步明确腹透对于心力衰竭患者长期预后的影响。

（许　戎）

三、老年人的腹膜透析

根据世界卫生组织（WHO）及西方一些发达国家规定，>65岁为老年人。而我国《中华人民共和国老年人权益保障法》第二条规定：60周岁以上的公民，即为老年人。中国老年人口逐年递增，2011、2012、2013年底分别为1.85亿、1.94亿、2.02亿人。与此同时，透析人群也趋于老年化。自2005—2010年，韩国透析人群平均年龄从55.2上升到58岁。自2005—2008年，英国老年透析者占比增长29%。老年透析患者的增多，带来了这一人群在诸多方面的特殊性，值得我们重视。

1. 老年人的特点及透析方式选择　老年人具有以下特点：① 体力和脑力下降，生理功能逐渐衰退；② 合并症多；③ 治疗并发症较多；④ 面临情绪和睡眠障碍；⑤ 经济水平、社会和支持度差异较大；⑥ 治疗依从性和自我管理能力因人而异。

我们认为，腹透在老年人的优点有对心脑血管系统影响小，不需要血管通路，贫血和高血压控制更好，血栓和出血并发症少，治疗时间灵活，对生活影响小，腹腔对压力耐受性相对好，不需要往返医院，以及家庭化治疗环境缓解情绪和精神问题。而其弊端则包括手术并发症（漏液和疝气）发生率相对高，生活不能自理、认知功能障碍、自我管理水平差者治疗效果差，以及家庭支持差者难以维系治疗。因此，老年人透析方式的选择应尤为谨慎。其疾病和合并症状况似乎更耐受腹透治疗，而从生活自理和自我管理能力上看，尤其当社会和家庭支持系统均不完善时，腹透的治疗效果又很难保证。

一项韩国的研究，观察了2005—2008年期间的11 301例老年人，平均随访37.8个月，总体5年生存率37.6%（随年龄增长生存率递减），多元回归分析显示老年患者血透死亡率明显高于腹透[49]。而美国透析和移植注册登记资料显示，在1996—2004年期间新入透析病例中，血透620 020人，腹透64 406人，老年人行血透和腹透治疗预后无差别[50]。

这些不一致的结论尚不能指导老年人具体选择哪一种透析方式，还应基于每一个体特征，综合判断帮助老年人临床决策。此外，和任何人群一样，老年人也具备放弃透析，采取姑息治疗的权利[51]。

2. 老年人腹透治疗的几个问题

（1）腹透置管术和围术期管理：① 心理疏导，打消老年人对手术的顾虑和恐惧置管；② 强调肠道准备（即便没有便秘），处理尿潴留；③ 老年人有腹腔手术史的比例高于非老年人，应充分评估置管可能性；④ 老年人腹壁组织薄弱可能导致漏液和疝气的发生率较高，注意起始方案的制订；⑤ 透析方案避免大量脱水和过多高糖透析液的使用，避免容量不足和高糖血症等。

（2）腹透的自我操作受限：老年腹透患者的多种合并症、焦虑抑郁、认知功能障碍、视力和手眼协调性差等，均可能会影响腹透的自我操作。因此，对老年人而言，他人辅助腹透备受推崇，在欧美等发达国家，由社区护士上门或老年诊疗中心均可实现他人辅助腹透[52,53]。但有研究指出，他人辅助腹透发生腹膜炎更多，导致技术失败率更高[54]。也有研究得出相反的结论，认为老年人的腹膜炎发生率并未增加[55]。腹膜炎的增加可能与老年人腹透操作者不固定及培训不足有关。相较而言，我国老年腹透患者多由家庭成员或相对固定的照顾者行腹透操作，便于经培训后掌握规范的腹透操作，北京大学第一医院腹透中心的数据表明，他人辅助透析者和自主透析者感染腹膜炎的风险没有差别[55]。

（3）蛋白质能量耗竭：老年人可能存在咀嚼功能障碍，嗅觉减退，胃肠道蠕动功能和消化吸收功能下降，焦虑和抑郁等精神心理异常，社会和家庭支持不足等因素，均可影响蛋白质能量等营养物质摄入不足，同时因伴有多种合并症，体力活动减少使得蛋白质净合成代谢率下降。这些因素都导致老年的腹透患者更易出现蛋白质能量耗竭。我们应针对具体问题，采取相应的措施。

（4）容量控制：由于老年人容量平衡的判断和水盐控制实施困难，其容量控制可能较年轻人更加困难。在判断容量状况时，要充分考虑到老年人心脏舒张或收缩功能下降，自主神经功能低下，血管顺应性差，血压波动性大的特点；同时其血管内皮功能不全及低白蛋白血症，液体更易聚集在皮下。另一方面，老年患者的水盐控制也难，由于：① 咀嚼和吞咽能力下降，半流食和流食更多；② 味觉减退或异常，摄盐更难控制；③ 治疗依从性、社会经济及家庭支持问题相关。在临床实践中，要始终关注老年人的出入平衡，采取多种容量指标和生物标记物，不断调整以达到最好的容量平衡状态。

（5）生活质量：对于老年人来说，生存质量更为重要。生活质量受个性和家庭、社会环境的多方面影响。有报道，与年轻的透析患者相比，老年腹透患者能获得更好的生活质量；与老年血透患者相比，老年腹透患者的生活质量相似。

3. 老年腹透患者的临床转归 近年来，多项来自世界各国的研究分析了老年腹透患者的临床转归，包括总死亡率和技术失败率[55-58]。这些研究得出并不一致的结论，总体来说，老年人的技术生存率并不差于非老年人，但总体死亡率可能更高。但是，这些研究都无法避免老年人复杂合并症和社会经济因素对疾病预后的影响，因此仅供参考。

总之，对老年ESRD患者，我们应充分评估其疾病和合并症状况后，综合社会经济因素给予恰当的指导，帮助其选择最合适的肾脏替代治疗方法。而一旦进入腹透，尤其要关注其早期导管相关并发症，自我管理和腹透操作能力，营养及容量管理方面。同时，改善老年腹透患者的预后，还需要加强他科合作，特别是心血管病，神经病，血管介入科，内分泌和糖尿病科的密切合作，同时强化社会和家庭保障体系的建立和完善，才可能持续质量改进。

（董 捷）

参考文献

1. 许戎,董捷.肝硬化失代偿期患者腹膜透析治疗中的若干问题.中华内科杂志,2011, 50(7):543-546.
2. American heart association. Heart disease and stroke statistics: 2005 update. www. Americanheart. Org.
3. 顾东风,黄广勇,吴锡桂,等.中国心力衰竭流行病学调查及其患病率.中华心血管病杂志,2003, 31(1): 3-6.
4. Trends in Europe and North America. The statistical yearbook of the economic commission for Europe 2003. Www. Unece. Org/stats/trend/trend_h. Html, 2003.
5. COUCHOUD C, LASSALLE M, STENGEL B, et al. [Renal Epidemiology and Information Network: 2007 annual report]. Nephrol Ther, 2009, 5(Suppl 1):S3-S144.
6. Us renal data system, usrds 2009 annual data report. Atlas of chronic kidney disease and end-stage renal disease in the united states. National institutes of health, national institute of diabetes and digestive and kidney diseases: Bethesda, md, 2009.
7. STACK AG, MOLONY DA, RAHMAN NS, et al. Impact of dialysis modality on survival of new ESRD patients with congestive heart failure in the United States. Kidney Int, 2003, 64(3):1071-1079.
8. TRESPALACIOS FC, TAYLOR AJ, AGODOA LY, et al. Heart failure as a cause for hospitalization in chronic dialysis patients. Am J Kidney Dis, 2003, 41(6):1267-1277.
9. YAMADA S, ISHII H, TAKAHASHI H, et al. Prognostic value of reduced left ventricular ejection fraction at start of hemodialysis therapy on cardiovascular and all-cause mortality in end-stage renal disease patients. Clin J Am Soc Nephrol, 2010, 5(10):1793-1798.
10. PARFREY PS, FOLEY RN, HARNETT JD, et al. Outcome and risk factors for left ventricular disorders in chronic uraemia. Nephrol Dial Transplant, 1996, 11(7):1277-1285.
11. GHEORGHIADE M, ZANNAD F, SOPKO G, et al. Acute heart failure syndromes: Current state and framework for future research. Circulation, 2005, 112(25):3958-3968.
12. CHATTERJEE K. Refractory heart failure-drugs and devices. Eur Heart J, 2001, 22(24):2227-2230.
13. CADNAPAPHORNCHAI MA, GUREVICH AK, WEINBERGER HD, et al. Pathophysiology of sodium and water retention in heart failure. Cardiology, 2001, 96(3-4):122-131.
14. RONCO C, HAAPIO M, HOUSE AA, et al. Cardiorenal syndrome. J Am Coll Cardiol, 2008, 52(19):1527-1539.
15. BHATIA RS, TU JV, LEE DS, et al. Outcome of heart failure with preserved ejection fraction in a population-based study. N Engl J Med, 2006, 355(3):260-269.
16. HILLEGE HL, NITSCH D, PFEFFER MA, et al. Renal function as a predictor of outcome in a broad spectrum of patients with heart failure. Circulation, 2006, 113(5):671-678.
17. HOUSE AA, HAAPIO M, LASSUS J, et al. Therapeutic strategies for heart failure in cardiorenal syndromes. Am J Kidney Dis, 2010, 56(4):759-773.
18. ROSE EA, GELIJNS AC, MOSKOWITZ AJ, et al. Long-term use of a left ventricular assist device for end-stage heart failure. N Engl J Med, 2001, 345(20):1435-1443.
19. VAN DER SANDE FM, MULDER AW, HOORNTJE SJ, et al. The hemodynamic effect of different ultrafiltration rates in patients with cardiac failure and patients without cardiac failure: Comparison between isolated ultrafiltration and ultrafiltration with dialysis. Clin Nephrol, 1998, 50(5):301-308.
20. SELBY NM, MCINTYRE CW. The acute cardiac effects of dialysis. Semin Dial, 2007, 20(3):220-228.
21. WASSE H, SINGAPURI MS. High-output heart failure: How to define it, when to treat it, and how to treat it. Semin Nephrol, 2012, 32(6):551-557.
22. KAZORY A, ROSS EA. Contemporary trends in the pharmacological and extracorporeal management of heart failure: a nephrologic perspective. Circulation, 2008, 117(7):975-983.
23. NAKAYAMA M, NAKANO H, NAKAYAMA M. Novel therapeutic option for refractory heart failure in elderly patients with chronic kidney disease by incremental peritoneal dialysis. J Cardiol, 2010, 55(1):49-54.
24. KAGAN A, RAPOPORT J. The role of peritoneal dialysis in the treatment of refractory heart failure. Nephrol

Dial Transplant, 2005, 20(Suppl 7):vii28-vii31.

25. GOTLOIB L, FUDIN R, YAKUBOVICH M, et al. Peritoneal dialysis in refractory end-stage congestive heart failure: a challenge facing a no-win situation. Nephrol Dial Transplant, 2005, 20 (Suppl 7):vii32-vii36.
26. CNOSSEN N, KOOMAN JP, KONINGS CJ, et al. Peritoneal dialysis in patients with congestive heart failure. Nephrol Dial Transplant, 2006, 21(Suppl 2):ii63-ii66.
27. KRISHNAN A, OREOPOULOS DG. Peritoneal dialysis in congestive heart failure. Adv Perit Dial, 2007, 23:82-89.
28. KHALIFEH N, VYCHYTIL A, HÖRL WH. The role of peritoneal dialysis in the management of treatment-resistant congestive heart failure: A European perspective. Kidney Int Suppl, 2006, 103:S72-S75.
29. VAN BIESEN W, VERBEKE F, VANHOLDER R. Cardiovascular disease in haemodialysis and peritoneal dialysis: arguments pro peritoneal dialysis. Nephrol Dial Transplant, 2007, 22(1):53-58.
30. ZOCCALI C, ENIA G, TRIPEPI G, et al. Clinical epidemiology of major nontraditional risk factors in peritoneal dialysis patients. Perit Dial Int, 2005, 25 (Suppl 3):S84-S87.
31. BARGMAN JM. Nonuremic indications for peritoneal dialysis. Perit Dial Int, 1993, 13(Suppl 2):S159-S164.
32. ALPERT MA, HUTING J, TWARDOWSKI ZJ, et al. Continuous ambulatory peritoneal dialysis and the heart. Perit Dial Int, 1995, 15(1):6-11.
33. FORMAN DE, BUTLER J, WANG Y, et al. Incidence, predictors at admission, and impact of worsening renal function among patients hospitalized with heart failure. J Am Coll Cardiol, 2004, 43(1):61-67.
34. HILLEGE HL, GIRBES AR, DE KAM PJ, et al. Renal function, neurohormonal activation, and survival in patients with chronic heart failure. Circulation, 2000, 102(2):203-210.
35. ZEMEL D, IMHOLZ AL, DE WAART DR, et al. Appearance of tumor necrosis factor-alpha and soluble TNF-receptors I and II in peritoneal effluent of CAPD. Kidney Int, 1994, 46(5):1422-1430.
36. FINCHER ME, CAMPBELL HT, SKLAR AH, et al. Atrial natriuretic peptide (ANP) is removed by peritoneal dialysis in humans. Adv Perit Dial, 1989, 5:16-19.
37. MEHROTRA R, KHANNA R. Peritoneal ultrafiltration for chronic congestive heart failure: rationale, evidence and future. Cardiology, 2001, 96(3-4):177-182.
38. KLEIN L, O'CONNOR CM, LEIMBERGER JD, et al. Lower serum sodium is associated with increased short-term mortality in hospitalized patients with worsening heart failure: results from the Outcomes of a Prospective Trial of Intravenous Milrinone for Exacerbations of Chronic Heart Failure (OPTIME-CHF) study. Circulation, 2005, 111(19):2454-2460.
39. LICATA G, DI PASQUALE P, PARRINELLO G, et al. Effects of high-dose furosemide and small-volume hypertonic saline solution infusion in comparison with a high dose of furosemide as bolus in refractory congestive heart failure: long-term effects. Am Heart J, 2003, 145(3):459-466.
40. CNOSSEN TT, KOOMAN JP, KONINGS CJ, et al. Peritoneal dialysis in patients with primary cardiac failure complicated by renal failure. Blood Purif, 2010, 30(2):146-152.
41. CNOSSEN TT, KOOMAN JP, KREPEL HP, et al. Prospective study on clinical effects of renal replacement therapy in treatment-resistant congestive heart failure. Nephrol Dial Transplant, 2012, 27(7):2794-2799.
42. SHILO S, SLOTKI IN, IAINA A. Improved renal function following acute peritoneal dialysis in patients with intractable congestive heart failure. Isr J Med Sci, 1987, 23(7):821-824.
43. MEHROTRA R. Peritoneal dialysis in adult patients without end-stage renal disease. Adv Perit Dial, 2000, 16:67-72.
44. KÖNIG PS, LHOTTA K, KRONENBERG F, et al. CAPD: A successful treatment in patients suffering from therapy-resistant congestive heart failure. Adv Perit Dial, 1991, 7:97-101.
45. TORMEY V, CONLON PJ, FARRELL J, et al. Long-term successful management of refractory congestive heart failure by intermittent ambulatory peritoneal ultrafiltration. QJM, 1996, 89(9):681-683.
46. DAVIES SJ, WOODROW G, DONOVAN K, et al. Icodextrin improves the fluid status of peritoneal dialysis patients: results of a double-blind randomized controlled trial. J Am Soc Nephrol, 2003, 14(9):2338-2344.
47. BERTOLI SV, CIURLINO D, MACCARIO M, et al. Home peritoneal ultrafiltration in patients with severe

congestive heart failure without end-stage renal disease. Adv Perit Dial, 2005, 21:123-127.

48. BASILE C, CHIMIENTI D, BRUNO A, et al. Efficacy of peritoneal dialysis with icodextrin in the long-term treatment of refractory congestive heart failure. Perit Dial Int, 2009, 29(1):116-118.

49. LEE S, RYU JH, KIM H, et al. An assessment of survival among Korean elderly patients initiating dialysis: a national population-based study. PLoS One, 2014, 9(1):e86776.

50. MEHROTRA R, CHIU YW, KALANTAR-ZADEH K, et al. Similar outcomes with hemodialysis and peritoneal dialysis in patients with end-stage renal disease. Arch Intern Med, 2011, 171(2):110-118.

51. MORTON RL, TURNER RM, HOWARD K, et al. Patients who plan for conservative care rather than dialysis: a national observational study in Australia. Am J Kidney Dis, 2012, 59(3):419-427.

52. LOBBEDEZ T, MOLDOVAN R, LECAME M, et al. Assisted peritoneal dialysis. Experience in a French renal department. Perit Dial Int, 2006, 26(6):671-676.

53. POVLSEN JV, IVARSEN P. Assisted peritoneal dialysis: also for the late referred elderly patient. Perit Dial Int, 2008, 28(5):461-467.

54. VERGER C, DUMAN M, DURAND PY, et al. Influence of autonomy and type of home assistance on the prevention of peritonitis in assisted automated peritoneal dialysis patients. An analysis of data from the french language peritoneal dialysis registry. Nephrol Dial Transplant. 2007, 22(4):1218-1223.

55. LIM WH, DOGRA GK, MCDONALD SP, et al. Compared with younger peritoneal dialysis patients, elderly patients have similar peritonitis-free survival and lower risk of technique failure, but higher risk of peritonitis-related mortality. Perit Dial Int, 2011, 31(6):663-671.

56. GENESTIER S, MEYER N, CHANTREL F, et al. Prognostic survival factors in elderly renal failure patients treated with peritoneal dialysis: a nine-year retrospective study. Perit Dial Int, 2010, 30(2):218-226.

57. HUNG CC, CHANG CT, LEE CC, et al. Prognostic predictors of technique and patient survival in elderly Southeast Asian patients undergoing continuous ambulatory peritoneal dialysis. Int J Clin Pract, 2009, 63(2):254-260.

58. LI PK, LAW MC, CHOW KM, et al. Good patient and technique survival in elderly patients on continuous ambulatory peritoneal dialysis. Perit Dial Int, 2007, 27(Suppl 2):S196-S201.

第十节　腹膜透析（PD）患者的蛋白质能量消耗综合征

一、背景

近年来，不同的术语被用于描述慢性肾脏病（CKD）患者（包括PD患者）的营养不良，包括消耗、营养不良及恶病质。20世纪90年代时，Stenvinkel描述了营养不良、炎症及动脉粥样硬化之间的重要相关性（malnutrition，inflammation and atherosclerosis，MIA综合征）。他和他的同事们提出了两种类型的营养不良。1型营养不良的特征是由于尿毒症或其他因素引起的低蛋白摄入及低能量摄入，但无炎症迹象。2型营养不良则与炎症有关，随之出现蛋白质分解代谢[1,2]。2008年，国际营养代谢学会（ISRNM）召集了专家组对CKD的消耗、恶病质、营养不良和炎症等术语和定义进行了统一。ISRNM推荐一致用“蛋白质能量消耗（PEW）综合征”这一术语来描述人体蛋白质质量及能量储备的流失。这种异常情况往往与代谢应激相关的功能下降有关。蛋白质和能量消耗可能是由于饮食摄入不足引起的，但也有一些不能简单地解释为营养摄入减少的原因而导致肾脏疾病中瘦体重的进一步丢失。这些情况包括各种原因引起的炎症及并发的分解代谢疾病。另外，恶病质是一种非常严重的蛋白质能量消耗形式，在肾脏病患者中较少发生，通常伴有严重的生理、代谢、心理及免疫紊乱[3]。

二、患病率

PEW综合征在PD患者中很常见，估计患病率约为18% ~ 55%[4-7]。PEW综合征对PD患者有不良的临床预后，包括增加死亡率、住院率及心血管疾病死亡率[8-11]。尽管PEW综合征很少会被认为是直接导致PD患者死亡原因，但其与心血管疾病及感染这两种PD患者的主要死亡原因极密切相关[1]。

三、PEW的原因

1. 炎症　炎症在PD患者中很常见，患病率约为15% ~ 20%[12-14]。炎症的出现预测了PD患者全因及心血管死亡风险的增加[12,13,15]。炎症本身或合并其他原因在PEW综合征的发病机制中起着关键作用[16]。炎症与心血管疾病尤为密切相关，在动脉粥样硬化患者中，经常出现MIA综合征[1]，而在心力衰竭患者中，共同形成了心源性恶病质综合征[17]。PD患者若出现MIA综合征会增加死亡率和心血管发病率的风险。具有MIA综合征三项问题的患者，2年死亡率高达70%，而完全没有MIA综合征问题的患者死亡率仅为10%[1]。炎症、心脏肥大及残余肾功能下降合并进一步增加PD患者的死亡率及心血管死亡率[18]。

关于炎症如何参与PEW综合征的形成，已经提出了几种机制。炎症能通过激活泛素-蛋白酶体蛋白水解途径或NF-κB信号通路，增加肌肉蛋白质降解，从而导致肌肉消耗[19]。炎症也可能抑制食欲并通过瘦素引起厌食效应[20-22]。实验数据表明，炎症引起的厌食效应可能是由高瘦素血症调节的，已被证明，通过阻断下丘脑黑皮质素4受体来阻断瘦素信号可以改善尿毒症引起的恶病质[20,23-25]。

炎症也可能通过增加胰岛素阻抗性来引起PEW综合征[26]。这反过来会抑制胰岛素对骨骼肌的合成代谢作用，导致肌肉蛋白质降解增加[27]。研究表明，胰岛素阻抗性与肌肉消耗相关[28-30]。炎症本身也可以导致高分解代谢，增加肌肉蛋白降解，减少白蛋白合成[26,31]。

很多因素可以导致PD患者出现炎症，包括急性或慢性感染，如腹膜炎、导管口感染或其他类型感染、口腔卫生较差伴有牙龈炎或牙周炎[32]、细胞外容量超负荷[33]、心脏衰竭、动脉粥样硬化及腹透液的生物兼容性。残余肾功能的丧失也是导致PD患者出现炎症的原因之一[18,34]（表29-4-10-1）。

表 29-4-10-1　肾衰竭患者炎症的原因

透析相关原因	非透析相关原因
导管、移植物和内瘘感染	肾脏对细胞因子的清除减少
透析膜的生物兼容性	尿毒症毒素的蓄积
腹膜透析液的生物兼容性	已有的动脉粥样硬化
补体激活	慢性心力衰竭
负超滤	牙齿和牙龈的感染
暴露于透析液中的内毒素和其他细胞因子诱导物质	其他感染
腹膜炎和导管口感染	营养不良

2. 残余肾功能的丧失　研究发现PD患者残余肾功能与膳食能量、蛋白质、各种维生素及微量营养素摄入有显著及独立关系，但与腹透清除于统计学上并无关系。丧失残余肾功能亦增加静息代谢率，导致增加蛋白质能量消耗风险[4,35-37]。因残余肾功能流失而出现一系列的代谢紊乱及血流动力学干扰，诱发心脏肥大，心室扩张，导致出现收缩期及舒张期功能障碍，动脉粥样加速硬化、动脉硬化及心脏衰竭，增加腹透病者的总死亡、心脏血管死亡及心脏猝死风险[36]。

3. 腹透液内营养的丢失　PD患者每天经腹透液丢失平均5g的蛋白质。发生腹膜炎时，丢失的蛋白质可增加数倍以上，从而增加出现PEW综合征的风险[38,39]。

4. 高分解代谢　高分解代谢是PEW综合征现象的核心[3]。研究显示高分解代谢与心血管疾病、炎症、营养不良及残余肾功能流失有紧密关联。高分解代谢于腹透病者是一个重要的全因死亡及心血管疾病死亡危险预后[35]。

5. 胃排空延迟　研究发现PD患者有胃排空延迟现象，并可能无症状[40,41]。相比于无糖尿病的PD患者，这种现象更常见于有糖尿病的PD患者[42]。一项横断面研究曾报道胃排空时间与营养状况相关：胃排空时间越短，瘦体重和体重指数越好[40]。

6. 代谢性酸中毒　代谢性酸中毒可能通过增加骨骼肌的肌肉蛋白降解和支链氨基酸氧化、减少白蛋白合成、减少生长激素以及胰岛素生长因子-1的表达，从而导致PEW综合征[43]。在PD及其他CKD队列中，有横断面研究证据表明代谢性酸中毒与PEW综合征相关[44,45]。研究显示纠正代谢性酸中毒能减低全身蛋白质降解，减低慢性肾病进展及改善营养状况[46,47]。因此，KDOQI建议，CKD患者为防止肌肉蛋白质降解，血清碳酸氢盐应维持于22mmol/L[48]或以上。

四、PEW的诊断标准和评估

国际肾脏营养与代谢协会的共识声明推荐，4个主要项目可用于PEW的诊断：生化标准；低体重、总体脂减少或体重下降；肌肉质量减少；和低蛋白质及低能量摄取（表29-4-10-2）。专家组还提出了营养和炎症的补充指标，包括一些目前正在开发中的，可被视为PEW综合征存在的潜在线索（表29-4-10-3）[3]。在各种生化指标中，血清白蛋白在临床上最为常用，并且一直被认为是透析患者包括PD在内的临床预后的有力预测指标[49-51]。由于液体超负荷和急性炎症也能引起血清白蛋白降低[52-54]，所以单纯血清白蛋白降低不足以诊断PEW综合征。因此，额外的生化指标例如血清前白蛋白、甲状腺素转运蛋白和胆固醇等，也被用于评估营养状态[55-57]。专家组建议，在进行PEW综合征的临床诊断时至少要包括1项生化指标（表29-4-10-1）。有PEW综合征的情况时，CRP和IL-IL-6等炎症标志物可能会持续提升，但这些指标不能作为确诊PEW的指标（表29-4-10-2）之一[3]。在人体质量指标中，体重指数（BMI）最常用于评估PEW综合征。然而，体重指数可能会受液体负荷过重的影响。在维持性透析患者中，低BMI一直是预后不良和高死亡风险的预测因子[58-61]。ISRNM专家组推荐，BMI少于23kg/m^{2}作为PEW的指标。但对于亚洲人或中国人群，这一阈值是存在争议的，因为BMI 19 ~ 23kg/m^{2}在亚洲人或中国人群中通常被认为是在正常范围内的数值。专家组认为体重指数的标准数值于亚洲或中国人需要调整。值得注意的是，世界卫生组织推荐将BMI数值18.5 ~ 25kg/m^{2}作为一般人群的正常值范围[62]。在透析患者中，任何程度无意识的体重减轻或BMI降低都表明可能存在PEW[3]。目前专家组推荐，3个月内无水肿重量下降5%，或在过去的6个月内无水肿体重无意识地下降10%，应视为独立于体重身高比值测量之外PEW综合征的一项重要及关键性的指标[3]。总的体脂百分比下降多于10%应视为PEW的额外标准，因为BMI同时受体脂和肌肉质量的影响[63]。在维持性透析患者中，体脂减少与死亡风险增加相关[64,65]。

PEW综合征的另一个重要诊断标准是饮食摄入量[3]。至少2个月无意识的低蛋白摄入<0.8g/（kg・d），及至少2个月无意识的低能量摄入<25kcal/（kg・d），是PEW的诊断标准[48]。

低蛋白摄入量或蛋白摄入量随时间而下降，已被证明可预测PD患者的死亡风险增加[68,69]。此外，还有其他可能的工具有助于评估营养状况。其中值得一提的是食欲评估。食欲下降（厌食）与PEW相关，可能提示不良的临床预后[70,71]。

此外，营养评分系统被推荐作为诊断透析患者营养不良的实用工具，例如主观综合性营养评估（subjective global assessment，SGA）（表29-4-10-2）。用7点量表修正的SGA已被证实可评估营养状况，研究显示SGA低分提示PD患者死亡率增加[8,72,73]。然而，在透析患者中，与全身氮总量相比，SGA在PEW综合征的监测中可靠性仅为中等，灵敏度和特异性较低[74,75]。但SGA价格便宜，易于使用，操作仅需要几分钟，容易作临床应用。KDOQI营养专家组[48]以及“欧洲最佳实践指南”推荐连续使用SGA来监测PD患者的营养状况。这些评分系统应被视为PEW综合征的潜在临床标志（表29-4-10-2）但并非PEW综合征的决定性诊断指标[3]。另外营养不良-炎症评分（mmalnutrition-inflammation score，MIS）也是用来评估PD患者PEW的另一项有效方法，在某些PD亚组中，已

表 29-4-10-2 诊断 PEW 综合征标准

血清化学
- 血清白蛋白 <3.8g/100ml（Bromcresol Green） - 血清前白蛋白 <30mg/100ml（透析病者） - 血清胆固醇 <100mg/100ml
身体质量
- 体重指数 <23kg/m² - 非故意性体重下降：3 个月内下降 5% 或 6 个月内下降 10% - 总体脂肪百分比
肌肉质量
- 肌肉消瘦：肌肉质量于 3 个月内下降 5% 或于 6 个月内下降 10% - 中臂肌肉周长：（相对于参考人口的 50% 下降高于 10%） - 肌酐产生
饮食摄入量
- 非故意性饮食蛋白质摄入量少于 0.8g/（kg・d）至少 2 个月或以上（透析病者）或少于 0.6g/（kg・d）（CKD 2 ~ 5 期病者） - 非故意性饮食能量摄入量少于 25kcal/（kg・d）至少 2 个月或以上

* 诊断与肾病有关的 PEW 综合征标准需要在以上四项类别中符合三项以上类别

表 29-4-10-3 其他用来评估 PEW 综合征的潜在工具

食欲，胃口食量及能量消耗
- 胃口调查问卷 - 食量评估，可用食量密度问卷 - 利用间接量法以量度能量消耗
身体质量及构成
- 全身氮 - 全身钾 - 双能 X 线吸收仪，近红外电抗仪 - 生物电阻抗 -14kDa 分段放线菌素的肌动球蛋白 - 基因芯片 - 肌肉纤维大小 - 肌肉质量计算机素描和 / 或磁力共振 - 肌肉碱溶性蛋白
实验室参数
- 血清生化：转铁蛋白，尿素，甘油三酯，碳酸氢钠 - 激素：瘦素，生长素，生长激素 - 炎性指标：CRP，IL-6，TNF-α，IL-1，血清淀粉样蛋白 -A - 外周血细胞计数：淋巴细胞计数
营养评分系统
-SGA（主观综合营养评估） -MIS（营养不良 – 炎症评分）

在肌肉质量方面，专家组建议将 3 个月内肌肉质量减少≥ 5% 或 6 个月内减少≥ 10% 作为 PEW 综合征的诊断标准之一。除了肌肉质量减少，参考人群的第 50 个百分位数的上臂中部肌围（midarm muscle circumference）减少 >10%，也可作为 PEW 综合征的诊断标准[3,66,67]。

显示其与 SGA 评分相关[76-78]。但这一项营养评分在常规使用之前，尚需进一步验证。

评估身体成分的设备，包括生物电阻抗分析（BIA）、双能X线吸收测量法（DEXA）、生物阻抗光谱仪和皮褶厚度测量法，这些仪器全部可以用来估计瘦体重和脂肪量。一般来说，这些方法可能会受到患者体内水分状况的影响。手紧握力测试已被证明是PD患者临床预后的有力预测指标[79,80]，也与人体肌肉质量相关[80]。然而，由于缺乏参考标准，且手紧握力也受患者的年龄、性别、身体素质和功能状态的影响，所以应用未能广泛普及。

推荐饮食摄入量

保持充足的蛋白质和能量摄入是预防PD患者PEW综合征的重要策略。在临床病情稳定的PD患者，目前推荐的最低饮食蛋白质摄入量为每天≥1.2g/kg理想体重，而能量摄入量则约为每天30～35kcal/kg理想体重，能量摄入包括透析液吸收带来的能量摄入。摄入的蛋白质中应该至少有50%是高生物价蛋白质。这一推荐基于几份指南，包括2000年KDOQI指南[81]和2013年ISRNM指南[82]。当出现高代谢状况如急性感染、腹膜炎或急性住院时，应上调这些水平。在PD患者中，应考虑到透析液中额外的氨基酸和蛋白质丢失[38]。PD患者平均每天约有5g蛋白质经透析液中丢失[38,83]，在急性腹膜炎时，蛋白质和氨基酸的丢失量会进一步增加[84]。饮食蛋白质推荐还应考虑到特定蛋白质中的磷和含磷营养素中的磷含量。饮食中较高的磷与蛋白质的比例预示着透析患者的死亡风险增加，此风险独立于血磷、磷结合剂及其类型、及饮食蛋白质、能量和钾的摄入量[85,86]。

五、干预措施

表29-4-10-4列出了PEW综合征的一般和特殊管理方法。

表29-4-10-4　PD患者PEW综合征的管理措施汇总

一般治疗
- 保持充分的透析剂量 - 纠正代谢性酸中毒 - 管理并发症、感染或其他高代谢情况 - 使用筛查工具进行定期营养筛查，如食欲问卷、体重、BMI、血清白蛋白 - 详细的营养评估（如上文所述）：应用SGA、人体测量法、饮食蛋白质和能量摄入、MIS - 营养师进行饮食咨询和评估 - 鼓励足够食物摄入量 - 如果口服摄入量不足以满足能量和蛋白质需求，则处方口服营养补充剂 - 不能口服者，考虑将口服营养补充剂管饲注入 - 存在明显PEW综合征的患者、不耐受口服或管饲、或口服和管饲不足以满足能量和蛋白质需求时，考虑采用肠外营养治疗
PD患者的特定疗法
- 保护残余肾功能，使透析充分性到达最佳 - 保持液体平衡，以防止液体超负荷 - 预防感染如腹膜炎或导管感染 - 应用氨基酸透析液 - 应用生物相容性腹膜透析液
其他特殊治疗
食欲刺激剂，如醋酸甲地孕酮 激素治疗，如生长激素和合成代谢类固醇（仅限短期疗程） ? 抗炎治疗 ? 运动

1. 透析剂量　观察性研究显示，每周总尿素清除率与饮食蛋白质及能量摄入相关，当中的相关是由残余肾功能引起的。而非因透析清除率所致[4]。每周总尿素清除率也与饮食维生素和微量营养素摄入之间有重要关系[87]。然而，随机试验未能显示出增加透析剂量能改善PEW综合征状况。在ADEquacy of PD in MEXico（ADEMEX）研究中，患者被随机分至高腹膜肌酐清除率组与标准腹膜肌酐清除率组，两年研究中，并无发现高腹膜肌酐清除率组的患者的蛋白质摄入量

（normalized protein nitrogen appearance，nPNA）（即标准化的氮表现率蛋白相当量）得以改善[88]。但是，应注意到将 nPNA 作为蛋白质摄入的标志，因 nPNA 和 KT/V 因数学耦合而直接相关[89,90]。另一项前瞻性随机研究调查了透析剂量与营养状态之间的联系，结果显示在 12 个月内将尿素清除率（KT/V）从 1.82 增加到 2.02，nPNA 能从 1.1g/kg 增加到 1.24g/kg，但血清白蛋白、SGA 评分、瘦体重或饮食蛋白摄入量并未增加。研究亦发现 KT/V 及 nPNA 之间的关系似乎于 KT/V 接近 1.7 ~ 1.8 时饱和[91]。这个现象在 ADEMEX trial 及中国香港腹透研究中均有报告[88,92]。因此，在基线透析剂量的基础上，增加透析剂量可以改善某些患者的营养状况。提供理想的透析剂量以防止 PEW 综合征的出现很重要。

2. 口服营养补充剂　PD 患者口服营养补充剂可以每日两次或三次，最好在餐后 1 小时服用。口服补充剂可以额外提供每天 7 ~ 10kcal/kg 理想体重的能量和每天 0.3 ~ 0.4g/kg 理想体重的蛋白质，因此需要自行摄入至少 20kcal/（kg·d）的能量和 0.4 ~ 0.8g/（kg·d）的蛋白质，以能达到 PD 患者目标的饮食能量和蛋白质摄入量[82]。口服营养补充剂也可用于各种急性合并症和感染，包括腹膜炎时，患者可能因食欲下降而减少进食[93,94]。一些透析患者的临床试验已显示，口服营养补充剂能有效改善某些反映营养状态的生化指标[82,95-102]。有建议指出，PD 患者口服营养补充剂可能增加血清白蛋白、但对饮食摄入量无改善[95,103-105]。一项早期的荟萃分析纳入了 18 项研究，其中 5 项为随机对照试验，结果表明口服营养补充剂或肠内补充剂都会显著增加总能量和蛋白质摄入量，血清白蛋白平均增加 0.23g/dl[106]。因此，对于食欲减退和有 PEW 综合征症状的 PD 患者应鼓励口服营养补充剂。对于不能耐受口服营养补充剂的患者，应该考虑管饲以补充营养，确保能达到目标饮食能量及蛋白质摄入量。

3. 腹腔内应用氨基酸　腹腔内应用 1.1% 的氨基酸透析液进行标准存腹 6 小时后，约 16mg 的氨基酸会被重新吸收[107]。此外，含氨基酸的腹膜透析液对比标准含糖的腹透液可能会增加骨骼肌对氨基酸的摄取[108]。在一项为期 3 年的前瞻性随机对照试验中，60 名 CAPD 患者中半数患者被随机分配至应用 1.1% 的氨基酸透析液，另外半数患者接受标准糖腹透液以对照组相比，氨基酸组患者的 nPNA 和饮食蛋白质摄入显著持续增加。女性患者的瘦体重亦保持稳定。然而，由于参加者退出率高，且无法持续招募 PEW 患者入组，这项研究影响被限制[109]。另一项在 105 名 PD 患者中进行了 3 个月的随机试验，其中 54 名患者被随机分组至氨基酸腹透液组，每天应用 1 ~ 2 次 1.1% 氨基酸透析液。与对照组相比，氨基酸透析液组患者的血清胰岛素生长因子 -1（IGF-1）水平持续上升，但上臂中部肌围未见改善。然而，这项研究受到样本量过小的限制，且研究持续时间可能太短，未能监测到营养状况的显著改变[110]。因此，至今为止，腹腔内应用氨基酸的价值尚无定论。

4. 肠外营养　肠外营养（intra-dialytic parenteral nutrition，IDPN）通常用于不能耐受口服或肠内营养的患者。几项随机对照试验显示了 IDPN 于患有严重 PEW 综合征症状的维持性血液透析患者中的益处[111-115]。然而，这些研究在患者特征、治疗持续时间和 IDPN 溶液成分方面存在很大的差异。将患有明显 PEW 综合征的透析患者，尤其是那些无法耐受口服或肠内营养的患者随机分到安慰剂组治疗，可能会被认为不符合伦理要求。在新近的针对血液透析患有 PEW 综合征病者（FINE 研究）的营养干预研究中，患者被随机分为 IDPN 加口服营养补充（oral nutritional supplement，ONS）或单用 ONS 治疗。考虑到伦理要求，未设置对照组。两年后观察到，2 组的营养参数改善相似，且在住院率或死亡率方面无差异。这些数据表明，无论是口服还是肠外应用，只要提供同样且足够的蛋白质和能量，且患者能耐受口服或肠内营养，营养补充剂的给药途径不会影响对治疗效果的反应。值得注意的是，研究表明对营养治疗的反应与基线的 PEW 综合征的严重程度和营养剂的量直接相关[116]。

5. 代谢性酸中毒的纠正　纠正代谢性酸中毒能减少 PD 患者出现 PEW 综合征。关于口服碳酸氢钠补充剂的两项随机对照试验显示，碳酸氢盐治疗可改善营养状况。当中一项随机单盲研究中，纠正代谢性酸中毒令体重和上臂中部肌围增加[117]。另一项随机对照研究显示，口服碳酸氢钠治疗可增加那些伴有酸中毒且 KT/V 少于 2.1 的患者的 nPNA 和 SGA 评分。有趣的是，即使在正常 pH

范围内，pH 处于正常高值（7.44）的患者比正常低值（7.37）的患者更易实现正氮平衡[118]。有些建议认为，纠正酸中毒可能是透过下调支链氨基酸的降解及于泛素 - 蛋白酶体系统从以减低肌肉蛋白分解，改善营养状态[119]。因此，K/DOQI 指南建议应维持透析患者的碳酸氢盐水平于 22mmol/L 或以上[48]。

6. 食欲促进剂　醋酸甲地孕酮（megestrol acetate）是一种口服的天然孕酮的合成衍生物，能通过刺激下丘脑中的神经肽 Y 来增加食欲，并通过下调促炎细胞因子发挥抗炎作用[120,121]。目前使用醋酸甲地孕酮的临床经验非常有限且没有随机对照试验。有限的经验表明，低剂量及短期应用醋酸甲地孕酮似乎能有效改善 PD 患者的食欲不振和血清白蛋白水平[121-125]。然而，由于潜在不良事件的广泛报道，例如女性患者的子宫出血、外周性水肿、血栓栓塞现象、高血压和高血糖等，长期使用甲地孕酮要非常谨慎。

7. 运动作为一种合成代谢剂　在终末期肾脏病（ESRD）中，肌肉经历了代谢和结构的改变，使其氧化能力和肌肉耐力降低[126,127]。运动能增加肌肉中胰岛素生长因子 -1（IGF-1）和 IGF-2 mRNA 的表达，改善肌肉氧化能力，增加肌纤维再生所需的卫星细胞的数量[128,129]。虽然长期耐力运动在健康受试者中已经被用于合成代谢干预，但 ESRD 患者的数据并没有一致显示肌肉质量的标志物于长期耐力运动后有改善，只观察到瘦体重有些微增加[130-136]。几项代谢研究认为运动与营养补充相结合会产生有益效果，但在一项 RCT 研究中，与单用营养补充剂相比，联合应用耐力运动与营养补充剂，并未显示对于体蛋白的长期储备具有更多的益处[132,133]。

8. 生长激素　数项前瞻性随机试验显示，接受生长激素治疗的透析患者有显著的合成代谢反应，且瘦体重和生物标志物均有改善[137-141]。在一项大型多中心的 RCT 研究中，在低白蛋白的血液透析患者中，重组生长激素治疗能令 CRP 显著降低、及增加血清高密度脂蛋白胆固醇和转铁蛋白[142]。不幸的是，这一大型 RCT 实验由于志愿者招募缓慢而过早终止，因此无法评估重组生长激素对不良预后的影响。

9. 合成代谢类固醇　合成代谢类固醇通过诱导骨骼肌雄激素受体 mRNA 的表达、并增加来源于蛋白降解的细胞内氨基酸池来刺激肌肉蛋白质合成。它也能够抑制蛋白质分解代谢[143]。之前在无肾脏病的正常男性中进行的研究表明，使用超生理剂量的睾酮，尤其是同时结合力量训练，能增加瘦体重、肌肉的尺寸和力量[144]。另外，在老年普通人群中的短期研究表明，睾酮替代疗法有助于改善一些特定的心血管危险因素，如胰岛素抵抗性、腹型肥胖、血脂异常和炎症[145]。睾酮缺乏症于男性血液透析患者中普遍存在，患病率高达 60%，可能部分导致肌肉萎缩[146-148]。数项血液透析患者进行的 RCT 研究已经测试了合成代谢类固醇的疗效，所有研究一致显示在使用合成代谢类固醇（nandrolone decanoate）治疗后，人体测量指标和生化参数均显著增加，包括体重、BMI、皮褶厚度、上臂中部肌围、瘦体重、血清蛋白、前白蛋白和转铁蛋白[149-151]。然而，并没有一致观察到对身体功能性的有益影响，且大剂量的癸酸诺龙与女性患者男性化的副作用相关。还有其他潜在的不良反应，如心肌病、肝细胞癌、血液高凝状态和高密度脂蛋白胆固醇降低[152]。因此，合成代谢类固醇的治疗期应限制在 6 个月内。

ISRNM 建议以下算法作为腹透患者之营养管理及支授的基准（图 29-4-10-1）。

六、结论

PEW 综合征很少是 PD 患者单独存在的并发症。在管理 PD 患者的 PEW 综合征时，应通过仔细的营养评估、饮食咨询和必要的营养支援，采取多学科治疗方法。纵然其作用和功效尚未在 RCT 中得到认可，醋酸甲地孕酮可被视为短期的食欲促进剂。另外，短期的合成代谢类固醇亦可视为能够改善 PD 患者的瘦体重和营养参数。此外，最重要的是早期识别 PEW 综合征的存在症状以及处理形成 PEW 综合征潜在多种原因。抗炎治疗在 PEW 综合征治疗中的作用仍需要 RCT 研究评估。

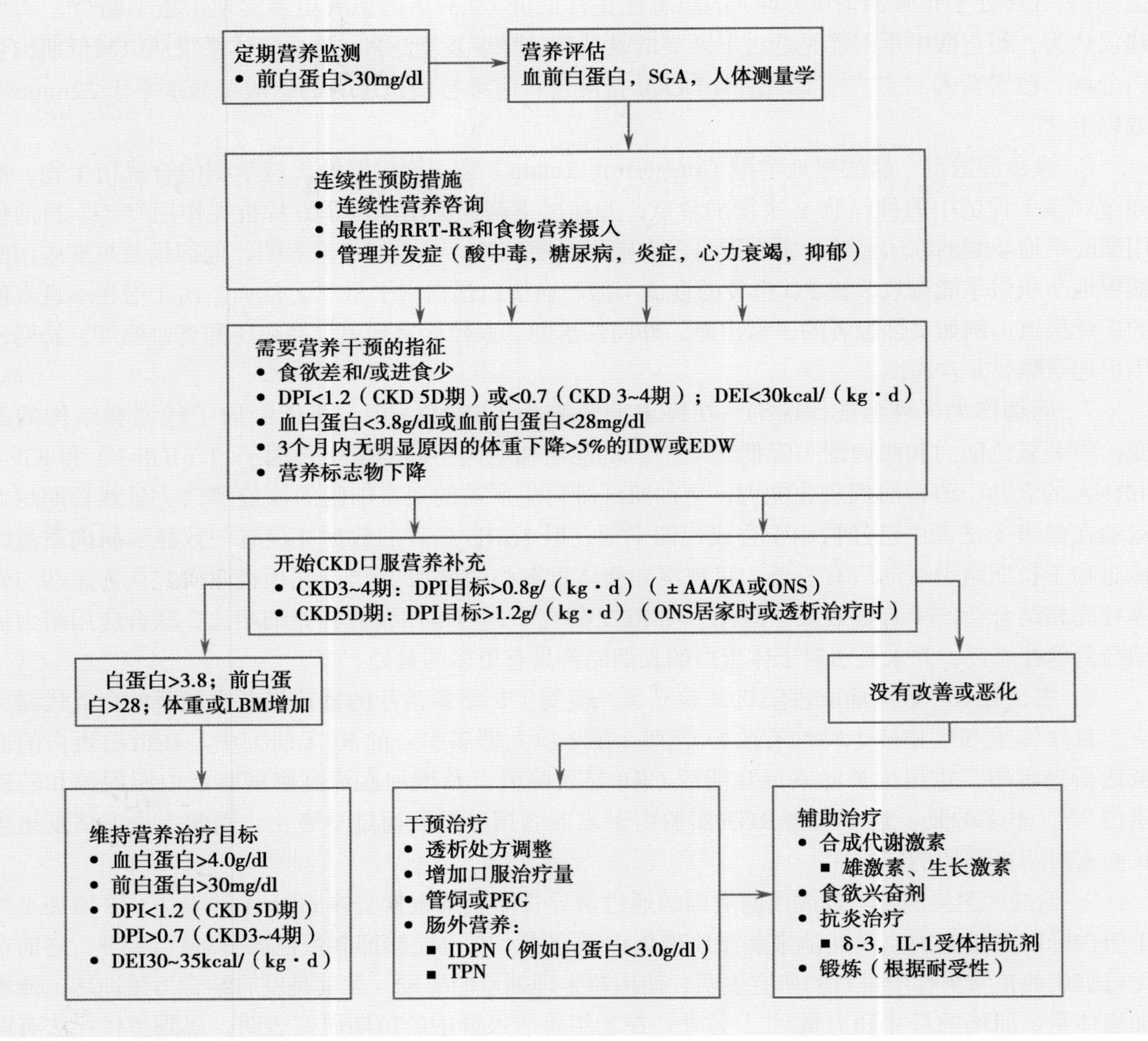

图 29-4-10-1 国际营养代谢学会营养管理及支持算法透析病者的建议，最少每三个月作一次营养评估

（王依满）

参考文献

1. STENVINKEL P, HEIMBURGER O, PAULTRE F, et al. Strong association between malnutrition, inflammation, and atherosclerosis in chronic renal failure. Kidney Int, 1999, 55(5):1899-1911.
2. STENVINKEL P, HEIMBURGER O, LINDHOLM B, et al. Are there two types of malnutrition in chronic renal failure? Evidence for relationships between malnutrition, inflammation and atherosclerosis (MIA syndrome). Nephrol Dial Transplant, 2000, 15(7):953-960.
3. FOUQUE D, KALANTAR-ZADEH K, KOPPLE J, et al. A proposed nomenclature and diagnostic criteria for protein-energy wasting in acute and chronic kidney disease. Kidney Int, 2008, 73(4):391-398.
4. WANG AY, SEA MM, IP R, et al. Independent effects of residual renal function and dialysis adequacy on actual dietary protein, calorie, and other nutrient intake in patients on continuous ambulatory peritoneal dialysis. J Am Soc Nephrol, 2001, 12(11):2450-2457.
5. KANG DH, KANG EW, CHOI SR, et al. Nutritional problems of Asian peritoneal dialysis patients. Perit Dial

Int, 2003, 23(1 Suppl 2):S58-S64.
6. YOUNG GA, KOPPLE JD, LINDHOLM B, et al. Nutritional assessment of continuous ambulatory peritoneal dialysis patients: an international study. Am J Kidney Dis, 1991, 17(4):462-471.
7. CIANCIARUSO B, BRUNORI G, KOPPLE JD, et al. Cross-sectional comparison of malnutrition in continuous ambulatory peritoneal dialysis and hemodialysis patients. Am J Kidney Dis, 1995, 26(3):475-486.
8. Canada-USA (CANUSA) Peritoneal Dialysis Study Group. Adequacy of dialysis and nutrition in continuous peritoneal dialysis: association with clinical outcomes. J Am Soc Nephrol, 1996, 7(2):198-207.
9. BERGSTROM J. Nutrition and mortality in hemodialysis. J Am Soc Nephrol, 1995, 6(5):1329-1341.
10. KOPPLE JD. Effect of nutrition on morbidity and mortality in maintenance dialysis patients. Am J Kidney Dis, 1994, 24(6):1002-1009.
11. STENVINKEL P, HEIMBURGER O, LINDHOLM B. Wasting, but not malnutrition, predicts cardiovascular mortality in end-stage renal disease. Nephrol Dial Transplant, 2004, 19(9):2181-2183.
12. WANG AY. Prognostic value of C-reactive protein for heart disease in dialysis patients. Curr Opin Investig Drugs, 2005, 6(9):879-886.
13. NOH H, LEE SW, KANG SW, et al. Serum C-reactive protein: a predictor of mortality in continuous ambulatory peritoneal dialysis patients. Perit Dial Int, 1998, 18(4):387-394.
14. STENVINKEL P, CHUNG SH, HEIMBURGER O, et al. inflammation, and atherosclerosis in peritoneal dialysis patients. Perit Dial Int, 2001, 21(Suppl 3):S157-S162.
15. WANG AY, WOO J, LAM CW, et al. Is a single time point C-reactive protein predictive of outcome in peritoneal dialysis patients? J Am Soc Nephrol, 2003, 14(7):1871-1879.
16. CARRERO JJ, STENVINKEL P, CUPPARI L, et al. Etiology of the protein-energy wasting syndrome in chronic kidney disease: a consensus statement from the International Society of Renal Nutrition and Metabolism (ISRNM). J Ren Nutr, 2013, 23(2):77-90.
17. RAHMAN A, JAFRY S, JEEJEEBHOY K, et al. Malnutrition and Cachexia in Heart Failure. JPEN J Parenter Enteral Nutr, 2016, 40:475-486.
18. WANG AY, WANG M, WOO J, et al. Inflammation, residual kidney function, and cardiac hypertrophy are interrelated and combine adversely to enhance mortality and cardiovascular death risk of peritoneal dialysis patients. J Am Soc Nephrol, 2004, 15(8):2186-2194.
19. MITCH WE, GOLDBERG AL. Mechanisms of muscle wasting. The role of the ubiquitin-proteasome pathway. N Engl J Med, 1996, 335(25):1897-1905.
20. MAK RH, CHEUNG W, CONE RD, et al. Leptin and inflammation-associated cachexia in chronic kidney disease. Kidney Int, 2006, 69(5):794-797.
21. WANG AY, SANDERSON J, SEA MM, et al. Important factors other than dialysis adequacy associated with inadequate dietary protein and energy intakes in patients receiving maintenance peritoneal dialysis. Am J Clin Nutr, 2003, 77(4):834-841.
22. AGUILERA A, CODOCEO R, SELGAS R, et al. Anorexigen (TNF-alpha, cholecystokinin) and orexigen (neuropeptide Y) plasma levels in peritoneal dialysis (PD) patients: their relationship with nutritional parameters. Nephrol Dial Transplant, 1998, 13(6):1476-1483.
23. MAK RH, CHEUNG W. Cachexia in chronic kidney disease: role of inflammation and neuropeptide signaling. Curr Opin Nephrol Hypertens, 2007, 16(1):27-31.
24. CHEUNG WW, MAK RH. Melanocortin antagonism ameliorates muscle wasting and inflammation in chronic kidney disease. Am J Physiol Renal Physiol, 2012, 303(9):F1315-F1324.
25. CHEUNG WW, KUO HJ, MARKISON S, et al. Peripheral administration of the melanocortin-4 receptor antagonist NBI-12i ameliorates uremia-associated cachexia in mice. J Am Soc Nephrol, 2007, 18(9):2517-2524.
26. MITCH WE, DU J, BAILEY JL, et al. Mechanisms causing muscle proteolysis in uremia: the influence of insulin and cytokines. Miner Electrolyte Metab, 1999, 25(4-6):216-219.
27. PRICE SR, BAILEY JL, WANG X, et al. Muscle wasting in insulinopenic rats results from activation of the

ATP-dependent, ubiquitin-proteasome proteolytic pathway by a mechanism including gene transcription. J Clin Invest, 1996, 98(8):1703-1708.

28. LEE SW, PARK GH, LEE SW, et al. Insulin resistance and muscle wasting in non-diabetic end-stage renal disease patients. Nephrol Dial Transplant, 2007, 22(9):2554-2562.
29. CLARK AS, MITCH WE. Muscle protein turnover and glucose uptake in acutely uremic rats. Effects of insulin and the duration of renal insufficiency. J Clin Invest, 1983, 72(3):836-845.
30. DU J, MITCH WE. Identification of pathways controlling muscle protein metabolism in uremia and other catabolic conditions. Curr Opin Nephrol Hypertens, 2005, 14(4):378-382.
31. PENG H, CAO J, YU R, et al. CKD Stimulates Muscle Protein Loss Via Rho-associated Protein Kinase 1 Activation. J Am Soc Nephrol, 2016, 27(2):509-519.
32. BAYRAKTAR G, KURTULUS I, KAZANCIOGLU R, et al. Oral health and inflammation in patients with end-stage renal failure. Perit Dial Int, 2009, 29(4):472-479.
33. WANG AY, SEA MM, TANG N, et al. Energy intake and expenditure profile in chronic peritoneal dialysis patients complicated with circulatory congestion. Am J Clin Nutr, 2009, 90(5):1179-1184.
34. WANG AY, WOO J, WANG M, et al. Important differentiation of factors that predict outcome in peritoneal dialysis patients with different degrees of residual renal function. Nephrol Dial Transplant, 2005, 20(2):396-403.
35. WANG AY, SEA MM, TANG N, et al. Resting energy expenditure and subsequent mortality risk in peritoneal dialysis patients. J Am Soc Nephrol, 2004, 15(12):3134-3143.
36. WANG AY, LAI KN. The importance of residual renal function in dialysis patients. Kidney Int, 2006, 69(10):1726-1732.
37. TERMORSHUIZEN F, KOREVAAR JC, DEKKER FW, et al. The relative importance of residual renal function compared with peritoneal clearance for patient survival and quality of life: an analysis of the Netherlands Cooperative Study on the Adequacy of Dialysis (NECOSAD)-2. Am J Kidney Dis, 2003, 41(6):1293-1302.
38. BLUMENKRANTZ MJ, GAHL GM, KOPPLE JD, et al. Protein losses during peritoneal dialysis. Kidney Int, 1981, 19(4):593-602.
39. KATHURIA P, MOORE HL, KHANNA R, et al. Effect of dialysis modality and membrane transport characteristics on dialysate protein losses of patients on peritoneal dialysis. Perit Dial Int, 1997, 17(5):449-454.
40. ROSS EA, KOO LC. Improved nutrition after the detection and treatment of occult gastroparesis in nondiabetic dialysis patients. Am J Kidney Dis, 1998, 31(2):62-66.
41. BIRD NJ, STREATHER CP, O'DOHERTY MJ, et al. Gastric emptying in patients with chronic renal failure on continuous ambulatory peritoneal dialysis. Nephrol Dial Transplant, 1994, 9(3):287-290.
42. GALLAR P, OLIET A, VIGIL A, et al. Gastroparesis: an important cause of hospitalization in continuous ambulatory peritoneal dialysis patients and the role of erythromycin. Perit Dial Int, 1993, 13(Suppl 2):S183-S186.
43. BAILEY JL, WANG X, ENGLAND BK, et al. The acidosis of chronic renal failure activates muscle proteolysis in rats by augmenting transcription of genes encoding proteins of the ATP-dependent ubiquitin-proteasome pathway. J Clin Invest, 1996, 97(6):1447-1453.
44. CHIU YW, KOPPLE JD, MEHROTRA R. Correction of metabolic acidosis to ameliorate wasting in chronic kidney disease: goals and strategies. Semin Nephrol, 2009, 29(1):67-74.
45. MITCH WE, MEDINA R, GRIEBER S, et al. Metabolic acidosis stimulates muscle protein degradation by activating the adenosine triphosphate-dependent pathway involving ubiquitin and proteasomes. J Clin Invest, 1994, 93(5):2127-2133.
46. GRAHAM KA, REAICH D, CHANNON SM, et al. Correction of acidosis in hemodialysis decreases whole-body protein degradation. J Am Soc Nephrol, 1997, 8(4):632-637.
47. DE BRITO-ASHURST I, VARAGUNAM M, RAFTERY MJ, et al. Bicarbonate supplementation slows progression of CKD and improves nutritional status. J Am Soc Nephrol, 2009, 20(9):2075-2084.

48. KOPPLE JD. National kidney foundation K/DOQI clinical practice guidelines for nutrition in chronic renal failure. Am J Kidney Dis, 2001, 37(2):S66-S70.
49. MEHROTRA R, DUONG U, JIWAKANON S, et al. Serum albumin as a predictor of mortality in peritoneal dialysis: comparisons with hemodialysis. Am J Kidney Dis, 2011, 58(3):418-428.
50. WANG Q, BERNARDINI J, PIRAINO B, et al. Albumin at the start of peritoneal dialysis predicts the development of peritonitis. Am J Kidney Dis, 2003, 41(3):664-669.
51. SPIEGEL DM, ANDERSON M, CAMPBELL U, et al. Serum albumin: a marker for morbidity in peritoneal dialysis patients. Am J Kidney Dis, 1993, 21(1):26-30.
52. JOHN B, TAN BK, DAINTY S, et al. Plasma volume, albumin, and fluid status in peritoneal dialysis patients. Clin J Am Soc Nephrol, 2010, 5(8):1463-1470.
53. JONES CH, SMYE SW, NEWSTEAD CG, et al. Extracellular fluid volume determined by bioelectric impedance and serum albumin in CAPD patients. Nephrol Dial Transplant, 1998, 13(2):393-397.
54. YU Z, TAN BK, DAINTY S, et al. Hypoalbuminaemia, systemic albumin leak and endothelial dysfunction in peritoneal dialysis patients. Nephrol Dial Transplant, 2012, 27(12):4437-4445.
55. CHERTOW GM, ACKERT K, LEW NL, et al. Prealbumin is as important as albumin in the nutritional assessment of hemodialysis patients. Kidney Int, 2000, 58:2512-2517.
56. DUGGAN A, HUFFMAN FG. Validation of serum transthyretin (prealbumin) as a nutritional parameter in hemodialysis patients. J Ren Nutr, 1998, 8(3):142-149.
57. KILPATRICK RD, MCALLISTER CJ, KOVESDY CP, et al. Association between serum lipids and survival in hemodialysis patients and impact of race. J Am Soc Nephrol, 2007, 18(1):293-303.
58. KALANTAR-ZADEH K, ABBOTT KC, SALAHUDEEN AK, et al. Survival advantages of obesity in dialysis patients. Am J Clin Nutr, 2005, 81(3):543-554.
59. KIM YK, KIM SH, KIM HW, et al. The association between body mass index and mortality on peritoneal dialysis: a prospective cohort study. Perit Dial Int, 2014, 34(4):383-389.
60. DE MORAES TP, FIGUEIREDO AE, DE CAMPOS LG, et al. Characterization of the BRAZPD II cohort and description of trends in peritoneal dialysis outcome across time periods. Perit Dial Int, 2014, 34(7):714-723.
61. AHMADI SF, ZAHMATKESH G, STREJA E, et al. Association of body mass index with mortality in peritoneal dialysis patients: a systematic review and meta-analysis. Perit Dial Int, 2016, 36(3):315-325.
62. NISHIDA C, UAUY R, KUMANYIKA S, et al. The joint WHO/FAO expert consultation on diet, nutrition and the prevention of chronic diseases: process, product and policy implications. Public Health Nutr, 2004, 7(1A):245-250.
63. KALANTAR-ZADEH K. Causes and consequences of the reverse epidemiology of body mass index in dialysis patients. J Ren Nutr, 2005, 15(1):142-147.
64. KALANTAR-ZADEH K, KUWAE N, WU DY, et al. Associations of body fat and its changes over time with quality of life and prospective mortality in hemodialysis patients. Am J Clin Nutr, 2006, 83:202-210.
65. FUJINO Y, ISHIMURA E, OKUNO S, et al. Annual fat mass change is a significant predictor of mortality in female hemodialysis patients. Biomed Pharmacother, 2006, 60(5):253-257.
66. CANO NJ, MIOLANE-DEBOUIT M, LEGER J, et al. Assessment of body protein: energy status in chronic kidney disease. Semin Nephrol, 2009, 29(1):59-66.
67. MOORTHI RN, AVIN KG. Clinical relevance of sarcopenia in chronic kidney disease. Curr Opin Nephrol Hypertens, 2017, 26(3):219-228.
68. FEIN PA, WEISS S, AVRAM MM, et al. Relationship of normalized protein catabolic rate with nutrition status and long-term survival in peritoneal dialysis patients. Adv Perit Dial, 2015, 31:45-48.
69. SHINABERGER CS, KILPATRICK RD, REGIDOR DL, et al. Longitudinal associations between dietary protein intake and survival in hemodialysis patients. Am J Kidney Dis, 2006, 48(1):37-49.
70. KALANTAR-ZADEH K, BLOCK G, MCALLISTER CJ, et al. Appetite and inflammation, nutrition, anemia, and clinical outcome in hemodialysis patients. Am J Clin Nutr, 2004, 80(2):299-307.
71. CARRERO JJ, QURESHI AR, AXELSSON J, et al. Comparison of nutritional and inflammatory markers in

dialysis patients with reduced appetite. Am J Clin Nutr, 2007, 85(3):695-701.

72. PEREZ VOGT B, COSTA TEIXEIRA CARAMORI J. Are nutritional composed scoring systems and protein-energy wasting score associated with mortality in maintenance hemodialysis patients? J Ren Nutr, 2016, 26(3):183-189.

73. VERO LM, BYHAM-GRAY L, PARROTT JS, et al. Use of the subjective global assessment to predict health-related quality of life in chronic kidney disease stage 5 patients on maintenance hemodialysis. J Ren Nutr, 2013, 23(2):141-147.

74. COOPER BA, BARTLETT LH, ASLANI A, et al. Validity of subjective global assessment as a nutritional marker in end-stage renal disease. Am J Kidney Dis, 2002, 40(1):126-132.

75. JONES CH, WOLFENDEN RC, WELLS LM. Is subjective global assessment a reliable measure of nutritional status in hemodialysis? J Ren Nutr, 2004, 14(1):26-30.

76. KALANTAR-ZADEH K, KOPPLE JD, Block G, et al. A malnutrition-inflammation score is correlated with morbidity and mortality in maintenance hemodialysis patients. Am J Kidney Dis, 2001, 38(6):1251-1263.

77. KALANTAR-ZADEH K, KLEINER M, DUNNE E, et al. A modified quantitative subjective global assessment of nutrition for dialysis patients. Nephrol Dial Transplant, 1999, 14(7):1732-1738.

78. RAMBOD M, BROSS R, ZITTERKOPH J, et al. Association of Malnutrition-Inflammation Score with quality of life and mortality in hemodialysis patients: a 5-year prospective cohort study. Am J Kidney Dis, 2009, 53(2):298-309.

79. WANG AY, SANDERSON JE, SEA MM, et al. Handgrip strength, but not other nutrition parameters, predicts circulatory congestion in peritoneal dialysis patients. Nephrol Dial Transplant, 2010, 25(10):3372-3379.

80. WANG AY, SEA MM, HO ZS, et al. Evaluation of handgrip strength as a nutritional marker and prognostic indicator in peritoneal dialysis patients. Am J Clin Nutr, 2005, 81(1):79-86.

81. KOPPLE JD, National Kidney Foundation KDWG. The National Kidney Foundation K/DOQI clinical practice guidelines for dietary protein intake for chronic dialysis patients. Am J Kidney Dis, 2001, 38(4):S68-S73.

82. IKIZLER TA, CANO NJ, FRANCH H, et al. Prevention and treatment of protein energy wasting in chronic kidney disease patients: a consensus statement by the International Society of Renal Nutrition and Metabolism. Kidney Int, 2013, 84(6):1096-1107.

83. BLUMENKRANTZ MJ, KOPPLE JD, MORAN JK, et al. Nitrogen and urea metabolism during continuous ambulatory peritoneal dialysis. Kidney Int, 1981, 20(1):78-82.

84. YEUN JY, KAYSEN GA. Acute phase proteins and peritoneal dialysate albumin loss are the main determinants of serum albumin in peritoneal dialysis patients. Am J Kidney Dis, 1997, 30(6):923-927.

85. SHINABERGER CS, GREENLAND S, KOPPLE JD, et al. Is controlling phosphorus by decreasing dietary protein intake beneficial or harmful in persons with chronic kidney disease? Am J Clin Nutr, 2008, 88(6):1511-1518.

86. NOORI N, SIMS JJ, KOPPLE JD, et al. Organic and inorganic dietary phosphorus and its management in chronic kidney disease. Iran J Kidney Dis, 2010, 4(2):89-100.

87. WANG AY, SEA MM, IP R, et al. Independent effects of residual renal function and dialysis adequacy on dietary micronutrient intakes in patients receiving continuous ambulatory peritoneal dialysis. Am J Clin Nutr, 2002, 76(3):569-576.

88. PANIAGUA R, AMATO D, VONESH E, et al. Effects of increased peritoneal clearances on mortality rates in peritoneal dialysis: ADEMEX, a prospective, randomized, controlled trial. J Am Soc Nephrol, 2002, 13(5):1307-1320.

89. CANO F, AZOCAR M, CAVADA G, et al. Kt/V and nPNA in pediatric peritoneal dialysis: a clinical or a mathematical association? Pediatr Nephrol, 2006, 21(1):114-118.

90. HARTY J, BOULTON H, FARAGHER B, et al. The influence of small solute clearance on dietary protein intake in continuous ambulatory peritoneal dialysis patients: a methodologic analysis based on cross-sectional and prospective studies. Am J Kidney Dis, 1996, 28(4):553-560.

91. MAK SK, WONG PN, LO KY, et al. Randomized prospective study of the effect of increased dialytic dose on

nutritional and clinical outcome in continuous ambulatory peritoneal dialysis patients. Am J Kidney Dis, 2000, 36(1):105-114.

92. LO WK, HO YW, LI CS, et al. Effect of Kt/V on survival and clinical outcome in CAPD patients in a randomized prospective study. Kidney Int, 2003, 64(2):649-656.

93. MAK RH, CHEUNG WW, ZHAN JY, et al. Cachexia and protein-energy wasting in children with chronic kidney disease. Pediatr Nephrol, 2012, 27(2):173-181.

94. CHEUNG W, YU PX, LITTLE BM, et al. Role of leptin and melanocortin signaling in uremia-associated cachexia. J Clin Invest, 2005, 115(6):1659-1665.

95. MORETTI HD, JOHNSON AM, KEELING-HATHAWAY TJ. Effects of protein supplementation in chronic hemodialysis and peritoneal dialysis patients. J Ren Nutr, 2009, 19(4):298-303.

96. FOUQUE D, MCKENZIE J, DE MUTSERT R, et al. Use of a renal-specific oral supplement by haemodialysis patients with low protein intake does not increase the need for phosphate binders and may prevent a decline in nutritional status and quality of life. Nephrol Dial Transplant, 2008, 23(9):2902-2910.

97. LEON JB, ALBERT JM, GILCHRIST G, et al. Improving albumin levels among hemodialysis patients: a community-based randomized controlled trial. Am J Kidney Dis, 2006, 48(1):28-36.

98. ALLMAN MA, STEWART PM, TILLER DJ, et al. Energy supplementation and the nutritional status of hemodialysis patients. Am J Clin Nutr, 1990, 51(4):558-562.

99. SHARMA M, RAO M, JACOB S, et al. A controlled trial of intermittent enteral nutrient supplementation in maintenance hemodialysis patients. J Ren Nutr, 2002, 12(4):229-237.

100. EUSTACE JA, CORESH J, KUTCHEY C, et al. Randomized double-blind trial of oral essential amino acids for dialysis-associated hypoalbuminemia. Kidney Int, 2000, 57(6):2527-2538.

101. HIROSHIGE K, SONTA T, SUDA T, et al. Oral supplementation of branched-chain amino acid improves nutritional status in elderly patients on chronic haemodialysis. Nephrol Dial Transplant, 2001, 16(9):1856-1862.

102. TIETZE IN, PEDERSEN EB. Effect of fish protein supplementation on aminoacid profile and nutritional status in haemodialysis patients. Nephrol Dial Transplant, 1991, 6(12):948-954.

103. SHIMOMURA A, TAHARA D, AZEKURA H. Nutritional improvement in elderly CAPD patients with additional high protein foods. Adv Perit Dial, 1993, 9:80-86.

104. AGUIRRE GALINDO BA, PRIETO FIERRO JG, CANO P, et al. Effect of polymeric diets in patients on continuous ambulatory peritoneal dialysis. Perit Dial Int, 2003, 23(5):434-439.

105. GONZALEZ-ESPINOZA L, GUTIERREZ-CHAVEZ J, DEL CAMPO FM, et al. Randomized, open label, controlled clinical trial of oral administration of an egg albumin-based protein supplement to patients on continuous ambulatory peritoneal dialysis. Perit Dial Int, 2005, 25(2):173-180.

106. STRATTON RJ, BIRCHER G, FOUQUE D, et al. Multinutrient oral supplements and tube feeding in maintenance dialysis: a systematic review and meta-analysis. Am J Kidney Dis, 2005, 46(3):387-405.

107. TENNANKORE KK, BARGMAN JM. Nutrition and the kidney: recommendations for peritoneal dialysis. Adv Chronic Kidney Dis, 2013, 20(2):190-201.

108. ASOLA M, VIRTANEN K, NAGREN K, et al. Amino-acid-based peritoneal dialysis solution improves amino-acid transport into skeletal muscle. Kidney Int, 2008, 73(108):S131-S136.

109. LI FK, CHAN LY, WOO JC, et al. A 3-year, prospective, randomized, controlled study on amino acid dialysate in patients on CAPD. Am J Kidney Dis, 2003, 42(1):173-183.

110. JONES M, HAGEN T, BOYLE CA, et al. Treatment of malnutrition with 1.1% amino acid peritoneal dialysis solution: results of a multicenter outpatient study. Am J Kidney Dis, 1998, 32(5):761-769.

111. CANO N, LABASTIE-COEYREHOURQ J, LACOMBE P, et al. Perdialytic parenteral nutrition with lipids and amino acids in malnourished hemodialysis patients. Am J Clin Nutr, 1990, 52(4):726-730.

112. DUKKIPATI R, KALANTAR-ZADEH K, KOPPLE JD. Is there a role for intradialytic parenteral nutrition? A review of the evidence. Am J Kidney Dis, 2010, 55(2):352-364.

113. CANO NJ, SAINGRA Y, DUPUY AM, et al. Intradialytic parenteral nutrition: comparison of olive oil versus soybean oil-based lipid emulsions. Br J Nutr, 2006, 95(1):152-159.

114. NAVARRO JF, MORA C, LEON C, et al. Amino acid losses during hemodialysis with polyacrylonitrile membranes: effect of intradialytic amino acid supplementation on plasma amino acid concentrations and nutritional variables in nondiabetic patients. Am J Clin Nutr, 2000, 71(3):765-773.

115. MCCANN L, FELDMAN C, HORNBERGER J, et al. Effect of intradialytic parenteral nutrition on delivered Kt/V. Am J Kidney Dis, 1999, 33(6):1131-1135.

116. CANO NJ, FOUQUE D, ROTH H, et al. Intradialytic parenteral nutrition does not improve survival in malnourished hemodialysis patients: a 2-year multicenter, prospective, randomized study. J Am Soc Nephrol, 2007, 18(9):2583-2591.

117. STEIN A, MOORHOUSE J, ILES-SMITH H, et al. Role of an improvement in acid-base status and nutrition in CAPD patients. Kidney Int, 1997, 52(4):1089-1095.

118. SZETO CC, WONG TY, CHOW KM, et al. Oral sodium bicarbonate for the treatment of metabolic acidosis in peritoneal dialysis patients: a randomized placebo-control trial. J Am Soc Nephrol, 2003, 14(8):2119-2126.

119. PICKERING WP, PRICE SR, BIRCHER G, et al. Nutrition in CAPD: serum bicarbonate and the ubiquitin-proteasome system in muscle. Kidney Int, 2002, 61(4):1286-1292.

120. INUI A. Cancer anorexia-cachexia syndrome: current issues in research and management. CA Cancer J Clin, 2002, 52(2):72-91.

121. BOSSOLA M, TAZZA L, LUCIANI G. Mechanisms and treatment of anorexia in end-stage renal disease patients on hemodialysis. J Ren Nutr, 2009, 19(1):2-9.

122. WAZNY LD, NADURAK S, ORSULAK C, et al. The Efficacy and Safety of Megestrol Acetate in Protein-Energy Wasting due to Chronic Kidney Disease: A Systematic Review. J Ren Nutr, 2016, 26(3):168-176.

123. RAMMOHAN M, KALANTAR-ZADEH K, LIANG A, et al. Megestrol acetate in a moderate dose for the treatment of malnutrition-inflammation complex in maintenance dialysis patients. J Ren Nutr, 2005, 15(3):345-355.

124. COSTERO O, BAJO MA, DEL PESO G, et al. Treatment of anorexia and malnutrition in peritoneal dialysis patients with megestrol acetate. Adv Perit Dial, 2004, 20(20):209-212.

125. YEH SS, MARANDI M, THODE HC, et al. Report of a pilot, double-blind, placebo-controlled study of megestrol acetate in elderly dialysis patients with cachexia. J Ren Nutr, 2010, 20(1):52-62.

126. KURELLA TAMURA M, COVINSKY KE, CHERTOW GM, et al. Functional status of elderly adults before and after initiation of dialysis. N Engl J Med, 2009, 361(16):1539-1547.

127. LEIKIS MJ, MCKENNA MJ, PETERSEN AC, et al. Exercise performance falls over time in patients with chronic kidney disease despite maintenance of hemoglobin concentration. Clin J Am Soc Nephrol, 2006, 1(3):488-495.

128. KOPPLE JD, WANG H, CASABURI R, et al. Exercise in maintenance hemodialysis patients induces transcriptional changes in genes favoring anabolic muscle. J Am Soc Nephrol, 2007, 18(11):2975-2986.

129. WANG XH, DU J, KLEIN JD, et al. Exercise ameliorates chronic kidney disease-induced defects in muscle protein metabolism and progenitor cell function. Kidney Int, 2009, 76(7):751-759.

130. CHEEMA B, ABAS H, SMITH B, et al. Randomized controlled trial of intradialytic resistance training to target muscle wasting in ESRD: the Progressive Exercise for Anabolism in Kidney Disease (PEAK) study. Am J Kidney Dis, 2007, 50(4):574-584.

131. JOHANSEN KL, PAINTER PL, SAKKAS GK, et al. Effects of resistance exercise training and nandrolone decanoate on body composition and muscle function among patients who receive hemodialysis: A randomized, controlled trial. J Am Soc Nephrol, 2006, 17(8):2307-2314.

132. DONG J, SUNDELL MB, PUPIM LB, et al. The effect of resistance exercise to augment long-term benefits of intradialytic oral nutritional supplementation in chronic hemodialysis patients. J Ren Nutr, 2011, 21(2):149-159.

133. PUPIM LB, FLAKOLL PJ, LEVENHAGEN DK, et al. Exercise augments the acute anabolic effects of intradialytic parenteral nutrition in chronic hemodialysis patients. Am J Physiol Endocrinol Metab, 2004, 286(4):E589-E597.

134. MARTIN-ALEMANY G, VALDEZ-ORTIZ R, OLVERA-SOTO G, et al. The effects of resistance exercise and oral nutritional supplementation during hemodialysis on indicators of nutritional status and quality of life. Nephrol Dial Transplant, 2016, 31(10):1712-1720.

135. OLVERA-SOTO MG, VALDEZ-ORTIZ R, LOPEZ ALVARENGA JC, et al. Effect of Resistance Exercises on the Indicators of Muscle Reserves and Handgrip Strength in Adult Patients on Hemodialysis. J Ren Nutr, 2016, 26(1):53-60.

136. SAITOH M, OGAWA M, DOS SANTOS MR, et al. Effects of Intradialytic Resistance Exercise on Protein Energy Wasting, Physical Performance and Physical Activity in Ambulatory Patients on Dialysis: A Single-Center Preliminary Study in a Japanese Dialysis Facility. Ther Apher Dial, 2016, 20(6):632-638.

137. PUPIM LB, FLAKOLL PJ, YU C, et al. Recombinant human growth hormone improves muscle amino acid uptake and whole-body protein metabolism in chronic hemodialysis patients. Am J Clin Nutr, 2005, 82(6):1235-1243.

138. GARIBOTTO G, BARRECA A, RUSSO R, et al. Effects of recombinant human growth hormone on muscle protein turnover in malnourished hemodialysis patients. J Clin Invest, 1997, 99(1):97-105.

139. IGLESIAS P, DIEZ JJ, FERNANDEZ-REYES MJ, et al. Recombinant human growth hormone therapy in malnourished dialysis patients: a randomized controlled study. Am J Kidney Dis, 1998, 32(3):454-463.

140. JOHANNSSON G, BENGTSSON BA, AHLMEN J. Double-blind, placebo-controlled study of growth hormone treatment in elderly patients undergoing chronic hemodialysis: anabolic effect and functional improvement. Am J Kidney Dis, 1999, 33(4):709-717.

141. FELDT-RASMUSSEN B, LANGE M, SULOWICZ W, et al. Growth hormone treatment during hemodialysis in a randomized trial improves nutrition, quality of life, and cardiovascular risk. J Am Soc Nephrol, 2007, 18(7):2161-2171.

142. KOPPLE JD, CHEUNG AK, CHRISTIANSEN JS, et al. OPPORTUNITY™: a large-scale randomized clinical trial of growth hormone in hemodialysis patients. Nephrol Dial Transplant, 2011, 26(12):4095-4103.

143. SHEFFIELD-MOORE M, URBAN RJ, WOLF SE, et al. Short-term oxandrolone administration stimulates net muscle protein synthesis in young men. J Clin Endocrinol Metab, 1999, 84(8):2705-2711.

144. BHASIN S, STORER TW, BERMAN N, et al. The effects of supraphysiologic doses of testosterone on muscle size and strength in normal men. N Engl J Med, 1996, 335(1):1-7.

145. GRUENEWALD DA, MATSUMOTO AM. Testosterone supplementation therapy for older men: potential benefits and risks. J Am Geriatr Soc, 2003, 51(1):101-115.

146. BELLO AK, STENVINKEL P, LIN M, et al. Serum testosterone levels and clinical outcomes in male hemodialysis patients. Am J Kidney Dis, 2014, 63(2):268-275.

147. CARRERO JJ, QURESHI AR, NAKASHIMA A, et al. Prevalence and clinical implications of testosterone deficiency in men with end-stage renal disease. Nephrol Dial Transplant, 2011, 26(1):184-190.

148. CARRERO JJ, QURESHI AR, PARINI P, et al. Low serum testosterone increases mortality risk among male dialysis patients. J Am Soc Nephrol, 2009, 20(3):613-620.

149. BARTON PAI A, CHRETIEN C, LAU AH. The effects of nandrolone decanoate on nutritional parameters in hemodialysis patients. Clin Nephrol, 2002, 58(1):38-46.

150. NAVARRO JF, MORA C, MACIA M, et al. Randomized prospective comparison between erythropoietin and androgens in CAPD patients. Kidney Int, 2002, 61(4):1537-1544.

151. JOHANSEN KL, MULLIGAN K, SCHAMBELAN M. Anabolic effects of nandrolone decanoate in patients receiving dialysis: a randomized controlled trial. JAMA, 1999, 281(14):1275-1281.

152. ORR R, FIATARONE SINGH M. The anabolic androgenic steroid oxandrolone in the treatment of wasting and catabolic disorders: review of efficacy and safety. Drugs, 2004, 64(7):725-750.

第十一节 腹膜透析中心的建设与患者管理

一、腹膜透析中心的建设

（一）概述

近10年来，来自世界范围内多个国家和地区的透析注册登记资料显示，腹透患者的5年和10年生存率呈上升趋势，已和血透不相上下[1-3]。究其原因，除了新型透析液和自动化腹透机更加广泛地使用外，腹透中心的规范化管理对提升腹透总体治疗质量也起到至关重要的作用。我国腹透产品的单一化和局限性，迫使我们更加注重腹透中心及患者管理，并在提高患者和技术生存率、控制腹膜炎方面收到良好效果[4]。未来，要使腹透这种简便经济有效的家庭化治疗成为被世界广泛认可的主体透析方式，还应始终将加强腹透中心的建设和患者管理放在首要位置。

腹透中心的建设总目标，应是通过专职的医护团队，为越来越多的尿毒症提供规范的教育和培训，安全及有效的腹透治疗，促进他们的社会回归；通过科研与临床的紧密结合，解决制约腹透发展及影响腹透治疗质量的瓶颈问题，为我国及全世界腹透技术的普及和推广贡献绵薄之力。

具体说来，腹透中心应拥有专职腹透医护团队，完整的医疗和护理规范，合理的工作流程和岗位责任制度，科学的质量管理体系和持续质量提高。不仅如此，腹透中心还要致力于本地区辐射带及全国各地的腹透医护人员的教育和培训，积极开展腹透科研，促进国际和国内学术交流和合作。在患者管理方面，建议稳定随访（每1 ~ 3个月1次）的腹透患者>90%；1年患者生存率≥80%，1年技术生存率≥90%，5年患者生存率≥50%，5年技术生存率≥70%；腹膜炎的发生率≥40个月/次，出口处感染发生率≥80个月/次等。其他治疗质量指标不再一一枚举。

（二）腹透中心的建设要点

1. 硬件设施和数据库管理 相较血透中心而言，腹透中心的硬件要求相对简单、经济，主要指房屋、办公设备及简单医疗用品。其功能分区应满足常规随访、培训及中心管理的要求，具体包括医护办公室、诊室、培训室、治疗区域（准备室及处置室、腹透换液室、手术室、污物处理室、储藏室）。各单位应因地制宜，按功能流程和洁污分开的原则对功能区进行合理布局，并符合医院感染质量控制的基本要求。

数据库用于记录、整理和分析腹透中心的各项质控标准，帮助持续质量提高的实施，利于开展临床科研。包括电脑设备、数据库管理软件、打印机等。

2. 腹透中心人员配置及岗位职责 基于我国及世界成熟的腹透中心的经验，要实现腹透中心的规范化管理，不断提升腹透治疗质量，就必须建立专职的腹透医护团队，实施岗位责任制，有计划有步骤地开展腹透中心的各项工作。考虑到当前医疗资源紧缺，医护人力不足的现状，专职的腹透医生和护士可能同时承担腹透中心以外的医疗工作，也可采取轮岗制，但必须强调在一段较长时间内，有固定的医护团队按照岗位责任制的要求，遵从腹透中心的临床常规及工作流程，全面负责腹透中心的工作。

3. 医护培训大纲 目前我国的腹透医护团队多是从肾科医护人员组建而成，尚缺乏针对腹透专业知识的规范化培训及管理，导致各单位医护人员在从事腹透前拥有的基础知识和技能差异较大，多在实践中不断总结经验和教训，逐步成长为专业腹透医护人员。在医护培训无统一可参照教材的情况下，以下罗列针对腹透基本知识和技能的大纲，供参考。

（1）腹透医生：慢性肾脏病（CKD）常见并发症的诊治（贫血、矿物质代谢紊乱、高血压、心血管病）；CKD一体化治疗；腹膜的基本解剖，长期腹透后腹膜结构及功能的变化；腹透的基本原理，适应证和禁忌证及不同透析方式介绍；腹透液的组分及作用；腹透置管术及围术期处理；腹透初始处方的制定；腹膜功能评价试验及临床意义；非感染性腹透相关并发症；腹透充分性概念及目标值的制定，及腹透方案调整；容量管理的内容及策略；腹透相关性腹膜炎的预防、诊断与治疗；外口及隧道感染的诊断与处理；长程腹透并发症（代谢并发症、超滤衰竭、硬化包裹性腹膜炎）；营养不良的预防、诊断及治疗；自动化腹透治疗的模式、处方制定及调整；糖尿病、老年和儿童的腹透治疗；透析的运动与康复；腹透中心的管理（包括但不仅限于腹透中心资料管理、质量评估及持续质量改进方法）。

（2）腹透护士：医生培训内容同样适用于护士，但难度可略低，内容更倾向于护理。此外，腹透护士还需要掌握以下知识和技能：CKD的透前教育；腹透培训课程；培训及沟通技巧；慢性疾病自我护理和管理的实施及策略；行为转变理论与实践；医疗文书的记录内容及方法；腹透常见化验值及常用药物的解读；常见技能除内科护理所要求的所有基本技能外，还要掌握腹透置管手术，腹透换液、换管、外口护理及换药技术，腹透液中加药技术，腹膜平衡实验、透析充分性检查及自动化腹膜透析机操作方法等。

二、腹透患者管理

（一）长期随访管理的意义和目的

对腹透患者进行长期随访管理，是保证腹透治疗质量、延长其生存期的前提条件。从根本上讲，对CKD包括透析人群的诊治，从属于慢性疾病管理范畴。和急性病患的照顾模式不同，慢性疾病管理强调采用全面系统的方法进行诊治，需要加强团队合作和患者自我管理；强调利用循证医学证据预防疾病进展和合并症的发生；不断进行总体健康水平和医疗支出的全面评价。因此，长期随访的目的，就是要对腹透患者实施系统、全程、人性化的慢性疾病管理。

通过对腹透患者的长期随访管理，使其透析充分性和营养状态良好，贫血、高血压、肾性骨病及急性心血管并发症等控制满意，减少血管通路或腹透管路相关并发症，减少透析相关并发症，心理状态和生活质量得到提高，社会功能尽可能康复，最终降低住院率和死亡率，减少医疗花费。

（二）实施长期随访管理的策略

要达到长期的规范化随访管理，仅依靠医院传统的人力资源、组织构架和工作流程是达不到的。目前绝大多数医院的随访，是基于常规门诊进行的，医疗资源和空间非常有限，难以对腹透患者完成全面的评估，系统的诊治，更谈不上促进其心理康复和社会回归。我们认为，要实现长期的规范化随访管理，有以下策略可供参考。这些策略，正是基于长期随访管理和传统门诊的根本区别提出的。即前者是预防为先，着眼群体，以持续质量改进的思路提高治疗水平，后者是治疗为先，着眼个体，以事后经验总结来提高治疗水平。

1. 建立腹透专科门诊 鉴于腹透专业技术的特殊性，需要腹透专职医生和专职护士对患者进行诊治。建立腹透专科门诊就是实现长期随访关键性的第一步。腹透专科门诊在时间上和空间上都要和普通的肾内科门诊区别开来，由腹透专职医护人员负责实施，并不断进行临床和管理相关数据的统计分析，找出问题所在，提出解决方案，实现腹透专科门诊的持续质量改进。

2. 以腹透专职医生和护士为核心 维持透析的治疗和护理是一个漫长而艰巨的过程，间或发生的各种急性并发症又增加了诊治的难度。规范化地长期随访，不能仅满足于发生合并症时的及时诊断和治疗，还应做到防患于未然，避免合并症给患者带来的身心痛苦。

这就要求我们有一个完善的疾病“即时反馈体系”。这个体系需要一个核心人物，作为患者、家属和医护人员的信息中枢，可以及时察觉患者的问题，及时纠正，并把所有信息记录、保存、传递到相关责任人那里，又负责把所有处理意见反馈到当事人手中。根据各单位的具体情况，这个核心人物可由腹透专职医生或护士来担任。每个患者新入腹透即被分派到具体的专职医生（护士），后者在此后的随访中担负着采集和传递信息、实施教育和调整治疗方案的作用，可以说是整个治疗团队的眼睛和耳朵。

3. 一体化门诊管理 要对腹透患者实施长期的随访管理，真正做到全程、系统化诊治，就要求建立“一体化门诊管理”的模式。“一体化门诊管理”有两层含义：首先，是从透前教育、腹透置管围术期，以及开始腹透后的规律门诊，都由腹透专职医护人员进行全程的照顾。其次，是无论患者居家或在病房接受透析治疗，都应对其病情实现随时监测和治疗调整，实现所谓的“病房式”门诊管理。而实现这个目标的有效方法，就是通过规范化培训和健康教育，教会患者自我管理技巧，将其由被动地“受治”，转化为主动地“求治”状态，实现对腹透患者的授权管理。一个成功实施患者授权管理的腹透中心，最终可实现“病房式门诊管理”，即对病情稳定的患者，虽居家治疗，却能达到和入住病房相当的诊治效果。而腹透专职医护人员，能够做到病案在手，全局在心，收放自如。

4. 多学科团队合作，综合多种随访形式 在长期规范化随访中，还应调动多学科团队合作优势，加强对腹透患者各种合并症的综合诊治水平。为提高腹透导管相关并发症的处理水平，我们需要借助普通外科医生的力量。随着高血压、糖尿病及心血管病在透析人群中所占的比例不断增加，我们还需要联合心脏内外科、神经科、理疗科等多学科医生。

最后，为实现长期随访管理，就必须借助多种随访形式来实现。从这一点来看，综合随访和传统门诊随访的差别在于，前者的主体是多学科的医生、护士、营养师、理疗室和社工，客体是家属及其他护理人员；后者的主体是医生，客体是患者、家属及其他护理人员；前者随访途径多样，有门诊、电话、网络和家访，后者仅限于门诊；前者随访频次不定，可按需随访，而后者一般频次较固定。我们的经验表明，综合随访形式，可使不同门诊随访频度的患者达到相似的治疗效果及生存率[5]。

（三）长期随访形式的分类

基于长期随访管理和传统门诊的目的不同，其随访的形式和内容也应多样化。一个成熟的腹透中心应该同时具备门诊随访，电话/网络随访，居家随访等多种形式。此外，还应定期举办群体的心理和康复活动，作为常规随访的补充。因受篇幅所限，以下仅就门诊、电话/网络和居家随访三种形式逐一介绍。

1. 门诊随访 常规的门诊随访建议为每月1次。规律就诊不但是保证治疗质量的前提，也是促进医患沟通、患患沟通和感情交流的最佳机会。一个成熟的腹透中心，应保证80%的患者至少每月定期到门诊随访，不足20%的患者每2～3个月门诊。根据我们的经验，超过3个月门诊随访1次的患者，往往全身状况差，或家庭支持、经济水平低，要特别加强对他们的电话随访，否则早期退出率较高。超过6月门诊随访1次，可视作失访病例。门诊随访应该包括以下内容：

（1）临床症状及体征：ESRD患者在进入透析后，体内毒素水平有所下降，恶心、呕吐、乏力、皮肤瘙痒等症状可能减轻。但在长期腹透治疗中，仍然会出现各种特异或非特异症状和体征，需要腹透医务人员具备敏锐的观察力，进行及时诊治。为避免遗漏，我们推荐采用系统回顾的方法，逐一进行询问，并对其中的阳性症状，按照对日常生活的影响程度，进行严重度分级。值得注意的是，腹透患者出现肾脏外器官系统的疾病，其临床症状常不典型，常规治疗用药的剂量需要调整，对治疗措施的反应也不同于常人。

（2）透析方案、充分性及残余肾功能评价：在门诊随访中，应全面了解在过去1个月中透析方案的执行情况。内容包括：每袋腹透液的浓度、存腹时间、灌入量和超滤量；每天透析总次数及低钙透析液的使用次数；是否有过透析方案的修改，原因及结果如何；是否发生导管相关的感染及非感染性合并症，后者包括引流不畅、疝气、漏液、导管损坏等；计算1个月内透析液的实际消耗量，和应有用量比较，判断是否有自行减少透析的现象。每3个月进行常规透析充分性检测，或临床怀疑透析不充分，进行透析方案调整后进行透析充分性检查。留取就诊前24小时的腹透液和尿液，就诊当日空腹血样，测定尿素氮、肌酐、蛋白定量等，计算透析充分性和残余肾功能。

（3）容量状况：腹透患者中普遍存在容量负荷，有研究表明其比例甚至高于血透患者，是导致腹透患者左心室肥厚、心力衰竭及急性心血管事件高发的最重要原因。在门诊随访时，要尽可能利用现有的评估手段，检出容量负荷，及时给予干预。这包括临床症状、体重变化、血压、体表水肿，胸片的心胸比例，生物电阻抗测定的细胞外液、细胞内液和总体水，血液中测定的生物标记物（心房利钠肽），中心静脉压等评价方法。值得注意的是，血压和容量状况并不完全平行，如果单靠高血压判断容量负荷，或以低血压判断容量不足，会导致误诊。在一些疑难病例，采取包括血压在内的以上多种方法综合评估，不失为最佳选择。

（4）外口观察：外口护理技术及腹透操作检查是门诊随访的必备内容。我们的经验表明，腹透患者年老、腹部皮肤松弛造成外出口皮褶长，自我观察存在一定困难，应充分利用门诊机会进行外口评估。我们建议在良好的光源下观察外口，必要时使用手电筒、放大镜及棉签等用具。应仔细观察导管外出口的外面观和内面观，有无红肿、渗液及结痂、肉芽肿形成以及按压痛[6]。一旦确诊外出口感染，按照国际腹透学会颁发的腹透相关性感染中相关流程进行治疗和随访。

既往的研究表明，外口护理不当和固定技术不佳是造成外口损伤或感染的重要原因[7]。同时，违反腹透换液的无菌原则是导致腹膜炎的独立预测因素[8]。虽然所有患者在新入腹透时均接受过规范外口护理和腹透换液技术培训，一些大的腹透中心甚至对这两项技术进行考核，合格者方可回家自行操作，但因换液操作污染引起感染的现象仍然比比皆是[9]。这提示我们在长期的门诊随访中，要由腹透专职护士进行这两项技术的再培训，不断强调和固化正确的操作方法，纠正错误之处。

（5）营养评估：和门诊随访的其他内容相比，多数腹透中心并未把营养评估和调整视作常规。这与专科营养师缺乏，对医护人员培训不足，以及相关诊疗内容未纳入国家医疗收费项目等有关。但是，我们知道，有关腹透溶质和水分清除的充分性概念，都是建立在一定饮食营养素摄入的基础上，达到体内的一种动态平衡状态。从这个意义上讲，没有饮食和营养评估，就无法给定合理的透析治疗方案。营养评估内容详见相关章节。

（6）贫血和钙磷代谢紊乱的控制情况：维持合理的血红蛋白、血钙、血磷及甲状旁腺激素水平，是预防腹透患者心血管并发症和严重肾性骨病，是提高活动耐量和生活质量的重要前提。具体诊治流程请参考相关的国际指南。

（7）血糖监测及糖尿病足评估：糖尿病肾病，或伴有糖尿病的ESRD患者正在逐年增长，已经构成透析患者的主力军，腹透医护人员应充分估计这一人群给我们带来的挑战。这一人群常常合并心脑血管病和视网膜病变，自理能力及活动耐量差，再加上久病所致的社会家庭支持度下降，均导致其生活质量及生存率显著低于非糖尿病的透析患者。

糖尿病患者行腹透治疗，因胰岛素清除率下降、外周胰岛素抵抗、含糖腹透液对血糖的影响等，使得血糖的调节变得更为复杂。虽然规律监测血糖值是调节血糖的前提，但进入透析的糖尿病患者对血糖监测的依从性却普遍不佳，需要我们加强教育和随访。我们建议糖尿病患者至少每周监测1天空腹及三餐后血糖，酌情加上三餐前及睡前血糖。若发现血糖控制不佳，应嘱其规律饮食及运动，调整胰岛素或降糖药用量，加强血糖监测频度，直到满意为止。

进入腹透的糖尿病患者，因病程长，常合并外周血管病变及周围神经病变，应定期行糖尿病足评估。具体包括下肢皮肤的外观、颜色及感觉，足背动脉搏动、Wager分级、ABI和TBI检查，下肢血管彩超等，及时检出早期缺血、溃疡、感染等足病变，避免截肢甚至危及生命。腹透护士更应从鞋袜的选择，下肢及足部皮肤的护理，如何避免各种外伤等方面培训糖尿病患者，早期预防糖尿病足。

（8）服药依从性：门诊随访是了解腹透患者对常用药物的依从性的好机会。我们建议为每个患者列出医嘱单，如实记录医生的调整用药情况，然后鼓励患者回忆实际用药情况。比较医嘱用药和实际用药之间的差距，这不仅反映依从性，还有助于我们了解患者服用药物的副作用及耐受性。更为客观的方法，是通过计算药物的处方量和实际消耗量，或回收药盒来反映服药依从性，但较为烦琐和耗时，很少用于常规门诊。

2. 电话或网络随访（移动医疗） 这并不属于传统的随访模式，是应慢性疾病包括透析人群的长期随访管理的需要而产生的。传统的门诊随访中，医护人员和患者交流的时间非常有限，患者对治疗的依从性不高，治疗质量也很难提高。电话或网络随访的出现给腹透的门诊管理带来了深刻的变革，给腹透患者带来了前所未有的安全感，依从性和治疗质量均大幅度提高，医患关系也变得更为融洽。在世界范围内，随着对慢性疾病管理理念的理解不断加深，门诊随访外的随访形式已经应用于高血压、冠心病的临床研究中，并有了成功改善治疗质量和预后的证据[10]。我们的研究也表明，通过腹透专职护士的密集电话随访和家庭血压监测，腹透患者的季节性高血压明显改善[11]。

电话/网络可实现的24小时移动医疗服务，充分体现了对腹透患者系统、全程的人性化管理。现代电子科技的突飞猛进，医患之间语言、文字、图像资料的自由传送，可以帮助我们最大限度地采集信息，及时对病情变化做出反应，快速进行医疗决策，真正实现“病房式”门诊管理。

电话/网络随访应采取分级管理的方式，简言之，就是根据腹透患者的病情轻重分级，进而采取不同的随访频次。一级随访（每天1次或以上）适用于病情危重者，或病情不稳定者，如近期血压、血糖不稳定，严重容量负荷及充血性心力衰竭者，近期发生急性合并症（包括腹膜炎在内的全身性感染，心血管事件，新发肿瘤，任何部位的手术或创伤）。二级随访（每周1次或以上）适用于轻中度水肿者，急性合并症恢复期者。三级随访（每月1次或以上）针对透析充分性良好、容量平衡，营养良好者。根据这个原则，腹透专职医护人员将自己管理的患者分为三级，采取不同的频次，将大大节约工作时间。但是，由于患者的病情时刻发生变化，其所属分级和随访频次也需要随之变化。

3. 居家随访 腹透作为家庭化自我治疗方式，需要患者具有较高的自我管理能力及良好的家庭支持。腹透医护人员应帮助患者建立良好的居家操作环境，这对于预防腹膜炎的发生非常重要；还应鼓励他们参与社会活动和家务劳动，扮演正常的家庭成员角色，而不是患者角色；腹透医护人员还应促进患者和其他家庭成员之间的相互理解和支持，为长期腹透治疗的成功保驾护航。

在理想状态下，我们应对每一个新入腹透患者进行家访，并在此后的治疗中根据治疗需要不定期进行再访。但随着透析中心规模的不断扩大，患者/医护人员的比例越来越高，家访将变得难以实施。我们建议，但不仅限于对下列几种情况进行家访：反复腹膜炎者，尤其是表皮葡萄球菌、金黄色葡萄球菌等与操作污染密切相关的细菌导致；患者焦虑和抑郁程度较重，难以继续正常的社会家庭生活；患者行动不便，不能来诊，但其及家庭成员求治愿望较强，主动积极配合医护人员的诊治。

理想的居家随访，最好完成常规门诊随访的全部内容。除此之外，家访还应完成两方面特殊的随访内容：

（1）腹透换液操作环境的指导及腹膜炎防控：腹透换液操作需要相对洁净的空间，避免操作污染引起的腹膜炎。我们建议腹透护士通过居家随访，对每一个新入的腹透患者的操作环境进行具体指导，包括地面、桌面的清洁方式、窗户的密闭性要求、紫外线灯的功率、分割洁净空间的方式、合理的通风时间和方法、操作空间的家具及生活用品的摆放方法、透析用品的储存及摆放方式等。其中，特别需要强调，操作环境切勿堆放杂物、避免采用不宜清洁及消毒的物品覆盖操作台表面、操作过程中严防空气对流及尘埃漂浮。随着腹透患者病例数的增长，当腹透患者/腹透护士比例较高时，居家随访可能存在一定难度，我们建议这时采用影像资料评估腹透操作环境的合理性。

（2）促进腹透患者及家属的相互理解和支持：我们可以设想，每一位尿毒症患者，无论他们是否进入腹透，都首先应该是家庭中的一员，扮演着父亲/母亲/妻子/丈夫/儿子/女儿的角色。然后，由于疾病带来的躯体及心理痛苦，再加上社会地位和角色的改变，可能逐渐变得敏感、自私，情绪不稳定，有时伴严重焦虑和抑郁。长此以往，其他家庭成员也会在长期的压力和紧张下痛苦不堪，甚至精神崩溃，无法再对患者采取理智的态度，后者将会更加情绪失控。这样循环往复造成的恶性循环，将直接影响腹透患者的治疗质量，破坏一个家庭原本拥有的幸福和宁静。

要避免类似情况发生，就必需在新入腹透时，告知腹透患者及其家属，透析可能给生活带来的种种改变，请他们做好心理准备，达到平稳的过渡。根据我们的经验，在多种随访形式，包括家访中，最好帮助腹透患者及其家属理解以下内容：① 尿毒症和腹透本身不具有传染性，腹透后家庭成员间仍可保持密切的生活接触，性生活也不禁止；② 腹透并不意味着生命的终结，而是腹透人生的开始，只是我们需要调整心理状态，适应新的生活方式；③ 所有的腹透患者，除非视力不佳、肢体活动障碍或病情较重，应被鼓励参与各种社会活动，完成力所能及的家务劳动，其他家庭成员最好将他们视作“接近正常人”，而不是“患者或残疾人”；④ 疾病导致的情绪不稳定、认知和记忆力改变，甚至心理失常均是合理的现象，最好冷静理智地面对因此而造成的一切家庭冲突，避免更大的心理伤害；⑤ 家庭成员的耐心和爱心是抚慰腹透患者躯体和心灵痛苦的最好的良药，相信在全家人的相互扶持下，一切困难和挫折都会烟消云散。

（董　捷）

参考文献

1. VAN DE LUIJTGAARDEN MW, NOORDZIJ M, STEL VS, et al. Effects of comorbid and demographic factors on dialysis modality choice and related patient survival in europe. Nephrol Dial Transplant, 2011, 26(9):2940-2947.
2. MEHROTRA R, CHIU YW, KALANTAR-ZADEH K, et al. Similar outcomes with hemodialysis and peritoneal dialysis in patients with end-stage renal disease. Arch Intern Med, 2011, 171(2):110-118.
3. YEATES K, ZHU N, VONESH E, et al. Hemodialysis and peritoneal dialysis are associated with similar outcomes for end-stage renal disease treatment in canada. Nephrol Dial Transplant, 2012, 27(9):3568-3575.
4. YU X, YANG X. Peritoneal dialysis in china: Meeting the challenge of chronic kidney failure. Am J Kidney Dis, 2015, 65(1):147-151.
5. XU Y, DONG J, ZUO L. Is frequency of patient-physician clinic contact important in peritoneal dialysis patients? Perit Dial Int, 2009, 29(Suppl 2):S83-S89.
6. 许莹，骆素平，王兰，等. 腹膜透析患者正常和感染外出口的评估与护理. 中国血液净化，2008, 7(4):224-226.
7. 许莹，董捷，路潜. 腹膜透析患者外出口护理现状及其依从性的影响因素分析. 中国血液净化，2011, 10(6):342-345.
8. DONG J, CHEN Y. Impact of the bag exchange procedure on risk of peritonitis. Perit Dial Int, 2010, 30(4):440-447.
9. 陈元，杨彬，甘红兵，等. 腹膜透析相关腹膜炎致病菌与全面操作回顾的关系. 中国血液净化，2008, 7(5):282-283.
10. CARTER BL, ROGERS M, DALY J, et al. The potency of team-based care interventions for hypertension: A meta-analysis. Arch Intern Med, 2009, 169(19):1748-1755.
11. QUAN L, DONG J, LI Y, et al. The effectiveness of intensive nursing care on seasonal variation of blood pressure in patients on peritoneal dialysis. J Adv Nurs, 2012, 68(6):1267-1275.

第五章
肾移植

第一节　肾移植概述

1954年Murray实施世界第一例成功的肾移植开始，近60年来各国肾移植数量呈逐年增加趋势。根据美国器官资源共享网络（UNOS）报告：截至2005年底，全世界522个中心共施行了肾脏移植685 844例，2005年施行了32 892例[1]。我国的肾移植起步较早，1960年，吴阶平实施了国内首例尸体肾移植，由于术后缺乏有效的抗排斥药物，移植肾1个月后失功。1972年，广州中山医院和北京友谊医院密切合作，成功实施我国首例亲属肾移植，患者术后1年因重症肝炎死亡；此后国内各主要中心均陆续开展了肾移植。中国肾移植科学登记系统（CSRKT）资料显示：截至2013年12月我国已实施肾移植总数110 738例次，其中心脏死亡供体（DCD）肾移植2 429例次。目前每年肾移植数量在5 000 ~ 6 000例次左右，2013年6 471例次，每年肾移植总数仅次于美国，与国外和以往肾移植不同，近年来供肾来源的结构有较大的变化，在2012年活体肾移植比例29%，心脏死亡供体（DCD）肾移植比例12%，而在2013年全国共进行肾移植6 471例次，其中活体肾移植1 885例次，占29.1%，DCD肾移植数量达到1 533例次，占23.7%，可以预见活体供肾和DCD供肾比例将会进一步增加[2]。

第二节　肾移植受者选择

我国开展肾移植已经有40多年历史，长期存活患者的数量逐年增加，从积累的经验看来，选择合适的肾移植受者是提高移植肾长期存活的关键。因此对有肾移植愿望的尿毒症患者应该严格掌握适应证和禁忌证。

一、肾移植的适应证和禁忌证

（一）肾移植的适应证

1. CKD或其他肾脏疾病导致的不可逆转的肾衰竭者。
2. 年龄在65岁以下及全身情况良好者，但年龄并非绝对[3]。
3. 心肺功能良好能耐受手术者。
4. 活动性消化道溃疡术前已治愈。
5. 恶性肿瘤新发或复发经手术等治疗后稳定2年后无复发。

6. 肝炎活动已控制，肝功能正常者。

7. 结核活动术前应正规抗结核治疗明确无活动者。

8. 无精神障碍或药物成瘾者。

（二）肾移植的绝对禁忌证

1. 未治疗的恶性肿瘤患者。

2. 结核活动者。

3. 艾滋病或肝炎活动者。

4. 药物成瘾者（包括止痛药物或毒品）。

5. 进行性代谢性疾病（如草酸盐沉积病）。

6. 近期心肌梗死。

7. 存在持久性凝血功能障碍者如血友病。

8. 估计预期寿命小于2年。

9. 其他脏器功能存在严重障碍包括心肺功能、肝功能严重障碍者。

（三）肾移植的相对禁忌证

1. 患者年龄大于70岁。

2. 周围血管病。

3. 精神性疾病、精神发育迟缓或心理状态不稳定者。

4. 癌前期病变。

5. 基础疾病为脂蛋白肾小球病、镰状细胞病、华氏巨球蛋白血症等肾移植术后易高复发机会的患者。

6. 过度肥胖或严重营养不良。

7. 严重淀粉样变。

8. 合并复发或难控制的复杂性尿路感染。

9. 淋巴细胞毒抗体或PRA强阳性者未经预处理的尿毒症患者。

二、肾移植受者的评估

包括原发病种类、年龄、受者健康状况和术前检查。

（一）原发病的种类

1. 慢性肾小球肾炎　慢性肾小球肾炎仍是最常见的适合做肾移植受者的原发病，移植后3年存活率可达81%。有一些肾小球疾病在移植后可能会复发，但因此而导致移植肾失功者仅占几个百分点，这可能得益于肾移植手术后的免疫抑制药物治疗。对于一些肾衰竭进展快的患者应慎重考虑手术时机，对于局灶性节段性硬化、急进性肾炎、IgA肾病、膜增殖性肾小球肾炎、狼疮性肾炎或有高滴度免疫复合物的患者，以及存在抗肾小球基底膜抗体者，应让其至少等6～12个月，以确保其原发病至术前已达到稳定状态[4]。

2. 糖尿病性肾病　近十年来这类疾病患者的移植数已渐上升，年轻糖尿病患者做肾移植，其移植肾的存活率并不比其他原发病种低，所以糖尿病肾病不是肾移植禁忌证。老年晚期糖尿病患者选择透析治疗可能效果更好。

3. 高血压肾病　高血压性肾硬化，肾移植后复发不多，再加上近来降血压药物的进展，肾移植后大多数患者的血压可以得到控制。

4. 遗传性疾病　以遗传性肾炎（Alport综合征）移植后效果较好。多囊肾患者发展到肾衰竭时年龄较大，且易感染，移植后存活率相对下降。

5. 免疫性疾病　狼疮性肾炎（SLE）所致肾衰竭，在全身其他器官病变被控制后作移植的患者逐年增加，由于原发病治疗与肾移植后应用免疫抑制剂相一致，移植后复发不多见。

6. 肾盂肾炎　肾移植前必须彻底控制感染。当肾盂肾炎有反复发作者，可考虑在移植前切除无功能的双肾。

7. 间质性肾炎　首先应查清何种病因，如感染、药物过敏、毒性物质损害、缺血、代谢异常、物理因素、尿路梗阻、肿瘤、遗传性疾病等，原发病控制后才能考虑移植，以防原发病在移植肾复发。

由药物中毒引起肾衰竭的患者，肾移植的效果比较差。肾肿瘤患者移植1年内复发率较高，但在肿瘤治愈1年后进行移植并非禁忌，主要是肾移植后长期应用免疫抑制药物，易使肿瘤复发。

（二）年龄

移植受者的年龄范围在不断扩大，4 ~ 15岁儿童移植后的存活率已与青年受者相仿。儿童肾移植有利于青春期发育[5]。

因肾移植术后发病率及死亡率的降低，移植的年龄范围逐渐增宽，年龄的上限已无明显界限，即使年龄在70岁以上，只要仔细地选择也可以获得满意的效果。绝大多数老年人肾移植后反映生理年龄降低，生活质量明显改善，由于老年患者免疫功能低下，术后发生排斥反应机会较少，对于这些患者，术前要仔细检查是否存在可以治愈的冠状动脉、颈动脉或周围血管的病变。若存在不能纠正的病变，或病变恢复可能很有限的老年患者，应劝其继续行透析治疗。如已查出有冠状动脉病变者应在术前给予纠正[6]。

（三）受者健康状况

在选择移植受者时，应注意其全身的健康状况，以减少移植后并发症。

1. 心血管系统　尿毒症患者往往有心血管系统的并发症，经透析治疗，其高血压、心力衰竭等心血管并发症大多数可以被控制。但有5%左右的患者虽然经足够的透析，仍不能纠正其高血压，可能是血浆内肾素增高的缘故，如果存在原肾肾动脉狭窄情况，必要时考虑在移植前摘除病肾。

2. 溃疡病　消化性溃疡目前已不再是肾移植手术的禁忌证，但由于移植术后需应用大剂量的免疫抑制药物，尤其是激素，可导致3% ~ 10%的患者发生内膜完整的消化道应激性溃疡，术前已有消化道病变者，消化道溃疡出血及穿孔的发病率仍然较高，是肾移植受者死亡的重要原因之一。因此，术前应详细了解肾移植受者是否有溃疡病及消化道出血的病史，必要时行消化道造影和内镜检查，同时检测幽门螺杆菌。研究发现，由幽门螺杆菌导致的消化道溃疡发病率高达80%，幽门螺杆菌感染还是胃癌发生的高危因素之一，而肾移植受者同时也是肿瘤高发人群，因此在肾移植术前治疗幽门螺杆菌感染对受者有重要意义。

对消化道溃疡的患者需要进行系统治疗，包括对症治疗和对因治疗。对症治疗包括改善消化道症状和止血、抑酸、促进溃疡愈合以利于术后应用免疫抑制剂，有溃疡病病史的患者术前需要胃镜明确所有溃疡均已痊愈并且无HP活动。

3. 感染　移植前必须详细检查患者的呼吸道及泌尿道有无感染病灶存在。腹膜透析患者需详细检查腹膜透析管周围有无感染。血液透析者应注意动静脉瘘处有否炎症，如存在感染应予以治愈。

乙型肝炎病毒感染的尿毒症患者仍然是肾移植的高危人群，术后的免疫抑制剂治疗会降低患者的抗病毒能力，引起慢性活动性肝炎、肝硬化和肝癌，使死亡率增加，因此所有准备接受肾移植的乙肝患者均应检查HBV-DNA。假如患者有转氨酶的升高和/或HBV-DNA阳性，应进行治疗和观察，推迟手术，等待转氨酶降低或平稳后，同时HBV-DNA转阴后再行肾移植。原有肝疾病，移植后有发生肝功能损害的倾向，轻度肝功能损害的患者并非移植的禁忌，但应慎用硫唑嘌呤及钙神经蛋白抑制剂。

丙型肝炎患者术前常规查HCV-RNA，若阳性需要治疗转阴后才能考虑移植，若反复转氨酶升高和提示肝硬化可能建议肝穿活检。

结核活动术前应正规抗结核治疗明确无活动。

一般认为HIV（艾滋病病毒）感染的患者不应进行肾移植，因为应用免疫抑制剂会加重病情。

但目前国外已有HIV感染患者接受肾移植手术的报道。

4. 尿路解剖和功能异常　尿道狭窄、挛缩膀胱、神经源性膀胱等病变均可以导致尿路梗阻，排尿不畅，如在肾移植前无法纠正，术后将影响移植肾功能恢复。

5. 恶性肿瘤　多数非转移肿瘤，治愈后2年无复发者可考虑做肾移植，如有转移或有转移倾向者绝对禁止手术。

6. 无精神障碍或药物成瘾者。

（四）术前检查

术前对肾移植受者进行检查是为了保证肾移植受者的安全性。常规移植前检查包括以下内容：

1. 实验室检查　①与透析患者每月常规检查类似：血常规、凝血功能、血生化。②病毒和真菌筛查：乙肝、丙肝、HIV、CMV抗原和抗体、梅毒血清学、EB病毒抗体等，儿童需筛查水痘，在孢子菌病流行地区需筛查孢子菌感染。③尿液分析和培养。④50岁以上男性或有前列腺癌家族史的年轻男性测定前列腺特异性抗体（PSA）。⑤组织相容性检查：血型、免疫学检查［如人类白细胞抗原（HLA）、群体反应性抗体（PRA）、抗内皮细胞抗体（AECA）、供体特异性抗体（DSA）等］测定。⑥粪便常规和隐血。

2. 辅助检查　①胸片（正侧位）。②12导联心电图。③腹部超声检查。④年龄大于18岁女性行巴氏涂片检查。⑤年龄大于40岁女性或有乳腺癌家族史的年轻女性行乳腺X线检查。⑥年龄大于50岁受者行结肠镜检查。

3. 心脏检查　各个移植中心差别较大，但对于有糖尿病、年龄大于55岁、有心脏病史的受者常规都行负荷试验和/或超声心动图。某些中心对所有糖尿病患者行心导管检查，而某些中心只对负荷试验阳性患者行心导管检查。

4. 牙科检查　排除存在任何牙齿或牙龈感染。

5. 心理评估　心理社会因素同样会影响肾移植手术成败，术前也必须进行评估。评估内容包括社会支持系统的可获得性、处理复杂病情变化的能力、经济来源、保险状况及依从性等[7,8]。

三、肾移植前需要做的配型检查

肾移植术前的组织配型用以确定供肾与受体组织是否相配。借以为预防排斥提供线索和依据。常用的组织配型项目有：

（一）ABO血型配型

施行肾移植手术前必须进行严格的血型化验，血型相同或相容原则，一直以来都是选择供-受者的第一原则，即需要符合输血原则。除非为有计划的严格按照“跨血型移植方案”谨慎实施，但是国内目前并不被允许。

（二）淋巴毒试验（交叉配合试验）

该试验主要用于测定受体血清内是否含有针对供者淋巴细胞的抗体。将供者淋巴细胞和受者血清相互交叉混合孵育一段时间后，受者血清中的抗体与供者细胞表面的抗原结合，激活补体，损害细胞膜或引起细胞溶解，这将使渗入的染料得以进入细胞内而着色。根据着色的细胞数来评估淋巴细胞毒的强度。10%以下为阴性，10%～20%为弱阳性。阳性者说明受者血清中有针对供者HLA抗原的抗体，移植后极有可能发生超急性排斥反应。一般条件下，尽量选择数值最低的受者接受肾移植。交叉配型试验是移植的免疫学筛选的必备步骤，PRA结果阴性者并不能省略交叉配型试验。

（三）群体反应性抗体（PRA）

PRA是指针对HLA的抗体。用于判断肾移植受者的免疫状态和致敏程度，一般根据PRA水平分为：无致敏PRA=0～10%，中度致敏PRA=11%～50%，高致敏PRA>50%。既往资料显示PRA越高，移植肾长期存活率越低。对于高致敏患者由于肾移植后发生抗体介导的排斥反应机会极高，严重者术中即可以发生超急性排斥反应，因此术前应进行去敏治疗和采用更优化的配型方案包括流式细胞交叉配型和避开致敏的HLA阳性位点[9]。临床常用检测PRA的方法有：微量淋巴细胞毒实验（CDC）、酶联免疫吸附法（ELISA）和流式细胞仪法（luminex™ flow cytometry）及单抗原磁珠法，其中luminex™监测方法极为敏感。

（四）人类白细胞抗原（HLA）

确定肾移植供受体HLA是否匹配是组织和器官移植的基础。1987年美国器官资源共享网络（UNOS）制定了强制性HLA六抗原相配的肾脏分配分享网络，除要求ABO血型相容外，应采用HLA-A、B、DR六抗原的配型原则，在全国范围内公平的竞争和分享肾脏。所谓六抗原，是指一个个体一条6号染色体上存在的HLA-A、B、DR三个基因座位编码的抗原产物。HLA在同种异体移植中起着十分重要的作用。其中供受者的HLA-DR抗原是否相合更为重要，HLA-A和HLA-B抗原次之；如果有可能，要求有尽可能多的HLA位点相同。

（五）HLA-氨基酸残基配型标准

1994年Takemoto对UNOS近4万例尸体肾移植的随访分析显示：按照HLA抗原血清学交叉反应组分类，尽管存在HLA六抗原的错配，但有些错配属于血清学同一交叉反应组内，具有相同的抗原性，因此被认为是可允许的错配。其移植效果与存活率明显好于不同交叉反应组之间的HLA错配。在1996年3月Terasaki所在的UCLA组织配型中心提出了新的配型策略——HLA-Ⅰ类氨基酸残基配型（amino acid residue matching，Res M），又称交叉反应组配型（HLA-cross reactive groups matching，CREG）。

因此在临床实施过程，肾移植HLA配型标准可以采用六抗原配型标准和HLA-氨基酸残基配型标准相互结合和互补。

第三节 肾移植供者选择

肾移植供者包括尸体供肾和活体供肾，我国肾移植以尸体供肾为主，近年来脑/心脏死亡供肾和活体供肾比例明显增加，成为解决供体短缺的有效途径[10]。

一、我国器官捐献现状

与世界各国一样，器官短缺已成为严重限制器官移植进一步发展的重要瓶颈，目前我国捐献器官的数量与需行器官移植手术的患者比值明显低于世界平均水平。与尸体移植相比，尽管活体移植能扩大供肾来源，缩短受体等待时间，同时有较好的组织配型和较长的长期存活率，但是由于违反了对供体的“无害原则”，对亲属活体肾移植需要更严格的筛选和评估已确保供体的安全和移植肾的长期存活。

我国现阶段脑死亡尚未立法，普通公民更加容易接受：“心搏停止、自主呼吸丧失即为死亡”。尽管脑死亡供体（DBD）已成为欧美等西方国家最主要的供体来源，但短时间内在我国推广应用扩大供肾来源难度仍然很大，因此使用心脏死亡供体（DCD）或脑心死亡供体（DBCD）可能更加实际和适合推广。但如何建立适合中国国情的DBD、DCD或DBCD的标准仍需要政府卫生行政部门和临床器官移植医师共同讨论和制定并规范实施，可以预见增加这一类的器官捐献是解决我国器官短缺问题的主要途径。

二、活体供肾的选择和评估

活体肾移植是从活体供者体内取出一个肾脏，植入尿毒症患者体内。在欧美、东南亚等国家，活体肾移植占相当大的比例。在日本活体供肾肾移植占肾移植总数的60%以上，欧美等国家也在30% ~ 50%左右，近年来我国活体肾移植数量明显增加，但总体仍低于国际水平。

（一）活体肾移植供者范围

按照国务院2007年3月21日颁布的《人体器官移植条例》的规定：活体器官移植的供体包括：活体器官的接受人限于活体器官捐献人的配偶、直系血亲或者三代以内旁系血亲，或者有证据证明与活体器官捐献人存在因帮扶等形成亲情关系的人员。对于帮扶形成的亲情关系具体定义目前仅限于养父母和养子女之间的关系、继父母与继子女之间的关系。提倡兄弟姐妹、父子母子以及夫妻等亲属之间进行器官移植。目前不考虑陌生人之间的器官移植。另外，夫妻之间仅限于结婚3年以上或者婚后已育有子女的。任何组织或者个人不得摘取未满18周岁公民的活体器官用于移植。所有的器官捐赠者都要在自愿、无偿的前提下进行。

（二）活体肾移植的优越性

活体肾移植是切除自愿捐献器官供体的一侧肾脏，并将其移植入特定受者的一个过程。以亲属活体供肾最多见，其中移植效果以同卵双生为最佳。活体肾移植与尸体肾移植相比有较多的优越性：① 可以根据患者的需要及身体情况合理安排手术时间。② 由于亲属活体肾移植不需要等待供者，从而避免长期透析带来的各种并发症及处理并发症带来的经济费用，相应缩短了移植前透析的时间，不必因长期等待供体而丧失移植时机，同时有资料显示透析时间越短越有利于移植肾的长期存活。③ 活体供肾有更好的质量保证，术前通过检查了解供肾动脉、静脉、肾盂及输尿管有无解剖变异，从而保证所取供肾的完整性。同时活体供肾冷、热缺血时间可以明显缩短，这些因素都有助于术后移植肾功能早期得到良好的恢复。④ 术前有足够的时间做详细的移植前免疫检查，在有较多供体可以选择时，可以筛选出最为理想的供体，使术后移植肾排斥反应的发生明显减少。⑤ 由于亲属供体与患者具有相似的遗传背景，术后移植肾排斥发生机会减少，与尸体肾移植比较可获得更好的人/肾长期存活率。⑥ 由于亲属活体供者的生物学特点和较好的组织相容性，可降低排斥发生率；术后免疫抑制药物用量可以相对减少，可以减轻了患者的经济负担，同时可以减少药物对机体的毒副作用。⑦ 促进家庭间的亲情关系。⑧ 对部分PRA阳性的高敏患者或2次移植的病例，亲属活体供肾移植术是较好的选择。总之，目前国内外大量的研究数据表明，亲属活体肾移植的疗效明显优于其他类型的肾移植，肾移植术后的排斥反应及常见并发症（如感染、血管并发症等）的发生均较尸体肾移植低，同时人/肾长期存活率也明显高于尸体肾移植，可缓解尸体供肾严重不足的问题[11]。

（三）活体供者的绝对禁忌证

根据2004年阿姆斯特丹论坛制定的捐献者安全评估项目及标准，以下情况不适于捐赠肾脏：

1. 年龄小于18岁。

2. 严重高血压或伴有高血压所引起的器官终末期损害，高血压以24小时动态血压为准，如24小时动态血压提示高于140/90mmHg者一般不被接受为捐献者。

3. 有糖尿病病史或两次空腹血糖>126mg/dl（7.0mmol/L）（或OGTT两小时血糖>200mg/dl（11.1mmol/L）者不适于捐赠。

4. 蛋白尿　任何情况下，24小时蛋白尿>300mg应排除。

5. 与年龄不符的异常的肾小球滤过率。

6. 血尿　有持续性镜下血尿者不被考虑。

7. 肥胖症　不赞成BMI>35kg/m^{2}的人捐献肾脏。

8. 精神状态不稳定、HIV阳性者不应作为供体，乙肝和丙肝病毒阳性者最好也不列入考虑范围，但是并不绝对[12]。

9. 双肾结石史。

10. 存在栓塞性疾病的高危因素。

11. 有下列恶性肿瘤病史者通常被排除在活体肾捐赠者以外：黑色素瘤、睾丸癌、肾细胞癌、绒毛膜癌、血液恶性肿瘤、支气管癌、乳腺癌和单克隆免疫球蛋白病。有恶性肿瘤病史者通常被排除活体肾捐赠，符合下列条件也可能被接受：该种癌症是可治愈的，且有理由排除该癌症转移的可能性。

12. 有慢性病变者（如慢性肺病，心脏病等）。

13. 未控制的精神疾病。

14. 身体情况差，不能耐受取肾手术者。

（四）活体供者的相对禁忌证

1. 慢性感染活动（如结核、乙肝、丙肝、寄生虫等）。

2. 肥胖。

3. 精神障碍者。

4. 下列肿瘤不是活体供者的绝对禁忌证 声带原位细胞癌、宫颈原位细胞癌、基底细胞癌、皮肤未转移的棘细胞癌。

（五）活体供者的评估

评估内容包括：

1. 年龄 18 ~ 55岁较为合适，年龄大者取肾手术有一定风险，且随着年龄的增长，硬化肾小球增多，有效肾单位减少。

2. 病史及体格检查 无慢性病及全身性疾病，如高血压及心血管疾病、糖尿病、肾脏病、肝炎等，精神状况不稳定者不予考虑。

3. 供者家族史 如果有家族性肾脏病病史和遗传性肾脏病患者，则不适合作为供肾者。

4. 实验室检查 血、尿、粪常规检查均需在正常值范围。

5. 感染方面检查 尿、痰、粪细菌、霉菌以及口咽部分泌物涂片和培养，血中病毒感染化验如CMV-IgG、IgM，EB病毒等检查。人类免疫缺陷病毒（HIV）阳性不应作为供体。肝炎病毒，目前常规做HBV、HCV，一般供者不应呈阳性。有关结核菌感染的测定有抗PPD及PCR检查。

6. 血液生化检查 血电解质（钾、钠、氯、钙、磷等）、肾功能测定（肌酐、尿素氮、肌酐清除率、双肾ECT）、血气分析（二氧化碳结合力）、血糖、肝功能测定（转氨酶、碱性磷酸酶）等。

7. 放射学检查 胸腹部X线平片、肝肾B超检查、心电图检查。

8. 泌尿系统检查 可对供肾及余留的肾功能良好与否进行估计，可进行双肾泌尿系静脉造影，肾动脉造影、肾血管CT三维成像。男性供者一般采用左肾，因左肾动脉易暴露，静脉较长，易摘取，女性供者以取右肾为宜，因女性妊娠时右肾易发生肾盂积水，而摘取右肾可减少供者泌尿系发病。

9. 供者的思想状态和精神状态的评估。

（六）活体供者的随访

供肾切除术后供体近期并发症包括出血、肺梗死、感染、肝炎、心肌梗死等，发生率1.8%。远期并发症较常见的有高血压，对供者10年以上随访显示：约25%发生高血压，男性供者发生率高于女性，但与普通人群无统计学差异；捐肾以后不会引起肾功能进行性恶化倾向，发生尿毒症的机会跟正常人群相比无明显增加。但为了更好的保障供者的安全，希望捐赠者定期检测血压，术后定期复查血常规、肾功能、尿常规、尿蛋白和肌酐清除率，定期到医院随诊。

三、尸体供肾的选择和评估

尸体肾供者是以脑死亡作为供者的条件，应让公民认识到脑死亡是人死不可复生的客观规律，尸体肾供者包括有心跳的脑死亡供体和无心跳的脑死亡供体，以脑外伤供体最为适宜，国内外经验表明，这是保证提供移植用器官的质量及提高移植器官存活的关键之一。当前ESRD患者逐年增加，使许多患者等待移植而得不到供肾。尸体肾则是目前世界上大多数移植中心的供肾来源，我国肾移植目前大多数是尸体供肾，一经批准获取尸体供肾，应马上对供体详细了解病史、体检和必要的评估。

（一）心脏死亡供者分类

心脏死亡器官捐献（donation after cardiac death，DCD）在移植发展初期阶段和脑死亡立法前，各国的尸体器官移植均来源于DCD。随着脑死亡概念提出和合法化，DBD供肾已成为欧美国家的主要肾脏来源，而在中国由于脑死亡立法的缺失，结合中国国情，DCD移植数量逐年增加，使其成为目前最具有前景的器官来源之一。

对于DCD分类国际上一般采用1995年荷兰Maastricht（马斯特里赫特）国际会议定义的分类标准（DCD Maastricht criteria），在2000年西班牙提出重症治疗室或监护室中心脏意外停跳者也是很有开发潜力的供者来源，将其增补为Maastricht标准Ⅴ类。

Maastricht分类：

Ⅰ类：入院前死亡者：死亡发生在院外，抵达医院前及当时没有采取任何抢救措施。

Ⅱ类：心肺复苏失败者：通常在心脏停跳时给予及时的心肺复苏，但心肺复苏失败。

Ⅲ类：等待心脏停搏的濒死者：供者存在不可逆性脑损伤，各种治疗已经无效，有计划的撤除生命治疗，等待心脏停搏。

Ⅳ类：确认脑死亡的患者发生心脏停搏。

Ⅴ类：重症治疗室或监护室中心脏意外停跳者，也可将其并入第Ⅳ类。

以上类型中，只有Ⅲ类的心脏停搏是可以预知的，因而称为可控心脏死亡供者（controlled DCD），其余四类属于不可控心脏死亡供者（uncontrolled DCD）。

中国DCD供肾分类：

鉴于我国器官移植的现状，在2009年8月卫生部和中国红十字会联合召开了全国人体器官捐献工作会议，并在2010年3月共同启动了我国器官捐献工作，颁布和开始实施《中国心脏死亡器官捐献工作指南》。

中国人体器官捐献分为三类：

中国Ⅰ类：国际标准化脑死亡器官捐献（DBD）。

中国Ⅱ类：国际标准化心脏死亡器官捐献（DCD），即包括Maastricht标准分类中的Ⅰ～Ⅳ类案例。

中国Ⅲ类：中国过渡时期脑-心双死亡标准器官捐献（donation after brain death awaiting cardiac death，DBCD），与Maastricht标准的Ⅳ类相似。属可控制类型，符合脑死亡诊断标准，但鉴于对脑死亡法律支持框架仍未立法，现按DCD程序严格实施。“中国Ⅲ类”更适合我国现在的国情[13]。

自工作指南实施以来，我国DBD或DCD器官捐献数量稳定增长，2010年实施了33例次肾移植，2011年164例次，2012年743例次，2013年达到了1 533例次，短短三年增加了50倍。临床实践证明心脏死亡器官捐献符合中国国情，切实可行。

（二）尸体供肾的评估

脑死亡之前供者的健康状况，包括死亡之前有无全身性疾病，如糖尿病、高血压、心血管疾病、传染性疾病、血液病、感染性疾病、恶性肿瘤等应不考虑为供肾者，而以脑外伤供者最为适宜。有心跳的脑死亡供体在供肾切除前血压最好维持在90mmHg以上，避免使用收缩血管和肾脏损害的药物，可使用呋塞米1mg/kg或甘露醇利尿。对于无心跳的脑死亡供体，为保证供肾质量应注意供体休克时间不能过长，供肾热缺血时间最好不超过10分钟，快速摘取肾脏后马上冷灌注，冷缺血时间最好不超过24小时。

尸体供肾的绝对禁忌证包括：① 感染性疾病：如HIV阳性；② 存在不能控制的败血症或真菌感染；③ 活动性结核；④ 急性活动肝炎；⑤ 不明原因的病毒感染；⑥ 确定的恶性肿瘤；⑦ 药物滥用或有静脉注射毒品、同性恋/双性恋等高危性活动史。

第四节 肾移植术前准备

肾移植术前受者的准备和处理工作关系到整个肾移植的成败，直接影响移植肾的长期存活，因此必须得到高度重视。术前处理的主要目的是改善受者的全身状况，纠正水、电解质及酸碱紊乱，控制和治疗全身各系统并发症，使患者在较好的内环境基础上顺利渡过围术期。

一、术前透析和心血管功能评估

肾移植前透析充分的目标如下：干体重达标，没有水钠潴留；无酸中毒和电解质紊乱；贫血基本纠正；血浆白蛋白水平基本在正常范围；血压控制在150/90mmHg以下；心肺功能正常。透析种类可以根据患者情况进行选择，不论是血透还是腹透都可以顺利过渡到肾移植，透析方式并不影响肾移植术后存活率。患者一般状况良好，并且有合适的供肾时，可以不经过透析治疗直接行肾移植手术。已有研究表明，透析时间超过2年者的长期存活率低于透析时间短于2年者，因此不主张肾移植术前透析时间过长。

心血管病变是尿毒症患者的最常见和严重的伴发疾病，也是影响肾移植受者术后长期存活的主要原因，因此心血管系统疾病的评估尤为重要。

术前应详细询问有无充血性心力衰竭、心绞痛、心肌梗死和脑卒中病史。有心血管系统症状或有心血管疾病高危因素（例如高脂血症、高血压、糖尿病和心血管病家族史等），或老年患者需要仔细评估心功能，除常规超声心动图检查外必要时需要进行平板运动试验，高度怀疑心肌缺血需要进行心脏血管CTA或造影检查。已有证据表明：近期有心血管疾病的患者，例如6个月内的心肌梗死，或患者合并有充血性心力衰竭、不稳定心绞痛、室性心律失常或超声心动图有异常改变，患者的术后并发症或病死率明显增加。因此术前应该提早解决心血管并发症，如有器质性改变并有手术指征及时经皮腔内冠状动脉成形术或者冠脉搭桥手术。病情稳定后方可考虑肾移植。

二、术前贫血治疗

肾性贫血是ESRD患者的常见并发症之一。由于输血可导致患者致敏产生抗HLA抗体、增加巨细胞病毒感染、病毒性肝炎、疟疾、艾滋病等传染性疾病的机会以及发生血清病等并发症，目前主张应尽量避免术前输血，特别是二次移植和经产妇患者对输血作用的致敏性显著高于其他人，移植前输血应格外慎重。如使用药物治疗后贫血仍然严重，除继续查找贫血原因外若血红蛋白水平仍在60g/L以下者，可考虑输血以纠正贫血，但必须输注去除白细胞的洗涤红细胞悬液[14]。贫血治疗的目标值为110 ~ 120g/L（Hct 33% ~ 36%）。

三、术前病毒性肝炎治疗

我国透析人群中的HBV和HCV患病率约为10%左右或者更高，目前肝炎发病率有逐年下降的趋势，肝炎导致的肝功能损害、肝硬化、肝功能衰竭显著影响肾移植受者的长期存活，是导致移植肾失功和患者死亡的重要原因之一[15]。因此肾移植术前病毒性肝炎的监测、预防和治疗对肾移植受者显得非常重要[16]。

（一）肝炎状况的评估

所有等待肾移植的尿毒症患者，均应定期检查病毒血清学状况和肝功能情况。对于HBV表面抗体（HBsAb）阴性的患者，应在术前接种乙肝疫苗，有利于增强患者肾移植术后对乙肝病毒的抵抗力。并且应在接种后监测乙肝抗体的滴度，以了解接种效果，必要时可以复种。

对于乙肝病毒表面抗原（HBsAg）或HCV抗体阳性的患者来说，在等待移植期间，应定期检查病毒复制情况和肝功能，必要时可进行肝组织活检，以评估肝硬化的程度和进展。

如HBV DNA阳性，或乙肝病毒e抗原（HBeAg）阳性，伴有肝功能异常，提示存在病毒复制活跃，传染性较强，近期应禁止移植。应当在术前进行抗病毒治疗，待病毒复制控制并肝功能稳定后再择期肾移植。HCV RNA阳性伴有肝功能异常者，术前亦应抗病毒治疗，待HCV-RNA转阴后再考虑择期肾移植手术[17]。

对于有明确临床或放射学证据存在门脉高压，或经肝活检证实有肝硬化的患者，估计不能耐受移植手术或术后药物治疗者，可考虑采取肝肾联合移植。

（二）治疗方法

包括抗病毒治疗，护肝及支持治疗。

对于存在病毒复制，且同时存在肝功能异常的患者应在移植前进行抗病毒治疗。

对慢性活动性乙型肝炎的患者可以使用拉米夫定（lamivudine）抑制HBV转录酶活性，用法为100mg口服，1次/d，需长期服用，停药常常会反跳，而且单独使用易引起病毒变异，目前临床研究显示恩替卡韦（entecavir）等药物有相同的抗病毒复制疗效且有更低的病毒变异机会。需要注意不同的抗乙肝病毒药物在肾毒性方面存在异质性。一般在HBV-DNA转阴和肝功能等活动指标稳定3 ~ 6个月后，再考虑行肾移植手术。

HCV活动性感染时可选用干扰素、聚乙二醇干扰素，或与三氮唑核苷（利巴韦林，ribavirin）联合治疗。单用干扰素效果差，约50%在治疗停止后1 ~ 3个月复发。聚乙二醇干扰素联合利巴韦林是最佳的选择，可以有效降低复发率，提高应答率，延长复发时间。由于利巴韦林经肾脏代谢，尿毒症患者容易造成蓄积和中毒，故应根据清除率严格计算后使用。一般认为抗病毒治疗应当持续到HCV-RNA转阴，肝功能稳定3 ~ 6个月，方可停药。并在停用干扰素至少1周，最好6个月后，再行肾移植手术。干扰素治疗影响机体免疫功能，可能诱发移植肾排斥，因此移植后的HCV治疗需要慎重，尽量避免，尽可能在移植前控制病毒的复制和活动状态[18]。

发生肝功能损害时，可采用还原型谷胱甘肽、必需磷脂、维生素C等药物抗氧化、稳定细胞膜，或应用强力宁、复方水飞蓟素、西利宾胺等降酶治疗。同时注意休息、合理营养。

另外对于HBV患者在肾移植术后早期可采用乙肝免疫球蛋白治疗，以减低乙肝病毒的负荷，减少移植后乙型肝炎的复发或加重。

四、术前感染控制

感染是肾移植受者最常见的内科并发症和主要死亡原因之一，有些移植中心报道肾移植受者移植后一年内各种感染累计发生率高达50% ~ 70%，死亡率3% ~ 10%，发病率和死亡率明显高于一般人群。因此肾移植术前良好的感染控制是预防肾移植患者术后感染的重要手段，以提高肾移植手术的成功率及移植后人/肾的长期存活率。肾移植术前感染控制包括以下五个方面。

（一）针对原发病的治疗

充分透析，改善营养不良和心血管并发症，纠正贫血、低蛋白血症、代谢性酸中毒和凝血障碍，稳定机体内环境，治疗其他重要脏器病变。

（二）术前检查

肾移植受者术前应借助咽拭子、痰、中段尿、腹透液细菌、真菌培养+药敏，低热患者应拍摄胸片或肺部CT扫描排除结核可能，心脏超声排除感染性心内膜炎可能，加强病原学的实验室检测手段，包括细菌、真菌、病毒感染检测。通过手术前各项指标的严格诊断性筛查，确认病因并治愈后方可考虑行肾移植术。

（三）病肾切除

对于合并恶性高血压，长期反复尿路感染，伴发肾肿瘤及肾脏增大明显妨碍肾移植手术的患者应切除原病肾，减少术后并发症，改善肾移植效果。病肾切除绝对指征：反复发作的肾盂肾炎伴梗阻、反流和结石；巨大多囊肾伴反复肾囊肿出血或感染。病肾切除相对指征：双肾静脉血栓形成或严重蛋白尿。肾脏结核患者除切除病肾外，应该联合抗结核药物治疗一年以上方可移植。

（四）手术前解除尿路梗阻

尿道瓣膜、前列腺增生和尿道狭窄等患者，术前必须先予以纠正后再考虑肾移植。对于存在尿路结石的患者，尽可能通过体外冲击波碎石或泌尿外科腔镜下激光碎石或取石，减少泌尿系统移植术后感染的机会。

五、溃疡病治疗

消化性溃疡目前已不再是肾移植手术的禁忌证，但由于移植术后需应用大剂量的免疫抑制药物，尤其是激素，可导致3% ～ 10%的患者发生消化道应激性溃疡[19]。因此，术前应详细了解肾移植受者是否有溃疡病及消化道出血的病史，必要时行消化道造影和内镜检查，同时检测是否存在幽门螺杆菌感染。对于幽门螺杆菌检测阳性者，不论溃疡处于静止期还是活动期、初发还是复发、是否有并发症，都应该进行根除幽门螺杆菌治疗。目前最有效也是最常用的三联方案包括：以质子泵抑制剂（如奥美拉唑每次20mg，每天2次）为基础用药再加2种抗生素组成三联疗法，其中克拉霉素（每次0.5g，每天2次）和阿莫西林（1.0g/次，每天2次）或甲硝唑（每次0.4g，每天2次）这几种抗生素最常有，联合用药7天为一个疗程。初次治疗失败者，可试用四联疗法，即质子泵抑制剂、胶体次枸橼酸铋合并两种抗生素。

消化道溃疡特别是十二指肠溃疡的愈合与抑酸强度和时间成正比。常用的抗酸分泌药物包括质子泵抑制剂和H2受体阻滞剂两大类。十二指肠溃疡一般疗程为4 ～ 6周，胃溃疡一般疗程为6 ～ 8周。

溃疡病经治疗后已愈合的肾移植受者在等待手术前直至术后仍应继续接受支持治疗和定期复查，术后常规接受预防性抑酸药物。患有消化道溃疡的肾移植受者，待大便潜血检查多次为阴性，消化道内镜检查证实溃疡已治愈，幽门螺杆菌检测已转阴且复查没有复发，溃疡病变已完全稳定半年以上者再考虑行肾移植术。

六、高敏患者处理

肾移植术前高敏患者需要预处理，以减少急性体液性排斥反应。临床上常用的手段主要有免疫吸附、血浆置换、静脉注射大剂量免疫球蛋白（IVIG）、抗CD20单克隆抗体、抗体诱导、预先口服免疫抑制剂等。

（一）免疫吸附

免疫吸附是利用葡萄球菌蛋白A吸附柱相对选择性吸附受者体内DSA，可以高效清除高敏受者体内的绝大部分抗体，主要清除IgG型抗体。术前高度致敏受者经过3 ～ 5次免疫吸附之后，大部分PRA可以明显降低，术后体液性排斥发生率减少。由于免疫吸附清除大量球蛋白，受者体液免疫能力明显降低，因此在免疫吸附一个疗程结束后应补充丙种球蛋白，以增加患者抵抗力，同时可以中和体内残留的致敏抗体。

（二）血浆置换

血浆置换通过血细胞和血浆成分分离技术，将全血中的血细胞和血浆分离开来，然后将分离出来的血浆用新鲜血浆替换（一次分离）或通过高选择性的膜再一次根据不同的分子量分离血浆的不同成分（二次分离）[20]。由于群体反应性抗体属于一种IgG类型的抗体，它的分子量较大并游离于血浆中，决定了它可以通过血浆置换（二次分离）获得清除[21,22]。通过血浆置换可以清除血液循环中已经存在的群体反应性抗体，但是抗体清除后容易发生抗体水平的反弹，临床可补充免疫球蛋白中和剩余抗体。

（三）大剂量丙种球蛋白

使用大剂量丙种球蛋白也是一种有效的中和致敏抗体的常用方法。丙种球蛋白作为一种免疫球蛋白，如果较大剂量应用，可以发挥中和、封闭PRA的作用；并且由于提高了血中免疫球蛋白的浓度，可以发挥反馈抑制淋巴细胞产生新PRA的作用，是一种较为安全有效的治疗方法。高敏受者肾移植术前应用IVIG尚无统一方案。国外文献报道：先予以2g/kg IVIG（最大剂量不超过140g），每月1次，同时监测抗HLA抗体的变化，直到抗体水平降到理想范围内，但是一般主张连续应用不超过4次。也有学者联合血浆置换每次血浆置换后补充IVIG，每次0.2 ~ 0.4g/kg，共3 ~ 7次，如果交叉配型良好，即可以移植，移植后第1个月可继续给予一次IVIG。治疗反应较差的受者，可以联合血浆置换或者抗CD20单克隆抗体[23]。

（四）抗CD20单克隆抗体

抗CD20单克隆抗体（利妥昔单抗）是针对B细胞上特有CD20抗原的高亲和力的单克隆抗体，能够通过多种途径清除B细胞，治疗抗体介导的排斥反应、移植后淋巴细胞增生性疾病（PTLD）、高致敏移植受者和ABO血型不符的器官移植[24]。

（五）致敏受者肾移植手术前后的诱导治疗

所谓诱导治疗是在移植前和术后早期应用一些单克隆或多克隆抗体，主要有：ATG、ALG、OKT3、达利珠单抗、巴利西单抗等，以达到清除患者体内的淋巴细胞和封闭一些关键受体抑制淋巴细胞的激活，从而减少排斥反应的发生。

临床上具体采用上述哪种预处理方案或几种预处理方案联合使用，则需要医生根据高敏患者的具体情况来进行综合分析后决定，需要考虑的因素主要有：PRA值的高低、可能的等待时间、身体状况、经济条件和对各种治疗措施的反应等。目前国际上一般主张采用以血浆置换/免疫吸附为基础的联合治疗方案。

组织配型过程同时还须考虑以下策略：① 减少引起致敏的高危因素和风险：尽量避免移植术前输血，减少接触同种异体抗原。② 注重组织配型，由于PRA检测技术以及HLA配型手段不断更新，配型过程尽量避开PRA阳性位点。如果条件允许的话，可做抗人球蛋白强化的淋巴细胞毒交叉配型试验（CDC-AHG）、流式细胞仪交叉配型试验（Flow-XCM）等敏感性更高的配型检查，以避免超急性排斥和急性加速排斥发生。③ 术后选择较强的免疫抑制方案，减少AR发生。④ 术后定期监测PRA，如果出现进行性升高，应予以积极去抗体处理，以改善预后。

第五节　肾移植围术期术前和术中注意事项

一、术前评估

术前评估包括：肾脏原患疾病评估、肾移植术前处理、手术条件评估、免疫风险评估和社会心理评估。

（一）肾脏原患疾病评估

不同的肾脏原发病可能导致术后完全不同的预后，因此导致肾衰竭的肾脏原发病病因在术前需要尽可能明确[25,26]。

1. 原发性肾小球肾炎

（1）局灶节段性肾小球硬化（FSGS）：局灶节段性肾小球硬化（FSGS）患者肾移植后复发比率为15% ~ 50%。第一次移植后因FSGS复发而失功的患者第二次移植后复发率可达80%。儿童及原有疾病进展迅速的患者复发比率较高，复发后移植肾失功比率也较高。

（2）膜性肾病（MN）：移植肾MN复发的概率为3% ~ 10%，很少导致移植物失功。因膜性肾病复发而失功的患者可考虑行第二次移植，其再次复发率不像FSGS患者那样高。

（3）膜增生性肾小球肾炎（MPGN）：MPGN在移植肾中的复发概率高达80% ~ 90%，移植肾失功的发生率有10% ~ 20%。膜增生性肾小球肾炎Ⅰ型（MPGN-Ⅰ）在移植后复发率为15% ~ 30%，其中有三分之一引起移植肾失功。膜增生性肾小球肾炎Ⅱ型（MPGN-Ⅱ）在移植后复发率高达80%，其中60%左右表现为蛋白尿及移植肾功能逐渐恶化，而另40%左右无明显临床症状，仅在重复肾活检时发现。

（4）IgA肾病：复发率为30% ~ 60%。以往认为IgA肾病复发后进展较缓慢，预后较好，但近来研究表明，复发的IgA肾病也可表现为进展迅速的系膜增生性肾小球肾炎，甚至表现为新月体性肾炎，引起移植肾失功[27]。

2. 继发性肾小球肾炎

（1）狼疮性肾炎：此类患者肾移植术后狼疮性肾炎极少复发（复发率为2% ~ 10%），而且免疫抑制治疗本身也有助于SLE的控制[28]。

（2）紫癜性肾炎：过敏性紫癜性肾炎患者肾移植后5年内复发率为35%，引起移植肾失功率为11%。对因过敏性紫癜性肾炎而发展为慢性肾衰的肾移植等待者，应建议其观察6 ~ 12个月，确定病情稳定后再行肾移植术。

（二）肾移植术前处理

肾移植术前受者的准备和处理工作关系到整个肾移植的成败，直接影响移植肾的长期存活，因此必须得到高度重视。术前处理的主要目的是改善受者的全身状况，纠正水、电解质及酸碱紊乱，控制和治疗全身各系统并发症，使患者在良好的内环境基础上顺利度过围术期。肾移植术前处理一般包括术前透析和心血管功能评估、纠正贫血、控制感染、治疗消化道溃疡以及高敏患者的处理等。具体处理详见第五章第四节肾移植术前处理。

（三）手术条件评估

主要评估与手术直接相关的解剖学问题。包括评估受体体内需要吻合的血管条件是否合适，双侧股静脉有无插管史和留置导管的时间，泌尿系有无多囊肾和其他尿道疾病史等。

1. 血管条件的评估　一般年轻患者只需双侧髂血管彩超评估即可，若患者有外周血管疾病或老年患者，应询问有无间歇性跛行的病史，查体注意双下肢动脉搏动有无减弱或杂音，一般多普勒超声检查可以发现有无动脉粥样硬化斑块、动脉管腔有无狭窄、测量静脉管径和流速，必要时可以做动脉静脉血管造影检查。

2. 泌尿系统疾病的评估和治疗

（1）泌尿系统畸形：注意部分患者，特别是儿童或外伤尿道损伤的患者，其肾功能不全是由于泌尿系统畸形引起，肾脏移植前需要进行手术矫正。例如，后尿道瓣膜病、膀胱输尿管反流等。

（2）原位肾脏切除：原位肾脏的慢性感染并经常急性发作，巨大的多囊肾影响移植肾安放或反复感染、血尿者，严重的膀胱输尿管反流，药物无法控制的肾性高血压等，需要行原位肾脏切除。

（3）神经源性膀胱：对于高压、低顺应性膀胱，药物治疗无效，则有可能需要在移植手术前进行尿流改道，以预防术后高压膀胱对移植肾功能的损毁。

（四）免疫状态评估

主要对尿毒症患者进行免疫状态的评估，一般根据群体反应性抗体进行免疫状态高低危分层处理。当然包括ABO血型、HLA分型、抗HLA抗体和供受者交叉配型、移植次数、女性妊娠次数、有无输血史等。具体检测方法见第四章第二节肾移植受者选择。

（五）社会心理评估

社会心理评估的目的是确保等待移植的尿毒症患者能够理解肾移植的基本过程和可能面临的风险，同时全面告知透析治疗和肾移植手术的不同和所面临的风险，了解医疗保险情况，能否坚持术后长期应用免疫抑制剂和随访治疗。

二、手术过程注意事项

肾移植手术本质上就是三个管腔的吻合：动脉、静脉和输尿管。供肾动脉通常与受者髂内动脉吻合（端端）或髂外动脉吻合（端侧），供肾静脉通常与受者髂外静脉吻合（端侧），供肾输尿管通常与膀胱黏膜吻合，最后用膀胱肌层包埋。

第六节　肾移植术后免疫抑制剂的治疗和选择

免疫抑制是指采用物理、化学或者生物的方法或手段来降低机体对抗原物质的反应性。在成功诱导免疫耐受之前，免疫抑制剂合理应用和个体化治疗依然是移植工作者不断探索和仍未解决的难题。

肾移植的免疫抑制治疗可分为诱导治疗、维持治疗和挽救治疗。诱导治疗指围术期应用较大剂量的免疫抑制剂联合或不联合单克隆或多克隆抗体来有效预防急性排斥反应的发生。随后逐渐减量，最终达到一定的维持剂量以预防急性和慢性排斥反应的发生，即维持治疗。在维持治疗中有时为减少免疫抑制剂本身的毒副作用临床医师也会进行主动的切换药物。可当发生急性排斥反应或其他并发症或合并症出现时，此时需要加大免疫抑制剂的用量或者调整原有免疫抑制方案，以逆转急性排斥反应或及时治疗相关的并发症和合并症，称之为挽救治疗。

一、诱导治疗

诱导治疗主要在肾移植围术期间应用。常用免疫抑制方案包括：

1. 甲泼尼龙250 ~ 1 000mg，IV，qd×3 ~ 5天。

2. 抗体的诱导治疗（选择一种）

（1）OKT3，2 ~ 5mg，静脉滴注，qd×5 ~ 14天。

（2）ALG，10 ~ 20mg/kg，静脉滴注，qd×3 ~ 10天。

（3）ATG，1 ~ 3mg/kg，静脉滴注，qd×3 ~ 10天。

（4）Daclizumab，1mg/kg，静脉滴注，手术当天及2周后各1次或2mg/kg，静脉滴注，术中单次。

（5）Basiliximab，20mg，IV，手术当天及术后第4天各1次。

（6）Rituximab，每次375mg/m^2，每周一次，共2 ~ 4次。致敏患者术前即开始应用[29-31]。

二、维持治疗

临床使用的免疫抑制剂常常需要联合使用以提高治疗效果同时可以减少毒副作用。目前肾移植术后最为常用的组合是：他克莫司（Tac）或环孢素（CsA）+吗替麦考酚酯类药物或硫唑嘌呤（Aza）+激素（Pred）。

在20世纪80年代中期至90年代中期，CsA+Aza+Pred三联免疫抑制药物方案作为基础免疫抑制治疗方案广泛应用于临床。该方案使AR的发生率明显降低，使移植肾的急性排斥反应由大于50%减至小于30%，移植肾1年存活率上升至85% ~ 90%。90年代中期始后，日益广泛采取CsA+吗替麦考酚酯+pred新三联免疫抑制方案。该方案有利于移植肾功能的早期恢复、较稳定的维持移植肾功能。使急性排斥反应发生率明显下降。在1994年另一个钙调磷酸酶抑制剂Tac被美国FDA批准用于肝移植临床，1997年被批准用于肾移植临床。目前Tac代替CsA联合吗替麦考酚酯和激素三联方案已被广泛应用于各种实质器官的临床移植，是目前免疫抑制作用应用最为广泛的抗排斥治疗方案，在临床应用过程由于药物基因多态性等因素，临床医师仍然需要根据患者的具体情况做个体化治疗方案的选择[32-35]。

三、免疫抑制剂的种类

常用免疫抑制剂的种类包括：

1. 皮质类固醇　常用药物包括泼尼松、甲泼尼龙、地塞米松等。

2. 烷化剂　如环磷酰胺、苯丁酸氮芥、左旋溶血瘤素。

3. 抗代谢药　包括硫唑嘌呤、吗替麦考酚酯、咪唑立宾等。

4. **生物制剂**　常用的有抗淋巴细胞球蛋白（ALG）、抗胸腺细胞球蛋白（ATG）、单克隆抗体（OKT3，IL-2R 单抗等）。

5. **真菌产物**　环孢素、他克莫司、西罗莫司等。

6. **中药制剂**　雷公藤多苷等。

第七节　肾移植受者术后围术期管理

肾移植受者围术期的早期管理包括护理是否到位，并发症处理是否及时和正确，免疫抑制剂的组合是否科学均是围术期特别需要注意的事情，对术后恢复和移植肾长期存活有着非常重要的意义。

一、术后早期管理

尿毒症患者自身抵抗力差，加之手术创伤、大剂量激素及免疫抑制药物的应用，术后易并发感染和其他并发症。因此在肾移植术后早期需要密切观察患者的生命体征，维持水电解质、酸碱平衡，合理使用免疫抑制剂。肾移植术后早期由于各种因素对移植肾的影响，尤其是缺血再灌注损伤和肾小管功能障碍，多数患者术后呈现多尿。因此，维持水、电解质和酸碱平衡是肾移植术后早期直接面临的问题。

肾移植术后常规监测的项目包括血压、尿量、体温以及一系列实验室指标的动态观察，以方便临床医师对肾移植受者的病情及时诊断和处理。

1. **血压的监测**　维持良好血压对移植肾功能的恢复及尿量的影响至关重要。肾移植术后患者血压应维持在 130 ～ 150/70 ～ 85mmHg。大多数肾移植受者术前都有高血压，需了解患者术前血压情况，应根据术前基础血压确定术后的血压水平，确保其不高于术前血压，同时也不能下降过多，以确保移植肾的有效血液灌注。

2. **尿量的监测**　尿量是术后观察移植肾功能的主要指标，应监测每小时尿量，并及时了解尿量变化。术后第一天内，每小时尿量最好维持在 300ml/h 以上，不少于 100ml/h。大多数患者由于移植肾肾小管缺血损伤以及尿毒症往往有体内水钠潴留，术后早期会出现多尿现象，多者每小时可达 1 000 ～ 2 000ml 以上，此时需要及时液体补充才可避免容量不足。当尿量少于 100ml/h 时，可适当给予呋塞米 20 ～ 60mg 利尿，如无明显利尿反应，需查明原因予以相应处理。

3. **体温监测**　术后预防性抗生素使用同一般外科手术，但要避免使用有肾毒性的药物，如氨基糖苷类抗生素等。肾移植受者与一般手术患者相比具有一定特殊性：机体抵抗力弱、肺部常存在一定病变基础（如一定程度的肺水肿、肺间质纤维化等）、术后加用免疫抑制药物等。因此要特别注意监测体温，并应根据情况适当加强预防性抗生素的使用。

4. **创口引流物观察**　放置引流管有利于及时了解术后创口的变化，以便及时处理，但一定要放置有效的引流物，如果引流不畅，将适得其反。现常规放置引流管接负压器引流，术后应根据引流液的量、颜色等判断创口出血情况，有无淋巴漏和尿外渗等，严重时需外科处理，一般引流液小于 20ml 左右可拔除引流管。

5. **实验室监测**　常规行肾脏保存液细菌培养，1 周内每天检测肝、肾功能、电解质、血常规、尿常规，1 周后可减少为每周 2 次，如检查结果稳定可酌情减少检测次数。环孢素 A（CsA）或他克莫司（FK-506）及吗替麦考酚酯浓度测定每周 2 次，浓度稳定后酌情检测，住院期间检测药物 AUC1 次。细菌、真菌培养（痰、咽拭子、中段尿）每周 1 次。移植肾彩超术后 10 天左右可常规检测一次，有条件者最好术后 3、12 个月行常规计划性移植肾活检，方便及时诊断亚临床排斥和其他异常病理改变并及时处理。

6. 其他临床观察　术后使用大剂量甲泼尼龙冲击后少数患者会出现明显的精神症状，此时应停止使用激素类药物，应用氯丙嗪等镇静治疗并加强护理以免发生意外；另外需观察胃肠功能的恢复情况，常规使用制酸药如奥美拉唑等预防溃疡病发生。吗替麦考酚酯可引起胃肠道反应如腹痛、腹泻，出现上述症状时可减量或暂停使用；注意监测肝功能和血象变化，如出现谷丙转氨酶和胆红素升高、骨髓抑制现象，则要考虑减少或停用某些免疫抑制药物，如 CsA、FK-506 和 MMF，若胆红素进行性升高并出现胆酶分离情况需要排除肝炎暴发的可能。

二、水电解质平衡处理

水电解质平衡的维持对机体保证正常新陈代谢和生理功能起着重要的作用，肾脏是维持水、电解质平衡中的重要器官。肾移植术后移植肾功能处于恢复期，此时尚未完全恢复对水、电解质平衡的维持能力。术后早期对水、电解质的平衡处理不当可影响内环境的稳定、肾功能的恢复，严重者可能危及生命。重视水、电解质平衡的维持，对促进肾移植患者的恢复有着重要的临床意义[36]。

（一）肾移植术后多尿补液治疗方法

1. 补液量的计算　量出为入，包括静脉补充和口服补充，每日补液量根据以下计算：① 每小时尿量；② 不显性失水（每小时 30 ~ 60ml）；③ 各种引流液及其他显性液体丧失；④“第三间隙”作用造成的失水后延迟表现，患者由于存在“第三间隙”作用使体内液体不足延后到术后 12 ~ 24 小时才表现出来；⑤ 术后第一天尚需考虑手术过程中血液丢失及液体补充情况。

2. 补液配方　目前国内有多种配方，临床常采用的循环补液方式为：生理盐水与 5% 葡萄糖 1 : 1 配比溶液，按每 2 000ml 循环液中加入 10% 氯化钾 6ml、25% 硫酸镁 1.6ml，每 2 000ml 循环液与 5% 碳酸氢钠 125ml 同步静滴，每日补充 10% 葡萄糖酸钙 30ml，如术后显著多尿，容易出现低血钾，根据每日化验情况适当调整补充。也有中心推荐表 29-5-7-1 配方进行补液：

表 29-5-7-1　**补液配方**

补液顺序	液体名称	补液量（ml）
1	平衡液	500
2	10% 葡萄糖液	500
3	林格液	500
4	5% 葡萄糖盐水	500
5	平衡液	500
6	5% 葡萄糖液、10% 葡萄糖酸钙	500、10
7	林格液	500
8	5% 碳酸氢钠	125
9	平衡液	500
10	10% 葡萄糖液	500
11	林格液	500
12	MG-3 溶液	500

（二）肾移植术后少尿和无尿的处理

肾移植后24小时尿量小于400ml为少尿，小于100ml为无尿。当出现尿量偏少时，首先，需检查导尿管引流是否通畅，看有无导尿管滑出，如滑出重新置入导尿管。检查有无血块堵塞导尿管，可予生理盐水抽吸冲洗膀胱以清除血块并更换大号导尿管。排除导尿管因素后，如果患者血容量过多（全身水肿、胸片提示肺水肿、中心静脉压增高），应予静脉注射呋塞米或托拉塞米等利尿剂，如果血容量不足，可快速补液250 ~ 500ml，观察补液反应；如果血容量正常，可快速补液后加用利尿剂观察利尿反应，也可适当补充白蛋白后予利尿剂治疗。如果血压偏低，可予多巴胺提升血压增加肾脏血流灌注并有适当扩张肾动脉作用，可以增加利尿作用。如果经上述处理后尿量仍不增加，需进一步完善移植肾多普勒超声、放射性核素扫描等检查以明确病因，如果少尿和无尿仍一时不能恢复，需停止循环补液，严格限制液体量，必要时予血液净化治疗调节体内毒素及液体量。

（三）肾移植术后常见的电解质代谢紊乱情况

（1）高钾血症：肾移植后高钾血症很常见。免疫抑制剂的副作用、肾功能不全、饮食钾排泄慢以及ACEI或ARB类药物可能是术后早期最常见的原因。代谢性酸中毒及钾的跨细胞转移也是一个因素。高钾血症的治疗包括控制饮食中钾的摄入、停用或减少引起高钾的药物、降钾治疗，部分患者需要透析治疗。

（2）低钾血症：肾移植术后低钾血症常见原因：存在显著多尿，尿钾丢失较多；术后胃纳差，进食少；术后存在呕吐、腹泻等情况可引起低钾血症，一般易纠正，可予加强饮食补钾、口服钾盐、循环补液中增加钾的补充等处理。

（3）高磷血症：高磷血症常见于移植后早期，在移植后远期较少见。患者患病时间较长，存在严重的钙磷代谢紊乱，高磷血症长期未纠正，一般术后不需特殊处理，1周内能恢复正常。当移植后远期有高磷血症时，要考虑存在甲状旁腺功能亢进，要查甲状旁腺激素（PTH）水平，另一方面，高磷血症可能是由于移植肾功能不全造成。治疗可以采用饮食限磷、口服磷结合剂、或给予口服钙剂及维生素D升高血钙水平来抑制升高的PTH。必要时进行甲状旁腺切除术。

（4）低钙血症：移植后引起低钙血症的常见原因：① 低镁血症（低于0.4mmol/L）引起PTH所致的骨钙释放受损，降低PTH分泌；② 严重的高镁血症也能抑制PTH分泌，引起低钙血症。给予大剂量维生素D和补充钙可缓解持续的低钙血症。

（5）低镁血症：肾移植后低镁血症常见。其中肾脏镁丢失是最主要的原因，FK506与CsA引起尿镁丢失也可导致低镁血症。低镁血症的症状主要与这些代谢改变有关。低镁血症易发生室性心律失常。减少CsA或FK506用量可改善低镁血症及相应的低钾血症，有时需静脉或口服补充镁。

三、原发性移植物无功能和移植物功能延迟恢复

（一）原发性移植物无功能

原发性移植物无功能（primary graft dysfunction，PGD）是器官移植后短期内发生的严重并发症，在不同器官移植中的具体定义不尽相同。根据器官来源的不同，PGD发生率在1.5% ~ 8.3%。原发性移植肾无功能定义：肾移植术后72小时内血肌酐没有下降，肾功能没有恢复，需要血透支持。

造成PGD的原因：最常见原因是器官保存过程中的损伤、缺血再灌注损失以及术后发生急性肾小管坏死，也包括移植肾血管急性栓塞、急性排异反应、移植肾灌注不足、尿液外渗和输尿管梗阻等，如果能够找到明确的导致移植肾功能异常的继发性原因，则不能诊断为PGD。发生PGD的危险因素包括：供体年龄偏大、供体有高血压病史、供体血清肌酐水平升高、器官缺血时间过长等。

目前尚无成熟的监测PGD发生的指标，但有一些和炎症反应、凝血机制相关的细胞因子、趋化因子已被研究证实可用于监测PGD。

（二）移植物功能恢复延迟

肾移植手术是个系统工程，有多种因素影响着移植肾功能的恢复，造成移植肾功能延迟恢复（delayed graft function，DGF）。这些影响因素包括供体因素、供肾因素和受体因素。随着边缘供肾（expanded criteria donors，ECD）和心脏死亡后供肾（donation after cardiac death，DCD）的使用增加，DGF的发生率也随之上升[37]。尸体肾移植术后DGF的发生率约为10% ~ 50%，亲属活体肾移植中DGF发生率大约为6%[38]。

1. DGF 定义　一般指肾移植术后一周内血肌酐未恢复正常，至少需要进行一次透析治疗为标准。

2. 造成 DGF 的原因

（1）供者因素：包括供者性别、年龄，原有基础疾病如高血压、糖尿病等。由于供者器官的短缺，将有越来越多的边缘供肾者提供肾源。

（2）供肾因素：供肾摘取前低血压、低灌注，供肾缺血再灌注损伤，供肾热、冷缺血时间较长，供肾原有慢性肾病基础等[39,40]。

（3）受者因素：围术期血容量不足、低血压导致移植肾灌注不足，术前受者PRA较高，术后急性肾小管坏死、各种排斥反应、感染、药物毒性反应、肾血管血栓性病变、移植肾肾小球病，术后尿漏、尿路梗阻等因素。

3. DGF 的病理表现　DGF 的病理改变主要表现为移植肾肾小管上皮的坏死，肾小管上皮细胞刷状缘消失，细胞核消失，较为严重的可见肾小管上皮细胞明显的水样变性，形成空泡，细胞核完全消失，更严重者可见肾小管上皮全层坏死，大量脱落在肾小管管腔内，坏死的小管上皮细胞核消失。临床表现为术后少尿或无尿，排除排斥反应等其他因素，一般在数天至数周，少数患者可达数月才恢复功能，尿量恢复一般在肾小管上皮细胞再生修复后出现，多尿期过后肾功能逐渐恢复。

4. DGF 的诊断与鉴别诊断　目前 DGF 的诊断主要根据临床表现、实验室检查、影像学资料，最终需要移植肾穿刺活检来明确。

（1）临床表现：主要表现为肾移植术后少尿或无尿，部分患者表现为早期尿量较多，而后尿量突然减少，血清肌酐不降反升，经过血液净化治疗后尿量逐渐恢复正常，血肌酐进行性下降至稳定水平。临床症状可伴有低血压或高血压、水肿、胸闷等容量过多的症状。

（2）生化检查：血清肌酐下降缓慢或先降后升的U型变化。如未透析血钾呈逐渐上升。血红蛋白恢复缓慢或下降。

（3）影像学检查：彩超可见移植肾肿胀、肾皮髓质界面模糊、髓质锥体明显低回声和阻力指数增高等。CT及MRI对移植肾和肾周的情况判断同样具有一定帮助。

（4）移植肾活检：经皮移植肾穿刺活检是诊断DGF和鉴别诊断的金标准。

发生DGF的临床表现和病理检查，绝大多数属于急性肾小管坏死（ATN）。广义DGF还包括术后早期加速性排斥或急性排斥反应、药物肾毒性、移植肾动静脉血栓、肾小球肾炎复发、输尿管梗阻等。

5. DGF 的预防与治疗

（1）预防：一般来说，DGF的预防比治疗更重要。主要针对可能存在的危险因素加强预防，减少DGF的发生。

1）尽量避免应用高龄供体，减少边缘供肾机会，尤其是亲属父母亲活体供肾时更明显。

2）摘取供肾时应注意保持适当的灌注压、灌注量和灌注时间。灌注压力过低易造成供肾灌注不充分，压力过高可造成供肾灌注损伤。灌注时应尽快将整个肾脏的温度降低至0 ~ 4℃。尽量减少热缺血和冷缺血时间，在冷缺血时供肾温度应保持在0 ~ 4℃，温度过低、过高均可对供肾造成一定损伤。

3）肾移植前尽量使受者的身体状况得到充分改善，对于PRA较高的致敏患者，应在适当处理后，最好能在PRA转阴后再行肾移植，配型时避开致敏位点。

4）由于尿毒症患者一般都有肾性高血压，手术中开放移植肾血供之前将血压保持在比正常血压高出10 ~ 20mmHg的水平，中心静脉压保持在12cmH_2O，并在术后早期将血压保持在此水平附近，以保证移植肾的灌注量。

5）合理有效的免疫抑制剂方案可有效减少急性排斥反应的发生。

6）其他：包括缺血预处理、使用血管扩张剂、应用抗炎症反应制剂和诱导免疫抑制治疗等，但这些方法尚未成熟应用于实际临床实践。

（2）DGF的治疗包括移植肾功能延迟恢复的常规治疗及针对DGF的病因治疗。常规治疗如下：

1）透析治疗：移植肾发生DGF后出现少尿或无尿，需记录24小时出入量，量出为入，行血液净化过渡治疗。维持患者体内水、电解质和酸碱平衡，清除体内的炎症介质，减轻水钠潴留，防止心力衰竭，可使用细胞膜稳定剂促进移植肾小管的再生与功能的恢复。血液透析时应减少抗凝剂使用剂量或无肝素透析。

2）免疫抑制剂的调整：在透析过渡期间，免疫抑制剂需做调整，可使用较大量的激素和吗替麦考酚酯，钙调素抑制剂（CNI）可选择应用他克莫司，常规减半维持浓度在4ng/ml左右。急性排斥反应风险较大者可考虑抗胸腺细胞球蛋白（ATG）、抗淋巴细胞球蛋白（ALG）或抗CD3单克隆抗体抗排斥治疗，必要时可应用免疫球蛋白静滴[41]。肾穿提示有急性排斥时应尽早使用ALG、ATG或OKT3，抗体介导的排斥反应需要采用血浆置换或免疫吸附联合免疫球蛋白治疗[42]。

3）其他药物治疗：必要时可应用利尿剂和改善微循环的药物例如前列腺素E等以促进移植肾功能恢复。

4）预防感染及支持治疗：发生DGF时患者仍处于尿毒症状态，加上肾移植后为防止急性排异发生仍需使用免疫抑制剂，体内抵抗力较差。如患者进食少、营养较差者，易发生低蛋白血症，更增加感染机会，可在透析过程中输注白蛋白或血浆，注意预防感染发生。

原发性移植物无功能（PGD）是器官移植后短期内发生的严重并发症，加强对供体肾脏的筛选，以及移植后的患者的密切检测是预防PGD的有效措施；移植物功能恢复延迟（DGF）在肾移植中较为常见，可增加移植物早、晚期丢失的风险，缺血再灌注过程中的多种基因表达的上调或下调与移植物功能恢复延迟的出现密切相关，因此减少缺血再灌注损伤是预防DGF的重要措施。

第八节　肾移植排斥反应

一、排斥反应的免疫学基础

同种异体或者异种移植通常都会引发机体产生移植排斥反应，其本质是针对异型移植物抗原的特异性免疫应答。在进行同种异体器官移植时，受者免疫系统可识别移植物中的异体抗原，使免疫细胞增殖、活化。随后，免疫细胞激发产生细胞免疫和体液免疫等效应，最终导致移植排斥反应。

（一）排斥反应的免疫学机制

移植排斥反应通常分为宿主抗移植物反应（host versus-graft rejection，HVGR）和移植物抗宿主反应（graft versus-host rejection，GVHR）或称移植物抗宿主病（graft versus-host disease，GVHD）。常见的排斥反应为宿主抗移植物排斥反应，见于各种实质脏器的器官移植中；移植物抗宿主反应多见于骨髓移植。

宿主抗移植物（HVGR）排斥的免疫学机制为：受者免疫系统通过直接和间接识别方式识别移植物中的异体抗原后，可使效应细胞增殖、活化，产生对移植物的杀伤效应，最终导致排斥反应的发生。

受者体内的$CD4^+$ T细胞进入移植物后，通过直接或间接途径识别移植物抗原递呈细胞表面的MHC-Ⅱ类分子-抗原肽复合物，同时，T细胞表面的CD28分子和抗原递呈细胞表面的B7分子结合，构成T细胞激活的双信号，细胞因子构成第三信号，从而启动T细胞增殖；受者体内的B细胞通过其表面受体BCR识别抗原，此时，B细胞表面的非黏附分子CD40识别$CD4^+$ T细胞表面的CD40配体，为B细胞提供协同刺激信号，$CD4^+$ T细胞分泌的IL-2和IFN-γ等细胞因子和Th2细胞分泌的IL-4、IL-5、IL-6等细胞因子共同刺激初始B细胞增殖。增殖的T、B细胞及其他免疫细胞在移植物局部显示为淋巴结肿大，淋巴结内淋巴细胞增生，并可见母细胞形成，从移植物淋巴管引流的淋巴液内也可发现淋巴母细胞。研究显示，在皮片移植后，局部引流淋巴结内显示细胞免疫应答，而肝、肾等实质器官移植后，移植物局部引流淋巴结的T细胞区和B细胞区均发生增生反应。

移植排斥反应的杀伤过程涉及一系列的效应机制，主要包括细胞免疫、体液免疫等反应，其中，最主要的是$CD4^+$ T细胞介导的迟发型超敏反应和CTL细胞介导的细胞毒反应，其他的还包括抗体介导的细胞毒反应等。

（1）针对移植物的细胞免疫应答机制：T细胞介导的细胞免疫应答在移植排斥反应的效应机制中发挥关键作用，尤其在同种异体急性排斥反应中，$CD4^+$ T细胞是主要的效应细胞。激活的T细胞产生IL-2，IL-2分子与自身淋巴细胞表面的IL-2R结合，促进IL-2的分泌，同时，抗原递呈细胞分泌的IL-6和T细胞表面的IL-6受体结合，又可进一步激活IL-2，使Th细胞处于持续激活状态，并大量浸润移植物局部，释放多种炎性细胞因子（如IFN-γ、IL-2、TNF-β），IFN-γ能促进巨噬细胞进入移植物，并发生活化，而TNF-β对移植物细胞具有直接毒性作用。以上的细胞因子共同作用导致迟发型超敏反应性炎症，造成移植物组织损伤。此外，这些细胞因子也可通过促进移植物细胞表达MHC-Ⅰ类分子和MHC-Ⅱ类分子，从而介导移植排斥反应。IFN-（α、β、γ）、TNF-α、TNF-β促进移植物细胞MHC-Ⅰ类分子的表达，IFN-γ促进MHC-Ⅱ类分子的表达。在排斥反应发生的过程中，例如，在大鼠心脏移植时，最初仅有巨噬细胞表达MHC-Ⅱ类分子，移植排斥反应启动后，移植物中产生的IFN-γ便可诱导血管内皮细胞和心肌细胞表达MHC-Ⅱ类分子，从而诱导排斥反应。

除$CD4^+$ T细胞外，$CD8^+$ T细胞在移植排斥反应中也发挥重要作用。$CD8^+$ T细胞可识别移植物中抗原递呈细胞表面的MHC-Ⅰ类分子-抗原肽复合物结合，并在$CD4^+$ T细胞分泌的IL-2、IL-12、IFN-γ等细胞因子的辅助下，分化为效应细胞毒T细胞（Tc），通过释放穿孔素和颗粒酶，溶解移植物细胞，或通过其表面的FasL及TNF-α和移植物细胞表面的Fas和TNF受体结合，从而引起移植物细胞凋亡。在某些情况下，$CD4^+$ T细胞识别移植物中的MHC-Ⅱ类分子后，也可产生细胞杀伤效应，介导移植物排斥反应的发生。

参与移植排斥反应整个效应过程的细胞是由多种类型的细胞包括巨噬细胞、NK细胞等参与，在这个过程中，Th细胞起放大免疫应答的作用，而Tc细胞主要参与破坏移植物的细胞。当前观点一致认为，Th细胞发动的是急性排斥反应，TC细胞则是排斥起始过程的后期和第2次排斥的关键。

近年发现一类新的T细胞功能亚群Th17细胞，其通过产生IL-17而发挥效应。已报道Th17细胞在急性排斥反应中发挥重要作用，且其作用时相早于Th1细胞。

调节性T细胞（Treg）在移植排斥反应中也发挥重要调控作用，它可在不同水平抑制TC及Th细胞的反应，从而对免疫应答起负性调控作用，但其具体分子机制有待于进一步研究。

（2）针对移植物的体液免疫应答机制：增殖的B细胞分化为浆细胞后，产生针对同种异型抗原的特异性抗体。抗体参与移植排斥反应的机制可能有以下四方面：① 抗体依赖性细胞介导的细胞毒作用（antibody-dependent cell-mediated cytotoxicity，ADCC）：表达IgG Fc受体的NK细胞、巨噬细胞和中性粒细胞等通过与已结合在供者细胞表面的IgG抗体的Fc段结合，释放穿孔素、颗粒酶、及小分子物质ROS、NO等细胞毒物质杀伤靶细胞。② 补体依赖性细胞介导的细胞毒作用（complement dependent cytotoxicity，CDC）：特异性抗体与移植物细胞膜表面相应抗原结合，形成复合物而激活补体经典途径，所形成的攻膜复合物对靶细胞发挥裂解效应。最新研究已经证实，补体沉积在急性抗体介导的排斥反应中起重要作用，而在慢性抗体介导的移植排斥反应中可能作用不大。在补体和炎性细胞缺失的情况下，抗体仍然可以诱导移植物内皮细胞的活化，例如，针对MHC-Ⅰ类抗原的抗体可促进人类脐带静脉和心脏微血管内皮细胞中酪氨酸磷酸化及NF-κB的活性，这些因子在体外可促进内皮细胞增生，同时，针对HLA-Ⅰ类抗原的抗体可促进内皮细胞表达EGFR，引发SRC磷酸化，导致内皮细胞增生。针对MHC-Ⅰ类抗原的抗体在体外激活小鼠内皮细胞产生CCL2和CXCL1，这种效应在TNF存在时会加强。以上激活的分子在慢性抗体介导的排斥反应中都有参与。③ 免疫调理作用：抗体结合于靶细胞后，使靶细胞易被吞噬细胞吞噬；④ 抗体和游离的组织相容性抗原结合，形成免疫复合物，沉积于血管内或肾小球基底膜，激活补体，引起Ⅲ型超敏反应，造成破坏作用。但在某些情况下，抗体与移植物抗原结合形成的免疫复合物可封闭移植物抗原，阻止受者免疫效应细胞对移植物抗原的识别和对移植物的攻击。此即所谓免疫中和作用，由此也可能防止或延缓排斥反应的发生。

（3）NK细胞参与的排斥应答机制：除了细胞免疫应答和体液免疫应答外，非特异的NK细胞也参与排斥反应。人NK细胞表达杀伤细胞抑制性受体KIR，正常情况下，当此类受体与自身细胞MHC-Ⅰ类分子或自身抗原肽-自身MHC-Ⅰ类分子复合物结合时，可产生负调节信号，从而抑制NK细胞的杀伤活性。当同种器官移植后，受者NK细胞的KIR不能识别移植物细胞表面的非己MHC抗原，从而被激活，此外，移植物中的过客白细胞激活受者T细胞，释放IL-2、IFN-γ等细胞因子，也可激活NK细胞，从而对移植物细胞发动攻击，参与排斥反应的发生。

（4）参与移植排斥反应的非特异性效应机制：同种器官移植术中，诸多因素可启动移植物非特异性损伤，例如：① 外科手术所致的机械性损伤。② 移植物被摘取-植入受者体内-恢复血循环，此过程中不可避免的缺血-再灌注过程可产生大量产生氧自由基而损伤组织细胞。另外，损伤相关的模式分子（damage associated molecule patterns，DAMPs）如HMGB1和HSP与相应配体结合后，可促进树突状细胞的活化和成熟，并促进炎性细胞因子的产生，诱导血管内皮细胞活化，增强移植组织细胞对缺血-再灌注损伤的敏感性等。③ 移植术后并发细菌感染，可导致急性期反应蛋白和氧自由基等的产生，通过激活补体而形成膜攻击复合体及多种活性片段，从而直接损伤移植物组织细胞或介导移植物局部的炎症反应。此外，近年发现，在局部浸润的巨噬细胞、淋巴细胞和多种炎性因子作用下，移植物血管内皮细胞可表达一种新的凝血酶原酶，将凝血酶原裂解为有活性的凝血酶，导致微血管高凝状态、微血栓形成、微循环障碍，从而进一步损伤移植物血管内皮。上述作用的综合效应是诱导细胞应激，继发炎性“瀑布式”反应，导致移植物组织细胞发生炎症、损伤和死亡。

二、排斥反应分类及特点

排斥反应根据发生的时间、机制和移植肾病理有不同的分类方法。根据排斥反应发生的时间，通常可分为超急性排斥反应、加速性排斥反应、急性排斥反应和慢性排斥反应；根据排斥反应发生的机制不同，分为细胞性和体液性排斥反应；根据移植肾病理形态的不同，可分为小管间质性排斥反应和血管性排斥反应，不同的排斥反应的临床表现，治疗方法以及预后大不相同。

（一）超急性排斥反应

超急性排斥反应（hyperacute rejection，HAR）是急性抗体介导的排斥反应的一种特殊类型，是受者对移植肾发生迅速和剧烈的免疫应答，它发生的主要原因是肾移植术前多次妊娠、反复输血、再次移植、长期透析以及与肾移植抗原有交叉反应的微生物感染等原因诱导受者体内预先存在针对供体的特异性抗体（例如ABO血型抗体，HLA相关抗体及抗供者血管内皮抗体），通过攻击移植肾内皮细胞以及补体系统的活化来损伤移植肾，属于Ⅱ型变态反应，发生率大约1% ~ 3%[43]。近年来随着术前完善的免疫学检查和配型技术，超急性排斥反应发生率已经明显下降。

超急性排斥反应一般发生在移植肾手术血管开放后即刻至24小时内，也有延迟到48小时发生的报道，供肾血供恢复后数分钟内移植肾从开始充盈饱满、色泽红润、输尿管间隙性蠕动逐渐变软，移植肾可呈现暗红色至紫色，颜色逐渐加深，并出现花斑，肾动脉搏动会减弱甚至搏动完全消失，移植肾呈现高度肿胀，甚至会出现破裂，肾表面可见细小血栓形成，输尿管蠕动消失，尿液呈明显血尿且提供减少直到停止。其病理表现为肾内大量中性粒细胞弥漫浸润，肾小球毛细血管和微小动脉血栓形成，肾小球及间质血管坏死，随后发生广泛肾皮质坏死，最终供肾动脉、静脉内均有血栓形成，在免疫组化中可见管周毛细血管C4d染色阳性，电镜下可见肾小球毛细血管内皮细胞脱落，血栓形成，上述病理改变可见于同一个肾脏中，不同活检区域其病变程度也不尽相同[44]。根据术后早期突发血尿、少尿或无尿，移植肾彩超显示皮质血流无灌注伴有明显肿胀，在除外移植肾急性肾小管坏死、移植肾动静脉栓塞及输尿管梗阻外，肾活检显示典型改变者可明确诊断。

对于超急性排斥反应目前尚无有效的治疗，一旦发生多数患者都不可逆，确诊后就应行移植肾切除术。对于超急性排斥反应关键在预防。移植术前要对供、受者进行良好组织配型，包括ABO血型、HLA配型、淋巴细胞毒试验、淋巴细胞交叉配型以及群体抗体的检测，可以检出受者体内预存的抗供体的抗体，预测体内HLA抗体和致敏程度，从而最大限度地避免超急性排斥反应的发生。

（二）加速性排斥反应

加速性排斥反应（accelerated rejection，ACR）通常发生在移植术后24小时至7天内，其反应剧烈，进展快，移植肾功能常迅速丧失，其发生机制和病理改变与超急性排斥反应相似，多由于体内预存较低滴度的HLA抗体或预先有致敏因素存在，有人把加速性排斥反应也称为延迟性超急性排斥反应。抗体与移植肾抗原结合引起细胞浸润，导致T细胞介导的由相同抗原再次刺激引起的再次免疫应答，诱导新的抗体产生并攻击血管内皮细胞，表现为小血管炎症和纤维素样坏死，因此除了体液性因素以外，细胞性因素也在加速性排斥反应中起了重要的作用。

移植肾加速性排斥反应发生时间绝大多数在术后4周内，临床表现为肾移植术后肾功能在恢复过程中尿量突然减少，移植肾功能迅速丧失，移植肾肿胀、压痛，常伴有体温及血压升高，同时还可以出现恶心、腹胀等消化道症状，该类排斥反应较剧烈，病程进展快，血肌酐急速升高。发生时间越早，排斥反应程度就越重，全身症状越明显。发生加速性排斥反应时彩色多普勒超声一般提示移植肾血管阻力指数会增高，肾脏体积会明显增大。病理上该类排斥反应以肾小球和间质小动脉的血管病变为主，表现为坏死性血管炎，淋巴细胞浸润血管内皮细胞，血栓形成，重者可发生血管壁纤维素样坏死，间质出血有肾皮质坏死，免疫组化可发现肾小管周围毛细血管C4d沉积，电镜下可见小动脉膜有纤维蛋白及电子致密物的沉积。加速性排斥反应的诊断还需与急性肾小管坏死、肾动脉栓塞、肾静脉血栓形成等鉴别，移植肾活检有助于明确诊断。

加速性排斥反应总体治疗困难，效果较差，目前临床上常用的治疗方法有：① 尽早使用抗胸腺细胞球蛋白（ATG）、抗淋巴细胞球蛋白（ALG）或抗CD3单克隆抗体等，疗程一般5 ~ 10天；② 大剂量丙种球蛋白，0.4mg/（kg·d），一般使用7 ~ 10天；③ 血浆置换、免疫吸附去除抗体。虽经积极治疗仍有大部分加速性排斥反应无法得到缓解，对治疗无反应或有短暂反应，但最终不能逆转排斥反应。如果加速性排斥反应治疗无效时应尽早切除移植肾，恢复透析状态，以避免感染、充血性心力衰竭和消化道出血等并发症发生。

（三）急性排斥反应

急性排斥反应（acute rejection，AR）是临床最常见的排斥反应，发生率10% ~ 30%，可发生在移植后任何阶段，但多发生在肾移植术后1 ~ 3个月内，随着移植后时间延长，其发生率逐渐下降。对急性排斥反应进行有效的预防、准确的诊断和及时的治疗是延长移植肾/患者长期存活的关键。急性排斥反应危险因素包括：① 供者因素：供者年龄大，肾脏缺血时间长，HLA-DR不匹配，边缘供肾等；② 受者因素：青少年、病毒感染、某些基因多态性；③ 移植肾功能延迟复功；④ 免疫抑制药物的选择：围术期采用抗体诱导治疗和新型免疫抑制剂他克莫司+吗替麦考酚酯+激素的联合治疗，更有利于预防早期急性排斥反应的发生。

急性排斥反应临床主要表现为尿量减少，体重增加，轻中度发热，血压上升，可伴有移植肾肿胀，并有移植肾压痛，还可以伴有乏力、腹部不适、胃纳减退等症状，近年来随着新型免疫抑制剂的大量运用，典型的排斥反应已不多见。发生急性排斥时患者血肌酐会显著上升，尿液中蛋白及红细胞也会显著增多，彩色多普勒超声往往提示移植肾胀大，皮髓质交界不清，移植肾动脉阻力系数明显升高等，血常规中可见中性粒细胞升高、贫血及血小板减少，近年来一些诸如尿液中的细胞因子、血氧水平依赖的功能磁共振成像（BOLD-MRI）也开始应用于无创性急性排异的诊断[45-50]。急性排斥反应的病理穿刺提示间质和肾小管上皮细胞单核细胞浸润（小管炎），在较为严重的急性血管性排异中亦可见单核细胞在血管内皮细胞浸润（血管内膜炎），伴有间质水肿等。

1991年由肾脏病理学家、肾脏病学家和肾移植外科学家在加拿大的Banff城首次提出了移植肾排斥反应的诊断标准（Banff标准）[51]，为临床诊断、治疗、估计预后提供了重要依据，目前在国际上已被广泛接受，最新修订的是Banff2007标准（详见表29-5-8-1）[52]。临床上诊断急性排斥反应虽然不是很复杂，但是我们还需排除急性肾小管坏死、肾后性梗阻、肾动脉狭窄、肾静脉栓塞、环孢素中毒、多瘤病毒感染、移植肾肾盂肾炎等情况，临床可能有很多无创性诊断方法，但病理检查仍是金标准，应尽早行移植肾活检有助于鉴别[53-55]。

表 29-5-8-1 Banff 2007 移植肾病理标准

Banff 2007 移植肾病理
正常的移植肾病理改变（无明确病变）
抗体介导的改变
受体体内存在供体特异性抗体，病理 C4d 阳性，有组织学改变
C4d 阳性，但无活动性排斥反应的形态学依据
C4d 阳性，体内存在供体特异性抗体，无急性或慢性 T 细胞介导的、或者抗体介导的排斥反应
不明确是否同时存在临界改变或者急性肾小管坏死
急性抗体介导的排斥反应
C4d 阳性，体内存在供体特异性抗体，有急性组织损伤的形态学依据
Ⅰ型：急性肾小管坏死样改变伴轻度炎性细胞浸润
Ⅱ型：管周毛细血管或者肾小管毛细血管伴炎性细胞浸润和 / 或血栓
Ⅲ型：动脉病变
慢性活动性抗体介导的排斥反应
C4d 阳性，体内存在供体特异性抗体，慢性组织损伤的形态学依据，例如 GBM 双轨和 / 或管周毛细血管基底膜多层和 / 或间质纤维化 / 肾小管萎缩和 / 或动脉纤维性内膜增厚
临界改变：类似急性 T 细胞介导的排斥反应
无动脉内膜炎，但可见灶性肾小管炎伴少量间质性炎细胞浸润或间质性炎性细胞浸润伴轻度肾小管炎
T 细胞介导的排斥反应
急性 T 细胞介导的排斥反应
Ⅰ A 级：肾间质明显细胞浸润（肾实质受累 >25%），灶性中度肾小管炎
Ⅰ B 级：肾间质明显细胞浸润（肾实质受累 >25%），灶性重度肾小管炎
Ⅱ A 级：轻 - 中度动脉内膜炎
Ⅱ B 级：重度动脉内膜炎，挤压管腔 >25%
Ⅲ级：透壁性动脉炎和 / 或动脉纤维素样变性，中膜平滑肌细胞坏死，伴淋巴细胞浸润
慢性活动性 T 细胞介导的排斥反应
慢性移植物动脉病变（动脉内膜纤维化，纤维化区伴单核细胞浸润、新生内膜形成
间质纤维化和肾小管萎缩（无其他特异性病因依据）
可见非特异性血管和肾小球硬化，由肾小管 - 间质改变来进行分类：
Ⅰ级：轻度间质纤维化和肾小管萎缩（<25% 肾皮质区）
Ⅱ级：中度间质纤维化和肾小管萎缩（26% ～ 50% 肾皮质区）
Ⅲ级：重度间质纤维化和肾小管萎缩 / 肾小管消失（>50% 肾皮质区）
其他类型
和急性和慢性排斥反应无关的改变

急性排异反应根据发生机制的不同，可分为淋巴细胞介导的急性细胞排斥反应和抗体介导的急性体液性排斥反应。前者与T细胞的活化增殖有关，而后者主要为B细胞的作用[56-58]。这两者在发生机制、病理表现、免疫检测和治疗方法上均存在较大差异，因此将分别论述。

1. 急性细胞性排斥反应

（1）免疫学机制：急性细胞性排斥反应（acute cellular rejection，ACR）发生的主要免疫学机制包括T细胞通过直接和间接途径，依赖于T细胞受体（TCR）和共刺激双信号，同时在细胞因子和黏附分子的参与下进行活化与增殖。在T细胞介导的细胞免疫反应中，$CD4^+$ T细胞是主要的效应细胞。受者体内的$CD4^+$ T细胞通过直接或间接途径（主要是直接识别途径）识别移植物抗原，同时，T细胞表面的CD28分子和抗原递呈细胞表面的B7-1分子结合，构成T细胞激活的双信号，使$CD4^+$ T细胞增殖分化为Th1和Th2型细胞，浸润移植物局部，并释放炎性细胞因子，导致迟发型超敏反应性炎症，造成移植物组织损伤。急性排斥反应以Th1型细胞为主。受者体内的$CD8^+$ T也可识别移植物抗原，并在$CD4^+$ T细胞分泌的IL-2、IL-12、IFN-γ等细胞因子的辅助下，分化为效应细胞毒T细胞（Tc），一方面通过释放穿孔素和颗粒酶，溶解移植物细胞；另一方面通过分泌趋化因子IL-8、IL-10等，介导炎症发生。

（2）组织病理学改变：ACR的病理表现以间质水肿和局限性（主要在毛细血管和肾小管周围）炎症细胞浸润最为突出，可造成内皮细胞的变性和坏死。

（3）治疗

1）糖皮质激素冲击治疗（pulse steroids）：该疗法是治疗急性排斥反应首选和最常用的方法，一般应用甲基泼尼松（MP）0.5 ～ 1.0g静脉滴注，连用3天，可根据排斥反应的程度适当增减剂量，也可一次或分次注射。对于排斥反应较轻的患者也有使用较小剂量的冲击治疗，如MP 120 ～ 250mg［2mg/（kg・d）］，连续3 ～ 5天。也有文献报道大剂量和小剂量甲泼尼龙冲击治疗效果无明显的差别。

2）抗体治疗：对甲泼尼龙冲击治疗无效的急性排斥反应称为耐激素的急性排斥反应，约占急性排斥反应的20% ～ 40%。对于激素治疗不敏感的急性细胞性排斥反应需要使用单克隆或多克隆抗体。目前常用主要有抗人淋巴细胞免疫球蛋白（ALG）、抗人胸腺细胞免疫球蛋白（ATG）和抗CD3单克隆抗体OKT3三种[59]。① ALG作用机制在于抑制经抗原识别后的淋巴细胞激活过程，从而特异性地破坏淋巴细胞，其使淋巴细胞耗竭的机制包括直接的淋巴细胞毒性、补体依赖性的细胞溶解、调理素作用等。一般应用剂量为［2.5 ～ 5mg/（kg・d）］，滴注时间应大于6小时，7 ～ 10天为一疗程。为异种血清产品，具有强烈的抗原性，应用前应使用激素和抗组胺类药物预防过敏反应。② ATG是一种主要作用于T淋巴细胞的选择性免疫抑制剂，可识别排异反应时出现的绝大多数种类的T细胞表面的活性物质如CD2、CD3、CD4、CD8、CD11a、CD25、HLA-DR等，通过补体依赖的细胞溶解和FC依赖的调理素作用使T细胞耗竭。ATG的治疗剂量为1 ～ 1.5mg/（kg・d），静滴时间亦不少于4小时，连用7 ～ 10天。应用前也应使用激素和抗组胺类药物预防过敏反应。③ OKT3是一种针对人体T细胞表面T3抗原的鼠源性抗体，其通过作用于T细胞表面的T3抗原识别结构，不仅能清除$CD3^+$细胞，阻断T细胞识别抗原的功能，还能阻断已产生的杀伤性T细胞的功能和细胞介导的细胞毒性。治疗剂量为5mg/d，连续5 ～ 10天为一个疗程。

对于反复发作的急性排斥反应，是否再次使用甲泼尼龙冲击治疗，应根据情况而定。如果排斥程度较轻，或者是首次急性排斥数周后再次发生的急性排斥，可以考虑再次激素冲击治疗。如果发生耐激素的排斥反应，或在使用激素治疗的同时肾功能急剧恶化，建议及早改用单克隆或多克隆抗体治疗[60,61]。

2. 急性体液性排斥反应（acute humoral rejection，AHR）

（1）免疫学机制：AHR发生的主要免疫学机制包括：

1）同种异型抗体主要通过四条不同途径损伤移植物血管内皮细胞：① 通过激活补体经典途径，形成膜攻击复合体；② 通过可溶性补体片段募集炎症细胞产生炎症反应；③ 通过补体裂解片段与移植物内皮细胞表面受体作用激活吞噬细胞的吞噬作用；④ 通过抗体依赖的细胞介导的细胞毒作用（ADCC）。前三条途径均依赖补体，补体片段C4d在肾小管周围毛细血管（PTC）上的沉积是非常有力的证据。目前，检测C4d的存在已经成为诊断急性体液性排斥的重要手段[62,63]。

2）继发于血管内皮损伤的体液性排斥机制包括：血小板的活化和血栓形成；移植物血管内皮细胞和成纤维细胞增生；细胞性和/或体液性应答引起的免疫细胞浸润。急性体液性排斥反应中并不发生像超急排那样的血栓形成，而是一个渐进性的移植物损伤-修复-损伤的过程。

（2）组织病理学改变：AHR的病理表现以急性或亚急性排异性血管炎为主，镜下可见血管内皮细胞水肿、增生肥大和空泡变性、内皮从基底膜分离坏死、肾小球基底膜破坏、微血栓形成并由小血管向大血管蔓延。免疫荧光还能发现受损血管壁上含有多种免疫球蛋白、补体和纤维蛋白沉积物。目前AHR的诊断标准主要参考2013年制定的Banff2013修订版（详见表29-5-8-2）[63-65]，以往认为C4D沉积是AHR的金标准，但越来越多的证据证实存在C4D阴性的AHR[66]。

表 29-5-8-2 肾移植抗体介导的排斥反应（ABMR）的分类修订版（Banff2013）

修订版（Banff2013年）肾移植抗体介导的排斥反应（ABMR）的分类
急性/活动性ABMR：所有以下三个要素必须具备以作诊断
1. 急性组织损伤的组织学证据，包括下列一项或多项： 微血管炎症［G>0和/或PTC>0］ 内膜或透壁性动脉炎（V>0） 急性血栓性微血管病，排除任何其他原因 急性肾小管损伤，排除其他任何明显的原因
2. 目前/最近的抗体与血管内皮细胞相互作用的证据，包括至少以下一项： 肾小管周围毛细血管中线性的C4d染色（C4d2或C4d3通过冷冻切片的免疫，或C4d的>0通过石蜡切片免疫组化染色） 至少中度的微血管炎症（［g+ptc］≥2） 内皮损伤的活检组织中基因转录表达增加，如果彻底验证
3. 供体特异性抗体（DSAs）（人类白细胞抗原或其他抗原）的血清学证据
慢性，活动性ABMR；所有以下三个要素必须具备以作诊断
1. 慢性组织损伤的形态学证据，包括下列一项或多项： 移植肾病（TG）（CG>0），如果没有慢性血栓性微血管病的证据 严重的肾小管周围毛细血管基底膜多层化（需要电子显微镜） 新发动脉内膜纤维化，排除其他原因
2. 目前/最近的抗体与血管内皮细胞相互作用的证据，包括至少以下一项： 肾小管周围毛细血管中线性的C4d染色（C4d2或C4d3通过冷冻切片的免疫，或C4d的>0通过石蜡切片免疫组化染色） 至少中度的微血管炎症（［g+ptc］≥2） 内皮损伤的活检组织中基因转录表达增加，如果彻底验证
3. 供体特异性抗体（DSAs）（人类白细胞抗原或其他抗原）的血清学证据
C4d染色无排斥反应的证据，所有这三个要素必须具备以作诊断
1. 肾小管周围毛细血管中线性的C4d染色（C4d2或C4d3通过冷冻切片的免疫，或C4d的>0通过石蜡切片免疫组化染色）
2. G=0，PTC=0，CG=0（通过光镜和电子显微镜，如果有的话），V=0；没有TMA，没有肾小管周围毛细血管基底膜多层化，无急性肾小管损伤（在没有其他明显病因的情况下）
3. 无急性细胞介导的排斥反应（Banff 97型1A或更高）或交界性改变

cg，Banff慢性肾小球得分；EM，电子显微镜；ENDAT，内皮细胞活化及损伤；g，Banff肾小球肾炎得分；GBM，肾小球基底膜；IF，免疫荧光，IHC免疫组化；PTC，肾小管周围毛细血管；TCMR，T细胞介导的排斥反应；V，Banff动脉炎得分

（3）治疗：抑制和清除产生同种异型抗体的免疫细胞：B细胞（更确切应为浆细胞）是最主要的分泌抗体的细胞，因此在治疗体液性排斥反应过程中，抑制或清除B细胞以阻止和减少同种异型抗体的产生非常重要。目前相关的治疗药物和方法有静脉注射免疫球蛋白（IVIG）、抗淋巴细胞抗体、血浆置换和免疫吸附，但总体预后较差[67]。

1）静脉注射免疫球蛋白（IVIG）：IVIG能迅速降低肾移植受者外周血中同种异型抗体水平，其抑制体液性排斥反应的作用机制包括：阻断巨噬细胞表面的Fc受体；通过IgG与C3b和C4b结合，抑制补体介导的移植物血管内皮的损伤；调节细胞因子及细胞因子拮抗剂的产生；IVIG（即抗独特型抗体）可中和循环自身抗体；选择性刺激某些表达抗原受体的B细胞克隆或T细胞，对免疫系统进行整体上的调节；通过阻断T淋巴细胞受体/抗原递呈细胞的相互作用而抑制T淋巴细胞激活。IVIG的治疗剂量为0.4 ~ 2g/（kg·d）较为合适，一般7天为一疗程，同时联合血浆置换或免疫吸附治疗。

2）抗淋巴细胞抗体：单克隆抗体通过结合淋巴细胞表面受体清除特定的淋巴细胞亚群和抑制淋巴细胞功能。利妥昔单抗（rituximab）可特异性靶向作用于B细胞表面CD20分子的单克隆抗体。近年来，越来越多的证据表明利妥昔单抗能明显延长发生了严重的、激素抵抗的体液性排斥反应的移植肾的功能[68]。利妥昔单抗的标准剂量为375mg/m^2，每周1次，共4次，静脉给药。

3）血浆置换（plasma exchange）：PE是将血浆中的异常成分去除分离，然后将细胞成分加入置换液共同输回体内，以清除体内致病物质（自身抗体、同种异型抗原、免疫复合物等），通过PE清除受者血液中同种异型抗体和其他血浆因子，是一种有效治疗体液性排斥反应的方法。血浆置换应每日或隔日一次，可结合IVIG同时应用，血浆置换至少4次，治疗效果评估应以供者特异性抗体降至控制水平以下和/或血清肌酐与治疗前相比降低20% ~ 30%为标准。

4）免疫吸附（immunoadsorption，IA）：是在血浆置换的基础上发展而来的，是通过免疫手段高度选择性地吸附某种物质的血浆置换方式。它是将抗原、抗体或某些具有特定物理化学亲和力的物质作为配基与载体结合，制成吸附柱，利用其特异性吸附性能，选择性或特异性地清除患者血中内源性致病因子，从而达到净化血液、缓解病情的目的。在肾移植受者中，IA是一种体外特异性清除受者外周血中免疫球蛋白的方法，最初用来预防和治疗ABO血型不相符或高致敏受者的体液性排斥反应，近年来则越来越多地应用于治疗和逆转抗HLA抗体引起的体液性排斥反应。

（四）慢性排斥反应

慢性排斥反应（chronic rejection，CR）一般发生在移植术后3 ~ 6个月以后，据报道慢性排斥反应以每年3% ~ 5%的速度增加，肾移植术后10年约有一半的患者发生慢性排斥反应，它是影响移植肾长期存活的主要因素[69]。慢性排斥反应主要由体液免疫和细胞免疫共同介导的慢性进行性免疫损伤，有时候也是急性排斥反应未有效逆转的后续反应。其病因包括免疫因素和非免疫因素，如供受体HLA匹配不佳、免疫抑制剂不足、供肾缺血再灌注损伤、急性排斥的程度和次数、病毒感染、高血压、高脂血症等。临床表现为蛋白尿、高血压、移植肾功能逐渐减退以及贫血等，彩色多普勒超声检查可表现为移植肾体积变小，皮质回声增强，阻力指数增高。慢性排斥反应主要通过移植肾病理穿刺活检诊断，其病理表现为间质广泛纤维化，肾小管萎缩，肾小动脉内膜增厚、管腔狭窄、闭塞，肾间质可见淋巴细胞和浆细胞浸润，肾小球基底膜增厚硬化并逐渐透明样变最终肾小球硬化。在诊断慢性排斥时，我们同时应排除急性排斥反应、免疫抑制剂毒性损伤、肾动脉狭窄及移植肾复发性/新发肾炎等情况。

根据机制不同又可分为慢性抗体介导的排斥反应和慢性T细胞介导的排斥反应。前者表现为慢性损伤的组织学证据（包括动脉内膜纤维性增厚、肾小球基底膜变厚分层、管周毛细血管分层、间质纤维化与肾小管萎缩），C4d在管周毛细血管沉积，血清中抗HLA抗体或是其他抗供体的抗体阳性[70,71]。后者则具有慢性损伤的同时在慢性损伤处有T细胞浸润，但没有明显的C4d在管周毛细血管沉积，血清中抗HLA抗体或是其他抗供体的抗体阴性。

目前对于慢性排斥反应无特别有效的治疗方法，处理原则为早期预防慢性排斥反应的发生及保护残存肾功能。在预防方面，我们应尽量减少肾脏缺血时间、减少HLA错配、减少边缘供肾的利用、避免免疫抑制剂中毒发生、积极预防CMV感染等[72]；在减慢肾功能损害的进展速度方面，我们应积极对症处理高血压、高脂血症及蛋白尿，使用ACEI或ARB制剂、他汀类药物等，此外可以根据移植肾的病理情况，如果免疫活动明显的，可适当增加免疫抑制剂，转换为吗替麦考酚酯治疗和优化其剂量，如无明显的蛋白尿，还可以考虑引入mTOR抑制剂（西罗莫司）治疗[73]，而对于C4d阳性诊断抗体介导的慢性排斥反应可考虑强化免疫抑制治疗，包括血浆置换、免疫吸附和使用丙种球蛋白。

（五）特殊类型的排斥反应

亚临床排斥反应（subclinical rejection，SCR）：指移植肾肾功能稳定，没有临床症状的受者接受移植肾活检（如计划性或程序性活检），病理上表现为肾小管间质大量炎细胞浸润、小管炎或血管炎等符合排斥病理诊断标准时称之为亚临床排斥反应[74-76]。资料显示，大约10% ~ 30%程序性活检可出现亚临床排斥反应[77]。一般认为亚临床反应主要与免疫抑制不足有关，供受体HLA匹配程度、循环中预存抗体、二次移植、移植肾缺血时间均是其发生的危险因素[78]。由于亚临床反应最大的危害是隐匿性转变成慢性排斥反应或转变为急性排斥反应，从而引起肾功能下降，肾小管和间质纤维化并最终影响移植肾长期存活[79]。

第九节 肾移植相关的内科并发症

肾脏移植作为ESRD公认的最为有效的治疗手段，随着医疗技术水平的提高及新型免疫抑制剂的不断发展和临床应用，术后早期并发症已明显下降，术后短期存活有了明显提高，在随访过程中肾移植相关内科并发症的诊断和治疗将影响移植肾的长期存活[80]。

一、肾移植术后感染

肾移植术后康复期受诸多因素影响，易发生各种感染，直接威胁到移植肾的存活和移植受者生活质量甚至生命安全，因此肾移植受者的感染是迫切需要解决的重要课题。我国医院感染率约为10%，肾移植受者的医院感染率为16% ~ 50%。Rubin等统计肾移植术后1年约有70%的患者至少发生1次以上不同程度和类型的感染。器官移植术后细菌感染发生较早，一般在1个月内，感染发生率高。主要感染部位为泌尿道、呼吸道，其他包括胃肠道和手术切口感染等[81]。肾移植后感染病原谱广泛，有细菌、真菌、病毒和寄生虫等，以细菌为主，结核的发生率有上升的趋势[82]。近年来由于应用各种多抗（ALG、ATG）或单抗（CD3、CD20）的抗淋巴细胞抗体，使病毒和机会性感染发生率明显上升[83]。感染微生物来源于三个方面：受体自身菌群和自身存在的潜在性或隐性感染病灶；供肾的感染或污染；医院或社区的交叉感染。移植后不同时间点感染情况详见表29-5-9-1。

表 29-5-9-1　移植后不同时间点感染情况

术后时间	病原菌分类病原菌
0 ~ 1个月	细菌感染：创口感染、肺部感染、尿路感染、肾盂炎、菌血症 病毒：单纯疱疹、肝炎
1 ~ 6个月	病毒：巨细胞病毒（CMV）、EB病毒、带状疱疹 真菌：白念珠菌、曲霉菌、隐球菌 细菌：listeria，legionella，nocardia 原虫：卡氏肺囊虫
>6个月以上	细菌：社区获得性肺炎、结核 病毒：乙型、丙型肝炎、CMV

（一）根据病原菌进行分类

1. 细菌感染　肾移植术后早期，以细菌性感染为主。感染的常见部位是肺部、尿路和伤口。感染的常见病原菌为克雷伯杆菌、大肠埃希菌、铜绿假单胞菌和葡萄球菌，常合并混合感染。临床药敏试验结果显示，病原菌对目前临床常用的抗生素有较高的耐药性，特别是头孢类和喹诺酮类抗生素。预防性使用抗生素建议选择窄谱、小量、短疗程药物。对于感染患者根据细菌培养和药敏试验结果选择适当的抗生素，未确定病原前根据感染部位、易感菌来选择抗生素治疗，同时可以适当减少免疫抑制剂剂量。

2. 病毒感染　肾移植患者发生病毒感染有两类，一类是健康人群中潜伏的病毒在移植后被激活而导致的严重感染；另一类是一些自限性病毒引起的感染。而病毒感染的严重程度往往与机体免疫的抑制程度相关。病毒的主要致病作用表现在三个方面：① 潜伏性：一旦感染了此类病毒，患者将终身携带病毒，并在一定条件下可以激活；② 只与细胞免疫有关，体液免疫并不参与抗炎性免疫反应，而患者接受了抗排斥反应治疗，则反映宿主主要抗炎性反应能力的细胞毒性 T 细胞（MHC 限制性的、病毒特异性的细胞毒性 T 细胞）的防御能力明显受到抑制；③ 潜在的致癌作用。最常见的致病病毒包括 CMV、单纯疱疹病毒（HSV），水痘 – 带状疱疹病毒、微小病毒 B19、人类免疫缺陷病毒（HIV）、EB 病毒、其中以 CMV 感染最常累及肺部，表现为间质性肺炎，也可累及其他器官，造成 CMV 肝炎、胃肠道病变、CMV 脑炎、视网膜炎等。乙型肝炎患者接受肾移植术后由于免疫抑制剂的应用，有可能使原先处于潜伏状态的乙肝病毒激活，建议长期服用核苷类抗病毒药物，并定期监测 HBV-DNA 活动度和变异。

3. 真菌感染　肾移植后真菌感染是较常见的一种并发症，感染率约为 3% ~ 10%。其中深部真菌感染病死率高于细菌感染。真菌的来源有两个方面：一是播散性原发性感染或复活性感染，有地区性流行，常导致严重的深部真菌感染；二是体内正常菌群，如白念珠菌，在应用免疫抑制剂的情况下可成为条件致病菌[84,85]。常见的类别：① 白念珠菌：常见的感染部位是口腔黏膜，也可引起皮肤、内脏感染。② 曲霉菌：常见的感染部位为肺部、中枢神经系统，常引起败血症，死亡率极高。③ 隐球菌：属于条件致病菌，主要侵犯肺部、中枢神经系统、骨骼等。④ 毛霉菌：常由供体器官污染引起，较为少见，但病死率极高。临床表现一般分为四种类型：鼻脑型、肺部、胃肠型、播散型。⑤ 其他：包括组织胞浆菌、球孢子菌、类球孢子菌、芽生菌、热带念珠菌、奴卡氏菌等。预防措施主要包括去除易感因素，合理使用免疫抑制剂和抗生素，适当预防性应用抗真菌药物。治疗以药物为主。两性霉素 B：抗菌谱广，对绝大多数真菌都有较强的抗菌作用，但对葡萄牙念珠菌和皮肤癣菌所致的浅部真菌病无效，毒副作用较大。氟康唑：抗菌谱广，酵母菌病、双相真菌有效，对白念珠菌和新型隐球菌最好，对克柔念珠菌和光滑念珠菌效果差，对曲菌无效。伊曲康唑：抗菌谱广，对白念珠菌、其他念珠菌、新型隐球菌、青霉和曲霉、双相型真菌及耐药克柔念珠菌、光滑念珠菌均有效。科赛斯（醋酸卡泊芬净）和米卡芬净是新一代棘白菌素类抗真菌药物，适用于治疗对其他治疗无效或不能耐受的侵袭性曲霉菌病。

4. 其他特殊病原菌感染　近年来结核菌感染发病率在全球有明显上升趋势，肾移植受者结核感染的发病率高于一般人群，并且有着明显的地域分布差异。美国加州大学统计肾移植后结核感染发病率为 0.65% ~ 1.7%，而在结核流行地区如印度高达 9.5%，国内报道在 1.6% ~ 5.1% 之间。支（衣）原体为多种疾病的致病病原体，其中肺炎支原体对肾移植术后肺部感染较为重要。我国自 1982 年确诊首例军团菌肺炎患者以来，病例日渐增多。

（二）肾移植术后重要感染

1. 肾移植术后肺部感染　主要特点：肾移植后患者的免疫功能相对低下，肺部感染的症状和临床经过与普通人的肺部感染不完全相同。其特点在于：临床表现不典型。感染易播散、严重感染发生率高、病情凶险、病死率高等。① 感染的病原体种类多、数量多、耐药多：病原体包括细菌、真菌、病毒、肺孢子虫等，且混合感染较多见。② 起病大多隐匿，但也有部分患者急骤起病，呈暴发性经过，迅速发展至呼吸衰竭；发热常为首发症状，高热常见，很少寒战；在感染早期，咳嗽咳痰少见多为干咳，咳痰者不足 1/4；肺部体征不明显。③ 大多数感染发生于移植后 6 个月内。

肾移植后重症肺部感染治疗要点：① 调整免疫抑制剂，一般说来，患者此时处于免疫损伤状态，即使给予抗感染治疗而继续投以大剂量的免疫抑制剂，仍不利于感染的控制和恢复，故应适当减少免疫抑制剂的用量，以不出现排异反应而损害移植肾功能为限。在感染的初期免疫抑制剂量可维持不变，治疗过程中病情有进展，立即减量或停用吗替麦考酚酯或硫唑嘌呤，同时将环孢素 A 或他克莫司维持在低量直至停用，激素剂量以控制体温为尺度。② 加强对症及支持治疗：早期氧疗，根据患者临床症状和血气分析的不同，采用不同浓度及不同方式给氧，以使患者呼吸道症状能够快速缓解。如果患者呼吸困难进展快，可及早给予 BiPAP 正压辅助呼吸。纠正水电解质、酸碱平衡紊乱，纠正低蛋白血症。对于低蛋白血症，可给予补充足够的白蛋白或新鲜血浆，一方面改善全身状况，增强抵抗力；一方面减轻组织、器官的水肿，包括肝、肾、肺脏等，特别有利于肺部通气的改善与感染的治疗。必要时可静脉应用免疫球蛋白，以加强免疫重建。③ 针对病原菌进行特异性治疗。④ 连续性血液净化：肾移植后患者中，由于有些感染难以控制，严重者常合并急性呼吸窘迫综合征以及多器官功能障碍综合征，死亡率可高达100%。近年来，发现连续性血液净化对清除炎症介质有较大的作用有助于重建机体免疫内稳状态。肾移植后患者肺部感染合并急性呼吸窘迫综合征的发生率相当高，可能是引起了肺间质病变，造成低氧血症。连续性血液透析滤过可以有效地改善急性呼吸窘迫综合征患者的呼吸指数和氧代谢状况。

1）巨细胞病毒（CMV）肺炎：常表现为肺部重症特异性感染，特点是起病急、进展快、早期发热，关节肌肉痛，乏力，干咳，食欲下降，严重者即可出现低氧血症，有胸闷气急呼吸困难及缺氧表现，迅速进展至急性呼吸窘迫综合征（ARDS），同时可以诱发排斥反应[72]。CMV是肾移植术后肺部感染的主要机会性致病病原微生物，CMV肺炎是肾移植受者早期的主要感染合并症和死亡原因之一，术后2 ~ 6个月内好发，CMV感染发病率明显高于正常人群。CMV传播有三种模式：① 原发性感染，当血清学阳性供者潜伏的感染细胞传给血清学阴性受者时，这些个体60%发病；② 复发性感染，移植后血清学阳性个体内源性潜伏病毒复发，其中10% ~ 20%发病；③ 重复感染，当移植物供者和受者均血清学阳性，供者来源的病毒复发，这些个体中20% ~ 40%发病。体征：轻者可无任何体征或仅表现呼吸音增粗或减低，干湿啰音少见。实验室检查：外周血白细胞计数正常或减少，一般不升高；血气分析：PaO_2降低，$PaCO_2$升高；血CMV-IgG、IgM、PP65阳性。胸部X片：间质性肺炎改变，一般为双肺纹理紊乱，增粗、增重，重者为双下肺间质性浸润或渗出改变。治疗原则：调整免疫抑制治疗方案，去除病因，对症支持，抗病毒治疗。治疗方案：适当减少免疫抑制剂用量；加强休息，雾化吸入，对症支持，吸氧，出现呼吸困难、缺氧表现时应用呼吸机辅助呼吸。用于防治CMV肺炎的一线用药是更昔洛韦（ganciclovir，GCV）。治疗量500mg/d分两次静脉滴注，疗程一般为2周；维持量250mg/d静滴，直至CMV检测阴性（PP65、CMV-DNA）后一周，必要时可再用一个疗程。一旦怀疑巨细胞病毒肺炎，需立即停用免疫抑制剂，改用甲泼尼龙20 ~ 80mg静脉滴注控制体温和肺部炎症反应，可加用IVIG治疗7 ~ 10天。

2）卡氏肺孢子虫肺炎（pneumocystis carinii pneumonia，PCP）：卡氏肺孢子虫病为机会性感染，原虫寄生在肺泡内，成簇黏附于肺泡上皮，在健康宿主体内并不引起症状，肾移植受者因免疫功能低下可引起PCP。PCP术后2 ~ 6个月内好发，临床表现与CMV肺炎相似，起病急，以发热、干咳、呼吸困难为特征，常伴心动过速。有发绀，呼吸音增粗或减低。外周血白细胞计数和中性粒细胞计数增加；血气分析：PaO_2降低，$PaCO_2$>50mmHg升高。胸部X线及CT扫描：典型表现为双肺弥漫性条索状或颗粒状阴影，自肺门向外周扩散，融合成结节或云雾状。痰、咽拭子，穿刺肺组织可查到原虫包囊；支气管镜冲洗吸出液银染涂片检查阳性。早期行纤维支气管镜检，或肺泡组织活检，既可了解肺部病变，又可提高病原体的检出率，在患者可耐受纤维支气管镜检的情况下可为首选诊断手段。特效治疗：复方新诺明（SMZco）大剂量静脉滴注（每支含SMZ 0.4g、TMP 0.08g）4.8g/d，分2次，共10 ~ 14天，病情稳定后改口服维持10 ~ 14天。给药期间注意碱化尿液。一旦怀疑PCP肺炎，需立即停用免疫抑制剂，改用甲泼尼龙20 ~ 80mg静脉滴注控制体温和肺部炎症反应，可加用IVIG治疗7 ~ 10天。

2. 皮肤黏膜感染 所有疱疹病毒均有潜伏性，一旦染上将终身感染。不同病毒潜伏期长短不同，所有疱疹病毒与细胞免疫有关，而且均被认为有潜在的致癌性，EB病毒已明确与癌的形成有关。

1）单纯疱疹病毒（herpes simplex virus，HSV）感染：肾移植术后HSV感染多发生于术后1 ~ 2月内，临床表现通常为皮肤和黏膜以及口腔、面部及生殖器疱疹，持续1 ~ 2周。也有关节炎、角膜炎及角膜溃疡等表现。涉及内脏器官的播散性感染较为罕见，其中暴发性肝炎可导致弥散性血管内凝血（DIC）及肝衰竭，诊断较为困难，病死率极高。治疗：有效的早期治疗可以控制感

类型。

CAN是影响移植肾长期存活最重要的因素。针对各种可能引起慢性移植肾肾病的原因和危险因素采取相应的措施，进行积极预防和治疗极为重要。针对不同CAN的病因，其治疗手段包括免疫干预治疗和非免疫干预治疗[105]。

1）免疫干预治疗：尽量减少HLA错配，尽量缩短冷/热缺血时间，避免边缘供肾；预防急性排斥反应，一旦发生急性排斥反应力求完全逆转；提倡程序活检，早期发现和治疗亚临床排斥和慢性排斥反应以及调整免疫抑制剂方案等[106]。

CNI是目前广泛应用的免疫抑制剂，由于CNI在CAN的发生发展中起着重要作用，因此停用和替换CNI成为未来的方向。大量循证医学数据表明，一旦临床或移植肾穿刺活检提示CNI的肾毒性，应尽早实施低肾毒性免疫抑制剂方案的转换，以控制CAN的发展，改善移植肾的长期预后。但应注意结合患者移植后的时间以及个体排斥风险作出合理评价，来决定是否完全停用CNI[16,107]。

低肾毒性免疫抑制剂方案转换的具体措施包括：① 调整CNI剂量：加强监测环孢素和他克莫司的血药浓度，及时调整剂量，尽可能减少药物引起的肾毒性。② 环孢素切换为他克莫司：环孢素抑制T淋巴细胞的作用较他克莫司弱，但对TGF-β的上调作用较强，易引起肾组织的纤维化。因此CAN患者可用他克莫司替代环孢素[108]。③ 使用非CNI免疫抑制剂：目前常用的非CNI免疫抑制剂有吗替麦考酚酯（MMF）、西罗莫司等[109]。MMF既能抑制T淋巴细胞的增殖，又能抑制单核细胞的浸润和细胞间黏附分子-1的表达。此外，CAN中的血管内膜增厚和纤维素样坏死与抗原抗体复合物、补体、免疫球蛋白及抗内皮细胞抗体等因素有关，而MMF能抑制抗体的形成，减少CAN的风险。西罗莫司本身没有肾毒性，它可阻断哺乳动物西罗莫司靶蛋白（mTOR）及蛋白质的合成和转导，抑制调控细胞周期的关键性细胞因子，具有抗增殖作用的特点，也是替代CNI的重要免疫抑制剂[32,110]。

2）非免疫干预治疗：包括预防和治疗肾移植术后高血压、高血脂，改善肾小球内的“三高”现象，延缓和避免肾小球硬化和间质纤维化等。

CAN患者均有不同程度的高血压。高血压可以加重移植肾损伤，加快移植肾衰竭的进程，因此严格控制血压十分重要。降压治疗首先要改善生活习惯（戒酒、低盐饮食、运动、控制体重等）。其次，要合理选择降压药物。ACEI和ARB有明确的肾脏保护作用，可以降低入球肾小动脉的血压，还可以抑制TGF-β1的表达，减少蛋白尿量。常常作为CAN患者降压治疗的基础用药。对147例使用ACEI或ARB的肾移植患者的评估发现这些药物是有效和安全的。不少研究发现ACEI和ARB能延缓CAN患者的肌酐升高。需要注意的是，使用ACEI或ARB前应首先排除移植肾动脉狭窄，并在用药后的前几周严密监测肾功能变化。

对脂质代谢紊乱的患者，除饮食控制外，应使用他汀类调脂药，使血脂达到满意控制水平。多中心试验证实氟伐他汀对肾移植后血脂异常疗效明显，且对环孢素血药浓度无影响。无横纹肌溶解等不良反应，安全性良好。

总之，CAN目前仍然是移植物失功的主要原因。但CAN病因复杂，需明确其不同病因，给予针对性的治疗。相信随着对CAN更深入的认识、早期干预，将会给肾移植患者带来更大福音。

（二）心血管系统

1. 肾移植后高血压（post-transplantation hypertension，PTHT） 是一类病因、发病机制、病理生理特点、临床经过与预后独具特征的临床综合征。高血压对于移植肾功能的维护、肾外并发症的发生（如动脉粥样硬化、心脑血管并发症）、肾移植的远期成功率（人/肾存活率）均有重要影响。PTHT是肾移植后的常见并发症，在环孢素（CsA）应用前发生率为40% ~ 50%，环孢素治疗者中发生率更高，可达70% ~ 90%。不同移植中心报道的PTHT发生率均大于50%。术后1个月高血压的发生率为70%，高于移植前（48%）；术后2年为58% ~ 73%。

（1）PTHT的病因：移植前的因素有：移植前存在的高血压和左室肥厚（LVH）、体重指数、原发肾病类型、供体相关性因素、老年女性供肾、供体高血压、右侧供肾；移植相关因素有：缺血时间延长、移植肾延迟复功、急性排异（AR）、环孢素A（CsA）中毒、慢性排异、免疫抑制剂治疗、钙调免疫抑制剂（CsA、FK506）、激素、移植肾动脉狭窄、移植肾梗阻（淋巴囊肿、输尿管狭窄）和移植肾失功。肾移植前透析治疗期，有高血压者术后发生高血压的风险较术前血压正常者为多；肾衰竭的病因为糖尿病者PTHT的发生率（71%）高于慢性肾炎（67%）、多囊肾（46%）；肾小管间质疾病患者，PTHT的发生率较低；尸肾移植的PTHT发生率高于亲属活体肾移植；原位肾手术切除者移植后高血压的发生率低于未手术切除者。与原发性高血压发生有关的某些因素如年龄、性别、种族等在PTHT的发生无明显意义。

（2）PTHT的诊断：包括病因学诊断、病理生理学诊断与移植肾功能诊断。肾移植术后6个月，AR的危险性降低，应考虑其他导致PTHT的原因，如CsA相关性、慢性排异、肾动脉狭窄等。原位肾因素可以在任一阶段加重任何原因引起的PTHT；在肾移植后较晚时间发生高血压，特别是先前病情稳定的患者，突然出现严重高血压或稳定高血压的恶化，有可能存在移植肾动脉狭窄。肾脏疾病的诊断是根据尿分析、肾功能及移植肾组织学检查。卡托普利试验可鉴别移植肾动脉狭窄、肾脏疾病及CsA应用引起的高血压。方法为口服12.5mg的卡托普利后观察血清肌酐水平：若给药后48小时内血清肌酐急剧上升，则可能为肾动脉狭窄引起，需要再行移植肾动脉的相关的检查；若血压趋向正常，考虑为原位肾脏疾病引起的肾素分泌过量所致；若血压未变化同时血清肌酐也没有变化，考虑CsA应用引起的高血压。需注意的是环孢素治疗的同时进行卡托普利试验可能对诊断无助，且会增加肾动脉狭窄患者的肾功能恶化。对移植肾功能的诊断包括血清肌酐（SCr）、肌酐清除率（CCr）、肾小球滤过率、有效血浆流量（ERPF）测定、24小时尿蛋白定量，注意监测和调整CsA的剂量。若是移植肾功能受损，在排除移植肾动脉狭窄及移植肾输尿管不全梗阻之后宜施行活检，以鉴别肾病复发、新生肾病或排异反应。

（3）PTHT的治疗：包括病因治疗、降压药及肾功能的维护。对于可去除的PTHT病因，针对性的病因治疗可以治愈PTHT（参考第二十七篇第五章）。应用降压药治疗的基本原则，是根据PTHT的原因与病理生理特点用药，以保护移植肾功能为基点。常用药物有以下几类。

1）钙通道阻滞剂：钙通道阻滞剂（CCB）是PTHT治疗中最常用的降压药。被大多数肾移植中心作为首选降压药。CCB能有效地降低PTHT，降低周围血管阻力与肾血管阻力，使GFR和有效肾血浆流量（ERPF）升高，拮抗钙调免疫抑制剂收缩肾脏血管的作用，减少其副作用。但用药中还应当注意的是，部分CCB通过对肝细胞色素P450系统的作用影响CsA或FK506代谢，使CsA或FK506清除减少，血浓度增加40%～50%，因此达到CsA或FK506的有效血浓度的剂量可明显减少，有不少单位采用常规应用钙通道阻滞剂，如硫氮卓酮以节省CsA或FK506用量，同时减少钙调免疫抑制剂的肾毒性副作用。

2）利尿剂：应用利尿降压药降低容量负荷是治疗PTHT的基本措施，能有效地治疗CsA相关性高血压，作为联合降压方案中的一线药物治疗各种PTHT。

3）血管紧张素转换酶抑制剂：血管紧张素转换酶抑制剂（ACEI）对肾小球高滤过和肾单位不足引起的高血压能有效地降低血压，改善肾血流动力学，同时能够抑制被认为在慢性化中起重要作用的TGF-β的活性，延缓慢性移植肾肾病的进展。在CsA年代之前曾广泛用于PTHT，特别是难治性PTHT。目前主要用于与原位肾相关的PTHT、肾炎复发伴蛋白尿的PTHT和慢性排异患者，肾移植后期出现红细胞增多症伴高血压时可用ACEI。在应用ACEI制剂时有必要行移植肾动脉检查，以排除肾动脉狭窄。此外ARB最近也较多应用于PTHT的治疗，有学者联合使用ACEI和ARB发现在延缓慢性移植肾肾病和降低蛋白尿有一定效果，仍需要大样本随机对照研究证实。

4）β-肾上腺素能受体阻断剂：简称β阻滞剂。根据对不同β受体的作用分为3类：① 非选择性阻滞剂，可同时阻断β_1和β_2受体，如索他洛尔、普萘洛尔等；② 选择性β_1受体阻滞剂，对β_2受体影响很小，如美托洛尔、比索洛尔、阿替洛尔、奈比洛尔等；③ 可同时阻断α_1和β受体，如卡维地洛、阿罗洛尔等。在肾移植患者术前及术后很多患者存在交感神经过度激活，是发生高血压重要的发病机制之一，循证医学证据表明β阻滞剂具有明确的降压疗效和心血管保护作用。尤其适用于有心肌梗死病史、心绞痛、快速心律失常（如心房颤动）及心力衰竭的患者。但是最近的荟萃分析显示，阿替洛尔在降低血压的同时，对心血管事件患病率和病死率的影响不如其他降压药物，因此，一般不建议将其作为降血压治疗的首选用药。

5）联合用药：目前的高血压指南明确地提出一般高血压患者降压目标为140/90mmHg，伴有糖尿病的高血压患者降压目标为130/80mmHg。为了达到降压达标，六大类降压药物都可作为抗高血压治疗的初始用药；在肾移植患者中部分术后患者存在较顽固的高血压，此时往往需要应用2种或2种以上的药物以使血压达到目标水平。若患者在联用2种药物后血压仍未得到控制，则需要联用3种或3种以上的药物。临床医生应熟悉各种降压药物的优缺点进行合理和最优化的组合。临床常用抗高血压药在肾移植受者中应用的优缺点比较详见表29-5-9-3。

表 29-5-9-3　临床常用抗高血压药优缺点比较

种类	优点	缺点
噻嗪类利尿剂	↓费用、↓水肿、↓高血钾	↑肌酐
β-受体阻断剂	↓费用、↑冠心病患者的生存率	↑血脂
ACEI	↓蛋白尿、↓红细胞增多症、↑咳嗽	↑肌酐、贫血、↑咳嗽、↑血钾
ARB	↓蛋白尿、↓红细胞增多症、↓ ACEI-咳嗽、↓ ACEI-高血钾	↑费用、↑肌酐、贫血
钙通道阻滞剂	↑ CsA浓度、↑肾血流量	↑水肿
血管扩张剂	↓充血性心力衰竭的后负荷	↑心率

ACEI：血管紧张素转化酶抑制剂；ARB：血管紧张素受体拮抗剂

（4）PTHT的治疗目标：肾移植术后对于普通高血压患者，应将血压降至140/90mmHg以下。对伴有蛋白尿、糖尿病（DM）或其他相关疾病（脑卒中、心肌梗死）者，目标血压应更低，可以控制在130/80mmHg以下，合并心力衰竭者目标血压应120/80mmHg，同时应注意血压控制也不可过低（不低于110mmHg），否则反而增加血脑血管事件。

2. 缺血性心脏病　是指由于冠状循环改变引起冠状血流和心脏需求之间不平衡而导致心肌损害。包括急性暂时性的和慢性的情况，可由于功能性改变或器质性病变而引起，是肾移植后患者早期和晚期死亡的主要原因之一。肾移植受者发生缺血性心脏病的危险因素包括男性患者、肾移植前原有心血管疾病、糖尿病、高血压、高血脂、吸烟以及移植肾功能不全（详见表29-5-9-4）。肾移植受者心血管发病的危险性在移植前即存在，透析患者由于高血压引起的左室肥厚、心腔扩大、左室壁张力增高、冠状动脉血流重分布、心肌纤维化、心功能衰竭以及心律失常等，使其易发心血管疾病。心脏疾病危险性高的患者进行肾移植，其心血管疾病的病死率较高。许多移植前有明确心脏病的患者，即使进行了冠状动脉成形术或搭桥手术，移植后这些血管仍容易再狭窄或进一步损害。

（1）危险性因素：对于准备进行肾移植的患者进行心血管疾病的筛查十分重要。确定患者有无存在缺血性心脏病的危险因素（表29-5-9-4），阻断和减少危险因素，根据危险因素和冠脉疾病的存在与否，积极控制血脂，完善术前准备，从而降低缺血性心脏病的发生率。目前提倡对有潜在心血管疾病表现的患者术前进行平板试验，高危患者必要时常规冠脉造影。有资料显示：将肾移植前血管造影发现明显冠状动脉疾病的26例糖尿病患者随机分为两组，药物治疗组13例中，随访10例发生缺血性心脏病；冠状动脉扩张或搭桥术组13例中，仅2例发生心脏并发症[11]。说明应早期筛选有潜在冠状动脉疾病危险的肾移植受者，一旦发现应早期行冠状动脉扩张术或搭桥术。

（2）预防措施和治疗：对缺血性心脏病的防治重点应放在预防为主。肾移植受者是缺血性心脏病的高危人群，在术前对接受肾移植受者进行心血管疾病的筛查十分必要。由于血管介入技术和外科血管成形技术的发展，对高危人群或有潜在心血管疾病的患者应推荐移植前进行常规冠状血管造影，若存在外科干预指征应及早进行冠状血管扩张或搭桥手术。对缺血性心脏病的处理包括对高危患者术后应定期检查血脂、血压和血糖，低脂饮食、控制体重，控制血压戒烟；其中高血压患者

表 29-5-9-4 缺血性心脏疾病的危险因素

男性：>45 岁
女性：>55 岁（或停经患者没有雌激素治疗者）
糖尿病
家属史（确定父亲或其他直系男性亲属发生心肌梗死或 55 岁前猝死，或母亲及其他女性直系亲属在 65 岁前发生者）
术后继续吸烟
高血压（几次随机血压 >140/90mmHg，或需要服用降压药）
HDL 胆固醇 <35mg/dl
对于 HDL 胆固醇 >60mg/dl，减少一个危险因素

除了严格控制血压外，可选择ACEI或ARB有助于改善心肌的重构，降低心肌梗死的发生，提高患者的存活率；此外年纪较大的高危患者可使用阿司匹林肠溶剂型或氢氯吡格雷片预防动脉粥样硬化血栓形成事件，降低缺血性心脏病的发生率；当然硝酸盐类仍然是治疗和预防心肌缺血最常用的药物[112]。

（三）代谢性疾病

1. 糖尿病

（1）移植后糖尿病的定义和诊断：移植后糖尿病（PTDM）和糖耐量降低（IGT）的定义和诊断详见表29-5-9-5。PTDM是一种发作特点、持续时间和严重程度都不同的糖耐量异常情况。因此，移植后应该对患者进行严密检测，尤其对空腹血糖异常（IFG）和糖耐量降低（IGT）的患者。同时注意确定采用哪种检测方法很重要，因为2小时OGTT简便易行，而且与FPG筛查IFG相比，能检测出更多的IGT人群[113]。

表 29-5-9-5 移植后对患者进行糖尿病或 IGT 筛查时遵循标准

糖尿病诊断标准：
糖尿病症状 + 偶测血糖浓度 >200mg/dl（11.1mmol/L）。偶测的定义为一天中的任何时间，不考虑距上次进餐的时间。典型的糖尿病症状包括多尿、多食和不明原因的体重下降
FPG>126mg/dl（7.8mmol/L）。空腹指至少 8 小时没有热量摄入
OGTT 时 2h 血糖 >200mg/dl（11.1mmol/L）。试验应参考 WHO 规定进行，应用的葡萄糖负荷量等同于 75g 无水葡萄糖溶于水中
正常 FPG 和 IGT 的标准：
FPG
FPG<110mg/dl（6.1mmol/L）= 正常空腹血糖
FPG>110mg/dl（6.1mmol/L）和 2h PG<126mg/dl（7.8mmol/L）= IFG 或 OGTT
2h PG<140mg/dl（7.8mmol/L）= 正常糖耐量
2h PG>140mg/dl（7.8mmol/L）和 <200mg/dl（11.1mmol/L）= IGT

（2）PTDM的处理

1）免疫抑制剂方案的调整：糖皮质激素（以下简称激素）的应用剂量也是PTDM发生的独立危险因素。在安全前提下，适当减少激素用量甚至停用，是预防移植后新发糖尿病有效的治疗方案，能显著改善肾移植后第一年的糖耐量，有报道，第一年将泼尼松龙剂量减少至5mg/d时，糖耐量异常患者的比例从55%下降到34%。应用FK506治疗的PTDM患者，如果糖尿病很难控制可以考虑将FK506切换成CsA或西罗莫司，但是应注意任何激素的减量或免疫抑制剂的切换都可能增加排异反应的风险[114,115]。

2）PTDM的血糖控制与监测：PTDM的处理应该遵循ADA关于2型糖尿病的治疗指南，有非常有力的证据表明1型和2型糖尿病患者严格控制血糖对预防并发症有显著意义。除了在移植后常规监测FPG外，还应该规律评价血脂和糖化血红蛋白（HbA1c）的水平，目前推荐HbA1c水平≥6.5%时需要进行治疗干预。发生PTDM的患者应该定期进行糖尿病并发症方面的检查，包括视网膜和肾病。还应该考虑筛查是否存在微量白蛋白尿，虽然这项筛查的有效性还没有确定。

血糖控制采用通用的逐步（step-wise）治疗方法，治疗方法包括：非药物治疗如有规律的生活、全面均衡的营养。在听从医生的建议进行糖尿病饮食，控制每天摄入总热量的前提下，适当调整和安排饮食的内容，使摄入的营养素全面均衡，鼓励患者进行适合自己病情及体能的运动锻炼以改善胰岛素的敏感性，其中以规律、适度和持之以恒的有氧运动（最佳如慢跑和快走）最为合适。同时需要定期认真的血糖监测。如果非药物治疗仍血糖偏高可以采用药物干预治疗。包括胰岛素和口服降糖药物。由于肾移植的特殊性，首先考虑的是药物的安全问题，选择药物时必须要考虑以下情况：尽可能减少毒副作用和对肾功能有损害的药物，如双胍类降糖药胃肠道的副作用更为多见，可出现乳酸性酸中毒。口服药不安全或出现了任何代谢失代偿情况（症状性高血糖，尤其是伴有酮症时）或出现严重感染等合并症时，患者可直接采用胰岛素治疗。对糖尿病患者随诊中，应密切注意糖尿病并发其他器官的病变，积极进行防治。

2. 甲状旁腺功能亢进症 肾移植术后甲状旁腺功能亢进是肾衰竭甲状旁腺肥大引起的后遗症，发生率为33%，表现为高钙血症，常发生于移植后的第1周，也可延迟至移植后6个月或更长时间出现。高钙血症与甲状旁腺腺体大小相关。肾移植成功后，肾功能接近正常，大多数患者腺体开始缩小，增多的细胞不再分泌激素。但如果腺体很大，而甲状旁腺细胞代谢率低，缺乏细胞清除机制，腺体缩小至正常大小需几个月或几年时间。短暂高钙血症通常在肾移植后一年内缓解，血钙浓度一般为2.6 ~ 3.1mmol/L。一些患者可持续较长时间。大多数情况下高钙血症和低磷血症无并发症，自行缓解率高，对甲状旁腺功能亢进的治疗可以暂时采用保守疗法。轻度甲状旁腺功能亢进症者控制血磷至正常，通常足以防止症状性高钙血症，直至腺体恢复。持续高钙血症或血钙无法降至3.1mmol/L以下，可考虑切除甲状旁腺。出现骨质脱钙，骨痛和移植肾丧失功能时，应行甲状旁腺切除术。手术后早期严重的症状性高钙血症对保守治疗无反应时亦应考虑甲状旁腺切除术。

3. 高尿酸血症 高尿酸血症和痛风是移植后的常见并发症。Lin等发现，84%用CsA和30%用硫唑嘌呤治疗者可出现高尿酸血症。24%用CsA治疗者出现症状性痛风，而用硫唑嘌呤治疗者很少出现痛风。移植肾的GFR下降引起尿酸排泄减少是并发高尿酸血症的一个因素。利尿剂直接减少尿酸排泄及降低血容量，在高尿酸血症的发生中起主要作用。用FK506治疗者高尿酸血症的发生率与CsA治疗者相似。高尿酸血症的治疗：若病情允许，首先应停用利尿剂。秋水仙碱可治疗症状性痛风。别嘌醇通过黄嘌呤氧化酶抑制硫唑嘌呤代谢，故别嘌醇和硫唑嘌呤应尽量避免同时应用，若必需合用，则均应减少剂量，并密切监测血白细胞数量，此外可使用促尿酸排泄的药物包括苯溴马隆等，其他非类固醇类抗炎药也应慎用。目前认为氯沙坦是唯一一个能够降低血尿酸的ARB类降压药，可应用于肾移植后高尿酸血症，但需要注意排除移植肾动脉狭窄。

4. 高脂血症 高脂血症在肾移植术后患者中较为普遍，其发生率为60% ~ 70%。高脂血症是心脑血管疾病的主要危险因素之一。在移植受者中，能够导致高脂血症的有年龄、肥胖、蛋白尿、抗高血压治疗、糖皮质激素的用量、移植前高脂血征、CsA和雷帕霉素治疗、肾功能不全、糖尿病等[116]。其中糖皮质激素的累计剂量作用最为明显。在对高脂血症的监测中要注意对LDL-C的监测的重视，是血脂治疗和达标的标志性指标。对肾移植患者移植后必须检测血脂，包括禁食后的胆固醇、LDL、高密度脂蛋白（HDL）及甘油三酯（TG），对于进行降脂治疗和其他处理的患者需要每2 ~ 3个月评价血脂。同时评价治疗效果和继发因素。药物治疗可选择吉非贝齐（gemfibrozil）、烟酸和HMG-CoA还原酶抑制剂。若用胆酸螯合剂，如考来烯胺等注意会影响CsA浓度。曾有前瞻性研究认为HMG-CoA还原酶抑制剂普伐他汀既降低移植后胆固醇同时还减少排异的发生率。但移植后大样本研究没有提示他汀类药物对急性排异的影响。

5. 电解质代谢紊乱

1）高磷血症：高磷血症常见于移植后早期，在移植后远期较少见。当移植后远期有高磷血症时，要考虑存在甲状旁腺功能亢进，要查甲状旁腺激素（PTH）水平，另一方面，高磷血症可能是由于肾功能不全造成。治疗可以采用饮食限磷、口服磷结合剂、或给予口服钙剂及维生素D升高血钙水平来抑制升高的PTH。必要时进行甲状旁腺切除术。

2）低钙血症：移植后引起低钙血症的常见原因：低镁血症（低于0.4mmol/L）引起PTH所致的骨钙释放受损，降低PTH分泌；严重的高镁血症也能抑制PTH分泌，引起低钙血症。给予大剂量维生素D和补充钙可缓解持续的低钙血症。

3）高钾血症：肾移植后高钾血症很常见。免疫抑制剂的副作用、肾功能不全、饮食钾排泄慢以及ACEI或ARB类药物可能是术后早期最常见的原因。代谢性酸中毒及钾的跨细胞转移也是一个因素。高钾血症的治疗包括控制饮食中钾的摄入，停用或减少引起高钾的药物，降钾治疗，部分患者需要透析治疗。

4）低镁血症：肾移植后低镁血症常见。其中肾脏镁丢失是最主要的原因，FK506与CsA引起尿镁丢失也可导致低镁血症。低镁血症的症状主要与这些代谢改变有关。低镁血症易发生室性心律失常。减少CsA或FK506用量可改善低镁血症及相应的低钾血症，有时需静脉或口服补充镁。

（四）移植后肿瘤

肾移植受者的肿瘤发生率是一般人群的3 ~ 5倍，发病率在4% ~ 18%，由于可能存在失访的肾移植患者，这一数字可能被低估[117]。移植后肿瘤已成为移植受者第三大死因，仅次于心血管疾病和感染。2004年美国肾移植受者中肿瘤占所有死因的7%，移植后5到10年受者的死亡14%归因于肿瘤，移植后10年以上受者中该比率增加至26%。美国USRDS资料显示，肾移植后结肠癌、肺癌、前列腺癌、乳腺癌、卵巢癌和胃癌的发病率大约是一般人群的2倍，睾丸癌、皮肤黑色素瘤、白血病、肝脏和妇科肿瘤是一般人群的3 ~ 5倍，移植后肾脏肿瘤的发病率则上升至15倍左右，与病毒感染相关的肿瘤如卡波西肉瘤、淋巴瘤和皮肤癌的发病率则上升至20倍以上[118,119]。

目前认为移植后肿瘤发生之所以比普通人群要高可能与以下几个因素有关：① 使用免疫抑制剂使机体免疫监护功能减退；② 机体存在致癌原性的病毒；③ 慢性抗原的刺激及机体免疫调节紊乱；④ 免疫抑制剂的直接致癌作用；⑤ 其他包括遗传差异和环境因素等。

1. 肾移植术后常见的肿瘤

（1）移植后淋巴细胞增生性病变（PTLD）：PTLD是移植术后较常见的肿瘤之一，在肾移植组中，PTLD一般发生在术后47个月左右，大约有84%的PTLD发生于儿童期。有20%的PTLD病例是在患者死亡后的尸检中发现的。在器官移植患者中免疫抑制剂增加淋巴瘤形成的危险。主要的危险因素是：免疫抑制剂应用的时间长短；免疫抑制剂的剂量；免疫抑制剂的种类。如CsA、FK506等免疫抑制剂与硫唑嘌呤相比明显增加淋巴瘤的发生率，特别是OKT3的应用后使得淋巴瘤的发生率明显增加，发生时间提前；已有越来越多的证据提示，PTLD发病与EB病毒感染密切相关。在肿瘤组织内可找到EB病毒的基因组DNA组分。

PTLD的临床表现复杂多样，可以发生在淋巴结或淋巴结外，通常在胃肠道，也可以发生在移植肾，可以表现为移植物失功或泌尿系的梗阻。但总体上有两种临床类型，一种为在移植后早期（<90天）发生，通常表现为有EBV感染的广泛性损害；另一种表现为长期的免疫抑制剂应用，可以在移植后存在数年，通常局限在单个器官。

PTLD的治疗包括部分或全部撤除免疫抑制剂，但大多造成移植肾失功为代价。其他治疗包括干扰素、外科切除、放化疗，以及有EBV感染的进行抗病毒治疗。降低PTLD发生的措施包括：应用尽可能低剂量的免疫抑制剂维持移植肾功能；避免长时间的应用抗淋巴细胞类药物；应用低剂量的抗淋巴细胞抗体，如在情况许可下可以应用2.5mg OKT3代替5mg；在应用抗淋巴细胞类药物的同时减少其他免疫抑制剂的剂量；在加强免疫抑制剂治疗的同时可以预防性的应用抗病毒药物。

（2）泌尿系肿瘤：包括原来肾脏的肾癌、肾盂癌、输尿管癌、膀胱癌和前列腺癌等。移植后泌尿系肿瘤的发生率约占恶性肿瘤的20% ~ 60%。尤其原发肾脏病诊断为马兜铃酸肾病的患者需要高度警惕，应加强随诊，必要时提早切换m-TOR类免疫抑制剂预防肿瘤的发生，同时定期尿常规和泌尿系统影像学检查，以早期发现[120]。一旦诊断明确后应尽早切除肿瘤，并辅以化疗，同时减少免疫抑制剂剂量或转换为有抗肿瘤作用的免疫抑制剂西罗莫司或依维莫司等药物抗排斥治疗。

（3）其他肿瘤：国外数据显示：在移植后恶性肿瘤中，皮肤癌占50%以上，国内比例低于10%，其高危因素包括紫外线照射和人乳头瘤病毒感染等，较浅表的肿瘤可使用冷冻、电灼和刮除术等疗法，对于病损较厚的肿瘤可行手术切除。

原发性肝癌病理类型在成年和少年患者中的发生率也较高。以肝细胞癌为主，约1/3患者与肝炎病毒感染相关，国内患者以乙型肝炎为主，部分患者也与丙型肝炎感染有关。

少年组患者中多见，发病早，约占移植后肿瘤的3%。主要有急性粒细胞白血病、急性淋巴细胞白血病、T细胞白血病和慢性粒细胞白血病。头颈部肿瘤一般发生在舌部和口底，可累及腮腺、齿龈和腭部，较少见。其他肿瘤如卵巢癌、睾丸癌、乳腺癌、食管癌、子宫内膜癌、结肠癌及肺癌等，相对较少见。

2. 移植后肿瘤并发症的防治　移植后肿瘤并发症的发生与免疫抑制和病毒感染密切相关，故应从防治病毒感染和调整免疫治疗方案入手。在发现有移植后肿瘤时，首先需要减低免疫抑制剂的剂量，必要时停用其中一类或两类免疫抑制剂，亦可采用单联免疫抑制剂治疗，如单用m-TOR类免疫抑制剂或激素[121-124]。若接受器官移植以前已发现有EB病毒或HBV病毒感染，应积极进行抗病毒治疗；条件允许时，可等到EB病毒或HBV病毒血清学检查阴性后再接受移植。对于单发的或较局限的肿瘤可采取手术切除。对于部位较深、不宜进行手术切除的肿瘤，可采取局部放疗，或手术切除+局部放疗，亦可进行化疗，并注意化疗药物的选择，尽可能减轻化疗药物对移植器官功能的损害。在所有治疗措施中，应始终把保全患者生命作为首要原则，其他肿瘤治疗方法包括：中西医结合治疗、肿瘤的生物学治疗、导向治疗等。

（五）骨骼系统

常见并发症包括骨软化、骨质疏松和骨坏死。

1. 骨软化　是一种低转运性骨病，特点是骨质样基质积聚增加。常见于慢性肾脏疾病时，肾脏1,25-二羟维生素D_3合成能力降低。慢性酸中毒的去矿物质作用在发病中也起一定作用。骨中铝积聚产生骨软化，成功移植后，随酸中毒纠正，维生素D_3代谢改善，骨代谢环境改变，可有效地排出铝。可染色的骨铝降低，骨组织病变改善，骨软化程度减轻。功能正常的移植肾比去铁铵治疗更有效。

2. 骨质疏松　激素引起的骨质疏松和其后的变化是移植远期发病的常见原因。组织切片研究表明，肾移植受者的骨质比同年龄和同性别的对照组少。在移植后头一年，椎骨的丧失最大（约3% ~ 9%），但是，接下来每年降低约2%。在非糖尿病移植患者骨折的发生率为7% ~ 11%，在有糖尿病的肾移植患者，骨折的发生率上升近50%。因此，有条件时在移植时和移植后6个月对腰椎和髋骨进行双重X线的骨密度测定。有密度降低的患者可以进行口服钙剂和维生素D的治疗。绝经后的女性患者仍可以从激素替代治疗中获得好处。移植后6个月骨密度异常的患者应进行额外的随访，以判断治疗的效果。二膦酸盐可以抑制破骨活性，可被用来治疗移植后骨质疏松。然而，膦酸盐不适合用于有低转运性骨病的患者。低转运只能通过骨活检证实。确定激素剂量与骨丢失之间的关系是困难的，但是对于高危患者有必要减少激素的用量或考虑停用。当然，骨质疏松的治疗应在移植前就开始包括高磷血症的控制，高PTH的控制[125]。

3. 骨坏死　骨坏死，尤其股骨头坏死，是肾移植术后的严重并发症之一，影响肾移植受者的康复和生活质量。其发生率变化很大，最高可达40%，目前大多数肾移植中心低于10%。由于肾移植前血透已将钙和磷控制在较好的水平，且因CsA等的应用减少了排异反应而使激素用量减少，骨坏死发生率降低至2%。骨坏死的发病机制还不十分清楚，虽然甲状旁腺亢进和肾性骨营养不良可引起骨坏死，但激素治疗是一个主要的致病因素。然而，一些研究发现，在肾移植术后发生和不发生股骨头坏死的两组患者中，激素的累积剂量或甲泼尼龙冲击治疗中的次数无差异。股骨头坏死开始发生的时间平均在移植后 12.2 个月，髋部受累者 80% 为双侧性，14% 的患者膝受累，14% 肩受累。一般表现为髋部疼痛和运动受限，疼痛可涉及膝部，骨坏死可单独影响膝和肩。症状在 X 片改变前数月即已出现，磁共振成像是最敏感的早期诊断技术，放射性核素骨扫描可能有帮助，但假阴性率很高。经皮穿刺髓内压测定可显示压力升高和静脉流出受阻，这种异常早于结构性骨坏死。股骨头坏死的治疗较棘手，首先考虑减少或停用激素，在股骨头萎陷前行核心减压可缓解疼痛，但不改变病程。当髋臼软骨明显破坏和股骨头萎陷时，需行全髋关节成形术，以便较好地恢复功能。

（六）消化系统并发症

1. 肝功能异常　丙型肝炎病毒（HCV）、乙型肝炎病毒（HBV）和巨细胞病毒（CMV）是造成持续性肝功能异常的主要原因。在肾移植后的免疫抑制状态下，它们再次活化。其他原因包括药物（如抗排异反应药物、抗真菌药物、降脂药物）和酗酒。

HCV感染在肾移植患者中的发生率为5% ~ 45%，抗HCV抗体的存在是肾移植中死亡和移植物功能衰竭的一项独立危险因子。HCV感染无针对性药物。在非移植患者中普遍应用的干扰素α，由于可诱导急性排斥反应，用于移植患者需要谨慎评估权衡利弊。

由于HBV阳性移植患者存在较高的肝衰竭发生率，抗病毒药物包括：拉米夫定、阿德福韦和恩替卡韦。这些抗病毒药物使用的剂量应根据肾功能进行调整。使用过程注意随访乙肝病毒的DNA拷贝数和药物本身可能产生的病毒变异和肾毒性等问题。

需要通过定期肝功能和肝炎血清学检测，对慢性肝脏疾病患者进行随访，因为肝功能的减退可能并不伴有临床表现。当出现肝功能异常时，临床医师应积极寻找病因，并相应地调整有关药物的剂量。必要时需要减少甚至撤除具有潜在肝脏毒性的抗排斥药物如他克莫司和CsA等。

2. 胃肠道并发症　肾移植受者中最常见的胃肠道并发症包括：口腔损害、食管炎、腹泻、消化性溃疡、结肠出血和穿孔。肾移植后 10% ~ 16% 的患者可出现严重的胃肠道并发症，其中 10% 的并发症可危及生命，大部分并发症与免疫抑制剂的使用有关。治疗应参照非移植患者的相关疾病的指南标准，但需注意避免使用对肾功能有损害的药物，并需要尽可能保护移植肾的功能[126]。

3. 胰腺并发症　肾移植受者中急性胰腺炎的发病率约为 2%，而死亡率则超过 60%。危险因素包括：甲状旁腺亢进症（可发生于移植前，并在此后持续存在）、胆石症、免疫抑制药物（包括皮质类固醇、硫唑嘌呤）、高甘油三酯血症和 CMV 感染，患者可不出现明显的急性胰腺炎征象。临床医师必须对这一病症保持高度的警惕，并根据血淀粉酶、脂肪酶的升高以及异常的影像学检查结果作出诊断。CT 扫描显示，胰腺和 / 或周围组织出现水肿及炎症性改变。ERCP 检查可发现胰腺实质内因坏死所致的渗出性改变。患者可呈暴发性病程，并出现系统性炎症反应综合征（SIRS），细胞因子及补体系统的广泛激活可导致多系统器官衰竭和死亡。幸存者可出现胰腺假性囊肿、胰腺脓肿或慢性胰腺炎等并发症。胰腺并发症的死亡率极高，治疗包括经鼻胃管胃肠减压、胃肠外或肠内营养支持。无菌性急性胰腺炎应予药物治疗，而感染性坏死性胰腺炎需早期外科清创，切除坏死组织。

（七）血液系统并发症

1. 移植后红细胞增多症（post transplantation erythrocytosis，PTE）　肾移植患者中，移植后红细胞增多症的发病率约为 10% ~ 15%，且常发生于移植后 2 年内。男性患者及移植物功能良好的患者中更为多见。30% ~ 40% 的 PTE 病例可自行缓解。

PTE患者可表现为多血质、头痛、不适及困倦。血栓栓塞性疾病、高血压和心血管并发症的发生率高于对照组。

PTE的病因包括：原位肾脏的获得性囊性肾病或多囊性肾病，以及同种异体移植物中的移植物动脉硬化或肾积水。确切的病理机制仍不清楚。由于PTE仅出现于肾移植受者中，所以某些肾脏相关的因素可能在发病机制中起到一定作用。

PTE治疗的目标为将血细胞比容降低至45%。在排除移植物存在肾动脉硬化症后，可应用

ACEI治疗PTE。ARB也有效。应建议患者戒烟，并且避免应用利尿剂。对于ACEI治疗无效的患者，必要时可采用反复静脉放血治疗。

2. 白细胞减少与血小板减少　肾移植患者的白细胞减少与血小板减少可能为药源性的或与感染相关。硫唑嘌呤和 MMF 可诱发白细胞减少症。当存在低白蛋白血症和肾功能不全时，患者循环中的游离 MMF 浓度升高，导致 MMF 诱发白细胞减少症的危险也随之增加。MMF 还能与缬更昔洛韦相互作用，并引发白细胞减少症。

抗淋巴细胞抗体如抗胸腺球蛋白（ATG）、抗CD3单克隆抗体（OKT3）、抗CD52单克隆抗体（如CAMPATH-1H）和抗CD20单克隆抗体应用后，可导致淋巴细胞减少。

临床治疗前应对导致白细胞减少的病因作细致全面的检查，然后再进行针对性治疗。对于接受硫唑嘌呤和MMF治疗的患者，应监测白细胞计数，若出现白细胞减少，则应停用这些药物。在绝大多数情况下，白细胞减少是可逆性的。

血小板减少症可发生于硫唑嘌呤、抗mTOR制剂、ATG、抗CD3单克隆抗体和CAMPATH-1H应用后，或与CMV感染相关。血小板减少症是溶血尿毒综合征（HUS）的标志，也可见于噬血细胞综合征中。治疗包括停用有关药物（若为药物诱发）和应用抗病毒药物（治疗CMV感染）。

3. 贫血　肾移植后贫血的发病率约为 30% ~ 40%。可能是由于 EPO 的缺乏或由于以下情况所造成的对 EPO 抵抗，包括：移植物失功、铁缺乏、恶性肿瘤、骨髓抑制、氧化应激 / 炎症、自体免疫性溶血性贫血、HUS、甲状旁腺亢进症、药物、噬血细胞综合征和病毒感染（包括 CMV 和微小病毒 B19）。

各种原因引起的铁缺乏（如消化道溃疡和恶性肿瘤等）也是肾移植术后贫血的主要原因。

硫唑嘌呤与MMF可造成骨髓抑制从而造成贫血，同时可伴有白细胞减少和血小板减少症，巨红细胞症是常见特征。其他可造成贫血的药物有西罗莫司、ACEI、ARB和抗病毒药物（如更昔洛韦）。

贫血可能对全因死亡和心血管性死亡有不利影响。对每例患者而言，应根据贫血的病因而进行针对性治疗。

（陈江华　黄洪锋）

参考文献

1. GALLIFORD J, GAME DS. Modern renal transplantation: present challenges and future prospects. Postgrad Med J, 2009, 85(1000):91-101.
2. 黄洁夫 . 推动我国器官移植事业健康发展的关键性举措 . 中华器官移植杂志 , 2011, 32(1):1-4.
3. SAUDAN P, BERNEY T, LESKI M, et al. Renal transplantation in the elderly: a long-term single center experience. Nephrol Dial Transplant, 2001, 16(4):824-828.
4. JARDINE AG. Pretransplant management of end-stage renal disease patients to minimize posttransplant risk. Transplantation, 2000, 70 (11 Suppl):SS46-SS50.
5. 陈江华，沈维，何强，等 . 儿童肾移植 23 例临床分析 . 中华外科杂志 , 2004, 42(18):1100-1103.
6. TAI E, CHAPMAN JR. The KDIGO review of the care of renal transplant recipient. Pol Arch Med Wewn, 2010, 120(6):237-242.
7. HEEMANN U, ABRAMOWICZ D, SPASOVSKI G, et al. Endorsement of the Kidney Disease Improving Global Outcomes (KDIGO) guidelines on kidney transplantation: a European Renal Best Practice (ERBP) position statement. Nephrol Dial Transplant, 2011, 26(7):2099-2106.
8. Kidney Disease: Improving Global Outcomes (KDIGO) Transplant Work Group. KDIGO clinical practice guideline for the care of kidney transplant recipients. Am J Transplant, 2009, 9(Suppl 3):S1-S155.

9. 陈江华,吕蓉,陈莹,等．肾移植受者术前血清可溶性 CD30 水平与受者及移植物长期存活的关系．中华医学杂志，2005, 85(22):1560-1563.

10. RABINSTEIN AA, YEE AH, MANDREKAR J, et al. Prediction of potential for organ donation after cardiac death in patients in neurocritical state: a prospective observational study. Lancet Neurol, 2012, 11(5): 414–419.

11. ZHOU JY, CHENG J, HUANG HF, et al. The effect of donor-recipient gender mismatch on short-and long-term graft survival in kidney transplantation: a systematic review and meta-analysis. Clin Transplant, 2013, 27(5):764-771.

12. JIANG H, WU J, ZHANG X, et al. Kidney transplantation from hepatitis B surface antigen positive donors into hepatitis B surface antibody positive recipients: a prospective nonrandomized controlled study from a single center. Am J Transplant, 2009, 9(8):1853-1858.

13. 中华医学会器官移植学分会．中国心脏死亡器官捐献工作指南(第二版). 实用器官移植电子杂志，2013, 1(1):9-12.

14. AFZALI B, GOLDSMITH DJ. Intravenous iron therapy in renal failure: friend and foe? J Nephrol, 2004, 17(4): 487-495.

15. 张萍,陈江华,吴建永,等．乙型或丙型肝炎感染对肾移植患者长期存活的影响．中华泌尿外科杂志，2004, 25(1):56.

16. CHEN J, QU L, WU J, et al. Twenty-nine years experience of kidney transplantation from Zhejiang University. Clin Transpl, 2005, 209-215.

17. AROLDI A, LAMPERTICO P, MONTAGNINO G, et al. Natural history of hepatitis B and C in renal allograft recipients. Transplantation, 2005, 79(9):1132-1136.

18. TERRAULT NA, ADEY DB. The kidney transplant recipient with hepatitis C infection: pre-and posttransplantation treatment. Clin J Am Soc Nephrol, 2007, 2(3):563-575.

19. PONTICELLI C, PASSERINI P. Gastrointestinal complications in renal transplant recipients. Transpl Int, 2005, 18(6):643-650.

20. 黄洪锋,陈江华,王逸民,等．高敏受者肾移植术前双滤过法血浆分离治疗．中华泌尿外科杂志，2000, 21(6):343-345.

21. 黄洪锋,陈江华,吴建永,等．双滤过法血浆分离联合达昔单抗预处理肾移植致敏受者的临床效果．中华泌尿外科杂志，2005, 26(2):97-100.

22. 黄洪锋,陈江华,吴建永,等。肾移植患者术前群体反应性抗体监测及处理．中华肾脏病杂志，2002, 18(5):371-372.

23. REHMAN S, MEIER-KRIESCHE HU, SCORNIK J. Use of intravenous immune globulin and rituximab for desensitization of highly human leukocyte antigen-sensitized patients awaiting kidney transplantation. Transplantation, 2010, 90(8):932.

24. VO AA, LUKOVSKY M, TOYODA M, et al. Rituximab and intravenous immune globulin for desensitization during renal transplantation. N Engl J Med, 2008, 359(3):242-251.

25. BRIGANTI EM, RUSS GR, MCNEIL JJ, et al. Risk of renal allograft loss from recurrent glomerulonephritis. N Engl J Med, 2002, 347(2):103-109.

26. BYRNE MC, BUDISAULJEVIC MN, FAN Z, et al. Renal transplant in patients with Alport's syndrome. Am J Kidney Dis, 2002, 39(4):769-775.

27. WANG AY, LAI FM, YU AW, et al. Recurrent IgA nephropathy in renal transplant allografts. Am J Kidney Dis, 2001, 38(3):588-596.

28. CLARK WF, JEVNIKAR AM. Renal transplantation for end-stage renal disease caused by systemic lupus erythematosus nephritis. Semin Nephrol, 1999, 19(1):77-85.

29. GABARDI S, MARTIN ST, ROBERTS KL, et al. Induction immunosuppressive therapies in renal transplantation. Am J Health Syst Pharm, 2011, 68(3):211-218.

30. COELHO T, TREDGER M, DHAWAN A. Current status of immunosuppressive agents for solid organ trans plantation in children. Pediatr Transplant, 2012, 16(2): 106-122.

31. BUHAESCU I, SEGALL L, GOLDSMITH D, et al. New immunosuppressive therapies in renal transplantation:

monoclonal antibodies. J Nephrol, 2005, 18(5):529-536.

32. HUANG HF, WU JY, HAN F, et al. Conversion from calcineurin inhibitors to sirolimus in chronic allograft nephropathy: a 4-year prospective study. Zhonghua Yi Xue Za Zhi, 2011, 91(48): 3397-3400.

33. HUANG HF, YAO X, CHEN Y, et al. Cyclosporine A and tacrolimus combined with enteric-coated mycophenolate sodium influence the plasma mycophenolic acid concentration-a randomised controlled trial in Chinese live related donor kidney transplant recipients. Int J Clin Pract Suppl, 2014, 181:4-9.

34. LEE J, HUANG H, CHEN Y, et al. ABCB1 haplotype influences the sirolimus dose requirements in Chinese renal transplant recipients. Biopharm Drug Dispos, 2014, 35(3):164-172.

35. WU JY, CHEN JH, WANG YM, et al. Improved clinical outcomes in Chinese renal allograft recipients receiving lower dose immunosuppressants. Transplantation, 2004, 78(5):713-718.

36. DE GASPERI A, NARCISI S, MAZZA E, et al. Perioperative fluid management in kidney transplantation: is volume overload still mandatory for graft function? Transplant Proc, 2006, 38(3): 807-809.

37. LEE JC, CHRISTIE JD. Primary graft dysfunction. Clin Chest Med, 2011, 32(2):279-293.

38. PERICO N, CATTANEO D, SAYEGH MH, et al. Delayed graft function in kidney transplantation. Lancet, 2004, 364(9447):1814-1827.

39. QUIROGA I, MCSHANE P, KOO DD, et al. Major eEffects of DGF and CIT on renal allograft survival. Nephrol Dial Transplant, 2006, 21(6):1689-1696.

40. WEBBER A, HAMBLETON J, CHAMI A, et al. Mean arterial blood pressure while awaiting kidney transplantation is associated with the risk of primary nonfunction. Transplantation, 2012, 93(1):54-60.

41. MOURAD G, MORELON E, NOËL C, et al. The role of Thymoglobulin induction in kidney transplantation: an update. Clin Transplant, 2012, 26(5):E450-E464.

42. 陈江华,瞿立辉,何强 . 移植肾急性肾衰竭的救治 . 中华内科杂志 , 2007, 46(1):13-15.

43. TAKAHASHI K. Recent findings in ABO-incompatible kidney transplantation: classification and therapeutic strategy for acute antibody-midiated rejection due to ABO-blood=group=related antigers during the cretecal period preceding the establishment of accommodation. Clin Exp Nephrol, 2007, 11(2): 128-141.

44. BOTERMANS JM, DE KORT H, EIKMANS M, et al. C4d staining in renal allograft biopsies with early acute rejection and subsequent clinical outcome. Clin J Am Soc Nephrol, 2011, 6(5):1207-1213.

45. PENG W, CHEN J, JIANG Y, et al. Acute renal allograft rejection is associated with increased levels of vascular endothelial growth factor in the urine . Kidney Int, 2008, 13(11):73-79.

46. LI B, HARTONO C, DING R, et al. Noninvasive diagnosis of renal allograft rejection by measurement ofmessenger RNA for perforin and granzyme B in urine. N Engl J Med, 2001, 344(13): 947-954.

47. MUTHUKUMAR T, DADHANIA D, DING R, et al. Messenger RNA for FOXP3 in the urine of renal-allograft recipients. N Engl J Med, 2005, 353(22):2342-2351.

48. PENG W, CHEN J, JIANG Y, et al. Non-invasive Detection of Acute Renal Allograft Rejection by Measurement of Vascular Endothelial Growth Factor in Urine. J Int Med Res, 2007, 35(4):442-449.

49. SADOWSKI EA, FAIN SB, ALFORD SK, et al. Assessment of acute renal transplant rejection with blood oxygen level-dependent MR imaging: initial experience. Radiology, 2005, 236(3): 911-919.

50. HAN F, XIAO W, XU Y, et al. The significance of BOLD MRI in differentiation between renal transplant rejection and acute tubular necrosis. Nephrol Dial Transplant, 2008, 23(8):2666-2672.

51. SOLEZ K, COLVIN RB, RACUSEN LC, et al. Banff ’05 Meeting Report: differential diagnosis of chronic allograft injury and elimination of chronic allograft nephropathy (’CAN’). Am J Transplant, 2007, 7(3): 518-526.

52. SOLEZ K, COLVIN RB, RACUSEN LC, et al. Banff 07 classification of renal allograft pathology: updates and future directions. Am J Transplant, 2008, 8(4):753-760.

53. KUYPERS DR. Management of polyomavirus-associated nephropathy in renal transplant recipients. Nat Rev Nephrol, 2012, 8(7):390-402.

54. KRISL JC, TABER DJ, PILCH N, et al. Leflunomide efficacy and pharmacodynamics for the treatment of BK viral infection. Clin J Am Soc Nephrol, 2012, 7(6):1003-1009.

55. 闻立平,陈江华．肾移植术后尿中多瘤病毒 BK 的检测及意义．中华泌尿外科杂志，2006, 27(6):387-390.

56. 瞿立辉,吕蓉,吴建永,等．肾移植术后早期急性肾功能损害救治及存活率临床分析．中华肾脏病杂志，2009, 25(5):392-393.

57. MOLL S, PASCUAL M. Humoral rejection of organ allografts. Am J Transplant, 2005, 5(11):2611-2618.

58. COLVIN RB, SMITH RN. Antibody-mediated organ-allograft rejection. Nat Rev Immunol, 2005, 5(10):807-817.

59. HUANG HF, WU JY, SHOU ZF, et al. Clinical study of single-dose of recombinant humanized anti-CD3 monoclonal antibody injection in kidney transplant recipients. Zhonghua Yi Xue Za Zhi, 2011, 91(8):516-519.

60. VAN DEN HOOGEN MW, HOITSMA AJ, HILBRANDS LB. Anti-T-cell antibodies for the treatment of acute rejection after renal transplantation. Expert Opin Biol Ther, 2012, 12(8):1031-1042.

61. MORGAN RD, O'CALLAGHAN JM, KNIGHT SR, et al. Alemtuzumab induction therapy in kidney transplantation: a systematic review and meta-analysis. Transplantation, 2012, 93(12):1179-1188.

62. RECUSEN LC, COLVIN RB, SOLEZ K, et al. Antibody-mediated rejection criteria–An addition to the Banff'97 classification of renal all allograft rejection. Am J Transplant, 2003, 3(6):708-714.

63. SIS B, JHANGRI G, BUNNAG S, et al. Endothelialgene expression in kidney transplants with alloanti-body indicates antibody-mediated damage despite lack of C4d staining. Am J Transplant, 2009, 9(10):2312-2323.

64. MENGAL M, CHAN S, CLIMENHAGA J, et al. Banff initiative for quality assurance in transplantation (BIFQUIT): Reproducibility of C4d immunohistochemistry in kidney allograft. Am J Transplant, 2013, 13(5):1235-1245.

65. HAAS M, SIS B, RACUSEN LC, et al. Banff 2013 Meeting Report: Inclusion of C4d-Negative Antibody-Mediated Rejection and Antibody-Associated Arterial Lesions. Am J Transplant, 2014, 14(2): 272-283.

66. SIS B, HALLORAN PF. Endothelial transcripts uncover a previously unknown phenotype: C4d-negative antibody-mediated rejection. Curr Opin Organ Transplant, 2010, 15(1):42-48.

67. LEFAUCHEUR C, NOCHY D, HILL GS, et al. Determinants of poor graft outcome in patients with antibody-mediated acute rejection. Am J Transplant, 2007, 7(4):832-841.

68. BARNETT AN, HADJIANASTASSIOU VG, MAMODE N. Rituximab in renal transplantation. Transpl Int, 2013, 26(6):563-575.

69. NANKIVELL BJ, KUYPERS DR. Diagnosis and prevention of chronic kidney allograft loss. Lancet, 2011, 378(9800):1428-1437.

70. SIGDEL TK, LI L, TRAN TQ, et al. Non-HLA antibodies to immunogenic epitopes predict the evolution of chronic renal allograft injury. J Am Soc Nephrol, 2012, 23(4):750-763.

71. KANEKU H. Annual literature review of donor-specific HLA antibodies after organ transplantation. Clin Transpl, 2011:311-318.

72. CHEN JH, MAO YY, HE Q, et al. The Impact of pretransplant cytomegalovirus infection on acute renal allograft rejection. Transplant Proc, 2005, 37(10):4203-4207.

73. GONZALEZ F, ESPINOZA M, REYNOLDS E, et al. Effectiveness and cost of replacing a calcineurin inhibitor with sirolimus to slow the course of chronic kidney disease in renal allografts. Transplant Proc, 2010, 42(1):284-287.

74. NANKIVELL BJ, BORROWS RJ, FUNG CL, et al. Natural history, risk factors, and impact of subclinical rejection in kidney transplantation. Transplantation, 2004, 78(2): 242-249.

75. MAO Y, CHEN J, SHOU Z, et al. Clinical significance of protocol biopsy at one month posttransplantation in deceased-donor renal transplantation. Transpl Immunol, 2007, 17(3):211-214.

76. MAO Y, YU J, CHEN J, et al. Diagnosis of renal allograft subclinical rejection by urine protein fingerprint analysis. Transpl Immunol, 2008, 18(3):255-259.

77. ROBERTS IS, REDDY S, RUSSELL C, et al. Subclinical rejection and borderline changes in early protocol biopsy specimens after renal transplantation. Transplantation, 2004, 77(8): 1194-1198.

78. MORES F, IBERNON M, GOMÀ M, et al. Subclinical rejection associated with chronic allograft nephropathy in protocol biopsies as a risk factor for late graft loss. Am J Transplant, 2006, 6(4):747-752.

79. 陈江华，茅幼英，王慧萍，等．移植肾临界改变的临床研究．中华泌尿外科杂志，2005, 26(11)：736-738.
80. WILLIAM F OWEN, JR BRIAN JG PEREIRA, MOHAMED H SAYEGH. Dialysis and transplantation: a companion to Brenner & Rector's the kidney. Philadelphia: Saunders, 2000: 595-612.
81. DANOVITCH GM. Hankbook of kidney transplantation. 4th ed. Philadelphia:Lippincott Williams & Wilkins, 2005: 279-333.
82. CLAUDIO PONTICELLI. Medical Complications of Kidney Transplantation. London:Informa Healthcare, 2007: 205-236.
83. CAINELLI F, VENTO S. Infections and solid organ transplant rejection: a cause-and-effect relationship? Lancet Infect Dis, 2002, 2(9):539-549.
84. HAGERTY JA, ORTIZ J, REICH D, et al. Fungal infections in solid organ transplant patients. Surg Infect (Larchmt), 2003, 4(3):263-271.
85. PAYA CV. Fungal infections in solid-organ transplantation. Clin Infect Dis, 1993, 16(5):677-688.
86. 瞿立辉，吕蓉，吴建永，等．复方新诺明联合更昔洛韦预防肾移植术后肺部感染．中华肾脏病杂志，2008, 24(3)：158-161.
87. HARIHARAN S, ADAMS MB, BRENNAN DC, et al. Recurrent and de novo glomerular disease after renal transplantation: a report from Renal Allograft Disease Registry (RADR). Transplantation, 1999, 68(5):635-641.
88. AKBARI A, HUSSAIN N, KARPINSKI J, et al. Chronic kidney disease management: Comparison between renal transplant recipients and nontransplant patients with chronic kidney disease. Nephron Clin Pract, 2007, 107(1): c7-c13.
89. CHOY BY, CHAN TM, LAI KN. Recurrent glomerulonephritis after kidney transplantation. Am J Transplant, 2006, 6(11): 2535-2542.
90. PONTICELLI C, TRAVERSI L, FELICIANI A, et al. Kidney transplantation in patients with IgA mesangial glomerulonephritis. Kidney Int, 2001, 60(5): 1948-1954.
91. MENG XM, NIKOLIC-PATERSON DJ, LAN HY. Inflammatory processes in renal fibrosis. Nat Rev Nephrol, 2014, 10(9):493-503.
92. LI X, ZHUANG S. Recent advances in renal interstitial fibrosis and tubular atrophy after kidney transplantation. Fibrogenesis Tissue Repair, 2014, 7:15.
93. GUAN Q, LI S, GAO S, et al. Reduction of chronic rejection of renal allografts by anti-transforming growth factor-β antibody therapy in a rat model. Am J Physiol Renal Physiol, 2013, 305(2):F199-F207.
94. RECUSEN LC, SOLEZ K, COLVIN RB, et al. The Banff 97 working classification of renal allograft pathology. Kidey Int, 1999, 55(2):713-723.
95. NANKIVELL BJ, BORROWS RJ, FUNG CL, et al. The Natural History of Chronic Allograft Nephropathy. N Engl J Med, 2003, 349(24):2326-2333.
96. WILLIAMS WW, TAHERI D, TOLKOFF-RUBIN N, et al. Clinical role of the renal transplant biopsy. Nat Rev Nephrol, 2012, 8(2):110-121.
97. RODRIGUES CA, FRANCO MF, CRISTELLI MP, et al. Clinicopathological characteristics and effect of late acute rejection on renal transplant outcomes. Transplantation, 2014, 98(8):885-892.
98. PARK WD, GRIFFIN MD, CORNELL LD, et al. Fibrosis with inflammation at one year predicts transplant functional decline. J Am Soc Nephrol, 2010, 21(11):1987-1997.
99. ALPAY N, OZKOK A, CALISKAN Y, et al. Influenceof conversion fromcalcineurin inhibitors to everolimus on fibrosis, inflammation, tubular damage and vascular function in renal transplantpatients. Clin Exp Nephrol, 2014, 18(6):961-967.
100. BOOR P, OSTENDORF T, FLOEGE J. Renal fibrosis: novel insights into mechanisms and therapeutic targets. Nat Rev Nephrol, 2010, 6(11):643-656.
101. GUARINO M, TOSONI A, NEBULONI M. Direct contribution of epithelium to organ fibrosis: epithelial-mesenchymal transition. Hum Pathol, 2009, 40(10):1365-1376.
102. WANG Q, USINGER W, NICHOLS B, et al. Cooperative interaction of CTGF and TGF-beta in animal models of fibrotic disease. Fibrogenesis Tissue Repair, 2011, 4(1):4.

103. CIANCIO G, BURKE GW, GAYNOR JJ, et al. A randomized trial of three renal transplant induction antibodies:early comparison of tacrolimus, mycophenolate mofetil, and steroid dosing, and newer immune-monitoring. Transplantation, 2005, 80(4): 457-465.

104. MIDTVEDT K, HARTMANN A. Hypertension after kidney transplantation: are treatment guidelines emerging? Nephrol Dial Transplant, 2002, 17(7): 1166-1169.

105. CHAPMAN JR, O'CONNELL PJ, NANKIVELL BJ. Chronic renal allograft dysfunction. J Am Soc Nephrol, 2005, 16(10):3015-3026.

106. DEVOS JM, GABER AO, TEETER LD, et al. Intermediate-term graft loss after renal transplantation is associated with both donor-specific antibody and acute rejection. Transplantation, 2014, 97(5):534-540.

107. JEVNIKAR AM, MANNON RB. Late kidney allograft loss: what we know about it, and what we can do about it. Clin J Am Soc Nephrol, 2008, 3 (Suppl 2):S56-S67.

108. MEIER M, NITSCHKE M, WEIDTMANN B, et al. Slowing the progression of chronic allograft nephropathy by conversion from cyclosporineto tacrolimus: a randomized controlled trial. Transplantation, 2006, 81(7):1035-1040.

109. KURDIÁN M, HERRERO-FRESNEDA I, LLOBERAS N, et al. Delayed mTOR inhibition with low dose of everolimus reduces TGFb expression, attenuates proteinuria and renal damage in the renal mass reduction model. PLoS One, 2012, 7(3):e32516.

110. CHAN L, HARTMANN E, CIBRIK D, et al. Optimal everolimus concentration is associated with risk reduction for acute rejection in de novo renal transplant recipients. Transplantation, 2010, 90(1):31-37.

111. OJO AO. Cardiovascular complications after renal transplantation and their prevention. Transplantation, 2006, 82(5):603-611.

112. GROTZ W, SIEBIG S, OLSCHEWSKI M, et al. Low-dose aspirin therapy is associated with improved allograft function and prolonged allograft survival after kidney transplantation. Transplantation, 2004, 77(12):1848-1853.

113. DAVIDSON J, WILKINSON A, DANTAL J, et al. New-onset diabetes after transplantation: 2003 International consensus guidelines. Transplantation, 2003, 75(10 Suppl):ss3-ss24.

114. WILKINSON A, DAVIDSON J, DOTTA F, et al. Guidelines for the treatment and management of new onset diabetes after transplantation. Clin Transplant, 2005, 19(3): 291-298.

115. HUR KY, KIM MS, KIM YS, et al. Risk factor sassociated with onset and progression of posttransplantation diabetes in renal allograft recipients. Diabetes Care, 2007, 30(3):609-615.

116. KASISKE B, COSIO FG, BETO J, et al. Clinical practice guidelines for managing dyslipidemias in kidney transplant patients: a report from the managing dyslipidemias in chronic kidney disease work group of the national kidney foundation kidney disease outcomes quality intitiative. Am J Transplant, 2004, 4(Suupl7):13-53.

117. BUELL JF, GROSS TG, WOODLE ES. Malignancy after transplantation. Transplantation, 2005, 80(2 Suppl): S254-S264.

118. DRENO B. Skin cancers after transplantation. Nephrol Dial Transplant, 2003, 18(6):1052-1058.

119. MOLONEY FJ, KEANE S, O'KELLY P, et al. The impact of skin disease following renal transplantation on quality of life. Br J Dermatol, 2005, 153(3):574-578.

120. CRUZADO JM. Nonimmunosuppressive effects of mammalian target of rapamycininhibitors. Transplant Rev, 2008, 22(1): 73-81.

121. 黄洪锋，陈江华，王逸民，等．肾移植术后并发恶性肿瘤．肾脏病与透析肾移植杂志，2000, 9(3):226-228.

122. MALAGELADA C, JIN ZH, JACKSON-LEWIS V, et al. Rapamycin protects against neuron death in in vitro and in vivo models of Parkinson's disease. J Neurosci, 2010, 30(3): 1166-1175.

123. SPILMAN P, PODLUTSKAYA N, HART MJ, et al. Inhibition of mTOR by rapamycin abolishes cognitive deficits and reduces amyloid-beta levels in a mouse model of Alzheimer' s disease. PLoS One, 2010, 5(4): e9979.

124. CRAVEDI P. RUGGENENTIP, REMUZZI G, et al. Sirolimus for calcineurin inhibitors in organ Transplantation : contra. Kidney Int, 2010, 78(11): 1068-1074.

125. SPERCHNEIDER H, SREIN G. Bone disease after renal transplantation. Nephrol Dial Transplant, 2003, 18(5):874-877.

126. SARKIO S, HALME L, KYLLÖNEN L, et al. Severe gastrointestinal complications after 1, 515 adult kidney transplantations. Transpl Int, 2004, 17(9):505-510.

第三十篇

肾脏疾病常用治疗

第一章 肾脏病时的药代动力学特点

肾脏是药物清除的重要器官，大多数药物以原型或其代谢产物形式完全或部分随尿液经肾脏排泄。预计至2015年，美国终末期肾脏病（ESRD）患者将超过70万人[1]。在我国慢性肾脏病（CKD）患者人数也有逐年上升的趋势。据统计，北京地区CKD患病率为13%，患者总数超过143万[2]。由此可见，CKD已成为危害人类健康的疾病之一。当肾功能不全时，药物及其代谢产物的药理效应强度和持续时间将随之改变，即对药物的药代动力学和药效动力学产生影响。

第一节 药代动力学概述

药代动力学是研究药物体内过程的一门学科，包括药物及其代谢产物的吸收、分布、代谢和排泄随时间变化的过程，应用动力学原理和数学处理方法对这一过程进行定量描述[3]。药物从给药部位进入体循环的过程称为吸收。药物吸收后，通过细胞膜屏障向各组织、器官或体液进行转运的过程称为分布。药物在体内受酶系统或者肠道菌丛中的作用而发生结构转化的过程成为生物转化或代谢。药物以原形或者代谢产物的形式排出体外的过程称为排泄。其中吸收、分布和排泄没有结构变化，只有部位改变，被称为转运。而代谢和排泄过程反映药物从循环中的消失，统称为消除。另外常把分布、代谢和排泄过程统称为处置[4]。

一、药物的吸收[3-6]

吸收是指药物从给药部位进入血液循环的过程。除血管内给药外，非血管内给药（如胃肠道给药、吸入给药、肌内注射等）都存在吸收过程。药物只有吸收入血，达到一定的血药浓度，才会出现药理效应。因此吸收是发挥药物作用的重要前提。在人体中，药物吸收的部位主要是小肠。

药物吸收快慢和多少与药物的给药途径、理化性质、吸收环境等有关。以胃肠道吸收为例，影响其吸收的因素见表30-1-1-1。

表30-1-1-1 影响药物经胃肠道吸收的因素

药物因素	机体因素	其他因素
（1）药物的分解常数	（1）胃空速度	（1）食物
（2）药物的脂溶性	（2）小肠的运动	
（3）药物的辅料	（3）胃肠道的pH	
（4）药物的晶体形态	（4）胃肠道的吸收面积	

续表

药物因素	机体因素	其他因素
（5）药物的溶出速度	（5）胃肠道的血流量	
（6）药物的稳定性	（6）胃肠道的病理状态	
（7）药物的相互作用		

1. 药物的分解常数和脂溶性 非解离型的药物和脂溶性高的药物更易吸收。弱酸性药物在胃中主要以非离子形式存在，故吸收较好，而碱性药物在 pH 较高的小肠中更有利于吸收。

2. 药物的辅料 药物中不仅含有主药还有辅料。适当的吸收促进剂可增加药物在胃肠道的吸收。而一些高分子化合物辅料，则可与药物形成难溶性复合物，使吸收减少。

3. 药物的溶出速度 固体制剂的溶出是药物吸收的前提，当溶出速度很小时，则会影响药物的吸收。

4. 药物的稳定性 胃肠道中 pH 条件和各种酶的存在会影响药物的稳定性。

5. 药物的相互作用 一种药物可以通过改变胃肠道的 pH，竞争同一载体转运，影响胃排空速度等方式影响另一种药物的吸收。此外，药物和药物可以形成螯合物而致吸收减少；一种药物可以吸附另一种药物而致其吸收减少。

6. 胃空速度 药物以小肠吸收为主，胃排空速度反映了药物到达小肠的速度。所以胃排空速度对药物的起效快慢、药效强弱和持续时间均有明显影响。当胃排空速度增加时，多数药物吸收加快。胃部手术术后可能会有胃排空困难。

7. 小肠的运动 肠蠕动能混合十二指肠中的内容物，并使药物颗粒与肠黏膜细胞直接接触。小肠运动的快慢和正常与否直接影响药物通过的速度，从而影响药物的吸收过程。当肠道运动加快时，如腹泻，药物因滞留时间减少而致吸收减少。

8. 胃肠道的 pH 大多数药物的吸收属于被动转运，即非离子型的脂溶性药物容易通过细胞膜，而分子型和离子型药物的比例是由药物的 pKa 和胃肠道的 pH 决定的。

9. 胃肠道的血流量 流经胃肠道的血液对将药物吸收进入循环系统起着重要的作用。当血流速度下降时，会使吸收部位运走药物的能力下降，使膜两侧浓度梯度下降，故药物吸收降低。

10. 胃肠道的病理状态 当罹患胃肠道疾病时会导致胃肠道血流量的改变，胃空速度的改变，胃肠道 pH 的改变等。这些变化会影响药物的吸收。如胃酸缺乏患者，其胃内不能产生足够的胃酸。因为胃酸对不溶性游离碱的溶解起着十分重要的作用，许多弱碱性药物在没有盐酸存在的情况下，难以形成可溶性盐从而无法在胃中溶解，所以不能被吸收。

11. 食物 经消化的食物中含有氨基酸、脂肪酸和众多营养物质。这些都会影响胃肠道的 pH 和药物的溶解度。食物对药品的生物利用度的影响主要如下：延长胃的排空，刺激胆汁分泌，改变胃肠道 pH，增加内脏血流量，改变药物在胃肠道内的代谢，食物与药物发生物理或化学的相互作用。如，与食物同服，地高辛、茶碱的吸收速度可减慢，但苯妥英的吸收速度则加快。

二、分布[3-5,7]

药物从给药部位吸收进入血液循环后，随血流分布到全身各个器官，这种药物在血液和组织之间的转运现象称为分布。药物进入血液后，与血浆成分发生不同程度的结合，成为结合型药物。未结合的游离型药物，以不同途径通过毛细血管的内皮细胞层进入组织外液，再进一步通过组织细胞膜进入组织细胞内，有时可与细胞内成分结合，完成分布过程。上述各步骤均为动态、可逆过程。药物在体内的分布具有选择性，多数呈不均匀分布。心排血量、区域血流量、毛细血管通透性和组织容积决定了药物分布入组织的速率和数量。如果药物分布的主要组织是药物的作用部位，则药物分布与药效之间有密切联系。如果药物分布于非作用部位，则与药物在体内的蓄积和毒性有密切关联。给药后经过一段时间，血液和组织器官中的药物浓度达到相对平衡，此时血浆中的药物浓度水平可以间接反映靶器官的药物浓度水平。

影响药物分布的因素包括：

1. 血浆蛋白结合率　在血液循环中的许多药物，可与血浆蛋白可逆性结合。白蛋白和α1- 酸性糖蛋白是与药物结合的主要蛋白质。白蛋白与酸性药物结合，α1- 酸性糖蛋白与碱性药物结合。药物与血浆蛋白结合率是决定药物在体内分布的重要因素之一。结合型药物由于相对分子量增大，不能跨膜转运，暂无生物效应，在血液中暂时贮存，只有游离型药物才能被转运到作用部位产生生物效应。

2. 组织血流量　人体各组织脏器血流量分布以肝最多，肾、脑、心次之。这些器官血管丰富，血流量大，药物吸收后在这些器官内可迅速达到较高浓度，继而可能向血流量小的器官和组织，如其他内脏、肌肉、皮肤和脂肪等进行再分布。

3. 药物的分解常数和脂溶性　药物一般是以被动扩散的方式通过细胞膜，未解离型药物和脂溶性药物更易通过，即药物的 pKa 和油 / 水分配系数可影响其分布。

4. 体液 pH 和药物的理化性质　在生理情况下，细胞内液 pH（约为 7.0）略低于细胞外液（约为 7.4）。弱酸性药物在较碱的细胞外液中解离增多，易自细胞内向细胞外转运；弱碱性药物则相反，在细胞内浓度略高。

5. 年龄　是影响药物蛋白结合率的生理因素，老年人与新生儿的蛋白结合率低。

6. 病理学因素和药物相互作用　血浆蛋白结合的程度可能会受到疾病相关因子的影响（如低蛋白血症）。引起急性应答反应的情况，如癌症也会引起 α1- 酸性糖蛋白水平上升而加强碱性药物的结合。

三、代谢 [3-5]

药物代谢指药物在体内经历的化学结构的变化。代谢产生的结果包括：转化为无活性物；使原来无药理活性的药物转变为有活性的代谢产物；将活性药物转化为其他活性物质；产生有毒的物质。此外，某些水溶性药物可在体内不经代谢，以原型经肾排出。通常药物经代谢转化为代谢物后，与母体相比其脂溶性降低，而水溶性增加，因此更有利于排出体外。

影响药物代谢的因素：

1. 年龄、性别和种族　年龄的差异使人对药物的代谢可能有明显差异。儿童的代谢功能尚未发育完全，而老年人的代谢功能逐渐降低。所以他们在使用药物后，可能药效高，但易产生与剂量相关的不良反应。少数药物临床试验提示，在人体存在与性别有关的药物代谢的差异，但还有待于进一步研究。在不同种族和个体间药物代谢酶活性有显著差异，如异烟肼在人体中主要代谢途径为乙酰化，根据肝中 N- 乙酰转移酶的活性差异，人群中可分为快乙酰化和慢乙酰化者，日本人主要为快乙酰化者，犹太人和北非高加索人多为慢乙酰化者。服用异烟肼后，快乙酰化者易出现肝损伤；慢乙酰化者易出现周围神经炎。

2. 药物相互作用　如氯吡格雷吸收后约 85% 经酯酶代谢为无活性物质，15% 经肝脏 CYP2C19 和 CYP3A4 酶代谢为活性物质，发挥抗血小板聚集作用。质子泵抑制剂（PPIs）能够减轻长期应用氯吡格雷引起的胃肠道出血，因此临床经常合用氯吡格雷和 PPIs。由于 PPIs 可争性抑制 CYP2C19 而减慢氯吡格雷的代谢活化。因此 PPIs 可能影响氯吡格雷的药理作用 [8]。

3. 疾病　肝脏是主要的代谢器官，当罹患急性或慢性疾病影响肝脏时，如脂肪肝、酒精中毒性肝炎或肝硬化等，均可影响某些药物在肝脏中的代谢，从而导致血药浓度升高、半衰期延长。甲状腺功能低下可以影响一些药物的代谢，而甲状腺功能亢进时则具有相反的效应。

4. 饮食　饮食对药物代谢的影响主要取决于饮食中的糖、蛋白质、脂肪、微量元素和维生素等营养成分。如蛋白质缺乏时，可使肝细胞分化减慢，肝药酶活性降低。

四、排泄[3-5]

体内药物以原形或代谢物的形式通过排泄器官排出体外的过程，称为药物的排泄。机体的排泄器官主要是肾脏，其次是胆管、肠道、唾液腺、乳腺、汗腺、肺等。大多数药物及其代谢物的排泄为被动转运，少数以主动转运方式排泄，如青霉素。药物排泄过程的正常与否直接关系到药物在体内的浓度和持续时间，从而严重影响到药物的药理效应。

影响药物肾排泄的因素：

1. 尿液 pH 和尿量 弱酸和弱碱性药物的解离度随尿液 pH 而变化，从而影响药物在肾小管的重吸收。当尿液偏碱性时，弱酸性药物解离多，肾小管对药物的重吸收减少，故药物排泄得更快、更多。当尿液酸性提高时，弱酸性药物解离减少，肾小管对药物的重吸收增多，其排泄亦减少。碱化或酸化尿液对弱碱性药物的排泄有着相反的作用。尿量的多少影响到药物浓度，也会影响排泄速度。

2. 药物蛋白结合率 通过滤过进入肾小管腔的药物量和药物与血浆蛋白结合的程度有关，只有游离型的药物才可被肾小球滤过。药物血浆蛋白结合率高，则肾排泄速度下降。

3. 合并用药 如果同时使用经由肾小管近曲小管同一转运系统主动分泌的药物时，由于竞争性抑制，可使肾小管对药物的分泌下降。如果合用药物可与血浆蛋白竞争性结合，会影响游离型药物的浓度，从而影响经肾脏排泄速度。

4. 疾病 肾脏疾病对肾排泄有很大影响。如尿毒症时，降低肾小球的滤过率、主动分泌降低，导致药物经肾脏排泄的降低。

五、药代动力学主要参数[4,7]

1. 生物利用度（BA） 是指药物活性成分从制剂释放吸收进入全身循环的程度和速度。一般分为绝对生物利用度和相对生物利用度。绝对生物利用度是以静脉制剂（通常认为静脉制剂生物利用度为 100%）为参比制剂获得的药物活性成分吸收进入体内循环的相对量；相对生物利用度则是以其他非静脉途径给药的制剂（如片剂和口服溶液）为参比制剂获得的药物活性成分吸收进入体循环的相对量。

药物血药浓度-时间曲线下的面积（AUC）与药物吸收总量成正比，代表药物吸收的程度。血药浓度达峰时的达峰时间（T_{max}）表示吸收的速度。峰浓度（C_{max}）是与疗效和毒性水平有关的参数，也与药物吸收量有关。所以用AUC、T_{max}和C_{max}这三个参数评价药物的生物利用度。

2. 表观分布容积（Vd） 是将全血或血浆中的药物浓度与体内药量关联起来的比例常数。表观分布容积不是可见的生理容积，而是按所测得的某种药物的血药浓度计算得到的该药所占据的体液容积。一个标准体重 60kg 的健康人，其血浆容积为 3L，细胞内液容积 25L，细胞外液容积为 8L，体液总容积约为 36L。若药物与血浆蛋白紧密结合，而不与组织成分结合，其表观分布容积近似于血浆容积（3L），说明该药只分布在血液中。若药物的表观分布容积等于 36L，则该药均匀分布于体液。若药物与组织大量结合，而与血浆蛋白结合较少，则该药的表观分布容积大于体液总容积。某一特定药物的分布容积可随患者年龄、性别、机体组成成分及疾病状况不同而改变。

3. 消除半衰期（$t_{1/2}$） 指体内药物浓度下降或药量减少一半所需要的时间。半衰期是衡量药物通过生物转化或排泄从体内消除的速率。对于线性药物一级消除过程，半衰期与剂量和给药途径无关。半衰期与清除率和表观分布容积有关。在药物分布容积不变的情况下，当疾病使清除率下降时，药物半衰期会延长。表观分布容积的改变也会导致半衰期的改变。半衰期可用于估计当给药方案开始时，达到稳态血药浓度所需要的时间；也可用于估计，停药后药物被清除出体内的时间及以及合适的给药间隔。

4. 清除率（Cl） 指机体或机体内某些消除器官或组织在单位时间内清除相当于流经血液体积中所含有药物的能力。清除率用于衡量机体消除药物的能力。药物的清除可以是消化道、肾、肝和其他器官共同作用的结果。各清除器官的药物清除率具有加和性。

第二节 药物在肾脏的代谢与排泄

肾脏是消除药物及其代谢产物的重要器官。药物及其代谢产物经肾排出包括三个过程：肾小球滤过、肾小管主动分泌和肾小管被动重吸收。即药物经肾排泄率=滤过率+分泌率–重吸收率。

一、药物与肾小球滤过

肾小球滤过屏障由内皮细胞、基底膜以及足突细胞组成。当血液经过肾小球时，除水、小分子物质及少量低分子血浆蛋白可被滤过外，其他大分子物质如蛋白、纤维蛋白等则不能通过或被选择性通透。这是因为肾小球的滤过与其滤过膜的通透性有关。肾小球毛细管对不同分子量物质的滤过具有不同的特点。肾小球滤过屏障对溶质的滤过取决于其分子大小（孔径屏障）及电荷性质（电荷屏障）。分子量小于20kDa的物质可以通过滤过膜[3]，带负电荷的大分子被内皮细胞层和基底膜阻止滤过，而带正电荷的大分子则较易通过内皮细胞层和基底膜。目前临床应用的大多数药物均属于小分子物质，随血流可自由通过肾小球滤过膜，然后进入肾小管管腔。但药物如与血浆蛋白结合，则不能滤过。因此药物的滤过量依赖于药物与蛋白的结合率、肾小球滤过率和肾血流量等多个因素。游离药物浓度越低，则滤过的药量也越少；肾小球滤过率降低，则滤过的药量减少；单位时间内流经肾脏的血流量减少，则滤过的药量减少。

二、药物与肾小管分泌

肾小管分泌是指药物自血流进入肾小管管腔。这一过程是主动转运过程，是逆浓度梯度转运，需要载体和能量，有饱和与竞争抑制现象。肾小管分泌是由转运体介导的。转运体按照功能分为，位于基底侧膜的摄取型转运体和位于刷状缘侧膜的外排型转运体[9-13]。转运体按其对底物的选择性可分为，有机阴离子转运体（OATs）和有机阳离子转运体。

自从1997年发现OAT1以来，OATs家族被认为在清除和重吸收多种有机阴离子物质，包括各种临床药物及其代谢产物过程中发挥重要作用。目前，已经发现了许多OATs，包括OAT1、OAT2、OAT3、OAT4、OAT5、OAT6、OAT7、OAT8、OAT9、OAT-PG[14]。位于近端肾小管上皮细胞基侧膜的OAT1和OAT3是参与排泄有机阴离子的主要转运体，其具有共同的能量转换方式（有机阴离子与二羧酸盐交换），其机制是通过第三方的转运过程将来自血液的有机阴离子转移穿越基侧膜进入近端肾小管细胞内，然后穿越顶膜排放入管腔液中。所谓第三方转运机制，是指Na^+-K^+-ATP酶维持一个向内（从血液到细胞）的Na^+浓度梯度。然后Na^+浓度梯度驱动Na^+-二羧酸盐共转运子，维持一个外向二羧酸盐浓度梯度，这个浓度梯度能够进行二羧酸盐与有机阴离子交换，从而将有机阴离子转运到细胞内。这个连续反应过程间接将OAT、能量代谢与Na^+浓度梯度联系起来，从而允许带负电荷的底物能够逆电化学浓度梯度进入细胞内[14]。OAT1介导肾脏分泌的内源性物质和药物包括，前列腺素E_2、尿酸、抗菌药（青霉素、头孢菌素、四环素）、非甾体抗炎药（水杨酸盐、乙酰水杨酸盐、吲哚美辛）、抗病毒药物（阿昔洛韦、西多福韦、叠氮胸苷）、利尿剂（乙酰唑胺、布美他尼、依他尼酸、呋塞米）、血管紧张素转化酶抑制剂、甲氨蝶呤、对氨基马尿酸（PAH）等[14,15]。OAT3介导肾脏分泌的内源性物质和药物包括，cAMP、戊二酸盐、PGE_2、PGF_{2a}、尿酸盐、甲氨蝶呤、水杨酸盐、牛磺胆酸盐、叠氮胸苷、恩替卡韦、伐昔洛韦，H_2受体拮抗剂、血管紧张素转化酶抑制剂、β-内酰胺类抗生素等[16,17]。因为OATs参与多种药物的转运，当同时服用均通过OATs转运的药物时，会竞争转运体的蛋白结合位点。如，甲氨蝶呤与非甾体抗炎药联合使用使用时，可致骨髓抑制、肝损伤和肾损伤。其机制是药物竞争性抑制肾脏OAT系统活性，导致甲氨蝶呤经肾脏排泄减少而致的不良反应[18]。

肾脏有机阳离子转运体家族主要包括有机阳离子转运体（OCTs）、有机阳离子/肉毒碱转运体（OCTNs）、多药及毒素外排转运体（MATEs）和多药耐药蛋白1（MDR1）等。OCT1主要在肝脏表达，OCT2在肾脏表达最高，是肾脏排泄阳离子药物过程中重要的摄取转运体。OCT3分布较广，但在肾中表达甚微。可以介导血液中的内源物质或药物转运至肾小管细胞内。如乙酰胆碱、多巴胺、肾上腺素、西咪替丁、阿米洛利等[19]。MDR1又称P-糖蛋白（P-gp），主要分布于肠道、肝脏、肾脏等。它的底物包括甲氨蝶呤、乌苯美司、地高辛、环孢素、维拉帕米、奎尼丁等。它主要分布于近端肾小管刷状缘侧膜并且介导肾小管细胞内的底物药物外排至尿液。

三、药物与肾小管重吸收

肾小管具有重吸收功能，近曲小管是重吸收的主要部位。近曲小管上皮细胞与小肠上皮细胞类似，在管腔侧具有刷状缘结构，有利于吸收。各种成分的重吸收需要经过刷状缘和侧底膜两部过程。体内必需物质的重吸收主要在近曲小管进行，是主动转运的过程。如葡萄糖、氨基酸和磷酸等在刷状缘膜上分别与Na^+偶合，二肽与H^+偶合，通过继发主动输送而吸收[4]。由于肾小管细胞膜具有类脂膜的特性，大多数药物在肾小管的重吸收同在消化道吸收一样，是通过被动扩散方式完成，并符合pH-分配假说。即以油/水分配系数和解离状况决定药物是否吸收和吸收程度。肾小管尿液中药物以解离型与非解离型两种形式存在。非解离型药物脂溶性高，易于被动扩散重吸收；解离型药物脂溶性低，不易被重吸收，导致尿中的排泄增加。尿液的pH可影响弱酸性药物与弱碱性药物的解离度，进而影响其在尿中的排泄。当尿液偏碱性时，弱酸性药物的解离型增多，重吸收减少，因而排泄较快。当尿液偏酸性时，弱酸性药物的非解离型增多，重吸收增多，因而排泄减慢。尿液的碱化或酸化对弱碱性药物的排泄有相反的效果。如，某些弱酸性药物如阿司匹林、苯巴比妥、保泰松、磺胺类等在偏碱性尿中的排泄增加，在偏酸性尿中的排泄减少。弱碱性药物如氨茶碱、丙咪嗪、哌替啶、美卡拉明、抗组胺药等则在偏酸性尿中的排泄增加，在偏碱性尿中的排泄减少。药物除受体液环境pH的影响，也能改变尿液酸碱度，如碳酸氢钠和乙酰唑胺可使尿液碱化，氯化铵可使尿液酸化[19]。因此，在处理药物中毒时，适当地碱化或酸化尿液可以加速一些药物的排泄。尿液pH在5 ～ 8时对弱酸性或弱碱性药物影响最大。如酸性药物水杨酸在尿液pH从6.4变为8时，即在碱性尿液中排泄量增加4 ～ 6倍，非解离型的药物从1%降到0.04%，又如巴比妥类或水杨酸盐等酸性药物中毒，服用碳酸氢钠可加速排泄。相反，对弱碱性药物如哌替啶、氨茶碱或阿托品等，在酸化尿液时排泄增加[5]。

近年来对肾脏转运体的研究显示，在肾小管中有些药物可以通过转运体重吸收。寡肽转运体2（PEPT2）表达于肾小管S2段刷状缘侧膜，在肾脏其主要负责二肽、三肽以及拟肽类的内源性物质和药物（如β-内酰胺类抗生素、沙坦类以及血管紧张素转化酶抑制类等）的重吸收[20]。有机阳离子/肉毒碱转运体（OCTNs）表达于肾脏近端小管刷状缘侧膜，当肾小管刷状缘细胞内pH低于管腔内pH时，其主要负责将底物药物由尿液向肾小管细胞内摄取。然而，当肾小管刷状缘细胞内pH高于管腔内pH时，其主要负责将底物药物由肾小管刷状缘细胞向管腔内分泌[21]。

四、肾脏的药物代谢

药物在体内的代谢主要有两个步骤：第一步称为Ⅰ相反应，包括氧化、还原和水解；第二步称为Ⅱ相反应即结合反应。药物代谢主要在肝脏进行，但也有些是在肝外进行的，包括肾脏、肺、胃肠道、皮肤或其他组织细胞。有些药物的代谢过程仅在肝外的特定组织进行，如维生素D_3的1位羟化仅在肾脏中进行。

肾脏中药物的代谢酶系主要存在于肾皮质和肾髓质，肾脏中Ⅰ相代谢酶有P450酶系及各种单加氧酶等，但其含量或活性均较肝内低，所以药物的Ⅰ相代谢在肾代谢中处于次要地位。Ⅱ相酶，如葡萄糖醛酸转移酶、硫酸转移酶、谷胱甘肽转移酶和氨基酸结合酶等在肾脏中含量较高，其中，起重要作用的葡萄糖醛酸转移酶主要分布于肾近曲小管和血管内皮网状质[22]。去甲丙咪嗪、吗啡、齐多夫定、亚胺培南、美罗培南等均在肾脏代谢[23-25]。在多数情况下，如果药物在尿中代谢物浓度较高，而血浆中未出现代谢物时，则提示代谢物的生成部位在肾脏。药物在肾脏代谢时的结果导致药物的极性增加，从而有可能增加自尿中的排泄[19]。

第三节 肾脏疾病对药物代谢动力学的影响

一、对药物吸收的影响

肾病患者可出现胃肠道排空速率、胃内pH、肝脏首过效应的改变，胃肠道水肿以及服用的药物之间的相互作用，从而影响药物的吸收。胃肠道症状，如恶心、呕吐、腹泻等，可减少药物在胃肠道内的滞留时间，从而影响药物的吸收；而糖尿病肾病患者合并胃轻瘫、腹膜透析患者合并腹膜炎、服用磷结合剂（氢氧化铝凝胶等），可使胃肠蠕动减慢，胃排空减慢，从而影响药物的吸收。CKD患者血中尿素升高，唾液中尿素浓度也升高。尿素中的氨会增加胃内pH。氨被吸收，被肝脏转化为尿素。这种内部尿素-氨循环所致胃的碱化作用会降低那些在酸性环境中易于吸收的药物的吸收。如铁盐必须经胃酸氢化才可吸收。许多药物需要在酸性环境中溶解，碱性环境中会致其吸收不完全或吸收速度减慢。在透析的患者中，因为普遍存在上消化道症状或因合并应用某些药物会致胃酸降低，药物吸收障碍会进一步加重。尿毒症也会改变肝脏首过代谢。降低生物转化导致的活性药物的量的增加，在系统循环中增加某些药物的生物利用度。如普萘洛尔在尿毒症时首过效应显著降低，血药浓度明显增高。

二、对药物分布的影响

药物在体内的分布常用药代动力学参数表观分布容积表示。药物的血浆蛋白结合率、体液容积、酸碱平衡等是影响药物体内分布容积的重要因素。蛋白结合率高的药物，水溶性药物被限制在细胞外液中，因此分布容积较小。脂溶性药物渗透入组织，因此分布容积较大。

CKD使许多药物的血浆蛋白结合率发生变化。某些弱酸性药物与血浆蛋白结合力降低、游离药物浓度增加。如华法林、苯妥英钠、保泰松、呋塞米、水杨酸、巴比妥类、磺胺类、头孢菌素、万古霉素、环丙沙星和氨苄西林等[5,26]。弱碱性药物如双嘧达莫、奎尼丁、妥布霉素、普萘洛尔及利多卡因等主要与α1-酸性糖蛋白结合。CKD时可增加这些弱碱性药物与血浆蛋白结合。而有些弱碱性药物如地西泮、氨苯蝶啶、吗啡等则与蛋白结合力降低[5,26]。

血浆蛋白结合力降低的原因是[5,26]：

1. 白蛋白含量减少　白蛋白摄入减少、合成减少、分解代谢增加以及尿蛋白丢失，如患尿毒症、肾病综合征时，可致血浆白蛋白含量下降。

2. 结合抑制物蓄积　药物与血浆中的白蛋白或糖蛋白可逆性结合。CKD时由于芳香氨基酸、肽类在体内潴留，抑制弱酸性药物与血浆蛋白结合。在尿毒症患者中，血浆蛋白结合的降低所造成的影响是非常重要的，尤其是对于那些蛋白结合率高而且治疗窗口窄的药物，如苯妥英。

3. 白蛋白结构发生改变　尿毒症可诱导白蛋白分子的结构方向改变，导致药物与蛋白结合位点减少或亲和力下降。

需要注意，CKD时药物血浆蛋白结合率的下降使具有活性的游离型药物浓度增加，影响了游离型药物和药物总量在血浆中的比值，因而较低的总血药浓度即可达到一定的疗效。

CKD因肾小球滤过率降低造成水钠潴留出现的水肿、体腔积液，可增加药物的表观分布容积。当机体内酸碱平衡发生改变，可影响药物的解离型和非解离型的比例。当存在代谢性酸中毒时，血

pH降低，可致弱酸性药物的非解离型部分增加形成细胞内药物蓄积，同时使细胞外液中碱性药物含量增加，从而间接影响药物的分布[26]。例如，水杨酸盐在较酸性的环境中，其非解离型增加，进入中枢神经系统易引起中毒。

三、对药物代谢的影响

药物代谢主要在肝脏进行，肾脏也有代谢药物的功能。肾脏疾病时不仅会影响肾脏对药物的代谢，还会影响肝脏对药物的代谢。

CKD时主要通过影响胃肠道及肝脏的代谢酶及转运体的活性，从而影响药物非肾消除，引起药动学及药效学改变[27]。临床研究表明，CKD尤其ESRD患者代谢酶会受到抑制[28-37]。如，CYP2C19和CYP2C9的活性在CKD患者分别降低25%和50%。CYP2B6的特殊底物丁氨苯丙酮，在ESRD患者中清除率减少63%。^{14}C-红霉素呼吸试验法测定CYP3A在ESRD患者与健康受试者对照组相比活性降低28%，但有学者在透析后ESRD患者中发现口服CYP3A的底物咪达唑仑的药动学参数与健康对照组无差异[37]。N-乙酰转移酶、葡萄糖醛酸转移酶参与药物代谢的结合反应。肾功能不全对这两种酶的蛋白表达、活性及mRNA表达水平具有抑制作用。CKD患者普鲁卡因胺转化为乙酰普鲁卡因胺的非肾清除率与健康对照组比较显著下降。CKD患者异烟肼的消除减慢，半衰期显著延长，证实了CKD抑制N-乙酰转移酶的活性。而透析和肾移植可以抵消这种抑制作用，使患者异烟肼的乙酰化水平升高甚至达到健康志愿者水平。此外，在CKD患者中进行的临床试验证明，吗啡、吗替麦考酚酯等多个主要经葡萄糖醛酸转移酶代谢的药物清除率显著降低，药物的葡萄糖醛酸化受到抑制，说明葡萄糖醛酸化酶体内活性受到尿毒症环境的影响[36]。

药物转运体可将药物摄入或外排出其分布组织。肝脏对药物摄取减少外排增多可能是药物代谢减慢的原因之一，而肠道摄取转运体表达增多、活性增强，外排转运受抑制，增加可能是某些口服药物在CKD患者生物利用度增加的主要原因。有机阴离子转运体（OATs）家族中[30]，OAT1和OAT3被认为是主要参与肾脏有机阴离子排泄过程的经典OAT。它们都位于肾小管上皮细胞基侧膜，承担将各种有机阴离子从血液到上皮细胞的跨膜转运[38,39]。肾损伤时OAT1、OAT3分子和功能改变将导致肾脏有机阴离子毒素和药物排泄功能障碍。Sakura等[40]进行了肾病患者OATs表达水平与药物排泄的相关性研究。共纳入的42例各种肾病患者进行肾活检，利用实时荧光定量聚合酶链反应检测肾活检标本。结果显示，与正常对照比较，hOAT1表达下降，hOAT3轻微升高，hOAT2、hOAT4也升高但差异不明显。另外对这些患者进行了阴离子药物头孢唑啉的排泄试验，提示头孢唑啉的清除率与酚红15分钟清除率，酚红120分钟清除率和hOAT3的mRNA表达水平呈显著相关性。推测hOAT3在肾病患者分泌排泄阴离子药物过程中具有更重要的作用。

四、对药物排泄的影响

药物的肾脏排泄涉及肾小球滤过、肾小管分泌和肾小管重吸收，上述任何一个环节发生改变，都可能影响药物的排泄。

药物经肾小球滤过的量取决于肾小球滤过率、血浆中的药物浓度、药物与血浆蛋白的结合程度。滤过的药量与游离的血药浓度有线性关系。肾病综合征时，血浆白蛋白含量低，使得血浆中结合型的药量减少，游离型药量增加。此外，在肾病综合征时肾小球滤过膜的完整性破坏，结合型和游离型的药物都能从肾小球滤过，因此药物的排泄增加。而CKD时肾小球滤过率降低，肾小球滤过率与多数药物的血浆半衰期有关，滤过率降低常能延长一些主要经肾排泄药物的半衰期。药物的血浆半衰期延长可能引起药物效应增强、导致药物不良反应。如普鲁卡因胺的代谢产物N-乙酰普鲁卡因胺蓄积可使普鲁卡因胺治疗心律失常的作用增强；哌替啶在体内潴留则使尿毒症患者发生震颤、抽搐及惊厥[40]。CKD时，经肾小管转运的药物，因体内蓄积的内源性有机酸可与弱酸性药物在转运上发生竞争，使药物经肾小管分泌减少。如青霉素类、头孢菌素类、磺胺类、甲氨蝶呤以及丙磺舒等药物由于分泌减少引起血药浓度升高。

当尿液偏酸性时，弱酸性药物主要以非解离型存在，易于经肾小管重吸收回血液，故排泄减少。在偏碱性尿中，则以解离型存在，难于重吸收。CKD患者体内酸性产物增加，尿液pH下降，因此弱酸性药物重吸收增加。

（崔一民　梁　雁）

参考文献

1. CORESH J, SELVIN E, STEVENS LA, et al. Prevalence of chronic kidney disease in the United States. JAMA, 2007, 298(17):2038-2047.
2. ZHANG L, ZHANG P, WANG F, et al. Prevalence and factors associated with CKD: a population study from Beijing. Am J Kidney Dis, 2008, 51(3):373-384.
3. 魏敏吉,赵明 . 创新药物药代动力学研究与评价 . 北京：北京大学医学出版社 , 2008.
4. 魏树礼,张强 . 生物药剂学与药物动力学 . 2 版 . 北京：北京大学医学出版社 , 2004.
5. 李家泰 . 临床药理学 . 3 版 . 北京：人民卫生出版社 , 2007.
6. 夏盖尔,吴幼玲,余炳灼 . 应用生物药剂学与药物动力学 . 5 版 . 北京：化学工业出版社 , 2006.
7. BRUNTON LL. 药理学和治疗学手册 . 北京：科学出版社 , 2009.
8. 党国宏,刘治军 . 质子泵抑制剂与氯吡格雷药物相互作用研究进展 . 中国新药杂志 , 2012, 21(7)：751-756.
9. 张健,刘克辛 . 药物转运体介导的小肠吸收、肾脏排泄与药物相互作用的关系 . 药学学报 , 2010, 45(9)：1089-1094.
10. MIAO Q, LIU Q, WANG C, et al. Inhibitory effect of 1α, 25-dihydroxyvitamin D_3 on excretion of JBP485 via organic anion transporters in rats. Eur J Pharm Sci, 2013, 48(1-2):351-359.
11. ZOLK O, SOLBACH TF, KÖNIG J, et al. Functional characterization of the human organic cation transporter 2 variant p. 270Ala>Ser. Drug Metab Dispos, 2009, 37(6):1312-1318.
12. INUI KI, MASUDA S, SAITO H. Cellular and molecular aspects of drug transport in the kidney. Kidney Int, 2000, 58(3):944-958.
13. SCHINKEL AH, JONKER JW. Mammalian drug efflux transporters of the ATP binding cassette (ABC) family: an overview. Adv Drug Deliv Rev, 2003, 55(1):3-29.
14. 伍军,阳晓,余学清 . 肾脏损伤时有机阴离子转运子表达变化及其意义 . 国际内科学杂志 , 2007, 34(8)：493-497.
15. 徐庆翰,刘克辛 . 肾脏转运体及其研究方法 . 药品评价 , 2013, 10(14)：40-45.
16. BURCKHARDT BC, BURCKHARDT G. Transport of organic anions across the basolateral membrane of proximal tubule cells. Rev Physiol Biochem Pharmacol, 2003, 146: 95-158.
17. XU Q, WANG C, MENG Q, et al. OAT1 and OAT3: targets of drug-drug interaction between entecavir and JBP485. Eur J Pharm Sci, 2013, 48(4-5):650-657.
18. NAKAMARU M, MASUBUCHI Y, NARIMATSU S, et al. Evaluation of damaged small intestine of mouse following methotrexate administration. Cancer Chemother Pharmacol, 1998, 41(2):98-102.
19. 王海燕 . 肾脏病学 . 3 版 . 北京：人民卫生出版社 , 2008.
20. GUO X, MENG Q, LIU Q, et al. Construction, identification and application of HeLa cells stably transfected with human PEPT1 and PEPT2. Peptides, 2012, 34(2):395-403.
21. MA Z, WANG J, NATION RL, et al. Renal disposition of colistin in the isolated perfused rat kidney. Antimicrob Agents Chemother, 2009, 53(7):2857-2864.
22. 王羽,柳晓泉,王广基 . 药物的肝外代谢 . 药学进展 , 2004, 28(7)：289-294.
23. ROMITI P, GIULIANI L, PACIFICI GM. Interindividual variability in the N-sulphation of desipramine in human liver and platelets. Br J Clin Pharmacol, 1992, 33(1):17-23.
24. BURMAN LA, NILSSON-EBLE I, HUTCHISON M, et al. Pharmacokinetics of meropenem and its metabolite

ICI 213, 689 in healthy subjects with known renal metabolism of imipenem. J Antimicrob Chemother, 1991, 27(2): 219-224.

25. HOWE JL, BACK DJ, COLBERT J. Extrahepatic metabolism of zidovudine. Br J Clin Pharmacol, 1992, 33(2): 190-192.
26. 陈海平 . 肾功能不全对药动学的影响及临床用药原则 . 药物不良反应杂志 , 2005, 7(4):267-271.
27. 黄原原,张浩,易斌,等 . 慢性肾功能不全对药动学影响研究进展 . 中国临床药理学与治疗学 , 2012, 17(6):715-720.
28. KARARA AH, FRYE RF, HAYES PE, et al. Pharmacokinetics of abecarnil in patients with renal insufficiency. Clin Pharmacol Ther, 1996, 59(5):520-528.
29. TURPEINEN M, KOIVUVIITA N, TOLONEN A, et al. Effect of renal impairment on the pharmacokinetics of bupropion and its metabolites. Br J Clin Pharmacol, 2007, 64(2):165-173.
30. DREISBACH AW, JAPA S, GEBREKAL AB, et al. Cytochrome P4502C9 activity in end-satge renal disease. Clin Pharmacol Ther, 2003, 73(5):475-477.
31. GLUE P, SULOWICZ W, COLUCCI R, et al. Single-dose pharmacokinetics of felbamate in patients with renal dysfunction. Br J Clin Pharmacol, 1997, 44(1): 91-93.
32. CZOCK D, KELLER F, HERINGA M, et al. Raloxifene pharmacokinetics in males with normal and impaired renal function. Br J Clin Pharmacol, 2005, 59(4): 479-482.
33. VORMFELDE SV, MUCK W, FREUDENTHALER SM, et al. Pharmacokinetics of cerivastatin in renal impairment are predicted by low serum albumin concentration rather than by low creatinine clearance. J Clin Pharmacol, 1999, 39(2):147-154.
34. ARONOFF G, BRIER M, MAYER M, et al. Bioavailability and kinetics of cibenzoline in patients with normal and impaired renal function. J Clin Pharmacol, 1991, 31(1):38-44.
35. DE MARTIN S, ORLANDO R, BERTOLI M, et al. Differential effect of chronic renal failure on the pharmacokinetics of lidocaine in patients receiving and not receiving hemodialysis. Clin Pharmacol Ther, 2006, 80(6):597-606.
36. KIM YG, SHIN JG, SHIN SG, et al. Decreased acetylation of isoniazid in chronic renal failure. Clin pharmacol Ther, 1993, 54(6):612-620.
37. NOLIN TD, FRYE RF, LE P, et al. ESRD impairs nonrenal clearance of fexofenadine but not midazolam. J Am Soc Nephrol, 2009, 20(10):2269-2276.
38. WRIGHT SH, DANTZLER WH. Molecular and cellular physiology of renal organic cation and anion transport. Physiol Rev, 2004, 84(3): 987-1049.
39. CHA SH, SEKINE T, FUKUSHIMA JI, et al. Identification and characterization of human organic an ion transporter 3 expressing predominantly in the kidney. Mol Pharmacol, 2001, 59(5): 1277-1286.
40. SAKURAI Y, MOTOHASHI H, UEO H, et al. Expression levels of renal organic anion transporters (OATs) and their correlation with anionic drug excretion in patients with renal diseases. Pharm Res, 2004, 21(1): 61-67.

第二章 糖皮质激素

第一节 概述

糖皮质激素（glucocorticoids）属于类固醇激素，其共同特点是具有一个环戊烷多氢菲结构（由3个环己烷和1个环戊烷构成）[1]。糖皮质激素的分泌受下丘脑和垂体调控，下丘脑分泌促肾上腺皮质激素释放激素（corticotropin-releasing hormone，CRH），促进腺垂体分泌促肾上腺皮质激素（adrenocorticotropic hormone，ACTH），后者促进肾上腺皮质分泌皮质醇。皮质醇反过来通过负反馈机制抑制下丘脑分泌CRH和腺垂体分泌ACTH。人在运动、精神紧张以及炎症等应激状态时，即可通过促进ACTH释放来促进皮质醇的分泌。肾上腺位于双肾上极，主要分泌盐皮质激素（醛固酮）、糖皮质激素（皮质醇）和雄激素。正常人的肾上腺每天分泌10 ~ 20mg皮质醇，呈脉冲式释放，并且具有昼夜节律。血液中皮质醇的浓度在夜间睡眠时最低，入睡后3 ~ 5小时开始上升，清晨醒后达到高峰，此后又趋于下降。

内源性糖皮质激素对于维持机体稳态非常重要，其主要生理功能包括：① 促进胚胎发育，特别是胎儿肺成熟；② 调节糖、蛋白及脂质的代谢；③ 调节免疫及抗炎作用；④ 促进周围血管对血管活性物质的敏感性，调节血管内皮的通透性，维持血压；⑤ 调节中枢神经功能，对于记忆、情绪等高级中枢活动起重要作用[1]。

外源性糖皮质激素主要在临床中用于抑制免疫和炎症、某些血液系统肿瘤的化疗以及肾上腺皮质功能减退时的替代治疗[2]。除替代治疗外，糖皮质激素的治疗剂量常大大超过生理量，在获得疗效的同时，也常会带来很多副作用。因此，在使用糖皮质激素作为治疗药物时，应把握好适应证，熟练掌握药物的作用机制及其代谢动力学，同时注意观察、防治各种副作用。以下将对这些方面做详细介绍。

第二节 作用机制

糖皮质激素通过作用于细胞发挥效应，其作用途径可分为基因途径和非基因途径，多数情况下以基因途径为主[1]。

基因途径主要通过糖皮质激素与胞质内的糖皮质激素受体（glucocorticoid receptor，GR）或盐皮质激素受体（mineralocorticoid receptor，MR）结合从而发挥作用[3]。这两种受体同属于甲状腺/类固醇激素受体超家族。GR的基因位于染色体5q11-q13，包含9个外显子，由于第9个外显子的剪切和拼接不同，可产生出两种受体亚型，GRα和GRβ（图30-2-2-1）；GRα是糖皮质激素发挥作用的主要受体，含有777个氨基酸，分子量94kD，其羧基端是与糖皮质激素结合的位点，中间富含半胱氨酸的部位是DNA的结合位点，氨基端则是高度可变区。在非活化状态下，GR与热休克蛋白（heat shock protein，HSP-90，-70，-76）结合成复合物，存在于细胞质中。另一个受体亚型GRβ则存在于细胞核内，其主要功能是抑制糖皮质激素的作用，但是要达到一定高的浓度才能发挥作用。此外，在病理状态下还有两种特殊的受体亚型：血液系统肿瘤中的GR-P和腺垂体腺瘤中的GRγ。MR的基因位于染色体4q31.1，同样有9个外显子，但仅产生一种MR受体（图30-2-2-1），糖皮质激素与之结合后则产生盐皮质激素的效果。

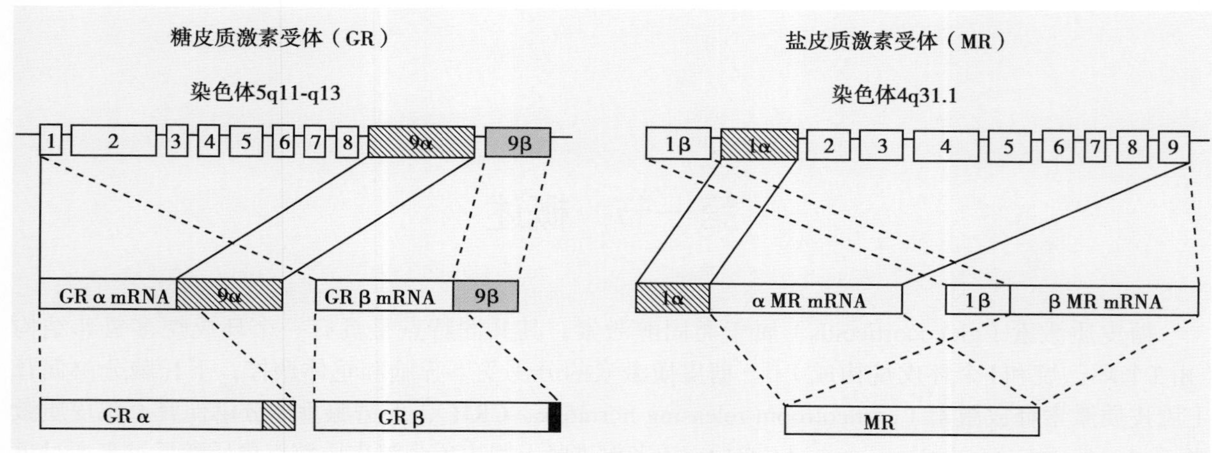

图 30-2-2-1 糖皮质激素受体及盐皮质激素受体基因结构、转录、翻译示意图

基因途径的主要过程是：① 糖皮质激素被动弥散进入细胞；② 与GRα结合后，使其脱离HSP而成为激活状态；③ 糖皮质激素-GRα复合物可迅速进入细胞核，与染色体上的糖皮质激素反应元件结合，启动或抑制其下游的基因表达（表30-2-2-1），从而发挥生物效应。基因途径的特点是：发挥作用相对慢而持久，需要约15分钟时间影响mRNA表达，约30分钟产生相应蛋白，数小时至数天产生生物效应。图30-2-2-2以糖皮质激素的抗炎、免疫抑制作用为例显示其主要作用机制。

表 30-2-2-1 受糖皮质激素调控的常见基因

启动的基因	抑制的基因
IκB	IL-1，IL-2，IL-6，IL-8，IL-12
p21，p27，and p57	TNF-α
T 细胞受体	γ-干扰素
PPAR-γ	ICAM-1
内皮素	iNOS
IL-10	COX-2
	MCP-1
	金属蛋白酶
	纤粘连蛋白

糖皮质激素还可以通过非基因途径发挥效应，大剂量糖皮质激素的快速抗炎作用（几分钟内）即属此类，它主要包括两种方式：① 特异性非基因方式，糖皮质激素与其受体结合后，通过激活第二信使、抑制磷脂酶A等途径发挥效应；② 非特异性非基因方式，可能是由于糖皮质激素的亲脂特性，使之能溶入细胞的各种脂质膜结构中，通过影响细胞的能量代谢和稳定溶酶体膜而发挥某

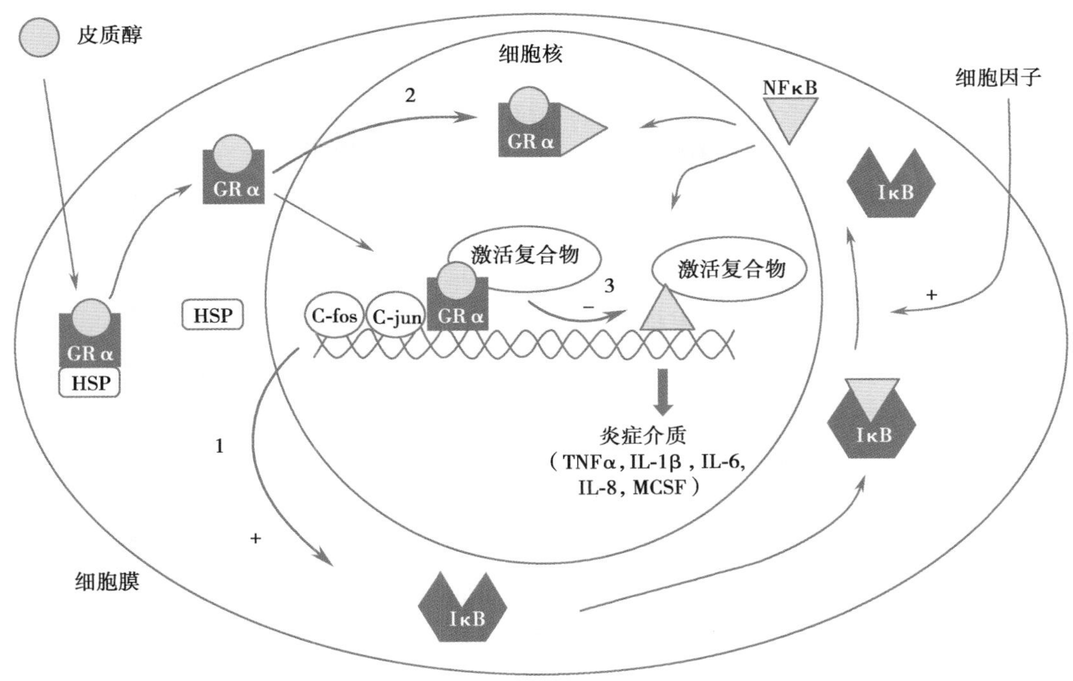

图 30-2-2-2 糖皮质激素抗炎、免疫抑制作用机制图

些效应。非基因途径目前还未完全阐明。

通常状态下血液中的糖皮质激素的浓度约为盐皮质激素的1 000倍，而且，它具有和盐皮质激素相同的与MR的结合能力，那么，为什么正常状态下皮质醇不具有强于醛固酮的水盐调节能力呢？经过多年的研究目前已认识它受多种因素影响，包括：受体前、受体结合以及受体后效应等方面。比较清楚的是皮质醇的活性与其代谢过程中的一个酶——11β羟化类固醇脱氢酶（11β-hydroxysteroid dehydrogenase，11β-HSD）关系密切[4]。11β-HSD具有两个亚型——11β-HSD_1和11β-HSD_2。11β-HSD_1主要存在于肝脏，可以将没有活性的皮质酮和泼尼松分别转变为有活性的皮质醇和泼尼松龙，因此，在临床使用糖皮质激素时要考虑到患者的肝功能情况，以选择合适的药物种类。11β-HSD_2存在于肾脏、结肠、唾液腺等有盐皮质激素调节功能的组织中，其作用是将有活性的皮质醇转变为无活性的皮质酮，使其不能与细胞内的MR结合，这样就使醛固酮得以与MR结合而充分发挥水盐调节作用。但是，当使用大剂量糖皮质激素超过11β-HSD_2的转换能力或患者的11β-HSD_2存在缺陷时，糖皮质激素就会表现出盐皮质激素的作用，导致明显的水钠潴留。

在治疗原发或者继发性肾小球肾炎中，糖皮质激素是最常用的抗炎和免疫抑制药物[5]。针对T细胞和B细胞介导的免疫反应，糖皮质激素通过多种机制发挥治疗效应，包括可逆性的阻断T细胞和抗原呈递细胞（antigen presenting cell，APC）产生的细胞因子和细胞因子受体的表达。糖皮质激素的疏水结构使得它能够很容易扩散到细胞内并与受体结合，并进一步转移到细胞核内。在细胞核内，糖皮质激素与高度保守的糖皮质激素受体的DNA结合域结合，调节基因的转录[6]。糖皮质激素的抗炎作用还包括一些下游效应，如抑制与肾小球和肾小管损伤有关的前炎症细胞因子的合成，包括IL-2、IL-6、IL-8和肿瘤坏死因子（TNF）等[7,8]。糖皮质激素还能够产生一系列针对免疫效应细胞的非转录性免疫调节作用，包括改变白细胞的运动和趋化能力，调节内皮细胞的功能，舒张血管，改变血管通透性等[6]。

第三节 药物代谢动力学

各种人工合成的糖皮质激素类药物的吸收、分布、代谢以及排泄各不相同，其药效及副作用也有差别，在选择用药时应结合患者的具体情况予以考虑。

口服糖皮质激素的生物利用度介于60% ~ 100%，进入血液后大部分与类固醇结合球蛋白（cortisol binding globulin，CBG）及白蛋白结合，只有少量游离状态的糖皮质激素才具有药效，这两种蛋白浓度的变化可影响游离的药物浓度并对疗效产生影响。糖皮质激素主要经肝脏代谢，以四羟皮质醇等多种非活性代谢产物由肾脏排出，仅有很少一部分以原型从肾脏排出[9]。

糖皮质激素的体内代谢速率与年龄呈负相关，年龄越大代谢越慢，老年人的清除率比年轻人少1/3；男女间虽有差别，但无须调整药物剂量；不同人种间存在差别，同一人群中其代谢速度也可以相差2倍以上。

糖皮质激素可以通过胎盘影响胎儿，是否在孕妇中使用取决于其适应证，一般可用于先兆流产促进胎儿肺成熟。它还可以进入乳汁，哺乳期妇女禁用或应在终止母乳喂养后使用。

不同的糖皮质激素具有不同的抗炎强度、药物清除半衰期以及药效维持时间等特点，表30-2-3-1列举了几种临床上常用的糖皮质激素的相关参数[10]。

表 30-2-3-1 临床上常用的糖皮质激素的药物特点

名称	等效剂量（mg）	相对抗炎活性	水钠潴留	血浆半衰期（h）	血浆结合蛋白	药效维持时间（h）
醋酸可的松	25	0.8	2	0.5	CBG、白蛋白	8 ~ 12
氢化可的松	20	1	2	1.7 ~ 2.1	CBG、白蛋白	8 ~ 12
泼尼松	5	4	1	2.9 ~ 4.1	CBG、白蛋白	18 ~ 36
泼尼松龙	5	4	1	2.7 ~ 4.1	CBG、白蛋白	18 ~ 36
甲泼尼龙	4	5	0	1.6 ~ 3.4	白蛋白	18 ~ 36
地塞米松	0.75	27	0	4.1 ~ 5.4	白蛋白	36 ~ 54

注：CBG，类固醇结合球蛋白

某些疾病可以影响糖皮质激素的代谢及疗效，在临床实践中应予以重视。肝功能异常时，将无活性的泼尼松转化为有活性的泼尼松龙的能力下降，因此，应注意选择泼尼松龙才能获得适当的疗效；慢性肝病时泼尼松龙、地塞米松的清除减缓，可适当减少剂量。甲状腺功能亢进可以加快糖皮质激素的体内代谢。肾衰竭时泼尼松龙清除减慢，甲泼尼龙不变，地塞米松清除则略加快。

药物间的相互影响也是糖皮质激素使用时需要特别关注的方面。糖皮质激素的代谢，需要肝酶中细胞色素P450的同工酶CYP3A4的作用，与之相互影响的药物，多数是通过对该酶的抑制或诱导所致。表30-2-3-2就影响糖皮质激素代谢动力学的药物作一简要介绍，以便为实际工作中合理的药物配伍及剂量调整提供参考[1,2]。

糖皮质激素还可以影响其他药物的代谢动力学：① 可以使环孢素A、他克莫司（tacrolimus，FK506）、雷帕霉素（sirolimus）的清除加快，合用时应注意监测血药浓度，随时调整剂量；② 可以使异烟肼的血药浓度降低约1/3；③ 明显降低水杨酸的血药浓度。

表 30-2-3-2　影响糖皮质激素血药浓度的药物

分类	药物	影响机制
增加糖皮质激素血药浓度的药物	非双氢吡啶类钙离子拮抗剂（硫氮䓬酮和维拉帕米）	抑制 CYP3A4，可使甲泼尼龙的 AUC 上升 150%，但仅使泼尼松龙的清除略有减慢
	克拉霉素和红霉素	抑制 CYP3A4，使甲泼尼龙清除率下降 40% ~ 65%，但对泼尼松龙影响不大
	抗真菌药物（咪唑、伊曲康唑、氟康唑、酮康唑、咪康唑）	抑制 CYP3A4，可使甲泼尼龙的 AUC 上升 135% ~ 300%，但对泼尼松龙影响不大
	环孢素 A	使泼尼松龙的清除率略有下降
	雌激素和孕激素（避孕药）	可以刺激肝脏合成 CBG，使得糖皮质激素更多地与之结合，血浆中的总浓度可提高一倍，但游离的糖皮质激素量多保持不变（一般不需要调整剂量）
降低糖皮质激素血药浓度的药物	氨鲁米特	缩短地塞米松的血浆半衰期
	抗酸类药物	降低口服糖皮质激素的吸收
	巴比妥类	诱导 CYP3A4，使泼尼松龙、甲泼尼龙的代谢速度提高 40% ~ 200%
	胆汁酸结合剂（消胆胺）	在肠道内结合口服的糖皮质激素，减少其吸收
	利福平	诱导 CYP3A4，可使泼尼松龙的 AUC 下降 60%
	卡马西平	诱导 CYP3A4，可使泼尼松龙及甲泼尼龙的半衰期缩短一半

注：AUC，药物曲线下面积；CBG，类固醇结合球蛋白；CYP，细胞色素 P450

第四节　适应证

糖皮质激素，最常见的是泼尼松（prednisone），目前仍然是原发性和继发性肾小球肾炎治疗的基础药物。与治疗肾小球肾炎的所有免疫抑制剂一样，糖皮质激素治疗的风险与远期获益必须要根据药物的用量（药物剂量+使用时间）和患者的个体因素（包括年龄、伴发疾病例如肥胖、糖尿病和心血管疾病）来进行评估。

对于儿童的微小病变患者，通常给予4 ~ 8周的短疗程、每日中等剂量的泼尼松治疗，就能够取得满意疗效。50%的患者经过治疗，症状、体征、以及肾病范围的蛋白尿显著减轻，并且长期不会复发[11]。在这种情况下，给予一个疗程的治疗，患者的获益显著大于风险。然而，另有50%的儿童患者，疾病反复复发，需要多个疗程的治疗。还有一些其他患者，包括需要长期使用糖皮质激素治疗的成年患者，和有额外危险因素的患者，例如老年人、肥胖个体和那些有糖尿病家族史的患者，这些患者在很大程度上存在出现药物副作用的更高风险。对于这些患者应该重新权衡糖皮质激素治疗的“获益风险比值（risk-to-benefit）”，并且应该考虑给予微小病变的替代治疗方案。

同样对于FSGS的患者，初始治疗给予泼尼松时，也要评估患者的“获益风险比值”。对于FSGS患者的初始治疗给予泼尼松的方案，是基于大型的但却是回顾性的非对照研究[12,13]。临床医师需认识到的一个重要问题是，在达到缓解或者是判定激素无效之前，FSGS的患者通常比微小病变的患者需要接受更大的泼尼松用量。FSGS的患者在达到完全缓解或部分缓解之前，或者被判定为激素抵抗之前，需要3 ~ 6个月的每日大剂量的泼尼松治疗，而不是8周[14]。这样大剂量的给药方案的副作用需要引起特别关注，因为目前FSGS患者的平均年龄在过去的20年中已经发生了显著变化，从20世纪70年代的20岁增长到现在的50岁[15]，并且年龄是许多的激素相关副作用的危险因素，例如骨质疏松、肌病、糖耐量减低。FSGS的患病人群的老龄化，再加上肥胖、2型糖尿病的普遍流行，使得给予这些患者大剂量长疗程的糖皮质激素治疗的风险是非常高的。

在评价“获益风险比值”时，也要认识到，良好的治疗反应能让患者的生活质量获得大幅度的提高，例如肾病综合征的症状缓解，肾脏预后得到改善等[14,16]。此外，临床医生也应该降低对于治疗反应的过高期待；达到并维持蛋白尿的部分缓解，就能够使肾脏的10年存活率从40%翻倍到80%[17]。尽管相对于完全缓解而言，部分缓解的患者，肾脏的长期预后没有达到最佳的效果，但是如果实现部分缓解能够平衡增大泼尼松用量所累积的风险，达到并维持疾病的部分缓解是可以接受的。如果可以使用替代的治疗方案，那么在将患者判定为激素抵抗之前，就应该改变其长期治疗的方案。如果患者接受了6 ~ 8周的泼尼松治疗后，没有蛋白尿好转的任何迹象，我们就应该考虑备选的治疗方案了。

对于临床表现为肾病综合征的膜性肾病的患者，联合治疗的多数方案中都是包括糖皮质激素的。尽管研究已经证实单独使用激素的治疗效果并不优于安慰剂[18,19]，但是激素作为多药联合治疗方案中的一部分还是有效的[20]。在这些多药联合的治疗方案中，有些是使用中等剂量的激素，例如激素与烷化剂联合使用超过6个月[20-22]；而有些方案则会使用更长疗程并且重复使用激素[23,24]。长疗程或者重复使用激素的治疗方案，明显增加了糖皮质激素的总用量，并且改变了风险与获益之间的平衡。膜性肾病的钙调磷酸酶抑制剂（CNI）的治疗方案的优势就在于其只需要使用较低剂量的激素，甚至完全不需要使用激素[25]。在膜性肾病的患者中，降低尿蛋白的水平能够显著改善肾脏预后，但是往往需要长时间的治疗，因此如何在多种联合治疗的方案中进行选择，以及多个疗程重复治疗所累积的风险，都是临床医师要慎重考虑的。与FSGS的患者一样，每个患者的个体因素也影响着激素治疗的风险，是决定治疗方案时要考虑的问题。

在IgA肾病的治疗中，使用糖皮质激素是有效的，在相关的章节中已经进行了讨论，我们需要注意的是在激素的使用过程中，其副作用所累积的风险。截至目前的证据显示，最为有效的激素治疗方案是使用糖皮质激素6个月，低剂量隔日给药，但是在治疗开始的第1、3、5个月需要大剂量的甲泼尼龙冲击[26,27]。由北京大学第一医院牵头的国际多中心随机对照研究（TESTING研究）正在进行，其结果对于糖皮质激素在IgA肾病治疗中的疗效和副作用将能够提供更多证据。这里需要再次强调的是，临床医师应根据IgA肾病进展的风险、低剂量糖皮质激素的治疗获益以及药物的风险，对个体进行评估。其中最为重要的是评估疾病进展的风险，对于大部分仅有血尿或者少量蛋白尿的IgA肾病的患者，其病情不会进展，因此没有必要使用糖皮质激素[28]。

在系统性红斑狼疮和血管炎的治疗方案中，糖皮质激素的使用方法是相似的。当出现肾脏受累的时候，通常都需要使用糖皮质激素。诱导缓解治疗中通常先使用静脉甲泼尼龙冲击治疗，随后给予大剂量的口服泼尼松治疗。这种方案会大大增加糖皮质激素治疗的急性风险，包括细菌感染或者条件致病菌的感染。这两种系统性疾病往往还需要长期的维持缓解治疗，但通常都会采用以免疫抑制剂为主，而激素减量的疗法，从而减少泼尼松的用量。

第五节　副作用及其防治措施

糖皮质激素的副作用与使用的剂量和时间密切相关。在一组类风湿关节炎的治疗报道中[2]，与不使用糖皮质激素的患者相比，口服泼尼松5 ~ 10mg/d及10 ~ 15mg/d一年以上的患者出现副作用的相对危险度分别为4.5和32.3。说明即使是接近生理的很小剂量，若长期服用也会带来副作用。糖皮质激素所产生的副作用的主要机制有：① 抑制下丘脑-垂体-肾上腺内分泌轴，导致内分泌系统紊乱；② 导致各种代谢紊乱；③ 免疫抑制，导致感染；④ 与其他药物的相互作用等[1]。因此，在医疗工作中不但应严格掌握糖皮质激素使用的适应证，还要在应用过程中严密监测副作用，采取相应措施尽可能预防其发生，并在出现副作用后给予正确处理。

一、常见的副作用

（一）感染

糖皮质激素的使用量超过相当于每日10mg泼尼松的剂量或累积量超过700mg时，感染的发生率就明显上升，而且条件致病菌的感染发生率也大大超过不使用糖皮质激素的患者[29]。除细菌以外，病毒和真菌的感染也同样增加。另外，由于糖皮质激素可以抑制发热等感染中毒症状，使之不易被早期发现而延误治疗。

（二）糖耐量下降或糖尿病

糖皮质激素通过促进肠道吸收葡萄糖、促进肝脏合成葡萄糖，降低外周组织对胰岛素的敏感性、抑制组织摄取葡萄糖而影响糖代谢[30]。葡萄糖稳态的改变可以通过减少激素用量来改善，每减少1mg泼尼松的用量，餐后2小时的血糖水平会降低0.12mmol/L[31]。但是即使将糖皮质激素的剂量降至生理范围或者完全停药，糖皮质激素对于糖代谢的影响也不是完全可逆的[32]。原有糖尿病或糖耐量下降的患者在应用糖皮质激素后常出现血糖进一步升高，需要重新调整降糖药物。原来糖代谢正常者因使用糖皮质激素而出现的糖尿病被称作类固醇性糖尿病，停药后部分患者能恢复正常。因使用糖皮质激素而出现糖尿病是后续发生心血管疾病的确定危险因素[33]。

（三）骨质疏松

糖皮质激素导致骨质疏松的主要机制包括[2,3,34]：① 抑制成骨细胞增生，促进其凋亡，从而抑制新骨的形成；② 抑制成骨细胞胶原Ⅰ基因的表达，促进胶原酶3的表达以分解胶原Ⅰ和Ⅱ，导致骨基质减少；③ 促进破骨细胞分化并靠近骨表面；④ 减少肠道钙吸收，促进肾脏钙排泄。在激素导致的骨质疏松中，骨中的矿物质流失分为两期：在使用激素的第一年内，骨质快速流失达6% ~ 12%，随后进入缓慢期，每年流失约3%[35]。但是75%的骨折都发生在激素使用的前3个月内，说明导致骨折的原因并不仅是骨质疏松，激素对于骨质还有直接的副作用[36]。在一个回顾性的队列研究中，一百万名18岁以上使用口服糖皮质激素治疗的患者中，大约25%的人出现了骨质疏松[37]。几个大规模的对照研究均发现了骨折的风险与激素的用量呈现剂量依赖性。每日使用泼尼松2.5 ~ 7.5mg时，骨折的风险就开始升高；如果持续使用泼尼松10mg/d超过90天，髋部骨折的风险增加7.0，而脊柱骨折的风险增加17.0[38]。发生骨折的高危因素包括：老年人、消瘦（BMI<24kg/m^2）、有基础疾病（类风湿关节炎、风湿性多肌痛、炎症性肠病、慢性肺病、移植）、有骨折的既往病史或家族史、吸烟、酗酒、糖皮质激素受体高敏感型、11β-HSD_1高表达、使用大剂量糖皮质激素和骨质疏松。所有的骨折风险在停止治疗后迅速下降[34]。2010年美国风湿病学会建议[39]：在开始激素治疗前，应检测患者的25羟维生素D、血肌酐和血钙水平。口服相当于≥7.5mg/d的泼尼松超过3个月的患者，每年应检查一次骨密度和脊柱X线平片。在随访过程中应询问患者有无髋关节疼痛，可疑者应及时行CT或MRI检查。

（四）心血管系统的副作用

慢性肾脏病的患者心血管疾病的风险增加，其中使用糖皮质激素所导致的心血管系统副作用是原因之一。糖皮质激素可引起高脂血症，增加动脉粥样硬化的发生。在一组大规模的人群调查中[40]，6.8万人使用糖皮质激素，对比不使用激素的8.2万人，结果发现，超过相当于每日口服7.5mg泼尼松的剂量，可使心力衰竭、心肌梗死以及各种原因的总体死亡的相对危险度分别达到3.72、3.26和7.41。连续使用糖皮质激素超过6个月也是心血管疾病的独立的危险因素。在系统性红斑狼疮的队列研究中也发现，泼尼松龙的累积剂量与颈动脉斑块的出现密切相关[41]，此外，累积大剂量的糖皮质激素是出现有症状的冠状动脉疾病的预测因素[42-45]。

在糖皮质激素使用者中高血压的副作用比较常见，对于控制不理想的重度高血压患者，应避免使用大剂量糖皮质激素冲击；若使用糖皮质激素后，出现高血压或原有高血压患者血压升高，应注意使用并调整降血压药物。糖皮质激素可以使肾脏重吸收水钠增加，尿量减少，导致机体的水钠潴留，是此类高血压的主要原因，因此，适当加用利尿剂常可以起到良好的效果。

（五）消化系统的副作用

糖皮质激素可增加胃炎、消化性溃疡、上消化道出血的发生，与非甾体抗炎药合用发生率明显增加[46]。在大剂量冲击治疗期间，应注意观察患者的消化道症状、定期检测便潜血。

（六）肌肉的副作用

糖皮质激素可导致肌病，易出现在老年人及负氮平衡的患者中，典型表现为四肢近端肌肉进行性的乏力、萎缩、肌痛，下肢常比上肢表现重[47,48]。多数患者由于症状不突出而易被忽视。血清肌酶检测正常或略降低，肌电图也大多正常，肌肉活检仅见肌纤维萎缩，没有炎症性病变。氟化的品种（地塞米松、倍他米松、曲安奈德）更易发生肌病[49]。一旦出现较严重的肌病，应停用糖皮质激素，若原有疾病的治疗不允许停药，应尽可能将剂量减到最低，同时改善患者的蛋白质营养状态。通常在激素停用或减量后数周到数月后，患者的症状才会逐渐好转。

（七）肾上腺皮质功能不全

糖皮质激素能抑制下丘脑-垂体-肾上腺轴，导致肾上腺皮质分泌内源性激素减少。长期大量使用糖皮质激素的患者，若突然停药，可以出现肾上腺皮质功能不全的表现，甚至危象[50-53]。以下患者容易出现肾上腺皮质功能不全：① 口服相当于20mg/d以上剂量的泼尼松3周以上；② 晚上服药者；③ 已出现Cushing面容者。因此，为防止肾上腺皮质功能不全的出现，糖皮质激素应缓慢减量，特别是在泼尼松减至5mg/d以下时，应注意观察患者的表现，可测定血中皮质醇浓度或者做ACTH刺激试验，若肾上腺皮质功能良好，则可进一步缓慢减药直至停药。

（八）其他副作用[1]

皮肤及软组织的副作用，包括：痤疮、紫纹、皮肤变薄、伤口愈合延缓、脱发、多毛、鳞癌、日光性紫癜，Cushing外貌（满月脸、水牛背）等。眼的副作用，包括：白内障、青光眼（有家族史者较多见）、突眼（罕见）、中心性浆液性脉络膜视网膜病变（罕见）。白内障、青光眼患者禁用糖皮质激素，使用中若出现这些副作用应停药。中枢神经系统的副作用，包括：失眠、欣快感、焦躁，极少数患者可以出现抑郁。精神症状较重的患者应停用糖皮质激素。狼疮性肾炎的患者使用糖皮质激素可能出现精神症状，需要与狼疮性脑病鉴别。血液系统的副作用，白细胞增多主要是靠近血管内皮的中性粒细胞更多地进入循环中，对患者没有影响，但有时易掩盖感染引起的白细胞升高，耽误诊断。生殖系统的副作用，大剂量的糖皮质激素可造成月经不调、男性及女性生育能力下降，可能与影响性激素分泌有关。过敏反应，包括极为罕见的速发型过敏反应和相对略多的迟发型过敏反应。前者见于静脉注射糖皮质激素，表现为荨麻疹、血管神经性水肿、气管痉挛，甚至休克。由于糖皮质激素通常被用作抗过敏药物，因此在发生急性过敏时，本药易被忽视而导致严重后果。迟发型过敏反应出现在静脉、口服、局部涂药2天以上，主要表现为红色斑疹，停用或改用其他类型的糖皮质激素后可能缓解。此外，糖皮质激素的副作用还包括儿童生长发育迟缓、低钾血症、影响疫苗接种效果、抑制各种皮肤测试（药物过敏测试、PPD等）、抑制促甲状腺激素分泌及甲状腺素T4转换为T3等。

二、副作用的防治措施

对于上述使用糖皮质激素所产生的副作用，应积极制订策略来防止或减少其发生，或者给予纠正，从而尽可能减少患者使用激素治疗的风险。根据疾病的不同以及个体差异，策略也会有变化。其中首要的策略就是减少激素的总用量。例如，在微小病变以及部分FSGS的患者中，可以采用泼尼松隔日服药的方法，来替代传统的每日给药疗法。隔日服用糖皮质激素对于下丘脑-垂体-肾上腺轴的抑制作用相对较小，因此可以减少激素的毒副作用。另一个办法是通过缩短疗程或者快速减量来达到减少激素总用量的目，这种方法是在血管炎的治疗中发展出来的（PEXIVAS研究）。在此方案中，通常需要使用一种非类固醇激素的免疫抑制剂，从而减少糖皮质激素的用量。这些免疫抑制剂包括口服或静脉应用的环磷酰胺、硫唑嘌呤、以及最近研究的吗替麦考酚酯（MMF）。使用这些免疫抑制剂，可以缩短初始治疗时足量激素的疗程，可以减少维持治疗时的激素剂量，也可以使诱导缓解治疗中激素的减量速度加快。使用免疫抑制剂的另一个优势在于其能够维持疾病的缓解状态。在反复复发的儿童微小病变的患者中使用短时间的环磷酰胺治疗，就是一个很好的例子。

除了尽可能减少激素的总用量以外，还应注意预防和减少糖皮质激素治疗所产生的副作用。成人每日应用糖皮质激素0.5 ~ 1mg/kg，预计将会持续8 ~ 12周以上者，就应在患者使用激素期间，给予维生素D 1 000U/d联合元素钙1 000mg/d进行预防性治疗[39]。对于有骨折的高危因素的患者，只要接受激素治疗，无论剂量和时间，均应给予预防性治疗。如果患者已经发生了激素导致的骨质疏松，二膦酸盐是一线的治疗选择。随机双盲安慰剂对照的临床试验[54-57]已经证实，阿仑膦酸钠和利塞膦酸钠能够增加骨密度，并且使激素所致的脊柱骨折的相对危险度下降40%。此外，防治激素副作用的预防性用药策略还包括使用抗生素，例如用甲氧苄啶-磺胺甲基异噁唑预防伊氏肺孢子虫肺炎[58-60]。在高危人群中使用多种免疫抑制剂治疗时，应该使用抗病毒药物，例如伐昔洛韦，预防巨细胞病毒感染，这一策略在实体器官移植领域非常有效[61]。

第六节　在肾脏病中的应用

糖皮质激素是肾脏病治疗中的常用药物，其使用方法在有关章节中已予以详细介绍，在这里仅重点强调其在肾脏病治疗中应予以特别关注的几个问题。

1. 在肾脏病治疗中，不应宽泛地使用糖皮质激素，而应该严格地掌握其适应证。对于已有高水平RCT研究结果证实其疗效的病种，应严格按照其推荐的使用原则并结合患者的实际情况予以用药。对于没有确切的循证医学证据证明其有效的病种，若在理论上或小样本的临床观察中显示它可能有效，可在严密观察下试用，若证实效果不好，则应尽快减量直至停用。对于没有使用依据的病种，则坚决不应选用。

2. 在应用糖皮质激素的过程中，应注意结合患者的具体情况选择恰当的药物种类及剂型，在同时使用多种药物时应注意药物间的相互影响，严密监测其副作用，并积极采取防治措施。

3. 导致糖皮质激素在肾脏病治疗中效果不理想的原因很多，应结合患者的具体情况仔细查找。常需要考虑的因素有：① 存在影响糖皮质激素疗效的合并症，如：感染（有时很隐匿）；② 肾病综合征重度水肿的患者，胃肠道的消化、吸收功能常有明显减退，口服糖皮质激素的生物利用度明显降低，使得实际剂量不足，此时应在一段时间内改用静脉制剂；③ 肝功能异常的患者不应选用需要肝脏活化的种类，如：可的松、泼尼松；④ 是否同时使用了降低糖皮质激素药物浓度的其他药物；⑤ 患者本身的肾病类型对糖皮质激素反应差；⑥ 患者本身具有糖皮质激素抵抗的体质，如：11β-HSD、CRα、CRβ异常，可以是家族性的，也可呈散发性的。

（崔　昭）

参考文献

1. STEWARD PM. Adrenal Cortex and Endocrine Hypertension.// LARSEN PR, KRONENBERG HM, MELMED S, et al. Williams Textbook of Endocrinology. 10th ed. St. Louis: W. B. Saunders, 2003: 491-586.
2. BUTTGEREIT F, SAAG KG, CUTOLO M, et al. The molecular basis for the effectiveness, toxicity, and resistance to glucocorticoids: focus on the treatment of rheumatoid arthritis. Scand J Rheumatol, 2005, 34(1):14-21.
3. YUDT MR, CIDLOWSKI JA. The glucocorticoid receptor: coding a diversity of proteins and responses

through a single gene. Mol Endocrinol, 2002, 16(8):1719-1726.

4. RASHID S, LEWIS GF. The mechanisms of differential glucocorticoid and mineralocorticoid action in the brain and peripheral tissues. Clin Biochem, 2005, 38(5):401-409.
5. CATTRAN DC, REICH HN. Overview of Therapy for Glomerular Disease.//BRENNER BM, RECTOR JR FC. The Kidney. 9th ed. Philadelphia: Saunders WB, 2012:1284-1286.
6. RHEN T, CIDLOWSKI JA. Antiinflammatory action of glucocorticoids–new mechanisms for old drugs. N Engl J Med, 2005, 353(16):1711-1723.
7. SCHEINMAN RI, COGSWELL PC, LOFQUIST AK, et al. Role of transcriptional activation of I kappa B alpha in mediation of immunosuppression by glucocorticoids. Science, 1995, 270(5234): 283-286.
8. AUPHAN N, DIDONATO JA, ROSETTE C, et al. Immunosuppression by glucocorticoids: inhibition of NF-kappa B activity through induction of I kappa B synthesis. Science, 1995, 270(5234): 286-290.
9. czock d, keller f, rasche fm, et al. Pharmacokinetics and pharmacodynamics of systemically administered glucocorticoids. Clin Pharmacokinet, 2005, 44(1):61-98.
10. CATTRAN DC, REICH HN. Overview of Therapy for Glomerular Disease.//BRENNER BM. The Kidney. 9th ed. Philadelphia: Elsevier/Saunders, 2012:1278-1296.
11. The primary nephrotic syndrome in children. Identification of patients with minimal change nephrotic syndrome from initial response to prednisone. A report of the International Study of Kidney Disease in Children. J Pediatr, 1981, 98(4):561-564.
12. RYDEL JJ, KORBET SM, BOROK RZ, et al. Focal segmental glomerular sclerosis in adults: presentation, course, and response to treatment. Am J Kidney Dis, 1995, 25(4): 534-542.
13. CATTRAN DC, RAO P. Long-term outcome in children and adults with classic focal segmental glomerulosclerosis. Am J Kidney Dis, 1998, 32(1): 72-79.
14. PEI Y, CATTRAN D, DELMORE T, et al. Evidence suggesting under-treatment in adults with idiopathic focal segmental glomerulosclerosis. Regional Glomerulonephritis Registry Study. Am J Med, 1987, 82(5): 938-944.
15. KITIYAKARA C, EGGERS P, KOPP JB. Twenty-one-year trend in ESRD due to focal segmental glomerulosclerosis in the United States. Am J Kidney Dis, 2004, 44(5): 815-825.
16. CATTRAN DC. Outcomes research in glomerulonephritis. SeminNephrol, 2003, 23(4): 340-354.
17. CATTRAN DC, DELMORE T, ROSCOE J, et al. A randomized controlled trial of prednisone in patients with idiopathic membranous nephropathy. N Engl J Med, 1989, 320(4):210-215.
18. TROYANOV S, WALL CA, MILLER JA, et al. Focal and segmental glomerulosclerosis: definition and relevance of a partial remission. J Am Soc Nephrol, 2005, 16(4):1061-1068.
19. CAMERON JS. Proteinuria and progression in human glomerular diseases. Am J Nephrol, 1990, 10(Suppl 1): 81-87.
20. PONTICELLI C, ZUCCHELLI P, PASSERINI P, et al. Methylprednisolone plus chlorambucil as compared with methylprednisolone alone for the treatment of idiopathic membranous nephropathy. The Italian Idiopathic Membranous Nephropathy Treatment Study Group. N Engl J Med, 1992, 327(9): 599-603.
21. PONTICELLI C, ZUCCHELLI P, PASSERINI P, et al. A randomized trial of methylprednisolone and chlorambucil in idiopathic membranous nephropathy. N Engl J Med, 1989, 320(1):8-13.
22. JHA V, GANGULI A, SAHA TK, et al. A randomized, controlled trial of steroids and cyclophosphamide in adults with nephrotic syndrome caused by idiopathic membranous nephropathy. J Am Soc Nephrol, 2007, 18(6):1899-1904.
23. DU BUF-VEREIJKEN PW, BRANTEN AJ, WETZELS JF. Cytotoxic therapy for membranous nephropathy and renal insufficiency: improved renal survival but high relapse rate. Nephrol Dial Transplant, 2004, 19(5):1142-1148.
24. DU BUF-VEREIJKEN PW, WETZELS JF. Efficacy of a second course of immunosuppressive therapy in patients with membranous nephropathy and persistent or relapsing disease activity. Nephrol Dial Transplant, 2004, 19(8): 2036-2043.
25. CATTRAN DC, ALEXOPOULOS E, HEERING P, et al. Cyclosporin in idiopathic glomerular disease

associated with the nephroticsyndrome : workshop recommendations. Kidney Int, 2007, 72(12):1429-1447.

26. POZZI C, ANDRULLI S, DEL VECCHIO L, et al. Corticosteroid effectiveness in IgA nephropathy: long-term results of a randomized, controlled trial. J Am Soc Nephrol, 2004, 15(1):157-163.

27. POZZI C, BOLASCO PG, FOGAZZI GB, et al. Corticosteroids in IgA nephropathy: a randomised controlled trial. Lancet, 1999, 353(9156): 883-887.

28. REICH HN, TROYANOV S, SCHOLEY JW, et al. Remission of proteinuria improves prognosis in IgA nephropathy. J Am Soc Nephrol, 2007, 18(12): 3177-3183.

29. STUCK AE, MINDER CE, FREY FJ. Risk of infectious complications in patients taking glucoglucocorticoids. Rev Infect Dis, 1989, 11(6): 954-963.

30. OLEFSKY JM. Effect of dexamethasone on insulin binding, glucose transport, and glucose oxidation of isolated rat adipocytes. J Clin Invest, 1975, 56(6): 1499-1508.

31. PHAM PT, PHAM PC, LIPSHUTZ GS, et al. New onset diabetes mellitus after solid organ transplantation. Endocrinol Metab Clin North Am, 2007, 36(4):873-890.

32. CRUTCHLOW MF, BLOOM RD. Transplant-associated hyperglycemia: a new look at an old problem. Clin J Am SocNephrol, 2007, 2(2): 343-355.

33. Expert Committee on the Diagnosis and Classification of Diabetes Mellitus. Report of the Expert Committee on the Diagnosis and Classification of Diabetes Mellitus. Diabetes Care, 2003, 26(suppl): S5-S20.

34. WEINSTEIN RS. Clinical practice. Glucocorticoid-induced bone disease. N Engl J Med, 2011, 365(1):62-70.

35. LOCASCIO V, BONUCCI E, IMBIMBO B, et al. Bone loss in response to long-term glucocorticoid therapy. Bone Miner, 1990, 8(1): 39-51.

36. VAN STAA TP, LAAN RF, BARTON IP, et al. Bone density threshold and other predictors of vertebral fracture in patients receiving oral glucocorticoid therapy. Arthritis Rheum, 2003, 48(11):3224-3229.

37. VAN STAA TP, LEUFKENS HG, ABENHAIM L, et al. Use of oral corticosteroids and risk of fractures. J Bone Miner Res, 2000, 15(6): 993-1000.

38. STEINBUCH M, YOUKET TE, COHEN S. Oral glucocorticoid use is associated with an increased risk of fracture. Osteoporos Int, 2004, 15(4): 323-328.

39. GROSSMAN JM, GORDON R, RANGANATH VK, et al. American College of Rheumatology 2010 recommendations for the prevention and treatment of glucocorticoid-induced osteoporosis. Arthritis Care Res (Hoboken), 2010, 62(11):1515-1526.

40. WEI L, MACDONALD TM, WALKER BR. Taking glucocorticoids by prescription is associated with subsequent cardiovascular disease. Ann Intern Med, 2004, 141(10):764-770.

41. DORIA A, SHOENFELD Y, WU R, et al. Risk factors for subclinical atherosclerosis in a prospective cohort of patients with systemic lupus erythematosus. Ann Rheum Dis, 2003, 62(11): 1071-1077.

42. SVENUNGSSON E, JENSEN-URSTAD K, HEIMBURGER M, et al. Risk factors for cardiovascular disease in systemic lupus erythematosus. Circulation, 2001, 104(16): 1887-1893.

43. PETRI M, PEREZ-GUTTHANN S, SPENCE D, et al. Risk factors for coronary artery disease in patients with systemic lupus erythematosus. Am J Med, 1992, 93(5): 513-519.

44. GLADMAN DD, UROWITZ MB. Morbidity in systemic lupus erythematosus. J Rheumatol Suppl, 1987, 14 (suppl 13): 223-226.

45. MANZI S, MEILAHN EN, RAIRIE JE, et al. Age-specific incidence rates of myocardial infarction and angina in women with systemic lupus erythematosus: comparison with the Framingham Study. Am J Epidemiol, 1997, 145:408-415.

46. GABRIEL SE, JAAKKIMAINEN L, BOMBARDIER C. Risk for serious gastrointestinal complications related to use of nonsteroidal anti-inflammatory drugs. Ann Intern Med, 1991, 115(10): 787-796.

47. BOWYER SL, LAMOTHE MP, HOLLISTER JR. Steroid myopathy: Incidence and detection in a population with asthma. J Allergy Clin Immunol, 1985, 76(2 Pt 1): 234-242.

48. BATCHELOR TT, TAYLOR LP, THALER HT, et al. Steroid myopathy in cancer patients. Neurology, 1997, 48(5): 1234-1238.

49. OWCZAREK J, JASINSKA M, ORSZULAK-MICHALAK D. Drug-induced myopathies. An overview of the possible mechanisms. Pharmacol Rep, 2005, 57(1): 23-34.

50. KRASNER AS. Glucocorticoid-induced adrenal insufficiency. JAMA, 1999, 282(7): 671-676.

51. RICHTER B, NEISES G, CLAR C. Glucocorticoid withdrawal schemes in chronic medical disorders. A systematic review. Endocrinol Metab Clin North Am, 2002, 31(3): 751-778.

52. MURIETTA-AGUTTES M, MICHELEN V, LEYNADIER F, et al. Systemic allergic reactions to corticosteroids. J Asthma, 1991, 28(5): 329-339.

53. REINHOLD K, SCHNEIDER L, HUNZELMANN N, et al. Delayed-type allergy to systemic corticosteroids. Allergy. 2000, 55(11): 1095-1096.

54. ADLER RA, CURTIS JR, SAAG K, et al. Glucocorticoid-induced osteoporosis.// MARCUS R, FELDMAN D, NELSEN DA, et al. Osteoporosis. 3rd ed. San Diego, CA: Elsevier-Academic Press, 2008:1135-1166.

55. DEVOGELAER JP, GOEMAERE S, BOONEN S, et al. Evidence-based guidelines for the prevention and treatment of glucocorticoid-induced osteoporosis: a consensus document of the Belgian Bone Club. Osteoporos Int, 2006, 17(1): 8-19.

56. ADACHI JD, SAAG KG, DELMAS PD, et al. Two-year effects of alendronate on bone mineral density and vertebral fracture in patients receiving glucocorticoids: a randomized, double-blind, placebo-controlled extension trial. Arthritis Rheum, 2001, 44(1): 202-211.

57. REID DM, HUGHES RA, LAAN RF, et al. Efficacy and safety of daily risedronate in the treatment of corticosteroid-induced osteoporosis in men and women: a randomized trial. J Bone Miner Res, 2000, 15(6): 1006-1013.

58. YALE SH, LIMPER AH. Pneumocystis carinii pneumonia in patients without acquired immunodeficiency syndrome: associated illness and prior corticosteroid therapy. Mayo Clin Proc, 1996, 71(1): 5-13.

59. SEPKOWITZ KA, BROWN AE, TELZAK EE, et al. Pneumocystis carinii pneumonia among patients without AIDS at a cancer hospital. JAMA, 1992, 267(6): 832-837.

60. LV J, ZHANG H, CUI Z, et al. Delayed severe pneumonia in mycophenolatemofetil-treated patients with IgA nephropathy. Nephrol Dial Transplant, 2008, 23(9): 2868-2872.

61. LOWANCE D, NEUMAYER HH, LEGENDRE CM, et al. Valacyclovir for the prevention of cytomegalovirus disease after renal transplantation. International Valacyclovir Cytomegalovirus Prophylaxis Transplantation Study Group. N Engl J Med, 1999, 340(19): 1462-1470.

第三章
免疫抑制剂

近年来，各种免疫抑制剂具有免疫调节作用药物的应用进展迅速。随着器官移植的进展，新的药物不断出现并逐渐开始应用到肾脏病领域。本章主要简单阐述目前常用的免疫抑制剂和免疫调节剂的药理学、药代动力学、不良反应及其在肾脏疾病中的临床应用，其中包括环磷酰胺、苯丁酸氮芥、硫唑嘌呤、来氟米特、甲氨蝶呤、吗替麦考酚酯、钙调蛋白抑制剂等。

第一节　硫唑嘌呤和6-巯基嘌呤

6-巯基嘌呤（6-mercaptopurine）最早于1940年开始应用，现已经被其前体药物硫唑嘌呤（azathioprine）所替代。硫唑嘌呤由George Herbert Hitchings和Gertrude Elion在1957年首次合成，1962年首次应用于肾移植的抗排异治疗[1,2]，20世纪60年代年开始用于类风湿关节炎[3]，并于1981年得到美国FDA的批准用于治疗类风湿关节炎。目前主要用于器官移植和部分免疫炎症性疾病。

一、药理作用

硫唑嘌呤是6-巯基嘌呤的甲硝唑取代衍生物，为嘌呤类抗代谢物，是巯嘌呤的衍生物，在体内迅速分解为巯嘌呤而发挥代谢作用。巯嘌呤在体内被转化为硫代肌苷酸，后者竞争性抑制肌苷酸转变为腺苷酸和尿苷酸，干扰嘌呤代谢，阻碍DNA合成，从而抑制淋巴细胞增殖，阻止抗原敏感淋巴细胞转化为免疫母细胞。对细胞免疫的抑制作用强于对体液免疫的抑制作用。体外试验时，本品抑制T-依赖抗原的免疫反应所需浓度较抑制非T-依赖性抗原的免疫反应低100倍。本品可显著抑制迟发型过敏反应和宿主抗移植物反应，也可抑制抗体生成，但抑制IgG生成的作用强于抑制IgM生成。对初次免疫应答反应作用显著，对再次免疫应答反应即使极大剂量也不能完全抑制。本品主要作用于免疫反应的诱导期。

二、药代动力学特点

硫唑嘌呤口服后在肠道吸收迅速且完全，肠道吸收率约88%。口服生物利用度个体间差异较大，为60%±31%，广泛分布于全身各组织，但不易进入脑内，约30%与血浆蛋白相结合。服药1小时血药浓度达到峰值，血浆半衰期为3 ～ 4小时。硫唑嘌呤是一种前体药物，它在体内被转化为具有活性的6-巯基嘌呤，这一过程是通过肠壁、肝脏和红血细胞内含有巯基的谷胱甘肽及其类似物对硫醚的还原裂解而实现的。绝大多数硫唑嘌呤以6-硫尿酸形式从肾脏排出，约10%以原形从肝脏排泄。如果黄嘌呤氧化酶活性下降如应用别嘌醇，或酶缺乏如Lesch-Myhan综合征和硫嘌呤甲基转移酶缺乏（thiopurine methyltransferase deficiency）均可大量增加硫唑嘌呤代谢产物而蓄积中毒。

三、不良反应

硫唑嘌呤的不良反应发生率不高，常见的不良反应包括胃肠道症状、骨髓抑制、肝功能异常以及感染等。

胃肠道反应是最常见硫唑嘌呤最常见的不良反应，有报道可高达60%[4]，包括恶心、呕吐、腹痛、腹泻等，分次服药或饭后服药可以减轻上述症状。肝毒性包括胆汁淤积、肝性紫癜、肝窦周间隙纤维化（disse space fibrosis）、静脉闭塞性疾病和结节性再生性增生（nodular regenerative hyperplasia）等。在克罗恩病中应用硫唑嘌呤者，有发生急性胰腺炎的报道[5]。

骨髓抑制常见且可较为严重。该副作用为剂量依赖性，减量或停药可恢复。骨髓内三系均可受累，但以白细胞减少更常见，应注意的是药物疗效与白细胞减少的程度不相关。此外还可见嗜酸性粒细胞计数升高、贫血（再生障碍性贫血、巨幼细胞性贫血、红细胞再生障碍性贫血）和白细胞升高。硫唑嘌呤引起的白细胞减少可增加感染机会，除一般致病微生物以外，还可见巨细胞病毒、单纯疱疹病毒和人类乳头瘤病毒感染。因此在应用硫唑嘌呤期间应定期检测血象。硫嘌呤S-甲基转移酶（TPMT）是硫唑嘌呤代谢过程中的重要酶之一，TPMT基因多态性可能导致甲基化降低和6-巯基嘌呤MP失活减少，其发生率约0.25%，它可以引起严重的骨髓抑制。可以测定红细胞中TPMT的水平或进行TPMT基因测试避免这种并发症[6-8]。

有报道硫唑嘌呤具有致癌的可能[9,10]。特别是在移植患者中，使用免疫抑制药物包括硫唑嘌呤者皮肤癌发生明显率增加；硫唑嘌呤导致患者DNA中6-硫代鸟嘌呤（6-TG）的蓄积，当患者后暴露于紫外光时，这可能会引发癌症，此外患者服用硫唑嘌呤后可以出现对紫外线A的过敏认为是异常敏感的UVA光[11]。

很多药物可影响硫唑嘌呤的代谢，最典型的是其他嘌呤类似物如别嘌醇抑制黄嘌呤氧化酶，后者是分解硫唑嘌呤的酶，从而增加硫唑嘌呤的毒性，可以导致严重的骨髓抑制。硫唑嘌呤与血管紧张素转换酶抑制剂（ACEI）合用可增加白细胞减少和贫血的危险，与华法林合用可降低后者疗效[12-16]。硫唑嘌呤还可以干扰维生素B的代谢，导致维生素B_3和维生素B_{12}的缺乏[17,18]。

四、给药原则

硫唑嘌呤可静脉用药也可口服用药。器官移植患者一般于移植后24小时内给药，静脉注射的起始剂量为3 ~ 5mg/（kg · d），如系口服则应及早给药，维持量为1 ~ 5mg/（kg · d）。对于自身免疫性疾病，起始剂量1mg/（kg · d），然后每4周增加0.5mg/（kg · d），理想的有效剂量为2 ~ 2.5mg/（kg · d）。患者肾小球滤过率（GFR）>50ml/（min · 1.73m^2）者不需调整剂量；而GFR在10 ~ 50ml/（min · 1.73m^2）之间则应用正常剂量的75%；GFR<10ml/（min · 1.73m^2）者剂量减半。硫唑嘌呤不应与烷化剂合用，不然可增加血液系统严重副作用和增加恶性肿瘤发生的危险。由于尚无明确致畸作用的证据，考虑到收益与风险的比率，在有选择的妊娠患者中可安全使用硫唑嘌呤。治疗期间监测血常规和肝功能，如白细胞<3.0×10^9/L则应停药。

五、疗效

硫唑嘌呤可以用于移植后的抗排异治疗、各种自身免疫性疾病包括类风湿关节炎、天疱疮、系统性红斑狼疮、白塞病、自身免疫性肝炎以及小血管炎等，在炎症性肠疾病（如克罗恩病和溃疡性结肠炎）和多发性硬化中使用硫唑嘌呤有利于减少糖皮质激素的使用[1,19]。

在肾脏病领域，硫唑嘌呤尤其适用于系统性红斑狼疮和抗中性粒细胞胞质抗体（ANCA）相关小血管炎的维持缓解治疗。

在ANCA相关小血管炎中，硫唑嘌呤1 ~ 2mg/（kg · d）是在维持缓解治疗阶段能够替代环磷酰胺证据最强的药物（1B），其证据主要来自欧洲血管炎研究组的CYCAZAREM研究，应用硫唑嘌呤可以替代环磷酰胺用于系统性小血管炎的维持缓解治疗，随访18个月，两组患者的复发率没有显著性差别[20]。

在经糖皮质激素和环磷酰胺诱导治疗缓解的狼疮性肾炎中，硫唑嘌呤可用于维持期治疗[21,22]。虽然近年来硫唑嘌呤有被另一个作用更为特异、副作用更少的嘌呤合成抑制剂——吗替麦考酚酯所取代的趋势[23-25]，但最近一项荟萃分析显示，硫唑嘌呤用于狼疮性肾炎维持缓解治疗的效果并不逊于吗替麦考酚酯[26]。

第二节　环磷酰胺和苯丁酸氮芥

环磷酰胺及相关氮芥衍生烷化剂异环磷酰胺是由Norbert Brock的研究组开发，第一个临床试验发表在20世纪50年代末，1959年获得FDA的批准[27,28]。20世纪60年代环磷酰胺和苯丁酸氮芥开始用于治疗血管炎、类风湿关节炎和系统性红斑狼疮[29]。

一、药理作用

环磷酰胺和苯丁酸氮芥都属于烷化剂，进入体内可分别迅速转化为活性代谢产物磷酸酰胺氮芥（phosphoramide mustard）和苯乙酸氮芥（phenylacetic acid mustard）并主要通过与DNA交联，少数与RNA交联而破坏细胞的转录与翻译过程。环磷酰胺又名环磷氮芥，它主要通过杀伤多种免疫细胞而抑制机体的免疫功能。它能抑制初次和再次体液和细胞免疫应答、迟发型超敏反应和组织排斥反应和移植物抗宿主反应。环磷酰胺能选择性杀伤抗原敏感淋巴细胞，抑制其转化为淋巴母细胞，杀伤增殖期淋巴细胞，而且能影响某些静止细胞，故使循环中淋巴细胞数减少。B细胞对环磷酰胺可能较T细胞敏感，T细胞不同亚群对其敏感性不同；环磷酰胺亦可以明显抑制天然杀伤细胞的功能。

二、药代动力学特点

环磷酰胺既可以口服也可以静脉给药。口服环磷酰胺迅速地被吸收，生物利用度约75%，然后通过混合功能氧化酶（细胞色素P450系统）在肝脏中进行活性代谢转化[30]，其主要活性代谢产物是4-羟环磷酰胺（4-hydroxycyclophosphamide），它与其互变异构体醛磷酰胺（aldophosphamide）平衡共存。大部分醛膦酰胺通过酶醛脱氢酶（aldehyde dehydrogenase，ALDH）氧化为羰基环磷酰胺（carboxycyclophosphamide）。醛磷酰胺的一小部分自由扩散进入细胞，分解为磷酰胺氮芥和丙烯醛[31]。约95%的环磷酰胺从肾脏清除，丙烯醛也从肾脏清除并与环磷酰胺引起的膀胱毒性有关。影响肝微粒体酶活性的药物（例如酒精、巴比妥类、利福平或苯妥英等）可能会导致加速环磷酰胺代谢成其活性代谢物，增加药物的药理学和毒性作用；相反，抑制肝微粒体酶的药物（如三环类抗抑郁药或别嘌醇）可能减慢环磷酰胺转化成它的代谢产物，从而降低疗效和毒性作用[32,33]。

苯丁酸氮芥为口服给药，生物利用度超过80%。一旦吸收则被转化为活性代谢产物苯丁酸氮芥，约24小时内从肾脏清除。

三、不良反应

环磷酰胺的不良反应包括脱发、消化道反应、肝功损害、骨髓抑制、性腺抑制、出血性膀胱炎和诱发肿瘤等。

消化系统最常见的不良反应是恶心、呕吐、腹痛和腹泻等。肝功能异常可能是由于环磷酰胺的主要代谢物丙烯醛对肝脏的毒性作用造成，引起肝细胞坏死，表现为转氨酶的升高，病理有肝小叶中心充血。

出血性膀胱炎和诱发移行上皮肿瘤是应用环磷酰胺治疗的严重的合并症。在Talar-Williams等的一项应用环磷酰胺治疗肉芽肿性多血管炎的145例患者的研究中，10年内膀胱癌的发生率为5%，15年内为16%[34]。环磷酰胺对膀胱上皮细胞的毒性作用主要是其代谢产物丙烯醛所导致的，充分水化可以减轻这一毒性作用，此外，应用静脉冲击环磷酰胺可应用巯乙磺酸钠（2-mercaptoethanesulfonate，MESNA），后者可以提供巯基以结合丙烯醛，从而中和丙烯醛的毒性[28,35]。治疗期间需要定期监测尿常规，当发生的非肾小球源性血尿均应行膀胱镜检查除外膀胱肿瘤。

骨髓抑制常见且呈剂量依赖性，多在静脉冲击后7 ~ 14天发生。相对于每日口服环磷酰胺，每月冲击治疗者骨髓抑制发生率低，这可能是由于后者累积剂量较小的缘故。骨髓抑制使患者易于各种感染。应用环磷酰胺的患者应经常监测血常规，白细胞计数$<3\times10^9/L$就应减小剂量。但目前的研究显示，应用糖皮质激素和环磷酰胺治疗的患者，相对于白细胞减少，发生感染的风险与外周血淋巴细胞减少的关系更为密切，因此除了需要监测外周血白细胞总数之外，监测外周血淋巴细胞计数更为重要[36,37]。对于应用环磷酰胺治疗小血管炎的患者，建议使用复方新诺明（磺胺甲噁唑与甲氧苄啶的复合制剂）预防卡氏肺孢子虫的感染。

性腺功能抑制比较常见，且在男性和女性中都可以发生，其发生率随着年龄的增大和环磷酰胺累积剂量的增加而增加。有研究显示，在应用静脉冲击环磷酰胺的女性患者中，当环磷酰胺的累积剂量达到$5g/m^2$时，半数患者会发生闭经，当环磷酰胺的累积剂量达到$12g/m^2$时，这个比例则上升到90%[38]。对育龄妇女使用醋酸亮丙瑞林可减少环磷酰胺造成的过早绝经和不孕的风险[39]。

苯丁酸氮芥与环磷酰胺的副作用相似，但苯丁酸氮芥没有膀胱毒性，苯丁酸氮芥诱发血液系统恶性肿瘤、特别是急性髓细胞白血病的发生率高于环磷酰胺。

四、给药原则

根据不同疾病和患者的个体情况，环磷酰胺可以采用间断静脉滴注或每日口服的方法给药。每日口服的剂量为50 ~ 150mg/d，间断静脉滴注的剂量一般为每月0.5 ~ $0.8mg/m^2$。相对于每日口服环磷酰胺，间断静脉滴注环磷酰胺较少发生骨髓抑制、感染和出血性膀胱炎，但胃肠道症状较重。肾功能不全的患者应减少环磷酰胺的用量。GFR在10 ~ 50ml/(min·$1.73m^2$)时应减量至正常剂量的75%；GFR<10 ~ 50ml/(min·$1.73m^2$)时则剂量减半。透析的患者其静脉冲击剂量为$500mg/m^2$，并建议在用药后12小时血液透析。

苯丁酸氮芥口服的起始剂量为0.1 ~ 0.2mg/（kg·d），治疗过程中应根据毒副作用和疗效尽量应用较低的剂量。最低有效剂量应将白细胞维持在（3.0 ~ 4.0）$\times10^9/L$。

五、疗效

苯丁酸氮芥可以用于系统性红斑狼疮、小血管炎以及膜性肾病的治疗。Ponticelli等应用甲泼尼龙联合苯丁酸氮芥治疗膜性肾病（称为“意大利方案”），其疗效优于单纯对症治疗，与甲泼尼龙联合环磷酰胺的疗效相仿[40,41]。但由于苯丁酸氮芥具有导致血液系统恶性肿瘤的危险而限制其进一步应用。

环磷酰胺可以用于肾病综合征的治疗，特别是微小病变肾病和膜性肾病，有助于改善激素抵抗和减少复发。此外，环磷酰胺还广泛用于自身免疫性疾病肾损害特别是系统性红斑狼疮以及原发性小血管炎的治疗，具有里程碑式的意义。对于弥漫增生性狼疮性肾炎，在应用糖皮质激素的基础上每月静脉滴注环磷酰胺可以诱导狼疮肾炎的缓解、预防疾病进展而保护肾功能、减少发生ESRD的危险[42,43]。对于原发性小血管炎的诱导治疗，糖皮质激素联合环磷酰胺是经典的治疗方案，其中环磷酰胺可以采用每日口服或间断静脉滴注的方法[44,45]。

第三节 甲氨蝶呤

甲氨蝶呤于1950年研制成功并开始应用于治疗白血病，1951年开始用于实体肿瘤的治疗，1956年用于治疗绒毛膜上皮癌以及恶性葡萄胎并使患者获得完全缓解，1960年用于治疗蕈样肉芽肿。目前甲氨蝶呤被广泛应用于类风湿关节炎和其他自身免疫性疾病和炎症性疾病。

一、药理作用

甲氨蝶呤对体液免疫和细胞免疫均有抑制作用，能抑制初次和再次免疫反应，对迟发型过敏反应、移植物抗宿主反应及实验性自身免疫病（如过敏性脑脊髓炎、甲状腺炎）有抑制作用。甲氨蝶呤可以竞争性抑制二氢叶酸还原酶（DHFR），后者是参与四氢叶酸合成的酶[46,47]。甲氨蝶呤对二氢叶酸还原酶的亲和力大约是叶酸的一千倍的。二氢叶酸还原酶催化二氢叶酸转化为具有活性的四氢叶酸。叶酸是合成DNA中的胸腺核苷从头合成所必需的，另外，叶酸是合成嘌呤和嘧啶碱基所必需的，因此甲氨蝶呤可以抑制DNA、RNA、胸苷酸和蛋白质的合成。

而关于甲氨蝶呤治疗类风湿关节炎，其主要作用机制则不是抑制二氢叶酸还原酶，而是多种机制，包括：参与嘌呤代谢酶的抑制、导致腺苷的聚集、抑制T细胞的活化和抑制T细胞间黏附分子的表达、增加活化的T细胞的CD95的敏感性、抑制甲基转移酶活性等[48]。

二、药代动力学特点

甲氨蝶呤可以通过可口服、肌内注射和静脉注射等多种途径给药。口服生物利用度为65%，剂量超过80mg/m^{2}时，生物利用度可降低至20%；进入体内后迅速分布于全身组织，但不易通过血脑屏障；与血浆蛋白的结合率为58% ± 7%。甲氨蝶呤半衰期为6 ～ 12小时，主要以原形从肾脏排泄，其清除率为（1.6 ± 0.3）ml/（min · kg）。一般GFR在10 ～ 50ml/（min · 1.73m^2）的患者建议使用正常剂量的50%，且应严格监测血常规以避免骨髓抑制。甲氨蝶呤也具有肝毒性，因此肝功能不全的患者也应该减少剂量。

三、不良反应

甲氨蝶呤的不良反应有消化道反应、肝功能损害、骨髓抑制等。胃肠道反应主要为恶心、呕吐、胃炎及腹泻等，治疗期间需要定期检测肝功能。骨髓抑制主要表现为白细胞下降，对血小板亦有一定影响。甲氨蝶呤可以引起药物相关性肺炎，表现为发热、干咳、呼吸困难，胸片可有浸润影，临床上需要与感染相鉴别，一旦怀疑该病，应及时停用甲氨蝶呤，多数患者可缓解[49]。当通过鞘内途径注射甲氨蝶呤时，有发生中枢神经系统反应的报道，包括脊髓病和脑白质病。妊娠早期应用甲氨蝶呤可以导致胎儿发育不良、流产、死胎或畸胎。大剂量应用甲氨蝶呤可以发生皮肤崩解（cutaneous eruptions）[50]。

甲氨蝶呤可以与许多药物发生相互作用。例如青霉素可以减少甲氨蝶呤的清除从而增加毒性反应的风险。氨基糖苷类、新霉素和巴龙霉素可以降低甲氨蝶呤的胃肠道吸收。丙磺舒可以抑制甲氨蝶呤的排泄，从而增加甲氨蝶呤毒性的危险。维A酸和甲氧苄啶可以与甲氨蝶呤发生交互作用从而增加其肝毒性和血液系统毒性，其他免疫抑制剂如环孢素可增强甲氨蝶呤的血液系统毒性。质子泵抑制剂如奥美拉唑和抗惊厥药物丙戊酸钠可以增加甲氨蝶呤的血浆浓度。

四、给药原则

甲氨蝶呤开始的口服剂量为每周7.5mg，以后每周逐渐加量，最高可达每周30mg。如胃肠道吸收困难或不能耐受口服剂量，也可每周静脉注射或肌内注射。老年和肾功能不全者应减少剂量。治疗时建议同时补充叶酸可减少副作用而不影响疗效。治疗过程中应每4 ～ 8周应监测血常规、肝功能和肾功能。妊娠和哺乳期妇女禁用。

五、疗效

甲氨蝶呤可以用于多种实体肿瘤以及血液系统肿瘤的治疗，包括急性白血病、淋巴瘤、乳腺癌、肺癌、消化道肿瘤、宫颈癌、绒毛膜上皮癌、恶性葡萄胎等；还可以用于自身免疫病的治疗，例如类风湿关节炎、ANCA相关小血管炎等。

由于甲氨蝶呤的应用受到肾功能的局限，所以在肾脏病领域，甲氨蝶呤的应用受到和很大的限制。甲氨蝶呤可以用于ANCA相关小血管炎的治疗。在诱导缓解治疗中，甲氨蝶呤联合糖皮质激素可以用于治疗轻症的血管炎。由欧洲血管炎研究组进行的一项随机对照研究显示，对于早期、脏器受累较轻（血肌酐<150μmol/L）的ANCA相关小血管炎患者，与糖皮质激素联合环磷酰胺［口服，2mg/（kg·d）］相比，糖皮质激素联合甲氨蝶呤（口服，20 ~ 25mg/周）的诱导缓解率相仿，但甲氨蝶呤组停药后较易复发，因此建议长期持续免疫抑制治疗至少超过12个月[51]。在ANCA相关小血管炎的维持缓解治疗阶段，甲氨蝶呤是继硫唑嘌呤之后又一重要的可选方案。来自法国的随机对照研究表明，甲氨蝶呤［起始剂量0.3mg/（kg·周），之后逐渐增加到25mg/周］用于维持缓解治疗，其疗效与安全性与经典的硫唑嘌呤2mg/（kg·d）方案相仿[52]。

在应用甲氨蝶呤期间需要注意补充叶酸。

第四节　来氟米特

来氟米特是一类新型的异噁唑类免疫抑制剂，与其他免疫抑制剂相比，来氟米特具有多环节作用，包括抑制嘧啶合成、抑制蛋白酪氨酸激酶活性等的特点，并具有抗病毒作用。来氟米特已经成功用于器官移植、自身免疫病如类风湿关节炎、狼疮性肾炎和ANCA相关小血管炎等。

一、药理作用

来氟米特口服吸收后在肝脏和胃肠道黏膜内被迅速代谢为活性代谢产物丙二酸次氮酰胺（A77-1726），并通过它在体内发挥免疫调节作用。来氟米特可以抑制嘧啶核苷酸从头合成途径中的限速酶——二氢乳清脱氢酶（dihydroorotate dehydrogenase，DHODH）的活性，阻断嘧啶核苷酸的合成，从而抑制T细胞内DNA和RNA的合成，限制T细胞在生长因子及细胞因子刺激下的增殖。体外研究发现A77-1726在大约600nmol/L的水平就可以抑制淋巴细胞的增殖，在细胞培养液中加入尿嘧啶或胞嘧啶则可逆转。这也是来氟米特治疗类风湿关节炎的主要作用机制[53]。T淋巴细胞激活需要核糖核苷池的8倍扩张[54]。通过阻止细胞合成嘧啶，来氟米特优先抑制活化的淋巴细胞的增殖。A77-1726阻断细胞周期进程中的G1期，从而抑制细胞生长[55]。虽然对来氟米特的研究大多数集中在T淋巴细胞，A77-1726还可以通过类似机制抑制单核/巨噬细胞[56]和B细胞[57]。此外，来氟米特还可以抑制破骨细胞分化并抑制内毒素诱导的炎症性的骨破坏[58]，这可能也有助于它治疗类风湿关节炎。

来氟米特可以抑制多种蛋白酪氨酸激酶，从而在信号转导的早期阻止特异性的和非特异性的T淋巴细胞活化。来氟米特可以抑制结合于CD4和TCR-CD3复合体的蛋白酪氨酸激酶Src家族Fyn（p59Fy6）和Lck（p56Lck）的活性，使淋巴细胞无法将MHC/抗原肽复合体所携带的活化信息通过蛋白酪氨酸激酶Fyn和Lck的作用向下游传递，阻断早期阶段抗原识别所启动的信号转导。由于CD4和TCR-CD3分子内侧的SrC家族蛋白酪氨酸激酶同时也参与CD28分子酪氨酸残基的磷酸化，因此来氟米特对Fyn蛋白和Lck蛋白的抑制也间接地作用于第二信号系统启动的信号转导。

来氟米特抑制蛋白酪氨酸激酶活性的作用对于细胞因子启动的非特异性T淋巴细胞激活也有重

要影响。多种细胞因子与淋巴细胞表面相应受体结合后通过受体内侧连接的Jak家族蛋白酪氨酸激酶启动信号转导过程，最终通过相应的转录因子启动基因转录与表达。来氟米特对于Jak家族中的Jakl和Jak3有明显的抑制作用，使淋巴因子启动的活化信息传导在早期即被阻断，抑制IL-2、IL-4、IFN-γ等多种淋巴因子对于T淋巴细胞的激活。但抑制酪氨酸激酶所需要的A77-1726浓度比抑制二氢乳清脱氢酶所需要的浓度大。因此目前认为其体内发挥抗淋巴细胞增殖的作用主要通过抑制二氢乳清脱氢酶，而其抗肿瘤的作用则主要通过抑制酪氨酸激酶介导。A77-1726还具有抑制TNF依赖的NF-κB活化和基因表达、调节T辅助细胞亚群的分化以及抗病毒的作用[55]。

二、药代动力学特点

来氟米特口服的生物利用度为80%，进食不影响来氟米特的吸收，吸收后在肝脏和胃肠道黏膜内被迅速代谢，其异噁唑环被打开，形成其活性代谢产物A77-1726。口服来氟米特6 ~ 12小时后人体内A77-1726达到峰浓度，M1 A77-1726主要分布于肝、肾和皮肤组织，脑组织中分布较少，M1血浆浓度较低，并广泛和血浆蛋白结合，其蛋白结合率超过99%，结合蛋白在治疗浓度时呈线性关系。分布容积为0.13 L/kg，半衰期为14 ~ 18天。肝细胞质和细胞的微粒体是来氟米特的代谢部位，肝功能不全有可能影响来氟米特转化为A77-1726并影响其清除。代谢产物从肾脏以及直接从胆汁中排泄[59]。服用利福平可使A77-1726的水平增加多达40%；来氟米特与甲氨蝶呤联合使用可以导致比较严重的肝脏毒性，因此当两种药物合用时应注意监测[60]。

三、不良反应

来氟米特常见的不良反应（发生率>1%者）包括：消化道反应（如食欲不振、腹泻、呕吐、恶心、腹痛、肝功能异常和消化不良等）、高血压、呼吸道感染、尿路感染、脱发，皮疹、乏力等。少见的不良反应（发生率0.1% ~ 1%者）包括：便秘、鹅口疮、口腔炎、味觉障碍、血小板减少症和荨麻疹。罕见的不良反应包括：过敏反应、血管炎、中毒性表皮坏死松解症、Stevens-Johnson综合征、皮肤红斑狼疮、间质性肺疾病和肝功能衰竭等。应用来氟米特者不应使用活疫苗，妊娠和哺乳妇女禁忌使用。

四、给药原则

由于来氟米特半衰期较长，建议间隔24小时给药。为了快速达到稳态血药浓度，建议开始治疗的最初三天给予负荷剂量50mg/d，之后给予维持剂量20 ~ 30mg/d。如副作用不能耐受，可降为10mg/d。由于来氟米特可引起转氨酶升高和白细胞下降，所以服药期间应定期检查转氨酶和血常规。

五、疗效

近年来氟米特已经用于器官移植、自身免疫性疾病和原发性肾脏疾病。

来氟米特可以用于ANCA相关小血管炎的维持缓解治疗。Metzler等进行了来氟米特（30mg/d）与甲氨蝶呤（开始时8mg/周，8周后达到20mg/周）作为维持缓解治疗的疗效与安全性随机对照研究，结果表明，来氟米特组复发较少，但是副作用较多，包括高血压、白细胞减少等[61]。

来氟米特可以用于狼疮性肾炎的诱导缓解治疗。一项全国多中心前瞻对照研究发现：来氟米特与环磷酰胺联合糖皮质激素在活动性狼疮性肾炎的诱导缓解治疗中疗效和安全性相仿[62]。另有小规模的研究显示，来氟米特可以用于难治性或对传统免疫抑制治疗不耐受的狼疮性肾炎患者[63]。

来氟米特近年来也较多的应用于原发性肾病综合征的治疗，包括膜性肾病[64]、微小病变肾病[65]和IgA肾病[66]等，虽有一些小规模的报道，但其疗效和安全性有待于进一步的分析总结[67]。

第五节 吗替麦考酚酯

一、药理作用

吗替麦考酚酯进入体内后在肝脏被水解成为有活性的霉酚酸（mycophenolic acid，MPA）。MPA为肌醇单磷酸脱氢酶（inositol monophosphate dehydrogenase，IMPDH）抑制剂。肌醇单磷酸脱氢酶是鸟嘌呤核苷酸从头合成的限速酶，抑制肌醇单磷酸脱氢酶可导致细胞内鸟嘌呤核苷酸耗竭。T、B淋巴细胞较其他细胞更为依赖于这个酶。此外，MPA对Ⅱ型IMPDH抑制作用更为强大（是Ⅰ型肌醇单磷酸脱氢酶的5倍，Ⅰ型肌醇单磷酸脱氢酶在绝大多数细胞中都有表达），而Ⅱ型肌醇单磷酸脱氢酶主要表达于活化的淋巴细胞中，因此，MPA对淋巴细胞的作用更为强大，从而发挥其免疫抑制效应。吗替麦考酚酯的其他作用机制包括：首先，MPA可以诱导活化的淋巴细胞发生凋亡；其次，MPA通过耗竭鸟嘌呤核苷酸而抑制糖基化和某些黏附分子的表达，从而减少炎症部位的淋巴细胞和单核细胞的募集；第三，通过耗竭鸟嘌呤核苷酸，MPA可以耗竭四氢生物蝶呤（tetrahydrobiopterin），后者是可诱导形式的一氧化氮合成酶（inducible form of nitric oxide synthase，iNOS）的辅助因子，减少一氧化氮的合成，从而减少过氧亚硝基阴离子介导的组织损伤。此外，吗替麦考酚酯对抗原抗体反应也有抑制作用[68]。

二、药代动力学特点

吗替麦考酚酯口服后可以完全且迅速的吸收，可以被完全转化成为有活性的霉酚酸而发挥其疗效，平均生物利用度为94%，进食对口服吗替麦考酚酯的吸收基本没有影响。在静脉和口服给药时，霉酚酸表观分布容积分别为（3.6 ± 1.5）L/kg和（4 ± 1.2）L/kg。口服吗替麦考酚酯1小时后，其血药浓度达到峰值，8 ~ 12小时又出现第二个峰值。在临床有效浓度下，霉酚酸的半衰期为17.9小时，在肝内通过葡萄糖醛酸转移酶代谢成为霉酚酸的酚化葡糖苷酸（MPAG）而失去药理活性。本品87%以MPAG的形式从肾小管排泄，代谢产物有6%经胆道从粪便排出，胆道中的MPAG在肠道菌群产生的β-葡萄糖醛酸酶的作用下又可以恢复为霉酚酸，而霉酚酸又可以被重吸收，血药浓度的第二个峰值就是与肝肠循环相关。另有极少量（<1%）以原型从尿液中排出。在肾功能不全患者中，霉酚酸酯代谢物的血浆浓度升高，其中霉酚酸增加约50%，MPAG增加3 ~ 6倍。霉酚酸和MPAG通常不能通过血液透析清除，胆汁酸螯合剂如考来烯胺可以通过影响肠肝循环而降低霉酚酸的血药浓度，因而可以用于药物过量的处理。

三、不良反应

在大多数情况下，吗替麦考酚酯的耐受性良好，其不良反应也大多呈剂量依赖性，随着减药或停药，不良反应可以减轻或者消失。胃肠道症状是最为常见的不良反应，包括恶心、呕吐、腹泻、便秘、腹痛和消化不良等，发生率为10% ~ 40%，少见者包括出血性胃炎和胰腺炎[69-72]。感染类的合并症包括泌尿系感染、单纯疱疹、带状疱疹、口腔鹅口疮、肠胃炎、肺炎和脑膜炎等[69,73,74]，部分感染合并症与吗替麦考酚酯引起的白细胞减少相关。应用吗替麦考酚酯还可以出现白细胞减少、贫血和血小板减少，严重者可发生严重贫血[75]，有个别发生红细胞再生障碍性贫血的报告。吗替麦考酚酯的肝毒性和肾毒性少见，目前尚无诱发恶性肿瘤的报道[26]。

四、给药原则

吗替麦考酚酯口服制剂分为0.25g和0.5g的片剂，也有静脉制剂。预防抑制排斥反应应于移植后72小时内开始服用。肾移植患者推荐剂量为每次0.75 ~ 1.0g，每日2次。治疗肾移植后的急性排斥反应或难治性排斥反应的开始剂量推荐为每次1.5g，每日2次，随临床疗效而逐渐调整剂量至维持剂量每次1.0g，每日2次。

治疗过程中应该监测外周血中性粒细胞计数，如发生中性粒细胞减少应减量或停药。对于慢性肾功能不全GFR<25ml/（min・1.73m^2）的患者则每日剂量不应超过2g。肝功能不全也不需要调整剂量。

五、疗效

吗替麦考酚酯主要用于治疗和预防器官移植特别是肾移植后的排斥反应，以及治疗移植后发生的急性排斥和难治性排斥反应，可与环孢素和糖皮质激素同时应用。循证医学证据证实吗替麦考酚酯联合环孢素和糖皮质激素用于预防器官排斥的一线药物，其疗效较环孢素和糖皮质激素更好，移植肾的存活率和患者的存活率均得以提高[76,77]。在心脏和肝脏移植的多中心临床研究中也得到了类似结论[78,79]。目前认为吗替麦考酚酯在预防器官移植急性排异反应方面好于硫唑嘌呤，但在移植物长期存活上则与硫唑嘌呤疗效相当。

近年来，吗替麦考酚酯广泛应用于自身免疫性疾病和与免疫炎症反应相关的肾脏病的治疗。

2000年，Chan TM等首次进行了吗替麦考酚酯对照环磷酰胺治疗弥漫增生性狼疮性肾炎的随机对照临床研究，该研究共纳入42例患者，分别接受吗替麦考酚酯（2g/d）、共12个月，以及口服环磷酰胺［2.5mg/（kg・d）］、半年后改为口服硫唑嘌呤的治疗，两组都接受标准的口服糖皮质激素的治疗。结果发现，两组缓解率相仿，而应用吗替麦考酚酯者不良反应较少[21]。类似的结果也在Ginzler的大宗随机对照临床研究中证实[80]，但最新的两项荟萃分析亦显示，对于狼疮性肾炎的诱导缓解治疗，吗替麦考酚酯与环磷酰胺疗效相仿[81,82]。北京大学第一医院肾内科所对9例重复肾活检的弥漫增生性狼疮肾炎患者进行肾脏病理学的研究，证实吗替麦考酚酯通过抑制淋巴细胞和单核细胞浸润、抑制细胞增生和下调黏附因子而缓解了急性炎症性病变[83]。吗替麦考酚酯也可以应用于狼疮性肾炎的维持缓解治疗，最近一项纳入了4项随机对照临床研究和一项长期随访观察的荟萃分析发现，相对于硫唑嘌呤组，吗替麦考酚酯组在复发、肾衰竭以及死亡等均没有显著性差别[26]。

在原发性小血管炎的治疗中，吗替麦考酚酯的地位则逊于狼疮性肾炎。来自欧洲血管炎研究组的一项大型随机对照临床研究对比了吗替麦考酚酯（2g/d起）和硫唑嘌呤［2mg/（kg・d）起］用于ANCA相关小血管炎维持缓解的治疗，结果显示吗替麦考酚酯疗效不及硫唑嘌呤[84]。目前吗替麦考酚酯多作为二线方案使用。

吗替麦考酚酯也可以用于难治性肾病综合征的治疗，但其疗效和安全性尚待进一步总结。

第六节　钙调蛋白抑制剂

钙调蛋白（calcineurin，CN）是一种蛋白磷酸酶，也被称为蛋白磷酸酶3或钙依赖性丝氨酸-苏氨酸磷酸酶[85,86]。它激活免疫系统的T细胞，并且可以被药物阻断。钙调蛋白可以通过对靶蛋白的去磷酸化，阻滞活化的T细胞核因子蛋白（NFAT）向细胞核内的移位，抑制白细胞介素2（IL-2）的表达，从而抑制T细胞的生长和分化。钙调蛋白抑制剂是一类以钙调蛋白为靶点的药物，其中包括环孢素、他克莫司和西罗莫司等。

一、药理作用

环孢素A（cyclosporin A）是由11个氨基酸组成的环状多肽，是20世纪70年代从多孢木霉菌和柱孢霉菌的代谢产物中取得。1978年首次应用于肾移植患者[87]，1980年首次应用于肝移植患者[88]。它的出现标志着新的第二代免疫抑制剂的诞生。环孢素A结合于淋巴细胞特别是T淋巴细胞胞质中的亲环素（亲免素），如上所述，从而阻滞活化的T细胞NFAT向细胞核内的移位，抑制IL-2的表达，从而发挥抑制T细胞的作用。环孢素A可以通过抑制T淋巴细胞激活后Ca^{2+}依赖性的信号转导过程，使T细胞不能由G0期转向G1期，影响IL-2基因的转录。环孢素A通过抑制线粒体通透性转换孔开放，从而抑制细胞色素C释放，对于细胞凋亡有重要作用。

他克莫司是一个23元环的大环内酯类免疫抑制剂，是从在日本筑波山土壤中发现的一种tsukubaensis链霉菌中分离出来的。他克莫司作用的主要靶细胞是T淋巴细胞，进入T细胞后与胞质内FK结合蛋白-12结合成复合物，该复合物与钙调蛋白竞争性的与钙调磷酸酶结合，从而阻止钙调蛋白与钙调磷酸酶的活化作用，使NFATc不能去磷酸，进而抑制NFATc向细胞内转移，影响炎症因子的转录，导致T细胞对抗原的反应能力降低。

西罗莫司又称雷帕霉素，是1975年，加拿大Ayerst实验室的Vezina等人从太平洋Easler岛土壤样品中的吸湿链霉菌（streptomyces hygroscopicus）中分离出来的一种大环内酯抗生素类免疫抑制剂。最初的研究发现西罗莫司可以抑制白念珠菌，后来又发现它具有免疫抑制作用。西罗莫司与他克莫司结构相似，同样与FK结合蛋白结合，但西罗莫司/FKBP12复合物是与哺乳动物西罗莫司的结合靶点（mammalian target of sirolimus，mTOR）相结合[89]。mTOR为蛋白激酶，可使部分蛋白质磷酸化。一旦西罗莫司/FKBPs和mTOR相结合则可抑制其酶活性并最终抑制蛋白质的翻译过程[90]。

二、药代动力学特点

环孢素的口服吸收不规则、不完全，个体差异较大，其生物利用度为20% ~ 50%的范围内，首过效应可达27%。单次口服600mg后3 ~ 4小时血药浓度达峰值，环孢素与血浆蛋白的结合率可高达90%，主要与脂蛋白结合，4% ~ 9%与淋巴细胞结合，血浆内游离药物仅约5%。环孢素大部分经肝脏代谢，通过胆汁和粪便排出，约1%经尿排泄，本品呈双相血药消除曲线，其终末半衰期为10 ~ 27小时。为了降低药代动力学的变异性，近年来推出了环孢素的微乳剂型。使用微乳剂型后环孢素吸收加快，平均达峰时间提前1小时，平均峰浓度提高近60%。

他克莫司口服后1 ~ 3小时血药浓度达峰值。在有些患者中，他克莫司的吸收持续时间较长，因而呈现出一种相对平缓的吸收曲线。他克莫司平均口服生物利用度的范围为20% ~ 25%。在空腹时他克莫司吸收速率和程度最大。饮食可降低他克莫司的吸收速率和程度，食用高脂肪食物后这种作用最为明显，含高碳水化合物的食物产生的影响较轻。体循环中，他克莫司与红细胞高度结合。全血/血浆浓度分布比率约为20∶1。血浆中，他克莫司与血浆蛋白高度结合（>98.8%），主要是与血清白蛋白和α-1-酸性糖蛋白结合。他克莫司普遍在肝脏中代谢，主要代谢酶为P450-3A4。他克莫司也有相当一部分在肠壁代谢。绝大部分药物经粪便排泄，约2%经尿液排泄。

西罗莫司迅速吸收，单剂量口服后的平均达峰时间约为1小时；在肾移植受者中，多剂量口服后的平均达峰时间约为2小时。口服生物利用度为14% ~ 27%，与食物一同服用可以影响西罗莫司的吸收，在血循环中，西罗莫司与人血浆蛋白广泛结合（约92%）。西罗莫司为CYP3A4和P-gp的作用底物。西罗莫司可被肠壁和肝脏中的CYP3A4同工酶广泛代谢，并且可被P-gp药物流出泵从小肠上皮细胞逆转运至肠腔。CYP3A4和P-gp的抑制剂可增加西罗莫司的浓度。CYP3A4和P-gp的诱导剂可降低西罗莫司的浓度。西罗莫司主要由肝脏代谢，多由粪便中排出（91%），少数（2.2%）经肾脏排泄。在稳定的肾移植患者中，多剂量给药后终末清除半衰期的均值估计为（62 ± 16）小时。

三、不良反应

环孢素和他克莫司的不良反应有一定的相似性，包括肾毒性、神经系统毒性、胃肠道反应、感染和高血压等。肾脏毒性包括引起急性肾小管损伤、血栓性微血管病、小动脉或中等动脉玻璃样变性、慢性肾小管间质损伤、局灶节段性肾小球硬化性病变等[91]。神经系统的毒副作用包括头痛、震颤、睡眠障碍，但最为严重的是发生脑病导致昏迷[92]。此外，环孢素特有的不良反应包括多毛、齿龈增生等，他克莫司特有的不良反应包括糖耐量异常甚或糖尿病。

西罗莫司常见的不良反应包括高脂血症如高甘油三酯血症、高胆固醇血症，血液系统毒性如贫血、白细胞和血小板减少，消化道反应如腹痛；腹泻、便秘、恶心等。

四、给药原则

环孢素用于预防器官移植急性排异反应时，应在移植前4 ~ 12小时给药，成人开始剂量12 ~ 15mg/（kg·d），1 ~ 2周后逐渐减量，维持量为5 ~ 10mg/（kg·d）。他克莫司每日服药两次（如早晨和晚上），空腹或餐前1小时或餐后2 ~ 3小时服用以避免食物对药物吸收的影响。对肝移植患者，口服初始剂量应为按体重每日0.1 ~ 0.2mg/kg，分两次口服，术后6小时开始用药。对肾移植患者，口服初始剂量应为按体重每日0.15 ~ 0.3mg/kg，分两次口服，术后24小时内开始用药。应用环孢素和他克莫司需要根据需要浓度来调整剂量，因此密切监测血浓度对于提高疗效和防治毒副作用的发生极为重要。此外，由于环孢素和他克莫司均在肝脏代谢，任何影响肝脏细胞色素P450代谢系统的药物都可能进一步影响环孢素和他克莫司的血浓度。

西罗莫司主要应用于肾脏移植的受者以预防器官排异，并建议与环孢素和糖皮质激素合用。西罗莫司每日口服1次，应在移植后尽早开始服用。对于新的移植受者，首次应用西罗莫司的负荷剂量为其维持量的3倍。肾移植患者的建议负荷量为6mg/d，维持量为2mg/d。大多数患者不需要进行常规的血药浓度监测。

五、疗效

以上三种钙调蛋白抑制剂均已经通过美国FDA批准用于治疗和预防器官移植排斥反应，在自身免疫性疾病和肾小球疾病中也正在得到越来越广泛的应用。

Cattran等的随机对照临床研究显示，环孢素联合糖皮质激素治疗膜性肾病和局灶节段性肾小球硬化症可以获得满意的疗效，缓解率可以达到70%以上[93,94]。来自北京大学第一医院的一项观察性研究显示，小剂量环孢素［1 ~ 1.5mg/（kg·d）］联合小剂量糖皮质激素｛泼尼松［0.15 ~ 0.50mg/（kg·d）］｝亦可以使12/18例对其他免疫抑制治疗无效的膜性肾病患者获得缓解[95]。但其主要问题是停药后容易复发。环孢素也可以用于治疗狼疮性肾炎[96,97]。

他克莫司近年来也应用于肾小球病尤其的膜性肾病的治疗。在Praga等的一项随机对照临床研究中，单用他克莫司较保守治疗组有助于膜性肾病肾病综合征的缓解[98]。在北京大学第一医院牵头的一项全国多中心随机对照临床研究中，他克莫司联合糖皮质激素较环磷酰胺联合糖皮质激素对膜性肾病肾病综合征有较高和较快的缓解率[99]。他克莫司在狼疮性肾炎中的疗效和安全性尚有待于进一步的评估。

（陈　旻）

参考文献

1. PATEL AA, SWERLICK RA, MCCALL CO. Azathioprine in dermatology: the past, the present, and the future. J Am Acad Dermatol, 2006, 55(3): 369-389.
2. MURRAY JE, MERRILL JP, HARRISON JH, et al. Prolonged survival of human-kidney homografts by immunosuppressive drug therapy. N Engl J Med, 1963, 268: 1315-1323.
3. BARNES CG, CURREY HL, DUNNE JF, et al. Azathioprine: a controlled, double-blind trial in rheumatoid arthritis. Ann Rheum Dis, 1969, 28:327-328.
4. SINGH G, FRIES JF, SPITZ P, et al. Toxic effects of azathioprine in rheumatoid arthritis. A national post-marketing perspective. Arthritis Rheum, 1989, 32(7): 837-843.

5. WEERSMA RK, PETERS FT, OOSTENBRUG LE, et al. Increased incidence of azathioprine-induced pancreatitis in Crohn's disease compared with other diseases. Aliment Pharmacol Ther, 2004, 20(8): 843-850.
6. FUJITA K, SASAKI Y. Pharmacogenomics in drug-metabolizing enzymes catalyzing anticancer drugs for personalized cancer chemotherapy. Curr Drug Metab, 2007, 8(6): 554-562.
7. YATES CR, KRYNETSKI EY, LOENNECHEN T, et al. Molecular diagnosis of thiopurine S-methyltransferase deficiency: genetic basis for azathioprine and mercaptopurine intolerance. Ann Intern Med, 1997, 126(8): 608-614.
8. PAYNE K, NEWMAN W, FARGHER E, et al. TPMT testing in rheumatology: any better than routine monitoring? Rheumatology (Oxford), 2007, 46(5): 727-729.
9. HOOVER R, FRAUMENI JF JR. Risk of cancer in renal-transplant recipients. Lancet, 1973, 2(7820): 55-57.
10. MATTESON EL, HICKEY AR, MAGUIRE L, et al. Occurrence of neoplasia in patients with rheumatoid arthritis enrolled in a DMARD Registry. Rheumatoid Arthritis Azathioprine Registry Steering Committee. J Rheumatol, 1991, 18(6): 809-814.
11. O'DONOVAN P, PERRETT CM, ZHANG X, et al. Azathioprine and UVA light generate mutagenic oxidative DNA damage. Science, 2005, 309(5742):1871-1874.
12. SAHASRANAMAN S, HOWARD D, ROY S. Clinical pharmacology and pharmacogenetics of thiopurines. Eur J Clin Pharmacol, 2008, 64(8): 753-767.
13. SPARROW MP, HANDE SA, FRIEDMAN S, et al. Allopurinol safely and effectively optimizes tioguanine metabolites in inflammatory bowel disease patients not responding to azathioprine and mercaptopurine. Aliment Pharmacol Ther, 2005, 22(5): 441-446.
14. SPARROW MP, HANDE SA, FRIEDMAN S, et al. Effect of allopurinol on clinical outcomes in inflammatory bowel disease nonresponders to azathioprine or 6-mercaptopurine. Clin Gastroenterol Hepatol, 2007, 5(2):209-214.
15. GOVANI SM, HIGGINS PD. Combination of thiopurines and allopurinol: adverse events and clinical benefit in IBD. J Crohns Colitis, 2010, 4(4): 444-449.
16. ANSARI A, PATEL N, SANDERSON J, et al. Low-dose azathioprine or mercaptopurine in combination with allopurinol can bypass many adverse drug reactions in patients with inflammatory bowel disease. Aliment Pharmacol Ther, 2010, 31(6): 640-647.
17. OLIVEIRA A, SANCHES M, SELORES M. Azathioprine-induced pellagra. J Dermatol, 2011, 38(10):1035-1037.
18. KIM CJ, PARK KI, INOUE H, et al. Azathioprine-induced megaloblastic anemia with pancytopenia 22 years after living-related renal transplantation. Int J Urol, 1998, 5(1):100-102.
19. EVANS WE. Pharmacogenetics of thiopurine S-methyltransferase and thiopurine therapy. Ther Drug Monit, 2004, 26(2): 186-191.
20. JAYNE D, RASMUSSEN N, ANDRASSY K, et al. A randomized trial of maintenance therapy for vasculitis associated with antineutrophil cytoplasmic autoantibodies. N Engl J Med, 2003, 349(1):36-44.
21. CHAN TM, LI FK, TANG CS, et al. Efficacy of mycophenolate mofetil in patients with diffuse proliferative lupus nephritis. Hong Kong-Guangzhou Nephrology Study Group. N Engl J Med, 2000, 343(16): 1156-1162.
22. CONTRERAS G, PARDO V, LECLERCQ B, et al. Sequential therapies for proliferative lupus nephritis. N Engl J Med, 2004, 350(10): 971-980.
23. SEIKALY MG. Mycophenolate mofetil–is it worth the cost? The in-favor opinion. Pediatr Transplant, 1999, 3(1): 79-82.
24. DOOLEY MA, JAYNE D, GINZLER EM, et al. Mycophenolate versus azathioprine as maintenance therapy for lupus nephritis. N Engl J Med, 2011, 365(20): 1886-1895.
25. HOUSSIAU FA, D'CRUZ D, SANGLE S, et al. Azathioprine versus mycophenolate mofetil for long-term immunosuppression in lupus nephritis: results from the MAINTAIN Nephritis Trial. Ann Rheum Dis, 2010, 69(12): 2083-2089.
26. MANEIRO JR, LOPEZ-CANOA N, SALGADO E, et al. Maintenance therapy of lupus nephritis with

mycophenolate or azathioprine: systematic review and meta-analysis. Rheumatology (Oxford), 2014, 53(5): 834-838.

27. BROCK N. Oxazaphosphorine cytostatics: past-present-future. Seventh Cain Memorial Award lecture. Cancer Res, 1989, 49(1): 1-7.
28. EMADI A, JONES RJ, BRODSKY RA. Cyclophosphamide and cancer: golden anniversary. Nat Rev Clin Oncol, 2009, 6(11): 638-647.
29. THORPE P. Rheumatoid arthritis treated with chlorambucil: a five-year follow-up. Med J Aust, 1976, 2(6): 197-199.
30. COHEN JL, JAO JY. Enzymatic basis of cyclophosphamide activation by hepatic microsomes of the rat. J Pharmacol Exp Ther, 1970, 174(2): 206-210.
31. BODDY AV, YULE SM. Metabolism and pharmacokinetics of oxazaphosphorines. Clin Pharmacokinet, 2000, 38(4): 291-304.
32. HAUBITZ M, BOHNENSTENGEL F, BRUNKHORST R, et al. Cyclophosphamide pharmacokinetics and dose requirements in patients with renal insufficiency. Kidney Int, 2002, 61(4):1495-1501.
33. DONELLI MG, BARTOSEK I, GUAITANI A, et al. Importance of pharmacokinetic studies on cyclophosphamide (NSC-26271) in understanding its cytotoxic effect. Cancer Treat Rep, 1976, 60(4): 395-401.
34. TALAR-WILLIAMS C, HIJAZI YM, WALTHER MM, et al. Cyclophosphamide-induced cystitis and bladder cancer in patients with Wegener granulomatosis. Ann Intern Med, 1996, 124(5):477-484.
35. MONACH PA, ARNOLD LM, MERKEL PA. Incidence and prevention of bladder toxicity from cyclophosphamide in the treatment of rheumatic diseases: a data-driven review. Arthritis Rheum, 2010, 62(1):9-21.
36. GOUPIL R, BRACHEMI S, NADEAU-FREDETTE AC, et al. Lymphopenia and treatment-related infectious complications in ANCA-associated vasculitis. Clin J Am Soc Nephrol, 2013, 8(3):416-423.
37. LAI QY, MA TT, LI ZY, et al. Predictors for mortality in patients with antineutrophil cytoplasmic autoantibody-associated vasculitis: a study of 398 Chinese patients. J Rheumatol, 2014, 41(9):1849-1855.
38. IOANNIDIS JP, KATSIFIS GE, TZIOUFAS AG, et al. Predictors of sustained amenorrhea from pulsed intravenous cyclophosphamide in premenopausal women with systemic lupus erythematosus. J Rheumatol, 2002, 29(10):2129-2135.
39. KATSIFIS GE, TZIOUFAS AG. Ovarian failure in systemic lupus erythematosus patients treated with pulsed intravenous cyclophosphamide. Lupus, 2004, 13(9):673-678.
40. PONTICELLI C, ZUCCHELLI P, PASSERINI P, et al. A 10-year follow-up of a randomized study with methylprednisolone and chlorambucil in membranous nephropathy. Kidney Int, 1995, 48(5):1600-1604.
41. PONTICELLI C, ALTIERI P, SCOLARI F, et al. A randomized study comparing methylprednisolone plus chlorambucil versus methylprednisolone plus cyclophosphamide in idiopathic membranous nephropathy. J Am Soc Nephrol, 1998, 9(3):444-450.
42. BOUMPAS DT, AUSTIN HA, VAUGHAN EM, et al. Risk for sustained amenorrhea in patients with systemic lupus erythematosus receiving intermittent pulse cyclophosphamide therapy. Ann Intern Med, 1993, 119(5):366-369.
43. GOURLEY MF, AUSTIN HA, SCOTT D, et al. Methylprednisolone and cyclophosphamide, alone or in combination, in patients with lupus nephritis. A randomized, controlled trial. Ann Intern Med, 1996, 125(7):549-557.
44. HAUBITZ M, SCHELLONG S, GOBEL U, et al. Intravenous pulse administration of cyclophosphamide versus daily oral treatment in patients with antineutrophil cytoplasmic antibody-associated vasculitis and renal involvement: a prospective, randomized study. Arthritis Rheum, 1998, 41(10):1835-1844.
45. DE GROOT K, HARPER L, JAYNE DR, et al. Pulse versus daily oral cyclophosphamide for induction of remission in antineutrophil cytoplasmic antibody-associated vasculitis: a randomized trial. Ann Intern Med, 2009, 150(10):670-680.
46. RAJAGOPALAN PT, ZHANG Z, MCCOURT L, et al. Interaction of dihydrofolate reductase with

methotrexate: ensemble and single-molecule kinetics. Proc Natl Acad Sci U S A, 2002, 99(21):13481-13486.

47. GOODSELL DS. The molecular perspective: methotrexate. Oncologist, 1999, 4:340-341.

48. WESSELS JA, HUIZINGA TW, GUCHELAAR HJ. Recent insights in the pharmacological actions of methotrexate in the treatment of rheumatoid arthritis. Rheumatology (Oxford), 2008, 47(3):249-255.

49. CHO I, MORI S, IMAMURA F, et al. Methotrexate pneumonia lacking dyspnea and radiographic interstitial patterns during treatment for early rheumatoid arthritis: bronchoalveolar lavage and transbronchial lung biopsy in a differential diagnosis. Mod Rheumatol, 2007, 17(3):256-261.

50. SCHEINFELD N. Three cases of toxic skin eruptions associated with methotrexate and a compilation of methotrexate-induced skin eruptions. Dermatol Online J, 2006, 12(7):15.

51. DE GROOT K, RASMUSSEN N, BACON PA, et al. Randomized trial of cyclophosphamide versus methotrexate for induction of remission in early systemic antineutrophil cytoplasmic antibody-associated vasculitis. Arthritis Rheum, 2005, 52(8):2461-2469.

52. PAGNOUX C, MAHR A, HAMIDOU MA, et al. Azathioprine or methotrexate maintenance for ANCA-associated vasculitis. N Engl J Med, 2008, 359(26):2790-2803.

53. FOX RI, HERRMANN ML, FRANGOU CG, et al. Mechanism of action for leflunomide in rheumatoid arthritis. Clin Immunol, 1999, 93(3):198-208.

54. RUCKEMANN K, FAIRBANKS LD, CARREY EA, et al. Leflunomide inhibits pyrimidine de novo synthesis in mitogen-stimulated T-lymphocytes from healthy humans. J Biol Chem, 1998, 273(34):21682-21691.

55. FOX RI, HERRMANN ML, FRANGOU CG, et al. How does leflunomide modulate the immune response in rheumatoid arthritis? BioDrugs, 1999, 12(4):301-315.

56. CUTOLO M, SULLI A, GHIORZO P, et al. Anti-inflammatory effects of leflunomide on cultured synovial macrophages from patients with rheumatoid arthritis. Ann Rheum Dis, 2003, 62(4):297-302.

57. SIEMASKO KF, CHONG AS, WILLIAMS JW, et al. Regulation of B cell function by the immunosuppressive agent leflunomide. Transplantation, 1996, 61(4):635-642.

58. URUSHIBARA M, TAKAYANAGI H, KOGA T, et al. The antirheumatic drug leflunomide inhibits osteoclastogenesis by interfering with receptor activator of NF-kappa B ligand-stimulated induction of nuclear factor of activated T cells c1. Arthritis Rheum, 2004, 50(3):794-804.

59. TESCHNER S, BURST V. Leflunomide: a drug with a potential beyond rheumatology. Immunotherapy, 2010, 2(5):637-650.

60. LEE SS, PARK YW, PARK JJ, et al. Combination treatment with leflunomide and methotrexate for patients with active rheumatoid arthritis. Scand J Rheumatol, 2009, 38(1):11-14.

61. METZLER C, MIEHLE N, MANGER K, et al. Elevated relapse rate under oral methotrexate versus leflunomide for maintenance of remission in Wegener's granulomatosis. Rheumatology (Oxford), 2007, 46(7):1087-1091.

62. WANG HY, CUI TG, HOU FF, et al. Induction treatment of proliferative lupus nephritis with leflunomide combined with prednisone: a prospective multi-centre observational study. Lupus, 2008, 17(7):638-644.

63. TAM LS, LI EK, WONG CK, et al. Safety and efficacy of leflunomide in the treatment of lupus nephritis refractory or intolerant to traditional immunosuppressive therapy: an open label trial. Ann Rheum Dis, 2006, 65(3):417-418.

64. YANG S, XIE L, XUE W, et al. Leflunomide plus oral prednisone in treatment of idiopathic membranous nephropathy: a retrospective clinical study of efficacy and safety. Nephrology (Carlton), 2013, 18(9):615-622.

65. ZHOU J, ZHANG Y, LIU G, et al. Efficacy and safety of leflunomide in treatment of steroid-dependent and steroid-resistant adult onset minimal change disease. Clin Nephrol, 2013, 80(2):121-129.

66. LIU XW, LI DM, XU GS, et al. Comparison of the therapeutic effects of leflunomide and mycophenolate mofetil in the treatment of immunoglobulin A nephropathy manifesting with nephrotic syndrome. Int J Clin Pharmacol Ther, 2010, 48(8): 509-513.

67. XIE G, XU J, YE C, et al. Immunosuppressive treatment for nephrotic idiopathic membranous nephropathy: a meta-analysis based on Chinese adults. PLoS One, 2012, 7(9):e44330.

68. ALLISON AC, EUGUI EM. Mycophenolate mofetil and its mechanisms of action. Immunopharmacology, 2000, 47(2-3): 85-118.
69. KINGDON EJ, MCLEAN AG, PSIMENOU E, et al. The safety and efficacy of MMF in lupus nephritis: a pilot study. Lupus, 2001, 10(9): 606-611.
70. KARIM MY, ALBA P, CUADRADO MJ, et al. Mycophenolate mofetil for systemic lupus erythematosus refractory to other immunosuppressive agents. Rheumatology (Oxford), 2002, 41(8): 876-882.
71. RISKALLA MM, SOMERS EC, FATICA RA, et al. Tolerability of mycophenolate mofetil in patients with systemic lupus erythematosus. J Rheumatol, 2003, 30(7): 1508-1512.
72. BURATTI S, SZER IS, SPENCER CH, et al. Mycophenolate mofetil treatment of severe renal disease in pediatric onset systemic lupus erythematosus. J Rheumatol, 2001, 28(9): 2103-2108.
73. GAUBITZ M, SCHORAT A, SCHOTTE H, et al. Mycophenolate mofetil for the treatment of systemic lupus erythematosus: an open pilot trial. Lupus, 1999, 8(9):731-736.
74. KAPITSINOU PP, BOLETIS JN, SKOPOULI FN, et al. Lupus nephritis: treatment with mycophenolate mofetil. Rheumatology (Oxford), 2004, 43(3): 377-380.
75. ZHAO M, CHEN X, CHEN Y, et al. Clinical observations of mycophenolate mofetil therapy in refractory primary nephrotic syndrome. Nephrology (Carlton), 2003, 8(3): 105-109.
76. SOLLINGER HW. Mycophenolate mofetil for the prevention of acute rejection in primary cadaveric renal allograft recipients. U. S. Renal Transplant Mycophenolate Mofetil Study Group. Transplantation, 1995, 60(3): 225-232.
77. European Mycophenolate Mofetil Cooperative Study Group. Placebo-controlled study of mycophenolate mofetil combined with cyclosporin and corticosteroids for prevention of acute rejection. Lancet, 1995, 345(8961): 1321-1325.
78. KOBASHIGAWA J, MILLER L, RENLUND D, et al. A randomized active-controlled trial of mycophenolate mofetil in heart transplant recipients. Mycophenolate Mofetil Investigators. Transplantation, 1998, 66(4): 507-515.
79. FISHER RA, HAM JM, MARCOS A, et al. A prospective randomized trial of mycophenolate mofetil with neoral or tacrolimus after orthotopic liver transplantation. Transplantation, 1998, 66(12): 1616-1621.
80. GINZLER EM, DOOLEY MA, ARANOW C, et al. Mycophenolate mofetil or intravenous cyclophosphamide for lupus nephritis. N Engl J Med, 2005, 353(21): 2219-2228.
81. HENDERSON LK, MASSON P, CRAIG JC, et al. Induction and maintenance treatment of proliferative lupus nephritis: a meta-analysis of randomized controlled trials. Am J Kidney Dis, 2013, 61(1):74-87.
82. LEE YH, WOO JH, CHOI SJ, et al. Induction and maintenance therapy for lupus nephritis: a systematic review and meta-analysis. Lupus, 2010, 19(6): 703-710.
83. DING L, ZHAO M, ZOU W, et al. Mycophenolate mofetil combined with prednisone for diffuse proliferative lupus nephritis: a histopathological study. Lupus, 2004, 13(2):113-118.
84. HIEMSTRA TF, WALSH M, MAHR A, et al. Mycophenolate mofetil vs azathioprine for remission maintenance in antineutrophil cytoplasmic antibody-associated vasculitis: a randomized controlled trial. JAMA, 2010, 304(21):2381-2388.
85. KISSINGER CR, PARGE HE, KNIGHTON DR, et al. Crystal structures of human calcineurin and the human FKBP12-FK506-calcineurin complex. Nature, 1995, 378(6557): 641-644.
86. LIU L, ZHANG J, YUAN J, et al. Characterization of a human regulatory subunit of protein phosphatase 3 gene (PPP3RL) expressed specifically in testis. Mol Biol Rep, 2005, 32(1): 41-45.
87. CALNE RY, WHITE DJ, THIRU S, et al. Cyclosporin A in patients receiving renal allografts from cadaver donors. Lancet, 1978, 2(8104-5): 1323-1327.
88. STARZL TE, KLINTMALM GB, PORTER KA, et al. Liver transplantation with use of cyclosporin a and prednisone. N Engl J Med, 1981, 305(5):266-269.
89. HEITMAN J, MOVVA NR, HALL MN. Targets for cell cycle arrest by the immunosuppressant rapamycin in yeast. Science, 1991, 253(5022):905-909.

90. BROWN EJ, BEAL PA, KEITH CT, et al. Control of p70 s6 kinase by kinase activity of FRAP in vivo. Nature, 1995, 377(6548): 441-446.

91. NAESENS M, KUYPERS DR, SARWAL M. Calcineurin inhibitor nephrotoxicity. Clin J Am Soc Nephrol, 2009, 4(2): 481-508.

92. GIJTENBEEK JM, VAN DEN BENT MJ, VECHT CJ. Cyclosporine neurotoxicity: a review. J Neurol, 1999, 246(5):339-346.

93. CATTRAN DC, APPEL GB, HEBERT LA, et al. Cyclosporine in patients with steroid-resistant membranous nephropathy: a randomized trial. Kidney Int, 2001, 59(4): 1484-1490.

94. CATTRAN DC, APPEL GB, HEBERT LA, et al. A randomized trial of cyclosporine in patients with steroid-resistant focal segmental glomerulosclerosis. North America Nephrotic Syndrome Study Group. Kidney Int, 1999, 56(6): 2220-2226.

95. LI J, ZHANG YM, QU Z, et al. Low-dose cyclosporine treatment in Chinese nephrotic patients with idiopathic membranous nephropathy: An uncontrolled study with prospective follow-up. Am J Med Sci, 2010, 339(6): 532-536.

96. ZAVADA J, PESICKOVA S, RYSAVA R, et al. Cyclosporine A or intravenous cyclophosphamide for lupus nephritis: the Cyclofa-Lune study. Lupus, 2010, 19(11):1281-1289.

97. ARAGON E, CHAN YH, NG KH, et al. Good outcomes with mycophenolate-cyclosporine-based induction protocol in children with severe proliferative lupus nephritis. Lupus, 2010, 19(8): 965-973.

98. PRAGA M, BARRIO V, JUAREZ GF, et al. Tacrolimus monotherapy in membranous nephropathy: a randomized controlled trial. Kidney Int, 2007, 71(9): 924-930.

99. CHEN M, LI H, LI XY, et al. Tacrolimus combined with corticosteroids in treatment of nephrotic idiopathic membranous nephropathy: a multicenter randomized controlled trial. Am J Med Sci, 2010, 339(3): 233-238.

第四章
生物制剂

对于自身免疫性肾脏疾病或与免疫炎症相关的肾小球疾病，传统的糖皮质激素和免疫抑制剂（包括环磷酰胺、来氟米特、甲氨蝶呤、吗替麦考酚酯和钙调蛋白抑制剂）虽然极大地改善了患者的预后，但其所带来的副作用亦不容忽视。近年来出现了一批治疗自身免疫性疾病的生物制剂，由于其作用靶点明确而逐渐成为临床研究和应用的热点，一些药物在类风湿关节炎、系统性红斑狼疮以及原发性小血管炎等疾病的治疗中取得了良好的效果。这些生物制剂根据其治疗靶点，大致可以分为：针对B细胞的药物、针对T细胞的药物、针对细胞因子的药物、针对共刺激分子（co-stimulatory）的药物以及针对补体的药物等（表30-4-0-1）。

表 30-4-0-1　治疗自身免疫性疾病常用的生物制剂

针对 B 细胞的药物	**针对 B 细胞生长或存活的因子的药物**
	贝利木单抗（belimumab）
	atacicept
	blisibimod
	tabalumab
	针对 B 细胞表面分子的药物
	利妥昔单抗（rituximab，针对 CD20 的嵌合型抗体）
	ocrelizumab（针对 CD20 的人源性抗体）
	依帕珠单抗（epratuzumab，针对 CD22 的人源性抗体）
	诱导 B 细胞耐受
	阿贝莫司钠（LJP394）
	针对蛋白酶体
	硼替佐米（bortezomib）
针对 T 细胞的药物	**合成肽**
	edratide
	rigerimod
	口服的免疫调节剂
	laquinimod
针对细胞因子的药物	**针对 IL-6 的药物**
	托珠单抗（tocilizumab）
	sirukumab

续表

	针对Ⅰ型干扰素的药物
	sifalimumab
	rontalizumab
	针对肿瘤坏死因子 α 的药物
	英夫利昔单抗（infliximab）
	依那西普（etanercept）
	阿达木单抗（adalimumab）
	阿伦单抗（alemtuzumab）
	针对 IL-5 的药物
	美泊利单抗（mepolizumab）
针对共刺激分子的药物	阿巴西普（abatacept，抗 CD80/86）
	AMG 557（抗 B7RP-1）
针对补体的药物	eculizumab（抗补体 C5）

本章主要针对以上药物中一些具有代表性者的作用机制以及临床应用做一概述。

一、针对 B 细胞的药物

（一）针对B细胞表面分子的药物

1. 利妥昔单抗　在针对 B 细胞的药物中，最具有代表性的是利妥昔单抗。利妥昔单抗是专门针对 B 细胞表面 CD20 分子的一种嵌合单克隆抗体。从前体 B 细胞到分化完全的 B 细胞均表达 CD20，它们可以被利妥昔单抗所耗竭，而浆细胞则不表达 CD20 分子。CD20 的功能尚未完全清楚，可能在 Ca^{2+} 离子跨膜内流、维持细胞内钙离子浓度和 B 细胞的激活中发挥作用。利妥昔单抗与 B 细胞上的 CD20 抗原结合后，启动介导 B 细胞溶解的免疫反应。利妥昔单抗的 Fc 部分负责 CD20 阳性的 B 细胞凋亡、抗体依赖性和补体介导的细胞毒作用[1]。B 细胞的再生通常发生在应用利妥昔单抗治疗后的 6 ~ 9 个月，主要是天然和未经过抗原刺激的 B 细胞[2]。虽然利妥昔单抗不能针对成熟的浆细胞，但是反复应用可以导致低丙种球蛋白血症[3]。利妥昔单抗的其他作用包括：调节细胞周期、增加了 MHC Ⅱ类分子和淋巴细胞功能相关抗原 -1（LFA-1）和 LFA-3 的表达以及下调 B 细胞受体等[4]。

治疗非霍奇金淋巴瘤时，利妥昔单抗的常用剂量是每次375mg/m^2，常常配合其他化疗药物共同使用（可参考相关专业书籍）。在自身免疫性疾病以及肾脏病中，利妥昔单抗的最佳用药剂量、用药频度以及是否与其他免疫抑制剂如环磷酰胺、吗替麦考酚酯等合用，目前尚无定论[5]。在一些大型的临床研究中，利妥昔单抗常用的给药剂量包括：375mg/m^2，每周一次共4次[6-8]；每次1 000mg，每2周一次共2次[9]等。

利妥昔单抗常见的不良反应包括：输液反应、白细胞减少、低血压、带状疱疹、各种机会性以及血清病样反应等[10,11]。来自法国的一项注册研究表明，应用利妥昔单抗的系统性红斑狼疮患者有13%发生输液反应，这些患者中的12%发生严重的输液反应、29%发生延迟性输液反应；血清病样反应见于4%的患者，严重感染的发生率为6.6/100病人年的随访[12]。进行性多灶性白质脑病（progressive multifocal leukoencephalopathy，PML）是一种罕见的、渐进性的而且通常致命的脱髓鞘性中枢神经系统疾病，美国FDA曾于2006年报道了2例系统性红斑狼疮患者应用利妥昔单抗后发生PML的患者。此外，利妥昔单抗少见的不良反应还包括间质性肺炎等[13]。

利妥昔单抗目前主要用于器官移植抗排斥反应、血液系统肿瘤以及自身免疫性疾病等的治疗。在ANCA相关小血管炎（ANCA-associated vasculitis，AAV）患者中，糖皮质激素联合利妥昔单抗可以用于非重症或应用环磷酰胺有禁忌的患者，其循证医学证据来源于欧洲血管炎研究组的两个大型随机对照研究，分别称之为RITUXIVAS研究和RAVE研究[6,7]。在RITUXIVAS研究中，44名新发的AAV患者按照3∶1的比例随机分配到利妥昔单抗（375mg/m^2，每周1次，共4次）加环磷酰胺（15mg/kg，共两次，分别在第1次和第3次给予利妥昔单抗时应用）治疗组和环磷酰胺治疗组（15mg/kg，每2周一次共3次，继之以每3周一次，最多10次），两组患者均接受甲泼尼龙冲击治疗继之以口服糖皮质激素，两组的缓解率和严重不良事件的发生率均相仿。在RAVE研究中，入组了197名AAV患者，随机分配到糖皮质激素联合利妥昔单抗（375mg/m^2，每周一次共4次）和糖皮质激素联合环磷酰胺［2mg/（kg·d）］治疗组，利妥昔单抗组的缓解率不逊于环磷酰胺组。上述两项研究主要针对非重症AAV患者，2016年Geetha等在一个纳入了37例患者的小规模回顾性分析中观察到，利妥昔单抗联合糖皮质激素在AAV重症肾损害患者的诱导缓解治疗中较利妥昔单抗联合糖皮质激素和环磷酰胺的有效率相当，肾功能恢复的患者比例也接近[14]。关于利妥昔单抗在系统性红斑狼疮中的应用，有两个大型的随机对照临床研究分别针对肾外受累和肾脏受累的狼疮患者。前者称为EXPLORER研究，是一项安慰剂对照的研究，共入选了257名中重度肾外受累的临床患者，实验组在开始和第26周分别接受每次1 000mg、每2周一次共2次的利妥昔单抗的治疗，观察52周后并未发现利妥昔单抗的疗效优于较安慰剂有优势，但亚组分析显示利妥昔单抗对于黑色人种和棕色人种疗效较好[10]。LUNAR研究是一项双盲、安慰剂对照的研究，共入组了144名Ⅲ型或Ⅳ型狼疮性肾炎的患者，试验组分别在第1、2、24和26周接受1 000mg利妥昔单抗的输注，佐以糖皮质激素和吗替麦考酚酯，观察52周未发现两组的主要终点事件和次要终点事件的发生有显著性区别，但治疗组抗双链DNA的水平以及补体水平较对照组有显著改善，且黑种人对利妥昔单抗的治疗反应较好[11]。此外，还有利妥昔单抗用于治疗膜性肾病的报道[15,16]，但其疗效尚待进一步的总结。

2. 依帕珠单抗（epratuzumab） 依帕珠单抗是一种人源化的针对CD22的IgG1型单克隆抗体，近年来开始应用于系统性红斑狼疮的治疗。CD22抗原是B细胞特有的表面抗原，它参与B细胞的受体信号、细胞活性及存活的调节[17]。与利妥昔单抗相比，依帕珠单抗的细胞毒性更低，对B细胞调节作用更强。体外试验发现依帕珠单抗首先能引起系统性红斑狼疮患者B细胞表面抗原CD22、CD19、CD21、CD79b抗原明显下降。依帕珠单抗通过CD22抑制B细胞受体（B cell receptor，BCR）的激活和上调B细胞黏附分子。依帕珠单抗还可以呈剂量依赖性的影响其细胞信号转导，且仅仅引起轻度的B细胞减少。它没有补体介导的细胞毒作用[18]。依帕珠单抗可以介导B细胞受体的抗原从抗原呈递细胞转移至淋巴细胞[36]，这种抗原呈递细胞和淋巴细胞之间的分子重组也被称为“免疫突触”[19]。

在应用依帕珠单抗治疗系统性红斑狼疮的随机双盲安慰剂对照的多中心研究中，证实360mg/m^{2}的剂量（每12周应用10次，共48周）可以有效地降低狼疮的BILAG评分、减少糖皮质激素的用量；患者对依帕珠单抗治疗的耐受性普遍较好，不良事件的发生率与安慰剂组相比没有显著差别，输液反应少见且轻[20,21]。关于依帕珠单抗治疗系统性红斑狼疮的Ⅲ期临床实验正在进行中，称为EMBODY 1和EMBODY 2（NCT01262365和NCT01261793）。

3. ocrelizumab ocrelizumab是一种功能类似利妥昔单抗的人类纯合抗CD20单克隆抗体。与利妥昔单抗相比，ocrelizumab自身免疫原性以及激活补体的反应可能更少。从理论上讲，这可能降低药物中和抗体及输液反应的发生率。

关于ocrelizumab治疗系统性红斑狼疮，有两项国际多中心的双盲、随机、安慰剂对照Ⅱ期试验正在进行，分别针对非肾脏受累的狼疮和狼疮性肾炎，称为BEGIN研究和BELONG研究[22]。患者分别在第1天和第15天静脉输注400mg或1 000mg ocrelizumab，每4个月重复输注相同剂量。BEGIN研究已提前终止。BELONG组纳入了381名增殖性狼疮肾炎（Ⅲ/Ⅳ型）患者。这些患者按照1∶1∶1的比例被随机分组，分别接受安慰剂治疗和两种剂量的ocrelizumab治疗（400mg或1 000mg，在第1天、第15天和第16周各输注一次，之后每16周输注一次），这些患者均接受足量糖皮质激素联合吗替麦考酚酯，或糖皮质激素联合环磷酰胺、继之以硫唑嘌呤的序贯治疗。该试验因为ocrelizumab组发生严重感染者较多而提前终止。在经历了32周治疗的223名患者中，ocrelizumab组的肾脏缓解率（67%）较安慰剂组（55%）未见显著性差异[23]。但亚组分析显示，在应用糖皮质激素联合环磷酰胺治疗的患者中，ocrelizumab疗效显著优于安慰剂组；而在应用糖皮质激素联合吗替麦考酚酯治疗的患者中，应用ocrelizumab者感染的发生率显著增高。

（二）针对B细胞生长或存活因子的药物

1. 贝利木单抗　这类药物中最具有代表性的是贝利木单抗。B淋巴细胞刺激因子（BLyS）或B细胞活化因子（BAFF），属于肿瘤坏死因子配体超家族，是B细胞的成熟、存活、增殖以及和免疫球蛋白亚型转化过程中所需要的关键因子[24]。BLyS结合于三种B细胞受体的任何一种，即跨膜激活因子（transmembrane activator）和钙调节配体相互作用物（calcium modulator ligand interactor，TACI）、B细胞成熟抗原（B-cell maturation antigen，BCMA），以及BAFF受体[25]。贝利木单抗是完全人源化单克隆抗体，它特异性结合可溶性BLyS三聚体并阻止BLyS及其受体的相互作用，可以促使B细胞凋亡，防止B细胞分化为产生IgG的浆细胞。贝利木单抗可以使外周血$CD20^+$ B细胞数量减少[26]，主要表现在幼稚B细胞、过渡性B细胞和活化的B细胞数量减少，前转换记忆性B细胞和核浆母细胞在18个月后减少，而后转换记忆性B细胞和T细胞则不受影响。血浆IgM水平可以轻度降低，而IgG的水平则不受影响。预先注射抗肺炎球菌抗体或抗破伤风类毒素抗体的水平也不会受到贝利木单抗治疗的影响[27,28]。

2011年3月，贝利木单抗成为近50年来获批治疗系统性红斑狼疮的第一个药物，而治疗类风湿关节炎和干燥综合征的临床试验还在进行中。治疗成年人的活动性狼疮，贝利木单抗的常用剂量是每次10mg/kg（静脉应用），前3次给药间隔时间为2周，之后间隔时间为4周[29]。

从目前应用贝利木单抗治疗系统性红斑狼疮的临床研究中总体看来，治疗组较安慰剂组的不良事件和严重不良事件（包括恶性肿瘤和死亡）发生率没有显著性差别[30,31]。应用贝利木单抗治疗组抑郁症的发生率高于安慰剂组，并且有自杀的病例报告。过敏和输液反应虽然不多见，但是可以发生严重的延迟性输液反应（在注射贝利木单抗数小时后发生）[32]。

2. atacicept　BAFF的同系物APRIL也是TNF家族中的一员。TNF家族对B细胞的生存和激活至关重要[33]。BAFF在B细胞上有3种受体，即BAFF-R、TACI和BCMA；其中，BAFF-R是唯一可以接收来自BAFF特殊信号的受体，APRIL与TACI和BCMA受体结合的亲和力比BAFF更高。atacicept（TACI-Ig）是与BAFF和APRIL活化相关的人类纯合融合蛋白，可以同时阻断BAFF和APRIL[34]。与贝利木单抗仅仅中和可溶性BAFF不同，atacicept也可抑制膜结合BAFF。

在应用atacicept治疗系统性红斑狼疮的Ⅰb期的剂量递增的安慰剂对照试验中，共纳入49名患者，该研究显示，atacicept降低周围成熟B细胞和免疫球蛋白水平的生物学效应是呈剂量依赖性的。与安慰剂组相比，atacicept组的轻度不良反应更多见，但严重不良事件两组没有显著性差别[35]。

两项应用atacicept治疗类风湿关节炎Ⅱ期临床试验中，证实atacicept可以降低IgG、IgM和IgA水平，同时可降低成熟B细胞和浆细胞数目[36,37]。严重的低丙球蛋白血症和严重感染发生率较安慰剂组无明显升高。与治疗类风湿关节炎的经验不同，一项为期52周的随机、双盲、安慰剂对照Ⅱ/Ⅲ期试验显示，atacicept在活动性狼疮肾炎患者中可能导致长时间低丙球蛋白血症[38]。

最近有一项应用atacicept治疗系统性红斑狼疮的为期52周的Ⅱ/Ⅲ期临床试验[39]，共纳入461名系统性红斑狼疮患者。这些患者随机分成3组，分别接受安慰剂以及atacicept 75mg或150mg治疗（每2周1次，持续4周，之后每周注射1次，连续48周）。这项临床试验因应用atacicept 150mg组出现2例致命性肺部感染而提前终止。然而，与感染相关的严重不良事件及过敏性湿疹的发生率在治疗组和安慰剂组并没有显著差异。关于atacicept治疗系统性红斑狼疮的疗效和安全性需要更深入的研究。

3. blisibimod　blisibimod是一种融合蛋白，包含4个结合BAFF的结构域，是一种有效的皮下注射的BAFF抑制剂[40]。一项为期24周的随机对照Ⅱb期试验纳入了547名系统性红斑狼疮的患者[41]，试验结果显示blisibimod（200mg/周）治疗组的疗效显著优于安慰剂组，患者对各剂量

blisibimod耐受性好，感染等严重不良事件的发生率较安慰剂组无显著性差异。另一项Ⅲ期试验正在进行中（CHABLIS-SCA-NCT01395745）。

4. tabalumab tabalumab（LY2127399）是人类纯合单克隆抗体，针对可溶性和膜结合的BAFF[42]。一项Ⅱ期随机、对照试验显示tabalumab治疗活动性类风湿关节炎有效，这些患者对甲氨蝶呤反应不佳，但对生物制剂tabalumab有效[43]。然而，另一项Ⅱ期临床试验并未发现tabalumab在对TNF抑制剂反应不佳的活动性类风湿关节炎患者有效[43]。一项应用tabalumab治疗活动性狼疮患者的临床试验正在进行中［NCT01205438，NCT01196091］。

（三）诱导B细胞耐受的药物

阿贝莫司钠（LJP394）常用于系统性红斑狼疮以及狼疮性肾炎的治疗中，它由4个双链DNA的抗原表位结合到非免疫原性聚乙烯乙二醇而组成。它通过连接B细胞表面抗dsDNA抗体的受体及触发信号传导通路，引起B细胞对特异抗原的反应性降低或B细胞凋亡，从而诱导B细胞耐受。早期的安慰剂对照试验显示接受最大剂量阿贝莫司治疗的患者血清抗dsDNA水平明显、持续性下降，同时阿贝莫司的不良反应较安慰剂组无明显增加[44]。之后的一项为期76周多中心Ⅲ期临床试验共纳入了230名狼疮性肾炎的患者，与安慰剂组相比，每周注射阿贝莫司钠（100mg）可明显降低肾脏复发的发生率、延缓发生肾脏复发的时间[45]。随后进行的一项Ⅲ期临床试验共纳入317名有肾脏复发病史和血清抗dsDNA抗体浓度≥152U/ml的系统性红斑狼疮患者，在本试验中，阿贝莫司钠（100mg/周）与安慰剂相比，对于达到肾脏复发的时间、需要重新使用免疫抑制剂的比例等指标均无明显益处[46]。因为较大剂量的阿贝莫司钠可能更易抑制抗dsDNA抗体而不产生不良反应，一项临床试验（ASPEN）正在对更大剂量的阿贝莫司钠（900mg/周）进行研究[47]。这是一项多中心、随机、安慰剂对照Ⅲ期临床试验，共纳入943名有肾脏受累的系统性红斑狼疮患者。然而，在短期疗效分析提示继续试验可能无效后，该试验被迫提前终止。

（四）针对蛋白酶体的药物

这类药物中具有代表性的是硼替佐米。在系统性红斑狼疮患者中，存活期较长的浆细胞是主要产生自身抗体的细胞，这些细胞普遍对免疫抑制剂治疗耐药，包括针对B细胞的治疗[48]。这些细胞的存留可能与长期的疾病活动度偏高以及疾病的复发相关。硼替佐米是一种26S的蛋白酶体抑制剂，它可以破坏血液中过多的浆细胞[49]。在多项狼疮鼠的动物模型研究中证实硼替佐米治疗狼疮有效[50-52]。蛋白酶体抑制剂首先引起产生自身抗体的浆细胞的减少，并且抑制Toll样受体激活的浆细胞样树突状细胞产生干扰素α[50]。

已有研究指出硼替佐米在系统性红斑狼疮患者中治疗有效[53,54]，但其主要不良事件是高发的神经系统、胃肠道及血液系统的不良反应，这些问题是限制硼替佐米进一步研究的主要原因。另一种安全性更高的蛋白酶抑制剂正在研发中。

二、针对T细胞的药物

目前已在多种自身免疫病中应用合成肽来抑制免疫炎症反应[55]，这种治疗模式的优点是保留患者的免疫耐受性而不抑制免疫系统。

（一）edratide

edratide（hCDR1）是一种基于人类致病性抗DNA单克隆抗体的第一互补决定区（first complementarity-determining region，CDR1）序列的合成肽。在动物实验和临床研究中发现，edratide通过下调致病性细胞因子、细胞凋亡、干扰素α基因表达，以及上调患者外周血单个核细胞中的免疫抑制剂分子和调节性T细胞，从而改善系统性红斑狼疮的临床症状[56-58]。然而，在一项为期24周的Ⅱ期临床试验中，因试验的主要终点事件（SLEDAI-2k评分下降）未达标而提前终止[59]。

（二）rigerimod（lupuzor）

rigerimod（P140多肽）是一种由小核蛋白U1-70k和Ser磷酸化合成的线性肽，它是一种复杂的MHC-Ⅱ类分子的结合物，由T细胞受体所识别。rigerimod可以抑制T细胞对MHC递呈肽的反应性，从而保持机体的免疫耐受性，但其具体机制尚待进一步研究。在狼疮鼠的研究中，rigerimod可以抑制抗dsDNA抗体的产生、降低蛋白尿、提高生存率[60,61]。早期的一项纳入了20名活动性系统性红斑狼疮的患者的Ⅱa期临床试验提示，每2周皮下注射rigerimod（200μg）是安全的，并可以降低疾病活动性和抗dsDNA抗体的浓度[62]。另一项Ⅱb期随机、安慰剂对照临床试验纳入了136名系统性红斑狼疮的患者，他们的SLEDAI评分≥6，但无BILAG A中的受累项目，与安慰剂组相对比，每周皮下注射rigerimod 200μg（连续12周）联合标准化治疗可获得较高的疗效，且耐受性较好[63]。rigerimod最多见的副作用为注射侧轻微红斑。FDA已经批准了一项rigerimod治疗系统性红斑狼疮的Ⅲ期临床试验。

（三）laquinimod

laquinimod是一种口服药，现有的研究已证实该药物可以用于反复发作的多发性肌炎的治疗[64]。laquinimod是一种口服药，现有的研究已证实该药物可以用于反复发作的多发性肌炎的治疗[64]。laquinimod可以下调炎性因子包括IL-6、IL-12、IL-17、IL-23和TNF-α，同时可以上调IL-1，从而发挥其对抗原递呈细胞和T细胞的作用。一项Ⅱa期随机、安慰剂对照临床试验纳入46名活动性狼疮肾炎患者，该组患者均接受大剂量糖皮质激素和吗替麦考酚酯的治疗，初步结果显示糖皮质激素、吗替麦考酚酯联合laquinimod对改善肾脏功能和降低蛋白尿有积极作用。不良事件和严重不良事件的发生率在治疗组中未见明显升高[65]。关于laquinimod的大规模临床研究目前正在筹备中。

三、针对共刺激分子的药物

针对共刺激分子的药物中，最具有代表性的是阿巴西普（abatacept）。B细胞上的CD80或CD86分子与CD28分子的相互作用为T细胞的活化提供了重要的共刺激信号，这对于B细胞产生抗体的过程十分重要。阿巴西普是一类IgG1型融合蛋白，是由CTLA4细胞外功能区和人IgG1的Fc段组成，通过抑制共刺激分子CD28和CD80/CD86活化T细胞的第二刺激信号，从而抑制T细胞活化[66]。在狼疮鼠的动物模型中，应用阿巴西普可以延迟自身免疫反应的发生并减少死亡[67-69]，其机制包括减少自身反应性B细胞、抑制抗体亚型之间的转换、减少抗体的产生并减轻肾小球的炎症细胞浸润。在NZB/W狼疮鼠的模型中，联合应用环磷酰胺和阿巴西普较单用这两种药的任意一种都能够更加有效地减轻肾脏疾病的严重程度和降低死亡率[70]。

阿巴西普用于治疗类风湿关节炎已近10年，近年来也逐渐开始应用于系统性红斑狼疮的治疗。其Ⅱ期临床试验是双盲、安慰剂对照的随机试验，入组了175名非肾脏受累的狼疮患者，按照2∶1的比例分别接受阿巴西普和安慰剂的治疗，阿巴西普的剂量是每月在第1、15和29天给予10mg/kg。两组都应用泼尼松30mg/d，1个月后减量。观察12个月后，主要终点事件（出现新的BILAG A或B的项目，或狼疮复发）在两组没有显著性差别，但是重症狼疮的复发率在阿巴西普组明显少于安慰剂组[71]。另一项Ⅱ/Ⅲ期的多中心随机对照临床试验入组了289名Ⅲ型或Ⅳ型狼疮性肾炎的患者，随机接受三种治疗之一：安慰剂，阿巴西普30mg/kg、3个月后改为10 mg/kg，以及阿巴西普10mg/kg，三组患者都接受糖皮质激素和吗替麦考酚酯的治疗。观察52个月后，三组缓解率和达到缓解的时间没有显著差别[72]，但是应用阿巴西普者狼疮性肾炎的疗效可能较好，这一点很大程度上取决于肾脏缓解标准的制定[73]。

从现有的研究资料上看，阿巴西普的耐受性和安全性都较好，严重不良事件以及死亡的发生均与安慰剂组无显著差别，只是胃肠炎和带状疱疹的发生率高于安慰剂组[72]。

四、针对细胞因子的药物

（一）针对肿瘤坏死因子α的药物

针对肿瘤坏死因子α的药物主要用于ANCA相关小血管炎的治疗。肿瘤坏死因子α在ANCA相关小血管炎的发病机制中发挥了重要的作用，它可以使中性粒细胞表达ANCA的靶抗原增加，在ANCA的作用下，导致中性粒细胞发生呼吸爆发和脱颗粒反应，并参与中性粒细胞和内皮细胞之间的相互作用；在肉芽肿的形成中也发挥了致病作用[74-78]。因此，肿瘤坏死因子α成为ANCA相关小血管炎重要的治疗靶点。这类药物包括英夫利昔单抗、依那西普、阿达木单抗和阿伦单抗等。

英夫利昔单抗单克隆嵌合型抗TNF-α抗体，用于治疗难治性血管炎，剂量通常是3 ～ 5mg/kg，开始时在第0天，第14天和第42天给药，然后每月用药一次。在Mukhtyar等的总结中，对于难治性血管炎，英夫利昔单抗可以使43/53（81%）的患者达到缓解，但复发率在12%以上[79]。但在Morgen等的研究中，在应用糖皮质激素联合环磷酰胺的治疗方案下，再加上英夫利昔单抗也不能带来额外的益处[80]。英夫利昔单抗的主要不良反应是增加感染的风险，包括结核病、流感嗜血杆菌性、肺炎克雷伯菌性尿路感染、金黄色葡萄球菌皮肤脓肿和诺卡菌眼内炎等。

依那西普是一种可溶性的TNF-α抑制剂，为TNF受体P75与人IgG1的Fc片段的融合蛋白组成，虽然Stone等为期6个月的开放标签试验发现依那西普（25mg每周两次皮下注射）治疗活动性ANCA相关小血管炎有效[81]；但是在接下来的多中心随机对照试验（WGET研究）中，共入组了180例缓解期的肉芽肿性多血管炎（GPA）患者，依那西普用于维持缓解的疗效与安慰剂无显著差别，且实体肿瘤的发生率增高[82]。因此该药不适合于ANCA相关小血管炎的维持治疗。

阿达木单抗是一种人源化抗TNF-α单克隆抗体。它的Ⅱ期临床试验入组了14名ANCA相关小血管炎的患者，阿达木单抗的剂量是皮下注射每2周40mg，共应用3个月，同时应用糖皮质激素和环磷酰胺，阿达木单抗的应用可以减少激素的剂量[83]。

总之，应用TNF-α抑制剂治疗ANCA相关小血管炎的疗效尚不肯定，还需要进一步的随机对照研究来证实，其中不推荐使用依那西普。

（二）针对IL-6的药物

IL-6的分泌主要由活化的巨噬细胞和T细胞在其他细胞因子如TNF和IFN-γ等的刺激下产生，IL-6可以与Ⅰ型干扰素协同作用激活B细胞、刺激自身抗体的产生。在狼疮鼠的动物模型中，应用抗鼠IL-6的抗体或IL-6单抗可以减少抗dsDNA的产生、减少蛋白尿以及降低死亡率[84,85]。循环IL-6水平在活动期SLE患者中是升高的，并且与疾病活动程度、抗dsDNA抗体水平相关[86]。托珠单抗（tocilizumab）的Ⅰ期临床试验是一项开放标签的研究，入组了16名轻中度的系统性红斑狼疮患者，每2周输注一次托珠单抗（2、4或8mg/kg），共12周[87]。半数以上的患者狼疮活动度评分（SLEDAI）改善超过4分，伴随抗dsDNA抗体水平下降，关节炎改善，实验室检查显示活化的T细胞和B细胞、浆母细胞以及和后转换记忆B细胞的水平下降[88]。托珠单抗的不良反应包括中性粒细胞减少、感染等。

（三）针对IL-5的药物

美泊利单抗是人源化抗白细胞介素5（IL-5）单克隆抗体。IL-5可以刺激嗜酸性粒细胞的生长，美泊利单抗可以减少外周血中的嗜酸性粒细胞，并减少在肺和骨髓嗜酸性粒细胞。可以减少哮喘发作的次数[89]，因此有学者将美泊利单抗应用于嗜酸粒细胞性肉芽肿性多血管炎（EGPA）的治疗。在一个开放标签的研究中，Kim等使用美泊利单抗治疗了7例EGPA的患者，患者对该药的耐受性较好，也有利于减少糖皮质激素的应用，但在为期12周的治疗结束之后，EGPA又会出现疾病的复发，从而需要继续使用糖皮质激素[90]。

（四）针对Ⅰ型干扰素的治疗

Ⅰ型干扰素、特别是干扰素α，在系统性红斑狼疮的发病机制中发挥作用[91]。含有DNA或RNA自身抗原的免疫复合物可以刺激未成熟浆细胞样树突细胞产生Ⅰ型干扰素，这是通过Fcr受体将这些免疫复合物内化以及Toll样受体7和9实现的[92]。系统性红斑狼疮患者体内干扰素α、干扰素驱动的趋化因子以及干扰素调节基因的水平增高，并与疾病活动性、抗dsDNA水平、补体以及IL-10的水平相关[93-99]。干扰素某些成分的基因多态性也与系统性红斑狼疮的疾病易感性相关[100,101]。

sifalimumab（MEDI-545）是完全人源化抗IFN-α的单克隆抗体，它可以特异性的结合IFN-α的大多数亚型，并阻断IFN受体下游的信号转导。一项Ⅰa期随机、安慰剂对照、剂量相关临床试验针对轻度活动的系统性红斑狼疮患者，该临床试验证实了该药物的安全性及其在抑制IFN-α诱导mRNA表达、改善受损皮肤病变中的作用[102]。另一项Ⅰ期临床试验也是随机、安慰剂对照试验，受试对象是161名中至重度活动的系统性红斑狼疮患者，经过sifalimumab治疗，IFN基因标志物（gene signature）呈持续抑制状态[103]。尽管治疗组与安慰剂组患者临床活动度无显著差异，但该试验证实sifalimumab的安全性。

rontalizumab是另一种用于治疗系统性红斑狼疮的针对干扰素α的IgG型单克隆抗体，它可以中和人类IFN-α异构体。由60名系统性红斑狼疮患者组成的Ⅰ期双盲、安慰剂对照临床试验证实了该药物的安全性，并可以有效降低IFN调节基因的水平[104]。另一项Ⅱ期临床试验由159名中至重度系统性红斑狼疮患者（无肾脏受累）组成，他们随机分组，一组接受rontalizumab（静脉输注或皮下注射）治疗，另一组接受安慰剂治疗[105]。整个试验未应用其他免疫抑制剂，且泼尼松的用量在治疗开始8周后已减量至10mg/d。治疗24周后，治疗组和对照组疗效大致相似；但亚组分析显示低IFN基因表达者疗效较好。静脉注射rontalizumab患者上肢潮红发生率低于安慰剂组。然而在基线IFN基因高表达的患者中，治疗组严重不良事件的发生率大于安慰剂组。

最近已有研究证实，应用IFN-K进行免疫可以诱导产生多克隆抗体，后者可以中和13种人类干扰素α，其安全性和有效性均较好[106]。IFN-K导致IFN诱导基因表达的下降，提高C3补体水平，这与抗IFN-α抗体滴度相关。

五、针对补体的药物

近年来，补体在自身免疫性肾脏病，例如狼疮性肾炎[107]、ANCA相关小血管炎[108,109]、抗磷脂抗体综合征[110]，非典型溶血尿毒综合征[111]，以及各种肾小球疾病例如C3肾小球病[112]等发病机制中的作用日益受到重视，针对补体的生物制剂也应运而生，其中最具有代表性的药物是依库珠单抗（eculizumab）。

依库珠单抗是一种重组的、完全人源化的针对补体C5的IgG2/ IgG4混合型单克隆抗体。该药物在设计上减少了免疫原性和Fc段介导的功能，包括募集炎性细胞和激活补体。补体C5在血浆中的浓度约为70μg/ml。在体内，依库珠单抗达到完全阻断补体所需要的血清浓度是35μg/ml[113]。静脉注射依库珠单抗的半衰期为（11 ± 3）天[114]。

虽然依库珠单抗与C5的结合表位远离其中的C5a部分，但依库珠单抗可以有效地阻止C5裂解为C5a和C5b。应用晶体结构分析发现，依库珠单抗可以阻止补体C5进入C5转化酶，从而不能形成C5a。C5a基因缺陷的患者容易出现反复感染，特别是奈瑟菌属脑膜炎的感染[115,116]。在应用依库珠单抗治疗阵发性睡眠性血红蛋白尿（paroxysmal nocturnal haemoglobinuria，PNH）的临床试验中，奈瑟菌属感染的发生率为4.2/1 000病人年[117]，因此需要给予相应的预防措施。

依库珠单抗除了成功应用于阵发性睡眠性血红蛋白尿的治疗，在肾脏病领域，依库珠单抗也成功地用于治疗非典型溶血尿毒综合征。非典型溶血尿毒综合征是一种遗传性、可危及生命的、由补体介导的慢性血栓性微血管病。在2项前瞻性Ⅱ期临床试验中，共纳入37例患者（其中试验1中有17例，试验2中有20例）接受了依库珠单抗治疗，治疗中位时长分别为64周和62周。依库珠单抗治疗后患者血小板计数增加，在试验2中，80%的患者维持在无血栓性微血管病事件的状态。在试验1中，5例患者中有4例停用透析。较早进行依库珠单抗干预可带来eGFR更显著的改善。在整个治疗期内，均未见治疗的累积毒性或严重的感染相关不良事件（包括脑膜炎球菌感染）的发生[118]。

C3肾小球病是一类补体旁路途径激活异常导致的疾病，特征是肾小球补体C3沉积为主。有一些病例报道发现依库珠单抗治疗C3肾小球病有效，但尚需要大规模的前瞻对照研究来证实[119-123]。

在系统性红斑狼疮中，依库珠单抗在狼疮小鼠中改善蛋白尿和提高生存率[124]。系统性红斑狼疮患者中应用依库珠单抗的Ⅰ期临床试验证明单剂量应用是安全的，且耐受性好[125,126]。

近年来的研究发现补体活化在原发性小血管炎的发病机制中起重要作用，而其中发挥核心作用的是C5a及其受体[127-132]，因此应用依库珠单抗治疗该病可能会有较好的前景；而目前，另一种针对C5a受体的口服药物CCX168用于原发性小血管炎的Ⅱ期临床试验也正在进行中。

表30-4-0-2列举了目前主要用于治疗系统性红斑狼疮的生物制剂及其厂家和临床试验的进展。

表 30-4-0-2 目前主要用于治疗系统性红斑狼疮的生物制剂

成分	结构	试用人群	研究阶段	作用机制
贝利木单抗	单克隆抗体	成人活动性 SLE 患者经标准治疗	上市	抑制 B 细胞上的 BAFF
atacicept	融合蛋白	无肾损害的 SLE 患者	Ⅲ期试验	抑制 B 细胞上的 BAFF 和 APRIL
blisibimod	融合蛋白	无肾损害的 SLE 患者	Ⅲ期试验计划中	抑制 B 细胞上的 BAFF
tabalumab	单克隆抗体	无肾损害的 SLE 患者	Ⅲ期试验计划中	抑制 B 细胞膜上的 BAFF
利妥昔单抗	单克隆抗体	有无肾损害的 SLE 患者	Ⅲ期试验	耗竭 B 细胞
依帕珠单抗	单克隆抗体	无肾损害的 SLE 患者	Ⅲ期试验计划中	调节 B 细胞信号、细胞活动和存活
阿巴西普	融合蛋白	有无肾损害的 SLE 患者	Ⅲ期试验	阻碍 T、B 细胞之间的信号传导
rigerimod	合成肽	无肾损害的 SLE 患者	Ⅱ期试验	T 细胞耐受
laquinimod	小分子	狼疮性肾炎	Ⅱ a 期试验	调节 T 细胞活性
托珠单抗	单克隆抗体	无肾损害的 SLE 患者	Ⅰ期试验	阻断 IL-6 受体
sirukumab	单克隆抗体	皮肤狼疮患者	Ⅰ期试验	阻断 IL-6
sifalimumab	单克隆抗体	无肾损害的 SLE 患者	Ⅰ期试验	阻断Ⅰ型干扰素
rontalizumab	单克隆抗体	无肾损害的 SLE 患者	Ⅱ期试验	阻断Ⅰ型干扰素
依库珠单抗	单克隆抗体	无肾损害的 SLE 患者	Ⅰ期试验	阻断 C5

（陈 旻）

参考文献

1. PESCOVITZ MD. Rituximab, an anti-cd20 monoclonal antibody: history and mechanism of action. Am J Transplant, 2006, 6(5 Pt 1):859-866.
2. LEANDRO MJ, COOPER N, CAMBRIDGE G, et al. Bone marrow B-lineage cells in patients with rheumatoid arthritis following rituximab therapy. Rheumatology (Oxford), 2007, 46(1):29-36.
3. GOTTENBERG JE, RAVAUD P, BARDIN T, et al. Risk factors for severe infections in patients with rheumatoid arthritis treated with rituximab in the autoimmunity and rituximab registry. Arthritis Rheum, 2010, 62(9):2625-2632.
4. SHAW T, QUAN J, TOTORITIS MC. B cell therapy for rheumatoid arthritis: the rituximab (anti-CD20) experience. Ann Rheum Dis, 2003, 62(Suppl 2):ii55-ii59.
5. MOK CC. Emerging biological therapies for systemic lupus erythematosus. Expert Opin Emerg Drugs, 2014, 19(2):303-322.
6. STONE JH, MERKEL PA, SPIERA R, et al. Rituximab versus cyclophosphamide for ANCA-associated vasculitis. N Engl J Med, 2010, 363(3):221-232.
7. JONES RB, TERVAERT JW, HAUSER T, et al. Rituximab versus cyclophosphamide in ANCA-associated renal vasculitis. N Engl J Med, 2010, 363(3):211-220.
8. WEIDENBUSCH M, RÖMMELE C, SCHRÖTTLE A, et al. Beyond the LUNAR trial. Efficacy of rituximab in refractory lupus nephritis. Nephrol Dial Transplant, 2013, 28(1):106-111.
9. CONDON MB, ASHBY D, PEPPER RJ, et al. Prospective observational single-centre cohort study to evaluate the effectiveness of treating lupus nephritis with rituximab and mycophenolate mofetil but no oral steroids. Ann

Rheum Dis, 2013, 72(8):1280-1286.

10. MERRILL JT, NEUWELT CM, WALLACE DJ, et al. Efficacy and safety of rituximab in moderately-to-severely active systemic lupus erythematosus: the randomized, double-blind, phase Ⅱ / Ⅲ systemic lupus erythematosus evaluation of rituximab trial. Arthritis Rheum, 2010, 62(1):222-233.
11. ROVIN BH, FURIE R, LATINIS K, et al. Efficacy and safety of rituximab in patients with active proliferative lupus nephritis: the Lupus Nephritis Assessment with Rituximab study. Arthritis Rheum, 2012, 64(4):1215-1226.
12. TERRIER B, AMOURA Z, RAVAUD P, et al. Safety and efficacy of rituximab in systemic lupus erythematosus: results from 136 patients from the French AutoImmunity and Rituximab registry. Arthritis Rheum, 2010, 62(8):2458-2466.
13. BURTON C, KACZMARSKI R, JAN-MOHAMED R. Interstitial pneumonitis related to rituximab therapy. N Engl J Med, 2003, 348(26):2690-2691.
14. GEETHA D, HRUSKOVA Z, SEGELMARK M, et al. Rituximab for treatment of severe renal disease in ANCA associated vasculitis. J Nephrol, 2016, 29(2):195-201.
15. BUSCH M, RUSTER C, SCHINKÖTHE C, et al. Rituximab for the second-and third-line therapy of idiopathic membranous nephropathy: a prospective single center study using a new treatment strategy. Clin Nephrol, 2013, 80(2):105-113.
16. WEN M, KÜCHLE C, SARKAR O, et al. Plasmapheresis combined with rituximab for refractory idiopathic membranous nephropathy. Int Urol Nephrol, 2014, 46(4):847-848.
17. ROSSI EA, GOLDENBERG DM, MICHEL R, et al. Trogocytosis of multiple B-cell surface markers by CD22 targeting with epratuzumab. Blood, 2013, 122(17):3020-3029.
18. WALLACE DJ, GOLDENBERG DM. Epratuzumab for systemic lupus erythematosus. Lupus, 2013, 22(4):400-405.
19. WALLACE DJ, KALUNIAN K, PETRI MA, et al. Efficacy and safety of epratuzumab in patients with moderate/severe active systemic lupus erythematosus: results from EMBLEM, a phase Ⅱb, randomised, double-blind, placebo-controlled, multicentre study. Ann Rheum Dis, 2014, 73(1):183-190.
20. WALLACE DJ, GORDON C, STRAND V, et al. Efficacy and safety of epratuzumab in patients with moderate/severe flaring systemic lupus erythematosus: results from two randomized, double-blind, placebo-controlled, multicentre studies (ALLEVIATE) and follow-up. Rheumatology(Oxford), 2013, 52(7):1313-1322.
21. STRAND V, PETRI M, KALUNIAN K, et al. Epratuzumab for patients with moderate to severe flaring SLE: health-related quality of life outcomes and corticosteroid use in the randomized controlled ALLEVIATE trials and extension study SL0006. Rheumatology(Oxford), 2014, 53(3):502-511.
22. REDDY V, JAYNE D, CLOSE D, et al. B-cell depletion in SLE: clinical and trial experience with rituximab and ocrelizumab and implications for study design. Arthritis Res Ther, 2013, 15(Suppl 1):S2.
23. MYSLER EF, SPINDLER AJ, GUZMAN R, et al. Efficacy and safety of ocrelizumab in active proliferative lupus nephritis: results from a randomized, double-blind, phase Ⅲ study. Arthritis Rheum, 2013, 65(9):2368-2379.
24. MOORE PA, BELVEDERE O, ORR A, et al. BLyS: member of the tumor necrosis factor family and B lymphocyte stimulator. Science, 1999, 285(5425):260-263.
25. PETRI M, STOHL W, CHATHAM W, et al. Association of plasma B lymphocyte stimulator levels and disease activity in systemic lupus erythematosus. Arthritis Rheum, 2008, 58(8):2453-2459.
26. JACOBI AM, HUANG W, WANG T, et al. Effect of long-term belimumab treatment on B cells in systemic lupus erythematosus: extension of a phase Ⅱ, double-blind, placebo-controlled, dose-ranging study. Arthritis Rheum, 2010, 62(1):201-210.
27. STOHL W, HIEPE F, LATINIS KM, et al. Belimumab reduces autoantibodies, normalizes low complement levels, and reduces select B cell populations in patients with systemic lupus erythematosus. Arthritis Rheum, 2012, 64(7):2328-2337.
28. CHATHAM WW, WALLACE DJ, STOHL W, et al. Effect of belimumab on vaccine antigen antibodies to

influenza, pneumococcal, and tetanus vaccines in patients with systemic lupus erythematosus in the BLISS-76 trial. J Rheumatol, 2012, 39(8):1632-1640.

29. TESAR V, HRUSKOVA Z. Belimumab in the management of systemic lupus erythematosus-an update. Expert Opin Biol Ther, 2017, 17(7):901-908.

30. NAVARRA SV, GUZMÁN RM, GALLACHER AE, et al. Efficacy and safety of belimumab in patients with active systemic lupus erythematosus: a randomised, placebo-controlled, phase 3 trial. Lancet, 2011, 377(6):721-731.

31. FURIE R, PETRI M, ZAMANI O, et al. A phase Ⅲ, randomized, placebo-controlled study of belimumab, a monoclonal antibody that inhibits B lymphocyte stimulator, in patients with systemic lupus erythematosus. Arthritis Rheum, 2011, 63(12):3918-3930.

32. MOSAK J, FURIE R. Breaking the ice in systemic lupus erythematosus: belimumab, a promising new therapy. Lupus, 2013, 22(4):361-371.

33. FAIRFAX K, MACKAY IR, MACKAY F. BAFF/BLyS inhibitors: A new prospect for treatment of systemic lupus erythematosus. IUBMB Life, 2012, 64(7):595-602.

34. STOHL W. Systemic lupus erythematosus and its ABCs (APRIL/BLyS complexes). Arthritis Res Ther, 2010, 12(2):111.

35. DALL'ERA M, CHAKRAVARTY E, WALLACE D, et al. Reduced B lymphocyte and immunoglobulin levels after atacicept treatment in patients with systemic lupus erythematosus: results of a multicenter, phase Ib, double-blind, placebo-controlled, dose-escalating trial. Arthritis Rheum, 2007, 56(12):4142-4150.

36. VAN VOLLENHOVEN RF, KINNMAN N, VINCENT E, et al. Atacicept in patients with rheumatoid arthritis and an inadequate response to methotrexate: results of a phase Ⅱ, randomized, placebo-controlled trial. Arthritis Rheum, 2011, 63(7):1782-1792.

37. GENOVESE MC, KINNMAN N, DE LA BOURDONNAYE G, et al. Atacicept in patients with rheumatoid arthritis and an inadequate response to tumor necrosis factor antagonist therapy: results of a phase Ⅱ, randomized, placebo-controlled, dose-finding trial. Arthritis Rheum, 2011, 63(7):1793-1803.

38. GINZLER EM, WAX S, RAJESWARAN A, et al. Atacicept in combination with MMF and corticosteroids in lupus nephritis: results of a prematurely terminated trial. Arthritis Res Ther, 2012, 14(1):R33.

39. ISENBERG D, GORDON C, LICU D, et al. Efficacy and safety of atacicept for prevention of flares in patients with moderate-to-severe systemic lupus erythematosus (SLE): 52-week data (APRIL-SLE randomised trial). Ann Rheum Dis, 2015, 74(11):2006-2015.

40. STOHL W, MERRILL JT, LOONEY RJ, et al. Treatment of systemic lupus erythematosus patients with the BAFF antagonist "peptibody" blisibimod (AMG 623/A-623): results from randomized, double-blind phase 1a and phase 1b trials. Arthritis Res Ther, 2015, 17:215.

41. FURIE RA, LEON G, THOMAS M, et al. PEARL-SC Study. A phase 2, randomised, placebo-controlled clinical trial of blisibimod, an inhibitor of B cell activating factor, in patients with moderate-to-severe systemic lupus erythematosus, the PEARL-SC study. Ann Rheum Dis, 2015, 74(9):1667-1675.

42. STOHL W, SCHOLZ JL, CANCRO MP. Targeting BLyS in rheumatic disease: the sometimes-bumpy road from bench to bedside. Curr Opin Rheumatol, 2011, 23(3):305-310.

43. GENOVESE MC, BOJIN S, BIAGINI IM, et al. Tabalumab in rheumatoid arthritis patients with an inadequate response to methotrexate and naive to biologic therapy: a phase Ⅱ, randomized, placebo-controlled trial. Arthritis Rheum, 2013, 65(4):880-889.

44. FURIE RA, CASH JM, CRONIN ME, et al. Treatment of systemic lupus erythematosus with LJP 394. J Rheumatol, 2001, 28(2):257-265.

45. ALARCÓN-SEGOVIA D, TUMLIN JA, FURIE RA, et al. LJP 394 for the prevention of renal flare in patients with systemic lupus erythematosus: results from a randomized, double-blind, placebo-controlled study. Arthritis Rheum, 2003, 48(2):442-454.

46. CARDIEL MH, TUMLIN JA, FURIE RA, et al. Abetimus sodium for renal flare in systemic lupus erythematosus: results of a randomized, controlled phase Ⅲ trial. Arthritis Rheum, 2008, 58(8):2470-2480.

47. HOROWITZ DM, FURIE RA. Abetimus sodium: a medication for the prevention of lupus nephritis flares. Expert Opin Pharmacother, 2009, 10(9):1501-1507.

48. VAN DER VLAG J, BERDEN JH. Proteasome inhibition: a new therapeutic option in lupus nephritis? Nephrol Dial Transplant, 2008, 23(12):3771-3772.

49. ROMANO A, CONTICELLO C, DI RAIMONDO F. Bortezomib for the treatment of previously untreated multiple myeloma. Immunotherapy, 2013, 5(4):327-352.

50. ICHIKAWA HT, CONLEY T, MUCHAMUEL T, et al. Beneficial effect of novel proteasome inhibitors in murine lupus via dual inhibition of type I interferon and autoantibody-secreting cells. Arthritis Rheum, 2012, 64(2):493-503.

51. SEAVEY MM, LU LD, STUMP KL, et al. Novel, orally active, proteasome inhibitor, delanzomib (CEP-18770), ameliorates disease symptoms and glomerulonephritis in two preclinical mouse models of SLE. Int Immunopharmacol, 2012, 12(1):257-270.

52. NEUBERT K, MEISTER S, MOSER K, et al. The proteasome inhibitor bortezomib depletes plasma cells and protects mice with lupus-like disease from nephritis. Nat Med, 2008, 14(7):748-755.

53. QUARTUCCIO L, RUPOLO M, MICHIELI M, et al. Efficacy and tolerability of repeated cycles of a once-weekly regimen of bortezomib in lupus. Rheumatology (Oxford), 2014, 53(2):381-382.

54. FRÖHLICH K, HOLLE JU, ARIES PM, et al. Successful use of bortezomib in a patient with systemic lupus erythematosus and multiple myeloma. Ann Rheum Dis, 2011, 70(7):1344-1345.

55. SCHALL N, PAGE N, MACRI C, et al. Peptide-based approaches to treat lupus and other autoimmune diseases. J Autoimmun, 2012, 39(3):143-153.

56. SHARABI A, AZULAI H, STHOEGER ZM, et al. Clinical amelioration of murine lupus by a peptide based on the complementarity determining region-1 of an autoantibody and by cyclophosphamide: similarities and differences in the mechanisms of action. Immunology, 2007, 121(2):248-257.

57. STHOEGER ZM, SHARABI A, DAYAN M, et al. The tolerogenic peptide hCDR1 downregulates pathogenic cytokines and apoptosis and upregulates immunosuppressive molecules and regulatory T cells in peripheral blood mononuclear cells of lupus patients. Hum Immunol, 2009, 70(3):139-145.

58. STHOEGER Z, ZINGER H, SHARABI A, et al. The tolerogenic peptide, hCDR1, down-regulates the expression of interferon-α in murine and human systemic lupus erythematosus. PLoS One, 2013, 8(3):e60394.

59. NARAIN S, FURIE R. Update on clinical trials in systemic lupus erythematosus. Curr Opin Rheumatol, 2016, 28(5): 477-487.

60. MONNEAUX F, LOZANO JM, PATARROYO ME, et al. T cell recognition and therapeutic effect of a phosphorylated synthetic peptide of the 70K snRNP protein administered in MR/lpr mice. Eur J Immunol, 2003, 33(2):287-296.

61. MONNEAUX F, PARIETTI V, BRIAND JP, et al. Importance of spliceosomal RNP1 motif for intermolecular T-B cell spreading and tolerance restoration in lupus. Arthritis Res Ther, 2007, 9(5):R111.

62. MULLER S, MONNEAUX F, SCHALL N, et al. Spliceosomal peptide P140 for immunotherapy of systemic lupus erythematosus: results of an early phase Ⅱ clinical trial. Arthritis Rheum, 2008, 58(12):3873-3883.

63. ZIMMER R, SCHERBARTH HR, RILLO OL, et al. Lupuzor/P140 peptide in patients with systemic lupus erythematosus: a randomised, double-blind, placebo-controlled phase Ⅱ b clinical trial. Ann Rheum Dis, 2013, 72(11):1830-1835.

64. BRÜCK W, ZAMVIL SS. Laquinimod, a once-daily oral drug in development for the treatment of relapsing-remitting multiple sclerosis. Expert Rev Clin Pharmacol, 2012, 5(3):245-256.

65. TROTTER K, CLARK MR, LIARSKI VM. Overview of pathophysiology and treatment of human lupus nephritis. Curr Opin Rheumatol, 2016, 28(5):460-467.

66. MOK CC. Abatacept for systemic lupus erythematosus: the outlook. Expert Opin Biol Ther, 2012, 12(12):1559-1561.

67. FINCK BK, LINSLEY PS, WOFSY D. Treatment of murine lupus with CTLA4Ig. Science, 1994, 265(5176):1225-1227.

68. ORACKI SA, TSANTIKOS E, QUILICI C, et al. CTLA4Ig alters the course of autoimmune disease development in Lyn-/-mice. J Immunol, 2010, 184(2):757-763.
69. SCHIFFER L, SINHA J, WANG X, et al. Short term administration of costimulatory blockade and cyclophosphamide induces remission of systemic lupus erythematosus nephritis in NZB/W F1 mice by a mechanism downstream of renal immune complex deposition. J Immunol, 2003, 171(1):489-497.
70. DAIKH DI, WOFSY D. Cutting edge: reversal of murine lupus nephritis with CTLA4Ig and cyclophosphamide. J Immunol, 2001, 166(5):2913-2916.
71. MERRILL JT, BURGOS-VARGAS R, WESTHOVENS R, et al. The efficacy and safety of abatacept in patients with non-life-threatening manifestations of systemic lupus erythematosus: results of a twelve-month, multicenter, exploratory, phase Ⅱ b, randomized, double-blind, placebo-controlled trial. Arthritis Rheum, 2010, 62(10):3077-3087.
72. FURIE R, NICHOLLS K, CHENG TT, et al. Efficacy and safety of abatacept in lupus nephritis: a twelve-month, randomized, double-blind study. Arthritis Rheumatol, 2014, 66(2):379-389.
73. WOFSY D, HILLSON JL, DIAMOND B. Abatacept for lupus nephritis: alternative definitions of complete response support conflicting conclusions. Arthritis Rheum, 2012, 64(11):3660-3665.
74. HARPER L, SAVAGE CO. Pathogenesis of ANCA-associated systemic vasculitis. J Pathol, 2000, 190(3):349-359.
75. GROSS WL. Immunopathology and new therapeutic considerations in ANCA-associated vasculitides. Autoimmun Rev, 2004, 3 (Suppl 1):S47-S48.
76. HESS C, SADALLAH S, SCHIFFERLI JA. Induction of neutrophil responsiveness to myeloperoxidase antibodies by their exposure to supernatant of degranulated autologous neutrophils. Blood, 2000, 96(8):2822-2827.
77. KETTRITZ R, SCHREIBER A, LUFT FC, et al. Role of mitogen-activated protein kinases in activation of human neutrophils by antineutrophil cytoplasmic antibodies. J Am Soc Nephrol, 2001, 12(1):37-46.
78. PORGES AJ, REDECHA PB, KIMBERLY WT, et al. Anti-neutrophil cytoplasmic antibodies engage and activate human neutrophils via Fc gamma RIIa. J Immunol, 1994, 153(3):1271-1280.
79. MUKHTYAR C, LUQMANI R. Current state of tumour necrosis factor {alpha} blockade in Wegener's granulomatosis. Ann Rheum Dis, 2005, 64(Suppl 4):iv31-iv36.
80. MORGAN MD, DRAYSON MT, SAVAGE CO, et al. Addition of infliximab to standard therapy for ANCA-associated vasculitis. Nephron Clin Pract, 2011, 117(2):c89-c97.
81. STONE JH, UHLFELDER ML, HELLMANN DB, et al. Etanercept combined with conventional treatment in Wegener's granulomatosis: a six-month open-label trial to evaluate safety. Arthritis Rheum, 2001, 44(5):1149-1154.
82. Wegener's Granulomatosis Etanercept (WGET) Research Group. Etanercept plus standard therapy for Wegener's granulomatosis. N Engl J Med, 2005, 352(4):351-361.
83. LAURINO S, CHAUDHRY A, BOOTH A, et al. Prospective study of TNFalpha blockade with adalimumab in ANCA-associated systemic vasculitis with renal involvement. Nephrol Dial Transplant, 2010, 25(10):3307-3314.
84. LIANG B, GARDNER DB, GRISWOLD DE, et al. Anti-interleukin-6 monoclonal antibody inhibits autoimmune responses in a murine model of systemic lupus erythematosus. Immunology, 2006, 119(3):296-305.
85. MIHARA M, TAKAGI N, TAKEDA Y, et al. IL-6 receptor blockage inhibits the onset of autoimmune kidney disease in NZB/W F1 mice. Clin Exp Immunol, 1998, 112(3):397-402.
86. CHUN HY, CHUNG JW, KIM HA, et al. Cytokine IL-6 and IL-10 as biomarkers in systemic lupus erythematosus. J Clin Immunol, 2007, 27(5):461-466.
87. ILLEI GG, SHIROTA Y, YARBORO CH, et al. Tocilizumab in systemic lupus erythematosus: data on safety, preliminary efficacy, and impact on circulating plasma cells from an open-label phase I dosage-escalation study. Arthritis Rheum, 2010, 62(2):542-552.

88. SHIROTA Y, YARBORO C, FISCHER R, et al. Impact of anti-interleukin-6 receptor blockade on circulating T and B cell subsets in patients with systemic lupus erythematosus. Ann Rheum Dis, 2013, 72(1):118-128.

89. HALDAR P, BRIGHTLING CE, HARGADON B, et al. Mepolizumab and exacerbations of refractory eosinophilic asthma. N Engl J Med, 2009, 360(10):973-984.

90. KIM S, MARIGOWDA G, OREN E, et al. Mepolizumab as a steroid-sparing treatment option in patients with Churg-Strauss syndrome. J Allergy Clin Immunol, 2010, 125(6):1336-1343.

91. ELKON KB, WIEDEMAN A. Type I IFN system in the development and manifestations of SLE. Curr Opin Rheumatol, 2012, 24(5):499-505.

92. RONNBLOM L, ELORANTA ML, ALM GV. The type I interferon system in systemic lupus erythematosus. Arthritis Rheum, 2006, 54(2):408-420.

93. BENGTSSON AA, STURFELT G, TRUEDSSON L, et al. Activation of correlates with disease activity but not with antiretroviral antibodies. Lupus, 2000, 9(9):664-671.

94. DALL'ERA MC, CARDARELLI PM, PRESTON BT, et al. Type Ⅰ interferon correlates with serological and clinical manifestations of SLE. Ann Rheum Dis, 2005, 64(12):1692-1697.

95. BAUER JW, PETRI M, BATLIWALLA FM, et al. Interferon-regulated chemokines as biomarkers of systemic lupus erythematosus disease activity: a validation study. Arthritis Rheum, 2009, 60(10):3098-3107.

96. NIKPOUR M, DEMPSEY AA, UROWITZ MB, et al. Association of a gene expression profile from whole blood with disease activity in systemic lupus erythaematosus. Ann Rheum Dis, 2008, 67(8):1069-1075.

97. FENG X, WU H, GROSSMAN JM, et al. Association of increased interferon-inducible gene expression with disease activity and lupus nephritis in patients with systemic lupus erythematosus. Arthritis Rheum, 2006, 54(9):2951-2962.

98. KIROU KA, LEE C, GEORGE S, et al. Activation of the interferon-alpha pathway identifies a subgroup of systemic lupus erythematosus patients with distinct serologic features and active disease. Arthritis Rheum, 2005, 52(5):1491-1503.

99. HUA J, KIROU K, LEE C, et al. Functional assay of type Ⅰ interferon in systemic lupus erythematosus plasma and association with anti-RNA binding protein autoantibodies. Arthritis Rheum, 2006, 54(6):1906-1916.

100. SCOFIELD RH. Genetics of systemic lupus erythematosus and Sjögren's syndrome. Curr Opin Rheumatol, 2009, 21(5):448-453.

101. CRISWELL LA. The genetic contribution to systemic lupus erythematosus. Bull NYU Hosp Jt Dis, 2008, 66(3):176-183.

102. MERRILL JT, WALLACE DJ, PETRI M, et al. Safety profile and clinical activity of sifalimumab, a fully human anti-interferon α monoclonal antibody, in systemic lupus erythematosus: a phase Ⅰ, multicentre, double-blind randomised study. Ann Rheum Dis, 2011, 70(11):1905-1913.

103. PETRI M, WALLACE DJ, SPINDLER A, et al. Sifalimumab, a human anti-interferon-α monoclonal antibody, in systemic lupus erythematosus: a phase Ⅰ randomized, controlled, dose-escalation study. Arthritis Rheum, 2013, 65(4):1011-1021.

104. MCBRIDE JM, JIANG J, ABBAS AR, et al. Safety and pharmacodynamics of rontalizumab in patients with systemic lupus erythematosus: results of a phase Ⅰ, placebo-controlled, double-blind, dose-escalation study. Arthritis Rheum, 2012, 64(11):3666-3676.

105. KALUNIAN KC, MERRILL JT, MACIUCA R, et al. A Phase Ⅱ study of the efficacy and safety of rontalizumab (rhuMAb interferon-α) in patients with systemic lupus erythematosus (ROSE). Ann Rheum Dis, 2016, 75(1):196-202.

106. LAUWERYS BR, HACHULLA E, SPERTINI F, et al. Down-regulation of interferon signature in systemic lupus erythematosus patients by active immunization with interferon α-kinoid. Arthritis Rheum, 2013, 65(2):447-456.

107. WATANABE H, GARNIER G, CIRCOLO A, et al. Modulation of renal disease in MRL/lpr mice genetically deficient in the alternative complement pathway factor B. J Immunol, 2000, 164(2):786-794.

108. XIAO H, SCHREIBER A, HEERINGA P, et al. Alternative complement pathway in the pathogenesis of disease

mediated by anti-neutrophil cytoplasmic autoantibodies. Am J Pathol, 2007, 170(1):52-64.

109. GOU SJ, YUAN J, CHEN M, et al. Circulating complement activation in patients with anti-neutrophil cytoplasmic antibody-associated vasculitis. Kidney Int, 2013, 83(1):129-137.
110. LIM W. Complement and the antiphospholipid syndrome. Curr Opin Hematol, 2011, 18(5):361-365.
111. NORIS M, REMUZZI G. Atypical hemolytic-uremic syndrome. N Engl J Med, 2009, 361(17):1676-1687.
112. FAKHOURI F, FRÉMEAUX-BACCHI V, NOËL LH, et al. C3 glomerulopathy: a new classification. Nat Rev Nephrol, 2010, 6(8):494-499.
113. ZUBER J, FAKHOURI F, ROUMENINA LT, et al. Use of eculizumab for atypical haemolytic uraemic syndrome and C3 glomerulopathies. Nat Rev Nephrol, 2012, 8(11):643-657.
114. ROTHER RP, ROLLINS SA, MOJCIK CF, et al. Discovery and development of the complement inhibitor eculizumab for the treatment of paroxysmal nocturnal hemoglobinuria. Nat Biotechnol, 2007, 25(11):1256-1264.
115. OVERTURF GD. Indications for the immunological evaluation of patients with meningitis. Clin Infect Dis, 2003, 36(2):189-194.
116. RAM S, LEWIS LA, RICE PA. Infections of people with complement deficiencies and patients who have undergone splenectomy. Clin Microbiol Rev, 2010, 23(4):740-780.
117. HILLMEN P, MUUS P, RÖTH A, et al. Long-term safety and efficacy of sustained eculizumab treatment in patients with paroxysmal nocturnal haemoglobinuria. Br J Haematol, 2013, 162(1):62-73.
118. LEGENDRE CM, LICHT C, MUUS P, et al. Terminal complement inhibitor eculizumab in atypical hemolytic-uremic syndrome. N Engl J Med, 2013, 368(23):2169-2181.
119. BOMBACK AS, SMITH RJ, BARILE GR, et al. Eculizumab for dense deposit disease and C3 glomerulonephritis. Clin J Am Soc Nephrol, 2012, 7(5):748-756.
120. DAINA E, NORIS M, REMUZZI G. Eculizumab in a patient with dense-deposit disease. N Engl J Med, 2012, 366(12):1161-1163.
121. RADHAKRISHNAN S, LUNN A, KIRSCHFINK M, et al. Eculizumab and refractory membranoproliferative glomerulonephritis. N Engl J Med, 2012, 366(12):1165-1166.
122. VIVARELLI M, PASINI A, EMMA F. Eculizumab for the treatment of dense-deposit disease. N Engl J Med, 2012, 366(12):1163-1165.
123. MCCAUGHAN JA, O'ROURKE DM, COURTNEY AE. Recurrent dense deposit disease after renal transplantation: an emerging role for complementary therapies. Am J Transplant, 2012, 12(4):1046-1051.
124. WANG Y, HU Q, MADRI JA, et al. Amelioration of lupus-like autoimmune disease in NZB/WF1 mice after treatment with a blocking monoclonal antibody specific for complement component C5. Proc Natl Acad Sci U S A, 1996, 93(16):8563-8568.
125. BARILLA-LABARCA ML, TODER K, FURIE R. Targeting the complement system in systemic lupus erythematosus and other diseases. Clin Immunol, 2013, 148(3):313-321.
126. ROTHER RP, MOJCIK CF, MCCROSKERY EW. Inhibition of terminal complement: a novel therapeutic approach for the treatment of systemic lupus erythematosus. Lupus, 2004, 13(5):328-334.
127. SCHREIBER A, XIAO H, JENNETTE JC, et al. C5a receptor mediates neutrophil activation and ANCA-induced glomerulonephritis. J Am Soc Nephrol, 2009, 20(2):289-298.
128. XIAO H, DAIRAGHI DJ, POWERS JP, et al. C5a receptor (CD88) blockade protects against MPO-ANCA GN. J Am Soc Nephrol, 2014, 25(2):225-231.
129. HAO J, WANG C, YUAN J, et al. A pro-inflammatory role of C5L2 in C5a-primed neutrophils for ANCA-induced activation. PLoS One, 2013, 8(6):e66305.
130. HAO J, CHEN M, ZHAO MH. Involvement of protein kinase C in C5a-primed neutrophils for ANCA-mediated activation. Mol Immunol, 2013, 54(1):68-73.
131. YUAN J, GOU SJ, HUANG J, et al. C5a and its receptors in human anti-neutrophil cytoplasmic antibody (ANCA)-associated vasculitis. Arthritis Res Ther, 2012, 14(3):R140.
132. HAO J, MENG LQ, XU PC, et al. p38MAPK, ERK and PI3K signaling pathways are involved in C5a-primed neutrophils for ANCA-mediated activation. PLoS One, 2012, 7(5):e38317.

第五章
利尿剂

利尿剂（diuretic）一词源自希腊，泛指一类通过增加尿液溶质及水分的排出而减少细胞外液容量的物质。最早于16世纪中叶直至20世纪初应用无机汞（calomel）作为利尿剂，20世纪中期合成及应用噻嗪类（thiazide）利尿剂，以及后续袢利尿剂及醛固酮拮抗剂的合成及应用，开创了利尿剂的新纪元[1]。应用分子生物学及蛋白质组学技术鉴定及克隆了各种利尿剂作用的靶点蛋白，如钠氢交换蛋白家族（NHE）、布美他尼（bumetanide，丁尿胺）敏感的Na^{+}-K^{+}-$2Cl^{-}$共转运体、噻嗪类敏感的Na^{+}-H^{+}共转输蛋白以及上皮钠通道（ENaC）。上述研究不仅促进了对利尿剂作用机制及副作用的理解，而且也促进了对一些遗传性水、盐代谢疾病的理解，甚至提高了对其他疾病（如心血管系统）细胞膜上离子转输异常的理解。

一、常用的各类利尿剂

常用的各类利尿剂[1,2]见图30-5-0-1、表30-5-0-1。

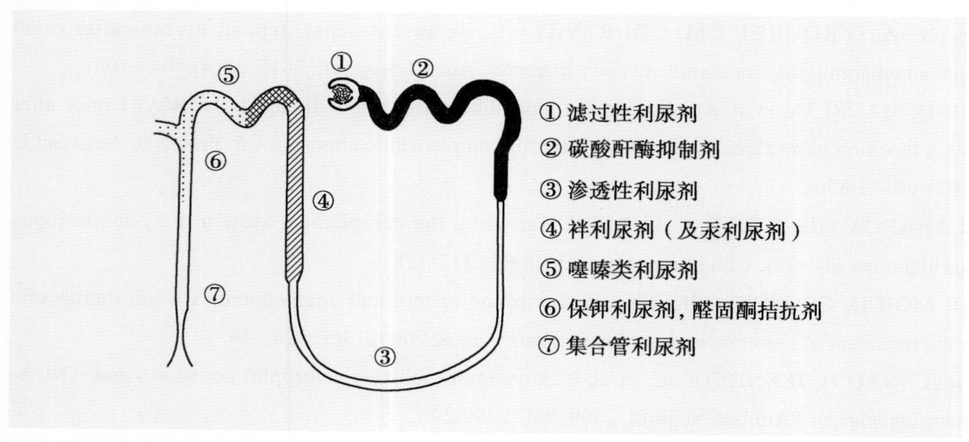

图 30-5-0-1　利尿剂的类型

表 30-5-0-1　主要利尿剂及其作用特点

类别	代表性药物	作用特点
袢利尿剂	furosemide bumetanide ethacrynic acid torasemide	抑制袢升段 NaCl 主动重吸收 破坏髓质间质浓度梯度 限制肾脏稀释功能 损伤肾脏浓缩功能 最大利尿效果可达滤过 Na^{+} 20% ～ 50% （为噻嗪类药物作用的 6 ～ 8 倍） 增加尿 K^{+} 排泄 扩张肾皮质血管

类别	代表性药物	作用特点
噻嗪类	chlorothiazide hydrochlorothiazide metolazone indapamide（CCB）	抑制皮质远曲小管 Na^+ 重吸收 于 CCr 下降时作用差 限制肾脏稀释功能 不影响浓缩功能 增加尿 K^+ 排泄 收缩肾血管
保钾利尿剂	醛固酮拮抗剂 spironolactone 抑制排钾 amiloride	保钾 利尿作用较弱，不单独应用

（一）渗透性利尿剂

渗透性利尿剂是一类能够经肾小球自由滤过而很少由肾小管重吸收的物质，其药理作用取决于该物质在溶液中造成的渗透压，利尿的效果与该物质的浓度呈线性关系。所有渗透性利尿剂都是小分子的，代表性药物为甘露醇（mannitol），其他有山梨醇（sorbitolum）、甘油（glycerine）等。

渗透性利尿剂进入血流后，扩散至组织间液，造成组织间液的高渗状态，吸引细胞内液外流，造成细胞脱水。

渗透性利尿剂从肾小球滤过至原尿后，在近曲小管水通透性节段及髓袢降支细段阻滞了 Na^+ 及水的被动重吸收，营造了渗透梯度，将重吸收的 Na^+ 再吸回管腔之中，造成利尿。同时，远曲小管流量增加又刺激 K^+ 分泌。在利尿剂中属于次强的排 Na^+（增加 10% ~ 25%）效应及较弱的排 K^+（增加 6%）效应[1]。

甘露醇主要应用于神经系统疾病的治疗，减轻脑细胞水肿。血液透析的患者可用其减轻透析失衡综合征。使用不当可导致急性肾损伤。

（二）碳酸酐酶抑制剂（近曲小管利尿剂）

近曲小管通过 Na^+、H^+ 交换实现对管腔中 60% ~ 65% 尿 Na^+ 的重吸收。20 世纪中叶发现碳酸酐酶可作用于 H_2O+CO_2 生成 H_2CO_3，进一步产生 $H^+ + HCO_3^-$，并开发出其抑制剂，使近曲小管中 H^+ 生成减少，通过 Na^+、H^+ 交换而重吸收 Na^+ 减少，出现钠利尿作用。由于利尿效果有限及副作用，目前已较少作为利尿剂使用。主要制剂乙酰唑胺（acetazolamide，diamox），用于降眼压治疗青光眼及增加碳酸氢根排泄而治疗代谢性碱中毒[1]。

（三）袢利尿剂

这是一类作用最强大的利尿剂，正常情况下可排出肾小球滤过 Na^+ 的 20% ~ 30%，达到利尿作用[1]。临床上常用的袢利尿剂有呋喃苯胺酸（呋塞米，furosemide），其他如利尿酸钠（ethacrynic acid）、布美他尼（丁尿胺，bumetanide）及托拉塞米（torasemide）。其结构式见图 30-5-0-2。

1. 袢利尿剂的作用机制　袢利尿剂的主要作用部位在髓袢升支粗段（thick ascending limb，TAL）。该部位腔面的细胞膜上存在 Na^+-K^+-$2Cl^-$ 共转运体，属于溶质载体家族 12 的成员之一，编码基因为 *NKCC2*，在皮质、髓质 TAL 的上皮细胞管腔膜和胞质小泡中及致密斑上表达[2]。持续注入呋塞米或盐水可使 NKCC2 的表达量上调[3]。Na^+-K^+-$2Cl^-$ 共转运体不仅在生理状态下对 Na^+、K^+ 及 Cl^- 进行重吸收，而且是袢利尿剂的受体蛋白[4]。二者呈可逆性结合，从而抑制 Na^+-K^+-$2Cl^-$ 的共转运能力，使小管液中 Na^+、Cl^- 浓度升高，同时由于 TAL 对水的通透性极低，所以限制了小管液的稀释。另一方面，生理状态下 Na^+-K^+-$2Cl^-$ 同向转输运 Na^+、Cl^- 进入细胞内后，分别通过该细胞基底侧膜上的 Na^+-K^+-ATP 酶将 Na^+ 泵至肾间质，基底侧膜 Cl^- 通道，将 Cl^- 转运至肾间质，使肾间质 Na^+、Cl^- 浓度上升、形成髓质渗透梯度，引起小管液浓缩。袢利尿剂抑制了 Na^+-K^+-$2Cl^-$ 共转运体的作用，使浓缩功能下降，最终排出大量低渗尿液而起利尿作用。所以说袢利尿剂影响水负荷后自由水的清除和脱水条件下自由水的重吸收[5,6]。袢利尿剂主要是强大的排 Na^+（提高 30%）

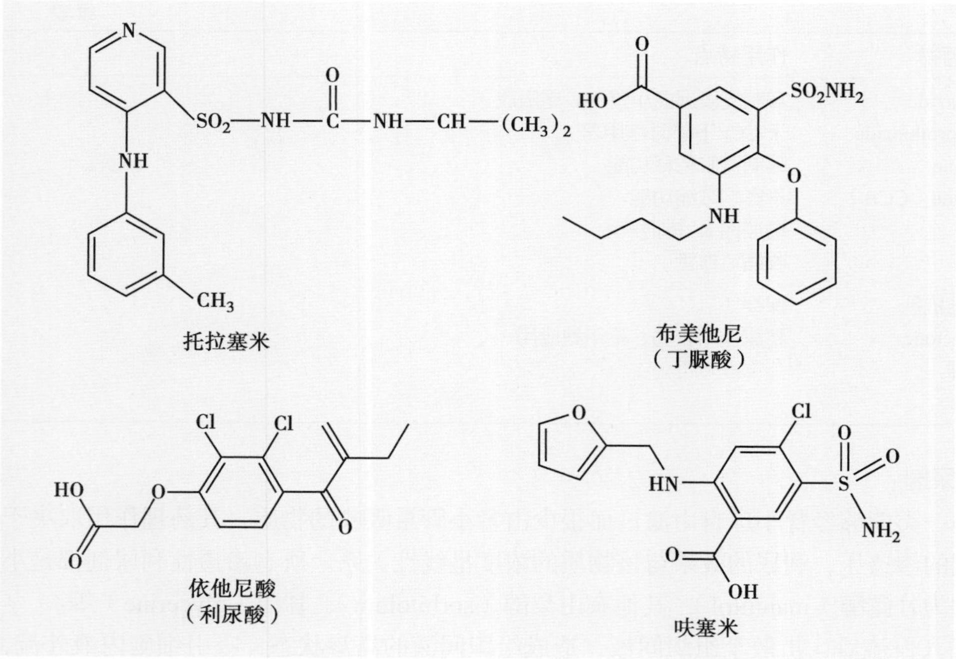

托拉塞米

布美他尼（丁脲酸）

依他尼酸（利尿酸）

呋塞米

图 30-5-0-2　袢利尿剂的结构式[1]

及排 Cl^-（提高 40%）作用，同时具有强大的排 K^+ 作用（提高 60% ~ 100%）[1]，后者主要通过 TAL 上皮细胞内相伴存在的 K^+ 通道（ROMK）进入小管液中再循环[7]。虽然 TAL 是袢利尿剂的主要作用部位，但是在容量不足时还可抑制近曲小管对钠的重吸收；在钠负荷时抑制远曲小管对钠的重吸收而达到钠利尿作用[8]。

多种内源性物质可调控并改变 Na^+-K^+-$2Cl^-$ 转录基因 *NKCC2* 的自然连接过程，影响 Na^+-K^+-$2Cl^-$ 共转运蛋白的表达与活性，从而改变袢利尿剂的治疗反应[9]。这一调节过程通过 cAMP 调节元件起作用：刺激 cAMP 的激素如 AVP，增加 TAL 对袢利尿剂的反应、增强 Na^+ 及水的重吸收；抑制 cGMP 的物质如 ANP 或花生四烯酸（20-HETE）的效果则反之[8]。

袢利尿剂在 TAL 还可减少 Ca^{2+} 和 Mg^{2+} 的主动及被动重吸收，从而使二者的清除分别提高 30% 及 60%。

正常情况下，袢利尿剂可维持或提高肾血流量。特别是通过血管紧张素Ⅱ的调节使肾髓质、乳头部位血管收缩、血液向皮质重新分布，同时呋塞米能通过增加肾脏生成 PGs 使肾皮质血管扩张[2]（图 30-5-0-3）。

2. 袢利尿剂的药物代谢特点　袢利尿剂中布美他尼及托拉塞米口服吸收很稳定，大约 80% ~ 100% 可以完全吸收；但是呋塞米的口服吸收则波动于 10% ~ 100%（平均 50%），不仅有个体差异，而且同一个体在不同时期的吸收率亦有波动，受年龄、饮食的影响较大[9,10]，因此呋塞米以静脉给药为宜。

呋塞米进入体内后 95% 以上与血浆白蛋白相结合（图 30-5-0-4），半衰期为 1.5 ~ 2 小时。在体内仅 15% 经肝肠循环由尿嘧啶核苷二磷酸葡萄糖醛酸转移酶（UDPGT）灭活；另 85% 与白蛋白结合进入肾脏循环，其中约半数由近曲小管 S1 段上皮细胞摄取，也被 UDPGT 代谢灭活，另一半的药物分子达到近曲小管 S2 段，于该处被上皮细胞摄取、排泌至原尿中。近年来在近曲小管上皮细胞上克隆出排泌袢利尿剂的基因家族：有机阴离子转运蛋白（organic anion transports，OATs）。药物的排泌受有机阴离子、尿素及酸中毒所抑制[11]。呋塞米在近曲小管 S1 及 S2 处的作用均受丙磺舒的抑制、并受血浆白蛋白浓度及肾小球滤过率的影响。

（四）噻嗪类利尿剂（远曲小管利尿剂）

噻嗪类药物（thiazides）具有共同的苯噻嗪核和磺酰胺基团。临床上最常用的噻嗪类衍生物有氯噻嗪（chlorothiazide）、氢氯噻嗪（hydrochlorothiazide）及吲达帕胺（indapamide），后者也是一

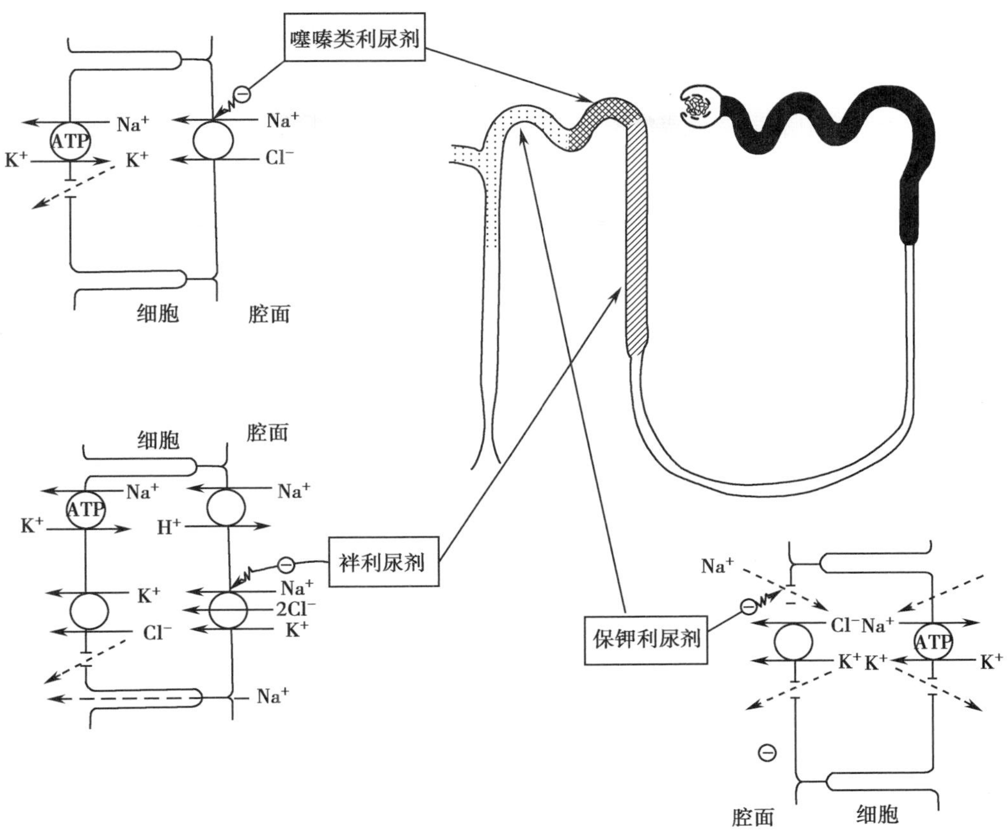

图 30-5-0-3 利尿剂的主要作用机制[1]

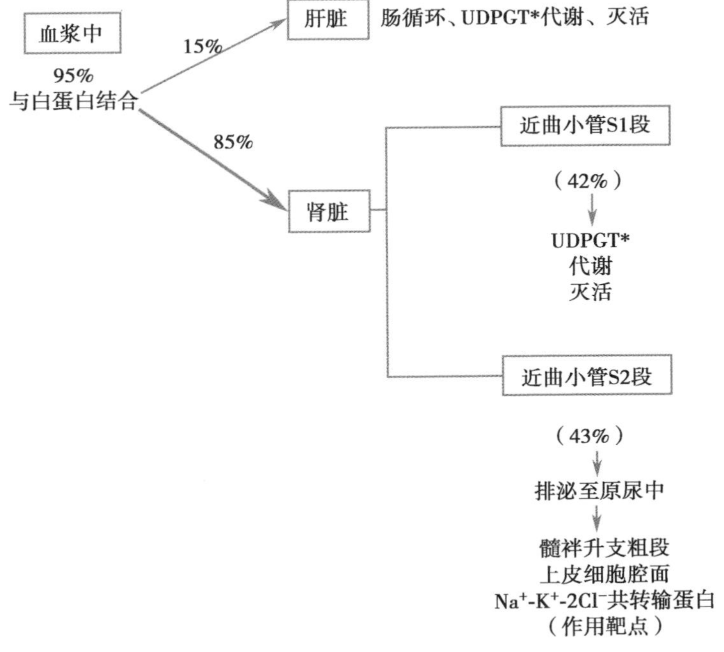

图 30-5-0-4 袢利尿剂呋塞米的药物代谢[1]

* UDPGT 尿嘧啶核苷二磷酸葡萄糖醛酸转移酶

种钙通道拮抗剂[12]。这类药物的主要作用部位是远曲小管（DCT）的起始部（图30-5-0-1）。钠利尿作用较袢利尿剂为弱。近年已获得此类药物作用的靶细胞蛋白及其基因：噻嗪敏感Na^+/Cl^-共转运蛋白（TSC），又称为NCCT或NCC（sodium chloride cotransporter）[13]，抑制约40% Na^+及Cl^-的共同重吸收，使肾小管中的尿液稀释。不同于袢利尿剂，此类药物不影响浓缩功能，所以易引起低钠血症。

此类药物如长期阻断Na^+-Cl^-共转运蛋白，使远曲小管上皮细胞内负电荷增强，开放了腔面的Ca^{2+}通道，使Ca^{2+}重吸收增强，或促进了基侧膜钠钙交换后促进钙的重吸收[14]。近年研究还表明，噻嗪类药物引起细胞外液下降可使Ca^{2+}转运蛋白（如TRPV5/ECaC，calbindin-D28k，NCX1）下降，也可减少尿钙[15]。所以噻嗪类药物可用于治疗尿钙结石。

此类药物增加肾血管阻力，短期使用可引起肾小球滤过率下降[16]，但是长期用药对细胞外液及肾小球滤过率的影响不大[17]。

噻嗪类药物易经胃肠道吸收、与血浆蛋白结合率较高，多数由近曲肾小管S2段排泌，肾功能下降时排泄时间延长。只有吲达帕胺在体内的代谢较少受肾功能影响[18]。

（五）皮质集合管保钾利尿剂

此类药物主要作用于皮质集合管及远端小管后段、集合管起始部（图30-5-0-2），干扰细胞的Na^+通道，减少钠的重吸收，减少钾的排泌[19]。此类药物具有保钾作用。由于集合管只吸收滤过钠的3%，利尿作用较弱。

保钾利尿药包括三类结构不同的药物：① 螺内酯（spironolactone）；② 氨苯蝶啶（三氧蝶啶，pteridines，triamterene）；③ 阿米洛利（pyrazinoylguanidines，amiloride）。前者通过拮抗醛固酮的作用，后二者系对细胞腔面Na^+通路的直接作用而抑制钠钾交换。

皮质集合管主细胞的腔面有amiloride-敏感的上皮钠通道（ENaC），其基底面有钠泵，共同完成钠在该部位的重吸收。amiloride是ENaC的抑制剂，通道的细胞外片段与amiloride相互作用的部位可能密切地接近通道孔的α亚单位[20,21]。在嘌呤霉素氨基核苷（puromycin aminonucleoside，PAN）引起肾病综合征的大鼠模型的研究证实，肾性钠潴留（非醛固酮依赖性钠潴留）的起始部位是在集合管，而amiloride可改变钠潴留的状况[22]。

（六）其他新型利尿剂

上述“传统的”利尿剂均具有对神经-内分泌的影响效果。如：对肾素-血管紧张素-醛固酮系统（RAAS）的激活[23]，增加前列腺素（PGs）合成[24]及交感神经兴奋。这种神经-内分泌效应与传统利尿剂的失效和/或不良反应有关。近年来一些新型的利尿药物开始进入人们的视野。尽管目前尚未成熟地应用于临床，但是应引起我们的关注。

1. 多巴胺制剂　给正常人低剂量［1 ~ 3μg/（kg·min）］多巴胺可引起肾小球滤过率增加，通过cAMP诱导的Na^+-H^+逆向转运蛋白的抑制作用减少近端小管的重吸收，增加Na^+的排泄。Fenoldopam是一种选择性多巴胺1型受体激动剂，对心脏的刺激性小，但在危重患者和/或接受加压素治疗的患者中疗效欠佳。全面的文献回顾表明，小剂量多巴胺普遍未能改善AKI高风险患者的肾脏预后，对于有早期肾功能不全的重症患者，也不能改善肾功能或者减少透析/死亡率。因此，不建议使用低剂量多巴胺保护肾脏[25]。

2. 加压素受体拮抗剂（vasopressin receptor antagonists）　一类非肽类的加压素受体拮抗剂，口服后仍保持活性，竞争抑制集合管上的一种或多种人类加压素受体，可增加自由水的清除而不伴钠利尿或钾利尿。用于治疗正容量性或高容量性的低钠血症的患者[26]。到目前为止，已有约20个临床试验测试了该类药物在肝硬化、心力衰竭、抗利尿激素分泌异常综合征（SIADH）的低钠血症中的疗效。所有试验都证实了加压素受体拮抗剂能够有效提高血清钠水平，帮助纠正低钠血症。此外在心力衰竭的患者中，还观察到了精神状态的改善、减轻体重、减轻呼吸困难和腹水的疗效[27]。然而，在一项包括了4133名住院心力衰竭患者的研究（EVEREST）中，托伐普坦并未显示出改善死亡率或再住院率的效果[28]。因此，加压素受体拮抗剂对纠正低钠血症有明确疗效，但是尚未能改善心力衰竭的主要终点[29]。

3. 腺苷Ⅰ型受体拮抗剂（adenosine type I receptor antagonists） 氨茶碱（aminophylline）在治疗慢性心功能不全时有明显的利尿作用。其作用主要在近曲小管抑制 NaCl 重吸收，并可提高肾小球滤过率。高选择性腺苷Ⅰ（A1）受体拮抗剂具有钠利尿作用和降压作用，可用于利尿剂抵抗的慢性心功能不全患者，其作用主要是通过干扰球管平衡及其反馈，减少近曲小管的重吸收、增加肾小球滤过[30]。

二、利尿剂的临床应用

（一）利尿剂的应用原则

1. 以限制 Na^+ 的摄入为基础。轻、中度水肿者给予低盐饮食（钠<2 000mg/d）：允许每日进食盐2 ～ 3g（每克食盐含钠393mg）或酱油10 ～ 15ml。饮食中忌用一切盐腌制的食品，如咸菜、腐乳、咸蛋、咸肉等。重度难治性水肿给予无盐饮食（钠<1 000mg/d）：饮食中除忌用一切盐腌制的食品外，不允许另加食盐或酱油；甚至低钠饮食（钠<500mg/d）：在无盐饮食基础上忌用含钠量高的蔬菜（约含100mg以上）及用碱做的馒头、糕点和饼干。

2. 水肿应首先查明并治疗病因。利尿剂适用于心脏、呼吸功能受累，明显腹水或明显水肿又不能接受严格限盐者。

3. 小量、间断应用利尿剂，坚持缓慢利尿的原则。只有急性肺水肿、急性肾损伤患者才有强化利尿的必要。迅速利尿可造成细胞外液容量下降，引起心搏出量、血压及肾脏灌注下降；刺激肾素-血管紧张素-醛固酮系统、前列腺素、精氨酸血管加压素的分泌及活性增强，同时引起交感神经兴奋性增加，进一步通过血流动力学的改变影响肾脏功能，产生药物不良反应及用药抵抗。

4. 利尿过程中需密切监测不良反应，特别是血容量异常和电解质紊乱。

（二）水肿患者应用利尿剂

1. 肾病综合征 利尿治疗可改善由于肾脏潴钠贮水引起的病理生理改变，是肾病综合征治疗的基本环节之一。肾病综合征时水肿的产生有两种病理生理状况：由于体液流向组织间液导致的循环血容量不足（underfill edema）[31]或由于肾脏潴钠导致容量过度（overfill edema）[32,33]，这两种情况对于利尿剂的反应完全不同。因此，对患者的容量状况进行认真的评估才能给予正确的利尿治疗（图30-5-0-5）。

肾病综合征利尿治疗的第二个复杂因素是低白蛋白血症对袢利尿剂代谢动力学的影响（图30-5-0-4）：① 血浆白蛋白下降使血容量下降、肾血流量下降、运送至肾脏的药物量减少；② 血浆白蛋白下降使与其结合的呋塞米减少，游离的呋塞米在近曲小管S1段被分解代谢，而有活性的呋塞米

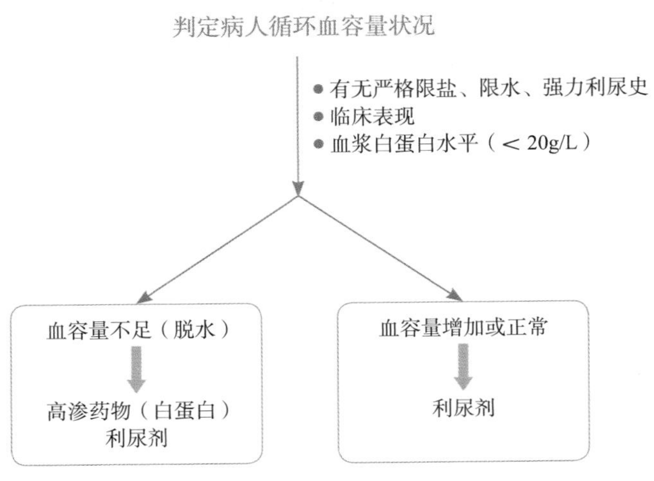

图30-5-0-5 肾病综合征患者严重水肿处理的个体化原则[1]

在S2段的分泌减少；③ 原尿中滤过的白蛋白与S2段分泌的呋塞米相结合（1/2 ~ 2/3），对药物与Na^+-K^+-$2Cl^-$转输蛋白的结合起抑制作用。

除此以外，肾病综合征本身对袢利尿剂的疗效还有影响，包括：① 肾脏有效灌注下降，肾小球滤过液减少，远曲小管及集合管对钠及水的重吸收代偿性增加；② 有研究认为肾病综合征时TAL的Na^+-K^+-$2Cl^-$转运蛋白的表达和/或活性的变化，也损害了对袢利尿剂的反应[2,34]。

肾病综合征患者的肾功能正常时，呋塞米的最大用药剂量为120mg/d，分次静脉滴入可提高利尿效果。对于肾病综合征时给予呋塞米是否需要同时（或预先将利尿剂与白蛋白混合，以减少原尿中易被分解代谢的游离呋塞米）给予人血白蛋白的实验和临床研究结果是有争议的[35,36]。大部分研究未发现同时应用白蛋白的益处。然而临床经验（不是循证研究）显示，严重的低白蛋白血症的患者，在限制水和盐的摄入、充分应用袢利尿剂、更换袢利尿剂类型（布美他尼、托拉塞米在肝脏代谢，受肾脏影响较小），以及与噻嗪类、保钾利尿剂合用等措施无效时，有节制的血浆白蛋白（12.5 ~ 25g）与呋塞米联合使用可以达到满意的利尿效果。但应高度警惕大量利尿后血容量进一步下降可能引起的肾前性急性肾衰竭。

肾病综合征利尿治疗的第三个复杂因素是患者常伴有血容量不足引起的RAAS兴奋性增高，并导致肾脏血液灌注不足、肾功能损害，或加重原有肾脏疾病的肾功能损害。这些变化使得利尿剂反应不良，易出现利尿剂抵抗现象。

2. 心力衰竭[37] 利尿剂的使用取决于心力衰竭的类型及原因，慢性心力衰竭时利尿剂起着重要的治疗作用：排出潴留的钠和水可减轻心脏的前、后负荷，从而改善肺淤血，增强心脏的收缩能力[38]。近年的荟萃分析表明慢性心力衰竭的患者应用利尿剂之后，死亡率及住院率均有明显下降，已成为慢性心力衰竭治疗的基本组成部分[39,40]。但是，利尿不可过强、过快，以免引起有效循环血容量下降，导致心功能进一步失代偿。

一般轻度心力衰竭的患者可在限盐6 ~ 7g/d（尿钠100 ~ 120mmol/d）的前提下，给予噻嗪类利尿剂；心力衰竭较严重时，需在严格限盐<2.5g/d（尿钠<43.5mmol/d）的同时，应用袢利尿剂；顽固性水肿的患者应考虑联用另一种利尿剂，以螺内酯（25 ~ 100mg/d）最为适宜[41,42]。

肺心病、肺动脉高压、冠心病所致的慢性心力衰竭也是利尿剂治疗的适应证[43,44]，可小量、间断使用呋塞米和螺内酯交替治疗。但是各种原因（如老年、心肌病）引起的心肌舒张功能不良时，应用利尿剂需小心[45]，过度利尿引起循环血容量的明显下降也可损害右心功能。

失代偿性充血性心力衰竭（慢性或急性）时，神经内分泌系统在调整心、肾功能的病理生理过程中起重要作用[46]。因此，在静脉给予血管扩张药的同时是否应用袢利尿剂尚有争议，因其可能改变血容量而影响神经内分泌调节[47]。

从理论上讲，心肌梗死引起的急性缺血性左心衰竭时，应用利尿剂可以减少循环血容量，使舒张终末期压力下降、减轻肺水肿。但是当存在左室舒张功能受累时则将导致低血压和休克[2]。一项110例急性左心衰竭患者的前瞻、随机、对照研究结果证明，应用大剂量呋塞米是不利的[48]。

3. 肝硬化、腹水 肝硬化水肿多由于低白蛋白血症所致，临床上常是低充盈水肿（underfill edema），循环血容量降低，血管活性物质升高。利尿后血液浓缩、血白蛋白相对浓度提高，有利于腹水的重吸收；又可通过降低体循环及门静脉的压力减少腹水的生成；增加静脉和淋巴液对腹水的重吸收[2]。因此，临床上利尿剂可作为治疗肝硬化腹水的措施之一[49,50]：轻症患者可使用螺内酯25 ~ 50mg/d；重症患者螺内酯与袢利尿剂联合，剂量可增至400mg/d及呋塞米160mg/d（按血钾浓度分别调整二药用量）。顽固性水肿（特别是腹水）则可考虑在治疗肝脏病、必要时放腹水的同时，适时静脉给予白蛋白。

4. 特发性水肿 常见于女性。也可能与“利尿剂滥用（diuretic abuse）”有关，但尚有争议[2]。已在应用利尿剂的患者应逐渐停药，给予低盐饮食及增加日间卧床时间[51]。

（三）非水肿患者应用利尿剂

1. 高血压 利尿剂通过减少心搏出量而有利于控制血压，是原发性高血压、肾实质性高血压的一线用药。美国 ALLHAT 研究组织了 600 余个医疗单位共观察四万余名高血压患者、随访近 5 年，平行地比较噻嗪类利尿剂与钙通道拮抗剂、血管紧张素转换酶抑制剂（ACEI）、α 受体阻滞剂，治疗高血压及预防合并症的效果[52]，再次强调噻嗪类利尿剂在高血压治疗中的首选获益地位，并已写入国际指南[53]。

2. 急性肾损伤　综合了 11 项随机研究的分析显示，袢利尿剂或渗透性利尿剂（甘露醇）对于预防或治疗急性肾损伤（AKI）是无效的[54,55]。2006 年发表的包括 9 个随机对照研究共 849 例 AKI 的荟萃分析表明，应用呋塞米对于患者的住院死亡、需要肾脏替代治疗、透析的次数、少尿的发生概率，均没有任何益处，而且大剂量用药患者的耳毒性发生率上升[56]。据此，Goldfarb S 在评论中指出：应停止在 AKI 时应用呋塞米作为预防或治疗用药[57]。

在危重症患者中，需要纠正细胞外液负荷过重。一项在呼吸窘迫综合征患者中进行的随机研究发现，出现AKI的患者中，中心静脉压较低者死亡率降低，提示在这些患者应使用袢利尿剂降低中心静脉压[58]。

3. 慢性肾脏病　慢性肾脏病（CKD）时利尿剂可能有助于调节机体的水、电解质紊乱。在 CKD3 期的患者中，噻嗪类利尿剂与 ACEI 有相同的延缓 CKD 进展的作用[59]。但是由于以下因素常使得利尿效果不佳：① 肾血流量下降使药物到达肾小管作用靶点减少；② 随着 GFR 下降、肾小球滤过 NaCl 及液体也下降，相应的肾小管对 NaCl 及液体重吸收的比例亦下降，从而使利尿剂的作用受限制；③ 药物在肾小管的排泌下降，如：尿酸盐及有机阴离子与药物竞争肾小管上皮细胞的摄取，酸中毒损伤药物排泌，其他药物与利尿剂在肾小管的竞争作用（β 内酰胺类、磺胺类、抗病毒药等），均可导致利尿剂代谢半衰期延长；④ 由于噻嗪敏感转运蛋白表达增强而增加 NaCl 在下游肾单位（远曲小管）的重吸收。因此，CKD 时利尿剂用量需加大，如呋塞米：GFR 20 ~ 50ml/min 时 80 ~ 160mg/d，GFR<20ml/min 时 200mg/d；而且常需几种利尿剂合用[60]。各种袢利尿剂在 CKD 时的作用相似[61,62]。

患者的体液平衡是维持性腹膜透析治疗的重要环节之一，RCT 研究及观察性研究均表明，给腹膜透析患者应用呋塞米后可增加尿量及电解质的排出，这一作用取决于残存的肾功能状况。但利尿剂对患者的尿素/肌酐清除率或残存肾功能均无保护作用[63]。

4. 肾小管酸中毒[2]　袢利尿剂增加下游肾单位对水及 NaCl 的排泄、刺激醛固酮的分泌及磷的排泌，从而使酸的排出增加，具有对肾小管酸中毒的治疗作用。

5. 高钙血症、尿路草酸钙结石及骨质疏松[2]　袢利尿剂可以在 TAL 抑制尿钠重吸收的同时抑制尿钙的重吸收。因此，在大量补充生理盐水的基础上静脉给予袢利尿剂，能快速而有效治疗各种原因引起的高钙血症。这一治疗过程必须密切监测血容量及 K^+、Mg^{2+} 的浓度（每 2 ~ 4 小时测定一次）。通常需同时静脉补充钾及镁盐[64]。

噻嗪类药物抑制尿 Ca^{2+} 的排泄，同时也抑制草酸的排泄[65]，伴用碳酸氢钾抑制尿 Ca^{2+} 排泄效果较伴用氯化钾为强[66]，此类药物可联合应用于治疗和预防尿路草酸钙结石。

噻嗪类药物还具有抑制成骨细胞特异蛋白-骨钙素（osteocalcin），从而阻断骨形成，并抑制骨质吸收[67-69]的作用。近年来大量随机、对照研究也证实了噻嗪类药物在治疗绝经后妇女骨质疏松中的作用[70,71]。尽管袢利尿剂有促进尿 Ca^{2+} 排泄的作用，但联合噻嗪类短期应用，能够增加绝经后妇女的骨质形成[72]。但是，单用袢利尿剂会加重老年人的髋关节骨质流失，增加绝经后妇女的骨折风险、增加人工全髋关节置换后再修复的风险。

6. Gitelman 综合征　保钾利尿剂可用于治疗 Gitelman 综合征造成的低钾血症。吲哚美辛、阿米洛利、依普利酮，均可显著提高血钾，其中吲哚美辛疗效最强，但副作用也最大[73]。

7. 尿崩症　噻嗪类药物通过增加水分在近曲小管及远端小管的重吸收及肾乳头部渗透压而使尿量减少大约 50%。另外可抑制磷酸二酯酶，增加远曲小管和集合管细胞内 cAMP 含量，恢复对水的通透性和重吸收。并因排钠导致血浆渗透压降低从而减轻口渴感。

三、利尿剂抵抗

当利尿剂使用充分剂量（如呋塞米80mg/d）之后，水肿仍无改善，即称之为利尿剂抵抗（diuretic resistance）。临床上利尿剂抵抗是一个常见的问题。近年一组1 153例慢性心力衰竭患者中约1/3呈利尿剂抵抗[74]。出现利尿剂抵抗的原因常是多方面的：

（一）利尿剂抵抗的常见原因

1. 原发病的治疗不充分　肾病综合征时低白蛋白血症及大量白蛋白尿均影响袢利尿剂的药代动力学，从而影响其利尿效果。糖皮质激素不仅可以有效治疗多种肾病综合征，而且还有利于提高肾小球滤过率，用药后再用利尿剂常可有明显利尿效果。

慢性心力衰竭患者中，与洋地黄制剂及血管紧张素转换酶抑制剂联合使用可以改善袢利尿剂的抵抗状态[75]，但应注意利尿剂与ACEI联用是导致小球滤过率下降的高危因素[76]。

2. 钠盐摄入过多　出现利尿剂抵抗时应特别注意是否摄入钠盐过多，即使在应用利尿剂时也必须严格限制钠盐的摄入量。出现利尿剂抵抗时应采用“无附加盐饮食”（no added salt diet），Na^+摄入降至80～100mmol/d（NaCl 5～6g/d）[2]。高Na^+摄入者（270mmol/d，NaCl约16g/d），接受呋塞米40mg静注后6小时内呈Na^+负平衡，而此后的18小时内出现Na^+正平衡，其数值与前6小时的负平衡值相抵消。这种反跳性钠潴留与以下因素有关：① 利尿后血容量下降引起血管紧张素上升及交感神经活性增加；② 呋塞米的$t_{1/2}$为1.5～2小时，此后血药浓度小于其作用阈值，机体代偿性储Na^+［特别是摄入高Na^+时，这一现象在正常Na^+摄入者（120mmol/d，NaCl约7g/d）中并不出现］[2]，称之为利尿剂阻断现象（diuretic braking phenomenon）、或急性耐受（acute tolerance），表明严格限钠在袢利尿剂治疗中的重要性。临床上，可以用24小时尿Na^+排出量来估量摄入Na^+的实际情况，如尿Na^+≥100mmol/d应高度怀疑利尿剂抵抗与Na^+摄入过多有关。

3. 循环血容量不足　首先与原发病有关，如肾病综合征、肝硬化，其次过度或过快利尿亦可引起或加重血容量不足。循环血容量不足导致肾血流量下降、GFR下降，尿液形成减少；同时原尿中Na^+在近曲小管重吸收增多，使到达袢部及远曲小管液中的Na^+减少，从而影响利尿剂在该部位的作用[77]。

此外，利尿剂（特别是袢利尿剂）本身即可引起肾素分泌增加[78]、血浆儿茶酚胺浓度上升[79]、心房利钠肽水平下降[80]，当循环血容量不足时进一步加重上述神经、内分泌的变化，而肾脏交感神经活性的增强及血管紧张素Ⅱ水平上调均可导致近曲小管重吸收Na^+增多，从而干扰了利尿剂在远端肾单位的作用、加重利尿剂抵抗。合并应用肾上腺素受体阻断剂或血管紧张素转换酶抑制剂均不能改善袢利尿剂的抵抗状态[81]。

4. 同时应用非甾体抗炎药　袢利尿剂引起环氧化酶表达上调、前列腺素PGE_2生成增加[82]，下调cAMP，抑制髓袢升支粗段Na^+-K^+-$2Cl^-$共转运蛋白，从而引起钠利尿作用；同时抑制集合管上皮细胞对自由水及Na^+的重吸收，而加强利尿作用。非固醇类消炎药（NSAIDs）抑制PG的生成，从而阻断了袢利尿剂的这一作用环节[2]。因此，临床上遇有利尿剂抵抗时应检查患者是否同时应用NSAIDs。近年研究表明COX-2特异性抑制剂也有同样的引起利尿剂抵抗的作用[83,84]。

5. 代谢性碱中毒　利尿剂抵抗常伴有氯消耗性碱中毒（Cl^- depletion “contraction” alkalosis）[2]，并可能因小管液中低Cl^-及碱中毒而影响袢利尿剂作用的靶蛋白反应，而且下游肾单位对NaCl重吸收增加。因此，应预防和纠正利尿剂引起的碱中毒（即使是轻度的），如给予KCl或合用集合管保钾类利尿药物。严重的代谢性酸中毒也可损害利尿剂的作用[85]。

6. 低钠血症　患者长期无监测地盲目低盐饮食伴用利尿剂可能引起低钠血症，特别是老年患者肾脏保钠调节能力下降更易发生。低钠血症时小管液中Na^+下降，也影响利尿剂排钠的利尿效果。

（二）利尿剂抵抗的处理措施

临床上，首先应确认是由于肾性钠水潴留造成的水肿，而不是因静脉或淋巴管阻塞所致；然后

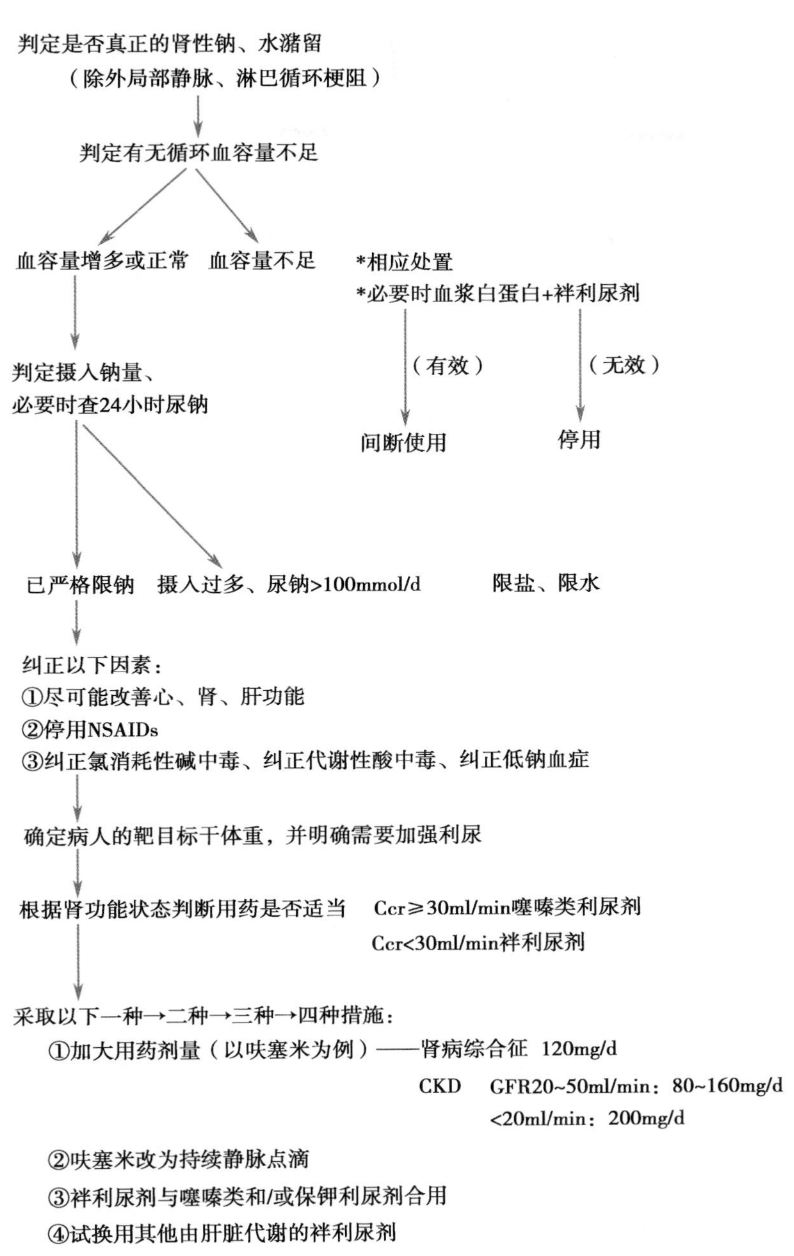

判定是否真正的肾性钠、水潴留
（除外局部静脉、淋巴循环梗阻）
判定有无循环血容量不足
血容量增多或正常
血容量不足
*相应处置
*必要时血浆白蛋白+袢利尿剂
（有效）
（无效）
间断使用
停用
判定摄入钠量、
必要时查24小时尿钠
已严格限钠
摄入过多、尿钠>100mmol/d
限盐、限水
纠正以下因素：
①尽可能改善心、肾、肝功能
②停用NSAIDs
③纠正氯消耗性碱中毒、纠正代谢性酸中毒、纠正低钠血症
确定病人的靶目标干体重，并明确需要加强利尿
根据肾功能状态判断用药是否适当
Ccr≥30ml/min噻嗪类利尿剂
Ccr<30ml/min袢利尿剂
采取以下一种→二种→三种→四种措施：
①加大用药剂量（以呋塞米为例）——肾病综合征 120mg/d
CKD GFR20~50ml/min：80~160mg/d
<20ml/min：200mg/d
②呋塞米改为持续静脉点滴
③袢利尿剂与噻嗪类和/或保钾利尿剂合用
④试换用其他由肝脏代谢的袢利尿剂
*密切观察副作用

图 30-5-0-6 临床处理利尿剂抵抗现象的程序[1]

尽可能逐一纠正上述可能影响利尿剂效果的因素；必要时应考虑在利尿剂的选用、剂量、给药途径、联合使用等方面采取调整措施（图 30-5-0-6）。

1. 调整袢利尿剂的剂量、给药方式或种类　各种疾病状态对袢利尿剂的吸收、代谢均有不同的影响。肾病综合征时存在肾性钠潴留（肾小管对 Na^+ 重吸收增高），同时血容量下降导致肾血流量下降、药物到达肾脏靶位点的浓度下降，加以血浆白蛋白结合袢利尿剂减少、游离药物排出增多，同时尿中白蛋白与药物结合使 1/2 ~ 2/3 药物失去活性，不能与转运蛋白起作用。因此，应加大用药剂量（为正常 2 ~ 3 倍），建议呋塞米静脉滴注 80 ~ 120mg/d[86,36]。CKD 时呋塞米的代谢半衰期延长、到达髓袢升支粗段作用靶点的药量下降（CCr 15ml/min 时为正常 1/5 ~ 1/10）；肾小球滤过液（原尿）中 Na^+ 量减少，而且健存肾单位代偿性 Na^+ 重吸收增强，所以也需要增加呋塞米的剂量[36,87,103]。一般 GFR 20 ~ 50ml/min 时呋塞米静脉滴注 80 ~ 160mg/d；GFR<20ml/min 时需 200mg/d，此时应密切注意耳毒性，及时停药。心力衰竭及肝硬化患者，如肾功能正常建议呋塞米的用量为

40 ～ 80mg/d[2]。但是在慢性心力衰竭伴 CKD 时应用呋塞米 250 ～ 400mg/d 可改善利尿效果而无严重不良反应[88]。

为了避免袢利尿剂使用6小时后的代偿性潴钠（利尿剂阻断现象），袢利尿剂应分次给予或持续静滴。这一效果不仅在正常人得到证实[89]；而且严重心力衰竭患者的临床试验表明：呋塞米以10 ～ 20mg/h给予的利尿效果较间断用药好，而致聋副作用小[90]；在CKD患者中：一组8例CKD 4 ～ 5期患者，在低Na^+摄入（80mmol/d，NaCl 4.7g/d）基础上，随机交叉比较布美他尼12mg持续12小时滴注与6mg二次冲击治疗，前者在14小时中排钠、排尿量均明显高于后者[91]。因此，呋塞米用药建议：初始量40mg IV，维持用量根据CCr调整：CCr>25ml/min，呋塞米20 ～ 40mg/h；CCr 25 ～ 75ml/min，呋塞米10 ～ 20mg/h；CCr>75ml/min，呋塞米10mg/h[36]。

布美他尼和托拉塞米口服吸收比较稳定，大部分由肝脏代谢排除，从理论上讲对利尿剂抵抗、特别是肾功能受损时作用较好。但尚需高质量的循证医学资料来验证。

要注意避免利尿剂引起的血容量不足：① 从小剂量、作用较弱的利尿剂开始使用、或间断使用利尿剂。② 使用大剂量较强的利尿剂时应密切监测患者的体重，立卧位血压、脉搏的变化，及早发现血容量不足。③ 应用血浆白蛋白制剂从理论上讲可以提高胶体渗透压、维持血容量，且白蛋白与呋塞米结合减缓其排泄分解，提高利尿效果。Brater建议白蛋白25g与呋塞米混合后静滴[38]。对于少尿型患者，加用白蛋白有加重形成管型、肾内梗阻的危险，而且费用昂贵，所以临床上必须有节制地使用。

2. 各种作用靶点的利尿剂联合使用 长期使用袢利尿剂会导致特定耐受性。高血压患者持续应用呋塞米一个月，其钠利尿反应减少18%[92]，称为慢性耐药性（chronic tolerance）。这种耐药性的产生不仅与髓袢呋塞米作用部位 NaCl 的重吸收减少有关；更与下游肾单位长期处于小管液中较高的 NaCl 负荷从而代偿性重吸收 NaCl 能力上升有关[91]。下游肾单位的代偿不仅是功能性的，而且还表现在噻嗪类敏感肾单位：皮质远曲小管（DCT）及集合管（CD）上皮细胞的增生、胰岛素样生长因子结合蛋白 -1 mRNA 表达增加[93]及 Na^+、K^+、H^+、ATP 酶增多[94,95]。下游肾单位的这种功能及结构的适应性改变提示，一味提高袢利尿剂的用量不如伴随应用噻嗪类和 / 或集合管保钾利尿剂[96,97]。

袢利尿剂与噻嗪类的联合使用，已有较多的临床研究报告。CKD患者GFR<30ml/min时，尽管对噻嗪类单用无反应，但对二药合用有明显的钠利尿作用[98]。有一组10例血肌酐3.2 ～ 9.6mg/dl患者，在摄入Na^+ 150mmol/d基础上，托拉塞米50mg IV与异丁噻嗪（butizide）20mg IV合用组的排钠、排氯及利尿效果明显提高[99]。在肾病综合征及慢性心力衰竭时亦有类似的报告[100,101]。但是二药联用易导致患者脱水、低血钾及肾前性氮质血症，应注意观察。

在非高血钾的水肿患者中已广泛联合应用袢利尿剂/噻嗪类药物与集合管保钾利尿剂。严重肾病综合征患者，在低Na^+摄入［0.5 ～ 0.8mmol/（kg・d）］基础上，呋塞米与阿米洛利合用可明显增加排钠、排尿效果，但抑制K^+及净酸的排出[102]，所以在CKD时应谨慎，以防引起高钾血症及酸中毒。氨苯蝶啶（triamterene）作用于肾小管，抑制呋塞米向管腔尿液中分泌，使之不能与小管上皮的转运蛋白靶位点起作用，因此呋塞米不宜与氨苯蝶啶联合应用。

当水肿患者循环血容量严重不足时，近曲小管代偿地大量重吸收Na^+，此时患者钠排泄分数常<1%。由于肾小管液中Na^+少，作用于下游肾单位的各种利尿剂均失去效果。有作者建议可联合应用作用于近曲小管的利尿剂：碳酸酐酶抑制剂（醋氮酰胺，acetazolamide）。

对于严重水肿、利尿剂抵抗的患者，也可以用血液滤过（hemofiltration）的方法，不仅可以达到利尿剂难以达到的去除水和钠盐的效果，而且通过改善肾脏的血液供应和神经内分泌调节而增强患者对利尿剂的反应[103,104]。

四、利尿剂的药物不良反应

利尿剂（主要是袢利尿剂及噻嗪类利尿剂）的不良反应包括代谢异常、过敏反应等。其中以容量不足、低钠血症、低钾血症最为常见且重要。

（一）代谢方面的不良反应

1. 血容量不足　常与过度利尿有关。临床上除急性左心衰竭之外，其他状态均不需要急骤地利尿。否则，会人为地造成利尿剂抵抗和不良反应。老年人和已有肾损害的患者，血容量不足常可造成肾前性 AKI，成为 CKD 基础上 AKI 的主要原因（占 27%）[105]，还有可能导致心、脑供血不足。肾病综合征、严重低白蛋白血症（血浆白蛋白 <20g/L）时，过度利尿常导致肾前性 AKI，并应与特发性 AKI 相鉴别。

2. 低钾血症　袢利尿剂及噻嗪类利尿剂引致低血钾症很常见，但与其直接作用于 K^+ 转运蛋白无关[2]。间接作用机制为[106,107]：① 管腔原尿量增多引起下游肾单位泌 K^+ 增多（flow dependent K^+ secretion）；② 水肿及应用利尿剂引起的醛固酮、ADH 释放增加，导致泌 K^+ 增加；③ 利尿剂引起的碱中毒既可刺激肾小管上皮细胞泌 K^+，又可引起 K^+ 向细胞内重新分布，使血钾下降。

摄入高钾饮食（如柑橘、香蕉、西瓜等）可以预防低血钾的出现。必要时可给予口服 KCl 补充。患者因心律失常服用洋地黄时，或伴有碱中毒、原发或继发性醛固酮增多症、低镁血症时，单纯口服补充不能纠正低钾，也不安全，应同时应用集合管保钾类利尿剂阿米洛利或阻滞血管紧张素系统的药物。

3. 低钠血症　噻嗪类利尿剂引起低钠血症比袢利尿剂高 12 倍[108]。因为前者仅影响自由水清除率（尿稀释功能）而后者同时影响稀释及浓缩功能。对于老年人原有肾小管稀释功能损害、或女性患者雌激素增加噻嗪敏感共转运蛋白的表达，噻嗪类引起低钠血症的发生率高[109]。

对于低钠血症也应密切监测、及早处置。因为严重低钠血症的处置相当困难、死亡率也很高[110]。对于中度低钠血症伴水肿的患者，严格控制水的入量（750 ~ 1 500ml/d）[91]，同时补充 K^+ 和 Mg^{2+} 的丢失。只有明确血容量不足的重度低钠血症患者（绝对性低钠，血清 Na ≤ 110mmol/L）才给予 NaCl 补充，且过程必须缓慢、适度（30% NaCl<35 ~ 50ml/h，血钠上升不超过 10 ~ 15mmol/(L·d)，以免引起中枢性脑桥脱髓鞘病[111]。

4. 其他电解质平衡紊乱　如高钾血症、低镁血症、高钙或低钙血症，也常有发生。用药过程中应监测其变化、处置。

5. 酸碱平衡紊乱　袢利尿剂及噻嗪类利尿剂可通过大量排出 Na^+、Cl^-、K^+ 而减少 HCO_3^- 在尿液中的排泄，引起血 HCO_3^- 上升 2 ~ 3mmol/L[112]。肝硬化腹水患者应用利尿剂引起的代谢性碱中毒，可使氨离子进入脑组织，诱发或加重肝性脑病。利尿剂引起代谢性碱中毒反过来损伤袢利尿剂的利钠效应，引起利尿剂抵抗。碱中毒常与利尿剂引起的低钾血症相伴存在并加重低钾血症使之难以纠正。最佳处置方法为给予含 Cl^- 药物，如 KCl，必要时可应用保 K^+ 利尿剂或碳酸苷酶抑制剂。

碳酸苷酶抑制剂阻断 H^+ 的排泌，引起代谢性酸中毒。保 K^+ 性利尿剂可以引起高血钾性代谢性酸中毒，好发在老年、原有肾脏损害及应用 KCl 治疗者[2]。

6. 高血糖、高血脂、高尿酸　噻嗪类利尿剂对糖代谢的影响表现在两方面：早期，由于血容量下降、交感神经兴奋、儿茶酚胺释放，使肝脏、肌肉对葡萄糖的摄取利用下降、血糖升高[113]；持续使用后引起低血钾，致使胰岛 β 细胞分泌胰岛素下降，对碳水化合物耐受性下降[91,114]，有时会促进糖尿病的发生[115]。但是应用噻嗪类药物治疗糖尿病患者的高血压，仍可显著地减少心血管终点事件的发生。所以，在糖尿病高血压治疗中并未将噻嗪类利尿剂作为禁忌。可通过补充 KCl、联合使用保钾利尿剂、ACEI/ARB 来预防或减轻。

利尿剂对于血脂蛋白及胆固醇的影响是有争议的[116,117]。噻嗪类药物可与尿酸在远曲小管竞争性排泌，利尿后血容量下降引起尿酸重吸收加强，所以长期应用可使血尿酸上升约 35%。

7. 药物过敏　包括各种表现的过敏性皮损、药物过敏性间质性肾炎[118,119]、骨髓造血抑制等。

8. 其他重要不良反应

（1）耳聋：袢利尿剂大剂量冲击用药，对于 GFR 下降和/或血浆白蛋白水平较低的患者易引起耳聋。早期发现、及时停药，大多数耳聋是可复的。但部分患者、特别是停药过晚则不可复。因此，对肾功能严重受损的患者应用袢利尿剂时，应选择持续静脉给药，而不要一次大量冲击[120]；要根据GFR调整剂量；要密切监测听力情况，及时停药；可考虑换用不主要经过肾脏代谢的袢利尿剂。

（2）恶性肿瘤：长期应用利尿剂后肾脏细胞肉瘤发生率约50%[121]；在冠心病应用利尿剂人群5年追踪结果发现，应用噻嗪类（或伴阿米洛利）是结肠癌死亡的独立高危因素[122]。这些初步观察应引起临床工作者的注意。

（崔　昭）

参考文献

1. 王海燕 . 肾脏病学 . 3 版 . 北京：人民卫生出版社 , 2008:2222-2244.
2. HEBERT SC, GAMBA G, KAPLAN M. The electroneutral Na^{+}-K^{+}-Cl^{-} cotransport family. Kidney Int, 1996, 49(6): 1638-1641.
3. ECELBARGER CA, TERRIS J, HOYER JR, et al. Localization and regulation of the rat renal Na^{+}-K^{+}-$2Cl^{-}$ cotransporter, BSC-1. Am J Physiol, 1996, 271: 619-628.
4. HAAS M, FORBUSH B. Na^{+}, K^{+}, Cl^{-} cotransport system: Characterization by bumetanide binding and photolabelling. Kidney Int Suppl, 1987, 23: 134-143.
5. RASOOL A, PALEVSKY PM. Treatment of edematous disorders with diuretics. Am J Med Sci, 2000, 319(1): 25-37.
6. EARLEY LE, FRIEDLER RM. Renal tubular effects of ethacrynic acid. J Clin Invest, 1964, 43: 1495-1506.
7. XU JZ, HALL AE, PETERSON LN, et al. Localization of the ROMK protein on apical membranes of rat kidney nephron segments. Am J Physiol Renal Physiol, 1997, 273: 739-748.
8. BAILLY C. Transducing pathways involved in the control of NaCl reabsorption in the thick ascending limb of Henle’s loop. Kidney Int Suppl, 1998, 65: S29-35.
9. MURRNAY MD, HAAG KM, BLACK PK, et al. Variable furosemide absorption and poor predictability of response in elderly patients. Pharmacotherapy 1997, 17(1): 98-106
10. KRAMER WG. Effect of food on the pharmacokinetics and pharmacodynamics of torsemide. Am J Ther, 1995, 2(7): 499-503.
11. SWEET DH, BUSH KT, NIGAM SK. The organic anion transporter family: from physiology to ontogeny and the clinic. Am J Physiol Renal Physiol, 2001, 281(2): 197-205.
12. REISS WG, OLES KS. Acetazolamide in the treatment of seizures. Ann Pharmacother, 1996, 30(5): 514-519.
13. OBERMÜLLER N, BERNSTEIN PL, VELÁZQUEZ H, et al. Expression of the thiazide-sensitive Na-Cl cotransporter in rat and human kidney. Am J Physiol, 1995, 269: 900-910.
14. LAJEUNESSE D, BOUHTIAUY I, BRUNETTE MG. Parathyroid hormone and hydrochlorothiazide increase calcium transport by the luminal membrane of rabbit distal nephron segments through different pathways. Endocrinology, 1994, 134(1): 35-41.
15. NIJENHUIS T, HOENDEROP JG, LOFFING J, et al. Thiazide-induced hypocalciuria is accompanied by a decreased expression of Ca^{2+} transport proteins in kidney. Kidney Int, 2003, 64(2):555-564.
16. OKUSA MD, PERSSON AE, WRIGHT FS. Chlorothiazide effect on feedback-mediated control of glomerular filtration rate. Am J Physiol, 1989, 257: 137-144.
17. WALTER SJ, SHIRLEY DG. The effect of chronic hydrochlorothiazide administration on renal function in the rat. Clin Sci, 1986, 70(4): 379-387.
18. WELLING PG. Pharmacokinetics of the thiazide diuretics. Biopharm Drug Dispos, 1986, 7(6): 501-535.
19. SUMMA V, MORDASINI D, ROGER F, et al. Short term effect of aldosterone on Na-K-ATPase cell surface expression in kidney collecting duct cells. J Biol Chem, 2001, 276(50): 47087-47093.

20. KLEYMAN TR, SHENG S, KOSARI F, et al. Mechanism of action of amiloride:a molecular prospective. Semin Nephrol, 1999, 19(6): 524-532.
21. KELLY O, LIN C, RAMKUMAR M, et al. Characterization of an amiloride binding region in the alpha-subunit of ENaC. Am J Physiol Renal Physiol. 2003, 285(6): 1279-1290.
22. DESCHENES G, WITTNER M, STEFANO AD, et al. Collecting duct is a site of sodium retention in PAN nephrosis: a rationale for amiloride therapy. J Am Soc Nephrol, 2001, 12(3): 598-601.
23. DZAU VJ, COLUCCI WS, WILLIAMS GH, et al. Sustained effectiveness of converting-enzyme inhibition in patients with severe congestive heart failure. N Engl J Med, 1980, 302(25): 1373-1379.
24. KRAMER HJ, DÜSING R, STINNESBECK B, et al. Interaction of conventional and antikaliuretic diuretics with the renal prostaglandin system. Clin Sci (Lond), 1980, 59(1): 67-70.
25. BEALE RJ, HOLLENBERG SM, VINCENT JL, et al. Vasopressor and inotropic support in septic shock: an evidence-based review. Crit Care Med, 2004, 32(11 Suppl): S455-S465.
26. DECAUX G, SOUPART A, VASSART G. Non-peptide arginine-vasopressin antagonists: the vaptans. Lancet, 2008, 371(9624):1624-1632.
27. GINES P, WONG F, WATSON H, et al. Effects of satavaptan, a selective vasopressin V receptor antagonist, on ascites and serum sodium in cirrhosis with hyponatremia: a randomized trial. Hepatology, 2008, 48(1):204-213.
28. KONSTAM MA, GHEORGHIADE M, BURNETT JC JR, et al. Effects of oral tolvaptan in patients hospitalized for worsening heart failure: the EVEREST Outcome Trial. JAMA, 2007, 297(12):1319-1331.
29. SCHRIER RW, GROSS P, GHEORGHIADE M, et al. Tolvaptan, a selective oral vasopressin V2-receptor antagonist, for hyponatremia. N Engl J Med, 2006, 355(20):2099-2112.
30. WILCOX CS, WELCH WJ, SCHREINER GF, et al. Natriuretic and diuretic actions of a highly selective adenosine A1 receptor antagonist. J Am Soc Nephrol, 1999, 10(4): 714-720.
31. ORTH SR, RITZ E. The nephrotic syndrome. N Engl J Med, 1998, 338(17): 1202-1211.
32. SCHRIER RW, FASSETT RG. A critique of the overfill hypothesis of sodium and water retention in the nephrotic syndrome. Kidney Int, 1998, 53(5): 1111-1117.
33. DE SANTO NG, POLLASTRO RM, SAVIANO C, et al. Nephrotic edema. Semin Nephrol, 2001, 21(3): 262-268.
34. SHANKAR SS, BRATER DC. Loop diuretics: from the Na-K-2Cl transporter to clinical use. Am J Physiol Renal Physiol 2003, 284(1): 11-21.
35. CHALASANI N, GORSKI JC, HORLANDER JC, et al. Effects of albumin/furosemide mixtures on responses to furosemide in hypoalbuminemic patients. J Am Soc Nephrol, 2001, 12(5): 1010-1016.
36. FLISER D, ZURBRÜGGEN I, MUTSCHLER E, et al. Coadministration of albumin and furosemide in patients with the nephrotic syndrome. Kidney Int, 1999, 55(2): 629-634.
37. JESSUP M, ABRAHAM WT, CASEY DE, et al. 2009 focused update: ACCF/AHA guidelines for the diagnosis and management of heart failure in adults: a report of the American College of Cardiology Foundation/American Heart Association Task Force on Practice Guidelines: developed in collaboration with the International Society for Heart and Lung Transplantation. Circulation, 2009, 119(14):1977-2016.
38. RAVNAN SL, RAVNAN MC, DEEDWANIA PC. Pharmacotherapy in congestive heart failure: diuretic resistance and strategies to overcome resistance in patients with CHF. Congest Heart Fail, 2002, 8(2): 80-85.
39. PACKER M, COHN JN, ABRAHAN WT. Consensus recommendations for the management of chronic heart failure. On behalf of the membership of the advisory council to improve outcomes nationwide in heart failure. Am J Cardiol, 1999, 83(2A): 1A-38A.
40. FARIS R, FLATHER M, PURCELL H, et al. Current evidence supporting the role of diuretics in heart failure: a meta-analysis of randomized controlled trials. Int J Cardiol, 2002, 82(2): 149-158.
41. PITT B, ZANNAD F, REMME WJ, et al. The effect of spironolactone on morbidity and mortality in patients with severe heart failure. N Engl J Med, 1999, 341(10): 709-717
42. CHAVEY WE, BLAUM CS, BLESKE BE, et al. Guideline for the management of heart failure caused by systolic dysfunction part II. Treatment. Am Fam Physician, 2001, 64(6): 1045-1054.

43. ROMANO PM, PETERSON S. The management of cor pulmonale. Heart Dis, 2000, 2(6): 431-437.
44. SERRO-AZUL JB, DE PAULA RS, GRUPPI C, et al. Effects of chlorthalidone and diltiazem on myocardial ischemia in elderly patients with hypertension and coronary artery disease. Arq Bras Cardiol, 2001, 76(4): 268-272.
45. CHATTERJEE K. Primary diastolic heart failure. Am J Geriatr Cardiol, 2002, 11(3): 178-187.
46. MARTIN PY, SCHRIER RW. Sodium and water retention in heart failure: pathogenesis and treatment. Kidney Int Suppl, 1997, 59: S57-S61.
47. JOHNSON W, OMLAND T, HALL C, et al. Neurohormonal activation rapidly decreases after intravenous therapy with diuretics and vasodilators for class IV heart failure. J Am Coll Cardiol, 2002, 39(10): 1623-1629.
48. COTTER G, METZKOR E, KALUSKI E, et al. Randomized trial of high-dose isosorbide dinitrate plus low-dose furosemide versus high-dose furosemide plus low-dose isosorbide dinitrate in severe pulmonary oedema. Lancet, 1998, 351(9100): 389-393
49. GINES P, CARDENAS A, ARROYO V, et al. Management of cirrhosis and ascites. N Engl J Med, 2004, 350(16):1646-1654.
50. RUNYON BA, AASLD. Introduction to the revised American Association for the Study of Liver Diseases Practice Guideline management of adult patients with ascites due to cirrhosis 2012. Hepatology, 2013, 57(4):1651-1653.
51. KAY A, DAVIS CL. Idiopathic edema. Am J Kidney Dis, 1999, 34(3): 405-423.
52. The ALLHAT Officers and Co-ordinators for the ALLHAT Collaborative Research Group. Major cardiovascular events in hypertensive patients randomly assigned to doxazosin vs Chlorthalidone: the antihypertensive and lipid-lowering treatment to prevent heart attack trial (ALLHAT). JAMA, 2000, 283(15): 1967-1975.
53. MANCIA G, FAGARD R, NARKIEWICZ K, et al. 2013 ESH/ESC guidelines for the management of arterial hypertension: the Task Force for the Management of Arterial Hypertension of the European Society of Hypertension (ESH) and of the European Society of Cardiology (ESC). J Hypertens, 2013, 31(7):1281-1357.
54. WILCOX CS. New insights into diuretic use in patients with chronic renal disease. J Am Soc Nephrol, 2002, 13(3): 798-805.
55. SHARFUDDIN AA, WEISBORD SD, PALEVSKY P, et al. Molitoris. Acute Kidney Injury. //BRENNER BM. The Kindney. 9th ed. Philadelphia: Elsevier/Saunders, 2012:1044-1099.
56. HO KM, SHERIDAN DJ. Meta-analysis of frusemide to prevent or treat acute renal failure. BMJ, 2006, 333(7565):420-425.
57. GOLDFARB S. Update in Nephrology. Annals of Internal Med, 2008, 148(1):49-54.
58. STEWART RM, PARK PK, HUNT JP, et al. Less is more: improved outcomes in surgical patients with conservative fluid administration and central venous catheter monitoring. J Am Coll Surg, 2009, 208(5):725-737.
59. RAHMAN M, PRESSEL S, DAVIS BR, et al. Renal outcomes in high-risk hypertensive patients treated with an angiotensin-converting enzyme inhibitor or a calcium channel blocker vs a diuretic: a report from the Antihypertensive and Lipid-Lowering Treatment to Prevent Heart Attack Trial (ALLHAT). Arch Intern Med, 2005, 165(8):936-946.
60. INOUE M, OKAJIMA K, ITOH K, et al. Mechanism of furosemide resistance in analbuminemic rats and hypoalbuminemic patients. Kidney Int, 1987, 32(2): 198-203.
61. VASAVADA N, SAHA C, AGARWAL R. A double-blind randomized crossover trial of two loop diuretics in chronic kidney disease. Kidney Int, 2003, 64(2): 632-640.
62. 邹建洲，滕杰，丁小强，等．托拉塞米注射液治疗水肿性疾病安全性和利尿效果研究．中华肾脏病杂志，2005, 21(2):95-97.
63. MEDCALF JF, HARRIS KP, WALLS J. Role of diuretics in the preservation of residual renal function in patients on continuous ambulatory peritoneal dialysis. Kidney Int, 2001, 59(3): 1128-1133.
64. SUKI WN, YIUM JJ, VON MINDEN M, et al. Acute treatment of hypercalcemia with furosemide. N Eenl J Med, 1970, 283(16): 836-840.

65. ANIL K MANDAL, JAI PRAKASH. Texbook of Nephrology. 3rd ed. New Delhi: Jaypee brother medical publishers, 2014:94-104.

66. FRASSETRO LA, NASH E, MORRIS RC JR, et al. Comparative effects of potassium chloride and bicarbonate on thiazide-induced reduction in urinary calcium excretion. Kidney Int, 2000, 58(2): 748-752.

67. AUBIN R, MÉNARD P, LAJEUNESSE D. Selective effect of thiazides on the human osteoblast-like cell line MG-63. Kidney Int, 1996, 50(5): 1476-1482.

68. LAJEUNESSE D, DELALANDRE A, GUGGINO SE. Thiazide diuretics affect osteocalcin production in human osteoblasts at the transcription level without affecting vitamin D3 receptors. J Bone Miner Res, 2000, 15(5): 894-901.

69. LALANDE A, ROUX S, DENNE MA, et al. Indapamide, a thiazide-like diuretic, decreases bone resorption in vitro. J Bone Miner Res, 2001, 16(2): 361-370.

70. REID IR, AMES RW, ORR-WALKER BJ, et al. Hydrochlorothiazide reduces loss of cortical bone in normal postmenopausal women: a randomized controlled trial. Am J Med, 2000, 109(5): 362-370.

71. STEFÍKOVÁ K, SPUSTOVÁ V, DZÚRIK R. Acute effect of hydrochlorothiazide on renal calcium and magnesium handling in postmenopausal women. Physiol Res, 1999, 48(4): 327-330.

72. REJNMARK L, VESTERGAARD P, HEICKENDORFF L, et al. Effects of thiazide and loop-diuretics, alone or in combination, on calcitropic hormones and biochemical bone markers: a randomized controlled study. J Intern Med, 2001, 250(2): 144-153.

73. BLANCHARD A, VARGAS-POUSSOU R, VALLET M, et al. Indomethacin, amiloride, or eplerenone for treating hypokalemia in Gitelman syndrome. J Am Soc Nephrol, 2015, 26(2):468-475.

74. NEUBERG GW, MILLER AB, O'CONNOR CM, et al. Diuretic resistance predicts mortality in patients with advanced heart failure. Am Heart J, 2002, 144(1): 31-38.

75. DZAU VJ, COLUCCI WS, WILLIAMS GH, et al. Sustained effectiveness of converting-enzyme inhibition in patients with severe congestive heart failure. N Eng J Med, 1980, 302(25): 1373-1379.

76. PACKER M. Identification of risk factors predisposing to the development of functional renal insufficiency during treatment with converting-enzyme inhibitors in chronic heart failure. Cardiology, 1989, 76(Suppl2): 50-55.

77. SHIRLEY DG, WALTER SJ, UNWIN RJ. Mechanism of the impaired natriuretic response to furosemide during sodium depletion: a micropuncture study in rats. Clin Sci (Lond), 1996, 91(3): 299-305.

78. WILSON TW, LOADHOLT CB, PRIVITERA PJ, et al. Furosemide increases urine 6-keto-prostaglandin F1α. Relation to natriuresis, vasodilation, and renin release. Hypertension, 1982, 4(5): 634-641.

79. WILCOX CS, GUZMAN NJ, MITCH WE, et al. Na^+, K^+, and BP homeostasis in man during furosemide: effects of prazosin and captopril. Kidney Int, 1987, 31(1): 135-141.

80. FETT DL, CAVERO PG, BURNETT JC JR. Low-dose atrial natriuretic factor and furosemide in experimental acute congestive heart failure. J Am Soc Nephrol, 1993, 4(2): 162-167.

81. NOWACK R, FLISER D, RICHTER J, et al. Effects of angiotensin-converting enzyme inhibition on renal sodium handling after furosemide injection. Clin Investig, 1993, 71(8): 622-627.

82. MANN B, HARTNER A, JENSEN BL, et al. Furosemide stimulates macula densa cyclooxygenase-2 expression in rats. Kidney Int, 2001, 59(1): 62-68.

83. KAMMERL MC, NÜSING RM, RICHTHAMMER W, et al. Inhibition of COX-2 counteracts the effects of diuretics in rats. Kidney Int, 2001, 60: 1684-1691.

84. HÖCHERL K, KEES F, KRÄMER BK, et al. Cyclosporine A attenuates the natriuretic action of loop diuretics by inhibition of renal COX-2 expression. Kidney Int, 2004, 65(6): 2071-2080.

85. GREENBERG AM, RAY SM, SHAHAWY M, et al. Influence of pH on the natriuretic response to bumetanide and furosemide.//PUSCHETT J, GREENBERG A. Diuretics Ⅲ: Chemistry, Pharmacology, and Clinical Applications. Amsterdam:Elsevier Science. 1990:154-159.

86. ANDREUCCI M, RUSSO D, FUIANO G, et al. Diuretics in renal failure. Miner Electrolyte Metab, 1999, 25(1-2): 32-38.

87. BRATER DC. Diuretic therapy. N Engl J Med, 1998, 339(6): 387-395.
88. DE BRUYNE LK. Mechanism and managent of diuretic resistance in congestive heart failure. Postgrad Med J, 2003, 79(931): 268-271.
89. VAN MEYEL JJ, SMITS P, RUSSEL FG, et al. Diuretic efficiency of furosemide during continuous administration versus bolus injection in healthy volunteers. Clin Pharmacol Ther, 1992, 51(4): 440-444.
90. DORMANS TP, VAN MEYEL JJ, GERLAG PG, et al. Diuretic efficacy of high dose furosemide in severe heart failures: bolus injection versus continuous infusion. J Am Coll Cardiol, 1996, 28(2): 376-382.
91. RUDY DW, VOELKER JR, GREENE PK, et al. Loop diuretics for chronic renal insufficiency: a continuous infusion is more efficacious than bolus therapy. Ann Inter Med, 1991, 115(5): 360-366.
92. LOON NR, WILCOX CS, UNWIN RJ. Mechanism of impaired natriuretic response to furosemide during prolonged therapy. Kidney Int, 1989, 36(4): 682-689.
93. KOBAYASHI S, CLEMMONS DR, NOGAMI H, et al. Tubular hypertrophy due to work load induced by furosemide is associated with increases of IGF-1 and IGFBP-1. Kidney Int, 1995, 47(3): 818-828.
94. SCHERZER P, WALD H, POPOVTZER MM. Enhanced glomerular filtration and Na^+-K^+-ATPase with furosemide administration. Am J Physiol, 1987, 252(5 Pt 2): 910-915.
95. KIM J, WELCH WJ, CANNON JK, et al. Immunocytochemical response of type A and type B intercalated cells to increased sodium chloride delivery. Am J Physiol, 1992, 262(2 Pt 2): F288-F302.
96. ELLISON DH. The physiologic basis of diuretic synergism: its role in treating diuretic resistance. Ann Intern Med, 1991, 114(10): 886-894.
97. BLANTZ RC. Pathophysiology of pre-renal azotemia. Kidney Int, 1998, 53(2): 512-523.
98. KNAUF H, MUTSCHLER E. Diuretic effectiveness of hydrochlorothiazide and furosemide alone and in combination in chronic renal failure. J Cardiovasc Pharmacol, 1995, 26(3): 394-400.
99. WOLLAM GL, TARAZI RC, BRAVO EL, et al. Diuretic potency of combined hydrochlorothiazide and furosemide therapy in patients with azotemia. Am J Med, 1982, 72(6): 929-938.
100. NAKAHAMA H, ORITA Y, YAMAZAKI M, et al. Pharmacokinetic and pharmacodynamic interactions between furosemide and hydrochlorothiazide in nephrotic patients. Nephron, 1988, 49(3): 223-227.
101. JENTZER JC, DEWALD TA, HERNANDEZ AF. Combination of loop diuretics with thiazide-type diuretics in heart failure. J Am Coll Cardiol, 2010, 56(19):1527-1534.
102. SCHAPEL GJ, EDWARDS KDG, ROBINSON J. Potassium-sparing effect of amiloride in a diuretic factorial study in man. Clin Exp Pharmacol Physiol, 1975, 2(4): 277-287.
103. RONCO C, RICCI Z, BELLOMO R, et al. A novel approach to the treatment of chronic fluid overload with a new plasma separation device. Cardiology, 2001, 96: 202-208.
104. DAVENPORT A. Ultrafiltration in diuretic-resistant volume overload in nephrotic syndrome and patients with ascites due to chronic liver disease. Cardiology, 2001, 96(3-4): 190-195.
105. LIAÑO F, PASCUAL J. Epidemiology of acute renal failure: a prospective, multicenter, community-based study. Kidney Int, 1996, 50(3): 811-818.
106. GIEBISCH G. Renal potassium transport : mechanisms and regulation. Am J Physiol, 1998, 274: F817-F833.
107. ELLISON DH, LOFFING J. Thiazide effects and adverse effects: insights from molecular genetics. Hypertension, 2009, 54(2):196-202.
108. SPITAL A. Diuretic-induced hyponatremia. Am J Nephrol, 1999, 19(4): 447-452.
109. DE GASPARO M, WHITEBREAD SE, PREISWERK G, et al. Antialdosterones: incidence and prevention of sexual side effects. J Steroid Biochem, 1989, 32(1B): 223-227.
110. SPASOVSKI G, VANHOLDER R, ALLOLIO B, et al. Clinical practice guideline on diagnosis and treatment of hyponatraemia. Nephrol Dial Transplant, 2014, 29(Suppl 2):i1-i39.
111. STERNS RH, CAPPUCCIO JD, SILVER SM, et al. Neurologic sequelae after treatment of severe hyponatremia: a multicenter perspective. J Am Soc Nephrol, 1994, 4(8): 1522-1530.
112. WILCOX CS, LOON NR, KANTHAWATANA S, et al. Generation of alkalosiswith loop diuretics: roles of contraction and acid excretion. J Nephrol, 1991, 2: 81-87.

113. POLLARE T, LITHELL H, BERNE C. A comparison of the effects of hydrochlorothiazide and captopril on glucose and lipid metabolism in patients with hypertension. N Engl J Med, 1989, 321(13): 868-873.
114. WILCOX CS. Metabolic and adverse effects of diuretics. Semin Nephrol, 1999, 19(6): 557-568.
115. GREENBERG G. Adverse reactions to bendrofluazide and propranolol for the treatment of mild hypertension. Report of Medical Research Council Working Party on Mild to Moderate Hypertension. Lancet, 1981, 2(8246): 539-543.
116. CURB JD, PERSSEL SL, CULTER JA, et al. Effect of diuretic-based antihypertensive treatment on cardiovascular disease risk in older diabetic patients with isolated systolic hypertension. Systolic Hypertension in the Elderly Program Cooperative Research Group. JAMA, 1996, 276(23): 1886-1892.
117. MÄNTTÄRI M, TENKANEN L, MANNINEN V, et al. Antihypertensive therapy in dyslipidemic men: effects on coronary heart disease incidence and total mortality. Hypertension, 1995, 25(1): 47-52.
118. LYONS H, PINN VW, CORTELL S, et al. Allergic interstitial nephritis causing reversible renal failure in four patients with idiopathic nephritic syndrome. N Engl J Med, 1973, 288(3): 124-128.
119. MAGIL AB, BALLON HS, CAMERON EC, et al. Acute interstitial nephritis associated with thiazide diuretics. Clinical and pathologic observations in three cases. Am J Med, 1980. 69(6): 939-943.
120. DORMANS TPJ, GERLAG PG. Combination of high-dose furosemide and hydrochlorothiazide in the treatment of refractory congestive heart failure. Eur Heart J, 1996, 17(12): 1867-1874.
121. GROSSMAN E, MESSERLI FH, GOLDBOURT U. Does diuretic therapy increase the risk of renal cell carcinoma? Am J Candiol, 1999, 83(7): 1090-1093.
122. TENENBAUM A, GROSSMAN E, FISMAN EZ, et al. Long-term diuretic therapy in patients with coronary disease: increased colon cancer-related mortality over a 5-year follow-up. J Human Hypertens, 2001, 15(6): 373-379.

第六章
慢性肾损伤的药物剂量调整

慢性肾脏病（CKD）的发病率在全球范围内逐渐增高。CKD患者常需要应用多种药物来治疗各种合并症或伴发疾病。据统计，平均每个CKD患者至少服用7种药物来治疗原发病（如慢性肾炎、糖尿病）与并发症（如贫血、高血压、矿物质代谢紊乱、心脏病等）[1,2]。这些患者免疫功能相对下降，易受到病原微生物的感染，使用抗生素的频率也很高。原发或继发性肾脏病或药物、创伤、手术、重症感染等因素导致的急性肾损伤（AKI）住院患者，用药种类更复杂多样，抗感染药物使用率尤其高。

肾脏是药物代谢、排泄的重要器官，大约半数的药物或它们的代谢产物是经过肾脏排泄，约30%的药物不良反应与肾脏排泄功能障碍导致药物蓄积或与药物直接导致肾损伤有关。CKD通过影响肾小球血流与滤过、肾小管的分泌与重吸收、肾脏的生物活性与代谢导致药物代谢途径发生变化。同时这些患者的药物的吸收、生物活性、蛋白结合率、分布容积及肾外清除也会发生变化。肾功能不全时容易发生药物或代谢产物在体内蓄积，尤其是老年患者。随着患者年龄、肾功能损伤程度、合并用药的数量以及伴随疾病的增加，药物不良反应的发生几率也随之增加[3,4]。如果对这些患者用药剂量未予适宜的调整，容易导致药物蓄积、中毒，引起严重不良反应、增加住院率、延长住院时间，甚至导致患者死亡。因此对肾功能不全患者进行药物治疗前，充分了解药物代谢动力学特点以及患者肾功能损伤程度，对保证临床用药的安全性、有效性非常重要。

第一节　评价患者的肾功能

血清肌酐（SCr）是临床上作为肾功能筛查最普遍使用的指标。血清肌酐水平不仅与肾脏清除肌酐的能力——即肾小球滤过功能有关，还与体内肌酐产生的速度有关。肌酐产生的速度受个体体重、肌肉容积、肌肉损伤等因素影响。如消瘦者或老年人肌肉量相对小，肌酐产生量相对较少，他们血清肌酐水平即使在检验正常参考范围内，他们的肾小球滤过率（GFR）也可能是降低的。因此对于低体重者、老年人，即使没有明确的CKD病史，也需要用GFR来评价肾功能。

临床上检测GFR在临床上的方法有多种，但是相对复杂、昂贵，不利于广泛应用。临床实践中常用肌酐清除率（CCr）来代替GFR。但是CCr需要收集24小时尿液进行检测，不仅不方便，而且尿量不易测量准确，测量波动性大。而血清肌酐检测相对稳定、方便，目前有多种利用血清肌酐开发的公式可以很方便地计算CCr或估算的GFR（eGFR）。

临床常用Cockcroft–Gault公式计算CCr，研究显示其测定的肾功能与^{125}I-碘肽酸测定的GFR相比，其符合率可以达到73%，用来调整药物剂量的符合率达到85%[5]。

Cockcroft–Gault公式

$$CCr(ml/min)=\frac{(140-年龄)\times 体重(kg)}{SCr\times 0.81}\times(女性0.85)$$

计算eGFR的公式有肾脏病饮食调整研究（MDRD）公式及CKD-EPI公式，它们比Cockcroft–Gault公式更准确地反映GFR。公式因为用了成人标准体表面积对GFR进行校正，所以不需要输入体重数据。在其网站（http://mdrd.com）及多种肾脏病网站上（如http://www.kidney.org/professionals/kdoqi/gfr_calculator.cfm）提供有此公式的计算器，可以快速计算eGFR。其与放射性核素测定的GFR相比，其符合率可以达到78%，用来调整药物剂量的符合率达到88%[5]。两个公式在不同的人种需要进行校正。中国人需选择非黑种人公式。

MDRD（非黑种人）公式：

$$eGFR\ [ml/(min\cdot 1.73m^2)]=186\times(SCr\,mg/dl)^{-1.154}\times(年龄)^{-0.203}\times(0.742女性)$$

CKD-EPI(非黑种人)公式：

$$eGFR[ml/(min\cdot 1.73m^2)]=141\times min(SCr\,mg/dl/\kappa，1)^{\alpha}\times max(SCr\,mg/dl/\kappa，1)^{-1.209}\times 0.993^{年龄}\times(1.018女性)$$

κ：女性0.7，男性0.9；α：女性–0.329，男性–0.411；

min：指取SCr/κ或1二者中的小值；max：指取SCr/κ或1二者中的大值。

但是，对于体重与标准体重差距大的患者，仍然建议使用ml/min为单位的GFR公式来调整药物剂量，或者用公式结果换算：

$$eGFR(ml/min)=eGFR\ [ml/(min\cdot 1.73m^2)]\times BSA(m^2)/1.73$$

体表面积（BSA）的Mosteller公式（www.halls.md/body-surface-area/bsa.htm）：

$$BSA(m^2)=\frac{\sqrt{身高(cm)\times 体重(kg)}}{60}$$

第二节　药物的选择与剂量调整

一旦确定患者存在CKD，尤其是GFR<60ml/min时，医生需要慎重地选择治疗药物与适宜的剂量。因为一些药物可能会对肾脏造成进一步的损伤，如氨基糖苷类抗生素、万古霉素、含碘的X线造影剂等；而另外一些药物因肾清除减少，容易发生蓄积造成其他器官损害，如青霉素、多数头孢菌素及喹诺酮类抗菌药物蓄积造成神经精神症状[6]。应该根据患者GFR、药物的代谢途径调整药物的剂量，评价各种药物之间的相互作用，并个体化治疗方案。这对保证疗效、避免肾毒性及避免发生药物蓄积中毒很重要。

肾功能不全对药代动力学的影响复杂多样，使得对药物剂量调整难以用单一模式进行。美国医师学院出版的《成人药物剂量调整指南》、美国医院药师协会出版的《药物信息》、Brenner BM主编的《肾脏病学》、Owen WF主编的《透析与移植》，以及多个医学网站都提供了常用药物的常规剂量、代谢途径及肾功能不全时的剂量、给药频率等。查阅这些专著或网站是指导临床药物剂量调整的较好方法。但是应当注意，所有这些信息都应当结合患者具体病情和合并用药情况使用。

如果从现有资料不能获得推荐剂量，则可通过计算获得药物剂量调整数据。一般根据药物血浆半减期（$t_{1/2}$）和患者肌酐清除率，决定用药剂量和方法。

计算给药物剂量调整因子（Q）：

$$Q=1-\left[fe\times\left(1-\frac{1}{患者Scr}\right)\right]$$

*fe*是药物经肾脏排泄的百分数，可从药理学书籍中获得；SCr的单位是mg/dl。

（1）如果维持每次药物剂量不变，用药间隔调整为：肾功能正常时的用药间隔/Q。

（2）如果调整药物的单次剂量，而不改变用药间隔：

$$\text{肾功能不全时的每次用药剂量}=\text{肾功能正常时的剂量}\times Q。$$

（3）若同时选择更改剂量和间隔，假设已经选定用药间隔，则每次的剂量可以用下面公式计算：

$$\text{每次用药剂量}=\frac{\text{肾功能正常时的剂量}\times Q\times\text{选定的用药间隔}}{\text{正常用药间隔}}$$

上述计算公式受严格的适用条件限制，简单照搬而忽略监测的做法是不足取的；另外，参照教科书和文献资料推荐的药物剂量也不保证100%可靠，因为患者复杂多样，影响药代动力学的因素很多，例如药物–药物以及药物–食物相互作用等。肾脏病患者常伴有低蛋白血症，药物与蛋白结合率相应减少，药物游离部分增多，药物作用和副作用也相应增强。由于多数药物在肝脏灭活，在肾脏清除，肾衰竭时若伴有肝功能不全者，则更应减量。基于上述原因，临床应用中应当特别注意监测疗效和副作用的发生，必要时进行血清药物总浓度或游离浓度监测，不断调整药物剂量。

通常按GFR将药物调整分为3个级别进行［GFR>50、50 ~ 10、<10ml/（min・1.73m^2）］，也可以分得更细。CKD常用的药物调整建议见表30-6-2-1。肾功能不全药物调整指南[7]建议大多数药物的负荷剂量不需要调整，维持剂量的调整有以下方式：① 减少单次剂量；② 延长给药间隔；③ 二者同时采用。减少单次给药剂量、维持常规给药间隔，有利于维持有效、稳定的血药浓度，但是容易发生药物蓄积毒性反应。每次给予常规剂量、延长给药间隔可以减少发生药物蓄积的风险，但是增加了治疗浓度不足的风险，尤其在下次给药前药物浓度可能过低从而影响治疗效果。

表 30-6-2-1 肾功能不全患者常用药物剂量调整方案

药物	需要调整剂量的药物	不需要调整剂量的药物
抗生素	大多数抗生素 包括喹诺酮类抗菌药	邻氯青霉素，克林霉素，甲硝唑，大环内酯类
抗病毒药	阿昔洛韦，伐昔洛韦， 更昔洛韦，拉米夫定	溴夫定
抗真菌药	氟康唑，伊曲康唑	酮康唑，咪康唑
抗高血压药	阿替洛尔，纳多洛尔， 血管紧张素转化酶抑制剂	钙离子拮抗剂，米诺地尔，血管紧张素Ⅱ受体阻断剂，可乐定，α-受体阻断剂
其他心脏病用药	地高辛，索他洛尔	胺碘酮，硝酸酯类
利尿剂	CCr<30ml/min 避免使用保钾利尿剂	
降脂药物	HMG-CoA 还原酶抑制剂，苯扎贝特，氯贝丁酯， 非诺贝特	
麻醉药	可待因，哌替啶	芬太尼，氢吗啡酮，吗啡（如果是持续性姑息治疗，需要考虑调整剂量）
抗精神病药	锂，水合氯醛，加巴喷丁， 曲唑酮，帕罗西汀，普里米酮，托吡酯， 氨乙烯酸	三环抗抑郁药，尼法唑酮，其他 5- 羟色胺再摄取抑制剂
降糖药	阿卡波糖，氯磺丙脲， 格列本脲，格列齐特， 二甲双胍，胰岛素	瑞格列奈，罗格列酮 格列吡嗪
其他	别嘌醇，秋水仙碱， 组胺受体拮抗剂，双氯芬酸， 特布他林	质子泵抑制剂

肾功能受损患者感染发生率高，使用抗感染药物的概率大于普通人群。这些患者抗感染药物的剂量调整方式就需要同时结合药物代谢途径与药效学。抗生素按药效与药物浓度关系可以分为：① 药效浓度依赖型，如氨基糖苷类与喹诺酮类；② 时间依赖型，如β内酰胺类。肾功能不全患者在接受抗菌药物治疗时，不管是时间依赖性还是浓度依赖性抗菌药物，药物起始剂量对于尽快起效都很重要，因此首剂通常给予常规负荷剂量。在维持性治疗阶段，浓度依赖型抗药物如氨基糖肽类，采用单次剂量不变以保证峰浓度、延长给药间隔以避免药物蓄积的方法，会比减少单次剂量取得更好的疗效；而对于时间依赖性药物如β内酰胺类抗生素，应该采用减少单次剂量、维持常规给药间隔的方法，从而保证有足够的T>MIC［给药后一个给药间期内，游离药物浓度>最低抑菌浓度（MIC）所占的时间比］，可以避免下次给药前血药浓度过低而影响抗菌效果。浓度依赖伴时间依赖类型的抗菌药物如氟喹诺酮类药物则可以结合两种调整剂量方法，采用减少单次给药剂量和/或适当延长给药间隔的方式调整剂量，主要取决于药物的抗菌后效应（PAE）——细菌接触抗菌药物后，即使血清药物浓度下降至最低抑菌浓度以下，对细菌的抑制作用仍然维持一段时间的效应。PAE较短者以减少单次剂量调整为主，PAE长者以适当延长给药间隔为主。

第三节　肾脏替代治疗时的药物剂量调整

住院重症患者因发生脓毒症、AKI，或合并慢性肾衰竭而需要肾脏替代治疗（RRT）——包括间断透析（IHD）或持续性肾脏替代治疗（CRRT），在逐年增加。RRT治疗中血液中包括抗菌药物在内的溶质会被透析膜清除，从而使血药浓度下降并严重影响抗菌效果。通常来说对药物清除能力的大小是持续血液透析滤过（CVVHDF）>持续血液滤过（CVVH）>间断透析（IHD）。但是RRT治疗中抗菌药物被清除的程度主要取决于治疗药物的生物化学特点、分子量、RRT治疗的模式及处方剂量[8,9]。

主要经肾脏代谢、分布容积小、蛋白结合率低的药物容易被RRT清除。对接受CRRT治疗的患者，需要评价主要经肾脏清除的水溶性抗菌药物（如β-内酰胺类、氨基糖苷类、糖肽类）被清除的程度；而非肾脏清除的脂溶性药物（如氟喹诺酮类、大环内酯类、噁唑烷酮类）因可以进入细胞内，分布容积大，在血浆中浓度很低，相对RRT清除率也很低。但是也有例外，如头孢曲松及苯甲异噁唑青霉素虽然是水溶性药物，但是主要经胆汁排泄；左氧氟沙星与环丙沙星虽是脂溶性药物，但主要经肾脏清除，也会被RRT清除。蛋白结合率高的药物因与蛋白结合后分子量大于透析膜的锐截点，CRRT时仅能清除游离的部分及随后与蛋白解离的药物，相对比蛋白结合率低的药物被CRRT清除少。从RRT治疗角度来说，透析膜孔径、面积、置换液与透析液量、超滤量、治疗持续时间都会影响药物的清除程度。

传统IHD主要通过弥散清除分子量小（MW<500Da）的水溶性的抗菌药物。蛋白结合率大于90%或药物分布容积很大的脂溶性药物难以通过血液透析清除。对于非蛋白结合的小分子药物，透析清除率可以计算为：

$$透析清除率=尿素清除率\times\frac{60}{药物分子量}$$

CRRT采用大孔径的高通量透析膜、以对流为主要清除方式，即使IHD不能清除的较大分子药物如万古霉素（MW1500Da）也能被清除。几乎所有抗菌药物的分子量都<2 000Da，远低于CRRT治疗中高通量透析膜的锐截点，因此在CRRT治疗中抗菌药物分子量大小对清除没有显著影响。此外，透析膜面积大小、透析液流速（其影响弥散清除效率）、置换液量（其决定了对流清除量）、置换液是前稀释还是后稀释方式（前稀释时超滤液中的药物清除减少）都会对治疗中的药物清除率产生影响。比如在肾功能丧失、接受CRRT的患者接受低分布容积、低蛋白结合的美罗培南治疗，在

后稀释、超滤达到2.75L/h条件下，药物清除与半衰期与正常肾功能成人相近，提示需要给予1g/8小时的常规剂量；而在超滤为1.1L/h时，透析中药物清除率降低，给予0.5g/8 ~ 12小时即可达到治疗浓度[10]。

进行血液滤过的CRRT模式时，如果使用后稀释补充置换液，可以用以下公式计算某种药物通过CRRT的清除率：

$$CL_{HF}（后稀释）=Q_{UF}\ Sc$$

Q_{UF}：置换液的流速；Sc：透析膜对某种药物的筛选系数。

如果是用前稀释的方法，由于血液中的药物被置换液稀释较多，存在一个稀释指数：$DF=Q_{BF}/（Q_{BF}+Q_{RF}）$。前稀释血液滤过时药物清除率公式：

$$CL_{HF}（前稀释）=Q_{UF}\times Sc\times Q_{BF}/（Q_{BF}+Q_{RF}）$$

Q_{BF}：血液流速

Pea等人曾综述了既往发表的各种透析膜、CRRT模式、置换液时抗菌药物剂量的调整研究结果，可以为医生用药提供参考[9]。更多的药物及具体用药剂量可以在以下网站中查询，并可以了解肾脏替代治疗患者的给药建议：http://www.globalrph.com/index_renal.htm。

对于重症接受CRRT治疗的患者，调整抗菌药物的剂量除了要考虑代谢途径、肾功能受损程度等因素以避免药物蓄积中毒外，还要同时考虑CRRT对药物的清除导致影响严重感染患者的抗菌疗效从而危及生命及诱导细菌产生抗药性等问题。

而行CRRT治疗的患者相对病情危重、感染严重，容量异常、低蛋白血症、肝功能异常也很常见，不同地区CRRT治疗的模式、剂量也有很大差别，因此常常没有现成的CRRT剂量与药物剂量相对应的关系可以应用，导致此时常常很难确定抗菌药物的剂量是否合适，此时进行药物浓度监测就十分重要。

第四节　低白蛋白血症对抗菌药物剂量的影响

肾脏病患者常伴有低白蛋白血症的发生。最常见发生低白蛋白血症的肾脏病是肾病综合征，很多患者甚至发生严重低白蛋白血症。CKD患者肾功能中度至重度受损时限制蛋白质摄入、尿毒症毒素或水肿等因素导致食欲明显下降，这些患者中低白蛋白血症也较普遍。作为负性的急性炎症反蛋白，AKI、严重感染等重症患者白蛋白也常见降低。

低白蛋白血症会影响多数抗菌药物的PK/PD，因为白蛋白是大多数中等-高度蛋白结合的抗菌药物的主要结合蛋白。白蛋白结合药物与游离药物之间可逆性动态平衡。只有游离药物才能发挥抗菌作用，可以被分布到组织中影响分布容积（Vd），或被肾脏清除而决定清除速度（CL）。白蛋白下降导致血中游离药物浓度增加，从而CL及Vd随之增加，最终是导致血中药物浓度下降、降低有效药物浓度与细菌作用时间从而影响抗菌疗效[11]。而重症患者因为同时血管通透性增加，Vd进一步增大使血药浓度下降。低白蛋白血症使时间依赖性抗菌药物CL增加，T>MIC降低甚至不能达标。对于浓度依赖性抗菌药物，分布Vd增加使C_{max}降低，从而导致C_{max}/MIC下降。由于AUC同时受浓度及Vd影响，低白蛋白血症同样会影响其的AUC_{24}/MIC参数。比如头孢曲松的蛋白结合率为85% ~ 95%，低白蛋白血症的重症患者体内其分布Vd及CL都增加约2倍，并导致T>MIC不能达到要求。肾功能相对正常的脓毒症重症患者因低白蛋白血症及血管通透性增加时，厄他培南的CL及Vd可增加至健康人的10倍。因此低白蛋白的患者给予高蛋白结合的抗菌药物治疗时应该相应增加初始剂量并增加给药频率来达到预期的抗菌效果。高蛋白结合率的药物还包括替考拉宁、氨曲南等。

遗憾的是目前没有关于低白蛋白血症患者调节抗菌药物的具体指导方案可循，需要结合患者病情及抗菌药物的PK/PD特点。由于目前常用的抗生素如β内酰胺类药物的安全范围很宽，因此在肾功能正常的患者常常可以比较放心地调节剂量。

总之，对于肾功能不全的患者应该通过GFR而不是血肌酐水平判断肾功能的损伤程度。对他们进行药物治疗时需要根据抗菌药物的PK/PD特点、药物的代谢途径、肾功能的损伤程度、药物是否有肾毒性来进行药物种类选择与剂量调整。同时还要考虑肾脏患者中常见的低蛋白血症、进行RRT等影响PK/PD及抗菌疗效的原因。既要保证疗效，又要保证用药安全，减少肾功能不全患者的药物不良反应的发生率。

第五节　药剂学计算机系统对慢性肾功能不全时合理用药的帮助

尽管医生与药剂师在逐渐认知到肾功能不全患者药物剂量调整的重要性，但是在临床上用药错误的发生率仍然很高。国外研究回顾了住院患者用药不符合肾功能不全调整指南的发生率高达19% ~ 67%[12]。在一项针对肾功能不全患者用药的研究发现，平均每个患者使用了6种具有肾脏风险的药物，其中处方了应当避免使用的药物占25%，药物剂量不正确占62%[13]。即使在电子处方系统中提供eGFR的医院内，对eGFR 10 ~ 49ml/（min·1.73m^2）范围的肾功能不全住院患者开出的处方中，仍有15%使用了需要避免的药物，23%的处方没有按照指南进行剂量调整[14]。而这些可能导致肾功能不全患者发生肾功能快速减退、增加药物不良反应导致的住院率、延长住院时间，甚至导致死亡。

国外已有多种应用于临床的药理计算机软件系统，来帮助临床医生确定患者用药的个体化剂量，从而降低处方差错率，提高用药的有效率并降低不良反应，如帮助建立氨基糖苷类药物的有效血药浓度并降低肾毒性；缩短抗凝药物的起效时间、降低出血风险等。已有多个随机对照研究证实计算机药物剂量辅助系统与单纯由医生及药师确定药物剂量比，可以显著提高用药安全、提高医疗质量[15,16]，包括肾功能不全患者的药物剂量监测与确定。如在一家三级教学医院进行的研究显示，使用计算机实时辅助的决策支持系统对处方的药物剂量与GFR进行核查并提出警示后，肾功能不全患者15%的处方得到剂量修改，从而使肾功能不全患者处方剂量的准确性由之前的54%提高至67%，给药间隔的准确性由35%提高至59%[17]。另一项研究结合了计算机药物辅助系统与药剂师对肾功能不全患者用药的人工核查后，药物剂量的准确率由65%提高至86%[18]。计算机辅助系统尤其对在重症监护室及急诊室治疗的患者帮助更大（表30-6-5-1 ~ 表30-6-5-4）。

表 30-6-5-1　肾功能不全患者的药物调整步骤

步骤 1	收集病史，体格检查	记录病史，用药史，体格检查应包括体重、身高、全身容量情况
步骤 2	判断肾功能不全程度	检测血清肌酐、CCr，或计算 eGFR
步骤 3	回顾所有用药	评估原有用药与新药之间是否可能相互作用
步骤 4	选择肾毒性小的药物	在不影响疗效情况下，尽可能选用肾毒性小的药物。如果必须使用有肾毒性药物，监测药物浓度与肾功能
步骤 5	选择负荷量	通常与肾功能正常患者相同，或减量
步骤 6	选择维持量	根据肾功能程度，减少单次药物剂量，或延长用药间隔。如果患者同时进行肾脏替代治疗，可被透析清除的药物需要在透析后补充剂量，或增加剂量
步骤 7	监测药物浓度、治疗效果与不良反应	有条件时监测药物浓度调整剂量（抗生素）。根据疗效（如降压药物）调整剂量。监测不良反应
步骤 8	再评估	根据患者的病情变化决定是否继续用药。治疗中监测肾功能变化并及时调整剂量

表 30-6-5-2　肾功能不全患者的降压药物剂量调整表

药物	常规剂量	剂量（常规剂量比例）根据 GFR [ml /（min · 1.73m²）]		
		>50	10 ~ 50	<10
血管紧张素 Ⅱ 受体阻断剂	不需调整剂量	—	—	—
钙离子拮抗剂	不需调整剂量	—	—	—
ACE 抑制剂				
贝那普利	10mg/d	100%	50% ~ 75%	25% ~ 50%
卡托普利	25mg，每 8 小时	100%	75%	50%
依那普利	5 ~ 10mg，每 12 小时	100%	75% ~ 100%	50%
福辛普利	10mg/d	100%	100%	75% ~ 100%
赖诺普利	5 ~ 10mg/d	100%	50% ~ 75%	25% ~ 50%
雷米普利	5 ~ 10mg/d	100%	50% ~ 75%	25% ~ 50%
β 阻断剂				
acebutolol（Sectral）	400 ~ 600mg，1 ~ 2 次	100%	50%	30% ~ 50%
阿替洛尔	5 ~ 100mg/d	100%	50%	25%
比索洛尔	10mg/d	100%	75%	50%
纳多洛尔	40 ~ 80mg/d	100%	50%	25%
利尿剂				
阿米洛利	5mg/d	100%	50%	避免使用
布美他尼	不需调整剂量	—	—	—
呋塞米	不需调整剂量	—	—	—
托拉塞米	不需调整剂量	—	—	—
噻嗪类	25 ~ 50mg/d	100%	100%	避免
氨苯蝶啶	50 ~ 100mg，2 次 /d	100%	100%	避免
螺内酯	50 ~ 100mg/d	25mg，每 6 ~ 12 小时	每 12 ~ 24 小时	避免

表 30-6-5-3　肾功能不全患者特别需要注意的药物

药物类别	药物	应避免使用的肾功能损伤程度 [ml /（min · 1.73m²）]	原因
镇痛药	哌替啶	GFR<60	代谢产物有神经毒性，蓄积导致抽搐。GFR<60ml /（min · 1.73m²）应避免使用
抗生素	头孢吡肟	GFR<30	CNS 毒性，GFR<30ml /（min · 1.73m²）避免使用
	氨基糖苷类 万古霉素	GFR<60	潜在肾毒性，尽可能使用其他药物替代。如果没有适宜的替代药物，按 GFR 调整药物剂量并监测药物浓度
抗精神病药物	锂	GFR<60	肾脏与神经毒性
细胞毒药物	甲氨蝶呤	GFR<60	严重骨髓毒性
降糖药	二甲双胍	GFR<60	致死性乳酸酸中毒
	氯磺丙脲	GFR<60	半衰期延长导致持续性低血糖
造影剂	碘造影剂	GFR<60	AKI
	钆造影剂	GFR<30	肾源性系统纤维化

表 30-6-5-4　肾功能不全及透析患者用药剂量表

中文名	药物	剂量 / 方法	GFR>50（ml/min）	GFR 10 ~ 50（ml/min）	GFR<10（ml/min）	HD 后补充	CAPD	CVVH
两性霉素 B 脂质复合物	abelcet		100%	100%	100%			
阿卡波糖	acarbose	D	50% ~ 100%	避免	避免	不明	不明	避免
醋丁洛尔	acebutolol	D	100%	50%	30% ~ 50%	不用	不用	50%
对乙酰氨基酚	acetaminophen	I	Q4h	Q6h	Q8h	不用	不用	Q6h
乙酰唑胺	acetazolamide	I	Q6h	Q12h	避免	无资料	无资料	不用
醋磺己脲	acetohexamide	I	避免	避免	避免	不明	不用	避免
乙酰氧肟酸	acetohydroxamic acid	D	100%	100%	避免	不明	不明	不明
乙酰水杨酸	acetylsalicylic acid	I	Q4h	Q4 ~ 6h	避免	HD 后补充	不用	Q4 ~ 6h
阿伐斯汀	acrivastine	D	不明	不明	不明	不明	不明	不明
阿昔洛韦	acyclovir	DI	100%	100%	50%	HD 后补充	50%	3.5mg/（kg · d）
阿德福韦	adefovir		Q24h	Q48h	Q72h	HD 后补充 10mg/ 周	无资料	无资料
腺苷	adenosine	D	100%	100%	100%	不用	不用	100%
沙丁胺醇	albuterol	D	100%	75%	50%	不明	不明	75%
双烯丙毒马钱碱	alcuronium	D	避免	避免	避免	不明	不明	避免
阿芬太尼	alfentanil	D	100%	100%	100%	不明	不明	100%
别嘌醇	allopurinol	D	75%	50%	25%	½ 剂量	不明	50%
阿普唑仑	alprazolam	D	100%	100%	100%	不用	不明	无效
六甲蜜胺	altretamine	D	不明	不明	不明	无资料	无资料	不明
金刚烷胺	amantadine	D，I	100%	50%	Q4 ~ 7d	不用	不用	50%
两性霉素脂质体	amBisome		100%	100%	100%	-	-	-

表 30-6-5-4　肾功能不全及透析患者用药剂量表（续）

中文名	药物	剂量 / 方法	GFR>50（ml/min）	GFR 10 ~ 50（ml/min）	GFR<10（ml/min）	HD 后补充	CAPD	CVVH
丁胺卡那霉素	amikacin	D，I	60% ~ 90% Q12h 或 100% Q12 ~ 24h	30% ~ 70% Q12 ~ 18h 或 100% Q24 ~ 48h	20% ~ 30% Q24 ~ 48h 或 100% Q48 ~ 72h	透析后 1/2 全剂量	15 ~ 20mg/（L·d）	同 GFR 10 ~ 50ml/min 剂量并监测浓度
阿米洛利	amiloride	D	100%	50%	避免	不适用	不适用	不适用
胺碘酮	amiodarone	D	100%	100%	100%	不用	不用	100%
阿米替林（抗抑郁）	amitriptyline	D	100%	100%	100%	不用	不明	无效
氨氯地平	amlodipine	D	100%	100%	100%	不用	不用	100%
阿莫沙平	amoxapine	D	100%	100%	100%	不明	不明	无效
羟氨苄西林	amoxicillin	D	100%	100%	50% ~ 75%	HD 后给药	0.25 q12h	不适用
两性霉素 B	amphotericin B	I	100%	100%	100%	Q24h	Q24h	Q24 ~ 36h
两性霉素 B 乳液	amphotericin B colloidal	-	100%	100%	100%	不用	Q24 ~ 36h	Q24h
两性霉素 B 胆固醇复合物	amphotec	-	100%	100%	100%	-	-	-
氨苄西林（口服）	ampicillin	D	100%	100%	50% ~ 70%	HD 后给药	0.25 q12h	100%
氨苄西林（静脉）	ampicillin	I	Q6h	Q8h	Q12h	HD 后给药	0.25 q12h	Q8h
氨力农	amrinone	D	100%	100%	50% ~ 75%	无资料	无资料	100%
阿尼芬净	anidulafungin		100%	100%	100%			
阿尼普酶	anistreplase	D	100%	100%	100%	不明	不明	100%
阿司咪唑	astemizole	D	100%	100%	100%	不明	不明	无效
阿替洛尔	atenolol	D，I	100%，Q24h	50%，Q48h	30% ~ 50%，Q96h	25 ~ 50mg	不用	50%，Q48h
阿托喹酮（抗原虫）	atovaquone		100%	100%	100%	不用	不用	100%
阿曲库铵	atracurium	D	100%	100%	100%	不明	不明	100%
金诺芬	auranofin	D	50%	避免	避免	不用	不用	不用

续表

中文名	药物	剂量 / 方法	GFR>50（ml/min）	GFR 10 ~ 50（ml/min）	GFR<10（ml/min）	HD 后补充	CAPD	CVVH
硫唑嘌呤	azathioprine	D	100%	75%	50%	是	不明	75%
阿奇霉素	azithromycin	-	100%	100%	100%	不用	不用	不用
阿洛西林	azlocillin	I	Q4 ~ 6h	Q6 ~ 8h	Q8h	HD 后补充	Q8h	Q6 ~ 8h
氨曲南	aztreonam	D	100%	50% ~ 75%	25%	0.5 HD 后补充	25%	50% ~ 75%
贝那普利	benazepril	D	100%	50% ~ 75%	25% ~ 50%	不用	不用	50% ~ 75%
苄普地尔	bepridil		不明	不明	不明	不用	不用	无资料
倍他米松	betamethasone	D	100%	100%	100%	不明	不明	100%
倍他洛尔	betaxolol	D	100%	100%	50%	不用	不用	100%
苯扎贝特	bezafibrate	D	70%	50%	25%	不明	不明	50%
比索洛尔	bisoprolol	D	100%	75%	50%	不明	不明	75%
博来霉素	bleomycin	D	100%	75%	50%	不用	不明	75%
波吲洛尔	bopindolol	D	100%	100%	100%	不用	不用	100%
溴苄铵	bretylium	D	100%	25% ~ 50%	25%	不用	不用	25% ~ 50%
溴隐亭	bromocriptine	D	100%	100%	100%	不明	不明	不明
溴苯吡丙胺	brompheniramine	D	100%	100%	100%	不明	不明	无效
布地奈德	budesonide	D	100%	100%	100%	不明	不明	100%
布美他尼（丁尿胺）	bumetanide	D	100%	100%	100%	不用	不用	不适用
安非他酮（抗抑郁）	bupropion	D	100%	100%	100%	不明	不明	无效

表 30-6-5-4　肾功能不全及透析患者用药剂量表（续）

中文名	药物	剂量 / 方法	GFR>50（ml/min）	GFR 10 ~ 50（ml/min）	GFR<10（ml/min）	HD 后补充	CAPD	CVVH
丁螺环酮	buspirone	D	100%	100%	100%	不用	不明	无效
白消安	busulfan	D	100%	100%	100%	不明	不明	100%
布托啡诺	butorphanol	D	100%	75%	50%	不明	不明	无效
卷曲霉素	capreomycin	I	Q24h	Q24h	Q48h	HD 后补充	不用	Q24h
卡托普利	captopril	D，I	100% Q8 ~ 12h	75% Q12 ~ 18h	50% Q24h	25% ~ 30%	不用	75% Q12 ~ 18h
卡马西平	carbamazepine	D	100%	100%	100%	不用	不用	不用
卡比多巴	carbidopa	D	100%	100%	100%	不明	不明	不明
卡铂	carboplatin	D	100%	50%	25%	½ 剂量	不明	50%
亚硝基脲氮芥	carmustine	D	不明	不明	不明	不明	不明	不明
卡替洛尔	carteolol	D	100%	50%	25%	不明	不用	50%
卡维地洛	carvedilol	D	100%	100%	100%	不用	不用	100%
卡泊芬净	caspofungin		100%	100%	100%			
头孢克洛	cefaclor	D	100%	100%	50%	HD 后 0.25 Bid	0.25 Q8 ~ 12h	不适用
头孢羟氨苄	cefadroxil	D	100%	100%	50%	HD 后 0.5 ~ 1.0g	0.5g/d	不适用
头孢孟多	cefamandole	I	Q6h	Q6 ~ 8h	Q12h	不用	不用	100%
头孢唑啉	cefazolin	I	Q8h	Q12h	Q12 ~ 24h	HD 后 0.5 ~ 1.0g	0.5g，Q12h	同 GFR 10 ~ 50
头孢吡肟	cefepime	I	Q8 ~ 12h	Q12h	Q24h	HD 后补充 1.0g	Q24h	不推荐
头孢克肟	cefixime	D	100%	100%	50%	HD 后 0.3g	0.2g Qd	不推荐
头孢甲肟	cefmenoxime	D，I	1.0g，Q8h	0.75g Q8h	0.75g，Q12h	0.75g HD 后补充	0.75g Q12h	0.75g Q8h
头孢美唑	cefmetazole	I	Q8h	Q12h	Q24h	HD 后给药	Q24h	Q12h
头孢尼西	cefonicid	D，I	0.5g/d	0.1 ~ 0.5g/d	0.1g/d	不用	不用	不用
头孢哌酮	cefoperazone	D	100%	100%	100%	HD 后补充 1g	无资料	无资料
头孢雷特	ceforanide	I	Q12h	Q12 ~ 24h	Q24 ~ 48h	HD 后补充 0.5 ~ 1g	1g Qd	1g Qd

续表

中文名	药物	剂量 / 方法	GFR>50（ml/min）	GFR 10 ~ 50（ml/min）	GFR<10（ml/min）	HD 后补充	CAPD	CVVH
头孢噻肟	cefotaxime	I	Q8h	Q12h	Q12 ~ 24h	1g HD 后补充	1g Qd	1g Q12h
头孢替坦	cefotetan	I	Q12h	Q12 ~ 24h	Q24h	1g HD 后补充	1g Qd	0.75g Q12h
头孢西丁	cefoxitin	I	Q6h	Q8 ~ 12h	Q12h	1g HD 后补充	1g Qd	Q8 ~ 12h
头孢泊肟	cefpodoxime	I	Q12h	Q16h	Q24 ~ 48h	0.2g HD 后补充	Q24 ~ 48h	不适用
头孢罗齐	cefprozil	D，I	0.25g Q12h	0.25g Q12 ~ 16h	0.25g Q24h	0.25g HD 后补充	0.25g Q24h	0.25g Q24h
头孢他定	ceftazidime	I	Q8h	Q12h	Q24h	HD 后补充 1g	0.5g Qd	Q12h
头孢布坦	ceftibuten	D	100%	100%	50%	HD 后 0.3	50%	50%
头孢唑肟	ceftizoxime	I	Q8 ~ 12h	Q12 ~ 24h	Q24h	1g HD 后补充	0.5 ~ 1.0g Qd	Q12 ~ 24h
头孢三嗪	ceftriaxone	D	100%	100%	100%	HD 后给药	0.75g Q12h	100%
头孢呋新酯	cefuroxime axetil	D	100%	100%	100%	HD 后给药	100%	不适用
塞利洛尔	celiprolol	D	100%	100%	75%	不明	不用	100%
头孢氨苄	cephalexin	D	100%	100%	100%	HD 后给药	100%	不适用
头孢噻吩	cephalothin	I	Q6h	Q6 ~ 8h	Q12h	HD 后补充	1g Q12h	1g Q8h
头孢吡硫	cephapirin	I	Q6h	Q6 ~ 8h	Q12h	HD 后补充	1g Q12h	1g Q8h
头孢拉定	cephradine	D	100%	100%	50%	HD 后给药	50%	不适用
西替利嗪	cetirizine	D	100%	100%	30%	不用	不明	无效
水合氯醛	chloral hydrate	D	100%	避免	避免	不用	不明	无效
苯丁酸氮芥	chlorambucil	D	不明	不明	不明	不明	不明	不明
氯霉素	chloramphenicol	D	100%	100%	100%	不用	不用	不用
氯氮草盐	chlorazepate	D	100%	100%	100%	不明	不明	无效

表 30-6-5-4 肾功能不全及透析患者用药剂量表（续）

中文名	药物	剂量 / 方法	GFR>50（ml/min）	GFR 10 ~ 50（ml/min）	GFR<10（ml/min）	HD 后补充	CAPD	CVVH
甲氨二氮䓬（利眠宁）	chlordiazepoxide	D	100%	100%	50%	不用	不明	100%
氯喹	chloroquine	D	100%	100%	50%	不用	不用	不用
氯苯那敏（扑尔敏）	chlorpheniramine	D	100%	100%	100%	不用	不明	无效
氯丙嗪	chlorpromazine	D	100%	100%	100%	不用	不用	100%
氯磺丙脲	chlorpropamide	D	50%	避免	避免	不明	不用	避免
氯噻酮	chlorthalidone	I	Q24h	Q24h	避免	不适用	不适用	不适用
考来烯胺	cholestyramine	D	100%	100%	100%	不用	不用	100%
西苯唑啉	Cibenzoline	DI	100%，Q12h	100%，Q12h	66%，Q24h	不用	不用	100%，q12h
西多福韦	cidofovir	D	避免 CKD 使用	避免	避免	无资料	无资料	避免
亚胺培南	cilastin	D	100%	50%	避免	避免	避免	避免
西拉普利	cilazapril	D，I	75%，Q24h	50%，Q24 ~ 48h	10% ~ 25%，Q72h	不用	不用	50%，Q24 ~ 48h
西咪替丁	cimetidine	D	100%	50%	25%	不用	不用	50%
西诺沙星	cinoxacin	D	100%	50%	避免	避免	避免	避免
环丙沙星	ciprofloxacin	I	Q12h	Q12 ~ 24h	Q24h	0.25g Q12h	0.25g Q8h	0.2g Q12h
西沙必利	cisapride	D	100%	100%	50%	不明	不明	50% ~ 100%
顺铂	cisplatin	D	100%	75%	50%	是	不明	75%
克拉屈宾	cladribine	D	不明	不明	不明	不明	不明	不明
克拉霉素	clarithromycin	D	100%	100%	100%	不用	不用	不用
克拉维酸	clavulanic acid	D	100%	100%	50% ~ 75%	HD 后补充	50% ~ 75%	100%
克林霉素	clindamycin	D	100%	100%	100%	不用	不用	不用

续表

中文名	药物	剂量 / 方法	GFR>50（ml/min）	GFR 10 ~ 50（ml/min）	GFR<10（ml/min）	HD 后补充	CAPD	CVVH
氯膦酸盐	clodronate	D	不明	不明	避免	不明	不明	不明
氯酚苯嗪	clofazamine	D	100%	100%	100%	不用	不用	无资料
氯贝丁酯	clofibrate	I	Q6 ~ 12h	Q12 ~ 18h	避免	不用	不明	Q12 ~ 18h
氯丙咪嗪	clomipramine	D	不明	不明	不明	不明	不明	无效
氯硝西泮	clonazepam	D	100%	100%	100%	不用	不明	无效
可乐定	clonidine	D	100%	100%	100%	不用	不用	100%
可待因	codeine	D	100%	75%	50%	不明	不明	75%
秋水仙碱	colchicine	D	100%	100%	50%	不用	不明	100%
考来替泊（降脂宁）	colestipol	D	100%	100%	100%	不用	不用	100%
可的松	cortisone	D	100%	100%	100%	不用	不明	100%
环磷酰胺	cyclophosphamide	D	100%	100%	75%	½ 剂量	不明	100%
环丝氨酸（抗结核）	cycloserine	I	Q12h	Q12 ~ 24h	Q24h	不用	不用	Q12 ~ 24h
环孢素	cyclosporine	D	100%	100%	100%	不用	不用	100%
阿糖胞苷	cytarabine	D	100%	100%	100%	不明	不明	100%
氨苯砜（抗麻风）	dapsone	D	100%	无资料	无资料	不用	无资料	无资料
柔红霉素	daunorubicin	D	100%	100%	100%	不明	不明	不明
地拉韦啶	delavirdine	D	无资料 100%	100%	100%	不用	无资料	100%
去铁胺	desferoxamine	D	100%	100%	100%	不明	不明	100%
去甲丙咪嗪（抗抑郁）	desipramine	D	100%	100%	100%	不用	不用	无效
地塞米松	dexamethasone	D	100%	100%	100%	不明	不明	100%

表 30-6-5-4　肾功能不全及透析患者用药剂量表（续）

中文名	药物	剂量 / 方法	GFR>50（ml/min）	GFR 10 ~ 50（ml/min）	GFR<10（ml/min）	HD 后补充	CAPD	CVVH
地西泮	diazepam	D	100%	100%	100%	不用	不明	100%
二氮嗪	diazoxide	D	100%	100%	100%	不用	不用	100%
双氯芬酸	diclofenac	D	100%	100%	100%	不用	不用	100%
双氯西林	dicloxacillin	D	100%	100%	50% ~ 75%	无	无	不适用
二脱氧胸苷	didanosine	I，D	Q12h	Q24h	50%Q24h	HD 后补充	50%Q24h	50%Q24h
双氟尼酸	diflunisal	D	100%	50%	50%	不用	不用	50%
洋地黄毒苷	digitoxin	D	100%	100%	50% ~ 75%	不用	不用	100%
地高辛	digoxin	D，I	100%，Q24h	25% ~ 75%，Q36h	10% ~ 25%，Q48h	不用	不用	25% ~ 75%，Q36h
地来洛尔	dilevalol	D	100%	100%	100%	不用	不用	不明
地尔硫䓬	diltiazem	D	100%	100%	100%	不用	不用	100%
苯海拉明	diphenhydramine	D	100%	100%	100%	不用	不用	不用
双嘧达莫	dipyridamole	D	100%	100%	100%	不明	不明	无效
地红霉素	dirithromycin	D	100%	100%	100%	不用	无资料	100%
双异丙吡胺	disopyramide	I	Q8h	Q12 ~ 24h	Q24 ~ 40h	不用	不用	Q12 ~ 24h
多巴酚丁胺	dobutamine	D	100%	100%	100%	无资料	无资料	100%
多库铵	doxacurium	D	100%	50%	50%	不明	不明	50%
多沙唑嗪	doxazosin	D	100%	100%	100%	不用	不用	100%
多虑平	doxepin	D	100%	100%	100%	不用	不用	100%
阿霉素	doxorubicin	D	100%	100%	100%	不用	不明	100%
强力霉素	doxycycline	D	100%	100%	100%	不用	不用	100%
双羟丙茶碱	dyphylline	D	75%	50%	25%	1/3 剂量	不明	50%
恩曲他滨	emtricitabine	I	Q24h	Q48 ~ 72h	Q96h	HD 后给药	无资料	
依那普利	enalapril	D	100%	75% ~ 100%	50%	20% ~ 25%	不用	75% ~ 100%
恩替卡韦	entecavir	I	Q24h	Q48 ~ 72h	Q96h	HD 后给药	无资料	
表柔比星	epirubicin	D	100%	100%	100%	不用	不明	100%

续表

中文名	药物	剂量 / 方法	GFR>50（ml/min）	GFR 10 ～ 50（ml/min）	GFR<10（ml/min）	HD 后补充	CAPD	CVVH
依巴斯丁	ebastine	D	100%	50%	50%	不明	不明	50%
红霉素	erythromycin	D	100%	100%	100%	不用	不用	不用
厄他培南	ertapenem	D	100%	50%	50%	HD 后给药	50%	50%
艾司唑仑	estazolam	D	100%	100%	100%	不明	不明	无效
依他尼酸	ethacrynic acid	I	Q8 ～ 12h	Q8 ～ 12h	避免	不用	不用	不适用
乙胺丁醇	ethambutol	I	Q24h	Q24 ～ 36h	Q48h	HD 后补充	Q48h	Q24 ～ 36h
乙氯维诺（催眠镇静）	ethchlorvynol	D	100%	避免	避免	不用	不用	无效
乙硫异烟胺	ethionamide	D	100%	100%	50%	不用	不用	不用
乙琥胺（抗癫痫）	ethosuximide	D	100%	100%	100%	不用	不明	不明
依托度酸（消炎镇痛）	etodolac	D	100%	100%	100%	不用	不用	100%
依托咪酯（催眠）	etomidate	D	100%	100%	100%	不明	不明	100%
足叶乙苷	etoposide	D	100%	75%	50%	不用	不明	75%
泛昔洛韦	famciclovir	I	100%	Q12h	Q24h	HD 后补充	无资料	Q12h
法莫替丁	famotidine	D	50%	25%	10%	不用	不用	25%
法扎溴铵	fazadinium	D	100%	100%	100%	不明	不明	100%
非洛地平	felodipine	D	100%	100%	100%	不用	不用	100%
非诺洛芬	fenoprofen	D	100%	100%	100%	不用	不用	100%
芬太尼	fentanyl	D	100%	75%	50%	不适用	不适用	无效
非索非那定（抗过敏药）	fexofenadine	I	Q12h	Q12 ～ 24h	Q24h	不明	不明	Q12 ～ 24h
氟卡尼	flecainide	D	100%	100%	50% ～ 75%	不用	不用	100%
氟罗沙星	fleroxacin	D	100%	50% ～ 75%	50%	0.4g HD 后补充	0.4g Qd	不适用
氟康唑	fluconazole	D	100%	100%	50%	HD 后补充 0.2g	50%	100%
氟胞嘧啶	flucytosine	I	Q12h	Q16h	Q24h	HD 后给药	0.5 ～ 1.0g Qd	Q16h

表 30-6-5-4　肾功能不全及透析患者用药剂量表（续）

中文名	药物	剂量 / 方法	GFR>50（ml/min）	GFR 10 ~ 50（ml/min）	GFR<10（ml/min）	HD 后补充	CAPD	CVVH
氟达拉滨（抗肿瘤）	fludarabine	D	100%	75%	50%	不明	不明	75%
氟马西尼	flumazenil	D	100%	100%	100%	不用	不明	无效
氟桂嗪	flunarizine	D	100%	100%	100%	不用	不用	不用
氟尿嘧啶	fluorouracil	D	100%	100%	100%	HD 后补充	不明	100%
氟西汀（抗抑郁）	fluoxetine	D	100%	100%	100%	不明	不明	无效
氟西泮	flurazepam	D	100%	100%	100%	不用	不明	无效
氟布洛芬	flurbiprofen	D	100%	100%	100%	不用	不用	100%
氟他胺（抗雄激素）	flutamide	D	100%	100%	100%	不明	不明	不明
氟伐他汀	fluvastatin	D	100%	100%	100%	不明	不明	100%
氟伏沙明	fluvoxamine	D	100%	100%	100%	不用	不明	无效
膦甲酸	foscarnet	D	28mg/kg Q8h	15mg/kg Q8 ~ 24h	6mg/kg Q8 ~ 24h	HD 后补充	6mg/kg Q8 ~ 24h	15mg/kg Q8 ~ 24h
福辛普利	fosinopril	D	100%	100%	75% ~ 100%	不用	不用	100%
呋塞米	furosemide	D	100%	100%	100%	不用	不用	不适用
加巴喷丁（抗焦虑）	gabapentin	D，I	0.4g Tid	0.3g Q12 ~ 24h	0.3g Qd	0.3g 起始，维持量 0.2g ~ 0.3g		0.3g Q12 ~ 24h
加拉碘铵	gallamine	D	75%	避免	避免	不适用	不适用	避免
更昔洛韦（iv）	ganciclovir	I	Q12h	Q24 ~ 48h	2.5mg/kg Qd	HD 后给药	Q48 ~ 96h	2.5mg/kg Qd
更昔洛韦（po）	ganciclovir	I	1g Tid	1g Bid	1g Qd	HD 后给药	1g Qd	-
吉非贝齐	gemfibrozil	D	100%	100%	100%	不用	不明	100%

续表

中文名	药物	剂量 / 方法	GFR>50（ml/min）	GFR 10 ~ 50（ml/min）	GFR<10（ml/min）	HD 后补充	CAPD	CVVH
庆大霉素	gentamicin	D，I	60% ~ 90%，Q8 ~ 12h 或 100% Q12 ~ 24h	30% ~ 70%，Q12h 或 100% Q24 ~ 48h	20% ~ 30% Q24 ~ 48h 或 100% Q48 ~ 72h	透析后给予 1/2 全剂量	3 ~ 4mg/（L·d）	同 GFR 10 ~ 50ml/min 剂量并监测浓度
格列波脲	glibornuride	D	不明	不明	不明	不明	不明	避免
格列奇特（达美康）	gliclazide	D	不明	不明	不明	不明	不明	避免
格列吡嗪	glipizide	D	100%	100%	100%	不明	不明	避免
格列本脲（优降糖）	glyburide	D	不明	避免	避免	不用	不用	避免
硫代苹果酸金钠	gold sodium thiomalate	D	50%	避免	避免	不用	不用	避免
灰黄霉素	griseofulvin	D	100%	100%	100%	不用	不用	不用
胍那苄	guanabenz	D	100%	100%	100%	不明	不明	100%
胍那决尔（降压）	guanadrel	I	Q12h	Q12 ~ 24h	Q24 ~ 48h	不明	不明	Q12 ~ 24h
胍乙啶	guanethidine	I	Q24h	Q24h	Q24 ~ 36h	不明	不明	避免
胍法辛	guanfacine	D	100%	100%	100%	不用	不用	100%
氟哌啶醇	haloperidol	D	100%	100%	100%	不用	不用	100%
肝素	heparin	D	100%	100%	100%	不用	不用	100%
环己烯巴比妥	hexobarbital	D	100%	100%	100%	不用	不明	无效
盐酸肼屈嗪	hydralazine	I	Q8h	Q8h	Q8 ~ 16h	不用	不用	Q8h
氢化可的松	hydrocortisone	D	100%	100%	100%	不明	不明	100%
羟基脲	hydroxyurea	D	100%	50%	20%	不明	不明	50%
羟嗪（安定）	hydroxyzine	D	100%	不明	不明	100%	100%	100%

表 30-6-5-4　肾功能不全及透析患者用药剂量表（续）

中文名	药物	剂量 / 方法	GFR>50（ml/min）	GFR 10 ~ 50（ml/min）	GFR<10（ml/min）	HD 后补充	CAPD	CVVH
布洛芬	ibuprofen	D	100%	100%	100%	不用	不用	100%
伊达比星	idarubicin		不明	不明	不明	不明	不明	不明
异磷酰胺	ifosfamide	D	100%	100%	75%	不明	不明	100%
伊洛前列素	iloprost	D	100%	100%	50%	不明	不明	100%
亚胺培南 / 西司他丁	imipenem/cilastatin	D，I	100%Q8h	50% ~ 100% Q8 ~ 12h	50%Q12h	HD 后给药	50%Q12h	50% ~ 100% Q8 ~ 12h
丙米嗪	imipramine	D	100%	100%	100%	不用	不用	无效
吲达帕胺（寿比山）	indapamide	D	100%	100%	避免	不用	不用	不适用
茚地那韦	indinavir	D	100%	100%	100%	不用	100%	无资料
吲哚布芬	indobufen	D	100%	50%	25%	不明	不明	无效
吲哚美辛（消炎痛）	indomethacin	D	100%	100%	100%	不用	不用	100%
胰岛素	insulin	D	100%	75%	50%	不用	不用	75%
异丙托铵	ipratropium	D	100%	100%	100%	不用	不用	100%
异烟肼	isoniazid	D	100%	100%	50%	HD 后补充	50%	50%
异山梨醇	isosorbide	D	100%	100%	100%	10 ~ 20mg	不用	100%
依拉地平	isradipine	D	100%	100%	100%	不用	不用	100%
伊曲康唑	itraconazole	D	100%	100%	50%	0.1g，Q12 ~ 24h	0.1g Q12 ~ 24h	0.1g Q12 ~ 24h
卡那霉素	kanamycin	D，I	60% ~ 90% Q8 ~ 12h	30% ~ 70% Q12h	20% ~ 30% Q24 ~ 48h	2/3 剂量	15 ~ 20mg/（L·d）	30% ~ 70% Q12h
氯胺酮	ketamine	D	100%	100%	100%	不明	不明	100%

续表

中文名	药物	剂量 / 方法	GFR>50 (ml/min)	GFR 10 ~ 50 (ml/min)	GFR<10 (ml/min)	HD 后补充	CAPD	CVVH
酮舍林	ketanserin	D	100%	100%	100%	不用	不用	100%
酮康唑	ketoconazole	D	100%	100%	100%	不用	不用	不用
酮洛芬	ketoprofen	D	100%	100%	100%	不用	不用	100%
酮咯酸	ketorolac	D	100%	50%	50%	不用	不用	50%
拉贝洛尔	labetalol	D	100%	100%	100%	不用	不用	100%
拉米夫定	lamivudine	D，I	100%	Q24h	50mg Q24h	HD 后补充	50mg Qd	Q24h
拉莫三嗪	lamotrigine	D	100%	100%	100%	不明	不明	100%
兰索拉唑	lansoprazole	D	100%	100%	100%	不明	不明	不明
左旋多巴	levodopa	D	100%	100%	100%	不明	不明	100%
左氧氟沙星	levofloxacin	D，I	100%Q24h	50%Q24h	50%Q48h	50%Q48h	50%Q48h	50%Q24h
利多卡因	lidocaine	D	100%	100%	100%	不用	不用	100%
林可霉素	lincomycin	I	Q6h	Q6 ~ 12h	Q12 ~ 24h	不用	不用	不适用
赖诺普利	lisinopril	D	100%	50% ~ 75%	25% ~ 50%	20%	不用	50% ~ 75%
胰岛素类似物（优泌乐 Humalog）	lispro insulin	D	100%	75%	50%	不用	不用	不用
碳酸锂	lithium carbonate	D	100%	50% ~ 75%	25% ~ 50%	HD 后补充	不用	50% ~ 75%
洛美沙星	lomefloxacin	D	100%	50% ~ 75%	50%	50%	50%	不适用
洛拉卡比	loracarbef	I	Q12h	Q24h	Q3 ~ 5d	HD 后补充	Q3 ~ 5d	Q24h
劳拉西泮	lorazepam	D	100%	100%	100%	不用	不明	100%
氯沙坦	losartan	D	100%	100%	100%	不明	不明	100%
洛伐他丁	lovastatin	D	100%	100%	100%	不明	不明	100%
低分子肝素	low-molecular-weight heparin	D	100%	100%	50%	不明	不明	100%
麦普替林	maprotiline	D	100%	100%	100%	不明	不明	无效
马拉维若	maraviroc		100%	无资料	无资料	无资料	无资料	无资料

表 30-6-5-4　肾功能不全及透析患者用药剂量表（续）

中文名	药物	剂量 / 方法	GFR>50（ml/min）	GFR 10 ~ 50（ml/min）	GFR<10（ml/min）	HD 后补充	CAPD	CVVH
甲氯芬那酸	meclofenamic acid	D	100%	100%	100%	不用	不用	100%
甲芬那酸（消炎镇痛）	mefenamic acid	D	100%	100%	100%	不用	不用	100%
甲氟喹	mefloquine	D	100%	100%	100%	不用	不用	100%
苯丙氨酸氮芥（马法兰）	melphalan	D	100%	75%	50%	不明	不明	75%
哌替啶（度冷丁）	meperidine	D	100%	75%	50%	避免	不用	避免
甲丙氨酯（眠尔通）	meprobamate	I	Q6h	Q9 ~ 12h	Q12 ~ 18h	不用	不明	无效
美罗培南	meropenem	D，I	1g Q8h	0.5g ~ 1g Q12h	0.5g ~ 1g Q24h	HD 后给药	0.5g ~ 1g Q24h	0.5g ~ 1g Q12h
间羟异丙肾上腺素	metaproterenol	D	100%	100%	100%	不明	不明	100%
二甲双胍	metformin	D	50%	25%	避免	不明	不明	避免
美沙酮	methadone	D	100%	100%	50% ~ 75%	不用	不用	无效
乌洛托品扁桃酸盐	methenamine mandelate	D	100%	避免	避免	不适用	不适用	不适用
甲氧西林	methicillin	I	Q4 ~ 6h	Q6 ~ 8h	Q8 ~ 12h	不用	不用	Q6 ~ 8h
他巴唑	methimazole	D	100%	100%	100%	不明	不明	100%
甲氨蝶呤	methotrexate	D	100%	50%	避免	是	不用	50%
甲基多巴	methyldopa	I	Q8h	Q8 ~ 12h	Q12 ~ 24h	0.25g	不用	Q8 ~ 12h
甲泼尼龙	methylprednisolone	D	100%	100%	100%	是	不明	100%
甲氧氯普胺（胃复安）	metoclopramide	D	100%	75%	50%	不用	不明	50% ~ 75%
甲筒箭毒	metocurine	D	75%	50%	50%	不明	不明	50%
美托拉宗	metolazone	D	100%	100%	100%	不用	不用	不适用
美托洛尔	metoprolol	D	100%	100%	100%	50mg	不用	100%
甲硝唑	metronidazole	D	100%	100%	100%	HD 后补充	100%	100%
美西律	mexiletine	D	100%	100%	50% ~ 75%	不用	不用	不用
美洛西林	mezlocillin	I	Q4 ~ 6h	Q6 ~ 8h	Q8h	不用	不用	Q6 ~ 8h

续表

中文名	药物	剂量 / 方法	GFR>50（ml/min）	GFR 10 ~ 50（ml/min）	GFR<10（ml/min）	HD 后补充	CAPD	CVVH
米卡芬净	micafungin		100%	100%	100%			
咪康唑	miconazole	D	100%	100%	100%	不用	不用	不用
咪唑安定	midazolam	D	100%	100%	50%	不适用	不适用	无效
米多君（升压）	midodrine	D	5 ~ 10mg Q8h	5 ~ 10mg Q8h	不明	5mg Q8h	无资料	5 ~ 10mg Q8h
米格列醇（降糖）	miglitol	D	50%	避免	避免	不明	不明	避免
米力农	milrinone	D	100%	100%	50% ~ 75%	无资料	无资料	100%
美满霉素	minocycline	D	100%	100%	100%	不用	不用	100%
米诺地尔（长压定）	minoxidil	D	100%	100%	100%	不用	不用	100%
丝裂霉素 C	mitomycin C	D	100%	100%	75%	不明	不明	不明
米托蒽醌	mitoxantrone	D	100%	100%	100%	不明	不明	100%
米伐克龙	mivacurium	D	100%	50%	50%	不明	不明	不明
莫雷西嗪	moricizine	D	100%	100%	100%	不用	不用	100%
吗啡	morphine	D	100%	75%	50%	不用	不明	75%
拉氧头孢	moxalactam	I	Q8 ~ 12h	Q12 ~ 24h	Q24 ~ 48h	HD 后补充	Q24 ~ 48h	Q12 ~ 24h
莫西沙星	moxifloxacin	-	100%	100%	100%	无资料	无资料	无资料
萘丁美酮	nabumetone	D	100%	100%	100%	不用	不用	100%
N- 乙酰半胱氨酸	N-acetylcysteine	D	100%	100%	75%	不明	不明	100%
纳多洛尔	nadolol	D	100%	50%	25%	40mg	不用	50%
萘夫西林	nafcillin	D	100%	100%	100%	无	无	100%

表 30-6-5-4 肾功能不全及透析患者用药剂量表（续）

中文名	药物	剂量 / 方法	GFR>50（ml/min）	GFR 10 ~ 50（ml/min）	GFR<10（ml/min）	HD 后补充	CAPD	CVVH
萘啶酸	nalidixic acid	D	100%	避免	避免	避免	避免	不适用
纳洛酮	naloxone	D	100%	100%	100%	不适用	不适用	100%
萘普生	naproxen	D	100%	100%	100%	不用	不用	100%
奈法唑酮（抗抑郁）	nefazodone	D	100%	100%	100%	不明	不明	无效
那非那韦	nelfinavir		无资料	无资料	无资料	无资料	无资料	无资料
新斯的明	neostigmine	D	100%	50%	25%	不明	不明	50%
奈替米星	netilmicin	D，I	50% ~ 90% Q8 ~ 12h 或 100% Q12 ~ 24h	20% ~ 60% Q12h 或 100% Q24 ~ 48h	10% ~ 20% Q24 ~ 48h 或 100% Q48 ~ 72h	透析后 1/2 全剂量	3 ~ 4mg/（L·d）	同 GFR 10 ~ 50ml/min 剂量并监测浓度
奈韦拉平	nevirapine	D	无资料 100%	100%	100%	HD 后给药	100%	100%
尼卡地平	nicardipine	D	100%	100%	100%	不用	不用	100%
烟酸	nicotinic acid	D	100%	50%	25%	不明	不明	50%
硝苯地平	nifedipine	D	100%	100%	100%	不用	不用	100%
尼莫地平	nimodipine	D	100%	100%	100%	不用	不用	100%
尼索地平	nisoldipine	D	100%	100%	100%	不用	不用	100%
硝西泮	nitrazepam	D	100%	100%	100%	不明	不明	无效
呋喃妥因	nitrofurantoin	D	100%	避免	避免	不适用	不适用	不适用
硝酸甘油	nitroglycerine	D	100%	100%	100%	无资料	无资料	100%
硝普钠	nitroprusside	D	100%	100%	100%	不用	不用	100%
亚硝基脲	nitrosoureas	D	100%	75%	25% ~ 50%	不用	不明	不明

续表

中文名	药物	剂量 / 方法	GFR>50（ml/min）	GFR 10 ~ 50（ml/min）	GFR<10（ml/min）	HD 后补充	CAPD	CVVH
尼扎替丁	nizatidine	D	75%	50%	25%	不明	不明	50%
诺氟沙星	norfloxacin	I	Q12h	Q12 ~ 24h	Q24h	Q24h	Q24h	不适用
去甲替林（抗抑郁）	nortriptyline	D	100%	100%	100%	不用	不用	无效
氧氟沙星	ofloxacin	D	Q12h	Q12 ~ 24h	Q24h	HD 后 0.1 ~ 0.2g	Q24h	0.3g Qd
奥美拉唑	omeprazole	D	100%	100%	100%	不明	不明	不明
昂丹司琼	ondansetron	D	100%	100%	100%	不明	不明	100%
邻甲苯海拉明	orphenadrine	D	100%	100%	100%	不明	不明	无效
奥司他韦	oseltamivir	I	Q12h	Q24h	Q48h	透析后给药	-	-
毒毛花苷 G	ouabain	I	Q12 ~ 24h	Q24 ~ 36h	Q36 ~ 48h	不用	不用	Q24 ~ 36h
奥沙普秦	oxaproxin	D	100%	100%	100%	不用	不用	100%
奥沙米特（抗组胺）	oxatomide	D	100%	100%	100%	不用	不用	无效
去甲羟安定	oxazepam	D	100%	100%	100%	不用	不明	100%
奥卡西平	oxcarbazepine	D	100%	100%	100%	不明	不明	不明
紫杉醇	paclitaxel	D	100%	100%	100%	不明	不明	100%
泮库溴铵	pancuronium	D	100%	50%	避免	不明	不明	50%
帕罗西丁	paroxetine	D	100%	50% ~ 75%	50%	不明	不明	无效
对氨基水杨酸	PAS	D	100%	50% ~ 75%	50%	HD 后补充	50%	50% ~ 75%
喷布洛尔	penbutolol	D	100%	100%	100%	不用	不用	100%
青霉胺	penicillamine	D	100%	避免	避免	1/3 剂量	不明	避免
青霉素 G	penicillin G	D	100%	75%	25% ~ 50%	HD 后补充	20% ~ 50%	75%

表 30-6-5-4　肾功能不全及透析患者用药剂量表（续）

中文名	药物	剂量 / 方法	GFR>50（ml/min）	GFR 10 ~ 50（ml/min）	GFR<10（ml/min）	HD 后补充	CAPD	CVVH
青霉素 V	penicillin V	D	100%	100%	50% ~ 75%	HD 后给药	50% ~ 75%	不适用
喷他脒	pentamidine	I	Q24h	Q24 ~ 36h	Q48h	不用	不用	不用
喷他佐辛	pentazocine	D	100%	75%	50%	不用	不明	75%
戊巴比妥	pentobarbital	D	100%	100%	100%	不用	不明	100%
喷托普利	pentopril	D	100%	50% ~ 75%	50%	不明	不明	50% ~ 75%
己酮可可碱	pentoxifylline	D	100%	100%	100%	不明	不明	100%
甲氟哌酸	perfloxacin	D	100%	100%	100%	不用	不用	100%
培哚普利	perindopril	D	100%	75%	50%	25% ~ 50%	不明	75%
苯乙肼（抗抑郁）	phenelzine	D	100%	100%	100%	不明	不明	无效
苯巴比妥	phenobarbital	I	Q8 ~ 12h	Q8 ~ 12h	Q12 ~ 16h	HD 后补充	1/2 剂量	Q8 ~ 12h
保泰松	phenylbutazone	D	100%	100%	100%	不用	不用	100%
苯妥英	phenytoin	D	100%	100%	100%	不用	不用	不用
吲哚洛尔	pindolol	D	100%	100%	100%	不用	不用	100%
哌库溴铵	pipecuronium	D	100%	50%	25%	不明	不明	50%
哌拉西林	piperacillin		100%	100%	100%	HD 后给药	100%	100%
哌拉西林 / 他唑巴坦	piperacillin/tazobactam	I	Q6h	Q6 ~ 8h	Q8h	HD 后给药	Q8h	Q6 ~ 8h
吡咯他尼（利尿）	piretanide	D	100%	100%	100%	不用	不用	不适用
吡罗昔康	piroxicam	D	100%	100%	100%	不用	不用	100%
光辉霉素	plicamycin	D	100%	75%	50%	不明	不明	不明
泊沙康唑	posaconazole		100%	100%	100%			
普伐他汀	pravastatin	D	100%	100%	100%	不明	不明	100%
普拉西泮	prazepam	D	100%	100%	100%	不明	不明	无效
哌唑嗪	prazosin	D	100%	100%	100%	不用	不用	100%

续表

中文名	药物	剂量 / 方法	GFR>50（ml/min）	GFR 10 ~ 50（ml/min）	GFR<10（ml/min）	HD 后补充	CAPD	CVVH
氢化泼尼松	prednisolone	D	100%	100%	100%	是	不明	100%
泼尼松	prednisone	D	100%	100%	100%	不用	不明	100%
伯氨喹	primaquine	D	100%	100%	100%	不用	不用	100%
扑米酮，麦苏林	primidone	I	Q8h	Q8 ~ 12h	Q12 ~ 24h	1/3 剂量	不明	不明
丙磺舒	probenecid	D	100%	避免	避免	避免	不明	避免
普罗布考（降脂）	probucol	D	100%	100%	100%	不明	不明	100%
普鲁卡因酰胺	procainamide	I	Q4h	Q6 ~ 12h	Q8 ~ 24h	0.2g	不用	Q6 ~ 12h
异丙嗪	promethazine	D	100%	100%	100%	不明	不明	100%
普罗帕酮	propafenone	D	100%	100%	100%	不用	不用	100%
普鲁泊福	propofol	D	100%	100%	100%	不明	不明	100%
右旋丙氧芬	propoxyphene	D	100%	100%	避免	不用	不用	无效
普萘洛尔	propranolol	D	100%	100%	100%	不用	不用	100%
丙硫氧嘧啶	propylthiouracil	D	100%	100%	100%	不明	不明	100%
普罗替林（抗抑郁）	protryptyline	D	100%	100%	100%	不用	不用	无效
吡嗪酰胺	pyrazinimide	D	100%	避免	避免	避免	避免	避免
吡啶斯的明	pyridostigmine	D	50%	35%	20%	不明	不明	35%
乙胺嘧啶	pyrimethamine	D	100%	100%	100%	不用	不用	不用
夸西泮	quazapam	D	不明	不明	不明	不明	不明	无效
喹那普利	quinapril	D	100%	75% ~ 100%	75%	25%	不用	75% ~ 100%
奎尼丁	quinidine	D	100%	100%	75%	0.1g ~ 0.2g	不用	100%
奎宁	quinine	I	Q8h	Q8 ~ 12h	Q24h	HD 后补充	Q24h	Q8 ~ 12h
雷米普利	ramipril	D	100%	50% ~ 75%	25% ~ 50%	20%	不用	50% ~ 75%
雷尼替丁	ranitidine	D	75%	50%	25%	1/2 剂量	不用	50%
利血平	reserpine	D	100%	100%	避免	不用	不用	100%

表 30-6-5-4 肾功能不全及透析患者用药剂量表（续）

中文名	药物	剂量 / 方法	GFR>50（ml/min）	GFR 10 ~ 50（ml/min）	GFR<10（ml/min）	HD 后补充	CAPD	CVVH
利巴韦林	ribavirin	D	100%	100%	50%	HD 后给药	50%	100%
利福布汀	rifabutin	D	100%	100%	100%	不用	不用	100%
利福平	rifampin	D	100%	50% ~ 100%	50% ~ 100%	不用	50% ~ 100%	50% ~ 100%
金刚烷乙胺	rimantadine		100%	100%	100%			
利托那韦	ritonavir	D	100%	100%	100%	不用	100%	100%
沙奎那韦	saquinavir	D	100%	100%	100%	不用	100%	100%
司可巴比妥	secobarbital	D	100%	100%	100%	不用	不用	无效
舍曲林	sertraline	D	100%	100%	100%	不明	不明	无效
辛伐他汀	simvastatin	D	100%	100%	100%	不明	不明	100%
丙戊酸钠	sodium valproate	D	100%	100%	100%	不用	不用	不用
索他洛尔	sotalol	D	100%	30%	15% ~ 30%	80mg	不用	30%
司帕沙星	sparfloxacin	D，I	100%	50% ~ 75%	50% Q48h	50% Q48h	无资料	50% ~ 75%
壮观霉素	spectinomycin	D	100%	100%	100%	不用	不用	不用
螺内酯	spironolactone	I	Q6 ~ 12h	Q12 ~ 24h	避免	不适用	不适用	避免
司他夫定	stavudine	D，I	100%	50% Q12 ~ 24h	50% Q24h	HD 后给药 50% Q24h	无资料	50% Q12 ~ 24h
链激酶	streptokinase	D	100%	100%	100%	不适用	不适用	100%
链霉素	streptomycin	I	Q24h	Q24 ~ 72h	Q72 ~ 96h	1/2 剂量	20 ~ 40mg/（L·d）	Q24 ~ 72h
链脲霉素	streptozotocin	D	100%	75%	50%	不明	不明	不明

续表

中文名	药物	剂量 / 方法	GFR>50（ml/min）	GFR 10 ~ 50（ml/min）	GFR<10（ml/min）	HD 后补充	CAPD	CVVH
琥珀酸胆碱	succinylcholine	D	100%	100%	100%	不明	不明	100%
舒芬太尼	sufentanil	D	100%	100%	100%	不明	不明	100%
舒巴坦	sulbactam	I	Q6 ~ 8h	Q12 ~ 24h	Q24 ~ 48h	HD 后补充	0.75g ~ 1.5g Qd	0.75g Q12h
磺胺甲基异噁唑	sulfamethoxazole	I	Q12h	Q18h	Q24h	1g HD 后补充	1g/d	Q18h
苯磺保泰松	sufinpyrazone	D	100%	100%	避免	不用	不用	100%
磺胺异噁唑	sulfisoxazole	I	Q6h	Q8 ~ 12h	Q12 ~ 24h	2g HD 后补充	3g/d	不适用
舒林酸	sulindac	D	100%	100%	100%	不用	不用	100%
磺曲苯	sulotroban	D	50%	30%	10%	不明	不明	不明
他莫昔芬	tamoxifen	D	100%	100%	100%	不明	不明	100%
他唑巴坦	tazobactam	D	100%	75%	50%	1/3 剂量	50%	75%
替考拉宁	teicoplanin	I	Q24h	Q48h	Q72h	Q72h	Q72h	Q48h
替马西泮	temazepam	D	100%	100%	100%	不用	不用	无效
替尼泊苷	tebiposide	D	100%	100%	100%	不用	不用	100%
替比夫定	telbivudine		600mg Q24h	600mg Q48h	600mg Q96h	HD 后 600mg Q96h	-	600mg Q48h
替诺福韦（肾毒性）	tenofovir	I	300mg Q24h	300mg Q48 ~ 72h	300mg Q96h	HD 后 300mg Q96h	-	300mg Q48 ~ 72h
特拉唑嗪	terazosin	D	100%	100%	100%	不明	不明	100%
特比萘芬	terbinafine		100%	100%	100%			
特布他林	terbutaline	D	100%	50%	避免	不明	不明	50%
特非那定	terfenadine	D	100%	100%	100%	不用	不用	无效
四环素	tetracycline	I	Q8 ~ 12h	Q12 ~ 24h	Q24h	不用	不用	Q12 ~ 24h

表 30-6-5-4　肾功能不全及透析患者用药剂量表（续）

中文名	药物	剂量 / 方法	GFR>50（ml/min）	GFR 10 ~ 50（ml/min）	GFR<10（ml/min）	HD 后补充	CAPD	CVVH
茶碱	theophylline	D	100%	100%	100%	1/2 剂量	不明	100%
噻嗪类	thiazides	D	100%	100%	避免	不适用	不适用	不适用
硫喷妥	thiopental	D	100%	100%	75%	不适用	不适用	无效
替卡西林 / 克拉维酸	ticarcillin/clavulanate	D，I	1 ~ 2g Q4h	1 ~ 2g Q8h	1 ~ 2g Q12h	HD 后补充 3g	1 ~ 2g Q12h	1 ~ 2g Q8h
噻氯匹啶	ticlopidine	D	100%	100%	100%	不明	不明	100%
噻吗洛尔	timolol	D	100%	100%	100%	不用	不用	100%
妥布霉素	tobramycin	D，I	60% ~ 90% Q8 ~ 12h 或 100% Q12 ~ 24h	30% ~ 70% Q12h 或 100% Q24 ~ 48h	20% ~ 30% Q24 ~ 48h 或 100% Q48 ~ 72h	透析后 1/2 全剂量	3 ~ 4mg/（L·d）	同 GFR 10 ~ 50 ml/min 剂量并监测浓度
妥卡尼	tocainide	D	100%	100%	50%	0.2	不用	100%
妥拉磺脲	tolazamide	D	100%	100%	100%	不明	不明	避免
甲磺丁脲	tolbutamide	D	100%	100%	100%	不用	不用	避免
托尔米丁	tolmetin	D	100%	100%	100%	不用	不用	100%
托吡酯	topiramate	D	100%	50%	25%	不明	不明	50%
拓扑替康	tototecan	D	75%	50%	25%	不明	不明	50%
托拉塞米	torsemide	D	100%	100%	100%	不用	不用	无效
氨甲环酸	tranexamic acid	D	50%	25%	10%	不明	不明	不明
反苯环丙胺	tranylcypromine	D	不明	不明	不明	不明	不明	无效
氯哌三唑酮	trazodone	D	100%	不明	不明	不明	不明	无效
氟羟泼尼松龙	triamcinolone	D	100%	100%	100%	不明	不明	100%
氨苯蝶啶	triamterene	I	Q12h	Q12h	避免	不适用	不适用	避免
三唑仑	triazolam	D	100%	100%	100%	不用	不用	无效
苯海索	trihexyphenidyl	D	不明	不明	不明	不明	不明	不明
三甲双酮	trimethadione	I	Q8h	Q8 ~ 12h	Q12 ~ 24h	不明	不明	Q8 ~ 12h

续表

中文名	药物	剂量 / 方法	GFR>50（ml/min）	GFR 10 ~ 50（ml/min）	GFR<10（ml/min）	HD 后补充	CAPD	CVVH
甲氧苄氨嘧啶 / 磺胺甲噁唑	trimethoprim/ sulfamethoxazole	I	Q12h	Q18h	Q24h	HD 后补充	Q24h	Q18h
三甲曲沙	trimetrexate	D	100%	50% ~ 100%	避免	无资料	无资料	无资料
曲米帕明	trmipramine	D	100%	100%	100%	不用	不用	无效
曲吡那敏	tripelennamine	D	不明	不明	不明	不明	不明	无效
曲普利啶	triprolidine	D	不明	不明	不明	不明	不明	无效
筒箭毒碱	tubocurarine	D	75%	50%	避免	不明	不明	50%
尿激酶	urokinase	D	不明	不明	不明	不明	不明	不明
伐昔洛韦	valacyclovir		100%	50%	25%	HD 后给药	25%	50%
缬更昔洛韦	valganciclovir		100%	50%	25%	HD 后给药	25%	25% ~ 50%
万古霉素	vancomycin（iv）	D，I	1g Q12h	1g Q24 ~ 36h	1g Q48 ~ 72h	0.5g Q24h	1g Q24 ~ 96h	0.5g Q12 ~ 24h
万古霉素（po）（仅用于治疗难辨梭状芽孢杆菌）	vancomycin（po）		100%	100%	100%	100%	100%	100%
维库铵	vecuronium	D	100%	100%	100%	不明	不明	100%
文拉法辛	venlafaxine	D	75%	50%	50%	不用	不明	无效
维拉帕米	verapamil	D	100%	100%	100%	不用	不用	100%
阿糖腺苷	vidarabine	D	100%	100%	75%	HD 后给药	75%	100%
氨已烯酸	vigabatrin	D	100%	50%	25%	不明	不明	50%

表 30-6-5-4　肾功能不全及透析患者用药剂量表（续）

中文名	药物	剂量 / 方法	GFR>50（ml/min）	GFR 10 ~ 50（ml/min）	GFR<10（ml/min）	HD 后补充	CAPD	CVVH
长春花碱	vinblastine		100%	100%	100%	不明	不明	100%
长春新碱	vincristine		100%	100%	100%	不明	不明	100%
长春瑞宾	vinorelbine		100%	100%	100%	不明	不明	100%
伏立康唑	voriconazole		100%	100%	100%	（CKD 患者避免静脉制剂）		
华法林	warfarin		100%	100%	100%	不用	不用	不用
扎鲁司特	zafirluksat		100%	100%	100%	不明	不明	100%
扎西他宾	zalcitabine	I	100%	Q12h	Q24h	HD 后给药	无资料	Q12h
扎那米韦	zanamivir		100%	100%	100%	不用	不明	无资料
齐多夫定	zidovudine（AZT）	D，I	0.2g Q8h	0.2g Q8h	0.1g Q8h	0.1g Q8h	0.1g Q8h	0.1g Q8h
苯噻羟脲（齐留通）	zileuton		100%	100%	100%	不用	不明	100%

注：HD，血液透析；CAPD，持续不卧床腹膜透析；CVVH，连续静脉 - 静脉血液滤过；D，调整用药剂量；I，调整用药间期；DI，调剂量或间隔

（程叙扬）

参考文献

1. LAM YW, BANERJI S, HATFIELD C, et al. Principles of drug administrationin renal insufficiency. Clin Pharmacokinet, 1997, 32(1):30-57.
2. TALBERT RL. Drug dosing in renal insufficiency. J Clin Pharmacol, 1994, 34(2):99-110.
3. MUHLBERG W, PLATT D. Age-dependent changes of the kidneys: Pharmacological implications. Gerontology, 1999, 45(2):243-253.
4. MATZKE GR, FRYE RF. Drug administration in patients with renal insufficiency:minimizing renal and extrarenal toxicity. Drug Saf, 1997, 16(3)205-231.
5. STEVENS LA, NOLIN TD, RICHARDSON MM, et al. Chronic Kidney Disease Epidemiology Collaboration. Comparison of drug dosing recommendations based on measured GFR and kidney function estimating equations. Am J Kidney Dis, 2009, 54(1): 33-42.
6. 程叙扬，王梅，姜瑞凤. 抗菌药物致慢性肾衰患者神经精神症状 12 例分析. 药物不良反应杂志，2004, 3：156-160.
7. ARONOFF GR. Drug Prescribing in Renal Failure: Dosing Guidelines for Adults. 4th ed. Philadelphia: American College of Physicians, 1999: 具体页码.
8. KIELSTEIN JT, BURKHARDT O. Dosing of antibiotics in critically ill patients undergoing renal replacement therapy. Curr Pharm Biotechnol, 2011, 12(12):2015-2019.
9. PEA F, VIALE P, PAVAN F, et al. Pharmacokinetic considerations for antimicrobial therapy in patients receiving renal replacement therapy. Clin Pharmacokinet, 2007, 46 (12): 997-1038.
10. VERVERS TF, VAN DIJK A, VINKS SA, et al. Pharmacokinetics and dosing regimen of meropenem in critically ill patients receiving continuous venovenous hemofiltration. Crit Care Med, 2000, 28(10): 3412-3416.
11. ULLDEMOLINS M, ROBERTS JA, RELLO J, et al. The effects of hypoalbuminaemia on optimizing antibacterial dosing in critically ill patients. Clin Pharmacokinet, 2011, 50(2):99-110.
12. LONG CL, RAEBEL MA, PRICE DW, et al. Compliance with dosing guidelines in patients with chronic kidney disease. Ann Pharmacother, 2004, 38(5):853-858.
13. BLIX HS, VIKTIL KK, MOGER TA, et al. Use of renal risk drugs in hospitalized patients with impaired renal function-an underestimated problem? Nephrol Dial Transplant, 2006, 21(11):3164-3171.
14. NIELSEN AL, HENRIKSEN DP, MARINAKIS C, et al. Drug dosing in patients with renal insufficiency in a hospital setting using electronic prescribing and automated reporting of estimated glomerular filtration rate. Basic Clin Pharmacol Toxicol, 2014, 114(5): 407-413.
15. GILLAIZEAU F, CHAN E, TRINQUART L, et al. Computerized advice on drug dosage to improve prescribing practice. Cochrane Database Syst Rev, 2013, 11:CD002894.
16. KUPERMAN GJ, BOBB A, PAYNE TH, et al. Medication-related clinical decision support in computerized provider order entry systems: a review. J Am Med Inform Assoc, 2007, 14(1):29-40.
17. CHERTOW GM, LEE J, KUPERMAN GJ, et al. Guided Medication Dosing for InpatientsWith Renal Insufficiency. JAMA, 2001, 286(22):2839-2844.
18. SUCH DÍAZ A, SAEZ DE LA FUENTE J, ESTEVA L, et al. Drug prescribing in patients with renal impairment optimizedby a computer-based, semi-automated system. Int J Clin Pharm, 2013, 35(6):1170-1177.

第七章
血浆置换

血浆置换（plasmapheresis）是将处于各种疾病下的患者的血浆中的有害大分子去除的过程[1]。去除血浆成分的治疗方法在5世纪前的希波克拉底时代就已经开始，并从中世纪延续到19世纪的美国和欧洲。第一次真正意义上的血浆置换是在1914年由Abel等人在约翰霍普金斯医院完成[2]。1960年，Schwab和Fahey第一次利用手动血浆置换降低了一位巨球蛋白血症患者的球蛋白水平，使之真正成为一种疾病的治疗手段[3]。1975年，血浆置换首次应用于肾脏病的治疗，并在抗肾小球基底膜（GBM）病中取得了显著的疗效[4]。随后，该疗法得到更为广泛的应用，并在技术手段上有了很大突破，发展出免疫吸附血浆置换（immunoadsorption plasmapheresis，IAPP）、双滤过膜血浆置换、低密度脂蛋白单采、淋巴细胞单采和粒细胞单采等多种方法[1]。

早期的血浆置换治疗多是个例和非对照研究，直到近期，血浆置换的临床适应证才开始增多。但是，严格的前瞻性和随机对照临床试验仍然很少。最终决定是否进行血浆置换，多数仍然基于非对照研究的结果。

第一节　治疗原理

血浆置换对于肾脏疾病的治疗效果是基于疾病的病理生理学特征的。当致病因子的分子量比较大或者患者的血浆成分有缺陷时，可以考虑使用血浆置换治疗。当需要去除小分子或者毒素时，血液透析会是更好的选择。血浆置换成败的关键取决于两个基本变量的相互作用：① 异常蛋白或抗体的产生速率；② 血浆置换的效率。因此，血浆置换的最终效益很大程度上是由血浆中毒性物质水平的降低效率决定的。

表30-7-1-1总结了血浆置换的主要治疗原理及其在肾脏病中的应用。适用于血浆置换的致病性因子，其分子量通常是异常的蛋白质（以自身抗体为代表）、浆细胞病产生的单克隆免疫球蛋白、以及某些急性肾小球肾炎中出现的大量免疫复合物。除了能够去除毒性蛋白或者替换有缺陷的成分，血浆置换还能产生额外的获益，包括去除免疫复合物后使受损的脾脏功能恢复、去除纤维蛋白原、替换体液因子等[5]。

表 30-7-1-1 血浆置换的治疗原理及其应用

治疗原理	临床应用
去除循环中的致病因子	抗体：抗 GBM 病、ANCA 相关疾病、狼疮性肾炎、抗磷脂综合征
	免疫复合物：狼疮性肾炎、冷球蛋白血症
	补体：狼疮性肾炎、溶血尿毒综合征（HUS）
	异常蛋白质：巨球蛋白血症、骨髓瘤、淀粉样蛋白 A、低密度脂蛋白
	毒素：内毒素、渗透性因子（FSGS）
	活化的淋巴细胞：血管炎、微小病变、FSGS
补充缺乏的血浆成分	血栓性血小板减少性紫癜（TTP）：ADAMTS13
免疫调节	去除炎症因子：细胞因子、趋化因子、大麻素
	改善单核 - 吞噬细胞系统的功能
	其他免疫调节效应

第二节 在肾脏疾病中的应用

表 30-7-2-1 总结了血浆置换治疗在肾脏疾病中的临床适应证。

表 30-7-2-1 血浆置换治疗在肾脏疾病中的适应证

疾病	等级
抗肾小球基底膜病	Ⅰ（标准的主要治疗方法）
血栓性血小板减少性紫癜	Ⅰ
急进性肾小球肾炎	Ⅱ（可选择的治疗方法）
冷球蛋白血症	Ⅱ
肾移植的脱敏治疗	Ⅱ
溶血尿毒综合征	Ⅲ（临床获益的证据还不充分）
复发性 FSGS	Ⅲ
系统性红斑狼疮	Ⅲ
肾移植排斥	Ⅳ（缺乏获益的证据或处于研究阶段）

一、抗肾小球基底膜病

抗肾小球基底膜（GBM）病是一类自身免疫病，患者循环中出现自身抗体，其靶抗原是Ⅳ型胶原的$\alpha3$链的非胶原区 1（NC1），临床出现急进性肾小球肾炎（RPGN），60% ~ 70%的患者合并肺出血。超过90%的患者循环中存在抗GBM抗体，抗体的滴度决定了疾病的严重程度[6,7]。

在目前的治疗手段出现之前，该病的死亡率高达90%，诊断后的平均存活时间不到4个月。经过血浆置换联合糖皮质激素和环磷酰胺的治疗，死亡率降至<20%。血浆置换的作用是快速去除致病性抗体，环磷酰胺和糖皮质激素则用于阻止新的抗体生成和减轻炎症反应。该病肾小球损伤的进展速度很快，因此快速清除抗GBM抗体是至关重要的，而这一目标单靠使用药物是不能完成的。

1975年，血浆置换第一次用于治疗抗GBM病[4]，从20世纪80年代中期开始的多项非对照研究发现血浆置换对于患者的总存活率和肾脏存活率均有明显改善，目前血浆置换已经成为该病的标准治疗手段。

在一项早期的非对照试验中[8]，20例抗GBM病患者中，8例接受了血浆置换和免疫抑制治疗，4例只接受免疫抑制治疗，8例只接受支持治疗，结果发现，接受血浆置换的患者肾衰竭的程度最轻，肺出血的持续时间最短，死亡率也最低。唯一的一项随机对照试验中[9]，Johnson等人在17例患者中比较了只接受免疫抑制治疗和接受免疫抑制联合血浆置换治疗的疗效，8例接受血浆置换的患者中，有6例脱离透析，而只接受免疫抑制治疗的9例患者中只有3人脱离透析。这些研究均证实血浆置换对该病有很好的疗效。需要注意的是，初始的血肌酐水平以及新月体的数量也是决定治疗效果的重要因素。

目前已报道的关于抗GBM病的最大宗研究观察了71例患者的长期预后[10]。所有患者均接受标准的免疫抑制治疗，包括血浆置换、口服泼尼松和环磷酰胺。血浆置换每天进行一次（50ml/kg，最多4L），持续至少14天，或者直至抗体转阴。使用人类白蛋白（5%）溶液作为置换液，对于近期行手术或肾活检以及肺出血的患者，在置换结束时给予150 ~ 300ml新鲜冷冻血浆。随访一年时，患者的总生存率达到81%。初始血肌酐>5.7mg/dl但不需立即透析的患者中，1年的肾脏存活率达到82%，随访终点的存活率达到69%。在依赖透析的肾衰竭患者中，1年的肾脏存活率只有8%。所有那些依赖透析并且肾小球100%新月体形成的患者都没能脱离透析。因此，对于所有不需要立即透析的抗GBM病患者，都应该接受积极的免疫抑制治疗和强化的血浆置换治疗。因为肺出血是致死的高危因素，所有肺出血的患者均应接受血浆置换治疗，无论肾功能如何。

二、血栓性血小板减少性紫癜和溶血尿毒综合征

血栓性血小板减少性紫癜（TTP）和溶血尿毒综合征（HUS）有许多相似的症状，都会出现血小板减少和微血管病性溶血性贫血。HUS的典型表现包括溶血性贫血、血小板减少、急性或慢性肾衰竭。TTP的患者还有神经系统症状、发热，但肾脏损伤可能不太严重。实际上这两种疾病的病理改变都是内皮细胞损伤和血小板性微血栓形成。疾病的病因尚不明确，可能与药物（丝裂霉素、环孢素、噻氯匹定）、自身免疫紊乱（系统性红斑狼疮、抗磷脂综合征）或者怀孕有关。

大肠埃希菌O157∶H7导致的出血性腹泻是HUS的一种已知病因。该病在儿童中呈自限性，但在成年人、重症或持续性的患者中，常需进行血浆置换治疗。在最大的一项非对照试验中[11]，22例确诊感染大肠埃希菌O157∶H7的苏格兰患者中，16人接受了血浆置换治疗，其中5人（31%）死亡；而没有接受血浆置换的6人中，5人（83%）死亡。另一组60例患者的报告也显示血浆置换能改善噻氯匹定引起的HUS-TTP的预后（对照组死亡率50%，血浆置换组死亡率24%）。对于癌症化疗药物、钙调磷酸酶抑制剂或骨髓移植引起的继发性HUS-TTP的患者，尚无证据显示血浆置换治疗的有效性[12]。

TTP的部分发病机制目前已经阐明，因此也能解释血浆置换在该病中的治疗作用。遗传研究发现先天性TTP是由金属蛋白酶von Willebrand因子（vWF）裂解酶（ADAMTS13）缺陷造成的[13]。vWF多聚体通常在内皮细胞膜上聚集，然后被ADAMTS13蛋白酶裂解成正常大小的多聚体。疾病状态下，ADAMTS13缺乏导致巨大的vWF多聚体聚集，从而引起血小板性微血栓形成以及微血管病性溶血性贫血。在多数原发性TTP的患者中，能够检出抗ADAMTS13的自身抗体，但是滴度变化很大[14,15]。通过血浆置换疗法，能够将含有ADAMTS13自身抗体的血浆用正常血浆置换，使ADAMTS13缺乏所导致的TTP得到明显改善。但是ADAMTS13缺乏并不是导致TTP的唯一原因，而且该蛋白酶的活性在其他情况下也会降低，如感染、癌症、肝硬化，尿毒症、系统性红斑狼疮和弥散性血管内凝血。

在开展血浆输注和血浆置换疗法之前，该病进展迅速且致死率高（死亡率90%）[16]。1977年，研究者发现输注新鲜冷冻血浆或使用新鲜冷冻血浆进行血浆置换能够逆转病程[17,18]。有两项包含了210例TTP-HUS患者的研究证实了血浆置换的疗效[19,20]。用新鲜冷冻血浆进行血浆置换比单独输注血浆更为有效，6个月时的缓解率分别为78%和31%，存活率分别为78%和50%。进行血浆置换的患者所接受的血浆量几乎是接受血浆输注患者的3倍（需限制血浆输注的剂量以免容量负荷过大）。

因此，血浆置换的更好疗效主要是因为输注了更多的血浆，而不是清除毒性物质。

HUS-TTP的血浆置换治疗的最佳疗程还未确定，目前的做法是每天进行一次，直至血小板计数上升到正常并且溶血现象（破碎红细胞，乳酸脱氢酶水平升高）停止[12]。要达到缓解平均需要连续置换7 ~ 16天，但临床差异很大，从3 ~ 145天不等[12,16,19,20]。美国血库协会推荐，血浆置换每天一次，直至血小板计数超过150 000/μl并保持2 ~ 3天。美国血浆置换协会建议，血浆置换每天一次，直至血小板计数超过100 000/μl并且乳酸脱氢酶水平接近正常值[21]。开始血浆置换后，神经系统的症状能够迅速改善，1 ~ 3天后血清乳酸脱氢酶水平开始恢复，血小板计数的回升相对缓慢，肾功能的改善则需要更长时间。透析的患者经过治疗后可能脱离透析，但多数会遗留慢性肾脏病。

血小板计数恢复正常后，血浆置换的间隔时间可以逐渐延长，从而逐步减少血浆置换的次数。当血浆置换减少或停止时，1/3 ~ 1/2的患者会突然复发，再次出现血小板减少和溶血现象。这些患者可以接受泼尼松或其他免疫抑制剂（环孢素、利妥昔单抗）的治疗，但其疗效还缺乏证据。

三、急进性肾小球肾炎

急进性肾小球肾炎（RPGN）表现为肾功能在数天至数周内迅速恶化，如未经治疗将进展至终末期肾脏病。肾脏病理可见多数肾小球出现严重的炎症反应和袢坏死，常伴新月体形成（新月体性肾小球肾炎）。RPGN分为三型：① 抗GBM病和肺出血-肾炎综合征（已在前文讨论）；② 免疫复合物型，常见于自身免疫病如系统性红斑狼疮、感染后肾炎、混合型冷球蛋白血症以及IgA肾病；③ 少免疫沉积型，多数（约80%）患者与抗中性粒细胞胞质抗体（ANCA）相关，包括坏死性肉芽肿血管炎（以前称作韦格纳肉芽肿）和显微镜下多动脉炎。

Hammersmith医院进行的对照研究中[22]，48例局灶坏死性肾小球肾炎的患者，均接受口服糖皮质激素和环磷酰胺继以硫唑嘌呤的治疗，在此基础上随机决定是否接受血浆置换治疗（在最初的7天内至少进行5次）。对于中重度肾脏损伤但尚未依赖透析的患者，血浆置换治疗并没有额外的疗效。但是依赖透析的17例患者在接受血浆置换治疗后，有10例脱离透析，而对照组8例没有接受血浆置换的患者中仅有3例脱离透析。欧洲血管炎研究组所做的最大一项多中心随机对照研究[23]，在137例肾脏严重受损（血肌酐>500μmol/L或>5.7mg/dl）的ANCA相关血管炎患者中比较血浆置换和静脉甲泼尼龙的疗效。所有患者均接受3个月的口服泼尼松、环磷酰胺继以硫唑嘌呤的治疗，其中70例接受7次血浆置换，67例接受3g甲泼尼龙分次冲击。结果发现，3个月时，70例接受血浆置换的患者中48例（69%）脱离透析，67例接受甲泼尼龙治疗的患者中，33例（49%）脱离透析（P=0.02）；12个月时，接受血浆置换的患者脱离透析的概率更高，血浆置换将1年时进展为终末期肾脏病的风险降低了24%。

综上所述，在ANCA相关血管炎出现肾衰竭的患者中进行血浆置换治疗是有益的。而在肾脏损伤较轻的患者中，血浆置换的疗效还未明确。对于ANCA和抗GBM抗体双阳性的患者，以及弥漫性肺泡出血的患者，血浆置换治疗能够促进疾病的康复并减少进展至透析的风险，仍然是标准的首选治疗方案[24-26]。

对于其他原因导致的RPGN，血浆置换疗法的有效性还缺乏证据。有个例报道血浆置换对于儿童过敏性紫癜引起的RPGN有疗效[27]，临床上也有一些将血浆置换用于新月体性IgA肾病治疗的尝试，但还缺乏前瞻性研究的结果。

四、混合型冷球蛋白血症

冷球蛋白血症的特点是血清蛋白在37℃以下发生沉淀，在温度升高后又重新溶解。超过80%的混合型冷球蛋白血症（冷球蛋白包括多克隆IgG和抗此IgG的单克隆IgM类风湿因子）的患者有丙型肝炎病毒感染，且丙型肝炎病毒引起的膜增生性肾小球肾炎的患者也常有冷球蛋白血症。肾小球的损伤是由肾小球沉积的免疫复合物所引起，可以表现为单纯蛋白尿、肾炎或肾病综合征，直至终末期肾脏病[28]。

血浆置换在冷球蛋白血症的治疗中并没有随机对照研究，但是使用血浆置换去除致病性的冷球蛋白在理论上是可行的，同时也有大量案例报道和非对照试验证实，血浆置换对于表现为进展性肾衰竭、严重或恶性高血压、紫癜、严重神经病变的重症活动性的患者是有效的[29,30]。对于有肾小球肾炎或血管炎的急性重症冷血球蛋白血症患者，治疗方案是使用聚乙二醇干扰素和利巴韦林抗病毒治疗48周，同时联合糖皮质类激素和环磷酰胺。对于最严重的病例，在上述治疗的基础上增加血浆置换治疗（每周置换3 ~ 4次，每次3L，持续2 ~ 3周）会有更好疗效。在非对照研究中[31]，血浆置换使血浆冷比容迅速下降，55% ~ 87%的患者肾功能改善，与历史数据（死亡率约55%）相比，生存率也得到改善（死亡率约25%）。鉴于冷球蛋白的特点，血浆置换时需使用冷却过滤法将血浆在体外循环中冷却，从而提高冷球蛋白的清除效率。

五、复发性局灶节段性肾小球硬化症

复发性FSGS的发病机制尚不清楚，但是肾移植后早期出现的蛋白尿提示存在一种血液透析不能清除的循环渗透因子[32,33]。在一些病例中，通过免疫吸附或是血浆置换清除循环因子的治疗方法是有效的[34]。另一项假说是肾病的患者缺少了某些因子来维持肾小球的渗透性，而且血清中的某些正常因子（例如凝集素）也可能减少或缺乏[35-37]。到目前为止，复发性FSGS的发病机制尚未明确。

目前用于治疗复发性FSGS的方法主要是免疫抑制剂（环磷酰胺和甲泼尼龙）和血浆置换，一些报道还有利妥昔单抗。Zimmerman首次报道了使用血浆置换疗法成功治疗1例38岁复发性FSGS的病例[38]。Cochat等人对3例复发性FSGS患者进行的前瞻性非对照试验中[39]，早期联合使用血浆置换、甲泼尼龙冲击和环磷酰胺治疗，持续2个月，3例患者都在12 ~ 24天内达到了缓解，说明对复发性FSGS肾病综合征的患者早期联合血浆置换治疗可能有良好的疗效。

对于肾移植后复发的FSGS的儿童患者，使用血浆置换和环磷酰胺治疗是有效的。在11例肾移植后复发的FSGS儿童患者中[40]，9例接受了血浆置换治疗（15 ~ 24天内进行6 ~ 10次），其中7人在随后的32个月随访中达到并维持了疾病缓解。同样，Cheong等人[41]也报道6例接受血浆置换联合环磷酰胺治疗的复发性FSGS的儿童患者，全都获得了完全或部分缓解。在成年患者中还缺乏对照研究，但早期的血浆置换治疗仍然是推荐的。Deegens等人[42]分析了23例接受肾脏移植的FSGS患者，其中13人接受血浆置换治疗，另外10人没有。在移植后的3.5年随访中，接受血浆置换治疗的患者中有2人（15%）移植肾失功，对照组的10例全部肾衰竭。回顾性研究发现未接受血浆置换治疗的患者，移植肾的早期失败率达到80%。因此，复发性FSGS的初始治疗即应采取血浆置换疗法。

有研究显示，尽管风险较高，但在移植前或围术期预先进行血浆置换治疗，可能减少或预防FSGS的复发。Ohta等人[43]报道了15例手术前接受血浆置换的患者，其中5人（33%）FSGS复发，而6例没有接受术前血浆置换的患者中，4人（66%）复发。Gohh等人[44]报道了10例FSGS复发的高危患者在围术期接受了8次血浆置换治疗，其中7例在随访中（238 ~ 1 258天）没有复发，随访终点时，患者的平均血肌酐浓度是1.53mg/dl。因此，对于高危的患者进行手术前或术后的预防性血浆置换治疗是有益的，但还需要多中心的对照研究来证实。

六、狼疮性肾炎

20世纪70年代血浆置换首次用于增生性狼疮性肾炎的治疗，但直到1992年，狼疮性肾炎合作研究组才开展了一项大宗的随机对照多中心试验[45]，系统评价血浆置换的安全性和有效性。在严重的狼疮性肾炎的患者中，46例接受泼尼松和环磷酰胺的标准治疗，40例在标准治疗基础上还接受血浆置换治疗。狼疮性肾炎的病理分型为Ⅲ型、Ⅳ型和Ⅴ型。血浆置换每周进行3次，持续4周。平均随访时间136周。接受血浆置换的患者，虽然抗双链DNA抗体和冷球蛋白水平下降更为迅速，但临床预后并没有改善。46例标准治疗的患者中，8例（17%）发展至肾衰竭，6例（13%）死亡；

40例血浆置换的患者中，10例（25%）发展至肾衰竭，8例（20%）死亡。继续随访277周后，结果更为接近。另一项小规模随机对照试验也证实了上述结果[46]。

但是，有一些小规模研究发现，血浆置换疗法在急进性狼疮性肾炎的患者中是有效的。在一项非对照实验中[47]，14例严重的狼疮肾炎患者接受血浆置换联合静脉环磷酰胺继以口服环磷酰胺和泼尼松的治疗，所有患者均有良好效果，8例在5 ~ 6年时能够停止治疗。Danieli等人[48]比较了两组增生性狼疮肾炎患者的4年随访数据，12例接受血浆置换和环磷酰胺的同步治疗，16例只接受环磷酰胺治疗，同步治疗的患者更快达到缓解，但长期的肾脏预后并无差异。Yamaji等人[49]在38例狼疮性肾炎的回顾性分析中发现，血浆置换与环磷酰胺的同步治疗比单独血浆置换或者单独环磷酰胺的治疗能够更快达到完全缓解，同时减小复发的风险。

在狼疮性肾炎的治疗中，现有证据并不支持血浆置换成为免疫抑制治疗的补充疗法[50]。因此，美国血浆置换协会把血浆置换作为狼疮的第四类（没有证据）治疗方法。虽然血浆置换对于重症狼疮性肾炎并没有显著的疗效，但在一些小样本研究中，使用蛋白A、蛋白C1q或硫酸葡聚糖纤维素的免疫吸附治疗在难治性狼疮性肾炎的治疗中是有效的[51]。

七、多发性骨髓瘤导致的肾衰竭

多发性骨髓瘤常常出现肾脏损害，20% ~ 50%患者的血肌酐>1.5mg/ml（133μmol/L）。肾功能损害的原因很多，主要是肾小管内的骨髓瘤轻链（本周蛋白）对肾小管的直接毒性，其他原因还包括高钙血症、高尿酸血症、淀粉样变性、高黏血症、感染、化疗药物[52]。血浆置换通过清除肾毒性的本周蛋白发挥预防肾小管损害的作用。

在一项较早的随机对照试验中[53]，29例多发性骨髓瘤有急性肾损伤的患者入组，15例接受血浆置换联合标准治疗，14例只接受标准治疗。15例血浆置换的患者中，13人的肾功能恢复，14例标准治疗的患者中只有2人肾功能恢复。但是另一项21例患者的研究中[54]，血浆置换联合化疗组和单纯化疗组相比，两组的生存率和肾功能恢复的比例没有差异。在迄今为止最大的一项研究中[55]，97例多发性骨髓瘤有急性肾损伤的患者被随机分为两组，只接受传统治疗或在传统治疗基础上进行为期10天5 ~ 7次的血浆置换（5%人血白蛋白），每次50ml/kg。接受血浆置换的58例患者中，33人（56.9%）达到了主要终点（死亡、透析或者肾小球滤过率<30ml/min），对照组39人里有27人（62.9%）。

综上所述，目前的研究结果尚未回答血浆置换治疗在管型肾病中的作用，对于哪些亚组的患者能够获益也不清楚。因此，当多发性骨髓瘤的患者有急性肾损伤时，采用血浆置换疗法需要谨慎[56]。

八、肾脏移植

在肾脏移植的过程中，有许多方面需要进行血浆置换治疗，包括ABO血型不符的移植，阳性T细胞交叉匹配，急性体液性排斥反应，以及FSGS的移植（前文已讨论）。

Takahashi等人[57]从1989—2001年进行了441例ABO血型不相符的肾移植。移植后第一年的存活率为84%，之后9年的存活率为59%。受者需要进行四项术前准备：① 体外免疫调控，在移植之前清除受者体内的AB抗体，血浆置换和免疫吸附是清除抗体的主要手段；② 使用免疫抑制药物；③ 脾切除手术，目前也可以用血浆置换联合巨细胞病毒超免疫球蛋白（CMVIg）及利妥昔单抗的方法替代；④ 抗凝治疗。如果患者出现严重的排异反应，通常也会使用血浆置换联合甲泼尼龙来治疗。

阳性T细胞对人类白细胞抗原（HLA）的敏感性可以通过抗HLA抗体的水平来反映。高敏感性的受者很难成功接受尸体或活体的肾移植[58]。用于降低受者的抗HLA抗体的方法主要是血浆置换和输注IgG。血浆置换可以清除血液中的抗HLA抗体，之后在血液透析时输注低剂量的IgG以辅助免疫调控，同时患者还要接受他克莫司、霉酚酸酯、糖皮质激素和预防性抗生素的治疗。血浆置换每周进行3次，直至T细胞交叉配型呈阴性，然后在24小时之内进行移植手术。术后继续2周的血浆置换和低剂量IgG输注的治疗以清除再生的抗体[59,60]。

急性体液排斥反应会造成的严重的移植肾失功，其原因是受者的循环中产生了针对供者的特异性抗体。急性体液排斥反应的预后极差，激素冲击和抗淋巴细胞治疗通常无效[61]。使用血浆置换清除针对供者的特异性抗体，同时联合他克莫司和吗替麦考酚酯的治疗是有效的[62]。近期发现血浆置换联合IVIG的治疗也可能使超过80%的抗体介导的急性排斥反应获得早期恢复[63,64]。

九、非肾脏疾病

血浆置换在血液系统疾病和肿瘤疾病中得到了广泛的应用。目前有以下几种疾病被美国血浆置换协会定义为Ⅰ类方案（标准的主要治疗方法）：① 白细胞和血小板增多症（细胞单采法）；② 血栓性血小板减少性紫癜（TTP，已讨论）；③ 输血后紫癜（替换血浆）；④ 镰状细胞贫血（替换红细胞）；⑤ ABO血型不相符的骨髓移植［清除骨髓中的红细胞，通过血浆置换清除受者的ABO抗体是Ⅱ类方案（可选择的治疗方法）］；⑥ 伴有高黏滞综合征的单克隆免疫球蛋白病，如华氏巨球蛋白血症；⑦ 皮肤T细胞淋巴瘤。

血浆置换作为一种有效的治疗方法也广泛应用于许多自身免疫异常导致的神经系统疾病，包括吉兰-巴雷综合征、重症肌无力、慢性炎症性脱髓鞘性多发性神经病和脱髓鞘性多神经病伴IgG/IgA，上述疾病被美国血浆置换协会确定为血浆置换的Ⅰ类适应证。

血浆置换疗法还适用于家族性高胆固醇血症、有早发进展性冠心病或心脏病死亡家族史的患者、最大剂量药物治疗后LDL仍持续高于5.0mmol/L的患者[65]。

血浆置换还可用于清除毒素，但取决于毒素的清除效率、血浆蛋白的结合能力以及分布容积[66]。

在怀孕期间进行血浆置换治疗是安全的，能够有效提高母亲和胎儿的存活率。除了前述适应证外，当母体产生针对胎儿红细胞抗原的抗体时，会导致胎儿和新生儿溶血，造成胎儿贫血甚至死亡。血浆置换可以清除母体的抗体，进而减少其转移到胎儿的数量，保护胎儿。采用血浆置换法或者IVIG或者两者联合，能够使存活率达到约70%。需要注意的是，血浆置换可能由于清除了维持妊娠的激素而导致早产[67-69]。

第三节　技术操作

血浆置换技术是将静脉血通过针管或者中心静脉导管引出体外，通过离心或者过滤膜的方法将血浆和血细胞分开，血细胞加入到同源血浆或替代液中输回体内。每次置换1 ~ 1.5倍的血浆容积，分别降低血浆大分子水平60%和75%。

下面的公式可用于估测一个成人体内的血浆容量：

估算的血浆容积(L)=0.07 × 体重(kg) × (1– 血细胞比容)

血浆置换的清除效率取决于清除的血浆容积，但是一味加大交换体积并不能增加疗效。治疗的成功不仅取决于血浆中异常蛋白的含量，还取决于其产生的速度。血浆置换治疗必须和其他疗法（通常是免疫抑制剂或细胞毒药物）联用，才能清除或减少异常蛋白，从而发挥临床疗效。抑制异常蛋白的产生通常需要数周的时间，因此血浆置换需要在一段较长的时间内每日进行。

一、血浆分离技术

血浆置换过程中将血浆从血液中分离的技术主要是离心法和过滤膜法。两种方法都是安全有效的，区别在于费用和对操作者的要求不同。

离心法是根据血浆和细胞的密度进行离心分离，过程可以是间歇的或者持续的。在间歇离心法中，血液以100ml/min的流速从患者体内泵出到一个高速旋转的钟形离心器中，密度高的细胞组分从容器侧壁分离并返回患者体内，密度低的血浆从容器顶部清除。每此循环清除500 ~ 700ml血浆，共进行5 ~ 6次以达到置换2.5 ~ 4L（1 ~ 1.5血浆体积）的血浆量。此法的优点在于操作简单，仪器携带方便，只需单针外周静脉穿刺。缺点在于耗时长（全过程>4小时），每次循环需要将大量血液引出体外。在连续离心法中，血液连续泵入到一个高速旋转的容器中进行分离，血浆以一定速度清除，血细胞连同置换液被连续输回到患者体内。这种方法更加快速，且适用于血流动力学不稳定的患者，但是费用较为昂贵，并且需要两处静脉穿刺或者置入一个双腔中心静脉导管。

膜过滤技术基于一种人工合成的过滤膜，具有相对较大的孔径（直径0.2 ~ 0.6μm），允许血浆通过。血液被泵入由过滤膜组成的平行排列的中空纤维管中，血浆经过滤过清除，血细胞保留在中空纤维管中并会输入患者体内。此方法可以通过血液透析设备完成，一般血流速（100 ± 20）ml/min，理想的跨膜压小于70mmHg。血浆以30 ~ 50 ml/min的速度清除，通过调整置换液的输入速度来维持血管内容量。该方法的缺点是人工膜存在潜在的激活补体和白细胞的可能，并且需要中心静脉置管以获得足够的血流速。如果患者肾衰竭需要透析，膜过滤技术可以和血液透析共同完成。双重过滤（多重过滤）是另一种膜过滤血浆置换技术。这种技术使用多重滤过膜，这些膜具有不同的孔径和过滤性能，使得高分子量的蛋白被清除，而低分子量的蛋白，包括贵重的白蛋白将被输回到患者体中，同时大大减少置换液的用量[70]。

另外在免疫吸附的治疗方法中，使用亲和柱来分离血浆，蛋白A的吸附柱用于清除IgG抗体和免疫复合物，带有负电荷的化学亲和柱如硫酸右旋糖酐用于清除抗体或其他带正电性的血浆物质包括低密度脂蛋白和超低密度脂蛋白[71]。

二、静脉通路

进行血浆置换还需要建立静脉通路。临床可根据血浆置换的时间和类型来选择静脉通路[72]。外周静脉可以达到50 ~ 90ml/min的最大血流速，适用于一次间歇离心法。持续离心法、过滤膜法以及预计血浆置换时间超过1 ~ 2周时，需建立中心静脉导管，包括股静脉、颈内静脉或锁骨下静脉。如果需要终生治疗如LDL血浆置换，则需考虑动静脉瘘。

三、抗凝剂

离心法中，柠檬酸溶液（柠檬酸钠和葡萄糖水1/9体积比）是最常使用的抗凝剂，注入速度根据血流速调节（目标为1∶10到1∶25）。过滤膜法中，普通肝素是抗凝的首选，肝素用量大约是血液透析的两倍，因为部分肝素会连同血浆一起被清除。通常使用肝素首剂40U/kg，之后连续注入20U/（kg · h）以维持抗凝作用[73]。

对于使用口服抗凝血药的患者，血浆置换所使用的抗凝剂应该减量，肝素剂量至少减半。对于危重患者存在凝血功能异常时，推荐使用体外柠檬酸抗凝。对于有肝素禁忌证但是又有血栓危险的患者，可以使用水蛭素或重组水蛭素（凝血酶抑制剂）替代[74]。

四、置换液

置换液包括5%白蛋白、新鲜冷冻血浆（或血浆衍生物，例如冷处理后的上清血浆）、晶体液（例如生理盐水，乳酸林格液）和合成的血浆替代品如羟乙基淀粉[75]。白蛋白是最普遍使用的置换液，一般用生理盐水稀释。白蛋白不含钙或钾离子，没有凝血因子和免疫球蛋白。白蛋白非常安全，从未传播过肝炎病毒或人类免疫缺陷病毒（HIV）[76]。新鲜冷冻血浆含有补体和凝血因子，可作为TTP患者的置换液来补充缺乏的血浆因子ADAMTS13。如果患者有出血的危险时，也倾向于选择血浆（例如肝脏疾病患者、弥散性血管内凝血、肾活检后）。如果患者进行强化血浆置换治疗（如几个星期内每天置换一次），也倾向于选择血浆，因为频繁使用白蛋白作置换液会导致凝血障碍和免疫球蛋白缺乏。使用新鲜冷冻血浆的缺点包括病毒感染的风险以及柠檬酸超负荷。

胶态淀粉可以作为备选的置换液，与其他药物的相互作用小，不传播疾病，成本较低[77]。其中羟乙基淀粉在白蛋白水平>30g/dl的患者中可短期使用，但不建议长期使用。充血性心力衰竭、肾衰竭、肝衰竭、凝血功能障碍、高黏滞血症、淀粉过敏、怀孕、哺乳期和儿童禁止使用淀粉类的置换液。

第四节 并发症

血浆置换耐受性良好并且相对安全，虽有不良事件报道，但死亡率低于0.1%[78]。相比于新鲜冷冻血浆，使用白蛋白作置换液时不良反应会更少（20%比1.4%）。血浆置换出现不良反应的高危因素包括：生命体征不稳定、低血压、活动性出血、严重的支气管痉挛、重度贫血、妊娠和需要ICU支持[79]。表30-7-4-1总结了最常见的血浆置换相关的并发症。

表30-7-4-1 血浆置换治疗的并发症

原因	并发症
血管通路	血肿
	气胸
	导管感染
置换液	新鲜冷冻血浆的过敏反应
	凝血障碍
	传播病毒感染性疾病
	低钙血症
	低钾血症
其他	低血压
	呼吸困难
	血小板减少
	清除促红细胞生成素和与血浆蛋白结合的药物

使用白蛋白做置换液可能使凝血因子下降，增加出血的风险（表30-7-4-2）。置换1倍血浆容积将使凝血酶原时间延长30%，部分凝血活酶时间延长100%。这些变化会在数小时内恢复正常，但是连续血浆置换时则不能完全恢复。纤维蛋白原水平的变化最为显著，Keller等人[80]报道在血浆置换后纤维蛋白原水平下降了75%，2 ~ 3天后才恢复。因此对于有出血风险的患者，每周至少应使用3 ~ 4个单位的新鲜冷冻血浆作置换液。血浆置换后血小板可以减少9.4% ~ 52.6%。血浆置换导致出血的情况很少见，主要的原因是血小板减少或肝素中和不足[81,82]。

血浆置换还会清除部分蛋白结合力高的药物，其中泼尼松的清除不明显，但是环磷酰胺和硫唑嘌呤的清除率较大，需将用药时间调整到置换后。此外，使用血管紧张素转换酶（ACE）抑制剂的患者在血浆置换期间会出现脸红、低血压、腹部绞痛、和其他胃肠道症状，因此在血浆置换治疗前的24小时应避免使用ACE抑制剂[83,84]。

表 30-7-4-2 血浆置换后凝血因子的变化

凝血因子	较基线下降	置换后 24 小时	置换后 48 ~ 96 小时
Ⅴ	50% ~ 71%	完全恢复	完全恢复
Ⅶ	69% ~ 82%	恢复 62%	完全恢复
Ⅷ	50% ~ 82%	恢复 62%	完全恢复
Ⅸ	26% ~ 55%	完全恢复	完全恢复
Ⅹ	67% ~ 84%	完全恢复	完全恢复
Ⅺ	50% ~ 66%	不详	完全恢复
Ⅻ	66%	不详	完全恢复
抗凝血酶Ⅲ	58% ~ 84%	恢复 70%	恢复 82%
纤维蛋白原	50% ~ 78%	恢复 60%	恢复 63%

第五节 总结

从20世纪90年代开始，血浆置换治疗在各种肾脏病的治疗中得到广泛应用。在有些疾病中，血液置换疗法的原理和疗效都得到了充分的临床研究数据支持，但在更多疾病中，还缺乏充分的证据。但是其治疗原理，即清除血浆中的致病性抗体，是非常完备的。因此需要开展更多的临床研究以确定血浆置换的疗效。

（崔　昭）

参考文献

1. SABATH W, DENKER BM. Plasmapheresis. //BRENNER BM, RECTOR JR FC. The Kidney. 9th ed. Philadelphia: Saunders WB, 2012:2394-2401.
2. ABEL JJ, ROWNTREE LG, TURNER BB. Plasma removal with return of corpuscles (plasmaphaeresis). The Journal of Pharmacology and Experimental Therapeutics, Transfus Sci, 1990, 11(2): 166-177.
3. SCHWAB PJ, FAHEY JL. Treatment of Waldenström's macroglobulinemia by plasmapheresis. N Engl J Med, 1960, 263:574-579.
4. LOCKWOOD CM, BOULTON-JONES JM, LOWENTHAL RM, et al. Recovery from Goodpasture's syndrome after immunosuppressive treatment and plasmapheresis. Br Med J, 1975, 2(5965):252-254.
5. LOCKWOOD CM, WORLLEDGE S, NICHOLAS A, et al. Reversal of impaired splenic function in patients with nephritis or vasculitis (or both) by plasma exchange. N Engl J Med, 1979, 300(10):524-530.
6. KALLURI R, WILSON CB, WEBER M, et al. Identification of the alpha 3 chain of type Ⅳ collagen as the common autoantigen in antibasement membrane disease and Goodpasture syndrome. J Am Soc Nephrol, 1995, 6(4):1178-1185.
7. PUSEY CD. Anti-glomerular basement membrane disease. Kidney Int, 2003, 64(4):1535-1550.
8. SIMPSON IJ, DOAK PB, WILLIAMS LC, et al. Plasma exchange in Goodpasture's syndrome. Am J Nephrol, 1982, 2(6):301-311.
9. JOHNSON JP, MOORE J JR, AUSTIN HA, et al. Therapy of anti-glomerular basement membrane antibody disease: analysis of prognostic significance of clinical, pathologic and treatment factors. Medicine (Baltimore),

1985, 64(4):219-227.

10. LEVY JB, TURNER AN, REES AJ, et al. Long-term outcome of anti-glomerular basement membrane antibody disease treated with plasma exchange and immunosuppression. Ann Intern Med, 2001, 134(11):1033-1042.
11. DUNDAS S, MURPHY J, SOUTAR RL, et al. Effectiveness of therapeutic plasma exchange in the 1996 Lanarkshire Escherichia coli O157:H7 outbreak. Lancet, 1999, 354(9187):1327-1330.
12. GEORGE JN, LI X, MCMINN JR, et al. Thrombotic thrombocytopenic purpura-hemolytic uremic syndrome following allogeneic HPC transplantation: a diagnostic dilemma. Transfusion, 2004, 44(2):294-304.
13. LEVY GG, NICHOLS WC, LIAN EC, et al. Mutations in a member of the ADAMTS gene family cause thrombotic thrombocytopenic purpura. Nature, 2001, 413(6855):488-494.
14. RIEGER M, MANNUCCI PM, KREMER HOVINGA JA, et al. ADAMTS13 autoantibodies in patients with thrombotic microangiopathies and other immunomediated diseases. Blood, 2005, 106(4):1262-1267.
15. ZHENG XL, KAUFMAN RM, GOODNOUGH LT, et al. Effect of plasma exchange on plasma ADAMTS13 metalloprotease activity, inhibitor level, and clinical outcome in patients with idiopathic and nonidiopathic thrombotic thrombocytopenic purpura. Blood, 2004, 103(11):4043-4049.
16. RUGGENENTI P, NORIS M, REMUZZI G. Thrombotic microangiopathy, hemolytic uremic syndrome, and thrombotic thrombocytopenic purpura. Kidney Int, 2001, 60(3):831-846.
17. BUKOWSKI RM, KING JW, HEWLETT JS. Plasmapheresis in the treatment of thrombotic thrombocytopenic purpura. Blood, 1977, 50(3):413-417.
18. BYRNES JJ, KHURANA M. Treatment of thrombotic thrombocytopenic purpura with plasma. N Engl J Med, 1977, 297(25):1386-1389.
19. BELL WR, BRAINE HG, NESS PM, et al. Improved survival in thrombotic thrombocytopenic purpura-hemolytic uremic syndrome. Clinical experience in 108 patients. N Engl J Med, 1991, 325(6):398-403.
20. ROCK GA, SHUMAK KH, BUSKARD NA, et al. Comparison of plasma exchange with plasma infusion in the treatment of thrombotic thrombocytopenic purpura. Canadian Apheresis Study Group. N Engl J Med, 1991, 325(6):393-397.
21. ROCK GA. Management of thrombotic thrombocytopenic purpura. Br J Haematol, 2000, 109(3):496-507.
22. PUSEY CD, REES AJ, EVANS DJ, et al. Plasma exchange in focal necrotizing glomerulonephritis without anti-GBM antibodies. Kidney Int, 1991, 40(4):757-763.
23. JAYNE DR, GASKIN G, RASMUSSEN N, et al. Randomized trial of plasma exchange or high dosage methylprednisolone as adjunctive therapy for severe renal vasculitis. J Am Soc Nephrol, 2007, 18(7):2180-2188.
24. GALLAGHER H, KWAN JT, JAYNE DR. Pulmonary renal syndrome: a 4-year, single-center experience. Am J Kidney Dis, 2002, 39(1):42-47.
25. KLEMMER PJ, CHALERMSKULRAT W, REIF MS, et al. Plasmapheresis therapy for diffuse alveolar hemorrhage in patients with small-vessel vasculitis. Am J Kidney Dis, 2003, 42(6):1149-1153.
26. IWATANI H, UZU T, KAKIHARA M, et al. A case of Wegener's granulomatosis with pulmonary bleeding successfully treated with double filtration plasmapheresis (DFPP). Clin Exp Nephrol, 2004, 8(4):369-374.
27. HATTORI M, ITO K, KONOMOTO T, et al. Plasmapheresis as the sole therapy for rapidly progressive Henoch-Schönlein purpura nephritis in children. Am J Kidney Dis, 1999, 33(3):427-433.
28. FERRI C, SEBASTIANI M, GIUGGIOLI D, et al. Mixed cryoglobulinemia: demographic, clinical, and serologic features and survival in 231 patients. Semin Arthritis Rheum, 2004, 33(6):355-374.
29. D'AMICO G. Renal involvement in hepatitis C infection: cryoglobulinemic glomerulonephritis. Kidney Int, 1998, 54(2):650-671.
30. DOMINGUEZ JH, SHA E. Apheresis in cryoglobulinemia complicating hepatitis C and in other renal diseases. Ther Apher, 2002, 6(1):69-76.
31. MADORE F. Technical aspects and indications. Crit Care Clin, 2002, 18(2):375-392.
32. SAVIN VJ, SHARMA R, SHARMA M, et al. Circulating factor associated with increased glomerular permeability to albumin in recurrent focal segmental glomerulosclerosis. N Engl J Med, 1996, 334:878-883.

33. SHARMA M, SHARMA R, MCCARTHY ET, et al. "The FSGS factor:" enrichment and in vivo effect of activity from focal segmental glomerulosclerosis plasma. J Am Soc Nephrol, 1999, 10(3):552-561.
34. VINCENTI F, GHIGGERI GM. New insights into the pathogenesis and the therapy of recurrent focal glomerulosclerosis. Am J Transplant, 2005, 5(6):1179-1185.
35. COWARD RJ, FOSTER RR, PATTON D, et al. Nephrotic plasma alters slit diaphragm-dependent signaling and translocates nephrin, Podocin, and CD2 associated protein in cultured human podocytes. J Am Soc Nephrol, 2005, 16(3):629-637.
36. GHIGGERI GM, BRUSCHI M, CANDIANO G, et al. Depletion of clusterin in renal diseases causing nephrotic syndrome. Kidney Int, 2002, 62(6):2184-2194.
37. SHARMA R, SHARMA M, MCCARTHY ET, et al. Components of normal serum block the focal segmental glomerulosclerosis factor activity in vitro. Kidney Int, 2000, 58(5):1973-1979.
38. ZIMMERMAN SW. Plasmapheresis and dipyridamole for recurrent focal glomerular sclerosis. Nephron, 1985, 40(2):241-245.
39. COCHAT P, KASSIR A, COLON S, et al. Recurrent nephrotic syndrome after transplantation: early treatment with plasmapheresis and cyclophosphamide. Pediatr Nephrol, 1993, 7(1):50-54.
40. DALL'AMICO R, GHIGGERI G, CARRARO M, et al. Prediction and treatment of recurrent focal segmental glomerulosclerosis after renal transplantation in children. Am J Kidney Dis, 1999, 34(6):1048-1055.
41. CHEONG HI, HAN HW, PARK HW, et al. Early recurrent nephrotic syndrome after renal transplantation in children with focal segmental glomerulosclerosis. Nephrol Dial Transplant, 2000, 15(1):78-81.
42. DEEGENS JK, ANDRESDOTTIR MB, CROOCKEWIT S, et al. Plasma exchange improves graft survival in patients with recurrent focal glomerulosclerosis after renal transplant. Transpl Int, 2004, 17(3):151-157.
43. OHTA T, KAWAGUCHI H, HATTORI M, et al. Effect of pre-and postoperative plasmapheresis on posttransplant recurrence of focal segmental glomerulosclerosis in children. Transplantation, 2001, 71(5):628-633.
44. GOHH RY, YANGO AF, MORRISSEY PE, et al. Preemptive plasmapheresis and recurrence of FSGS in high-risk renal transplant recipients. Am J Transplant, 2005, 5(12):2907-2912.
45. LEWIS EJ, HUNSICKER LG, LAN SP, et al. A controlled trial of plasmapheresis therapy in severe lupus nephritis. The Lupus Nephritis Collaborative Study Group. N Engl J Med, 1992, 326(21):1373-1379.
46. WALLACE DJ, GOLDFINGER D, PEPKOWITZ SH, et al. Randomized controlled trial of pulse/synchronization cyclophosphamide/apheresis for proliferative lupus nephritis. J Clin Apher, 1998, 13(4):163-166.
47. EULER HH, GUILLEVIN L. Plasmapheresis and subsequent pulse cyclophosphamide in severe systemic lupus erythematosus. An interim report of the Lupus Plasmapheresis Study Group. Ann Med Interne (Paris), 1994, 145(5):296-302.
48. DANIELI MG, PALMIERI C, SALVI A, et al. Synchronized therapy and high-dose cyclophosphamide in proliferative lupus nephritis. J Clin Apher, 2002, 17(2):72-77.
49. YAMAJI K, KIM YJ, TSUDA H, et al. Long-term clinical outcomes of synchronized therapy with plasmapheresis and intravenous cyclophosphamide pulse therapy in the treatment of steroid-resistant lupus nephritis. Ther Apher Dial, 2008, 12(4):298-305.
50. SHAZ BH, LINENBERGER ML, BANDARENKO N, et al. Category IV indications for therapeutic apheresis—ASFA fourth special issue. J Clin Apher, 2007, 22(3):176-180.
51. MOK CC. Therapeutic options for resistant lupus nephritis. Semin Arthritis Rheum, 2006, 36(2):71-81.
52. WINEARLS CG. Acute myeloma kidney. Kidney Int, 1995, 48(4):1347-1361.
53. ZUCCHELLI P, PASQUALI S, CAGNOLI L, et al. Controlled plasma exchange trial in acute renal failure due to multiple myeloma. Kidney Int, 1988, 33:1175-1180.
54. JOHNSON WJ, KYLE RA, PINEDA AA, et al. Treatment of renal failure associated with multiple myeloma. Plasmapheresis, hemodialysis, and chemotherapy. Arch Intern Med, 1990, 150(4):863-869.
55. CLARK WF, STEWART AK, ROCK GA, et al. Plasma exchange when myeloma presents as acute renal

failure: a randomized, controlled trial. Ann Intern Med, 2005, 143(11):777-784.

56. GERTZ MA. Managing myeloma kidney. Ann Intern Med, 2005, 143(11):835-837.

57. TAKAHASHI K, SAITO K, TAKAHARA S, et al. Excellent long-term outcome of ABO-incompatible living donor kidney transplantation in Japan. Am J Transplant, 2004, 4(7):1089-1096.

58. THIELKE JJ, WEST-THIELKE PM, HERREN HL, et al. Living donor kidney transplantation across positive crossmatch: the University of Illinois at Chicago experience. Transplantation, 2009, 87(2):268-273.

59. MAGEE CC. Transplantation across previously incompatible immunological barriers. Transpl Int, 2006, 19(2):87-97.

60. MONTGOMERY RA, ZACHARY AA. Transplanting patients with a positive donor-specific crossmatch: a single center's perspective. Pediatr Transplant, 2004, 8(6):535-542.

61. CRESPO M, PASCUAL M, TOLKOFF-RUBIN N, et al. Acute humoral rejection in renal allograft recipients: I. Incidence, serology and clinical characteristics. Transplantation, 2001, 71(5):652-658.

62. PASCUAL M, SAIDMAN S, TOLKOFF-RUBIN N, et al. Plasma exchange and tacrolimus-mycophenolate rescue for acute humoral rejection in kidney transplantation. Transplantation, 1998, 66(11):1460-1464.

63. ABRAHAM KA, BROWN C, CONLON PJ, et al. Plasmapheresis as rescue therapy in accelerated acute humoral rejection. J Clin Apher, 2003, 18(3):103-110.

64. IBERNÓN M, GIL-VERNET S, CARRERA M, et al. Therapy with plasmapheresis and intravenous immunoglobulin for acute humoral rejection in kidney transplantation. Transplant Proc, 2005, 37(9):3743-3745.

65. THOMPSON GR. For the HEART-UK LDL Apheresis Working Group: Recommendations for the use of LDL apheresis. Atherosclerosis, 2008, 198(2):247-255.

66. NENOV VD, MARINOV P, SABEVA J, et al. Current applications of plasmapheresis in clinical toxicology. Nephrol Dial Transplant, 2003, 18 Suppl5:S56-S58.

67. SZCZEPIORKOWSKI ZM, BANDARENKO N, KIM HC, et al. Guidelines on the use of therapeutic apheresis in clinical practice—evidence-based approach from the Apheresis Applications Committee of the American Society for Apheresis. J Clin Apher, 2007, 22(3):106-175.

68. CHAN LY, TSUI MH, LEUNG TN. Guillain-Barré syndrome in pregnancy. Acta Obstet Gynecol Scand, 2004, 83(4):319-325.

69. SHAMSEDDINE A, CHEHAL A, USTA I, et al. Thrombotic thrombocytopenic purpura and pregnancy: report of four cases and literature review. J Clin Apher, 2004, 19(1):5-10.

70. TANABE K. Double filtration plasmapheresis. Transplantation, 2007, 84(12 Suppl):S30-S32.

71. STEGMAYR BG. A survey of blood purification techniques. Transfus Apher Sci, 2005, 32(2):209-220.

72. STEGMAYR B, WIKDAHL AM. Access in therapeutic apheresis. Ther Apher Dial, 2003, 7(2):209-214.

73. MADORE F, LAZARUS JM, BRADY HR. Therapeutic plasma exchange in renal diseases. J Am Soc Nephrol, 1996, 7(3):367-386.

74. HASSELL K. The management of patients with heparin-induced thrombocytopenia who require anticoagulant therapy. Chest, 2005, 127(2 Suppl):S1-S8.

75. LE CONTE P, NICOLAS F, ADJOU C, et al. Replacement fluids in plasmapheresis: cross-over comparative study. Intens Care Med, 1997, 23(3):342-344.

76. BRECHER ME, OWEN HG, BANDARENKO N. Alternatives to albumin: starch replacement for plasma exchange. J Clin Apher, 1997, 12(3):146-153.

77. AGREDA-VÁSQUEZ GP, ESPINOSA-POBLANO I, Sánchez-Guerrero SA, et al. Starch and albumin mixture as replacement fluid in therapeutic plasma exchange is safe and effective. J Clin Apher, 2008, 23(5):163-167.

78. MOKRZYCKI MH, KAPLAN AA. Therapeutic plasma exchange: complications and management. Am J Kidney Dis, 1994, 23(6):817-827.

79. LU Q, NEDELCU E, ZIMAN A, et al. Standardized protocol to identify high-risk patients undergoing therapeutic apheresis procedures. J Clin Apher, 2008, 23(3):111-115.

80. KELLER AJ, CHIRNSIDE A, URBANIAK SJ. Coagulation abnormalities produced by plasma exchange on the cell separator with special reference to fibrinogen and platelet level. Br J Haematol, 1979, 42(4):593-603.

81. YEH JH, CHIU HC. Coagulation abnormalities in serial double-filtration plasmapheresis. J Clin Apher, 2001, 16(3):139-142.
82. BRECHER ME. Plasma exchange: why we do what we do. J Clin Apher, 2002, 17(4):207-211.
83. WEINSTEIN R. Hypocalcemic toxicity and atypical reactions in therapeutic plasma exchange. J Clin Apher, 2001, 16(4):210-211.
84. OWEN HG, BRECHER ME. Atypical reactions associated with use of angiotensin-converting enzyme inhibitors and apheresis. Transfusion, 1994, 34(10):891-894.

第八章
中医药治疗肾脏疾病

在中国和许多其他亚洲国家，中医药（traditional Chinese herb medications，TCHMs）经常被用来与西药结合使用治疗肾脏疾病。中医师的治疗手段是由临床经验积累而来的。而近年来随着中西医的结合，中医医生应用西方分子和成像诊断工具对肾脏疾病的诊断补充了传统的诊断方法。也利用现代技术的手段开展了一些治疗机制的研究。

第一节　中医药在肾脏疾病中的临床运用

一、原发性肾小球肾炎

（一）IgA肾病

IgA肾病（IgA nephropathy，IgAN）是亚洲发病率最高的原发性肾小球肾炎。根据临床表现，IgAN中医证属“尿血”“水肿”“虚劳”“关格”范畴，其病机多为正虚标实。近年来有众多学者开展了本病的中医证型规律研究，较典型的一项对1 016例IgAN患者肾活检时的辨证分型的分析发现，阴虚、气虚、阳虚、湿热及血瘀症状出现概率超过10%；其中气阴两虚证最多（41.4%），脾肾阳虚证最少（8.1%）；随着年龄的增长，脾肺气虚证患者比例下降，而脾肾阳虚证患者比例上升；兼证中湿热（31.6%）和血瘀（28.9%）最为常见。脾肺气虚、气阴两虚和肝肾阴虚证24小时尿蛋白定量、血肌酐、尿素氮显著低于脾肾阳虚证（$P<0.05$）；脾肺气虚、气阴两虚证血压水平显著低于肝肾阴虚证和脾肾阳虚证（$P<0.05$）[1]。进一步通过前瞻性、多中心、双盲双模拟、随机对照试验，发现其中肾乐片治疗肺脾气虚型IgAN（70例）、肾华片治疗气阴两虚型IgAN（131例）的疗效均优于福辛普利阳性对照组[2]。另有研究认为IgAN当分为肝肾阴虚兼血瘀型、脾肾阳虚兼血瘀型、阴阳两虚兼血瘀型3种类型。通过随机对照试验观察320例IgAN患者，证实“补肾活血、降浊排毒、清利湿热”法汤药较对照组双嘧达莫有效[3]。

另有一些研究则针对单证或用单药或针对某一阶段的IgAN进行研究。如一项研究通过多中心、随机、平行对照的临床试验证实了益气滋肾颗粒对气阴两虚型IgAN的有效性[4]。对于24小时尿蛋白定量大于1g的IgAN患者，有研究证实了火把花根片的有效性，结合使用消栓通络胶囊则疗效更佳[5]。而对于肾功能不全的IgAN患者，有研究采用活血法为主，随证加减随机对照观察了100例eGFR 15 ~ 60ml/（min・1.73m^2）的IgAN患者，证实其有效性[6]。

（二）特发性膜性肾病

近年来特发性膜性肾病（idiopathic membranous nephropathy，IMN）的发病率有上升的趋势。

绝大部分IMN临床表现为肾病综合征，西医治疗主要应用糖皮质激素及细胞毒类药物，临床复发率较高，且长期应用糖皮质激素，副作用明显。而中医药具有一定的疗效和良好的安全性。IMN没有大型的中医证型规律研究。目前临床研究级别最高的一项研究通过多中心，随机对照临床研究证实具有益气健脾、清热利湿功效的参芪膜肾颗粒与糖皮质激素联合环磷酰胺对照，1年降低蛋白尿的疗效相当，但具有改善肾功能，副作用较少的优点[7]。另一项研究采用益气活血利水法与ACEI类药物比较，观察60例IMN患者，证实该法具有缓解临床症状、减轻尿蛋白及保护肾功能的作用[8]。

二、继发性肾病

（一）糖尿病肾病

随着人民生活水平的提高，糖尿病肾病（diabetic nephropathy，DN）的发病率也逐年上升。中医药治疗DN具有优势，但各家治疗的思路不同，各有特色。目前的临床研究大致分为辨证分型类和单一处方类。辨证分型类中有又分为肝肾气阴两虚、脾肾阳虚型、阴阳两虚型[9]观察160例；另有本虚证型肝肾阴虚、脾肾阳虚、心肾阳衰，标实证候血瘀、痰湿、湿浊观察210例[10]；以及阴虚型（具备气虚证和阴虚证表现），或阳虚型（具备气虚证和阳虚证表现），或阴阳俱虚型（具备气虚证和阴虚证、阳虚证表现），兼有血瘀、湿浊证表现者315例[11]以及221例出现肾功能不全的DN患者[12]。

采用单一治法的有120例采用益气养阴、活血通络法治疗DN（Ⅲ期）[13]、104例补肾活血治疗DN临床期[14]、206例补气升阳、健脾益肾、活血利水、补肾活血法治疗DN临床期[15]、214例益肾排浊法治疗DN肾功能不全患者[16]。均取得了良好的疗效。此外一项虫草制剂联合血管紧张素受体阻滞剂治疗糖尿病肾病的Meta分析证实了加用虫草制剂可进一步降低DN患者的尿蛋白及改善肾功能[17]。

（二）狼疮性肾炎

狼疮性肾炎（lupus nephritis，LN）的中医结合西药治疗具有减少糖皮质激素及免疫抑制毒副作用，增加疗效的作用。临床的RCT研究也分为单方和辨证论治两种类型。单方治疗有使用健脾益肾活血汤[18]和补肾清热毒方[19]结合糖皮质激素加环磷酰胺与单纯糖皮质激素加环磷酰胺比较，均随机对照观察了80例，提示具有增效减毒作用。辨证治疗多采用基础方结合辨证用药，证型多为热毒炽盛型、阴虚内热型、脾肾阳虚型、肝肾阴虚型、气阴两虚型[20-26]。

三、慢性肾脏病

慢性肾脏病（CKD）中医治疗非常普遍，大多学者认为本病属于虚实夹杂，本虚以肾虚为主，可伴有气虚、血虚，而实证多兼夹痰浊、瘀阻。最具代表性的是一项针对CKD3期的多中心，随机对照临床研究，一共观察578例原发性肾病CKD3期的患者，治疗分为3组（中药组、苯那普利组、中西医结合组），证实中药能显著改善eGFR、血红蛋白水平且安全性较高。苯那普利能减少尿蛋白排泄，两药联合使用则联合了两药的优势[27]。另有一项RCT研究采用温肾利湿、活血降浊中药汤剂加减治疗356例各种类型疾病导致的非尿毒症期CKD患者6个月，证实该药可以改善患者症状及肾功能，延缓CKD的进展[28]。

一项对国内近十年间（2002—2012年）正式发表的临床研究文献进行的系统评价研究得出结论，中西医结合治疗能有效延缓CKD的进展[29]。另一项研究系统评价了中医固脾肾泄浊法治疗CKD的疗效及安全性。研究纳入15篇符合纳入标准的随机对照临床试验，结果证实固脾肾泄浊法治疗CKD的疗效优于单纯西医[30]。

第二节　中医药治疗肾病的机制研究

一、黄芪及黄芪当归合剂

药用植物黄芪来源于豆科植物黄芪根的地上部分。它含有60多种成分，包括多糖，皂苷（黄芪皂苷Ⅰ～Ⅶ），黄酮，氨基酸以及微量元素[31]。黄芪可单独使用或与另一中药当归配合使用治疗CKD[32]。

（一）作用机制

药理学研究表明，黄芪的组成成分表现出多种作用，包括刺激免疫系统，利尿，抗氧化和抗炎[33-35]。此外，黄芪已经被证实具有减少补体膜攻击复合物引起足细胞损伤的作用[36]。在最近的研究中，使用电脑辅助目标识别方案对黄芪甲苷Ⅳ进行了系统分析，发现了该单体39种功效包括钙离子内流抑制剂、血管扩张、抗血栓、抗氧化、抗炎、免疫调节等[37]。

（二）动物实验

黄芪的生物学效应已经在肾脏疾病的几种动物模型中得到研究，这些模型包括5/6肾切除[38]、阿霉素肾病[39]、单侧输尿管结扎[40]、肾小球肾炎[41]和链脲佐菌素诱导的糖尿病肾病[42]。这些研究结果表明黄芪可减少蛋白尿和肾损伤。这些作用均与抑制自由基活性、一氧化氮合成以及肿瘤坏死因子-α产生相关联[39,41,42]。当归黄芪汤也被证明通过抑制转化生长因子-β1的表达、巨噬细胞浸润、活性氧产生，以及促进细胞外基质降解[38,43-45]，来减轻慢性嘌呤霉素肾病和梗阻性肾病大鼠的肾间质纤维化。

（三）临床研究

黄芪已经被单独使用或在汤剂中作为“君药”之一治疗CKD。刊登在中文期刊上的几个小型临床研究结果表明，黄芪可以减少肾病综合征患者的蛋白尿，改善胆固醇和血浆白蛋白水平。此外，一项研究对使用黄芪治疗DN的随机和半随机临床试验进行了系统回顾，21个随机对照和4个队列研究中包括1 804名患者（治疗组945名，对照组859名）。结论是黄芪能改善DN患者的肾功能，减少蛋白尿[46]。在另一个DN的荟萃分析中，与对照组相比，黄芪治疗组具有更显著地改善肾小球滤过率、减少尿白蛋白排泄率、抑制肾小球基底膜增厚的作用[47]。比较遗憾的是，在这两项研究中，由于缺乏严重不良事件的监察，作者没有进行对不良影响的系统评价。一篇文章报道了一个77岁的IMN伴NS的女性患者，应用ACEI、ARB、环孢素A和霉酚酸酯治疗失败，服用黄芪15g/d减少了蛋白尿[48]，且没有发现副作用。

（四）副作用

黄芪通常被认为对大多数成年人较为安全。然而，这也可能是由于黄芪的副作用不明显，而在与其他药物合用的过程中被掩盖。一般认为黄芪可抑制CYP3A4，以及影响通过这种酶代谢的某些药物的作用[49]。例如，黄芪被报道可减轻环磷酰胺诱导的免疫抑制[50]。

二、大黄及其单体

中药大黄来源于大黄植物的根。通过原子吸收分光光度法对大黄根茎无机元素的研究确定了它所包含的19种元素，包括20余种蒽醌类化合物，其中大黄素（3-甲基-1，6，8-羧基蒽醌），大黄酸和芦荟大黄素已经被广泛研究[51,52]。

（一）作用机制

大黄攻下作用被认为可增加废物通过肠道的排泄，包括肾衰竭患者体内积累的含氮废物[53]。因此，大黄已经被广泛用于治疗CRF患者。最近，大黄的活性化合物大黄素，已被证明能抑制Toll样受体4脂多糖的表达，并下调肿瘤坏死因子-α和IL-6在肾小管上皮细胞的合成[54]。大黄素也已被证实可抑制树突细胞的分化和成熟，并增加调节性T细胞的数量[55]。这些研究表明，大黄素在调节炎症和免疫反应中发挥重要作用。大黄酸是大黄的另一种活性化合物，已经显示出通过葡萄糖转运蛋白1可提高细胞的新陈代谢，并减轻肾小球系膜细胞肥大和细胞外基质合成[56]。这些结果表明，大黄活性成分对改善肾脏疾病具有多种作用机制。

（二）动物研究

张等[57]研究了大黄提取物对5/6肾切除Wistar大鼠肾衰竭进展的疗效。与空白对照组比较，大黄提取物可减轻大鼠蛋白尿和肾小球硬化。用大黄酸，一种大黄活性化合物治疗db/db糖尿病小鼠，可降低细胞外基质水平以及转化生长因子-β1和纤连蛋白在肾脏的表达[58]。此外，大黄酸与一种ACEI联合治疗db/db小鼠显示出额外的肾脏保护作用，这反映了其具有减少尿白蛋白排泄和改善肾功能和组织学病变的作用[43]。

（三）临床研究

大黄的临床疗效研究报道在中国医学期刊、英文期刊中均有总结[59]。这些研究表明，单独使用大黄就能减少蛋白尿和改善肾功能，当与ACEIs联合应用时这种作用更强。最近一项大黄临床研究的荟萃分析中，包括了七项比较大黄（大黄根）与安慰剂的研究和两项比较大黄和卡托普利的研究，发现大黄对肾功能的改善作用优于安慰剂，但并不优于卡托普利[27]。这些治疗对全因死亡率的影响无法从这些研究中得到。只有少数的研究中报道了大黄相关的不良事件。当大黄的初始剂量为43g/d时，三分之二的患者报道有腹泻，但当剂量减少后这个问题得到缓解。九项研究没有进行标准化监测或自我报告（voluntary self-reporting）。荟萃分析的作者认为这九项研究的质量很低，因此目前缺乏支持CKD患者使用大黄的有效证据。

（四）副作用

大黄主要副作用包括恶心，呕吐，腹泻和腹痛。长期服用大黄可能导致电解质紊乱和肝脏毒性[60]。

三、柴胡单体及柴苓汤

柴苓汤由12种中药组成，其中柴胡是主要成分。柴苓汤在中国和日本用于治疗肾脏疾病。柴胡皂苷a（SSa）和它的差向异构体柴胡皂苷d（SSd）是在柴胡中发现的主要三萜皂苷衍生物，已被用于治疗各种炎症相关疾病[61]。柴胡的植物化学和药理学已有综述报道[62]。

（一）作用机制

柴苓汤具有抗炎[63]和抑制肾小球系膜细胞增殖[64]的作用。SSa和SSd均已被证明能够抑制诱导型一氧化氮合酶、环氧化酶-2、肿瘤坏死因子-α和白细胞介素-6在脂多糖刺激的RAW264.7细胞中的表达[61]。SSd抑制肾小球系膜细胞增殖和基质合成[65]。柴胡皂苷也通过抑制核因子-κB、活化T细胞核因子和活化蛋白1（c-Fos）信号途径抑制了人T细胞增殖[66]。此外，体内和体外研究均证实，柴胡皂苷具有较强的抗炎和抑制免疫的作用[62]。

（二）动物研究

柴苓汤可阻止系膜增生性肾小球肾炎大鼠模型的肾小球系膜细胞增殖[67]。柴苓汤也可减少肾切除大鼠模型的尿蛋白排泄[68,69]。然而，当加用卡托普利时，柴苓汤对肾切除大鼠模型没有显示任何额外的肾脏保护作用[70]。柴苓汤也已证明能够减少庆大霉素诱导大鼠的肾毒性[71]和治疗MRL/lpr狼疮小鼠[72]。在抗Thy1单克隆抗体诱发的系膜增生性肾小球肾炎大鼠模型中，SSd可减少尿蛋白，抑制细胞外基质积累，肾小球新月体形成，以及巨噬细胞和$CD8^+$T淋巴细胞浸润[73]。SSd还能够减少氨基核苷肾病大鼠的蛋白尿[74]。

（三）临床研究

一项随机对照研究调查了柴苓汤对儿童IgAN的疗效，101例患者接受柴苓汤治疗或者不治疗2年[75]。在柴苓汤组尿蛋白排泄量和血尿均显著减少，对照组尿蛋白没有明显改善。柴苓汤组46%患者尿蛋白转阴，而对照组只有10%。目前无SSa或SSd治疗CKD的临床研究发表。

（四）副作用

柴胡的应用会导致间质性肺炎、肝功能受损、黄疸，水肿、高血压、膀胱炎以及胃肠道症状，如恶心、呕吐和腹泻。然而，这些症状往往是因为使用柴胡过量和/或时间过长[76]。柴苓汤偶尔会引起免疫缺陷、胃十二指肠溃疡，以及长期与皮质类固醇结合使用相关的骨质疏松症[77]。也有报道指出柴苓汤可导致药物性肺炎和药物性急性肝损伤[78,79]。然而，这些副作用在临床试验中往往被漏报。柴苓汤由12种中药组成，这就可能导致它们之间相互作用以及各自诱导的毒性反应。因此，这种药物将难以通过药品监督管理部门的审批。

四、冬虫夏草及其单体

冬虫夏草（Cs）是一种叶片状真菌，其营养成分源于鳞翅目昆虫的幼虫[80]。其次生代谢产物是环肽和H1-A[81]。Cs在2 000多年前的中国古代中药医书中被认为能够治疗排尿障碍和水肿。尽管在当时没有说明可以治疗肾脏疾病，但是根据中医理论这些症状具有肾病特异性。

（一）作用机制

体外研究表明，Cs整个子实体的水溶性提取物和Cs的纯化多糖均具有强效的抗氧化作用[82]。Cs提取物亦可抑制系膜细胞增殖[83-85]。

（二）动物研究

Shahed等人[86]研究了Cs水提取物对肾脏局部缺血/再灌注损伤大鼠模型的肾脏保护作用。手术前腹腔注射Cs提取物可显著延缓血清肌酐的上升，以及抑制与缺血/再灌注肾脏损伤相关的炎性细胞因子、单核细胞趋化蛋白-1和肿瘤坏死因子-α的mRNA水平的增加。在另一项独立研究中，Cs被证实能够改善免疫复合物肾小球肾炎（MRL/lpr狼疮肾炎）小鼠模型的肾功能[87]。在IgAN模型中，Cs的子实体的原分馏甲醇提取物显著降低小鼠的血尿和蛋白尿，改善肾脏组织学的病变。通过硅胶柱色谱法和高效液相色谱法纯化的Cs化合物H1-A，也显示出对IgAN的肾脏保护作用[84]。有研究通过肾脏的磁共振谱分析了Cs在肾损伤的5/6肾切除大鼠模型中的作用机制。结果显示，CS减轻5/6肾切除大鼠模型的肾小球硬化和尿白蛋白/肌酐比值。对5/6肾切除大鼠模型肾组织进行其代谢产物分析显示出三羧酸循环的中间体（富马酸盐，琥珀酸盐，和苹果酸盐）水平的变化，以及抑制了支链氨基酸（缬氨酸，亮氨酸和异亮氨酸）代谢产物的产生[88]。

（三）临床研究

对69例肾移植患者的研究显示，Cs可逆转环孢素肾毒性[89]。在202例接受标准免疫抑制剂治疗的另一项研究中，与空白对照组相比，Cs组慢性移植肾肾病和总尿蛋白排泄的发生率显著降低[90]。也有其他研究报告了Cs对慢性移植肾肾病的有利影响[91]。一些文献研究报道了Cs可以改善AKI或CKD患者的肾功能。然而，这些研究具有重大的方法上的缺陷，包括对患者的随访信息不足，缺乏标准治疗的对照组以及病例数较少。

（四）副作用

Cs作为膳食补充剂，其不良反应的报道极少。有些服用Cs的患者曾报道有恶心，口干和胃部不适[92,93]。然而，这些不良反应极其罕见。

五、雷公藤甲素（PG490）

在中国雷公藤提取物被用于治疗肾小球肾炎已有30年，具有显著的抗蛋白尿效果。雷公藤甲素、三氧化二萜，是这些提取物的主要活性成分之一。雷公藤的结构修饰、构效关系、药理学和临床开发的研究取得了一定的进展[94]。

（一）作用机制

雷公藤甲素具有强效免疫抑制，免疫调节，以及抗炎作用。雷公藤甲素的分子和细胞效应已经有综述发表[95-97]。

（二）动物研究

雷公藤能有效地降低嘌呤霉素诱导的肾病大鼠的蛋白尿而不影响其eGFR[98]。其抗蛋白尿作用与修复足突融合、抑制足细胞损伤标记物的产生以及修复nephrin和podocin表达和分布相关联。此外，雷公藤甲素可抑制活性氧的生成和p38胞外信号调节激酶的活化[98]。雷公藤甲素也可减轻被动海曼（氏）肾炎的实验大鼠模型的肾损伤[99]。雷公藤甲素还通过抑制肾特异性*Pkd1*基因（flox$^{-/-}$）囊肿生长而改善肾功能和常染色体显性遗传多囊肾疾病KSP Cre小鼠模型的肾功能[100]。有研究认为雷公藤通过恢复这些细胞Ca2b信号从而稳定细胞增殖、减轻整体囊肿形成[101]。在db/db糖尿病小鼠模型中，雷公藤明显减少蛋白尿，同时减轻了肾小球肥大和肾小球足细胞损伤[102]。此外，肾脏的炎症和氧化应激也得以缓解。研究认为雷公藤甲素抑制肾小球肥大的作用与缬沙坦相似，但对肾脏炎症和氧化应激的影响均优于缬沙坦[102]。此外，雷公藤通过抑制细胞因子和趋化因子产生显著改善了（NZBxNZW）F1小鼠的狼疮性肾炎[103]。

（三）临床研究

虽然雷公藤提取物和雷公藤甲素已被用来治疗CKD患者多年，并有多项成功的病例报告和小规模临床研究发表，但是没有随机临床试验发表在英文期刊中。

（四）副作用

雷公藤的主要副作用包括胃肠功能紊乱，肝毒性，不育，造血抑制[96,104]。此外动物研究发现雷公藤甲素与肾脏毒性相关[105]。然而，两项临床探讨雷公藤对肾移植患者疗效的研究，未观察到显著的肾脏毒性[79,106]。这些数据表明，目前在治疗剂量范围内，雷公藤没有发现肾毒性的不良事件相关数据。

第三节　中医药治疗肾病的未来

一、重视TCHMS的毒性

虽然中药相对安全，在治疗剂量通常不会导致大的毒副作用，但是我们必须认识到一些中药会引起显著的毒性包括肾脏毒性[107-109]。这些中药的毒性可能是由中药内在的毒性引起，或与中药、其提取物受到污染有关。据报道，中国台湾人口ESRD事件的10%源于中药相关肾病[110]。描述最清楚的与中药相关的肾毒性是马兜铃酸诱导的肾毒性[111,112]。马兜铃酸诱导肾病的病理特点是广泛的肾间质纤维化和肾小管萎缩，没有明显的肾小球损伤。马兜铃酸肾病还会发生尿路上皮恶性肿瘤这样的长期后遗症。对86例马兜铃酸肾病的回顾性研究发现，19例（22.0%）表现为AKI，而67例（78%）出现CKD[113]。11例（57.9%）AKI患者肾功能恢复，27例（40.2%）CKD进展至ESRD。

此外，我们应该重视CKD患者的中药代谢问题，特别是钾含量较高的中药的代谢问题。这是个未知领域，我们不清楚随着患者eGFR的下降，中药的代谢会出现什么变化，其毒副作用是否会随之增加？

某些中药，包括黄药子、栝楼、川楝、决明子、沙枣和何首乌，已知具有肝脏毒性[114]。中药引起的肝毒性通常发生在治疗1 ~ 4周后，其主要临床表现为疲劳，黄疸和食欲减退。青风藤，硫化汞，以及九节木具有显著的造血毒性，众所周知会导致血小板减少和溶血性贫血[115]。但是这些副作用都是罕见的，大多发生在过量及长期使用这些中药的易感患者人群中。

最后，同时使用中药方剂与西药可能会产生严重的药物相互作用，通常由于增加或减少其中任一成分的药效或毒理作用导致并发症的发生。例如，传统上用来降低糖尿病血糖浓度的中药，如果联合常规口服降糖药可能会引发低血糖[116]。众所周知，有报道称，当华法林结合当归[117]或丹参[118]时可能发生出血并发症。医生应该提醒患者注意中药和西药的联合应用[119,120]。

二、展望

中医是人类经验的宝贵遗产。众多的动物研究支持这些中药的潜在疗效。然而，可用的临床研究规模小，且缺乏精心设计。虽然中药及中药提取物的治疗效果没有在大型随机对照试验中进行严格观察，但是积累的成功临床经验支持我们开展更好的临床研究来确定中药的潜在疗效以补充或扩大现有的肾脏病治疗手段。目前，支持肾脏病患者服用中药的证据还不充分。主要的挑战和这一领域未来的研究方向描述如下并总结在图30-8-3-1中。

（一）中草药活性成分的分离

美国有超过100个处方药物从自然界获得，占总药物的四分之一[121]。目前用于药物中的天然成分表现出广泛的化学多样性。这些化合物以及它们的类似物，证实了天然来源的化合物在现代药物领域的重要性。例如，最近应用毛细管气相色谱法和气相色谱-光谱的研究方法发现柴胡具有很强的抗氧化和抗炎活性[122]。另一项研究鉴定并命名了雷公藤内酯醇水溶性类似物Minnelide，并证明能有效减少胰腺癌肿瘤的生长和扩散从而提高患者的生存率[123]。Minnelide的治疗效果尚未在肾脏疾病患者中确定。用于CKD的一些常用化合物的结构示于图30-8-3-2。

（二）缺乏高质量的临床试验

中药的随机对照临床研究难以设计和执行至少有两个原因。首先，对于相同疾病不同医师中药处方变动很大。这种缺乏标准化处方的现象妨碍了疗效的比较。其次，中医师根据患者的症状和体征频繁调整处方，并且处方的这些调整没有标准化的规范。虽然这种做法体现了更为个性化的关怀，但是这也使得随机对照试验几乎不可能实施。唯一的解决办法是规范处方模式和医生之间的剂量调整。至少在临床试验的背景下，这些标准化的方法应在研究期间应用。此外，有一项新的评价方法的提出将有利于更好的验证中草药的疗效[124]。最近发表的一个设计良好的前瞻性随机临床试验，比较了奥司他韦和麻杏石甘-银翘散对无治疗并发症的甲型H1N1流感的疗效和安全性观察[125]。此外，一项多中心、双盲、随机对照临床试验发布，比较TCHMs（中药汤剂）与贝那普利对578例CKD3期的原发性肾小球肾炎中国患者的疗效[27]。患者被随机分为三组：TCHMs组，贝那普利组，以及TCHMs联合贝那普利组。经过24周的随访，作者报道，TCHMs联合贝那普利组可改善肾功能，并减少患者的蛋白尿。

（三）用现代方法分析中药活性化合物的作用机制

中医的实践经验表明，单剂比配方效果差。方剂学的基本概念是一个处方由多种药物组成，包

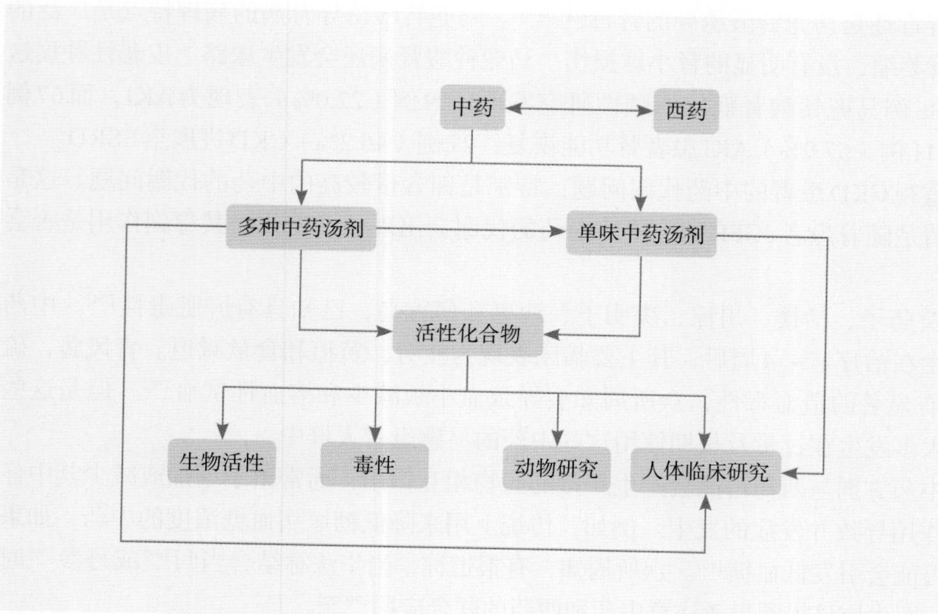

图30-8-3-1 对中药作用证据研究的示意图大纲
未来的研究需要确定中药的活性化合物，以及其分子作用机制。需要精心设计的动物研究和随机临床试验来验证这些药物治疗肾脏疾病的生理和病理作用。中药和西药治疗肾脏病的互补作用还需要进一步明确和证实

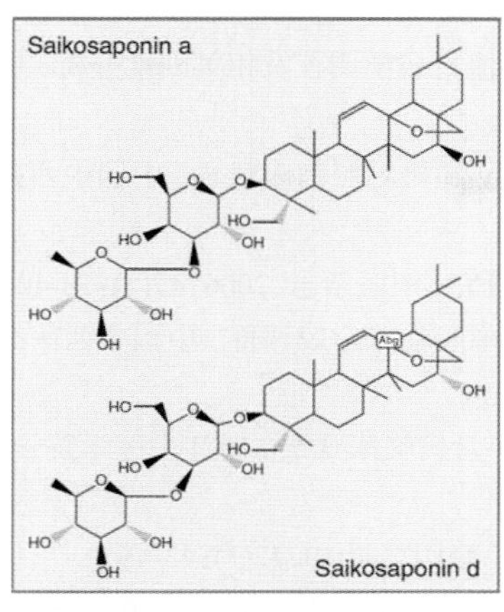

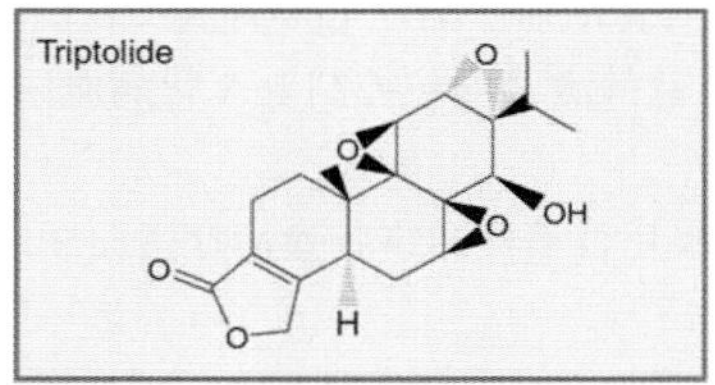

图 30-8-3-2 中药活性化合物的化学结构
中医中用于治疗肾脏疾病的药物。大黄酸和大黄素从大黄中分离。柴胡皂苷 a（SSa）及其差向异构体柴胡皂甙 d（SSd）是柴胡的主要三萜皂甙衍生物。雷公藤内酯醇，一种二萜三环氧化物，是从雷公藤提取物中分离的主要活性成分之一

括君臣佐使。一般认为，中药通过不同的途径来恢复机体的阴阳平衡。这一概念与当前系统药理学的概念十分相似，把药物的治疗目标看作是调控生理反应网络的一部分。系统药理学旨在将全基因组测量结果和生物网络与药物对细胞、组织和机体的影响很好的关联起来[126]。

此外，中医辨证论治的方法，与现代医学个体化治疗的概念有相似之处。因此，我们认为，现代系统生物学的概念启发于中医理论。然而，随着新开发的分子生物学技术，现代系统生物学的方法可以用来研究不同中药提取物活性成分在细胞或组织中的相互作用。这一领域的先驱研究由王等人[127]完成，这项研究利用系统生物学和分子生物学的方法，描述了天然雄黄-青黛配方治疗人类急性早幼粒细胞白血病的作用机制。他们发现，天然雄黄-青黛配方的主要组成药物是雄黄，青黛和丹参，它们的主要活性成分是四硫化物，靛玉红和丹参酮IIA。他们报告称，这些成分在治疗体内急性早幼粒细胞白血病模型小鼠和体外诱导急性早幼粒细胞白血病细胞分化中产生协同作用。

三、结语

TCHMs的治疗功效主要由中医师的临床经验和小规模临床研究支持。所以，迫切需要大型随机临床试验以验证这些疗法。许多有前景的化合物可以从中草药煎剂中被识别，用来开发具有抗炎、抗氧化、或免疫调节的药物制剂。我们需要用现代科学方法和途径进行更详细的机制研究，以阐明TCHMs对肾脏病的治疗潜力。中医的临床医生应了解TCHMs的局限性及其毒副作用。TCHMs毒性申报制度还有待提高，也需要药理学研究来评估TCHMs的安全性。希望现代医师和传统医师能够充分合作来寻找并验证更多治疗肾脏疾病的TCHMs。

（陈以平　邓跃毅　钟逸斐）

参考文献

1. 陈香美,陈以平,李平,等. 1016 例 IgA 肾病患者中医证候的多中心流行病学调查及相关因素分析. 中国中西医结合杂志, 2006,26(3):197-201.
2. 陈香美,陈建,陈以平,等. 肾华片治疗 IgA 肾病(气阴两虚证)多中心随机对照临床观察. 中国中西医结合杂志,2007,27(2):101-105.
3. 张勉之,张大宁,张敏英,等. 补肾活血法治疗 IgA 肾病 160 例临床研究. 中医杂志,2006,47(1):38-40.
4. 聂莉芳,余仁欢,于大君,等. 益气滋肾颗粒控制 IgA 肾病血尿的多中心临床疗效评价. 中国中西医结合肾病杂志,2006,7(4):215-217.
5. 于伟,张史昭,邓伟. 火把花根片合消栓通络胶囊治疗蛋白尿的 IgA 肾病临床观察. 浙江中医学院学报,2004,28(4):35-36.
6. 丁英钧,潘莉,蔡冀民,等. 从络论治 IgA 肾病肾功能衰竭临床观察. 新中医,2010,42(1):43-45.
7. CHEN Y, DENG Y, NI Z, et al. Efficacy and safety of traditional chinese medicine (Shenqi particle) for patients with idiopathic membranous nephropathy: a multicenter randomized controlled clinical trial. Am J Kidney Dis, 2013, 62(6):1068-1076.
8. 韩东彦, 赵琛,饶向荣,等. 从气、血、水论治特发性膜性肾病的临床观察. 中国中医基础医学杂志,2013, 19(11): 1311-1313.
9. 李占林,岳斌,倪广林,等. 四黄汤治疗早期糖尿病肾病疗效观察. 辽宁中医杂志,2006,33(2):182-183.
10. 何泽,朴春丽,陈曦,等. 糖尿病肾病中医优化治疗方案临床研究. 中国实用医药,2012,7 (27):129-131.
11. 李景,赵进喜,王世东,等. 中医药综合治疗方案全程干预对糖尿病肾病终点事件的影响. 中医杂志, 2012,53(7):568-580.
12. 张丽芬,吕仁和,赵进喜,等. 中医辨证治疗方案对糖尿病肾病肾功能不全患者生存质量的影响——多中心临床研究. 中医杂志,2008,49(2):119-122.
13. 李洁,杨洪涛,杨波,等. 益气养阴、活血通络法对糖尿病肾病(Ⅲ期)中医证候及尿蛋白影响的研究. 中国中西医结合肾病杂志,2013,14(3):230-232.
14. 孙毅,张勉之. 补肾活血法治疗糖尿病肾病临床期的疗效观察. 北京中医药大学学报,2013,36(5):353-356.
15. 赵海彬,梁晴,徐鹏飞. 疏糖益肾丸治疗糖尿病肾病临床观察. 现代中西医结合杂志,2008,17(23):3600-3601.
16. 王秀霞,郑亚萍,王玉中. 益肾排浊汤配合贝那普利治疗糖尿病肾病的临床研究. 辽宁中医杂志,2009,6 : 986-988.
17. 汤力,冯哲,陈香美. 虫草制剂联合血管紧张素受体阻滞剂治疗糖尿病肾病的 Meta 分析. 解放军医学院学报,2013,34(7):732-736.
18. 周翠红. 健脾益肾活血汤治疗狼疮性肾炎蛋白尿 40 例临床观察. 吉林中医药,2007,27(11):18-19.
19. 任文英,陈扬荣,阮诗玮,等. 补肾清热毒方联合西药治疗狼疮性肾炎的疗效观察. 中国中西医结合杂志, 2002,22(12):906-908.
20. 王林森. 中西医结合治疗狼疮性肾炎 36 例. 南通医学院学报,2004,24(4):495.
21. 张正秀,杨真荣,何洪斌,等. 中西医结合治疗狼疮性肾炎 40 例. 四川医学,2007,28(1):55-56.
22. 罗东萍. 中西医结合治疗狼疮性肾炎 30 例疗效观察. 山西中医学院学报,2008,9(1):24-25.
23. 刘爱华. 中西医结合治疗狼疮性肾炎 32 例临床观察. 医学信息. 下旬刊,2010,23(8):166.
24. 张灵建,王爱玲. 中西医结合治疗狼疮性肾炎 32 例临床观察. 浙江中医学院学报,2000,24(3):10.
25. 张立宏,刘英君. 中西医结合治疗狼疮性肾炎 36 例临床研究. 中国中医药信息杂志,2008,15(2):56-57.
26. 杨林,成慧贞. 中西医结合治疗狼疮性肾炎 36 例临床研究. 河北中医,2003,25(9):698-700.
27. Wang YJ, He LQ, Sun W, et al. Optimized project of traditional Chinese medicine in treating chronic kidney disease stage 3: a multicenter double-blinded randomized controlled trial. J Ethnopharmacol, 2012, 139(3): 757-764.
28. 王少杰,杨嘉颐,白文,等. 温肾利湿、活血降浊法治疗慢性肾衰竭 187 例临床观察. 北京中医药大学学报, 2009,32(11):782-785.

29. 吕佩佳,魏连波,陈香美,等．中医药治疗慢性肾衰竭的系统分析．中国中西医结合肾病杂志,2013,14(8):701-703.
30. 郑海生,王荣,刘凯．中医固脾肾泄浊法与西医治疗慢性肾功能衰竭的 meta 分析．时珍国医国药,2013,24(6):1428-1430.
31. MA XQ, SHI Q, DUAN JA, et al. Chemical analysis of Radix Astragali (Huangqi) in China: a comparison with its adulterants and seasonal variations. J Agric Food Chem, 2002, 50(17), 4861-4866.
32. LI X, WANG H. Chinese herbal medicine in the treatment of chronic kidney disease. Adv Chronic Kidney Dis, 2005, 12(3):276-281.
33. HUANG LF, YAO YM, LI JF, et al. The effect of Astragaloside Ⅳ on immune function of regulatory T cell mediated by high mobility group box 1 protein in vitro. Fitoterapia, 2012, 83(8):1514-1522.
34. QIN Q, NIU J, WANG Z, et al. Astragalus membranaceus Inhibits Inflammation via Phospho-P38 Mitogen-Activated Protein Kinase (MAPK) and Nuclear Factor (NF)-kappaB Pathways in Advanced Glycation End Product-Stimulated Macrophages. Int J Mol Sci, 2012, 13(7): 8379-8387.
35. NALBANTSOY A, NESIL T, YILMAZ-DILSIZ O, et al. Evaluation of the immunomodulatory properties in mice and in vitro anti-inflammatory activity of cycloartane type saponins from Astragalus species. J Ethnopharmacol, 2012, 139(2): 574-581.
36. ZHENG R, DENG Y, CHEN Y, et al. Astragaloside Ⅳ attenuates complement membranous attack complex induced podocyte injury through the MAPK pathway. Phytother Res, 2012, 26(6):892-898.
37. ZHAO J, YANG P, LI F, et al. Therapeutic effects of astragaloside Ⅳ on myocardial injuries: multi-target identification and network analysis. PLoS One, 2012, 7(9): e44938.
38. SONG J, MENG L, LI S, et al. A combination of Chinese herbs, Astragalus membranaceus var. mongholicus and Angelica sinensis, improved renal microvascular insufficiency in 5/6 nephrectomized rats. Vascul Pharmacol, 2009, 50(5-6): 185-193.
39. YOU H, LU Y, GUI D, et al. Aqueous extract of Astragali Radix ameliorates proteinuria in adriamycin nephropathy rats through inhibition of oxidative stress and endothelial nitric oxide synthase. J Ethnopharmacol, 2011, 134(1): 176-182.
40. ZUO C, XIE XS, QIU HY, et al. Astragalus mongholicus ameliorates renal fibrosis by modulating HGF and TGF-beta in rats with unilateral ureteral obstruction. J Zhejiang Univ Sci B, 2009, 10(5): 380-390.
41. LI S, ZHANG Y, ZHAO J. Preparation and suppressive effect of astragalus polysaccharide in glomerulonephritis rats. Int Immunopharmacol, 2007, 7(1): 23-28.
42. ZHANG YW, WU CY, CHENG JT. Merit of Astragalus polysaccharide in the improvement of early diabetic nephropathy with an effect on mRNA expressions of NF-kappaB and IkappaB in renal cortex of streptozotoxin-induced diabetic rats. J Ethnopharmacol, 2007, 114(3): 387-392.
43. ZHANG ZC, LI SJ, YANG YZ, et al. Effect of astragaloside on cardiomyocyte apoptosis in murine coxsackievirus B3 myocarditis. J Asian Nat Prod Res, 2007, 9(2):145-151.
44. MENG L, MENG L, QU L, et al. A combination of Chinese herbs, Astragalus membranaceus var. mongholicus and Angelica sinensis, enhanced nitric oxide production in obstructed rat kidney. Vascul Pharmacol, 2007, 47(2-3): 174-183.
45. MENG L, VAN PUTTEN V, QU L, et al. Altered expression of genes profiles modulated by a combination of Astragali Radix and Angelicae Sinensis Radix in obstructed rat kidney. Planta Med, 2010, 76(13): 1431-1438.
46. LI M, WANG W, XUE J, et al. Meta-analysis of the clinical value of Astragalus membranaceus in diabetic nephropathy. J Ethnopharmacol, 2011, 133(2), 412-419.
47. ZHANG J, XIE X, LI C, et al. Systematic review of the renal protective effect of Astragalus membranaceus (root) on diabetic nephropathy in animal models. J Ethnopharmacol, 2009, 126(2): 189-196.
48. AHMED MS, HOU SH, BATTAGLIA MC, et al. Treatment of idiopathic membranous nephropathy with the herb Astragalus membranaceus. Am J Kidney Dis, 2007, 50(6):1028-1032.
49. PAO LH, HU OY, FAN HY, et al. Herb-drug interaction of 50 Chinese herbal medicines on CYP3A4 activity in vitro and in vivo. Am J Chin Med, 2012, 40(1): 57-73 .

50. GUO L, BAI SP, ZHAO L, et al. Astragalus polysaccharide injection integrated with vinorelbine and cisplatin for patients with advanced non-small cell lung cancer: effects on quality of life and survival. Med Oncol, 2012, 29(3):1656-1662.
51. LI L. Rheum officinale: a new lead in preventing progression of chronic renal failure. Chin Med J (Engl), 1996, 109(1):35-37.
52. SINGH P, NEGI JS, RAWAT MS, et al. Quantification of mineral elements of Rheum emodi Wallr. (Polygonaceae). Biol Trace Elem Res, 2010, 138(1-3): 293-299.
53. YOKOZAWA T, SUZUKI N, ZHENG PD, et al. Effect of orally administered rhubarb extract in rats with chronic renal failure. Chem Pharm Bull (Tokyo), 1984, 32(11): 4506-4513.
54. ZHU XL, WANG YJ, YANG YZ, et al. Suppression of lipopolysaccharide-induced upregulation of toll-like receptor 4 by emodin in mouse proximal tubular epithelial cells. Mol Med Report, 2012, 6(3): 493-500.
55. ZHANG W, LI H, BU H, et al. Emodin inhibits the differentiation and maturation of dendritic cells and increases the production of regulatory T cells. Int J Mol Med, 2012, 29(2):159-164.
56. ZHENG JM, ZHU JM, LI LS, et al. Rhein reverses the diabetic phenotype of mesangial cells over-expressing the glucose transporter (GLUT1) by inhibiting the hexosamine pathway. Br J Pharmacol, 2008, 153(7):1456-1464.
57. ZHANG G, EL NAHAS AM. The effect of rhubarb extract on experimental renal fibrosis. Nephrol Dial Transplant, 1996, 11(1): 186-190.
58. GAO Q, QIN WS, JIA ZH, et al. Rhein improves renal lesion and ameliorates dyslipidemia in db/db mice with diabetic nephropathy. Planta Med, 2010, 76(1):27-33.
59. LI L. End-stage renal disease in China. Kidney Int, 1996, 49(1):287-301.
60. 杨金华 . 临床医师应慎用大黄及其复方制剂 . 中国实用医药 , 2012, 7(34):230-231.
61. LU CN, YUAN ZG, ZHANG XL, et al. Saikosaponin a and its epimer saikosaponin d exhibit anti-inflammatory activity by suppressing activation of NF-kappaB signaling pathway. Int Immunopharmacol, 2012, 14(1):121-126.
62. ASHOUR ML, WINK M. Genus Bupleurum: a review of its phytochemistry, pharmacology and modes of action. J Pharm Pharmacol, 2011, 63(3):305-321.
63. KISHIDA Y, MIKI H, NISHII T, et al. Therapeutic effects of Saireito (TJ-114), a traditional Japanese herbal medicine, on postoperative edema and inflammation after total hip arthroplasty. Phytomedicine, 2007, 14(9): 581-586.
64. AWAZU M, FUJITA H, OMORI S, et al. The herbal medicine Sairei-to inhibits proliferation of rat mesangial cells. Nephron, 2002, 92(3): 652-659.
65. ZU N, LI P, LI N, et al. Mechanism of saikosaponin-d in the regulation of rat mesangial cell proliferation and synthesis of extracellular matrix proteins. Biochem Cell Biol, 2007, 85(2):169-174.
66. WONG VK, ZHOU H, CHEUNG SS, et al. Mechanistic study of saikosaponin-d (Ssd) on suppression of murine T lymphocyte activation. J Cell Biochem, 2009, 107(2): 303-315.
67. ONO T, LIU N, MAKINO T, et al. Suppressive mechanisms of Sairei-to on mesangial matrix expansion in rat mesangioproliferative glomerulonephritis. Nephron Exp Nephrol, 2005, 100(3):e132-e142.
68. KIMURA K, OQAWA S, TOJO A, et al. Effects of a Japanese medicinal plant on the rat subtotal nephrectomy model: evaluation of its effect by microvascular casts. Am J Chin Med, 1990, 18(3-4):167-174.
69. KAWACHI H, TAKASHIMA N, ORIKASA M, et al. Effect of traditional Chinese medicine (sairei-to) on monoclonal antibody-induced proteinuria in rats. Pathol Int, 1994, 44(5):339-344.
70. SATOH S, KANEKO T, OMORI S, et al. The effect of enalapril and sairei-to on survival-time for the rat with subtotal nephrectomy. Nihon Jinzo Gakkai Shi, 1995, 37(2):112-118.
71. OHNO I, SHIBASAKI T, NAKANO H, et al. Effect of Sairei-to on gentamicin nephrotoxicity in rats. Arch Toxicol, 1993, 67(2):145-147.
72. ITO T, SEO N, YAQI H, et al. Unique therapeutic effects of the Japanese-Chinese herbal medicine, Sairei-to, on Th1/Th2 cytokines balance of the autoimmunity of MRL/lpr mice. J Dermatol Sci, 2002, 28(3):198-210.

73. LI P, GONG Y, ZU N, et al. Therapeutic mechanism of Saikosaponin-d in anti-Thy1 mAb 1-22-3-induced rat model of glomerulonephritis. Nephron Exp Nephrol, 2005, 101(4): e111-e118.
74. ORITA AH, KONISHI M, ARICHI H, et al. Effects of saikosaponin-d on aminonucleoside nephrosis in rats. Eur J Pharmacol, 1986, 120:171-178.
75. YOSHIKAWA N, ITO H, SAKAI T, et al. [A prospective controlled study of sairei-to in childhood IgA nephropathy with focal/minimal mesangial proliferation. Japanese Pediatric IgA Nephropathy Treatment Study Group]. Nihon Jinzo Gakkai Shi, 1997, 39(5):503-506.
76. 卢波，王钊红．小柴胡汤的临床应用及其副作用探讨．中国初级卫生保健，2008, 22(8)：81.
77. ASANO T, FUJIIY, NUMAO N, et al. The efficiency of Sairei-to for retroperitoneal fibrosis: two case reports. Hinyokika Kiyo, 2006, 52(7):543-547.
78. MIYAGAWA T, MOCHIZUKI Y, NAKAHARA Y, et al. A case of drug-induced pneumonitis due to Sai-rei-to. Nihon Kokyuki Gakkai Zasshi, 2009, 47(1):47-51.
79. AIBA T, TAKAHASHI T, SUZUKI K, et al. Liver injury induced by a Japanese herbal medicine, sairei-to (TJ-114, Bupleurum and Hoelen Combination, Chai-Ling-Tang) R1. J Gastroenterol Hepatol, 2007, 22(5):762-763.
80. ZHU JS, HALPERN GM, JONES K. The scientific rediscovery of an ancient Chinese herbal medicine: Cordyceps sinensis: part I. J Altern Complement Med, 1998, 4(3):289-303.
81. PATERSON RR. Cordyceps: a traditional Chinese medicine and another fungal therapeutic biofactory? Phytochemistry, 2008, 69(7):1469-1495.
82. YAMAGUCHI Y, KAGOTA S, NAKAMURA K, et al. Antioxidant activity of the extracts from fruiting bodies of cultured Cordyceps sinensis. Phytother Res, 2000, 14(8):647-649.
83. LIN CY, KU FM, KUO YC, et al. Inhibition of activated human mesangial cell proliferation by the natural product of Cordyceps sinensis (H1-A): an implication for treatment of IgA mesangial nephropathy. J Lab Clin Med, 1999, 133(1):55-63.
84. YANG LY, HUANG WJ, HSIEH HG, et al. H1-A extracted from Cordyceps sinensis suppresses the proliferation of human mesangial cells and promotes apoptosis, probably by inhibiting the tyrosine phosphorylation of Bcl-2 and Bcl-XL. J Lab Clin Med, 2003, 141(1):74-83.
85. LI SP, ZHAO KJ, JI ZN, et al. A polysaccharide isolated from Cordyceps sinensis, a traditional Chinese medicine, protects PC12 cells against hydrogen peroxide-induced injury. Life Sci, 2003, 73(19):2503-2513.
86. SHAHED AR, KIM SI, SHOSKES DA. Down-regulation of apoptotic and inflammatory genes by Cordyceps sinensis extract in rat kidney following ischemia/reperfusion. Transplant Proc, 2001, 33(6):2986-2987.
87. YANG LY, CHEN A, KUO YC, et al. Efficacy of a pure compound H1-A extracted from Cordyceps sinensis on autoimmune disease of MRL lpr/lpr mice. J Lab Clin Med, 1999, 134(5):492-500.
88. ZHONG F, LIU X, ZHOU Q, et al. 1H NMR spectroscopy analysis of metabolites in the kidneys provides new insight into pathophysiological mechanisms: applications for treatment with Cordyceps sinensis. Nephrol Dial Transplant, 2012, 27(2):556-565.
89. XU F, HUANG JB, JIANG L, et al. Amelioration of cyclosporin nephrotoxicity by Cordyceps sinensis in kidney-transplanted recipients. Nephrol Dial Transplant, 1995, 10(1):142-143.
90. LI Y, XUE WJ, TIAN PX, et al. Clinical application of Cordyceps sinensis on immunosuppressive therapy in renal transplantation. Transplant Proc, 2009, 41(5):1565-1569.
91. ZHANG Z, WANG X, ZHANG Y, et al. Effect of Cordyceps sinensis on renal function of patients with chronic allograft nephropathy. Urol Int, 2011, 86(3):298-301.
92. 邵耕，尤肇俊，过鑫昌，等．人工虫草治疗高脂血症临床报告．中西医结合杂志，1985, 5(11)：652-654.
93. XU RH, PENG XE, CHEN GZ, et al. Effects of cordyceps sinensis on natural killer activity and colony formation of B16 melanoma. Chin Med J (Engl), 1992, 105(2):97-101.
94. ZHOU ZL, YANG YX, DING J, et al. Triptolide: structural modifications, structure-activity relationships, bioactivities, clinical development and mechanisms. Nat Prod Rep, 2012, 29(4):457-475.
95. HAN R, ROSTAMI-YAZDI M, GERDES S, et al. Triptolide in the treatment of psoriasis and other immune-mediated inflammatory diseases. Br J Clin Pharmacol, 2012, 74(3):424-436.

96. LIU Q. Triptolide and its expanding multiple pharmacological functions. Int Immunopharmacol, 2011, 11(3): 377-383.
97. QIU D, KAO PN. Immunosuppressive and anti-inflammatory mechanisms of triptolide, the principal active diterpenoid from the Chinese medicinal herb Tripterygium wilfordii Hook. f. Drugs R D, 2003, 4(1): 1-18.
98. ZHENG CX, CHEN ZH, ZENG CH, et al. Triptolide protects podocytes from puromycin aminonucleoside induced injury in vivo and in vitro. Kidney Int, 2008, 74(5):596-612.
99. CHEN ZH, QIN WS, ZENG CH, et al. Triptolide reduces proteinuria in experimental membranous nephropathy and protects against C5b-9-induced podocyte injury in vitro. Kidney Int, 2010, 77(11):974-988.
100. LEUENROTH SJ, BENCIVENGA N, IGARASHI P, et al. Triptolide reduces cystogenesis in a model of ADPKD. J Am Soc Nephrol, 2008, 19(9):1659-1662.
101. LEUENROTH SJ, OKUHARA D, SHOTWELL JD, et al. Triptolide is a traditional Chinese medicine-derived inhibitor of polycystic kidney disease. Proc Natl Acad Sci U S A, 2007, 104(11):4389-4394.
102. GAO Q, SHEN W, QIN W, et al. Treatment of db/db diabetic mice with triptolide: a novel therapy for diabetic nephropathy. Nephrol Dial Transplant, 2010, 25(11):3539-3547.
103. TAO X, FAN F, HOFFMANN V, et al. Effective therapy for nephritis in (NZB x NZW)F1 mice with triptolide and tripdiolide, the principal active components of the Chinese herbal remedy Tripterygium wilfordii Hook F. Arthritis Rheum, 2008, 58(6):1774-1783.
104. YANG Y, LIU Z, TOLOSA E, et al. Triptolide induces apoptotic death of T lymphocyte. Immunopharmacology, 1998, 40(2): 139-149.
105. LI J, JIN J, LI M, et al. Role of Nrf2 in protection against triptolide-induced toxicity in rat kidney cells. Toxicol Lett, 2012, 213(2):194-202.
106. BOMBACK AS, KSHIRSAGAR AV, AMAMOO MA, et al. Change in proteinuria after adding aldosterone blockers to ACE inhibitors or angiotensin receptor blockers in CKD: a systematic review. Am J Kidney Dis, 2008, 51(2):199-211.
107. ISNARD BAGNIS C, DERAY G, BAUMELOU A, et al. Herbs and the kidney. Am J Kidney Dis, 2004, 44(1):1-11.
108. COLSON CR, DE BROE ME. Kidney injury from alternative medicines. Adv Chronic Kidney Dis, 2005, 12(3):261-275.
109. WOJCIKOWSKI K, JOHNSON DW, GOBE G. Medicinal herbal extracts–renal friend or foe? Part one: the toxicities of medicinal herbs. Nephrology (Carlton), 2004, 9(5):313-318.
110. WU FL, CHEN YM, LAI TS, et al. Does Chinese Herb Nephropathy Account for the High Incidence of End-Stage Renal Disease in Taiwan? Nephron Clin Pract, 2012, 120(4):c215-c222.
111. YANG L, SU T, LI XM, et al. Aristolochic acid nephropathy: variation in presentation and prognosis. Nephrol Dial Transplant, 2012, 27(1):292-298.
112. DEBELLE FD, VANHERWEGHEM JL, NORTIER JL. Aristolochic acid nephropathy: a worldwide problem. Kidney Int, 2008, 74(2):158-169.
113. CHEN D, TANG Z, LUO C, et al. Clinical and pathological spectrums of aristolochic acid nephropathy. Clin Nephrol, 2012, 78(1): 54-60.
114. AGRAWAL V, JAAR BG, FRISBY XY, et al. Access to health care among adults evaluated for CKD: findings from the Kidney Early Evaluation Program (KEEP). Am J Kidney Dis, 2012, 59(3 Suppl 2):S5-S15.
115. 李秋娥，朱运贵．中药致血液系统损害文献分析．中国医院用药评价与分析，2002,(2)：46-48.
116. BAILEY CJ, FLATT PR, MARKS V. Drugs inducing hypoglycemia. Pharmacol Ther, 1989, 42(3):361-384.
117. YU CM, CHAN JC, SANDERSON JE. Chinese herbs and warfarin potentiation by 'danshen'. J Intern Med, 1997, 241(4):337-339.
118. PAGE RL, LAWRENCE JD. Potentiation of warfarin by dong quai. Pharmacotherapy, 1999, 19(7):870-876.
119. FUGH-BERMAN A. Herb-drug interactions. Lancet, 2000, 355(9198):134-138.
120. FUGH-BERMAN A, ERNST E. Herb-drug interactions: review and assessment of report reliability. Br J Clin Pharmacol, 2001, 52(5):587-595.

121. YADAV VR, PRASAD S, SUNG B, et al. Targeting inflammatory pathways by triterpenoids for prevention and treatment of cancer. Toxins (Basel), 2010, 2(10):2428-2466.

122. ASHOUR ML, EI-READI M, YOUNS M, et al. Chemical composition and biological activity of the essential oil obtained from Bupleurum marginatum (Apiaceae). J Pharm Pharmacol, 2009, 61(8):1079-1087.

123. CHUGH R, SANGWAN V, PATIL SP, et al. A preclinical evaluation of minnelide as a therapeutic agent against pancreatic cancer. Sci Transl Med, 2012, 4(156):156.

124. GAGNIER JJ, BOON H, ROCHON P, et al. Reporting randomized, controlled trials of herbal interventions: an elaborated CONSORT statement. Ann Intern Med, 2006, 144(5):364-367.

125. WANG C, CAO B, LIU QQ, et al. Oseltamivir compared with the Chinese traditional therapy maxingshigan-yinqiaosan in the treatment of H1N1 influenza: a randomized trial. Ann Intern Med, 2011, 155(4):217-225.

126. BERGER SI, IYENGAR R. Role of systems pharmacology in understanding drug adverse events. Wiley Interdiscip Rev Syst Biol Med, 2011, 3(2):129-135.

127. WANG L, ZHOU GB, LIU P, et al. Dissection of mechanisms of Chinese medicinal formula Realgar-Indigo naturalis as an effective treatment for promyelocytic leukemia. Proc Natl Acad Sci U S A, 2008, 105(12):4826-4831.

第三十一篇

妊娠与肾脏病

第一章
妊娠期肾脏、血压及相关方面的生理变化

妇女在妊娠期内身体会发生许多生理变化，如血容量增加，血液高凝状态，这些变化常常可以导致一些病理生理的异常，出现一些疾病状态。肾脏也不例外，例如肾小球滤过率增加、肾盂输尿管扩张及蠕动减弱等。同时，一些原有的肾脏疾病在妊娠期也会出现一些特殊的变化，不论是正常妊娠还是病理妊娠，都可能使原有的肾脏病进一步加重。因此，不论是妊娠引起的肾脏病，还是原有肾脏病在妊娠期的特殊变化，两者常相互作用，可严重影响母亲和胎儿的健康，值得重视[1,2]。了解妊娠带来的变化不但有利于妊娠妇女的医疗保健，还有助于深入理解妊娠和非妊娠状态的生理机制。本章主要介绍正常妊娠时肾脏结构和功能的变化。

第一节　妊娠期肾脏解剖和功能的变化

妊娠期肾脏增大，长径可增加1cm。这由于肾脏血管容量的增加、集合系统扩张和肾小球肥大等所致[1,2]。其重量和体积的增加主要是由于水分的增加，肾脏干重并不增加。早年针对24名妊娠妇女的肾脏超声检查说明肾脏体积可增加30%[3]。产后1周肾脏体积即可恢复至正常大小。

妊娠期肾脏最显著的变化为集合系统扩张，曾称为“妊娠生理性肾积水”。集合系统扩张可能与激素水平的变化有关，因为雌激素和孕酮可使平滑肌松弛，除孕妇外，妇女应用避孕药物也可发生类似现象[4]。妊娠还可以诱导前列腺素E_2（PGE_2）合成增加，PGE_2可以抑制输尿管蠕动，可能与孕妇的输尿管动力下降和扩张有关[5]。增大的子宫也可压迫输尿管造成机械梗阻，骨盆入口以上的输尿管内压可显著高于入口以下。由于增大的子宫向右侧倾斜，故右侧输尿管和集合系统扩张更为明显。平滑肌松弛也是妊娠期膀胱输尿管反流发生率增加的原因，也易于发生妊娠期泌尿系感染[1,2]。集合管系统扩张多起于妊娠期的前1/3并日渐明显，肾盂和输尿管扩张可持续至产后12周之久。

第二节　妊娠时心血管和肾脏的生理性改变

一、妊娠期血压和心输出量的变化

妊娠时最为显著的改变是受孕后孕妇血压和外周血管阻力下降。外周血管扩张可表现为手掌潮红和毛细血管扩张，类似蜘蛛痣。血管阻力下降可能为扩血管物质如前列腺素合成增加所致，特别

是前列环素（PGI_2），它可以拮抗循环中的缩血管物质如血管紧张素Ⅱ和去甲肾上腺素。血管扩张与电压依赖的钙通道有关，在大鼠的动物实验中发现：特异性刺激钙通道使之开放则妊娠后血压下降的现象就消失了[6]。

在妊娠期的前1/3就可见心输出量的增加，孕24周时可增加30% ～ 40%[7]。虽然心输出量增加了，但由于外周血管阻力降低，故血压仍然是下降的。妊娠期发生高血压时，由于副交感神经系统的激活，心输出量虽可降低，但仍较非妊娠时为高[8]。

二、妊娠期血容量的变化

妊娠期的前1/3血容量就开始增加，血浆容量和红细胞均可增加，其增加幅度约为50%。血浆容量增加幅度大于红细胞容量增加的幅度则可引起妊娠生理性“贫血”。整个妊娠过程中母体细胞外液持续扩张、钠水潴留，钠潴留的速度为每周20 ～ 30mEq，可累计潴留Na^+达500 ～ 900mEq[9]，体重可因此增加12.5kg。外周血管阻力下降是造成肾脏储Na^+的主要刺激因素。

细胞外液扩张引起的水肿可见于35% ～ 83%的正常孕妇[10]。一般而言，水肿属于正常现象。发生水肿的孕妇基本无低体重儿，水肿与胎儿发育不良和新生儿围产期高死亡率无关[11]；相反，母体体重增长不足却与低体重儿比例升高和胎儿生长受限（FGR）相关。妊娠期水肿多局限在下肢，如发生在颜面和双手类似血管神经性水肿则应考虑子痫前期。妊娠晚期，增大的子宫压迫下腔静脉、血浆胶体渗透压下降等因素可引起下肢水肿。减少孕妇站立时间、侧卧位等均可减轻水肿。

三、妊娠期肾血流量和肾小球滤过率的变化

妊娠早期肾血流量就已经大幅增加。在应用对氨基马尿酸清除率估算肾血浆流量（renal plasma flow，RPF）的研究中，妊娠期的前1/3其RPF为809ml/min，最后10周为695ml/min，分娩后则降至482ml/min[12-16]。肾血流量的增加源于心输出量增加和肾脏血管阻力下降，其中肾脏血管扩张造成的血管阻力下降可能更为重要，因为增加了约40%的心输出量并非均匀地分布到全身的血管床。与肾血流量的大幅增加相比，脑和肝脏的血流量在妊娠期就没有增加。

应用精确微穿刺技术（micropuncture）测定妊娠大鼠的GFR和肾血流量证明：肾小球入球和出球小动脉阻力的下降与肾血管阻力下降成正比，与肾血流量增加成反比[17]。大鼠妊娠中期GFR和肾血流量的增幅分别达到26%和20%[18]。到妊娠期的前1/3结束时，推测肾血管阻力约下降了50%。

虽然妊娠期发生了明显的肾血管扩张，但妊娠大鼠和家兔的肾脏对容量扩张和出血的反应性仍然存在[19-21]。大鼠的球管反馈活性也依然存在[22]。上述研究说明妊娠期肾脏仍可以正常地感知血浆容量的扩张并进行调节。

妊娠引起肾血管扩张的机制并未完全阐明。研究认为可能与妊娠期PGE_2和PGI_2合成增加、妊娠期催乳素（prolactin）的分泌增加等因素有关[1]。Chapman等发现妇女月经周期的黄体期（luteal phase）也可以出现全身血管阻力下降、平均动脉压降低，同时心搏出量增加、肾血流量增加和GFR升高，上述变化与妊娠早期一致[23]。

妊娠期肾血流量增加可造成GFR的升高，其升高的模式与肾血流量类似，早期约升高45%。应用菊粉清除率测定GFR发现，孕妇在妊娠期的前1/3即可达到143ml/min，而非妊娠的妇女为96ml/min[16]。Bucht和Werko应用同样方法发现GFR从孕8周的（122 ± 24）ml/min上升到孕32周的（170 ± 23）ml/min。应注意的是，妊娠结束前数周肾血浆流量基本恢复到孕前水平，而GFR则直到足月一直维持在高水平。与非妊娠时一样，妊娠期饮食摄入蛋白的水平也与GFR正相关[24]。

上述肾血流量和GFR的变化应用在临床上可体现在正常孕妇的部分实验室指标的正常值有别于未孕的正常人。例如已有人研究提出正常孕妇的平均血尿素氮为（8.7 ± 1.5）mg/dl，平均血肌酐为0.46mg/dl[12]。

四、妊娠期肾素－血管紧张素－醛固酮系统的变化

血浆中血管紧张素Ⅱ的水平取决于以下因素：血浆肾素水平、肾素的底物血管紧张素原的浓度、血管紧张素转换酶活性和组织血管紧张素酶活性。绝大多数情况下，血浆肾素的浓度是决定血管紧张素Ⅱ浓度最为重要的因素，但是在妊娠时血浆肾素和血管紧张素原浓度均升高。妊娠时血管紧张素原浓度升高约3 ～ 4倍，血浆肾素浓度是非妊娠妇女的8倍[25-28]。而血浆肾素活性则可升高至非妊娠妇女的15倍。

妊娠时肾素-血管紧张素-醛固酮系统（RAS系统）存在着矛盾的现象。细胞外液容量的扩张可刺激压力感受器，滤过至远端肾小管的Na^+的增加可刺激致密斑，二者均可下调肾素分泌。妊娠时肾素水平的升高更可能是缘于PGI_2合成的结果，因为PGI_2可以直接引起肾素分泌和造成外周血管网对血管紧张素的抵抗。曾有人认为妊娠时GFR的升高可能造成盐的丢失，从而引起肾素分泌增加；而孕酮作为醛固酮的拮抗剂，妊娠期其分泌增加将进一步抑制醛固酮从而引起肾素分泌增加。但是进一步的研究证明并非如此：因为连续7天摄入300mEq的钠、静脉输注生理盐水、应用盐皮质激素等均不能像非孕妇那样抑制孕妇的肾素和醛固酮分泌[29]。妊娠时升高的血管紧张素Ⅱ可维持动脉血压，应用血管紧张素转化酶抑制剂可降低血压[29]。

妊娠过程中，循环中肾素分子的前体——肾素原（prorenin）始终是升高的，且可能构成人潜在肾素活性的80% ～ 90%[25,26]。肾素原在酸性条件下可被蛋白水解酶转换为有活性的肾素。除了作为肾素的前体，肾素原的作用并不清楚，因为在生理条件下并未发现其转化为肾素的证据[25,30,31]。子宫、胎盘和卵巢可以合成高浓度的肾素原，在子宫的血流量下降时子宫可大量释放肾素原[32,33]。

子宫的肾素原相当于一种局部的激素，可通过维持子宫高浓度的血管紧张素Ⅱ来调节子宫和胎盘的血流量。血管紧张素Ⅱ可引起多数血管床的缩血管效应，妊娠时血管紧张素Ⅱ可增加狗、家兔和猴子的子宫血流量[34,35]。由于血管紧张素可增加子宫PGE_2的合成，因此，血管紧张素相关的子宫血流量的增加可能与同期前列腺素的合成增加相关。Sealey等认为肾小球入球小动脉和子宫的肾素原可能造成对血管紧张素Ⅱ的快速脱敏（tachyphylaxis），因为局部高浓度的血管紧张素Ⅱ有可能造成对来自循环中的血管紧张素Ⅱ的抵抗。

血管紧张素Ⅱ也是一种血管生成因子[36]。子宫的肾素原有可能在妊娠期参与了子宫和胎盘的新生血管形成。给怀孕的家兔应用前列腺素合成酶和血管紧张素Ⅱ转化酶的抑制剂均可减少子宫血流量[34,37,38]。所以，子宫前列腺素的合成不仅依赖环氧化酶，也依赖血管紧张素转化酶。

五、妊娠期前列腺素、松弛素、一氧化氮和内皮素等因子的变化

妊娠时PGI_2和血栓素（thromboxane）合成增加。不但胎盘组织可以产生PGI_2，脐动脉合成的PGI_2也较其他动脉高出10 ～ 100倍[39-43]。发生子痫前期者其脐动脉合成PGI_2的能力则下降[40-43]。研究证明，孕妇尿液中PGI_2和血栓素的代谢产物在妊娠时均增加[44,45]。

妊娠时前列腺素合成增加的原因不清。在妊娠的动物中发现，妊娠早期就可发生对缩血管物质如血管紧张素Ⅱ、去甲肾上腺素和精氨酸血管加压素（AVP）的抵抗，其原因可能与前列腺素合成增加有关[46,47]。应用绝育的雄性大鼠与雌性大鼠交配所引起的假孕（pseudopregnancy）也可造成尿液PGE_2排泄增加达10天，同时伴随外周血管阻力下降及针对血管紧张素Ⅱ和去甲肾上腺素的抵抗[46]。该研究说明前列腺素合成的增加并非必需受孕，而中枢神经系统引起的激素的变化可能与之相关。值得注意的是上述现象与Bartter综合征类似，后者对血管紧张素Ⅱ不敏感、血浆肾素和血管紧张素Ⅱ浓度升高，临床上血压正常或低血压，同时前列腺素合成增加[48]。更为重要的是，二者在应用前列腺素合成酶抑制剂时均可以提高血管紧张素Ⅱ的敏感性、减少肾素分泌[48,49]。

妊娠时黄体产生的一种6kD的短肽——松弛素（relaxin）也有可能在调节肾脏的血流动力学和渗透压方面发挥一定作用[50]。应用松弛素的中和抗体或者卵巢切除可以减轻妊娠相关的GFR升高、降低血钠和渗透压[50]。其原因可能与其下游的一氧化氮（NO）的代谢相关[51]，因为抑制NO合成

酶也可以抵消妊娠相关的GFR上升[52]。

内皮素对肾脏血流动力学也有类似的调节作用，其与松弛素的关系有待进一步明确[53]。正常人胎盘合胞体滋养层表达的神经激肽B（neurokinin B）在妊娠诱导的高血压患者血循环中是升高的，将其给予正常大鼠也可引起血压升高，妊娠后期胎盘大量释放神经激肽B可引起大鼠子痫前期[54]。

六、妊娠期肾小管功能的改变

妊娠期肾小管功能改变是人类肾脏保持球管平衡以防止Na^+流失最为显著的例子。妊娠时GFR升高了50%，也就要求肾小管重吸收Na^+同步升高50%才能维持Na^+平衡。如果肾小球滤过液的Na^+为140mEq/L，GFR为100ml/min，那么每天滤过的Na^+为140mEq/L × 0.1L/min × 1 440min/d，即20 160mEq。GRF升高50%则意味着每天滤过Na^+的达到30 240mEq，妊娠时要求肾小管每天多吸收10 080mEq以防止Na^+丢失。虽然绝大多数Na^+是近曲小管重吸收的，事实上肾单位中肾小管的所有部位可能都参与了这一过程。物理因素如肾间质的毛细血管静水压和胶体渗透压可影响近曲小管对Na^+的重吸收，而许多激素则可能影响远端肾单位对Na^+的重吸收。

大量证据显示妊娠妇女不管摄入的Na^+过多或减少，均可维持Na^+平衡。如果摄入Na^+仅为10mEq，孕妇可以像正常非妊娠妇女一样减少肾脏Na^+的排泄而避免体重下降过多[55]。反之，如果摄入Na^+达300mEq，约4天后仍可达到Na^+平衡，而且孕妇的肾脏可以将短期静脉注射的钠负荷像正常人一样迅速排出[55,56]。因此，尽管妊娠时细胞外液容积发生了变化，肾小管可通过调节Na^+的重吸收来维持Na^+平衡。

妊娠妇女也可维持正常的水平衡并保持最大限度浓缩或稀释尿液的能力。一项针对75名血压正常的孕妇的研究发现，限水后尿渗透压可达到900mOsm/（kg・H_2O），与非妊娠妇女无异[57]。妊娠妇女浓缩尿液的能力之高令人称奇，因为妊娠时存在两个限制尿浓缩的因素：即肾血流量增加和肾脏产生PGE_2增加，后者可在集合管拮抗AVP。妊娠时尿液稀释的能力也维持正常。给予水负荷后，孕妇的尿渗透压可降至25 ~ 88mOsm/（kg・H_2O），亦与非妊娠妇女无异[58]。虽有研究认为妊娠中期24小时尿量增加可能达25%[59,60]，但妊娠早期和晚期与正常非妊娠妇女相比均未发现差异。

虽然妊娠本身并不影响水钠平衡，但正常孕妇的血钠平均约下降5mEq/L，血浆渗透压平均约下降10mOsm/（kg・H_2O）[61]。孕妇对AVP的敏感性虽没有变化，但是引起AVP分泌的血浆渗透压阈值却有所降低[62]。非妊娠妇女在血浆渗透压超过285mEq/L时才分泌AVP，而孕妇的血浆渗透压达到276 ~ 278mEq/L时即可分泌AVP[59,60]。此外，在人和大鼠的研究中均证实：妊娠期非渗透压因素对AVP分泌的影响并未发生变化[63,64]。

渗透压阈值下降只是妊娠期出现低渗透压现象的原因之一，因为先天缺乏AVP的Brattleboro大鼠妊娠时也可发生血浆低渗透压[65]。为了维持血浆的低渗透压，口渴的阈值也不得不发生改变。研究发现妊娠时口渴的渗透压阈值下降了10mOsm/（kg・H_2O）[60]。这刚好与AVP分泌的阈值下降相一致。但口渴的阈值下降在先，怀孕5 ~ 8周时口渴的阈值降至最低，而导致AVP分泌的阈值约在1 ~ 12周降至最低。

妊娠时重新调整口渴和AVP的调定点（setting point）或阈值的机制还不清楚，但可能与绒毛膜促性腺激素的变化有关。给予正常妇女输注人绒毛膜促性腺激素可以使AVP分泌和口渴的渗透压阈值分别下降3和4mOsm/（kg・H_2O）[60]。此外，一例罹患葡萄胎的患者其血清绒毛膜促性腺激素浓度升高，而其AVP分泌和口渴的阈值则随之平行下降[60]。动物实验发现，妊娠的大鼠也同样具有渗透压调定点的改变，但是假孕的大鼠则无此改变[66]。该发现与前述的肾血流量、GFR和肾脏前列腺素产生发生的变化不同，这三项指标的改变在怀孕和假孕大鼠无区别[67,68]。因此，胎儿和胎盘的存在并非介导肾脏血流动力学改变的必需条件，但是对渗透压的调节则为必要条件。

虽然妊娠期累计潴留约350mEq的K^+，以保证胎儿-胎盘发育和母体血细胞比容扩张之需要，但总体来说，妊娠期K^+代谢无明显变化[55,69,70]。这可能与血浆中升高的孕酮抑制了盐皮质激素的排钾利尿作用有关[71]。另一方面，孕妇应用大剂量盐皮质激素如醋酸去氧皮质酮则可引起K^+潴留[72]。虽有部分患有原发性醛固酮增多症的妇女怀孕后可减少K^+丢失，但并非普遍现象，这类患者妊娠期仍可有严重的高血压[72-75]。

妊娠相关的盐皮质激素拮抗作用有时可有助于发现以往未被注意的K^+排泌异常性疾病。曾有两位患镰状细胞贫血的孕妇发生了危及生命的高钾血症[76]，因该病本身偶尔会因肾脏钾排泌缺陷而引起高钾血症。其他在妊娠期可发生高钾血症的情况包括糖尿病、肾功能不全和应用β-肾上腺素能受体拮抗剂。但因上述情况发生高钾血症者并不多见。

妊娠可引起代偿性呼吸性碱中毒。血气分析中动脉血PCO_2可降低大约10mmHg，动脉血pH略升高至7.44[77,78]。孕酮是刺激呼吸中枢的主要因素[79]。慢性呼吸性碱中毒可伴随血浆HCO_3^-下降至18～20mEq/L。这种总缓冲能力的下降有可能使孕妇更易罹患各种较为严重的酸中毒，如酮症酸中毒和乳酸酸中毒。另一方面，妊娠时肾脏排酸的能力并没有改变。给予孕妇酸负荷（如氯化铵）后其尿液排泌的可滴定酸和NH_4^+的量均在正常范围[80]。

妊娠期血流动力学的改变也影响了肾脏对尿酸、葡萄糖和氨基酸的排泌。由于妊娠期尿酸合成酶保持不变，但尿酸清除率增加，因此在妊娠早期血尿酸可降至2.5～4mg/dl[81]。妊娠晚期，尿酸清除率与肾血流量同步下降，故血尿酸水平升高。

妊娠期糖尿较为常见。主要是滤过的葡萄糖增加而肾小管重吸收不够充分所致。妊娠前肾小管重吸收葡萄糖能力较低的妇女妊娠时就可发生葡萄糖尿[82-84]。

妊娠时尿中部分氨基酸的排泌增加，特别是甘氨酸、组氨酸、色氨酸、丝氨酸和丙氨酸[85-87]。

第二章 妊娠相关的肾脏病

第一节 妊娠期高血压

一、概述

妊娠期孕妇发生高血压很常见，既可与妊娠期孕妇的血流动力学及血管活性因子的改变相关，也可以为原有的原发性高血压或原有肾脏病的表现，而且后者往往随着妊娠时间的延长而加重[1,2]。本章重点介绍妊娠引起的高血压，简称为妊娠期高血压。

妊娠期高血压是产科最常见的合并症，也是引起妊娠期急性肾损伤乃至孕妇死亡的常见原因之一，国外报道的发生率约为7%，我国报道则为9.40%。美国统计，因妊娠期高血压疾病造成孕产妇死亡占孕产妇死亡总数的18%，我国的统计为10%，是孕产妇死亡的第二大原因[88,89]。因此，无论是妇产科医生还是肾脏科医生，对此病均应有足够的重视。

长期以来，对于妊娠期高血压的命名一直比较混乱，国外曾经称之为水肿、蛋白尿和高血压综合征（edema，proteinuria and hypertension syndrome，EPH-syndrome）、妊娠诱发的高血压（pregnancy-induced hypertension，PIH）和子痫前期（preeclampsia）等。国内曾称之为妊娠中毒症、妊娠期高血压疾病（简称妊高征）。但目前来看，上述名称都有其不合理之处，大部分孕妇在妊娠期出现的高血压是暂时的，并且不合并蛋白尿，只有25%左右的患者可以出现蛋白尿，即发展为子痫前期和子痫（eclampsia）。因此根据循证医学的原则，美国国家高血压教育计划工作组（The National High Blood Pressure Education Program Working Group，NHBPEP）在2000年提议将目前国际上以妊娠诱发的高血压和妊娠前已经存在的高血压统称为妊娠期高血压疾病（hypertension disorders in pregnancy）[89]。2002年，美国妇产科医师学会（ACOG）已经接受了此方案，并在全美推广。

二、分类

妊娠引起的高血压即妊娠期高血压并不仅是一种疾病，而是由一组疾病组成，不同的疾病，其表现、治疗和预后均不同，因此，对这些疾病的分类诊断就显得尤为重要。随着妊娠期高血压疾病病理生理变化及病因学研究的深入，为了更好地与国际交流，我国现行的命名和分类标准与国际分类标准一致（表31-2-1-1）。但应注意在此种分类中不仅包括了妊娠期高血压，也包括了原有的原发性高血压或原有基础肾脏病相关的高血压。

目前国际分类强调子痫前期为一种临床综合征，即使临床上患者不出现蛋白尿，只要在高血压基础上合并血小板降低、肝功能受损、新发生的肾脏损伤、肺水肿或新发生的脑或视力损害中任意

表 31-2-1-1 妊娠期高血压疾病的国际分类[90]

1. 妊娠期高血压（gestational hypertension）
妊娠 20 周以后收缩压≥ 140mmHg 或舒张压≥ 90mmHg，无蛋白尿
产后 12 周血压恢复正常
最后诊断在产后做出
2. 子痫前期（preeclampsia）
2.1 轻度子痫前期（mild preeclampsia）
妊娠 20 周以后收缩压≥ 140 mmHg 或舒张压≥ 90mmHg
尿蛋白≥ 300mg/24h 或尿蛋白肌酐比≥ 0.3（单位均为 mg/dl）或试纸条法尿蛋白≥（+）
2.2 重度子痫前期（severe preeclampsia）
出现以下任一项或几项:
收缩压≥ 160mmHg 或舒张压≥ 110mmHg
尿蛋白≥ 2.0g/24h 或≥（++）
血清肌酐≥ 106μmol/L（除非原先即升高）
血小板 $<100 \times 10^9/L$
毛细血管内溶血
LDH、ALT、AST 升高
肺水肿或发绀
新发的中枢神经系统症状或视觉障碍
持续右上腹或上腹部疼痛
3. 子痫（eclampsia）
在子痫前期的基础上发生抽搐（除外其他原因）
4. 慢性高血压并发子痫前期
患有高血压的孕妇在孕 20 周前无尿蛋白，孕 20 周后出现蛋白尿≥ 300mg/24h 或≥（+）
患有高血压的孕妇在孕 20 周前有尿蛋白，孕 20 周后尿蛋白突然增多或血压突然增高，血小板 $<100 \times 10^9/L$ 或肝酶升高
5. 慢性高血压
妊娠前或妊娠 20 周前血压≥ 140/90mmHg，或妊娠 20 周后血压≥ 140/90mmHg 但持续至产后 12 周不恢复

一种，均可诊断为子痫前期。

在本组疾病中，有肾脏表现的并且对母亲和胎儿威胁最大的是子痫前期和子痫。因此，下文中涉及的妊娠期高血压疾病，主要指的是这两种疾病。

三、病因及发病机制

妊娠期高血压疾病的病因及发病机制仍未阐明，但其一直是妇产科领域的重要研究课题。目前认为，多种致病机制导致的血管内皮细胞损伤，是导致妊娠期高血压和蛋白尿的重要原因。胎盘缺氧常被认为是导致胎盘释放可溶性物质并导致内皮功能失调的初始因素[91]。这些可溶性物质中包括可溶性VEGF受体（sFlt-1）、可溶性内皮素（endoglin）、肿瘤坏死因子（TNFα）及抗血管紧张素Ⅱ的Ⅰ型受体抗体（AT1-AA）等[92]。子宫螺旋动脉重构不良、胎盘供血不足可能是胎盘缺氧的上游事件[93]。凡可导致母体孕前内皮功能不良的因素，如高血压、糖尿病、肥胖等，均是导致孕期内皮功能失调的危险因素[94]。妊娠期孕妇体内激素水平、血流动力学及代谢水平的改变，可能加剧内皮损伤而最终导致疾病发生。此外，危险因素还包括遗传背景、吸烟、环境污染等[95]。

四、肾脏的病理变化

过去认为在妊娠期高血压疾病时，肾脏的病理变化主要是光镜下肾小球毛细血管内皮细胞肿胀，毛细血管腔受压甚至闭塞，系膜细胞及系膜基质也可能肿胀甚至插入基底膜与内皮细胞间呈双轨征。严重病例可出现微血栓、纤维蛋白样物质和泡沫细胞，偶见新月体形成。电镜下可见毛细血管内皮细胞肿胀、空泡形成和溶酶体增多，系膜细胞也有类似的变化但程度较轻，基底膜虽无明显增厚，但超微结构紊乱，出现电子密度减低区伴有较多的纤维素以及一些由于基底膜固有成分崩解后产生的颗粒状碎片。免疫荧光检查可见少量IgG和IgM沉着。上述本病的特征性病理变化在分娩后迅速消失，2 ~ 4周恢复正常[3]。但随着妊娠期肾穿刺活检的开展，越来越多的病理资料显示妊娠期高血压疾病的肾脏病理表现呈现多样化趋势，上述典型的病理改变多见于子痫前期，除此之外妊娠期高血压疾病中尚可见到毛细血管内增生性肾小球肾炎、系膜增生性肾小球肾炎、膜性肾病、局灶节段肾小球硬化以及肾小球轻微病变等[96,97]。并且，其临床表现和病理结果似乎并无明显的相关性，甚至有的观察表明，即使妊娠结束后，一些肾脏病理改变会长期存在，并由此推断妊娠是引起一些免疫介导的肾脏病的病因[98]。从病理改变上，我们也可以看出，妊娠期高血压疾病并不是一种疾病，而是由一组疾病所组成的。

五、病理生理变化

全身小动脉痉挛是迄今为止公认的妊娠期高血压疾病的病理生理基础。其原因可能是这部分孕妇对血管紧张素的敏感性增高。在此基础上，相应的一些重要器官组织会出现一些不同程度的血流动力学紊乱，并导致一些器官功能障碍。比如，子宫胎盘血流减少会导致胎儿发育受到影响；肝脏血流减少可能会引起转氨酶和/或胆红素的升高；脑组织缺血则可以造成脑水肿，甚至脑血管破裂，患者临床上可以出现一系列神经精神症状，如反应迟钝、烦躁、抽搐、神志昏迷；肾脏缺血则可以使肾小球滤过率减低，严重者还可以造成急性肾衰竭。在此病时，由于子宫缺血时乳酸产生增加，在经由肾小管排泌时竞争性抑制了尿酸的排泌，故血尿酸会明显升高，这一点在肾功能不全时会与肌酐和尿素的升高不平行。血管的痉挛还可以造成内皮细胞损伤，血小板聚集，进而血小板消耗过多，临床上可出现血小板减少、红细胞破坏增加[99]。

六、临床表现

本病最明显的表现是妊娠早期血压正常，尿蛋白阴性，妊娠中晚期（通常在妊娠24周以后）出现高血压和蛋白尿、水肿。尿蛋白检查是早期诊断子痫前期的重要指标，虽然其特异性较低，但敏感性高。甚至有人认为微量白蛋白尿检查可以预测子痫前期的发生[100]。随着病情进展，尿蛋白增加，临床上会出现肾病综合征的表现。病情严重者可以出现头疼、视物模糊、抽搐乃至昏迷。本病的肾功能通常会有轻至中度的下降，一般产后迅速恢复。发生急性肾衰竭的不多见，一般多见于妊娠期高血压疾病的特殊类型，如HELLP综合征。一些患者可有肝脏损害，表现为肝酶升高，血中乳酸脱氢酶（LDH）能比较敏感的反映溶血及肝脏的损害。在伴有肝脏损害时，血尿酸由于肝脏代谢障碍以及肾脏排泄障碍，可以升高得比较突出。严重的患者可以有弥散性血管内凝血（DIC），因此要密切注意凝血功能状态及变化。

本病的另一个重要特点是上述所有临床表现在产后逐渐消失，多在6周内恢复，最迟不超过3个月，一般不留有后遗症。

七、诊断和鉴别诊断

根据病史和临床表现，并结合前述的妊娠期高血压疾病的分类标准，该病的诊断并不困难。但仍要注意和妊娠合并原发高血压病以及妊娠合并慢性肾炎作鉴别。三者的鉴别见表31-2-1-2。

表 31-2-1-2　妊娠期高血压疾病（子痫前期）与妊娠合并原发性高血压以及妊娠合并慢性肾炎的鉴别

	子痫前期	妊娠合并原发高血压	妊娠合并慢性肾炎
过去病史	健康无病史	有原发性高血压病史	有慢性肾炎病史
发病年龄	年轻初产妇多见	年龄较大产妇多见	不一定
起病时间	妊娠 24 周后	妊娠前	妊娠前
水肿	轻至重度	无或轻度	轻至重度
血压	收缩压一般≤ 180mmHg	严重者可≥ 200/100mmHg	严重者可≥ 200/100mmHg

续表

	子痫前期	妊娠合并原发高血压	妊娠合并慢性肾炎
蛋白尿	++ ~ +++	– ~ +	+++ ~ ++++
管型尿	少量	无或少量	可以大量
肾功能	一般正常	正常或轻度下降	显著减退
眼底变化	小动脉痉挛，视网膜可有水肿、出血、渗出	小动脉硬化，严重者可有出血渗出	慢性肾炎眼底改变
预后	产后短期内恢复	产后血压不会恢复正常	产后较难恢复或继续加重

八、治疗

本病治疗的目标是保障围产期的母亲和胎儿安全，且随着妊娠的结束，本病能痊愈。但在妊娠结束前，控制血压、预防抽搐及其他严重合并症、保证胎儿安全存活是主要目的。

1. 控制血压　轻度高血压可以不必用药物处理，一般注意休息即可，左侧卧位休息可以减轻子宫对主动脉、下腔静脉及髂动脉的压迫，改善胎盘血液供应，增加回心血量及肾血流量，有利于利尿消肿。

重度的高血压（收缩压>150mmHg，或舒张压>100mmHg）及尿蛋白>1g/24h，应予以降压处理。常用的药物有肼屈嗪、硝苯地平、拉贝洛尔等。严重者可以使用酚妥拉明、硝普钠、硝酸甘油等静脉制剂[101]。

最近国外的循证医学资料认为，当收缩压>160mmHg，或者舒张压>110mmHg，即应立即予以降压处理。如果孕妇在妊娠前就有肾脏疾病或者糖尿病，收缩压在140 ~ 159mmHg或者舒张压在85 ~ 109mmHg，也应该予以降压治疗。所使用的药物可以选择甲基多巴、拉贝洛尔、硝苯地平。但应该避免使用ACEI或者ARB以及阿替洛尔（氨酰心安）等药物。对于不太严重的高血压，舒张压控制的目标应该在80 ~ 105mmHg。对于严重的高血压，应该联合使用硝苯地平和拉贝洛尔，使得舒张压下降10mmHg并维持在这个水平或者更低一些[102]。

2. 利尿　目前不主张常规利尿，只有当全身严重水肿或有肺水肿及心衰或者有肾脏疾病时可以使用利尿剂。常用的有呋塞米、甘露醇等[102]。

3. 解痉及控制抽搐治疗　硫酸镁是目前世界上广泛应用的预防和治疗重度子痫前期和子痫的药物，疗效肯定，在预防或者对抗子痫时，可以静脉注射4g以后每小时1g；对于再次发作的子痫，可以静脉注射2g，以后维持每小时1.5g。但特别应该注意的是硫酸镁的过量问题，当肾功能不正常、原来存在心脏疾病或瓣膜病以及呼吸功能不好时，要特别注意，必要时监测血镁浓度。一旦发现中毒反应，如肌腱反射减弱或消失，呼吸抑制或心律失常等，要立即停用并使用10%葡萄糖酸钙缓慢静脉注射来拮抗[102-105]。

抗胆碱药物（如654-2）、镇静剂等在必要时也可以使用。

4. 终止妊娠　在一些病情较重的患者，当考虑到胎儿已经在母体内发育成熟，继续妊娠只能增加母胎危险时，应予以及时终止妊娠，以保证母亲和胎儿安全。即使胎儿未发育成熟，当药物不能很好地控制血压时，也应该考虑终止妊娠。

第二节　妊娠期急性肾损伤

妊娠期急性肾损伤（pregnancy-associated AKI）不仅是妊娠期严重的合并症之一，也是急性肾损伤的重要组成之一。近年来，随着围产期管理水平的进步，该病的发生率逐渐下降，发达国家发病率1/20 000[106]。

一、病因

妊娠期急性肾损伤可发生于妊娠的各个时期，早中期多见于感染性流产导致的败血症，也可由于严重的妊娠反应导致的剧烈呕吐脱水所致。中晚期则多见于各种原因的子宫出血引起的低血压，宫腔内感染造成的败血症，妊娠期高血压疾病的子痫前期和子痫等。除此之外，尚有一些比较特殊的和妊娠相关的急性肾损伤，如妊娠期急性脂肪肝、HELLP综合征等[107]。总之，从病因上看，与其他的非妊娠期急性肾损伤一样，缺血和中毒是妊娠期急性肾损伤的主要原因，个别情况下，也可以见到梗阻性肾病导致的急性肾损伤。

二、病理

妊娠期急性肾损伤的最常见病理改变是肾小管坏死，其病理和临床表现与非妊娠期肾小管坏死相似。而肾皮质坏死在妊娠期则较非妊娠期更多见，且过去最常见于妊娠期，近年来妊娠导致的肾皮质坏死有所下降[108]。发生肾皮质坏死时，肾脏明显肿大，光镜下可见到双侧肾脏皮质弥漫坏死，也可以见到不同程度的灶状坏死，病变累及部位的肾小球、肾小管、肾间质均出现坏死改变。除此之外，有些妊娠期急性肾损伤在病理上还表现为血栓性微血管病改变，多见于产后急性肾损伤、产后溶血性尿毒症综合征、妊娠期脂肪肝、HELLP综合征等，病理上可见肾小球毛细血管内皮细胞增生、毛细血管襻纤维素样坏死、微血栓形成等改变。

三、临床表现及诊断

1. 妊娠期存在可引起急性肾损伤的诱因，如严重脱水、感染性流产、胎盘早剥、前置胎盘、死胎、产后大出血及肾毒性药物的使用等。

2. 存在部分原发病的体征，如发热、贫血、黄疸、高血压以及水肿等。

3. 患者大多数有明显的少尿或者无尿，并伴有一定程度的电解质紊乱，少尿期一般维持1 ~ 2周。肾皮质坏死时，少尿期明显延长，并伴有明显的血尿、腰痛等症状。患者往往存在消化道症状等尿毒症表现，并可出现肺水肿、脑水肿等症状和体征，严重者可以发生多脏器衰竭。如果是典型的急性肾小管坏死，临床上可见到明显的少尿期和多尿期，恢复期后肾功能转为正常。肾皮质坏死时，肾功能往往不能完全恢复正常，患者可遗留不同程度的慢性肾脏病[109]。

4. 辅助检查　感染引起的急性肾损伤，可以见到外周血白细胞升高，而大出血引起的，则可见到血红蛋白下降，伴有溶血性尿毒症综合征或DIC时，可以见到血小板下降。急性肾小管坏死时尿常规应为低比重尿、低渗透压尿，此点可作为与肾前性急性肾损伤的鉴别指标之一。伴有溶血时，可见到血红蛋白尿；伴有黄疸时，可见到胆红素尿。

肾功能常在短期内急剧恶化，表现为血肌酐、血尿素氮的急剧升高，并可伴有酸中毒、高钾血症等一系列水电解质和酸碱平衡紊乱。

在伴有其他系统损伤时，可以见到相应的化验异常，如肝功能异常、血胆红素异常，感染中毒引起的，可血培养阳性。

B超可见双肾增大，存在梗阻时，可见结石征象或输尿管受压表现。

肾活检为诊断妊娠期急性肾损伤的金标准，并能做出病理类型的诊断，但此时患者可能因种种原因不能接受肾活检，有报道CT或者MRI检查以及肾血管造影在诊断肾皮质坏死方面有一定的意义[110,111]。

四、治疗与转归

妊娠期急性肾损伤属于妊娠期严重的并发症之一，有报道显示其导致的孕产妇死亡率可高达16% ~ 42%[112]。因此，处理及时与否可严重关系到母婴安全。本病的处理关键在于早诊断早干预。产科医生应与肾脏科医生共同制订治疗方案，对于大多数低血容量因素造成的急性肾损伤，早期一般有肾前性氮质血症，此时，通过及时输血、补液等措施，往往可以逆转肾功能的下降，避免其发展为肾小管坏死等肾实质性急性肾损伤。

一旦诊断为妊娠期急性肾损伤，应严密监测患者的出入量、中心静脉压、血气、电解质及肾功能，及时纠正水电解质及酸碱平衡紊乱，积极处理肺水肿、脑水肿等并发症。当保守治疗效果不好时，应及时采用肾脏替代治疗，常用的方法有血液透析、腹膜透析、连续性肾脏替代治疗等。在此值得注意的是，考虑到高毒素血症、缺血缺氧等对胎儿的影响，替代治疗宜尽早进行。孕晚期巨大的子宫可能会影响腹膜透析的效果，一般不采用，但也有人认为影响不大。过去认为血液透析会导致孕酮水平下降，引起早产，故提倡予以适当补充，最近也有研究发现孕酮的下降似乎与早产无关[113]。不论采用何种方式进行肾脏替代治疗，一定要注意液体的平衡，不要脱水过多，造成子宫和胎盘血液灌注减少，一旦胎儿成熟，母体条件也允许，即应尽快终止妊娠。

如前面所述，妊娠期急性肾损伤是由多种原因引起的，所以，除了积极处理急性肾损伤，原发病的控制也十分重要，如控制好血压、感染、纠正贫血以及其他产科合并症等。由于妊娠的特殊性，在一些药物的选择上，一定要注意到药物对胎儿的影响。

五、一些与妊娠有关的特殊急性肾损伤

（一）妊娠相关血栓性微血管病

1. 定义　血栓性微血管病（thrombotic microangiopathy，TMA）是一类可导致妊娠期AKI的严重疾病。其中最经典的类型为血栓性血小板减少性紫癜（thrombotic thrombocytopenic purpura，TTP）/溶血尿毒综合征（hemolytic uremic syndrome，HUS）。过去，以肾脏受累为主要表现的TMA常被称为HUS，而以神经系统受累为主要表现且伴持续的血小板减低的TMA常被称为TTP。近年来，随着对本病认识的加深，发现约10%患者出现AKI[114]，而HUS患者中出现神经系统受累也不少见[117]。故现一般统称为TTP-HUS综合征。在妊娠期或产后发生的TTP-HUS被称为妊娠相关TTP-HUS或妊娠相关TMA。鉴于近期有研究将子痫前期、子痫、HELLP综合征及妊娠期急性脂肪肝统一归类为妊娠相关TMA范畴，本节所指妊娠相关TMA特指妊娠相关TTP-HUS。

2. 分类　根据病因，TMA可分为补体缺陷相关TMA、ADAMTS13缺陷相关TMA、其他因素导致的TMA。

3. 发病率、死亡率及预后　妊娠相关TMA发病率低，在产妇中发病率为1/25 000[115]。但其死亡率高，未经有效治疗时约50%患者死亡，存活患者中约2/3可进展至终末期肾脏病[116]，需长期依赖透析治疗。近年来，由于血浆置换治疗的有效进行，患者死亡率有所下降。

4. 病因及发病机制　本病发病机制的核心为微血管内皮细胞损伤。血管内皮损伤后，血小板黏附聚集并形成微血栓，当红细胞通过狭窄的管腔时，发生变形及破裂而导致溶血及贫血；同时，血小板由于大量消耗而减少。参与造成内皮细胞损伤的因素主要包括以下几种：

（1）补体系统异常：补体系统异常是TMA发生的重要原因，补体异常活化可导致内皮细胞损伤，继而局部微血栓形成[117]。补体H因子（complement factor H，CFH）、I因子（CFI）、膜辅助蛋白（membrance cofactor protein，MCP）和补体固有成分B因子、C3发生基因突变，或抗H因子自身抗体阻断H因子正常功能，均可导致补体系统旁路途径过度激活引发TMA[118]。最近发现，血栓调节蛋白（thrombomodulin，THBD）基因突变导致其对补体负向调节作用减弱，也可引发HUS[119]。

（2）凝血及其他因素：遗传性或获得性ADAMTS13缺陷，可导致循环中超大vWF多聚体形成，vWF可网罗血小板后，在内皮损伤局部形成微血栓[120]。此外，志贺毒素及VEGF缺陷等因素，也可导致内皮损伤及TMA的发生[121]。

（3）妊娠期生理改变：妊娠状态下，TMA可能更容易发生[122]。可能与妊娠期激素水平波动、生产过程中胎儿胎盘物质进入母体循环等因素有关。

5. 临床表现　妊娠相关TMA可发生于妊娠过程中及产后一段时间，临床表现类似于不合并妊娠的TTP-HUS。在临床上主要表现为微血管病性溶血性贫血、血小板减少，以及微血栓形成所

致各脏器供血不足及功能障碍，以神经系统、肾脏系统及心血管系统受累最为常见。

6. 实验室检查 常表现为：贫血；血小板减少；外周血涂片上有破碎红细胞；网织红细胞计数升高；乳酸脱氢酶升高；直接Coombs实验阴性。

7. 肾脏病理学改变 急性期光镜下可见毛细血管腔内微血栓形成，肾小球内皮细胞肿胀、增生；内皮下疏松层增宽，GBM可呈双轨样改变；纤维素样坏死；系膜水肿，可有溶解；可有新月体形成。肾脏小动脉表现为内皮水肿和内皮下间隙增宽；纤维素样坏死；小动脉血栓形成。慢性期可见系膜硬化、GBM双轨等病变。受累小动脉可出现黏液样变和葱皮样变。电镜观察可见毛细血管内疏松层增宽；内皮下和基底膜之间无定形的绒毛样物质聚集。免疫荧光检查可见沿肾小球毛细血管袢、系膜区及小动脉和微动脉壁分布的纤维蛋白原/纤维蛋白呈颗粒状沉积，偶见IgM、C3或C1q沿毛细血管袢分布。

8. 诊断 TMA的诊断须符合以下标准：微血管病性溶血性贫血；血红蛋白Hb<100g/L；外周血涂片显微镜下有红细胞碎片；Coombs试验阴性；乳酸脱氢酶LDH升高>460U/L；血小板PLT$<150\times10^9$/L；急性肾损伤。

9. 治疗 补体调节蛋白基因突变引起的HUS，治疗首选血浆置换及定期血浆输注治疗；如因抗补体调节蛋白抗体引起的HUS，可选择血浆置换、糖皮质激素和免疫抑制剂剂治疗，如上述治疗效果差，可考虑使用利妥昔单抗（抗CD20单克隆抗体）治疗。但利妥昔单抗可进入胎儿循环，目前使用安全性有待进一步研究。抗C5单抗（依库利单抗，eculizumab）治疗产后HUS有成功的报道[123]，但因费用极为昂贵，在特殊人群中使用的安全性还有待于进一步证实[116]。

（二）HELLP综合征

妊娠期高血压疾病患者如果同时并发溶血、肝酶升高、血小板减少，称之为HELLP综合征（hemolysis，elevated liver enzymes，low platelet count syndrome）。多发生在重度妊娠期高血压疾病的患者中，发生率约为18.9%[124]。

近年来，本病逐渐被划归血栓性微血管病范畴，发病机制同前所述。本病特点为肝脏损伤。而肝酶的升高认为是肝细胞膜的通透性增加所致，严重者甚至可以出现肝区疼痛，被膜下出血及肝破裂。

典型的临床表现为在妊娠相关血栓性微血管病基础上，出现右上腹部的不适、转氨酶升高、胆红素升高等化验异常。

尽管并不是所有的HELLP综合征都合并急性肾衰竭，但急性肾衰竭是本病的常见合并症之一。有报道急性肾衰竭在HELLP综合征的合并症中仅次于DIC和胎盘早剥，位居第三，约占8%[125]。发生急肾衰时肾脏常见病理改变是血栓性微血管病的表现，但也有个别报道肾脏呈现系膜增生性肾小球肾炎改变[126,127]。

本病的处理与前述妊娠相关血栓性微血管病相似。同时，积极处理各种并发症，如补充凝血因子、输注新鲜血浆、纠正DIC等，并在条件允许的情况下，尽早终止妊娠。如果并发急性肾衰竭，必要时可以行肾脏替代治疗。

（三）妊娠期急性脂肪肝

妊娠期急性脂肪肝（acute fatty liver of pregnancy，AFLP）也叫妊娠期特发脂肪肝，是一种妊娠晚期发生的严重并发症，起病急骤，病情凶险，常造成多器官损伤，母婴死亡率曾分别高达75%和85%[128]。过去认为本病发病率并不高，近年来随着对本病认识水平的提高，发病率有所增加，1989年有人报道其发病率约1/13 000，到1996年，有人报道为1/6 692[129]。也正是由于认识的提高，早期诊断，及时治疗和及时终止妊娠，本病的母婴死亡率已降低至12.5%和15%[130]。

本病病因不明，可能与妊娠晚期的激素变化引起的脂肪酸代谢障碍有关，大量的游离脂肪酸堆积在肝脏、肾脏、脑组织等脏器，造成一系列的多脏器功能障碍。也有人认为与一些病毒感染、药物因素（四环素，阿司匹林）有关[131,132]。

妊娠期脂肪肝多发生在妊娠晚期，特别是妊娠35周左右的初产妇，伴有妊娠期高血压疾病，双胎和男胎更易发生。起病较急，常无明显诱因出现恶心和呕吐、上腹部疼痛或头痛，数日内可出现黄疸，并伴有高血压、蛋白尿和水肿，如果不及时处理，患者很快就会进入DIC、神志障碍、昏迷、急性肾衰竭，常常在短期内死亡。

实验室检查可见到外周血白细胞升高，常≥15.0×10^9/L，血小板减少，血清转氨酶轻至中度升高，血清碱性磷酸酶明显升高。血胆红素升高但尿胆红素常阴性是妊娠期急性脂肪肝的重要诊断指标之一，但尿胆红素阳性也不能排除本病。持续性重度低血糖也是本病的重要特征，常可低至正常值的1/3 ~ 1/2，依据此点，可以和上文叙述的HELLP综合征作鉴别。血氨早期就可以升高，达到肝性脑病时可高于正常值的10倍。PT、APTT延长，AT Ⅲ和纤维蛋白原减少。尿蛋白阳性，肾功能下降。此外，血尿酸常早期升高并与血肌酐水平不平行。

确诊本病的唯一办法是肝活检，当临床高度怀疑本病时，应在出现DIC之前及早行肝脏活体组织学检查。典型的病理变化是肝细胞弥漫性、微滴性脂肪变性，肝细胞因此而肿胀，呈气球样变，炎症坏死不明显。至于影像学检查，除可见到肝脏密度增高，提示有脂肪沉积外，没有其他特殊征象[129]。

妊娠期脂肪肝常合并急性肾衰竭，有报道可高达60%[133]。至于本病为什么会合并急性肾衰竭，原因仍不太清楚，可能的原因有：剧烈呕吐造成的低血容量等肾前性因素，子宫或内脏大出血造成的休克等血流动力学紊乱[134,135]，也有人认为血栓性微血管病是本病造成急性肾衰竭的原因之一[136]。肾组织活检一般仅可见到肾小管上皮细胞脂肪变性，也有肾小管坏死的报道。

如前所述，改善本病预后的关键在于早诊断、早治疗。到目前为止，尚未见到在产前康复的病例报道，一旦诊断或者高度怀疑，应立即终止妊娠，大多数患者的肝功能可恢复。由于本病发生的时间多数在足月，因此，胎儿一般可以存活。终止妊娠之前，纠正水电解质和酸碱平衡紊乱、纠正低血糖对稳定病情是必要的，成分输血（新鲜冷冻血浆、血小板、红细胞等）可以补充血液内一些凝血因子及其他缺少的成分。血浆置换还可以清除体内的一些炎症因子，减少血小板聚集，促进血管内皮修复。发生急性肾衰竭时，可以行血液透析治疗。肝功能衰竭时，还可以行人工肝治疗。

第三章 慢性肾脏病患者的妊娠问题

慢性肾脏病是人类的常见病和多发病之一，特别是在我国，随着生活水平的提高和优生优育政策的影响，慢性肾脏患者的妊娠问题越来越成为肾脏科医生和产科医生必须面对的一个临床问题和社会问题[137]。

第一节 妊娠对慢性肾脏病的影响

一、高滤过综合征

正常妊娠时对肾脏结构和功能的影响详见本篇第一章。人体为了适应胎儿发育的需要和母体健康的需要，肾脏会发生一些生理的变化，突出表现为肾脏体积增大，有人用B超检查发现，妊娠期妇女的肾脏体积可以较妊娠前增加约30%[3]。肾有效血浆流量增加，GFR增加约30% ~ 50%，处于一种高灌注、高滤过状态[138]，一些体内的代谢产物的排出也会增加，血中的肌酐、尿素以及尿酸等物质的水平要略低于非妊娠期。因此，妊娠期妇女的血肌酐水平，即使还处在正常人的范围内，也有可能是已经发生了肾脏损害[2]。但必须认识到，这些生理的变化加重了肾脏的负担，对于一个正常的孕妇，肾脏的代偿能力是足够的，但对于一个肾脏本身就存在疾病或者肾功能本身已经不正常的孕妇来说，这种增加的负担，就有可能造成肾功能失代偿，出现肾衰竭，或者原有的肾损伤加重，威胁到母婴的安全。

二、高凝状态

在一些慢性肾脏病的进展过程中，肾脏微血管的凝血机制起着重要的作用，特别是在血栓性微血管病等一些伴有血管内皮细胞损伤的疾病中，肾小球内广泛的微血栓形成是肾单位遭到破坏并丧失功能的原因之一。正常妊娠时，血液中纤维蛋白原、第Ⅶ、Ⅷ、Ⅸ、Ⅹ因子均有不同程度的升高[139]，同时，纤维蛋白溶酶原增加，纤溶活性降低。因此，妊娠期处于高凝状态，成为分娩时预防出血的一个有利因素。但在上述的肾脏病存在时，这种高凝状态无疑会加重病情进展。而在一些病理妊娠的情况下，如流产、胎盘早剥、妊娠期高血压疾病等，胎盘还可以释放出凝血活酶（thromboplastin），导致凝血机制活化，加重原有的高凝状态，从而加重肾脏的损伤。

三、免疫反应

不少肾脏疾病的发生与免疫反应有关，特别是一些自身免疫性疾病。妊娠时为了适应胎儿生长发育的需要，母体的免疫反应较非妊娠时降低，此时免疫性肾小球疾病也许因此而不会恶化，但产后由于免疫反应的恢复，疾病就容易加重[2]。

第二节 慢性肾脏病在妊娠期的临床问题

无论何种慢性肾脏病，在妊娠期的临床变化无外乎以下几种情况：

1. 病情稳定，在整个妊娠期原有肾脏病不出现加重趋势，肾功能一直正常或稳定，妊娠结束后肾脏病仍稳定在孕前水平。

2. 肾脏病在妊娠期加重，肾功能有所下降，但患者尚能顺利度过妊娠期。

3. 肾脏病在妊娠期明显恶化，肾功能明显减退，甚至出现急性肾衰竭，孕妇往往不能顺利度过妊娠期而不得不终止妊娠，妊娠结束后，患者的肾功能可部分恢复，但也可完全不恢复而进入尿毒症阶段。

但同时必须注意到，妊娠对肾脏病的上述影响，不仅仅是对基础肾脏病的影响，肾脏病的变化反过来还会影响妊娠，导致各种各样的病理妊娠情况发生，如流产、早产、死胎，甚至对胎儿出生后均有可能产生影响。国内有对照的观察发现，患慢性肾脏病的孕妇，其妊娠结局及后代发育均不如无肾脏病的正常孕妇[140]。

由于慢性肾脏病是我国常见病之一，因此，患慢性肾脏病的妇女妊娠并不少见。到目前为止，多数的研究表明妊娠前慢性肾脏病患者的血压、肾功能是决定该患者能否顺利度过妊娠期的主要因素[141-144]。一般认为，如果患者的血压正常，肾功能正常，即或肾功能有轻度的损害，该患者妊娠的过程将会比较顺利，成功妊娠的机会在90%以上。在妊娠结束以后，肾功能也将稳定。但已经存在高血压，或者高血压控制的不理想，或者存在中等程度的肾功能不全，患者妊娠期出现合并症的机会以及妊娠后遗留肾功能下降的机会将大大增加[145]。同时，胎儿的预后较差[146]。

在妊娠合并的肾脏病中，尿蛋白定量能否成为一个独立的危险因素一直存在不同看法，过去有人认为，在血压稳定和肾功能稳定的前提下，尿蛋白定量的增加并不是需要终止妊娠的指征。但现在多数人认为，大于2g/24h或肾病综合征范围内的蛋白尿可能提示妊娠期会出现肾功能的下降[144,147]。同时，很多研究表明，妊娠期蛋白尿的多少，直接与胎儿的发育有关[148]。

除了上述临床上常用的指标外，慢性肾脏病的病理类型也可以反映病情的轻重，并与妊娠的过程是否顺利相关。病理诊断可以是来自妊娠前已经做出的肾活检诊断，但相当一部分患者妊娠前可能没有病理诊断，因此，妊娠期肾活检可能对明确诊断、指导治疗和判断预后有帮助。有分析表明，妊娠30周之前行肾穿刺活检是安全的[149]。尽管如此，也有人认为，妊娠期的肾活检还是应该慎重，指征应局限于妊娠期的最后两个月之前出现突然的肾功能下降或不明原因的肾病综合征。对于无症状的镜下血尿和/或血压正常的轻中度蛋白尿，如果肾功能正常，可以不必急于肾穿刺活检，仅需密切观察即可，肾穿刺活检可以等到产后进行[150]。

在原发性肾小球疾病的各种病理类型中，一般认为，较轻的病理改变以及对治疗反应较好的病理类型在妊娠期及妊娠后均结局较好，反之，病理改变较重、治疗效果差的病理类型，其妊娠结局较差。有些观察表明，微小病变、轻度系膜增生性肾小球肾炎、膜性肾病等病理类型的预后较好[141,151]，而局灶节段性肾小球硬化和膜增生性肾小球肾炎的预后较差[152]。近来也有报告指出，与子痫前期相关的局灶节段性肾小球硬化症，可能是由于高血压和妊娠导致的肾小球肥大引起，其预后较好，多在产后40天左右恢复[97,153]，这和原发性局灶节段肾小球硬化并不是一种病。

IgA肾病是一种非常常见的肾小球疾病，特别是在我国。关于IgA肾病患者的妊娠问题，是肾脏科医生和产科医生经常要面对的。长期以来，关于此病患者妊娠的报道不少，结果也不一致，早年有人观察到IgA肾病患者妊娠可引起产妇和胎儿预后不良[146,154]，但后来的报道多认为此病对妊娠以及妊娠后患者的肾功能影响不大[155]。特别是近年来，出现了一些比较重症的IgA肾病妊娠成功或者及时终止妊娠并积极治疗后肾脏恢复的报道[156,157]。这也许和近年来围产医学的进步有关。IgA肾病是一种临床和病理都很多样化的疾病，因此也有人认为，应该按照病理损伤的程度来判断其对妊娠的影响，病理表现越重，孕妇发生妊娠期高血压疾病的可能性越大，但对胎儿的影响似乎不大[158]。国内学者也认为，Lee氏4级和以上的患者不宜妊娠[159]。

总之，不论何种病理类型的慢性肾脏病，能否顺利度过妊娠期，并能保证肾功能长期稳定，可能更主要的是依赖于孕前及孕早期的临床指标，如肾功能情况、尿蛋白定量、血压情况。具体的病理类型，尚不能单独作为能否妊娠的唯一根据，曾有人报道，肾活检如果存在皮质区的小管间质病变和血管硬化，可能会对妊娠及产后的肾功能产生不利的影响[141]。因此，我们认为慢性肾脏病患者能否妊娠的条件应为：① 血压正常；② 肾功能正常；③ 没有大量蛋白尿特别是肾病综合征范围蛋白尿；④ 肾脏病理类型较轻，没有明显的小管间质病变和血管病变。即使达到上述条件，也要加强孕期监测，孕早期应该每两周检查一次尿蛋白定量、肾功能、血压及胎儿发育情况，孕中晚期应该每周检查一次。一旦出现肾功能的急剧下降，血压升高难以控制，以及大量蛋白尿不减少反而增加等情况，必须当机立断，权衡利弊，及时终止妊娠。如果病情尚能控制，可以在密切监测的情况下，等到胎儿成熟，尽快结束妊娠。

一些慢性肾脏病患者可能在妊娠前就使用ACEI和/或免疫抑制剂等药物，此类药物在妊娠时可能会影响孕妇的肾功能以及胎儿的发育，目前认为在妊娠期应该避免使用这类药物[160]。

其他继发性肾脏疾病如狼疮肾炎、糖尿病肾病、透析或肾移植患者的妊娠问题本章不再赘述，请详见相关章节。

（于　峰　赵明辉）

参考文献

1. PALLER MS, CONNAIRE JJ. The kideny and hypertension in pregnancy // Brenner BM. The Kidney. 7th ed. Philadelphia: SAUNDERS, 2004: 1659-1695.
2. 金其庄 . 妊娠与肾脏病 // 王海燕 . 肾脏病学 . 3 版 . 北京：人民卫生出版社 , 2008 ：2272-2299.
3. CHRISTENSEN T, KLEBE JG, BERTELSEN V, et al. Changes in renal volume during normal pregnancy. Acta Obstet Gynecol Scand, 1989, 68(6): 541.
4. GUYER PB, DELANY D. Urinary tract dilation and oral contraceptives. Br Med J, 1970, 4(5735): 588-590.
5. BOZARKI S, LEBAY P, GERBER C. Prostaglandin inhibition of ureteral peristalsis. Invest Urol, 1966, 4(1): 9-11.
6. SIMAAN M, CADORETTER C, POTEREK M, et al. Calcium channels contribute to the decrease in blood pressure of pregnant rats. Am J Physiol Heart Circ Physiol, 2002, 282(2): H665-H671.
7. DESWIET M. The cardiovascular system. // Hytten FE, Chamberlain GVP. Clinical Physiology in Obstetrics. Oxford: Blackwell Scientific Publications, 1980:3.
8. VISSER W, WALLENBURG HCS. Central hemodynamic observations in untreated preeclamptic patients, Hypertension, 1991, 17(6 Pt 2): 1072-1077.
9. HYTTEN FE, LEITCH I. The Physiology of Human Pregnancy. 2nd ed. Oxford: Blackwell Scientific Publications, 1971.
10. Robertson EG. The natural history of oedema during pregnancy. J Obstet Gynaecol Br Commonw, 1971, 78(6): 520-529.
11. THOMPSON AM, HYTTEN RE, BILLEWECZ WZ. The epidemiology of oedema during pregnancy. J Obstet Gynaecol Br Commonw, 1967, 74(1):1-10.
12. SIMS EAH, KRANTZ KE. Serial studies of renal function during pregnancy and the puerperium in normal

women. J Clin Invest, 1958, 37(12): 1764-1774.

13. ASSALI NS, DIGNAM WJ, DASGUPTA K. Renal function in human pregnancy. Ⅱ. Effects of venous pooling on renal hemodynamics and water, electrolyte and aldosterone excretion during normal gestation. J Lab Clin Med, 1959, 54: 394-408.
14. DE ALVAREZ RR. Renal glomerulotubular mechanisms during normal pregnancy. I. Glomerular filtration rate, renal plasma flow and creatinine clearance. Am J Obstet Gynecol, 1958, 75(5): 931-944.
15. DUNLOP W. Renal physiology in pregnancy. Postgrad Med J, 1979, 55(643): 329-332.
16. DAVISON JM, DUNLOP W. Renal hemodynamics and tubular function in normal human pregnancy. Kidney Int, 1980, 18(2): 152-161.
17. BAYLIS C, RECKELHOFF JF. Renal hemodynamics in normal and hypertensive pregnancy: Lessons from micropuncture. Am J Kidney Dis, 1991, 17(2): 98-104.
18. CONRAD KP. Renal hemodynamics during pregnancy in chronically catheterized, conscious rats. Kidney Int, 1984, 26(1):24-29.
19. BAYLIS C, BRANGO C, ENGELS K. Renal effects of moderate hemorrhage in the conscious pregnant rat. Am J Physiol, 1990, 259(6 Pt 2): F945-F949.
20. RECKELHOFF J, SAMSELL L, BAYLIS C. Dissociation between plasma volume expansion (PVE) and increases in GFR during pregnancy in the rat. Kidney Int, 1989, 35: 472
21. WOODS LL, MIZELLE HL, HALL JE. Autoregulation of renal blood flow and glomerular filtration rate in the pregnant rabbit. Am J Physiol, 1987, 252(1 Pt 2): R69-R72.
22. BAYLIS C, BLANTZ RC. Tubuloglomerular feedback activity in virgin and 12-day-pregnant rats. Am J Physiol, 1985, 249(1 Pt 2): F169-F173.
23. CHAPMAN AB, ZAMUDIO S, WOODMANSEE W, et al. Systemic and renal hemodynamic changes in the luteal phase of the menstrual cycle mimic early pregnancy. Am J Physiol, 1997, 273(5 Pt 2): F777-F782.
24. SHIFFMAN RL, TEJANI N, VERMA U, et al. Effect of dietary protein on glomerular filtration rate in pregnancy. Obstet Gynecol, 1989, 73(1): 47-51.
25. AUGUST P, LEVY T, ALES KL, et al. Longitudinal study of the renin-angiotensin-aldosterone system in hypertensive pregnant women. Am J Obstet Gynecol, 1990, 163(5 Pt 1): 1612-1621.
26. BROWN MA, ZAMMIT VC, ADSETT D. Stimulation of active renin release in normal and hypertensive pregnancy. Clin Sci, 1990, 79(5): 505-511.
27. HANSSENS M, KEIRSE MJ, SPITZ B, et al. Angiotensin Ⅱ levels in pregnancy. Br J Obstet Gynaecol 1991; 98(2):155-161.
28. WEIR RJ, BROWN JJ, FRASER R, et al. Plasma renin, renin substrate, angiotensin Ⅱ and aldosterone in hypertensive disease of pregnancy. Lancet, 1973, 1(7789): 291-294.
29. LEWIS PJ, BOYLAN P, FRIEDMAN LA, et al. Prostacyclin in pregnancy. Br Med J, 1980, 280(6231): 1581-1582.
30. LENZ T, SEALEY JE, HAPPE RW, et al. Infusion of recombinant human pro-renin into rhesus monkeys. Am J Hypertens, 1990, 3(4): 257-261.
31. SEALEY JE, VON LUTTEROTTE N, RUBATTU S, et al. The greater renin system: Its pro-renin directed vasodilator limb. Am J Hypertens, 1991, 4(12 Pt 1): 972-977.
32. VENUTO R, COX JW, STEIN JH, et al. The effect of changes in perfusion pressure on uteroplacental blood flow in the pregnant rabbit. J Clin Invest, 1976, 57(4): 938-944.
33. WOODS LL, BROOKS VL. Role of the renin-angiotensin system in hypertension during reduced uteroplacental perfusion pressure. Am J Physiol, 1989, 251(1 Pt 2): R204-R209.
34. FERRIS TF, STEIN JH, KAUFFMAN J. Uterine blood flow and uterine renin secretion. J Clin Invest, 1972, 51(11): 2828-2833.
35. FRANKLIN GO, DOWD AJ, CALDWELL BV, et al. The effect of angiotensin Ⅱ intravenous infusion on plasma renin activity and prostaglandins A1, E, and F levels in the uterine vein of the pregnant monkey. Prostaglandins, 1974, 6(4): 271-280.

36. FERNANDEZ LA, TWICKLER J, MEAD A. Neovascularization produced by angiotensin Ⅱ. J Lab Clin Med, 1985, 105(2): 141-145.

37. BROUGHTON PIPKIN F, SYMONDS EM, TURNER SR. The effect of captopril (SQ14, 225) upon mother and fetus in the chronically canulated ewe and in the pregnant rabbit. J Physiol (Lond), 1982, 323: 415-422.

38. FERRIS TF, WEIR EK. The effect of captopril on uterine blood flow and prostaglandin synthesis in the rabbit. J Clin Invest, 1983, 71(4): 809-815.

39. KAWANO M, MORI N. Prostacyclin producing activity of human umbilical, placental and uterine vessels. Prostaglandins, 1983, 26(4): 645-662.

40. BUSSOLINO F, BENEDETTO C, MASSOBRIO M, et al. Maternal vascular prostacyclin activity in pre-eclampsia. Lancet, 1980, 2(8196): 702.

41. DADAK C, KEFALIDES A, SINGINGER H, et al. Reduced umbilical artery prostacyclin formation in complicated pregnancies. Am J Obstet Gynecol, 1982, 144(7): 792-795.

42. KOULLAPIS EN, NICOLAIDES KH, COLLINS WP, et al. Plasma prostanoids in pregnancy-induced hypertension. Br J Obstet Gynaecol, 1982, 89(8): 617-621.

43. REMUZZI G, MARCHESI D, MECCA G, et al. Reduction of fetal vascular prostacyclin activity in pre-eclampsia [letter]. Lancet, 1980, 2(8189): 310.

44. FITZGERALD DJ, ENTMANN SS, MULLOY K, et al. Decreased prostacyclin biosynthesis preceding the clinical manifestations of pregnancy induced hypertension. Circulation, 1987, 75(5): 956-963.

45. LARAGH JH, BRENNER BM. Hypertension: Pathophysiology and Diagnosis and Management. New York: Raven Press, 1990.

46. PALLER MS, GREGORINI G, Ferris TF. Pressor responsiveness in pseudopregnant and pregnant rats: role of maternal factors. Am J Physiol, 1989, 257(4 Pt 2): R866-R871.

47. PALLER MS. Mechanism of decreased pressor responsiveness to Ang Ⅱ, NE, and vasopressin in pregnant rats. Am J Physiol, 1984, 247(1 Pt 2): H100-H108.

48. GILL JR. Bartter's syndrome. Annu Rev Med, 1980, 31:405-419.

49. EVERETT RB, WORLEY RJ, MACDONALD PC, et al. Effect of prostaglandin synthesis inhibitors on pressor response to angiotensin Ⅱ in human pregnancy. J Clin Endocrinol Metab, 1978, 46(6): 1007-1010.

50. NOVAK J, DANIELSON LA, KERCHNER LJ, et al. Relaxin is essential for renal vasodilation during pregnancy in conscious rats. J Clin Invest, 2001, 107(11): 1469-1475.

51. DANIELSON LA, SHERWOOD OD, CONRAD KP. Relaxin is a potent renal vasodilator in consious rats. J Clin Invest, 1999, 103(4): 525-533.

52. ABRAM SR, ALEXANDER BT, BENNETT WA, et al. Role of neuronal nitric oxide synthase in mediating renal hemodynamic changes during pregnancy. Am J Physiol Regul Integr Comp Physiol, 2001, 281(5): R1390-R1393.

53. CONRAD KP, GANDLEY RE, OGAWA T, et al. Endothelin mediates renal vasodilation and hyperfiltration during pregnancy in chronically instrumented conscious rats. Am J Physiol, 1999, 276(5 Pt 2): F767-F776.

54. PAGE NM, WOODS RJ, GARDINER SM, et al. Excessive placental secretion of neurokinin B during the third trimester causes pre-eclampsia. Nature, 2000, 405(6788): 797-800.

55. BAY WH, FERRIS TF. Factors controlling plasma renin and aldosterone during pregnancy. Hypertension, 1979, 1(4): 410-415.

56. CHESLEY LC, VALENTI C, Rein H. Excretion of sodium loads by non-pregnant and pregnant normal, hypertensive and pre-eclamptic women. Metabolism, 1958, 7(5): 575-588.

57. KATZ AL. Urinary concentrating ability in pregnant women with asymptomatic bacteriuria. J Clin Invest, 1961, 40:1331-1338.

58. LINDHEIMER MD, WESTON PV. Effect of hypotonic expansion on sodium, water and urea excretion in late pregnancy: The influence of posture on these results. J Clin Invest, 1969, 48(5): 947-956.

59. DAVISON JM, GILMORE EA, Durr J, et al. Altered osmotic thresholds for vasopressin secretion and thirst in human pregnancy. Am J Physiol, 1984, 246(1 Pt 2): F105-F109.

60. DAVISON JM, SHIELLS EA, PHILIPS PR, et al. Serial evaluation of vasopressin release and thirst in human pregnancy: Role of human chorionic gonadotrophin in the osmoregulatory changes of gestation. J Clin Invest, 1988, 81(3): 798-806.

61. MACDONALD HN, GOOD W. The effect of parity on plasma sodium, potassium, chloride and osmolality levels during pregnancy. J Obstet Gynaecol Br Commonw, 1972, 79(5): 441-449.

62. LINDHEIMER MD, BARRON WM, DAVISON JM. Osmotic and volume control of vasopressin release in pregnancy. Am J Kidney Dis. 1991, 17(2): 105-111.

63. BARRON WM, STAMOUTSOS BA, LINDHEIMER MD. Role of volume in the regulation of vasopressin secretion during pregnancy in the rat. J Clin Invest, 1984, 73(4): 923-932.

64. DAVISON JM, SHIELLS EA, PHILIPS PR, et al. Influence of humoral and volume factors on altered osmoregulation of normal human pregnancy. Am J Physiol, 1990, 258(4 Pt 2): F900-F907.

65. DURR JA, STAMOUTSOS B, LINDHEIMER MD. Osmoregulation during pregnancy in the rat. J Clin Invest 1981, 68(2): 337-346.

66. BARRON WM, LINDHEIMER MD. Osmoregulation in pseudopregnant and prolactin-treated rats: Comparison with normal gestation. Am J Physiol, 1988, 254(3 Pt 2): R478-R484.

67. BAYLIS C. Glomerular ultrafiltration in the pseudopregnant rat. Am J Physiol, 1982, 243(3): F300-F305.

68. WALKER J, GARLAND HO. Single nephron function during prolactin-induced pseudopregnancy in the rat. J Endocrinol, 1985, 107(1): 127-131.

69. EHRLICH EN, NOLTEN WE, OPARIL S, et al. Mineralocorticoids in normal pregnancy. // LINDHEIMER MD, KATZ AL, ZUSPAN FP. Hypertension in Pregnancy. New York: John Wiley & Sons, 1976:217.

70. BROWN MA, SINOSICH MJ, SAUNDERS DM, et al. Potassium regulation and progesterone-aldosterone interrelationships in human pregnancy: A prospective study. Am J Obstet Gynecol, 1986, 155(2): 349-353.

71. EHRLICH EN, LINDHEIMER MD. Effect of administered mineralocorticoid or ACTH in pregnant women: Attenuation of kaliuretic influence of mineralocorticoids during pregnancy. J Clin Invest, 1972, 51(6): 1301-1309.

72. BIGLIERI EG, SLATON JR PE. Pregnancy and primary aldosteronism. J Clin Endocrinol, 1967, 27(11): 1628-1632.

73. Hammond TG, Buchanan JD, Scoggins BA, et al. Primary hyperaldosteronism in pregnancy. Aust N Z J Med, 1982, 12(5): 537-539.

74. LOTGERING FR, DERKS FM, WALLENBURG HC. Primary hyperaldosteronism in pregnancy. Am J Obstet Gynecol, 1986, 155(5): 986-988.

75. MERRILL RH, DOMBROSKI R, MACKENNA JM. Primary hyperaldosteronism during pregnancy. Am J Obstet Gynecol, 1984, 150(6): 786-787.

76. LINDHEIMER MD, RICHARDSON DA, EHRLICH EN, et al. Potassium homeostasis in pregnancy. J Reprod Med, 1987, 32(7): 517-522.

77. LIM VS, KATZ AI, LINDHEIMER MD. Acid-base regulation in pregnancy. Am J Physiol, 1976, 231(6): 1764-1769.

78. BLECHNER JN, COTTER JR, STENGER VG, et al. Oxygen, carbon dioxide and hydrogen ion concentration in arterial blood during pregnancy. Am J Obstet Gynecol, 1968, 100(1): 1-6.

79. LYONS HA, ANTONIO R. The sensitivity of the respiratory center in pregnancy and after the administration of progesterone. Trans Assoc Am Physicians, 1959, 72:173.

80. ASSALI NS, HERZIG D, SINGH BP. Renal responses to ammonium chloride acidosis in normal and toxemic pregnancies. J Appl Physiol, 1955, 7(4): 367.

81. DUNLOP W, DAVISON JM. The effect of normal pregnancy upon the renal handling of uric acid. Br J Obstet Gynaecol, 1977, 84(1): 13-21.

82. CHRISTENSEN PJ. Tubular reabsorption of glucose during pregnancy. Scand J Clin Lab Invest, 1958, 10(4): 364-371.

83. WELSH GW, SIMS EA. The mechanisms of renal glucosuria in pregnancy. Diabetes, 1960, 9: 363-369.

84. DAVISON JM, HYTTEN FE. The effect of pregnancy on the renal handling of glucose. Br J Obstet Gynaecol, 1975, 82(5): 374-381.
85. CHRISTENSEN PJ, DATE JW, SCONHEYDER F, et al. Amino acids in blood plasma and urine during pregnancy. Scand J Clin Lab Invest, 1957, 9(1): 54-61.
86. WALLRAFF EB, BRODIE EC, BORDEN AL. Urinary excretion of amino acids in pregnancy. J Clin Invest, 1950, 29(11): 1542-1544.
87. HYTTEN FE, CHEYNE GA. The aminoaciduria of pregnancy. J Obstet Gynaecol Br Commonw, 1972, 79(5): 424-432.
88. National High Blood Pressure Education Program Working Group. Report of national high blood pressure education program working group on high blood pressure in pregnancy. Am J Obstet Gynecol, 2000, 183(1): S1-S22.
89. 曹泽毅．中华妇产科学．2 版．北京：人民卫生出版社，2004：399-421.
90. American College of Obstetricians and Gynecologists; Task Force on Hypertension in Pregnancy. Hypertension in Pregnancy Report of the American College of Obstetricians and Gynecologists' Task Force on Hypertension in Pregnancy. Obstet Gynecol, 2013, 122(5):1122-1131.
91. GENBACEV O, ZHOU Y, LUDLOW JW, et al. Regulation of human placental development by oxygen tension. Science, 1997, 277(5332): 1669-1672.
92. LAMARCA B, WALLUKAT G, LLINAS M, et al. Autoantibodies to the angiotensin type I receptor in response to placental ischemia and tumor necrosis factor alpha in pregnant rats. Hypertension, 2008, 52(6): 1168-1172.
93. ROBERTS JM, LAIN KY. Recent Insights into the pathogenesis of pre-eclampsia. Placenta, 2002, 23(5): 359-372.
94. STAFF AC, BENTON SJ, VON DADELSZEN P, et al. Redefining preeclampsia using placenta-derived biomarkers. Hypertension, 2013, 61(5): 932-942.
95. CRAICI IM, WAGNER SJ, WEISSGERBER TL, et al. Advances in the pathophysiology of pre-eclampsia and related podocyte injury. Kidney Int, 2014, 86(2): 275-285.
96. 郑敏，张四友，孔耀中．妊娠高血压综合征患者肾脏穿刺结果分析．中国实用妇科与产科杂志，2003, 19(6)：356-358.
97. NISHIMOTO K, SHIIKI H, NISHINO T, et al. Glomerular hypertrophy in preeclamptic patients with focal segmental glomerulosclerosis. A morphometric analysis. Clin Nephrol, 1999, 51(4):209-219.
98. 张爱平，王艳侠，丁尧海，等．妊娠时肾损害临床和肾组织病理变化的分析．中国中西医结合肾病杂志，2002, 3(1)：26-28.
99. NADAR S, LIP GY. Platelet activation in the hypertensive disorders of pregnancy. Expert Opin Investig Drugs, 2004, 13(5): 523-529.
100. SALAKO BL, AIMAKHU CO, ODUKOGBE AA, et al. A review of hypertensive disorders of pregnancy. Afr J Med Med Sci, 2004, 33(2): 99-103.
101. UMANS JG, LINDHEIMER MD. Antihypertensive therapy in pregnancy. Curr Hypertens Rep, 2001, 3(5):392-399.
102. DADELSZEN P, MENZIES J, GILGOFF S, et al. Evidence-based management for preeclampsia. Front Biosci, 2007, 12: 2876-2889.
103. DULEY L. Pre-eclampsia and the hypertensive disorders of pregnancy. Br Med Bull, 2003, 67: 161-176.
104. AFIFI Y, CHURCHILL D. Pharmacological treatment of hypertension in pregnancy. Curr Pharm Des, 2003, 9(21): 1745-1753.
105. SIBAI BM. Diagnosis and management of gestational hypertension and preeclampsia. Obstet Gynecol, 2003, 102(1): 181-192.
106. STRATTA P, BESSO L, CANAVESE C, et al. Is pregnancy-related acute renal failure a disappearing clinical entity? Ren Fail, 1996, 18(4): 575-584.
107. MJAHED K, ALAOUI SY, BARROU L. Acute renal failure during eclampsia: incidence risks factors and outcome in intensive care unit. Ren Fail, 2004, 26(3): 215-221.

108. KIM HJ. Bilateral renal cortical necrosis with the changes in clinical features over the past 15 years (1980-1995). J Korean Med Sci, 1995, 10(2): 132-141.

109. MARK S, PALLER. The Kidney and Hypertension in Pregnancy. // BRENNER BM. The Kidney. 6th ed. Philadelphia: Saunders WB, 1999: 1639-1640.

110. KIM HJ, CHO OK. CT scan as an important diagnostic tool in the initial phase of diffuse bilateral renal cortical necrosis. Clin Nephrol, 1996, 45(2):125-130.

111. JEONG JY, KIM SH, LEE HJ, et al. Atypical low-signal-intensity renal parenchyma: causes and patterns. Radiographics, 2002, 22(4): 833-846.

112. NZERUE CM, HEWAN-LOWE K, NWAWKA C. Acute renal failure in pregnancy: A review of clinical outcome at an innercity hospital from 1986-1996. J Natl Med Assoc, 1998, 90(8): 486-490.

113. BROST BC, NEWMAN RB, HENDRICKS SK, et al. Effect of hemodialysis on serum progesterone level in pregnant women. Am J Kidney Dis, 1999, 33(5): 917-919.

114. KOEHL B, BOYER O, BIEBUYCK-GOUGE'N, et al. Neurological involvement in a child with atypical hemolytic uremic syndrome. Pediatr Nephrol, 2010, 25(12): 2539-2542.

115. DASHE JS, RAMIN SM, CUNNINGHAM FG. The long-term consequences of thrombotic microangiopathy (thrombotic thrombocytopenic purpura and hemolytic uremic syndrome) in pregnancy. Obstet Gynecol, 1998, 91(5 Pt 1): 662-668.

116. FAKHOURI F, ROUMENINA L, PROVOT F, et al. Pregnancy-associated hemolytic uremic syndrome revisited in the era of complement gene mutations. J Am Soc Nephrol, 2010, 21(5): 859-867.

117. FAKHOURI F, VERCEL C, FRÉMEAUX-BACCHI V. Obstetric nephrology: AKI and thrombotic microangiopathies in pregnancy. Clin J Am Soc Nephrol, 2012, 7(12): 2100-2106.

118. ZHENG XL, SADLER JE, EVAN SADLER. Pathogenesis of thrombotic microangiopathies. Annu Rev Pathol, 2008, 3: 249-277.

119. DELVAEYE M, NORIS M, DE VRIESE A, et al. Thrombomodulin mutations in atypical hemolytic-uremic syndrome. N Engl J Med, 2009, 361(4):345-357.

120. LOTTA LA, GARAGIOLA I, PALLA R, et al. ADAMTS13 mutations and polymorphisms in congenital thrombotic thrombocytopenic purpura. Hum Mutat, 2010, 31(1): 11-19.

121. VENKATESHA S, TOPORSIAN M, LAM C, et al. Soluble endoglin contributes to the pathogenesis of preeclampsia. Nat Med, 2006, 12(6): 642-649.

122. SÁNCHEZ-LUCEROS A, FARÍAS CE, AMARAL MM, et al. von Willebrand factorcleaving protease (ADAMTS13) activity in normal non-pregnant women, pregnant and post-delivery women. Thromb Haemost, 2004, 92(6): 1320-1326.

123. ZSCHIEDRICH S, PRAGER EP, KUEHN EW. Successful treatment of the postpartum atypical hemolytic uremic syndrome with eculizumab. Ann Intern Med, 2013, 159(1):76.

124. SIBAI BM, RAMADAN MK, USTA I, et al. Maternal morbidity and mortality in 442 pregnancies with hemolysis, elevated liver enzymes, and low platelets (HELLP syndrome). Am J Obstet Gynecol, 1993, 169(4):1000-1006.

125. EGERMAN RS, WITLIN AG, FRIEDMAN SA, et al. Thrombotic thrombocytopenic purpura and hemolytic uremic syndrome in pregnancy: review of 11 cases. Am J Obstet Gynecol, 1996, 175(4 Pt 1): 950-956.

126. ABRAHAM KA, KENNELLY M, DORMAN AM, et al. Pathogenesis of acute renal failure associated with the HELLP syndrome: a case report and review of the literature. Eur J Obstet Gynecol Reprod Biol, 2003, 108(1): 99-102.

127. FANG JT, CHEN YC, HUANG CC. Unusual presentation of mesangial proliferative glomerulonephritis in HELLP syndrome associated with acute renal failure. Ren Fail, 2000, 22(5): 641-646.

128. VARNER M, RINDERKNECHT NK. Acute fatty metamorphosis of pregnancy. A maternal mortality and literature review. J Reprod Med, 1980, 24(4): 177-180.

129. CASTRO MA, OUZOUNIAN JG, COLLETTI PM, et al. Radiologic studies in acute fatty liver of pregnancy. A review of the literature and 19 new cases. J Reprod Med, 1996, 41(11): 839-843.

130. FESENMEIER MF, COPPAGE KH, LAMBERS DS, et al. Acute fatty liver of pregnancy in 3 tertiary care centers. Am J Obstet Gynecol. 2005, 192(5): 1416-1419.

131. SAYGAN-KARAMURSEL B, KIZILKILIC-PARLAKGUMUS A, DEREN O, et al. Acute fatty liver of pregnancy after aspirin intake. J Matern Fetal Neonatal Med, 2004, 16(1): 65-66.

132. BURROUGH AK, SEONG NH, DOJCINOV DM. Idiopathic acute fatty liver of pregnancy in 12 patients. Q J Med, 1982, 51(204): 481-497.

133. NASH DT, DALE JT. Acute yellow atrophy of liver in pregnancy. N Y State J Med, 1971, 71(4): 458-465.

134. GRUNFELD JP, GANEVAL D, BOURNERIAS F. Acute renal failure in pregnancy. Kidney Int, 1980, 18(2): 179-191.

135. KENNEDY AC. Factors affecting the prognosis in acute renal failure. Q J Med, 1973, 42(165): 73-86.

136. KOROSHI A, BABAMETO A. Acute renal failure during acute fatty liver of pregnancy. Nephrol Dial Transplant, 2002, 17(6): 1110-1112.

137. 陈育青，左力．执行总纲 // 美国 NKF-K/DOQI 工作组．慢性肾脏病及透析的临床实践指南．北京：人民卫生出版社，2003 ：7.

138. DAVISON JM. Kidney function in pregnancy women. Am J Kidney Dis, 1987, 9(4): 248-252.

139. MASSRY SG, GLASSOCK RJ. Textbook of Nephrology. Baltimore: Williams and Wilkins, 1983.

140. 董淑兰，姜红，张秋业，等．肾脏疾病孕妇的妊娠结局及对子代的影响．中国综合临床，2005, 21(4)：368-369.

141. ABE S, AMAGASAKI Y, KONISHI K, et al. The influence of antecedent renal disease on pregnancy. Am J Obstet Gynecol, 1985, 153(5): 508-514.

142. JUNGERS P, FORGET D, HENRY-AMAR M, et al. Chronic kidney disease and pregnancy. Adv Nephrol Necker Hosp, 1986, 15: 103-141.

143. KATZ AI, DAVISON JM, HAYSLETT JP, et al. Pregnancy in women with kidney disease. Kidney Int, 1980, 18(2): 192-206.

144. ROGOV VA, SHILOV EM, KOZLOVSKAIA NL, et al. Chronic glomerulonephritis and pregnancy. Ter Arkh, 2004, 76(9):21-26.

145. LINDHEIMER MD, KATZ AI. Gestation in women with kidney disease: prognosis and management. Baillieres Clin Obstet Gynaecol, 1994, 8(2): 387-404.

146. JUNGERS P, HOUILLIER P, FORGET D, et al. Specific controversies concerning the natural history of renal disease in pregnancy. Am J Kidney Dis, 1991, 17(2): 116-122.

147. HEMMELDER MH, DE ZEEUW D, FIDLER V, et al. Proteinuria: A risk factor for pregnancy-related renal function decline in primary glomerular disease? Am J Kidney Dis, 1995, 26(1): 187-192.

148. PALLER MS. The Kidney and Hypertension in Pregnancy // Brenner BM. The Kiney. 6th ed. Philadelphia: Saunders WB, 1999: 1642.

149. CHEN HH, LIN HC, YEH JC, et al. Renal biopsy in pregnancies complicated by undetermined renal disease. Acta Obstet Gynecol, Scand, 2001, 80(10): 888-893.

150. PANDYA BK, GIBSON SP, ROBERTSON IG. Nephrotic syndrome in early pregnancy—is renal biopsy always necessary? Nephrol Dial Transplant, 2002, 17(4): 672-674.

151. JONES DC, HAYSLETT JP. Outcome of pregnancy in women with moderate or severe renal insufficiency. N Engl J Med, 1996, 335(4): 226-232.

152. PACKHAM DK, NORTH RA, FAIRLEY KF, et al. Primary glomerulonephritis and pregnancy. Q J Med, 1989, 71(266): 537-553.

153. NOCHY D, HEUDES D, GLOTZ D, et al. Preeclampsia associated focal and segmental glomerulosclerosis and glomerular hypertrophy: a morphometric analysis. Clin Nephrol, 1994, 42(1): 9-17.

154. ABE S. Pregnancy in IgA nephropathy. Kidney Int, 1991, 40(6): 1098-1102.

155. ABE S. The influence of pregnancy on the long-term renal prognosis of IgA nephropathy. Clin Nephrol, 1994, 41(2): 61-64.

156. KOMATSUDA A, WAKUI H, YASUDA T, et al. Successful delivery in a pregnant women with crescentic IgA

nephropathy. Intern Med, 1994, 33(11): 723-726.

157. AMIR AR, SHEIKH SS. ANCA-associated crescentic IgA glomerulonephritis in pregnancy. J Nephrol, 2002, 15(6): 716-719.

158. KOIDO S, MAKINO H, IWAZAKI K, et al. IgA nephropathy and pregnancy. Tokai J Exp Clin Med, 1998, 23(1): 31-37.

159. 李学旺,李航 . 肾脏病与妊娠 . 中华肾脏病杂志 , 2004, 20(2):143-144.

160. RATNAPALAN S, KOREN G. Taking ACE inhibitors during pregnancy. Is it safe? Can Fam Physician, 2002, 48: 1047-1049.

第三十二篇

老年肾与老年肾脏疾病

第一章
老年肾脏生理改变及其影响因素

人口老龄化已经成为全球性公共卫生问题。联合国人口发展基金会的统计数据显示，2012年全世界60岁以上人口8.1亿，占总人口11%；预计到2050年60岁以上人口将达到20.3亿，占总人口22%。《中国老龄事业发展报告（2013）》蓝皮书指出，2013年我国老年人口数量达到2.02亿，老龄化水平达到14.8%；至2025年老年人口将每年增长100万人。由于我国老年人口规模巨大、老龄化发展迅速、老龄化超前于现代化等，带来一系列比发达国家更严重的医疗和社会问题，使我国经济和社会发展面临极其严峻的挑战。

伴随老年人口日益增多，老年肾脏病患者也随之增多。系统性回顾分析结果显示，普通人群慢性肾脏病（CKD）患病率，随年龄增长而显著增加[1]。我国一项全国性CKD流行病学调查结果显示，我国目前CKD患者约1.2亿，其中3期以上CKD患者平均年龄为63.6岁；年龄每增加10岁，eGFR<60ml/（min·1.73m^2）的风险增加1.74倍[2]。美国健康与营养调查研究（NHANES）数据中，1～2期CKD患病率：20～39岁人群为2%～3%，70岁以上人群为9%～10%；3～4期CKD患病率：20～39岁人群为0.2%～0.7%，70岁以上人群为27.8%～37.8%[3]。日本2013年底血液透析患者平均年龄67.2岁，其中65岁以上患者占61.7%[4]。美国1998年至2002年全国住院患者的数据中，2002年急性肾损伤（AKI）患者平均年龄72.1岁[5]。英国一项基于AKI的RIFLE诊断标准的52万余普通居民的流行病学调查，AKI患者的平均年龄76岁[6]。因此，在人口老龄化日益进展的今天，重视老年肾脏病的治疗、有效延缓其肾功能的进展是迫切需要解决的问题。

老年人肾脏疾病高发的主要原因，是伴随年龄增长引发的肾脏衰老。理解老年肾脏解剖、生理变化及其危险因素，了解肾脏衰老的机制，对于诊治老年肾脏疾病十分重要。

一、衰老肾脏的结构和功能变化

肾脏重量出生时约为50g，随年龄增长逐渐增加，在40岁时超过400g达到高峰，之后逐渐下降，到90岁时小于300g；肾脏重量下降主要是皮质部分减少，伴有肾皮质厚度变薄；髓质部分减少相对较小；肾脏重量下降与体表面积下降相关；但CT图像分析结果显示，肾脏的体积随年龄增长无明显变化，其原因可能是老年肾脏残存肾单位代偿性肥大的结果[7-9]。约50%的40岁以上人，会出现肾脏一个或多个获得性囊肿[10]。

（一）伴随年龄增长肾小球的结构和功能变化

1. 年龄增长导致的肾小球结构变化 年龄与肾小球数目和肾脏重量成反比。肾小球随年龄增长形态学改变主要表现在：① 正常或完整肾小球数目减少；② 全球硬化肾小球数目及百分率增加，尤其是外皮质部分改变最明显；③ 入球小动脉和出球小动脉之间的直接交通支增加；④ 完整肾小球体积先减少，之后增加；⑤ 肾小球基底膜局灶性或弥漫性增厚；⑥ 肾小球系膜体积和基质增加[5,11]。

20 ~ 30岁青年人，肾皮质的表浅部、中间部和近髓部之间肾小球分布无显著差别；51 ~ 69岁人群，表浅部肾单位显著多于近髓部肾单位[12]。肾小球形状也随年龄增长发生改变，胚胎期圆形肾小球在成熟后变为分叶状；在衰老过程中肾小球分叶逐渐消失，肾小球毛细血管网面积占整个肾小球面积的比例下降。肾小球基底膜进行性折叠、增厚，最终折叠增厚的肾小球基底膜浓缩成透明样物质，伴有肾小球毛细血管网的塌陷。足细胞属于终末分化细胞，伴随年龄增长足细胞肥大、凋亡增加，细胞数目随年龄增长显著减少[13]。上述肾小球的结构变化最终形成硬化肾小球。肾小球硬化多发生在老年肾脏被膜下皮质处，发生率随年龄增长显著增加。肾脏活检病理资料中18 ~ 29岁人群19%可见肾小球硬化，40 ~ 49岁人群增加至47%，70 ~ 77岁人群高达82%；肾组织中肾单位硬化（包括肾小球硬化、肾动脉硬化、肾小管萎缩和肾间质纤维化）的比例：18 ~ 29岁人群2.7%，40 ~ 49岁人群增加28%，70 ~ 77岁人群高达73%[14]。

肾小球分叶消失和肾小球硬化导致肾小球有效滤过面积下降，在此过程中功能正常肾小球灌注量增加和代偿性肥大，以维持正常肾小球滤过率[12,15]；同时伴有肾小球基底膜增厚和系膜基质增多。而代偿性肥大的肾小球，由于肾小球血流动力学改变引起肾小球高灌注和高滤过，进一步导致肾小球硬化。

伴随年龄增长，肾小球入球小动脉扩张、透明变性；髓旁肾小球的入球小动脉和出球小动脉间形成直接交通支，导致无滤过肾小球形成[16]。这种交通支动脉的形成可能在维持髓质血流方面具有重要作用。

2. 年龄增长导致的肾小球滤过功能的变化 肾小球滤过率（GFR）出生时较低，约2岁时达到成人水平，直到40岁GFR均保持在80 ~ 120ml/（min·1.73m^2）。经典的菊粉清除检测显示，40岁后GFR每十年下降8ml/（min·1.73m^2）[17,18]。数个研究中应用MDRD公式估算的eGFR，18 ~ 24岁男性平均105ml/（min·1.73m^2），女性平均102ml/（min·1.73m^2）；而65岁以上男性平均80ml/(min·1.73m^2)，女性平均78ml/(min·1.73m^2)；45年间eGFR平均降低25ml/(min·1.73m^2)（24%）[11]。老年个体GFR下降的主要原因是肾小球分叶消失和肾小球硬化导致肾小球有效滤过面积下降，并伴有肾小球毛细血管超滤系数（K_f）的下降。

Rowe等人报道了健康人群肾功能改变与年龄增长关系的纵向研究结果，他们观察了548例健康人群5年的肾功能纵向变化，在排除了死亡和不同人群队列差异等因素后，显示内生肌酐清除率随年龄增长而下降：从30岁年龄段的140ml/（min·1.73m^2）降至80岁年龄段的97ml/（min·1.73m^2），降低了31%[18]。但是，伴随年龄增长并非所有人GFR都降低。美国巴尔的摩的一项23年长期队列研究，446例受试者中，65%随年龄增长肾功能进行性下降，35%肾功能不随时间下降，其中1.6%肌酐清除率随时间增加[19]。我们以健康人群为研究对象进行了5年随访，利用CKD-EPI公式估计健康人群GFR，证实eGFR随年龄的增长而降低，5年间平均每年的eGFR下降速率为0.9ml/（min·1.73m^2）；但5年间约有43%的人群eGFR不变或升高，其eGFR平均每年的下降速率<1%或平均每年增加速率≥0。基线及随访资料分析显示，颈部斑块的形成和收缩压升高是影响5年后人群eGFR水平的主要因素；年龄、基线肾功能、收缩压、低密度脂蛋白、转铁蛋白独立影响5年间健康人群肾功能的下降速率；随访期间尿酸、舒张压、胆色素、高密度脂蛋白的变化，同样也可影响eGFR下降速率[20]。

也有研究显示，年龄增长引起的GFR的降低独立于肾小球硬化之外，提示存在肾内其他机制或肾外因素导致了GFR的降低[21]。

（二）伴随年龄增长肾小管和肾间质的变化

肾脏体积和重量随年龄增长下降过程中，肾小管-间质变化大于肾小球和肾血管。随年龄增长肾小管数目显著减少，肾小管长度和体积显著下降。老年肾脏中的散在瘢痕区域，常见肾小管萎缩和肾小管憩室。肾小管憩室主要位于远曲小管和集合管，促进单一肾囊肿的形成[22]。肾小管扩张可伴有透明物质累积和肾小管基底膜增厚。肾间质扩张、单核细胞渗透和区域分散的纤维化是老年肾脏的典型特点[23]。TGF-β和金属蛋白酶表达调节变化以及缺氧相关基因激活，促进肾小管间质大量胶原堆积和细胞外基质结构改变，参与了老年肾小管间质纤维化的发生[24,25]。

老年肾脏近端肾小管钠离子重吸收增多和远端肾小管钠离子重吸收减少，对于维持老年人体内钠离子平衡具有重要作用[26]。但是，这一功能限制了老年人在低盐摄入时保持钠离子稳态的能力，导致容量缺失和急性肾损伤易感性增加。此外，老年人醛固酮分泌减少以及心房肽的促尿钠排泄作用下降，也是老年人容量缺失和急性肾损伤易感性增加的重要原因[27]。

由于老年人肾小管萎缩和肾小管间质疤痕形成，引起Na^+-K^+-ATPase活性下降，导致老年人高钾血症发生率增加。GFR下降、醛固酮活性降低、脱水、代谢性酸中毒等因素均可促进高钾血症的发生[28]。

随着年龄增加，尿液稀释和浓缩能力下降。水负荷后平均31岁男性最低尿渗透压为52mOsm/kg，而平均84岁男性为92mOsm/kg；12小时禁水后，与青年人比较，60 ~ 79岁老年人最高尿渗透压降低20%、尿量增加100%、保钠能力下降50%；24小时禁水后，最大尿比重从40岁的1.030降低至89岁的1.023[5]。其发生机制是：老年肾脏内髓集合管尿素转运蛋白表达下降，导致肾髓质形成的渗透压梯度降低[29]，加之集合管上皮细胞抗利尿激素-2受体、水通道蛋白2和3表达下调[30,31]。即使肾脏酸碱平衡调节基本维持正常，在高蛋白饮食或引起蛋白质分解的应激条件下，老年人发生酸中毒的危险性升高，这主要是由于血氨和H^+合成功能受损[32]；而皮质集合管中质子泵活性受损是老年人酸负荷调节异常的主要原因[33]。因老年人肾脏调节作用减弱而发生的代谢性酸中毒，参与了老年人高钙血症、蛋白质分解增加、骨质溶解、心肌病等疾病的发生。

（三）伴随年龄增长肾脏血管的改变

衰老肾脏血管结构变化与其他衰老器官中血管结构变化相似，包括肾动脉、小叶间动脉及入球动脉的内膜增生、中层肥厚及明显的动脉硬化，弓状动脉、小叶间动脉的不规则和弯曲程度加重，入球和出球小动脉直接交通支产生，以及血管平滑肌细胞增殖导致入球小动脉血管腔狭窄和管壁增厚[5,34]。

伴随年龄增长肾血流量（RPF）和有效肾血流量（ERPF）进行性下降。40岁前人体RPF维持在600ml/min，之后每10年递减10%。 RPF下降主要集中在肾皮质，而肾髓质血流相对改变较少。虽然较早研究结果，老年人RPF下降大于GFR降低，肾小球滤过分数增加[35]。但其后的研究表明，由于肾小球后肾血管阻力增加，健康老年人和合并高血压、心力衰竭及其他心血管疾病等老年患者的GFR下降比ERPF降低更明显[36]。此外，老年人肾血管对血管舒张剂敏感性降低，肾动脉对内外源性血管活性物质敏感性下降[37]。

衰老过程中肾小球血流动力学发生明显变化。中年和青年大鼠的单一肾单位GFR和肾小球毛细血管血流率无显著差异；但老年的大鼠肾小球入球小动脉阻力显著下降，导致肾小球毛细血管静水压升高；老年大鼠肾小球毛细血管超滤系数（K_f）显著下降。在不同年龄的健康肾脏供者研究中，与40岁以下个体相比，55岁以上的个体GFR和肾血流量下降，以及K_f显著降低[38]。

衰老肾脏另一重要表现是肾小球基底膜通透性增加，最终引起尿液中蛋白质排泄量增加，引发白蛋白尿。老年人肾小球基底膜黏多糖的硫酸化水平下降可导致肾小球基底膜对大分子的通透性增加；足细胞形态学的年龄增长性改变也引起蛋白尿的产生。即使没有糖尿病、高血压或慢性肾脏病（CKD），微量白蛋白尿和大量蛋白尿的发生率也随年龄增长增加[39]。

（四）衰老过程中内分泌改变

1. 肾脏内分泌激素 肾脏具有分泌前列腺素、前列环素、血栓素和白三烯等内源性血管活性物质，调节血压和血小板聚集的作用；衰老过程中这些血管活性物质的合成和相关信号转导途径将发生改变[40]。青年和老年大鼠给予正常（0.28% NaCl）、低盐（0.04% NaCl）或高盐（4% NaCl）饮食 5 天后，比较肾间质液中 PGE_2 和 PGF_2-α 含量。结果显示，正常和低盐饮食条件下，青年与老年大鼠肾间质液中 PGE_2 和 PGF_2-α 的变化相一致；但高盐饮食条件下，与老年大鼠相比，青年大鼠 PGF_2-α 产生减少和 PGE2 增多[41]。伴随年龄增长，肾脏皮质前列环素合成减少，血栓素合成增多；但前列腺素 E_2 和 F_2-α 无显著改变[42]。

2. 肾素－血管紧张素－醛固酮（RAS）系统 伴随年龄增长肾素合成和分泌减少，醛固酮水平降低。与青年人相比，老年人血液循环中肾素活性水平下降约 50%[43,44]，其原因是由于肾素合成和释放受限，尤其是在应激条件下。肾素 - 醛固酮系统的活性下降，使老年人易发生脱水，高钠血症和高钾血症。

3. 促红细胞生成素（EPO） 与青年人相比，老年人 EPO 水平升高[45]，从而维持老年人的正常红细胞数量。但是，随年龄增长老年人贫血患病率升高，并与 EPO 水平下降和肾功能损伤相关[46]。

4. 维生素 D 老年人易出现维生素 D 缺乏，其原因是老年肾脏中 25-OH 维生素 D 转换为 1，25-$(OH)_2$ 维生素 -D 的能力受损；但也与老年人接受日光照射、饮食等生活方式相关。慢性肾脏病可加重老年人维生素 D 缺乏。在 168 名不同程度肾损伤的老年患者的队列研究中，25-OH 维生素 D 水平下降是透析导入和死亡的独立预测因子[47]。

二、肾脏衰老相关性生理改变的影响因素

肾脏与其他器官一样，肾脏衰老是多种因素综合导致的复杂现象，内因是遗传因素，外因是环境因素的作用。器官是由细胞所组成，在器官衰老的进程中，其组成的细胞虽然整体上呈现衰老的变化，但不同细胞衰老的速度不一致。某些细胞衰老速度较快，呈现衰老相关分泌表型，可以分泌一些细胞因子促进其他细胞衰老。对于衰老的细胞，机体可以通过自噬、凋亡等途径加以清除，并通过某些始终维持增生能力的细胞（干细胞等）进行再生修复，从而维持器官的细胞新陈代谢和器官功能。目前尚未发现能够延缓或加速肾脏衰老的确切遗传基因，任何导致肾脏细胞衰老加速或细胞丢失增加、衰老细胞清除能力降低以及新生细胞再生修复能力的下降，均可促进肾脏衰老。

1. 机体内环境变化影响肾脏衰老 器官的组成细胞生存在细胞外液（内环境），内环境的变化将影响器官的衰老。通过建立衰老小鼠与年轻小鼠连体动物模型，发现连体动物中的衰老小鼠学习记忆功能增强，而年轻小鼠其学习记忆功能降低；并且年轻鼠注射衰老鼠的血清出现脑衰老表型，而老年鼠注射年轻鼠的血清可使脑衰老表型减轻[48]。青年 - 老年连体动物模型中的老年鼠心脏，较老年 - 老年连体动物模型中的老年鼠心肌肥大明显减轻，心脏功能明显好转[49]。此外，青年 - 老年连体动物中的衰老动物肌肉、肝脏与神经干 / 祖细胞及卵巢滤泡被重新激活，组织器官再生能力增强[50-52]。研究中首次通过青年 - 老年连体动物模型，证实青年内环境能减轻老年小鼠肾组织凋亡，增强自噬，减少衰老标志物的表达，延缓肾脏衰老；并且创建了青年 - 老年连体动物模型基础上的肾脏缺血再灌注损伤（IRI）模型，发现与老年 - 老年连体动物中的受体老年鼠 IRI 模型比较，青年 - 老年连体动物中的老年鼠 IRI 模型的 24 小时血清肌酐和血清尿素水平明显降低，肾组织损伤程度减轻，提示青年内环境能够显著减轻老年鼠的急性缺血 / 再灌注肾损伤。此外，通过建立青年 - 老年大鼠肾脏交互移植模型，可筛选出影响老年大鼠肾脏衰老的候选基因[53]。

2. 饮食限制可改善肾脏衰老 小鼠或大鼠从幼年开始，每天限制正常摄食量的 30% ~ 50%，可以比自由饮食延长 30% ~ 50% 的平均寿命和最高寿命；从成年或以上开始进行热量限制摄入，也可使最高寿限延长 10% ~ 20%[54]。热量限制还可以延缓或降低多种老年相关性疾病的发病[55,56]。我们的研究结果发现长期（20 个月）和短期（8 周）的热量摄入限制（给予正常饮食的 70% 热量），均能明显延缓肾脏衰老。给予 3 月龄 F344 大鼠饮食热量限制 20 个月后，能明显提高肾组织细胞的自噬水平，减少氧化应激损伤，减轻衰老相关的肾组织病变，降低肾组织衰老标志物的表达[57]。给予 3 月龄 SD 大鼠饮食热量限制 8 周，就可改善老年大鼠肾脏病理损伤，降低老年大鼠肾脏组织衰老指标 p16 的蛋白表达，改善老年大鼠肾脏自噬水平，降低老年大鼠肾脏组织线粒体氧化损伤[58]；并且对顺铂诱发的老年急性肾损伤具有明显的保护作用[59]。

3. 肾组织肾素－血管紧张素－醛固酮系统 血液循环中的肾素血管紧张素系统（RAS）在衰老过程中受抑制，而肾组织 RAS 却处于活化状态，并且对 RAS 成分的反应性增强，阻断 RAS 的药物可延缓衰老相关性 CKD 的进展[60,61]。老年肾组织 RAS 的活性增强，可影响肾组织一氧化氮（NO）合成、氧化应激、炎症反应及细胞增殖、凋亡和细胞外基质积聚，促进肾组织纤维化进程，

加速肾脏衰老；并影响肾小球滤过压和近端肾小管对钠和水的转运。

4. 氧化应激和NO系统　自由基产生随年龄增长增加[62]。老年肾组织中终末糖基化晚期产物（AGEs）及其受体（RAGEs）水平显著增加；而具有抑制肾脏损伤的AGE-R1下调[63]。AGEs可促进缺氧诱导因子（HIF）-1α降解，限制肾脏细胞对缺氧的反应；减少端粒长度和细胞生长；抑制肾小管细胞中NO合酶活性[64]。

NO除具有舒张血管，调节肾脏血流动力学的作用外，还具有抑制系膜细胞增殖和细胞外基质产生的作用。衰老过程中NO产生减少，导致肾血管收缩增加，水钠潴留，细胞外基质积聚和系膜纤维化。NO水平在衰老肾脏髓质区域增加，皮质区域下降，可引起肾脏皮质血流灌注下降[65]。随年龄增长氧化应激水平升高，可导致正常NO产生的关键因子（四氢生物蝶呤和NO合成酶活性）下降[66]。此外，衰老过程中非对称性二甲基精氨酸（ADMA）增加，可促进NO合酶的降解，降低NO的产生[67]。

5. 性激素　性激素也是影响肾脏年龄增长改变的重要因素。在肾脏衰老方面，雌激素可能具有肾脏保护作用，而雄激素具有负性作用。其主要机制是性激素影响RAS活性、NO合成及肾组织中金属蛋白酶的活性与水平。雌二醇（E_2）可减少组织血管紧张素Ⅱ水平和血管紧张素转换酶的活性；而雄激素可增加RAS活性[68]。

E_2可促进NO合酶释放；与男性相比，未绝经女性ADMA随年龄增长升高速度较慢，NO合酶活性相对较高，NO产生较多[69]。与老年女性相比，老年男性NO合酶抑制产生的肾血管受损作用更加显著[70]。

金属蛋白酶具有降解细胞外基质，减轻肾组织纤维化的作用。金属蛋白酶抑制剂则可通过抑制金属蛋白酶活性，上调ICAM-1而增强炎症反应，加重肾脏衰老的组织损伤[71]。老年女性金属蛋白酶水平显著高于老年男性，雄激素可通过抑制金属蛋白酶的作用，增加系膜基质的产生和肾组织纤维化[72]。

6. 肾脏修复能力损伤　细胞增殖对于正常组织更新和再生至关重要。在成年肾脏中具有1%以下的肾脏细胞维持增殖潜力；但随年龄增长，比例下降[73]。细胞衰老关键途径的核心因子$P16^{INK4A}$和p21在老年肾脏组织细胞中表达上调，导致增殖周期阻滞、细胞肥大和凋亡；并上调β-半乳糖苷酶等衰老相关酶，促进端粒缩短，加速肾组织细胞衰老[74,75]。细胞间通讯蛋白connexin 43可通过下调p27kip1和p21cip1表达，抑制肾脏系膜细胞衰老[76]。

伴随年龄增长，肾组织细胞凋亡增加，多种凋亡蛋白酶（caspase）和途径参与调控衰老肾组织细胞的凋亡过程。老年肾组织caspase 3、9和细胞色素-C（caspase 9的激活剂）表达上调；凋亡抑制因子*Bcl-2*表达下调。不仅死亡受体诱导的凋亡途径，而且氧化应激诱导的线粒体凋亡途径也可能具有更重要的作用[77,78]。

生长因子是肾脏修复的关键因素。伴随年龄增长，肾组织中促进细胞增殖的生长因子，包括上皮生长因子（EGF）、胰岛素样生长因子（IGF）-1和血管内皮生长因子（VEGF）等表达下调；促纤维化因子例如转化生长因子（TGF）-β和整合素连接激酶（ILK）等表达上调[79,80]。

7. 慢性炎症　慢性炎症的典型表现是肾间质中巨噬细胞和淋巴细胞进行性聚集，可诱导肾脏衰老。纤维化诱导的机制包括：① 炎症细胞分泌IL-4、IL-13、TGF-β等诱导Ⅰ型和Ⅳ型胶原产生和细胞外基质积聚，促进肾组织纤维化；② 炎症细胞分泌IL-1、IL-6和TNF-α诱导细胞凋亡；③ 增强ROS和AGEs导致的氧化应激；④ 改变干细胞和祖细胞再生能力，引起的肾脏修复能力下降[81,82]。另一方面，衰老细胞通过分泌大量炎症因子（衰老相关分泌表型）激活炎症反应，促进炎症反应；并且氧化应激的ROS通路可促进衰老相关分泌表型的形成[83]。

8. 心血管疾病　伴随年龄增长发生的心血管疾病可以促进肾脏衰老。高血压可加重年龄相关血管硬度和动脉硬化，而衰老肾脏引起的肾素血管紧张素系统调节失常和交感神经兴奋性增加，则可加重高血压。各种引起动脉硬化的危险因素，均可能引起肾脏血管的硬化；加之心功能不全导致的心输出量减少，均可诱发和加重肾脏缺血，促进肾脏衰老。

总之，肾脏衰老是个体衰老的重要组成部分。肾脏衰老引起机体内环境调控失常，可影响机体内环境稳定性，进而影响其他重要脏器的功能，导致机体对环境、应激损伤的抵抗力降低和对疾病易感性增加，最终趋向于死亡。伴随年龄增长肾脏衰老与个体衰老一样是不可逆转的，但衰老的过程是可以改变的。通过促进肾组织衰老细胞的自噬，减少凋亡和炎症反应；促进肾脏自我更新细胞的增殖，提高损伤修复能力；就有可能延缓肾脏衰老，保持肾功能的长期稳定。肾脏衰老是一个多因素的复杂过程，肾脏衰老机制的研究仍然任重道远。改善生活方式，包括低热量饮食、低AGEs和抗氧化饮食、适当运动、避免接触肾毒性物质等，是目前维持肾脏健康的主要方法。

（陈香美　孙雪峰　蔡广研）

参考文献

1. ZHANG QL, ROTHENBACHER D. Prevalence of chronic kidney disease in population-based studies: systematic review. BMC Public Health, 2008, 8:117.
2. ZHANG L, WANG F, WANG L, et al. Prevalence of chronic kidney disease in China: a cross-sectional survey. Lance, 2012, 379(9818):815-822.
3. CORESH J, SELVIN E, STEVENS LA, et al. Prevalence of chronic kidney disease in the United States. JAMA, 2007, 298(17):2038-2047.
4. 日本透析医学会 . 2013 わが国の慢性透析疗法の现况 . http://docs. jsdt. or. jp/overview/index. html.
5. KARAM Z, TUAZON J. Anatomic and physiologic changes of the aging kidney. Clin Geriatr Med, 2013, 29(3):555-564..
6. GOYAL VK. Changes with age in the human kidney. Exp Gerontol, 1982, 17(5):321-331.
7. WAIKAR SS, CURHAN GC, WALD R, et al. Declining mortality in patients with acute renal failure, 1988 to 2002. J Am Soc Nephrol, 2006, 17(4):1143-1150.
8. ALI T, KHAN I, SIMPSON W, et al. Incidence and outcomes in acute kidney injury: A comprehensive population-based study. J Am Soc Nephrol, 2007, 18(4):1292-1298.
9. KASISKE BL, UMEN AJ. The influence of age, sex, race, and body habitus on kidney weight in humans. Arch Pathol Lab Med, 1986, 110(1):55-60.
10. EMAMIAN SA, NIELSEN MB, PEDERSEN JF, et al. Kidney dimensions at sonography: correlation with age, sex, and habitus in 665 adult volunteers. Ajr Am J Roentgen, 1993, 160(1):83-86.
11. GLASSOCK RJ, RULE AD. The implications of anatomical and functional changes of the aging kidney: with an emphasis on the glomeruli. Kidney Int, 2012, 82(3):270-277.
12. SAMUEL T, HOY WE, DOUGLAS-DENTON R, et al. Determinants of glomerular volume in different cortical zones of the human kidney. J Am Soc Nephrol, 2005, 16(10):3102-3109.
13. WIGGINS JE, GOYAL M, SANDEN SK, et al. Podocyte hypertrophy, “adaptation, ” and “decompensation” associated with glomerular enlargement and glomerulosclerosis in the aging rat: prevention by calorie restriction. J Am Soc Nephrol, 2005, 16(10):2953-2966.
14. RULE AD, AMER H, CORNELL LD, et al. The association between age and nephrosclerosis on renal biopsy among healthy adults. Ann Intern Med, 2010, 152(9):561-567.
15. MUSSO CG, OREOPOULOS DG. Aging and physiological changes of the kidneys including changes in glomerular filtration rate. Nephron Physiol, 2011, 119(Suppl 1): 1-5.
16. TAKAZAKURA E, SAWABU N, HANDA A, et al. Intrarenal vascular changes with age and disease. Kidney Int, 1972, 2(4):224-230.
17. NEWBOLD KM, SANDISON A, HOWIE AJ. Comparison of size of juxtamedullary and outer cortical glomeruli in normal adult kidney. Virchows Arch A Pathol Anat Histopathol, 1992, 420(2):127-129.

18. ROWE JW, ANDRES R, TOBIN JD, et al. The effect of age on creatinine clearance in men: a cross-sectional and longitudinal study. J Gerontol, 1976, 31(2):155-163.
19. LINDEMAN RD, TOBIN J, SHOCK NW. Longitudinal studies on the rate of decline in renal function with age. J Am Geriatr Soc, 1985, 33(4): 278-285.
20. JIANG S, SUN X, GU H, et al. Age-related changes in kidney function, the influencing factors and association with asymptomatic carotid atherosclerosis in healthy individuals. Maturitas, 2012, 73(3):230-238.
21. RULE AD, CORNELL LD, POGGIO ED. Senile nephrosclerosis–does it explain the decline in glomerular filtration rate with aging? Nephron Physiol, 2011, 119(Suppl 1): 6-11.
22. LAUCKS SP JR, MCLACHLAN MS. Aging and simple cysts of the kidney. Br J Radiol, 1981, 54(637): 12-14.
23. RUIZ-TORRES MP, BOSCH RJ, O'VALLE F, et al. Age-related increase in expression of TGF-beta1 in the rat kidney: relationship to morphologic changes. J Am Soc Nephrol, 1998, 9(5):782-791.
24. TANAKA T, KATO H, KOJIMA I, et al. Hypoxia and expression of hypoxia-inducible factor in the aging kidney. J Gerontol A Biol Sci Med Sci, 2006, 61(8):795-805.
25. EPSTEIN M, HOLLENBERG NK. Age as a determinant of renal sodium conservation in normal man. J Lab Clin Med, 1976, 87(3):411-417.
26. CRANE MG, HARRIS JJ. Effect of aging on renin activity and aldosterone excretion. J Lab Clin Med, 1976, 87(6):947-959.
27. PERAZELLA MA, MAHNENSMITH RL. Hyperkalemia in the elderly: drugs exacerbate impaired potassium homeostasis. J Gen Intern Med, 1997, 12(10): 646-656.
28. SANDS JM. Urine-concentrating ability in the aging kidney. Sci Aging Knowledge Environ, 2003, 24:PE15.
29. COMBET S, GEFFROY N, BERTHONAUD V, et al. Correction of age-related polyuria by dDAVP: molecular analysis of aquaporins and urea transporters. Am J Physiol Renal Physiol, 2003, 284(1):F199-F208.
30. TIAN Y, SERINO R, VERBALIS JG. Downregulation of renal vasopressin V2 receptor and aquaporin-2 expression parallels age-associated defects in urine concentration. Am J Physiol Renal Physiol, 2004, 287(4):F797-F805.
31. LUCKEY AE, PARSA CJ. Fluid and electrolytes in the aged. Arch Surg, 2003, 138(10):1055-1060.
32. ALPERN RJ. Trade-offs in the adaptation to acidosis. Kidney Int, 1995, 47(4):1205-1215.
33. LONG DA, MU W, PRICE KL, et al. Blood vessels and the aging kidney. Nephron Exp Nephrol, 2005, 101(3):95-99.
34. DAVIES DF, SHOCK NW. Age changes in glomerular filtration rate, effective renal plasma flow, and tubular excretory capacity in adult males. J Clin Invest, 1950, 29(5):496-507.
35. FLISER D1, FRANEK E, JOEST M, et al. Renal function in the elderly: impact of hypertension and cardiac function. Kidney Int, 1997, 51(4):1196-204.
36. FUIANO G, SUND S, MAZZA G, et al. Renal hemodynamic response to maximal vasodilating stimulus in healthy older subjects. Kidney Int, 2001, 59(3):1052-1058.
37. HOANG K, TAN JC, DERBY G, et al. Determinants of glomerular hypofiltration in aging humans. Kidney Int, 2003, 64(4):1417-1424.
38. JONES CA, FRANCIS ME, EBERHARDT MS, et al. Microalbuminuria in the US population: third National Health and Nutrition Examination Survey. Am J Kidney Dis, 2002, 39(3):445-459.
39. QIAN H, LUO N, CHI Y. Aging-shifted prostaglandin profile in endothelium as a factor in cardiovascular disorders. J Aging Res, 2012, 2012:121390.
40. MILLATT LJ, SIRAGY HM. Age-related changes in renal cyclic nucleotides and eicosanoids in response to sodium intake. Hypertension, 2000, 35(2):643-647.
41. HORNYCH A, FORETTE F, BARIÉTY J, et al. The influence of age on renal prostaglandin synthesis in man. Prostaglandins Leukot Essent Fatty Acids, 1991, 43(3):191-195.
42. TSUNODA K, ABE K, GOTO T, et al. Effect of age on the renin-angiotensin-aldosterone system in normal subjects: simultaneous measurement of active and inactive renin, renin substrate, and aldosterone in plasma. J Clin Endocrinol Metab, 1986, 62(2):384-389.

43. SKØTT P, INGERSLEV J, DAMKJAER NIELSEN M, et al. The renin-angiotensin-aldosterone system in normal 85-year-old people. Scand J Clin Lab Invest, 1987, 47(1):69-74.

44. FERRUCCI L, GURALNIK JM, BANDINELLI S, et al. Unexplained anaemia in older persons is characterised by low erythropoietin and low levels of pro-inflammatory markers. Br J Haematol, 2007, 136(6):849-855.

45. BLE A, FINK JC, WOODMAN RC, et al. Renal function, erythropoietin, and anemia of older persons: the InCHIANTI study. Arch Intern Med, 2005, 165(19):2222-2227.

46. RAVANI P, MALBERTI F, TRIPEPI G, et al. Vitamin D levels and patient outcome in chronic kidney disease. Kidney Int, 2009, 75(1):88-95.

47. VILLEDA SA, LUO J, MOSHER KI, et al. The ageing systemic milieu negatively regulates neurogenesis and cognitive function. Nature, 2011, 477(7362):90-94.

48. LOFFREDO FS, STEINHAUSER ML, JAY SM, et al. Growth differentiation factor 11 is a circulating factor that reverses age-related cardiac hypertrophy. Cell, 2013, 153(4):828-839.

49. RUCKH JM, ZHAO JW, SHADRACH JL, et al. Rejuvenation of regeneration in the aging central nervous system. Cell Stem Cell, 2012, 10(1):96-103.

50. CONBOY IM, CONBOY MJ, WAGERS AJ, et al. Rejuvenation of aged progenitor cells by exposure to a young systemic environment. Nature, 2005, 433(7027):760-764.

51. NIIKURA Y, NIIKURA T, WANG N, et al. Systemic signals in aged males exert potent rejuvenating effects on the ovarian follicle reserve in mammalian females. Aging (Albany NY), 2010, 2(12):999-1003.

52. DING R, CHEN X, WU D, et al. Effects of Aging on Kidney Graft Function, Oxidative Stress and Gene Expression after Kidney Transplantation. PLoS One, 2013, 18, 8(6):e65613.

53. ANDERSON S, HALTER JB, HAZZARD WR, et al. Prediction, progression, and outcomes of chronic kidney disease in older adults. J Am Soc Nephrol, 2009, 20(6):1199-1209.

54. MASORO EJ. Caloric restriction and aging: an update. Exp Gerontol, 2000, 35(3):299-305.

55. MASORO EJ. Overview of caloric restriction and ageing. Mech Ageing Dev, 2005, 126(9):913-922.

56. CUI J, SHI S, SUN X, et al. Mitochondrial autophagy involving renal injury and aging is modulated by caloric intake in aged rat kidneys. PLoS One, 2013, 8(7):e69720.

57. NING YC, CAI GY, ZHUO L, et al. Short-term calorie restriction protects against renal senescence of aged rats by increasing autophagic activity and reducing oxidative damage. Mech Ageing Dev, 2013, 134(11-12):570-579.

58. NING YC, CAI GY, ZHUO L, et al. Beneficial effects of short-term calorie restriction against cisplatin-induced acute renal injury in aged rats. Nephron Exp Nephrol, 2013, 124(3-4):19-27.

59. FERDER LF, INSERRA F, BASSO N. Effects of renin-angiotension system blockade in the aging kidney. Exp Gerontol, 2003, 38(3):237-244.

60. JUNG FF, KENNEFICK TM, INGELFINGER JR, et al. Downregulation of the intrarenal reninangiotensin system in the aging rat. J Am Soc Nephrol, 1995, 5(8):1573-1580.

61. MENDOZA-NÚÑEZ VM, RUIZ-RAMOS M, Sánchez-Rodríguez MA, et al. Aging-related oxidative stress in healthy humans. Tohoku J Exp Med, 2007, 213(3):261-268.

62. LU C, HE JC, CAI W, et al. Advanced glycation endproduct (AGE) receptor 1 is a negative regulator of the inflammatory response to AGE in mesangial cells. Proc Natl Acad Sci U S A, 2004, 101(32):11767-11772.

63. LONG DA, NEWAZ MA, PRABHAKAR SS, et al. Loss of nitric oxide and endothelial-derived hyperpolarizing factor-mediated responses in aging. Kidney Int, 2005, 68(5):2154-2163.

64. DELP MD, BEHNKE BJ, SPIER SA, et al. Ageing diminishes endothelium-dependent vasodilatation and tetrahydrobiopterin content in rat skeletal muscle arterioles. J Physiol, 2008, 586(4):1161-1168.

65. XIONG Y, YUAN LW, DENG HW, et al. Elevated serum endogenous inhibitor of nitric oxide synthase and endothelial dysfunction in aged rats. Clin Exp Pharmacol Physiol, 2001, 28(10):842-847.

66. CARDANI R, ZAVANELLA T. Age-related cell proliferation and apoptosis in the kidney of male Fischer 344 rats with observations on a spontaneous tubular cell adenoma. Toxicol Pathol, 2000, 28(6):802-806.

67. ROGERS JL, MITCHELL AR, MARIC C, et al. Effect of sex hormones on renal estrogen and angiotensin type

2 receptors in female and male rats. Am J Physiol Regul Integr Com Physiol, 2007, 292(2):R794-799.

68. SCHULZE F, MAAS R, FREESE R, et al. Determination of a reference value for N(G), N(G)-dimethyl-L-arginine in 500 subjects. Eur J Clin Invest, 2005, 35(10):622-626.
69. AHMED SB, FISHER ND, HOLLENBERG NK. Gender and the renal nitric oxide synthase system in healthy humans. Clin J Am Soc Nephrol, 2007, 2(5):926-931.
70. ZHANG X, CHEN X, HONG Q, et al. TIMP-1 promotes age-related renal fibrosis through upregulating ICAM-1 in human TIMP-1 transgenic mice. J Gerontol A Biol Sci Med Sci, 2006, 61(11):1130-1143.
71. BARTON M. Ageing as a determinant of renal and vascular disease: role of endothelial factors. Nephrol Dial Transplant, 2005, 20(3):485-490.
72. MELK A, KITTIKOWIT W, SANDHU I, et al. Cell senescence in rat kidneys in vivo increases with growth and age despite lack of telomere shortening. Kidney Int, 2003, 63(6):2134-2143.
73. MELK A, SCHMIDT BM, VONGWIWATANA A, et al. Increased expression of senescence-associated cell cycle inhibitor p16INK4a in deteriorating renal transplants and diseased native kidney. Am J Transplant, 2005, 5(6):1375-1382.
74. DING G, FRANKI N, KAPASI AA, et al. Tubular cell senescence and expression of TGF-beta1 and p21(WAF1/CIP1) in tubulointerstitial fibrosis of aging rats. Exp Mol Pathol, 2001, 70(1):43-53.
75. ZHANG X, CHEN X, WU D, et al. Downregulation of connexin 43 expression by high glucose induces senescence in glomerular mesangial cells. J Am Soc Nephrol, 2006, 17(6):1532-1542.
76. QIAO X, CHEN X, WU D, et al. Mitochondrial pathway is responsible for aging-related increase of tubular cell apoptosis in renal ischemia/reperfusion injury. J Gerontol A Biol Sci Med Sci, 2005, 60(7):830-839.
77. ZHANG JH, ZHANG Y, HERMAN B. Caspases, apoptosis and aging. Ageing Res Rev, 2003, 2(4):357-366.
78. SHURIN GV, YURKOVETSKY ZR, CHATTA GS, et al. Dynamic alteration of soluble serum biomarkers in healthy aging. Cytokine, 2007, 39(2):123-129.
79. LI Z, CHEN X, XIE Y, et al. Expression and significance of integrin-linked kinase in cultured cells, normal tissue, and diseased tissue of aging rat kidneys. J Gerontol A Biol Sci Med Sci, 2004, 59(10):984-996.
80. LIM JH, KIM EN, KIM MY, et al. Age-associated molecular changes in the kidney in aged mice. Oxid Med Cell Longev, 2012, 2012:171383.
81. FAMULSKI KS, HALLORAN PF. Molecular events in kidney ageing. Curr Opin Nephrol Hypertens, 2005, 14(3):243-248.
82. WANG P, HAN LM, LV CC, et al. Protein kinase D1 is essential for Ras-induced senescence and tumor suppression by regulating senescence-associated inflammation. Proc Natl Acad Sci U S A, 2014, 111(21):7683-7688.
83. DUARTE D, SANTOS-ARAÚJO C, LEITE-MOREIRA AF. Hypertension and angiogenesis in the aging kidney: a review. Arch Gerontol Geriatr, 2011, 52(3):e93-e102.

第二章 老年肾脏疾病的临床特点

伴随年龄的增长，CKD患病率显著增加。美国健康与营养调查数据（NHANES）中，1999—2004年间3 ～ 4期CKD患病率，20 ～ 39岁人群0.7%，70岁以上人群37.8%[1]。法国1991—1992年慢性肾衰竭（血清肌酐≥200μmol/L）发病率，20 ～ 39岁、40 ～ 59岁、60 ～ 74岁及75岁以上人群，分别为92/百万人口、264/百万人口、523/百万人口和619/百万人口[2]。中国大陆3期以上CKD患者平均年龄为63.6岁；年龄每增加10岁，eGFR<60ml/（min·1.73m^2）的风险增加1.74倍[3]。中国台湾地区35 529例平均年龄75.7岁的队列研究中，3 ～ 5期CKD患病率为39.4%[4]。因此，有效控制老年CKD已经成为防治CKD的主要任务。

一、老年人肾脏疾病谱的特征

老年肾脏疾病谱与青年和中年人有所不同。伴随年龄增长，老年人常常合并高血压、糖尿病、心脏病、肿瘤以及免疫功能异常等，加之常常服用多种药物；因此，老年人继发性肾脏疾病和肾小管-间质性疾病明显增多，急性肾损伤发病增多，老年女性尿路感染发病增多。据日本肾活检登记系统数据，2 802例65岁以上肾活检资料中，原发性肾小球疾病44.9%，其中非IgA肾病的肾小球肾炎34.5%，IgA肾病10.5%；继发性肾小球疾病35.8%，其中ANCA相关性肾炎11.2%、糖尿病肾病7.7%、高血压肾损害6.2%、淀粉样变性5.9%明显高于非老年患者，狼疮性肾炎1.6%明显低于非老年患者。原发性肾小球疾病中，膜性肾病为第一位38.5%，其次为IgA肾病23.3%、微小病变12.4%、局灶节段性肾小球硬化7.9%、膜增生性肾炎6.0%、系膜增生性肾炎3.5%；老年人膜性肾病和膜增生性肾炎患病率明显升高，而IgA肾病、微小病变和系膜增生性肾炎明显降低[5]。国内单中心肾活检数据，851例65岁以上肾活检患者中，原发性肾小球疾病53.94%，继发性肾小球疾病36.49%；膜性肾病最常见28.79%，其次为糖尿病肾病9.75%、IgA肾病9.64%、ANCA相关血管炎6.82%；膜性肾病、糖尿病肾病、ANCA相关血管炎及淀粉样变性明显增加，而IgA肾病、狼疮性肾炎和微小病变明显减少[6]。南非111例60岁以上肾活检资料中，原发性肾小球疾病38.7%，继发性肾小球疾病36.0%，肾小管-间质性疾病17.1%；肾小球疾病中膜性肾病14.4%、糖尿病肾病12.6%、慢性肾小球肾炎5.4%、狼疮性肾炎4.5%[7]。不同国家老年肾脏疾病谱有所差异，除不同国家生活方式、遗传背景及环境因素的差异外，也与不同国家老年患者肾活检指征的差异有关。

二、老年人肾脏功能的评估

正确评价肾脏功能对于老年CKD的早期发现、正确分期、诊断和治疗，以及指导临床用药具有重要意义。但目前临床上使用的GFR评价方法，在评价老年人GFR时均存在一定的问题。

1. ^{51}Cr-EDTA、^{125}I iothalamate、^{99}Tm-EDTA放射性核素测定GFR，虽然是目前临床上推荐的检测GFR参考标准，但需要特殊设备、费用高昂，不利于基层医院开展和健康人群普查。

2. 血清肌酐（SCr） 是临床最常用评价肾脏功能的指标，检测方便、价格低廉，但受年龄、性别、肌肉含量及饮食影响，肾小管可少量分泌，在早期肾功能不全状态下反映GFR下降不敏感。特别在老年人群因普遍存在肌肉减少和营养不良，血清肌酐反映GFR下降更为不敏感。65岁以上患者GFR<60ml/（min・1.73m^2），仅37%患者SCr升高；而GFR<30ml/（min・1.73m^2），仅18%患者SCr>150μmol/L[8]。SCr正常而GFR下降者，70岁以上人群有47%；而40 ～ 59岁人群为1.2%[9]。

3. 痕迹蛋白C（Cystatin C） 在多数人体组织中稳定表达、产生的速率恒定，可自由通透肾小球基底膜，被近曲小管摄取并被完全代谢，无肾小管的重吸收入血、无分泌，排出只受肾小球滤过率（GFR）的影响。荟萃分析表明：作为GFR的指标优越于SCr，反映GFR的下降敏感性好于SCr[10,11]。也有研究证实血清Cystatin C能够较为敏感、准确地反映老年人GFR[12,13]。但是，荷兰肾脏和血管终末期疾病预防的横断面研究（PREVEND）显示Cystatin浓度与年龄、性别、体重和身高、吸烟和高水平的C反应蛋白显著相关[14]；并且，虽然Cystatin的个体间变异很小，但个体内变异较大；其正常参考值范围很窄：0.5 ～ 0.96mg/L，这样就造成Cystatin作为GFR指标灵敏性很高，但特异性较低；Cystatin虽然从肾脏排泄，但是不能计算尿中清除率，这就很难研究其产生和清除的影响因素[15]。

4. 目前临床上推荐采用eGFR计算方程评估GFR，较为常用的方程包括Cockcroft-Gault、MDRD和CKD-EPI公式。但有报道显示Cockcroft-Gault和MDRD公式低估老年人群GFR[16]。我们以双血浆法^{99}mTc-DTPA血浆清除率（mGFR）作为参考标准，以151例老年人为对象评价了几种目前报道的评估老年eGFR的常用计算公式的适用性，结果显示：在mGFR≥60ml/（min・1.73m^2）老年人群中，基于血清肌酐和Cystatin建立的CKD-EPI（CysC-SC）公式具有更好的精确度；在mGFR<60ml/（min・1.73m^2）老年人群中，仅有Cockcroft-Gault方程的准确度（P30）超过70%，其精确度也高于其他公式[17]。

此外，目前所有的GFR检测方法都不能反映被检者的肾脏储备功能，而老年人群肾脏功能减退首先是储备功能的减退。静脉注射氨基酸后，青年人GFR升高20%，老年人增加15%，肾脏储备功能可持续到80岁[18]。并且因老年人摄入蛋白质较少、日常活动较少，因此也有可能部分肾脏功能转为储备功能，而导致临床上检测的GFR低下。我们对201例健康人群的流行病学研究结果发现，65岁以上健康老年人，蛋白质摄入量<1.1g/（kg・d）者GFR随年龄增长持续下降，而蛋白质摄入量>1.1g/（kg・d）者GFR随年龄增长无明显变化[19]。因此，正确评估老年人群肾脏功能首先应检测肾脏储备功能，但目前尚无标准化检测肾脏储备功能方法。

三、常见老年肾脏疾病的临床特点

1. 膜性肾病（membranous nephropathy，MN） MN是老年人最常见肾小球病变类型[5-7]。进展缓慢，自然病程为15 ～ 20年，30% ～ 40%患者发生终末期肾疾病。与青壮年患者比较，老年膜性肾病的病理组织学上除年龄增长相关性改变外无明显差别[20]；临床表现上虽然肾功能不全更为常见，但肾功能下降速度和ESRD发生率也无明显差别[21]。但对于老年MN，要注意是否继发于肿瘤；特别是实体肿瘤，其中胃癌、支气管肺癌最常见，其次是肾癌、前列腺癌和甲状腺癌[22]。由于各种肿瘤相关性MN的临床表现及病理特点与原发性MN并无明显差异[23]；因此，即使老年患者在诊断MN时没有肿瘤的临床征象，也应密切观察和定期检测肿瘤相关的标志物。此外，老年MN患者更易合并血栓栓塞性疾病。由于目前缺乏老年MN治疗的循证研究，因此老年MN的治疗方案与其他年龄的患者并无区别。但是，老年患者应用免疫抑制剂治疗后更易感染，并可危及患者的生命。因此，对于老年MN患者，选择免疫抑制剂的剂量应适当减少。有报道显示，对于血清IgG低于600mg/dl的老年MN患者，给予静脉注射免疫球蛋白，可降低感染发生率及其相关死亡率[24]。而选择ACEI/ARB治疗老年MN时，应检查是否合并肾动脉狭窄，以避免诱发AKI。此外，老年MN更应重视抗凝治疗，预防血栓栓塞并发症。

2. 微小病变肾病（minimal change nephropathy，MCD） MCD是老年肾病综合征的常

见病因[25]。MCD 病理表现，青年患者表现为光镜下基本正常，或仅仅表现为轻度系膜改变；免疫荧光阴性或只有少量系膜区 IgM 沉积；电镜下足细胞足突明显融合。但在老年患者，由于常常合并动脉肾小球硬化和全球性肾小球硬化，导致光镜诊断 MCD 的困难。MCD 是成人原发性肾病综合征的常见原因，约占 10% ~ 20%；之后随年龄增长发病率减少。老年 MCD 患者常常合并 AKI，往往突发于 MCD 的发病早期；虽然老年 MCD 合并 AKI 可以自发性缓解，但持续时间较长。除了易发 AKI 外，老年 MCD 患者与其他年龄患者在临床表现和病程上相似。同样，老年 MCD 患者也易于合并血栓栓塞性疾病。此外，非甾体类抗炎药（NSAID）是老年继发性 MCD 的重要原因；实体肿瘤、特别是肾癌和甲状腺癌也是老年继发性 MCD 的重要病因，临床上应给予充分的重视。与青壮年 MCD 比较，老年 MCD 的治疗也无明显差异；肾上腺糖皮质激素仍然是首选治疗药物，但药物剂量应适当减少；同样治疗过程中合并感染的风险增加，并且骨质疏松、糖尿病、睡眠紊乱、肌痛、疲劳等药物不良反应也常常发生。对于临床表现为肾病综合征的老年 MCD 患者也需要重视抗凝治疗，预防血栓栓塞并发症。

3. 局灶节段性肾小球硬化（focal segmental glomerulosclerosis，FSGS） FSGS 也是老年人蛋白尿和肾病综合征的常见病因[26]。由于老年患者肾脏组织中常常合并血管病变和肾小球硬化，因此光镜下老年 FSGS 很难与 MCD 相区分。免疫荧光检测肾小球 IgM 和 C3 节段性沉积，有助于 FSGS 的诊断。对于肾上腺糖皮质激素疗效不佳的老年 MCD 患者，应注意是否为早期的 FSGS。与青壮年 FSGS 比较，老年 FSGS 的临床表现基本一致，缺乏特征性；目前也缺乏老年 FSGS 独特的治疗方案。对于合并大量尿蛋白（>6g/d）患者以及应用 ACEI/ARB 治疗 3 个月以上肾病综合征仍不缓解的患者，可选择足量肾上腺糖皮质激素治疗 12 ~ 16 周，之后缓解减量；而对于肾上腺糖皮质激素耐受性差的患者，可选择环孢素或他克莫司治疗。同样，应注意防治感染及血栓栓塞并发症。

4. IgA 肾病（IgA nephropathy） 虽然老年人 IgA 肾病的患病率低于青壮年，但 IgA 肾病仍然是老年原发性肾小球疾病的重要病因，约占老年肾小球疾病的 10% ~ 15%。关于老年 IgA 肾病的临床特征，目前还缺少大样本的临床资料研究。单中心、小样本临床研究显示，与青壮年 IgA 肾病比较，老年 IgA 肾病患者临床上水肿、高血压、肾病综合征、肾功能不全及脂质代谢异常更为常见；肾脏病理上肾小球硬化、动脉硬化及肾小管间质病变更突出[27,28]。一项荟萃分析显示，年龄增长是 IgA 肾病进展至 ESRD 的独立危险因素[29]。老年 IgA 肾病的治疗方案与青壮年 IgA 肾病基本一致，但由于老年人更易合并动脉硬化、肾动脉狭窄，因此选择 ACEI/ARB 治疗时，应注意肾功能恶化的发生；并且 ACEI 与 ARB 联合使用时，更易发生 ESRD、心血管事件和增加患者死亡[30]，应避免临床应用。选择免疫抑制剂治疗时，同样感染危险性增加，应适当减少药物剂量。

5. 新月体性肾小球肾炎 新月体性肾小球肾炎是老年患者较常见肾小球病变类型，占老年 AKI 实施肾活检的 40% ~ 50%；其中大于 75% 的类型是无免疫复合物型，抗 GBM 或免疫复合物型的报道较少。就病因而言，ANCA 相关血管炎肾损害最为常见。在西班牙 1994—1999 年肾活检数据中，ANCA 相关血管炎肾损害是 65 岁以上老年肾病患者的第一位病因（18.3%），其次为膜性肾病（12.4%）、淀粉样变性（8.3%）、IgA 肾病（6.2%）等[31]。与青年患者比较，老年 ANCA 相关血管炎肾损害更易合并肺部病变、ANCA 抗体检测的阳性率更高[32]；并且死亡率更高。此外，老年新月体性肾小球肾炎也常常继发于冷球蛋白血症、感染性心内膜炎或肿瘤与药物引起的系统性坏死性血管，临床应给予重视和筛查。在治疗上同青壮年患者一样，针对不同病因采取相应治疗方案。老年新月体性肾小球肾炎患者总体上治疗效果不佳，感染等并发症发生率高，预后较差，死亡率超过 20%。因此，对于老年新月体性肾小球肾炎患者，选择肾上腺糖皮质激素 / 免疫抑制剂治疗时，应评估治疗方案的疗效与感染的风险关系，若药物副作用大、超过患者的耐受力，最好采用保守治疗和透析治疗。

6. 糖尿病肾病 糖尿病是老年肾脏疾病的最重要的病因。发达国家糖尿病患者大多超过 64 岁，而发展中国家糖尿病患者大多 45 ~ 64 岁；预计到 2030 年，64 岁以上的糖尿病患者人数在发达国家将超过4800万，发展中国家超过8200万[33]。我国拥有世界上最大的糖尿病患者人群，且发展迅速。2007—2008年完成的中国14个省市46 239名20岁以上人群流行病学调查结果，我国成年人糖尿病患病率为9.7%，其中60岁以上人群糖尿病患病率高达20.4%[34]。2010年完成的中国98 658名18岁以上人群流行病学调查结果：中国成年人糖尿病患病率增长至11.6%，其中60～69岁人群糖尿病患病率22.5%，70岁以上人群糖尿病患病率23.5%[35]。因此，老年糖尿病肾病患者将是我国未来慢性肾脏病的主体人群，有效防治老年糖尿病肾病意义重大。由于老年人群常常合并高血压，对于老年糖尿病患者，出现白蛋白尿是诊断糖尿病肾病，高血压肾损害，还是二者兼而有之？临床上是困难的。如果患者合并糖尿病性视网膜病变或/和糖尿病性神经病变，或者患者尿蛋白>2g/d，则支持糖尿病肾病的诊断，但仍不能排除糖尿病肾病合并高血压肾损害。另一方面，老年人常常合并多种疾病，接触药物概率较多；因此常常合并肾功能不全。如果糖尿病肾病患者尿蛋白<2g/d就合并明显的肾功能不全，应考虑非糖尿病肾病的其他病因所致。对于临床上难以确诊的糖尿病肾病或肾功能不全病因不明的患者，进行肾活检有助于明确病因，指导治疗。与青壮年糖尿病肾病患者比较，老年患者的病情进展缓慢；但更易合并肾功能不全、高血压、脂质代谢紊乱、心血管事件等并发症；在控制血糖和血压治疗过程中，也易于出现低血糖反应和直立性低血压。因此，对于合并较少并发症、机体活动能力（ADL）和认知功能良好的老年糖尿病肾病患者，血糖控制靶目标是HbA1C<7.5%，血压控制的靶目标是BP<140/80mmHg；对于合并较多并发症、伴有轻中度机体活动能力（ADL）和认知功能障碍的老年糖尿病肾病患者，血糖控制靶目标是HbA1C<8.0%，血压控制的靶目标是BP<140/80mmHg；对于合并终末期并发症、伴有中重度机体活动能力（ADL）和认知功能障碍的老年糖尿病肾病患者，血糖控制靶目标是HbA1C<8.5%，血压控制的靶目标是BP<150/90mmHg[36]。老年糖尿病肾病患者也首选ACEI/ARB，但更应在使用前确认是否合并肾动脉狭窄；并禁用ACEI、ARB或肾素抑制剂间的联合应用。也应重视抗血小板和/或抗凝治疗，预防血栓栓塞性疾病。

7. 急性肾损伤（acute kidney injury，AKI） 老年人是AKI的高危人群，老年人发生AKI常见的危险因素包括：各种感染引发的脓毒血症、血容量不足、药物性肾损害以及合并CKD、缺血性心脏病、心力衰竭、高血压、糖尿病、动脉硬化、尿路梗阻等疾病及吸烟等。其中药物性肾损害在老年人更为常见：老年人由于常合并糖尿病、缺血性心脏病等血管病变，造影剂的应用概率较大；老年人因免疫功能低下，各种感染和肿瘤发病率较高，抗生素和顺铂、丝裂霉素C、博来霉素等抗肿瘤药物接触较多；而多种造影剂、抗生素及抗肿瘤药物都可以引起AKI。此外，前列腺肥大、神经源性膀胱、尿路结石、肿瘤等引起的尿路梗阻导致的肾后性AKI，是老年人社区获得性AKI的重要原因。

2012年KDIGO提出的AKI诊断标准：① 48小时内血清肌酐（SCr）升高>26.5μmol/L；② SCr升高超过基线的1.5倍（确认或推测7天内发生）；③ 尿量<0.5ml/（kg·h），且持续6小时以上。从AKI定义和分期标准看，AKI诊断是依据SCr和尿量的变化[37]。但是，对于老年人AKI诊断存在下列问题：① 由于老年人体内肌肉含量的减少，合并营养不良以及蛋白质摄入减少，SCr不能敏感地反映肾功能的变化；② 由于老年人肾脏自身调节功能，特别是球管平衡功能减退，加之肾浓缩功能减退，当肾小球滤过率轻度降低时，尿量可无明显变化，导致老年人AKI的早期尿量变化也不敏感。因此按照目前的诊断标准，临床上很难早期诊断老年人AKI。

老年人AKI的治疗原则与其他年龄人群一样，包括：① 积极寻找并消除诱因；② 保持有效肾脏灌注；③ 维持水电解质、酸碱平衡和内环境的稳定；④ 有效控制感染；⑤ 加强营养支持；⑥ 积极治疗原发疾病。老年AKI往往病因复杂，多种致病因素相互叠加；因此，应积极寻找并消除老年AKI患者诱因非常重要。首先要注意是否存在肾脏有效灌注不足，合并高血压、心脏功能不全的患者要特别注意是否长时间服用利尿剂，是否存在血压的快速大幅度降低，是否存在肾动脉狭窄并服用血管紧张素转换酶抑制剂类药物；其次要注意是否存在尿路梗阻因素，除常见的前列腺肥大、泌尿系统结石和肿瘤外，应注意腹膜后纤维化等少见原因；合并糖尿病的患者应注意有无神经性病变导致的膀胱潴留，糖尿病合并尿路感染的患者要注意是否存在肾乳头坏死；此外，老年患者常因多种疾病服用多种药物，因此对于老年AKI患者，不仅要注意详细寻找是否应用肾毒性药物，还应注意药物间的相互作用所产生的肾脏损害。保持有效肾脏灌注不仅是预防AKI的重要环节，也是促进损伤肾脏恢复的关键。老年人只有保持平均动脉压在80mmHg以上，肾脏才可能有效地灌注，因此对于低血压的患者应尽可能快速纠正，在补充血容量的基础上推荐给予持续去甲肾上腺素静脉滴注。感染是老年AKI最主要的诱发原因，但许多抗生素、抗真菌和抗病毒药物均具有一定的肾毒性；因此临床医生对于各种感染的老年患者，既要积极控制感染，又要兼顾药物毒性，不要顾此失彼。此外，由于老年人存在水电解质和酸碱平衡调节功能的不足，导致老年AKI患者更易合并电解质紊乱；并且临床研究发现呋塞米对AKI没有治疗益处，反而增加患者的死亡率[38,39]。因此，对于老年AKI患者应慎用利尿剂。老年AKI患者预后较差，3年总死亡率54%，其中医院获得性AKI 59%，社区获得性AKI 41%；死亡危险因素：医院获得性AKI为神经系统功能衰竭、血液系统功能衰竭和少尿，社区获得性AKI为合并肿瘤、心脏疾病、肝脏疾病、心血管功能衰竭、少尿和败血症[40]。

四、老年肾脏疾病的并发症诊治

1. 老年CKD患者肾性贫血的特点 由于老年人较青年人饮食摄入减少以及合并多种疾病，常常更多存在营养不良，因此老年慢性肾脏病患者更早出现贫血，并且贫血程度偏重。另一方面，老年人由于身体功能的下降、活动度降低，且常常合并心血管疾病；因此老年贫血治疗的靶目标也应相应降低。日本的一项研究，75岁以下血液透析患者血红蛋白 <100g/L，患者生存率显著下降；而75岁以上血液透析患者血红蛋白 <90g/L，患者生存率才显著下降[41]。并且，老年患者常常存在微炎症状态，导致红细胞生成素（EPO）抵抗，而高水平的EPO水平是患者死亡的独立危险因素[42]。因此，对于老年CKD患者应依据患者生活状态的需求，设置贫血治疗的靶目标；而不是一味依据指南强调血红蛋白水平达到110 ~ 120g/L，过多地使用EPO。

2. 老年CKD患者肾性高血压的治疗 高血压是老年CKD患者最常见合并症，临床特点是收缩期血压升高明显，脉压增大，且临床上难以控制。并且，应用降压药物治疗过程中更易发生直立性低血压。虽然最新的美国高血压协会/国际高血压协会（ASH/ISH）指南[43]推荐降压靶目标：普通人群BP<140/90mmHg，80岁以上高龄人群BP<150/90mmHg；美国成人高血压管理指南（JNC8）[44]推荐降压靶目标：普通人群BP<140/90mmHg，60岁以上老年人群BP<150/90mmHg。2项指南均推荐合并CKD或/和糖尿病的高血压患者，不考虑年龄因素降压靶目标都设定为BP<140/90mmHg[43,44]。但对于老年患者降压治疗时，不应为控制收缩压达标，而将舒张压降得过低。一项荟萃分析8个研究15 693例60岁以上、收缩压 >160mmHg和舒张压 <95mmHg的老年高血压患者的结果显示：校正年龄、性别和舒张压后，收缩压每增加10mmHg，全因死亡率增加26%；但在同一收缩压水平，舒张压越低死亡率越高；脉压对于老年患者全因死亡率具有重要影响[45]。在降压药物选择上，虽然指南均推荐使用噻嗪类利尿剂和ACEI/ARB，但对于老年患者应密切监测肾功能，注意急性肾损伤的发生；同样禁止ACEI与ARB的联合使用。抗血小板药物的选择上，推荐使用氯吡咯雷、普拉格雷及西洛他唑等不影响前列腺素代谢的药物。

3. 老年CKD骨矿物质代谢异常的治疗 由于老年肾脏中25-OH维生素D转换为1,25-$(OH)_2$维生素-D的能力受损，以及老年患者户外活动减少，维生素D缺乏更常见；老年人常常合并骨质疏松，老年CKD患者更易发生骨矿物质代谢异常；并且血管钙化也更为常见，促进心血管并发症的发生。但老年CKD患者由于摄入蛋白质减少，因此较青年患者高磷血症的程度相对较轻。一项5008例血液透析和腹膜透析患者的队列研究结果显示：与65岁以下患者比较，65岁以上的老年患者存在更高的肾病骨病和软组织钙化患病率；但血钙水平较高，血磷和PTH水平较低；骨矿物质代谢的实验室指标达标率更好[46]。目前各种指南均缺少老年CKD骨矿物质代谢异常的特异性指导意见，老年CKD骨矿物质代谢异常的治疗与青壮年患者无明显差别。但是，老年CKD患者更易因为骨矿物质代谢异常引发骨折、跌倒，导致生活质量下降和生存期缩短；因此应更加重视老年CKD骨矿物质代谢异常的防治。

五、老年患者血液净化治疗

老年人正在成为血液净化治疗的主要患者。英国2005—2008年间，65岁以上透析患者增加29%，而同期18 ~ 65岁患者仅增加16%[47]。ERA-EDTA登记数据中，1999年48%新导入透析的患者大于65岁[48]。日本2013年血液透析导入患者平均年龄68.68岁[49]。瑞士一项40年的随访研究中，透析导入患者平均年龄从20世纪70年代48岁增加至21世纪的64岁[50]。因此，重视老年血液净化患者的管理，对于提高老年肾脏疾病患者的生存质量和提升血液净化整体治疗水平十分重要。

1. 老年肾脏疾病患者的透析时机选择

（1）老年急性肾损伤患者的透析时机：老年人由于重要脏器功能低下、应激能力和内环境稳定能力的降低，常常合并高血压、糖尿病、心脏病等影响肾脏功能，加之老年人基础肾功能水平较低，肾脏对水电解质和酸碱平衡调节作用的降低；因此，药物、造影剂、感染、脱水、低血压、手术等引起的老年急性肾损伤明显增多。美国1998—2002年全国住院患者的数据中，2002年急性肾衰竭患者平均年龄72.1岁[51]。英国一项基于AKI的RIFLE诊断标准的52万余普通居民的流行病学调查，急性肾损伤的平均年龄76岁[52]。由于老年人发生急性肾损伤后，更易合并感染、心功能不全、水电解质和酸碱平衡紊乱以及神经精神症状；预后不良；即使肾功能有所恢复，也难以恢复原有的肾功能水平；因此，对老年急性肾损伤患者提倡更加积极、早期实施血液净化治疗。

（2）老年慢性肾衰竭患者的透析时机：老年慢性肾衰竭患者，最佳的透析治疗时机还不清楚。特别是75岁以上的高龄终末期肾脏疾病患者是选择透析治疗？还是选择内科支持治疗？也尚无定论。在一项18年的研究周期结果显示，75岁以上的5期CKD患者，在校正年龄、合并疾病和糖尿病后，与内科支持治疗相比，透析治疗的生存获益仅仅0 ~ 4个月，无统计学差别；75岁以上和女性，是内科支持治疗获益的独立因素[53]。另一项回顾性研究中，75岁以上的5期CKD患者（透析患者52例，内科支持治疗患者77例），尽管患者1年和2年生存率，透析患者为80%和76%，内科支持治疗患者为68%和47%，存在明显差别；但在校正缺血性心脏病等合并症后，没有得到透析治疗的生存获益[54]。并且，高龄患者进行透析治疗后，多出现机体活动能力的下降，需要更多的照顾和更少的居家时间[55,56]。因此，对于高龄终末期肾脏疾病患者，应首先评估患者的生存预期、并发症程度、生活质量以及内科支持治疗的能力，经过综合考虑后，征求患者及其家属的意见，再决定是否进行血液净化治疗。

早期［GFR 10 ~ 14ml/（min・1.73m^2）］的血液透析治疗，与晚期［GFR 4 ~ 7 ml/（min・1.73m^2）］血液透析治疗相比，并不能带来更好的生存获益[57]。在一项61 930例的67岁以上人群的研究中，早期［GFR>10ml/（min・1.73m^2）］的血液透析治疗，较晚期［GFR<10ml/（min・1.73m^2）］血液透析治疗，均有更高的全因死亡率、心血管死亡率和住院率；但早期治疗患者中合并更多的急性肾损伤、充血性心力衰竭等合并症[58]。因此，对于老年终末期肾脏疾病的患者，首先应积极控制患者的尿毒症症状，防治各种并发症；当内科支持治疗难以控制并发症，参考GFR实际状况和患者的生存质量，再考虑导入血液净化治疗。

2. 老年血液透析患者血管通路的建立与模式选择 对于老年终末期肾脏疾病患者，何时建立血管通路，取决于：① 确定患者接受血液透析治疗将获得生存效益；② 患者具有较长的生存预期；③ 患者重要脏器机能可以接受手术；④ 预期开始血液透析的时间；⑤ 患者的血管条件；⑥ 选择血管通路的类型[48]。

如果评估认为患者具有较长的生存预期、生理功能可以接受手术治疗、血管条件良好，则首选自体动静脉血管成形术；血管条件不好，则选择人造血管移植术。此时，应依据患者GFR变化的速率，预估患者开始血液透析的时间，自体动静脉血管成形术和人造血管移植术应在预计开始血液透析前的2 ~ 3个月实施。如果评估认为患者生存预期较短（<1 ~ 2年），则选择中心静脉置管术；

可以在进行血液透析导入时进行置管。

各个地区在老年血管通路的选择上存在差异，但与青年患者比较，老年患者、特别是高龄患者的中心静脉导管使用率明显增加。2005—2007年间，75岁以上血液透析患者的中心静脉导管使用率：欧洲24%，澳大利亚9%，北美28%，而日本小于1%；人造血管使用率：北美23%，欧洲7.1%[59]。2011年加拿大中心静脉导管使用率：75 ~ 84岁患者79%，85岁以上患者88%[60]。2012年美国中心静脉导管使用率：80 ~ 89岁患者80%，90岁以上患者90%[61]。

3. 老年终末期肾脏疾病患者肾脏替代治疗方式的选择 在美国，65岁以上的终末期肾脏疾病患者，93% ~ 98%选择血液透析，2% ~ 5%选择腹膜透析，家庭透析<1%，肾脏移植0 ~ 2%[62]。对于老年终末期肾脏疾病患者，选择何种肾脏替代治疗方式，取决于患者是否存在血液透析、腹膜透析或肾脏移植的禁忌证，患者的生存预期，患者接受相应治疗的条件，以及患者和家属的意愿。无论血液透析还是腹膜透析的老年患者生存率均低于青年和成年患者；年龄增长是血液净化患者生存率的独立危险因素。老年腹膜透析患者有更高的技术失败率。

由于老年终末期肾脏疾病患者更多存在营养不良、微炎症状态和心血管并发症，高通量血液透析和血液透析滤过具有更好地清除炎症介质，改善营养不良的作用。MOP研究结果显示，高通量血液透析可以改善血清白蛋白<40g/L患者的生存率[63]。而与高通量血液透析相比，置换量>17.4L的在线血液透析滤过可降低2年的全因死亡率46%，心血管死亡率71%[64]。因此，在线血液透析滤过和高通量血液透析可能更适合于老年终末期肾脏疾病患者。

总之，伴随人口老龄化进程，老年人越来越成为肾脏疾病的主要患病人群，加强老年肾脏病的防治具有重要的科学价值和社会意义。由于因伴随年龄增长引发的肾脏结构和生理功能的变化，导致老年肾脏病的病因构成、临床表现、诊断标准及治疗方案的选择上，都具有自己的特点。但是，由于老年患者参加的循证医学研究较少，目前对于老年肾脏病临床特征和演变规律，以及适宜的治疗方案都不十分清楚，也缺乏针对老年肾脏病的临床诊疗指南。现阶段老年肾脏病的诊疗也都参照一般性肾脏病临床诊疗指南进行；但是在临床实践中应依据老年人的生理特点，灵活运用目前的临床诊疗指南，不宜生搬硬套。同时，也应加强老年肾脏病的临床研究，建立老年肾脏病的临床诊疗指南，才能更好地诊治老年肾脏疾病，并且整体提高肾脏疾病的诊疗水平。

（陈香美　孙雪峰　蔡广研）

参考文献

1. CORESH J, SELVIN E, STEVENS LA, et al. Prevalence of chronic kidney disease in the United States. JAMA, 2007, 298(17):2038-2047.
2. JUNGERS P, CHAUVEAU P, DESCAMPS-LATSCHA B, et al. Age and gender-related incidence of chronic renal failure in a French urban area: a prospective epidemiologic study. Nephrol Dial Transplant, 1996, 11(8):1542-1546.
3. ZHANG L, WANG F, WANG L, et al. Prevalence of chronic kidney disease in China: a cross-sectional survey. Lancet, 2012, 379(9818):815-822.
4. HWANG SJ, LIN MY, CHEN HC, et al. Increased risk of mortality in the elderly population with late-stage chronic kidney disease: a cohort study in Taiwan. Nephrol Dial Transplant, 2008, (10):3192-3198.
5. YOKOYAMA H, SUGIYAMA H, SATO H, et al. Renal disease in the elderly and the very elderly Japanese: analysis of the Japan Renal Biopsy Registry (J-RBR). Clin Exp Nephrol, 2012, 16(6):903-920.
6. JIN B, ZENG C, GE Y, et al. The spectrum of biopsy-proven kidney diseases in elderly Chinese patients. Nephrol Dial Transplant, 2014, 29(12):2251-2259.
7. OKPECHI IG, AYODELE OE, RAYNER BL, et al. Kidney disease in elderly South Africans. Clin Nephrol,

2013, 79(4):269-276.

8. LAMB EJ, O'RIORDAN SE, DELANEY MP. Kidney function in older people: pathology, assessment and management. Clin Chim Acta, 2003, 334(1-2):25-40.

9. DUNCAN L, HEATHCOTE J, DJURDJEV O, et al. Screening for renal disease using serum creatinine: who are we missing? Nephrol Dial Transplant, 2001, 16(5):1042-1046.

10. ROOS JF, DOUST J, TETT SE, et al. Diagnostic accuracy of cystatin C compared to serum creatinine for the estimation of renal dysfunction in adults and children–a meta-analysis. Clin Biochem, 2007, 40(5-6):383-391.

11. DHARNIDHARKA VR, KWON C, STEVENS G. Serum cystatin C is superior to serum creatinine as a marker of kidney function: a meta-analysis. Am J Kidney Dis, 2002, 40(2):221-226.

12. BURKHARDT H, BOJARSKY G, GRETZ N, et al. Creatinine clearance, Cockcroft-Gault formula and cystatin C: estimators of true glomerular filtration rate in the elderly? Gerontology, 2002, 48(3):140-146.

13. FLISER D, RITZ E. Serum cystatin C concentration as a marker of renal dysfunction in the elderly. Am J Kidney Dis, 2001, 37(1):79-83.

14. KNIGHT EL, VERHAVE JC, SPIEGELMAN D, et al. Factors influencing serum cystatin C levels other than renal function and the impact on renal function measurement. Kidney Int, 2004, 65(4):1416-1421.

15. 陈云爽,孙雪峰 . 肾小球滤过功能的评价方法研究进展 . 中国实用内科杂志 , 2008, 28(10): 871-873.

16. HALLAN S, ASTOR B, LYDERSEN S. Estimating glomerular filtration rate in the general population: the second Health Survey of Nord-Trondelag (HUNT Ⅱ). Nephrol Dial Transplant, 2006, 21(6):1525-1533.

17. HUANG Q, SUN X, CHEN Y, et al. A study of the applicability of GFR evaluation equations for an elderly Chinese population. J Nutr Health Aging, 2015, 19(6):693-701.

18. FLISER D, ZEIER M, NOWACK R, et al. Renal functional reserve in healthy elderly subjects. J Am Soc Nephrol, 1993, 3(7):1371-1377.

19. SUN X, CHEN Y, CHEN X, et al. Change of glomerular filtration rate in healthy adults with aging. Nephrology (Carlton), 2009, 14(5):506-513.

20. 赖岗德在 . 肾疾患の预后とプライマリケアの意义 . 高龄者の肾机能低下 . 日本内科学会杂志 , 2001, 90 :1207-1210.

21. ZENT R, NAGAI R, CATTRAN DC. Idiopathic membranous nephropathy in the elderly: a comparative study. Am J Kidney Dis, 1997, 29(2):200-206.

22. BACCHETTA J, JUILLARD L, COCHAT P, et al. Paraneoplastic glomerular diseases and malignancies. Crit Rev Oncol Hematol, 2009, 70(1):39-58.

23. RONCO PM. Paraneoplastic glomerulopathies: new insights into an old entity. Kidney Int, 1999, 56(1):355-377.

24. MOLINARO I, BARBANO B, ROSATO E, et al. Safety and infectious prophylaxis of intravenous immunoglobulin in elderly patients with membranous nephropathy. Int J Immunopathol Pharmacol, 2014, 27(2):305-308.

25. GLASSOCK RJ. Glomerular disease in the elderly population. //Oreopoulos DG, Hazzard WR, Luke R. Nephrology and geriatrics integrated. Dordrecht(The Netherlands): Kluwer Academic Publishers, 2000:57-66.

26. SCOLARI F, PONTICELLI C. Focal and segmental glomerulosclerosis.//PONTICELLI C, GLASSOCK R. Treatment of primary glomerular disease. 2nd ed. Oxford (United Kingdom): Oxford University Press, 2009:215-260.

27. 杨艳荣,吕继成,蒋镭,等 . 老年 IgA 肾病的临床病理特征和预后分析 . 北京大学学报(医学版), 2008, 40(4):401-404.

28. 张亚莉,冯婕,姜莎莎,等 . 老年患者 IgA 肾病的临床与病理分析 . 中国老年学杂志 , 2014(10), 34 :2706-2708.

29. DUAN ZY, CAI GY, CHEN YZ, et al. Aging promotes progression of IgA nephropathy: a systematic review and meta-analysis. Am J Nephrol, 2013, 38(3):241-252.

30. MANN JF, SCHMIEDER RE, MCQUEEN M, et al. Renal outcomes with telmisartan, ramipril, or both, in people at high vascular risk (the ONTARGET study): a multicentre, randomised, double-blind, controlled trial.

Lancet, 2008, 372(9638):547-553.

31. RIVERA F, LÓPEZ-GÓMEZ JM, PÉREZ-GARCÍA R. Frequency of renal pathology in Spain 1994-1999. Nephrol Dial Transplant, 2002, 17(9):1594-1602.
32. 邱红渝，冯萍，刘芳，等．老年抗中性粒细胞胞质抗体相关性血管炎伴肾损伤患者的临床特点、病理和预后分析．华西医学，2014, 29(7):1224-1227.
33. WILD S, ROGLIC G, GREEN A, et al. Global prevalence of diabetes: Estimates for the year 2000 and projections for 2030. Diabetes Care, 2004, 27(5):1047-1053.
34. YANG W, LU J, WENG J, et al. Prevalence of diabetes among men and women in China. N Engl J Med, 2010, 362(12):1090-1101.
35. XU Y, WANG L, HE J, et al. Prevalence and control of diabetes in Chinese adults. JAMA, 2013, 310(9):948-959.
36. American Diabetes Association. Standards of medical care in diabetes–2014. Diabetes Care, 2014, 37(Suppl 1):S14-S80.
37. KDIGO AKI Guideline Work Group. KDIGO clinical practice guideline for acute kidney injury. Kidney Int, 2012, Suppl 2:1-138.
38. UCHINO S, DOIG GS, BELLOMO R, et al. Diuretics and mortality in acute renal failure. Crit Care Med, 2004, 32(8):1669-1677.
39. BAGSHAW SM, DELANEY A, HAASE M, et al. Loop diuretics in the management of acute renal failure: a systematic review and meta-analysis. Crit Care Resusc, 2007, 9(1):60-68.
40. SESSO R, ROQUE A, VICIOSO B, et al. Prognosis of ARF in hospitalized elderly patients. Am J Kidney Dis, 2004, 44(3):410-419.
41. HANAFUSA N, NOMURA T, HASEGAWA T, et al. Age and anemia management: relationship of hemoglobin levels with mortality might differ between elderly and nonelderly hemodialysis patients. Nephrol Dial Transplant, 2014, 29(12):2316-2326.
42. WAGNER M, ALAM A, ZIMMERMANN J, et al. Endogenous erythropoietin and the association with inflammation and mortality in diabetic chronic kidney disease. Clin J Am Soc Nephrol, 2011, 6(7):1573-1579.
43. WEBER MA, SCHIFFRIN EL, WHITE WB, et al. Clinical practice guidelines for the management of hypertension in the community a statement by the American Society of Hypertension and the International Society of Hypertension. J Hypertens, 2014, 32(1):3-15.
44. JAMES PA, OPARIL S, CARTER BL, et al. 2014 evidence-based guideline for the management of high blood pressure in adults: report from the panel members appointed to the Eighth Joint National Committee (JNC 8). JAMA, 2014, 311(5):507-520.
45. STAESSEN JA, GASOWSKI J, WANG JG, et al. Risks of untreated and treated isolated systolic hypertension in the elderly: meta-analysis of outcome trials. Lancet, 2000, 355(9207):865-872.
46. KISS I, KISS Z, AMBRUS C, et al. Age-dependent parathormone levels and different CKD-MBD treatment practices of dialysis patients in Hungary–results from a nationwide clinical audit. BMC Nephrol, 2013, 14:155.
47. BROWN EA, JOHANSSON L. Epidemiology and management of end-stage renal disease in the elderly. Nat Rev Nephrol, 2011, 7(10):591-598.
48. JAGER KJ, VAN DIJK PC, DEKKER FW, et al. The epidemic of aging in renal replacement therapy: an update on elderly patients and their outcomes. Clin Nephrol, 2003, 60(5):352-360.
49. 日本透析医学会．2013 わが国の慢性透析疗法の现况．http://docs. jsdt. or. jp/overview/index. html.
50. LEHMANN PR, AMBÜHL M, CORLETO D, et al. Epidemiologic trends in chronic renal replacement therapy over forty years: a Swiss dialysis experience. BMC Nephrol, 2012, 2(13):52.
51. WAIKAR SS, CURHAN GC, WALD R, et al. Declining mortality in patients with acute renal failure, 1988 to 2002. J Am Soc Nephrol, 2006, 17(4):1143-1150.
52. ALI T, KHAN I, SIMPSON W, et al. Incidence and outcomes in acute kidney injury: A comprehensive population-based study. J Am Soc Nephrol, 2007, 18(4):1292-1298.
53. CHANDNA SM, DA SILVA-GANE M, MARSHALL C, et al. Survival of elderly patients with stage 5 CKD:

comparison of conservative management and renal replacement therapy. Nephrol Dial Transplant, 2011, 26(5):1608-1614.

54. MURTAGH FE, MARSH JE, DONOHOE P, et al. Dialysis or not? A comparative survival study of patients over 75 years with chronic kidney disease stage 5. Nephrol Dial Transplant, 2007, 22(7):1955-1962.
55. KURELLA TAMURA M, COVINSKY KE, et al. Functional status of elderly adults before and after initiation of dialysis. N Engl J Med, 2009, 361(16):1539-1547.
56. JASSAL SV, CHIU E, HLADUNEWICH M. Loss of independence in patients starting dialysis at 80 years of age or older. N Engl J Med, 2009, 361(16):1612-1613.
57. COOPER BA, BRANLEY P, BULFONE L, et al. A randomized, controlled trial of early versus late initiation of dialysis. N Engl J Med, 2010, 363(7):609-619.
58. CREWS DC, SCIALLA JJ, LIU J, et al. Predialysis health, dialysis timing, and outcomes among older United States adults. J Am Soc Nephrol, 2014, 25(2):370-379.
59. CANAUD B, TONG L, TENTORI F, et al. Clinical practices and outcomes in elderly hemodialysis patients: results from the Dialysis Outcomes and Practice Patterns Study (DOPPS). Clin J Am Soc Nephrol, 2011, 6(7):1651-1662.
60. Canadian Institute for Health Information. Canadian organ replacement register annual report. Treatment of end stage organ failure in Canada, 2000 to 2009 [online], https://secure. cihi. ca/free products/2011 CORR Annual Report final e. pdf (2011).
61. DESILVA RN, PATIBANDLA BK, VIN Y, et al. Fistula first is not always the best strategy for the elderly. J Am Soc Nephrol, 2013, 24(8):1297-1304.
62. VACHHARAJANI TJ, MOIST LM, GLICKMAN MH, et al. Elderly patients with CKD–dilemmas in dialysis therapy and vascular access. Nat Rev Nephrol, 2014, 10(2):116-122.
63. LOCATELLI F, MARTIN-MALO A, HANNEDOUCHE T, et al. Effect of membrane permeability on survival of hemodialysis patients. J Am Soc Nephrol, 2009, 20(3):645-654.
64. OK E, ASCI G, TOZ H, OK ES, et al. Mortality and cardiovascular events in online haemodiafiltration (OL-HDF) compared with high-flux dialysis: results from the Turkish OL-HDF Study. Nephrol Dial Transplant, 2013, 28(1):192-202.

索引

符号

A

B

C

D

E

F

G

H

T

W

X

Y

Z